AF814403

मास्टर

NURSING GUIDE

For All Nursing Officer/Staff Nurse & CHO Recruitment Exams

मास्टर

NURSING GUIDE

For All Nursing Officer/Staff Nurse & CHO Recruitment Exams

लेखक
डॉ. रवि शर्मा
डॉ. अनिता शर्मा

arihant
अरिहन्त पब्लिकेशन्स (इण्डिया) लिमिटेड

arihant

अरिहन्त पब्लिकेशन्स (इण्डिया) लिमिटेड

卐 **रजि. कार्यालय**

'रामछाया' 4577/15, अग्रवाल रोड, दरिया गंज, नई दिल्ली- 110002

फोन: 011-47630600, 43518550

मुख्य कार्यालय

कालिन्दी, टी०पी० नगर, मेरठ (यूपी)– 250002

फोन: 0121-7156203, 7156204

卐 **शाखा कार्यालय**

आगरा, अहमदाबाद, बरेली, बंगलुरु, चेन्नई, दिल्ली, गुवाहाटी, हैदराबाद, जयपुर, झाँसी, कोलकाता, लखनऊ, नागपुर तथा पुणे

卐 **ISBN** 978-93-26195-66-9

卐 **मूल्य** ₹ 750.00

PO No : TXT-XX-XXXXXXX-X-XX

PUBLISHED BY ARIHANT PUBLICATIONS (INDIA) LTD.

'अरिहन्त' की पुस्तकों के बारे में अधिक जानकारी के लिए हमारी वेबसाइट **www.arihantbooks.com** पर लॉग इन करें या **info@arihantbooks.com** पर सम्पर्क करें।

Follow us on...

विषय-सूची

अध्याय 01 (a)

कोशिका एवं ऊतक

Cell and Tissue

हम स्टडी करेंगे

• कोशिका • मानव की कोशिका का संरचनात्मक संगठन • कोशिका विभाजन • ऊतक

कोशिका (Cell)

- जीवधारियों का शरीर एक या अनेक **कोशिकाओं** (Cells) द्वारा बना होता है। अत: कोशिका जीवधारियों की **संरचनात्मक** (Structural) एवं **क्रियात्मक** (Functional) इकाई (Unit) होती है।
- कोशिका के अध्ययन से सम्बन्धित विज्ञान की शाखा को **साइटोलॉजी** (Cytology) कहते हैं।
- सन् 1665 में सबसे पहले कोशिका को **रॉबर्ट हुक** (Robert Hooke) ने कॉर्क के एक पतले टुकड़े में अति सरल माइक्रोस्कोप (Simple microscope) द्वारा देखा था। उन्हें इसमें मधुमक्खी के छत्ते के समान छोटे-छोटे चेम्बर (Chambers) दिखाई दिए, जिसे उन्होंने **कोशिका** (Cell – Hollow space) का नाम दिया।
- रॉबर्ट हुक को **साइटोलॉजी का पिता** (Father of Cytology) भी कहते हैं।
- **एन्टोनी वॉन ल्यूवेनहॉक** (Antonie van Leeuwenhoek) ने सर्वप्रथम सन् 1674 में जीवित कोशिकाओं का अध्ययन स्वयं के द्वारा बनाए गए माइक्रोस्कोप से किया।

कोशिका सिद्धान्त (Cell Theory)

- सन् 1838-39 में **एम. जे. श्लाइडेन** (MJ Schleiden) तथा **थियोडोर श्वान** (Theodore Schwann) नामक दो वैज्ञानिकों ने सर्वप्रथम कोशिका सिद्धान्त दिया। इसके बाद **रुडोल्फ विरकोव** (Rudolf Virchow) ने सन् 1858 में कोशिका सिद्धान्त का विस्तार किया।
- वर्तमान में कोशिका सिद्धान्त के मुख्य बिन्दु निम्न प्रकार हैं
  (i) सभी जीव एक या अनेक कोशिकाओं से बने होते हैं एवं कोशिका जीव की संरचनात्मक तथा क्रियात्मक इकाई होती है।
  (ii) नई कोशिकाओं की उत्पत्ति पहले से ही उपस्थित कोशिकाओं से होती है।

कोशिका के प्रकार (Types of Cell)

केन्द्रक की संरचना के आधार पर कोशिकाओं के दो प्रकार होते हैं

(i) **प्रोकैरियोटिक** (Prokaryotic) इसमें अल्प विकसित, केन्द्रक झिल्ली (Nuclear membrane) विहीन केन्द्रक (Nucleus) पाया जाता है तथा अन्य झिल्ली युक्त कोशिकांगों (Cell organelles) का अभाव होता है; जैसे–बैक्टीरिया।

(ii) **यूकैरियोटिक** (Eukaryotic) इसमें सुविकसित, केन्द्रक झिल्ली युक्त केन्द्रक एवं अन्य झिल्ली युक्त कोशिकांग पाए जाते है; जैसे–मानव कोशिका।

मानव की कोशिका का संरचनात्मक संगठन (Structural Organisation of Human Cell)

मानव की कोशिका के प्रमुख भाग एवं विभिन्न कोशिकांग और उनके प्राथमिक कार्य निम्न हैं

1. कोशिका कला या झिल्ली (Cell Membrane)

- प्रत्येक कोशिका के चारों ओर एक पतली, लचीली एवं अर्द्धपारगम्य (Semipermeable) झिल्ली पाई जाती है। यह कोशिका की जीवित परत होती है। इसे **कोशिका कला** या **जीवद्रव्य कला** या **कोशिका झिल्ली** कहते हैं।
- जन्तु कोशिकाओं में यह बाहरी आवरण बनाती है, जबकि पादप कोशिकाओं में यह कोशिका भित्ति (Cell wall) के अन्दर पाई जाती है।
- रासायनिक रूप से कोशिका कला 20-29% वसा (Lipids), 20-70% प्रोटीन, 1-5% कार्बोहाइड्रेट्स तथा 20% जल की बनी होती है।

कोशिका कला की संरचना (Structure of Cell Membrane)

- इलेक्ट्रॉन सूक्ष्मदर्शी की सहायता से देखने पर प्रतीत होता है, कि यह तीन स्तर की बनी होती है तथा 75 Å मोटी होती है।
- कोशिका कला की संरचना का सर्वमान्य **तरल मौजेक** (Fluid mosaic) मॉडल **सिंगर** एवं **निकोल्सन** (Singer and Nicolson; 1972) ने दिया था।
- इसके अनुसार, कोशिका कला लिपिड के दोहरे (Double) स्तर से बनी होती है। इसमें बाहर की ओर परिधीय (Peripheral) या बाह्य प्रोटीन (Extrinsic protein) के अणु जुड़े होते हैं तथा कुछ प्रोटीन के अणु लिपिड की परत में धँसे रहते हैं, जिन्हें **समाकल प्रोटीन** (Intrinsic protein) या **आन्तरिक प्रोटीन** कहते हैं।
- लिपिड के अणु हाइड्रोफोबिक (Hydrophobic) एवं हाइड्रोफिलिक (Hydrophilic) अन्त:क्रियाओं (Interactions) द्वारा लिपिड स्तर में स्थिर बने रहते हैं।
- कोशिका कला अर्द्धतरल (Semifluid) होती है, क्योंकि आन्तरिक प्रोटीन लिपिड स्तर में समय के साथ-साथ अपनी स्थिति परिवर्तित करते रहते हैं।

कोशिका कला के कार्य (Functions of Plasma Membrane)

कोशिका कला के प्रमुख कार्य निम्नलिखित हैं

(i) यह कोशिका को निश्चित आकार प्रदान करती है।

(ii) यह कोशिकांगों को सुरक्षा प्रदान करती है।

(iii) चयनात्मक पारगम्य (Selectively permeable) होने के कारण यह चयनित या विशिष्ट आयनों या पदार्थों को ही कोशिका के अन्दर या बाहर जाने देती है।

2. जीवद्रव्य (Protoplasm)

- सभी कोशिकाओं में एक अर्द्धतरल जैलीनुमा द्रव्य भरा रहता है, जिसे जीवद्रव्य कहते हैं।
- जीवद्रव्य को सर्वप्रथम **कॉर्टी** (Corti; 1772) ने देखा था, परन्तु जीवद्रव्य की खोज का श्रेय **डुजार्डिन** (Dujardin) को जाता है, जिन्होंने इसके लिए '**सार्कोड** (Sarcode)' शब्द प्रयुक्त किया। बाद में **पुरकिन्जे** (Purkinje) ने सन् 1840 में इसे जीवद्रव्य नाम दिया।
- **हक्सले** (Huxley) ने जीवद्रव्य को **'जीवन का भौतिक आधार'** (Physical basis of life) कहा।
- जीवद्रव्य कणिकायुक्त, अर्द्धतरल, लसलसा व अर्द्धपारदर्शी (Semitransparent) गुणों के कारण जटिल **कोलॉइडी तन्त्र** (Colloidal system) बनाता है, जिसके कारण यह सॉल व जैल (Sol and gel) अवस्था में परिवर्तित होता रहता है।
- जीवद्रव्य में 65-70% जल, 2-4% कार्बोहाइड्रेट, 10-12% वसा, 1-1.5% अकार्बनिक लवण, 1-2% न्यूक्लिक अम्ल एवं 10-12% प्रोटीन पाए जाते हैं।
- जीवद्रव्य कोशिका का जीवित पदार्थ होता है, जिसमें गति (Movement) या चलन, पोषण (Nutrition), मेटाबॉलिज्म, श्वसन (Respiration), उत्सर्जन (Excretion), उत्तेजनशीलता (Irritability), वृद्धि (Growth) तथा जनन (Reproduction) जैसी महत्त्वपूर्ण क्रियाएँ सम्पन्न होती हैं।

3. कोशिकांग (Cell Organelles)

- संयुक्त माइक्रोस्कोप एवं इलेक्ट्रॉन माइक्रोस्कोप की खोज के बाद कोशिका के अध्ययन से पता चला कि प्रत्येक कोशिका के कोशिकाद्रव्य (Cytoplasm) में कुछ संरचनाएँ सजीव (Living) तथा कुछ निर्जीव (Non-living) होती हैं।
- इन सजीव संरचनाओं को **कोशिकांग** (Cell organelles) तथा निर्जीव पदार्थों को **कोशिकीय इन्क्लूशन** (Cell inclusion) कहा जाता है।
- कोशिका में उपस्थित मेटाबॉलिक रूप से सक्रिय (Active) कोशिकांगों का वर्णन निम्न प्रकार है

केन्द्रक (Nucleus)

- केन्द्रक की खोज सर्वप्रथम **रॉबर्ट ब्राउन** (Robert Brown) ने सन् 1831 में ऑर्किड की कोशिका में की थी।
- **जे. हैमरलिंग** (J Hammerling) ने सन् 1931 में *एसीटाबुलेरिया (Acetabularia)* नामक शैवाल पर प्रयोग कर बताया कि केन्द्रक आनुवंशिक (Genetic) लक्षणों को नियन्त्रित (Control) करता है। अत: इसे **कोशिका का नियन्त्रण कक्ष** (Control room of cell) भी कहा जाता है।

केन्द्रक की संरचना (Structure of Nucleus)

केन्द्रक में निम्नलिखित चार भाग होते हैं

(i) केन्द्रक आवरण अथवा केन्द्रक कला (Nuclear Envelope or Nuclear Membrane)

- यह आवरण केन्द्रीय तत्व (Nuclear elements) को कोशिकाद्रव्य (Cytoplasm) से अलग करता है।
- यह आवरण दो झिल्लियों का बना होता है, जिसमें केन्द्रक छिद्र (Nuclear pore) (व्यास में 10-15 nm) पाए जाते हैं।

(ii) केन्द्रकद्रव्य (Nucleoplasm)

- केन्द्रक कला के अन्दर केन्द्रक में एक पारदर्शी (Translucent), अर्द्धतरल (Semiliquid) व कणिकीय (Granular) मैट्रिक्स उपस्थित होता है, जिसे केन्द्रकद्रव्य (Nucleoplasm) या केन्द्रक रस (Nuclear sap) या कैरियोलिम्फ (Karyolymph) कहते हैं।
- इसमें RNA, DNA, प्रोटीन, एन्जाइम, लिपिड, खनिज लवण, आदि पाए जाते हैं। साथ ही इस केन्द्रकद्रव्य में धागेनुमा तन्तुओं का जाल (क्रोमैटिन) उपस्थित होता है।

(iii) केन्द्रिका (Nucleolus)

- इसकी खोज सन् 1781 में **फोन्टाना** (Fontana) ने की, जबकि **बोमैन** (Bowman) ने सन् 1840 में इसे **न्यूक्लियोलस** (Nucleolus) नाम दिया।
- यह राइबोसोम के निर्माण में सहायक होता है।

(iv) क्रोमैटिन जालक (Chromatin Fibres)

- 'क्रोमैटिन' शब्द *क्रोमा (Chroma)* से उत्पन्न हुआ है, जिसका अर्थ रंगीन (*Chrome* – coloured) होता है। इस शब्द का सर्वप्रथम प्रयोग **डब्ल्यू. फ्लेमिंग** (W Fleming) ने किया था।

- केन्द्रक के केन्द्रकद्रव्य में पड़ी हुई ये धागेनुमा जालवत् संरचनाएँ **बेसिक फशचिन** (Basic fuschin) नामक क्षारीय स्टेन (Stain) के द्वारा अभिरंजित हो जाती हैं।
- कोशिका विभाजन (Cell division) के समय क्रोमैटिन तन्तु मोटे होकर रिबननुमा (Ribbon-like) संरचना बना लेते हैं, जिसे **गुणसूत्र** (Chromosome) कहते हैं।

केन्द्रक के कार्य (Functions of Nucleus)

केन्द्रक के कार्य निम्नलिखित हैं

(i) यह आनुवंशिक लक्षणों के पीढ़ी-दर-पीढ़ी स्थानान्तरण के लिए उत्तरदायी होता है।

(ii) यह कोशिका की मेटाबॉलिक क्रियाओं पर नियन्त्रण रखता है। अतः इसे **कोशिका का मस्तिष्क** (Brain of cell) भी कहते हैं।

(iii) केन्द्रक कोशिका विभाजन के लिए उत्तरदायी है, जिसके परिणामस्वरूप मातृ कोशिकाओं से पुत्री कोशिकाओं की उत्पत्ति होती है।

गुणसूत्र (Chromosomes)

- गुणसूत्र कोशिका विभाजन की इण्टरफेज या अन्तरावस्था (Interphase) में केन्द्रकद्रव्य में क्रोमैटिन जाल (Chromatin network) के रूप में होते हैं किन्तु कोशिका विभाजन के समय यह जाल छोटे-छोटे धागों का रूप (Thread-like structure) ले लेता है।
- सन् 1988 में **वाल्डेयर** (Waldeyer) ने इन रचनाओं को गुणसूत्र का नाम दिया था।
- हर जाति में गुणसूत्रों की संख्या निश्चित होती है। विभिन्न जातियों में गुणसूत्रों का आकार भी अलग-अलग होता है।
- सोमेटिक (Somatic) कोशिकाओं में गुणसूत्रों की संख्या दोगुनी या द्विगुणित (Diploid : $2n$) होती है।
- गैमिट (Gamete) या युग्मक कोशिकाओं में गुणसूत्रों की संख्या सोमेटिक कोशिकाओं की तुलना में आधी या अगुणित (Haploid) होती है।
- यह DNA (लगभग 40%), RNA (1-10%), हिस्टोन प्रोटीन (40-50%) तथा नॉन-हिस्टोन प्रोटीन (लगभग 10%) से मिलकर बना होता है।

गुणसूत्र की संरचना (Structure of Chromosomes)

संयुक्त माइक्रोस्कोप से गुणसूत्रों का अध्ययन करने पर उसकी संरचना निम्न प्रकार दिखाई पड़ती है

- **पेलीकल** (Pellicle) यह गुणसूत्र के चारों ओर उपस्थित एक आवरण होता है, जोकि एक पतली झिल्ली के रूप में होता है।
- **मैट्रिक्स** (Matrix) गुणसूत्र के अन्दर भरे समांगी (Homogeneous), जैली-सदृश व अक्रीय तरल को ही मैट्रिक्स कहते हैं। यह गुणसूत्र को संघनित होने में सहायता प्रदान करती है।
- **क्रोमोनिमेटा** (Chromonemata) मैट्रिक्स में कुण्डलित धागे समान दो क्रोमैटिड्स या गुणसूत्रीय तन्तु होते हैं। इन पर थोड़े-थोड़े अन्तराल के साथ गहरे रंग के क्रोमोमीयर्स स्थित होते हैं। क्रोमोमीयर्स की संख्या व स्थिति सदैव निश्चित होती है।
- **सेन्ट्रोमीयर** (Centromere) इसे गुणसूत्र बिन्दु या प्राथमिक संकीर्णन (Primary constriction) भी कहते हैं। कोशिका विभाजन के समय गुणसूत्र इन बिन्दुओं द्वारा **स्पिण्डल तन्तुओं** (Spindle fibres) से जुड़ा रहता है।
- **द्वितीयक संकीर्णन** (Secondary Constriction) कुछ गुणसूत्रों पर प्राथमिक संकीर्णन के अलावा द्वितीयक संकीर्णन भी पाया जाता है, जिसके कारण गोल घुण्डी के समान (Knob like) संरचना सैटेलाइट का निर्माण होता है।

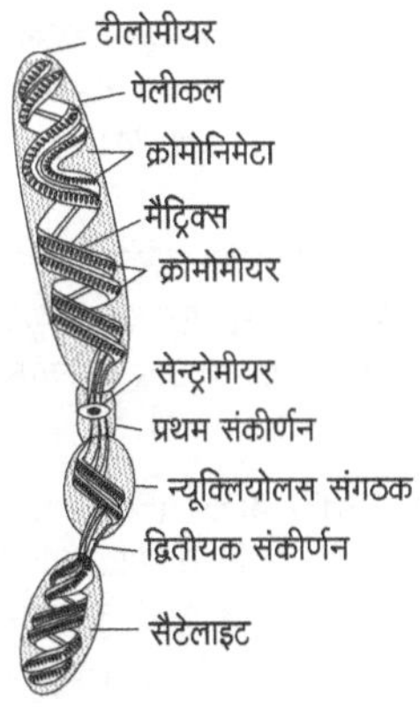

गुणसूत्र की संरचना

- **सैटेलाइट** (Satellite) यह गुणसूत्र के सिरे पर स्थित बहुत छोटी एवं गोलाकार संरचना होती है। जिस गुणसूत्र में यह संरचना पाई जाती है, उस गुणसूत्र को **सैट-गुणसूत्र** (SAT chromosome) कहते हैं।
  - 'सैट-गुणसूत्र' शब्द **नवाश्चिन** (Nawaschin; 1912) ने दिया था। यहाँ SAT – साइन अम्ल थाइमोन्यूक्लिनिको (Sine Acid Thimonuclenico) अर्थात् जहाँ थायमिन का बना न्यूक्लिक अम्ल (DNA) नहीं होता है।
  - कोशिका विभाजन के बाद यह केन्द्रिका को बनाने में महत्त्वपूर्ण भूमिका निभाता है।
  - मनुष्य में 23 जोड़े गुणसूत्र होते हैं, जिसमें गुणसूत्र संख्या 13, 14, 15, 21 तथा 22 सैट-गुणसूत्र के उदाहरण हैं।
- **टीलोमीयर** (Telomere) गुणसूत्रों के अन्तिम छोरों या किनारों को टीलोमीयर कहते हैं।

माइटोकॉण्ड्रिया (Mitochondria)

- 'माइटोकॉण्ड्रिया' (*माइटोस*-धागे; *कॉण्ड्रिया*-कण) को सर्वप्रथम **कोलिकर** (Kolliker) ने सन् 1850 में कीटों की रेखीय माँसपेशियों (Striated muscles) में देखा था।
- **फ्लेमिंग** तथा **अल्टमान** (Flemming and Altmann) ने सन् 1894 में इन्हें 'बायोब्लास्ट' कहा। सन् 1897 में **सी. बेन्डा** (C Benda) ने इन्हें माइटोकॉण्ड्रिया नाम दिया।
- इनकी औसत लम्बाई 3-5 μm तथा व्यास 0.2-2 μm तक होता है। इनकी लम्बाई 40 μm तक भी हो सकती है।
- इनकी संख्या सामान्यतया एक कोशिका में 200-300 तक हो सकती है। यकृत कोशिकाओं में इनकी संख्या 1500 तक होती है, जबकि शैवाल में केवल एक और यीस्ट कोशिका में 10 होती है।

माइटोकॉण्ड्रिया की संरचना (Structure of Mitochondria)

- माइटोकॉण्ड्रिया दोहरी झिल्ली युक्त कोशिकांग है। इसमें बाह्य कला एवं भीतरी कला के मध्य 6-8 nm चौड़ा स्थान होता है।
- माइटोकॉण्ड्रिया में उपस्थित ये दो कलाएँ इस कोशिकांग को दो कक्षों (Chambers) में विभाजित कर देती हैं, जोकि निम्नवत् हैं
  - **बाह्य कक्ष** (Outer Chamber) यह माइटोकॉण्ड्रिया की दो कलाओं के बीच का स्थान है। इसकी चौड़ाई 6-7 nm होती है। इसे **पैरामाइटोकॉण्ड्रियल स्पेस** (Paramitochondrial space) भी कहते हैं।
  - **अन्तःकक्ष** (Inner Chamber) माइटोकॉण्ड्रिया में भीतरी कला से घिरा हुआ स्थान **भीतरी कक्ष** कहलाता है। यह समांग (Homogeneous) पदार्थ से भरा होता है, जिसे माइटोकॉण्ड्रिया का **मैट्रिक्स** (Matrix) कहते हैं।
- मैट्रिक्स एक जैल (Gel) के समान संरचना वाले पदार्थ से बना होता है। इसमें कई प्रकार के प्रोटीन अणु, एन्जाइम, कुछ महीन कणिकाएँ, Ca^{2+} एवं Mg^{2+} आयन, कुछ 70 S राइबोसोम्स तथा माइटोकॉण्ड्रियल DNA उपस्थित होते हैं।
- माइटोकॉण्ड्रिया की भीतरी वलित (Folded) कला से बनी अँगुलीनुमा संरचना क्रिस्टी कहलाती है, जिस पर उपस्थित अनेक कण एक छोटे से वृन्त (Stalk) द्वारा जुड़े रहते हैं। इनको F_0 -F_1 कण या **ऑक्सीसोम्स** (Oxysomes) कहते हैं। प्रत्येक माइटोकॉण्ड्रिया में इनकी संख्या लगभग 10^4-10^5 तक होती है।

माइटोकॉण्ड्रिया के कार्य (Functions of Mitochondria)

- माइटोकॉण्ड्रिया के मैट्रिक्स में क्रेब्स चक्र (Krebs' cycle) से सम्बन्धित विभिन्न एन्जाइम पाए जाते हैं। इसलिए कोशिकीय श्वसन का महत्त्वपूर्ण क्रेब्स चक्र यहीं सम्पन्न होता है।
- इसकी भीतरी झिल्ली में इलेक्ट्रॉन अभिगमन तन्त्र (ETS) के वर्णक (साइटोक्रोम) उपस्थित होने के कारण यहाँ ATP अणु निर्मित होते हैं, जो ऊर्जा को अपने अन्दर संचित रखते हैं। इस कारण इसे **कोशिका का शक्तिगृह** (Powerhouse of cell) भी कहते हैं।

अन्तःप्रद्रव्यी जालिका (Endoplasmic Reticulum)

इसका सर्वप्रथम विस्तृत वर्णन **के. आर. पोर्टर** (KR Porter) ने सन् 1945 में किया था।

अन्तःप्रद्रव्यी जालिका की संरचना (Structure of Endoplasmic Reticulum)

- यह कोशिका में एक सतत् तन्त्र (Continuous system) की तरह फैली झिल्लीनुमा संरचना है, जो केन्द्रक कला से कोशिका कला तक फैली रहती है।
- इलेक्ट्रॉन सूक्ष्मदर्शी द्वारा देखने पर यह कोशिकाद्रव्य में फैली हुई चपटी नलिकाओं का जाल-सा प्रतीत होता है। इसमें एकल झिल्लियाँ होती हैं, जो प्रोटीन एवं फॉस्फोलिपिड की बनी होती हैं।
- अन्तःप्रद्रव्यी जालिका निम्नलिखित तीन भिन्न संरचनाओं से मिलकर बनी होती है
  (i) **सिस्टर्नी** (Cisternae) यह लम्बी, चपटी, अशाखित एवं समानान्तर पटलिकाएँ हैं, जिनका व्यास लगभग 30-50 μm तक हो सकता है।
  (ii) **पुटिकाएँ** (Vesicles) ये कोशिकाद्रव्य में बिखरी हुई पाई जाती हैं तथा इनका आकार गोल या अण्डाकार होता है, जिनका व्यास 25-500 μm तक हो सकता है।
  (iii) **नलिकाएँ** (Tubules) ये नलिकाकार संरचनाएँ होती हैं, जो प्रायः शाखित रूप में पाई जाती हैं। इनका व्यास 50-100 μm तक हो सकता है।

अन्तःप्रद्रव्यी जालिका के प्रकार (Types of Endoplasmic Reticulum)

अन्तःप्रद्रव्यी जालिका दो प्रकार की होती है

(i) **चिकनी या अकणिकामय अन्तःप्रद्रव्यी जालिका** (Smooth or Agranular Endoplasmic Reticulum) इनकी सतह चिकनी होती है, क्योंकि इन पर राइबोसोम्स नहीं पाए जाते हैं। यह लिपिड एवं स्टीरॉइड (कोलेस्ट्रॉल, प्रोजेस्टेरॉन तथा टेस्टोस्टेरॉन) का स्रावण (Secretion) करने वाली कोशिकाओं में अधिक पाई जाती है।

(ii) **खुरदरी या कणिकामय अन्तःप्रद्रव्यी जालिका** (Rough or Granular Endoplasmic Reticulum) इनकी सम्पूर्ण सतह पर राइबोसोम्स उपस्थित होने के कारण इनकी सतह खुरदरी हो जाती है। ये सक्रिय रूप से प्रोटीन निर्माण करने वाली कोशिकाओं में पाई जाती है।

गॉल्जीकाय (Golgi Body)

गॉल्जीकाय की खोज सर्वप्रथम इटली के वैज्ञानिक **कैमिलो गॉल्जी** (Camillo Golgi) ने सन् 1898 में बिल्ली के तन्त्रिका तन्त्र (Nervous system) में की थी। इसके लिए इन्हें सन् 1960 में नोबेल पुरस्कार मिला था।

गॉल्जीकाय की संरचना (Structure of Golgi Body)

यह प्रोटीन एवं लिपिड का बना एक झिल्ली तन्त्र (Membrane system) होता है, जिसमें निम्न तीन प्रकार की संरचनाएँ पाई जाती हैं

- **चपटी नलिकाएँ या सिस्टर्नी** (Cisternae) यह लम्बी, सपाट, नलिकाकार एवं शाखाविहीन 30-50 μm व्यास की संरचनाएँ होती हैं। ये नलिकाएँ (Tubules) दो परत वाली एवं एक-दूसरे के समान्तर थैलियों के समूह में व्यवस्थित होती हैं। एक समूह में लगभग 4-10 तक नलिकारूपी थैलियाँ होती हैं। प्रत्येक थैली किनारे पर ऊपर की ओर मुड़ी होती है, जिससे इनका आकार प्यालेनुमा (Cup-shaped) हो जाता है।
- **पुटिकाएँ** (Vesicles) ये थैलीनुमा संरचनाएँ (Bag-like structure) होती हैं।
- **नलिकाएँ** (Tubules) गॉल्जीकाय की मुख्य संरचना के आस-पास ये छोटी, बड़ी अनियमित आकार की एकल झिल्लियों द्वारा जुड़ी छोटी-छोटी संरचनाएँ होती हैं।

गॉल्जीकाय के कार्य (Functions of Golgi Body)

- गॉल्जीकाय की थैलियों में अनेक महत्त्वपूर्ण जैविक पदार्थ; जैसे-म्यूकोपॉलीसैकेराइड, सल्फोसाइलोम्यूसिन, एन्जाइम, आदि एकत्र रहते हैं, जिसे यह कोशिकांग समय-समय पर कोशिका की सतह पर कोशिका झिल्ली के बाहर स्रवित करता रहता है। इसी कारण स्रावी कोशिकाओं (Secretory cells) में इनकी संख्या अधिक होती है।

- गॉल्जीकाय कोशिका भित्ति निर्माण में महत्त्वपूर्ण योगदान देता है।
- कोशिका विभाजन की इण्टरफेज (Interphase) में बहुत-से एन्जाइमों का निर्माण गॉल्जीकाय द्वारा होता है; उदाहरण-जाइमोजन का निर्माण।
- जन्तुओं के अन्तःस्रावी तन्त्र (Endocrine system) की कोशिकाओं में उत्पन्न हॉर्मोन्स का निर्माण गॉल्जीकाय द्वारा होता है।
- गॉल्जीकाय की अशाखित नलिकाओं एवं स्रावी पुटिकाओं में वसा एवं प्रोटीन का संग्रह होता है।
- शर्करा, कॉपर आयन (Cu^{2+}), फैरिक आयन (Fe^{+}), गोल्ड आयन (Au^{+}), आदि का अवशोषण गॉल्जीकाय द्वारा होता है।
- गॉल्जीकाय द्वारा शुक्राणुओं में उपस्थित ऐक्रोसोम (Acrosome) का निर्माण होता है। अण्डों में पाए जाने वाला पीतक (Yolk) का निर्माण भी गॉल्जीकाय द्वारा होता है।
- गॉल्जीकाय की सिस्टर्नी से प्राथमिक **लयनकाय** (Lysosome) की उत्पत्ति होती है।

राइबोसोम्स (Ribosomes)

- सर्वप्रथम **रॉबिन्सन** एवं **ब्राउन** (Robinson and Brown) ने सन् 1953 में पादप कोशिका में तथा **जी. ई. पैलेड** (GE Palade) ने सन् 1955 में जन्तु कोशिका में इन्हें देखा था।
- ये अतिसूक्ष्म कलाविहीन कोशिकांग हैं, जो केवल इलेक्ट्रॉन माइक्रोस्कोप से देखे जा सकते हैं। इन्हें **पैलेड कण** या कोशिका की प्रोटीन फैक्ट्री (Protein factory) भी कहा जाता है।
- ये कोशिका के प्रोटीन-संश्लेषण के लिए स्थान तथा एन्जाइम प्रदान करते हैं, इसलिए इन्हें **प्रोटीन-संश्लेषण का कारखाना** (Factory of protein synthesis) कहा जाता है।
- यूकैरियोटिक (Eukaryotic) कोशिकाओं में ये जीवद्रव्य, अन्तःप्रद्रव्यी जालिका की सतह पर, केन्द्रक आवरण पर, माइटोकॉण्ड्रिया तथा लवकों में पाए जाते हैं। इसके अतिरिक्त ये केन्द्रिका (Nucleolus) में भी पाए जाते हैं।

राइबोसोम्स के प्रकार (Types of Ribosomes)

- राइबोसोम्स साधारणतया दो प्रकार 70 S और 80 S प्रकार के होते हैं। यहाँ 'S' का अर्थ है **स्वेडबर्ग** (Swedberg) यूनिट। यह किसी कोशिकांग का अवसादन गुणांक (Sedimention coefficient) दर्शाता है।
  (i) **70 S प्रकार** (70 S type) के राइबोसोम, प्रोकैरियोटिक कोशिका, माइटोकॉण्ड्रिया तथा लवकों में पाए जाते हैं। ये 50 S (बड़ी) तथा 30 S (छोटी) उपइकाइयों से मिलकर बने होते हैं।
  (ii) **80 S प्रकार** (80 S type) के राइबोसोम, यूकैरियोटिक कोशिकाओं के कोशिकाद्रव्य में पाए जाते हैं। ये 60 S (बड़ी) तथा 40 S (छोटी) दो उपकाइयों से मिलकर बने होते हैं।
- राइबोसोम की दोनों उपइकाइयाँ Mg^{2+} की निश्चित सान्द्रता (0.001 M) पर एकसाथ जुड़ी रहती हैं।

लयनकाय (Lysosomes)

- 'लाइसोसोम' (*Lyso* – digestive; *some* – body) शब्द का प्रयोग सर्वप्रथम जैव-रसायनज्ञ **सी. डी. डुवे** (C de Duve) ने सन् 1955 में किया। इन्हें इस कोशिकांग की खोज के लिए सन् 1974 में नोबेल पुरस्कार से सम्मानित किया गया था।
- जन्तुओं में स्रावी (Secretory) कोशिकाओं; जैसे-अग्न्याशय (Pancreas), मैक्रोफेज (Macrophages), यकृत, वृक्क कोशिकाओं, आदि में ये अधिक संख्या में उपस्थित होते हैं।

लयनकाय की संरचना (Structure of Lysosomes)

- ये एकल झिल्ली वाली, थैलीनुमा संरचना होती है। इनका व्यास लगभग 0.23-50 μm तक होता है।
- रसधानी में लगभग 50 प्रकार के अम्लीय हाइड्रोलेज या जल अपघटनीय एन्जाइम्स (Hydrolytic enzymes) होते हैं। जब लयनकाय के एन्जाइम्स बाहर निकलते हैं, तो सक्रिय होकर कोशिका के विभिन्न पदार्थों (कार्बोहाइड्रेट, प्रोटीन, DNA एवं RNA) का विघटन कर देते हैं।
- कभी-कभी अचानक से फट जाने या नष्ट होने के कारण लाइसोसोम अन्य कोशिकांगों एवं कोशिका को भी नष्ट कर देते हैं। इस कारण लाइसोसोम को **आत्मघाती थैली** (Suicidal bag) भी कहा जाता है।

लयनकाय के कार्य (Functions of Lysosomes)

लयनकाय के कार्य निम्नलिखित हैं

- ये बाहरी प्रोटीन, बैक्टीरिया एवं वायरस का पाचन करके उन्हें खत्म कर देते हैं।
- भोजन की कमी होने पर ये कोशिका में उपस्थित प्रोटीन, लिपिड एवं कार्बोहाइड्रेट्स का पाचन करते हैं।
- ये रोगजनक कोशिकाओं को नष्ट करते हैं तथा मृत कोशिकांगों को भी पाचन द्वारा नष्ट कर देते हैं। इस प्रक्रिया को **स्व-भक्षण** या ऑटोफैगी (Autophagy) कहते हैं।

कोशिका कंकाल (Cytoskeleton)

- कोशिकीय कंकाल यूकैरियोटिक कोशिका के कोशिकाद्रव्य में प्रोटीन की बनी सूक्ष्म तन्तुओं तथा नलिकाओं के विस्तृत जाल के रूप में फैला रहता है।
- कोशिका कंकाल तीन घटकों द्वारा निर्मित होता है, जिन्हें **सूक्ष्मनलिकाएँ** या माइक्रोट्यूब्यूल (Microtubules), **सूक्ष्म तन्तु** या माइक्रोफिलामेंट (Microfilament) तथा **मध्यस्थ तन्तु** या इण्टरमीडिएट फिलामेंट (Intermediate filament) कहते हैं।
- माइक्रोट्यूब्यूल ट्यूब्यूलिन प्रोटीन का बना होता है। इनमें ये कोशिका विभाजन का तर्कु उपकरण बनाता है।
- **माइक्रोफिलामेंट एक्टिन** प्रोटीन के बने होते हैं, जबकि इण्टरमीडिएट फिलामेण्ट **किरैटिन**, **डेस्मिन** एवं **विमेन्टिन** से बने होते हैं।
- ये कोशिका की आकृति बनाए रखते हैं तथा संरचनात्मक ढाँचे (Structural frame-work) का निर्माण करते हैं।

तारककाय एवं तारककेन्द्र (Centrosome and Centriole)

- ये संरचनाएँ जन्तु कोशिकाओं, कवकों तथा मॉस में केन्द्रक के समीप पाई जाती हैं। इनको सर्वप्रथम **टी. बोवेरी** (T Boveri) ने सन् 1888 में तारककाय कहा।
- प्रत्येक तारककाय दो जोड़े तारककेन्द्रों (Centrioles) का बना होता है। प्रत्येक जोड़े के तारककेन्द्रों को डिप्लोसोम भी कहते हैं तथा ये एक-दूसरे से 90° के कोण पर स्थित होते हैं।
- तारककेन्द्र एक बेलनाकार दीवार (Cylindrical wall) की भाँति संरचना है, जिसमें कुल 27 माइक्रोट्यूब्यूल (Microtubule) होते हैं।
- ये माइक्रोट्यूब्यूल 9 ट्रिप्लेट तन्तुओं (Triplet fibres) के रूप में लम्बवत् अक्ष (Longitudinal axis) पर एक हब (Hub) के चारों ओर स्थित होते हैं (9 + 0)। प्रत्येक ट्रिप्लेट तन्तु में तीन माइक्रोट्यूब्यूल एक रेखा में स्थित होते हैं।

तारककाय एवं तारककेन्द्र के कार्य (Functions of Centrosome and Centriole)

- ये सभी जन्तु कोशिकाओं के विभाजन के समय गुणसूत्र के विभाजन में सहायक होते हैं, क्योंकि ये विभाजन की विभिन्न अवस्थाओं (Stages) में स्पिण्डल तन्तु बनाते हैं।
- ये कोशिका की गति में सहायक होते हैं, क्योंकि तारककेन्द्र सीलिया या पक्ष्माभ (Cilia) व फ्लैजिला या कशाभिका (Flagella) के आधारकाय (Basal body) बनाते हैं।

कोशिका विभाजन (Cell Division)

- यह एक मातृ कोशिका (Mother cell) के विभाजित होकर दो संतति या पुत्री कोशिकाओं (Daughter cell) में बँटने की घटना है।
- इसमें दो पद होते हैं- (i) केन्द्रक विभाजन (Karyokinesis) (ii) कोशिकाद्रव्य विभाजन (Cytokinesis)
- मानव में एक कोशिका को विभाजित होकर दो नई कोशिकाएँ बनाने में लगभग 24 घण्टे लगते हैं।
- इसमें 23 घण्टे विभाजन की तैयारी एवं वृद्धि में प्रयुक्त होते हैं जिसे इण्टरफेज (Interphase) अवस्था कहा जाता है, जबकि शेष 1 घण्टे में वास्तविक रूप से केन्द्रक एवं कोशिकाद्रव्य का विभाजन पूर्ण होता है।
- जन्तुओं में कोशिका विभाजन की दो अवस्थाएँ पाई जाती हैं

(i) समसूत्री विभाजन (Mitosis)

- यह कायिक (Somatic) कोशिकाओं में होता है एवं विभाजन के बाद दो समान गुणसूत्र संख्या वाली अर्थात् द्विगुणित ($2n$) पुत्री कोशिकाएँ प्राप्त होती हैं।
- यह विभाजन, वृद्धि एवं ऊतकों की मरम्मत के लिए प्रयुक्त होता है।
- इसमें चार अवस्थाएँ होती हैं–प्रोफेज, मेटाफेज, एनाफेज एवं टीलोफेज।

(ii) अर्द्धसूत्री विभाजन (Meiosis)

- यह लैंगिक जनन में प्रयुक्त जनन कोशिकाओं में होता है एवं दो बार विभाजन के बाद चार आधी गुणसूत्र संख्या वाली अर्थात् अगुणित (Haploid) पुत्री कोशिकाएँ प्राप्त होती हैं।
- यह विभाजन युग्मकों (Gametes) जैसे–शुक्राणु एवं अण्डाणु के निर्माण में प्रयुक्त होता है।

ऊतक (Tissue)

- समान उत्पत्ति एवं समान कार्य को करने वाली कोशिकाओं का ऐसा समूह जिसकी मूलभूत संरचना भी समान हो, ऊतक कहलाता है।
- ऊतक शब्द का प्रयोग सर्वप्रथम **बिकाट** (Bichat; 1771-1802) ने किया था, परन्तु इनका अध्ययन **मार्सेलो मैल्पीघी** (Marcello Malpighi) ने सन् 1667 में किया।
- ऊतक संगठित होकर अंग (Organ) और अंग संगठित होकर अंगतन्त्र (Organ system) बनाते हैं। वास्तव में ये अंगतन्त्र बहुकोशिकीय (Multicellular) जीवों के शरीर की इकाइयों के रूप में कार्य करते हैं।

जन्तु ऊतक की सामान्य संरचना (General Structure of Animal Tissues)

- सामान्य संरचना में जन्तु ऊतकों की कोशिकाएँ एक आधार द्रव्य या ऊतक द्रव्य या मैट्रिक्स (Ground fluid or Tissue fluid or Matrix) में डूबी हुई दिखाई देती हैं, जोकि स्वयं उन्हीं के द्वारा स्रावित (Secrete) होता है।
- प्रत्येक कोशिका का इस द्रव्य में डूबा रहना इस बात का सूचक है, कि यह द्रव्य एक माध्यम की तरह कार्य करता है, जिसके द्वारा यह कोशिका अपने वातावरण से विभिन्न पदार्थों का आदान-प्रदान करती है।

जन्तु ऊतक निम्न चार प्रकार के होते हैं

A. उपकला ऊतक (Epithelial Tissue)

- 'एपिथीलियम' शब्द का प्रयोग सर्वप्रथम डच वैज्ञानिक **रयूश** (Ruysch) ने किया था। यह ऊतक रक्षात्मक आवरण बनाता है।
- त्वचा, मुँह, आहारनली, रुधिर वाहिनी का अस्तर, फेफड़ों की कूपिका, वृक्कीय नली, आदि उपकला ऊतक से निर्मित होते हैं।
- सतह पर होने के कारण इस ऊतक में रुधिर केशिकाएँ (Capillaries) नहीं होती हैं।
- इनमें अन्तराकोशिकीय स्थान (Intercellular space) का अभाव होता है।

संरचना के आधार पर उपकला ऊतक छः प्रकार के होते हैं

1. सरल उपकला (Simple Epithelium)

- ऐसे ऊतकों में आधार कला (Basal membrane) पर कोशिकाओं का केवल एक ही स्तर होता है।
- ये सामान्यतया ऐसी सतहों पर होती हैं, जहाँ सुरक्षा के साथ-साथ स्रावण, अवशोषण, विसरण (Diffusion) या परासरण (Osmosis) द्वारा पदार्थों का आदान-प्रदान भी होता है।

आकृति और रचना के आधार पर यह निम्नलिखित प्रकार की होती है

(i) सरल सल्की उपकला (Simple Squamous Epithelium)

- इस उपकला की कोशिकाएँ शल्कों की भाँति चपटी, बहुभुजी (Polygonal) और चौड़ी प्लेट के आकार की होती हैं। इसे **खड़जी उपकला** (Pavement epithelium) भी कहते हैं।
- इनका प्रमुख कार्य पदार्थों को विसरण द्वारा एक ओर से दूसरी ओर पहुँचाना होता है।
- ये देहगुहा के विभिन्न भागों; जैसे–हृदय, रुधिर वाहिनियों, लसीका वाहिनियों, फेफड़ों की वायु कूपिकाओं आदि के चारों ओर पाई जाती हैं।

(ii) स्तरित शल्की उपकला (Stratified Squamous Epithelium)

- इस प्रकार की उपकला में कोशिकाएँ एक से अधिक स्तरों में व्यवस्थित होती हैं एवं कोशिकाओं का केवल सबसे भीतरी (निचला) स्तर ही आधार कला पर स्थित होता है।
- इस ऊतक के बाह्य स्तर की कोशिकाएँ नमी, चिकनाहट एवं घर्षण (Friction) के कारण नष्ट होती रहती हैं, जबकि भीतरी स्तर की कोशिकाएँ विभाजित होकर इसकी क्षतिपूर्ति करती रहती हैं।
- ये ऊतक वायु से सीधे सम्पर्क रखने वाले भागों; जैसे–त्वचा, नेत्रों की कॉर्निया, मलाशय गुहा, मुखगुहा, आदि पर पाए जाते हैं।

2. सरल घनाकार उपकला (Simple Cuboidal Epithelium)

- इस सरल उपकला की कोशिकाएँ घनाकार होती हैं।
- यह उपकला उन अंगों में मिलती है, जहाँ अवशोषण (Absorption), उत्सर्जन (Excretion) और स्रावण की क्रियाएँ होती हैं।
- यह ऊतक वृक्क नलिकाओं, जनदों (Gonads), आँत (Intestine), ब्रोंकियोल्स (श्वसनी) एवं स्वेद या पसीना (Sweat) ग्रन्थियों (Glands) में पाया जाता है।

3. सरल स्तम्भी उपकला (Simple Columnar Epithelium)

- इस उपकला की कोशिकाएँ स्तम्भ (Pillars) के समान लम्बी, आयताकार व एक-दूसरे से सटी होती हैं।
- छोटी आँत एवं कुछ अन्य स्थानों पर इसकी कोशिकाओं के स्वतन्त्र (Free) सिरों पर अनेक अँगुली समान सूक्ष्म अतिवृद्धि पाई जाती हैं, ये **सूक्ष्मांकुर** या माइक्रोविलाई (Microvilli) कहलाती हैं। माइक्रोविलाई युक्त सतहों को ब्रश जैसी सतह भी कहते हैं एवं ये अवशोषण में सहायक है।
- यह ऊतक आमाशय, आँत, पित्ताशय एवं पित्तवाहिनियों की आन्तरिक सतह पर पाया जाता है।

4. पक्ष्माभी स्तम्भाकार उपकला (Ciliated Columnar Epithelium)

- जब स्तम्भाकार ऊतक में पक्ष्माभ (Cilia) जैसी रचनाएँ उपस्थित होती हैं, तो ये पक्ष्माभी उपकला कहलाते हैं।
- ये पक्ष्माभ गति द्वारा पदार्थों को आगे धकेल सकते हैं; जैसे–यह श्लेष्मा (Mucus) को आगे स्थानान्तरित करके श्वासनाल को साफ करने में सहायता प्रदान करते हैं।

5. विशेषीकृत उपकला (Specialised Epithelium)

विशेषीकृत उपकला निम्नलिखित तीन प्रकार की होती हैं

(i) ट्रांसजिशनल या परिवर्ती उपकला (Transitional Epithelium)

- यह सामान्य स्तरित उपकला के समान होती है। इसमें कोशिकाएँ एक महीन आधार कला तथा मोटे एवं लचीले संयोजी ऊतक पर सधी होती हैं।
- इस उपकला पर दबाव पड़ने पर इसकी कोशिकाओं की लम्बाई परिवर्तित हो जाती है।
- यह उपकला मूत्राशय एवं मूत्रवाहिनियों की दीवार का भीतरी स्तर बनाती है।

(ii) तन्त्रिका संवेदी उपकला (Neuro Sensory Epithelium)

- इस उपकला में सामान्य कोशिकाओं के बीच-बीच में संवेदी (Sensory) कोशिकाएँ उपस्थित होती हैं।
- यह नाक की म्यूकस (Mucus) कला अर्थात् **श्नीडेरियन झिल्ली** (Schneiderian membrane), आंतरिक कान (Inner ear) की उपकला, स्वाद कलिकाओं एवं नेत्रों की रेटिना (Retina) में पाई जाती है।

(iii) रंगा उपकला (Pigment Epithelium)

नेत्रों की रेटिना में आधार स्तर पर यह उपकला उपस्थित होती है, जिसकी कोशिकाओं में वर्णक (Pigment) या रंगा कण पाए जाते हैं।

6. ग्रन्थिल उपकला ऊतक (Glandular Epithelium Tissue)

- इनकी कोशिकाओं में एक स्पष्ट केन्द्रक (Nucleus) होता है एवं ये कोशिकाएँ हॉर्मोन्स, एन्जाइम्स, म्यूकस, पाचक रस (Digestive juice), आदि तरल पदार्थों का स्रावण करती हैं।
- ग्रन्थिल उपकला ऊतक में एककोशिकीय गोब्लेट (Goblet) कोशिकाएँ आती हैं, जो म्यूकस का स्रावण करती हैं तथा बहुकोशिकीय बाह्यस्रावी (Exocrine) और अन्तःस्रावी (Endocrine) ग्रन्थियाँ भी पाई जाती हैं।

B. संयोजी ऊतक (Connective Tissue)

- संयोजी ऊतक भ्रूणीय मीसोडर्म (Mesoderm) से बनता है।
- यह शरीर का लगभग 30% भाग बनाता है। यह ऊतक शरीर के सभी अंगों तथा अंग-तन्त्रों के मध्य फैला होता है। इनका कार्य अंगों को सहारा देना, अंगों को आवरित (Cover) करके उनकी सुरक्षा करना एवं उन्हें परस्पर बाँधे रखना होता है।
- मैट्रिक्स एवं तन्तुओं की रचना के आधार पर संयोजी ऊतक को निम्नलिखित तीन श्रेणियों में बाँटा गया है

1. संवहनीय या तरल संयोजी ऊतक (Vascular or Fluid Connective Tissue)

- इनका मैट्रिक्स तरल होता है, जिसमें कोशिकाएँ बिखरी रहती हैं। अतः ये तरल ऊतक कहलाते हैं।
- यह ऊतक शरीर का लगभग 8% भाग बनाते हैं।
- रुधिर एवं लसीका तरल या संवहनीय संयोजी ऊतक होते हैं।

2. कंकालीय संयोजी ऊतक (Skeletal Connective Tissue)

- यह ऊतक शरीर का अन्तःकंकाल (Endoskeleton) बनाता है, जो शरीर के विभिन्न अंगों को आधार प्रदान करता है।
- कंकालीय संयोजी ऊतक दो प्रकार के होते हैं- अस्थि (Bone) एवं उपास्थि (Cartilage)।

3. वास्तविक संयोजी ऊतक (Proper Connective Tissues)

- इस प्रकार के संयोजी ऊतकों का मुख्य कार्य अंगों को परस्पर बाँधे रखना एवं उनके बीच का स्थान भरना है।
- इनका मैट्रिक्स तरल या अर्द्धतरल होता है।

ये निम्न प्रकार के होते हैं

(i) **अन्तराली संयोजी ऊतक** (Areolar Connective Tissue)

- इसे **सरल ढीला संयोजी ऊतक** (Simple loose connective tissue) भी कहते हैं।
- इस ऊतक में रुधिर (Blood) एवं लसीका (Lymph) केशिकाओं (Capillaries) और तन्त्रिकाओं (Nerves) के अतिरिक्त निम्नलिखित तीन प्रकार के संयोजी ऊतक तन्तु (Fibre) पाए जाते हैं
  - **श्वेत कोलैजन तन्तु** (White Collagen Fibres) ये श्वेत व लोचरहित (Non-elastic) तन्तु होते हैं, जोकि कोलैजन (Collagen) नामक प्रोटीन के बने होते हैं।
  - **पीले इलास्टीन तन्तु** (Yellow Elastin Fibres) ये पीले व लोचयुक्त (Elastic) तन्तु होते हैं, जोकि इलास्टिन (Elastin) नामक प्रोटीन के बने होते हैं।
  - **श्वेत रेटिकुलर तन्तु** (White Reticular Fibres) ये तन्तु जाली के समान परस्पर एक-दूसरे से गूँथे रहते हैं। ये लोचरहित (Non-elastic) होते हैं एवं रेटिकुलिन (Reticulin) नामक प्रोटीन के बने होते हैं।
- इनके अतिरिक्त इस ऊतक में सभी प्रकार की संयोजी ऊतक कोशिकाएँ; जैसे-फाइब्रोब्लास्ट्स (Fibroblasts), मैक्रोफेजेज (Macrophages), मास्ट कोशिकाएँ (Mast cells), लिम्फोसाइट (Lymphocyte), प्लाज्मा (Plasma) और वसा या एडिपोस कोशिकाएँ (Fat or Adipose cells) भी पाई जाती हैं।
- यह ऊतक त्वचा के नीचे, खोखले अंगों व धमनी (Artery) तथा शिराओं (Veins) की भित्तियों पर पाया जाता है।
- यह ऊतक विभिन्न ऊतकों के बीच का स्थान भरने तथा उन्हें जोड़ने व अंगों को उनके स्थान पर बनाए रखने में सहायता प्रदान करता है।

(ii) **वसामय या एडिपोस संयोजी ऊतक** (Adipose Connective Tissue)

- इसके मैट्रिक्स में मुख्य कोशिकाओं के रूप में वसा कोशिका या एडिपोसाइट (Adipocyte) उपस्थित होती हैं, जिनमें वसा संग्रहित रहती है।
- व्हेल का ब्लबर, ऊँट की कूबड़ तथा मैरीनो भेड़ की मोटी पूँछ मुख्यतया वसामय संयोजी ऊतक की बनी होती है।
- मनुष्य में यह ऊतक उदर के निचले भाग, स्तनों, जाँघों, कंधों एवं नेत्र गोलकों के चारों ओर अधिक मात्रा में पाया जाता है।

(iii) **श्वेत तन्तुमय ऊतक** (White Fibrous Tissue)

- इसके मैट्रिक्स में केवल कोलैजन तन्तु एवं मुख्यतया फाइब्रोब्लास्ट कोशिकाएँ पाई जाती हैं।
- यह टेण्डन या **कण्डराओं** (Tendons) का निर्माण करता है, जो पेशी को अस्थि से जोड़ता है।

(iv) **पीले लचीले संयोजी ऊतक** (Yellow Elastic Connective Tissue)

- इसके मैट्रिक्स में पीले लचीले (Elastic) तन्तु परस्पर समान्तर समूहों में लगे रहते हैं।
- इनके समूह लिगामेन्ट या **स्नायु** (Ligament) का निर्माण करते हैं, जो एक अस्थि को दूसरी अस्थि से जोड़ते हैं।

(v) **जालिकामय संयोजी ऊतक** (Reticular Connective Tissue)

- इस ऊतक के मैट्रिक्स में मुख्य कोशिका मैक्रोफेज (Macrophase) होती है।
- यह ऊतक प्लीहा (Spleen) में लाल पल्प तथा श्वेत पल्प के रूप में, थाइमस, अस्थि मज्जा (Bone marrow) तथा आँत के पेयर के चकतों (Peyer's patches) में पाया जाता है।
- यह शरीर की प्रतिरक्षा (Immunity) में सहायक होता है।

(vi) **श्लेष्म संयोजी ऊतक** (Mucous Connective Tissue)

यह मुर्गे की कलगी (Comb), भ्रूण (Embryo) की ऑवल तथा नेत्र गोलक (Eye ball) के विट्रियस काय (Vitreous body) में पाया जाता है।

C. पेशीय ऊतक (Muscular Tissue)

- यह गति में सहायक संकुचनशील (Contractile) ऊतक है, जो मीसोडर्म से विकसित होता है। यह शरीर को सहारा भी प्रदान करता है।
- यह शरीर का लगभग 5% भाग बनाता है।

D. तन्त्रिका ऊतक (Nervous Tissue)

- यह संवेदनशील (Sensitive), चालक एवं उत्तेजनशील (Irritable) ऊतक है, जो एक्टोडर्म (Ectoderm) से विकसित होता है। यह तन्त्रिकीय नियन्त्रण एवं समन्वय (Coordination) में सहायक होता है।
- यह मुख्यतया मस्तिष्क (Brain) एवं मेरुरज्जु (Spinal chord) में पाया जाता है।

प्रैक्टिस सैशन

टॉपिकल प्रैक्टिस

कोशिका

1. निम्न कथनों में से कौन-सा कथन असत्य है?

(a) एककोशिकीय (Unicellular) जीव अपना स्वतन्त्र जीवन बनाए रखने योग्य हैं
(b) कोई भी संरचना, जो पूर्ण कोशिकीय संरचना के बराबर नहीं होती है, स्वतन्त्र जीवन को नहीं दर्शाती है
(c) एक जर्मन वनस्पति वैज्ञानिक मैथियस श्लाइडेन ने केन्द्रक खोजा था
(d) ल्यूवेनहॉक ने सर्वप्रथम जीवित कोशिका देखी तथा वर्णन किया

2. उस वैज्ञानिक का नाम बताइए जिसने सर्वप्रथम जीवित कोशिका देखी

(a) रॉबर्ट ब्राउन (b) एन्टोनी वान ल्यूवेनहॉक
(c) रॉबर्ट व्हाइट (d) MJ श्लाइडेन

3. कोशिकांगों की परासंरचना (Ultrastructure) को तय करने के लिए उपयोग में लाई जाने वाली सर्वाधिक उपयुक्त विधि या उपकरण कौन-सी/सा है?

(a) ऑटोरेडियोग्राफी
(b) माइक्रोसेपरेशन (Microseparation)
(c) इलेक्ट्रॉन माइक्रोस्कोप
(d) फेज डिस्पर्शन (Phase dispersion) माइक्रोस्कोप

4. कोशिका सिद्धान्त किसके द्वारा दिया गया?

(a) श्लाइडेन और श्वान (b) रुडोल्फ विरकोव
(c) रॉबर्ट ब्राउन (d) रॉबर्ट हुक

5. श्वान ने निम्न में से किसके आधार पर कोशिका सिद्धान्त दिया?

(a) शरीर की प्रत्येक कोशिका में समान आनुवंशिक (Genetic) सूचना पाई जाती है
(b) सभी सजीवों में जैविक क्रियाएँ सूक्ष्म रूप से शरीर की प्रत्येक कोशिका में उपस्थित होती हैं
(c) जन्तुओं व पादपों का शरीर कोशिका तथा उनके उत्पाद से बना होता है
(d) एक नई कोशिका का निर्माण उसकी पुरानी कोशिका के विभाजन से होता है

6. 'श्लाइडेन और श्वान' का कोशिका सिद्धान्त निम्न में से किसकी व्याख्या करने योग्य नहीं है?

(a) कोशिका का निर्माण उसकी पहले की कोशिका से होता है
(b) नई कोशिका कैसे निर्मित होती है
(c) जन्तुओं का शरीर कोशिकाओं से बना होता है
(d) उपरोक्त में से कोई नहीं

7. *Omnis cellula-e-cellula* (सभी कोशिकाओं का निर्माण उनकी पहले की कोशिकाओं से होता है।) 'कोशिका सिद्धान्त' में सुधार करके यह विचार किसने दिया?

(a) श्लाइडेन व श्वान (b) विरकोव
(c) रॉबर्ट ब्राउन (d) ल्यूवेनहॉक

8. असत्य विकल्प चुनिए।

(a) *माइकोप्लाज्मा* सबसे छोटी (0.3 μm) कोशिका है
(b) बैक्टीरिया 3-5 μm आमाप के होते हैं
(c) शुतुरमुर्ग का अण्डा सबसे बड़ी कोशिका होती है
(d) तन्त्रिका कोशिका सबसे छोटी जन्तु कोशिका होती है

9. सबसे बड़ी एकल कोशिका है

(a) शुतुरमुर्ग का अण्डा
(b) मोर का अण्डा
(c) बत्तख का अण्डा
(d) एकिडना का अण्डा

10. निम्न में से किनके आधार पर पादप कोशिका और जन्तु कोशिका में अन्तर कर सकते हैं?

(a) बड़ी रसधानी, लवक (Plastid) और कोशिका भित्ति
(b) कोशिका भित्ति, लवक (Plastid) और तारककेन्द्रक (Centriole)
(c) कोशिका भित्ति, लवक (Plastid) और माइटोकॉण्ड्रिया
(d) कोशिका झिल्ली, लवक (Plastid) और कोशिका भित्ति

11. निम्न में से असत्य युग्म चुनिए।

(a) कोशिका झिल्ली की संरचना के अध्ययन के लिए सबसे उपयुक्त पदार्थ–मनुष्य की लाल रुधिर कणिकाएँ (RBCs)
(b) कोशिका झिल्ली में लिपिड की व्यवस्था–दो स्तरीय
(c) कोशिका झिल्ली में लिपिड का प्रकार–फॉस्फोलिपिड
(d) कोशिका झिल्ली के संघटक–कार्बोहाइड्रेट्स + लिपिड

12. कोशिका झिल्ली में लिपिड की व्यवस्था होती है

(a) आगे का ध्रुवीय (Polar) सिरा अन्दर की ओर तथा हाइड्रोफोबिक पूँछ (Hydrophobic tail) बाहर की ओर पाई जाती है
(b) आगे का सिरा व पूँछ दोनों बाहर की ओर पाए जाते हैं
(c) आगे का सिरा बाहर की ओर तथा पूँछ का सिरा अन्दर की ओर पाया जाता है
(d) आगे का सिरा व पूँछ का सिरा दोनों अन्दर की ओर पाए जाते हैं

13. कोशिका झिल्ली में पाए जाने वाले लिपिड किन घटकों के बने होते हैं?

(a) लाइपोलिपिड्स (b) फॉस्फोग्लिसरॉड्स
(c) हाइड्रोफोबिक लिपिड (d) इनमें से कोई नहीं

14. कोशिका झिल्ली के आन्तरिक भाग में लिपिड की पूँछ का सिरा किस प्रकार का होता है?

(a) पूँछ का सिरा अध्रुवीय हाइड्रोकार्बन का बना होता है, जो इसे जलीय वातावरण से सुरक्षित रखता है
(b) पूँछ का सिरा ध्रुवीय हाइड्रोकार्बन का बना होता है, जो इसे जलीय वातावरण से सुरक्षित रखता है
(c) लिपिड की पूँछ का सिरा अध्रुवीय, हाइड्रोफोबिक एवं हाइड्रोकार्बन का बना होता है
(d) लिपिड की पूँछ का सिरा हाइड्रोफोबिक होता है, जिसके कारण यह झिल्ली के अन्दर जलीय वातावरण में पाया जाता है

15. निम्न में से कोशिका झिल्ली के विषय में कौन-सा कथन असत्य है?
(a) विभिन्न प्रकार की कोशिका झिल्लियों में प्रोटीन व लिपिड का अनुपात भिन्न-भिन्न पाया जाता है
(b) मनुष्य की RBC की कोशिका झिल्ली में 52% प्रोटीन और 40% लिपिड होते हैं
(c) आन्तरिक प्रोटीन, कोशिका के आन्तरिक सतह पर ही उपस्थित होते हैं
(d) लिपिड का आगे का सिरा हाइड्रोफोबिक होता है

16. 'तरल मौजेक मॉडल' (Fluid mosaic model) **वर्णन करता है**
(a) केवल कोशिका झिल्ली के संरचनात्मक भागों का
(b) केवल कोशिका झिल्ली के क्रियात्मक भागों का
(c) कोशिका झिल्ली के संरचनात्मक व क्रियात्मक दोनों भागों का
(d) केवल कोशिका झिल्ली की तरलता का

17. कोशिका झिल्ली की तरल प्रकृति सहायता करती है
(a) कोशिका वृद्धि एवं कोशिका विभाजन में
(b) अन्तराकोशिकीय (Intercellular) संयोजन के निर्माण में
(c) स्रावण (Secretion) और विभिन्न अणुओं के झिल्ली के दूसरी ओर परिवहन में
(d) उपरोक्त सभी में

18. कोशिका झिल्ली चयनात्मक पारगम्य (Selectively permeable) **होती है। इसका क्या अर्थ है?**
(a) यह सभी पदार्थों को अपने में से गुजरने की अनुमति देती है
(b) यह केवल जल को अपने में से गुजरने की अनुमति देती है
(c) यह केवल कुछ अणुओं को अपने में से गुजरने की अनुमति देती है
(d) यह केवल आयनों को अपने में से गुजरने की अनुमति देती है

19. कोशिका झिल्ली के विषय में गलत कथन है
(a) सामान्यतया छोटे अणु ही बिना ऊर्जा का उपयोग किए निष्क्रिय परिवहन द्वारा कोशिका झिल्ली के पार जा सकते हैं
(b) जल में घुलनशील पदार्थ वसा में घुलनशील पदार्थों की तुलना में अधिक सरलता से कोशिका झिल्ली के पार जा सकते हैं
(c) उदासीन अणु साधारण विसरण द्वारा कोशिका झिल्ली के पार जा सकते हैं
(d) उपरोक्त में से कोई नहीं

20. कोशिका झिल्ली मुख्य रूप से लिपिड, प्रोटीन व कार्बोहाइड्रेट से निर्मित होती है। उनके पारस्परिक अनुपात के आधार पर निम्नलिखित में से कौन-सा कथन ठीक है?
(a) तीनों घटक बराबर मात्रा में होते हैं
(b) लिपिड सबसे कम मात्रा में होते हैं
(c) प्रोटीन सबसे कम मात्रा में होते हैं
(d) कार्बोहाइड्रेट सबसे कम मात्रा में होते हैं

21. जीवद्रव्य (Protoplasm) **को जीवन का भौतिक आधार किसने बताया?**
(a) सिंगर ने
(b) निकोल्सन ने
(c) श्वान एवं श्लाइडेन ने
(d) हक्सले ने

22. 'जीवद्रव्य' शब्द का सर्वप्रथम उपयोग किया था
(a) हक्सले ने (b) डुजार्डिन ने
(c) पुरकिन्जे ने (d) ह्यूगो वॉन मॉल ने

23. निम्न में से केन्द्रक विहीन कोशिकाएँ हैं
(a) स्तनधारी (Mammal) जीवों की RBC
(b) संवहनी पादपों (Vascular plants) में चालनी नलिका
(c) स्तनधारी जीवों की लिम्फोसाइट
(d) दोनों (a) तथा (b)

24. निम्न में से कौन-सा एक कथन केन्द्रक झिल्ली के विषय में सही है?
(a) दोनों केन्द्रक झिल्ली कभी भी जुड़ी नहीं होती हैं
(b) दोनों केन्द्रक झिल्ली समान्तर होती हैं तथा एक-दूसरे से कभी नहीं जुड़ती हैं
(c) दोनों केन्द्रक झिल्ली समान्तर होती हैं तथा कुछ निश्चित स्थानों पर जुड़कर कुछ संख्या में केन्द्रक छिद्र का निर्माण करती हैं
(d) आन्तरिक केन्द्रक झिल्ली पर राइबोसोम जुड़े होते हैं

25. कुछ विशेष पदार्थ केन्द्रक छिद्रों से होकर केन्द्रक व कोशिकाद्रव्य के मध्य परिवहन करते रहते हैं। इन पदार्थों की उचित दिशा निम्न में से कौन-सी है?
(a) प्रोटीन व एन्जाइम केन्द्रक की ओर
(b) राइबोसोम के घटक केन्द्रक से बाहर की ओर
(c) *m*RNA केन्द्रक से बाहर की ओर
(d) उपरोक्त सभी

26. केन्द्रक में मिलने वाले आनुवंशिक पदार्थ निम्न में से किसके द्वारा रंजित (Stained) **होते हैं?**
(a) अम्लीय रंग के द्वारा (b) क्षारीय रंग के द्वारा
(c) उदासीन रंग के द्वारा (d) आयोडीन के द्वारा

27. केन्द्रक की संरचना के अध्ययन के लिए, सबसे उत्तम स्थिति होती है
(a) जब कोशिका इण्टरफेज में होती है
(b) जब कोशिका पोस्ट प्रोफेज में होती है
(c) जब कोशिका मेटाफेज में होती है
(d) जब कोशिका टीलोफेज में होती है

28. केन्द्रिका (Nucleolus) **नाम किसने दिया था?**
(a) फोन्टाना ने (b) रॉबर्ट ब्राउन ने
(c) कैमिलो गॉल्जी ने (d) बोमैन ने

29. केन्द्रिका (Nucleolus) **के विषय में सत्य कथन चुनिए।**
(a) यह *m*RNA के निर्माण स्थल होते हैं
(b) सक्रिय रूप से प्रोटीन का निर्माण करने वाली कोशिकाओं में बड़ी व अनेक केन्द्रिका मिलती हैं
(c) केन्द्रिका में केन्द्रकद्रव्य पाया जाता है
(d) केन्द्रिका एक एकल झिल्ली युक्त संरचना है

30. गुणसूत्रों के अभिरंजन (Staining) **के लिए कौन-सा रंग अधिक उपयुक्त है?**
(a) क्षारकीय फुक्सिन (b) सेफ्रेनीन
(c) मेथिलीन ब्लू (d) एसीटोकार्मीन

1. (c)	2. (b)	3. (c)	4. (a)	5. (c)	6. (b)	7. (b)	8. (d)	9. (a)	10. (a)
11. (d)	12. (c)	13. (b)	14. (c)	15. (c)	16. (c)	17. (d)	18. (c)	19. (d)	20. (d)
21. (d)	22. (c)	23. (d)	24. (c)	25. (d)	26. (b)	27. (a)	28. (a)	29. (b)	30. (d)

31. **गुणसूत्रों के अन्तिम भाग को कहते हैं**
(a) क्रोमोमीयर (b) सेन्ट्रोमीयर
(c) टीलोमीयर (d) माइक्रोमीयर

32. **निम्न कथनों में से कौन-सा कथन सही नहीं हैं?**
(a) मनुष्य की एक कोशिका में लगभग 2 मीटर लम्बा DNA तन्तु पाया जाता है
(b) गुणसूत्र के किसी भाग में पाए जाने वाले द्वितीयक संकीर्णन (Secondary constriction) को टीलोमीयर कहते हैं
(c) प्राथमिक संकीर्णन सेन्ट्रोमीयर (Centromere) बनाते हैं
(d) क्रोमैटीन में DNA, RNA, हिस्टोन्स व नॉन-हिस्टोन्स प्रोटीन पाए जाते हैं

33. **केन्द्रक के अतिरिक्त DNA पाया जाता है**
(a) परॉक्सीसोम एवं राइबोसोम में
(b) हरितलवक एवं माइटोकॉण्ड्रिया में
(c) माइटोकॉण्ड्रिया एवं राइबोसोम में
(d) हरितलवक एवं लयनकाय में

34. **माइटोकॉण्ड्रिया को देखने के लिए प्रयोग किया जाने वाला अभिरंजक (Stain) कौन-सा है?**
(a) फास्ट ग्रीन (b) सेफ्रेनीन
(c) ऐसीटोकार्मीन (d) जेनस ग्रीन

35. **माइटोकॉण्ड्रिया की झिल्ली के विषय में कौन-सा कथन सत्य नहीं है?**
(a) इलेक्ट्रॉन स्थानान्तरण श्रृंखला के एन्जाइम बाह्य झिल्ली में होते हैं
(b) आन्तरिक भित्ति में अनेक अन्तर्वलन (Inner folds) होते हैं
(c) बाह्य झिल्ली एक चालनी के समान होती है
(d) बाह्य झिल्ली सभी प्रकार के अणुओं के लिए पारगम्य होती है

36. **F_1-कण उपस्थित होते हैं**
(a) हरितलवक में (b) माइटोकॉण्ड्रिया में
(c) डिक्टियोसोम में (d) केन्द्रक में

37. **कोशिका में उपस्थित कुल एन्जाइम में से माइटोकॉण्ड्रिया में होते हैं**
(a) 95% (b) 20% (c) 64% (d) 70%

38. **निम्न में से कौन-सा कथन असत्य है?**
(a) माइटोकॉण्ड्रिया को जब तक विशेष रूप से अभिरंजित (Stained) नहीं किया जाता है, तब तक सूक्ष्मदर्शी द्वारा इसे आसानी से नहीं देखा जा सकता है
(b) प्रत्येक कोशिका में माइटोकॉण्ड्रिया की संख्या उसकी कार्यात्मक सक्रियता पर निर्भर करती है
(c) माइटोकॉण्ड्रिया विखण्डन (Fission) द्वारा विभाजित होते हैं
(d) माइटोकॉण्ड्रिया की बाह्यकला अन्तर्वलित (Folded) होकर क्रिस्टी का निर्माण करती है

39. **साइटोक्रोम पाए जाते हैं**
(a) माइटोकॉण्ड्रिया की बाह्यकला में
(b) माइटोकॉण्ड्रिया की आन्तरिक कला में
(c) लाइसोसोम में
(d) माइटोकॉण्ड्रिया के मैट्रिक्स में

40. **माइटोकॉण्ड्रिया में मैट्रिक्स में निम्न में से क्या अनुपस्थित होता है?**
(a) 70S राइबोसोम (b) DNA
(c) क्रैब्स चक्र के एन्जाइम (d) साइटोक्रोम

41. **निम्नलिखित युग्मों में से सही मिलान का चयन कीजिए।**
(a) चिकनी अन्तःप्रद्रव्यी जालिका — लिपिड का निर्माण
(b) खुरदरी अन्तःप्रद्रव्यी जालिका — ग्लाइकोजन का निर्माण
(c) खुरदरी अन्तःप्रद्रव्यी जालिका — वसा अम्लों का ऑक्सीकरण
(d) चिकनी अन्तःप्रद्रव्यी जालिका — फॉस्फोलिपिड का ऑक्सीकरण

42. **केन्द्रक झिल्ली का निर्माण होता है**
(a) गॉल्जीकाय की झिल्ली से
(b) माइक्रोट्यूब्यूल से
(c) खुरदरी अन्तःप्रद्रव्यी जालिका से
(d) चिकनी अन्तःप्रद्रव्यी जालिका से

43. **चिकनी अन्तःप्रद्रव्यी जालिका (SER) किसके लिए मुख्य निर्माण स्थल की तरह कार्य करती है?**
(a) लिपिड और स्टीरॉइड (b) प्रोटीन
(c) राइबोसोम (d) DNA

44. **निम्न में से कौन-सा कोशिकांग प्रोटीन के रूपान्तरण (Transformation) तथा उनके तय स्थान तक परिवहन से सम्बन्धित है?**
(a) माइटोकॉण्ड्रिया
(b) अन्तःप्रद्रव्यी जालिका
(c) लाइसोसोम
(d) गॉल्जीकाय

45. **किस वैज्ञानिक ने सर्वप्रथम केन्द्रक के पास घनी अभिरंजित (Stained) जालिकावत् संरचना देखीं?**
(a) रॉबर्ट हुक (b) रॉबर्ट ब्राउन
(c) स्ट्रॉसबर्गर (d) कैमिलो गॉल्जी

46. **गॉल्जी उपकरण के सिस्टर्नी का व्यास कितना होता है?**
(a) 0.1-0.01 µm (b) 0.5-1.0 µm
(c) 5-10 µm (d) 10-12 µm

47. **असत्य युग्म का चयन कीजिए।**
(a) गॉल्जीकाय – केन्द्रक के पास घनी अभिरंजित जालिकावत् संरचना
(b) सिस्टर्नी – वृत्ताकार एवं निश्चित संख्या
(c) निर्माणकारी सतह – उत्तल *सिस* (Convex *cis*) सतह
(d) परिपक्व (Mature) सतह – अवतल *ट्रान्स* (Concave *trans*) सतह

48. **शुक्राणु के अगले सिरे पर उपस्थित एक्रोसोम (Acrosome) का निर्माण करता है**
(a) लाइसोसोम (b) गॉल्जीकाय
(c) अन्तःप्रद्रव्यी जालिका (d) केन्द्रक

49. **ग्लाइकोप्रोटीन तथा ग्लाइकोलिपिड के निर्माण का प्रमुख स्थल है**
(a) लयनकाय (b) गॉल्जी उपकरण
(c) रसधानी (d) लवक (Plastid)

50. **निम्न में से कौन-सा गॉल्जी उपकरण का कार्य नहीं है?**
(a) एक्रोसोम (Acrosome) का निर्माण
(b) स्रावण (Secretion)
(c) झिल्ली का रूपान्तरण (Transformation)
(d) प्रोटीन का निर्माण

51. **वह कोशिकांग, जो कोशिकाद्रव्य के साथ-साथ अन्य कोशिकांगों में भी पाया जाता है**
(a) माइटोकॉण्ड्रिया (b) राइबोसोम
(c) हरितलवक (d) अन्तःप्रद्रव्यी जालिका

52. **इलेक्ट्रॉन माइक्रोस्कोप द्वारा राइबोसोम की खोज किसने की थी?**
(a) जॉर्ज पैलेड (b) कोलीकर
(c) बॉवेरी (d) स्ट्रॉसबर्गर

53. **राइबोसोम के विषय में सत्य कथन चुनिए।**
(a) ये कणिकामय होते हैं तथा किसी भी झिल्ली से नहीं घिरे रहते हैं
(b) यूकैरियोटिक राइबोसोम 80S प्रकार के तथा प्रोकैरियोटिक राइबोसोम 70S प्रकार के होते हैं
(c) 'S' अवसादन गुणांक (Sedimentation coefficient) को दर्शाता है
(d) उपरोक्त सभी

54. **निम्न में से कौन-सा कोशिकांग एकल झिल्ली से घिरा होता है?**
(a) हरितलवक (Chloroplast) (b) लयनकाय (Lysosome)
(c) केन्द्रक (d) माइटोकॉण्ड्रिया

55. **लयनकाय** (Lysosome) **आत्महत्या की थैलियाँ कहलाती हैं, क्योंकि उनमें**
(a) जल अपघटनीय (Hydrolytic) एन्जाइम होते हैं
(b) परभक्षीय (Phagocytic) क्रिया होती है
(c) खाद्य धानियाँ (Food vacuoles) होती हैं
(d) अपचयन (Reductive) एन्जाइम होते हैं

56. **लयनकाय की खोज किसने की थी?**
(a) डी. डुवे ने (b) रॉबर्ट ब्राउन ने
(c) हुक ने (d) रॉबिन्सन ने

57. **जब एक लयनकाय एक फैगोसोम के साथ संलयित होता है, तो क्या बनाता है?**
(a) स्वभक्षी रसधानी (b) अवशिष्ट पिण्ड
(c) द्वितीयक लयनकाय (d) प्राथमिक लयनकाय

58. **ठोस, रेखीय एवं कोशिका के कंकाल तत्व, जिनका व्यास** 6 nm **होता है तथा एक ही प्रकार के मोनोमर के बने होते हैं, कहलाते हैं**
(a) माइक्रोट्यूब्यूल
(b) माइक्रोफिलामेंट
(c) जालिकावत् तन्तु (Reticulated fibres)
(d) बैण्ड

59. **माइक्रोट्यूब्यूल, जो अशाखित, खोखली व अतिसूक्ष्मदर्शीय** (Microscopic) **होती हैं, वे बने होते हैं**
(a) एक्टिन की (b) कैरोटिन की
(c) ट्यूब्यूलिन की (d) डायनिन की

60. **निम्नलिखित में से कौन-सा कथन असत्य है?**
(a) दोनों तारककेन्द्र (Centriole), तारककाय (Centrosome) में एक-दूसरे के लम्बवत् (90° पर) स्थित होते हैं
(b) तारककेन्द्र केवल स्पिण्डल तन्तु का आधारी काय (Basal body) बनाता है
(c) प्रत्येक तारककेन्द्र की संरचना बैलगाड़ी के पहिए जैसी होती है
(d) तारककाय में सामान्यतया दो बेलनाकार तारककेन्द्र पाए जाते हैं

61. **असत्य कथन का चयन कीजिए।**
(a) तारककाय (Centrosome) जन्तु कोशिका में कोशिका विभाजन में सहायक होता है
(b) तारककेन्द्र (Centriole) स्पिण्डल तन्तु का निर्माण करता है
(c) तारककेन्द्र (Centriole) झिल्ली रहित अक्रिस्टलीय मैट्रिक्स से घिरा होता है
(d) तारककाय (Centrosome) सभी यूकैरियोटिक कोशिकाओं में पाया जाता है

62. **कोशिका में जल का परासरण** (Osmosis) **मुख्यतया किसके द्वारा नियन्त्रित होता है?**
(a) माइटोकॉण्ड्रिया (b) रसधानी
(c) लवक (Plastid) (d) राइबोसोम

63. **रसधानी के लिए सत्य कथन पहचानिए।**
(a) इनमें जल, उत्सर्जित पदार्थ व भोजन उत्पाद मिलते हैं
(b) यह एकल झिल्ली से घिरी होती है, जिसे टोनोप्लास्ट कहते हैं
(c) यह कोशिका के टर्गर दाब (Turgor Pressure or TP) को नियन्त्रित रखती है
(d) उपरोक्त सभी

ऊतक

64. **ऊतक है**
(a) एक समान कोशिकाओं का समूह, जिनमें अन्तराकोशिकीय (Intercellular) पदार्थ पाए जाते हैं एवं जो एक विशिष्ट कार्य करते हैं
(b) एक कोशिका समूह जो विशिष्ट कार्य करती है
(c) घनाकार कोशिकाओं की बनी एक स्तरीय परत
(d) उपरोक्त में से कोई नहीं

65. **संरचना एवं कार्यों के आधार पर जन्तु ऊतक को कितने भागों में बाँटा गया है?**
(a) 3 (b) 2
(c) 5 (d) 4

31. (c)	32. (b)	33. (b)	34. (d)	35. (a)	36. (b)	37. (a)	38. (d)	39. (b)	40. (d)
41. (a)	42. (c)	43. (a)	44. (b)	45. (d)	46. (b)	47. (b)	48. (b)	49. (b)	50. (d)
51. (b)	52. (a)	53. (d)	54. (b)	55. (a)	56. (a)	57. (c)	58. (b)	59. (c)	60. (b)
61. (d)	62. (b)	63. (d)	64. (a)	65. (d)					

66. **इनमें से कौन-सा ऊतक शरीर के कोमल भागों पर आवरण** (Cover) **बनाने के लिए कोशिकाओं की परत बनाता है?**

(a) संयोजी ऊतक (b) पेशी ऊतक
(c) उपकला ऊतक (d) तन्त्रिका ऊतक

67. **निम्न में से कौन-सा तथ्य उपकला ऊतक से सम्बन्धित है?**

(a) इसमें कोशिकाएँ कुछ अन्तराकोशिकीय (Intercellular) मैट्रिक्स के साथ सघन रूप से लिपटी होती हैं
(b) इसमें कोशिकाएँ, अन्तराकोशिकीय (Intercellular) मैट्रिक्स से ढीले रूप से लिपटी होती हैं
(c) यह अत्यधिक संवहनीय (Vascular) एवं मजबूत ऊतक है
(d) यह एक सहारा प्रदान करने वाला ऊतक है

68. **शरीर की नलियों एवं नलिकाओं के स्तर बने होते हैं**

(a) संयुक्त उपकला से
(b) सरल उपकला से
(c) घनाकार उपकला से
(d) कैरोटिन युक्त सरल उपकला से

69. **निम्न में से कौन-सा उपकला का कार्य नहीं है?**

(a) सुरक्षा (Protection)
(b) संयोजन (Connection)
(c) स्रावण (Secretion) एवं उत्सर्जन (Excretion)
(d) अवशोषण (Absorption)

70. **निम्न में से कौन-सा कथन शल्की उपकला के बारे में सही नहीं है?**

(a) इसमें अनियमित सीमाओं के साथ चपटी कोशिकाओं की एक पतली परत होती है
(b) यह स्रावण एवं अवशोषण सतह पर पाई जाती है
(c) यह वृक्क (Kidney) की भित्ति पर पाई जाती है
(d) यह अनेक कार्य करती है, जैसे- प्रसार, सीमा बनाना, आदि

71. **ऊतक, जो मनुष्य में ग्रन्थियाँ बनाते हैं**

(a) पेशीय ऊतक (b) तन्त्रिका ऊतक
(c) उपकला ऊतक (d) संयोजी ऊतक

72. **रुधिर वाहिकाओं की अन्त:कला** (Endothelium) **इनमें से किसकी बनी होती है?**

(a) घनाकार उपकला
(b) शल्की उपकला
(c) स्तम्भीय उपकला
(d) पक्ष्माभिकीय स्तम्भीय उपकला

73. **मानव फेफड़ों में वायु कूपिकाओं** (Alveoli) **की गुहाएँ स्तरित होती हैं**

(a) घनाकार उपकला (b) स्तम्भीय उपकला
(c) स्तरित घनाकार उपकला (d) शल्की उपकला

74. **मनुष्य में संयुक्त** (Compound) **शल्की उपकला पाई जाती है**

(a) उदर में (b) आँत में
(c) वायुनली में (d) ग्रसनी में

75. **मनुष्य में स्तम्भीय उपकला पाई जाती है**

(a) आँत में (b) फेफड़ों में
(c) वृक्क में (d) फैलोपियन नलिका

76. **नासा मार्ग** (Nasal passage) **एवं ब्रोंकियोल्स** (Bronchioles) **में स्तरित ऊतक है**

(a) पक्ष्माभी स्तम्भाकार उपकला (b) घनाकार उपकला
(c) तन्त्रिका संवेदी उपकला (d) स्तम्भाकार उपकला

77. **निम्न में से किस प्रकार की उपकला उत्सर्जन एवं अवशोषण में सहायक है?**

(a) घनीय (b) स्तरित शल्की
(c) शल्की (d) स्तम्भीय

78. **शल्की उपकला निम्न में से किसकी भित्ति पर पाई जाती है?**

(a) बोमैन कैप्सूल की (b) बड़ी आँत की
(c) फैलोपियन नलिका की (d) लार ग्रन्थियों की

79. **वेजाइना, ग्रासनली एवं मूत्रमार्ग में निम्न में से किस प्रकार के ऊतक पाए जाते हैं?**

(a) स्तरित शल्की उपकला
(b) सामान्य शल्की उपकला
(c) पक्ष्माभिकीय उपकला
(d) स्तम्भीय उपकला

80. **निम्न में से कौन-सा कथन स्तम्भीय उपकला के लिए गलत हैं?**

(a) इसका निर्माण लम्बी एवं पतली कोशिकाओं की एक परत से होता है
(b) इसमें कोशिका का केन्द्रक इसके आधार पर पाया जाता है
(c) इसमें मुक्त सतह पर माइक्रोविलाई (Microvilli) होना सम्भव है
(d) ये सामान्यतया स्तनी जीवों के वृक्कों (Kidney) में पाई जाती है

81. **सही जोड़े को चुनिए।**

(a) लार ग्रन्थि का आन्तरिक स्तर → पक्ष्माभिकीय उपकला
(b) मुखगुहा की नम सतह → ग्रन्थिल उपकला
(c) नेफ्रोन के नलिकाकार भाग → घनीय उपकला
(d) श्वासनली की आन्तरिक सतह → शल्की उपकला

82. **मनुष्य में नलिका विहीन ग्रन्थियाँ उत्पन्न करती हैं**

(a) लार (b) पित्त (Bile)
(c) हॉर्मोन (d) श्लेष्म (Mucus)

83. **आहारनली की गोब्लेट कोशिकाएँ किसका उदाहरण है?**

(a) अन्तराकोशिकीय ग्रन्थि (b) बहुकोशिकीय ग्रन्थि
(c) एककोशिकीय ग्रन्थि (d) इनमें से कोई नहीं

84. **इनमें से कौन मानव में कोषीय** (Saccular) **ग्रन्थियों का उदाहरण है?**

(a) तेल एवं दुग्ध ग्रन्थियाँ
(b) स्वेद (पसीना) ग्रन्थियाँ
(c) ब्रूनर की ग्रन्थियाँ
(d) उपरोक्त में से कोई नहीं

85. **उपकला ऊतक में अन्तराल सन्धि का कार्य है**

(a) नजदीकी कोशिकाओं को जोड़े रखना
(b) आयनों, सूक्ष्म अणुओं और कुछ वृहद् अणुओं के परिवहन के लिए जीवद्रव्य के संयोजन से समीपस्थ कोशिकाओं में सम्बन्ध बनाना
(c) दो कोशिकाओं को अलग करना
(d) ऊतक के आर-पार पदार्थों के रिसाव को रोकना

86. **निम्न में से कौन-से ऊतक अन्य शारीरिक ऊतकों को जोड़ने एवं सहारा देने का कार्य करते हैं?**
(a) उपकला ऊतक
(b) पेशीय ऊतक
(c) संयोजी ऊतक
(d) तन्त्रिका ऊतक

87. **निम्न में सही जोड़े को चुनिए।**
(a) टेण्डन – विशिष्ट संयोजी ऊतक
(b) वसा ऊतक – घने संयोजी ऊतक
(c) एरोलर (Areolar) ऊतक – ढीले संयोजी ऊतक
(d) उपास्थि – ढीले संयोजी ऊतक

88. **निम्न में कौन-सी कोशिकाएँ एरोलर (Areolar) संयोजी ऊतकों में पाई जाती हैं?**
(a) मास्ट कोशिकाएँ (b) फाइब्रोब्लास्ट
(c) मेक्रोफेज (d) ये सभी

89. **एरोलर ऊतकों की कोशिकाएँ, जो रेशे बनाती हैं, कहलाती हैं**
(a) फाइब्रोब्लास्ट (b) मास्ट कोशिका
(c) मेक्रोफेज (d) एडीपोसाइट

90. **वसा ऊतक (Adipose tissue) एक प्रकार हैं**
(a) ढीले संयोजी ऊतक का (b) घने संयोजी ऊतक का
(c) विशिष्ट संयोजी ऊतक का (d) इनमें से कोई नहीं

91. **टेण्डन निम्न में किस संयोजी ऊतक का उदाहरण हैं?**
(a) ढीले संयोजी ऊतक (b) घने संयोजी ऊतक
(c) विशिष्ट संयोजी ऊतक (d) ये सभी

92. **टेण्डन (Tendons) जोड़ने में सहायक हैं**
(a) माँसपेशियों को अस्थि से
(b) अस्थि को अस्थि से
(c) अस्थि को उपास्थि से
(d) उपास्थि को माँसपेशी से

93. **निम्न में से किस प्रकार का ऊतक मनुष्य की नाक के सिरे पर पाया जाता है?**
(a) उपास्थि (b) अस्थि
(c) वसा ऊतक (d) पेशीय ऊतक

94. **निम्न में से कौन एक पारदर्शी ऊतक है?**
(a) टेण्डन (b) तन्तुमय (Fibrous) उपास्थि
(c) हायलिन उपास्थि (d) उपरोक्त सभी

95. **उपास्थि में मैट्रिक्स स्रावित करने वाली कोशिकाएँ कहलाती हैं**
(a) कॉण्ड्रोसाइट (b) ऑस्टियोब्लास्ट
(c) फाइब्रोब्लास्ट (d) मास्ट कोशिकाएँ

96. **निम्न में से कौन-सा ऊतक अपने सही स्थान के साथ जुड़ा है?**

	ऊतक	स्थिति
(a)	एरोलर ऊतक	टेण्डन
(b)	ट्रांसजिशनल उपकला	नाक के सिरे पर
(c)	घनीय उपकला	आमाशय की भित्ति
(d)	चिकनी माँसपेशी	आँत की भित्ति

97. **प्रत्येक माँसपेशी लम्बे, नलिकाकार तन्तुओं से बनी होती हैं, जो समानान्तर व्यवस्थित होते हैं। ये तन्तु कई सूक्ष्म रेशों से मिलकर बने होते हैं, इन्हें कहते हैं**
(a) मायोफाइब्रिल (b) माइक्रोफिलामेंट
(c) फाइब्रोब्लास्ट (d) इनमें से कोई नहीं

98. **चिकनी माँसपेशियाँ होती हैं**
(a) अनैच्छिक, स्पिण्डल आकार, अरेखित
(b) ऐच्छिक, बहुकेन्द्रीय, नलिकीय
(c) अनैच्छिक, नलिकीय, रेखित
(d) ऐच्छिक, स्पिण्डल आकार, एककेन्द्रकीय

99. **.......... तन्तु स्वयं को उत्तेजनाओं के परिणामस्वरूप छोटा कर लेते हैं और कुछ समय बाद ये स्वयं को लम्बा करके पुनः अपनी आराम की अवस्था में समन्वय पूर्वक आ जाते हैं। सही विकल्प चुनकर रिक्त स्थानों की पूर्ति कीजिए।**
(a) माँसपेशी (b) तन्त्रिका
(c) कोलैजन (d) पीले इलास्टिक तन्तु

100. **मानव शरीर में न्यूरोग्लिया कोशिकाएँ पाई जाती हैं**
(a) यकृत (Liver) में
(b) मस्तिष्क (Brain) में
(c) वृक्क (Kidney) में
(d) मस्तिष्क एवं मेरुदण्ड (Spinal cord) में

66. (c)	67. (a)	68. (b)	69. (b)	70. (c)	71. (c)	72. (b)	73. (d)	74. (d)	75. (a)
76. (a)	77. (d)	78. (a)	79. (a)	80. (d)	81. (c)	82. (c)	83. (c)	84. (a)	85. (b)
86. (c)	87. (c)	88. (d)	89. (a)	90. (a)	91. (b)	92. (a)	93. (a)	94. (c)	95. (a)
96. (d)	97. (a)	98. (a)	99. (a)	100. (d)					

नर्सिंग एग्जाम गैलरी

1. निम्नलिखित में से कौन-सा मानव गुणसूत्र सबसे छोटा है? *(UPNHM Staff Nurse 2021)*
(a) गुणसूत्र 10 (b) गुणसूत्र 16
(c) गुणसूत्र 20 (d) गुणसूत्र 21

2. वह वस्तु जिसमें शरीर के सभी प्रोटीनों का ब्लूप्रिंट होता है, वह है *(NHM Contractual Staff Nurse 2021)*
(a) कोशिका द्रव्य
(b) DNA
(c) प्लाज्मा झिल्ली (Plasma membrane)
(d) केन्द्रक आवरण (Nuclear envelope)

3. रेशदार ऊतक के बैंड जा जोड़ों में हड्डियों को जोड़ते हैं और गतिशीलता के दौरान स्थिरता प्रदान करते हैं, वह हैं *(NHM Contractual Staff Nurse 2021)*
(a) बुरसे (Bursae)
(b) टेण्डन शिथ (Tendon sheaths)
(c) स्नायुबंधन (Ligament)
(d) उपास्थि (Cartillage)

4. शरीर में सबसे मजबूत लिगामेन्ट है *(UPNHM Staff Nurse 2019)*
(a) इलिओफिमोरल (b) लेकूनर
(c) लिगामेन्टम फ्लेवम (d) इन्गुइनल

5. वह ऊतक जोकि मानव शरीर में व्यापक रूप से एवं बहुत अधिक मात्रा में पाया जाता है *(UPNHM Staff Nurse 2019)*
(a) संयोजी (b) उपास्थि
(c) लिम्फ (d) पेशीय

6. मानव शरीर में प्रोटीन फैक्ट्री है *(UPNHM Staff Nurse 2019)*
(a) राइबोसोम (b) न्यूक्लियस
(c) साइटोप्लाज्म (d) गॉल्जी उपकरण

7. कोशिका का शक्तिगृह माना जाता है *(AIIMS Nagpur 2018)*
(a) लाइसोसोम (b) माइटोकॉण्ड्रिया
(c) न्यूक्लियस (d) गॉल्जी उपकरण

8. प्रोटीन संश्लेषण एक कार्य है *(AIIMS Bhopal 2018)*
(a) गॉल्जी उपकरण का
(b) खुरदरी एण्डोप्लाज्मिक रेटिकुलम का
(c) माइटोकॉण्ड्रिया का
(d) चिकनी एण्डोप्लाज्मिक रेटिकुलम का

9. ...... एक प्रोटीन है, जोकि कोशिकीय कंकाल के निर्माण में सम्मिलित होता है। *(AIIMS Bhopal 2018)*
(a) एल्ब्यूमिन (b) फाइब्रोनेक्टिन
(c) एक्टिन (d) फाइब्रिन

10. लिगामेन्ट जोड़ता है *(RRB Staff Nurse 2018)*
(a) पेशी को पेशी से (b) अस्थि को अस्थि से
(c) पेशी को अस्थि से (d) इनमें से कोई नहीं

11. निम्नलिखित में से कौन-से ऊतकों के चार बेसिक प्रकार हैं जोकि शरीर में पाए जाते हैं? *(RRB Staff Nurse 2018)*
(a) उपकला, संयोजी, पेशीय एवं तन्त्रिका ऊतक
(b) विरल, सघन संयोजी, सघन नियमित एवं सघन अनियमित
(c) अस्थि, उपास्थि, ग्रन्थियाँ एवं वसा ऊतक
(d) पेशी, उपास्थि, ग्रन्थियाँ एवं संयोजी ऊतक

12. त्वचा की सतही परत है *(RUHS Pb. B.Sc. Nsg. 2017)*
(a) डर्मिस (b) वसा
(c) एपिडर्मिस (d) चमड़ी के नीचे

13. एपिडर्मिस (Epidermis) त्वचा की .... है। *(Nsg. Orderly 2016)*
(a) मध्यम परत (b) बाहरी परत
(c) अंदरूनी परत (d) दोनों (a) और (c)

14. अस्थियों को जोड़ने वाला तन्तुमय ऊतक (Fibrous tissue) कहलाता है *(RUHS Pb. B.Sc. Nsg. 2015)*
(a) उपास्थि (Cartilage) (b) कण्डरा (Tendon)
(c) पेशी (Muscle) (d) स्नायु (Ligament)

15. समसूत्रण (Mitosis) एक स्थिति है *(BHU Staff Nurse 2015)*
(a) कोशिका विखण्डन की
(b) बिना घटत कोशिका विभाजन की
(c) कोशिका मृत्यु की
(d) आधे गुणसूत्रों सहित कोशिका विभाजन की

16. एक ऊर्जा का उपभोग करने वाली प्रक्रिया, जिसके द्वारा मानव शरीर की कोशिकाएँ अणुओं (जैसे-प्रोटीन) को निगल कर अवशोषित कर लेती हैं कहलाती है? *(RRB Staff Nurse 2015)*
(a) वसा विसरण (b) जलीय विसरण
(c) एक्सोसाइटोसिस (d) एण्डोसाइटोसिस

17. मानव शरीर के किस भाग की त्वचा सबसे मोटी होती है? *(RUHS M.Sc. Nsg. 2014)*
(a) हथेली (Palm) (b) तलवा (Sole)
(c) गर्दन (Neck) (d) सिर (Head)

18. निम्नलिखित में से कौन-सा ऊतक का एक उदाहरण है? *(RUHS M.Sc. Nsg. 2014)*
(a) मस्तिष्क (Brain) (b) रुधिर (Blood)
(c) यकृत (Liver) (d) आमाशय (Stomach)

19. दो या अधिक ऊतकों से बनी संरचना को कहते हैं *(AIIMS Patna 2013)*
(a) अंग (Organ)
(b) सीरस झिल्ली (Serous membrane)
(c) जटिल ऊतक (Complex tissue)
(d) अंग तन्त्र (Organ system)

20. जीवन की आधारभूत इकाई है *(AIIMS Patna 2013)*
(a) परमाणु (b) पानी
(c) कोशिका (d) संगठन का रासायनिक स्तर

1. (d)	2. (b)	3. (c)	4. (a)	5. (a)	6. (a)	7. (b)	8. (b)	9. (c)	10. (b)
11. (a)	12. (c)	13. (b)	14. (d)	15. (b)	16. (d)	17. (b)	18. (b)	19. (a)	20. (c)

करेक्ट सॉल्यूशन्स

टॉपिकल प्रैक्टिस

3. (c) कोशिकांगों की परासंरचना (Ultrastructure) को तय करने के लिए इलेक्ट्रॉन माइक्रोस्कोप सबसे उत्तम उपकरण है। इसकी आवर्धन क्षमता 25,0000 - 4,00,000 गुना अधिक होती है। इसकी विभेदन क्षमता प्रकाशीय सूक्ष्मदर्शी से भी 1000 गुना अधिक होती है।

4. (a) जन्तुओं और पादपों की कोशिका संरचना व वृद्धि में समानता का उचित माइक्रोस्कोपिक अनुसंधान करके श्लाइडेन और श्वान ने सन् 1839 में 'कोशिका सिद्धान्त' की परिकल्पना प्रस्तुत की।

5. (c) थियोडोर श्वान ने सन् 1839 में बताया कि जन्तुओं व पादपों का शरीर कोशिका तथा उनके उत्पादों से मिलकर बना होता है।

6. (b) श्लाइडेन और श्वान का 'कोशिका सिद्धान्त' यह व्याख्या करने में असमर्थ रहा कि नई कोशिका का निर्माण कैसे होता है।

7. (b) रुडोल्फ विरकोव ने 'कोशिका सिद्धान्त' में सुधार कर *Omnis-cellula-e-cellula* सिद्धान्त दिया जिसका अर्थ है कि नई कोशिका का विकास उसके पूर्व में उपस्थित कोशिका के विभाजन से होता है। इसे कोशिका वंशावली या समान वंशागति का सिद्धान्त भी कहते हैं।

8. (d) तन्त्रिका कोशिकाएँ, जन्तु शरीर की सबसे लम्बी कोशिकाएँ होती हैं, जिनकी लम्बाई 90 cm तक पहुँच सकती है।

10. (a) पादप व जन्तु कोशिका एक-दूसरे से भिन्न हैं; जैसे- पादप कोशिकाओं में कोशिका भित्ति, लवक और बड़ी रसधानी पाई जाती हैं, जबकि ये सब जन्तु कोशिका में अनुपस्थित होते हैं और ठीक उसी प्रकार जन्तु कोशिका में तारककाय पाया जाता है, जबकि ये पादप कोशिका में अनुपस्थित होता है।

11. (d) कोशिका झिल्ली में कार्बोहाइड्रेट्स, लिपिड और प्रोटीन पाए जाते हैं। भिन्न-भिन्न प्रकार की कोशिकाओं में लिपिड और प्रोटीन का अनुपात भिन्न-भिन्न ही पाया जाता है।

12. (c) लिपिड झिल्ली के अन्दर व्यवस्थित होते हैं, जिनका ध्रुवीय सिरा बाहर की ओर व हाइड्रोफोबिक (Hydrophobic) पूँछ वाला सिरा अन्दर की ओर होता है।

15. (c) कोशिका झिल्ली सतह पर पाई जाने वाली प्रोटीन को आन्तरिक व परिधीय (बाह्य) प्रोटीन में विभक्त करते हैं। परिधीय प्रोटीन झिल्ली की सतह पर होती है, जबकि आन्तरिक प्रोटीन आंशिक या पूर्णरूप से झिल्ली में धँसी होती है।

17. (d) कोशिका झिल्ली की तरलीय प्रकृति इसके कार्य; जैसे–कोशिका वृद्धि, अन्तराकोशिकीय संयोजन के निर्माण, स्रावण, परिवहन, कोशिका विभाजन, आदि की दृष्टि से महत्त्वपूर्ण हैं।

18. (c) कोशिका झिल्ली का सर्वाधिक महत्त्वपूर्ण कार्य विशिष्ट अणुओं का कोशिका के आर-पार परिवहन होता है। यह झिल्ली इसके दोनों तरफ मिलने वाले कुछ ही अणुओं के लिए चयनात्मक पारगम्य होती है।

20. (d) कोशिका झिल्ली मुख्य रूप से लिपिड, प्रोटीन एवं कार्बोहाइड्रेट की बनी होती है। उनके पारस्परिक अनुपात के आधार पर इसमें कार्बोहाइड्रेट सबसे कम मात्रा में पाया जाता है।

21. (d) हक्सले ने जीवद्रव्य को जीवन का भौतिक आधार कहा।

22. (c) पुरकिन्जे ने सर्वप्रथम 'जीवद्रव्य' शब्द का उपयोग किया था।

24. (c) इलेक्ट्रॉन माइक्रोस्कोप अध्ययन से यह स्पष्ट होता है कि केन्द्रक आवरण दो समान्तर झिल्लियों से बना होता है, जिनके बीच 10-50 नैनोमीटर का रिक्त स्थान पाया जाता है। निश्चित स्थानों पर केन्द्रक आवरण में छिद्र बनने के कारण यह कई स्थानों से टूट जाता है। यह छिद्र केन्द्रक आवरण की दोनों झिल्लियों के जुड़ने से बनता है। इन छिद्रों से होकर RNA व प्रोटीन अणु केन्द्रक से कोशिकाद्रव्य व कोशिकाद्रव्य से केन्द्रक की ओर आते-जाते रहते हैं।

27. (a) इण्टरफेज के दौरान केन्द्रक में केन्द्रक झिल्ली एवं केन्द्रिका दोनों पाए जाते हैं एवं इस दौरान केन्द्रक में ढीली-ढाली अस्पष्ट न्यूक्लियोप्रोटीन तन्तुओं की जालिका भी मिलती हैं, जिसे क्रोमैटिन कहते हैं। अतः यह समय केन्द्रक के अध्ययन हेतु उपयुक्त होता है।

28. (a) केन्द्रक में उपस्थित केन्द्रिका को सर्वप्रथम फोन्टाना ने सन् 1781 में देखा था।

29. (b) केन्द्रकद्रव्य में केन्द्रिका व क्रोमैटिन मिलते हैं। केन्द्रिका सक्रिय राइबोसोम RNA निर्माण का स्थल होती हैं एवं जो कोशिकाएँ अधिक सक्रिय रूप से प्रोटीन संश्लेषण करती हैं, उनमें बड़ी व अनेक केन्द्रिकाएँ मिलती हैं।

30. (d) क्षारीय एसीटोकार्मीन स्टेन (Stain) का उपयोग न्यूक्लिक अम्ल (गुणसूत्र) को अभिरंजित करने के लिए किया जाता है।

31. (c) गुणसूत्रों के अन्तिम भाग को टीलोमीयर कहते हैं।

32. (b) गुणसूत्र में निश्चित स्थानों पर द्वितीयक संकीर्णन भी पाया जाता है, जिसे सैटेलाइट कहते हैं। ये अरंजित (Non-stained) होते हैं।

33. (b) केन्द्रक के अतिरिक्त DNA केवल हरितलवक (Chloroplast) एवं माइटोकॉण्ड्रिया में पाया जाता है।

34. (d) जेनस ग्रीन स्टेन (Stain) माइटोकॉण्ड्रिया को अभिरंजित करता है। यह ऑक्सीजन की उपस्थिति में नीला रंग तथा अनुपस्थिति में गुलाबी रंग का दिखता है।

37. (a) माइटोकॉण्ड्रिया मेटाबॉलिक रूप से बहुत ही सक्रिय कोशिकांग है। इसलिए इसमें अधिकांश (95%) एन्जाइम्स पाए जाते हैं।

38. (d) माइटोकॉण्ड्रिया की बाह्यकला बाह्य सतत् सीमा बनाती है। इसकी अन्तःझिल्ली मैट्रिक्स की तरफ अनेक अन्तःवलन (Infoldings) बनाती है, जिसे क्रिस्टी कहते हैं। क्रिस्टी इसके पृष्ठीय क्षेत्रफल को बढ़ाते हैं।

39. (b) माइटोकॉण्ड्रिया की आन्तरिक झिल्ली में साइटोक्रोम पाए जाते हैं, जो ETS (Electron Transport System) में ऑक्सीकारक फॉस्फोरिलीकरण से सम्बन्धित होते हैं।

41. (a) चिकनी अन्तःप्रद्रव्यी जालिका (SER) जन्तुओं में लिपिड निर्माण के मुख्य स्थल होते हैं और खुरदरी अन्तःप्रद्रव्यी जालिका (RER) मुख्यतया प्रोटीन निर्माण में भाग लेती हैं।

42. (c) केन्द्रक झिल्ली का निर्माण खुरदरी अन्तःप्रद्रव्यी जालिका (RER) से होता है।

43. (a) चिकनी अन्तःप्रद्रव्यी जालिका (SER) की सतह पर राइबोसोम नहीं पाए जाते हैं। अतः यह लिपिड और स्टीरॉइड निर्माण के मुख्य स्थल होते हैं।

44. (b) अन्तःप्रद्रव्यी जालिका नए बने प्रोटीनों को जटिल प्रोटीनों के रूप में रूपान्तरित करके उन्हें उनके तय स्थान तक भेजने का कार्य करती हैं।

46. (b) गॉल्जी उपकरण बहुत सारी चपटी डिस्क आकार की थैली या सिस्टर्नी से मिलकर बनी होती हैं, जिनका व्यास 0.5μm से 1.0 μm होता है। ये एक-दूसरे के समानान्तर ढेर के रूप में मिलते हैं।

गॉल्जीकाय में सिस्टर्नी की संख्या अलग-अलग होती है। सिस्टर्नी केन्द्रक के पास सकेन्द्रित रूप से व्यवस्थित होते हैं।

49. (*b*) गॉल्जी उपकरण प्रोटीन और लिपिड के ग्लाइकोसाइलेशन में भाग लेते हैं जिससे ग्लाइकोप्रोटीन एवं ग्लाइकोलिपिड का निर्माण होता है।

50. (*d*) अन्तःप्रद्रव्यी जालिका पर उपस्थित राइबोसोम पर प्रोटीन का निर्माण होता है, जो गॉल्जीकाय के *ट्रान्स* सिरे से निकलने के पूर्व इसके सिस्टर्नी में रूपान्तरित हो जाते हैं।

51. (*b*) राइबोसोम कोशिकाद्रव्य (80 S) के साथ माइटोकॉण्ड्रिया और हरितलवक में उपस्थित होते हैं। ये प्रोटीन का निर्माण करके इन कोशिकांगों के विभाजन में सहायक होते हैं। इनमें 70 S राइबोसोम पाए जाते हैं।

52. (*a*) जॉर्ज पैलेड (1953) ने इलेक्ट्रॉन सूक्ष्मदर्शी द्वारा राइबोसोम को सर्वप्रथम देखा था।

54. (*b*) लयनकाय एकल झिल्ली युक्त संरचनाएँ होती हैं, जिसमें कोशिका के जल-अपघटनी (Hydrolytic) एन्जाइम संग्रहित होते हैं।

57. (c) प्राथमिक लयनकाय एक फैगोसोम के साथ संलयित होकर द्वितीयक लयनकाय बनाता है।

58. (*b*) माइक्रोफिलामेंट या सूक्ष्मतन्तु ठोस रेखीय एवं कोशिका के कंकाल के तत्व हैं, जिनका व्यास 6 nm होता है। ये एक ही प्रकार के मोनोमर से बनी होती हैं।

59. (c) ट्यूब्यूलिन प्रोटीन से माइक्रोट्यूब्यूल का निर्माण होता है। ये अशाखित, खोखली एवं अति सूक्ष्मदर्शी होती हैं।

60. (*b*) तारककेन्द्र पक्ष्माभ (Cilia) व कशाभिका (Flagella) का आधारी काय (Basal body) बनाता है और स्पिण्डल तन्तु, जन्तु कोशिका विभाजन के उपरान्त स्पिण्डल उपकरण (Spindle apparatus) बनाता है।

64. (*a*) बहुकोशिकीय जन्तुओं में, एक समान संरचना एवं उत्पत्ति वाली कोशिकाएँ, जो एक समूह में कुछ अन्तराकोशिकीय पदार्थों के साथ एक विशिष्ट कार्य करती हैं, ऊतक कहलाती हैं।

65. (*d*) जन्तु ऊतक मुख्य रूप से 4 प्रकार के होते हैं
(i) उपकला (ii) संयोजी
(iii) पेशीय (iv) तन्त्रिका

66. (c) उपकला ऊतक की एक मुक्त सतह होती है, जो या तो शरीर के द्रव्य या बाहरी वातावरण के सम्पर्क में रहती हैं, इसलिए ये शारीरिक अंगों को एक आवरण प्रदान करती हैं।

68. (*b*) सरल उपकला, कोशिकाओं की एकल परत की बनी होती हैं और देह गुहाओं, वाहिनियों और नलिकाओं के लिए आवरण का कार्य करती हैं।

69. (*b*) उपकला ऊतक का कार्य संयोजन नहीं, सुरक्षा प्रदान करना है। यह स्रावण, उत्सर्जन एवं अवशोषण में भी सहायक होता है। संयोजी ऊतक संयोजन का कार्य करता है।

70. (c) शल्की उपकला फेफड़ों की वायु कूपिका की भित्ति पर पाई जाती है, न कि वृक्कों की भित्ति पर।

73. (*d*) फेफड़ों में वायुकोषों में उपकला की पतली भित्ति पाई जाती हैं, जो शल्की उपकला से बनी होती हैं। सामान्य शल्की उपकला तश्तरीनुमा कोशिकाओं की एक परत से बनी होती है। इन कोशिकाओं के सिरे आपस में फर्श की टाइल्स जैसे जुड़ जाते हैं।

74. (*d*) संयुक्त शल्की उपकला बहुपरतीय कोशिकाओं से बनती है और इनका मुख्य कार्य रासायनिक एवं यान्त्रिक तनाव के दौरान अंगों रक्षा करना है। यह उपकला ग्रसनी में पाई जाती है। इसके अलावा ग्रासनाल, कण्ठनली के भागों और वेजाइना में भी पाई जाती है।

75. (*a*) स्तम्भीय उपकला लम्बी और बेलनाकार कोशिकाओं की एक परत से बनी होती है। ये आमाशय एवं आँतों के अस्तरों पर पाई जाती हैं और उत्सर्जन एवं अवशोषण का कार्य करती हैं।

76. (*a*) पक्ष्माभी स्तम्भाकार उपकला में स्तम्भी कोशिकाएँ होती हैं, जिसकी मुक्त सतह पर पक्ष्माभ (Cilia) पाए जाते हैं। यह उपकला श्वसन मार्ग अर्थात् नासामार्ग एवं ब्रोंकियोल्स एवं फैलोपियन नलिका में उपस्थित होती है।

78. (*a*) शल्की उपकला अवशोषित एवं उत्सर्जी सतहों पर पाई जाती है। ये वृक्क के बोमन कैप्सूल, फेफड़ों के वायु कोषों एवं रुधिर वाहिकाओं की दीवारों पर पाई जाती हैं, जहाँ ये इनकी सीमा बनाने में सहायक होती हैं।

79. (*a*) स्तरित शल्की उपकला दो या अधिक चपटी कोशिकाओं के स्तरों की बनी होती है। इस प्रकार की उपकला मुखगुहा, मूत्रमार्ग, ग्रासनाल और स्तनधारियों की वेजाइना में स्तरित होती है।

80. (*d*) स्तम्भीय उपकला आमाशय एवं आँत की अस्तरों में पाई जाती है, जहाँ ये पोषकों के अवशोषण एवं उत्सर्जन का कार्य करती हैं। वृक्क में घनाकार कोशिकाओं की एक परत पाई जाती है, जिसे घनीय उपकला कहते हैं।

81. (*c*) घनीय उपकला वृक्क में नेफ्रोन के नलिकीय भागों में पाई जाती हैं। इसमें छोटी, घनाकार कोशिकाएँ पाई जाती हैं, जिनमें केन्द्र में केन्द्रक स्थित होते हैं। ये कोशिकाएँ सामान्यतया अवशोषण सतह के क्षेत्र को बढ़ाती हैं।

82. (*c*) अन्तःस्रावी ग्रन्थियों में नलिकाएँ नहीं पाई जाती हैं और हॉर्मोन इन्हीं के उत्पाद होते हैं, जो ग्रन्थियों से सीधे रुधिर में स्रावित होते हैं।

83. (*c*) ग्रन्थिल उपकला मुख्यतया दो प्रकार की होती हैं
(i) एककोशिकीय, जिसमें पृथक् ग्रन्थिल कोशिकाएँ पाई जाती हैं; उदाहरण–आहारनली की गोब्लेट कोशिकाएँ।
(ii) बहुकोशिकीय, जिसमें कोशिकाओं का झुण्ड होता है; उदाहरण–लार ग्रन्थियाँ।

85. (*b*) अन्तराल सन्धि विशिष्ट अन्तराकोशिकीय जोड़ है, जो विभिन्न कोशिकाओं को जोड़ता है। इससे दो कोशिकाओं के कोशिकाद्रव्य आपस में जुड़ते हैं। यह विभिन्न अणुओं और विद्युत आवेगों को कोशिकाओं के बीच से गुजरने में सहायक होता है।

86. (c) संयोजी ऊतक शरीर में अन्य ऊतकों/अंगों को जोड़ने का कार्य करते हैं एवं इन्हें सहारा प्रदान करते हैं।

87. (c) एरोलर ऊतक शरीर का ढीला संयोजी ऊतक है, जो लचीला और गद्देदार होता है। वसा ऊतक भी ढीले संयोजी ऊतक हैं, जबकि टेण्डन एक घना (Dense) संयोजी ऊतक है, जो माँसपेशियों और अस्थियों को जोड़ने का कार्य करता है। उपास्थि विशिष्ट संयोजी ऊतकों से बनी है, जिन्हें कॉण्ड्रोसाइट कहते हैं, जो बड़ी मात्रा में बाह्य कोशिकीय मैट्रिक्स उत्पादित करते हैं, जो रेशेदार होते हैं।

88. (*d*) एरोलर ऊतक त्वचा के नीचे पाया जाता है और उपकला की रूपरेखा में सहायक का कार्य करता है। इसमें फाइब्रोब्लास्ट, माइक्रोफेज और मास्ट कोशिकाएँ होती हैं।

89. (*a*) फाइब्रोब्लास्ट एरोलर ऊतकों की मुख्य कोशिकाएँ हैं। ये लम्बी, चपटी एवं तारककीय कोशिकाएँ, जिनमें अण्डाकार केन्द्रक भी पाया जाता है। ये मैट्रिक्स और अन्य पदार्थ स्रावित करती हैं, जिससे रेशें बनते हैं।

90. (*a*) वसा ऊतक एक प्रकार के ढीले संयोजी ऊतक हैं, जो मुख्यतया त्वचा के नीचे पाए जाते हैं। इस ऊतक की कोशिकाओं का विशिष्ट कार्य वसा का संग्रहण करना है।

94. (c) हायलिन उपास्थि प्रचुर मात्रा में पाई जाने वाली उपास्थि है, जो रेशेहीन और पारदर्शी मैट्रिक्स युक्त होती हैं। ये भ्रूण का

प्रारम्भिक कंकाल होता है। वयस्कों में ये वायुनलियों, कण्ठनली और पसलियों के सिरों पर पाई जाती हैं।

96. (*d*) चिकनी माँसपेशियाँ अनैच्छिक होती हैं एवं आँत की भित्ति में इसकी गति को नियन्त्रित करती हैं। स्तम्भीय उपकला आमाशय की भित्ति में उपस्थित होती है। टेण्डन घने संयोजी ऊतक हैं, जो माँसपेशियों को अस्थि से जोड़ते हैं। नाक का शीर्ष लचीली उपास्थि का बना होता है।

98. (*a*) चिकनी पेशियाँ अनैच्छिक, स्पिण्डल रूपी और अरेखित होती हैं। ये माँसपेशियाँ खोखले आन्तरिक अंगों की भीतरी दीवारों, जैसे- आहार नाल, जनन पथ, आदि में पाई जाती हैं। इनकी क्रियाएँ स्वायत्त और हॉर्मोनीय नियन्त्रण में होती हैं, इसलिए इन्हें अनैच्छिक पेशियाँ कहते हैं।

99. (*a*) माँसपेशी या पेशीय तन्तु संवेदनाओं के परिणामस्वरूप संकुचित हो जाते हैं एवं बाद में समन्वित रूप में अपनी पूर्वावस्था में आते हैं। इनकी प्रक्रियाएँ शरीर को वातावरणीय परिवर्तन के अनुरूप ढालती हैं और विभिन्न दैहिक अंगों की स्थितियाँ नियन्त्रित करती हैं।

100. (*d*) न्यूरोग्लिया, तन्त्रिकीय कोशिकाएँ हैं, जो मस्तिष्क एवं मेरुदण्ड में पाई जाती हैं।

नर्सिंग एग्जाम गैलरी

5. (*a*) संयोजी ऊतक शरीर में व्यापक रूप से एवं बहुत अधिक मात्रा में पाए जाते हैं, उदाहरण-रुधिर, लसीका, वसीय ऊतक, अन्तराली ऊतक, अस्थि, उपास्थि, टेण्डन, लिगामेन्ट, आदि।

7. (*b*) माइटोकॉण्ड्रिया को कोशिका का शक्तिगृह (Powerhouse) कहते हैं, क्योंकि यह कोशिकीय श्वसन द्वारा ऊर्जा (ATP) का उत्पादन करता है।

8. (*b*) खुरदरी (Rough) अन्तःप्रद्रव्यी जालिका (RER) राइबोसोम की उपस्थिति के कारण प्रोटीन संश्लेषण में सहायक होती है।

9. (*c*) कोशिकीय कंकाल में उपस्थित सूक्ष्मतन्तु (Microfilament) एक्टिन प्रोटीन द्वारा निर्मित होते हैं।

10. (*b*) लिगामेन्ट (Ligament) अस्थि को अस्थि से जोड़ती है, जबकि टेण्डन (Tendon) अस्थि को पेशी से जोड़ता है। ये दोनों क्रमशः पीत लचीले एवं श्वेत तन्तुमय संयोजी ऊतक हैं।

15. (*b*) समसूत्रण (Mitosis) कोशिका विभाजन का वह प्रकार है जिसमें सन्तति कोशिकाओं में जनक कोशिका की तुलना में गुणसूत्रों की संख्या घटती या कम या आधी नहीं होती है अर्थात् गुणसूत्र संख्या जनक एवं सन्तति कोशिका दोनों में समान होती है।

18. (*b*) रुधिर एक तरल संयोजी ऊतक है, जबकि शेष सभी अंग है।

19. (*a*) दो या दो से अधिक समान प्रकार के कार्य करने वाले सम्बन्धित ऊतकों के मिलने से निर्मित संरचना अंग (Organ) कहलाती है। ये आगे चलकर अंग-तन्त्र का निर्माण करते हैं।

20. (*c*) कोशिका जीव की संरचनात्मक एवं कार्यात्मक इकाई होती है। इसी कारण यह जीवन की आधारभूत इकाई कहलाती है।

अध्याय 01 (b)

पाचन तन्त्र
Digestive System

__हम स्टडी करेंगे__

• आहारनाल • पाचक ग्रन्थियाँ • मनुष्य में पाचन की कार्यिकी

- जन्तुओं द्वारा भोजन के रूप में खाए गए जटिल पदार्थों को शरीर द्वारा प्रयोग में लाए जाने वाले सरल रूप में तोड़ने की क्रिया **पाचन क्रिया** कहलाती है।
- इस क्रिया को पूरा करने के लिए मानव शरीर में एक सम्पूर्ण तन्त्र पाया जाता है, जिसे **पाचन तन्त्र** कहते हैं।
- पाचन तन्त्र में भोजन का पाचन विभिन्न प्रकार के **पाचक एन्जाइम्स** (Digestive enzymes) की सहायता से होता है। इन पाचक एन्जाइम्स का स्रावण (Secretion) **पाचक ग्रन्थियाँ** (Digestive glands) करती हैं।

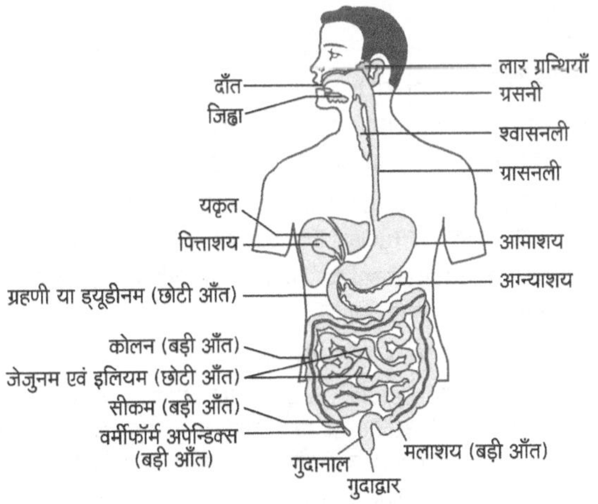

मनुष्य की आहारनाल तथा उससे सम्बन्धित पाचक ग्रन्थियाँ

1. आहारनाल (Alimentary Canal)

मनुष्य की आहारनाल लगभग 8-10 मीटर लम्बी होती है तथा मुखद्वार (Mouth) से गुदाद्वार (Anus) तक फैली रहती है। इसका विभिन्न भागों में अलग-अलग व्यास होता है।

संरचना के आधार पर इसमें निम्न भाग होते हैं

(i) मुख एवं मुख गुहिका (Mouth and Buccal Cavity)

- मुख एक ट्रांसवर्स (Transverse) काट के रूप में मानव शरीर के अधर (Ventral) तल पर स्थित होता है तथा दो मांसल तथा चल होठों (Lips) से घिरा रहता है।
- मुखद्वार, पीछे की ओर मुख गुहिका में खुलता है, जो निचली रातह पर जिह्वा ((Tongue) तथा बाईं एवं दाईं ओर गालों से घिरी रहती है।
- मुख गुहिका की छत तालु (Palate) कहलाती है। तालु मुख गुहिका (Buccal cavity) तथा श्वसन मार्ग (Respiratory path) को अलग करता है।
- तालु के आगे के भाग में अस्थियाँ होती हैं, जिससे इस भाग को **कठोर तालु** (Hard palate) कहते हैं, जबकि तालु का पीछे का भाग **कोमल तालु** (Soft palate) कहलाता है। इसका निर्माण **उपास्थि** (Cartilage) से होता है।
- कोमल तालु का पीछे का भाग अल्वा (Uvula) के रूप में मुख गुहिका तथा ग्रसनी गुहा (Pharyngeal cavity) के बीच में लटका रहता है। इसके पास लसीका ऊतक के बने **टॉन्सिल्स** (Tonsils) स्थित होते हैं।

- मुख गुहिका में निम्नलिखित महत्त्वपूर्ण अंग पाए जाते हैं

(a) **दाँत** (Teeth)

मुख गुहिका में दोनों जबड़ों के किनारों पर दाँतों की पंक्तियाँ पाई जाती हैं। दाँत पर उपस्थित इनेमल मानव शरीर का सबसे कठोरतम भाग है।

मनुष्य में निम्नलिखित चार प्रकार के दाँत पाए जाते हैं

- **इंसिजर** (Incisors) ये आगे की तरफ लगे चपटे, धारदार दाँत होते हैं, जो भोजन को कुतरने या काटने के काम आते हैं। यह चार ऊपरी जबड़े में तथा चार निचले जबड़े में सामने की ओर स्थित होते हैं।
- **कैनाइन** (Canines) ये इंसिजर से सटे नुकीले धारदार दाँत होते हैं, जो भोजन को चीरने-फाड़ने का काम करते हैं। ऊपरी और निचले जबड़े में दो-दो कैनाइन होते हैं।
- **प्रीमोलर** (Premolars) इनकी संख्या ऊपरी तथा निचले जबड़े में चार-चार होती है। ये भोजन को पीसने का काम करते हैं।
- **मोलर** (Molars) ये ऊपरी तथा निचले जबड़े में छः-छः होते हैं। इनका शिखर अधिक चौड़ा व उभारयुक्त होता है। ये भोजन को पीसने का कार्य करते हैं।

मनुष्य में पाए जाने वाले दाँतों की निम्नलिखित विशेषताएँ होती हैं

- **गर्तदन्ती** (Thecodont) ये दाँत जबड़े की हड्डियों की खाँच में धँसे रहते हैं।
- **विषमदन्ती** (Heterodont) मनुष्य के एक जबड़े में विभिन्न प्रकार के दाँत पाए जाते हैं; जैसे–इंसिजर, कैनाइन, प्रीमोलर एवं मोलर।
- **द्विबारदन्ती** (Diphyodont) प्रीमोलर के अतिरिक्त मानव के सभी दाँत जीवन काल में दो बार निकलते हैं।

दन्त सूत्र Dental Formula

दन्त सूत्र में एक जबड़े के आधे भाग के दाँतों को प्रदर्शित किया जाता है। दन्त सूत्र को इस प्रकार प्रदर्शित किया जाता है

$$= \frac{I\ C\ Pm\ M}{I\ C\ Pm\ M} \times 2$$

जहाँ, I–इंसिजर, C–कैनाइन, Pm–प्रीमोलर तथा M–मोलर है

वयस्क मनुष्य का दन्त सूत्र

दाँतों की कुल संख्या = दन्त सूत्र में दाँत $\times 2 = \frac{2123}{2123} \times 2 = 32$

शिशु का दन्त सूत्र

दाँतों की कुल संख्या = दन्त सूत्र में दाँत $\times 2 = \frac{2102}{2102} \times 2 = 20$

(b) **जिह्वा** (Tongue)

- जिह्वा एक लम्बी व चपटी मांसल संरचना होती है।
- यह मुख की ओर से स्वतन्त्र व अन्दर की ओर सतह से फ्रेनुलम द्वारा जुड़ी होती है एवं इच्छानुसार कार्य करती है।
- जिह्वा की म्यूकस कला, म्यूकस (Mucus) का स्रावण करती है, जो जिह्वा को गीला बनाए रखने में सहायक है।
- जिह्वा की ऊपरी सतह पर पाए जाने वाले छोटे-छोटे उभार **पैपिला** कहलाते हैं।
- जिह्वा के ऊपरी भाग पर चार प्रकार की **स्वाद कलिकाएँ** (Taste buds) होती हैं। मनुष्य में जिह्वा का अगला छोर मीठे, पिछला भाग कड़वे, पार्श्व (Side) किनारे खट्टे तथा अगला छोर के कुछ पीछे का भाग नमकीन स्वाद का अनुभव कराता है।
- जिह्वा भोजन को पीसने, लार को मिलाने, भोजन को निगलने तथा बोलने में सहायता करती है।

(c) **लार ग्रन्थियाँ** (Salivary Glands)

तीन जोड़ी लार ग्रन्थियाँ पृथक् वाहिनियों द्वारा मुख गुहिका में खुलती हैं, जिनका विवरण आगे पाचक ग्रन्थियों में दिया गया है।

(ii) ग्रसनी (Pharynx)

- मुख गुहिका का पिछला भाग ग्रसनी कहलाता है। यह लगभग 12-14 cm लम्बी कीपाकार (Funnel-shape) नली होती है, जोकि वायु व भोजन का एक समान (Common) मार्ग होता है।
- इसके अतिरिक्त यह बोलते समय ध्वनि की गूँज उत्पन्न करने में सहायता करती है।
- ग्रसनी में अन्दर एक बड़ा छिद्र होता है, जो गुलैट (Gullet) कहलाता है। इसके पास ही श्वासनली का छिद्र घाँटीद्वार या ग्लोटिस (Glottis) स्थित होता है।
- घाँटीद्वार पर लटकी हुई पत्ती के समान उपास्थिमय (Cartilaginous) एपिग्लोटिस (Epiglottis) होता है, जो भोजन निगलते समय ग्लोटिस को ढक लेता है, जिससे भोजन श्वासनली में नहीं जा पाता है। इस तरह ग्रसनी भोजन को ग्रासनली तक पहुँचाने में सहायता करती है।

(iii) ग्रसिका या ग्रासनली (Oesophagus)

- यह पतली, पेशीय, संकुचनशील एवं लगभग 23-27 cm लम्बी नली है।
- इसकी दीवार में पाचक ग्रन्थियाँ नहीं होती हैं, परन्तु म्यूकस (Mucous) ग्रन्थियाँ उपस्थित होती हैं, जिससे भोजन क्रमाकुंचन गति (Peristaltic movement) द्वारा फिसलता हुआ आमाशय में पहुँच जाता है।

(iv) आमाशय (Stomach)

- यह लगभग 25 cm लम्बा, आहारनाल का सबसे चौड़ा थैलीनुमा भाग होता है, जोकि 'J' के आकार का होता है।
- इसमें गैस्ट्रिक ग्रन्थियाँ (Gastric glands) पाई जाती हैं, जो भोजन के पाचन हेतु **गैस्ट्रिक रस** (Gastric juice) का स्रावण करती है।
- गैस्ट्रिक रस में हाइड्रोक्लोरिक अम्ल (HCl), पेप्सिन एवं लाइपेज जैसे एन्जाइम उपस्थित होते हैं।
- आमाशय के चार प्रमुख भाग होते हैं
  - **कार्डियक भाग** (Cardiac Region) यह आमाशय का ऊपरी भाग है, जिसमें ग्रासनली खुलती है। यहाँ भोजन का आगमन कार्डियक स्फिंक्टर (Cardiac sphincter) या इयोसिक स्फिंक्टर द्वारा नियंत्रित होता है।
  - **फण्डिक भाग** (Fundic Region) यह आमाशय का मध्य भाग है।
  - **पाइलोरिक भाग** (Pyloric Region) यह आमाशय का निचला भाग है, जो छोटी आँत के ड्यूडीनम भाग में खुलता है। इसका अन्तिम भाग पाइलोरिक स्फिंक्टर (Pyloric sphincter) द्वारा सुरक्षित रहता है।
  - **बॉडी भाग** (Body Region) यह उपरोक्त तीनों भागों के अतिरिक्त बचा हुआ भाग है।

- आमाशय भोजन को कुछ समय के लिए एकत्रित रखता है। फिर उसे पीसकर व तोड़कर उसका आंशिक पाचन करता है। इस कार्य में गैस्ट्रिक रस का योगदान महत्त्वपूर्ण होता है।
- यहाँ भोजन काइम (Chyme) में रूपान्तरित होता है।

(v) छोटी आँत (Small Intestine)

- यह भोजन के पाचन तथा अवशोषण का मुख्य केन्द्र होती है। यह लगभग 6-7 मीटर लम्बी तथा 2.5 cm चौड़ी तथा अत्यधिक कुण्डलित नली होती है।
- इसमें अधिकतर भाग में रसांकुर या विलाई (Villi) पाए जाते हैं, जो भोजन के अवशोषण में सहायक होते हैं।
- छोटी आँत में पाए जाने वाले अँगुलीनुमा रसांकुर या विलाई (villi) अवशोषण क्षेत्र को दस गुना तथा सूक्ष्मांकर या माइक्रोविलाई (Microvilli) अवशोषण क्षेत्र को बीस गुना बढ़ा देते हैं।

इसे निम्न तीन भागों में बाँटा जा सकता है

(a) **ग्रहणी या ड्यूडीनम** (Duodenum)

- यह लगभग 25 cm लम्बी 'C' अथवा 'U' के आकार की होती है।
- इसमें पाचक एन्जाइम्स को स्रावित करने वाली ग्रन्थियों का अभाव होता है, परन्तु इसमें **ब्रूनर ग्रन्थियाँ** (Brunner glands) पाई जाती हैं, जो म्यूकस (Mucus) का स्रावण करती हैं।
- यहाँ पित्तवाहिनी (Bile duct) द्वारा पित्त रस एवं अग्न्याशयी वाहिनी (Pancreatic duct) द्वारा अग्न्याशयी रस आकार काइम में मिलते हैं। ये दोनों वाहिनियाँ (Ducts) संयुक्त होकर ओडाई स्फिंक्टर (Oddi sphincter) द्वारा नियंत्रित होकर पाचक रसों को धीरे-धीरे ड्यूडीनम में भेजती है।

(b) **जेजुनम** (Jejunum)

- नीचे की ओर ड्यूडीनम जेजुनम में खुलती है, जो लगभग 2.4 मीटर लम्बी कुण्डलित नलिका होती है तथा इसका व्यास लगभग 4 cm होता है।
- इसमें वाल्वुली कनिवेन्ट्स (Valvulae conniventes) पाए जाते हैं।

(c) **इलियम** (Ileum)

- जेजुनम लगभग 3.4 मीटर लम्बी कुण्डलित नलिका में खुलती है, जो छोटी आँत का अन्तिम हिस्सा है।
- इसकी दीवार जेजुनम से पतली होती है। यह छोटी आँत का सबसे लम्बा भाग है।
- यह बड़ी आँत के **सीकम** (Caecum) में खुलता है।

(vi) बड़ी आँत (Large Intestine)

- यह आहारनाल का अन्तिम भाग है। यह लगभग 1.5 मीटर लम्बी तथा 4.7 cm चौड़ी लम्बी नलिका होती है।
- इस भाग में औषधियों (Drugs) तथा जल का अवशोषण (Absorption) होता है और साथ ही अपचित (Undigest) भोजन को मल के रूप में शरीर से बाहर निकाल दिया जाता है।

बड़ी आँत को तीन भागों में बाँटा जा सकता है

(a) **सीकम** (Caecum)

- यह लगभग 5-8 cm लम्बी नली होती है।
- छोटी आँत तथा बड़ी आँत के सन्धि स्थल पर एक इलियोसीकल वॉल्व (Ileocaecal valve) होता है। यहाँ छोटी आँत तथा बड़ी आँत के मिलने के स्थान पर एक अँगुली-सदृश्य नलिका जुड़ी रहती है, जिसे **कृमिरूप परिशेषिका** या **वर्मीफॉर्म अपेन्डिक्स** (Vermiform appendix) कहते हैं।
- मानव में, यह अवशेषी अंग (Vestigial organ) है। कभी-कभी इस वर्मीफॉर्म अपेन्डिक्स में भोजन के कण पहुँच जाते हैं, जिनके सड़ने पर इसमें सूजन आ जाती है और व्यक्ति **अपेन्डिसाइटिस** (Appendicitis) रोग से ग्रसित हो जाता है।

(b) **कोलन** (Colon)

- यह उल्टे 'U' के आकार की नलिका होती है, जो लगभग 1.3 मीटर लम्बी होती है, जो निम्न चार खण्डों में विभाजित होती है
  - — आरोही खण्ड (Ascending segment)
  - — अनुप्रस्थ खण्ड (Transverse segment)
  - — अवरोही खण्ड (Descending segment)
  - — सिग्मॉइड खण्ड (Sigmoid segment)
- कोलन जगह-जगह से फूला रहता है, जिसे **हॉस्ट्रा** (Haustra) कहते हैं।

(c) **मलाशय** (Rectum)

- यह बड़ी आँत का अन्तिम भाग है, जो लगभग 15 cm लम्बा होता है। इसकी भित्ति बहुत पतली होती है।
- मलाशय का अन्तिम भाग **गुदा नाल** (Anal canal) कहलाता है, जो **मलद्वार** या **एनस** (Anus) द्वारा शरीर से बाहर खुलती है।
- मलाशय की भित्ति में उपस्थित गोब्लेट कोशिकाएँ (Goblet cells) तथा अवशोषी कोशिकाएँ (Absorptive cells) मलाशय की दीवार तथा मल को चिकना तथा लसलसा बनाए रखती है। यहाँ जल का पुनःअवशोषण (Reabsorption) भी होता है।

2. पाचक ग्रन्थियाँ (Digestive Glands)

आहारनाल से सम्बन्धित पाचक ग्रन्थियाँ निम्नलिखित हैं

(i) लार ग्रन्थियाँ (Salivary Glands)

- मनुष्य में तीन जोड़ी लार ग्रन्थियाँ पाई जाती हैं, जो प्रतिदिन लगभग 1.5 L लार का स्रावण करती हैं।
- लार में **म्यूकस**, **लाइसोजाइम** तथा **टायलिन** (Ptyalin) नामक एन्जाइम होते हैं।
- α-एमाइलेज (α-amylase) या टायलिन एन्जाइम स्टार्च को डाइसैकेराइड (माल्टोस शुगर) में परिवर्तित कर भोजन को मीठा बनाते हैं, जबकि लाइसोजाइम (Lysozyme) एण्टीबैक्टीरियल कारक होता है।
- ये निम्न प्रकार की होती हैं

(a) **पैरोटिड ग्रन्थियाँ** (Parotid Glands)

- ये सबसे बड़ी लार ग्रन्थियाँ हैं।
- ये चेहरे के दोनों पार्श्व (Sides) भागों में कान व गालों के पीछे स्थित होती हैं।
- ये **स्टेन्सन की नलिका** (Stensen's duct) के द्वारा मुख गुहिका में खुलती हैं।

(b) **सबमैक्सीलरी ग्रन्थियाँ** (Submaxillary Glands)

- ये निचले जबड़े के पश्चभाग में स्थित होती हैं।
- ये ग्रन्थियाँ निचले इंसिजर दाँतों के पास **व्हारटन्स नलिकाओं** (Wharton's ducts) द्वारा जिह्वा के नीचे खुलती हैं।

(c) **सबलिंग्यूअल ग्रन्थियाँ** (Sublingual Glands)

- ये जिह्वा के ठीक नीचे स्थित छोटी तथा संकरी ग्रन्थियाँ हैं।
- ये कई महीन **रिविनस** या **बार्थोलिन की नलिकाओं** (Ducts of Rivinus or Bartholin) द्वारा मुख गुहिका के फर्श पर आकर खुलती हैं।
- संक्रमण के कारण लार ग्रन्थियों का आकार में बढ़ना **सिएलएडीनोपैथी** (Sialadenopathy) कहलाता है।

(ii) आमाशयी या गैस्ट्रिक ग्रन्थियाँ (Stomach or Gastric Glands)

आमाशय की दीवार में निम्न तीन प्रकार की गैस्ट्रिक ग्रन्थियाँ पाई जाती हैं, जो गैस्ट्रिक रस का स्रावण करती हैं

(a) **कार्डियक ग्रन्थियाँ** (Cardiac Glands) ये आमाशय के ऊपरी भाग में स्थित ग्रन्थियाँ है, जो म्यूकस के स्रावण द्वारा आमाशय की भित्ति को HCl अम्ल के प्रभाव से बचाती हैं।

(b) **फण्डिक ग्रन्थियाँ** (Fundic Glands) ये आमाशय के मध्य भाग में उपस्थित होती है तथा गैस्ट्रिक रस बनाती है, जिससे पेप्सिन (Pepsin) एवं रेनिन (Renin) एन्जाइम, म्यूकस तथा गैस्ट्रिन (Gastrin) हॉर्मोन स्रावित होते हैं।

- इसके अतिरिक्त इस भाग की ग्रन्थियाँ HCl अम्ल का भी स्रावण करती है, जोकि गैस्ट्रिक रस को अम्लीय माध्यम (pH 1.5- 2.5) प्रदान करता है।
- यह माध्यम गैस्ट्रिक रस में उपस्थित एन्जाइम की क्रिया में महत्त्वपूर्ण भूमिका निभाता है।

(c) **पाइलोरिक ग्रन्थियाँ** (Pyloric Glands) इनसे केवल म्यूकस का स्रावण होता है, जो HCl से आमाशय की दीवार की सुरक्षा करता है।

गैस्ट्रिक रस में उपस्थित एन्जाइम मुख्यतया भोजन में उपस्थित प्रोटीन का आंशिक पाचन करते हैं।

(iii) यकृत (Liver)

- यह मानव शरीर की सबसे बड़ी ग्रन्थि एवं अंग है। इसका भार लगभग 1500 gm होता है।
- यह उदरगुहा में डायाफ्राम के नीचे तथा आमाशय के ऊपर स्थित होता है। मनुष्य के यकृत में तीन पालियाँ (Lobes) होती हैं।
- यकृत के पिण्ड अनेक बहुभुजीय पिण्डकों से बने होते हैं, जो एक संयोजी ऊतक के आवरण जिसे **ग्लिसन कैप्सूल** (Glisson's capsule) कहते हैं, द्वारा ढके रहते हैं।
- इन पिण्डकों में उपस्थित यकृत कोशिकाओं (Hepatic cells) द्वारा **पित्त रस** (Bile juice) स्रावित होता है। इसमें पाचक एन्जाइम नहीं होते हैं, किन्तु यह वसा के पाचन में सहायक होता है।

यकृत के पाचन के अतिरिक्त अन्य अतिमहत्त्वपूर्ण कार्य निम्न हैं

- यकृत कोशिकाएँ प्रोथ्रॉम्बिन तथा फाइब्रिनोजन नामक रुधिर प्रोटीन का संश्लेषण करती है, जो चोट लगने पर रुधिर का थक्का बनाने का कार्य करती है।
- यकृत कोशिकाएँ हिपेरिन (Heparin) नामक एण्टीकोएगुलेन्ट (Anticoagulant) पदार्थ का स्रावण करती हैं, जो रुधिर वाहिनियों में रुधिर को जमने से रोकता है।
- रुधिर में अतिरिक्त ग्लूकोस (Glucose) को ग्लाइकोजन (Glycogen) में बदल कर संचित कर लिया जाता है।
- यकृत, कोशिकाओं में उपस्थित ग्लूकोस की अतिरिक्त मात्रा को वसा (Fat) में बदलकर वसीय ऊतकों में संचित (Store) कर देता है एवं आवश्यकता पड़ने पर ग्लूकोनियोजेनेसिस (Gluconeogenesis) द्वारा पुनः इसे ग्लूकोस में परिवर्तित कर देता है।
- पित्त (Bile) लवण तथा पित्त वर्णक का उत्सर्जन (Excretion) भी यकृत (Liver) द्वारा होता है।
- यकृत में यूरिया का संश्लेषण (Synthesis) एवं विषैले (Toxic) पदार्थों को कम हानिकारक बनाने का कार्य होता है।

पित्ताशय (Gall Bladder)

- *यकृत के बिल्कुल नीचे छोटी पेशीय थैलीनुमा संरचना होती है, जिसे पित्ताशय कहते हैं।*
- *यह यकृत द्वारा स्रावित पित्त रस को कुछ समय के लिए संचित करता है तथा उसे सान्द्र (Concentrate) बनाने में भी सहायता करता है, परन्तु यह पित्त का उत्पादन नहीं करता है।*
- *पित्ताशयी नलिका (Cystic duct), यकृत नलिका (Hepatic duct) के साथ एक संयुक्त नलिका बनाती है, जो यकृत से पित्त को पित्ताशय में ले जाती है।*

(iv) अग्न्याशय (Pancreas)

- यह यकृत के बाद शरीर की दूसरी सबसे बड़ी ग्रन्थि है। यह लगभग 12-15 cm लम्बी तथा 'J' के आकार की होती है।
- यह उदरगुहा में आमाशय व इलियम के बीच स्थित होती है। सामान्य व्यक्ति में इसका भार 60-90 gm होता है। यह एक **मिश्रित ग्रन्थि** (Mixed gland) है।
- इन पिण्डकों के मध्य **लैंगरहैन्स की द्वीपिकाएँ** (Islets of Langerhans) स्थित होती हैं, जोकि अग्न्याशय का एण्डोक्राइन भाग बनाती है, जो हॉर्मोन्स का स्रावण करता है।
- इसका एक्सोक्राइन भाग क्षारीय (Basic) अग्न्याशयिक रस का स्रावण करता है।

(v) आन्त्रीय ग्रन्थियाँ (Intestinal Glands)

- छोटी आँत की म्यूकोसा में कई प्रकार की ग्रन्थियाँ उपस्थित होती हैं। इन ग्रन्थियों से स्रावित रस के मिश्रण को **आन्त्रीय रस** या **सक्कस एन्टेरिकस** (Intestinal juice or succus entericus) कहते हैं।
- ये ग्रन्थियाँ **लिबरकुन की दरारों** (Crypts of Lieberkuhn) में स्थित होती हैं। साथ ही इनमें म्यूकस स्रावित करने वाली **ब्रूनर ग्रन्थियाँ** (Brunner's glands), गोब्लेट कोशिकाएँ (Goblet cells), आदि भी उपस्थित होती हैं।
- इनके रसों में प्रमुख रूप से म्यूकस तथा कई प्रकार के पाचक एन्जाइम (Digestive enzymes) उपस्थित होते हैं।

मनुष्य में पाचन की कार्यिकी
(Physiology of Digestion in Human)

मनुष्य के पाचन तन्त्र के अन्तर्गत निम्न प्रक्रियाएँ होती हैं

1. अन्तर्ग्रहण (Ingestion)

- बाहरी वातावरण से भोजन या भोज्य पदार्थों को मुख द्वारा ग्रहण कर शरीर में पहुँचने की क्रिया अन्तर्ग्रहण कहलाती है।

2. पाचन (Digestion)

- जटिल व अघुलनशील भोज्य पदार्थों को भौतिक (यान्त्रिक) एवं रासायनिक क्रियाओं द्वारा सरल एवं घुलनशील पदार्थों में बदलने की क्रिया पाचन कहलाती है।
- मानव में पाचन बाह्यकोशिकीय पाचन (Extracellular digestion) कहलाता हैं।
    (i) **यान्त्रिक या भौतिक पाचन** इसमें भोजन को चबाना, आमाशय में भोजन की लुगदी बनना, आहारनाल में क्रमाकुंचन गति (Peristaltic movement) के कारण भोजन को आगे खिसकाना, आदि सम्मिलित हैं।
    (ii) **रासायनिक पाचन** इसमें पाचक ग्रन्थियों द्वारा स्रावित रस के एन्जाइम्स जटिल अघुलनशील भोज्य पदार्थों को सरल घुलनशील इकाइयों (Monomers) में तोड़ देते हैं।
- इन दोनों प्रक्रियाओं को सम्मिलित कर मनुष्य में पाचन निम्नलिखित पदों में सम्पन्न होता है

(a) मुख गुहिका में पाचन (Digestion in Buccal Cavity)

- मुख गुहिका में उपस्थित लार ग्रन्थियों से टायलिन नामक एन्जाइम स्रावित (Secrete) होता है, जो स्टार्च (Starch) को सरल माल्टोस शुगर (Sugar) में बदल देता है।
- लार में उपस्थित **लाइसोजाइम** (Lysozyme) भोजन में उपस्थित हानिकारक बैक्टीरिया को नष्ट करता है।
- लार का pH मान लगभग 6.8 होता है अर्थात् मुख गुहिका में भोजन के पाचन से सम्बन्धित विभिन्न क्रियाएँ हल्के अम्लीय माध्यम (Acidic medium) में होती हैं।

(b) आमाशय में पाचन (Digestion in Stomach)

- आमाशय में भोजन इकट्ठा हो जाने के बाद आमाशय की भित्ति में उपस्थित गैस्ट्रिक ग्रन्थियों (Gastric glands) की पैराइटल कोशिकाओं द्वारा गैस्ट्रिक रस (Gastric juice) का स्रावण होता है।
- गैस्ट्रिक रस में 97-99% जल, 0.2-0.5% हाइड्रोक्लोरिक अम्ल (HCl), पेप्सिन (Pepsin), गैस्ट्रिक लाइपेज (Gastric lipase), रेनिन, आदि एन्जाइम म्यूकस के साथ पाए जाते हैं। इसका pH 2-3.5 होने के कारण यह अम्लीय होता है।
- गैस्ट्रिक रस में उपस्थित हाइड्रोक्लोरिक अम्ल (HCl) निष्क्रिय (Inactive) पेप्सिनोजन (Pepsinogen) को सक्रिय पेप्सिन (Pepsin) में बदल देता है। साथ ही ये लारीय एमाइलेज एन्जाइम को निष्क्रिय (Inactive) करता है।
- इसके अतिरिक्त HCl भोजन में उपस्थित बैक्टीरिया को भी मारता है तथा भोजन को सड़ने से बचाता है।
- **पेप्सिन** (Pepsin) यह प्रोटीन पाचन एन्जाइम है तथा प्रोटीन को पेप्टोन्स (Peptones) तथा पॉलीपेप्टाइड (Polypeptides) में तोड़ देता है।
- **रेनिन** (Renin) यह निष्क्रिय प्रोरेनिन के रूप में स्रावित होता है तथा HCl से क्रिया करके सक्रिय रेनिन का निर्माण करता है। यह एन्जाइम दुग्ध प्रोटीन-केसीन (Caesin) को पचाने का कार्य करता है। यह शिशुओं में पाया जाता है, जबकि वयस्क मानव में अनुपस्थित होता है। वयस्क मानव में रेनिन का कार्य पेप्सिन द्वारा ही किया जाता है।
- **जठर लाइपेज** (Gastric Lipase) इसके द्वारा वसा का आंशिक पाचन होता है। यह वसा को ट्राइग्लिसरॉइड्स (Triglycerides) में तोड़ देता है।
- आमाशय में भोजन 3-4 घण्टे रहता है। मन्थन गतियों के कारण भोजन भूरे रंग की काइम (Chyme) में परिवर्तित हो जाता है। यहाँ से भोजन धीरे-धीरे ग्रहणी या ड्यूडीनम में पहुँचता है।

(c) छोटी आँत में पाचन (Digestion in Small Intestine)

- पाचन की क्रिया प्रमुख रूप से छोटी आँत में सम्पन्न होती है। छोटी आँत का आगे का भाग, जो ग्रहणी (Duodenum) कहलाता है, में यकृत से **पित्त रस** (Bile juice) एवं अग्न्याशय से **अग्न्याशयिक रस** (Pancreatic juice) भी आकर पाचन क्रिया में सहायता करते हैं।
- **पित्त रस** (Bile Juice) यह क्षारीय (Basic) रस होता है, जिसका pH लगभग 7.7 होता है। पित्त रस में लगभग 92% जल (Water), 6% पित्त लवण (Bile salts), 0.3% पित्त वर्णक (Bile pigments), 0.3-0.9% कोलेस्ट्रॉल, 0.3% लेसिथिन तथा 1% वसा अम्ल (Fatty acids) होते हैं।
    — पित्त रस का मुख्य कार्य वसा का इमल्सीकरण (Emulsification) तथा आमाशय से प्राप्त भोजन के माध्यम को अम्लीय से क्षारीय बनाना है।
    — इसका हल्का हरा-पीला रंग पित्त वर्णक **बिलिरुबिन** (Bilirubin) तथा **बिलिवर्डिन** (Biliverdin) की उपस्थिति के कारण होता है। उत्सर्जित मल (अपच अपशिष्ट पदार्थ) का रंग भी पित्त के वर्णकों के कारण ही होता है।
- **अग्न्याशयिक रस** (Pancreatic Juice) इसका pH 7.5-8.2 होता है अर्थात् यह भी क्षारीय होता है। इसमें लगभग 96% जल और शेष भाग में पाचक एन्जाइम्स एवं लवण होते हैं।
- **आन्त्रीय रस** (Intestinal Juice) यह भी क्षारीय होता है तथा इसका pH 7.5-8.3 होता है। इसमें जल, लवण तथा अनेक पाचक एन्जाइम उपस्थित होते हैं। इसे सक्कस एन्टेरिकस (Succus entericus) भी कहते हैं।

छोटी आँत में उपस्थित पाचक एन्जाइम एवं इनकी क्रिया

आहारनाल का भाग	पाचक रस	एन्जाइम	क्रियाधार जिन पर क्रिया होती है	अन्तिम उत्पाद
छोटी आँत (ड्यूडीनम)	अग्न्याशयी रस	ट्रिप्सिन व काइमोट्रिप्सिन	प्रोटीन	पॉलीपेप्टाइड अणु
		एमीलोप्सिन (एमाइलेज)	स्टार्च एवं जटिल शर्करा अणु	डाइसैकेराइड्स (माल्टोस)
		कार्बोक्सिपेप्टाइडेज	प्रोटीन के पॉलीपेप्टाइड	अमीनो अम्ल
		स्टिएप्सिन या अग्न्याशयी लाइपेज	वसा	वसा अम्ल व ग्लिसरॉल
छोटी आँत (जेजुनम)	आँत्रीय रस	एन्टेरोकाइनेज	ट्रिप्सिनोजन	सक्रिय ट्रिप्सिन
		इरेप्सिन	पॉली व ट्राइपेप्टाइड्स	अमीनो अम्ल
		माल्टेज	माल्टोस शुगर	ग्लूकोस (मोनोसैकेराइड)
		सुक्रेज	डाइसैकेराइड सुक्रोस	ग्लूकोस व फ्रक्टोस
		लैक्टेज	लैक्टोस शुगर	वसा अम्ल एवं ग्लिसरॉल
		लाइपेज	वसा	ग्लूकोस व गैलेक्टोस

छोटी आँत में पाचक रसों के स्राव पर हॉर्मोन्स का नियन्त्रण (Hormonal Control of Digestive Enzymes by Alimentary Canal)

गैस्ट्रिक रस युक्त काइम जैसे ही ड्यूडीनम में पहुँचता है, उसमें उपस्थित HCl ग्रहणी की म्यूकोसा झिल्ली को उत्तेजित करता है। फलस्वरूप इसकी कोशिकाओं से निम्नलिखित हॉर्मोन्स स्रावित होते हैं

- **हिपेटोक्रिनिन** (Hepatocrinin) यह हॉर्मोन यकृत से पित्त रस के स्राव को उत्तेजित करता है।
- **कोलीसिस्टोकाइनिन** (Cholecystokinin or CCK) यह हॉर्मोन पित्ताशय के संकुचन द्वारा पित्त रस को ड्यूडीनम तक पहुँचाता है।
- **सेक्रेटिन** (Secretin) यह हॉर्मोन अग्न्याशय (Pancreas) को अग्न्याशयी रस (पानी तथा बाइकार्बोनेट) स्रावित करने के लिए उत्तेजित करता है।
- **पेन्क्रियोजाइमिन** (Pancreozymin) यह हॉर्मोन भी अग्न्याशयी रस के स्राव को प्रेरित करता है, परन्तु इसके द्वारा स्रावित अग्न्याशयी रस में एन्जाइम्स अधिक मात्रा में होते हैं।
- **एन्टेरोक्राइनिन** (Enterocrinin) यह हॉर्मोन आँत की दीवार को आँत्रीय रस स्रावित करने के लिए उत्तेजित करता है।

3. भोजन का अवशोषण (Absorption of Food)

- मनुष्य की छोटी आँत के जेजुनम एवं इलियम में आन्तरिक स्तर पर उपस्थित रसांकुर या विलाई (Villi) में रुधिर एवं लसीका की केशिकाओं (Capillaries) का जाल उपस्थित होता है।
- रसांकुर या विलाई के मध्य भाग में लैक्टियल (Lacteal) नामक लसीका केशिका उपस्थित होती हैं। ये लैक्टियल वसीय अम्ल तथा ग्लिसरॉल का अवशोषण करती हैं।
- ये वसीय अम्ल कुछ लवणों के साथ संयोजित होकर सबम्यूकोसा (Submucosa) तक पहुँचते हैं। जहाँ ये अम्ल ग्लिसरॉल के साथ जुड़कर पुनः वसा बिन्दुओं (Fat globules) का निर्माण करता है।
- लसीका वाहिनियाँ रुधिर वाहिनियों में खुलकर इन वसा बिन्दुओं को वापस रुधिर में पहुँचा देती हैं।
- प्रोटीन, कार्बोहाइड्रेट, न्यूक्लिक अम्लों के अन्तिम उत्पादों का अवशोषण रसांकुरों या विलाई में उपस्थित रुधिर केशिकाओं द्वारा होता है।
- आहारनाल के सभी भागों से रुधिर एकत्रित होकर हिपेटिक पोर्टल वेन (Hepatic portal vein) द्वारा यकृत तक पहुँच जाता है अर्थात् पचित भोजन अवशोषण के पश्चात् रुधिर के द्वारा पहले यकृत (Liver) में पहुँचता है, जहाँ कुछ पदार्थों का संचयन एवं कुछ को कोशिका के उपयोग में आने लायक बनाया जाता है।
- इसके पश्चात् रुधिर, लसीका तथा ऊतक द्रव्य भोज्य पदार्थों को प्रत्येक कोशिका तक पहुँचा देते हैं।

4. भोजन का स्वांगीकरण (Assimilation of Food)

- पाचन के पश्चात् जटिल भोज्य पदार्थ अत्यन्त सरल तथा जल में घुलनशील रूप में टूट जाते हैं, जिनका कोशिका के जीवद्रव्य (Protoplasm) में स्वांगीकरण कर लिया जाता है; जैसे-नाइट्रोजन के सरल यौगिक, अमीनो अम्ल, ग्लूकोस, वसीय अम्ल, लैक्टोस, आदि।
- अवशोषित ग्लूकोस कोशिकाओं में आन्तरिक श्वसन द्वारा ऊर्जा का उत्पादन करता है तथा अमीनो अम्ल प्रोटीन के निर्माण में सहायक होते हैं, जो कोशिकाओं के निर्माण, मरम्मत, वृद्धि, आदि के काम आते हैं।

5. मल परित्याग या बहिःक्षेपण (Egestion)

- अवशोषण के पश्चात् अनेक पदार्थ अपचित रह जाते हैं, जिन्हें शरीर के अन्दर रखना हानिकारक होता है। अतः मानव गुदा या एनस (Anus) द्वारा मल के रूप में इनका बहिःक्षेपण (Egestion) कर देता है।

प्रैक्टिस सैशन

टॉपिकल प्रैक्टिस

आहारनाल

1. निम्न में से कौन पोषण की प्रक्रिया को सबसे अच्छे प्रकार से समझाता है?

(a) आवश्यक ऊर्जा तथा वृद्धि कारकों को प्राप्त करने की प्रक्रिया
(b) भोजन से ऊर्जा प्राप्त करने की प्रक्रिया
(c) शरीर को आवश्यक पोषक तत्वों की आपूर्ति की प्रक्रिया
(d) शरीर की वृद्धि के लिए आवश्यक पोषक तत्व तथा ऊर्जा की प्राप्ति के लिए आवश्यक प्रक्रियाएँ

2. पाचन की प्रक्रिया से आप क्या समझते हैं?

(a) जटिल पदार्थों का सरल रूपों में परिवर्तन
(b) मोनोमरो का शरीर द्वारा अवशोषण
(c) मोनोमरो का बहुलकों में परिवर्तन
(d) भोजन व जल का अवशोषण

3. पाचन तन्त्र से सम्बन्धित निम्न कथनों को पढ़िए तथा सही कथन का चुनाव कीजिए।

(a) ग्रसिका (Oesophagus), गर्दन, वक्ष तथा डायाफ्राम से होते हुए आमाशय में खुलती है
(b) आमाशय, उदर गुहा के ऊपरी दाएँ भाग में स्थित होता है
(c) आमाशय J-आकार की तथा आहारनाल की सबसे लम्बी संरचना है
(d) सीकम एक अन्धनाल है, जोकि छोटी आँत का एक भाग है, जिसमें सहजीवी बैक्टीरिया उपस्थित होते है

4. मनुष्य में किस प्रकार का दन्तविन्यास पाया जाता है?

(a) बहुबारदन्ती (Polyphyodont) व गर्तदन्ती (Thecodont)
(b) द्विबारदन्ती (Diphyodont) व गर्तदन्ती (Thecodont)
(c) द्विबारदन्ती (Diphyodont) व अग्रदन्ती (Acrodont)
(d) द्विबारदन्ती (Diphyodont) व समदन्ती (Homodont)

5. दन्तसूत्र की सही परिभाषा क्या है?

(a) मुख में I, C, Pm व M के क्रम में दाँतों की व्यवस्था
(b) ऊपरी एवं निचले जबड़े के प्रत्येक आधे भाग में दाँतों की I, C, Pm तथा M के क्रम में व्यवस्था
(c) ऊपरी जबड़े में I, C, Pm तथा M के क्रम में दाँतों की व्यवस्था
(d) निचले जबड़े में I, C, Pm तथा M के क्रम में दाँतों की व्यवस्था

6. मनुष्य का दन्तसूत्र क्या है ?

(a) $\frac{2123}{2123}$ (b) $\frac{2123}{2213}$
(c) $\frac{2114}{2114}$ (d) $\frac{2122}{2122}$

7. यदि किसी व्यक्ति के कैनाइन दाँत निकाल दिए जाए, तो उसका कौन-सा कार्य प्रभावित होगा?

(a) कुतरने या काटने का (b) चीरने-फाड़ने का
(c) भोजन को पीसने का (d) ये सभी

8. दाँतों के किस भाग में इनेमल की परत चढ़ी रहती है?

(a) ग्रीवा में (b) जड़ में
(c) शिखर में (d) दोनों (a) व (c) में

9. मनुष्य के दाँतों का प्रमुख भाग होता है

(a) इनेमल (b) किरैटिन
(c) सेक्रेटिन (d) डेन्टीन

10. मनुष्य में दाँत की मज्जा गुहा में उपस्थित ओडोन्टोब्लास्ट नामक कोशिकाओं का क्या कार्य है?

(a) इनेमल का निर्माण (b) सीमेन्टम का निर्माण
(c) डेन्टीन का निर्माण (d) दोनों (b) व (c)

11. दाँतों के इनेमल का स्रावण करने वाली कोशिकाएँ क्या कहलाती हैं?

(a) ऑस्टियोब्लास्ट्स (b) ओडोन्टोब्लास्ट्स
(c) ऐमीलोब्लास्ट्स (d) डेन्टोब्लास्ट्स

12. इनेमल के अतिरिक्त दाँतों के शेष भाग की उत्पत्ति किस भाग से हुई है?

(a) एक्टोडर्म से (b) एण्डोडर्म से
(c) मीसोडर्म से (d) उपकला से

13. मनुष्य में कितने अस्थाई दाँत होते हैं?

(a) 22 (b) 24 (c) 20 (d) 18

14. मनुष्य शरीर का सबसे कठोरतम पदार्थ कौन-सा है?

(a) डेन्टीन (b) इनेमल
(c) दाँत (d) अस्थि

15. मनुष्य में प्राथमिक दन्तविन्यास स्थायी दन्तविन्यास से निम्न प्रकार के दाँतों की अनुपस्थिति के कारण भिन्न होते हैं

(a) कैनाइन (b) प्रीमोलर
(c) मोलर (d) इंसिजर

16. फ्रेनुलम (Frenulum) क्या है?

(a) यह एक वलन (Fold) है, जिसकी मदद से जिह्वा मुखगुहा के आधार से जुड़ी होती है
(b) ग्रसनी (Pharynx) की भित्ति पर उपस्थित ग्रन्थिनुमा (Glandular) भाग है
(c) यह तालु (Palate) की पार्श्व (Side) दीवार पर टॉन्सिल जैसी संरचना है
(d) यह V आकार की खाँच है, जोकि जिह्वा की सतह को विभाजित करती है

17. जिह्वा की ऊपरी सतह पर पाए जाने वाले छोटे-छोटे उभार क्या कहलाते हैं?

(a) फ्रेनुलस (b) स्वाद कलिका
(c) सल्कस टर्मिनल्स (d) पैपिला

18. निम्नलिखित में से किन जिह्वा अंकुरों में स्वाद कलिकाएँ अनुपस्थित होती हैं?
(a) फिलीफॉर्म पैपिला (b) फंगीफॉर्म पैपिला
(c) फॉलिएट पैपिला (d) सर्कमवैलेट पैपिला

19. मनुष्य में जिह्वा पर कड़वे स्वाद की स्वाद कलिकाएँ होती हैं
(a) छोर पर
(b) साइडों पर
(c) निचली सतह पर
(d) ऊपरी सतह के आधार भाग में

20. मुखगुहा में स्थित वह संरचना कौन-सी है, जो श्वसन मार्ग को मुख गुहिका से पृथक् करती है?
(a) जिह्वा (b) तालु
(c) मुख ग्रसनी (Oropharynx) (d) नासाग्रसनी (Nasopharynx)

21. निम्न में से कौन-सा वायु एवं भोजन दोनों का ही एक समान (Common) पथ है?
(a) कण्ठ (Larynx) (b) ग्रसनी (Pharynx)
(c) निगल द्वार (Gullet) (d) ग्लोटिस (Glottis)

22. भोजन को निगलते समय कौन-सी संरचना भोजन को घाँटी द्वार (Glottis) में प्रवेश करने से रोकती है?
(a) स्वयं घाँटी द्वार, भोजन के घाँटी द्वार में प्रवेश को रोकता है
(b) श्वासनली में उपस्थित वायु भोजन के प्रवेश को रोकती है
(c) घाँटी द्वार में भोजन के प्रवेश को ग्रसनी में उपस्थित छल्ले (Cartilagious rings) रोकते हैं
(d) घाँटी द्वार में भोजन के प्रवेश को घाँटी ढक्कन (Epiglottis) द्वारा रोका जाता है

23. ग्रसिका (Oesophagus) के J-आकार के थैलेनुमा संरचना में खुलने को किससे नियन्त्रित किया जाता है?
(a) पाइलोरिक स्फिंक्टर (b) ओडाई (Oddi) स्फिंक्टर
(c) इलियोसीकल स्फिंक्टर (d) कार्डियक स्फिंक्टर

24. आमाशय ग्रसिका स्फिंक्टर का अन्य नाम क्या है?
(a) पाइलोरिक स्फिंक्टर (b) ब्रूनर स्फिंक्टर
(c) कार्डियक स्फिंक्टर (d) ओडाई स्फिंक्टर

25. भोजन को आमाशय से वापस ग्रासनली में आने से रोकने वाली संरचना कौन-सी है?
(a) कार्डिया (b) कार्डियक स्फिंक्टर
(c) पाइलोरिक स्फिंक्टर (d) पाइलोरिक खण्ड

26. छोटी आँत के उस भाग का नाम बताइए, जिसमें आमाशय का पाइलोरिक भाग (Pyloric region) खुलता है?
(a) ड्यूडीनम (b) इलियम (c) सीकम (d) जेजुनम

27. पाइलोरिक स्फिंक्टर किस-किस के बीच होता है?
(a) ग्रासनली एवं आमाशय (b) छोटी एवं बड़ी आँत
(c) इलियम एवं सीकम (d) आमाशय एवं ड्यूडीनम

28. मानव की आहारनाल की सबसे आन्तरिक परत आमाशय में कुछ अनियमित वलन बनाती है, ये कहलाते हैं
(a) ल्युमन (Lumen) (b) विलाई (Villi)
(c) रुगे (Rugae) (d) दोनों (b) तथा (c)

29. छोटी आँत का कौन-सा भाग बड़ी आँत में खुलता है?
(a) सीकम (b) जेजुनम (c) इलियम (d) ड्यूडीनम

30. लिबरकुहन की दरारें कहाँ पाई जाती हैं?
(a) आमाशय में (b) छोटी आँत में
(c) बड़ी आँत में (d) ग्रासनली में

31. आँत के किस भाग में विलाई का आकार बड़ा होता है?
(a) ड्यूडीनम (b) जेजुनम
(c) इलियम (d) दोनों (a) व (b)

32. कोलन की दीवारों के किनारों पर फूली थैलीनुमा संरचना क्या कहलाती है?
(a) टीनी कोलाई (b) हॉस्ट्रा
(c) वर्मीफॉर्म अपेन्डिक्स (d) विलाई

33. कौन-सा बड़ी आँत का भाग नहीं है?
(a) मलाशय (Rectum) (b) सीकम (Caecum)
(c) इलियम (Ileum) (d) कोलन (Colon)

34. आहारनाल के संगठन से सम्बन्धित गलत युग्म का चयन कीजिए।
(a) सीरोसा – पतली मीसोथीलियम
(b) पेशियाँ – चिकनी पेशियाँ [वर्तुल (Circular) तथा लम्बवत्]
(c) सबम्यूकोसा – छिद्रित मायोथीलियम
(d) म्यूकोसा – विलाई/ माइक्रोविलाई/वलन

35. आहारनाल के चार स्तरों में से कौन-सा स्तर विलाई (अँगुलीनुमा प्रवर्ध) बनाता है?
(a) सीरोसा (Serosa) (b) म्यूकोसा (Mucosa)
(c) सबम्यूकोसा (Submucosa) (d) मस्कुलेरिस (Muscularis)

पाचक ग्रन्थियाँ

36. उपरोक्त कथन में सामान्य व्यक्ति में पाचन तन्त्र से सम्बन्धित गलत कथन का चुनाव कीजिए।
(a) मनुष्य लार आंशिक अम्लीय होती है
(b) मनुष्य में चार प्रकार की लार ग्रन्थियाँ, लार का स्रावण करती हैं
(c) एक वयस्क मनुष्य में प्रतिदिन 1–1.5 लीटर लार का स्रावण होता है
(d) लार में उपस्थित एमाइलेज एन्जाइम स्टार्च के सरल शर्करा में अपघटन के लिए उत्तरदायी होता है

37. निम्न में से कौन मनुष्य में लार के स्रावण से सम्बन्धित नहीं है?
(a) पैरोटिड ग्रन्थि
(b) सब-लिंग्यूअल ग्रन्थि
(c) जाइमोजेनिक ग्रन्थि
(d) सब-मैक्सीलरी ग्रन्थि

1. (d)	2. (a)	3. (a)	4. (b)	5. (b)	6. (a)	7. (b)	8. (c)	9. (d)	10. (c)
11. (c)	12. (c)	13. (c)	14. (b)	15. (b)	16. (a)	17. (d)	18. (a)	19. (d)	20. (b)
21. (b)	22. (d)	23. (d)	24. (c)	25. (b)	26. (a)	27. (d)	28. (c)	29. (c)	30. (b)
31. (b)	32. (b)	33. (c)	34. (c)	35. (b)	36. (b)	37. (c)			

38. **निम्न में से कौन मनुष्य की लार के सही संगठन को बताता है?**
(a) एमाइलेज, हाइड्रोलेज
(b) इलेक्ट्रोलाइट एमाइलेज, लाइसोजाइम तथा म्यूकस
(c) एमाइलेज/टायलिन, म्यूकस
(d) केवल टायलिन

39. **मनुष्य की लार में कौन-सा एन्जाइम उपस्थित होता है?**
(a) एमाइलेज (b) पेप्सिन
(c) एन्टेरोकाइनेज (d) माल्टोज

40. **आमाशय से किसका स्रावण होता है?**
(a) आँत्रीय रस का (b) पित्त रस का
(c) गैस्ट्रिक रस का (d) अग्न्याशयी रस का

41. **उपकला कोशिकाओं की भाँति आमाशय की गुहा पर आच्छादित कोशिकाएँ कौन-सी हैं?**
(a) गोब्लेट कोशिकाएँ (b) पैराइटल कोशिकाएँ
(c) जाइमोजीनिक कोशिकाएँ (d) एन्टेरोएण्डोक्राइन कोशिकाएँ

42. **आमाशय में गैस्ट्रिक अम्ल का स्रावण होता है**
(a) पैराइटल कोशिका से (b) पेप्टिक कोशिका से
(c) एसिडिक कोशिका से (d) पाइलोरिक कोशिका से

43. **जैसा कि आप जानते हो कि आमाशय में HCl (pH 1.5 – 2.0) होता है, फिर भी, आमाशय की म्यूकोसा स्तर की उपकला अप्रभावित, अघुलनशील रहती है। ऐसा क्यों?**
(a) म्यूकस लगातार आन्तरिक स्तर का स्नेहन करता रहता है
(b) जठर रस में उपस्थित बाइकार्बोनेट आयन उपकला स्तर की सुरक्षा करते हैं
(c) दोनों (a) तथा (b)
(d) उपरोक्त में से कोई नहीं

44. **मानव शरीर की सबसे बड़ी ग्रन्थि है**
(a) जठर ग्रन्थि (b) अग्न्याशय
(c) यकृत (d) लार ग्रन्थि

45. **मानव शरीर के किस अंग में पित्त रस (Bile juice) का संग्रहण होता है?**
(a) पित्ताशय (b) यकृत
(c) वृक्क (d) अग्न्याशय

46. **मूल पित्त वाहिनी का निर्माण इनके मिलने से होता है**
(a) अग्न्याशयी वाहिनी तथा पित्ताशय वाहिनी
(b) अग्न्याशयी वाहिनी तथा यकृत वाहिनी
(c) अग्न्याशयी वाहिनी, यकृत वाहिनी तथा पित्त वाहिनी
(d) यकृत वाहिनी तथा पित्ताशय वाहिनी

47. **निम्न में से कौन यकृत अग्न्याशयी वाहिनी के ड्यूडीनम में खुलने को नियन्त्रित करता है?**
(a) इलियोसीकल स्फिंक्टर
(b) पाइलोरिक स्फिंक्टर
(c) ओडाई (Oddi) स्फिंक्टर
(d) अर्द्धचन्द्राकार स्फिंक्टर

48. **लैंगरहैन्स की द्वीपिकाएँ (Islets of Langerhans) किसमें उपस्थित होती हैं?**
(a) लसीका ग्रन्थियों में (b) पीयूष ग्रन्थि में
(c) अग्न्याशय में (d) वृक्कों में

49. **ब्रूनर की ग्रन्थियाँ पाई जाती हैं**
(a) ड्यूडीनम में (b) ग्रासनली में
(c) आमाशय में (d) इलियम में

50. **सक्कस एन्टेरिकस (Succus entericus) का स्रावण होता है**
(a) गोब्लेट कोशिका से (b) लिबरकुहन की दरार से
(c) लैंगरहैन्स के द्वीपिका से (d) पैनेथ (Paneth) कोशिका से

51. **पेयर के पिण्ड नामक लसीका ग्रन्थियों में कौन-से रुधिराणु पाए जाते हैं?**
(a) बेसोफिल्स (b) मोनोसाइट्स
(c) इओसिनोफिल्स (d) लिम्फोसाइट्स

52. **छोटी आँत में लाइसोजाइम एन्जाइम किन कोशिकाओं द्वारा स्रावित होता है?**
(a) गोब्लेट कोशिकाओं द्वारा
(b) अवशोषी कोशिकाओं द्वारा
(c) पैनेथ की कोशिकाओं द्वारा
(d) एन्टेरोएण्डोक्राइन कोशिकाओं द्वारा

53. **निम्न में से कौन-सा कथन सही नहीं है?**
(a) ब्रूनर (Brunner) की ग्रन्थि आमाशय के सबम्यूकोसा में स्थित होती है तथा पेप्सिनोजन का स्रावण करती हैं
(b) गोब्लेट कोशिका आँत की म्यूकोसा में होती हैं तथा श्लेष्मा का स्रावण करती है
(c) ऑक्सीन्टिक कोशिका आमाशय के म्यूकोसा में स्थित होती है तथा HCl का स्रावण करती है
(d) एसिनी (Acini) आमाशय में स्थित होती हैं तथा कार्बोक्सीपेप्टाइडेज का स्रावण करती है

मनुष्य में पाचन की कार्यिकी

54. **पाचन किस प्रक्रिया द्वारा सम्पन्न होता है?**
(a) यान्त्रिक तथा रासायनिक प्रक्रिया
(b) केवल रासायनिक प्रक्रिया
(c) केवल यान्त्रिक प्रक्रिया
(d) उपरोक्त में से कोई नहीं

55. **पाचन में**
(a) बड़े भोजन के कण छोटे कणों में टूटते हैं
(b) अघुलनशील भोजन कण घुलनशील घटकों में टूटते हैं
(c) स्टार्च अमीनो अम्लों में बदलता है
(d) दोनों (a) व (b)

56. **पाचन की प्रक्रिया आरम्भ होती है**
(a) आमाशय (b) ग्रसिका
(c) मुख (d) आँत

57. **उस प्रक्रिया का नाम बताइए, जिसके द्वारा निगला (Swallowed) हुआ भोजन क्रमशः ग्रसनी तथा ग्रसिका को चला जाता है**

(a) निगलना (Deglutition)
(b) क्रमानुकुंचन (Peristalsis)
(c) अन्तःग्रहण (Ingestion)
(d) सक्कस एन्टेरिकस (Succus entericus)

58. **मनुष्य की लार में उपस्थित एन्जाइम लाइसोजाइम किस रूप में कार्य करता है?**

(a) एण्टीबैक्टीरियल कारक (b) जाइमोजन
(c) एमाइलेज (d) लाइपेज

59. **मनुष्य की लार का pH होता है**

(a) 7.0 (b) 7.5
(c) 6.8 (d) 6.0

60. **पाचक एन्जाइम लारीय एमाइलेज पाचन करता है**

(a) कार्बोहाइड्रेट का (b) वसा का
(c) प्रोटीन्स का (d) इन सभी का

61. **टायलिन आमाशय में भोजन का पाचन नहीं करता है, क्योंकि**

(a) इसकी मात्रा कम होती है
(b) यह कार्बोहाइड्रेट पाचक एन्जाइम है
(c) यह लार ग्रन्थियों से स्रावित होता है
(d) HCl इसको निष्क्रिय कर देता है

62. **गैस्ट्रिक रस से निकलने वाला कौन-सा अम्ल भोजन के बैक्टीरिया को नष्ट करता है?**

(a) सिट्रिक अम्ल
(b) लाइटिक अम्ल
(c) हाइड्रोक्लोरिक अम्ल (HCl)
(d) उपरोक्त सभी

63. **पाइलोरिक आमाशय की म्यूकोसा से स्रावित गैस्ट्रिन हॉर्मोन का क्या कार्य है?**

(a) बैक्टीरिया को नष्ट करना
(b) भोजन को अम्लीय माध्यम प्रदान करना
(c) गैस्ट्रिक रस के स्राव को प्रेरित करना
(d) उपरोक्त सभी

64. **A का पाचन मुखगुहा से आरम्भ होता है, जबकि B के पाचन का प्रमुख स्थल आमाशय में होता है।**

दिए गए कथन को पूरा करने के लिए A तथा B के लिए सही विकल्प का चयन कीजिए।

(a) A–स्टार्च, B–प्रोटीन (b) A–प्रोटीन, B–स्टार्च
(c) A–वसा, B–प्रोटीन (d) A–वसा, B–स्टार्च

65. **गैस्ट्रिक रस का कौन-सा घटक लारीय एमाइलेज को निष्क्रिय करता है?**

(a) म्यूकस (b) रेनिन
(c) HCl (d) पेप्सिन

66. **नवजात शिशुओं के गैस्ट्रिक रस में होता है**

(a) माल्टेज, पेप्सिनोजन, रेनिन
(b) न्यूक्लिएज, पेप्सिनोजन, लाइपेज
(c) पेप्सिनोजन, लाइपेज, रेनिन
(d) एमाइलेज, रेनिन, पेप्सिनोजन

67. **निम्न में से कौन-से यौगिक की मदद से पेप्सिनोजन अपनी निष्क्रिय अवस्था से अपनी सक्रिय अवस्था पेप्सिन में बदल जाता है?**

(a) प्रोएन्जाइम (b) HCl
(c) इलेक्ट्रोलाइट (d) बाइकार्बोनेट

68. **नवजात शिशुओं में दुग्ध के पाचन के लिए कौन-सा एन्जाइम उत्तरदायी है?**

(a) पेप्सिन (b) ट्रिप्सिन
(c) रेनिन (d) केसीन

69. **निम्न समीकरण को पूरा कीजिए तथा सही विकल्प का चुनाव कीजिए।**

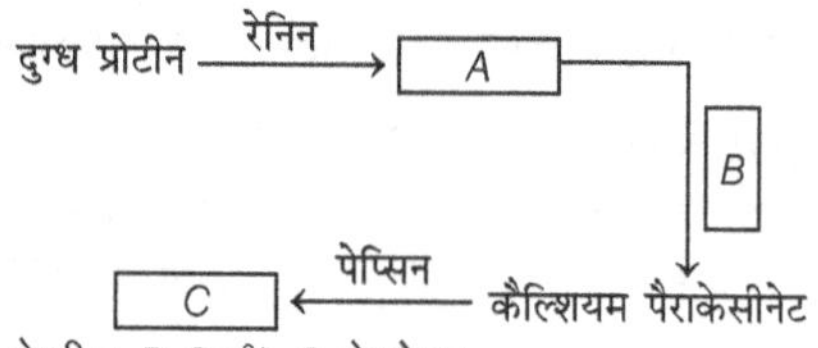

(a) A–केसीन, B–Ca^{2+}, C–पेप्टोन्स
(b) A–Ca^{2+}, B–पेप्टोन्स, C–कैसीन
(c) A–पैराकेसीन, B–Ca^{2+}, C–पेप्टोन्स
(d) A–Ca^{2+}, B–पैराकेसीन, C–पेप्टोन्स

70. **मानव में प्रोटीन के पाचन की प्रक्रिया का प्रारम्भिक चरण किसके द्वारा सम्पन्न होता है?**

(a) लाइपेज (b) ट्रिप्सिन
(c) रेनिन (d) पेप्सिन

71. **पेप्सिन क्या है?**

(a) हॉर्मोन (b) एन्जाइम
(c) विटामिन (d) पोषक पदार्थ

72. **मनुष्य में प्रतिदिन कितनी मात्रा में गैस्ट्रिक रस स्रावित होता है?**

(a) 2-8 L (b) 2-10 L
(c) 4-8 L (d) 2-3 L

73. **पेप्सिन का स्रावण किसमें होता है?**

(a) आँत में
(b) यकृत या जिगर में
(c) लार में
(d) आमाशय में

74. **पेप्सिन कैसे माध्यम में सक्रिय होता है?**

(a) अत्यधिक अम्लीय (b) क्षारीय
(c) हल्के अम्लीय (d) उदासीन

38. (b)	39. (a)	40. (c)	41. (a)	42. (a)	43. (c)	44. (c)	45. (a)	46. (d)	47. (c)
48. (c)	49. (a)	50. (b)	51. (d)	52. (c)	53. (a)	54. (a)	55. (d)	56. (c)	57. (a)
58. (a)	59. (c)	60. (a)	61. (d)	62. (c)	63. (c)	64. (a)	65. (c)	66. (c)	67. (b)
68. (c)	69. (c)	70. (d)	71. (b)	72. (d)	73. (d)	74. (a)			

75. यदि माध्यम का pH 1.0-3.5 हो, तो प्रोटीन का पाचन किस एन्जाइम से होगा?
(a) पेप्सिन (b) लाइपेज
(c) एन्टेरोकाइनेज (d) ट्रिप्सिन

76. मनुष्य की आहारनाल के किस भाग में प्रोटीन, वसा तथा कार्बोहाइड्रेट के पाचन की प्रक्रिया प्रारम्भ होती है?
(a) क्रमशः आमाशय, आँत तथा मुख से
(b) केवल आमाशय से
(c) क्रमशः आँत, आमाशय तथा मुख से
(d) केवल आँत से

77. कौन-से एन्जाइम प्रोटीन पाचक हैं
(a) ट्रिप्सिन, पेप्सिन, काइमोट्रिप्सिन (b) ट्रिप्सिन, एमाइलेज
(c) टायलिन, पेप्सिन, इरेप्सिन (d) इनमें से कोई नहीं

78. ट्रिप्सिन बदलता है
(a) प्रोटीन्स को पेप्टोन्स में
(b) वसाओं को वसीय अम्लों में
(c) स्टार्च एवं ग्लाइकोजन को माल्टोस में
(d) सुक्रोस को ग्लूकोस एवं फ्रक्टोस में

79. आमाशय में कितने प्रतिशत क्रमाकुंचन गतियाँ तथा कितने प्रतिशत मंथन गतियाँ होती हैं?
(a) 30% व 70% (b) 20% व 80%
(c) 40% व 60% (d) 50% व 50%

80. अग्न्याशय के बारे में निम्न में से कौन-सा कथन सही है?
(a) अग्न्याशयी रस का स्रावण, अग्न्याशय के एण्डोक्राइन भाग की एसीनी की कोशिका करती है
(b) अग्न्याशयी रस का pH 6 होता है
(c) सिक्रेटिन तथा CCK अग्न्याशयी रस के स्रावण को संदमित करते है
(d) अग्न्याशयी रस में ट्रिप्सिनोजन, काइमोट्रिप्सिनोजन प्रोकार्बोक्सी पेप्टाइडेज, न्यूक्लिएज, एमाइलोसिन तथा स्टीएप्सिन एन्जाइम होते हैं

81. पित्त, पित्त लवण तथा पित्त वर्णकों से मिलकर बना होता है। ये क्रमशः होते हैं
(a) सोडियम ग्लाइकोलेट, टोरोकोलेट तथा बिलिरुबिन, बिलिवर्डिन
(b) बिलिरुबिन, बिलिवर्डिन तथा सोडियम ग्लाइकोलेट, टोरोकोलेट
(c) सोडियम ग्लाइकोलेट, टोरोकोलेट तथा बिलिरुबिन
(d) सोडियम ग्लाइकोलेट, टोरोकोलेट तथा बिलिवर्डिन

82. काइमोट्रिप्सिन की प्रतिक्रिया होती है
(a) ड्यूडीनम में स्टार्च पर
(b) आमाशय में प्रोटीन पर
(c) ड्यूडीनम में क्षारीय माध्यम में प्रोटीन्स पर
(d) ड्यूडीनम में अम्लीय माध्यम में प्रोटीन्स पर

83. ट्रिप्सिन ऐसा एन्जाइम होता है, जो प्रोटीन का पाचन करता है
(a) आमाशय में अम्लीय माध्यम में
(b) ड्यूडीनम में क्षारीय माध्यम में
(c) ड्यूडीनम में अम्लीय माध्यम में
(d) आमाशय में क्षारीय माध्यम में

84. निम्नलिखित में से सही कथन का चयन कीजिए।
(a) ट्रिप्सिनोजन एक निष्क्रिय एन्जाइम है
(b) ट्रिप्सिनोजन का स्राव आँत की म्यूकोसा से होता है
(c) एन्टेरोकाइनेज का स्राव अग्न्याशय से होता है
(d) पित्त में ट्रिप्सिन पाया जाता है

85. एन्टेरोकाइनेज एन्जाइम किसके परिवर्तन में सहायता करता है?
(a) केसिनोजन से कैसीन (b) ट्रिप्सिनोजन से ट्रिप्सिन
(c) पेप्सिनोजन से पेप्सिन (d) प्रोटीन से पॉलीपेप्टाइड

86. माल्टोस का जल-अपघटन किसका निर्माण करता है?
(a) 2 ग्लूकोस अणु
(b) 2 गैलेक्टोस अणु
(c) 1 ग्लूकोस + 1 गैलेक्टोस अणु
(d) 1 ग्लूकोस + 1 फ्रक्टोस अणु

87. निम्न में से कौन-से अणु अग्न्याशयी रस द्वारा पचाए जा सकते हैं?
(a) वसा, प्रोटीन तथा न्यूक्लिक अम्ल
(b) कार्बोहाइड्रेट तथा प्रोटीन
(c) कार्बोहाइड्रेट तथा वसा
(d) उपरोक्त सभी

88. सक्कस एन्टेरिकस में यह एन्जाइम उपस्थित नहीं होता है
(a) माल्टेज (b) न्यूक्लिएज
(c) न्यूक्लियोसाइडेज (d) लाइपेज

89. सुक्रेज एन्जाइम सुक्रोस का जल-अपघटन करता है
(a) ग्लूकोस व ग्लैक्टोस में
(b) ग्लूकोस व फ्रक्टोस में
(c) ग्लूकोस के 2 अणुओं में
(d) फ्रक्टोस के 2 अणुओं में

90. दुग्ध शर्करा के जल-अपघटन से निर्मित होता है
(a) लैक्टोस के दो अणु
(b) ग्लूकोस के दो अणु
(c) 1 ग्लूकोस अणु व 1 फ्रक्टोस अणु
(d) 1 ग्लूकोस अणु व 1 गैलेक्टोस अणु

91. निम्न में से कहाँ पित्त द्वारा वसा का पायसीकरण अर्थात् इमल्सीकरण होता है ?
(a) इलियम में (b) आमाशय में
(c) यकृत या जिगर में (d) ड्यूडीनम में

92. इरेप्सिन है
(a) प्रोटीन पाचक एन्जाइम
(b) वसा पाचक एन्जाइम
(c) कार्बोहाइड्रेट पाचक एन्जाइम
(d) न्यूक्लिक अम्ल पाचक एन्जाइम

93. निम्नलिखित में से कौन-से एन्जाइम पॉलीपेप्टाइड शृंखला का कई स्थानों पर जल अपघटन कर उसको छोटे-छोटे टुकड़ों में विखण्डित कर सकते हैं?
(a) एण्डोपेप्टाइडेसेज (b) एक्सोपेप्टाइडेज
(c) न्यूक्लिऐजेज (d) दोनों (a) व (b)

94. कार्बोहाइड्रेट पाचन के अन्तिम उत्पाद हैं

(a) ग्लूकोस, गैलेक्टोस तथा फ्रक्टोस या मोनोसैकेराइड्स
(b) सुक्रोस, माल्टोस, गैलेक्टोस या डाइसैकेराइड्स
(c) ग्लिसरॉल, गैलेक्टोस, ग्लूकोस, माल्टोस
(d) ग्लाइकोजन

95. निम्न में कौन-सी उपयुक्त अभिक्रिया के अन्तिम उत्पादों को पाचित कर अवशोषण योग्य सरल रूप में बदल देते हैं?

(a) आमाशय $\rightarrow$ वसा $\xrightarrow{\text{लाइपेज}}$ मीसेल्स
(b) छोटी आँत $\rightarrow$ प्रोटीन $\xrightarrow{\text{पेप्सिन}}$ अमीनो अम्ल
(c) छोटी आँत $\rightarrow$ स्टार्च $\xrightarrow{\text{एमाइलेज}}$ डाइसैकेराइड
(d) ड्यूडीनम $\rightarrow$ ट्राइग्लिसराइड $\xrightarrow{\text{ट्रिप्सिन}}$ मोनोग्लिसरॉइड

96. निम्न में से कौन-सी एन्जाइम अभिक्रिया असत्य है?

(a) न्यूक्लिक अम्ल $\xrightarrow{\text{न्यूक्लियोटाइडेज}}$ नाइट्रोजिनस बेस + पेन्टोस शर्करा
(b) वसा $\xrightarrow{\text{लाइपेज}}$ वसीय अम्ल + डाइग्लिसरॉइड
(c) स्टार्च $\xrightarrow{\alpha\text{-एमाइलेज}}$ माल्टोस + आइसोमाल्टोस + α-डेक्सट्राइस
(d) प्रोटीन $\xrightarrow{\text{पेप्सिन}}$ पेप्टोनेस + प्रोटिएज

97. निम्न अभिक्रिया में उचित कथन भरकर अभिक्रिया को पूरा कीजिए।

वसा $\xrightarrow{A}$ B $\xrightarrow[\text{लाइपेज}]{\text{अग्न्याशयी}}$ मोनोग्लिसरॉइड + वसीय अम्ल

(a) A-लाइसोजाइम; B-पॉलीग्लिसरॉइड
(b) A-लाइसोजाइम; B-डाइग्लिसरॉइड
(c) A-लाइपेज; B-डाइग्लिसरॉइड
(d) A-लाइपेज; B-पॉलीग्लिसरॉइड

98. आमाशय में गैस्ट्रिक रस के स्रावण को प्रेरित करने वाला पदार्थ है

(a) गैस्ट्रिन
(b) हिस्टामीन
(c) ऐसीटिलकोलीन
(d) उपरोक्त से कोई नहीं

99. सेक्रेटिन एवं कोलेसिस्टोकाइनिन हॉर्मोन्स किसमें स्रावित किए जाते हैं?

(a) ग्रासनली में
(b) पाइलोरिक आमाशय में
(c) ड्यूडीनम में
(d) इलियम में

100. कौन-सा हॉर्मोन अग्न्याशयी रस तथा बाइकार्बोनेट आयन के उत्पादन को प्रेरित करता है?

(a) एन्जियोटेन्सिन तथा एपिनेफ्रिन
(b) गैस्ट्रिन तथा इन्सुलिन
(c) कोलेसाइटोकाइनिन तथा सेक्रेटिन
(d) इन्सुलिन तथा ग्लूकैगॉन

101. छोटी आँत से निकलने वाला कौन-सा हॉर्मोन आँत्रीय रस तथा अग्न्याशयी रस के स्राव को नियन्त्रित करता है?

(a) सेक्रेटिन (b) लाइसोजाइम (c) पेप्सिन (d) गैस्ट्रिन

102. पित्ताशय में संकुचन होता है

(a) सेक्रेटिन द्वारा
(b) कोलेसिस्टोकाइनिन द्वारा
(c) गैस्ट्रिन द्वारा
(d) पेप्सिन द्वारा

103. ड्यूडीनम से स्रावित जठरान्त्रीय और कोलेसिस्टोकाइनिन हॉर्मोन किसके उद्दीपन व संकुचन के लिए उत्तरदायी है?

(a) अग्न्याशय और पित्ताशय
(b) यकृत, पित्ताशय और अग्न्याशय
(c) पित्ताशय और गैस्ट्रिक ग्रन्थि की कोशिका
(d) लार ग्रन्थि और पित्ताशय

104. आँत्रीय विलाई का प्रमुख कार्य क्या है?

(a) पचे हुए भोजन का स्वांगीकरण (Assimilation)
(b) अवशोषण तल को बढ़ाना
(c) एन्जाइमों का स्रावण
(d) परानिस्यन्दन (Ultrafiltration)

105. भोजन के अवशोषण से आप क्या समझते हैं?

(a) यह वह प्रक्रिया है, जिसमें पाचन से प्राप्त उत्पाद छोटी आँत की म्यूकोसा से निकलकर रुधिर या लसीका में प्रवेश करते हैं
(b) यह पचित भोजन के मानव आहारनाल से रुधिर या लसीका में परिवहन की प्रक्रिया है
(c) यह अवशोषित खाद्य पदार्थों के उपयोग की प्रक्रिया है
(d) यह वह प्रक्रिया है, जिसमें पोषक पदार्थ म्यूकोसा द्वारा बड़ी आँत्र से रुधिर या लसीका में अवशोषित होते हैं

106. पचे हुए भोजन का सर्वाधिक अवशोषण कहाँ होता है?

(a) बड़ी आँत में (b) छोटी आँत में
(c) आमाशय में (d) मुखगुहा में

107. किस प्रक्रिया द्वारा गैलेक्टोस, अमीनो अम्ल तथा कुछ इलेक्ट्रोलाइट्स जैसे Na^+ तथा K^+ का अवशोषण होता है ?

(a) केवल सक्रिय परिवहन द्वारा
(b) केवल निष्क्रिय परिवहन द्वारा
(c) सरल विसरण द्वारा
(d) परासरण द्वारा

108. छोटी आँत में मुख्यतया किस प्रक्रिया द्वारा ग्लूकोस से अमीनो अम्ल का अवशोषण होता है?

(a) सक्रिय परिवहन (b) निष्क्रिय परिवहन
(c) परासरण (Osmosis) (d) सामान्य परासरण

109. वसा का अवशोषण किस प्रक्रिया द्वारा होता है?

(a) सक्रिय परिवहन (b) निष्क्रिय परिवहन
(c) परासरण (d) सरल विसरण

110. सुसाध्य विसरण द्वारा परिवहन होता है

(a) फ्रक्टोस (b) अमीनो अम्ल
(c) ग्लूकोस (d) दोनों (a) तथा (b)

111. **ग्लिसरॉल, वसीय अम्ल तथा मोनोग्लिसरॉइड का अवशोषण होता है**
(a) आमाशय की भित्ति द्वारा
(b) ड्यूडीनम की भित्ति द्वारा
(c) आँत की माइक्रोविलाई में स्थित लसीका वाहिनी द्वारा
(d) विलाई में स्थित केशिकाओं के द्वारा

112. **कौन-सा कथन मानव में पाचन व अवशोषण की प्रक्रिया के सन्दर्भ में गलत है?**
(a) छोटी आँत सभी पोषक पदार्थों के अवशोषण का प्रमुख स्थल है
(b) लगभग 40% पोषकों का अवशोषण छोटी आँत्र में होता है
(c) आमाशय में म्यूकस, कुछ मात्रा में जल तथा लवण, आदि का अवशोषण आमाशय की म्यूकोसा द्वारा होता है
(d) जल तथा बैक्टीरियल उत्पादों के अवशोषण का स्थल बड़ी आँत है

113. **वसा का कौन-सा रूप आँत की कोशिकाओं में अवशोषित होता है?**
(a) मीसेल्स (b) काइलोमाइक्रोन
(c) वसीय अम्ल (d) दोनों (a) तथा (b)

114. **बड़ी आँत के कार्य के सन्दर्भ में कौन-सा कथन गलत है?**
(a) बड़ी आँत लम्बाई में छोटी आँत से छोटी होती है
(b) कुछ मात्रा में जल, कुछ अमीनो अम्ल तथा इलेक्ट्रोलाइट्स का अवशोषण इसमें होता है
(c) म्यूकस मल के लिए स्नेहक का कार्य करता है
(d) मल अस्थायी रूप से मलाशय में एकत्रित होता है

115. **बड़ी आँत में से किस पदार्थ का अपचित भोजन से अवशोषण होता है?**
(a) जल तथा विटामिन
(b) जल तथा बैक्टीरियल पदार्थों के उत्पाद
(c) जल तथा लवण
(d) जल तथा एल्कोहॉल

116. **पाचन तथा अवशोषण की प्रक्रिया के दौरान, आहारनाल में ड्यूडीनम से मलाशय तक क्रमानुकुंचन गतियाँ उत्पन्न होती हैं**
(a) पेशीय स्थिति की अरेखित पेशियों के कारण
(b) आन्तरांग पेरिटोनियम के कारण
(c) सबम्यूकोसा के मिसनर प्लेक्स के कारण
(d) म्यूकोसा की उपकला परत के कारण

117. **मुखगुहा से जल तथा खनिजों के अवशोषण स्थल तक, भोजन का मार्ग किस प्रकार का होता है?**
(a) मुख → मुखगुहा → ग्रसनी → ग्रसिका → ड्यूडीनम → आमाशय → इलियम → बड़ी आँत
(b) मुख → मुखगुहा → ग्रसनी → ग्रसिका → आमाशय → ड्यूडीनम → इलियम → सीकम → मलाशय
(c) मुख → मुखगुहा → ग्रसनी → कण्ठ → आमाशय → छोटी आँत → बड़ी आँत
(d) मुख → मुखगुहा → ग्रसनी → ग्रसिका → आमाशय → बड़ी आँत → छोटी आँत

75. (a)	76. (a)	77. (a)	78. (a)	79. (b)	80. (d)	81. (a)	82. (c)	83. (b)	84. (a)
85. (b)	86. (a)	87. (d)	88. (d)	89. (b)	90. (d)	91. (d)	92. (a)	93. (a)	94. (a)
95. (c)	96. (a)	97. (c)	98. (a)	99. (c)	100. (c)	101. (a)	102. (b)	103. (a)	104. (b)
105. (a)	106. (b)	107. (a)	108. (a)	109. (d)	110. (d)	111. (c)	112. (b)	113. (a)	114. (b)
115. (b)	116. (a)	117. (b)							

नर्सिंग एग्जाम गैलरी

1. **लार में एन्जाइम होता है, जो निम्नलिखित में किस पोषक तत्व पर कार्य करता है?** *(MPNHM CHO 2021)*
(a) प्रोटीन (Protein)
(b) वसा (Fat)
(c) स्टार्च (Starch)
(d) खनिज पदार्थ (Minerals)

2. **पेट की दीवार की आन्तरिक परत को कहा जाता है** *(NHM Contractual Staff Nurse 2021)*
(a) बाह्य त्वचा (Ectoderm)
(b) म्यूकोसा (Mucosa)
(c) उपकला (Epithelium)
(d) ड्यूडीनम (Duodenum)

3. **पित्ताशय स्थित होता है** *(UPNHM Staff Nurse 2019)*
(a) यकृत के नीचे (b) यकृत की दाईं तरफ
(c) यकृत की बाईं तरफ (d) इनमें से कोई नहीं

4. **निम्नलिखित में कौन यूकैरियोटिक कोशिकाओं द्वारा स्वांगीकृत** (Assimilated) **नहीं होता है?** *(ESIC Staff Nurse 2019)*
(a) लैक्टेट (b) नाइट्रोजन (c) सल्फेट (d) ग्लूकोस

5. **पाचन तन्त्र में भोजन अन्दर लेने की प्रक्रिया है** *(UPNHM Staff Nurse 2019)*
(a) अन्तर्ग्रहण (b) प्रेरण
(c) पाचन (d) बहि:क्षेपण

6. **यकृत में बिलिरुबीन युग्मित होता है** *(AIIMS Bhubaneswar 2018)*
(a) ग्लूकोयूरोनिक अम्ल के साथ
(b) पित्त अम्ल के साथ
(c) कोलिक अम्ल के साथ
(d) ग्लूटामिक अम्ल के साथ

7. **जठर रस में पाए जाने वाले हाइड्रोक्लोरिक अम्ल को स्रावित करने वाली जठर** (Gastric) **ग्रन्थिल कोशिकाएँ कहलाती हैं** *(AIIMS Bhubaneswar 2018)*
(a) ग्रीवा कोशिकाएँ
(b) श्लेष्म (Mucous) कोशिकाएँ
(c) मुख्य (Chief) कोशिकाएँ
(d) पैराइटल कोशिकाएँ

8. **निम्नलिखित में से कौन-सी मानव में सबसे बड़ी पाचक ग्रन्थि है?** *(RRB Staff Nurse 2018)*
(a) प्लीहा (b) यकृत
(c) अग्न्याशय (d) हिपेटोपैक्रियाज

9. **सीकम, कोलन एवं रेक्टम भाग हैं** *(AIIMS Jodhpur Staff Nurse 2018)*
(a) प्लूरल गुहा के (b) छोटी आँत के
(c) पेरिटोनियम के (d) बड़ी आँत के

10. **लार ग्रन्थियाँ लार का स्रावण करती हैं जिसमें एन्जाइम होता है** *(RRB Staff Nurse 2018)*
(a) पेप्सिन (b) रेनिन (c) टायलिन (d) लाइपेज

11. **अग्न्याशयी रस में उपस्थित प्रमुख प्रोटीन पाचक एन्जाइम है** *(KPSC Staff Nurse 2017)*
(a) पेप्सिन (b) ट्रिप्सिन
(c) डाइपेप्टाइडेज (d) एमिनोपेप्टाइडेज

12. **वसा से ग्लूकोस का संश्लेषण कहलाता है** *(DSSSB Staff Nurse 2017)*
(a) ग्लाइकोलाइसिस (b) क्रेब्स चक्र
(c) सेपोनीफिएशन (d) ग्लूकोनियोजेनेसिस

13. **टायलिन .... में पाया जाता है।** *(ESIC Staff Nurse 2016)*
(a) लार (b) आमाशय रस
(c) अग्न्याशय रस (d) पित्त

14. .... **छोटी आँत में अवशोषित होने वाले वसा में घुलनशील विटामिन**-K **द्वारा रचित होता है।** *(ESIC Staff Nurse 2016)*
(a) प्रोथ्रॉम्बिन (b) थ्रॉम्बोप्लास्टिन
(c) थ्रॉम्बिन (d) फाइब्रिनोजन

15. **पित्त लवणों** (Bile salts) **के संग्रहण से क्या होता है?** *(AIIMS Nsg. 2016)*
(a) प्रुराइटिस (Pruritis) (b) सोरिएसिस (Psoriasis)
(c) ईकाइमोसिस (Echymosis) (d) खुजली (Itching)

16. **कौन-सा हॉर्मोन पाचनांत्र में पित्त की रिहाई को उत्तेजित करता है?** *(ESIC Staff Nurse 2016)*
(a) गैस्ट्रीन (b) सेक्रेटिन
(c) कोलेसिस्टोकाइनिन (d) एन्टेरोगैस्ट्रॉन

17. **ड्यूडीनम से स्रावित होने वाले हॉर्मोन का नाम है** *(ESIC Staff Nurse 2016)*
(a) कोलेसिस्टोकाइनिन
(b) एसिड पेप्सिन
(c) गैस्ट्रिक इनन्हिबिटिंग पेप्टाइड
(d) गैस्ट्रिन

18. **पित्त किसमें संश्लेषित होता है ?** *(ESIC Staff Nurse 2016)*
(a) जिगर (b) गॉल ब्लैडर
(c) पेट (d) अग्न्याशय

19. **पित्त लवणों का निर्माण होता है** *(HPSSSB Staff Nurse 2016)*
(a) कोलेस्ट्रॉल से (b) अमिनो एसिड से
(c) ग्लाइकोजन से (d) इनमें से कोई नहीं

20. **गैस्ट्रिक ग्रन्थि की मुख्य कोशिका क्या स्रावित करती है?** *(ESIC Staff Nurse 2016)*
(a) म्यूकस (b) पेप्सिनोजन
(c) हाइड्रोक्लोरिक एसिड (d) इन्ट्रिन्सिक फैक्टर

21. **'वाल्वुली कनिवेन्ट्स' विशेषतया किसमें देखा जाता है?** *(ESIC Staff Nurse 2016)*
(a) उदर के नीचे छोटी आँत का पहला भाग (ड्यूडीनम) में
(b) मध्य की छोटी आँत में
(c) इलियम में
(d) बड़ी आँत में

22. **मानव शरीर में कौन-सी संरचना से एपेन्डिक्स संलग्न है?** *(HPSSB Staff Nurse 2016)*
(a) बड़ी आँत (b) छोटी आँत
(c) गाल ब्लैडर (d) जठर

23. **सबसे बड़ी लार ग्रन्थि है** *(ESIC Staff Nurse 2016)*
(a) पैरोटिड (b) सबमैन्डीबुलर
(c) सबलिंगुअल (d) अग्न्याशय

24. **गैस्ट्रिक ग्रन्थियाँ** (Gastric glands) .... **की दीवार में उपस्थित रहती हैं।** *(ESIC Staff Nurse 2016)*
(a) बड़ी आँत (Large intestine)
(b) छोटी आँत (Small intestine)
(c) ग्रासनाल (Oesophagus)
(d) आमाशय (Stomach)

25. **निम्नलिखित में से किस अंग में लौह का सर्वाधिक अवशोषण होता है ?** *(RRB Staff Nurse 2015)*
(a) आमाशय (Stomach)
(b) छोटी आँत (Small intestine)
(c) बड़ी आँत (Large intestine)
(d) यकृत (Liver)

26. **लार ग्रन्थियों** (Salivary glands) **के आकार में वृद्धि को कहते हैं** *(KPSC Staff Nurse 2015)*
(a) सिलेडीनाइटिस (Siladenitis)
(b) सिएलएडीनोमा (Sialadenoma)
(c) सिएलएडीनोपेथी (Sialadenopathy)
(d) सिएलडेन (Sialden)

27. **औषधियों की अवशोषण दर सबसे अधिक होती है** *(RRB Staff Nurse 2015)*
(a) बड़ी आँत्र में (b) आमाशय में
(c) पित्ताशय में (d) छोटी आँत में

28. **पाचन तन्त्र के किस भाग में जल का सर्वाधिक अवशोषण होता है** *(RUHS Pb. B.Sc. Nsg. 2015)*
(a) ग्रासनाल (Oesophagus)
(b) आमाशय (Stomach)
(c) छोटी आँत (Small intestine)
(d) बड़ी आँत (Large intestine)

29. **मानव आमाशय का वह भाग जो ग्रासनाल से जुड़ता है** *(RRB Staff Nurse 2015)*
(a) फंडस (Fundus) (b) कार्डिया (Cardia)
(c) बॉडी (Body) (d) पाइलोरस (Pylorus)

30. **कौन-सी संरचना निगलते समय भोजन को लेरिंक्स में जाने से रोकती है?** *(RUHS Pb. B.Sc. Nsg. 2015)*
(a) ग्रासनाल (Oesophagus)
(b) ग्रसनी (Pharynx)
(c) श्रवण नली (Eustachian tube)
(d) कण्ठच्छद (Epiglottis)

31. **निम्नलिखित में से कौन-से दाँत भोजन को कुचलने व पीसने के काम आते हैं?** *(RRB Staff Nurse 2015)*
(a) रदनक (Canine) (b) कृन्तक (Incisor)
(c) चर्वणक (Molar) (d) अग्रचर्वणक (Premolar)

32. **निम्नलिखित में से कौन-से अंग द्वारा सबसे अधिक पोषक तत्व रुधिर में अवशोषित होते हैं?** *(RUHS M.Sc. Nsg. 2014)*
(a) मुँह (Mouth)
(b) बड़ी आँत (Large intestine)
(c) छोटी आँत (Small intestine)
(d) उदर (Abdomen)

33. **मानव शरीर की निम्नलिखित संरचनाओं में से किस संरचना में वर्मिफॉर्म अपेंडिक्स पाई जाती है?** *(RUHS M.Sc. Nsg. 2014)*
(a) बड़ी आँत्र (Large intestine)
(b) छोटी आँत्र (Small intestine)
(c) पित्ताशय (Gall bladder)
(d) आमाशय (Stomach)

34. **निम्नलिखित में से कौन-सा अंग कोलेस्ट्रॉल के निर्माण के लिए वसा को खण्डित करता है?** *(RUHS M.Sc. Nsg. 2014)*
(a) आँत (b) यकृत
(c) फुफ्फुस (d) वृक्क

35. **वसा के पाचन में सहायक एन्जाइम कौन-सा है?** *(AIIMS Patna 2013)*
(a) एमाइलेज (b) लाइपेज
(c) पेप्सिन (d) ट्रिप्सिन

36. **निम्नलिखित में से कौन-सा यकृत का कार्य नहीं है?** *(AIIMS Patna 2013)*
(a) बाइल का निर्माण (b) औषधियों का भण्डारण
(c) ग्लूकोस का भण्डारण (d) बाइल का भण्डारण

37. **बिलिरुबिन का निर्माण होता है** *(AIIMS Patna 2013)*
(a) हीम से (b) ग्लोबिन से
(c) ट्रांसफेरिन से (d) गैस्ट्रोफेरिटिन से

1. (c)	2. (b)	3. (a)	4. (c)	5. (a)	6. (a)	7. (d)	8. (b)	9. (d)	10. (c)
11. (b)	12. (d)	13. (a)	14. (a)	15. (a)	16. (c)	17. (a)	18. (a)	19. (a)	20. (b)
21. (b)	22. (a)	23. (a)	24. (d)	25. (d)	26. (c)	27. (d)	28. (d)	29. (b)	30. (d)
31. (c)	32. (c)	33. (a)	34. (b)	35. (b)	36. (d)	37. (a)			

करेक्ट सॉल्यूशन्स

टॉपिकल प्रैक्टिस

1. (*d*) भोजन आवश्यक पोषक तत्वों से मिलकर बना होता है, जोकि हमें ऊर्जा एवं वृद्धि के लिए कच्चा माल प्रदान करते हैं। अतः पोषण में वे सभी प्रक्रियाएँ सम्मिलित हैं, जो भोजन के रूप में शरीर की वृद्धि व ऊर्जा को बनाए रखने के लिए के लिए आवश्यक पोषक तत्व उपलब्ध कराती हैं।

2. (*a*) पाचन में यान्त्रिक व रासायनिक दोनों प्रक्रम सम्मिलित हैं। सामान्यतया यह बड़े अणुओं जैसे-जटिल कार्बोहाइड्रेट, प्रोटीन, वसा, आदि के सरल घुलनशील अणुओं में टूटने की प्रक्रिया है।

3. (*a*) आमाशय (Stomach) उदर गुहा के ऊपरी बाएँ भाग में स्थित होता है। यह J-आकार का होता है तथा यह आहारनाल का सबसे चौड़ा भाग है। सीकम, बड़ी आँत का अन्धनाल भाग है, जिसमें सहजीवी बैक्टीरिया होते हैं। ग्रसिका एक लम्बी पतली नलिका है, जो गर्दन, वक्ष, एवं डायाफ्राम (Diaphragm) से होते हुए आमाशय में खुलती है।

4. (*b*) हमारे दाँत जबड़े की अस्थि में धँसे होते हैं, ऐसे दाँतों को गर्तदन्ती कहते हैं। मनुष्य में जीवनकाल में दो बार दाँत आते हैं। इनमें अस्थाई दाँत या दूध के दाँत (20), स्थायी दाँत (32) द्वारा प्रतिस्थापित हो जाते हैं। अतः ऐसे दाँतों को द्विबारदन्ती कहते हैं।

5. (*b*) दन्त सूत्र प्रत्येक जबड़े में आधे दाँतों की संख्या प्रदान करता है। अतः ऊपरी एवं निचले जबड़े के प्रत्येक आधे भाग में दाँतों की व्यवस्था I, C, Pm एवं M के क्रम में दन्तसूत्र कहलाती है।

13. (*c*) मनुष्य समेत अधिकांशतया स्तनियों में दाँतों की संख्या निश्चित होती है। मनुष्य द्विबारदन्ती होते हैं अर्थात् इनमें अस्थाई या दूधिया दाँत एवं स्थाई दाँत पाए जाते हैं। मनुष्य में अस्थाई दाँतों में 8 इंसिजर, 4 कैनाइन एवं 8 मोलर सहित कुल 20 दाँत सम्मिलित होते हैं।

14. (*b*) एक दाँत तीन भागों; जैसे-शीर्ष, ग्रीवा तथा मूल से बना होता है। बाहर से दिखाई देने वाला भाग शरीर के कठोरतम भाग इनेमल से ढका होता है।

17. (*d*) जिह्वा की ऊपरी सतह पर छोटे-छोटे उभार के रूप में पैपिला पाए जाते हैं। सल्कस टर्मिनल्स जिह्वा को (V-आकार की उल्टी खाँच) ऊपरी सतह पर मुख गुहीय भाग तथा ग्रसनीय भाग में बाँट देता है।

21. (*b*) ग्रसनी को तीन भागों में विभक्त किया जा सकता है-नासाग्रसनी, मुखग्रसनी एवं कण्ठ ग्रसनी। यह मुखगुहा का पिछला भाग है, जो घाँटी छिद्र या ग्लॉटिस (Glottis) द्वारा कण्ठ में खुलती है। यह भोजन एवं वायु हेतु संयुक्त मार्ग होता है।

22. (*d*) ग्रसनी घाँटी द्वार नामक छिद्र द्वारा कण्ठ (Larynx) में खुलता है, जोकि पत्तीनुमा उपास्थिमय संरचना घाँटी ढक्कन (Epiglottis) से ढका रहता है। यह घाँटी ढक्कन भोजन को निगलते समय भोजन को ग्रसिका से श्वासनली में जाने से रोकता है।

23. (*d*) ग्रासनली (भोजन नलिका) 2.5 cm पेशीय नलिका (Muscular tube) होती है तो चबाए हुए भोजन को ग्रसनी से आमाशय में स्थानान्तरित करती है। आमाशय एवं ग्रासनाल के मध्य कार्डियक स्फिंक्टर पाया जाता है, जो ग्रासनली में से आमाशय में भोजन के प्रवेश को नियन्त्रित करता है।

24. (*c*) आमाशय ग्रसिका स्फिंक्टर को कार्डियक स्फिंक्टर (Cardiac sphincter) भी कहते हैं, क्योंकि यह आमाशय के कार्डियक भाग में स्थित होता है।

28. (*c*) आहारनाल की सबसे आन्तरिक परत को म्यूकोसा कहते हैं। यह परत आमाशय में अनेक अनियमित वलन रुगें (Rugae) बनाती है, जो खाली आमाशय में अच्छे ढंग से दिखते हैं अर्थात् जब भोजन खाने से आमाशय फैला होता है तब ये वलन गायब हो जाते हैं। इनका आमाशय से स्थाई रूप से गायब होना आमाशय के कैंसर का प्राथमिक लक्षण है।

29. (*c*) छोटी आँत के तीन भाग होते हैं। सबसे आगे ग्रहणी या ड्यूडीनम, मध्य में कुण्डलित जेजुनम तथा अन्तिम दूरस्थ अतिकुण्डलित इलियम भाग, जोकि बड़ी आँत में खुलता है।

33. (*c*) बड़ी आँत को तीन भागों में विभक्त किया जाता है- सीकम, कोलन एवं मलाशय। इलियम छोटी आँत का अन्तिम भाग होता है, जोकि बड़ी आँत में खुलता है।

34. (*c*) सबम्यूकोसा (Submucosa) ढीले संयोजी ऊतक से बनी होती है। इसमें तन्त्रिका, रुधिर तथा लसीका वाहिनी (Lymph vessels) स्थित होती हैं।

35. (*b*) आहारनली की भित्ति में बाहर से अन्दर की ओर चार स्तर सीरोसा → मस्कुलेरिस → सबम्यूकोसा → म्यूकोसा है। म्यूकोसा आमाशय में गैस्ट्रिक ग्रन्थि तथा छोटी आँत में अंकुर या विलाई (Villi) का निर्माण करता है।

36. (*b*) मनुष्य में मुख्यतया तीन जोड़ी लार ग्रन्थियाँ पाई जाती हैं- सबलिंग्यूअल, पैरोटिड एवं सब-मैण्डीबुलर। ये तीनों जोड़ी ग्रन्थियाँ मुखगुहा में लार नलिका द्वार से लार का स्राव करती है। वयस्क मनुष्य में प्रतिदिन 1000-1500 mL लार का स्राव होता है।

37. (*c*) जाइमोजन (Zymogen) एक प्रकार की गैस्ट्रिक ग्रन्थि हैं, जोकि प्रोएन्ज़ाइम पेप्सिनोजन तथा प्रोरेनिन के अलावा थोड़ी मात्रा में गैस्ट्रिक लाइपेज व एमाइलेज का भी स्रावण करती है।

38. (*b*) रासायनिक रूप से लार जल व इलेक्ट्रोलाइट्स (Na^+, K^+, Cl^-, HCO_3^-) का मिश्रण है। इसमें कुछ एन्जाइम जैसे लारीय एमाइलेज तथा लाइसोजाइम (एण्टीबैक्टीरियल कारक) भी उपस्थित होते हैं।

39. (*a*) लार ग्रन्थियों के स्राव को लार कहते हैं। इस स्राव में एमाइलेज या टायलिन एन्जाइम होता है।

42. (*a*) आमाशय में HCl का स्रावण गैस्ट्रिक ग्रन्थि की पैराइटल कोशिका द्वारा किया जाता है। यह प्रोटियोलाइटिक एन्जाइम की क्रियाविधि के लिए आमाशय के माध्यम को अम्लीय बनाता है।

43. (*c*) गोब्लेट कोशिका (Goblet cell) म्यूकोसा की उपकला में सभी जगह उपस्थित होती है तथा इसके द्वारा स्रावित म्यूकस स्नेहक के रूप में कार्य करता है। यह जठर रस के बाइकार्बोनेट आयन के साथ मिलकर आमाशय की भित्ति को HCl तथा अन्य प्रोटीन पाचक एन्जाइम की क्रिया से बचाता है।

45. (*a*) पित्त रस का निर्माण यकृत की हिपेटोसाइट्स द्वारा होता है। यकृत वाहिका द्वारा पित्त का संचय पित्ताशय में किया जाता है, जोकि नाशपाती के आकार थैलीनुमा अंग होता है तथा यकृत की पश्च सतह से जुड़ा होता है।

46. (*d*) दाँईं एवं बाँईं हिपेटोसाइट नलिकाएँ संयुक्त होकर यकृत वाहिका का निर्माण करती है, जो पित्ताशय से उत्पन्न सिस्टिक नलिका के साथ जुड़कर संयुक्त पित्त नलिका का निर्माण करती है। यह अग्न्याशयी नलिका से जुड़कर यकृती-अग्न्याशयी वाहिका का निर्माण करती है, जोकि ड्यूडीनम में ओडाई (Oddi) स्फिंक्टर द्वारा खुलती है।

47. (*c*) यकृत अग्न्याशय वाहिनी के ड्यूडीनम में खुलने को ओडाई स्फिंक्टर नियन्त्रित करती

है। यकृत अग्न्याशयी वाहिनी यकृत तथा अग्न्याशय के स्रावण को ड्यूडीनम में लाती है।

50. (*b*) सक्कस एन्टेरिकस, आंत्रीय ग्रन्थियों का स्रावण है। सक्कस एन्टेरिकस को छोटी आँत की भित्ति की लिबरकुहन की दरारों में खुलने वाली ब्रुनर की ग्रन्थि का स्राव माना जाता है।

53. (*a*) ब्रूनर की ग्रन्थि संयुक्त नलिकाकार ग्रन्थि है, जोकि ड्यूडीनम के सबम्यूकोसा (Submucosa) भाग में पाई जाती है। यह एक क्षारीय उपकला का स्रावण करता है, जो म्यूकस (Mucus) के साथ मिलकर ड्यूडीनम की भित्ति को अम्लीय काइम से बचाता है।

54. (*a*) पाचन की प्रक्रिया यान्त्रिक एवं रासायनिक विधियों द्वारा सम्पन्न होती है।

56. (*c*) पाचन की प्रक्रिया मुख से शुरु होती है। जब ब्रेड के एक टुकड़े को खाया जाता है, तो कुछ समय में भोजन के पॉलीसैकेराइड (स्टार्च) एमाइलेज एन्जाइम की उपस्थिति में डाइसैकेराइड में बदल जाते हैं। लगभग 30% स्टार्च को मुखगुहा में डाइसैकेराइड में बदल दिया जाता है।

59. (*c*) लार का pH 6.8 होता है। यह माध्यम में हल्की अम्लीय होती है। यह जल तथा सोडियम-पोटैशियम क्लोराइड, बाइकार्बोनेट के लवणों से मिलकर बनी होती है। इसमें एण्टीबैक्टीरियल कारक लाइसोजाइम भी उपस्थित होते हैं।

64. (*a*) स्टार्च का पाचन मुख से शुरु होता है, जबकि प्रोटीन पाचन का प्रमुख स्थल आमाशय होता है। लगभग 30% स्टार्च मुखगुहा में माल्टोस में बदल दिया जाता है।

66. (*c*) शिशु के गैस्ट्रिक रस में पेप्सिनोजन, लाइपेज एवं रेनिन उपस्थित होता है। रेनिन आमाशय द्वारा स्रावित प्रोटीन पाचक एन्जाइम है। इसका प्रमुख कार्य दुग्ध प्रोटीन का स्कन्दन एवं पाचन है। यह शिशुओं में उपस्थित होता है, जबकि वयस्क में नहीं।

68. (*c*) स्तनियों में शिशुओं, मुख्यतया नवजातों में प्रोरेनिन स्रावित होता है। पैराइटल कोशिका द्वारा स्रावित HCl इसे सक्रिय करता है। रेनिन एन्जाइम दुग्ध प्रोटीन के पाचन हेतु उत्तरदायी होता है।

प्रोरेनिन $\xrightarrow{\text{HCl}}$ रेनिन

केसीन $\xrightarrow{\text{रेनिन}}$ पैराकेसीन $\xrightarrow{Ca^{2+}}$ कैल्शियम पैराकेसीनेट

76. (*a*) मनुष्य में पाचन की प्रक्रिया मुखगुहा से प्रारम्भ होती है। मुखगुहा में लारीय एमाइलेज की मदद से पॉलीसैकेराइड स्टार्च को डाइसैकेराइड माल्टोस में बदला जाता है। प्रोटीन पाचन का प्रमुख स्थल आमाशय, जबकि वसा पाचन का प्रमुख स्थल छोटी आँत है।

86. (*a*) माल्टोस एक डाइसैकेराइड है, जो जल अपघटन पर ग्लूकोस के दो अणु देता है। यह व्यवसायिक स्तर पर डाइएस्टेज एन्जाइम से स्टार्च को जल अपघटित करने पर प्राप्त किया जाता है।

87. (*d*) अग्न्याशयी रस कार्बोहाइड्रेट, वसा, प्रोटीन तथा न्यूक्लिक अम्ल का पाचन कर सकता है

स्टार्च $\xrightarrow[\text{एमाइलेज}]{\text{अग्न्याशयी}}$ माल्टोस + आइसोमाल्टोस + डेक्सट्रिन

पॉलीपेप्टाइड $\xrightarrow{\text{काइमोट्रिप्सिन}}$ डाइपेप्टाइड

पायसीकृत वसा $\xrightarrow[\text{लाइपेज}]{\text{अग्न्याशयी}}$ वसीय अम्ल + डाइग्लिसराइड

DNA $\xrightarrow{\text{DNAase}}$ डीऑक्सीराइबोन्यूक्लियोटाइड

88. (*d*) लाइपेज एन्जाइम मुख्यतया अग्न्याशयी स्रावण है। आँत्रीय रस में विभिन्न पाचक एन्जाइम, जैसे-डाइसैकेराइडेज (माल्टेज), डाइपेप्टाइडेज, न्यूक्लियोसाइडेज, आदि पाए जाते हैं।

89. (*b*) सुक्रोस सुक्रेज या इन्वर्टेज एन्जाइम द्वारा जल अपघटित होकर एक अणु ग्लूकोस एवं एक अणु फ्रक्टोस का बनाता है।

सुक्रोस $\xrightarrow{\text{सुक्रेज}}$ ग्लूकोस + फ्रक्टोस

90. (*d*) लैक्टेज एन्जाइम दुग्ध शर्करा (लैक्टोस) का जल अपघटन कर इसे ग्लूकोस एवं गैलेक्टोस में तोड़ता है।

लैक्टोस $\xrightarrow{\text{लैक्टेज}}$ ग्लूकोस + गैलेक्टोस

95. (*c*) α- एमाइलेज अग्न्याशयी रस में पाया जाता है। यह छोटी आँत में स्टार्च को डाइसैकेराइड जैसे- माल्टोस, आइसोमाल्टोस एवं डेक्सट्रीन में परिवर्तित करते हैं।

96. (*a*) न्यूक्लिक अम्ल का पाचन छोटी आँत में होता है। अग्न्याशयी तथा आँत्रीय रस में उपस्थित रस न्यूक्लिक अम्ल का पाचन निम्न प्रकार से करते हैं

RNA $\xrightarrow[\text{अग्न्याशयी रस}]{\text{RNase}}$ राइबोन्यूक्लियोटाइड

राइबोन्यूक्लियोटाइड $\xrightarrow{\text{न्यूक्लियोटाइडेज}}$ न्यूक्लियोसाइड + iPO_4

न्यूक्लियोसाइड $\xrightarrow{\text{न्यूक्लियोसाइडेज}}$ नाइट्रोजिनस बेस + पेन्टोस शर्करा

97. (*c*) वसा $\xrightarrow{\text{लाइपेज}}$ डाइग्लिसरॉइड $\xrightarrow[\text{लाइपेज}]{\text{अग्न्याशयी}}$ मोनोग्लिसरॉइड + वसीय अम्ल

छोटी आँत में वसा पित्त लवणों द्वारा पायसीकृत होकर छोटे-छोटे कणों में टूट जाती है तथा एन्जाइमी अभिक्रिया हेतु अधिक सतही स्थल प्राप्त होता है। अग्न्याशयी लाइपेज प्रमुख वसा पाचक एन्जाइम है।

100. (*c*) कोलेसिस्टोकाइनिन (Cholecystokinin or CCK) तथा सेक्रेटिन पेप्टाइड हॉर्मोन है, जोकि आहारनाल में अग्न्याशयी रस तथा बाइकार्बोनेट के स्राव के प्रेरित करते हैं। सिक्रेटिन अग्न्याशय के बहिःस्राव भाग को जल तथा बाइकार्बोनेट स्राव के लिए प्रेरित करता है। CCK अग्न्याशय तथा पित्ताशय दोनों पर कार्य करता है तथा यह क्रमशः अग्न्याशय रस व पित्तरस के स्रावण को प्रेरित करता है।

103. (*a*) आहारनाल (Alimentary canal) की ड्यूडीनम द्वारा स्रावित प्रमुख दो जठरान्त्रीय हॉर्मोन सेक्रेटिन एवं कोलेसिस्टोकाइनिन हैं। कोलेसिस्टोकाइनिन पित्ताशय के संकुचन को उद्दीप्त करता है, जिससे आँत में पित्त लवणों का प्रवाह बढ़ता है, जबकि सेक्रेटिन क्षारीय अग्न्याशयी तरल के स्रावण को उद्दीप्तत करता है, जो गैस्ट्रिक अम्ल को उदासीन करता है।

105. (*a*) पाचन के अन्तिम उत्पाद रुधिर में आँत्रीय म्यूकोसा द्वारा अवशोषित किए जाते हैं। अतः अवशोषण को म्यूकोसा द्वारा पोषक तत्वों का आहारनाल से रुधिर या लसीका (Lymph) में स्थानान्तरण के रूप में परिभाषित किया जा सकता है।

107. (*a*) मोनोसैकेराइड, जैसे- ग्लूकोस एवं गैलेक्टोस का अवशोषण सक्रिय परिवहन द्वारा होता है। ये आमाशय एवं जेजुनम में अवशोषित किए जाते हैं। अमीनो अम्ल सक्रिय परिवहन द्वारा ड्यूडीनम एवं जेजुनम में अवशोषित होते हैं। जबकि अधिकतर आयन (इलेक्टोलाइट्स) जैसे- $Na^+, K^+, Mg^{2+}, Fe^{2+} Fe^{3+}, PO_4^{3-}$, आदि छोटी आँत द्वारा सक्रिय रूप से अवशोषित होते हैं।

108. (*a*) अधिकतर कार्बोहाइड्रेट आमाशय एवं जेजुनम में मोनोसैकेराइड के रूप में अवशोषित होते हैं।

ग्लूकोस और अमीनो अम्ल का अवशोषण सक्रिय परिवहन द्वारा होता है। ग्लूकोस का अवशोषण आमाशय व जेजुनम में होता है। जबकि 95.98% अमीनो अम्लों का अवशोषण ड्यूडीनम व जेजुनम में होता है।

109. (*d*) वसा एवं वसा में विलेयशील विटामिन विसरण द्वारा अवशोषित होते हैं। जल में अविलेयशील वसीय अम्ल एवं ग्लिसरॉल सीधे रुधिर में नहीं पहुँच सकते हैं। ये सर्वप्रथम पित्त लवणों द्वारा जल में घुलनशील मिशेल कणों में टूटते हैं। मिशेल

से वसीय अम्ल ग्लिसरॉल एवं वसा में घुलनशील विटामिन आँत्रीय कोशिकाओं द्वारा विसरण की सहायता से अवशोषित हो जाते हैं। यहाँ ये अन्तःप्रद्रव्यी जालिका (Endoplasmic Reticulum or ER) में पुनः संश्लेषित होकर छोटे वसा अणुओं तथा काइलोमाइक्रोन में परिवर्तित हो जाते हैं, जो रुधिर में मुक्त कर दिए जाते हैं।

110. *(d)* मोनोसैकेराइड आमाशय एवं जेजुनम में अवशोषित होते हैं। ग्लूकोस एवं गैलेक्टोस सक्रिय परिवहन द्वारा, जबकि फ्रक्टोस एवं अमीनो अम्ल सुसाध्य परिवहन द्वारा अवशोषित होते हैं।

114. *(b)* लगभग 90% जल छोटी आँत द्वारा अवशोषित होता है, जबकि शेष 10% आमाशय एवं बड़ी आँत द्वारा अवशोषित होता है। बड़ी आँत कुछ लवणों, औषधियों, बैक्टीरियल पाचन के उत्पाद, जैसे-N अमीनो अम्ल, विटामिन-B संकुल एवं विटामिन-K, आदि को भी अवशोषित करती है। यह म्यूकस का स्रावण करती हैं, जो अपशिष्ट मल को सरलता से अस्थाई संचय हेतु मलाशय में ले जाती है।

115. *(b)* बड़ी आँत अपचित भोजन के बचे जल, बैक्टीरियल पाचन (Bacterial digestion) के उत्पाद विटामिन-B व K, आदि का अवशोषण स्थल होती है। ये सभी सीकम (Caecum) भाग में अवशोषित होते हैं।

116. *(a)* मुँह में चबाया हुआ भोजन (बोलस) ग्रासनली में प्रवेश करता है तथा आमाशय में अनैच्छिक पेशियों की गति द्वारा धकेला जाता है। यह पेशीय गति, जो भोजन को ग्रासनली से मलाशय तक स्थानान्तरण हेतु उत्तरदायी होती है, क्रमानुकुंचन गति कहलाती है।

आहारनाल का पेशीय आवरण बाह्य अनुदैर्ध्य एवं आन्तरिक वर्तुल पेशीय तन्तुओं का बना होता है। क्रमानुकुंचन हेतु यही पेशीय तन्तु उत्तरदायी होते हैं।

नर्सिंग एग्जाम गैलरी

3. *(a)* यकृत के बिल्कुल नीचे छोटी पेशीय थैलीनुमा संरचना होती है, जिसे पित्ताशय कहते हैं। यह यकृत द्वारा स्रावित पित्त को कुछ समय के लिए संचित करता है तथा उसे सान्द्र बनाने में भी सहायता करता है, परन्तु यह पित्त का उत्पादन नहीं करता है।

5. *(a)* भोज्य पदार्थों के शरीर में पहुँचने की क्रिया को अन्तर्ग्रहण (Ingestion) कहते हैं अथवा बाहरी वातावरण से भोज्य पदार्थों को ग्रहण करना अन्तर्ग्रहण कहलाता है। मानव मुख से भोजन को ग्रहण करते हैं। इसके पश्चात् मुख में भोजन को चबाकर उसका अन्तर्ग्रहण किया जाता है।

7. *(d)* आमाशय में उपस्थित पैराइटल या ऑक्जिन्टिक जठर ग्रन्थिल कोशिकाएँ भोजन के माध्यम को अम्लीय बनाने के लिए HCl अम्ल का स्रावण करती हैं।

8. *(b)* यकृत मानव शरीर की सबसे बड़ी ग्रन्थि, सबसे बड़ी पाचक ग्रन्थि व सबसे बड़ी बाह्य स्रावी ग्रन्थि है। इसका भार लगभग 1.5 kg होता है।

10. *(c)* लार ग्रन्थियों द्वारा स्रावित लार में एमाइलेज एन्जाइम उपस्थित होता है, जिसे टायलिन भी कहते हैं। यह एन्जाइम स्टार्च को सरल शर्करा जैसे–माल्टोस, डेक्सट्रिन में तोड़ता है।

11. *(b)* अग्न्याशयिक रस में तीन एन्जाइम पाए जाते हैं-**एमाइलेज या एमाइलोप्सिन** (Amylase or Amylopsin) जो कार्बोहाइड्रेट्स के उस भाग को शर्करा में बदल देता है, जो मुख गुहिका में लार के प्रभाव से बच जाता है। **लाइपेज या स्टीएप्सिन** (Lipase or Steapsin) जो भोजन में उपस्थित वसा को वसीय अम्लों में परिवर्तित कर देता है। **ट्रिप्सिन तथा काइमोट्रिप्सिन** (Trypsin and Chymotrypsin) द्वारा प्रोटीन का पाचन होता है। यह आमाशय में हुए प्रोटीन के आंशिक पाचन को पूर्ण करने में सहायक होता है।

12. *(d)* प्रोटीन या वसा द्वारा ग्लूकोस का संश्लेषण ग्लाइकोनियोजेनेसिस कहलाता है। यह कार्य यकृत द्वारा होता है।

14. *(a)* यकृत कोशिकाएँ विटामिन-K के द्वारा प्रोथ्रॉम्बिन तथा फाइब्रिनोजन रुधिर प्रोटीन का संश्लेषण करती है, जो चोट लगने पर रुधिर का थक्का बनाने का कार्य करते हैं।

17. *(c)* ड्यूडीनम की भित्ति द्वारा स्रावित कोलेसिस्टोकाइनिन या पैन्क्रियोजाइमिन (Cholecystokinin or Pancreozymin) हॉर्मोन रुधिर के माध्यम से अग्न्याशय में पहुँचकर ग्रन्थि की उन कोशिकाओं को उत्तेजित करता है, जो एक ऐसे गाढ़े तरल का स्रावण करती हैं जिसमें सोडियम बाइकार्बोनेट नाम मात्र होता है, परन्तु पाचक एन्जाइम बहुत अधिक होते हैं। इसके अतिरिक्त, यह हॉर्मोन पित्ताशय को संकुचन की तथा ड्यूडनिम में खुलने वाली यकृत-अग्न्याशयी तुम्बिका (Hepatopancreatic ampulla) के छिद्र पर स्थित ओडाई स्फिंक्टर पेशी को शिथिलन की प्रेरणा देता है। इसके फलस्वरूप पित्त और अग्न्याशयी रस ड्यूडीनम में मुक्त होने लगते हैं।

18. *(a)* जिगर या यकृत की यकृत कोशिकाओं द्वारा पित्त रस (Bile juice) स्रावित होता है। यह पित्त रस यकृत के निकट स्थित थैलीनुमा संरचना पित्ताशय में एकत्र होता है। इसमें पाचक एन्जाइम नहीं होते हैं, किन्तु यह वसा के पाचन में सहायक होता है।

20. *(b)* आमाशय की गैस्ट्रिक म्यूकोसा की मुख्य कोशिका, जिन्हें जाइमोजेनिक या पेप्टिक कोशिकाएँ भी कहते हैं, पेप्सिनोजन एवं काइमोसिन (रेनिन) एन्जाइम स्रावित करती हैं। ये दोनों प्रोटीन पाचक एन्जाइम हैं।

22. *(a)* छोटी आँत तथा बड़ी आँत के मिलने के स्थान पर बड़ी आँत के सीकम भाग में एक अँगुली-सदृश्य नलिका जुड़ी रहती है, जिसे वर्मीफॉर्म अपेन्डिक्स (Vermiform appendix) कहते हैं। मानव में, यह अवशेषी अंग है। कभी-कभी इस अपेन्डिक्स में भोजन के कण पहुँच जाते हैं, जिनके सड़ने पर इसमें सूजन आ जाती है और व्यक्ति अपैन्डिसाइटिस (Appendicitis) रोग से ग्रसित हो जाता है।

23. *(a)* पैरोटिड या कर्णपूर्व ग्रन्थियाँ (Parotid glands) सबसे बड़ी लार ग्रन्थि होती है, जो चेहरे के दोनों पार्श्व भागों में कान व गालों के पीछे स्थित होती है। ये **स्टेन्सन की नलिका** (Stensen's duct) के द्वारा मुख गुहिका में खुलती हैं।

27. *(d)* औषधियाँ मुख, आमाशय, छोटी आँत एवं बड़ी आँत सहित आहारनाल के चारों भागों में अवशोषित होती हैं, किन्तु जल में घुलनशील होने के कारण छोटी आँत में इनकी अवशोषण दर सर्वाधिक होती है। छोटी आँत में ही सर्वाधिक जल का अवशोषण होता है।

29. *(b)* कार्डियक भाग (Cardiac region) आमाशय का ऊपरी भाग होता है, जिसमें ग्रासनली खुलती है। यहाँ भोजन का आगमन कार्डियक स्फिंक्टर (Cardiac sphincter) द्वारा नियन्त्रित होता है।

30. *(d)* ग्रसनी एवं श्वासनाल के मध्य स्थित संयुक्त छिद्र को घाँटी-द्वार (Glottis) कहते हैं। घाँटीद्वार पर लटकी हुई पत्ती के समान उपास्थिमय (Cartilaginous) घाँटीढापन या कण्ठच्छद (Epiglottis) होता है, जो भोजन निगलते समय घाँटीद्वार को ढक लेता है, जिससे भोजन श्वासनली में नहीं जा पाता है।

31. *(c)* चर्वणक एवं अग्रचर्वणक दोनों ही दाँत भोजन को कुचलने एवं पीसने का कार्य करते हैं, किन्तु संख्या में अधिक होने के कारण प्रमुख भूमिका चर्वणकों की होती है। अग्रचर्वणकों की संख्या ऊपरी तथा निचले जबड़े में चार-चार होती है।

चर्वणकों की संख्या ऊपरी तथा निचले जबड़ें में छः-छः होती है। इनका शिखर अधिक चौड़ा व उभारयुक्त होता है।

32. *(c)* सूक्ष्मांकुरों तथा रसांकुरों की उपस्थिति एवं अधिकतम लम्बाई के कारण पोषक तत्वों का रुधिर में सर्वाधिक अवशोषण छोटी आँत द्वारा ही होता है।

अध्याय 01 (c)

श्वसन तन्त्र
Respiratory System

हम स्टडी करेंगे

• मानव श्वसन तन्त्र • मानव में श्वसन की क्रियाविधि

'श्वसन जीवित कोशिकाओं में होने वाली उन सभी एन्जाइमी रासायनिक अभिक्रियाओं (Enzymatic chemical reactions) को कहते हैं, जिनमें ऑक्सीजन की उपस्थिति या अनुपस्थिति में भोजन या कार्बनिक पदार्थों का **ऑक्सीकरण** (Oxidation) होता है तथा ऊर्जा मुक्त होती है।'

इसे निम्नलिखित सामान्य समीकरण द्वारा समझा जा सकता है

$$\text{भोज्य पदार्थ} + \text{ऑक्सीजन} \xrightarrow[25\text{-}45^\circ C]{\text{एन्जाइम}} \text{कार्बन डाइऑक्साइड} + \text{जल} + \text{ऊर्जा}$$

मानव श्वसन तन्त्र (Human Respiratory System)

- मानव में बाह्य श्वसन के लिए या O_2 एवं CO_2 जैसी गैसों के आदान-प्रदान के लिए विशिष्ट श्वसन अंग पाए जाते हैं, जो मिलकर श्वसन तन्त्र का निर्माण करते हैं।

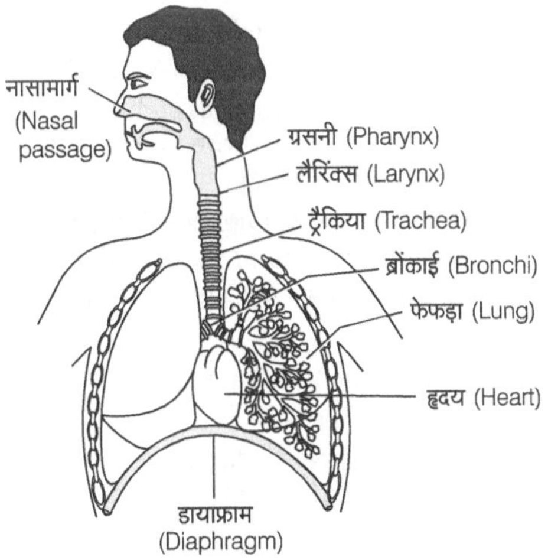

मानव श्वसन तन्त्र

- मानव के प्रमुख श्वसनांग फेफड़े होते हैं, जो वक्षगुहा (Thoracic cavity) में वर्टीब्रल कॉलम तथा पसलियों द्वारा बने एक रिब केज (Rib cage) से घिरे होते हैं।
- फेफड़े वायुनाल (Wind pipe) एवं नासामार्ग (Nasal passage) द्वारा बाह्य वातावरण से सम्पर्क में रहते हैं।
- फेफड़ों के अलावा सभी श्वसनांग सहायक श्वसनांगों की श्रेणी में आते हैं।

मानव श्वसन तन्त्र के मुख्य अंग निम्नलिखित हैं

1. नासिका एवं नासामार्ग (Nose and Nasal Passage)

- नासिका दो बाह्य नासाछिद्रों (External nares or Nostrils) के द्वारा बाहर खुलती है।
- नासिका के मध्य एक नासा पट (Nasal septum) पाया जाता है, जिसके कारण नासागुहा (Nasal cavity) दो भागों (दाएँ व बाएँ) में विभक्त हो जाता है।
- नासिका के प्रारम्भ में छोटे-छोटे बाल होते हैं, जो धूल, आदि के कणों को वायु के साथ अन्दर जाने से रोकते हैं।
- प्रत्येक नासा छिद्र अपनी ओर के नासामार्ग में खुलता है।
- नासागुहा (Nasal cavity) के अन्दर म्यूकस झिल्ली (Mucous membrane) उपस्थित होती है, जो नासामार्ग में पतला तथा चिकना तरल (म्यूकस) स्रावित करती है। म्यूकस नासिका द्वारा अन्दर आने वाली वायु को शरीर के ताप पर लाने तथा नम बनाने में भी सहायक होता है।
- म्यूकस झिल्ली पर असंख्य बाल जैसे अत्यन्त महीन **सिलिया** (Cilia) होते हैं। ये म्यूकस या कफ (Cough) को भीतर की ओर ग्रसनी में या बाहर की ओर नाक में लगातार भेजते रहते हैं।

2. ग्रसनी (Pharynx)

- नासामार्ग ग्रसनी में खुलता है। यह 13 cm लम्बी कीपनुमा कैविटी होती है।
- ग्रसनी का आगे का भाग नैसोफैरिंक्स (Nasopharynx) कहलाता है। इसका निचला भाग ओरोफैरिंक्स (Oropharynx) तथा पिछला भाग लैरिंगोफैरिंक्स (Laryngopharynx) कहलाता है।
- इसमें ट्रैकिया तथा ग्रसिका (Oesophagus) दोनों खुलते हैं।
- ग्रसनी में पीछे, किन्तु निगल द्वार से पहले एक छिद्र होता है, जिसे **घाँटी द्वार** या **ग्लोटिस** (Glottis) कहते हैं। मुँह से श्वास लेने पर यह वायु को ग्रसनी से ग्लोटिस (Glottis) की सहायता से श्वासनाल में पहुँचाता है।
- इसके ऊपर **उपास्थि** (Cartilage) का बना ढक्कन होता है, जिसे **एपिग्लोटिस** (Epiglottis) कहते हैं, जो भोजन निगलते समय ग्लोटिस को बन्द कर देता है।

3. वायुनाल (Windpipe)

वायुनाल को निम्न दो भागों में बाँटा जाता है

(i) लैरिंक्स या स्वरयन्त्र (Larynx)

- गले में लैरिंक्स या स्वर यन्त्र (Sound box or Voice box) नामक एक छोटे बक्से के समान अंग होता है। ये पुरुषों में गले के सामने बाहर की ओर उभरा दिखाई देता है, जिसे **एडम्स एप्पल** (Adam's apple) के नाम से जाना जाता है।
- गले की दीवार पर नौ गतिशीत उपास्थियों (Movable cartilages) का बना अन्तः कंकाल (Endoskeleton) होता है। ये एक-दूसरे से लिगामेन्ट्स (Ligaments) की सहायता से जुड़ी होती हैं।
- इनमें से तीन उपास्थियाँ अयुग्मित (Unpaired) तथा तीन छोटी व युग्मित (Paired) होती हैं।
- इनमें थायरॉइड उपास्थि (Thyroid cartilage), क्रिकॉइड उपास्थि (Cricoid cartilage), एपिग्लॉटिस (Epiglottis) अयुग्मित होती हैं, जबकि ऐरिटिनॉइड उपास्थियाँ (Arytenoid cartilages), कॉर्निकुलेट उपास्थियाँ (Corniculate cartilages) एवं क्यूनीफॉर्म उपास्थियाँ (Cuneiform cartilages) युग्मित होती हैं।
- गले में भीतर की ओर लचीले लिगामेन्ट्स (Ligaments) की दो जोड़ियाँ होती हैं, जिन्हें **वोकल कॉर्ड** (Vocal cords) कहते हैं।
- ये वोकल कॉर्ड थायरॉइड उपास्थि को एरिटिनॉइड उपास्थि से जोड़ने का कार्य करते हैं।
- इन वोकल कॉर्ड की दोनों जोड़ियाँ ऊपर व नीचे स्थित होती हैं। ऊपरी जोड़ी को **आभासी वोकल कॉर्ड** (False vocal cord) तथा निचली जोड़ी को **वास्तविक वोकल कॉर्ड** (True vocal cord) कहते हैं। दोनों वोकल कॉर्ड के मध्य स्थित दरार को ग्लोटिस कहते हैं।
- फेफड़ों से बाहर आते समय जब वायु वास्तविक वोकल कॉर्ड के मध्य से निकलकर घाँटीद्वार से होते हुए बाहर निकलती है, तो इन कॉर्डस में कम्पन्न होने के कारण ध्वनि (Sound) उत्पन्न होती है।
- आभासी वोकल कॉर्ड ध्वनि उत्पादन में भाग नहीं लेते हैं। ये वास्तविक वोकल कॉर्ड को सहारा देने तथा उन्हें नम (Moist) बनाए रखने में सहायक हैं।

(ii) ट्रैकिया या श्वासनली (Trachea)

- यह लगभग 10-12 cm लम्बी तथा लगभग 1.5-2.5 cm व्यास की नली है, जो कण्ठ से लेकर पूरे गले में उपस्थित होती है।
- यह छाती में पहुँचकर दो छोटी शाखाओं में विभाजित हो जाती है, जिन्हें **ब्रोंकाई** (Bronchi) कहते हैं।
- प्रत्येक ब्रोंकाई अपनी ओर के फेफड़े में प्रवेश कर जाती है, जहाँ पहुँचकर यह अनेक शाखाओं तथा उपशाखाओं; ब्रौंकियोल्स (Bronchioles) में विभाजित होकर अन्ततः **वायुकोषों** या **एल्वियोली** (Alveoli) में प्रवेश कर समाप्त हो जाती है।
- ट्रैकिया में 'C' आकृति की हायलिन उपास्थि (Hyaline cartilage) के छल्ले होते हैं, जो इसमें वायु न होने पर इसकी दीवारों को चिपकने से रोकते हैं।

4. फेफड़े (Lungs)

- फेफड़े मानव के प्रमुख श्वसन अंग हैं। ये संख्या में दो हल्के गुलाबी रंग के कोमल तथा लचीले अंग हैं, जो वक्ष गुहा में हृदय को घेरे हुए उपस्थित होते हैं।
- प्रत्येक फेफड़े के चारों ओर पतली तथा दोहरी झिल्ली चढ़ी होती है, जिसे प्ल्यूरल झिल्ली (Pleural membrane) कहते हैं। फेफड़े जिस गुहा में पाए जाते हैं, उसे **प्ल्यूरल कैविटी** (Pleural cavity) कहते हैं।
- प्लूरल कैविटी में एक लसदार तरल पदार्थ अर्थात् **प्ल्यूरल तरल** (Pleural fluid) भरा होता है, जो फेफड़ों की सुरक्षा करता है। यह तरल प्ल्यूरा को नम तथा चिकना भी बनाता है, जिसके कारण प्ल्यूरा में घर्षण (Friction) नहीं हो पाता है।
- दाहिना फेफड़ा, बाएँ फेफड़े से कुछ बड़ा तथा चौड़ा, परन्तु लम्बाई में छोटा होता है।
- फेफड़े **डायाफ्राम** (Diaphragm) के उभरे हिस्से पर चिपके रहते हैं, जिसे फेफड़े का आधार कहते हैं।
- दायाँ फेफड़ा खाँचों द्वारा तीन पिण्डों (Lobes) में बँटा रहता है, जबकि बायाँ फेफड़ा दो पिण्डों में बँटा होता है।

फेफड़ों की आन्तरिक संरचना (Internal Structure of Lungs)

- फेफड़ों की बाह्य सतह चिकनी व सपाट होती है, परन्तु आन्तरिक संरचना में अनेक छोटे-छोटे गुब्बारेनुमा **वायुकोष** (Alveoli) पाए जाते हैं, जोकि गैसीय आदान-प्रदान (Gaseous exchange) से सम्बंधित मुख्य संरचनाएँ हैं।
- प्रत्येक वायुकोष शल्की उपकला (Squamous epithelium) की चपटी पतली कोशिकाओं से बनता है। इसकी पतली एक स्तरीय दीवार सरलता से गैसीय आदान-प्रदान में विशेष योगदान देती है।
- एक वयस्क मानव के प्रत्येक फेफड़े में वायुकोषों की संख्या लगभग 15 करोड़ तथा नवजात शिशु में लगभग 2 करोड़ होती है।
- वायुकोषों की बाह्य सतह पर रुधिर कैपिलेरी (Blood capillaries) का जाल फैला रहता है।
- इन कैपिलेरी में हृदय से ऑक्सीजनरहित (Deoxygenated) रुधिर आता है, जिसमें CO_2 की मात्रा अधिक होती है।
- वायुकोषों में CO_2 रुधिर कैपिलेरी के रुधिर के बाहर विसरित (Diffuse) हो जाती है तथा O_2 रुधिर कैपिलेरी के रुधिर में विसरित हो जाती है।

मानव में श्वसन की क्रियाविधि
(Mechanism of Respiration in Humans)

मानव में श्वसन प्रक्रिया को निम्नलिखित भागों में बाँटा जा सकता है

1. श्वासोच्छ्वास (Breathing)

- बाह्य श्वसन या गैसों के आदान-प्रदान (Exchange) का प्रमुख कार्य मानव में फेफड़े (Lungs) करते हैं।
  वायुमण्डल से श्वसनांगों द्वारा शुद्ध वायु (O_2) को ग्रहण करने तथा अशुद्ध वायु (CO_2) को बाहर निकालने की प्रक्रिया को **श्वासोच्छ्वास** (Breathing) कहते हैं। इसके दो चरण होते हैं

(i) अन्तःश्वसन (Inspiration or Inhalation)

- इस क्रिया में डायाफ्राम की अरीय (Radial) पेशियाँ सिकुड़ जाती हैं तथा डायाफ्राम चपटा हो जाता है।
- इसके अलावा पसलियों के मध्य में उपस्थित **बाह्य इन्टरकॉस्टल पेशियों** (External intercostal muscles) में संकुचन होता है, जिसके फलस्वरूप पसलियाँ ऊपर की ओर उठ जाती हैं तथा **स्टर्नम** आगे तथा बाहर की ओर खिसककर वक्षीय कैविटी (Thoracic cavity) तथा फेफड़ों के आयतन को बढ़ा देती है।
- आयतन में वृद्धि होने के कारण फेफड़ों में वायु का दबाव वायुमण्डल (समुद्र तल पर 760 mm Hg) से 1-3 mm Hg तक कम हो जाता है। अतः वायु श्वसन मार्ग से भीतर आकर फेफड़ों में भर जाती है।

(ii) निःश्वसन (Expiration or Exhalation)

- इस क्रिया में डायाफ्राम की अरीय पेशियों में शिथिलन तथा पसलियों के मध्य में उपस्थित **अन्तः इन्टरकॉस्टल पेशियों** (Internal intercostal muscles) में संकुचन होने के कारण डायाफ्राम तथा पसलियाँ अपनी सामान्य स्थिति में आ जाती हैं।
- इससे वक्षीय कैविटी तथा फेफड़ों का आयतन कम हो जाता है एवं फेफड़ों की वायु पर दबाव बाहरी वायु के दबाव से लगभग 1-3 mm Hg अधिक हो जाने से फेफड़ों की वायु श्वसन मार्ग से होती हुई बाहर की ओर निकल जाती है।
- निःश्वासित वायु में 16% O_2, 4% CO_2 एवं 78% N_2 होती है।
- व्यायाम के समय (जब हम गहरी सांस लेते हैं) होने वाले अन्तःश्वसन में डायाफ्राम का संकुचन कई गुना अधिक होता है तथा बाह्य इन्टरकॉस्टल पेशियों का संकुचन भी पूरा होता है। फलस्वरूप वक्ष गुहा का आयतन सामान्य श्वास की अपेक्षा लगभग 15-20% बढ़ जाता है।
- श्वसन गतिविधियों में सम्मिलित वायु के आयतन का आंकलन **स्पाइरोमीटर** (Spirometer) की सहायता से किया जाता है।

श्वासोच्छ्वास में वायु संचालन का नियमन
(Regulation of Breathing or Ventilation of Lungs)

श्वासोच्छ्वास एक अनैच्छिक क्रिया है। वयस्क मनुष्य में यह 12-15 बार तथा शिशुओं में लगभग 44 बार प्रति मिनट होती रहती है।

(i) तन्त्रिकीय नियमन (Nervous Regulation)

- मस्तिष्क के मेड्यूला (Medulla) तथा पॉन्स वैरोलाई (Pons Varolii) में एक द्विपार्श्वीय (Bilatral) श्वसन केन्द्र होता है, जो श्वासोच्छ्वास की सामान्य लय एवं दर पर नियन्त्रण करता है।
- इसके साथ यह व्यायाम, बोलने, गाने, भय, पीड़ा, क्रोध, चिन्ता या बुखार के समय भी श्वासोच्छ्वास की दर एवं उसकी तीव्रता को शरीर की आवश्यकता के अनुसार कम या अधिक करता है।
- श्वसन केन्द्र के इस नियन्त्रण के कारण हम अपनी सांस को अधिक देर तक रोक पाने में सक्षम नहीं होते हैं तथा कम समय के लिए ही अपनी इच्छानुसार गहरी या तीव्र सांस ले सकते हैं।
- ऐसे ऐच्छिक (Voluntary) श्वास के लिए श्वसन केन्द्र सेरेब्रम (Cerebrum) के नियन्त्रण में कार्यरत रहता है।

(ii) न्यूमोटैक्सिक केन्द्र (Pneumotaxic Centre)

- सामान्य परिस्थितियों में श्वसन दर पर नियन्त्रण न्यूमोटैक्सिक केन्द्र द्वारा होता है, जो पॉन्स के ऊपरी भाग में स्थित होता है। यह अन्तःश्वसन की गति को धीमी करता है।
- विशेष परिस्थितियों में इससे उत्पन्न उद्दीपन निःश्वसन के समय को घटाकर श्वसन दर को बढ़ाता है।

(iii) स्वायत्त तन्त्रिका तन्त्र (Autonomic Nervous System)

यह तन्त्र शरीर के ताप, रुधिर में कार्बन डाइऑक्साइड (CO_2) की अधिकता अथवा ऑक्सीजन (O_2) की कमी, रुधिर के pH, आदि से प्रभावित होकर श्वसन केन्द्र को प्रेरित करके सांस लेने की गति पर नियन्त्रण रखता है।

फेफड़ों की क्षमता (Capacity of Lungs)

फेफड़ों की क्षमता को निम्न पदों द्वारा समझाया जा सकता है

- **टाइडल या प्रवाही आयतन** (Tidal Volume or TV) सामान्य श्वसन के दौरान एक बार में ली गई वायु का आयतन टाइडल आयतन कहलाता है। यह लगभग 500 mL होता है।
- **उच्छ्वसन आरक्षित आयतन** (Expiratory Reserve Volume or ERV) सामान्य रूप से सांस छोड़ने के बाद फेफड़ों में कुछ वायु रह जाती है। उसमें से बलपूर्वक निकाली गई वायु के आयतन को **उच्छ्वसन आरक्षित आयतन** (ERV) कहते हैं। इसका आयतन लगभग 1000 mL होता है।
- **अन्तःश्वसन आरक्षित आयतन** (Inspiratory Reserve Volume or IRV) एक सामान्य अन्तःश्वसन के बाद बलपूर्वक फेफड़ों के द्वारा ली जाने वाली वायु के आयतन को निःश्वसन आरक्षित आयतन (IRV) कहते हैं। इसका आयतन लगभग 2500-3000 mL होता है।
- **अवशेषी आयतन** (Residual Volume or RV) पूरे प्रयास से फेफड़ों से वायु निकालने के बाद फेफड़ों में शेष बची वायु का आयतन अवशेषी आयतन (RV) कहलाता है। यह लगभग 1500 mL होता है।
- **अन्तःश्वसन क्षमता** (Inspiratory Capacity or IC) टाइडल आयतन के अलावा अतिरिक्त प्रयास द्वारा फेफड़ों में अधिक से अधिक ली जा सकने वाली वायु की मात्रा को अन्तःश्वसन क्षमता कहते हैं।

  $$IC = TV + IRV = 500\text{ mL} + 3000\text{ mL} = 3500\text{ mL}$$

- **कार्यात्मक अवशेषी क्षमता** (Functional Residual Capacity or FRC) यह अवशेषी आयतन (RV) और उच्छ्वसन आरक्षित आयतन (ERV) का योग होती है।

  $$FRC = RV + ERV = 1500\text{ mL} + 1000\text{ mL} = 2500\text{ mL}$$

- **सजीव क्षमता** (Vital Capacity or VC) फेफड़ों में पूरे प्रयास के बाद अधिक से अधिक वायु भरने के उपरान्त जितनी वायु प्रयास से बाहर निकाली जा सकती है, उसे सजीव क्षमता (VC) कहते हैं।

  $$VC = TV + IRV + ERV = 500\text{ mL} + 3000\text{ mL} + 1000\text{ mL} = 4500\text{ mL}$$

- **फेफड़ों की सम्पूर्ण क्षमता** (Total Lung Capacity or TLC) हमारे फेफड़ों में कुल वायु की जितनी मात्रा समा सकती है, वहीं फेफड़ों की सम्पूर्ण क्षमता कहलाती है।

$$TLC = TV + IRV + ERV + RV = VC + RV$$
$$= 4500\ mL + 1500\ mL = 6000\ mL$$

2. फेफड़ों में गैसीय विनिमय (Gaseous Exchange in Lungs)

फेफड़ों में गैसीय विनिमय सामान्य विसरण (Diffusion) द्वारा होता है। वायुकोषों (Alveoli) में उपस्थित वायु से ऑक्सीजन रुधिर कैपिलेरी में तथा रुधिर कैपिलरी से कार्बन डाइऑक्साइड वायुकोषों में विसरित हो जाती है।

3. ऑक्सीजन का परिवहन (Transportation of Oxygen)

- फेफड़ों में ऑक्सीजन आदान (Intake) के दौरान, विसरित ऑक्सीजन रुधिर में उपस्थित श्वसन वर्णक (Pigment) हीमोग्लोबिन के साथ जुड़ कर **ऑक्सीहीमोग्लोबिन** (Oxyhaemoglobin) नामक उत्पाद बनाती है, जिसका सम्पूर्ण शरीर में परिवहन होता है।
- कोशिकाओं तथा ऊतकों (Tissues) में पहुँचकर ऑक्सीहीमोग्लोबिन टुट कर ऑक्सीजन को मुक्त कर देता है और पुनः अपने वास्तविक रूप में आ जाता है। इस प्रकार यह प्रक्रिया निरन्तर चलती रहती है।
- **हीमोग्लोबिन** (Haemoglobin) एक जटिल प्रोटीन होता है। इसका निर्माण लौहयुक्त वर्णक हीम (Heme) तथा ग्लोबिन प्रोटीन से होता है। सभी वर्टीब्रेट्स (Vertebrates) में यह लाल रुधिराणुओं (RBCs) में पाया जाता है।
- O_2 की लगभग 97% मात्रा का परिवहन रुधिर की RBC द्वारा ऑक्सीहीमोग्लोबिन (Oxyhaemoglobin) के रूप में होता है, जबकि शेष बची हुई 3% O_2 का परिवहन प्लाज्मा द्वारा घुलित अवस्था में होता है।
- रुधिर में हीमोग्लोबिन की प्रतिशत सान्द्रता (Concentration) तथा ऑक्सीजन के तनाव के मध्य सम्बन्ध को **ऑक्सीजन वियोजन वक्र** (Oxygen Dissociation Curve or ODC) कहते हैं। यह वक्र सदैव **सिग्मॉइड** (Sigmoid) आकार का होता है।

4. ऊतक स्तर पर गैसीय विनिमय (Exchange of Gases on Tissue Level)

ऊतक स्तर पर फेफड़ों की तरह ही परन्तु दिशा में में विपरीत गैसीय विनिमय होता है अर्थात् रुधिर से O_2 ऊतकों में मुक्त होती है तथा CO_2 ऊतकों से रुधिर में विसरित होकर आ जाती है।

5. कार्बन डाइऑक्साइड का परिवहन (Transportation of Carbon dioxide)

कोशिकाओं में भोज्य पदार्थों के जैव-रासायनिक ऑक्सीकरण के फलस्वरूप उत्पादित CO_2 निम्न रूपों में फेफड़ों तक पहुँचता है

(i) **कार्बोनिक अम्ल के रूप में** (In the form of Carbonic Acid) लगभग 5-7% CO_2 रुधिर प्लाज्मा में घुलकर कार्बोनिक अम्ल (H_2CO_3) बनाती है। कार्बनिक अम्ल का बनना निम्न अभिक्रिया द्वारा समझा जा सकता है

$$H_2O + CO_2 \xrightleftharpoons[\text{कार्बनिक एनहाइड्रेज}]{\text{एन्जाइम}} H_2CO_3$$

(ii) **कार्बेमिनोहीमोग्लोबिन के रूप में** (In the form of Carbaminohaemoglobin) लगभग 10-23% CO_2 हीमोग्लोबिन से क्रिया करके कार्बेमिनोहीमोग्लोबिन बनाती है। यह भी ऑक्सीहीमोग्लोबिन की तरह ही अस्थाई यौगिक है। फेफड़ों में पहुँचकर यह विखण्डित होकर CO_2 मुक्त कर देता है।

(iii) **बाइकार्बोनेट्स के रूप में** (In the form of Bicarbonates) लगभग 70-85% CO_2, सोडियम तथा पोटैशियम बाइकार्बोनेट के रूप में रुधिर द्वारा परिवहित होती है। ये बाइकार्बोनेट कार्बोनिक अम्ल (H_2CO_3) की रुधिर में उपस्थित विभिन्न Na व K लवणों के साथ अभिक्रिया के उपरान्त बनते हैं।

- बाइकार्बोनेट ऋणात्मक लवण होते हैं। अतः ऊतक स्तर पर इनका बनना फिर ऊतक स्तर से इनका फेफड़ों में पहुँचना तथा फेफड़ों के स्तर पर इनका विखण्डित होना एक विशेष प्रक्रिया की सहायता से सम्भव हो पाता है। इस प्रक्रिया को **क्लोराइड शिफ्ट** (Chloride shift) कहते हैं।

6. कोशिकीय श्वसन (Cellular Respiration)

कोशिका के भीतर ग्लूकोस के ऑक्सीकरण से ऊर्जा (ATP) का मुक्त होना तथा CO_2 का बनना आन्तरिक या कोशिकीय श्वसन कहलाता है। कोशिकीय श्वसन सभी जीवित कोशिकाओं में होता है।

इस क्रिया को निम्नलिखित तीन पदों में विभाजित किया गया है

(i) ग्लाइकोलाइसिस या EMP पथ (Glycolysis or Embden Meyerhof Parnas or EMP Pathway)

- यह प्रक्रिया कोशिका के **कोशिकाद्रव्य** (Cytoplasm) में होती है।
- इस प्रक्रिया के अन्त में 6C का ग्लूकोस का एक अणु विघटित होकर 3C के **पाइरुविक अम्ल** (Pyruvic acid) के दो अणुओं का निर्माण करता है।
- इस प्रक्रिया में ऑक्सीजन की आवश्यकता नहीं होती है। अतः ये ऑक्सी और अनॉक्सी श्वसन में समान रूप से उपस्थित होती हैं।
- इसमें प्रयुक्त अभिक्रियाओं में 2 ATP अणु ऊर्जा उपयोग में आती हैं और 4 ATP ऊर्जा अणुओं का निर्माण होता है। अतः 2 ATP अणुओं का कुल लाभ होता है।
- इसमें दो स्वतन्त्र H^+ आयन भी प्राप्त होते हैं, जो NAD अथवा NADP से क्रिया करके क्रमशः $NADH_2$ अथवा $NADPH_2$ बनाते हैं।
- प्रत्येक $NADH_2$, इलेक्ट्रॉन परिवहन तन्त्र में जाकर 3 ATP का निर्माण करता है। अतः ग्लाइकोलाइसिस से ATP के कुल 8 अणु प्राप्त होते हैं।

इस सम्पूर्ण प्रक्रिया को हम निम्न समीकरण द्वारा समझ सकते हैं

$$\underset{\text{ग्लूकोस}}{C_6H_{12}O_6} + 2ATP + 4ADP + \underset{\text{फॉस्फोरिक अम्ल}}{3H_3PO_4} + 2NAD$$
$$\longrightarrow \underset{\text{पाइरुविक अम्ल}}{2CH_3COCOOH} + 4ATP + 2ADP + 2NADH_2 + \underset{\text{जल}}{2H_2O}$$

(ii) **क्रेब्स चक्र** (Krebs' Cycle)

- इस चक्र में होने वाली सभी क्रियाएँ माइटोकॉण्ड्रिया (Mitochondria) के मैट्रिक्स (Matrix) में होती हैं।
- इसमें ग्लाइकोलाइसिस के फलस्वरूप बने पाइरुविक अम्ल के अणुओं का ऑक्सीजन की उपस्थिति में एक-एक करके पूर्ण ऑक्सीकरण होता है।
- पाइरुविक अम्ल के दोनों अणु क्रेब्स चक्र में प्रवेश करने से पहले एसीटिल कोएन्जाइम-A में परिवर्तित हो जाते हैं। इस प्रक्रिया में 6 ATP ऊर्जा प्राप्त होती है।

नोट एसीटिल Co-A कीटोन बॉडीज (Bodies) के संश्लेषण में प्रयुक्त होते हैं।

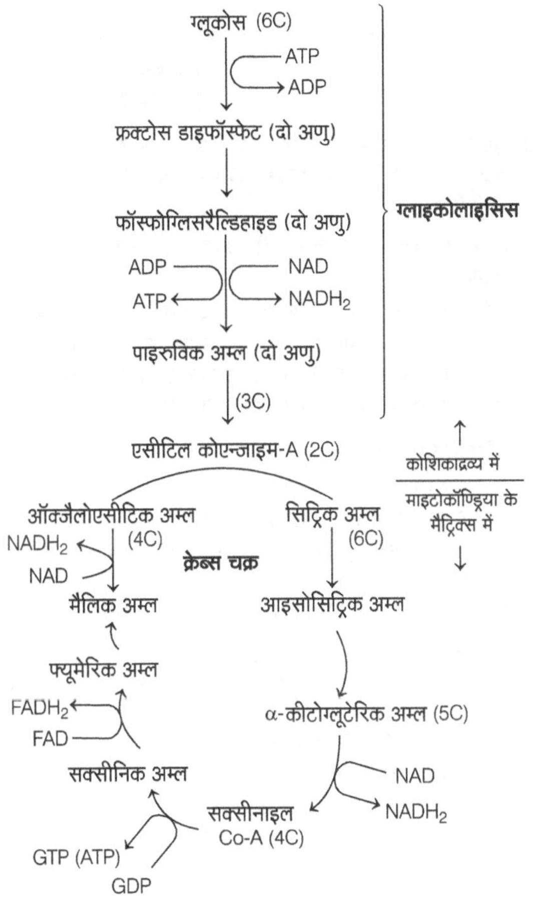

कोशिकीय श्वसन की रूपरेखा

- पाइरुविक अम्ल के क्रेब्स चक्र में प्रवेश करने के बाद प्रत्येक अणु से 12 ATP (कुल 24 ATP दोनों अणुओं से) ऊर्जा मुक्त होती है और 3 CO_2 के अणु बनते हैं।

(iii) **इलेक्ट्रॉन परिवहन तन्त्र** (Electron Transport System or ETS)

- यह तन्त्र आन्तरिक श्वसन का सबसे महत्त्वपूर्ण पद है तथा इसका निर्माण विभिन्न इलेक्ट्रॉन ग्राही प्रोटीन अणुओं द्वारा माइटोकॉण्ड्रिया की आन्तरिक झिल्ली में होता है।
- जब इलेक्ट्रॉन इन अणुओं से गुजरते हैं, तो ऊर्जा मुक्त होती है, जिसे ADP अणु ग्रहण कर ATP में परिवर्तित हो जाते हैं।
- इस तन्त्र में प्रयुक्त इलेक्ट्रॉन, ग्लाइकोलाइसिस एवं क्रेब्स चक्र में अपचयित **हाइड्रोजन आयन** अथवा **प्रोटोन ग्राही** (Hydrogen ion or Proton acceptor) अणुओं द्वारा दिए जाते हैं, जो निम्न हैं
  (a) NAD या NADP (ग्लाइकोलाइसिस एवं क्रेब्स चक्र दोनों में प्रयुक्त)
  (b) FAD (केवल क्रेब्स चक्र में प्रयुक्त)
- ये पदार्थ ग्लाइकोलाइसिस एवं क्रेब्स चक्र में मुक्त H^+ से अपचयन के पश्चात् $NADH_2$ एवं $FADH_2$ के रूप में इलेक्ट्रॉन परिवहन तन्त्र में प्रवेश करते हैं तथा ETS तन्त्र में आपेक्षित इलेक्ट्रॉन देकर स्वयं ऑक्सीकृत हो जाते हैं।
- इनके द्वारा इलेक्ट्रॉन मुक्त करने के कारण इस तन्त्र में ATP का उत्पादन होता है। इनमें से प्रत्येक $NADH_2$ अणु से 3 ATP तथा प्रत्येक $FADH_2$ अणु से 2 ATP का निर्माण होता है।

ATP की उत्पत्ति (Generation of ATP)

श्वसन प्रक्रिया में ग्लूकोस के एक अणु से कुल 38 ATP के अणु निम्नलिखित चक्रों में प्राप्त होते हैं

- ग्लाइकोलाइसिस में 10 ATP अणुओं की प्राप्ति होती है और 2 ATP अणु खर्च हो जाते हैं। अतः 8 ATP अणु प्राप्त होते हैं।
- एसीटिल कोएन्जाइम-A के निर्माण के समय 6 ATP अणु प्राप्त होते हैं।
- क्रेब्स चक्र में 24 ATP अणु प्राप्त होते हैं।

नोट यूकैरियोटिक कोशिकाओं में एक ग्लूकोस के अणु से कुल 36 ATP अणु प्राप्त होते हैं, जिसका कारण ग्लिसरॉल–फॉस्फेट शटल तन्त्र हैं।

श्वसन भागफल (Respiratory Quotient or RQ)

यह CO_2 के उत्पादन व O_2 के उपभोग का अनुपात होता है

$$RQ = \frac{CO_2 \text{ के उत्पादन की दर}}{O_2 \text{ के उपभोग की दर}}$$

यह कार्बोहाइड्रेट्स के लिए 1.00, प्रोटीन के लिए लगभग (0.5-0.9), वसा के लिए 0.7, किण्वन (Fermentation) हेतु अन्नत (∞), कार्बनिक अम्ल हेतु 1 से अधिक तथा मांसल (Succulent) पादपों हेतु शून्य होता है।

प्रैक्टिस सैशन

टॉपिकल प्रैक्टिस

मानव श्वसन तन्त्र

1. एक जीव के द्वारा ऑक्सीजन का उपयोग किया जाता है

(a) प्रत्यक्ष रूप से पोषक पदार्थों के ऑक्सीकरण के लिए
(b) अप्रत्यक्ष रूप से पोषक पदार्थों के ऑक्सीकरण के लिए
(c) भोजन से पोषण प्राप्त करने के लिए
(d) कार्बनिक यौगिकों को अप्रत्यक्ष रूप से दहन करने के लिए

2. मानव तथा अन्य स्तनियों में बाहर से वायु के फेफड़ों तक जाने के मार्ग का सही युग्म कौन-सा है?

(a) नासागुहा → कण्ठ → ग्रसनी → श्वासनाल → ब्रोंकाई → स्वरकोष्ठक
(b) नासागुहा → कण्ठ → ग्रसनी → श्वासनाल → ब्रोंकियोल्स → स्वरकोष्ठक
(c) नासागुहा → ग्रसनी → कण्ठ → श्वासनाल → ब्रोंकियोल्स → ब्रोंकाई → स्वरकोष्ठक
(d) नासागुहा → ग्रसनी → कण्ठ → श्वासनाल → ब्रोंकाई → ब्रोंकियोल्स → वायुकोष्ठक

3. किस वक्षीय वर्टीब्रा के समीप ट्रैकिया दाईं तथा बाईं प्राथमिक ब्रोंकाई में बँट जाती है?

(a) 5th (b) 6th (c) 9th (d) 4th

4. निम्न में से कौन-सा कथन नैसोफैरिंक्स (Nasopharynx) **के बारे में असत्य है?**

(a) आन्तरिक नासा छिद्र नैसोफैरिंक्स में खुलते हैं
(b) यह केवल वायु के लिए ही सामान्य पथ है
(c) यह ग्रसनी का एक भाग है
(d) नैसोफैरिंक्स स्वर यन्त्र भाग में स्थित ग्लोटिस के द्वारा ट्रैकिया में खुलती है

5. श्वसन तन्त्र का संवहनी भाग होता है

(a) बाह्य नासा छिद्र से टर्मिनल ब्रोंकियोल्स तक
(b) आन्तरिक नासा छिद्र से ट्रैकिया तक
(c) एपिग्लोटिस से ट्रैकिया तक
(d) स्वर यन्त्र से ब्रोंकाई तक

6. नासिका के किस भाग में तेल (Oil) **तथा स्वेद** (Sweat) **ग्रन्थियाँ उपस्थित होती हैं?**

(a) प्रघ्राण भाग में (b) घ्राण भाग में
(c) श्वसन भाग में (d) इन सभी में

7. नैसोफैरिंक्स, स्वर यन्त्र क्षेत्र में स्थित ....*A*.... **के द्वारा** ....*B*.... **में खुलती है। *A* तथा *B* के लिए सही विकल्प का चयन कीजिए तथा कथन को पूरा कीजिए।**

(a) *A*–ट्रैकिया, *B*–फेफड़े (b) *A*–ट्रैकिया, *B*–ग्लोटिस
(c) *A*–ग्लोटिस, *B*–फेफड़े (d) *A*–ग्लोटिस, *B*–ट्रैकिया

8. स्वर यन्त्र किसके मध्य उपस्थित होता है?

(a) एपिग्लोटिस तथा ग्लोटिस (b) ट्रैकिया तथा ब्रोंकियोल्स
(c) एपिग्लोटिस तथा ट्रैकिया (d) ब्रोंकीयोल्स तथा एपिग्लोटिस

9. मानव में श्वसन तन्त्र के किस भाग को स्वर यन्त्र कहा जाता है?

(a) लैरिंक्स (b) ट्रैकिया
(c) नैसोफैरिंक्स (d) एपिग्लोटिस

10. वक्षीय गुहा पृष्ठीय सतह पर ....*A*.... **से, अधर सतह पर** .....*B*..... **से, पार्श्व में** .....*C*..... **से तथा नीचे की ओर गुम्बद नुमा** ...... *D*..... **से बनी होती है।**

***A, B, C* तथा *D* के लिए सही विकल्प का चयन कर कथन को पूरा कीजिए।**

(a) *A*–वर्टीब्रल कॉलम, *B*–स्टर्नम, *C*–पसलियाँ, *D*–डायाफ्राम
(b) *A*–वर्टीब्रल कॉलम, *B*–पसलियाँ, *C*–स्टर्नम, *D*–डायाफ्राम
(c) *A*–डायाफ्राम, *B*–पसलियाँ, *C*–स्टर्नम, *D*–वर्टीब्रल कॉलम
(d) *A*–पसलियाँ, *B*–डायाफ्राम, *C*–स्टर्नम, *D*–वर्टीब्रल कॉलम

11. घाँटीद्वार या ग्लोटिस

(a) भोजन को वायुनाल में जाने से रोकता है
(b) भोजन को ग्रासनली में जाने का मार्ग देता है
(c) जब वायु इसमें होकर आती-जाती है, तो यह ध्वनि उत्पन्न करता है
(d) वायु को मुँह से श्वासनाल में जाने का मार्ग देता है

12. इनमें से कौन-सी रचना भोजन को वायुनाल में जाने से रोकती है?

(a) लैरिंक्स (b) निगलद्वार (c) एपिग्लोटिस (d) ग्रसनी

13. एडम्स एप्पल की बनावट दिखाई देती है

(a) कण्ठ की ऐरिटिनॉइड उपास्थि के कारण
(b) कण्ठ की क्रिकॉइड उपास्थि के कारण
(c) कण्ठ की थायरॉइड उपास्थि के कारण
(d) उपरोक्त सभी

14. लैरिंक्स के छिद्र का नियन्त्रण कौन करता है?

(a) ऐरिटिनॉइड उपास्थि (b) टर्बाइनल अस्थियाँ
(c) क्रिकॉइड उपास्थि (d) वोकल कॉर्ड

15. वोकल कॉर्ड मुख्यतया बने होते हैं

(a) अस्थि के
(b) उपास्थि के
(c) लचीले (इलास्टिक) लिगामेन्ट तन्तुओं के
(d) कोलैजन तन्तुओं के

16. मानव की ट्रैकिया की दीवार में होती है

(a) C-आकार की उपास्थि (b) O-आकार की उपास्थि
(c) C-आकार की अस्थि (d) सर्पिलाकार उपास्थि

17. **मानव की श्वासनाल में वायु अनुपस्थित हो, तो यह किसके कारण चिपकती नहीं है?**
(a) स्फीति दबाव
(b) काइटिनयुक्त छल्लों
(c) उपास्थिमय छल्लों
(d) अस्थिल छल्ला

18. **निम्न में से कौन-सा कथन असत्य है?**
(a) श्वसन तन्त्र का संवहनी भाग वायुमण्डलीय वायु का वायु कूपिका तक परिवहन करता है
(b) श्वसन तन्त्र का संवहनी भाग वायु से धूल के कणों को पृथक् करता है, वायु को नम करता है तथा वायु के तापमान को शरीर के अनुसार अनुकूलित करता है
(c) श्वसन तन्त्र का विनिमय (Exchange) भाग ही वह वास्तविक भाग है जहाँ O_2 तथा CO_2 का आदान-प्रदान होता है
(d) उपरोक्त में से कोई नहीं

19. **फेफड़ों के ऊपर का आवरण होता है**
(a) पेरीकार्डियम (b) पेरीकॉण्ड्रियम
(c) प्लूरल कला (d) पेरीटोनियम

20. **फेफड़ों की सतह पर घर्षण को कम किया जाता है**
(a) द्विस्तरीय प्ल्यूरा झिल्ली के द्वारा
(b) एकस्तरीय प्ल्यूरा झिल्ली के द्वारा
(c) ट्रैकिया पर स्थित एपिग्लोटिस द्वारा
(d) फेफड़ों को आवरित करने वाली म्यूकस झिल्ली के द्वारा

21. **प्लूरल कैविटी में भरे तरल का क्या कार्य है?**
(a) फेफड़ों की सुरक्षा
(b) प्ल्यूरा को नम तथा चिकना बनाना
(c) प्ल्यूरा को घर्षण मुक्त रखना
(d) उपरोक्त सभी

22. **मानव के दाएँ एवं बाएँ फेफड़ों में पिण्डकों की संख्या क्रमशः कितनी होती है?**
(a) दो, चार (b) एक, चार
(c) तीन, दो (d) छः, तीन

23. **मानव शरीर में फेफड़ों के भीतर गैसीय आदान-प्रदान से सम्बद्ध मुख्य संरचनाएँ हैं**
(a) प्राथमिक ब्रोंकाई (b) द्वितीयक ब्रोंकाई
(c) प्राथमिक ब्रोंकीयोल्स (d) वायुकोष

24. **श्वसन तन्त्र के बाह्य श्वसन या गैसीय विनिमय** (Gaseous exchange) **में सम्मिलित होते हैं**
(a) फेफड़े तथा प्ल्यूरा झिल्ली
(b) वायु कूपिका तथा उसकी दीवार
(c) ब्रोंकाई तथा उनके सुरक्षात्मक आवरण
(d) डायाफ्राम तथा वायु कूपिका

25. **मानव के प्रत्येक फेफड़े में वायु कोष्ठकों की संख्या लगभग होती है**
(a) 5 करोड़ (b) 10 करोड़
(c) 15 करोड़ (d) 20 करोड़

26. **वायु कोष्ठकों में स्थित टाइप-II कोशिकाएँ किस पदार्थ का स्राव करती हैं?**
(a) म्यूकस (b) पृष्ठ सक्रियक तरल
(c) कफ (d) ये सभी

27. **फेफड़ों की एल्वियोली** (Alveoli) **स्तरित होती हैं**
(a) सरल उपकला से (b) शल्की उपकला से
(c) घनाकार उपकला से (d) पक्ष्माभी उपकला से

28. **एल्वियोली की विसरण झिल्ली कितने स्तरों से मिलकर बनी होती है?**
(a) 5 (b) 3 (c) 2 (d) 4

मानव में श्वसन की क्रियाविधि

29. **वायु मण्डल में श्वसनांगों द्वारा शुद्ध वायु ग्रहण करना और अशुद्ध वायु को बाहर निकालना कहलाता है**
(a) श्वसन (b) श्वासोच्छ्वास
(c) आन्तरिक श्वसन (d) निःश्वसन

30. **वायु को फेफड़ों के द्वारा भीतर तथा बाहर ले जाया जाता है**
(a) अधिशोषण (Imbibition) द्वारा
(b) दाब प्रवणता (Pressure gradient) द्वारा
(c) परासरण (Osmosis) द्वारा
(d) विसरण (Diffusion) द्वारा

31. **सामान्य या गहरे अन्तःश्वसन के समय डायाफ्राम**
(a) शिथिल व गुम्बदनुमा हो जाता है
(b) चपटा-सा हो जाता है
(c) फैलकर गोल-सा हो जाता है
(d) अपरिवर्तित रहता है

32. **अन्तःश्वसन क्रिया के दौरान प्लूरला कैविटी के आयतन में क्या परिवर्तन होते हैं?**
(a) घट जाता है
(b) बढ़ जाता है
(c) अपरिवर्तनीय रहता है
(d) पहले घटता है फिर बढ़ जाता है

33. **अन्तःश्वसन तब होता है जब फेफड़ों में वायुमण्डलीय दाब की तुलना में ऋणात्मक दाब उत्पन्न होता है। यह ऋणात्मक दाब तब उत्पन्न होता है जब**
(a) अन्तर प्लूरल दाब, वायुमण्डलीय दाब से कम हो
(b) अन्तर प्लूरल दाब , वायुमण्डलीय दाब से अधिक हो
(c) अन्तर प्लूरल दाब, वायुमण्डलीय दाब के बराबर हो
(d) अन्तर प्लूरल दाब, अन्तर कूपिकीय दाब से अधिक हो

1. (b)	**2.** (d)	**3.** (a)	**4.** (b)	**5.** (a)	**6.** (a)	**7.** (d)	**8.** (c)	**9.** (a)	**10.** (a)
11. (d)	**12.** (c)	**13.** (c)	**14.** (d)	**15.** (c)	**16.** (a)	**17.** (c)	**18.** (d)	**19.** (c)	**20.** (a)
21. (d)	**22.** (c)	**23.** (d)	**24.** (b)	**25.** (c)	**26.** (b)	**27.** (b)	**28.** (b)	**29.** (b)	**30.** (b)
31. (b)	**32.** (b)	**33.** (a)							

34. **मानव में अतिरिक्त ...... पेशियों की सहायता से अन्तःश्वसन तथा निःश्वसन की क्षमता को बढ़ाया जा सकता है। सही विकल्प की सहायता से उपरोक्त कथन को पूरा कीजिए।**

(a) वक्षीय (b) डायाफ्राम (c) उदरीय (d) प्लूरल

35. **सांस लेने की सामान्य प्रक्रिया के सन्दर्भ में सही कथन चुनिए।**

(a) अन्तःश्वसन एक निष्क्रिय प्रक्रिया है, जबकि निःश्वसन एक सक्रिय प्रक्रिया है
(b) अन्तःश्वसन एक सक्रिय प्रक्रिया है, जबकि निःश्वसन एक निष्क्रिय प्रक्रिया है
(c) अन्तःश्वसन और निःश्वसन दोनों ही सक्रिय प्रक्रियाएँ हैं
(d) अन्तःश्वसन और निःश्वसन दोनों ही निष्क्रिय प्रक्रियाएँ हैं

36. **निम्न में से कौन-से परिवर्तन डायाफ्राम तथा इन्टरकॉस्टल पेशियों में वायु के निःश्वसन के दौरान होते हैं?**

(a) बाह्य इन्टरकॉस्टल पेशियों में शिथिलन तथा डायाफ्राम में संकुचन
(b) बाह्य इन्टरकॉस्टल पेशियों में संकुचन तथा डायाफ्राम में शिथिलन
(c) बाह्य इन्टरकॉस्टल पेशियों तथा डायाफ्राम में शिथिलन
(d) बाह्य इन्टरकॉस्टल पेशियों तथा डायाफ्राम में संकुचन

37. **उच्छ्वसन के समय निष्कासित वायु में O_2 तथा CO_2 की मात्रा क्रमशः ...... व ...... होती है।**

(a) 16%; 4% (b) 21%; 0.03%
(c) 28%; 0.09% (d) 10%; 0.01%

38. **निःश्वसन के समय डायाफ्राम किस रूप में आ जाता है?**

(a) चपटा हो जाता है (b) गुम्बदनुमा हो जाता है
(c) कोई परिवर्तन नहीं होता है (d) गोलाकार हो जाता है

39. **मानवों में सामान्य सांस लेने में अन्तर्निहित पेशियों की सही जोड़ी चुनिए।**

(a) बाह्य और आन्तरिक इन्टरकॉस्टल पेशियाँ
(b) डायाफ्राम और उदरीय पेशियाँ
(c) डायाफ्राम और बाह्य इन्टरकॉस्टल पेशियाँ
(d) डायाफ्राम और आन्तरिक इन्टरकॉस्टल पेशियाँ

40. **निम्न में से किस प्रक्रिया में बाह्य इन्टरकॉस्टल पेशियों में संकुचन होता है?**

(a) निःश्वसन (b) अन्तःश्वसन
(c) उच्छ्वसन (d) इन सभी में

41. **निम्न में से असत्य कथन छाँटिए।**

(a) शान्त श्वासोच्छ्वास को डायाफ्राम अपनी गतियों द्वारा संचालित करता है
(b) शान्त श्वासोच्छ्वास में उदर में होने वाली पेशीय गतियाँ वक्षीय भाग से अधिक सुस्पष्ट होती हैं
(c) व्यायाम के समय भी उदरीय भाग की पेशीय गतियाँ वक्षीय भाग से अधिक सुस्पष्ट होती हैं
(d) वक्षीय श्वासोच्छ्वास के समय फेफड़ों से सामान्य से अधिक वायु बाहर निकल जाती है

42. **मानव में मस्तिष्क में श्वसन केन्द्र स्थित होते हैं**

(a) सेरेबेलम में (b) मेड्यूला एवं पॉन्स में
(c) हाइपोथैलेमस में (d) सेरेब्रम में

43. **श्वसन प्रक्रिया का नियमन मस्तिष्क में स्थित कुछ विशिष्टीकृत केन्द्रों से होता है। निम्नलिखित में कौन-सा एक केन्द्र उद्दीप्त होने पर अन्तःश्वसन की अवधि को कम कर सकता है?**

(a) मेड्यूलरी अन्तःश्वसन केन्द्र (b) श्वास अनुचलनी केन्द्र
(c) ऐन्यूस्टिक केन्द्र (d) एसोसंवेदी केन्द्र

44. **निम्नलिखित में से क्या अन्तःश्वसन केन्द्रों को उद्दीप्त कर श्वसन दर को आवश्यकतानुसार बदलता है?**

(a) रुधिर का pH (b) CO_2 की अधिकता
(c) O_2 की कमी (d) ये सभी

45. **श्वसन की तीव्रता या गहराई निम्न में से किसके द्वारा नियन्त्रित होती है?**

(a) पृष्ठ श्वसन केन्द्र (b) अधर श्वसन केन्द्र
(c) दोनों (a) व (b) (d) इनमें से कोई नहीं

46. **मस्तिष्क में लयकेन्द्र के पास रसोसंवेदी केन्द्र स्थित होता है। यह क्षेत्र अति संवेदी होता है**

(a) CO_2 सान्द्रता के लिए (b) O_2 सान्द्रता के लिए
(c) H^+ सान्द्रता के लिए (d) दोनों (a) तथा (b)

47. **श्वसन-गतियों में, वायु के आयतन का आंकलन किया जाता है**

(a) स्टेथोस्कोप से (b) हाइग्रोमीटर से
(c) स्फिग्नोमैनोमीटर से (d) स्पाइरोमीटर से

48. **टाइडल या प्रवाही आयतन है**

(a) सामान्य श्वसन क्रिया के समय अन्तःश्वसित या निःश्वसित वायु का आयतन
(b) वायु आयतन की वह अतिरिक्त मात्रा, जो एक मनुष्य बलपूर्वक अन्तःश्वासित कर सकता है
(c) वायु आयतन की वह अतिरिक्त मात्रा, जो एक मनुष्य बलपूर्वक निःश्वासित कर सकता है
(d) वायु का वह आयतन, जो बलपूर्वक निःश्वसन के बाद भी फेफड़ों में शेष रह जाता है

49. **मानव में टाइडल वायु होती है**

(a) वायु की कुल मात्रा, जो फेफड़ों में भरी जा सकती है
(b) सामान्य उच्छ्वास के बाद फेफड़ों में बची वायु
(c) वायु, जो सामान्य सांस में फेफड़ों में भरती और निकलती है
(d) वायु, जो सामान्य उच्छ्वास के बाद भी फेफड़ों से निकाली जा सकती है

50. **फेफड़ों की सजीव क्षमता होती है**

(a) IRV + ERV (b) IRV + ERV + TV − RV
(c) IRV + ERV + TV + RV (d) IRV + ERV + TV

51. **बलपूर्वक अन्तःश्वसन के पश्चात् वायु की वह अधिकतम मात्रा, जो एक व्यक्ति बलपूर्वक निःश्वासित कर सकता है, के बराबर होती है**

(a) अन्तःश्वसन आरक्षित आयतन (IRV) + उच्छ्वसन आरक्षित आयतन (ERV) + टाइडल आयतन (TV) + अवशेषी आयतन (RV)
(b) IRV + RV + ERV
(c) IRV + TV + ERV
(d) TV + RV + ERV

52. **एक व्यक्ति बलपूर्वक सांस छोड़ने के बाद बलपूर्वक अन्त:श्वसन द्वारा वायु का कुछ आयतन सांस के साथ भीतर ले जाता है। भीतर ले जाई गई वायु की इस मात्रा को क्या कहते हैं?**
(a) फेफड़ों की कुल क्षमता (b) अवरीय आयतन
(c) जैव क्षमता (d) अन्त:श्वसन क्षमता

53. **बलपूर्वक नि:श्वसन के पश्चात् फेफड़ों में समायोजित वायु की कुल मात्रा क्या कहलाती है?**
(a) जैव क्षमता (b) नि:श्वसन क्षमता
(c) अन्त:श्वसन क्षमता (d) फेफड़ों की कुल क्षमता

54. **वायु का वह आयतन, जो एक स्वस्थ व्यक्ति प्रति मिनट की दर से अन्त: श्वासित या नि:श्वासित कर सकता है**
(a) 5000-6000 mL (b) 6000-7000 mL
(c) 6000-8000 mL (d) 7000-9000 mL

55. **फेफड़ों की कुल क्षमता होती है**
(a) बलपूर्वक अन्त:श्वसन के पश्चात् फेफड़ों में समायोजित वायु का कुल आयतन
(b) RV + ERV + TV + IRV
(c) सजीव क्षमता + अवशिष्ट आयतन
(d) उपरोक्त सभी

56. **एक वयस्क व्यक्ति के फेफड़ो की कार्यात्मक अवशेषी क्षमता** (FRC) **कितनी होती है?**
(a) 1500 mL (b) 2500 mL
(c) 500 mL (d) 3500 mL

57. **निम्न में से किसका आंकलन स्पाइरोमीटर द्वारा नहीं किया जा सकता है?**
(a) IC (b) RV
(c) ERV (d) IRV

58. **किसी दुर्घटना में एक व्यक्ति के सीने में बिना फेफड़ों को क्षति पहुचाएँ सुराख हो जाते हैं। क्या यह श्वसन को प्रभावित करेगा? अगर हाँ तो किस प्रकार?**
(a) सांस की दर में कमी (b) सांस की दर में तीव्र वृद्धि
(c) श्वसन में कोई परिवर्तन नहीं (d) सांस का रुक जाना

59. **वायुमण्डलीय वायु में ऑक्सीजन की मात्रा कितने प्रतिशत होती है?**
(a) 78.98% (b) 20.98%
(c) 0.04% (d) 0.5%

60. **गैसों के विसरण की दर प्रभावित होती है**
(a) दाब प्रवणता से (b) गैसों की विलेयशीलता से
(c) झिल्ली की मोटाई से (d) उपरोक्त सभी

61. **मनुष्य में गैसों का विनिमय होता है**
(a) विसरण (Diffusion) द्वारा
(b) रुधिर व ऊतकों के मध्य
(c) एल्वियोली तथा प्ल्यूरा रुधिर कैपिलरी के मध्य
(d) उपरोक्त सभी

62. **ऑक्सीजन का सर्वाधिक आंशिक दाब होता है**
(a) एल्वियोली में (b) ब्रोंकाई में
(c) ट्रैकिया में (d) ऊतकों में

63. **फेफड़ों की एल्वियोली में ऑक्सीजन का आंशिक दाब** (Partial pressure) **होता है**
(a) रुधिर केशिका (Capiliary) में आंशिक दाब के समान
(b) रुधिर केशिका (Capiliary) में आंशिक दाब से अधिक
(c) रुधिर केशिका (Capiliary) में आंशिक दाब से कम
(d) CO_2 के आंशिक दाब से कम

64. **मानव में लगभग समान** pCO_2 **पाया जाता है**
(a) ऑक्सीकृत रुधिर तथा ऊतकों में
(b) अनॉक्सीकृत रुधिर तथा ऑक्सीकृत रुधिर में
(c) अनॉक्सीकृत रुधिर तथा ऊतकों में
(d) उपरोक्त सभी

65. **मानव में लगभग समान** pO_2 **पाया जाता है**
(a) एल्वियोली व ऊतकों में
(b) ऑक्सीकृत रुधिर तथा अनॉक्सीकृत रुधिर में
(c) एल्वियोली तथा ऑक्सीकृत रुधिर में
(d) एल्वियोली तथा अनॉक्सीकृत रुधिर में

66. **निम्न में से कौन-सा कथन सत्य नहीं है?**
(a) अनॉक्सीकृत रुधिर में ऑक्सीजन का आंशिक दाब 40 mm Hg होता है
(b) ऑक्सीकृत रुधिर में ऑक्सीजन का आंशिक दाब 95 mm Hg होता है
(c) कूपिकीय वायु में ऑक्सीजन का आंशिक दाब 104 mm Hg होता है
(d) कूपिकीय वायु में CO_2 का आंशिक दाब 40 mm Hg होता है

67. **प्रत्येक हीमोग्लोबिन अणु अधिकतम वहन कर सकता है**
(a) O_2 के 2 अणुओं का (b) O_2 के 3 अणुओं का
(c) O_2 के 4 अणुओं का (d) O_2 के 1 अणु का

68. **ऑक्सीजन वियोजन वक्र** (Oxygen dissociation curve) **होता है**
(a) सिग्मॉइड (b) J-आकार का
(c) चरघातांकी वृद्धि (d) अतिपरवलयाकार

69. **सामान्य परिस्थितियों में** 100 mL **ऑक्सीकृत रुधिर** O_2 **की कितनी मात्रा का परिवहन कर सकता है?**
(a) 5 mL (b) 4 mL (c) 3 mL (d) 2 mL

70. **निम्न में से कौन-सी स्थिति में ऑक्सीजन के साथ हीमोग्लोबिन की सर्वाधिक संतृप्तता मिलेगी, यदि** pO_2 **नियत हो?**
(a) अधिक CO_2 स्तर, कम तापमान
(b) कम CO_2 स्तर, कम तापमान
(c) अधिक CO_2 स्तर, अधिक तापमान
(d) कम CO_2 स्तर, अधिक तापमान

34. (c)	35. (b)	36. (c)	37. (a)	38. (b)	39. (c)	40. (b)	41. (c)	42. (b)	43. (b)
44. (d)	45. (b)	46. (d)	47. (c)	48. (a)	49. (c)	50. (d)	51. (c)	52. (c)	53. (d)
54. (c)	55. (d)	56. (b)	57. (b)	58. (d)	59. (b)	60. (d)	61. (d)	62. (a)	63. (b)
64. (c)	65. (c)	66. (d)	67. (c)	68. (a)	69. (a)	70. (b)			

71. निम्न में से कौन-सी समीकरण सही है?

(a) $KHbO_2 + H^+ \underset{RBC}{\rightleftharpoons} Hb + K + H_2O$

(b) $Hb + O_2 \underset{\text{फेफड़ों में वियोजन}}{\overset{\text{ऊतकों में बन्धन}}{\rightleftharpoons}} HbO_2$

(c) $Na^+ + HCO_3^- \underset{\text{लाल रुधिर कणिका}}{\rightleftharpoons} NaHCO_3$

(d) $HbO_2 \underset{\text{फेफड़ों में बन्धन}}{\overset{\text{ऊतकों में वियोजन}}{\rightleftharpoons}} Hb + O_2$

72. बोहर प्रभाव (Bohr's effect) क्या है?

(a) pCO_2 के स्तर में वृद्धि या pH के मान में कमी, O_2 की हीमोग्लोबिन के लिए बन्धुता को कम कर देती है
(b) pCO_2 के स्तर में कमी या pH के मान में कमी, O_2 की हीमोग्लोबिन के लिए बन्धुता को कम कर देती है
(c) pCO_2 के स्तर में वृद्धि या pH के मान में वृद्धि, O_2 की हीमोग्लोबिन के लिए बन्धुता को कम कर देती है
(d) ऑक्सीजन-वियोजन वक्र का बाईं ओर खिसकना

73. मानव का एक लीटर रुधिर एक बार में कितनी O_2 का वहन करता है?

(a) 1000 mL (b) 250 mL
(c) 100 mL (d) 500 mL

74. एक ग्राम हीमोग्लोबिन में उपस्थित O_2 की मात्रा है

(a) 20 mL (b) 1.34 mL
(c) 13.4 mL (d) 5.4 mL

75. कौन-सी परिस्थिति के अन्तर्गत, ऊतकों में ऑक्सीहीमोग्लोबिन से ऑक्सीजन का वियोजन होता है?

(a) निम्न pO_2 (b) उच्च pCO_2
(c) उच्च H^+ (d) ये सभी

76. रुधिर की pH में कमी

(a) मस्तिष्क के लिए रुधिर आपूर्ति को कम कर देगी
(b) हीमोग्लोबिन की ऑक्सीजन के साथ बन्धुता को कम कर देगी
(c) यकृत से बाइकार्बोनेट आयन को मुक्त करेगी
(d) हृदय की धड़कन को कम कर देगी

77. शरीर के ताप के बढ़ने के साथ O_2- Hb वियोजन वक्र की स्थिति क्या होगी?

(a) दाईं ओर खिसकेगा (b) बाईं ओर खिसकेगा
(c) अप्रभावित रहेगा (d) अनियमित हो जाएगा

78. किस स्थिति में ऑक्सीजन-हीमोग्लोबिन वियोजन वक्र दाईं तरफ मुड़ जाता है?

(a) उच्च pCO_2 पर (b) उच्च pO_2 पर
(c) निम्न pCO_2 (d) H^+ सान्द्रता कम होने पर

79. रुधिर द्वारा CO_2 का परिवहन प्राथमिक रूप से निर्भर करता है

(a) CO_2 की रुधिर में घुलनशीलता पर
(b) कार्बोनिक एनहाइड्रेज पर
(c) हीमोग्लोबिन की CO_2 के साथ बन्धुता पर
(d) हीमोग्लोबिन की O_2 के साथ बन्धुता पर

80. रुधिर CO_2 का परिवहन करने के बाद भी अम्लीय नहीं होता है, क्योंकि

(a) CO_2 निरन्तर रूप से ऊतकों में विसरित होती रहती है
(b) CO_2, H_2O के साथ जुड़कर H_2CO_3 बनाती है
(c) CO_2 के परिवहन में बफर महत्त्वपूर्ण भूमिका निभाते हैं
(d) CO_2 का WBC द्वारा अवशोषण हो जाता है

81. हीमोग्लोबिन द्वारा CO_2 का परिवहन किस रूप में होता है?

(a) कार्बोक्सीहीमोग्लोबिन के रूप में
(b) कार्बेमिनोहीमोग्लोबिन के रूप में
(c) कार्बोमीनोहीमोग्लोबिन के रूप में
(d) डीऑक्सीहीमोग्लोबिन के रूप में

82. रुधिर में कार्बन डाइऑक्साइड की विलेयता है

(a) O_2 की तुलना में 10-15 गुना अधिक
(b) O_2 की तुलना में 20-25 गुना अधिक
(c) O_2 की तुलना में थोड़ी अधिक
(d) O_2 की तुलना में थोड़ी कम

83. नीचे दिए गए कथनों को पढ़िए तथा सही विकल्प का चयन कीजिए।

(a) कार्बोनिक अम्ल से निकले H^+, हीमोग्लोबिन के साथ जुड़कर हीमोग्लोबिनिक अम्ल बनाते हैं
(b) RBC का ऑक्सीहीमोग्लोबिन क्षारीय होता है
(c) CO_2 की 70% से भी अधिक मात्रा का परिवहन ऊतकों से फेफड़ों तक कार्बेमिनो यौगिकों के रूप में होता है
(d) एक स्वस्थ व्यक्ति में हीमोग्लोबिन की मात्रा 25 gm प्रति 100 mL होती है

84. कार्बेमिनोहीमोग्लोबिन से CO_2 का वियोजन तब होता है, जब

(a) एल्वियोली में pCO_2 तथा pO_2 कम हो
(b) एल्वियोली में pCO_2 कम तथा pO_2 अधिक हो
(c) फेफड़ों में pCO_2, pO_2 के समान हो अथवा कम
(d) ऊतकों में pCO_2, pO_2 के समान हो अथवा अधिक

85. $CO_2 + H_2O \overset{A}{\rightleftharpoons} H_2CO_3 \overset{B}{\rightleftharpoons} HCO_3^- + H^+$

उपरोक्त समीकरण में *A* तथा *B* एन्जाइम के नाम बताइए।

(a) *A*–कार्बोनिक एनहाइड्रेज; *B*–कार्बोनिक हाइड्रेज
(b) *A*–कार्बोनिक हाइड्रेटेज; *B*–कार्बोनिक एनहाइड्रेज
(c) *A*–कार्बोनिक एनहाइड्रेज; *B*–कार्बोनिक एनहाइड्रेज
(d) *A*–कार्बोनिक हाइड्रेटेज; *B*–कार्बोनिक हाइड्रेटेज

86. रुधिर द्वारा लगभग 70% कार्बन डाइऑक्साइड का परिवहन फेफड़ों तक इस रूप में किया जाता है

(a) बाइकार्बोनेट आयन के रूप में
(b) घुलित गैस के अणुओं के रूप में
(c) RBC के साथ जुड़कर
(d) कार्बोमिनोहीमोग्लोबिन के रूप में

87. हैमबर्गर शिफ्ट को कहते हैं

(a) हाइड्रोजन शिफ्ट
(b) बाइकार्बोनेट शिफ्ट
(c) सोडियम शिफ्ट
(d) क्लोराइड शिफ्ट

88. **कार्बन डाइऑक्साइड के संवहन के समय प्लाज्मा तथा लाल रुधिराणुओं के मध्य कौन-सी प्रक्रिया होती है?**
(a) अवशोषण (b) परासरण
(c) क्लोराइड शिफ्ट (d) अधिशोषण

89. **निम्न में से कौन-सी स्थिति हैल्डेन प्रभाव को प्रदर्शित करती है?**
(a) Hb का कार्बेमिनोहीमोग्लोबिन में परिवर्तन
(b) कार्बेमिनोहीमोग्लोबिन का सामान्य Hb में परिवर्तन
(c) P_{50}, pH के घटने से बढ़ता है
(d) उपरोक्त में से कोई नहीं

90. **यह विदित है कि कार्बन मोनोऑक्साइड का प्राणियों पर दुष्प्रभाव होता है, क्योंकि**
(a) इसके कारण CO_2 का परिवहन कम हो जाता है
(b) इसके कारण O_2 का परिवहन कम हो जाता है
(c) इसके कारण CO_2 का परिवहन बढ़ जाता है
(d) इसके कारण हीमोग्लोबिन नष्ट हो जाता है

91. **किसके साथ हीमोग्लोबिन (Hb) सबसे अधिक तत्परता से मिलकर स्थायी यौगिक बनाता है?**
(a) CO_2 (b) CO
(c) SO_2 (d) N_2

92. **रुधिर क्षीणता कई कारणों से हो सकती है। एक कारण यह भी हो सकता है, कि**
(a) ऑक्सीहीमोग्लोबिन अधिक बन रहा है
(b) कार्बेमिनोहीमोग्लोबिन अधिक बन रहा है
(c) हीमोग्लोबिन को प्रदूषण के कारण पूरी ऑक्सीजन (O_2) नहीं मिल रही है
(d) प्रदूषण के कारण मिथिमोग्लोबिन बन रहा है

93. **ऐसे व्यक्ति, जोकि लगभग 6 महीने पहले मैदानी क्षेत्र से रोहतांग क्षेत्र में पलायन कर गए हैं उनमें**
(a) RBCs अधिक होती हैं तथा उनके हीमोग्लोबिन की O_2 के लिए कम बन्धुता होती है
(b) शारीरिक रूप से फुटबॉल जैसे खेल खेलने के लिए स्वस्थ नहीं होते हैं
(c) तुंगता बीमारी (Altitude sickness) से ग्रसित होते हैं तथा बेचैनी व थकान का अनुभव करते हैं
(d) RBC की संख्या सामान्य होती है, परन्तु उनके हीमोग्लोबिन में O_2 के लिए उच्च बन्धुता पाई जाती है

94. **कितनी ऊँचाई पर जाने पर व्यक्ति बेहोश होने लगता है, एवं उसे O_2 सिलेन्डर की आवश्यकता पड़ती है?**
(a) 11000 मीटर की ऊँचाई पर
(b) 6000-7500 मीटर की ऊँचाई पर
(c) 2500 मीटर की ऊँचाई पर
(d) 3500-4000 मीटर की ऊँचाई पर

95. **निम्नलिखित में से कौन-सा चरण मानव के श्वसन में सम्मिलित नहीं है?**
(a) कूपिकीय झिल्ली के आर-पार O_2 व CO_2 का विसरण
(b) रुधिर द्वारा गैसों का परिवहन
(c) रुधिर तथा ऊतकों के बीच O_2 व CO_2 का विसरण
(d) कोशिकाओं द्वारा मेटाबॉलिक अभिक्रियाओं के लिए CO_2 का उपयोग

96. **श्वसन में ग्लूकोस का पूर्ण दहन किसके द्वारा दर्शाया गया है?**
(a) $C_6H_{12}O_6 + 6O_2 \rightarrow 6CO_2 + 6H_2O +$ ऊर्जा
(b) $6_6H_{12}O_6 + 6O_2 \rightarrow 6O_2 + 6H_2O +$ ऊर्जा
(c) $C_6H_{12}O_6 + 6O_2 + 6CO_2 \rightarrow 6CO_2 + 6H_2O +$ ऊर्जा
(d) $C_6H_{12}O_6 + 6O_2 + 6CO_2 + ATP \rightarrow 6CO_2 + 6H_2O + 6O_2 +$ ऊर्जा

97. **ग्लाइकोलाइसिस का निम्न में से दूसरा नाम क्या है?**
(a) EMP पाथवे (b) PME पाथवे
(c) CNT पाथवे (d) TMC पाथवे

98. **ग्लाइकोलाइसिस का अन्तिम उत्पाद है**
(a) पाइरुविक अम्ल (b) एसीटाइल सह-एन्जाइम
(c) सिट्रिक अम्ल (d) ऑक्जेलोएसीटिक अम्ल

99. **ग्लूकोस से ग्लूकोस-6- फॉस्फेट निर्माण के लिए निम्न में से कौन-सा एन्जाइम उत्तरदायी होता है?**
(a) हैक्सोकाइनेज (b) एल्डोलेज
(c) डीहाइड्रोजिनेज (d) फॉस्फेटेज

100. **निम्न में से, ग्लाइकोलाइसिस प्रक्रिया में उत्पन्न होने वाली एकमात्र ऑक्सीकरण अभिक्रिया के लिए आवश्यक सब्सट्रेट को पहचानिए।**
(a) 3-फॉस्फोग्लिसरिक अम्ल (b) ग्लिसरेल्डीहाइड-3-फॉस्फेट
(c) फ्रक्टोस-6-फॉस्फेट (d) ग्लूकोस-6-फॉस्फेट

101. **ग्लाइकोलाइसिस में NADH + H^+, NAD से निर्मित होता है, जब**
(a) 3-फॉस्फोग्लिसरेल्डिहाइड (PGAL) 1-3-बाइफॉस्फोग्लिसरेट (BPGA) में रूपान्तरित होता है
(b) ट्रायोज फॉस्फेट, 2-फॉस्फोग्लिसरेट में रूपान्तरित होता है
(c) 2-फॉस्फोग्लिसरेट, 2-फॉस्फोपाइरुवेट में रूपान्तरित होता है
(d) 2-फॉस्फोपाइरुवेट, 2-पाइरुविक अम्ल में रूपान्तरित होता है

102. **ग्लाइकोलाइसिस में कौन-सा एक सही क्रम है?**
(a) ग्लूकोस-6- फॉस्फेट (G - 6 - P) $\rightarrow$ PEP $\rightarrow$ 3PGAL $\rightarrow$ 3PGA
(b) G - 6 - P $\rightarrow$ 3 फॉस्फोग्लिसरेल्डिहाइड (PGAL) $\rightarrow$ 3PGA $\rightarrow$ PEP
(c) G - 6 - P $\rightarrow$ PEP $\rightarrow$ 3 फॉस्फोग्लिसरिक अम्ल (PGA) $\rightarrow$ 3PGAL
(d) G - 6 - P $\rightarrow$ 3PGA $\rightarrow$ 3PGAL $\rightarrow$ फॉस्फो ईनॉल पाइरुवेट (PEP)

103. **ग्लाइकोलाइसिस में ग्लूकोस के एक अणु से ATP की कुल लब्धि (Gain) है**
(a) 3 (b) 4 (c) 5 (d) 2

104. **अवायवीय श्वसन में ग्लूकोस का अपूर्ण ऑक्सीकरण निर्मित करता है**
(a) ग्लूकोस एवं कार्बन डाइऑक्साइड
(b) एल्कोहॉल एवं कार्बन डाइऑक्साइड
(c) जल एवं कार्बन डाइऑक्साइड
(d) फ्रक्टोस एवं जल

105. **वायवीय एवं अवायवीय श्वसन में समान फेज (Phase) है**
(a) क्रेब्स चक्र
(b) ग्लाइकोलाइसिस
(c) ग्लाइकोजिनोलाइसिस
(d) इलेक्ट्रॉन परिवहन तन्त्र (ETS)

106. **कोशिकीय श्वसन में लिंक (Link) एन्जाइम है**
(a) एसीटिल Co-A (b) पाइरुवेट डीहाइड्रोजिनेज
(c) आइसोसिट्रेट डीहाइड्रोजिनेज (d) सक्सीनिल थियोफिनेज

107. ट्राई कार्बोक्सिलिक अम्ल (TCA) चक्र में एन्जाइम उपस्थित होते हैं
(a) साइटोप्लाज्म में
(b) माइटोकॉण्ड्रिया के अन्दर झिल्ली अन्तराल में
(c) माइटोकॉण्ड्रियल मैट्रिक्स में
(d) माइटोकॉण्ड्रिया की आन्तरिक झिल्ली में

108. क्रेब्स चक्र के बारे में निम्न में से कौन-सा कथन सही नहीं है?
(a) इसे सिट्रिक अम्ल चक्र भी कहते हैं
(b) ग्लाइकोलाइसिस को क्रेब्स चक्र के साथ, जो माध्यमिक (Intermediate) यौगिक जुड़ता है, वह मैलिक अम्ल है
(c) यह माइटोकॉण्ड्रिया में सम्पन्न होता है
(d) यह 6 कार्बन यौगिक के साथ शुरु होता है

109. सिट्रिक अम्ल चक्र में प्रथम चरण है
(a) एसीटाइल Co-A ऑक्जेलिक अम्ल के साथ जुड़ता है
(b) एसीटाइल Co-A सिट्रिक अम्ल के साथ जुड़ता है
(c) सिट्रिक अम्ल, ऑक्जेलिक अम्ल के साथ जुड़ता है
(d) सिट्रिक अम्ल मैलिक अम्ल के साथ जुड़ता है

110. क्रेब्स चक्र में कौन-सा चरण सब्स्ट्रेट लेवल फॉस्फोरिलीकरण को संकेत करता है?
(a) सक्सीनाइल अम्ल का α-कीटोग्लूटैरिक अम्ल में रूपान्तरण
(b) सक्सीनिक अम्ल का मैलिक अम्ल में रूपान्तरण
(c) सक्सीनाइल Co-A का सक्सीनिक अम्ल में रूपान्तरण
(d) मैलिक अम्ल का ऑक्जेलिक अम्ल में रूपान्तरण

111. निम्न में से किसमें, NAD का अपचयन (Reduction) नहीं होता है?
(a) आइसोसिट्रिक अम्ल $\rightarrow \alpha$-कीटोग्लूटैरिक अम्ल
(b) मैलिक अम्ल $\rightarrow$ ऑक्जेलोएसीटिक अम्ल
(c) पाइरुविक अम्ल $\rightarrow$ एसीटाइल Co-A
(d) सक्सीनिक अम्ल $\rightarrow$ फ्यूमेरिक अम्ल

112. निम्न में से किसके ऑक्सीकरण के दौरान FAD एक इलेक्ट्रॉन ग्राही होता है?
(a) α-कीटोग्लूटारेट $\rightarrow$ सक्सीनाइल Co-A
(b) सक्सीनिक अम्ल $\rightarrow$ फ्यूमेरिक अम्ल
(c) सक्सीनाइल Co-A $\rightarrow$ सक्सीनिक अम्ल
(d) फ्यूमेरिक अम्ल $\rightarrow$ मैलिक अम्ल

113. निम्न में से कौन-सा एक 4 कार्बन का यौगिक है?
(a) ऑक्जेलोएसीटिक अम्ल (b) फॉस्फोग्लिसरिक अम्ल
(c) राइब्यूलोस बाइफॉस्फेट (d) फॉस्फोइनॉल पाइरुवेट

114. α- कीटोग्लूटेरेट, क्रेब्स चक्र का एक मध्यस्थ यौगिक है, जो है
(a) 5 कार्बन यौगिक (b) 6 कार्बन यौगिक
(c) 4 कार्बन यौगिक (d) 3 कार्बन यौगिक

115. आन्तरिक माइटोकॉण्ड्रियल झिल्ली के इलेक्ट्रॉन परिवहन तन्त्र (ETS) का कॉम्पलेक्स V निम्न में से कौन-सा है?
(a) NADH डीहाइड्रोजिनेज
(b) साइटोक्रोम ऑक्सीडेज
(c) यूबीक्विनोन (Ubiquinone)
(d) ATP सिन्थेज

116. ग्लूकोस के पूर्ण ऑक्सीकरण की कौन-सी स्टेज में ADP से ATP अणुओं की सबसे बड़ी संख्या निर्मित होती है?
(a) पाइरुविक अम्ल से एसीटाइल Co-A में रूपान्तरण
(b) इलेक्ट्रॉन ट्रान्सपोर्ट शृंखला
(c) ग्लाइकोलाइसिस
(d) क्रेब्स चक्र

117. माइटोकॉण्ड्रिया के कौन-से भाग में ATP संश्लेषण उत्पन्न होता है?
(a) F_1
(b) F_0
(c) क्रिस्टी (Cristae)
(d) माइटोकॉण्ड्रिया की आन्तरिक झिल्ली

118. ग्लूकोस के एक अणु के वायवीय श्वसन के दौरान ATP की कुल लब्धि (Gain) है
(a) 36 (b) 38 (c) 40 (d) 34

119. जब NADH एवं $FADH_2$ अणु ऑक्सीकृत होते हैं, तो क्रमशः कितने ATP मुक्त होते हैं?
(a) 3 ATP, 2 ATP (b) 2 ATP, 3 ATP
(c) 5 ATP, 4 ATP (d) 3 ATP, 5 ATP

120. श्वसन गुणांक का मान 4 निम्न में से किसके पूर्ण ऑक्सीकरण के लिए अपेक्षित होगा?
(a) ग्लूकोस (b) मैलिक अम्ल
(c) ऑक्जेलिक अम्ल (d) टार्टरिक अम्ल

121. अवायवीय श्वसन में श्वसन गुणांक होता है
(a) 0.7 (b) 0.9
(c) 1 (d) अनन्त

71. (d)	72. (a)	73. (b)	74. (b)	75. (d)	76. (b)	77. (a)	78. (d)	79. (b)	80. (c)
81. (b)	82. (b)	83. (a)	84. (b)	85. (c)	86. (a)	87. (d)	88. (c)	89. (b)	90. (b)
91. (b)	92. (c)	93. (a)	94. (b)	95. (d)	96. (a)	97. (a)	98. (a)	99. (a)	100. (b)
101. (a)	102. (b)	103. (d)	104. (b)	105. (b)	106. (b)	107. (c)	108. (b)	109. (a)	110. (c)
111. (d)	112. (b)	113. (a)	114. (a)	115. (d)	116. (b)	117. (a)	118. (b)	119. (a)	120. (c)
121. (d)									

नर्सिंग एग्जाम गैलरी

1. निम्नलिखित में कौन वायु को फेफड़ों में जाने की अनुमति देता है? *(MPNHM CHO 2021)*

(a) महाधमनी (b) ग्रासनली (c) हृदय (d) श्वासनली

2. प्रत्येक सांस के साथ अंदर और बाहर जाने वाली हवा की मात्रा को कहा जाता है *(NHM Contractual Staff Nurse 2021)*

(a) अवशिष्ट मात्रा (b) टाइडल मात्रा
(c) नि:श्वसन आरखित मात्रा (d) अन्त: श्वसन आरक्षित

3. श्वसन केन्द्र स्थित होता है *(UPNHM Staff Nurse 2019)*

(a) सेरेब्रम में (b) स्पाइनल कॉर्ड में
(c) मेड्यूला ऑब्लोंगेटा में (d) इनमें से कोई नहीं

4. एडम्स एप्पल (Adam's apple) निर्मित होता है *(ESIC Staff Nurse 2019)*

(a) हाइऑइड अस्थि से (b) थायरॉइड उपास्थि से
(c) क्रिकॉइड उपास्थि से (d) एपिग्लोटिस से

5. श्वसन केन्द्र के लिए सबसे शक्तिशाली उद्दीपक है *(AIIMS Bhubaneswar 2018)*

(a) कार्बन डाइऑक्साइड की अधिकता (b) ऑक्सीजन की कमी
(c) रुधिर के pH में वृद्धि (d) ऑक्सीजन की अधिकता

6. कीटोन बॉडीज संश्लेषित होते हैं *(AIIMS Nagpur 2018)*

(a) एसिटाइल कोएन्जाइम-A से (b) कोलेस्ट्रॉल से
(c) फॉस्फोलिपिड्स से (d) ट्राइग्लिसरॉइड्स से

7. मानव में श्वसन के लिए उत्तरदायी मुख्य पेशी है *(AIIMS Jodhpur Staff Nurse 2018)*

(a) रेक्टस एब्डोमिनिस (b) स्टर्नोक्लीडोमास्टॉइड
(c) ट्रेपिजियस (d) डायाफ्राम

8. किसके प्रति हीमोग्लोबिन का सबसे अधिक जुड़ाव होता हैं? *(DME Karnataka Staff Nurse 2018)*

(a) CO (b) CO_2 (c) O_2 (d) NH_3

9. रुधिर और फेफड़ों के बीच गैसों की विनिमय या एक्सचेंज कहलाता है *(RUHS Pb. B.Sc. Nsg. 2017)*

(a) ऑक्सीजनेशन (b) बाहरी श्वसन
(c) आन्तरिक श्वसन (d) उत्सर्जन

10. दो प्ल्यूरल गुहा के बीच का स्थान .... कहलाता है। *(ESIC Staff Nurse 2016)*

(a) पैराइटल (b) मीडिया स्टाइनम
(c) सीरोसा (d) सोलिअस

11. शरीर का कौन–सा अंग श्वसन प्रक्रिया से सम्बद्ध है? *(ESIC Staff Nurse 2016*

(a) मस्तिष्क (b) वृक्क (c) लंग्स (d) यकृत

12. हवा की अधिकतम मात्रा जो एक अधिकतम श्वसन प्रयास के बाद ली एवं छोड़ी जा सकती है, को .... कहा जाता है *(ESIC Staff Nurse 2016)*

(a) टाइडल वोल्यूम (b) रेसिडुअल वोल्यूम
(c) वाइटल कैपेसिटी (d) फंक्शनल रेसिडुअल कैपेसिटी

13. फेफड़े के सामान्य टाइडल आयतन की मात्रा कितनी होती है? *(ESIC Staff Nurse 2016)*

(a) 250 mL (b) 500 mL (c) 750 mL (d) 1000 mL

14. श्वासनाल (Trachea) उपास्थि वलय की बनी होती है। इन वलयों की आकृति होती है *(RUHS M.Sc. Nsg. 2015)*

(a) C रूपी (C-shaped) (b) S रूपी (S-shaped)
(c) शंकुरूपी (Cone shaped) (d) सीधी (Straight)

15. कौन–सा कोशिका अंगक अल्प–ऑक्सीयता (Hypoxia) की स्थिति में सबसे पहले क्षतिग्रस्त होता है? *(KPSC Staff Nurse 2015)*

(a) केन्द्रक (Nucleus) (b) राइबोसोम (Ribosome)
(c) माइटोकॉण्ड्रिया (Mitochondria) (d) गॉल्जीकाय (Golgi body)

16. एक ग्राम हीमोग्लोबिन की ऑक्सीजन बंधक क्षमता (Oxygen binding capacity) कितनी होती है? *(KPSC Staff Nurse 2015)*

(a) 2.28 mL (b) 1.34 mL (c) 0.82 mL (d) 1.00 mL

17. ...... प्रक्रिया में वातावरणीय दाब महत्त्वपूर्ण होता है। *(RRB Staff Nurse 2015)*

(a) रुधिर प्रवाह (Blood flow) (b) मूत्र-त्याग (Micturition)
(c) प्रजनन (Reproduction) (d) श्वसन (Breathing)

18. लैरिंक्स (Larynx) .... का एक भाग है। *(KPSC Staff Nurse 2015)*

(a) पाचन तन्त्र (b) श्वसन तन्त्र
(c) परिसंचरण तन्त्र (d) मूत्रीय तन्त्र

19. कार्बन डाइऑक्साइड हीमोग्लोबिन से जुड़कर बनाती है *(AIIMS Patna 2013)*

(a) डीऑक्सीहीमोग्लोबिन (b) अपचयित हीमोग्लोबिन
(c) कार्बेमिनोहीमोग्लोबिन (d) कार्बोक्सीहीमोग्लोबिन

20. .... में ATP का निर्माण नहीं होता है। *(ESIC Staff Nurse Delhi 2012)*

(a) ग्लाइकोलाइसिस (Glycolysis)
(b) TCA चक्र
(c) वसीय अम्ल ऑक्सीकरण (Fatty acid oxidation)
(d) HMP पथवे (Pathway)

21. एण्डोट्रैकियल ट्यूब (Endotracheal tube) डाली जाती है *(ESIC Staff Nurse Delhi 2012)*

(a) ग्रासनाल में (In oesophagus)
(b) आमाशय में (In stomach)
(c) श्वासनाल (In trachea)
(d) नासिका गुहा में (In nasal cavity)

22. श्वासावरोध (Asphyxia) क्या है? *(LNJP Staff Nurse 2012)*

(a) ऑक्सीजन की मात्रा में कमी व सांस में परेशानी
(b) ऑक्सीजन की मात्रा में वृद्धि व धीमा सांस
(c) धीमा सांस
(d) ऑक्सीजन की मात्रा में वृद्धि व अनियमित सांस

---

1. (d)	2. (b)	3. (c)	4. (b)	5. (a)	6. (a)	7. (d)	8. (a)	9. (b)	10. (b)
11. (c)	12. (c)	13. (b)	14. (a)	15. (d)	16. (b)	17. (d)	18. (b)	19. (c)	20. (d)
21. (c)	22. (a)								

करेक्ट सॉल्यूशन्स

टॉपिकल प्रैक्टिस

1. *(b)* एक जीव के द्वारा ऑक्सीजन (O_2) का उपयोग अप्रत्यक्ष रूप से पोषक पदार्थों, जैसे- ग्लूकोस, आदि के ऑक्सीकरण के लिए किया जाता है, ताकि विभिन्न क्रियाओं को पूरा करने के लिए ऊर्जा प्राप्त की जा सके।

2. *(d)* नासागुहा → ग्रसनी → कण्ठ → श्वासनाल → ब्रोंकाई → ब्रोंकीयोल्स → वायुकोष्ठक

उपरोक्त क्रम मानव तथा अन्य स्तनियों में बाहर से फेफड़ों तक वायु ले जाने का सही मार्ग प्रदर्शित करता है।

3. *(a)* ट्रैकिया एक सीधी नलिका है, जो वक्ष गुहा के मध्य तक 5वीं वक्षीय वर्टीब्रा तक जाकर दाईं और बाईं दो प्राथमिक ब्रोंकाई में विभाजित हो जाती है।

4. *(b)* नैसोफैरिंक्स, ग्रसनी का ही एक भाग है। ग्रसनी आहार और वायु दोनों के लिए उभयनिष्ठ (Common) मार्ग है। नैसोफैरिंक्स, लैरिंक्स (Larynx) में स्थित ग्लोटिस (Glottis) द्वारा ट्रैकिया में खुलती है।

5. *(a)* श्वसन तन्त्र के दो भाग होते हैं

संवहनी भाग	श्वसन भाग
यह वायुमण्डलीय वायु की कूपिकाओं तक संचरित करता है। यह वायु को बाहरी कणों से मुक्त करता है, आर्द्र करता है तथा शरीर के तापक्रम तक लाता है। यह भाग नैसोफैरिंक्स, कण्ठ, ट्रैकिया, ब्रोंकाई, ब्रोंकीयोल्स तथा टर्मिनल ब्रोंकीयोल्स से मिलकर बना होता है।	श्वसन भाग ब्रोंकियोल्स (Bronchiole), कूपिकीय वाहिनी (Alveolar duct) तथा कूपिकीय कोष (Alveolar sacs) का बना होता है। यह रुधिर एवं वायुमण्डलीय वायु के बीच O_2 तथा CO_2 का वास्तविक विनिमय (Exchange) स्थल है।

6. *(a)* नासिका के प्रघ्राण भाग में कड़े तथा संवेदी नासा बाल, तेल तथा पसीने की ग्रन्थियाँ उपस्थित होती हैं।

9. *(a)* लैरिंक्स एक उपास्थिमय बॉक्स है, जोकि ध्वनि उत्पादन में सहायता करती है इसलिए इसे स्वर यन्त्र (Sound box) भी कहा जाता है।

15. *(c)* वोकल कॉर्ड मुख्यतया लचीले लिगामेन्ट तन्तुओं से बने होते हैं। ये वोकल कॉर्ड थायरॉइड उपास्थि को ऐरिटिनॉइड उपास्थि से जोड़ने का कार्य करते हैं।

16. *(a)* मानव की ट्रैकिया की दीवार में C-आकार की हायलिन उपास्थि के बने छल्ले होते हैं, जो वायु न होने पर भी इस नली को पिचकने से रोकते हैं।

19. *(c)* फेफड़ों के ऊपर प्ल्यूरल नामक महीन दोहरा आवरण होता है। इनका देहभित्ति से संलग्न आवरण पैराइटल प्ल्यूरा व फेफड़ों से संलग्न आवरण विसरल प्ल्यूरा कहलाता है।

20. *(a)* मानव में दो फेफड़े होते हैं, जोकि एक द्विस्तरीय प्ल्यूरा (Pleura) से ढके रहते हैं तथा इनके मध्य प्लूरल द्रव (Pleural fluid) भरा रहता है। यह फेफड़े की सतह पर घर्षण को कम करता है। बाहरी प्लूरल झिल्ली वक्षीय परत के निकट सम्पर्क में रहती है, जबकि आन्तरिक प्लूरल झिल्ली फेफड़े की सतह के सम्पर्क में होती है।

21. *(d)* प्लूरल कैविटी में भरा लसदार तरल पदार्थ फेफड़ों की सुरक्षा करता है। यह तरल फुफ्फुसावरण को नम तथा चिकना बनाता है, जिसके कारण फुफ्फुसावरण में घर्षण नहीं हो पाता है।

28. *(b)* एल्वियोली की विसरण झिल्ली मुख्य रूप से तीन स्तरों की बनी होती है अर्थात् एल्वियोली की पतली शल्की उपकला, एल्वियोली की केशिका की अन्तःकला और उनके मध्य स्थित आधारी तत्व। फिर भी इनकी कुल मोटाई 1 mm से भी बहुत कम होती है।

30. *(b)* वायु को फेफड़ों के भीतर लेने के लिए तथा फेफड़ों से बाहर मुक्त करने के लिए फेफड़ों तथा वायुमण्डल के मध्य दाब प्रवणता (Pressure gradient) निर्मित की जाती है।

अन्तःश्वसन तभी हो सकता है जब वायुमण्डलीय दाब से फेफड़ों की वायु का दाब कम हो अर्थात् फेफड़ों का दाब वायुमण्डलीय दाब के सापेक्ष कम होता है।

इसी प्रकार निःश्वसन तब होता है, जब अन्तर फुफ्फुसीय दाब (Intrapulmonary pressure) वायुमण्डलीय दाब से अधिक होता है अर्थात् फेफड़ों का दाब, वायुमण्डलीय दाब के सापेक्ष धनात्मक (अधिक) होता है।

31. *(b)* अन्तःश्वसन के समय डायाफ्राम से सम्बन्धित पेशियाँ सिकुड़ जाती हैं तथा डायाफ्राम चपटा हो जाता है।

34. *(c)* गहरी सांस लेने की प्रक्रिया के दौरान बाह्य इन्टरकॉस्टल पेशियों तथा उदरीय पेशियों (Abdominal muscles) की सहायता से वक्ष गुहा आयतन को और अधिक परिवर्तित किया जाता है।

35. *(b)* अन्तःश्वसन एक सक्रिय प्रक्रिया है, जबकि निःश्वसन एक निष्क्रिय प्रक्रिया है, जो सांस लेने की सामान्य प्रक्रिया में चलती रहती है।

37. *(a)* मानव में अन्तःश्वसन द्वारा ग्रहण की गई वायु में O_2 की मात्रा 21% तथा CO_2 की मात्रा 0.03% होती है, जबकि उच्छ्वसन द्वारा निष्कासित वायु में O_2 की मात्रा 16-17% तथा CO_2 की मात्रा 4% होती है।

38. *(b)* निःश्वसन वह प्रक्रिया है, जिसके दौरान CO_2 को फेफड़ों से बाहर मुक्त किया जाता है। निःश्वसन के समय डायाफ्राम की पेशियों में शिथिलन होता है, जिसके कारण यह उत्तल तथा गुम्बदाकार हो जाता है। परिणामस्वरूप वक्ष गुहा कक्ष का आयतन कम हो जाता है और अन्तर प्लमोनरी दाब, वायुमण्डलीय दाब से थोड़ा अधिक हो जाता है।

39. *(c)* डायाफ्राम और बाह्य इन्टरकॉस्टल पेशियाँ मानव के सांस लेने की क्रिया में अन्तर्निहित होती हैं। ये अन्तःश्वसन में ये वक्षीय कैविटी के आयतन में वृद्धि करती हैं।

40. *(b)* अन्तःश्वसन में बाह्य इन्टरकॉस्टल पेशियों में संकुचन होता है, जबकि निःश्वसन के समय अन्तः इन्टरकॉस्टल पेशियों में संकुचन होता है।

41. *(c)* व्यायाम के समय वक्षीय भाग की गतियाँ उदरीय भाग से अधिक स्पष्ट होती हैं, इसे वक्षीय श्वासोच्छ्वास कहते हैं।

42. *(b)* मस्तिष्क के मेड्यूला ऑब्लोगेंटा तथा पॉन्स वैरोलाई में एक द्विपार्श्वीय श्वसन केन्द्र उपस्थित होता है।

43. *(b)* श्वास अनुचलनी केन्द्र, जो मस्तिष्क के पॉन्स वैरोलाई के पश्च भाग पर स्थित होता है, उद्दीप्त होने पर अन्तःश्वसन की अवधि को कम कर सकता है।

44. *(d)* रुधिर में हाइड्रोजन आयनों की सान्द्रता (अर्थात् रुधिर का pH), CO_2 की अधिकता या O_2 की कमी अन्तःश्वसन केन्द्रों को उद्दीप्त करके श्वसन दर को आवश्यकता के अनुसार बदलती है।

47. *(d)* श्वसन गति में वायु के आयतन का आंकलन **स्पाइरोमीटर** से किया जाता है। **स्टेथोस्कोप** से शरीर की आन्तरिक आवाज सुनी जाती है। **हाइग्रोमीटर** वातावरण की आर्द्रता ज्ञात करता है, जबकि स्फिग्नोमैनोमीटर से रुधिर चाप मापा जाता है।

48. (*a*) टाइडल वायु सामान्य श्वसन क्रिया के समय प्रति श्वास अन्त:श्वसित या नि:श्वसित वायु का आयतन है।

54. (*b*) अवशेषी आयतन (RV) वायु का वह आयतन है, जो बलपूर्वक नि:श्वसन के बाद भी फेफड़ों में शेष रह जाता है। इसी कारण स्पाइरोमीटर द्वारा अवशेषी आयतन का आंकलन नहीं किया जा सकता है।

55. (*d*) फेफड़ों की कुल क्षमता (TLC) बलपूर्वक नि:श्वसन के पश्चात् फेफड़ों में समायोजित वायु की कुल मात्रा होती है। इसमें RV, ERV, TV और LRV सम्मिलित होते है अर्थात् सजीव क्षमता + अवशेषी आयतन (VC + RV)।

59. (*b*) वायुमण्डलीय वायु में मुख्यतया नाइट्रोजन (78.98%), ऑक्सीजन (20.98%), कार्बन डाइऑक्साइड (0.04%), जल वाष्प (0.5%) तथा सूक्ष्ममात्रा में आर्गन, नियॉन, हीलियम, आदि अनेक गैसें होती हैं।

60. (*d*) दाब/सान्द्रता प्रवणता (Gradient) गैसों की घुलनशीलता या विलेयशीलता तथा झिल्ली की मोटाई कुछ ऐसे कारक हैं, जोकि विसरण की प्रक्रिया के दौरान विसरण की दर को प्रभावित करते हैं।

63. (*b*) फेफड़ों की एल्वियोली में ऑक्सीजन का आंशिक दाब (pO_2) 104 mm Hg होता है, जोकि फेफड़ों के एल्वियोली की रुधिर केशिकाओं के रुधिर से अधिक (40 mm Hg) होता है। इस अन्तर के कारण ही फेफड़ों में भरी हुई वायु से O_2 निष्क्रिय विसरण द्वारा फेफड़ों की एल्वियोली की रुधिर केशिकाओं में विसरित हो जाती है।

65. (c) ऑक्सीकृत रुधिर तथा एल्वियोली में O_2 का आंशिक दाब लगभग समान होता है। कूपिका में इसका मान 104 mm Hg होता है, जबकि ऑक्सीकृत रुधिर में यह 95 mm Hg होता है।

67. (c) हीमोग्लोबिन का प्रत्येक अणु ऑक्सीजन के अधिकतम चार अणुओं का वहन कर सकता है।

$$Hb_4 + 4O_2 \rightarrow Hb_4O_8$$

ऑक्सीजन की हीमोग्लोबिन के साथ बन्धुता मुख्यतया O_2 के आंशिक दाब, CO_2 के आंशिक दाब, H^+ आयन की सान्द्रता तथा तापमान पर निर्भर करती है।

69. (*a*) सामान्य परिस्थितियों में 100 mL ऑक्सीकृत रुधिर O_2 की लगभग 5 mL मात्रा शरीर के लिए परिवहन कर सकता है।

70. (*b*) अधिक तापमान एवं अधिक CO_2 सांद्रता ऑक्सीहीमोग्लोबिन से ऑक्सीजन के वियोजन को बढ़ाता है, जबकि कम तापमान एवं कम CO_2 सांद्रता O_2 की हीमोग्लोबिन के साथ बन्धुता को बढ़ाता है।

71. (*d*) ऊतकों में ऑक्सीहीमोग्लोबिन का वियोजन जबकि, कार्बेमिनोहीमोग्लोबिन का निर्माण होता है। फेफड़ों में कार्बेमिनो हीमोग्लोबिन का वियोजन, जबकि हीमोग्लोबिन का निर्माण होता है।

72. (*a*) बोहर प्रभाव (Bohr's effect) pCO_2 के मान में वृद्धि या pH के मान में कमी, ऑक्सीजन हीमोग्लोबिन के साथ बन्धुता को कम कर देती है, जिससे P_{50} का मान बढ़ जाता है व वक्र दाईं ओर खिसक जाता है। इसे ही बोहर प्रभाव कहते हैं। इसके विपरीत pCO_2 के मान में कमी या pH के मान में वृद्धि ऑक्सीजन की हीमोग्लोबिन के साथ बन्धुता को बढ़ा देती है। P_{50} का मान pO_2 का वह मान है जिस पर 50% हीमोग्लोबिन ऑक्सीजन के साथ ऑक्सीहीमोग्लोबिन बनाने के लिए संतृप्त हो जाता है।

75. (*d*) ऊतकों में निम्न pO_2, उच्च pCO_2, उच्च H^+, अधिक तापमान, आदि सभी परिस्थितियाँ ऑक्सीहीमोग्लोबिन से ऑक्सीजन के वियोजन के लिए प्रेरणाकारी (Favourable) होती हैं।

76. (*b*) रुधिर के pH में कमी अर्थात् अम्लता में वृद्धि ऑक्सीहीमोग्लोबिन के विखण्डन को प्रेरित कर O_2 को मुक्त करती है। जब यह घटना CO_2 की बढ़ी सान्द्रता के कारण होती है, तो इसे बोहर प्रभाव कहते हैं।

77. (*a*) शरीर का ताप बढ़ने से एवं pH घटने अर्थात् हाइड्रोजन सान्द्रता बढ़ने से O_2-Hb वियोजन वक्र दाईं ओर मुड़ जाता है, क्योंकि इसमें हीमोग्लोबिन की ऑक्सीजन के प्रति आकर्षण कम हो जाता है। इसी प्रकार, pCO_2 बढ़ने पर भी ऑक्सीजन-हीमोग्लोबिन वियोजन वक्र दाईं तरफ मुड़ जाता है।

80. (c) रुधिर, बाइकोर्बोनेट आयन की बफर क्रिया के कारण अम्लीय नहीं होता है।

$$H_2O + CO_2 \rightleftharpoons H_2CO_3 \rightleftharpoons H^+ + HCO_3^-$$

81. (*b*) हीमोग्लोबिन, कार्बेमिनोहीमोग्लोबिन के रूप में (लगभग 20-25%) CO_2 का परिवहन करता है। यह बन्धुता CO_2 के आंशिक दाब से सम्बन्धित है।

82. (*b*) रुधिर में CO_2 की घुलनशीलता (Solubility) O_2 की तुलना में 20-25 गुना अधिक होती है। यह CO_2 की वह मात्रा, जोकि प्रति इकाई दाब प्रवणता में अन्तर के कारण विसरण झिल्ली (Diffusion membrane) द्वारा विसरित हो सकती है।

85. (c) CO_2 का सबसे बड़ा भाग (लगभग 70%) बाइकार्बोनेट में परिवर्तित होकर प्लाज्मा द्वारा परिवहित होता है।

$$CO_2 + H_2O \xrightleftharpoons[\text{कार्बोनिक एनहाइड्रेज}]{\text{कार्बोनिक एनहाइड्रेज}} H_2CO_3 \rightleftharpoons HCO_3^- + H^+$$

88. (c) CO_2 के संवहन के समय प्लाज्मा तथा RBCs के मध्य होने वाली प्रक्रिया को क्लोराइड शिफ्ट कहते हैं।

89. (*b*) हैल्डेन प्रभाव के अन्तर्गत सम्पूर्ण कार्बेमिनोहीमोग्लोबिन अपनी CO_2 त्यागकर सामान्य Hb में परिवर्तित हो जाता है।

90. (*b*) कार्बन मोनोऑक्साइड हीमोग्लोबिन के साथ मजबूत कार्बोक्सीहीमोग्लोबिन बनाता है, जो रुधिर में ऑक्सीजन से बने ऑक्सीहीमोग्लोबिन यौगिक की अपेक्षा 250 गुना अधिक मजबूत होता है। जिसके कारण रुधिर में ऑक्सीजन का परिवहन कम होता है।

93. (*a*) जैसे ही कोई व्यक्ति ऊँचे पर्वतीय क्षेत्र पर जाता है वहाँ pO_2 तथा कुल वायुमण्डलीय दाब के मान में कमी आती है। बढ़ती ऊचाँई (Altitude) के कारण pO_2 में यह कमी वृक्क की JG कोशिका को इरिथ्रोपोइटिन (Erythropoietin) नामक हॉर्मोन के स्रावण को प्रेरित करती है, जोकि O_2 की आपूर्ति को बढ़ाने के लिए RBC की संख्या को बढ़ा देता है। उच्च ऊचाँई पर हीमोग्लोबिन O_2 के लिए कम बन्धुता रखता है, क्योंकि बन्धुता के लिए आवश्यक प्राथमिक कारक pO_2 का मान कम हो जाता है।

94. (*b*) 6000 मीटर की ऊँचाई से अधिक अर्थात् 7000-7500 मीटर तक की ऊँचाई पर वायु का घनत्व इतना कम हो जाता है, कि ऑक्सीजन की कमी के कारण व्यक्ति बेहोश होने लगता है। इसी कारण से पर्वतारोही अपने साथ O_2 का सिलेन्डर रखते हैं।

97. (*a*) ग्लाइकोलाइसिस, जिसे EMP पाथवे भी कहा जाता है। इसे यह नाम इसके खोजकर्त्ताओं एम्बेडन, मेयरहॉफ एवं पारनस के नाम पर दिया गया है। यह अवायवीय (Anaerobic) एवं वायवीय (Aerobic) श्वसन दोनों के लिए समान चरण है।

99. (*a*) ग्लाइकोलाइसिस के दौरान एन्जाइम हैक्सोकाइनेज की उपस्थिति में ग्लूकोस Mg^{2+} की उपस्थिति में एक ATP अणु का उपयोग करते हुए ग्लूकोस-6-फॉस्फेट में रूपान्तरित हो जाता है।

103. (*d*) ग्लाइकोलाइसिस में, ATP के दो अणु प्राथमिक रूप से ग्लूकोस को फ्रक्टोस

1,6-बाइफॉस्फेट में रूपान्तरित करके उपयोग किए जाते हैं। एक ग्लूकोस अणु से दो ट्राइओस फॉस्फेट अणु बनते हैं। क्रियाधार स्तर पर फॉस्फोरिलीकरण द्वारा ATP के 4 अणु उत्पन्न होते हैं। इसलिए ATP की कुल लब्धि (Gain)

$2ATP \times 2 - 2ATP = 2$ ATP है।

105. (*b*) ग्लाइकोलाइसिस वायवीय एवं आवयवीय श्वसन दोनों के लिए समान है एवं यूकैरियोट्स के साथ-साथ प्रोकैरियोट्स की भी सभी सजीव कोशिकाओं के साइटोसोल में उत्पन्न होता है। साइटोसोल, कोशिकाद्रव्य का दूसरा नाम है।

107. (*c*) यूकैरियोट्स में, TCA चक्र या क्रेब्स चक्र की सभी अभिक्रियाएँ माइटोकॉण्ड्रिया के मैट्रिक्स में होती हैं, क्योंकि केवल सक्सीनिक डीहाइड्रोजिनेज के अतिरिक्त इस चक्र के सभी एन्जाइम माइटोकॉण्ड्रिया के मैट्रिक्स में पाए जाते हैं, जो माइटोकॉण्ड्रिया की आन्तरिक झिल्ली में स्थित होता है। प्रोकैरियोट्स में क्रेब्स चक्र कोशिकाद्रव्य में होता है।

108. (*b*) क्रेब्स चक्र या सिट्रिक अम्ल चक्र माइटोकॉण्ड्रिया के मैट्रिक्स में होता है। यह वायवीय श्वसन में होता है। एसीटाइल Co-A, ग्लाइकोलाइसिस एवं क्रेब्स चक्र के बीच संयोजक कड़ी (Link) है। ग्लाइकोलाइसिस के बाद

पाइरुविक अम्ल (3C) एसीटाइल Co-A (2C) में ऑक्सीकृत हो जाता है।

109. (*a*) सिट्रिक अम्ल चक्र की प्रथम अभिक्रिया में एसीटाइल Co-A (2C) का एक अणु 4 कार्बन के ऑक्जेलोएसीटिक अम्ल (OAA) के साथ जुड़ता है, ताकि 6 कार्बन का सिट्रिक अम्ल बना सके।

110. (c) सक्सीनाइल Co-A के सक्सीनिक अम्ल में रूपान्तरण के दौरान GTP का एक अणु संश्लेषित होता है। यह एक सब्स्ट्रेट लेवल का फॉस्फोरिलीकरण है। GTP बाद में ATP में परिवर्तित हो जाता है।

115. (*d*) माइटोकॉण्ड्रिया झिल्ली के इलेक्ट्रॉन परिवहन तन्त्र (ETS) का कॉम्प्लेक्स-V ATP सिन्थेज है, जिसमें एक शीर्ष भाग, स्टॉक एवं एक आधार भाग होता है। इनके अतिरिक्त, शीर्ष भाग को युग्मन कारक (F_1) के रूप में पहचाना जाता है, मध्य भाग, आन्तरिक माइटोकॉण्ड्रियल झिल्ली के साथ F_1 के बन्धन के लिए आवश्यक है एवं आधार भाग F_0 के रूप में विकसित होता है एवं आन्तरिक माइटोकॉण्ड्रियल झिल्ली में उपस्थित होता है।

119. (*a*) NADH के एक अणु के ऑक्सीकरण से ATP के 3 अणु प्राप्त होतें हैं, जबकि $FADH_2$ के एक अणु से ATP के 2 अणु उत्पन्न होते हैं।

121. (*d*) अवायवीय श्वसन में, CO_2 उत्पन्न होती है, किन्तु ऑक्सीजन का उपयोग नहीं होता है, अतः O_2 का मान शून्य हो जाता है। इस कारण इस स्थिति में श्वसन गुणांक अनन्त होगा, जैसे

$$C_6H_{12}O_6 \xrightarrow{\text{जाइमेज}} 2C_2H_5OH + 2CO_2 + \text{ऊर्जा}$$

जहाँ, श्वसन गुणांक

$$= \frac{\text{प्रकट } CO_2}{\text{प्रयुक्त } O_2} = \frac{2CO_2}{0O_2} = \infty \text{ (अनन्त)}$$

नर्सिंग एग्जाम गैलरी

3. (*c*) श्वसन की दर को नियन्त्रित करने वाले केन्द्र पश्च-मस्तिष्क के मेड्यूला ऑब्लोंगेटा में स्थित होते हैं।

5. (*a*) रुधिर में CO_2 की अधिकता एवं इससे उत्पन्न pH में कमी मेड्यूला ऑब्लोंगेटा में स्थित श्वसन केन्द्रों हेतु सबसे प्रबल उद्दीपक होते हैं।

8. (*a*) हीमोग्लोबिन की कार्बन मोनोऑक्साइड (CO) हेतु बन्धुता ऑक्सीजन (O_2) से 230-250 गुना ज्यादा होती है। अतः यह हीमोग्लोबिन से जुड़कर स्थाई कार्बेमिनो यौगिक बनाता है।

12. (*c*) वाइटल कैपेसिटी (Vital Capacity or VC) बलपूर्वक निःश्वसन के पश्चात् वायु की वह अधिकतम मात्रा (आयतन) है, जो एक व्यक्ति अन्तःश्वासित कर सकता है। इसमें ERV + TV और IRV सम्मिलित होते हैं या वायु की वह अधिकतम मात्रा, जो एक व्यक्ति बलपूर्वक अन्तःश्वसन के बाद निःश्वासित कर सकता है। इसका आयतन 4600 mL होता है।

13. (*b*) टाइडल आयतन (Tidal Volume or TV) सामान्य श्वसन क्रिया के समय प्रति श्वास अन्तःश्वासित या निःश्वासित वायु का आयतन है। यह वयस्क में लगभग 500 mL होता है।

14. (*a*) श्वासनली या ट्रैकिया लगभग 10-12 cm लम्बी, 2.5 cm चौड़ी तथा ग्रीवा की लम्बाई में स्थित नलिकाकार संरचना है। यह पतली तथा लचीली दीवार युक्त संरचना है, जिसमें C-आकार के 15-20 हायलिन उपास्थि के बने छल्ले पाए जाते हैं, जो वायु की अनुपस्थिति में इस नलिका को पिचकने से रोकते हैं।

19. (*c*) कार्बन डाइऑक्साइड हीमोग्लोबिन तथा रुधिर की अन्य प्रोटीन्स को मिलकर अस्थायी यौगिक का निर्माण करती है, जिसे कार्बेमिनोहीमोग्लोबिन कहते हैं। लगभग 23% कार्बन डाइऑक्साइड इन यौगिकों के रूप में फेफड़ों में ले जाई जाती है।

20. (*d*) हेक्सोस मोनोफॉस्फेट (HMP) पथ या पेन्टोस फॉस्फेट पथ (PPP) में ATP का निर्माण नहीं होता है। यह ग्लाइकोलाइसिस का वैकल्पिक पथ है, जो RuBP एवं $NADPH_2$ निर्माण में प्रयुक्त होता है।

22. (*a*) श्वासावरोध (Asphyxia) में ऊतकों को ऑक्सीजन नहीं मिल पाती है। यह पानी में डूबने पर एल्वियोली में पानी भर जाने के कारण, हीमोग्लोबिन की CO से क्रिया करने से एवं न्यूमोनिया के कारण एल्वियोली में म्यूकस भर जाने से होता है।

अध्याय 01 (d)

परिसंचरण तन्त्र

Circulatory System

हम स्टडी करेंगे

• मानव परिसंचरण तन्त्र • रुधिर परिसंचरण तन्त्र • रुधिर परीक्षण मान • हृदय • रुधिर वाहिनियाँ • लसीका परिसंचरण तन्त्र

- विकसित बहुकोशिकीय जन्तुओं के शरीर में विभिन्न पदार्थों का सभी अंगों, ऊतकों एवं कोशिकाओं तक आवश्यकतानुसार **परिवहन** (Transportation) अत्यधिक महत्त्वपूर्ण होता है और इसे सफलतापूर्वक पूरा करने के लिए शरीर में एक विशेष तन्त्र उपस्थित होता है, जिसे **परिसंचरण तन्त्र** (Circulatory system) कहते हैं।
- यह तन्त्र शरीर में विभिन्न पोषक तत्वों का आहारनाल से सभी कोशिकाओं तक परिवहन एवं हॉर्मोनों, गैसों, नाइट्रोजनी अपशिष्ट (Waste), ताप, आदि का सम्बन्धित अंगों से सम्पूर्ण शरीर में परिवहन करता है।

मानव परिसंचरण तन्त्र (Human Circulatory System)

- मानव में बन्द (Closed) प्रकार का परिसंचरण तन्त्र पाया जाता है।
- इस परिसंचरण तन्त्र में रुधिर सदैव निश्चित वाहिनियों (Vessels) में बहता है तथा शरीर के ऊतकों के साथ सीधे सम्पर्क में कभी नहीं आता है।
- इस प्रकार के परिसंचरण तन्त्र में ऊतकों के स्तर पर बहुत पतली एकस्तरीय कोशिकाओं की नलिका जिसे **केशिकाएँ** या **कैपिलरी** (Capillaries) कहते हैं, उपस्थित होती है।

मानव में बन्द परिसंचरण तन्त्र मुख्यतया दो भागों में विभक्त होता है

1. रुधिर परिसंचरण तन्त्र (Blood circulatory system)
2. लसीका परिसंचरण तन्त्र (Lymph circulatory system)

रुधिर परिसंचरण तन्त्र (Blood Circulatory System)

रुधिर परिसंचरण तन्त्र की खोज **विलियम हार्वे** (William Harvey; 1578-1657) ने की थी।

मानव में रुधिर परिसंचरण तन्त्र में रुधिर, हृदय तथा रुधिर वाहिनियाँ (Vessels) आते हैं।

1. रुधिर (Blood)

- रुधिर एक तरल संयोजी ऊतक है, जिसकी उत्पत्ति भ्रूण (Embryo) के मीसोडर्म (Mesoderm) से होती है।
- यह जल से कुछ भारी [घनत्व (Density) 1.04-1.07], चिपचिपा (जल से 4.5-5.5 गुना अधिक गाढ़ा), स्वाद में नमकीन, हल्का क्षारीय (pH 7.3-7.5) तथा अपारदर्शी (Opaque) पदार्थ है।
- मानव शरीर में रुधिर की मात्रा शरीर के भार की लगभग 7-8% होती है। अत: एक 70 kg के मानव के शरीर में औसतन 5-6 L रुधिर होता है।

रुधिर के निम्न दो मुख्य घटक हैं

(i) प्लाज्मा (Plasma)

- यह रुधिर का लगभग 55% भाग बनाता है, जिसमें 90% जल तथा 10% में जटिल कार्बनिक (Organic) तथा अकार्बनिक (Inorganic) पदार्थ होते हैं। इसे रुधिर का निर्जीव भाग कहते हैं।

- प्लाज्मा के **कार्बनिक पदार्थों** में एण्टीबॉडी, ग्लूकोस, अमीनो अम्ल, वसीय अम्ल, हॉर्मोन, एन्जाइम, विटामिन तथा प्रोटीन (जैसे-एल्ब्यूमिन, ग्लोब्यूलिन, प्रोथ्रॉम्बिन, फाइब्रिनोजन, हिपैरिन), आदि पदार्थ आते हैं।
- **अकार्बनिक पदार्थों** में पोटैशियम, सोडियम, कैल्शियम, मैग्नीशियम के फॉस्फेट, बाइकार्बोनेट, सल्फेट, क्लोराइड, आदि होते हैं।

(ii) रुधिर कणिकाएँ या रुधिराणु (Blood Corpuscles)

ये रुधिर का लगभग 45% भाग बनाते हैं। वयस्कों में इनका निर्माण अस्थि मज्जा (Bone marrow) में होता है।

मानव में रुधिराणु निम्नलिखित तीन प्रकार के होते हैं

(a) **लाल रुधिर कणिकाएँ** या **इरिथ्रोसाइट्स** (Red Blood Corpuscles or RBCs or Erythrocytes)

- मानव रुधिर में इनकी मात्रा सबसे अधिक (लगभग 45-55 लाख प्रति क्यूबिक मिमी) होती है।
- ये लाल रंग की केन्द्रकविहीन तथा बाइकॉन्केव या उभयावतल (Biconcave) कणिकाएँ होती हैं।
- इनका लाल रंग इनमें उपस्थित **हीमोग्लोबिन** नामक श्वसन रंगा या वर्णक (Pigment) के कारण होता है। यह ऑक्सीजन एवं CO_2 के परिवहन का कार्य करता है।
- इनका जीवन काल लगभग 120 दिन का होता है।
- भ्रूणीय अवस्था में RBC का निर्माण यकृत (Liver) में होता है।

(b) **श्वेत रुधिर कणिकाएँ** या **ल्यूकोसाइट्स** (White Blood Corpuscles or WBCs or Leucocytes)

- ये लाल रुधिर कणिकाओं से बड़ी, संख्या में कम (6000-9500 प्रति क्यूबिक मिमी), केन्द्रकयुक्त, अमीबाभ (Amoeboid) तथा रंगहीन कणिकाएँ होती हैं।
- इनका जीवन काल 1-4 दिन तक का ही होता है। श्वेत रुधिर कणिकाएँ दो प्रकार की होती हैं
- **कणिकामय श्वेत रुधिर कणिकाएँ** (Granulocytes) इनका कोशिकाद्रव्य कणिकायुक्त तथा केन्द्रक पालि (Lobes) युक्त होता है। स्टेनिंग या अभिरंजन (Staining) के आधार पर इन्हें तीन भागों में बाँटा जा सकता है
  - **एसिडोफिल्स** या **इओसिनोफिल्स** (Acidophils or Eosinophils) ये कुल श्वेत रुधिर कणिकाओं की लगभग 2-4% होती हैं तथा अम्लीय स्टेन (Stain) जैसे–इओसिन द्वारा अभिरंजित की जा सकती हैं। इनका केन्द्रक दो पालियों में विभाजित रहता है। रोगों के संक्रमण (Infection) के समय इनकी संख्या बढ़ जाती है। ये एलर्जी में महत्त्वपूर्ण होती हैं।
  - **बैसोफिल्स** (Basophils) ये कुल श्वेत रुधिर कणिकाओं की 0.5-2.0% होती हैं। ये क्षारीय स्टेन (Stain) जैसे–मेथिलीन ब्लू द्वारा अभिरंजित होती हैं। इनका केन्द्रक 2-3 पालियों में विभाजित तथा S-आकृति का दिखाई देता है। ये सूजन (Inflammation) में हिपैरिन, हिस्टामिन एवं सिरोटोनिन नामक पदार्थों का स्रावण करती हैं।
  - **न्यूट्रोफिल्स** (Neutrophils) श्वेत रुधिर कणिकाओं में इनकी संख्या सबसे अधिक (60-70%) होती है। ये उदासीन स्टेन द्वारा अभिरंजित होती हैं। इनका केन्द्रक 3-5 पालियों में विभाजित रहता है। ये फैगोसाइटोसिस (Phagocytosis) क्रिया में सबसे अधिक सक्रिय होती हैं।
- **कणिकारहित श्वेत रुधिर कणिकाएँ** (Agranulocytes) इनके कोशिकाद्रव्य में कणिकाएँ नहीं पाई जाती हैं। इनका केन्द्रक गोल होता है तथा पिण्डों में बँटा नहीं रहता है।
  ये दो प्रकार की होती हैं
  - **लिम्फोसाइट्स** (Lymphocytes) इनका आकार सबसे छोटा होता है। ये कुल श्वेत रुधिर कणिकाओं की 20-30% होती हैं। इनका कार्य एण्टीबॉडी (Antibodies) का निर्माण करना तथा शरीर की रोगों से सुरक्षा करना होता है।
  - **मोनोसाइट्स** (Monocytes) ये बड़े आकार की कोशिकाएँ होती हैं। ये कुल श्वेत रुधिर कणिकाओं की 2-10% होती हैं। ऊतक द्रव्य में जाकर ये मैक्रोफेज (Macrophage) में परिवर्तित हो जाती हैं। इनका कार्य फैगोसाइटोसिस क्रिया द्वारा बैक्टीरिया को नष्ट करना होता है।

(c) **रुधिर प्लेटलेट्स** या **थ्रॉम्बोसाइट्स** (Blood Platelets or Thrombocytes)

- ये केवल स्तनधारियों के रुधिर में पाई जाती हैं। ये केन्द्रकरहित, गोल या अण्डाकार होती हैं।
- मानव के रुधिर में इनकी संख्या 2-5 लाख प्रति क्यूबिक मिमी होती है एवं इनका जीवनकाल 7 दिन तक का होता है।
- यह चोट लगने पर रुधिर का थक्का (Clot) जमाने में सहायक होती हैं।

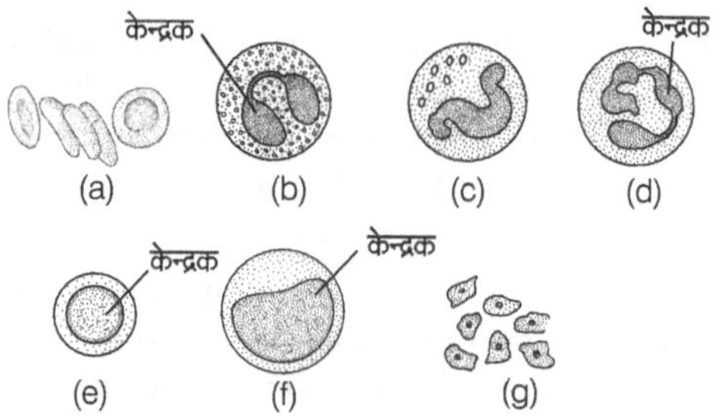

मानव की रुधिर कणिकाएँ (a) लाल रुधिर कणिकाएँ, (b) इओसिनोफिल, (c) बैसोफिल, (d) न्यूट्रोफिल, (e) लिम्फोसाइट, (f) मोनोसाइट, (g) प्लेटलेट्स

रुधिर समूह (Blood Group)

- मानव में रुधिर समूह की खोज सर्वप्रथम **कार्ल लैण्डस्टीनर** (Karl Landsteiner) ने की। इन्होंने सन् 1902 में पता लगाया कि सभी मानवों का रुधिर एक-समान नहीं होता है।
- **रुधिर ट्रांसफ्यूजन** (Blood transfusion) के दौरान रुधिर लेने वाले व्यक्ति अर्थात् प्राप्तकर्त्ता व रुधिर देने वाले अर्थात् दाता का रुधिर समान होना आवश्यक होता है।
- **लाल रुधिराणुओं** (RBC) की सतह पर व **प्लाज्मा** (Plasma) में उपस्थित कुछ प्रोटीन्स की आपसी क्रिया के कारण रुधिर का **समूहन** (Clumping) हो जाता है, जिससे रुधिर लेने वाले की मृत्यु सम्भव है।
- मानव के ABO रुधिर समूह को तय करने में दो प्रोटीन एण्टीजन (Antigens) व एण्टीबॉडी (Antibodies) सहायक होते हैं।
- रुधिर वर्गों के विभाजन का आधार एण्टीजन हैं, जोकि लाल रुधिराणुओं की कोशिका कला पर उपस्थित **ग्लाइकोप्रोटीन** (Glycoprotein) होते हैं।
- ये दो प्रकार के होते हैं–एण्टीजन-A एवं एण्टीजन-B।

- एण्टीबॉडी रुधिर के प्लाज्मा में उपस्थित होते हैं। ये भी दो प्रकार के होते हैं **एण्टी-A** (Anti–A या a) तथा **एण्टी-B** (Anti–B या b)

रुधिर वर्ग	एण्टीजन	एण्टीबॉडी	रुधिर ले सकता है	रुधिर दे सकता है	भारतीयों में % संख्या
A	A	एण्टी-B या 'b' या एल्फा (α-alpha)	A, O से	A, AB को	23.5
B	B	एण्टी-A या 'a' या बीटा (β-beta)	B, O से	B, AB को	34.5
AB	A तथा B	कोई नहीं	A, B, AB तथा O से	केवल AB को	7.5
O	कोई नहीं	दोनों 'a' तथा 'b'	केवल O से	A, B, AB तथा O को	34.5

Rh-एण्टीजन या Rh-कारक (Rh-antigen or Rh-factor)

- Rh-एण्टीजन की खोज सर्वप्रथम **लैण्डस्टीनर** व **वीनर** (Landsteiner and Weiner) द्वारा सन् 1940 में **रीसस बन्दरों** (Rhesus monkey) के रुधिर में की गई। इसे रीसस एण्टीजन या Rh-कारक या Rh-एण्टीजन कहा गया।
- Rh-एण्टीजन जिन व्यक्तियों में पाया जाता है, उन्हें **Rh-पॉजिटिव** (Rh^+) और जिनमें नहीं पाया जाता है, उन्हें **Rh-निगेटिव** (Rh^-) कहते हैं।
- यूरोप में 85% व्यक्ति व भारत में 97% व्यक्ति Rh^+ हैं।
- Rh एण्टीजन प्रभावी जीन (R) द्वारा विकसित होता है। Rh^- मानव में अप्रभावी जीन (r) होती है। Rh^+ व्यक्ति के रुधिर में प्राकृतिक Rh एण्टीबॉडी नहीं होती है, किन्तु यदि Rh^- व्यक्ति में किसी Rh^+ व्यक्ति का रुधिर चढ़ाया जाए, तो Rh^- ग्राही व्यक्ति के प्लाज्मा में Rh एण्टीबॉडी बन जाती है।
- दूसरी बार Rh^+ रुधिर देने पर समूहन के कारण Rh^- रुधिर वाले व्यक्ति की मृत्यु हो जाती है।
- Rh एण्टीजन का सम्बन्ध शिशुओं के जन्म के पूर्व गर्भावस्था में होने वाले एक रोग **इरिथ्रोब्लास्टोसिस फीटेलिस** (Erythroblastosis foetalis) से भी है। इसका अध्ययन **लेवाइन** (Levine), **लैण्डस्टीनर** (Landsteiner) तथा **वीनर** (Weiner) ने किया था।
- इसमें Rh^+ पुरुष का Rh^- स्त्री से विवाह होने पर उनकी प्रथम सन्तान सामान्य होती है, परन्तु प्रथम सन्तान के बाद अन्य सभी सन्तानों की भ्रूणीय अवस्था में माता के **गर्भाशय** (Uterus) के अन्दर ही रुधिर समूहन के कारण मृत्यु हो जाती है।
- इसके बचाव के लिए प्रथम प्रसव (Labour) के बाद Rh^- महिला को एण्टी-D का इंजेक्शन लगाया जाता है, जो महिला में Rh एण्टीबॉडी के निर्माण को रोकता है, ताकि भविष्य में Rh^+ भ्रूण की गर्भ में ही मृत्यु न हो।

रुधिर स्कन्दन (Blood Clotting)

- चोट लगने के कुछ समय पश्चात् चोट से रुधिर का बहना रुक जाता है, जिससे चोट वाले भाग से अत्यधिक रुधिर की हानि नहीं होती है। इसे रुधिर का थक्का बनना या रुधिर स्कन्दन कहते हैं। यह एक जटिल प्रक्रिया है, जिसके मुख्य चरण निम्न हैं
- **चरण 1** चोटिल भाग की रुधिर वाहिनियाँ (Vessels) सिकुड़ जाती हैं तथा क्षतिग्रस्त ऊतक **थ्रॉम्बोप्लास्टिन** (Thromboplastin) नामक पदार्थ स्रावित करता है, जो कुछ लाइपोप्रोटीन्स तथा फॉस्फोलिपिड्स का मिश्रण होता है।
  - क्षतिग्रस्त रुधिर कोशिकाओं से निकली रुधिर प्लेटलेट्स भी विघटित होकर एक फॉस्फोलिपिड मुक्त करती हैं।
  - ये दोनों पदार्थ प्लाज्मा के कैल्शियम आयनों (Ca^{2+}) और कुछ प्लाज्मा-प्रोटीन्स से मिलकर **प्रोथ्रॉम्बिनेज** (Prothrombinase) नामक एन्जाइम का निर्माण करते हैं।
- **चरण 2** प्रोथ्रॉम्बिनेज एन्जाइम Ca^{2+} की उपस्थिति में प्लाज्मा में उपस्थित एण्टीकॉएगुलेन्ट (हिपैरिन) को निष्क्रिय करता है और **प्रोथ्रॉम्बिन** (Prothrombin) नामक निष्क्रिय प्रोटीन को सक्रिय **थ्रॉम्बिन** (Thrombin) में तोड़ता है।
- **चरण 3** इस चरण में थ्रॉम्बिन एक एन्जाइम की भाँति कार्य करके प्लाज्मा की घुलनशील **फाइब्रिनोजन** (Fibrinogen) प्रोटीन को अन्य कई प्रोटीन यौगिकों एवं Ca^{2+} आयन की सहायता से पहले इसके मोनोमर (अमीनो अम्लों) में तोड़ता है और फिर इन मोनोमर का **बहुलीकरण** (Polymerisation) करके **फाइब्रिन** (Fibrin) नामक अघुलनशील प्रोटीन अणुओं के निर्माण को प्रेरित करता है।
- अन्ततः फाइब्रिन के लम्बे-लम्बे ठोस व महीन रेशे, घने जाल के रूप में चोट पर जम जाते हैं। अनेक रुधिराणु इस जाल में फँसते हैं तथा चोट पर 2-6 मिनट में **रुधिर का थक्का** (Blood clot) जम जाता है।

एण्टीकॉएगुलेन्ट (Anticoagulant)

- रुधिर वाहिनियों में रुधिर को जमने (Blood clotting) से रोकने के लिए शरीर में प्राकृतिक रूप से कुछ एण्टीकॉएगुलेन्ट पाए जाते हैं; जैसे–हिपैरिन (Heparin)। यह मानव यकृत में बनता है तथा रुधिर में पाया जाता है।
- **रुधिर बैंक** (Blood bank) में रुधिर को जमने से रोकने के लिए कृत्रिम एण्टीकॉएगुलेन्ट (Artificial anticoagulant) का प्रयोग किया जाता है। इनमें से प्रमुख हैं–सोडियम सिट्रेट (Sodium citrate), द्वि-ऑक्सेलेट (Double oxalate), इथाइलिन डाइएमीन टेट्राएसीटिक अम्ल (EDTA)।

नोट
- रुधिर को 30 दिन तक रुधिर बैंक में सुरक्षित रख सकते हैं। इस रुधिर में सोडियम सिट्रेट मिलाकर इसे एक निश्चित तापमान पर फ्रीज़ करते हैं।
- **पॉलीविनाइल पाइरोलिडोन** (Polyvinyl pyrolidone) को कृत्रिम (Artificial) प्लाज्मा के रूप में प्रयोग करते हैं।
- **पॉलीग्लेसॉल** (Polyglessol) व **परफलूक्रोकार्बन** (Perflucrocarbon) से कृत्रिम (Artificial) रुधिर बनाया जा रहा है। इसमें O_2 व CO_2 संवहन करने की क्षमता पाई जाती है।

रुधिर परीक्षण मान (Blood Test Value)

परीक्षण (Test)	सामान्य मान (Normal Values)	चिकित्सकीय महत्त्व (Clinical Importance)
हीमोग्लोबिन की मात्रा (Haemoglobin count)	जन्म के समय–18-20 gm/dL, वयस्कों में पुरुष- 14 से 16 gmdL, स्त्री- 12 से 14 gm/dL	हीमोग्लोबिन पॉलिसाइथीमिया वेरा एवं निर्जलीकरण (Dehydration) में बढ़ जाता है तथा एनीमिया के दौरान कम हो जाती है।
RBC की संख्या	4.5 से 6.5 मिलियन/घन मिमी	RBC की बढ़ी हुई संख्या पॉलीसाइथीमिया वेरा में पाई जाती हैं, जबकि एनीमिया में इसकी संख्या सामान्य से कम हो जाती है।
RBC का आकार या प्रकार	एनआइसोसाइटोसिस (Anisocytosis) अनुपस्थित	यह एनीमिया में पाई जाती है।
	पोइकिलोसाइटोसिस (Poikilocytosis) अनुपस्थित	यह एनीमिया में पाई जाती है।
	माइक्रोसाइट्स (Microcytes) अनुपस्थित मैक्रोसाइट्स (Macrocytes) अनुपस्थित	माइक्रोसाइट्स आयरन की कमी से होने वाले एनीमिया में, जबकि मैक्रोसाइट्स पर्निसियस एनीमिया में पाई जाती है।
	हाइपोक्रोमिक कोशिकाएँ (Hypochromic cells) अनुपस्थित	ये कोशिकाएँ आयरन (Fe) की कमी से होने वाले एनीमिया में पाई जाती हैं।
	सिकल कोशिकाएँ (Sickle cells) अनुपस्थित	इस प्रकार की RBC सिकल-सेल एनीमिया (Sickle-cell anaemia) में पाई जाती है।
	स्फेरोसाइट्स (Spherocytes) अनुपस्थित	यह थैलेसीमिया में पाई जाती है।
WBC की संख्या	वयस्कों में 4,000-11,000/mm^3	• ल्यूकोसाइटोसिस में WBC की संख्या रुधिर के 11,000/mm^3 से अधिक हो जाती है। • ल्यूकोपीनिया में WBC की संख्या रुधिर के 4000/mm^3 से कम हो जाती है। यह स्थिति टायफॉइड, AIDS, क्षय रोग (TB), आदि में पाई जाती है।
WBC के प्रकारों की संख्या	न्यूट्रोफिल्स 50-70% लिम्फोसाइट्स 20-40% मोनोसाइट्स 4-8% इओसिनोफिल्स 0-2% बैसोफिल्स 0-1%	• वह स्थिति जिसमें न्यूट्रोफिल्स की संख्या सामान्य से अधिक हो जाती है, न्यूट्रोफीलिया (Neutrophilia) कहलाती है। यह स्थिति बैक्टीरियल (Bacterial) संक्रमणों के दौरान पाई जाती है। • वह स्थिति जिसमें न्यूट्रोफिल्स की संख्या सामान्य से कम हो जाती है, न्यूट्रोपीनिया (Neutropenea) कहलाती है। यह स्थिति टायफॉइड, खसरा, आदि संक्रमणों में पाई जाती है। • लिम्फोसाइट्स की संख्या का सामान्य से अधिक हो जाना लिम्फोसाइटोसिस (Lymphocytosis) कहलाता है। यह स्थिति खसरा, टायफॉइड, आदि में पाई जाती है। • वह स्थिति जिसमें रुधिर में मोनोसाइट्स की संख्या सामान्य से अधिक हो जाती है, मोनोसाइटोसिस (Monocytosis) कहलाती है। यह स्थिति क्षय (TB) रोग, टायफॉइड, काला अजार, आदि में पाई जाती है। • इओसिनोफिल्स की बढ़ी हुई संख्या इओसिनोफिलिया कहलाती है। यह स्थिति एलर्जिक परिस्थितियों में पाई पाती है।
प्लेटलेट की संख्या	1.5-3.5 लाख/mm^3	प्लेटलेट्स की बढ़ी हुई संख्या थ्रॉम्बोसाइटोसिस तथा घटी हुई संख्या थ्रॉम्बोसाइटोपीनिया (Thrombocytopenea) कहलाती है। थ्रॉम्बोसाइटोपीनिया रुधिर कैंसर, एप्लास्टिक एनीमिया, आदि में पाई जाती है।
इरिथ्रोसाइट सेडिमेंटेशन दर (Erythrocyte sedimentation rate)	पुरुषों में 0-15 mm/प्रथम घण्टे में स्त्रियों में 0-20 mm/प्रथम घण्टे में	इरिथ्रोसाइट सेडिमेंटेशन दर इनफ्लेमेशन (Inflammation) एवं विकृत ऊतकीय क्षति के दौरान बढ़ जाती है।
पैक्टेड कोशिका आयतन (Packed cell volume)	पुरुष -38-55 gm% स्त्री-35-45 gm%	पैक्टेड कोशिका आयतन निर्जलीकरण या डीहाइड्रेशन (Dehydration) तथा पॉलीसाइथीमिया वेरा (Polycythemia vera) में बढ़ जाती है। यह एनीमिया के दौरान कम हो जाता है।
रुधिर स्कन्दन समय (Coagulation time)	4-9 मिनट	रुधिर स्कंदन समय हीमोफीलिया, विटामिन-K की कमी तथा थ्रॉम्बोसाइटोपीनिया के दौरान बढ़ जाता है।
सीरम क्रिएटिनिन स्तर (Serum creatinine level)	0.6-1.6 mg/dL	वृक्क (Kidney) के कार्य में गड़बड़ी आने पर सीरम क्रिएटिनिन स्तर बढ़ जाता है।

परीक्षण (Test)	**सामान्य मान** (Normal Values)	**चिकित्सकीय महत्त्व** (Clinical Importance)
रुधिर यूरिया (Blood urea)	15-15 mg/dL	वृक्कीय कार्यों में गड़बड़ी के दौरान रुधिर में यूरिया का स्तर बढ़ जाता है।
उपवास में रुधिर शर्करा (Blood sugar in fasting)	70-110 mg/dL	रुधिर में शर्करा का स्तर सामान्य से बढ़ जाना हाइपरग्लाइसीमिया (Hyperglycemia) कहलाता है, जबकि सामान्य से कम हो जाना हाइपोग्लाइसीमिया (Hypoglycaemia) कहलाता है।
सीरम सोडियम स्तर (Serum sodium level)	135-145 Meq/Lit	सीरम सोडियम का स्तर 145 Meq/Lit से अधिक हो जाना हाइपरनैट्रिमिया (Hypernatremia) कहलाता है। यह निम्न स्थितियों में पाया जाता है। • कुशिंग सिण्ड्रोम • वृक्कीय विफलता (Kidney failure) सीरम सोडियम का स्तर 135 Meq/Lit से कम हो जाना हाइपोनैट्रिमिया (Hyponatremia) कहलाता है। यह निम्न स्थितियों में पाया जाता है। • एल्डोस्टेरॉन हॉर्मोन की कमी • वृक्कीय विफलता • आहार में नमक की कमी
सीरम पोटैशियम स्तर (Serum potassium level)	3.5 से 5.1 m mol/L	सीरम पोटैशियम स्तर का 5.1 Meq/Lit से अधिक हो जाना हाइपरकैलेमिया (Hyperkalemia) कहलाता है। यह निम्न स्थितियों में पाया जाता है • वृक्कीय विफलता (Kidney failure) • एड्रीनल कॉर्टेक्स की अल्पक्रियाशीलता सीरम पोटैशियम स्तर का 3.5 Meq/Lit से कम हो जाना हाइपोकैलेमिया कहलाता है। वह निम्न स्थितियों में पाया जाता है • कुशिंग सिण्ड्रोम • उल्टी, दस्त
सीरम कैल्शियम स्तर (Serum calcium level)	9.1 से 11 mg/dL	सीरम कैल्शियम स्तर का 10 mg/dL से अधिक हो जाना हाइपरकैल्सिमिया (Hypercalcemia) कहलाता है। यह निम्न स्थितियों में पाया जाता है • थायरॉइड ग्रन्थि (Thyroid gland) की अतिक्रियाशीलता • पैराथायरॉइड ग्रन्थि की अतिक्रियाशीलता सीरम कैल्शियम स्तर का 8.6 mg/dL से कम हो जाना हाइपोकैल्सिमिया (Hypocalcemia) कहलाता है। यह निम्न स्थितियों में पाया जाता है • विटामिन-D की कमी • दुग्धस्त्रावण (Lectation) एवं गर्भावस्था के दौरान
कुल बिलिरुबिन स्तर (Total bilirubin level)	0.3 से 1.0 mg/dL प्रत्यक्ष –0.1 से 0.3 mg/dL अप्रत्यक्ष –02 से 0.7 mg/dL	रुधिर में बिलिरुबिन स्तर का बढ़ जाना हाइपरबिलिरूबिनीमिया (Hyperbilirubinaemia) कहलाता है। यह निम्न स्थितियों में पाया जाता है। • हीमोलाइटिक एनीमिया (Haemolytic anaemia) • पीलिया (Jaundice) • हिपेटाइटिस (Hepatitis)
सीरम थायरॉक्सिन (T_4)	4.0 से 12.0 mg/dL	वह स्थिति जिसमें रुधिर में T_4 एवं T_3 का स्तर सामान्य से अधिक हो जाता है, हाइपरथायरॉइडिज्म (Hyperthyroidism) कहलाती है। इसके विपरीत वह स्थिति जिसमें रुधिर में T_4 एवं T_3 की मात्रा सामान्य से कम हो जाती है, हाइपोथायरॉइडिज्म (Hypothyroidism) कहलाती है।
कुल प्रोटीन एल्ब्यूमिन (Alumin) ग्लोब्यूलिन (Globulin)	5.5 से 8 gm/dL 3.5 से 5.5 gm/dL 2 से 3.5 से gm/dL	कुपोषण (Malnutrition) तथा प्रोटीन्यूरिया (Proteinuria) के दौरान सीरम प्रोटीन स्तर कम हो जाता है।
सीरम कोलेस्ट्रॉल स्तर (Serum cholesterol level)	150-250 mg/dL	मिक्सोडीमा (Myxoedema) एवं एथिरोस्क्लेरेसिस (Atherosclerosis) के दौरान सीरम कोलेस्ट्रॉल स्तर बढ़ जाता है। इसके विपरीत यकृत (Liver) में गड़बड़ी के दौरान यह कम हो जाता है।

2. हृदय (Heart)

- हृदय छाती या वक्षगुहा (Thoracic cavity) में फेफड़ों के बीच में स्थित होता है। इसका अधिकांश भाग वक्ष के बाईं ओर तथा थोड़ा-सा भाग अस्थि के दाईं ओर होता है।
- हृदय विशेष प्रकार की हृदयी पेशियों (Cardiac muscles) के द्वारा बना होता है। ये पेशियाँ जीवनभर सक्रिय रहती हैं।
- हृदय विभिन्न अंगों से रुधिर एकत्र करके विशेष वाहिनियों (Vessels) की सहायता से इसे विभिन्न अंगों में पम्प करता है।

हृदय की बाह्य संरचना (External Structure of Heart)

- साधारणतया इसका आकार व्यक्ति की बन्द मुट्ठी के समान होता है।
- मानव हृदय गुलाबी रंग का, स्पन्दनशील (Pulsating), शंक्वाकार (Conical), खोखला एवं मांसल होता है।
- एक सामान्य व्यक्ति का हृदय लगभग 12-13 cm लम्बा तथा अगले सिरे पर लगभग 9 cm सेमी चौड़ा तथा 6 cm मोटा होता है। इसका भार लगभग 300 gm होता है।
- मानव का हृदय एक दोहरी झिल्ली, **पेरीकार्डियल थैली** (Pericardial sac) या **पेरीकार्डियम** (Pericardium) से घिरा रहता है। ये दोहरी झिल्लियाँ निम्न हैं
  (i) हृदय की ओर विसरल पेरीकार्डियम (Visceral pericardium)
  (ii) देहभित्ति की ओर पैराइटल पेरीकार्डियम (Parietal pericardium)
- इन दोनों झिल्लियों के मध्य का स्थान **पेरीकार्डियल कैविटी** (Pericardial cavity) कहलाती है, जिसमें पारदर्शक, लसदार द्रव्य भरा होता है, जो **पेरीकार्डियल द्रव्य** (Pericardial fluid) कहलाता है।
- यह हृदय को नम बनाए रखता है तथा बाहरी चोटों, ताप, आदि से हृदय की रक्षा करता है।

हृदय की आन्तरिक संरचना (Internal Structure of Heart)

हृदय की आन्तरिक संरचना निम्न प्रकार हैं

(i) **अलिन्द एवं निलय** (Atrium and Ventricle) मानव हृदय **चार कक्षीय** (Four-chambered) होता है, जोकि कोरोनरी सल्कस (Coronary sulcus) द्वारा **अलिन्द** (Auricle or Atrium) तथा **निलय** (Ventricle) में बँटा रहता है।
- अलिन्द हृदय का ऊपरी चौड़ा भाग तथा निलय हृदय का निचला शंकुरूपी भाग होता है।
- अलिन्दों की दीवारें अपेक्षाकृत पतली होती हैं, जबकि निलयों की दीवारें मोटी होती हैं।
- दोनों अलिन्द **अन्तराअलिन्दीय सेप्टम** (Interatrial septum) तथा निलय **अन्तरानिलय सल्कस** (Interventricular sulcus) द्वारा पृथक् होते हैं।
- मानव हृदय में बायाँ अलिन्द सबसे बड़ा कक्ष होता है।

(ii) **फोसा ओवैलिस** (Fossa Ovalis) अन्तराअलिन्दीय सेप्टम के पिछले भाग पर (दाहिनी ओर) एक छोटा-सा अण्डाकार गड्ढा होता है, जो फोसा ओवैलिस कहलाता है। भ्रूण में यह छिद्र **फोरामेन ओवैलिस** के नाम से जाना जाता है।

(iii) **महाशिरा** (Vena Cava) दाहिने अलिन्द में दो मोटी महाशिराएँ अलग-अलग छिद्रों द्वारा खुलती हैं, इन्हें निम्न महाशिरा या इन्फीरियर वेना कावा (Inferior vena cava) तथा उच्च महाशिरा या सूपीरियर वेना कावा (Superior vena cava) कहते हैं।

(iv) **ट्रेबीकुली कार्नी** (Trabeculae Carnae) कैविटी की ओर निलयों की दीवार सपाट न होकर छोटे-छोटे अनियमित वलनों (Folds) के रूप में उभरी होती है, ये वलन (Folds) ट्रेबीकुली कार्नी कहलाते हैं।

(v) **कोरोनरी साइनस** (Coronary Sinus) अन्तराअलिन्दीय सेप्टम के पास हृदय की दीवारों से आने वाले रुधिर हेतु कोरोनरी साइनस का छिद्र होता है। इस छिद्र पर कोरोनरी या थीबेसियन वाल्व (Thebasian valve) होता है।

(vi) **पेसमेकर** (Pacemaker) दाएँ अलिन्द में महाशिराओं के छिद्रों के समीप **शिरा-अलिन्द नोड** (Sino-auricular node) होता है, जो पेसमेकर कहलाता है।

(vii) **पल्मोनरी एवं कैरोटिको-सिस्टमेटिक चाप** (Pulmonary and Carotico systematic arch) हृदय के दाएँ निलय से पल्मोनरी चाप (Arch) निकलता है, जो अशुद्ध रुधिर को फेफड़ों तक पहुँचाता है एवं बाएँ निलय से कैरोटिको-सिस्टमेटिक चाप निकलता है, जो सम्पूर्ण शरीर को शुद्ध रुधिर पहुँचाता है।
- दोनों चापों के एक-दूसरे के ऊपर से निकलने के स्थान पर एक **अर्टीरिओसम** (Arteriosum) नामक ठोस लिगामेन्ट (Ligament) होता है। भ्रूणावस्था में इस लिगामेन्ट के स्थान पर **डक्टस अर्टीरिओसस** (Ductus arteriosus or botalli) नामक एक पतली धमनी होती है।
- पल्मोनरी चाप तथा कैरोटिको-सिस्टमेटिक चाप के आधार पर तीन-तीन **अर्द्धचन्द्राकार वाल्व** (Semilunar valves) लगे होते हैं। ये वाल्व रुधिर को वापस हृदय में जाने से रोकते हैं।
- अलिन्द, **अलिन्द-निलय छिद्र** (Atrio-ventricular apertures) द्वारा निलय में खुलते हैं।
- इन छिद्रों पर वलनीय अलिन्द-निलय वाल्व या कस्पिड अर्टियो वैन्ट्रीकुलर वाल्व (Cuspid atrio-ventricular valve) स्थित होते हैं। ये वाल्व रुधिर को अलिन्द से निलय में तो जाने देते हैं, परन्तु वापस नहीं आने देते हैं।

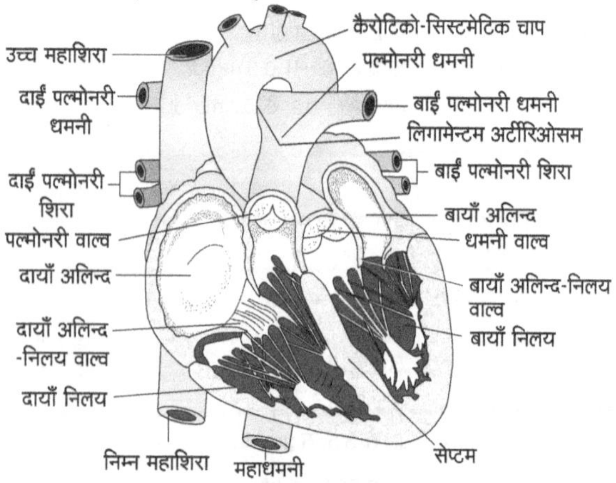

मानव के हृदय की आन्तरिक संरचना (अनुलम्ब काट में)

(viii) **ट्राइकस्पिड तथा बाइकस्पिड वाल्व** (Tricuspid and Bicuspid Valve) दाएँ अलिन्द व निलय के मध्य अलिन्द निलय वाल्व में तीन वलन (Folds) होते हैं। अतः ये त्रिवलनी या ट्राइकस्पिड वाल्व कहलाते हैं।

- बाएँ अलिन्द व निलय के मध्य अलिन्द-निलय वाल्व पर दो वलन (Folds) होते हैं, जिसे द्विवलन या बाइकस्पिड वाल्व या मिट्रल वाल्व (Mitral valve) कहते हैं।
- यहाँ टेण्डन रज्जु या कॉर्डी टेन्डनी (Chordae tendinae) एक ओर वाल्व से तथा दूसरी ओर निलय की भित्ति से जुड़े रहते हैं तथा हृदय स्पन्दन के दौरान वाल्व को उलटने से बचाते हैं।

मानव हृदय की क्रियाविधि (Mechanism of Human Heart)

- मानव हृदय पम्प के समान कार्य करता है। यह नियमित रूप से एक ओर रुधिर को ग्रहण करता है और दूसरी ओर दबाव के साथ उसे अंगों की ओर भेज देता है।
- कार्य करते समय मानव हृदय अपनी पेशियों को क्रमानुसार फैलाता एवं सिकोड़ता रहता है। हृदय की पेशियों के सिकुड़ने की अवस्था को **सिस्टोल** या **प्रकुंचन** (Systole) एवं फैलने को **डायस्टोल** या **अनुशिथिलन** (Diastole) कहते हैं।
- इस प्रकार फैलने-सिकुड़ने की क्रिया से एक **हृदय स्पन्दन** (Heartbeat) बनता है।
- स्तनियों (Mammals) में हृदय मायोजेनिक (Myogenic) होता है अर्थात् हृदय स्पन्दन की उत्पत्ति विशेष पेशी समूह द्वारा होती है। ये हृदय के चारों कक्षों में आवेग (Impluse) का संवहन करते हैं।
- दाएँ अलिन्द के ऊपरी भाग में एक शिरा-अलिन्द नोड (Sino-Auricular node or SA node) पाया जाता है, जिसे **पेसमेकर** (Pacemaker) कहते हैं।
- यह हृदय स्पन्दन को शुरु करता है। इसके द्वारा उत्पन्न हृदय आवेग (Heart or cardiac impulses) तरंग के रूप में आगे बढ़ता है और हृदय पेशियों में प्रवेश कर जाता है।
- एक बार हृदय में आवेग उत्पन्न होने के बाद सम्पूर्ण हृदय में स्पन्दन का संचार होता है।
- हृदय में शिरा-अलिन्द नोड एक के बाद एक आवेग भेजता है। प्रत्येक आवेग के द्वारा एक प्रकार की संकुचन तरंग (Contraction wave) उत्पन्न होती है, जिससे दोनों अलिन्दों में संकुचन होता है।
- इन आवेगों द्वारा अलिन्द-निलय नोड (Atrio-Ventricular node or AV node) में प्रेरण (Stimulation) होता है।
- यहाँ से हिस के बण्डलों (Bundles of His) के द्वारा आवेग दो शाखाओं में बँटकर पुरकिन्जे के तन्तुओं (Purkinje fibres) द्वारा दाएँ व बाएँ निलय में फैल जाते हैं।
- इस प्रकार आवेग निलय में फैल जाता है तथा उसकी पेशियों में संकुचन प्रारम्भ करता है।

संचालन मार्ग SA नोड (अलिन्दों में संकुचन) ⟶ AV नोड ⟶ हिस का बण्डल ⟶ पुरकिन्जे तन्तु ⟶ निलयों की भित्ति ⟶ निलयों में संकुचन

हृदयी चक्र (Cardiac Cycle)

- हृदय स्पन्दन में पेशियों का संकुचन (Contraction) और शिथिलन (Relaxation) एक के बाद एक निरन्तर होता है।
- एक सामान्य व्यक्ति का हृदय एक मिनट में 72-75 बार धड़कता है, इसे **हृदय स्पन्दन दर** (Heartbeat rate) कहते हैं।
- संकुचन की अवस्था में हृदय निलयों के द्वारा रुधिर को धमनियों में पम्प करता है, जहाँ से यह सम्पूर्ण शरीर में जाता है।
- अनुशिथिलन की अवस्था में शिराओं द्वारा शरीर से एकत्र किया हुआ रुधिर हृदय के अलिन्दों में भर जाता है।
- हृदय के अलिन्द व निलय का संकुचन एकसाथ नहीं होता है। पहले अलिन्द सिकुड़ते हैं और उसके उपरान्त निलय सिकुड़ते हैं और अन्त में अलिन्द-निलय दोनों ही कुछ समय के लिए आराम की अवस्था में आ जाते हैं।
- ये सारी क्रियाएँ एक निश्चित क्रम में एक चक्र के माध्यम से सम्पन्न होती हैं, जिसे हृदयी चक्र कहते हैं।
- एक हृदयी चक्र में संकुचन निम्नलिखित चरणों में होता है

(i) **अलिन्द संकुचन** (Auricular Systole) SA नोड में हृदय स्पन्दन के आवेग का आरम्भ होते ही दोनों अलिन्द संकुचित होते हैं। इनमें भरा रुधिर दोनों अनुशिथिल निलयों में आ जाता है एवं अलिन्द खाली हो जाते हैं।

(ii) **निलय संकुचन** (Ventricular Systole) अलिन्द संकुचन के बाद लगभग 1/10 सेकण्ड के अन्तराल के बाद दोनों निलयों में संकुचन आरम्भ होता है। निलयों में भरे रुधिर के दबाव के कारण अब अलिन्द-निलय वाल्व बन्द हो जाते हैं, जिससे दायाँ तथा बायाँ निलय अपने रुधिर को क्रमशः पल्मोनरी और दैहिक महाधमनियों में पम्प कर देते हैं। इसके बाद दोनों निलयों में अनुशिथिलन होता है।

(iii) **अलिन्द अनुशिथिलन** (Auricular Diastole) जिस समय निलयों में संकुचन होता है, उस समय दोनों अलिन्द विश्राम अवस्था में होते हैं। इस अवस्था में अलिन्द-निलय वाल्व बन्द रहने के कारण दोनों अलिन्द रुधिर से भर जाते हैं। दाएँ अलिन्द में अशुद्ध (विऑक्सीजनित) रुधिर तथा बाएँ अलिन्द में शुद्ध (ऑक्सीजनित) रुधिर आता है।

(iv) **निलय अनुशिथिलन** (Ventricular Diastole) जिस समय दोनों अलिन्द संकुचन की अवस्था में होते हैं, उस समय दोनों निलय अनुशिथिलन की अवस्था में होते हैं। इस अवस्था में अलिन्दों का रुधिर दोनों निलयों में भर जाता है।

हृदयी चक्र की अवधि (Duration of Cardiac Cycle)

एक हृदयी चक्र को पूरा होने में 0.8 सेकण्ड का समय लगता है। अतः मानव का हृदय एक मिनट में लगभग 72 बार स्पन्दन करता है।

हृदयी चक्र की अवधि को निम्न प्रकार समझा जा सकता है

हृदयी चक्र = अलिन्दीय चक्र + निलयी चक्र

जहाँ अलिन्दीय चक्र दो भागों में पूरा होता है

अलिन्दीय संकुचन = 0.1 सेकण्ड

अलिन्दीय अनुशिथिलन = 0.7 सेकण्ड

0.8 सेकण्ड

निलयी चक्र भी दो भागों में पूरा होता है

निलयी संकुचन = 0.3 सेकण्ड

निलयी अनुशिथिलन = 0.5 सेकण्ड

0.8 सेकण्ड

हृदय स्पन्दन का नियमन (Regulation of Heartbeat)

हृदय स्पन्दन का नियमन तीन प्रकार से होता है, जो निम्नलिखित हैं

(i) तन्त्रिकीय नियमन (Neural Regulation)

- हृदय का स्पन्दन एक स्वचालित (Automatic) प्रक्रिया है, परन्तु इसकी गति का नियमन मस्तिष्क के **मेड्यूला ऑब्लोंगेटा** (Medulla oblongata) में स्थित नियन्त्रण केन्द्र (Regulation centre) द्वारा होता है। यह **हृदयी केन्द्र** (Cardiac centre) कहलाता है।
- हृदयी-निरोधक (Inhibitor) भाग वेगस तन्त्रिका (Vagous nerve) द्वारा हृदय के शिरा-अलिन्द नोड (SA node) को आवेग भेजता है। ये आवेग स्पन्दन दर को धीमा करते हैं।
- दाएँ वेगस के तन्तु मुख्यतया शिरा-अलिन्द नोड व बाएँ वेगस के तन्तु अलिन्द-निलय नोड (AV node) को प्रभावित करते हैं। इसके लिए तन्त्रिका के हृदयी छोरों पर एसिटाइलकोलीन (Acetylcholine) मुक्त होता है।
- हृदयी प्रेरक (Promoter) भाग सिम्पेथीटिक (Sympathetic) तन्त्रिका द्वारा अपने आवेग (Impulse) को शिरा-अलिन्द नोड को भेजता है। यह हृदय स्पन्दन की गति को तेज करता है।

(ii) हॉर्मोन द्वारा नियमन (Hormonal Regulation)

- **एड्रीनेलिन** (Adrenaline) व **थाइरॉक्सिन** (Thyroxine) नामक हॉर्मोन स्वतन्त्र रूप से (तन्त्रिका तन्त्र पर निर्भर न करके) हृदय स्पन्दन की गति को प्रभावित करते हैं।
- एड्रीनेलिन सीधा अलिन्द-निलय नोड को प्रभावित करके हृदय स्पन्दन की गति को तेज करता है।
- थायरॉक्सिन शरीर की कोशिकाओं में ऑक्सीकरण (Oxidation) या मेटाबॉलिज्म (Metabolism) की दर बढ़ा देता है, जिससे हृदय में तेजी से संकुचन होता है।

(iii) रासायनिक कारकों द्वारा नियमन (Regulation by Chemical Factors)

- रुधिर के pH को कम करने तथा हृदय स्पन्दन को बढ़ाने का कार्य कार्बन डाइऑक्साइड (CO_2) करती है। अतः रुधिर में अम्लता हृदय गति को तेज करती है और क्षारीयता अधिक होने पर हृदय गति कम हो जाती है।
- इसके अतिरिक्त पोटैशियम (K), सोडियम (Na^+) और कैल्शियम (Ca^{2+}) का भी हृदय की गति पर प्रभाव पड़ता है।

हृदयी क्षमता (Cardiac Output)

- प्रत्येक हृदय स्पन्दन में हृदय के प्रत्येक निलय द्वारा लगभग 70 mL रुधिर (एक 70 kg के सामान्य मानव के अनुसार) शरीर में पम्प होता है। इसे स्ट्रोक आयतन (Stroke volume) कहते हैं।
- अतः हृदय एक मिनट में लगभग 5 L रुधिर पम्प करता है, जिसे हृदयी क्षमता कहते हैं।

  हृदयी क्षमता = हृदय दर × स्ट्रोक आयतन

हृदय ध्वनियाँ (Heart Sounds)

- प्रत्येक हृदय स्पन्दन के दौरान हृदय में कुछ ध्वनियाँ सुनाई पड़ती हैं, जिन्हें हृदय ध्वनियाँ कहते हैं।
- प्रत्येक हृदयी चक्र के दौरान निलयों में रुधिर का उल्टा प्रवाह रोकने के लिए हृदय के वाल्व (Heart valve) बन्द होते व खुलते रहते हैं।
- इन कपाटों के बन्द होने पर '**लब-डप**' (Lubb-Dupp) की ध्वनि सुनाई पड़ती है। इन ध्वनियों को **स्टेथोस्कोप** (Stethoscope) के द्वारा सुन सकते हैं।
- फोनो-कार्डियोग्राम या फोनो-हृदलेख (Phonocardiogram) द्वारा इन ध्वनियों का वर्णन निम्न प्रकार से किया जा सकता है
  (i) **प्रथम हृदय ध्वनि** (First Heart Sound) अलिन्द-निलय वाल्वों के बन्द होने से एक विशिष्ट ध्वनि 'लब' (Lubb) उत्पन्न होती है, जिसे प्रथम हृदय ध्वनि कहते हैं।
  (ii) **द्वितीय हृदय ध्वनि** (Second Heart Sound) दैहिक अथवा महाधमनी चाप (Systematic arch) व पल्मोनरी महाधमनियों में अर्द्धचन्द्राकार वाल्वों (Semilunar valves) के बन्द होने से एक ध्वनि 'डप' (Dupp) सुनाई पड़ती है, जिसे द्वितीय हृदय ध्वनि कहते हैं।

रुधिर दाब (Blood Pressure)

- रुधिर हृदय द्वारा पम्प होने के बाद वाहिनियों में एक निश्चित दाब के साथ बहता है, जिसे रुधिर दाब कहते हैं।
- रुधिर दाब का मापन सर्वप्रथम **एस. हेल्स** (S Hales) ने घोड़े में किया था। यह दो प्रकार का होता है
  (i) **संकुचन दाब** (Systolic Pressure) हृदय की संकुचन अवस्था को प्रदर्शित करता है, जो 120-130 mm Hg होता है।
  (ii) **अनुशिथिलन दाब** (Diastolic Pressure) हृदय की अनुशिथिलन अवस्था को प्रदर्शित करता है, जो 70-80 mm Hg होता है।
- रुधिर दाब को **स्फैग्मोमैनोमीटर** (Sphygmomanometer) द्वारा नापा जाता है। इसे **रिवा रोकी** (Riva Rocci; 1896) द्वारा बनाया गया था।
- इस यन्त्र द्वारा रुधिर दाब मानव की भुजा (Arm) की ब्रेकियल धमनी (Brachial artery) में नापा जाता है। स्वस्थ मानव का रुधिर दाब 120/80 mm Hg होता है।
- धमनियों की धड़कन **नब्ज** (Pulse) कहलाती है। इसे ग्राफ या चित्र द्वारा प्रदर्शित कर सकते हैं, जिसे **स्फैग्मोग्राम** (Sphygmogram) कहते हैं।
- शीर्ष भाग की पल्स (नाड़ी) जाँचने के लिए स्टेथोस्कोप मध्य केल्विकुलर रेखा पर (4th से 5th पसली पर) रखा जाता है।

इलेक्ट्रोकार्डियोग्राम (Electrocardiogram or ECG)

- यदि हृदय के पास के क्षेत्र में शरीर पर विशिष्ट स्थानों पर इलेक्ट्रोड लगा दिए जाए, तो हृदय संकुचन के समय, जो विद्युत विभव शिरा-अलिन्द नोड से उत्पन्न होकर हृदय के विशिष्ट संवहनी पेशी तन्तुओं (Special conducting muscular fibres) से गुजर कर हृदय की पेशियों को सिकुड़ने के लिए प्रेरित करता है, उसको मापा जा सकता है। इस मापन यन्त्र को इलेक्ट्रोकार्डियोग्राम कहते हैं।
- इस प्रकार प्रत्येक हृदयी चक्र में संकुचन व अनुशिथिलन के समय अलिन्द व निलय में विद्युत विभव के परिवर्तन को ग्राफ के रूप में प्रदर्शित किया जा सकता है। इस रिकॉर्ड को **इलेक्ट्रोकार्डियोग्राफ** कहते

हैं। इस विधि द्वारा डॉक्टर हृदय स्पन्दन की अनियमितताओं की जाँच करते हैं।

- विद्युत हृद्लेखन एक लहरदार ग्राफ के रूप में होता है, जिसमें एक सीधी रेखा से तीन भिन्न स्थानों पर लहरें या तरंग उठी हुई दिखाई देती हैं

ये लहरें निम्नलिखित हैं

(i) **P-तरंग** (P-wave) ये ऊपर की ओर उठी एक छोटी-सी तरंग है, जो 0.1 सेकण्ड के अलिन्द संकुचन की सूचना देती है।

(ii) **QRS कॉम्प्लेक्स** (QRS-complex) P-तरंग के समाप्त होने के 0.1 सेकण्ड बाद QRS कॉम्प्लेक्स की तरंगों की शुरुआत होती है। इसमें एक-दूसरे से जुड़ी तीन संकरी तथा नुकीली तरंगें निम्नलिखित हैं

(a) नीचे की ओर उठी छोटी-सी Q-तरंग

(b) ऊपर की ओर उठी बड़ी R-तरंग

(c) R-तरंग से जुड़ी नीचे की ओर उठी छोटी-सी S-तरंग

यह QRS कॉम्पलेक्स 0.3 सेकण्ड के निलय संकुचन के प्रारम्भ होने का सूचक है।

(iii) T-**तरंग** (T-wave) यह निलय संकुचन की अन्तिम अवस्था है तथा इनके क्रमिक अनुशिथिलन के प्रारम्भ की सूचक होती है।

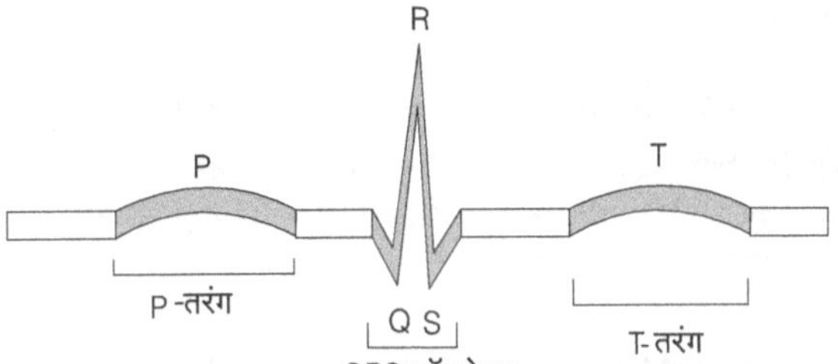

नोट

- *हृदय के कपाट एक दिन में लगभग 1 लाख बार खुलते व बन्द होते हैं।*
- *आराम की अवस्था में रुधिर 6 सेकण्ड में हृदय व फेफड़े के बीच प्रवाहित होता है। 8 सेकण्ड में मस्तिष्क तक तथा 16 सेकण्ड में पैर के अँगूठे तक जाकर हृदय में वापस आता है।*

मानव में दोहरा रुधिर परिसंचरण
(Double Blood Circulation in Humans)

मानव हृदय का एक भाग ऑक्सीकृत रुधिर (बायाँ भाग) और दूसरा भाग अनॉक्सीकृत रुधिर (दायाँ भाग) को विभिन्न अंगों तक प्रवाहित करता है। अतः परिसंचरण के दौरान मानव हृदय में रुधिर दो बार आता है।

इसी कारण इस परिसंचरण को हम दोहरा परिसंचरण कहते हैं। इस परिसंचरण को हम दो भागों में बाँट कर सकते हैं

(i) प्लमोनरी परिसंचरण (Pulmonary Circulation)

मानव के दोहरे परिसंचरण में हृदय के दाएँ अलिन्द में सम्पूर्ण शरीर से (फेफड़ों को छोड़कर) अशुद्ध रुधिर आता है। जहाँ से यह अशुद्ध रुधिर दाएँ निलय में पहुँचता है और दाएँ निलय से फिर यह रुधिर पल्मोनरी धमनी द्वारा शुद्ध (ऑक्सीकृत) होने के लिए फेफड़ों में चला जाता है।

(ii) दैहिक परिसंचरण (Systemic Circulation)

इस परिसंचरण परिपथ में, जो शुद्ध रुधिर फेफड़ों से पल्मोनरी शिरा द्वारा हृदय के बाएँ अलिन्द में आता है, वह बाएँ अलिन्द से बाएँ निलय में पहुँचता है और दैहिक महाधमनी या कैरोटिको-सिस्टेमिक चाप द्वारा सम्पूर्ण शरीर में वितरित हो जाता है।

3. रुधिर वाहिनियाँ (Blood Vessels)

- हमारे सम्पूर्ण शरीर में नलिकाओं या वाहिनियों के द्वारा रुधिर प्रत्येक कोशिका तक पहुँचता है। इसके द्वारा ऑक्सीजन (O_2), कार्बन डाइऑक्साइड (CO_2) एवं पोषक पदार्थों का भी संवहन होता है।
- शरीर में **ऑक्सीकृत** (Oxygenated) रुधिर व **अनॉक्सीकृत** (Deoxygenated) रुधिर अलग-अलग वाहिनियों में बहता है। इस आधार पर रुधिर वाहिनियों को तीन प्रमुख प्रकारों में बाँटा गया है, जो निम्नलिखित हैं

(i) धमनी (Artery)

- धमनियाँ रुधिर को हृदय से दूर अंगों की ओर ले जाती हैं।
- धमनियों में रुधिर अत्यधिक दाब के साथ बहता है, इस दाब को सहन करने के लिए धमनियों की दीवार मोटी होती हैं। इनकी कैविटी छोटी होती है।
- सभी धमनियों में ऑक्सीकृत (O_2 युक्त) रुधिर बहता है। अपवाद स्वरूप **पल्मोनरी धमनी** (Pulmonary artery) में अनॉक्सीकृत रुधिर बहता है।
- मानव शरीर में कुछ जगहों पर ये गहराई से उठकर ऊपर आ जाती है। यहाँ इनमें हम स्पन्दन (Pulsation) को महसूस कर सकते हैं। इन स्थानों पर इन्हें हम **नाड़ी** (Pulse) कहते हैं; उदाहरण—हमारे शरीर के कलाई वाले भाग में अँगूठे के नीचे नाड़ी होती है।

(ii) शिराएँ (Veins)

- शिराओं द्वारा रुधिर सम्पूर्ण शरीर से एकत्र करके हृदय में वापस लाया जाता है।
- इनमें **वाल्व** (Valve) उपस्थित होते हैं, जोकि रुधिर को वापस (उल्टा) जाने से रोक देते हैं।
- इनकी दीवार पतली होने के कारण जब इनमें रुधिर नहीं होता है, तो इनकी दीवार पिचक जाती है।
- शिराओं की दीवार में पेशी (Muscle) व इलास्टिन (Elastin) रेशे बहुत कम होते हैं और इनका बाह्य स्तर सबसे अधिक विकसित होता है।
- शिराओं में अनॉक्सीकृत रुधिर बहता है, किन्तु **पल्मोनरी शिरा** (Pulmonary vein) इसका अपवाद है, क्योंकि इसमें ऑक्सीकृत रुधिर बहता है।

(iii) केशिकाएँ (Capillaries)

- ये धमनी से शिरा तक रुधिर को ले जाने वाली छोटी नलिकाएँ होती हैं, जो शरीर में ऊतक स्तर पर एक जाल के रूप में बिछी रहती हैं।
- अंगों में पहुँचकर धमनियाँ **धमनिकाओं** (Arterioles) में बँट जाती हैं तथा अन्त में पतली-पतली केशिकाओं में बँट जाती हैं। ये छोटी-छोटी केशिकाएँ जुड़कर **शिराकाएँ** (Veinuoles) और फिर **शिराएँ** बनाती हैं।

- इनकी पतली एकस्तरीय दीवारों से अपशिष्ट (Waste), पोषक पदार्थों तथा गैसों (CO_2 तथा O_2) का रुधिर एवं ऊतकों के मध्य आदान-प्रदान होता है।

रुधिर वाहिनियों की आन्तरिक संरचना
(Internal Structure of Blood Vessels)

रुधिर वाहिनियों की भित्ति में अधिकतम तीन प्रकार के स्तर होते हैं

(i) **बाह्य स्तर या ट्यूनिका एक्सटर्ना** (Tunica Externa) जोकि लचीले रेशेदार संयोजी ऊतक का बना होता है।

(ii) **मध्य स्तर या ट्यूनिका मीडिया** (Tunica Media) जोकि अरेखित पेशी तन्तुओं का बना होता है।

(iii) **अन्तःस्तर या ट्यूनिका इन्टर्ना** (Tunica Enterna) जोकि एक मोटी उपकला का बना होता है। भ्रूण के एण्डोडर्म (Endoderm) से विकसित होने के कारण इस उपकला को एण्डोथीलियम (Endothelium) कहते हैं।

- धमनी की भित्ति में मध्य स्तर अधिक विकसित होता है, जबकि शिरा की भित्ति में मात्र अन्तःस्तर ही उपस्थित होता है।

मानव का धमनी तन्त्र (Arterial System of Human)

मानव में सभी धमनियाँ मिलकर एक धमनी तन्त्र (Arterial system) का निर्माण करती हैं, जिसे निम्नलिखित चित्र द्वारा दर्शाया गया है

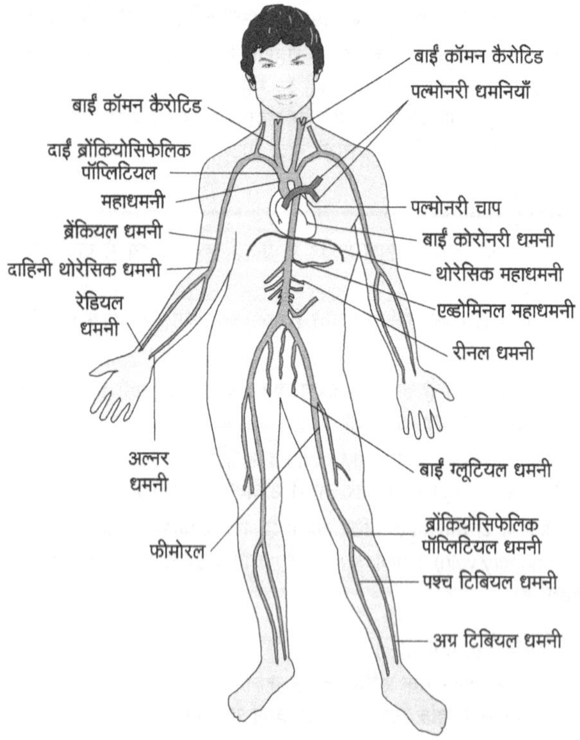

मानव की मुख्य धमनियाँ

- धमनी तन्त्र में हृदय की ओर जाने वाली सभी धमनियाँ सम्मिलित हैं।
- इनमें दो मुख्य धमनी पल्मोनरी धमनी तथा महाधमनी हैं।

पल्मोनरी धमनी (Pulmonary Artery)

- यह हृदय के दाहिने निलय के ऊपरी बाएँ सिरे से निकलकर बाईं तरफ पीठ (Dorsal side) की ओर घूम जाती है और दाहिनी व बाईं पल्मोनरी धमनी में बँट जाती है।
- प्रत्येक पल्मोनरी धमनी अपनी ओर के फेफड़े में जाती है। ये धमनियाँ हृदय से अशुद्ध रुधिर को ऑक्सीजनीकरण अर्थात् शुद्धिकरण के लिए फेफड़ों में लाती हैं।

महाधमनी (Aorta)

- यह बाएँ निलय से शुद्ध रुधिर (Oxygenated blood) शरीर के विभिन्न भागों में ले जाती है।
- बाएँ निलय के ऊपरी दाहिने किनारे से निकलकर यह बाईं तरफ पीठ (Dorsal side) की ओर घूम जाती है। इसके घुमाव से पहले ही **आरोही महाधमनी** (Ascending aorta) से दाहिनी व बाईं कोरोनरी धमनियाँ हृदय की दीवार में जाती हैं।
- एब्डोमिनल महाधमनी (Abdominal aorta) सबसे बड़ी धमनी होती है।

इनके अतिरिक्त कुछ मुख्य धमनियों की स्थिति व कार्य नीचे तालिका में दिए गए हैं

नाम और स्थिति	कार्य
कोरोनरी धमनी (Coronary artery) यह आरोही महाधमनी (Ascending aorta) से निकलती है।	ये धमनियाँ हृदय की दीवार को ऑक्सीकृत रुधिर पहुँचाती हैं।
इन्टरकॉस्टल धमनियाँ (Intercostal arteries) ये वक्षीय महाधमनी (Thoracic aorta) से निकलती हैं।	ये पसलियों की पेशियों, पेरीकार्डियम एवं फेफड़ों को रुधिर पहुँचाती हैं।
ब्रोंकियल धमनियाँ (Bronchial arteries) ये वक्षीय महाधमनी से निकलती हैं।	ये फेफड़ों व ब्रोंकाई (Bronchi) को रुधिर पहुँचाती हैं।
उच्च फ्रेनिक धमनियाँ (Superior phrenic arteries) ये भी वक्षीय महाधमनी से निकलती हैं।	ये धमनियाँ डायाफ्राम (Diaphragm) की ऊपरी सतह में ऑक्सीजन युक्त रुधिर पहुँचाती हैं।
निम्न फ्रेनिक धमनियाँ (Inferior phrenic arteries) ये एब्डोमिनल महाधमनी (Abdominal aorta) से निकलती हैं।	ये धमनी डायाफ्राम के निचले हिस्से को रुधिर पहुँचाती है।
कोइलिएक धमनी (Coeliac artery) यह भी एब्डोमिनल महाधमनी से निकलती है।	यह यकृत, आमाशय, प्लीहा (Spleen) तथा अग्न्याशय (Pancreas) को रुधिर भेजती है।

नाम और स्थिति	कार्य
उच्च मीसेन्ट्रिक धमनी (Superior mesentric artery) यह एब्डोमिनल महाधमनी से निकलती है।	यह आहारनाल के विभिन्न भागों तक ऑक्सीजन युक्त रुधिर पहुँचाती है।
सुपरारीनल धमनी (Suprarenal artery) यह भी एब्डोमिनल महाधमनी से निकलती है।	यह एड्रीनल ग्रन्थियों (Adrenal gland) को रुधिर भेजती है।
लम्बर (Lumber) **धमनी** यह एब्डोमिनल महाधमनी से निकलती है।	यह त्वचा, पेशियों, जोड़ों (Joints), कशेरुक दण्ड व वर्टिब्राओं को रुधिर पहुँचाती है।
कॉमन इलिएक धमनी (Common iliac artery) यह एब्डोमिनल महाधमनी से निकलती है।	यह धमनी पेल्विक क्षेत्र (Pelvic region) एवं टाँगों को ऑक्सीजन युक्त रुधिर पहुँचाती है।

मानव का शिरा तन्त्र (Venous System of Human)

मानव में समस्त शिराएँ मिलकर शिरा तन्त्र का निर्माण करती हैं, जिसे निम्नलिखित चित्र द्वारा प्रदर्शित किया गया है

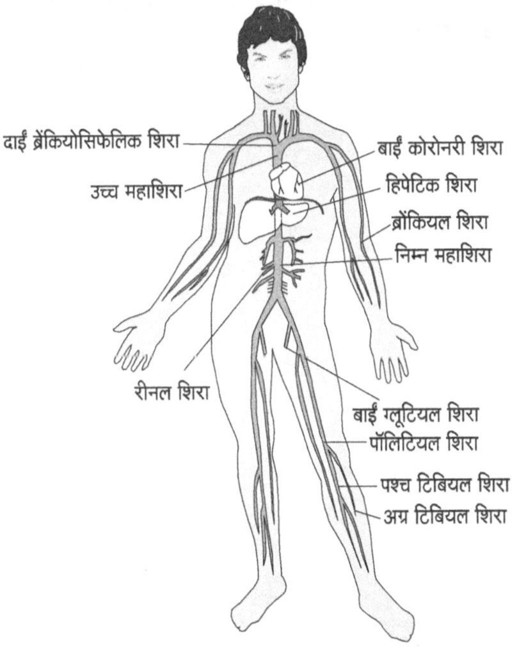

मानव की मुख्य शिराएँ

- हृदय में फेफड़ों से शुद्ध रुधिर की वापसी दो जोड़ी पल्मोनरी शिराओं तथा शरीर के समस्त भागों से अशुद्ध रुधिर की वापसी एक उच्च महाशिरा (Superior vena cava) एवं एक निम्न महाशिरा (Inferior vena cava) द्वारा होती रहती है।
- सिर, ग्रीवा, भुजाओं एवं वक्ष से अशुद्ध रुधिर उच्च महाशिरा द्वारा तथा उदर एवं टाँगों से अशुद्ध रुधिर निम्न महाशिरा द्वारा एकत्रित होकर हृदय के दाहिने अलिन्द में आता है।

पल्मोनरी शिराएँ (Pulmonary Veins)

प्रत्येक फेफड़े के विविध भागों से शुद्ध (Pure) या ऑक्सीजनित (Oxygenated) रुधिर दो पल्मोनरी शिराओं में एकत्रित होता है, जो अलग-अलग छिद्रों द्वारा बाएँ अलिन्द में खुलती हैं।

उच्च महाशिरा (Superior Vena Cava)

यह लगभग 7 cm लम्बी तथा 2 cm चौड़ी महाशिरा है, जो दाहिनी एवं बाईं बाहु-शीर्ष शिराओं (Brachiocephalic veins) के मिलने से बनती है। यह दाहिने अलिन्द के उच्च भाग में खुलती है।

(i) **बाहु-शीर्ष शिराएँ** (Brachiocephalic Veins) प्रत्येक बाहु-शीर्ष शिरा बाहर की ओर स्थित एक सबक्लेवियन शिरा (Subclavian vein) तथा मध्य रेखा की ओर स्थित एक अन्तः जुगुलर शिरा (Internal jugular vein) के मिलने से बनती है। एक-दूसरे से मिलने से पहले, बाहु-शीर्ष शिरा में वक्ष के विभिन्न भागों में रुधिर लाने वाली तीन शिराएँ मिलती हैं
   (a) **अन्तः वक्षीय शिरा** (Internal Thoracic Vein) जो स्तनों (Breast) तथा आस-पास की पेशियों से रुधिर लाती है।
   (b) **निम्न थायरॉइड शिरा** (Inferior Thyroid Vein) जो थायरॉइड ग्रन्थि से रुधिर एकत्रित करती है।
   (c) **उच्च इन्टरकॉस्टल शिरा** (Superior Intercostal Vein) जो वक्ष के ऊपरी भाग से रुधिर लाती है।

(ii) **अन्तः जुगुलर शिरा** (Internal Jugular Vein) यह मस्तिष्क गुहा (Brain cavity) चेहरे के ऊपरी भागों तथा ग्रीवा के कुछ भागों से रुधिर लाती है।

(iii) **सबक्लेवियन शिरा** (Subclavian Vein) यह कन्धे में सिफेलिक शिरा (Cephalic vein) तथा एक्सिलेरी शिरा (Axillary vein) के मिलने से बनती है, जो अपनी-अपनी ओर के कन्धों के विभिन्न भागों तथा भुजाओं से रुधिर लाती हैं। अन्तः जुगुलर शिरा से मिलने से कुछ ही पहले सबक्लेवियन शिरा में एक बाह्य क्लोम शिरा खुलती है। यह शिरा खोपड़ी के कुछ भाग, चेहरे की पेशियों तथा पैरोटिड ग्रन्थियों से रुधिर लाती है।

निम्न महाशिरा (Inferior Vena Cava)

- यह सबसे लम्बी व लगभग 2 cm मोटी महाशिरा है, जो डायाफ्राम के नीचे की ओर से शरीर के समस्त भागों से रुधिर एकत्रित करके दाहिने अलिन्द में लाती है।
- यह लम्बर भाग में दाहिनी व बाईं **कॉमन इलिएक शिराओं** (Common iliac veins) के मिलने से बनती है।

लसीका परिसंचरण तन्त्र
(Lymph Circulatory System)

मानव में रुधिर परिसंचरण तन्त्र के अतिरिक्त एक अन्य तरल परिसंचरण तन्त्र भी पाया जाता है, जिसे लसीका परिसंचरण तन्त्र कहते हैं।

लसीका परिसंचरण तन्त्र निम्न अंगों से मिलकर बना होता है

(i) **लसीका केशिकाएँ** (Lymph Capillaries) लसीका केशिकाएँ शरीर के विभिन्न अंगों में स्थित महीन नलिकाएँ हैं। आँत के रसांकुर या विलाई (Villi) में स्थित इनकी अन्तिम शाखाओं को लैक्टियल्स (Lacteals) कहते हैं।

(ii) **लसीका वाहिनियाँ** (Lymph Vessels) लसीका केशिकाएँ परस्पर मिलकर लसीका वाहिनियों का निर्माण करती हैं। लसीका वाहिनियों के अन्दर लसीका नामक द्रव्य भरा होता है, जो रुधिर प्लाज्मा का ही अंश होता है।

- बाएँ अग्रपाद (Hindlimb), दोनों पश्चपादों (Forelimb), सिर तथा गर्दन (Neck) के बाएँ भागों, आहारनाल (Alimentary canal), वक्ष (Thorax) एवं उदर गुहा (Abdominal cavity) के अन्य भागों की लसीका वाहिनियाँ शरीर की देहभित्ति के नीचे स्थित, एक बड़ी **बाईं वक्षीय लसीका वाहिनी** (Left thoracic lymph duct) में खुलती है तथा यह वाहिनी उदर गुहा में उपस्थित **सिस्टर्ना काइली** (Cisterna chyli) नामक एक बड़ी थैली से जुड़ी रहती है, जो आगे **बाईं सब-क्लेवियन शिरा** (Left subclavian vein) में खुलती हैं।
- इसी प्रकार दाएँ हाथ तथा सिर, ग्रीवा एवं वक्ष के दाएँ भागों की लसीका वाहिनियाँ एक बड़ी **दाईं वक्षीय लसीका वाहिनी** (Right thoracic lymph duct) में खुलती हैं, जो बाईं वक्षीय लसीका वाहिनी से छोटी होती हैं और दाईं सब-क्लेवियन शिरा (Right subclavian vein) में खुलती है।

(iii) **लसीका गाँठें** (Lymph Nodules) कुछ स्थानों पर लसीका वाहिनियाँ फूलकर लसीका गाँठों का निर्माण करती हैं। यहाँ ल्यूकोसाइट्स परिपक्व होते हैं।

(iv) **लसीका अंग** (Lymph Organs) थाइमस ग्रन्थि, प्लीहा (Spleen) एवं टॉन्सिल्स (Tonsils) प्रमुख लसीका अंग हैं जिसमें लसीका का निर्माण व ल्यूकोसाइट्स का परिपक्वन (Maturation) होता है।

लसीका तन्त्र के कार्य (Functions of Lymphatic System)

- लसीका ग्रन्थियों में एण्टीबॉडी (Antibody) का निर्माण होता है।
- यह तन्त्र वसीय अम्ल (Fatty acid) एवं ग्लिसरॉल (Glycerol) का आहारनाल से अवशोषण करके शरीर के विभिन्न अंगों में पहुँचाने का कार्य करता है।
- लसीका द्रव्य ऊतक कोशिकाओं को नम रखने में सहायक होता है।
- यह तन्त्र कोशिकाओं के मध्य भोज्य पदार्थ, गैस, हॉर्मोन, आदि के परिवहन में सहायक होता है।

प्रैक्टिस सैशन

टॉपिकल प्रैक्टिस

मानव परिसंचरण तन्त्र एवं रुधिर

1. बन्द परिसंचरण तन्त्र का लाभ है

(a) पदार्थों का विनिमय (Exchange) अधिक तीव्र गति से होता है
(b) रुधिर का प्रवाह अधिक अच्छे ढंग से नियमित होता है
(c) यह अधिक मेटाबॉलिक क्रियाओं का वहन कर सकता है
(d) उपरोक्त सभी

2. लाल रुधिर कणिकाओं की औसत आयु होती है

(a) तीन माह (b) 1½ माह
(c) चार माह (d) 6 माह

3. निम्न में से सही कथन को पहचानिए।

(a) RBCs रुधिर में न्यूनतम संख्या में पाई जाने वाली रुधिर कणिकाएँ हैं
(b) RBCs में लाल रंग के ताँबायुक्त वर्णक हैं
(c) अधिकतर स्तनधारियों में RBCs केन्द्रकरहित (Devoid of nucleus) होती हैं
(d) RBCs की आकृति उभयातल (Biconvex) होती है

4. ल्यूकोसाइट्स रंगहीन होती हैं

(a) जल की कमी के कारण
(b) हीमोग्लोबिन के अभाव के कारण
(c) सफेद रंग के द्रव्य की उपस्थिति के कारण
(d) कैल्शियम आयनों की उपस्थिति के कारण

5. लिम्फोसाइट्स मुख्यतया दो प्रकार की हैं, B तथा T, ये उत्तरदायी हैं

(a) रुधिर स्कन्दन के लिए
(b) रुधिर के गाढ़ेपन के लिए
(c) प्रतिरक्षा अनुक्रिया (Immuno response) के लिए
(d) उपरोक्त सभी

6. प्लेटलेट्स (Platelets) के सन्दर्भ में सही है

(a) इन्हें थ्रॉम्बोसाइट भी कहते हैं
(b) ये कोशिका के खण्ड हैं
(c) ये मेगाकैरियोसाइट्स से बनते हैं
(d) उपरोक्त सभी

7. प्लेटलेट्स का सामान्यतया जीवनकाल होता है

(a) 30 दिन (b) 15 दिन
(c) 7 दिन (d) 10 दिन

8. गलत सुमेलन को पहचानिए।

(a) इओसिनोफिल्स – एलर्जी अनुक्रिया
(b) बैसोफिल्स – हिस्टामिन व सेरेटोनिन का स्रावण
(c) न्यूट्रोफिल्स – बैक्टीरिया तथा बाह्य जीवों को नष्ट करना
(d) मोनोसाइट – हिपैरिन का स्रावण

9. उस कोशिका का नाम बताइए, जिसकी संख्या में कमी से रुधिर स्कन्दन में विकृति आ जाती है, जिसके कारण शरीर से अधिक रुधिर का स्राव हो जाता है।

(a) इरिथ्रोसाइट (b) ल्यूकोसाइट (c) न्यूट्रोफिल (d) थ्रॉम्बोसाइट

10. निम्न लिम्फोसाइट्स में से कौन-सी सबसे बड़ी है?

(a) इओसिनोफिल्स (b) बैसोफिल्स
(c) मोनोसाइट (d) लिम्फोसाइट

11. निम्न में से कौन-सा विकल्प मानव रुधिर के सभी भागों को प्रदर्शित करता है?

(a) A तथा B रुधिर वर्ग (b) AB तथा O रुधिर वर्ग
(c) Rh तथा ABO रुधिर वर्ग (d) Rh तथा AB रुधिर वर्ग

12. ABO रुधिर वर्ग आधारित है

(a) RBC की सतह पर उपस्थित प्रोटीन एण्टीजन पर
(b) RBC की कोशिका झिल्ली पर उपस्थित लिपिड एण्टीजन पर
(c) प्लाज्मा की प्रकृति पर
(d) RBC तथा WBC की प्रकृति पर

13. AB रुधिर वर्ग वाले व्यक्ति को सर्वग्राही (Universal recipient) **माना जाता है, क्योंकि उसमें**

(a) RBCs पर A व B दोनों एण्टीजन, किन्तु प्लाज्मा में कोई एण्टीबॉडी नहीं होती है
(b) प्लाज्मा में दोनों A व B एण्टीबॉडी होती है
(c) RBCs में एण्टी-A एवं एण्टी-B एण्टीजन और प्लाज्मा में कोई एण्टीबॉडी नहीं होती है
(d) प्लाज्मा में A व B दोनों एण्टीजन, किन्तु RBCs कोई एण्टीबॉडी नहीं होती है

14. निम्नलिखित में से कौन-सा कथन सही नहीं है?

(a) 'O' रुधिर वर्ग वाले व्यक्ति के रुधिर में एण्टी-A और एण्टी-B एण्टीबॉडी होती हैं
(b) 'B' रुधिर वर्ग वाला व्यक्ति 'A' रुधिर वर्ग वाले व्यक्ति को रुधिर नहीं दे सकता है
(c) रुधिर वर्ग का निर्धारण व्यक्ति के रुधिर में विद्यमान एण्टीबॉडी के आधार पर किया जाता है
(d) 'AB' रुधिर वर्ग वाला व्यक्ति सर्वग्राही होता है

15. Rh अयोग्यता या असामान्यता (Incompatibility) **का उदाहरण है**

(a) Rh^- माता तथा Rh^+ पिता (b) Rh^- पिता तथा Rh^+ माता
(c) Rh^+ माता तथा Rh^+ पिता (d) Rh^- माता तथा Rh^- पिता

16. इरिथ्रोब्लास्टोसिस फीटेलिस (Erythroblastosis foetalis) **एक बीमारी है, जिसमें**

(a) नवजात में घातक एनीमिया तथा पीलिया होता है
(b) भ्रूण लाल रुधिर कणिकाओं के फटने के कारण नहीं बच पाता है
(c) भ्रूण रुधिर के कैंसर (Cancer) से ग्रसित होता है
(d) भ्रूण को घातक एनीमिया तथा पीलिया होता है

17. **यदि पति Rh^+ एवं पत्नी Rh^- है, तो**
(a) पहले बच्चे के साथ कोई समस्या नहीं होगी
(b) दूसरे बच्चे को इरिथ्रोब्लास्टोसिस फीटेलिस होगा
(c) दूसरा बच्चा सामान्य होगा
(d) दोनों (a) तथा (b)

18. **यदि कोई Rh^- व्यक्ति प्रथम बार Rh^+ व्यक्ति को रुधिर दान करता है तो क्या होगा?**
(a) Rh^- व्यक्ति मर जाएगा
(b) Rh^+ व्यक्ति मर जाएगा
(c) दोनों को कुछ नहीं होगा
(d) Rh^- व्यक्ति जीवित रहेगा, जबकि Rh^+ मर जाएगा

19. **सीरम रुधिर से भिन्न होता है**
(a) ग्लोब्यूलिन की अनुपस्थिति में
(b) एल्ब्यूमिन की अनुपस्थिति में
(c) रुधिर स्कन्दन कारकों की अनुपस्थिति में
(d) एण्टीबॉडी की अनुपस्थिति में

20. **रुधिर स्कन्दन विकारों की उत्पत्ति सामान्यता किसकी संख्या में कमी के कारण होती है?**
(a) ग्रेन्यूलोसाइट (b) RBC
(c) WBC (d) प्लेटलेट्स

21. **प्रोथ्रॉम्बिनेज** (Prothrombinase) **एन्जाइम का निर्माण निम्न की उपस्थिति में होता है**
(a) Ca^{2+} (b) Mg^{2+} (c) Fe^{2+} (d) Fe^{2+}

22. **मानव में थ्रॉम्बोप्लास्टिन कब मुक्त होता है?**
(a) उच्च तनाव के समय
(b) चोटग्रस्त स्थान पर क्षतिग्रस्त कोशिकाओं द्वारा
(c) इरिथ्रोब्लास्टोसिस फीटेलिस की स्थिति में
(d) एनीमिया के समय

23. **जीवित शरीर की रुधिर वाहिनियों में रुधिर के स्कन्दन को रोकता है**
(a) प्रोथ्रॉम्बिन (Prothrombin)
(b) हिपैरिन (Heparin)
(c) प्रोथ्रॉम्बिन तथा कैल्शियम दोनों
(d) प्लाज्मिनोजन तथा कैल्शियम दोनों

24. **फाइब्रिनोजन के परिवर्तन को उत्प्रेरित करता है**
(a) थ्रॉम्बिन (b) प्रोथ्रॉम्बिन
(c) थ्रॉम्बोप्लास्टिन (d) ये सभी

25. **रुधिर स्कन्दन का प्रथम चरण है?**
(a) प्रोथ्रॉम्बिन → थ्रॉम्बिन
(b) थ्रॉम्बोप्लास्टिन + Ca^{2+} → प्रोथ्रॉम्बिनेज
(c) प्रोथ्रॉम्बिन → प्रोथ्रॉम्बिनेज
(d) फाइब्रिनोजन → फाइब्रिन

26. **रुधिर स्कन्दन के लिए आवश्यक धनायन होते हैं**
(a) Na^+ (b) Ca^{2+} (c) Zn^{2+} (d) K^+

27. **हिपैरिन का कार्य होता है**
(a) प्रोथ्रॉम्बिन से थ्रॉम्बिन के बनने को रोकना
(b) रुधिर में ग्लूकोस की सांद्रता का नियमन
(c) रुधिर में गैसीय परिवहन का नियमन
(d) उपरोक्त में से कोई नहीं

28. **रुधिर बैंक में रुधिर को जमने से रोकने हेतु किस एण्टीकॉएगुलेन्ट का उपयोग किया जाता है?**
(a) सोडियम सिट्रेट का
(b) द्वि-ऑक्सेलेट का
(c) इथाइलीन डाइएमीन टेट्रा एसीटिक अम्ल
(d) उपरोक्त सभी

29. **विटामिन-K किस कार्य में सहायता करता है?**
(a) हृदय स्पन्दन में (b) कार्बोहाइड्रेड मेटाबॉलिज्म में
(c) रुधिर स्कन्दन में (d) श्वसन में

30. **एक वयस्क महिला में हीमोग्लोबिन की मात्रा कितनी होती है?**
(a) 12-14 gm/dL (b) 15-18 gm/dL
(c) 4.5-6.5 gm/dL (d) 10-12 gm/dL

31. **एक वयस्क मानव में RBCs की संख्या होती है**
(a) 4.5-8.5 मिलियन/mm^3
(b) 6.5-9.2 मिलियन/mm^3
(c) 4-6 लाख/mm^3
(d) 4.5-6.5 मिलियन/mm^3

32. **निम्न में किस स्थिति में RBCs माइक्रोसाइट्स एवं मेक्रोसाइट्स अनुपस्थित होती हैं?**
(a) सिकल-सेल एनीमिया (b) पर्निसियस एनीमिया
(c) मेगालोब्लास्टिक एनीमिया (d) थैलेसीमिया

33. **मानव में विभिन्न प्रकार की ल्यूकोसाइट्स के अंशों को उनकी प्रतिशतता के घटते क्रम में व्यवस्थित कीजिए।**
(b) न्यूट्रोफिल्स → बैसोफिल्स → लिम्फोसाइट → एसिडोफिल्स → मोनोसाइट
(b) मोनोसाइट → न्यूट्रोफिल्स → लिम्फोसाइट → एसिडोफिल्स → बैसोफिल्स
(c) न्यूट्रोफिल्स → लिम्फोसाइट → मोनोसाइट → एसिडोफिल्स → बैसोफिल्स
(d) लिम्फोसाइट → एसिडोफिल्स → बैसोफिल → न्यूट्रोफिल्स → मोनोसाइट

34. **रुधिर में WBCs की संख्या का 4000/mm^3 से कम होना क्या कहलाता है?**
(a) ल्यूकोपीनिया (b) एल्यूकोसिाइटोसिस
(c) ल्यूकोलाइसिस (d) ल्यूकोफीलिया

1. (d)	2. (c)	3. (c)	4. (b)	5. (c)	6. (d)	7. (c)	8. (d)	9. (d)	10. (c)
11. (c)	12. (a)	13. (a)	14. (c)	15. (a)	16. (b)	17. (d)	18. (c)	19. (c)	20. (d)
21. (a)	22. (b)	23. (b)	24. (a)	25. (b)	26. (b)	27. (a)	28. (c)	29. (c)	30. (a)
31. (d)	32. (b)	33. (c)	34. (a)						

35. एलर्जी की स्थिति में रुधिर में किस WBC का मान (Value) बढ़ जाता है?
(a) न्यूट्रोफिल्स (b) लिम्फोसाइट्स
(c) बैसोफिल्स (d) इओसिनोफिल्स

36. उपवास के समय रुधिर में शर्करा (Sugar) का सामान्य स्तर होता है
(a) 130-150 mg/dL (b) 70-110 mg/dL
(c) 110-125 mg/dL (d) 65-80 mg/dL

37. सामान्य व्यक्ति में सीरम क्रिएटिनिन का स्तर कितना होता है?
(a) 2-3 mg/dL (b) 4-4.5 mg/dL
(c) 0.6-1.6 mg/dL (d) 0-0.4 mg/dL

38. व्यक्ति में किस स्तर से नीचे सीरम कैल्शियम की मात्रा हाइपोकैल्सिमिया की सूचक होती है?
(a) 10 mg/dL (b) 8.6 mg/dL
(c) 9.1 mg/dL (d) 11.5 mg/dL

39. एक स्वस्थ व्यक्ति के रुधिर में कुल प्रोटीन की मात्रा कितनी होती है?
(a) 5.5-8 gm/dL (b) 3.5-4.5 gm/dL
(c) 2.0-3.6 gm/dL (d) 7.5-9 gm/dL

40. एक वयस्क व्यक्ति में सीरम कोलेस्ट्राल का सामान्य स्तर क्या होता है?
(a) 150-175 gm/dL
(b) 200-300 gm/dL
(c) 150-250 gm/dL
(d) 300-400 gm/dL

हृदय

41. निम्न में से कौन-सा असत्य है?
(a) हृदय की उत्पत्ति मीसोडर्म से होती है
(b) हृदय दोनों फेफड़ों के मध्य स्थित होता है तथा थोड़ा-सा बाईं तरफ झुका होता है
(c) हृदय दोहरी झिल्लीमय थैली से घिरा होता है
(d) मानव हृदय में दो अलिन्द तथा दो निलय होते हैं

42. ऐसे वाल्व जोकि निलय से निकलने वाले रुधिर को पल्मोनरी धमनी में जाने देते हैं तथा रुधिर को दाएँ अलिन्द से दाएँ निलय में जाने देते हैं
(a) AV वाल्व तथा अर्द्धचन्द्राकार वाल्व
(b) बाइकस्पिड तथा ट्राइकस्पिड वाल्व
(c) अर्द्धचन्द्राकार तथा ट्राइकस्पिड वाल्व
(d) महाधमनी तथा बाइकस्पिड वाल्व

43. बाइकस्पिड वाल्व इनके मध्य पाए जाते हैं
(a) दायाँ निलय तथा दायाँ अलिन्द
(b) दायाँ निलय तथा बायाँ अलिन्द
(c) बायाँ निलय तथा बायाँ अलिन्द
(d) बायाँ निलय तथा दायाँ अलिन्द

44. दाएँ निलय से पल्मोनरी धमनी तथा बाएँ निलय से महाधमनी के निकास पर पाए जाते हैं
(a) बाइकस्पिड वाल्व
(b) ट्राइकस्पिड वाल्व
(c) अर्द्धचन्द्राकार वाल्व
(d) ये सभी

45. निलय की भित्ति अलिन्द की भित्ति की तुलना में अधिक मोटी होती हैं, क्योंकि
(a) रुधिर को पम्प करता है
(b) यह रुधिर को प्राप्त करता है
(c) यह अलिन्द के नीचे उपस्थित होता है
(d) यह रुधिर को संग्रहित करता है

46. निम्न में हृदय के कौन-से कक्ष की भित्ति सबसे अधिक मोटी पेशीय होती है?
(a) बायाँ अलिन्द (b) दायाँ अलिन्द
(c) दायाँ निलय (d) बायाँ निलय

47. नोडल ऊतक (Nodal tissue) की एक शाखा, जिससे अनेक सूक्ष्म रेशे निकलते हैं तथा पूरे निलय पेशी विन्यास में दोनों तरफ फैले होते हैं, कहलाते हैं
(a) शिरा-अलिन्द नोड (b) अलिन्द-निलय नोड
(c) पुरकिन्जे तन्तु (d) हिस के बण्डल

48. शिरा-अलिन्द नोड को हृदय का पेसमेकर कहा जाता है, क्योंकि
(a) यह AV नोड द्वारा उत्पन्न संकुचन क्षमता को परिवर्तित कर सकता है
(b) यह अलिन्द निलय के बीच आवेग के संचरण में देरी करता है
(c) यह तन्त्रिका आवेग प्राप्त करने पर उद्दीप्त हो जाता है
(d) यह हृदय के लयात्मक संकुचन (Rhythmic contraction) को प्रारम्भ करता है तथा बनाए रखता है

49. शिरा-अलिन्द नोड पाया जाता है
(a) बाएँ अलिन्द की ऊपरी पार्श्व भित्ति में
(b) बाएँ अलिन्द की निचली पार्श्व भित्ति में
(c) दाएँ अलिन्द की निचली पार्श्व भित्ति में
(d) दाएँ अलिन्द की ऊपरी पार्श्व भित्ति में

50. शिरा-अलिन्द नोड आवेग उत्पन्न करता है
(a) 70-75 प्रति मिनट (b) 50-55 प्रति मिनट
(c) 100-150 प्रति मिनट (d) 35-40 प्रति मिनट

51. हिस का बण्डल जिसे पेशी ऊतक कहा जा सकता है, इसके मध्य पाया जाता है
(a) निलय (Ventricle) (b) अन्तरा अलिन्द सेप्टम
(c) अलिन्द (Atrium) (d) अलिन्द-निलय सेप्टम

52. पुरकिन्जे के तन्तु पाए जाते हैं
(a) बाएँ अलिन्द में (b) दाएँ अलिन्द में
(c) निलयी पेशी में (d) शिरा-अलिन्द नोड में

53. उस सही मार्ग को चुनिए, जिसके द्वारा हृदय में पल्स (Pulse) उत्पन्न करने वाले आवेग आगे बढ़ते हैं
(a) SA नोड → पुरकिन्जे तन्तु → हिस के बण्डल → AV नोड → हृदय पेशी
(b) SA नोड → AV नोड → हिस के बण्डल → पुरकिन्जे तन्तु → हृदय पेशी
(c) AV नोड → हिस के बण्डल → SA नोड → पुरकिन्जे तन्तु → हृदय पेशी
(d) AV नोड → SA नोड → पुरकिन्जे तन्तु → हिस के बण्डल → हृदय पेशी

54. पेसमेकर है
(a) हृदय धड़कन को मापने का यन्त्र
(b) हृदय स्पन्दन को मापने का यन्त्र
(c) अलिन्द-निलय नोड (AV नोड), जो हृदय धड़कन के लिए आवेग प्रदान करता है
(d) शिरा-अलिन्द नोड (SA नोड), जोकि हृदय धड़कन के लिए आवेग प्रदान करता है

55. यदि पेसमेकर अक्रियाशील हो जाए, तो क्या होगा?
(a) केवल अलिन्द ही लयबद्ध रूप से संकुचित होंगे
(b) हृदय की पेशियाँ लयबद्ध रूप से नियमित ढंग से संकुचन नहीं करेंगी
(c) केवल निलय ही लयबद्ध रूप से संकुचित होंगे
(d) हृदय पेशियाँ नियमित रूप से संकुचन करेंगी, किन्तु अनुशिथिलन नहीं

56. कृत्रिम पेसमेकर प्रत्यारोपित (Transplant) किया जाता है
(a) अलिन्द-निलय सेप्टम पर (b) पुरकिन्जे तन्तु पर
(c) शिरा-अलिन्द नोड पर (d) अलिन्द-निलय नोड पर

57. ट्राइकस्पिड वाल्व किसके बीच होता है?
(a) दाएँ अलिन्द व निलय के मध्य
(b) दोनों अलिन्दों के मध्य
(c) बाएँ अलिन्द व निलय के मध्य
(d) दोनों निलयों के मध्य

58. निम्न महाशिरा का दाएँ अलिन्द में छिद्र किस वाल्व से ढका होता है?
(a) मिट्रल वाल्व (b) ट्राइकस्पिड वाल्व
(c) बाइकस्पिड वाल्व (d) यूस्टेकियन वाल्व

59. मानव के हृदय में अर्द्धचन्द्राकार वाल्व होते हैं
(a) दाएँ अलिन्द-निलय छिद्र पर और शुद्ध रुधिर के बहाव का नियन्त्रण करते हैं
(b) दाएँ अलिन्द-निलय छिद्र पर और अशुद्ध रुधिर के बहाव का नियन्त्रण करते हैं
(c) बाएँ अलिन्द-निलय छिद्र पर और शुद्ध रुधिर के बहाव का नियन्त्रण करते हैं
(d) चापों (Arches) के छिद्रों पर और शुद्ध एवं अशुद्ध रुधिर के बहाव का नियन्त्रण करते हैं

60. यूस्टेकियन वाल्व कहाँ स्थित होते हैं?
(a) मध्यकर्ण व फैरिंक्स के जोड़ पर
(b) मध्य कर्ण में
(c) हृदय के बाएँ निलय में
(d) हृदय के दाएँ अलिन्द में

61. टेण्डन (Tendon) रज्जु कहाँ स्थित होते हैं?
(a) मस्तिष्क की गुहा में
(b) हृदय के निलय में
(c) हृदय के अलिन्द में
(d) दो अस्थियों के बीच के जोड़ में

62. पेसमेकर या SA नोड कहाँ स्थित होती है?
(a) फेफड़ों में (b) मस्तिष्क में
(c) प्लीहा (Spleen) में (d) हृदय में

63. पेसमेकर प्रभावित करता है
(a) हृदय की पेशियों का संकुचन
(b) हृदय में रुधिर प्रवाह
(c) हृदय स्पन्दन की दर
(d) तन्त्रिका आवेग की उत्पत्ति

64. मानव का हृदय होता है
(a) न्यूरोजेनिक (b) मायोजेनिक
(c) कार्डियोजेनिक (d) कीमोजेनिक

65. हृद् पेशियों की विशेष रचना, जो हृदय स्पन्दन दर को नियन्त्रित करने में सहायता देती है
(a) कोलैजन तन्तु (b) तन्त्रिका तन्तु
(c) पुरकिन्जे तन्तु (d) टेण्डन रज्जु

66. बाइकस्पिड तथा ट्राइकस्पिड वाल्व तब खुलते हैं, जब
(a) रुधिर पल्मोनरी धमनी तथा महाशिरा में क्रमशः बाएँ तथा दाएँ निलय में पहुँचता है
(b) रुधिर पल्मोनरी शिरा तथा महाशिरा में क्रमशः बाएँ तथा दाएँ निलय में पहुँचता है
(c) रुधिर पल्मोनरी शिरा तथा महाशिरा से क्रमशः बाएँ तथा दाएँ अलिन्द में पहुँचता है
(d) रुधिर पल्मोनरी शिरा तथा महाशिरा से क्रमशः दाएँ तथा बाएँ अलिन्द में प्रवेश करता है

67. हृदय चक्र की अवधि है
(a) 0.6 सेकण्ड (b) 0.7 सेकण्ड
(c) 0.8 सेकण्ड (d) 0.9 सेकण्ड

68. अलिन्द अनुशिथिलन तब होता है, जब
(b) दायाँ अलिन्द रुधिर से भर जाता है
(b) बायाँ अलिन्द रुधिर से भर जाता है
(c) दोनों अलिन्द रुधिर से भर जाते हैं
(d) दोनों निलय रुधिर से भर जाते हैं

69. जब दोनों अलिन्द एकसाथ संकुचित होते हैं, जिसके फलस्वरूप निलय में रुधिर पम्प होता है, तो इसे कहते हैं
(a) अलिन्द अनुशिथिलन (b) अलिन्द प्रकुंचन
(c) निलय अनुशिथिलन (d) निलय प्रकुंचन

70. हृदय की प्रथम ध्वनि लब (Lubb) हृदय चक्र की कौन-सी अवस्था में सुनाई देती है?
(a) आइसोमेट्रिक अनुशिथिलन में
(b) अलिन्द अनुशिथिलन में
(c) निलयी प्रकुंचन में
(d) निलयी अनुशिथिलन में

35. (c)	36. (b)	37. (c)	38. (b)	39. (a)	40. (c)	41. (a)	42. (c)	43. (c)	44. (c)
45. (a)	46. (d)	47. (c)	48. (d)	49. (d)	50. (a)	51. (a)	52. (c)	53. (b)	54. (d)
55. (b)	56. (c)	57. (a)	58. (d)	59. (d)	60. (d)	61. (b)	62. (d)	63. (a)	64. (b)
65. (c)	66. (c)	67. (c)	68. (d)	69. (b)	70. (c)				

71. **निलय अनुशिथिलन में......*A*....वाल्व बन्द हो जाते हैं, इसके कारण हृदय की दूसरी ध्वनि....*B*....उत्पन्न होती है।**

***A* तथा *B* के लिए सही विकल्प चुनिए।**

(a) *A*–अर्द्धचन्द्राकार, *B*–डप (b) *A*–मिट्रल, *B*–डप
(c) *A*–बाइकस्पिड, *B*–लब (d) *A*–ट्राइकस्पिड, *B*–डप

72. **अलिन्द-निलय वाल्व ....रुधिर के विपरीत प्रवाह** (Flow) **या रिसाव** (Leakage) **को रोकते हैं। रिक्त स्थान को भरिए।**

(a) बाएँ अलिन्द से बाएँ निलय में
(b) दाएँ निलय से दाएँ अलिन्द में
(c) महाधमनी से बाएँ निलय में
(d) पल्मोनरी शिरा से दाएँ अलिन्द में

73. **गलत मिलान को चुनिए।**

(a) डप $\rightarrow$ अर्द्धचन्द्राकार वाल्व का खुलना
(b) लब $\rightarrow$ AV वाल्व का तीव्रता से बन्द होना
(c) हृदय धड़कन की शुरुआत $\rightarrow$ SA नोडल ऊतक
(d) पल्मोनरी धमनी $\rightarrow$ अनॉक्सीकृत रुधिर युक्त धमनी

74. **हृदय निकास है**

(a) प्रत्येक निलय द्वारा प्रति मिनट पम्प किया गया रुधिर का आयतन
(b) सम्पूर्ण हृदय में उपस्थित रुधिर का आयतन
(c) हृदय द्वारा पम्प किया गया ऑक्सीकृत रुधिर का आयतन
(d) हृदय द्वारा पम्प किया गया अनॉक्सीकृत रुधिर का आयतन

75. **यदि एक व्यक्ति का हृदय एक मिनट में** 72 **बार धड़कता है तथा उसका स्ट्रोक आयतन** 50 mL **है, तो उसकी हृदयी क्षमता बताइए।**

(a) 360 mL (b) 3600 mL (c) 7200 mL (d) 5000 mL

76. ECG **मापक है**

(a) हृदय की धड़कन का (b) पम्प किए गए रुधिर आयतन का
(c) निलय संकुचन का (d) वैद्युत विभव में अन्तर का

77. **बीमार व्यक्ति का मानक** ECG **प्राप्त करने के लिए मशीन से रोगी को तीन विद्युत लीड से जोड़ा जाता है। ये तीन विद्युत लीड निम्न में से कहाँ लगाई जाती हैं?**

(a) दोनों हाथ तथा एक एड़ी पर
(b) दोनों भुजा तथा एक एड़ी पर
(c) दोनों जाँघ तथा एक एड़ी पर
(d) दोनों कलाइयों तथा एक एड़ी पर

78. ECG **में,** P-R **अवकाश प्रदर्शित करता है**

(a) AV नोड में देरी
(b) SA नोड संचरण समय
(c) बढ़ा हुआ निलय संकुचन
(d) निलय संकुचन की शुरुआत में लिया गया समय

79. **मानव हृदय में** P,Q,R,S,T **तरंग में से कौन-सी तरंग का उपयोग हृदय धड़कन को ज्ञात करने में किया जाता है?**

(a) P (b) QRS (c) T (d) RS

80. **एक सामान्य व्यक्ति के मानक** ECG **में** P-**तरंग क्या प्रदर्शित करती हैं?**

(a) दोनों अलिन्दों का संकुचन (b) निलय संकुचन की शुरुआत
(c) अलिन्द संकुचन की शुरुआत (d) निलय संकुचन की समाप्ति

81. **प्रत्येक हृदयी चक्र के दौरान**

(a) दाएँ और बाएँ निलयों द्वारा पम्प किए गए रुधिर की मात्रा समान होती है
(b) दाएँ और बाएँ निलयों द्वारा पम्प किए गए रुधिर की मात्रा अलग-अलग होती है
(c) प्रत्येक अलिन्द द्वारा प्राप्त रुधिर की मात्रा अलग-अलग होती है
(d) महाधमनी और पल्मोनरी धमनी द्वारा प्राप्त रुधिर की मात्रा अलग-अलग होती है

82. **निम्नलिखित में से असत्य कथन छाँटिए।**

(a) हृदय गति का नियमन मेड्यूला ऑब्लोंगेटा में स्थित नियन्त्रण केन्द्र द्वारा होता है
(b) हृदयी केन्द्र का हृदयी निरोधक भाग वेगस तन्त्रिका द्वारा हृदय के शिरा-अलिन्द नोड को आवेग भेजता है
(c) वेगस तन्त्रिका द्वारा भेजे गए आवेग स्पन्दन दर को तेज करते हैं
(d) दाएँ वेगस के तन्तु मुख्यतया शिरा-अलिन्द नोड को प्रभावित करते हैं

83. **मेड्यूला ऑब्लोगेंटा में स्थित तन्त्रिका केन्द्र किसकी सहायता से हृदय की क्रियाओं को प्रभावित कर सकता है?**

(a) स्वायत्त तन्त्रिका तन्त्र
(b) अनुकम्पी (Sympathetic) तन्त्रिका तन्त्र
(c) परानुकम्पी (Parasympathetic) तन्त्रिका तन्त्र
(d) कायिक (Somatic) तन्त्रिका तन्त्र

84. **हृदय की धड़कन को बढ़ाता है**

(a) एड्रीनल हॉर्मोन (b) अनुकम्पी तन्त्रिका
(c) दोनों (a) तथा (b) (d) परानुकम्पी तन्त्रिका

85. **निम्नलिखित में से कौन-से हॉर्मोन स्वतन्त्र रूप से हृदय की गति को प्रभावित करते हैं?**

(a) एड्रीनेलिन (b) थायरॉक्सिन
(c) दोनों (a) व (b) (d) एल्डोस्टीरॉन

86. **रुधिर के** pH **को कम करने तथा हृदय स्पन्दन को बढ़ाने का काम कौन करता है?**

(a) O_2 (b) N_2
(c) H_2 (d) CO_2

87. **रुधिर दाब को उस बल के रूप में परिभाषित किया जाता है जिसके द्वारा रुधिर**

(a) अलिन्द से बाहर जाता है
(b) अलिन्द से निलय में धकेला जाता है
(c) धमनियों की भित्ति पर दाब लगता है
(d) निलय से बाहर आता है

88. **स्तनधारियों की धमनियों में किसके दौरान रुधिर दाब अधिकतम होता है?**

(a) बाएँ अलिन्द के संकुचन
(b) दाएँ निलय के अनुशिथिलन
(c) बाएँ निलय के संकुचन
(d) दाएँ अलिन्द के अनुशिथिलन

89. **मानव में सामान्य संकुचन दाब** (Systolic pressure) **होता है**

(a) 70 mm Hg (b) 80 mm Hg
(c) 90 mm Hg (d) 120 mm Hg

90. निम्न में से कौन-सा उच्च रुधिर दाब (BP) को प्रदर्शित करता है?
(a) 120/80 (b) 110/70
(c) 130/80 (d) 140/90

91. रुधिर दाब का मापन सर्वप्रथम किस वैज्ञानिक द्वारा मानव में किया गया?
(a) एस. हेल्स (b) वेबर
(c) हॉकिन्स (d) डार्विन

92. प्राकुंचन और अनुशिथिलन के बीच रुधिर दाब का अन्तर होता है
(a) 10 mm Hg (b) 40 mm Hg
(c) 120 mm Hg (d) 180 mm Hg

93. दाएँ अलिन्द में रुधिर आता है
(a) पल्मोनरी धमनी से
(b) पल्मोनरी शिरा से
(c) निम्न महाशिरा से
(d) उच्च तथा निम्न महाशिरा से

94. पल्मोनेरी परिसंचरण है
(a) बायाँ अलिन्द $\xrightarrow[\text{रुधिर}]{\text{ऑक्सीकृत}}$ फेफड़े $\xrightarrow[\text{रुधिर}]{\text{अनॉक्सीकृत}}$ दायाँ निलय
(b) बायाँ अलिन्द $\xrightarrow[\text{रुधिर}]{\text{ऑक्सीकृत}}$ फेफड़े $\xrightarrow[\text{रुधिर}]{\text{ऑक्सीकृत}}$ दायाँ निलय
(c) दायाँ निलय $\xrightarrow[\text{रुधिर}]{\text{अनॉक्सीकृत}}$ फेफड़े $\xrightarrow[\text{रुधिर}]{\text{ऑक्सीकृत}}$ बायाँ अलिन्द
(a) दायाँ अलिन्द $\xrightarrow[\text{रुधिर}]{\text{ऑक्सीकृत}}$ फेफड़े $\xrightarrow[\text{रुधिर}]{\text{अनॉक्सीकृत}}$ बायाँ अलिन्द

95. निम्न में से कौन-सा कथन असत्य है?
(a) बाईं तथा दाईं धमनी के साथ पल्मोनरी ट्रंक (Trunk) पल्मोनरी परिसंचरण (Pulmonany circulation) का एक भाग है
(b) महाधमनी, सिस्टेमेटिक परिसंचरण का एक भाग है
(c) महाधमनी हृदय के नीचे स्थित होती है
(d) पल्मोनरी धमनी महाधमनी के ठीक नीचे स्थित होती है

रुधिर वाहिनियाँ एवं लसीका परिसंचरण तन्त्र

96. कौन-सी रुधिर वाहिनी शरीर के विभिन्न अंगों से रुधिर को हृदय में ले जाती है?
(a) केशिका (b) धमनी
(c) शिरा (d) ये सभी

97. ऑक्सीजनयुक्त शुद्ध रुधिर किसमें होता है?
(a) पल्मोनरी धमनी में (b) पल्मोनरी शिरा में
(c) वृक्क शिरा में (d) हिपेटिक पोर्टल शिरा में

98. रुधिर केशिकाओं की दीवार किन कोशिकाओं की बनी होती है?
(a) अन्तःस्तर (b) पैराइटल
(c) हीमोसाइट्स (d) ऑक्जिन्टिक

99. डायाफ्राम को रुधिर ले जाने वाली धमनी का नाम है
(a) कॉडल धमनी
(b) फ्रेनिक धमनी
(c) स्प्लीनिक धमनी
(d) रीनल धमनी

100. हिपेटिक पोर्टल तन्त्र है
(a) आहारनाल तथा यकृत के मध्य संवहनीय सम्बन्ध
(b) यकृत तथा फेफड़ों (Lungs) के मध्य संवहनीय सम्बन्ध
(c) यकृत तथा प्लीहा (Spleen) के मध्य संवहनीय सम्बन्ध
(d) आहारनाल तथा प्लीहा के मध्य संवहनीय सम्बन्ध

101. कौन-सा तन्त्र संक्रमण के खिलाफ सुरक्षा में महत्त्वपूर्ण भूमिका रखता है?
(a) श्वसन तन्त्र (b) परिसंचरण तन्त्र
(c) लसीका तन्त्र (d) ये सभी

102. रुधिर की तुलना में लसीका (Lymph) में होता है
(a) प्रोटीन रहित प्लाज्मा
(b) अधिक WBC, परन्तु RBC अनुपस्थित
(c) अधिक RBC, परन्तु कम WBC
(d) प्लाज्मा (Plasma) अनुपस्थित

103. निम्न में से कौन-सा ऋणात्मक खनिज आयन (Negative mineral ion), बाह्य कोशिकीय द्रव्य (ECF) में प्रमुख रूप से होता है?
(a) SO_4^{-2} (b) Cl^-
(c) NO_2^- (d) OH^-

104. रुधिर तथा कोशिकाओं के मध्य गैसों, पोषकों, आदि का विनिमय होता है
(a) RBCs के द्वारा (b) WBCs के द्वारा
(c) अन्तराकोशिकीय द्रव के द्वारा (d) अन्तःकोशिकीय द्रव के द्वारा

105. लसीका इसके परिवहन के लिए महत्त्वपूर्ण वाहक है
(a) पोषक (Nutrients) (b) हॉर्मोन्स (Hormones)
(c) प्लेटलेट्स (Platelets) (d) दोनों (a) तथा (b)

71. (a)	72 (b)	73. (a)	74. (a)	75. (b)	76. (d)	77. (d)	78. (b)	79. (b)	80. (a)
81. (b)	82. (c)	83. (a)	84. (b)	85. (c)	86. (d)	87. (c)	88. (c)	89. (c)	90. (d)
91. (b)	92. (b)	93. (d)	94. (c)	95. (c)	96. (c)	97. (b)	98. (a)	99. (b)	100. (a)
101. (c)	102. (b)	103. (b)	104. (c)	105. (d)					

नर्सिंग एग्जाम गैलरी

1. थ्राम्बोसाइटोपेनिया (Thrombocytopenia) शब्द का अर्थ है ***(MP NHM CHO 2021)***

(a) प्लेटलेट एक त्रीकरण की कमजोरी
(b) कम प्लेटलेट काउट
(c) प्लेटलेट काउट में वृद्धि
(d) सामान्य प्लेटलेट काउट

2. एक अंग जो अपशिष्ट पदार्थों का शरीर के विभिन्न हिस्सों से गुर्दे तक पहुँचाता है, वह है ***(UP NHM Staff Nurse 2021)***

(a) हृदय (b) फेफड़े
(c) रुधिर (d) अस्थि

3. रुधिर का अधिकतम संग्रह होता है ***(UPNHM Staff Nurse 2019)***

(a) शिराओं में (b) महाधमनी में
(c) हृदय में (d) केशनलिकाओं में

4. एण्टीबॉडी उत्पादित होती है ***(UPNHM Staff Nurse 2019)***

(a) प्लाज्मा कोशिकाओं द्वारा (b) B-लिम्फोसाइट द्वारा
(c) इरिथ्रोसाइट्स द्वारा (d) बैसोफिल्स द्वारा

5. निम्नलिखित में से कौन-सी सबसे अधिक संख्या में पाई जाने वाली रुधिर कोशिका है? ***(ESIC Staff Nurse 2019)***

(a) इरिथ्रोसाइट (b) मोनोसाइट
(c) थ्रॉम्बोसाइट (d) लिम्फोसाइट

6. रुधिर की सामान्य pH रेंज होती है ***(AIIMS Rishikesh Nurse 2019)***

(a) 7.45 से 7.55 (b) 7.35 से 7.45
(c) 3.45 से 4.55 (d) 7.33 से 7.77

7. वयस्क पुरुष में पल्स रेट की सामान्य रेंज होती है ***(AIIMS Rishikesh Nurse 2019)***

(a) 40 से 60 (b) 60 से 80
(c) 60 से 100 (d) 80 से 110

8. एपिकल पल्स की जाँच हेतु स्टेथोस्कोप को रखने का सही स्थान है ***(AIIMS Rishikesh Nurse 2019)***

(a) मध्य केल्विकुलर रेखा पर 4th से 5th पसली
(b) मध्य अक्षीय रेखा पर 4th से 5th पसली
(c) मध्य उरोस्थिय रेखा पर 2nd से 3rd पसली
(d) चूचक रेखा पर 2nd से 3rd पसली

9. हृदय धड़कन की शुरुआत होती है ***(DME Karnataka Staff Nurse 2018)***

(a) AV नोड से (b) पुरकिन्जे तन्तु से
(c) SA नोड से (d) हिस बण्डल

10. निम्नलिखित में से कौन पोर्टल शिरा का हिस्सा नहीं है? ***(DME Karnataka Staff Nurse 2018)***

(a) प्लीहा शिरा (b) हिपेटिक शिरा
(c) जवर शिरा (d) सिस्टिक शिरा

11. एक सामान्य स्वस्थ वयस्क में हृदय द्वारा 1 मिनट में पम्प किए गए रुधिर का आयतन है ***(DME Karnataka Staff Nurse 2018)***

(a) 1000 mL/min (b) 1500 mL/min
(c) 2000 mL/min (d) 5000 mL/min

12. निम्नलिखित में से किसके अतिरिक्त सभी संरचनाएँ लघु ओमेन्टम (Lesser omentum) के दाएँ मुक्त सिरे पर स्थित होती है? ***(AIIMS Bhubaneswar 2018)***

(a) पित्त वाहिका (b) पोर्टल शिरा
(c) हिपेटिक शिरा (d) निम्न महाशिरा

13. रुधिर के थक्के के लिए आवश्यक खनिज है ***(AIIMS Nagpur 2018)***

(a) कैल्शियम (b) मैग्नीशियम
(c) पोटैशियम (d) सोडियम

14. मानव शरीर में सबसे लम्बी शिरा कौन-सी है? ***(AIIMS Nagpur 2018)***

(a) ग्रेट सिफेनस (b) पोप्लिटियल
(c) इलिएक (d) फिमोरल

15. हृदय का पेसमेकर है ***(AIIMS Manglagiri Grade-II 2018)***

(a) एट्रियोवेन्ट्रीकुलर नोड (b) एट्रियोवेन्ट्रीकुलर बण्डल
(c) वेगस नर्व (d) सिनोएट्रियल नोड

16. निम्नलिखित में से किसके कारण प्रथम हृदय ध्वनि उत्पन्न होती है? ***(AIIMS Bhopal 2018)***

(a) सेमीलुनर वाल्वों का बन्द होना
(b) अलिन्दीय पेशियों का संकुचन
(c) वेन्ट्रिकल में रुधिर का तेजी से प्रवेश
(d) अर्टियोवेन्ट्रीकुलर वाल्वों का बन्द होना

17. लाल रुधिर कणिकाएँ बनती हैं ***(RRB Staff Nurse 2018)***

(a) यकृत में (b) छोटी आँत में
(c) वृक्कों में (d) अस्थि मज्जा में

18. AB रुधिर समूह वाले व्यक्ति सर्वग्राही होते हैं, क्योंकि ***(RRB Staff Nurse 2018)***

(a) वे सभी रुधिर समूह वाले व्यक्तियों में रुधिर प्राप्त कर सकते हैं
(b) उनके रुधिर में कोई एण्टीबॉडी नहीं होती है
(c) उनमें एण्टीजन नहीं होता है
(d) उनमें एक विशेष रुधिर प्लाज्मा प्रोटीन होता है, जोकि रुधिर थक्का निर्माण को रोकता है

19. कौन-सा अंग मध्य गर्भावस्था से पूर्व गर्भस्थ शिशु में हीमेटोपोइसिस के लिए प्राथमिक स्थल है ***(AIIMS Jodhpur Staff Nurse 2018)***

(a) यकृत (b) प्लीहा
(c) फुफ्फुस (d) अस्थि

20. प्रत्येक निलयी संकुचन द्वारा निष्कासित रुधिर की मात्रा कहलाती है ***(AIIMS Jodhpur Staff Nurse 2018)***

(a) कार्डियक आउटपुट
(b) एक्सपाइरेटरी रिजर्व
(c) स्ट्रोक वोल्यूम
(d) टाइडल वोल्यूम

21. यदि मरीज का रुधिर समूह ज्ञात न हो, तो इमरजेंसी में उसे कौन-से रुधिर समूह का रुधिर चढ़ाया जा सकता है ***(AIIMS Jodhpur Staff Nurse 2018)***

(a) O निगेटिव (b) AB पॉजिटिव
(c) AB निगेटिव (d) O पॉजिटिव

22. रुधिर वाहिका जो हृदय को रुधिर की आपूर्ति करती है *(RUHS Pb. B.Sc. Nsg. 2017)*
(a) पल्मोनरी (b) कोरोनरी
(c) कार्डियक (d) रीनल

23. रुधिर में इस पदार्थ की कमी के कारण शरीर में ओडीमा (Oedema) हो सकता है *(RUHS Pb. B.Sc. Nsg. 2017)*
(a) एल्ब्यूमिन (b) हॉर्मोन
(c) इलेक्ट्रोलाइट्स (d) गैस

24. सर्वग्राही रुधिर समूह है *(AIIMS Nsg. Jodhpur & Rishikesh 2017)*
(a) O + ve (b) O – ve
(c) AB + ve (d) AB – ve

25. हृदय ध्वनि किसके द्वारा उत्पादित होती है? *(AIIMS Nsg. Jodhpur & Rishikesh 2017)*
(a) हृदयी वाल्व के बन्द होने से (b) अलिन्द के संकुचन द्वारा
(c) निलयों के संकुचन द्वारा (d) SA नोड द्वारा

26. कौन-सी रुधिर वाहिका फेफड़ों से हृदय तक रुधिर ले जाती है? *(AIIMS Nsg. Jodhpur & Rishikesh 2017)*
(a) पल्मोनरी शिरा (b) पल्मोनरी धमनी
(c) उच्च महाशिरा (d) महाधमनी

27. निम्नलिखित में से कौन-सी कोशिका एक भक्षक कोशिका (Phagocyte) के रूप में कार्य करती है? *(AIIMS Nsg. Jodhpur & Rishikesh 2017)*
(a) मोनोसाइट (b) थ्रॉम्बोसाइट
(c) मैक्रोफेज (d) RBC

28. हृदय एक सुरक्षात्मक झिल्ली से घिरा होता है जिसे ... कहते हैं। *(DSSSB Staff Nurse 2017)*
(a) एण्डोकार्डियम (b) मीसोकार्डियम
(c) पेरीकार्डियम (d) कार्डियम

29. उच्च महाशिरा व दाएँ अलिन्द के मिलन स्थल पर कौन-सी स्थित होती है? *(DSSSB Staff Nurse 2017)*
(a) SA नोड (b) AV नोड
(c) हिस के बण्डल (d) पुरकिन्जे तन्तु

30. प्रोथ्रॉम्बिन टाइम होता है *(AIIMS Nsg. 2016)*
(a) 9-12 सेकण्ड (b) 6-10 सेकण्ड
(c) 15-20 सेकण्ड (d) 0-15 सेकण्ड

31. ब्लड बैंक में 'O' पॉजिटिव रुधिर उपलब्ध नहीं है, तो रोगी को कौन-सा रुधिर दिया जा सकता है? *(AIIMS Nsg. 2016)*
(a) O निगेटिव (O -ve)
(b) AB पॉजिटिव (AB + ve)
(c) A पॉजिटिव (A + ve)
(d) B पॉजिटिव (B + ve)

32. मानव में लाल रुधिर कोशिकाओं (RBC) का जीवनकाल .... दिन होता है। *(ESIC Staff Nurse 2016)*
(a) 120 (b) 45
(c) 80 (d) 180

33. कौन-सा प्लाज्मा प्रोटीन रुधिर का ऑन्कॉटिक दबाव बनाए रखता है? *(ESIC Staff Nurse 2016)*
(a) ग्लोब्यूलिन (b) फाइब्रिनोजेन
(c) एल्ब्यूमिन (d) प्रोथ्रॉम्बिन

34. वयस्कों में हीमेटोपोएसिस कहाँ पाए जाते हैं? *(ESIC Staff Nurse 2016)*
(a) जिगर (b) तिल्ली
(c) लाल अस्थि मज्जा (d) पीली अस्थि मज्जा

35. रुधिर धमनियों का सामान्य pH कितना होता है? *(ESIC Staff Nurse 2016)*
(a) 7.0 (b) 7.2
(c) 7.4 (d) 7.8

36. 'यूनिवर्सल डॉनर' किस रुधिर समूह के अन्तर्गत आता है? *(ESIC Staff Nurse 2016)*
(a) O पॉजिटिव (b) O निगेटिव
(c) AB पॉजिटिव (d) AB निगेटिव

37. एक 28 वर्षीय वयस्क में सामान्य सिस्टोलिक रुधिर चाप कितना होता है? *(ESIC Staff Nurse 2016)*
(a) 100 mm Hg (b) 120 mm Hg
(c) 140 mm Hg (d) 160 mm Hg

38. SA नोड कहाँ स्थित होता है? *(ESIC Staff Nurse 2016)*
(a) दायाँ अलिन्द (b) दायाँ निलय
(c) बायाँ अलिन्द (d) बायाँ निलय

49. लाल रुधिर कणिकाओं का सामान्य व्यास .... होता है। *(ESIC Staff Nurse 2016)*
(a) 6-7 μm (b) 7-8 μm
(c) 8-9 μm (d) 9-10 μm

40. द्वितीय हृदय स्पन्दन (ध्वनि) का कारण है। *(HPSSSB Staff Nurse 2016)*
(a) महाधमनी वाल्व
(b) मिट्रल वाल्व
(c) ट्राइकस्पिड वाल्व
(d) अण्डाकार रन्ध्र

41. एककेन्द्रकीय श्वेत कोशिकाएँ (Monocytes) ...... *(Nsg. Orderly 2016)*
(a) फैगोसायटिक कोशिकाएँ होती हैं
(b) लाल रुधिर कोशिकाएँ होती हैं
(c) ऑक्सीजन की वाहक होती हैं
(d) गुर्दे (Kidney) में निर्मित होती हैं

1. (b)	2. (c)	3. (a)	4. (b)	5. (a)	6. (b)	7. (c)	8. (a)	9. (c)	10. (b)
11. (d)	12. (d)	13. (a)	14. (a)	15. (d)	16. (d)	17. (d)	18. (b)	19. (a)	20. (c)
21. (a)	22. (b)	23. (a)	24. (c)	25. (a)	26. (a)	27. (c)	28. (c)	29. (a)	30. (a)
31. (a)	32. (a)	33. (c)	34. (c)	35. (c)	36. (b)	37. (b)	38. (a)	39. (b)	40. (a)
41. (a)									

42. रुधिर का कार्य है *(Nsg. Orderly 2016)*

(a) निष्कासन के लिए कार्बन डाइऑक्साइड फेफड़ों तक ले जाना
(b) शरीर के सभी भागों में पोषक तत्वों को ले जाना
(c) संक्रमण के स्थानों के लिए प्रतिरक्षियों (Antibodies) को ले जाना
(d) उपरोक्त सभी

43. रुधिर दाब (BP) 140/90 mm Hg **का नाड़ी दाब है** *(HPSSSB Staff Nurse 2016)*

(a) 50 mm of Hg (b) 140 mm of Hg
(c) 90 mm of Hg (d) इनमें से कोई नहीं

44. मानव हृदय का प्रत्येक स्पन्दन पूर्ण होता है *(HPSSSB Staff Nurse 2016)*

(a) 80 सेकण्ड में (b) 8.0 सेकण्ड में
(c) 0.8 सेकण्ड में (d) 5.8 सेकण्ड में

45. थक्का बनने के दौरान किसकी उपस्थिति में प्रोथ्रॉम्बिन थ्रॉम्बिन में परिवर्तित होता है? *(RUHS M.Sc. Nsg. 2015)*

(a) कैल्शियम आयन व ब्रिनोजन
(b) थ्रॉम्बोप्लास्टिन व विटामिन-K
(c) कैल्शियम आयन व विटामिन-K
(d) कैल्शियम आयन व थ्रॉम्बोप्लास्टिन

46. शारीरिक द्रवों को लौटाने में लसिका तन्त्र की असफलता का परिणाम है *(RUHS M.Sc. Nsg. 2015)*

(a) चेहरे व हाथों की सूजन
(b) प्लीहा का ओडीमा (Oedema)
(c) हाथों व पैरों की सूजन
(d) शोफ के रूप में ऊतकों की सूजन

47. शारीरिक द्रव्यों की सामान्य pH **होती है** *(RUHS Pb. B.Sc. Nsg. 2015)*

(a) 9.1 से 9.6 (b) 7.3 से 7.45
(c) 4.4 से 5.4 (d) 7 से 7.1

48. परिधीय रुधिर सीरम में घोड़े के जूतों (Horse shoe) **की आकृति के केन्द्रक व प्रचुर कोशिकाद्रव्य युक्त कोशिका है** *(BHU Staff Nurse 2015)*

(a) न्यूट्रोफिल (b) मोनोसाइट
(c) लिम्फोसाइट (d) इओसिनोफिल

49. कॉमन कैरोटिड धमनी (Common carotid artery) **किस स्तर पर विभाजित होती है?** *(KPSC Staff Nurse 2015)*

(a) थायरॉइड उपास्थि की अधोसीमा पर
(b) हायऑइड अस्थि की उर्ध्व सीमा पर
(c) थायरॉइड उपास्थि की उर्ध्व सीमा पर
(d) क्रिकॉइड उपास्थि की पार्श्वीय सीमा पर

50. रुधिर समूह की खोज किसने की? *(KPSC Staff Nurse 2015)*

(a) रॉबर्ट कोच (b) कार्ल लैण्डस्टीनर
(c) पॉल एहरिक (d) ऐटन वॉन

51. .... **द्वितीय हृदयी ध्वनि की तीक्ष्णता को बढ़ा देता है।** *(KPSC Staff Nurse 2015)*

(a) वलसल्वा मेन्यूवर (Valsalva maneuver)
(b) सांस रोकना (Breath holding)
(c) गहरा अन्तःश्वसन (Deep inspiration)
(d) बलपूर्वक उच्छ्वसन (Forced expiration)

52. इलेक्ट्रोकार्डियोग्राम (ECG) **की** P-**तरंग किसके अनुरूप होती है?** *(RRB Staff Nurse 2015)*

(a) अलिन्दीय विध्रुवीकरण (Atrial depolarisation)
(b) अलिन्दीय पुनः ध्रुवीकरण (Atrial repolarisation)
(c) निलयी विध्रुवीकरण (Ventricular depolarisation)
(d) निलयी पुनः ध्रुवीकरण (Ventricular repolarisation)

53. कौन-सी धमनी आमाशय को ऑक्सीकृत रुधिर की आपूर्ति करती है? *(RRB Staff Nurse 2015)*

(a) कैरोटिड धमनी (b) गैस्ट्रिक धमनी
(c) इलिएक धमनी (d) सिफेलिक धमनी

54. निम्नलिखित में से किस स्थिति में लाल रुधिर कोशिकाओं (RBC) **में परिपक्वता सम्बन्धी विकृति होती है?** *(KPSC Staff Nurse 2015)*

(a) फोलिक एसिड व विटामिन-B_{12} की कमी
(b) विटामिन-C की कमी
(c) विटामिन-D की कमी
(d) आवश्यक वसीय अम्लों की कमी

55. निम्नलिखित में से कौन-सा आयन रुधिर का थक्का बनने में सहायक होता है? *(RRB Staff Nurse 2015)*

(a) कैल्शियम आयन (Ca^{+2}) (b) मैंगनीज आयन (Mn^{2+})
(c) पोटैशियम आयन (K^+) (d) फॉस्फेट आयन (PO_4^{2+})

56. केन्द्रीय शिरीय दाब (CVP) **की सामान्य सीमा** (Range) **है** *(PGI Staff Nurse 2015)*

(a) 5 से 15 cm H_2O (b) 10 से 15 cm H_2O
(c) 5 से 10 cm H_2O (d) 10 से 20 cm H_2O

57. निम्नलिखित में से कौन-सी कोशिकाएँ विकिरणों से सबसे कम प्रभावित होती है? *(PGI Staff Nurse 2015)*

(a) केश कूप (Hair follicles)
(b) हृदय पेशियाँ (Heart muscles)
(c) जठरांत्रीय पेशियाँ (GI muscles)
(d) कैंसर कोशिकाएँ (Cancer cells)

58. एक व्यक्ति जिसका रुधिर समूह B है। वह आपातकाल में किस रुधिर समूह के व्यक्ति को रुधिर दान कर सकता है? *(RUHS M.Sc. Nsg. 2014)*

(a) B या A (b) AB या A
(c) A या O (d) AB या B

59. श्वेत रुधिर कोशिकाओं (WBC) **का कार्य है** *(RUHS M.Sc. Nsg. 2014)*

(a) संक्रमण के विरुद्ध सुरक्षा प्रदान करना
(b) ऊर्जा के स्रोत रूप से कार्य करना
(c) रुधिर का थक्का बनाना
(d) फुफ्फुसों से ऊतकों तक ऑक्सीजन के परिवहन में माध्यम के रूप में कार्य करना

60. मानव हृदय में कुल कितने कोष्ठ (Chambers) **होते हैं?** *(RUHS Pb. B.Sc. Nsg. 2014)*

(a) 4 (b) 1 (c) 2 (d) 3

61. अनॉक्सीकृत रुधिर आपूर्ति करने वाली एकमात्र धमनी है *(RUHS Pb. B.Sc. Nsg. 2014)*

(a) पल्मोनरी धमनी (b) हिपेटिक धमनी
(c) गैस्ट्रिक धमनी (d) रीनल धमनी

62. **पल्मोनरी धमनी का सामान्य औसत दाब होता है** *(DSSSB Staff Nurse 2013)*
(a) 10-15 mm Hg (b) 15-20 mm Hg
(c) 20-25 mm Hg (d) 25-30 mm Hg

63. **मायोकार्डियल इन्फार्कसन** (Myocardial infarction) **में ECG में होने वाला परिवर्तन है** *(DSSSB Staff Nurse 2013)*
(a) ST खण्ड में उभार (b) चौड़ा QRS कॉम्प्लेक्स
(c) V-तरंग की उपस्थिति (d) लम्बा PR अन्तराल

64. **किसके अतिरिक्त सभी में रुधिरस्राव समय** (Bleeding time) **में वृद्धि होती है?** *(JIPMER Staff Nurse 2013)*
(a) वाइपर बाइट
(b) आइडियोपेथिक थ्रॉम्बोसाइटोपीनिया
(c) हीमोफिलिया-A
(d) वॉन-विलिब्रांड रोग

65. **किसके अतिरिक्त सभी कारक हृदय को शिराओं द्वारा रुधिर की वापसी** (Venous return) **में सहायक है?** *(JIPMER Staff Nurse 2013)*
(a) ऋणात्मक अन्तर्वक्षीय दाब
(b) शिराओं में एकमार्गीय वाल्व
(c) बाएँ निलय में संकुचन
(d) बड़ी पेशियों की दबाने वाली क्रिया

66. **हीमैटोक्रिट** (Hematocrit) *(AIIMS Patna 2013)*
(a) पॉलीसाइथीमिया में कमी अपेक्षित होती है
(b) हीमोलाइटिक एनीमिया के कारण वृद्धि अपेक्षित होती है
(c) सामान्य वयस्क पुरुष में सामान्यतया 28% व 48% के बीच होती है
(d) वृक्क द्वारा EPO की मुक्ति में वृद्धि के कारण बढ़ सकती है

67. **कौन-सा रुधिर समूह सर्वग्राही** (Universal recipient) **है?** *(AIIMS Patna 2013)*
(a) A (b) B (c) AB (d) O

68. **हीमोग्लोबिन निर्माण में .... दोनों की आवश्यकता होती है।** *(AIIMS Patna 2013)*
(a) आयरन व जिंक
(b) आयरन व कैल्शियम
(c) आयरन व कॉपर
(d) आयरन व मैग्नीशियम

69. **शरीर का परिवहन तन्त्र है** *(RML Staff Nurse 2012)*
(a) अन्तःस्रावी तन्त्र (Endocrine system)
(b) अध्यावरणीय तन्त्र (Integumentry system)
(c) हृदय-वाहिकीय तन्त्र (Cardio-vascular system)
(d) मूत्रीय तन्त्र (Urinary system)

70. **प्लाज्मा ऊतक में प्रवेश पर कहलाता है** *(RML Staff Nurse 2012)*
(a) अन्तरालीय द्रव (Interstitial fluid)
(b) रुधिर (Blood)
(c) लसिका (Lymph)
(d) केशिकीय द्रव (Capillary fluid)

71. AV **नोड** (AV node) **स्थित होता है** *(RML Staff Nurse 2012)*
(a) दाएँ अलिन्द में (In right atrium)
(b) अलिन्द-निलयी तन्त्र में (In atrio-ventricular system)
(c) हृदयावरण में (In pericardium)
(d) हृदयपेशी में (In myocardium)

72. **इलेक्ट्रोकॉर्डियोग्राम क्या है?** *(ESIC Staff Nurse Delhi 2012)*
(a) मस्तिष्क तरंग की गतिविधि का अभिलेखन
(b) हृदय की गतिविधि का अभिलेखन
(c) क्रमानुकुंचन (Peristalsis) गति का अभिलेखन
(d) उपरोक्त में से कोई नहीं

73. **हृदय का कौन-सा भाग ऑक्सीकृत रुधिर प्राप्त करता है?** *(ESIC Staff Nurse Delhi 2012)*
(a) बायाँ अलिन्द (Left auricle)
(b) दायाँ अलिन्द (Right auricle)
(c) बायाँ निलय (Left ventricle)
(d) दायाँ निलय (Right ventricle)

74. **प्लाज्मा में जल की मात्रा होती है** *(LNJP Staff Nurse 2012)*
(a) 92% (b) 80%
(c) 95% (d) 60%

75. **रुधिर का थक्का बनने की प्रक्रिया का अन्तिम उत्पाद है** *(LNJP Staff Nurse 2012)*
(a) फाइब्रिन (Fibrin)
(b) थ्रॉम्बिन (Thrombin)
(c) थ्रॉम्बोप्लास्टिन (Thromboplastin)
(d) प्रोथ्रॉम्बिन (Prothrombin)

76. **निम्नलिखित में से कौन-सा हृदय तरंग के संचालन का सही पथ है?** *(LNJP Staff Nurse 2012)*
(a) AV नोड, SA बण्डल, AS नोड, पुरकिन्जे तन्तु, बण्डल शाखाएँ
(b) AV नोड, बण्डल शाखाएँ, बण्डल ऑफ हिस, AV नोड, पुरकिन्जे तन्तु
(c) SA नोड, बण्डल ऑफ हिस, बण्डल शाखाएँ, AV नोड, पुरकिन्जे फाइबर्स
(d) SA नोड, AV नोड, बण्डल ऑफ हिस, बण्डल शाखाएँ पुरकिन्जे तन्तु

42. (d)	**43.** (b)	**44.** (c)	**45.** (d)	**46.** (b)	**47.** (b)	**48.** (b)	**49.** (c)	**50.** (b)	**51.** (c)
52. (a)	**53.** (b)	**54.** (a)	**55.** (a)	**56.** (c)	**57.** (b)	**58.** (d)	**59.** (a)	**60.** (a)	**61.** (a)
62. (b)	**63.** (a)	**64.** (d)	**65.** (c)	**66.** (d)	**67.** (c)	**68.** (c)	**69.** (c)	**70.** (a)	**71.** (a)
72. (b)	**73.** (a)	**74.** (a)	**75.** (a)	**76.** (d)					

करेक्ट सॉल्यूशन्स

टॉपिकल प्रैक्टिस

2. (c) RBCs का औसत जीवन काल 4 माह या 120 दिन होता है। उसके पश्चात् ये यकृत या प्लीहा (Spleen) में नष्ट हो जाती है। हीमोग्लोबिन वर्णक के विखण्डन का उत्पाद बिलिरुबिन होता है जिसे सामान्यतया पित्त की मदद से बाहर निकाल दिया जाता है।

3. (c) अधिकांश स्तनियों में RBCs रुधिर में सर्वाधिक पाई जाने वाली केन्द्रकविहीन, लाल एवं उभयावतल (Biconcave) कोशिका है, जो रुधिर को रंग प्रदान करता है।

4. (b) ल्यूकोसाइट में हीमोग्लोबिन अनुपस्थित होता है। इस कारण ये रंगहीन होती हैं।

5. (c) लिम्फोसाइट (20-25%) गोल केन्द्रक युक्त छोटी कोशिका है। ये एण्टीबॉडी (Antibody) का निर्माण करती हैं, जो प्रतिरक्षा अनुक्रिया में महत्त्वपूर्ण भूमिका निभाती है।

6. (d) रुधिर प्लेटलेट (Platelet) केवल स्तनधारियों में पाई जाती हैं। ये केन्द्रकविहीन, गोल या अण्डाकार, उभयोत्तल (Biconvex) कोशिका है, जो मेगाकैरियोसाइट के टुकड़ों में विखण्डन से बनती हैं। ये RBCs से बहुत छोटी होती हैं एवं रुधिर स्कन्दन के लिए आवश्यक थ्रोम्बोप्लास्टिन का स्रोत होती हैं।

8. (d) मोनोसाइट सबसे बड़ी अकणिकीय ल्यूकोसाइट हैं, जो फैगोसाइटिक होती हैं, जबकि संयोजी ऊतक की मास्ट कोशिका रुधिर प्लाज्मा में एक एण्टीकॉएगुलेन्ट हिपैरिन का स्राव करती हैं।

9. (d) थ्रॉम्बोसाइट की संख्या में कमी के कारण रुधिर स्कन्दन में विकार उत्पन्न हो सकता है, जिसके कारण शरीर से अत्यधिक रुधिर की हानि होती है। इन्हें रुधिर प्लेटलेट भी कहते हैं।

10. (c) सभी लिम्फोसाइट्स में सबसे बड़ी मोनोसाइट्स (6-8%) हैं। ये चल (Motile) तथा प्रकृति में फैगोसाइटिक होती है। चूँकि ये मैक्रोफेज की पूर्व कोशिका होती हैं। अतः ऊतक में पहुँचने के बाद ये सूक्ष्मजीवों के भक्षण के लिए फैगोसाइट कोशिका में बदल जाती हैं।

11. (c) चिकित्सा में 20 वर्ष से अधिक पहले रुधिर वर्ग के बारे में पता चला था, जिनमें से सबसे प्रमुख ABO तथा Rh तन्त्र है। सन् 1900 में डॉ. कार्ल लैण्डस्टीनर (Dr. Karl Landsteiner) ने A, B एवं O रुधिर वर्ग तथा सन् 1902 में डीकेस्टेलों व स्टर्ल (Decastello and Sturll) ने AB समूह की खोज की। Rh एण्टीजन की खोज कार्ल लैण्डस्टीनर एवं वेबर ने मिलकर की थी।

12. (a) ABO रुधिर वर्ग RBC की सतह पर प्रोटीन एण्टीजन A तथा B की उपस्थिति या अनुपस्थिति पर आधारित है।

14. (c) रुधिर वर्गों का निर्धारण रुधिर में उपस्थित एण्टीजन के आधार पर किया जाता है, न कि एण्टीबॉडी के आधार पर।

15. (a) एक विशेष प्रकार की Rh अयोग्यता एक गर्भवती माता (Rh-) एवं उसके गर्भ में पल रहे भ्रूण (Rh^+) के बीच पाई जाती है जोकि पिता के Rh^+ होने के कारण उत्पन्न होती है। प्लेसेन्टा द्वारा पृथक् रहने के कारण भ्रूण का Rh एण्टीजन गर्भावस्था में माता के Rh^- को प्रभावित नहीं कर पाता, लेकिन पहले प्रसव के समय माता के Rh^- रुधिर से शिशु के Rh^+ रुधिर के सम्पर्क में आने की सम्भावना रहती है। ऐसी दशा में माता के रुधिर में Rh एण्टीबॉडी बनना प्रारम्भ हो जाता है। यदि इसके बाद पुनः गर्भावस्था होती है, तो रुधिर से (Rh^+) भ्रूण के लिए Rh^+ एण्टीबॉडी का रिसाव हो सकता है और इसमें भ्रूण की RBC नष्ट हो सकती है। यह स्थिति भ्रूण के लिए जानलेवा होती है एवं इसे इरिथ्रोब्लास्टोसिस फीटेलिस (Erythroblastosis foetalis) या गर्भ रुधिराणु कोरकता कहते हैं।

20. (d) रुधिर स्कन्दन विकार (Clotting disorders) प्लेटलेट्स की संख्या में कमी के कारण होती हैं, क्योंकि ये थक्के के लिए आवश्यक कुछ पदार्थ स्रावित करते हैं।

22. (b) चोट लगने पर मनुष्य में रुधिर का थक्का बनने की प्रक्रिया नीचे दी गई है

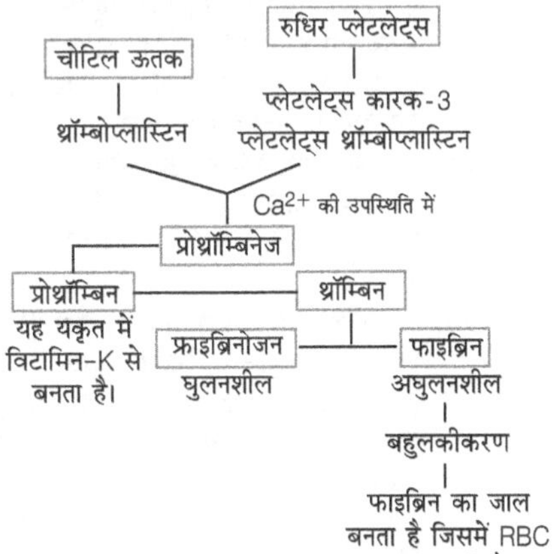

अतःइस प्रक्रिया में थ्रॉम्ब्रोप्लास्टिन चोटग्रस्त स्थान पर क्षतिग्रस्त ऊतकों एवं प्लेटलेट्स द्वारा मुक्त होता है।

23. (b) संयोजी ऊतक की मास्ट कोशिका के द्वारा एक संयुग्मित पॉलीसैकेराइड (Conjugated polysaccharide) हिपैरिन स्रावित किया जाता है, जोकि रुधिर वाहिनियों में बहने वाले रुधिर को स्कंदित होने से रोकता है।

25. (b) रुधिर स्कन्दन के प्रथम चरण में थ्रॉम्बोप्लास्टिन व Ca^{2+} मिलकर प्रोथ्रॉम्बिनेज का निर्माण करते हैं।

26. (b) रुधिर स्कन्दन के लिए Ca^{2+} आवश्यक धनायन है। यह थ्रॉम्बोप्लास्टिन से मिलकर प्रोथ्रॉम्बिनेज एन्जाइम बनाता है।

27. (a) हिपैरिन एक एण्टीकॉएगुलेन्ट है, जिसका कार्य प्रोथ्रॉम्बिन से थ्रॉम्बिन बनने को रोकना है।

28. (d) रुधिर बैंक में रुधिर को जमने से रोकने के लिए कृत्रिम एण्टीकॉएगुलेन्ट; जैसे–सोडियम सिट्रेट, द्वि-ऑक्सेलेट तथा इथाइलीन डाइएमीन टेट्रा एसीटिक अम्ल (EDTA) का उपयोग होता है।

29. (c) विटामिन-K रुधिर स्कन्दन में सहायक होता है।

44. (c) अर्द्धचन्द्राकार वाल्व (Semilunar valve) दो प्रकार के होते हैं- **पल्मोनरी वाल्व** जो दाएँ निलय से पल्मोनरी धमनी में रुधिर के प्रवाह को नियन्त्रित करते हैं, जो रुधिर के ऑक्सीजनीकरण (Oxygenation) के लिए रुधिर को फेफड़ों में ले जाती है। **महाधमनी वाल्व** जो बाएँ निलय से महाधमनी में ऑक्सीजनित रुधिर के प्रवाह को नियन्त्रित करते हैं।

46. (d) निलय की भित्ति अलिन्द की भित्ति की तुलना में अधिक मोटी होती है, क्योंकि निलय रुधिर को पल्मोनरी धमनी तथा महाधमनी में पम्प करता है। इनमें भी बाएँ निलय की भित्ति सबसे मोटी होती है, क्योंकि यह महाधमनी द्वारा पूरे शरीर में रुधिर को भेजता है। अलिन्द केवल रुधिर को प्राप्त करते हैं। इस कारण निलय की तुलना में इनकी भित्ति पतली होती है।

49. (d) शिरा-अलिन्द नोड दाएँ अलिन्द की भित्ति में उच्च महाशिरा के पास स्थित होती है एवं प्रति मिनट 72 बार कम्पन्न करती है। SA नोड से कार्डियक तरंग

दाएँ अलिन्द एवं निलय के मध्य स्थित अलिन्द-निलय नोड पर पहुँचती है। उसके बाद AV बण्डल अर्थात् हिस के बण्डल तथा इसकी शाखाएँ निलय में पुरकिन्जे तन्तुओं तक पहुँचती है। हिस के बण्डल अलिन्द से निलय तक संवेग पहुँचाने का एक मात्र मार्ग है।

51. (*a*) हिस के बण्डल दो निलयों के मध्य पाए जाने वाले पेशीय तन्तुओं का जाल होता है।

52. (*c*) पुरकिन्जे तन्तु (Purkinje fibre) दोनों अधरीय पेरीकार्डियमों पर निलयों के समुचित सकुंचन हेतु पाए जाते हैं।

54. (*d*) SA नोड को हृदय का पेसमेकर कहते हैं, क्योंकि प्रत्येक हृदयी उद्दीपन की तरंग यहीं से प्रारम्भ एवं नियमित होती है।

55. (*b*) यदि SA नोड कार्य नहीं करता है, तो इस कारण हृदय की धड़कन तथा अलिन्द के संकुचन के लिए उद्दीपनों का संचरण (Transmission) नहीं होगा। इस प्रकार हृदय का सम्पूर्ण संवहनीय (Conducting) तन्त्र प्रभावित हो जाएगा।

56. (*c*) कृत्रिम पेसमेकर (Pacemaker) लयबद्ध उद्दीपन उत्पन्न करता है। इस कारण इसे SA नोड की जगह पर उसके कार्यों को सम्पन्न करने के लिए तथा धड़कन को नियन्त्रित करने के लिए लगाया जाता है। SA नोड हृदय के दाएँ अलिन्द के ऊपरी भाग में उपस्थित होता है।

57. (*a*) अलिन्द-निलय वाल्व (Atrio ventricular valve) दो प्रकार के होते हैं। **बाइकस्पिड वाल्व** (Bicuspid valve) इसे मिट्रल वाल्व भी कहते हैं। यह बाईं ओर बाएँ अलिन्द व बाएँ निलय के मध्य उपस्थित होता है। यह दो वलनों से मिलकर बना होता है।
ट्राइकस्पिड वाल्व (Tricuspid valve) यह दाईं ओर दाएँ अलिन्द व दाएँ निलय के मध्य तीन वलनों से बना हुआ वाल्व है।

59. (*d*) मानव के हृदय में अर्द्धचन्द्राकार वाल्व चापों के छिद्र पर होते हैं और शुद्ध व अशुद्ध रुधिर के बहाव का नियन्त्रण करते हैं।

60. (*d*) निम्न महाशिरा का दाएँ अलिन्द में छिद्र यूस्टेकियन वाल्व से ढका होता है।

61. (*b*) टेण्डन रज्जु हृदय के निलय में स्थित होते हैं।

64. (*b*) मानव का हृदय मायोजेनिक होता है अर्थात् हृदय स्पन्दन की उत्पत्ति विशेष पेशी समूह के द्वारा होती है।

65. (*c*) पुरकिन्जे तन्तु हृद् पेशियों से निर्मित एक विशेष रचना है, जो हृदय स्पन्दन दर को नियन्त्रित करने में सहायता प्रदान करती है

66. (*c*) हृदय में निम्न दो तरह के वाल्व पाए जाते हैं।

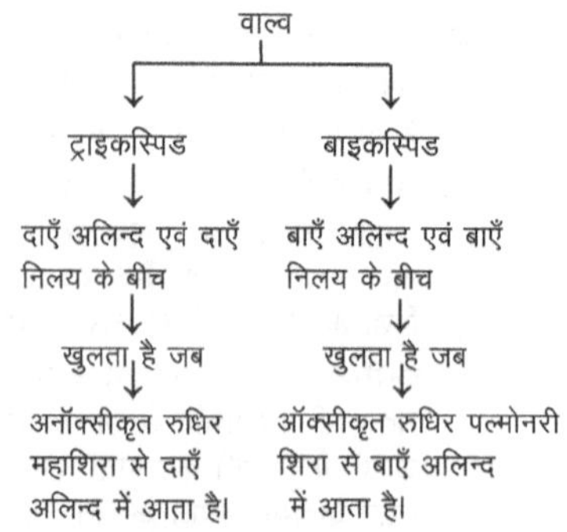

67. (*c*) एक हृदय स्पन्दन के आरम्भ से दूसरे स्पन्दन के आरम्भ होने के बीच के घटनाक्रम को हृदय स्पन्दन कहते हैं। इसमें हृदय पेशियाँ का संकुचन व शिथिलन सम्मिलित है।

प्रकुंचन (Systole) जब हृदय के संकुचन के कारण रुधिर बाहर आता है।

अनुशिथिलन (Diastole) जब हृदय के कोष्ठ रुधिर से भरे रहे होते हैं। यह शिथिलन भी कहलाता है।

हृदय चक्र की अवधि 0.8 सेकण्ड होती है। इसमें से अलिन्द प्रकुंचन में 0.1 सेकण्ड, निलय प्रकुंचन में 0.3 सेकण्ड तथा पूर्ण हृदय प्रकुंचन (Cardiac systole) में 0.4 सेकण्ड का समय लगता है।

68. (*d*) अलिन्दीय अनुशिथिलन दोनों निलयों के रुधिर से भरने पर निलयी संकुचन के समय एवं दोनों अलिन्दों के रुधिर से खाली हो जाने पर होता है (बाएँ में ऑक्सीकृत एवं दाएँ में अनॉक्सीकृत रुधिर)।

69. (*b*) जब दोनों अलिन्द SA नोड द्वारा उद्दीपित होते हैं, तो रुधिर निलयों में प्रवेश करता है, इसे अलिन्दीय प्रकुंचन कहते हैं।

70. (*c*) अलिन्द प्रकुंचन के पश्चात् जैसे ही निलय में संकुचन या **निलय प्रकुंचन** (Ventrilcular systole) होता है, तो निलय में दाब बढ़ता है। इस कारण अलिन्द-निलय वाल्व बन्द हो जाता है, जो अलिन्द में रुधिर के विपरीत प्रवाह को रोकता है। निलय संकुचन के समय इन वाल्वों के बन्द होने से हृदय की प्रथम ध्वनि लब (Lubb) सुनाई देती हैं।

71. (*a*) **लब** (Lubb) हृदय की प्रथम ध्वनि हैं, जोकि बाइकस्पिड व ट्राइकस्पिड वाल्वों के बन्द होने से सम्बन्धित है।

डप (Dupp) हृदय की द्वितीय ध्वनि है, जो अर्द्धचन्द्राकार वाल्वों के बन्द होने से सम्बन्धित हैं।

73. (*a*) निलयी प्रकुंचन के दौरान अलिन्द-निलय वाल्व के बन्द होने पर प्रथम ध्वनि 'लब' उत्पन्न होती है। निलयी शिथिलन के दौरान अर्द्धचन्द्राकार वाल्व के बन्द होने पर द्वितीय ध्वनि 'डप' उत्पन्न होती है।

74. (*a*) प्रत्येक निलय द्वारा प्रति मिनट रुधिर की पम्प की गई मात्रा को हृदय निकास (Cardiac output) कहते हैं।
हृदय निकास = स्ट्रोक आयतन × हृदय धड़कन दर

75. (*b*) हृदयी क्षमता = हृदय दर × स्ट्रोक आयतन
= 72 × 50 = 3600 mL/मिनट

77. (*d*) ECG (Electrocardiogram) मशीन से रोगी को तीन विद्युत लीड (दोनों कलाइयाँ तथा बाईं ओर की एड़ी) से जोड़कर हृदय की गतिविधि या स्पंदनों की लगातार निगरानी करके इलेक्ट्रोकार्डियोग्राफ प्राप्त किया जाता है।

79. (*b*) एक निश्चित समय में QRS सम्मिश्र की संख्या की गणना कर एक मानव के हृदय स्पन्दन (Heartbeat) की दर निर्धारित की जा सकती है।

80. (*a*) ECG ग्राफ में P-तरंग को अलिन्द के उद्दीपन/विध्रुवण के रूप में प्रस्तुत किया जाता है, जिससे दो अलिन्दों का संकुचन होता है। QRS सम्मिश्र निलयों के अध्रुवण को प्रस्तुत करता है, जो निलयों के संकुचन को शुरु करता है। संकुचन Q-तरंग के तुरन्त बाद शुरु होता है। S-तरंग निलय की उत्तेजना से सामान्य अवस्था में वापस आने की स्थिति को प्रदर्शित करता है। T-तरंग निलयी प्रकुंचन अवस्था की समाप्ति की सूचक है।

82. (*c*) वेगस तन्त्रिका द्वारा भेजे गए आवेग स्पन्दन दर को धीमा करते हैं।

हृदयी त्वरक भाग सिम्पेथैटिक तन्त्रिका द्वारा अपने आवेग को शिरा-अलिन्द नोड को भेजता है। यह हृदय स्पन्दन की गति को तीव्र करता है।

85. (*c*) एड्रीनेलिन तथा थायरॉक्सिन नामक हॉर्मोन स्वतन्त्र रूप से हृदय स्पन्दन की गति को प्रभावित करते हैं।

86. (*d*) रुधिर के pH को कम करने तथा हृदय स्पन्दन को बढ़ाने का काम कार्बन डाइऑक्साइड (CO_2) करती है।

90. (*d*) हाइपरटेंशन सामान्य रुधिरदाब 120/80 से अधिक (140/90) रुधिरदाब होने की अवस्था होती है। यहाँ 120 mm Hg प्रकुंचन अवस्था एवं 80 mm Hg अनुशिथिलन अवस्था का रुधिर दाब है।

91. (*b*) मानव में रुधिर दाब का मापन सर्वप्रथम वेबर नामक वैज्ञानिक द्वारा किया गया।

92. (*b*) प्राकुंचन के समय रुधिर दाब 120 mm Hg व अनुशिथिलन के समय रुधिर दाब 80 mm Hg होता है। अतः दोनों के बीच का अन्तर 40 mm Hg होता है।

94. (*c*) दोहरे परिसंचरण तन्त्र के दो भाग होते हैं।

(i) **पल्मोनरी परिसंचरण** (Pulmonary circulation) इस परिसंचरण में रुधिर हृदय से फेफड़े तथा फेफड़ों से पुनः हृदय में आता है।

दायाँ निलय
↓ अनॉक्सीकृत रुधिर
फेफड़े
↓ ऑक्सीकृत रुधिर
बायाँ अलिन्द

(ii) **दैहिक परिसंचरण** इस परिसंचरण में रुधिर हृदय व शरीर के विभिन्न भागों के मध्य बहता है (फेफड़ों को छोड़कर)। इसमें धमनी व शिरा तन्त्र सम्मिलित है।

96. (*c*) शिरा, शरीर के विभिन्न भागों से विऑक्सीजनित रुधिर को हृदय तक ले जाती है। ये पतली भित्ति युक्त तथा रुधिर के विपरीत प्रवाह को रोकने के लिए वाल्व युक्त होती है। इनमें रुधिर धीमे दाब के साथ बहता है।

97. (*b*) पल्मोनरी शिरा में ऑक्सीजन युक्त शुद्ध रुधिर पाया जाता है।

98. (*a*) रुधिर केशिकाओं की दीवार अन्तःस्तर की कोशिकाओं से मिलकर बनी होती है।

99. (*b*) डायाफ्राम को रुधिर ले जाने वाली धमनी का नाम फ्रेनिक धमनी है। यह डायाफ्राम की ऊपरी सतह में ऑक्सीजनयुक्त रुधिर पहुँचाती है।

101. (*c*) लसीका B व T-लिम्फोसाइट्स युक्त एक रंगहीन तरल है। ये लिम्फोसाइट्स शरीर की प्रतिरक्षा अनुक्रिया के लिए उत्तरदायी होती है।

103. (*b*) कोशिकाओं के बाहर उपस्थिति तरल को बाह्य कोशिकीय तरल (Extracellular fluid ECF) कहते हैं। यह रुधिर लसीका, शरीर की गुहा तथा दूसरे मार्गों में पाया जाता है। इसमें सोडियम व क्लोराइड आयन की सान्द्रता अधिक होती है, जबकि अन्तःकोशिकीय तरल (ICF) में पोटैशियम आयन की सान्द्रता अधिक होती है।

नर्सिंग एग्जाम गैलरी

5. (*a*) शरीर में सर्वाधिक संख्या में RBCs या लाल रुधिर कणिकाएँ या इरिथ्रोसाइट पाई जाती है। इनकी औसत संख्या रुधिर में लगभग 45-54 लाख प्रति घन मिमी होती है।

7. (*d*) वयस्क पुरुष में सामान्य अवस्था में नाड़ी की दर (Pulse rate) 60-100 प्रति मिनट होती है। इसका मापन सतही धमनी में किया जाता है।

9. (*c*) हृदय स्पन्दन की शुरुआत शिरा-अलिन्दीय नोड (SA node) से होती है। इस कारण इसे हृदय का पेसमेकर भी कहते हैं।

11. (*d*) हृदय एक मिनट में औसतन 5000 mL या 5 L रुधिर को पम्प करता है। इसे हृदयी आउटपुट कहते हैं।

16. (*d*) अलिंद-निलयी या अर्टियोवेन्ट्रीकुलर वाल्वस के बन्द होने के कारण प्रथम हृदयी ध्वनि लब (Lubb) उत्पन्न होती है।

18. (*b*) AB रुधिर समूह वाले व्यक्ति सर्वग्राही होते हैं, क्योंकि इनमें दोनों एण्टीबॉडी 'a' एवं 'b' अनुपस्थित होते हैं। इसका कारण A एवं B दोनों एण्टीजनों का उपस्थित होना है।

19. (*a*) मानव में वयस्कों में RBCs का निर्माण अस्थि मज्जा (Bone marrow) में होता है, जबकि भ्रूण में यही कार्य यकृत द्वारा किया जाता है। इस प्रक्रिया हो हीमेटोपोइसिस कहते हैं।

21. (*a*) O^- रुधिर समूह वाला व्यक्ति वास्तविक रूप से सार्वत्रिक दाता है, क्योंकि इसमें एण्टीजन 'A' एवं 'B' तथा Rh एण्टीजन तीनों अनुपस्थित होते हैं।

23. (*a*) रुधिर में एल्ब्यूमिन प्रोटीन की कमी होने पर ओडीमा (Oedema) स्थिति उत्पन्न हो जाती है। इसमें शरीर अनावश्यक रूप से फूल जाता है। यह प्लाज्मा प्रोटीन रुधिर का ऑन्कॉटिक दबाव बनाए रखता है।

27. (*c*) मैक्रोफेज भक्षकाणु प्रकृति की कोशिकाएँ होती हैं जो मृत कोशिकाओं, अनावश्यक प्रोटीनीकृत कणों, जीवाणु, विषाणु, आदि का भक्षण करती है। यह मोनोसाइट का एक रूपान्तरण है।

32. (*a*) RBC का जीवन काल औसत 4 माह या 120 दिन होता है।

37. (*b*) वयस्क एवं स्वस्थ मानव का अनुशिथिलन दाब (Diastolic pressure) 70-80 mm Hg एवं संकुचन दाब (Systolic pressure) 120-130 mm Hg होता है। इसे स्फैग्मेनोमीटर द्वारा मापा जाता है।

44. (*c*) मानव हृदय में एक स्पन्दन में 0.8 सेकण्ड का समय लगता है। इसमें अलिन्दीय संकुचन में 0.1 सेकण्ड एवं अलिन्दीय अनुशिथिलन में 0.7 सेकण्ड का समय लगता है, जबकि निलयी संकुचन में 0.3 सेकण्ड एवं निलयी अनुशिथिलन में 0.5 सेकण्ड का समय लगता है।

45. (*d*) रुधिर में स्कन्दन या थक्का जमने की प्रक्रिया में प्रोथ्रॉम्बिन, Ca^{2+} आयन एवं प्लेटलेट्स द्वारा प्राप्त थ्रॉम्बोप्लास्टिन की उपस्थिति में सक्रिय थ्रॉम्बिन में परिवर्तित होता है।

50. (*b*) A, B एवं O रुधिर समूह तथा Rh कारक की खोज कार्ल लैण्डस्टीनर ने की थी। इसके लिए सन् 1930 में इन्हें नोबल पुरस्कार भी मिला था। AB रुधिर समूह की खोज डीकास्टो एवं कॉस्टेलो ने की थी।

52. (*a*) इलेक्टोकर्डियोग्राम (ECG) में P-तरंग हल्की-सी उठी हुई तरंग होती है, जो 0.1 सेकण्ड में हुए अलिन्दीग संकुचन की पुष्टि करती है। अतः यह अलिन्दीय विध्रुवीकरण दर्शाती है।

57. (*b*) हृदयी पेशियों में विभाजन की क्षमता बेहद क्षीण होती है। अतः यह विकिरणों से सबसे कम प्रभावित होगी, क्योंकि विकिरण कोशिका विभाजन से सम्बन्धित जीन में परिवर्तन कर उत्परिवर्तन उत्पन्न करते हैं।

74. (*a*) रुधिर के तरल आधारी द्रव्य प्लाज्मा में 92% जल, 5-6% कार्बनिक भाग या प्रोटीन एवं शेष भाग अकार्बनिक लवणों का बना होता है।

76. (*d*) हृदय स्पन्दन हेतु निर्मित हृदय तरंग का सही पथ निम्नवत् है
SA नोड → AV नोड → हिस के बण्डल → बण्डल शाखाएँ → पुरकिन्जे तन्तु।

अध्याय 01 (e)

उत्सर्जन तन्त्र
Excretory System

हम स्टडी करेंगे

• मानव उत्सर्जन तन्त्र • उत्सर्जन की क्रियाविधि • वृक्कों द्वारा परासरण नियमन • समस्थापन • मूत्र

शरीर में होने वाली अलग-अलग मेटाबॉलिक क्रियाओं के कारण हानिकारक तथा विषैले अपशिष्ट (Waste) पदार्थों का निर्माण होता है। इन पदार्थों को शरीर से बाहर निकालने की जैविक प्रक्रिया को **उत्सर्जन** (Excretion) कहते हैं तथा इस क्रिया में सहायक अंग उत्सर्जी अंग (Excretory organs) कहलाते हैं।

मानव उत्सर्जन तन्त्र (Human Excretory System)

- मानव उत्सर्जन तन्त्र का मुख्य कार्य शरीर में से अपशिष्ट नाइट्रोजन पदार्थों, जैसे-यूरिया, आदि को बाहर निकालना होता है।
- मानव में मुख्य उत्सर्जी अंग वृक्क (Kidneys) होते हैं। इनसे सम्बन्धित अन्य सहायक उत्सर्जी अंग निम्नलिखित हैं
  1. मूत्रवाहिनियाँ (Ureters) 2. मूत्राशय (Urinary bladder)
  3. मूत्रमार्ग (Urethra)

1. वृक्क (Kidneys)

मानव में एक जोड़ी वृक्क पाए जाते हैं, जो उदरगुहा (Abdominal cavity) में डायाफ्राम (Diaphragm) के नीचे कशेरुक दण्ड (Vertebral column) के दोनों ओर अधर (Ventral) सतह पर पतली पेरीटोनियम झिल्ली (Peritonium membrane) द्वारा लगे रहते हैं।

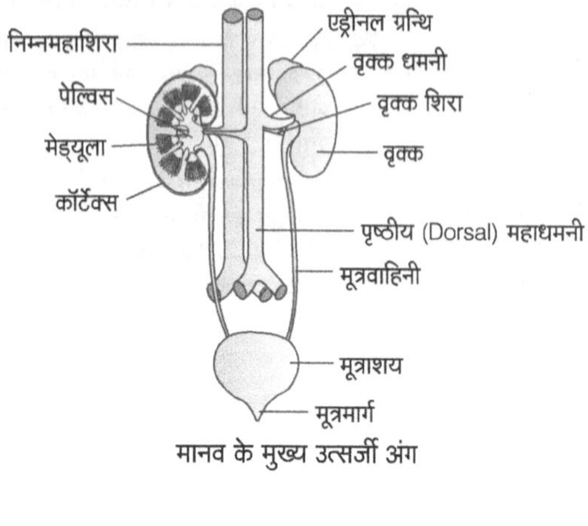

मानव के मुख्य उत्सर्जी अंग

वृक्क की बाह्य संरचना (External Structure of Kidney)

- वृक्क सेम के बीज के आकार के कत्थई, भूरे-लाल रंग के अंग होते हैं। यह लगभग 10 cm लम्बा, 5-6 cm चौड़ा एवं 2-5 cm मोटा होता है। पुरुष में वृक्क का भार 130-160 gm तथा स्त्रियों में 110-150 gm तक होता है।
- वृक्क के ऊपर **एड्रीनल ग्रन्थि** (Adrenal gland) पाई जाती है।
- मानव में दायाँ वृक्क, बाएँ वृक्क की तुलना में कुछ पीछे तथा नीचे की ओर स्थित होता है।
- वृक्क का भीतरी किनारा धँसा हुआ या अवतल (Concave) तथा बाहरी किनारा उभरा हुआ या उत्तल (Convex) होता है।
- अवतल तल भीतर की ओर धँसकर एक गड्ढा (Pit) बनाता है, जो **नाभिका** या **हाइलम** (Hilum) या **हाइलस** (Hilus) कहलाता है। यहाँ से मूत्रनलिका (Ureter) निकलती है, जो उदर के निचले भाग में स्थित थैलीनुमा मूत्राशय में खुलती है।
- प्रत्येक वृक्क **वृक्क** या **रीनल धमनी** (Renal artery) द्वारा रुधिर प्राप्त करता है और **वृक्क** या **रीनल शिरा** (Renal vein) द्वारा वृक्क से शुद्धिकरण के बाद रुधिर एकत्रित होकर उच्च महाशिरा (Superior vena cava) में पहुँचाता है।

वृक्क की आन्तरिक संरचना (Internal Structure of Kidney)

- वृक्क के भीतरी धँसे हुए किनारे के मध्य में कीप के समान एक खोखली संरचना होती है, जो **पेल्विस** (Pelvis) कहलाती है। यही भाग प्राय: संकरा होकर **मूत्रनलिका** का निर्माण करता है।
- वृक्क का शेष ठोस भाग दो भागों-बाहरी भाग; कॉर्टेक्स (Cortex) एवं भीतरी भाग; मेड्यूला (Medulla) में बँटा होता है।
- मेड्यूला में 8-15 त्रिभुजाकार संरचनाएँ पाई जाती हैं, जो पिरामिड्स (Pyramids) कहलाती हैं। ये कॉर्टेक्स द्वारा एक-दूसरे से पृथक् रहते हैं, जिन्हें **बर्टीनी के रीनल कॉलम** (Renal column of Bertini) कहते हैं।
- प्रत्येक पिरामिड का चौड़ा भाग कॉर्टेक्स की ओर रहता है, जो लघु कैलिक्स (Minor calyx) कहलाता है। लघु कैलिक्स में मेड्यूला एक अंकुर के रूप में उभरा रहता है, इसे **रीनल पैपिला** (Renal papilla) कहते हैं।

- दो लघु कैलिक्स जुड़कर दीर्घ या बड़े कैलिक्स (Major calyx) का निर्माण करते हैं, जोकि पेल्विस में खुलते हैं।

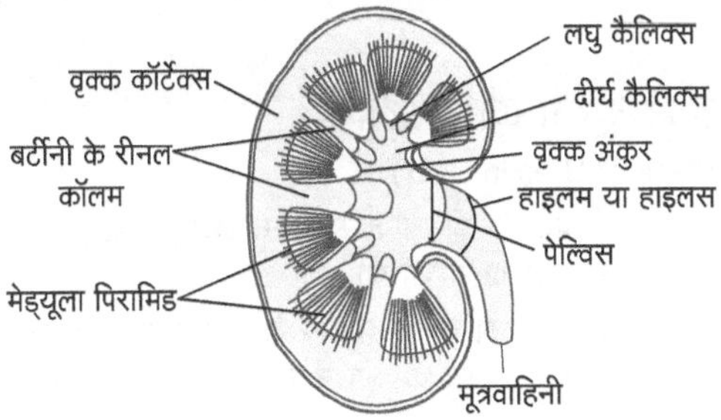

वृक्क की आन्तरिक संरचना

वृक्क नलिकाओं या नेफ्रॉन्स की संरचना
(Structure of Uriniferous Tubules or Nephrons)

- प्रत्येक वृक्क में लगभग 8-12 लाख महीन, लम्बी तथा कुण्डलित (Convolute) वृक्क नलिकाएँ या नेफ्रॉन्स होती हैं।
- नेफ्रॉन वृक्क की संरचनात्मक (Structural) तथा क्रियात्मक (Functional) इकाई होते हैं।
- ये संयोजी ऊतक, रुधिर वाहिनियों, लसीका वाहिनियों तथा पेशी तन्तुओं में दबे एवं फँसे हुए पाए जाते हैं।

प्रत्येक नेफ्रॉन में निम्नलिखित संरचनाएँ होती हैं

(i) बोमेन कैप्सूल (Bowman's Capsule)

- प्रत्येक नेफ्रॉन में दोहरी कला युक्त, प्यालेनुमा मैल्पीघी कैप्सूल या बोमेन कैप्सूल (Malpighian capsule or Bowman's capsule) होता है।
- बोमेन कैप्सूल का बाहरी स्तर चपटी शल्की उपकला (Flattened squamous epithelium) तथा आन्तरिक स्तर विशेष प्रकार की चपटी कोशिकाओं **पोडोसाइट्स** (Podocytes) से बना होता है।

(ii) ग्लोमेरूलस (Glomerulus)

- बोमेन कैप्सूल के अन्दर रुधिर का प्रवाह एक मोटी, अभिवाही या एफरेन्ट धमनिका (Afferent arteriole) तथा बाहर की ओर रुधिर का प्रवाह एक पतली अपवाही या इफरेन्ट धमनिका (Efferent arteriole) द्वारा होता है।
- दोनों धमनिकाएँ बोमेन कैप्सूल में केशिकाओं (Capillaries) का एक गुच्छा बनाती हैं, जो ग्लोमेरूलस कहलाता है।

(iii) मैल्पीघियन कणिका या रीनल कॉर्पसल्स
(Malpighian or Renal Corpuscles)

- ग्लोमेरूलस तथा बोमेन कैप्सूल सम्मिलित रूप से मैल्पीघियन कणिका या रीनल कॉर्पसल्स कहलाते हैं।
- मैल्पीघियन कणिका का निचला छोटा भाग ग्रीवा (Neck) कहलाता है, जो पक्ष्माभी उपकला (Ciliated epithelium) का बना होता है। इसमें उपस्थित पक्ष्माभ (Cilia) **केशिकागुच्छ** या **ग्लोमेरुलस निस्यन्द** या फिल्टरेट (Glomerular filtrate) को नेफ्रॉन में आगे बढ़ाने में सहायक होते हैं।

(iv) समीपस्थ कुण्डलित नलिका (Proximal Convoluted Tubule)

- मैल्पीघियन कणिका की ग्रीवा का अन्तिम भाग मोटी समीपस्थ कुण्डलित नलिका से जुड़ा रहता है। इस समीपस्थ कुण्डलित नलिका की कोशिकाओं पर रसांकुर या विलाई (Villi) पाए जाते हैं, जो मिलकर **ब्रुश बॉर्डर** (Brush border) का निर्माण करते हैं। इससे इस भाग की अवशोषण क्षमता बढ़ जाती है।
- मैल्पीघियन कणिका, ग्रीवा तथा समीपस्थ कुण्डलित नलिका वृक्क के कॉर्टेक्स (Renal cortex) में पाए जाते हैं।

(v) हेनले लूप (Loop of Henle)

- समीपस्थ कुण्डलित नलिका आगे जाकर एक U-आकार की नली या हेनले लूप में खुलती है।
- इसकी नीचे की ओर जाने वाली भुजा, अवरोही भुजा (Descending limb) तथा ऊपर की तरफ जाने वाली भुजा, आरोही भुजा (Ascending limb) कहलाती है। यह क्रमशः शल्की तथा घनाकार उपकला (Squamous and cuboidal epithelium) की बनी होती है।
- हेनले लूप वृक्क के मेड्यूला में स्थित होता है। इसकी मूत्र के सान्द्रण नियमन (Concentration regulation) में मुख्य भूमिका होती है।

(vi) दूरस्थ कुण्डलित नलिका एवं मूत्र संग्रही नलिका
(Distal Convoluted Tubule and Urine Collecting Tubule)

- हेनले लूप का आरोही भाग एक छोटी एवं मोटी दूरस्थ कुण्डलित नलिका से जुड़ा रहता है। यह भाग कॉर्टेक्स में पाया जाता है तथा घनाकार उपकला का बना होता है।
- दूरस्थ कुण्डलित नलिका वास्तव में वृक्क नलिका का अन्तिम भाग है, जो एक मोटी **मूत्र संग्रही नलिका** में जाकर खुलती है। यह स्तम्भी उपकला (Columnar epithelium) से निर्मित होती है।
- प्रत्येक संग्रह नलिका लगभग 8-9 वृक्क नलिकाओं से जुड़ी होती है। अनेक संग्रह नलिकाएँ एक बड़ी संग्रह नलिका का निर्माण करती हैं, जो **बेलिनी की वाहिनी** (Duct of Bellini) कहलाती है।
- इस नलिका से गुजरते समय मूत्र से अधिकतम जल का पुनरावशोषण (Reabsorption) कर लिया जाता है। बेलिनी की वाहिनी मूत्रवाहिनी (Ureter) से जुड़े पेल्विस में खुलती है।

नेफ्रॉन्स के प्रकार (Types of Nephrons)

वृक्क में निम्न दो प्रकार के नेफ्रॉन्स होते हैं

(i) **कॉर्टिकल नेफ्रॉन** (Cortical Nephrons) मानव के वृक्क में लगभग 60-80% नेफ्रॉन की मैल्पीघी कणिकाएँ सतह के पास स्थित होती हैं तथा इनके हेनले लूप मेड्यूला में बहुत कम धँसे होते हैं, इन्हें कॉर्टिकल नेफ्रॉन कहते हैं। ये नेफ्रॉन अपेक्षाकृत छोटे होते हैं। इनमें रुधिर का संवहन **परिनलिका केशिकाओं** (Peritubular capillaries) की सहायता से होता है।

(ii) **जक्सटा मेड्यूलरी नेफ्रॉन** (Juxta Medullary Nephrons) मनुष्य के वृक्क में लगभग 20-40% नेफ्रॉन की मैल्पीघी कणिकाएँ, कॉर्टेक्स तथा मेड्यूला के जोड़ पर स्थित होती हैं, इन्हें जक्सटा मेड्यूलरी नेफ्रॉन कहते हैं। ये अपेक्षाकृत लम्बे होते हैं। इनमें रुधिर का संवहन **वासा रेक्टा** (Vasa recta) के द्वारा होता है।

2. मूत्रवाहिनियाँ या यूरेटर्स (Ureters)

- दोनों वृक्कों से एक-एक मूत्रवाहिनी निकलती हैं, जो वृक्कों में बने मूत्र को उदर गुहा की **पेल्विक कैविटी** (Pelvic cavity) में स्थित मूत्राशय में लाती है।
- प्रत्येक मूत्रवाहिनी 20-30 cm लम्बी तथा लगभग 1.5 cm मोटी होती है।
- मूत्रवाहिनी के ऊपरी भाग को **रीनल पेल्विस** (Renal pelvis) कहते हैं, जो कीप के आकार का होता है।
- मूत्रवाहिनी, मूत्राशय की पार्श्व (Side) भाग में उपस्थित एक तिरछे छिद्र द्वारा मूत्राशय में खुलती है तथा तिरछे होने के कारण इसमें मूत्र वापस नहीं जा सकता है।
- मूत्रवाहिनियों की पेशियों में क्रमाकुंचन गति (Peristelic movement) के कारण मूत्र का बहाव मूत्राशय की ओर होता है तथा ये गतियाँ मूत्र को मूत्राशय से, मूत्रवाहिनियों में वापस नहीं जाने देती हैं।

3. मूत्राशय (Urinary Bladder)

- मूत्राशय थैलीनुमा, त्रिभुजाकार एवं पेल्विक कैविटी में स्थित पेशीय संरचना है। इसकी त्रिभुजाकार संरचना **ट्राइगॉन** (Trigone) कहलाती है।
- मूत्राशय की स्थिति पुरुषों में मलाशय के आगे तथा स्त्रियों में वेजाइना के ऊपरी भाग में होती है। मूत्राशय में लम्बवत् (Longitudinal) तथा वलयाकार (Circular) पेशियाँ पाई जाती है। इन पेशियों को **डीट्रूसर पेशियाँ** (Detrusor muscles) कहते हैं। ये पेशियाँ मूत्राशय को फैलने में सहायता करती है।
- इसका निचला भाग ग्रीवा (Neck) कहलाता है, जो मूत्रमार्ग में खुलता है। मूत्राशय की ग्रीवा में दो स्फिंक्टर (Sphincters) होते हैं, जिसमें बाह्य स्फिंक्टर **ऐच्छिक** (Voluntary) तथा आन्तरिक स्फिंक्टर **अनैच्छिक** (Involuntary) होता है। ये स्वायत्त तन्त्रिका तन्त्र (Autonomic nervous system) द्वारा नियन्त्रित होते हैं।
- मूत्राशय में औसतन 700-800 mL मूत्र एकत्र हो सकता है।

4. मूत्रमार्ग या यूरेथ्रा (Urethra)

- मूत्राशय एक नलिका द्वारा बाहर खुलता है, जिसे मूत्रमार्ग कहते हैं।
- मूत्रमार्ग एक आन्तरिक यूरेथ्रल छिद्र (Internal urethral orifice) की सहायता से मूत्राशय से शुरु होता है तथा एक बाहरी यूरेथ्रल छिद्र (External urethral orifice) की सहायता से शरीर के बाहर की ओर खुलता है।
- आन्तरिक यूरेथ्रल छिद्र के चारों ओर मूत्राशय की दीवार पर स्थित अरेखित पेशियाँ एक **आन्तरिक यूरेथ्रल स्फिंक्टर** (Internal urethral sphincter) का निर्माण करती है।
- इसके नीचे की ओर पेल्विक कैविटी (Pelvic cavity) के नीचे मूत्रमार्ग के चारों ओर स्थित रेखित पेशियाँ एक **बाहरी यूरेथ्रल स्फिंक्टर** (External urethral sphincter) का निर्माण करती है।
- स्त्रियों में मूत्रमार्ग लगभग 4 cm लम्बी, छोटी नलिका होती है, जो केवल मूत्र का संवहन करती है, परन्तु नर में मूत्रमार्ग, सीमन (Semen) व मूत्र दोनों का संवहन करता है। नर में मूत्रमार्ग लगभग 20 cm लम्बा होता है, जो **शिश्न** या **पेनिस** (Penis) के छिद्र पर खुलता है।

उत्सर्जन की क्रियाविधि (Mechanism of Excretion)

मनुष्यों में उत्सर्जन अत्यन्त जटिल प्रक्रिया है, जिसके निम्न दो चरण होते हैं

1. यकृत में यूरिया का संश्लेषण (Synthesis of Urea in Liver)

- यूरिया-संश्लेषण प्रक्रिया की खोज सर्वप्रथम **क्रेब्स** (Krebs) एवं **हैन्सलेट** (Henslet) ने सन् 1932 में की थी।
- जन्तुओं के शरीर की कोशिकाएँ प्रोटीन के मेटाबॉलिज्म के फलस्वरूप निर्मित एक अपशिष्ट पदार्थ के रूप में रुधिर में अमोनिया को मुक्त करती रहती हैं।
- जब यह रुधिर यकृत में पहुँचता है, तब अधिकांश अमोनिया का यकृत की कोशिकाओं द्वारा यूरिया में परिवर्तन हो जाता है।

इसको निम्नलिखित समीकरण द्वारा प्रदर्शित कर सकते हैं

$$\underset{\text{अमोनिया}}{2NH_3} + \underset{\text{कार्बन डाइऑक्साइड}}{CO_2} \longrightarrow \underset{\text{यूरिया}}{H_2N{-}\overset{\overset{\displaystyle O}{\|}}{C}{-}NH_2} + \underset{\text{जल}}{H_2O}$$

- इस अभिक्रिया में प्रयोग हुई अमोनिया अधिकांशतया स्वयं यकृत की कोशिकाओं में अमीनो अम्ल के **अमोनीकरण** (Deamination) में बनती रहती है और कार्बन डाइऑक्साइड श्वसन प्रक्रिया के क्रेब्स चक्र से उत्पन्न होती रहती है।

2. वृक्कों में मूत्र का निर्माण (Formation of Urine in Kidneys)

- मूत्र का निर्माण वृक्क के नेफ्रॉन में होता है। इस प्रक्रिया का वर्णन **लडविग** (Ludwig) ने किया था।

मूत्र निर्माण की प्रक्रिया के मुख्यतया तीन चरण होते हैं

(i) परानिस्यन्दन (Ultrafiltration)

- मूत्र निर्माण के इस प्रथम चरण का वर्णन सर्वप्रथम **रिचर्ड** (Richard) एवं उनके सहयोगियों ने सन् 1942 में किया था। यह चरण नेफ्रॉन की **मैल्पीघियन कणिका** (Malpighian corpuscles) में होता है।
- सर्वप्रथम, **बोमेन कैप्सूल** (Bowman capsule) में स्थित ग्लोमेरूलस तक रुधिर **एफरेन्ट धमनिका** (Afferent arteriole) द्वारा आता है तथा **इफरेन्ट धमनिका** (Efferent arteriole) द्वारा बाहर जाता है।
- एफरेन्ट धमनिका का डायमीटर इफरेन्ट धमनिका की तुलना में अधिक होता है, जिसके कारण ग्लोमेरूलस के रुधिर में अधिक **हाइड्रोस्टेटिक दाब** (Hydrostatic pressure) उत्पन्न होता है।
- नेफ्रॉन के ग्लोमेरूलस से रुधिर ले जाने वाली इफरेन्ट धमनिका रुधिर लाने वाली एफरेन्ट धमनिका से काफी पतली होती है, इस कारण रुधिर ग्लोमेरूलस की रुधिर केशिका (Capillary) की पूरी लम्बाई में अत्यधिक एवं समान दाब (औसतन 60 mm Hg) के साथ धीरे-धीरे बहता है।
- ग्लोमेरूलस की रुधिर केशिका की दीवार अत्यन्त पतली एवं इनमें सूक्ष्म छिद्र उपस्थित होने के कारण ये साधारण केशिका (Capillary) की अपेक्षा 100-500 गुना अधिक पारगम्य (Permeable) होती है।

- इसके साथ ही ये पोडोसाइट्स के प्रवर्धों की दीवार से मिलकर एक महीन -**ग्लोमेरूलर-कैप्सूलर झिल्ली** (Glomerular capsular membrane) बनाती हैं। इसके कारण रुधिर के प्लाज्मा में घुले सभी प्रकार के कार्बनिक व अकार्बनिक पदार्थ बोमेन कैप्सूल में छन जाते हैं।
- प्रोटीन, वसा व रुधिर कणिकाएँ आकार में बड़े होने के कारण ग्लोमेरूलस से छन नहीं पाते हैं। यह क्रिया **ग्लोमेरूलर फिल्टरेशन** (Glomerular filtration) या **परानिस्यन्दन** (Ultrafiltration) कहलाती है।
- बोमैन कैप्सूल की गुहा में आने वाला द्रव **ग्लोमेरूलस फिल्टरेट** (Filtrate) कहलाता है। इसमें अमीनो अम्ल, यूरिया, ग्लूकोस, यूरिक अम्ल, जल, सोडियम, पोटैशियम, अन्य अकार्बनिक आयन, क्रिएटिनिन, लवण, आदि पाए जाते हैं।
- **ग्लोमेरूलर निस्यन्दन दर** (Glomerular Filtration Rate or GFR) दोनों वृक्कों के द्वारा फिल्टरेट की प्रति मिनट प्राप्त मात्रा होती है।
- मनुष्य में लगभग 5-6 L रुधिर पाया जाता है, जिसका लगभग 20-25% भाग अर्थात् लगभग 1250 mL रुधिर प्रति मिनट वृक्कों में प्रवाहित होता है। इस प्रकार प्रवाहित रुधिर में से 125 mL ग्लोमेरूलर फिल्टरेट (Filtrate) प्रति मिनट अथवा प्रतिदिन 180 L ग्लोमेरूलर फिल्टरेट प्रतिदिन वृक्कों के ग्लोमेरूलस से फिल्टर होता है।

(ii) चयनात्मक पुनरावशोषण (Selective Reabsorption)

- नेफ्रॉन में मूत्र निर्माण के प्रथम चरण परानिस्यन्दन में छने रुधिर से आवश्यक व लाभदायक पदार्थों का वृक्क नलिका में विभिन्न भागों से पुनरावशोषित होकर रुधिर में वापस चले जाने की प्रक्रिया को चयनात्मक पुनरावशोषण कहते हैं।
- इसी कारण प्रतिदिन दोनों वृक्कों से छने 180 L ग्लोमेरूलर फिल्टरेट से लगभग 0.8% अर्थात् 1.45 L मूत्र बनता है।
- चयनात्मक पुनरावशोषण की प्रक्रिया में नेफ्रॉन की **समीपस्थ कुण्डलित नलिका** (Proximal Convoluted Tubules or PCT) तथा हेनले लूप (Loop of Henle) भाग लेते हैं।
- नेफ्रॉन की समीपस्थ कुण्डलित नलिका के भीतरी सतह पर असंख्य सूक्ष्मांकुर या माइक्रोविलाई (Microvilli) उपस्थित होते हैं, जो ग्लोमेरूलर फिल्टरेट के लगभग 75% भाग को पुनरावशोषित करके **परिनलिका केशिकीय जाल** (Peritubular capillary network) के बहते रुधिर में पहुँचा देते हैं।
- इस प्रक्रिया में अमीनो अम्ल, शर्करा, लवण, आदि तथा यूरिक अम्ल की कुछ मात्रा नलिका कोशिकाओं द्वारा **सान्द्रण विसरण प्रवणता** (Concentration diffusion gradient) के विरुद्ध अवशोषित होती हैं तथा वापस रुधिर में पहुँच जाती हैं। यह प्रक्रिया **सक्रिय परिवहन** (Active transport) कहलाती है, जिसमें ATP के रूप में ऊर्जा की आवश्यकता होती है।
- समीपस्थ कुण्डलित नलिका में सक्रिय अवशोषण के बाद हेनले लूप की अवरोही शाखा में जल पुनरावशोषित होकर ऊतक द्रव्य में चला जाता है, क्योंकि इस शाखा की दीवार जल के लिए अत्यधिक पारगम्य (Permeable) होती है, परन्तु आयन व लवणों के लिए अपारगम्य होती है।
- इस क्रिया के फलस्वरूप फिल्टरेट **अतिपरासरी** (Hypertonic) हो जाता है। यह प्रक्रिया **निष्क्रिय परिवहन** (Passive transport) द्वारा होती है।
- हेनले लूप की **आरोही शाखा** (Ascending branch) का प्रारम्भिक पतला भाग Na^+ तथा Cl^- के लिए पूर्ण पारगम्य होता है। अतः इस भाग में इन आयनों का पुनरावशोषण होता है तथा फिल्टरेट समपरासरी हो जाता है।
- आरोही शाखा के दूरस्थ मोटे भाग से Na^+ तथा Cl^- आयनों के सक्रिय (Active) परिवहन द्वारा इस भाग में फिल्टरेट अल्पपरासरी (Hypotonic) हो जाता है।
- सक्रिय तथा निष्क्रिय परिवहन द्वारा बना यह **अल्पपरासरी फिल्टरेट** (Hypotonic filtrate) संग्रह नलिका (Collecting tubule) में पहुँचता है।
- यह भाग जल के लिए पारगम्य होता है। इस भाग में जल का पुनरावशोषण होता है तथा फिल्टरेट पुनः अतिपरासरी हो जाता है तथा इसे **मूत्र** (Urine) कहा जाता है।

(iii) नलिकीय स्रावण (Tubular Secretion)

- समीपस्थ कुण्डलित नलिका की उपकला कोशिकाएँ सक्रिय परिवहन द्वारा परिनलिका केशिकीय जाल की रुधिर केशिका के रुधिर से कुछ पदार्थों को ग्रहण करके इन्हें फिल्टरेट में मुक्त करती है। इसी प्रक्रिया को **स्रावण** (Secretion) कहते हैं।
- इसमें ऐसे पदार्थों का स्रावण होता है, जोकि ग्लोमेरूलस फिल्टरेशन में छनने से रह जाते हैं एवं इनकी मात्रा को रुधिर में कम करना आवश्यक होता है।
- ये पदार्थ यूरिया, अमोनिया विष, औषधियाँ (Drugs), रंगा पदार्थ (Pigments), H^+ या K^+ आयन, आदि हो सकते हैं।

वृक्कों द्वारा परासरण नियमन
(Osmoregulation by Kidneys)

- वृक्क मूत्र द्वारा उत्सर्जी पदार्थों के उत्सर्जन के अतिरिक्त जीवों के शरीर में द्रवों (जल) की मात्रा का नियमन भी करते हैं।
- यह कार्य वृक्क कुछ हॉर्मोनों द्वारा करते हैं, जैसे–एण्टीडाइयूरेटिक हॉर्मोन अथवा **वैसोप्रेसिन** (Antidiuretic Hormone or ADH or Vasopressin), एन्जियोटेन्सिन (Angiotensin) तथा एल्डोस्टीरॉन (Aldosteron)।

वृक्कों द्वारा मूत्र की मात्रा का नियमन निम्न दो प्रकार से होता है

1. मूत्र का तनुकरण (Dilution of Urine)

- सजीवों के शरीर में मूत्र की मात्रा बढ़ जाने को **डाइयूरेसिस** (Diuresis) कहते हैं। साधारणतया मानव दिनभर में लगभग 1-1.5 L मूत्र का उत्सर्जन करता है।
- ADH हॉर्मोन, जोकि पिट्यूटरी ग्रन्थि से स्रावित होता है, फिल्टरेट से जल के पुनरावशोषण का नियमन करके मूत्र के **तनुकरण** (Dilution) या **सान्द्रण** (Concentration) में प्रमुख भूमिका निभाता है।
- ADH का स्रावण कम होने से **डायबिटीज इन्सीपिडस** (Diabetes insipidus) हो जाता है, जिसमें मूत्र पतला एवं बहुत अधिक मात्रा में बनता है, रोगी को प्यास बहुत लगती है तथा मूत्र त्याग बार-बार करना पड़ता है।

2. काउण्टर करन्ट क्रियाविधि द्वारा मूत्र का सान्द्रण
(Concentration of Urine by Counter Current Mechanism)

- कुछ विशेष परिस्थितियों में जैसे अधिक पसीना (Excessive sweating), उल्टी (Vomiting), दस्त (Diarrohea) या फिर कम जल ग्रहण करने के कारण शरीर में द्रव्य (Fluid) की कमी होने लगती है। ऐसी स्थिति में वृक्क में उपस्थित नेफ्रॉन में फिल्टरेट से अधिकांश जल पुनरावशोषित कर लिया जाता है।
- यह कार्य जक्स्टा मेड्यूलरी नेफ्रॉन द्वारा होता है, जिनके हेनले लूप कॉर्टिकल नेफ्रॉन (Cortical nephron) की तुलना में मेड्यूलरी (Medullary) भाग के अन्दर तक तथा पेल्विस (Pelvis) तक फैले होते हैं।
- जक्स्टा मेड्यूलरी नेफ्रॉन काउण्टर करन्ट प्रक्रिया द्वारा जल संरक्षण का कार्य करते हैं।

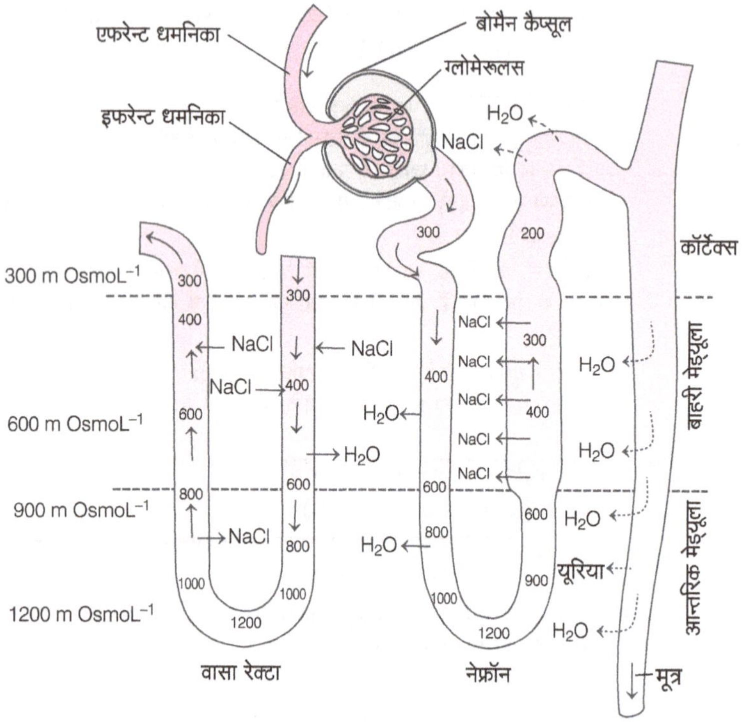

वासा रेक्टा एवं नेफ्रॉन में प्रदर्शित काउण्टर करन्ट क्रियाविधि

- वृक्कों के कॉर्टेक्स भाग में ऊतक द्रव्य की **परासरणीयता** (Osmolarity) लगभग 300 mL Osmol/L जल होती है।
- जैसे-जैसे हेनले का लूप अन्दर मेड्यूलरी भाग में जाता है, इसके ऊतक द्रव्य की परासरणीयता भी बढ़ती जाती है और 1200-1400 mL Osmol/L जल तक पहुँच जाती है।
- ये परासरणीयता ऊतक द्रव्य में Na^+, Cl^- तथा यूरिया के अणुओं की उपस्थिति के कारण होती है तथा मूत्र सान्द्रण की प्रक्रिया में मुख्य भूमिका निभाती है।
- इस उच्च परासरणीयता को बनाए रखने में दो कारक महत्त्वपूर्ण होते हैं
  (i) जक्स्टा मेड्यूलरी नेफ्रॉन्स के हेनले लूप, संग्रह नलिकाओं के विभिन्न भागों में जल एवं विलेयों के लिए पारगम्यता तथा पुनरावशोषण में विभिन्नताएँ।
  (ii) प्रत्येक हेनले लूप की अवरोही एवं आरोही भुजाओं में नलिकीय फिल्टरेट (Filterate) का विपरीत दिशाओं में बहना (Conter current)।
- उपरोक्त काउण्टर करन्ट प्रथम कारक के साथ मिलकर मूत्र के सान्द्रण में मुख्य भूमिका निभाता है। इस प्रक्रिया को हम निम्न प्रकार से समझ सकते हैं
  (i) वृक्क की आन्तरिक संरचना में हेनले लूप वासा रेक्टा की रुधिर वाहिनियों के साथ एकसाथ कॉर्टिकल भाग से मेड्यूलरी भाग में प्रवेश करता है तथा फिर वापस कॉर्टेक्स भाग में आता है।
  (ii) जब फिल्टरेट हेनले के लूप की **अवरोही भुजा** (Descending limb) में प्रवेश करता है, तब उसकी परासरणीयता 300 mL Osmol/L होती है, जोकि ऊतक द्रव्य की परासरणीयता के बराबर (300 mL Osmol/L) ही होती है, परन्तु ये भुजा जैसे-जैसे नीचे जाती है, इसमें से जल के अणु ऊतक द्रव्य में चले जाते हैं और लूप के घुमाव वाले स्थान पर फिल्टरेट की सान्द्रता लगभग 1200 mL Osmol/L तक हो जाती है।
  (iii) जब हेनले लूप से यह फिल्टरेट **आरोही भुजा** (Ascending limb) में कॉर्टेक्स भाग की ओर बहता है, तो इसमें से केवल Na^+ एवं Cl^- आयन ही निकलकर ऊतक द्रव्य में जाते हैं, क्योंकि यह पूरी भुजा जल के लिए अपारगम्य (Impermeable) तथा Na^+ एवं Cl^- आयनों के लिए पारगम्य (Permeable) होती है।
  (iv) आरोही भुजा के मोटे खण्ड से **पुनरावशोषित आयन** (Reabsorbed ion) **मेड्यूलरी ऊतक** (Medullary tissue) के बाहरी भाग की परासरणीयता बढ़ाते हैं तथा महीन खण्ड से पुनरावशोषित आयन मेड्यूलरी ऊतक के भीतरी भाग की परासरणीयता बढ़ाते हैं।
  (v) मेड्यूलरी ऊतक के बाहरी भाग में पहुँचने वाले अनेक आयन **सरल विसरण** (Simple diffusion) द्वारा वासा रेक्टा की अवरोही भुजा के रुधिर में जाते हैं। जैसे-जैसे रेक्टा की यह भुजा मेड्यूलरी ऊतक के भीतरी भाग में वृक्क पेल्विस की ओर बढ़ती है, Na^+ एवं Cl^- आयन इसमें से निकलते रहते हैं एवं मेड्यूलरी ऊतक की परासरणता 300-600 mL Osmol/L और फिर 900 mL Osmol/L तक हो जाती है।
  (vi) दूसरी तरफ वासा रेक्टा की आरोही एवं अवरोही भुजाएँ अत्यन्त महीन होती हैं तथा इनमें रुधिर थोड़ी मात्रा में केवल 6 mm Hg दाब के साथ बहता है। इस प्रकार इनमें विसरण द्वारा जल तथा विलेयों का प्रवेश करना और निकलना अत्यधिक सरल होता है।
  (vii) उपरोक्त दोनों वाहिकाओं अर्थात् वृक्क नलिका के हेनले लूप एवं वासा रेक्टा में विपरीत दिशा में प्रवाहित होने अर्थात् काउण्टर करन्ट होने के कारण एक वाहिका से दूसरी वाहिका में जल तथा आयन बड़ी सरलता से चले जाते हैं और मेड्यूलरी भाग का ऊतकीय द्रव इसमें मुख्य भूमिका निभाता है।

(viii) काउण्टर करन्ट प्रक्रिया के फलस्वरूप मेड्यूलरी ऊतक के प्रत्येक स्तर पर फिल्टरेट, ऊतक द्रव्य तथा वासा रेक्टा के रुधिर की **परासरणीयता** (Osmolarity) सदैव समान बनी रहती है तथा महत्त्वपूर्ण आयन, फिल्टरेट से वापस मेड्यूलरी ऊतक में होते हुए रुधिर द्वारा अवशोषित कर लिए जाते हैं।

समस्थापन (Homeostasis)

शरीर के आन्तरिक वातावरण के सन्तुलन की स्थायी अवस्था बनाए रखने को समस्थापन कहते हैं। वृक्क उत्सर्जी पदार्थों के निष्कासन के साथ-साथ समस्थापन को भी बनाने में महत्त्वपूर्ण भूमिका रखते हैं। 'समस्थापन' शब्द **वाल्टर कैनन** (Walter Cannon) ने दिया था।

मूत्र (Urine)

- मूत्र संग्रह नलिका में पाए जाने वाले हल्के पीले रंग का **पारदर्शी अम्लीय द्रव** है। सामान्यतया मूत्र का pH 5.8-6 होता है।
- मूत्र का सामान्य आयतन व सान्द्रता प्रतिदिन भिन्न होती है, जोकि खाए गए भोजन तथा पेय पदार्थों पर निर्भर होता है।
- मूत्र का पीला रंग उसमें उपस्थित **यूरोक्रोम** (Urochrome) नामक **पिगमेन्ट** (Pigment) के कारण होता है। यूरोक्रोम हीमोग्लोबिन के विखण्डन के फलस्वरूप बनता है।
- मूत्र में लगभग 95% जल, लगभग 2% अनावश्यक लवण, 2.6% यूरिया, 0.3% क्रिएटिनीन, सूक्ष्ममात्रा में यूरिक अम्ल, हिप्यूरिक अम्ल तथा अन्य अपशिष्ट पदार्थ होते हैं।

मूत्र परीक्षण मान (Urine Test Values)

परीक्षण	सामान्य मान	चिकित्सकीय महत्व
आयतन (Volume)	1500 से 2000 mL	• जब प्रतिदिन त्यागे जाने वाले मूत्र की मात्रा 2000 mL से ज्यादा हो जाती है, तो यह स्थिति पॉलीयूरिया (Polyurea) कहलाती है। यह स्थिति डायबिटीज मैलिटस, डायबिटीज इन्सीपिडस, आदि के दौरान पाई जाती है। • जब प्रतिदिन त्यागे जाने वाले मूत्र की मात्रा 400 mL से कम, लेकिन 100 mL से ज्यादा होती है, तो यह स्थिति ऑलिगूरिया (Oligurea) कहलाती है। • जब प्रतिदिन त्यागे जाने वाले मूत्र की मात्रा 100 mL से कम होती है, तो यह स्थिति एन्यूरिया (Anurea) कहलाती है। • ऑलिगूरिया तथा एन्यूरिया की स्थिति डीहाइड्रेशन (Dehydration) तथा वृक्कीय विफलता (Kidney failure) में पाई जाती है।
रंग (Colour)	हल्का पीला	मूत्र में कुछ मात्रा में रुधिर के उपस्थित होने पर यह गुलाबी रंग का हो जाता है तथा मूत्र में ताजा रुधिर के उपस्थित होने पर इसका रंग चमकीला लाल हो जाता है। मूत्र के अत्यधिक सान्द्रित होने पर इसका रंग गहरा पीला हो जाता है।
गंध (Odour)	एरोमेटिक (Aromatic)	डायबिटीज के दौरान कीटोन बॉडीज की उपस्थिति के कारण मूत्र में फलों जैसी गंध आ सकती है।
एल्ब्यूमिन प्रोटीन	अनुपस्थिति	मूत्र में प्रोटीन की उपस्थिति प्रोटीन्यूरिया कहलाती है। नेफ्राइटिस के दौरान मूत्र में प्रोटीन उपस्थित हो सकता है।
शर्करा (Sugar)	अनुपस्थित	मूत्र में शर्करा की उपस्थिति ग्लाइकोसूरिया (Glycosurea) कहलाती है। अनियन्त्रित डायबिटीज मैलिटस एवं अयुग्मित नलिकीय पुनरावशोषण (Impaired tubular reabsorption) में ग्लाइकोसूरिया उत्पन्न हो सकता है।
एसिटोन	अनुपस्थित	मूत्र में निम्न स्थितियों में कीटोन बॉडीज उपस्थित हो सकती है • अनियन्त्रित डायबिटीज मैलिटस • गर्भावस्था • दुग्धपान अवधि
बिलिरुबिन	अनुपस्थित	मूत्र में बिलिरुबिन का पाया जाना बिलिरुबिन्यूरिया कहलाता है। यह स्थिति पित्त नलिका अवरोध (Biliary tract obstruction) में पाई जाती है।
विशिष्ट गुरुत्व (Specific gravity)	1.015 से 1.025	वृक्कीय रोगों में मूत्र का विशिष्ट गुरुत्व कम हो जाता है। इसके विपरीत जब मूत्र में शर्करा, प्रोटीन, आदि उपस्थित हो, तो विशिष्ट गुरुत्व बढ़ जाता है।

प्रैक्टिस सैशन

टॉपिकल प्रैक्टिस

मानव उत्सर्जन तन्त्र

1. उत्सर्जन (Excretion) की प्रक्रिया में सम्मिलित है

(a) उपयोगी पदार्थों को शरीर से निकालना
(b) मेटाबॉलिक अपशिष्टों (Waste) को शरीर से निकालना
(c) उन पदार्थों को निकालना जिनका शरीर द्वारा कभी उपयोग नहीं किया गया
(d) शरीर में आवश्यक क्रियाओं के कारण बने सहउत्पादों को निकालना

2. अमोनिया, यूरिया तथा यूरिक अम्ल में विषाक्तता (Toxicity) का क्रम होता है

(a) यूरिक अम्ल < यूरिया < अमोनिया
(b) यूरिक अम्ल < अमोनिया < यूरिया
(c) यूरिया < यूरिक अम्ल < अमोनिया
(d) अमोनिया < यूरिया < यूरिक अम्ल

3. यूरिया उत्सर्जी जन्तुओं में मेटाबॉलिज्म के कारण बनी अमोनिया को यूरिया में बदला जाता है

(a) वृक्क में (b) यकृत में
(c) प्लीहा में (d) फेफड़ों में

4. स्थलीय जीव कम विषैले नाइट्रोजनी अपशिष्टों का उत्सर्जन क्यों करते हैं?

(a) जल की हानि को कम करने के लिए
(b) परासरण दाब को बनाए रखने के लिए
(c) सामान्य विसरण की प्रक्रिया को होने देने के लिए
(d) कम विषैले पदार्थों का उत्सर्जन सरल होता है

5. मानव में वृक्क का भार होता है

(a) 160-200 gm (b) 110-150 gm
(c) 65-110 gm (d) 200-220 gm

6. मानव में दोनों वृक्कों के एक समान ऊँचाई पर आमने-सामने स्थित नहीं होने का कारण है

(a) यकृत की स्थिति (b) आमाशय की स्थिति
(c) डायाफ्राम की स्थिति (d) बड़ी आँत की स्थिति

7. वृक्क का वह भाग, जिससे होकर मूत्र नलिका, रुधिर वाहिनियों तथा तन्त्रिकाएँ इसमें प्रवेश करती हैं

(a) वृक्कीय कॉर्टेक्स (b) वृक्कीय मेड्यूला
(c) हाइलम (d) मूत्र मार्ग

8. हाइलम के भीतर की ओर कीप के आकार की संरचना होती है, इसे कहते हैं

(a) पेल्विस (b) मेड्यूला
(c) कॉर्टेक्स (d) एड्रीनल ग्रन्थि

9. मेड्यूलरी पिरामिड (Medullary pyramid) इनके बीच फैले होते हैं

(a) मेड्यूला (b) कॉर्टेक्स
(c) पेल्विस (d) इनमें से कोई नहीं

10. कॉर्टिकल भाग, जोकि वृक्क स्तम्भ (Column) के रूप में रीनल पिरामिड के बीच फैला होता है, कहलाता है

(a) वृक्क-स्तम्भ (b) मार्टीनी-स्तम्भ
(c) बर्टीनी-स्तम्भ (d) इनमें से कोई नहीं

11. मानव के वृक्कों की संरचनात्मक एवं क्रियात्मक इकाइयाँ क्या होती हैं?

(a) मूत्र नलिकाएँ (b) वृक्कीय पिरामिड
(c) नेफ्रीडिया (d) नेफ्रॉन

12. मानव वृक्क में होते हैं

(a) लगभग 1 मिलियन नेफ्रॉन
(b) लगभग 2 मिलियन नेफ्रॉन
(c) लगभग 3 मिलियन नेफ्रॉन
(d) लगभग 10 मिलियन नेफ्रॉन

13. प्रत्येक नेफ्रॉन के दो भाग होते हैं, ये हैं

(a) बोमेन कैप्सूल व PCT
(b) ग्लोमेरूलस व वृक्क नलिका
(c) ग्लोमेरूलस व बोमेन कैप्सूल
(d) बोमेन कैप्सूल व वृक्क नलिका

14. मैल्पीघियन कणिका के भाग है/हैं

(a) बोमेन कैप्सूल (Bowman's capsule)
(b) ग्लोमेरूलस (Glomerulus)
(c) समीपस्थ कुण्डलित नलिका (PCT)
(d) दोनों (a) तथा (b)

15. ग्लोमेरूलस, वृक्क धमनी की शाखा ...*A*... से बनी कैपिलेरी का एक गुच्छा है। ग्लोमेरूलस से रुधिर ...*B*... द्वारा ले जाया जाता है। *A* तथा *B* के लिए सही विकल्प का चुनाव कीजिए।

(a) वासा रेक्टा, बोमेन कैप्सूल
(b) वासा रेक्टा, एफरेन्ट धमनिका
(c) एफरेन्ट धमनिका, इफरेन्ट धमनिका
(d) इफरेन्ट धमनिका, एफरेन्ट धमनिका

16. ग्लोमेरूलस में

(a) एफरेन्ट धमनिका इफरेन्ट धमनिका से पतली होती है
(b) एफरेन्ट केशिकाएँ इफरेन्ट केशिकाओं से पतली होती हैं
(c) एफरेन्ट धमनिका इफरेन्ट धमनिका से मोटी होती है
(d) एफरेन्ट केशिकाएँ इफरेन्ट केशिकाओं से मोटी होती है

17. ब्रश बॉर्डर कहाँ स्थित होता है?

(a) बोमेन कैप्सूल में (b) समीपस्थ कुण्डलित नलिका में
(c) दूरस्थ कुण्डलित नलिका में (d) हेनले लूप में

18. समीपस्थ कुण्डलित नलिका (PCT) आस्तरित होती है

(a) घनाकार उपकला द्वारा
(b) शल्की उपकला द्वारा
(c) स्तम्भाकार उपकला द्वारा
(d) स्तरित उपकला द्वारा

19. **अधिकांश नेफ्रॉन में हेनले लूप पाए जाते हैं**
(a) वृक्क के कॉर्टिकल भाग में
(b) वृक्क के मेड्यूलरी भाग में
(c) दोनों (a) तथा (b)
(d) वृक्क के पेल्विस भाग में

20. **नेफ्रॉन का वह भाग, जो वृक्क के मेड्यूला में उपस्थित होता है**
(a) मैल्पीघी कणिका (b) समीपस्थ कुण्डलित नलिका
(c) दूरस्थ कुण्डलित नलिका (d) हेनले का लूप

21. **एक सूक्ष्म वाहिका, जो हेनले लूप के समानान्तर चलते हुए 'U' आकार की संरचना बनाती है**
(a) संग्राहक नलिका (b) वासा रेक्टा
(c) ग्लोमेरूलस (d) इनमें से कोई नहीं

22. **नेफ्रॉन के उस प्रकार का नाम बताइए, जिसमें वासा रेक्टा अनुपस्थित होता है।**
(a) मेड्यूलरी नेफ्रॉन (b) कॉर्टिकल नेफ्रॉन
(c) जक्सटा मेड्यूलरी नेफ्रॉन (d) दोनों (a) तथा (b)

23. **निम्न में से कौन-सा कथन गलत है?**
(a) वृक्क के मेड्यूलरी क्षेत्र कुछ शंकुरूपी पिण्डों (Conical masses) में विभाजित होते हैं, जिन्हें मेड्यूलरी पिरामिड कहते हैं तथा ये कैलिक्स के भीतर होते हैं
(b) वृक्क के भीतर कॉर्टेक्स क्षेत्र, वृक्क पेल्विस के रूप में मेड्यूलरी पिरामिड के बीच-बीच में फैले होते हैं
(c) ग्लोमेरूलस और बोमेन कैप्सूल मिलकर रीनल कणिका कहलाती है
(d) नेफ्रॉन की मैल्पीघियन कणिका, समीपस्थ कुण्डलित नलिका (PCT) तथा दूरस्थ कुण्डलित नलिका (DCT) वृक्क के कॉर्टेक्स क्षेत्र में स्थित होते हैं

24. **सही कथन का चयन कीजिए।**
(a) जक्सटा मेड्यूलरी नेफ्रॉन में हेनले लूप छोटा होता है
(b) कॉर्टिकल नेफ्रॉन में विकसित वासा रेक्टा होता है
(c) PCT तथा DCT वृक्क के मेड्यूला भाग में स्थित होती हैं
(d) हेनले लूप की आरोही भुजा, DCT के रूप में फैली होती है

25. **दूरस्थ कुण्डलित नलिका की दीवार किस उपकला द्वारा स्तरित रहती है?**
(a) शल्की उपकला (b) घनाकार उपकला
(c) रोमाभि उपकला (d) दोनों (a) एवं (b)

26. **निम्नलिखित में से कौन वृक्क पिरमिड का भाग नहीं है?**
(a) कुण्डलित नलिकाएँ (b) संग्राहक नलिकाएँ
(c) हेनले लूप (d) परिनलिकीय कोशिकाएँ

27. **कॉर्टिकल (Cortical) नेफ्रॉन में**
(a) हेनले लूप छोटा होता है (b) हेनले लूप लम्बा होता है
(c) PCT लम्बी होती है (d) DCT छोटी होती है

28. **जक्सटा मेड्यूलरी नेफ्रॉन में**
(a) स्पष्ट वासा रेक्टा होता है
(b) हेनले लूप लम्बा होता है
(c) हेनले लूप, मेड्यूला में अधिक गहराई तक धँसा होता है
(d) उपरोक्त सभी

29. **वास्तविक रूप से वृक्क में सर्वप्रथम मूत्र का निर्माण कहाँ सम्पन्न होता है?**
(a) हेनले लूप में (b) दूरस्थ कुण्डलित नलिका में
(c) संग्राही नलिका में (d) बेलिनी नलिका में

30. **बेलिनी की वाहिनी कहाँ खुलती है?**
(a) ग्रीवा में (b) वृक्कीय कैलिक्स में
(c) हेनले लूप में (d) दूरस्थ कुण्डलित नलिका में

31. **वह अंग, जिसमें मूत्र केन्द्रीय तन्त्रिका तन्त्र द्वारा ऐच्छिक संकेत दिए जाने तक संग्रहित रहता है**
(a) मूत्र वाहिनी (Ureter)
(b) मूत्राशय (Urinary bladder)
(c) मूत्रमार्ग (Urinary pouch)
(d) इनमें से कोई नहीं

32. **डीटूसर पेशियाँ कहाँ पाई जाती हैं?**
(a) मूत्रवाहिनियों में (b) मूत्राशय में
(c) हेनले के लूप में (d) मैल्पीघी कोष में

33. **एक वस्क में मूत्राशय में औसतन कितना मूत्र संग्रहित रहता सकता है?**
(a) 1-1.2 L (b) 700-800 mL
(c) 400-500 mL (d) 1.8-2 mL

34. **यूरिया संश्लेषण प्रक्रिया एक जटिल जैव-रासायनिक अभिक्रिया है। इसकी खोज सर्वप्रथम किस वैज्ञानिक ने की थी?**
(a) लडविग (b) रिचार्ड
(c) क्रेब्स एवं हैन्सलेट (d) कैनन

35. **क्रेब्स-हैन्सलेट चक्र में अमोनिया से यूरिया का निर्माण किया जाता है। इस चक्र या अभिक्रिया का अन्य नाम क्या है?**
(a) अमोनीकरण (b) ऑर्निथीन चक्र
(c) कार्बोक्सीकरण (d) हिप्यूरिक चक्र

36. **ऑर्निथीन चक्र का अन्तिम उत्पाद है**
(a) यूरिया (b) यूरिक अम्ल
(c) कार्बन डाइऑक्साइड (d) अमोनिया

37. **ऑर्निथीन चक्र में आर्जिनेज एन्जाइम का प्रयोग किस चरण में होता है?**
(a) ऑर्निथीन के सिट्रूलीन मे परिवर्तन के समय
(b) आर्जिनीन के ऑर्निथीन में परिवर्तन के समय
(c) फ्यूमेरिक अम्ल के आर्जिनीन में परिवर्तन में
(d) आर्जिनीन द्वारा यूरिया निर्माण में

1. (b)	2. (a)	3. (b)	4. (a)	5. (b)	6. (a)	7. (c)	8. (a)	9. (a)	10. (c)
11. (d)	12. (a)	13. (d)	14. (d)	15. (c)	16. (c)	17. (b)	18. (a)	19. (a)	20. (d)
21. (b)	22. (b)	23. (b)	24. (d)	25. (b)	26. (a)	27. (a)	28. (d)	29. (c)	30. (b)
31. (b)	32. (b)	33. (b)	34. (c)	35. (b)	36. (a)	37. (b)			

उत्सर्जन की क्रियाविधि

38. मूत्र का निर्माण वृक्क के नेफ्रॉन में होता है। इसका वर्णन किस वैज्ञानिक ने किया था?

(a) रिचर्ड ने (b) लडविग ने (c) क्रेब्स ने (d) डार्विन ने

39. मूत्र निर्माण में होने वाली प्रक्रियाओं का सही क्रम है

(a) ग्लोमेरूलर फिल्टरेशन → स्रावण → पुनःअवशोषण
(b) स्रावण → ग्लोमेरूलर फिल्टरेशन → पुनःअवशोषण
(c) ग्लोमेरूलर फिल्टरेशन → पुनःअवशोषण → स्रावण
(d) स्रावण → पुनःअवशोषण → ग्लोमेरूलर फिल्टरेशन

40. रुधिर का फिल्टरेशन होता है

(a) PCT में (b) DCT में
(c) संग्राहक नलिका में (d) मैल्पीघियन कणिका में

41. वृक्कों द्वारा प्रति मिनट औसतन छाने गए रुधिर की मात्रा है

(a) 500 mL (b) 1100-1200 mL
(c) 125 mL (d) 1000 mL

42. वृक्कों में प्रतिदिन की ग्लोमेरूलस निस्यन्दन दर (GFP) कितनी होती है?

(a) 150 L (b) 190 L (c) 170 L (d) 180 L

43. ग्लोमेरूलस से रुधिर के छानने में सम्मिलित परतों की संख्या है

(a) 2 (b) 3 (c) 1 (d) 4

44. पोडोसाइट्स उपस्थित होते हैं

(a) ग्लोमेरूलस की आन्तरिक उपकला पर
(b) बोमेन कैप्सूल की आन्तरिक उपकला पर
(c) बोमेन कैप्सूल की बाहरी उपकला पर
(d) ग्लोमेरूलस की बाहरी उपकला पर

45. ग्लोमेरूलस द्वारा उत्पन्न फिल्टरेट में प्लाज्मा के इस अंश को छोड़कर शेष सभी भाग उपस्थित होते हैं

(a) प्रोटीन (b) RBC (c) WBC (d) ये सभी

46. ग्लोमेरूलर फिल्टरेट क्या होता है?

(a) रुधिराणु एवं प्रोटीन रहित प्लाज्मा
(b) रुधिराणु रहित रुधिर
(c) जल, अमोनिया व रुधिराणु का मिश्रण
(d) मूत्र

47. ग्लोमेरूलर आसन्न उपकरण (JGA) एक विशेष संवेदी क्षेत्र है, जोकि ग्लोमेरूलर निस्यन्दन दर (GFR) को नियन्त्रित करता है। यह किसके समीप स्थित होता है

(a) DCT तथा PCT
(b) DCT तथा इफरेन्ट धमनिका
(c) DCT तथा एफरेन्ट धमनिका
(d) हेनले लूप तथा DCT

48. GFR में गिरावट सक्रिय करती है

(a) JG कोशिकाओं से रेनिन का स्रावण
(b) JG कोशिकाओं से एल्डोस्टीरॉन का स्रावण
(c) JG कोशिकाओं से एपिनेफ्रिन का स्रावण
(d) JG कोशिकाओं से नॉर-एपिनेफ्रिन का स्रावण

49. फिल्टरेट की कितनी प्रतिशत मात्रा वृक्क नलिकाओं में पुनःअवशोषित हो जाती हैं?

(a) 5% (b) 25%
(c) 90% (d) 99%

50. नेफ्रॉन के किस भाग में फिल्टरेट (Filterate) से अधिकांश (70-80%) वैद्युत अपघट्यों तथा जल का पुनःअवशोषण हो जाता है?

(a) हेनले लूप की आरोही भुजा में
(b) दूरस्थ कुण्डलित नलिका में
(c) समीपस्थ कुण्डलित नलिका में
(d) हेनले लूप की अवरोही भुजा में

51. नेफ्रॉन का वह भाग, जोकि सोडियम के सक्रिय पुनः अवशोषण में सम्मिलित है

(a) दूरस्थ कुण्डलित नलिका
(b) समीपस्थ कुण्डलित नलिका
(c) बोमेन कैप्सूल
(d) हेनले लूप की अवरोही भुजा

52. समीपस्थ कुण्डलित नलिका इसके द्वारा शारीरिक तरलों की pH बनाए रखती है

(a) H^+ आयनों का चयनात्मक स्रावण
(b) अमोनिया का चयनात्मक स्रावण
(c) K^+ आयनों का चयनात्मक स्रावण
(d) उपरोक्त सभी

53. वृक्क नलिकाओं में फिल्टरेट का पुनःअवशोषण होता है

(a) सक्रिय परिवहन से (b) निष्क्रिय परिवहन से
(c) परासरण द्वारा (d) दोनों (a) तथा (b)

54. नेफ्रॉन से समीपस्थ कुण्डलित नलिका (PCT) के निकालने पर

(a) मूत्र अधिक तनु होगा
(b) मूत्र अधिक सान्द्र होगा
(c) मूत्र की मात्रा तथा गुणों में कोई परिवर्तन नहीं होगा
(d) मूत्र का निर्माण नहीं होगा

55. नेफ्रॉन के किस भाग में न्यूनतम पुनःअवशोषण होता है?

(a) PCT (b) DCT
(c) संग्राहक नलिका (d) हेनले लूप

56. नेफ्रॉन का हेनले लूप, इसमें उच्च परासरणता (Osmolarity) के नियमन में महत्त्वपूर्ण भूमिका निभाता है

(a) हाइलम के अन्तराली तरल में
(b) मेड्यूला के अन्तराली तरल में
(c) कॉर्टेक्स के अन्तराली तरल में
(d) उपरोक्त सभी

57. हेनले लूप का वह भाग, जोकि जल के लिए अपारगम्य है

(a) अवरोही भुजा (b) आरोही भुजा
(c) मध्य भाग (d) दोनों (a) तथा (b)

58. हेनले लूप से वैद्युत अपघट्यों (Electrolytes) का परिवहन होता है

(a) सक्रिय परिवहन से (b) निष्क्रिय परिवहन से
(c) विसरण द्वारा (d) दोनों (a) तथा (b)

59. **एक जीव, जिसमें हेनले लूप नहीं है, वह उत्सर्जित करेगा**
(a) कोई मूत्र नहीं (b) तनु मूत्र
(c) सान्द्र मूत्र (d) मूत्र में कोई परिवर्तन नहीं

60. **नेफ्रॉन की दूरस्थ कुण्डलित नलिका** (DCT) **का प्रमुख कार्य है**
(a) pH नियमन (b) Na-K सन्तुलन
(c) तापक्रम का सन्तुलन (d) दोनों (a) तथा (b)

61. **गलत कथन का चयन कीजिए।**
(a) नलिकीय कोशिका छनित में H^+, K^+ तथा अमोनिया का स्रावण करती है
(b) नलिकीय कोशिका शरीर में अम्ल-क्षार सन्तुलन को बनाए रखने में सहायता करती है
(c) नलिकीय कोशिका आयनिक साम्य (Equilibrium) में सहायता करती है
(d) नलिकीय स्रावण, मूत्र निर्माण की प्रक्रिया में महत्त्वपूर्ण चरण नहीं है

62. **नेफ्रॉन के भागों तथा उनके कार्यों के गलत युग्म का चयन कीजिए।**
(a) बोमेन कैप्सूल–ग्लोमेरूलर फिल्टरेशन
(b) PCT– Na^+ तथा K^+ का पुनःअवशोषण
(c) DCT– ग्लूकोस का पुनःअवशोषण
(d) हेनले लूप–मूत्र का सान्द्रण

63. **निम्न में से कौन-सा पद मूत्र निर्माण का हिस्सा है?**
(a) परानिस्यन्दन (b) वरणात्मक पुनरावशोषण
(c) वाहिकीय स्रावण (d) ये सभी

64. **वृक्क में नेफ्रॉन की संग्राहक नलिका फैली होती है, कॉर्टेक्स से**
(a) कैप्सूल भाग तक
(b) मेड्यूला के भीतरी भाग तक
(c) मेड्यूला के बाहरी भाग तक
(d) मेड्यूला के मध्य भाग तक

65. **संग्राहक नलिका का कार्य है**
(a) जल का पुनःअवशोषण (b) परासरणता बनाए रखना
(c) pH का नियमन (d) उपरोक्त सभी

66. **स्तनधारियों में सामान्यतया कौन-सी रुधिर वाहिनी यूरिया की सर्वाधिक मात्रा का वहन करेगी?**
(a) पृष्ठ महाधमनी (b) यकृत शिरा
(c) यकृत निवाहिका शिरा (d) वृक्कीय शिरा

67. **रुधिर प्लाज्मा का ग्लोमेरूलस से बोमेन कैप्सूल में फिल्टरेशन किस कारण होता है?**
(a) डायलाइसिस (b) अवशोषण
(c) ग्लोमेरूलस हाइड्रोस्टेटिक दाब (d) स्रावण

68. **ग्लोमेरूलर फिल्टरेशन दर में कमी सक्रिय करती है**
(a) जक्सटा मेड्यूलरी भाग को रेनिन स्रावित करने हेतु
(b) एड्रीनल कॉर्टेक्स को एल्डोस्टीरॉन स्रावित करने हेतु
(c) एड्रीनल मेड्यूला को हॉर्मोन स्रावित करने हेतु
(d) पश्च पीयूष ग्रन्थि को वैसोप्रेसिन स्रावित करने हेतु

69. **हम सान्द्र या तनु मूत्र उत्पन्न कर सकते हैं। इस प्रक्रिया में एक विशिष्ट प्रणाली से सहायता मिलती है। यह प्रणाली कौन-सी है?**
(a) PCT द्वारा पुनरावशोषण
(b) संग्राही वाहिनी द्वारा पुनरावशोषण
(c) DCT में पुनरावशोषण/स्रावण
(d) हेनले पाश/वासा रेक्टा में काउण्टर करन्ट (Counter current) प्रणाली

70. **वासा रेक्टा परिनलिका कैपिलेरी जाल** (Peritubular capillaries network) **से निकलने वाली एक सूक्ष्म वाहिका हैं, जोकि**
(a) जक्सटा कैपिलेरी ग्लोमेरूलस उपकरण भी कहलाता है
(b) हेनले लूप के समानान्तर रहता है
(c) PCT के समानान्तर रहता है
(d) DCT के समानान्तर रहता है

71. **नेफ्रॉन में काउण्टर करन्ट** (Counter current) **प्रणाली सम्पन्न होती है**
(a) वासा रेक्टा की आरोही तथा अवरोही भुजा के मध्य
(b) हेनले लूप की अवरोही भुजा में
(c) हेनले लूप की आरोही भुजा में
(d) हेनले लूप तथा वासा रेक्टा के मध्य

72. **वास रेक्टा में कॉर्टेक्स** (Cortex) **तथा आन्तरिक मेड्यूला की परासरणता क्रमशः होती है**
(a) 300 mL Osmol/L, 1200 mL Osmol/L
(b) 200 mL Osmol/L, 1300 mL Osmol/L
(c) 1200 mL Osmol/L, 300 mL Osmol/L
(d) उपरोक्त में से कोई नहीं

73. **मेड्यूलरी ग्रेडिएन्ट प्रमुखतया विकसित होती है**
(a) NaCl तथा यूरिया के कारण
(b) NaCl तथा ग्लूकोस के कारण
(c) ग्लूकोस तथा यूरिया के कारण
(d) अमोनिया तथा ग्लूकोस के कारण

74. NaCl **का परिवहन हेनले लूप की आरोही भुजा द्वारा होता है, जिसको परिवर्तित किया जाता है**
(a) DCT के साथ
(b) PCT के साथ
(c) वासा रेक्टा की आरोही भुजा के साथ
(d) वासा रेक्टा की अवरोही भुजा के साथ

75. **काउण्टर करन्ट** (Counter current) **क्रियाविधि सान्द्रता प्रवणता** (Gradient) **को बनाए रखने में सहायता करती है, यह प्रवणता सहायता करती है**
(a) मेड्यूला से संग्राहक नलिका में जल के सहज अवशोषण में, जिससे मूत्र का सान्द्रण होता है
(b) संग्राहक नलिका से अन्तराकाशी तरल में जल के सहज अवशोषण में, जिससे मूत्र का सान्द्रण होता है
(c) मेड्यूला के अन्तराकाशी तरल से संग्राहक नलिका में जल के सहज अवशोषण में, जिसमें मूत्र का तनुकरण होता है
(d) संग्राहक नलिका तथा मेड्यूला के बीच जल के अवशोषण के सन्दमन में जिससे समपरासरणी मूत्र का निर्माण होता है

38. (b)	39. (c)	40. (d)	41. (b)	42. (d)	43. (b)	44. (c)	45. (a)	46. (a)	47. (c)
48. (a)	49. (d)	50. (c)	51. (b)	52. (d)	53. (d)	54. (a)	55. (d)	56. (b)	57. (b)
58. (d)	59. (b)	60. (d)	61. (d)	62. (c)	63. (d)	64. (b)	65. (d)	66. (b)	67. (c)
68. (d)	69. (d)	70. (b)	71. (d)	72. (a)	73. (a)	74. (d)	75. (b)		

76. **मानव का मूत्र सामान्यतया अम्लीय होता है, क्योंकि**
(a) परिनलिका कैपिलेरी में एक सोडियम के बदले एक हाइड्रोजन आयन को बदला जाता है
(b) उत्सर्जित प्लाज्मा प्रोटीन अम्लीय होती हैं
(c) पोटैशियम तथा सोडियम का विनिमय (Exchange) अम्लीयता उत्पन्न करता है
(d) हाइड्रोजन आयन सक्रिय रूप से फिल्टरेट में स्रावित होते रहते हैं

77. **वृक्कीय तरल, जोकि कॉर्टेक्स तरल तथा रुधिर के समपरासरणी हो, पाया जाता है**
(a) संग्राहक नलिका तथा आरोही भुजा में
(b) दूरस्थ कुण्डलित नलिका तथा आरोही भुजा में
(c) समीपस्थ कुण्डलित नलिका तथा दूरस्थ कुण्डलित नलिका में
(d) हेनले लूप की आरोही भुजा तथा अवरोही भुजा में

78. **Na^+ तथा Cl^- दोनों का पुनरावशोषण होता है**
(a) हेनले लूप की आरोही भुजा में
(b) समीपस्थ कुण्डलित नलिका में
(c) हेनले लूप की अवरोही भुजा में
(d) दूरस्थ कुण्डलित नलिका में

79. **निम्न में से कौन-सा कथन असत्य है?**
(a) मूत्रण प्रतिवर्ती (Reflex) क्रिया द्वारा होता है
(b) ADH जल को निकालने में सहायक है, जिससे मूत्र अल्पपरासरणी बनता है
(c) बोमैन कैप्सूल में रुधिर प्लाज्मा में प्रोटीन रहित तरल फिल्टर होता है
(d) मूत्र के सान्द्रण में हेनले लूप का महत्त्वपूर्ण योगदान है

80. **परासरण नियमन का कार्य है**
(a) ऑक्सीटोसिन का
(b) ADH का
(c) प्रोलैक्टिन का
(d) दोनों (a) तथा (b)

81. **वृक्कों की क्रियाविधि का प्रभावी ढंग से नियमन किसके द्वारा होता है**
(a) ANF (b) JGA
(c) HCG (d) दोनों (a) तथा (b)

82. **नेफ्रॉन के DCT तथा संग्राहक नलिका भाग में जल का पुनः अवशोषण किस का कार्य है?**
(a) प्रोलैक्टिन का
(b) ऑक्सीटोसिन का
(c) वैसोप्रेसिन का
(d) ल्यूटिनाइजिंग हॉर्मोन का

83. **वृक्क नलिका के अन्तिम भाग में जल के पुनःअवशोषण को सरल बनाता है**
(a) एण्टीडाइयूरेटिक हॉर्मोन (ADH)
(b) वैसोप्रेसिन
(c) रेनिन
(d) दोनों (a) तथा (b)

84. **वृक्क के कार्य नियमन के सन्दर्भ में निम्नलिखित में से सही कथन को चुनिए।**
(a) ठण्डे तापमान से सम्पर्क ADH की नियुक्ति को उत्तेजित करता है
(b) ग्लोमेरुलर रुधिर प्रवाह में वृद्धि एन्जियोटेन्सिन-II के निर्माण को उत्तेजित करती है
(c) गर्मियों में जब शरीर से वाष्पीकरण द्वारा जल की अत्यधिक हानि होती है, तो ADH की निर्मुक्ति घट जाती है
(d) जब कोई व्यक्ति अत्यधिक पानी पीता है तो ADH की निर्मुक्ति घट जाती है।

85. **GFR (ग्लोमेरूलर निस्यन्दन दर) का स्वनियमन होता है**
(a) रेनिन-एन्जियोटेन्सिन क्रियाविधि द्वारा
(b) जक्स्टा ग्लोमेरूलस उपकरण (JGA) द्वारा
(c) वैसोप्रेसिन द्वारा
(d) उपरोक्त सभी

86. **रेनिन का स्रावण होता है**
(a) जक्सटा मेड्यूलरी नेफ्रॉन से (b) पोडोसाइट से
(c) नेफ्रिडिया से (d) आमाशय से

87. **निम्न में से कौन अधिक मात्रा में तनु मूत्र के निर्माण को प्रेरित नहीं करता है?**
(a) एल्कोहॉल
(b) कैफीन
(c) रेनिन
(d) अलिन्दीय नेट्रियूरेटिक कारक

88. **निम्न में से क्या दूरस्थ कुण्डलित नलिका में सोडियम के पुनःअवशोषण को बढ़ा देता है?**
(a) एल्डोस्टीरॉन का बढ़ा हुआ स्तर
(b) एण्टीडाइयूरेटिक हॉर्मोन का बढ़ा हुआ स्तर
(c) एल्डोस्टीरॉन का घटा हुआ स्तर
(d) एण्टीडाइयूरेटिक हॉर्मोन का घटा हुआ स्तर

89. **अलिन्दीय नेट्रियूरेटिक कारक (ANF) का स्रावण होता है**
(a) फेफड़ों से (b) वृक्कों से
(c) हृदय से (d) इन सभी से

90. **ANF नियन्त्रण करती है**
(a) ऑक्सीटोसिन रेनिन क्रियाविधि का
(b) काउण्टर करन्ट क्रियाविधि का
(c) रेनिन-एन्जियोटेन्सिन क्रियाविधि का
(d) ऑक्सीटोसिन-एन्जियोटेन्सिन क्रियाविधि का

91. **एन्जियोटेन्सिन-II, ग्लोमेरूलर रुधिर दाब तथा GFR को बढ़ा देता है, क्योंकि यह है एक**
(a) परासरण नियामक (b) वैसोकॉन्सट्रीक्टर
(c) वैसोडायलेटर (d) इनमें से कोई नहीं

92. **दूरस्थ कुण्डलित नलिका (DCT) में जल का अवशोषण नियन्त्रित होता है**
(a) ADH द्वारा (b) ACTH द्वारा
(c) LH द्वारा (d) ऑक्सीटोसिन द्वारा

93. निम्न में से कौन-सा हॉर्मोन मूत्र के तनुकरण या सान्द्रण का प्रमुख नियन्त्रक है?
(a) ADH (b) ऑक्सीटोसिन
(c) थाइमोसिन (d) इन्सुलिन

94. जक्स्टा मेड्यूलरी नेफ्रॉन का प्रमुख कार्य क्या है?
(a) यूरिया संग्रहण (b) जल संरक्षण
(c) मूत्र का तनुकरण (d) ये सभी

95. निम्नलिखित में से कौन-सा युग्म सही नहीं है?
(a) ADH –रुधिर के एन्जियोटेन्सिनोजन को एन्जियोटेन्सिन में बदल जाने को रोकता है
(b) एल्डोस्टेरॉन - जल के पुनरावशोषण में मदद करता है
(c) ANF – सोडियम के पुनरावशोषण को बढ़ावा देता है
(d) रेनिन – इससे वाहिका का प्रसार होता है

96. होमियोस्टेसिस शब्द का प्रयोग करने वाले प्रथम वैज्ञानिक थे
(a) लेडविग (1844) (b) क्लॉड बर्नार्ड (1855)
(c) वाल्टर केनल (1855) (d) मैल्पीधी (1848)

97. एक वयस्क व्यक्ति औसतन मूत्र उत्सर्जित करता है
(a) 2-3 L प्रतिदिन (b) 1-1.5 L प्रतिदिन
(c) 2-5 L प्रतिदिन (d) 4-5 L प्रतिदिन

98. सामान्य मनुष्य के मूत्र में उपस्थित यूरिया की मात्रा होती है
(a) लगभग 0.03% (b) लगभग 2.0%
(c) लगभग 0.2% (d) अनुपस्थित

99. औसतन प्रतिदिन कितने gm यूरिया का उत्सर्जन शरीर से होता है?
(a) 25-30 gm (b) 30-35 gm
(c) 20-25 gm (d) 35-40 gm

100. मनुष्य के सामान्य मूत्र में अकार्बनिक लवणों की सान्द्रता होती है, लगभग
(a) 0.15% (b) 2.5% (c) 15% (d) 0.25%

101. मनुष्य के मूत्र का pH कितना होता है
(a) 8.00 (b) 7.5
(c) 6.00 (d) 9.00

102. कशेरुकियों के मूत्र का पीला रंग होता है
(a) मिलेनिन के कारण (b) यूरिक अम्ल के कारण
(c) यूरोक्रोम के कारण (d) कोलेस्ट्रॉल के कारण

103. मनुष्य में मेटाबॉलिक पदार्थ ग्वानीन तथा एडीनीन किस रूप में उत्सर्जित होते हैं?
(a) यूरिक अम्ल (b) यूरिया
(c) अमोनिया (d) ऐलेन्टॉइन

104. निम्न में से कौन-सा कथन रुधिर डायलाइसिस की प्रक्रिया के सन्दर्भ में सही है?
(a) रुधिर डायलाइसिस वृक्क की खराबी दूर करने का अन्तिम उपाय है
(b) रोगी की धमनी से रुधिर निकालकर उसमें हिपेरिन मिलाकर डायलाइसिस इकाई (Dialysing unit) में भेजा जाता है
(c) डायलाइसिस इकाई में कुण्डलित पैराफिन नली होती है, जोकि डायलाइसिस द्रव से घिरी रहती है
(d) डायलाइसिस द्रव का संगठन रुधिर प्लाज्मा से अलग होता है

105. वृक्कों के अतिरिक्त कौन-से अन्य अंग उत्सर्जन में सहायता करते हैं?
(a) फेफड़े (Lungs) (b) त्वचा (Skin)
(c) प्लीहा (Spleen) (d) दोनों (a) तथा (b)

106. मानव में पसीने का प्राथमिक कार्य है
(a) उत्सर्जन (b) त्वचा को ठण्डा रखना
(c) दोनों (a) तथा (b) (d) यूरिया का निकालना

107. यूरेमिया एक रोग है, जिसमें अधिकता होती है
(a) रुधिर में ग्लूकोस की (b) रुधिर में यूरिया की
(c) रुधिर में कोलेस्ट्रॉल की (d) रुधिर में WBCs की

108. एक व्यक्ति में, जो भूखा रहते हुए भोजन, जल तथा पेय नहीं ले रहा है,
(a) मूत्र में कम यूरिया (b) मूत्र में कम वसाएँ
(c) रुधिर मे अधिक ग्लूकोस (d) रुधिर में अधिक यूरिया

109. डाइयूरेसिस (Diuresis) एक दशा है, जो पहचानी जाती है
(a) इलेक्ट्रोलाइट सन्तुलन में कमी द्वारा
(b) मूत्र आयतन में वृद्धि द्वारा
(c) बढ़े हुए ग्लूोस उत्सर्जन द्वारा
(d) मूत्र आयतन में कमी द्वारा

110. मूत्र में क्रिएटिनिन देखा जाता है।
(a) स्तनपान करवाने वाली स्त्रियों में
(b) गर्भवती स्त्रियों में
(c) बच्चे में
(d) इन सभी में

111. एक व्यक्ति जो एक लम्बी भूख हड़ताल पर बैठा है और मात्र जल ही ग्रहण कर रहा है, उसके
(a) मूत्र में अधिक सोडियम होगा
(b) मूत्र में कम अमीनो अम्ल होगा
(c) रुधिर में अधिक ग्लूकोस होगा
(d) मूत्र में उपेक्षाकृत कम यूरिया होगा

112. भोजन में अधिक शर्करा मूत्र में निम्न में से किस की मात्रा बढ़ा सकती है?
(a) यूरिक अम्ल (b) फॉस्फेट्स
(c) सोडियम क्लोराइड (d) ग्लूकोस

76. (d)	77. (c)	78. (a)	79. (b)	80. (b)	81. (d)	82. (c)	83. (d)	84. (d)	85. (d)
86. (a)	87. (c)	88. (a)	89. (c)	90. (c)	91. (b)	92. (a)	93. (a)	94. (b)	95. (a)
96. (c)	97. (b)	98. (b)	99. (a)	100. (b)	101. (c)	102. (c)	103. (a)	104. (b)	105. (d)
106. (b)	107. (b)	108. (d)	109. (b)	110. (d)	111. (a)	112. (d)			

नर्सिंग एग्जाम गैलरी

1. ज्वाला कोशिका का कार्य है *(MPNHM CHO 2021)*

(a) मलत्याग (b) पाचन
(c) श्वसन (d) प्रजनन

2. वृक्क की क्रियात्मक इकाई है *(UPNHM Staff Nurse 2019)*

(a) न्यूरॉन (b) नेफ्रॉन
(c) एल्वियोली (d) प्लूरा

3. मूत्र का मुख्य विलेय घटक है *(UPNHM Staff Nurse 2019)*

(a) यूरिया (b) ग्लूकोस
(c) एग्लूटिन (d) यूरोबिलिनोजन

4. मूत्राशय का अस्तर बना होता है *(GMCH Chandigarh 2019)*

(a) सरल उपकला से
(b) स्तरित उपकला से
(c) परिवर्तनीय उपकला से
(d) कूट स्तरित उपकला से

5. मैल्पीघी काय किसके द्वारा निर्मित होता है? *(DME Karnataka Staff Nurse 2018)*

(a) केवल ग्लोमेरूलस
(b) अपवाही वाहिका
(c) अभिवाही वाहिका
(d) बोमेन कैप्सूल

6. शरीर में pH का नियमन किया जाता है *(AIIMS Nagpur 2018)*

(a) प्लीहा द्वारा (b) यकृत द्वारा
(c) हृदय द्वारा (d) वृक्क द्वारा

7. .... वृक्कीय नलिकाओं द्वारा पूर्ण रूप से पुनरावशोषित हो जाती है। *(AIIMS Bhopal 2018)*

(a) पोटैशियम (b) क्रिएटिनिन
(c) ग्लूकोस (d) यूरिक एसिड

8. एक वयस्क में सामान्य कैल्शियम स्तर होता है *(DSSSB Staff Nurse 2017)*

(a) 8.6-10 mg/dL (b) 10-13 mg/dL
(c) 13-15 mg/dL (d) 15-19 mg/dL

9. वयस्क में सामान्य ग्लोमेरूलर फिल्टरेशन दर (GFR) होती है *(DSSSB Staff Nurse 2017)*

(a) 50 mL/मिनट (b) 100 mL/मिनट
(c) 13-15 mL/मिनट (d) 15-19 mL/मिनट

10. प्रत्येक मानव वृक्क में बड़ी संख्या मे छनन इकाइयाँ (Filtration units) होती हैं जिन्हें .... कहते हैं। *(ESIC Staff Nurse 2016)*

(a) नेफ्र्यून (b) नेफ्रॉन
(c) न्यूरॉन (d) न्यूट्रॉन

11. एक स्वस्थ पुरुष, जिसका भार 70 kg है, के शरीर में पानी की कुल मात्रा लगभग कितनी होगी? *(ESIC Staff Nurse 2016)*

(a) 22 L (b) 32 L
(c) 42 L (d) 52 L

12. मूत्र करने के लिए प्रबल इच्छा तब होती है, जब मूत्राशय की मात्रा .... तक बढ़ जाती है। *(ESIC Staff Nurse 2016)*

(a) 400 mL (b) 600 mL
(c) 800 mL (d) 1000 mL

13. वृक्क का मुख्य कार्य है *(RRB Staff Nurse 2015)*

(a) ऑक्सीजन का निकालना
(b) द्रव सन्तुलन नियमन व अपशिष्ट उत्पादों को निकालना
(c) विटामिन का मेटाबॉलिज्म
(d) कार्बन डाइऑक्साइड का निकालना

14. मूत्र की सामान्य pH होती है *(KPSC Staff Nurse 2015)*

(a) 4.6-8 (b) 3-5.5
(c) 6.5-9 (d) 4.6-6

15. प्रोटीन उपापचय का प्रमुख उत्पाद है *(BSF Staff Nurse 2014)*

(a) आयोडीन (b) यूरिया
(c) कार्बोहाइड्रेट (d) ग्लाइकोजन

16. किसके अतिरिक्त निम्नलिखित सभी वृक्क के कार्य हैं? *(BSF Staff Nurse 2014)*

(a) इरिथ्रोपोइटिन का निर्माण
(b) यूरिया का निर्माण
(c) जल सन्तुलन बनाए रखना
(d) अम्ल सन्तुलन बनाए रखना

17. वृक्क स्थित होते हैं *(RUHS Pb. B.Sc. Nsg 2014)*

(a) उदरीय गुहा में (In abdominal cavity)
(b) श्रोणीय गुहा में (In pelvic cavity)
(c) वक्षीय गुहा में (In thoracic cavity)
(d) पृष्ठीय गुहा में (In dorsal cavity)

18. द्रव सन्तुलन का नियमन होता है *(LNJP Staff Nurse 2012)*

(a) हृदय द्वारा
(b) फुफ्फुस द्वारा
(c) वृक्क द्वारा
(d) मस्तिष्क द्वारा

19. विद्युत-अपघट्य (Electrolyte) सन्तुलन का नियमन होता है *(LNJP Staff Nurse 2012)*

(a) हृदय द्वारा (b) वृक्क द्वारा
(c) यकृत द्वारा (d) मस्तिष्क द्वारा

---

1. (a) 2. (b) 3. (a) 4. (c) 5. (d) 6. (d) 7. (c) 8. (a) 9. (b) 10. (b)
11. (c) 12. (b) 13. (b) 14. (a) 15. (b) 16. (b) 17. (a) 18. (c) 19. (b)

करेक्ट सॉल्यूशन्स

टॉपिकल प्रैक्टिस

1. (*b*) मेटाबॉलिक अपशिष्टों (Metabollic wastes) का शरीर से निष्कासन ही उत्सर्जन कहलाता है।

2. (*a*) अमोनिया सबसे अधिक विषाक्त होता है, जिसके निष्कासन के लिए अधिक जल की आवश्यकता होती है, जबकि यूरिक अम्ल सबसे कम विषाक्त होता है, जिसके निष्कासन के लिए सबसे कम जल की आवश्यकता होती है।

3. (*b*) यूरिया का यकृत में निर्माण अमोनिया व कार्बन डाइऑक्साइड के संयोग से होता है।

$$2NH_3 + CO_2 \xrightarrow{\text{यकृत}} \underset{\text{यूरिया}}{NH_2CONH_2} + H_2O$$

4. (*a*) स्थलीय जीवों में कार्यिकीय अनुकूलन ने जल की हानि को कम करने के लिए यूरिया, यूरिक अम्ल, जैसे कम विषाक्त नाइट्रोजनी अपशिष्टों के उत्पादन को आवश्यक बना दिया है।

7. (*c*) वृक्क के केन्द्रीय भाग की भीतरी अवतल सतह के मध्य एक खाँच होती है, जिसे हाइलम (नाभिका) कहते हैं। इससे होकर मूत्र नलिका, रुधिर वाहिनी और तन्त्रिकाएँ प्रवेश करती हैं।

10. (*c*) वृक्क के मेड्यूला में 8-13 त्रिभुजाकार संरचनाएँ पाई जाती हैं, जिन्हें रीनल पिरामिड कहते हैं। ये वृक्क के कॉर्टेक्स के पतले भाग द्वारा एक-दूसरे से पृथक् रहते हैं, जिन्हें बर्टीनी के स्तम्भ कहते हैं।

11. (*d*) मानव के वृक्कों की संरचनात्मक एवं क्रियात्मक इकाइयाँ नेफ्रॉन कहलाती हैं। प्रत्येक वृक्क में इनकी संख्या 10-12 लाख होती है।

12. (*a*) प्रत्येक वृक्क में लगभग 10 लाख (1 मिलियन) जटिल नलिकाकार संरचना नेफ्रॉन उपस्थित होती हैं, जो वृक्क की संरचनात्मक एवं क्रियात्मक इकाई हैं।

16. (*c*) ग्लोमेरूलस में स्थित एफरेन्ट धमनिकाएँ (ग्लोमेरूलस में रुधिर लाने वाली) इफरेन्ट धमनिकाओं (ग्लोमेरूलस से रुधिर ले जाने वाली) से मोटी होती है।

इस कारण ग्लोमेरूलस में एक हाइड्रोस्टेटिक दाब (Hydrostatic pressure) का निर्माण होता है, जिसके कारण जल की अधिकांश मात्रा, ग्लूकोस, सभी अमीनो अम्ल, यूरिया तथा सोडियम व पोटैशियम के लवण से छनकर बोमैन कैप्सूल में आ जाते हैं।

17. (*b*) ब्रश बॉर्डर, समीपस्थ कुण्डलित नलिका में स्थित होता है। इनका मुख्य कार्य अवशोषण तल को बढ़ाना होता है।

19. (*a*) लगभग 80% नेफ्रॉन में अत्यधिक छोटे हेनले लूप पाए जाते हैं। अतः ये वृक्क के कॉर्टेक्स भाग में स्थित होते हैं।

20. (*d*) हेनले का लूप, वृक्कों के मेड्यूला में उपस्थित होता है। इसकी मूत्र की सान्द्रता नियमन में महत्त्वपूर्ण भूमिका होती है।

21. (*b*) वृक्क नलिका के चारों ओर कैपिलेरी जाल (Capillary network) की बनी हुई सूक्ष्म वाहिका हेनले लूप के समानान्तर चलते हुए 'U' आकार की आकार की संरचना बनाती है, जिसे वासा रेक्टा कहते हैं।

22. (*b*) कॉर्टिकल नेफ्रॉन में वासा रेक्टा (Vasa recta) या तो अनुपस्थित या अत्यधिक ह्रासित (Reduced) होता है।

24. (*d*) हेनले लूप की आरोही भुजा आगे की ओर अत्यधिक कुण्डलित नलिका में फैली रहती है, जिसे दूरस्थ कुण्डलित नलिका (DCT) कहते हैं।

25. (*b*) दूरस्थ कुण्डलित नलिका की दीवार घनाकार उपकला (Cuboidal epithelium) से स्तरित रहती है।

27. (*a*) हेनले लूप की लम्बाई के आधार पर नेफ्रॉन दो प्रकार के होते हैं।

कॉर्टिकल नेफ्रॉन	जक्स्टा मेड्यूलरी नेफ्रॉन
अधिकांश जन्तुओं में उपस्थित (केवल उन्हें छोड़कर जोकि विशिष्ट मरुस्थलीय स्थितियों के लिए अनुकूलित होते हैं।)	तुलनात्मक रूप में कम जन्तुओं में उपस्थित, जिनमें जल के संरक्षण की विशिष्ट क्षमता पाई जाती है।
हेनले लूप बहुत छोटा होता है; जैसे–मछली, खरगोश, आदि।	हेनले लूप लम्बा होता है; जैसे – ऊँट, कंगारू, आदि।
वासा रेक्टा अनुपस्थित या ह्रासित होता है।	वासा रेक्टा स्पष्ट होता है।

28. (*d*) जक्स्टा मेड्यूलरी नेफ्रॉन में निम्न विशेषता होती है

(i) वासा रेक्टा स्पष्ट होता है।

(ii) हेनले लूप लम्बा होता है।

(iii) हेनले लूप मेड्यूला में अधिक गहराई तक धँसा होता है।

30. (*b*) बेलिनी की वाहिनियाँ एक चौड़ी प्रमुख संग्रह वाहिनी होती है, जो वृक्कीय कैलिक्स में खुलती है।

32. (*b*) मूत्राशय में लम्बवत् तथा वलयाकार पेशियाँ पाई जाती हैं, जिन्हें डीट्रूसर पेशियाँ कहते हैं। ये पेशियाँ मूत्राशय को फैलाने में सहायता करती हैं।

34. (*c*) यूरिया संश्लेषण प्रक्रिया की खोज सन् 1932 में क्रेब्स एवं हैन्सलेट ने की थी।

38. (*b*) मूत्र का निर्माण वृक्क के नेफ्रॉन में होता है। इस प्रक्रिया का वर्णन लडविग नामक वैज्ञानिक ने किया था।

42. (*d*) एक स्वस्थ व्यक्ति में GFR 125 mL/min या 180 L/दिन होती है।

46. (*a*) ग्लोमेरूलस फिल्टरेट में मुख्यतया रुधिराणु तथा प्रोटीन रहित प्लाज्मा होता है, क्योंकि आकार में बड़े होने के कारण इन दोनों का ग्लोमेरूलस फिल्टरेशन नहीं हो पाता है।

47. (*c*) JGA एक विशिष्ट संवेदी क्षेत्र है, जिसका निर्माण दूरस्थ कुण्डलित नलिका (DCT) तथा एफरेन्ट धमनिका के सम्पर्क स्थल पर कोशिकीय रूपान्तरणों से होता है।

49. (*d*) प्रतिदिन निर्मित फिल्टरेट (180 L) के आयतन की तुलना प्रतिदिन स्रावित होने वाले मूत्र (1.5 L) से करने पर यह स्पष्ट हो जाता है, कि फिल्टरेट की लगभग 99% मात्रा का पुनःअवशोषण (Reabsorption) हो जाता है।

54. (*a*) समीपस्थ कुण्डलित नलिका (Proximal convoluted tubule) अधिकांश जल की मात्रा का पुनःअवशोषण करती है। अतः यदि इसे निकाल दिया जाए, तो तनु मूत्र का निर्माण अधिक होगा।

55. (*d*) हेनले लूप में न्यूनतम पुनःअवशोषण होता है, परन्तु यह क्षेत्र मेड्यूला अन्तराकाशी द्रव की उच्च परासरणता (Osmolarity) बनाए रखने में महत्त्वपूर्ण भूमिका निभाता है।

59. (*b*) हेनले का लूप मूत्र को सान्द्रित करता है। यह जल के संरक्षण के लिए उन जन्तुओं में अधिक विकसित पाया जाता है, जोकि मरुस्थलीय परिस्थितियों में पाए जाते हैं, जो जन्तु तनु मूत्र का निर्माण करते हैं, जैसे कि मछली में हेनले लूप या तो छोटा होता है या अनुपस्थित होता है।

62. (*c*) दूरस्थ कुण्डलित नलिका (DCT) में Na^+ तथा जल का पुनःअवशोषण होता है। DCT, HCO_3^- के पुनःअवशोषण तथा रुधिर में Na-K सन्तुलन और pH को बनाए रखने के लिए H^+, K^+ तथा अमोनिया के चयनात्मक स्रावण में भी सक्षम है।

63. (*d*) परानिस्यन्दन, वरणात्मक पुनरावशोषण एवं वाहिकीय स्रावण तीनों मूत्र निर्माण का हिस्सा हैं।

64. (*b*) संग्राहक नलिका एक लम्बी नलिका है, जोकि वृक्क के कॉर्टेक्स भाग में आन्तरिक मेड्यूलरी भाग तक फैली होती है।

66. (*b*) यूरिया का संश्लेषण यकृत में होता है। अतः यकृत शिरा में यूरिया की सर्वाधिक मात्रा, जबकि वृक्क शिरा में यूरिया की सबसे कम मात्रा उपस्थित होगी।

68. (*d*) ग्लोमेरूलस फिल्टरेशन दर में कमी होने पर पश्च पीयूष ग्रन्थि से वैसोप्रेसिन का स्रावण बढ़ जाता है, जिससे रुधिर वाहिनियाँ संकुचित हो जाती हैं तथा रुधिर दाब बढ़ने से निस्यन्दन दर भी बढ़ती है।

69. (*d*) वासा रेक्टा एवं हेनले का लूप मिलकर काउण्टर करन्ट प्रणाली बनाते हैं, जिससे जीवधारियों में मूत्र सान्द्रित या तनु होता है।

70. (*b*) वासा रेक्टा, जक्स्टा मेड्यूलरी नेफ्रॉन में हेनले के लूप के समानान्तर चलने वाली रुधिर वाहिका है, जोकि इन नेफ्रॉन में काउण्टर करन्ट तन्त्र का निर्माण करती है।

78. (*a*) हेनले लूप की आरोही भुजा का प्रारम्भिक भाग Na^+ तथा Cl^- के लिए पूर्ण पारगम्य होती है।

80. (*b*) ADH या एण्डीडाइयूरेटिक हॉर्मोन DCT की पारगम्यता को बढ़ाकर हमारे शरीर से जल की हानि को रोकता है। अतः यह हमारे शरीर के परासरण नियमन में सहायक है।

86. (*a*) रेनिन का स्रावण जक्सटा मेड्यूलरी नेफ्रॉन द्वारा होता है, जो शरीर के द्रव आयतन का नियमन करती है।

88. (*a*) ऐल्डोस्टीरॉन के स्तर में वृद्धि DCT में सोडियम के पुनःअवशोषण को बढ़ाती है। यह एड्रीनल ग्रन्थि के बाह्य स्तर द्वारा स्रावित होता है।

91. (*b*) एन्जियोटेन्सिन-II एक तीव्र वैसोकॉन्सट्रीक्टर (Vesoconstrictor) है। अतः यह ग्लोमेरूलर रुधिर दाब तथा GFR को बढ़ाता है।

93. (*a*) पीयूष ग्रन्थि से निकलने वाला ADH या एण्टीडाइयूरेटिक हॉर्मोन मूत्र के तनुकरण या सान्द्रण का प्रमुख नियन्त्रक है। इसकी कमी से मूत्र तनु तथा अधिकता से मूत्र सांद्र होता है।

94. (*b*) जक्स्टा मेड्यूलरी नेफ्रॉन काउण्टर करन्ट प्रक्रिया द्वारा जल संरक्षण का प्रमुख कार्य करते हैं।

95. (*a*) पश्च पीयूष ग्रन्थि से निकला ADH या एण्टीडाइयूरेटिक हॉर्मोन दूरस्थ कुण्डलित नलिका से जल का पुनरावशोषण करने में सहायक होता है।

97. (*b*) एक वयस्क व्यक्ति औसतन 1-1.5 L मूत्र प्रतिदिन उत्सर्जित करता है। मूत्र का आयतन बाह्य तापक्रम, शारीरिक क्रियाविधि तथा भीतर ग्रहण किए गए तरल की मात्रा पर निर्भर करती है।

99. (*a*) मूत्र द्वारा प्रतिदिन औसतन 25-30 gm यूरिया का उत्सर्जन किया जाता है। विभिन्न प्रकार की स्थितियाँ, जैसे कि भोजन का प्रकार, मौसमी परिस्थितियाँ, आदि मूत्र के गुणों को प्रभावित कर सकती हैं।

नर्सिंग एग्जाम गैलरी

3. (*a*) मानव मूत्र में मुख्य विलेय घटक नाइट्रोजनी अपशिष्ट यूरिया होता है। इसका निर्माण प्रोटीन मेटाबॉलिज्म द्वारा निर्मित अमोनिया से यकृत में होता है।

5. (*d*) नेफ्रॉन दो भागों में विभक्त होता है
- **मैल्पीघी काय** यह दो भागों; ग्लोमेरूलस एवं बोमेन कैप्सूल से मिलकर बना होता है। इसमें रुधिर का परानिस्यंदन होता है।
- **वृक्क नलिकाएँ** यह समीपस्थ कुण्डलित नलिका, हेनले पाश एवं दूरस्थ कुण्डलित नलिका में बँटी होती है।

7. (*c*) नेफ्रॉन में ग्लूकोस का पूर्णतया पुनरावशोषण हो जाता है। यदि मूत्र में ग्लूकोस उपस्थित होता है, तो यह मधुमेह का संकेत होता है।

9. (*b*) दोनों वृक्कों द्वारा ग्लोमेरूलस में प्रति मिनट निर्मित फिल्टरेट की मात्रा को ही ग्लोमेरूलस फिल्टरेशन दर (GFR) कहते हैं। यह स्वस्थ मानव में 100-125 mL/मिनट होता है।

11. (*c*) हमारे शरीर में कुल भार का 60-65% जल होता है। अत: 70 kg भार के व्यक्ति के शरीर में जल का भार $70 \times \frac{60}{100} = 42$ L होता है।

12. (*b*) एक स्वस्थ व्यक्ति के मूत्राशय में 700-800 mL तक मूत्र संचित हो जाता है, अत: 600 mL तक मूत्र संचित होने पर मूत्रण की इच्छा प्रबल होने लगती है।

13. (*b*) वृक्क का मुख्य कार्य नाइट्रोजनी अपशिष्ट यूरिया के साथ-साथ अधिक जल, लवणों, आयनों, आदि का निष्कासन पर शरीर का कुल द्रव सन्तुलन एवं pH सामान्य बनाए रखना होता है।

अध्याय 01 (f)

पेशीय एवं कंकाल तन्त्र
Muscular and Skeleton System

हम स्टडी करेंगे

• पेशीय तन्त्र • कंकाल तन्त्र • मानव कंकाल

- मनुष्य के पैरों, जबड़ों, जिव्हा, आदि की गति हेतु पेशीय गति बेहद आवश्यक है। पेशियों के संकुचन के गुण के कारण ही मनुष्य और अधिकांश बहुकोशिकीय जीव गमन (Locomotion) और अन्य प्रकार की गतियाँ कर पाते हैं।
- मानव में गति के लिए दो प्रकार के तन्त्र पाए जाते हैं, पहला पेशीय तन्त्र और दूसरा कंकालीय तन्त्र। ये दोनों तन्त्र तन्त्रिका तन्त्र द्वारा नियन्त्रित किए जाते हैं, जिसके द्वारा मानव में गमन होता है।

पेशीय तन्त्र (Muscular System)

- पेशियाँ एक विशेष प्रकार का ऊतक हैं, जिनकी उत्पत्ति **मीसोडर्म** (Mesoderm) से होती है। एक वयस्क मनुष्य के शरीर का लगभग 40-50% भाग पेशियों द्वारा निर्मित होता है।
- पेशियों में उत्तेजनशीलता (Irritability), संकुचनशीलता (Contractile), लचीलापन (Elasticity), आदि गुण पाए जाते हैं।
- संरचना एवं कार्य के आधार पर पेशीय ऊतक निम्नलिखित तीन प्रकार के होते हैं

1. रेखित या ऐच्छिक पेशियाँ (Striated or Voluntary Muscles)

- इन पेशियों का संकुचन जन्तु की इच्छा पर निर्भर करता है। अतः ये पेशियाँ **ऐच्छिक पेशियाँ** कहलाती हैं।
- इन पेशियों में एकान्तर क्रम में गहरे एवं हल्के रंग की पट्टियाँ (Bands) पाई जाती हैं। अतः इन्हें रेखित पेशियाँ भी कहते हैं।
- कंकाल से जुड़े होने के कारण ये **कंकालीय पेशियाँ** (Skeletal muscles) भी कहलाती हैं।
- हाथ-पैरों तथा शरीर को गमन एवं गति प्रदान करने के कारण, इन्हें **दैहिक पेशियाँ** (Somatic muscles) भी कहते हैं।
- ये शरीर की सतह, हाथ-पैर, जिव्हा, ग्रासनली की शुरुआत, आदि में पाई जाती हैं। बाइसेप्स एवं ट्राइसेप्स पेशियाँ इन्हीं से बनती हैं।

2. अरेखित या अनैच्छिक पेशियाँ
(Unstriated or Involuntary Muscles)

- इन पेशियों के संकुचन पर जन्तु की इच्छा का कोई नियन्त्रण नहीं होता है, इसलिए इन्हें **अनैच्छिक पेशियाँ** भी कहते हैं।
- इनके तन्तुओं पर पट्टियाँ (Bands) नहीं होती हैं। अतः इन्हें **अरेखित पेशी तन्तु** भी कहते हैं।
- ये प्रायः खोखले आन्तरिक अंगों की भित्तियों से जुड़ी होती हैं एवं इनमें गति उत्पन्न करती हैं। इसी कारण ये **आन्तरांगीय पेशियाँ** (Visceral muscles) भी कहलाती हैं।
- इनके तन्तु 100-200 μm लम्बे एवं 10 μm व्यास के स्पिन्डल आकार के (Spindle-shaped) और संकरे होते हैं। इन कोशिकाओं के बीच-बीच में तन्तुमय संयोजी ऊतक उपस्थित होता है।
- ये शरीर के आंतरिक अंगों; जैसे–आहारनाल, मूत्राशय, रुधिर वाहिनियों, जनन वाहिनियों, आदि में पाई जाती हैं।

3. हृद पेशियाँ (Cardiac Muscles)

- ये पेशियाँ केवल वर्टीब्रेट्स के हृदय की मांसल भित्तियों में पाई जाती हैं। ये पेशियाँ छोटी, मोटी, बेलनाकार एवं शाखायुक्त पेशी तन्तुओं की बनी होती हैं।
- इन पेशी तन्तुओं में गहरे और हल्के रंग की पट्टियाँ पाई जाती हैं।
- हृद पेशियाँ अनैच्छिक एवं कभी न थकने वाली होती हैं। अतः हम कह सकते हैं, कि ये पेशियाँ संरचना में रेखित, परन्तु कार्य में अरेखित पेशियों के समान होती हैं।
- इन पेशियों की शाखाएँ आपस में अन्तराल सन्धियों द्वारा जुड़ी होती हैं एवं ये सन्धियाँ **इन्टरकैलेटेड डिस्क** (Intercalated discs) कहलाती हैं।

नोट पेशियों की गति से शरीर का तापमान बढ़ता है। यह विशेषतया रेखित पेशी का कार्य है; जैसे–ठण्ड लगने पर कपकपी आना।

रेखित पेशियों की संरचना
(Structure of Striated Muscles)

- शरीर के विभिन्न भागों में होने वाली गतियाँ रेखित पेशियों के कारण होती हैं। मनुष्य के शरीर में पेशी तन्त्र का अधिकांश हिस्सा रेखित पेशियों से मिलकर बना होता है।
- ये पेशियाँ शरीर में उपस्थित अस्थियों से जुड़ी होती हैं। इनके संकुचन तथा शिथिलन (Relaxation) से मनुष्य अपनी इच्छा के अनुसार अपने हाथ व पैरों को हिला सकता है।

रेखित पेशियों की सामान्य संरचना
(General Structure of Striated Muscles)

- मनुष्य के शरीर में प्रत्येक रेखित पेशी कई **पेशी समूहों** या **पूलिकाओं** (Fasciculi) की बनी होती है। प्रत्येक पूलिका के पेशी तन्तु (Muscle fibres) **एण्डोमाइसियम** (Endomycium) नामक महीन व ढीले संयोजी ऊतक में सटी अवस्था में उपस्थित होते हैं।
- पेशी में उपस्थित समस्त पूलिकाएँ **पेरीमाइसियम** (Perimycium) नामक संयोजी ऊतक स्तर से घिरे रहते हैं एवं सम्पूर्ण पेशी के चारों ओर **ऐपीमाइसियम** (Epimycium) नामक सघन संयोजी ऊतक का मजबूत आवरण होता है।
- पेशी के दोनों सिरों पर यही आवरण टेण्डन (Tendon) का निर्माण करता है, जोकि इन पेशियों को अस्थियों से जोड़ता है।
- प्रत्येक पेशी तन्तु पर कोशिका कला (Plasma membrane) का आवरण होता है, जिसे **सार्कोलेमा** (Sarcolemma) कहते हैं। यह विद्युत आवेशित (Electrically charged) तथा अत्यधिक उत्तेजनीय (Excitable) होता है।
- पेशी तन्तु के कोशिकाद्रव्य को **सार्कोप्लाज्म** (Sarcoplasm) कहते हैं, जिसमें कई केन्द्रक उपस्थित होते हैं।
- केन्द्रक के साथ-साथ सार्कोप्लाज्म में कई प्रकार के एन्जाइम्स, ग्लाइकोजन के कण, वसा बिन्दुक (Fat globules), बड़े आकार के माइटोकॉण्ड्रिया (Mitochondria), अन्तःप्रद्रव्यी जालिका (Endoplasmic reticulum), गॉल्जीकाय, लयनकाय (Lysosomes), राइबोसोम्स, आदि कोशिकांग होते हैं।
- मायोएल्ब्युमिन (Myoalbumin), मायोजन (Myogen) एवं मायोग्लोबिन (Myoglobin) नामक घुलनशील प्रोटीन भी सार्कोप्लाज्म में उपस्थित होती है।
- मायोग्लोबिन में ऑक्सीजन (O_2) को बाँधने की क्षमता होती है। इस प्रोटीन में बँधी O_2 पेशी तन्तु की सक्रिय अवस्था में ऊर्जा उत्पादन के लिए ग्लूकोस के ऑक्सीकरण के काम आती है।
- इन संरचनाओं के साथ-साथ सार्कोप्लाज्म में हजारों की संख्या में लम्बी, समानान्तर धागेनुमा छड़ें पाई जाती हैं, जिन्हें **पेशी तन्तुक** (Myofibrils or sarcostyles) कहते हैं। ये सार्कोप्लाज्म के अधिकांश भाग में फैले होते हैं।
- प्रत्येक पेशी तन्तु लगभग 0.1 μm मोटाई (व्यास) का होता है। इसमें गहरे व हल्के रंग की एकान्तर पट्टियाँ उपस्थित होती हैं, जो निम्न हैं
  (a) **हल्के रंग की पट्टियाँ** (Light Bands) इन्हें समदैशिक पट्टियाँ या **I-पट्टियाँ** (Isotropic bands) कहते हैं।
  (b) **गहरे रंग की पट्टियाँ** (Dark Bands) इन्हें विषमदैशिक पट्टियाँ या **A-पट्टियाँ** (A or Anisotropic bands) कहते हैं।

रेखित पेशी तन्तुओं की परासंरचना
(Ultrastructure of Striated Muscle Fibres)

- पेशी की इलेक्ट्रॉन सूक्ष्मदर्शी संरचना का वर्णन **हक्सले** (Huxley; 1957-1981) तथा **मूरे** व **वेबर** (Murray and Weber; 1974) ने किया था।
- प्रत्येक पेशी तन्तुक की लम्बाई में एकान्तर क्रम में गहरी व हल्के रंग की अनुप्रस्थ पट्टियाँ (Transverse bands) उपस्थित होती हैं, जो इन पेशियों को रेखित बनाती हैं।

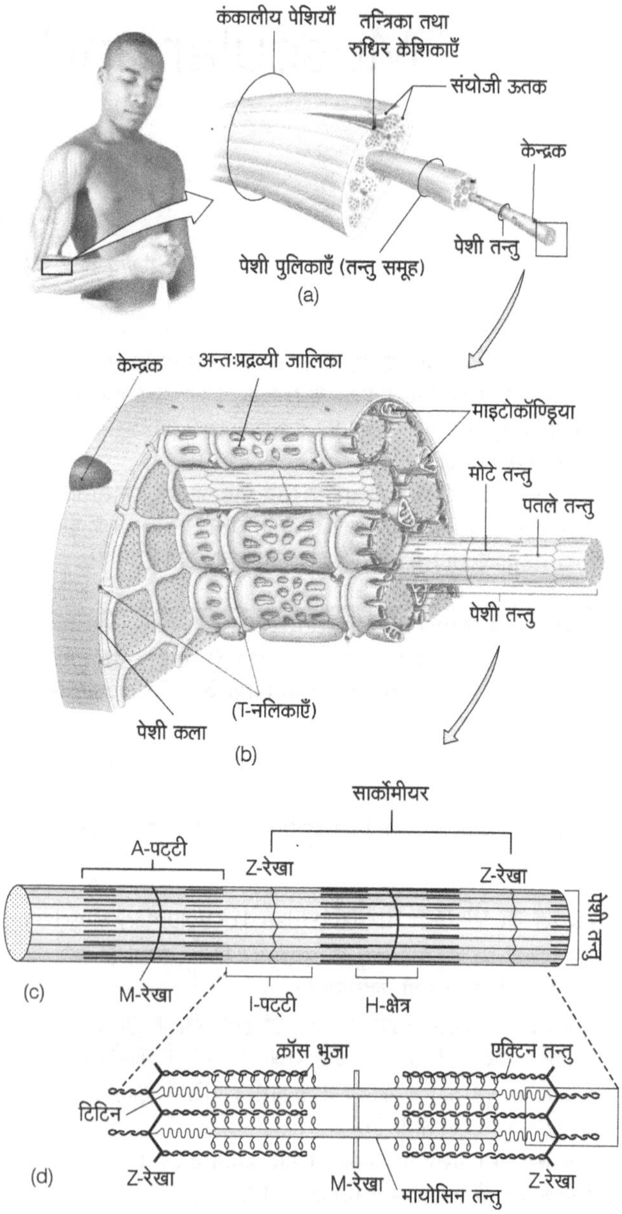

रेखित पेशी तन्तुओं की सूक्ष्म संरचना

- पेशी के प्रत्येक A-पट्टी वाले भाग में **मायोसिन** (Myosin) नामक प्रोटीन से निर्मित मोटी छड़े तथा I-पट्टी वाले भाग में **एक्टिन** (Actin) नामक प्रोटीन से निर्मित महीन छड़ें लम्बाई में एक-दूसरे के समानान्तर फैली रहती हैं। ये छड़ें मायोफिलामेन्ट या **पेशी तन्तु** (Myofilament) कहलाती हैं।
- A-पट्टी के दोनों सिरों पर एक मायोसिन छड़ छः एक्टिन छड़ों से तथा प्रत्येक एक्टिन छड़ तीन मायोसिन छड़ों द्वारा घिरी रहती हैं।
- I-पट्टी के मध्य में एक टेढ़ी-मेढ़ी तन्तुमय अनुप्रस्थ विभाजक पट्टी होती है, जिसके दोनों ओर एक्टिन छड़ें फैली रहती हैं।
- यह पट्टी Z-रेखा या **क्राउस की झिल्ली** (Z-line or disc or Krause's membrane) कहलाती है। दो Z-रेखाओं के मध्य का भाग सार्कोमीयर (Sarcomere) का निर्माण करता है।
- A-पट्टी के मध्य में दिखाई देने वाली एक महीन अनुप्रस्थ रेखा M-रेखा या **हेन्सन की रेखा** (M-line or Hansen's line) कहलाती है।
- इसके दोनों ओर A-पट्टी का कुछ भाग सिरों की तरफ वाले शेष भाग से हल्का दिखाई देता है, क्योंकि आराम की अवस्था में भी एक्टिन छड़ों के सिरे मायोसिन छड़ों के सिरों को घेरे रहते हैं। A-पट्टी का यह हल्का भाग **H-क्षेत्र** (H-zone) कहलाता है।

पेशी संकुचन की क्रियाविधि

(Mechanism of Muscle Contraction)

- **एण्ड्रयू हक्सले** एवं **राल्फ निदरजर्क** (Andrew Huxley and Ralph Niedergerke; 1954) और **हग हक्सले** एवं **जीन हेनसन** (Hugh Huxley and Jean Hanson; 1954) ने पेशी संकुचन की क्रियाविधि समझने के लिए स्लाइडिंग फिलामेन्ट थ्योरी (Sliding filament theory) दी।
- तन्त्रिका और पेशी तन्तु के मध्य सन्धि को **तन्त्रिका पेशी सन्धि स्थान** (Neuromuscular junction) कहते हैं। जब केन्द्रीय तन्त्रिका तन्त्र से तन्त्रिका आवेग तन्त्रिका पेशी सन्धि स्थान तक पहुँचता है, तब रासायनिक पदार्थ एसीटिलकोलीन मुक्त होकर पेशी संकुचन के लिए पेशी तन्तु में आवेग पहुँचाता है।
- पेशी की कला आराम की अवस्था में ध्रुवित (Polarised) अवस्था में होती है। इसकी बाह्य सतह पर धनात्मक और भीतरी सतह पर ऋणात्मक आवेश होता है। एसीटिलकोलीन द्वारा पेशी कला का **विध्रुवण** (Depolarisation) होता है।
- **क्रियात्मक विभव** (Action potential) स्थापित करने के लिए पेशीय कला Na^+ के लिए अत्यधिक पारगम्य हो जाती है एवं लगभग 3 सेकण्ड बाद पेशी तन्तु में संकुचन होता है।
- क्रियात्मक विभव स्थापित होने के कारण पेशी की कला Ca^{2+} आयनों के लिए अत्यधिक पारगम्य (Highly permeable) हो जाती है तथा Ca^{2+} आयन बहुत तेजी से पेशी तन्तुओं के आस-पास जमा हो जाते हैं।
- पेशी तन्तु के एक्टिन छड़ों में उपस्थित ट्रोपोनिन, ट्रोपोमायोसिन से बंध (Bond) तोड़ देता है, जिसके फलस्वरूप F-एक्टिन पर उपस्थित सक्रिय स्थल खुल जाते हैं और क्रॉस ब्रिज (Cross bridge) बनने लगते हैं।
- पेशी संकुचन एक्टिन छड़ की स्लाइडिंग (Sliding) गति के कारण होता है। एक्टिन छड़ें मायोसिन छड़ों की H-पंक्ति या Z-जोन की ओर खिसकती हैं। मायोसिन छड़ों के प्रेरक (Spur) के क्रॉस ब्रिज (Cross bridge) के बनने अथवा टूटने के कारण यह क्रिया होती है।
- वास्तव में एक्टिन छड़ों की गति क्रॉस ब्रिज बनने के बाद उसमें उपस्थित मायोसिन शीर्षों की स्लाइडिंग (Sliding) गति के कारण होती है।
- इस प्रक्रिया में मायोसिन शीर्ष ATP द्वारा ऊर्जा का उपयोग करके पेशी के संकुचन की क्रिया को दोहराते हैं।
- तन्त्रिका आवेग के समाप्त हो जाने पर सार्कोप्लाज्म द्वारा Ca^{2+} के अवशोषण से एक्टिन पुनः ढक जाते हैं, जिसके फलस्वरूप Z-रेखाएँ अपने मूल स्थान पर वापस आ जाती हैं। अतः पेशी में शिथिलन हो जाता है।
- इस प्रक्रिया के कारण सार्कोमीयर छोटा हो जाता है, लेकिन मोटी और पतली छड़ों की लम्बाई नहीं बदलती है।
- A-बैण्ड की लम्बाई ज्यों-की-त्यों रहती हैं, किन्तु I-बैण्ड की लम्बाई कम होती जाती है। ADP और फॉस्फेट मुक्त करके मायोसिन आराम की अवस्था में आ जाती है एवं एक नए ATP के जुड़ने से क्रॉस ब्रिज टूटते हैं।

नोट पेशियों के शीघ्र एवं बार-बार उत्तेजित होने पर उनमें ग्लाइकोजन के अवायवीय विखण्डन से लैक्टिक अम्ल का जमाव होता है, जिससे थकान उत्पन्न होती है।

श्वेत एवं लाल पेशीतन्तु (White and Red Muscle Fibres)

- पेशी कोशिकाओं में ऑक्सीजन का वहन एवं संग्रहण करने वाला लाल रंग का लौह (Iron) युक्त वर्णक (Pigment) **मायोग्लोबिन** उपस्थित होता है।
- कुछ पेशियों में मायोग्लोबिन की मात्रा ज्यादा होती है, जिससे वे लाल रंग के दिखते हैं। ऐसी पेशियों को **लाल पेशी तन्तु** (Red muscle fibres) कहते हैं। ऐसी पेशियों में माइटोकॉण्ड्रिया अधिक होते हैं।
- दूसरी तरफ, कुछ पेशियों में मायोग्लोबिन की बहुत कम मात्रा पाई जाती है, जिससे वे हल्के रंग की अथवा सफेद होती हैं। ये **श्वेत पेशी तन्तु** (White fibres) कहलाती हैं। इनमें माइटोकॉण्ड्रिया की कम संख्या होती है।

रेखित पेशियों के प्रकार (Types of Striated Muscles)

शारीरिक गति के आधार पर रेखित पेशियाँ निम्नलिखित प्रकार की होती हैं

- **फ्लेक्सर** (Flexor) पेशी के संकुचन से बाँह के ऊपर उठने में जोड़ का कोण घटता है; उदाहरण–बाइसेप्स (Biceps)।
- **एक्सटेंसर** (Extensor) पेशी के संकुचन से कोहनी पर बाँह के वापस खुलने में जोड़ का कोण बढ़ता है; उदाहरण–ट्राइसेप्स (Triceps)।
- **एब्डक्टर** (Abductor) पेशी अस्थि को शरीर के मध्य रेखा की ओर खींचती है; उदाहरण–डेल्टोइड्स (Deltoid)।
- **एडक्टर** (Adductor) पेशी अस्थि को शरीर के मध्य रेखा से दूर करती है; उदाहरण–लेटिस्सिमस डोर्सी (Latissimus dorsi)।
- **लेवेटर** (Levator) पेशी ऊपर की ओर गति उत्पन्न करती है।
- **डिप्रेसर** (Depressor) पेशी नीचे की ओर गति उत्पन्न करती है; उदाहरण–डिप्रेसर मैण्डिबुलेरिस (Depressor mandibularis)।
- **सुपिनेटर** (Supinator) पेशी कलाई पर हमारी हथेली को ऊपर की ओर घुमाती है; उदाहरण–सुपिनेटर (Supinator)।
- **प्रोनेटर** (Pronator) पेशी कलाई पर हमारी हथेली को नीचे की ओर घुमाती है; उदाहरण–प्रोनेटर टेरेस (Pronator teres)।

- **स्फिंक्टर** (Sphincter) पेशी किसी छिद्र को सिकोड़ती है; उदाहरण–पायलोरिक स्फिंक्टर (Pyloric sphincter)।
- **टेन्सर** (Tensor) पेशी शरीर के किसी भाग को कठोर बनाती है; उदाहरण–टेन्सर फसिया लटाई (Tensor fascia lata)।
- **रोटेटर** (Rotator) पेशी अस्थि को इसकी लम्बवत् अक्ष पर चारों ओर घुमाती है; उदाहरण–पिरिफोर्मिस (Piriformis)।

शरीर की विभिन्न पेशियाँ (Various Body Muscles)

मानव शरीर में लगभग 639 माँसपेशियाँ पाई जाती है। शरीर की विभिन्न पेशियाँ निम्न हैं

कन्धे एवं ऊपरी पादों की पेशियाँ (Muscles of the Shoulder and Upper Limb)

- बाइसेप्स (Biceps)
- ब्रैकिएलिस (Brachialis)
- ब्रैकिओरेडिएलिस (Brachioradialis)
- कोराकोब्रैकिएलिस (Coracobrachialis)
- डेल्टॉइड (Deltoid)
- एक्सटेंसर कार्पीरेडिएलिस लोंगस और ब्रेविस (Extensor carpiradialis longus and brevis)
- एक्सटेंसर कार्पीअल्नेरिस (Extensor carpiulnaris)
- एक्सटेंसर डिजीटोरम (Extensor digitourm)
- फ्लैक्सर कार्पीअल्नेरिस (Flexor carpiulnaris)
- फ्लैक्सर कार्पीरेडिएलिस (Flexor carpiradialis)
- पाल्मारस लौंगस (Palmarus longus)
- पेक्टोरेलिस मेजर (Pectoralis major)
- प्रोनेटर क्वाड्रेटस (Pronator quadratus)
- प्रोनेटर टेरेस (Pronator teres)
- थीनार पेशी (Thenar muscles)
- ट्रेपेजियम (Trapezium)
- ट्राइसेप्स (Triceps)

पेल्विक फ्लोर की पेशियाँ (Muscles of Pelvic Floor)

- कॉक्सिजियस (Coccygeus)
- लेवेटर एनी (Levator ani)

गर्दन की पेशियाँ (Muscles of Neck)

- स्टर्नोक्लीडोमेस्टॉइड (Sternocleidomastoid)
- ट्रेपेजियस (Trapezius)

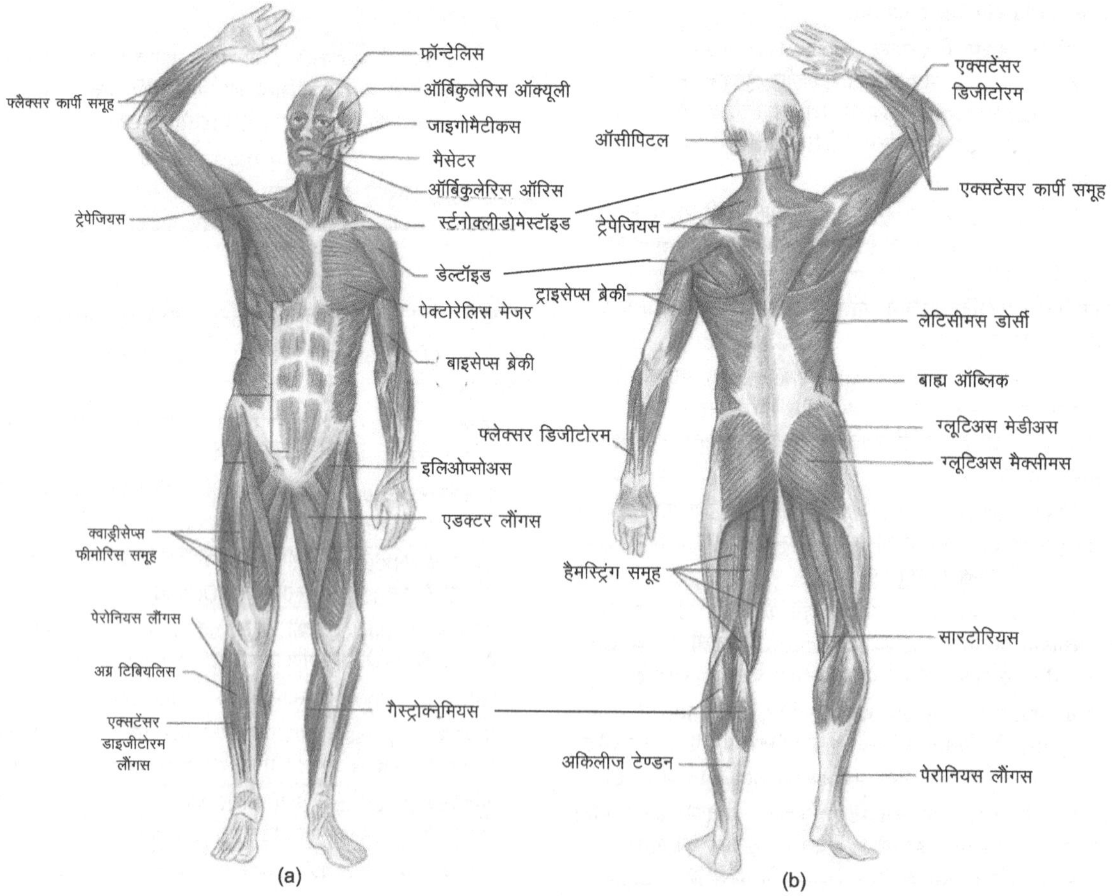

मानव पेशीय तंत्र (a) अग्र भाग, (b) पश्च भाग

धड़ की पेशियाँ (Muscles of Trunk)

(i) **पीठ की पेशियाँ** (Muscles of the Back)

- लेटिसीमस डोर्सी (Latissimus dorsi)
- क्वाड्रेटस लम्बोरम (Quadratus lumborum)
- सर्कोस्पाइनेलिस (Sacrospinalis)
- टेरेस मेजर (Teres major)

(ii) **उदर की दीवार की पेशियाँ** (Muscles of Abdominal Wall)

- बाह्य ऑब्लिक पेशी (External oblique muscle)
- आन्तरिक ऑब्लिक पेशी (Internal oblique muscle)
- रेक्टस एब्डोमिनिस पेशी (Rectus abdominis muscle)
- ट्रांसवर्सस एब्डोमिनिस पेशी (Transversus abdominis muscle)

(iii) **वक्ष की पेशियाँ** (Muscles of Thorax)

- डायाफ्राम (Diaphragm)
- 11 जोड़ी इण्टरकोस्टल पेशियाँ (Intercostal muscles)

चेहरे की पेशियाँ (Muscles of Face)

- बक्कीनेटर (Buccinator)
- लेवेटर पेल्पिब्री सुपीरियर (Levator palpebrae superior)
- मैसेरेटर (Masseter)
- ऑसीपिटोफ्रेन्टेलिस (Occipitofrontalis)
- ऑर्बिकुलेरिस ऑक्यूली (Orbicularis oculi)
- ऑर्बिकुलेरिस ऑरिस (Orbicularis oris)
- टेरीगॉइड (Pterygoid)
- टेम्पोरैलिस (Temporalis)
- ट्रेपेजियस (Trapezius)

चबाने में उपयोगी पेशियाँ (Muscles of Mastication)

- मैसेटर (Masseter) (सबसे मजबूत पेशी)
- टेम्पोरैलिस (Temporalis)
- पार्श्व टेरीगॉइड (Lateral pterygoid)
- मेडिकल टेरीगॉइड (Medical pterygoid)

कूल्हे एवं निचले पादों की पेशियाँ (Muscles of the Hip and Lower Limb)

- एडक्टर समूह (Adductor group)
- अग्र टिबियालिस (Anterior tibialis)
- गैस्ट्रोक्नेमियस (Gastrocnemius)
- ग्लूटियस (Gluteus)
- हैमस्ट्रिंग्स (Hamstrings)
- इलीकस (Iliacus)
- ऑब्टयूरेटर्स (Obturators)
- सोआस (Psoas)
- रेक्टस फीमोरिस (Rectus femoris)
- सारटोरियस (Sartorius) (सबसे लम्बी पेशी)
- सोलियस (Soleus)
- वास्टस लेटेरेलिस (Vastus lateralis)
- वास्टस मीडिएलिस (Vastus medialis)

आँखों में पाई जाने वाली पेशियाँ

नाम	कार्य
सुपीरियर रेक्टस	नेत्र गोलक (Eyeball) को ऊपर घुमाती है।
इन्फीरियर रेक्टस	नेत्र गोलक को नीचे घुमाती है।
सुपीरियर ऑब्लिक	नेत्र गोलक को बाहर एवं नीचे की तरफ घुमाती है।
इन्फीरियर ऑब्लिक	नेत्र गोलक को ऊपर एवं बाहर की तरफ घुमाती है।
मीडियल रेक्टस	नेत्र गोलक को अन्दर की तरफ घुमाती है।
लेटरल रेक्टस	नेत्र गोलक को बाहर की तरफ घुमाती है।

नोट
- वृषण (Testes) की क्रिमेस्टर पेशी वृषण को ऊपर उठाने का कार्य करती है।
- आइरिस (Iris) तथा पक्ष्माभ भाग के अतिरिक्त सभी पेशियों का विकास मीसोडर्म से होता है
- सबसे बड़ी पेशी ग्लूटियस मेक्सिमस एवं सबसे छोटी स्टेपीडियस होती है।

कंकाल तन्त्र (Skeletal System)

शरीर में उपस्थित कठोर एवं मजबूत भाग को कंकाल या कंकाल तन्त्र कहते हैं एवं कंकाल के अध्ययन को **अस्थि विज्ञान** (Osteology) कहते हैं।

कंकाल तन्त्र के प्रकार (Types of Skeletal System)

यह दो प्रकार का होता है

(i) बाह्य कंकाल (Exoskeleton)

यह त्वचा की बाहरी सतह पर पाई जाने वाली संरचनाएँ होती हैं; जैसे–नाखून, सींग, खुर, आदि। ये एपीडर्मिस (Epidermis) तथा डर्मिस (Dermis) दोनों से ही बनती हैं।

(ii) अन्त:कंकाल (Endoskeleton)

ये त्वचा के नीचे तथा शरीर के भीतर पाया जाता है, जो **उपास्थियों** (Cartilage) एवं **अस्थियों** (Bones) का बना होता है। ये रचनाएँ पूरे शरीर में फैला कंकालीय ढाँचा (Skeletal framework) बनाती हैं। इनकी उत्पत्ति मीसोडर्म (Mesoderm) से होती है।

अस्थि (Bone)

- अस्थियाँ संयोजी ऊतक होती हैं, जोकि प्रोटीन, खनिज लवण, विटामिन एवं कैल्शियम फॉस्फेट की बनी होती हैं।
- इनका बाह्य आवरण तन्तुमय होता है, जिसे **पेरीऑस्टियम** (Periosteum) कहते हैं।

अस्थियों के प्रकार (Types of Bones)

आकृति के आधार पर अस्थियों को निम्न प्रकार से विभाजित किया गया है

अस्थियों के प्रकार

- **लम्बी अस्थि** इनमें एक लम्बा शाफ्ट तथा दो फैले हुए सिरे पाए जाते हैं। शाफ्ट में केन्द्रीय बोन मैरो होती है; उदाहरण–फीमर, अल्ना, आदि।
- **न्यूमेटिक अस्थि** वायु गुहाओं की उपस्थिति इन्हें खोखला एवं हल्का बनाती है; उदाहरण–पक्षियों की अस्थियाँ।
- **चपटी अस्थि** शारीरिक गुहा की दीवारों को बनाती हैं; उदाहरण– स्कैपुला, पसली, स्टर्नम, आदि।
- **लघु अस्थि** चौड़ी, छोटी तथा कई आकार वाली; उदाहरण–कार्पल, टार्सल, आदि।
- **लिगामेन्टस अस्थि** ये गाँठ जैसी लिगामेन्ट (Ligament) में धँसी रहती हैं। इनमें कैविटी जन्म के बाद बनती है; उदाहरण–पटेला।
- **अनियमित अस्थि** आकृति अनिर्धारित; उदाहरण– वर्टीब्रा, खोपड़ी के आधार की अस्थियाँ, आदि।

अस्थि की आन्तरिक संरचना (Internal Structure of Bone)

- अस्थि एक दृढ़ संयोजी ऊतक है एवं उच्च वर्टीब्रेट्स में यह ऊतक शरीर का मुख्य अन्त:कंकाल बनाता है।
- भ्रूण के मीसोडर्म की अस्थि कोशिकाएँ अर्थात् **ऑस्टियोसाइट्स** (Osteocytes) अस्थि का निर्माण करती हैं।
- अस्थि के मैट्रिक्स को **ओसीन** (Ossein) कहते हैं। मैट्रिक्स का लगभग 62% भाग अकार्बनिक और 38% भाग कार्बनिक पदार्थों का बना होता है।
- इसमें कैल्शियम और मैग्नीशियम के लवण एकत्र होने से यह कठोर हो जाती है। शरीर में फॉस्फोरस की मात्रा सबसे अधिक अस्थियों में ही होती है।
- एक लम्बी अस्थि के फैले हुए किनारों को **एपिफाइसिस** (Epiphysis) एवं मध्य भाग को **शाफ्ट** (Shaft) कहते हैं।
- शाफ्ट में एक कैविटी उपस्थित होती है अर्थात् अस्थि का शाफ्ट वाला भाग खोखला होता है।
- अस्थि के शाफ्ट की कैविटी, जिसमें वसामय ऊतक भरा रहता है, को **बोन मैरो** (Bone marrow) कहते हैं। बोने मैरो में लाल रुधिर कणिकाओं (RBC) का निर्माण होता है।
- स्तनधारियों की लम्बी अस्थियों के मैट्रिक्स में एक हैवर्सियन नलिका के चारों ओर संकेन्द्रित पट्लिका के बीच, पंक्तियों में **गर्तिकाएँ** (Lacunae) होती हैं। प्रत्येक गर्तिका में एक ऑस्टियोसाइट होती हैं।
- अस्थि की 4-20 तक संकेन्द्रीय पट्लिका प्रत्येक हैवर्सियन नलिका को गोलाई में घेरती है। ऐसी एक पूरी संरचना को **हैवर्सियन तन्त्र** (Haversian system) या **ऑस्टिऑन** कहते हैं।
- हैवर्सियन नलिकाएँ मुख्य अक्ष के समानान्तर होती हैं तथा क्षैतिज (Horizontal) **वोल्कमान नलिकाओं** (Volkmann's canals) द्वारा जुड़ी रहती हैं। हैवर्सियन तन्त्र का मुख्य कार्य रुधिर द्वारा अस्थि के भीतर पोषक पदार्थों एवं ऑक्सीजन का परिवहन करना है।

उपास्थि (Cartilage)

उपास्थि भी एक संयोजी ऊतक (Connective tissue) है

उपास्थियों के प्रकार (Types of Cartilage)

उपास्थियाँ निम्नलिखित चार प्रकार की होती हैं

(i) **हायलिन उपास्थि** (Hyaline Cartilage) यह उपास्थि सबसे अधिक लचीली होती है। यह ट्रैकिया की दीवार, पसलियों के सिरों, टाँगों की अस्थियों, कण्ठ, आदि में पाई जाती है।

(ii) **श्वेत तन्तुमय उपास्थि** (White Fibro Cartilage) ये उपास्थियाँ वर्टीब्रा (Vertebrae) के मध्य स्थित इन्टरवर्टीब्रल डिस्क (Intervertebral discs) एवं स्तनियों की पेल्विक ग्रिडल के प्यूबिक सिम्फाइसिस, आदि में पाई जाती हैं।

(iii) **लचीली तन्तुमय उपास्थि** (Elastic Fibro Cartilage) ये नाक के सिरे पर, एपिग्लॉटिस (Epiglottis) एवं कान के पिन्ना (Pinna), आदि में पाई जाती हैं।

(iv) **कैल्सिफाइड उपास्थि** (Calcified Cartilage) यह हायलिन उपास्थि पर कैल्शियम के जमने से बनती है। मेंढक की पेक्टोरल ग्रिडल (Pectoral girdle) की सुप्रास्केपुला (Suprascapula) एवं पेल्विक ग्रिडल (Pelvic girdle) की प्यूबिस हड्डियाँ इसी उपास्थि द्वारा निर्मित होती हैं।

उपास्थि की आन्तरिक संरचना (Internal Structure of Cartilage)

- यह ऊतक उच्च वर्टीब्रेट्स का भ्रूणीय (Embryonic) तथा निम्न वर्टीब्रेट्स का मुख्य कंकालीय ऊतक है।
- यह एक मजबूत, परन्तु लचीला ऊतक है, जिसमें दबाव और तनाव को सहने की अत्यधिक क्षमता होती है।
- उपास्थि का निर्माण **कॉन्ड्रोब्लास्ट्स** (Chondroblasts) नामक कोशिका द्वारा होता है।
- उपास्थि की रचना तीन घटकों द्वारा होती है- मैट्रिक्स, पेरीकॉन्ड्रियम एवं कॉन्ड्रोसाइट्स।
- उपास्थि का मैट्रिक्स **कॉन्ड्रिन** (Chondrin) नामक प्रोटीन से बना होता है, जिसमें श्वेत कोलैजन तन्तु और पीले लचीले इलास्टिन तन्तु उपस्थित होते हैं। यह अर्द्ध ठोस, पारदर्शी (Transparent) एवं लचीला होता है, जो उपास्थि के लचीलेपन का कारण है।
- उपास्थि मजबूत आवरण से घिरी रहती है, जिसे **पेरीकॉन्ड्रियम** (Perichondrium) कहा जाता है।
- मैट्रिक्स के अन्दर ही छोटी-छोटी गोल अथवा अण्डाकार-सी **गर्तिकाएँ** (Lacunae) पाई जाती हैं। प्रत्येक गर्तिका में एक या एक से अधिक **कॉन्ड्रोसाइट** कोशिकाएँ (Chondrocyte cells) होती हैं, जो कॉन्ड्रिन का स्रावण करती हैं।

कंकाल तन्त्र के कार्य (Functions of Skeleton System)

कंकाल तन्त्र के कार्य निम्नलिखित हैं

- यह आन्तरिक अंगों की सुरक्षा करता है; जैसे-मस्तिष्क, कपालीय अस्थियों (Cranial bones) द्वारा; मेरुरज्जु या स्पाइनल कॉर्ड, कशेरुकदण्ड या वर्टीब्रल कॉलम (Vertebral column) द्वारा तथा हृदय एवं फेफड़ें वक्षीय ढाँचे या पिंजरे (Thoracic cage) द्वारा सुरक्षित रहते हैं।
- कंकाल तन्त्र शरीर के मुलायम भागों को सहारा तथा आकृति प्रदान करता है।

- यह पादों को साधकर एवं इनकी पेशियों को सन्धि स्थान देकर गमन में सहयोग देता है।
- शरीर का लगभग 97% कैल्शियम तथा कैल्शियम फॉस्फेट अस्थियों में संचित रहता है। इन्हीं से शरीर में कैल्शियम तथा फॉस्फेट आयनों की मात्रा का नियमन एवं नियन्त्रण होता है।
- पादों की लम्बी अस्थियाँ खोखली होती हैं। इनकी कैविटी में भरा कोमल ऊतक बोन मैरो (Bone marrow) होता है, जिसमें RBCs एवं WBCs का निर्माण होता है।
- फेफड़ों के आस-पास की पसलियाँ एवं स्टर्नम वक्षीय पिंजरा बनाकर सांस लेने में सहायता करती हैं।
- कान में उपस्थित अस्थियाँ ध्वनि कम्पन को संचारित करती है।

मानव कंकाल (Human Skeleton)

मानव कंकाल तन्त्र अस्थियों एवं उपास्थियों का बना होता है। इसमें वयस्क मनुष्य में 206 एवं शिशुओं में लगभग 300 अस्थियाँ पाई जाती हैं।

- मानव कंकाल को **अक्षीय** (Axial) एवं **उपांगीय** (Appendicular) भागों में विभाजित किया गया है।
- अक्षीय भाग में खोपड़ी, वर्टीब्रल कॉलम, स्टर्नम एवं पसलियाँ शामिल है, जबकि पेल्विक तथा पेक्टोरल ग्रिडल एवं हाथ-पैरों की अस्थियाँ उपांगीय भाग में आती हैं।
- अक्षीय कंकाल में कुल 80 अस्थियाँ होती हैं, जबकि उपांगीय कंकाल में 126 अस्थियाँ होती है।

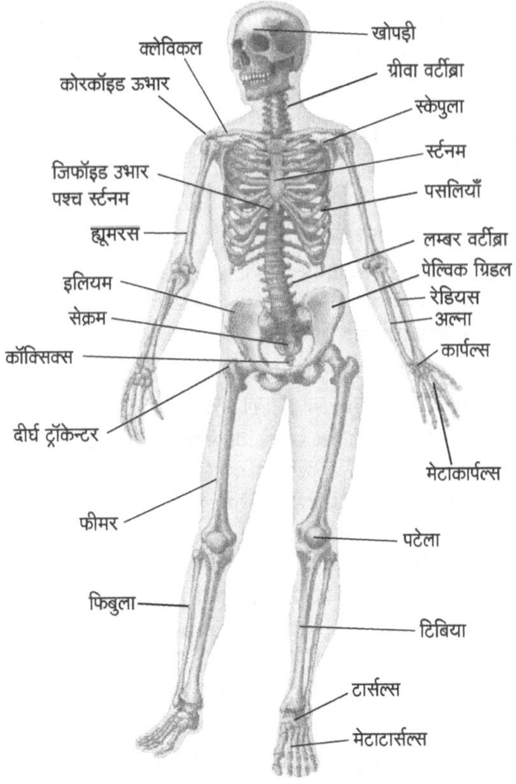

मानव कंकाल तंत्र

खोपड़ी की अस्थियाँ (Bones of Human Skull)

मानव खोपड़ी में 29 अस्थियाँ होती हैं, जिन्हें निम्न भागों में विभाजित किया जाता है

1. कपाल या क्रेनियम की अस्थियाँ (Bones of Cranium)

इस भाग में निम्न 8 अस्थियाँ हैं

- **ऑसीपिटल अस्थि** (Occipital Bone) यह संख्या में एक होती है। यह खोपड़ी के पिछले तथा अधिकांश आधार भाग का निर्माण करती है।
- **टेम्पोरल अस्थि** (Temporal Bone) ये संख्या में दो होती हैं। ये क्रेनियम के तल का कुछ भाग तथा खोपड़ी के पार्श्वों (Sides) के निचले भाग का निर्माण करती हैं।
- **स्फिनॉइड अस्थि** (Sphinoid Bone) यह संख्या में एक होती है। यह क्रेनियम के तल के मध्य भाग का निर्माण करती है।
- **फ्रॉन्टल अस्थि** (Frontal Bone) यह संख्या में एक होती है। यह क्रेनियम की सबसे आगे की अस्थि है; जो माथा, नेत्र कोटरों की छत व क्रेनियम के तल के अधिकांश भाग का निर्माण करती है।
- **पैराइटल अस्थि** (Parietal Bone) ये संख्या में दो होती हैं। फ्रॉन्टल के पीछे की ओर जुड़ी ये अस्थि, क्रेनियम की छत तथा पार्श्व (Sides) भागों का निर्माण करती हैं।
- **एथमॉइड अस्थि** (Ethmoid Bone) यह संख्या में एक होती है। यह क्रेनियम के तल के अग्र भाग के मध्य में, नेत्र कोटरों के मध्य में तथा स्फिनॉइड के आगे स्थित होती है। यह नाक के ऊपरी भाग एवं पार्श्व दीवारों तथा नेत्र कोटरों की मध्य दीवार का निर्माण करती है।
- ये सभी अस्थियाँ **सीवनों** (Sutures) के द्वारा आपस में मजबूती से जुड़ी रहती हैं। ये सीवन सिर पर लगने वाले आघात को कम करती है।
- क्रेनियम में नीचे की ओर एक महारन्ध्र (Foramen magnum) पाया जाता है, जिससे होकर मस्तिष्क मेरुरज्जु (Spinal cord) से जुड़ा रहता है।
- महारन्ध्र के दोनों ओर स्थित दो अण्डाकार **ऑसीपिटल कॉण्डायल** (Occipital condyle) पहली ग्रीवा वर्टीब्रा **एटलस** (Atlas) के साथ सन्धि करता है। अतः मानव की खोपड़ी डाइकॉण्डायलिक (Dicondylic) होती है।

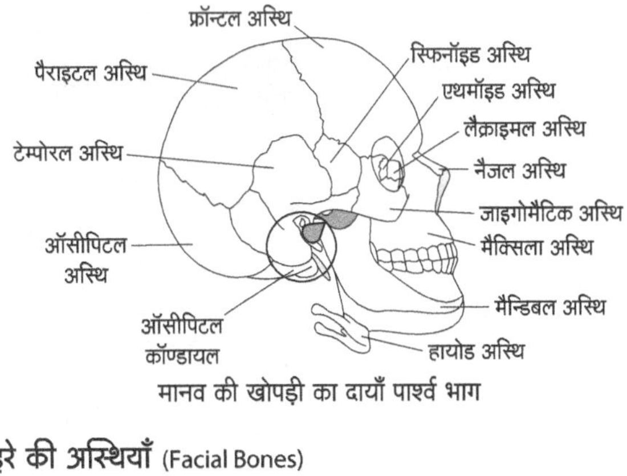

मानव की खोपड़ी का दायाँ पार्श्व भाग

2. चेहरे की अस्थियाँ (Facial Bones)

चेहरे में निम्न 14 अस्थियाँ होती हैं, जिनका विवरण निम्नलिखित है

- **नैजल अस्थियाँ** (Nasal Bone) ये संख्या में दो होती हैं। ये आयताकार अस्थियाँ माथे के नीचे नाक के ब्रिज (Bridge) के पास का भाग बनाती है।
- **टर्बिनल्स** (Terbinals) ये संख्या में दो होती हैं। इन अस्थियों के उभार नाक की पार्श्व (Side) दीवारों के नीचे के भाग में उभरे रहते हैं।

- **लैक्राइमल** (Lacrimal) ये संख्या में दो, सबसे छोटी व चपटी अस्थियाँ हैं। ये नेत्र कोटरों की मध्य भित्ति के एक भाग का निर्माण करती हैं।
- **वोमर** (Vomer) यह संख्या में एक, छोटी व चपटी अस्थि है, जो नाक के नीचे का पश्च भाग निर्मित करती है।
- **पैलेटाइन** (Palatine) ये संख्या में दो व L-आकार की अस्थियाँ हैं। ये कठोर तालु के पश्च भाग, नेत्र कोटरों के तल का थोड़ा भाग, नाक की पार्श्व भित्ति का निर्माण करती हैं।
- **जाइगोमैटिक** (Zygomatic) ये संख्या में दो होती हैं एवं गालों के ऊपरी उभार का निर्माण करती हैं।
- **मैक्सिलरी या मैक्सिला** (Maxillary or Maxilla) ये संख्या में दो होती हैं। ये दोनों अस्थियाँ मध्य में मिलकर ऊपरी जबड़े तथा चेहरे के अधिकांश भाग का कंकाल निर्मित करती हैं।
- **मैन्डिबल** (Mandible) ये संख्या में एक तथा निचले जबड़े में उपस्थित गतिशील अस्थि है। यह मानव शरीर की सबसे मजबूत अस्थि है, जो भोजन चबाने में सहायक होती है।

3. कान की अस्थियाँ (Bones of Ears)

- प्रत्येक कान के मध्य भाग में तीन छोटी अस्थियाँ होती हैं, मैलियस (Malleus), इन्कस (Incus) तथा स्टैपीज (Stapes)।
- स्टैपीज मानव की सबसे छोटी (0.1 इंच) अस्थि है।

4. हायोड (Hyoid)

- ये U-आकार की अस्थि मैन्डिबल तथा गले के मध्य में जीभ के नीचे पाई जाती है।
- ये अक्षीय कंकाल की एकमात्र अस्थि है, जो किसी दूसरी अस्थि से सन्धि नहीं करती है, बल्कि लिगामेन्टस (Ligaments) तथा पेशियों की सहायता से टेम्पोरल के स्टीनॉइड उभारों से जुड़ी रहती है तथा जीभ को सहारा देती है।

कशेरुकदण्ड या वर्टीब्रल कॉलम (Vertebral Column)

वर्टीब्रल कॉलम छोटी-छोटी अस्थियों की शृंखलाओं का बना होता है, जिन्हें कशेरुकाएँ या वर्टीब्रा (Vertebrae) कहते हैं। मानव में वयस्क की वर्टीब्रल कॉलम में 26 तथा शिशु की वर्टीब्रल कॉलम में 33 वर्टीब्रा होती हैं।

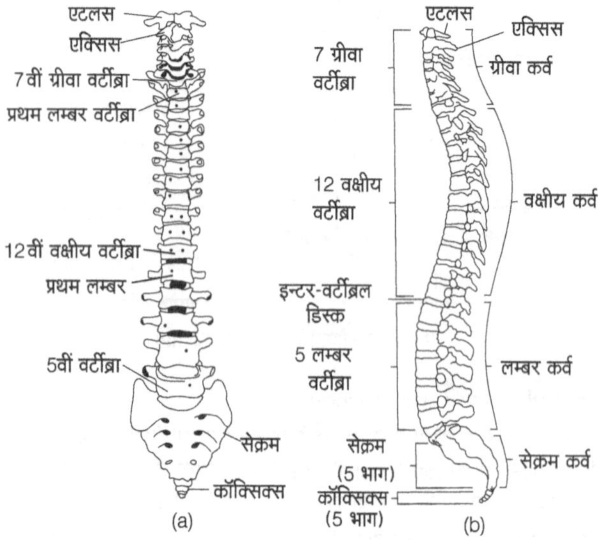

वर्टीब्रल कॉलम (a) अग्र (b) बायाँ पार्श्व भाग

वर्टीब्रल कॉलम को निम्नलिखित भागों में बाँटा जा सकता है

- गर्दन में-ग्रीवा या सर्विकल वर्टीब्रा (Cervical vertebrae)–7
- वक्ष भाग में-वक्षीय या थोरैसिक वर्टीब्रा (Thoracic vertebrae)–12
- कमर के भाग में-लम्बर वर्टीब्रा (Lumbar vertebrae)–5
- सेक्रम भाग में-सेक्रम (Sacrum)–1 (शिशुओं में संख्या में 5 वर्टीब्रा)
- पेल्विक भाग में-कॉक्सिक्स (Coccyx)–1 (शिशुओं में संख्या में 4 वर्टीब्रा)
- **सेक्रम वर्टीब्रा** वयस्क में पाँच सेक्रम वर्टीब्रा से जुड़कर बनी एक अस्थि है, यह अस्थि छेनी (Wedge) के आकार की होती है। इसका चौड़ा अधर भाग संकरा होता है, जिसके द्वारा यह कॉक्सिक्स (Coccyx) से सन्धि करती है।
- सेक्रम वर्टीब्रा का जुड़ाव 16-18 वर्ष की आयु में प्रारम्भ होता है तथा 30 वर्ष की आयु तक पूरा होता है। ये कुल्हे की पेल्विक ग्रिडल के मध्य स्थित होती हैं तथा इन्हें सहारा भी प्रदान करती हैं। ये जनन अंगों, आँत तथा उत्सर्जी अंगों को भी सहारा देती हैं।
- **कॉक्सिक्स** वयस्क में चार कॉक्सिक्स वर्टीब्रा से जुड़कर बनी एक छोटी त्रिभुजाकार अस्थि है। इन वर्टीब्रा का जुड़ाव 20-30 वर्ष की आयु के मध्य पूरा होता है।

वक्षीय ढाँचा या पिंजरा (Thoracic Cage)

- वक्षीय वर्टीब्रा, स्टर्नम व पसलियों के साथ मिलकर वक्षीय ढाँचे का निर्माण करती है, जिसके भीतर हृदय (Heart) व फेफड़े (Lungs) सुरक्षित रहते हैं।
- यह पिंजरा शरीर के ऊपरी भाग में स्थित पेक्टोरल ग्रिडल (Pectoral girdles) को सहारा देता है, साथ-ही-साथ इन्हें जुड़ने का स्थान भी देता है।

उरोस्थि या स्टर्नम (Sternum or Breast Bone)

यह वक्ष की मध्य अधर (Ventral) रेखा पर स्थित एक चपटी अस्थि है।
इसके निम्न तीन भाग होते हैं

(i) सबसे ऊपर **मैन्यूब्रियम** (Manubrium or Prosternum) पेक्टोरल ग्रिडल की क्लेविकल (Clavicle) अस्थियों तथा प्रथम दो जोड़ी पसलियों से जुड़ा रहता है।

(ii) मध्य में **मीसोस्टर्नम** (Mesosternum or Body of sternum) दूसरी से दसवीं जोड़ी की पसलियों से जुड़ा रहता है।

(iii) सबसे नीचे **जिफॉइड उभार** या **मेटास्टर्नम** (Xiphoid process or Metasternum) किसी भी पसली से जुड़ा नहीं होता है। इससे केवल कुछ उदरीय पेशियाँ जुड़ी रहती हैं।

पसलियाँ (Ribs)

- मानव में 12 जोड़ी पसलियाँ पाई जाती हैं। प्रत्येक पसली एक पतली चपटी अस्थि है, जो पृष्ठ (Dorsal) भाग में वर्टीब्रल कॉलम और अधर (Ventral) भाग में स्टर्नम के साथ जुड़ी होती है।
- प्रथम सात जोड़ी पसलियों को **वास्तविक पसलियाँ** (True ribs) कहते हैं। ये पृष्ठ में वक्षीय वर्टीब्रा और अधरीय भाग में स्टर्नम से हायलिन उपास्थि (Hyaline cartilage) की सहायता से जुड़ी होती है।

- 8, 9 व 10 वीं जोड़ी पसलियाँ स्टर्नम के साथ सीधे जुड़ी नहीं होती, बल्कि हायलिन उपास्थि के द्वारा सातवीं पसली से जुड़ती हैं। इन्हें **वर्टिब्रोकॉण्ड्रल** या कूट पसलियाँ (False rib) कहते हैं।
- अन्तिम दो जोड़ी (11वीं और 12वीं) पसलियाँ अधर में जुड़ी हुई नहीं होती, इसलिए उन्हें **प्लावी पसलियाँ** (Floating ribs) कहते हैं।

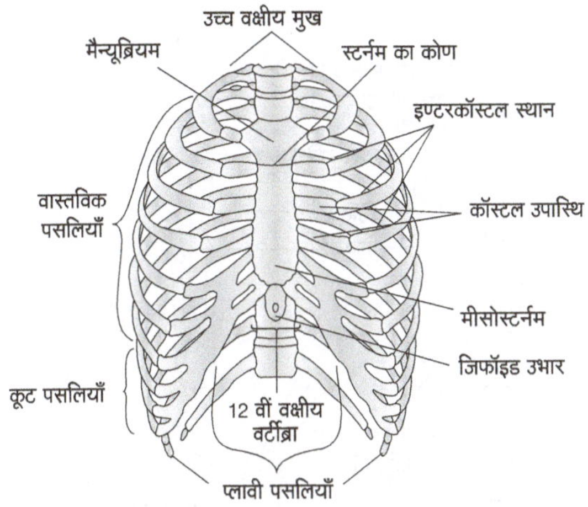

स्टर्नम व पसलियों का अग्र दृश्य

पसली की संरचना (Structure of Ribs)

प्रत्येक पसली निम्नलिखित तीन भागों से मिलकर बनी होती है

(i) **शीर्ष** (Head) ये वर्टीब्रा के सेन्ट्रम से सन्धि करने वाला भाग है।

(ii) **ग्रीवा** (Neck) शीर्ष के पीछे के कुछ छोटे भाग को ग्रीवा कहते हैं।

(iii) **शाफ्ट** (Shaft) शेष लम्बा भाग शाफ्ट कहलाता है।

- ग्रीवा तथा शाफ्ट के जुड़ाव स्थल पर दो भागों में विभक्त ट्यूबरकल या गुलिका (Tubercle) होती है। इन दोनों भागों में एक भाग आर्टीकुलर (Articular) होता है, जो सम्बन्धित वर्टीब्रा के अनुप्रस्थ (Transverse) उभार से जुड़ा रहता है।
- दूसरा भाग नॉन-आर्टीकुलर (Non-articular) होता है, जो लिगामेण्ट (Ligament) की सहायता से आर्टीकुलर भाग से जुड़ा रहता है।

उच्च एक्सट्रिमिटी (Upper Extremity)

- अग्रपादों की अस्थियाँ तथा उनसे सम्बन्धित ग्रिडल्स को **उच्च एक्सट्रिमिटी** (Upper extremity) कहते हैं।
- इसमें कन्धे की ग्रिडल्स, बाहु, अग्रबाहु, कलाई, हथेली तथा अँगुलियों की अस्थियाँ आती हैं, जिनकी कुल संख्या **64** होती है।

पेक्टोरल ग्रिडल (Pectoral girdles)	4
बाहु (Upper arms)	2
निम्न बाहु (Lower arms)	4
कलाइयाँ (Wrist)	16
हथेलियाँ (Palms)	10
अँगुलियाँ (Fingers)	28
	64

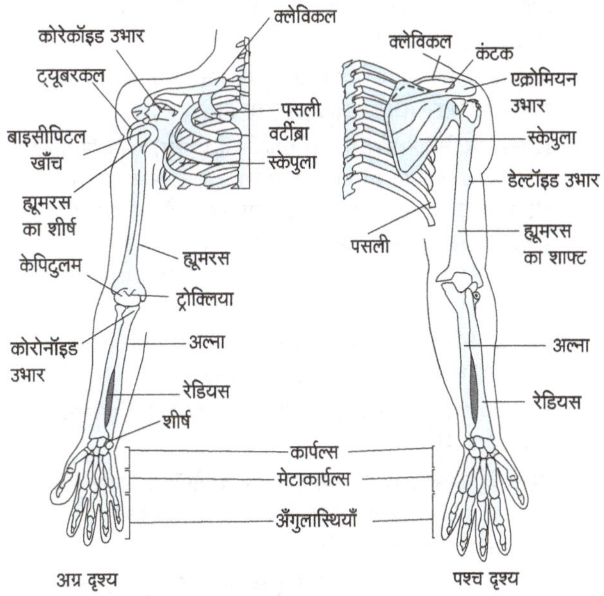

उच्च एक्सट्रिमिटी की हड्डियाँ

अंस मेखला या पेक्टोरल ग्रिडल (Pectoral Girdles)

ये ग्रिडल्स हाथों की अस्थियों को सहारा देने के साथ-साथ उन्हें अक्षीय कंकाल से जोड़कर कन्धे का निर्माण करती हैं।

प्रत्येक पेक्टोरल ग्रिडल निम्नलिखित दो अस्थियों से मिलकर बनी होती है-

(i) **क्लेविकल** (Clavicle) इसे कॉलर बोन (Collar bone) भी कहते हैं। यह एक लम्बी, पतली एवं 'S' आकार की अस्थि है, जो गर्दन से कन्धे तक फैली रहती है। यह प्रथम पसली से ऊपर तथा सामने की ओर स्थित होती है। इसका शरीर की मध्य रेखा की ओर स्थित गोल सिरा **स्टर्नम** (Sternum) से जुड़ा होता है तथा बाहर की ओर स्थित चौड़ा, चपटा एवं पार्श्व सिरा स्केपुला के एक्रोमियन उभार (Acromian process) से सन्धि करता है।

(ii) **स्केपुला** (Scapula or Shoulder Blade) यह एक लम्बी, तिकोनी, बड़ी तथा चपटी अस्थि है, जो दूसरी से सातवीं पसली के मध्य कन्धे के नीचे, पीठ के ऊपरी भाग में स्थित होती है। इसके शीर्ष पर स्थित ग्लीनॉइड कैविटी (Glenoid cavity) में बाहु की ह्यूमरस अस्थि का सिर धँसा होता है।

ग्लीनॉइड कैविटी के ऊपर स्केपुला पर एक एक्रोमियन उभार स्थित होता है। क्लेविकल का बाहरी सिरा इस उभार से जुड़ा रहता है। एक्रोमियन उभार के पास, ऊपर की ओर एक अन्य उभार स्थित होता है, जिसे **कोरेकॉइड उभार** (Coracoid process) कहते हैं। इस उभार पर पेशियाँ लगी होती हैं।

ऊपरी पादों या भुजा की अस्थियाँ (Bones of Upper Limbs)

मानव के प्रत्येक हाथ में बाहु, अग्र बाहु तथा हाथ (कलाइयाँ, हथेलियाँ तथा अँगुलियाँ) की अस्थियाँ आती हैं।

(i) **बाहु की अस्थियाँ** (Bones of Upper Arm) इसमें ह्यूमरस अस्थि आती है, जो हाथों की अस्थियों में सबसे लम्बी अस्थि है।

- इसके अग्र छोर पर स्थित गोल शीर्ष स्केपुला की ग्लीनॉइड कैविटी से जुड़कर कन्धे की सन्धि का निर्माण करता है।

- शीर्ष के निकट स्थित दीर्घ (Greater) तथा लघु (Lesser) ट्यूबरकल (Tubercle) के मध्य में एक बाइसीपिटल खाँच (Bicipital groove) होती है।
- ह्यूमरस के शाफ्ट पर पेशियों के जुड़ने हेतु 'V' के आकार का **डेल्टॉइड उभार** (Deltoid ridge) होता है।
- ह्यूमरस के निचले छोर पर दो (पार्श्व तथा मध्य) एपीकॉण्डाइल (Epicondyles) होते हैं। दोनों एपीकॉण्डाइल के मध्य का भाग **ट्रोक्लिया** (Trochlea) कहलाता है, जो अल्ना से सन्धि करता है। पार्श्व एपीकॉण्डाइल के नीचे स्थित गोल घुण्डीनुमा संरचना, **केपिटुलम** (Capitulum) अग्रबाहु की अस्थि रेडियस (Radius) से सन्धि करती है।

(ii) **अग्रबाहु की अस्थियाँ** (Bones of Lower Arms) इसमें दो अस्थियाँ आती हैं; रेडियस तथा अल्ना (Radius and Ulna)।

- ये दो अलग-अलग अस्थियाँ हैं, जिनमें अल्ना रेडियस से कुछ लम्बी होती है।
- अल्ना के ऊपरी सिरे में आगे की ओर कोरोनॉइड उभार (Coronoid process) तथा पीछे की ओर ऑलेक्रेनॉन उभार (Olecranon process) होता है।
- इन दोनों उभारों के मध्य स्थित **ट्रोक्लियर खाँच** (Trochlear notch) में ह्यूमरस का ट्रोक्लिया (Trochlea) जुड़ा रहता है।
- ट्रोक्लियर खाँच के नीचे बाहर की ओर स्थित अरीय खाँच (Radial notch) में रेडियस का सिर धँसा होता है। ऑलेक्रेनॉन उभार कोहनी का उभार बनाता है।
- अल्ना का कलाई से जुड़ा भाग गोल शीर्षनुमा होता है, जबकि रेडियस का शाफ्ट छोर पर चौड़ा होकर कलाई की अस्थियों से जुड़ता है।

(iii) **हाथ की अस्थियाँ** (Bones of Hand) इसमें कलाई (Wrist), हथेली (Palm) तथा अँगुलियों की अस्थियाँ आती हैं।

- कलाई में दो पंक्तियों में 8 छोटी-छोटी अस्थियाँ होती हैं। इन अस्थियों को कार्पल्स (Carpals) कहते हैं। ये लिगामेन्टस (Ligaments) द्वारा आपस में जुड़ी रहती हैं।
- हथेली में मेटाकार्पल्स (Metacarpals) नामक 5 लम्बी अस्थियाँ होती हैं।
- अँगुलियों में छोटी-छोटी 14 अगुँलास्थियाँ (Phalanges) होती हैं। इनकी संख्या अँगूठे में 2 तथा अँगुलियों में 3-3 होती है।

निम्न एक्सट्रिमिटी (Lower Extremity)

- पश्च पाद की अस्थियाँ एवं उनसे सम्बन्धित ग्रिडल्स को निम्न एक्सट्रिमिटी (Lower extremity) कहते हैं।
- इसमें कूल्हे की ग्रिडल्स, जाँघ, घुटने, पिण्डली, टखना, तलवे तथा पादागुँलियों की अस्थियाँ आती हैं। इनकी कुल संख्या **62** होती है।

पेल्विक ग्रिडल (Pelvic girdle)	2
जाँघ (Thigh)	2
घुटना (Knee)	2
पिण्डली (Shank)	4
टखना (Ankle)	14
तलवा (Sole)	10
पादाँगुलियाँ (Toes)	28
	62

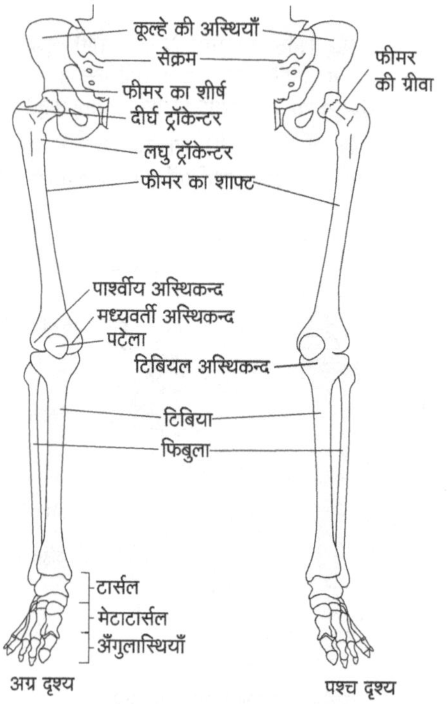

निम्न एक्सट्रिमिटी की अस्थियाँ

श्रोणि मेखला या पेल्विक ग्रिडल्स (Pelvic Girdles)

- मानव के पैरों के कंकाल को अक्षीय कंकाल में स्थित वर्टीब्रल कॉलम की सेक्रम (Sacrum) से जोड़ने के लिए पेल्विक भाग में दो अस्थियाँ मिलकर पेल्विक ग्रिडल या कूल्हे की अस्थि का निर्माण करती है।
- ग्रिडल में उपस्थित दो चापनुमा अस्थियों को **इन्नोमिनेट** (Innominate) या **कॉक्सल अस्थियाँ** (Hip or Coxal bones) कहते हैं। ये ग्रिडल के अर्द्धभागों का निर्माण करती हैं।
- अग्र छोर पर ये दोनों अस्थियाँ मध्य में **प्यूबिस सिम्फाइसिस** (Pubic symphysis) नामक लचीले जोड़ की सहायता से जुड़ी रहती हैं।
- नवजात शिशुओं में प्रत्येक कूल्हा अस्थि तीन अस्थियों इलियम (Ilium), इश्चियम (Ischium) तथा प्यूबिस (Pubis) से मिलकर बनी होती है। बड़े होने पर धीरे-धीरे ये जुड़कर पेल्विक ग्रिडल का निर्माण करती है।
- तीनों अस्थियों के जुड़ने के स्थान पर प्रत्येक ग्रिडल के पार्श्व में प्यालेनुमा संरचना, **एसिटाबुलम** (Acetabulum) निर्मित होती है, जिससे जाँघ की अस्थि, फीमर जुड़कर कूल्हा सन्धि बनाती है।
- प्यूबिस तथा इश्चियम **ऑब्टरेटर रन्ध्र** (Obturator foramen) द्वारा अलग रहती हैं।

निचले पादों अर्थात् टाँगों की अस्थियाँ (Bones of Lower Limbs)

मानव की प्रत्येक टाँग में जाँघ, पिण्डली, घुटने तथा पैर (टखना, तलवा तथा पादाँगुलियाँ) की अस्थियाँ आती हैं।

(i) **जाँघ की अस्थि** (Bone of Thigh) इसमें फीमर (Femur) नामक अस्थि आती है, जो मानव शरीर की सबसे लम्बी तथा सबसे भारी अस्थि है।

- इसकी लम्बाई 1.3-1.5 फुट होती है। इसकी ऊपरी सीमा पर एक वृत्ताकार शीर्ष होता है, जो पेल्विक ग्रिडल के एसीटाबुलम से सन्धि करता है।

- शीर्ष के नीचे संकरी ग्रीवा स्थित होती है। यहाँ दो उभार दीर्घ और लघु ट्रॉकेन्टर (Greater and lesser trochanter) होते हैं। इन पर जाँघों तथा कूल्हे की पेशियाँ लगी होती हैं।
- फीमर के शाफ्ट के पश्च भाग पर लघु ट्रॉकेन्टर के नीचे ग्लूटियल उभार (Gluteal tuberosity) होता है, जो हल्के उभार के रूप में पूरे दण्ड में लम्बाई में फैला होता है। इस हल्के उभार को लाइनिया ऐस्पेरा (Linea aspera) कहते हैं।
- फीमर के दूरस्थ चपटे छोर पर पीछे की ओर एक मध्यवर्ती (Medial) तथा एक पार्श्वीय (Lateral) उभार अर्थात् कॉण्डाइल्स (Condyles) उपस्थित होते हैं।

(ii) **पटेला या घुटने की टोपी** (Patella or Knee Cap) यह त्रिभुजाकार, छोटी एवं चपटी अस्थि है जो क्वाड्रिसेप्स फीमोरिस पेशी के टेण्डन में कैल्सिकरण के कारण निर्मित होती है। इस प्रकार की अस्थि **सीसमॉइड अस्थि** (Sesamoid bone) कहलाती है।

- यह एक लचीले लिगामेन्ट (Ligament) द्वारा पिण्डली की टिबिया से जुड़ी रहती है।
- यह घुटने के जोड़ के सामने रहती है और जोड़ पर लिगामेन्ट को स्वतन्त्र गति प्रदान कराती है।

(iii) **पिण्डली की अस्थियाँ** (Bones of Shank) इसमें टिबिया तथा फिबुला अस्थियाँ आती हैं। टिबिया, फिबुला की अपेक्षा लम्बी और मजबूत होती है।

- टिबिया का समीपस्थ चौड़ा छोर फीमर से घुटने की सन्धि बनाता है, जबकि फिबुला पतली, छोटी एवं बाहर की तरफ स्थित अस्थि होती है।
- टिबिया के घुटने वाले सिरे पर एक मध्यवर्ती (Medial) तथा एक पार्श्वीय (Lateral) उभार होते हैं, जो फीमर के उभारों से जुड़े रहते हैं।
- फिबुला का गोल शीर्ष पार्श्वीय कॉण्डाइल्स के निचले भाग से सन्धि बनाता है।
- टिबिया अपने दूरस्थ सिरों पर टखने की अस्थियों तथा फिबुला के दूरस्थ छोर से जुड़ी होती है।

(iv) **पैरों की अस्थियाँ** (Bones of Foot) प्रत्येक पैर में तीन भाग; जैसे-टखने (Tarsus or ankle), तलवा (Sole) तथा पादाँगुलियाँ (Toes) होते हैं।

- टखने में तीन पंक्तियों में स्थित सात टार्सल अस्थियाँ (Tarsal bones) उपस्थित होती हैं।
- तलवे में पाँच लम्बी, बेलनाकार मेटाटार्सल अस्थियाँ (Metatarsal bones) होती हैं।
- पादाँगुलियों में 14 अँगुलास्थियाँ (Phalanges) उपस्थित होती हैं। इनकी संख्या अँगूठे में दो तथा अन्य अँगुलियों में तीन-तीन होती है।

कंकाल सन्धियाँ (Skeleton Joints)

अस्थियों के जुड़ने के स्थान को सन्धि (Joint) कहते हैं एवं इन सन्धियों के अध्ययन के विज्ञान को **सन्धि विज्ञान** (Orthology) कहते हैं।

सन्धियाँ निम्न तीन प्रकार की होती हैं

1. अचल या अगतिशील सन्धियाँ (Immovable Joints or Synarthroses)

इन सन्धियों की सहायता से जुड़ी अस्थियों में बिल्कुल गति नहीं होती है। इस सन्धि में अस्थियाँ पास-पास स्थित होती हैं। उदाहरण–खोपड़ी की अस्थियों तथा ग्रिडल्स की अस्थि में उपस्थित कुछ जोड़।

2. अल्प चल या गतिशील सन्धियाँ (Slightly Movable Joints or Amphiarthroses)

इस प्रकार की सन्धि में सन्धि बनाने वाली अस्थियों के बीच साइनोवियल कैप्सूल और लिगामेन्ट नहीं पाए जाते हैं। साइनोवियल कैप्सूल के स्थान पर उपास्थि की एक पतली पट्टी पाई जाती है, जिसके कारण इस जोड़ को बनाने वाली अस्थियों में कुछ गति हो सकती है। उदाहरण–वर्टीब्रा के मध्य की सन्धियाँ, इलियम एवं सैक्रल वर्टीब्रा के अनुप्रस्थ उभारों के मध्य स्थित सन्धियाँ।

3. पूर्णरूपेण चल या गतिशील सन्धियाँ (Freely Movable Joints or Synovial Joint or Diarthroses)

- इनमें सन्धि एक तरल से भरे साइनोवियल कैप्सूल में पाई जाती है, जो अस्थियों के मध्य गति को संभव कर इनमें घर्षण (Friction) कम करती हैं। इनमें गति के लिए लिगामेन्ट्स भी पाए जाते हैं।
- सन्धियों में अस्थियों के परस्पर जुड़ने वाले स्थानों की आकृतियों के अनुसार, पूर्णरूपेण चल सन्धियाँ निम्न पाँच प्रकार की होती हैं

(i) **बॉल एवं सॉकेट सन्धियाँ** (Ball and Socket Joints) ऐसी सन्धि में एक हड्डी का गेंद जैसा गोल उभरा भाग दूसरी अस्थि के एक प्यालेनुमा गड्ढे में फिट होता है। इसमें उभरे सिरे वाली अस्थि चारों ओर घूम सकती है; जैसे–ग्रिडल्स तथा पादों की सन्धि। उदाहरण–ह्यूमरस तथा पेक्टोरल ग्रिडल के मध्य, फीमर एवं पेल्विक ग्रिडल के मध्य।

(ii) **हिंज सन्धियाँ** (Hinge Joints) ऐसी सन्धि में एक अस्थि के सिर का उभार दूसरी अस्थि के गड्ढे में ऐसे फिट होता है, कि उभरे सिरे वाली हड्डी दरवाजे की तरह केवल एक ही दिशा में पूरी मुड़ सकती है; जैसे–कोहनी, घुटने तथा अँगुली की अस्थियों की सन्धियाँ।

(iii) **पिवोटल सन्धियाँ** (Pivotal Joints) ऐसी सन्धि में एक अस्थि धुरी की भाँति स्थिर रहती है तथा दूसरी अस्थि अपने गड्ढे द्वारा इसके ऊपर फिट होकर, इधर-उधर गोलाई में घूमती है; जैसे– गर्दन में एटलस वर्टीब्रा तथा एक्सिस वर्टीब्रा के मध्य की सन्धि।

(iv) **ग्लाइडिंग सन्धियाँ** (Gliding Joints) ऐसी सन्धि में सन्धि-स्थान पर अस्थियाँ एक-दूसरे पर आगे-पीछे या इधर-उधर फिसल सकती हैं; जैसे–वर्टीब्रा के सन्धि उभारों (Zygapophysis) के बीच तथा रेडियस अल्ना और कलाई की अस्थियों के बीच की सन्धियाँ।

(v) **सैडल सन्धियाँ** (Saddle Joints) यह बॉल एवं सॉकेट सन्धि जैसी होती है, लेकिन इसमें बॉल (Ball) और सॉकेट (Socket) कम विकसित होते हैं। अतः बॉल वाली अस्थि चारों ओर अच्छी तरह नहीं घूमती है; जैसे–अँगूठे की मेटाकार्पल और कार्पल के बीच ऐसी ही सन्धि होती है। इसी कारण अँगूठा अन्य अँगुलियों की तुलना में अधिक इधर-उधर घुमाया जा सकता है।

प्रैक्टिस सैशन

टॉपिकल प्रैक्टिस

पेशीय तन्त्र

1. शरीर में सर्वाधिक पाए जाने वाला ऊतक है

(a) तन्त्रिका ऊतक (b) पेशीय ऊतक
(c) संवहन ऊतक (d) उपकला ऊतक

2. पेशियों के बारे में गलत कथन का चुनाव कीजिए।

(a) पेशी एक विशेष प्रकार का ऊतक है, जिसकी उत्पत्ति मीसोडर्म से होती है।
(b) मनुष्य के भार का लगभग 40-50% हिस्सा पेशियों का बना होता है।
(c) पेशी में कुछ विशिष्ट गुण; जैसे–उत्तेजनशीलता, संकुचनशीलता तथा प्रसार क्षमता (Extensibility) होते हैं।
(d) उपरोक्त में से कोई नहीं

3. रेखित पेशी को ...... भी कहते हैं।

(a) कार्डियक पेशी (b) चिकनी पेशी
(c) कंकाली पेशी (d) अनैच्छिक पेशी

4. कंकाली पेशियों के बारे में गलत कथन का चुनाव कीजिए।

(a) इनकी क्रियाविधि तन्त्रिका तन्त्र की ऐच्छिक नियंत्रण में होती हैं
(b) ये अरेखित पेशियों के रूप में जानी जाती हैं
(c) ये प्रमुखतया गमन क्रिया तथा शारीरिक मुद्रा के बदलने में सहायक होती हैं
(d) ये बहुकेन्द्रकीय होती हैं

5. विसरल पेशियों को कहते हैं

(a) चिकनी (Smooth) पेशियाँ
(b) अरेखित (Non-striated) पेशियाँ
(c) अनैच्छिक (Involuntary) पेशियाँ
(d) उपरोक्त सभी

6. निम्न में से कौन–सी पेशी जीवनभर लयबद्ध होकर प्रसार एवं संकुचन करती रहती है?

(a) रेखित पेशी (b) चिकनी पेशी
(c) कंकाल पेशी (d) कार्डियक पेशी

7. इन्टरकैलेटेड डिस्क पाई जाती हैं

(a) रेखित पेशियों में (b) अरेखित पेशियों में
(c) कार्डियक पेशियों में (d) तन्त्रिका कोशिका में

8. पेशीय तन्तु होते हैं

(a) पेशी में तिरछे व्यवस्थित तन्तु
(b) पेशी में समानान्तर रूप से व्यवस्थित तन्तु
(c) पेशी में क्षैतिज रूप से व्यवस्थित तन्तु
(d) पेशी में अरीय रूप से व्यवस्थित तन्तु

9. गहरी A और हल्की I–पट्टियाँ कहाँ पाई जाती हैं?

(a) रेखित पेशियों में (b) अस्थियों में
(c) उपास्थियों में (d) अरेखित पेशियों में

10. ...*A*... बैण्ड में एक्टिन होता है, जिसे ...*B*... बैण्ड कहते हैं, जबकि ...*C*... बैण्ड को ...*D*... बैण्ड कहते हैं, जिसमें मायोसिन होता है। *A, B, C* तथा *D* के लिए सही विकल्प का चयन कीजिए।

(a) *A*–हल्के, *B*–I, *C*–गहरे, *D*–A
(b) *A*–गहरे, *B*–I, *C*–हल्के, *D*–A
(c) *A*–गहरे, *B*–A, *C*–हल्के, *D*–I
(d) *A*–हल्के, *B*–A, *C*–गहरे, *D*–I

11. पेशी के एक्टिन तथा मायोसिन तन्तुओं को क्रमशः कहा जाता है

(a) मोटे तथा पतले तन्तु (b) पतले तथा मोटे तन्तु
(c) काले तथा सफेद तन्तु (d) सफेद तथा काले तन्तु

12. रेखित पेशी में उपस्थित A-पट्टी वाले भाग में किस प्रोटीन की बनी मोटी छड़ें पाई जाती हैं?

(a) एक्टिन (b) मायोग्लोबिन
(c) मायोसिन (d) एल्ब्युमिन

13. रेखित पेशी तन्तु में एक्टिन प्रोटीन कहाँ काम आती है?

(a) I- पट्टी में (b) A-पट्टी में
(c) दोनों (a) व (b) में (d) M-रेखा में

14. हेन्सन की रेखा को अन्य किस नाम से जानते हैं?

(a) M-रेखा (b) Z-रेखा
(c) H-क्षेत्र (d) क्राउस की झिल्ली

15. प्रत्येक I-बैण्ड के मध्य में एक रेखा होती है, जिसे कहते हैं

(a) I-रेखा (b) Z-रेखा (c) A-रेखा (d) H-क्षेत्र

16. कंकाली पेशी में H-क्षेत्र निम्न के कारण उपस्थित होता है

(a) A-बैण्ड के मध्य भाग में पेशीय तन्तुओं की अनुपस्थिति
(b) A-बैण्ड में मायोसिन तन्तुओं के मध्य मध्यावकाश
(c) A-बैण्ड में मायोसिन तन्तुओं तक फैले एक्टिन तन्तुओं के मध्य मध्यावकाश
(d) A-बैण्ड के केन्द्रीय भाग में मायोसिन तन्तुओं का फैलाव

17. Z-रेखा, पेशीय तन्तुओं को बाँटती है

(a) सार्कोमीयर (Sarcomere) में
(b) सार्कोलेमा (Sarcolemma) में
(c) सार्कोसोम (Sarcosome) में
(d) सार्कोप्लाज्म (Sarcoplasm) में

18. किसी पेशीय तन्तु में उपस्थित सार्कोमीयर इनके मध्य पाया जाता है

(a) दो M-रेखाओं के मध्य (b) दो Z-रेखाओं के मध्य
(c) दो H-क्षेत्र के मध्य (d) दो A-बैण्ड के मध्य

19. सार्कोमीयर है

(a) संकुचन की क्रियात्मक इकाई
(b) पेशीय तन्तु का वह भाग, जो दो M-रेखाओं के मध्य होता है
(c) पेशी का सम्पूर्ण बण्डल या समूह
(d) पेशीय तन्तु का वह भाग, जो दो A-बैण्ड के मध्य होता है

20. **निम्न में से गलत कथन को पहचानिए।**
(a) मेरोमायोसिन का गोलीय शीर्ष सक्रिय ATPase स्थल होता है
(b) पतली तन्तुमय झिल्ली-M रेखा, जोकि A-बैण्ड के मोटे तन्तुओं को जोड़े रखती है
(c) गहरे बैण्ड समदैशिक (Isotropic) कहलाते हैं
(d) उपरोक्त में से कोई नहीं

21. **पेशीय तन्तु में कैल्शियम आयनों का भण्डार गृह हैं**
(a) चिकनी अन्तःप्रद्रव्यी जालिका (SER)
(b) गॉल्जीकाय (Golgi body)
(c) सार्कोप्लाज्मिक रेटिकुलम
(d) लाइसोसोम (Lysosomes)

22. F-**एक्टिन बहुलक है**
(a) G-एक्टिन (आण्विक) का
(b) G-एक्टिन (गोलाकार) का
(c) G-एक्टिन (मेरोमायोसिन) का
(d) उपरोक्त सभी

23. **मेरोमायोसिन की क्रॉस भुजा बनी होती है**
(a) बाहर की ओर उभरे G-एक्टिन तन्तुओं से
(b) बाहर की ओर उभरे मेरोमायोसिन के सिर भाग से
(c) बाहर की ओर उभरे, मेरोमायोसिन के पुच्छ भाग से
(d) दोनों (a) तथा (b)

24. **एक्टिन बंधन स्थल** (Actin binding site) **उपस्थित होता है**
(a) ट्रोपोनिन पर (b) ट्रोपोमायोसिन पर
(c) मेरोमायोसिन पर (d) दोनों (a) तथा (b)

25. **पेशियों में संकुचन इनके ऊपर सरकने से होता है**
(a) मोटे तन्तुओं के पतले तन्तुओं के ऊपर
(b) पतले तन्तुओं के मोटे तन्तुओं के ऊपर
(c) पतले तन्तुओं के पतले तन्तुओं के ऊपर
(d) मोटे तन्तुओं के मोटे तन्तुओं के ऊपर

26. **तन्त्रिका पेशीय संधि स्थान** (Neuromuscular junction) **होता है**
(a) दो तन्त्रिका तथा पेशी के मध्य
(b) संवेदी तन्त्रिका व पेशी के मध्य
(c) प्रेरक तन्त्रिका व पेशी की सार्कोलेमा के मध्य
(d) संवेदी तन्त्रिका व पेशी की सार्कोलेमा के मध्य

27. **पेशी की सार्कोलेमा में क्रिया विभव** (Action potential) **किसके द्वारा उत्पन्न किया जाता है?**
(a) एल्डोस्टेरॉन (b) एसिटाइलकोलीन
(c) मिथाइलकोलीन (d) एथाइलकोलीन

28. **पेशी की सार्कोलेमा में उत्पन्न विभव, सार्कोप्लाज्मिक रेटिकुलम से कौन-से आयन को मुक्त करता है?**
(a) Na^+ (b) Cl^-
(c) Ca^{2+} (d) HCO_3^-

29. **उस आयन का नाम बताइए, जो पेशी संकुचन के समय मायोसिन के लिए क्रॉस बन्ध निर्माण के लिए आवश्यक स्थल को खोलता** (Unmasking) **है**
(a) कैल्शियम (b) मैग्नीशियम
(c) सोडियम (d) पोटैशियम

30. **स्लाइडिंग तन्तु सिद्धान्त के अनुसार, कब तक किसी पेशी में संकुचन होता रहता है?**
(a) जब तक ATP, मायोसिन शीर्ष से जुड़ा रहता है
(b) जब तक ADP, मायोसिन शीर्ष से जुड़ा रहता है
(c) जब तक सार्कोप्लाज्म में Ca^{2+} आयन उपस्थित होते हैं
(d) जब तक मायोसिन शीर्ष पर बहुलीकरण होता है

31. **निम्न में से कौन-सा मिलान सही नहीं है?**
(a) भारी मेरोमायोसिन – गोलाकार शीर्ष
(b) चिकनी पेशी – अनैच्छिक पेशी
(c) लाल पेशी – मायोग्लोबिन
(d) ट्रोपोनिन – तन्तुवत् प्रोटीन

32. **कंकाल पेशी के संकुचन व शिथिलन के समय कौन-सा पेशी बैण्ड अपरिवर्तित रहता है?**
(a) I (b) H
(c) A (d) E

33. Ca^{2+} **कंकाल पेशी में** ...*A*... **पर बंधता है तथा** ...*B*... **के बंधने के लिए** ...*C*... **के ढके हुए सक्रिय स्थल को खोल देता है।**

A, *B* **तथा** *C* **को पहचानिए तथा कथन को पूरा कीजिए।**
(a) *A*–ट्रोपोनिन, *B*–एक्टिन, *C*-रिलेक्सिन
(b) *A*–एक्टिन, *B*-मायोसिन, *C*-ट्रोपोनिन
(c) *A*–ट्रोपोनिन, *B*–मायोसिन, *C*-एक्टिन
(d) *A*–ट्रोपोमायोसिन *B*–मायोसिन, *C*-एक्टिन

34. **मायोसिन में गोलाकार सिर निम्नलिखित में से किस सक्रिय एन्जाइम की तरह कार्य करता है?**
(a) न्यूक्लिऐज (b) ADPase
(c) ATPase (d) दोनों (a) व (c)

35. **पेशी तन्तु के सार्कोप्लाज्म में उपस्थित किस प्रोटीन में** O_2 **को बाँधने की क्षमता पाई जाती है?**
(a) मायोएल्ब्युमिन (b) मायोजन
(c) मायोग्लोबिन (d) हीमोग्लोबिन

36. **पेशी तन्तु के सार्कोप्लाज्म में उपस्थित प्रोटीन है**
(a) मायोएल्ब्युमिन, मायोजन तथा एल्ब्युमिन
(b) एल्ब्युमिन, मायोजन तथा मायोग्लोबिन
(c) मायोएल्ब्युमिन, मायोजन तथा मायोग्लोबिन
(d) एल्ब्युमिन तथा किरैटिन

1. (b)	**2.** (d)	**3.** (c)	**4.** (b)	**5.** (d)	**6.** (d)	**7.** (c)	**8.** (b)	**9.** (a)	**10.** (a)
11. (b)	**12.** (c)	**13.** (a)	**14.** (a)	**15.** (b)	**16.** (c)	**17.** (a)	**18.** (a)	**19.** (a)	**20.** (c)
21. (c)	**22.** (b)	**23.** (b)	**24.** (c)	**25.** (b)	**26.** (c)	**27.** (b)	**28.** (c)	**29.** (a)	**30.** (c)
31. (d)	**32.** (c)	**33.** (c)	**34.** (c)	**35.** (c)	**36.** (c)				

37. कंकाल पेशी के उद्दीप्त होने पर, तुरन्त ही कैल्शियम आयन ट्रोपोनिन से बंधने के लिए उपलब्ध होते हैं
(a) रुधिर (Blood) से
(b) लसीका (Lymph) से
(c) सार्कोप्लाज्मिक रेटिकुलम से
(d) अस्थि (Bone) से

38. पेशियों में ऑक्सीजन युक्त लाल रंग का वर्णक कहलाता है
(a) रोडोप्सिन (Rodopsin)
(b) मायोग्लोबिन (Myoglobin)
(c) हीमोसायनिन (Haemocyanin)
(d) दोनों (a) तथा (b)

39. गलत कथन का चुनाव कीजिए।
(a) लाल पेशी तन्तुओं में मायोग्लोबिन की मात्रा अधिक होती है
(b) श्वेत पेशी तन्तुओं में सार्कोप्लाज्मिक रेटिकुलम की कम मात्रा होती है
(c) लाल पेशी तन्तु निरन्तर भारी कार्य करने में सक्षम होते हैं
(d) श्वेत पेशी तन्तुओं में माइटोकॉण्ड्रिया की संख्या कम होती है

40. निम्नलिखित में से श्वेत पेशी तन्तु के सन्दर्भ में असत्य कथन छाँटिए।
(a) ये पतले होते हैं
(b) इनमें मायोग्लोबिन उपस्थित होता है
(c) इनमें माइटोकॉण्ड्रिया की संख्या कम होती है
(d) ये O_2 संचित करने में सक्षम नहीं होते हैं

41. पेशियों के निरन्तर कार्य करने पर अनॉक्सी-श्वसन के कारण बना लैक्टिक अम्ल यकृत में पहुँचने पर किसमें परिवर्तित हो जाता है?
(a) ग्लूकोस में (b) ग्लाइकोजन में
(c) माल्टोस में (d) फ्रक्टोस में

42. बाँह की बाइसेप्स किस प्रकार की पेशी का उदाहरण है?
(a) फ्लैक्सर (b) एब्डक्टर
(c) एक्सटेंसर (d) डिप्रेसर

43. सुपिनेटर पेशी का क्या कार्य होता है?
(a) कोहनी के जोड़ के कोण को कम करना
(b) कलाई पर हथेली को ऊपर की ओर घुमाना
(c) कलाई पर हथेली को नीचे की ओर घुमाना
(d) पैर को शरीर की मध्य रेखा से दूर करना

44. हमारे शरीर में लगभग कितनी पेशियाँ होती हैं?
(a) 326 (b) 729 (c) 456 (d) 639

45. निम्न में से पेल्विक फ्लोर की पेशी है
(a) लेवेटर एनी (b) पामारस लौंगस
(c) प्रोनेटर टेरेस (d) ट्रेपेजियम

46. मानव शरीर की सबसे लम्बी पेशी है
(a) सोलियस (b) मैसेटर
(c) सारटोरियस (d) इलीकस

47. मानव शरीर की सबसे बड़ी पेशी है
(a) क्रिमेस्टर (b) ग्लूटियस मेक्सिमस
(c) सोलियस (d) मैसेटर

कंकाल तन्त्र

48. निम्नलिखित में से सबसे कठोर ऊतक है
(a) उपास्थि (b) अस्थि
(c) कान की उपास्थि (d) हायलाइन उपास्थि

49. अस्थि के मैट्रिक्स ओसीन में कितने प्रतिशत अकार्बनिक पदार्थ होते हैं?
(a) 34% (b) 32% (c) 62% (d) 48%

50. वयस्कों में रुधिर की RBCs व WBCs कहाँ बनती हैं?
(a) थाइमस में (b) बोन मैरो में
(c) थायरॉइड में (d) पेशियों में

51. हैवर्सियन नलिका पाई जाती है
(a) बोन मैरो में (b) हायलिन उपास्थि में
(c) अस्थि की सतह पर (d) उपकला ऊतक में

52. अस्थि की कठोरता इसके कारण होती है
(a) कठोर मैट्रिक्स कैल्शियम लवणों का बना होता है
(b) कठोर मैट्रिक्स फॉस्फेट का बना होता है
(c) कठोर मैट्रिक्स सोडियम लवणों का बना होता है
(d) कठोर मैट्रिक्स चिलेट्स (Chelates) का बना होता है

53. लम्बी अस्थि के सिरे पर कौन-सी उपास्थि पाई जाती है?
(a) हायलिन (b) श्वेत तन्तुमय
(c) लचीली तन्तुमय (d) कैल्सिफाइड

54. उपास्थि का निर्माण करने वाली कोशिकाएँ कहलाती हैं
(a) फाइब्रोब्लास्ट्स (b) ऑस्टियोब्लास्ट्स
(c) एपिथीलियम (d) कॉण्ड्रोब्लास्ट्स

55. उपास्थि का मैट्रिक्स इसके कारण थोड़ा लचीला होता है
(a) कॉण्ड्रोइटिन लवण के कारण (b) ऑस्टियोब्लास्ट के कारण
(c) कॉण्ड्रोब्लास्ट के कारण (d) ओसीन लवण के कारण

56. कौन-सी कोशिका उपास्थि ऊतक में पाई जाती है?
(a) मास्ट कोशिका (b) बैसोफिल्स
(c) ऑस्टियोसाइट (d) कॉण्ड्रोसाइट

57. उपास्थि निम्न में से किसमें नहीं पाई जाती है?
(a) नाक में (b) कान में
(c) वृक्क में (d) कण्ठ में

58. कान के पिन्ना में किस प्रकार की उपास्थि पाई जाती है?
(a) हायलिन उपास्थि (b) श्वेत तन्तुमय उपास्थि
(c) लचीली तन्तुमय उपास्थि (d) कैल्सिफाइड उपास्थि

59. निम्नलिखित में से कौन-सी सबसे मजबूत उपास्थि है?
(a) हायलिन उपास्थि (b) श्वेत तन्तुमय उपास्थि
(c) लचीली तन्तुमय उपास्थि (d) कैल्सिफाइड उपास्थि

60. हायलिन उपास्थि पाई जाती है
(a) नासा पट्ट में
(b) पसलियों के सिरे पर
(c) लम्बी अस्थियों के सन्धि तल पर
(d) उपरोक्त सभी में

61. **निम्न में से कौन-सा कार्य कंकाल तन्त्र का नहीं है?**
(a) एरिथ्रोसाइट्स का उत्पादन (b) खनिजों का संग्रहण
(c) शरीर में ताप का उत्पादन (d) गमन (Locomotion)

62. **सही कथन का चुनाव कीजिए।**
(a) अक्षीय कंकाल में 80 अस्थियाँ होती है
(b) खोपड़ी, वर्टीब्रल कॉलम, स्टर्नम तथा पसलियाँ (Ribs) अक्षीय कंकाल बनाते हैं
(c) खोपड़ी (Skull) में कुल 29 अस्थियाँ होती हैं
(d) उपरोक्त सभी

63. **मानव की खोपड़ी में क्रेनियम की, चेहरे की, हायोड की तथा मध्य कर्ण की अस्थियों की क्रमशः संख्या के सही क्रम को पहचानिए।**
(a) 14, 8, 1 तथा 3 (b) 3, 8, 14 तथा 1
(c) 14, 8, 3 तथा 1 (d) 8,14, 1 तथा 6

64. **U-आकार की अस्थि जो मुखगुहा** (Buccal cavity) **के आधार पर स्थित होती है**
(a) एथमॉइड अस्थि (b) मैलियस
(c) हायोड (Hyoid) अस्थि (d) लैक्रिमल अस्थि

65. **हमारा वर्टीब्रल कॉलम** (Vertebral column) **बना होता है**
(a) 26 व्यवस्थित वर्टीब्रा से (b) 27 व्यवस्थित वर्टीब्रा से
(c) 33 व्यवस्थित वर्टीब्रा से (d) 35 व्यवस्थित वर्टीब्रा से

66. **न्यूरल नाल** (Neural canal) **है**
(a) वर्टीब्रल का ठोस भाग, जिससे स्पाइनल कॉर्ड गुजरती है
(b) वर्टीब्रा का खोखला भाग, जिससे स्पाइनल कॉर्ड गुजरती है
(c) दोनों (a) तथा (b)
(d) स्पाइनल कॉर्ड का भाग, जो वर्टीब्रल कॉलम में स्थित होता है

67. **मानव में प्रथम वर्टीब्रा** (First vertebrae) **कहलाती है**
(a) एक्सिस (Axis) (b) एटलस (Atlas)
(c) लम्बर (Lumbar) (d) सर्वाइकल (Cervical)

68. **सभी स्तनधारियों में ग्रीवा वर्टीब्रा** (Cervical vertebra) **संख्या में होती है**
(a) 4 (b) 5
(c) 6 (d) 7

69. **मानव में वर्टीब्रल कॉलम का सही कार्य बताइए**
(a) स्पाइनल कॉर्ड की सुरक्षा
(b) सिर का आधार
(c) पसलियों तथा पीठ की हड्डी के मध्य सन्धि का निर्माण
(d) उपरोक्त सभी

70. **वक्ष के मध्य अधर** (Mid-ventral) **रेखा पर स्थित चपटी अस्थि है**
(a) कॉक्सिक्स (Coccyx) (b) स्टर्नम (Sternum)
(c) सेक्रम (Sacrum) (d) पसलियाँ (Ribs)

71. **मानव कंकाल में कितनी जोड़ी पसलियाँ होती हैं?**
(a) 10 जोड़ी (b) 12 जोड़ी (c) 9 जोड़ी (d) 7 जोड़ी

72. **वे पसलियाँ, जो पृष्ठ** (Dorsal) **भाग में वक्षीय वर्टीब्रा से तथा अधरीय** (Ventral) **भाग में स्टर्नम से हायलिन उपास्थि** (Hyaline cartilage) **द्वारा से जुड़ी होती हैं, कहलाती हैं**
(a) वास्तविक (True) पसली (b) कूट (False) पसली
(c) प्लावी (Floating) पसली (d) पसली पिन्जर (Rib cage)

73. **पसली पिन्जर बना होता है**
(a) वक्षीय वर्टीब्रा से (b) पसली से
(c) स्टर्नम (Sternum) से (d) ये सभी

74. **पादों तथा ग्रिडल्स की अस्थियाँ मिलकर बनाती है**
(a) उपांगीय कंकाल (b) अक्षीय कंकाल
(c) गति कंकाल (d) पार्श्व कंकाल

75. **मानव के उच्च एक्सट्रिमिटी में कुल अस्थियों की संख्या होती है**
(c) 62 (b) 64 (c) 66 (d) 60

76. **निम्न में से कौन-सा पेक्टोरल ग्रिडल का भाग है?**
(a) इलियम (b) इश्चियम
(c) एसीटाबुलम (d) ग्लीनॉइड गुहा

77. **ग्लीनॉइड गुहा किसमें पाई जाती है?**
(a) पेक्टोरल ग्रिडल में (b) पेल्विक ग्रिडल में
(c) खोपड़ी में (d) सेक्रम में

78. **ह्यूमरस का गोल शीर्ष किस अस्थि के साथ जुड़कर कन्धे की सन्धि बनाता है?**
(a) पेल्विक ग्रिडल (b) पेक्टोरल ग्रिडल
(c) इलियम (d) फीमर

79. **ग्लीनॉइड गुहा** (Glenoid cavity) **जोड़ती है**
(a) एक्रोमिओन को ग्रीवा से
(b) एक्रोमिओन को स्केपुला से
(c) स्केपुला को ग्रीवा से
(d) स्केपुला को ह्यूमरस से

80. **स्केपुला अस्थि किसमें उपस्थित होती है?**
(a) खोपड़ी में (b) पेल्विक ग्रिडल में
(c) वर्टीब्रल कॉलम में (d) पेक्टोरल ग्रिडल में

81. **स्केपुला एक त्रिकोणीय अस्थि है, जोकि स्थित होती है**
(a) वक्ष की पृष्ठ सतह पर 2nd तथा 7th पसली के मध्य
(b) वक्ष की अधर सतह पर 2nd तथा 7th पसली के मध्य
(c) वक्ष के मध्य भाग पर 2nd तथा 7th पसली के मध्य
(d) उपरोक्त में से कोई नहीं

82. **रेडियस का शाफ्ट दूरस्थ छोर पर चौड़ा होकर किन अस्थियों से जुड़ता है?**
(a) कलाई की (b) कोहनी की
(c) पटेला की (d) जाँघ की

83. **मानव कंकाल में कार्पल्स, मेटाकार्पल्स तथा फैलेंजेन्स की क्रमशः संख्या है**
(c) 7, 5, 14 (b) 3, 6, 10
(c) 8, 5, 14 (d) 5, 6, 7

84. **निम्न एक्सट्रिमिटी में अस्थियों की कुल संख्या कितनी होती है?**
(a) 60 (b) 64
(c) 62 (d) 69

85. **मनुष्य का प्रत्येक पश्च पाद बना होता है**
(a) 60 अस्थि से (b) 50 अस्थि से
(c) 40 अस्थि से (d) 30 अस्थि से

86. **मनुष्य की पेल्विक ग्रिडल की तीन अस्थियाँ कौन-सी हैं?**
(a) प्यूबिस, एसीटाबुलम, इश्चियम
(b) इलियम, इश्चियम, सैक्रम
(c) इलियम, इश्चियम, प्यूबिस
(d) इलियम, प्यूबिस, कॉक्सिक्स

87. **एसीटाबुलम कहाँ पाई जाती है?**
(a) पेक्टोरल ग्रिडल में (b) फीमर में
(c) पेल्विक ग्रिडल में (d) अल्ना में

88. **एसीटाबुलम कैविटी को बनाया जाता है**
(a) इलियम तथा इन्कस से
(b) इलियम तथा इश्चियम से
(c) इन्कस तथा इश्चियम से
(d) इलियम, इश्चियम तथा प्यूबिस से

89. **मानव में कौन-सी सबसे भारी अस्थि है?**
(a) फीमर (Femur) (b) क्लेविकल (Clavical)
(c) टिबिया (Tibia) (d) अल्ना (Ulna)

90. **एक कपनुमा अस्थि, जोकि घुटने की अधर (Ventral) सतह को घेरे रहती है**
(a) स्टेपीस (Stapes) (b) पटेला (Patella)
(c) मैलियस (Malleus) (d) इन्कस (Incus)

सन्धि

91. **मानव में किन दो अस्थियों के मध्य गति नहीं होती है?**
(a) पेल्विक ग्रिडल तथा फीमर
(b) पेक्टोरल ग्रिडल तथा ह्यूमरस
(c) एक्सिस तथा एटलस वर्टीब्रा
(d) ह्यूमरस तथा अल्ना

92. **मानव में साइनोवियल जोड़ तथा उसका गुण है**

	गुण	उदाहरण
(a)	दो अस्थियों के मध्य भरा हुआ तरल, सीमित गति	घुटना सन्धि (Knee joint)
(b)	जोड़ों के मध्य भरा हुआ तरल, घर्षण से बचाता है	खोपड़ी की सन्धि (Skull bones)
(c)	दो अस्थियों के मध्य तरल से भरी हुई साइनोवियल कैविटी	एटलस तथा एक्सिस के बीच सन्धि
(d)	दो अस्थियों के मध्य भरी हुई लसीका, सीमित गति	कार्पल्स के बीच ग्लाइडिंग सन्धि

93. **पेल्विक ग्रिडल के साथ फीमर की सन्धि क्या कहलाती है?**
(a) पिवोटल (b) सैडल
(c) बॉल एवं सॉकेट (d) हिन्ज

94. **पेक्टोरल ग्रिडल (Pectoral girdle) की ह्यूमरस के साथ सन्धि है**
(a) हिंज सन्धि (Hinge joint) (b) पिवोट सन्धि (Pivot joint)
(c) अगतिशील सन्धि (d) बॉल एवं सॉकेट सन्धि

95. **एटलस और एक्सिस के बीच किस प्रकार की गतिशील सन्धि होती है?**
(a) पिवोटल सन्धि (b) सैडल सन्धि
(c) हिन्ज सन्धि (d) ग्लाइडिंग सन्धि

96. **मनुष्य में अँगुली की अस्थियों की सन्धि कौन-सी होती है?**
(a) ग्लाइडिंग (b) हिंज
(c) बॉल एवं सॉकेट (d) पिवोटल

97. **निम्नलिखित में से कौन-सा विकल्प गलत है?**
(a) हिंज सन्धि–ह्यूमरस और पेक्टोरल ग्रिडल के बीच
(b) पिवोटल सन्धि–एटलस और एक्सिस के बीच
(c) ग्लाइडिंग सन्धि–कार्पलों के बीच
(d) सैडल सन्धि–अँगूठे के कार्पल एवं मेटाकार्पल के बीच

98. **घुटना-सन्धि और कोहनी-सन्धि किस प्रकार की सन्धि के उदाहरण हैं?**
(a) सैडल सन्धि
(b) बॉल एवं सॉकेट सन्धि
(c) पिवोट सन्धि
(d) हिंज सन्धि

99. **ग्लाइडिंग सन्धि जोड़ का एक उदाहरण है**
(a) कार्पल्स के मध्य
(b) ह्यूमरस तथा ग्लीनॉइड कैविटी
(c) ऑसीपिटल कॉण्डायल तथा ओडोन्टोनॉइड उभार
(d) फीमर तथा टिबिया फिबुला

100. **मानव कंकाल तंत्र में सन्धि तथा इसके उदाहरण के सही मिलान को पहचानिए।**

	सन्धि के प्रकार	उदाहरण
(a)	उपास्थिमय सन्धि	फ्रॉन्टल तथा पैराइटल के मध्य
(b)	पिवोटल सन्धि	3rd तथा 4th ग्रीवा वर्टीब्रा के मध्य
(c)	हिंज सन्धि	ह्यूमरस तथा पेक्टोरल ग्रिडल के मध्य
(d)	ग्लाइडिंग सन्धि	कार्पल्स के मध्य

101. **मानव में हाथ तथा कलाई अस्थि के बीच की सन्धि को कहते हैं**
(a) सैडल सन्धि (b) हिंज सन्धि
(c) पिवोट सन्धि (d) ग्लाइडिंग सन्धि

102. **मानव में सैडल सन्धि (Saddle joint) कहाँ उपस्थित होती है?**
(a) अँगूठें की कार्पल तथा मेटाकार्पल्स के बीच
(b) एटलस तथा एक्सिस के बीच
(c) रेडियस तथा अल्ना के बीच
(d) कार्पल तथा फैलेन्जेस के बीच

37. (c)	38. (b)	39. (b)	40. (a)	41. (b)	42. (a)	43. (b)	44. (d)	45. (a)	46. (c)
47. (b)	48. (b)	49. (c)	50. (b)	51. (a)	52. (a)	53. (a)	54. (d)	55. (a)	56. (d)
57. (c)	58. (c)	59. (b)	60. (d)	61. (c)	62. (d)	63. (d)	64. (c)	65. (a)	66. (b)
67. (b)	68. (d)	69. (d)	70. (b)	71. (b)	72. (a)	73. (d)	74. (a)	75. (b)	76. (d)
77. (a)	78. (b)	79. (d)	80. (d)	81. (a)	82. (a)	83. (c)	84. (c)	85. (d)	86. (c)
87. (c)	88. (d)	89. (a)	90. (b)	91. (d)	92. (c)	93. (c)	94. (d)	95. (a)	96. (b)
97. (a)	98. (d)	99. (a)	100. (d)	101. (d)	102. (a)				

नर्सिंग एग्जाम गैलरी

1. लचीले संयोजी ऊतक जो सन्धि में हड्डी से जुड़े होते है, उसे कहा जाता है *(MPNHM CHO 2021)*

(a) उपास्थि (Cartilage) (b) कंडरा (Tendon)
(c) तन्त्रिका (Nerves) (d) माँसपेशियाँ (Muscles)

2. निम्नलिखित में से किस हड्डी को कॉलर बोन कहा जाता है? *(MPNHM CHO 2021)*

(a) ऐसीटेबुलम (Acetabulum) (b) पैल्विक (Peivic)
(c) स्कैपुला (Scapula) (d) क्लैविकल (Clavicle)

3. मानव शरीर को कौन आकार और सहारा देता है? *(UPNHM Staff Nurse 2021)*

(a) माँसपेशियाँ (Muscles) (b) अस्थि (Bones)
(c) हृदय (Heart) (d) त्वचा (Skin)

4. हाथों की शरीर के मध्य रेखा की ओर गति का कहते हैं *(UPNHM Staff Nurse 2021)*

(a) एब्डक्शन (Abduction)
(b) एडक्शन (Adduction)
(c) इनवर्शन (Inversion)
(d) इवर्शन (Inversion)

5. अस्थियों का सबसे बाहरी आवरण है *(UPNHM Staff Nurse 2019)*

(a) पेरीकार्डियम (b) पेरीऑस्ट्रियम
(c) पेरीटोनियम (d) पेरीमेट्रियम

6. अस्थि का मुख्य घटक है *(UPNHM Staff Nurse 2019)*

(a) कैल्शियम सल्फेट (b) कैल्शियम फॉस्फेट
(c) मैग्नीशियम सल्फेट (d) सोडियम क्लोराइड

7. पेशी तन्तु में ट्रोपोमायोसिन एक .... प्रोटीन है। *(ESIC Staff Nurse 2019)*

(a) संचालक (Anchoring) (b) संकुचक (Contractile)
(c) संरचनात्मक (Structural) (d) नियामक (Regulatory)

8. एक गतिहीन जॉइण्ट कहलाता है *(ESIC Staff Nurse 2019)*

(a) पॉलीआर्थोइटिस (b) डायार्थोसिस
(c) एम्फियाथ्रोसिस (d) सीनार्थोसिस

9. एक तल जोकि शरीर की मध्य रेखा से गुजरता है एवं इसको दो समान दाईं व बाईं साइड्स में विभक्त करता है कहलाता है *(ESIC Staff Nurse 2019)*

(a) कोरोनल प्लेन (b) मिड-सेजिटल प्लेन
(c) पेरा-सेजिटल प्लेन (d) ऑब्लिक प्लेन

10. निम्नलिखित में से अक्षीय कंकाल की अस्थि है *(ESIC Staff Nurse 2019)*

(a) ह्यूमरस (b) टार्सल्स
(c) हायोड (d) पटेला

11. मानव शरीर में टाँगों की अस्थियाँ हैं *(RRB Staff Nurse 2018)*

(a) ह्यूमरस एवं फीमर (b) फिबुला एवं टिबिया
(c) फिबुला व अल्ना (d) टिबिया व रेडियस

12. बॉक्सर की पेशी (Boxer's muscle) है *(AIIMS Bhubaneswar 2018)*

(a) बाइसेप्स ब्रेकी (b) ब्रेकिओरेडिएलिस
(c) डेल्टॉइड (d) सेर्रेटस एन्टीरियर

13. सीसमॉइड अस्थि का एक उदाहरण है *(AIIMS Manglagiri Grade-II 2018)*

(a) पटेला (b) पसलियाँ
(c) कार्पल्स (d) स्टर्नम

14. पेशी जोकि अग्रवक्षीय भित्ति पर स्थित होती है *(AIIMS Manglagiri Grade-II 2018)*

(a) पेक्टोरेलिस मेजर (b) डेल्टॉइड
(c) ट्राइसेप्स (d) बाइसेप्स

15. निम्नलिखित में से किससे बाइसेप्स ब्रेकी (Biceps brachii) पेशी का लम्बा शीर्ष उदित होता है? *(AIIMS Bhopal 2018)*

(a) ह्यमरस के पार्श्वीय एपिकॉन्डाइल से
(b) स्केपुला के सुप्राग्लीनॉइड ट्यूबरकल से
(c) स्केपुला के कोरेकॉइड प्रोसेस से
(d) स्केपुला के इन्फ्राग्लीनॉइड ट्यूबरकल से

16. घुटना सन्धि (Knee joint) निम्नलिखित जोड़ों में से किसका उदाहरण है? *(AIIMS Bhopal 2018)*

(a) सैडल सन्धि (b) पिवोट सन्धि
(c) बॉल व सॉकेट सन्धि (d) हिंज सन्धि

17. पेक्टोरेलिस मेजर पेशी का कार्य है *(AIIMS Bhopal 2018)*

(a) कोहनी का एक्सटेंशन (Extension)
(b) कोहनी का फ्लेक्सन (Flexion)
(c) बाँह का एडक्शन (Adduction)
(d) बाँह का एब्डक्शन (Abduction)

18. ग्लेनो-ह्यूमरल सन्धि को इस नाम से भी जाना जाता है *(AIIMS Bhopal 2018)*

(a) हिप सन्धि (b) शोल्डर सन्धि
(c) नी सन्धि (d) एल्बो सन्धि

19. कौन-सा प्लेन शरीर को अग्र व पश्च हिस्सों में विभाजित करता है? *(AIIMS Nsg. Jodhpur & Rishikesh 2017)*

(a) फ्रन्टल (b) सेजिटल
(c) पैरासेजिटल (d) ट्रान्सवर्स

20. शारीरिक अंग का मध्यपंक्ति (Midline) से दूर जाना कहलाता है *(AIIMS Nsg. Jodhpur & Rishikesh 2017)*

(a) विस्तारण (Abduction) (b) अभिवर्तन (Adduction)
(c) उत्तानन (Supination) (d) आकोचन (Flextion)

21. हड्डी जिसे 'घुटने की टोपी' के रूप में भी जाना जाता है *(RUHS Pb. B.Sc. Nsg. 2017)*

(a) टिबिया (b) फिबुला
(c) फीमर (d) पटेला

22. सामान्य अस्थि कोशिका क्या कहलाती है? *(AIIMS Nsg. Exam Jodhpur & Rishikesh 2017)*

(a) ऑस्टियोसाइट (b) ऑस्टियोब्लास्ट
(c) मोनोसाइट (d) ऑस्टियोक्लास्ट

23. कंकालीय माँसपेशी में संकुचनशील प्रोटीन .... होता है। *(ESIC Staff Nurse II 2016)*

(a) एक्टिन (b) ट्रोपोनिन
(c) ट्रोपोमायोसिन (d) टिटिन

24. अक्षीय कंकाल बना होता है *(HPSSB Staff Nurse 2016)*

(a) 40 अस्थियों का (b) 80 अस्थियों का
(c) 100 अस्थियों का (d) 126 अस्थियों का

25. कपाल (खोपड़ी) में चल हड्डी है *(HPSSB Staff Nurse 2016)*

(a) मैक्जिला (b) मैण्डिबल
(c) नैजल बोन (d) इनमें से कोई नहीं

26. अस्थि पेशियों को सूक्ष्मदर्शी से देखने पर गहरे एवं हल्के रंग के पट्टी द्वारा निर्मित धारियाँ दिखाई देती हैं। गहरी पट्टियाँ .... नामक प्रोटीन से बनती है। *(ESIC Staff Nurse 2016)*

(a) एक्टिन (b) माइसियम
(c) कोरोनिन (d) मायोसिन

27. अस्थि में एक छिद्र जिससे होकर रुधिर वाहिकाएँ, तन्त्रिकाएँ एवं लिगामेन्ट गुजरते हैं, कहलाता है *(ESIC Staff Nurse 2016)*

(a) फोरामेन (b) फोसी
(c) एण्ट्रम (d) सल्कस

28. सांस लेने या खींचने की मुख्य माँसपेशी कौन-सी है? *(ESIC Staff Nurse 2016)*

(a) इण्टर्नल इण्टरकॉस्टल्स (b) डायाफ्राम
(c) स्कैलेनस इण्टीरियर (d) रेक्टस एब्डोमिनस

29. कौन-सी अस्थि कॉलर बोन कहलाती है? *(ESIC Staff Nurse 2016)*

(a) क्लैविकल (b) स्केपुला
(c) रेडियस (d) ह्यूमरस

30. निम्नलिखित में से .... को छोड़कर सभी हड्डियाँ लम्बी होती है? *(ESIC Staff Nurse 2016)*

(a) फीमर (b) ह्यूमरस
(c) टिबिया (d) स्केपुला

31. उदरीय अंगों व रुधिर वाहिकाओं में किस प्रकार की पेशियाँ पाई जाती हैं? *(RUHS Pb. B.Sc. Nsg. 2015)*

(a) ऐच्छिक (Voluntary) (b) हृदयी (Cardiac)
(c) हृदयपेशी (Myocardium) (d) अनैच्छिक (Involuntary)

32. रेडियस पाई जाती है *(RUHS Pb. B.Sc. Nsg. 2015)*

(a) भुजा के ऊपरी भाग में
(b) निचली भुजा में अँगूठे की ओर
(c) निचली भुजा में तर्जनी अँगुली की ओर
(d) कन्धे पर

33. कोस्टो (Costo) का अर्थ है *(KPSC Staff Nurse 2015)*

(a) बड़ी आँत (Colon)
(b) पसली (Rib)
(c) उपास्थि (Cartilage)
(d) उभय पित्त वाहिका (Common bile duct)

34. मानव शरीर का सबसे मजबूत जोड़ है *(PGI M.Sc. Nsg. 2014)*

(a) सेक्रोइलियक (Sacroiliac)
(b) सेक्रोकॉक्सिजियल (Sacrococcygeal)
(c) सिम्फाइसिस प्यूबिस (Symphysis pubis)
(d) सीनोवियल (Synovial)

35. मानव शरीर में पाई जाने वाली अस्थियों की कुल संख्या है *(RUHS M.Sc. Nsg. 2014)*

(a) 212 (b) 206 (c) 202 (d) 102

36. मानव शरीर की सबसे लम्बी अस्थि है *(RUHS M.Sc. Nsg. 2014)*

(a) स्टेपिस (Stepis) (b) फिबुला (Fibula)
(c) टिबिया (Tibia) (d) फीमर (Femur)

37. मानव शरीर की सबसे छोटी अस्थि है *(RUHS Pb. B.Sc. Nsg. 2014)*

(a) स्टेपीज (Stapes)
(b) फेलेन्जेज (Phallanges)
(c) मेटाकार्पल (Metacarpals)
(d) जिफिस्टर्नम (Xiphisternum)

38. निम्नलिखित में से कौन-सा अक्षीय कंकाल (Axial skeleton) भाग नहीं है? *(AIIMS Patna 2013)*

(a) फीमर (Femur) (b) स्टर्नम (Sternum)
(c) मेण्डिबल (Mandible) (d) सेक्रम (Sacrum)

39. हृदय पेशी, कंकाली पेशी से भिन्न है, क्योंकि *(JIPMER Staff Nurse 2013)*

(a) इसमें एक्टिन एवं मायोसिन होता है
(b) इसमें स्वायत्तता एवं चालकता होती है
(c) इसे संकुचन के लिए कैल्शियम की आवश्यकता होती है
(d) यह ऑक्सीजन के बिना फलती-फूलती है

40. जोड़ों की गति की सीमा के आंकलन के लिए नर्स .... गति के मूल्यांकन हेतु अंग को शरीर से दूर ले जाने को कहती है। *(ESIC Staff Nurse Delhi 2012)*

(a) आकुंचन (Fexion) (b) विस्तार (Extention)
(c) अपवर्तन (Abduction) (d) अभिवर्तन (Adduction)

1. (a)	**2.** (d)	**3.** (b)	**4.** (b)	**5.** (b)	**6.** (b)	**7.** (d)	**8.** (d)	**9.** (b)	**10.** (c)
11. (b)	**12.** (d)	**13.** (a)	**14.** (a)	**15.** (a)	**16.** (d)	**17.** (c)	**18.** (b)	**19.** (a)	**20.** (a)
21. (d)	**22.** (a)	**23.** (a)	**24.** (b)	**25.** (b)	**26.** (d)	**27.** (a)	**28.** (b)	**29.** (a)	**30.** (d)
31. (d)	**32.** (b)	**33.** (b)	**34.** (a)	**35.** (b)	**36.** (d)	**37.** (a)	**38.** (a)	**39.** (b)	**40.** (c)

करेक्ट सॉल्यूशन्स

टॉपिकल प्रैक्टिस

1. (*b*) पेशीय ऊतक शरीर में सर्वाधिक पाया जाने वाला ऊतक है। पेशियाँ शरीर का लगभग 50% भाग बनाती हैं।

2. (*d*) पेशी एक विशिष्ट प्रकार का ऊतक है, जिसकी उत्पत्ति मीसोडर्म से होती है। वयस्क मानव के भार का लगभग 40-50% भाग पेशियों का होता है। पेशी में कुछ विशिष्ट गुण, जैसे– उत्तेजनशीलता, संकुचनशीलता तथा प्रसार का गुण होता है। अतः सभी कथन सही है।

4. (*b*) सूक्ष्मदर्शी से देखने पर कंकाली पेशियों पर धारियाँ (Striped) दिखाई देती हैं। अतः इन्हें रेखित पेशी कहते हैं।

5. (*d*) विसरल पेशियाँ शरीर के खोखले विसरल अंगों; जैसे- आहारनाल, जनन मार्ग, आदि की भीतरी भित्ति में स्थित होती है। ये अरेखित और चिकनी दिखती हैं। इनकी क्रिया तन्त्रिका तन्त्र के ऐच्छिक नियन्त्रण में नहीं होती है, इसलिए इन्हें अनैच्छिक पेशियाँ भी कहते हैं।

6. (*d*) कार्डियक या हृद पेशी जीवनभर लयबद्ध होकर प्रसार एवं संकुचन करती है।

7. (*c*) कार्डियक पेशियों में अन्तर्विष्ट पट्टियाँ या इन्टरकैलेटेड डिस्क पाई जाती हैं।

12. (*c*) रेखित पेशी में उपस्थित A-पट्टी वाले भाग में मायोसिन नामक प्रोटीन से बनी मोटी छड़ें पाई जाती हैं।

13. (*a*) रेखित पेशी तन्तु में उपस्थित I-पट्टी वाले भाग में 'एक्टिन' नामक प्रोटीन से बनी पतली छड़ें पाई जाती हैं।

14. (*a*) A- पट्टी के मध्य में दिखाई देने वाली एक महीन अनुप्रस्थ रेखा हेन्सन की रेखा कहलाती है। इसे M-रेखा भी कहते हैं।

20. (*c*) गहरा बैण्ड, जिसे A-बैण्ड कहते हैं, विषम दैशिक (Anitropic) है, जबकि हल्का बैण्ड जिसे I-बैण्ड कहते हैं, समदैशिक (Isotropic) होता है।

22. (*b*) प्रत्येक एक्टिन प्रोटीन दो कुण्डलित तन्तुमय F-एक्टिन से बना होता है, जो एक-दूसरे से सर्पिल क्रम (Helically wound) में लिपटी होती हैं। प्रत्येक F एक्टिन G- एक्टिन (गोलाकार) इकाइयों का पॉलीमर होता है।

26. (*c*) प्रेरक तन्त्रिका तथा पेशीय की सार्कोलेमा की सन्धि को तन्त्रिका पेशीय संधि स्थान (Neuromuscular junction) या प्रेरक अन्तःपट्टिका (motor end plate) कहते हैं।

27. (*b*) तन्त्रिका पेशीय संधि स्थान पर एक तन्त्रिका संकेत पहुँचने पर तन्त्रिका संचारी रसायन एसिटाइलकोलीन मुक्त होता है, जो सार्कोलेमा में क्रिया विभव उत्पन्न करता है।

28. (*c*) सार्कोलेमा में क्रिया विभव सार्कोप्लाज्मा में Ca^{2+} आयनों को मुक्त करता है। Ca^{2+} के स्तर में वृद्धि से एक्टिन पर ट्रोपोनिन की उपइकाई से Ca^{2+} बन्ध बनाकर एक्टिन के ढके हुए स्थलों को मायोसिन के लिए खोल देता है।

30. (*c*) एक्टिन तथा मायोसिन तन्तुओं का स्लाइडिंग या विसर्पण (Sliding) तब तक होता रहता है, जब तक सार्कोप्लाज्म में Ca^{2+} आयन उपस्थित है एवं इन आयनों को पुनः सार्कोप्लाज्मिक रेटिकुलम में नहीं भेज दिया जाता। इसके कारण एक्टिन स्थल पुनः ढक जाते हैं, एवं *Z*-रेखा अपने मूल स्थान पर वापस आ जाती हैं अर्थात् पेशी में शिथिलन हो जाता है।

31. (*d*) ट्रोपोनिन तीन उपइकाइयों युक्त जटिल गोलाकार प्रोटीन है।

32. (*c*) पेशी संकुचन के दौरान मोटे तन्तुओं से बना A-बैण्ड, जिसे विषमदैशिक बैण्ड भी कहते हैं, अपरिवर्तित रहता है।

34. (*c*) मायोसिन का गोलाकार सिर एक सक्रिय ATPase एन्जाइम की तरह कार्य करता है, जिसमें ATP के बन्धन स्थान तथा एक्टिन के लिए सक्रिय स्थान उपस्थित होते हैं।

35. (*c*) मायोग्लोबिन में O_2 को बाँधने की क्षमता पाई जाती है। इस प्रोटीन में बँधी O_2 पेशी तन्तु की सक्रिय अवस्था में ग्लूकोस के ऑक्सीकरण द्वारा ऊर्जा (ATP) के उत्पादन में काम आती है।

36. (*c*) पेशी तन्तु के सार्कोप्लाज्म में मायोएल्ब्युमिन, मायोजन तथा मायोग्लोबिन नामक घुलनशील प्रोटीन उपस्थित होती हैं।

38. (*b*) पेशियों में ऑक्सीजन युक्त लाल रंग का वर्णक मायोग्लोबिन होता है। यह सामान्यतया लाल पेशी तन्तुओं में श्वेत पेशी तन्तुओं की तुलना में अधिक पाया जाता है।

41. (*b*) पेशियों के तेजी से बार-बार उत्तेजित होने पर अनॉक्सी-श्वसन के फलस्वरूप बना लैक्टिक अम्ल यकृत में पहुँचने पर ग्लाइकोजन में परिवर्तित हो जाता है। इस ग्लाइकोजन से ग्लूकोस बनता है, जो रुधिर के द्वारा पेशियों में पहुँचकर ग्लाइकोजन के रूप में संचित हो जाता है।

49. (*c*) अस्थि के मैट्रिक्स, ओसीन में 62% अकार्बनिक व 38% कार्बनिक पदार्थ होते हैं।

50. (*b*) लम्बी अस्थियों की लाल बोन मैरो में लाल रुधिर कणिकाओं (RBCs), श्वेत रुधिर कणिकाओं (WBCs) व प्लेटलेट्स का निर्माण होता है।

51. (*a*) हैवर्सियन नलिकाएँ, अस्थि के बोन मैरो में, अस्थि की लम्बाई के समानान्तर स्थित नलिकाएँ हैं।

52. (*a*) अस्थि तथा उपास्थि विशिष्ट प्रकार के संयोजी ऊतक हैं। अस्थियाँ मैट्रिक्स में कैल्शियम लवणों की अधिकता के कारण अत्यधिक कठोर होती हैं।

53. (*a*) हायलिन उपास्थि लम्बी अस्थियों के सिरों पर सन्धि तल बनाती है। यह अस्थियों के सन्धि तलों पर घर्षण को कम करती है तथा लचीली होने के कारण अस्थियों पर पड़ने वाले दबाब को भी सहन कर लेती है।

54. (*d*) उपास्थि का निर्माण करने वाली कोशिकाएँ कॉण्ड्रोब्लास्ट्स कहलाती हैं। कॉण्ड्रोब्लास्ट कोशिका परिपक्व होकर कॉण्ड्रोसाइट का निर्माण करती है, जोकि उपास्थि की कोशिका है।

59. (*b*) श्वेत तन्तुमय उपास्थि शरीर की सबसे मजबूत उपास्थि होती है।

60. (*d*) हायलिन उपास्थि नासा पट्ट, पसलियों के सिरों एवं लम्बी अस्थियों के सन्धि तल पर पाई जाती है।

61. (*c*) शरीर के लिए ऊष्मा (Heat) का उत्पावन पेशियों का कार्य है। पेशियों का संकुचन ऊष्मा का उत्पादन करता है, जोकि शरीर को गर्म बनाए रखती है।

62. (*d*) दिए गए सभी विकल्प सही हैं।

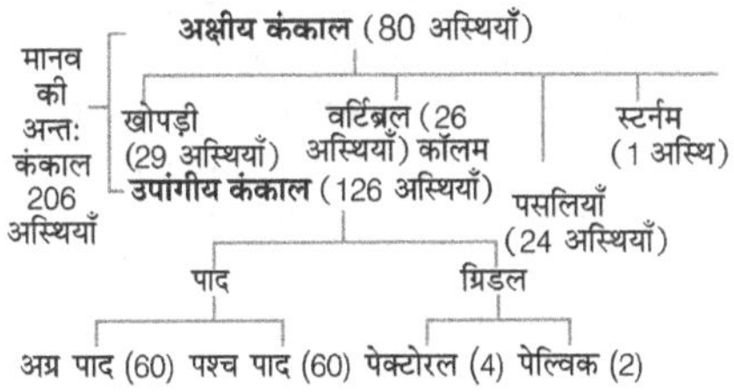

63. (*d*) खोपड़ी में निम्न अस्थियाँ होती हैं

(i) क्रेनियम -8

(ii) चेहरा -14

(iii) हायोड-1

(iv) मध्य कर्ण-6 (प्रत्येक में 3)

65. (*a*) वयस्क मानव के वर्टीब्रल कॉलम में व्यवस्थित 26 इकाइयों को वर्टीब्रा (Vertebra) कहते हैं। नवजात शिशु में यह

33 वर्टीब्रा से बना होता है, परन्तु बाद में ये संलयित होकर 26 रह जाती है।

67. (*b*) मानव की प्रथम वर्टीब्रा एटलस होती है और यह ऑसीपिटल कॉण्डायल के साथ सन्धि करता है, जोकि खोपड़ी के साथ जुड़ी होती है।

69. (*d*) प्रत्येक वर्टीब्रा के खोखले भाग से स्पाइनल कॉर्ड गुजरती है, जिसे न्यूरल नाल कहते हैं। अतः वर्टीब्रल कॉलम, मेरुरज्जु (Spinal cord) की रक्षा करता है। यह सिर का आधार बनाता है और पसलियों तथा पीठ की पेशियों के सन्धि स्थल का निर्माण करता है।

74. (*a*) उपांगीय कंकाल ग्रिडल (पेक्टोरल तथा पेल्विक) व पाद अस्थि (अग्र पाद व पश्च पाद) से बना होता है। इसमें 126 अस्थियाँ होती हैं।

76. (*d*) पेक्टोरल ग्रिडल के दो अर्द्ध भाग होते हैं। इसके प्रत्येक अर्द्ध भाग में एक क्लेविकल तथा एक स्केपुला अस्थि होती है। स्केपुला के पश्च चपटे त्रिभुजाकार भाग में एक उभार होता है जिसे एक्रोमिओन कहते हैं। क्लेविकल इसी के साथ जुड़ती है तथा क्लेविकल के नीचे एक अवनमन (Depression) होता है, जिसे ग्लीनॉइड गुहा कहते हैं। इसमें ह्यूमरस का शीर्ष फँसकर बॉल एवं सॉकेट सन्धि का निर्माण करता है।

77. (*a*) ग्लीनॉइड गुहा पेक्टोरल ग्रिडल में पाई जाती है। ह्यूमरस का गोल शीर्ष ग्लीनॉइड गुहा में जुड़कर कन्धा सन्धि का निर्माण करता है।

79. (*d*) ग्लीनॉइड गुहा (Glenoid cavity) ह्यूमरस को स्केपुला से जोड़ती है। यह स्केपुला पर स्थित एक उभार है। यह साइनोवियल बॉल एवं सॉकेट सन्धि को प्रदर्शित करती है।

81. (*a*) स्केपुला (Scapula) पेक्टोरल ग्रिडल की अस्थि है, जो वक्ष के पृष्ठ (Dorsal) भाग में दूसरे एवं सातवीं पसली के बीच स्थित एक बड़ी चपटी एवं त्रिभुजाकार अस्थि है। स्केपुला के पश्च चपटे त्रिभुजाकार भाग में एक उभार होता है, जिसे एक्रोमिओन कहते हैं।

82. (*a*) रेडियस का शाफ्ट दूरस्थ छोर पर चौड़ा होकर कलाई की अस्थियों से जुड़ता है।

84. (*c*) निम्न एक्सट्रिमिटी में पेल्विक ग्रिडल (2), जाँघ (2), घुटना (2), पिण्डली (4), टखना (14), तलवा (10) तथा पादाँगुलियाँ (28) होती हैं, जिनकी कुल संख्या 62 होती है।

87. (*c*) एसीटाबुलम कैविटी पेल्विक ग्रिडल में पाई जाती है, जिसमें जाँघ की अस्थि फीमर जुड़कर कूल्हा सन्धि बनाती है।

88. (*d*) पेल्विक ग्रिडल में एसीटाबुलम कैविटी का निर्माण इलियम, इश्चियम व प्यूबिस की सन्धि से होता है। अधर भाग में पेल्विक ग्रिडल के दोनों भाग मिलकर प्यूबिक संलयन बनाते हैं, जिसमें रेशेदार उपास्थि उपस्थित होती है।

89. (*a*) फीमर मानव शरीर की सबसे लम्बी भारी एवं मजबूत अस्थि है, जिसका शीर्ष पेल्विक ग्रिडल की एसीटाबुलम (Acetabulum) गुहा में फिट रहता है।

90. (*b*) कप के आकार की एक अस्थि घुटने को अधर (Ventral) भाग की ओर से ढके रहती है, जिसे पटेला कहते हैं। यह घुटना फलक (Knee cap) बनाती है।

92. (*c*) एटलस व एक्सिस (axis) के मध्य उपास्थिय जोड़ पिवोट जोड़ (Pivot joint) है, जोकि साइनोवियल जोड़ का एक प्रकार है। साइनोवियल जोड़ में एक तरल से भरी हुई साइनोवियल कैविटी पाई जाती है, जोकि सन्धिमय दो अस्थियों के मध्य उपास्थि द्वारा बनी होती है।

93. (*c*) पेल्विक ग्रिडल के साथ फीमर की सन्धि बॉल एवं सॉकेट सन्धि कहलाती है। बॉल एवं सॉकेट सन्धि में एक अस्थि का शीर्ष दूसरी अस्थि के कपनुमा गड्ढे (Depression) में फिट हो जाता है, जिसके कारण पहली अस्थि सभी दिशाओं में स्वतन्त्र रूप से गति कर सकती है।

96. (*b*) मनुष्य की अँगुली की अस्थियों की सन्धि हिंज सन्धि होती है।

97. (*a*) हिंज सन्धि कोहनी, घुटने तथा अँगुली की अस्थियों के मध्य पाई जाती है। ह्यूमरस तथा पेक्टोरल ग्रिडल के मध्य बॉल एवं सॉकेट सन्धि पाई जाती है।

98. (*d*) घुटने तथा कोहनी की अस्थियों के मध्य हिंज सन्धियाँ पाई जाती हैं।

101. (*d*) मानव में हाथ तथा कलाई अस्थि के मध्य की सन्धि ग्लाइडिंग सन्धि कहलाती है।

नर्सिंग एग्जाम गैलरी

5. (*b*) अस्थियों का बाह्य आवरण तन्तुमय होता है, जो पेरीऑस्ट्रियम कहलाता है। अस्थियाँ संयोजी ऊतक है, जो प्रोटीन एवं खनिज लवण मुख्यतया कैल्शियम, फॉस्फेट की बनी होती है।

8. (*d*) अचल या गतिहीन सन्धि सीनार्थ्रोसिस (Synarthroses) कहलाती है।
उदाहरण–कपाल की अस्थियों के जोड़।

10. (*c*) हायोड 'U' आकार की अस्थि होती है जो अक्षीय तल पर मैण्डीबल एवं कण्ठ के मध्य जीभ के नीचे पाई जाती है। अतः यह एक अक्षीय अस्थि है।

13. (*a*) पटेला या घुटने की अस्थि त्रिभुजाकार, छोटी एवं चपटी होती है। यह क्वाड्रिसेप्स फीमोरिस पेशी के टेण्डन में कैल्सिफाइड होने के कारण बनाती है। इसी कारण इसे सीसमॉइड अस्थि कहते हैं।

16. (d) घुटने की सन्धि हिंज सन्धि का उदाहरण है। इस सन्धि में एक अस्थि का उभरा सिरा दूसरी अस्थि के गड्ढे में ऐसे फिट हो जाता है जिससे यह केवल एक दिशा में ही मुड़ पाती है।

17. (*c*) पेक्टोरेलिस मेजर पेशी बाँह का एडक्शन (Adduction) करती है अर्थात् यह बाँह को शरीर के अक्ष की ओर वापस खिंचती है।

22. (*a*) सामान्य अस्थि कोशिका को ऑस्टियोसाइट कहते हैं, जबकि अस्थि का निर्माण करने वाली कोशिकाएँ ऑस्टियोब्लास्ट कहलाती है।

25. (*b*) कपाल में केवल निचले जबड़े की मैण्डिबल अस्थि चल या गतिशील होती है।

26. (*d*) रेखित या कंकाली या अस्थिल पेशी सूक्ष्मदर्शी से देखने पर गहरे एवं हल्के रंग की एकान्तरित पट्टियाँ से बनी होती है। ये गहरे एवं हल्के रंग की पट्टियाँ या बैण्ड्स तन्तुवत् प्रोटीन क्रमशः मायोसिन एवं एक्टिन की बनी होती है।

29. (*a*) क्लैविकल S- आकार की अस्थि होती है। यह पेक्टोरल ग्रिडल का भाग होती है। इसे ही कॉलर अस्थि कहते हैं।

30. (*d*) पेक्टोरल ग्रिडल की स्कैपुला कन्धे की बड़ी तिकोनी एवं चपटी अस्थि होती है। इसमें उपस्थित ग्लीनॉइड गड्ढे से ही अग्रभुजा की अस्थि ह्यूमरस जुड़कर कन्धे की सन्धि बनाती है।

31. (*d*) उदरीय अंगों एवं रुधिर वाहिकाओं में स्वायत तन्त्रिका तन्त्र से सम्बन्धित अनैच्छिक पेशियाँ या अन्तराली पेशियाँ पाई जाती हैं। ये मस्तिष्क एवं स्पाइनल कॉर्ड द्वारा स्वतः नियन्त्रित होती है।

37. (*a*) वयस्क शरीर में कुल 206 अस्थियाँ होती हैं। इनमें कर्ण की स्टेपीज सबसे छोटी, जबकि जाँघ की फीमर सबसे बड़ी होती है।

39. (*b*) हृदयी पेशी संरचना में मूलभूत रूप से कंकाली पेशियों जैसी ही होती है किन्तु यह कार्य में अनैच्छिक पेशी जैसी होती हैं। यह स्वायत्तता एवं निरन्तर संकुचन एवं शिथिलन अर्थात् (उच्च चालकता) दर्शाती है।

अध्याय 01 (g)

तन्त्रिका तन्त्र

Nervous System

<u>हम स्टडी करेंगे</u>

• तन्त्रिका कोशिकाएँ • मानव तन्त्रिका तन्त्र • संवेदी अंग

- शरीर के बाहरी एवं आन्तरिक वातावरण की परिस्थितियों के प्रति प्रतिक्रिया (Response) दर्शाने वाले अनेक प्रकार के ऊतकों (Tissues) तथा अंगों (Organ) की क्रियाओं के समन्वयन (Coordination) के लिए विकसित जन्तुओं में एक विशेष तन्त्र पाया जाता है, जिसे तन्त्रिका तन्त्र (Nervous system) कहते हैं।
- यह तन्त्र वातावरणीय परिवर्तनों को संवेदी सूचनाओं (Sensory messages) के रूप में ग्रहण करके उसे **तन्त्रिकीय प्रेरणाओं** (Nervous stimuli) अथवा **आवेगों** (Impulses) के रूप में प्रसारित (Transmit) कर तीव्र **प्रतिक्रियाओं** (Quick reactions) का संचालन करता है।
- यह तन्त्र भ्रूण (Embryo) के एक्टोडर्म (Ectoderm) से विकसित होता है।

तन्त्रिका कोशिकाएँ (Nerve Cell or Neurons)

- तन्त्रिका तन्त्र की मुख्य कोशिका को **तन्त्रिका कोशिका** या **न्यूरॉन** (Nerve cells or Neuron) कहते हैं। यह तन्त्रिका तन्त्र की **संरचनात्मक** (Structural) एवं **क्रियात्मक** (Functional) इकाई (Unit) होती है।
- यह शरीर की सबसे लम्बी कोशिका (Longest cell) होती है एवं इनमें विभाजन की क्षमता नहीं होती है।
  सामान्य तन्त्रिका कोशिका के निम्नलिखित भाग होते हैं

(i) साइटॉन (Cyton)

- यह तन्त्रिका कोशिका का प्रमुख भाग है। इसके साइटोप्लाज्म में केन्द्रक, माइटोकॉण्ड्रिया, गॉल्जीकाय, वसा बिन्दु (Fat droplets), अन्त:प्रद्रव्यी जालिका (Endoplasmic reticulum), आदि के अलावा अनियमित (Irregular) आकार के **निस्सल के कण** (Nissl's granules) उपस्थित होते हैं।
- इस भाग में तारककाय (Centriole) की अनुपस्थिति इन कोशिकाओं में विभाजन क्षमता के अनुपस्थित होने की पुष्टि करती है।

(ii) डेन्ड्राइट्स (Dendrites)

- ये अपेक्षाकृत छोटे एवं शाखामय (Branched) प्रवर्ध (Projections) होते हैं, जो सिरों (Sedges) की ओर क्रमशः संकरे (Narrow) होते जाते हैं।
- डेन्ड्राइट्स **प्रेरणा** या **उद्दीपनों** (Stimuli) को साइटॉन की ओर ले जाते हैं।
- डेन्ड्राइट्स की सहायता से ही एक तन्त्रिका कोशिका अन्य तन्त्रिका कोशिकाओं से जुड़ी रहती है। यदि इसे काट दिया जाए, तो किसी प्रकार का आवेग संचारित नहीं होगा और बाह्य उद्दीपनों (External stimuli) के लिए संवेदना (Sensitivity) समाप्त हो जाएगी।

(iii) एक्सॉन (Axon)

- साइटॉन से एक लम्बा बेलनाकार एवं मोटा प्रवर्ध (Projection), निकलता है, जिसे एक्सॉन कहते हैं।
- एक्सॉन के अन्तिम छोर (Terminal ends) की उपशाखाओं पर घुण्डीनुमा रचनाएँ (Knob-like structures) **सिनैप्टिक नोब** (Synaptic knobs) उपस्थित होती हैं। ये अन्य के डेन्ड्राइस (Dendrites) के साथ **सिनैप्स** (Synapse) बनाती हैं।
- एक्सॉन चारों ओर से **न्यूरोलेमा** (Neurolemma) से घिरा होता है, जो **श्वान कोशिकाओं** (Schwann cells) से बना होता है।
- श्वान कोशिकाएँ और इनकी जैसी ही कुछ दूसरी कोशिकाएँ कुछ तन्त्रिका तन्तुओं में एक्सॉन के चारों ओर **मायलिन** (Myelin) नामक वसीय पदार्थ (Fatty material) के स्रावण के लिए उत्तरदायी होती हैं। इन तन्तुओं को **मेड्यूलेटेड** (Medullated) कहते हैं। जब तन्त्रिका तन्तु में मायलिन का अभाव होता है, तो इन्हें **नॉन-मेड्यूलेटेड** (Non-medullated) कहते हैं।
- एक्सॉन में अनेक जगहों पर माइलिन का आवरण अनुपस्थित होता है, जिसके कारण न्यूरोलेमा जगह-जगह पर एक्सॉन से चिपका रहता है,

इन स्थानों को **रैनवियर की सन्धि** (Node of Ranvier) कहते हैं। ये आवेगों (Impulse) के संचरण (Conduction) का कार्य करते हैं।

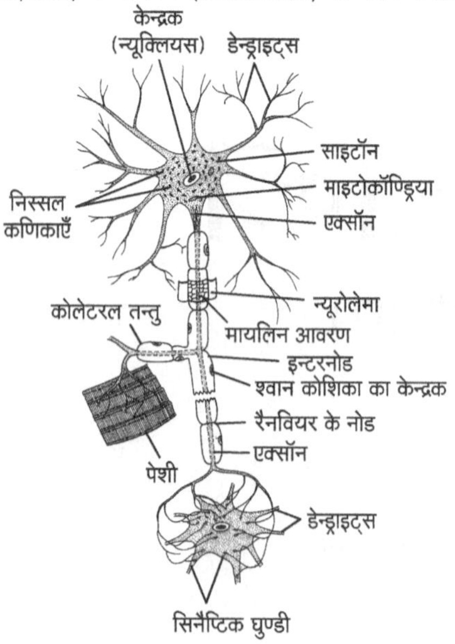

तन्त्रिका कोशिका या न्यूरॉन की संरचना

तन्त्रिका कोशिकाओं के प्रकार (Types of Neurons)

तन्त्रिका कोशिकाएँ कार्य के आधार पर निम्न तीन प्रकार की होती हैं

(i) **संवेदी कोशिकाएँ** (Sensory Neurons) ये संवेदनाओं को संवेदी अंगों से ग्रहण करके केन्द्रीय तन्त्रिका तन्त्र (CNS) को पहुँचाती हैं।

(ii) **चालक कोशिकाएँ** (Motor Neurons) ये संदेशों (Messages) को केन्द्रीय तन्त्रिका तन्त्र (CNS) से कार्यकारी अंगों (Target or Functioning organs) तक पहुँचाती हैं।

(iii) **मिश्रित तन्त्रिका कोशिकाएँ** (Mixed Neurons) ये संवेदी (Sensory) तथा चालक दोनों प्रकार की होती हैं तथा दोनों में सम्बन्ध स्थापित करती हैं।

- इनके अतिरिक्त संरचना [प्रवर्धों (Projection) की संख्या] के आधार पर तन्त्रिका कोशिकाएँ एक ध्रुवीय (Unipolar), द्विध्रुवीय (Bipolar) एवं बहुध्रुवीय (Multipolar) प्रकार की होती हैं।

तन्त्रिका आवेग संवहन (Conduction of Nerve Impulses)

- **प्रोसर** (Prosser) के अनुसार, 'तन्त्रिका आवेग किसी उद्दीपन (Stimulus) के फलस्वरूप तन्त्रिका कोशिका या एक्सॉन भाग में होने वाली भौतिक एवं रासायनिक क्रियाओं का वह योग है, जो तन्त्रिका तन्तु में एक क्रियात्मक तरंग (Functional wave) उत्पन्न करता है।'
- सामान्यतया तन्त्रिका आवेग केवल एक ही दिशा में (Unidirectional) संचारित होता है, परन्तु यह दिशा किसी भी ओर हो सकती है।
- तन्त्रिका आवेग **आल या नन** (All or none) सिद्धान्त के अनुसार कार्य करता है अर्थात् प्रारम्भ होने के पश्चात् तन्त्रिका आवेग की गति उद्दीपन की तीव्रता (Intensity of impulse) पर निर्भर नहीं करती है।
- जब तन्त्रिका उद्दीपन (Stimulus) ग्रहण करती है, तब यह दो भिन्न अवस्थाओं में क्रिया विभव (Action potential) बनाती है, जिन्हें **विध्रुवण** (Depolarisation) और **पुनर्ध्रुवण** (Repolarisation) अवस्थाएँ कहते हैं।
- तन्त्रिका कोशिका में प्लाज्मा झिल्ली की पारगम्यता (Permeability) Na^+ के लिए अचानक रूप से बढ़ जाने से असंख्य सोडियम आयन बाह्य कोशिकाद्रव्य (Extra Cellular Fluid or ECF) से तन्त्रिका तन्तु के अन्दर की ओर आने लगते हैं। इसके कारण तन्त्रिका तन्तु के अन्दर 60 mV का पॉजिटिव आवेश (Positive charge) और इसके बाहर निगेटिव ऋण आवेश (Negative charge) स्थापित होने से तन्त्रिका तन्तु **विध्रुवित** (Depolarised) हो जाता है।
- विध्रुवण के एकदम बाद जब आवेग आगे निकल जाता है, तब प्लाज्मा झिल्ली के छिद्र Na^+ के लिए अपारगम्य (Non-permeable) हो जाते हैं, जिससे तन्त्रिका तन्तु के अन्दर पॉजिटिव विपरीत धन विभव (Positive reverse potential) विलुप्त होने लगता है।
- इससे प्लाज्मा झिल्ली की K^+ के लिए पारगम्यता (Permeability) बढ़ जाती है, इसलिए K^+ बाह्य कोशिकाद्रव्य से प्लाज्मा झिल्ली में विसरित (Diffuse) होने लगते हैं और Na^+ बाहर विसरित होना शुरु कर देते हैं।
- इसके कारण प्लाज्मा झिल्ली के अन्दर सामान्य सुप्त कला विभव (Resting membrane potential), जोकि – 70 mV होता है, फिर से स्थापित हो जाता है। इस स्थिति को पुनर्ध्रुवण अवस्था कहते हैं।
- विध्रुवण और पुनर्ध्रुवण सेकण्ड के कुछ अंश में पूरा हो जाते हैं तथा फिर तन्त्रिका तन्तु नए आवेग को ग्रहण करने के लिए तैयार हो जाता है।
- तन्त्रिका प्रेरणा (Nerve impulse) के संचरण (Conduction) का वेग (Velocity) छोटे माइलिन युक्त तन्तु में 0.5 m/s से लेकर बड़ी माइलिन युक्त तन्तु में 130 m/s तक होता है।
- माइलिन रहित (Unmyelinated) एक्सॉन की तुलना में समान व्यास (Diameter) के माइलिन युक्त एक्सॉन के तन्तु में आवेग (Impulse) उच्च दर (High speed) से गति करता है।

सिनैप्स से होकर आवेग का संचरण (Conduction of Impulse through the Synapse)

- वह सन्धि स्थान (Junction) या प्रसारण केन्द्र (Transmitting centre), जहाँ एक तन्त्रिका कोशिका अपने आवेग को निकटवर्ती तन्त्रिका (Adjacent neuron) कोशिकाओं को हस्तान्तरित (Transfer) करती है, उसे **सिनैप्स** (Synapse) कहते हैं।
- 'सिनैप्स' शब्द का प्रयोग सर्वप्रथम **शेरिंगटन** (Sherrington) ने किया था।

सिनैप्स की संरचना (Structure of Synapse)

- प्रत्येक तन्त्रिका कोशिका का एक्सॉन अपने स्वतन्त्र छोर (Free end) पर **टीलोडेन्ड्रिया** (Telodendria) नामक महीन शाखाओं (Fine branches) में बँटा होता है तथा प्रत्येक शाखा का छोर एक घुण्डीनुमा टर्मिनल नोब (Terminal knob) के रूप में फूला होता है, जिसे सिनैप्टिक नोब भी कहते हैं।
- ये नोब्स निकटवर्ती (Adjacent) तन्त्रिका कोशिकाओं के डेन्ड्राइट्स पर फैली होती है। सिनैप्स पर सूचना लाने वाली तन्त्रिका कोशिका को **प्री-सिनैप्टिक** (Pre-synaptic) तथा सूचना प्राप्त करने वाली कोशिका को **पोस्ट-सिनैप्टिक** (Post-synaptic) कहते हैं।
- इन दोनों सिनैप्स के बीच अत्यन्त संकरा (20-40 μm) दरारनुमा स्थान होता है, जिसे **सिनैप्टिक क्लेफ्ट** (Synaptic cleft) कहते हैं। इस के

कारण प्री-सिनैप्टिक तन्त्रिकाओं से तन्त्रिकीय प्रेरणाएँ (Nerve stimuli), पोस्ट-सिनैप्स कोशिकाओं में विद्युतीय आवेश अर्थात् **क्रियात्मक क्रिया विभव** (Electric action potential) के रूप में स्थानान्तरित नहीं हो सकती हैं।

- कुछ सिनैप्टिक क्लेफ्ट (Synaptic cleft) के पार तन्त्रिकीय सूचनाओं का संचारण (Conduction) विशेष प्रकार के रासायनिक पदार्थों द्वारा होता है, जो प्री-सिनैप्टिक कोशिकाओं से क्लेफ्ट के तरल में मुक्त होकर पोस्ट-सिनैप्टिक कोशिकाओं तक पहुँचते हैं। इन पदार्थों को **न्यूरोट्रांसमीटर** (Neurotransmitters) कहते हैं।

सिनैप्टिक संचरण की क्रियाविधि (Mechanism of Synaptic Transmission)

सिनैप्टिक संचरण की क्रियाविधि (Mechanism) को रासायनिक व विद्युत संचरण द्वारा समझाया जा सकता है

(i) रासायनिक संचरण (Chemical Transmission)

- रासायनिक संचरण के अनुसार, जैसे ही तन्त्रिका आवेग सिनैप्टिक नोब (Synaptic knob) पर पहुँचते हैं। वैसे ही अनेक कैल्शियम आयन (Ca^{2+}) न्यूरॉन के बाहर स्थित ऊतकीय द्रव (Tissue fluid) से सिनैप्टिक नोब में प्रवेश कर जाते हैं।
- यहाँ कैल्शियम आयन एक **ट्रिगर** (Trigger) की तरह कार्य करता है, जिससे अनेक सिनैप्टिक नोब संलग्न स्थल पर फट जाता है।
- इसके परिणामस्वरूप नोब की पुटि्टका (Vesicle) के पदार्थ सिनैप्टिक क्लेफ्ट में उपस्थित द्रव में मुक्त हो जाते हैं। इन रासायनिक संचारी पदार्थों (Chemical transmitting material) को सामान्यतया **न्यूरोहॉर्मोन** या **न्यूरोमर** कहते हैं।
- ये पोस्ट-सिनैप्टिक न्यूरॉन की सतह (Surface) पर उपस्थित ग्राही स्थलों (Receptor sites) के द्वारा ग्रहण कर लिए जाते हैं। इससे पोस्ट-सिनैप्टिक न्यूरॉन की झिल्ली पर पारगम्यता (Permeability) में कुछ ऐसे परिवर्तन होते हैं, जिससे उस पर तन्त्रिका आवेग **पुनर्निर्मित** (Regenerate) हो जाता है।
- सिनैप्टिक संचरण एक बहुत ही कम समय 0.5 mL सेकण्ड में सम्पन्न हो जाता है, क्योंकि न्यूरोमर सिनैप्टिक क्लेफ्ट में उपस्थित द्रव में पाए जाने वाले एन्जाइम द्वारा जल अपघटित (Hydrolysed) हो जाते हैं, जिससे पोस्ट-सिनैप्टिक न्यूरॉन की झिल्ली में पुनर्ध्रुवीकरण (Repolarisation) की क्रिया शीघ्र समाप्त हो जाती है।

(ii) विद्युत संचरण (Electrical Transmission)

- विद्युत सिनैप्स में प्री-सिनैप्टिक एवं पोस्ट-सिनैप्टिक न्यूरॉन्स की झिल्लियों के बीच उपस्थित स्थान काफी कम होता है तथा कभी-कभी ये दोनों झिल्लियाँ एक-दूसरे में मिल जाती हैं।
- इस प्रकार का संरचनात्मक रूपान्तरण (Structural transformation) अन्तरकोशिकीय (Intercellular) प्रतिरोधकता (Resistance) को कम कर देता है, जिस कारण पोस्ट-सिनैप्टिक न्यूरॉन में विध्रुवण (Polarisation) के लिए पर्याप्त विद्युत धारा (Electric current) प्रवाह स्थापित हो जाता है।

न्यूरोट्रान्समीटर (Neurotransmitters)

ये सिनैप्टिस पर उद्दीपनों को एक तन्त्रिका तन्तु से दूसरे तन्त्रिका तन्तु में पहुँचाने वाले रासायनिक संचारी पदार्थ (Transmitting material) होते हैं।

ये निम्न दो प्रकार के होते हैं

(i) प्रेरक न्यूरोट्रान्समीटर्स (Excitatory Neurotransmitters)

- सिनैप्स में ज्यादातर प्रेरक न्यूरोट्रान्समीटर्स **एसीटिलकोलिन** (Acetylcholine) होता है। इसका निर्माण **एसीटिलकोलीनेस्टरेज** (Acetylcholinesterase) नामक एन्जाइम की उपस्थिति में होता है तथा यह तन्त्रिका कोशिकाओं में पुटि्टकाओं (Vesicles) में उपस्थित होता है।
- प्रेरक न्यूरोट्रांसमीटर्स के अन्य उदाहरण निम्नलिखित हैं
  - एड्रीनेलीन या एपिनेफ्रीन (Adrenaline or Epinephrine)
  - नॉर-एड्रीनेलीन या नॉर-एपिनेफ्रीन (Nor-adrenaline or Nor-epinepirine)
  - सिरोटोनीन (Serotonin)
  - डोपामीन (Dopamine)

(ii) अवरोधक न्यूरोट्रान्समीटर (Inhibitory Neurotransmitters)

- ये पदार्थ उद्दीपन के संवहन (Stimulus conduction) की क्रिया को रोकने का कार्य करते हैं; जैसे-ग्लाइसिन, गामा अमीनोब्यूटाइरिक अम्ल (Gamma Amino Butyric Acid or GABA)।
- इनके अतिरिक्त टैरीन (Tarine), एलेनिन (Alanine) और कैटेकोलामाइन आइसोप्रेनालिन (Catecholamine isoprenaline) सिनैप्टिक संचरण को बाधित (Inhibit) करने का कार्य करते हैं।

मानव तन्त्रिका तन्त्र (Human Nervous System)

मानवों में तन्त्रिका तन्त्र मुख्यतया दो भागों में बँटा होता है

I. केन्द्रीय तन्त्रिका तन्त्र (Central Nervous System or CNS)

II. परिधीय तन्त्रिका तन्त्र (Peripheral Nervous System or PNS)

केन्द्रीय तन्त्रिका तन्त्र (Central Nervous System or CNS)

- इस तन्त्रिका तन्त्र का प्रमुख भाग मस्तिष्क (Brain) एवं मेरुरज्जु (Spinal cord) हैं, जो शरीर की सभी प्रतिक्रियाओं (Responses) का नियमन (Regulation) करते हैं।
- इनकी उत्पत्ति भ्रूण के विकास के समय एक्टोडर्म (Ectoderm) से बनने वाली तन्त्रिकीय नाल (Neural tube) से होती है।

मस्तिष्कावरण या मेनिन्जिस (Meninges)

- पूरा केन्द्रीय तन्त्रिका तन्त्र (मस्तिष्क एवं मेरुरज्जु) संयोजी (Connective) ऊतक की बनी तीन झिल्लियों (Membranes) से घिरा रहता है, जिन्हे मेन्निजिस कहते हैं।

ये झिल्लियाँ निम्न प्रकार की होती हैं

(i) **ड्यूरामेटर** (Duramater) यह सबसे बाहरी कठोर (Hard) एवं मोटी (Thick) झिल्ली होती है, जो कपाल अस्थियों (Cranial bones) के सम्पर्क में रहती है। कपाल अस्थियों एवं ड्यूरामेटर के बीच संकरा स्थान एपिड्यूरल **अवकाश** (Epidural space) कहलाता है।

(ii) **ऐरेक्नॉइड** (Arachnoid) यह मध्य स्तर की झिल्ली होती है, जिसमें रुधिर केशिकाओं (Blood capillaries) का जाल फैला होता है। ड्यूरामेटर एवं ऐरेक्नॉइड के बीच स्थित अवकाश को **सब-ड्यूरल अवकाश** (Subdural space) कहते हैं। इसमें सीरम द्रव (Serum fluid) भरा होता है।

(iii) **पायामेटर** (Piamater) यह मेन्निजिस की सबसे अन्दर की झिल्ली है, जो मस्तिष्क एवं मेरुरज्जु से चिपकी रहती है। ऐरेक्नॉइड एवं पायामेटर के बीच की गुहा (Cavity) को **सब-ऐरेक्नॉइड अवकाश** (Subarachnoid space) कहते हैं। इसमें भी सेरेब्रोस्पाइनल द्रव (Cerebrospinal fluid) भरा रहता है।

मानव मस्तिष्क (Human Brain)

सभी प्राणियों की तुलना में मानव मस्तिष्क सबसे बड़ा और विकसित होता है। इसका वजन लगभग 1.3-1.4 kg होता है तथा इसमें लगभग 10,000 मिलियन न्यूरॉन्स पाए जाते हैं।

मस्तिष्क के भाग (Parts of Brain)

मस्तिष्क के मुख्य तीन भाग होते हैं, जो इस प्रकार हैं

1. अग्रमस्तिष्क या प्रोसेनसिफैलॉन (Forebrain or Procencephalon)

इसमें निम्न भाग आते हैं

(i) **प्रमस्तिष्क या सेरेब्रम या टेलेनसिफैलॉन** (Cerebrum or Telencephalon)

- यह बुद्धि का केन्द्र (Centre of intelligence) होता है एवं यह सम्पूर्ण मस्तिष्क का 2 / 3 भाग होता है।
- सेरेब्रम लम्बवत् सेरेब्रल फिशर (Longitudinal cerebral fissure) के द्वारा अण्डाकार (Oval) दाएँ और बाएँ सेरेब्रल हेमीस्फियर्स (Right and left cerebral hemispheres) में विभाजित होता है। दोनों हेमीस्फियर्स सफेद कमीशर (Commissure), **कॉर्पस कैलोसम** (Corpus callosum) और **अग्र-पश्च हिप्पोकैम्पल कमीशर** से जुड़े रहते हैं।

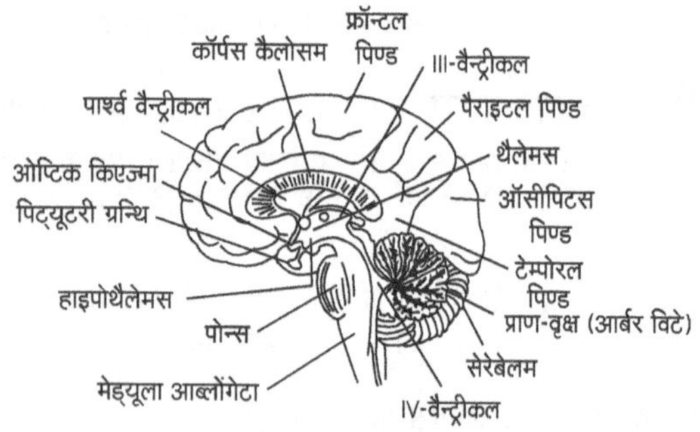

मानव मस्तिष्क की लम्बकाट

- लम्बवत् (Longitudinal) फिशर में मेन्निजिस की ड्यूरामेटर का भंज (दरार) भीतर फैला रहता है, जिसे **फ्लैक्स सेरेब्री** (Flex cerebri) कहते हैं।
- सेरेब्रम का सेरेब्रल कॉर्टेक्स (Cerebral cortex) 2-4 mm मोटा होता है। यह दोनों सेरेब्रल हेमीस्फियर्स (Hemisphere) की पूरी सतह पर अनेक भंजों (दरार) में वलित (Convoluted) होता है, जिनके उभारों को **गाइरी** (Gyri) तथा इनके मध्य उपस्थित खाँचों को **सल्काई** (Sulci) कहते हैं।
- प्रत्येक सेरेब्रल हेमीस्फियर्स गहरी, अधूरी खाँचों द्वारा निम्न पाँच भागों में बँटा होता है, जो अलग-अलग कार्य करते हैं। ये निम्न हैं

(a) **फ्रॉन्टल पिण्ड** (Frontal Lobe) यह सबसे आगे का तथा सबसे बड़ा भाग होता है। यह एकाग्रता (Concentration), चिन्तन, योजना बनना (Planning), भावनाओं (Emotions), स्मृति (Memory), तर्क (Reasoning), न्याय (Judgement), संकल्प (Determination), आदि का केन्द्र है।

इसके अलावा यह ऐच्छिक पेशियों (Voluntary muscles) की गति (Movement) पर भी नियन्त्रण करता है तथा संवेदनाओं (Sensory information) की व्याख्या (Interpretation) भी यहीं पर होती है।

(b) **पैराइटल पिण्ड** (Parietal Lobe) यह फ्रॉन्टल पिण्ड के पीछे ऊपर की ओर स्थित होता है। यह हस्त कौशल (Hand skills) तथा वाणी (Speech) का केन्द्र है। यह भाषा, विचार एवं भावों को समझने में सहायक होता है।

इसके अतिरिक्त यह त्वचा एवं अन्य संवेदी अंगों (Sansory organs) से संवेदनाओं को एकत्र करके इनकी व्याख्या (Interpretation) कर उपयुक्त प्रतिक्रियाओं (Proper reaction) की प्रेरणाएँ संवेदी अंगों को भेजता है।

(c) **टेम्पोरल पिण्ड** (Temporal Lobe) यह फ्रॉन्टल पिण्ड के पीछे तथा नीचे की ओर स्थित होता है। यह मुख्यतया श्रवण ज्ञान (Hearing), वाणी एवं दृष्टि संवेदनाओं (Optic/Vision sensation) का स्मृति केन्द्र (Memory centre) होता है।

(d) **ऑसीपिटल पिण्ड** (Occipital Lobe) यह दृष्टि (Vision) ज्ञान का केन्द्र है, जो सबसे पीछे की ओर होता है तथा नेत्र की गतियों (Eye movements) पर नियन्त्रण रखता है।

(e) **इन्सूला पिण्ड** (Insula Lobe) यह गहराई (Depth) में छिपा रहता है। इसके द्वारा स्मृति तथा सेरेब्रम के अन्य भागों की क्रियाओं का समन्वय (Coordination) होता है।

(ii) **घ्राण पिण्ड या राइएनसिफैलॉन** (Olfactory Lobes or Rhiencephalon)

यह फ्रॉन्टल पिण्ड में धँसे सेरेब्रल हेमीस्फियर्स का भाग है। इसमें सूँघने की संवेदनाओं (Olfactory stimuli) को प्राप्त करने के लिए घ्राण पिण्ड (Olfactory lobe) होता है, जिससे तन्त्रिका तन्तुओं का गुच्छा निकलता है।

(iii) **डाइएनसिफैलॉन** (Diencephalon)

यह सेरेब्रल हेमीस्फियर्स (Cerebral hemisphere) के बीच में और मध्य मस्तिष्क (Midbrain) के ऊपर स्थित होता है। इसकी कैविटी को **तीसरी वेन्ट्रीकल** (Third ventricle) कहते हैं।

डाइएनसिफैलॉन ऊपर से नीचे की ओर निम्नलिखित तीन भागों में विभाजित होती है

(a) **एपिथैलेमस** (Epithalamus) तीसरे वेन्ट्रीकल की छत को एपिथैलेमस कहते हैं। इसमें एक कोरॉइड प्लैक्स (Choroid plexus) पाया जाता है।

इसके दाएँ-बाएँ में एक-एक हैबेनुलर केन्द्रक (Habenular nucleus) होता है। इसकी मध्य रेखा (Mid line) में सतह (Surface) पर उभरी हुई एक **पीनियल ग्रन्थि** उपस्थित होती है।

(b) **थैलेमस** (Thalamus) यह डाइएनसि फैलॉन का 80% भाग बनाता है। यह मस्तिष्क में संवेदी सूचनाओं (Sensory information) के मुख्य पुन:प्रसारण केन्द्र (Relay centre) का कार्य करता है। इन संवेदनाओं में श्रवण, दृष्टि, स्वाद, दबाव, कम्पन, पीड़ा, आदि सूचनाएँ सम्मिलित होती हैं। इसके कुछ केन्द्र पीड़ा, स्पर्श, आदि संवेदनाओं की ऐच्छिक गतियों (Voluntary movements) का चालन (Conduction) करते हैं।

(c) **हाइपोथैलेमस** (Hypothalamus) पश्च पिट्यूटरी ग्रन्थि (Posterior pituitary gland) से निकलने वाले हॉर्मोन हाइपोथैलेमस में संश्लेषित (Synthesised) होते हैं। हाइपोथैलेमस स्वायत्त (Autonomous) तन्त्रिका तन्त्र का मुख्य समाकलन केन्द्र होता है। यह मुख्यतया **तापनियामक केन्द्र** (Thermoregulatory centre), भूख एवं जल सन्तुलन के नियमन (Regulation), के केन्द्र कार्बोहाइड्रेट और वसा मेटाबॉलिज्म के केन्द्र का कार्य करता है।

2. मध्यमस्तिष्क या मीसेनसिफैलॉन (Midbrain or Mesencephalon)

- यह मस्तिष्क का लगभग 2.5 cm लम्बा, डाइएनसिफैलॉन के पीछे, सेरेब्रम के नीचे एवं पश्चमस्तिष्क (Hindbrain) के ऊपर का भाग होता है।
- मध्य मस्तिष्क के दो भाग होते हैं
  (i) कॉर्पोरा क्वाड्रीजेमाइना (Corpora quadrigemina)
  (ii) क्रूरासेरेब्री (Cruracerebrae)
- यह नेत्र, सिर एवं गर्दन की गति के लिए उत्तरदायी होता है।

3. पश्चमस्तिष्क या रॉम्बोनसिफैलॉन (Hindbrain or Rhomboncephalon)

- यह मस्तिष्क का पीछे एवं नीचे की ओर स्थित भाग होता है, जिसमें सेरेबेलम, पोन्स वैरोलाई (Pons Varolli) और मेड्यूला ऑब्लोंगेटा (Medulla oblongata) आते हैं।

(i) **अनुमस्तिष्क या सेरेबेलम** (Cerebellum) यह दो हेमीस्फियर्स में बँटा हुआ पश्च मस्तिष्क का ऊपरी भाग है, जो वर्मिस (Vermis) द्वारा जुड़े होते हैं। सेरेबेलम सन्तुलन (Equilibrium) पेशी समन्वय (Coordination) और पेशी टोन (Muscle tone) के लिए महत्त्वपूर्ण होता है। यह उचित आसन (Posture), गमन, दौड़ना, ऐच्छिक गति (Voluntary movement) जैसा कि खाने, पहनने और लिखने के समय इनके अनुरक्षण (Execution) में सहायता करता है।

(ii) **पोन्स वैरोलाई** (Pons Varolii) यह मध्य मस्तिष्क एवं मेड्यूला ऑब्लोगेंटा के मध्य स्थित गोलाकार उभार है, जिसमें सफेद द्रव्य (White matter) भरा होता है। पोन्स में न्यूमोटेक्सिक (Pneumotaxic) और एपन्यूस्टिक (Apneustic) क्षेत्र भी पाए जाते हैं, जो श्वास क्रिया (Breathing process) का नियन्त्रण करते हैं।

(iii) **मेड्यूला ऑब्लोंगेटा** (Medulla Oblongata) यह मस्तिष्क स्तम्भ (Brain stem) का अन्तिम भाग है। इसे प्रायः स्पाइनल बल्ब (Spinal bulb) कहा जाता है।

यह श्वसन की लय (Rhythem), हृदय स्पन्दन दर (Heartbeat rate), रुधिर वाहिनी का व्यास (Diameter of blood vessels), निगलना (Swallowing), उच्चारण (Pronunciation), उल्टी आना (Vomiting), खाँसना (Coughing), छींकना (Sneezing), हिचकी (Hiccups) और गैस्ट्रोइन्टेस्टाइनल मार्ग (Gastrointestinal tract) के स्राव और प्रेरक क्रियाओं का नियन्त्रण करता है।

(iv) **मस्तिष्क स्तम्भ** (Brain Stem) मध्यमस्तिष्क, पोन्स वैरोलाई और मेड्यूला ऑब्लोंगेटा मिलकर प्रायः मस्तिष्क स्तम्भ कहलाते हैं, क्योंकि यह तुलनात्मक (Comparitively) रूप से छोटे होते हैं और क्रेनियल कैविटी (Cranial cavity) के पीछे निचले भाग में रहते हैं। यह सेरेब्रम से पूरी तरह ढका रहता है।

मेरुरज्जु या स्पाइनल कॉर्ड (Spinal Cord)

- मेड्यूला ऑब्लोंगेटा क्रेनियल कैविटी के बाहर एक लम्बी, खोखली (Hollow) व बेलनाकार रचना के रूप में रूपान्तरित होता है, इस रचना को मेरुरज्जु कहते हैं।
- यह खोपड़ी के महारन्ध्र (Foramen of magnum) से प्रारम्भ होकर वर्टीब्रल कॉलम के अंतिम भाग तक फैली होती है।
- इसकी केन्द्रीय अक्ष (Axis) में **सेरेब्रोस्पाइनल द्रव** (Cerebrospinal fluid) से भरी संकरी गुहा **न्यूरोसील** (Neurocoel) होती है। इसमें एक तरल पदार्थ के रूप में **धूसर द्रव्य** (Grey matter) भरा रहता है, जो 'H' की आकृति का होता है।
- मेरुरज्जु में धूसर (Grey) एवं श्वेत (White) द्रव्य की स्थिति मस्तिष्क के एकदम उलट (Opposite) होती है अर्थात् धूसर द्रव्य केन्द्र में तथा श्वेत द्रव्य बाहर की ओर स्थित होता है।
- यह प्रतिवर्ती क्रियाओं (Reflex action) को नियंत्रित करता है एवं यह मस्तिष्क को जाने तथा मस्तिष्क से आने वाले आवेगों (Impulses) के लिए मार्ग प्रदान करता है।

प्रतिवर्ती क्रिया (Reflex Action)

- किसी उद्दीपन (Stimulus) के फलस्वरूप शीघ्रतापूर्वक (Immediate) होने वाली स्वचालित (Autonomous) और अनैच्छिक (Involuntary) क्रिया को प्रतिवर्ती क्रिया कहते हैं; जैसे—स्वादिष्ट भोजन देखते ही मुँह में लार (Saliva) का आना, काँटा चुभते ही पैर का झटके (Jerk) के साथ ऊपर उठ जाना, तेज प्रकाश में आँख की पुतली (Pupil) का सिकुड़ जाना, छींकना (Sneezing), खाँसना (Coughing), आदि प्रतिवर्ती क्रियाएँ हैं।
- ये क्रियाएँ मेरुरज्जु से नियन्त्रित होती हैं। इसके संचालन में मस्तिष्क भाग नहीं लेता है।
- संवेदी अंगों (Sensory organs) से उद्दीपनों या संवेदनाओं (Stimuli) का संवेदी तन्त्रिकाओं (Sensory nerves) द्वारा मेरुरज्जु तक आने और मेरुरज्जु से प्रेरणा के रूप में अनुक्रिया (Response) करने वाले अंग की माँसपेशियों (Muscles) तक पहुँचने के मार्ग को **प्रतिवर्ती चाप** (Reflex arc) कहते हैं तथा होने वाली क्रिया **प्रतिवर्ती क्रिया** कहलाती है।

परिधीय तन्त्रिका तन्त्र (Peripheral Nervous System or PNS)

केन्द्रीय तन्त्रिका तन्त्र से निकलने वाली तन्त्रिकाएँ (Nerves) इस तन्त्र का निर्माण करती हैं। मस्तिष्क (Brain) से निकलने वाली तन्त्रिकाओं को **कपालीय तन्त्रिका** (Cranial nerve) तथा मेरुरज्जु (Spinal cord) से निकलने वाली तन्त्रिकाओं को **मेरु तन्त्रिका** (Spinal nerve) कहते हैं।

1. कपालीय तन्त्रिका या क्रेनियल नर्व (Cranial Nerve)

- मनुष्य की 12 जोड़ी कपालीय तन्त्रिकाएँ पायी जाती हैं।
- मानव में कपालीय तन्त्रिकाओं का विवरण निम्नलिखित टेबल में दिया गया है

मानव में उपस्थित कपाल तन्त्रिका

क्र. सं.	कपाल तन्त्रिका	स्वभाव	वितरण	कार्य
I.	ऑल्फैक्टरी तन्त्रिका (Olfactory nerve)	संवेदी	नाक	गन्ध (Smell)
II.	ऑप्टिक तन्त्रिका (Optic nerve)	संवेदी	आँख की रेटिना	दृश्य (Vision)
III.	ऑक्यूलोमोटर तन्त्रिका (Occulomotor nerve)	चालक	नेत्रगोलक की चार पेशियों में	नेत्र गति (Eye movements)
IV.	ट्रोक्लियर तन्त्रिका (Trochlear nerve)	चालक	नेत्रगोलक की तिरछी पेशी में	नेत्र गति (Eye movements)
V.	ट्राइजेमिनल तन्त्रिका (Trigeminal nerve)	मिश्रित	चेहरे, दाँत	संवेदना (Sensation)
VI.	एब्ड्यूसन्स तन्त्रिकाएँ (Abducens nerves)	चालक	आँख की माँसपेशियों एवं बाह्य ऐक्टस	नेत्र गति
VII.	फैसियल तन्त्रिकाएँ (Facial nerves)	मिश्रित	गला, कान, जीभ, निचला जबड़ा	लार स्रावण व स्वाद (Taste)
VIII.	ऑडीटरी तन्त्रिका (Auditory nerve)	संवेदी	अंदरूनी कान में	सुनना व सन्तुलन
IX.	ग्लोसोफैरिंजियल तन्त्रिका (Glossopharyngeal nerve)	मिश्रित	जीभ और ग्रासनली	लार का स्राव, स्वाद संवेदना
X.	वेगस तन्त्रिकाएँ (Vagus nerves)	मिश्रित	आमाशय, फेफड़े, हृदय, आदि	विसरल (Visceral) क्रियाओं का नियन्त्रण
XI.	स्पाइनल ऐसेसरी तन्त्रिकाएँ (Spinal accessory nerves)	चालक	ग्रीवा, कन्धों की माँसपेशियों तथा ग्रसनी, कोमल तालु की ऐच्छिक पेशियों में	निगलने की गति एवं सिर की गति
XII	हाइपोग्लॉसल तन्त्रिकाएँ (Hypoglossal nerves)	चालक	जीभ और गर्दन की माँसपेशियों में	बोलने तथा निगलने के दौरान जीभ (Tongue) की गति

2. **मेरु तन्त्रिकाएँ या स्पाइनल नर्व** (Spinal Nerves)

- मानव शरीर के मेरुरज्जु या स्पाइनल कॉर्ड से स्पाइनल तन्त्रिकाओं की 31 जोड़ियाँ निकलती हैं। ये तन्त्रिकाएँ इन्टरवर्टीब्रल फोरेमिना (Intervertebral foramina) से निकलकर बाहर आती हैं तथा प्रत्येक स्पाइनल तन्त्रिका पृष्ठ (Dorsal) मूल तथा अधर (Ventral) मूल से निकलती हैं।
- पृष्ठ मूल में संवेदी तन्तु होते हैं और अधर मूल में चालक तन्तु होते हैं। इस प्रकार प्रत्येक स्पाइनल तन्त्रिका का स्वभाव **मिश्रित** (Mixed) होता है।
- स्पाइनल तन्त्रिकाओं को हम निम्न समूहों के अंदर बाँट सकते हैं

सर्वाइकल तन्त्रिकाएँ (Cervical nerves)	– 8 जोड़ी
थोरैसिक तन्त्रिकाएँ (Thoracic nerves)	– 12 जोड़ी
लम्बर तन्त्रिकाएँ (Lumbar nerves)	– 5 जोड़ी
सैक्रल तन्त्रिकाएँ (Sacral nerves)	– 5 जोड़ी
कॉक्सिजियल तन्त्रिकाएँ (Coccygeal nerves)	– 1 जोड़ी
कुल तन्त्रिकाएँ	– 31 जोड़ी

स्वायत्त तन्त्रिका तन्त्र (Autonomic Nervous System or ANS)

- यह वास्तव में परिधीय तन्त्रिका तन्त्र का ही भाग होता है, जो विसरल अंगों (Visceral organs) की क्रियाओं का नियन्त्रण (Control) व नियमन (Regulation) करता है, परन्तु परिधीय तन्त्रिकाओं के विपरीत यह भाग तुलनात्मक रूप में स्वतन्त्र होता है।
- इसमें अन्तरांगों का दोहरा परस्पर **विरोधात्मक** (Antagonistic) नियन्त्रण होता है। इसके दो मुख्य घटक होते हैं, जो निम्नलिखित हैं
  (i) **सिम्पैथेटिक तन्त्रिका तन्त्र** (Sympathetic Nervous System) इसका सम्बन्ध उन विसरल प्रतिक्रियाओं (Viseral responses) से होता है, जो ऊर्जा के व्यय के साथ प्रतिकूल (Adverse) वातावरणीय दशाओं में शरीर की सुरक्षा करती हैं; जैसे–हृदय स्पन्दन (Heartbeat) दर का बढ़ना, रुधिर नलिकाओं (Blood vessels) का सिकुड़ना, रुधिर दाब का बढ़ना, लार (Saliva) का स्रावण कम होना, आदि।
  (ii) **पैरासिम्पैथेटिक तन्त्रिका तन्त्र** (Parasympathetic Nervous System) यह उन प्रक्रियाओं से सम्बन्धित होता है, जिनमें ऊर्जा का संरक्षण होता है; जैसे–यह तन्त्र हृदय स्पन्दन (Heartbeat) को धीमा करने, रुधिर नलिकाओं को शिथिल (Relax) करने, लार (Saliva) स्रावण में बढ़ोतरी करने, आहारनाल (Alimentary canal) में **क्रमाकुंचन** (Peristalsis) को बढ़ाने के साथ ही इन्सुलिन का स्रावण बढ़ाता है तथा बाह्य जननांगों (External genitalia) को उत्तेजित भी करता है।

संवेदी अंग (Sensory Organs)

वे अंग, जो वातावरण (Environment) से प्राप्त विभिन्न **उद्दीपनों** (Stimulus) को ग्रहण करते हैं तथा इन्हें विद्युत-रासायनिक तन्त्रिका आवेगों (Electrochemical nerve impulse) के रूप में केन्द्रीय तन्त्रिका तन्त्र (CNS) तक पहुँचाते हैं, **संवेदी** या **ग्राही अंग** कहलाते हैं।

1. प्रकाश ग्राही-नेत्र (Photoreceptor-Eyes)

मानव नेत्र के निम्नलिखित भाग होते हैं

स्क्लेरा (Sclera)

- मानव नेत्र एक खोखले गोले (Hollow sphere) की भाँति होता है, जिसका व्यास (Diameter) लगभग 25 mm होता है तथा जो बाहर से एक कठोर (Hard) व अपारदर्शी (Opaque) श्वेत परत (White layer) से ढका होता है। जिसे स्क्लेरा या दृढ़ पटल कहते हैं।
- यह नेत्र के भीतरी भागों की सुरक्षा करती है।

कोरॉइड (Choroid)

- यह सफेद स्क्लेरा की परत के भीतरी पृष्ठ (Inner surface) से लगी हुई अन्दर की ओर एक काले रंग की झिल्ली (Membrane) होती है।
- काले रंग के कारण यह प्रकाश (Light) को अवशोषित (Absorb) करती है तथा इसका आन्तरिक परावर्तन (Internal reflection) को रोकती है।

कॉर्निया (Cornea)

- नेत्र गोलक (Eyeball) के सामने का भाग कुछ उभरा हुआ तथा पारदर्शी (Transparent) होता है। इस भाग को कॉर्निया कहते हैं।
- प्रकाश कॉर्निया से होकर नेत्र में प्रवेश करता है तथा प्रकाश किरणों (Light rays) का ज्यादातर अपवर्तन (Reflection) कॉर्निया की बाहरी परत (External layer) पर होता है।

आइरिस (Iris)

- कॉर्निया के पीछे एक रंगीन अपारदर्शक (Coloured opaque) झिल्ली का पर्दा होता है, जिसे आइरिस कहते हैं। यह कैमरे के डायाफ्राम (Diaphragm) की तरह कार्य करता है।
- आँख का रंग आइरिस के रंग पर निर्भर करता है।

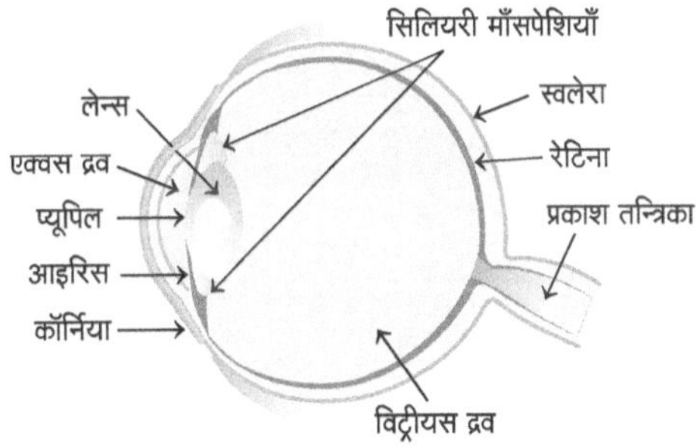

मानव नेत्र के विभिन्न भाग

प्यूपिल (Pupil)

- आइरिस के बीच में एक छेद (Hole) होता है, जिसे प्यूपिल या पुतली कहते हैं।
- प्यूपिल नेत्र में प्रवेश करने वाले प्रकाश की मात्रा को नियन्त्रित करती है तथा प्यूपिल के आकार को आइरिस द्वारा नियन्त्रित किया जाता है।
- जब प्रकाश अत्यधिक चमकीला (Bright) होता है, तो आइरिस सिकुड़कर (Shrink) प्युपिल को छोटा बना देती है जिससे नेत्र में कम प्रकाश प्रवेश कर सके।
- जब प्रकाश मन्द (Dim) होता है, तो आइरिस फैलकर (Expand) प्युपिल को बड़ा (Dilate) बना देती है, जिससे नेत्र में अधिक प्रकाश प्रवेश कर सके।

लेन्स (Lens)

- आइरिस के ठीक पीछे प्रोटीन का बना पारदर्शक (Transparent) तथा मुलायम (Soft) पदार्थ का एक द्वि-उत्तल (Biconvex) लेन्स उपस्थित होता है।
- लेन्स के पिछले भाग की वक्रता त्रिज्या (Radius) छोटी तथा अगले भाग की वक्रता त्रिज्या बड़ी होती है। लेन्स के पदार्थ का अपवर्तनांक (Reflective index) लगभग 1.44 होता है।

सिलियरी माँसपेशियाँ (Ciliary Muscles)

- नेत्र लेन्स माँसपेशियों की सहायता से अपने स्थान पर ही स्थित रहता है, जिन्हें सिलियरी माँसपेशियाँ कहते हैं।
- इन माँसपेशियों की सहायता से नेत्र लेन्स की फोकस दूरी (Focal length) को कम या अधिक किया जा सकता है, जिससे दूर (Far) एवं पास (Nearer) वाली वस्तुओं का प्रतिबिम्ब (Image) रेटिना पर ठीक से बन पाता है।

एक्वस एवं विट्रीयस द्रव (Aqueous and Vitreous Humor)

- नेत्र के आगे के भाग में कॉर्निया और लेन्स के बीच एक सेलाइन पारदर्शी द्रव (Saline transparent liquid) भरा रहता है, इस द्रव को **एक्वस द्रव** (Aqueous humor) कहते हैं।
- इसी प्रकार लेन्स और रेटिना के बीच भी एक पारदर्शक द्रव (Transparent liquid) भरा रहता है जिसे **विट्रीयस द्रव** (Vitreous humor) कहते हैं।
- एक्वस द्रव या विट्रीयस द्रव का अपवर्तनांक, जल के अपवर्तनांक (Reflective index) 1.33 के बराबर होता है।
- कॉर्निया तथा लेन्स के बीच का भाग **एक्वस कक्ष** (Aqueous chamber) कहलाता है व लेन्स तथा रेटिना के बीच का भाग विट्रीयस कक्ष (Vitreous chamber) कहलाता है।

रेटिना (Retina)

- कोरॉइड स्तर के नीचे तथा नेत्र के सबसे आन्तरिक भाग में ऑप्टिक तन्त्रिकाओं (Optic nerves) से बना एक पर्दा होता है, जिसे रेटिना कहते हैं।
- इस पर्दे पर **शंक्वाकार** (Cone-shaped) एवं **छड़ाकार** (Rod-shaped) दो तरह की प्रकाश-संवेदी कोशिकाएँ (Photosensory cell) उपस्थित होती हैं, जो क्रमशः प्रकाश के रंग तथा तीव्रता (Intensity) के लिए सुग्राही होती हैं।

येलो स्पॉट (Yellow spot)

रेटिना के केन्द्र (Centre) के पास एक गोल पीला बिन्दु (Round yellow spot) होता है, जिसे येलो स्पॉट कहते हैं तथा इस बिन्दु पर प्रकाश की सुग्राहिता (Receptivity) सबसे अधिक होती है, जिससे इस बिन्दु पर बनने वाला प्रतिबिम्ब (Image) साफ दिखाई देता है।

ब्लाइंड स्पॉट (Blind Spot)

जिस बिन्दु से ऑप्टिक तन्त्रिका (Optic nerve) मस्तिष्क को जाती हैं, उस बिन्दु को ब्लाइंड स्पॉट कहते हैं, क्योंकि इस बिन्दु पर प्रकाश संवेदी कोशिकाएँ अनुपस्थित होती है। अतः इस बिन्दु पर प्रतिबिम्ब (Image) नहीं बनता है।

नोट वयस्क की आँख में तरल का इन्ट्राऑकुलर प्रेशर 10-20 mm Hg होता है।

2. ध्वनिग्राही-कान (Soundreceptor-Ear)

कान तीन भागों से मिलकर बना होता है।

(i) बाहरी कान (Outer Ear)

- यह कान का वह भाग है, जिसे हम कान के बाहरी सिरे पर देखते हैं। बाहरी कान, कान का पल्लव (Ear pinna) कहलाता है।
- यह आसपास के वातावरण से ध्वनि को एकत्रित करता है, जो ऑडिटरी ट्यूब या नलिका से गुजरती है।
- ऑडिटरी ट्यूब के सिरे पर एक पतली झिल्ली (Membrane) होती है, जिसे **कान का पर्दा** (Ear drum) कहते हैं।
- जब माध्यम (Medium) का दबाव कान के पर्दे तक पहुँचता है, तब झिल्ली के बाहर की ओर लगने वाला दबाव बढ़ जाता है।
- दबाव बढ़ने के कारण कान का पर्दा अन्दर की ओर दबता है। इसी प्रकार डिप्रेशन (Depression) के कारण कान का पर्दा बाहर की ओर गति करता है एवं इस प्रक्रिया के द्वारा कान का पर्दा (Ear drum) कम्पन्न (Vibrate) करता है।

(ii) मध्य कान (Middle Ear)

- मध्य कान में तीन हड्डियाँ मैलियस (Malleus), इन्कस (Incus) तथा स्टेपीज (Stapes) उपस्थित होती हैं।
- ये हड्डियाँ एक-दूसरे से जुड़ी रहती हैं तथा ये कान के पर्दे (Ear drum) के कम्पनों (Vibration) को कई गुना बढ़ा देती है।
- इसके बाद मध्य कान ध्वनि तरंगों (Sound wave) से मिलने वाले इन दाब परिवर्तनों को आन्तरिक कान तक संचारित (Transmitt) कर देता है।

(iii) आन्तरिक कान (Inner Ear)

- आन्तरिक कान एक घुमावदार नलिका होती है, जिसे कॉक्लिया (Cochlea) कहते हैं।
- इसका एक भाग मध्य कान से होकर प्रत्यास्थ (Elastic) झिल्ली तक पहुँचता है तथा दूसरा भाग मस्तिष्क (Brain) से जुड़ा होता है।
- इस कॉक्लिया (Cochlea) द्वारा दाब परिवर्तनों को विद्युत संकेतों (Electric signals) में परिवर्तित कर दिया जाता है।
- इन विद्युत संकेतों को ऑडिटरी तन्त्रिका (Auditory nerve) द्वारा मस्तिष्क तक भेज दिया जाता है, जहाँ मस्तिष्क इनकी ध्वनि के रूप में व्याख्या (Interpretate) करता है।

प्रैक्टिस सैशन

टॉपिकल प्रैक्टिस

तन्त्रिका कोशिका एवं आवेग संवहन की क्रियाविधि

1. वह प्रक्रिया, जिसके माध्यम से दो या अधिक अंग परस्पर क्रिया करते हैं एवं एक-दूसरे के कार्यों को पूरा करते हैं, कहलाती है

(a) समन्वय (b) समस्थापन
(c) रासायनिक समाकलन (d) आवेग का संचरण

2. वह तन्त्र, जो तीव्र समन्वय के लिए बिन्दु से बिन्दु तक सम्बन्ध वाला एक संगठित जाल (Organised network) **प्रदान करने हेतु उत्तरदायी है, कहलाता है**

(a) अन्तःस्रावी तन्त्र (Endocrine system)
(b) परिसंचरण तन्त्र (Circulatory system)
(c) पाचन तन्त्र (Digestive system)
(d) तन्त्रिका तन्त्र (Nervous system)

3. तन्त्रिका तन्त्र बहुत विशिष्ट कोशिकाओं का बना होता है, जो न्यूरॉन कहलाती हैं। ये क्या कार्य करती हैं?

(a) उद्दीपन का पता लगाना (b) उद्दीपन को ग्रहण करना
(c) उद्दीपन का संचरण (d) ये सभी

4. निम्नलिखित में से तन्त्रिकाओं के गुण कौन-से हैं?

(a) चालकता एवं प्रत्यास्था (b) उत्तेजनशीलता एवं प्रत्यास्था
(c) लचीलापन एवं उत्तेजनशीलता (d) उत्तेजनशीलता एवं चालकता

5. निम्न में से सही कथन का चुनाव कीजिए।

(a) तन्त्रिकाएँ अन्तःस्रावी गतिविधियों का नियमन करती हैं, किन्तु इसका उल्ट (*Vice versa*) नहीं
(b) अन्तःस्रावी ग्रन्थियाँ, तन्त्रिकीय गतिविधियों का नियमन करती हैं, किन्तु इसका उल्ट (*Vice versa*) नहीं
(c) अन्तःस्रावी ग्रन्थियाँ तन्त्रिकीय गतिविधियों का एवं तन्त्रिका तन्त्र अन्तःस्रावी ग्रन्थियों का नियमन करता है
(d) न तो हॉर्मोन तन्त्रिकीय गतिविधियों का नियन्त्रण करते हैं और न ही तन्त्रिकाएँ अन्तःस्रावी ग्रन्थियों का नियन्त्रण करती हैं

6. निस्सल कण (Nissl's granules) **पाए जाते हैं**

(a) साइटॉन में (b) डेन्ड्राइट्स में
(c) दोनों (a) तथा (b) (d) एक्सॉन में

7. तन्त्रिका के साइटॉन में उपस्थित अनियमित कणिका काय (Granular bodies) **को क्या कहते हैं?**

(a) कोशिकीय कणिकाएँ (b) तन्त्रिका काय
(c) निस्सल कणिकाएँ (d) तन्त्रिका कणिकाएँ

8. तन्त्रिकाएँ हो सकती हैं

(a) बहुध्रुवीय (Multipolar) (b) द्विध्रुवीय (Bipolar)
(c) एक ध्रुवीय (Unipolar) (d) ये सभी

9. बहुध्रुवीय (Multipolar) **तन्त्रिकाएँ पाई जाती हैं**

(a) नेत्र के रेटिना में (b) सेरेब्रल कॉर्टेक्स
(c) भ्रूणीय अवस्था में (d) इनमें से किसी में नहीं

10. द्विध्रुवीय (Bipolar) **तन्त्रिकाएँ पाई जाती हैं**

(a) भ्रूणीय अवस्था में (b) सेरेब्रल कॉर्टेक्स में
(c) सेरेबेलम में (d) नेत्र के रेटिना में

11. एक ध्रुवीय (Unipolar) **तन्त्रिकाएँ देखी जा सकती हैं**

(a) भ्रूणीय अवस्था में (b) सेरेबेलम में
(c) सेरेब्रल कॉर्टेक्स में (d) नेत्र के रेटिना में

12. मायलिनाच्छादित (Myelinated) **तन्त्रिका तन्तु** ...*A*... **एवं** ...*B*... **तन्त्रिकाओं में पाए जाते हैं। सही विकल्प के साथ** (*A* **एवं** *B*) **रिक्त स्थान भरिए।**

(a) *A*–कपाल, *B*–अनुकम्पी
(b) *A*–मेरुदण्ड, *B*–कपाल
(c) *A*–मेरुदण्ड, *B*–परानुकम्पी
(d) *A*–अनुकम्पी, *B*–परानुकम्पी

13. एक्सॉन होते हैं

(a) मायलिन अनावरित (b) मायलिन आवरित
(c) दोनों (a) तथा (b) (d) निसल कणों से आवरित

14. आवरण (Covering) **बनाने वाली श्वान कोशिकाएँ** (Schwann cells) **पाई जाती हैं**

(a) मायलिन आवरित तन्त्रिका तन्तुओं में
(b) मायलिन अनावरित तन्त्रिका तन्तुओं में
(c) अभिवाही तन्त्रिका तन्तुओं में
(d) अपवाही तन्त्रिका तन्तुओं में

15. श्वान कोशिकाएँ, मायलिन आवरण (Myelin layer) **का निर्माण करती हैं**

(a) डेन्ड्राइट्स के चारों ओर (b) साइटॉन के चारों ओर
(c) केन्द्रक के चारों ओर (d) एक्सॉन के चारों ओर

16. दो आसन्न (Adjacent) **मायलिन आवरण के बीच उपस्थित अवकाश** (Gap) **को क्या कहते हैं?**

(a) सिनैप्स (b) सिनैप्टिक अवकाश
(c) रेनवियर नोड (d) शीथ (Sheath) अवकाश

17. जिन सन्धि स्थलों (Junction) **से, तन्त्रिका आवेग एक तन्त्रिका से दूसरी तन्त्रिका में स्थानान्तरित होते हैं, क्या कहलाते हैं?**

(a) तन्त्रिका पेशीय सन्धि (b) तन्त्रिका ग्राही सन्धि
(c) सिनैप्स (Synapse) (d) तन्त्रिका स्रावी सन्धि

18. सिनैप्टिक नोब, बल्ब जैसी संरचना होती है, जो न्यूरॉन में पाई जाती है

(a) एक्सॉन टर्मिनल के अन्त पर
(b) रैनवियर नोड्स पर
(c) साइटॉन पर
(d) डेन्ड्राइट्स के अन्त पर

19. सिनैप्टिक पुटिकाओं में पाया जाने वाला रसायन है

(a) सिनैप्टिक द्रव्य (b) न्यूरोट्रांसमीटर
(c) पुट्टिकीय द्रव्य (d) ये सभी

20. **चालक** (Motor) **तन्त्रिका द्वारा, पेशी तन्तु** (Muscle fibre) **का उद्दीपन होता है**

(a) तन्त्रिका-पेशीय सन्धि स्थल पर (b) अनुप्रस्थ नलिकाओं में
(c) मायोफाइब्रिल पर (d) पेशीद्रव्य जालिका में

21. **एक सिनैप्स का निर्माण किन झिल्लियों द्वारा होता है?**

(a) प्री-सिनैप्टिक तन्त्रिका एवं पोस्ट-सिनैप्टिक तन्त्रिका
(b) प्री-सिनैप्टिक डेन्ड्राइट्स एवं पोस्ट-सिनैप्टिक एक्सॉन
(c) प्री-सिनैप्टिक डेन्ड्राइट्स एवं पोस्ट-सिनैप्टिक डेन्ड्राइट्स
(d) उपरोक्त में से कोई नहीं

22. **सिनैप्स दो प्रकार के होते हैं ...*A*... सिनैप्स एवं ...*B*... सिनैप्स। यहाँ *A* एवं *B* का सम्बन्ध है**

(a) तन्त्रिका-संचारी, रसायन (b) वैद्युत, रसायन
(c) तन्त्रिका-संचारी, वैद्युत (d) वैद्युत रसायन, तन्त्रिका

23. **वैद्युत** (Electric) **सिनैप्स के आर-पार आवेग संचरण होता है**

(a) सदैव रासायनिक सिनैप्स के बराबर
(b) सदैव रासायनिक सिनैप्स से धीमा
(c) सदैव रासायनिक सिनैप्स से तेज
(d) रासायनिक सिनैप्स से या तो तेज अथवा धीमा

24. **जब तन्त्रिका आवेग एक्सॉन टर्मिनल पर पहुँचता है, तो यह सिनैप्टिक पुटिका को झिल्ली की तरफ गमन करने के लिए उत्तेजित करता है, जहाँ वे प्लाज्मा झिल्ली से मिलते हैं एवं .... में न्यूरोट्रान्समीटर मुक्त करते हैं।**

(a) ग्राही (Receptor) में (b) प्री-सिनैप्टिक झिल्ली में
(c) सिनैप्टिक क्लेफ्ट में (d) पोस्ट-सिनैप्टिक झिल्ली में

25. **तन्त्रिका क्रिया के विषय में निम्न में से कौन-सा कथन सही है?**

(a) सिनैप्टिक क्लेफ्ट के द्वारा प्री-सिनैप्टिक न्यूरॉन से पोस्ट-सिनैप्टिक न्यूरॉन में सीधा क्रिया-विभव संचरण रोका नहीं जाता है
(b) सिनैप्टिक वेसीकिल में स्थित तन्त्रिकीय संचारी (Neurotransmitter) रसायन के द्वारा सिनैप्टिक क्लेफ्ट से सूचनाएँ संचरित की जाती हैं
(c) तन्त्रिका संचारी (Neurotransmitter) पदार्थ का ग्राही स्थान के साथ संयोजन के फलस्वरूप झिल्ली की पारगम्यता में परिवर्तन आता है, परन्तु झिल्ली विभव अपरिवर्तित रहता है
(d) टिटेनस में जबड़े के बन्द होने के साथ ही पेशियों की उद्दीपन मिलना रुक जाता है

26. **वह पदार्थ, जो प्रेरणा का सिनैप्स पर एक न्यूरॉन से दूसरे में या न्यूरॉन से पेशी में संवहन करता है**

(a) एसीटाइलकोलीन (b) ग्लोब्यूलिन
(c) रेनिन (d) ATP

27. **शिथिल** (Relax) **अवस्था में, एक्सॉन की झिल्ली तुलनात्मक रूप से ...*A*... आयनों के लिए अधिक पारगम्य एवं ...*B*... आयनों के लिए लगभग अपारगम्य होती है। सही विकल्प के साथ (*A* एवं *B*) रिक्त स्थानों की पूर्ति कीजिए।**

(a) *A*–सोडियम, *B*–पोटैशियम (b) *A*–सोडियम, *B*–पोटैशियम
(c) *A*–पोटैशियम, *B*–सोडियम (d) *A*–पोटैशियम, *B*–कैल्शियम

28. K^+ **आयनों की सान्द्रता एक्सॉन के भीतर अधिक होने से एवं बाहर कम होने से प्लाज्मा झिल्ली के आर-पार उत्पन्न विद्युत विभव** (Electric potential) **के अन्तर को कहते हैं**

(a) क्रिया (Action) विभव
(b) शिथिलन (Resting) विभव
(c) अपवर्तनीय (Refractory) विभव
(d) उपरोक्त सभी

29. **क्रिया विभव** (Action potential) **की एक तरंग** (Wave) **कहलाती है**

(a) संवेदी (Sensory) आवेग (b) तन्त्रिका (Nerve) आवेग
(c) सक्रियण (Activation) आवेग (d) चालक (Motor) आवेग

30. **शिथिल कला** (Resting membrane) **के आर-पार आयनिक प्रवणता** (Ionic gradients) **को बनाए रखा जाता है**

(a) आयनों के सक्रिय परिवहन द्वारा
(b) आयनों के निष्क्रिय परिवहन द्वारा
(c) न्यूरोट्रान्समीटर्स के सक्रिय परिवहन द्वारा
(d) न्यूरोट्रान्समीटर्स के निष्क्रिय परिवहन द्वारा

31. **शिथिल झिल्ली** (Resting membrane) **के आर-पार आयन प्रवणता** (Ionic gradient) **बनाए रखने हेतु, सोडियम-पोटैशियम पम्प परिवहन करते हैं**

(a) $3Na^+$ बाहर एवं $2K^+$ कोशिका के भीतर आने के लिए
(b) $2Na^+$ बाहर एवं $2K^+$ कोशिका के भीतर आने के लिए
(c) $3Na^+$ अन्दर एवं $2K^+$ कोशिका के बाहर जाने के लिए
(d) $2Na^+$ अन्दर एवं $2K^+$ कोशिका के बाहर जाने के लिए

32. **तन्त्रिका की शिथिलन अवस्था में सान्द्रता प्रवणता** (Concentration gradient) **उत्पन्न होने का कारण है**

(a) एक्सॉन के भीतर K^+ की उच्च एवं Na^+ की निम्न सान्द्रता
(b) एक्सॉन के भीतर Na^+ की उच्च एवं K^+ की निम्न सान्द्रता
(c) एक्सॉन के बाहर Na^+ एवं K^+ की उच्च सान्द्रता
(d) एक्सॉन के बाहर K^+ की उच्च सान्द्रता

33. **तन्त्रिका तन्तु के माध्यम से तन्त्रिका आवेग के संचरण के दौरान प्लाज्मा झिल्ली के भीतर विभव पर कौन-से प्रकार का विद्युत आवेश** (Electric charge) **होता है?**

(a) पहले पॉजिटिव, फिर निगेटिव एवं निगेटिव बना रहता है
(b) पहले निगेटिव फिर पॉजिटिव एवं पॉजिटिव बना रहता है
(c) पहले पॉजिटिव फिर निगेटिव एवं पुनः पॉजिटिव
(d) पहले निगेटिव फिर पॉजिटिव एवं पुनः पॉजिटिव

34. **तन्त्रिका आवेग के प्रसारण के समय, क्रियात्मक विभव** (Action potential) **किसकी गतिशीलता के परिणामस्वरूप होता है**

(a) K^+ आयनों का अन्तराकोशिकीय तरल से बाह्यकोशिकीय तरल की ओर जाना
(b) Na^+ आयनों का बाह्यकोशिकीय तरल से अन्तराकोशिकीय तरल की ओर जाना
(c) K^+ आयनों का बाह्यकोशिकीय तरल से अन्तराकोशिकीय तरल की ओर जाना
(d) Na^+ आयनों का अन्तराकोशिकीय तरल से बाह्यकोशिकीय तरल की ओर जाना

1. (a)	2. (d)	3. (d)	4. (d)	5. (a)	6. (c)	7. (c)	8. (d)	9. (b)	10. (d)
11. (a)	12. (b)	13. (c)	14. (a)	15. (d)	16. (c)	17. (c)	18. (a)	19. (b)	20. (a)
21. (a)	22. (b)	23. (c)	24. (c)	25. (b)	26. (a)	27. (c)	28. (b)	29. (b)	30. (a)
31. (a)	32. (a)	33. (d)	34. (b)						

35. **तन्त्रिका आवेग** (Nerve impulse) **होता है**
(a) एकदिशीय (b) द्विदिशीय
(c) बहुदिशीय (d) दोनों (a) एवं (b)

36. **तन्त्रिका आवेग के संचरण के दौरान पुनर्ध्रुवण** (Repolarised) **होता है**
(a) K^+ आयनों के आगम (Influx) द्वारा
(b) Na^+ आयनों के आगम (Influx) द्वारा
(c) Na^+ आयनों के निर्गम (Efflux) द्वारा
(d) K^+ आयनों के निर्गम (Efflux) द्वारा

37. **तन्त्रिका में शिथिलन विभव** (Resting potential) **होता है**
(a) – 60 mV (b) – 80 mV
(c) + 60 mV (d) + 90 mV

38. **निम्नलिखित में से कौन-सा कथन तन्त्रिका कोशिका के विध्रुवण की अवस्था को प्रदर्शित करता है?**
(a) आयन चैनल द्वारा Na^+ भीतर प्रवेश करते हैं
(b) चैनल द्वारा Na^+ बाहर निकलते हैं
(c) K^+ चैनल खुले रहते हैं
(d) उपरोक्त सभी

मानव तन्त्रिका तन्त्र

39. **कपाल** (Skull) **के भीतर मस्तिष्क आवरित** (Covered) **रहता है**
(a) ऐरेक्नॉयड द्वारा (b) मेन्निजिस द्वारा
(c) पायामेटर द्वारा (d) ड्यूरामेटर द्वारा

40. **मेन्निजिस में पाई जाने वाली बाहरी परत ...*A*... कहलाती है, एक बहुत पतली मध्य परत ...*B*... कहलाती है एवं एक आन्तरिक परत, जो मस्तिष्क ऊतकों से जुड़ी रहती है ...*C*... कहलाती है, रिक्त स्थानों की पूर्ति (*A*, *B* एवं *C*) सही विकल्प के साथ कीजिए।**
(a) *A*–पायामेटर, *B*–एरेक्नॉइड, *C*–ड्यूरामेटर
(b) *A*–ड्यूरामेटर, *B*–एरेक्नॉइड, *C*–पायामेटर
(c) *A*–एरेक्नॉइड, *B*–ड्यूरामेटर, *C*–पायामेटर
(d) *A*–एरेक्नॉइड *B*–पायामेटर, *C*–ड्यूरामेटर

41. **सेरेब्रोस्पाइनल द्रव** (Cerebrospinal fluid) **उपस्थित होता है**
(a) पायामेटर के नीचे
(b) पायामेटर तथा ऐरेक्नॉइड के मध्य
(c) ऐरेक्नॉइड तथा ड्यूरामेटर के मध्य
(d) ड्यूरामेटर में

42. **ऐरेक्नॉइड तथा ड्यूरामेटर के बीच का स्थान कहलाता है**
(a) एपीड्यूरल अवकाश
(b) सब-ड्यूरल अवकाश
(c) सब-ऐरेक्नॉइड
(d) मेन्निजिस

43. **अग्रमस्तिष्क** (Forebrain) **में होता है**
(a) सेरेब्रम (b) थैलेमस
(c) हाइपोथैलेमस (d) ये सभी

44. **कौन-सा भाग मस्तिष्क का अधिकांश भाग बनाता है?**
(a) सेरेब्रम (b) हाइपोथैलेमस
(c) थैलेमस (d) सेरीबेलम

45. **कॉर्पस कैलोसम जोड़ता है, दो**
(a) सेरेब्रल हेमीस्फियर्स को
(b) मस्तिष्क के वेन्ट्रीकल को
(c) सेरेबेलम हेमीस्फियर्स को
(d) थैलेमस को

46. **सेरेब्रल हेमीस्फियर्स** (Cerebral hemisphere) **को आवरित करने वाली कोशिकाओं की एक परत कहलाती है**
(a) संयुक्त उपकला (b) सेरेब्रल कॉर्टेक्स
(c) सेरेब्रल लोब (d) सेरेब्रल मेड्यूला

47. **सेरेब्रल कॉर्टेक्स में क्या स्थित होता है?**
(a) चालक क्षेत्र (b) संवेदी क्षेत्र
(c) संगत क्षेत्र (d) ये सभी

48. **सेरेब्रल कॉर्टेक्स का भीतरी भाग बना होता है**
(a) श्वेत द्रव्य (White matter)
(b) धूसर द्रव्य (Grey matter)
(c) दोनों (a) तथा (b)
(d) मायलिन विहीन तन्त्रिका तन्तु

49. **सेरेब्रल कॉर्टेक्स में संगत क्षेत्र के कार्यों में सम्मिलित हैं**
(a) अन्तर संवेदी (Intersensory) संगम
(b) स्मृति
(c) संचार
(d) उपरोक्त सभी

50. **वृहत् मस्तिष्क कहते हैं**
(a) सेरेब्रम को (b) मेड्यूला ऑब्लोंगेटा को
(c) सेरेबेलम को (d) डाइएनसिफैलॉन को

51. **मानव मस्तिष्क के किस अंग से सीखने की प्रक्रिया सम्बन्धित है?**
(a) मेड्यूला ऑब्लोंगेटा (b) हाइपोथैलेमस
(c) सेरेब्रम (d) सेरेबेलम

52. **सेरेब्रम हेमीस्फियर्स** (Cerebrum hemispheres) **एवं सुदृढ़ संगत संरचनाएँ, जैसे–एमिगडाला, हिप्पोकैम्पस, आदि का समूह, एक जटिल संरचना का निर्माण करते हैं, जिसे कहते हैं**
(a) आर्बर विटे (b) लिम्बिक तन्त्र
(c) कॉर्पोरा क्वाड्रीजेमिना (d) रेट्रीक्यूलर तन्त्र

53. **निम्नलिखित में से हमारे मस्तिष्क का भाग है**
(a) कॉर्पोरा एडीपोज (b) कॉर्पोरा एलाटा
(c) कॉर्पोरा क्वाड्रीजेमिना (d) कॉर्पोरा बाइजेमिना

54. **थैलेमस, सेरेब्रम से घिरी एक संरचना है, जो**
(a) केवल चालक संकेतों के समन्वय का मुख्य केन्द्र है
(b) संवेदी एवं चालक संकेतों के लिए मुख्य समन्वय केन्द्र है
(c) केवल संवेदी संकेतों के समन्वय का मुख्य केन्द्र है
(d) मस्तिष्क का एण्डोक्रॉइन एवं तन्त्रिकीय भाग है

55. **हाइपोथैलेमस में चोट लगने से क्या प्रभावित होगा?**
(a) लघु कालीन स्मृति (Short term memory)
(b) चलते समय समन्वय
(c) विशेष कार्य, जैसे–निर्णय लेना
(d) शरीर के तापमान का नियमन

56. **मानव मस्तिष्क का कौन-सा भाग प्यास व खाने की तीव्र इच्छा का नियन्त्रण करता है?**
(a) अग्र मस्तिष्क (b) मध्य मस्तिष्क
(c) पश्च मस्तिष्क (d) ब्रेन स्टेम

57. **मनुष्य के मस्तिष्क का कौन-सा भाग वसा एवं कार्बोहाइड्रेट के मेटाबॉलिज्म से सम्बन्धित है?**
(a) मेड्यूला (b) सेरेबेलम (c) सेरेब्रम (d) हाइपोथैलेमस

58. **पश्च मस्तिष्क** (Hindbrain) **में निम्न में से क्या उपस्थित होता है?**
(a) पोन्स (Pons) (b) सेरेबेलम (Cerebellum)
(c) मेड्यूला ऑब्लोंगेटा (d) ये सभी

59. **सेरेबेलम** (Cerebelum) **का सम्बन्ध होता है**
(a) ऐच्छिक पेशियों के संकुचन से
(b) पेशीय लय के समन्वय एवं नियन्त्रण से
(c) शरीर की मुद्रा एवं अभिविन्यास को बनाए रखने से
(d) उपरोक्त सभी

60. **जब मनुष्य एल्कोहॉल पीता है, तो मस्तिष्क के किस भाग के नियन्त्रण का ह्रास होता है?**
(a) सेरेबेलम (b) सेरेब्रम
(c) मेड्यूला ऑब्लोंगेटा (d) थैलेमस

61. **निम्नलिखित में से मस्तिष्क का कौन-सा क्षेत्र अपने कार्य के साथ गलत रूप से युग्मित है?**
(a) मेड्यूला ऑब्लोंगेटा - हृदय स्पन्दन दर का नियन्त्रण
(b) सेरेबेलम - भाषा की समझ
(c) कॉर्पस कैलोसम - बाएँ एवं दाएँ सेरीब्रल कॉर्टेक्स के मध्य संचार
(d) सेरेब्रम - गणना एवं चिन्ता करना

62. **पोन्स** (Pons) **जोड़ता है**
(a) सेरेब्रम को सेरेबेलम से (b) मेरुरज्जु को मस्तिष्क से
(c) दो सेरेब्रल हेमीस्फियर्स को (d) सेरेबेलम की दो पालियों को

63. **मेड्यूला ऑब्लोंगेटा में उपस्थित केन्द्रों से नियन्त्रित होता है**
(a) श्वसन (Respiration) दर (b) कार्डियोवैस्कुलर लय
(c) जठर स्रावण (d) ये सभी

64. **मस्तिष्क स्तम्भ (ब्रेन स्टेम) का निर्माण होता है**
(a) मध्य मस्तिष्क एवं अग्र मस्तिष्क से
(b) अग्र मस्तिष्क एवं पश्च मस्तिष्क से
(c) मध्य मस्तिष्क एवं पश्च मस्तिष्क से
(d) केवल पश्च मस्तिष्क से

65. **अपवाही** (Efferent) **तन्त्रिका तन्तु आवेगों का सम्प्रेषण करते हैं**
(a) ऊतकों/अंगों से CNS तक
(b) CNS से चिकनी पेशियों तक
(c) CNS से सम्बन्धित परिधीय ऊतकों/अंगों तक
(d) CNS से अनैच्छिक अंगों तक

66. 'H' **आकार का धूसर द्रव्य** (Grey matter) **किसमें उपस्थित होता है?**
(a) सेरेब्रम में (b) मेड्यूला ऑब्लोंगेटा में
(c) सेरेबेलम में (d) मेरुरज्जु में

67. **अनैच्छिक** (Involuntary) **रूप से उत्पन्न परिधीय तन्त्रिका उद्दीपन** (Peripheral nerve stimulus) **की प्रतिक्रिया** (Response) **की प्रक्रिया कहलाती है**
(a) प्रत्यावर्ती विभव (b) क्रिया विभव
(c) प्रतिवर्ती क्रिया (d) सक्रियण विभव

68. **प्रतिवर्ती आर्क** (Reflex arc) **में होता है**
(a) दो अभिवाही तन्त्रिका
(b) दो अपवाही तन्त्रिका
(c) एक अभिवाही एवं एक अपवाही तन्त्रिका
(d) एक अभिवाही एवं एक ग्राही तन्त्रिका

69. **निम्नलिखित में से कौन-सी प्रतिवर्ती क्रिया** (Reflex action) **नहीं है?**
(a) लार स्रावण
(b) पसीना आना (Sweating)
(c) सुईं चुभने पर हाथ का पीछे हटना
(d) आँखे झपकना

70. **परिधीय तन्त्रिका तन्त्र** (PNS) **में होता है**
(a) केन्द्रीय तन्त्रिका तन्त्र एवं अनुकम्पी तन्त्रिका तन्त्र
(b) सोमेटिक (Somatic) तन्त्रिका तन्त्र एवं स्वायत्त तन्त्रिका तन्त्र
(c) केवल अनुकम्पी तन्त्रिका तन्त्र
(d) केवल सोमेटिक (Somatic) तन्त्रिका तन्त्र

71. **मानव में कपाल तन्त्रिकाओं** (Cranial nerves) **की संख्या होती है**
(a) 10 जोड़ी (b) 24 जोड़ी
(c) 12 जोड़ी (d) 31 जोड़ी

72. **निम्न में से कौन-सी तन्त्रिका संवेदी** (Sensory) **एवं मोटर दोनों ही प्रकार की होती है?**
(a) ऑल्फैक्टरी (b) ट्राइजेमिनल
(c) ऑप्टिक (d) ट्रोक्लियर

73. **निम्न में से कौन एक चालक तन्त्रिका** (Motor nerves) **है?**
(a) ऑडिटरी (b) एब्ड्यूसन्स
(c) ऑप्टिक (d) ट्राइजेमिनल

74. **तीसरी, छठीं एवं ग्यारहवीं कपाल तन्त्रिकाएँ हैं**
(a) ऑप्टिक, फेशियल तथा स्पाइनल एक्सेसरी तन्त्रिकाएँ
(b) ऑक्यूलोमोटर, ट्राइजेमिनल तथा स्पाइनल एक्सेसरी तन्त्रिकाएँ
(c) ट्राइजेमिनल, एब्ड्यूसन्स तथा वेगस तन्त्रिकाएँ
(d) ऑक्यूलोमोटर, एब्ड्यूसन्स तथा स्पाइनल एक्सेसरी तन्त्रिकाएँ

75. **जीभ की गति का नियन्त्रण करती है**
(a) फेशियल तन्त्रिका (b) ट्राइजेमिनल तन्त्रिका
(c) हाइपोग्लोसल तन्त्रिका (d) वेगस तन्त्रिका

35. (a)	*36. (b)*	*37. (a)*	*38. (a)*	*39. (b)*	*40. (b)*	*41. (b)*	*42. (b)*	*43. (d)*	*44. (a)*
45. (a)	*46. (b)*	*47. (d)*	*48. (a)*	*49. (d)*	*50. (a)*	*51. (c)*	*52. (b)*	*53. (c)*	*54. (b)*
55. (d)	*56. (a)*	*57. (d)*	*58. (d)*	*59. (d)*	*60. (a)*	*61. (b)*	*62. (d)*	*63. (d)*	*64. (c)*
65. (c)	*66. (d)*	*67. (c)*	*68. (c)*	*69. (b)*	*70. (b)*	*71. (c)*	*72. (b)*	*73. (b)*	*74. (d)*
75. (c)									

76. **संवेदी तन्त्रिका है**

(a) ट्राइजेमिनल (b) वेगस
(c) ऑप्थेटिक (d) ऑडीटरी

77. **वेगस तन्त्रिका निम्न कपालीय तन्त्रिका है**

(a) X (b) IV (c) VII (d) V

78. **वह तन्त्र, जो आवेग का संचरण केन्द्रीय तन्त्रिका तन्त्र** (Central neural system) **से कंकाल पेशियों** (Skeletal muscles) **तक करता है**

(a) अनुकम्पी तन्त्रिका तन्त्र
(b) परानुकम्पी तन्त्रिका तन्त्र
(c) सोमेटिक (Somatic) तन्त्रिका तन्त्र
(d) स्वायत्त तन्त्रिका तन्त्र

79. **वह तन्त्र, जो आवेग का केन्द्रीय तन्त्रिका तन्त्र से शरीर के अनैच्छिक अंगों** (Visceral organs) **एवं चिकनी पेशियों** (Smooth muscles) **तक संचरण करता है**

(a) अनुकम्पी तन्त्रिका तन्त्र
(b) परानुकम्पी तन्त्रिका तन्त्र
(c) सोमेटिक (Somatic) तन्त्रिका तन्त्र
(d) स्वायत्त तन्त्रिका तन्त्र

80. **स्वायत्त तन्त्रिका तन्त्र** (ANS) **का किस पर नियन्त्रण होता है?**

(a) प्रतिवर्ती क्रिया पर (b) कंकालीय पेशी पर
(c) संवेदांग पर (d) आन्तरिक अंग पर

81. **परानुकम्पी तन्त्रिका संकेत** (Parasympathetic neural signals) **हृदय की क्रिया को किस प्रकार प्रभावित करते हैं?**

(a) हृदय दर एवं हृदय निर्गत (Output) कम करना
(b) हृदय की दर, हृदय निर्गत (Output) को प्रभावित किए बिना बढ़ाना
(c) हृदय की दर एवं हृदय निर्गत (Output) बढ़ाना
(d) हृदय दर घटाना, किन्तु हृदय निर्गत (Output) बढ़ाना

नेत्र

82. **आँख की किस बाह्य संरचना में जाइस ग्रन्थि** (Zeis glands) **उपस्थित होती है?**

(a) भौंहें (Eyebrow) (b) पलकें (Eyelids)
(c) बरौनियाँ (Eyelash) (d) इनमें से कोई नहीं

83. **नेत्र की पलकों** (Eyelids) **में पाई जाने वाली रूपान्तरित तेल ग्रन्थियाँ हैं**

(a) माइबोमियन ग्रन्थियाँ (b) रेटिनल ग्रन्थियाँ
(c) लेक्रिमल ग्रन्थियाँ (d) इनमें से कोई नहीं

84. **नेत्र गोलक** (Eyeball) **की भित्ति** (Wall) **बनी होती है**

(a) स्क्लेरा, कोरॉइड एवं रेटिना
(b) स्क्लेरा, कॉर्निया एवं कोरॉइड
(c) स्क्लेरा, कॉर्निया एवं सिलियरी काय
(d) स्क्लेरा, कोरॉइड एवं आइरिस

85. **मानव नेत्र का स्क्लेरा बना होता है**

(a) रुधिर नलिकाओं से
(b) उपकला एवं तन्त्रिका कोशिकाओं से
(c) प्रकाशग्राही कोशिकाओं से
(d) संयोजी ऊतक से

86. **मानव नेत्र की कोरॉइड परत होती है**

(a) पतली, नेत्र गोलक के पश्च 2/3 ऊपर
(b) मोटी, नेत्र गोलक के पश्च 4/3 ऊपर
(c) वर्णक युक्त (Pigmented) नेत्र गोलक के अग्र 2/3 ऊपर
(d) अपारदर्शी (Opaque) नेत्र गोलक के 4/3 ऊपर

87. **कोरॉइड नेत्र के आगे के भाग पर स्थूल होकर किसका निर्माण करती है?**

(a) आइरिस (b) सिलियरी काय
(c) प्यूपिल (d) लेन्स

88. **नेत्र का वर्णक युक्त दृश्य भाग** (Pigmented visible part) **कौन-सा है?**

(a) आइरिस (b) लेन्स
(c) प्यूपिल (d) सिलियरी काय

89. **प्यूपिल छिद्र** (Pupil aperture) **है, जो घिरा होता है**

(a) सिलियरी काय से (b) संयोजी ऊतक से
(c) आइरिस से (d) कोरॉइड से

90. **मानवों में कॉर्निया (स्वच्छ पटल) का प्रत्यारोपण लगभग कभी भी अस्वीकारा नहीं जाता। ऐसा इसलिए कि**

(a) इसकी कोशिकाओं में जीवाणु न के बराबर प्रवेश कर पाते हैं
(b) इसमें रुधिर आपूर्ति नहीं होती है
(c) इसमें केन्द्रक युक्त कोशिकाएँ होती हैं
(d) यह एक निर्जीव परत है

91. **एक पारदर्शी** (Transparent) **क्रिस्टलीय संरचना, जो सिलियरी काय** (Ciliary bodies) **द्वारा जुड़ी लिगामेन्ट से एक स्थान पर स्थिर रहती है, कहलाती हैं**

(a) एक्वस ह्यूमर (b) लेन्स
(c) आइरिस (d) प्यूपिल

92. **जलीय कक्ष (एक्वस चैम्बर), जो जलीय (एक्वस) द्रव्य से भरा होता है, स्थित होता है**

(a) लेन्स के पीछे
(b) स्क्लेरा एवं रेटिना के मध्य
(c) कॉर्निया एवं लेन्स के मध्य
(d) कोरॉइड एवं स्क्लेरा के मध्य

93. **मानव नेत्र के रेटिना की कोशिकाओं की परतों को भीतर से बाहर के क्रम में व्यवस्थित कीजिए।**

(a) प्रकाशग्राही कोशिकाएँ → न्यूरोग्लिया (Neuroglia) कोशिकाएँ → द्विध्रुवीय कोशिकाएँ
(b) न्यूरोग्लिया (Neuroglia) कोशिकाएँ → प्रकाशग्राही कोशिकाएँ → द्विध्रुवीय कोशिकाएँ
(c) न्यूरोग्लिया (Neuroglia) कोशिकाएँ → द्विध्रुवीय कोशिकाएँ → प्रकाशग्राही कोशिकाएँ
(d) द्विध्रुवीय कोशिकाएँ → प्रकाशग्राही कोशिकाएँ → न्यूरोग्लिया (Neuroglia) कोशिकाएँ

94. **मानव नेत्र में प्रकाश संवेदी यौगिक** (Photo sensitive compound) **निर्मित होता है**

(a) ऑप्सिन एवं रेटिनल
(b) ऑप्सिन एवं रेटिनॉल
(c) ट्रान्सड्यूसिन एवं रेटिनिन
(d) ग्वानोसीन एवं रेटिनॉल

95. निम्न में से गलत युग्म को चुनिए।
(a) स्क्लेरा – सघन संयोजी ऊतक
(b) कोरॉइड – नीला रंग
(c) आइरिस – अपारदर्शी संरचना
(d) फोविया – बिन्दु जहाँ रिजोल्यूशन कम होता है

96. मानव नेत्र में विभिन्न प्रकार के शंकु (Cones) **होते हैं, जो प्रतिक्रिया करते हैं**
(a) लाल एवं हरे प्रकाश के प्रति
(b) हरे एवं नीले प्रकाश के प्रति
(c) लाल एवं नीले प्रकाश के प्रति
(d) लाल, हरे एवं नीले प्रकाश के प्रति

97. अन्ध बिन्दु (ब्लाइंड स्पॉट) कहलाते हैं, क्योंकि यहाँ
(a) प्रकाशग्राही कोशिकाएँ उपस्थित होती हैं
(b) ऑप्टिक तन्त्रिका उपस्थित होती है
(c) प्रकाशग्राही कोशिकाएँ अनुपस्थित होती हैं
(d) उपरोक्त में से कोई नहीं

98. अन्ध बिन्दु (Blind spot) **पर**
(a) ऑप्टिक तन्त्रिकाएँ नेत्र से बाहर आती हैं एवं रेटिनल रुधिर वाहिकाएँ इसमें प्रवेश करती हैं
(b) रेटिनल रुधिर वाहिकाएँ नेत्र से बाहर आती है एवं ऑप्टिक तन्त्रिकाएँ इसमें प्रवेश करती हैं
(c) इसमें ऑप्टिक तन्त्रिकाओं की कोई सहभागिता नहीं होती है
(d) इसमें रेटिनल रुधिर वाहिकाओं की कोई सहभागिता नहीं होती है

99. अन्ध बिन्दु (Blind spot) **के पार्श्व में नेत्र के पश्च ध्रुव पर एक पीले रंग का बिन्दु होता है, उसे कहते हैं**
(a) कॉर्पस ल्युटियम
(b) फोविया
(c) मेक्यूला क्वाड्रीजेमिना
(d) मेक्यूला ल्यूटिया

100. निम्नलिखित में से कौन-सा कथन सही नहीं है?
(a) रेटिनल, दृश्य प्रकाश वर्णकों का प्रकाश अवशोषक भाग है
(b) रेटिना में, छड़ाकार कोशिका में प्रकाश वर्णक रोडोप्सिन होता है, जबकि शंकु कोशिका में तीन विभिन्न प्रकाश वर्णक होते हैं
(c) रेटिनल, विटामिन-C का व्युत्पन्न है
(d) रोडोप्सिन, बैंगनी-लाल प्रोटीन है, जो केवल छड़ाकार कोशिका में पाया जाता है

101. प्रकाशग्राही कोशिकाओं (Photoreceptor cells) **में एक विभव अन्तर** (Potential difference) **उत्पन्न होने का कारण है**
(a) दृश्य तरंगदैर्ध्य की प्रकाश तरंगें
(b) रेटिनल का ऑप्सिन से वियोजन
(c) झिल्ली पारगम्यता में परिवर्तन
(d) उपरोक्त सभी

102. सही कथन का चयन कीजिए।
(a) नोसिसेप्टर्स, दाब परिवर्तन के प्रति अनुक्रिया करते हैं
(b) मेसिनर कणिकाएँ तापग्राही होती हैं
(c) मानव नेत्र में प्रकाशग्राही अन्धकार में विध्रुवित एवं प्रकाश उद्दीपन के प्रति अनुक्रिया में अतिध्रुवित हो जाते हैं
(d) ग्राही ग्रेडेड विभव का उत्पादन नहीं करते हैं

103. रोडोप्सिन (Rhodopsin) **का रंग होता है**
(a) लाल (b) पीला
(c) भूरा (d) बैंगनी

104. रोडॉप्सिन
(a) एक वर्णक है, जो नेत्र की छड़ाकार कोशिकाओं में पाया जाता है
(b) एक प्रकार का प्रोटीन है, जो तन्त्रिका के सिनैप्सिस में पाया जाता है
(c) एक छोटी-सी हड्डी है, जो मध्य कान में पाई जाती है
(d) एक प्रकार का रासायनिक पदार्थ है, जो अस्थि मज्जा में पाया जाता है

105. रोडॉप्सिन में पाए जाने वाले विटामिन को चिन्हित कीजिए
(a) विटामिन-A (b) विटामिन-B
(c) विटामिन-C (d) विटामिन-D

कान

106. मानव के बाह्य कान में होते हैं
(a) पिन्ना (Pinna) (b) बाह्य श्रवण नलिका
(c) दोनों (a) तथा (b) (d) लैबीरिन्थ (Labyrinth)

107. पिन्ना (Pinna) **का कार्य है**
(a) वायु में कम्पन्नों को एकत्रित करना, जो ध्वनि उत्पन्न करती है
(b) मोम का स्रावण
(c) आन्तरिक कान में ध्वनि तरंगों के संचरण की आवृत्ति को बढ़ाना
(d) उपरोक्त सभी

108. मानव में टिम्पेनिक मेम्ब्रेन (कान का पर्दा) टिम्पेनिक कैविटी को अलग करती है
(a) पिन्ना से (b) श्रवण नलिका से
(c) यूस्टेकियन नलिका से (d) कॉक्लिया से

109. मध्य कान में निम्न में से कौन-सी हड्डियाँ होती हैं?
(a) मैलियस (Malleus) (b) इन्कस (Incus)
(c) स्टेपीज (Stapes) (d) ये सभी

110. मानव में कर्ण अस्थियों (Ear bones) **का कार्य है**
(a) कान के पर्दे के दोनों तरफ दाब को बराबर करना
(b) वायु में कम्पन्नों को एकत्रित करना, जो ध्वनि उत्पन्न करती है
(c) आन्तरिक कान में ध्वनि तरंगों के संचरण की कार्यक्षमता को बढ़ाना
(d) उपरोक्त सभी

111. ...*A*... **टिम्पेनिक झिल्ली से जुड़ी होती है एवं** ...*B*... **कॉक्लिया की अण्डाकार कैविटी से जुड़ी होती है।** *A* **एवं** *B* **के लिए सही विकल्प को छाँटिए।**
(a) *A*–मैलियस, *B*–स्टेपीज (b) *A*–मैलियस, *B*–इन्कस
(c) *A*–स्टेपीज, *B*–मैलियस (d) *A*–इन्कस, *B*–स्टेपीज

112. यूस्टेकियन नलिका ...*A*... **को** ...*B*... **की कैविटी से जोड़ती है।** A **एवं** B **के लिए सही विकल्प का चुनाव कीजिए।**
(a) *A*–बाहरी कान, *B*–ग्रसनी
(b) *A*–आन्तरिक कान, *B*–ग्रसनी
(c) *A*–पिन्ना, *B*–ग्रसनी
(d) *A*–मध्य कान, *B*–ग्रसनी

113. **मानव का आन्तरिक कान (Internal ear) भरा होता है**
(a) लिम्फ (b) एण्डोलिम्फ
(c) पेरीलिम्फ (d) दोनों (b) तथा (c)

114. **लैबीरिन्थ का कुण्डलित (Coiled) हिस्सा कहलाता है**
(a) कॉक्लिया (Cochlea) (b) कान का पर्दा
(c) पिन्ना (Pinna) (d) कान की नलिका (Ear canal)

115. **मानव कान की संवेदी रोम कोशिकाओं को आवरित करने वाली जिलेटिनयुक्त, प्रत्यास्थ झिल्ली (Elastic membrane) कहलाती है**
(a) बैसीलर झिल्ली (b) टेक्टोरियल झिल्ली
(c) रीजनर्स झिल्ली (d) तन्त्रिका संवेदी झिल्ली

116. **श्रवण यान्त्रिक ग्राही अंग (Auditory mechanical receptor organ) के रूप में मानव कान के भागों का सही क्रम पहचानिए।**
(a) पिन्ना-कॉक्लिया-टिम्पेनिक झिल्ली नलिका-मैलियस स्टेपीज-इन्कस-ऑडिटरी तन्त्रिका
(b) पिन्ना-टिम्पेनिक झिल्ली-श्रवण नलिका-इन्कस-मैलियस-स्टेपीज-कॉक्लिया -ऑडिटरी तन्त्रिका
(c) पिन्ना-मैलियस-इन्कस-स्टेपीज-श्रवण नलिका-टिम्पेनिक झिल्ली-कॉक्लिया- ऑडिटरी तन्त्रिका
(d) पिन्ना-श्रवण नलिका-टिम्पेनिक झिल्ली-मैलियस-इन्कस-स्टेपीज-कॉक्लिया- ऑडिटरी तन्त्रिका

117. **आन्तरिक कान का एक भाग, जिसके कारण सुनाई पड़ता है**
(a) कॉक्लिया
(b) अर्द्धवृत्ताकार नलिका
(c) पिन्ना
(d) कान का पर्दा

118. **ऑटोलिथ उपस्थित होते हैं**
(a) यूट्रिकुलस में (b) सैक्यूलस में
(c) मैक्यूला में (d) इनमें से कोई नहीं

119. **स्केला वेस्टीबुलाई तथा स्केला टिम्पेनाई को आपस में जोड़ने वाली संरचना है**
(a) सैक्यूलस (b) यूट्रिकुलस
(c) अर्द्धवृत्ताकार नलिकाएँ (d) हेलिकोट्रीमा

120. **श्रवण (Auditory) संवेदनाओं को ग्रहण करने का श्रेय निम्नलिखित अंग को जाता है**
(a) कॉर्टी के अंग (b) युट्रीकुलस
(c) सैक्यूलस (d) हेलिकोट्रीमा

121. **मानव कान का कौन-सा भाग सुनने में कोई भूमिका अदा नहीं करता, किन्तु दूसरे प्रकार से अत्यन्त आवश्यक है?**
(a) यूस्टेकियन नलिका (b) कॉर्टी के अंग
(c) वेस्टीबुलर उपकरण (d) कान की अस्थियाँ

122. **एक जिम्नास्ट अँधेरे में भी उतार-चढ़ाव में अपने शरीर का सन्तुलन बनाने में सक्षम है, इसका कारण है**
(a) कॉक्लिया
(b) वेस्टीबुलर उपकरण
(c) टेक्टोरियल झिल्ली
(d) कॉर्टी का अंग

123. **शरीर के गतिक सन्तुलन (Dynamic balance) के लिए जिम्मेदार है**
(a) यूट्रीकुलस (b) सैक्यूलस
(c) अर्द्धवृत्ताकार नलिकाएँ (d) ये सभी

76. (d)	77. (a)	78. (c)	79. (d)	80. (d)	81. (a)	82. (c)	83. (a)	84. (a)	85. (d)
86. (a)	87. (b)	88. (a)	89. (c)	90. (b)	91. (b)	92. (c)	93. (c)	94. (a)	95. (d)
96. (d)	97. (c)	98. (a)	99. (d)	100. (c)	101. (d)	102. (c)	103. (d)	104. (a)	105. (a)
106. (c)	107. (a)	108. (b)	109. (d)	110. (c)	111. (a)	112. (d)	113. (d)	114. (a)	115. (b)
116. (d)	117. (a)	118. (c)	119. (d)	120. (a)	121. (c)	122. (b)	123. (d)		

नर्सिंग एग्जाम गैलरी

1. श्रवण कैनाल (Auditory canal) **को मध्य कर्ण से अलग करने वाली झिल्ली है** *(MP NHM CHO 2021)*
(a) यूस्टेशियन नली (Eustachian tube)
(b) कान का पर्दा (Tympanic membrane)
(c) लैबीरिन्थ (Labyrinth)
(d) कर्णपाली (Pinna)

2. शरीर की सभी संवेदनाओं के लिए जिम्मेदार तन्त्र को कहा जाता है *(UP NHM Staff Nurse 2021)*
(a) कंकाल तन्त्र (Skeletal system)
(b) जठर-आंत्र तन्त्र (Gastro intestional system)
(c) तन्त्रिका तन्त्र (Nervous system)
(d) उत्सर्जन तन्त्र (Excretory system)

3. मानव शरीर का सबसे बड़ा संवेदक अंग (Senese organ) **है** *(UP NHM Staff Nurse 2021)*
(a) हृदय (Heart)
(b) फेफड़े (Lungs)
(c) त्वचा (Skin)
(d) हाथ (Hands)

4. इसके नाम के साथ सही जोड़ा बनाने वाली क्रेनियल नर्व का चयन कीजिए *(GMCH Chandigarh 2019)*
(a) 12वीं क्रेनियल नर्व : हाइपोग्लोसल नर्व
(b) 5वीं क्रेनियल नर्व : ऑडिटरी नर्व
(c) दूसरी क्रेनियल नर्व : ऑल्फेक्टरी नर्व
(d) 10वीं क्रेनियल नर्व : ट्राइजेमिनल नर्व

5. मानवों में स्पाइनल तन्त्रिकाओं की संख्या होती है *(UPNHM Staff Nurse 2019)*
(a) 28 जोड़ी (b) 30 जोड़ी (c) 31 जोड़ी (d) 33 जोड़ी

6. तन्त्रिका क्रिया विभव (Nerve action potential) **में विध्रुवीकरण का कारण है** *(ESIC Staff Nurse 2019)*
(a) पोटैशियम चैनलों का खुलना (b) सोडियम चैनलों का खुलना
(c) कैल्शियम चैनलों का खुलना (d) सोडियम चैनलों का बन्द होना

7. मस्तिष्क का क्षेत्र जोकि ऐच्छिक पेशीय गति के समन्वय, मुद्रा एवं सन्तुलन के लिए उत्तरदायी है *(ESIC Staff Nurse 2019)*
(a) सेरेबेलम (b) मेड्यूला ऑब्लोंगेटा
(c) स्पाइनल कॉर्ड (d) सेरेब्रल कॉर्टेक्स

8. न्यूरॉन व पेशी कोशिका के मध्य न्यूरोट्रान्समीटर (Neurotransmitter) **है** *(DME Karnataka Staff Nurse 2018)*
(a) सेरोटोनिन (b) एसीटाइलकोलीन
(c) डोपामीन (d) एण्डोर्फिन

9. आँख की दृष्टि पटलीय परत की शलाका (Rod) **व शंकु** (Cones) **किसके रूपान्तरण है?** *(DME Karnataka Staff Nurse 2018)*
(a) एक ध्रुवीय तन्त्रिका (b) बहुध्रुवीय तन्त्रिका
(c) द्विध्रुवीय तन्त्रिका (d) इनमें से कोई नहीं

10. मीडियल जेनिकुलेट काय (Medial geniculate bodies) **किसके एक हिस्से का निर्माण करती है?** *(AIIMS Bhubaneswar 2018)*
(a) श्रवण तन्त्र (b) दृश्य पथ
(c) चालक तन्त्र (d) लिम्बिक तन्त्र

11. सेरेब्रम मस्तिष्क से उसी प्रकार सम्बन्धित है जैसे पाचन तन्त्र से सम्बन्धित है *(AIIMS Nagpur 2018)*
(a) न्यूरॉन (b) वर्टीब्रा (c) इसोफेगस (d) हीमोग्लोबिन

12. अन्त:कर्ण का अस्थिल लैबीरिन्थ निम्नलिखित में से किसका बना होता है? *(AIIMS Manglagiri Grade II 2018)*
(a) ऑडिटरी ऑसिकल्स (b) ऑडिटरी केनाल
(c) कॉक्लिया (d) पिन्ना

13. नी-जर्क प्रतिक्रिया (Knee-jerk reflex) **के लिए मूल मान** (Root values) **है** *(IIMS Bhopal 2018)*
(a) S 3 व S 4 (b) L 3 व L 4
(c) S 1 व S 2 (d) L 1 व L 2

14. निम्नलिखित में से कौन-सी संरचना थैलेमस के ठीक नीचे स्थित होती है? *(AIIMS Bhopal 2018)*
(a) मेड्यूला (b) एपिथैलेमस
(c) हाइपोथैलेमस (d) सेरीबेलम

15. उद्दीपनों को केन्द्रीय तन्त्रिका तन्त्र से परिधीय क्षेत्रों में प्रसारित करने वाली तन्त्रिका कोशिका है *(RRB Staff Nurse 2018)*
(a) सिलिया (b) एफरेन्ट (Afferent) न्यूरॉन
(c) डेन्ड्राइट (d) इफरेन्ट (Efferent) न्यूरॉन

16. आँखों में रेटिना किस तरह कार्य करता है? *(RRB Staff Nurse 2018)*
(a) कैमरे में लेन्स की तरह (b) कैमरे में शटर की तरह
(c) कैमरे में फिल्म की तरह (d) इनमें से कोई नहीं

17. ताप नियमन केन्द्र स्थित होता है *(RRB Staff Nurse 2018)*
(a) सेरीबेलम में (b) थैलेमस में
(c) सेरेब्रम में (d) हाइपोथैलेमस में

18. निम्नलिखित में से कौन-सा अनुकम्पी तन्त्रिका तन्त्र (Sympathetic nervous system) **का कार्य नहीं है?** *(AIIMS Jodhpur Staff Nurse 2018)*
(a) हृदय दर को बढ़ाना (b) रुधिर दाब को बढ़ाना
(c) आराम व पाचन (d) फाइट या फ्लाइट

19. सिर व कन्धों में गति को नियन्त्रित करती है *(AIIMS Jodhpur Staff Nurse 2018)*
(a) ग्लोसोफेरिन्जिल तन्त्रिका (Glossopharyngeal nerve)
(b) हाइपोग्लोसल तन्त्रिका (Hypoglossal nerve)
(c) एब्डूकेन्स तन्त्रिका (Abducens nerve)
(d) एसेसरी तन्त्रिका (Accessory nerve)

20. स्वस्थ नेत्र के लिए स्पष्ट दृष्टि की न्यूनतम दूरी होती है *(RUHS Pb. B.Sc. Nsg. 2017)*
(a) 25 cm (b) 50 cm (c) 100 cm (d) 30 cm

21. मानव की छड़ और शंकु से सम्बन्धित है *(RUHS Pb. B.Sc. Nsg. 2017)*
(a) दृष्टि (b) श्रवण (c) गन्ध (d) स्पर्श

22. किसके अतिरिक्त सभी प्रेरक तन्त्रिकाएँ (Motor nerves) **है?** *(DSSSB Staff Nurse 2017)*
(a) एसेसरी (Accessory)
(b) एब्डूसेन्ट (Abducent)
(c) ट्रॉक्लियर (Trochlear)
(d) ट्राइजेमिनल (Trigeminal)

23. वयस्क में सेरेब्रोस्पाइनल द्रव (CSF) का सामान्य आयतन होता है *(DSSSB Staff Nurse 2017)*

(a) 50-100 mL (b) 100-125 mL
(c) 50-175 mL (d) 125-150 mL

24. ब्रोका क्षेत्र (Broca's area) किसमें होता है? *(DSSSB Staff Nurse 2017)*

(a) फ्रॉन्टल पालि (b) पैराइटल पालि
(c) ऑसीपिटल पालि (d) टेम्पोरल पालि

25. ब्लाइन्ड स्पॉट (Blind spot) कहलाता है *(DSSSB Staff Nurse 2017)*

(a) मेक्यूला ल्यूटिया (b) दृश्य डिस्क
(c) फोविया सेन्ट्रली (d) इनमें से कोई नहीं

26. एक पारदर्शी झिल्ली जोकि आँखों में प्रवेश करने वाले प्रकाश को दृष्टि पटल (Retina) पर फोकस करती है *(DSSSB Staff Nurse 2017)*

(a) लेन्स (Lens) (b) स्क्लेरा (Sclera)
(c) कॉर्निया (Cornea) (d) प्यूपिल (Pupils)

27. मानव कान की श्रवण सीमा है *(ESIC Staff Nurse 2016)*

(a) 20-20000 हर्ट्ज (b) 50-5000 हर्ट्ज
(c) 20-2000 हर्ट्ज (d) 200-20000 हर्ट्ज

28. ऐरेक्नॉइड व पायामेटर के मध्य पाया जाने वाला स्थान क्या कहलाता है? *(ESIC Staff Nurse 2016)*

(a) एपिड्यूरल (b) सब-ड्यूरल
(c) सब-ऐरेक्नॉइड (d) एक्स्ट्रा-ड्यूरल

29. जीभ के पीछे के 1/3 भाग से स्वाद की जानकारी किसके द्वारा दी जाती है? *(ESIC Staff Nurse 2016)*

(a) फेशियल तन्त्रिका (b) ग्लोसोफेरिन्जियल तन्त्रिका
(c) वेगस तन्त्रिका (d) हाइपोग्लोसल तन्त्रिका

30. प्रारम्भिक दृश्य किस क्षेत्र में स्थित होता है? *(ESIC Staff Nurse 2016)*

(a) फ्रॉन्टल लोब (b) टेम्पोरल लोब
(c) पेरिएण्टल लोब (d) ऑसीपीटल लोब

31. मस्तिष्क के कौन-से भाग में श्वसन केन्द्र स्थित होता है? *(RUHS Pb. BSc. Nursing 2015)*

(a) मेड्यूला (b) थैलेमस
(c) मध्य मस्तिष्क (d) सेरीबेलम

32. सेरीबेलम के कार्यों में से एक कार्य है *(RUHS M.Sc. Nursing 2015)*

(a) मेरुरज्जु एवं मस्तिष्क के बीच एक मार्ग के रूप में कार्य करता है
(b) सन्तुलन, समन्वयन व पेशीय नियन्त्रण बनाए रखता है
(c) तन्त्रिका आवेग संचारित करता है
(d) तर्क, सोच, स्मृति व संवेदना के क्षेत्र को धारण करता है

33. गले से कान को फैलने वाले अधिकांश संक्रमण......द्वारा फैलते है। *(RUHS M.Sc. Nursing 2015)*

(a) श्रवण नाल (b) कॉक्लिया
(c) कर्ण नली (d) टिम्पेनिक कला

34. भावनात्मक उत्तेजना के दौरान मनोवैज्ञानिक परिवर्तन किस तन्त्र के अनुकम्पी खण्ड की सक्रियता का परिणाम है? *(RUHS M.Sc. Nursing 2015)*

(a) स्वसंचालित तन्त्रिका तन्त्र (b) परानुकम्पी तन्त्र
(c) केन्द्रीय तन्त्रिका तन्त्र (d) परिधीय तन्त्रिका तन्त्र

35. एक मरीज में तन्त्रिका तन्त्रीय कार्यों का सबसे विश्वसनीय सूचक है *(KPSC Staff Nurse 2015)*

(a) चेतना का स्तर (Level of consciousness)
(b) EEG
(c) जैविक चिन्ह (Vital signs)
(d) MRI

36. तन्त्रिका तन्त्र का कौन-सा भाग 'फाइट या फ्लाइट' प्रतिक्रिया को प्रारम्भ करता है? *(RRB Staff Nurse 2015)*

(a) परानुकम्पी तन्त्रिका तन्त्र (b) अनुकम्पी तन्त्रिका तन्त्र
(c) कायिक तन्त्रिका तन्त्र (d) इनमें से कोई नहीं

37. निम्नलिखित में से कौन-सा न्यूरोट्रान्समीटर का उदाहरण है? *(RRB Staff Nurse 2015)*

(a) केवल डोपामिन (b) केवल नॉर-एपिनेफ्रिन
(c) केवल एसीटाइलकोलिन (d) ये सभी

38. आँख में प्रवेश करने वाली उच्च किरणें किसके द्वारा नियन्त्रित होती है? *(BSF Staff Nurse 2014)*

(a) प्यूपिल (Pupil) (b) आइरिस (Iris)
(c) कॉर्निया (Cornea) (d) लेन्स (Lens)

39. किस क्रेनियल तन्त्रिका की सर्वाधिक शाखाएँ होती हैं? *(BSF Staff Nurse 2014)*

(a) वेगस तन्त्रिका (b) फेसियल तन्त्रिका
(c) ट्राइजेमिनल तन्त्रिका (d) इनमें से कोई नहीं

40. लेक्रिमल ग्रन्थि द्वारा निम्नलिखित में से क्या स्रावित होता है? *(RUHS M.Sc. Nursing 2014)*

(a) सीबयम (Sebum) (b) श्लेष्मा (Mucus)
(c) आँसू (Tears) (d) पसीना (Sweat)

41. निम्नलिखित में से कौन-सा मस्तिष्क का भाग स्वसंचालित तन्त्रिका तन्त्र (Autonomic nervous system) को नियन्त्रित एवं समन्वित करता है? *(LNJP Staff Nurse 2012)*

(a) मध्य मस्तिष्क (Midbrain)
(b) थैलेमस (Thalamus)
(c) हाइपोथैलेमस (Hypothalamus)
(d) एपिथैलेमस (Epithalamus)

42. क्रेनियल तन्त्रिकाओं के आंकलन के दौरान नर्स मरीज को भौहें (Eyebrow) उठाने, मुस्कुराने व दाँत दिखाने के लिए कहती है। ये क्रियाएँ कौन-सी क्रेनियल तन्त्रिका के बारे में सूचना प्रदान करती है? *(LNJP Staff Nurse 2012)*

(a) ऑल्फेक्टरी (Olfactory) (b) ऑप्टिक (Optic)
(c) फेसियल (Facial) (d) वेगस (Vagus)

1. (b)	2. (c)	3. (c)	4. (a)	5. (c)	6. (b)	7. (a)	8. (b)	9. (c)	10. (d)
11. (c)	12. (c)	13. (b)	14. (c)	15. (d)	16. (c)	17. (d)	18. (c)	19. (d)	20. (a)
21. (a)	22. (d)	23. (d)	24. (a)	25. (b)	26. (c)	27. (a)	28. (c)	29. (b)	30. (d)
31. (a)	32. (b)	33. (a)	34. (a)	35. (a)	36. (b)	37. (d)	38. (b)	39. (a)	40. (c)
41. (c)	42. (c)								

करेक्ट सॉल्यूशन्स

टॉपिकल प्रैक्टिस

5. (*a*) तन्त्रिका तन्त्र अन्तःस्रावी क्रियाओं का नियन्त्रण करता है, किन्तु अन्तःस्रावी क्रियाएँ तन्त्रिका तन्त्र का नियन्त्रण नहीं करती हैं।

8. (*d*) एक्सॉन एवं डेन्ड्राइट की संख्या के आधार पर तन्त्रिकाएँ, बहुध्रुवीय या मल्टीपोलर (सेरेब्रम में उपस्थित एक एक्सॉन एवं दो या अधिक डेन्ड्राइट्स वाली तन्त्रिकाएँ), द्विध्रुवीय या बाइपोलर (एक एक्सॉन एवं एक डेन्ड्राइट्स वाली, नेत्र के रेटिना में उपस्थित) एवं एक ध्रुवीय या यूनीपोलर (एक एक्सॉन वाली साइटॉन प्रायः भ्रूणीय अवस्था में उपस्थित) होती हैं।

20. (*a*) चालक तन्त्रिका (Motor neuron) द्वारा पेशी तन्तु का उत्तेजन तन्त्रिका पेशीय सन्धि स्थल (न्यूरोमस्कुलर जंक्शन) पर होता है। एक न्यूरोमस्कुलर जंक्शन पर तन्त्रिका पेशी को संकुचन हेतु सक्रिय करती है। एसीटिलकोलीन एक न्यूरोट्रान्समीटर है, जो न्यूरोमस्कुलर जंक्शन पर आवेग संचरण (Impulse transmission) में सम्मिलित होता है।

21. (*a*) एक तन्त्रिका तन्तु दूसरे तन्त्रिका तन्तु से एक सन्धि स्थल से जुड़ा होता है, जिसे सिनैप्स कहते हैं। एक सिनैप्स प्री-सिनैप्टिक तन्त्रिका एवं पोस्ट-सिनैप्टिक तन्त्रिका की झिल्ली से बना होता है।

22. (*b*) सिनैप्स दो प्रकार के होते हैं अर्थात् विद्युत सिनैप्स एवं रासायनिक सिनैप्स। विद्युत सिनैप्स विद्युत आवेग (Electric impulse) द्वारा संचारित रहता है। यह बहुत तीव्र, किन्तु दुर्लभ (Rare) होता है। दूसरी तरफ रासायनिक सिनैप्स रसायनों; जैसे– न्यूरोट्रान्समीटर द्वारा संचारित रहता है।

27. (*c*) शिथिल अवस्था में, एक्सॉन झिल्ली तुलनात्मक रूप से पोटैशियम आयनों के लिए अधिक पारगम्य (Permeable) एवं सोडियम आयनों के लिए लगभग अपारगम्य (Impermeable) होती है।

29. (*b*) क्रिया विभव की एक तरंग को, तन्त्रिका आवेग कहा जाता है। जब तन्त्रिका तन्तु कोशिका में उद्दीपन ग्रहण करता है, तो प्लाज्मा झिल्ली भीतर से धनावेशित (Positively charged) हो जाती है। प्लाज्मा झिल्ली के आर-पार ध्रुवण (Polarisation) में परिवर्तन को क्रिया विभव के रूप में जाना जाता है।

36. (*b*) आवेग संचलन में तन्त्रिका कोशिका की न्यूरोलेमा फिर से पुनर्ध्रुवण अवस्था में आ जाती है, जब Na^+ कोशिकाद्रव्य के अंदर चले जाते हैं।

37. (*a*) तन्त्रिका कोशिका में शिथिलन अवस्था (Resting state) में विभव – 60 mV से – 70 mV तक रहता है।

38. (*a*) सोडियम पम्प द्वारा Na^+ आयन तन्त्रिका कोशिका के अन्दर चले जाते हैं, जिसके कारण न्यूरोलेमा विध्रुवण अवस्था में आती है।

39. (*b*) मानव मस्तिष्क कपाल (Skull) द्वारा भली-भाँति सुरक्षित रहता है, कपाल (Skull) के भीतर, मस्तिष्क कपालीय तीन स्तरीय मेन्निजिस से घिरा होता है, इसमें एक बाहरी परत, जो ड्यूरामेटर कहलाती है एवं बहुत पतली मध्य परत, जो एरेक्नॉइड कहलाती है एवं एक भीतरी परत, जो पायामेटर (Piamater) कहलाती है, होती हैं।

41. (*b*) मस्तिष्क में सेरेब्रोस्पाइनल द्रव्य पायामेटर तथा ऐरेक्नॉइड के मध्य उपस्थित होता है।

42. (*b*) ऐरेक्नॉइड तथा ड्यूरामेटर के मध्य के स्थान को सब ड्यूरल अवकाश कहते हैं।

43. (*d*) अग्रमस्तिष्क में सेरेब्रम, थैलेमस एवं हाइपोथैलेमस शमिल होते हैं। सेरेब्रम (Cerebrum), मस्तिष्क (Brain) का अधिकांश भाग बनाता है। यह लम्बवत् (Longitudinally) रूप से दो हिस्सों में बँटा होता है, जिन्हें दायाँ एवं बायाँ सेरेब्रल हेमीस्फियर्स (Hemisphere) के रूप में जाना जाता है। सेरेब्रम एक संरचना को आवरित करता है, जिसे थैलेमस कहते हैं, जो संवेदी एवं चालक संकेतों के समन्वय का मुख्य केन्द्र है। हाइपोथैलेमस, मस्तिष्क का एक महत्त्वपूर्ण भाग है, जो थैलेमस के आधार पर स्थित होता है।

45. (*c*) स्तनियों में सेरेब्रम के दो हेमीस्फियर्स, जिन्हें दायाँ एवं बायाँ सेरेब्रल कहते हैं, को तन्त्रिका तन्तुओं की एक पट्टी कॉर्पस कैलोसम जोड़ती है।

48. (*a*) सेरेब्रम मानव मस्तिष्क का अधिकांश भाग बनाता है। कोशिकाओं की परत, जो सेरेब्रम हेमीस्फियर्स (Hemisphere) को ढकती हैं, सेरेब्रल कॉर्टेक्स कहलाती है। सेरेब्रल कॉर्टेक्स का भीतरी भाग श्वेत द्रव्य (White matter) का बना होता है।

50. (*a*) सेरेब्रम चूँकि मस्तिष्क का सबसे बड़ा भाग 2/3 भाग होता है, इसलिए इसे वृहत् मस्तिष्क भी कहते हैं।

52. (*b*) सेरेब्रम हेमीस्फियर्स (Hemisphere) के अन्दर के भाग एवं साथ में सम्बन्धित सघन संरचनाओं, जैसे- एमिगडाला, हिप्पोकैम्पस, इत्यादि का समूह, एक जटिल (Complex) संरचना है, जिसे लिम्बिक तन्त्र कहते हैं, का निर्माण करते हैं। हाइपोथैलेमस के साथ यह लैंगिक व्यवहार, भावनात्मक प्रतिक्रियाओं (Emotional responses) की अभिव्यक्ति (उत्तेजना, आनन्द, क्रोध एवं भय) एवं प्रेरणा के नियमन में सम्मिलित होते हैं।

53. (*c*) कॉर्पोरा क्वाड्रीजेमिना हमारे मध्य मस्तिष्क का भाग है।

55. (*d*) हाइपोथैलेमस क्षेत्र से उत्पन्न हॉर्मोन शरीर तापमान, प्यास, भूख, निद्रा, परिसंचरण लय, मनोदशा, कामेच्छा (Sexual desire), आदि को नियन्त्रित करता है। मस्तिष्क का यह भाग पिट्यूटरी ग्रन्थि के कार्यों को भी नियन्त्रित करता है। अतः हाइपोथैलेमस को यदि चोट लगती है, तो यह शरीर तापमान एवं अन्य क्रियाओं के सम्पूर्ण नियमन को प्रभावित करेगा।

57. (*d*) हाइपोथैलेमस अग्रमस्तिष्क में उपस्थित होता है तथा यही जन्तुओं के शरीर के वसा एवं कार्बोहाइड्रेट मेटाबॉलिज्म का नियमन करता है।

59. (*d*) सेरेबेलम, जो लघु मस्तिष्क (छोटा दिमाग) भी कहलाता है, व्यक्ति की गतिविधियों के विस्तृत परास जैसे–प्रदर्शन के अनुरूप यह मुद्राओं, साम्यावस्था (Homeostasis) एवं पेशीय लय को बनाए रखता है। यह सेरेब्रेम द्वारा आरम्भ ऐच्छिक (Voluntary) गतियों का समन्वय करता है।

60. (*a*) सेरेबेलम (Cerebelum) शरीर का सन्तुलन बनाने में सहायक होता है। एल्कोहॉल के ग्रहण से यह भाग प्रभावित होता है तथा मनुष्य के शरीर का सन्तुलन बिगड़ जाता है।

62. (*d*) पोन्स में उपस्थित अनुप्रस्थ (Transverse) तन्त्रिका तन्तु एक जोड़ी सेरेबेलम वृन्त का निर्माण करते हैं, जिससे सेरेबेलम हेमीस्पियर्स परस्पर जुड़ते हैं।

63. (*d*) मेड्यूला ऑब्लोंगेटा द्वारा, श्वसन (Respiratory), पर कार्डियोवैस्कुलर (Cardiovascular) लय एवं जठर स्रावण (Gastric secretion) का नियन्त्रण होता है।

65. (*c*) अभिवाही (Afferent) तन्त्रिका तन्तु आवेग का संचरण ऊतकों/अंगों से केन्द्रीय तन्त्रिका तन्त्र तक करते हैं एवं अपवाही (Efferent) तन्त्रिका तन्तु नियामक आवेगों (Regulatory impulses) को CNS से सम्बन्धित परिधीय ऊतक/अंगों को भेजते हैं।

66. (*d*) 'H' आकार का धूसर द्रव्य मेरुरज्जु में उपस्थित होता है। मेरुरज्जु को अनुप्रस्थ काट (Transverse section) में दो क्षेत्र दिखाई पड़ते हैं, जोकि श्वेत पदार्थ (White matter) एवं धूसर द्रव्य (Grey matter) के बने होते हैं।

67. (*c*) एक परिधीय तन्त्रिका उद्दीपन, जो अनैच्छिक रूप से उत्पन्न होता है अर्थात् बिना सतर्क प्रयास या सोच जिसमें केन्द्रीय तन्त्रिका तन्त्र के एक भाग का सम्मिलित होना आवश्यक हो, के प्रति की गई सम्पूर्ण प्रतिक्रियाओं को प्रतिवर्ती क्रिया (Reflex action) कहते हैं।

68. (*c*) प्रतिवर्ती आर्क में कम-से-कम एक अभिवाही (Afferent) तन्त्रिका एवं एक अपवाही (Efferent) तन्त्रिका जो उचित क्रम में व्यवस्थित हों, सम्मिलित होते हैं।

70. (*b*) परिधीय तन्त्रिका तन्त्र में सोमेटिक तन्त्रिका तन्त्र एवं स्वायत्त तन्त्रिका तन्त्र सम्मिलित होते हैं।

सोमेटिक तन्त्रिका तन्त्र	**स्वायत्त तन्त्रिका तन्त्र**
ऐच्छिक (Voluntary) आवेगों को CNS से अस्थि पेशीय को भेजता है।	आवेगों को CNS से शरीर की अनैच्छिक (Involuntary) अंगों एवं चिकनी पेशियों को भेजता है।
इसमें तन्त्रिकाएँ, जो PNS का निर्माण करती है शामिल होती है; जैसे– (a) अपवाही (Efferent) तन्त्रिका तन्त्र (b) अभिवाही (Afferent) तन्त्रिका तन्त्र।	यह अनुकम्पी एवं परानुकम्पी तन्त्रिका तन्त्र में बँटा होता है। इसमें PNS की तन्त्रिकाओं का निर्माण करने वाले तन्तु अपवाही (Efferent) तन्त्रिका तन्तु शमिल होते हैं।

71. (*c*) स्तनधारियों (Mammals) जैसे–खरगोश तथा मनुष्य में 12 जोड़ी कपालीय तन्त्रिकाएँ (Cranial nerves) पाई जाती हैं, जबकि मछलियों एवं उभयचरों में 10 जोड़ी कपालीय तन्त्रिकाएँ पाई जाती हैं।

72. (*b*) ट्राइजेमिनल तन्त्रिका (V) तुलनात्मक रूप से लम्बी और मिश्रित (संवेदी व मोटर दोनों) तन्त्रिका है। यह मेड्यूला ऑब्लोंगेटा के आगे का भाग के पार्श्व से निकलती है।

73. (*b*) एब्ड्यूसन्स तन्त्रिका पोन्स से निकलती है। यह एक चालक (मोटर) तन्त्रिका है, जो नेत्रगोलक (Eyeball) को गति प्रदान करती है।

74. (*d*) तीसरी कपाल तन्त्रिका–ऑक्यूलोमोटर
छठीं कपाल तन्त्रिका – एब्ड्यूसन्स
ग्यारहवीं कपाल तन्त्रिका – स्पाइनल एक्सेसरी तन्त्रिका

75. (*c*) हाइपोग्लोसल एक मिश्रित तन्त्रिका है, जोकि जीभ की गति का नियन्त्रण करती है एवं स्वाद कलिकाओं (Taste buds) तथा ग्रसनी (Pharynx) से आवेगों को मस्तिष्क तक ले जाती हैं।

80. (*d*) सभी आन्तरिक अंग (Internal organs); जैसे–यकृत, वृक्क, हृदय, आहारनाल, आदि की गतिविधियाँ ऐच्छिक नहीं होती हैं। इनका नियन्त्रण स्वायत्त तन्त्रिका तन्त्र (ANS) स्वतः (अनैच्छिक) होता है।

81. (*a*) परानुकम्पी तन्त्रिका संकेत (Parasympathetic neural signals) पोस्ट-गैंग्लियोनिक (Post-ganglionic) तन्तुओं के माध्यम से हृदय दर एवं हृदय निर्गत (Output) को कम करता है। यह तन्तु बहुत छोटे एवं ताप उत्सर्जी (कोलिनर्जिक) प्रकृति के होते हैं।

82. (*c*) नेत्र की बरौनियों (Eyelashes) में जाइस (Zeis) ग्रन्थि उपस्थित होती है। इसके स्रावण से बरौनियाँ चिकनी रहती हैं।

83. (*a*) माइबोमियन ग्रन्थियाँ (Meibomian glands), नेत्र की पलकों में पाई जाने वाली रूपान्तरित (Modified) तेल ग्रन्थियाँ हैं।

84. (*a*) मानव नेत्र गोलक (Eyeball) तीन स्तरों से घिरा होता है अर्थात् स्क्लेरा परत (Sclera layer), कोरॉइड परत (Choriod layer) एवं रेटिना परत। सबसे बाहर स्क्लेरा परत होती है, जो नेत्र का सफेद भाग है एवं बीच में गोल पारदर्शी (Transparent) छिद्र, जो कॉर्निया कहलाता है, से जुड़ जाती है। मध्य में कोरॉइड परत होती है, जो रेटिना के पास स्थित होती है एवं इसमें प्रकाश अवशोषक वर्णक (Light absorbing pigment) होते हैं। यह आगे की ओर सिलियरी पेशियाँ (Ciliary muscles) बनाती हैं, जो आइरिस से छुपी रहती हैं। रेटिना सबसे भीतरी एवं पतली पारदर्शी भित्ति होती है, जो नेत्र वर्णक (Pigment) रोडोप्सिन के कारण बैंगनी दिखाई देती हैं।

85. (*d*) नेत्र गोलक का सबसे बाहरी स्तर सघन संयोजी ऊतकों (Dense connective tissue) का बना होती है। सघन संयोजी ऊतक की यह परत स्क्लेरा कहलाती है, जो सुरक्षात्मक प्रकृति (Protective nature) की होती हैं।

86. (*a*) कोरॉइड लेयर नेत्र गोलक के पीछे के 2/3 भाग पर पतली-सी होती है, किन्तु आगे के भाग में यह सिलियरी पेशियों (Ciliary muscles) के निर्माण हेतु मोटी हो जाती है। सिलियरी काय (Ciliary body) स्वयं लगातार आगे होकर एक वर्णित अपारदर्शी (Pigmented opague) संरचना बनाती है, जिसे आइरिस कहते हैं। नेत्र गोलक में एक पारदर्शी (Transparent) क्रिस्टलीय लेन्स होता है, जो सिलियरी काय (Ciliary body) से जुड़ी लिगामेन्ट्स (Ligment) द्वारा स्थिर रहता है।

92. (*c*) जलीय ह्यूमर (Aqueous humor) एक पारदर्शी जिलेटिन युक्त, प्लाज्मा के समान तरल है, परन्तु इसमें प्रोटीन सान्द्रता (Concentration) कम होती है। यह सिलियरी एपिथीलियम, जो लेन्स को आलम्ब (Support) प्रदान करती है, से स्रावित होता है। यह नेत्र के आगे के भाग में, लेन्स एवं कॉर्निया के मध्य उपस्थित अवकाश में स्थित होता है।

95. (*d*) फोविया (Fovea) रेटिना का पतला बाहरी हिस्सा है, जहाँ केवल शंकु (Cones) कोशिकाएँ सघनता से उपस्थित होती है। यह वह बिन्दु है, जहाँ दृष्टि तीक्ष्णता (Sharp vision) सबसे अधिक होती है।

97. (*c*) नेत्रगोलक (Eyeball) के पीछे के ध्रुव में मध्य एवं कुछ ऊपर स्थित बिन्दु जिस पर ऑप्टिक तन्त्रिका (Optic nerves) बाहर निकलती है एवं रुधिर वाहिकाएँ प्रवेश करती है, इस क्षेत्र में प्रकाश ग्राही कोशिकाएँ नहीं पायी जाती है। अतः इसे अन्ध बिन्दु कहते हैं। नेत्र के पश्च ध्रुव पर अन्ध बिन्दु के पार्श्व भाग (Lateral side) में पीले रंग का बिन्दु मेक्यूला ल्यूटिया (Macula lutea) होता है। यह एक मध्य गर्त के साथ होता है, जिसे फोविया कहते हैं।

100. (*c*) एपिथीलियम का रेटिनल वर्णक, जोकि विटामिन-A का व्युत्पन्न है, अत्यधिक तीव्र प्रकाश (Extreme bright light) से रेटिना की रक्षा करता है। यह रेटिना को ओमेगा-3 वसीय अम्ल एवं ग्लूकोस की आपूर्ति करता है। ओमेगा-3 वसीय अम्ल झिल्लियों द्वारा प्रकाश ग्राहियों के निर्माण में एवं ग्लूकोस का उपयोग ऊर्जा में होता है।

104. (*a*) रोडॉप्सिन एक वर्णक है, जो नेत्र की छड़ाकार (Rods) कोशिकाओं में पाया जाता है।

105. (*a*) छड़ाकार (Rods) कोशिका बैंगनी एवं लाल रंग के प्रोटीन पदार्थ का संश्लेषण करती है। इस पदार्थ को रोडॉप्सिन कहते हैं, जिसमें विटामिन-A पाया जाता है।

107. (*a*) पिन्ना (Pinna) वायु में हुए कम्पन्नों (Vibrations) को एकत्रित करता है, जो ध्वनि उत्पन्न करते हैं। बाह्य श्रवण नली भीतर की ओर जाती है एवं टिम्पेनिक झिल्ली तक विस्तारित होती हैं। ये दोनों बाहरी कान के भाग हैं।

108. (*b*) टिम्पेनिक मेम्ब्रेन (Tympanic membrane) पतली, अण्डाकार, बाह्य श्रवण नली को भीतर से बन्द करती मजबूती से फैली हुई झिल्ली है। यह टिम्पेनिक कैविटी को बाह्य श्रवण नली से अलग करती है।

109. (*d*) मध्य कान में तीन हड्डियाँ, जिन्हें मैलियस, इन्कस एवं स्टेपीज कहते हैं, उपस्थित होती हैं। यह एक-दूसरे से शृंखला के रूप में जुड़ी होती हैं। मैलियस, टिम्पेनिक मेम्ब्रेन एवं स्टेपीज कॉक्लिया की अण्डाकार (ओवल) कैविटी से जुड़ी रहती हैं। कर्ण अस्थियाँ आन्तरिक कान में ध्वनि के संचरण की कार्य क्षमता को बढ़ा देती हैं।

115. (*b*) आन्तरिक कान में कॉर्टी का अंग (Organ of Corti) एक संरचना है, जो आधारी झिल्ली पर उपस्थित होता है। इसमें रोम कोशिकाएँ होती हैं, जो ध्वनि ग्राही (Auditory receptor) होती है। रोम कोशिकाएँ कॉर्टी के अंग के भीतर पंक्तियों में उपस्थित होती हैं।
रोम कोशिका का आधारी (Basal) सिरा अपवाही तन्त्रिका तन्तु के घनिष्ठ सम्पर्क में रहता है। प्रत्येक रोम कोशिका के शीर्ष भाग से अनेक प्रवर्ध (Projections) निकले होते हैं, जिन्हें स्टीरियो सीलिया कहते हैं। रोम कोशिकाओं की पंक्ति के ऊपर एक पतली प्रत्यास्थ (Elastic) झिल्ली होती है, जिसे टेक्टोरियल झिल्ली कहते हैं।

119. (*d*) स्केला वेस्टीबुलाई तथा स्केला टिम्पेनाई, हेलिकोट्रीमा द्वारा आपस में जुड़े रहते हैं।

120. (*a*) श्रवण क्रिया (Hearing process) कॉर्टी के अंग (Organ of Corti) द्वारा सम्पन्न होती है।

121. (*c*) आन्तरिक कान में एक जटिल तन्त्र, जिसे वस्टीबुल (Vestibule) उपकरण कहते हैं, कॉक्लिया के ऊपर स्थित होता है। इसकी श्रवण क्रिया में कोई भूमिका नहीं होती, किन्तु यह गुरुत्वाकर्षण एवं गतियों से प्रभावित होता है। इसके विशिष्ट ग्राही, क्रिस्टी एवं मेक्यूला होते हैं। यह शरीर की मुद्रा एवं सन्तुलन बनाए रखने के लिए उत्तरदायी होता है।

122. (*b*) वेस्टीब्यूलर उपकरण या मेम्ब्रेनस लैबीरिन्थ (Membranous labyrinth) एक अन्तः सम्बन्धित एवं तरल युक्त नलिकाओं का जटिल तन्त्र है, जो दृष्टि के अभाव में शरीर का सन्तुलन एवं अभिविन्यास का नियमन करता है।

नर्सिंग एग्जाम गैलरी

6. (*b*) तन्त्रिका क्रिया विभव (Nerve action potential) में विध्रुवीकरण (Depolarisation) का कारण सोडियम चैनलों का खुलना है। प्लाज्मा कला की पारगम्यता (Permeability) Na^+ के लिए आकस्मिक रूप से बढ़ जाने से असंख्य सोडियम आयन बाह्य कोशिकाद्रव्य (Extracellular fluid) से तन्त्रिका तन्तु के अन्दर की ओर आने लगते हैं। इसके कारण तन्त्रिका तन्तु के अन्दर 60 mV का पॉजिटिव आवेश और इसके बाहर निगेटिव आवेश स्थापित होने से तन्त्रिका तन्तु विध्रुवित (Depolarised) हो जाती है।

8. (*b*) एसीटाइलकोलीन न्यूरॉन व पेशी कोशिका के मध्य न्यूरोट्रान्समीटर होता है। यह तन्त्रिकाओं के सिनैप्स पर प्रेरणाओं को एक तन्त्रिका कोशिका से दूसरी तन्त्रिका कोशिका में विद्युत आवेश के रूप में स्थापित करता है। इसके अभाव में आवेगों का संचरण नहीं होगा।

12. (*c*) आन्तरिक कान का अस्थिल (Bony) लैबीरिन्थ कॉक्लिया से बना होता है। यह सैक्यूलस से जुड़ी स्प्रिंग के समान नलिका है, जिसे **कॉक्लियर नलिका** भी कहते हैं। मनुष्य के कलागहन की कॉक्लिया में $2\frac{3}{4}$ कुण्डलन (Coil) पाए जाते हैं। ये कुण्डलन (Coilation) इनके बीच पाए जाने वाले लचीले लिगामेन्ट्स (Flexible ligaments) के कारण स्थिर रहते हैं। यह नलिका एक छोटी **रीयूनिएन्स नलिका** (Ductus reuniens) द्वार सैक्यूलस से जुड़ी होती है।

14. (*c*) हाइपोथैलेमस संरचना थैलेमस के ठीक नीचे स्थित होती है। पोस्टिरियर पिट्युटरी ग्रन्थि से निकलने वाले हॉर्मोन हाइपोथैलेमस में संश्लेषित होते हैं। हाइपोथैलेमस स्वायत्त तन्त्रिका तन्त्र (ANS) का मुख्य समाकलन (Coordination) केन्द्र होता है। यह मुख्यतया तापनियामक केन्द्र (Thermoregulatory centre), भूख एवं जल सन्तुलन का नियमन (Regulation of water balance), कार्बोहाइड्रेट और वसा उपापचय (Metabolism) के केन्द्र के रूप में कार्य करता है।

15. (*d*) उद्दीपनों को केन्द्रीय तन्त्रिका तन्त्र (CNS) से परिधीय क्षेत्रों में प्रसारित करने वाली तन्त्रिका कोशिका इफरेन्ट या प्रेरक न्यूरॉन होती है, जबकि जो तन्त्रिकाएँ केन्द्रीय तन्त्रिका तन्त्र (CNS) तक बाह्य उद्दीपन लाती है, वह एफरेन्ट या संवेदी न्यूरॉन कहलाती है।

17. (*d*) ताप नियमन केन्द्र (Thermoregulatory) हाइपोथैलेमस में स्थित होता है। यह स्वायत्त तन्त्रिका तन्त्र (ANS) का मुख्य समाकलन केन्द्र भी होता है।

19. (*d*) एसेसरी तन्त्रिका सिर व कन्धों में गति को नियन्त्रित करती है। यह ग्यारहवीं कपालीय तन्त्रिका (Cranial nerve) होती है। यह चालक (मोटर) प्रवृत्ति की होती है।

20. (*a*) स्वस्थ नेत्र के लिए स्पष्ट दृष्टि की न्यूनतम दूरी 25 cm होती है और अधिकतम दूरी अनन्त (Infinite) होती है।

26. (*c*) कॉर्निया एक पारदर्शी झिल्ली है, जोकि आँखों में प्रवेश करने वाले प्रकाश को दृष्टि पटल (Retina) पर फोकस करती है। यह एक गोल रंगीन आइरिस बनाता है, जो रंगीन पर्दे की तरह कार्य करता है। इसके मध्य में एक गोल छिद्र उपस्थित होता है, जिसे तारा या पुतली (Pupil) कहते हैं।

28. (*c*) ऐरेक्नॉइड व पायामेटर के मध्य पाए जाने वाला स्थान सब-ऐरेक्नॉइड कहलाते हैं। यह दोनों मस्तिष्क की आन्तरिक व मध्य मेन्निजिस है।

40. (*c*) लेक्रिमल ग्रन्थि (अश्रु ग्रन्थि) द्वारा आँसू स्रावित होता है। यह ग्रन्थि प्रत्येक नेत्र के बाहरी कोने पर ऊपर की ओर, त्वचा के नीचे स्थित होती है।

अध्याय 01 (h)

अन्तःस्रावी तन्त्र

Endocrine System

हम स्टडी करेंगे

• हॉर्मोन्स • मानव की अन्तःस्रावी ग्रन्थियाँ

तन्त्रिका तन्त्र (Nervous system) के अलावा एक और तन्त्र जन्तुओं एवं मानवों में समन्वयन (Coordination) का कार्य करता है। यह तन्त्र वास्तव में विशिष्ट रासायनिक पदार्थों (Specific chemical material) द्वारा शरीर की विभिन्न जैविक क्रियाओं (Biological functions) और तन्त्रों का नियमन (Coordination) व समन्वयन करता है।

इस तन्त्र को **अन्तःस्रावी तन्त्र** (Endocrine system) कहते हैं तथा इस तन्त्र की कार्य प्रणाली में काम आने वाले विभिन्न विशिष्ट रासायनिक पदार्थों को **रासायनिक सन्देशवाहक** (Chemical messengers) या **हॉर्मोन** कहते हैं।

हॉर्मोन्स (Hormones)

- हॉर्मोन एक ऐसा सक्रिय सन्देशवाहक पदार्थ, जो किसी बाहरी (External) या आन्तरिक (Internal) उद्दीपन (Stimulus) के कारण, शरीर के किसी भाग की अन्तःस्रावी ग्रन्थियों (Endocrine glands) द्वारा स्रावित होकर रुधिर के द्वारा पूरे शरीर में संचरित होता है तथा इसकी थोड़ी मात्रा ही शरीर की कोशिकाओं की कार्य क्षमता (Work capacity) को प्रभावित करने के लिए काफी होती है।
- पहले हॉर्मोन सीक्रेटिन (Secretin) की खोज **बैयलिस** (Bayliss) तथा **स्टरलिंग** (Sterling) ने सन् 1903 में की थी। अर्नेस्ट एच. स्टरलिंग (Ernest H Sterling) ने सन् 1905 में हॉर्मोन शब्द का प्रयोग किया।
- रासायनिक प्रकृति (Chemical nature) के आधार पर हॉर्मोन्स को निम्नलिखित तीन प्रकारों में बाँटा गया है
  (a) **अमीन हॉर्मोन्स** (Amine Hormones) ये टाइरोसीन, हिस्टीडीन एवं ट्रिप्टोफैन अमीनो अम्लों (Amino acids) के व्युत्पन्न (Derivatives) होते हैं और इनमें अमीनो (—NH_2) समूह पाया जाता है। उदाहरण– थायरॉक्सिन, एपिनेफ्रीन, नॉर-एपिनेफ्रीन, आदि।
  (b) **स्टीरॉइड हॉर्मोन्स** (Steroid Hormones) ये वसा में घुलनशील (Fat soluble) होते हैं और इनमें स्टीरॉल (Sterol) समूह पाया जाता है। उदाहरण–कोर्टिसोल, कोर्टिकोस्टेरॉन, एल्डोस्टेरॉन, टेस्टोस्टेरॉन, एस्ट्रोजन, एस्ट्रेडीयॉल, प्रोजेस्टेरॉन, आदि।
  (c) **प्रोटीन्स और पेप्टाइड हॉर्मोन्स** (Protein and Peptide Hormones) ये 3-200 अमीनो अम्लों (Amino acids) की शृंखलाओं (Chains) के परस्पर पेप्टाइड बन्धों (Peptide bonds) द्वारा जुड़ने के कारण बनते हैं और पानी में घुलनशील (Water soluble) होते हैं। उदाहरण– STH, TSH, FSH, LH, इन्सुलिन और ग्लूकैगॉन, ACTH, पैराथॉर्मोन, ऑक्सीटोसिन, ADH, MSH, आदि।

हॉर्मोन्स की विशेषताएँ (Characteristics of Hormones)

हॉर्मोन्स की विशेषताएँ निम्नलिखित हैं

- हॉर्मोन्स कम अणुभार (Low molecular weight) वाले और प्रायः जल में घुलनशील (Water soluble) होते हैं।
- हॉर्मोन्स कार्बनिक कैटेलिस्ट (Carbonic catalyst) हैं और ऊतकों (Tissue) में **कोएन्जाइम** (Coenzyme) की तरह कार्य करते हैं।
- सभी हॉर्मोन्स प्लाज्मा झिल्ली (Plasma membrane) के आर-पार आ-जा सकते हैं।
- हॉर्मोन्स ऊतक विशिष्टता (Tissue specificity) दर्शाते हैं, किन्तु जाति विशिष्टता (Species specificity) नहीं दर्शाते हैं।
- एक विशेष हॉर्मोन (Specific hormone) विशिष्ट अंग (Specific organ) या कोशिका (Cell) पर ही प्रभाव डालता है, जिसे **लक्ष्य अंग या लक्ष्य कोशिका** (Target organ or Target cell) कहते हैं और यह प्रक्रिया **अंग विशिष्टता** (Organ specificity) कहलाती है।
- हॉर्मोन **रासायनिक संदेशवाहक** (Chemical messenger) की तरह कार्य करते हैं और मेटाबॉलिक क्रियाओं (Metabolic activities) में सीधे भाग न लेकर उनकी क्रिया को प्रभावित करते हैं।
- हॉर्मोन्स शरीर में इकट्ठा (Accumulate) नहीं होते हैं। अतः इनका शरीर में लगातार निर्माण (Continuous formation) होता रहता है।

मानव की अन्तःस्रावी ग्रन्थियाँ (Human Endocrine Glands)

मानव शरीर में पाई जाने वाली मुख्य अन्तःस्रावी ग्रन्थियाँ निम्न हैं

1. हाइपोथैलेमस (Hypothalamus)

- यह अग्रमस्तिष्क (Forebrain) के पीछे के भाग **डाइएनसिफैलॉन** (Diencephalon) का आधार भाग (Basal part) है।
- यह एन्टीरियर (Anterior) पिट्यूटरी ग्रन्थि से हाइपोफाइसियल पोर्टल सिस्टम की रुधिर कैपीलरी एवं पोस्टीरियर पिट्यूटरी ग्रन्थि से अपने न्यूरॉन्स के एक्सॉन्स द्वारा जुड़ा होता है।
- हाइपोथैलेमस की तन्त्रिका स्रावी कोशिकाएँ (Neuro secreting cells) न्यूरोहॉर्मोन्स का स्रावण करती हैं। ये न्यूरोहॉर्मोन्स हाइपोफाइसियल पोर्टल तन्त्र द्वारा एडीनोहाइपोफाइसिस तक पहुँचाए जाते हैं। जहाँ ये एडीनोहाइपोफाइसिस के ट्रॉपिक हॉर्मोन्स के स्रावण को प्रेरित (Stimulate) या संदमित (Inhibit) करते हैं।

हाइपोथैलेमस के न्यूरोहॉर्मोन्स एवं उनके प्रभाव

न्यूरोहॉर्मोन्स	प्रभाव
TRH-RH (थायरॉइड मुक्ति हॉर्मोन-मोचक हॉर्मोन)	एडीनोहाइपोफाइसिस से TSH का स्रावण बढ़ाता है।
ACTH–RH (एड्रीनोकोर्टिकोट्रॉपिक हॉमोन मोचक हॉर्मोन)	एडीनोहाइपोफाइसिस से ACTH का स्रावण बढ़ाता है।
STH–RH (सोमैटोट्रॉपिक हॉर्मोन-मोचक हॉर्मोन)	एडीनोहाइपोफाइसिस में STH का स्रावण बढ़ाता है।
सोमैटोस्टेटिन-इन्हिबिटिंग हॉर्मोन	एडीनोहाइपोफाइसिस से STH के स्रावण को कम करता है।
GnRH (गौनेडोट्रॉपिक मोचक हॉर्मोन)	
(i) FSH (फॉलिकुलर स्टीमुलेटिंग हॉर्मोन) मोचक कारक	एडीनोहाइपोफाइसिस से FSH के स्रावण को बढ़ाता है।
(ii) LH (ल्यूटीनाइजिंग हॉर्मोन) मोचक कारक या ICSH–RF (स्त्रियों में) (इण्टरस्टीशियल सैल स्टीमुलेटिंग हॉर्मोन) पुरुषों में मोचक कारक	एडीनोहाइपोफाइसिस से LH के स्रावण को बढ़ाता है।
प्रोलैक्टिन मोचक हॉर्मोन	प्रोलैक्टिन या ल्यूटोट्रॉपिक हॉर्मोन्स का स्रावण बढ़ाता है।
प्रोलैक्टिन इन्हिबिटिंग हॉर्मोन	प्रोलैक्टिन या ल्यूटोट्रॉपिक हॉर्मोन्स का स्रावण कम करता है।
MSH (मिलेनोसाइट स्टीमुलेटिंग हॉर्मोन) मोचक कारक	मध्य पिट्यूटरी पिण्ड से MSH का स्रावण बढ़ाता है।
MIF (मिलेनोसाइट इन्हिबिटिंग कारक)	मध्य पिट्यूटरी पिण्ड से MSH का स्रावण कम करता है।

2. पिट्यूटरी ग्रन्थि (Pituitary Gland)

- यह ग्रन्थि अग्र मस्तिष्क (Forebrain) के **डाइएनसिफैलॉन** (Diencephalon) नामक संरचना की नीचे की सतह पर **हाइपोफाइसिस** (Hypophysis) से जुड़ी रहती है।
- यह दूसरी अन्तःस्रावी ग्रन्थियों की स्रावण क्रिया का नियन्त्रण (Control) एवं नियमन (Regulation) करती है, इसलिए इसे **मास्टर ग्रन्थि** (Master gland) भी कहते हैं।

संरचनात्मक दृष्टि से, यह ग्रन्थि तीन पिण्डों से बनी होती है

I. एडीनोहाइपोफाइसिस (Adenohypophysis)

एडीनोहाइपोफाइसिस (अग्र पिण्ड) से स्रावित होने वाले हॉर्मोन्स निम्नलिखित हैं

(i) सोमैटोट्रॉपिक हॉर्मोन (Somatotropic Hormone or STH)

इसे **वृद्धि हॉर्मोन** (GH or Growth Hormone) भी कहते हैं। यह ऊतकों (Tissue) तथा हड्डी की वृद्धि को नियन्त्रित करता है एवं प्रोटीन संश्लेषण (Protein synthesis) को भी प्रेरित करता है।

वृद्धि हॉर्मोन के कम स्राव के प्रभाव
(Effects of Hyposecretion of Growth Hormone)

- **पिट्यूटरी बौनापन** (Pituitary Dwarfism) हड्डियों की लम्बाई नहीं बढ़ती है, जिससे व्यक्ति बौना रह जाता है। इसे **नैनिज्म** (Nanism) या **एटीओलोसिस** (Ateolosis) भी कहते हैं।
- **साइमण्ड्स रोग** (Simmond's Disease) वयस्कों में वृद्धि हॉर्मोन की कमी के कारण शरीर के ऊतक (Tissue) क्षतिग्रस्त (Injured) होने लगते हैं, जिससे शरीर कमजोर हो जाता है तथा व्यक्ति समय से पहले ही बूढ़ा होने लगता है।

वृद्धि हॉर्मोन के अधिक स्राव के प्रभाव
(Effects of Hypersecretion of Growth Hormone)

- **महाकायता** या **गिगेन्टिज्म** (Gigantism) इसमें मनुष्य की लम्बाई बहुत बढ़ जाती है, जिससे शरीर बेडौल हो जाता है।
- **एक्रोमिगेली** (Acromegaly) वयस्क (Adult), में जबड़ों (Jaws) की हड्डी लम्बी हो जाती है, गालों की हड्डियाँ उभर आती हैं, हाथ व पैर अधिक लम्बे हो जाते हैं एवं अँगुलियों की लम्बाई बहुत बढ़ जाती है।

(ii) थायरॉइड प्रेरक या थाइरॉट्रॉपिक हॉर्मोन (Thyroid Stimulating Hormone or Thyrotropic Hormone or TSH)

यह थायरॉइड ग्रन्थि की वृद्धि तथा स्रावण को उत्तेजित (Stimulate) करता है।

(iii) एड्रीनोकोर्टिकोट्रॉपिक हॉर्मोन (Adrenocorticotropic Hormone or ACTH)

यह एड्रीनल ग्रन्थि के कॉर्टिकल भाग से हॉर्मोन के स्राव को नियमित (Regulate) करता है। इसकी अधिकता से **रीनल कॉर्टेक्स** (Renal cortex) में अधिक वृद्धि तथा कमी से एड्रीनल ग्रन्थि नष्ट (Destroy) हो जाती है।

(iv) गोनैडोट्रॉपिक हॉर्मोन (Gonadotropic Hormone or GTH)

ये हॉर्मोन्स लैंगिक परिपक्वता (Sexual maturity) एवं लैंगिक कार्यों को प्रभावित करते हैं। ये निम्न प्रकार के होते हैं

- **फॉलिकल प्रेरक हॉर्मोन** (Follicle Stimulating Hormone or FSH) यह हॉर्मोन मादा में अण्डाशय (Ovary) की ग्राफियन पुटि्टकाओं (Graafian follicle) की वृद्धि एवं अण्डजनन (Oogenesis) को प्रेरित करता है तथा मादा हॉर्मोन एस्ट्रोजन (Oestrogen) के स्राव को भी प्रेरित करता है। यह नर में शुक्राणुओं (Sperm) के निर्माण को प्रेरित करता है।
- **ल्यूटीनाइजिंग हॉर्मोन** (Luteinizing Hormone or LH) यह मानव में गौण या द्वितीयक लैंगिक लक्षणों (Secondary sexual characters) को विकसित करने का कार्य करते हैं।
- **प्रोलैक्टिन या लैक्टोजेनिक या मैमोट्रॉपिक हॉर्मोन** (Prolactin or Lactogenic or Mammotropic Hormone or PRL or MTH) यह मादा में गर्भकाल (Pregnancy) के समय अधिक मात्रा में स्रावित होकर स्तनों में वृद्धि को प्रेरित करता है तथा शिशु जन्म के बाद दुग्ध के स्रावण (Milk secretion) को प्रेरित करता है।

II. मध्य पिण्ड से स्रावित होने वाले हॉर्मोन्स
(Hormones Secreted by Pars Intermedia or Intermediate Lobe)

- पिट्यूटरी ग्रन्थि के मध्य पिण्ड से मात्र एक ही हॉर्मोन **मिलेनोसाइट्स प्रेरक हॉर्मोन** (Melanocytes Stimulating Hormone or MSH) स्रावित होता है।
- यह निम्न वर्टीब्रेटस (Lower vertebrates) में त्वचा के रंग (Skin colour) को गहरा कर देता है। मनुष्य में यह त्वचा पर चकते, तिल, आदि बनने को ही प्रेरित करता है।

III. न्यूरोहाइपोफाइसिस से स्रावित होने वाले हॉर्मोन्स
(Hormones Secreted by Neurohypophysis)

न्यूरोहाइपोफाइसिस (पश्च पिण्ड) से स्रावित होने वाले **हॉर्मोन्स** या **पिट्यूट्रिन** (Pituitrin) निम्नलिखित हैं

(i) **वैसोप्रेसिन हॉर्मोन** (Vasopressin Hormone) इसे **एण्टीडाइयूरेटिक हॉर्मोन** (Antidiuretic Hormone or ADI I) भी कहते हैं।

- यह नेफ्रॉन के दूरस्थ भाग (Distal part-DCT) में जल अवशोषण (Water absorption) को बढ़ाकर मूत्र की सान्द्रता (Concentration) को बढ़ाता है।
- ADH हॉर्मोन की कमी होने से मूत्र (Urine) पतला (Dilute) हो जाता है और इसकी मात्रा बढ़ जाती है, जिसे **डाइयूरेसिस** (Diuresis) कहते हैं। इसमें 1.5 L के बजाय मूत्र की मात्रा बढ़कर 20 L प्रतिदिन तक हो सकती है।
- इससे शरीर में डीहाइड्रेशन (Dehydration) होने लगता है, जिससे व्यक्ति को प्यास अधिक लगती है। इस रोग को डायबिटीज इन्सिपिडस (Diabetes insipidus) कहते हैं। इस हॉर्मोन की कमी से रुधिर भी अधिक गाढ़ा हो जाता है।

(ii) **ऑक्सीटोसिन हॉर्मोन** (Oxytocin Hormone) यह शिशु जन्म के समय गर्भाशय की पेशियों में संकुचन (Uterine contraction) प्रेरित कर प्रसव पीड़ा (Labour pain) उत्पन्न करता है तथा प्रसव (Delivery) के बाद स्तनों की पेशियों में **संकुचन** प्रेरित कर दुग्ध स्रावण (Milk secretion) को भी प्रेरित करता है।

3. थायरॉइड ग्रन्थि (Thyroid Gland)

- यह 'H' आकृति (Shape) की ग्रन्थि स्वर यन्त्र (Voice box) के पास स्थित दो पालियों (Bilobed) वाली ग्रन्थि है।
- यह मुख्य रूप से **थायरॉक्सिन** या **थायरॉइड हॉर्मोन** (Thyroxin or thyroid hormone) स्रावित करती है, जोकि मुख्यतया **आयोडीन** का उत्पाद (Product) है।
- इसके प्रमुख कार्य आधारीय मेटाबॉलिक दर (BMR) को नियन्त्रित करना, प्रोटीन संश्लेषण (Protein synthesis), ग्लूकोस के उपयोग एवं हृदय स्पन्दन (Heartbeat) की दर (Rate) को बढ़ाना है। इसकी कमी से हृदय की गति (Heart rate) धीमी, शरीर सुस्त एवं मस्तिष्क कमजोर हो जाता है।
- थायरॉक्सिन के अलावा यह ग्रन्थि **थाइरोकैल्सिटोनिन** (Thyrocalcitonin) हॉर्मोन भी स्रावित करती है, जोकि मूत्र (Urine) में कैल्शियम की मात्रा का नियमन (Regulation) करता है।

थाइरॉक्सिन के कम स्राव से होने वाले रोग
(Diseases Caused by Hyposecretion of Thyroxin)

थायरॉक्सिन के कम स्रावण को **हाइपोथायरॉइडिज्म** (Hypothyroidism) कहते हैं। इसके कारण निम्न रोग हो जाते हैं

- **क्रिटिनिज्म रोग** (Cretinism Disease) बाल्यावस्था (Childhood) में इस हॉर्मोन की कमी होने से बच्चों में बौनापन तथा कुरूपता आ जाती है।
- **मिक्सोडीमा रोग** (Myxoedema Disease) यह वयस्कों (Adult) में होता है। इस रोग में बुढ़ापे के लक्षण उत्पन्न होते हैं; जैसे–बाल झड़ने लगते हैं। इसमें व्यक्तियों की आवाज भारी, मस्तिष्क कमजोर तथा जनन क्षमता कम हो जाती है।
- **हाशिमोटो रोग** (Hashimoto Disease) इसमें थायरॉक्सिन हॉर्मोन की अत्यधिक कमी से अनेक दवाएँ शरीर पर प्रतिविष (Antivenom) के समान कार्य करती हैं तथा थायरॉइड ग्रन्थि को नष्ट कर देती है।
- **सामान्य घेंघा रोग** (Simple Goitre Disease) इसमें भोजन अथवा नमक में आयोडीन की कमी होने से थायरॉइड ग्रन्थि फूलकर बड़ी हो जाती है। जिससे गला भी फूल जाता है।

थायरॉक्सिन के अधिक स्राव से होने वाले रोग
(Diseases Caused by Hypersecretion of Thyroxin)

थायरॉक्सिन के अधिक स्रावण को **हाइपरथायरॉइडिज्म** (Hyperthyroidism) कहते हैं। इसके कारण निम्नलिखित रोग हो सकते हैं

- **एक्सोपथेलमिक घेंघा** (Exophthalmic Goitre) इस रोग में रोगी की आँखें चौड़ी (Wide) हो जाती हैं तथा नेत्र गोलक (Eyeball) के नीचे म्यूकस के इकट्ठा हो जाने से ये बाहर की तरफ उभरे नजर आते हैं।
- **प्लूमर का रोग** (Plummer's Disease) इस रोग में थायरॉइड ग्रन्थि में जगह-जगह गाँठें (Tumour) बन जाती हैं तथा ग्रन्थि फूल (Swell up) जाती है।
- **ग्रेव का रोग** (Grave's Disease) इस रोग में थायरॉइड समान रूप से वृद्धि कर फूल (Swell up) जाती है।

4. पैराथायरॉइड ग्रन्थि (Parathyroid Glands)

थायरॉइड ग्रन्थि के पीछे की तरफ चार (दो जोड़ी) अण्डाकार (Oval shaped) पैराथायरॉइड ग्रन्थियाँ स्थित होती हैं। इससे निम्न दो हॉर्मोन्स स्रावित होते हैं

I. पैराथॉर्मोन (Parathormone) या कॉलिप का हॉर्मोन (Collip's Hormone)

- ये पेशियों की क्रियाशीलता (Muscular activity), हड्डी व दाँत निर्माण तथा रुधिर के थक्के (Clot) के निर्माण का नियमन (Regulation) करता है।
- यह हॉर्मोन कैल्शियम (Ca^{2+}) के अवशोषण (Absorption) व फॉस्फेट (PO_4^-) के मेटाबॉलिज्म (Metabolism) पर नियन्त्रण रखता है। इसकी कमी या अधिकता की पहचान हड्डियों के टेढ़ेपन (Bone deformation) से होती है।
  (i) **पैराथॉर्मोन का कम स्रावण से होने वाले रोग** (Diseases caused by Hyposecretion of Parathormone)
  पैराथॉर्मोन के कम स्रावण को हाइपोपैराथायरॉइडिज्म (Hypoparathyroidism) कहते हैं। इसके कारण निम्न रोग होते हैं
    - **हाइपोकैल्सिमिया और हाइपरफॉस्फेटीमिया** (Hypocalcemia and Hyperphosphatemia) इसमें बाह्यकोशिकीय द्रव (ECF) में कैल्शियम की मात्रा कम और फॉस्फेट की मात्रा अधिक हो जाती है। इससे पेशियों (Muscles) और तन्त्रिका (Nerves) में अति उत्तेजना के कारण ऐंठन (Cramps) और कम्पन्न होने लगता है, बाल खड़े हो जाते हैं, अत्यधिक पसीना आने लगता है तथा हाथ-पैर ठण्डे हो जाते हैं।
    - **टिटेनी** (Tetany) इसमें Ca^{2+} की कमी के कारण कभी-कभी कंकाली पेशियाँ (Skeletal muscles) सामान्यतया हाथ और पैर की पेशियाँ (Muscles) एक संकुचन (Contraction) के बाद ढीली (Relax) नहीं होती हैं और लम्बे समय तक संकुचित (Contract) अवस्था (State) में बनी रहती है।

  (ii) **पैराथॉर्मोन का अधिक स्रावण से होने वाले रोग** (Diseases caused by Hypersecretion of Parathormone)
  पैराथॉर्मोन के अधिक स्रावण को हाइपरपैराथायरॉइडिज्म (Hyperparathyroidism) कहते हैं। इसके कारण निम्न रोग होते हैं
    - **ऑस्टियोपोरोसिस** (Osteoporosis) इस रोग में हड्डियाँ गलकर कोमल, कमजोर और भुरभुरी (Fragile) हो जाती हैं।
    - **हाइपरकैल्सिमिया और हाइपोफॉस्फेटीमिया** (Hypercalcemia and Hypophosphatemia) इसमें धीरे-धीरे रुधिर और ECF में कैल्शियम बढ़ जाने एवं फॉस्फेट के कम हो जाने से तन्त्रिकाएँ और पेशियाँ कमजोर हो जाती हैं।
    - **हाइपरकैल्सियूरिया और वृक्क की पथरी** (Hypercalceuria and Kidney Stone) इसमें मूत्र (Urine) में कैल्शियम उत्सर्जित (हाइपरकैल्सियूरिया) हो जाने से प्यास बढ़ जाती है, भूख समाप्त हो जाती है, कब्ज (Constipation) हो जाती है, सिरदर्द होने लगता है तथा वृक्क में पथरी (Kidney stone) बनने की सम्भावना हो जाती है।

II. कैल्सिटोनिन हॉर्मोन (Calcitonin Hormone)

यह मूत्र में कैल्शियम के उत्सर्जन (Excretion) को बढ़ाता है।

5. एड्रीनल ग्रन्थि (Adrenal Gland)

यह ग्रन्थि पेट में किडनी के आगे के सिरे (Proximal end) पर स्थित होती है। यह संख्या में एक जोड़ी (Pair) होती है। इस ग्रन्थि के निम्नलिखित दो भाग होते हैं।

I. एड्रीनल कॉर्टेक्स (Adrenal Cortex)

यह एड्रीनल ग्रन्थि का लगभग 90% भाग बनाता है। इसके द्वारा स्रावित सभी हॉर्मोन्स **स्टीरॉइड** (Steroid) होते हैं।

इससे स्रावित हॉर्मोन्स को निम्नलिखित तीन समूहों में बाँटा गया है

(i) **ग्लूकोकोर्टिकॉइड्स** (Glucocorticoids) इसमें कोर्टिसोल (Cortisol) तथा कोर्टिकोस्टेरॉन (Corticosteron) नामक हॉर्मोन मुख्य है। इनका मुख्य कार्य शरीर में कार्बोहाइड्रेट, प्रोटीन तथा वसा मेटाबॉलिज्म (Metabolism) का नियन्त्रण करना तथा रुधिर में RBCs की संख्या को बढ़ाना है।

(ii) **मिनरेलोकोर्टिकॉइड्स** (Mineralocorticoids) इसमें ऐल्डोस्टेरॉन (Aldosterone) नामक हॉर्मोन मुख्य है। इनका प्रमुख कार्य रुधिर में सोडियम, पोटैशियम, क्लोराइड, आदि मिनरल आयनों की मात्रा का नियन्त्रण करना है।

(iii) **लिंग हॉर्मोन्स** (Sex Hormones) यह निम्नलिखित दो प्रकार के होते हैं
- **एण्ड्रोजन्स** (Androgens) ये नर लिंग हॉर्मोन हैं। इसकी सूक्ष्म मात्रा (Small amount) स्त्रियों में पेशियों के विकास में सहायता करती है।
- **एस्ट्रोजन** (Oestrogen) यह मादा लिंग हॉर्मोन है। इसकी सूक्ष्म मात्रा पुरुष में वसा (Fat) निर्माण में सहायक होती है।

II. एड्रीनल मेड्यूला (Adrenal Medulla)

यह एड्रीनल ग्रन्थि का 10% भाग बनाता है तथा दो प्रकार के हॉर्मोन्स का स्रावण करता है

(i) **एड्रीनेलिन या एपिनेफ्रिन** (Adrenaline or Epinephrine) यह एड्रीनल मेड्यूला का मुख्य हॉर्मोन होता है तथा ग्लूकोजेनोलाइसिस व वसा के विघटन (Degradation) को प्रेरित करता है।
- रुधिर दाब में वृद्धि करना, श्वसन दर तथा BMR बढ़ाना, श्वसन सरल बनाना, त्वचा में रोंगटे खड़े करना (Pilo erection), रुधिर में पोषक तत्वों (Nutrient elements) की मात्रा बढ़ाना, शरीर की सक्रियता को तेज करना, पसीना बढ़ाना, आदि इसके मुख्य कार्य हैं।
- इसे संकटकालीन या **आपातकालीन हॉर्मोन** (Emergency hormone) या F_3 (Fright, Flight and Fight) कहते हैं।

(ii) **नॉर-एड्रीनेलिन या नॉर-एपिनेफ्रिन** (Nor-adrenaline or Nor-epinephrine) यह कम मात्रा में उपस्थित होता है तथा रुधिर शर्करा (Sugar) के स्तर को तेजी से बढ़ाता है। यह हॉर्मोन हृदय (Heart) की संकुचनशीलता (Contractility) पर नियन्त्रण करता है एवं एपिनेफ्रिन या एड्रीनेलिन हॉर्मोन के विपरीत काम करता है।

एड्रीनल हॉर्मोन्स के कम स्रावण से होने वाले रोग
(Diseases Caused by Hyposecretion of Adrenal Hormone)

इसके कम स्रावण से होने वाले रोग निम्न हैं

- **कॉन्स रोग** (Conn's Disease) इसमें मिनरलोकोर्टिकॉइड्स (Mineralocorticoids) की कमी से सोडियम व पोटैशियम का सन्तुलन (Balance) बिगड़ जाता है, जिससे तन्त्रिका नियन्त्रण (Nerve regulation) भी बिगड़ जाता है और पेशियों में अकड़न (Stiffness) आ जाती है तथा मरीज की मृत्यु तक भी हो सकती है।
- **हाइपोग्लाइसीमिया** (Hypoglycemia) इसमें ग्लूकोकोर्टिकॉइड्स की कमी से रुधिर में ग्लूकोस की मात्रा कम हो जाती है। पेशियाँ, मस्तिष्क, लीवर, आदि की क्रियाएँ सुस्त हो जाती हैं तथा मेटाबॉलिक दर भी कम हो जाती है।
- **एडीसन रोग** (Addison's Disease) इस रोग में ग्लूकोकोर्टिकॉइड्स के कम स्राव से कोशिकाओं (Cells) में डीहाइड्रेशन हो जाता है, जिसके कारण रुधिर दाब घट जाता है, सोडियम तथा जल का उत्सर्जन (Excretion) अधिक हो जाता है, त्वचा पर कास्य (Bronze) रंग के चकते पड़ जाते हैं तथा पेशियाँ ढीली हो जाती हैं।

नोट–इस रोग का पता **थॉमस एडीसन** (Thomas Addison) ने लगाया था। इन्हें **अन्तःस्रावी विज्ञान** (Endocrinology) का पिता भी कहा जाता है।

एड्रीनल हॉर्मोन्स के अधिक स्रावण से होने वाले रोग
(Diseases caused by Hypersecretion of Adrenal Hormone)

इसके अधिक स्रावण से होने वाले रोग निम्न हैं

- **कुशिंग रोग** (Cushing's Disease) यह रोग ग्लूकोकोर्टिकॉइड्स तथा मिनरलोकोर्टिकॉइड्स के अधिक स्रावण से होता है। इसमें छाती में वसा का असामान्य जमाव (Abnormal deposition) हो जाता है, प्रोटीन अपचय तथा रुधिर दाब बढ़ जाता है, पेशियाँ शिथिल या ढीली हो जाती हैं तथा शरीर में पानी तथा सोडियम का जमाव (Deposition) अधिक हो जाता है।
- **एड्रीनल विरिलिज्म** (Adrenal Virilism) इसमें लिंग हॉर्मोन का अधिक स्राव होने से स्त्रियों में पुरुष की तरह लक्षण (Masculine signs) उत्पन्न होने लगते हैं; जैसे–चेहरे पर दाढ़ी, मूँछ का उग जाना, आवाज भारी हो जाना, आदि। बाल्यावस्था (Childhood stage) में नर लिंग हॉर्मोन्स की अधिकता से समय से पहले लैंगिक परिपक्वता (Premature sexual maturation) उत्पन्न हो जाती है।

6. पिनियल काय या बॉडी (Pineal Body)

- यह छोटी, चपटी (Flat) एवं सफेद ग्रन्थि है, जो अग्रमस्तिष्क (Forebrain) में डाइएनसिफैलॉन के पास स्थित होती है। इसे **एपिफाइसिस सेरेब्री** (Epiphysis cerebri) के नाम से भी जाना जाता है।
- यह ग्रन्थि मिलैटोनिन (Melatonin) नामक हॉर्मोन का स्रावण करती है, जोकि वृषण (Testes) तथा अण्डाशय (Ovary) की वृद्धि को प्रभावित करता है।
- इस हॉर्मोन का स्रावण मन्द (Dim) सूर्य के प्रकाश (Sunlight) में अधिक होता है।

7. थाइमस ग्रन्थि (Thymus Gland)

- यह हृदय के आगे चपटी (Flat) तथा द्विपिण्डकीय (Bilobed) रूप में स्थित होती है। यह शिशुओं (Infants) में विकसित तथा वयस्कों में छोटी होकर गायब हो जाती है।
- इसके पिण्डकों (Lobes) द्वारा **थाइमोसिन** (Thymocin) नामक हॉर्मोन स्रावित होता है।
- यह लिम्फोसाइट (Lymphocyte) तथा एण्टीबॉडी पदार्थों का निर्माण करके हमारे शरीर की विभिन्न संक्रमित रोगों (Infectious diseases) से सुरक्षा करती है।

8. अग्न्याशय या पैंक्रियाज (Pancreas)

- यह एक मिश्रित (Mixed) ग्रन्थि है। इसका एक्सोक्राइन (Exocrine) भाग पैंक्रिएटिक रस (Pancreatic juice) को स्रावित करता है, जो छोटी आँत में भोजन के पाचन (Digestion) में सहायक होता है।
- इसका एण्डोक्राइन भाग **लैंगरहैन्स की द्वीपिकाओं** (Islets of Langerhans) का बना होता है, जो **इन्सुलिन** एवं **ग्लूकैगॉन** (Insulin or glucagon) नामक हॉर्मोन का स्रावण करता है।
- इन्सुलिन हॉर्मोन ऊतकों (Tissue), विशेषकर पेशियों में कार्बोहाइड्रेट्स के उपयोग पर नियन्त्रण, रुधिर शर्करा (Blood sugar) का नियमन तथा लीवर कोशिकाओं में **ग्लाइकोजेनेसिस** (Glycogenesis) को प्रेरित करता है।
- इन्सुलिन के कम स्राव से रुधिर में ग्लूकोस (शर्करा) की प्रतिशत मात्रा (Percentage amount) बढ़ जाने से **डायबिटीज** (मधुमेह) रोग हो जाता है।
- ग्लूकैगॉन हॉर्मोन, इन्सुलिन के विपरीत कार्य करता है। यह आवश्यकता पड़ने पर लीवर में जमा ग्लाइकोजन को ग्लूकोस में बदलता है तथा कैल्शियम आयन (Ca^{2+}) का नियमन (Regulation) भी करता है।

9. जनद (Gonads)

नर में जनद के रूप में एक जोड़ी वृषण (Testis) तथा मादा में एक जोड़ी अण्डाशय (Ovaries) पाए जाते हैं।

(i) वृषण (Testes)

- पुरुषों में वृषण की लीडिग कोशिकाएँ (Interstitial or Leydig cells), नर हॉर्मोन **टेस्टोस्टेरॉन** या **एण्ड्रोस्टेरॉन** (Testosterone or Androsterone) का स्रावण करती हैं।
- यह हॉर्मोन नर में जनन क्षमता (Reproductive capacity) बढ़ाने के अलावा शुक्राणु की परिपक्वता (Maturation) तथा द्वितीयक लैंगिक लक्षणों (Secondary sexual characters) का विकास करता है।

(ii) अण्डाशय (Ovaries)

अण्डाशय से तीन प्रकार के हॉर्मोन्स स्रावित होते हैं

- **एस्ट्रोजन** (Oestrogen) यह ग्राफियन पुटिकाओं (Graafian follicles) की कोशिकाओं से स्रावित होते हैं और स्त्रियों के प्राथमिक एवं द्वितीयक लैंगिक लक्षणों को नियन्त्रित करता है।
- **प्रोजेस्टेरॉन** (Progesterone) इसका स्राव अण्डाशय के कॉर्पस ल्यूटियम (Corpus luteum) नामक ग्रन्थि से होता है। प्रोजेस्टेरॉन का कार्य गर्भाशय (Uiterus) को गर्भधारण (Pregnancy) के लिए तैयार करना है।
- **रिलैक्सिन** (Relaxin) यह कॉर्पस ल्यूटियम से स्रावित होने वाला हॉर्मोन है, जिसका कार्य गर्भाशय की पेशियों को फैलाकर शिशु (Infant) के जन्म को आसान बनाना होता है।

प्रैक्टिस सैशन

टॉपिकल प्रैक्टिस

हॉर्मोन

1. निम्न में से किसने कोशिकाओं से पहला हॉर्मोन प्राप्त किया?

(a) थॉमस एडीसन (b) क्लॉडी बरनार्ड
(c) बैयलिस एवं स्टरलिंग (d) ग्रिमेलिन

2. अन्तःस्रावी विज्ञान (Endocrinology) **का जनक कहा जाता है**

(a) मेण्डल को (b) थॉमस एडीसन को
(c) क्यूवियर को (d) डार्विन को

3. सबसे पहला खोजा गया हॉर्मोन था

(a) थायरॉक्सिन (b) सीक्रेटिन
(c) प्रोलैक्टिन (d) सोमैटोट्रॉपिन

4. हॉर्मोन्स, जो रुधिर में पहुँचकर पूरे शरीर में संचारित होते हैं

(a) स्थानीय (Localised) हॉर्मोन
(b) बाह्यस्रावी (Exocrine) हॉर्मोन
(c) स्वस्रावी (Autocrine) हॉर्मोन
(d) अन्तःस्रावी (Endocrine) हॉर्मोन

5. हॉर्मोन्स के ओलिगोडायनैमिक कहलाने का कारण है, क्योंकि

(a) केवल सूक्ष्म मात्रा ही आवश्यक होती है
(b) ये रासायनिक संदेशवाहक होते हैं
(c) मेटाबॉलिक क्रियाओं की क्रियाशीलता को प्रभावित करते हैं
(d) विशिष्ट कोशिका पर ही कार्य करते हैं

6. निम्न में कौन-से हॉर्मोन ट्रिप्टोफेन के व्युत्पन्न (Derivative) **हैं?**

(a) सीरोटोनिन (b) मिलेटोनिन
(c) दोनों (a) और (b) (d) एपिनेफ्रीन

7. हॉर्मोन्स एन्जाइमों से भिन्न (Differ) **होते हैं**

(a) मेटाबॉलिक क्रियाओं की क्रियाशीलता को प्रभावित करने में
(b) कम आण्विक भार में
(c) कोशिका झिल्ली से विसरण में
(d) उपरोक्त सभी में

8. रासायनिक रूप से हॉर्मोन होते हैं

(a) केवल बायोजेनिक अमीन (b) केवल स्टीरॉइड
(c) केवल प्रोटीन (d) ये सभी

9. निम्न में से कौन-सा हॉर्मोन रूपान्तरित (Transformed) **अमीनो अम्ल है?**

(a) एपिनेफ्रिन (b) प्रोजेस्टेरॉन
(c) प्रोस्टाग्लैन्डिन (d) एस्ट्रोजन

10. निम्नलिखित में से स्टीरॉइड हॉर्मोन है

(a) एस्ट्रोजन (b) STH (c) TSH (d) FSH

11. निम्न में से प्रोटीनियस हॉर्मोन है

(a) STH (b) FSH
(c) LH एवं TSH (d) ये सभी

12. निम्नलिखित में से कौन हॉर्मोन का स्रावण नहीं करता है?

(a) तिल्ली (Spleen) (b) वृषण (Testes)
(c) आमाशय (Stomach) (d) अण्डाशय (Ovary)

13. निम्न में से कौन-सी बहिःस्रावी (Exocrine) **एवं अन्तःस्रावी** (Endocrine) **दोनों प्रकार की ग्रन्थि होती है?**

(a) अग्न्याशय (b) पेयर्स पैचेस
(c) थाइमस (d) थायरॉइड

हाइपोथैलेमस

14. हाइपोथैलेमस (Hypothalamus) **है**

(a) डाइएनसिफैलॉन का अग्र भाग
(b) डाइएनसिफैलॉन का पश्च भाग
(c) डाइएनसिफैलॉन का मध्य भाग
(d) डाइएनसिफैलॉन का निचला भाग

15. हाइपोथैलेमस में निहित विभिन्न तन्त्रिका स्रावी कोशिकाओं (Neurosecreting cells) **के समूह को कहते हैं**

(a) पैराइटल कोशिकाएँ (b) ऑक्सिन्टिक कोशिकाएँ
(c) न्यूक्लि (Nuclei) (d) G–कोशिकाएँ

16. हाइपोथैलेमस मुख्यतया दो प्रकार के हॉर्मोन स्रावित करता है

(a) उद्दीपक हॉर्मोन; विमोचन हॉर्मोन
(b) उद्दीपक हॉर्मोन; निरोधक हॉर्मोन
(c) बाह्यस्रावी हॉर्मोन; निरोधक हॉर्मोन
(d) बाह्यस्रावी हॉर्मोन; उद्दीपक हॉर्मोन

17. GnRH **(गोनैडोट्रॉपिक मोचक हॉर्मोन) उत्तेजित करता है**

(a) पिट्यूटरी ग्रन्थि को गोनैडोट्रॉपिन मुक्त करने के लिए
(b) पिट्यूटरी ग्रन्थि को गोनैडोट्रॉपिन के संश्लेषण एवं मोचन के लिए
(c) वृषण को गोनैडोट्रॉपिन मुक्त करने के लिए
(d) हाइपोथैलेमस को गोनैडोट्रॉपिन मुक्त करने के लिए

18. सोमेटोस्टेटिन द्वारा हाइपोथैलेमस ग्रन्थि

(a) वृद्धि हॉर्मोन (Growth hormone) के मोचन को सक्रिय करती है
(b) वृद्धि हॉर्मोन के मोचन को रोकती है
(c) पाचन प्रणाली में एन्जाइम के मोचन को रोकती है
(d) पीनियल ग्रन्थि द्वारा एन्जाइम मोचन को सक्रिय करती है

19. निम्नलिखित में से कौन-सा कथन असत्य है?

(a) हाइपोथैलेमस, मीसेनसिफैलॉन (मध्य मस्तिष्क) का आधार भाग है
(b) यह शारीरिक क्रियाओं के विस्तृत प्रकारों का नियमन करता है
(c) हाइपोथैलेमस की तन्त्रिका स्रावी कोशिकाएँ हॉर्मोन का स्रावण करती है
(d) हाइपोथैलेमस के हॉर्मोन्स पिट्यूटरी ग्रन्थि द्वारा स्रावित हॉर्मोन के संश्लेषण का नियमन किया जाता है

20. निम्न में से हाइपोथैलेमस का स्रावण है

(a) पैराथॉर्मोन (b) न्यूरोहॉर्मोन्स (c) एड्रीनेलिन (d) एपिनेफ्रिन

21. डोपानीन किस हॉर्मोन का दूसरा नाम है?
(a) TSH (b) PIH (c) PRH (d) FSH

पिट्यूटरी ग्रन्थि

22. निम्न में से सबसे छोटी अन्तःस्रावी ग्रन्थि होती है
(a) थायरॉइड (b) पैराथायरॉइड
(c) पिट्यूटरी (d) एड्रीनल

23. पिट्यूटरी ग्रन्थि के पीछे का भाग एक वास्तविक अन्तःस्रावी ग्रन्थि (Red endocrine gland) नहीं है, क्योंकि
(a) यह एक नलिका के साथ उपस्थित होता हैं
(b) यह केवल हॉर्मोन्स का संग्रहण एवं मोचन करता है
(c) यह हाइपोथैलेमस के नियमन के अन्तर्गत आता है
(d) यह एन्जाइम स्रावित करता है

24. पिट्यूटरी ग्रन्थि 'अन्तःस्रावी आर्केस्ट्रा का नेता' है, क्योंकि
(a) यह शारीरिक वृद्धि के लिए जिम्मेदार है
(b) एड्रीनल ग्रन्थि तथा जनदों की क्रिया का नियन्त्रण करता है
(c) यह गिगेन्टिज्म के लिए जिम्मेदार है
(d) अन्य अन्तःस्रावी ग्रन्थियों का नियन्त्रण करता है

25. पिट्यूटरी हॉर्मोन होते हैं
(a) स्टीरॉइड्स एवं प्रोटीन दोनों
(b) केवल पेप्टाइड
(c) स्टीरॉइड, पेप्टाइड एवं अमीन तीनों
(d) केवल स्टीरॉइड्स

26. राथके का पॉउच (Rathke's pouch) पाया जाता है
(a) पिट्यूटरी ग्रन्थि के अग्र पिण्ड में
(b) पिट्यूटरी ग्रन्थि के पश्च पिण्ड में
(c) पैन्क्रियाज की α-कोशिकाओं में
(d) पैन्क्रियाज β-कोशिकाओं में

27. पार्स इण्टरमीडिया एक भाग है
(a) न्यूरोहाइपोफाइसिस (Neurohypophysis) का
(b) एडीनोहाइपोफाइसिस(Adenohypophysis) का
(c) पिट्यूटरी ग्रन्थि के पश्च पिण्ड का
(d) हाइपोथैलेमस का (Hypothalamus)

28. एडीनोहाइपोफाइसिस का सबसे बड़ा एवं फूला हुआ भाग क्या कहलाता है?
(a) पार्स इण्टरमीडिया (b) पार्स ट्यूबरेलिस
(c) क्रोमोफिलस (d) पार्स डिसटेलिस

29. निम्न में से ट्रॉपिक हॉर्मोन का प्रकार है
(a) ACTH (b) TSH
(c) LH (d) ये सभी

30. वृद्धि हॉर्मोन की अधिकता से लीवर पर प्रभाव पड़ेगा
(a) ग्लूकोनियोजेनेसिस अधिक (b) ग्लाइकोजेनेसिस अधिक
(c) आकार में वृद्धि (d) दोनों (a) व (b)

31. गिगेन्टिज्म (Gigantism) एवं बौनापन (Dwarfism) रोग सम्बन्धित है
(a) स्तन ग्रन्थि के प्रोलैक्टिन हॉर्मोन से
(b) एडीनोहाइपोफाइसिस के वृद्धि हॉर्मोन से
(c) पिट्यूटरी ग्रन्थि के ल्यूटिनाइजिंग हॉर्मोन से
(d) थायरॉइड ग्रन्थि के थायरॉइड उद्दीपक हॉर्मोन से

32. गिगेन्टिज्म (Gigantism) और अतिकायता (Acromegaly) की अवस्थाओं से सहसम्बन्धित है
(a) हाइपोथायरॉइडिज्म (b) हाइपोपिट्यूटेरिज्म
(c) हाइपरपिट्यूटेरिज्म (d) हाइपरथायरॉइडिज्म

33. साइमण्ड रोग का कारण है
(a) वृद्धि हॉर्मोन का कम स्रावण
(b) वृद्धि हॉर्मोन का स्राव न होना
(c) वृद्धि हॉर्मोन का अधिक स्रावण
(d) उपरोक्त में से कोई नहीं

34. वृद्धि (Growth) हॉर्मोन के अधिक स्रावण का प्रभाव है
(a) काइफोसिस (b) गिगेन्टिज्म
(c) एकोमिगैली (d) ये सभी

35. गिगेन्टिज्म किस हॉर्मोन के अत्यधिक स्रावण के फलस्वरूप होता है
(a) सोमैटोट्रॉपिन (b) प्रोलैक्टिन
(c) MSH (d) ACTH

36. स्तनधारियों में प्रोलैक्टिन स्रावित होता है
(a) पिट्यूटरी ग्रन्थि के अग्र भाग से
(b) पिट्यूटरी ग्रन्थि के पश्च भाग से
(c) एड्रीनल के कॉर्टेक्स भाग से
(d) एड्रीनल के मेड्यूला भाग से

37. ACTH हॉर्मोन स्रावित होता है
(a) थायरॉइड ग्रन्थि से
(b) थाइमस ग्रन्थि से
(c) पिट्यूटरी ग्रन्थि से
(d) लैंगरहैन्स की द्वीपिकाओं से

38. नर में शुक्राणुजनन (Spermatogenesis) का नियमन किसके द्वारा किया जाता है?
(a) FSH (b) एण्ड्रोजन
(c) दोनों (a) तथा (b) (d) हाइपोथैलेमस

39. मादाओं में, ...*A*...... पूर्णरूप से परिपक्व पुट्टिकाओं जिन्हें ......*B*....... भी कहा जाता है, में अण्डोत्सर्ग (Ovulation) को प्रेरित करता है और अण्डोत्सर्ग के बाद बचे अवशेषों (Remenants) से ......*C*...... की देख-रेख करता है।

दिए गए कथन के सन्दर्भ में सही का चयन कीजिए।
(a) *A*–LH, *B*–ग्राफियन पुट्टिकाएँ, *C*–गर्भावस्था
(b) *A*–FSH, *B*–ग्राफियन पुट्टिकाएँ, *C*–कॉर्पस ल्युटियम
(c) *A*–FSH, *B*–ग्राफियन पुट्टिकाएँ, *C*–गर्भावस्था
(d) *A*–LH, *B*–ग्राफियन पुट्टिकाएँ, *C*–कॉर्पस ल्युटियम

1. (c)	2. (b)	3. (b)	4. (d)	5. (a)	6. (c)	7. (d)	8. (d)	9. (a)	10. (a)
11. (d)	12. (a)	13. (a)	14. (d)	15. (c)	16. (b)	17. (b)	18. (b)	19. (a)	20. (b)
21. (b)	22. (c)	23. (b)	24. (d)	25. (b)	26. (a)	27. (b)	28. (d)	29. (d)	30. (d)
31. (b)	32. (c)	33. (a)	34. (d)	35. (a)	36. (a)	37. (c)	38. (c)	39. (d)	

40. मत्स्य संवर्धन (Fishculture) में कौन-सा हॉर्मोन युग्म अत्यधिक महत्त्वपूर्ण है?
(a) TSH और ACTH (b) FSH और LH
(c) एस्ट्रोजन और प्रोजेस्ट्रेरॉन (d) वैसोप्रेसिन और ऑक्सीटोसिन

41. पिट्यूटरी ग्रन्थि का मध्य पिण्ड (Middle lobe) कौन-से हॉर्मोन का स्राव करता है?
(a) STH (b) MSH (c) ACTH (d) TRH

42. मानवों में त्वचा की वर्णकता (Pigmentation) की देख-रेख करता है
(a) FSH (b) LH
(c) MSH (d) ACTH

43. त्वचा पर चकते बनने की क्रिया को कौन प्रेरित करता है?
(a) MSH (b) PIH
(c) PRH (d) ADH

44. हेरिंगकाय कहाँ पाई जाती है?
(a) पार्स इण्टरमीडिया में (b) पार्स डिस्टेलिस में
(c) पार्स नर्वोसा में (d) पार्स ट्यूबरेलिस में

45. ऑक्सीटोसिन एवं वैसोप्रेसिन का संग्रहण (Accumulation) एवं विमोचन (Release) होता है
(a) पिट्यूटरी ग्रन्थि के अग्र पिण्ड द्वारा
(b) पिट्यूटरी ग्रन्थि के पश्च पिण्ड द्वारा
(c) पिट्यूटरी ग्रन्थि के मध्य पिण्ड द्वारा
(d) पिट्यूटरी ग्रन्थि के हाइपोथैलेमस पिण्ड द्वारा

46. निम्न में से कौन-सी ग्रन्थि प्यास (Thirsty) का नियन्त्रण करती है?
(a) पिट्यूटरी (b) एड्रीनल
(c) थायरॉइड (d) पैराथायरॉइड

47. वैसोप्रेसिन को एण्टीडाइयूरेटिक हॉर्मोन (ADH) भी कहा जाता है, क्योंकि
(a) यह उच्च रुधिर चाप को कम करता है
(b) यह मूत्र निर्माण को रोकता है
(c) यह मूत्र उत्सर्जन को कम करता है
(d) यह मूत्र उत्सर्जन को बढ़ाता है

48. किडनी की दूरस्थ नलिका द्वारा जल एवं वैद्युत अपघट्यों (Electrolytes) का पुन: अवशोषण (Reabsorption) और इसके बाद मूत्र से होने वाली जल की हानि को पुन:अवशोषण द्वारा कम करता है
(a) ऑक्सीटोसिन (b) वैसोप्रेसिन
(c) FSH (d) LH

49. किडनी में जल का पुनरावशोषण (Reabsorption) किस हॉर्मोन के नियन्त्रण में होता है
(a) STH (b) ACTH
(c) ADH (d) LH

50. ADH हॉर्मोन की कमी से होने वाला रोग है
(a) डायबिटीज इन्सिपिडस (b) घेंघा
(c) गिगेन्टिज्म (d) साइमण्ड्स रोग

51. ऑक्सीटोसिन (Oxytocin) का कार्य है
(a) चिकनी माँसपेशियों का संकुचन (b) गर्भाशय का संकुचन
(c) दुग्ध स्रावण (d) ये सभी

52. वयस्क (Adult) मानव मादाओं में ऑक्सीटोसिन
(a) का स्रावण अग्र पिट्यूटरी से होता है
(b) स्तन ग्रन्थियों की वृद्धि को उत्तेजित करता है
(c) पिट्यूटरी को उत्तेजित करता है ताकि वैसोप्रेसिन का स्रावण हो सके
(d) द्वारा से प्रसव के दौरान अत्यधिक गर्भाशय संकुचन उत्पन्न होता है

53. निम्न में से कौन-सी ग्रन्थि पिट्यूटरी ग्रन्थि से नियन्त्रित नहीं होता है?
(a) वृषण (b) थायरॉइड
(c) एड्रीनल मेड्यूला (d) एड्रीनल कॉर्टेक्स

थायरॉइड ग्रन्थि

54. 'H' के आकार की अन्त:स्रावी ग्रन्थि होती है
(a) पिट्यूटरी ग्रन्थि (b) थाइमस ग्रन्थि
(c) पैराथायइरॉइड ग्रन्थि (d) थायरॉइड ग्रन्थि

55. गलत विकल्प का चुनाव कीजिए।
(a) थायरॉइड ग्रन्थि मानवों में सबसे बड़ी अन्त:स्रावी ग्रन्थि है
(b) थायरॉइड T_3 और T_4 का स्रावण करती है
(c) थायरॉइड ग्रन्थि पुट्टिकाओं एवं स्ट्रोमल (Stromal) ऊतकों की बनी होती है
(d) थायरॉइड में चार पालियाँ होती हैं

56. थायरॉइड ग्रन्थि बनी होती है
(a) पुट्टिकाओं (Follicles) से (b) स्ट्रोमल (Stromal) ऊतकों से
(c) ट्रैकिया (Trachea) से (d) दोनों (a) तथा (b)

57. थायरॉइड ग्रन्थि के किस भाग द्वारा T_3 एवं T_4 का संश्लेषण है?
(a) पुट्टिकाओं से (b) स्ट्रोमल ऊतकों से
(c) इस्थिमस से (d) दोनों (a) तथा (b)

58. 'C' कोशिकाएँ किस ग्रन्थि में मिलती हैं?
(a) थायरॉइड ग्रन्थि (b) एड्रीनल ग्रन्थि
(c) पिट्यूटरी ग्रन्थि (d) हाइपोथैलेमस

59. थायरॉक्सिन हॉर्मोन को सर्वप्रथम किसने शुद्ध रूप (Purified form) से पृथक् (Seperate) किया था?
(a) हैरिंग्टन (b) कैण्डाल
(c) गुडरनेश (d) बारजर

60. थायरॉक्सिन महत्त्वपूर्ण प्रभाव डालता है
(a) विटामिन मेटाबॉलिज्म एवं केन्द्रीय तन्त्रिका तन्त्र पर
(b) प्रोटीन मेटाबॉलिज्म पर
(c) वसा मेटाबॉलिज्म पर
(d) उपरोक्त सभी पर

61. निम्न में से आयोडीन युक्त हॉर्मोन है
(a) थायरॉक्सिन
(b) थायरोकैल्सिटोनिन
(c) ट्राइआयोडोथाइरोनिन
(d) दोनों (a) एवं (c)

62. घेंघा (Goitre) किसकी खनिज तत्व की कमी से होता है?
(a) कैल्शियम की (b) पोटैशियम की
(c) आयोडीन की (d) सोडियम की

63. एक गर्भवती महिला एक शिशु को जन्म देती है, जो छोटे कद, मानसिक मन्दता, निम्न बुद्धि क्षमता एवं असामान्य त्वचा से ग्रसित है, यह परिणाम है
(a) आहार में आयोडीन की कमी का
(b) वृद्धि हॉर्मोन का कम स्रावण का
(c) थायरॉइड ग्रन्थि में कैंसर का
(d) पार्स डिस्टेलिस के अधिक स्रावण का

64. छोटे बच्चों में क्रिटिनिज्म, मानसिक मन्दता (Mental retardation), निम्न बुद्धि क्षमता असामान्य त्वचा, बहरापन, गूंगापन, आदि परिणाम है
(a) हाइपरथायरॉइडिज्म के
(b) घेंघा (Goitre)
(c) हाइपोथायरॉइडिज्म
(d) दोनों (b) तथा (c)

65. थायरॉइड को जन्म से ही सर्जरी द्वारा पृथक् करने के कारण होगा
(a) मिक्सोडिमा (Myxoedema)
(b) क्रिटिनिज्म (Cretinism)
(c) दोनों (a) तथा (b)
(d) एक्सोपथेलमिक घेंघा (Exophthalmic goitre)

66. थायरॉक्सिन के कम स्रावण से कौन-सा रोग होता है?
(a) जड़वामनता (b) घेंघा
(c) हाशिमोटो (d) ये सभी

67. स्वप्रतिरक्षित रोग (Autoimmune disease) हाशिमोटो रोग किस ग्रन्थि से सम्बन्धित होता है?
(a) पिट्यूटरी ग्रन्थि (b) थायमस ग्रन्थि
(c) थायरॉइड ग्रन्थि (d) एड्रीनल ग्रन्थि

68. बच्चों में जड़वामनता उत्पन्न होता है
(a) इन्सुलिन स्रावण में कमी के द्वारा
(b) हाइपोथायइरॉइडिज्म द्वारा
(c) हाइपोपिट्यूटेरिज्म द्वारा
(d) हाइपोपैराथायरॉइडिज्म द्वारा

69. मिक्सोडीमा रोग का लक्षण है
(a) बाल झड़ना (b) त्वचा का फूलना
(c) शरीर मोटा होना (d) ये सभी

70. थायरॉइड ग्रन्थि से स्रावित हॉर्मोन की लगातार कमी से उत्पन्न होता है
(a) घेंघा (b) मधुमेह
(c) एडीसन रोग (d) वर्णान्धता

71. 'ग्रेव्स' रोग किस कारण से होता है?
(a) थायरॉइड ग्रन्थि के कम स्रावण से
(b) थायरॉइड ग्रन्थि के अधिक स्रावण से
(c) एड्रीनल ग्रन्थि के कम स्रावण से
(d) एड्रीनल ग्रन्थि के अधिक स्रावण से

72. थायरोकैल्सिटोनिन का कार्य है
(a) कैल्शियम का जमाव बढ़ाना
(b) मूत्र से कैल्शियम का उत्सर्जन बढ़ाना
(c) हाइपरकैल्सिमिया को रोकना
(d) उपरोक्त सभी

पैराथायरॉयड ग्रन्थि

73. PTH है, एक
(a) हाइपरकैलेमिक हॉर्मोन
(b) हाइपोकैलेमिक हॉर्मोन
(c) एण्डोकैलेमिक हॉर्मोन
(d) एक्सोकैलेमिक हॉर्मोन

74. शरीर में कैल्शियम सन्तुलन की महत्त्वपूर्ण भूमिका को नियन्त्रित करते हैं
(a) PTH और FSH (b) PTH और TCT
(c) TCT और FSH (d) TCT और GH

75. हॉर्मोन, जो रुधिर कैल्शियम (Ca^{2+}) को बढ़ाता है और Ca^{2+} उत्सर्जन को पुन:अवशोषण (Reabsorption) द्वारा घटाता है
(a) कैल्सिटोनिन (b) पैराथॉर्मोन
(c) इन्सुलिन (d) ACTH

76. किस हॉर्मोन की कमी के कारण ब्लीडिंग (Bleeding) का समय बढ़ता है और रुधिर स्कंदन (Blood clotting) में देरी होती है?
(a) एड्रीनेलिन (b) नॉर-एड्रीनेलिन
(c) पैराथॉर्मोन (d) थायरॉक्सिन

77. मूत्र में कैल्शियम का निष्कासन (Excretion) बढ़ाने वाला हॉर्मोन है
(a) पैराथॉर्मोन (b) कैल्सिटोनिन
(c) थायरॉक्सिन (d) मीलैटोनिन

78. पैराथॉर्मोन प्रेरित (Encourage) करता है
(a) रुधिर शर्करा स्तर में वृद्धि
(b) सीरम कैल्शियम स्तर में ह्रास
(c) रुधिर शर्करा स्तर में ह्रास
(d) सीरम कैल्शियम स्तर में वृद्धि

79. 'टिटेनी' रोग किस हॉर्मोन की कमी से होता है?
(a) पैराथॉर्मोन (b) कैल्सिटोनिन
(c) एपिनेफ्रिन (d) नॉर-एपिनेफ्रिन

एड्रीनल ग्रन्थि

80. एड्रीनल ग्रन्थि उपस्थित होती है
(a) प्रत्येक किडनी के पार्श्व भाग में
(b) प्रत्येक किडनी के पृष्ठ भाग में
(c) प्रत्येक किडनी के पश्च भाग में
(d) प्रत्येक किडनी के शीर्ष भाग में

40. (b)	41. (b)	42. (c)	43. (a)	44. (c)	45. (b)	46. (a)	47. (c)	48. (b)	49. (c)
50. (a)	51. (d)	52. (d)	53. (c)	55. (d)	55. (d)	56. (d)	57. (a)	58. (a)	59. (b)
60. (c)	61. (d)	62. (c)	63. (a)	64. (c)	65. (b)	66. (c)	67. (c)	68. (b)	69. (d)
70. (a)	71. (b)	72. (d)	73. (a)	74. (b)	75. (b)	76. (c)	77. (b)	78. (d)	79. (a)
80. (d)									

81. **ग्लूकोनियोजेनेसिस, लाइपोलाइसिस और प्रोटियोलाइसिस की प्रक्रिया किसके द्वारा प्रेरित होती है?**
(a) ग्लूकोकोर्टिकॉइड्स से (b) मिनरेलोकोर्टिकॉइड्स से
(c) दोनों (a) तथा (b) (d) एड्रीनेलिन से

82. **कोर्टिसोल का स्रावण इसके द्वारा होता है**
(a) पैंक्रियाज (b) थायरॉइड
(c) एड्रीनल (d) थाइमस

83. **कोर्टिसोल, सम्मिलित होता है**
(a) हृदय संवहनी तन्त्र की देख-रेख में
(b) किडनी की क्रियाओं में
(c) RBC का उत्पादन में
(d) उपरोक्त सभी

84. **'लवण प्रतिधारक हॉर्मोन'** (Salt retaining hormone) **कहलाता है**
(a) ग्लूकोकोर्टिकॉइड्स (b) मिनैरेलोकोर्टिकॉइड्स
(c) लिंग हॉर्मोन (d) इनमें से कोई नहीं

85. **ग्लूकोकोर्टिकॉइड्स में सम्मिलित हॉर्मोन है**
(a) कोर्टिसोल (b) कोर्टिकोस्टीरॉन
(c) कोर्टिसोन (d) ये सभी

86. **लिंग हॉर्मोन्स, एड्रीनल ग्रन्थि के किस भाग से स्रावित होते हैं?**
(a) जोना ग्लोमेरुलोसा (b) जोना फैसिकुलैटा
(c) जोना रेटिकुलैरिस (d) इनमें से कोई नहीं

87. **एक रासायनिक संकेत** (Chemical sign), **जो अन्तःस्रावी और तन्त्रिकीय दोनों भूमिकाओं का निर्वाह करता है**
(a) मिलेटोनिन (b) कैल्सिटोनिन
(c) एपिनेफ्रिन (d) कोर्टिसोल

88. **साक्षात्कार** (Interview) **के समय हृदय की धड़कन** (Heartbeat) **किस कारण बढ़ जाती है?**
(a) एड्रीनेलिन के स्रावण से
(b) कोर्टिकोट्रॉपिक हॉर्मोन से
(c) रेनिन के अत्यधिक स्रावण से
(d) एण्टीडाइयूरेटिक हॉर्मोन के स्रावण से

89. **लड़ो अथवा भागो** (Fight or flight) **की प्रक्रिया से सक्रियण होता है**
(a) पैराथायरॉइड ग्रन्थि का, उपापचयी दर को बढ़ाने के लिए
(b) किडनी का, रेनिनेजियोटेन्सिन- एल्डोस्टीरॉन पथ को रोकने के लिए
(c) एड्रीनल मेड्यूला का, एपिनेफ्रिन एवं नॉर-एपिनेफ्रिन के स्रावण को बढ़ाने के लिए
(d) अग्न्याशय का, रुधिर में शर्करा स्तर कम करने के लिए

90. **एक व्यक्ति खाली कमरे में प्रवेश करता है, अचानक उसके दरवाजा खोलते ही ठीक सामने साँप दिखाई देता है। निम्नलिखित में से क्या सम्भवतया उसके तन्त्रिकीय हॉर्मोनल नियन्त्रण तन्त्र में होगा?**
(a) अनुकम्पी तन्त्रिका तन्त्र का एड्रीनल मेड्यूला से एपिनेफ्रिन और नॉर- एपिनेफ्रिन के मोचन के लिए सक्रिय होना
(b) तन्त्रिकीय प्रेषक (न्यूरोट्रान्समीटर) का सिनैप्स के आर-पार तीव्रता से विसरित हो जाना और तन्त्रिका आवेग का सम्प्रेषण करना
(c) हाइपोथैलेमस द्वारा मस्तिष्क के परानुकम्पी तन्त्रिका तन्त्र का सक्रियण
(d) अनुकम्पी तन्त्रिका तन्त्र का एड्रीनल कॉर्टेक्स से एपिनेफ्रिन और नॉर-एपिनेफ्रिन स्रावण के लिए सक्रिय होना

91. **किस हॉर्मोन को वाल्टर बी कैनन ने आपातकालीन हॉर्मोन** (Emergency hormone) **कहा?**
(a) एड्रीनेलिन को (b) नॉर-एपेनेफ्रिन को
(c) इन्सुलिन को (d) कोर्टिसोल को

92. **एड्रीनेलिन बढ़ाता है**
(a) रुधिर दाब (b) हृदय स्पन्दन (Heartbeat)
(c) दोनों (a) और (b) (d) इनमें से कोई नहीं

93. **एड्रीनल कॉर्टेक्स की क्षति** (Injury) **निम्नलिखित में से किसके स्रावण को प्रभावित नहीं करेगी?**
(a) एल्डोस्टीरॉन के
(b) एण्डोस्टीनिडियॉन तथा डीहाइड्रोएपीएण्डोस्टीरॉन के
(c) एड्रीनेलिन के
(d) कोर्टिसोल के

94. **वह कौन-सा हॉर्मोन है, जिससे रुधिर वाहिकाएँ** (Blood vessels) **विस्फारित (चौड़ी) हो जाती हैं, ऑक्सीजन उपभोग बढ़ जाता है तथा ग्लूकोस जनन होता है?**
(a) ACTH (b) इन्सुलिन
(c) एड्रीनेलिन (d) ग्लूकैगॉन

95. **नॉर-एपिनेफ्रिन का निम्न में से कार्य है**
(a) रुधिर केशिकाओं का व्यास कम करना
(b) एपिनेफ्रिन के विपरीत कार्य करना
(c) सिस्टोलिक दाब में वृद्धि करना
(d) उपरोक्त सभी

96. **एडीसन रोग किस हॉर्मोन की कमी से होता है?**
(a) मिनरेलोकोर्टिकॉइड्स (b) लिंग हॉर्मोन
(c) ग्लूकोकोर्टिकॉइड्स (d) एड्रीनेलीन

97. **कुशिंग रोग का कारक है**
(a) ग्लूकोकोर्टिकॉइड हॉर्मोन की अधिकता
(b) ग्लूकोकोर्टिकॉइड हॉर्मोन की कमी
(c) मिनरेलोकोर्टिकॉइड हॉर्मोन की कमी
(d) उपरोक्त में से कोई नहीं

98. **एड्रीनेलिन हॉर्मोन की कमी से उत्पन्न रोग है**
(a) एडीसन रोग (b) कॉन्स रोग
(c) हाइपोग्लाइसीमिया (d) ये सभी

पिनियल काय

99. **पिनियल ग्रन्थि** (Pineal gland) **उपस्थित होती है**
(a) अग्र मस्तिष्क (Forebrain) के निचले भाग में
(b) अग्र मस्तिष्क के पार्श्व भाग में
(c) अग्र मस्तिष्क के पृष्ठ भाग में
(d) अग्र मस्तिष्क के पश्च भाग में

100. **अभी हाल ही में खोजे गए हॉर्मोन मीलैटोनिन का स्रावण होता है**
(a) थायरॉइड ग्रन्थि में
(b) पिनियल ग्रन्थि में
(c) एड्रीनल ग्रन्थि में
(d) थायमस ग्रन्थि में

101. **हमारे शरीर की दैनिक लय** (Daily routine) **का नियमन किस ग्रन्थि द्वारा होता है?**
(a) पिनियल ग्रन्थि
(b) थायरॉइड ग्रन्थि
(c) पिट्यूटरी ग्रन्थि
() एड्रीनल ग्रन्थि

102. **जन्म से अन्धे बच्चों के शीघ्र युवा होने का कारक है**
(a) मिलेटोनिन (b) सेरेटोनिन
(c) थायरोकैल्सिटोनिन (d) सोमोटोट्रॉपिन

103. **वह हॉर्मोन पहचानिए, जो अपने स्रोत एवं कार्य के साथ सुमेलित है**
(a) ऑक्सीटोसिन–पश्च पिट्यूटरी, स्तन ग्रन्थियों का विकास एवं देख रेख
(b) मिलेटोनिन–पिनियल ग्रन्थि, सोने-जागने चक्र की सामान्य लय का नियमन
(c) प्रोजेस्टेरॉन–कॉर्पस ल्यूटियम, मादा द्वितीयक लैंगिक अंगों की वृद्धि एवं गतिविधियों को उत्तेजित करना
(d) एट्रीयल नेट्रीयूरेटिक कारक–निलय भिति, रुधिर दाब को बढ़ाना

थायमस ग्रन्थि

104. **निम्न में से किस ग्रन्थि का आकार आयु बढ़ने के साथ-साथ घटता है एवं व्यस्कों में पूरी तरह से लुप्त हो जाता है।**
(a) एड्रीनल (b) थायमस
(c) पीलियल (d) थायरॉइड

105. **थायमस ग्रन्थि .... हॉर्मोन का मोचन** (Release) **करती है।**
(a) T_4 (b) T_3 (c) थाइमोसिन (d) TCT

106. **मानवों में थायमस ग्रन्थि की मुख्य भूमिका/भूमिकाएँ हैं**
(a) T-लिम्फोसाइट्स का विभेदीकरण
(b) B-लिम्फोसाइट्स का विभेदीकरण
(c) एण्टीबॉडी के उत्पादन को बढ़ाना
(d) दोनों (a) तथा (b)

107. **एक कमजोर प्रतिरक्षा तन्त्र** (Weak immune system) **वाले शिशु की किस ग्रन्थि में विकार हो सकता है?**
(a) थायरॉइड ग्रन्थि (b) पैराथायरॉइड ग्रन्थि
(c) थायमस ग्रन्थि (d) पिट्यूटरी ग्रन्थि

पैंक्रियाज

108. **डेल्टा कोशिकाएँ कहाँ पाई जाती हैं?**
(a) हृदय में (b) पैंक्रियाज में
(c) एड्रीनल में (d) वृषण में

109. **पैंक्रियाज** (Pancreas) **से स्रावित होने वाले हॉर्मोन्स हैं**
(a) सोमेटोस्टेटिन एवं ग्लूकैगॉन
(b) एपिनेफ्रिन एवं नॉर-एपिनेफ्रिन
(c) थायरॉक्सिन एवं मिलेनिन
(d) लैक्टोसिन एवं ऑक्सीटॉसिन

110. **इन्सुलिन प्रथम बार निष्कर्षित** (Isolate) **किया था**
(a) बैंन्टिग तथा बेस्ट ने
(b) वाट्सन तथा क्रिक ने
(c) खुराना ने
(d) फ्लेमिंग ने

111. **इन्सुलिन बढ़ाता है**
(a) ग्लाइकोजीनोलिसिस
(b) ग्लाइकोजेनेसिस
(c) ग्लाइकोनियोजेनेसिस
(d) ग्लाइकोलिसिस

112. GIP **किसके स्रावण को उत्तेजित करता है?**
(a) ग्लूकैगॉन (b) इन्सुलिन
(c) कैल्सिटोनिन (d) थाइरोकैल्सिटोनिन

113. **इन्सुलिन के उपयुक्त अभिलक्षण** (Characteristics) **के अन्तर्गत हैं**
(a) हाइपोग्लाइसिमिक हॉर्मोन
(b) रुधिर शर्करा को घटाना
(c) एडीपोस ऊतक एवं हिपेटोसाइट पर कार्य करना
(d) उपरोक्त सभी

114. **ग्लूकैगॉन की खोज किसने की थी?**
(a) एडीसन (b) मिकोवस्की
(c) किम्बल और मर्लिन (d) मेहरिंग

115. **ग्लूकैगॉन के उपयुक्त अभिलक्षण के अन्तर्गत हैं**
(a) पेप्टाइड हॉर्मोन
(b) रुधिर शर्करा को बढ़ाना
(c) हाइपरग्लाइसिमिक हॉर्मोन
(d) उपरोक्त सभी

जनदों एवं अन्य अंगों से सम्बन्धित हॉर्मोन

116. **एण्ड्रोजन से नियमन** (Regulation) **होता है**
(a) सहायक लैंगिक अंगों के विकास का
(b) माँसपेशियों की वृद्धि का
(c) सहायक लैंगिक अंगों का परिपक्वन का
(d) उपरोक्त सभी

117. **नर में एपीडाइडेमिस, शुक्रनलिका, शुक्राशय, प्रोस्टेट ग्रन्थि एवं मूत्र मार्ग का विकास नियन्त्रित** (Control) **होता है**
(a) एस्ट्रोजन से
(b) प्रोजेस्टेरॉन से
(c) एण्ड्रोजन से
(d) LH एवं FSH से

118. **एस्ट्रोजन का संश्लेषण एवं स्रावण मुख्यतया वृद्धि करती हुई ....*A*.... से होता है। अण्डोत्सर्ग के पश्चात् टूटी हुई, पुट्टिका एक संरचना में परिवर्तित होती है, जिसे ....*B*.... कहते हैं, जिससे ....*C*.... का स्रावण होता है। *A, B, C* के लिए सही विकल्प चुनिए**

(a) *A*–कॉर्पस ल्यूटियम, *B*–कॉर्पस कैलोसम, *C*–प्रोजेस्टेरॉन
(b) *A*–ग्राफियन पुट्टिका, *B*–कॉर्पस ल्यूटियम, *C*–प्रोजेस्टेरॉन
(c) *A*–कॉर्पस कैलोसम, *B*–कॉर्पस ल्यूटियम, *C*–एस्ट्रोजन
(d) *A*–ग्राफियन पुट्टिका, *B*–कॉर्पस ल्यूटियम, *C*–एस्ट्रोजन

119. **प्रोजेस्टेरॉन**

(a) गर्भावस्था को संभालता है
(b) दुग्ध ग्रन्थि पर कार्य करता है एवं कूपिका का निर्माण को प्रेरित करता है
(c) दोनों (a) तथा (b)
(d) मादाओं में द्वितीयक लैंगिक लक्षणों को नियन्त्रित करता है

120. **निम्नलिखित हॉर्मोन युग्मों में कौन-से एक-दूसरे के विरोधी (विपरीत प्रभाव वाला) नहीं है?**

(a) इन्सुलिन — ग्लूकैगॉन
(b) एल्डोस्टीरॉन — एट्रियल नेट्रीयूरेटिक कारक
(c) रिलैक्सिन — इन्हिबिन
(d) पैराथॉर्मोन — कैल्सिटोनिन

121. **जठर आँत्रीय हॉर्मोन** (Gastro intestinal hormone) **हैं**

(a) स्टीरॉइड प्रकृति के
(b) प्रोटीन प्रकृति के
(c) ग्लाइकोप्रोटीन प्रकृति के
(d) दोनों (a) तथा (b)

122. **एट्रीयल नेट्रीयूरेटिक कारक** (ANF) **स्रावित होता है**

(a) ग्राफियन पुट्टिका गुहा से
(b) हृदय की अलिन्द भित्ति से
(c) दोनों (a) तथा (b)
(d) उपरोक्त में से कोई नहीं

123. ANF **हॉर्मोन का कार्य है**

(a) रुधिर दाब अधिक होने पर स्रावित होना
(b) रुधिर दाब कम करना
(c) रुधिर वाहिका प्रसारण करना
(d) उपरोक्त सभी

124. ANF **का कार्य निम्नलिखित हॉर्मोन्स में से किसके बिल्कुल विपरीत** (Antagonistic) **है?**

(a) PTH (b) एस्ट्रोजन
(c) एल्डोस्टीरॉन (d) एण्ड्रोजन

81. (a)	**82.** (c)	**83.** (d)	**84.** (b)	**85.** (d)	**86.** (c)	**87.** (c)	**88.** (a)	**89.** (c)	**90.** (a)
91. (a)	**92.** (c)	**93.** (c)	**94.** (c)	**95.** (d)	**96.** (c)	**97.** (a)	**98.** (d)	**99.** (c)	**100.** (b)
101. (a)	**102.** (a)	**103.** (b)	**104.** (b)	**105.** (c)	**106.** (d)	**107.** (c)	**108.** (b)	**109.** (a)	**110.** (a)
111. (b)	**112.** (b)	**113.** (d)	**114.** (c)	**115.** (d)	**116.** (d)	**117.** (c)	**118.** (b)	**119.** (c)	**120.** (c)
121. (b)	**122.** (b)	**123.** (d)	**124.** (c)						

नर्सिंग एग्जाम गैलरी

1. निम्नलिखित में से कौन अन्त:स्रावी तन्त्र की मास्टर ग्रन्थि है? *(MPNHM CHO 2021)*
(a) अग्न्याशय (Pancreas) (b) पिट्यूटरी (Pituitary)
(c) थायरॉइड (Thyroid) (d) एड्रीनल (Adrenal)

2. एकमात्र अन्त:स्रावी ग्रन्थि, जो हॉर्मोन संग्रहित कर सकती है *(UPNHM Staff Nurse 2019)*
(a) पिट्यूटरी (b) पैंक्रियाज (c) थायरॉइड (d) एड्रीनल ग्रन्थि

3. पैंक्रियाज के किस भाग में लैंगरहेंस द्वीप समूह अधिक होते हैं? *(AIIMS Bhubaneswar 2018)*
(a) पूँछ (b) काय (c) ग्रीवा (d) शीर्ष

4. थायरॉइड रीलिजिंग हॉर्मोन का बढ़ा हुआ स्तर किसमें होता है? *(AIIMS Nagpur 2018)*
(a) हाइपरथायरॉइडिज्म (b) थायरॉइड कैंसर
(c) टिटेनी (d) हाइपोथायइरॉइडिज्म

5. ....हॉर्मोन पश्च पिट्यूटरी द्वारा स्रावित होता है। *(AIIMS Jodhpur Staff Nurse 2018)*
(a) ऑक्सीटोसिन (b) प्रोलैक्टिन
(c) मिलैनोसीक्रेटिंग (d) ल्यूटिनाइजिंग

6. इन्सुलिन की कमी द्वारा होने वाला रोग है *(AIIMS Nagpur 2018)*
(a) डायबिटिज (b) डायबिटिज मैलाइटस
(c) गॉइटर (d) हाइपरकोर्टीसम

7. इन्सुलिन स्रावित होता है *(AIIMS Nsg. Jodhpur & Rishikesh 2017)*
(a) पैंक्रियाज की β-कोशिकाओं द्वारा
(b) पैंक्रियाज की α-कोशिकाओं द्वारा
(c) यकृत (Liver) द्वारा
(d) पित्ताशय द्वारा

8. पैंक्रियाज के लैंगरहैंस द्वीप समूह द्वारा स्रावित हॉर्मोन है *(DSSSB Staff Nurse 2017)*
(a) प्रोजेस्टेरॉन (b) टेस्टोस्टीरॉन
(c) इन्सुलेन (d) हीमोग्लोबिन

9. एक प्रतिस्पर्धा गोताखोर तेजी से धड़कते हृदय व शुष्क मुँह के साथ बोर्ड के सिर पर पहुँचता है। ये लक्षण किसकी वृद्धि के कारण है? *(DSSSB Staff Nurse 2017)*
(a) एड्रीनेलीन (Adrenaline) (b) एमाइन्स (Amines)
(c) कॉर्टिसान (Cortisone) (d) एण्डॉर्फिन (Endorphins)

10. T-कोशिकाएँ (T-cell) कहाँ परिपक्व होती है? *(AIIMS Nsg. 2016)*
(a) थायमस में (b) यकृत में (c) प्लीहा में (d) किडनी में

11. थायरॉइड ग्रन्थि स्थित होती है *(ESIC Staff Nurse 2016)*
(a) मस्तिष्क के आधार पर (b) हृदय के पास
(c) ग्रीवा क्षेत्र में (d) आमाशय व ड्यूडीनम के बीच

12. मस्तिष्क के आधार में मौजूद स्रावी ग्रन्थि कौन-सी है? *(ESIC Staff Nurse 2016)*
(a) थायरॉइड (b) पिट्यूटरी
(c) पैंक्रियाज (d) पैराथायरॉइड

13. निम्नलिखित में से कौन-सा पुरुष सेक्स हॉर्मोन है? *(ESIC Staff Nurse 2016)*
(a) टेस्टोस्टीरॉन (b) एस्ट्रोजेन (c) प्रोजेस्टेरॉन (d) कोर्टिसोल

14. लैंगरहैंस के आइसलेट्स किसमें मौजूद होते हैं? *(ESIC Staff Nurse Exam 2016)*
(a) पैंक्रियाज (b) यकृत (c) प्लीहा (d) पेट

15. हड्डी पुनर्गठन हॉर्मोन है *(ESIC Staff Nurse 2016)*
(a) विटामिन-D (b) कैल्सिटोनिन (c) पैराथॉर्मोन (d) थायरॉक्सिन

16. निम्न में किस हॉर्मोन में आयोडीन होती है *(HPSSB Staff Nurse 2016)*
(a) थाइरॉक्सिन (b) टेस्टोस्टीरॉन (c) इन्सुलिन (d) एड्रीनेलीन

17. निम्नलिखित में से कौन-सा हॉर्मोन अमीनो एसिड का व्युत्पन्न है? *(HPSSSB Staff Nurse 2016)*
(a) एपिनेफ्रिन (b) प्रोजेस्टेरॉन (c) प्रोस्टाग्लैंडिन (d) एस्ट्रोजन

18. थायरॉइड केवल.......की उपस्थिति में प्रभावी होती है। *(RUHS Pb. B.SC. Nsg. 2015)*
(a) कैल्शियम (b) आयोडीन
(c) पोटैशियम (d) सोडियम क्लोराइड

19. ....वे रासायनिक पदार्थ हैं, जोकि शरीर के एक भाग में बनते हैं व शरीर के दूसरे भाग में निश्चित अंगों या कोशिकाओं के समूह की क्रियाओं का नियमन करते हैं। *(KPSC Staff Nurse 2015)*
(a) एन्जाइम्स (Enzymes) (b) एण्टीबॉडीज (Antibodies)
(c) एस्ट्रोजन (Oestrogen) (d) हॉर्मोन (Hormones)

20. निम्नलिखित में से कौन-सा हॉर्मोन पश्च पिट्यूटरी ग्रन्थि द्वारा स्रावित नहीं होता है? *(KPSC Staff Nurse 2015)*
(a) वैसोप्रेसिन (b) ऑक्सीटॉसिन (c) ADH (d) वृद्धि हॉर्मोन

21. किस वर्णक की अनुपस्थिति में मानव बालों का रंग सफेद हो जाता है? *(RRB Staff Nurse 2015)*
(a) मिलेनिन (b) मीलैटोनिन (c) बिलिरुबिन (d) बिलिवीर्डिन

22. किसके अतिरिक्त सभी पैराथायरॉइड हॉर्मोन के प्रत्यक्ष कार्य है? *(JIPMER Staff Nurse 2013)*
(a) अस्थियों से कैल्शियम के पुनरावशोषण में वृद्धि
(b) आँत से कैल्शियम के अवशोषण में वृद्धि
(c) किडनी से कैल्शियम के पुनरावशोषण में वृद्धि
(d) 1, 25-डीहाइड्रोक्सी विटामिन के निर्माण में वृद्धि

23. शरीर में पैराथॉर्मोन का क्या कार्य है? *(AIIMS Patna 2013)*
(a) रुधिर के Na^+ स्तर में वृद्धि (b) रुधिर के Na^+ स्तर में कमी
(c) रुधिर के Ca^{2+} स्तर में वृद्धि (d) रुधिर के Ca^{2+} स्तर में कमी

24. क्रिटिनिज्म........की कमी के कारण होता है। *(ESIC Staff Nurse Delhi 2012)*
(a) थायरॉक्सिन (Thyroxine) (b) एस्ट्रोजन (Oestrogen)
(c) एपिनेफ्रिन (Epinephrine) (d) रेनिन (Renin)

25. पैंक्रियाज कौन-से दो हॉर्मोन उत्पादित करता है? *(LNJP Staff Nurse 2012)*
(a) एपिनेफ्रिन व इन्सुलिन (b) मीलैटोनिन व ग्लूकैगॉन
(c) ग्लूकैगॉन व एपिनेफ्रिन (d) इन्सुलिन व ग्लूकैगॉन

1. (b)	2. (a)	3. (b)	4. (d)	5. (a)	6. (b)	7. (a)	8. (c)	9. (a)	10. (a)
11. (c)	12. (b)	13. (a)	14. (a)	15. (c)	16. (a)	17. (a)	18. (b)	19. (d)	20. (d)
21. (a)	22. (d)	23. (c)	24. (a)	25. (d)					

करेक्ट सॉल्यूशन्स

टॉपिकल प्रैक्टिस

1. (*c*) बैयलिस एवं स्टरलिंग ने सबसे पहले आमाशय की म्यूकस लेयर की स्रावी कोशिकाओं से सीक्रेटिन हॉर्मोन प्राप्त किया था।

4. (*d*) अन्तःस्रावी या परिसंचारी हॉर्मोन्स रुधिर में पहुँचकर पूरे शरीर में संचारित होते हैं।

6. (*c*) सीरोटोनिन एवं मिलेटोनिन क्रमशः रुधिर प्लेटलेट्स एवं पीनियल काय द्वारा स्रावित होते हैं, जो ट्रिप्टोफेन अमीनो अम्ल के व्युत्पन्न (Derivative) हैं।

7. (*d*) एन्जाइमों की तुलना में हॉर्मोन्स मेटाबॉलिक क्रियाओं की क्रियाशीलता को प्रभावित करते हैं, इनका आण्विक भार कम होता है तथा ये कोशिका झिल्ली से विसरण की क्रिया द्वारा संचरित होते हैं।

10. (*a*) अण्डाशय द्वारा स्रावित एस्ट्रोजन स्टीरॉइड हॉर्मोन है।

12. (*a*) तिल्ली (Spleen) द्वारा कोई भी हॉर्मोन स्रावित नहीं होता है। आमाशय, वृषण एवं अण्डाशय हॉर्मोन्स का स्रावण करते हैं।

13. (*a*) अग्न्याशय (Pancreas) बहिःस्रावी (Exocrine) और अन्तःस्रावी (Endocrine) दोनों प्रकार की ग्रन्थि अर्थात् मिश्रित ग्रन्थि होती है। यह पाचक रस एवं हॉर्मोन्स दोनों का उत्पादन करती है।

14. (*d*) हाइपोथैलेमस डाइएनसिफैलॉन का निचला या आधारीय भाग (Basal part) है। इसमें तन्त्रिका स्रावी कोशिकाओं के विभिन्न समूह होते हैं, जिन्हें 'न्यूक्लि' कहते हैं, जो हॉर्मोन्स उत्पन्न करते हैं। ये हॉर्मोन्स पिट्यूटरी हॉर्मोन्स के संश्लेषण (Synthesis) एवं स्रावण का नियमन (Regulation) करते हैं।

16. (*b*) हाइपोथैलेमस ग्रन्थि से दो प्रकार के हॉर्मोन उद्दीपक (Stimulating) हॉर्मोन; जैसे–GnRH तथा निरोधक (Inhibiting) हॉर्मोन; जैसे-MIF स्रावित होते हैं।

17. (*b*) हाइपोथैलेमस से स्रावित गोनैडोट्रॉपिक मोचक हॉर्मोन्स (GnRH), पिट्यूटरी ग्रन्थि को गोनैडोट्रॉपिन्स संश्लेषित एवं मोचित (मुक्त) करने के लिए उत्तेजित (Stimulate) करता है।

20. (*b*) हाइपोथैलेमस की तन्त्रिका स्रावी कोशिकाएँ (Neuro secreting cells) न्यूरोहॉर्मोन्स का स्रावण करती हैं।

23. (*b*) पोस्टीरियर पिट्यूटरी ग्रन्थि वास्तविक अन्तःस्रावी ग्रन्थि नहीं है, क्योंकि यह केवल दो हॉर्मोन्स ऑक्सीटोसिन एवं वैसोप्रेसिन का संग्रहण एवं स्रावण करता है, जो वास्तविक रूप से हाइपोथैलेमस द्वारा संश्लेषित होते हैं और हाइपोफाइसिस पोर्टल तन्त्र के माध्यम से पोस्टीरियर पिट्यूटरी तक पहुँचा दिए जाते हैं।

27. (*b*) पार्स इण्टरमीडिया पूरी तरह से पार्स डिस्टेलिस में विलय रहता है, जिसे आमतौर पर पिट्यूटरी ग्रन्थि का अग्र भाग या एडीनोहाइपोफाइसिस कहते हैं।

28. (*d*) दूरस्थ पिण्ड या पार्स डिसटेलिस, एडीनोहाइपोफाइसिस का सबसे बड़ा एवं फूला हुआ भाग है।

30. (*d*) लीवर में ग्लूकोनियोजेनेसिस तथा ग्लाइकोजेनेसिस की अधिकता, वृद्धि हॉर्मोन की अधिकता का प्रभाव है।

31. (*b*) वृद्धि हॉर्मोन्स (GH) के अत्यधिक स्रावण से शरीर में असामान्य वृद्धि होती है, जिससे गिगेन्टिज्म (Gigantism) होती है एवं वृद्धि हॉर्मोन के कम स्रावण से वृद्धि रुक जाती है, जिसके परिणामस्वरूप बौनापन (Dwarfism) उत्पन्न होता है।

32. (*c*) गिगेन्टिज्म (Gigantism) और अतिकायता (Acromegaly) दोनों हाइपरपिट्यूटेरिज्म (वृद्धि हॉर्मोन का अतिस्रावण) से सम्बन्धित अवस्थाएँ हैं। पहली अवस्था बचपन में होती है, जबकि दूसरी स्थिति में वयस्क अवस्था उत्पन्न होती है।

33. (*a*) साइमण्ड रोग का कारण वृद्धि हॉर्मोन का कम स्रावण है। यह रोग मनुष्य को कमजोर बना देता है।

36. (*a*) स्तनियों में प्रोलैक्टिन हॉर्मोन पिट्यूटरी ग्रन्थि के अग्र भाग से स्रावित होता है।

40. (*b*) पुट्टिका उद्दीपक हॉर्मोन्स (FSH) और ल्यूटिनाइजिंग हॉर्मोन्स (LH) अण्ड कोशिका के निर्माण एवं मोचन में महत्त्वपूर्ण भूमिका निभाते हैं, इसलिए यह मत्स्य संवर्धन में मछलियों में प्रजनन को प्रेरित करने के लिए प्रयुक्त होते हैं।

42. (*c*) पार्स इण्टरमीडिया से स्रावित MSH मिलेनोसाइट्स (मिलेनिन रखने वाली कोशिकाओं) पर कार्य करता है और त्वचा की वर्णकता (Pigmentation) का नियमन करता है।

43. (*a*) मिलेनोसाइट प्रेरक हॉर्मोन (MSH) त्वचा पर तिल व चकते बनने की क्रिया को प्रेरित करता है।

44. (*c*) हेरिंगकाय पश्च पिट्यूटरी ग्रन्थि के तन्त्रिकीय पिण्ड (Lobe) या पार्स नर्वोसा में पाई जाती है।

45. (*b*) न्यूरोहाइपोफाइसिस को पिट्यूटरी ग्रन्थि के पश्च भाग के रूप में भी जाना जाता है और यह दो प्रकार के हॉर्मोन्स मुक्त करता है, जिन्हें ऑक्सीटोसिन एवं वैसोप्रेसीन कहते हैं। ये वास्तविक रूप से हाइपोथैलेमस द्वारा संश्लेषित होते हैं और तन्त्रिकाओं द्वारा न्यूरोहाइपोफाइसिस तक पहुँचा दिए जाते हैं।

48. (*b*) पिट्यूटरी के पीछे के भाग से स्रावित वैसोप्रेसिन हॉर्मोन्स मुख्यतया किडनी पर कार्य करता है एवं नेफ्रॉन की दूरस्थ नलिका द्वारा वैद्युत अपघट्यों (Electrolytes) एवं जल के पुनःअवशोषण को उत्तेजित करता है। इस कारण यह सान्द्रित मूत्र के माध्यम से जल की हानि को कम करता है। इसलिए इसे एण्टी डाइयूरेटिक हॉर्मोन (ADH) भी कहते हैं।

50. (*a*) ADH (एण्टीडाइयूरेटिक हॉर्मोन) हॉर्मोन की कमी से डाइबिटीज इन्सिपिडस रोग हो जाता है। ADH द्वारा किडनी में जल का पुनरावशोषण नियन्त्रित होता है।

51. (*d*) ऑक्सीटोसिन हमारे शरीर की चिकनी माँसपेशियों (Smooth muscles) के संकुचन पर कार्य करता है। स्त्रियों में, यह शिशु जन्म के समय गर्भाशय में तीव्र संकुचन प्रेरित करता है और स्तन ग्रन्थियों से दुग्ध का स्रावण प्रेरित करता है।

53. (*c*) एड्रीनल ग्रन्थि का मेड्यूला भाग पिट्यूटरी ग्रन्थि के स्रावण से नियन्त्रित नहीं होता है।

54. (*d*) थायरॉइड गले में स्थित H के आकार की अन्तःस्रावी ग्रन्थि है।

55. (*d*) थायरॉइड ग्रन्थि में दो पालियाँ (Lobes) होती हैं, जो इस्थिमस से जुड़ी होती हैं।

56. (*d*) थायरॉइड ग्रन्थि पुट्टिकाओं (फॉलिकल) एवं पीठिका (स्ट्रोमा) ऊतकों से बनी होती है। प्रत्येक थायरॉइड पुट्टिका एक गुहा से घिरी पुट्टिकीय कोशिकाओं की बनी होती है। ये पुट्टिकीय कोशिकाएँ दो हॉर्मोन्स ट्रेटाआयडोथाइरोनिन (Tetra iodothyronine) या थायरॉक्सिन (T_4) एवं ट्राइ-आयडोथाइरोनिन (T_3) का संश्लेषण करती है।

61. (*d*) थायरॉइड ग्रन्थि के थायरॉक्सिन या ट्राइआयडोथाइरोनिन आयोडीन युक्त हॉर्मोन्स हैं।

64. (*c*) गर्भधारण के समय माँ में हाइपोथायरॉइडिज्म द्वारा (थायरॉक्सिन का कम स्रावण) वृद्धि कर रहे शिशु का विकृत विकास (Deformed development) एवं परिपक्वन होता है, जिससे अवरोधित वृद्धि (क्रिटिनिज्म), मानसिक बाधा, निम्न बुद्धि

क्षमता, असामान्य त्वचा, बधिर-मूकता, आदि विकार उत्पन्न हो जाते हैं। वयस्क स्त्री में हाइपोथायरॉइडिज्म के कारण आर्तव (Menstruation) अनियमित हो सकता है।

68. (*b*) हाइपोथायरॉइडिज्म या थायरॉइड हॉर्मोन की कमी से जड़वामनता उत्पन्न होती है।

70. (*a*) थायरॉइड ग्रन्थि से स्रावित थायरॉक्सिन हॉर्मोन की लगातार कमी से घेंघा (Goitre) रोग होता है।

71. (*b*) ग्रेव्स रोग (Graves' disease), हाइपरथायरॉइडिज्म अर्थात् थायरॉइड ग्रन्थि से थायरॉइड हॉर्मोन्स की अधिक मात्रा में स्रावित होने से होता है।

74. (*b*) पैराथायरॉइड हॉर्मोन्स (PTH) रुधिर में Ca^{2+} आयनों की वृद्धि करता है। PTH अस्थियों पर कार्य करता है एवं अस्थि विखनिजीकरण (Bone demineralisation) की प्रक्रियाओं को उत्तेजित करता है। PTH नेफ्रॉन द्वारा Ca^{2+} के पुनःअवशोषण को भी उत्तेजित करता है एवं पचित भोजन से Ca^{2+} के अवशोषण को बढ़ाता है। इस प्रकार यह स्पष्ट है कि PTH, हाइपर कैल्सिमिक हॉर्मोन है अर्थात् यह रुधिर में Ca^{2+} के स्तर को बढ़ाता है। थायरोकैल्सीटोनिन (TCT) के साथ, यह शरीर में कैल्शियम सन्तुलन में महत्त्वपूर्ण भूमिका निभाता है।

75. (*b*) पैराथायरॉइड ग्रन्थि से स्रावित पैराथॉर्मोन हॉर्मोन्स रुधिर एवं अन्य ऊतकों (Tissues) के मध्य कैल्शियम एवं फॉस्फेट सन्तुलन का नियमन करता है। यह रुधिर प्लाज्मा में Ca^{2+} को बढ़ाता है एवं किडनी की नेफ्रॉन्स द्वारा Ca^{2+} के पुनःअवशोषण की वृद्धि करके Ca^{2+} के उत्सर्जन को घटाता है।

79. (*a*) पैराथॉर्मोन के कम स्रावण के कारण उत्पन्न Ca^{2+} की कमी हाथ एवं पैरों की पेशियाँ शिथिल (Relax) नहीं होती हैं और संकुचित अवस्था में ही रहती है। इस स्थिति को ही टिटेनी कहते हैं।

80. (*d*) हमारे शरीर में प्रत्येक किडनी के शीर्ष के भाग में एक जोड़ी एड्रीनल ग्रन्थियाँ होती है। यह ग्रन्थि दो प्रकार के ऊतकों से बनी होती है। केन्द्र में स्थित ऊतक एड्रीनल मेड्यूला कहलाते हैं एवं बाहर की ओर स्थिर ऊतक एड्रीनल कॉर्टेक्स होता है।

83. (*d*) कोर्टिसोल, हृदय संवहनी (कार्डियोवेस्कुलर) तन्त्र के साथ किडनी के कार्यों को नियन्त्रित करने में भी सम्मिलित होता है। ग्लूकोकोर्टिकॉइड्स, विशेषतया कोर्टिसोल इनफ्लेमेशन अनुक्रियाएँ उत्पन्न करते हैं और प्रतिरक्षा अनुक्रिया का दमन करते हैं। कोर्टिसोल RBC के उत्पादन को भी प्रेरित करते हैं।

84. (*b*) मिनैरेलोकोर्टिकॉइड्स को लवण प्रतिधारक हॉर्मोन भी कहा जाता है।

86. (*c*) लिंग हॉर्मोन्स, एड्रीनल ग्रन्थि के जोना रेटिकुलैरिस द्वारा स्रावित होते हैं।

87. (*c*) एपिनेफ्रीन हॉर्मोन्स अन्तःस्रावी एवं तन्त्रिका संचारक (Neurotransmitter) दोनों रूपों में कार्य करता है।

88. (*a*) साक्षात्कार के समय बेचैनी एवं भय के कारण एड्रीनेलिन का स्रावण बढ़ जाता है, जो व्यक्ति के हृदय की धड़कन (Heartbeat) को बढ़ाता है।

91. (*a*) एड्रीनेलिन हॉर्मोन संकटकालीन परिस्थिति का सामाना करने के लिए मानव शरीर को तैयार करता है। अतः वाल्टर बी कैनन (Walter B Cannon) ने इसे संकटकालीन या आपातकलीन हॉर्मोन (Emergency hormone) कहा है।

93. (*c*) एड्रीनल कॉर्टेक्स की क्षति, एड्रीनेलिन हॉर्मोन के स्रावण को प्रभावित नहीं करेगी, क्योंकि यह एड्रीनल मेड्यूला द्वारा स्रावित होता है।

99. (*c*) पिनियल ग्रन्थि अग्र मस्तिष्क (Fore brain) के पृष्ठ भाग में स्थित होती है। पिनियल ग्रन्थि से स्रावित हॉर्मोन मिलेटोनिन कहलाता है। मिलेटोनिन हमारे शरीर की 24 घण्टे (प्रतिदिन) की लय के नियमन हेतु महत्त्वपूर्ण भूमिका का निर्वाह करता है।

105. (*c*) थायमस ग्रन्थि, पेप्टाइड हॉर्मोन्स का स्रावण करती है, जो थाइमोसिन कहलाता है। थाइमोसिन T-लिम्फोसाइट्स, जो कोशिका-माध्यित प्रतिरक्षा (Cell-mediated immunity) प्रदान करती है, के विभेदन में महत्त्वपूर्ण भूमिका निभाता है। इसके अतिरिक्त थाइमोसिन हॉर्मोन प्रतिरक्षा प्रदान करने हेतु एण्टीबॉडीज का उत्पादन करता है।

108. (*b*) पैंक्रियाज में डेल्टा कोशिकाएँ पाई जाती है, जो सोमैटोस्टेटिन का स्राव करती हैं।

113. (*d*) इन्सुलिन एक पेप्टाइड हॉर्मोन है, जो ग्लूकोस समस्थापन के नियमन में महत्त्वपूर्ण भूमिका निभाता है। इन्सुलिन मुख्यतया हिपेटोसाइट्स एवं एडिपोसाइट (वसीय ऊतकों की कोशिकाओं) पर कार्य करता है एवं ग्लूकोस के उपभोग एवं उपयोग में वृद्धि करता है। फलस्वरूप शर्करा (ग्लूकोस) का रुधिर से हिपेटोसाइट्स एवं एडिपोसाइट्स की तरफ तीव्रता से गमन होता है। इसके फलस्वरूप रुधिर शुगर स्तर घटता (हाइपोग्लाइसेमिया) है। इन्सुलिन लक्ष्य कोशिकाओं में ग्लूकोस के ग्लाइकोजन में रूपान्तरण (ग्लाइकोजेनेसिस) को भी उत्तेजित करता है।

115. (*d*) ग्लूकैगॉन, पैंक्रियाज द्वारा स्रावित एक पेप्टाइड हॉर्मोन है, जो रुधिर शर्करा स्तर को बढ़ाने में महत्त्वपूर्ण भूमिका निभाता है। ग्लूकैगॉन मुख्यतया यकृत (Liver) कोशिकाओं (हिपेटोसाइट्स) पर कार्य करता है एवं ग्लाइकोजिनोलाइसिस को उत्तेजित करता है, जिसके परिणामस्वरूप रुधिर शुगर लेवल बढ़ता है (हाइपरग्लाइसेमिया)।

116. (*d*) एण्ड्रोजन, नर सहायक जनन अंगों; जैसे- एपिडिडाइडेमिस, शुक्र नलिकाएँ, शुक्राशय, प्रोस्टेट ग्रन्थि, आदि के विकास, परिपक्वन एवं कार्यों का नियमन करता है। यह हॉर्मोन्स माँसपेशियों की वृद्धि, चेहरे एवं अक्ष के बालों की वृद्धि, आक्रामकता, आवाज का भारी होना, आदि को प्रेरित करते हैं। एण्ड्रोजन शुक्रजनन (शुक्राणु का निर्माण) की प्रक्रिया में मुख्य उत्प्रेरक की भूमिका निभाते हैं।

119. (*c*) प्रोजेस्टेरॉन, गर्भावस्था को बनाए रखता है। यह स्तन ग्रन्थियों पर भी कार्य करता है एवं कूपिका (Alveoli) (थैली जैसी संरचना, जो दुग्ध का संग्रहण एवं स्रावण करती है) के विकास को उत्तेजित करता है।

120. (*c*) रिलैक्सिन हॉर्मोन्स, जो अण्डाशय से स्रावित होता है, प्रसव के समय प्यूबिक सिम्फाइसिस को शिथिल (Relax) करता है, जबकि इन्हिबिन एण्टीरियर पिट्यूटरी में FSH के स्रावण को कम करता है।

122. (*b*) हमारे हृदय की अलिन्द भित्ति एक महत्त्वपूर्ण पेप्टाइड हॉर्मोन्स का स्रावण करती है, जिसे एट्रियल नेट्रीयूरेटिक कारक (ANF) कहते हैं, जो पेप्टाइड प्रकृति का होता है।

हमारे शरीर में जब रुधिर दाब बढ़ता है, तब ANF का स्रावण होता है, जिससे रुधिर नलिकाओं का विस्तार होता है। तथा रुधिर दाब कम होता है।

नर्सिंग एग्जाम गैलरी

1. (*b*) मस्तिष्क के आधार पर स्थित पीयूष या पिट्यूटरी ग्रन्थि अपने द्वारा स्रावित हॉर्मोनों की सहायता से शरीर की अन्य अन्त:स्रावी ग्रन्थियों के कार्यों पर भी नियन्त्रण रखती है। इसी कारण इसे मास्टर ग्रन्थि कहते हैं।

2. (*a*) पीयूष ग्रन्थि या पिट्यूटरी ग्रन्थि अपने स्रावों को संग्रहित करने की क्षमता रखती है।

4. (*d*) हाइपोथैलेमस द्वारा स्रावित थायरॉइड मोचक या रीलिजिंग हॉर्मोन अग्र पिट्यूटरी ग्रन्थि को थायरॉइड उद्दीपक हॉर्मोन (TSH) के स्रावण के लिए प्रेरित करता है। TSH थायरॉइड ग्रन्थि की सामान्य वृद्धि एवं सक्रियता को संदमित कर थायरॉक्सिन हॉर्मोन के स्रावण को कम कर देता है जिससे हाइपोथायरॉइडिज्म हो जाता है।

7. (*a*) इन्सुलिन हॉर्मोन पैंक्रियाज की लैंगरहैंस की द्वीपिकाओं की β-कोशिकाओं द्वारा स्रावित होता है। इसकी α-कोशिकाओं द्वारा ग्लूकैगॉन का स्रावण होता है।

15. (*c*) पैराथॉर्मोन को हड्डी पुनर्गठन हॉर्मोन कहते हैं। पैराथायरॉइड ग्रन्थि द्वारा स्रावित पैराथॉर्मोन हॉर्मोन अस्थियों के विघटन को कम करता है, आँत में Ca का अवशोषण बढ़ाता है तथा हड्डियों एवं दाँतों में से अनावश्यक Ca एवं P को निकाल कर इनके पुनर्गठन को नियमित करता है।

17. (*a*) एपिनेफ्रिन एक अमीनो अम्ल के व्युत्पन्न द्वारा निर्मित हॉर्मोन है। यह एड्रीनल ग्रन्थि द्वारा स्रावित संकटकालीन हॉर्मोन है।

18. (*b*) थायरॉइड ग्रन्थि आयोडिन की उपस्थिति में ही प्रभावी होती है, क्योंकि यह थायरॉइड ग्रन्थि से स्रावित हॉर्मोन का संघटक होता है।

20. (*d*) वृद्धि हॉर्मोन अग्र पिट्यूटरी पालि (Anterior pituitary lobe) द्वारा स्रावित हॉर्मोन है। पश्च पिट्यूटरी पालि से केवल दो हॉर्मोन स्रावित होते हैं; ऑक्सीटोसिन एवं वैसोप्रेसीन (या ADH)।

24. (*a*) थायरॉक्सिन हॉर्मोन के अल्पस्रावण के कारण छोटे बच्चों में जड़वामनता या क्रिटिनिज्म (Cretinism) रोग हो जाता है। इस रोग में बच्चे बौने, कुरूप एवं मन्दबुद्धि हो जाते हैं।

अध्याय 01 (i)

जनन तन्त्र
Reproductive System

हम स्टडी करेंगे

• नर जनन तन्त्र • मादा जनन तन्त्र

जीवों (Organisms) में, जनन (Reproduction) से जुड़ी सभी क्रियाओं (Activities) में भाग लेने वाले अंगों को **जनन अंग** (Reproductive organs) कहते हैं। मानव एकलिंगी (Unisexual), जरायुज (Viviparous) एवं लैंगिक रूप से द्विरूपता (Dimorphic) दर्शाता है।
मानव में कार्य के आधार पर जनन अंगों को निम्न दो भागों में बाँटा गया है

(i) प्राइमरी लैंगिक अंग (Primary Sex Organs)

- मानव में प्राइमरी लैंगिक अंगों को **जनद** या **गोनैड** (Gonad) कहते हैं। इन अंगों में युग्मकों (Gametes) के निर्माण एवं लैंगिक या जनन हॉर्मोन्स (Sexual or Reproductive hormones) के स्रावण (Secretion) की क्रिया होती है।
- नर में गोनैड **वृषण** (Testes) होते हैं, जिनमें शुक्राणु (Sperm) स्पर्म का निर्माण होता है तथा मादा में गोनैड **अण्डाशय** (Ovaries) होते हैं, जिनमें अण्डाणु
(Ova or Egg) का निर्माण होता है।

(ii) सेकेण्डरी लैंगिक अंग (Secondary Sex Organs)

- इन्हें **सहायक लैंगिक अंग** (Accessory sex organs) भी कहते हैं। ये अंग प्राइमरी लैंगिक अंग की तरह न ही युग्मक (Gamete) बनाते हैं और न ही हॉर्मोन्स का स्रावण करते हैं, बल्कि ये जनन प्रक्रिया (Reproductive process) में सहायता प्रदान करते हैं।
- नर में शुक्र वाहिनियाँ (Vas deferens), प्रोस्टेट ग्रन्थि, शुक्राशय (Seminal vesicle), पेनिस (Penis), आदि तथा मादा में अण्ड वाहिनियाँ (Oviducts), गर्भाशय (Uterus), वेजाइना (Vagina), स्तन ग्रन्थियाँ, आदि प्रमुख सेकेण्डरी लैंगिक अंग पाए जाते हैं।

नर जनन तन्त्र (Male Reproductive System)

नर जनन तन्त्र को निम्नलिखित अंगों में बाँटा जाता है

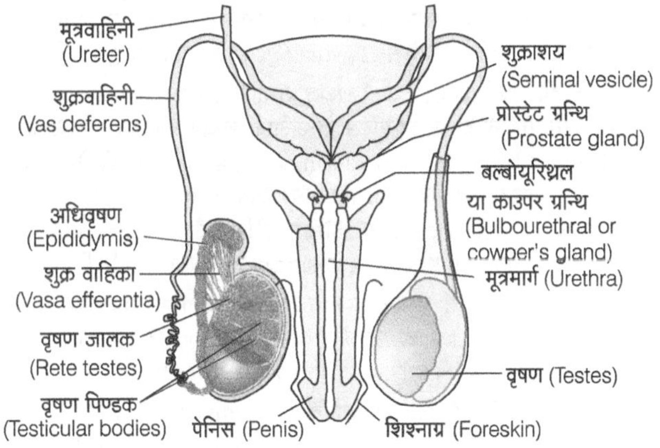

मानव के नर जनन अंग का अधर (Ventral) दृश्य

(i) वृषणकोष या स्क्रोटम (Scrotum)

- स्क्रोटल कोष या सैक (Sac) त्वचा का बना हुआ थैलेनुमा भाग होता है।
- इसके आन्तरिक भाग के मध्य में एक पेशीय (Muscular) **स्क्रोटल सेप्टम** (Scrotal septum) द्वारा स्क्रोटल सैक की कैविटी (Cavity) दो आधे भागों में बँटी होती है। प्रत्येक आधे भाग में एक वृषण (Testies) स्थित होता है।
- स्क्रोटल सैक का प्रत्येक आधा भाग एब्डोमिनल कैविटी (Abdominal cavity) की ओर एक पतले, 4-5 cm लम्बे **इंग्यूनल कैनाल** (Inguinal canal) द्वारा **पेल्विक कैविटी** (Pelvic cavity) से जुड़ा होता है।

- प्रत्येक इंग्यूनल कैनाल की एक **स्पर्मेटिक कॉर्ड** (Spermatic cord) स्क्रोटल सैक को एब्डोमिनल कैविटी के त्वचा के नीचे स्थित पेशी स्तर से जोड़ती है।
- स्क्रोटल सैक का तापमान शरीर के तापमान से 3°C कम होता है, जोकि शुक्राणुओं के परिपक्वन (Maturation) के लिए उपयुक्त (Suitable) होता है।

(ii) वृषण (Testes)

- नर (Male) में लगभग 4-5 cm लम्बे, 2.5 cm मोटे (Thick) तथा 20-25 gm (Weight) भार वाले गुलाबी रंग के दो अण्डाकार (Oval-shaped) वृषण होते हैं।
- शिशु अवस्था (Infant stage) में वृषण एब्डोमिनल कैविटी (Abdominal cavity) के अन्दर किडनी के पास स्थित होते हैं, परन्तु वयस्क (Adult) नर में यह एब्डोमिनल कैविटी के बाहर पेनिस (Penis) भाग के आधार पर स्थित स्क्रोटल सैक में आ जाते हैं।
- वृषण एक मोटे त्रिस्तरीय (Trilayer) टेस्टीकुलर कैप्सूल (Testicular capsule) से ढका रहता हैं, जिसे **ट्यूनिका** (Tunicae) कहते हैं।

वृषण की सहायक नलिकाएँ (Accessory Ducts of Testes)

वृषण में निम्नलिखित सहायक नलिकाएँ पाई जाती हैं

A. शुक्रजन नलिकाएँ या सेमीनीफेरस ट्यूब्युल्स (Seminiferous Tubules)

- वृषण के अन्दर उपस्थित इन नलिकाओं में नर जनन कोशिकाओं (Male reproductive cells) अर्थात् शुक्राणुओं या स्पर्म (Sperms) का निर्माण **शुक्रजनन** या **स्पर्मेटोजेनेसिस** (Spermatogenesis) प्रक्रिया द्वारा होता है।
- वृषण के पिण्डकों (Lobules) में स्थित संयोजी ऊतक (Connective tissue) में सेमीनीफेरस ट्यूब्युल्स के अलावा रुधिर कैपिलरी, तन्त्रिका तन्तु (Nerve fibre) तथा अन्त:स्रावी (Endocrine) कोशिकाओं के अनेक छोटे-छोटे समूह स्थित होते हैं। इन अन्त:स्रावी कोशिकाओं को **अन्तराली कोशिकाएँ** (Interstitial cells) या **लीडिग कोशिकाएँ** (Leydig's cell) कहते हैं। ये नर हॉर्मोन **टेस्टोस्टेरॉन** (Testosterone) का स्राव करती हैं।
- सेमीनीफेरस ट्यूब्युल्स अन्दर के भाग की ओर **जननिक उपकला** (Germinal epithelium) का एककोशिकीय स्तर (Single cell layer) होता है। जिसमें दो तरह की कोशिकाएँ होती हैं, जो निम्न हैं
  - (a) **शुक्रजन कोशिकाएँ या स्पर्मेटोगोनिया** (Spermatogonia) इन कोशिकाओं में लगातार विभाजन (Division) से कोशिकाओं के कई स्तर (Layer) बनते हैं तथा इनके परिपक्वन (Maturation) से शुक्राणु बनते हैं।
  - (b) **सहायक कोशिकाएँ (Supporting Cells)** इन्हें नर्स कोशिकाएँ (Nurse cells) या सर्टोली कोशिकाएँ (Sertoli cells) भी कहते हैं। इनकी स्वतन्त्र सतह कटी-फटी होती है। जहाँ भागों में स्पर्मेटिड (Spermatid) कोशिकाएँ धँसकर शुक्राणु में रूपान्तरित (Transform) होती हैं।
    - ये स्पर्मेटिड कोशिकाओं से विकसित हो रहे शुक्राणु को सहारा (Support), पोषण (Nutrition), O_2 एवं सुरक्षा (Protection) प्रदान करती हैं।
    - ये इन्हिबिन (Inhibin) नामक प्रोटीन हॉर्मोन का स्रावण करती हैं, जो स्पर्मेटोजेनेसिस की क्रिया को प्रेरित करने वाले अन्य हॉर्मोन की क्रिया का नियमन (Regulation) करती हैं।

B. वृषण जालक (Rete Testes)

वृषण (Testes) की ट्रांसवर्स अनुदैर्ध्य काट (Transverse section) में सेमीनीफरस ट्यूब्युल्स के घने (Dense) अतिकुण्डलित जाल (Highly convoluted web) को वृषण जालक कहते हैं।

C. शुक्र वाहिकाएँ या अपवाहक नलिकाएँ (Vasa Efferentia or Efferent Ductules)

वृषण जालक से 15-20 पतली संवलित नलिकाएँ (Convoluted ductules) निकलती हैं। इन्हें शुक्र वाहिकाएँ कहते हैं। प्रत्येक शुक्र वाहिका वृषण की अन्दर की सतह पर पहुँचकर अधिवृषण नलिका (Epididymis duct or Ductus epididymis) में खुलती है।

(iii) अधिवृषण या एपिडिडाइमिस (Epididymis)

- एपिडिडाइमिस लगभग 6 मी लम्बी नलिका से बना होता है जिसके शीर्ष भाग (Front end) में नलिका बहुत अधिक कुण्डलित (Convoluted) होती हैं तथा अन्त (Distal end) में सीधी होकर **शुक्रवाहिनी** (Vas deferens) में खुलती है।

(iv) शुक्र वाहिनी (Vas Deferens or Ductus Deferens)

- एपिडिडाइमिस के पीछे के भाग से एक आंशिक रूप से कुण्डलित नलिका निकलती है, जिसे शुक्र वाहिनी कहते हैं।
- शुक्र वाहिनी की भित्ति (Wall) में पेशीय स्तर (Muscular layer) अधिक मोटा होता है, जो स्यूडोस्ट्रेटीफाइड कॉल्युमनर उपकला (Pseudostratified columnar epithelium) से बनी होती है।
- इस भित्ति की **तरंग गति** (Peristalsis) से शुक्राणु, शुक्र वाहिनी में आगे बढ़ते हैं। यह लगभग 45 cm लम्बी होती है।
- यह एपिडिडाइमिस के पीछे के भाग से लगकर ऊपर की ओर बढ़ती हुई इंग्यूनल कैनाल (Inguinal canal) से होती हुई पेल्विक कैविटी में पहुँचती है। यहाँ यह मूत्राशय (Urinary bladder) के ऊपर से होती हुई शुक्राशय (Seminal vesicles) से सम्मिलित (Fused) होकर **स्खलन नलिका** या **इजेकुलेटरी डक्ट** (Ejaculatory duct) का निर्माण करती है।
- **इजेकुलेटरी डक्ट** (Ejaculatory duct) लगभग 2 cm लम्बी होती है। यह मूत्राशय से निकलने वाले मूत्रमार्ग (Urethra) में खुल जाती है। इसके सिरे के निकट कुछ भाग फूला हुआ (Swollen) होता है, जिसमें शुक्राणु का अस्थायी (Temporary) रूप में संग्रहण (Collect) होता है, जिसे **एम्पूला** (Ampulla) कहते हैं।

(v) मूत्रमार्ग (Urethra)

- मूत्राशय (Urinary bladder) से शुरु होकर मूत्रमार्ग (Urethra) इजेकुलेटरी डक्ट के साथ मिलकर पेनिस के शिखर (Tip) पर स्थित यूरिनोजेनाइटल छिद्र (Urinogenital aperture) से बाहर खुलता है।
- इससे यूरिनोजेनाइटल नलिका (Urinogenital canal) का निर्माण होता है, जिसमें से होकर मूत्र (Urine) तथा सीमन (Semen) दोनों बाहर निकलते हैं। मूत्रमार्ग लगभग 20 cm लम्बा होता है।

(vi) शिश्न या पेनिस (Penis)

- पेनिस, नर में बेलनाकार (Cylindrical) एवं इरेक्टाइल (Erectile) सम्भोग अंग (Copulatory organ) या लिंग होता है।

- पेनिस पर त्वचा का पतला आवरण (Cover) रहता है, जिसके अन्दर के भाग पर पेशीय (Muscular) एवं तन्तुमय संयोजी ऊतक (Fibrous connective tissue) की बनी तीन स्पंजी लम्बवत् पट्टिकाएँ (Longi-tudinal strips) उपस्थित रहती हैं, जिनमें से दो अधिक मोटी पट्टिकाएँ पेनिस के पीछे एवं पार्श्व (Lateral) भाग पर स्थित होती हैं। इन पट्टिकाओं को **कॉर्पोरा कैवरनोसा** (Corpora cavernosa) कहते हैं।
- पेनिस के अधर (Ventral) भाग पर तीसरी आकुंचक पट्टी (Contractile strip) उपस्थित रहती है, जो मूत्रमार्ग के चारों तरफ स्थित होती है। यह **कॉर्पस स्पॉन्जियोसम** (Corpus spongiosum) कहलाती है।
- प्रत्येक आकुंचक पट्टिका (Contractile strip) के चारों ओर संयोजी ऊतक का कठोर आवरण रहता है। इसे **ट्यूनिका एल्बुजीनिया** (Tunica albuginea) कहते हैं।
- पेनिस के शिखर (Tip) पर कॉर्पस स्पॉन्जियोसम, कॉर्पोरा कैवरनोसा से आगे निकलकर ग्लेंस पेनिस (Glans penis) का निर्माण करता है।
- ग्लेंस पेनिस के शिखर (Tip) पर दरारनुमा **यूरिनोजेनाइटल छिद्र** (Urinogenital aperture) होता है। ग्लेंस पेनिस की वृत्ताकार आधार रेखा (Circular basal line) को **कोरोना** (Corona) कहते हैं।
- कोरोना पर पेनिस की त्वचा (Skin) वलित (Convoluted) होकर ग्लेंस पेनिस पर आवरण बनाती है। इसे **शिश्नाग्र** (Prepuce or foreskin) कहते हैं।

(v) सहायक जनन ग्रन्थियाँ (Accessory Genital or Sex Glands)

नर जननांगों में निम्न तीन ग्रन्थियाँ पाई जाती हैं, जो जनन क्रिया में सहायक होती हैं

(a) शुक्राशय या सेमिनल वेसिकल (Seminal Vesicles)

- प्रत्येक शुक्राशय मूत्राशय के पीछे के भाग में स्थित लगभग 5 cm लम्बी थैलीनुमा संरचना (Bag like structure) होती है।
- इसमें स्पर्म का संचय नहीं होता है, अपितु यह पीले सा, क्षारीय (Alkaline) एवं चिपचिपे द्रव (Sticky liquid) का स्रावण करता है, जो **सीमन** (Semen) का लगभग (60-70%) भाग बनाता है।
- इसमें फ्रक्टोस (Fructose) शर्करा (Sugar), प्रोस्टाग्लैन्डिन्स (Prostaglandins) तथा सेमीनोजेलिन (Semenogelin) नामक प्रोटीन होते हैं।

(b) प्रोस्टेट ग्रन्थियाँ (Prostate Glands)

- यह ग्रन्थि सफेद एवं हल्के अम्लीय तरल (Light alkaline fluid) का स्रावण करती है, जो सीमन का 25-30% भाग बनाता है।
- इसमें फॉस्फेटेज (Phosphatase), सिट्रेट (Citrate) तथा कुछ प्रोटियोलाइटिक एन्जाइम (Proteolytic enzymes); जैसे–पेप्सिनोजन (Pepsinogen), लाइसोजाइम (Lysozyme), एमाइलेज (Amylase), हायलूरोनिडेज (Hyaluronidase), आदि होते हैं। ये पदार्थ सीमन (Semen) के स्कंदन (Coagulation) को रोकते हैं तथा स्पर्म को सक्रिय बनाते हैं।

(c) बल्बोयूरेथ्रल या काउपर की ग्रन्थियाँ (Bulbourethral or Cowper's Glands)

- ये प्रोस्टेट ग्रन्थि के नीचे स्थित छोटी एवं अण्डाकार संरचना (Oval shaped structure) होती है। ये गाढ़े (Thick), पारदर्शी (Transparent) एवं चिपचिपे क्षारीय द्रव (Alkaline liquid) का स्रावण मूत्रमार्ग में करती है।

वीर्य या सीमन (Semen)

- यह सहायक जनन ग्रन्थियों (Accessory reproductive organs) के स्राव (Secretion) एवं स्पर्म का एक तरल मिश्रण (Liquid mixture) होता है। यह एक सफेद, चिपचिपा तथा क्षारीय (pH 7.3-7.5) द्रव होता है।
- एक बार सम्भोग (Copulation) क्रिया के दौरान सीमन की स्खलित (Ejaculated) मात्रा 2.5-4.0 mL तक हो सकती है, जिसमें स्पर्म की संख्या 40 करोड़ (400 मिलियन) तक हो सकती है।

नर में प्युबर्टी (Onset of Puberty in Male)

- किसी भी प्राणी के जनन करने योग्य हो जाने को यौवनारम्भ (Adolescent) कहते हैं। इसकी आयु (Age) पुरुषों में 14-16 वर्ष तक होती है। इस अवस्था (Stage) में, पुरुषों के लक्षणों में कुछ महत्त्वपूर्ण बदलाव आते हैं, जिन्हें द्वितीयक लैंगिक लक्षण (Secondary sexual characters) कहते हैं।

ये निम्नलिखित होते हैं

(i) चेहरे व शरीर पर बाल उगना
(ii) आवाज का भारी होना
(iii) स्क्रोटल सैक तथा पेनिस के आकार (Size) में वृद्धि।
(iv) स्पर्मेटोजेनेसिस द्वारा स्पर्म का निर्माण शुरु होना।
(v) हड्डियाँ व पेशियाँ (Muscles) मजबूत तथा कन्धे (Shoulders) चौड़े हो जाते हैं। शरीर की लम्बाई बढ़ने लगती है।
(vi) जननांगों (Genitals) के आस-पास, बगलों (Armpits), आदि स्थानों पर बाल उग जाते हैं।

- वृषण से स्रावित हॉर्मोन्स (टेस्टोस्टेरॉन व एण्डोस्टेरॉन) नर में प्युबर्टी को प्रेरित (Stimulate) करते हैं।

मादा जनन तन्त्र (Female Reproductive System)

मादा जनन तन्त्र को निम्नलिखित अंगों में बाँटा जाता है

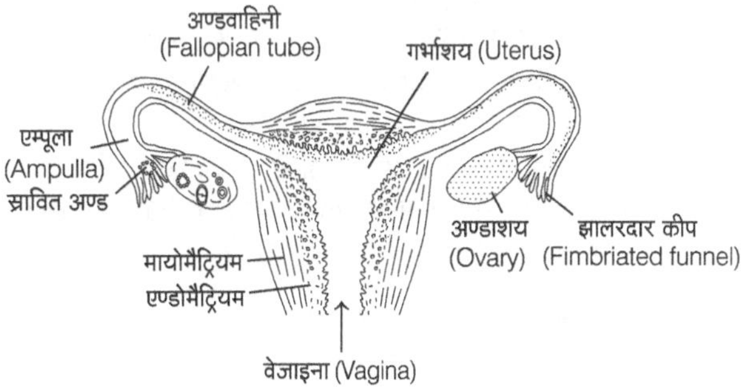

मादा जनन तन्त्र का अधर (Ventral) दृश्य

(i) अण्डाशय (Ovaries)

- मादा में एक जोड़ी अण्डाशय **प्राइमरी जनन अंग** (Primary reproductive organ) होते हैं, जो एब्डोमिनल कैविटी में किडनी के नीचे पेल्विक भाग में पीछे की ओर तथा गर्भाशय (Uterus) के दोनों ओर स्थित रहते हैं।

- प्रत्येक अण्डाशय चपटा (Flat), सफेद एवं बादाम की आकृति (Almond shaped) का होता है। यह लगभग 2 cm लम्बा (Long), 2cm चौड़ा (Wide) तथा 1 cm मोटा (Thick) होता है।
- प्रत्येक अण्डाशय एब्डोमिनल पेरीटोनियम (Abdominal peritoneum) के वलन या फोल्ड (Fold) से बनी अपनी ओर की किडनी के पास, **मिसोवेरियम** (Mesovarium) द्वारा एब्डोमिनल कैविटी से जुड़ा रहता है तथा दूसरी ओर से यह अण्डाशयी लिगामेन्ट्स (Ovarian ligaments) द्वारा गर्भाशय (Uterus) से जुड़ा रहता है।
- प्रत्येक अण्डाशय के एक विशिष्ट स्थान (Specific site) पर थोड़ा दबा या धँसा हुआ होता है, जिसे अण्डाशय की **नाभिका** (Hilus) कहते हैं। मिसोवेरिय इसी जगह पर जुड़ा रहता है। यह जगह ही अण्डाशय में आने-जाने वाली रुधिर कैपिलरी एवं तन्त्रिकाओं (Nerves) के लिए रास्ते का काम करता है।
- अण्डाशय में अण्डाणु (Ovum) का निर्माण तथा मादा लैंगिक हॉर्मोन **एस्ट्रोजन** (Oestrogen) तथा **एब्डोमिनल पेरीटोनियम** (Progesterone) का स्रावण भी होता है।
- प्रत्येक अण्डाशय के चारों ओर एक त्रिस्तरीय (Trilayered) आवरण होता है। इसमें सबसे बाहरी स्तर एब्डोमिनल पेरीटोनियम (Peritonium), मध्य में घनाकार कोशिकाओं (Cuboid cells) की एक स्तरीय (Single layer) **जननिक उपकला** (Germinal epithelium) तथा आन्तरिक भाग में सघन संयोजी ऊतक (Dense connective tissue) का बना, पतला ट्यूनिका एल्बुजीनिया (Tunica albuginea) स्तर होता है।
- अण्डाशय के सम्पूर्ण भीतरी भाग को स्ट्रोमा (Stroma) कहते हैं। यह एक मोटी एवं अधिक सघन कॉर्टिकल स्ट्रोमा (Cortical stroma) तथा मेड्यूलरी स्ट्रोमा (Medullary stroma) में बँटा होता है।
- कॉर्टिकल स्ट्रोमा में रेटीकुलर तन्तुओं और स्पिन्डल (Spindle) के आकार की संयोजी ऊतकीय कोशिकाओं तथा मेड्यूलरी स्ट्रोमा में पीले एवं लचीले (Flexible) इलास्टिन एवं कोलैजन रेशे से निर्मित तन्तुओं (Fibre), रुधिर कैपिलरी तथा तन्त्रिका तन्तुओं (Fibre) की अधिकता होती है।
- कॉर्टिकल स्ट्रोमा में **अण्डाशयी फॉलिकल** (Ovarian follicle) के विकास की विभिन्न अवस्थाएँ पाई जाती हैं, जो पूर्ण परिपक्व अवस्था (Mature stage) में **ग्राफियन फॉलिकल** (Graafian follicle) कहलाती हैं।
- जन्म के समय शिशु के प्रत्येक अण्डाशय की स्ट्रोमा में 2 लाख से 20 लाख तक ऊसाइट्स (Oocytes) होते हैं।
- प्रत्येक ऊसाइट्स (Oocytes) से एक अण्डे (Egg) का निर्माण होता है, परन्तु शिशु के पैदा होने के पहले अनेक ऊसाइट्स निष्क्रिय (Inactive) हो जाते हैं। जिन्हें एट्रिसिाया (Atresia) कहते हैं।

(ii) अण्डवाहिनी या फैलोपियन नलिका (Oviducts or Fallopian Tube)

- स्त्री में एक जोड़ी फैलोपियन नलिका अण्डाशय को गर्भाशय से जोड़ती है। प्रत्येक फैलोपियन नलिका लगभग 10-12 cm लम्बी कुण्डलित नलिका होती है। इसके निम्नलिखित तीन भाग होते हैं

(a) इन्फण्डीबुलम (Infundibulum)

- यह फैलोपियन नलिका का चौड़ा (Wide) तथा कीपनुमा (Funnel-shaped) शुरुआती भाग होता है, जो अण्डाशय से जुड़ा रहता है। इसके चौड़ी मुखिका (Opening) को **ऑस्टियम** (Ostium) कहते हैं।
- कीप (Funnel) के किनारों (Edges) पर अँगुलियों के समान अनेक उभार (Projections) होते हैं, जिन्हें **फिम्ब्री** (Fimbrae) कहते हैं। इस भाग से 10 cm लम्बी फैलोपियन नलिका शुरु होती है, जो अण्डोत्सर्ग या ऑव्यूलेशन (Ovulation) के समय अण्डाशय से निकले अण्डाणु को प्राप्त (Receive) करती है।
- यह आगे चलकर फैलोपियन नलिका में एक चौड़े (Wide) भाग में खुलता है, जिसे **एम्पूला** (Ampulla) कहते हैं।

(b) फैलोपियन नलिका (Fallopian Tube)

- इसकी आन्तरिक (Internal) दीवारें संकुचनशील (Contractile) होती हैं।
- इस भाग में तरंग गति (Peristaltic motion) के कारण फैलोपियन नलियों में अण्डाणु आगे की ओर बढ़ता है।
- इस भाग में **निषेचन** (Fertilisation) की क्रिया सम्पन्न होती है।

(c) इस्थमस (Isthmus)

- यह फैलोपियन नलिका का अन्तिम एक-तिहाई (1/3) सिरा है, जो गर्भाशय में खुलता है।

(iii) गर्भाशय या बच्चेदानी (Uterus or Womb)

- यह पेल्विक कैविटी की मध्य रेखा (Middle line) में, मीसेन्ट्री (Mesentery) तथा लिगामेन्ट्स (Ligaments) द्वारा बना लगभग 7.5 cm लम्बा, 3 cm मोटा तथा 5 cm चौड़ा, खोखला (Hollow) नाशपाती के आकार (Pear shaped) का अंग होता है।
- यह तीन भागों में बँटा होता है
  (a) ऊपर की ओर गुम्बदनुमा (Dome-shaped) फन्डस (Fundus)।
  (b) बीच का बॉडी (Body) भाग ।
  (c) सबसे निचला संकरा (Narrow), सर्विक्स (Cervix) भाग, जिसका अन्तिम भाग वेजाइना (Vagina) में उभरा होता है।
- सर्विक्स की कैविटी को **सर्विकल नाल** (Cervical canal) कहते हैं, जो वेजाइना के साथ मिलकर **जन्म नाल** (Birth canal) बनाती है।
- गर्भाशय भित्ति (Uterine wall) में ऊतकों (Tissue) के तीन स्तर होते हैं
  (a) बाहरी पतला झिल्लीमय स्तर (Membranous layer) - पेरीमैट्रियम (Perimetrium)
  (b) मध्य का मोटा चिकना स्तर- मायोमैट्रियम (Myometrium)
  (c) आन्तरिक ग्रन्थिल स्तर (Glandular layer) एण्डोमैट्रियम (Endometrium)
- मोटे मायोमैट्रियम के कारण गर्भाशय की दीवार (Wall) फैलने वाली (Distensible) होती है, जिसके कारण गर्भावस्था के समय गर्भाशय आकार में बहुत बड़ा हो जाता है।

(iv) योनि या वेजाइना (Vagina)

- यह मूत्राशय एवं मलाशय (Rectum) के बीच में स्थित लगभग 7.5-10 cm लम्बी तथा अत्यधिक लचीली (Highly flexible) एवं पेशीय नलिका (Muscular tube) होती है।
- यह मादा का मैथुन स्थल (Coapulation site) होता है। यह रजोस्राव (Menstruation) एवं प्रसव (Delivery) मार्ग (Route) का भी कार्य करता है।

- इसमें म्यूकस स्तर (Mucous layers) अत्यधिक मात्रा में पाए जाते हैं, जिसके कारण यह स्थान गीला (Wet) रहता है। गर्भाशय की सर्विक्स (Cervix) इसके पीछे के भाग (Distal end) में खुलती है।
- इसका आगे का भाग (Proximal end) एक छिद्र द्वारा बाहर खुलता है, जिससे आर्वत काल (Menstrual period) में रुधिर बाहर निकलता है।
- कुँवारी कन्याओं में वेजाइना के मुख पर पतला व झिल्ली युक्त (Membranous) एक पर्दा (Curtain) होता है, जिसे हायमन (Hymen) कहते हैं। यह झिल्ली लैंगिक सम्पर्क, शारीरिक परिश्रम या व्यायाम के दौरान फट हो जाती है।

(v) बाह्य जननांग या वल्वा (External Genitalia or Vulva)

मादा का बाह्य जननांग सम्मिलित रूप (Combined form) से वल्वा कहलाता है। इसके निम्नलिखित अंग होते हैं

- **मौंस प्यूबिस** (Mons Pubis) यह वल्वा का सबसे ऊपरी भाग होता है, जो त्वचा के नीचे वसीय (Fatty) ऊतक की अधिकता के कारण कोमल एवं गद्दी की तरह फूला (Padded) होता है। यौवनारम्भ (Adolescence) पर इसके ऊपर की त्वचा रोमयुक्त (Hairy) हो जाती है। इन रोमों को **प्यूबिक रोम** (Pubic hair) कहते हैं।
- **लेबिया मेजोरा** (Labia Majora) ये त्वचा के दो मोटे एवं खड़े भंज होते हैं, जो मौंस प्यूबिस से वल्वा के निचले छोर तक इधर-उधर फैले रहते हैं। इनकी बाहरी त्वचा में बाल होते हैं, जबकि अन्दर की त्वचा में वसा, तेल (Oil) तथा पसीने (Sweat) की ग्रन्थियों की प्रचुरता होती है। ये पुरुषों के स्क्रोटल सैक (Scroctal sac) से समजातता (Similarity) दर्शाते हैं।
- **लेबिया माइनोरा** (Labia Minora) ये लेबिया मेजोरा से वेजाइनल छिद्र की ओर लगे एक जोड़ी अपेक्षाकृत छोटे और पतले होंठ (Lips) होते हैं। इन पर बाल एवं वसा का अभाव (Lack) होता है। इनकी त्वचा में पसीने (Sweat) की ग्रन्थियाँ बहुत कम, परन्तु तेल ग्रन्थियाँ अधिक होती हैं।
- **वेस्टिब्यूल** (Vestibule) यह लेबिया माइनोरा से घिरा बीच में स्थित एक छोटा-सा **स्पिन्डल आकार** (Spindle-shaped) का क्षेत्र होता है। वेजाइनल छिद्र इसके अधिकांश भाग में फैला होता है।
- **क्लिटोरिस** (Clitoris) यह वेस्टिब्यूल में सबसे ऊपरी भाग में लेबिया माइनोरा के पास एक छोटा-सा बेलनाकार (Cylindrical) और इरेक्टाइल (Erectile) अंग होता है। यह पुरुष के पेनिस (Penis) के समान होता है।

(vi) सहायक ग्रन्थियाँ (Accessory Glands)

स्त्रियों में निम्न दो सहायक जनन ग्रन्थियाँ पाई जाती हैं

(a) **बार्थोलिन ग्रन्थियाँ** (Bartholin's Glands)

- ये वेजाइनल छिद्र के ऊपरी भाग पर मूत्रमार्ग की दीवार में सेम (Bean) के बीज (Seed) के आकार की ग्रन्थियाँ पाई जाती हैं।
- सम्भोग (Copulation) के समय इन ग्रन्थियों से स्रावित म्यूकस लुब्रीकेन्ट (Lubricant) का काम करता है। ये नर की काउपर (Cowper) ग्रन्थियों के समान अंग हैं।

(b) **स्तन ग्रन्थियाँ** (Mammary Glands)

- मादा के वक्ष भाग में सामने की ओर दो उभरे हुए पिगमिन्ट युक्त (Pigmented) **निप्पलस** (Nipples) उपस्थित होते हैं। प्रत्येक निप्पलस के चारों ओर का क्षेत्र पिगमिन्ट युक्त (Pigmented) क्षेत्र **एरियोला** (Areola) कहलाता है।
- मादा में निप्पलस के चारों ओर का ज्यादातर भाग वसा के जमाव तथा पेशियों की प्रचुरता (Abudance) के कारण स्तनों (Breast) के रूप में फूला रहता है।
- प्रत्येक स्तन, स्रावी ऊतकों (Secretory tissues) का बना होता है, जो 15-20 पालियों (Lobes) में बँटा रहता है। इनके बीच में वसीय ऊतक (Fatty tissue) भरे होते हैं।
- प्रत्येक पाली (Lobe) में कई छोटी पालिकाएँ (Minor lobes) होती है। प्रत्येक पालिका में अंगूर के गुच्छों (Bunch) के भाँति अनेक दुग्ध ग्रन्थियाँ (Milk glands) होती हैं, जिन्हें एल्वियोली (Alveoli) कहते हैं।

मादा में प्युबर्टी (Onset of Puberty)

मादा में नर की तुलना में प्युबर्टी जल्द शुरु होती है। मादा में यह लगभग 10-12 वर्ष की आयु में शुरु हो जाती है। मादा में सबसे पहले वृद्धि (Growth) की अवस्था प्रारम्भ होती है। तत्पश्चात् 12-13 वर्ष की आयु में **ऑव्यूलेशन** (Ovulation) तथा **मिनार्क** (Menarche) प्रारम्भ हो जाते हैं।

प्युबर्टी के बाद लड़कियों में निम्नलिखित परिवर्तन होते हैं

(i) बाहरी जननांगों (External genitalia) तथा स्तनों का विकास प्रारम्भ हो जाता है।

(ii) ऑव्यूलेशन (Ovulation) तथा मासिक धर्म (Periods) प्रारम्भ हो जाता हैं।

(iii) पेल्विक ग्रिडल तथा कुल्हे (Hips) चौड़ें हो जाते हैं।

(iv) आवाज मधुर व तीव्र (Sharp) हो जाती है।

(v) बगल (Armpits), जननांगों, आदि के आस-पास बाल उग जाते हैं।

मानव में जनन की प्रक्रिया (Mechanism of Reproduction in Humans)

मानव में लैंगिक जनन की प्रक्रिया के प्रमुख चरण निम्नवत् हैं

1. युग्मकजनन (Gametogenesis)

वृषण (Testes) अथवा अण्डाशय (Ovary) की जननिक उपकला (Germinal epithelium) की कोशिकाओं से अर्द्धसूत्री विभाजन या मियोसिस (Meiosis) द्वारा अगुणित (Haploid) युग्मक (Gamete) निर्माण की क्रिया को **युग्मकजनन** (Gametogenesis) कहते हैं। नर में नर युग्मक या शुक्राणु (Sperm) तथा मादा में ऊजेनेसिस (Oogenesis) की प्रक्रिया द्वारा मादा युग्मक या अण्डाणु (Ovum) बनते हैं।

2. निषेचन (Fertilisation)

नर युग्मक (शुक्राणु) के मादा युग्मक (अण्डाणु) के साथ संलयन (Fusion) से युग्मनज या जायगोट (Zygote) बनने की प्रक्रिया को निषेचन कहते हैं। युग्मनज में गुणसूत्रों (Chromosomes) की संख्या **द्विगुणित** (Diploid, $2n$) हो जाती है।

3. भ्रूणीय परिवर्धन (Embryonic Development)

- यह निषेचन (Fertilisation) की क्रिया के बाद बने भ्रूण (Embryo) में होने वाले परिवर्तनों की एक श्रृंखला है, जिसके फलस्वरूप वह एक वयस्क (Adult) जीव में परिवर्तित होता है।
- यह पूरी प्रक्रिया **एम्ब्रियोजेनेसिस** (Embryogenesis) भी कहलाती है।

भ्रूणीय परिवर्धन की प्रमुख प्रावस्थाएँ निम्नलिखित हैं

(i) विदलन (Cleavage)

- निषेचन के लगभग 24 घण्टे बाद मानव जाइगोट में विदलन (Cleavage) की प्रक्रिया शुरु होती है। जाइगोट में होने वाले तीव्र (Fast) समसूत्री (Mitotic) विभाजन को **विदलन** या **विखण्डन** (Segmentation) कहते हैं।
- मानव में **समान होलोब्लास्टिक क्लिवेज** (Equal holoblastic cleavage) पाया जाता है।
- पहले विभाजन के बाद दो ब्लास्टोमियर्स (Blastomere) का निर्माण होता है, लेकिन इनके आकार (Size) में किसी प्रकार की बढ़ोतरी नहीं होती है।
- दूसरा विभाजन पहले विभाजन के समकोण (Right angle) पर होता है तथा जाइगोट चार समान ब्लास्टोमियर्स में विभाजित हो जाता है। इन ब्लास्टोमियर्स का लगातार विभाजन होता रहता है और 2, 4, 8 एवं 16 कोशिकीय अवस्थाओं (Cellular stage) का निर्माण होता है तथा ब्लास्टोमियर्स (Blastomere) क्रमशः छोटे होते जाते हैं।

(ii) मोरूला का निर्माण (Formation of Morula)

- यह 16 ब्लास्टोमियर्स (Blastomere) की गोल एवं ठोस संरचना (Solid spherical structure) है। इसका आकार जाइगोट के समान ही होता है।
- इस अवस्था का जैसे ही प्रारम्भ होता है, भ्रूण (Embryo) पक्ष्माभिकी या सिलियरी (Ciliary) क्रिया और पेशीय संकुचन (Muscular contraction) द्वारा अण्डवाहिनी (Oviduct) के नीचे की ओर बढ़ने लगता है। मोरूला निषेचन के लगभग 4-6 दिन बाद गर्भाशय में पहुँचता है।

(iii) ब्लास्टोसिस्ट का निर्माण (Formation of Blastocyst)

- गर्भाशय में पहुँचकर भ्रूण की कोशिकाएँ, गर्भाशयी (Uterine) कैविटी से स्रावित ग्लाइकोजन (Glycogen) युक्त पोषक तरल पदार्थों का अवशोषण (Absorption) करने लगती है। इन पोषक तत्वों को गर्भाशयी दुग्ध (Uterine milk) भी कहते हैं।
- यह जोना पेल्यूसिडा में से भ्रूण के अन्दर आता है। इसके पश्चात् पोषण लेते हुए भ्रूण का 2-3 दिनों तक विकास होता रहता है।
- भ्रूण के मोरूला (Morula) के बाहरी कोशिकीय स्तर तथा भीतरी कोशिकीय पिण्ड के बीच पोषक द्रव्य से भरी हुई एक बड़ी कैविटी ब्लास्टोसील (Blastocoel) कहलाती है।
- ब्लास्टोसील के विस्तार के कारण भीतरी कोशिकीय पिण्ड भ्रूण के एक ध्रुव (Pole) की ओर सीमित (Limited) होने लगता है। भ्रूण की यह प्रावस्था **ब्लास्टोसिस्ट** (Blastocyst) तथा **ब्लास्टुला** (Blastula) कहलाती है।

(iv) भ्रूण का रोपण (Implantation)

- भ्रूण का पूर्ण रूप से गर्भाशय की एण्डोमैट्रियम (Endometrium) भित्ति से जुड़ जाने (Attachment) की प्रक्रिया **रोपण** (Implantation) कहलाती है।
- यह क्रिया निषेचन (Fertilisation) के लगभग 7-8 दिन के बाद होती है।

(v) गैस्ट्रूलाभवन (Gastrulation)

- दूसरे सप्ताह के अन्त तक भ्रूण द्विस्तरीय (Two layered) ही रहता है। तीसरे सप्ताह की प्रमुख प्रक्रिया तीन जनन स्तरों (Three germinal layer) की स्थापना होती है।
- ब्लाटोसिस्ट की आन्तरिक कोशिका पुँज (Internal cellular mass) की कोशिकाओं से तीनों जनन स्तर एक्टोडर्म (Ectoderm), मीसोडर्म (Mesoderm) एवं एण्डोडर्म (Endoderm) बनने की प्रक्रिया **गैस्ट्रूलाभवन** कहलाती है तथा इससे बने त्रिस्तरीय (Trilayered) भ्रूण को **गैस्ट्रूला** (Gastrula) कहते हैं। इन्हीं स्तरों से भ्रूण के सभी ऊतक तथा अंगों का विकास (Development) होता है।

(vi) गैस्ट्रूला से शिशु का निर्माण (Formation of Infant from Gastrula)

- भ्रूण के ये तीनों जनन स्तर (Layer) अब विभिन्न अंगों (Organs) का निर्माण करने लगते हैं। जिससे गर्भ (Foetus) का निर्माण होता है।
- भ्रूण के निषेचन से जन्म तक का समय **गर्भकाल** (Gestation period) कहलाता है। मानव में गर्भकाल निषेचन से 266-277 दिन अथवा $9\text{-}9\frac{1}{4}$ माह का होता है।

4. प्रसव (Child Birth/Parturition)

- गर्भावधि पूरी होने पर गर्भाशय की पेशियों (Muscles) में तीव्र संकुचन (Vigorous contraction) शुरु हो जाते हैं।
- शिशु का जन्म गर्भाशय की अनैच्छिक पेशियों में संकुचन (Involuntary muscular contraction) की लम्बी प्रक्रिया से प्रारम्भ होता है, इसे **प्रसव संकुचन** (Labor contraction) कहते हैं तथा इस अनुभव को **प्रसव वेदना** (Labor pain) भी कहते हैं।

प्रैक्टिस सैशन

टॉपिकल प्रैक्टिस

नर जनन तन्त्र

1. उदर गुहा (Abdominal cavity) **के बाहर वृषण** (Testes) **जिस थैली में स्थित होते हैं, वह है**

(a) ट्युनिका एल्बुजीनिया
(b) इंग्यूनल कैनाल (Inguinal canal)
(c) एपिडिडाइमिस (Epididymis)
(d) स्क्रोटल सैक

2. स्क्रोटल सैक (Scrotal sac) **का कार्य है**

(a) वृषण का तापमान शरीर से कम बनाए रखना
(b) वृषण का तापमान शरीर से अधिक बनाए रखना
(c) वृद्धि हॉर्मोन का स्तर बनाए रखना
(d) नर हॉर्मोन का स्तर बनाए रखना

3. वृषण (Testes) **की लम्बाई और चौड़ाई लगभग है**

(a) 4-5 cm तथा 2-3 cm (b) 5-6 cm तथा 3-4 cm
(c) 6-7 cm तथा 4-5 cm (d) 7-8 cm तथा 8-9 cm

4. प्रत्येक मानव वृषण में लगभग कितने कक्ष होते हैं?

(a) 250 (b) 300 (c) 350 (d) 400

5. मानव वृषण में उपस्थित कक्ष (Chambers) **क्या कहलाते हैं?**

(a) वृषण पालिका (Testicular lobules)
(b) शुक्रजन नलिकाएँ (Seminiferous tubules)
(c) सर्टोली कोशिकाएँ (Sertoli cells)
(d) अन्तराली कोशिकाएँ (Interstitial cells)

6. वृषण पालिका (Testicular lobules) **में होते हैं**

(a) 3-5 शुक्रजन नलिकाएँ (b) 2-6 शुक्रजन नलिकाएँ
(c) 5-7 शुक्रजन नलिकाएँ (d) 1-3 शुक्रजन नलिकाएँ

7. शुक्रजन नलिकाओं (Seminiferous tubules) **की आन्तरिक पालिका** (Inner lobule) **में होती हैं**

(a) नर जनन कोशिकाएँ
(b) सर्टोली कोशिकाएँ
(c) दोनों (a) तथा (b)
(d) अन्तराली कोशिकाएँ या लीडिग कोशिकाएँ

8. जर्मिनल एपिथीलियम, शुक्रजन नलिकाओं (Seminiferous tubules) **की भित्ति** (Wall) **पर होती है**

(a) त्रिस्तरीय (b) द्विस्तरीय
(c) एकस्तरीय (d) कटी-फटी

9. निम्न में से कौन-सी कोशिकाएँ स्तनियों (Mammals) **के वृषण में शुक्राणु को पोषण** (Nutrition) **प्रदान करती है?**

(a) लीडिग कोशिकाएँ (b) ऑक्सीटिक कोशिकाएँ
(c) अन्तराली कोशिकाएँ (d) सर्टोली कोशिकाएँ

10. शुक्रजन नलिकाओं (Seminiferous tubules) **का बाहरी क्षेत्र** (External area) **कहलाता है**

(a) लीडिग स्ट्रोमा अवकाश (b) इण्टरफेरस अवकाश
(c) इन्टरस्टीटिअल अवकाश (d) एट्रीयल अवकाश

11. वृषण की शुक्रजन नलिकाएँ (Seminiferous tubules)**, शुक्र वाहिकाओं के द्वारा खुलती हैं**

(a) शुक्र वाहक (Vas deferens) में
(b) वृषण जालिकाएँ (Rete testes) में
(c) एपिडिडाइमिस (Epididymis)
(d) एम्पूला

12. निम्न में से कौन-सा स्पर्म के स्थानान्तरण (Transfer) **का सही पथ दर्शाता है?**

(a) वृषण जालिकाएँ → शुक्र वाहिकाएँ → एपिडिडाइमिस → शुक्रवाहक
(b) वृषण जालिकाएँ → एपिडिडाइमिस → शुक्र वाहिकाएँ → शुक्रवाहक
(c) वृषण जालिकाएँ → शुक्रवाहक → शुक्र वाहिकाएँ → एपिडिडाइमिस
(d) शुक्र वाहिकाएँ → वृषण जालिकाएँ → शुक्रवाहक → एपिडिडाइमिस

13. गलत युग्म चुनिए।

(a) लीडिग कोशिकाएँ – नर हॉर्मोन स्रावित करती हैं
(b) शुक्र वाहिकाएँ (Vasa efferentia) और एपिडिडाइमिस – सहायक नलिकाएँ
(c) एपिडिडाइमिस – मूत्राशय के ऊपर घुमावदार परिपथ
(d) स्खलन नलिका (Ejaculatory duct) – शुक्र वाहिकाएँ (Vasa efferentia) तथा शुक्राशय

14. निम्न में से कौन-सा/कौन-से कथन गलत है?

(a) पेनिस का बाहर की ओर खुला छिद्र मूत्राशयी छिद्र (Urinal aperture) कहलाता है
(b) ग्लेन्स पेनिस एक ढीली त्वचा से ढका रहता है, जिसे अग्रच्छद (Foreskin) कहते हैं
(c) बल्बोयूरेथ्रल ग्रन्थि का स्राव पेनिस के लुब्रीकेशन (Lubrication) में सहायक है
(d) उपरोक्त में से कोई नहीं

15. वृषण (Testes) **में छोटी-छोटी नलिकाओं के जाल** (Web of tubules) **को कहते हैं**

(a) वृषण जालक (Rete testes)
(b) संवलित नलिका (Convoluted tubules)
(c) शुक्र वाहिनी (Vas deferens)
(d) अधिवृषण (Epididymis)

16. मानव में अधिवृषण (Epididymis) **का निर्माण होता है**

(a) वृषण जालक से
(b) कैपट, कॉर्पस तथा शुक्रवाहिनी से
(c) कैपट, कॉर्पस तथा कॉडा भाग से
(d) कैपट, कॉडा तथा शुक्रवाहिनी से

17. **यदि पुरुष में शुक्रवाहिनियों को काट दें, तो**
(a) सीमन में शुक्राणु केन्द्रकविहीन होंगे
(b) सीमन में शुक्राणु नहीं होंगे
(c) शुक्रजनन (Spermatogenesis) नहीं होगा
(d) सीमन में शुक्राणु अचल (Non-motile) होंगे

18. **मानव नर में मूत्रीय तन्त्र** (Urinary system) **और जनन तन्त्र की साझा** (Common) **नलिका है**
(a) मूत्रमार्ग (b) मूत्रवाहिनी (c) शुक्रवाहक (d) शुक्र वाहिकाएँ

19. **मानव नर जनन तन्त्र में उपस्थित सहायक ग्रन्थि** (Accessory glands) **है**
(a) शुक्राशय (b) प्रोस्टेट ग्रन्थि
(c) काउपर ग्रन्थि (d) ये सभी

20. **निम्न में से कौन-सी नर सहायक ग्रन्थि नहीं है?**
(a) शुक्राशय (b) एम्पूला
(c) प्रोस्टेट ग्रन्थि (d) बल्बोयूरेथ्रल ग्रन्थि

21. **यदि काउपर की ग्रन्थि को हटा दिया जाए, तो प्रभावित होगा**
(a) पेनिस का इरेक्शन (b) शुक्राणु का परिवहन
(c) जनन व्यवहार (d) शुक्राणु का निर्माण

22. **नर में शुक्राणु को पोषण प्रदान करने में सहायक ग्रन्थि है**
(a) शुक्राशय (b) प्रोस्टेट ग्रन्थि
(c) काउपर ग्रन्थि (d) इनमें से कोई नहीं

23. **सीमन में अम्लीय द्रव्य** (Acidic liquid) **का स्रावण कौन-सी ग्रन्थि करती है?**
(a) शुक्राशय (b) प्रोस्टेट ग्रन्थि
(c) काउपर की ग्रन्थि (d) मूत्राशय

मादा जनन तन्त्र

24. **प्रत्येक अण्डाशय** 2-4 cm **लम्बा होता है एवं.....***A*.... **से.....***B*....**द्वारा जुड़ा रहता है। प्रत्येक अण्डाशय उपकला** (Epithelium) **से आस्तरित रहता है, जो अण्डाशयी स्ट्रोमा** (Ovarian stroma) **को घेरे रहता है। यह स्ट्रोमा दो क्षेत्रों......***C*......**तथा ......***D*.....**में विभाजित रहती है।** *A* **से** *D* **तक के लिए उपयुक्त विकल्प चुनिए।**
(a) *A*–आन्तरिक मेड्यूला, *B*–परिधीय कॉर्टेक्स, *C*–लिगामेन्ट्स, *D*–पेल्विक दीवार
(b) *A*–पेल्विक दीवार, *B*–लिगामेन्ट्स, *C*–परिधीय कॉर्टेक्स, *D*–आन्तरिक मेड्यूला
(c) *A*–पेल्विक दीवार, *B*–परिधीय कॉर्टेक्स, *C*–लिगामेन्ट्स, *D*–आन्तरिक मेड्यूला
(d) *A*–आन्तरिक मेड्यूला *B*–परिधीय कॉर्टेक्स, *C*–लिगामेन्ट्स, *D*–पेल्विक दीवार

25. **अण्डवाहिनी** (Oviduct) **को यह भी कहा जाता है**
(a) फैलोपियन नलिका (b) गर्भाशय
(c) वेजाइना (d) अण्डाशय

26. **मानव फैलोपियन नलिका की लम्बाई (लगभग) होती है**
(a) 8-9 cm (b) 9-10 cm (c) 10-12 cm (d) 12-17cm

27. **अण्डवाहिनी का अण्डाशय** (Ovary) **के पास स्थित कीपाकार भाग** (Funnel shaped part) **कहलाता है**
(a) फिम्ब्री (Fimbriae) (b) इन्फण्डीबुलम (Infundibulum)
(c) एम्पूला (Ampulla) (d) इस्थमस (isthmus)

28. **फैलोपियन नलिका की झालर** (Fimbrae) **का मुख्य कार्य है**
(a) अण्डाशय के विकास में सहायक
(b) ऑव्यूलेशन के पश्चात् अण्ड (Ovum) को ग्रहण करने में सहायक
(c) अण्ड के निर्माण में सहायक
(d) निषेचन में सहायक

29. **निम्न में से गलत युग्म चुनिए।**
(a) अँगुलीनुमा उभार – फिम्ब्री
(b) अण्डवाहिनी का संकरा भाग – एम्पूला
(c) गर्भाशय से जुड़ा हुआ अण्डवाहिनी का भाग – इस्थमस
(d) उपरोक्त में से कोई नहीं

30. **निम्न में से कौन-सा कथन गर्भाशय** (Uterus) **के लिए असत्य है?**
(a) यह बच्चेदानी भी कहलाता है तथा इसका आकार उल्टे नाशपाती (Inverted pear) के समान होता है
(b) यह पेल्विक दीवार से जुड़े हुए लिगामेन्ट्स (Ligaments) द्वारा सहयोग प्राप्त करता है
(c) यह सर्विक्स (Cervix) द्वारा अण्डवाहिनी में खुलता है, जिसकी कैविटी सर्विकल नाल (Cervical tube) कहलाती है
(d) यह तीन परतों द्वारा आवरित (Covered) रहता है; पेरीमैट्रियम, मायोमैट्रियम एवं एण्डोमैट्रियम

31. **निम्न में से गलत युग्म चुनिए।**
(a) वसीय ऊतकों से बनी गद्दी, जो सघन (Dense) बालों द्वारा ढकी होती है–मौंस प्यूबिस (Mons pubis)
(b) वेजाइना के द्वार को ढकने वाली झिल्ली–हाइमन (Hymen)
(c) स्त्री में मूत्र द्वार के ऊपर अँगुली समान संरचना–क्लिटोरिस (Clitoris)
(d) प्रसव के दौरान गर्भाशय भित्ति का तीव्र संकुचन दर्शाना–एण्डोमैट्रियम (Endometrium)

32. **अण्डवाहिनी रोमाभी कीप** (Fimbrineted funnel) **में उपस्थित अँगुलीनुमा उभारों** (Finger like projections) **को क्या कहते हैं?**
(a) ऑस्टियम (b) फिम्ब्री
(c) फ्लैजिला (d) लिगामेन्ट्स

33. **अण्डवाहिनी का कौन-सा सिरा** (End) **गर्भाशय में खुलता है?**
(a) रोमाभी कीप (b) गर्भाशयी नाल
(c) इस्थमस (d) इनमें से कोई नहीं

34. **एण्डोमैट्रियम किससे सम्बन्धित है?**
(a) मूत्राशय से (b) वेजाइना से
(c) गर्भाशय से (d) अण्डवाहिनी से

1. (d)	2. (a)	3. (a)	4. (a)	5. (a)	6. (d)	7. (c)	8. (c)	9. (d)	10. (c)
11. (b)	12. (a)	13. (d)	14. (d)	15. (a)	16. (c)	17. (b)	18. (a)	19. (d)	20. (b)
21. (b)	22. (a)	23. (b)	24. (b)	25. (a)	26. (c)	27. (b)	28. (b)	29. (b)	30. (c)
31. (d)	32. (b)	33. (c)	34. (c)						

35. स्त्रियों के अण्डाशय से अण्डाणु के मुक्त होने (Release) की क्रिया को कहते हैं
(a) रजोधर्म (Menarche)
(b) अण्डजनन (Oogenesis)
(c) अण्डोत्सर्ग (Ovulation)
(d) परिपक्वन (Maturation)

36. स्त्री में अण्डोत्सर्ग (Ovulation) के बाद ग्राफियन फॉलिकल के फट जाने पर कौन-सी संरचना बनती है?
(a) कॉर्पस ल्यूटियम (b) कॉर्पस एल्बिकैन्स
(c) जोना पेलुसिडा (d) कोरोना रेडिएटा

37. स्त्रियों में अण्डोत्सर्ग नियन्त्रित होता है
(a) LTH द्वारा (b) FSH तथा LH द्वारा
(c) LTH तथा TSH द्वारा (d) ADH तथा LH द्वारा

38. वेजाइना के द्वार (Opening) पर कौन-सी ग्रन्थियाँ पाई जाती हैं?
(a) बल्बोयूरेथ्रल ग्रन्थि (b) बार्थोलिन ग्रन्थि
(c) वेस्टीब्यूल (d) क्लिटोरिस

39. स्तन (Breast) में उपस्थित मुख्य ऊतक है
(a) ग्रन्थिल ऊतक (b) शल्की ऊतक
(c) पक्ष्माभीय ऊतक (d) उपकला ऊतक

मानव में जनन की प्रक्रिया

40. स्पर्मेटोजेनेसिस में निम्न में से कौन-सी कोशिकाएँ अर्द्धसूत्री विभाजन-I में जाती हैं?
(a) प्राथमिक शुक्राणु कोशिकाएँ (b) द्वितीयक शुक्राणु कोशिकाएँ
(c) सर्टोली कोशिकाएँ (d) लीडिग कोशिकाएँ

41. शुक्राणु उत्पादन के क्रम में सबसे पहले कौन-सी कोशिका आती है?
(a) शुक्राणु
(b) स्पर्मेटोसाइट (Spermatocyte)
(c) स्पर्मेटिड (Spermatid)
(d) स्पर्मेटोगोनिया (Spermatogonia)

42. निम्न में से कौन-सी एक कोशिका में गुणसूत्रों (Chromosomes) की अगुणित संख्या (Haploid) होती है?
(a) प्राथमिक शुक्राणु कोशिका (b) सेकेण्डरी शुक्राणु कोशिका
(c) स्पर्मेटिड (Spermatid) (d) दोनों (b) तथा (c)

43. शुक्रजनन के दौरान, कौन-सी अवस्था सबसे पहले गुणसूत्रों की अगुणित (Haploid) संख्या रखती है?
(a) स्पर्मेटोसाइट (b) प्राथमिक शुक्राणु कोशिका
(c) द्वितीयक शुक्राणु कोशिका (d) स्पर्मेटिड

44. स्पर्मियोजेनेसिस (Spermiogenesis) है
(a) स्पर्मेटिड का शुक्राणु में रूपान्तरण
(b) शुक्राणु का स्पर्मेटिड में रूपान्तरण
(c) प्राथमिक शुक्राणु कोशिका का परिपक्व शुक्राणु कोशिका में रूपान्तरण
(d) स्पर्म का द्वितीयक शुक्राणु कोशिका में रूपान्तरण

45. स्पर्म के बनने का सही क्रम क्या है?
(a) स्पर्मेटिड, सेकेण्डरी स्पर्म कोशिका, स्पर्मेटोसाइट, स्पर्म
(b) स्पर्मेटोसाइट, सेकेण्डरी स्पर्म कोशिका, स्पर्म, स्पर्मेटिड
(c) स्पर्मेटोसाइट, स्पर्म , सेकेण्डरी स्पर्म कोशिका, स्पर्मेटिड
(d) स्पर्मेटोसाइट, सेकेण्डरी स्पर्म कोशिका, स्पर्मेटिड, स्पर्म

46. किसके स्रावण में वृद्धि होने के कारण शुक्रजनन किशोरावस्था (Adolescence) के समय शुरू होता है?
(a) GnRH (b) प्रोलैक्टिन
(c) टेस्टोस्टेरॉन (d) एस्ट्रोजन

47. निम्न कथनों में से कौन-सा ऊगोनिया (Oogonia) के लिए सही नहीं है?
(a) ये 10 मिलियन युग्मक मातृ कोशिकाएँ हैं
(b) ये प्रत्येक भ्रूणीय अण्डाशय के भीतर बनती हैं
(c) ये मादा में जीवन-पर्यन्त तक बनती हैं
(d) ये विभाजित होना शुरू करती हैं और अर्द्धसूत्री विभाजन की पूर्वावस्था-I में रूक जाती हैं

48. एक एन्ट्रमी फॉलिकल का कौन-सा आवरण (Covering) अकोशिकीय (Acellular) होता है?
(a) जोना एक्सटर्ना
(b) थीका इन्टर्ना (Theca interna)
(c) स्ट्रोमा
(d) जोना पेलुसिडा (Zona pellucida)

49. गलत युग्म चुनिए।
(a) एन्ट्रम–प्राथमिक फॉलिकल में द्रव्य से भरी गुहा
(b) तृतीयक फॉलिकल–इसके भीतर प्राथमिक ऊसाइट अपना प्रथम अर्द्धसूत्री विभाजन पूरा करते हैं
(c) द्वितीयक ऊसाइट–प्रथम अर्द्धसूत्री विभाजन के पश्चात् अगुणित कोशिका बनती हैं
(d) ग्राफ्रियन फॉलिकल–परिपक्व तृतीयक फॉलिकल, जो अण्डोत्सर्ग (Ovulation) के दौरान फट जाती है

50. द्वितीयक ग्राफ्रियन में फॉलिकुलर (Follicular) कोशिकाओं द्वारा निर्मित नई झिल्ली कहलाती है
(a) जोना ग्रेनुलोसा (b) जोना पेलुसिडा
(c) थीका इन्टर्ना (d) तृतीयक झिल्ली

51. परिवर्धन की किस प्रावस्था में मादा मानव के अण्डाशय से अण्डाणु निष्कासित होता है?
(a) प्राथमिक ऊसाइट (Primary oocyte)
(b) ऊगोनियम (Oogonium)
(c) द्वितीयक अण्डक (Secondary oocyte)
(d) अण्डाणु (Ovum)

52. मानव में निषेचन कहाँ होता है?
(a) सर्विक्स (Cervix) में
(b) इस्थमस (Isthmus) में
(c) एम्पूला और इस्थमस के जोड़ पर (Ampullary isthmic junction)
(d) फॉलिकल (Follicle) में

53. **प्रत्येक समय सम्भोग क्रिया** (Mating) **निषेचन और सगर्भता** (Conception) **का कारण नहीं बनती; क्योंकि शुक्राणु पहुँचने में असफल होते हैं**

(a) एम्पूला तक (b) सर्विक्स तक
(c) एण्डोमैट्रियम तक (d) पेरीमैट्रियम तक

54. **निषेचन के दौरान, एक स्पर्म अण्डाणु के जोना पेलुसिडा आवरण के सम्पर्क में आता है, तथा झिल्ली में परिवर्तन को प्रेरित करता है, जो....*A*.....के प्रवेश को रोकती हैं, ...*B*....का स्राव शुक्राणु को अण्डाणु के जीवद्रव्य में प्रवेश करने में सहायता करता है।**

	A	B
(a)	अण्ड	जोना पेलुसिडा
(b)	अण्ड	एक्रोसोम
(c)	अतिरिक्त स्पर्म	एक्रोसोम
(d)	अतिरिक्त स्पर्म	जोना पेलुसिडा

55. **मानव मादा में ऊसाइट में, अर्द्धसूत्री विभाजन-II कब पूर्ण होता है?**

(a) किशोरावस्था में (b) निषेचन में
(c) गर्भाशयी इम्प्लाटेंशन में (d) सेकण्डरी ऊसाइट में मोचन में

56. **भ्रूण** (Embryo) **का लिंग निर्धारित होगा**

(a) नर युग्मक द्वारा (b) इम्प्लाटेंशन द्वारा
(c) मादा युग्मक द्वारा (d) विदलन द्वारा

57. **मानव में निषेचन प्रायोगिक रूप** (Practically) **पर तभी सम्भव है, जब**

(a) फैलोपियन नलिका के एम्पूलेरी-इस्थमिक (Ampullary-isthmic) जोड़ पर अण्डाणु और स्पर्म एकसाथ स्थानान्तरित हों
(b) सर्विक्स के एम्पूलेरी-इस्थमिक जोड़ पर अण्डाणु और स्पर्म एकसाथ स्थानान्तरित हो
(c) गर्भाशय में अण्ड के निष्कासन के 48 घण्टों में स्पर्म का सर्विक्स के अन्दर स्थानान्तरण हो
(d) अण्ड के फैलोपियन नलिका में निष्कासन के तुरन्त पश्चात् स्पर्म का वेजाइना में स्थानान्तरण हो

58. **स्तनधारियों के कॉर्पस ल्यूटियम** (Corpus luteum) **का मुख्य कार्य किसका उत्पादन करना है?**

(a) एस्ट्रोजन का (b) प्रोजेस्टेरॉन का
(c) मानव कोरियोनिक गोनैडोट्रॉपिन का (d) रिलैक्सिन का

59. **'इन्हिबिन'** (Inhibin) **पर सही कथन का चयन कीजिए।**

(a) यह अण्डाशय में कणिकामय कोशिकाओं से उत्पन्न होता है और FSH के स्राव को रोकता है
(b) यह अण्डाशय में कणिकामय कोशिकाओं द्वारा उत्पन्न होता है और LH के स्राव को रोकता है
(c) यह अण्डाशय में नर्स (Nurse) कोशिकाओं द्वारा उत्पन्न होता है और LH के स्राव को रोकता है
(d) यह LH, FSH तथा प्रोलैक्टिन के स्राव को रोकता है

60. **विदलन** (Cleavage) **भ्रूणीय विकास में इस्थमस पथ से अण्डवाहिनी के मार्ग पर होने वाले तीव्र समसूत्री** (Mitotic) **विभाजन हैं, यह होता है**

(a) युग्मकों में (b) युग्मनज में
(c) शुक्राणु में (d) अण्ड में

61. **विदलन** 2-4-8-16 **कोशिकाएँ बनाता है, ये कोशिकाएँ कहलाती हैं**

(a) ब्लास्टोसिस्ट
(b) ब्लास्टोमियर्स
(c) मोरूला
(d) ट्रोफोब्लास्ट

62. 8-16 **कोशिका प्रावस्था का भ्रूण कहलाता है**

(a) ब्लास्टोमियर्स (b) मोरूला
(c) ट्रोफोब्लास्ट (d) ये सभी

63. **ब्लास्टोसिस्ट** (Blastocyst) **की ट्रोफोब्लास्ट** (Trophoblast) **जुड़ी होती है**

(a) एण्डोमैट्रियम से (b) मायोमैट्रियम से
(c) पेरीमैट्रियम से (d) हाइपोब्लास्ट से

64. **एम्ब्रियोब्लास्ट** (Embryoblast) **जन्म देता है**

(a) नाभि (b) भ्रूण
(c) नोटोकॉर्ड (d) ट्रोफोब्लास्ट

65. **रोपण** (Implantation) **के बाद अँगुली समान प्रक्षेप** (Projection) **ब्लास्टोसिस्ट पर दिखाई देने लगते हैं, जो...*A*....कहलाते हैं। ये .....*B*.....और मातृ रुधिर** (Blood) **से घिरे रहते हैं। यहाँ *A* तथा *B* सम्बन्धित हैं**

(a) *A*–कोरियॉन (Chorion), *B*–भ्रूण कोशिका (Foetal cell)
(b) *A*–कोरियोनिक विलाई (Chorionic villi), *B*–गर्भाशयी ऊतक
(c) *A*–गर्भाशयी ऊतक, *B*–कोरियोनिक विलाई
(d) *A*–भ्रूण कोशिका, *B*–कोरियॉन

66. **कोरियोनिक विलाई और गर्भाशयी ऊतक एक-दूसरे के साथ अन्तरांगुलियुक्त** (Interdigitated) **हो जाते हैं और संयुक्त रूप से बनाते हैं।**

(a) ट्रोफोब्लास्ट (b) अन्तर कोशिका समूह
(c) प्लेसेन्टा (d) भ्रूण

67. **रोपण** (Implantation) **के बाद एम्ब्रियोब्लास्ट बाह्य** ...*A*...**मध्य** ....*B*...**तथा एक अन्तः** .....*C*....**में विभेदित होता है। दिए गए वाक्य में *A*, *B* तथा *C* हैं**

(a) A–मीसोडर्म, B–एक्टोडर्म, C–एण्डोडर्म
(b) A–एक्टोडर्म, B–मीसोडर्म, C–एण्डोडर्म
(c) A–एक्टोडर्म, B–एण्डोडर्म, C–मीसोडर्म
(d) A–मीसोडर्म, B–एण्डोडर्म, C–एक्टोडर्म

68. **निम्न में से गलत युग्म चुनिए।**

	अंग	भ्रूण में परिवर्धन का समय
(a)	हृदय	गर्भावस्था के एक माह बाद
(b)	पाद और अँगुलियाँ	दूसरे माह के अन्त तक
(c)	बाह्य जनन अंग	24 सप्ताह के अन्त तक (द्वितीय तिमाही)
(d)	भ्रूण की पहली हलचल	पाँचवें माह के दौरान

69. **प्लेसेन्टा** (Placenta) **के लिए सही कथन पहचानिए।**
(a) यह भ्रूण को ऑक्सीजन (O_2) और पोषक पदार्थों की आपूर्ति करती है
(b) यह नाभि रज्जु (Umbilical cord) द्वारा भ्रूण से जुड़ा रहती है
(c) यह भ्रूण द्वारा उत्पादित कार्बन डाइऑक्साइड (CO_2) और अपशिष्ट पदार्थ को हटाती है
(d) उपरोक्त सभी

70. **निम्न में कौन-सा एक प्लेसेन्टा का कार्य नहीं है?**
(a) भ्रूण को ऑक्सीजन और पोषण की आपूर्ति प्रदान करना
(b) एस्ट्रोजन स्रावित करना
(c) भ्रूण से कार्बन डाइऑक्साइड तथा अपशिष्ट पदार्थों का निष्कासन
(d) प्रसव के दौरान ऑक्सिटोसिन को स्रावित करना

71. **रिलैक्सिन हॉर्मोन स्रावित होता है**
(a) प्लेसेन्टा (Placenta) द्वारा
(b) अण्डाशय द्वारा
(c) पिट्यूटरी ग्रन्थि के अग्र पिण्ड द्वारा
(d) पिट्यूटरी ग्रन्थि के पश्च पिण्ड द्वारा

72. **अनेक हॉर्मोन्स; जैसे–** hCG, hPL, **एस्ट्रोजन, प्रोजेस्टेरॉन, आदि उत्पादित किए जाते हैं**
(a) अण्डाशय द्वारा (b) प्लेसेन्टा द्वारा
(c) फैलोपियन नलिका द्वारा (d) पिट्यूटरी ग्रन्थि द्वारा

73. **प्रसव** (Labor) **के संकेत उत्पन्न होते हैं**
(a) प्लेसेन्टा और पूर्ण विकसित भ्रूण दोनों से
(b) मातृ पिट्यूटरी ग्रन्थि से उत्पन्न हुए ऑक्सिटोसिन से
(c) केवल प्लेसेन्टा से
(d) केवल पूर्ण विकसित भ्रूण से

74. **एक सामान्य गर्भवती महिला में गोनैडोट्रोपिन की क्रिया को दर्शाने वाला सही हॉर्मोन है।**
(a) FSH तथा LH उच्च स्तर एण्डोमैट्रियम की मोटाई में वृद्धि को प्रेरित करता है
(b) FSH तथा LH का उच्च स्तर भ्रूण के इम्पलांटेशन को सम्पन्न कराता है
(c) hCG का उच्च स्तर एस्ट्रोजन और प्रोजेस्टेरॉन के निर्माण को प्रेरित करता है
(d) hCG का उच्च स्तर एण्डोमैट्रियम की मोटाई में वृद्धि को प्रेरित करता है

75. **कोलोस्ट्रम नवजात के लिए महत्त्वपूर्ण है, क्योंकि**
(a) इसमें आवश्यक एण्टीजन होते हैं
(b) इसमें आवश्यक एण्टीबॉडी होते हैं
(c) दोनों (a) तथा (b)
(d) इसमें साधारण दुग्ध से अधिक पोषक पदार्थ होते हैं

35. (c)	36. (a)	37. (b)	38. (b)	39. (a)	40. (a)	41. (d)	42. (d)	43. (c)	44. (a)
45. (d)	46. (a)	47. (c)	48. (d)	49. (a)	50. (b)	51. (c)	52. (c)	53. (a)	54. (c)
55. (b)	56. (a)	57. (a)	58. (b)	59. (a)	60. (b)	61. (b)	62. (b)	63. (a)	64. (b)
65. (b)	66. (c)	67. (b)	68. (c)	69. (a)	70. (c)	71. (b)	72. (d)	73. (b)	74. (b)
75. (a)									

नर्सिंग एग्जाम गैलरी

1. **युग्मनज** (Zygote) **बनाने के लिए ट्यूबल एम्पूला में एकल परिपक्व डिम्ब** (Ovum) **के साथ एक शुक्राणु** (Spermatozoa) **के संलयन की प्रक्रिया को कहा जाता है** *(MPNHM CHO 2021)*
(a) क्लीवेज (Cleavage) (b) इम्प्लांटेशन (Implantation)
(c) निषेचन (Fertilisation) (d) समानाधिकरण (Apposition)

2. **वह प्रक्रिया जिसके द्वारा परिपक्व डिम्ब कूप** (Graafian follicle) **के टूटने के बाद माध्यमिक डिम्बाणुजन कोशिका** (Secondary oocyte) **को अण्डाशय से बाहर निकाला जाता है।** *(NHM Contractual Staff Nurse 2021)*
(a) निषेचन (b) इम्प्लांटेशन
(c) ऑव्यूलेशन (d) ऊजेनेसिस

3. **बार्थोलिन ग्रन्थि पाई जाती है** *(UPNHM Staff Nurse 2019)*
(a) सर्विक्स में (b) अण्डाशय में
(c) वेजाइना में (d) गर्भाशय में

4. **लीडिग कोशिकाओं** (Leydig cells) **की स्थिति एवं स्राव है** *(ESIC Staff Nurse 2016)*
(a) अण्डाशय-एस्ट्रोजन
(b) यकृत-कोलेस्ट्रॉल
(c) पैंक्रियाज-ग्लूकैगॉन
(d) वृषण-टेस्टोस्टीरॉन

5. **शुक्राणुजनन** (Spermatogenesis) **की सामान्य अवधि होती है** *(HPSSSB Staff Nurse 2016)*
(a) 64 दिन (b) 74 दिन (c) 30 दिन (d) 100 दिन

6. **पुरुषों में बन्ध्यता** (Infertility) **के लिए जिम्मेदार दोष हैं** *(RUHS Pb. B.Sc. Nsg. 2014)*
(a) मम्प्स सम्बन्धी शुक्र ग्रन्थि शोथ (Mumps orchitis)
(b) वृषणकोष का बढ़ा हुआ तापमान
(c) अनवतीर्ण (Undescended testes)
(d) उपरोक्त सभी

1. (c)	2. (d)	3. (c)	4. (d)	5. (b)	6. (d)

करेक्ट सॉल्यूशन्स

टॉपिकल प्रैक्टिस

1. (*d*) वृषण, उदर गुहा (Cavity) के बाहर एक थैली में स्थित होते हैं, जिसे स्क्रोटल सैक (Scrotal sac) कहते हैं।

2. (*a*) स्क्रोटल सैक, वृषण का तापमान शरीर से कम बनाए रखते हैं, जो शरीर के तापमान से 2-2.5°C कम होता है। यह शुक्रजनन (Spermatogenesis) के लिए आवश्यक होता है।

4. (*a*) प्रत्येक वृषण में लगभग 250 कक्ष होते हैं, जिन्हें वृषण पालिकाएँ (Testicular lobules) कहते हैं।

6. (*d*) वृषण पालिकाओं में 1-3 शुक्रजन नलिकाएँ (Seminiferous tubules) होती हैं, जिनमें शुक्राणु उत्पन्न होते हैं।

9. (*d*) सर्टोली कोशिकाएँ, शुक्रजन नलिकाओं के भीतर स्थित रहती है और शुक्राणु को पोषण प्रदान करती है।

10. (*c*) शुक्रजन नलिकाओं के बाहरी क्षेत्र को इन्टरस्टीटिअल या अन्तराली अवकाश (Interstitial space) कहते हैं, जो अन्तराली कोशिकाओं या लीडिग कोशिकाओं से बना रहता है। लीडिग कोशिकाएँ टेस्टोस्टेरॉन स्रावित करती हैं तथा वृषण का अन्तःस्रावी ग्रन्थि भाग भी कहलाती हैं।

11. (*b*) वृषणों की शुक्रजन नलिकाएँ वृषण जालिकाओं (Rete testes) द्वारा शुक्र वाहिकाओं में खुलती हैं।

15. (*a*) वृषण की नलिका अन्त में सीधी होकर एक घने जाल में खुलती है, इसे वृषण जालक (Rete testes) कहते हैं।

16. (*c*) मानव में अधिवृषण (Epididymis) का निर्माण कैपट, कॉर्पस तथा कॉडा भाग से होता है।

17. (*b*) शुक्रवाहिनी को काट देने से शुक्राणु वृषण से शुक्राशय में नहीं पहुँच पाएँगें। अतः सीमन (Semen) में शुक्राणु नहीं होंगे।

18. (*a*) मानव नर में, मूत्रमार्ग मूत्रीय तन्त्र (Urinary system) तथा जनन तन्त्र (Reproductive system) की साझा (Common) नलिका है।

21. (*b*) काउपर ग्रन्थि से स्रावित एक बूँद क्षारीय (Alkaline) द्रव मूत्रमार्ग की अम्लीयता (Acidity) को नष्ट करता है। इसके स्रावण न होने की स्थिति में शुक्राणु के परिवहन (स्खलन) में शुक्राणु नष्ट हो जाएँगे।

23. (*b*) प्रोस्टेट ग्रन्थि सफेद एवं हल्के अम्लीय (pH-6.1-6.5) तरल का स्रावण करती है।

27. (*b*) अण्डाशय के निकट अण्डवाहिनी (फैलोपियन नलिका) का कीपाकार भाग इन्फण्डीबुलम होता है, जो अण्डोत्सर्ग के बाद अण्ड को फिम्ब्री की सहायता से ग्रहण करता है।

30. (*c*) सर्विक्स (Cervix) गर्भाशय का भाग है, जो वेजाइना में खुलता है। सर्विक्स की कैविटी गर्भाशयी नाल (Uterine tube) कहलाती है।

31. (*d*) मायोमैट्रियम (Myometrium) गर्भाशय का पेशीय स्तर (Muscular layer) है, जो प्रसव के समय तेज संकुचन दर्शाता है। एण्डोमैट्रियम (Endometrium) एक ग्रन्थिल (Glandular) स्तर है।

35. (*c*) परिपक्व (Mature) ग्राफियन पुट्टिका से अण्डाणु मुक्त होने की क्रिया अण्डोत्सर्ग (Ovulation) कहलाती है। अण्डोत्सर्ग के बाद ग्राफियन फॉलिकल एक पीली तथा ग्रन्थिल रचना (Glandular structure) कॉर्पस ल्यूटियम बन जाती है।

40. (*a*) स्पर्मेटोजेनेसिस (Spermatogenesis) के समय प्राथमिक शुक्राणु कोशिका अर्द्धसूत्री विभाजन-I में जाती है, जो द्विगुणित होती हैं।

41. (*d*) शुक्राणु उत्पादन के क्रम में सबसे पहले स्पर्मेटोगोनिया (Spermatognia) कोशिकाएँ आती हैं। इन्हें प्राइमरी जनन कोशिका भी कहते हैं।

स्पर्मेटोगोनिया
↓
प्राथमिक शुक्राणु कोशिकाएँ
↓
द्वितीयक शुक्राणु कोशिकाएँ
↓
स्पर्मेटिड
↓
शुक्राणु

42. (*d*) प्राथमिक शुक्राणु कोशिका द्विगुणित (Diploid, 2*n*) होती है। सेकेण्डरी शुक्राणु कोशिका और स्पर्मेटिड अगुणित (Haploid, *n*) होती है।

43. (*c*) द्वितीयक शुक्राणु कोशिका, शुक्रजनन की पहली अवस्था है, जिसमें गुणसूत्रों की संख्या आधी (*n*) हो जाती है।

44. (*a*) स्पर्मेटिड (Spermatid) का शुक्राणु में रूपान्तरण (Transformation) स्पर्मियोजेनेसिस कहलाता है।

46. (*a*) शुक्रजनन (Spermatogenesis) किशोरावस्था में हाइपोथैलेमस द्वारा गोनैडोट्रोपिन रिलिजिंग हॉर्मोन (GnRH) की वृद्धि के कारण शुरु होता है।
GnRH पिट्यूट्री ग्रन्थि के अग्रपिण्ड (Anterior lobe) पर क्रिया कर ल्युटिनाइजिंग हॉर्मोन (LH) तथा फॉलिकल स्टीमुलेटिंग हॉर्मोन (FSH) स्रावित करता है।
LH वृषण की लीडिग कोशिकाओं पर कार्य कर टेस्टोस्टेरॉन हॉर्मोन स्रावित करता है। FSH वृषण की सर्टोली कोशिकाओं पर कार्य कर कुछ कारक स्रावित करता है, जो शुक्रजनन में सहायता करते हैं।

49. (*a*) एन्ट्रम एक द्रव्य से भरी कैविटी है, जो केवल द्वितीयक फॉलिकल या पुट्टिका (ग्राफियन पुट्टिका) में बनती है।

53. (*a*) निषेचन एवं सगर्भता के लिए यह अति आवश्यक है कि शुक्राणु फैलोफियन नलिका के एम्पूला क्षेत्र तक पहुँचें, क्योंकि यह वह स्थान है, जहाँ पर अण्डोत्सर्ग (Ovulation) के बाद अण्ड शुक्राणु के लिए दो दिन तक प्रतीक्षा करता है। मानव में निषेचन प्रायोगिकी रूप से तभी सम्भव है, जब अण्डाणु और शुक्राणु फैलोपियन नलिका के एम्पूलेरी-इस्थमिक सन्धि स्थल पर एकसाथ स्थानान्तरित होते हैं।

58. (*b*) स्तनधारियों के कॉर्पस ल्यूटियम का मुख्य कार्य प्रोजेस्टेरॉन का स्रावण करना है, जो गर्भाशय के एण्डोमैट्रियम को बनाए रखने के लिए आवश्यक है।

66. (*c*) कोरियोनिक विलाई (Chorionic villi) और गर्भाशय ऊतक एक-दूसरे से अन्तरांगुलियुक्त (Interdigitated) हो जाते हैं और संयुक्त रूप से प्लेसेन्टा (Placenta) बनाते हैं।

68. (*c*) भ्रूण में 12 सप्ताह (प्रथम तिमाही) के अन्त तक, अधिकांश मुख्य अंग तन्त्र बन जाते हैं। उदाहरण के लिए, पाद तथा बाह्य जनन अंग सुविकसित हो जाते हैं।

70. (*d*) पिट्यूटरी ग्रन्थि (Pituitary gland) प्रसव (Labor) के दौरान ऑक्सीटॉसिन हॉर्मोन स्रावित करती है। प्लेसेन्टा का कार्य भ्रूण को ऑक्सीजन और पोषण प्रदान करना है। यह

एस्ट्रोजन भी स्त्रावित करता है एवं कार्बन डाइऑक्साइड तथा अपशिष्ट पदार्थों (Waste materials) को भ्रूण के रुधिर से बाहर निकालने में सहायता करता है।

71. (*b*) रिलैक्सिन हॉर्मोन अण्डाशय द्वारा स्रावित होता है। रिलैक्सिन सार्कोलिक तथा सेक्रोकोक्सिजिअल सन्धियों के सिम्फाइसिस प्यूबिक और लिगामेन्ट्स के लचीलेपन को बढ़ाता है, जो प्रसव के दौरान सर्विक्स (Cervix) को आकार में बढ़ाता है।

73. (*a*) माता के गर्भाशय से गर्भ के बाहर निकलने की प्रक्रिया, प्रसव (Labor) कहलाती है, यह एक जटिल तन्त्रिकीय अन्तःस्रावी प्रक्रिया है।
प्रसव के संकेत पूर्ण विकसित भ्रूण और प्लेसेन्टा से निकलते हैं, जो हल्के गर्भाशय संकुचन (Uterine contraction) प्रेरित करता है, जिन्हें फीटल इजेक्शन रिफ्लैक्स (Foetal ejection reflex) कहते हैं।

74. (*c*) प्लेसेन्टा द्वारा hCG (ह्यूमन कोरियोनिक गोनैडोट्रोपिन) हॉर्मोन का स्राव रोपण (Implantation) के 48-72 घण्टों बाद होता है। इसकी मात्रा बढ़ते ही यह मूत्र (Urine) में आ जाता है, जो गर्भावस्था का संकेतक (Indicator) होता है। यह हॉर्मोन LH की तरह सगर्भता बनाए रखने के लिए कॉर्पस ल्यूटियम को प्रेरित कर प्रोजेस्टेरॉन का अधिक स्तर बनाए रखता है तथा कुछ एस्ट्रोजन, स्रावित करता है।

75. (*b*) कोलोस्ट्रम (Colostrum) में मुख्यतया एण्टीबॉडी-A (Antibody-A) होता है, जो नवजात में रोगजनक (Pathogens) के विरुद्ध लड़ता है और उन्हें अप्रत्यक्ष प्रतिरक्षा प्रदान करता है। इसलिए डॉक्टरों द्वारा सलाह दी जाती है कि जब तक सम्भव हो नवजात को स्तनपान (Breast feed) कराया जाए।

नर्सिंग एग्जाम गैलरी

3. (*c*) वेजाइना के ऊपरी भाग पर मूत्रमार्ग की दीवार में म्यूकस का स्रावण करने वाली सेम (Bean) के बीज के आकार की ग्रन्थियाँ पाई जाती हैं, जिन्हें **बार्थोलिन की ग्रन्थियाँ** कहते हैं। सम्भोग (Mating) के समय इन ग्रन्थियों से स्रावित म्यूकस लुब्रीकेन्ट (Lubricant) का काम करता है। ये नर की काउपर ग्रन्थियों के समजात अंग हैं।

4. (*d*) वृषण में अन्तःस्रावी कोशिकाओं के अनेक छोटे-छोटे समूह स्थित होते हैं। इन अन्तःस्रावी कोशिकाओं को **अन्तराली कोशिकाएँ** (Interstitial cells) या **लीडिग कोशिकाएँ** (Leydig's cell) कहते हैं। ये नर हॉर्मोन **टेस्टोस्टीरॉन** का स्राव करती हैं। नर हॉर्मोन नर की सहायक जनन ग्रन्थियों तथा द्वितीयक लैंगिक लक्षणों के विकास में सहायता प्रदान करता है।

अध्याय 02

मूलभूत नर्सिंग

Fundamental Nursing

हम स्टडी करेंगे

• भारत में नर्सिंग • नर्सेज के लिए नीति शास्त्र के नियम • नर्सिंग प्रक्रिया
• नर्सों के कार्य एवं सम्बन्धित प्रक्रम • चिकित्सालय • बैरियर नर्सिंग

- 'नर्सिंग' शब्द की उत्पत्ति '*न्यूट्रिशियस (Nutricius)*' शब्द से हुई है, जिसका अर्थ है; **पालन** अथवा **पोषण करना**।
- नर्सों की अन्तर्राष्ट्रीय संस्था **इण्टरनेशनल काउन्सिल ऑफ नर्सेज** (ICN) द्वारा नर्सिंग की परिभाषा निम्नवत् है
  'नर्सिंग', नर्स द्वारा किए जाने वाला सेवा कार्य है, जो स्वस्थ या अस्वस्थ व्यक्ति को सामान्य शारीरिक, मानसिक एवं कार्यिकीय क्रियाओं को पूरा करने में सहायता प्रदान करता है। यह अस्वस्थ व्यक्ति के स्वास्थ्य की पुनः प्राप्ति (या शान्तिपूर्ण मृत्यु) में योगदान देता है।
- '**फ्लोरेन्स नाइटिंगल**' को नर्सिंग की जनक कहा जाता है। इनका जन्म 12 मई, 1820 को इटली में हुआ था। इसलिए, प्रत्येक वर्ष 12 मई को '**अन्तर्राष्ट्रीय नर्सेज दिवस**' के रूप में मनाते है।
- युद्ध के दौरान फ्लोरेन्स नाइटिंगल जख्मी सिपाहियों के उपचार हेतु रात में भी लैम्प लेकर निकल जाती थीं। इसलिए इन्हें **लैम्प वाली महिला** (Lady with the lamp) के नाम से भी जाना जाता है।
- फ्लोरेन्स नाइटिंगल की मृत्यु 13 अगस्त, 1910 को हुई थी। इन्होंने '*नोट्स ऑन नर्सिंग*' पुस्तक लिखी।

भारत में नर्सिंग (Nursing in India)

- भारत में ट्रेण्ड नर्सेज एसोसिएशन ऑफ इण्डिया (TNAI) का निर्माण वर्ष 1908 में हुआ था।
- इस वर्ष सर्वप्रथम मद्रास (तमिलनाडु) ने पहली रजिस्ट्रेशन समिति बनाई, ताकि सभी नर्सों को मूलभूत नर्सिंग शिक्षा व अभ्यास प्रदान किया जा सके।
- वर्ष 1946 में प्रथम चार वर्षीय नर्सिंग ग्रेजुएट कार्यक्रम के लिए कॉलेज ऑफ नर्सिंग की स्थापना, दिल्ली और वैलोर में हुई।
- इण्डियन नर्सिंग काउन्सिल (INC) अधिनियम 31 दिसम्बर, 1947 में पारित हुआ व वर्ष 1948 में अस्तित्व में आया।
- वर्ष 1960 में पहला मास्टर्स नर्सिंग डिग्री कोर्स, दो वर्षीय पोस्टग्रेजुएट नर्सिंग प्रोग्राम RAK कॉलेज ऑफ नर्सिंग, दिल्ली में प्रारम्भ हुआ।

नर्सेज के लिए नीति शास्त्र के नियम (Code of Ethics for Nurses)

- नर्सिंग व्यवसाय से जुड़े नीतिगत नियमों को पहली बार 'अन्तर्राष्ट्रीय काउन्सिल ऑफ नर्सेज नियम' (ICN Act) ने 1953 में स्थापित किया था। ICN नियमों को हाल ही में वर्ष 2012 में संशोधित किया गया है।
- नर्सेज का कार्य व्यक्ति, परिवार और समाज एवं उनसे जुड़े हुए सामाजिक समूह को स्वास्थ्य सुविधाएँ प्रदान करना है।
- नर्सेज के मूलभूत दायित्व निम्न हैं
  - बेहतर स्वास्थ्य बनाए रखना
  - रोगों की रोकथाम
  - स्वास्थ्य को पुनःप्राप्त (Restore) करना
  - रोग पीढ़ा को कम करना
- नर्सेज के लिए नीति-नियम निम्न हैं
  - नर्सेज एवं सामान्य जन
  - नर्सेज एवं अभ्यास
  - नर्सेज एवं सहकर्मी
  - नर्सेज एवं समाज
  - नर्सेज एवं व्यवसाय
- नर्सेज के लिए 5 आवश्यक नीति-नियम–'नर्सेज और सामान्य जन, नर्सेज और अभ्यास, नर्सेज और साथी, नर्सेज और समाज, नर्सेज और व्यवसाय हैं।

नर्स के गुण (Qualities of Nurse)

- नर्स में दयालुता (Kindness) होनी चाहिए।
- नर्स संचार कौशल (Communicable skill) में बेहतर होनी चाहिए।
- नर्स का रोगियों के प्रति देखभाल करने वाला व्यवहार (Caring attitude) होना चाहिए।
- नर्स को लक्ष्य प्राप्ति के लिए उच्च प्रेरणा (High motivation to achieve) युक्त होना चाहिए।
- नर्स में अत्यधिक तनाव में विचार व कार्य करने की क्षमता (Ability to think and act under extreme pressure) होनी चाहिए।
- नर्स में सीमित संसाधनों के साथ समस्याओं का समाधान करने की क्षमता (Ability to solve problems with limited resources) होनी चाहिए।
- नर्स शारीरिक सहनशक्ति (Physical endurance) व मानसिक सहनशक्ति (Mental endurance) से भरपूर होनी चाहिए।
- नर्स ईमानदार, सच्ची, तकनीकी रूप से सक्षम, विश्वसनीय, नम्र, संवेदनशील, व्यवहार कुशल, शान्तिप्रिय एवं मरीज के विषय में गोपनीयता रखने वाली होनी चाहिए।

नर्स शब्द का अर्थ (Means of Word Nurse)

- N-श्रेष्ठता (Nobility)
- U-उपयोगिता (Usefulness)
- R-जिम्मेदारी (Responsibility)
- S-सादगी (Simplicity)
- E-दक्षता (Efficiency)

नर्सिंग प्रक्रिया (Nursing Process)

यह एक योजनाबद्ध एवं क्रमबद्ध तरीका है जिसके द्वारा

- मरीज के समस्याओं की पहचान की जाती है।
- इन समस्याओं के समाधान की योजना तैयार की जाती है।
- योजना को लागू करने के लिए आवश्यक कदम उठाए जाते हैं एवं एक-दूसरे का सहयोग प्राप्त किया जाता है।
- मरीजों की समस्याओं के समाधान के लिए तैयार की गई योजना एवं उसके लागू होने के प्रभावों एवं परिणामों तथा उसकी सफलता का आंकलन किया जाता है।
- नर्सिंग प्रक्रिया में पाँच प्रक्रियाओं का कुल योग होता है, ये अंग्रेजी के 'D' अक्षर से प्रारम्भ होते हैं

Discover	– शोध करना, खोजना
Delve	– मनन करना
Decide	– निर्णय लेना
Do	– कार्य करना
Discriminate	– विवेचना

नर्सिंग प्रक्रिया के चार मूलभूत चरण हैं

- निर्धारण (Assessment)
- योजना बनाना (Planning)
- क्रियान्वयन (Implementation)
- मूल्यांकन (Evaluation)

(i) आंकलन (Assessment)

डाटा या आँकड़ों का क्रमबद्ध एवं नियमानुसार संग्रहण कर रोग के प्रकार तय करना अर्थात् रोग निदान करना आंकलन कहलाता है।

इसमें निम्न क्रियाएँ सम्मिलित हैं

- **डाटा का संग्रहण** (Data Collection) रोगी का नर्सिंग इतिहास (Nursing history) एवं शारीरिक निर्धारण (Physical arrangement)।
- **डाटा विश्लेषण** (Data Analysis) वास्तविक एवं सम्भावित समस्याओं का आंकलन करना।
- मरीज से एकत्र किए जाने वाले डाटा में वस्तुपरक एवं व्यक्तिपरक (Objective and subjective) दोनों ही सम्मिलित होते हैं।
- **वस्तुपरक** (Objective) तथ्य किसी निरीक्षक द्वारा ज्ञात किए जाते हैं; जैसे- रुधिरमापन, शारीरिक तापक्रम, आदि।
- **व्यक्तिपरक** (Subjective) तथ्य सम्बन्धित मरीज द्वारा स्वयं अनुभव किए जाते हैं; जैसे–पीड़ा की अनुभूति, खुजली, जलन, आदि।

डाटा संग्रहण के स्रोत (Source of Data Collection)

- स्वयं मरीज से
- मरीज के महत्त्वपूर्ण एवं निकट सम्बन्धियों से
- स्वास्थ्य टीम के अन्य सदस्यों से
- चिकित्सकीय एवं अन्य सम्बोधित रिकॉर्ड एवं जाँचों से

(ii) योजना बनाना (Planning)

- विशिष्ट नर्सिंग क्रियाओं के लिए दिए गए लिखित निर्देश नर्सिंग सेवा सुरक्षा योजना (Nurse care safty plans) कहलाते हैं।
- नर्सिंग क्रियाओं को सम्पन्न करने के लिए योजना निम्न चरणों में बनाई जाती है
  - प्राथमिकता निर्धारण (Setting priorties)
  - लक्ष्य निर्धारण (Establishing goals)
  - उपलब्ध कर्मचारियों में से सर्वश्रेष्ठ का चयन करना, जो समस्या को सम्भाल सके।
  - सम्पूर्ण नर्सिंग क्रियाओं की योजना (Plan of action) का लेखन।
- जब लक्ष्य और सम्भावित परिणाम (Expected outcome) की योजना बना रहे हों, तो यह आवश्यक है कि वह
  - रोगी उन्मुखी (Client oriented) हो
  - एक लक्ष्य और परिणाम (Singular goals and outcome) आधारित हो
  - अवलोकन योग्य (Observable) हो
  - मापने योग्य (Measurable) हो
  - समयबद्ध (Time-bound) हो
  - पारस्परिक कारक (Mutual factors) आधारित हो
  - वास्तविक (Realistic) हो

(iii) योजना का क्रियान्वयन (Implementation of Plan)

- इसमें तकनीक, संचार (Communication) तथा बौद्धिक कौशल की आवश्यकता होती है।
- नर्सिंग क्रियान्वयन करते समय यह आवश्यक है, कि नर्स मरीज की आवश्यकताओं का समय-समय पर पुनः आंकलन करें तथा उसी के अनुसार नर्सिंग योजना में परिवर्तन करें।

(iv) मूल्यांकन (Evaluation)

- इसमें नर्सिंग सेवा देखभाल के उद्देश्यों (मरीजों में अपेक्षित परिणामों) को किसी सीमा तक प्राप्त किया गया है। इसका पता लगाया जाता है।

- मूल्यांकन के परिणामों से योजना के सफल या असफल क्रियान्वयन के बारे में निष्कर्ष निकाले जा सकते हैं।
- मरीज की गतिविधि में अपेक्षित परिवर्तन (Expected changes in clients activity), व्यवहार और शारीरिक स्थिति (Physical state) व नर्सिंग हस्तक्षेप (Nursing intervantion) का मूल्यांकन परिणाम SMART पर आधारित होते हैं।
  - S–Specific (विशिष्ट)
  - M–Measurable (मापने योग्य)
  - A–Attainable (प्राप्य)
  - R–Realistic (वास्तविकतावादी)
  - T–Timebound (समयबद्ध)
- वर्णात्मक टिप्पणियों को लिखने के लिए एक फॉर्मेट (Format) विकसित किया गया है, जिसे SOAP फॉर्मेट (SOAP format) कहते हैं।
  - **S–व्यक्तिपरक लक्षण** (Subjective symptoms) रोगी द्वारा अनुभव की गई समस्याएँ होती हैं। नर्स को रिपोर्ट में अपनी व्याख्या या सम्भावना की अपेक्षा रोगी के स्वयं के शब्दों को लिखना चाहिए।
  - **O–वस्तुपरक लक्षण** (Objective symptoms) इसमें नर्स अपने स्तर पर रोगी के शारीरिक लक्षणों की जाँच अर्थात् इन्हें सुनती, देखती एवं अनुभव करती है।
  - **A–आंकलन** (Assessment) इसमें नर्स के विचार, परिणाम एवं व्याख्या की जाँच होती है, जोकि व्यक्तिपरक एवं निष्पक्ष अवलोकनों पर आधारित होती है।
  - **P–योजना** (Plans) नर्स द्वारा किसी विशिष्ट समस्या के निराकरण हेतु की गई योजनाएँ शामिल होती हैं।

नर्सों के कार्य एवं सम्बन्धित प्रक्रम

नर्सों के मुख्य कार्य निम्न हैं

A. नमूने एकत्रित करना (Specimen Collection)

नर्स रोगी में रोग के निदान या जाँच के लिए अलग-अलग शारीरिक नमूनों को एकत्रित करती है, जो निम्न है

1. मूत्र इकट्ठा करना (Urine Collection)

बच्चों में मूत्र इकट्ठा करने की विधि या तकनीक निम्नवत् है

(i) **इन्वेसिव** (Invasive) इसमें ऑपरेशन के दौरान मूत्र को सीधे ही मूत्रीय तन्त्र (Urinary system) से एसेप्टिक तकनीक (Aseptic technique) से एकत्रित करते हैं।

(ii) **नॉन-इन्वेसिव** (Non-invensive) इसमें ऑपरेशन या चीरा नहीं लगाया जाता है। इसके कुछ प्रमुख उदाहरण निम्न हैं

(a) **क्लीन कैच** (Clean Catch) यह बच्चों में मूत्र इकट्ठा करने का अच्छा तरीका है, लेकिन यह उन बच्चों में मुश्किल है, जिन्हें मूत्र करने का ज्ञान नहीं होता है।

- मूत्र इकट्ठा करने से पहले जननांग (Genitalia) को साफ पानी से अच्छी तरह धोना चाहिए एवं मरीज की मध्य धारा मूत्र (Mid stream urine) को इकट्ठा करना चाहिए।
- यदि मरीज को कैथेटर (Catheter) लगा हो, तो कैथेटर को कलेम्प (Clamp) करके सिरींज (Syringe) से एसेप्टिक विधि (Aseptic technique) द्वारा मूत्र को खींचा जा सकता है।

(b) **मूत्र बैग** (Urine bag) **से मूत्र इकट्ठा करना** यह कम घातक और सामान्य विधि है। इसमें मूत्र इकट्ठा करने के क्षेत्र को अच्छी तरह साफ करके, मूत्र बैग को चिपकाने वाली टेप (Adhesive strip) से पैर के पास बाँध कर मूत्र इकट्ठा करते हैं।

(c) **कैथेटराइजेशन** (Catheterisation) के दौरान मूत्र इकट्ठा करना।

(d) **सुपराप्यूबिक सक्शन** (Suprapubic suction) द्वारा मूत्र को बाहर अथवा अन्दर खींचना इसमें एक सुईं (Syringe) को पेट की भित्ति (Abdominal wall) से अन्दर मूत्राशय (Bladder) में मूत्र का सेम्पल (Sample) लेने के लिए डालते हैं।

(e) 24 **घण्टे का मूत्र इकट्ठा करना** इस विधि में अभिरक्षक एजेण्ट (Preservative agent) मिलाकर मूत्र बैग/बोतल से मूत्र इकट्ठा करते हैं। इसमें बोरिक अम्ल, सान्द्र फॉर्मेलीन, क्लोरोफॉर्म, आदि मिलाते हैं।

मूत्र के अवयव (Components of Urine)

अवयव	सामान्य	असामान्य	डायग्नोसिस
प्रोटीन (Protein)	<15 mg/dL	>30 mg/dL	यूरोलोजीकल या नैफ्रोलोजीकल असामान्यता
रुधिर (Blood)	Nil	5 – 20 RBC/μL	यूरोलोजी या नैफ्रोलोजीकल रुधिरस्राव असामान्यता
ल्यूकोसाइट्स	Nil	>10 WBC/μL	मूत्र में पस होना (Pyuria)
नाइट्रेट मूत्र परीक्षण	Nil	7.5 × 102 mg/dL	संक्रमण (Infection)
ग्लूकोस	<30 mg/dL	75–125 mg/dL	मधुमेह (Diabetes)
कीटोन	Nil	5–10 mg/dL	कीटोएसीडोसिस /भूखा रहना
बिलिरुबिन	2 × 102 mg/dL	0.4–0.8 mg/dL	लिवर की बीमारी (Liver disease)
यूरोबिलीनोजन	1 mg/dL	>2 mg/dL	लिवर (Liver), गाल ब्लैडर (Gall bladder) और पित्ताशय की बीमारी

मूत्र परीक्षण (Urine Test)

परीक्षण	ज्ञात करने के लिए करना
ठण्डा गर्म परीक्षण (Cold hot test)	मूत्र एल्ब्यूमिन (Urine albumin)
बेनिडिक्ट फेहलिंग्स परीक्षण	शर्करा (Sugar)
सल्फर परीक्षण (हे परीक्षण) (Hey's test) एवं आयोडीन परीक्षण (स्मिथ परीक्षण)	पित्त (Bile)

2. बलगम या कफ एकत्रित करना (Sputum or Cough Collection)

- परीक्षण के लिए सुबह जल्दी सेम्पल (Sample) लेना होता है।
- मरीज को सादा साफ पानी (Clean water) से मुँह धोना चाहिए, जिससे मुँह की गन्दगी निकल जाए।
- मरीज को थूकने का जग या मग (Sputum container) देना (जिसमें कवर लगा हो) एवं मरीज के गहरे कफ (Deep cough) का नमूना लें।
- कफ को विसंक्रमित मग (Sterile container) में कल्चर (Culture) के लिए लेना चाहिए।
- सेम्पल पर लेबल लगाकर उसे प्रयोगशाला (Lab) में जाँच हेतु तुरन्त भेजना।
- AFB (Acid Fast Bacillus) गले का स्वाब (Throat swab) लेने के लिए मरीज को मुँह खोलकर जीभ ऊँची करके थूक पेपर से लेना चाहिए।
- AFB स्वाब (Swab) को परखनली (Test tube) में रखकर विसंक्रमित रुई (Sterile cotton) के स्वाब से ढँकना चाहिए।
- मरीज को स्वाब (Swab) लेने से पहले कोई भी एण्टीबायोटिक (Antibiotic) नहीं देनी चाहिए। यह AFB टेस्ट कल्चर संवेदना (Culture sensitivity) कम करते हैं। इसमें लार नहीं भेजना चाहिए।

3. मल इकट्ठा करना (Stool Collection)

- यह मल में संक्रमित बैक्टीरिया श्लेष्म, वसा, परजीवी (Parasite) या रुधिर की पहचान के लिए उपयोग करते हैं।
- इसमें शुद्ध मल (Pure stool) का 15 gm से 30 gm तक का एक नमूना एकत्रित (Collect) करते हैं।
- इसमें सेम्पल को एक छोटे पात्र (Small container) में स्पेचुला (Spatula) की सहायता से लेते हैं।
- वयस्क/बड़े बच्चों में मल (Stool) को एक प्लास्टिक बैग में चौड़ा करके रखते हैं और एक भाग सेम्पल के रूप में प्रयोगशाला में भेज देते हैं।
- नवजात बच्चों में एक प्लास्टिक रैप (Plastic wrap) को डायपर में रखते हैं व मूत्र बैग को इसके साथ लगा देते हैं।
- सेम्पल बोतल को पूरा नहीं भरना चाहिए एवं इसे गन्दगी से बचाकर रखना चाहिए।
- सेम्पल पर लेबल करके प्रयोगशाला में जाँचने (Testing) के लिए तुरन्त भेजना चाहिए।
- अच्छे परिणाम के लिए, मल का परीक्षण (Stool examination) तीन दिन के अन्दर करना चाहिए।

सावधानियाँ (Precautions)

- यदि कुछ रुधिर (Blood) की आशंका है, तो मरीज को थोड़ा-सा हल्का विरेचक (Mild laxative) देना चाहिए और भारी खाना जैसे–माँस, आदि को परीक्षण से तीन दिन पहले नहीं खाना चाहिए।
- यदि मसूड़ों में रुधिर आता (Bleeding gums) है, तो मुँह को माउथवॉश से धोना चाहिए और रुधिर (Blood) को साफ कपड़े से साफ करना चाहिए एवं उसे निकलने से रोकना चाहिए।
- मरीज को एन्टासिड (Antacid), तेलयुक्त भोजन (Oily food) व एन्टीबायोटिक (Antibiotics) लेने से मना करना चाहिए ताकि मल के परीक्षण (Stool examination) में कोई हस्तक्षेप (Interfere) न उत्पन्न करें।
- बेरियम सल्फेट परीक्षण को 2 सप्ताह पहले यूरिया और चिकित्सकीय रंजक को तीन सप्ताह पहले रोक देना चाहिए।
- यदि मल (Stool) में वसा के होने की आशंका है, तो मरीज को सेम्पल इकट्ठा (Sample collect) करने के लिए सील बन्द डिब्बे (Pre weighed airtight-container) का प्रयोग करना चाहिए।
- 24 घण्टे की अवधि में मल त्याग को दो या तीन दिन में इकट्ठा करके इसे रोज परीक्षण के लिए भेजना चाहिए।

4. रुधिर इकट्ठा करना (Blood Collection)

रुधिर का परीक्षण निम्न कारणों के लिए किया जाता है

- रुधिर अध्ययन (Complete blood study)- Hb, TLC, DLC, ESR, CT ग्रूपिंग एवं क्रॉस मेच (Grouping and cross match), आदि
- एलर्जी जाँच
- यूरिया, शुगर, LFT (Liver Function Test), लिपिड प्रोफाइल (Lipid profile)
- एन्जाइम (Enzymes)
- एन्टीजन्स (Antigens)
- इलेक्ट्रोलाइट (Electrolyte)
- एन्टीबॉडी (Antibodies)
- रुधिर के नमूने को एकत्र करने के लिए तीन विधियाँ हैं
  - (i) **आर्टेरियल सेम्पलिंग** (Arterial sampling)
  - (ii) **वेनी पंक्चर सेम्पलिंग** (Veni puncture sampling)
  - (iii) **फिंगर स्टिक सेम्पलिंग** (Finger stick sampling)
- सेम्पल एकत्र करने वाले को फ्लेबोटोमिस्ट (Phlebotomist) कहते हैं। यह रुधिर के सेम्पल एकत्र कर बीमारी की पहचान (Diagnosis) करने में सहायता करते हैं।
- रुधिर के सेम्पल एकत्र करने के तुरन्त बाद ही इनको सेण्ट्रीफ्यूज नहीं करना चाहिए। सेम्पल क्लेक्शन ट्यूब में इसको खड़ी अवस्था में लगभग 30 मिनट तक रखना आवश्यक है। इसके पश्चात् 2200-2500 rpm पर I5 मिनट तक सेण्ट्रीफ्यूज किया जाता है।
- यदि परीक्षण एक सप्ताह के अन्दर करना हो, तो रुधिर के सीरम को 4.8°C पर रखा जाता है। यदि बाद में करना है, तो इसे –20°C पर रखा जाता है।
- EDTA (Ethylenediamine Tetra-acetic Acid) के साथ रुधिर सेम्पल को 24-28 घण्टे तक सामान्य तापमान पर रख सकते हैं।
- सामान्य ABG एनालाइसिस
  pH = 7.35-7.45, PaO_2–8-100 mm Hg, $PaCO_2$ = 35-45 mm Hg, बाइकार्बोनेट (Bicarbonate) = 22 – 26 mEq/L
- श्वसनीय क्षारीयता (Respiratory alkalosis) में
  pH = 7.35, $PaCO_2$ < 40 mm Hg, बाइकार्बोनेट = 22 – 26 mEq/L
- श्वसनीय अम्लता (Respiratory acidosis) pH < 7.35, $PaCO_2$ > 40 mm Hg, बाइकार्बोनेट = 22 – 26 mEq/L
- चयापचयी क्षारीयता (Metabolic alkalosis) pH > 7.45, $PaCO_2$ = 35 – 45 mm Hg, बाइकार्बोनेट > 26 mEq/L
- चयापचयी अम्लता (Metabolic acidosis) pH < 7.35, $PaCO_2$ = 35 – 45 mm Hg, बाइकार्बोनेट < 22m Eq/L
- इस असामान्यता को दूर करने के लिए pCO_2 एवं बाइकार्बोनेट में परस्पर क्षतिपूर्ति (Compensation) होती है।

B. स्वास्थ्य का आंकलन (Health Assessment)

- इसमें स्वास्थ्य की जानकारी व शारीरिक स्थिति का आंकलन सम्मिलित है।
- अवलोकन (Observation) रोग के लक्षणों के आस-पास केन्द्रित होने चाहिए। ये निम्न हो सकते हैं
  - ऐसे लक्षण, जोकि केवल मरीज को ज्ञात हों और जब वह बताए तब ही दूसरों को पता चले। वे व्यक्तिपरक (Subjective) लक्षण कहलाते हैं; जैसे–खुजली, पीड़ा, मतली (Nausia), आदि।
  - ऐसे लक्षण जो नर्स अपने संवेदी अंगों का उपयोग कर पहचान सके, वस्तुपरक (Objective) लक्षण कहलाते हैं; जैसे–रुधिरस्राव, पीलिया, आदि।

स्वास्थ्य आंकलन के प्रकार (Types of Health Assessment)

- **अभिबोध** (Comprehensive) इसमें स्वास्थ्य की पूर्व जानकारी और शारीरिक परीक्षण सम्मिलित हैं। इसमें मरीज के दृष्टिकोण से सम्बन्धित स्वास्थ्य का परीक्षण (Health examination) सम्मिलित है। यह जाँच एवं विश्लेषण हेतु आधारीय डाटा प्रदान करता है।
- **ऑनगोइंग** (Ongoing) यह निरन्तर होने वाला स्वास्थ्य आंकलन हैं जिनसे मरीज पर उपचार के प्रभाव का पता चलता है।
- **केन्द्र बिन्दु** (Focused) यह ज्यादा-से-ज्यादा सूचना लेने के काम आता है व विशेष समस्या से ग्रसित व्यक्ति के लिए किया जाता है।
- **इमरजेन्सी आंकलन** (Emergency Assessment) यह जल्दी में किया जाने वाला केन्द्रित आंकलन है, जोकि घातक परिस्थितियों (Fatal conditions) को पहचानने हेतु प्रयुक्त किया जाता है।

शारीरिक परीक्षण की विधियाँ
(Methods of Physical Examination)

ये निम्न चार प्रकार की हैं

- **निरीक्षण** (Inspection) शरीर का दृष्टिगत परीक्षण निरीक्षण या इन्सपेक्शन कहलाता है।
- इसमें शारीरिक लक्षणों को आँखों से देखा जाता है; जैसे–शरीर की गुहाओं से होने वाले फैलाव और निकास, शरीर के भागों का आकार एवं गतियाँ, शरीर पर खरोंच एवं जख्म, आदि। अवलोकन कुछ उपकरणों की सहायता से भी किया जाता है; जैसे–एण्डोस्कोप।
- इसमें शारीरिक लक्षणों को आँखों से देखा जाता है; जैसे–शरीर की गुहाओं से होने वाले प्रसार और निकास, शरीर के भागों का आकार एवं गतियाँ शरीर पर खरोंच एवं जख्म, आदि। अवलोकन कुछ उपकरणों की सहायता से भी किया जाता है; जैसे–एण्डोस्कोप।
- **स्पर्श परीक्षा** (Palpation) शरीर के किसी भाग को हाथों द्वारा स्पर्श कर महसूस करने की कला को स्पर्श परीक्षा कहते हैं। इसमें अँगुलियों के पोरों के पैड्स का उपयोग किया जाता है, न कि फिंगर टिप्स का।
- स्पर्श संवेदन द्वारा अवलोकन से शरीर के अंगों की वृद्धि, अनियमित पल्स एवं हृदय की धड़कन, आदि ज्ञात किए जाते हैं।
- **आघात परीक्षण** (Percussion) इसमें शरीर के विभिन्न भागों पर अँगुलियों से थपथपाया जाता है, जिससे अन्दर स्थित अंगों की स्थिति का आघात से उत्पन्न ध्वनि के आधार पर पता लगाया जा सके।
- **परिश्रवण** (Auscultation) फीटोस्कोप एवं स्टेथोस्कोप की सहायता से रोगी के शरीर की ध्वनियों को सुना जाता है; जैसे–आन्त्रीय गतिशीलता (Sound), हृदय धड़कन।

जैव चिन्ह या वाइटल चिन्ह (Vital Signs)

ये व्यक्ति के जीवित होने या सामान्य कार्यिकी (Physiology) या रोगग्रस्त होने या अंगों की कार्यिकी में गड़बड़ी के सूचक होते हैं; जैसे–मानव का सामान्य रुधिरदाब (Blood pressure) 120/80 mm Hg होता है। इससे कम (हाइपोटेन्शन) या अधिक (हाइपरटेन्शन) दबाव दोनों स्वास्थ्य के लिए हानिकारक होते हैं।

- शरीर के तापक्रम का नियन्त्रण दो क्रियाविधियों द्वारा किया जाता है
  - **थर्मोजिनेसिस** (Thermogenesis) ऊष्मा के उत्पादन का रासायनिक नियमन (Chemical regulation)।
  - **थर्मोट्रोफी** (Thermotrophy) ऊष्मा की हानि द्वारा भौतिक नियमन (Physical-regulation)।
- एक स्वस्थ व्यक्ति का तापक्रम 97-99 F (36 से 37.2°C) होता है।
- मलाशय से लिया गया तापक्रम सर्वाधिक होता है। मलाशय का तापक्रम 99.6F (37.5°C) होता है।
- बगल (Axilla) से लिया गया तापक्रम निम्नतम् होता है। बगल का तापक्रम 97.6F (36.4°C) होता है।
- मुख का तापक्रम 98.6F (37°C) होता है।
- निम्नतम् तापक्रम 35°C अथवा 95F और उच्चतम तापक्रम 43.3°C या 110F होता है।
- थर्मामीटर में लम्बी लाइनें स्टेम पर अंश या डिग्री दर्शाती हैं और छोटी लाइन डिग्री के दसवें भाग को। प्रत्येक छोटी लाइन 2/10 F एवं 1/10 F (°C) के बराबर होती है।
- प्रयोगशाला थर्मामीटर में ग्रेडिंग 0°C से 100°C या 32 से 212 F तक तथा क्लीनिकल थर्मामीटर में 35 से 43.3°C या 95 से 110 F तक रहता है।
- तापक्रम नापने के लिए थर्मामीटर के बल्ब को शरीर के ऐसे स्थान पर रखना चाहिए, जहाँ पर शरीर ऊतकों से पूर्णरूप से घिर जाए एवं रुधिर वाहिनियाँ सतह से समीप स्थित हों।
- थर्मामीटर को प्रत्येक उपयोग के बाद रोगाणुनाशक (Disinfectant) से रोगाणुनाशित करना चाहिए।

रोगाणुनाशक का नाम	सान्द्रता	समय
डेटॉल	1 : 40	5 मिनट
सेवलॉन	1 : 20	5 मिनट
लाइज़ॉल	1 : 40	3 मिनट
फेयरजिनॉल	1 : 40	5 मिनट

- फैरनहाइट (Farhenheit) पैमाने से सेल्सियस (Celsius) में परिवर्तन हेतु सूत्र

$$C = (F - 32) \times \frac{5}{9}$$

उदाहरण के लिए,

- 104F को सेल्सियस में परिवर्तित कीजिए

$$C = (104 - 32) \times \frac{5}{9}$$

$$C = 72 \times \frac{5}{9} = 40°C$$

- 35°C को फैरनहाइट में परिवर्तित कीजिए

$$F = \left(35 \times \frac{9}{5}\right) + 32$$

$$F = 63 + 32 = 95F$$

ज्वर (Pyrexia or Fever)

99 F (37.2°C) से अधिक शारीरिक तापक्रम होने को बुखार या ज्वर कहा जाता है।

ज्वर के प्रकार (Types of Fever)

ज्वर के विभिन्न प्रकार निम्नवत् है

(i) **फेस्टीजियम या स्टेडियम** (Fastigium or Stadium) यह वह समय होता है, जब ज्वर अपनी उच्चतम् स्थिति में पहुँच चुका हो एवं लगभग एक जैसी स्थिति में बनी रहे।

(ii) **डिफरवेसन्स या डिक्लाइन** (Defervescence or Decline) यह बढ़े हुए तापक्रम के पुनः सामान्य अवस्था में आने की अवधि को कहते हैं। ज्वर का एकाएक उतरना, उच्च तापक्रम का कुछ घण्टों या कुछ दिनों में एकाएक सामान्य हो जाना **क्राइसिस** (Crisis) कहलाता है।

(iii) **स्थिर ज्वर या सतत् ज्वर** (Constant Fever or Continuous Fever) वह ज्वर है, जिसमें सुबह-शाम में तापक्रम का अन्तर दो डिग्री से अधिक न हो एवं जो कई दिनों या सप्ताहों तक सामान्य न हों।

(iv) **रैमीटेण्ट** (Remittent Fever) वह ज्वर, जिसमें सुबह-शाम में तापक्रम में अन्तर दो डिग्री से अधिक रहता है, परन्तु सामान्य नहीं होता है।

(v) **इन्टरमिटेण्ट या क्योटीडियन ज्वर** (Intermittent or Quotidian Fever) तापक्रम सामान्य अथवा अवसामान्य स्तर में बढ़ता है एवं उच्च ज्वर चढ़ जाता है, तत्पश्चात् नियमित समयावधि के बाद सामान्य हो जाता है। यही प्रक्रिया नियमित समयान्तराल पर होती है। समय अन्तराल कुछ घण्टों से लेकर 3 दिन तक हो सकता है। तापक्रम सामान्यतया सुबह की तुलना में शाम को अधिक रहता है।

(vi) **विपरीत ज्वर** (Inverse Fever) इस प्रकार के ज्वर में सर्वाधिक तापक्रम प्रातःकाल में होता है, जबकि शाम को यह न्यूनतम रहता है।

(vii) **असामान्य ज्वर** (Irregular Fever) जब ज्वर पूर्णरूपेण अनियमित हो एवं इसे ऊपर वर्णित ज्वर की किसी भी श्रेणी में नहीं रखा जा सकता हो, तब इसे असामान्य ज्वर कहते हैं।

- **निम्न पाइरेक्सिया** (Low Pyrexia) इसमें ज्वर 99-100F (37.2-37.8°C) के बीच रहता है एवं इससे अधिक नहीं बढ़ता है।
- **मध्यम ज्वर** (Moderate Fever) इसमें शरीर का तापमान 100 से 103F या 37.8 से 39.4°C के मध्य रहता है।
- **उच्च पाइरेक्सिया** (High Pyrexia) इसमें शरीर का तापमान 103-105F या 39.4-40.6°C तक रहता है।
- **उच्चतम् पाइरेक्सिया** (Hyper Pyrexia) इसमें शरीर का तापमान 105 F से भी अधिक हो जाता है।
- **अवसामान्य तापमान** (Subnormal Temperature) जब शरीर का तापमान सामान्य से भी कम हो जाता है, तब उसे अवसामान्य तापमान कहते हैं।
- **हाइपोथर्मिया** (Hypothermia) यदि शरीर का तापमान 95 F या 35°C से कम हो जाता है, तो इस स्थिति को हाइपोथर्मिया कहते हैं।

रिगर (Rigor)

रिगर तीव्र एवं आकस्मिक रूप से कपकपी आने को कहते हैं, जिसमें शरीर का तापक्रम उच्चतम् पाइरेक्सिया (Pyrexia) की अवस्था तक बढ़ जाता है; जैसे—मलेरिया में।

रिगर में देखभाल (Care in Rigor)

कपकपी की तीन मुख्य प्रवस्थाएँ होती हैं

(i) **कोल्ड अवस्था** (Cold Stage) इस अवस्था में तापमान तीव्रता से बढ़कर 103F (39.4°C) या इससे अधिक हो जाता है। इस अवस्था में रोगी को कम्बल ओढ़ाकर गर्म पानी की थैलियों से गर्मी देनी चाहिए तथा गर्म पेय देना चाहिए।

(ii) **हॉट अवस्था** (Hot Stage) त्वचा शुष्क एवं गर्म हो जाती है तथा रोगी को अत्यधिक प्यास लगती है। इस अवस्था के दौरान सभी कम्बल एवं गर्मी पहुँचाने वाले उपकरण हटा दें एवं रोगी को केवल एक पतला कम्बल ओढ़ाकर रखें। उसे शीतल पेय पीने के लिए दें। सिर पर ठण्डे पानी की पट्टियाँ रखें, जिससे सिरदर्द व संकुलता (Congestion) खत्म हो सकें। हर दस-पन्द्रह मिनट में तापमान मापें। नाड़ी एवं श्वसन दर पर सावधानीपूर्वक नजर रखें, यदि तापमान अत्यधिक (105 F) हो जाए, तो ठण्डे पानी से शरीर को पोछना शुरु करें।

(iii) **पसीने की अवस्था** (Stage of Sweating) इस स्थिति में रोगी को अत्यधिक पसीना आता है, तीसरी अवस्था के दौरान पसीने से गीले हुए कपड़े बदल दें।

मनुष्य में विभिन्न आयु वर्ग में तरल पदार्थों की आवश्यकताएँ

आयु	तरल की आवश्यक मात्रा
0-1 साल	100-120 mL/kg शरीर का वजन
1-2 साल	100-125 mL/kg शरीर का वजन
2-10 साल	75-100 mL/kg शरीर का वजन
11-18 साल	50-75 mL/kg शरीर का वजन
वयस्क	40 mL/kg शरीर का वजन

पल्स (Pulse)

- धमनियों (Arteries) की भित्तियाँ लचीली (Elastic) होती हैं। वे रुधिर के अतिरिक्त मात्रा के आने से फैल जाती हैं। जैसे ही रुधिर की यह तरंग आगे बढ़ती हैं, धमनियाँ पुनः शिथिल (Relax) हो जाती हैं एवं रुधिर की अगली तरंग के साथ पुनः फैल जाती है। धमनियों का यह फैलाव एवं संकुचन या शिथिलन नाड़ी या पल्स कहलाता है।
- शरीर में निम्न स्थानों पर पल्स को महसूस किया जा सकता है
  - टेम्पोरल अस्थि (Temporal bone) के ऊपर टेम्पोरल धमनी पर।
  - गर्दन के बाजुओं में कैरोटिड धमनी (Carotid artery) पर।
  - कोहनी के ऊपर एण्टीक्यूबिटल फोसा (Anticubital fossa) में (कोहनी का अंदरुनी भाग)
  - जाँघों में फीमोरल धमनी (Femoral artery) पर
  - पॉपलीटियल फोसा (Popliteal fossa) में पॉपलीटियल धमनी पर (घुटने का पिछला भाग)
  - मध्यवर्ती मैलिओलस (Medial malleolus) के पीछे पोस्टीरियर टीबियल धमनी पर
  - पाँव में डॉर्सेलिस पेडिस धमनी (Dorsalis pedis artery) पर
  - कलाई के सामने की ओर रेडियल (Radial) धमनी पर।
- शिशुओं (Infants) में पल्स रेट एपीकल या शीर्ष पल्स (Apical pulse) को महसूस करके गिनी जाती है।

विभिन्न आयु समूह में पल्स रेट
(Pulse Rate in Various Age Groups)

आयु समूह (Age group)	पल्स रेट (Pulse rate)
जन्म से पहले (Before born)	160/मिनट या अधिक
जन्म के समय (At birth)	140-160/मिनट
पहले वर्ष में (First year)	120-140/मिनट
दूसरे वर्ष में (Second year)	110-120/मिनट
5 से 10 वर्ष के बीच (Between 5-10 years)	85-100/मिनट
10 से 15 वर्ष के बीच (Between 10-15 years)	80-90/मिनट
वयस्क (Adult)	70-80/मिनट
वृद्धावस्था (Old age) में	60-70/मिनट

असामान्य पल्स रेट (Abnormal Pulse Rate)

- **अतालता** (Arrhythmia) असामान्य लय को इंगित करती है।
- **अलिन्दीय तन्तुकरण** (Atrial Fibrillation) अलिन्द में तीव्र गति से संकुचन।
- **निलयी तन्तुकरण** (Ventricular Fibrillation) निलय में तेज गति से संकुचन।
- **साइनस अतालता** (Sinus Arrhythmia) इसमें अन्तःश्वसन में नाड़ी दर अधिक हो जाती है तथा निःश्वसन के दौरान कम हो जाती है।
- **द्विस्पन्दी नाड़ी** (Dicrotic Pulse) इसमें एक हृदय स्पन्दन एवं दो धमनी स्पन्दन होते हैं। इससे दोहरी धड़कन का अनुभव होता है।

श्वसन दर (Respiration Rate)

यह प्रति मिनट ली गई श्वासों की संख्या होती है, जो विभिन्न आयु वर्ग में अलग-अलग होती है।

व्यक्ति की आयु	श्वसन दर
जन्म के समय	30-40/मिनट
प्रथम वर्ष	26-30/मिनट
द्वितीय वर्ष	20-26/मिनट
किशोरावस्था	20 /मिनट
वयस्कावस्था	16-20/मिनट
वृद्धावस्था	10-24/मिनट

सांस लेने के पैटर्न में परिवर्तन
(Altered Breathing Pattern)

- **ब्रेडीप्निया** (Bradypnea) श्वास नियमित लय (Rhythm) में बनी रहती है, लेकिन सामान्य दर से कम हो जाती है। यह सामान्यतया 10 bpm से कम होती है।
- **टेकीप्निया** (Tachypnea) सांस लेने का पैटर्न तेज हो जाता है। यह 20 bpm से ज्यादा होता है।
- **एप्निया** (Apnea) स्वतः ही श्वसन का 20 सेकण्ड से ज्यादा रुकना।
- **हाइपरप्निया** (Hyperapnea) सांस लेने में गहराई का बढ़ना, जब शरीर के ऊतकों की मेटाबॉलिक डिमाण्ड (Metabolic demand) जैसे—व्यायाम कर रहे हो या शरीर में ऑक्सीजन की कमी हो (हाइपोक्सीया) या वातावरण में ऑक्सीजन की कमी हो या फिर एनीमिया हो।
- **हाइपरवेन्टीलेशन** (Hyperventilation) इसमें तेजी से या गहरी सांस ली जाती है। इसे गहरी सांस लेना भी कहते हैं। इसमें अधिक वायु फेफड़ों में पहुँचती है यह स्थिति चिन्ता (Anxiety) और पैनिक अवस्था (Panic situation) में देखी जा सकती है।
- **हाइपोवेन्टीलेशन** (Hypoventilation) ऐसी स्थिति में वायु का फेफड़ों में कम पहुँचना या फुफ्फुसीय वायुकोषों (Alveoil) में प्रवेश करने वाली वायु की मात्रा का कम हो जाना और कार्बन डाइऑक्साइड का रुधिर (Blood) में बढ़ जाना देखा जाता है।
- **चाइन-स्ट्रोक श्वसन** (Cheyne-strokes Respiration) 10 से 60 सेकण्ड के अश्वसन (सांस का बिल्कुल रुक जाना) के पश्चात् गहनता और बारम्बारता (Deeper and periodic) से धीरे-धीरे सांस का तेज होना, फिर कम हो जाना।
- **कुस्मौलस श्वसन** (Kussmaul Respiration) यह गहरी और प्रसव की स्थिति में लेने वाली सांस का पैटर्न (Deep and labored breathing pattern) है जोकि हमेशा मेटाबॉलिक एसिडोसिस (Metabolic acidosis) में देखा जाता है।
- **बिओट श्वसन** (Biot's Respiration) ऐसी श्वसन क्रिया जिसमें कई छोटे-छोटे सांस लेने के बाद लम्बे समय के लिए सांस रुक जाए। उदाहरण—CNS डिसऑर्डर।
- **हाइपरकेपनिया** (Hypercapnia) रुधिर में CO_2 का अधिक होना। इसे हाइपरकार्बिया (Hypercarbia) भी कहते हैं।
- **हाइपोक्सीया** (Hypoxia) हाइपोक्सीया को हाइपोऑक्सिडेशन (Hypoxidation) भी कहते हैं। ऐसी स्थिति में शरीर के ऊतकों (Tissues) में ऑक्सीजन की कमी हो जाती है।

मानव शरीर में लवणीय असन्तुलन
(Serum Imbalance in Human Body)

क्र.सं.	प्रकार	परिभाषा	लक्षण
1.	हाइपोकैलेमिया (Hypokalemia)	जब सीरम पोटैशियम लेवल 3.5mEq/L से कम होता है।	घबराहट, शिथिल माँसपेशियाँ, ऑर्थोस्टेटिक हाइपोटेन्शन (Orthostatic hypotension), कमजोर एवं अनियमित नाड़ी, मूत्र की मात्रा का बढ़ जाना।
2.	हाइपरकैलेमिया (Hyperkalemia)	जब सीरम पोटैशियम का स्तर 5.1 mEq/L से अधिक हो जाता है।	अनियमित हृदय धड़कन, मूत्र की मात्रा का कम हो जाना, निम्न, रुधिरचाप, असामान्य मरोड़, भुजा एवं टाँगों में हल्का लकवा (Paralysis), क्रमांकुचन गति का बढ़ जाना, दस्त लग जाना।

क्र.सं.	प्रकार	परिभाषा	लक्षण
3.	हाइपोनैट्रिमिया (Hyponatremia)	जब सीरम सोडियम लेवल 135 mEq/L से कम हो जाता है।	एब्डोमिनल मरोड़ (Abdominal cramps), निम्न, रुधिरचाप, नाड़ी दर का बढ़ना, मूत्र की मात्रा का बढ़ जाना, क्रमानुकुंचन गति का बढ़ जाना।
4.	हाइपरनैट्रिमिया (Hypernatremia)	जब सीरम सोडियम लेवल 145 mEq/L से अधिक हो जाता है।	शुष्क त्वचा, तेज प्यास, मूत्र की मात्रा का कम हो जाना, सेरेब्रल कार्यों में बाधा, उत्तेजित व्यवहार, खुरदरी एवं शुष्क जीभ, आदि।
5.	हाइपोकैल्सिमिया (Hypocalcemia)	इसमें सीरम कैल्शियम का स्तर 8.5 mg/dL से कम हो जाता है।	माँसपेशीय ऐंठन, टिटेनी, क्रमानुकुंचन गति का बढ़ जाना, एब्डोमिनल मरोड़, चिड़चिड़ापन, हाइपोटेन्शन, आदि।
6.	हाइपरकैल्सिमिया (Hypercalcemia)	इसमें सीरम कैल्शियम का स्तर 10.7 mg/dL से ज्यादा हो जाता है।	वृक्क में पथरी का निर्माण, यूरीन आउटपुट का बढ़ जाना, रुधिर वाहिनियों में रुधिर का थक्का जम जाना, उच्च रुधिर दाब, क्रमानुकुंचन गति का कम हो जाना।
7.	हाइपोमैग्नीशिमिया (Hypomagnesemia)	सीरम मैग्नीशियम का स्तर 1.5 mg/dL से कम हो जाना।	डिस्रेथमिया, आँतों की ध्वनि का कम हो जाना, उच्च, टिटेनी, चिड़चिड़ापन।
8.	हाइपरमैग्नीशिमिया (Hypermagnesemia)	सीरम मैग्नीशियम लेवल 2.6 mg/dL से अधिक हो जाना।	हृदय धड़कन में कमी (ब्रेडीकार्डिया), डिस्रेथमिया, कंकाल पेशियों का कमजोर हो जाना।

रोमबर्गस परीक्षण या चिन्ह (Romberg's Test or Sign)

- इस परीक्षण (Test) में व्यक्ति को आँख बन्द करके पाँव मिलाकर सीधा खड़ा करवाते हैं। यदि व्यक्ति सन्तुलन (Balance) बनाकर खड़ा हो जाता है, तो यह परीक्षण सामान्य (Test normal) है।
- यदि व्यक्ति सीधा पाँव मिलाकर खड़ा नहीं हो पाता है और गिर जाता है, तो रोमबर्गस परीक्षण पॉजिटिव (Romberg's test positive) आता है जिसका अर्थ यह है कि व्यक्ति को सन्तुलन नहीं बना पाने की समस्या है।

एनीमा (Enema)

निचली आँतों (Lower bowel) की सफाई हेतु मलाशय (Rectum) द्वारा द्रव या औषधि का शरीर में प्रवेश कराना एनीमा कहलाता है।

विभिन्न प्रकार के एनीमा एवं उनके उपयोग

क्र.सं.	एनीमा का प्रकार	उपयोग	उपयोग में लिए जाने वाले घोल
1.	साधारण दस्तावर एनीमा (Simple evacuant enema)	मलत्याग (Defecation) को प्रेरित करना एवं कब्ज (Constipation) का उपचार करना	साबुन एवं पानी का घोल, नॉर्मल सेलाइन (0.9% NS)
2.	कार्मिनेटिव एनीमा (Carminative enema)	गैसीय फैलाव को दूर करने के लिए	साबुन का घोल + टर्पेन्टाइन, साबुन का घोल + हींग का टिंक्चर
3.	सेडेटिव एनीमा (Sedative enema)	नींद लाने के लिए	पैराएल्डिहाइड क्लोरल हाइड्रेट, पोटैशियम ब्रोमाइड
4.	तेल एनीमा (Oil enema)	कठोर मल को नरम करने के लिए	जैतून का तेल, बिनौले का तेल, मीठा तेल
5.	प्रशामक एनीमा (Emollient enema)	आँतों की श्लेष्मा झिल्ली की सुरक्षा के लिए एवं उसे चिकना बनाए रखने के लिए	स्टार्च व घोल
6.	एस्ट्रीन्गेन्ट एनीमा (Astringent enema)	प्रदाह (Inflammation) को कम करने तथा रुधिरस्राव (Bleeding) को रोकने के लिए	टैनिक एसिड (300 mL पानी में 1 gm), सिल्वर नाइट्रेट (2% घोल), फिटकरी, 1 L पानी में लगभग 45-50 gm
7.	बेरियम एनीमा (Barium enema)	रोग का निदान (Diagnosis) करने के लिए	बेरियम घोल
8.	हैल्मिन्थनाशी एनीमा (Helminthecide enema)	आँत्रीय परजीवियों को नष्ट करने के लिए	हाइपरटोनिक सेलाइन घोल
9.	परगेटिव एनीमा (Purgative enema)	क्रमानुकुंचन (Perstalsis) गति को बढ़ाने के लिए	शुद्ध ग्लिसरीन, अरण्डी का तेल एवं ग्लिसरीन समान अनुपात में, पानी एवं ग्लिसरी 2:1 के अनुपात में
10.	शीतल या आइस एनीमा (Cold or Ice enema)	शरीर का ताप कम करने के लिए	75 - 90 F या 24 - 32°C तापमान वाला घोल

क्र.सं.	एनीमा का प्रकार	उपयोग	उपयोग में लिए जाने वाले घोल
11.	उद्दीपक एनीमा (Stimulant enema)	आघात (Shock) एवं कोलेप्स (Collapse) वाली स्थिति में किसी व्यक्ति को उद्दीपन प्रदान करने के लिए	काली कॉफी (1L में 3-4 चम्मच कॉफी पाउडर), 800-1200 mL ग्लूकोस सेलाइन में 100 mL ब्रांडी
12.	पोषक एनीमा (Nutritive enema)	द्रव एवं पोषण पहुँचाने के लिए	नॉर्मल सेलाइन (0.9% saline), ग्लूकोस सेलाइन 2-5%

शारीरिक परीक्षण में काम आने वाले उपकरण एवं उनके उपयोग

क्र.सं.	उपकरण	उपयोग
1.	थर्मामीटर (Thermometer)	तापमान मापने के लिए
2.	लैरिंगोस्कोप (Laryngoscope)	लैरिंक्स (कण्ठ) के परीक्षण के लिए
3.	तोलन यन्त्र (Weighing machine)	शरीर का वजन नापने के लिए
4.	ऑफ्थैल्मोस्कोप (Ophthalmoscope)	नेत्रगोलक (Eyeball) के आन्तरिक भागों को देखने के लिए
5.	फीटोस्कोप (Fetoscope)	गर्भस्थ शिशु की हृदय ध्वनि सुनने के लिए
6.	फैरेन्जियल रिट्रेक्टर (Pharyngeal retractor)	ग्रसनी (Duodenum) की जाँच करने के लिए
7.	टॉर्च या फ्लैश लाइट (Torch or flash light)	शरीर के किसी भी भाग को देखने के लिए
8.	स्वरित्र (Tuning fork)	सुनने की क्षमता का परीक्षण करने के लिए
9.	जिव्हा दाबक (Tongue depressor)	मुँह एवं गले की जाँच करने के लिए
10.	ऑटोस्कोप (Autoscope)	कानों की जाँच करने के लिए
11.	TRP चार्ट	तापमान, नाड़ी एवं श्वसन को रिकॉर्ड करने के लिए
12.	टेप मेजर (Tape measure)	ऊँचाई, सिर, सीने एवं भुजा की परिधि ज्ञात करने के लिए
13.	नेजल स्पेकुलम (Nasal speculum)	नासा छिद्रों की जाँच करने के लिए
14.	प्रोक्टोस्कोप (Proctoscope)	मलाशय की जाँच करने के लिए
15.	वेजाइनल स्पेकुलम (Vaginal speculum)	मादा जननांगों (Female reproductive organs) के परीक्षण के लिए

अन्तःनिरीक्षण विभिन्न प्रक्रियाएँ व उनके उद्देश्य

क्र.सं.	अन्तःनिरीक्षण प्रक्रिया	उद्देश्य
1.	लैप्रोस्कोपी (Laproscopy)	एब्डोमिनल वॉल (Abdominal wall) से होकर एब्डोमिनल अंगों (Abdominal organs) के परीक्षण के लिए
2.	कोलोनोस्कोपी (Colonoscopy)	कोलन के परीक्षण के लिए
3.	कल्डोस्कोपी (Culdoscopy)	योनि भित्ति में होकर पेल्विक अंगों के परीक्षण के लिए
4.	प्रोक्टोस्कोपी (Proctoscopy)	मलाशय (Rectum) एवं गुदा मार्ग के परीक्षण के लिए
5.	सिग्मॉइडोस्कोपी (Sigmoidoscopy)	सिग्मॉइड कोलोन एवं मलाशय के परीक्षण के लिए
6.	कोलीडोकोस्कोपी (Choledochoscopy)	संयुक्त पित्त नली (Common bile ducts) के परीक्षण के लिए
7.	हिस्टेरोस्कोपी (Hysteroscopy)	गर्भाशय (Uterus) के परीक्षण के लिए
8.	पेरिटोनीओस्कोपी (Peritoneoscopy)	पेरीटोनीयल कैविटी के एब्डोमिनल एवं पेल्विक अंगो (Pelvic organs) तथा पित्त नली के परीक्षण के लिए
9.	थोराकोस्कोपी (Thoracoscopy)	वक्षीय गुहा में प्ल्यूरा की सतहों के परीक्षण के लिए
10.	ईसोफेगोस्कोपी (Esophagoscopy)	ग्रासनली (Oesophagus) के परीक्षण के लिए
11.	जेजुनोस्कोपी (Jejunoscopy)	जेजुनम (Jejunum) के परीक्षण के लिए
12.	नेफ्रोस्कोपी (Nephroscopy)	रीनल पेल्विस के परीक्षण के लिए
13.	यूरेथ्रोस्कोपी (Urethroscopy)	मूत्रमार्ग के परीक्षण के लिए
14.	लैरिंगोस्कोपी (Laryngoscopy)	लैरिंग्स के परीक्षण के लिए
15.	ऑफ्थैलमोस्कोपी (Ophthalmoscopy)	नेत्र के फण्डस के परीक्षण के लिए
16.	साल्पिन्गोस्कोपी (Salpingoscopy)	फैलोपियन नलिका के परीक्षण के लिए
17.	गैस्ट्रोस्कोपी (Gastroscopy)	आमाशय के परीक्षण के लिए
18.	प्लूरोस्कोपी (Pleuroscopy)	प्लूरल कैविटी (Pleural cavity) के परीक्षण के लिए
19.	ब्रोंकोस्कोपी (Bronchoscopy)	ट्रैकियो ब्रोन्कियल ट्री (Tracheo-bronchial tree) के परीक्षण के लिए

क्र.सं.	अन्तःनिरीक्षण प्रक्रिया	उद्देश्य
20.	ओटोस्कोपी (Otoscopy)	श्रवण नलिका एवं कर्णपटह के परीक्षण के लिए
21.	नेजोफेरिन्गोस्कोपी (Nasopharyngoscopy)	नासाग्रसनी (Nasopharynx) के परीक्षण के लिए
22.	आर्थोस्कोपी (Arthroscopy)	जोड़ या संधि (सामान्यतया घुटने का जोड़) के परीक्षण के लिए
23.	वैस्कुलर एण्डोस्कोपी (Vascular endoscopy)	धमनी या शिरा की गुहा के परीक्षण के लिए
24.	ड्यूडेनोस्कोपी (Duodenoscopy)	ग्रहणी (Duodenum) के परीक्षण के लिए
25.	एन्थ्रोस्कोपी (Anthroscopy)	मैक्सीलरी साइनस के परीक्षण के लिए
26.	मीडियास्टीनोस्कोपी (Mediastinoscopy)	छाती में मीडियास्टीनल स्पेस के परीक्षण के लिए

चिकित्सालय (Hospitals)

चिकित्सालय या **अस्पताल** स्वास्थ्य की देखभाल करने की संस्था है। इसमें विशेषज्ञ चिकित्सकों, अन्य कुशल नर्सिंग स्टाफ के द्वारा तथा विभिन्न प्रकार के चिकित्सकीय उपकरणों की सहायता से रोगग्रस्त तथा चोट ग्रस्त (आघातग्रस्त) व्यक्तियों को बेहतरीन नैदानिक चिकित्सा उपलब्ध होती है।

अस्पताल के विभाग (Department of Hospital)

- आधुनिक अस्पताल की आवश्यकताएँ अत्यन्त विशिष्ट हो गई हैं और उनकी योजना बनाना भी एक विशिष्ट कौशल या विद्या है। प्रत्येक अस्पताल का एक OPD (Outdoor Patient Department) और एक IPD (Indoor Patient Department) होता है, जिनका निर्माण वहाँ की जनता की आवश्यकताओं के अनुसार किया जाता है।
- आउटडोर पेशेंट डिपार्टमेंट (Outdoor Patient Department or OPD) में केवल बाहर के रोगियों की चिकित्सा की जाती है। इस प्रकार के रोगियों को चिकित्सालय में भर्ती करने की आवश्यकता नहीं होती है।
- इन्डोर पेशेंट डिपार्टमेंट (Indoor Patient Department or IPD) में विषम रोगों तथा रोगी की अवस्था को देखकर चिकित्सा करने का प्रबन्ध होता है। इसमें रोगी को भर्ती कर उपचार किया जाता है।
- 100 या इससे कम बिस्तर वाले चिकित्सालय को छोटे आकार का, 100 से 300 बिस्तर वाले चिकित्सालय को सामान्य आकार का तथा 300 से 1000 बिस्तर वाले चिकित्सालय को बड़े आकार का माना जाता है।

रोगी इकाई की तैयारी (Preparation of Patient's Unit)

- **वातावरणीय तापमान** (Atmospheric Temperature) 68-72 F (25-27°C) तक कमरे का तापक्रम सुरक्षित एवं सुविधाजनक माना जाता है।
- **आर्द्रता या नमी** (Humidity) 40-60% तक नमी उपयुक्त समझी जाती है।
- **वायु की गति** (Air-movement) वायु की आदर्श गति 15-45 फीट/मिनट या 1-3 मील/घण्टा होती है।
- **ओवर बेड टेबल** (Over Bed Table) रोगी लिखने, पढ़ने, भोजन करने एवं अपनी आवश्यकता के सामान (टूथ-ब्रश, पेस्ट, आदि) रखने के लिए ओवर-बेड टेबल या कार्डियक टेबल का प्रयोग करता है।
- **किडनी ट्रे** (Kidney Trays) इनका प्रायः प्रयोग उल्टी या वमन करवाने के लिए, गन्दी ड्रेसिंग्स डालने अथवा अन्य दैहिक द्रवों (मवाद, आदि) को एकत्रित करने के लिए किया जाता है।
- **मैट्रेस या गद्दे** (Mattress) रोगी के लिए उपयोग किए जाने वाले गद्दे मजबूत, मोटे तथा चिकने होने चाहिए। गद्दे का आकार 190 cm लम्बा और 90 cm चौड़ा होना चाहिए।
- **तकिया** (Pillows) इसकी लम्बाई 60 cm, चौड़ाई 45 cm एवं मोटाई 10 cm होनी चाहिए।
- **चादर** (Sheets) ये सामान्यतया 270 सेमी (108 इंच) लम्बी एवं 190 सेमी (76 इंच) चौड़ी होती हैं।
- **ड्रॉ मैकिनटॉश व ड्रा शीट** (Draw Mackintosh and Draw Sheet) ये रोगी के कन्धों से घुटने तक फैली हुई एवं पलंग की एक बाजू से दूसरी बाजू तक बिछी हुई रहती हैं। ड्रॉ मैकिनटॉश रबर या प्लास्टिक से बनी हुई एक जलरोधक (Waterproof) चादर है। औसतन इनकी लम्बाई 150 cm एवं चौड़ाई 110 cm तक होती है।
- **पिलो केस** (Pillow Cases) इसकी औसतन लम्बाई 65 cm एवं चौड़ाई 50 cm तक होती है।
- **पलंग पोश** (Bed-spread or Counterpane) ये पलंग को धूल से सुरक्षित रखता है। इसकी लम्बाई 3 m तक होती है।

बेड बनाते समय सिद्धान्त
(Principles Involved in Bed Making)

- सूक्ष्मजीव (Microorganism) सभी स्थानों पर उपस्थित होते हैं, इसलिए नर्स को सूक्ष्मजीवों के परिवहन की रोकथाम के लिए स्रोतों का उपयोग करना चाहिए।
- एक सुरक्षित और आरामदायक बिस्तर (Safe and comfortable bed) आराम व नींद देते हैं और बीमार व्यक्ति को कई तरह की जटिल समस्याओं (Complications) से बचाते हैं।
- नर्स को रोगी के शरीर के उपयुक्त स्थिति में रखने हेतु बिस्तर तैयार करना चाहिए।

बिस्तर के प्रकार (Types of Beds)

- **बन्द बिस्तर** (Closed Bed) बन्द बिस्तर एक खाली बिस्तर होता है, जिसमें शय्यावरण इस तरह से व्यवस्थित होते हैं, कि उसके नीचे के सारे कपड़े चादरें, आदि रोगी के आने तक धूल एवं गन्दगी से पूर्ण रूप से सुरक्षित रहते हैं।
- **खुला बिस्तर** (Opened Bed) खुला बिस्तर अस्पताल के उस बिस्तर के लिए प्रयोग किया जाता है, जो रोगी द्वारा भरा जाने वाला है।
- **भर्ती बिस्तर** (Admission Bed) इस बिस्तर को भी खुले बिस्तर के समान ही तैयार किया जाता है। रोगी अच्छी तरह से स्नान कर एवं यदि अस्पताल की ड्रेस पहनने का नियम हो, तो उसे पहनकर बिस्तर में प्रवेश करता है।
- **भरा हुआ बिस्तर** (Occupied Bed) इससे यह तात्पर्य है कि, ऐसे बिस्तर को तैयार करना, जिसमें रोगी पहले से उपस्थित हो तथा जो बिस्तर से उतरने में असमर्थ है।

- **ऑपरेशन बेड या पोस्ट अनेस्थेटिक बेड या रिकवरी बेड** (Operation Bed or Post-anaesthetic Bed or Recovery Bed) यह बिस्तर उस रोगी के लिए तैयार किया जाता है, जो ऑपरेशन के बाद एनेस्थेशिया (Anaesthesia) के प्रभावों से मुक्त हो रहा है।
- **कार्डियक बिस्तर** (Cardiac Bed) इस प्रकार के बिस्तर का उपयोग रोगी को कम-से-कम जोर लगाकर अधिकतम आराम की स्थिति में बैठने में सहायता करने के लिए किया जाता है। कार्डियक बेड का प्रयोजन हृदय रोगों के कारण उत्पन्न श्वसन में परेशानी (Dyspnoea) से रोगी को राहत प्रदान करना है।
- **अस्थिभंग बिस्तर** (Fracture Bed) इस बिस्तर का उपयोग, ऐसे रोगी को ठोस आधार प्रदान करने के लिए किया जाता है, जिसके शरीर के किसी मुख्य भाग की कोई हड्डी टूटी हुई हो। इसके लिए फ्रेक्चर बेड पर पट्टियों के ऊपर ठोस गद्दे को बिछाया जाता है।
- **विभक्तित बिस्तर** (Amputation Bed, Stump Bed or Divided Bed) एम्पूटेशन बेड का उपयोग रोगग्रस्त या चोटग्रस्त टाँग काटने के पश्चात् कटे हुए हिस्से पर से बिस्तर की चादरों, आदि का भार कम करने के लिए किया जाता है। एम्पूटेशन बेड (Amputation bed) का उपयोग रोगी को बिना व्यवधान पहुँचाए उसके निरन्तर निरीक्षण अथवा पेट या टाँगों पर दवा लगाने अथवा उपचार करने के लिए भी किया जाता है।
- **कम्बल बिस्तर** (Blanket Bed) रयूमेटिज्म (Rheumatism) अथवा गुर्दे सम्बन्धी रोगों से ग्रस्त रोगी के लिए इस प्रकार का बिस्तर तैयार किया जाता है।

विभिन्न आरामदायक साधन एवं उनके उपयोग

क्र.सं.	साधन	उपयोग
1.	नी रेस्ट (Knee rest)	इसका उपयोग पेट (Abdomen) एवं घुटने के नीचे की माँसपेशियों के दर्द को दूर करने के लिए किया जाता है।
2.	फूट रेस्ट (Foot rest)	इसे पैरों को आराम देने तथा फूट ड्रॉप (Foot drop) को रोकने के लिए प्रयोग में लाया जाता है।
3.	बैक रेस्ट (Back rest)	इसका उपयोग रोगी को फाउलर्स (Fowler's) या कार्डियक स्थिति (Cardiac position) प्रदान करने के लिए किया जाता है।
4.	बेड क्रेडल (Bed cradle)	इसका उपयोग रोगी को ओढ़ाएँ जाने वाले कपड़ों को सहारा प्रदान करने के लिए तथा इन कपड़ों को रोगी के शरीर के सम्पर्क में आने से रोकने के लिए किया जाता है; उदाहरण–जले हुए रोगी में।
5.	रेत की थैली (Sand bags)	इसका उपयोग फ्रेक्चर, आदि के दौरान शरीर के प्रभावित भाग को स्थिर रखने के लिए किया जाता है।
6.	बेड ब्लॉक्स (Bed blocks)	इनका उपयोग पलंग को सिर वाले हिस्से या पैर वाले हिस्से से ऊपर उठाने में किया जाता है।
7.	हवा के गद्दे (Air cushion)	इनका उपयोग बेड सॉर (Bed sore) को रोकने के लिए किया जाता है।
8.	फूट बोर्ड (Foot board)	इनका उपयोग पैरों के प्लेन्टर फ्लेक्सन (Planter flexion) को रोकने के लिए किया जाता है।
9.	पानी के गद्दे (Water mattresses)	इनका उपयोग बेड सॉर (Bed sore) को रोकने के लिए किया जाता है।
10.	बेड साइड कमोड (Bed side commode)	ये रोगी द्वारा मल-मूत्र त्यागते समय आरामदायक स्थिति प्रदान करने में सहायक होते हैं।
11.	बेडपैन एवं यूरीनल्स (Bedpan and urinals)	इनका उपयोग बेड सॉर (Bed sore) रोगियों द्वारा मल-मूत्र त्यागने में किया जाता है।
12.	स्पूटम कप (Sputum cup)	रोगी द्वारा थूक एवं बलगम को एकत्रित करने के लिए।
13.	कॉल सिग्नल (Call signal)	इसके द्वारा रोगी आवश्यकता पड़ने पर नर्स को बुला सकता है।

विभिन्न प्रकार की स्थितियाँ एवं उनके उपयोग

क्र.सं.	स्थिति का नाम	वर्णन	उपयोग
1.	पृष्ठीय पार्श्वीय स्थिति (Dorsal recumbent position)	इस स्थिति में रोगी के सिर के नीचे तकिया लगाते हैं तथा वह पीठ के बल लेटा हुआ रहता है। दोनों टाँगों के मध्य हल्का-सा रिक्त स्थान होता है तथा घुटने बीच में से मुड़े हुए रहते हैं। रोगी के पैरों के तलवे बिस्तर पर सीधे टिके रहते हैं।	इसका उपयोग योनि (Vagina) एवं मलाशय (Rectum) के परीक्षण हेतु, वल्वल क्षेत्र (Vulval area) की सर्जरी हेतु तथा मूत्राशय में कैथेटर डालने के लिए किया जाता है।
2.	खड़ी स्थिति (Erect position)	इसमें व्यक्ति दोनों पाँवों पर सामान्य स्थिति में खड़ा रहता है।	हड्डी सम्बन्धी (Orthopedic) एवं तन्त्रिका सम्बन्धी (Neurological) परीक्षण के लिए
3.	कार्डियक स्थिति (Cardiac position)	कार्डियक स्थिति में रोगी बिस्तर पर बैठी हुई (Sitting) अवस्था में होता है। सहारे के लिए उसके पीछे बैक रेस्ट एवं तकिया लगा देते हैं। रोगी के सामने बिस्तर के ऊपर ही एक टेबल लगा दी जाती है, जिसे कार्डियक टेबल कहते हैं। इस टेबल पर एक तकिया रख दिया जाता है जिस पर रोगी अपने हाथ एवं सिर को टिका सकता है।	इस स्थिति का प्रयोग हृदय सम्बन्धी बीमारियों के दौरान डिसप्नोइया (Dyspnoea) को दूर करने तथा हृदयी भार (Cardiac work load) को कम करने के लिए किया जाता है।
4.	बाईं पार्श्व अधोमुख स्थिति (Left lateral prone position) इसे सिम्स लेटरल स्थिति भी कहते हैं।	इसमें रोगी आंशिक रूप से उदर (Abdomen) के बल बाईं तरफ लेटा रहता है। इस स्थिति में सीधी जाँघ पेट की ओर मुड़ी हुई रहती है। दाईं भुजा पेट की तरफ रहती है। बाईं भुजा को रोगी अपनी सहूलियत के हिसाब से चेहरे के सामने अथवा पीठ की ओर मोड़ सकता है। इसमें एक तकिया सिर एवं गर्दन के नीचे, एक तकिया चेहरे की ओर मुड़ी हुई दाईं भुजा के नीचे तथा एक तकिया मुड़ी हुई ऊपरी टाँग के नीचे लगा दिया जाता है।	इसका उपयोग योनि (Vagina) एवं मलाशय (Rectum) के परीक्षण हेतु किया जाता है; जैसे–एनीमा देने के लिए एवं सिग्मोइडोस्कोपी (Sigmoidoscopy) के लिए।
5.	ट्रेण्डेलेनबर्ग स्थिति (Trendelenberg position)	रोगी पीठ के बल लेटा रहता है तथा बिस्तर के सिर वाले हिस्से को 45° के कोण पर पैर वाले हिस्से की तुलना में नीचे कर दिया जाता है अर्थात् इस स्थिति में सिर का स्तर पैरों की तुलना में नीचे रहता है। टाँगें टेबल के दूसरे किनारे से नीचे लटकी रहती हैं।	इस स्थिति का उपयोग हाइपोटेन्शन (Hypotension) एवं आघात (Shock) के उपचार हेतु, आँतों को पेल्विक गुहा (Pelvic cavity) से दूर खिसकाने के लिए तथा पोस्चुरल (Postural) निकास के लिए किया जाता है।
6.	फाउलर्स स्थिति (Fowler's position)	उच्च फाउलर्स स्थिति (High fowler's position) प्रदान करने के लिए बिस्तर का सिर वाला हिस्सा 90° के कोण पर तथा सेमी फाउलर्स स्थिति (Semi fowler's position) प्रदान करने के लिए 30-45° के कोण पर उठाया जाता है। उच्च फाउलर्स स्थिति (High-fowler's position) में रोगी बैठी अवस्था में तथा सेमी फाउलर्स स्थिति (Semi fowler's position) में रोगी रोगी-रिटिंग (Semi-sitting) अवस्था में होता है। रोगी के सिर के पीछे तथा निचली पीठ के नीचे एक-एक तकिया लगा दिया जाता है। भुजाओं को सहारा देने के लिए भी तकिए का प्रयोग किया जा सकता है। रोगी के पैर के तलवों के सामने पैर पर तख्ता (Foot board) लगा दिया जाता है।	डिस्प्नोइया को दूर करने के लिए, सर्जरी के बाद उदर भाग पर लगे टाँकों (Suture) पर से तनाव कम करने के लिए, पीठ की पेशियों के शिथिलन हेतु।
7.	लिथोटोमी स्थिति (Lithotomy position)	इसमें रोगी सुपाइन (Supine) स्थिति में लेटा रहता है तथा उसके सिर एवं गर्दन के नीचे तकिया लगा दिया जाता है। रोगी को आगे की तरफ खिसकाकर नितम्ब (Buttocks) को बिल्कुल टेबल के किनारों पर लाया जाता है। दोनों टाँगें नितम्ब (Hip) एवं घुटनों पर 90° के कोण पर मुड़ी हुई रहती हैं। सहारे के लिए टाँगों को ऊँचा कर रकाबों (Stirrups) में डाल दिया जाता है।	इस स्थिति का उपयोग के लिए, योनि का परीक्षण करने के लिए एवं योनि डिलीवरी (Vaginal delivery) करने के लिए किया जाता है।
8.	नी चेस्ट या जेनुपेक्टोरियल स्थिति (Knee chest or genupectoral position)	यह वह स्थिति है, जिसमें शरीर का अधिकांश वजन घुटनों, वक्ष तथा सिर द्वारा वहन किया जाता है। इसमें रोगी के सिर को एक तरफ घुमाकर उसे घुटनों तथा वक्ष के बल लिटाया जाता है। नितम्ब (Buttocks) वाला हिस्सा ऊपर होकर बाहर की ओर निकला रहता है। रोगी की जाँघें तथा टाँगें एक दूसरे से 90° के कोण (समकोण) पर स्थित होती हैं।	योनि (Vagina) एवं मलाशयी परीक्षण के लिए।

बैरियर नर्सिंग (Barrier Nursing)

अस्पतालों में सूक्ष्मजीविओं को एक निश्चित एवं ज्ञात क्षेत्र में सीमित रखने के उद्देश्य से बैरियर नर्सिंग का प्रयोग किया जाता है। संक्रमण को रोकने के लिए निम्न प्रकार से आइसोलेशन (Isolation) किया जाता है

- **श्वसनीय आइसोलेशन** (Respiratory Isolation) जब रोगाणु रोगी के खाँसने, छींकने तथा बोलने से वायु में निकलने वाले ड्रॉपलेट्स (Droplets) द्वारा फैलते हैं, तब श्वसनीय आइसोलेशन जाता है।
- **आँत्रीय आइसोलेशन** (Enteric Isolation) रोगाणुओं के मल द्वारा फैलने की स्थिति में आँत्रीय आइसोलेशन का प्रयोग किया जाता है।
- **रुधिर आइसोलेशन** (Blood Isolation) इस प्रकार के अलगाव का लक्ष्य रुधिर में उपस्थित रोगाणुओं के संक्रमण को रोकना है।
- **घाव एवं त्वचा आइसोलेशन** (Wound and Skin Isolation) घावों में उपस्थित रोगाणु, जो घाव के अथवा घाव से निकले स्राव से संक्रमित वस्तुओं के सम्पर्क द्वारा फैलते हैं, से बचाव के लिए इस प्रकार के आइसोलेशन का प्रयोग किया जाता है।

मेडिकल एसेप्टिक (Medical Aseptic)

ये उन सभी प्रयासों को सम्मिलित करता है, जो मरीज को संक्रमण से बचाता है और वातावरण से रोग के परिवहन को रोकता है, जैसे

- उपकरणों (Articles) को साफ करना
- हाथ धोना (Hand washing)
- सभी व्यक्तिगत सुरक्षा उपरकणों (Personal protective equipmentsz को पहनना।

सर्जिकल एसेप्सिस
(Surgical Asepsis)

इसमें शल्यक्रिया कक्ष (Surgery room) एवं इसमें प्रयुक्त उपकरणों (Articles)को सूक्ष्मजीवों से मुक्त करना सम्मिलित है; जैसे

- हाथ धोना (Hand washing)
- स्टेराइल पैकेट (Sterile packet) को सावधानी पूर्वक खोलना।
- गाउन और दस्ताने (Gown and gloves) का उपयोग करना।

नोसोकोमियल संक्रमण
(Nosocomial Infection)

- इसे क्रॉस संक्रमण (Cross infection) भी कहते हैं।
- यह संक्रमण अस्पताल में जाने या भर्ती होने के कारण हो जाता है। यह संक्रमित व्यक्ति या वस्तु के सम्पर्क में आने पर होता है। इस कारण इसे चिकित्सालय अर्जित संक्रमण करते हैं।

नोसोकोमियल संक्रमण की अस्पताल में रोकथाम
(Prevention of Nosocomial Infection in Hospital)

- अच्छा वेन्टीलेशन (Good ventilation) बनाए रखना।
- चिकित्सालय में सामान्य साफ-सफाई बनाए रखना।
- शुद्ध खाना और पानी की आपूर्ति।
- मल-मूत्र का उचित निपटारा (Safe disposal)।
- डिसइन्फेक्सन व स्टेरीलाइजेशन (Disinfection and sterilisation) के माध्यम से सूक्ष्मजीवों को नष्ट करना।

प्रैक्टिस सैशन

टॉपिकल प्रैक्टिस

भारत में नर्सिंग एवं नर्सिंग प्रक्रिया

1. फ्लोरेन्स नाइटिंगल का दूसरा नाम है

(a) लेडी विद द टॉर्च (b) मदर टेरेसा ऑफ इण्डिया
(c) लेडी विद द लैम्प (d) लेडी विद द कैण्डल

2. नर्सिंग शब्द की उत्पत्ति हुई है

(a) नर्सरी से (b) न्यूट्रियश से
(c) नाइटिंगल से (d) इन सभी से

3. नर्सिंग को व्यवसाय (Profession) क्यों माना जाता है?

(a) क्योंकि नर्सिंग में नर्स पूरी तरह मरीज की सेवा में समर्पित रहती है
(b) क्योंकि नर्सिंग कार्यों के द्वारा ही नर्स अपनी आजीविका कमाती है
(c) क्योंकि नर्सिंग एक नेक कार्य है
(d) क्योंकि नर्सिंग व्यवसाय के सभी मानकों (Criteria) को पूरा करती है

4. नर्सिंग व्यवसाय समर्पित है

(a) अपने रिश्तेदारों के लिए
(b) बीमार व्यक्ति के देखभाल के लिए
(c) अस्पताल में भर्ती मरीज की देखभाल के लिए
(d) मानव एवं समाज की भलाई के कार्य के लिए

5. NURSE शब्द में N का अर्थ है

(a) Nobility (b) Norms
(c) Nominal (d) Normal

6. नर्सिंग से सम्बन्धित है

(a) व्यक्ति (b) परिवार
(c) समाज (d) ये सभी

7. नर्सिंग सेवा की आवश्यकता है

(a) शारीरिक (b) सामाजिक
(c) आत्मिक (d) सार्वभौमिक

8. निम्नलिखित में से नर्सिंग का सिद्धान्त नहीं हैं

(a) आराम (b) वैयक्तिकता
(c) व्यवसाय (d) सुरक्षा

9. पेशेवर नर्सिंग मनुष्य की किस जरुरत को पूर्ण करती है?

(a) मनोवैज्ञानिक (b) आत्मिक
(c) सामाजिक (d) ये सभी

10. नर्सिंग प्रक्रिया का बेसिक स्टेप (Basic step) का सही क्रम है

(a) आंकलन-अवलोकन-योजना बनाना-मूल्यांकन
(b) आंकलन-योजना बनाना-क्रियान्वयन-मूल्यांकन
(c) आंकलन-क्रियान्वयन-योजना बनाना-मूल्यांकन
(d) आंकलन-मूल्यांकन-क्रियान्वयन-योजना बनाना

11. नर्स द्वारा जैविक चिन्ह (Vital sign) और मरीज को आराम की स्थिति में रखना, अभ्यास के किस मानक पर किया जाता है?

(a) आंकलन (Assessment) (b) निदान (Diagnosis)
(c) योजना (Planning) (d) क्रियान्वयन (Implementation)

12. 30 वर्ष के राजू ने पेट में गांठ (Mass) होने की शिकायत की, यह सूचना निम्न में किससे सम्बन्धित है?

(a) चिन्ह (Sign)
(b) लक्षण (Symptom)
(c) वस्तुपरक डेटा (Objective data)
(d) दोनों (b) और (c)

13. निम्न में से नर्सिंग प्रक्रिया (Nursing process) का सबसे महत्त्वपूर्ण एवं प्राथमिक भाग कौन-सा है?

(a) समस्या का आंकलन (Assessment) या मरीज की आवश्यकता का पता लगाना
(b) योजना बनाना (Planning) एवं लक्ष्य निर्धारण
(c) नर्सिंग इन्टरवेंशन (Nursing intervention)
(d) मूल्यांकन (Evaluation)

14. कौन-सा कार्य मालप्रेक्टिस (Malpractice) के अन्तर्गत आता है?

(a) जब एक नर्स मरीज को गलत दवा दे देती है
(b) जब नर्स मरीज को दवा देना भूल जाती है
(c) जब नर्स दवा पर लगे लेबल को बिना पढ़े ही मरीज को दे देती है
(d) उपरोक्त सभी

15. मरीज से व्यक्तिपरक डेटा (Subjective data) इकट्ठा करना कौन-सी अवस्था में आता है?

(a) आंकलन अवस्था (Assessment phase)
(c) क्रियान्वयन अवस्था (Implementation phase)
(b) नर्सिंग निदान अवस्था (Nursing diagnosis phase)
(d) योजना अवस्था (Planning phase)

16. नर्सिंग प्रक्रिया के कौन-से भाग में वास्तविक समस्या का पता लगाया जाता है?

(a) आंकलन (b) क्रियान्वयन
(c) नर्सिंग निदान (d) योजना बनाना

17. निम्न में से कौन-सा नर्सिंग निदान (Nursing diganosis) का उदाहरण है?

(a) हाइपरटेंशन (Hypertension)
(b) दर्द (Pain)
(c) सदमा (Shock)
(d) हाइपरग्लाइसेमिया (Hyperglycemia)

18. नर्सिंग प्रक्रिया का अन्तिम चरण है

(a) मूल्यांकन (b) आंकलन
(c) निदान (d) क्रियान्वयन

19. नर्सिंग प्रक्रिया की क्रियान्वयन (Implemenation) **वाली स्टेज में क्या किया जाता है?**
(a) डेटा का संग्रहण किया जाता है
(b) मरीज को वास्तविक नर्सिंग देखभाल (Actual nursing care) प्रदान की जाती है
(c) नर्सिंग केयर की सफलता का मूल्यांकन किया जाता है
(d) लक्ष्य निर्धारण किया जाता है

20. नर्सिंग प्रोसेस में एक्शन फेज (Action phase) **में सम्मिलित है।**
(a) व्यक्तिपरक आंकलन (b) योजना
(c) क्रियान्वयन (d) मूल्यांकन

21. मरीज की देखभाल करते समय नर्स द्वारा नर्सिंग केयर प्लान (Nursing care plan) **बनाने का क्या उद्देश्य है?**
(a) रोगी को पूर्ण (Complete) एवं उचित (Justified) नर्सिंग केयर देना
(b) मरीज की समस्या का आंकलन करना
(c) मरीज को लगातार नर्सिंग केयर देना
(d) मरीज को मनोवैज्ञानिक सहारा देना

22. मरीज से सूचना इकट्ठा करना और व्याख्या करना दर्शाता है
(a) मरीज का आंकलन (Assessment of the patient)
(b) देखभाल की योजना (Plan of care)
(c) मरीज की स्वास्थ्य समस्या (Health problems of the patient)
(d) मरीज का नर्सिंग क्रियान्वयन करना (Nursing interventions implemented for the patient)

23. व्यवसायिक नर्स में कौन-सी क्वालिटी (Quality) **नहीं होती है?**
(a) ईमानदारी
(b) ज्यादा बात करने वाली
(c) काम के प्रति समर्पण
(d) समय, सामग्री तथा ऊर्जा का सदुपयोग करने वाली

24. नर्सिंग प्रक्रिया करते समय निम्न में से कौन-से सिद्धान्त का अनुप्रयोग किया जाता है?
(a) सुरक्षात्मक वातावरण तैयार करना
(b) आराम प्रदान करना
(c) काम करने की अच्छी व सहयोगात्मक भावना होना
(d) उपरोक्त सभी

25. निम्न में से कौन-सा नर्सिंग कार्य स्वतन्त्र है?
(a) मुँह द्वारा ड्रग देना (Oral drug administration)
(b) इंजेक्शन लगाना (Administration of injection)
(c) रक्ताधान करना (Blood transfusion)
(d) स्वास्थ्य शिक्षा (Health education)

नर्सिंग के कार्य एवं सम्बन्धित प्रक्रम

26. 24 **घण्टे के मूत्र को इक्टठा करने पर कौन-से प्रिजरवेटिव** (Preservative) **का उपयोग करते हैं?**
(a) टॉलूइन (Toluene) (b) बोरिक एसिड (Boric acid)
(c) फॉर्मेलीन (Formalin) (d) ये सभी

27. मूत्र की विशेष गुरुत्व का आंकलन करने के लिए कौन-सी विधि उपयोग करते हैं?
(a) यूरिनोमीटर (Urinometer)
(b) रिफ्रैक्टोमीटर (Refractometer)
(c) रिएजेन्ट स्ट्रिप्स (Reagent strips)
(d) उपरोक्त सभी

28. मूत्र के साथ शर्करा का आना कहलाता है
(a) डिसयूरिया (Dysurea) (b) एनूरिया (Anurea)
(c) ग्लाइकोसूरिया (Glycosurea) (d) ओलिगूरिया (Oligurea)

29. मूत्र के नमूने से बेनेडिक्ट टेस्ट निम्न में से किसका पता लगाने के लिए किया जाता है?
(a) एसिटोन (Acetone)
(b) ग्लूकोस (Glucose)
(c) बाइल साल्ट (Bile salt)
(d) बाइल पिगमेन्ट्स (Bile pigments)

30. निम्न में से बोन मैरो एस्पिरेशन (Bone marrow aspiration) **के लिए कौन-सी अस्थि सबसे उपयुक्त है?**
(a) इलियक क्रेस्ट (b) ह्यूमरस
(c) फीमर (d) टिबिया-फिबुला

31. मूत्र में किसकी उपस्थिति का पता लगाने के लिए रोथरा परीक्षण किया जाता है?
(a) एल्ब्यूमिन (b) शुगर
(c) एसीटोन (d) पित्त लवण

32. मूत्र में किसकी उपस्थिति का पता लगाने के लिए हे परीक्षण (Hey's test) **किया जाता है?**
(a) शुगर (b) एल्ब्यूमिन
(c) एसीटोन (d) पित्त लवण

33. मूत्र में किसकी उपस्थिति का पता लगाने के लिए स्मिथ परीक्षण किया जाता है?
(a) एसीटोन (b) एल्ब्यूमिन
(c) पित्त लवण (d) पित्त वर्णक

34. ग्लूकोस टोलरेन्स परीक्षण में से पहले क्या आवश्यक है?
(a) परीक्षण से 8-10 घण्टे पूर्व से मरीज को मुँह से भोजन देना बन्द कर देना चाहिए
(b) परीक्षण से 2-3 दिनों पहले से मरीज को उच्च कार्बोहाइड्रेड युक्त आहार देना चाहिए
(c) मरीज को दवा देना बन्द कर दें
(d) कोई भी परिवर्तन करने की आवश्यकता नहीं है

35. ABG **एनालाइसिस में रुधिर का नमूना कहाँ से लेना चाहिए?**
(a) धमनी (Artery) से
(b) शिरा (Vein) से
(c) कैपिलरी (Capillary) से
(d) प्लूरल गुहा से

1. (c)	**2.** (b)	**3.** (d)	**4.** (d)	**5.** (a)	**6.** (d)	**7.** (d)	**8.** (a)	**9.** (d)	**10.** (b)
11. (a)	**12.** (d)	**13.** (a)	**14.** (c)	**15.** (a)	**16.** (c)	**17.** (b)	**18.** (a)	**19.** (b)	**20.** (c)
21. (a)	**22.** (c)	**23.** (b)	**24.** (d)	**25.** (d)	**26.** (d)	**27.** (d)	**28.** (c)	**29.** (b)	**30.** (a)
31. (c)	**32.** (d)	**33.** (d)	**34.** (b)	**35.** (a)					

36. जब परीक्षण के लिए रुधिर का नमूना (Blood sample) लिया जाता है और इसे लम्बे समय तक किसी कारणवश प्रयोगशाला में नहीं भेजा जाता है, तो उसे किस तापमान पर संग्रहित करना चाहिए?

(a) –20°C (b) कमरे के तापमान पर
(c) 4°C– 6°C (d) 0°C – 1°C

37. मूत्र का कौन-सा भाग परीक्षण नमूना एकत्रित करने में उपयोग में लाया जाता है?

(a) आरम्भिक (b) मध्य प्रवाह
(c) अन्तिम (d) ये सभी

38. वह क्लीनिकल मेनीफेस्टेशन (Clinical manifestation) जोकि वस्तुपरक (Objective) है

(a) चिन्ह (b) लक्षण
(c) बीमारी (d) सिण्ड्रोम

39. वह क्लीनिकल मेनीफेस्टेशन (Clinicat manifestation) जोकि विषयपरक (Subjective) है

(a) चिन्ह (b) लक्षण
(c) बीमारी (d) सिण्ड्रोम

40. एक मरीज शिकायत करता है, उसको डेयरी प्रोडक्ट (Dairy product) लेने के बात दस्त के साथ क्रैम्प (Cramp) आ रहे हैं। इसका मुख्यतया डायग्नोसिस (Diagnosis) होगा

(a) सिलियक बीमारी (Celiac disease)
(b) इरिटेबल मलाशय सिण्ड्रोम (Irritable bowel syndrome)
(c) असहनीय लेक्टोस (Lactose intolerance)
(d) सिस्टिक फाइब्रोसिस (Cystic fibrosis)

41. गैस्ट्रोइन्टेस्टाइनल नली (Gastrointestinal tract) के परीक्षण हेतु निम्न में से प्रयोग के तरीके का सही क्रम है

(a) आस्कल्टेशन (Auscultation) - पर्कशन (Percussion) - पेल्पेशन (Palpation) - इंसपेक्शन (Inspection)
(b) इंसपेक्शन – आस्कल्टेशन - पर्कशण - पेल्पेशन
(c) इंसपेक्शन - पेल्पेशन - पर्कशन - आस्कल्टेशन
(d) आस्कल्टेशन - पेल्पेशन - पर्कशन - इंसपेक्शन

42. स्टेथोस्कोप की सहायता से किया जाने वाला परीक्षण निम्न में से कौन-सा है?

(a) आघात परीक्षण या पर्कशन (Percussion)
(b) परिश्रवण या आस्कल्टेशन (Auscultation)
(c) स्पर्श परीक्षण या पेल्पेशन (Palpation)
(d) मेनिपुलेशन (Manipulation)

43. निम्न में से कौन-सी नॉन-इन्वैसिव प्रक्रिया (Non-invasive procedure) है?

(a) IM इंजेक्शन लगाना
(b) रुधिर का नमूना (Blood sample) एकत्रित करना
(c) बायोप्सी लेना
(d) स्टेथोस्कोप द्वारा हृदय ध्वनि सुनना

44. निम्न में से आरामदायक तापमान माना जाता है

(a) 20-22°C (63-72 F) (b) 25-30°C (77-86 F)
(c) 35-38°C (65-100 F) (d) 37°C (98.6 F)

45. सेण्टीग्रेड को फारेनहाइट तापमान में परिवर्तन में निम्न में से किस फॉर्मूले द्वारा किया जाता है?

(a) $F = \left(c \times \frac{9}{5}\right) + 32$ (b) $F = \left(c + \frac{9}{5}\right) + 32$
(c) $F = \left(c - \frac{9}{5}\right) + 32$ (d) $F = \left(c \div \frac{9}{5}\right) + 32$

46. F को °C में बदलने का सूत्र (Formula) है

(a) $C = [F - 32] \times \frac{5}{9}$ (b) $C = [F + 32] \times \frac{5}{9}$
(c) $C = [\frac{9}{5} + 32]$ (d) $C = [F \times 32] \times \frac{5}{9}$

47. एक वयस्क के शरीर का सामान्य तापमान कितना होता है?

(a) 98.6 F (b) 98 F
(c) 98.2 F (d) 98.8 F

48. एक वयस्क के शरीर का सामान्य तापमान °C में होता है

(a) 37.2° C (b) 37.6° C
(c) 37.4° C (d) 37° C

49. मुख तथा एक्जीला (Axilla) द्वारा लिए गए दोनों तापमानों में कितना अन्तर होता है?

(a) 1C (b) 1F (c) 2F (d) 2C

50. 100F कितने सेल्सियस के बराबर होता है?

(a) 38.3°C (b) 37.3°C (c) 38.9° C (d) 37.7° C

51. मुखीय (Oral) व मलाशयी (Rectal) तापमान में अन्तर है

(a) 1 F (b) 2 F (c) 3 F (d) 4 F

52. एक व्यक्ति का शारीरिक तापमान 98.6 F है। °C में यह तापमान कितना होगा?

(a) 36.5°C (b) 37.0°C
(c) 37.7°C (d) 38.2°C

53. बगल और मलाशय दोनों से तापमान लेने पर दोनों तापमान में कितना अन्तर आएगा?

(a) 1 F (b) 2 F (c) 0.5 F (d) 3 C

54. मलाशय (रेक्टम) से तापमान लेने के लिए थर्मामीटर को कितने समय तक रेक्टम में रखना चाहिए?

(a) 1 मिनट (b) 3 मिनट
(c) 5 मिनट (d) 8 मिनट

55. मुँह से तापमान लेने के लिए थर्मामीटर को मुँह में कितने समय तक रखना चाहिए?

(a) 4 मिनट (b) 2 मिनट
(c) 10 मिनट (d) 7 मिनट

56. निमोनिया से ग्रस्त रोगी में कहाँ से तापमान नहीं लेना चाहिए?

(a) मुख से (b) बगल से
(c) मलाशय (रेक्टम से) (d) कान से

57. रेक्टल थर्मामीटर को मलाशय (रेक्टम) में कितने अन्दर तक डालते हैं?

(a) 1-2 cm (b) 4-5 cm
(c) 9-11 cm (d) 12-15 cm

58. **शरीर का तापमान पता करने की सबसे उपयुक्त एवं सटीक विधि है**
(a) मुँह द्वारा (b) बगल द्वारा
(c) मलाशय द्वारा (d) योनि द्वारा

59. **बच्चों में रेक्टल थर्मामीटर** (Rectal thermometer) **मलाशय मार्ग में कितना इन्सर्ट** (Insert) **करना चाहिए?**
(a) 3-4 इंच (8-10 cm)
(b) 1- $1\frac{1}{2}$ इंच (2.5- 4 cm)
(c) 6 - 8 इंच (15 - 20 cm)
(d) $\frac{1}{4}$ - $\frac{3}{4}$ इंच (1.2 - 2 cm)

60. **निम्न में से कौन-सी स्थिति में मुख द्वारा तापमान नहीं लिया जाता है?**
(a) सात वर्ष से छोटे बच्चे (b) पागल मरीज
(c) मुँह की सर्जरी के बाद (d) ये सभी

61. **यदि किसी मरीज का मुँह द्वारा तापमान लेना है और उसने अभी-अभी चाय का सेवन किया है, तो कम-से-कम कितने समय बाद उसका तापमान लेना चाहिए?**
(a) 10 मिनट (b) 15 मिनट (c) 5 मिनट (d) 30 मिनट

62. **मलाशय द्वारा तापमान लेने का नुकसान** (Disadvantage) **है**
(a) यदि मलाशय मल से भरा है, तो गलत नाप मिलती है
(b) नर्स के हाथ गंदे होने के सम्भावना रहती है
(c) मरीज को प्राइवेसी (Privacy) प्रदान करनी होती है
(d) उपरोक्त सभी

63. **मरीज का तापमान मलाशय द्वारा नहीं लेना चाहिए, यदि**
(a) मरीज के मलाशयी फिशर (Fissure) है।
(b) मरीज के ब्लीडिंग पाइल्स हो
(c) मरीज के मलाशय वाले भाग में सर्जरी हो रखी हो
(d) उपरोक्त सभी

64. **ज्वरपीड़ित रोगी में फास्टीजियम कौन-सी अवस्था को कहते हैं?**
(a) जब तापमान धीरे-धीरे सामान्य हो
(b) जब तापमान अधिकतम एवं स्थायी हो
(c) जब तापमान तीव्रता से सामान्य हो
(d) ज्वर का आरम्भ

65. **हाइपरपाइरेक्सिया** (Hyperpyrexia) **में तापमान होता है**
(a) 101 F (b) 103 F
(c) 104 F (d) 105 F से ऊपर

66. **हाइपोथर्मिया** (Hypothermia) **में शरीर का तापमान**
(a) 90 F से कम होता है (b) 98.6 F से कम होता है
(c) 95 F से कम होता है (d) 92 F से कम होता है

67. **सबनॉर्मल** (Subnormal) **तापमान के दौरान शरीर का तापमान होता है**
(a) 95-98 F (b) 99-100 F
(c) 34-35 F (d) 92-95 F

68. **निम्न में से कौन-सी एक स्वस्थ वयस्क में जैविक चिन्ह** (Vital signs) **का असामान्य मान** (Value) **है?**
(a) रुधिरचाप–120/80 mm of Hg
(b) हृदय की धड़कन–75 प्रति मिनट
(c) श्वसन दर–16 प्रति मिनट
(d) तापमान–38° C

69. **मरीज में अचानक तेज बुखार से सामान्य तापमान आ जाना कहलाता है**
(a) लाइसिस (Lysis) (b) क्राइसिस (Crisis)
(c) डिक्लाइन (Decline) (d) स्टेडियम (Stadium)

70. **उच्च तापमान का** ***जिग-जेग*** (*Zig-zag*) **तरीके से गिरते हुए सामान्य होना कहलाता है**
(a) लाइसिस (b) क्राइसिस
(c) डिक्लाइन (d) स्टेडियम

71. **शरीर का तापमान** 95 F **या** 35°C **से नीचे आने की स्थिति कहलाती है**
(a) हाइपरपाइरेक्सिया (Hyperpyrexia)
(b) हाइपोपाइरेक्सिया (Hypopyrexia)
(c) हाइपोथर्मिया (Hypothermia)
(d) सबनॉर्मल तापमान (Subnormal temperature)

72. **निम्न ज्वर** (Low pyrexia) **में मरीज का तापमान कितना होता है?**
(a) 99 -100 F (b) 100 -103 F
(c) 103 -105 F (d) 105 F से ज्यादा

73. **रिगर** (Rigor) **की प्रथम अवस्था है**
(a) गर्म अवस्था (b) शीत अवस्था
(c) पसीने की अवस्था (d) कमजोरी की अवस्था

74. **नमी** (Humidity) **की वह मात्रा जो आरामदायक मानी जाती है**
(a) 90-100% (b) 40-60% (c) 70-80% (d) 10-20%

75. **प्रतिदिन आँतों से मल के द्वारा उत्सर्जित जल की मात्रा होती है**
(a) 100 mL (b) 200 mL (c) 400 mL (d) नगण्य

76. **एक स्वस्थ वयस्क के द्वारा प्रतिदिन उत्सर्जित मूत्र की मात्रा लगभग है**
(a) 1500 mL (b) 1000 mL (c) 1800 mL (d) 1200 mL

77. **फेफड़ों द्वारा होने वाली प्रतिदिन औसत जल हानि है**
(a) 300-400 mL (b) 100-150 mL
(c) 600-700 mL (d) 20-30 mL

78. **प्रतिदिन त्वचा द्वारा की जाने वाली जल हानि है**
(a) 500 mL (b) 150 mL (c) 200 mL (d) 800 mL

79. **एक नवजात शिशु की प्रतिदिन की फ्लूड** (Fluid) **की आवश्यकता होती है**
(a) शरीर के भार का 100-120 mL/kg
(b) शरीर के भार का 60-80 mL/kg
(c) शरीर के भार का 40 mL/kg
(d) शरीर के भार का 180-200 mL/kg

36. (c)	*37.* (b)	*38.* (a)	*39.* (b)	*40.* (c)	*41.* (b)	*42.* (b)	*43.* (d)	*44.* (b)	*45.* (a)
46. (a)	*47.* (a)	*48.* (d)	*49.* (b)	*50.* (d)	*51.* (a)	*52.* (b)	*53.* (b)	*54.* (a)	*55.* (b)
56. (a)	*57.* (b)	*58.* (c)	*59.* (b)	*60.* (d)	*61.* (b)	*62.* (d)	*63.* (d)	*64.* (b)	*65.* (d)
66. (c)	*67.* (a)	*68.* (d)	*69.* (b)	*70.* (a)	*71.* (c)	*72.* (a)	*73.* (b)	*74.* (b)	*75.* (a)
76. (c)	*77.* (d)	*78.* (a)	*79.* (a)						

80. एक वयस्क मनुष्य की प्रतिदिन की फ्लूड (Fluid) की आवश्यकता होती है
(a) शरीर के भार का 100-200 mL/kg
(b) शरीर के भार का 60-80 mL/kg
(c) शरीर के भार का 40 mL/kg
(d) शरीर के भार का 180-200 mL/kg

81. वयस्क में सामान्य हृदय की धड़कन होती है
(a) 72 प्रति मिनट (b) 62 प्रति मिनट
(c) 16 प्रति मिनट (d) 85 प्रति मिनट

82. निम्न में से कौन-सी स्थिति में अचानक एप्निया (Apnea) एवं परिसंचरण फेल्यर (Circulatory failure) हो जाता है?
(a) एन्जिना पेक्टोरिस (Angina pectoris)
(b) MI
(c) कॉर्डियक अरेस्ट (Cardiac arrest)
(d) रेस्पाइरेटरी डिस्ट्रेस (Respirtory distress)

83. हृदय की धड़कन में क्या परिवर्तन होता है जब शैशव अवस्था से वयस्क अवस्था आती है?
(a) बढ़ती जाती है
(b) कम हो जाती है
(c) कम या अधिक हो सकती है
(d) समान ही रहती है

84. कोलैप्स पल्स (Collapse pulse) का दूसरा नाम है
(a) वाटर आर्ल्टन्स (Water altrans)
(b) बाइजेमिनल पल्स (Bigeminal pulse)
(c) वाटर हमर पल्स (Water hummar pulse)
(d) बॉण्डिग पल्स (Bounding pulse)

85. ऊपरी भुजा में रुधिरचाप का मापन करते समय स्टेथोस्कोप के चेस्ट पीस (Chest piece) को कौन-सी पल्स पर रखते हैं?
(a) एक्जिलरी (Axillary) (b) ब्रेकियल (Brachial)
(c) रेडियल (Radial) (d) अल्नर (Ulner)

86. एक सामान्य वयस्क में एक शिशु की तुलना में
(a) हृदय की धड़कन की दर अधिक होती है
(b) श्वसन दर अधिक होती है
(c) हीमोग्लोबिन की प्रतिशतता अधिकता रहती है
(d) रुधिर दाब अधिक रहता है

87. सामान्यतया वयस्क में पल्स मापने का सबसे साधारण स्थान है
(a) रेडियल शिरा (Radial vein)
(b) रेडियल धमनी (Radial artery)
(c) ब्रेकियल शिरा (Brachial vein)
(d) फीमोरल शिरा (Femoral vein)

88. कौन-सी स्थिति में WBC की संख्या सामान्य से अधिक पाई जाती है?
(a) बुखार (b) टायफॉइड (c) ल्यूकैमिया (d) गर्भावस्था

89. एक स्वस्थ व्यक्ति की सामान्य श्वसन दर होती है?
(a) 5-10/ मिनट (b) 10-15/ मिनट
(c) 15-20/ मिनट (d) 20-30/ मिनट

90. निम्न में से कौन-सी स्थिति में साइनोसिस (Cynosis) होता है?
(a) पानी की कमी (b) ऑक्सीजन की कमी
(c) रुधिर की कमी (d) ग्लूकोस की कमी

91. इनमें से कौन-सा श्वसन सम्बन्धी डिसऑर्डर (Disorder) नहीं है?
(a) एप्निया (Apnea) (b) टेकीप्निया (Tachypnea)
(c) ब्रेडीप्निया (Bradypnea) (d) इन्सोम्निया (Insomnia)

92. श्वसन दर का 24 से अधिक हो जाना कहलाता है
(a) टेकीकार्डिया (b) टेकीप्निया
(c) ब्रेडीकार्डिया (d) ब्रेडीप्निया

93. रुधिर में ऑक्सीजन की कमी कहलाती है
(a) हाइपोक्सिया (Hypoxia)
(b) हाइपोक्सिमिया (Hypoxemia)
(c) मीलेना (Melena)
(d) इरिथ्रोसाइक्लोपेनिया (Erythrocyclopaenia)

94. ऊतकों में ऑक्सीजन की कमी कहलाती है
(a) हाइपोक्सिया (b) हाइपोक्सिमिया
(c) मीलेना (d) इरिथ्रोसाइक्लोपेनिया

95. श्वसन का अचानक बन्द होना कहलाता है
(a) एप्निया (b) ऑर्थोप्निया (c) टेकीप्निया (d) स्ट्राइकर

96. किसी वयस्क में असामान्य जैविक चिन्ह (Vital sign) इंगित करते है
(a) तापमान = 37°C
(b) श्वसन दर = 35 प्रति मिनट
(c) पल्स = 74 प्रति मिनट
(d) BP = 120/80 mm Hg

97. ऑक्सीजन अन्तःश्वसन (Inhalation) दिया जाता है, जब धमनियों (Arteries) में रुधिर ऑक्सीजन का स्तर
(a) 120 mm Hg से कम हो
(b) 80-100 mm Hg के बीच हो
(c) 60 mm Hg से कम हो
(d) 80 mm Hg से कम हो

98. धमनियों के रुधिर में ऑक्सीजन का सामान्य स्तर होता है
(a) 120 mm Hg से अधिक (b) 80-100 mm Hg
(c) 100-120 mm Hg (d) 50-70 mm Hg

99. निम्न में से मानव शरीर का कौन-सा कार्डिनल साइन (Cardinal sign) नहीं है?
(a) pH (b) तापमान (Temperature)
(c) नाड़ी (Pulse) (d) श्वसन (Respiration)

100. श्वसन के दौरान वायुमार्ग में म्यूकस (Mucus) की उपस्थिति से उत्पन्न बबलिंग (Bubbling) ध्वनि कहलाती है
(a) रेल (Rale) (b) वीज (Wheeze)
(c) स्ट्राइडॉर (Stridor) (d) एप्निया (Apnea)

101. सामान्यतया ऊपरी श्वसन मार्ग (Upper respiratory tract) में रुकावट के दौरान उत्पन्न कम्पन्न युक्त एवं तीव्र ध्वनि, कहलाती है
(a) रेल (Rale) (b) वीज (Wheeze)
(c) स्ट्राइडॉर (Stridor) (d) एप्निया (Apnea)

102. असामान्य श्वसन प्रक्रिया जिसमें मरीज बहुत गहरी सांस अन्दर खींचता है तथा उसके बाद काफी लम्बी सांस छोड़ता है, कहलाती है
(a) चाइन स्ट्रोक श्वसन (b) साई (Sigh)
(c) रेल (Rale) (d) ऑर्थोप्निया (Orthopnea)

103. टाइडल वॉल्यूम (Tidal volume) सामान्य अवस्था में कितना होता है?
(a) 200 mL (b) 300 mL
(c) 1000 mL (d) 500 mL

104. औसतन सामान्य व्यक्ति विश्राम अवस्था में प्रत्येक श्वास में लगभग कितनी वायु अन्दर लेता है?
(a) 200 mL (b) 300 mL
(c) 400 mL (d) 500 mL

105. मरीज की स्थिति जिसमें रुधिर में कार्बन डाइऑक्साइड की सान्द्रता बढ़ जाती है तथा हाइड्रोजन आयन की सान्द्रता अधिक हो जाती है, कहलाती है
(a) श्वसनीय अम्लीयता (Respiratory acidosis)
(b) श्वसनीय क्षारीयता (Respiratory alkalosis)
(c) मेटाबॉलिक क्षारीयता (Metabolic acidosis)
(d) डाउन सिण्ड्रोम (Down's syndrome)

106. मरीज की स्थिति जिसमें रक्त में कार्बन डाइऑक्साइड एवं हाइड्रोजन आयन की सान्द्रता कम हो जाती है, कहलाती है
(a) श्वसनीय अम्लीयता (Respiratory acidosis)
(b) श्वसनीय क्षारीयता (Respiratory alkalosis)
(c) मेटाबॉलिक क्षारीयता (Metabolic acidosis)
(d) डाउन सिण्ड्रोम (Down's syndrome)

107. श्वसनीय अम्लता का कारण है
(a) रेस्पाइरेटोरी फेल्यर (Respiratory failure)
(b) ब्रोंकाइटिस (Bronchitis)
(c) पल्मोनरी ओडीमा
(d) उपरोक्त सभी

108. डाइबिटीक कीटोएसिडोसिस, उपवास, गम्भीर डायरिया, रीनल फेल्यर (Diabetic ketoacidosis, starvation, severe diarrhoea, renal failure), आदि की वजह से हो सकती है
(a) श्वसनीय अम्लीयता (Respiratory acidosis)
(b) श्वसनीय क्षारीयता (Respiratory alkalosis)
(c) मेटाबॉलिक अम्लीयता (Metabolic acidosis)
(d) मेटाबॉलिक क्षारीयता (Metabolic alkalosis)

109. निम्न में से कौन-सी लेबोरेटोरी फाइन्डिंग्स (Laboratory findings) में श्वसनीय अम्लीयता के दौरान पाई जाती है?
(a) pH < 7.35, $PaCO_2$ > 45 mm Hg, PaO_2 < 80 mm Hg
(b) pH < 7.35, $PaCO_2$ < 35 mm Hg, PaO_2 < 80 mm Hg
(c) pH < 7.35, $PaCO_2$ < 40 mm Hg, PaO_2 < 80 mm Hg
(d) pH < 7.35, $PaCO_2$ > 35 mm Hg, PaO_2 < 80 mm Hg

110. श्वसनीय क्षारीयता के दौरान निम्न में से कौन-सी लेबोरेटोरी फाइन्डिंग्स (Laboratory findings) पाई जाती है?
(a) pH < 7.35, $PaCO_2$ < 40 mm Hg, PaO_2 < 80 mm Hg
(b) pH < 7.35, $PaCO_2$ < 55 mm Hg, PaO_2 < 80 mm Hg
(c) pH > 7.55, $PaCO_2$ > 40 mm Hg, PaO_2 < 80 mm Hg
(d) pH > 7.45, $PaCO_2$ < 35 mm Hg, PaO_2 < 80 mm Hg

111. हाई फैट डाइट (High fat diet) के कारण कीटोन बॉडीज के बनने से कौन-सी स्थिति उत्पन्न हो सकती है?
(a) श्वसनीय अम्लीयता (b) श्वसनीय क्षारीयता
(c) मेटाबॉलिक अम्लीयता (d) मेटाबॉलिक क्षारीयता

112. शरीर में मौजूद द्रव का कितना प्रतिशत अन्तः कोशिकीय द्रव (ICF) है
(a) 50% (b) 67%
(c) 80% (d) 92%

113. एक सामान्य अवस्था में वयस्क को सामान्य तापक्रम पर प्रतिदिन लगभग कितने द्रव की आवश्यकता होती है?
(a) 2000-2200 mL (b) 2400-2600 mL
(c) 3000-3200 mL (d) 1800-2000 mL

114. कोशिका के बाह्य कोशिकीय द्रव (ECF) में निम्न में से किसकी अधिकतम मात्रा पाई जाती है?
(a) सोडियम (b) पोटैशियम
(c) क्लोराइड (d) बाइकार्बोनेट

115. मनुष्य में सामान्य यूरिक अम्ल का स्तर होता है
(a) 1-2 mg/dL (b) 2.3 mg/dL
(c) 0.1-2.0 mg/dL (d) 2.4-7.0 mg/dL

116. मनुष्य में सामान्य सीरम सोडियम का स्तर होता है
(a) 135-145 m Eq/L (b) 120-128 m Eq/L
(c) 35-45 m Eq/L (d) 155-162 m Eq/L

117. मानव शरीर में प्रति 100 mL रुधिर में NaCl की मात्रा होती है
(a) 0.9% (b) 0.75%
(c) 0.5% (d) 0.25%

118. मनुष्य में सामान्य सीरम क्लोराइड का स्तर होता है
(a) 135-145 m Eq/L
(b) 3.5-5.3 m Eq/L
(c) 100-106 m Eq/L
(d) 30-40 m Eq/L

119. मनुष्य में सामान्य सीरम कैल्शियम का स्तर होता है
(a) 135-145 mEq/L (b) 8.6-10.1 mEq/L
(c) 3.5-5.1 mEq/L (d) 10.5-12.5 mEq/L

120. मनुष्य में सामान्य सीरम मैग्नीशियम का स्तर होता है
(a) 3.5 - 5.1 mg/dL (b) 1.6 - 2.6 mg/dL
(c) 0.6 - 1.6 mg/dL (d) 8.5 - 10.5 mg/dL

121. हाइपोकैलेमिया का निम्न में से कौन-सा कारण नहीं है?
(a) एल्डोस्टीरॉन का स्रावण कम हो जाना
(b) लम्बे समय तक नेसोगैस्ट्रिक सक्शन करना
(c) उल्टी एवं दस्त
(d) रीनल बीमारियों जिनमें पोटैशियम का पुनः अवशोषण ठीक से नहीं हो पा रहा है

80. (c)	**81.** (a)	**82.** (c)	**83.** (b)	**84.** (c)	**85.** (b)	**86.** (d)	**87.** (b)	**88.** (c)	**89.** (c)
90. (b)	**91.** (d)	**92.** (b)	**93.** (b)	**94.** (a)	**95.** (a)	**96.** (b)	**97.** (d)	**98.** (b)	**99.** (a)
100. (a)	**101.** (c)	**102.** (b)	**103.** (d)	**104.** (d)	**105.** (a)	**106.** (b)	**107.** (d)	**108.** (c)	**109.** (a)
110. (d)	**111.** (b)	**112.** (b)	**113.** (b)	**114.** (a)	**115.** (d)	**116.** (a)	**117.** (a)	**118.** (c)	**119.** (b)
120. (b)	**121.** (a)								

122. **हाइपरकैलेमिया में सीरम पोटैशियम का स्तर कितना होता है?**

(a) 5.1 m Eq/L से अधिक (b) 3.5 m Eq/L से अधिक
(c) 4.5 m Eq/L से अधिक (d) 6.5 m Eq/L से अधिक

123. **निम्न में से ECG में कौन-सा परिवर्तन हाइपोकैलेमिया के दौरान देखने को नहीं मिलता है?**

(a) ST डिप्रेशन (Depression)
(b) सपाट या उल्टी (Flat or inverted) T-तरंगें
(c) लम्बी (Tall) T-तरंगे
(d) प्रोमिनेन्ट (Prominent) T-तरंगें

124. **हाइपरनैट्रिमिया (Hypernatremia) का लक्षण है**

(a) BP बढ़ जाना
(b) ओडीमा (Oedema)
(c) हाइपरवोलेमिया (Hypervolemia)
(d) परिवर्तित सेरेब्रल फंक्शन (Altered cerebral function)

125. **हाइपोकैल्सिमिया का निम्न में से कौन-सा कारण है?**

(a) लीथियम थैरेपी
(b) विटामिन-D को बहुत कम मात्रा में लेना
(c) थायरॉइड ग्रन्थि की सक्रियता का बढ़ जाना
(d) ग्लूकोकोर्टिकॉइड का प्रयोग

126. **हाइपरनैट्रिमिया का निम्न में से कौन-सा लक्षण नहीं है?**

(a) मूत्र की विशिष्ट ग्रेविटी (Specific gravity) का बढ़ जाना
(b) अनियमित पेशीय संकुचन
(c) कार्डियक आउटपुट का कम होना
(d) मूत्र उत्सर्जन का बढ़ जाना

127. **निम्न में से कौन-सा हाइपोनैट्रिमिया का लक्षण नहीं है?**

(a) पोस्ट्यूरल हाइपोटेंशन (b) एब्डोमिनल क्रैम्पिंग
(c) कॉन्वुलशन्स (d) हाइपरटेंशन

128. **निम्न में से कौन-सी स्थिति हाइपरकैलेमिया उत्पन्न नहीं करेगी?**

(a) किडनी का फेल हो जाना
(b) एड्रीनेलीन हॉर्मोन की कमी
(c) लम्बे समय तक नेसोगैस्ट्रिक सक्शन
(d) ऊतकों का क्षतिग्रस्त होना

129. **हाइपरकैल्सिमिया का निम्न में से कौन-सा कारण है?**

(a) क्रॉन्स डिसीज (Chron's disease)
(b) एक्यूट पैंक्रियाटाइटिस (Acute pancreatitis)
(c) हाइपरपैराथायरॉइडिज्म (Hyperparathyroidism)
(d) पैराथायरॉइड ग्रन्थि का नष्ट होना

130. **कौन-से इलेक्ट्रोलाइट में असन्तुलन के कारण गुर्दो में पथरी का निर्माण होता है?**

(a) सोडियम की अधिकता
(b) पोटैशियम की अधिकता
(c) कैल्शियम की अधिकता
(d) क्लोरीन की अधिकता

131. **एक सामान्य वयस्क जिसका वजन 60 kg है, के शरीर में पानी की कुल मात्रा होगी**

(a) 30 L (b) 40 L
(c) 50 L (d) 20 L

132. **कैल्शियम का मानव शरीर में क्या काम है?**

(a) पेशीय संकुचन
(b) हड्डियों का विकास
(c) रुधिर का थक्का बनाने में सहायक
(d) उपरोक्त सभी

133. **निम्न में से सीरम सोडियम का सामान्य स्तर से कम होना क्या कहलाता है?**

(a) हाइपोनैट्रिमिया (Hyponatremia)
(b) हाइपरनैट्रिमिया (Hypernatremia)
(c) ऑर्थोनैट्रिमिया (Orthonatremia)
(d) ट्रैकीमिया (Trachemia)

134. **निम्न में से हाइपरकैलेमिया का सबसे प्रमुख कारण है**

(a) किडनी का फेल हो जाना
(b) एड्रीनल ग्रन्थि का स्राव कम होना
(c) एडिसोसिस
(d) संग्रहित किए हुए रुधिर का तेजी से इंफ्यूजन

135. **हाइपरकैल्सिमिया का कारण है**

(a) पैराथायरॉइड ग्रन्थि का कम स्रावण
(b) ऑस्टियोपोरोसिस
(c) पैराथायरॉइड ग्रन्थि का अति स्रावण
(d) उपरोक्त सभी

136. **पैराथायरॉइड ग्रन्थि के अल्प स्रावण एवं विटामिन-D की कमी से निम्न में से क्या होता है?**

(a) हाइपोनैट्रिमिया (b) हाइपरनैट्रिमिया
(c) हाइपोकैल्सिमिया (d) हाइपरकैल्सिमिया

137. **निम्न में से फ्लूड वोल्यूम डेफिसिट** (Fluid volume deficit) **का कौन-सा लक्षण है?**

(a) रुधिरचाप का कम हो जाना (b) शरीर में सूजन
(c) वजन का बढ़ना (d) अत्यधिक मात्रा में रुधिरस्राव

138. **निम्न में से फ्लूड वोल्यूम डेफिसिट का कौन-सा कारण है?**

(a) उल्टी दस्त होना (b) जलन या रुधिर स्राव होना
(c) अत्यधिक पसीने आना (d) ये सभी

139. **निम्न में से कौन-सा फ्लूड वोल्यूम एक्सेस** (Fluid volume excess) **का लक्षण नहीं है?**

(a) वजन बढ़ना (b) शरीर पर सूजन
(c) रुधिर चाप का कम होना (d) मूत्र का अधिकस्राव

140. **वयस्क में मूत्र का 24 घण्टे ऑउटपुट** (Output) 300 mL **है, तो यह निम्न में से कौन-सी स्थिति कहलाएगी?**

(a) डिसयूरिया (Dysuria) (b) एनूरिया (Anuria)
(c) ग्लाइकोसूरिया (Glycosuria) (d) ऑलिगूरिया (Oliguria)

141. **वयस्क में मूत्र का 24 घण्टे का ऑउटपुट** 50 mL **है, तो यह निम्न में से कौन-सी स्थिति कहलाएगी?**

(a) डिसयूरिया (b) एनूरिया
(c) ग्लाइकोसूरिया (d) ऑलिगूरिया

142. **प्रचुर मात्रा में पाया जाने वाला इन्ट्रासेल्यूलर** (Intracellular) **आयन है**

(a) सोडियम (b) पोटैशियम (c) कैल्शियम (d) क्लोराइड

एनीमा

143. किस एनीमा द्वारा कठोर मल को सॉफ्ट किया जाता है ?
(a) कोल्ड एनीमा (b) तेलीय एनीमा
(c) परगेटिव एनीमा (d) कार्मिनेटिव एनीमा

144. निम्न में से कौन-से एनीमा द्वारा शरीर का तापमान कम किया जाता है?
(a) तेलीय एनीमा (b) परगेटिव एनीमा
(c) कार्मिनेटिव एनीमा (d) कोल्ड (शीतल) एनीमा

145. मलाशय में प्रवेश कराए जाने वाला ड्रग युक्त कोनाकार पदार्थ जो शरीर के तापमान पर पिघल जाता है, कहलाता है
(a) मीलेना (b) सपोजिटरी
(c) डायाफ्राम (d) एनीमा

146. निम्न में से कौन-सा एनीमा आन्त्रीय परजीवियों को नष्ट करने के लिए दिया जाता है?
(a) परगेटिव एनीमा (b) कार्मिनेटिव एनीमा
(c) एन्टीहेल्मिन्थिक एनीमा (d) एस्ट्रीन्जेन्ट एनीमा

147. कौन-सा एनीमा गैसीय फैलाव या डिस्टेन्शन (Gaseous distention) को दूर करने के लिए दिया जाता है?
(a) परगेटिव एनीमा (b) कार्मिनेटिव एनीमा
(c) एन्टीहेल्मिन्थिक एनीमा (d) एस्ट्रीन्जेन्ट एनीमा

148. कौन-सा एनीमा क्रमाकुंचन गति को बढ़ाने के लिए दिया जाता है?
(a) परगेटिव एनीमा (b) कार्मिनेटिव एनीमा
(c) एन्टीहेल्मिन्थिक एनीमा (d) एस्ट्रीन्जेन्ट एनीमा

149. कौन-सा एनीमा इन्फ्लेमेशन (Inflammation) को कम करने के लिए दिया जाता है?
(a) परगेटिव एनीमा
(b) कार्मिनेटिव एनीमा
(c) एण्टीहेल्मिन्थिक एनीमा
(d) एस्ट्रीन्जेन्ट एनीमा

150. निम्न में से कौन-सा एनीमा रिटेन्डेड एनीमा (Retained enema) नहीं हैं?
(a) पोषक एनीमा (Nutrient enema)
(b) तेलीय एनीमा (Oil enema)
(c) एनेस्थेटिक एनीमा (Anaesthetic enema)
(d) सेडेटिव एनीमा (Sedative enema)

151. वयस्क के एनीमा के लिए उपयुक्त साइज की रेक्टल ट्यूब है
(a) No. 22 (b) No. 12 (c) No. 18 (d) No. 8

152. 7 वर्ष के बच्चे को एनीमा देने के लिए कौन-सी साइज की रेक्टल ट्यूब का प्रयोग किया जाता है?
(a) No. 22-26 (b) No. 12-14
(c) No. 18 (d) No. 8

153. वयस्क में एनीमा देते समय रेक्टल ट्यूब को मलाशय में कितना (Insert) किया जाना चाहिए?
(a) 3-4 इंच (75-10 cm) (b) 3-4 cm
(c) 1-1.5 इंच (25-4 cm) (d) 1-2 cm

154. रेक्टल ट्यूब (Rectal tube) को एक बार में मलाशय में कितने अधिक समय से अधिक नहीं रखना चाहिए?
(a) 5 मिनट (b) 10 मिनट
(c) 30 सेकण्ड (d) 20 मिनट

155. साधारण दस्तावर एनीमा देने का मुख्य उद्देश्य है
(a) मलत्याग को उद्दीप्त (Stimulate) करना
(b) क्रमाकुंचन गति को उद्दीप्त करना
(c) सर्जरी से पहले आँतों की सफाई करना
(d) उपरोक्त सभी

156. एक मरीज को साधारण दस्तावर एनीमा (Simple evacuant enema) देने के लिए कौन-सा घोल काम में लिया जाता है?
(a) सरसों का तेल (b) 0.9% सेलाइन
(c) जैतून का तेल (d) 25% ग्लूकोस

157. वयस्क दस्तावर एनीमा लगाते समय कितने mL घोल का प्रयोग किया जाना चाहिए?
(a) 500-1000 mL
(b) 250-500 mL
(c) 250 mL या इससे कम
(d) 100 mL या इससे कम

158. बच्चे को दस्तावर एनीमा लगाते समय कितने mL घोल का प्रयोग किया जाता है?
(a) 1500 mL
(b) 250 mL या इससे कम
(c) 250-500 mL
(d) 100 mL या इससे कम

159. कार्मिनेटिव एनीमा दिया जाता है
(a) पोषण प्रदान करने के लिए
(b) हैल्मिन्थ को नष्ट करने के लिए
(c) गैसीय डिसटेन्शन (Gas distension) को दूर करने के लिए
(d) एनेस्थेसिया देने के लिए

160. अधिकतम प्रभाव के लिए (For maximum effect) एनीमा घोल को मलाशय में कितने समय तक के लिए रोकना चाहिए?
(a) 10 सेकण्ड (b) 15 मिनट
(c) 30 मिनट (d) 1 घण्टा

161. एनीमा देते समय एनीमा केन की गुदा से कितनी ऊँचाई रखनी चाहिए?
(a) 6 इंच (b) 12 इंच
(c) 9 इंच (d) 18 इंच

122. (a)	123. (a)	124. (d)	125. (b)	126. (d)	127. (d)	128. (c)	129. (c)	130. (c)	131. (b)
132. (d)	133. (a)	134. (a)	135. (c)	136. (c)	137. (a)	138. (d)	139. (c)	140. (d)	141. (b)
142. (b)	143. (b)	144. (d)	145. (b)	146. (c)	147. (b)	148. (a)	149. (d)	150. (b)	151. (a)
152. (c)	153. (a)	154. (b)	155. (d)	156. (b)	157. (a)	158. (c)	159. (c)	160. (c)	161. (d)

162. **यदि किसी मरीज को एनीमा देते समय एब्डोमिनल क्रैम्प्स** (Abdominal cramps) **की शिकायत करता है, तो नर्स को निम्न में से क्या करना चाहिए?**

(a) एनीमा देना बन्द कर देना चाहिए
(b) एनीमा को जारी रखना चाहिए
(c) एनीमा देने की दर धीमी कर देनी चाहिए
(d) मरीज को दर्द निवारक ड्रग दे देनी चाहिए

163. **कौन-सा एनीमा बीमारी के डायग्नोसिस करने में प्रयुक्त किया जाता है?**

(a) एस्ट्रिन्जेन्ट एनीमा (b) परगेटिव एनीमा
(c) कार्मिनेटिव एनीमा (d) बेरियम एनीमा

164. **सामान्य एक्सएक्यूंट एनीमा में साबुन व जल की मात्रा का उपयोग किया जाता है**

(a) साबुन की जैली 50 mL एवं जल 1 L
(b) साबुन की जैली 60 mL एवं जल 1½ L
(c) साबुन की जैली 40 mL एवं जल 1/2 L
(d) साबुन की जैली 50 mL एवं जल 1½ L

165. **X-किरण परीक्षणों के पूर्व कौन-से एनीमा का प्रयोग किया जाता है?**

(a) बेरियम एनीमा (b) तेल एनीमा
(c) एस्ट्रीन्गेन्ट एनीमा (d) सेलाइन एनीमा

166. **तारपीन का तेल किस एनीमा में उपयोग में लाया जाता है?**

(a) कार्मिनेटिव एनीमा (b) एस्ट्रीन्गेन्ट एनीमा
(c) पोषक एनीमा (d) उद्दीपक एनीमा

167. **टैनिक एसिड घोल उपयोग में लाया जाता है**

(a) पोषक एनीमा (b) उद्दीपक एनीमा
(c) एस्ट्रीन्गेन्ट एनीमा (d) कार्मिनेटिव एनीमा

168. **वयस्क व्यक्ति में साधारण दस्तावर एनीमा के घोल का तापक्रम होता है**

(a) 100 F (37.7°C)
(b) 90 F (35°C)
(c) 110 F (38.5°C)
(d) 105-110 F (40.5°-43°C)

शारीरिक परीक्षण में काम में आने वाले उपकरण एवं विभिन्न अन्त: निरीक्षण प्रक्रियाएँ

169. **गर्म अनुप्रयोग** (Hot application) **का उपचारात्मक** (Therapeutic) **उपयोग निम्न में से कौन-सा नहीं है?**

(a) यह रुधिरस्राव को नियन्त्रित करता है
(b) यह मेटाबॉलिक दर को बढ़ाता है
(c) यह घाव को भरने में सहायक है
(d) यह दर्द को कम करता है

170. **गर्म अनुप्रयोग** (Hot application) **का निम्न में से कौन-सा स्थानीय प्रभाव** (Local effect) **नहीं है?**

(a) ऑक्सीजन उपभोग (Consumption) में वृद्धि
(b) रुधिर प्रवाह (Blood flow) का कम होना
(c) रुधिर की श्यानता का कम होना
(d) रुधिर वाहिनियों का प्रसार

171. **गर्म अनुप्रयोग** (Hot application) **का निम्न में से कौन-सा कॉन्ट्राइन्डिकेशन** (Contraindication) **नहीं है?**

(a) मेलिग्नेन्सी
(b) तेज बुखार
(c) इन्फ्लेमेशन (Inflammation) युक्त क्षेत्र
(d) हाइपोथार्मिक मरीज

172. **शुष्क ऊष्मा अनुप्रयोग देने का निम्न में से कौन-सा तरीका नहीं है?**

(a) हॉट वाटर बोतल (Hot water bottle)
(b) हीटिंग लैम्प (Heating lamps)
(c) अल्ट्रावॉयलेट किरणें (Ultraviolet rays)
(d) हॉट फॉमेंटेशन (Hot fomentation)

173. **गर्म अनुप्रयोग** (Hot application) **के दौरान हॉट वाटर बोतल** (Hot water bottle) **का तापमान लगभग कितना होना चाहिए?**

(a) 120-149 F (b) 200-210 F
(c) 100-110 F (d) 90-100 F

174. **शुष्क ऊष्मा अनुप्रयोग** (Dry heat application) **का मुख्य उद्देश्य है**

(a) रुधिर प्रवाह को उद्दीप्त करने के लिए
(b) घाव भरने की प्रक्रिया की प्रेरित (Promote) करने के लिए
(c) माँसपेशी में स्पास्म (Muscle spasm) को ठीक करने के लिए
(d) उपरोक्त सभी

175. **नम हीट एप्लिकेशन्स** (Moist heat application) **का उदाहरण निम्न में से कौन-सा है?**

(a) हॉट वाटर बोतल (b) हॉट फॉमेंटेशन
(c) अल्ट्रावॉयलेट किरणें (d) हीटिंग लैम्प

176. **टेपिड स्पंज बाथ** (Tapid sponge bath) **के लिए पानी का तापमान कितना होना चाहिए?**

(a) 92 F से 94 F (b) 95 F से 97 F
(c) 98 F से 100 F (d) 101 F से 103 F

177. **शीतल अनुप्रयोग** (Cold application) **का निम्न में से कौन-सा प्रभाव है ?**

(a) ऑक्सीजन उपयोग में वृद्धि
(b) रुधिर की श्यानता कम हो जाना
(c) रुधिर आपूर्ति (Blood flow) कम होना
(d) रुधिर वाहिनियों (Blood vessels) का प्रसार होना

178. **स्थानीय शीतल अनुप्रयोग का उपचारात्मक उपयोग है**

(a) शीतलता दर्द को कम करती है
(b) शीतलता ओडीमा को रोकती है
(c) शीतलता रुधिर स्राव को कम करती है
(d) उपरोक्त सभी

179. **निम्न में से कोल्ड एप्लीकेशन** (Cold application) **का कॉन्ट्राइन्डिकेशन** (Contraindication) **है**

(a) माँसपेशी में स्पास्म (Muscle spasm)
(b) हाइपोथर्मिया
(c) जब मरीज संवेदनाओं को ग्रहण करने में असमर्थ हो
(d) उपरोक्त सभी

180. **निम्न में से कौन-सा स्थानीय शीतल अनुप्रयोग** (Local cold application) **का उपचारात्मक** (Therapeutic) **उपयोग नहीं है?**
(a) यह गैंगरीन (Gangrene) को रोकता है
(b) यह रुधिर परिवहन को बढ़ाता है
(c) यह शरीर का तापमान कम करता है
(d) यह बैक्टीरिया की वृद्धि को रोकती है

181. **नम-कोल्ड एप्लिकेशन्स** (Moist cold application) **का निम्न में से कौन-सा उदाहरण है?**
(a) आइस बैग (b) आइस पैक
(c) आइस क्रेडल (d) कोल्ड कम्प्रेस

182. **ड्राइ कोल्ड एप्लिकेशन** (Dry cold application) **का निम्न में से कौन-सा उदाहरण नहीं है?**
(a) आइस बैग (Ice bag)
(b) आइस पैक (Ice packs)
(c) आइस क्रेडल (Ice cradle)
(d) कोल्ड कम्प्रेस (Cold compress)

183. **कोल्ड स्पांजिंग** (Cold sponging) **करते समय पानी का तापमान कितना होना चाहिए?**
(a) 98 F (b) 105 F (c) 70 F (d) 0 F

184. **बुखार के मरीज में आइस-बैग** (Ice-bag) **का प्रयोग करते समय ऊष्मा हानि** (Heat loss) **किस प्रक्रिया द्वारा होती है?**
(a) संचरण (Conduction) (b) संवहन (Convection)
(c) वाष्पीकरण (Evaporation) (d) विकिरण (Radiation)

185. **रेक्टम का परीक्षण करने के लिए किस उपकरण** (Instrument) **का उपयोग करते हैं?**
(a) ऑटोस्कोप (Otoscope)
(b) प्रोक्टोस्कोप (Proctoscope)
(c) ऑप्थैल्मोस्कोप (Opthalmoscope)
(d) एण्डोस्कोप (Endoscope)

186. **TPR ग्राफ** (TPR graph) **पर ताप को किस रंग से प्रदर्शित करते हैं?**
(a) लाल (b) पीला
(c) नीला (d) हरा

187. **TPR ग्राफ** (TPR graph) **में श्वसन दर को कौन-से रंग से प्रदर्शित करते हैं?**
(a) पीला (b) लाल (c) नीला (d) हरा

188. **थर्मामीटर में पारे का उपयोग क्यों किया जाता है?**
(a) यह सस्ता होता है
(b) यह तापमान के प्रति बहुत संवेदशनील होता है
(c) यह थर्मामीटर को टूटने से बचाता है
(d) यह आसानी से दिखाई दे जाता है

189. **एक थर्मामीटर पर तापमान कहाँ से कहाँ तक अंकित रहता है?**
(a) 95-110 F तक (b) 90-120 F तक
(c) 98-102 F तक (d) 95-102 F तक

190. **डिजिटल थर्मामीटर में तापमान किसके द्वारा सेन्स होता है?**
(a) मर्करी (b) थर्मोसिट
(c) एल्कोहॉल (d) सिलिकॉन

191. **थर्मामीटर की सतह का वक्रीय होने का क्या लाभ है?**
(a) थर्मामीटर में उपस्थित पैमाने के अंक व रेखाएँ आकार में बड़ी दिखाई देती हैं
(b) थर्मामीटर की पकड़ अच्छी होने के कारण टूटने का डर नहीं रहता है
(c) थर्मामीटर में उपस्थित पारा शीघ्र गर्म होता है
(d) थर्मामीटर के पारे को ठण्डा होने पर पारे को वापस बल्ब में आने से रोकता है

192. **रेक्टल थर्मामीटर के बल्ब का आकार कैसा होता है?**
(a) त्रिभुजाकार (Triangular) (b) गोल (Round)
(c) नुकीला (Pointed) (d) चौकोर (Square)

193. **आँख के फन्डस** (Fundus) **को देखने की प्रक्रिया कहलाती है**
(a) ऑप्थैल्मोस्कोपी (Opthalmoscopy)
(b) एन्थ्रोस्कोपी (Anthroscopy)
(c) लैरिंगोस्कोपी (Laryngoscopy)
(d) ब्रोंकोस्कोपी (Bronchoscopy)

194. **कौन-सा डायग्नोस्टिक टेस्ट** (Diagnostic test) **आँख की बीमारी का पता करने के लिए प्रयोग किया जाता है?**
(a) कोलोनोस्कोपी (Colonoscopy)
(b) प्रोक्टोस्कोपी (Proctoscopy)
(c) लैप्रोस्कोपी (Laparoscopy)
(d) फण्डोस्कोपी (Fundoscopy)

195. **एब्डोमिनल** (Abdominal) **वाल से होकर एब्डोमिनल अंगों को देखना क्या कहलाता है?**
(a) गैस्ट्रोस्कोपी (Gastroscopy) (b) लैप्रोस्कोपी (Laproscopy)
(c) कोलोस्टोमी (Colostomy) (d) गैस्ट्रेक्टॉमी (Gastrectomy)

196. **आमाशय को विज्यूलाइज** (Visualise) **करना क्या कहलाता है?**
(a) गैस्ट्रोस्कोपी (Gastroscopy)
(b) लैप्रोस्कोपी (Laproscopy)
(c) कोलोस्टोमी (Colostomy)
(d) गैस्ट्रेक्टॉमी (Gastrectomy)

197. **शरीर के मल को बाहर निकालने के लिए एब्डोमिनल वाल** (Abdominal wall) **के अग्र भाग में छिद्र बनाकर कोलन के एक भाग को सतह पर लाना क्या कहलाता है?**
(a) लैप्रोटोमी (b) कोलोस्टोमी
(c) कोलोनोस्कोपी (d) कोल्पोरेफी

198. **निम्न में से कौन-सी प्रक्रिया** (Procedure) **गैस्ट्रिक अल्सर की उपस्थिति का पता लगाने के लिए की जाती है?**
(a) गैस्ट्रोस्कोपी (b) गैस्ट्रेक्टोमी
(c) ब्रोंकोस्कोपी (d) गैस्ट्राइटिस

162. (a)	163. (d)	164. (a)	165. (d)	166. (a)	167. (c)	168. (d)	169. (a)	170. (b)	171. (d)
172. (d)	173. (a)	174. (d)	175. (b)	176. (a)	177. (c)	178. (d)	179. (d)	180. (b)	181. (d)
182. (d)	183. (c)	184. (a)	185. (b)	186. (b)	187. (c)	188. (b)	189. (a)	190. (a)	191. (a)
192. (b)	193. (a)	194. (d)	195. (b)	196. (a)	197. (b)	198. (a)			

199. कौन-सी विधि अल्सरेटिव कोलाइटिस का पता लगाने के लिए की जाती है?

(a) कोलोस्टोमी (b) कोलोनोस्कोपी (c) कोलेक्टोमी (d) कोल्पोरेफी

200. कोलोस्टोमी का क्या उद्‌देश्य है?

(a) मल को शरीर से बाहर निकालना
(b) आँत में घाव को भरने में मदद करना
(c) आमाशय से विषैले पदार्थों को बाहर निकालना
(d) दोनों (a) तथा (b)

201. एब्डोमिनल पैरासेन्टेसिस (Abdominal paracentesis) का क्या अर्थ है?

(a) प्लूरल तरल (Pleural fluid) निकालने के लिए छाती की वाल (Chest wall) में होकर प्लूरल कैविटी (Pleural cavity) में नीडल डालना
(b) पेरीटोनियल कैविटी से परीक्षण के लिए पेरीटोनियम द्रव निकालना
(c) लम्बर क्षेत्र से सेरीब्रोस्पाइनल द्रव (Cerebrospinal fluid) निकालना
(d) लम्बर क्षेत्र में लम्बर पंक्चर नीडल द्वारा पोषक तत्व प्रवेश कराना

202. एब्डोमिनल पैरासेन्टेसिस (Abdominal paracentisis) के लिए कौन-सी सामान्य साइट है?

(a) अम्बिलिकस (Umbilicus) के ऊपर
(b) सिम्फाइसिस प्यूबिस के ऊपर
(c) सिम्फाइसिस प्यूबिस एवं अम्बिलिकस (Umbilicus) के मध्य मिडलाइन पर
(d) सिम्फाइसिस प्यूबिस के ठीक नीचे

203. पैरीटोनियल द्रव की बैक्टीरियोलॉजिकल अध्ययन करने के लिए कौन-सा डायग्नोस्टिक टेस्ट (Diagnostic test) काम में लिया जाता है?

(a) थोरैसेन्टेसिस (Thoracentesis)
(b) ब्रोंकोस्कोपी (Bronchoscopy)
(c) एब्डोमिनल पैरासेन्टेसिस (Abdominal paracentesis)
(d) लम्बर पंक्चर (Lumbar puncture)

204. लीवर बायोप्सी के लिए सबसे कॉमन साइट कौन-सी है?

(a) लम्बर क्षेत्र (Lumbar region)
(b) सेक्रल क्षेत्र (Sacral region)
(c) अम्बिलिकल क्षेत्र (Umbilical region)
(d) हाइपोकॉन्ड्रियल क्षेत्र (Hypochondreal region)

205. लीवर बायोप्सी लेने का कॉन्ट्राइन्डिकेशन (Contraindication) है

(a) प्रोथ्रॉम्बिन टाइम का अधिक होना
(b) लीवर कैंसर
(c) थ्रॉम्बोसाइटोपीनिया
(d) उपरोक्त सभी

206. डायग्नोस्टिक उद्‌देश्य से ऊतकों को निकालना एवं उनका परीक्षण करना क्या कहलाता है?

(a) कल्चर (Culture) (b) बायोप्सी (Biopsy)
(c) सोनोग्राफी (Sonography) (d) MRI

207. कोशिका की संख्या में कमी की वजह से ऊतक या अंग का साइज कम हो जाना क्या कहलाता है?

(a) हाइपरट्रोफी (Hypertrophy) (b) एट्रोफी (Atrophy)
(c) हाइपोट्रोफी (Hypotrophy) (d) हाइपोप्लैसिया (Hypoplasia)

208. आमाशय को अन्दर से देखने के लिए कौन-सा डायग्नोस्टिक टेस्ट (Diagonstic test) काम में लिया जाता है?

(a) गैस्ट्रोस्कोपी (Gastroscopy)
(b) कोलोनोस्कोपी (Colonoscopy)
(स) गैस्ट्रेक्टोमी (Gastrectomy)
(d) X-रे

209. डिसफंक्शनल यूटेराइन रुधिरस्राव (Dysfunctional Uterine Bleeding or DUB) के दौरान कौन-सा डायग्नोस्टिक एड प्रयोग में लिया जाता है?

(a) लैप्रोटोमी (b) D & C
(c) कोलेनोस्कोपी (d) सिग्मॉइडोस्कोपी

210. निम्न में से कौन-सा डायग्नोस्टिक एड नहीं है?

(a) लैप्रोस्कोपी (b) X-रे (X-Ray)
(c) ब्रोंकोस्कोपी (d) ट्यूबेक्टोमी

211. बेरियम निगलने (Swallow) के लिए निम्न में से कौन-सा घोल काम में लिया जाता है?

(a) बेरियम क्लोराइड
(b) बेरियम नाइट्रेट
(c) बेरियम सल्फेट
(d) बेरियम साइट्रेट

212. आमाशय एवं ड्यूडीनम में अल्सर निर्माण को जाँचने के लिए कौन-सा परीक्षण किया जाता है?

(a) चेस्ट X-रे (b) कोलीनोस्कोपी
(c) कोलोस्टोमी (d) बेरियम मील

213. गैस्ट्रोइन्टेस्टाइनल ट्रेक्ट (Gastrointestinal tract) की X-रे फिल्मिंग के लिए कॉन्ट्रास्ट मीडियम (Constrast medium) के लिए कौन-से धात्विक तत्व का प्रयोग किया जाता है?

(a) सोडियम (b) बेरियम (c) क्लोराइड (d) पोटैशियम

214. कोलोस्टोमी इरिगेशन (Colostomy irrigation) के दौरान क्या सावधानी रखनी चाहिए?

(a) वेट कोलोस्टोमी (Wet colostomy) वाले भाग में इलेक्ट्रोलाइट असन्तुलन को रोकने के लिए मरीज की पर्याप्त मात्रा में द्रव देना चाहिए
(b) डायरिया की स्थिति में कोलोस्टोमी इरिगेशन नहीं करें
(c) इरिगेशन पात्र की ऊँचाई 12-18 इंच के बीच रखनी चाहिए
(d) उपरोक्त सभी

215. स्थायी (Permanent) कोलोस्टोमी करने के लिए कोलोन का सबसे उपयुक्त भाग कौन-सा है?

(a) असेडिंग कोलोन
(b) ट्राँसवर्स कोलोन
(c) डिसेडिंग कोलोन
(d) सिग्मॉइड कोलोन

216. कोलोस्टोमी इरिगेशन के दौरान क्या सावधानियाँ रखनी चाहिए?

(a) प्रक्रिया शुरु करने से पहले मरीज को इसके बारे में अच्छी तरह से समझा दें
(b) कैथेटर 4 इंच (10 cm) से ज्यादा प्रवेश नहीं कराना चाहिए
(c) यदि मरीज को डायरिया हो, तो इरिगेशन नहीं करना चाहिए
(d) उपरोक्त सभी

217. **जब मरीज के बाँई तरफ कोलोस्टोमी की जाती है, तो मल सामान्यतया कोमल एवं वेल फर्नेड** (Well furned) **होता है। इस प्रकार की कोलोस्टोमी क्या कहलाती है?**
(a) ड्राई (Dry) कोलोस्टोमी (b) वेट (Wet) कोलोस्टोमी
(c) स्थायी कोलोस्टोमी (d) अस्थायी कोलोस्टोमी

218. **किसी घोल से आमाशय को धोना क्या कहलाता है?**
(a) गैस्ट्रिक लावाज (Gastric lavage)
(b) नेसोगैस्ट्रिक इन्ट्यूबेशन (Nucogurtric intubation)
(c) गैस्ट्रोस्टोमी (Gastrostomy)
(d) गैस्ट्राइटिस (Gastritis)

219. **गैस्ट्रिक लावाज** (Gastric lavage) **के दौरान एक वयस्क में एक बार कितना फ्लूड प्रवेश कराया जाता है?**
(a) 200 mL (b) 300 mL
(c) 500 mL (d) 800 mL

220. **गैस्ट्रिक लावाज के लिए कौन-सा घोल काम में लाया जा सकता है?**
(a) डिस्टिल वाटर
(b) नॉर्मल सेलाइन
(c) बोरिक एसिड का हल्का घोल
(d) उपरोक्त सभी

221. **गैस्ट्रिक लावाज के लिए नली को किस अंग द्वारा प्रवेश कराया जाता है?**
(a) केवल नाक द्वारा (b) केवल मुँह द्वारा
(c) केवल गुदा (Anus) द्वारा (d) नाक तथा मुँह द्वारा

222. **कोलोन की सफाई करना कहलाता है**
(a) कोलोस्टोमी (b) कोलेक्टोमी
(c) कोलोनिक इरिगेशन (d) कोल्पोरेफी

223. **आमाशय से विषैले पदार्थों को बाहर निकालने के लिए कौन-सी प्रक्रिया अपनाई जाती है?**
(a) गैस्ट्रिक लावाज
(b) नेसोगैस्ट्रिक इन्ट्यूबेशन (Nasogastric intubation)
(c) गैस्ट्रोस्टोमी
(d) गैस्ट्राइटिस

224. **निम्न में से कोलोनिक इरिगेशन का उद्देश्य है**
(a) कोलोन की सफाई करना
(b) आँत में किसी टॉक्सिक एजेण्ट (Toxic agent) को निकालना
(c) हाइपरपाइरेक्सिया (Hyperpyrexia) के दौरान बुखार ठीक करना
(d) उपरोक्त सभी

225. **गैस्ट्रिक लावाज का निम्न में से कौन-सा उद्देश्य नहीं है?**
(a) आमाशय में खाद्य पदार्थों का प्रवेश कराना
(b) आमाशय से विषैले पदार्थों को बाहर निकालना
(c) सर्जरी से पूर्व आमाशय की सफाई करना
(d) पायलोरिक स्टेनोसिस के दौरान उल्टी होने से मरीज को राहत दिलाना

226. **फ्लेट्स ट्यूब को रेक्टम में डालने का सबसे प्रमुख उद्देश्य क्या है?**
(a) मलाशय से मल को बाहर निकालना
(b) कोलोन की सफाई करना
(c) उदर के गैसीय फैलाव (Abdominal distension) को दूर करना
(d) रेक्टल ट्यूब द्वारा हवा प्रविष्ट कराना

227. **एक मरीज रेस्पाइरेटोरी फेल्यर** (respiratory failure) **की समस्या से ग्रसित है। इस समस्या के समाधान हेतु कौन-सी प्रक्रिया की जाती है?**
(a) कोलोस्टोमी (b) ट्रेकियोस्टोमी
(c) ट्यूबेस्टोमी (d) ब्रोंकोस्कोपी

228. **श्वास मार्ग में उपस्थित बाहरी बॉडी** (Foriegn body) **को हटाने के लिए कौन-सी प्रक्रिया** (Procedure) **काम में ली जाती है**
(a) ब्रोंकोस्कोपी (Bronchoscopy)
(b) ब्रोंकोटोमी (Bronchotomy)
(c) ब्रोंकाइटिस (Bronchitis)
(d) ब्रोंकियाटेसिस (Bronchiatasis)

229. **ब्रोंकोस्कोपी का क्या उद्देश्य है?**
(a) ट्रैकिया का परीक्षण करना
(b) पल्मोनरी ऊतकों से सेम्पल (Sample) लेना
(c) ब्रोंकियल वाशिंग
(d) उपरोक्त सभी

230. **थोरैसेन्टेसिस** (Thoracentesis) **का क्या उद्देश्य है?**
(a) प्लूरल द्रव की बैक्टीरियोलॉजिकल स्टडी करना
(b) परीक्षण हेतु प्लूरल द्रव बाहर निकालना
(c) लंग्स कम्प्रेशन (Lung compression) एवं रेस्पाइरेट्री (Respiratory) समस्या से छुटकारा दिलाना
(d) उपरोक्त सभी

231. **प्लूरल कैविटी में भरे हुए अत्यधिक द्रव की बाहर निकालने के लिए कौन-सी प्रक्रिया की जाती है?**
(a) थोरैसेन्टेसिस
(b) ब्रोंकोस्कोपी
(c) एब्डोमिनल पैरासेन्टेसिस
(d) लम्बर पंक्चर

232. **वक्ष गुहा** (Thoracic cavity) **में मेडीकेशन** (Medications) **डालने के लिए निम्न में से कौन-सा प्रोसिजर** (Procedure) **काम आता है?**
(a) थोरैसेन्टेसिस (b) ब्रोंकोस्कोपी
(c) एब्डोमिनल पैरासेन्टेसिस (d) लम्बर पंक्चर

233. **थोरैसेन्टेसिस** (Thoracentesis) **का क्या अर्थ है?**
(a) प्लूरल द्रव्य (Pleural fluid) निकालने के लिए चेस्ट वाल (Chest wall) में होकर प्लूरल कैविटी (Pleural cavity) में नीडल डालना
(b) पेरीटोनियल कैविटी से परीक्षण के लिए पेरीटोनियम द्रव निकालना
(c) लम्बर क्षेत्र से सेरेब्रोस्पाइनल द्रव (Cerebrospinal fluid) निकालना
(d) लम्बर क्षेत्र में लम्बर पंक्चर नीडल द्वारा पोषक तत्व प्रवेश कराना

199. (b)	200. (d)	201. (b)	202. (c)	203. (c)	204. (d)	205. (d)	206. (b)	207. (c)	208. (a)
209. (b)	210. (d)	211. (c)	212. (d)	213. (b)	214. (d)	215. (c)	216. (d)	217. (a)	218. (a)
219. (c)	220. (d)	221. (d)	222. (c)	223. (a)	224. (d)	225. (a)	226. (c)	227. (b)	228. (a)
229. (d)	230. (d)	231. (a)	232. (a)	233. (a)					

234. ट्रैकियोस्टोमी वाले मरीज में निम्न में से क्या जटिलताएँ उत्पन्न हो सकती हैं?
(a) ट्रैकियोस्टोमी ट्यूब दुर्घटनावश बाहर निकल सकती है
(b) श्वसन तन्त्र में संक्रमण
(c) डायरिया
(d) दोनों (a) एवं (b)

235. ट्रैकियोस्टोमी का निम्न में से किसमें मना नहीं है?
(a) श्वसन मार्ग में बाधा होने पर
(b) मरीज के रेस्पाइरेटोरी फेल्यर होने पर
(c) उच्च रुधिर चाप होने पर
(d) ट्रैकियो ब्रोंकियल स्रावों को हटाने के लिए

236. यदि ट्रैकियोस्टोमी से लम्बे समय तक सक्शन किया जाता है, तो कौन-सी जटिलता उत्पन्न हो सकती है?
(a) एनोरेक्सिया (Anorexia)
(b) उल्टी होना एवं जी मिचलाना
(c) हाइपोक्सिया (Hypoxia) एवं कार्डियक अरेस्ट (Cardiac arrest)
(d) मायोकार्डिटिस (Myocarditis) एवं एन्डोकर्डिटिस (Endocarditis)

237. नाक या मुँह से होकर श्वसन सम्बन्धी समस्या की दूर करने के लिए ट्रैकिया में ट्यूब डालना क्या कहलाता है?
(a) ट्रैकियोस्टोमी (b) एन्डोट्रैकियल इन्ट्यूबेशन
(c) नेसोगैस्ट्रिक इन्ट्यूबेशन (d) ट्रैकियोस्टोमी

238. वयस्क में कौन-से साइज की एन्डोट्रैकियल ट्यूब का प्रयोग किया जाता है?
(a) 7-9 (b) 2.5-4
(c) 3-5 (d) 5-7

239. एन्डोट्रैकियल ट्यूब डालने का क्या उद्देश्य है?
(a) मरीज में ऑक्सीजन प्रवेश कराना
(b) ट्रैकिया में जमें स्रावों को हटाना
(c) मरीज को एनेस्थेसिया (Asaesthesia) देना
(d) उपरोक्त सभी

240. प्लूरल अन्त:चूषण (Aspiration) **के लिए सामान्य स्थान है**
(a) द्वितीय इण्टरकोस्टल स्पेस
(b) चतुर्थ इण्टरकोस्टल स्पेस
(c) सप्तम इण्टरकोस्टल स्पेस
(d) यह छाती पर कहीं भी किया जा सकता है

241. चेस्ट ड्रेनेज (Chest drainage) **के दौरान हवा के बुलबुले क्यों उठते हैं?**
(a) यह एयर लिकेज (Air leakage) को प्रदर्शित करता है
(b) यह वाटर लिकेज (Water leakage) की प्रदर्शित करता है
(c) यह सामान्य स्थिति है
(d) यह एयर इम्बोलिज्म (Air embolism) का संकेत है

242. अन्त:श्वसन (Inhalation) **के लिए निम्न में से कौन-से इनहेलर** (Inhaler) **का प्रयोग किया जाता है?**
(a) वेब इनहेलर (b) नेल्सन इनहेलर
(c) खुराना इनहेलर (d) मार्श इनहेलर

243. एंजियो कार्डियोग्राफी (Angio cardiography) **का अर्थ क्या है?**
(a) हृदय के कक्षों (Chambers) का अध्ययन करना
(b) वक्ष भाग की बड़ी रुधिर वाहिनियों का अध्ययन
(c) हृदय के कक्षों (Chambers) तथा वक्ष भाग की बड़ी रुधिर वाहिनियों का अध्ययन
(d) हृदय की सभी रुधिर वाहिनियों का अध्ययन

244. एंजियो कर्डियोग्राफी (Angio cardiography) **का क्या उद्देश्य है?**
(a) हृदय में उपस्थित जन्मजात विकृति का पता लगाना
(b) सर्जरी से पूर्व हृदय की संरचना का अध्ययन करना
(c) हृदय के वाल्व (Valves) की स्थिति का पता लगाना
(d) उपरोक्त सभी

245. अर्टियल सेप्टल डिफेक्ट (Arterial septal defect) **का पता लगाने के लिए निम्न में से कौन-सा डायग्नोस्टिक टेस्ट काम में लिया जाता है?**
(a) एंजियोग्राफी (Angiography)
(b) सिस्टोस्कोपी (Cystoscopy)
(c) वीनोग्राफी (Venography)
(d) लैप्रोस्कोपी (Laparoscopy)

246. डीप वेन थ्रोम्बोसिस (Deep vein thrombosis or DVT) **का पता लगाने के लिए कोन-सा डायग्नोस्टिक एड** (Diagonstic aid) **काम में लिया जाता है?**
(a) सेरेब्रल एंजियोग्राफी (Cerebral-angiography)
(b) ब्लड कल्चर (Blood culture)
(c) वीनोग्राफी (Venography)
(d) ब्लड बायोप्सी (Blood biopsy)

247. ECG का पूरा नाम क्या है?
(a) Electrocardiography (b) Electroconvulsivegraphy
(c) Electrocoronarygraphy (d) Electrocerebrography

248. हृदय एवं फेफड़े के कृत्रिम उद्दीपन (Stimulation) **के लिए कौन-सा प्रोसीजर** (Procedure) **किया जाता है?**
(a) इलेक्ट्रोकार्डियोग्राम (Electrocardiogram)
(b) कार्डियो कैथेटराइजेशन (Cardio cathetrisation)
(c) कार्डियो पल्मोनेरी रिसस्सीटेशन (Cardiopulmonary risuscitation)
(d) इलेक्ट्रो कान्वुल्सिव थैरेपी (Electro convulsive therapy)

249. दाईं तरफ कार्डियक कैथेटराइजेशन (Right sided cardiac cathetrisation) **के लिए कैथेटर किस रुधिर वाहिनी से होकर डाला जाता है?**
(a) फीमोरल शिरा (Femoral vein)
(b) फीमोरल धमनी (Femoral artery)
(c) रेडियल शिरा (Radial vein)
(d) एन्टीक्यूबिटल शिरा (Anticubital vein)

250. बाईं तरफ कार्डियक कैथेटराइजेशन के लिए कैथेटर किस रुधिर वाहिनी में होकर डाला जाता है?
(a) फीमोरल शिरा (b) फीमोरल धमनी
(c) रेडियल शिरा (d) एन्टीक्यूबिटल शिरा

251. सफिक्स प्लास्टी (Suffix plasty) **का निम्न में से क्या अर्थ है?**
(a) शरीर के किसी भाग को हटाना
(b) शरीर के किसी भाग में कृत्रिम ओपनिंग (Opening) बनाना
(c) शरीर के किसी भाग को नष्ट (Destroy) करना
(d) शरीर के किसी भाग का पुनर्निर्माण करना

252. प्रत्यय (Suffix) **'लाइसिस'** (Lysis) **का मतलब होता है**
(a) शरीर के किसी भाग को हटाना
(b) शरीर के किसी भाग में कृत्रिम ओपनिंग (Opening) बनाना
(c) शरीर के किसी भाग को नष्ट करना
(d) शरीर के किसी भाग का पुनर्निर्माण करना

253. प्रत्यय रेफी (O-rrhaphy) **का मतलब है**
(a) शरीर के किसी भाग को हटाना
(b) शरीर के किसी भाग की मरम्मत (Repairing) करना
(c) शरीर के किसी भाग में कृत्रिम ओपनिंग (Opening) उत्पन्न करना
(d) शरीर के किसी भाग में चीरा (Incision) लगाना

254. प्रत्यय ओस्टोमी (Ostomy) **का अर्थ होता है**
(a) शरीर के किसी भाग को हटाना
(b) शरीरा के किसी भाग की मरम्मत (Repairing) करना
(c) शरीर के किसी भाग में कृत्रिम ओपनिंग (Opening) उत्पन्न करना
(d) शरीर के किसी भाग में चीरा (Incision) लगाना

255. प्रत्यय (Suffix) **'क्टोमी'** (Ectomy) **का अर्थ होता है**
(a) शरीर के किसी भाग को हटाना
(b) शरीर के किसी भाग की मरम्मत करना
(c) शरीर के किसी भाग में कृत्रिम ओपनिंग (Opening) करना
(d) शरीर के किसी भाग में चीरा लगाना

256. निम्न में से कौन-से परीक्षण द्वारा मूत्राशय में अल्सर, पथरी, आदि का परीक्षण किया जाता है?
(a) प्रोक्टोस्कोपी (b) सिस्टोस्कोपी
(c) लैप्रोस्कोपी (d) हिस्टेरोस्कोपी

257. गुदा से लेकर मलाशय तक का निरीक्षण कहलाता है
(a) कोलोनोस्कोपी (b) प्रोक्टोस्कोपी
(c) लैप्रोस्कोपी (d) फण्डोस्कोपी

258. मूत्राशय का विज्यूलाज (Visualize) **करना क्या कहलाता है?**
(a) कल्डोस्कोपी (Culdoscopy)
(b) सिस्टोस्कोपी (Cystoscopy)
(c) हिस्टेरोस्कोपी (Hysteroscopy)
(d) नेफ्रोस्कोपी (Nehphroscopy)

259. निम्न में से मूत्राशय से कैथेटराइजेशन करने का कौन-सा उद्देश्य नहीं है?
(a) निदानात्मक उद्देश्य (Diagnostic purpose)
(b) यूरीनरी रीटेशन (Urinary retension) को ठीक करना
(c) सर्जरी से पहले मूत्राशय खाली करना
(d) कोलोस्टोमी इरिगेशन

260. मूत्राशय इरिगेशन (Bladder irrigation) **का उद्देश्य है**
(a) कॉन्गेस्शन (Congestion) को दूर करना
(b) घाव भरने में सहयोग देना
(c) मूत्राशयी सर्जरी के दौरान थक्के के निर्माण को रोकना
(d) उपरोक्त सभी

261. एक नर्स के द्वारा यूरेनरी लावाज (Lavage) **के दौरान रखने वाली कौन-सी सावधानी नहीं है?**
(a) नर्स को मूत्राशय में बलपूर्वक द्रव का प्रवेश नहीं कराना चाहिए
(b) एक बार में वयस्क में 75-100 mL तक ही घोल प्रवेश कराना चाहिए
(c) कैथेटर हटाने के पश्चात् रोगी को द्रव पदार्थ लेने के लिए मना कर दें
(d) गम्भीर हाइपरटेंशन (Severe hypertension) में NaCl के स्थान पर 5% डेक्स्ट्रोस का प्रयोग करना चाहिए

262. तरल (Liquid) **द्वारा मूत्राशय की सफाई करना क्या कहलाता है?**
(a) कैथेटराइजेशन (Catheterisation)
(b) एनीमा (Enema)
(c) ब्लैडर इरिगेशन (Bladder irrigation)
(d) गैस्ट्रिक लावाज (Gastric lavage)

263. कौन-सा कैथेटर सीधे ही अग्र एब्डोमिनल वाल पर बनाए जाने वाले चीरे (Incision) **द्वारा मूत्राशय में डाला जाता है?**
(a) स्ट्रेट कैथेटर (b) यूरेटिक कैथेटर
(c) सुप्रा प्यूबिक कैथेटर (d) इन्ड्वेलिंग कैथेटर

264. एक इन्डेवलिंग कैथेटर (Indwelling catheter) **लगे मरीज में संक्रमण की सम्भावना को रोकने के लिए किए जाने वाला नर्सिंग इन्टरवेन्शन है**
(a) मिएटस (Metaus) के आस-पास वाले क्षेत्र को साफ करना
(b) कैथेटर ड्रेनेज (Drainage) कम-से-कम प्रतिदिन खाली करना
(c) कैथेटर ट्यूबिंग एवं बैग को कम-से-कम प्रत्येक 48 घण्टे बाद बदलना
(d) प्रतिदिन का तरल इनटैक (Intake) 200-1500 mL बनाए रखना

265. इलेक्ट्रोमायोग्राफी (Electromyography) **का क्या अर्थ है?**
(a) कंकाली (Skeletal) पेशियों की इलेक्ट्रिकल एक्टीविटी (Electrical activity) रिकॉर्ड करना
(b) मस्तिष्क की इलेक्ट्रिकल एक्टीविटी (Electrical activity) रिकॉर्ड करना
(c) मायोकार्डियम (Myocardium) का परीक्षण
(d) पेरिमेट्रियम (Perimetrium) एवं मायोमेट्रियम (Myometrium) का परीक्षण करना

266. मायस्थेनिया ग्रेविस (Myasthenia gravis) **का निदान करने के लिए कौन-सा परीक्षण किया जाता है?**
(a) ECG
(b) एक्स-रे (X-ray)
(c) इलेक्ट्रोमायोग्राफी (Electromyography)
(d) सोनोग्राफी (Sonography)

234. (b)	235. (c)	236. (c)	237. (a)	238. (a)	239. (a)	240. (c)	241. (a)	242. (b)	243. (c)
244. (d)	245. (a)	246. (c)	247. (a)	248. (c)	249. (a)	250. (b)	251. (d)	252. (c)	253. (b)
254. (c)	255. (a)	256. (b)	257. (b)	258. (b)	259. (d)	260. (d)	261. (c)	262. (c)	263. (c)
264. (a)	265. (a)	266. (c)							

267. स्पाइनल कॉर्ड (Spinal cord) का रेडियोग्रॉफी परीक्षण क्या कहलाता है?
(a) साल्पिंगोग्राफी (Salpingography)
(b) मायलोग्राफी (Myelography)
(c) कोलेसिस्टोग्राफी (Cholecystography)
(d) पायक्लोग्राफी (Pyclography)

268. लम्बर पंक्चर का क्या अर्थ है?
(a) प्लूरल तरल (Pleural fluid) निकालने के लिए छाती की वाल (Chest wall) में होकर प्लूरल (Pleural) कैविटी में नीडल डालना
(b) पेरीटोनियल कैविटी से परीक्षण के लिए पेरीटोनियम द्रव निकालना
(c) लम्बर क्षेत्र से सेरीब्रोस्पाइनल द्रव (Cerebrospinal fluid) निकालना
(d) लम्बर क्षेत्र में लम्बर पंक्चर नीडल द्वारा पोषक तत्व प्रवेश कराना

269. एक वयस्क में लम्बर पंक्चर के लिए सबसे सामान्य (Common) साइट है
(a) प्रथम लम्बर वर्टीब्रा
(b) तृतीय एवं चतुर्थ लम्बर वर्टीब्रा के बीच
(c) अन्तिम थोरैसिक तथा प्रथम लम्बर वर्टीब्रा के बीच
(d) अन्तिम लम्बर तथा प्रथम सेक्रल वर्टीब्रा के बीच

270. निम्न में से कौन-से डायग्नोस्टिक एड का प्रयोग मेनिन्जाइटिस (Meningitis) का पता लगाने के लिए किया जाता है?
(a) थोरैसेन्टेसिस (b) ब्रोंकोस्कोपी
(c) एब्डोमिनल पैरासेन्टेसिस (d) लम्बर पंक्चर

271. एक मरीज में CSF का नमूना एकत्र करने के लिए निम्न में से कौन-सी विधि (Procedure) का उपयोग किया जाता है?
(a) थोरैसेन्टेसिस (b) ब्रोंकोस्कोपी
(c) एब्डोमिनल पैरासेन्टेसिस (d) लम्बर पंक्चर

272. लम्बर पंक्चर का क्या उद्देश्य नहीं है
(a) लम्बर गवाज करना
(b) मरीज को स्पाइनल एनेस्थेसिया (anaesthesia) देना
(c) मेरुदण्ड में ड्रग्स प्रवेश करना
(d) CSF का दाब मापन

273. लम्बर पंक्चर के बाद कौन-सी जटिलता (Complication) उत्पन्न हो सकती है?
(a) मेरु तन्त्रिकाओं का चोटग्रस्त होना
(b) संक्रामक क्षय रोग
(c) पोलियो रोग
(d) दोनों (a) तथा (b)

274. हर्निएटेड इन्टरवर्टिब्रल डिसीज (Herniated intervertebral disease) का पता लगाने के लिए कौन-सा परीक्षण किया जाता है?
(a) साल्पिंगोग्राफी (Salpingography)
(b) मायलोग्राफी (Myelography)
(c) कोलेसिस्टोग्राफी (Cholecystography)
(d) पायक्लोग्राफी (Pyclography)

275. मस्तिष्क के विभिन्न भागों (Segments) की इलेक्ट्रीकल एक्टीविटी (Electrical activity) का पता लगाने के लिए निम्न में से कौन-सा डायग्नोस्टिक टेस्ट उपयोग में लिया जाता है?
(a) EEG (b) ECG
(c) ECT (d) सोनोग्राफी

276. मैक्सीलेरी साइनस (Maxillary sinus) को विज्यूलाइज (Visualise) करना कहलाता है
(a) ओप्थैल्मोस्कोपी (b) एन्थ्रोस्कोपी
(c) लैरिंगोस्कोपी (d) ब्रोंकोस्कोपी

277. फैलोपियन ट्यूब (Fallopian tube) का एक्स-रे अध्ययन क्या कहलाता है?
(a) साल्पिंगोग्राफी (Salpingography)
(b) मायलोग्राफी (Myelography)
(c) कोलेसिस्टोग्राफी (Cholecystography)
(d) पायक्लोग्राफी (Pyclography)

278. वेजाइनल वाल्व (Vaginal wall) से होकर पेल्विक अंगों को देखना क्या कहलाता है?
(a) कल्डोस्कोपी (Culdoscopy)
(b) सिस्टोस्कोपी (Cystroscopy)
(c) हिस्टेरोस्कोपी (Hystroscopy)
(d) नैफ्रोस्कोपी (Nephroscopy)

चिकित्सालय एवं बिस्तर (Bed) के प्रकार

279. निम्न में से कौन-सा कार्य अस्पताल का है?
(a) स्वास्थ्य शिक्षा एवं रिसर्च (b) स्वास्थ्य को बढ़ावा देना
(c) रोगी की देखभाल (d) ये सभी

280. निम्न में से किसके आधार पर अस्पतालों को वर्गीकृत किया जाता है?
(a) पलंग क्षमता (b) नियन्त्रण
(c) चिकित्सकीय सुविधाएँ (d) ये सभी

281. निम्न में से पैरामेडिकल का सम्बन्ध किससे होता है?
(a) फार्मेकोलॉजी (b) सामाजिक कार्यकर्त्ता
(c) चिकित्सा विज्ञान (d) पोषण विज्ञान

282. गृह व्यवस्था (House keeping) विभाग के सबसे मुख्य कार्य है
(a) अस्पताल की देख-रेख करना
(b) अस्पताल के कपड़ों को साफ करना
(c) अस्पताल को स्वच्छ रखना
(d) अस्पताल की मैक्निकल व्यवस्था करना

283. एक मानक अस्पताल के पलंग की माप कितनी होनी चाहिए?
(a) 78 इंच लम्बा, 38 इंच चौड़ा, 28 इंच ऊँचा
(b) 98 इंच लम्बा, 38 इंच चौड़ा, 28 इंच ऊँचा
(c) 68 इंच लम्बा, 48 इंच चौड़ा, 28 इंच ऊँचा
(d) 88 इंच लम्बा, 48 इंच चौड़ा, 38 इंच ऊँचा

284. अस्पताल में उपयोग किए जाने वाले मेट्रेस (Mattress) की माप है
(a) 250 × 70 cm (b) 120 × 20 cm
(c) 190 × 90 cm (d) 340 × 70 cm

285. अस्पताल में बेडिंग के दौरान काम में आने वाली प्लास्टिक की शीट को कहते हैं
(a) ड्रा शीट (Draw sheet)
(b) मैकिनटॉश शीट (Mackintosh sheet)
(c) कम्बल (Blanket)
(d) टॉप शीट (Top sheet)

286. निम्न में से कौन-सा कथन सत्य है?
(a) बेडिंग करते समय मैकिनटॉश एवं ड्रा शीट में एक ही चीज प्रयुक्त होती है
(b) मैकिनटॉश एवं ड्रॉ शीट को एक-दूसरे के ऊपर कहीं भी लगाया जा सकता है
(c) ड्रॉ शीट मैकिनटॉश शीट के ऊपर बिछाई जाती है
(d) मैकिनटॉश शीट ड्रॉ शीट के ऊपर बिछाई जाती है

287. एक मानक अस्पताल में पलंगों के बीच की समुचित दूरी होनी चाहिए
(a) 6 फीट (b) 5 फीट
(c) 9 फीट (d) 10 फीट

288. एक लकवाग्रस्त मरीज की स्थिति बार-बार क्यों बदलनी चाहिए?
(a) जोड़ों (Joints) की गतिशीलता (Mobility) बनाए रखने के लिए
(b) बेड सॉर (Bed sore) रोकने के लिए
(c) मरीज को आराम प्रदान करने के लिए
(d) दोनों (a) एवं (b)

289. बेडिंग (Bedding) करते समय पुरानी बेड शीट (Bed sheet) को हटाने के बाद इसकी घड़ी कितने सतहों में करनी चाहिए?
(a) छः सतहों में (b) चार सतहों में
(c) आठ सतहों में (d) दो सतहों में

290. निम्न में से बेड मेकिंग (Bed making) का क्या उद्देश्य है?
(a) मरीज के बेड सॉर (Bed sore) होने से रोकना
(b) मरीज को आराम प्रदान करना
(c) वार्ड में स्वच्छता बनाए रखना
(d) उपरोक्त सभी

291. ओक्यूपाइड बिस्तर (Occupied bed) का अर्थ है
(a) ऐसा बिस्तर जिस पर मरीज मौजूद है
(b) ऐसा बिस्तर जोकि मरीज की छुट्टी होने पर खाली होने वाला है
(c) ऐसा बिस्तर जिस पर मरीज आने ही वाला होता है
(d) ऐसा बिस्तर जोकि मरीज को बैठने की स्थिति (Setting position) प्रदान करने में सहायक होता है

292. खुला बिस्तर (Open bed) का अर्थ है
(a) ऐसा बिस्तर जिस पर मरीज मौजूद है
(b) ऐसा बिस्तर जोकि मरीज की छुट्टी होने पर खाली होने वाला है
(c) ऐसा बिस्तर जिस पर मरीज आने ही वाला होता है
(d) ऐसा बिस्तर जोकि मरीज को बैठने की स्थिति (Setting position) प्रदान करने में सहायक होता है

293. कार्डियक बिस्तर (Cardiac bed) का अर्थ है
(a) ऐसा बिस्तर जिस पर मरीज मौजूद है
(b) ऐसा बिस्तर जोकि मरीज की छुट्टी होने पर खाली होने वाला है
(c) ऐसा बिस्तर जिस पर मरीज आने ही वाला होता है
(d) ऐसा बिस्तर जोकि मरीज को बैठने की स्थिति (Setting position) प्रदान करने में सहायक होता है

294. कार्डियक बिस्तर (Cardiac bed) की मुख्य विशेषता है
(a) सक्शन मशीन (Suction machine) की उपस्थिति
(b) कार्डियक टेबल (Cardiac table) की उपस्थिति
(c) अतिरिक्त तकियों की उपस्थिति
(d) अतिरिक्त फुट रेस्ट की उपस्थिति

295. कार्डियक बिस्तर (Cardiac bed) की मुख्य उद्देश्य है
(a) डिसप्निया (Dyspnea) दूर करना
(b) भूख बढ़ाना
(c) मरीज को गर्मी प्रदान करना
(d) पैर के एम्प्यूटेशन (Amputation) के बाद सर्जरी वाले स्थान पर बिस्तरों के वजन को हटाना

296. बेड क्रेडल, गर्म पानी की थैलियाँ, सेण्ड बैग्स एवं डेसिंग ट्रे का उपयोग निम्न में से कौन-से बिस्तर पर किया जाता है?
(a) स्टम्प बेड (Stump bed)
(b) कार्डियक बिस्तर (Cardiac bed)
(c) कंबल बिस्तर (Blanket bed)
(d) खुला बिस्तर (Open bed)

297. एम्प्यूटेशन बेड (Amputation bed) का अन्य नाम है
(a) फ्रेक्चर बिस्तर (b) खुला बिस्तर
(c) स्टम्प बिस्तर (d) कार्डियक बिस्तर

298. बिस्तर (Bedding) करते समय मेकिन्टोश शीट को सिर वाले छोर से लगभग कितनी दूर रखना चाहिए?
(a) 37 cm (b) 25 cm
(c) 45 cm (d) 10 cm

299. बेड सॉर (Bed sore) से बचाने के लिए कौन-से डिवाइस का उपयोग किया जाता है?
(a) रेत की थैली (Sand bags)
(b) हवा के गद्दे (Air mattress)
(c) बेड ब्लॉक्स (Bed blocks)
(d) फुट रेस्ट (Foot rest)

300. अस्पताल में एयर/वाटर मेट्रैसेस (Air/water mattresses) का उपयोग किया जाता है
(a) मरीज के यूरिन आउटपूट (Urine output) को रोकने के लिए
(b) मरीज को बुखार से राहत के लिए
(c) मरीज को मनोवैज्ञानिक सहारा प्रदान करने के लिए
(d) मरीज में बेड सॉर (Bed sure) रोकने के लिए

301. जले हुए मरीज को ओढ़ाने वाले कपड़ों के सम्पर्क से बचाने के लिए कौन-सा डिवाइस (Device) काम में लिया जाता है?
(a) फूट रेस्ट (Foot rest)
(b) बेड क्रेडल (Bed cradle)
(c) नी रेस्ट (Knee rest)
(d) बेड ब्लॉक (Bed block)

267. (b)	268. (c)	269. (b)	270. (d)	271. (d)	272. (a)	273. (d)	274. (b)	275. (a)	276. (b)
277. (a)	278. (a)	279. (d)	280. (d)	281. (c)	282. (c)	283. (a)	284. (c)	285. (b)	286. (c)
287. (a)	288. (d)	289. (a)	290. (d)	291. (a)	292. (c)	293. (d)	294. (b)	295. (a)	296. (a)
297. (c)	298. (b)	299. (b)	300. (d)	301. (b)					

302. **ब्लेंकेट बेड (Blanket bed) का मुख्य उद्देश्य है**
(a) भूख बढ़ाना
(b) डिसप्निया (Dyspnea) दूर करना
(c) मरीज को गर्मी प्रदान करना
(d) पैर के एम्प्यूटेशन (Amputation) के बाद सर्जरी वाले स्थान पर बिस्तरों के वजन को हटाना

303. **बेड साइड कमोड (Bed side commode) का प्रयोग किया जाता है**
(a) मल मूत्र त्यागने में
(b) श्वसन में
(c) शरीर का तापमान कम करने में
(d) मरीज को लेटी हुई अवस्था से बैठी हुई अवस्था में लाने के लिए

304. **ओवर बेड टेबल (Over bed table) का उपयोग है**
(a) हृदय रोग से पीड़ित रोगी के लिए
(b) व्यक्तिगत सामग्री रखने के लिए
(c) भोजन करने के लिए
(d) उपरोक्त में से कोई नहीं

305. **बालू थैली (Sand-bages) का उपयोग है**
(a) शरीर के किसी भाग को स्थिरता प्रदान करना
(b) शरीर के किसी भाग को आधार प्रदान करना
(c) रोगी को फुटड्रॉप व रिस्ट ड्रॉप से बचाने हेतु
(d) उपरोक्त सभी

306. **पैर (Foot) के प्लेन्टर फ्लैक्शन (Planter flexion) को रोकने के लिए कौन-से कम्फर्ट डिवाइस (Comfort device) का उपयोग किया जाता है?**
(a) फुटबोर्ड (Foot board)
(b) बैक रेस्ट (Back rest)
(c) सैंड बैग (Sand bage)
(d) बेड क्रेण्डल (Bed credle)

307. **बाथ कराने की वह विधि जिसमें बारी-बारी से शरीर के किसी भाग को उण्डे व गर्म पानी में डूबाया जाता है?**
(a) डच बाथ (Douche bath)
(b) मड बाथ (Mud bath)
(c) रशियन बाथ (Russian bath)
(d) कॉंट्रास्ट बाथ (Contrast bath)

308. **सिट्ज बाथ में शरीर के कौन-से हिस्से को स्नान कराया जाता है?**
(a) केवल कूल्हें व नितम्ब (b) पैर
(c) वक्ष (d) कूल्हे व बाँहें

309. **रशियन बाथ (Russian bath) के अन्तर्गत किसका उपयोग किया जाता है?**
(a) गीली मिट्टी का (b) क्षार जल का
(c) वाष्प का (d) अम्ल जल का

310. **अँगुलियों की हल्की-सी मुड़ी हुई (Slightly flexed) स्थिति में रखने के लिए कौन-से कम्फर्ट डिवाइस (Comfort device) का उपयोग किया जाता है?**
(a) बेड क्रेडल (Bed cradle)
(b) हेड क्रेडल (Hand cradle)
(c) बेड लॉक (Bed lock)
(d) हेण्ड रॉल (Hand rolls)

चिकित्सकीय परीक्षण एवं उपचार के लिए प्रदान की जाने वाली स्थिति (Position)

311. **लिथोटोमी स्थिति स्थिति में टाँगे घुटनों पर कितने डिग्री के कोण पर मुड़ी रहती हैं**
(a) 90 डिग्री (b) 0 डिग्री
(c) 45 डिग्री (d) 30 डिग्री

312. **योनि परीक्षण (Vaginal examination) में स्थिति (Position) का प्रयोग किया जाता है**
(a) कार्डियक (Cardiac) (b) ट्रेण्डेलेनबर्ग (Trendlenberg)
(c) फाउलर्स (Fowler's) (d) लिथोयोटोमी (Lithotomy)

313. **गाइनेकोलॉजिकल (Gynaecological) परीक्षण हेतु निम्न में से कौन-सी स्थिति (Position) दी जाती है ?**
(a) लिथोटोमी स्थिति (Lithotomy position)
(b) फाउलर्स स्थिति (Fowler's position)
(c) नी-चेस्ट स्थिति (Knee-chest position)
(d) सुपाइन स्थिति (Supine position)

314. **एक ऐसी स्थिति जिसमें मरीज के पीठ के बल लिटा दिया जाता है, दोनों टाँगें, कुल्हे तथा घुटने पर 90° के कोण पर मुड़े रहते हैं। मरीज के कुल्हों (Buttocks) का टेबल के किनारे पर लाया जाता है तथा दोनों टाँगों को ऊँचा कर रकाबों में डाल दिया जाता है, कहलाती है**
(a) नी-चेस्ट स्थिति (b) लिथोटोमी स्थिति
(c) ट्रेण्डेलेनबर्ग स्थिति (d) कार्डिएक स्थिति

315. **मरीज को कौन-सी स्थिति में एनीमा दिया जाता है?**
(a) बाईं पार्श्व स्थिति (Left lateral position)
(b) दाईं पार्श्व स्थिति (Right lateral position)
(c) लिथोटोमी स्थिति (Lithotomy position)
(d) प्रोन स्थिति (Prone position)

316. **कौन-सी स्थिति में मलाशय द्वारा तापमान लिया जाता है?**
(a) सुपाइन (Supine) (b) बायाँ पार्श्व (Left lateral)
(c) लिथोटोमी (Lithotomy) (d) प्रोन (Prone)

317. **नेसोगैस्ट्रिक (Nasogastric) ट्यूब कौन-सी स्थिति (Position) में डाली जाती है?**
(a) सुपाइन (Supine) (b) फाउलर्स (Fowler's)
(c) ट्रेण्डेलेनबर्ग (Trendlenberg) (d) प्रोन (Prone)

318. **फाउलर्स स्थिति के फायदे हैं**
(a) श्वसन नली में परेशानी डिसप्निया (Dyspnea) को कम करने के लिए
(b) सर्जरी के बाद उदरीय टांकों (Abdominal suture) से दबाव कम करने के लिए
(c) पीठ की बड़ी पेशियों को शिथिल करने के लिए
(d) उपरोक्त सभी

319. **एक मरीज को एब्डोमिनल पैरासेन्टेसिस (Abdominal paracentesis) के लिए कौन-सी स्थिति दी जाती है?**
(a) सुपाइन स्थिति (Supine position)
(b) लिथोटोमी स्थिति (Lithotomy position)
(c) फाउलर्स स्थिति (Fowler's position)
(d) नी-चेस्ट स्थिति (Knee-chest position)

320. फाउलर्स स्थिति (Fowler's position) में बेड (Bed) का हेड (Head) वाला सिरा कितने कोण में उठाना चाहिए?
(a) 45° कोण (b) 35° कोण
(c) 60° कोण (d) 65° कोण

321. कौन-सी स्थिति श्वसन को पुनः सामान्य करने के लिए प्रयोग की जाती है?
(a) सिम स्थिति (b) नी-चेस्ट स्थिति
(c) फाउलर्स स्थिति (d) डोर्सल स्थिति

322. निम्न में से नी-चेस्ट स्थिति के बारे में कौन-सा कथन असत्य है?
(a) इसे जेनुपेक्टोरियल स्थिति भी कहते हैं
(b) इसमें मरीज घुटनों एवं छाती के बल लेटा होता है
(c) इसमें जाँघें तथा टाँगें 0° के कोण पर बिल्कुल सीधी रहती हैं
(d) इस स्थिति का प्रयोग मलाशय परीक्षण के लिए किया जाता है

323. दी गई कौन-सी स्थिति में मरीज लेटा हुआ नहीं रहता है?
(a) ट्रेण्डेलेनबर्ग स्थिति (Trendlenberg position)
(b) प्रोन स्थिति (Prone position)
(c) नी-चेस्ट स्थिति (Knee chest position)
(d) लिथोटोमी स्थिति (Lithotomy position)

324. नी-चेस्ट स्थिति (Knee-chest position) का दूसरा नाम है
(a) जेनुपेक्टोरल (Genupectoral) (b) सिम लेटरल (Sim's lateral)
(c) ट्रेण्डेलेनबर्ग (Trendlenberg) (d) लिथोटोमी (Lithotomy)

325. सिग्मोइडोस्कोपी (Sigmoidoscopy) के दौरान मरीज को कौन-सी स्थिति प्रदान की जाती है?
(a) लिथोटोमी (b) फाउलर्स
(c) नी-चेस्ट (d) सुपाइन

326. हाई फाउलर्स स्थिति (High fowler's position) का दूसरा नाम है
(a) प्रोन स्थिति (Prone position)
(b) सुपाइन स्थिति (Supine position)
(c) लेयिंग स्थिति (Laying position)
(d) सिटिंग स्थिति (Sitting position)

327. सामान्य बेहोशी से उबर रहे मरीज को दी जाने वाली स्थिति है
(a) सुपाइन स्थिति (Supine position)
(b) साइड लाइंग स्थिति (Side lying position)
(c) फाउलर्स स्थिति (Fowler's position)
(d) ट्रेण्डेलेनबर्ग स्थिति (Trendlenburg position)

328. सांस में तकलीफ (Dyspnea) वाले मरीज को दी जाने वाली स्थिति है
(a) सिम्स (Sims) (b) ऑर्थोप्निक (Orthopneic)
(c) सुपाइन (Supine) (d) प्रोन (Prone)

329. पुरुष में कैथेटराइजेशन (Catheterisation) करने के लिए स्थिति (Position) दी जाती है
(a) सुपाइन (Supine) (b) फाउलर्स (Fowler's)
(c) लिथोटोमी (Lithotomy) (d) जेनुपेक्टोरल (Genupectoral)

330. परीक्षण के दौरान आँतों की पेल्विक गुहा (Pelvic cavity) से ऊपरी उदर गुहा (Abdominal cavity) में खिसकाने के लिए किस स्थिति (Position) का प्रयोग किया जाता है?
(a) लिथोटोमी (Lithotomy) (b) न्यू चेस्ट (Knu Chest)
(c) ट्रेण्डेलेनबर्ग (Trendlenberg) (d) सुपाइन (Supine)

331. ऐसी स्थिति (Position) जिसमें मरीज का सिर वाला हिस्सा पैरों के हिस्से की तुलना में नीचे रहता है
(a) फाउलर स्थिति (b) सुपाइन स्थिति
(c) ट्रेण्डेलेनबर्ग स्थिति (d) प्रोन स्थिति

332. किस उद्देश्य के लिए मरीज को ट्रेण्डेलेनबर्ग स्थिति प्रदान की जाती है?
(a) पेल्विक अंग (Pelvic organs) की शल्य क्रिया के लिए
(b) बेड सॉर को रोकने के लिए
(c) ऑक्सीजन प्रवेश कराने के लिए
(d) कार्डियक (Cardiac) रोगों एवं अस्थमा (Asthama) के उपचार हेतु

333. एक मरीज के लिए ट्रेण्डेलेनबर्ग स्थिति का उपयोग है
(a) रुधिरस्राव को रोकने में
(b) शॉक (Shock) से बचाने में
(c) पोस्ट्यूरल ड्रेनेज (Postural drainage) करने के लिए
(d) उपरोक्त सभी

334. फेफड़े के अग्रवर्ती आधार पिण्डों (Anterior basal segments) में पोस्ट्यूरल ड्रेनेज (Postural drainage) करने के लिए मरीज को निम्न स्थिति प्रदान की जाती है
(a) कुर्सी पर सीधी स्थिति (Upright position)
(b) कुर्सी पर बैठी हुई स्थिति में जिसमें मरीज लगभग 30 के कोण पर आगे की ओर झुका रहता है
(c) रोगी को बिस्तर पर बाईं तरफ लिटाकर रखा जाता है
(d) रोगी को बिस्तर पर ट्रेण्डेलेनबर्ग स्थिति प्रदान की जाती है

335. राइल्स ट्यूब (Ryles tube) को प्रवेश कराते समय मरीज के लिए श्रेष्ठ स्थिति है
(a) सुपाइन स्थिति (Supine position)
(b) साइड लाइंग स्थिति (Side lying position)
(c) हाई फाउलर्स स्थिति (High fowler's position)
(d) ट्रेण्डेलेनबर्ग स्थिति (Trendelenberg position)

336. कौन-सी स्थिति में मरीज पेट के बल लेटा होता है?
(a) फाउलर्स स्थिति (Fowlers position)
(b) कार्डियक स्थिति (Cardiac position)
(c) प्रोन स्थिति (Prone position)
(d) लिथोटोमी स्थिति (Lithotomy position)

337. सेमी फाउलर्स स्थिति (Semi fowler's position) में बेड (Bed) का हेड (Head) हिस्सा कितने डिग्री के कोण पर उठाया जाता है?
(a) 15-30° (b) 30-45°
(c) 45-60° (d) 60-90°

302. (c)	303. (a)	304. (c)	305. (d)	306. (a)	307. (d)	308. (a)	309. (c)	310. (d)	311. (a)
312. (d)	313. (a)	314. (b)	315. (a)	316. (b)	317. (b)	318. (d)	319. (c)	320. (a)	321. (c)
322. (c)	323. (c)	324. (a)	325. (c)	326. (b)	327. (a)	328. (b)	329. (a)	330. (c)	331. (c)
332. (a)	333. (d)	334. (d)	335. (d)	336. (c)	337. (b)				

338. ब्रोंकोस्कोपी (Bronchoscopy) **करते समय मरीज को कौन-सी स्थिति** (Position) **दी जाती है?**

(a) फाउलर्स स्थिति
(b) लिथोटोमी स्थिति
(c) मरीज को पीठ के बल लिटाकर गर्दन व सिर का अतिविस्तारण (Hypereutension)
(d) फाउलर्स स्थिति के साथ गर्दन एवं सिर का अतिविस्तारण

339. लम्बर पंक्चर (Lumbar puncture) **के दौरान मरीज को कौन-सी स्थिति दी जाती है?**

(a) फाउलर्स स्थिति (b) सुपाइन स्थिति
(c) C-आकार की स्थिति (d) लिथोटोमी स्थिति

340. मरीज के फेफड़े के पोस्टीरियर ऊपरी लोब (Posterior upper lobe) **से पोस्ट्यूरेनल ड्रेनेज** (Posturnal drainage) **करने के लिए निम्न में से कौन-सी स्थिति** (Position) **दी जाती है?**

(a) रोगी को बेड (Bed) को बाँईं तरफ (Left side) लिटाकर रखा जाता है
(b) एक कुर्सी पर बैठी हुई स्थिति जिसमें मरीज लगभग 30° के कोण पर आगे की तरफ झुका रहता है
(c) रोगी को बिस्तर पर ट्रेण्डेलेनबर्ग स्थिति (Trendlenberg position) प्रदान की जाती है
(d) कुर्सी पर सीधी स्थिति (Upright position) जिसमें मरीज लगभग 30° के कोण पर पीछे की तरफ झुका रहता है

341. नकसीर (Epistaxis) **के दौरान मरीज को स्थिति प्रदान की जाती है**

(a) प्रोन (Prone)
(b) सुपाइन (Supine)
(c) सिर आगे की ओर झुकाकर बैठी स्थिति
(d) सिर पीछे की ओर झुकाकर बैठी स्थिति

बैरियर नर्सिंग

342. निम्न में से हॉस्पिटल्स में कौन-कौन-से स्रोतों द्वारा नोसोकोमियल (Nosocomial) **संक्रमण हो सकते हैं?**

(a) अस्पताल कर्मचारी (b) बैडलाइन्स
(c) संक्रमित उपकरण (d) ये सभी

343. क्रास संक्रमण (Cross infection) **मुख्यतया कहाँ फैलता है?**

(a) अस्पताल में (b) घर पर
(c) विद्यालय में (d) समुदाय में

344. वह नर्सिंग जो किसी संक्रमित पदार्थ को एक व्यक्ति से दूसरे व्यक्ति में प्रवेश से रोकती है, कहलाती है

(a) तकनीकी नर्सिंग (Technical nursing)
(b) पूर्ण नर्सिंग (Complete nursing)
(c) एन्टी नर्सिंग (Anti-nursing)
(d) बैरियर नर्सिंग (Barrier nursing)

345. बैरियर नर्सिंग का लक्ष्य है

(a) रोगाणुओं को नष्ट करना
(b) किसी रोगाणु के विरुद्ध प्रतिरक्षा उत्पन्न करना
(c) सूक्ष्मजीवों को एक निश्चित ज्ञात क्षेत्र में सीमित रखना
(d) उपरोक्त सभी

346. एसेप्टिक (Aseptic) **का अर्थ है**

(a) चिन्तारहित (b) शोरगुल रहित
(c) दर्द रहित (d) संक्रमण रहित

347. फ्रीडम फ्रोम इन्फेक्शन (Freedom from infection) **का अर्थ है**

(a) एसेप्सिस (Asepsis)
(b) सेप्सिस (Sepsis)
(c) एन्टीसेप्सिस (Antisepsis)
(d) बैक्टीरियोस्टेसिस (Bacteriostasis)

348. निम्नलिखित में से सर्जिकल एसेप्सिस (Surgicals asepsis) **का सिद्धान्त नहीं है**

(a) मरीज को स्टेराइल क्षेत्र को नम (Moist) रखें
(b) स्टेराइल क्षेत्र में खाँसने व छीकनें से बचे
(c) स्टेराइल उपकरणों को हमेशा कमर के स्तर से ऊपर रखें
(d) स्टेराइल उपकरणों को हाथों को साफ करके ही छुना चाहिए

349. एसेप्टिक (Aseptic) **तकनीक का महत्त्वपूर्ण भाग है**

(a) हाथ धोना
(b) गाउन का उपयोग
(c) मास्क का प्रयोग
(d) केप का प्रयोग

350. हाथ धोते समय निम्न में से कौन-सी बात दिमाग में रखने योग्य नहीं है?

(a) अँगुलियों के बीच के स्थान को अच्छी तरह से साफ करें
(b) हाथ धोते समय साबुन/डिटर्जेण्ट का प्रयोग करें
(c) नाखुन छोटे काटे
(d) हाथ धोते समय कभी भी हाथों से ज्वैलरी (Jwellery) जैसे कंगन, अँगूठी, आदि ना उतारे, अन्यथा यह खो सकते हैं

351. चिकित्सालय में ड्यूटी प्रारम्भ करने से पहले कम-से-कम कितने समय तक हाथ धोने चाहिए?

(a) 2 मिनट (b) 5 मिनट (c) 7 मिनट (d) 10 मिनट

352. क्रॉस संक्रमण (Cross infection) **रोकने की सबसे सरलतम् विधि है**

(a) डिसइन्फेक्शन (Disinfection)
(b) हाथ धोना (Hand wash)
(c) धूम्रीकरण (Fugmigation)
(d) रोगाणुनाशन (Sterilisation)

353. किसी भी व्यक्ति में सूक्ष्म रोगाणु (Microbes) **का प्रवेश** (Entry) **कहलाता है**

(a) संक्रमण
(b) इन्फ्लेमेशन
(c) इनफार्कशन
(d) कन्टामिनेशन

354. ऐसा व्यक्ति जिसके शरीर में बीमारी के रोगाणु (Microbes) **उपस्थित होते हैं, परन्तु उस बीमारी के कोई भी लक्षण उपस्थित नहीं होते हैं, वह व्यक्ति कहलाता है**

(a) रोडेण्ट
(b) कैरियर
(c) पैथोजन
(d) फोमाइट

355. **बीमारी की अवस्था के दौरान नई बीमारी/स्थिति का उत्पन्न होना कहलाता है**
(a) इमीगेशन
(b) कॉम्पलीकेशन
(c) ट्राँसमिशन
(d) कन्टामिनेशन

356. **निम्न में से कौन-से मार्ग द्वारा रोगाणु शरीर में प्रवेश करते हैं?**
(a) प्रवेश पोर्टल (Portal of entry)
(b) निकास का पोर्टल (Protal of exit)
(c) इन्फेक्शन (Infection)
(d) रोग प्रतिरोधक क्षमता (Immunity)

357. **निम्न में से कौन-से मार्ग द्वारा रोगाणु शरीर से बाहर निकलते हैं?**
(a) प्रवेश पोर्टल (b) निकास पोर्टल
(c) इन्फेक्शन (d) रोग प्रतिरोधक क्षमता

358. **श्वसन आइसोलेशन** (Respiratory isolation) **में मुख्यतया शामिल है**
(a) गाउन (Gown) का उपयोग
(b) अच्छी तरह से हाथ धोना
(c) केप का उपयोग
(d) मास्क का उपयोग

359. **ड्रॉपलेट** (Droplet) **द्वारा होने वाले संक्रमण से बचाव के लिए कौन-सी आइसोलेशन की तकनीक का प्रयोग किया जाता है?**
(a) रेस्पाइरेटरी आइसोलेशन
(b) एन्टेरिक आइसोलेशन
(c) त्वचा आइसोलेशन
(d) रुधिर आइसोलेशन

360. **जब रोगाणु मल द्वारा संचरित** (Transmit) **होते हैं, तो इसे रोकने के लिए कौन-सी आइसोलेशन तकनीक का प्रयोग किया जाता है?**
(a) रेस्पाइरेटरी आइसोलेशन (b) एन्टेरिक आइसोलेशन
(c) त्वचा आइसोलेशन (d) रुधिर आइसोलेशन

361. **मवाद बनाने वाले बैक्टीरिया** (Puss forming bacteria) **के द्वारा शरीर का संक्रमण कहलाता है**
(a) रोग (Disease) (b) इम्यूनिटी (Immunity)
(c) सेप्सिस (Sepsis) (d) इन्फ्लेमेशन (Inflammation)

362. **निम्न में से घाव की देखभाल के सम्बन्ध में कौन-सा कथन असत्य है?**
(a) घाव की सफाई हमेशा ज्यादा संक्रमण वाले क्षेत्र से कम संक्रमण वाले क्षेत्र की ओर करनी चाहिए
(b) घाव को हमेशा बीच से बाहर (Centre to periphery) की ओर की दिशा में साफ करना चाहिए
(c) घाव की सफाई हमेशा कम बैक्टीरिया वाले भाग से अधिक बैक्टीरिया वाले भाग की ओर करनी चाहिए
(d) जब बड़े खुले घावों की ड्रेसिंग की जा रही हों तब ड्रॉपलेट इन्फेक्शन को रोकने के लिए नर्स को मास्क का प्रयोग करना चाहिए

363. **निम्न में से कौन-सा कथन असत्य है?**
(a) नमी सूक्ष्मजीवों की वृद्धि को बढ़ाती है
(b) घाव की पट्टी हमेशा दूर स्थित (Distal) भाग से समीप स्थित (Proximal) भाग की ओर करनी चाहिए
(c) घाव की देखभाल करते समय छींकने एवं खाँसने से बचाना चाहिए
(d) यदि चोटग्रस्त घाव में ओडीमा (Oedema) हो, तो उस भाग को हृदय की ऊँचाई से नीचे रखना चाहिए

364. **निम्न में कौन-सा कारक सूक्ष्मजीवों की वृद्धि रोकता है?**
(a) एन्टीसेप्टिक (b) बैक्टीरियोसाइड
(c) फोमिट (d) एसेप्सिस

365. **निम्न में से कौन-सा एजेन्ट** (Agent) **रोगजनक** (Pathogens) **जीवों को मारता है?**
(a) एसेप्सिस (b) डिसइन्फेक्टेंट
(c) फ्यूमाइट (d) बैक्टीरियोस्टेट

366. **संक्रमित व्यक्ति को सामान्य व्यक्ति से अलग रखना कहलाता है**
(a) डिसइन्फेक्शन
(b) आइसोलेशन
(c) स्टेरीलाइजेशन
(d) क्वारेण्टाइन

367. **बैक्टीरिया** (Bacteria) **को मारने की क्षमता कौन-से एजेन्ट में है?**
(a) बैक्टीरियोसाइड
(b) बैक्टीरियोस्टेट
(c) फ्यूमिगेशन
(d) बैक्टीरिमिया

368. **ऐसा डिसइन्फेक्शन** (Disinfection) **जोकि मरीज की हॉस्पिटल से छुट्टी के पश्चात् या उसकी मृत्यु के पश्चात् उससे सम्बन्धित वस्तुओं** (Articles) **का किया जाता है**
(a) टर्मिनल डिसइन्फेशन (Terminal disinfection)
(b) ऑटोक्लेव (Autoclave)
(c) स्टेरीलाइजेशन (Sterilization)
(d) कॉन्करन्ट डिसइन्फेक्शन (Concurrent disinfection)

369. **बीमारी के दौरान मरीज से सम्बन्धित सभी संक्रमित वस्तुओं को तुरन्त डिसइन्फेक्ट करने को कहते हैं**
(a) स्टेरीलाइलेशन (b) कॉन्करन्ट डिसइन्फेक्शन
(c) टर्मिनल डिसइन्फेक्शन (d) ऑटोक्लेव

370. **मरीज को बिस्तर स्नान** (Bed bath) **देते समय नर्स को किस क्रम में नहलाना** (Bath) **चाहिए ?**
(a) भुजाएँ, टाँगें, चेहरा, गर्दन, सीना, उदर, पीठ एवं पेरीनियम
(b) भुजाएँ, हाथ, टाँगें, पेरीनियम, उदर, पीठ, सीना गर्दन, चेहरा, आदि
(c) चेहरा, गर्दन, भुजाएँ, हाथ, सीना, उदर, पीठ, पेरीनियम, आदि
(d) हाथ, भुजाएँ, चेहरा, गर्दन, उदर, सीना, पीठ, टाँगें तथा पेरीनियम

338. (c)	**339.** (c)	**340.** (b)	**341.** (c)	**342.** (d)	**343.** (a)	**344.** (d)	**345.** (c)	**346.** (d)	**347.** (a)
348. (a)	**349.** (a)	**350.** (d)	**351.** (a)	**352.** (b)	**353.** (a)	**354.** (b)	**355.** (b)	**356.** (a)	**357.** (b)
358. (d)	**359.** (a)	**360.** (b)	**361.** (c)	**362.** (a)	**363.** (d)	**364.** (a)	**365.** (b)	**366.** (b)	**367.** (a)
368. (a)	**369.** (b)	**370.** (c)							

371. क्रॉस संक्रमण (Cross infection) **को रोकने के लिए अस्पताल में ली जाने वाली तकनीक है**
(a) नर्सिंग देखभाल (Nursing care)
(b) बैरियर नर्सिंग (Barrier nursing)
(c) वास्तविक नर्सिंग (Actual nursing)
(d) रोकथाम नर्सिंग (Preventive nursing)

372. फ्यूमिगेशन (Fugmigation) **की प्रक्रिया है**
(a) गर्भनिरोधन (Contraception) की
(b) डिसइन्फेक्शन की
(c) नर्सिंग देखभाल (Nursing care) की
(d) क्रॉस संक्रमण (Cross infection) की

373. कौन-सा एन्टीसेप्टिक (Antiseptic) **घोल मुँह को धोने** (Mouth wash) **के लिए काम में लिया जाता है?**
(a) स्पिरिट (Spirit)
(b) बीटाडीन (Betadine)
(c) हाइड्रोजन परॉक्साइड (Hydrogen peroxide)
(d) ऐल्कोहॉल (Alcohol)

374. यूसोल (Eusol) **मिश्रण है**
(a) स्प्रिट एवं बीटाडीन का
(b) बीटाडीन एवं H_2O_2 का
(c) बोरिक अम्ल एवं ब्लीचिंग पाउडर का
(d) बोरिक अम्ल एवं H_2O_2 का

375. थर्मामीटर को संक्रमण रहित करने के लिए डेटॉल के 1 : 40 **सान्द्रता वाले घोल में कितने समय के लिए रखना चाहिए?**
(a) 2 मिनट (b) 3 मिनट
(c) 5 मिनट (d) 8 मिनट

376. ऑपरेशन कक्ष में रोगी को ले जाने से पूर्व किया जाना चाहिए
(a) सहमति पत्र प्राप्त करना
(b) रोगी के शरीर से कीमती सामान हटाकर परिजनों को सुपुर्द करना
(c) रोगी की नेल पॉलिश एवं लिपिस्टीक हटाना
(d) उपरोक्त सभी

377. एण्डोस्कोपिक कैथेटर को किसके द्वारा विसंक्रमित किया जाता है?
(a) ऑटोक्लेव
(b) हॉट एयर ओवन
(c) 2% ग्लूटेरेल्डिहाइड (Glutaraldehyde)
(d) उबालना (Boiling)

378. थर्मामीटर को डिसइन्फेक्ट (Disinfect) **करने के लिए डेटॉल के** 1 : 40 **सान्द्रता वाले घोल में इसे कितनी देर रखना चाहिए?**
(a) 2 मिनट (b) 3 मिनट
(c) 5 मिनट (d) 10 मिनट

379. रोगी के कम्बल को कैसे संक्रमण रहित किया जाता है?
(a) ब्लीच से धोकर
(b) साबुन से धोकर
(c) धूप में रखकर
(d) नेफ्थेलीन की गोलियों को डालकर

380. पोटैशियम परमैंग्नेट की कितनी सान्द्रता वाला घोल मुँह की सफाई के लिए प्रयोग में लिया जाना चाहिए?
(a) 1 : 10000 (b) 1 : 5000
(c) 1 : 1 (d) 1 : 1000

381. H_2O_2 **की कितनी सान्द्रता वाला घोल मुँह साफ करने के लिए प्रयोग किया जाता है?**
(a) 1 : 1 (b) 1 : 8 (c) 1 : 5000 (d) 1 : 100

382. निम्न में से कौन-से घोल द्वारा थर्मामीटर साफ किया जाता है?
(a) एल्कोहॉल (Alcohol)
(b) नल का पानी (Tap water)
(c) उबलता हुआ पानी (Boil water)
(d) ORS

अन्य

383. नीचे दिए गए निम्न में से किस अंग द्वारा सर्वाधिक मात्रा में पानी की कमी (Water loss) **होती है?**
(a) किडनी (b) त्वचा
(c) फेफड़े (d) मलाशय

384. पाइयूरिया (Pyuria) **का अर्थ है**
(a) गहरे रंग का रुधिर मिश्रित मूत्र
(b) मूत्र के साथ मवाद आना
(c) दर्द युक्त मूत्र
(d) मूत्र के साथ शुगर आना

385. डिसयूरिया (Dysuria) **का आशय है**
(a) बार-बार मूत्र त्याग करना
(b) मूत्र त्याग के दौरान पीड़ा होना
(c) मूत्र का अत्यधिक कम मात्रा में उत्सर्जन
(d) श्वास लेने में कठिनाई

386. यदि एक सामान्य वयस्क का एक दिन का मूत्र उत्सर्जन (Urine excretion) 2000 mL **से अधिक हो, तो वह स्थिति कहलाती है**
(a) एनूरिया (Anuria) (b) पॉलीयूरिया (Polyuria)
(c) ओलिगूरिया (Oligouria) (d) पाइयूरिया (Pyuria)

387. निम्न में से कौन-सा मूत्राशय प्रक्षालन का दुष्प्रभाव नहीं है?
(a) संक्रमण (Infection)
(b) ऊतकों का चोट ग्रस्त होना (Tissue injury)
(c) मूत्रमार्ग में जलन
(d) निर्जलीकरण (Dehydration)

388. मूत्र का त्याग करते समय पीड़ा होना, कहलाता है
(a) डिसयूरिया (Dysuria)
(b) एनूरिया (Anuria)
(c) ग्लाइकोसूरिया (Glycosuria)
(d) ओलिगूरिया (Oliguria)

389. यदि मूत्र के साथ रुधिर उपस्थित है, तो स्थिति कहलाएगी
(a) हिमेट्यूरिया (Haematuria) (b) ग्लाइकोसूरिया (Glycosuria)
(c) पाइयूरिया (Pyuria) (d) एनूरिया (Anuria)

390. **निम्न में से ऐसी कौन-सी स्थिति है जिसमें मूत्र मूत्राशय से बाहर नहीं निकल पाता?**
(a) मूत्र की असंयमिता (Incontenence of urine)
(b) मूत्रावरोध (Urine retention)
(c) मिक्टयूरिशन (Micturition)
(d) पाइयूरिया (Pyuria)

391. **रुक-रुक कर (Intermittent) कैथेटराइजेशन के उद्देश्यों में शामिल है**
(a) मूत्र का विसंक्रमित (Strile) नमूना प्राप्त करना
(b) प्रसव से पूर्व मूत्राशय (Urinary bladder) को खाली करना
(c) मूत्राशय के डिसटेन्शन (Distension) का उपचार करना
(d) उपरोक्त सभी

392. **मैनिटोल (Mannitol) निम्न में से क्या है?**
(a) हाइपरटोनिक विलयन (Hypertonic solution) और परासरी डाइयूरेटिक (Osmotic diuretic)
(b) हाइपरटोनिक विलयन (Hypertonic solution) और परासरी थीयाजिड (Osmotic thiazaid)
(c) आइसोटोनिक विलयन (Isotonic solution) और परासरी डाइयूरेटिक (Osmotic diuretic)
(d) हाइपरटोनिक विलयन (Hypertonic solution) और परासरी डाइयूरेटिक (Osmotic diuretic)

393. **5% डेक्स्ट्रोस का 0.45% नॉर्मल सेलाइन में घोल कहलाता है**
(a) हाइपरटोनिक (Hypertonic) (b) हाइपोटोनिक (Hypotonic)
(c) आइसोटोनिक (Isotonic) (d) इनमें से कोई नहीं

394. **आइसोटोनिक घोल निम्न में से कौन-सा नहीं है?**
(a) 5% डेक्सट्रोज 0.25% सेलाइन में
(b) 5% डेक्सट्रोज RL में
(c) 5% डेक्सट्रॉज पानी में
(d) रिंगर लेक्टेट

395. **निम्न में से कौन-सा घोल सेरेब्रल ओडीमा (Cerebral oedema) को दूर करने के लिए उपयोग में लिया जाता है?**
(a) आइसोटोनिक घोल (Isotonic solution)
(b) हाइपरटोनिक घोल (Hypertonic solution)
(c) हाइपोटोनिक घोल (Hypotonic solution)
(d) उपरोक्त सभी

396. **निम्न में से कौन-सा कथन असत्य है?**
(a) हाइड्रोस्टेटिक दाब रुधिर वाहिकाओं से द्रव को बाहर निकालता है
(b) परासरण दाब रुधिर को वाहिकाओं में खींचता है
(c) केशिका (Capillary) के धमनी वाले सिरे पर हाइड्रोस्टेटिक दाब परासरण दाब से अधिक होता है
(d) केशिका के शिरा सिरे पर हाइड्रोस्टेटिक दाब परासरण दाब से अधिक होता है

397. **निम्न में से कौन-सा मूत्राशय इरिगेशन का दुष्प्रभाव नहीं है?**
(a) संक्रमण (b) ऊतकों को चोटग्रस्त होना
(c) यूरेथल इरिटेशन (d) निर्जलीकरण

398. **नॉर्मल सेलाइन (Normal saline) की कौन-सी सान्द्रता वाला तरल आइसोटोनिक माना जाता है?**
(a) 0.45% (b) 0.225%
(c) 0.9% (d) 0.75%

399. 1000 mL **नॉर्मल सेलाइन** 12 **घण्टे में इंफ्यूज (Infuse) करनी है तथा ड्रॉप फैक्टर** 15 **है, तो इंफ्यूजन की बहाव दर होगी**
(a) 21 बूँद/मिनट (b) 17 बूँद/मिनट
(c) 1.5 बूँद/मिनट (d) 25 बूँद/मिनट

400. **निम्न में से कौन-सा सोल्युशन (Solution) इन्ट्रावेनस इन्फ्यूजन (Intravenous infusion) के लिए प्रयोग में नहीं लाया जाता है?**
(a) डेक्स्ट्रोस
(b) रिगर लेक्टेट
(c) डेटॉल का 5% घोल
(d) रुधिर

401. **आइसोटोनिक विलयन (Isotonic solution) निम्न में से कौन-सा है?**
(a) 5% डेक्स्ट्रोस (5% dextrose)
(b) नॉर्मल सेलाइन (Normal saline)
(c) 10% डेक्स्ट्रोस सेलाइन (10% dextrose saline)
(d) 5% डेक्स्ट्रोस सेलाइन (5% dextrose saline)

402. 10% **डेक्स्ट्रोस निम्न में से कौन-सा है?**
(a) आइसोटोनिक (Isotonic)
(b) हाइपरटोनिक (Hypertonic)
(c) हाइपोटोनिक (Hypotonic)
(d) उपरोक्त में से कोई नहीं

403. **रिगर लैक्टेट का घोल है**
(a) आइसोटोनिक (Isotonic)
(b) नॉर्मोटोनिक (Normotonic)
(c) हाइपोटोनिक (Hypotonic)
(d) हाइपरटोनिक (Hypertonic)

404. **लैक्टिक एसिडोसिस (Lactic acidosis) में कौन-सा IV तरल नहीं देना चाहिए?**
(a) NS (b) RL
(c) मेनिटॉल (d) डेक्सट्रॉन

405. **निम्न में से इन्ट्रावेनस इंफ्यूजन (Intravenous infussion) के बारे में कौन-सा कथन असत्य है?**
(a) रुधिर या अन्य किसी रुधिर उत्पाद में नॉर्मल सेलाइन (Normal slaine) के अलावा अन्य कोई विलयन (Solution) नहीं मिलाना चाहिए
(b) दिए गए समय में तरल (Fluid) की मात्रा IV लाइन द्वारा नहीं दी जा पा रही हो, तो इंफ्यूजन (Infusion) की दर को बहुत तेज कर देना चाहिए
(c) चलती हुई IV लाइन को एक वयस्क में हर आधे घण्टे के बाद चैक करना चाहिए
(d) कभी भी लकवाग्रस्त (Paralysed) भुजा में IV नहीं लगानी चाहिए

371. (b)	372. (b)	373. (c)	374. (c)	375. (c)	376. (d)	377. (c)	378. (c)	379. (c)	380. (a)
381. (b)	382. (a)	383. (a)	384. (b)	385. (b)	386. (b)	387. (d)	388. (a)	389. (a)	390. (b)
391. (d)	392. (a)	393. (a)	394. (b)	395. (b)	396. (d)	397. (d)	398. (c)	399. (a)	400. (c)
401. (b)	402. (b)	403. (a)	404. (b)	405. (b)					

406. IV **इन्फ्यूजन के समय फ्लो की दर** (Flow rate) **ज्ञात करने का सही फॉर्मूला है**

(a) बूँद प्रति मिनट $= \frac{\text{कुल समय (मिनट में)}}{\text{ड्रग का कुल आयतन (L में)}} \times \text{ड्रॉप फैक्टर}$

(b) बूँद प्रति मिनट $= \frac{\text{ड्रग का कुल आयतन (mL में)}}{\text{कुल समय (मिनट में)}} \times \text{ड्रॉप फैक्टर}$

(c) बूँद प्रति घण्टा $= \frac{\text{कुल समय (घण्टा में)}}{\text{ड्रग का कुल आयात (mL में)}} \times \text{ड्रॉप फैक्टर}$

(d) बूँद प्रति घण्टा $= \frac{\text{कुल समय (घण्टा में)}}{\text{ड्रग का कुल आयतन (kg में)}} \times \text{ड्रॉप फैक्टर}$

407. एक व्यक्ति को इन्ट्रावेनस (Intravenous) **लाइन से तरल** (Fluid) **देने का क्या उद्देश्य है?**

(a) बॉडी फ्लूड वोल्यूम (Body fluid volume) को बनाए रखना
(b) मरीज को पानी तथा खनिज लवणों सम्बन्धी आवश्यकताओं की पूर्ति करना
(c) मरीज को दवा देने हेतु
(d) उपरोक्त सभी

408. यदि IV **केनुला लगी हुई भुजा को हृदय से ऊपर के लेवल पर रखा दिया गया हो, तो ड्रिप सेट में कोई छिद्र उपस्थित है, तो कौन-सी जटिलता उत्पन्न होने की सम्भावना बढ़ जाती है?**

(a) संक्रमण
(b) परिसंचरणी ओवरलोड
(c) एयर इम्बोलिज्म
(d) हिपेटाइटिस

409. IV **इन्फ्यूजन** (Infusion) **करते समय एक नर्स द्वारा रखी जाने वाले सावधानियों में शामिल नहीं है**

(a) यदि नीडल शिरा (Vein) में अपने स्थान से हट जाती है, तो इन्फ्यूजन को तुरन्त बन्द कर दूसरी जगह ड्रिप पुनः शुरु करनी चाहिए
(b) जब इलेक्ट्रोलाइट्स (Electrolytes) दिए जा रहे हो, तो बहाव दर बहुत धीमी रखनी चाहिए
(c) एक बोतल के पूरी तरह खाली होने पर ही दूसरी बोतल शुरु करनी चाहिए
(d) IV इन्फ्यूजन के दौरान बार-बार मरीज के जैविक चिन्ह (Vital signs) चैक करते रहने चाहिए

410. IV **इन्फ्यूजन** (Infusion) **के दौरान एयर इम्बोलिज्म** (Air embolism) **की रोकथाम हेतु नर्स का उत्तरदायित्व है**

(a) मरीज की स्थिति इन्फ्यूजन के दौरान बार-बार बदलनी चाहिए
(b) नीडल को शिरा में प्रवेश कराने से पहले नर्स को सुईं एवं ट्यूब में से हवा पूरी तरह बाहर निकाल देनी चाहिए
(c) केनूला को प्रत्येक 48 घण्टे बाद बदल देना चाहिए
(d) मरीज को IV इन्फ्यूजन के दौरान गहरी-गहरी सांस लेने के लिए कहना चाहिए

411. यदि IV **इन्फ्यूजन** (Infusion) **के दौरान मरीज के इंफिल्टरेशन** (Infiltration) **हो जाता है, तो नर्स को सर्वप्रथम क्या करना चाहिए?**

(a) डॉक्टर को बुलाना चाहिए
(b) इन्फ्यूजन (Infusion) को तुरन्द बन्द कर देना चाहिए
(c) इन्फ्यूजन की फ्लो रेट (Flow rate) कम कर देनी चाहिए
(d) मरीज को बैठा देना चाहिए

412. निम्न में से इन्ट्रावेनस इन्फ्यूजन (Intravenous infusion) **करने के लिए भुजा की कौन-सी शिरा का प्रयोग नहीं किया जाता है?**

(a) रेडियल
(b) बेसिलिक
(c) सेफेनस
(d) मीडियन क्यूबिटल शिरा

413. इन्ट्रावेनस इन्फ्यूजन की किस जटिलता (Complication) **की वजह से मरीज में पल्मोनरी ओडीमा एवं हार्ट फेल** (Heart fail) **हो जाता है?**

(a) इंफिल्टरेशन
(b) परिसंचरणी ओवरलोड
(c) संक्रमण
(d) पायरोजेनिक प्रतिक्रिया

414. यदि 2000 mL **तरल को** 18 **घण्टे में इन्ट्रावेनस लाइन** (Intravenous line) **द्वारा देना हो, तो फ्लो रेट** (Flow rate) **क्या रखनी होगा, यदि ड्रॉप फेल्टर** 15 **हो?**

(a) 27 बूँद प्रति मिनट
(b) 18 बूँद प्रति मिनट
(c) 35 बूँद प्रति मिनट
(d) 24 बूँद प्रति मिनट

415. किस भुजा का इन्ट्रावेनस साइट (Intravenous site) **के लिए चयन नहीं करना चाहिए?**

(a) ऐसी भुजा जोकि लकवाग्रस्त हो
(b) मैस्टेक्टोमी (Mastectomy) की ओर वाली भुजा
(c) ऐसी भुजा जिसमें डायलाइसिस का शन्ट (Shunt) लगाया हुआ हो
(d) उपरोक्त सभी

416. इंफिल्टरेशन का मतलब होता है

(a) किसी पदार्थ को फिल्टर करना
(b) ग्लोमेरुलस के द्वारा मूत्र का फिल्टरेशन
(c) IV इन्फ्यूजन (Infusion) के दौरान सुईं के शिरा (Vein) से खिसक जाने की वजह से द्रव का सबक्यूटेनियस (Subcutaneous) ऊतकों में रिसना
(d) कैपिलरी के द्वारा रुधिर का फिल्टरेशन

417. सबक्यूटेनियस इन्फ्यूजन (Subcutaneous infusion) **के लिए कौन-सी साइट** (Site) **का उपयोग किया जाता है?**

(a) जाँघ का अग्र एवं बाहरी भाग
(b) उदरीय भित्ति के नाभि (Umbilicus) एवं फ्लैंक (Flank) के बीच का भाग
(c) स्तन (Breast) के निचली एवं बाहरी सीमा
(d) उपरोक्त सभी

418. IV **इन्फ्यूजन करते समय बोतल को** IV **स्टैण्ड पर कितनी ऊँचाई पर टाँगना चाहिए?**

(a) 18-20 इंच (b) 18-24 cm (c) 8-10 इंच (d) 8-10 cm

419. **निम्न में से कौन-सा इंफिल्टरेशन** (Infiltration) **लक्षण नहीं है**
(a) IV साइट पर सूजन
(b) IV साइट के आस-पास कड़ापन एवं दर्द
(c) IV के आसपास ठण्डापन
(d) उच्च रुधिर चाप

420. **यदि एक मरीज में** 3000 mL **द्रव** IV **लाइन द्वारा** 24 **घण्टे में प्रविष्ट कराना है, तो बहाव दर क्या होगी यदि ड्रॉप फेक्टर** 15 **है?**
(a) 28 बूँद प्रति मिनट (b) 40 बूँद प्रति मिनट
(c) 31 बूँद प्रति मिनट (d) 60 बूँद प्रति मिनट

421. **यदि मरीज को** 10 L IV **फ्लूड** 62 **ड्रॉप्स प्रति मिनट के हिसाब से चढ़ाया जाता है तथा ड्रॉप फैक्टर** 15 **है, तो यह फ्लूड मरीज को कितने समय में पूरा चढ़ जाएगा?**
(a) 48 घण्टे (b) 24 घण्टे
(c) 36 घण्टे (d) 48 घण्टे

422. **एक मरीज को** 8 **घण्टे में** 5% **डेक्स्ट्रोस सेलाइन की** 1000 mL **मात्रा देनी है एवं** 15 **बूँद/** mL **के ड्रिप सेट का प्रयोग किया जाना है, तो प्रवाह दर क्या होगी?**
(a) 11 बूँद/मिनट (b) 31 बूँद/मिनट
(c) 21 बूँद/मिनट (d) 41 बूँद/मिनट

423. **यूरेनरी रिटेंशन का कौन-सा कारण नहीं है?**
(a) यूरेथ्रा में रुकावट
(b) कम मात्रा में तरल लेना
(c) मलाशय में जमे हुए मल द्वारा दबाव डालना
(d) डाइयूरेटिक (Diuretic) का प्रयोग

424. **यूरेनरी इन्कॉन्टीनेन्स** (Urinary incontinence) **का कौन-सा कारण नहीं है?**
(a) स्फिंग्टर का खराब होना
(b) यूरिनरी नली का संक्रमण
(c) कमजोर पेरीनियल पेशियाँ
(d) यूरेथ्रा में रुकावट

425. **स्पाइनल कॉर्ड इंजरी** (Spinal cord injury) **से ग्रसित मरीज को पर्याप्त मात्रा में पानी लेने की सलाह दी जाती है। इसके पीछे क्या कारण है?**
(a) द्रव सन्तुलन बनाए रखने के लिए
(b) मूत्र मार्ग सम्बन्धी संक्रमण रोकने के लिए
(c) किडनी में पथरी निर्माण रोकने के लिए
(d) उपरोक्त सभी

426. **यदि मरीज मूत्र त्याग नहीं कर पाता है, तो उस स्थिति में नर्स का प्राथमिक कार्य है**
(a) तुरन्त डॉक्टर को बुलाएँ
(b) मूत्राशय की स्थिति को पता लगाने के लिए मूत्राशय को पेल्पेट करें
(c) मरीज को यूरेनरी कैथेटर लगाएँ
(d) गन्दगी को दूर करने के लिए ल्यूसिन का प्रयोग करें

427. **निम्न में से कब्ज का कौन-सा कारण नहीं है?**
(a) भोजन में रेशों (Roughage) का अपर्याप्त मात्रा में होना
(b) आँतों में रुकावट आना
(c) तरल पदार्थों को अधिक मात्रा में लेना
(d) खाने का समय निश्चित न होना

428. **मीलेना** (Melena) **का अर्थ है**
(a) गहरे रंग का मल जिसमें रुधिर मिश्रित हो
(b) कठोर मल जिसमें पानी की मात्रा कम हो
(c) पतला मल
(d) शिशु के जन्म के बाद का पहला मल

429. **नीचे दी गई स्थिति में कौन-सी स्थिति में नाड़ी दर नहीं बढ़ती है?**
(a) ड्रग्स जैसे डायजीपाम के उपयोग के दौरान
(b) व्यायाम के दौरान
(c) अधिक भावुक (Emotional) होने के दौरान
(d) ऊष्मा का प्रयोग (सिकाई, आदि) करने से

430. **बेहोश रोगी के लिए नर्स का प्राथमिक कार्य है**
(a) पोषण (Nutrition)
(b) निष्कासन (Elimination)
(c) अवरोध रहित वायुमार्ग (Air way patency)
(d) व्यायाम (Exercise)

431. **लैरिंगोस्कोपी से पूर्व रखी जाने वाली सावधानियों में क्या शामिल नहीं है?**
(a) मरीज को प्रक्रिया से पहले हल्का खाना ही दें
(b) मरीज के नकली दाँत हटा दें
(c) प्रक्रिया से पहले मरीज या उसके रिश्तेदारों से लिखित सहमति प्राप्त करें
(d) उपरोक्त सभी

432. CPR **का पूर्ण रूप है**
(a) Cardio Pulmonary Resuscitation
(b) Cardio Pulmonary Relapse
(c) Cardio Pulmonary Restriction
(d) Chronic Pulmonary Relapse

433. CPR **में क्या शामिल नहीं है?**
(a) श्वसन मार्ग को साफ करना
(b) मरीज का श्वसन पैटर्न (Breathing pattern) ठीक करना
(c) परिसंचरण मेन्टेन (Circulation maintain) करना
(d) उदर की सर्जरी करना

434. **कार्डियोप्लमोनेरी रिसस्सीटेशन** (Cardiopulmonary resuscitation) **के दौरान** ABC **का अर्थ होता है**
(a) Airway, Breathing and Circulation
(b) Airway, Behaviour and Circulation
(c) Airway, Breathing and Cyanosis
(d) Airway, Breathlessness and Cyanosis

---

406. (b)	*407.* (d)	*408.* (c)	*409.* (c)	*410.* (b)	*411.* (b)	*412.* (c)	*413.* (b)	*414.* (a)	*415.* (b)
416. (c)	*417.* (d)	*418.* (a)	*419.* (d)	*420.* (c)	*421.* (b)	*422.* (b)	*423.* (d)	*424.* (d)	*425.* (d)
426. (b)	*427.* (c)	*428.* (a)	*429.* (a)	*430.* (c)	*431.* (a)	*432.* (a)	*433.* (d)	*434.* (a)	

435. CPR (Cardio-pulmonary resuscitation) **के दौरान श्वास पैटर्न** (Breathing pattern) **को बनाए** (Maintain) **रखने के लिए क्या किया जाता है?**

(a) दर्द निवारक गोलियाँ दी जाती है
(b) सक्शनिंग (Suctioning) की जाती है
(c) मुँह से मुँह में श्वसन कराया जाता है
(d) कार्डियक कम्प्रेशन (Cardiac compression) किया जाता है

436. CPR (Cardio-pulmonary resuscitation) **के दौरान वायु मार्ग** (Airway) **को खुला** (Clear) **रखने के लिए क्या किया जाता है?**

(a) दर्द निवारक गोलियाँ दी जाती है
(b) सक्शनिंग (Suctioning) की जाती है
(c) मुँह से मुँह में श्वसन कराया जाता है
(d) कार्डियक कम्प्रेशन (Cardiac compression) किया जाता है।

437. CPR (Cardio-pulmonary resuscitation) **के दौरान परिसंचरण** (Circulation) **को बनाए** (Maintain) **रखने के लिए क्या किया जाता है?**

(a) दर्द निवारक गोलियाँ दी जाती है
(b) सक्शनिंग (Suctioning) की जाती है
(c) मुँह से मुँह में श्वसन कराया जाता है
(d) कार्डियक कम्प्रेशन (Cardiac compression) किया जाता है

438. मरीज की श्वासनली में स्राव (Secretion) **इकट्ठे होने पर क्या प्राथमिक कार्य आवश्यक है?**

(a) मरीज को साइड में लेटा (Side lying position) दें
(b) ट्रैकियोस्टोमी करें
(c) ट्रैकियोब्रोंकियल सक्शनिंग (Suctioning) करें
(d) ट्रैकिया को सर्जरी द्वारा हटा दें

439. ऑक्सीजन देने के लिए नासिका कैथेटर की लम्बाई का मापन कैसे किया जाता है?

(a) नाक के अग्र भाग (Tip of nose) से कान के खण्ड (Ear lobe) तक
(b) नाक के ब्रिज (Bridge of nose) से कान के खण्ड तक या कान के खण्ड से उरोस्थि तक
(c) कान के खण्ड से उरोस्थि की जिफॉइड प्रवर्ध (Zyphoid process) तक
(d) नाक के अग्र भाग से उरोस्थि तक

440. ऑक्सीजन देने के समय नेजल कैथेटर को नाक में डालने से पहले इसे लूब्रीकेट (Lubricate) **करना चाहिए। इसके पीछे क्या कारण है?**

(a) यह कैथेटर को सख्त (Hard) बना देता है
(b) इससे नाक की म्यूकोसा को चोट नहीं पहुँचती है
(c) इससे मरीज को अच्छा लगता है
(d) इससे वांछित ऑक्सीजन की सान्द्रता को बनाए रखने में मदद मिलती है

441. एक वयस्क में नासिका कैथेटर द्वारा ऑक्सीजन इन्हेलेशन (Inhalation) **देते समय ऑक्सीजन का बहाव कितना रखना चाहिए?**

(a) 2-4 L/मिनट
(b) 6-8 L/मिनट
(c) 1-2 L/मिनट
(d) 10-12 L/मिनट

442. ऑक्सीजन अन्त:श्वसन (Inhalation) **देते समय नासिका कैथेटर को कितने समय बाद बदलना चाहिए?**

(a) प्रत्येक 24 घण्टे बाद
(b) प्रत्येक 8 घण्टे बाद अथवा और भी जल्दी
(c) प्रत्येक 48 घण्टे बाद अथवा और भी जल्दी
(d) प्रत्येक 72 घण्टे बाद

443. ऑक्सीजन उपकरण में लगी वोल्फ बोतल (Wolf bottle) **में कौन-सा द्रव भरा होता है?**

(a) आसुत जल
(b) नॉर्मल सेलाइन
(c) डेटॉल का 1 : 5000 सान्द्रता वाला घोल
(d) पोटैशियम परमैंगनेट का 1 : 5000 सान्द्रता वाला घोल

444. अस्पताल में रोगियों को ऑक्सीजन देने का सबसे अधिक प्रचलित तरीका कौन-सा है?

(a) नेजल कैथेटर द्वारा
(b) मास्क द्वारा
(c) टेंट द्वारा
(d) इन्हेलेशन (Inhalation) द्वारा

445. ऑक्सीजन उपकरण में लगी वोल्फ बोतल के प्रयोग का क्या उपयोग है?

(a) इसकी वजह से ऑक्सीजन का एक निश्चित बहाव रखा जा सकता है
(b) यह अन्दर जाने वाली ऑक्सीजन को जलवाष्प से संतृप्त करके भेजती है
(c) यह अन्दर जाने वाली ऑक्सीजन की सान्द्रता को बढ़ाती है
(d) यह रोगी को संक्रमणों से बचाती है

446. निम्न में ऑक्सीजन इन्हेलेशन (Inhalation) **का खतरा है**

(a) रुधिरस्राव
(b) रीनल ट्यूमर
(c) रेट्रोलेन्टल फाइब्रोप्लेसिया
(d) उपरोक्त सभी

447. निम्न में से ऑक्सीजन थैरेपी संकेत (Indication) **नहीं है**

(a) शरीर का नीला पड़ना (Cyanosis)
(b) भूख नहीं लगना (Anorexia)
(c) एनीमिया (Anaemia)
(d) पल्मोनरी ओडीमा (Pulmonary oedema)

448. सिलेण्डरों में ऑक्सीजन का संग्रहण किस दाब पर किया जाता है?

(a) 2200 पॉण्ड प्रति वर्ग इंच
(b) 1000 पॉण्ड प्रति वर्ग इंच
(c) 3400 पॉण्ड प्रति वर्ग इंच
(d) 500 पॉण्ड प्रति वर्ग इंच

449. नियमानुसार ऑक्सीजन सिलेण्डरों का रंग कैसा होता है?

(a) काला एवं सफेद तथा ऊपर का हिस्सा सफेद
(b) काला एवं सफेद तथा ऊपर का हिस्सा काला
(c) काला एवं हरा तथा ऊपर का हिस्सा सफेद
(d) काला एवं सफेद एवं ऊपर का हिस्सा हरा

450. ऑक्सीजन सिलेण्डर के रख-रखाव तथा उपयोग के सम्बन्ध में निम्न में से कौन-सा कथन असत्य है?
(a) ऑक्सीजन सिलेण्डरों को हमेशा ठण्डे तापमान पर रखना चाहिए
(b) ऑक्सीजन सिलेण्डरों के रेगुलेटर पर चिकनाई नहीं लगानी चाहिए
(c) ऑक्सीजन सिलेण्डर को खोलते समय रेगुलेटर के बड़े वाल्व को घड़ी की दिशा में घुमाना चाहिए
(d) उपरोक्त में से कोई नहीं

451. निम्न में से भाप को श्वास द्वारा लेने (Steam inhalation) **के बारे में कौन-सा कथन सत्य नहीं है?**
(a) काम में लिए जाने वाले जग को दो तिहाई ही भरना चाहिए
(b) जग विधि का प्रयोग करते समय पानी का तापामन 120 – 160 F के बीच रखना चाहिए
(c) उपचार के तुरन्द बाद रोगी को स्नान कराना चाहिए, ताकि पसीने को दुर्गन्ध से छुटकारा मिल सके
(d) उपरोक्त सभी

452. वयस्क में नेसोगैस्ट्रिक नली डालते समय लम्बाई का मापन कैसे करना चाहिए?
(a) नाक के अग्र भाग से कान के खण्ड तक
(b) नाक के ब्रिज (Bridge of nose) से कान के खण्ड (Ear lobe) तक या कान के खण्ड से उरोस्थि तक
(c) नाक के खण्ड से उरोस्थि के जिफॉयड प्रवर्ध तक
(d) नाक के अग्र भाग से उरोस्थि तक

453. ट्रैकियोस्टोमी के चारों तरफ की त्वचा शुष्क एवं साफ क्यों रखनी चाहिए?
(a) यह मरीज को आराम प्रदान करती है
(b) यह संक्रमण रोकती है
(c) यह मरीज को मनोवैज्ञानिक सहारा प्रदान करती है
(d) यह मरीज को सुख की अनुभूति कराती है

454. ट्रैकियोस्टोमी वाला मरीज बोलने में असमर्थ होता है। इस समस्या के समाधान के लिए क्या करना चाहिए?
(a) मरीज को घण्टी तथा लिखने के लिए पेन/पेन्सिल दें, ताकि वह आवश्यकता होने पर नर्स को बुलाकर अपनी समस्या लिखकर बता सकें
(b) मरीज को जबरदस्ती बोलने के लिए कहें
(c) यदि मरीज को ज्यादा परेशानी हो रही हो, तो ट्रैकियोस्टोमी ट्यूब हटा दें
(d) इस समस्या का समाधान करने के लिए कुछ भी नहीं किया जा सकता है

455. ट्रैकियोस्टोमी वाले मरीज की देखभाल में शामिल है
(a) बार-बार ट्रैकियो-ब्रोंकियल सक्शन करना
(b) मरीज को फाउलर स्थिति देना
(c) मरीज का इनपुट-आउटपुट चार्ट को बनाए (Maintain) रखना
(d) उपरोक्त सभी

456. ट्रैकियोस्टोमी के सम्बन्ध में कौन-सा कथन असत्य है?
(a) ट्यूब में बहुत तेजी से सक्शन नहीं करनी चाहिए
(b) सक्शन केवल साइट में लेटी स्थिति (Side lying position) में ही करना चाहिए
(c) एक बार में सक्शन 10 सेकण्ड से अधिक समय के लिए नहीं किया जाना चाहिए
(d) सक्शन के लिए उपयुक्त साइज का कैथेटर ही प्रयोग में लेना चाहिए

457. श्वसनीय डिस्ट्रेस (Respiratory distress) **से ग्रसित व्यक्ति की क्या नर्सिंग देखभाल करनी चाहिए?**
(a) मरीज में एण्डोट्रैकियल ट्यूब डालना
(b) मरीज को फाउलर स्थिति देना
(c) बार-बार ट्रैकियो-ब्रोंकियल सक्शन करना
(d) उपरोक्त सभी

458. ट्रैकियोस्टोमी वाले मरीज की सक्शन करते समय क्या ध्यान रखना चाहिए?
(a) प्रत्येक सक्शन में नए विसंक्रमित कैथेटर प्रयोग करना
(b) कफ रिफ्लेक्स उद्दीप्त होने तक कैथेटर को प्रवेश कराना
(c) कैथेटर को निकालते समय सक्शन प्रारम्भ करना
(d) सक्शन कैथेटर के प्रवेश करने से पूर्व आन्तरिक केनुला को निकालना

459. फेफड़े के विभिन्न पिण्डों से जमे हुए स्रावों को बाहर निकालने के लिए कौन-सी प्रक्रिया सर्वाधिक उपयुक्त है?
(a) ट्रेकियोब्रोंकियल सक्शनिंग (b) नेसोगैस्ट्रिक लावाज
(c) पोस्ट्यूरल ड्रेनेज (d) गैस्ट्रोस्कोपी

460. गले के इरिगेशन (Throat irrigation) **एवं गरारे** (Gargles) **का उद्देश्य है?**
(a) इन्फ्लेमेशन (Inflammation) को ठीक करना
(b) कॉन्जेशन (Congestion) को दूर करना
(c) गले में इकट्ठे हो रखे स्रावों को हटाना
(d) उपरोक्त सभी

461. पोस्ट्यूरल ड्रेनेज (Postural drainage) **से पूर्व दी जाने वाली सपोर्टिव थैरेपी** (Supportive therapy) **में शामिल है**
(a) ब्रोंकाई (Bronchi) को डायलेट (Dilate) करने वाले ड्रग्स का प्रयोग
(b) गर्म वाष्प का अन्तःश्वसन (Steam inhalation)
(c) कपिंग पर्कसन (Cupping percussion)
(d) उपरोक्त सभी

462. पोस्ट्यूरल ड्रेनेज (Postural drainage) **के इंडिकेशन्स** (Indication) **में शामिल है**
(a) सर्जरी से पहले मरीज के फेफड़ों के पिण्डों में जमा स्रावों को हटाने के लिए
(b) ब्रोंकियल न्यूमोनिया
(c) लंग एब्सेस (Lungs abscess)
(d) उपरोक्त सभी

435. (c)	436. (b)	437. (d)	438. (d)	439. (a)	440. (b)	441. (a)	442. (b)	443. (a)	444. (a)
445. (b)	446. (c)	447. (b)	448. (a)	449. (a)	450. (c)	451. (c)	452. (b)	453. (b)	454. (a)
455. (d)	456. (b)	457. (d)	458. (a)	459. (d)	460. (d)	461. (d)	462. (d)		

463. **NG ट्यूब** (Tube) **फीडिंग धीमे-धीमे क्यों दी जानी चाहिए?**
(a) डिस्टेंशन (Distension) से बचने के लिए
(b) अधिक गैस बनाने (Flatulence) से बचने के लिए
(c) अपच (Indigestion) से बचने के लिए
(d) रिगर्जिटेशन (Regurgitation) से बचने के लिए

464. **ट्यूब फीडिंग को टाल** (Delay) **देना चाहिए, यदि आमाशय में पदार्थों** (Contents) **की मात्रा**
(a) 20 mL से अधिक है (b) 25 mL से अधिक है
(c) 30 mL से अधिक है (d) 50 mL से अधिक है

465. **कोलोस्टोमी इरिगेशन के लिए काम में लिए जाने वाले द्रव का तापमान होना चाहिए**
(a) 90-95 F (b) 100-105 F
(c) 120-125 F (d) 115-125 F

466. **कोलोनिक इरिगेशन** (Colonic irrigation) **का निम्न में से कौन-सा कॉन्ट्राइंडिकेशन** (Contraindication) **है?**
(a) खुनी बवासीर (Bleeding hemorrhoids)
(b) गुदा में फिस्टुला
(c) मलाशयी संक्रमण
(d) उपरोक्त सभी

467. **दाँतों व होठों पर भूरी पपड़ी जमना कहलाता है**
(a) केल्कुलस (Calculus) (b) सोर्ड्स (Sords)
(c) चेईलोसिस (Cheilosis) (d) पायरिया (Pyorrhea)

468. **होठों तथा मुँह के किनारों का फटना कहलाता है**
(a) कैल्कुलस (Calculus)
(b) सोडर्स (Sords)
(c) कीलोसिस (Cheilosis)
(d) पायरिया (Pyorrhoea)

469. **मरीज को उठाते समय नर्स कहाँ से झुकती है?**
(a) हिप और पीठ (b) हिप और घुटनों से
(c) पीठ और घुटनों से (d) केवल पीठ से

470. **वह परीक्षण जो किडनी मूत्र को सान्द्र करने की क्षमता को पता लगाने के लिए किया जाता है**
(a) फिशबर्ग कन्सेन्ट्रेशन परीक्षण
(b) फीनोसल्फोनैफ्थलीन उत्सर्जन परीक्षण
(c) ब्रोमोसल्फोनैफ्थलीन उत्सर्जन परीक्षण
(d) ओगमेण्टेड हिस्टामीन परीक्षण

471. **जब एक व्यक्ति बेहोश** (Unconscious) **होता है, तो वह असमर्थ होता है**
(a) आवाज सुनने में
(b) विसर्जन पर नियन्त्रण में
(c) स्वतः गति करने में
(d) दर्दयुक्त उद्दीपन पर प्रतिक्रिया में

472. **लीवर के उत्सर्जन सम्बन्धी कार्यों के परीक्षण हेतु निम्न में से कौन-सा टेस्ट किया जाता है?**
(a) फिशबर्ग कन्सेन्ट्रेशन परीक्षण
(b) फीनो सल्फोनैफ्थलीन उत्सर्जन परीक्षण
(c) ब्रोमीसल्फोनैफ्थलीन उत्सर्जन परीक्षण
(d) ओगमेण्टेड हिस्टामीन परीक्षण

473. **एक बेहोश रोगी की स्थिति कम-से-कम प्रत्येक ………… पर बदलनी चाहिए।**
(a) 2 घण्टे (b) 4 घण्टे
(c) 6 घण्टे (d) 8 घण्टे

474. **फिजियोथैरेपिस्ट किन रोगियों का उपचार करता है?**
(a) किसी कार्य की अक्षमता से ग्रस्त
(b) पेशी कंकाल तन्त्र के रोगों से पीड़ित
(c) मानसिक रूप से अपंग
(d) बीमारी या चोट ग्रस्त व्यक्ति के रोग का निदान

475. **सिर की चोट** (Head injury) **में कौन-से प्रकार की बैण्डेज** (Bandage) **प्रयोग में लाई जाती है?**
(a) स्पाइरल (Spiral)
(b) सर्कुलर (Circular)
(c) कैपलाइन (Capline)
(d) स्पाइका (Spica)

476. **कोलर बोन के फ्रेक्चर हेतु किस प्रकार की बैण्डेज** (Bandage) **का प्रयोग करना चाहिए?**
(a) T-बैण्डेज (Bandage)
(b) स्पाइका-कास्ट (Spica-cast)
(c) कैपलाइन (Capline) बैण्डेज
(d) आठ के आकार की बैण्डेज

477. **बैण्डेजिंग** (Bandaging) **करते समय पट्‌टी का प्रत्येक चक्कर इस प्रकार से पूरा करना चाहिए कि वह क्रम से पिछले वाले की**
(a) दो तिहाई ढकता हुआ आगे बढ़े
(b) आधा ढकता हुआ आगे बढ़े
(c) एक तिहाई ढकता हुआ आगे बढ़े
(d) पूर ढकता हुआ आगे बढ़े

478. **कैटगट** (Catgut) **होता है**
(a) कृत्रिम अवशोषक टांका (Synthetic absorbable suture)
(b) कृत्रिम गैर-अवशोषक टांका (Synthetic non-absorbable suture)
(c) प्राकृतिक अवशोषक टांका (Natural absorbable suture)
(d) प्राकृतिक गैर-अवशोषक टांका (Natural non-absorbable suture)

479. **टाँग में पट्‌टी करने के लिए पट्‌टी की चौड़ाई लगभग होनी चाहिए**
(a) 1 इंच (2.5 cm) (b) $2-2\frac{1}{2}$ इंच (5-6 cm)
(c) $3-3\frac{1}{2}$ इंच (8-9 cm) (d) 4-6 इंच (10-15 cm)

480. **प्लास्टर कास्ट के सम्बन्ध में कौन-सा कथन सत्य है?**
(a) कास्ट लगे हुए एक्सट्रीमिटी (Extremity) को हवा का परिवहन बढ़ाने एवं ड्रायिंग (Drying) को प्रेरित (Promote) करने के लिए प्रत्येक 1-2 घण्टे बाद पलटना चाहिए
(b) कास्ट लगे हुए एक्सट्रीमिटी (Extremity) को वेनस ड्रेनेज (Venous drainage) बढ़ाने हेतु 24 से 48 घण्टे तक ऊँचा कर (Elevate) रखना चाहिए
(c) पल्मोनरी एम्बोलिज्म तथा संक्रमण प्लास्टर कास्ट की जटिलताएँ है
(d) उपरोक्त सभी कथन सत्य हैं

481. फ्रेक्चर के उपचार के लिए आन्तरिक फिक्सेशन उपकरण जैसे प्लेट या छड़, आदि का प्रयोग किस प्रक्रिया में किया जाता है?
(a) क्लोज्ड रिडक्शन (Closed reduction)
(b) ओपन रिडक्शन (Open reduction)
(c) रिडक्शन ट्रैक्शन (Reduction traction)
(d) मैनीपुलेशन (Manipulation)

482. हड्डी का क्लोज्ड रिडक्शन (Closed reduction of bone) **इस नाम से भी जाना जाता है**
(a) मैनीपुलेशन (Manipulation)
(b) ऑपरेटिव रिडक्शन (Operative reduction)
(c) ट्रैक्शन रिडक्शन (Traction reduction)
(d) स्थायी रिडक्शन (Permanent reduction)

483. लम्बी भुजा (Long arm) **प्लास्टर कास्ट किस फ्रेक्चर के उपचार में प्रयुक्त होता है?**
(a) कार्पल एवं मेटाकार्पल अस्थियों के फ्रेक्चर में
(b) अग्रभुजा (Forearm) की अस्थियों जैसे रेडियस के फ्रेक्चर में
(c) टार्सल तथा मेटाटार्सल अस्थियों के फ्रेक्चर में
(d) निचली टाँग की अस्थियों जैसे टिबिया-फिबुला में फ्रेक्चर होने पर

484. लम्बी टाँग प्लास्टर कास्ट किस प्रकार के फ्रेक्चर के इलाज में बाँधा जाता है?
(a) कार्पल एवं मेटाकार्पल अस्थियों के फ्रेक्चर में
(b) अग्रभुजा (Forearm) की अस्थियों जैसे टिबिया-फिबुला में फ्रेक्चर होने पर
(c) टार्सल तथा मेटाटार्सल अस्थियों के फ्रेक्चर में
(d) निचली टाँग (Lower leg) की अस्थियों जैसे टिबिया-फिबुला में फ्रेक्चर होने पर

485. हिप एवं अंगूठे की सन्धि पर लगाया जाने वाला प्लास्टर कास्ट कहलाता है
(a) बीलो-नी प्लास्टर (Below knee plaster)
(b) एबोव-नी प्लास्टर (Above knee plaster)
(c) स्पाइका कास्ट
(d) बोडी कास्ट

486. एक मरीज में प्लास्टर कास्ट लगाने का उद्देश्य है
(a) शरीर के किसी भाग को गतिहीन करना
(b) विकृति (Deformity) को सही करना
(c) फ्रेक्चर से सम्बन्धित दर्द को दूर करना
(d) कमजोर जोड़ (Joint) को सहारा प्रदान करने हेतु

487. एक फ्रेक्चर को ठीक करने के लिए निम्न में से कौन-सी विधि (Method) **का प्रयोग नहीं किया जाता है?**
(a) स्पिन्ट (Spint)
(b) ट्रैक्शन (Traction)
(c) प्लास्टर कास्ट (Plaster cast)
(d) पोस्ट्यूरल ड्रेनेज (Postural drainage)

488. एक फ्रेक्चर के इलाज के दौरान, सर्जरी के द्वारा हड्डी (Bone) **का रिडक्शन** (Reuduction) **कहलाता है**
(a) क्लोज्ड रिडक्शन (Closed reduction)
(b) ओपन रिडक्शन (Open reduction)
(c) रिडक्शन ट्रैक्शन (Reduction traction)
(d) मैनीपुलेशन (Manipulation)

489. एक मरीज को लम्बी टाँग कास्ट (Long leg cast) **हटाने के बाद क्या सलाह देनी चाहिए?**
(a) टाँग को साफ रखना
(b) बैठी हुई स्थिति के दौरान टाँग को ऊँचा (Elevate) रखना
(c) प्रतिदिन व्यायाम करना
(d) कोई परेशानी होने पर रिपोर्ट करना

490. फ्रेक्चर, स्ट्रेन्स (Strains) **एवं डिसलोकेशन** (Dislocation) **के इलाज हेतु प्रयोग में ली जाने वाली उपचार पद्धति है**
(a) पोस्ट्यूरल ड्रेनेज (Postural drainage)
(b) हवा के गद्दों का उपयोग
(c) स्पिन्ट्स (Spints)
(d) मरीज को कृत्रिम ऑक्सीजन देना

491. निम्न में से कोन-सा कथन असत्य है?
(a) रुधिरदान वही व्यक्ति कर सकता है जिसने पिछले 3 माह में रुधिरादान नहीं किया हो
(b) निराहारी होने पर व्यक्ति से रुधिर नहीं लेना चाहिए
(c) रुधिरदान करने वाले व्यक्ति के पश्चात् व्यक्ति को अगले एक घण्टे तक मुँह द्वारा कुछ भी नहीं देना चाहिए
(d) रुधिरदाता का हीमोग्लोबिन स्तर 12 gm प्रतिशत से कम नहीं होना चाहिए

492. यदि एक मरीज रुधिर ट्रांसफ्यूजन (Transfusion) **के दौरान फ्लैंक दर्द** (Flank pain) **चिल्स** (Chills) **बुखार** (Fever) **एवं हीमेटूरिया** (Hematuria) **की शिकायत करता है, तो ये लक्षण किस जटिलता** (Complication) **को प्रदर्शित करते हैं?**
(a) एलर्जिक ट्रांसफ्यूजन रिएक्शन
(b) एनाफाइलैक्टिक (Anaphylactic) ट्रांसफ्यूजन रिएक्शन
(c) हीमोलाइटिक ट्रांसफ्यूजन रिएक्शन
(d) पायरोजेनिक ट्रांसफ्यूजन रिएक्शन

493. निम्न में से ब्लड ट्रांसफ्यूजन (Blood transfusion) **की जटिलता** (Complication) **नहीं है**
(a) एक्यूट हीमोलाइटिक रिएक्शन (Acute haemolytic reaction)
(b) एलर्जिक रिएक्शन (Allergic reaction)
(c) परिसंचरणी ओवरलोड (Circulatory overload)
(d) हाइपोटेंशन (Hypotension)

494. निम्न में से कौन-सा ब्लड ट्रांसफ्यूजन (Blood transfusion) **का उद्देश्य नहीं है?**
(a) रुधिर के आयतन (Blood volume) को रिस्टोर करना
(b) हीमोग्लोबिन के स्तर को उठाना
(c) शरीर में प्लाज्मा प्रोटीन की कमी को पूरा करना
(d) हाइपरवोलेमिया (Hypervolemia) का उपचार करना

495. नेत्र इरिगेशन के लिए उपयोग में लिया जाने वाला घोल है
(a) नॉर्मल सेलाइन (0.9% सेलाइन)
(b) 2% बोरिक एसिड
(c) 1% सिल्वर नाइट्रेट
(d) उपरोक्त सभी

496. आँखों के इरिगेशन के समय एक नर्स को निम्न में से कौन-सी सावधानी नहीं रखनी चाहिए?

(a) प्रत्येक नेत्र को धोने के लिए अलग-अलग घोल का प्रयोग करना चाहिए। यह एक नेत्र से दूसरे नेत्र में संक्रमण फैलने को रोकेगा
(b) दोनों नेत्रों का उपचार करते समय पहले अधिक संक्रमित नेत्र को धाना चाहिए
(c) एक ही नेत्र का इरिगेशन करते समय सिर को प्रभावित भाग की ओर झुका कर रखना चाहिए
(d) दोनों नेत्रों का उपचार करते समय पहले कम संक्रमित नेत्र को धोना चाहिए

497. सर्जरी से पूर्व मरीज की लिपस्टिक एवं नाखूनी हटाने का क्या उद्देश्य है?

(a) इससे सर्जरी होने में आसानी रहती है
(b) सायनोसिस (Cyanosis) की जाँच (Check) करने के लिए
(c) इससे सर्जरी ज्यादा कामयाब रहती है
(d) मरीज को मनोवैज्ञानिक लाभ पहुँचाने हेतु

498. निम्न में से वह कौन-सा नर्सिंग हस्तक्षेप है, जो एस्पाइरेशन (Aspiration) के खतरे को कम करता है, जबकि मरीज को खाना निगलने में परेशानी हैं

(a) मरीज को कुर्सी पर सीधा बिठाना
(b) मरीज को खाना खाने के अन्त में केवल द्रव देना
(c) मरीज को मुलायम खाना देना
(d) खाना खाने के बाद 45 मिनट तक मरीज को लैटने के लिए सलाह देना

499. 35 वर्षीय एक पुरुष को एयर इम्बोलस (Air ambolus) हो गया वह केन्द्रीय वीनस कैथेटर (Central venus catheter) द्वारा पोषण ले रहा था। निम्न में से तुरन्त नर्सिंग द्वारा लिया गया एक्शन होगा

(a) मरीज के बेड का सिर 90° उठाना
(b) फिजिशियन को तुरन्त बताना
(c) मरीज को बाईं लेटरल स्थिति प्रदान करना
(d) मरीज को वल्सल्वा मेन्युवर करने की हिदायत देना

500. एक मरीज को फोले कैथेटर (Foley's catheter) निकालने के बाद केवल 50-100 mL मूत्र आता है, तो प्राथमिक नर्सिंग एक्शन (Action) होगा

(a) मूत्राशय अवरोध चैक करना
(b) तरल पदार्थ के सेवन
(c) मरीज का फिर से कैथेटर लगाना
(d) I/O चार्ट मॉनिटर करना

501. मरीज को दवा देने से पहले नर्स को प्रिस्क्रीप्शन (Prescription) को कितनी बार पढ़ना चाहिए?

(a) दो बार (b) तीन बार (c) एक बार (d) चार बार

502. ग्लासगो कोमा स्केल (Glasgow coma scale) का कुल स्कोर है

(a) 5 (b) 10
(c) 15 (d) 20

503. सक्रिय व्यायाम (Active exercise) का अर्थ होता है

(a) मरीज द्वारा बिना किसी की सहायता के शारीरिक क्रियाओं का सम्पादन करना
(b) ऐसी शारीरिक क्रियाओं जोकि दूसरी व्यक्ति द्वारा सम्पन्न की जाती है और इसमें मरीज का कोई ऐच्छिक प्रयास नहीं होता है
(c) ऐसी शारीरिक क्रियाओं जोकि जमीन पर सम्पन्न की जाती है
(d) जब मेडिकल स्टाफ एवं मरीज दोनों आपसी सहयोग से शारीरिक क्रियाओं को सम्पन्न करते हैं

504. पोस्ट ऑपरेटिव अवधि (Post operative period) में मरीज को मुँह से आहार देना कब शुरु करना चाहिए?

(a) सर्जरी के तुरन्द बाद
(b) जब वाइटल साइन्स (Vital sign) सामान्य होने लगे
(c) जब आँतों में आवाज (Bowel sound) सुनाई देने लगे
(d) सर्जरी के दूसरे दिन से

505. पोस्ट ऑपरेटिव अवधि (Post operative period) में सामान्यतया निम्न में से कौन-सी गैस्ट्रो-इन्टेस्टाइनल जटिलता (Gastro-intestinal complication) उत्पन्न नहीं होती है?

(a) गैसीय फुलाव (b) उल्टी
(c) पैरालाइटिक इलियस (d) डायरिया

506. पोस्ट ऑपरेटिव अवधि में श्वसन सम्बन्धी समस्याओं को रोकथाम हेतु किए जाने वाले उपायों में निम्न में से कौन-सा नहीं है?

(a) श्वसन तन्त्र में स्रावों (Secretions) को इकट्ठे होने से रोकना
(b) श्वसन सम्बन्धी व्यायाम
(c) द्रव पदार्थ कम मात्रा में देना
(d) मिलने से होने वाले लोगों की संख्या पर नियन्त्रण करना

507. पोस्ट ऑपरेटिव अवधि (Post operative period) में श्वसन सम्बन्धी समस्याओं की रोकथाम के लिए क्या उपाय करना चाहिए?

(a) मरीज को सन्तुलित आहार देना चाहिए
(b) मरीज को कैथेटराइज करना चाहिए
(c) मरीज को गहरी साँस लेने सम्बन्धी व्यायाम के बारे में बताना चाहिए
(d) त्वचा की उचित देखभाल करनी चाहिए

508. पोस्ट ऑपरेटिव अवधि (Post operative period) में उत्पन्न होने वाली परिसंचरणी (Cirulatory) समस्या है

(a) थ्रॉम्बोफाइलेबाइटिस (b) एटेलैक्टेसिस
(c) पैरालाइटिक इलियस (d) दर्द

509. पोस्ट ऑपरेटिव अवधि (Post operative period) में निम्न में से प्रायः कौन-सी जटिलता (Complication) उत्पन्न होती है?

(a) एटेलैक्टेसिस (b) एम्फाइसिमा
(c) रेस्पाइरेटोरी डिप्रेशन (d) प्लमोनेरी

510. एक मरते हुए रोगी की परिवार केन्द्रित देखभाल (Family centred care) का तन्त्र (System) कहलाता है

(a) ट्राइएज (b) ओल्ड डे केयर सेण्टर
(c) होस्पाइस (d) नर्सिंग होम

463. (d)	464. (d)	465. (b)	466. (d)	467. (d)	468. (c)	469. (b)	470. (a)	471. (b)	472. (c)
473. (a)	474. (b)	475. (c)	476. (a)	477. (a)	478. (c)	479. (c)	480. (d)	481. (b)	482. (a)
483. (b)	484. (d)	485. (c)	486. (a)	487. (d)	488. (b)	489. (b)	490. (c)	491. (c)	492. (c)
493. (d)	494. (d)	495. (d)	496. (b)	497. (b)	498. (a)	499. (c)	500. (a)	501 (a)	502. (c)
503. (a)	504. (c)	505. (d)	506. (c)	507. (c)	508. (a)	509 (d)	510. (c)		

नर्सिंग एग्जाम गैलरी

1. दवाओं को देते समय नर्सों को निम्नलिखित 'पाँच अधिकारों' पर विचार करना चाहिए, सिवाय *(MPNHM CHO 2021)*

(a) सही रोगी
(b) सही मुद्रा (Posture)
(c) सही समय
(d) सही खुराक

2. नर्स द्वारा व्यक्त किए गए मुख्य संदेश को दोहराने की तकनीक कहलाती है *(MPNHM CHO 2021)*

(a) सुनना (Listening) (b) फिर से कहना (Restating)
(c) स्पष्टीकरण (Clarification) (d) प्रतिबिंब (Reflecting)

3. एक व्यक्ति जो अन्तःस्थायी कैथेटर (Indwelling catheter) पर है, वह मूत्र करने की आवश्यकता व्यक्त करता है रोगी के लिए निम्नलिखित में से कौन-सा नर्सिंग हस्तक्षेप करने की आवश्यकता है? *(MP NHM CHO 2021)*

(a) उसे विश्राम कक्ष में ले जाए
(b) कैथेटर की सहनशीलता की जाँच करें
(c) आश्वस्त करें कि वह निरस्त नहीं हो सकता
(d) मूत्र विश्लेषण के लिए नमूना लें

4. वंक्षण हार्निया (Inguinal hernia) का आंकलन करने के लिए निम्नलिखित में से किस स्थिति का उपयोग किया जाता है? *(MP NHM CHO 2021)*

(a) लेटने की स्थिति (b) बायाँ पार्श्व
(c) लिथोटोमी (d) खड़े रहने की स्थिति

5. नाड़ी का आंकलन करते समय निम्नलिखित में से किसकी जाँच करनी होती है? *(MP NHM CHO 2021)*

(a) दर (Rate) (b) ताकत (Strength)
(c) लय (Rhythm) (d) ये सभी

6. बन्धक (Restraint) लगाते समय नर्स की जिम्मेदारी है *(NHM Contractual Staff Nurse 2021)*

(a) उपयोग किए गए बन्धकों के प्रकार का दस्तावेजीकरण करें
(b) रोगी के व्यवहार का दस्तावेजीकरण करें
(c) आपात स्थिति को छोड़कर हमेशा चिकित्सक के लिखित आदेश के बाद ही आवेदन करें
(d) उपरोक्त सभी

7. अधः शाखा के विच्छेदन (Lower extremity amputation) से गुजरने वाले रोगी के लिए किस स्थिति की सिफारिश की जाती है? *(NHM Contractual Staff Nurse 2021)*

(a) बायाँ पार्श्व
(b) सिर एक तरफ घुमाके सुपाइन स्थिति
(c) अंगच्छेदन वाली बाजू ऊपर रखके एक बाजू लेटना
(d) प्रवृत्त (Prone)

8. एक रोगी द्वारा प्राप्त समग्र (Overall) नर्सिंग देखभाल का मूलयांकन करने हेतु की गई गहन जाँच को निम्न कहा जाता है *(UPNHM Staff Nurse 2021)*

(a) नर्सिंग प्रक्रिया
(b) नर्सिंग ऑडिट
(c) चिकित्सीय ऑडिट
(d) नर्सिंग मूल्यांकन

9. ICU में प्रतिबंधों के अनुचित अनुप्रयोग के कारण रोगी गिरता है यह निम्न का कृत्य है *(UPNHM Staff Nurse 2021)*

(a) आक्रमण (Assault) (b) बैटरी (Battery)
(c) लापरवाही (Negligence) (d) धोखाधड़ी (Fraud)

10. एक बेहोश रोगी के लिए मुँह की देखभाल प्रदान करने के लिए आदर्श स्थिति है *(UPNHM Staff Nurse 2021)*

(a) फाउलर्स स्थिति
(b) पार्श्व (Lateral) स्थिति
(c) चित (Supine) स्थिति
(d) घुटना-छाती (Knee chest) स्थिति

11. अन्तर्राष्ट्रीय नर्स दिवस का पर्व निम्न दिन पर मनाया जाता है *(NHM Contractual Staff Nurse 2021)*

(a) 5 सितम्बर (b) 7 अप्रैल
(c) 1 दिसम्बर (d) 12 मई

12. वह व्यक्ति, जानवर, वस्तु या पदार्थ जिससे संक्रामक एजेंट गुजरता है या पोषिता में प्रसारित किया जाता है, उसे निम्न कहा जाता है *(NHM Contractual Staff Nurse 2021)*

(a) भण्डार (b) स्रोत
(c) वाहक (d) अंतनिहित संक्रमण

13. निम्नलिखित में से कौन-सी सबसे महत्त्वपूर्ण नर्सिंग क्रिया है, जिसे कार्डियक कैथेटेराइजेशन (Cardiac catheterisation) से गुजरे रोगी के लिए करना पड़ता है? *(UPNHM Staff Nurse 2021)*

(a) नाड़ी की कमी हेतु जाँच करना
(b) बिस्तर के सिर के सिरे को ऊपर उठाना
(c) रुधिरस्राव के लिए कैथेटराइजेशन साइट का आंकलन करना
(d) बेड क्रेडल प्रदान करना

14. मल्टीपल स्केलेरोसिस (Multiple sclerosis) के रोगी की देखभाल का काम नर्स को सौंपा जाता है। रोगी के लिए प्राथमिक नर्सिंग निदान होगा। *(UPNHM Staff Nurse 2021)*

(a) बिगड़ा हुआ उत्सर्जन (b) शरीर के तापमान में परिवर्तन
(c) दोषपूर्ण ज्ञान (d) खराब गतिशीलता

15. सदमे के प्रतिपूरक चरण (Compensatory stage of shock) में एक रोगी के उपचार में एक नर्स की भूमिका सभी है, सिवाय *(UPNHM Staff Nurse 2021)*

(a) रोगी की हेमोडायनामिक स्थिति की निगरानी करना
(b) रोगी की सुरक्षा को बढ़ावा देना
(c) निर्धारित IV तरल पदार्थ और दवाओं को देना
(d) स्वास्थ्य शिक्षा प्रदान करना

16. शय्यग्रस्त रोगी को भोजन प्रदान करते समय, रोगी को स्थित करने की आदर्श स्थिति है *(UPNHM Staff Nurse 2021)*

(a) सुपाइन स्थिति (b) प्रोन स्थिति
(c) फाउलर्स स्थिति (d) साइड लाइंग स्थिति

17. नर्सिंग प्रक्रिया का पहला चरण है *(UPNHM Staff Nurse 2019)*

(a) आंकलन (b) निदान (c) योजना (d) क्रियान्वयन

18. असामान्य रूप से कम श्वसन दर कहलाती है *(UPNHM Staff Nurse 2019)*

(a) ब्रेडीप्निया (b) ब्रैडीकार्डिया
(c) टेकीप्निया (d) टेकीकार्डिया

19. सिस्टोलिक एवं डायस्टोलिक रुधिर दाब के बीच अन्तर को कहते हैं *(UPNHM Staff Nurse 2019)*
(a) पल्स डिफरेन्स (b) कार्डियक प्रेशर
(c) सिस्टोलिक प्रेशर (d) पल्स प्रेशर

20. स्नेल चार्ट का प्रयोग .... में विकार के आंकलन के लिए किया जाता है। *(UPNHM Staff Nurse 2019)*
(a) कान (b) नाक
(c) आँख (d) अँगुली

21. एक नर्स के रूप में निम्नलिखित गतिविधियों में आपको दस्ताने पहनने चाहिए *(UPNHM Staff Nurse 2019)*
(a) IV इन्फ्यूजन शुरू करते समय
(b) नवजात को पहला स्नान देते समय
(c) एक नवजात का डायपर बदलते समय
(d) उपरोक्त सभी

22. 0.45% सेलाइन है, एक *(UPNHM Staff Nurse 2019)*
(a) आइसोटोनिक सोल्यूशन
(b) हाइपोटोनिक सोल्यूशन
(c) हाइपरटोनिक सोल्यूशन
(d) सेमी आइसोटोनिक सोल्यूशन

23. लम्बे समय तक नेसोगैस्ट्रिक सक्शनिंग के कारण हो सकता है *(AIIMS Rishikesh Nurse 2019)*
(a) श्वसनीय अम्लता (b) उपापचयी अम्लता
(c) श्वसनीय क्षारीयता (d) उपापचयी क्षारीयता

24. शल्य क्रिया के पश्चात् खाँसने एवं लम्बी सांस लेने के लिए मरीज को कौन-सी स्थिति देते हैं? *(AIIMS Rishikesh Nurse 2019)*
(a) उच्च फाउलर (b) सुपाइन
(c) साइड लाइंग (d) अर्द्ध फाउलर

25. ओटोमेटेड एक्सटर्नल डेफिब्रिलेशन (Automated External Defibrillation or AED) के पश्चात् कौन-सा कार्य उचित है? *(AIIMS Rishikesh Nurse 2019)*
(a) पल्स चैक करना (b) श्वसन चैक करना
(c) पल्स व श्वसन चैक करना (d) पुनः CPR शुरु करना

26. पीडल पल्स चैक करने हेतु निम्नलिखित में से कौन-से स्थान का आंकलन किया जाता है? *(AIIMS Rishikesh Nurse 2019)*
(a) घुटने के पीछे (b) पैर के ऊपर
(c) मीडियल मेलिओलस के नीचे (d) पैर की अँगुलियों के ऊपर

27. .... के एक तरीके के रूप में नर्से नर्सिंग प्रक्रिया का प्रयोग करती है। *(ESIC Staff Nurse 2019)*
(a) योजना निर्माण, संगठन एवं मरीज को देखभाल देने
(b) कानूनी आवश्यकताओं की पूर्ति एवं नर्सिंग में स्टेण्डर्ड
(c) मरीजों व परिवारों के साथ संचार करने
(d) नर्सों से जनता की अपेक्षाओं की पूर्ति

28. जब पल्स रेट अनियमित हो, तो निम्नलिखित की गिनती श्रेष्ठ है *(ESIC Staff Nurse 2019)*
(a) 30 सेकण्ड के लिए एपिकल पल्स
(b) 30 सेकण्ड के लिए रेडियल पल्स
(c) पूरे 1 मिनट के लिए रेडियल पल्स
(d) पूरे 1 मिनट के लिए एपिकल पल्स

29. चिकित्सकीय लक्षण जोकि मरीज की निकट मृत्यु की ओर इंगित करते हैं *(ESIC Staff Nurse 2019)*
(a) बढ़ा हुआ BP, पल्स (Pulse) एवं श्वसन (Respiration) दर
(b) दर्द जोकि मॉर्फीन की अल्प मात्रा द्वारा आसानी से नियन्त्रित हो जाता है
(c) एप्निया एवं अनियमित श्वसन के दौरे
(d) खाने के बाद जी मिचलाना

30. हॉस्पिटल सेटिंग में एक व्यक्ति से दूसरे व्यक्ति को सूक्ष्मजीवों के स्थानान्तरण को रोकने की सबसे सामान्य विधि है *(ESIC Staff Nurse 2019)*
(a) अच्छी तरह से बार-बार हाथ धोना
(b) हॉस्पिटल में हवा को फिल्टर करना
(c) रोज बिस्तर की चादरें बदलना
(d) विशेष घोल में उपकरणों को डिसइन्फेक्ट करना

31. मानक सावधानियों के अनुसार सुरक्षात्मक आई वियर (Eye-wear) के प्रयोग की आवश्यकता है, जब *(ESIC Staff Nurse 2019)*
(a) एक घाव से रुधिर निकल रहा हो
(b) शारीरिक द्रव के छीटों का जोखिम हो
(c) भेदक प्रक्रिया की जा रही हो
(d) खाँसी वाले मरीज की देखभाल कर रहे हों

32. निम्नलिखित में से कौन-सा नर्स-मरीज सम्बन्धों में विश्वास को नहीं बढ़ाएगा? *(ESIC Staff Nurse 2019)*
(a) बिना निजता प्रदान किए एक घाव की जाँच
(b) गोपनीयता बनाए रखना
(c) वादों को पूरा करना
(d) कहे गए समय पर वापस आना

33. निम्नलिखित में से कौन-से कार्य के लिए रजिस्टर्ड नर्स की आवश्यकता नहीं है, लेकिन घरेलू स्वास्थ्य सहायक को दिया जा सकता है? *(ESIC Staff Nurse 2019)*
(a) औषधियों के बारे में मरीज को शिक्षित करना
(b) ऑक्सीजन प्रवाह को एडजेस्ट (Adjust) करना
(c) घाव भरने की प्रोग्रेस का आंकलन करना
(d) मरीज को नहलाना व खाना खिलाना

34. रिमिशन (Remission) का अर्थ है *(ESIC Staff Nurse 2019)*
(a) व्यक्ति का चिकित्सकीय रूप से उपचारित होना
(b) लक्षण पुनः प्रकट होना
(c) बीमारी उपस्थित हो लेकिन व्यक्ति को लक्षणों का अनुभव नहीं हो
(d) बीमारी की गम्भीरता बढ़ जाना

1. (b)	2. (b)	3. (b)	4. (d)	5. (d)	6. (d)	7. (d)	8. (b)	9. (c)	10. (b)
11. (d)	12. (b)	13. (c)	14. (a)	15. (d)	16. (c)	17. (a)	18. (a)	19. (d)	20. (c)
21. (d)	22. (b)	23. (d)	24. (d)	25. (d)	26. (d)	27. (a)	28. (d)	29. (c)	30. (a)
31. (b)	32. (a)	33. (d)	34. (c)						

35. आंकलन का प्रकार जिसमें मरीज की वर्तमान स्थिति की तुलना पूर्व में प्राप्त किए गए बेस लाइन डाटा (Base line data) से की जाती है, कहलाता है *(ESIC Staff Nurse 2019)*

(a) आपातकालीन आंकलन (b) प्रारम्भिक आंकलन
(c) समस्या केन्द्रित आंकलन (d) टाइम लेप्सड पुनरांकलन

36. निम्नलिखित में से कौन-सा नर्सिंग प्रक्रिया की योजना चरण का पार्ट नहीं है? *(ESIC Staff Nurse 2019)*

(a) प्रत्यायोजित देखभाल का पर्यवेक्षण करना
(b) नर्सिंग इण्टरवेंशन को लिखना
(c) उद्देश्य/इच्छित परिणाम का फॉर्मूलेशन
(d) समस्याओं/निदानों का प्राथमिकीकरण

37. थ्री पार्ट निदानात्मक स्टेटमेन्ट (Three part diagnostic statement) जैसे–समस्या-कारण-चिन्ह/लक्षण (PES) फॉर्मेट का क्या लाभ है? *(ESIC Staff Nurse Paper II 2019)*

(a) यह नर्स व चिकित्सक के बीच संचार को सुधारता है
(b) यह मरीज के आँकड़ों के संगठन का मानकीकरण करता है
(c) यह स्वास्थ्य देखभाल की लागत को कम करता है
(d) यह नर्स की प्रत्यायोजन में सहायता करता है

38. स्व-मूल्यांकन का एक रूप जोकि नर्स को वैयक्तिक कार्य सम्पादन के आंकलन एवं प्रैक्टिस के मापदण्ड के बारे में फैसला लेने में सहायता करता है *(DME Karnataka Staff Nurse 2018)*

(a) रिप्रेशन (Repression) (b) रिकॉलेक्शन (Recollection)
(c) रिग्रेशन (Regression) (d) रिफ्लेक्शन (Reflection)

39. सूक्ष्मजीवों को फैलने से रोकने का मूल्य प्रभावी मार्ग है *(DME Karnataka Staff Nurse 2018)*

(a) मास्क पहनना (b) दस्ताने पहनना
(c) हाथों की स्वच्छता (d) गाउन पहनना

40. संक्रमण से बचाव के लिए प्रथम कार्य है *(SSB DD and DNH Staff Nurse 2018)*

(a) रोगियों को प्राइवेट रूम देना (b) एन्टीबायोटिक्स देना
(c) दस्ताने पहनना (d) हाथ धोना

41. आस्कल्टेशन (Auscultation) किस प्रकार के आँकड़ें प्रदान करता है? *(SSB DD and DNH Staff Nurse 2018)*

(a) व्यक्तिपरक (b) द्वितीयक स्रोत
(c) चिकित्सकीय (d) वस्तुपरक

42. पेल्पेशन (Palpation) का उद्देश्य किसका आंकलन करना है? *(SSB DD and DNH Staff Nurse 2018)*

(a) त्वचा स्फीत (Skin turgor) (b) तापमान (Temperature)
(c) अंग (Organs) (d) जलयोजन (Hydration)

43. एक मरीज में सामान्य श्वसन लय व गहराई के लिए प्रयुक्त शब्द है *(AIIMS Delhi Nurse 2018)*

(a) यूप्निया (b) एप्निया
(c) ब्रेडीप्निया (d) टेकीप्निया

44. सांस्कृतिक रूप से सक्षम नर्सिंग देखभाल की सबसे आधारभूत गुणवत्ता है *(AIIMS Bhubaneswar 2018)*

(a) महत्त्वपूर्ण सूचनाएँ रखना
(b) दूसरी भाषा सीखना
(c) प्रत्येक व्यक्ति के साथ एक व्यक्ति के रूप में व्यवहार करना
(d) परिवार की महत्ता को पहचानना

45. निम्नलिखित में से किसके द्वारा नर्सिंग प्रैक्टिस का नियमन किया जाता है? *(AIIMS Bhubaneswar 2018)*

(a) फेडरल गाइडलाइन्स व रेगुलेशन
(b) स्टेट नर्स प्रेक्टिस एक्ट
(c) इंस्टीट्यूशनल पॉलिसी
(d) इन्टरनेशनल स्टेण्ड्र्स व कोड्स

46. कौन-से युद्ध के दौरान संयुक्त राज्य अमेरिका ने मिलिट्री हॉस्पिटल स्थापित करने हेतु फ्लोरेन्स नाइटिंगेल से सहायता माँगी थी? *(AIIMS Delhi Nurse 2018)*

(a) क्रीमीया का युद्ध (b) प्रथम विश्वयुद्ध
(c) द्वितीय विश्वयुद्ध (d) नागरिक युद्ध

47. .... से अधिक तापमान को बुखार के रूप में परिभाषित करते हैं। *(AIIMS Bhubaneswar 2018)*

(a) 38°C (b) 37°C (c) 36°C (d) 35°C

48. नर्सिंग प्रक्रिया की अवस्था/चरण जिसमें मरीज के सम्बन्ध में व्यक्तिपरक एवं वस्तुपरक आँकड़ों का क्रमबद्ध संग्रहण सम्मिलित है एवं जिसमें नर्स मरीज के शारीरिक, मनोवैज्ञानिक, भावनात्मक, सामाजिक-सांस्कृतिक एवं आध्यात्मिक पहलुओं पर फोकस करती है *(AIIMS Delhi Nurse 2018)*

(a) आंकलन (b) योजना (c) क्रियान्वयन (d) निदान

49. रोगी की स्वास्थ्य देखभाल सम्बन्धी निर्णय लेने के उसके अधिकार की एक नर्स द्वारा सम्मान करने की संवृत्ति कहलाती है *(AIIMS Bhubaneswar 2018)*

(a) इन्टीग्रिटी (Integrity)
(b) एल्ट्रुइज्म (Altruism)
(c) ह्यूमन डिगनिटी (Human dignity)
(d) ऑटोनोमी (Autonomy)

50. जब एक मरीज सांस में परेशानी का अनुभव करता है, तो उसके लिए सबसे उचित स्थिति (Position) है *(AIIMS Bhubaneswar 2018)*

(a) फाउलर्स स्थिति (Fowler's position)
(b) पार्श्व स्थिति (Lateral position)
(c) पृष्ठीय रीकम्बेन्ट स्थिति (Dorsal recumbent position)
(d) सिम स्थिति (Sim's position)

51. सांस्कृतिक रूप से सक्षम नर्सिंग देखभाल के लिए सबसे आधारभूत गुण है *(AIIMS Bhubaneswar 2018)*

(a) महत्त्वपूर्ण सूचनाएँ रखना
(b) दूसरी भाषा सीखना
(c) प्रत्येक व्यक्ति को एक व्यक्ति के रूप में ट्रीट (Treat) करना
(d) परिवार की महत्ता को पहचानना

52. एकल राहतकर्मी द्वारा वयस्क के लिए किए जाने वाले CPR में सांस व चेस्ट कम्प्रेशन का अनुपात क्या है? *(AIIMS Delhi Nurse 2018)*

(a) प्रत्येक 30 कम्प्रेशन पर 2 सांस
(b) प्रत्येक 30 कम्प्रेशन पर 1 सांस
(c) प्रत्येक 25 कम्प्रेशन पर 1 सांस
(d) प्रत्येक 5 कम्प्रेशन पर 2 सांस

53. निम्नलिखित में से सभी सेप्सिस के लिए नैदानिक जाँचें हैं, सिवाय *(AIIMS Bhubaneswar 2018)*

(a) कम्पलीट ब्लड काउन्ट (b) यूरिन कल्चर
(c) ब्लड कल्चर (d) सीरम इलेक्ट्रोलाइट

54. पेट में दर्द वाले मरीज की जाँच करते समय नर्स इंचार्ज को आंकलन करना चाहिए *(AIIMS Delhi Nurse 2018)*
(a) पहले किसी भी क्वाड्रेन्ट का
(b) पहले लाक्षणिक क्वाड्रेन्ट का
(c) सबसे अन्त में लाक्षणिक क्वाड्रेन्ट का
(d) दूसरे या तीसरे स्थान पर लाक्षणिक क्वाड्रेन्ट का

55. पूर्ण शारीरिक, मानसिक एवं सामाजिक स्वस्थता की अवस्था एवं न केवल बीमारी की अनुपस्थिति कहलाती है *(AIIMS Bhubaneswar 2018)*
(a) देखभाल (Care) (b) रूग्णता (Morbidity)
(c) स्वस्थता (Wellness) (d) स्वास्थ्य (Health)

56. एक नली द्वारा भोजन देना है *(AIIMS Nagpur 2018)*
(a) सक्शन (Suction)
(b) गवाज (Gavage)
(c) एनिमा (Enema)
(d) लवाज (Lavage)

57. हीट एप्लीकेशन (Heat application) की शरीर क्रियात्मक प्रतिक्रिया है *(AIIMS Nagpur 2018)*
(a) वाहिकीय संकुचन (b) वाहिकीय प्रसारण
(c) कपकपी (d) स्थानीय निश्चेतन

58. निकट मृत्यु का एक चिकित्सकीय चिन्ह है *(AIIMS Manglagiri 2018)*
(a) हाथ-पैरों की हलचल में वृद्धि
(b) पेशीय तान में वृद्धि
(c) चिन्ता होना
(d) चाइन-स्टोक्स (Cheyne-stokes) श्वसन

59. लगातार इंटर्नल फीडिंग (Internal feeding) देने के दौरान कौन-सा नर्सिंग एक्शन आवश्यक है? *(AIIMS Delhi Nurse 2018)*
(a) बेड के सिर वाले सिरे को ऊपर उठाना
(b) रोगी को बाईं ओर करवट की स्थिति देना
(c) रोगी को देने से पूर्व भोजन फॉर्मूला को हल्का गरम करना
(d) मॉर्निंग शिफ्ट के शुरु में फॉर्मूला को 8 घण्टे लटकाना

60. निम्नलिखित में से कौन-सा आरामदायक उपकरण शस्याग्रस्त (Bed rested) रोगी के कूल्हे के बाहरी रोटेशन (External rotation) को रोकता है? *(AIIMS Manglagiri 2018)*
(a) ट्रोन्चैन्टर रोल (Tronchanter roll)
(b) हैण्ड रोल (Hand roll)
(c) ट्रेपेज बार (Trapeze bar)
(d) सैण्ड बैग (Sand bags)

61. सामान्य श्वसन दर के साथ सांस की गहराई का बढ़ना कहलाता है *(AIIMS Bhopal 2018)*
(a) कुसमूल ब्रीदिंग (Kussmaul's breathing)
(b) ब्रेडीप्निया (Bradypnea)
(c) हाइपरप्निया (Hyperpnea)
(d) ऑर्थोप्निया (Orthopnea)

62. निम्नलिखित में से कौन-सा चिन्ह संक्रमण में लगातार एवं विश्वसनीय रहता है? *(AIIMS Bhopal 2018)*
(a) दस्त (b) बुखार (c) वमन (d) रुधिरस्राव

63. निम्नलिखित में से कौन-सा शारीरिक तापमान हाइपोथर्मिया (Hypothermia) के रूप में परिभाषित किया जाता है? *(AIIMS Bhopal 2018)*
(a) 40-42°C (b) 38-40°C
(c) 35°C से कम (d) 36-37°C

64. सिस्टोलिक, डायस्टोलिक एवं पल्स प्रेशर में सामान्य अनुपात है *(AIIMS Bhopal 2018)*
(a) 1 : 2 : 3 (b) 2 : 3 : 4
(c) 4 : 3 : 2 (d) 3 : 2 : 1

65. एक वयस्क में सामान्य मुखीय (Oral) तापमान क्या है? *(AIIMS Bhopal 2018)*
(a) 91.5 F (b) 90.0 F (c) 90.6 F (d) 98.6 F

66. एक वयस्क में रेक्टल सपोसिट्री (Rectal suppository) को प्रवेश कराने की आदर्श लम्बाई क्या है? *(AIIMS Bhopal 2018)*
(a) आन्तरिक स्फिंक्टर के 4 इंच आगे
(b) आन्तरिक स्फिंक्टर के 2 इंच आगे
(c) आन्तरिक स्फिंक्टर के 10 इंच आगे
(d) आन्तरिक स्फिंक्टर के 9 इंच आगे

67. निचली बाँहो को रक्तापूर्ति के स्तर का आंकलन करने एवं रुधिर दाब के परिस्पन्दन हेतु कौन-से स्थल का प्रयोग किया जाता है? *(AIIMS Bhopal 2018)*
(a) एपिकल (b) ब्रेकियल
(c) टेम्पोरल (d) एक्जिलरी

68. कोल्ड एप्लिकेशन (Cold application) को इस नाम से भी जाना जाता है *(AIIMS Bhopal 2018)*
(a) TENS
(b) एक्यूप्रेशर
(c) क्रायोथैरेपी
(d) फिजियोथैरेपी

69. चिकित्सकीय मृत्यु को इस नाम से भी जाना जाता है *(AIIMS Bhopal 2018)*
(a) ब्रेन डेथ (b) लीगल डेथ
(c) एक्सिडेण्टल डेथ (d) बायोलोजिकल डेथ

70. एक मरीज के लिए एक आदर्श नर्सिंग केयर प्लान होना चाहिए *(AIIMS Bhopal 2018)*
(a) जटिल (b) वैयक्तिक
(c) तार्किक (d) न्यूनतम खर्चीला

71. सेन्ट्रल IV लाइन (Central IV line) वाले मरीज के मामले में निम्नलिखित में से कौन-सी सावधानी आवश्यक नहीं है? *(AIIMS Bhopal 2018)*
(a) लाइन को रोज बदलना (b) त्वचा का डिसइन्फेक्शन
(c) अनुकूलतम् स्थान चयन (d) हाथों की स्वच्छता

35. (d)	36. (a)	37. (c)	38. (d)	39. (c)	40. (d)	41. (d)	42. (c)	43. (a)	44. (c)
45. (b)	46. (a)	47. (a)	48. (a)	49. (d)	50. (a)	51. (c)	52. (a)	53. (d)	54. (c)
55. (d)	56. (b)	57. (b)	58. (d)	59. (a)	60. (a)	61. (c)	62. (b)	63. (c)	64. (d)
65. (d)	66. (a)	67. (b)	68. (c)	69. (a)	70. (b)	71. (a)			

72. **निम्नलिखित में से .... एक आइसोटोनिक सोल्यूशन है।** *(AIIMS Bhopal 2018)*

(a) रिंगर सोल्यूशन (b) हॉफ नॉर्मल सेलाइन
(c) 3% सेलाइन (d) 10% डेक्सट्रोस

73. **आइसोटोनिक तरल का उपत्वचीय ऊतक में धीमा प्रवेशन कहलाता है** *(AIIMS Bhopal 2018)*

(a) एण्टेरोलाइसिस (Enteroclysis)
(b) प्लास्माफेरेसिस (Plasmapheresis)
(c) हाइपोडर्मोलाइसिस (Hypodermolysis)
(d) डाइलाइसिस (Dialysis)

74. **नोसोकोमियल संक्रमण शब्द का प्रयोग किसके लिए किया जाता है?** *(AIIMS Bhopal 2018)*

(a) दीर्घकालिक संक्रमण
(b) अनुपचार योग्य संक्रमण
(c) अस्पताल से प्राप्त संक्रमण
(d) गम्भीर संक्रमण

75. **नोसोकोमियल संक्रमण का सबसे सामान्य स्थल है** *(AIIMS Bhopal 2018)*

(a) सर्जिकल साइट्स (b) आँखें
(c) श्वसन तन्त्र (d) मूत्र तन्त्र

76. **नेसोफेरिंजियल नली** (Nasopharyngeal tube) **का प्रयोग करते हैं** *(AIIMS Delhi Nurse 2018)*

(a) बैसीलर स्कल फ्रैक्चर (Basilar skull fracture) में
(b) ओरल सर्जरी (Oral surgery) में
(c) सिडेशन (Sedation) में
(d) प्रोलोंग्ड सिजर गतिविधि में

77. **............. वे पदार्थ हैं, जोकि जीवाणुओं के गुणन को रोकते हैं।** *(AIIMS Bhopal 2018)*

(a) एन्टीसेप्टिक (b) डिसइन्फेक्टेन्ट
(c) बैक्टीरियोसाइड (d) बैक्टीरियोस्टेट

78. **नैदानिक वक्तव्य** (Clinical statement) **में सम्मिलित होने चाहिए** *(AIIMS Bhopal 2018)*

(a) समस्या, कारण, चिन्ह व लक्षण
(b) कारण, जैविक चिन्ह व औषधियाँ
(c) कारण, चिन्ह, लक्षण एवं औषधियाँ
(d) समस्या, कारण एवं निर्देश

79. **निम्नलिखित में से कौन-सा योजना का एक चरण नहीं है?** *(AIIMS Bhopal 2018)*

(a) आवश्यकताओं की पहचान
(b) रणनीतिक स्वास्थ्य देखभाल योजना
(c) विवरण
(d) क्रियान्वयन

80. **निम्नलिखित में से कौन-सी भूमिका एक नर्स द्वारा नहीं निभाई जाती है?** *(AIIMS Bhopal 2018)*

(a) देखभाल प्रदानकर्त्ता (b) शिक्षक
(c) निदान विशेषज्ञ (d) संचारक

81. **रेस्पाइट केयर** (Respite care) **से तात्पर्य है** *(AIIMS Bhopal 2018)*

(a) जीवन के अन्त में दी जाने वाली देखभाल
(b) पुनर्वासन (Rehabilitation)
(c) दीर्घकालिक रोगों वाले मरीज का पार्ट-टाइम पर्यवेक्षण
(d) प्रशामक देखभाल

82. **नर्सिंग प्रक्रिया के एक पार्ट के रूप में आँकड़ों का चरणबद्ध एवं निरन्तर संग्रहण कहलाता है** *(AIIMS Bhopal 2018)*

(a) योजना (b) क्रियान्वयन
(c) नर्सिंग निदान (d) नर्सिंग आंकलन

83. **पूरक नर्सिंग देखभाल से तात्पर्य है** *(AIIMS Bhopal 2018)*

(a) चिकित्सक-रोगी सम्बन्ध (b) घर पर प्रदत्त नर्सिंग देखभाल
(c) मुफ्त में प्रदत्त नर्सिंग देखभाल (d) चिकित्सा का वैकल्पिक तन्त्र

84. **नम हीट** (Moist heat) **के घातक प्रभाव का कारण है** *(AIIMS Bhopal 2018)*

(a) माइटोकॉण्ड्रिया के लिए विषाक्त
(b) प्रोटीन का अप्राकृतिकरण
(c) DNA को क्षति
(d) पोषक तत्वों की आपूर्ति में कटौती

85. **नर्सिंग डायग्नोसिस के सम्बन्ध में निम्नलिखित में से कौन-सा वक्तव्य सही है?** *(AIIMS Bhopal 2018)*

(a) यह बीमारी की पहचान करता है
(b) यह रोग के परिणाम (Prognosis) का पूर्वानुमान लगाता है
(c) यह मरीज की आवश्यकताओं की पूर्ति के लिए देखभाल की गुणवत्ता में सहायता करता है
(d) यह रोग के कारण व प्रभाव का अध्ययन करता है

86. **ड्रॉपलेट संक्रमण से सावधानियों में आवश्यक है** *(RRB Staff Nurse 2018)*

(a) मरीज से 3 फीट की दूरी तक सर्जिकल मास्क का उपयोग
(b) विशेष एयर हैण्डलिंग (Air handling) एवं वेन्टिलेशन (Ventilation) सिस्टम
(c) हमेशा ग्लोव्ज व गाउन का प्रयोग
(d) संक्रमित मरीज के प्राइवेट कक्ष में सख्त पृथक्करण (Isolation)

87. **अधिकांश जैव रासायनिक घटकों की गणना के लिए रुधिर संग्रहण का उचित समय है** *(RRB Staff Nurse 2018)*

(a) खाली पेट
(b) भोजन के बाद
(c) भोजन के तुरन्त बाद
(d) एक उत्तेजक (Stimulant) देने के बाद

88. **सामान्यतया प्रयुक्त थर्मामीटर को साबुन व पानी से धोना चाहिए एवं .... से विसंक्रमित करना चाहिए।** *(RRB Staff Nurse 2018)*

(a) 1 : 20 क्षमता के डेटॉल (b) 1 : 20 क्षमता के सेवलॉन
(c) 1 : 20 क्षमता के लाइजोल (d) 1 : 20 क्षमता के केअर्जीनॉल

89. **एक वयस्क का सामान्य रुधिर दाब होता है** *(RRB Staff Nurse 2018)*

(a) सिस्टोलिक 120, डायास्टोलिक 80
(b) सिस्टोलिक 130, डायास्टोलिक 90
(c) सिस्टोलिक 80, डायास्टोलिक 120
(d) सिस्टोलिक 90, डायास्टोलिक 150

90. **आधुनिक नर्सिंग की संस्थापक है** *(RRB Staff Nurse 2018)*

(a) डॉरथिया डिक्स (Dorthea Dix)
(b) फ्लोरेन्स नाइटिंगेल (Florence Nightingale)
(c) क्लैरा बारटोन (Clara Barton)
(d) मैरी माहोनी (Mary Mahoney)

91. उदर का आंकलन करते समय जाँच का सही क्रम है *(AIIMS Jodhpur Staff Nurse 2018)*
(a) पेल्पेशन, इंसपेक्शन, पर्कशन, आस्कल्टेशन
(b) इंसपेक्शन, पर्कशन, पेल्पेशन, आस्कल्टेशन
(c) पर्कशन, आस्कल्टेशन, इंसपेक्शन, पेल्पेशन
(d) इंसपेक्शन, आस्कल्टेशन, पर्कशन, पेल्पेशन

92. ब्लड ट्रांसफ्यूजन अभिक्रिया (Blood transfusion reaction) के मामले में पहला एक्शन है *(AIIMS Jodhpur Staff Nurse 2018)*
(a) लक्षण समाप्त होने का इन्तजार करना
(b) नॉर्मल सेलाइन के साथ लाइन को जारी रखना
(c) रुधिर को रोकना
(d) चिकित्सक को सूचित करना

93. रुधिर pH की सामान्य रेंज है *(AIIMS Jodhpur Staff Nurse 2018)*
(a) 7.35-7.45 (b) 8.0-8.2
(c) 7.47-.57 (d) 7.11-7.22

94. रुधिर चढ़ाते समय मरीज को कपकपी व सिरदर्द होने लगता है। नर्स का प्रारम्भिक एक्शन क्या होगा? *(AIIMS Delhi Nurse 2018)*
(a) तुरन्त चिकित्सक को सूचित करना
(b) ट्रांसफ्यूजन को तुरन्त बन्द करना
(c) मरीज को कम्बल से ढँकना एवं आदेशित एसिटामिनोफैन (Acetaminophen) देना
(d) शिरा को खुली रखने हेतु रुधिर प्रवाह को कम करना

95. निम्नलिखित में से नर्सिंग प्रक्रिया के किस चरण में नर्स मरीज की वास्तविक व सम्भावित आवश्यकताओं की पहचान हेतु लगातार आँकड़ें एकत्रित करती है? *(AIIMS Jodhpur Staff Nurse 2018)*
(a) क्रियान्वयन (b) योजना (c) मूल्यांकन (d) आंकलन

96. लम्बी उठी हुई T लहर एवं चौड़ा QRS पाया जाता है *(AIIMS Jodhpur Staff Nurse 2018)*
(a) हाइपरफॉस्फेटीमिया (b) हाइपरग्लाइसेमिया
(c) हाइपोनैट्रीमिया (d) हाइपरकैलेमिया

97. प्रक्रिया जिसमें आमाशय में प्रविष्ट नेसोगैस्ट्रिक नली (Nasogastric tube) को फ्लश (Flush) कर अन्तर्ग्रहित पदार्थों को ट्यूब द्वारा निकालते हैं *(AIIMS Jodhpur Staff Nurse 2018)*
(a) गैस्ट्रिक लवाज (b) गैस्ट्रिक गवाज
(c) डिकम्पेन्सेशन (d) कोलोनिक इरिगेशन

98. यदि एक चेस्ट ड्रिनेज सिस्टम लाइन (Chest drainage system line) टूट जाती है या अवरुद्ध हो जाती है, तो नर्स का पहला कार्य होगा *(AIIMS Jodhpur Staff Nurse 2018)*
(a) दस्तावेज प्राप्त करना
(b) ट्यूब (Tube) को तुरन्त क्लैम्प (Clamp) करना
(c) चिकित्सक को सूचित करना
(d) मरीज के मुख्य जैविक चिन्ह चेक करना

99. शल्य क्रिया से पहले हाथ धोने के लिए रगड़ने (Scrubbing) का न्यूनतम समय है *(AIIMS Jodhpur Staff Nurse 2018)*
(a) 1 मिनट (b) 2 मिनट (c) 3 मिनट (d) 5 मिनट

100. बड़ी मात्रा में ब्लड ट्रांसफ्यूजन (Blood trasnfusion) की जटिलता है *(AIIMS Delhi Nurse 2018)*
(a) हाइपोकैलेमिया व हाइपरकैलेमिया
(b) हाइपोनैट्रीमिया
(c) हाइपरनैट्रीमिया
(d) हाइपरकैलेमिया व हाइपोकैलेमिया

101. नेजल केनुला में ऑक्सीजन प्रवाह दर होती है *(AIIMS Delhi Nurse 2018)*
(a) 1 से 4 L/मिनट (b) 5 से 8 L/मिनट
(c) 1 से 8 L/मिनट (d) 1 से 2 L/मिनट

102. क्रोमिक केटगट स्यूचर का अवशोषण समय है *(AIIMS Delhi Nurse 2018)*
(a) 14 दिन (b) 21 दिन (c) 90 दिन (d) 7 दिन

103. लेप्रोस्कोपिक प्रक्रियाओं में उदरीय भित्ति को फुलाने हेतु कौन-सी गैस का प्रयोग किया जाता है? *(AIIMS Delhi Nurse 2018)*
(a) नाइट्रस ऑक्साइड (b) ऑक्सीजन
(c) कार्बन डाइऑक्साइड (d) हीलियम

104. इन्ट्रासेलुलर फ्लूड में कौन-सा आयन अधिक मात्रा में होता है? *(AIIMS Delhi Nurse 2018)*
(a) पोटैशियम (b) क्लोराइड (c) सोडियम (d) मैग्नीशियम

105. हाइपोटेंशन में कौन-सा तरल (Fluid) दिया जाता है? *(AIIMS Delhi Nurse 2018)*
(a) NS (b) डेक्स्ट्रॉस 10%
(c) NS 3% (d) RL

106. चेस्ट ट्यूब हटाने के लिए मरीज को क्या निर्देश देंगे? *(AIIMS Delhi Nurse 2018)*
(a) गहरे सांस लो, सांस बाहर निकालो एवं सांस रोक के रखो
(b) सांस को रोक कर रखो
(c) होंठ सिकोड़ कर सांस लो
(d) चुपचाप लेटे रहो

107. डायबिटीज पीड़ित मरीज में HbA1c का कौन-सा मान रुधिर शर्करा स्तर पर अच्छे नियन्त्रण का सूचक है? *(AIIMS Delhi Nurse 2018)*
(a) 6.5 से 8.0% (b) 8 से 10%
(c) 10 से 12% (d) 1 से 3%

108. त्वचा स्फीत (Skin turgor) जाँचते समय नर्स को क्या करना चाहिए? *(AIIMS Nsg. Jodhpur & Rishikesh 2017)*
(a) त्वचा की कोमलता से चुटकी लेना एवं अवलोकन करना
(b) त्वचा की सलवटों की मोटाई मापना
(c) मरीज को 2-3 L तरल लेने को कहना
(d) मरीज को उल्टी अवस्था में लेटने को कहना

72. (a)	73. (c)	74. (c)	75. (d)	76. (a)	77. (d)	78. (a)	79. (d)	80. (c)	81. (c)
82. (d)	83. (d)	84. (d)	85. (c)	86. (a)	87. (a)	88. (b)	89. (a)	90. (b)	91. (d)
92. (c)	93. (a)	94. (b)	95. (d)	96. (a)	97. (a)	98. (b)	99. (d)	100. (d)	101. (a)
102. (c)	103. (c)	104. (a)	105. (d)	106. (a)	107. (d)	108. (a)			

109. शीत चिकित्सा (Cold therapy) **का प्रभाव नहीं है**
(AIIMS Nsg. Jodhpur & Rishikesh 2017)
(a) रुधिर वाहिका विस्तारण (b) रुधिर वाहिका संकुचन
(c) दर्द में कमी (d) रुधिरस्राव रोकना

110. ET **ट्यूब लगे मरीज के मुँह की सक्शनिंग करते समय सक्शन कैथेटर को कितना प्रविष्ट करना चाहिए?**
(AIIMS Nsg. Jodhpur & Rishikesh 2017)
(a) जब तक कैथेटर ट्रैकिया में रुक न जाए
(b) कैथेटर की पूरी लम्बाई तक
(c) नाक के शीर्ष से कान तक व कान से छाती तक
(d) केरिना के आगे तक

111. सामान्य एनायन गेप (Anion gap) **होता है**
(AIIMS Nsg. Jodhpur & Rishikesh 2017)
(a) 1-4 mEq/L (b) 4-8 mEq/L
(c) 18-24 mEq/L (d) 8-16 mEq/L

112. निरीक्षण के पश्चात् उदर के आंकलन हेतु कौन-सी तकनीक काम में लेनी चाहिए? *(AIIMS Nsg. Jodhpur & Rishikesh 2017)*
(a) असकल्टेशन (b) पेल्पेशन
(c) ऑब्जर्वेशन (d) पर्कशन

113. एक मरीज इन्डेवलिंग कैथेटर (Indeweling catheter) **से संक्रमित हो जाता है। यह उदाहरण है** *(AIIMS Nsg. Jodhpur & Rishikesh 2017)*
(a) आयाट्रोजेनिक संक्रमण
(b) नोसोकोमियल संक्रमण
(c) ड्रॉपलेट संक्रमण
(d) सन्दूषण

114. अन्तर्राष्ट्रीय नर्सिंग परिषद् (ICN) **का मुख्यालय है**
(DSSSB Staff Nurse 2017)
(a) न्यूयॉर्क (b) लन्दन (c) जिनेवा (d) टोरण्टो

115. आइसोटोनिक व्यायाम, जैसे-पैदल चलना का प्रयोजन है
(DSSSB Staff Nurse 2017)
(a) पेशीय टोन में वृद्धि
(b) सहनशीलता में वृद्धि
(c) पेशीय आकार में वृद्धि
(d) पेशीय ऑक्सीजन को रिक्त करना

116. यदि मरीज ने अभी-अभी गरम या ठण्डा या धुम्रपान का उपयोग किया है तो छात्रों को मुँह द्वारा तापमान की जाँच से पूर्व कितने समय इंतजार करने के निर्देश देंगे? *(DSSSB Staff Nurse 2017)*
(a) 5 मिनट (b) 10 मिनट
(c) 20 मिनट (d) 30 मिनट

117. यदि साक्षात्कार करना आँकड़ा संग्रहण (Data collection) **का प्रथम तरीका है, तो दूसरा तरीका है** *(DSSSB Staff Nurse 2017)*
(a) मूल्यांकन (b) प्रयोगशाला कार्य
(c) शारीरिक परीक्षण (d) नैदानिक जाँचें

118. थोरैसिन्टेसिस के पश्चात् मरीज का किसके लिए अवलोकन करते हैं?
(KPSC Staff Nurse 2017)
(a) खून की उल्टी (b) भ्रम के काल
(c) श्वसन दर में कमी (d) सांस की आवाज में वृद्धि

119. हाथ धोने का क्रम है *(KPSC Staff Nurse 2017)*
(a) हथेली, हाथ का ऊपरी (पृष्ठीय) भाग, कलाई
(b) हथेली, कलाई, हाथ का ऊपरी (पृष्ठीय) भाग
(c) हाथ का ऊपरी (पृष्ठीय) भाग, कलाई, हथेली
(d) कलाई, हथेली, हाथ का ऊपरी (पृष्ठीय) भाग

120. किसके मरीज की देखभाल करते समय स्पर्श सम्बन्धी सावधानियों का प्रयोग करते हैं? *(RUHS Pb. B.Sc. Nsg. 2017)*
(a) डेंगू (b) निमोनिया
(c) MRSA (d) टिटेनस

121. निम्नलिखित में से कौन-सा एक चिकित्सक निर्देशित कार्य नहीं है?
(DSSSB Staff Nurse 2017)
(a) घाव की देखभाल करना
(b) नैदानिक जाँच का आदेश देना
(c) सूजे हुए अंग को ऊँचा उठाना
(d) औषधि देना

122. नाइट्रस ऑक्साइड सिलेण्डर के लिए रंग की कोडिंग है
(RUHS Pb. B.Sc. Nsg. 2017)
(a) काला (b) हल्का नीला (c) ग्रे (d) पीला

123. गर्दन में पल्स साइट को कहा जाता है
(RUHS Pb. B.Sc. Nsg. 2017)
(a) टेम्पोरल (b) पेराइटल (c) कैरोटिड (d) रेडियल

124. 98.6 F **बराबर है** *(RUHS Pb. B.Sc. Nsg. 2017)*
(a) 36.5°C (b) 37.2°C (c) 37°C (d) 38°C

125. एक मरीज को फाउलर की स्थिति देने के लिए बिस्तर के सिर के अन्त को उठाया जाता है *(RUHS Pb. B.Sc. Nsg. 2017)*
(a) 35 डिग्री कोण पर (b) 15 डिग्री कोण पर
(c) 60 डिग्री कोण पर (d) 45 डिग्री कोण पर

126. प्रेशर सॉर (Pressure sore) **की देखभाल करते समय एक नर्स को दिशा निर्देश करना चाहिए** *(RUHS Pb. B.Sc. Nsg. 2017)*
(a) घाव नम होना चाहिए
(b) घाव की तंग (Tight) पैकिंग करनी चाहिए
(c) घाव से पट्टी हटाने से पहले घाव को सुखाने के लिए ड्रेसिंग करनी चाहिए
(d) ड्रेसिंग कवर के लिए प्लास्टिक शीट का उपयोग करना चाहिए

127. नर्स को आउटपुट रिकॉर्ड करते समय मानव शरीर से इंसेन्सिबल पानी की हानि पर विचार करना पड़ता है। इसमें सामान्य नुकसान होता है
(RUHS Pb. B.Sc. Nsg. 2017)
(a) 200 mL (b) 600 mL (c) 800 mL (d) 1000 mL

128. स्वास्थ्य इतिहास साक्षात्कार (Health history interview) **के दौरान, नर्सों के लिए मरीजों की मदद करने के लिए निम्न में से कौन-सी रणनीति सबसे प्रभावी है जिससे स्वास्थ्य देखभाल में उनकी सक्रिय भूमिका हो?**
(RUHS Pb. B.Sc. Nsg. 2017)
(a) मरीजों को एक प्रश्नावली पूरी भरने के लिए कहे
(b) मरीज को लिखित निर्देश प्रदान करें
(c) घटनाओं के सविवरण के लिए मरीज से पूछे और पिछले चिकित्सा देखभाल से सम्बन्धित उनके विचारों के लिए पूछें
(d) मरीज से पूछें कि क्या उनके पास कोई सवाल है

129. एक समस्या का स्पष्ट व यथार्थ विवरण कहलाता है *(DSSSB Staff Nurse 2017)*
(a) डायग्नोसिस (Diagnosis)
(b) इटियोलॉजी (Etiology)
(c) इण्टरवेन्सन (Intervention)
(d) डेफिनेसन (Definition)

130. ……… को छोड़कर शरीर के जैविक चिन्हों में निम्नलिखित शामिल हैं। *(AIIMS Nsg. Raipur I 2017)*
(a) तापमान (b) रुधिर चाप का स्तर
(c) रुधिर में ग्लूकोस का स्तर (d) दिल की धड़कन

131. निम्नलिखित उदाहरण मापन के किस स्तर को दर्शाता है? स्वास्थ्य स्थिति - खराब, ठीक, अच्छी, उत्कृष्ट *(AIIMS Nsg. Raipur I 2017)*
(a) संज्ञात्मक माप (b) क्रमिक माप
(c) अन्तराल माप (d) अनुपात माप

132. निम्नलिखित में से गलत वाक्य की पहचान कीजिए। *(AIIMS Nsg. Raipur I 2017)*
(a) सभी इन्वेसिव प्रक्रियाओं के लिए सहमति फॉर्म प्राप्त किया जाना चाहिए
(b) सहमति एक स्वैच्छिक कार्य है जिसके द्वारा कोई व्यक्ति किसी और को कुछ करने की अनुमति देता है
(c) मरीज सहमति देने के लिए मानसिक रूप से सक्षम होना चाहिए
(d) सहमति फॉर्म को केवल मरीज द्वारा हस्ताक्षरित किया जाना चाहिए

133. निम्नलिखित से स्वतन्त्र नर्सिंग हस्तक्षेप की पहचान कीजिए। *(AIIMS Nsg. Raipur 2017)*
(a) फॉले कैथेटर को लगाना
(b) IV तरल पदार्थों को प्रबन्ध करना
(c) कैथेटर देखभाल प्रदान करना
(d) जाँच के लिए रुधिर का नमूना एकत्रित करना

134. 'शरीर की सम्पूर्ण कार्यात्मकता' की धारणा में निहित स्वास्थ्य आयाम है *(AIIMS Nsg. Raipur I 2017)*
(a) शारीरिक आयाम
(b) मानसिक आयाम
(c) सामाजिक आयाम
(d) भावनात्मक आयाम

135. शिफ्ट के दौरान एवं अन्त में मरीज से जुड़े कागजात बनाते समय इनमें से किस बात का ध्यान रखना चाहिए? *(AIIMS Nsg. Raipur I 2017)*
(a) अभिलेखन यथासम्भव कम शब्द में होना चाहिए
(b) दस्तवेजीकरण सम्बन्धित अस्पताल में प्रयुक्त फॉर्मेट में होना चाहिए
(c) अभिलेख (Record) कानूनी दस्तावेजों के प्रारूप में होने चाहिए
(d) मरीज की नियमित जाँच होती रहनी चाहिए

136. नर्स-रोगी सम्बन्धों के कौन-से चरण में रोगियों की पूर्वधारणाओं और नर्सों की अपेक्षाओं के बारे में स्पष्टता विकसित करने, एक-दूसरे की स्वीकृति विकसित करने और उन लोगों को जवाब देने पर ध्यान केन्द्रित किया जाता है, जो सहायता प्रदान कर सकते हैं? *(AIIMS Nsg. Raipur I 2017)*
(a) उन्मुखीकरण चरण (b) कार्य चरण
(c) शोषण चरण (d) समाप्ति चरण

137. चिकित्सीय समुदाय में स्वास्थ्य लाभ को प्रभावित करने वाला कारक नहीं हैं *(AIIMS Nsg. Raipur I 2017)*
(a) रोगी व पर्यावरण के बीच परस्पर क्रिया
(b) रोगी की प्रेरणा व तत्परता
(c) रोगी और विश्लेषक के बीच यथार्थवादी दृष्टिकोण
(d) चिकित्सकीय समुदाय में होने वाले जीवनशैली परिवर्तन

138. मरीज के साथ काम करने के दौरान, मरीज को अवसान अवस्था (Terminal phase) के लिए तैयार करने का सबसे सही समय है *(DSSSB Staff Nurse 2017)*
(a) प्री-इण्टरेक्शन फेज
(b) ओरिएण्टेशन
(c) वर्किंग
(d) टर्मिनेशन फेज

139. इनमें से किस प्रकार के लोगों के शरीर में जल का सर्वाधिक केन्द्रण होता है? *(AIIMS Nsg. Raipur II 2017)*
(a) स्थूल पुरुष (b) दुबले पुरुष
(c) स्थूल महिलाएँ (d) दुबली महिलाएँ

140. बुखार का प्रकार जिसमें 24 घण्टों के दौरान तापमान सामान्य से 2 डिग्री सेल्सियस अधिक रहते हुए उतरता या चढ़ता है *(AIIMS Nsg. Raipur II 2017)*
(a) आन्तरायिक बुखार (b) अल्पविरामी बुखार
(c) आवर्ती बुखार (d) पुनरावर्ती बुखार

141. नर्सिंग पेशे में नैतिक सिद्धान्त है
(i) **बेनेफिसेन्स** (Beneficence)
(ii) **नॉन-मालफिसेन्स** (Non-malficence)
(iii) **फिडेलिटी** (Fidelity)
(iv) **वेरेसिटी** (Veracity) *(AIIMS Nsg. Raipur II 2017)*
(a) (i), (ii), (iii) (b) (ii), (iii), (iv)
(c) (i), (iii), (iv) (d) (i), (ii), (iii), (iv)

142. थर्मामीटर जिसमें परिणाम 45 सेकण्ड के भीतर देखा जा सकता है *(AIIMS Nsg. Raipur II 2017)*
(a) इलेक्ट्रॉनिक थर्मामीटर
(b) क्लीनिकल थर्मामीटर
(c) डिस्पोजेबल थर्मामीटर
(d) टिम्पेनिक थर्मामीटर

109. (b)	110. (a)	111. (d)	112. (a)	113. (a)	114. (c)	115. (a)	116. (c)	117. (c)	118. (a)
119. (a)	120. (c)	121. (c)	122. (b)	123. (c)	124. (c)	125. (d)	126. (c)	127. (c)	128. (c)
129. (a)	130. (c)	131. (b)	132. (d)	133. (c)	134. (a)	135. (c)	136. (b)	137. (c)	138. (b)
139. (b)	140. (b)	141. (d)	142. (c)						

143. नी-चेस्ट स्थिति का दूसरा नाम है *(DSSSB Staff Nurse 2017)*
(a) जेनु-डोर्सल (b) जेनु-पेक्टोरल
(c) लिथोटोमी (d) सिम्स

144. शारीरिक परीक्षा में डाटा एकत्र करने के लिए गंध बोध का उपयोग कहलाता है *(AIIMS Nsg. Raipur II 2017)*
(a) अरकल्टेशन (b) घ्राण चेतना
(c) पर्कशन (d) पेल्पेशन

145. मरीज के हीमोग्लोबिन की ऑक्सीजन संतृप्तता का निर्धारण करने वाला नॉन-इन्वेसिव (Non-invasive) टेस्ट है *(DSSSB Staff Nurse 2017)*
(a) ऐलन टेस्ट (b) ABG एनालाइसिस
(c) Hb टेस्ट (d) पल्स ऑक्सीमेट्री

146. परिधीय (Peripheral) दृष्टि का आंकलन किया जाता है *(DSSSB Staff Nurse 2017)*
(a) स्नेल चार्ट द्वारा (b) इशिहारा चार्ट द्वारा
(c) स्लिट लैम्प परीक्षण द्वारा (d) कन्फ्रोन्टेशन टेस्ट द्वारा

147. सामान्य से अधिक पाई गई पल्स दर को किस प्रकार अभिलेखित करने के लिए छात्रों को निर्देशित करोंगे? *(DSSSB Staff Nurse 2017)*
(a) टेकीप्निया (b) हाइपरपाइरेक्सिया
(c) एरिथमिया (d) टेकीकार्डिया

148. कैल्शियम के आंकलन के लिए EDTA क्यों उपयुक्त नहीं है? *(AIIMS Nsg. Raipur III 2017)*
(a) यह कैल्शियम को नष्ट करता है
(b) यह रुधिर को जमाने के लिए आवश्यक कैल्शियम को आबद्ध करता है
(c) इससे कैल्शियम सान्द्रता में वृद्धि हो जाती है
(d) उपरोक्त सभी

149. अगतिशीलता (Immobility) के कारण पेशीय-कंकाल तन्त्र में होने वाले परिवर्तन है *(DSSSB Staff Nurse 2017)*
(a) पेशीय सहनशीलता, मजबूती व द्रव्यमान में परिवर्तन
(b) कैल्शियम मेटाबॉलिज्म में परिवर्तन
(c) द्रव व लक्षण सन्तुलन में परिवर्तन
(d) उपरोक्त में से कोई नहीं

150. प्रवेश के बाद NG ट्यूब की स्थिति की पुष्टि करने के लिए व्यापक रूप से प्रयोग की जाने वाली विधि क्या है? *(AIIMS Nsg. Raipur III 2017)*
(a) पानी के प्याले में ट्यूब का छोर डालना
(b) थोड़ी हवा डालना और असकल्टेशन
(c) एक्स-रे
(d) उपरोक्त में से कोई नहीं

151. शारीरिक परीक्षण में कौन-सी तकनीक प्रयोग होती है? *(AIIMS Nsg. Raipur III 2017)*
(a) निरीक्षण (b) पेल्पेशन (c) पर्कशन (d) ये सभी

152. LAMA का पूरा नाम क्या है? *(AIIMS Nsg. Raipur III 2017)*
(a) Leave Against Medical Advices
(b) Leave And Medication Advices
(c) Leave Alone with Medication Application
(d) Leave Against Medication Apply

153. पादपात (Foot fault) को रोकने के लिए कौन-सी आराम की युक्ति प्रयोग की जाती है? *(AIIMS Nsg. Raipur III 2017)*
(a) बिस्तर पालना (b) पैर रखने का बोर्ड
(c) रेत के थैले (d) तकिया

154. सबसे अधिक सार्वभौमिक रूप से मान्य चेहरे की अभिव्यक्ति है *(DSSSB Staff Nurse 2017)*
(a) सिकुड़ें होंठ (b) मुस्कान
(c) जीभ बाहर निकालना (d) भौहें चढ़ाना

155. यदि आप मरीज को 50% डेक्स्ट्रोज IV दे रही हैं, तो किसके अतिरिक्त सभी जटिलताएँ हो सकती हैं? *(AIIMS Nsg. Jodhpur & Rishikesh 2017)*
(a) ओडीमा (Oedema)
(b) वृक्कीय असफलता (Renal failure)
(c) हाइपरग्लाइसेमिया (Hyperglycemia)
(d) थ्रॉम्बोफ्लेबाइटिस (Thermobophlebitis)

156. फर्श पर रुधिर के छीटों को साफ करने के लिए कौन-सा विलयन काम में लेंगे? *(AIIMS Nsg. Jodhpur & Rishikesh 2017)*
(a) क्लोराइड मिश्रित विलयन (b) फिनॉल मिश्रित
(c) सिडेक्स (d) फॉर्मेलिन

157. चेस्ट ट्यूब ड्रेनेज सिस्टम पर चल रहे मरीज में सांस का प्रयास करने पर वाटर सील चेम्बर में उतार-चढ़ाव है। नर्स किसके लिए आंकलन करेगी? *(AIIMS Nsg. Jodhpur & Rishikesh 2017)*
(a) चेस्ट ट्यूब की गाँठ/ऐंठन (b) सामान्य प्रक्रिया
(c) वायु रिसाव (d) इनमें से कोई नहीं

158. ड्रेनेज सिस्टम में कोई दोलन (Oscillation) दिखाई नहीं देता है नर्स समझती है कि *(AIIMS Nsg. Jodhpur & Rishikesh 2017)*
(a) ट्यूब अवरुद्ध है (b) यह सामान्य है
(c) वायु रिसाव (d) इनमें से कोई नहीं

159. किसके द्वारा एक मरीज उच्चतम् ऑक्सीजन प्राप्त करता है? *(AIIMS Nsg. Jodhpur & Rishikesh 2017)*
(a) संग्राहक बैग सहित मास्क (b) वेन्चुरी मास्क
(c) नेजल केनुला (d) सरल मास्क

160. नॉर्मल सेलाइन में सोडियम की परासरिता (Osmolarity) है *(AIIMS Nsg. Jodhpur & Rishikesh 2017)*
(a) 134 mEq/L (b) 144 mEq/L
(c) 154 mEq/L (d) 164 mEq/L

161. एक मरीज आउटडोर पेशेंट डिपार्टमेंट (OPD) में आया है एवं डॉक्टर को धमनीय रुधिर गैसों के विश्लेषण की आवश्यकता है। इनमें से कौन-सी धमनी का प्रयोग करना चाहिए? *(AIIMS Nsg. Jodhpur & Rishikesh 2017)*
(a) रेडियल (b) ब्रेकियल
(c) फीमोरल (d) कैरोटिड

162. एक नर्स ICU में टोटल पेरेन्टरल न्यूट्रिशन (TPN) प्राप्त कर रहे मरीज की देखभाल कर रही है। नर्स का कार्य होना चाहिए *(AIIMS Nsg. Jodhpur & Rishikesh 2017)*
(a) बैग में कुछ तरल रहने पर भी 24 घण्टों पश्चात् बैग का हटा देना
(b) TPN जारी रखना
(c) कुछ समय के लिए TPN को रोकना
(d) उपरोक्त सभी

163. किसके अतिरिक्त सभी के कारण ओडीमा (Oedema) आती है? *(AIIMS Nsg. Jodhpur & Rishikesh 2017)*
(a) हाइड्रोस्टेटिक दाब में वृद्धि
(b) हाइड्रोस्टेटिक दाब में कमी
(c) रुधिर वाहिकाओं में ओन्कोटिक दाब में कमी
(d) रुधिर वाहिकाओं की भित्ति की पारगम्यता में वृद्धि

164. बैक्टीरिया संक्रमण की जाँच के लिए मूत्र के नमूने के संग्रहण के लिए नर्स मरीज को शिक्षित करती है कि *(AIIMS Nsg. Jodhpur & Rishikesh 2017)*
(a) सुबह के मूत्र विसर्जन के दौरान मध्य में नमूना लेना है
(b) किसी भी समय नमूना लेना है
(c) प्रथम मूत्र विसर्जन के पश्चात् नमूना लेना है
(d) 24 घण्टे के मूत्र का नमूना लेना है

165. छाती पर प्रहार या पर्कशन (Precussion) के दौरान एक मंद/कुंठित आवाज सुनाई देती है। यह किसकी उपस्थिति के कारण है? *(AIIMS Nsg. Jodhpur & Rishikesh 2017)*
(a) पिण्ड (Mass) (b) तरल
(c) अस्थि (d) वायु

166. नव विवाहित मरीज के पल्स ऑक्सीमेट्री द्वारा ऑक्सीजन के अभिलेखन के समय नर्स को करना चाहिए *(AIIMS Nsg. Jodhpur & Rishikesh 2017)*
(a) नेल पॉलिश हटाना
(b) चूड़ियाँ हटाना
(c) अँगुली का प्रयोग
(d) उपरोक्त में से कोई नहीं

167. चिकित्सक 24 घण्टों के मूत्र के नमूने का आदेश देता है। प्रक्रिया को समझने के बाद नर्स पहला नमूना लेती है। यह नमूना उसके बाद *(PGIMER Staff Nurse 2016)*
(a) फेंक देती है तब संग्रहण प्रारम्भ करती है
(b) 24 घण्टे नमूने के हिस्से के रूप में सुरक्षित रखती है
(c) जाँच कर फेंक देती है
(d) एक अलग बर्तन में रखती है एवं बाद में एकत्रित मूत्र में गिला देती है

168. जब मरीज का चिकित्सा अभिलेख कानूनी कार्यवाही के लिए प्रमाण के रूप में जरुरी है। अत: आपको यह जानकारी होनी चाहिए कि अभिलेख सम्पत्ति है *(PGIMER Staff Nurse 2016)*
(a) मरीज की (b) मरीज के वकील की
(c) कोर्ट की (d) स्वास्थ्य संस्था की

169. CPR का उपयोग करते समय बाधा उपकरणों का उपयोग करना क्यों महत्त्वपूर्ण है? *(ESIC Nsg. Orderly 2016)*
(a) रोगी के संरक्षण के लिए
(b) नर्स सुरक्षा के लिए
(c) नर्स और मरीज के संरक्षण के लिए
(d) अस्पताल के संरक्षण के लिए

170. किसी विशेष बीमारी के साथ जुड़े संकेत और लक्षणों के विशिष्ट संयोजन को क्या कहा जाता है? *(ESIC Nsg. Orderly 2016)*
(a) संकेत (Sign) (b) लक्षण (Symptom)
(c) संलक्षण (Syndrome) (d) रोगजनन (Infection)

171. रोगी को चोट लगने से कैसे रोका जा सकता है? *(ESIC Nsg. Orderly 2016)*
(a) अवलोकन द्वारा
(b) TPN प्रदान कर
(c) सहायता प्रदान करके
(d) हिंसक रोगी को अकेला छोड़कर

172. आप गोलियों को निपटारा कैसे करेंगे? *(ESIC Nsg. Orderly 2016)*
(a) शौचालय में फ्लश करेंगे
(b) नियमित अपशिष्ट में फेंक देंगे
(c) पानी में घोलेंगे और पानी दूर फेंक देंगे
(d) लाल पात्र में निपटारा करेंगे

173. सर्वांगी संक्रमण के लक्षणों में क्या शामिल है? *(ESIC Nsg. Orderly 2016)*
(a) बुखार (b) पल्स की गति में वृद्धि होना
(c) श्वसन गति में वृद्धि (d) ये सभी

174. निम्नलिखित में से कौन-सा नोसोकोमियल (Nosocomial) संक्रमण के लिए एक विशिष्ट अधिगम स्थान नहीं है? *(ESIC Nsg. Orderly 2016)*
(a) शल्य घाव (b) मूत्र कैथेटर
(c) IV कैथेटर (d) इनमें से कोई नहीं

175. हाथ धोने के लिए चरण है *(ESIC Nsg. Orderly 2016)*
(a) 7 (b) 8 (c) 5 (d) 6

176. एक नर्सिंग कर्मचारी को सन्देह होता है कि एक मरीज के साथ परिवार के किसी एक सदस्य द्वारा अनुचित व्यवहार किया जा रहा है, तो उसे क्या करना चाहिए? *(ESIC Nsg. Orderly 2016)*
(a) इसके बारे में प्रभारी नर्स को रिपोर्ट करें
(b) इसके बारे में पुलिस को रिपोर्ट करें
(c) इस पर ध्यान न दें, क्योंकि नर्स और डॉक्टर भी शायद इसका सन्देह कर रहे हैं
(d) संदिग्ध अनुचित व्यवहार करने वाले व्यक्ति का मुकाबला करें

177. यदि आप संक्रमित रुधिर या अन्य संक्रामक सामग्री के सम्पर्क में आए हैं तो कौन-से कदम उठाने चाहिए? *(ESIC Nsg. Orderly 2016)*
(a) सुईं चुभना अथवा तेज धार चोटों को साबुन और पानी से तुरन्त धोना चाहिए
(b) 10 से 15 मिनट के लिए आँख का नेत्रधावन (Eye wash) से धोना चाहिए
(c) अपने पर्यवेक्षक को घटना की रिपोर्ट कीजिए और तत्काल चिकित्सा उपचार लिजिए
(d) उपरोक्त सभी

143. (b)	**144.** (b)	**145.** (d)	**146.** (d)	**147.** (d)	**148.** (b)	**149.** (a)	**150.** (d)	**151.** (a)	**152.** (a)
153. (b)	**154.** (b)	**155.** (b)	**156.** (a)	**157.** (b)	**158.** (a)	**159.** (a)	**160.** (c)	**161.** (a)	**162.** (a)
163. (b)	**164.** (a)	**165.** (a)	**166.** (a)	**167.** (a)	**168.** (a)	**169.** (c)	**170.** (c)	**171.** (a)	**172.** (c)
173. (d)	**174.** (d)	**175.** (a)	**176.** (a)	**177.** (d)					

178. एक बेहोश मरीज का परिवहन कैसे करना चाहिए? *(ESIC Nsg. Orderly 2016)*
(a) कन्धे पर (b) बिस्तर पर
(c) व्हील चेयर पर (d) ट्रॉली पर

179. कार्डियक बिस्तर किसके लिए बनाया जाता है? *(ESIC Nsg. Orderly 2016)*
(a) बेहोश रोगी (b) हृदय रोगी
(c) संचेतन रोगी (d) लकवाग्रस्त रोगी

180. उल्टी की सफाई के बाद फर्श को कैसे जर्मरहित करना चाहिए? *(ESIC Nsg. Orderly 2016)*
(a) हाइपोक्लोराइट घोल से (b) पानी के स्पंज से
(c) डिटर्जेण्ट से (d) सेवलॉन से

181. अपने हाथों को धोने के बाद सुखाने का कारण क्या है? *(ESIC Nsg. Orderly 2016)*
(a) ताकि आपके हाथों से हर जगह पानी ना टपके
(b) गीले हाथों से जर्मस् एवं बैक्टीरिया और अधिक आसानी से फैलते हैं
(c) गीले हाथ फिसलते हैं और रसोई के गर्म बर्तन ठीक से नहीं पकड़ सकते हैं
(d) सुन्दर हाथों के लिए

182. खाना तैयार करने या परोसने के समय, अपने हाथों को धोने के बाद सुखाने का सबसे अच्छा तरीका कौन–सा है? *(ESIC Nsg. Orderly 2016)*
(a) कागज के तौलिए का प्रयोग करना
(b) गीले तौलिए का प्रयोग करना
(c) स्वाभाविक रूप से सूखने देना
(d) पंखे का उपयोग करना

183. टैपिड स्पंजिंग (Tepid sponging) के लिए ………… सही तापमान है। *(ESIC Staff Nurse 2016)*
(a) 15-18°C (b) 18-25°C
(c) 27-37°C (d) 40-45°C

184. एक प्रौढ़ में आमतौर पर 60 BPM से कम धीमे हृदय के लिए …………… शब्द का प्रयोग किया जाता है। *(ESIC Staff Nurse 2016)*
(a) ब्रेडीकार्डिया (Bradycardia) (b) टेकीकार्डिया (Tachycardia)
(c) मीसोकार्डिया (Mesocardia) (d) अतालता (Arhythmia)

185. रिपोर्ट में नर्स को कहा गया कि उसके एक रोगी को आधी रात के बाद NPO का ऑर्डर दिया गया है। नर्स को क्या करना चाहिए? *(ESIC Nsg. Orderly 2016)*
(a) आधी रात के पश्चात् रोगी को मुख द्वारा खाने पीने को कुछ नहीं दें
(b) बार-बार स्नैक्स दें
(c) रोगी द्वारा पिए गए पानी और आउटपुट को नोट करें
(d) रोगी से पूछें कि क्या उसे कहीं दर्द हो रहा है

186. एक मरीज सामान्य से अधिक पीला दिखाई दे रहा है, तो नर्स को क्या करना चाहिए? *(ESIC Staff Nurse 2016)*
(a) इसे चार्ट पर नोट करें
(b) एक गिलास पानी दें
(c) मरीज को स्नैक्स दें
(d) रोगी से पूछें कि उसे कैसा महसूस हो रहा है और उसके महत्त्वपूर्ण जैविक संकेत तुरन्त लें

187. जुगुलर वेन डिस्टेंशन (Jugular vein distention) की एकदम सही रीडिंग प्राप्त करने के लिए नर्स को बिस्तर का सिर किस स्थिति में रखना चाहिए? *(ESIC Staff Nurse 2016)*
(a) हाई फाउलर्स (High-fowlers) में
(b) 30 डिग्री उठा हुआ (Raised 30 degrees)
(c) 10 डिग्री उठा हुआ (Raised 10 degrees)
(d) सुपाइन स्थिति (Supine position) में

188. घाव से खून बहने की देखभाल करते समय पहला चरण क्या है? *(ESIC Staff Nurse 2016)*
(a) एक स्वच्छ या रोगाणुरहित ड्रेसिंग के साथ सीधा दबाएँ
(b) दबाव बिन्दु पर दबाएँ
(c) खून से लथपथ पट्टियों को मजबूत करने के लिए भारी ड्रेसिंग लगाएँ
(d) घाव को ऊँचा उठाए

189. गुनगुने स्पंज स्नान के लिए पानी का तापमान होता है *(ESIC Staff Nurse 2016)*
(a) 18-25°C (b) 40-45°C
(c) 27-37°C (d) 15-18°C

190. एक वयस्क में 60 प्रति मिनट से कम हृदय गति ………… कहलाती है। *(ESIC Staff Nurse 2016)*
(a) मीसोकार्डिया (b) एरिथमिया
(c) ब्रेडीकार्डिया (d) टेकीकार्डिया

191. एण्डोस्कोपिक प्रक्रियाओं के दौरान पल्स ऑक्सीमेट्री का प्रयोग किया जाता है *(ESIC Staff Nurse 2016)*
(a) धमनीय रुधिर में ऑक्सीजन की संतृप्तता ज्ञात करने के लिए
(b) नर्सिंग कर्मियों की आवश्यक संख्या में कमी के लिए
(c) शमन (Sedation) की गहराई पर निगरानी के लिए
(d) कार्बन डाइऑक्साइड के धारण स्तर को नापने के लिए

192. रक्ताधान (Blood transfusion) से पूर्व एक नर्स को रुधिर संग्रहण की दिनांक व समय को नोट करना चाहिए एवं अवगत होना चाहिए कि पेक्ड लाल रुधिर कोशिकाएँ ……… तक भण्डार की जा सकती हैं। *(ESIC Staff Nurse 2016)*
(a) 55 दिन (b) 35 दिन
(c) 25 दिन (d) 45 दिन

193. हाथ धोने के बाद सुखाने का सबसे उपयुक्त तरीका है *(Nursing Tutor 2016)*
(a) ड्राई एयर द्वारा
(b) हेयर ड्रायर द्वारा
(c) तौलिए द्वारा
(d) उपरोक्त में से कोई नहीं

194. यूनिवर्सल प्रिकॉशन (Universal precaution) में सम्मिलित है *(Nursing Tutor 2016)*
(a) दस्ताने पहनना (b) गाउन पहनना
(c) हाथ धोना (d) ये सभी

195. एक्यूट MI के रोगी को लिटाया जाता है *(Nursing Tutor 2016)*
(a) फाउलर्स अवस्था में
(b) रिकम्बेण्ट अवस्था में
(c) सीधी बैठने की अवस्था में
(d) सीधे लेटे हुई अवस्था में

196. निम्नलिखित में से कौन-सा एक आइसोटोनिक घोल (Isotonic solution) है? *(ESIC Staff Nurse 2016)*
(a) लैक्टीकृत रिंगर (Lactated ringers)
(b) आधा साधारण सेलाइन (Half normal saline)
(c) एक तिहाई साधारण सेलाइन (One-third normal saline)
(d) मैनिटॉल (Manitol)

197. नर्सिंग प्रक्रिया का कारण नहीं है *(Nursing Tutor 2016)*
(a) निर्धारण (b) योजना
(c) क्रियान्वयन (d) अभिलेखन

198. मूत्र में कीटोन बॉडी किस जाँच से ज्ञात की जाती है? *(Nursing Tutor 2016)*
(a) बेनेडिक्ट (b) हेयज
(c) रोथेरा (d) गेमेलिन

199. रुधिरचाप को रिकॉर्ड करने के लिए किस उपकरण का प्रयोग किया जाता है? *(ESIC Staff Nurse 2016)*
(a) एल्गोमीटर (b) स्फिग्मोमैनोमीटर
(c) थर्मामीटर (d) एस्थेसियोमीटर

200. ECG का प्रयोग किसका आंकलन करने के लिए किया जाता है? *(ESIC Staff Nurse 2016)*
(a) दिमाग (b) गुर्दा (c) जिगर (d) हृदय

201. पेरिनियल ऑपरेशनों के दौरान, मरीजों को किस स्थिति में रखा जाता है? *(ESIC Staff Nurse 2016)*
(a) ट्रेण्डेलेनबर्ग स्थिति (b) लिथोटोमी स्थिति
(c) लेटी हुई स्थिति (d) सिम की स्थिति

202. JVP माप के लिए सन्दर्भ बिन्दु क्या है? *(ESIC Staff Nurse 2016)*
(a) सुप्रास्टर्नल निशान (b) उरोस्थि कोण
(c) जिफॉइड स्टर्नम (d) निप्पल

203. सबसे बाहर की रुधिर वाहिका कौन-सी है जिसे छुआ जा सकता है? *(ESIC Staff Nurse 2016)*
(a) फीमोरल धमनी
(b) डोर्सेलिस पेडिस धमनी
(c) घुटने की पोपलिटिअल धमनी
(d) पीछे की टिबियल धमनी

204. तापमान में प्रत्येक 1°C की वृद्धि के लिए, पल्स दर .... से बढ़ती है। *(ESIC Staff Nurse 2016)*
(a) 5 धड़कन प्रति मिनट (b) 10 धड़कन प्रति मिनट
(c) 15 धड़कन प्रति मिनट (d) 20 धड़कन प्रति मिनट

205. प्रोटोस्कोपी का प्रयोग किसका निरीक्षण करने के लिए किया जाता है? *(ESIC Staff Nurse 2016)*
(a) गर्भाशय
(b) मूत्रवाहिनी
(c) मूत्राशय
(d) मलाशय का निचला भाग (लोअर रेक्टम)

206. क्लीन कैच मिडस्ट्रीम तकनीक क्या इकट्ठा करने के लिए प्रयोग की जाती है? *(ESIC Staff Nurse 2016)*
(a) रुधिर का नमूना (b) पस का नमूना
(c) मूत्र का नमूना (d) CSF नमूना

207. हृदय का शीर्ष आवेग आमतौर पर कहाँ महसूस किया जाता है? *(ESIC Staff Nurse 2016)*
(a) पसलियों के बीच की बाईं ओर से पाँचवीं जगह
(b) पसलियों के बीच की दाईं ओर से पाँचवीं जगह
(c) पसलियों के बीच की बाईं ओर से दूसरी जगह
(d) पसलियों के बीच की दाईं ओर से दूसरी जगह

208. मस्तिष्क में उत्पन्न विद्युतीय गतिविधियों की ग्राफिकल रिकॉर्डिंग .... कहलाती है। *(ESIC Staff Nurse 2016)*
(a) इलेक्ट्रोएन्सिफैलोग्राफी
(b) इलेक्ट्रोकार्डियोग्राफी
(c) इलेक्ट्रोमायोग्राफी
(d) इकोकार्डियोग्राफी

209. यदि आप आपात स्थिति के मामले में एक फोन कर रहे हैं, तो आपको कौन-से तीन W की जानकारी देना चाहिए? *(ESIC Nsg. Orderly 2016)*
(a) Who, What, Where
(b) Where, What, Why
(c) Why, When, Where
(d) Who, What, Why

210. उस पीड़ित को किस उपचार की जरुरत है जिसकी अवस्था 'सांस नहीं लेने' की है? *(ESIC Nsg. Orderly 2016)*
(a) आपको सांस लेने के लिए बचाव चरणों का पालन करना चाहिए
(b) प्रति मिनट बारह से पन्द्रह बचाव सांस और सही CPR देनी चाहिए
(c) मदद के लिए किसी को पूछना चाहिए
(d) CPR तुरन्त शुरु करना चाहिए

211. यदि लागू किए दबाव से रुधिरस्राव बन्द नहीं होता है, तो आपको क्या करना चाहिए? *(ESIC Nsg. Orderly 2016)*
(a) तुरन्त एक एन्टीकोएगुलेन्ट का उपयोग करें
(b) घाव और हृदय के बीच एक दबाव बिन्दु पर दबाव लागू करें
(c) घाव और करीबी छोर के बीच एक दबाव बिन्दु पर दबाव लागू करें
(d) फिर से ड्रेसिंग करें

212. एक व्यक्ति की सांस वायु मार्ग की पूर्ण रुकावट की वजह से घुट रही है, तो निम्न में से क्या किया जा सकता है? *(ESIC Nsg. Orderly 2016)*
(a) व्यक्ति को उल्टी करने के लिए प्रोत्साहित करना
(b) पीछे से 5 थाप देना यदि असफल रहें तो छाती पर 5 धक्के देना
(c) हेमलिच मनूवर (Heimlich maneuver) करना
(d) छाती पर 5 धक्के देना, यदि असफल रहें तो पीछे से 5 थाप देना

178. (b)	179. (b)	180. (a)	181. (b)	182. (a)	183. (c)	184. (a)	185. (a)	186. (d)	187. (b)
188. (a)	189. (c)	190. (c)	191. (a)	192. (b)	193. (a)	194. (d)	195. (d)	196. (a)	197. (d)
198. (c)	199. (b)	200. (d)	201. (b)	202. (b)	203. (b)	204. (b)	205. (d)	206. (c)	207. (a)
208. (a)	209. (a)	210. (a)	211. (b)	212. (b)					

213. **मधुमेह वाले मरीज ने अपना दोपहर का भोजन नहीं किया। वह परेशान और अस्थिर दिखाई दे रहा है। तुरन्त क्या करना चाहिए?** *(ESIC Nsg. Orderly 2016)*
(a) उसे इन्सुलिन लेने के लिए प्रोत्साहित करें
(b) उसे खाने के लिए एक सैण्डविच दें
(c) उसे मीठा पानी पिलाएँ
(d) सम्बन्धित चिकित्सक को सूचित करें

214. **यदि मरीज बेहोश हो जाता है, तो आपको पहले क्या करना चाहिए?** *(ESIC Nsg. Orderly 2016)*
(a) उसके चेहरे पर ठण्डे पानी के छींटे मारना
(b) उसके पैर उठाएँ
(c) उसे अपने पेट पर लेटने के लिए कहना
(d) उसे कुछ पिलाना

215. **अनुराग को अस्पताल में एक सेन्ट्रल वेनस कैथेटर पर डाल दिया है। अनुराग की देखभाल के दौरान नर्स को क्या करना चाहिए?** *(ESIC Nsg. Orderly 2016)*
(a) प्रत्यक्षता बनाए रखने के लिए बैक्टीरियारहित खारे घोल के साथ कैथेटर भिगोना
(b) कैथेटर को उपयोग करते समय बैक्टीरियारहित बनाए रखना
(c) अक्सर ड्रेसिंग करते समय दबाव रुधिरस्राव का मूल्यांकन करना
(d) प्रभावित अंग की गतिशीलता सीमित करना

216. **रुधिरचाप का आंकलन करते समय, धमनी के ऊपर रखे गए स्टेथोस्कोप द्वारा सुनी जाने वाली आवाजों को क्या कहा जा सकता है?** *(ESIC Nsg. Orderly 2016)*
(a) लब-डब की आवाज
(b) मरमर की आवाज
(c) चट-चटाने की आवाज
(d) कोरोत्कॉफ आवाजें (Korotkoff sounds)

217. **सांस मूल्यांकन के दौरान रोगियों में अनिमेष ध्वनि** (High pitched sound) **के लिए किस शब्द का प्रयोग किया जाता है?** *(ESIC Nsg. Orderly 2016)*
(a) बाँग देना (b) घरघराहट (c) स्ट्रीडर (d) थूथन

218. **24 घण्टों में 3000 mL द्रव दिए जाने हेतु प्रवाह दर है** *(HPSSB Staff Nurse 2016)*
(a) 15 बूँदें/मिनट (b) 31 बूँदें/मिनट
(c) 45 बूँदें/मिनट (d) 60 बूँदें/मिनट

219. **एक व्यक्ति A श्वास कष्ट से पीड़ित है। A पर की जाने वाली सबसे अच्छी प्राथमिक उपचार प्रक्रिया को पहचानें** *(ESIC Nsg. Orderly 2016)*
(a) जरुरत अनुसार नेबुलाइजर को नियन्त्रित करें
(b) रोगी को मनोवैज्ञानिक परामर्श दें
(c) मरीज को समय-समय पर हल्के दबाव लागू करने के लिए बिस्तर पर खड़ा बैठा दें एवं आवश्यकतानुसार तकिए का उपयोग करें
(d) बिस्तर पर आराम करने के लिए रोगी को कहना

220. **मरीज के साथ भरोसे** (Trust) **में बढ़ोतरी का एक तरीका है** *(PGIMER Staff Nurse 2016)*
(a) परिजनों का जब चाहे मरीज को देखने की अनुमति देना
(b) मरीज को यह सुनिश्चित करना, कि उसका चिकित्सक बेहतरीन है
(c) यदि कुछ करने के लिए कहा है, तो उसका पालन करना
(d) लम्बे समय तक उसके जीवन, पसन्द व नापसन्द के बारे में बात करना

221. **निम्न में से कौन-सी तकनीक बेहोश मरीज को हिलाने के लिए उपयुक्त नहीं है?** *(ESIC Nsg. Orderly 2016)*
(a) इम्प्रोवाइड
(b) चार हाथ वाली सीट से ले जाना
(c) दो व्यक्ति द्वारा ले जाना
(d) कम्बल से खींचना

222. **निम्नलिखित में क्या बहेलिया (फाउलर) स्थिति के रूप में जाना जाता है?** *(ESIC Nsg. Orderly 2016)*
(a) सिर को ऊपर उठाना (b) पैरों को ऊपर उठाना
(c) बाहों को ऊपर उठाना (d) सीधे खड़े होना

223. **बिस्तर बनाने में, विशेष रूप से बिस्तर में प्रयुक्त चादर के तह के किनारे से 6-8 इंच बाहर होने को क्या कहा जाता है?** *(ESIC Nsg. Orderly 2016)*
(a) बाहर तह (b) अन्दर तह
(c) फैन तह (d) डबल तह

224. **जब बिस्तर पर घिरा हुआ हो, तब बिस्तर के कपड़े को जगह में सुरक्षित करने के लिए कोनों पर तह करने की विधि को क्या कहते हैं?** *(ESIC Nsg. Orderly 2016)*
(a) मिटर्ड कॉर्नर (b) एलिवेटेड कॉर्नर
(c) लिफ्टेड कॉर्नर (d) अपर कॉर्नर

225. **निम्न में से कौन अस्पतालों में बिस्तर बनाने का एक उद्देश्य नहीं है?** *(ESIC Nsg. Orderly 2016)*
(a) मरीज को आराम करने के लिए बढ़ावा देने के लिए
(b) अस्पताल के ब्रॉण्ड को बढ़ावा देने के लिए
(c) रोगी के लिए एक साफ स्वच्छ वातावरण प्रदान करने के लिए
(d) त्वचा में इरेटेशन के स्रोतों को कम-से-कम करने के लिए

226. **निम्नलिखित में से, सही बिस्तर का चयन करें, जो रीढ़ की हड्डी को परेशानी किए बिना उदासीन और प्रवण स्थितियों के बीच बार-बार बदलाव के लिए मदद करता है** *(ESIC Nsg. Orderly 2016)*
(a) रोटेशन बिस्तर (b) सिरको-लेक्ट्रिक बिस्तर
(c) एयर चिकित्सा बिस्तर (d) स्ट्राइकर बेड

227. **निम्न में से कौन-सी स्थिति फेफड़ों के विस्तार को बढ़ावा देती है?** *(ESIC Nsg. Orderly 2016)*
(a) अर्द्ध ट्रेण्डेलेनबर्ग की स्थिति
(b) ट्रेण्डेलेनबर्ग की स्थिति
(c) फाउलर की स्थिति
(d) अर्द्ध फाउलर की स्थिति

228. **निम्न में से कौन-सा पेट को खाली करने का बढ़ावा देता है?** *(ESIC Nsg. Orderly 2016)*
(a) अर्द्ध ट्रेण्डेलेनबर्ग की स्थिति
(b) ट्रेण्डेलेनबर्ग की स्थिति
(c) फाउलर की स्थिति
(d) अर्द्ध फाउलर की स्थिति

229. **निम्न में से कौन-सा रबर शीट को ढकता है और नमी से सुरक्षा के लिए प्रयोग किया जाता है?** *(ESIC Nsg. Orderly 2016)*
(a) कपास से तैयार चादर
(b) रबर बाँध की चादर
(c) तकिए का कवर
(d) कम्बल का कवर

230. मरीजों के एड़ी और पैर की अँगुलियों पर अल्सर दबाव को विकसित होने से रोकने के लिए अस्पताल के बिस्तर पर एक तकनीक प्रयोग की जाती है। इनमें से कौन-सी तह मरीज के पैर की अँगुलियों के लिए अतिरिक्त जगह उपलब्ध कराने के लिए बिस्तर के ऊपरी कपड़ों में की जाती है? *(ESIC Nsg. Orderly 2016)*

(a) टो प्लीट (b) बेड क्रेडल
(c) मिटर्ड (d) फैन फोल्ड

231. जब रोगी सक्षम नहीं है या बिस्तर से बाहर निकलने की अनुमति नहीं दी गई है तो निम्न में से कौन-सा बिस्तर उपयुक्त होता है? *(ESIC Nsg. Orderly 2016)*

(a) कब्जे वाले बिस्तर (b) सर्जरी वाला बिस्तर
(c) बन्द बिस्तर (d) पालना बिस्तर

232. निम्न में से कौन-सा बिस्तर जल निकासी एवं क्रमाकुंचन को बढ़ावा देता है और गतिशीलता की जटिलताओं को रोकने में मद्द करता है? *(ESIC Nsg. Orderly 2016)*

(a) क्लिण्टन चिकित्सा बिस्तर (b) घूर्णी बिस्तर
(c) सिरको-लेक्ट्रिक बिस्तर (d) सर्जरी वाला बिस्तर

233. गन्दे चादर को एक बण्डल के रूप में गन्दे पक्ष को अन्दर की ओर तह कर और लिनेन बैग में रखकर हटा दिया जाता है। यह कार्यवाही किसमें मदद करती है? *(ESIC Nsg. Orderly 2016)*

(a) सूक्ष्मजीव के संचरण को कम करती है
(b) चादर के उपयोग को कम करती है
(c) चादर को लम्बे समय तक बनाए रखने में मदद करती है
(d) धोने में आसानी होती है

234. कोने को लपेटते समय, चादर चिकनी और झुर्रियों से मुक्त होनी चाहिए, क्योंकि *(ESIC Nsg. Orderly 2016)*

(a) चादर आसानी से खराब हो जाएगी
(b) बिस्तर बनाए रखने के लिए आसान होता है
(c) झुर्रियों और तहें त्वचा में इरेटेशन उत्पन्न कर सकती हैं
(d) रोगी खुश हो जाएगा

235. ………… आसानी से ढीला नहीं किया जा सकता है, भले हीं मरीज बिस्तर में अक्सर घूमता रहे। *(ESIC Nsg. Orderly 2016)*

(a) मिटर्ड कॉर्नर (b) टो प्लीट
(c) एलिवेटेड कॉर्नर (d) फुट ड्रॉप

236. ड्रेसिंग और पट्टियाँ किस लिए प्रयोग की जाती हैं? *(ESIC Nsg. Orderly 2016)*

(a) पीड़ित के दर्द को कम करने के लिए
(b) आन्तरिक रुधिरस्राव को कम करने के लिए
(c) रुधिरस्राव एवं संक्रमण को रोकने के लिए
(d) पीड़ित को अस्पताल ले जाना आसान बनाने के लिए

237. इनमें से दस्ताने हटाने के दौरान सही कार्यवाही क्या है? *(ESIC Nsg. Orderly 2016)*

(a) दस्ताने वाले हाथ पहले धोना
(b) अन्दर से बाहर दस्ताने हटाएँ
(c) दस्ताने को हटाने से पहले मास्क और गाउन हटाएँ
(d) त्वचा-से-त्वचा दस्ताने से दस्ताने वाली तकनीक का प्रयोग करें

238. एक मरीज X क्षय रोग से पीड़ित है। अनुचित कार्यवाही को पहचानें, जिसका नर्स द्वारा X रोगी के कक्ष में प्रवेश करने पर पालन नहीं किया जाना चाहिए *(ESIC Nsg. Orderly 2016)*

(a) सर्जिकल मास्क पहने हुए नाक और मुँह को ढकना
(b) मरीज के कमरे को छोड़ने से पहले दस्तानों को हाथों से हटाना
(c) N95 श्वास यन्त्र या PAPR या SCBA पहनना
(d) दस्ताने को हटाने से पहले और बाद में हाथ स्वच्छ न करना

239. निम्नलिखित में से कौन-सा पहले हटाया जाएगा? *(ESIC Nsg. Orderly 2016)*

(a) गैर प्रमुख हाथ के दस्तानें (b) प्रमुख हाथ के दस्ताने
(c) बाएँ हाथ के दस्ताने (d) दाहिने हाथ के दस्ताने

240. एक मरीज को लेप्रोसी के साथ निदान किया गया है। इस मामले में कौन-सी सावधानी ली जानी चाहिए ? *(ESIC Nsg. Orderly 2016)*

(a) स्टैण्डर्ड सावधानी (b) एयरबोर्न सावधानी
(c) छोटी बूँद से सावधानी (d) सम्पर्क सावधानी

241. मास्क के बारे में निम्नलिखित कथनों में से किसे छोड़कर अन्य गलत हैं? *(ESIC Nsg. Orderly 2016)*

(a) मास्क नाक को कवर नहीं करना चाहिए
(b) मास्क का बेहतर उपयोग होगा, यदि वे डेटॉल से भीगे हों
(c) मास्क केवल मुँह को कवर करना चाहिए
(d) N95 मास्क या अन्य विशेष मास्क 1 mm तक के जीव को फिल्टर कर सकते हैं

242. निम्न में से कौन-सा चिकित्सा अपूतिता को लागू करने में गलत है? *(ESIC Nsg. Orderly 2016)*

(a) रोगी से सम्पर्क के पहले और बाद में हाथ धोना
(b) गन्दे चादर को कपड़े छूने से दूर रखें
(c) धूल कणों को दूर करने के लिए चादर को हिलाना
(d) अच्छी स्वच्छता का अभ्यास करना

243. एक TB मरीज को अस्पताल से छुट्टी दे दी गई है। एक UV लैम्प उसके कमरे में रखा गया था जहाँ वह एक सप्ताह तक रुका था। यह किस तरह का कीटाणुशोधन है? *(ESIC Nsg. Orderly 2016)*

(a) समवर्ती कीटाणुशोधन (b) टर्मिनल कीटाणुशोधन
(c) नियमित रूप से कीटाणुशोधन (d) अनियमित कीटाणुशोधन

244. मानव शरीर द्वारा लिए जाने से पहले कुछ दवाओं और खाद्य पदार्थों को डिसइन्फेक्ट किए जाने की जरुरत होती है। कौन-सा कीटाणुशोधन ऐसी दवाओं और खाद्य पदार्थों को डिसइन्फेक्ट करने के लिए सबसे अच्छा माना जाता है? *(ESIC Nsg. Orderly 2016)*

(a) गर्म पानी (b) गैस बैक्टीरियारोधी
(c) भाप (d) विकिरण

245. समय पद्धति का उपयोग करके हाथ धोने का प्रस्तावित समय कितना है? *(ESIC Nsg. Orderly 2016)*

(a) प्रत्येक हाथ के लिए 5 से 10 सेकण्ड
(b) प्रत्येक हाथ के लिए 10 से 15 सेकण्ड
(c) प्रत्येक हाथ के लिए 15 से 30 सेकण्ड
(d) प्रत्येक हाथ के लिए 1 से 5 सेकण्ड

213. (c)	214. (b)	215. (a)	216. (d)	217. (b)	218. (b)	219. (c)	220. (a)	221. (b)	222. (a)
223. (c)	224. (a)	225. (b)	226. (d)	227. (d)	228. (a)	229. (a)	230. (a)	231. (a)	232. (b)
233. (a)	234. (c)	235. (a)	236. (c)	237. (b)	238. (d)	239. (b)	240. (d)	241. (d)	242. (c)
243. (b)	244. (d)	245. (c)							

246. निम्नलिखित में से कौन-सी प्रक्रिया सबसे महत्त्वपूर्ण है, जो पार (Cross) **संक्रमण और संक्रमण से बचाती है?** *(ESIC Nsg. Orderly 2016)*

(a) सफाई
(b) कीटाणुरहित करना
(c) स्टेरीलाइज
(d) हाथ धोना

247. प्लास्टर चढ़ाने के बाद नर्स को परिसंचरणीय क्षति (Circulation damage) **या दुर्बलता का शक करना चाहिए, यदि मरीज निम्नलिखित की शिकायत करता है** *(RUHS Pb. B.Sc. Nsg. 2015)*

(a) अँगुलियों की अकड़न
(b) प्रभावित भाग पर खुजली
(c) अँगुलियों की संवेदनशून्यता या सिहरन या दोनों
(d) प्लास्टर के नीचे अत्यधिक पसीने

248. ईसोफेजियल शिराओं की सूजन से रुधिरस्राव का सेन्गस्टेकेन ब्लैकेमोर ट्यूब (Sengstaken-blakemore tube) **द्वारा उपचार किया जाता है। इस ट्यूब से युक्त मरीज की देखभाल करते समय एक नर्स को किसके प्रति सबसे अधिक सतर्क रहना चाहिए?** *(RUHS Pb. B.Sc. Nsg. 2015)*

(a) बैलून के दबाव में कमी
(b) नासा द्वारों का क्षोभण
(c) वायुमार्ग अवरोध
(d) वायुरहित फुफ्फुस (Atelectasis)

249. स्थानीय संक्रमणों के संकेतों में सम्मिलित है *(RUHS Pb. B.Sc. Nsg. 2015)*

(a) लालिमा, दर्द, सूजन व तापमान में कमी
(b) रुधिरचाप में वृद्धि व कमी
(c) लालिमा, दर्द व संक्रमित क्षेत्र में सूजन
(d) तापमान में वृद्धि, दर्द, लालिमा व मूत्र की मात्रा में कमी

250. 4 **वर्ष से छोटे बच्चे का तापमान लेना चाहिए** *(RUHS Pb. B.Sc. Nsg. 2015)*

(a) मुँह से
(b) मलाशय एवं बगल से
(c) मुँह व मलाशय से
(d) बगल से

251. मरीज को ऑक्सीजन थैरेपी देते समय नमीकरण (Humidification) **क्यों महत्त्वपूर्ण है?** *(RUHS M.Sc. Nsg. 2015)*

(a) नेजल म्यूकोसा की शुष्कता से बचाव के लिए
(b) मुँह की शुष्कता से बचाव के लिए
(c) सांस लेने में मरीज की सहायता के लिए
(d) मरीज को आराम में सहायता के लिए

252. एक घाव में सीरम ड्रेनेज की श्रेष्ठ व्याख्या है *(RUHS Pb. B.Sc. Nsg. 2015)*

(a) मुक्त रुधिरस्राव
(b) गाढ़ा व पीला स्राव
(c) भूरा व बदबूदार स्राव
(d) साफ पानी जैसा प्लाज्मा

253. हीट स्ट्रोक (Heat stroke) **की स्थिति में नर्स क्या आंकलन करती है?** *(RUHS Pb. B.Sc. Nsg. 2015)*

(a) हिस्ट्री लेती है व अभिलेखित (Reporting) करती है
(b) श्वसनमार्ग, श्वसन व परिसंचरण का आंकलन करती है
(c) न्यूरोलोजिक आंकलन करती है
(d) चिकित्सक को सूचित करती है

254. ट्रेक्शन (Traction) **लगाने पर सक्रिय व्यायाम के लिए क्यों प्रेरित किया जाता है?** *(RUHS M.Sc. Nsg. 2015)*

(a) मरीज की स्थिति में सुधार के लिए
(b) फूट ड्रॉप (Foot drop) से बचाव के लिए
(c) परिसंचरण में सुधार के लिए
(d) शय्याव्रण (Pressure sores) से बचाने के लिए

255. ब्रोन्कोस्कोपी से गुजरे मरीज में कौन-सी जटिलता के लिए नर्स को अलर्ट रहना चाहिए? *(RUHS Pb. B.Sc. Nsg. 2015)*

(a) ब्रोन्काइटिस (Bronchitis)
(b) हीमोप्टाइसिस (Haemoptysis)
(c) न्यूमोनाइटिस (Pneumonitis)
(d) न्यूमोथॉरैक्स (Pneumothorax)

256. किस मामले में नेसोट्रेकियल सक्शनिंग (Nasotracheal suctioning) **मना होती है?** *(RUHS Pb. B.Sc. Nsg. 2015)*

(a) हाइपोक्सिया (Hypoxia)
(b) डिसरिथमियास (Dysrhythmia)
(c) अधिक अन्तर्कपालीय दबाव (ICP)
(d) कण्ठ में सूजन व ऐंठन (Laryngeal oedema and spasm)

257. दीर्घकालिक शिरीय अपर्याप्तता (Chronic venous insufficiency) **से पीड़ित मरीज के बिस्तर के पैरों की तरफ वाले छोर** (Foot end) **को ऊँचा रखना सहायक है** *(RUHS Pb. B.Sc. Nsg. 2015)*

(a) सूजन को रोकने में
(b) परिसंचरण में सुधार में
(c) आराम प्रदान करने में
(d) गुरुत्वाकर्षण द्वारा वेनस ड्रेनेज में

258. अल्पकालिक फुफ्फुसीय ओडीमा (Acute pulmonary oedema) **वाले मरीज को प्रदान करना चाहिए** *(RUHS Pb. B.Sc. Nsg. 2015)*

(a) ICU में वेण्टिलेटर
(b) उच्च सान्द्रित ऑक्सीजन
(c) पोजिशन व आराम
(d) सीधी स्थिति (Upright position) के साथ आराम

259. IV **इन्फ्युजन के दौरान संक्रमण से बचाव हेतु नर्स को करना चाहिए** *(RUHS Pb. B.Sc. Nsg. 2015)*

(a) IV साइट में परिवर्तन व आंकलन
(b) सुईं के स्थान को ढँकना व जैविक चिन्हों की जाँच
(c) सुईं के स्थान की जाँच को ढँकना एवं प्रत्येक 24 घण्टे में बोतल बदलना
(d) IV साइट का आंकलन व जैविक चिन्हों की जाँच

260. मुँह द्वारा तापमान लेते समय किसके अतिरिक्त सभी सावधानियों का पालन करना चाहिए? *(BHU Staff Nurse 2015)*

(a) दिन के निश्चित समय पर तापमान नापना चाहिए
(b) थर्मामीटर को जीभ के नीचे कम-से-कम 3 मिनट रखकर तापमान नापना चाहिए
(c) हाल ही में धुम्रपान करने वाले मरीज में इसे नहीं नापना चाहिए
(d) ऑक्सीजन इन्हेलेशन पर चल रहे मरीज में मुँह से तापमान मापने से पूर्व ऑक्सीजन देना बन्द कर देना चाहिए

261. **तेज बुखार वाले मरीज की देखभाल में किसके अतिरिक्त सभी सावधानियों का पालन करना चाहिए?** *(BHU Staff Nurse 2015)*
(a) तेज बुखार वाले मरीज को कभी अकेला न छोड़ें
(b) किसी भी समय कपकपी व दौरे आ सकते हैं
(c) एन्टीपाइरेटिक (Antipyretic) ड्रग्स दें
(d) एन्टीपाइरेटिक (Antipyretic) ड्रग्स से बेअसर मरीज में टेपिड कोल्ड स्पंजिंग उपयोगी नहीं है

262. **स्वास्थ्य देखभाल केन्द्र में निम्नलिखित में से किसे मानक सावधानियों में सम्मिलित नहीं किया जाता है?** *(GMCH Staff Nurse 2015)*
(a) N 95 मास्क पहनना
(b) काम में ली गई सुईं को रिकेप करने से बचना
(c) हाथों की सफाई करना
(d) खाँसने का सही तरीका काम में लेना

263. **एक मरीज, जिसके कम से कम दो या अधिक अंग तन्त्रों को निगरानी व सहारे की आवश्यकता हो, को भर्ती करना चाहिए** *(GMCH Staff Nurse 2015)*
(a) मेडिकल वार्ड में (b) इन्टेन्सिव केयर यूनिट में
(c) हाई डिपेन्डेन्सी यूनिट में (d) पेलिएटिव केयर वार्ड में

264. **मरीज के कमरे को छोड़ने पर व्यक्तिगत सुरक्षा उपकरणों को हटाने का अनुशंसित क्रम है** *(GMCH Staff Nurse 2015)*
(a) सबसे पहले गाउन, अन्त में गलव्ज
(b) सबसे पहले गलव्ज, अन्त में गाउन
(c) सबसे पहले मास्क, अन्त में गलव्ज
(d) सबसे पहले गलव्ज, अन्त में मास्क

265. **नर्स एक वयस्क का मलाशय से तापमान लेती है। कौन-सा मलाशयी तापमान सामान्य सीमा में है?** *(GMCH Staff Nurse 2015)*
(a) 96.4 F (b) 97.6 F (c) 99.6 F (d) 101.2 F

266. **प्रयोगशाला का धूमीकरण ………… को मारने के लिए नहीं किया जाता है।** *(PGI M.Sc. Nsg. 2014)*
(a) बैक्टीरिया (Bacteria) (b) कवक (Fungus)
(c) वायरस (Virus) (d) कृंतक (Rodents)

267. **नोसोकोमियल संक्रमण** (Nosocomial infection) **सामान्यतया किसके द्वारा उत्पन्न होता है?** *(PGI M.Sc. Nsg. 2014)*
(a) स्टेफाइलोकोकाई (b) स्ट्रेप्टोकोकाई
(c) *स्यूडोमोनास* (d) *ई. कोलाई*

268. **सर्केडियन रीदम** (Circadian rhythm) **में तापमान विभेदता होती है** *(PGI M.Sc. Nsg. 2014)*
(a) 1-2°C (b) 0.5-1°C (c) 3-4°C (d) 2-3°C

269. **इन्ट्रावेनस द्रव में सोडियम क्लोराइड की कितनी सान्द्रता आइसोटोनिक कहलाती है?** *(RUHS Pb. B.Sc. Nsg. 2014)*
(a) 0.25% (b) 0.45%
(c) 0.75% (d) 0.90%

270. **थ्रॉम्बोफ्लेबाइटिस** (Thrombophlebitis) **में कौन-सा नर्सिंग कार्य मना होता है?** *(RUHS Pb. B.Sc. Nsg. 2014)*
(a) पूर्णतः बिस्तर पर आराम करना
(b) मरीज को इधर-उधर करवट दिलाना
(c) प्रभावित टांग पर गुनगुनी पट्टियाँ लगाना
(d) प्रभावित टांग की मालिश करना

271. **वेन्ट्रीकुलर फिब्रिलेशन का सर्वाधिक प्राथमिकता वाला उपचार है** *(RUHS Pb. B.Sc. Nsg. 2014)*
(a) ECG पर निगरानी (ECG monitoring)
(b) सही स्थिति (Proper positioning)
(c) CPR
(d) कैथेटर लगाना (Catheterisation)

272. **अल्पमूत्रता** (Oliguria) **में मूत्र का आयतन होता है** *(RUHS Pb. B.Sc. Nsg. 2014)*
(a) 100 mL से कम (b) 400 mL से कम
(c) 800 mL से कम (d) मूत्र की अनुपस्थिति

273. **बच्चों में मलाशयी मार्ग** (Rectal route) **से तापमान लेने के लिए थर्मामीटर को कितना प्रवेश करना चाहिए?** *(RUHS Pb. B.Sc. Nsg. 2014)*
(a) 0.5 इंच (b) 1.0 इंच (c) 1.5 इंच (d) 2.0 इंच

274. **फ्लोरेन्स नाइटिंगल कौन-से देश में पैदा हुई थी?** *(RUHS Pb. B.Sc. Nsg. 2014)*
(a) इंग्लैण्ड (b) जर्मनी (c) इटली (d) फ्रांस

275. **किसके अतिरिक्त सभी एक नर्स की विशेषताएँ हैं?** *(RUHS Pb. B.Sc. Nsg. 2014)*
(a) परवाह करने वाली प्रवृत्ति (Caring attitude)
(b) ईमानदारी (Honesty)
(c) बातूनी (Talkative)
(d) बहुत सन्तुलित जीवन (Well balanced life)

276. **पल्मोनरी ओडीमा से पीड़ित मरीज के श्वसन स्तर की निगरानी के लिए प्रयुक्त श्रेष्ठ मापन क्या है?** *(RUHS Pb. B.Sc. Nsg. 2014)*
(a) धमनीय रुधिर गैस विश्लेषण (ABG analysis)
(b) पल्स ऑक्सीमेट्री (Pluse oximetry)
(c) त्वचा के रंग का आंकलन (Skin colour assessment)
(d) फुफ्फुस की ध्वनि (Lung sound)

277. **इलेक्ट्रोसाइट असन्तुलन से पीड़ित मरीज में कौन-सा तन्त्र सर्वसामान्य रूप से प्रभावित होता है?** *(RUHS M.Sc. Nsg. 2014)*
(a) हृदयवाहिकीय तन्त्र (b) तन्त्रिकापेशीय तन्त्र
(c) वृक्क तन्त्र (d) अन्तःस्रावी तन्त्र

278. **फोले कैथेटर का प्रयोग किसमें किया जाता है?** *(AIIMS Delhi Nsg. 2014)*
(a) असंयत मूत्रता (Enuresis)
(b) मूत्रधारिता (Urinary retention)
(c) अमूत्रता (Anuria)
(d) नित्यकर्म पर नियन्त्रणहीनता (Incontinence)

246. (d)	247. (c)	248. (c)	249. (c)	250. (b)	251. (a)	252. (d)	253. (b)	254. (b)	255. (d)
256. (d)	257. (d)	258. (b)	259. (c)	260. (d)	261. (d)	262. (b)	263. (b)	264. (d)	265. (c)
266. (d)	267. (a)	268. (b)	269. (d)	270. (a)	271. (c)	272. (b)	273. (b)	274. (c)	275. (c)
276. (a)	277. (b)	278. (b)							

279. सांस का पूर्ण रूप से बन्द होना कहलाता है *(AIIMS Delhi Nsg. 2014)*
(a) ऑर्थोप्निया (Orthopnea)
(b) एप्निया (Apnea)
(c) डिसप्निया (Dyspnea)
(d) टेकीप्निया (Tachypnea)

280. निम्नलिखित में से कौन-सी डाटा संग्रहण विधि में बेहतर वस्तुपरकता (Objectivity) है? *(RUHS M.Sc. Nsg. 2013)*
(a) स्व-प्रतिवेदन (Self-reports)
(b) अवलोकन (Observation)
(c) जीव-शरीर क्रियात्मक मापक (Biophysiologic measures)
(d) प्रश्नावली (Questionnaries)

281. ICN की स्थापना हुई थी *(PGI Staff Nurse 2013)*
(a) वर्ष 1899 में (b) वर्ष 1948 में
(c) वर्ष 1819 में (d) वर्ष 1989 में

282. एनीमा देते समय मलद्वार से एनीमा केन की ऊँचाई कितनी होती है? *(PGI Staff Nurse 2013)*
(a) 45 cm (b) 18 cm
(c) 90 cm (d) 35 cm

283. NG नलिका फीडिंग (Feeding) देते समय निम्नलिखित में से कौन-सा नर्सिंग कार्य जटिलता को रोकता है? *(DSSSB Staff Nurse 2013)*
(a) ट्यूब को 2 cm प्रवेश कराना
(b) 20 mL हवा से फ्लश करना
(c) उच्च फाउलर स्थिति देना
(d) फीडिंग के दौरान एयर वेन्ट (Air vent) को प्लग करना

284. नवजात के लिए प्रयुक्त इण्ट्रावेनस केनुला का साइज है *(DSSSB Staff Nurse 2013)*
(a) 18 गेज (b) 20 गेज
(c) 22 गेज (d) 24 गेज

285. कल्चर (Culture) के लिए बलगम (Sputum) का नमूना लेने का सबसे सही समय है *(DSSSB Staff Nurse 2013)*
(a) सुबह जल्दी
(b) मरीज द्वारा हल्का नाश्ता लेने के बाद
(c) एयरोसोल थैरेपी के बाद
(d) चेस्ट फिजियोथैरेपी के बाद

286. कान की जाँच में प्रयुक्त उपकरण है *(DSSSB Staff Nurse 2013)*
(a) लेरिंगोस्कोप (Laryngoscope)
(b) ऑफ्थेल्मोस्कोप (Ophthalmoscope)
(c) ऑटोस्कोप (Otoscope)
(d) प्रोक्टोस्कोप (Proctoscope)

287. निम्नलिखित में से किसको डायलाइसिस द्वारा ठीक नहीं किया जा सकता है? *(DSSSB Staff Nurse 2013)*
(a) हाइपरनैट्रीमिया (Hypernatermia)
(b) हाइपरकैलेमिया (Hyperkalemia)
(c) क्रिएटिनिन का बढ़ा हुआ स्तर (Elevated creatinine level)
(d) हीमोग्लोबिन का घटा हुआ स्तर (Decreased haemoglobin level)

288. ट्रेकिओस्टोमी को सक्शन करते समय, सक्शन समय किससे अधिक नहीं होना चाहिए? *(DSSSB Staff Nurse 2013)*
(a) 10 सेकण्ड (b) 20 सेकण्ड
(c) 30 सेकण्ड (d) 45 सेकण्ड

289. निम्नलिखित में से कौन-सा शय्याव्रण (Bed sore) रोकने का सबसे बेहतर तरीका है? *(DSSSB Staff Nurse 2013)*
(a) लोशन या तेल से त्वचा के लाल हुए क्षेत्रों का मसाज करना
(b) प्रत्येक 1 घण्टे पर स्थिति बदलना
(c) विशेष वाटर मेट्रेस का प्रयोग करना
(d) त्वचा को साफ व सूखा रखना

290. एनीमा लगाते समय निम्नलिखित में से कौन-सी स्थिति का प्रयोग किया जाता है? *(DSSSB Staff Nurse 2013)*
(a) डोर्सल रिकम्बेण्ट (Dorsal recumbent)
(b) लिथोटोमी (Lithotomy)
(c) लेफ्ट लेटरल (Left lateral)
(d) राइट लेटरल (Right lateral)

291. HIV पॉजिटिव मरीज के पलंग के चादरों के डिसइन्फेक्शन के लिए प्रयुक्त सोल्यूशन है *(DSSSB Staff Nurse 2013)*
(a) डेटॉल (Detol)
(b) लाइजॉल (Lysol)
(c) सैवलोन (Savlon)
(d) सोडियम हाइपोक्लोराइट (Sodium hypochlorite)

292. एण्डोट्रैकियल ट्यूब प्रवेशन से पूर्व एक नर्स को ट्रैकिया सम्बन्धी कुछ तथ्यों की समझ होनी चाहिए। निम्नलिखित में से किसके अतिरिक्त सभी तथ्य ट्रैकिया के सम्बन्ध में सही हैं? *(JIPMER Staff Nurse 2013)*
(a) यह लगभग 13 सेमी लम्बी होती है
(b) यह 2 मुख्य श्वसन नलिकाओं में विभाजित होती है
(c) यह सातवीं सर्वाइकल कशेरुका के स्तर पर प्रारम्भ होती है
(d) यह लूइस के स्टर्नल कोण (Sternal angle of Louis) के स्तर पर समाप्त होती है

293. एक नर्स को सांस में आवाज युक्त मरीज को देखने के लिए बुलाया जाता है। वह स्ट्राइडर के साथ लेरिंगोस्पास्म की सम्भावना व्यक्त करती है एवं यह स्थिति .... में सामान्य होती है। *(JIPMER Staff Nurse 2013)*
(a) हाइपरकैलेमिया (Hyperkalemia)
(b) हाइपरकैल्सिमिया (Hypercalcemia)
(c) हाइपोकैलेमिया (Hypokalemia)
(d) हाइपोकैल्सिमिया (Hypocalcemia)

294. ऑपरेशन थिएटर में काम करने वाली नर्स को यह जानकारी होनी चाहिए कि निडल स्टीक इन्जरी (Needle stick injury) से HIV संक्रमण का खतरा लगभग .... होता है। *(JIPMER Staff Nurse 2013)*
(a) 1 : 100 (b) 1 : 200 (c) 1 : 300 (d) 1 : 400

295. नर्स को एक मरीज को राइल ट्यूब (Ryle's tube) लगानी है। यह कार्य करने से पूर्व उसे इन्साइजर दाँत व ग्रेस्ट्रोइसोफेजियल जंक्शन के बीच दूरी की जानकारी होनी चाहिए। निम्नलिखित में से कौन-सी सही दूरी है? *(JIPMER Staff Nurse 2013)*
(a) 30 cm (b) 40 cm (c) 50 cm (d) 60 cm

296. **किसके अतिरिक्त सभी से एक नर्स HIV दूषित अपशिष्ट उत्पादों को विदूषित (Decontaminate) कर सकती है?** *(JIPMER Staff Nurse 2013)*
(a) फॉर्मेल्डिहाइड (Formaldehyde)
(b) मेथेनॉल (Methanol)
(c) ग्लूटेरेल्डिहाइड (Glutraldehyde)
(d) सोडियम हाइपोक्लोराइट (Sodium hypochlorite)

297. **फीजिशियन सेन्ट्रल वेनस कैथेटराइजेशन करना चाहता है। नर्स को यह जानकारी होनी चाहिए कि निम्नलिखित में से कौन-सी शिरा का प्रयोग किया जाएगा?** *(JIPMER Staff Nurse 2013)*
(a) रेडियल शिरा (Radial vein)
(b) फीमोरल शिरा (Femoral vein)
(c) बेसिलिक शिरा (Basilic vein)
(d) सिफेलिक शिरा (Cephalic vein)

298. **ऑक्सीजन थैरेपी देने वाली नर्स को यह जानकारी होनी चाहिए कि इसे नमीकृत (Humidified) करना है, क्योंकि** *(JIPMER Staff Nurse 2013)*
(a) ऑक्सीजन एक गर्म गैस है व यह श्वासनाल को जला सकती है
(b) ऑक्सीजन एक शुष्क गैस है व म्यूकस को गाढ़ा करती है
(c) नमीकरण से ऑक्सीजन रोगाणुओं से मुक्त हो जाती है
(d) ऑक्सीजन आसानी से अवशोषित हो जाती है, क्योंकि नमीकरण से इसमें हाइड्रोजन आयन जुड़ते हैं

299. **नर्स बार-बार सक्शन की आवश्यकता वाले ट्रैकियोस्टोमी वाले मरीज की सक्शन प्रकिया में व्यस्त है। उसे प्रत्येक बार कितने समय तक सक्शनिंग करनी चाहिए?** *(JIPMER Staff Nurse 2013)*
(a) 10 सेकण्ड (b) 30 सेकण्ड
(c) 45 सेकण्ड (d) 60 सेकण्ड

300. **एक 55 वर्षीय मरीज जिसका रुधिरचाप 150/90 है, को नर्स क्या अनुशंसा करेगी?** *(JIPMER Staff Nurse 2013)*
(a) यह तुम्हारी आयु के अनुसार सामान्य BP है
(b) 2 सप्ताह पश्चात् पुनः BP जाँच कराएँ
(c) 6 माह पश्चात् पुनः BP जाँच कराएँ
(d) 1 वर्ष पश्चात् पुनः BP जाँच कराएँ

301. **यूरिनरी कैथेटर को बाहर खिंचने से बचाने हेतु नर्स को उसे कहाँ पर टेप द्वारा चिपकाना चाहिए?** *(JIPMER Staff Nurse 2013)*
(a) ऊपरी जाँघ पर (b) निचली जाँघ पर
(c) पिछली टांग पर (d) पैर पर

302. **एक नर्स को मरीज द्वारा ठण्डा दुग्ध लेने के पश्चात् मुँह द्वारा तापमान लेने के लिए कितने समय इंतजार करना चाहिए?** *(JIPMER Staff Nurse 2013)*
(a) 5 से 10 मिनट (b) 10 से 20 मिनट
(c) 20 से 30 मिनट (d) 30 से 40 मिनट

303. **एक नर्स को मूत्र संग्रहण तन्त्र से कल्चर के लिए मूत्र का नमूना किस प्रकार लेना चाहिए?** *(JIPMER Staff Nurse 2013)*
(a) सुईं द्वारा खींच कर
(b) बैग से मूत्र को खाली करके
(c) कैथेटर से
(d) बैग को डिसकनेक्ट करके

304. **तरल भार अधिक होने पर मरीज में क्या हो सकता है?** *(JIPMER Staff Nurse 2013)*
(a) एंजियो ओडीमा (b) पेरिफेरल ओडीमा
(c) पल्मोनरी ओडीमा (d) सेरेब्रल ओडीमा

305. **बिस्तर में आराम पर चल रहे एक मरीज में पल्मोनरी इम्बोलस से बचाव का उपयुक्त नर्सिंग उपाय है** *(RUHS M.Sc. Nsg. 2013)*
(a) मरीज के द्रव अन्तर्ग्रहण को सीमित करना
(b) गहरे सांस लेने व खाँसने के लिए प्रेरित करना
(c) बिस्तर पर मरीज के लिए नी गेच (Knee gatch) का प्रयोग करना
(d) मरीज को बिस्तर में टाँगों को हिलाने-डुलाने के लिए शिक्षित करना

306. **निम्नलिखित में से किसमें शरीर में रेडियोआइसोटोप प्रविष्ट कराया जाता है?** *(RUHS M.Sc. Nsg. 2013)*
(a) रेडियोग्रॉफी (Radiography) (b) PET
(c) CT इमेजिंग (CT imaging) (d) MRI

307. **जैविक चिन्हों (Vital signs) में निम्नलिखित में से कौन-सा परिवर्तन उच्च रुधिरचाप का सूचक है?** *(RUHS M.Sc. Nsg. 2013)*
(a) पल्स प्रेशर में कमी
(b) अनियिमत पल्स
(c) अस्थिर सिस्टोलिक प्रेशर
(d) 90 mm Hg से अधिक डायस्टोलिक प्रेशर

308. **उच्च रुधिरचाप के मरीज में अल्पसोडियम डाइट की प्रभाविता में मूल्यांकन हेतु क्या जाँचना चाहिए?** *(RUHS M.Sc. Nsg. 2013)*
(a) सीरम सोडियम स्तर
(b) शारीरिक वजन में परिवर्तन
(c) टखनों (Ankles) की दिखावट
(d) श्वसन ध्वनियाँ

309. **एक ABG एनालाइसिस (Analysis) रिपोर्ट की फाइन्डिंग (Findings) निम्न प्रकार है–** pH-7.20, pCO_2-35 mm Hg, HCO_3-20 mEq/L। **ये फाइन्डिंग (Finding) क्या इंगित करती है?** *(RUHS M.Sc. Nsg. 2013)*
(a) उपापचयी अम्लता (Metabolic acidosis)
(b) उपापचयी क्षारीयता (Metabolic alkalosis)
(c) श्वसनीय क्षारीयता (Respiratory alkalosis)
(d) श्वसनीय अम्लता (Respiratory acidosis)

---

279. (b)	**280.** (c)	**281.** (a)	**282.** (a)	**283.** (c)	**284.** (d)	**285.** (a)	**286.** (c)	**287.** (d)	**288.** (a)
289. (b)	**290.** (c)	**291.** (d)	**292.** (c)	**293.** (d)	**294.** (c)	**295.** (b)	**296.** (b)	**297.** (b)	**298.** (b)
299. (a)	**300.** (b)	**301.** (a)	**302.** (b)	**303.** (a)	**304.** (c)	**305.** (d)	**306.** (c)	**307.** (d)	**308.** (b)
309. (a)									

310. **एल्ब्यूमिनूरिया** (Albuminuria) **से पीड़ित मरीज में ओडीमा विकसित होने का कारण है** *(RUHS M.Sc. Nsg. 2013)*
(a) ऊतकीय हाइड्रोस्टेटिक प्रेशर में कमी
(b) प्लाज्मा के हाइड्रोस्टेटिक प्रेशर में वृद्धि
(c) प्लाज्मा के कोलोइड ओन्कोटिक प्रेशर में कमी
(d) ऊतकीय कोलोइड ओन्कोटिक प्रेशर में वृद्धि

311. **निम्नलिखित में से कौन-सा हाथ धोने** (Hand washing) **का सबसे महत्त्वपूर्ण पहलू माना जाता है?** *(RUHS M.Sc. Nsg. 2013)*
(a) साबुन (b) पानी
(c) घर्षण (d) समय

312. **निम्नलिखित में से कौन-सा चिकित्सकीय जाँच परिणाम यह सूचित करता है कि मरीज हाइपोकैलेमिया** (Hypokalemia) **से पीड़ित है?** *(RUHS M.Sc. Nsg. 2013)*
(a) ओडीमा (Oedema)
(b) पेशीय ऐंठन (Muscle spasms)
(c) कुसोमल ब्रिथिंग (Kussaumal breathing)
(d) पेट में फुलाव (Abdominal distension)

313. **एनीमा देने के दौरान यदि मरीज पेट में दर्दयुक्त ऐंठन की शिकायत करता है, तो नर्स को क्या करना चाहिए?** *(ESIC Staff Nurse Delhi 2012)*
(a) एनीमा देना जारी रखना चाहिए
(b) दर्द निवारक ड्रग देनी चाहिए
(c) एनीमा की प्रवेश दर कम करनी चाहिए
(d) एनीमा देना रोक देना चाहिए

314. **एक नर्स मरीज की श्वसन की स्थिति का आंकलन करती है। एक बेहोश रोगी में निम्नलिखित में से कौन-सा लक्षण हाइपोक्सिया** (Hypoxia) **का शीघ्र सूचक है?** *(ESIC Staff Nurse Delhi 2012)*
(a) सायनोसिस (Cyanosis)
(b) साँस में कमी (Decreased respiration)
(c) बैचेनी (Restlessness)
(d) अल्प रुधिरदाब (Hypotension)

315. **सन्तोषजनक रूप में चल रही ड्रिप** (Drip) **रुकने का कारण है** *(ESIC Staff Nurse Delhi 2012)*
(a) टाइट बेण्डेज के कारण शिरा का अवरुद्ध हो जाना
(b) केनुला में रुधिर का थक्का बनना
(c) दबाव का कम होना
(d) उपरोक्त में से कोई नहीं

316. **ऑक्सीजन संतृप्तता किसके द्वारा मापी जाती है?** *(ESIC Staff Nurse Delhi 2012)*
(a) पल्स ऑक्सीमीटर (b) थर्मामीटर
(c) मैनोमीटर (d) पल्स ट्रांसड्यूसर

317. **'लेडी विद द लैम्प' के नाम से कौन जानी जाती है?** *(ESIC Staff Nurse Delhi 2012)*
(a) मदर टेरेसा (b) जोन ऑफ आर्क
(c) सिस्टर निवेदिता (d) फ्लोरेन्स नाइटिंगल

318. **पश्च टिबियल पल्स के आंकलन के लिए एक नर्स को कहाँ महसूस करना चाहिए?** *(ESIC Staff Nurse Delhi 2012)*
(a) घुटने के पीछे (b) मध्यवर्ती मेलिओलस के ऊपर
(c) मध्यवर्ती मेलिओलस के नीचे (d) पार्श्वीय मेलिओलस के नीचे

319. **तापमान के निर्धारण हेतु एक नर्स को त्वचा को कहाँ पर महसूस/स्पर्श** (Palpate) **करना चाहिए?** *(ESIC Staff Nurse Delhi 2012)*
(a) हाथों के आधार पर
(b) हाथ की अँगुलियों के शीर्ष पर
(c) हाथों की पृष्ठ सतह पर
(d) हाथों की हथेली वाली सतह पर

320. **अत्यधिक उल्टी व रुधिरस्राव किसमें परिणत होते हैं?** *(ESIC Staff Nurse Delhi 2012)*
(a) हाइपोवोलेमिया (Hypovolemia)
(b) हाइपरवोलेमिया (Hypervolemia)
(c) फ्लूड ओवरलोड (Fluid overload)
(d) ओडीमा (Oedema)

321. **साइट्रेट युक्त रुधिर का तीव्र प्रवेशन उत्पन्न करता है** *(ESIC Staff Nurse Delhi 2012)*
(a) हाइपोकैलेमिया
(b) हाइपरकैलेमिया
(c) हाइपोकैल्सिमिया
(d) हाइपरकैल्सिमिया

322. **किसके द्वारा बेनेडिक्ट टेस्ट** (Benedict's test) **सकारात्मक नहीं दिया जाता है?** *(ESIC Staff Nurse Delhi 2012)*
(a) सुक्रोस (b) लेक्टोस (c) माल्टोस (d) ग्लूकोस

323. **बेहोश मरीज के लिए श्रेष्ठ स्थिति है** *(ESIC Staff Nurse Delhi 2012)*
(a) लिथोटोमी स्थिति
(b) रिकवरी स्थिति
(c) ट्रेण्डेलेनबर्ग स्थिति
(d) जुनेपेक्टोरल स्थिति

324. **घाव के संक्रमण के स्रोत हैं** *(ESIC Staff Nurse Delhi 2012)*
(a) नर्सों या मरीज में साफ-सफाई की कमी
(b) मुँह व नाक से निकले संक्रमित ड्रॉपलेट्स
(c) अन्य घावों से क्रॉस संक्रमण
(d) उपरोक्त सभी

325. **ओडीमा** (Oedema) **क्या है?** *(ESIC Staff Nurse Delhi 2012)*
(a) रुधिर की गुणवत्ता में कमी (b) ऊतक में तरल आधिक्य
(c) विटामिन की कमी (d) कुपोषण व डीहाइड्रेशन

326. **कौन-सी ट्रैकियल रिंगों के मध्य कार्टिलेज में सामान्यतया ट्रैकियोस्टोमी की जाती है?** *(LNJP Staff Nurse 2012)*
(a) पहली व दूसरी (b) तीसरी व चौथी
(c) चौथी व पाँचवीं (d) ये सभी

327. एक प्रतिक्रियाहीन (Unresponsive) मरीज में चेस्ट कम्प्रेशन कब प्रारम्भ करना चाहिए? *(LNJP Staff Nurse 2012)*

(a) प्रतिक्रियाहीन मरीज मिलने पर तुरन्त
(b) मरीज को 2 सांस देने के बाद
(c) कैरोटिड पल्स अनुपस्थित पाए जाने पर
(d) एम्बुलेन्स सेवा को आपातकालीन फोन करने के बाद

328. दो राहतकर्मियों (Resuers) द्वारा एक शिशु में CPR करते समय चेस्ट कम्प्रेशन व वेन्टिलेशन में अनुपात होना चाहिए *(LNJP Staff Nurse 2012)*

(a) 15 : 2 (b) 30 : 2
(c) 15 : 1 (d) 5 : 1

329. थम्ब फोर्सेप्स (Thumb forceps) का अन्य नाम क्या है? *(LNJP Staff Nurse 2012)*

(a) केलीस फोर्सेप्स (Kelly's forceps)
(b) माउस टीथ (Mouse's teeth)
(c) नीडल होल्डर (Needle holder)
(d) मच्छर फोर्सेप्स (Mosquito forceps)

330. निम्नलिखित रसायनों में से कौन-सा सबसे शक्तिशाली विसंक्रामक है? *(LNJP Staff Nurse 2012)*

(a) डेटॉल (Dettol)
(b) फीनोल (Phenol)
(c) लाइजॉल (Lysol)
(d) लाल दवा ($KMNO_4$)

331. कैरोटिड पल्स की जाँच कितने समय तक करनी चाहिए? *(LNJP Staff Nurse 2012)*

(a) 5-10 सेकण्ड (b) 10-15 सेकण्ड
(c) 15-20 सेकण्ड (d) 5 सेकण्ड से कम

332. रुधिर के छींटो के लिए अनुशंसित डिसइन्फेक्टेन्ट है *(LNJP Staff Nurse 2012)*

(a) 10% सोडियम हाइपोक्लोराइट
(b) 1% सोडियम हाइपोक्लोराइट
(c) 5% ब्लीच सोल्यूशन
(d) 2% ब्लीच सोल्यूशन

333. 1 L नॉर्मल सेलाइन बनाने के लिए सोडियम क्लोराइड की आवश्यक मात्रा है *(LNJP Staff Nurse 2012)*

(a) 0.9 gm (b) 9 gm (c) 900 gm (d) 90 gm

334. क्रीसॉल, लाइजॉल व क्लोरोक्सीलेनॉल है *(LNJP Staff Nurse 2012)*

(a) हैलोजन (Halogens) (b) फीनोल (Phenols)
(c) अम्ल (Acids) (d) एल्डीहाइड (Aldehydes)

335. कोल्ड एप्लिकेशन का प्राथमिक प्रभाव है *(PGI Staff Nurse 2012)*

(a) संकुचन (Contraction)
(b) फैलाव (Dilatation)
(c) रुधिर दाब में कमी
(d) ये सभी

---

310. (b)	**311.** (a)	**312.** (d)	**313.** (d)	**314.** (a)	**315.** (b)	**316.** (a)	**317.** (d)	**318.** (c)	**319.** (c)
320. (a)	**321.** (c)	**322.** (a)	**323.** (b)	**324.** (d)	**325.** (b)	**326.** (b)	**327.** (c)	**328.** (a)	**329.** (b)
330. (b)	**331.** (a)	**332.** (c)	**333.** (a)	**334.** (a)	**335.** (a)				

करेक्ट सॉल्यूशन्स

टॉपिकल प्रैक्टिस

1. (c) फ्लोरेन्स नाइटिंगल का दूसरा नाम लेडी विद द लैम्प रखा गया, क्योंकि वह युद्ध के दौरान घायल सिपाहियों के उपचार हेतु लैम्प लेकर निकलती थी।

5. (a) NURSE शब्द का अर्थ है-N-श्रेष्ठता (Nobility), U-समझ (Understanding) R-जिम्मेदारी (Responsibility), S-सरलता (Simplicity), E-कार्यकुशलता (Efficiency)।

13. (a) आंकलन (Assessment) नर्सिंग प्रक्रिया का सबसे महत्त्वपूर्ण एवं प्रथम भाग है, क्योंकि नर्सिंग प्रक्रिया के अन्य सभी पद सही आंकलन पर निर्भर करते हैं।

28. (c) मूत्र के साथ शर्करा का आना ग्लाइकोसूरिया कहलाता है।

35. (a) ABG (Arterial Blood Gases) एनालाइसिस मे रुधिर का नमूना धमनी से लिया जाता है।

44. (b) आरामदायक तापमान 25-30°C (77-86 F) माना जाता है।

50. (d) $100 \text{ F} \Rightarrow {}^\circ\text{C} = [100 - 32] \times \frac{5}{9}$

$$100 \text{ F} = 68 \times \frac{5}{9} = 37.7^\circ\text{C}$$

53. (b) बगल (97.6 F) और मलाशय (99.6 F) दोनों में 2F का अन्तर आता है।

75. (a) हमारे शरीर से रोजना 2500 mL पानी उत्सर्जित होता है, जिसमें 1500 mL मूत्र द्वारा, 400 mL सांस द्वारा, 500 mL पसीने द्वारा एवं 100 mL मल द्वारा उत्सर्जित होता है।

84. (c) कोलैप्स पल्स (Collapse pulse) को वाटर हमर पल्स (Water hummer pulse) या कोरीजन पल्स (Corrigan's pulse) के नाम से भी जाना जाता है।

89. (c) वयस्क में सामान्य श्वसन की दर 16-20 प्रति मिनट होती है।

90. (b) ऑक्सीजन की कमी के कारण रुधिर को पर्याप्त ऑक्सीजन नहीं मिल पाती है, इस स्थिति के कारण साइनोसिस हो जाता है।

91. (d) इन्सोम्निया का अर्थ अनिद्रा है और यह मनोवैज्ञानिक रोग है, न कि श्वसन सम्बन्धी रोग।

99. (a) pH के अतिरिक्त तापमान, नाड़ी दर, श्वसन दर, रुधिरचाप, आदि। मानव शरीर के वाइटल या कार्डिनल साइन (Vital or Cardinal sign) हैं।

103. (d) विश्राम अवस्था में सामान्य व्यक्ति प्रत्येक श्वसन में लगभग 500 mL वायु अन्दर लेता है, जिसे टाइडल वाल्यूम (Tidal volume) कहते हैं।

112. (b) हमारे शरीर में पाया जाने वाला द्रव का लगभग 2/3 हिस्सा (67%) अन्तः कोशिकीय द्रव (ICF) का है एवं शेष 1/3 हिस्सा बाह्य कोशिकीय द्रव (ECF) का है।

115. (d) महिलाओं में यूरिक अम्ल का सामान्य स्तर 2.4-6.0 mg/dL और पुरुषों में 3.4-7 mg/dL होता है।

126. (d) सोडियम की जल संधारक (Water holding) प्रकृति के कारण रुधिर से सोडियम की मात्रा अधिक होने पर अर्थात् हाइपरनैट्रिमिया होने पर मूत्र उत्सर्जन में कमी आती है।

128. (c) लम्बे समय तक नेसोगैस्ट्रिक सक्शन करने से हाइपोकैलेमिया की स्थिति उत्पन्न होती है, न कि हाइपरकैलेमिया की।

129. (c) हाइपरपैराथायरॉइडिज्म में पैराथायरॉइड ग्रन्थि द्वारा स्रावित अतिरिक्त पैराथॉर्मोन हॉर्मोन (PTH) अस्थियों से कैल्शियम की मुक्ति में वृद्धि कर, मूत्र में कैल्शियम की हानि में कमी कर एवं आँतों में कैल्शियम के अवशोषण में वृद्धि कर रुधिर में कैल्शियम स्तर में असामान्य वृद्धि दर हाइपरकैल्सिमिया (Hypercalcemia) उत्पन्न करता है।

133. (a) लैटिन भाषा में सोडियम को नैट्रियम (Natrium) कहते हैं। अतः सामान्य से कम सीरम सोडियम स्तर हाइपोनैट्रिमिया कहलाता है।

134. (a) एक्यूट रीनल फेल्यर (Acute renal failure) एवं क्रोनिक रीनल डिसीज (Chronic renal disease) के कारण वृक्कीय विफलता (किडनी का फेल) होना हाइपरकैलेमिया का सबसे सामान्य कारण है एडिसन रोग, बीटा ब्लॉकर्स, निर्जलीकरण, टाइप-I डायबिटीज, आदि इसके अन्य कारण है।

137. (a) फ्लूड वोल्यूम डेफिसिट (Fluid volume deficit) में परिसंचारित तरल (Circulating fluid) की मात्रा घट जाती है जिससे रुधिरचाप में कमी आती है।

138. (d) उल्टी-दस्त, जलन, रुधिरस्राव होना, अधिक पसीना आना, आदि सभी कारण शरीर में द्रव की सामान्य से अधिक कमी अर्थात् फ्लूड वोल्यूम डेफिसिट (Fluid volume deficit) के लिए जिम्मेदार होते हैं।

140. (d) 24 घण्टे के दौरान 400 mL से कम मूत्र विसर्जन ओलिगूरिया कहलाता है।

141. (b) 24 घण्टे के दौरान 50 mL से कम मूत्र विसर्जन की स्थिति एनूरिया (Anuria) कहलाती है।

148. (a) पर्गेटिव एनीमा क्रमाकुंचन गति को बढ़ाने में लिए दिया जाता है।

169. (a) गर्म (Hot) अनुप्रयोग रुधिर परिसंचरण को बढ़ाते हैं। रुधिरस्राव नियन्त्रण हेतु शीतल अनुप्रयोग का प्रयोग किया जाता है।

170. (b) गर्म अनुप्रयोग के द्वारा रुधिर वाहिनियों में प्रसार होता है जिसमें रुधिर प्रवाह में कमी नहीं, वृद्धि होती है।

171. (d) हाइपोथर्मिया हॉट एप्लिकेशन्स (Hypothermia hot application) का इन्डिकेशन (Indidcation) है न कि कॉन्ट्राइन्डिकेशन (Contraindication) का।

175. (b) हॉट फॉमेंटेशन एक नम ऊष्मा (Heat) अनुप्रयोग का तरीका नहीं है, बल्कि नम ऊष्मा अनुप्रयोग है।

176. (a) टेपिड स्पंज बाथ के लिए पानी का तापमान गुनगुना 32.2-35°C (90-95 F) होना चाहिए।

182. (d) कोल्ड कम्प्रेस शुष्क या ड्राइ कोल्ड एप्लीकेशन का उदाहरण नहीं है।

193. (a) ऑफ्थैलमोस्कोपी एक प्रकार का नेत्र परीक्षण है जिसमें चिकित्सक आँखों के फन्डस के अन्दर देखता है।

194. (d) फण्डोस्कोपी या ऑफ्थैलमोस्कोपी आँख के भीतर देखने के लिए ऑफ्थैल्मोस्कोप द्वारा की जाने वाली एक निदानात्मक (Diagnostic) जाँच है।

198. (a) गैस्ट्रोस्कोपी प्रक्रिया गैस्ट्रिक अल्सर की उपस्थिति का पता लगाने के लिए किया जाता है।

204. (d) हाइपोकॉन्ड्रियल क्षेत्र लीवर बायोप्सी के लिए सबसे कॉमन साइट है।

206. (b) बायोप्सी एक ऐसी चिकित्सा प्रक्रिया है; जिसमें ऊत्तक का एक छोटा-सा नमूना लेकर माइक्रोस्कोप से उसकी जाँच की जाती है। इसका उपयोग कैंसर की जाँच में प्रमुख रूप से किया जाता है।

207. (c) कोशिकाओ की संख्या में कमी या नुकसान के कारण किसी अंग या ऊतक का प्रगतिशील रूप से आकार में छोटा होना हाइपोट्रोफी कहलाता है।

225. (*a*) आमाशय में खाद्य पदार्थों को प्रवेश कराने की प्रक्रिया गैस्ट्रिक गवाज कहलाती है, न कि गैस्ट्रिक लावाज।

228. (*a*) श्वासनाल के आंतरिक भाग को देखने एवं बाहरी पदार्थ को हटाने के लिए एण्डोस्कोप का प्रयोग ब्रोंकोस्कोपी कहलाती है। यह एक निदानात्मक (Diagnostic) एवं उपचारात्मक (Therapeutic) प्रक्रिया है।

230. (*d*) थोरैसेन्टेसिस निदान प्रक्रिया है जिसके द्वारा प्लूरल कैविटी में असामान्य मात्रा में द्रव के संचय की बैक्टीरियोलॉजिकल स्टडी की जाती है। इसमें आमतौर पर स्थानीय एनेस्थेसिया का प्रयोग कर साइड में से सुईं को छाती की दीवार के माध्यम से प्लूरल कैविटी में प्रवेश करा प्लूरल तरल को एक सिरिंज में निकाला जाता है। यह लंग्स कम्प्रेशन या रेस्पाइरेट्री समस्या के उपचार में भी प्रयुक्त होता है।

231. (*a*) थोरैसेन्टेसिस का उपयोग एक नीडल का उपयोग करके प्लूरल कैविटी से प्लूरल द्रव व रुधिर निकालने में किया जाता है।

243. (*c*) हृदय के कक्षों तथा वक्ष भाग की बड़ी रुधिर वाहिनियों का अध्ययन एंजियो कार्डियोग्राफी कहलाता है।

247. (*a*) ECG का पूरा नाम इलेक्ट्रोकार्डियोग्राफी (Electro cardiography) है।

259. (*d*) कैथेटेराइजेशन मूत्राशय से मूत्र को बाहर निकालने के लिए किया जाता है, न कि बड़ी आँत की सफाई अर्थात् कोलोस्टोमी इरिगेशन के लिए किया जाता है।

265. (*b*) इलेक्ट्रोमायोग्राफी (EMG) माँसपेशियो और उन्हें नियंत्रित करने वाली तंत्रिका कोशिकाओं के स्वास्थ्य का आंकलन करने के लिए प्रयुक्त एक नैदानिक प्रक्रिया है। इसका कार्य तंत्रिका शिथिलता माँसपेशियों की शिथिलता या तंत्रिका से माँसपेशी संकेत संचरण रिकॉर्ड करना है।

269. (*b*) सेरीब्रोस्पाइनल फ्लूड (CSF) निकालने हेतु वर्टीब्रल कॉलम के लम्बर क्षेत्र की L3 व L4 वर्टीब्रा के मध्य LP नीडल प्रवेश करायी जाती है। इसे ही लम्बर पंक्चर कहलाते हैं।

271. (*d*) लम्बर पंक्चर द्वारा सेरीब्रोस्पाइनल फ्लूड (CSF) का नमूना लेने की प्रक्रिया है।

277. (*a*) साल्पिंगोग्राफी एक नैदानिक प्रक्रिया है जिसमें फैलोपियन नलिका को कैथेटर के माध्यम से अवरुद्ध किया जाता है।

278. (*a*) कल्डोस्कोपी फ्रेंच भाषा के शब्द कल्ड सैक (Culde-sac) से उत्पन्न हुआ है जिसका अर्थ है बंद पाउच (Blind pouch) इसका प्रयोग रेक्टोयूटेराइन पाउच (Rectouterine pouch) के लिए या वेजाइनल वाल से होकर पेल्विक अंगों को देखने के लिए किया जाता है।

280. (*d*) अस्पताल पलंग क्षमता के आधार पर तीन प्रकार के होते हैं-लघु आकारीय, मध्यम आकारीय एवं वृहत् आकारीय। स्वामित्व या नियन्त्रण के आधार पर इनको शासकीय व अशासकीय संस्था के रूप में वर्गीकृत किया जा सकता है।
सुविधाओं के आधार पर भी यह सामान्य (General) तथा विशेषीकृत (Specialised) अस्पतालों के रूप में वर्गीकृत किया जा सकता है।

281. (*c*) पैरामेडिकल (Paramedical) या सह-चिकित्सकीय विभाग एवं अस्पताल के सामान्य कार्य संचालन, रोगों की पहचान के लिए नमूनों की जाँच उपकरणों का रख-रखाव, आदि में सहायता करता है। इसमें अनेक विभाग सम्मिलित होते हैं; जैसे-फार्मेसी, रेडियोलॉजी, आदि।

282. (c) गृह व्यवस्था विभाग का सबसे प्रमुख कार्य अस्पताल को स्वच्छ रखना है।

284. (*c*) अस्पताल में उपयोग किए जाने वाले मेट्रेस की मांप 190 cm (लम्बा) × 90 cm (चौड़ा) होती है।

287. (*a*) एक मानक अस्पताल में पलंगों के बीच की समुचित दूरी 6 फीट की होनी चाहिए।

295. (*a*) कार्डियक स्थिति में फेफड़ों को फैलने में सहायता मिलती है। अतः इसका प्रयोग डिसप्निया के मरीजों के लिए श्वास की सुगमता के लिए किया जाता है।

296. (*a*) स्टम्प बेड के बिस्तर में बेड क्रेडल, गर्म पानी की थैलियाँ, सेण्ड बैग्स एवं ड्रेसिंग ट्रे का उपयोग किया जाता है।

297. (*c*) एम्प्यूटेशन बेड को स्टम्प बेड या डिवाइडेड बेड (Divided bed) भी कहा जाता है।

299. (*b*) हवा के गद्दे शरीर द्वारा लगाए गए दाब को फैलाकर अस्थायी उभारों पर दबाव कम करते हैं जिससे बेड सॉर (Bed sores) से बचने में सहायता मिलती है।

303. (*a*) बेड साइड कमोड एक कुर्सी या व्हीलचेयर होती है, जिसमें बेड पोन (Bed pon) फिट होने के लिए जगह बनी होती है। इसका प्रयोग मरीज द्वारा मल मूत्र त्यागने में किया जाता है।

313. (*a*) योनि परीक्षण में लिथियोटॉमी स्थिति का प्रयोग किया जाता है।

319. (*c*) एब्डोमिनल पैरासेन्टेसिस के लिए फाउलर्स स्थिति दी जाती है।

322. (*c*) नी-चेस्ट स्थिति (Knee chest position) में जाँघों एवं टाँगों के बीच 90° का कोण होता है।

326. (*b*) हाई फाउलर्स स्थिति को सुपाइन स्थिति भी कहा जाता है।

342. (*d*) अस्पताल में मरीज को होने वाले संक्रमण को नोसोकोमियल संक्रमण कहते हैं। यह मरीज की उस बीमारी से अलग होता है, जिसके लिए मरीज अस्पताल में भर्ती हुआ है। यह अस्पताल में देखभाल करने वाले कर्मचारियों से, अस्पताल के वातावरण, संक्रमित उपकरणों, बिस्तरों, आदि से हो सकता है।

343. (*a*) क्रॉस संक्रमण अस्पताल में जाने पर या भर्ती होने पर स्वस्थ व्यक्ति के संक्रमित होने की प्रक्रिया कहलाती है। हॉस्पिटल के अन्दर कई खतरनाक बैक्टीरिया होते है, जो कई बार उपकरणों, डॉक्टर एवं नर्स के द्वारा स्वस्थ लोगों तक पहुँच सकते हैं।

346. (*d*) एसेप्टिक का अर्थ संक्रमण रहित या संक्रमण से मुक्ति है।

347. (*a*) एसेप्सिस (Asepsis) में a का अर्थ है अनुपस्थित (Absence) एवं सेप्सिस (Sepsis) का अर्थ है संक्रमण (Infection), इसलिए एसेप्सिस (Asepsis) का अर्थ है संक्रमण की अनुपस्थिति (Absence from infection) या संक्रमण से मुक्ति (Freedom from infection)

348. (*a*) स्टेराइल (Sterile) क्षेत्र को हमेशा सूखा रखना चाहिए, क्योंकि नमी की वजह से बैक्टीरिया एवं फंगस में वृद्धि होती है।

349. (*a*) हाथ धोना सबसे प्रभावी एवं आसान विसंक्रमण या एसेप्टिक तकनीक है।

351. (*a*) चिकित्सालय में ड्यूटी प्रारम्भ करने से पहले कम-से-कम 2 मिनट तक साबुन से हाथ धोने चाहिए।

358. (*d*) श्वसन आइसोलेशन (Respiratory isolation) मुख्यतया वायुजनित रोग के लिए किया जाता है। इसमें संक्रमित मरीज व उसके सम्पर्क में आने वाले व्यक्तियों द्वारा मास्क का उपयोग किया जाता है।

365. (*b*) डिसइन्फेक्टेन्ट एजेण्ट रोगजनक जीवों को मारता है।

378. (*c*) थर्मामीटर को डिसइन्फेक्ट करने के लिए डेटॉल के 1: 40 सान्द्रता वाले घोल में 5 मिनट तक रखा जाता है।

379. (*c*) रोगी के कम्बल को धूप में रखकर संक्रमण रहित किया जाता है। धूप में रखने से कपड़ों की नमी समाप्त हो जाती है।

380. (*a*) मुँह की सफाई के लिए पोटेशियम परमैंग्नेट की 1 : 10000 सान्द्रता प्रयूक्त की जाती है।

387. (*d*) मूत्राशय प्रक्षालन (Bladder irrigation) में किसी भी प्रकार का द्रव्य की हानि (Fluid loss) नहीं होती है। अतः निर्जलीकरण (Dehydration) इसका दुष्प्रभाव नहीं है।

388. (*a*) मूत्र का त्याग करते समय पीड़ा या दर्द होना डिसयूरिया कहलाता है। इसके कई कारण हो सकते हैं; जैसे–UTI (मूत्र मार्ग संक्रमण) किसी दवा के सेवन से, आदि।

389. (*a*) मूत्र के साथ रुधिर की उपस्थिति हिमेट्यूरिया कहलाती है।

399. (*a*) बहाव दर $= \frac{1000 \times 15}{12 \times 60}$

$= 20.83$ अर्थात् 21 बूँद/मिनट

426. (*b*) मूत्र का निर्माण नहीं हो पा रहा या विसर्जन नहीं हो पा रहा यह ज्ञात करने के लिए मरीज द्वारा मूत्र त्याग करने से पहले नर्स को मूत्राशय को पेल्पेट (Palpate) करना चाहिए।

427. (*c*) तरल पदार्थों को अधिक मात्रा में लेने से मल मुलायम होता है एवं विसर्जन में आसानी होती है। इस प्रकार यह कब्ज का कारण नहीं है, निवारण है।

नर्सिंग एग्जाम गैलरी

17. (*a*) आंकलन नर्सिंग प्रक्रिया का पहला चरण है, जिससे मरीज सम्बन्धी डाटा संग्रहित किए जाते हैं।

18. (*a*) वयस्क में सामान्य श्वसन दर 16-20/मिनट होती है। इससे कम श्वसन दर को ब्रेडीप्निया कहते हैं।

19. (*d*) वयस्क में सामान्यतया सिस्टोलिक एवं डायस्टोलिक रुधिर दाब क्रमशः 120 mm Hg एवं 80 mm Hg होता है एवं इनके बीच का अन्तर पल्स प्रेशर कहलाता है।

20. (*c*) स्नेल चार्ट एक जाँच प्रक्रिया है जिसका प्रयोग आँख की दृष्टि क्षमता को नापने के लिए किया जाता है।

21. (*d*) सभी प्रकार की नर्सिंग केयर में नर्स को संक्रमण से बचने के लिए दस्ताने पहनने चाहिए।

22. (*b*) 0.9% सेलाइन एक आइसोटॉनिक सोल्यूशन होता है। इससे कम सेलाइन (0.45%) हाइपोटोनिक सोल्यूशन होता है।

23. (*d*) लम्बे समय तक नेसोगैस्ट्रिक सक्शनिंग के कारण उपापचयी क्षारीयता (Metabolic alkalosis) हो सकती है।

25. (*d*) हृदयघात (कार्डियक अरेस्ट) में AED के बाद पुनः CPR (Cardio-Pulmonary Resuscitation) किया जाता है।

26. (*d*) पीडल पल्स डोरसेलिस धमनी पर चैक की जाती है, जो पैर की अँगुलियों के ऊपर पाई जाती है।

27. (*a*) योजना निर्माण, संगठन व मरीज की देखभाल करना एक आदर्श नर्स का कर्तव्य होता है।

28. (*d*) प्लस रेट के अनियमित होने पर एपिकल पल्स की गति 1 मिनट तक नापकर पल्स रेट पता की जाती है।

29. (*c*) एप्निया व अनियमित श्वसन मरीज के श्वसन क्रिया में रुकावट के कारण है, जोकि निकट मृत्यु की ओर इंगित करते हैं।

30. (*a*) अच्छी तरह से बार-बार हाथ धोना किसी भी सेटिंग में संक्रमण के प्रसार को रोकने वाली सबसे आसान प्रभावशाली तकनीक है।

31. (*b*) सर्जरी में या सामान्य रूप से शारीरिक द्रवों जैसे–रुधिर के छींटों से संक्रमण से बचाव के लिए आँखों पर आई वियर (eye wear) का प्रयोग करना आवश्यक है।

32. (*a*) बिना निजता (Privacy) प्रदान किए रोगी के घाव की जाँच करना नर्स-मरीज सम्बन्धों में विश्वास को नहीं बढ़ाएगा। नर्स का कर्तव्य है कि पहले मरीज को विश्वास में ले, उसे बीमारी के बारे में समझाएँ एवं उसके बाद मरीज की बीमारी का इलाज करें।

34. (*c*) रिमिशन किसी रोग के लक्षणों में कमी हो जाना कहलाता है, अर्थात् बीमारी उपस्थित हो, लेकिन व्यक्ति को लक्षणों का अनुभव नहीं हो।

35. (*d*) टाइम लेप्सड पुनरांकलन आंकलन का प्रकार है, जिसमें मरीज की वर्तमान स्थिति की तुलना पूर्व में प्राप्त किए गए बेसलाइन डेटा से की जाती है।

36. (*a*) प्रत्यायोजित देखभाल का पर्यवेक्षण करना नर्सिंग प्रक्रिया के अन्तिम चरण मूल्यांकन का पार्ट है, न कि योजना चरण का।

39. (*c*) हाथों की स्वच्छता या हाथ धोना सूक्ष्मजीवों को फैलने से रोकने या संक्रमण रोकने का बहुत प्रभावी तरीका है।

40. (*d*) हाथ धोना संक्रमण से बचाव का प्रभावशाली उपाय है।

41. (*d*) परिश्रवण या आस्कल्टेशन जाँच वस्तुपरक आँकड़े प्रदान करती है।

42. (*c*) पेल्पेशन का उद्देश्य अंगों को स्पर्श कर उनकी गति एवं स्थिति को महसूस करना है। इसी कारण एब्डोमन (उदर) के अंगों का गहरी स्पर्श परीक्षा से आंकलन किया जाता है।

43. (*a*) यूप्निया सामान्य श्वसन लय व गहराई के लिए प्रयुक्त शब्द है।

44. (*c*) सांस्कृतिक रूप से सक्षम नर्सिंग देखभाल में प्रत्येक व्यक्ति के साथ एक व्यक्ति के रूप में व्यवहार करना आधारभूत गुणवत्ता है।

47. (*a*) 38°C या 98.6F से अधिक तापमान बुखार को इंगित करता है।

48. (*a*) आंकलन नर्सिंग प्रक्रिया का पहला पद है जिसमें हिस्ट्री, फिजिकल जाँच, लैब जाँच, आदि के द्वारा डाटा एकत्र किए जाते हैं।

49. (*d*) रोगी की स्वास्थ्य रेखभाल सम्बन्धी निर्णय लेने के उसके अधिकार की एक नर्स द्वारा सम्मान करने की संवृत्ति ऑटोनोमी कहलाती है।

50. (*a*) फाउलर्स स्थिति फेफड़ों के फैलाव में सहायक होती है। सांस लेने में परेशानी वाले मरीज को यह स्थिति दी जाती है।

52. (*a*) दो राहतकर्मी द्वारा CPR में सांस व चेस्ट कम्प्रेशन का अनुपात 15 : 1 होता है व एकल में 30 : 2 अनुपात होता है।

53. (*d*) सीरम इलेक्ट्रोलाइट सेप्सिस के लिए नैदानिक जाँच नहीं है। इससे शरीर के इलेक्ट्रोलाइट के बारे में जानकारी प्राप्त होती है।

55. (*d*) WHO के अनुसार, बीमारी की न केवल अनुपस्थिति, बल्कि व्यक्ति की पूर्ण शारीरिक, मानसिक एवं सामाजिक स्वास्थ्य की स्थिति स्वास्थ्य कहलाती हैं।

56. (*b*) नली जिसे नेसोगैस्ट्रिक ट्यूब या राइल्स ट्यूब कहते हैं, के द्वारा मरीज को भोजन देना गवाज (Gavage) कहलाता है।

57. (*b*) हीट एप्लीकेशन रुधिर वाहिकाओं को विस्तारित (वाहिकीय प्रसारण) कर रुधिर परिसंचरण में वृद्धि करती हैं।

58. (*d*) चाइन स्टोक्स श्वसन निकट आती हुई मृत्यु का एक चिकित्सकीय लक्षण हैं जिसमें सांस की गहराई बढ़ना व श्वसन दर घटना शामिल होता है।

59. (*a*) लगातार इंटर्नल फीडिंग देने के दौरान ऐस्परेसन (Aspiration) से बचाने के लिए के बेड के सिर वाले सिरे को उठाकर रखते हैं।

61. (*c*) सांस की गहराई व श्वसन दर में वृद्धि होना हाइपरप्निया (Hyperpnea) कहलाता है।

62. (*b*) निरन्तर शरीर में बुखार रहना किसी संक्रमण होने को इंगित करता है।

63. (*c*) 35°C या 95 F से कम शरीर का तापमान हाइपोथर्मिया कहलाता है।

64. (*d*) सामान्य सिस्टोलिक प्रेशर 120 mm Hg एवं डायस्टोलिक प्रेशर 80 mm Hg होता है। इन दोनों के बीच का अन्तर (120–80 = 40 mm Hg) प्लस प्रेशर कहलाता है। अतः सिस्टोलिक, डायस्टोलिक एवं पल्स प्रेशर में अनुपात 120 : 80 : 40 अर्थात् 3 : 2 : 1 होगा।

65. (*d*) वयस्क का सामान्य मुखीय तापमान 37°C या 98.6 F होता है। रेक्टल तापमान ओरल से 0.5-1 F अधिक जबकि बगल का तापमान 0.5 F-1 F कम होता है।

68. (c) क्रायोथैरेपी या कोल्ड थैरेपी उपचार की एक तकनीक है जिसमें शरीर को अत्यधिक ठण्डे ताप पर रखा जाता है, जो कोल्ड थैरेपी का एक रूप है।

69. (*a*) ब्रेन डेथ या ब्रेन स्टेम डेथ तब होती है, जब मस्तिष्क कोई कार्य नहीं कर पाता है। जैसे–जब व्यक्ति बिना सहारे सांस नहीं ले पाता है, तो यह ब्रेन डेथ यानी चिकित्सकीय मृत्यु की पुष्टि करता है।

71. (*a*) सेन्ट्रल IV लाइन को रोज बदलने की आवश्यकता नहीं होती है। यह उपचार पूर्ण होने तक लगी रहती है। केवल ड्रेसिंग बदली जाती है।

72. (*a*) रिंगर लैक्टिक एक आइसोटोनिक सोल्यूशन है। इसे सोडियम लेक्टेट एवं हर्टमान सोल्यूशन के नाम से जाना जाता है इसकी ऑस्मोलेर्टी (Osmolarity) 273 mosm/L होती है।

73. (c) आइसोटोनिक तरल का त्वचा के नीचे (Subcutaneous) धीमा प्रवशन, हाइपोडर्मोलाइसिस या सबक्युटेशन इनफ्युजन कहलाता हैं।

74. (c) अस्पताल से प्राप्त संक्रमण नोसोकोमियल संक्रमण कहलाता है। अस्पताल में वयस्कों में मूत्र संक्रमण व बच्चों में रुधिर संक्रमण सामान्य है।

75. (*d*) वयस्कों में मूत्र तन्त्र संक्रमण व बच्चों में रुधिर संक्रमण सबसे सामान्य अस्पताल से प्राप्त संक्रमण (नोसोकोमियल संक्रमण) है।

77. (*d*) बैक्टीरियोस्टेट एन्टीबायोटिक ड्रग्स जीवाणुओं की वृद्धि या गुणन को रोक कर इनकी संख्या कम करते हैं।

79. (*d*) क्रियान्वयन नर्सिंग प्रक्रिया की योजना निर्माण प्रक्रिया के बाद का चरण है।

80. (c) निदान विशेषज्ञ प्रक्रिया चिकित्सक द्वारा किया जाने वाला कार्य है, न कि नर्स द्वारा।

82. (*d*) नर्सिंग आंकलन नर्सिंग प्रक्रिया में सम्बन्धित आँकड़ों (Data) का चरणबद्ध एवं निरन्तर संग्रहण कहलाता है।

83. (*d*) मरीज की आवश्यकताओं की पूर्ति हेतु नर्स द्वारा चिकित्सा की विधियों व तकनीकों का प्रयोग पूरक नर्सिंग देखभाल कहलाता है।

अतः यह चिकित्सा का वैकल्पिक तन्त्र है।

84. (*d*) नम हीट (Heat) पोषक तत्वों की आपूर्ति में कमी का कारण है।

86. (*a*) ड्रॉपलेट संक्रमण को सर्जिकल मास्क से रोका जा सकता है। अतः मरीज के पास जाने से पहले नर्स एवं डॉक्टर द्वारा मास्क लगाना उचित है।

87. (*a*) रुधिर का नमूना लेने के दौरान रोगी का पेट खाली होना जरुरी है, क्योंकि खाली पेट के कारण भोजन का पाचन एवं अवशोषण नहीं होने की वजह से रुधिर के रासायनिक घटकों की गणना का परिणाम सटिक प्राप्त होता है।

88. (*b*) थर्मामीटर को 1:20 क्षमता के सेवलॉन से डिसइन्फेक्ट करना चाहिए, जिससे क्रॉस संक्रमण न हो।

90. (*b*) फ्लोरेन्स नाइटिंगेल को प्रथम नर्सिंग थ्यौरीस्ट व आधुनिक नर्सिंग की संस्थापक माना जाता है।

92. (c) ब्लड ट्रांसफ्युजन रिएक्शन में रिएक्शन की गति को कम करने के लिए सबसे पहले रुधिर को रोकना उचित है।

93. (*a*) रुधिर प्रकृति में हल्का क्षारीय होता है एवं इसका pH 7.35-7.45 के बीच होता है।

95. (*d*) नर्सिंग प्रक्रिया के आंकलन चरण में नर्स मरीज की वास्तविक व सम्भावित आवश्यकताओं की पहचान के लिए लगातार आँकड़ें एकत्रित करती है।

97. (*a*) नेसोगैस्ट्रिक ट्यूब या राइल्स ट्यूब द्वारा भोजन को आमाशय में प्रविष्ट कराना गैस्ट्रिक गवाज कहलाता है, जबकि गैस्ट्रिक पदार्थों को आमाशय से बाहर निकालना गैस्ट्रिक लवाज कहलाता है।

99. (*d*) हाथ धोने के लिए रगड़ने का न्यूनतम समय 5 मिनट है, जिससे क्रॉस संक्रमण को रोका जा सकता है।

101. (*a*) नेजल केनुला में ऑक्सीजन प्रवाह दर 1-4 L प्रति मिनट होती है। 5 L/मिनट से अधिक पर नेजल ब्लीडिंग एवं ड्राइनेस डिसकम्फर्ट की सम्भावना रहती है।

102. (c) क्रोमिक केटगट स्यूचर का अवशोषण समय 60 से 90 दिन होता है।

104. (*a*) इन्ट्रासेलुलर फ्लूड में सबसे अधिक पाया जाने वाला धनायन पोटैशियम व ऋणायन फॉस्फेट है।

105. (*d*) हाइपोटेंशन में रिंगर लैक्टिक (RL) आइसोटोनिक तरल दिया जाता है।

109. (*b*) शीत चिकित्सा रुधिर वाहिकाओं को संकुचित कर रुधिर परिसंचरण को कम करती है, जबकि हॉट थैरेपी रुधिर वाहिकाओं को विस्तारित कर रुधिर परिसंचरण में वृद्धि करती है।

111. (*d*) सीरम में धनायनों व ऋणायनों की सान्द्रताओं में अन्तर एनायन गेप (Anion gap) कहलाता है। सामान्य एनायन गेप 8-16 mEq/L होता है।

112. (*a*) रोगों अथवा गर्भावस्था का पता लगाने के लिए शरीर के भीतर की अधिकतर वक्षीय अथवा उदरीय अन्तरांगों की ध्वनि सुनने की क्रिया असकल्टेशन (Ausculation) कहलाती है।

113. (*a*) किसी स्वास्थ्यकर्मी के क्रियाकलापों या उपचार साधनों जैसे–इन्डेवलिंग कैथेटर के कारण होने वाला संक्रमण आयाट्रोजेनिक संक्रमण कहलाता है।

121. (c) सूजे हुए अंग को ऊँचा उठाना एक स्वतन्त्र नर्सिंग कार्य है, जिसके लिए चिकित्सक के निर्देशों की आवश्यकता नहीं होती है।

122. (*b*) हल्का नीला रंग नाइट्रस ऑक्साइड के सिलेण्डर के लिए प्रयुक्त होता है।

123. (c) गर्दन में पल्स की गणना कैरोटिड धमनी पर की जाती है।

124. (c) 98.6F, 37°C के बराबर होता है।

इसका सूत्र $C° = (F° - 32) \times \frac{9}{5}$ है।

125. (*d*) फाउलर की स्थिति में बिस्तर के सिर के अन्त को 45° कोण पर उठाया जाता है।

127. (c) त्वचा व श्वास के माध्यम से होने वाली जल की हानि इंसेन्सिबल हानि कहलाती है। त्वचा से 400 mL व श्वास से 400 mL कुल 800 mL जल की हानि होती है।

129. (*a*) एक समस्या का स्पष्ट व ययार्थ विवरण डायग्नोसिस कहलाता है।

132. (*d*) मरीज बेहोश हो, मानसिक रूप से सक्षम न हो या अल्पायु हो, ऐसी स्थिति में सहमति पत्र पर मरीज के स्थान पर उसके निकट परिजनों के हस्ताक्षर लिए जाते हैं।

133. (c) कैथेटर की देखभाल एक स्वतन्त्र नर्सिंग कार्य है, जिसके लिए चिकित्सक के आदेशों की आवश्कता नहीं होती है।

142. (c) डिस्पोजेबल थर्मामीटर में परिणाम 45 सेकण्ड के भीतर देखा जा सकता है।

143. (*b*) नी-चेस्ट स्थिति का दूसरा नाम जेनु पेक्टोरल है।

144. (*b*) शारीरिक परीक्षा में डाटा एकत्र करने के लिए गंध बोध का उपयोग घ्राण चेतना कहलाता है।

146. (*d*) परिधीय दृष्टि का आंकलन कन्फ्रोन्टेशन टेस्ट द्वारा किया जाता है।

147. (*d*) 100 धड़कन/मिनट से अधिक हृदय दर या नाड़ी (पल्स) दर टेकीकार्डिया कहलाती है।

148. (*b*) EDTA रुधिर को जमाने के लिए आवश्यक कैल्शियम आयन (Ca^{2+}) से जुड़कर रुधिर को जमने से रोकता है, इसलिए EDTA कैल्शियम के आंकलन के लिए उपयुक्त नहीं है।

149. (*a*) लम्बे समय तक अगतिशीलता (Immobility) के कारण पेशीय सहनशीलता, मजबूती व द्रव्यमान में परिवर्तन उत्पन्न होता है।

152. (*a*) LAMA लीव अगेन्स्ट मेडिकल एडवाइस (Leave Against Medical Advices) कहलाता है।

156. (*a*) अस्पताल में क्लोराइड मिश्रित विलयन फर्श पर रुधिर के छीटों को साफ करने के लिए प्रयुक्त होता है।

158. (*a*) ऑस्सीलेशन (दोलन) में ट्यूब पेण्डुलम के गति की भाँति आगे पीछे गति करती है। अगर इसमें ऑस्सीलेशन (दोलन) न हो, तो ट्यूब अवरुद्ध मानी जाती है।

159. (*a*) संग्राहक बैग सहित मास्क (High flow mask) द्वारा मरीज उच्चतम् ऑक्सीजन प्राप्त करता है।

160. (c) नॉर्मल सेलाइन में सोडियम की परासरिता 154 mEq/L होती है। 0.9% नॉर्मल सेलाइन आइसोटोनिक सोल्यूशन होता है। इससे कम वाला जैसे (0.45%) सोल्यूशन हाइपोटोनिक कहलाता है।

175. (*a*) हाथ धोने के 7 चरण होते हैं, जिससे संक्रमण से बचा जा सके।

179. (*b*) सांस लेने की तकलीफ को कम करने के लिए हृदय रोगियों को कार्डियक बिस्तर दिया जाता है।

183. (c) टैपिड स्पंजिंग 27-37°C तापमान पर किया जाता है।

184. (*a*) हृदय दर 60 बिट्स प्रतिमिनट (BPM) से कम होने की स्थिति ब्रेडीकार्डिया कहलाती है। हृदय की धड़कन 100 बिट्स प्रति मिनट से अधिक होने पर यह स्थिति टेकीकार्डिया कहलाती है।

188. (*a*) घाव से खून बहने को रोकने के लिए स्वच्छ या रोगाणुरहित ड्रेसिंग से दबाव या प्रेशर देकर इसे रोका जा सकता है।

190. (c) ब्रेडीकार्डिया नाड़ी (पल्स) दर या हृदय का वयस्कों में 60 बिट्स प्रति मिनट से कम होना कहलाता है।

191. (*a*) एण्डोस्कोपिक प्रक्रिया के दौरान ऑक्सीजन लेवल कम हो जाने पर धमनी में ऑक्सीजन की संतृप्तता या लेवल नापने लिए पल्स ऑक्सीमेट्री का प्रयोग किया जाता है। एण्डेस्कोपिक ट्यूब मुँह के द्वारा पेट में डाली जाती है, जिससे श्वासनली में रुकावट आने के कारण ऑक्सीजन लेवल कम होता है।

196. (*a*) रिंगर लैक्टीकृत एक आइसोटोनिक घोल है, जो निर्जलीकरण व गम्भीर अवस्था में दिया जाता है।

197. (*d*) अभिलेखन (Reporting) का कार्य नर्सिंग प्रक्रिया के अधीन नहीं आता है।

199. (*b*) एक वयस्क का नॉर्मल रुधिरचाप 120/80 mm Hg होता है जिसको स्फिग्मोमैनोमीटर से नापा जाता है।

200. (*d*) ECG (Electrocardiogram) का प्रयोग हृदय की विद्युतीय गतिविधि को रिकॉर्ड करने के लिए किया जाता है।

201. (*b*) लिथोटोमी स्थिति का प्रयोग पेरिनियल सर्जरी के दौरान पेल्विक अंगों (मलाशय, मूत्राशय, गर्भाशय, योनि, आदि) के निरीक्षण के लिए किया जाता है।

202. (*b*) JVP (Jugular Venous Pressure) माप के लिए सन्दर्भ बिन्दु उरोस्थि कोण है।

204. (*b*) तापमान में 1°C वृद्धि से पल्स दर 10 धड़कन प्रति मिनट बढ़ती है।

205. (*d*) एण्डोस्कोप द्वारा मलाशय का निरीक्षण प्रोटोस्कोपी कहलाता है।

214. (*b*) बेहोश मरीज के मस्तिष्क में रक्तापूर्ति बनाए रखने के लिए पैरों को ऊपर उठाते हैं।

226. (*d*) स्ट्राइकर बेड ऐसा आधुनिक बेड हैं, जिनमें मरीज को बिना परेशान किए व बिना उसके सहयोग के उसकी स्थिति में बार-बार परिवर्तन किया जा सकता है।

227. (*d*) अस्थमा व श्वास के रोगियों को फेफड़ों के विस्तार के लिए अर्द्ध फाउलर स्थिति पर रखा जाता है।

229. (*a*) रबर शीट को ढकने के लिए कपास से बनी छोटी चादर जिसे ड्राशीट कहते हैं, का प्रयोग किया जाता है।

231. (*a*) मरीज के बिस्तर में रहते बनाया गया बेड कब्जे वाला बेड कहलाता है।

234. (c) चादर में सलवटें होने पर घर्षण के कारण त्वचा में बेडसॉर (Bed sores) होने से इरेटेशन होने की सम्भावना रहती है। अतः बिस्तर, मुलायम व सलवटें रहित होना चाहिए।

239. (*b*) असंक्रमित व कम संक्रमित वस्तुओं को संक्रमण से बचाने के लिए अधिक दूषित हाथ के दस्ताने को पहले हटाया जाता है।

240. (*d*) लेप्रोसी जैसे चर्म रोग स्पर्श द्वारा फैलते हैं। अतः इनके फैलाव को रोकने के लिए सम्पर्क सावधानी का पालन करना चाहिए।

245. (c) समय पद्धति का उपयोग करके हाथ धोने का प्रस्तावित समय 15 से 30 सेकण्ड है।

246. (*d*) हाथ धोने की प्रकिया क्रॉस संक्रमण तथा संक्रमण से बचाती है।

250. (*b*) 4 वर्ष से छोटे बच्चे थर्मामीटर मुँह में रखने पर उसे चबाकर तोड़ सकते हैं। अतः इनमें तापमान बगल अथवा मलाशय द्वारा लिया जाता है।

253. (*b*) हीट स्ट्रोक की स्थिति में नर्स श्वसनमार्ग, श्वसन व परिसंरण का आंकलन करती है।

261. (*d*) एन्टीपाइरेटिक ड्रग्स से बुखार ठीक नहीं होने पर टेपिड कोल्ड स्पंजिंग की जाती है।

262. (*b*) काम में ली गई सुईं को रिकेप करने से बचाना यूनिवर्सल प्रिकॉशन के अन्तर्गत आता है, न कि स्टेण्डर्ड प्रिकॉशन के।

267. (*a*) 90% अस्पताल से प्राप्त संक्रमणों के कारण बैक्टीरिया होते हैं। इनमें *स्टेफाइलोकोकस ऑरियस* सबसे सामान्य बैक्टीरिया है।

270. (*a*) थ्रॉम्बोफ्लेबाइटिस में थ्रॉम्बस बनने से शिरा में सूजन उत्पन्न हो जाती है। अतः इस स्थिति में थक्के को बनने से रोकने के लिए निरन्तर गति करते रहना चाहिए, अर्थात् पूर्णतया बिस्तर पर आराम नहीं करना चाहिए।

272. (*b*) ओलिगूरिया मूत्र के अल्प मात्रा में अर्थात् 400 mL प्रतिदिन से कम मात्रा में बनने की स्थिति होती है।

274. (c) फ्लोरेन्स नाइटिंगेल का जन्म 12 मई 1820 को इटली के फ्लोरेन्स में हुआ था।

279. (*b*) कुछ समय के लिए सांस पूरी तरह से रुक जाना, एप्निया कहलाता है।

281. (*a*) ICN (International Council of Nursing) की स्थापना वर्ष 1899 में हुई थी। इसका मुख्यालय जिनेवा, स्विट्जरलैण्ड में है।

282. (*a*) एनीमा देते समय मलद्वार से एनीमा केन की ऊँचाई वयस्क में 45 cm होती है।

283. (c) नेसोगैस्ट्रिक (NG) ट्यूब फीडिंग देते समय मरीज के बैड को उच्च फाउलर स्थिति देनी चाहिए, जिससे नर्सिंग कार्य के जटिलता को रोका जा सके।

286. (c) कान की जाँच के लिए ऑटोस्कोप उपकरण प्रयुक्त किया जाता है।

287. (*d*) डायलाइसिस का प्रयोग वृक्कीय विफलता (किडनी फेल्यर) की स्थिति में रुधिर में से अतिरिक्त जल, घूलित पदार्थ

व विषाक्त नाइट्रोजनी पदार्थों को बाहर निकालने के लिए किया जाता है। इससे घटा हुआ हीमोग्लोबिन का स्तर ठीक नहीं होता है।

289. (*b*) बेडसोर होने का सबसे मुख्य कारण प्रेशर है। प्रेशर को रिलीज करने के लिए बिस्तर में मरीज की स्थिति बार-बार बदलते हैं।

290. (*c*) लेफ्ट लेटरल स्थिति का प्रयोग एनीमा लगाते समय किया जाता है।

297. (*b*) फीमोरल शिरा सेण्ट्रल वेनस कैथेटराइजेशन के लिए उपयुक्त मानी जाती है।

298. (*b*) ऑक्सीजन एक शुष्क गैस है, जो वायु मार्ग में म्यूकस को गाढ़ा करती है, इसलिए इसे नमीकृत करना आवश्यक है।

301. (*a*) यूरेनरी कैथेटर को बाहर खिंचने से बचाने हेतु ऊपरी जाँघ पर टेप द्वारा चिपकाया जाता है।

302. (*b*) मरीज के कुछ भी खाने के बाद मुँह द्वारा तापमान लेने के लिए 10 से 20 मिनट इतंजार करना चाहिए।

304. (*c*) IV माध्यम द्वारा अधिक तेजी से या अधिक मात्रा में फ्लूड देने पर रुधिर में तरल की मात्रा बढ़ने पर पल्मोनरी ओडीमा होने की सम्भावना रहती है।

305. (*d*) टाँगों में डिप वेन थ्रॉम्बोसिस (DVT) व तत्पश्चात् पल्मोनरी इम्बोलस से बचाव हेतु मरीज को बिस्तर में टाँगों को हिलाने-डुलाने के लिए शिक्षित व प्रेरित करते हैं।

307. (*d*) एक वयस्क में सामान्य रुधिरदाब 120/80 mm Hg माना गया है। इससे अधिक रुधिरचाप हाइपरटेंशन की श्रेणी में आता है। 90 mm Hg से डायस्टोलिक प्रेशर हाइपरटेशन का उदाहरण है।

314. (*a*) सायनोसिस (Cyanosis) श्वसन क्रिया के समय हाइपोक्सिया (Hypoxia) का सूचक है।

316. (*a*) पल्स ऑक्सीमीटर से ऑक्सीजन संतृप्तता या लेवल मापा जाता है।

317. (*d*) लेडी विद द लैम्प के नाम से फ्लोरेन्स नाइटिंगल जानी जाती है। ये आधुनिक नर्सिंग की जनक हैं।

320. (*a*) अत्यधिक उल्टी एवं रुधिरस्राव होने पर रुधिर वाहिकाओं में बहने वाले तरल (रुधिर) के आयतन में कमी आती हैं, जिसे हाइपोवोलेमिया कहते हैं।

325. (*b*) ऊतकों में तरलता का अधिक होना ओडीमा कहलाता है।

326. (*b*) ट्रैकियोस्टोमी दूसरी व तीसरी व चौथी ट्रैकियल रिंगों के मध्य की जाती है।

328. (*a*) दो राहतकर्मियों द्वारा शिशु में CPR के लिए चेस्ट कम्प्रेशन एवं वेन्टिलेशन अनुपात 15: 2 होना चाहिए। एक राहतकर्मी होने पर यह अनुपात 30 : 2 का रहता है।

अध्याय 03

सामुदायिक स्वास्थ्य नर्सिंग

Community Health Nursing

हम स्टडी करेंगे

• सामुदायिक स्वास्थ्य एवं सामुदायिक स्वास्थ्य नर्सिंग • सामदुायिक स्वास्थ्य नर्स • स्वास्थ्य सेवा • स्वास्थ्य संकेतक या स्वास्थ्य सांख्यिकी • महामारी विज्ञान • जनसंख्या विस्फोट • परिवार कल्याण • भारत में स्वास्थ्य और समाजिक सेवाएँ • राष्ट्रीय स्वास्थ्य नीति • भारत में प्रमुख स्वास्थ्य योजनाएँ • पर्यावरणीय स्वास्थ्य • अस्पताल के अपशिष्ट सामग्री या कचरे का प्रबन्धन

- विश्व स्वास्थ्य संगठन (World Health Organisation or WHO, 1948) के अनुसार, स्वास्थ्य का अर्थ केवल रोगमुक्त होना नहीं है, बल्कि यह किसी व्यक्ति की शारीरिक (Physical), मानसिक (Mental) तथा सामाजिक (Social) जीवन क्षमता का पूरी तरह से ठीक होना है।

सामुदायिक स्वास्थ्य एवं सामुदायिक स्वास्थ्य नर्सिंग (Community Health and Community Health Nursing)

- सामुदायिक स्वास्थ्य नर्सिंग पर WHO की विशेष समिति, 1974 ने सामुदायिक स्वास्थ्य की परिभाषा इस प्रकार से दी है कि 'सामुदायिक स्वास्थ्य का अर्थ समुदाय (Community) के सदस्यों की स्वास्थ्य स्थिति (Health status), उनके स्वास्थ्य को प्रभावित करने वाली समस्याओं और समुदाय में मौजूद स्वास्थ्य सेवाओं की उपयोगिता से है।'
- सामुदायिक स्वास्थ्य नर्सिंग में सामुदायिक निदान (Community diagnosis) और सामुदायिक उपचार (Treatment) पर जोर दिया जाता है। दूसरे शब्दों में, सामुदायिक स्वास्थ्य का केन्द्र बिन्दु पूरे समुदाय की स्वास्थ्य समस्याएँ तथा उनका उपचार होता है।

सामुदायिक स्वास्थ्य नर्सिंग के सिद्धान्त (Principles of Community Health Nursing)

नर्सिंग की प्रक्रिया के प्रमुख सिद्धान्तों का विवरण निम्न प्रकार से है

(a) **पहचान करना** (Recognition) यह समस्या की जाँच, अवलोकन (Observation), अनुमान, आदि पर आधारित है।

(b) **आंकलन करना** (Assessment) यह उपलब्ध विकल्पों का बेहतरीन उपयोग करते हुए समस्या के समाधान के लिए योजना बनाने पर आधारित है।

(c) **क्रियान्वयन करना** (Intervention) इसमें चयनित योजना को उपयोग में लाना शामिल है।

(d) **मूल्यांकन करना** (Evaluation) इसमें समस्या की स्थिति एवं योजना की सफलता को जाँचना शामिल है।

(e) **संगठन बनाना** (Organisation) इसमें योजना की सफलता में काम आने वाले लोगों को सही से संगठित करना शामिल है।

सामुदायिक स्वास्थ्य नर्स (Community Health Nurse)

नर्स वह व्यक्ति है, जिसने **बेसिक नर्सिंग शिक्षा** का पाठ्यंक्रम पूरा किया है और जो अपने देश में लोगों के स्वास्थ्य में बढ़ोत्तरी, रोगों की रोकथाम, रोगी की देखभाल और (पुर्नवास) **रिहेबिलिटेशन** के लिए जिम्मेदार और बेहतर प्रोफेशनल सेवा उपलब्ध कराने के लिए योग्य (Qualified) और अधिकृत (Authorised) है।

सामुदायिक स्वास्थ्य नर्स के कार्य (Functions of Community Health Nurse)

सामुदायिक स्वास्थ्य नर्स के कार्य निम्न प्रकार हैं

- **रोगो की रोकथाम** (Prevention of Diseases) सामुदायिक स्वास्थ्य नर्स द्वारा रोगों की रोकथाम या महामारी के नियन्त्रण के लिए स्थानीय, स्तर

पर अनेक प्रयास किए जाते हैं; जैसे–टीकाकरण को बढ़ावा देना, मच्छरों की रोकथाम, लोगों में जागरूकता बढ़ाना, आदि।

- नर्स द्वारा रोगों की रोकथाम निम्न तीन स्तरों पर की जाती है
  - **प्राथमिक रोकथाम** (Primary Prevention) इसके अन्तर्गत स्वास्थ्य प्रभावित होने से पहले क्रियान्वयन करना है या रोकना है। उदाहरण–संक्रामक रोगों के खिलाफ टीकाकरण, आदि।
  - **द्वितीयक रोकथाम** (Secondary Prevention) द्वितीयक रोकथाम का उद्देश्य किसी बीमारी या चोट के प्रभाव को कम करना है, जो पहले ही हो चुकी है। उदाहरण–प्रारम्भिक अवस्था में रोग का पता लगाने के लिए नियमित टेस्ट और स्क्रीनिंग परीक्षण, आदि।
  - **तृतीयक रोकथाम** (Tertiary Prevention) तृतीयक रोकथाम का उद्देश्य किसी चल रहे रोग या चोट के प्रभाव को कम करना है जिसका स्थाई प्रभाव है। उदाहरण–हृदयघात या स्ट्रोक, पुराना रोग प्रबन्धन कार्यक्रम (जैसे–मधुमेह, गठिया), आदि।
- **संचालन** (Administration) नर्स, सहायक नर्सिंग कर्मियों (Auxillary nursing personnels) के दिन-प्रतिदिन के कार्य को बाँटने और इन कर्मियों के कार्यों को जाँचने के लिए जिम्मेदार होती है तथा जाँच के दौरान या बाद में वह उन्हें निर्देश (Instructions) और नेतृत्व (Leadership) भी प्रदान करती है। प्राथमिक स्वास्थ्य सेवा केन्द्र (Primary healthcare centre) और उससे सम्बन्धित उपकेन्द्रों (Subcentre) के संचालन के सभी कार्यों के लिए वह जिम्मेदार होती है।
- **सम्पर्क** (Communication) नर्स स्वास्थ्य दलों के सदस्यों, सम्बन्धित संस्थाओं और समुदाय से अच्छे व्यवहार एवं सम्पर्क बनाए रखने की योग्यता रखती है। वह रोगी एवं उसके परिवार और चिकित्सक के बीच की कड़ी (Link) होती है।
- **नर्सिंग सुविधाएँ** (Nursing Facilities) नर्स रोगियों और परिवारों को नर्सिंग सुविधा उपलब्ध कराती है। इसमें गर्भवती महिला व उसके परिवार की प्रसव (Delivery) के पहले और बाद में देखभाल, नवजात बच्चे एवं स्कूल के बच्चों की देखभाल, पोषण कार्यक्रम तथा परिवार नियोजन (Family planning), आदि शामिल हैं।
- **शिक्षण** (Teaching) इसमें व्यक्तिगत (Individual) और सामूहिक शिक्षण की विधियों का ज्ञान और सम्बन्धित कौशल (Skill) प्राप्त करना, दाइयों (Dai or Traditional Birth Attendent or TBA) और स्वास्थ्य कर्मियों को ट्रेनिंग, विद्यार्थियों के ट्रेनिंग कार्यक्रम, आदि में भाग लेना शामिल है।
- **रिसर्च** या **अनुसंधान** (Research) समाजशास्त्र (Sociology) और मनोविज्ञान (Psychology) से प्राप्त जानकारियाँ जन-स्वास्थ्य नर्सिंग के लिए भी उपयोगी है; जैसे–शिशु को दूध पिलाना और छुड़ाना, माँ और शिशु में सम्बन्ध, समुदाय में नर्स की आवश्यकता और कार्य, आदि।

स्वास्थ्य सेवा (Health Services)

- इसमें न केवल परम्परागत (Traditional) जनस्वास्थ्य सेवाएँ आती हैं, अपितु स्वास्थ्य की बेहतरी, सुरक्षा, अवलोकन (Monitoring) एवं पुनः ठीक करने के उद्देश्य के लिए व्यक्तियों या समुदायों को चिकित्सकीय नर्सिंग सेवा उपलब्ध कराना तथा सम्बन्धित शिक्षा शामिल है।
- सरकारों ने स्वास्थ्य सुविधा को उपलब्ध कराने के लिए कुछ सिद्धान्तों को मान्यता दी है, जो निम्न प्रकार से है
  - स्वास्थ्य सुविधा लोगों की स्वास्थ्य आवश्यकताओं और माँग पर आधारित हो।
  - यह पर्याप्त (Enough), सुलभ (Accessible) एवं स्वीकार्य (Approved) हो।
  - यह सामाजिक लाभ पर आधारित हो।
  - यह प्रभावकारी हो।
  - यह सामुदायिक सहयोग (Cooperation) पर आधारित हो।

स्वास्थ्य सेवाओं का संगठन
(Organisation of Health Services)

देश में स्वास्थ्य सेवाओं के संगठन का विस्तार, राष्ट्रीय स्तर से दूर-दराज के ग्रामीण क्षेत्रों में उप-स्वास्थ्य केन्द्र (Sub-health centers) के स्तर तक है।

राष्ट्रीय स्तर पर केन्द्रीय स्वास्थ्य एवं परिवार कल्याण मन्त्रालय

↓

राज्य और संघ क्षेत्र पर प्रदेशीय स्वास्थ्य एवं परिवार कल्याण मन्त्रालय

↓

जिला स्तर पर सभी विशेषज्ञ CMO/DMOs/DHO, सुपरस्पेशिलिटी अस्पताल, सैटेलाइट अस्पताल, मुख्य राजकीय अस्पताल, आदि

↓

तहसील स्तर पर छोटे अस्पताल एवं कुछ विशेषज्ञ चिकित्सक

↓

नगर/कस्बा स्तर पर सामुदायिक स्वास्थ्य केन्द्र

↓

उपनगरीय/ग्रामीण स्तर पर प्राथमिक स्वास्थ्य केन्द्र एवं 1-2 चिकित्सक तथा कुछ नर्सिंग कर्मी

↓

उपकेन्द्र एक-एक महिला एवं पुरुष स्वास्थ्य कार्यकर्ता

↓

गाँव में स्वास्थ्य मार्गदर्शक 1 DAI/TBA (दाई)

(a) **राष्ट्रीय** (National) **स्तर पर** केन्द्र की भारत सरकार का स्वास्थ्य एवं परिवार कल्याण मन्त्रालय सर्वोच्च संस्था होती है, जिसका प्रमुख केबिनेट स्तर का स्वास्थ्य मन्त्री होता है।

केन्द्रीय स्वास्थ्य मन्त्रालय का मुख्य उत्तरदायित्व राष्ट्रीय स्वास्थ्य नीति तय करना, योजना बनाना एवं निचले स्तर के स्वास्थ्य संगठन के चिकित्सको, नर्सों एवं स्वास्थ्य कर्मियों का मार्गदर्शन (Guidance) करना, समन्वय (Coordination) करना और योजना के क्रियान्वयन की जाँच (Evaluation) करना है।

(b) **राज्य** (State) **स्तर पर** वर्तमान में भारत में 28 राज्य और 8 संघीय क्षेत्र (UT) हैं। राज्य अपने अधिकार क्षेत्र में रहने वाले लोगों को स्वास्थ्य सेवाएँ प्रदान करने के लिए में स्वतन्त्र हैं। राज्य के स्वास्थ्य मंत्रालय का प्रमुख केबिनेट स्तर का स्वास्थ्य मन्त्री होता है।

(c) **जिला** (District) **स्तर पर** CMOs/DMOs/DHO, आदि प्रमुख होते हैं।

(d) **शहरी** (Urban) **स्तर पर** नगरीय क्षेत्रों में सामान्यतया निम्न प्रकार की स्थानीय स्वायत्त (Autonomous) संस्थाएँ पाई जाती हैं

- नगरपालिका (20,000-40,000 जनसंख्या वाले क्षेत्रों में)।
- नगरपरिषद् (50000 से 5 लाख जनसंख्या वाले क्षेत्रों में)।
- नगर निगम (5 लाख से अधिक जनसंख्या वाले क्षेत्रों में)।

(e) **ग्रामीण** (Rural) **स्तर पर** प्राथमिक स्वास्थ्य देख-रेख का एक मूल आधार यूनीवर्सल कवरेज एवं स्वास्थ्य संसाधनों का समान बँटवारा है। इस नीति को लागू करने के लिए, निम्नांकित योजनाएँ प्रचलित हैं

- **ग्राम स्वास्थ्य मार्गदर्शक योजना** ग्राम स्वास्थ्य मार्गदर्शकों को ट्रेनिंग देने की योजना देश में 2 अक्टूबर, 1977 को प्रारम्भ हुई। ये स्थानीय समुदाय द्वारा चुने गए स्वयंसेवी (Volunteer) कार्यकर्ता हैं।

- **स्थानीय दाइयों** (Dais) **को ट्रेनिंग** ग्रामीण क्षेत्रों में घर में **लेबर सेवा** (प्रसव सेवा) उपलब्ध करने में दाइयों की भूमिका महत्त्वपूर्ण है।
- **समेकित बाल विकास सेवा** (ICDS or Integrated Child Development Services), 1975 इस योजना में 1000 जनसंख्या के लिए एक आँगनवाड़ी कार्यकर्त्ता होती है।
- **आशा** (ASHA or Accredited Social Health Activist) **योजना** आशा अपने 1000 की जनसंख्या वाले समुदाय के स्वास्थ्य ट्रेनर और प्रमोटर के रूप में कार्य करने के लिए प्रशिक्षित स्थानीय महिलाएँ होती हैं।

प्राथमिक स्वास्थ्य केन्द्र (Primary Health Centre or PHC)

- वर्तमान में प्राथमिक स्वास्थ्य केन्द्र ग्रामीण क्षेत्रों में स्वास्थ्य सेवाओं के प्रमुख केन्द्र हैं। प्राथमिक स्वास्थ्य केन्द्र 20,000-30,000 आबादी के लिए बनाया जाता है।
- **अल्मा-अटा** (Alma-Ata) के अनुसार, प्राथमिक स्वास्थ्य सुविधा के आठ घटक हैं, जोकि निम्न हैं
  - सामान्य स्वास्थ्य समस्याओं और उनकी रोकथाम (Prevention) तथा नियन्त्रण (Control) के उपायों के बारे में जनता को शिक्षित करना।
  - खाद्य पूर्ति (Food supply) और उपयुक्त पोषण को प्रोत्साहन देना।
  - सुरक्षित जल की पर्याप्त उपलब्धता और बुनियादी स्वच्छता पर ध्यान देना।
  - मातृ एवं शिशु स्वास्थ्य सुविधा और परिवार नियोजन की जानकारी देना।
  - प्रमुख संक्रामक रोगों (Communicable diseases) से बचाव की जानकारी देना।
  - स्थानीय रोगों की रोकथाम और नियन्त्रण की जानकारी देना।
  - सामान्य रोगों और चोटों (Injury) का उपयुक्त उपचार करना।
  - आवश्यक दवाओं की उपलब्धता होना।
  - टीकाकरण (Vaccination) के लिए प्रोत्साहित करना।

प्राथमिक स्वास्थ्य केन्द्र में नर्सों की भूमिका
(Roles of Nurses in Primary Health Centre)

सन् 1984 में विश्व स्वास्थ्य संगठन की एक विशेष समिति ने प्राथमिक स्वास्थ्य सुविधा में नर्सों की निम्न भूमिका स्पष्ट की

- व्यक्तियों और समुदायों के स्वास्थ्य के स्तर की गणना करना।
- सामुदायिक सहयोग को प्रेरित करना।
- आपात (Emergency) चिकित्सा सहित सामान्य स्वास्थ्य सेवा उपलब्ध कराना और रोगी को बड़े अस्पताल के पास पहुँचाना।
- महामारी (Epidemic) रोग सम्बन्धी निगरानी रखना।
- स्वास्थ्य कार्यकर्त्ताओं को ट्रेनिंग देना और उनके कार्यों की जाँच करना।
- प्राथमिक स्वास्थ्य सुविधा की प्रगति की जाँच करना।
- दस्तावेजों का सत्यापन करना (Stock verification)।

समुदाय स्वास्थ्य केन्द्र (Community Health Centre)

एक समुदाय स्वास्थ्य सेवा केन्द्र 80,000 से 1.2 लाख आबादी को कवर करता है और यह 30 बेड की क्षमता के साथ मरीजों के लिए आवश्यक सुविधाओं और विशेष सर्जरी, मेडिकल, प्रसव विज्ञान और स्त्रीरोग विज्ञान (Gyneology) के विशेषज्ञ युक्त होता है।

प्राथमिक एवं समुदायिक स्वास्थ्य केन्द्र तन्त्र के लिए महत्त्वपूर्ण तथ्य

स्वास्थ्य सेवा केन्द्र के स्तर	**उप-स्वास्थ्य केन्द्र** (SHC)	**प्राथमिक स्वास्थ्य केन्द्र** (PHC)	**सामुदायिक स्वास्थ्य केन्द्र** (CHC)
जनसंख्या (मैदानी क्षेत्र)	5000	30,000	1,20,000
जनसंख्या (पहाड़ी क्षेत्र)	3000	20,000	80,000
स्टाफ	3	15	30
नियन्त्रण	केन्द्र सरकार द्वारा	राज्य सरकार द्वारा	राज्य सरकार द्वारा
ग्रामीण क्षेत्र घेरते हैं	21 sq. km	130-140 sq. km	650-770 sq km
रेडियल क्षेत्र घेरते हैं	2.6 km	6.6 km	15.6 km
औसत गाँव घेरते हैं	4-5	28-30	150-170

स्वास्थ्य संकेतक या स्वास्थ्य सांख्यिकी
(Health Indicators or Health Statistics)

- स्वास्थ्य संकेतक आबादी की मात्रात्मक (Quantitative) विशेषताएँ होती हैं, जो आबादी के स्वास्थ्य का वर्णन करने के लिए प्रमाण (Proof) के रूप में उपयोग की जाती है।
- इनका उपयोग अक्सर स्वास्थ्य सेवा नीति (Healthcare policy) का निर्माण करने के लिए सरकारों द्वारा किया जाता है।
- स्वास्थ्य संकेतक का उपयोग न केवल समुदाय की स्वास्थ्य स्थिति को मापने के लिए किया जाता है, बल्कि इनका उपयोग एक क्षेत्र से दूसरे क्षेत्र में स्वास्थ्य की स्थिति की तुलना करने के लिए भी किया जाता है।
- कुछ मुख्य स्वास्थ्य संकेतक निम्न हैं
  - **मृत्यु-दर** (Mortality Rate) यह 'एक वर्ष में प्रति 1000 अनुमानित जनसंख्या में मृतकों या मृत्यु की संख्या' होती है।
    इसका सूत्र इस प्रकार है
    $$\text{मृत्यु-दर} = \frac{\text{वर्ष में मृत्यु की संख्या}}{\text{अनुमानित जनसंख्या}} \times 1000$$
  - **विशिष्ट मृत्यु-दर** (Specific Mortality Rate) विशिष्ट कारणों (जैसे–हैजा), विशिष्ट वर्गों (जैसे–आयु, लिंग, व्यवसाय, सामाजिक श्रेणी) और विशिष्ट समयावधि (वार्षिक, साप्ताहिक, मासिक) जैसी स्थितियों की मृत्यु-दरें विशिष्ट मृत्यु-दरें कहलाती हैं; जैसे–हैजा की विशिष्ट मृत्यु-दर की गणना का सूत्र निम्नानुसार है
    $$\text{हैजा के कारण विशिष्ट मृत्यु-दर} = \frac{\text{वर्ष में हैजा से मृत्यु की संख्या}}{\text{कुल जनसंख्या}} \times 1000$$
  - **शिशु मृत्यु-दर** (Infant Mortality Rate) यह एक वर्ष में प्रति 1000 जीवित जन्म लिए शिशुओं में एक वर्ष से कम आयु के शिशुओं की मृत्यु संख्या है।
    $$\text{शिशु मृत्यु-दर (IMR)} = \frac{\text{एक वर्ष में एक वर्ष से कम आयु के शिशुओं की मृत्यु की संख्या}}{\text{वर्ष में जीवित जन्म लिए शिशुओं की कुल संख्या}} \times 1000$$

- **नवजात मृत्यु-दर** (Neonatal Mortality Rate) जन्म के 4 सप्ताह या 28 दिन के अन्दर होने वाली मृत्यु नवजात मृत्यु कहलाती है।

$$\text{नवजात मृत्यु-दर (NMR)} = \frac{\text{28 दिन से कम आयु में मृत्यु की संख्या}}{\text{कुल जीवित जन्म}} \times 1000$$

- **मातृ मृत्यु-दर** (Maternal Mortality Rate) यह प्रति 1000 जीवित जन्म लिए शिशुओं में प्रसव सम्बन्धी (Puerperal) कारणों से हुई माताओं की मृत्यु की संख्या है।

$$\text{मातृ मृत्यु-दर (MMR)} = \frac{\text{गर्भावस्था या लेबर से सीधे सम्बन्धित और गर्भावस्था में या लेबर के 42 दिन के भीतर हुई माताओं की मृत्यु की संख्या}}{\text{वर्ष में कुल जीवित जन्म}} \times 1000$$

- **5 वर्ष से कम आयु की मृत्यु दर** (Under 5 Mortality Rate) यह 5 वर्ष से कम आयु वाले बालकों की वार्षिक मृत्यु-दर है जिसे प्रति 1000 जीवित जन्मों की तुलना में दर्शाया गया है। इसे निम्नलिखित सूत्र द्वारा दर्शाया जाता है

$$\text{5 वर्ष से कम आयु की मृत्यु-दर} = \frac{\text{किसी दिए गए वर्ष में 5 वर्ष से कम आयु वर्ग के बालकों की मृत्यु संख्या}}{\text{उसी वर्ष में जीवित जन्मों की संख्या}} \times 1000$$

- **प्रसवकालीन मृत्यु दर** (Perinatal Mortality Rate) यह प्रति 1000 जीवित जन्म लिए शिशुओं में गर्भावस्था के 28 वें सप्ताह से प्रसव के 7 दिन बाद तक की अवधि के दौरान हुई शिशुओं की मृत्यु है। दूसरे शब्दों में, इसमें मृत शिशु जन्म (Still births) तथा एक सप्ताह के भीतर हुई नवजात मृत्यु शामिल रहती है।

$$\text{परिप्रसव मृत्यु दर} = \frac{\text{28 सप्ताह या अधिक आयु वाले गर्भ की मृत्यु एक सप्ताह से कम में हुई नवजात मृत्यु}}{\text{कुल जीवित + मृत प्रसव}} \times 1000$$

- **सामान्य जननक्षमता दर** (General Fertility Rate) यह एक वर्ष में, प्रजनन आयु (15-45 वर्ष) समूह की प्रति 1000 महिलाओं में उत्पन्न हुए जीवित शिशुओं की संख्या हैं।

$$\text{सामान्य जननक्षमता दर (GFR)} = \frac{\text{जीवित जन्मों की संख्या}}{\text{15-45 वर्ष आयु समूह की महिलाओं की संख्या}} \times 1000$$

- **रुग्णता संकेतक** (Morbidity Indicators) रोगों और विकारों से सम्बन्धित है। रुग्णता दर का उपयोग समुदाय में अस्वस्थता को ज्ञात करने के लिए किया जाता है।
  - **घटना और प्रसार** (Incidence and Prevalence) घटना एक निश्चित अवधि में आबादी में रोगों या चोट के नए मामलों की संख्या को बताती है। प्रसार में निश्चित समय में आबादी में होने वाले नए और इससे पहले होने वाले सभी मामले शामिल होते हैं।
  - **अधिसूचना दर** (Notification Rate) निश्चित समय पर अधिकारियों को सूचित किए गए एक विशेष रोग के मामलों की संख्या होती है।
  - **आउटडोर या बाहरी रोगी विभाग** (OPD) **में उपस्थिति दर** यह रोगी विभागों में उपस्थित होने वाले मामलों की संख्या होती है।
- **विकलांगता दर संकेतक** (Disability Rate Indicators) आमतौर पर उपयोग की जाने वाली विकलांगता दरें दो समूहों में आती हैं

(i) **घटना प्रकार के संकेतक** (Event Type Indicators)
  - प्रतिबन्धित गतिविधि के दिनों की संख्या
  - बिस्तर पर रहने योग्य विकलांगता की दर
  - निश्चित अवधि के भीतर कार्य या विद्यालय की हानि के दिन

(ii) **व्यक्ति प्रकार के संकेतक** (Person Type Indicators)
  - **गतिशीलता की सीमा** (Range of Mobility) उदाहरण– बिस्तर तक ही सीमित, घर तक ही सीमित, घर के भीतर या बाहर चारों ओर होने में विशेष सहायता।
  - **गतिविधि की सीमा** (Range of Activity) उदाहरण–दैनिक जीवन में खाने, कपड़े धोने, पहनने, नौकरी करने की क्षमता, गृहकार्य करने की क्षमता की बुनियादी (Basic) गतिविधियों को करने के लिए सीमा, आदि।

- **पोषण स्थिति संकेतक** (Nutritional Status Indicators) तीन मुख्य पोषण स्थिति संकेतक निम्न प्रकार से हैं
  - पूर्व-स्कूली बच्चों के एन्थ्रोपोमेट्रिक माप (Anthropometric measurement); जैसे–वजन और ऊँचाई, मध्य हाथ परिधि (Circumference)।
  - स्कूल में बच्चों की ऊँचाई (कभी-कभी वजन)।
  - नवजात शिशु का कम वजन (2.5 kg से कम)
- **स्वास्थ्य देखभाल वितरण संकेतक** (Healthcare Delivery Indicators) स्वास्थ्य देखभाल वितरण के मुख्य संकेतक निम्न हैं
  - डॉक्टर-जनसंख्या अनुपात
  - डॉक्टर-नर्स अनुपात
  - जनसंख्या-बिस्तर का अनुपात
  - जनसंख्या प्रति स्वास्थ्य केन्द्र या उपकेन्द्र
- **उपयोगिता दर संकेतक** (Utilisation Rate Indicators) संक्रामक रोगों के प्रति 'पूरी तरह से प्रतिरक्षित या इम्यून' होने वाले शिशुओं का अनुपात।
  - गर्भवती महिलाओं का अनुपात जो प्रसव के पहले देखभाल प्राप्त करती हैं या उनके प्रसव को प्रशिक्षित मिडवाइफ नर्स द्वारा देखरेख प्रदान की जाती है।
  - परिवार नियोजन के विभिन्न तरीकों का उपयोग करने वाली जनसंख्या का प्रतिशत।
- **सामाजिक और मानसिक स्वास्थ्य संकेतक** (Social and Mental Health Indicators) इसमें सामाजिक अपराध दर; जैसे–आत्महत्या, हत्या, हिंसा के अन्य कार्य और अन्य अपराध; जैसे–सड़क यातायात दुर्घटना, किशोर अपराध, धूम्रपान, आदि शामिल हैं। ये सामाजिक संकेतक लोगों के स्वास्थ्य में सुधार के लिए सामाजिक कार्यवाही के लिए एक सूचना प्रदान करते हैं।
- **स्वास्थ्य नीति संकेतक** (Health Policy Indicators)
  - स्वास्थ्य सेवाओं पर खर्च किए गए GNP (Gross National Product) का अनुपात।
  - स्वास्थ्य सम्बन्धी गतिविधियों (जैसे–पानी की आपूर्ति, आवास और पोषण, सामुदायिक विकास, आदि) पर किए गए खर्च (GNP) का अनुपात।
  - प्राथमिक स्वास्थ्य देखभाल के क्षेत्र में लगे कुल स्वास्थ्य संसाधनों का अनुपात।

महामारी विज्ञान (Epidemiology)

- क्लार्क के अनुसार, व्यक्तियों के समूहो में स्वास्थ्य रोग अपंगता, विकृतियाँ तथा मृत्यु की घटना तथा इनकी निर्धारक परिस्थितियों एवं कारको से सम्बन्धित विज्ञान का क्षेत्र महामारी (जानपदिक) रोग विज्ञान कहलाता है।
- महामारी विज्ञान, चिकित्सा की वह शाखा है, जिसमें मानव आबादी में रोग को नियन्त्रित करने का अध्ययन किया जाता है।
- महामारी (Epidemic) एक रोग की अपेक्षा से अधिक मामलों के प्रकट होने की घटना है, जो एक निश्चित समय में निश्चित आबादी में प्रकट होती है।
- इसका समय (काल) एवं प्रभाव क्षेत्र काफी विस्तृत होता है, जबकि प्रकोप (Outbreak) में एक सीमित क्षेत्र में थोड़े समय के लिए रोग के मामलों की संख्या बढ़ जाती है। इसके तीन प्रकार हैं
  - **सामान्य स्रोत महामारी** (Common source epidemic) जो संक्रमण के एक ही स्रोत से उत्पन्न होती है और जहाँ ज्यादातर लोग एक ही उद्भवन अवधि (Incubation period) के बाद बीमार पड़ जाते हैं।
  - **प्रसारित महामारी** (Propagated epidemic) तब उत्पन्न होती है, जब संक्रमण एक व्यक्ति से दूसरे व्यक्ति में फैलता है। उदाहरण–हवा के माध्यम से, वाहक के माध्यम से, दूषित भोजन या जल के माध्यम से या असुरक्षित सम्भोग के दौरान।
  - **मिश्रित महामारी** (Mixed epidemic) एक सामान्य स्रोत से शुरु हो सकती है और प्रसारित महामारी में परिवर्तित हो सकती है।

महामारी का प्रबन्धन (Management of Epidemic)

महामारी प्रबन्धन गतिविधियों में उचित नियन्त्रण के उपाय शामिल हैं

- महामारी के कारणों की तेजी से पहचान करना और रोग के **फैलाव** (Spread) को सीमित करने और रोकने के लिए प्रभावी कार्यवाही करना।
- महामारी के उच्च स्तर पर स्वास्थ्य कर्मियों को रोग के फैलाव को नियन्त्रित करने के लिए आवश्यक कोई भी उपाय करने में लोगों की मदद की आवश्यकता होती है; जैसे–समुदाय में लोगों को औषधियाँ देना और स्वास्थ्य शिक्षा द्वारा जागरूकता प्रदान करना।
- किस प्रकार के नियन्त्रण उपायों को अपनाने की आवश्यकता है, यह संक्रामक पैथोजन के प्रकार, रोग के फैलाव की विधि और रोग में योगदान करने वाले किसी भी अन्य कारक पर निर्भर करती है।
- संक्रमण का स्रोत (Source) मनुष्य या जन्तु या पर्यावरण में उपस्थित निर्जीव (Non-living) पदार्थ हो सकते हैं। यदि हम सही नियन्त्रण उपायों को लागू नहीं करते हैं, तो महामारी अन्य क्षेत्र में भी फैल सकती है। उदाहरण के लिए, यदि दूषित भोजन आपके समुदाय में प्रकोप का स्रोत है, तो आपको समुदाय को खाद्य स्वच्छता के बारे में समझाकर प्रकोप को नियन्त्रित करने का प्रयास करना चाहिए, ताकि वे दूषित भोजन के सम्पर्क में न आए।
- महामारी (जानपदिक) रोग विज्ञान के अनुसार, किसी रोग की उत्पत्ति के लिए कारक (Agent) पोषी (मेजबान/Host) एवं पर्यावरण (Environment) की आवश्यकता होती है, इसे **एपिडेमियोलोजिक ट्रायड** कहते हैं।

जनसंख्या विस्फोट (Population Explosion)

- मानव आबादी में तीव्र गति से होने वाली वृद्धि को जनसंख्या विस्फोट कहते हैं।
- 20वीं शताब्दी के अन्त तक विश्व में मानव आबादी 600 करोड़ से भी अधिक हो गई।
- एक रिपोर्ट के अनुसार, सन् 2050 तक विश्व की जनसंख्या 45% की वृद्धि दर से 930 करोड़ तक पहुँचने का अनुमान है।
- मानव जनसंख्या वृद्धि के प्रमुख कारण निम्नलिखित हैं
  - **निम्न सामाजिक स्तर** (Low Social Status) हमारे देश में लोगों के रहन-सहन का स्तर निम्न (Low) है। अतः अधिकांश जनता निर्धन है, जो यह विश्वास करती है, कि जितने अधिक बच्चे होंगे, वे उतना ही अधिक धन कमा सकेंगे।
  - **निरक्षरता** (Illiteracy) भारत में निरक्षरता का प्रतिशत अधिक होने के कारण लोग छोटे परिवार का महत्त्व नहीं समझते हैं।
  - **सामाजिक रीति-रिवाज** (Social Customs and Traditions) हमारे देश में पुत्र प्राप्ति की कामना हेतु लोग कई सन्तानें पैदा कर लेते हैं, जिसके कारण परिवार बड़ा होता जाता है।
  - **कम आयु में विवाह** (Marriage in Early Age) ग्रामीण तथा अशिक्षित परिवारों में बाल-विवाह के कारण कम आयु में ही दम्पत्ति सन्तानें पैदा करने लगते हैं।
  - **मृत्यु दर में निरन्तर कमी** (Regular Deficit in Death Rate) विभिन्न आधुनिक चिकित्सा सुविधाओं और सामुदायिक स्वास्थ्य में बेहतरी के कारण मृत्यु दर में लगातार कमी आ रही है एवं जन्म दर बढ़ रही है। हमारे देश में वर्ष 1921 में मृत्यु दर 49.2 व्यक्ति प्रति हजार थी, जोकि वर्ष 2011 की जनगणना के अनुसार मात्र 7.2 व्यक्ति प्रति हजार रह गई है।

जनसंख्या वृद्धि का नियन्त्रण (Control of Population Growth)

जनसंख्या वृद्धि को रोकने के लिए प्रमुख उपाय निम्नलिखित हैं

- **कानूनी व्यवस्था** (Legal System) जनसंख्या नियन्त्रण हेतु संविधान में कठोर कानूनी व्यवस्था होनी चाहिए। संविधान के 42वें संशोधन (वर्ष 1976) में संसद और विधानसभाओं को जनसंख्या नियन्त्रण के लिए कानून बनाने के अधिकार प्रदान किए गए हैं। इसके अलावा विवाह की आयु में वृद्धि करके भी जनसंख्या की वृद्धि रोक सकते हैं।
- **शिक्षा व्यवस्था** (Education System) जनसंख्या वृद्धि रोकने तथा परिवार को सीमित करने के सम्बन्ध में शिक्षा द्वारा लोगों एवं समाज को जनसंख्या वृद्धि के कारणों एवं उनसे होने वाले भयंकर परिणामों से अवगत कराया जाए।
- **आर्थिक स्थिति में सुधार** (Economical Improvement) लोगों को समय पर उचित रोजगार तथा व्यवसाय मिलने चाहिए, जिससे उनके आर्थिक स्तर में सुधार हो सके ताकि वे शिक्षित होकर जनसंख्या वृद्धि से होने वाले नुकसानों को समझ सकें।
- **परिवार कल्याण सम्बन्धी कार्यक्रमों को बढ़ाना** (Increasing Programmes Related to the Family Welfare) परिवारों को सीमित रखने के लिए लोगों में परिवार कल्याण कार्यक्रमों में रुचि बढ़ानी होगी; जैसे–सीमित परिवार

वाले व्यक्तियों के बच्चों को निःशुल्क शिक्षा, मुफ्त इलाज की व्यवस्था, सरकारी नौकरियों में प्राथमिकता, आदि।

- **परिवार नियोजन** (Family Planning) परिवार कल्याण के लिए बच्चों की संख्या सीमित कर, परिवार को नियोजित करने की प्रक्रिया को परिवार नियोजन कहते हैं। इससे जनसंख्या वृद्धि पर रोक लगाई जा सकती है। इसका विस्तार से अध्ययन हम **अध्याय-6** में करेंगे।

परिवार कल्याण (Family Welfare)

- यह शब्द मूल रूप से जीवन की गुणवत्ता (Quality) से सम्बन्धित है, इसलिए इसमें शिक्षा, पोषण, स्वास्थ्य, रोजगार, महिलाओं का कल्याण व अधिकार, मकान, सुरक्षित पेयजल, आदि सभी आवश्यकताएँ जो मानव कल्याण से सम्बन्धित हैं, शामिल हैं।
- परिवार नियोजन को संयुक्त राष्ट्रों द्वारा सन् 1968 में मानव अधिकार के रूप में पहचाना गया।
- सन् 1977 में, भारत सरकार ने परिवार नियोजन को **परिवार कल्याण** नाम दिया तथा स्वास्थ्य एवं परिवार नियोजन मन्त्रालय का नाम बदल कर स्वास्थ्य एवं परिवार कल्याण मन्त्रालय कर दिया।
- इससे भारत सरकार की यह सोच स्पष्ट होती है, कि वह परिवार के कल्याण के माध्यम से परिवार नियोजन को बढ़ावा देने के लिए चिन्तित है। इसका लक्ष्य जीवन के उच्च स्तर को प्राप्त करना है।

इसमें परिवार स्वास्थ्य सेवाओं के मुख्य उद्देश्य निम्नलिखित हैं

- मातृ एवं शिशु मृत्यु-दर और मोर्बिडिटी दर कम करना।
- दो बच्चों में अन्तर रखना।
- परिवार के स्तर पर कुपोषण (Malnutrition) की समस्या सुलझाना।
- परिवार के सभी सदस्यों को स्वस्थ जीवन की मूल आवश्यकताओं के बारे में शिक्षित करना।

मातृ एवं शिशु स्वास्थ्य सेवाएँ या MCH (Maternal and Child Healthcare or MCH)

स्वास्थ्य सेवाएँ प्रदान करने में MCH को सर्वोत्तम प्राथमिकता देने के मुख्य कारण निम्न हैं

- प्रायः सभी देशों में जनसंख्या का बड़ा भाग माताओं व 15 वर्ष से कम आयु के बालकों एवं बालिकाओं से बनता है। विकासशील देशों में यह कुल जनसंख्या का लगभग 71% (भारत में 57.5%) है। अतः उनकी बड़ी संख्या के कारण उनकी स्वास्थ्य सुविधा की आवश्यकताएँ भी अधिक होती हैं।
- माताएँ और बच्चे 'विशेष जोखिम' या कमजोर (Vulnerable) समूह में आते हैं।
- माताओं और बच्चों के स्वास्थ्य को सुधारने से हम परिवार और समुदाय के स्वास्थ्य में तेजी से बढ़ोतरी कर सकते हैं।

MCH सुविधा के उद्देश्य (Objective of MCH Services)

MCH देख-रेख के उद्देश्य निम्नलिखित हैं

- मातृ परिप्रसव (Perinatal), शिशु और बाल मृत्यु दर और रुग्णता दर में कमी।
- जनन स्वास्थ्य में बढ़ोतरी और परिवार में शिशु व किशोरों के शारीरिक तथा मनोवैज्ञानिक विकास को प्रेरित करना।
- MCH सुविधा का अन्तिम उद्देश्य समाज की आजीवन तन्दुरुस्ती है।

MCH सुविधा में नर्स की भूमिका (Role of Nurse in MCH Services)

MCH के क्षेत्र में चार प्रमुख क्षेत्र निर्धारित किए गए हैं, जहाँ नर्स सहायता प्रदान कर सकती है, ये हैं

- सीधे माताओं एवं शिशुओं तक स्वास्थ्य सुविधा उपलब्ध कराकर।
- ग्रामीण क्षेत्रों में स्वास्थ्य शिक्षा प्रदान कर।
- मातृ एवं शिशु स्वास्थ्य की जाँच एवं उचित पोषण व्यवस्था द्वारा।
- नर्सिंग कार्यों के रिसर्च और मूल्यांकन द्वारा।

यौन चिकित्सा (Sex Treatment)

यौन समस्याओं की देखभाल एवं उपचार का क्षेत्र बहुत व्यापक है, जिसे नीचे दर्शाया गया है

- **कायिक चिकित्सा** (Somatic Treatment) इसमें घावों, जननांगों के रोग, जनन मार्गों का संक्रमण, नपुंसकता, आदि जैसी दशाओं के लिए केमिकल, मेडिकल, सर्जिकल और हॉर्मोनल चिकित्सा प्रदान की जाती है।
- **व्यावहारिक चिकित्सा** (Behavioural Treatment) इनका उद्देश्य रोगी व्यक्ति को सुधारने के लिए मनोवृत्ति (Pschology) और व्यवहार बदलना है।
- **मनोविश्लेषण** (Psychoanalysis) यह काम-वासना, इच्छाओं (Fantasies) और कल्पना (Imagination) जैसी समस्याजनक स्थितियों में उपयोगी हो सकता है।
- **सम्मोहन** (Hypnosis) यह आराम में उत्पन्न होने वाली समस्याओं और तनावों को कम करने में उपयोगी हो सकता है।

भारत में स्वास्थ्य और सामाजिक सेवाएँ (Health and Social Services in India)

स्वतन्त्रता के बाद ही देश की स्वास्थ्य आवश्यकताओं के आधार पर स्वास्थ्य सेवाओं का वास्तविक विकास प्रारम्भ हुआ। देश में स्वास्थ्य सेवाओं को संगठित करने के लिए दिशा-निर्देश समय-समय पर निम्न कमेटियों से प्राप्त हुए हैं।

भारत में विभिन्न स्वास्थ्य कमेटियाँ एवं उनके कार्य/उद्देश्य

स्वास्थ्य कमेटी	कार्य/उद्देश्य
भोर कमेटी (Bhore committee)	सन् 1943 में, भारत सरकार ने देश में उस समय उपस्थित स्वास्थ्य की स्थिति और स्वास्थ्य संगठनों के सर्वे तथा भावी विकास के लिए सिफारिशें करने के लिए स्वास्थ्य सर्वेक्षण एवं विकास समिति (जिसे सामान्यतया भोर कमेटी कहा गया) को बनाया।
चड्ढा समिति (Chada comittee)	सन् 1963 में केन्द्र सरकार द्वारा राष्ट्रीय मलेरिया उन्मूलन कार्यक्रम (NMEP) के प्रबन्धन चरण (Maintenance phase) के क्रियान्वयन के लिए आवश्यक व्यवस्थाओं का अध्ययन किया गया। चड्ढा समिति के अनुसार, मलेरिया सतर्कता अभियान के अन्तर्गत महीने में गृह मुलाकात का दायित्व बेसिक हेल्थ कार्यकर्त्ता द्वारा सम्पादित किया जाना चाहिए।
मुदालियर कमेटी (Mudaliar committee)	सन् 1965 में, इस कमेटी को बनाया गया। इसका उद्देश्य देश की पंचवर्षीय योजनाओं (Five year plans) के बारे में स्वास्थ्य सम्बन्धी आवश्यकताओं और संसाधनों पर नए तरह से विचार करना और भोर समिति की रिपोर्ट के बाद स्वास्थ्य के क्षेत्र में हुई प्रगति की जाँच करना था।

स्वास्थ्य कमेटी	कार्य/उद्देश्य
मुखर्जी कमेटी (Mukherji committee)	मुखर्जी कमेटी ने सन् 1966 में ब्लॉक स्तर पर उपलब्ध की जाने वाली 'बुनियादी स्वास्थ्य सेवाओं' के विवरण की योजना तैयार की। इस कमेटी ने मलेरिया और चेचक से सुरक्षा के कार्य को PHC द्वारा किए जाने के लिए अतिरिक्त कर्मचारियों की भर्ती की सिफारिश की।
करतार सिंह कमेटी (Kartar Singh committee)	स्वास्थ्य एवं परिवार नियोजन के लिए बहुउद्देशीय स्वास्थ्य कार्यकर्त्ताओं (Multipurpose health workers) के प्रश्न पर विचार करने के लिए भारत सरकार द्वारा सन् 1972 में श्री करतार सिंह, अतिरिक्त सचिव, स्वास्थ्य एवं परिवार नियोजन मन्त्रालय की अध्यक्षता में यह समिति बनाई की गई। इस कमेटी ने अपनी रिपोर्ट सितम्बर, 1973 में प्रस्तुत की।
श्रीवास्तव कमेटी (Srivastava committee)	भारत सरकार ने सन् 1974 में श्रीवास्तव कमेटी नामक चिकित्सा शिक्षा और समर्थ मानवशक्ति दल स्थापित किया। दल ने अपनी रिपोर्ट सन् 1975 में प्रस्तुत की।

राष्ट्रीय स्वास्थ्य नीति (National Health Policy)

भारत में आजादी के 30 वर्ष बाद पहली बार सन् 1983 में राष्ट्रीय स्वास्थ्य नीति पेश की गई। इसके बाद वर्ष 2002 में दूसरी राष्ट्रीय स्वास्थ्य नीति की शुरुआत की गई। राष्ट्रीय स्वास्थ्य नीति 2002 के करीब 15 वर्ष बीत जाने के बाद वर्ष 2017 में तीसरी स्वास्थ्य नीति लाई गई।

राष्ट्रीय स्वास्थ्य नीति, 2017 के उद्देश्य
(Objectives of National Health Policy, 2017)

इस नीति का उद्देश्य सभी विकास नीतियों में रोगों को समाप्त करने वाले और बेहतर स्वास्थ्य को बढ़ावा देने वाले स्वास्थ्य देखभाल दिशा-निर्देशों के माध्यम से सभी वर्गों के लिए स्वास्थ्य और कल्याण का उच्चतम् सम्भव स्तर प्राप्त करना है, जिसके कारण कोई भी व्यक्ति किसी भी वित्तीय कठिनाई का सामना किए बिना अच्छी स्वास्थ्य सेवाएँ प्राप्त कर सकता है।

राष्ट्रीय स्वास्थ्य नीति, 2017 का लक्ष्य
(Target of National Health Policy, 2017)

- स्वास्थ्य पर किए जाने वाले खर्च को वर्ष 2025 तक कुल GDP का 2.5% तक करना।
- वर्ष 2025 तक मौजूदा औसत जीवनप्रत्याशा को 67.5 वर्ष से बढ़ाकर 70 वर्ष करना।
- वर्ष 2025 तक 5 वर्ष से कम आयु वाले बच्चों की मृत्यु-दर को मौजूदा मृत्यु-दर से कम करना।
- वर्ष 2020 तक मातृ मृत्यु-दर को भी पूरी तरह से समाप्त करने का लक्ष्य।

भारत में प्रमुख स्वास्थ्य योजनाएँ
(Main Health Plans in India)

भारत में प्रमुख स्वास्थ्य योजनाएँ निम्न हैं

- सन 1977 में भारत सरकार ने 'ग्रामीण स्वास्थ्य सेवा' योजना प्रस्तुत की थी।
- देश में ग्राम स्वास्थ्य गाइड (Village health guide) प्रशिक्षित करने के लिए एक योजना 2 अक्टूबर, 1977 में प्रारम्भ की गई थी।
- अण्डर फाइव क्लीनिक (Under five clinics) का प्रतीक चिन्ह त्रिकोण होता है।
- **राष्ट्रीय बाल स्वास्थ्य कार्यक्रम** (National Child Health Programme) 15 अक्टूबर, 1997 को शुरु इस कार्यक्रम का उद्देश्य 0 से 18 वर्ष के 27 करोड़ से भी अधिक बच्चों में विकार, रोग, कमी और विकलांगता सहित विकास में रुकावट की जाँचें शामिल है।
- **मिड-डे मील भोजन** (Mid-day Meal) **कार्यक्रम** 15 अगस्त, 1995 को शुरु इस कार्यक्रम का मुख्य लक्ष्य बच्चों में कुपोषण को रोकना, बच्चों को विद्यालय में प्रवेश के लिए आकर्षित करना और शिक्षा के स्तर को बढ़ाना है। मध्यान्ह भोजन कार्यक्रम के दौरान दिया जाने वाला भोजन कुल ऊर्जा की आवश्यकता का कम-से-कम एक-तिहाई भाग एवं कुल प्रोटीन की आवश्यकता का आधा भाग प्रदान करने वाला होना चाहिए।
- **वन्दे मातरम् योजना** (Vande Matram Yojana) इसे 9 फरवरी, 2004 में प्रारम्भ किया गया था। इसका उद्देश्य मातृ मृत्यु-दर को कम करना और गर्भवती एवं दुग्ध पिलाने वाली माताओं में होने वाले रोगों को कम करना है।
- **जननी सुरक्षा योजना** (JSY), **2005** इसका उद्देश्य मातृ एवं शिशु मृत्यु-दर को कम करना है।
- **राष्ट्रीय स्वास्थ्य बीमा योजना** इस स्वास्थ्य बीमा योजना की शुरुआत 1 अप्रैल, 2008 को की गई थी। इसका मुख्य उद्देश्य गरीबी रेखा के नीचे गुजर-बसर कर रहे लोगों और निजी कम्पनियों में काम करने वाले मजदूरों को स्वास्थ्य बीमा प्रदान करना था।
  - राष्ट्रीय स्वास्थ्य बीमा योजना का लाभ भी उन्हीं लोगों को मिल सकता था, जो BPL कार्ड धारक थे।
  - इस योजना के अन्तर्गत BPL कार्ड धारकों के परिवार के लोगों को ₹ 30,000 तक की धनराशि का इलाज मुफ्त किया जाता था।
- **राष्ट्रीय स्वास्थ्य मिशन** (National Health Mission or NHM), **2013** ये कार्यक्रम शहरी और ग्रामीण क्षेत्रों में स्वास्थ्य व्यवस्था को बेहतर बनाने के लिए शुरु किया गया। इसमें दो मिशन शामिल हैं
  - राष्ट्रीय ग्रामीण स्वास्थ्य मिशन (NRHM), 12 अप्रैल, 2005
  - राष्ट्रीय शहरी स्वास्थ्य मिशन (NUHM), 2013
    - इसका उद्देश्य शिशु मृत्यु-दर और मातृत्व मृत्यु-दर में कमी लाना।
    - हर नागरिक तक लोक स्वास्थ्य सेवाओं की पहुँच सरल कराना।
    - रोगों का रोकथाम व नियन्त्रण।
    - जनसंख्या नियन्त्रण के साथ-साथ लिंग (Sex) व डेमोग्राफिक (Demographic) सन्तुलन तय करना।
    - इसमें गाँवों को प्रशिक्षित महिला स्वास्थ्य कार्यकर्त्ता (आशा) को भी लगाया गया।
- **मिशन इन्द्रधनुष, 2014** इसका उद्देश्य उन बच्चों का वर्ष 2020 तक टीकाकरण करना है, जिन्हें टीके नहीं लगे हैं या डिफ्थीरिया, बलगम, टिटेनस, पोलियो, TB, खसरा तथा हिपेटाइटिस-B रोकने जैसे सात टीके आंशिक रूप से लगे हैं।
- **प्रधानमन्त्री सुरक्षित मातृत्व अभियान, 2016** इसका उद्देश्य गर्भावस्था (Pregnancy) के दौरान और बच्चे को जन्म देते समय माता की मृत्यु-दर और शिशु की मृत्यु-दर को कम करना और बच्चे के जन्म को एक सुरक्षित प्रक्रिया बनाना है।
- **प्रधानमन्त्री मातृ वन्दना योजना, 2017** इंदिरा गाँधी मातृत्व सहयोग योजना, 2010 के नाम को बदलकर प्रधानमन्त्री मातृ वन्दना योजना की शुरुआत

की गई है। इस योजना के अन्तर्गत सरकार द्वारा गर्भवती और स्तनपान कराने वाली माताओं को पहले जीवित जन्म के लिए ₹ 6000 की आर्थिक सहायता प्रदान की जा रही है।

- **राष्ट्रीय पोषण अभियान, 2018** इसका उद्देश्य बच्चों, युवतियों, गर्भवती महिलाएँ एवं स्तनपान कराने वाली माताओं में पोषण की कमी को सुधारना तथा बच्चों में विकास की कमी न हो एवं कुपोषण, एनीमिया, आदि न हो, पर ध्यान देना है।
- **आयुष्मान भारत** (प्रधानमन्त्री जन आरोग्य योजना) ये योजना राष्ट्रीय स्वास्थ्य बीमा योजना और वरिष्ठ नागरिक स्वास्थ्य बीमा योजना को मिलाकर बनाई गई है। 25 सितम्बर, 2018 से आयुष्मान भारत योजना पूरे देश भर में लागू है।
  - इस योजना के अन्तर्गत गरीबी रेखा के नीचे जीवन यापन करने वाले परिवारों को 5 लाख का हेल्थ कवरेज दिया जाएगा।
  - सरकारी आँकड़ों के अनुसार, आयुष्मान भारत योजना भारत के 10 करोड़ BPL (लगभग 50 करोड़ लोग) परिवारों को दी जाएगी।
  - इस योजना के सफल होने के बाद मध्यम वर्ग के परिवारों को भी इसमें शामिल किया जाएगा। इस योजना का 60% खर्च केन्द्र सरकार और 40% खर्च राज्य सरकारों द्वारा किया जाएगा।

भारत में कार्यरत् विभिन्न स्वयंसेवी स्वास्थ्य संगठन

स्वयंसेवी स्वास्थ्य संगठनों के नाम	स्थापना वर्ष	कार्य
इण्डियन रेड क्रॉस सोसायटी	1920	• दुग्ध एवं दवाइयों की आपूर्ति करना। • प्राथमिक उपचार में सहायक। • मातृ एवं शिशु स्वास्थ्य सेवाएँ प्रदान करना। • परिवार नियोजन सम्बन्धी सेवाएँ प्रदान करना। • ब्लड बैंक स्थापना।
द इण्डियन वीमेन्स कॉन्फ्रेन्स	1926	• मातृ एवं शिशु स्वास्थ्य सेवाओं का आयोजन करना। • मेडिकल केन्द्रों, दुग्ध केन्द्रों एवं परिवार नियोजन केन्द्रों की स्थापना करना।
ट्यूबरकुलोसिस एसोसिएशन ऑफ इण्डिया	1939	• फण्ड बढ़ाने के लिए प्रत्येक वर्ष TB सील अभियान (TB seal campaign) आयोजित करना। • स्वास्थ्य कार्यकर्त्ताओं को ट्रेनिंग देना एवं लोगों को स्वास्थ्य शिक्षा प्रदान करना।
द कस्तूरबा मेमोरियल फण्ड	1944	• ग्राम सेविकाओं के माध्यम से महिलाओं विशेषकर ग्रामीण महिलाओं की स्थिति को सुधारना।
द ऑल इण्डिया ब्लाइण्ड रिलीफ सोसायटी	1946	• नेत्र जाँच एवं उपचार शिविरों का आयोजन करना।
फैमिली प्लानिंग एसोसिएशन ऑफ इण्डिया	1949	• परिवार नियोजन शिविरों का आयोजन। • डॉक्टर्स, स्वास्थ्य कार्यकर्त्ताओं एवं सामाजिक कार्यकर्त्ताओं को ट्रेनिंग देना।
हिन्द कुष्ठ निवारण संघ	1950	• विभिन्न लेप्रोसी क्लीनिक्स को आर्थिक सहायता प्रदान करना। • लोगों को स्वास्थ्य शिक्षा प्रदान करना एवं मेडिकल कार्यकर्त्ताओं को ट्रेनिंग देना।
इण्डियन काउन्सिल फोर चाइल्ड वेल्फेयर	1952	• भारतीय शिशुओं को शारीरिक, मानसिक, सामाजिक, अध्यात्मिक (Spiritual) एवं नैतिक (Moral) रूप से स्वस्थ बनाना।
सेण्ट्रल सोशल वेल्फेयर बोर्ड	1953	• देश में स्वयंसेवी (Volunteer) स्वास्थ्य संगठनों की आवश्यकता का निरीक्षण करना। • स्वयंसेवी कल्याणकारी संगठन (Voluntary welfare organisation) की स्थापना करना एवं उन्हें बढ़ावा देना।

विभिन्न अन्तर्राष्ट्रीय स्वास्थ्य संगठन

अन्तर्राष्ट्रीय स्वास्थ्य संगठन	पूरा नाम	स्थापना का वर्ष
WHO	विश्व स्वास्थ्य संगठन (World Health Organisation)	1948
यूनिसेफ (UNICEF)	संयुक्त राष्ट्र अन्तर्राष्ट्रीय बाल आपातकाल कोष (United Nation's International Children's Emergency Fund)	1946
UNDP	संयुक्त राष्ट्र विकास कार्यक्रम (United Nation's Development Programme)	1966
FAO	खाद्य एवं कृषि संगठन (Food and Agriculture Organisation)	1945
ILO	अन्तर्राष्ट्रीय मजदूर संगठन (International Labour Organisation)	1919
USAID	संयुक्त राष्ट्र अन्तर्राष्ट्रीय विकास एजेन्सी (United States Agency for International Development)	1961
केयर (CARE)	सर्वत्र सहायता एवं मदद सहयोग (Co-operative for Assistance and Relief Everywhere)	1945
अन्तर्राष्ट्रीय रेड क्रॉस सोसाइटी (International Red Cross Society)	—	1919

नोट • यूनिसेफ का मुख्य कार्य माँ और बच्चे के स्वास्थ्य में वृद्धि करना है।

भारत में स्वास्थ्य कार्यक्रम (स्वास्थ्य से सम्बन्धित)

स्वास्थ्य कार्यक्रम के नाम	स्थापना वर्ष
राष्ट्रीय मलेरिया नियन्त्रण कार्यक्रम (National Malaria Control Programme)	1953
राष्ट्रीय परिवार नियोजन कार्यक्रम (National Family Planning Programme)	1953
राष्ट्रीय कुष्ठ नियन्त्रण कार्यक्रम (National Leprosy Control Programme)	1954
राष्ट्रीय फाइलेरिया नियन्त्रण कार्यक्रम (National Filaria Control Programme)	1955
राष्ट्रीय मलेरिया उन्मूलन कार्यक्रम (National Malaria Eradication Programme)	1958
राष्ट्रीय ट्यूबरकुलोसिस (TB) नियन्त्रण कार्यक्रम (National Tuberculosis (TB) Control Programme)	1962
राष्ट्रीय जल आपूर्ति व सफाई कार्यक्रम (National Water Supply and Sanitation Programme)	1954
राष्ट्रीय चेचक कार्यक्रम (National Smallpox Programme)	1962
स्कूल स्वास्थ्य कार्यक्रम (School Health Programme)	1962
व्यावहारिक पोषण कार्यक्रम (Applied Nutrition Programme)	1963
राष्ट्रीय ट्रैकोमा नियन्त्रण कार्यक्रम (National Trachoma Control Programme)	1963
मध्यान्ह भोजन योजना (Mid-Day Meal Programme)	1961
राष्ट्रीय परिवार कल्याण कार्यक्रम (National Family Welfare Programme)	1977
राष्ट्रीय एड्स नियन्त्रण कार्यक्रम (National AIDS Control Programme)	1987
राष्ट्रीय डायबिटीज नियन्त्रण कार्यक्रम (National Diabetes Control Programme)	1987
तीव्र श्वसन संक्रमण नियन्त्रण कार्यक्रम (Acute Respiratory Infection Control Programme)	1990
डॉट्स कार्यक्रम (DOTS Programme)	1993
पल्स पोलियो टीकाकरण कार्यक्रम (Pulse Polio Immunisation Programme)	1995
जनन व शिशु स्वास्थ्य कार्यक्रम (Reproductive and Child Health Programme)	1997
यौन संचारित रोग नियन्त्रण कार्यक्रम (Sexually Transmitted Disease Control Programme)	1950
राष्ट्रीय दृष्टिहीनता नियन्त्रण कार्यक्रम (National Blindness Control Programme)	1976
राष्ट्रीय आयोडीन अल्पता विकार कार्यक्रम (National Iodine Deficiency Disorder Control Programme)	1986
राष्ट्रीय कैंसर नियन्त्रण कार्यक्रम (National Cancer Control Programme)	1975
राष्ट्रीय मानसिक स्वास्थ्य कार्यक्रम (National Mental Health Programme)	1982

पर्यावरणीय स्वास्थ्य (Environmental Health)

- पर्यावरण 'जीव के आस-पास के उपस्थित सभी बाह्य घटकों (सजीव, निर्जीव या भौतिक और रासायनिक कारकों) के द्वारा बना आवरण होता है'।
- वर्तमान धारणा के अनुसार, पर्यावरण में केवल जल, वायु और मिट्टी ही नहीं, बल्कि हमारे रहने की सामाजिक और आर्थिक स्थितियाँ भी शामिल होती हैं।
- पर्यावरण की विवेचना के लिए इसे तीन घटकों में विभाजित किया गया है
  - **भौतिक** जल, वायु, मिट्टी, मकान, कचरा, रेडिएशन, आदि।
  - **जैविक** बैक्टीरिया, वनस्पति तथा जन्तु, वायरस, कीट, आदि।
  - **सामाजिक** रीति-रिवाज, आदतें, आय, व्यवसाय, धर्म, आदि।
- विश्व स्वास्थ्य संगठन के अनुसार, मनुष्य के भौतिक वातावरण में उपस्थित उन सभी घटकों पर नियन्त्रण जो उसके शारीरिक विकास, स्वास्थ्य और जीवन पर हानिकारक प्रभाव डालते हैं', पर्यावरणीय स्वच्छता (Environmental sanitation) कहलाता है।
- पर्यावरण स्वच्छता के बदले अब 'पर्यावरण स्वास्थ्य' शब्दों का प्रयोग होने लगा है, जो सामुदायिक स्वास्थ्य का महत्त्वपूर्ण अंग है।
- भारत में अधिकांश रोगों का कारण खराब पर्यावरण स्वच्छता है अर्थात् गंदा पेयजल, दूषित मिट्टी, मानव मल और कचरे को ठीक तरह से न फेंकना, खराब मकान, कीट, आदि के कारण लोगों के स्वास्थ्य पर हानिकारक प्रभाव पड़ते हैं।
- व्यक्ति और समुदाय के स्वास्थ्य की वृद्धि और रोगों की रोकथाम के लिए पर्यावरण स्वच्छता में सुधार महत्त्वपूर्ण भाग है।
- भारत की जनसंख्या का 74% ग्रामों में निवास करता है। अतः ग्रामीण क्षेत्रों की स्वच्छता एक समस्या है।
- स्वास्थ्य योजना का पहला चरण पर्यावरण के नियन्त्रण के द्वारा उन कारकों को नियन्त्रित करना है, जो स्वास्थ्य के लिए हानिकारक है।
- चिकित्सालय द्वारा निकला कचरा संक्रामक एवं असंक्रामक प्रकार का हो सकता है। संक्रामक प्रकार के व्यर्थ को विसंक्रमित कर गाढ़ना या जलना चाहिए एवं असंक्रामक प्रकार के कचरे का निस्तारण सीधे ही जलाकर या गांढ़ कर किया जाता है। जिससे पर्यावरणीय स्वास्थ्य पर प्रतिकूल प्रभाव नहीं पड़ता है।

अस्पताल के अपशिष्ट सामग्री या कचरे का प्रबन्धत (Hospital Waste Management)

बायो-मेडिकल वेस्ट अधिनियम, 1998 प्रबन्धन और हैण्डलिंग में बायोमेडिकल कचरे में मानव व पशु के रोग डायग्नोस्टिक टेस्ट, उपचार, चिकित्सा, रोग संचरण से मुक्ति, रिसर्च, जीव विज्ञान टेस्ट, आदि से सम्बन्धित उत्पाद सम्मिलित हैं।

भारत में बायो-मेडिकल वेस्ट या अपशिष्ट की श्रेणियाँ

विकल्प (Option)	**अपशिष्ट श्रेणी** (Waste Category)
श्रेणी 1	**मानव शरीर की अपशिष्ट सामग्री**; जैसे–कोशिकाएँ, अंग, आदि।
श्रेणी 2	**पशु शरीर की अपशिष्ट सामग्री**; जैसे–मृत पशु शरीर, विभिन्न अंग, कोशिकाएँ, रुधिरस्रावी अंग, फ्लूड्स, अनुसन्धान में उपयोग किए पशु, पशु कॉलेज, पशु अस्पताल एवं पशु घर से उत्पन्न कचरा।

विकल्प (Option)	**अपशिष्ट श्रेणी** (Waste Category)
श्रेणी 3	**माइक्रोबायोलॉजी व माइक्रोटेक्नोलॉजी अपशिष्ट** प्रयोगशालाओं का अपशिष्ट सुरक्षित ढंग से रखे गए, वैक्सीन में प्रयोग योग्य बैक्टीरिया या पशु कोशिकाएँ, क्लीनिकल अध्ययन हेतु विकसित बैक्टीरियल कॉलोनी, कल्चर हेतु उपयोग में आने वाले यन्त्र व सामग्री।
श्रेणी 4	**नुकीला कचरा** निडिल्स, सिरीन्जस, स्केल्पस, ब्लेड्स, काँच के टुकड़े या बोतल जिनसे कट या पंचर हो सकते हैं एवं उपयोग में न आने वाले सभी नुकीले कचरे।
श्रेणी 5	**बेकार दवाइयाँ एवं साइटोटॉक्सिस दवाइयाँ** उपयोग अवधि के बाद दूषित और बेकार दवाइयाँ।
श्रेणी 6	**ठोस कचरा** (Solid waste) रुधिरस्राव युक्त कॉटन, ड्रेसिंग सामग्री, प्लास्टर, रुधिर से संक्रमित अन्य पदार्थ, आदि।
श्रेणी 7	**ठोस कचरा** (Solid waste) वह सामग्री, जो दोबारा उपयोग में नहीं लाई जा सकती; जैसे–ट्यूबिंग्स, कैथेटर्स, इन्ट्रावीनस, आदि।
श्रेणी 8	**तरल कचरा** (Liquid waste) प्रयोगशाला, आवास एवं अस्पताल के रख-रखाव, साफ-सफाई व असंक्रमित करने में सहायक क्रियाओं से उत्पन्न अपशिष्ट।
श्रेणी 9	**इन्सिनरेशन** (Incineration) शव या कचरे को जलाने पर उत्पन्न अपशिष्ट राख।
श्रेणी 10	बायोलॉजिकल्स उत्पादन में उपयोग में लाए गए रसायन, असंक्रमित करने वाले कीटनाशक में उपयोग में लाए जाने वाले रसायन, आदि।

- विभिन्न रंगों के बैग व कन्टेनर्स में बायो-मेडिकल कचरे को बाँट कर रखने की व्यवस्था निम्न प्रकार से है

कचरे-पात्र का रंग	**कचरे का प्रकार**	**निपटाने का तरीका**
पीला (Yellow)	प्लास्टिक बैग	जलाना/गहरे में दफन
लाल (Red)	विस्संक्रामक/ प्लास्टिक बैग	ऑटोक्लेविंग/ माइक्रोवेविंग/रासायनिक उपचार
नीला/सफेद पारदर्शी (Blue/White translucent)	प्लास्टिक बैग/ पंचर प्रूफ कन्टेनर	ऑटोक्लेविंग/ माइक्रोवेविंग/ रासायनिक उपचार
काला (Black)	प्लास्टिक बैग	सुरक्षित लैंडफिल में निपटान

संधारणीय विकास लक्ष्य (SDG) अगस्त 2015 में तय किए गए, जिन्हें 2030 तक करना लक्ष्य रखा गया। इसमें 17 लक्ष्य तय किए गए, जो इस प्रकार हैं

- विश्व में गरीबी उन्मूलन
- सभी को स्वास्थ्य सुरक्षा एवं स्वस्थ जीवन
- लैंगिक समानता एवं महिला सशक्तिकरण
- भूख की समाप्ति एवं बेहतर पोषण
- स्वच्छ पेय जल का प्रबन्ध
- गुणयुक्त शिक्षा
- सतत् आर्थिक विकास एवं उत्पादक रोजगार
- सस्ती एवं आधुनिक ऊर्जा तक पहुँच
- देशों के मध्य एवं भीतर असमानता को कम करना
- लचीले बुनियादी ढाचे एवं सतत् औद्योगीकरण
- स्थायी खपत और उत्पादकता
- सतत् विकास के लिए समुद्री संसाधनों का संरक्षण एवं उपयोग
- सुरक्षित एवं सस्ती शहर एवं ग्रामीण बस्तियों का निर्माण
- जयवायु परिवर्तन को स्थिर करना
- वैश्विक भागीदारी से साधनों को मजबूत करना
- पारिस्थितिकीय प्रणाली, सुरक्षित जंगलों का विकास
- सतत् विकास के लिए शान्तिपूर्ण और समावेशी समितियों को बढ़ावा एवं प्रभावी क्रियान्वयन

प्रैक्टिस सैशन

टॉपिकल प्रैक्टिस

सामुदायिक स्वास्थ्य एवं स्वास्थ्य सेवा

1. निम्न में से कौन-सा प्राथमिक स्वास्थ्य स्तर का सिद्धान्त नहीं हैं?
(a) उपलब्धता
(b) असमान वितरण
(c) टेक्नोलॉजी का उपयुक्त उपयोग
(d) आपसी समन्वय

2. किस वर्ष में प्राथमिक स्वास्थ्य देखभाल की अन्तर्राष्ट्रीय कॉन्फ्रेंस, अल्मा अटा हुई?
(a) सन् 1970 में (b) सन् 1975 में
(c) सन् 1978 में (d) सन् 1980 में

3. प्राथमिक बचाव में शामिल है
(a) शीघ्र निदान (Early diagnosis)
(b) अस्पताल में भर्ती और उपचार
(c) पुनर्वास (Rehabilitation)
(d) स्वास्थ्य शिक्षा

4. कौन-सी गतिविधि हेल्थ प्रमोशनल एक्टीविटी मानी जाती है
(a) पब्लिक की सक्रिय भागीदारी
(b) जोखिम भरे लोगों पर फोकस करना
(c) सूचना, शिक्षा, संचार (IEC) एक्टीविटी
(d) उपरोक्त सभी

5. सभी के स्वास्थ्य के लिए विश्व स्वास्थ्य संगठन (WHO) ने कितने विश्व व्यापक सूचक बनाए हैं?
(a) 8 (b) 7 (c) 10 (d) 12

6. प्राथमिक स्वास्थ्य देखभाल के सिद्धान्तों में शामिल नहीं है
(a) समान बँटवारा
(b) स्वास्थ्य सेवाओं का शहरीकरण
(c) समुदाय की भागीदारी
(d) रोकथाम पर जोर

7. प्राथमिक स्वास्थ्य देखभाल के तत्वों में शामिल किए गए हैं
(a) टीकाकरण (b) मातृ एवं शिशु स्वास्थ्य सेवाएँ
(c) आधारभूत साफ-सफाई (d) ये सभी

8. प्राथमिक स्वास्थ्य देखभाल के सिद्धान्तों में शामिल नहीं है
(a) स्वास्थ्य सेवाओं का समान बँटवारा
(b) सामुदायिक भागीदारी
(c) मल्टीसेक्टोरियल पहुँच
(d) दी जाने वाली स्वास्थ्य देखभाल की प्लानिंग एवं क्रियान्वयन प्रशासनिक स्तर पर ही करना

9. प्राथमिक रोग की रोकथाम में क्या शामिल है?
(a) शीघ्र जाँच एवं उपचार
(b) स्वास्थ्य को बढ़ावा एवं विशेष सुरक्षा प्रदान करना
(c) विकलांगता को कम करना
(d) उपरोक्त सभी

10. सामुदायिक स्वास्थ्य नर्सिंग प्रोसेस में कौन-सा स्टेप शामिल है?
(a) डाटा का संग्रहण (b) प्लानिंग व आंकलन
(c) इवाल्यूशन (d) ये सभी

11. वयस्कों में स्वास्थ्य प्रचार नर्सिंग क्रियान्वयन मुख्य रूप से ध्यान केन्द्रित करता है
(a) रोग प्रबन्धन
(b) रोग के लक्षणों पर नियन्त्रण
(c) सकारात्मक स्वास्थ्य व्यवहार को पढ़ाना
(d) आयु को बढ़ाने के लिए पोषण सम्बन्धी अध्यापन

12. प्राथमिक बचाव का उदाहरण नहीं है
(a) स्तनों का स्वयं परीक्षण
(b) धूम्रपान (Smoking) समाप्ति
(c) BCG टीकाकरण
(d) विटामिन-A पूरकता (Supplementation)

13. द्वितीयक कार्यनीतियाँ कौन-सी होती हैं?
(a) थेलाजिआ के लिए फिजियोथैरेपी
(b) मोतियाबिन्द की सर्जरी
(c) TB मरीज के लिए DOTS थैरेपी
(d) उपरोक्त सभी

14. रोग के जल्दी निदान की विधियाँ हैं
(a) प्राथमिक बचाव
(b) द्वितीयक बचाव
(c) तृतीयक बचाव
(d) पुनर्वास (Rehabilitation) बचाव

15. COPD वाले मरीज के लिए सामुदायिक स्वास्थ्य नर्स किस प्रशिक्षण पर जोर देगी?
(a) व्यायाम के बीच आराम (b) व्यायाम नहीं करना
(c) जोरदार व्यायाम (d) व्यायाम के बीच में दवाई लेना

16. सामुदायिक स्वास्थ्य नर्स का कौन-सा कार्य समुदाय के सशक्तिकरण (Empowerment) में सक्षम हैं?
(a) लोगों के व्यक्तिगत स्वच्छता को करने में सहायता करना
(b) स्वास्थ्य सेवाओ में समुदाय के लोगों की भागीदारी सुनिश्चित करना
(c) समुदाय में लोगों के लिए निर्णय लेना
(d) लोगों की कार्यवाही के लिए जिम्मेदारी स्वीकार करना

17. प्राथमिक बचाव की विधियों में सम्मिलित हैं
(a) 50 की उम्र में कोलोनस्कोपी
(b) तम्बाकू उत्पादों पर रोक
(c) उच्च कोलेस्ट्रॉल वाले मरीज को कम संतृप्त वसा वाला भोजन देना
(d) उच्च रुधिर चाप वाले मरीज को व्यायाम का महत्त्व बताना

18. स्वच्छ जल धारा का क्या उद्देश्य है?
(a) शुद्ध पीने को पानी देना
(b) संस्थागत प्रसूति को बढ़ावा देना
(c) बैरल भूमि के लिए सिंचाई सुविधाएँ उपलब्ध कराना
(d) नदी परियोजनाओं को जोड़ना

19. गेरिएट्रिक नर्सिंग (Geriatric nursing) का अर्थ होता है नर्सिंग केयर जोकि दी जाती है
(a) शिशुओं को (b) गर्भवती महिलाओं को
(c) वृद्ध व्यक्तियों को (d) सभी मरीजों को

20. निम्नलिखित में से कौन-सा नर्सिंग प्रक्रिया का अन्तिम चरण है?
(a) आंकलन (Assessment)
(b) नर्सिंग निदान
(c) मूल्यांकन (Evalution)
(d) क्रियान्वयन (Intervention)

21. प्राथमिक बचाव (Primary prevention) की विधियाँ उदाहरण हैं
(a) जल्दी निदान
(b) अस्पताल में भर्ती और उपचार
(c) पुनर्वास
(d) स्वास्थ्य शिक्षा

22. बचाव का स्तर (Level of prevention) जिसमें विशेष बचाव सम्मिलित (Specific prevention) है
(a) चतुर्थक निवारण (b) प्राथमिक निवारण
(c) द्वितीयक निवारण (d) तृतीयक बचाव

23. निम्नलिखित में से कौन-सा प्रारम्भिक बचाव (Primary prevention) है?
(a) रोग के शुरु होने से पहले कार्यवाही की गई (Action taken prior to the onset of disease)
(b) जोखिम कारकों के विकास की रोकथाम (Prevention of development of risk factors)
(c) शीघ्र निदान एवं उपचार (Early diagnosis and treatment)
(d) कार्यवाही जोकि एक रोग की प्रगति को ठप करती है (Action that halts the progress of a disease)

24. HIV पोस्ट अनावरण प्रोफाइलेक्सिस उपचार कितनी अवधि में शुरु कर दिया जाना चाहिए ?
(a) 24 घण्टों में (b) 48 घण्टों में
(c) 72 घण्टों में (d) 6 घण्टों में

25. भारत में मृत्यु का पंजीकरण कितने दिनों के अन्दर करवाना अनिवार्य है?
(a) 7 दिन (b) 14 दिन
(c) 21 दिन (d) 28 दिन

26. योग्य दम्पत्ति से तात्पर्य है
(a) ऐसा दम्पति जिसमें पुरुष की आयु 5-45 वर्ष के बीच हो
(b) ऐसा दम्पति जिसमें पुरुष की आयु महिला से अधिक हो
(c) ऐसी दम्पति जिसमें महिला प्रजनन आयु (15-45 वर्ष) में हो
(d) ऐसा दम्पति जिसमें महिला की आयु 13-30 वर्ष के बीच हो

27. गर्भावस्था के दौरान जो देखभाल प्रदान की जाती है, उसे कहते हैं?
(a) प्रसव पूर्व देखभाल (b) इन्टरनेटल केयर
(c) पोस्टनेटल केयर (d) पेरी ऑप्रेटिव केयर

28. प्रसव पूर्व जाँच में कौन-सी जाँच की जाती है?
(a) जैविक चिन्हो का आंकलन
(b) मूत्र में प्रोटीन एवं शर्करा की जाँच के लिए मूत्र परीक्षण
(c) HIV टेस्ट
(d) उपरोक्त सभी

29. रोड टू हेल्थ कार्ड किसके लिए उपयोग में लाया जाता है?
(a) सड़क का आकार नापने के लिए
(b) बच्चों में ग्रोथ मॉनिटरिंग करने के लिए
(c) वयस्कों में ग्रोथ मॉनिटरिंग करने के लिए
(d) गर्भवती महिलाओं में ग्रोथ मॉनिटरिंग करने के लिए

30. स्कूल स्वास्थ्य सेवाओं के घटकों में शामिल है
(a) स्वास्थ्य परीक्षण (b) टीकाकरण
(c) स्वस्थ वातावरण (d) ये सभी

31. निम्न में से कौन-सी स्वास्थ्य शिक्षा की व्यक्तिगत पहल (Individual approach) है?
(a) प्रदर्शन (Demonstration)
(b) व्याख्यान (Lecture)
(c) सिम्पोसियम (Symposium)
(d) घर पर जाना (Home visits)

32. स्वास्थ्य संप्रेषण (Health communication) की मास एपरोच है
(a) टेलीविजन (Television) (b) रेडियो (Radio)
(c) पोस्टर (Posters) (d) ये सभी

33. उच्च शिशु मृत्यु-दर का क्या कारण है
(a) छः जानलेवा रोग
(b) जन्म के समय नवजात का वजन कम होना
(c) डायरियल रोग
(d) उपरोक्त सभी

34. 'स्वास्थ्य रोग की अनुपस्थिति है' यह अवधारणा है
(a) इन्टरपर्सनल मॉडल
(b) हॉलिस्टिक मॉडल
(c) बायोमेडिकल मॉडल
(d) इकोलॉजिकल मॉडल

1. (b)	2. (c)	3. (c)	4. (d)	5. (d)	6. (b)	7. (d)	8. (d)	9. (b)	10. (d)
11. (c)	12. (c)	13. (d)	14. (b)	15. (a)	16. (b)	17. (b)	18. (a)	19. (c)	20. (c)
21. (d)	22. (b)	23. (b)	24. (c)	25. (c)	26. (c)	27. (a)	28. (d)	29. (b)	30. (d)
31. (b)	32. (d)	33. (d)	34. (c)						

35. **अच्छे होने के व्यक्तिपरक अवयव कहलाते हैं**
(a) पोषण सेवन की गुणवत्ता (b) जीवन की गुणवत्ता
(c) जीवन स्तर (d) ये सभी

36. **निम्न में से स्वास्थ्य विकास की विधि नहीं है**
(a) व्यवहारिक परिवर्तन (b) जीवन चक्र परिवर्तन
(c) टीकाकरण (d) पोषण शिक्षा

37. **हॉलिस्टिक अवधारणा** (Concept) **के अनुसार स्वास्थ्य का क्या अर्थ है?**
(a) रोग की शरीर में अनुपस्थिति
(b) उचित शारीरिक स्वास्थ्य
(c) साउण्ड बॉडी, साउण्ड माइन्ड, साउण्ड फैमिली और साउण्ड वातावरण
(d) अच्छे सामाजिक सम्बन्ध

38. **स्वास्थ्य देखभाल का एकीकृत मॉडल** (Integrated model) **प्रस्तुत करता है**
(a) लागत का बढ़ना
(b) शारीरिक रोग स्तर पर फोकस
(c) मानसिक शारीरिक, आत्मिक एकीकरण
(d) स्वास्थ्य कार्यकर्त्ता द्वारा देखभाल कर प्लान बनाना

39. **कौन-सा परिवार जोखिम वर्ग में आता है?**
(a) परिवार में बच्चों की संख्या चार से कम
(b) परिवार में सभी सदस्यों का शिक्षित होना
(c) परिवार में 6 या अधिक सदस्य होना
(d) स्वास्थ्य के प्रति पॉजिटिव रवैया रखने वाला परिवार

स्वास्थ्य सेवा केन्द्र

40. **प्राथमिक स्वास्थ्य केन्द्र पर कौन-सी सुविधा उपलब्ध नहीं होती है?**
(a) रुधिर की जाँच (b) इम्यूनाइजेशन
(c) एक्स-रे एवं CT स्केन (d) मुफ्त दवा

41. **प्राथमिक स्वास्थ्य केन्द्र** (PHC) **द्वारा शहरी क्षेत्र में आबादी कवर की जाती है।**
(a) 3000-5000 (b) 30,000
(c) 80,000-1,20,000 (d) > 1,20,000

42. **पर्वतीय क्षेत्रों में प्राथमिक स्वास्थ्य केन्द्र कितनी जनसंख्या पर स्थित होता है?**
(a) 3000-5000 (b) 20,000
(c) 30,000 (d) 40000

43. **प्राथमिक स्वास्थ्य केन्द्र का कार्य है**
(a) मातृत्व एवं शिशु स्वास्थ्य सेवाएँ और परिवार नियोजन सेवाएँ प्रदान करना
(b) राष्ट्रीय स्वास्थ्य कार्यक्रम का क्रियान्वयन
(c) स्कूल स्वास्थ्य सेवाएँ प्रदान करना
(d) उपरोक्त सभी

44. **कौन-सा प्राथमिक स्वास्थ्य सेवा का सिद्धान्त नहीं है?**
(a) समान वितरण
(b) पर्यावरणीय स्वच्छता
(c) समुदाय की भागीदारी
(d) उपरोक्त सभी

45. **उप-केन्द्र के अन्तर्गत आबादी आती है**
(a) 3000-5000 (b) 20,000-30,000
(c) 80,000-1,20,000 (d) > 1,20,000

46. **सामुदायिक स्वास्थ्य केन्द्र में आबादी होती है**
(a) 5000-15000 (b) 20,000
(c) 80,000-1.2 लाख (d) 30,000-40,000

47. **प्राथमिक स्वास्थ्य केन्द्र पहाड़ी और जनजाति क्षेत्र में आबादी होती है**
(a) 5000-15,000 (b) 20,000
(c) 25,000-30,000 (d) 30,000-40,000

48. **आशा स्वास्थ्य कार्यकर्त्ता निम्न में से किससे सम्बन्धित है?**
(a) उपकेन्द्र (b) प्राथमिक स्वास्थ्य केन्द्र
(c) सामुदायिक स्वास्थ्य केन्द्र (d) गाँव

49. **आशा कार्यकर्त्ता कितनी आबादी के लिए कार्य करती है?**
(a) 3000 (b) 1000 (c) 5000 (d) 400

50. **एक आँगनबाड़ी केन्द्र द्वारा कितनी आबादी को कवर किया जाता है?**
(a) 500 (b) 800 (c) 1000 (d) 1200

स्वास्थ्य संकेतक या सांख्यिकी

51. **मानव विकास इण्डेक्स में सम्मिलित नहीं है**
(a) शिक्षा स्तर
(b) जीवन प्रत्याशा (Life expectancy)
(c) प्रति व्यक्ति आय संकेतक
(d) प्रौढ़ साक्षरता दर

52. **एक वर्ष में हजार जनसंख्या पर कुल मृत्युओं की संख्या को क्या कहते हैं?**
(a) शिशु मृत्यु-दर (b) मातृ मृत्यु-दर
(c) मृत्यु-दर (d) पेरीनेटल मृत्यु-दर

53. **मातृ मृत्यु-दर के कारणों में शामिल है**
(a) गर्भावस्था की विषाक्तता
(b) बहुत जल्दी या बहुत देरी से गर्भ धारण करना
(c) गर्भावस्था के दौरान कुपोषण
(d) उपरोक्त सभी

54. **भारत में मानव विकास का इण्डेक्स है**
(a) 10.500 (b) 0.645 (c) 0.505 (d) 0.546

55. **देश का महत्त्वपूर्ण स्वास्थ्य संकेतक स्तर है**
(a) जन्म के समय जीवन प्रत्याश (b) मातृत्व मृत्यु-दर
(c) कुल प्रजनन दर (d) नवजात मृत्यु-दर

56. **जनरल फर्टिलिटी रेट** (General fertility rate) **को कैसे परिभाषित किया जाता है?**
(a) एक वर्ष में एक हजार प्रजनन आयु की महिलाओं पर कुल जन्मों की संख्या
(b) एक हजार महिला जनसंख्या में कुल गर्भवती महिलाएँ
(c) एक वर्ष में एक हजार प्रजनन आयु की महिलाओं पर कुल जीवित जन्मों की संख्या
(d) एक वर्ष में एक हजार दम्पतियों (Couples) पर कुल जीवित जन्मों की संख्या

57. **निम्नलिखित में से कौन-सी जैविक सांख्यिकी** (Vital statistics) **एकत्रित करने की विधि नहीं है?**

(a) जनसंख्या (b) हॉस्पिटल रिकॉर्ड
(c) स्वास्थ्य सर्वे (d) टीकाकरण शेड्यूल

58. **जन्म दर को कैसे परिभाषित किया जाता है?**

(a) एक वर्ष में कुल जन्म लेने वालों की संख्या
(b) विशेष क्षेत्र में कुल जन्म लेने वालों की संख्या
(c) एक वर्ष में एक हजार जनसंख्या पर कुल जीवित जन्म लेने वालों की संख्या
(d) एक वर्ष में एक लाख जनसंख्या पर कुल जीवित जन्म लेने वालों की संख्या

59. **शिशु मृत्यु-दर को कैसे परिभाषित किया जाता है?**

(a) एक वर्ष से कम उम्र के बच्चों की एक वर्ष में होने वाली मृत्यु की कुल संख्या
(b) एक वर्ष से कम उम्र के बच्चों में एक वर्ष में होने वाली कुल मृत्यु एवं रोग
(c) एक वर्ष में प्रति 100 शिशुओं के जन्म पर, एक वर्ष से छोटे बच्चों की होने वाली कुल मृत्यु
(d) एक वर्ष में प्रति 1000 जीवित शिशुओं के जन्म पर, शिशुओं की होने वाली कुल मृत्यु की संख्या

60. **शिशु मृत्यु-दर की अभिव्यक्ति किसमें की जाती है?**

(a) रेट प्रति 100 जीवित जन्म
(b) रेट प्रति 1000 जीवित जन्म
(c) रेट प्रति 1000 कुल जन्म
(d) रेट प्रति 100 कुल जन्म

61. **शिशु मृत्यु-दर निकालने का सूत्र है**

(a) शिशु मृत्यु-दर $= \frac{\text{कुल मृत्यु की संख्या}}{\text{कुल जन्मों की संख्या}} \times 100$

(b) शिशु मृत्यु-दर $= \frac{\text{जन्म लेने वाले कुल बच्चों की संख्या}}{\text{कुल मृत्यु की संख्या}} \times 1000$

(c) शिशु मृत्यु-दर
$= \frac{\text{एक वर्ष में मरने वाले कुल शिशुओं की संख्या}}{\text{उसी वर्ष जन्म लेने वाले कुल शिशुओं की संख्या}} \times 100$

(d) शिशु मृत्यु-दर $= \frac{\text{एक वर्ष में एक वर्ष से कम आयु के शिशुओं की मृत्यु की संख्या}}{\text{एक वर्ष में जीवित जन्म लिए शिशुओं की कुल संख्या}} \times 1000$

62. **स्टिल बर्थ रेट** (Still birth rate) **में किस अवस्था के मृत भ्रूण सम्मिलित है?**

(a) 20 सप्ताह बाद (b) 24 सप्ताह बाद
(c) 28 सप्ताह बाद (d) 32 सप्ताह बाद

63. **विशिष्ट मृत्यु-दर है**

(a) 5 वर्ष से कम आयु वाले बालकों की वार्षिक मृत्यु दर की संख्या
(b) एक वर्ष में प्रति 1000 अनुमानित जनसंख्या में मृतकों की संख्या
(c) विशिष्ट कारणों, वर्गों एवं समयावधि में मृत्यु की कुल संख्या
(d) एक वर्ष में एक हजार दम्पत्ति (Couples) पर कुल मृत्यु की संख्या

64. **पूर्ण अवधि प्रसव से जन्म लेने वाले नवजात का वजन** 2kg **है। इस प्रकार के बच्चे को कहते है?**

(a) कम वजनी बच्चा (LBW baby)
(b) बहुत कम वजनी बच्चा (VLBW baby)
(c) सामान्य बच्चा
(d) अधिक वजनी बच्चा

65. **एक वर्ष में** 1000 **प्रजनन आयु समूह** (15 **से** 45 **वर्ष) की महिलाओं पर जन्म लेने वाले जीवित बच्चों की संख्या को क्या कहते हैं?**

(a) जन्म-दर (Birth rate)
(b) जन्म-दर 5 से कम (Under 5 birth rate)
(c) सामान्य प्रजनन दर (General fertility rate)
(d) शिशु जन्म (Infant birth)

66. **जैविक और स्वास्थ्य सांख्यिकी के स्रोतों में शामिल है**

(a) जनगणना
(b) जन्म, मृत्यु और विवाह
(c) स्वास्थ्य सर्वे
(d) उपरोक्त सभी

67. **मातृ मृत्यु-दर को कैसे परिभाषित किया गया है?**

(a) एक वर्ष में एक हजार महिला जनसंख्या पर कुल मातृ मृत्यु की संख्या
(b) एक वर्ष में एक हजार गर्भवती महिलाओं पर कुल मातृ मृत्यु की संख्या
(c) एक वर्ष में एक हजार गर्भवती महिलाओं पर गर्भ से सम्बन्धित जटिलताओं के कारण कुल मातृ मृत्यु की संख्या
(d) एक वर्ष में एक हजार जीवित शिशुओं के जन्म पर गर्भ से सम्बन्धित जटिलताओं के कारण कुल मातृ मृत्यु की संख्या

68. **रुग्णता संकेतक सम्बन्धित है**

(a) मातृ मृत्यु-दर से (b) जन्म-दर से
(c) सामान्य प्रजनन दर से (d) रोगों और विकारों से

69. **घटना की गणना** (Calculation of incidence) **के लिए डिनोमिनेटर के रूप में लिया जाता है**

(a) मध्यवर्ष आबादी (Mid year population)
(b) रवतरा ग्रस्त आबादी (Population at risk)
(c) कुल मामलों की संख्या (Total number of cases)
(d) कुल मृतकों की संख्या (Total number of deaths)

35. (b)	**36.** (c)	**37.** (c)	**38.** (c)	**39.** (c)	**40.** (c)	**41.** (b)	**42.** (b)	**43.** (d)	**44.** (b)
45. (a)	**46.** (c)	**47.** (b)	**48.** (d)	**49.** (b)	**50.** (c)	**51.** (d)	**52.** (c)	**53.** (d)	**54.** (b)
55. (a)	**56.** (c)	**57.** (d)	**58.** (c)	**59.** (d)	**60.** (b)	**61.** (d)	**62.** (c)	**63.** (c)	**64.** (a)
65. (c)	**66.** (d)	**67.** (d)	**68.** (d)	**69.** (b)					

70. **केपलान मेयर विधि** (Kaplan Meier method) **सम्बन्धित है**
(a) अस्तित्व (Survival) (b) घटना (incidence)
(c) प्रसार (Prevalence) (d) आवृत्ति (Frequency)

71. **निम्नलिखित में से कौन-सा सामाजिक-आर्थिक संकेतक** (Social economic indicator) **नहीं है?**
(a) साक्षरता दर (Literacy rate)
(b) परिवार आकार (Family size)
(c) घर (Housing)
(d) जन्म के समय जीवन प्रत्याशा (Life expectancy at birth)

72. **निम्नलिखित में से प्रजनन** (Fertility) **क्षमता दर में मृत्यु-दर** (Mortality) **सम्मिलित है**
(a) TFR (b) GRF
(c) NRR (d) GPR

73. **भारत में वर्तमान में जनसांख्यिकीय चक्र** (Demographic cycle) **की कौन-सी अवस्था है?**
(a) उच्च स्थिर (High stationary)
(b) देर विस्तार (Late expanding)
(c) जल्दी स्थिर (Early stationary)
(d) कम स्थिर (Low stationary)

74. **अपरिष्कृत जन्म-दर** (Crude birth rate) **का डिनोमिनेटर है**
(a) मध्य वर्ष आबादी (Mid year population)
(b) कुल जन्म संख्या (Total number of birth)
(c) 1000 जीवित जन्म (1000 live birth)
(d) कुल जीवित जन्म संख्या एक वर्ष में

75. **भारत में नवजात मृत्यु** (Neonatal mortality) **का प्रमुख कारण .... है।**
(a) संक्रमण
(b) सांस लेने में असुविधा/ट्रॉमा
(c) दस्त (Diarrhoea)
(d) अपरिपक्व और जन्मजात कुरूपता (Prematurity and congenital malformation)

76. **भारत में मातृ मृत्यु** (Maternal death) **का मुख्य सामान्य कारण .... है।**
(a) असुरक्षित गर्भपात (Unsafe abortion)
(b) बाधित प्रसव (Obstructed labor)
(c) प्यूरपेरल सेप्सिस (Puerperal sepsis)
(d) प्रसूति रुधिर स्राव (Obstetric haemorrhage)

77. **मातृ मृत्यु-दर** (Maternal mortality rate) **के बारे में निम्नलिखित में क्या सत्य है?**
(a) यह एक दर है, अनुपात नहीं (It is a rate not ratio)
(b) गर्भावस्था के बाद 42 दिन तक अंश मृत्यु से सम्बन्धित जटिलताओं में शामिल है (Numerator includes complications related death upto 42 days after pregnancy)
(c) मृत शिशु और गर्भपात में शामिल विभाजक (Denominator includes stillbirth and abortions)
(d) 1000 जीवित जन्म-दर व्यक्त करता है (Expressed as rate per 1000 live birth)

78. **भारत में मातृ मृत्यु** (Maternal mortality) **के निम्नलिखित कारणों में से कौन-से सही अवरोही क्रम में मातृ मृत्यु का कारण है?**
(a) रुधिरस्राव, बाधित प्रसव, गर्भपात, सेप्सिस (Haemorrhage, obstructed labor, abortion, sepsis)
(b) बाधित प्रसव, रुधिरस्राव, गर्भपात, सेप्सिस (Obstructed labor, haemorrhage, abortion, sepsis)
(c) रुधिरस्राव, सेप्सिस, गर्भपात, बाधित प्रसव (Haemorrhage, sepsis, abortion, obstructed labor)
(d) सेप्सिस, बाधित प्रसव, गर्भपात, रुधिरस्राव (Sepsis, obstructed labor, abortion, haemorrhage)

79. **नवजात की मृत्यु** (Neonatal death) **को जीवित जन्म नवजात की मृत्यु के रूप में परिभाषित किया जा सकता है**
(a) जन्म के बाद पहले 28 दिनों में (In the first 28 days after birth)
(b) जीवन के पहले तीन महीनों में (In the first 3 month of life)
(c) जीवन के पहले 6 महीनों में (In the first 6 months of life)
(d) जीवन के पहले वर्ष में (In the first year of life)

80. **भारत में उच्च नवजात मृत्यु-दर** (Infant mortality) **किस राज्य में हैं?**
(a) मध्य प्रदेश (Madhya Pradesh)
(b) बिहार (Bihar)
(c) उत्तर प्रदेश (Uttar Pradesh)
(d) ओडिशा (Odisha)

81. **निम्नलिखित में कौन-सा नवजात मृत्यु** (Infant mortality) **का भाग नहीं हैं?**
(a) पूर्व नवजात मृत्यु (Early neonatal mortality)
(b) प्रसवकालीन मृत्यु (Perinatal mortality)
(c) पश्च नवजात मृत्यु (Post neonatal mortality)
(d) देर से नवजात मृत्यु (Late neonatal mortality)

82. 5000 **की जनसंख्या में, जन्म-दर** 30/1000 **जनसंख्या,** 15 **बच्चे जीवन के पहले साल के दौरान मर जाते हैं, और** 9 **बच्चों की जीवन के प्रथम महीने में मृत्यु हो जाती है तो जनसंख्या में नवजात मृत्यु-दर क्या होगी?**
(a) 100 (b) 60
(c) 150 (d) 45

83. **नवजात शिशु मृत्यु-दर** (Infant Mortality Rate or IMR) **या एक वर्ष से कम के नवजात मृत्यु की संख्या को परिभाषित करते हैं**
(a) 1000 जन्म से
(b) 1000 जीवित जन्म से
(c) 1000 की जनसंख्या में औसत वृद्धि से
(d) 1000 प्रजनन काल की आयु की महिलाओं से पैदा हुए बच्चों की संख्या

84. **मातृ मृत्यु-दर की परिभाषा में निम्न में से सम्मिलित नहीं है।**
(a) गर्भावस्था में मृत्यु
(b) गर्भावस्था के दौरान मृत्यु
(c) प्रसूति के बाद 6 सप्ताह के अन्दर मृत्यु
(d) प्रसूति के बाद 6 महीनों के अन्दर मृत्यु

85. **मातृ मृत्यु-दर** (MMR) **अनुपात .... में व्यक्त होता है।**
(a) प्रति 1,00,000 जीवित जन्म (b) प्रति 1000 जीवित जन्म
(c) प्रति 1,00,000 जन्म (d) प्रति 1000 जनसंख्या

महामारी एवं जनसंख्या विस्फोट

86. चिकित्सा की किस शाखा में मानव आबादी में रोग को नियन्त्रण करने का अध्ययन किया जाता है?
(a) माइक्रोबायोलॉजी (Microbiology)
(b) पैथोलॉजी (Pathology)
(c) वायरल स्टेटिस्टिक (Viral statistics)
(d) एपीडेमियोलॉजी (Epidemiology)

87. निम्नलिखित में कौन-सी महामारी पेरोटाइटिस (Epidemic parotitis) कहलाती है?
(a) मीजल्स (b) चिकन पॉक्स
(c) मम्प्स (d) परट्यूसिस

88. महामारी विज्ञान में माप के उपकरण हैं
(a) दरें (Rates) (b) अनुपात (Ratio)
(c) समानुपात (Proportion) (d) ये सभी

89. महामारी विज्ञान है
(a) रोग के कारण और उन्हें कैसे ठीक किया जाए या नियन्त्रित किया जाए
(b) रोग की आवृत्ति और भौगोलिक वितरण
(c) रोग के बीच आकस्मिक सम्बन्ध
(d) उपरोक्त सभी

90. महामारी रोग के सम्बन्ध में निम्नलिखित में से कौन-सा कथन सही है?
(a) सामुदायिक पर्यावरणीय आपदा
(b) दुर्घटनाएँ
(c) सामुदायिक प्रतिद्वन्दिता
(d) एपिडेमिक रोग

91. जल संदूषण के लिए उत्तम बैक्टीरियल संकेतक है
(a) *स्ट्रेप्टोकोकाई फेकलिस* (b) *ई. कोलाई*
(c) *क्लॉस्ट्रीडियम पेराफ्रिन्जेन्स* (d) इनमें से कोई नहीं

92. महामारी रोग का उदाहरण है
(a) प्लेग (b) फ्रेक्चर
(c) एड्स (d) उच्च रुधिरचाप

93. निम्नलिखित में से जनसंख्या वृद्धि का कारण नहीं हैं
(a) निरक्षरता (b) कम आयु में विवाह
(c) मृत्यु-दर में निरन्तर कमी (d) परिवार नियोजन

94. महामारी (जानपदिक रोग) विज्ञान में अध्ययन किया जाता है।
(a) ऐपिडेमिक (b) एण्डेमिक
(c) पेनडेमिक (d) ये सभी

95. कौन-सा दिवस 11 जुलाई को मनाया जाता है?
(a) वर्ल्ड पॉपुलेशन-डे (b) UNO डे
(c) वर्ल्ड फूड-डे (d) नेशनल साइंस-डे

96. जनसंख्या विस्फोट का निम्न में से कारण है
(a) उत्तम स्वास्थ्य (b) युद्ध न होना
(c) अधिक उपज (d) अधिक व्यवसाय

97. जब जन्म दर-मृत्यु दर के समान हो जाए, तो जनसंख्या में
(a) बढ़ोत्तरी होगी
(b) कमी होगी
(c) स्थिरता रहेगी
(d) पहले बढ़ेगी तथा बाद में घटेगी

98. निम्न में से जनसंख्या वृद्धि रोकने का एक उपाय है
(a) जन्म-दर में वृद्धि
(b) विवाह आयु में वृद्धि
(c) शिक्षा का प्रसार
(d) दोनों (b) व (c)

99. निम्न में से विधिवत् प्रथम जनगणना (Census) कब शुरु हुई थी?
(a) सन् 1872 में (b) सन् 1881 में
(c) सन् 2001 में (d) सन् 2010 में

100. जनगणना जनसंख्या (Census population) संदर्भ में गणना है
(a) 1st मार्च (b) 1st जुलाई
(c) 30th जून (d) 1st जनवरी

101. आबादी के लिए प्रारम्भिक बचाव (Primordial preventions) करते हैं
(a) रोग कारक के साथ
(b) रोग कारक के बिना
(c) पूरी आबादी के साथ रोग की कम संभावना
(d) आबादी के साथ रोग

भारत में स्वास्थ्य सेवाएँ एवं योजनाएँ

102. रूरल हेल्थ मिशन की क्रियान्विति निम्न में सहायक है
(a) पंचायती राज संस्थान को बढ़ावा देना
(b) MMR को कम करना
(c) उप-केन्द्र को मजबूत करना
(d) उपरोक्त सभी

103. विश्व स्वास्थ्य संगठन का मुख्यालय स्थित है
(a) न्यूयॉर्क, यूनाइटेड स्टेट ऑफ अमेरिका
(b) लंदन, इंग्लैण्ड
(c) जिनेवा, स्विट्जरलैण्ड
(d) पेरिस, फ्रांस

104. यूनिसेफ की स्थापना हुई
(a) सन् 1940 में (b) सन् 1946 में
(c) सन् 1952 में (d) सन् 1955 में

105. यूनीसेफ का मुख्यालय स्थित है
(a) जिनेवा में (b) दिल्ली में (c) लंदन में (d) न्यूयॉर्क में

70. (a)	71. (d)	72. (c)	73. (b)	74. (a)	75. (d)	76. (d)	77. (a)	78. (c)	79. (a)
80. (a)	81. (b)	82. (b)	83. (b)	84. (d)	85. (a)	86. (d)	87. (c)	88. (d)	89. (d)
90. (a)	91. (b)	92. (a)	93. (d)	94. (d)	95. (a)	96. (a)	97. (c)	98. (d)	99. (a)
100. (a)	101 (b)	102 (d)	103. (c)	104. (b)	105. (d)				

106. IMNCI का पूरा नाम है
(a) इण्डियन मैनेजमेंट एण्ड नर्सिंग केयर ऑफ इलनेस (Indian Management and Nursing Care of Illness)
(b) इण्डियन मैनेजमेंट एण्ड नियोनेटल केयर ऑफ इनफेंट्स (Indian Management and Neonatal Care of Infants)
(c) इण्टेग्रेटेड मैनेजमेंट ऑफ नियोनेटल एण्ड चाइल्डहुड इलनेस (Integrated Management of Neonatal and Childhood Illness)
(d) इण्टरनेशनल मैनेजमेंट ऑफ क्रिटिकल इलनेस (International Management of Critical Illness)

107. किस पंचवर्षीय योजना के अन्तर्गत आशा को सम्मिलित किया गया था?
(a) आठवीं पंचवर्षीय योजना
(b) नवीं पंचवर्षीय योजना
(c) ग्यारहवीं पंचवर्षीय योजना
(d) दसवीं पंचवर्षीय योजना

108. राष्ट्रीय ग्रामीण स्वास्थ्य मिशन शुरु किया गया
(a) 2005 में (b) 2006 में
(c) 2007 में (d) 2009 में

109. निम्न में से कौन-सा विकल्प राष्ट्रीय ग्रामीण स्वास्थ्य मिशन (NRHM) में सम्मिलित नहीं है?
(a) जननी सुरक्षा योजना (JSY) को मजबूती देना
(b) सामाजिक कल्याण सोसाइटी का गठन
(c) राज्य और जिला स्वास्थ्य मिशन
(d) आशा की भर्ती और प्रशिक्षण

110. JSY है
(a) जननी सुरक्षा योजना
(b) जननी समृद्धि योजना
(c) जननी स्वरोजगार योजना
(d) जननी सम्पूर्ण योजना

111. राष्ट्रीय ग्रामीण स्वास्थ्य मिशन के अन्तर्गत, न्यूनतम स्तर जिस पर स्वास्थ्य क्रिया योजना तैयार होती है
(a) राज्य स्तर (b) जिला स्तर
(c) गाँव स्तर (d) उप-केन्द्र स्तर

112. एक स्वास्थ्य गाइड कितनी जनसंख्या को निरीक्षित करती है?
(a) 100 ग्रामीण जनसंख्या (b) 1000 ग्रामीण जनसंख्या
(c) 100 शहरी जनसंख्या (d) 1000 शहरी जनसंख्या

113. एक स्वास्थ्य गाइड का प्रशिक्षण कितने समय का होता है?
(a) 50 घण्टे (b) 100 घण्टे
(c) 150 घण्टे (d) 200 घण्टे

114. यशोदा का मुख्य कार्य है?
(a) गर्भवती महिला और उसके नवजात की देखभाल करना
(b) वृद्ध व्यक्ति की देखभाल
(c) आपातकालीन स्थिति जैसे कि भूकम्प, बाढ़, आदि में लोगों को स्वास्थ्य सेवाएँ प्रदान करना
(d) आशा और आँगनबाड़ी कार्यकर्त्ता को प्रशिक्षित करना

115. भारत में जन्म और मृत्यु पंजीकरण एक्ट कब पास किया गया था?
(a) सन् 1969 में (b) सन् 1980 में
(c) सन् 1997 में (d) सन् 1911 में

116. निम्नलिखित में से स्वयं सहायता स्वास्थ्य एजेन्सी (Voluntary health agency) नहीं है
(a) इण्डियन रेड क्रॉस सोसाइटी
(b) हिन्द कुष्ठ निवारण संघ
(c) TB एसोसिएशन ऑफ इण्डिया
(d) इण्डियन नर्सिंग काउंसिलिंग

117. ग्रामीण क्षेत्रों में प्रसव स्वास्थ्य सेवा (Healthcare delivery) का त्रिस्तरीय तन्त्र (Three tier system) किस कमेटी की अनुशंसा (Recommendation) पर आधारित है?
(a) भोर कमेटी (b) मुदालियर कमेटी
(c) श्रीवास्तव कमेटी (d) करतार सिंह कमेटी

118. RCH कार्यक्रम कब लॉन्च किया गया था?
(a) 1992 में (b) 1993 में
(c) 1997 में (d) 1998-99 में

119. जननी सुरक्षा योजना का मुख्य उद्देश्य है
(a) टिटेनस टीकाकरण
(b) संस्थागत (Institutional) प्रसव
(c) लौह पूरकता (Iron supplementation)
(d) पोषाहार पूरकता (Nutritional supplementation)

120. कौन-सा रोग 'विजन 2020 दृष्टि' के अधिकार में सम्मिलित नहीं है?
(a) मोतियाबिन्द
(b) ऑनकोसरसियासिस
(c) ट्रेकोमा
(d) कन्जक्टीवाइटिस महामारी

121. विश्व स्तर पर सालाना अण्डर फाइव मृत्यु दर (Annual under five death rate) रिपोर्ट (Report) कर रहे हैं
(a) 6 मिलियन (b) 8 मिलियन
(c) 10 मिलियन (d) 12 मिलियन

122. राष्ट्रीय क्षय रोग नियन्त्रण प्रोग्राम शुरु हुआ
(a) सन् 1962 में (b) सन् 1993 में
(c) सन् 1995 में (d) सन् 1997 में

123. संशोधित नेशनल ट्यूबरकुलोसिस प्रोग्राम शुरु हुआ
(a) सन् 1963 में (b) सन् 1993 में
(c) सन् 1995 में (d) सन् 1997 में

124. ICDS किस वर्ष में शुरु हुई?
(a) सन् 1952 में (b) सन् 1968 में
(c) सन् 1975 में (d) सन् 2005 में

125. विश्व अस्थमा दिवस मनाया जाता है
(a) मई में (b) अप्रैल में
(c) अगस्त में (d) दिसम्बर में

126. रेड क्रॉस सोसाइटी के संस्थापक कौन थे?
(a) हेनरी फोर्ड (b) हेनरी डयूनान्ट
(c) हेनरी ब्राउन (d) हेनरी क्लॉइड

127. विस्तृत टीकाकरण कार्यक्रम (EPI) शुरु किया
(a) सन् 1988 में (b) सन् 1985 में
(c) सन् 1978 में (d) सन् 1972 में

128. स्कूल हेल्थ प्रोग्राम कब प्रारम्भ किया गया था?
(a) सन् 1962 में (b) सन् 1963 में
(c) सन् 1972 में (d) सन् 1977 में

129. रुरल हेल्थ स्कीम कब प्रारम्भ की गई थी?
(a) सन् 1962 में (b) सन् 1963 में
(c) सन् 1972 में (d) सन् 1977 में

130. हमारे देश में जननिक रूप से स्वस्थ समाज के निर्माण के लिए राष्ट्रीय स्तर पर प्रयास आरम्भ हुए
(a) 1950 में (b) 1960 में
(c) 1980 में (d) 1989 में

131. स्वास्थ्य एवं परिवार नियोजन कार्यक्रम में बहुउद्देशीय कार्यकर्त्ता (MPW) समिति का अन्य नाम है
(a) भोर कमेटी (b) मुदालियर कमेटी
(c) करतार सिंह कमेटी (d) श्रीवास्तव कमेटी

132. भोर कमेटी को कब नियुक्त किया गया था?
(a) सन् 1943 में (b) सन् 1946 में
(c) सन् 1973 में (d) सन् 1975 में

133. हेल्थ सर्वे एवं प्लेनिंग कमेटी को इस नाम से भी जाना जाता है
(a) भोर कमेटी (b) मुदालियर कमेटी
(c) करतार सिंह कमेटी (d) श्रीवास्तव कमेटी

134. राष्ट्रीय मलेरिया उन्मूलन कार्यक्रम की रखरखाव अवस्था के लिए आवश्यक व्यवस्थाओं का अध्ययन करने के लिए कौन-सी कमेटी गठित की गई थी?
(a) मुदालियर कमेटी (b) चड्ढा कमेटी
(c) करतार सिंह कमेटी (d) श्रीवास्तव कमेटी

135. भोर कमेटी की रिपोर्ट के बाद स्वास्थ्य के क्षेत्र में की गई प्रगति का सर्वे करने के लिए कौन-सी कमेटी गठित की गई थी?
(a) मुदालियर कमेटी (b) दीक्षित कमेटी
(c) करतार सिंह कमेटी (d) श्रीवास्तव कमेटी

136. श्रीवास्तव कमेटी ने अपनी रिपोर्ट कब प्रस्तुत की थी?
(a) सन् 1943 में (b) सन् 1946 में
(c) सन् 1970 में (d) सन् 1975 में

137. करतार सिंह कमेटी ने अपनी रिपोर्ट कब प्रस्तुत की थी?
(a) सन् 1943 में (b) सन् 1946 में
(c) सन् 1973 में (d) सन् 1976 में

138. प्रसव किट (Delivery kit) किसके द्वारा दी गई है?
(a) यूनेस्को (UNESCO) (b) ILO
(c) यूनिसेफ (UNICEF) (d) WHO

139. निम्न में से यूनिसेफ (UNICEF) के द्वारा गोबी (GOBI) नाम से प्रचार प्रसार किए जाने वाले संक्षिप्त शब्दों में O अक्षर का क्या मतलब है?
(a) मुखीय जलीयकरण (Oral hydration)
(b) ऑरेंज जूस (Orange juice)
(c) ओरल देखभाल (Oral care)
(d) ओरिजिनल (Original)

140. वह कौन-सा स्वयंसेवी स्वास्थ्य संगठन है, जिसका मुख्य उद्देश्य महिलाओं की स्थिति में सुधार लाना है?
(a) इण्डियन रेड क्रॉस सोसाइटी
(b) द कस्तूरबा मैमोरियल फण्ड
(c) TB एसोसिएशन ऑफ इण्डिया
(d) भारत सेवक समाज

141. अण्डर फाइव क्लीनिक का प्रतीक त्रिकोण का केन्द्रीय भाग, जोकि लाल रंग का होता है, क्या प्रदर्शित करता है?
(a) बीमार बच्चों की देखभाल और इलाज
(b) परिवार नियोजन
(c) स्वास्थ्य शिक्षा
(d) टीकाकरण

142. निम्नलिखित में से स्कूल लन्च प्रोग्राम का मुख्य लक्ष्य क्या है?
(a) कुपोषण से लड़ना और स्कूल जाने वाले बच्चों के स्वास्थ्य को बढ़ाना
(b) स्कूल में बच्चों के प्रवेश को बढ़ाना
(c) बच्चों को स्कूल में रहने के लिए उत्प्रेरित करना
(d) उपरोक्त सभी

143. राष्ट्रीय जल आपूर्ति व सफाई कार्यक्रम कब प्रारम्भ किया था?
(a) सन् 1950 में (b) सन् 1953 में
(c) सन् 1954 में (d) सन् 1958 में

144. राष्ट्रीय स्वास्थ्य नीति (National health policy) कब बनी थी?
(a) सन् 1973 में (b) सन् 1983 में
(c) सन् 1993 में (d) सन् 1998 में

145. गाँव स्वास्थ्य गाइड स्कीम (Village health guide scheme) कब आई थी?
(a) सन् 1971 में (b) सन् 1975 में
(c) सन् 1985 में (d) सन् 1977 में

106. (c)	107. (c)	108. (a)	109. (b)	110. (a)	111. (c)	112. (b)	113. (d)	114. (a)	115. (a)
116. (d)	117. (c)	118. (c)	119. (b)	120. (d)	121. (a)	122. (a)	123. (d)	124. (c)	125. (a)
126. (b)	127. (c)	128. (a)	129. (d)	130. (a)	131. (c)	132. (a)	133. (b)	134. (b)	135. (a)
136. (d)	137. (c)	138. (c)	139. (a)	140. (b)	141. (b)	142. (d)	143. (c)	144. (b)	145. (d)

146. **राष्ट्रीय स्वास्थ्य नीति, 2002 में लक्ष्यों में शामिल है**
(a) पोलियो को 2005 तक उन्मूलित करना
(b) HIV की 2007 तक वृद्धि जीरो स्तर पर लाना
(c) MMR को 2010 तक 100 प्रति लाख करना
(d) उपरोक्त सभी

147. **भोजन संदूषण** (Contamination) **रोकथाम एक्ट कब पास किया गया था?**
(a) सन् 1950 में (b) सन् 1953 में
(c) सन् 1954 में (d) सन् 1960 में

148. **सार्वभौमिक प्रतिरक्षण कार्यक्रम** (Universal Immunisation Programme) **कब प्रारम्भ किया गया था?**
(a) सन् 1985 में (b) सन् 1974 में
(c) सन् 1978 में (d) सन् 1995 में

149. **ग्राम स्वास्थ्य योजना का/के लक्ष्य है/हैं**
(a) शिशु मृत्यु-दर और मातृ मृत्यु-दर को कम करना
(b) जन्म एवं मृत्यु पंजीकरण को बढ़ावा देना
(c) छोटी उम्र में होने वाली शादियों को रोकना
(d) उपरोक्त सभी

150. **निम्न में से कौन-सा राष्ट्रीय स्वास्थ्य कार्यक्रम सन्** 1962 **में शुरु हुआ था?**
(a) राष्ट्रीय मलेरिया नियन्त्रण कार्यक्रम
(b) राष्ट्रीय कुष्ठ रोग नियन्त्रण कार्यक्रम
(c) राष्ट्रीय क्षयरोग नियन्त्रण कार्यक्रम
(d) रिवाइज्ड राष्ट्रीय क्षयरोग नियन्त्रण कार्यक्रम

151. **संशोधित कार्यवाही योजना** (Modified operation plan) **का सम्बन्ध किस राष्ट्रीय स्वास्थ्य कार्यक्रम से है?**
(a) राष्ट्रीय मलेरिया नियन्त्रण कार्यक्रम
(b) राष्ट्रीय कुष्ठ रोग नियन्त्रण कार्यक्रम
(c) राष्ट्रीय क्षयरोग नियन्त्रण कार्यक्रम
(d) रिवाइज्ड राष्ट्रीय क्षयरोग नियन्त्रण कार्यक्रम

152. **राष्ट्रीय TB संस्थान स्थित है**
(a) बैंगलुरू (b) दिल्ली
(c) देहरादून (d) हैदराबाद

153. **भारत में MPW स्कीम किसकी सिफारिश के बाद शुरु की गई?**
(a) भोर कमेटी (b) करतार सिंह कमेटी
(c) स्पुटम टेस्ट (d) मुदालियर कमेटी

154. **निम्न में से कौन-सा रोग राष्ट्रीय वाहक जनित नियन्त्रण कार्यक्रम के अन्तर्गत नहीं आता है?**
(a) फाइलेरिया
(b) जापनीज ऐनसिफेलाइटिस
(c) मलेरिया
(d) स्वाइन फ्लू

155. **फैक्ट्री में महिलाओं के लिए क्रेचस का प्रावधान के लिए अनुशंसा की जाती है**
(a) ESI का अधिनियम, 1948
(b) भारतीय माइनस अधिनियम, 1923
(c) फैक्ट्री अधिनियम, 1976
(d) CGHS

156. **अन्तर्राष्ट्रीय स्वास्थ्य संस्था नहीं है**
(a) WHO (b) यूनिसेफ (UNICEF)
(c) CHC (d) FAO

157. **इण्डियन रेड क्रॉस सोसाइटी कब स्थापित की गई?**
(a) सन् 1920 में (b) सन् 1949 में
(c) सन् 1939 में (d) सन् 1926 में

158. **हिन्द कुष्ठ निवारण संघ की स्थापना कब हुई?**
(a) सन् 1920 में (b) सन् 1950 में
(c) सन् 1939 में (d) सन् 1926 में

159. TB **एसोसिएशन ऑफ इण्डिया की स्थापना कब हुई?**
(a) सन् 1920 में (b) सन् 1950 में
(c) सन् 1939 में (d) सन् 1926 में

160. **चिकित्सकीय शिक्षा एवं मानव सहयोग समूह** (Group on medical education and support man power) **का प्रचलित नाम क्या है?**
(a) भोर कमेटी (b) मुदालियर कमेटी
(c) करतार सिंह कमेटी (d) श्रीवास्तव कमेटी

161. **राष्ट्रीय परिवार स्वास्थ्य सर्वे** (National family health survey) **हर .... में करते हैं।**
(a) 6 माह (b) 1 वर्ष (c) 5 वर्ष (d) 10 वर्ष

162. **अनुप्रयुक्त पोषण योजना** (API) **कब लॉन्च की गई थी?**
(a) सन् 1970 में (b) सन् 1963 में
(c) सन् 1975 में (d) सन् 1993 में

163. **महिला एवं बाल विकास मंत्रालय के निम्नलिखित में से किस उपाय द्वारा मातृ मृत्यु-दर की रोकथाम नहीं की जा सकती है?**
(a) अच्छी प्रसवपूर्व देखभाल प्रदान करके
(b) साफ एवं स्वच्छ डिलीवरी की व्यवस्था करके
(c) माता-पिता को पुत्रियों की शादी 30 साल से अधिक उम्र पर करने के लिए प्रेरित करके
(d) गर्भावस्था के दौरान अच्छा सन्तुलित आहार प्रदान कर

164. **राजस्थान में सरकारी अस्पतालों में दवाओं का निःशुल्क वितरण कब से शुरू हुआ?**
(a) 1 जनवरी, 2010 से
(b) 1 जनवरी, 2011 से
(c) 2 अक्टूबर, 2011 से
(d) 2 अक्टूबर, 2012 से

165. बहुउद्देशीय कार्यकर्त्ता (Multipurpose worker's) कमेटी का अन्य क्या नाम है?
(a) भोर कमेटी (b) करतार सिंह कमेटी
(c) मुदालियर कमेटी (d) मुखर्जी कमेटी

पर्यावरणीय स्वास्थ्य एवं अस्पताल के कचरे का प्रबन्धन

166. शोर को किसमें नापा जाता है
(a) डेसीजूल में (b) किलोजूल में
(c) कैण्डेला में (d) डेसीबल में

167. भारत में बायोमेडिकल वेस्ट नियम (Biomedical waste rule) कब लागू किया गया?
(a) दिनांक 20 जुलाई, 1998
(b) दिनांक 2 अक्टूबर, 2009
(c) दिनांक 1 अप्रैल, 1972
(d) दिनांक 1 जनवरी, 1996

168. अस्पताल के अपशिष्ट में शामिल मानव ऊतकों तथा बॉडी पार्ट्स को किस रंग के बैग में डाला जाता है?
(a) पीले बैग में (b) लाल बैग में
(c) काले बैग में (d) नीले बैग में

169. हॉस्पिटल वेस्ट मेनेजमेंट के दौरान निम्नलिखित में से कौन-सा पदार्थ लाल रंग के बैग में नहीं डाला जाता है?
(a) रबर कैथेटर
(b) IV सेट
(c) NG ट्यूब
(d) धारदार उपकरण

170. किस रंग का बैग हॉस्पिटल वेस्ट मैनेजमेंट के लिए नहीं पाया जाता?
(a) हरा (b) लाल
(c) नीला (d) काला

171. धारदार अपशिष्ट जैसे की सुईं, सिरींज, स्केल्प व ब्लेड को किस रंग के बैग में रखा जाता है?
(a) लाल बैग
(b) पीला बैग
(c) नीला बैग
(d) काला बैग

172. असंक्रमित पदार्थों जैसे कागज, फलों के छिलके, आदि को किस रंग के बैग में रखा जाता है?
(a) लाल (b) पीला
(c) नीला (d) काला

146. (d)	147. (c)	148. (a)	149. (d)	150. (c)	151. (a)	152. (a)	153. (b)	154. (d)	155. (c)
156. (c)	157. (a)	158. (b)	159. (c)	160. (d)	161. (c)	162. (b)	163. (c)	164. (c)	165. (b)
166. (d)	167. (a)	168. (a)	169. (d)	170. (a)	171. (c)	172. (d)			

नर्सिंग एग्जाम गैलरी

1. भारत में उच्च जन्म दर निम्नलिखित सभी कारणों की वजह से हैं, सिवाय *(MPNHM CHO 2021)*
(a) प्रारम्भिक यौवन (Early puberty)
(b) विवाह की सार्वभौमिकता (Universality of marriage)
(c) जल्दी किया गया विवाह (Early marriage)
(d) साक्षरता का उच्च स्तर (High level of literacy)

2. मातृ मृत्यु-दर को निम्न रूप में व्यक्त किया जाता है *(MPNHM CHO 2021)*
(a) प्रति 1000
(b) प्रति 10,000
(c) प्रति 1,00,000
(d) प्रति 10,00,000

3. जनसांख्यिकीय चक्र में उच्च स्थिर अवस्था की विशेषता निम्न होती है *(MPNHM CHO 2021)*
(a) उच्च जन्म-दर और उच्च मृत्यु-दर
(b) मृत्यु-दर कम होने लगती है, जबकि जन्म-दर अपरिवर्तित रहती है
(c) मृत्यु-दर अभी भी अधिक घट रही है, और जन्म दर गिर रही है
(d) कम जन्म और कम मृत्यु-दर

4. जनसंख्या के आंकड़ों में संकेतक शामिल हैं, जो निम्नलिखित सभी को मापते हैं, सिवाय *(MPNHM CHO 2021)*
(a) जनगणना (Population size)
(b) लिंग अनुपात (Sex ratio)
(c) निर्भरता अनुपात (Dependency ratio)
(d) रुग्णता दर (Morbidity rate)

5. एक वर्ष में गर्भधारण की संख्या से 15-44 वर्ष की आयु में विवाहित महिलाओं के अनुपात को निम्न कहा जाता है *(MPNHM CHO 2021)*
(a) सकल प्रजनन दर (Gross reproduction rate)
(b) शुद्ध प्रजनन दर (Net reproduction rate)
(c) गर्भावस्था दर (Pregnancy rate)
(d) विवाह दर (Marriage rate)

6. किसी दिए गए भौगोलिक क्षेत के भीतर किसी रोग या संक्रामक एजेन्ट की निरन्तर उपस्थिति को कहा जाता है *(MPNHM CHO 2021)*
(a) सर्वव्यापी महामारी (Pandemic)
(b) महामारी (Epidemic)
(c) स्थानिक (Endemic)
(d) स्पोराडिक (Sporadic)

7. सरकार ने .... को लक्षित करने के लिए NPCDCS कार्यक्रम शुरु किया। *(MPNHM CHO 2021)*
(a) कैंसर (Cancer)
(b) हृदय रोग (Cardiac diseases)
(c) मधुमेह (Diabetes)
(d) उपरोक्त सभी

8. भारत में मलेरिया उन्मूलन के लिए राष्ट्रीय रुपरेखा का लक्ष्य है *(MPNHM CHO 2021)*
(a) 2024 (b) 2025
(c) 2027 (d) 2030

9. राष्ट्रीय स्वास्थ्य कार्यक्रम जिसका उद्देश्य गर्भवती महिलाओं में मातृ मृत्यु दर को कम करके उन्हें सरकारी स्वास्थ्य सुविधाओं में वितरित करने के लिए प्रोत्साहित करना है, इसे कहा जाता है *(MPNHM CHO 2021)*
(a) जननी सुरक्षा योजना (b) नवजात शिश कार्यक्रम
(c) रोगी कल्याण समिति (d) इनमें से कोई नहीं

10. परिवार नियोजन के लिए राष्ट्रीय कार्यक्रम आधिकारिक तौर पर किस वर्ष में शुरु किया गया? *(MPNHM CHO 2021)*
(a) 1951 (b) 1952 (c) 1956 (d) 2008

11. राष्ट्रीय एड्स नियन्त्रण कार्यक्रम में शामिल हैं *(MPNHM CHO 2021)*
(a) IEC गतिविधियाँ
(b) एड्स शिक्षा
(c) विश्वविद्यालय सम्भाषण एड्स कार्यक्रम
(d) उपरोक्त सभी

12. WHO के विजन 2020 कार्यक्रम के तहत निम्नलिखित में से किस रोग के लिए सेफ रणनीति अपनाई जाती हैं? *(MPNHM CHO 2021)*
(a) ट्रेकोमा (Trachoma)
(b) मोतियाबिंद (Glaucoma)
(c) मधुमेह सम्बन्धी दृष्टिपटलविकृति (Diabetic retinopathy)
(d) ऑन्कोसर्सियासिस (Onchocerciasis)

13. अंतर्राष्ट्रीय योग दिवस कब पर मनाया जाता है? *(MPNHM CHO 2021)*
(a) 21 मई (b) 11 जून
(c) 21 जून (d) 11 जुलाई

14. ऑस्टियोपोरोसिस की रोकथाम पर समुदाय में स्वास्थ्य शिक्षा प्रदान करते हुए, नर्स को निम्न पर जोर देना चाहिए *(MPNHM CHO 2021)*
(a) धुम्रपान को खत्म करना (Eliminating smoking)
(b) सूर्य के जोखिम को कम करना (Minimizing sun exposure)
(c) सेडियम का सेवन सीमित करना (Restricting sodium intake)
(d) व्यायाम को प्रतिबन्धित करना (Restricting exercise)

15. प्रधानमंत्री सुरक्षित मातृत्व अभियान (PMSMA) .... में सभी गर्भवती महिलाओं को निश्चित दिन सुनिश्चित, व्यापक और गुणवत्तापूर्ण प्रसवपूर्व देखभाल प्रदान करने के लिए शुरु किया गया था। *(MPNHM CHO 2021)*
(a) प्रत्येक माह की 9 तारीख (b) प्रत्येक माह की 5 तारीख
(c) प्रत्येक माह की 15 तारीख (d) प्रत्येक माह की 7 तारीख

16. ....को छोड़कर सुमन (SUMAN) के लाभार्थी हैं? *(MPNHM CHO 2021)*
(a) सभी गर्भवती महिलाएँ (All pregnant women)
(b) प्रसव के 6 महीने बाद तक की माँ (Mothers upto 6 months of delivery)
(c) सभी बीमार नवजात (All sick newborns)
(d) 3 साल तक सभी बच्चे (All children upto 3 years)

17. भारत हर वर्ष .... पर राष्ट्रीय टीकाकरण दिवस मनाता है *(MPNHM CHO 2021)*
(a) 12 मार्च (b) 18 मार्च
(c) 16 मार्च (d) 25 मार्च

18. **मिशन परिवार विकास एक पहल है, जो .... के लिए निर्दिष्ट है** *(MPNHM CHO 2021)*
(a) प्रसव पूर्व देखभाल को बढ़ावा देना (Promote antenatal care)
(b) स्तनपान को बढ़ावा देना (Promote breastfeeding)
(c) परिवार नियोजन को बढ़ावा देना (Promote family planning)
(d) सुरक्षित यौन प्रथाओं को बढ़ावा देना (Promote safe sexual practices)

19. **साप्ताहिक आयरन और फोलिक एसिड सप्लीमेंटेशन** (WIFS) **कार्यक्रम निम्न के लिए है।** *(MPNHM CHO 2021)*
(a) किशोरियों और स्तनपान कराने वाली माताएँ (Adolescent girls and lactating mothers)
(b) किशोर लड़के गर्भवती माता और स्तनपान कराने वाली माता (Adolescent boys, pregnant mother and lactating mothers)
(c) गर्भवती महिला (Pregnant women)
(d) किशोर लड़के और लड़कियाँ (Adolescent boys and girls)

20. **किशोर स्वास्थ्य कार्यक्रम, आयरन और फोलिक एसिड की खुराक निम्न पर प्रदान करता है** *(MPNHM CHO 2021)*
(a) सभी दिन (b) हर हफ्ते निश्चित दिन
(c) महीने में एक बार (d) हर 2 महीने में एक बार

21. **भारत की राष्ट्रीय मानसिक स्वास्थ्य नीति की शुरुआत कब की गई थी?** *(MPNHM CHO 2021)*
(a) 1982 (b) 1987 (c) 1994 (d) 2014

22. **वह क्रिया जो किसी रोग की प्रगति को उसके प्रारम्भिक चरण में रोकती है और जटिलताओं को रोकती है, उसे कहा जाता हैं** *(NHM Contractual Staff Nurse 2021)*
(a) मौलिक रोकथाम (Primordial prevention)
(b) प्राथमिक रोकथाम (Primary prevention)
(c) माध्यमिक रोकथाम (Secondary prevention)
(d) तृतीयक रोकथाम (Tertiary prevention)

23. **अंतर्राष्ट्रीय योग दिवस** 2021 **का मुख्य विषय क्या है?** *(NHM Contractual Staff Nurse 2021)*
(a) स्वास्थ्य के लिए योग (Yoga for health)
(b) कल्याण के लिए योग (Yoga for well-being)
(c) अच्छे स्वास्थ्य के लिए योग (Yoga for good health)
(d) दीर्घायु के लिए योग (Yoga for longevity)

24. **जैव चिकित्सा कचरे को सीमेंट के साथ मिलाने को कहते हैं** *(NHM Contractual Staff Nurse 2021))*
(a) भस्मीकरण (Incineration) (b) जड़ता (Inertization)
(c) कतरन (Shredding) (d) ऑटोक्लेव (Autoclave)

25. **भारत में मातृ मृत्यु का सबसे आम कारण है** *(NHM Contractual Staff Nurse 2021)*
(a) रक्ताल्पता (Anaemia)
(b) रुधिरस्राव (Haemorrhage)
(c) सेप्सिस (Sepsis)
(d) बाधित प्रसवपीड़ा (Obstructed labor)

26. **राष्ट्रीय जनसंख्या नीति में कौन शमिल नहीं हैं?** *(NHM Contractual Nurse 2021)*
(a) 2015 तक NRR को प्रतिस्थापन स्तर पर लाने के लिए (To achieve NRR to replacement levels by 2015)
(b) NMR-100 को कम करने के लिए (To reduce NMR-100)
(c) जन्म, मृत्यु, गर्भावस्था और विवाह का 100% पंजीकरण (100% registration of birth, death, pregnancy and marriage)
(d) IMR 30 को कम करने के लिए (To reduce IMR 30)

27. **निम्न में कौन-सा सामुदायिक स्वास्थ्य की विंसलो** (Winslow) **की अवधारणा नहीं है?** *(NHM Contractual Nurse 2021)*
(a) पर्यावरण की स्वच्छता (The sanitation of the environment)
(b) व्यक्तिगत स्वच्छता पर व्यक्ति की शिक्षा (The education of the individual on personal hygiene)
(c) उनके लिए चिकित्सा और नर्सिंग सेवाएँ जो उनके लिए भुगतान कर सकते हैं (Medical and nursing services to those who can pay for them)
(d) सामुदायिक रोगों का नियन्त्रण (The control of community diseases)

28. **वर्षों की औसत संख्या जो आबादी में जीवित पैदा हुए लोगों द्वारा जीए जाएँगे, यदि वर्तमान आयु विशिष्ट मृत्यु-दर बनी रहती है, तो उसे कहा जाता है।** *(NHM Contractual Nurse 2021)*
(a) अशोधित मृत्यु दर (Crude death rate)
(b) जीवन की उम्मीद (Expectation of life)
(c) सम्भवित जीवन खो देने का वर्ष (Year of potential life lost)
(d) आनुपातिक मृत्यु दर (Proportional mortality rate)

29. **गर्भावस्था के दौरान या गर्भावस्था की समाप्ति के** 42 **दिनों के भीतर महिलाओं की मृत्यु, जिसमें गर्भावस्था की अवधि और स्थल पर ध्यान नहीं दिया जाता है, वह है** *(NHM Contractual Nurse 2021)*
(a) मातृ मृत्यु दर (Maternal mortatlity rate)
(b) नवजात मृत्यु दर (Neonatal mortality rate)
(c) मातृ नवजात दर (Maternal neonatal rate)
(d) मातृ प्रजनन दर (Maternal reproductive rate)

30. **विश्व पर्यावरण दिवस निम्न में से एक दिन मानाया जाता है** *(NHM Contractual Nurse 2021)*
(a) 5 जून (b) 21 जून
(c) 5 दिसम्बर (d) 1 जनवरी

31. **अंतर्राष्ट्रीय श्रम संगठन** (ILO) **का मुख्यालय .... में स्थित है।** *(UPNHM Staff Nurse 2021)*
(a) पेरिस (Paris)
(b) फ्रंकफर्ट (Frankfurt)
(c) जिनेवा (Geneva)
(d) न्यूयॉर्क (New York)

32. **हर वर्ष विश्व हृदय दिवस किस तारीख को मनाया जाता है?** *(UPNHM Staff Nurse 2021)*
(a) 23 सितंबर (b) 25 सितंबर
(c) 27 सितंबर (d) 29 सितंबर

---

1. (d)	**2.** (c)	**3.** (a)	**4.** (d)	**5.** (c)	**6.** (b)	**7.** (d)	**8.** (d)	**9.** (a)	**10.** (b)
11. (d)	**12.** (a)	**13.** (c)	**14.** (a)	**15.** (a)	**16.** (d)	**17.** (c)	**18.** (c)	**19.** (d)	**20.** (b)
21. (a)	**22.** (c)	**23.** (b)	**24.** (b)	**25.** (b)	**26.** (a)	**27.** (c)	**28.** (b)	**29.** (a)	**30.** (a)
31. (c)	**32.** (d)								

33. **किस मंत्रालय ने हाल ही में कुपोषण को नियन्त्रित करने के लिए आयुष मंत्रालय के साथ एक समझौता किया है?** *(UPNHM Staff Nurse 2021)*
(a) कृषि और किसान कल्याण (b) स्वास्थ्य एवं परिवार कल्याण
(c) शिक्षा (d) महिला एवं बाल विकास

34. **प्राथमिक स्वास्थ्य देखभाल की अनिवार्यताओं में निम्नलिखित सभी शामिल हैं, सिवाय** *(UPNHM Staff Nurse 2021)*
(a) प्रमुख संक्रामक रोगों के लिए टीकाकरण (Inmunization against major infectious diseases)
(b) खाद्य आपूर्ति और उचित पोषण को बढ़ावा देना (Promotion of food supply and proper nutrition)
(c) साफ पानी की पर्याप्त आपूर्ति (An adequate supply of safe water)
(d) सभी के लिए उच्च शिक्षा प्रदान करना (Provinding higher education for all)

35. **प्राथमिक स्वास्थ्य देखभाल में स्वयं के स्वास्थ्य और कल्याण को बढ़ावा देने में व्यक्तियों और समुदाय की भागीदारी को कहा जाता है** *(UPNHM Staff Nurse 2021)*
(a) समान वितरण (Equitable distribution)
(b) सामुदायिक भागीदारी (Community participation)
(c) उपयुक्त प्रौद्योगिकी (Appropriate technology)
(d) उपरोक्त सभी

36. **PHC में बीमार बच्चों की आपातकालीन देखभाल हेतु पालन की जाने वाली रणनीति हैं** *(UPNHM Staff Nurse 2021)*
(a) PALS दिशा-निर्देश (b) NALS दिशा-निर्देश
(c) IMNCI दिशा-निर्देश (d) APA दिशा-निर्देश

37. **सामुदायिक स्तर पर स्वच्छता बनाए रखने के लिए निम्नलिखित उपाय करने होंगें, सिवाय** *(UPNHM Staff Nurse 2021)*
(a) उचित अपशिष्ट निपटान (Proper waste disposal)
(b) जल संसाधन के नुकसान से बचें (Avoid waste of water resource)
(c) उच्च शोर से बचें (Avoid high noise)
(d) अनुचित आवास सुविधाओं (Improper housing)

38. **असुरक्षित जल से फैलने वाले रोग निम्नलिखित सभी हैं, सिवाय** *(UPNHM Staff Nurse 2021)*
(a) हैजा (Cholera) (b) पेचिश (Dysentery)
(c) टाइफॉइड (Typhoid) (d) चेचक (Small pox)

39. **स्तनपान सप्ताह मनाया जाता है** *(MPNHM CHO 2021)*
(a) जुलाई प्रथम सप्ताह में (b) अगस्त का प्रथम सप्ताह में
(c) सितंबर का प्रथम सप्ताह में (d) नवंबर का प्रथम सप्ताहा में

40. **एक कार्यक्रम जिसने मातृ मृत्यु दर को कम करने के लिए विशिष्ट आपातकालीन स्थितियों के किस्सों में ANM द्वारा दवाओं का उपयोग करने की अनुमति दी है, वह है** *(UPNHM Staff Nurse 2021)*
(a) जननी सुरक्षा योजना (Janani suraksha yogana)
(b) जननी शिशु सुरक्षा कार्यक्रम (Janani shishu suraksha karyakram)
(c) RCH चरण I (RCH phase I)
(d) RCH चरण II (RCH phase II)

41. **पहली रेफरल इकाई के रूप में सुविधा की घोषणा करने के लिए तीन महत्त्वपूर्ण निर्धारकों में 24 घण्टे की उपलब्धता वाली निम्नलिखित सभी सुविधाएँ शामिल है, सिवाय** *(UPNHM Staff Nurse 2021)*
(a) शल्यचिकित्सक हस्तक्षेप (Surgical interventions)
(b) नवजात देखभाल (Newborn care)
(c) रुधिर भंडारण सुविधा (Blood storage facility)
(d) टीकाकरण सुविधा (Immunization facility)

42. **जन्म-दर है** *(GMCH Chandigarh 2019)*
(a) जीवित जन्म/1000 मध्य वर्ष जनसंख्या
(b) जन्म/1000 मध्य वर्ष जनसंख्या
(c) जीवित जन्म/10,000 मध्य वर्ष जनसंख्या
(d) जीवित जन्म/10,000 प्रजनन योग्य आयु (15-45 वर्ष) वर्ग की जनसंख्या

43. **जैविक सांख्यिकी (Vital statistics) में निम्नलिखित में से सम्मिलित नहीं है** *(ESIC Staff Nurse 2019)*
(a) जीवन प्रत्याशा
(b) रूग्णता एवं मृत्युता सांख्यिकी
(c) जन्म-दर
(d) शिक्षा दर

44. **सस्टेनेबल डवलपमेन्ट गोल्स 2030 एजेन्डा (Sustainable development goals 2030 agenda) के कितने पार्ट हैं?** *(UPNHM Staff Nurse 2019)*
(a) 17 (b) 13
(c) 14 (d) 12

45. **समुदाय में बुजुर्ग लोगों के लिए निम्नलिखित में से स्वास्थ्य अनुरक्षण कार्यक्रम नहीं है** *(ESIC Staff Nurse 2019)*
(a) स्वास्थ्य शिक्षा
(b) प्रशामक देखभाल
(c) गृह स्वास्थ्य सेवाएँ
(d) आहार सम्बन्धी मार्गदर्शन एवं भोजन सेवाएँ

46. **आशा (ASHA) की फुलफॉर्म है** *(UPNHM Staff Nurse 2019)*
(a) Ayurveda, Siddha and Homeopathy
(b) Array of Social Health Activates Actions
(c) Accredited Social Health Activist
(d) उपरोक्त में से कोई नहीं

47. **सामुदायिक स्वास्थ्य के सन्दर्भ में DALY की फुलफॉर्म है** *(ESIC Staff Nurse 2019)*
(a) Disability Adjusted Life Year
(b) Disease Adapted Life Year
(c) Disease Adjusted Life Year
(d) Disability Adapted Life Year

48. **विद्यालयी स्वास्थ्य कार्यक्रम में सामुदायिक नर्स की भूमिका नहीं है** *(ESIC Staff Nurse 2019)*
(a) विद्यालयी चिकित्सकीय जाँच में सहायता करना एवं अनुसरण
(b) विद्यालयी के बच्चों की शारीरिक, मानसिक एवं अन्य विशेष जाँच में सहायता करना
(c) बच्चों को टीकाकरण प्रदान करना
(d) संक्रामक रोग नियन्त्रण में सहायता करना

49. हेल्थ केयर सिस्टम में प्रथम रेफरल स्तर है *(ESIC Staff Nurse 2019)*
(a) तृतीयक स्वास्थ्य देखभाल (b) प्राथमिक स्वास्थ्य देखभाल
(c) प्रारम्भिक स्वास्थ्य देखभाल (d) द्वितीयक स्वास्थ्य देखभाल

50. निम्नलिखित में से कौन-सा एक मृत्यु का संकेतक है? *(ESIC Staff Nurse 2019)*
(a) प्रीवीलेंस दर (Prevalence rate)
(b) विकलांग दर (Disability rate)
(c) घटना दर (Incidence rate)
(d) अपरिष्कृत मृत्यु-दर (Crude death rate)

51. निम्नलिखित में से कौन-सा स्कूल सेटिंग में खतरों के नियन्त्रण में सहायक नहीं है? *(ESIC Staff Nurse 2019)*
(a) स्कूल अच्छी तरह से हवादार होना चाहिए
(b) छात्रों की भोजन आपूर्ति सुरक्षित होनी चाहिए
(c) स्कूल शोर के स्रोत के पास में निर्मित होना चाहिए
(d) पाठ्यक्रम में स्वास्थ्य शिक्षा को सम्मिलित करना चाहिए

52. किशोरों के लिए आयरन एवं फोलिक एसिड (IFA) गोलियों का रंग होता है *(UPNHM Staff Nurse 2019)*
(a) लाल (b) गुलाबी (c) काला (d) भूरा

53. IMNCI कार्यक्रम कब शुरु किया गया? *(AIIMS 2019)*
(a) 2006 (b) 2008
(c) 2000 (d) 2008

54. 2018 के लिए वर्ल्ड हेल्थ डे थीम (World Health Day theme) थी *(UPNHM Staff Nurse 2019)*
(a) डिप्रेशन (Depression Let's talk)
(b) यूनिवर्सल हेल्थ कवरेज : एवरीवन एवरीवेयर (Universal Health Coverage: Everyone everywhere)
(c) आक्रमकता और क्रोध (Aggression and anger)
(d) उपरोक्त में से कोई नहीं

55. निम्नलिखित में से कौन-सी रोग विश्व में सबसे अधिक मृत्यु का कारण है? *(GMCH Chandigarh 2019)*
(a) कार्डियोवैस्कुलर डिसीज (b) HIV/AIDS
(c) मलेरिया (d) ट्यूबरकुलोसिस

56. निम्नलिखित में से कौन-सा संपोषित विकास (Sustainable development) के उद्देश्य के सम्बन्ध में सही है? *(GMCH Chandigarh 2019)*
(a) 2030 तक गरीबी को आधी करना
(b) 2030 तक भुखमरी को खत्म करना
(c) सर्वत्र गरीबी के सभी रूपों को समाप्त करना
(d) गरीबी को कम करने में प्रगति के लिए प्रत्येक देश की सहायता करना

57. WHO द्वारा हाथों की स्वच्छता हेतु कितने स्टेप्स निर्धारित किए हैं? *(AIIMS Jodhpur Staff Nurse 2018)*
(a) 6 (b) 8
(c) 7 (d) 5

58. पूर्ण शारीरिक, मानसिक व सामाजिक स्वस्थता की स्थिति एवं ना केवल किसी रोग की अनुपस्थिति कहलाती है *(AIIMS Bhubaneswar 2018)*
(a) देखभाल (b) रूग्णता (c) तन्दुरुस्ती (d) स्वास्थ्य

59. प्राथमिक शिक्षा के लिए पोषणीय सहारा हेतु राष्ट्रीय कार्यक्रम है *(DME Karnataka Staff Nurse 2018)*
(a) विशेष पोषण कार्यक्रम (Special nutrition programme)
(b) मध्यान्ह भोजन योजना (Mid-day meal scheme)
(c) मध्यान्ह भोजन कार्यक्रम (Mid-day meal programme)
(d) बालवाडी पोषण कार्यक्रम (Balwadi nutrition programme)

60. एपीडिमियोलॉजिकल ट्रायड (Epidemiological triad) में सम्मिलित नहीं है *(DME Karnataka Staff Nurse 2018)*
(a) मेजबान (Host) (b) कारक (Agent)
(c) वातावरण (Environment) (d) स्वास्थ्य (Health)

61. एक रोग के वितरण एवं निर्धारकों का अध्ययन कहलाता है *(AIIMS Jodhpur Staff Nurse 2018)*
(a) वंशावली (Genealogy)
(b) पैथोलोजी (Pathology)
(c) महामारी विज्ञान (Epidemiology)
(d) कीटविज्ञान (Entomology)

62. घटना दर (Incidence rate) की परिभाषा है *(AIIMS Jodhpur Staff Nurse 2018)*
(a) उपस्थित पुराने केसों की संख्या
(b) एक विशेष अवधि में पाए जाने वाले नए केसों की संख्या
(c) एक दी गई अवधि में मौजूद केसों की संख्या
(d) एक दिए गए समय पर एक दी गई जनसंख्या में उपस्थित केसों की संख्या

63. मम्प्स से पीड़ित बच्चे का पृथक्करण किस स्तर का बचाव है? *(AIIMS Jodhpur Staff Nurse 2018)*
(a) द्वितीयक (b) मध्यवर्ती (c) प्राथमिक (d) तृतीयक

64. भारत में बोरहोल लेटरीन (Borehole latrine) की शुरुआत की गई थी *(AIIMS Jodhpur Staff Nurse 2018)*
(a) रोटरी फाउन्डेशन द्वारा (b) यूनिसेफ द्वारा
(c) मेलिन्डा-गेट्स फाउन्डेशन द्वारा (d) रॉकफेलर फाउन्डेशन द्वारा

65. संक्रमित पट्टियों के लिए बायोमेडिकल वेस्ट मैनेजमेंट बैग (Biomedical waste management bag) का रंग है *(AIIMS Delhi Nursing 2018)*
(a) पीला बैग (b) लाल बैग
(c) हरा बैग (d) काला बैग

66. जहाँ उचित भूमि उपलब्ध हो वहाँ कचरा निष्पादन की सबसे संतोषजनक विधि है *(AIIMS Bhubaneswar 2018)*
(a) डम्पिंग (Dumping)
(b) खाद का गड्ढा (Manure pit)
(c) नियंत्रित टिपिंग (Controlled tipping)
(d) भूमि में दबाना (Burial)

33. (d)	**34.** (d)	**35.** (b)	**36.** (c)	**37.** (d)	**38.** (d)	**39.** (b)	**40.** (d)	**41.** (d)	**42.** (a)
43. (d)	**44.** (a)	**45.** (b)	**46.** (c)	**47.** (a)	**48.** (c)	**49.** (d)	**50.** (d)	**51.** (c)	**52.** (b)
53. (a)	**54.** (b)	**55.** (a)	**56.** (c)	**57.** (b)	**58.** (d)	**56.** (b)	**60.** (d)	**61.** (c)	**62.** (b)
63. (c)	**64.** (d)	**65.** (a)	**66.** (c)						

67. **अयोग्यता को विकलांगता में बदलने से रोकना किस स्तर का बचाव है?** *(SSB DD and DNH Staff Nurse 2018)*
(a) प्राथमिक (b) द्वितीयक
(c) प्रिमोर्डियल (d) तृतीयक

68. **डॉट्स थैरेपी के अन्तर्गत उपचार किया जाता है।** *(AIIMS 2018)*
(a) कुष्ठ रोग (b) क्षय रोग
(c) मलेरिया (d) हैजा

69. **विशेष समयावधि में किसी जनसंख्या में किसी चिकित्सकीय स्थिति के पाए जाने की सम्भावना का माप है** *(SSB DD and DNH Staff Nurse 2018)*
(a) प्रसार (Prevalence)
(b) महामारी (Epidemic)
(c) सर्वव्यापी महामारी (Pandemic)
(d) घटना (Incidence)

70. **प्राथमिक स्वास्थ्य देखभाल** (PHC) **का एक परिचालन सम्बन्धी सिद्धान्त है** *(AIIMS Manglagiri 2018)*
(a) गृह भेंट (b) स्वास्थ्य देखभाल
(c) वित्तीय प्रबन्ध (d) समान वितरण

71. **कम्यूनिटी पोस्टिंग के दौरान एक ब्लड बैंक के विजिट द्वारा स्वास्थ्य शिक्षा की कौन-सी विधि प्रयुक्त होती है?** *(AIIMS Manglagiri 2018)*
(a) फील्ड ट्रिप मेथड (b) डिमोन्स्ट्रेशन
(c) रोल प्ले (d) स्किट

72. **सामान्य जनन-दर** (GFR) **से तात्पर्य है** *(AIIMS Bhubaneswar 2018)*
(a) प्रजनन योग्य आयु की प्रति 1000 महिलाओं पर जीवित जन्मों की संख्या
(b) प्रति 1000 गर्भावस्थाओं पर जीवित जन्मों की संख्या
(c) प्रति 1000 जनसंख्या पर जीवित जन्मों की संख्या
(d) प्रति 1000 महिला जनसंख्या पर जीवित जन्मों की संख्या

73. **स्वास्थ्य शिक्षा के सिद्धान्तों में से एक है** *(AIIMS Manglagiri 2018)*
(a) प्रमाणिकता (b) श्रव्य-दृश्य साधन
(c) जनशक्ति (d) विश्वसनीयता

74. **निम्नलिखित में से कौन-सा उपकेन्द्र पर दिए गए ड्रग किट-A का तत्व नहीं है?** *(AIIMS 2018)*
(a) ओरल रिहाइड्रेशन साल्ट (b) विटामिन-A सोल्यूशन
(c) टेबलेट पैरासिटामॉल (d) टेबलेट कोट्राइमोक्साजोल

75. **निम्नलिखित में से एक मृत्यु संकेतक** (Mortality indicator) **है** *(AIIMS 2018)*
(a) विकलांग दर (Disability rate)
(b) प्रिवलेंस दर (Prevalence rate)
(c) घटना दर (Incidence rate)
(d) जन्म के समय जीवनकाल की प्रत्याशा (Life expectancy at birth)

76. **कुशल कार्मिक, जोकि रोगी के घर पर नर्सिंग सेवाएँ देने के लिए डिस्चार्ज के पश्चात् फॉलो-अप विजिट** (Follow-up visit) **करते हैं, कहलाते हैं** *(AIIMS Bhopal 2018)*
(a) स्क्रब नर्स (b) होम हेल्थ केयर नर्स
(c) क्लीनिकल हेल्थ केयर नर्स (d) कम्यूनिटी नर्स

77. **निम्नलिखित में से** CSSM **की फुलफॉर्म** (Full form) **है** *(AIIMS Bhopal 2018)*
(a) Child Survival and Safe Motherhood
(b) Child Survival and Sickness Control Measures
(c) Child Sanitation and Safety Measures
(d) Child Security and Safety Measures

78. **समुदाय में व्यक्तिगत स्वास्थ्य शिक्षा के लिए प्रयुक्त एक विधि है** *(SSB DD and DNH Staff Nurse 2018)*
(a) परामर्श व साक्षात्कार (b) प्रदर्शन
(c) कार्यशाला (d) रोल प्ले

79. **भारत सरकार द्वारा बनाए गए मिशन इन्द्रधनुष का उद्देश्य है** *(SSB DD and DNH Staff Nurse 2018)*
(a) गरीबी व भूख का उन्मूलन
(b) मातृ स्वास्थ्य में सुधार
(c) 5 वर्ष से छोटे सभी बच्चों का टीकाकरण
(d) सार्वभौमिक प्राथमिक शिक्षा का अर्जन

80. **शहरी क्षेत्र में एक प्राथमिक स्वास्थ्य केन्द्र** (PHC) **द्वारा कवर की जाने वाली जनसंख्या है** *(AIIMS Jodhpur Nurse 2018)*
(a) 40,000 (b) 30,000
(c) 5,000 (d) 20,000

81. **राष्ट्रीय जनसंख्या नीति के अनुसार, भारत में लड़कियों की विवाह के लिए न्यूनतम आयु है** *(AIIMS Jodhpur Staff Nurse 2018)*
(a) 18 वर्ष (b) 22 वर्ष
(c) 16 वर्ष (d) 20 वर्ष

82. **निम्नलिखित कारकों में से कौन-से एपीडिमियोलॉजिकल ट्रायड** (Triad) **में सम्मिलित है?** *(AIIMS Jodhpur Staff Nurse 2018)*
(a) मानकीकृत दरें
(b) कारक, मेजबान एवं वातावरण
(c) दरें, अनुपात एवं समानुपात
(d) इन्सिडेन्स, प्रीवलेन्स एवं रोग का ट्रेंड

83. **एक स्वास्थ्य टीम के सदस्य के रूप में पुरुष स्वास्थ्य कार्यकर्त्ताओं का कार्य नहीं हैं** *(AIIMS Nursing Raipur 2017)*
(a) उपकेन्द्र का सर्वेक्षण कराना और सभी परिवारों के रिकॉर्ड बनाए रखना
(b) माताओं और बच्चों को पोषण, सलाह और टीकाकरण प्रदान करना
(c) सभी महत्त्वपूर्ण घटनाओं की जानकारी बनाए रखना
(d) स्वास्थ्य शिक्षा गतिविधियों को बढ़ावा देना

84. **इनमें से कौन-सा सामाजिक-आर्थिक संकेतक नहीं है?** *(AIIMS Nursing Raipur 2017)*
(a) साक्षरता दर
(b) परिवार का आकार
(c) रहने का मकान
(d) जन्म के समय जीवनकाल की

85. **वह रोग जो किसी एक देश में दूसरे देश से आता है।** *(RUHS Pb. B.Sc. Nursing 2017)*
(a) एक्सोटिक (b) एपिजूटिक
(c) एण्डेमिक (d) एपिडेमिक

86. भारत में लिंग अनुपात को व्यक्त किया गया है *(RUHS Pb. B.Sc. Nursing 2017)*
(a) प्रति 100 महिलाओं में पुरुषों की संख्या
(b) 100 पुरुष प्रति महिला की संख्या
(c) प्रति 1000 महिलाओं में पुरुषों की संख्या
(d) प्रति 1000 पुरुषों पर महिलाओं की संख्या

87. आँकड़ों की पहचान और वर्गीकरण, जिसमें मात्रात्मक और गुणात्मक डेटा शामिल है, समुदाय निदान के किस चरण से सम्बन्धित है? *(AIIMS Nursing Raipur 2017)*
(a) चरण-I (b) चरण-II (c) चरण-III (d) चरण-IV

88. प्राथमिक स्वास्थ्य देखभाल के सिद्धान्तों में शामिल है
(i) सामान वितरण
(ii) सामुदायिक भागीदारी
(iii) कवरेज और अभिगम्यता
(iv) उपयुक्तता और निरन्तरता *(AIIMS Nursing Raipur 2017)*
(a) I, II, III (b) II, III, IV
(c) I, III, IV (d) I, II, III, IV

89. जलाकर (Incineration) निस्तारित किया जाता है *(RUHS Pb. B.Sc. Nursing 2017)*
(a) अपशिष्ट (b) मानव संरचनात्मक कचरा
(c) रेडियोग्राफिक कचरा (d) प्रयुक्त बैटरी

90. छोटे परिवार के आदर्श के लिए ग्रामीण आबादी के बारे में जागरुकता बढ़ाने के लिए सबसे अच्छा तरीका है *(RUHS Pb. B.Sc. Nursing 2017)*
(a) फिल्म शो (b) चार्ट और प्रदर्शन
(c) भूमिका निभाना (d) टेलीविजन

91. एक रोग की घटना के लिए प्रतिनिधि कारक जिम्मेदार होता है
I. जैविक और भौतिक घटक
II. मैकेनिकल और रासायनिक घटक
III. कार्यक्षेत्र और टीकाकरण घटक
IV. पोषक तत्व और जीवित घटक *(AIIMS Nursing Raipur 2017)*
(a) I, II, III (b) II, III, IV
(c) I, II, IV (d) I, III, IV

92. भोर समिति इस नाम से भी जानी जाती है *(DSSSB Staff Nurse 2017)*
(a) स्वास्थ्य सर्वेक्षण एवं विकास समिति
(b) स्वास्थ्य सर्वेक्षण एवं योजना समिति
(c) हॉस्पिटल रिव्यू समिति
(d) मुदालियर समिति

93. जनजातीय क्षेत्र में प्राथमिक स्वास्थ्य केन्द्र (PHC) कितनी जनसंख्या को कवर करता है? *(DSSSB Staff Nurse 2017)*
(a) 50,000 (b) 30,000
(c) 20,000 (d) 5000

94. प्रवेश बढ़ाने, छात्रों को स्कूल में बनाए रखने एवं स्वास्थ्य में सुधार हेतु भारत सरकार द्वारा कौन-सा पोषण कार्यक्रम शुरु किया गया था? *(DSSSB Staff Nurse 2017)*
(a) विशेष पोषण कार्यक्रम (Special nutrition programme)
(b) ICDS
(c) मध्यान्ह भोजन कार्यक्रम (Mid-day meal programme)
(d) विटामिन-A प्रोफाइलेक्सिस कार्यक्रम (Vitamin-A prophylaxis programme)

95. वर्ष 2017 के लिए WHO की थीम थी *(DSSSB Staff Nurse 2017)*
(a) अन्तर्राष्ट्रीय स्वास्थ्य सुरक्षा
(b) स्मॉल बाइट बिग थ्रेट
(c) आपातकाल में हॉस्पिटल को सुरक्षित बनाओ
(d) अवसाद-बात करें

96. ICDS योजना के परिधीय कार्यकर्त्ता थी *(DSSSB Staff Nurse 2017)*
(a) प्रशिक्षित दाई (b) आँगनबाड़ी कार्यकर्त्ता
(c) स्वास्थ्य मार्गदर्शक (d) महिला स्वास्थ्य सहायक

97. सार्स (SARS) व अन्य विश्वव्यापी (Pandemic) रोग होने पर नर्स की सबसे महत्त्वपूर्ण भूमिका है *(DSSSB Staff Nurse 2017)*
(a) स्वास्थ्य सुधार (b) रोग की रोकथाम
(c) निगरानी (d) रोगी को ढूँढना

98. किसमें शीघ्र पहचान व उपचार पर जोर दिया जाता है? *(DSSSB Staff Nurse 2017)*
(a) प्राथमिक बचाव (b) द्वितीयक बचाव
(c) तृतीयक बचाव (d) पुनर्वास

99. आशा योजना किसके साथ जुड़ी है? *(RUHS Pb. B.Sc. Nursing 2017)*
(a) ICDS (b) ग्रामीण स्वास्थ्य मिशन
(c) 20 अंक कार्यक्रम (d) न्यूनतम आवश्यकता कार्यक्रम

100. राष्ट्रीय मलेरिया उन्मूलन कार्यक्रम किस वर्ष आरम्भ किया गया? *(AIIMS Nursing Raipur 2017)*
(a) 1953 में (b) 1958 में (c) 1970 में (d) 2002 में

101. 2016 विश्व स्वास्थ्य दिवस के लिए क्या विषय है? *(AIIMS Nursing Raipur 2017)*
(a) बढ़ना रोको: मधुमेह को काबू करो
(b) खाद्य सुरक्षा
(c) वेक्टर से उत्पन्न रोग : छोटे बाइट से बढ़ा खतरा
(d) हृदय की स्वस्थ धड़कन : स्वस्थ रुधिरचाप

102. जीवनचर्या रोगों (Lifestyle diseases) के लिए NRHM के तहत प्राथमिक स्वास्थ्य केन्द्र में संचालित क्लीनिक कौन-सा है? *(KPSC Staff Nurse 2017)*
(a) डायबिटीक क्लीनिक
(b) NCD क्लीनिक
(c) पेन एण्ड पैलिएटीव क्लीनिक
(d) हाइपरटेन्सिव क्लीनिक

67. (d)	68. (b)	69. (a)	70. (d)	71. (a)	72. (a)	73. (d)	74. (c)	75. (d)	76. (b)
77. (a)	78. (a)	79. (c)	80. (b)	81. (a)	82. (b)	83. (b)	84. (d)	85. (a)	86. (d)
87. (b)	88. (a)	89. (b)	90. (c)	91. (c)	92. (a)	93. (c)	94. (c)	95. (d)	96. (b)
97. (b)	98. (b)	99. (b)	100. (b)	101. (a)	102. (b)				

103. प्राथमिक स्वास्थ्य केन्द्र स्तर पर वाहक जनित रोगों के नियन्त्रण एवं रोकथाम के लिए कौन-सी गतिविधियाँ चलाई जाती हैं? *(KPSC Staff Nurse 2017)*
(a) DEC ट्रीटमेन्ट (b) सॉर्स रिडक्शन
(c) DOTS थैरेपी (d) मास ट्रीटमेन्ट

104. सन् 2014 के लिए WHO की थीम थी *(KPSC Staff Nurse 2017)*
(a) स्वस्थ रुधिरचाप, बुढ़ापा एवं स्वास्थ्य
(b) पेयजल एवं स्वच्छता में प्रगति
(c) माताओं को बचाने के लिए सुरक्षित रुधिर
(d) छोटा कीट, बड़ा खतरा

105. उप-केन्द्र पर आपूर्ति किट है *(AIIMS Nursing Jodhpur & Rishikesh 2017)*
(a) किट-E (b) किट-M
(c) किट-K (d) किट-C

106. अण्डर फाइव क्लीनिक का केन्द्रीय प्रतीक क्या व्यक्त करता है? *(DSSSB Staff Nurse 2017)*
(a) स्वास्थ्य शिक्षा (b) परिवार नियोजन
(c) टीकाकरण (d) पर्याप्त पोषण

107. एस्बेस्टॉस एक्सपोजर (Exposure) से होता है *(DSSSB Staff Nurse 2017)*
(a) मीसोथीलिओमा (b) टेट्रालोजी ऑफ फैलोट
(c) सेरिब्रल पाल्सी (d) रिपीटिड अबोर्शन

108. कौन-सी स्थिति गरीबी से निकटता से सम्बद्ध है? *(DSSSB Staff Nurse 2017)*
(a) उपापचयी विसंगति (Metabolic disorders)
(b) पारिवारिक मंदता (Familial retardation)
(c) जन्म चोट (Birth injuries)
(d) भ्रूणक्षति (Fetal damage)

109. प्रत्येक सामुदायिक विकास खण्ड में होना चाहिए *(AIIMS Nursing Jodhpur & Rishikesh 2017)*
(a) एक सामुदायिक स्वास्थ्य केन्द्र
(b) चार सामुदायिक स्वास्थ्य केन्द्र
(c) तीन सामुदायिक स्वास्थ्य केन्द्र
(d) दो सामुदायिक स्वास्थ्य केन्द्र

110. ICDS कार्यक्रम किसके माध्यम से चलाया जाता है? *(AIIMS Nursing Jodhpur & Rishikesh 2017)*
(a) आँगनबाड़ी (b) ग्राम स्वास्थ्य मार्गदर्शक
(c) स्वास्थ्य परवेक्षक (d) MPW

111. किसी रोग का पाया गया पहला मरीज (Case) कहलाता है *(AIIMS Nursing Jodhpur & Rishkesh 2017)*
(a) इण्डेक्स केस (b) प्राइमरी केस
(c) सेकेण्डरी केस (d) टर्शरी केस

112. कारक (Agent), मेजबान (Host) व वातावरण (Environment) है *(AIIMS Nursing Jodhpur & Rishikesh 2017)*
(a) जोखिम कारक (b) संक्रमण
(c) मॉडल व घटक (d) चिकित्सकीय किट

113. भारत सरकार ने पहली राष्ट्रीय स्वास्थ्य नीति किस वर्ष में घोषित की? *(DSSSB Staff Nurse 2017)*
(a) 1951 में (b) 1983 में
(c) 1977 में (d) 1991 में

114. निम्नलिखित में से कौन-सी एक भारतीय स्वास्थ्य देखभाल मानवता संस्था है? *(DSSSB Staff Nurse 2017)*
(a) JCI (b) JCAHO
(c) NABH (d) INC

115. निम्नलिखित में से गलत वाक्य की पहचान कीजिए। *(AIIMS Nursing Raipur 2017)*
(a) स्वास्थ्य शिक्षा सामुदायिक स्वास्थ्य का एक महत्त्वपूर्ण उपकरण हैं
(b) स्वास्थ्य शिक्षा के व्यवहार में प्रेरित रोगों में सुधार से सम्बन्धित है
(c) स्वास्थ्य शिक्षा सीखने की एक सक्रिय प्रक्रिया है
(d) स्वास्थ्य शिक्षा में स्वास्थ्य प्रचार पर विचार किया जाना चाहिए

116. प्राथमिक स्वास्थ्य देखभाल के गुणों में शामिल है
I. अनुकूलता II. स्वीकार्यता
III. अनुकूलन योग्यता
IV. मान्यता *(AIIMS Nursing Raipur 2017)*
(a) I, II, III (b) II, III, IV
(c) I, III, IV (d) I, II, III, IV

117. व्यापक स्वास्थ्य नर्सिंग समुदाय में शामिल है
I. सामान्य जानकारी
II. जनसांख्यिकीय विशेषताएँ
III. पर्यावरण की स्थिति
IV. आर्थिक और परिवहन स्थिति *(AIIMS Nursing Raipur 2017)*
(a) I, II, III (b) II, III, IV
(c) I, III, IV (d) I, II, III, IV

118. समुदाय के लोगों के लिए पर्यावरणीय स्वच्छता के बारे में स्वास्थ्य शिक्षा प्रदान करना उदाहरण है *(AIIMS Nursing Raipur 2017)*
(a) सामाजिक संचार (b) संरचनात्मक संचार
(c) चिकित्सकीय संचार (d) औपचारिक संचार

119. निम्न में से किसके अतिरिक्त सभी सामुदायिक आंकलन में प्रयुक्त डेटा संग्रहण तकनीक हैं? *(AIIMS Nursing Raipur 2017)*
(a) उपयुक्त निर्णय करना
(b) संगठन और समस्या की तुलना
(c) प्रभावी संचार
(d) जाँच और माप

120. डॉट्स (DOTS) TB के उपचार के लिए एक समग्र कार्यनीति है। डॉट्स उपचार का प्राथमिक तत्व है *(AIIMS Nursing Raipur 2017)*
(a) बलगम की सूक्ष्मदर्शी जाँच
(b) रोगियों को नियमित दवा आपूर्ति
(c) स्वास्थ्य कार्यकर्त्ता पूर्ण उपचार होने तक परामर्श देते हैं एवं मरीज द्वारा प्रत्येक TB रोधी दवा लेने का अवलोकन करते हैं एवं प्रगति की निगरानी करते हैं
(d) जनशक्ति के मामले में राजनीतिक इच्छाशक्ति

121. सामुदायिक स्वास्थ्य में समुदाय क्या है? *(ESIC Staff Nurse 2016)*
(a) लोग जिनके जीवन की कुछ विशेषताएँ समान हों
(b) समान धर्म के लोग
(c) समान देखभाल के लिए आवंटित लोग
(d) छोटे क्षेत्र के लोग

122. NRHM का कार्यक्षेत्र है *(ESIC Nursing 2016)*
(a) सम्पूर्ण देश (b) 18 राज्य
(c) बीमारू राज्य (d) इनमें से कोई नहीं

123. आशा सहयोगिनी किस विभाग की कर्मचारी है?
(ESIC Nursing 2016)
(a) ग्रामीण विकास
(b) स्वास्थ्य विभाग
(c) समेकित बाल विकास परियोजना
(d) पंचायती राज

124. CHC का पूरा नाम है *(ESIC Nursing 2016)*
(a) Common Health Centre (b) Common Health Care
(c) Community Health Centre (d) Community Health Care

125. किस वर्ष में राष्ट्रीय शहरी स्वास्थ्य मिशन प्रारम्भ हुआ? *(ESIC Nursing 2016)*
(a) 2013 (b) 2014 (c) 2015 (d) 2016

126. वन्दे मातरम् योजना आरम्भ की गई *(PGI 2016)*
(a) 2002 (b) 2004
(c) 2006 (d) 2010

127. विश्व में पाए जाने वाले TB के नए मरीजों में .... भारत में पाए जाते हैं। *(PGIMER Staff Nurse 2016)*
(a) 50% (b) 25% (c) 20% (d) 33%

128. ओजोन परत (O_3 layer) सूर्य से आने वाली .... को रोकती है।
(ESIC Staff Nurse 2016)
(a) रोशनी
(b) UV विकिरण
(c) इन्फ्रारेड विकिरण
(d) UV और इन्फ्रारेड विकिरण दोनों

129. किस गैस की वजह से ग्लोबल वार्मिंग होती है? *(ESIC Staff Nurse 2016)*
(a) कार्बन मोनोक्साइड (b) नाइट्रस ऑक्साइड
(c) कार्बन डाइऑक्साइड (d) सल्फर डाइऑक्साइड

130. वायु प्रदूषण का प्रमुख स्रोत .... है। *(ESIC Staff Nurse 2016)*
(a) जीवाश्म ईंधन (b) लकड़ी जलाना
(c) बायोगैस (d) गाय का गोबर

131. भारत में निम्नलिखित में से कौन-सा प्रथम संदर्भन इकाई (FRU) के रूप में कार्य करता है? *(PGIMER Staff Nurse 2016)*
(a) उपकेन्द्र (Subcenter)
(b) प्राथमिक स्वास्थ्य केन्द्र (PHC)
(c) सामुदायिक स्वास्थ्य केन्द्र (CHC)
(d) क्षेत्रीय अस्पताल (Regional center)

132. किसी समुदाय में प्रतिवर्ष 1000 की जनसंख्या पर होने वाली मृत्यु की संख्या कहलाती है *(PGIMER Staff Nurse 2016)*
(a) क्रूड डेथ रेट (b) इन्फेन्ट डेथ रेट
(c) नियोनेटल डेथ रेट (d) पेरीनेटल डेथ रेट

133. स्वास्थ्य सेवाओं का मुख्य उद्देश्य क्या हैं? *(ESIC Staff Nurse 2016)*
(a) रोगों की रोकथाम (b) स्वास्थ्य को बढ़ावा देना
(c) रोगों का ईलाज (d) ये सभी

134. भारत में यह हाल ही में पाया गया है कि .... के कारण मलेरिया के मामले बढ़ रहे हैं। *(ESIC Staff Nurse 2016)*
(a) गाँवों में होने वाली गरीबी
(b) अस्वच्छता की स्थितियाँ
(c) मच्छरों के DDT प्रतिरोधी बनने
(d) जनसंख्या में वृद्धि

135. स्वास्थ्य क्षेत्र में स्वास्थ्य पर सकल घरेलु उत्पाद (GDP) का .... व्यय किया जाता है। *(PGIMER Staff Nurse 2016)*
(a) 1% (b) 2%
(c) 5% (d) 6%

136. निम्नलिखित में से कौन-सी उपचार पद्धति भारतीय मूल की है? *(PGIMER Staff Nurse 2016)*
(a) होम्योपैथी (b) सिद्धा
(c) यूनानी-टिब्बी (d) एक्यूपंक्चर

137. रोग की रोकथाम का तृतीयक स्तर सम्बन्धित है *(PGIMER Staff Nurse 2016)*
(a) टीकाकरण
(b) अच्छा भोजन
(c) सामान्य शारीरिक, मानसिक व सामाजिक स्वास्थ्य का पुनर्वास
(d) अच्छा आराम व निद्रा

138. ओजोन छेद के लिए कौन-सा प्रदूषक जिम्मेदार है? *(ESIC Nursing 2016)*
(a) CO_2 (b) SO_2
(c) CO (d) CFC

139. 108 एम्बुलेन्स की सेवाएँ हैं *(ESIC Nursing 2016)*
(a) आग आपातकाल (b) पुलिस आपातकाल
(c) चिकित्सा आपातकाल (d) ये सभी

140. निम्नलिखित में से .... को छोड़कर आशा कार्यकर्त्ता (ASHA worker) को नीचे दिए गए सभी स्थानों में नियुक्त किया जाता है। *(ESIC Staff Nurse 2016)*
(a) सामुदायिक केन्द्र (CHC)
(b) सुपर स्पेशिएलिटी अस्पताल (Superspeciality hospital)
(c) फील्ड दौरा (Petroling)
(d) उपकेन्द्र (Subcentres)

141. एक PHC .... आबादी के लिए होता है। *(ESIC Staff Nurse 2016)*
(a) 10,000 – 20,000 (b) 3000 – 5000
(c) 20,000 – 30,000 (d) 30,000 – 1,20,000

142. क्वारेन्टाइन सम्बन्धित है *(HPSSB Staff Nurse 2016)*
(a) सर्वाधिक ऊष्मायन अवधि से (b) अल्पतम् ऊष्मायन अवधि से
(c) श्रेणीबद्ध अन्तराल (d) जनन समय

103. (b)	104. (d)	105. (d)	106. (b)	107. (a)	108. (b)	109. (a)	110. (a)	111. (a)	112. (c)
113. (b)	114. (c)	115. (b)	116. (d)	117. (d)	118. (b)	119. (b)	120. (c)	121. (a)	122. (a)
123. (a)	124. (c)	125. (c)	126. (b)	127. (c)	128. (b)	129. (c)	130. (a)	131. (c)	132. (a)
133. (d)	134. (c)	135. (a)	136. (b)	137. (c)	138. (d)	139. (c)	140. (b)	141 (c)	142. (a)

143. आँगनबाड़ी कार्यकर्त्ता द्वारा ग्रामीण क्षेत्र में कितनी जनसंख्या आवरित है? *(HPSSB Staff Nurse 2016)*

(a) 1000 (b) 700
(c) 400 (d) 500

144. बहुउद्देश्य स्वास्थ्य कार्यकर्त्ता की अवधारणा किसके द्वारा दी गई थी? *(PGIMER Staff Nurse 2016)*

(a) करतार सिंह समिति
(b) श्रीवास्तव समिति
(c) चड्ढा समिति
(d) राष्ट्रीय स्वास्थ्य नीति

145. मैदानी क्षेत्रों में एक उपकेन्द्र कितनी जनसंख्या को सेवाएँ प्रदान करता है? *(PGIMER Staff Nurse 2016)*

(a) 1000 (b) 3000 (c) 30,000 (d) 80,000

146. निम्न में से किसके अतिरिक्त अन्तर्राष्ट्रीय विनियमन अधिनियम के तहत WHO के सूचनीय रोग हैं। *(ESIC Nursing 2016)*

(a) कॉलेरा (b) प्लेग
(c) पीत ज्वर (d) डिप्थीरिया

147. गैर-जैवनिम्नीकरणीय कचरे से छुटकारा पाने का सबसे अच्छा तरीका क्या है? *(ESIC Nursing 2016)*

(a) जलाना (b) फेंकना
(c) दफन करना (d) रिसाइक्लिंग

148. निम्नलिखित में से कौन-सा जैवनिम्नीकरणीय है? *(ESIC Nursing 2016)*

(a) लोहे की कीलें (b) प्लास्टिक मग
(c) चमड़े के बेल्ट (d) सिल्वर फॉइल

149. पिंक रिबन किससे सम्बन्धित है? *(ESIC Nursing 2016)*

(a) फेफड़े का कैंसर (b) सर्वाइकल कैंसर
(c) स्तन कैंसर (d) हड्डियों का कैंसर

150. सामुदायिक स्वास्थ्य में एक समुदाय किसे दर्शाता है? *(ESIC Staff Nurse 2016)*

(a) उन्हें जो अपने जीवन के कुछ गुणों को साझा करते हैं
(b) एक ही धर्म के लोगों को
(c) छोटे क्षेत्र के लोगों को
(d) एक जैसी देखभाल के लिए नियुक्त किए गए लोगों को

151. .... सामुदायिक स्वास्थ्य देखभाल का केन्द्र होता है। *(ESIC Staff Nurse 2016)*

(a) PHC (b) परिवार
(c) स्कूल (d) सार्वजनिक समारोह

152. .... में एक सामुदायिक स्वास्थ्य नर्स द्वारा तत्काल और सहज देखभाल की जरुरत होती है। *(ESIC Staff Nurse 2016)*

(a) दुर्घटनाओं (b) महामारी रोग
(c) पर्यावरणीय आपदा (d) साम्प्रदायिक झगड़े

153. गैसों के कौन-सी जोड़ी के योगदान के कारण अम्ल वर्षा तैयार होती है? *(ESIC Nursing 2016)*

(a) मीथेन और ओजोन
(b) ऑक्सीजन और नाइट्रस ऑक्साइड
(c) मीथेन और सल्फर डाइऑक्साइड
(d) कार्बन डाइऑक्साइड और सल्फर डाइऑक्साइड

154. वातावरण में कौन-सी गैस की सघनता सबसे अधिक है? *(ESIC Nursing 2016)*

(a) ऑक्सीजन (b) हाइड्रोजन
(c) नाइट्रोजन (d) कार्बन डाइऑक्साइड

155. कुष्ठ रोग कार्यक्रम के लिए सघन IEC गतिविधियों का मुख्य उद्देश्य है *(PGIMER Staff Nurse 2016)*

(a) रोग का उपचार
(b) कलंकों (Stigma) को कम करना
(c) रोगी की पहचान
(d) रोग का उन्मूलन

156. विश्व स्वास्थ्य दिवस कब मनाया जाता है? *(ESIC Nursing 2016)*

(a) 11 जुलाई (b) 8 मार्च
(c) 7 अप्रैल (d) 15 दिसम्बर

157. रोग के फैलाव का नियन्त्रण किस प्रकार की रोकथाम है? *(ESIC Nursing 2016)*

(a) प्राथमिक (b) द्वितीयक
(c) तृतीयक (d) चतुर्थ

158. निम्नलिखित में से कौन-सा एक वायु प्रदूषक है? *(ESIC Nursing 2016)*

(a) नाइट्रोजन (b) कार्बन डाइऑक्साइड
(c) कार्बन मोनोक्साइड (d) ऑक्सीजन

159. निम्नलिखित में से कौन-सा, सांस लेने पर, ऑक्सीजन की तुलना में रुधिर हीमोग्लोबिन में अधिक तेजी से घुल जाता है? *(ESIC Nursing 2016)*

(a) सल्फर डाइऑक्साइड (b) कार्बन मोनोक्साइड
(c) ओजोन (d) नाइट्रस ऑक्साइड

160. इनमें से प्रकाश रासायनिक काले धुएँ में .... होने की सम्भावना है। *(ESIC Nursing 2016)*

(a) सल्फर डाइऑक्साइड
(b) प्रकाश रासायनिक ऑक्सीडेन्ट
(c) क्लोरोफ्लोरो कार्बन
(d) धुंध (Smog)

161. शोर का मतलब क्या है? *(ESIC Nursing 2016)*

(a) जोर की आवाज (b) उच्च आवृत्ति की ध्वनि
(c) अवांछित ध्वनि (d) नित्य ध्वनि

162. रोग के प्राकृतिक इतिहास की कौन-सी अवस्था में तृतीयक बचाव की आवश्यकता होती है? *(PGIMER Staff Nurse 2016)*

(a) प्री-पैथोजेनेसिस (Pre-pathogenesis)
(b) पैथोजेनेसिस (Pathogenesis)
(c) प्रोड्रोमल (Prodromal)
(d) टर्मिनल (Terminal)

163. भारत में राष्ट्रीय परिवार कल्याण कार्यक्रम कब शुरु किया गया था? *(ESIC Staff Nurse 2016)*

(a) 1952 (b) 1958
(c) 1962 (d) 1965

164. स्वास्थ्य सेवाओं का महत्त्वपूर्ण उद्देश्य है *(ESIC Staff Nurse 2016)*

(a) रोगों का उपचार (b) रोगों की रोकथाम
(c) स्वास्थ्य संवर्धन (d) ये सभी

165. स्वास्थ्य की स्थिति का सबसे सार्वभौमिक स्वीकार सूचक .... है। *(ESIC Staff Nurse 2016)*

(a) अशोधित (क्रूड) मृत्यु-दर (b) शिशु मृत्यु-दर
(c) केस मृत्यु-दर (d) वयस्क मृत्यु-दर

166. खण्ड स्तर (Block level) पर जनसंख्या होती है *(AIIMS Nursing 2016)*

(a) 50 गाँव व 1000 जनसंख्या
(b) 100 गाँव व 10,000 जनसंख्या
(c) 1000 गाँव व 1 लाख जनसंख्या
(d) 100 गाँव व 1 लाख जनसंख्या

167. स्वास्थ्य देखभाल टीम का सबसे महत्त्वपूर्ण सदस्य कौन है? *(ESIC Nursing 2016)*

(a) नर्स (b) मरीज
(c) चिकित्सक (d) नर्सिंग कर्मचारी

168. निम्न में से स्वास्थ्य विभाग का द्वितीय स्तरीय संस्थान कौन-सा है? *(ESIC Nursing 2016)*

(a) प्राथमिक स्वास्थ्य केन्द्र
(b) उप-स्वास्थ्य केन्द्र
(c) जिला अस्पताल
(d) मेडिकल कॉलेज

169. जीवन-शैली में परिवर्तन किसका एक उदाहरण है? *(ESIC Staff Nurse 2016)*

(a) प्राथमिक रोकथाम (b) माध्यमिक रोकथाम
(c) तृतीयक रोकथाम (d) मौलिक रोकथाम

170. समुदाय में सामान्य अपेक्षा से अधिक एक रोग का विस्फोट कहलाता है *(BHU Staff Nurse 2015)*

(a) एन्डेमिक (Endemic)
(b) पेन्डेमिक (Pendemic)
(c) एपिडेमिक (Epidemic)
(d) स्पोरेडिक (Sporadic)

171. .... के बाद शिशु की मृत्यु, मृत शिशु जन्म दर (Still birth rate) में सम्मिलित की जाती है। *(RRB Staff Nurse 2015)*

(a) 20 सप्ताह (b) 24 सप्ताह
(c) 28 सप्ताह (d) 32 सप्ताह

172. संक्रामक रोगों की रोकथाम में किसके द्वारा प्राथमिक बचाव होता है? *(BHU Staff Nurse 2015)*

(a) टीकाकरण (b) शीघ्र निदान
(c) सख्त पृथक्करण (d) रोग का उपचार

173. निम्नलिखित में से कौन-सी स्वास्थ्य सेवा ग्रामीण स्वास्थ्य इकाई पर उपलब्ध नहीं होती है? *(BHU Staff Nurse 2015)*

(a) मातृ व बाल स्वास्थ्य सेवा
(b) संक्रामक रोग नियन्त्रण सेवा
(c) पर्यावरण स्वच्छता सेवा
(d) कैंसर उपचार सुविधा

174. निम्नलिखित में से कौन-सी नर्सिंग देखभाल सम्बन्धी गतिविधि द्वितीयक बचाव (Secondary prevention) है? *(GMCH Staff Nurse 2015)*

(a) वार्ड में रोगी का उपचार करना
(b) किशोरों को सुरक्षित सम्भोग पर सलाह देना
(c) बच्चों का टीकाकरण करना
(d) वयस्कों में वसीय रोगों के लिए जाँच करना

175. विश्व खाद्य दिवस मनाया जाता है *(KPSC Staff Nurse 2015)*

(a) 4 जुलाई को (b) 16 अक्टूबर को
(c) 12 अगस्त को (d) 18 मई को

176. स्वास्थ्य सर्वेक्षण व विकास समिति (Health survey and development committee) के अध्यक्ष थे *(KPSC Staff Nurse 2015)*

(a) ए. एल. मुदालियार (b) एस. के. श्रीवास्तव
(c) ए. के. मुखर्जी (d) जोसेफ भोर

177. किसके अतिरिक्त सभी राष्ट्रीय मलेरिया नियन्त्रण कार्यनीति के अनुसार मलेरिया का एपीडिमियोलॉजिकल प्रकार नहीं है? *(KPSC Staff Nurse 2015)*

(a) जनजातीय मलेरिया (Tribal malaria)
(b) ग्रामीण मलेरिया (Rural malaria)
(c) शहरी मलेरिया (Urban malaria)
(d) मौसमी मलेरिया (Seasonal malaria)

178. भारत में नवजातीय रूग्णता (Neonatal morbidity) का सबसे सामान्य कारण है *(RRB Staff Nurse 2015)*

(a) दस्त रोग
(b) जन्म के समय चोट
(c) जन्मजात विसंगतियाँ
(d) समय पूर्व जन्म व कम जन्म भार

179. डेंगू बुखार के मरीजों की संख्या सामान्यतया बारिश के मौसम के अन्त में बढ़ जाती है। डेंगू बुखार होने की इस पद्धति (Pattern) को कहते हैं *(RUHS Pb. B.Sc. Nursing 2015)*

(a) एपिडेमिक घटना (Epidemic occurrence)
(b) साइक्लिक विभेदता (Cyclic variation)
(c) स्पोरेडिक घटना (Sporadic occurrence)
(d) सेकुलर घटना (Secular occurrence)

180. जननी सुरक्षा योजना कब शुरु की गई थी? *(ESIC Nursing 2016)*

(a) अप्रैल, 2005 (b) जून, 2007
(c) अगस्त, 2009 (d) जनवरी, 2002

181. निम्नलिखित गैसों में से कौन-सी गैस दहन में सहायक है? *(AIIMS Patna Nursing 2015)*

(a) हाइड्रोजन (b) नाइट्रोजन
(c) कार्बन डाइऑक्साइड (d) ऑक्सीजन

143. (a)	144. (a)	145. (b)	146. (d)	147. (d)	148. (c)	149. (c)	150. (a)	151. (b)	152. (c)
153. (b)	154. (c)	155. (b)	156. (c)	157. (a)	158. (c)	159. (b)	160. (c)	161. (c)	162. (d)
163. (a)	164. (d)	165. (b)	166. (d)	167. (a)	168. (c)	169. (d)	170. (c)	171. (c)	172. (a)
173. (d)	174. (a)	175. (b)	176. (d)	177. (c)	178. (d)	179. (b)	180. (a)	181. (d)	

182. 1 जनवरी, 2015 को केन्द्र सरकार द्वारा प्रायोजित योजना आयोग का क्या नाम रखा? *(ESIC Nursing 2016)*
(a) नीति योजना (b) नीति संसद
(c) नीति आयोग (d) नीति अधिकार

183. रिस्क फेक्टर एवं रोग के मध्य सम्बन्ध की जाँच के लिए श्रेष्ठ डिजाइन है *(KPSC Staff Nurse 2015)*
(a) केस कन्ट्रोल (Case control)
(b) इकोलॉजिकल स्टडी (Ecological study)
(c) कोहोर्ट स्टडी (Cohort study)
(d) क्रॉस सेक्शनल स्टडी (Cross sectional study)

184. सामुदायिक गतिशीलता के अवलोकन के लिए पारिवारिक नर्स का किस प्रकार का सम्पर्क श्रेष्ठ अवसर प्रदान करता है? *(RUHS Pb. B.Sc Nursing 2015)*
(a) एकीकरण (Integration)
(b) सामुदायिक संगठन (Community organisation)
(c) सामुदायिक अध्ययन (Community study)
(d) कोर समूह रचना (Core group formation)

185. आप अपने नगरपालिका क्षेत्र की अपरिष्कृत मृत्यु-दर (Crude death rate) की गणना कर रहे हैं, जिसकी पिछले वर्ष कुल जनसंख्या 18,000 थी। एक वर्ष में कुल 94 मृत्यु हुई, जिसमें 20 हृदय रोगों के कारण मरे, जबकि मरने वालों में 32 की आयु 50 वर्ष या उससे अधिक थी। परिष्कृत मृत्यु दर होगी *(RUHS Pb. B.Sc. Nursing 2015)*
(a) 4.1/1000 (b) 5.2/1000
(c) 6.3/1000 (d) 7.3/1000

186. निम्नलिखित में से कौन-सी महिलाओं को परिवार नियोजन हेतु विशेष लक्ष्य माना जाना चाहिए? *(RUHS Pb. B.Sc. Nursing 2015)*
(a) वे जिनके दो या दो से अधिक बच्चे हों
(b) वे जोकि किसी चिकित्सकीय अवस्था जैसे एनीमिया से ग्रस्त हों
(c) वे जो 20 वर्ष से कम या 35 वर्ष से अधिक आयु की हों
(d) वे जिन्हें पिछले 15 माह के दौरान प्रसव हुआ हो

187. पारिवारिक गतिशीलता के अवलोकन के लिए पारिवारिक नर्स का किस प्रकार का सम्पर्क श्रेष्ठ अवसर प्रदान करता है? *(RUHS Pb. B.Sc. Nursing 2015)*
(a) क्लीनिक सलाह (b) समूह सम्भाषण
(c) गृह भेंट (d) लिखित संवाद

188. मातृ व बाल स्वास्थ्य (MCH) कार्यक्रम के तहत गर्भवती महिलाओं को वितरित की जाने वाली IFA गोलियों में है *(KPSC Staff Nurse 2015)*
(a) 60 mg आयरन + 500 mcg फोलिक एसिड
(b) 60 mg आयरन + 100 mcg फोलिक एसिड
(c) 100 mg आयरन + 500 mcg फोलिक एसिड
(d) 100 mg आयरन + 100 mcg फोलिक एसिड

189. निम्न में से कौन-सा दिन प्रतिवर्ष अन्तर्राष्ट्रीय महिला दिवस के रूप में मनाया जाता है? *(AIIMS Patna Nursing 2015)*
(a) 6 मार्च (b) 7 मार्च (c) 8 मार्च (d) 9 मार्च

190. हॉस्पिटल अपशिष्ट के निस्तारण की सर्वश्रेष्ठ विधि है *(BHU Staff Nurse 2015)*
(a) डंपिग (Dumping) (b) बर्निंग (Burning)
(c) कम्पोस्टिंग (Composting) (d) इन्सिनरेशन (Incineration)

191. 'सन् 2000 AD तक सबके लिए स्वास्थ्य' का लक्ष्य किसके द्वारा घोषित किया गया था? *(RUHS Pb. B.Sc. Nursing 2014)*
(a) WHO
(b) यूनिसेफ (UNICEF)
(c) रेड क्रॉस सोसाइटी (Red cross society)
(d) TNAI

192. संक्षिप्त शब्द ICDS का पूर्ण रूप है *(RUHS Pb. B.Sc. Nursing 2014)*
(a) Indian Child Development Scheme
(b) Internal Committee of Development Scheme
(c) International Childrens Development Scheme
(d) Integrated Child Development Services

193. निम्न में से किसके अतिरिक्त सभी ग्रास रूट स्तरीय कार्यकर्त्ता है? *(RUHS M.Sc. Nursing 2014)*
(a) आँगनबाड़ी कार्यकर्त्ता (AWW)
(b) पारम्परिक जन्म सहायक (TBA)
(c) ग्राम स्वास्थ्य मार्गदर्शक
(d) गहन चिकित्सा इकाई नर्स

194. आशा (मान्यता प्राप्त सामाजिक स्वास्थ्य कार्यकर्त्ता) किस स्तर पर कार्य करती है? *(RUHS Pb. B.Sc. Nursing 2014)*
(a) समुदाय स्तर पर (b) ग्राम स्तर पर
(c) PHC स्तर पर (d) जिला स्तर पर

195. UNDP का पूर्ण रूप क्या है? *(RUHS Pb. B.Sc. Nursing 2014)*
(a) United Nations Development Programme
(b) Unique Nursing Development Programme
(c) United Nation Development Project
(d) United Nurse's Development Project

196. शिशु मृत्यु-दर (IMR) किस रूप में व्यक्त की जाती है? *(RUHS Pb. B.Sc. Nursing 2014)*
(a) शिशुओं की मृत्यु-दर प्रति 100 जीवित जन्म
(b) शिशुओं की मृत्यु-दर प्रति 1000 जीवित जन्म
(c) शिशुओं की मृत्यु-दर प्रति 1000 कुल जन्म
(d) शिशुओं की मृत्यु-दर प्रति 100 कुल जन्म

197. ग्रामीण स्वास्थ्य मिशन की कार्यनीति निम्नलिखित में से किसमें सहायक होगी? *(RUHS Pb. B.Sc. Nursing 2014)*
(a) पंचायती राज संस्थानों की क्षमता वृद्धि में
(b) मातृ मृत्यु-दर (MMR) में कमी में
(c) उप-केन्द्रों के सुदृढ़ीकरण में
(d) उपरोक्त सभी में

198. कौन-सा रोगी चिकित्सकीय अभिलेख (Patient clinical record) है? *(RUHS Pb. B.Sc. Nursing 2014)*
(a) इंटेक व आउटपुट चार्ट
(b) नर्सिंग स्टाफ का ड्यूटी चार्ट
(c) स्टाफ रजिस्टर
(d) स्टाफ परफोरमेंस रिकॉर्ड

199. प्रभावी संचार में व्यक्तिगत बाधाओं में सम्मिलित नहीं है *(RUHS Pb. B.Sc. Nursing 2014)*
(a) भाषा (Language)
(b) अफवाहें (Rumors)
(c) अधीरता (Impatience)
(d) आयु (Age)

200. कौन-सी समिति स्वास्थ्य सर्वेक्षण व विकास समिति (Health survey and development committee) के नाम से जानी जाती है? *(RUHS M.Sc. Nursing 2014)*
(a) भोर समिति (b) मुदालियर समिति
(c) श्रीवास्तव समिति (d) मुखर्जी समिति

201. भारत में लगभग 25% मातृ मृत्यु किस कारण से होती है? *(RUHS Pb. B.Sc. Nursing 2014)*
(a) संक्रमण (b) प्रसव सम्बन्धी रुधिरस्राव
(c) असुरक्षित गर्भपात (d) एक्लैम्पसिया

202. विश्व स्वास्थ्य संगठन (WHO) की स्थापना की गई *(RUHS Pb. B.Sc. Nursing 2014)*
(a) 14 अप्रैल, सन् 1948 में
(b) 7 अप्रैल, सन् 1948 में
(c) 7 अप्रैल, सन् 1945 में
(d) 7 अप्रैल, सन् 1947 में

203. ESI एक्ट किस वर्ष में पारित हुआ? *(AIIMS Patna 2013)*
(a) सन् 1961 में (b) सन् 1948 में
(c) सन् 1953 में (d) सन् 1975 में

204. भारत में जन्म के पंजीकरण की सीमा है *(JIPMER Staff Nurse 2013)*
(a) 3 दिन (b) 7 दिन
(c) 14 दिन (d) 21 दिन

205. मानव गरीबी सूचकांक में सम्मिलित नहीं है *(AIIMS Patna 2013)*
(a) 1% जनसंख्या जोकि 40 वर्ष की आयु तक जीवित नहीं रहती है
(b) आयु के सापेक्ष कम वजन
(c) व्यवसाय
(d) 1% जनसंख्या जोकि सुरक्षित पेयजल आपूर्ति का उपयोग नहीं करती है

206. मातृ मृत्यु-दर मृत्यु प्रति ……… द्वारा व्यक्त की जाती है। *(JIPMER Staff Nurse 2013)*
(a) 1000 जीवित जन्म (b) 1000 गर्भावस्थाएँ
(c) 1,00,000 जीवित जन्म (d) 10,000 गर्भावस्थाएँ

207. नवजात मृत्यु-दर के लिए अंश (Numerator) की गणना ……… के भीतर नवजात मृत्यु से की जाती है। *(LNJP Staff Nurse 2012)*
(a) 24 घण्टे (b) एक सप्ताह (c) 28 दिन (d) एक वर्ष

208. भारत में शिशु मृत्यु-दर (IMR) का मुख्य कारण है *(LNJP Staff Nurse 2012)*
(a) तीव्र श्वसन तन्त्र संक्रमण (b) अपरिपक्वता
(c) दस्तरोग (d) जन्मजात विसंगतियाँ

209. बिना धार वाले संक्रामक अवशिष्ट किसमें संगृहित किए जाते हैं? *(LNJP Staff Nurse 2012)*
(a) पीली थैली (b) लाल थैली
(c) काली थैली (d) सफेद थैली

---

182. (c)	**183.** (c)	**184.** (d)	**185.** (b)	**186.** (a)	**187.** (c)	**188.** (c)	**189.** (c)	**190.** (d)	**191.** (a)
192. (d)	**193.** (d)	**194.** (b)	**195.** (a)	**196.** (b)	**197.** (d)	**198.** (a)	**199.** (b)	**200.** (a)	**201.** (b)
202. (b)	**203.** (b)	**204.** (d)	**205.** (c)	**206.** (c)	**207.** (c)	**208.** (b)	**209.** (b)		

करेक्ट सॉल्यूशन्स

टॉपिकल प्रैक्टिस

1. (*b*) असमान वितरण प्राथमिक स्वास्थ्य स्तर के सिद्धान्त में सम्मिलित नहीं है। इसके अतिरिक्त प्राथमिक स्वास्थ्य स्तर की उपलब्धता, टेक्नोलॉजी का उपयुक्त उपयोग व पारस्परिक समन्वय प्राथमिक स्वास्थ्य स्तर के सिद्धान्त में सम्मिलित हैं।

2. (*c*) सन् 1978 में, प्राथमिक स्वास्थ्य देखभाल की अन्तर्राष्ट्रीय कॉन्फ्रेंस, अल्मा अटा हुई थी।

8. (*d*) प्राथमिक स्वास्थ्य देखभाल के सिद्धान्तों में स्वास्थ्य सेवाओं का समान बँटवारा, सामुदायिक भागीदारी, मल्टीसेक्टोरियल पहुँच व उचित तकनीक, आदि सम्मिलित है। इसमें प्रशासनिक स्तर पर दी जाने वाली स्वास्थ्य देखभाल की प्लानिंग एवं इसका क्रियान्वयन सम्मिलित नहीं है।

9. (*b*) प्राथमिक रोग की रोकथाम में स्वास्थ्य को बढ़ावा एवं विशेष सुरक्षा प्रदान करना सम्मिलित है।

10. (*d*) सामुदायिक स्वास्थ्य नर्सिंग प्रोसेस में डाटा का संग्रहण, प्लानिंग व आंकलन तथा इवाल्यूशन चरण शामिल होते हैं।

11. (*c*) वयस्कों में स्वास्थ्य प्रचार नर्सिंग क्रियान्वयन मुख्य रूप से सकारात्मक स्वास्थ्य व्यवहार को पढ़ाने पर ध्यान केन्द्रित करता है।

13. (*d*) थेलाजिआ के लिए फिजियोथैरेपी, मोतियाबिन्द की सर्जरी व TB मरीज के लिए DOTS थैरेपी, आदि द्वितीयक स्वास्थ्य कार्यनीतियों के अन्तर्गत सम्मिलित हैं।

15. (*a*) COPD वाले मरीज के लिए सामुदायिक स्वास्थ्य नर्स व्यायाम के बीच आराम करने पर जोर देगी। COPD श्वास सम्बन्धी रोग है। अतः व्यायाम के बीच में श्वास फूलने पर आराम करना जरुरी होता है।

19. (*c*) गेरिएट्रिक नर्सिंग के अन्तर्गत वृद्ध व्यक्तियो की केयर की जाती है।

20. (*c*) नर्सिंग प्रक्रिया का अन्तिम चरण मूल्यांकन है। नर्सिंग प्रक्रिया के अन्तर्गत आंकलन, नर्सिंग निदान योजना, क्रियान्वयन और फिर मूल्यांकन आता है।

24. (*c*) HIV पोस्ट अनावरण प्रोफाइलेक्सिस 72 घण्टों में शुरु होता है। यह PEP शरीर में वायरस को रोकने के लिए HIV के सम्भावित सम्पर्क के तुरन्त बाद ली जाने वाली HIV दवाईयों का एक छोटा कोर्स है।

25. (*c*) भारत में मृत्यु का पंजीकरण व्यक्ति की मृत्यु के 21 दिनों के भीतर करवाना अनिवार्य है। ठीक इसी प्रकार शिशु के जन्म के 21 दिनों के अन्दर उसका भी पंजीकरण करना अनिवार्य है।

34. (*c*) बायोमेडिकल मॉडल के अनुसार, स्वास्थ्य रोग की अनुपस्थिति है और यदि कोई व्यक्ति रोग से मुक्त है, तो वह स्वस्थ माना जाता है।

36. (*c*) टीकाकरण स्वास्थ्य विकास की विधि नहीं है। इसके अलावा व्यवहारिक परिवर्तन, जीवन चक्र परिवर्तन, पोषण शिक्षा, आदि सभी स्वास्थ्य विकास की विधियाँ हैं। टीकाकरण स्वास्थ्य सुरक्षा की विधि है।

37. (*c*) हॉलिस्टिक अवधारणों के अनुसार, 'स्वास्थ्य का अर्थ साउण्ड (बेहतर या अच्छा) बॉडी, साउण्ड माइन्ड, साउण्ड फैमिली और साउण्ड वातावरण होता है।

38. (*c*) स्वास्थ्य देखभाल का एकीकृत मॉडल मानसिक, शरीर एवं आत्मा अर्थात् मन, शारीरिक एवं आत्मिक एकीकरण प्रस्तुत करता है।

40. (*c*) प्राथमिक स्वास्थ्य केन्द्र पर रुधिर की जाँच, इम्यूनाइजेशन, मुफ्त दवा, आदि की सुविधाएँ होती है। एक्स-रे एवं CT स्केन की सुविधा यहाँ उपलब्ध नहीं होती हैं। ये सुविधाएँ सैटेलाइट अस्पताल या इससे ऊपर के अस्पतालों में पाई जाती हैं।

43. (*d*) प्राथमिक स्वास्थ्य केन्द्र (PHC) का कार्य मातृत्व एवं शिशु स्वास्थ्य सेवाएँ और परिवार नियोजन सेवाएँ प्रदान करना, राष्ट्रीय स्वास्थ्य कार्यक्रम का क्रियान्वयन करना, स्कूल स्वास्थ्य सेवाएँ प्रदान करना, आदि हैं।

45. (*a*) एक उपकेन्द्र (Subcenter) के अन्तर्गत जनरल क्षेत्र में 5000 आबादी और पहाड़ी क्षेत्र में 3000 आबादी होती है।

46. (*c*) एक सामुदायिक स्वास्थ्य केन्द्र 80,000 से 1.2 लाख आबादी को कवर करता है। यह द्वितीयक स्तर का स्वास्थ्य केन्द्र होता है।

47. (*b*) प्राथमिक स्वास्थ्य केन्द्र पर 30,000 आबादी ग्रामीण क्षेत्र में व 20,000 आबादी पहाड़ी क्षेत्रों में होती है।

49. (*b*) आशा कार्यकर्त्ता 1000 जनसंख्या के लिए कार्य करती है। यह महिला कार्यकर्त्ता गाँवों में ग्रामीण स्वास्थ्य मिशन के लक्ष्यों को पूरा करते हुए महिला एवं बालकों के विकास एवं स्वास्थ्य पर विशेष ध्यान देती है।

51. (*d*) मानव विकास इण्डेक्स में शिक्षा का स्तर, 1 वर्ष की आयु में आयु सम्भाविता व प्रति व्यक्ति आय संकेतक सम्मिलित है। प्रौढ़ साक्षरता दर इसमें सम्मिलित नहीं है।

53. (*d*) मातृ मृत्यु-दर के कारणों में गर्भावस्था की विषाक्तता, बहुत जल्दी या बहुत देरी से गर्भ धारण करना व गर्भावस्था के दौरान कुपोषण, आदि शामिल हैं।

56. (*c*) एक वर्ष में एक हजार प्रजनन आयु की महिलाओं (16-45 वर्ष की महिलाएँ) पर कुल जीवित जन्मों की संख्या जनरल फर्टिलिटी रेट (GFR) कहलाती है।

57. (*d*) जैविक सांख्यिकी एकत्रित करने की विधि जनसंख्या, हॉस्पिटल रिकॉर्ड व स्वास्थ्य सर्वे, आदि हैं। टीकाकरण शेड्यूल इसमें शामिल नहीं है।

59. (*d*) एक वर्ष में प्रति 1000 जीवित जन्मों पर शिशुओं की होने वाली कुल मृत्यु की संख्या शिशु मृत्यु-दर कहलाती है। यह समाज के स्वास्थ्य एवं विकास के स्तर का सूचक होती है।

61. (*d*) शिशु मृत्यु-दर के द्वारा 1 वर्ष में प्रति 1000 जीवित जन्मों पर एक वर्ष में एक वर्ष से कम आयु के शिशुओं की मृत्यु की संख्या को व्यक्त किया जाता है।

शिशु मृत्यु-दर

$$= \frac{\text{एक वर्ष में एक वर्ष से कम आयु के शिशुओं की मृत्यु की संख्या}}{\text{उसी वर्ष में जीवित जन्म लिए शिशुओं की कुल संख्या}} \times 1000$$

62. (*c*) स्टिल बर्थ रेट (Still birth rate) के द्वारा 1 वर्ष में प्रति 1000 जन्मों पर गर्भावस्था के 28 सप्ताह वाले भ्रूणों की कुल मृत्यु संख्या को व्यक्त किया जाता है।

64. (*a*) भारत में सामान्यतया नवजात का जन्म के समय वजन 2.5-3.5 kg होता है, यदि नवजात का जन्म के समय वजन 2.5 kg से कम है, तो उस नवजात को कम वजनी शिशु कहते हैं। यदि नवजात का जन्म के समय वजन 1.5 kg से कम है, तो उसे बहुत कम वजनी शिशु (VLBW) कहते हैं इस प्रकार के नवजात को गहन चिकित्सकीय देखभाल की आवश्यकता होती है।

78. (*c*) भारत में मातृ मृत्यु के सही अवरोही क्रम के कारण रुधिरस्राव, सेप्सिस, गर्भपात, बाधित प्रसव, आदि हैं।

82. (*b*) जन्म-दर = 30, मध्य वर्ष जन्संख्या = 500.

$$\text{नवजात मृत्यु-दर} = \frac{\text{जन्म के 28 दिनों के भीतर मरने वाले शिशु की संख्या}}{\text{कुल जीवित प्रसव}} \times 1000$$

नवजात मृत्यु-दर = 60

86. (*d*) एक विशेष जनसंख्या में स्वास्थ्य सम्बन्धित स्टेट्स का वितरण और निर्धारण के अध्ययन को एपीडेमियोलॉजी या महामारी विज्ञान कहते हैं।

87. (c) मम्प्स (Mumps) महामारी पेरोटाइटिस कहलाती है। यह पैरोटिड ग्रन्थि की सूजन होती है, जो मुख्यतया लार ग्रन्थि होती है।

102. (*d*) रूरल हेल्थ मिशन की क्रियान्विति पंचायती राज संस्थान को बढ़ावा देने, MMR को कम करने व उप-केन्द्र को मजबूत करने में सहायक है।

103. (c) विश्व स्वास्थ्य संगठन का मुख्यालय जिनेवा, स्विट्जरलैण्ड में स्थित है। इसकी स्थापना 7 अप्रैल, 1948 में की गई थी।

104. (*b*) यूनिसेफ (यूनाइटेड नेशन इण्टरनेशनल चिल्ड्रन्स इमरजेन्सी फण्ड) की स्थापना सन् 1946 में हुई थी। यह अन्तर्राष्ट्रीय स्वास्थ्य एजेन्सी है।

105. (*d*) यूनीसेफ का मुख्यालय न्यूयॉर्क में स्थित है। यूनीसेफ संयुक्त राष्ट्र की एक एजेन्सी है, जो विश्व में बच्चों को मानवीय और विकासात्मक सहायता प्रदान करती है।

106. (c) IMNCI का पूरा नाम इण्टेग्रेटेड मैनेजमेंट ऑफ नियोनेटल एण्ड चाइल्डहुड इलनेस है। इस संस्था का उद्देश्य मृत्यु, रोग और विकलांगता को कम करना और पाँच साल से कम उम्र के बच्चों के स्वास्थ्य के बेहतर विकास को बढ़ावा देना है।

107. (c) ग्यारहवीं पंचवर्षीय योजना के अन्तर्गत ग्रामीण स्तर पर स्वास्थ्य को बढ़ावा देने के लिए आशा को सम्मिलित किया गया था।

108. (a) राष्ट्रीय ग्रामीण स्वास्थ्य मिशन (NRHM) में परिवार स्वास्थ्य और सामाजिक कल्याण सोसाइटी का गठन सम्मिलित नहीं है। यह मिशन 5 अप्रैल, 2005 में भारत सरकार द्वारा शुरु किया गया था।

110. (*a*) JSY जननी सुरक्षा योजना है, जोकि राष्ट्रीय ग्रामीण स्वास्थ्य मिशन के अन्तर्गत मातृत्व योजना है। यह योजना गरीब महिलाओं के संस्थागत प्रसव को बढ़ावा देकर मातृ और नवजात मृत्यु-दर को कम करने के उद्देश्य से लागू की गई है।

111. (c) राष्ट्रीय ग्रामीण स्वास्थ्य मिशन के अन्तर्गत, सबसे कम स्तर जिस पर स्वास्थ्य क्रिया योजना तैयार होती है, वह गाँव का स्तर है। यह सबसे अधिक पिछड़ा एवं कमजोर स्तर होता है।

114. (*a*) यशोदा का मुख्य कार्य गर्भवती महिला और उसके नवजात की देखभाल करना होता है। यह आँगनबाड़ी कार्यकर्त्ता या अन्य कोई प्रशिक्षित या ट्रेन दाई (Midwife) हो सकती है।

116. (*d*) इण्डियन नर्सिंग काउंसिलिंग स्वयं सहायता स्वास्थ्य एजेन्सी नहीं है, जबकि सरकारी संस्था है। इण्डियन रेड क्रॉस सोसाइटी, हिन्द कुष्ठ निवारण संघ व TB एसोसिएशन ऑफ इण्डिया स्वयं सहायता स्वास्थ्य एजेन्सी हैं।

117. (c) ग्रामीण क्षेत्रों में प्रसव स्वास्थ्य सेवा का त्रिस्तरीय तन्त्र श्रीवास्तव कमेटी की अनुशंसा पर आधारित है।

118. (c) प्रजनन और बाल स्वास्थ्य (Reproductive and Child Health) कार्यक्रम का उद्देश्य माताओं, शिशुओं और बच्चों की मृत्यु-दर को कम करना है। यह कार्यक्रम सन् 1997 में शुरु किया गया था।

119. (*b*) जननी सुरक्षा योजना का मुख्य उद्देश्य गरीब महिलाओं के संस्थागत प्रसव (अस्पताल में प्रसव) को बढ़ावा देना व मातृ एवं नवजात मृत्यु-दर को कम करना है।

131. (c) कमेटी ऑन MPW अंडर हेल्थ एण्ड परिवार नियोजन का दूसरा नाम करतार सिंह कमेटी हैं। भारत सरकार द्वारा सन् 1972 में यह कमेटी बनाई गई।

132. (*a*) भोर कमेटी को सन् 1943 में नियुक्त किया गया था। सर जोसफ भोर इसके चेयरमैन थे और यह स्वास्थ्य सर्वे और विकास कमेटी के नाम से भी जाना जाता है।

133. (*b*) हेल्थ सर्वे एवं प्लेनिंग कमेटी को मुदालियर कमेटी के नाम से भी जाना जाता है। पूर्व में स्थापित प्राथमिक स्वास्थ्य देखभाल सेन्टर को मजबूत बनाने के लिए सलाह और नए सेन्टर स्थापित करना इसका प्रमुख उद्देश्य था।

134. (*b*) राष्ट्रीय मलेरिया उन्मूलन कार्यक्रम की रखरखाव अवस्था के लिए आवश्यक व्यवस्थाओं का अध्ययन करने के लिए चड्ढा कमेटी को गठित किया गया है। यह कमेटी सन् 1963 में गठित की गई।

140. (*b*) द कस्तूरबा मैमोरियल फण्ड सन् 1944 में स्थापित किया गया जिसका मुख्य उद्देश्य ग्राम सेविकाओं के माध्यम से ग्रामीण महिलाओं की स्थिति में सुधार करना है।

141. (*b*) अण्डर फाइव क्लीनिक का प्रतीक त्रिकोण का केन्द्रीय भाग, जोकि लाल रंग का होता है, परिवार नियोजन को प्रदर्शित करता है।

142. (*d*) स्कूल लन्च प्रोग्राम का मुख्य लक्ष्य कुपोषण से लड़ना और स्कूल जाने वाले बच्चों के स्वास्थ्य को बढ़ाना, स्कूल में बच्चों के प्रवेश को बढ़ाना, बच्चों को स्कूल में रहने के लिए प्रेरित करना, इत्यादि है।

148. (*a*) सार्वभौमिक प्रतिरक्षण कार्यक्रम का प्रारम्भ सन् 1985 में किया गया था। टीकाकरण का विस्तारित प्रोग्राम WHO द्वारा मई 1974 में लॉन्च किया गया था। इस कार्यक्रम द्वारा एक वर्ष से छोटे बच्चों पर ज्यादा जोर दिया गया।

157. (*a*) इण्डियन रेड क्रॉस सोसायटी सन् 1920 में स्थापित की गई। दुग्ध एवं दवाईयों की आपूर्ति, प्राथमिक उपचार, मातृ एवं शिशु स्वास्थ्य, आदि सेवा कार्यों में इस सोसाइटी की प्रमुख भूमिका है।

158. (*b*) हिन्द कुष्ठ निवारण संघ की स्थापना सन् 1950 में हुई है। मेडिकल कार्यकर्त्ताओं को कुष्ठ या लेप्रोसी से सम्बन्धित प्रशिक्षण देना तथा स्वास्थ्य शिक्षा प्रदान करवाना इसका प्रमुख उद्देश्य है।

168. (*a*) अस्पताल के अपशिष्ट में शामिल मानव ऊतकों, शरीर के अंग, जन्तु ऊतक, रुधिर रंजित रूई, पट्टियाँ एवं ड्रेसिंग का सामान, रिसर्च कार्य में प्रयुक्त एक्सपेरिमेंटल जानवर, आदि को पीले रंग के बैग में रखा जाता है।

170. (*a*) हॉस्पिटल के वेस्ट मैनेजमेंट के लिए हरे रंग का बैग इस्तेमाल नहीं किया जाता। इसमें लाल, काला और नीला बैग उपयोग में आते हैं।

172. (*d*) असंक्रमित पदार्थों; जैसे–कागज, फलों के छिलके, खाने का सामान, आदि को काले रंग के बैग में रखा जाता है।

नर्सिंग एग्जाम गैलरी

42. (*a*) जन्म-दर जीवित जन्म/1000 मध्य वर्ष जनसंख्या द्वारा प्रदर्शित की जाती है। यह प्रति 1000 व्यक्तियों की जनसंख्या में जीवित जन्म लेने वाले शिशुओं की संख्या होती है। यह जनसंख्या वृद्धि का कारण होती है।

43. (*d*) शिक्षा दर जैविक सांख्यिकी से सम्बन्धित नहीं है। यह आर्थिक-सामाजिक विकास से सम्बन्धित है। शेष तीनों विकल्प जीवन प्रत्याशा, रूग्णता एवं मृत्युता सांख्यिकी तथा जन्म-दर जीव के जन्म एवं मृत्यु से प्रत्यक्ष सम्बन्धित होने के कारण जैविक सांख्यिकी (Vital statistics) है।

46. (c) आशा (ASHA) का विस्तृत रूप मान्यता प्राप्त सामाजिक स्वास्थ्य कार्यकर्त्ता (Accredited Social Health Activist) है। आशा (ASHA) कार्यकर्त्ता गाँवों में जमीनी स्तर पर स्वास्थ्य शिक्षा एवं जागरूकता फैलाने का कार्य करती है।

47. (*a*) सामुदायिक स्वास्थ्य के सन्दर्भ में DALY की फुलफॉर्म या विस्तृत रूप विकलांगता वाले समायोजित जीवन के वर्ष

(Disability Adjusted Life Year) होता है। यह रोग, विकलांग हो जाने के कारण कुल जीवनकाल के खोए गए वर्षों का योग होता है।

48. (c) स्कूली बच्चों का टीकाकरण स्कूल स्वास्थ्य कार्यक्रम में सामुदायिक नर्स की जिम्मेदारी नहीं होती है। बच्चों को अधिकांश टीके (Vaccins) जच्चा-बच्चा टीकाकरण योजना में लगा दिए जाते हैं।

49. (d) हेल्थ केयर सिस्टम में द्वितीयक स्वास्थ्य देखभाल प्रथम रेफरल स्तर होता है। इसके अन्तर्गत सामुदायिक स्वास्थ्य केन्द्र आता है।

50. (d) अपरिष्कृत (Crude) मृत्यु-दर, किसी आबादी में मृत्यु का संकेतक होती है। यह किसी समष्टि में प्रति 1000 व्यक्ति में मरने वाले व्यक्तियों की संख्या होती है।

51. (c) स्कूलों को शोर के स्रोत या शोरग्रस्त स्थानों से दूर स्थापित करना चाहिए, ताकि बच्चे पढ़ाई पर एकाग्र हो सकें। अतः यह विकल्प स्कूल सेटिंग में खतरों के नियन्त्रण में सहायक नहीं है।

56. (c) संयुक्त राष्ट्र के संपोषित विकास उद्देश्य (Sustainable Development goals) में 2030 तक विश्व में गरीबी में जीवन जीने वाले लगभग आधे लोगों को गरीबी से बाहर निकालना है, न कि सर्वत्र गरीबी के सभी रूपों को समाप्त करना।

59. (b) प्राथमिक शिक्षा के लिए पोषणीय सहारा हेतु राष्ट्रीय कार्यक्रम का नाम मध्यान्ह भोजन योजना (Mid-day meal scheme) है। सरकारी स्कूलों में विशेषतया प्राथमिक विद्यालयों में बच्चों को विद्यालय आने के लिए प्रेरित करने तथा उन्हें बेहतर पोषण प्रदान करने के लिए भारत सरकार की मध्यान्ह भोजन योजना एक प्रमुख सफल राष्ट्रीय योजना है।

61. (c) एक रोग विशेष के वितरण (संक्रमण/संचरण) एवं निर्धारकों का अध्ययन विज्ञान की जिस शाखा में किया जाता है, उसे महामारी विज्ञान (Epidemiology) कहते हैं। इसमें रोग के प्रसार कारकों एवं माध्यमों का विस्तार से अध्ययन किया जाता है।

62. (b) घटना दर (Incidence) एक विशेष अवधि में पाए जाने वाले नए केसों की संख्या होती है। दूसरे शब्दों में, एक विशेष क्षेत्र में एवं एक निश्चित समयावधि में पाए जाने वाले सम्बन्धित रोग के नए मरीजों या केसों की संख्या को घटना दर कहते हैं।

64. (d) भारत में बोरहोल लेटरीन (Latrine) बनाने की शुरुआत रॉकफेलर फाउन्डेशन द्वारा की गई। ये लेटरीन (Latrine) ग्रामीण क्षेत्रों में जहाँ सीवर लाइनें अनुपस्थित होती है, के लिए उपयुक्त विकल्प है।

65. (a) संक्रमित पट्टियों के लिए बायोमेडिकल वेस्ट मैनेजमेंट बैग का रंग पीला होता है। अस्पताल में संक्रमित जैवनिम्नीकरणीय (Biodegradable) बायोमेडिकल अपशिष्ट जैसे-संक्रमित पट्टियाँ पीले रंग के कूड़ेदान या बैग में डाली जाती है।

67. (d) अयोग्यता को विकलांगता में बदलने से रोकना तृतीयक स्तर का बचाव है। इसकी परम विशेषज्ञता (Super speciality) या उन्नत उपकरणों युक्त चिकित्सालय अस्पताल की आवश्यक होती है।

69. (a) किसी विशेष समयावधि में किसी जनसंख्या में किसी चिकित्सकीय स्थिति (विकृति या रोग) के पाए जाने की सम्भावना का माप प्रसार (Prevalence) कहलाती है। यह रोग या महामारी के प्रसार की गम्भीरता को व्यक्त करता है।

70. (d) समान वितरण प्राथमिक स्वास्थ्य देखभाल केन्द्र का परिचालन सम्बन्धी सिद्धान्त है जिसके अनुसार स्वास्थ्यकर्मियों को उपलब्ध संसाधनों को बिना भेदभाव के समान रूप से स्थानीय लोगों में वितरित करना चाहिए।

72. (a) प्रजनन योग्य आयु की प्रति 1000 महिलाओं द्वारा पैदा किए गए जीवित शिशुओं की संख्या सामान्य जनन दर (GFR) कहलाती है। इसमें 15 से 45 वर्ष तक की महिलाओं को शामिल किया जाता है।

73. (d) विश्वसनीयता (Trust) स्वास्थ्य शिक्षा का एक सिद्धान्त है। डॉक्टर एवं नर्स की लोगों या मरीजों में विश्वसनीयता बनी रहना एवं इस विश्वसनीयता में वृद्धि हेतु प्रयासरत् रहना स्वास्थ्य शिक्षा का प्रमुख सिद्धान्त है।

74. (c) पैरासिटामॉल टेबलेट उपकेन्द्र पर दिए गए ड्रग किट-A का तत्व नहीं है। उपकेन्द्र पर ड्रग किट-A में 150 पैकेट ओरल रिहाइड्रेशन साल्ट (ORS), 100 mL की 6 विटामिन-A की बोतलें एवं कोट्राइमोक्साजोल की 1000 गोलियाँ होनी चाहिए।

77. (a) CSSM का विस्तृत रूप (Full form) जीवित शिशु एवं सुरक्षित मातृत्व (Child Survival and Safe Motherhood) है। यह जच्चा एवं बच्चा के स्वास्थ्य एवं सुरक्षित प्रसव से सम्बन्धित है।

78. (a) परामर्श एवं साक्षात्कार समुदाय में किसी भी व्यक्ति की व्यक्तिगत या वैयक्तिक स्वास्थ्य शिक्षा के लिए प्रयुक्त विधि है। शेष विकल्प जैसे-प्रदर्शन, कार्यशाला एवं रोल प्ले सामुदायिक स्वास्थ्य शिक्षा के प्रसार के माध्यम है।

79. (c) भारत सरकार द्वारा देश भर में प्रारम्भ किए गए मिशन इन्द्रधनुष का उद्देश्य 5 वर्ष से छोटे सभी बच्चों को 100% टीकाकरण प्रदान करके रोगों से सुरक्षा देना है।

80. (b) मैदानी इलाकों में एक प्राथमिक स्वास्थ्य केन्द्र (PHC) 30,000 लोगों की जनसंख्या को सुरक्षा प्रदान करता है।

81. (a) राष्ट्रीय जनसंख्या नीति के अनुसार, देश में लड़की के विवाह की न्यूनतम आयु 18 वर्ष है। लड़के के लिए यह आयु 21 वर्ष है। इसके कम उम्र के लोगों की शादी बाल विवाह कहलाती है, जोकि कानूनी रूप से दण्डनीय अपराध है।

82. (b) एपीडिमियोलॉजिकल ट्रायड (Epidemiological triad) में रोगजनक या कारक (Pathogen or Causative factor), पोषद् या मेजबान (Host) एवं संचरण का माध्यम या वातावरण (Medium of transmission or environment) तीनों समान रूप से आवश्यक होते हैं।

83. (b) माताओं एवं बच्चों को पोषण, सलाह एवं टीकाकरण प्रदान करने का कार्य प्रायः केवल महिला स्वास्थ्य कार्यकर्त्ताओं तक ही सीमित होता है। इस कार्य में पुरुष स्वास्थ्य कार्यकर्त्ताओं की कोई भूमिका नहीं होती है।

84. (d) साक्षरता दर, परिवार का आकार एवं रहने का मकान सामाजिक-आर्थिक संकेतक होते हैं, जबकि जन्म के समय जीवनकाल की सम्भावना जैविक सांख्यिकी संकेतक है।

86. (d) लिंगानुपात (Sex-ratio), जनसंख्या में प्रति 1000 पुरुषों पर उपस्थित महिलाओं की संख्या होती है।

87. (b) समुदाय निदान के चरण-II में आँकड़ों की पहचान एवं वर्गीकरण जिसमें मात्रात्मक एवं गुणात्मक डेटा शामिल है, किया जाता है।

92. (a) भोर समिति को स्वास्थ्य सर्वेक्षण एवं विकास समिति भी कहते हैं। यह सन् 1943 में जोसेफ भोर की अध्यक्षता में नियुक्त की गई थी।

93. (c) जनजातीय क्षेत्रों में प्राथमिक स्वास्थ्य केन्द्र (PHC) 20,000 लोगों की जनसंख्या कवर करता है।

95. (d) वर्ष 2017 के लिए विश्व स्वास्थ्य संगठन (WHO) की थीम अवसाद (Depression) पर आधारित थी, जो 'अवसाद-बात करें' था।

96. (b) ICDS योजना के परिधीय कार्यकर्त्ता आँगनबाड़ी में काम करने वाले कार्यकर्त्ता होते हैं। एकीकृत बाल विकास सेवा

(Integrated Child Development Service or ICDS) योजना के अन्तर्गत प्रति 1000 जनसंख्या पर गाँवों में एक आँगनबाड़ी कार्यकर्त्ता कार्य करती है।

98. (*b*) रोगों के द्वितीयक बचाव में रोग एवं रोग कारक (Pathogen) की शीघ्र पहचान एवं उपचार पर जोर दिया जाता है।

99. (*b*) आशा कार्यकर्त्ता ग्रामीण स्वास्थ्य मिशन के अन्तर्गत गाँवों में कार्य करती है।

100. (*b*) भारत में मलेरिया के उन्मूलन के लिए राष्ट्रीय मलेरिया उन्मूलन कार्यक्रम वर्ष 1958 में प्रारम्भ किया गया था।

105. (*d*) किट-C उप स्वास्थ्य केन्द्र पर उपस्थित प्रमुख आपूर्ति किट होती है, जिसमें आवश्यक दवाएँ, ORS, आदि होती हैं।

107. (*a*) एस्बेस्टॉस के एक्सपोजर (Exposure) से मीसोथीलिओमा रोग होता है। यह एक वायु प्रदूषण सम्बन्धित रोग है।

111. (*a*) किसी महामारी या रोग के फैलने पर पाया जाने वाला प्रथम मरीज इण्डेक्स केस (Index case) कहलाता है।

116. (*d*) अनुकूलता, स्वीकार्यता, अनुकूलन योग्यता, मान्यता, आदि प्राथमिक स्वास्थ्य देखभाल के गुणों में शामिल हैं।

117. (*d*) सामान्य जानकारी, जनसांख्यिकीय विशेषताएँ, पर्यावरण की स्थिति, आर्थिक स्थिति, परिवहन स्थिति, आदि व्यापक स्वास्थ्य नर्सिंग समुदाय में शामिल हैं।

118. (*b*) समुदाय के लोगों के लिए पर्यावरणीय स्वच्छता के बारे में स्वास्थ्य शिक्षा प्रदान करना संरचनात्मक संचार का एक उदाहरण है। संरचनात्मक संचार एक निर्देशात्मक दृष्टिकोण है।

120. (c) डॉट्स TB के उपचार के लिए एक समग्र कार्यनीति है। डॉट्स में स्वास्थ्य कार्यकर्त्ता पूर्ण उपचार होने तक परामर्श देते हैं एवं मरीज द्वारा प्रत्येक TB रोधी दवा लेने का अवलोकन करते हैं एवं प्रगति की निगरानी करते हैं।

124. (c) CHC का विस्तृत रूप सामुदायिक स्वास्थ्य केन्द्र (Community Health Centre) होता है। यह द्वितीयक स्तर का स्वास्थ्य केन्द्र होता है।

140. (*b*) सुपर स्पेशिएलिटी अस्पताल में आशा कार्यकर्त्ता की कोई भी भूमिका नहीं होती है। ये अस्पताल बड़े शहरों में ही पाए जाते हैं, गाँवों में नहीं।

143. (*a*) एक आँगनबाड़ी कार्यकर्त्ता ग्रामीण क्षेत्र में 1000 लोगों की जनसंख्या वाले क्षेत्र को आवरित (Cover) करती है।

145. (*b*) मैदानी क्षेत्र में एक उप-स्वास्थ्य केन्द्र 3000 लोगों की जनसंख्या को स्वास्थ्य सुविधा प्रदान करता है।

151. (*b*) सामुदायिक स्वास्थ्य देखभाल का केन्द्र परिवार होता है, क्योंकि परिवार ही समुदाय की इकाई होता है।

152. (*c*) पर्यावरणीय या प्राकृतिक आपदाओं जैसे-बाढ़, भूकम्प, आदि में एक सामुदायिक नर्स द्वारा तत्काल एवं सहज देखभाल की आवश्यकता होती है।

165. (*b*) स्वास्थ्य की स्थिति का सार्वभौमिक एवं सर्वाधिक स्वीकार्य सूचक शिशु मृत्यु-दर होती है। यह समुदाय में जच्चा एवं बच्चा दोनों की स्वास्थ्य परिस्थितियों को इंगित करता है।

167. (*a*) नर्स स्वास्थ्य देखभाल समूह की सबसे महत्त्वपूर्ण सदस्य होती है, क्योंकि वह रोगी एवं उसके परिवार के सबसे अधिक निकटवर्ती होती है एवं उन्हें सीधे तौर पर सलाह एवं स्वास्थ्य सेवा प्रदान करती है।

169. (*d*) जीवन-शैली में परिवर्तन मूलभूत या मौलिक रोकथाम का एक प्रमुख उदाहरण है।

170. (*c*) समुदाय में किसी रोग का सामान्य स्तर से अधिक अचानक प्रसार/विस्फोट महामारी एपिडेमिक कहलाता है अर्थात् एक निश्चित किन्तु कम समय में एक आबादी, समुदाय या क्षेत्र के भीतर लोगों की एक बड़ी संख्या को प्रभावित करने वाला रोग (महामारी) होता है।

184. (*d*) सामुदायिक गतिशीलता के अवलोकन के लिए पारिवारिक नर्स का सम्पर्क कोर समूह रचना का सर्वश्रेष्ठ अवसर प्रदान करता है।

186. (*a*) वे महिलाएँ जिनके दो या दो से अधिक बच्चे हैं उन महिलाओं को परिवार नियोजन के लिए विशेष लक्ष्य माना जाता है, जिससे जनसंख्या वृद्धि को नियन्त्रित किया जा सके एवं छोटे परिवार के महत्त्व को प्रसारित किया जा सके।

190. (*d*) हॉस्पिटल अपशिष्ट के निस्तारण की सर्वश्रेष्ठ विधि आग में जलाना या इन्सिनरेशन (Incineration) है। यह विधि उन संक्रामक अपशिष्टों के लिए उपयोग की जाती है, जोकि रिसाइकल नहीं होते हैं।

191. (a) सन् 2000 AD तक सबके लिए स्वास्थ्य का लक्ष्य विश्व स्वास्थ्य संगठन (WHO) द्वारा घोषित किया गया था। यह सिद्धान्त स्वास्थ्य के क्षेत्र में समानता की अवधारणा पर आधारित है, क्योंकि सभी लोगों को अच्छे स्वास्थ्य का आनन्द लेने का अवसर उपलब्ध होना चाहिए।

192. (*d*) ICDS का विस्तृत रूप एकीकृत बाल विकास सेवा (Integrated Child Development Services) है। यह एक सरकारी संगठन है, जो 6 वर्ष से कम उम्र के बच्चों के साथ-साथ उनकी माताओं के लिए भोजन, पूर्व विद्यालय प्राथमिक शिक्षा, स्वास्थ्य देखभाल, टीकाकरण, आदि सुविधाएँ प्रदान करता है। इसकी स्थापना सन् 1978 में की गई थी।

195. (*a*) UNDP का विस्तृत रूप संयुक्त राष्ट्र विकास कार्यक्रम (United Nations Development Programme) है।

196. (*b*) शिशु मृत्य-दर प्रति 1000 जीवित जन्म लेने वालों पर जन्म से 4 सप्ताह या 28 दिन के भीतर होने वाली कुल शिशु मृत्यु संख्या को व्यक्त करता है।

197. (*d*) ग्रामीण स्वास्थ्य मिशन की कार्यनीति पंचायती राज संस्थानों की क्षमता में वृद्धि, मातृ मृत्यु दर में कमी व उप-केन्द्रों के सुदृढ़ीकरण में सहायक है।

200. (*a*) भोर समिति स्वास्थ्य सर्वेक्षण व विकास समिति के नाम से जानी जाती है। यह समिति सन् 1943 में बनाई गई थी जिसका कार्य देश में उपस्थित स्वास्थ्य की स्थिति एवं स्वास्थ्य संगठनों का सर्वे करना था।

202. (*b*) विश्व स्वास्थ्य संगठन (WHO) की स्थापना 7 अप्रैल, 1948 में हुई थी। इसका मुख्यालय जिनेवा, स्विट्जरलैण्ड में स्थित है। यह संयुक्त राष्ट्र की एक विशेष एजेन्सी है, जोकि अन्तर्राष्ट्रीय स्तर पर सार्वजनिक स्वास्थ्य के लिए जिम्मेदार है।

204. (*d*) भारत में जन्म के पंजीकरण की सीमा शिशु के जन्म के 21 दिन के भीतर होती है।

207. (*c*) नवजात मृत्यु दर के लिए अंश की गणना 28 दिन के भीतर नवजात मृत्यु से की जाती है।

208. (*b*) भारत में शिशु मृत्यु-दर का मुख्य कारण अपरिपक्वता है क्योंकि गरीब परिवारों में आर्थिक स्थिति सही नहीं होने के कारण शिशु को पर्याप्त पोषण प्राप्त नहीं हो पाता है जिसके कारण शिशु का विकास नहीं हो पाता है या विकास रुक जाता है।

अध्याय 04

मेडिकल सर्जिकल नर्सिंग
Medical Surgical Nursing

हम स्टडी करेंगे

• दर्द • घाव • सर्जरी • शॉक • विभिन्न प्रकार के रोग, उनके कारण, लक्षण एवं उपचार • जलना • कैंसर • प्राथमिक चिकित्सा • आपदा नर्सिंग

- चिकित्सा विज्ञान (Medical science) के दो प्रमुख विभाग होते हैं दवा या **मेडिसिन** (Medicine) **विभाग** एवं **सर्जरी** (Surgery) **विभाग**। अधिकतर रोगों में उपचार के लिए मुख्यतया दोनों ही विभागों का योगदान होता है।
- मेडिकल सर्जिकल नर्सिंग में इन्हीं दोनों विभागों द्वारा स्वास्थ्य वृद्धि, रोगों से बचाव, रोगियों का उपचार सम्मिलित है।
- जनरल मेडिसिन (General medicine) चिकित्सकीय और नर्सिंग व्यवसाय की एक ऐसी विशेष शाखा होती है जिसमें रोग की रोकथाम, डायग्नोसिस तथा रोग का उपचार शामिल किया जाता है।
- जनरल मेडिकल द्वारा रोगी की विभिन्न प्रकार की स्वास्थ्य सम्बन्धी समस्याओं को दवाइयों द्वारा ही उपचार किया जाता है; जैसे–टैबलेट, इंजेक्शन, आदि।
- सन् 1991 में मेडिकल सर्जिकल नर्सिंग एक स्पेशिएलिस्ट (Specialist) विषय के रूप में मेडिकल संस्थाओं में स्थापित हुआ। महान भारतीय पुरातन सर्जन **सुश्रुत** (Sushruta) को भारत में मेडिकल सर्जरी एवं प्लास्टिक सर्जरी का पिता (Father of plastic surgery) माना जाता है।
- हमारे शरीर में उपस्थित विभिन्न तन्त्रों (Systems) में होने वाले रोगों व उनके मेडिकल सर्जिकल उपचार पढ़ने से पहले, इनसे सम्बन्धित कुछ टर्म्स को समझना जरुरी है।

दर्द (Pain)

- चोट या रोग के कारण एक असुखद संवेदना (Unpleasant sensation) का अनुभव दर्द कहलाता है।
- शरीर में विशेष दर्द ग्राही (Receptors) और मार्ग होते हैं जिनसे दर्द के संकेत (संवेदना) दिमाग में दर्द को पहचानने के केन्द्र तक पहुँच जाते हैं।

दर्द आंकलन (Pain Assessment)

- 0-10 रेटिंग स्केल (Rating scale), चेहरा रेटिंग स्केल (Face rating scale), विजुअल एनालॉग स्केल (Visual analogue scale), प्रश्नोत्तरी, दर्द प्रवाह चार्ट (Pain flow chart) और शारीरिक मुद्राओं (Positions) द्वारा दर्द की गम्भीरता का आंकलन किया जाता है।
- इन आधारों पर दर्द के दो प्रकार होते हैं–एक्यूट दर्द और क्रोनिक दर्द (Acute and chronic pain)।

घाव (Wound)

शरीर के किसी भाग की त्वचा (Skin), ऊतक (Tissue) या अंग (Organ) के क्षतिग्रस्त होने के परिणामस्वरूप उत्पन्न अवस्था को, घाव कहते हैं।

घाव के प्रकार (Types of Wound)

घाव को निम्नलिखित आधारों पर वर्गीकृत किया जा सकता है

- **त्वचा की क्षति के आधार पर वर्गीकरण** (Classification on the Basis of Skin Damage) इसके आधार पर घाव दो प्रकार के होते हैं
  - **खुला घाव** (Open Wound) इसमें शरीर की त्वचा व म्युकस मेम्ब्रेन क्षतिग्रस्त होती है तथा क्षतिग्रस्त भाग से रुधिरस्राव (Bleeding) भी होता है। ये घाव तीखे पदार्थों, वस्तुओं या उपकरणों के कारण उत्पन्न होते हैं।
  - **बन्द घाव** (Closed Wound) इसमें त्वचा पर चोट, बलन्ट (Blunt) वस्तुओं, पदार्थों या उपकरणों से होती है। इसमें त्वचा व म्यूकस मेम्ब्रेन को कोई क्षति नहीं होती है, लेकिन आन्तरिक शारीरिक अंग क्षतिग्रस्त हो जाते हैं।
- **ऊतकों की चोट की गम्भीरता के आधार पर वर्गीकरण** (Classification on the Basis of Severity of Tissue Injury) ऊतकों की चोट की गम्भीरता के आधार पर घाव तीन प्रकार के होते हैं
  - **सतही घाव या घर्षण घाव** (Superficial Wound or Abrasion Wound) यह घाव त्वचा का किसी ठोस आधार से रगड़ जाने के परिणामस्वरूप उत्पन्न होता है। इसमें क्षतिग्रस्त त्वचा की केवल एपिडर्मिस (Epidermis) ही चोटग्रस्त होती है।
  - **भेदित घाव** (Penetrating Wound) यह घाव किसी औजार द्वारा त्वचा व म्यूकस (Mucus) को पार कर भीतरी शारीरिक ऊतकों व अंगों को भेदने के कारण उत्पन्न होता है। इसमें एपिडर्मिस, डर्मिस व गहरे ऊतक व अंग चोटग्रस्त होते हैं।

— **छिद्रित घाव** (Puncture Wound) यह घाव नुकीले औजारों द्वारा भीतरी शारीरिक ऊतकों को भेदने से उत्पन्न होता है। इसमें घाव की सतह पर एक बहुत छोटा छिद्र (Pore) उपस्थित होता है।

घाव भरने की प्रक्रिया (Wound Healing Process)

घाव भरने की प्रक्रिया तीन अवस्थाओं (Phases) में पूर्ण होती है, जो निम्न प्रकार है

- **सूजन अवस्था** (Inflammation Phase) चोट ग्रस्त भाग पर शिरीय संकुचन (Vasocontraction) उत्पन्न होता है तथा रुधिरस्राव कम हो जाता है, जो फाइब्रिन (Fibrin) व प्लेट्लेट्स (Platelets) के कारण होता है।
- शीघ्र ही छोटी शिराएँ (Veins) फुल जाती है तथा ल्यूकोसाइट, RBCs, एन्टीबॉडीज तथा प्लाज्मा प्रोटीन, आदि चोटग्रस्त भाग पर एकत्रित हो जाते हैं, जिससे सूजन, दर्द होना तथा चोटग्रस्त भाग गर्म हो जाता है।
- न्यूट्रोफिल्स, मोनोसाइट तथा बेसल कोशिकाएँ घाव में प्रविष्ट होती है तथा घाव के किनारों को पास-पास लाने में मदद करती है। यह अवस्था 1-3 दिन तक रहती है।
- **प्रवर्धन अवस्था** (Proliferation Phase) यह अवस्था 3-20 दिन की होती है। इस अवस्था में घाव भरने की प्रक्रिया प्रारम्भ हो जाती है तथा घाव के ऊपर पपड़ी बन जाती है, जो आन्तरिक ऊतकों की संक्रमण से रक्षा करती है। घाव के नजदीक की चोटग्रस्त रुधिर केशिकाएँ (Blood capillaries) पुनः निर्मित होती है तथा रुधिर प्रवाह (Flow) शुरू हो जाता है।
- **परिपक्वन अवस्था** (Maturation Phase) यह घाव भरने की अन्तिम अवस्था है, जिसकी अवधि 21 दिन से लेकर महिनों तक होती है। इस अवस्था में चोटग्रस्त भाग पूर्ण रूप से ठीक हो जाता है तथा वहाँ केवल क्षति चिन्ह रह जाते हैं, जिन्हें स्कार (Scar) कहते हैं।

सर्जरी (Surgery)

सर्जरी चिकित्सा विज्ञान की वह एक शाखा है, जो रोग के डायग्नोसिस, रोकथाम या उपचार करने के लिए शरीर के ऊतक (Tissues) एवं अंगों (Organs) में काट-छाँट या हेर-फेर से सम्बन्धित है।

इन सभी प्रक्रियाओं को शल्य (सर्जिकल) प्रक्रियाएँ कहते हैं व इन प्रक्रियाओं के आधार पर सर्जरी को निम्न तीन वर्गों में बाँटा जाता है

1. समय पर आधारित सर्जरी (Surgery Based on Time)

समय पर आधारित सर्जरी तीन प्रकार की होती है

- **वैकल्पिक सर्जरी** (Optional Surgery) इस प्रकार की सर्जरी पर देरी का कोई बुरा प्रभाव नहीं है अर्थात् थोड़ी समय की देरी से रोगी के शरीर पर इसका विपरीत प्रभाव नहीं होता है।
  उदाहरण– हर्निया (Hernia) की सर्जरी, मोतियाबिंद (Cataract) की सर्जरी, टॉन्सिलेक्टॉमी (Tonsillectomy), हिप प्रोस्थेसिस (Hip prosthesis), आदि।
- **अतिआवश्यक सर्जरी** (Most Important Surgery) यह सर्जरी स्वास्थ्य को सुरक्षित रखने के लिए एक उचित समय सीमा के अन्दर की जानी आवश्यक होती है। आमतौर पर, यह 24-48 घण्टों की समय सीमा में की जाती है। उदाहरण– पित्ताशय (Gall bladder) को हटाना, संक्रमित हाथ या पैर को काटना (Amputation), आँत की सर्जरी, आदि।
- **आपातकालीन सर्जरी** (Emergency Surgery) जीवन या शरीर के अंग को सुरक्षित रखने के लिए यह सर्जरी तुरन्त की जाती है।
  उदाहरण–रुधिरस्राव का नियन्त्रण, हार्ट अटैक, बर्न, घायल व्यक्ति के अंगों या हड्डी की सर्जरी, आदि।

2. जोखिम के खतरे पर आधारित सर्जरी (Surgery Based on Risk)

जोखिम के खतरे पर आधारित सर्जरी दो प्रकार की है

- **मेजर सर्जरी** (Major Surgery) इस सर्जरी में, उच्च स्तर का जोखिम होता है, क्योंकि इसमें शरीर के प्रमुख अंग या जीवन की खतरनाक स्थितियाँ शामिल होती हैं और सर्जरी के बाद का कुछ समय जीवन के लिए अधिक खतरे वाला होता है। उदाहरण–नेफ्रेक्टॉमी (Nephrectomy), ओपन कोलेस्टेक्टॉमी (Open cholecystectomy), हिस्टेरेक्टॉमी (Hysterectomy), हृदय की सर्जरी (Open heart surgery), आदि।
- **माइनर सर्जरी** (Minor Surgery) यह सर्जरी आमतौर पर छोटी तथा कम खतरे वाली होती है और कम समय में की जाती है। माइनर सर्जरी ज्यादातर वैकल्पिक होती है। उदाहरण–दाँत निकालना, मोतियाबिंद सर्जरी, लेजर (Laser) सर्जरी, आदि।

3. उद्देश्य पर आधारित सर्जरी (Surgery Based on Objective)

उद्देश्य पर आधारित सर्जरी निम्न प्रकार की है

- **डायग्नोस्टिक** (Diagnostic) रोग की पुष्टि करने के लिए सर्जरी। उदाहरण– बायोप्सी (Biopsy), ब्रैंकोस्कोपी (Branchoscopy), एण्डोस्कोपी (Endoscopy), आदि।
- **एब्लेटिव सर्जरी** (Ablative Surgery) ट्यूमर के हिस्से को हटाने के लिए की गई सर्जरी। उदाहरण– ग्लोसेक्टॉमी (Glossectomy), लैरेन्जेक्टॉमी (Laryngectomy), आदि।
- **पेलीएटीव सर्जरी** (Palliative Surgery) किसी गम्भीर बीमारी की तीव्रता को कम करने के लिए की गई सर्जरी। उदाहरण–कोलोस्टॉमी (Colostomy), नर्व रूट रीसेक्शन (Nerve root resection), आदि।
- **पुनर्निर्माण सर्जरी** (Reconstruction Surgery) चोट या अंग की खराबी को ठीक करने के लिए की गई सर्जरी। उदाहरण– प्लास्टिक सर्जरी, फ्रैक्चर के लिए आन्तरिक सर्जरी, ब्रेस्ट सर्जरी, आदि।
- **प्रत्यारोपण (ट्रांसप्लांटेशन) सर्जरी** (Transplantation Surgery) खराब अंगों या संरचनाओं को बदलने के लिए की गई सर्जरी। उदाहरण– किडनी, लिवर या हार्ट को प्रत्यारोपित (ट्रांसप्लान्ट) करना।
- **कॉन्सट्रक्टिव सर्जरी** (Constructive Surgery) जन्मजात विकृतियों को ठीक करने के लिए की गई सर्जरी। उदाहरण–क्लीफ्ट लिप रिपेयर (Cleft lip repair), आदि।

शॉक (Shock)

ऐसी आपातकालीन परिस्थिति जिसमें शरीर में रुधिर प्रवाह अचानक कम हो जाता है। यह कई कारणों से हो सकता है; जैसे-

- **कार्डियोजेनिक शॉक** हृदय विकार के कारण होता है।
- **सेप्टिक शॉक** यह किसी संक्रमण के कारण होता है।
- **हाइपोवोलेमिक शॉक** यह रुधिर की अत्यधिक न्यूनता के कारण होता है।
- **एनाफाइलेटिक शॉक** यह किसी एलर्जी के परिणाम स्वरूप होता है।
- **न्यूरोजेनिक शॉक** यह तन्त्रिका तन्त्र में किसी प्रकार की क्षति के कारण होता है।

विभिन्न प्रकार के रोग, उनके कारण, लक्षण एवं उपचार

1. पाचन (Digestive) तन्त्र सम्बन्धी कुछ सामान्य बीमारियाँ, उनके कारण, लक्षण एवं उपचार

क्र.सं.	बीमारी का नाम	कारण	लक्षण	उपचार	नर्सिंग प्रबन्धन
1.	**गैस्ट्रिक अल्सर** (Gastric Ulcer) आमाशय की म्यूकोसा में अल्सर होना।	• बैक्टीरिया *हेलिकोबैक्टर पायलोरी* द्वारा संक्रमण सबसे मुख्य कारण है। • कोर्टिकोस्टेरॉइड एवं नॉन-स्टेरॉइडल एन्टीइनफ्लेमेटरी ड्रग्स का प्रयोग करना। • गैस्ट्राइटिस के कारण	• खाना खाने के कुछ समय बाद मिडएपिगैस्ट्रिक (Midepigastric) क्षेत्र में या थोड़ा बाईं तरफ, जलन, क्रेम्प की तरह दर्द होना। • मिचली व उल्टी होना। • खून की उल्टी होना। • चिन्ता एवं बेचैनी होना। • भूख नहीं लगना (Anorexia)। • वजन में कमी।	**मेडिसिन उपचार** • एन्टाएसिड; उदाहरण— एल्युमीनियम हाइड्रॉक्साइड। ये ड्रग्स एसिडिटी को कम करने के लिए दी जाती हैं। • H_2 रिसेप्टर एन्टागोनिस्ट्स; उदाहरण–रेनीटिडीन, काइमेटिडीन, आदि। ये ड्रग्स गैस्ट्रिक एसिड का स्रावण को कम करती हैं। • एन्टीबायोटिक्स; उदाहरण-क्लेरिथ्रोमाइसिन, एम्पीसिलीन, आदि *हेलिकोबैक्टर पायलोरी* के संक्रमण को रोकने के लिए। **सर्जिकल उपचार** • बिलरोथ-I (Billroth-I) या गैस्ट्रोड्यूओडेनोस्टॉमी (Gastroduodenostomy) • बिलरोथ-II (Billroth-II) गैस्ट्रोजेजुनोस्टॉमी (Gastrojejunostomy) • पाएलोरोप्लास्टी (Pyloroplasty)	• रोगी की लगातार देखभाल करें तथा सही समय पर सही दवाइयाँ दें। • आरामदायक वातावरण तथा स्थिति प्रदान करें।
2.	**अपेन्डिसाइटिस** (Appendicitis) अपेन्डिक्स में सूजन (Inflammation)	• फिकल मैटर (Faecal matter), भोज्य अवशिष्ट, परजीवी या पथरी के द्वारा एपेन्डिक्स की ल्यूमेन का बन्द होना। • आँत की दीवारों में सूजन आना।	• मैकबर्ने के बिन्दु (McBurney's point) पर दर्द यह एपेन्डेसिटी का मुख्य लक्षण है। • फ्लेट्स पास होने या आंत्रीय गति के बाद दर्द ठीक हो जाता है। • भूख नहीं लगना (Anorexia)। • उल्टी होना, बेचैनी रहना। • हल्का बुखार रहना। • WBC की संख्या का बढ़ जाना।	**मेडिसिन उपचार** • एन्टीबायोटिक्स का उपयोग करना। **सर्जिकल उपचार** • लेपरोटॉमी (Laparotomy) पेट के निचले बाएँ भाग पर चीरा लगाकर एपेन्डिक्स को काट कर बाहर निकालना।	• सर्जरी से पूर्व रोगी को IV (Intravenous) की आपूर्ति सुनिश्चित करें • समय-समय पर जैविक चिन्हों की जाँच करें। • संक्रमण को ठीक करने के लिए बीमारी की एक्यूट अवस्था के दौरान मरीज को मुँह से कुछ भी नहीं दें। • मरीज को न्यून वसा तथा उच्च प्रोटीनयुक्त भोजन दें।
3.	**अल्सरेटिव-कोलाइटिस** (Ulcerative-colitis) इस रोग में आँत (Intestine) में अल्सर निर्माण एवं सूजन होने की वजह से पोषक पदार्थों का सही तरह से अवशोषण नहीं हो पाता है।	• *हेलिकोबैक्टर पायलोरी* जैसे बैक्टीरिया का संक्रमण • एलर्जिक प्रतिक्रिया • मानसिक समस्याएँ	• पेट का कोमल होना, भूख न लगना एवं वजन का कम होना। • इस बीमारी की गम्भीर अवस्था में अत्यधिक दस्त लग जाते हैं जिससे व्यक्ति में डीहाइड्रेशन एवं इलेक्ट्रोलाइट असन्तुलन हो जाता है। • मल के साथ रुधिर आने के कारण रोगी एनीमिक हो जाता है।	**मेडिसिन उपचार** • कॉर्टिकोस्टेरॉइड; जैसे–बीटामेथासोन का उपयोग • एन्टीमाइक्रोबियल दवाइयों का उपयोग **सर्जिकल उपचार** • प्रोक्टोकोलेक्टॉमी (Proctocolectomy) सर्जरी द्वारा मलाशय (Rectum) तथा आंशिक या पूर्ण कोलोन (Colon) को हटा देना।	• रोगी की लगातार देखभाल करें तथा सही समय पर सही दवाइयाँ दें। • आरामदायक वातावरण तथा स्थिति प्रदान करें।

क्र.सं.	बीमारी का नाम	कारण	लक्षण	उपचार	नर्सिंग प्रबन्धन
4.	**गैस्ट्रोइसोफेजियल रिफ्लेक्स रोग** (Gastroesophageal Reflux Disease or GERD) इसमें आमाशयी रस (Gastric juice) जिसमें अम्ल होता है, आमाशय (Stomach) से आहारनली (Alimentary canal) में उल्टा आ जाता है।	• निचले ग्रसिकीय स्फिंक्टर (Oesophageal sphincter) का अपूर्ण रूप से विकसित होना या ठीक से कार्य न करना। • पायरोलिक ओपनिंग का छोटा होना।	• खाना ठीक तरह से न पचना। • खाद्य पदार्थों का ग्रसिका (Oesophagus) में उल्टा प्रवाह होना। • भोजन निगलने में परेशानी (Dysphagia) होना। • हृदय में जलन। • खट्टी डकार आना। • सीने में दर्द। • दन्त रोग।	**मेडिसिन उपचार** • एन्टासिड (Antacid), मॉलोक्स (Maalox), मायलान्टा (Mylanta), आदि। • प्रोटोन पम्प अवरोधक (Inhibitor) लेन्सोप्राजोल (Lansoprazole), आदि। • एसिड सप्रेसेंट (Suppressant) रेनीटीडीन (Ranitidine), साइमाटीडीन (Cimetidine), आदि। **सर्जिकल उपचार** • लेप्रोस्कॉपिक एन्टीरिफ्लेक्स या निसेन फन्डोप्लिकेशन सर्जरी (Laparoscopic antireflux or Nissen fundoplication surgery)।	• रोगी को अधिक फाइबर (Fibre) तथा कम वसा युक्त भोजन दें। • रोगी को एन्टीकोलीनेर्जिक ड्रग्स नहीं लेने की सलाह दें क्योंकि ये आमाशय में उपस्थित खाद्य पदार्थों के आगे बढ़ने की गति को कम करती है।
5.	**ग्रसिकीय या ईसोफेजियल स्ट्रिचर** (Oesophageal Stricture) इसमें ग्रसिका (Oesophagus) धीरे-धीरे संकरी हो जाती है जिससे भोजन निगलने में कठिनाई होती है।	• गैस्ट्रोईसोफेगल रिफ्लक्स डिजीज (Gastro-Oesophageal Reflux Disease or GERD) • नेसोगैस्ट्रिक नलिका का उपयोग करने पर। • लम्बी अवधि व गम्भीर किस्म के बैक्टीरिया या वायरस का संक्रमण। • एण्डोस्कोप (Endoscope) या पूर्व में हुई सर्जरी के कारण उत्पन्न चोट। • आहारनाल का कैंसर।	• भोजन को निगलने में कठिनाई। • आहारनाल में भोजन फँसा हुआ महसूस होना। • भोजन का आमाशय से वापस आना (Regurgitation of food) भार में कमी, आदि। **डायग्नोसिस परीक्षण** • बैरियम निगलन (Barium swallows) परीक्षण। • **एण्डोस्कोपी जाँच** (Endoscopy examination) इसमें एक पतली नली को आहारनाल में डाला जाता है तथा इससे आहारनाल का संकरापन देखा जा सकता है।	• एण्डोस्कोप द्वारा एक हवा से भरा गुब्बारा (Air-filled balloon) आहारनाल को फैलाने हेतु उपयोग किया जाता है, जिसे **इसोफैगल डायलेशन** (Oesophageal dilation) कहते हैं। • पुनः संकरापन रोकने हेतु प्रोटॉन पम्प संदमकों जैसे—लेन्सोप्राजॉल का उपयोग करना।	• रोगी से लक्षणों के प्रारम्भ होने, उनके बढ़ने की अवधि, प्रयुक्त दवाओं, आदि सभी जानकारी एकत्रित करें। • रोगी में एनीमिया, तीव्र हृदय दर, निम्न रुधिर चाप, मल में रुधिर आना, पाचन नली में रुधिरस्राव, आदि की जाँच करें।
6.	**ड्यूडिनल अल्सर** (Duodenal Ulcer) गृहणी (Duodenum) की म्यूकोसा में अल्सर का बनना।	• *हेलिकोबैक्टर पायलोरी* का संक्रमण होना। • तनाव, शराब का सेवन करना।	• मिडेपिगैस्ट्रिक क्षेत्र में दर्द होना तथा दर्द खाना खाने से ठीक हो जाना। • मल में रुधिर की उपस्थिति (Melena) होना।	• **एन्टाएसिड** (उदाहरण—एल्यूमीनियम हाइड्रॉक्साइड) • H_2 रिसेप्टर एन्टागोनिस्टिक; उदाहरण-रेनीटिडीन, साइमेटिडीन, आदि।	• उपचार के दौरान उबला, बिना तेल मसालेदार खाना रोगी को दें।
7.	**इन्टेस्टाइनल ऑब्स्ट्रक्शन** (Intestinal Obstruction) आँत में उपस्थित भोज्य पदार्थों की आगे की तरफ गति में आंशिक या पूर्ण रूपेण बाधा उत्पन्न होना।	• हर्निया • ट्यूमर • पेरालाइटिक इलियस • आँत के किसी भाग में अपर्याप्त रुधिर आपूर्ति होना	• पेट दर्द, पेट फूलना (Abdominal distension) तथा उल्टी, कब्ज (Constipation) होना। • उल्टी में शुरु में अपचित भोजन तथा काइम आता है बाद में मलीय पदार्थ का आना। • द्रव एवं इलेक्ट्रोलाइट असन्तुलन।	• आँत में नली डालना। • सर्जरी का प्रकार बाधा के स्थान तथा प्रकार पर निर्भर करता है। • निम्नलिखित सर्जरी की जा सकती है; जैसे—बोवेल, रिसेक्सन, कोलोस्टोमी, बाइपास विधि।	• सर्जरी उपरान्त रोगी को नियमित ड्रग्स प्रदान करना। • घाव की देखभाल करना।
8.	**गैस्ट्राइटिस** (Gastritis) इस गैस्ट्रिक म्यूकोसा में सूजन (Inflammation) होना।	• संक्रामक पदार्थों युक्त भोजन का सेवन करना, NSAIDs का प्रयोग उदाहरण-एस्प्रिन।	• पेट (Abdomen) की कोमलता, एपिगैस्ट्रिक क्षेत्र में दर्द होना, जी मिचलाना एवं उल्टी होना, कभी-कभी उल्टी के साथ रुधिर आना (Hematemesis), दस्त लगना, भूख न लगना दीर्घकालिक।	• लक्षणों के समाप्त होने तक खाना एवं तरल पदार्थ न दें उसके बाद धीरे-धीरे शुरुआत में तरल पदार्थ युक्त भोजन और फिर ठोस आहार दें। • एन्टीबायोटिक; उदाहरण- क्लोरिथ्रोमाइसिन, एम्पीसिलिन, आदि दें।	• रोगी को थोड़ा-थोड़ा भोजन कई बार करने की सलाह दें। • चिकित्सक की सलाह के अनुसार भोजन में बदलाव करें।

2. श्वसन (Respiratory) तन्त्र सम्बन्धी बीमारियाँ, उनके कारण, लक्षण तथा उपचार

क्र.सं.	बीमारी का नाम	कारण	लक्षण	उपचार	नर्सिंग प्रबन्धन
1.	**क्रोनिक ऑब्स्ट्रेक्टिव पल्मोनरी रोग** (Chronic Obstructive Pulmonary Disease or COPD) ऐसा रोग, जिसमें फेफड़ों के अन्दर तथा बाहर जाने वाली वायु के प्रवाह में बाधा आती है। इसका दूसरा नाम **क्रोनिक ऑब्स्ट्रेक्टिव लंग्स डिसीज** (Chronic Obstructive Lung Disease or COLD) भी है।	• यह रोगों का समूह है, जिसमें एम्फाइसिमा (Emphysema), ब्रोन्काइटिस (Bronchitis), अस्थमा एवं गम्भीर ब्रोंकिऐक्टेसिस (Bronchiectasis) शामिल है। • लम्बे समय से रहने वाले श्वसन सम्बन्धी संक्रमण। • श्वसन मार्ग की भित्ति (Walls) का मोटा व सूजन युक्त होना। • बहुत सारे श्वसन कोषों (Alveoli) की भित्ति का नष्ट होना। • आनुवंशिक कारक।	• खाँसी आना। • साँस लेने में तकलीफ होना (Dyspnea)। • बेचैनी (Restlessness) रहना। • वजन का कम होना । • शरीर का रंग नीला पड़ना (Cyanosis)। • श्वसन के दौरान गौण (Secondary) माँसपेशियाँ का प्रयोग करना। • सीने में अकड़न	**मेडिसिन उपचार** • ब्रोन्कियोल्स को फैलाने हेतु B-2 ऐगोनिस्ट (Agonists) ऐपिनेफ्रीन (Epinephrine) दें। • ब्रोन्कियोडाइलेटर्स (Bronchodilator) जैसे-अमिनोफाइलिन, डेरीफाइलिन, आदि लें। • सूजन को कम करने के लिए (Anti-inflammatory) कोर्टिकोस्टेरॉइड; जैसे–डेक्सामिथेसोन लें। **सर्जिकल उपचार** • बुलेक्टॉमी (Bullectomy) • लंग वोल्युम रिडक्शन सर्जरी (LVRS)।	• रोगी को आरामदायक वातावरण में आरामदाय फाउलर्स स्थिति प्रदान करें। • वायु मार्ग को साफ करने के लिए ट्रेकियो-ब्रोंकियल सक्सनिंग करें। • रोगी का पोषण स्तर बनाए रखें। • श्वसन दर, प्रभावशीलता, गहराई, आदि ध्यानपूर्वक देखें। • पर्याप्त वेन्टीलेशन व ऑक्सीजन स्तर बनाए रखना। • त्वचा का रंग तापमान, रुधिर वाहिनियों का रुधिर संचरण, आदि की जाँच करना।
2.	**पल्मोनरी एम्बॉलिज्म** (Pulmonary Embolism) यह फेफड़ों की धमनी (Artery) में अचानक होने वाला अवरोध है।	• यह अवरोध पैर की शिराओं (Veins) से रुधिर के थक्के (Embolus) का फेफड़ों की धमनी तक पहुँचने से होता है। • बिना प्रोफाइलेक्टिक एन्टीकोगुलेशन के हिप एवं घुटने की सर्जरी। • किसी सर्जिकल ऑपरेशन के बाद। • लम्बे समय तक गतिहीन स्थिर रहना, मोटापा, गर्भ, बढ़ती हुई उम्र, आदि।	• सीने में दर्द होना । • टेकीकार्डिया (हृदय दर का सामान्य से अधिक हो जाना) । • बेचैनी एवं चिन्ता महसूस होना। • बलगम में रुधिर आना। • गर्दन की वीनस का फूलना। • ऑक्सीजन की कमी के कारण। शरीर का रंग नीला पड़ना। • रुधिर चाप कम होना। • चक्कर आना, कमजोरी।	**मेडिसिन उपचार** • एन्टीकोएगुलेशन थैरेपी; जैसे–हिपेरिन का उपयोग करना। • सीने के दर्द को ठीक करने के लिए एनलगेसिक का प्रयोग करें। **सर्जिकल उपचार** • पल्मोनरी एम्बोलेक्टॉमी (Pulmonary embolectomy) सर्जरी द्वारा फेफड़े के रुधिर नलिका से इम्बोलस को हटाना।	• ऑक्सीजन देना। • रोगी को फाउलर्स स्थिति प्रदान करें। यह श्वास को सही तरह से लेने में सहायक होगी।
3.	**रेस्पाइरेटरी फेल्यर** (Respiratory Failure) इस स्थिति में मरीज न तो CO_2 को पूरी तरह से वायुकोष से बाहर निकाल पाता है और न ही वायुकोष में मौजूद O_2 का पूरी तरह उपयोग कर पाता है।	• पल्मोनेरी ओडीमा (Pulmonary oedema)। • एडल्ट रेस्पाइरेटरी डिस्ट्रेस सिन्ड्रोम (Adult Respiratory Distress Syndrome or ARDS)। • कुछ दवाओं; जैसे-बार्बिट्यूरेट्स, नार्कोटिक, सेडेटिव, आदि के दुष्प्रभाव (Side effects)।	• सांस लेने में तकलीफ होना (Dyspnea)। • हृदय धड़कन का बढ़ जाना (Tachypnea)। • बेचैनी ऑक्सीजन की कमी के कारण शरीर का रंग नीला पड़ जाना (Cyanosis)। • श्वास की आवाज में बाधा आना, आदि।	• जरुरत होने पर ऑक्सीजन प्रदान करें। • द्वितीयक संक्रमणों को रोकने के लिए आवश्यकतानुसार एन्टीबायोटिक्स प्रदान करें। • ब्रौंकोडाइलेटर्स का उपयोग करें। • मैकेनिकल वेन्टीलेशन (Mechanical ventilation) का उपयोग करना।	• मरीज को सभी दवाइयाँ सही नियमों का पालन करते हुए दें। • मरीज को आरामदायक वातावरण में आरामदायक फाउलर्स स्थिति (Fowler's position) प्रदान करें। • मरीज के आस-पास अधिक भीड़ इकट्ठी न होने दें। • चिकित्सकीय सलाह अनुसार ऑक्सीजन का उपयोग करें।

नोट इस स्थिति में pO_2 60 mm Hg से कम, तथा pCO_2 का स्तर 50 mm Hg से अधिक हो जाता है।

क्र.सं.	बीमारी का नाम	कारण	लक्षण	उपचार	नर्सिंग प्रबन्धन
4.	**एडल्ट रेस्पाइरेटरी डिस्ट्रेस सिन्ड्रोम** (ARDS) यह एक गम्भीर बीमारी है, जो फेफड़ों में चोट लगने के कारण होती है। इस रोग में फेफड़े (Lungs) O_2 और CO_2 के बीच संतुलन बनाने में असफल होते हैं।	• एडल्ट रेस्पाइरेटरी डिस्ट्रेस सिन्ड्रोम (ARDS) प्रत्यक्ष या अप्रत्यक्ष चोट से वायुकोष (Alveoli) की क्षति होने के कारण होता है। • दवा का ज्यादा उपयोग, सिर में चोट, निमोनिया, एम्निओटिक एम्बोलाई, हेमोरेजिक शॉक (Hemorrhagic shock) और धूम्रपान (Smoke inhalation) इसके अन्य कारण हैं।	• अचानक और लगातार पल्मोनरी सूजन, हाइपोक्सिमिया, O_2 सप्लीमेन्ट का कोई प्रभाव नहीं होना और बाईं धमनी दबाव का न बढ़ना, धड़कन का बढ़ना, रुधिर चाप का बढ़ना। • सहायक माँसपेशी का श्वसन में उपयोग, सांस की आवाज धीमी होना। • शरीर का नीला पड़ना, हाइपोक्सिया (Hypoxia), आदि।	• मेकेनिकल एअर वेंटीलेशन प्रदान करना। • वेसोप्रेसर और डाइयूरेटिक का आवश्यकता अनुसार प्रयोग करना।	• मरीज को सभी दवाइयाँ सही नियमों का पालन करते हुए दें। • मरीज के आस-पास अधिक भीड़ इकट्ठी न होने दें। • चिकित्सकीय सलाह अनुसार ऑक्सीजन का उपयोग करें।
5.	**एक्यूट रेस्पाइरेटरी फेल्यर** (Acute Respiratory Failure) इसमें फेफड़े (Lungs) धमनियों में ऑक्सीजन की सामान्य मात्रा बनाए रखने में और शिरा से पर्याप्त CO_2 को बाहर निकाल नहीं पाते हैं। इसका परिणाम अपर्याप्त वेंटीलेशन (Inadequate ventilation) होता है।	• फेफड़ों में स्रावों का जमा होना। • श्वसन माँसपेशियों में मेरुरज्जु (Spinal chord) की तन्त्रिकाओं और छाती की दीवारों (Peripheral nervous system and chest wall) के विकार। • हॉर्मोनल और मेटाबॉलिक विकार • MI (Myocardial infarction) और पल्मोनरी एम्बोलिज्म (Pulmonary embolism)।	• सांस की आवाज बन्द होना • रॉन्ची (Rhonchi) क्रेकल्स (Crackles), सांस में सीटी की आवाज होना (Wheezes) • सहायक माँसपेशी का सांस लेने में उपयोग, आदि।	• ऑक्सीजन थैरेपी (Oxygen therapy) और मेकेनिकल एयर वेंटीलेशन प्रदान करना • ब्रोंकोडाइलेटर्स (Bronchodilators); जैसे-टरब्यूटालिन एलव्यूटेरोल, थियोफाइलिन और आइपराट्रोपियम ब्रोमाइड का प्रयोग करना।	• मरीज को आरामदायक वातावरण में आरामप्रद फाउलर्स स्थिति (Fowler's position) प्रदान करें। • श्वसन मार्ग में जमे स्रावों को हटाने के लिए ट्रैकिया ब्रोंकियल चूषण (Suction) करें। • यदि मनाही न हो, तो मरीज का तरल अन्तर्ग्रहण बढ़ाए एवं पोषण स्तर बनाए रखे।
6.	**एम्पाइमा** (Empyema) प्ल्यूरल कैनाल में मवाद का एकत्र हो जाना।	• पल्मोनरी संक्रमणों जैसे कि बैक्टीरियाजनित न्यूमोनिया या टीबी का होना • फेफड़ों के ऊतकों में मवाद की उपस्थिति	• सीने में दर्द • टेकीप्निया (श्वसन दर का सामान्य से अधिक हो जाना) • सांस लेने में तकलीफ (Dyspnoea), बेचैनी (Restlessness) एवं चिन्ता, भूख न लगना, बुखार • यदि एम्फाइमा ब्रोंकस में टूट जाता है, तो बलगम (Suptum) अत्यधिक बदबूदार हो जाता है।	• एन्टीबायोटिक शुरु करें। • शरीर का तापमान सामान्य रखने के लिए एन्टीपाइरेटिक जैसे पैरासीटामॉल दें। • छाती ट्यूब प्रविष्टि (Chest tube insertion)	• रोगी को फाउलर्स स्थिति प्रदान करें। यह श्वसन में सहायक होती है। • वायुमार्ग को साफ करने के लिए ट्रेकियो-ब्रोंकियल सक्सीनिंग करें। • रोगी का पोषण स्तर बनाए रखें। • शरीर का तापमान नियन्त्रित रखने के लिए ठण्डे पानी से स्पांजिंग करें।

3. हृदय (Heart) एवं परिसंचरण (Circulatory) तन्त्र सम्बन्धी बीमारियाँ, उनके कारण, लक्षण एवं उपचार

क्र.सं.	बीमारी का नाम	कारण	लक्षण	उपचार	नर्सिंग प्रबन्धन
1.	**कोरोनरी धमनी रोग** (Coronary Artery Disease or CAD) इसमें कोरोनरी धमनी आंशिक या पूर्ण रूप से बन्द हो जाती है।	• कोरोनरी धमनी में थ्रोम्बस (Thrombus) या एम्बोलस (Embolus) का निर्माण • कोरोनरी धमनी की कैविटी का सिकुड़ना • एथिरोस्क्लेरोसिस (Atherosclerosis) • धमनी में ऐंठन होना	• चिन्ता एवं बेचैनी होना • ऑक्सीजन की कमी के कारण शरीर का रंग नीला पड़ना (Cyanosis) • बलगम के साथ रुधिर का आना (Haemoptysis) • अत्यधिक थकान होना • सीने में दर्द होना • सांस लेने में तकलीफ (Dyspnoea) होना	**मेडिसिन उपचार** • नाइट्रोग्लिसरिन (Nitroglycerine) कोरोनरी धमनी को फैलाती है। • बीटा एड्रिनेर्जिक ब्लॉकर्स (β-adrenergic blockers); जैसे-एटिनोलोल, प्रोपेनोलोल, आदि हृदय पर वर्कलोड को कम करने के लिए। **सर्जिकल उपचार** • परक्यूटेनियस ट्रांसल्यूमिनल कोरोनरी एन्जियोप्लास्टी (PTCA) • एथेरेक्टॉमी (Atherectomy) • कोरोनरी धमनी बाइपास ग्राफ्ट (CABG)	• रोगी को कम वसा, कोलेस्टेरॉल तथा सोडियम युक्त डाइट लेने के लिए प्रेरित करना। • रोगी को एल्कोहॉल का सेवन एवं धूम्रपान नहीं करने की सलाह देना। • रोगी को शरीर का वजन सन्तुलित रखने के लिए नियमित व्यायाम करने की सलाह देना।

क्र.सं.	बीमारी का नाम	कारण	लक्षण	उपचार	नर्सिंग प्रबन्धन
2.	**एन्जाइना पेक्टोरिस** (Angina Pectoris) हृदय के मायोकार्डियम में रुधिर आपूर्ति की कमी की वजह से सीने में दर्द होना।	• कोरोनरी धमनी (Artery) में थ्रोम्बस, एम्बोलस, स्पास्म या स्टेनोसिस की उपस्थिति में • कोरोनरी धमनी में सूजन (Inflammation) • ठण्डे मौसम जैसी स्थितियाँ, जो मायोकार्डियम की ऑक्सीजन की माँग को बढ़ाती हैं।	• सीने में हल्का दर्द होता है, दर्द-कन्धों, भुजाओं, कोहनी, अँगुलियाँ, जबड़ा, गर्दन एवं पीठ में रेडियेट हो सकता है। • सांस लेने में तकलीफ (Dyspnoea) होना • चक्कर आना (Dizziness), उच्च रुधिर चाप (Hypertension) • हृदय धड़कन का बढ़ जाना (Tachycardia) • पसीने का आना। • पैल्पीटेशन (Palpitation)। • बेचैनी (Restlessness) एवं चिन्ता रहना। • भूख कम लगना।	**मेडिसिन उपचार** • नाइट्रोग्लिसरीन की गोलियाँ 15 मिनट में तीन गोलियाँ जीभ के नीचे रखकर दी जाती है। ये रुधिर नलिकाओं को फैलाती है। • कैल्शियम चैनल ब्लॉक्र्स जैसे-निफिडिपीन (Nifedipine)। ये धमनी को फैलाती है। • बीटा ब्लॉकर्स; जैसे-एटेनोलोल, प्रोपेनोलोल, आदि। ये हृदय पर कार्यभार को कम करती है। **सर्जिकल उपचार** • एन्जियोप्लास्टी (Angioplasty) • स्टेन्टिंग या परक्यूटेनस कोरोनरी इन्टरवेन्शन (Percutaneous Coronary Intervention or PCI) • कोरोनरी धमनी बाइपास (Coronary artery bypass)	• रोगी को कम वसा, कोलेस्टेरॉल तथा सोडियम युक्त खाद्य पदार्थ लेने की सलाह देना। • रोगी को एल्कोहॉल का सेवन एवं धूम्रपान न करने की सलाह देना। • जीवन शैली को बदलने, नियमित व्यायाम करने तथा शरीर का वजन सन्तुलित रखने की सलाह देना। • रोगी को दर्द होने पर किसी तरह के क्रियाकलाप को रोकने, आराम करने तथा नाइट्रोग्लिसरीन की गोलियाँ लेने की सलाह देना।
3.	**मायोकार्डियल इन्फार्कशन** (Myocardial Infarction or MI) इसमें रुधिर का प्रवाह कम या हृदय के किसी हिस्से में रूक जाता है। जिसके कारण हृदय माँसपेशियाँ को क्षति होती हैं। इसे हृदय आघात (Heat attack) भी कहते हैं।	• एथेरोस्केलेरोसिस (वसा के जमा हो जाने से कोरोनरी धमनी की गुहा का संकरा हो जाना) • धमनी में ऐंठन • कोरोनरी धमनी में इम्बोलस या थ्रोम्बस की उपस्थिति	• सीने में दर्द (Substernal pain) एन्जाइना पेक्टोरिस (Angina pectoris) जैसा ही होता है, परन्तु अधिक तीव्र होता है। • बेचैनी • सांस लेने में तकलीफ (Dyspnoea) • ऑक्सीजन की कमी के कारण शरीर का रंग नीला पड़ना (Cyanosis)। • अत्यधिक पसीना आना। • हाथ-पाँव का ठण्डा पड़ना।	**मेडिसिन उपचार** • मॉर्फीन सल्फेट (Morphine sulphate) दर्द को दूर करने के लिए। • बीटा ब्लॉकर्स; जैसे–एटेनोलोल, प्रोपेनोलोल, आदि। • नाइट्रोग्लिसरीन की गोलियाँ जीभ के नीचे रखकर। ये रुधिर नलिकाओं को फैलाती है, किन्तु दर्द कम नहीं कर पाती है। **सर्जिकल उपचार** • कोरोनरी एन्जियोप्लास्टी (Coronary angioplasty)। • कोरोनरी धमनी बाइपास सर्जरी।	• रोगी को शांत, ठंडे, आरामदायक एवं फाउलर्स (Fowler's) स्थिति प्रदान करें। • रोगी को पर्याप्त आराम की सलाह दें। • चिकित्सकीय सलाह अनुसार ऑक्सीजन शुरु करें। • रोगी को IV ड्रिप शुरु करें।

क्र.सं.	बीमारी का नाम	कारण	लक्षण	उपचार	नर्सिंग प्रबन्धन
4.	**हार्ट फेल्यर या हृदय विफलता** (Heart Failure) इस स्थिति में हृदय शरीर की मेटाबॉलिक आवश्यकताओं की पूर्ति हेतु पर्याप्त मात्रा में रुधिर पम्प नहीं कर पाता है।	• वाल्व से होकर रुधिर का उल्टा प्रवाहित होना (Regurgitation) • हाइपरवोलेमिया • वेन्ट्रीकुलर सेप्टल विकार • एट्रियल वाल्वुलर स्टेनोसिस (Atrial valvular stenosis) • मिट्रल वाल्व का संकरा होना • पेटेन्ट डक्टस अर्टेरियोसिस (Patent ductus arteriosis) • मायोकार्डियम की सूजन • पेरिकार्डियम की सूजन • असामान्य स्पंदन लय (Dysrhythmia) • एनीमिया, कुपोषण, गर्भावस्था, तनाव, आदि।	(i) **दाईं तरफ हृदय विफलता** (Right Sided Heart Failure) • उच्च जेगुलर शिरीय दाब के साथ यकृतीय कब्ज एवं निर्भर पेरिफेरल ओडीमा। • अत्यधिक मात्रा में तरल एकत्रित होने से एस्टीस (Ascites) या प्लूरल इफ्यूशन (Pleural effusion) हो सकता है। • पैरों, पीठ एवं पुच्छीय क्षेत्र में लेटने पर सांस लेने में तकलीफ। (ii) **बाँईं तरफ हृदय विफलता** (Left Sided Heart Failure) • फेफड़ों के आधार के ऊपर सांस लेने पर कंपकंपी युक्त डिसप्निया (Dyspnea) • कमजोर रीनल परफ्यूशन के कारण ऑलिगूरिया (Oligurea) एवं यूरेमिया (Uraemia) हो सकता है। • हृदयी आउटपुट कम होने के कारण मरीज को थकान जल्दी हो जाती है। • बेचैनी, साइनोसिस (Cyanosis) एवं भ्रम (Confusion)	• मरीज को दर्द से राहत प्रदान करने के लिए मॉर्फीन सल्फेट दें। • रुधिर वाहिकाओं को शिथिल (Loose) करने के लिए वैसोडायलेटर्स दें। • ब्रौंकोडाइलेटर्स (Bronchodilators); जैसे-अमीनोफाइलिन प्रदान करें। • हृदयी आउटपुट को बढ़ाने के लिए डोपामिन दें। • मूत्रीय आउटपुट बढ़ाने के लिए डाइयूरेटिक्स जैसे लेसिक्स दें।	• चिकित्सकीय सलाह अनुसार कृत्रिम ऑक्सीजन शुरु करें। • मरीज को शांत, आरामप्रद वातावरण में आरामदायक फाउलर्स स्थिति प्रदान करें। • मरीज को अनावश्यक रूप से IV तरल नहीं दें। • मरीज को IV ड्रिप देना शुरु करे।
5.	**हाइपरटेन्शन** (Hypertansion) ऐसी स्थिति, जिसमें सिस्टोलिक रुधिर दाब 140 mm Hg या इससे ऊपर हो जाए तथा डायस्टोलिक रुधिर दाब 90 mm Hg या इससे ऊपर हो जाए।	• प्राथमिक हाइपरटेन्शन • मोटापा (Obesity) होना • हाइपरटेन्शन का पारिवारिक इतिहास • धूम्रपान करना • तनाव होना • द्वितीयक हाइपरटेन्शन • हाइपोथायरॉइडिज्म • हाइपरथायरॉइडिज्म	• मोर्निंग ऑसीपिटल सिरदर्द (Morning occipital headache) होना • बेचैनी तथा चिन्ता होना • चक्कर आना • दिखने में परेशानी • नाक से रुधिर बहना (Epistaxis) • स्ट्रॉक (Stroke)	एन्टीहाइपरटेन्सिव ड्रग्स का प्रयोग; उदाहरण • **डाइयूरेटिक्स** (Diuretics), उदाहरण-लेसिक्स, क्लोरोथायजिड, क्लोरोथेलिडोन, स्पाइरोनोलेक्टोन। • **ACE इन्हीबिटर्स**; उदाहरण- कैप्टोप्रिल	• चिकित्सकीय सलाह के अनुसार ऑक्सीजन प्रारम्भ करें। • रोगी शान्त एवं पूर्ण वेन्टीलेटेड वातावरण में आराम व ऊँची फाउलर्स स्थिति में रखें। • रोगी को अनावश्यक रूप से IV द्रव न दें।

4. रुधिर सम्बन्धी बीमारियाँ, उनके कारण, लक्षण एवं उपचार

बीमारी का नाम	कारण	लक्षण	उपचार	नर्सिंग प्रबन्धन
हिमेटोलॉजिक विकार (Hematologic Disorders) इसमें रुधिर सम्बन्धी विकार सम्मिलित होते हैं। **एनीमिया** (Anaemia) • इस अवस्था में रुधिर में हीमोग्लोबिन स्तर सामान्य से कम हो जाता हो, जोकि रुधिर की O_2 वहन करने की क्षमता को प्रभावित करता है।	• हाइपोप्रोलीफेरेटिव एनीमिया (RBC बनने में कमी) • हीमोलाइटिक एनीमिया (RBC का नष्ट होना) • हेमरेजिक एनीमिया (अधिक रुधिरस्राव के कारण उत्पन्न रुधिर की कमी)	• सांस लेने में कठिनाई, टेकीकार्डिया (Tachycardia), माँसपेशियों में दर्द, छाती में दर्द और ऐंठन, कमजोरी व थकान, त्वचा का पीला होना, एन्गुलर चीलोसिस (Angular cheilosis)	• एनीमिया के कारणों पर नियन्त्रण करना। • यदि एनीमिया गम्भीर हो, lees RBC का ट्रांसफ्यूजन (Transfusion) करना। • यदि लौह की कमी या एनीमिया (Iron-deficiency anaemia) हो, तो आयरन रिप्लेसमेन्ट (Iron replacement) थैरेपी देना। • भोजन में लौह युक्त उत्पादों; जैसे–पालक, पपीता, गाजर, आदि ग्रहण करना।	• रोगी को पर्याप्त आराम की सलाह दें। • लौह युक्त भोजन ग्रहण करने की सलाह दें।

विभिन्न प्रकार के एनीमिया

- **मैगालोब्लास्टिक एनीमिया** (Megaloblastic Anaemia) यह विटामिन-B_{12} (साइनोकोबालेमिन) की कमी के कारण होता है।
- **लौह की कमी का एनीमिया** (Iron-deficiency Anaemia) खाने में लौह (Iron) की मात्रा कम होने पर हीमोग्लोबिन का निर्माण कम होता है।
- **सिकल कोशिका एनीमिया** (Sickle-cell Anaemia) यह एक ऑटोसोमल रिसेसिव (Autosomal recessive) आनुवंशिक रोग है। जिसमें RBC का आकार हँसियाकार (Sickle-shaped) हो जाता है।
- **एप्लास्टिक एनीमिया** (Aplastic Anaemia) बोन मैरो (Bone marrow) स्टेम कोशिकाओं के नष्ट होने के कारण दोषयुक्त लाल रुधिर कोशिकाएँ (Defected blood cells) बनना, एप्लास्टिक (Aplastic) एनीमिया कहलाता है।

5. उत्सर्जन तन्त्र (Excretory system) सम्बन्धी बीमारियाँ, उनके कारण, लक्षण एवं उपचार

क्र.सं.	बीमारी का नाम	कारण	लक्षण	उपचार	नर्सिंग प्रबन्धन
1.	**एक्यूट रीनल फेल्यर** (Acute Renal Failure or ARF) इस अवस्था में वृक्क (Kidney) के कार्यों में अचानक बाधा आ जाने के कारण रुधिर में नाइट्रोजनी उत्सर्जी पदार्थों की मात्रा सामान्य से अधिक हो जाती है।	• वृक्क को रुधिर आपूर्ति की कमी (Renal ischemia) • प्रोस्टेट ग्रन्थि के आकार बढ़ने (Prostatic hypertrophy), रीनल केलकुली, रीनल ट्यूमर, यूरेथ्रल, स्टेनोसिस, आदि के कारण मूत्रमार्ग का अवरुद्ध हो जाना। • एक्यूट ट्यूबुलर नैक्रोसिस होने के कारण।	**ऑलिगयूरिक** (Oliguric) **अवस्था** • मूत्र आउटपुट की मात्रा कम होना, मरीज का मूत्र त्याग 50-500 mL प्रतिदिन हो जाता है। • रुधिर के अन्दर नाइट्रोजनी उत्सर्जी पदार्थों; जैसे–यूरिया, यूरिक अम्ल, क्रिएटिनिन, आदि की मात्रा सामान्य से अधिक हो जाती है। • शरीर में सूजन **डाइयूरेटिक** (Diuretic) **अवस्था** • मूत्र त्याग का बढ़ना तथा 4000 -5000 mL प्रतिदिन हो जाना, इस अवस्था को, पॉलीयूरिया कहते हैं। • हाइपोटेन्सन एवं टेकीकार्डिया (हृदय धड़कन का बढ़ जाना)।	**मेडिसिन उपचार** • डाइयूरेटिक्स; जैसे–लेसिक्स (Lasix) मूत्र के आउटपुट को बढ़ाने के लिए। • हीमोडायलाइसिस/पेरीटोनियल डायलाइसिस। **सर्जिकल उपचार** • किडनी ट्रांसप्लान्ट।	• रोगी को उच्च कैलोरी एवं कम प्रोटीन युक्त खाद्य पदार्थ दें। • यदि आवश्यक हो तो खाने में सोडियम की मात्रा कम करें। • रोगी को समय पर दवा प्रदान करें। • रोगी का इन्टेक आउटपुट चार्ट बनाना चाहिए।

क्र.सं.	बीमारी का नाम	कारण	लक्षण	उपचार	नर्सिंग प्रबन्धन
2.	**क्रोनिक रीनल फेल्यर** (Chronic Renal Failure or CRF) इस अवस्था में वृक्क के कार्यों में धीरे-धीरे कमी आती जाती है। शरीर में मेटाबॉलिक सन्तुलन एवं इलेक्ट्रोलाइट सन्तुलन बनाए रखने में असफल हो जाता है।	• एक्यूट रीनल फेल्यिर का उपचार नहीं होने पर यह क्रोनिक रीनल फेल्यिर में बदल सकता है। • क्रोनिक ग्लोमेरुलोनेफ्राइटिस (Glomerulonephritis) की सूजन। • बार-बार पॉलीनेफ्राइटिस का होना तथा वृक्क एवं रीनल पेल्विस की सूजन। • डायबिटिज मैलिटस का होना। • हाइपरटेंशन का होना।	• मूत्र त्याग का कम हो जाना (Oliguria)। • मूत्र की स्पेसिफिक ग्रेविटी (Specific gravity) का कम हो जाना। • एनीमिया (Anaemia)। • एजोटेमिया (रुधिर में नाइट्रोजनी उत्सर्जी पदार्थों क बढ़ जाना)। • खुजली होना (Pruritis)। • शरीर में सूजन होना। • सिर दर्द, थकावट, निम्न रुधिर चाप (Low blood pressure)।	**मेडिसिन उपचार** • रोगी का रुधिर चाप सामान्य बनाए रखने के लिए एन्टीहाइपरटेन्सिव तथा डाइयूरेटिक्स दवाइयाँ दें। • रोगी का हीमोग्लोबिन स्तर सामान्य बनाए रखने के फॉलिक एसिड देना। • सामान्य सीरम कैल्शियम स्तर बनाए रखने के लिए पूरक कैल्शियम (Supplementary calcium) शुरु करें। **सर्जिकल उपचार** • किडनी ट्रांसप्लान्ट।	• रोगी का नियमित शारीरिक भार जाँचें। • रोगी का इन्टेक-आउटपुट चार्ट व्यवस्थित करें। • सामान्य सीरम पोटैशियम स्तर बनाए रखने के लिए रोगी को कम पोटैशियम युक्त खाद्य पदार्थ देना। • त्वचा चेहरे व सूजन वाले स्थानों की जाँच करें। • रोगी को कम सोडियम, कम प्रोटीन तथा कम कोलेस्टेरॉल युक्त खाद्य पदार्थ लेने की सलाह दें।
3.	**बिनाइन प्रोस्टेटिक हाइपरप्लेसिया** (Benign Prostatic Hyperplasia or BPH) इस रोग में प्रोस्टेट ग्रन्थि का आकार बढ़ जाता है। यह पुरुषों में पाए जाने वाली सबसे सामान्य बीमारी है।	• कारण अज्ञात है हालाँकि यह बीमारी 50-55 साल की उम्र के बाद ज्यादा होती है।	• बार-बार मूत्र त्याग करना। • बूँद-बूँद के रूप में मूत्र का आना। • मूत्र प्रवाह में रुकावट आना। • मूत्र के साथ रुधिर का आना (Hematuria)। • मूत्रमार्ग के संक्रमण; जैसे– सिस्टिस, यूरेथिज, आदि।	**मेडिसिन उपचार** • मूत्र मार्ग के संक्रमण के दौरान एन्टीबायोटिक दें। **सर्जिकल उपचार** • प्रोस्टेक्टॉमी (Prostatectomy) प्रोस्टेट ग्रन्थि को ऑपरेशन द्वारा निकाल देना।	• यदि मनाही न हो, तो रोगी को प्रतिदिन 3 L तरल पदार्थ लेने की सलाह दें। • जैविक चिन्हों (Vital sign) का आंकलन करना चाहिए। • मूत्रीय समस्याओं के चिन्ह व लक्षण एवं दर्द के स्तर का आंकलन करना चाहिए।
4.	**यूरोलिथिएसिस** (Urolithiasis) इसमें प्रारम्भिक तौर पर पथरी का निर्माण वृक्क में होता है, परन्तु यह मूत्र नली से होती हुई मूत्राशय (Urinary bladder) तक पहुँच जाती है।	• भोजन में कैल्शियम, विटामिन-D, ऑक्जेलेट एवं प्यूरीन्स को अधिक मात्रा में लेना। • मूत्र प्रवाह में बाधा होना। • यूरीनरी ट्रेक्ट में संक्रमण होना। • हाइपरकैल्शीमिया (Hypercalcemia) • हाइपरपैराथायरॉइडिज्म (Hyperparathyroidism) • लम्बे समय तक यूरिनेरी कैथेटर (Urinary catheter) का प्रयोग करना। • रुधिर में यूरिक एसिड की अधिकता होना।	• मूत्र नली में पथरी के दौरान पार्श्व क्षेत्र एवं पेट में दर्द उठता है। यह दर्द जननांगों एवं जाँघ की तरफ बढ़ता है। • दाईं मूत्र नली में पथरी की गति के दौरान कब्ज तथा दाएँ पेट के दाएँ निचले भाग में दर्द होता है। बाईं मूत्र नली में पथरी की गति के दौरान मतली, उल्टी तथा पेट के बाएँ निचले भाग में दर्द होता है। • वृक्क में पथरी के दौरान सामान्यतया दर्द लम्बर (Lumbar) क्षेत्र में बहुत तेज होता है।	**मेडिसिन उपचार** • यदि यूरिक अम्ल पथरी (Uric acid stone) हो, तो यूरिक अम्ल की मात्रा को कम करने के लिए एलोप्यूरीनोल दें। **सर्जिकल उपचार** • **एक्सट्राकोर्पोरियल शॉक वेव लीथोट्रिपसी** (ESWL) प्रक्रिया में मूत्रनली में स्थित पथरी को छोटे-छोटे टुकड़ों में तोड़ दिया जाता है तथा ये टुकड़े मूत्र के साथ बाहर निकल जाते हैं। • **पाइलोलिथोटॉमी** प्रक्रिया को रीनल पेल्विस में स्थित पथरी को बाहर निकालने के लिए प्रयोग किया जाता है। • **नेफ्रोलिथोटॉमी** प्रक्रिया के द्वारा वृक्क में स्थित पथरी को बाहर निकाला जाता है।	• यदि मनाही न हो, तो रोगी को अधिक मात्रा में तरल मात्रा लेने की सलाह दें। • रोगी को प्रतिदिन लगभग 3000-4000 mL तरल पदार्थ देना चाहिए। यह मूत्र के साथ पथरी (Stone) के बाहर निकलने में सहायक हो सकता है। • खाने में कैल्शियम तथा विटामिन-D का अधिक सेवन न करें।

क्र.सं.	बीमारी का नाम	कारण	लक्षण	उपचार	नर्सिंग प्रबन्धन
5.	**नेफ्राइटिस** (Nephritis) नेफ्राइटिस वृक्क की सूजन होती है। यह दो प्रकार का हो सकता है ▪ **एक्यूट नेफ्राइटिस** (Acute Nephritis) यह ड्रग्स चिकित्सा के एलर्जी के कारण उत्पन्न होता है, जैसे–एस्प्रिन, साइक्लोस्पोरीन, आदि। • **क्रोनिक नेफ्राइटिस** (Chronic Nephritis) इसका कारण कोई रोग अवस्था जैसे उच्च रुधिर चाप, वृक्क की पॉलीसिस्टिक रोग अवस्था, वृक्क में उच्च रुधिर कैल्शियम स्तर, सीसा एवं कैडमियम विषाक्ता, आदि सम्भव है।	• बैक्टीरिया संक्रमण • विषैले पदार्थों का शरीर में जाना। • ऑटोइम्यूनिटी (Autoimmunity) • मेटाबॉलिक और टॉक्सिक विकार। • उच्च रुधिर कैल्शियम स्तर (Hypercalcemia) • रोग प्रतिरोधक क्षमता का कम होना। • अधिक दर्द निवारक ड्रग्स का सेवन। • अत्यधिक मात्रा में शराब सेवन।	• ऊतकों में सूजन (प्रारम्भ में चेहरे व आँखों के आस-पास, बाद में पैरों पर भी), थकान व कमजोरी, मूत्र का धुँधला रंग आना (Cloudy urine), मूत्र में रुधिर आना (Uremia), श्वसन में कठिनाई (Difficulty breathing), मूत्र में मवाद (Pus in the urine), भ्रम की स्थिति शरीर में तरल की मात्रा बढ़ने से शारीरिक भार में वृद्धि, मुँह में दर्दरहित छाले होना, मूत्र कम आना, रुधिर चाप बढ़ना। • मूत्र में रुधिर एवं एल्ब्युलिन की उपस्थित, भूख न लगना, वमन, उदर दर्द, जोड़ों में सूजन व दर्द होना, आदि **डायग्नोसिस परीक्षण** • सम्पूर्ण चिकित्सकीय परीक्षण • वृक्क की कार्यिकी (Physiological) जाँच • वृक्क की बायोप्सी (Biopsy) • अल्ट्रासाउण्ड एवं एक्स-रे जाँच	• लक्षणों को कम करने के लिए कोर्टिकोस्टेरॉइड (Corticosteroid) • संक्रमण से मुक्ति हेतु छः महीने का एन्टीबायोटिक्स कोर्स पूरा करना। • उच्च रुधिर चाप को ठीक, करने के लिए एन्टीहाइपरटेन्सिव दवाएँ (Antihypertensive drugs), कैल्शियम प्रवाह अवरोध (Calcium channel blocking agent), पेरिफेरल वैसोडाइलेटर (Peripheral vasodilators) एवं डाइयूरेटिक्स (Diuretics) का उपयोग करना।	• व्यक्ति को लक्षणों व स्वास्थ्य सुधार हेतु शिक्षण प्रदान करना। • रोगी को संक्रमण से बचाने हेतु उपाय बताना। • प्रत्येक चार घण्टे में वाइटल साइन व अन्तर्ग्रहण (Intake) एवं मूत्र (Urine) की जाँच करना। • रोगी को मूत्र मार्ग में समस्या उत्पन्न करने वाले पदार्थों; जैसे-कॉफी, खट्टे पदार्थ, मसाले, शराब, आदि से दूर रहने के लिए निर्देशित करें। • रोगी को समय पर एन्टीपाइरेटिक (Antipyretic), एनाल्जेसिक (Analgesic) एवं एन्टीबायोटिक्स चिकित्सक के निर्देशानुसार प्रदान करें।
6.	**नेफ्रोटिक विकार** (Nephrotic Syndrome) यह चिकित्सकीय लक्षणों का ऐसा समूह है जिसमें ग्लोमेरुलस में खराबी होने के कारण रुधिर से प्रोटीन की मात्रा कम होकर (3.5 ग्राम/प्रतिदिन से अधिक) मूत्र (Urine) में पहुँच जाती है।	• असामान्य वृक्क का कार्य • गुणसूत्रीय असामान्यता के कारण ग्लोमेरुलस का नष्ट होना। • एम्लॉइड प्रोटीन का शरीर के अंगों में जमाव। • वृक्क की धमनी में रुधिर का थक्का बनना। • हृदयाघात (Heart failure) • मधुमेह, लूपस एवं अन्य वृक्क रोग व असामान्यताएँ, जो वृक्क को नुकसान पहुँचाती हैं। • NSAIDS एवं संक्रमण रोधी ड्रग्स का अनुचित उपयोग। • विशिष्ट संक्रमण, जैसे-HIV, हिपेटाइटिस-B, हिपेटाइटिस-C, मलेरिया, आदि।	• नेफ्रोटिक विकार के प्रमुख लक्षण सूजन, वजन बढ़ना, थकान, रुधिर के थक्के बनना एवं संक्रमण हैं। कुछ व्यक्तियों में वृक्क विफल (Fail) भी हो सकता है। • मूत्र में एल्ब्युमिन प्रोटीन की अधिक मात्रा (Proteinuria), रुधिर में एल्ब्युमिन प्रोटीन का कम स्तर (Hypoalbuminemia), वसा का स्तर बढ़ना (Hyperlipidema), शरीर के अंगों में ओडीमा (Oedema)। • मूत्र की कम मात्रा (Oliguria), मूत्र के साथ रुधिर आना (Hematuria), श्वसन सम्बन्धी परेशानियाँ, भूख न लगना (Anorexia)। • दस्त लगना, रुधिर चाप बढ़ना, थकान, शरीर का पीला पड़ना, आदि। **डायग्नोसिस परीक्षण** • मूत्र जाँच (Urine test) में प्रोटीन व क्रिएटीनिन का बढ़ा हुआ स्तर • रुधिर जाँच (Blood test) में प्रोटीन एल्ब्युमिन का कम स्तर एवं रुधिर प्रोटीन का कम स्तर। • वृक्क के ऊतकों की प्रयोगशाला जाँच।	• एंजियोटेन्सीन परिवर्तक एन्जाइम (ACE) इन्हीबिटर का रुधिर चाप एवं मूत्र से प्रोटीन का स्तर कम करने के लिए उपयोग करना। • वृक्क से तरल बाहर निकालकर शरीर से सूजन कम करने के लिए डाइयूरेक्टिस (Diuretics) का उपयोग करना। • सूजन कम करने के लिए कोर्टिकोस्टेरॉइड (Corticosteroids) का उपयोग करना। • रुधिर में थक्के बनने से रोकने के लिए प्रतिस्कंदक (Anticoagulants) का उपयोग करना।	• रोगी की सूजन की स्थिति व प्रकृति की जाँच करें। • रोगी का रुधिर चाप लेटे हुए एवं सीधा खड़े हुए दोनों अवस्थाओं में मापें। • शारीरिक भार, अन्तर्ग्रहण (Intake) एवं मूत्र मात्रा की जाँच करें। • भोजन में सोडियम की कम मात्रा एवं प्रोटीन की थोड़ी अधिक मात्रा प्रदान करें। • प्लाज्मा एल्ब्युमिन एवं ट्रान्सफेरिन सांद्रता की जाँच करें। • ड्रग्स का नियमित सेवन, उनके विपरीत प्रभाव व अपनाई जाने वाली सावधानियों के बारे में रोगी व उनके सम्बन्धियों से चर्चा करें।

क्र.सं.	बीमारी का नाम	कारण	लक्षण	उपचार	नर्सिंग प्रबन्धन
7.	**यूरोथ्रिटिस** (Urethritis) मूत्रमार्ग (Urethra) की सूजन व इरीटेशन (Irritation) यूरेथ्रिटिस कहलाती है।	• *ई. कोलाई, क्लैमाइडिया,* आदि बैक्टीरिया व कुछ वायरस; जैसे-HSV, एडीनो वायरस, आदि। मूत्रमार्ग में संक्रमण उत्पन्न कर सकते हैं। • रासायनिक पदार्थ जैसे साबुन, लोशन, अस्थायी दर्द एवं जलन उत्पन्न कर सकते हैं। • गर्भ निरोधक साधनों में प्रयुक्त शुक्रनाशी रसायन। • चिकित्सकीय प्रक्रियाएँ जैसे कैथेटर का प्रयोग।	**पुरुषों में** (In Male) • मूत्र या वीर्य (Semen) में रुधिर की उपस्थिति, मूत्र त्याग के समय जलन, शिश्न से स्राव निकलना, पेनिस व जननांगों में जलन, यौन क्रियाओं के दौरान दर्द होना, आदि। **महिलाओं में** (In Female) • पेट में दर्द, मूत्र त्याग के समय जलन, बुखार व कंपकंपी, मूत्र त्याग की तीव्र इच्छा, कमर दर्द, वेजाइना से स्राव (Secretion), आदि। **डायग्नोस्टिक परीक्षण** • रेक्टम का डिजीटल परीक्षण • महिलाओं में पेल्विक अल्ट्रासाउण्ड • मूत्र संवर्धन (Urine culture)	• बैक्टीरिया संक्रमण से मुक्ति हेतु एन्टीबायोटिक का प्रयोग करना। • दर्द निवारण हेतु एसीटामिनोफेन, आइबूप्रोफेन, आदि का उपयोग करना।	• उचित व्यक्तिगत देखभाल व स्वच्छता बनाए रखना। • लक्षणों की उपस्थिति तक यौन क्रियाएँ न करना। • लक्षणों को कम करने के लिए स्टिज स्नान प्रदान करना।
8.	**यूरीनरी ट्रेक्ट इन्फेक्शन** (UTI), मूत्र मार्ग में होने वाला संक्रमण, जोकि सामान्यता यूरीनरी ब्लैडर पर प्रभाव डालता है। यूरेथ्रा, यूरेटर एवं वृक्क में भी हो सकता है।	• *एश्चेरिचिया कोलाई (Escherichia coli)* यह लगभग 90% संक्रमण के लिए उत्तरदायी है। • *स्ट्रेप्टोकोकस* द्वारा • *स्यूडोमोनास* द्वारा	• मूत्र त्याग में कठिनाई (Dysuria) होना। • मूत्र त्याग के दौरान जलन (Burning micturition) होना। • बार-बार मूत्र त्याग करना।	• यूरीनरी एन्टीसेप्टिक जैसे कि, सिनॉक्सिन, नलीडिक्सिक अम्ल, नॉरफ्लेक्सिन, आदि का प्रयोग करना चाहिए। • दर्द निवारक दवाएँ देनी चाहिए। • एन्टीस्पास्मोरिक्स, ऑक्सीब्यूटायनिन क्लोराइड का प्रयोग।	• यदि मनाही न हो, तो रोगी को प्रतिदिन 3000 mL तरल लेने की सलाह दें। • रोगी को सिट्ज बाथ (कमर तक का हिस्सा बैठी हुई अवस्था में गर्म पानी में रखना) दें।
9.	**ग्लोमेरुलोनेफ्राइटिस** (Glomerulonephritis) वृक्क के ग्लोमेरुलम में सूजन (Inflammation)	• **ग्रुप-A** बीटा हीमोलाइटिक *स्ट्रेप्टोकोकस* का संक्रमण • *स्टेफायलोकोकस, न्यूमोकोकस, साल्मोनेला,* आदि द्वारा अन्य संक्रमण होना।	• उच्च रुधिर चाप (Hypertension) होना • मूत्र के साथ रुधिर • मूत्र के साथ प्रोटीन आना • ज्वर एवं भूख का कम होना • गहरे रंग के मूत्र का होना • मूत्र की मात्रा कम हो जाना	• संक्रमण को ठीक करने के लिए एन्टीबायोटिक; उदाहरण– नॉरफ्लेक्सिन दें। • मूत्र प्रवाह बढ़ाने के लिए डाइयूरेटिक; उदाहरण- लेसिक्स दें। • एन्टीहाइपरटेन्सिव दवाइयाँ दें। • एन्टीपाइरेटिक दवाइयाँ; जैसे–पैरासीटामॉल दें।	• रोगी को उच्च कैलोरी एवं कम प्रोटीन युक्त भोजन दें। • रोगी एवं परिजनों को मनोवैज्ञानिक सहारा प्रदान करें।
10.	**पाइलोनेफ्राइटिस** (Pylonephritis) रीनल पेल्विस (Renal pelvis) में सूजन (Inflammation) वृक्क के पेल्विस भाग में सूजन होना	• *ई. कोलाई (Escherichia coli)* सबसे मुख्य कारण है।	• **एक्यूट पाइलोनेफाइटिस** • बुखार, मूत्र त्याग में कठिनाई (Dysuria), रोगी ब्लैडर को पूरी तरह खाली करने में असमर्थ होता है तथा थोड़ा-थोड़ा मूत्र बार-बार त्याग करता है। • उल्टी (Vomitting) भी हो सकती है। • बदबूदार एवं क्लाउडी मूत्र की उपस्थिति, बेचैनी, भूख का कम हो जाना, मूत्र त्याग में अविलंबिता (Urgency) एवं सिरदर्द। **क्रोनिक पाइलोनेफ्राइटिस** • उच्च रुधिर दाब इसका सबसे मुख्य लक्षण है। • बार-बार थोड़ा-थोड़ा मूत्र त्याग करना • लम्बर क्षेत्र में पीड़ा • मूत्र के साथ मवाद का आना। • रुधिर में नाइट्रोजनी पदार्थों की मात्रा का बढ़ जाना • मूत्र के साथ प्रोटीन का आना • एनीमिया होना	• यूरीनरी एन्टीसेप्टिक की व्यवस्था करें; उदाहरण– सिनोक्सिन, नलीडिक्सिक अम्ल, आदि दें। • एन्टीबायोटिक्स की व्यवस्था करें; उदाहरण– सिपरोफ्लोक्सिन दें। • शरीर का तापमान सामान्य रखने के लिए दवाइयाँ; जैसे- पैरासीटामॉल दें। • रुधिर दाब को सामान्य बनाए रखने के लिए एन्टीहाइपरटेन्सिव दवाइयाँ दें।	• रोगी को अधिक मात्रा में तरल पदार्थ लेने की सलाह दें। • रोगी को उच्च कैलारी एवं कम प्रोटीन युक्त भोजन दें। • रोगी को भोजन में सोडियम की मात्रा कम दें।

6. पेशी-कंकालीय तन्त्र सम्बन्धी बीमारियाँ, उनके कारण, लक्षण एवं उपचार

क्र.स.	बीमारी का नाम	कारण	लक्षण	उपचार	नर्सिंग प्रबन्धन
1.	**गठिया** (Gout) यह एक जोडों से सम्बन्धित या अर्थराइटिस सूजन (Inflammatory arthritis) है, जोकि यूरिक अम्ल के क्रिस्टलों (Uric acid crystals) के जोड़ों (Joints) में जमा होने के कारण होता है।	• किडनी से यूरिक अम्ल निकालना कम होना। • प्यूरीन मेटाबॉलिज्म (Purine metabolism) में असामान्यता एवं यूरिक अम्ल का ज्यादा बनना। • समुद्री खाना, लाल माँस और अंगों का माँस ज्यादा लेना। • कुछ दवाइयाँ; जैसे-साइक्लोस्पोरीन (Cyclosporine) और थाइजाइड, डाइयूरेटिक्स (Thiazide diuretics) • उच्चरक्तचाप (Hypertension) • मधुमेह (Diabetes mellitus) • ल्यूकोपीनिया (Leukopenia) • पॉलीसाथेमिया (Polycythemia) • उच्च कोलेस्ट्रॉल (High cholesterol) • माइलोमा (Myeloma)	• जोड़ों में सूजन और लालिमा के साथ-साथ तेज दर्द। • सामान्यतया पैरों की अंगुलियों, घुटनों और एड़ी में सूजन होना एवं चलने पर दर्द होना। • जोड़ों का लचीलापन कम होना। **डायग्नोसिस** (Diagnosis) • सीरम यूरिक अम्ल स्तर (Serum uric acid level) बढ़ा होना। • WBC का बढ़ना • साइनोवियल द्रव (Synovial fluid) को सुईं से निकालने पर कोशिकाएँ का क्रिस्टल जैसा दिखना।	• NSAID जैसे इन्डोमेथासीन, आदि का उपयोग करना। • ऐलोपुरिनॉल (Allopurinol) गाउट के लिए पसन्दीदा दवाई (Drug of choice) है। • इसकी अन्य दवाईयाँ; सल्फूनप्रोराजोन और प्रोबेनसिड हैं। • खाने में एल्कोहॉल नहीं लेना, प्यूरीन कम लेना, भारी खाना (यकृत और सार्डिनेज) कम लेना एवं द्रव ज्यादा मात्रा में देना चाहिए। • कोर्टिकोस्टेरॉइड (Corticosteroid) का उपयोग करना। • एक्यूट स्थिति में कोल्चीसीन (Colchicine) का उपयोग नहीं करना चाहिए।	• बिस्तर पर आराम, दर्द में आराम, आराम वाली चीजों का उपयोग। • खाने में सावधानियाँ।
2.	**ऑस्टियोपोरोसिस** (Osteoporosis) • यह अस्थि भार (Bone mass) के और अस्थि घनत्व (Bone density) के कम होने से सम्बन्धित हैं। • यह अस्थि में लवणों के मुक्त होने एवं पुनः जमा होने के बीच के असन्तुलन का परिणाम है। • इसके कारण अस्थि कमजोर और मुलायम हो जाती है एवं फ्रेक्चर होने का खतरा बढ़ता है।	• यह 30 वर्ष की उम्र में शुरु हो जाता है एवं पोस्ट-मीनोपॉजल (Post- menopausal) का महिलाओं में बेहद सक्रिय होता है • मीनोपॉज (Menopause) • कोर्टिकोस्टेरॉइड का लम्बे समय से उपयोग • विटामिन- D और कैल्शियम (Calcium) की कमी। • धूम्रपान और शराब सेवन।	• अस्थियों में झनझनाहट और सुन्नपन • पीठ में पीछे दर्द होना। • कायफोसीस (Kyphosis) या कुबड़ होना। • अस्थियों में चलने पर कट-कट की आवाज आना।	• कैल्शियम की प्रतिदिन 1500 mg मात्रा लेना। • हॉर्मोन रिप्लेसमेन्ट थैरेपी द्वारा (महिलाओं में एस्ट्रोजन और प्रोजेस्ट्रॉन हॉर्मोन का उपयोग करना)। • कैल्सीटोनिन और बाइफॉस्फोनेट्स का उपयोग अस्थि (Bone) के अवशोषण को कम करने के लिए।	• कैल्शियम के स्रोत (दूध, योगर्ट, चीज, समुद्रीखाना, फलियाँ, इत्यादि) ज्यादा लेने के लिए प्रशिक्षण देना। • धूम्रपान व शराब सेवन न करने की सलाह देना।

7. न्यूरोलॉजिकल (Neurological) बीमारियाँ, उनके कारण, लक्षण एवं उपचार

क्र.स.	बीमारी का नाम	कारण	लक्षण	उपचार	नर्सिंग प्रबन्धन
1.	**इन्क्रीज्ड इन्ट्राक्रेनियल प्रेशर** (Increased Intracranial Pressure or ICP) यह सेरिब्रो स्पाइनल द्रव का दाब 20 mm of Hg से अधिक हो जाने के कारण होता है। CSF का सामान्य दाब 5-15 mm of Hg होता है।	• सिर में चोट लगना • मस्तिष्क में रक्तस्त्राव होना • मस्तिष्क ट्यूमर होना • हाइड्रोसिफैलस • मस्तिष्क में ओडीमा • मस्तिष्क में सूजन (Inflammation)	• चेतना (Consciousness) का असामान्य स्तर बढ़े हुए ICP का सबसे मुख्य व संवेदनशील लक्षण है। • असामान्य श्वसन होना • रुधिर चाप का बढ़ जाना • धुंधला या दोहरी दृष्टि होना • तापक्रम का बढ़ना • उल्टी होना • बेचैनी, सिर दर्द एवं भ्रम	**मेडिसिन उपचार** • कोर्टिकोस्टेरॉइड (Corticosteroid); जैसे–डेक्सामेथासोन (Inj.) का उपयोग करना। • एन्टीकोनवलसेन्ट (Anticonvulsant) जैसे–ड्रग्स फेनीटोइन (Phenytion), आदि का उपयोग करना। • इन्ट्राक्रेनियल प्रेशर को कम करने के लिए डाइयूरेटिक प्रदान करे-मेनिटोल। **सर्जिकल उपचार** • **क्रेनिक्टॉमी** (Craniectomy) इसमें कपाल (Skull) का एक छोटा-सा भाग हटा कर दाब को कम कर दिया जाता है। • **वेन्ट्रीकुलोस्टॉमी** (Ventriculostomy) CSF को निकालने और ICP को मॉनीटर करने के लिए स्पेशल कैथेटर मस्तिष्क में प्रवेश कराया जाता है।	• रोगी का वायुमार्ग, श्वसन एवं परिसंचरण को व्यवस्थित करें। • बेड का सिर वाला भाग 30-40° के कोण पर उठाएँ। • गर्दन एवं हिप को फ्लेक्स नहीं करने की सलाह दें। • वायुमार्ग को साफ करने के लिए तथा उसमें मौजूद स्रावों को दूर करने के लिए ट्रेकियोब्रोंकियल सक्सनिंग करें। • हाइपरटोनिक IV द्रव न दें। • रोगी का सिर उदासीन स्थिति में रखें। यह ब्रेन से वेनस ड्रेनेज (Venous drainage) को बढ़ाती है।

क्र.स.	बीमारी का नाम	कारण	लक्षण	उपचार	नर्सिंग प्रबन्धन
2.	**सेरिब्रोवेस्कुलर एक्सीडेन्ट** (Cerebrovascular Accident) इसे स्ट्रॉक (Stroke) भी कहा जाता है। मस्तिष्क में रुधिर प्रवाह रुक जाने की वजह से न्यूरोलॉजिकल परिवर्तन आना, स्ट्रॉक कहलाता है।	• मस्तिष्क को रुधिर आपूर्ति करने वाली धमनी में थ्रोम्बस या एम्बोलस की उपस्थिति होना। • सेरिब्रल धमनी में ऐंठन या उसका सँकरा हो जाना। • ब्रेन हेमरेज होना। • किसी ट्यूमर के द्वारा सेरिब्रल धमनी का दब जाना।	• **हेमीपारेसिस** (Hemiparesis) शरीर के एक भाग में कमजोरी होना। • **हेमीप्लेजिया** (Hemiplegia) शरीर के एक भाग का लकवा (Paralysis) ग्रस्त होना। • **एप्रेक्सिया** (Apraxia) रोगी द्वारा किसी उद्देश्यपूर्ण गतिविधि का न कर पाना। • **अफेजिया** (Aphasia) भाषा के प्रतीक चिन्हों का उपयोग करने एवं व्याख्या करने में असमर्थता। • **डिसआर्थरिया** (Dysarthria) बोलने में परेशानी होना। • **एगनोशिया** (Agnosia) देखने, स्पर्श एवं अन्य संवेदी सूचनाओं की व्याख्या न कर पाना। • सिरदर्द, जी मिचलाना तथा उल्टी होना।	**मेडिसिन उपचार** • एन्टीकोएगुलेट; जैसे–हिपेरिन का उपयोग करना। • एन्टीप्लेटलेट, एग्रीटिंग एजेन्ट; जैसे–एस्प्रिन। ये ड्रग्स प्लेटलेट के जमाव या जुड़ने को रोकने के लिए दी जाती हैं। • ओडीमा को ठीक करने के लिए तथा इन्ट्राक्रेनियल प्रेसर (ICP) को सामान्य रखने के लिए स्टेरॉइड या ऑस्मेटिक डाइयूरेटिक; जैसे–मेनिटॉल का उपयोग करना। • रुधिर दाब को नियन्त्रित करने के लिए एन्टीहाइपरटेन्सिव दवाइयों का उपयोग करना। **सर्जिकल उपचार** • कैरोटिड एन्डार्टरेक्टॉमी (Carotid endarterectomy) • एन्जियोप्लास्टी (Angioplasty)	• डॉक्टर की सलाह अनुसार ऑक्सीजन शुरु करें। • वायु मार्ग को साफ करने के लिए तथा उसमें मौजूद स्रावों को दूर करने के लिए ट्रेकियोब्रोंकियल सक्सनिंग करें। • बेड का सिर वाला भाग 30-40° के कोण पर उठाएँ। • रोगी का पोषण स्तर ठीक करने के लिए IV ड्रिप शुरु करें या डॉक्टर की सलाह अनुसार नेजोगैस्ट्रिक ट्यूब (Nasogastric tube) द्वारा भोजन देना शुरु करें। • रोगी को शान्त एवं आरामदायक वातावरण प्रदान करें। • संचार (Communication) करने में रोगी की मदद करें।
3.	**एल्जाइमर्स बीमारी** (Alzheimer's Disease) चिकित्सकीय न्यूरोलॉजिक बीमारी है, जो धीमे-धीमे छिप कर (Insidiously) विकसित होती है और मस्तिष्क के चेतना सम्बन्धी कार्य धीरे-धीरे कम हो जाते हैं।	• उम्र का बढ़ना इसका एक बहुत बड़ा कारण है। • इसमें कई कारकों के समूह सम्मिलित होते हैं; जैसे–वैस्कुलर अनियमितता न्यूरोट्रांसमीटर अनियमितता, तनाव हॉर्मोन्स, दौरे पड़ना और सिर में चोट लगना, आदि।	• जल्द ही भूल जाना और पुरानी याद्दाशत का नष्ट होना। • बातचीत करने में परेशानी और शब्दों को ढूँढ़ने में कठिनाई। • ज्ञान सम्बन्धी असामान्यता (Cognitive impairment)। • बीमारी बढ़ने से निगलने में कठिनाई बढ़ना (Dysphagia)। **नैदानिक जाँच** (Diagnostic test) • MMSE or Mini Mental Status Examination and Health History परीक्षण • EEG, CT और MRI • प्रयोगशाला CSF जाँच	• उपचार संज्ञानात्मक लक्षणों के प्रबन्धन पर निर्भर करता है। • कोलीनेस्टरेज (Cholinesterase) इन्हीबिटर जैसे–डोनेपेजिल, रीवेस्टीगमाइन, गेलेन्टामाइन और टेकरीन का उपयोग करना।	• मरीज को शारीरिक सुरक्षा एवं सहारा प्रदान करना। • स्व-देखभाल गतिविधियों में स्वतन्त्रता (Independence) को बढ़ावा देना। • रोगी में चिन्ता और तनाव को कम करें। • संचार और समाजीकरण (Communication and Socialisation) को नियमित करें। • पर्याप्त पोषण और सन्तुलन गतिविधि बनाए रखें।

एल्जाइमर्स बीमारी की अवस्था (Stages of Alzheimer's Disease)

- **जल्दी अवस्था** (Early Stage) वर्तमान की स्मृति का नष्ट होना, शब्दों को पहचानने में परेशानी और स्वभाव या मूड में परिवर्तन (Mood swings)।
- **मध्यवर्ती अवस्था** (Intermediate Stage) बीते हुए दिनों को भूलना, अत्यधिक शारीरिक सक्रियता, पुरानी आक्रामकता (Hostility), समय एवं स्थान को पहचानने या याद रखने में समस्या होना
- **अन्तिम अवस्था** (End Stage) वर्तमान और दूरगामी यादों का नष्ट होना और चलने में, खाने में एवं निगलने में परेशानी होना।

क्र.स.	बीमारी का नाम	कारण	लक्षण	उपचार	नर्सिंग प्रबन्धन
4.	**मेनिन्जाइटिस** (Meningitis) मस्तिष्क एवं स्पाइनल कॉर्ड की मेनिन्जेज में सूजन होना। मस्तिष्क एवं स्पाइनल कॉर्ड के चारों ओर पाए जाने वाले आवरण को मेनिन्जेज कहते हैं।	• यह बैक्टीरिया, वायरस, फंगल एवं प्रोटोजोअन संक्रमण के कारण हो सकता है। प्रमुख बैक्टीरिया हैं–*मेनिन्जाइटिडिस, स्ट्रेप्टोकोकस न्यूमोनी, हिमोफिल्स इन्फ्लूएन्जा,* आदि। • *मेनिन्जोकोकाई* बैक्टीरियल मेनिन्जाइटिस का सबसे मुख्य कारण है। • ऊपरी श्वसन मार्ग के संक्रमण • मस्तिष्क या मेरुरज्जु की सर्जरी होना।	• तीव्र सिरदर्द होना। • मिचली व वमन होना • बुखार, कंपकंपी आना • हृदय धड़कन का बढ़ जाना • प्रकाश से डर (फोटोफोबिया) लगना। • याद्दाश्त का कम हो जाना। • गर्दन में जकड़न आना। • **पॉजिटिव करनिंग चिन्ह** (Positive Kerning's sign) इसमें जाँघ एवं घुटनों को पेट पर मोड़ने (Flex) के बाद वापस सीधे करने पर दर्द होता है। • **पॉजिटिव ब्रूजिन्सकी चिन्ह** (Positive Brudzinski's sign) इसमें गर्दन को मोड़ने (Flex) पर दोनों जाँघों एवं घुटने मुड़ (Flex) जाते हैं।	• एन्टीबायोटिक्स लें। • एन्टीकनवुलसेन्ट यदि रोग को दौरे आते हों तो, उदाहरण-फीनोटॉइन, फीनोबार्बिटॉन, आदि। • दर्द निवारक ड्रग्स (Analgesics) प्रदान करे। • ज्वर आने पर एन्टीपायरेटिक ड्रग्स का प्रयोग करें; उदाहरण-पैरासीटामॉल। • दौरे आने पर रोगी को चोट से बचाने के लिए विशेष देखभाल करें।	• रोगी के नियमित रूप से बाहरी लक्षणों की जाँच करें। • रोगी को शान्त व हवादार वातावरण में आरामदायक स्थिति प्रदान करें। • बीमारी को दूसरे व्यक्तियों में फैलने से रोकने के लिए रोगी को आइसोलेट रखें। • शरीर का तापमान सामान्य रखने के लिए ठण्डे पानी से शरीर को पोछे। • रोगी एवं उसके परिजनों को मनोवैज्ञानिक सहारा प्रदान करें। • रोगी को उच्च कैलोरी, उच्च प्रोटीन एवं उच्च फाइबर युक्त भोज्य पदार्थ की सलाह दें।
5.	**एनसिफैलाइटिस** (Encephalitis) मस्तिष्क की पेरेन्काइमा के संक्रमण (Inflammation of brain parenchyma) को एनसिफैलाइटिस कहते हैं।	• रोग उत्पन्न करने वाले प्रमुख वायरस हैं • अर्बोवायरस • इकोवायरस • कोक्सेकीवायरस • पोलियो वायरस • हर्पीज सिम्प्लेक्स वायरस • यह बैक्टीरियल एवं फंगल संक्रमण के कारण भी हो सकता है।	• बुखार आना • मिचली एवं वमन आना • गर्दन में जकड़न रहना • इन्ट्राक्रेनियल दाब का बढ़ जाना • चेतना (Conscious) के स्तर में परिवर्तन होना • मानसिक स्थिति में परिवर्तन होना • दौरे आना • इन्ट्राक्रेनियल दाब के बढ़ने के कारण उच्च रक्त चाप (Hypertension) का होना।	• रोगी को एन्टीवायरल ड्रग्स; उदाहरण-एसायक्लोविर दें। • शरीर का तापमान सामान्य रखने के लिए एन्टीपायरेटिक ड्रग्स; उदाहरण- पैरासीटामॉल दें। • बरामदगी के उपचार हेतु एन्टीकन्वुल्सिव ड्रग्स; उदाहरण-फीनोटॉइन, फीनोबार्बिटॉन, आदि दें। • रोगी का जल-योजन बढ़ाएँ। • रोगी का पोषण स्तर बनाए रखें।	• रोगी के नियमित रूप से बाहरी लक्षणों की जाँच करें। • रोगी को शान्त व हवादार वातावरण में आरामदायक स्थिति प्रदान करें। • रोगी एवं उसके परिजनों को मनोवैज्ञानिक सहारा प्रदान करें। • रोगी को उच्च कैलोरी, उच्च प्रोटीन एवं उच्च फाइबर युक्त भोज्य पदार्थ की सलाह दें।

8. आँख (Eye) सम्बन्धी बीमारियाँ, उनके कारण, लक्षण एवं उपचार

क्र.स.	बीमारी का नाम	कारण	लक्षण	उपचार	नर्सिंग प्रबन्धन
1.	**मोतियाबिन्द या कैटेरेक्ट** (Cataract) 60 की आयु के ऊपर नजर धुँधली हो जाती है।	• प्रोटीन का लेंस के ऊपर बनना, जिससे यह धुँधला हो जाता है एवं प्रकाश पूरी तरह से लेंस के पार नहीं जा पाता है।	• लेंस पर धुँधला (Cloudy) क्षेत्र बनने लगता है। • स्पष्ट दिखाई नहीं देता है। • रात्रि में रोशनी में रेनबो के सात रंगों का प्रकाशीय हेलो (Halo) दिखाई देता है। • डबल विजन (Double vision)	• स्लिट लैम्प या रेटिनल जाँच के बाद रोग के तय होने पर सर्जरी ही इसका एकमात्र उपचार है। **सर्जिकल उपचार** • लेंस ट्रांसप्लान्ट (स्मॉल इन्सिजन सर्जरी या पिकोसैकण्ड लेसर सर्जरी द्वारा)	• सर्जरी के बाद लगभग 1 दिन अस्पताल में रुकना पड़ सकता है। • सर्जरी के बाद 1-2 सप्ताह तक काला चश्मा पहनना एवं तेज धूप, प्रकाश, धूल या आँखों को धोने से बचना।

क्र.स.	बीमारी का नाम	कारण	लक्षण	उपचार	नर्सिंग प्रबन्धन
2.	**ग्लूकोमा** (Glaucoma) उच्च इन्ट्रा ऑक्यूलर दाब ऑप्टिक नर्व (Glaucoma) को नष्ट कर देता है; जो पूरी तरह से व्यक्ति को अन्धा बना देता है।	• आँख में लगी चोट • आँख में आने वाली रुधिर नलिका में ब्लॉकेज • आँख में सूजन (Inflammation) • एक्वस ह्यूमर (Aqueous humor) तरल के चैनलों का ब्लॉक हो जाना।	• सामान्य ओपन एंगल ग्लूकोमा के कोई लक्षण दिखाई नहीं देते हैं। • एंगल क्लोजर ग्लूकोमा में दिखाई देना कम या बन्द हो जाता है, आँखें लाल हो जाती हैं, आँख में दर्द होता है, प्रकाश में हेलो (Halo) दिखाई देता है, आदि।	• टोनोमेट्री (Tonometry) जाँच से रोगी में रोग तय होने पर आई (Eye) ड्रॉप्स का उपयोग करना। • बीटा-ब्लॉकर्स या कार्बोनिक एनहाइड्रेज इन्हिबिटर का उपयोग। **सर्जिकल उपचार** • लेसर सर्जरी • माइक्रो सर्जरी	• विशेष लेंस का उपयोग करने की सलाह देना। • मरीज को विटामिन-C एवं E, बीटा-कैरोटिन, जिंक, कॉपर, आदि युक्त आहार देना। • रोगी को तेज धूप या प्रकाश, धूल, आदि से बचाव के लिए काला चश्मा पहनाना एवं आँखों को धोने से रोकना।
3.	**मस्कुलर डिजनरेशन** (Muscular Degeneration) आयु के बढ़ने के साथ रेटिना का मैकुला (Macula) नष्ट हो जाता है।	• 85-91% लोगों में मस्कुलर डिजनरेशन ड्राई (Dry) होता है, जो ड्रूसेन (Drusen) (वसा तथा प्रोटीन के कण) के रेटिना के नीचे जमने के कारण होता है। • शेष लोगों में वेट (Wet) मस्कुलर डिजनरेशन होता है, जिसका कारण मैकुला के नीचे अतिरिक्त रुधिर नलिका का बनना होता है, जो रुधिर या तरल के स्राव द्वारा मैकुला को नष्ट करती है।	• नजर का अचानक खराब होना एवं एक सीधी रेखा प्रायः मुड़ी हुई दिखाई देना। • गहरे, धुँधले या सफेद क्षेत्र बनना, जो नजर के केन्द्र में प्रकट होते हैं। • कभी-कभी रंगों को पहचानना भी प्रभावित हो सकता है।	• धुँध ऑप्टिक कोहेरन्स टोमोग्राफी (OCT) या फ्लूओरेसिन एन्जियोग्राफी द्वारा रोग के तय होने पर एन्टी-एन्जियोजेनिक ड्रग का उपयोग करना जो नए रक्त नलिका के निर्माण को रोकते हैं। **सर्जिकल उपचार** • लेसर थैरेपी	• विशेष लेंस का उपयोग करने की सलाह देना मरीज को विटामिन- C एवं E बीटा-कैरोटिन, जिंक, कॉपर, आदि युक्त आहार देना। • रोगी को तेज धूप या प्रकाश, धूल, आदि से बचाव के लिए काला चश्मा पहनाना एवं आँखों को धोने से रोकना।
4.	**कंजक्टिवाइटिस** (Conjunctivitis) • यह संक्रामक रोग है जिसका वायरस या बैक्टीरिया सम्पर्क में आने पर स्पर्श के द्वारा किसी संक्रमित व्यक्ति से दूसरे व्यक्ति तक पहुँचता है। • पीड़ित व्यक्ति अपनी आँख छूने के बाद जो भी वस्तु या सतह को छूता है वह संक्रमित हो जाएगी।	वायरस, बैक्टीरिया एवं एलर्जी द्वारा।	• आँख में खुजली, लाली, चुभन व जलन होना, आँख से पानी आना, आँखों का सूजना, आँख में कुछ गिरे होने का अहसास होना, आदि।	• आवश्यकतानुसार एन्टीबायोटिक आई ड्रॉप्स, ट्यूब, आदि का उपयोग करना।	• कन्जक्टिवाइटिस होने पर आँखों को न छुएँ। अगर छूना भी पड़े तो हाथों को अच्छी तरह धोकर ही आँखों को छुएँ या हाथ के पीछे के भाग से आँख को छुने की सलाह दें। • किसी अन्य व्यक्ति का तौलिया आदि न प्रयोग करें। • कन्जक्टिवाइटिस ग्रसित व्यक्ति द्वारा प्रयुक्त कोई भी वस्तु न छुने की सलाह दें। • हाथों को दिन में कई बार साबुन से धोने की सलाह दें।।

9. कान, नाक एवं गले सम्बन्धी बीमारियाँ, उनके कारण, लक्षण एवं उपचार

क्र.स.	बीमारी का नाम	कारण	लक्षण	उपचार	नर्सिंग प्रबन्धन
1.	**एक्यूट ऑटीटिस मीडिया** (Acute Otitis Media) इसे क्रोनिक इयर इन्फेक्शन भी कहते हैं जिसमें मध्य कान (Middle ear) संक्रमित होता है।	• यूस्टेकियन नलिका (Eustachian tube) बन्द एवं संक्रमित हो जाती है, जिससे मध्य कान से तरल बाहर नहीं निकल पाता है एवं इयरड्रम (Eardrum) पर दबाव डालता है। • बच्चों में यूस्टेकियन नलिका के छोटे एवं होरीजॉन्टल (Horizontal) होने के कारण बच्चों में यह संक्रमण जल्दी होता है।	• कान के पर्दे पर तेज दर्द एवं दबाव महसूस होना। • जल्द उपचार न करवाने पर कान के पर्दे के फटने पर बहरापन हो सकता है। • कान से तरल बहना। • हल्का बुखार। • सुनने में तकलीफ। • सोने में परेशानी।	**मेडिसिन उपचार** • इयर ड्रॉप्स का उपयोग करना। • दर्दरोधी (NSAIDs); जैसे—आइबूप्रोफेन (Ibuprofen) या एसिटामिनोफेन (Acetaminophen) का उपयोग कर दर्द को कम करना। **सर्जिकल उपचार** • संक्रमण की सफाई एवं बन्द यूस्टेकियन नलिका को खोलना। • मैस्टोइडेक्टॉमी (Mastoidectomy)।	• कान की गर्म या ठण्डे कपड़े से सिकाई करना। • धूम्रपान बन्द करने के लिए कहना एवं रोगी की साफ-सफाई को ध्यान देना।
2.	**कोलेस्टीएटोमा** (Cholesteatoma) कोलेस्टीटोमा त्वचा की एक अतिवृद्धि है, जो कान के पीछे असामान्य स्थान मध्य कान पर होती है।	• यह आमतौर पर बार-बार होने वाले संक्रमण के कारण होता है, जिसके कारण कान के पर्दे की त्वचा में अतिवृद्धि होती है। • कोलेस्टीएटोमा प्रायः एक पुटी या थैली का रूप लेते हैं जो पुरानी त्वचा की परतों से कान के अन्दर बनती है। • समय के साथ कोलेस्टीएटोमा आकार में बढ़ सकता है और मध्य कान की आसपास की नाजुक हड्डियों को नष्ट कर सकता है।	• शुरू में कान बह सकता है एवं स्राव में कभी-कभी दुर्गंध भी आ सकती है। • कोलेस्टीएटोमा पुटी या थैली बढ़े हुए आकार के रूप में, सुनने की क्षमता में कमी के साथ-साथ कान में दबाव पैदा कर सकती है। • चक्कर आना एवं संक्रमित कान की तरफ चेहरे के एक तरफ की माँसपेशियों का कमजोर होना। • सही समय पर उपचार न करने पर बहरापन, मस्तिष्क का फोड़ा (Abscess) मेनिन्जाइटिस के साथ-साथ मृत्यु भी हो सकती है।	• प्रारम्भिक उपचार में कान की सावधानीपूर्वक सफाई, एन्टीबायोटिक्स और ईयरड्रॉप (Eardrop) शामिल हो सकते हैं। • उपचार का उद्देश्य संक्रमण को नियन्त्रित करके कान में संक्रमण को रोकना होता है। • रोगी को गम्भीर जटिलताओं से बचाने के लिए बड़े या जटिल कोलेस्टीएटोमा में आमतौर पर सर्जरी की आवश्यकता होती है।	• रोगी के कान की नॉर्मल सलाइन से सफाई कर ईयर ड्रॉप एव एन्टीबायोटिक्स डालनी चाहिए। • रोगी को इस रोग के विषय में स्वास्थ्य शिक्षा प्रदान करनी चाहिए।
3.	**टिन्निटस** (Tinnitus) • टिन्निटस या कानों का बजना कान का एक सामान्य विकार है। • यह आवाज कम गर्जना से उच्चस्तरीय पिच में हो सकती है तथा यह एक कान या दोनों में उपस्थित हो सकती है। इसके अलावा रिंगिंग कभी-कभी या निरन्तर हो सकती है।	• अधिकांशतया टिन्निटस आन्तरिक कान में हड्डियों या अन्य भागों के सूक्ष्म सिरों की क्षति से उत्पन्न होता है। • इसमें अन्य कारणों में ट्यूमर शामिल हो सकते हैं। • बढ़ती उम्र, एलर्जी, उच्च या निम्न रक्तचाप, ट्यूमर, मधुमेह, थायरॉइड समस्याएँ, सिर या गर्दन में चोट • एन्टीइन्फ्लैमेशन, एन्टीबायोटिक और एस्प्रिन जैसी दवाओं का अपयोग	इसमें रह-रह कर गूँजने की, सीटियाँ बजने की, चहचहाने की आवाज कानों में महसूस होती है।	• अधिकांशतया, कान और सिर के शोर के लिए कोई विशिष्ट उपचार नहीं है। यदि आपका ऑटोलैरींगोलॉजिस्ट टिन्निटस का एक विशिष्ट कारण ज्ञात कर पाता है, तो वह शोर को खत्म करने में सक्षम हो सकता है। • शोर को रोकने के लिए व्यावसायिक रूप से कुछ उपकरण उपलब्ध है, जिनके बारे में रोगी को डॉक्टर से चर्चा करनी चाहिए। • यदि यह संक्रमण किसी रोग कारक के कारण है, तो उसे उपचारित करना चाहिए।	• डॉक्टर के निर्देशों की अनुपालना करें एवं डॉक्टर द्वारा निर्देशित दवाइयाँ समय पर दें।

क्र.स.	बीमारी का नाम	कारण	लक्षण	उपचार	नर्सिंग प्रबन्धन
4.	**तैराक का कान** (Swimmer's Ear) • तैराक का कान बाहरी कान का एक संक्रमण है।	जब कान की नाल (Tube) में पानी फँस जाता है, तो बैक्टीरिया जो सामान्य रूप से त्वचा पर पाए जाते हैं, नमी के कारण कान की नाल में वृद्धि करते हैं।	• हल्के से मध्यम दर्द जो बाहरी कान को मरोड़ने से बढ़ जाते हैं, कान में खुजली एवं जलन होना। • कान का बन्द या भरा होना, महसूस होना, कान से पानी जैसे तरल का निकलना, बुखार, सुनने में कमी, सूजी हुई लसीका (Lymphatic) ग्रन्थियाँ, तेज दर्द जो गर्दन, चेहरे या सिर के किनारे तक फैल सकता है एवं बाहरी कान में सूजन आ जाती है	• कान की नाल की सावधानीपूर्वक सफाई करना। • कान में एन्टीबायोटिक दवा की बूँदें डालना। • हल्के एवं तनु अम्ल विलयन जैसे बोरिक या एसिटिक एसिड शुरुआती संक्रमण के लिए प्रभावी होते हैं। • यदि कान की नाल बन्द है, तो स्पंज या बाती को कान की नाल में रखा जा सकता है, ताकि एन्टीबायोटिक दवा की बूँदे प्रभावी हों।	
5.	**डिस्फैजिया** (Dysphagia) या निगलने में कठिनाई सभी आयु समूहों, विशेषकर बुजुर्गों में होती है।	• डिस्फैजिया के सबसे सामान्य कारणों में से एक गैस्ट्रोईसोफेगल रिफ्लैक्स है। यह तब होती है जब आमाशयी अम्ल ग्रसनी (Pharynx) तक पहुँच जाता है जिससे गले में असुविधा होती है। • इसके अन्य कारणों में स्ट्रोक, बढ़ते हुए तन्त्रिकीय विकार, ट्रैकियोस्टोमी ट्यूब की उपस्थिति, मुँह, गले या ग्रसिका में एक ट्यूमर या सिर, गर्दन या ग्रसिका के क्षेत्रों में सर्जरी शामिल हो सकते हैं।	• लार का अनियन्त्रित रुप से बहना (Drooling) • भोजन या तरल पदार्थ गले में चिपक रहा है, ऐसा महसूस होता है • गले या छाती में बेचैनी • गले में एक बाह्य संरचना ट्यूमर का महसूस होना। • लम्बे समय तक निगलने में होने वाली समस्याओं के कारण वजन में कमी और अपर्याप्त पोषण • भोजन के कणों, तरल या लार के कारण उत्पन्न खाँसी से गले का बंद होना।	• दवाएँ, जो पेट के अम्ल के उत्पादन को धीमी करती हैं, माँसपेशियों को आराम पहुँचाती हैं और एंटासिड जैसी दवाओं का उपयोग करना। • अन्य थैरेपी उपचार निगलने में उत्पन्न समस्या के विशेष कारण के अनुरूप होती है।	
6.	**टॉन्सिलाइटिस** (Tonsillitis) टॉन्सिल की सूजन (Inflammation)	• *स्ट्रेप्टोकोकस* (*Streptococcus*) सबसे सामान्य संक्रमणकारी है। • हर्पिस सिम्प्लेक्स वायरस (Herpes simplex virus)	• गले में दर्द होना। • कान में दर्द (Otalgia) होना। • थकान एवं कमजोरी महसूस करना। • बुखार होना। • आँख, चेहरे एवं गर्दन में सूजन। • निगलने में दर्द एवं परेशानी। • माँसपेशीय दर्द।	**मेडिसिन उपचार** • एन्टीबायोटिक थैरेपी दें। • हल्की दर्द निवारक औषधियाँ लें। **सर्जिकल उपचार** • टॉन्सीलेक्टॉमी (Tonsillectomy) सर्जरी द्वारा टॉन्सिल्स को हटा देना।	• रोगी का पार्श्व स्थिति दें। यह स्थिति नाक, मुँह एवं गले में उपस्थित रक्त एवं अन्य स्रावों को बाहर निकालने में सहायक होगी। • रोगी को नमक के पानी के गरारे (Saline throat gargles) करवाएँ।

10. **हॉर्मोनल विकार** (Hormone Disorders)

ये अन्तःस्त्रावी ग्रन्थियों (Endocrine glands) के उत्पादों (हॉर्मोन्स) की कमी या अधिकता के कारण उत्पन्न विकार हैं।

अन्तःस्रावी ग्रन्थियों के अल्प या अति स्रावण से होने वाली प्रमुख बीमारियाँ

बीमारी का नाम	कारण	लक्षण
डायबिटीज (Diabetes mellitus)	अग्न्याशय ग्रन्थि की बीटा कोशिकाओं द्वारा इन्सुलिन का कम स्रावण।	पॉलीयूरिया (मूत्र की मात्रा का बढ़ जाना), पॉलीफेजिया (भूख का अधिक लगना), पॉलीडिप्सिया (प्यास अधिक लगना), थकान, वजन कम होना, आँखों से धुँधला दिखना, घाव का धीरे-धीरे भरना।
मिक्सीडीमा (Myxedema)	थायरॉइड ग्रन्थि से थाइरॉक्सिन का अल्प स्रावण।	थकान, मेटाबॉलिक गतिविधियों (Activities) का धीमा होना, कब्ज, वजन बढ़ना, शुष्क त्वचा, नॉन-पिटींग एडीमा (Non-pitting edema)
मिक्सीडीमा कोमा (Myxedema coma)	थायरॉइड ग्रन्थि से थाइरॉक्सिन का अल्प स्रावण।	निम्न रुधिर चाप, हृदय धड़कन का कम होना, शरीर के तापमान का कम होना, हाइपोनेट्रिमिया, श्वसनीय विफलता (Respiratory failure).
ग्रेव्ज डिसीज (Graves disease)	थायरॉइड ग्रन्थि से थाइरॉक्सिन का अतिस्रावण।	यह घेंघा (Goitre) एवं एक्जोफ्थैल्मोस (Exophthalmos) से सम्बन्धित है। ग्रेव्ज बीमारी में थायरॉइड ग्रन्थि का आकार बढ़ जाता है, जबकि एक्जोफ्थैल्मोस (Exophthalmos) में नेत्रगोलक (Eyeball) बाहर की तरफ निकल जाती है हृदय धड़कन एवं रुधिर चाप का बढ़ जाना, स्वभाव में परिवर्तन (Mood change), चिड़चिड़ापन, पैल्पिटेशन (Palpitation), आदि।
जाइगेन्टिज्म (Gigantism)	अग्र पीयूष ग्रन्थि द्वारा स्रावित वृद्धि हॉर्मोन की अधिकता से बच्चों में होने वाली बीमारी।	हाथ-पैरों की अस्थियों की लम्बाई बढ़ने से बच्चे की ऊँचाई का बढ़ जाना।
एक्रोमिगेली (Acromegaly)	वयस्कों में अग्र पीयूष ग्रन्थि द्वारा स्रावित वृद्धि हॉर्मोन (GH) की अधिकता से होने वाली बीमारी।	हड्डियाँ असामान्य रूप से मोटी एवं लम्बी हो जाती है, निचले जबड़े का असामान्य विकास, जीभ का आकार बढ़ना एवं हाथ-पैरों का अत्यधिक बड़ा होना।
पिट्यूटरी बौनापन	पिट्यूटरी ग्रन्थि से स्त्रावित हॉर्मोनों मुख्यतया वृद्धि हॉर्मोन (GH) एवं अन्य का अल्पस्रावण।	बच्चे की लम्बाई कम रह जाती है एवं बच्चा बौना रह जाता है।
सायमण्ड बीमारी (Simmond's disease)	अग्र पीयूष ग्रन्थि से वृद्धि हॉर्मोन (GH) का अल्पस्रावण।	अग्र पीयूष ग्रन्थि द्वारा स्रावित हॉर्मोनों के कम स्त्रावण से सभी टारगेट ग्रन्थियों; जैसे-थायरॉइड, एड्रीनल कॉर्टेक्स, आदि का अल्प स्रावण हो जाता है।
डायबिटिज इन्सीपीडस (Diabetes insipidus)	पश्च पीयूष ग्रन्थि द्वारा स्त्रावित वैसोप्रेसीन या ADH से कम स्रावण से होता है।	इसमें मरीज बार बार मूत्र त्याग करता है, प्यास का अधिक लगना (Polydipsia), बार-बार मूत्र त्याग के कारण निर्जलीकरण होना, पोस्ट्रूरल हाइपोटेंशन (Postural hypotension) एवं टेकीकार्डिया।
अनुपयुक्त ADH विकार Syndrome of Inappropriate Anti Diuretic Hormone (SIADH)	पश्च पीयूष ग्रन्थि द्वारा स्रावित एन्टी डाइयूरेटिक हॉर्मोन (ADH) के अति स्रावण से होता है।	इसमें ADH के लगातार स्त्रावित होते रहने के कारण मूत्र की मात्रा (Urine output) कम हो जाती है तथा जल की मात्रा कम नहीं होती है। इसके कारण शरीर में द्रव का आयतन बढ़ जाता है। हाइपरवोलेमिया (Hypervolemia) तथा वजन में भी वृद्धि हो जाती है।
एडीसन्स बीमारी (Addison's disease)	एड्रीनल कॉर्टेक्स द्वारा स्रावित हॉर्मोन ग्लूकोकॉर्टिकोइड एवं मिनरलोकॉर्टिकोइड अल्पस्त्रावण।	वजन कम होना, थकान, उल्टी, जी मिचलाना, रुधिर शुगर स्तर (Blood sugar level) का कम हो जाना, स्थिति बदलने के दौरान रुधिर दाब का कम हो जाना (Orthostatic hypotension), महिलाओं में मासिक चक्र में गड़बड़ी या अनियमितताएँ (Menstrual disturbances) हो सकते हैं। शरीर पर बालों का कम होना, सीरम सोडियम स्तर का कम हो जाना, जबकि सीरम पोटैशियम स्तर का बढ़ जाना।
कुशिंग सिन्ड्रोम (Cushing syndrome)	एड्रीनल कॉर्टेक्स द्वारा स्रावित हॉर्मोन ग्लूकोकॉर्टिकोइड के अति स्रावण से होता है।	गोलाकार या चाँद जैसा (Moon like) चेहरा मानसिक अस्वस्थता (साइकोसिस), मोटापा, पतले हाथ-पैर, उच्च रुधिरचाप, हाइपरग्लाइसेमिया, कैल्शियम एवं पोटैशियम की कमी, कोमल त्वचा, महिलाओं में मासिक चक्र में गड़बड़ी या अनियमितताएँ, घाव का धीरे-धीरे भरना।
कॉन्स सिन्ड्रोम (Cohn's syndrome)	एड्रीनल कॉर्टेक्स द्वारा एल्डोस्टीरॉन का अतिस्रावण।	माँसपेशियों की कमजोरी, हाइपोकैलेमिया, थकान, हाइपरनेट्रीमिया, अधिक प्यास लगना एवं अधिक मूत्र त्याग करना, माँसपेशियों की कमजोरी, उच्च रुधिर चाप एवं सिरदर्द।
घेंघा (Goitre)	थायरॉइड ग्रन्थि द्वारा स्त्रावित T_3 एवं T_4 हॉर्मोन की कमी, आयोडीन की कमी।	थायरॉइड ग्रन्थि का आकार बढ़ जाने के कारण सूजा हुआ गला।
हाइपोपैराथायरॉइडिज्म (Hypoparathyroidism)	पैराथायरॉइड ग्रन्थि से पैराथॉर्मोन का अल्पस्रावण।	पैराथायरॉइड ग्रन्थि का मुख्य कार्य सीरम कैल्शियम स्तर को बढ़ाना है, अतः पैराथायरॉइड ग्रन्थि के कम स्त्राव से हाइपोकैल्शिमिया हो जाता है। हाइपोपैराथायरॉइडिज्म के अन्य प्रभाव हैं सीरम फॉस्फेट स्तर का बढ जाना, माँसपेशीय ऐंठन, ब्रोन्कोस्पाज्म (Bronchospasm) एवं लैरिंगोस्पाज्म (Laryngospasm), चिडचिड़ापन, रुधिर चाप का कम हो जाना।
हाइपरपैराथायरॉइडिज्म (Hyperparathyroidism)	पैराथायरॉइड ग्रन्थि का अधिक स्रावण।	सीरम कैल्शियम स्तर बढ़ जाता है, जबकि सीरम फॉस्फेट स्तर कम हो जाता है। पैथोलोजिकल फ्रेक्चर, उच्च रुधिर चाप, वजन कम होना, भूख नहीं लगना, कब्ज।

जलना (Burns)

- आग से जलने, गर्म तेल से जलने, गर्म मेटल या भाप से जलने जैसी सभी दुर्घटनाओं में मुख्यतया त्वचा की कोशिकाओं (Cells) को नुकसान होता है।
- उच्च ताप के कारण त्वचा एवं त्वचा के निकट स्थित कोशिकाओं में डिहाइड्रेशन एवं प्रोटीन डिनेचुरेशन के कारण अनेक आन्तरिक (Internal) ऊतकों की कोशिकाएँ मृत हो जाती हैं।
- जलने से मानसिक ट्रोमा, बहुत ज्यादा दर्द, जलन, रुधिरस्राव, डिहाइड्रेशन, छाले या फफोले, आदि समस्याएँ उत्पन्न होती हैं।

जलने की गम्भीरता के स्तर का निर्धारण (Measurement of Severity Levels of Burn)

जलने के मामले में गम्भीरता का निर्धारण इसके क्षेत्रफल (Area), गहराई (Depth) एवं प्रभावित अंग (Affected organ) के आधार पर निम्न प्रकार से किया जाता है

क्षेत्रफल के आधार पर (According to Area)

सर्वप्रथम जले हुए भाग का क्षेत्रफल को ज्ञात करने के लिए 'नौ का नियम' (Rule of nine) का उपयोग करते हैं। इस नियम में, शरीर के बड़े भागों को नौ से गुणा करके प्रतिशत (%) निकालते हैं।

यह निम्न प्रकार से है

वयस्क में (In Adult)

शरीर के भाग	प्रतिशत (%)
सिर, चेहरा एवं गर्दन	9%
दोनों हाथ 9 ×2	18%
सीना एवं पेट	18%
सम्पूर्ण पीठ एवं कमर	18%
दोनों पैर 18 ×2	36%
पेट एवं जाँघ के बीच का भाग (Groin)	1%

शिशु या बालक में (In Child)

शिशु में 'नौ का नियम' शरीर के अंगों के आकार के अलग होने के कारण थोड़ा परिवर्तित किया जाता है।

शरीर के भाग	प्रतिशत (%)
सिर, चेहरा एवं गर्दन	18%
दोनों हाथ 9×2	18%
सीना एवं पेट	18%
पीठ एवं कमर	18%
दोनों पैर 13.5×2	27%
पेट एवं जाँघ के बीच का भाग (Groin)	1%

गहराई के आधार पर (According to Depth)

जलने की गम्भीरता को जले हुए भाग की गहराई के आधार पर निम्न प्रकार वर्गीकृत किया जाता है

- **1° burn** इसमें त्वचा को नुकसान केवल एपीडर्मिस (Epidermis) तक होता है। इसमें प्रभावित त्वचा पर केवल रेडनेस (Redness) एवं दर्द (Pain) होता है।
- **2° burn** इसमें त्वचा की एपीडर्मिस के साथ-साथ डर्मिस का भी कुछ भाग जल जाता है। इसमें त्वचा पर फफोले (Blisters) पड़ जाते हैं एवं प्रभावित त्वचा पर दर्द एवं हल्की या मध्यम सूजन (Mild or moderate oedema) उत्पन्न होती है।
- **3° burn** इसमें त्वचा की एपीडर्मिस एवं डर्मिस पूरी तरह नष्ट हो जाती है। त्वचा पर फफोले नहीं पड़ते हैं, परन्तु आन्तरिक ऊतक जलने के बाद काले हो जाते हैं तथा सफेद या भूरे ऊतक एवं जली हुई रुधिर नलिकाएँ (Blood vessels) स्पष्ट दिखाई देती हैं।
- **4° burn** इसमें सम्पूर्ण त्वचा अर्थात् एपीडर्मिस एवं डर्मिस के साथ-साथ सबक्यूटेनस ऊतक (Subcutaneous tissue) भी जल जाता है। इस प्रकार यह जलने की सबसे अधिक गम्भीर स्थिति है।

जलने वाले भाग के आधार पर गम्भीरता का निर्धारण

- हाथ, पैर, पीठ, छाती या सीना, पेट, आदि का जलना कम गम्भीर स्थिति माना जाता है।
- चेहरा, गर्दन से ऊपर का भाग, पेरिनियम (Perineum) पेट एवं जाँघ के बीच का भाग) क्षेत्र, आदि का जलना अधिक गम्भीर स्थिति माना जाता है।

जलने की गम्भीरता का आंकलन (Assessment of the Severity of Burn)

जलने में गम्भीरता का आंकलन ऊपर दिए गए सभी आधारों को शामिल कर निम्न प्रकार से किया जाता है

कम जलना (Minor Burn)

इसमें निम्न स्थितियाँ शामिल होती हैं

- शिशु में 2° जलने का क्षेत्र 10% से कम।
- वयस्क में 2° जलने का क्षेत्र 15% से कम।
- वयस्क में 3° जलने का क्षेत्र पैरों पर 2% से कम होना।

मध्यम जलना (Moderate Burn)

इसमें निम्न स्थितियाँ शामिल होती हैं

- 3° जलने का क्षेत्र 2-10% होना।
- वयस्क में 2° जलने का क्षेत्र 15-25% होना।
- बालकों में 2° जलने का क्षेत्र 10-20% होना।

गम्भीर रूप से जलना (Severe Burn)

इसमें निम्न स्थितियाँ शामिल होती हैं

- 3° जलने का क्षेत्र 10-20% या अधिक होना।
- 2° जलने का क्षेत्र वयस्क में 25% एवं शिशु में 20% से अधिक होना।
- सिर, चेहरा, गर्दन एवं जननांग (Reproductive organ) वाले क्षेत्र का जलना।
- विद्युत से जलना (Electric burn)।
- जलने के साथ फ्रेक्चर (Fracture) या श्वसनीय समस्याएँ (Respiratory problems) होना।

नर्सिंग क्रियान्वयन (Nursing Interventions)

- जैविक चिन्हों (Vital signs) की हर 15 मिनट में निगरानी रखना।
- IV द्रवों (Intravenous fluids) द्वारा द्रव स्तर (Fluid status) बनाए रखना।
- 24 घण्टे के लिए द्रव की आवश्यकता की गणना करना।
  - **पार्कलेन्ड फॉर्मूला** (Parkland formula) 24 घंटे में द्रव की आवश्यकता के लिए फॉर्मूला निम्न है
    4 mL × TBSA (Total Body Surface Area %) × शरीर वजन (kg)
    50% पहले आठ घंटों में
    50% अगले 16 घंटों में
- पेशाब के लिए इन्डवेलींग मूत्रीय (Indwelling urinary) कैथेटर डालना।
- दर्द के उपचार के लिए ओपिऑइड्स एनलजेसिक (Opioid analgesics) देना।
- जले हुए मरीज में हाइपोथर्मिया होने की सम्भावना होती है इसलिए कमरे को गर्म रखना और मरीज को ढक कर रखना।
- एन्टीबैक्टीरियल एजेन्ट लगाना; जैसे–सिल्वर नाइट्रेट (Silver nitrate), मेफेनाइड एसिटेट (Mafenide acetate), सिल्वर सल्फेडायजीन (Silver sulfadiazine)।

कैंसर (Cancer)

- कैंसर एक असामान्य कोशिकीय (Cellular) या ऊतकीय (Tissue) संरचना है, जो किसी सामान्य कोशिका से मेल नहीं खाती है। इनमें असामान्य कैंसर कोशिकाएँ तेजी के साथ वृद्धि करके, निकट की कोशिकाओं पर आक्रमण करके, उन्हें समाप्त करने या परिवर्तित करने में सक्षम होती है।
- कैंसर मुख्य रूप से चार होते हैं
  - **कार्सीनोमा** (Carcinoma) इसकी उत्पत्ति एपिथीलियल ऊतकों में होती है।
  - **सार्कोमा** (Sarcoma) यह संयोजी ऊतकों, कॉर्टीलेज, पेशियों, आदि में होता है।
  - **लिम्फोमा** (Lymphoma) यह लिम्फनोड्स एवं प्लीहा (Spleen) में उत्पन्न होता है।
  - **ल्यूकेमिया** (रक्त कैंसर) यह ल्यूकोसाइट की असामान्य वृद्धि के कारण होता है।
- कैंसर कोशिकाएँ निरन्तर विभाजन द्वारा असामान्य कोशिकाओं का बड़ा समूह तैयार हो जाता है, जिसे ट्यूमर कहते हैं। ये दो प्रकार के होते हैं
  - बिनाइन ट्यूमर (Benign tumour)
  - मेलीग्नेन्ट ट्यूमर (Malignant tumour)
- बिनाइन ट्यूमर सामान्यता अपने मूल स्थान तक सीमित रहते हैं एवं शरीर के दूसरे भागों में नहीं फैलते, अतः इनसे मामूली क्षति होती है। दूसरी ओर मेलीग्नेन्ट ट्यूमर प्रोलिफरेटिड कोशिकाओं (Proliferated cells) का समूह है, जो नियोप्लास्टिक (Neoplastic) कोशिकाएँ कहलाती हैं। ये बहुत तेजी से बढ़ती हैं और आस-पास के सामान्य ऊतकों पर हमला करके उन्हें क्षति पहुँचाती हैं।

कैंसर के कारण (Causes of Cancer)

कैंसर के कारण निम्न प्रकार हैं

- पान एवं तम्बाकू अधिक खाने से मुख का कैंसर अधिक होता है।
- जो लोग धूम्रपान अधिक करते हैं, उनमें गले या फेफड़े का कैंसर होने की सम्भावना अधिक रहती है।
- अनेक रसायन, जिनसे कैंसर उत्पन्न होता है। **कार्सीनोजेन** (Carcinogen) कहलाते हैं; जैसे-**निकोटिन** (Nicotine), **कैफीन** (Caffeine) एवं तेल तथा कोयले के जलने से उत्पन्न **पॉलीसाइक्लिक हाइड्रोकार्बन** (Polycyclic hydrocarbon), लैड, आदि।
- इनके अतिरिक्त कुछ लिंग हॉर्मोन तथा स्टीरॉइड्स (Steroids) भी यदि अधिक मात्रा में स्रावित हो तो, वे कैंसर का कारण होते हैं।
- एक्स-रे, पराबैंगनी किरणों की अधिक मात्रा शरीर में कैंसर का कारण हैं।

कैंसर से बचने के उपाय (Preventive Measures of Cancer)

कैंसर रोग से बचाव के निम्न उपाय हैं

- वातावरण स्वच्छ होना चाहिए।
- धूम्रपान से दूर रहे।
- पान, तम्बाकू, आदि के सेवन से दूर रहें।
- शरीर में कहीं भी किसी प्रकार का ट्यूमर हो, तो तुरन्त डॉक्टर की सलाह लें।
- शरीर पर कहीं तिल या मस्से से, यदि किसी प्रकार का रिसाव हो तो, तुरन्त डॉक्टर की सलाह लें।
- अपने शरीर का स्वयं समय-समय पर परीक्षण करते रहें कि कहीं कोई ट्यूमर तो नहीं बन रही है।

कैंसर का उपचार (Treatment of Cancer)

कैंसर का उपचार निम्न प्रकार से किया जाता है

- **रेडियोथैरेपी** (Radiotherapy) **द्वारा** इस प्रकार के उपचार में रोगी के कैंसर से प्रभावित विशिष्ट अंग की कोशिकाओं को रेडियोएक्टिव किरणों से नष्ट किया जाता है। इसके लिए आधुनिक रूप से रेडियोएक्टिव कोबाल्ट का प्रयोग अधिक किया जाता है, क्योंकि उससे गामा किरणें निकलती हैं; जिनकी भेदन क्षमता X-किरणों की अपेक्षा काफी अधिक होती है।
- **कीमोथैरेपी** (Chemotherapy) **द्वारा** इसमें रासायनिक यौगिकों से उत्पन्न औषधियों द्वारा उपचार किया जाता है। कैंसर के उपचार में काम आने वाली दो प्रमुख ड्रग्स **सिसप्लाटिन** (Cisplatin) तथा **टैक्सोल** (Taxol) है।
- **शल्य चिकित्सा** (Surgery) **द्वारा** कैंसर से पीड़ित लोगों के लिए कई प्रकार की सर्जरी सहायक होती है
  - **क्यूरेटिव सर्जरी** (Curative Surgery) यह शरीर से कैंसर के ट्यूमर को हटाती है। सर्जन क्यूरेटिव सर्जरी का उपयोग करते हैं जब कैंसर ट्यूमर शरीर के एक विशिष्ट क्षेत्र में स्थानीय होता है। इस तरह के उपचार को अक्सर प्राथमिक उपचार माना जाता है।
  - **डीबलकिंग सर्जरी** (Debulking Surgery) यह शरीर के प्रभावित एक हिस्से को हटा देती है। यह उन स्थितियों में उपयोग किया जाता है, जब एक पूरे ट्यूमर को हटाने से किसी अंग या शरीर को नुकसान हो सकता

है। अन्य प्रकार के कैंसर उपचार जैसे कि कीमोथैरेपी और रेडियोथैरेपी का उपयोग डीबलकिंग के बाद किया जा सकता है।

- **क्रायोसर्जरी** (Cryosurgery) यह सर्जरी तकनीक कैंसर कोशिकाओं को मारने के लिए बहुत ठण्डे तापमान का उपयोग करती है। क्रायोसर्जरी का उपयोग सबसे अधिक बार त्वचा कैंसर या सर्वाइकल कैंसर के साथ किया जाता है। इसमें तरल नाइट्रोजन को त्वचा पर रखा जाता है या एक उपकरण, जिसे क्रायोप्रोब कहा जाता है, में रखा जाता है, इस पर निर्भर करता है, कि ट्यूमर शरीर के अन्दर है या बाहर है।
- **लेजर सर्जरी** (Laser Surgery) यह एक बहुत सटीक प्रक्रिया है जिसका उपयोग शरीर के उन क्षेत्रों के उपचार के लिए किया जा सकता है जहाँ पहुँचना मुश्किल होता है, जैसे–सर्विक्स, मलाशय, आदि।

प्राथमिक चिकित्सा (First Aid)

- आपातकालीन स्थिति में, किसी भी घायल या बीमार व्यक्ति को अस्पताल तक पहुँचाने से पहले उसकी जान बचाने के लिए हम जो कुछ भी कर सकते हैं, उसे प्राथमिक चिकित्सा कहते हैं।
- आपातकाल के समय क्या करना चाहिए, उससे ज्यादा महत्त्वपूर्ण यह जानना है कि क्या नहीं करना चाहिए? क्योंकि गलत प्राथमिक चिकित्सा से उस व्यक्ति विशेष की जान जाने का खतरा बढ़ सकता है।
- प्राथमिक चिकित्सा निम्नलिखित आपातकालीन स्थितियों में दी जा सकती है- दम घुटना (पानी में डूबने के कारण, फाँसी लगने के कारण या साँस नली में किसी बाहरी चीज का अटक जाना), हृदय गति रुकना, रुधिर बहना, शरीर में जहर का असर होना, जल जाना, हीट स्ट्रोक (अत्यधिक गर्मी के कारण शरीर में पानी की कमी), बेहोश होना, मोच आना, हड्डी टूटना और किसी जानवर के काटने पर।

प्राथमिक चिकित्सा सिद्धान्त (Principle of First Aid)

- सांस की जाँच करें और ABC नियम की पालना करें।
- अगर चोट लगी है और रुधिर बह रहा हो तो जल्द से जल्द रुधिरस्राव (Bleeding) को रोके।
- अगर घायल व्यक्ति को सदमा लगा हो, तो उसे समझाए और सांत्वना दें।
- अगर व्यक्ति बेहोश हो, तो होश में लाने की कोशिश करें।
- अगर कोई हड्डी टूट गई हो, तो उसे सीधा करें और दर्द को कम करें।
- जितना जल्दी हो सके घायल व्यक्ति को नजदीकी चिकित्सालय पहुँचाएँ।

प्राथमिक चिकित्सा के ABC (ABC of First Aid)

1. **A** (Airway) **श्वासनली की जाँच**

- श्वासनली में रुकाव खासकर बेहोश लोगों में जीभ के कारण हो सकता है। बेहोशी के बाद मुँह के माँसपेशियों के ढीला पड़ने के कारण जीभ गले के पिछले भाग में गिर जाती है जिससे श्वासनली बन्द हो जाती है।
- श्वासनली की जाँच करने के लिए सबसे पहले अपनी उँगलियों की मदद से जीभ को उसकी जगह पर खिंच लाएँ आप उसके पश्चात् यह सुनिश्चित करे कि श्वासनली में किसी भी प्रकार का रुकाव ना हो।

2. **B** (Breathing) **श्वास की जाँच**

- अपने कान को घायल व्यक्ति के मुँह के पास ले जाकर उनकी श्वास सुनें, देखें और महसूस करें।
- अगर वह सांस नहीं ले रहा हो, तो उसी समय मुँह-से-मुँह में श्वास (Mouth to mouth respiration) देना शुरू करें। इसमें घायल व्यक्ति को पीठ के बल सीधे लेटाकर उसके मुँह को खोल कर अपने मुँह से हवा भरी जाती है।

3. **C** (Circulation) **रुधिर संचार की जाँच**

- सबसे पहले व्यक्ति घायल व्यक्ति के नाड़ी की जाँच करें। इसके लिए कैरोटिड धमनी को ढूँढे।
- यह धमनी गर्दन के कोने में कान के नीचे स्थित होती है। आप अपनी अँगुलियों को यहाँ रख कर भी नाड़ी दर जाँच सकते हैं। पल्स की जाँच करने के लिए 5-10 सेकण्ड लगते हैं।
- अगर दिल की धड़कन ना चल रही हो तो बिना देरी किए मुँह-से-मुँह में श्वास के साथ CPR (Cardiopulmonary Resuscitation) शुरू करें।
- इसमें एक बार मुँह से हवा देने के बाद मरीज के दिल के ऊपर एक हाथ के ऊपर दूसरा हाथ रख कर उसे तब तक जोर-जोर से चार बार दबाएँ, जब तक घायल व्यक्ति अपने आप सांस नहीं लेना शुरू कर दे।

प्राथमिक चिकित्सा की पेटी (First Aid Kit)

प्राथमिक चिकित्सा की पेटी में निम्न चीजों का होना बहुत ही आवश्यक है

- घरेलू प्राथमिक चिकित्सा की पेटी में स्पिरिट या एल्कोहॉल, बैण्डेज, रुई, रुई के स्वब, आयोडिन लोशन, बैंडेज, कैंची, H_2O_2 (हाइड्रोजन परॉक्साइड), विलयन, आदि भी होनी चाहिए।
- चोट लगना, खून निकलना, हड्डी का टूटना या जल जाने के उपचार से सम्बन्धित सामग्री का प्राथमिक चिकित्सा पेटी में होना बहुत आवश्यक है। इसमें बहुत सारे बैण्डेज और ड्रेसिंग सामान का होना जरूरी होता है; जैसे
  - मोल स्किन (Mole skin) छाले के उपचार और रोकथाम के लिए।
  - घाव पर सीधे लगाने के लिए **ड्रेसिंग** (Dressings) की पट्टियाँ।
  - आँख के लिए स्टेराइल पैड (Sterile eye pads)
  - स्टैराइल गौज पैड (Sterile gauze pads)
  - ना चिपकने वाला टेफलोन लेयर वाला पैड।
  - गॉज रोलर बैंडेज (Gauze roller bandages) घाव को जल्द से जल्द सोखने में मद्दगार।
  - इलास्टिक बैंडेज (Elastic bandages) माँसपेशियों में खिंचाव और प्रेशर पड़ने पर ड्रेसिंग में उपयोगी।
  - जलरोधक बैंडेज (Water proof bandages)
  - त्रिकोणीय बैंडेज (Triangular bandages) जल्द-से-जल्द रुधिर बहाव को रोकने के लिए।
  - बटरफ्लाई क्लोसर स्ट्रिप्स (Butterfly closure strips) बिना साफ किए हुए घाव के लिए।
  - सैलाइन (Saline) घाव को धोने के लिए या आँखों से गन्दगी निकालने के लिए।
  - साबुन (Soap) घाव को साफ करने के लिए।
  - जले हुए घाव के लिए ड्रेसिंग (Burn dressing) ठण्डे जैल पैक।
  - कुछ सामान्य रोग लक्षणों की दवाएँ।

प्राथमिक चिकित्सा के प्रकार (Types of First Aid)

प्राथमिक चिकित्सा के निम्न प्रकार है

1. घाव या चोट लगने पर प्राथमिक चिकित्सा (First Aid for Injury and Bleeding)

- अगर घाव बहुत गहरा हो और रुधिर बहुत ज्यादा बह रहा हो या 10 मिनट के बाद भी ना रुके तो नीचे दिए हुए पदों का अनुसरण करें।
- चोट की जगह को किसी कपड़े या रुई की मदद से जोर से दबाकर रखें जिससे रुधिरस्राव बन्द हो जाए।
- चोट या घाव को साबुन या गुनगुने पानी से धोए। कटे और खुले हुए घाव में हाइड्रोजन परॉक्साइड ना डालें।
- चोट पर एन्टीबायोटिक मरहम लगाएँ और बैंडेज बाँध दे।
- आगे की चिकित्सा के लिए घायल व्यक्ति को नजदीकी चिकित्सालय या अस्पताल ले जाए।

2. हड्डी टूटने पर प्राथमिक चिकित्सा (First Aid for Fracture)

हड्डी कई कारणों से टूट सकती है, जैसे किसी खेल के समय या किसी दुर्घटना के कारण। कभी-कभी हड्डी टूटना जानलेवा भी हो सकता है।

हड्डी के टूटने के लक्षण

- चोट की जगह को छूने और हिलाने पर अगर दर्द होना।
- चोट की जगह पर सूजन होना, सुन्न हो जाना या नीला पड़ जाना।
- चलने में पैर काम ना दे रहा हो इसी प्रकार जब कन्धे और पैर के जोड़ों में चोट लगी हो तो दर्द होना या इन अस्थियों को न मोड पाना।

हड्डी टूटने पर प्राथमिक चिकित्सा के पद

- अगर आदमी बेहोश हो तो सबसे पहले ABC नियम का अनुसरण करें।
- अगर कहीं रुधिर निकल रहा हो तो पहले रुधिरस्राव को बन्द करने की कोशिश करें।
- अगर आपको कोई हड्डी टूटी दिख गई है तो पहले उस हड्डी को सीधा कर नीचे एक गत्ते या लकड़ी का तख्ता रखकर मजबूती से बैंडेज बाँध दें।
- चोट की जगह पर प्लास्टिक बैग में बर्फ रखकर दबाएँ।
- जल्दी-से-जल्दी मरीज को अस्पताल पहुँचाएँ।

3. बिजली का झटका लगने पर प्राथमिक चिकित्सा (First Aid for Electric Shock)

- बिजली का झटका कई बार इतना खतरनाक हो सकता है, कि इसमे अन्दरूनी शरीर भी जल सकता है एवं जान भी जा सकती है।

बिजली का झटका लगने के लक्षण

- अत्यधिक शरीर का जलना
- सांस लेने में मुश्किल
- माँसपेशियों में दर्द
- ट्रोमा में पड़ना
- हृदयाघात
- बेहोश हो जाना

बिजली का झटका लगने पर प्राथमिक चिकित्सा के पद

- सबसे पहले बिजली के स्रोत को बन्द करें। अगर ना हो सके तो किसी सूखी लकड़ी, प्लास्टिक या कार्ड बोर्ड से बिजली के स्त्रोत को घायल व्यक्ति से दूर कर दें।
- अगर आदमी होश में ना हो तो ABC नियम का अनुसरण करें।
- चोट लगे हुए स्थान पर बैंडेज लगाएँ और जले हुए स्थानों को साफ कपड़े से ढक दे।
- जल्दी-से-जल्दी मरीज को नजदीकी अस्पताल पहुँचाएँ।

4. जल जाने पर प्राथमिक चिकित्सा (First Aid for Burn)

- कई प्रकार से जल सकते हैं; जैसे-गर्मी, आग, विकिरण, सूर्य की किरणों, रासायनिक पदार्थ, गर्म पानी, आदि।

1° बर्न होने पर प्राथमिक चिकित्सा (First Aid for First Degree Burns)

- जले हुए जगह को 5 मिनट तक पानी में डूबा कर ठण्डा कीजिए। इसमें सूजन और जलन कम हो जाएगा।
- एलोवेरा क्रीम या एन्टीबायोटिक क्रीम लगाएँ।
- क्षतिग्रस्त भाग पर हल्के से बैंडेज बाँधे।

2° बर्न होने पर प्राथमिक चिकित्सा (First Aid for Second Degree Burns)

- जले हुए जगह को 15 मिनट के लिए पानी में डूबा कर ठण्डा कीजिए, जिससे जलन और सूजन कम हो सके।
- क्षतिग्रस्त भाग पर एन्टीबायोटिक क्रीम लगाएँ।
- क्षतिग्रस्त भाग पर प्रतिदिन नया ड्रेसिंग करें।
- डॉक्टर की सलाह के अनुसार, दर्द कम करने वाली दवाईयाँ और एन्टीबायोटिक रोगी को प्रदान करे।

3° बर्न होने पर प्राथमिक चिकित्सा (First Aid for Third Degree Burns)

- थर्ड डिग्री बर्न में जितनी जल्दी हो सके मरीज को हॉस्पिटल ले जाएँ।
- उनके शरीर या कपड़ों को ना छुए क्योंकि वे घाव में चिपक सकते हैं।
- घाव में पानी एवं किसी भी प्रकार का ऑइण्टमेण्ट ना लगाएँ।

5. साँप काटने पर प्राथमिक चिकित्सा (First Aid For Snake Bite)

- बहुत सारे साँप जहरीले नहीं होते हैं एवं उनके काटने पर घाव को साफ करने और दवाई लगाने से घाव ठीक हो जाती है। लेकिन विषैले साँप के काटने पर जल्द-से-जल्द प्राथमिक चिकित्सा की आवश्यकता होती है।
- जहरीले साँप के काटने से त्वचा पर सर्प दंश (Snake bite) के दो लाल बिन्दु जैसे निशान बन जाते हैं।
- जहरीले साँप के काटने पर लक्षण साँप की प्रजाति के अनुसार होता है। कोबरा या क्रेट प्रजाति के साँप के काटने पर न्यूरोलॉजिकल या तन्त्रिका सम्बन्धी लक्षण दिखते हैं, जबकि वाइपर के काटने पर रुधिर वाहिकाएँ नष्ट हो जाती है।
- साँप के काटने पर इलाज के लिए सही प्रतिविष या साँप के सीरम (ASV) को चुनने के लिए साँप की पहचान करना बहुत आवश्यक होता है।

साँप काटने पर लक्षण

- साँप के काटने का निशान
- प्रभावित स्थल पर दर्द या सुन्न हो जाना
- प्रभावित स्थल का लाल पड़ जाना
- काटे हुए स्थान का गर्म लगना और सूजन आना
- साँप के काटे हुए निशान के पास के ग्रन्थियों में सूजन

- आँखों में धुँधलापन
- सांस लेने और बात करने में मुश्किल होना
- मुँह से लार या झाग निकलना
- बेहोश होना या कोमा में चले जाना

साँप के काटने पर प्राथमिक चिकित्सा के पद

- पीड़ित को आराम दे एवं प्रभावित स्थल के ऊपर एवं नीचे धागे, रस्सी या कपड़े से प्रभावित अंग को कसकर बाँध दें।
- पीड़ित को शान्त रखे और आश्वासन दें।
- साँप के काटे हुए स्थान को हमेशा हृदय से नीचें रखे।
- काटे हुए स्थान और उसके आस-पास बर्फ पैक लगाएँ, ताकि इससे जहर (Venom) का फैलना कम हो जाए।
- पेशेंट को सोने/बेहोश ना होने दें और हर पल नजर रखें।
- होश ना आने पर ABC नियम अपनाएँ।
- जितना जल्दी हो सके मरीज को अस्पताल पहुँचाएँ।

6. कुत्ते के काटने पर प्राथमिक चिकित्सा (First Aid for Dog Bite)

- एक कुत्ते के मुँह के अन्दर 60 से भी ज्यादा अलग-अलग प्रकार के बैक्टीरिया और वायरस होते हैं, जिनमें से कुछ बहुत ही खतरनाक होते हैं; जैसे-रेबीज (Rabies) रोग का वायरस।
- किसी भी आदमी को बिल्ली, बन्दर, घोड़े, आदि के काटने पर भी रेबीज संक्रमण होने का खतरा होता है।

कुत्ते के काटने पर प्राथमिक चिकित्सा के पद

- घाव को तुरन्त अच्छे से साबुन और बहते हुए पानी से 5-10 मिनट तक धोएँ।
- धोते समय ज्यादा ना रगड़े।
- थोड़ा-सा रुधिर बहने दे, इससे संक्रमण कम हो जाता है।
- तुरन्त अस्पताल जाकर एण्टी-रेबीज टीका लगवाएँ।

आपदा नर्सिंग (Disaster Nursing)

- आपदा शब्द की उत्पत्ति फ्रेंच भाषा के शब्द 'डिजास्टर' (Disaster) से हुई है जिसका अर्थ है 'बुरा क्षेत्र'। ग्रीक लोग आपदा तारे के विनाश को कहते हैं।
- इसमें एक निश्चित भौगोलिक क्षेत्र में सम्पति तथा आजीविका की हानि होती है जिसका अन्त संवेदना तथा कष्ट से होता है; उदाहरण-भूकम्प, बाढ़, सूखा, भू-स्खलन, आग, युद्ध आतंकवाद, पर्यावरण संकट, आदि।
- विकासशील देशों में आपदा से होने वाली मृत्यु दर 15% अधिक है।

आपदाओं का वर्गीकरण (Classification of Disaster)

आपदाओं को दो भागों में बाँटा गया है

1. मानवीय आपदाएँ (Man-made Disaster)

मानवीय कार्यों के कारण अत्पन्न आपदा मानव की लापरवाही, भूल या व्यवस्था की असफलता से उपजती है। मानव निर्मित आपदा को तकनीकी आपदा भी कहते हैं; जैसे–रेल दुर्घटना, महामारी, जहरीली गैस का फैलना, आतंकवादी आक्रमण, धार्मिक दंगे एवं आगजनी

2. प्राकृतिक आपदाएँ (Natural Disasters)

प्राकृतिक आपदा प्रकृति जनित होती है जैसे–

- अतिवृष्टि (बाढ़), चक्रवात, ज्वालामुखी फटना, भूकम्प, अकाल (अनावृष्टि), जगल में आग, अत्यधिक बर्फबारी, पहाड़ी चट्टानों का खिसकना एवं बिजली गिरना।

आपदा का प्रबन्धन (Disaster Management)

- आपदा प्रबन्धन एवं आपातकालीन प्रबन्धन का अर्थ आपदा से होने वाले नुकसान में कमी लाना है

आपदा प्रबन्धन

- आपदा से पहले → रोकथाम
- आपदा के बाद → रिहैबिलीटेशन प्रक्रिया

आपदा प्रबन्धन हेतु तैयारी

इसमें, वे सभी योजना तथा कार्य सम्मिलित है, जो आपदा प्रबन्धन हेतु बनाई जाती है।

- बचाव हेतु योजना बनाना
- देखभाल हेतु योजना बनाना
- संसाधन एकत्र करना
- व्यक्तियों को प्रशिक्षण देना
- आपातकालीन चिकित्सा व्यवस्था स्थापित करना
- आपातकालीन उपकरणों की जाँच करना
- प्रभावशाली संचार तन्त्र की व्यवस्था करना।

आपदा प्रबन्धन में नर्स की भूमिका

(Role of Nurse in Disaster Management)

- एक नर्स को आपदा प्रबन्धन हेतु व्यवसायिक एवं व्यक्तिगत रूप से तैयार करना चाहिए।
- नर्स को आपदा प्रबन्धन का प्रशिक्षण प्राप्त करना चाहिए एवं आपातकालीन स्थिति में निम्न कार्य करने चाहिए।
- बचाव के उपाय को खोजना
- आपदा प्रबन्धन को मॉक ड्रिल अभ्यास करना।
- आपदा प्रबन्धन हेतु सामग्री एवं मानवीय संसाधन दोनों को तैयार रखना।
- आपदा के दौरान भोजन, पानी, कपड़े, आदि की व्यवस्था करवाना।
- औषधि का वितरण करना।
- प्राथमिक उपचार पेटी तथा आपातकालीन दवाएँ तैयार रखना।
- नर्स को सभी स्वास्थ्य देखभाल से सम्बन्धित वस्तुए; जैसे-ऑक्सीजन सप्लाई उपकरण, ब्लड प्रेशर उपकरण, ड्रेसिंग, स्ट्रेक्चर, आदि की उचित व्यवस्था रखना चाहिए।
- आपदा के समय आवश्यक वस्तुओं की सप्लाई चेन बनाए रखना चाहिए।

प्रैक्टिस सैशन

टॉपिकल प्रैक्टिस

दर्द एवं घाव

1. **दर्द का आंकलन करने के लिए कौन-सा स्केल उपयोग में लाया जाता है?**
(a) दर्द रेटिंग स्केल (b) चेहरा रेटिंग स्केल
(c) विजुअल एनालॉग स्केल (d) ये सभी

2. **दर्द रेटिंग स्केल में, रेटिंग होती है।**
(a) 0-5 (b) 0-10
(c) 0-15 (d) 0-20

3. **घाव के बारे में प्राथमिक उद्देश्य** (Primary intention) **है**
(a) यह स्वस्थ घाव में देखा जाता है
(b) एपीथीलियल स्तर की क्षति
(c) कम से कम ग्रेन्यूलेशन ऊतक बनना
(d) उपरोक्त सभी

4. **घाव भरने का द्वितीयक उद्देश्य** (Secondary intention) **के लिए सही है**
(a) व्यापक ऊतक की क्षति देखी जाती है
(b) घाव संकुचित हो सकता है
(c) एब्डेन्ट ग्रेन्यूलेशन ऊतक और स्केरिंग देखी जाती है
(d) उपरोक्त सभी

5. **घाव भरने** (Wound healing) **की बाधा है**
(a) संक्रमण और सेप्सिस
(b) हाइपरट्रोफिड स्कोर और केलॉयड बनना
(c) ऐंठन
(d) उपरोक्त सभी

6. **त्वचा के घाव को बन्द करने का टाँके का अन्य विकल्प है**
(a) ग्लू (b) स्टेपल (c) ड्रेसिंग (d) एक्टीकोट

7. **घाव भरने** (Healing of laceration) **को बढ़ावा मिलता है**
(a) एन्टीबायोटिक्स से
(b) रोज ड्रेसिंग से
(c) दबाव ड्रेसिंग और ROM से
(d) दबाव ड्रेसिंग और सूखी ठण्डी पट्टी से

सर्जरी

8. **ऐसी सर्जरी जिसे कुछ समय के लिए टाला जा सकता है एवं इसके कारण कोई विपरीत प्रभाव नहीं होता है, ऐसी सर्जरी को कहते हैं।**
(a) आपातकालीन सर्जरी (b) डायग्नोस्टिक सर्जरी
(c) अति आवश्यक सर्जरी (d) वैकल्पिक सर्जरी

9. **स्तन कैंसर के उपचार के लिए सिलिकॉन लगाना किस प्रकार की सर्जरी का उदाहरण है?**
(a) डायग्नोस्टिक सर्जरी (b) एब्लेटिव सर्जरी
(c) पेलीएटीव सर्जरी (d) पुनर्निर्माण सर्जरी

10. **किसी व्यक्ति से अंग लेकर अन्य में लगाना किस प्रकार की सर्जरी का उदाहरण है?**
(a) पेलीएटीव सर्जरी (b) प्रत्यारोपण सर्जरी
(c) एब्लेटिव सर्जरी (d) कान्सट्रक्टिव सर्जरी

11. **जन्मजात विकारो को ठीक करने के लिए की गई सर्जरी का उदाहरण है।**
(a) कान्सट्रक्टिव सर्जरी
(b) पेलीएटीव सर्जरी
(c) ट्रान्सप्लान्टेशन सर्जरी
(d) एब्लेटिव सर्जरी

12. **किसी रोग की तीव्रता को कम करने के लिए की गई सर्जरी (जैसे-कोलोस्टॉमी) उदाहरण है**
(a) डायग्नोस्टिक सर्जरी
(b) पेलीएटीव सर्जरी
(c) ट्रान्सप्लान्टेशन सर्जरी
(d) एबलेटिव सर्जरी

शॉक

13. **शॉक के लक्षण हैं**
(a) हाइपरटेंशन तथा ट्रेकीकार्डिया
(b) हाइपोटेंशन तथा ट्रेकीकार्डिया
(c) हाइपोटेंशन तथा ब्रैडीकार्डिया
(d) हाइपरटेंशन तथा ब्रैडीकार्डिया

14. **रुधिरस्राव तथा जलने पर कौन-सा शॉक हो सकता है?**
(a) कार्डियोजेनिक शॉक (b) हाइपोवोलेमिक शॉक
(c) न्यूरोजेनिक शॉक (d) सेप्टिक शॉक

15. **मायोकार्डियल इनफ्राक्शन तथा डिसरद्मिया के दौरान उत्पन्न शॉक है**
(a) कार्डियोजेनिक शॉक (b) हाइपोकेलेमिक शॉक
(c) न्यूरोजेनिक शॉक (d) सेप्टिक शॉक

16. **स्पाइनल कॉर्ड इन्जरी के दौरान होने वाले शॉक को कहते हैं**
(a) कार्डियोजेनिक शॉक (b) हाइपोवोलेमिक शॉक
(c) न्यूरोजेनिक शॉक (d) सेप्टिक शॉक

17. **कार्डियोजेनिक शॉक की पहचान के लिए सबसे अधिक सूचनात्मक माप है**
(a) कार्डियक इन्डेक्स (b) पल्मोनरी आर्टरी प्रेशर
(c) सेन्ट्रल विनस प्रेशर (d) आर्टरीयल रुधिर चाप

18. **कौन-सा शॉक का संकेत नहीं है?**
(a) नाड़ी का कमजोर और तेजी से चलना
(b) शीत व नम त्वचा
(c) तेज और उथली श्वास
(d) भूख लगना

19. **हाइपोवोलेमिक शॉक का कारण है**
(a) रुधिर की कमी (b) मस्तिष्क की हड्डी में चोट
(c) अतिसंवेदनशील (d) हृदय गति करना

20. **हाइपोवोलेमिक शॉक** (Hypovolemic shock) **में इमरजेन्सी उपचार में सम्मिलित है**
(a) दर्द से आराम देना
(b) वेसोडायलेटर देना
(c) IV द्रव और रुधिर अवयव देना
(d) एन्टीबायोटिक्स देना

पाचन तन्त्र सम्बन्धी बीमारियाँ

21. **लार** (Salivary) **ग्रन्थि का सूजन** (Inflammation) **है**
(a) सालपीनजाइटिस (Salpingitis)
(b) सियालडेनाइटिस (Sialadenitis)
(c) ऑफरीटिस (Oopheritis)
(d) राइनाइटिस (Rhinitis)

22. **मुख गुहा** (Buccal cavity) **की सूजन** (Inflammation) **है**
(a) स्टोमेटाइटिस (Stomatitis) (b) गैस्ट्राइटिस (Gastritis)
(c) ग्लोसाइटिस (Glossitis) (d) जिन्जीवाइटिस (Gingivitis)

23. **जीभ की सूजन** (Inflammation) **है**
(a) स्टोमेटाइटिस (Stomatitis) (b) गैस्ट्राइटिस (Gastritis)
(c) ग्लोसीटिया (Glossitis) (d) जिन्जीवाइटिस (Gingivitis)

24. **मसूड़ों की सूजन** (Inflammation) **हैं**
(a) स्टोमेटाइटिस (Stomatitis) (b) गैस्ट्राइटिस (Gastritis)
(c) ग्लोसीटिया (Glossitis) (d) जिन्जीवाइटिस (Gingivitis)

25. **पैरोटाइटिस** (Parotitis) **सूजन** (Inflammation) **है**
(a) आमाशय का (b) लार ग्रन्थियों का
(c) छोटी आँत का (d) बड़ी आँत का

26. **हिपेटाइटिस सूजन** (Inflammation) **है**
(a) पिताशय का (b) प्लीहा का
(c) यकृत का (d) अग्न्याशय का

27. **पेट में सूजन** (Inflammation of stomach) **कहलाती है।**
(a) स्टोमेटाइटिस (Stomatitis) (b) गैस्ट्राइटिस (Gastritis)
(c) ग्लोसाटिया (Glossitis) (d) जिन्जीवाइटिस (Gingivitis)

28. **गैस्ट्रिक अल्सर का कारण है**
(a) पित्त अम्ल रिफ्लक्स (Bile acid reflux)
(b) अतिअम्लता (Hyperacidity)
(c) श्लेष्म प्रतिरोधकता का घटना (Decreased mucosal resistance)
(d) रिकरन्ट ट्रोमा (Recurrent trauma)

29. **कौन-से समूह की दवाइयाँ गैस्ट्रिक एसिड स्रावण को कम करती है?**
(a) एन्टीबायोटिक
(b) एन्टीएमेटिक (Antiemetics)
(c) H_2 ग्राही प्रतिरोधी (Receptor antagonist)
(d) उपरोक्त सभी

30. **गैस्ट्राइटिस के उपचार में कौन-सी दवाएँ काम में नहीं ली जाती है?**
(a) क्लेरीथ्रोमाइसिन (Clarithromycin)
(b) ब्रोंकोडाइलेटर्स (Bronchodilators)
(c) एन्टासिड (Antacid)
(d) ओमेप्राजोल (Omeprazole)

31. **ड्यूडोनल अल्सर के निम्नलिखित में से नैदानिक लक्षण** (Clinical manifestation) **है**
(a) हिमेटोमेसिस (Hematomasis) उपस्थित
(b) खाना खाने के 1-2 घंटे में दर्द होना
(c) मरीज कुपोषित होता है
(d) खाने से दर्द में आराम होना

32. **गैस्ट्रिक अल्सर का सबसे सामान्य कारण है**
(a) एल्कोहॉल का सेवन (b) *है. पायलोरी* का संक्रमण
(c) चाय और कॉफी का सेवन (d) धूम्रपान

33. **पेप्टिक अल्सर का अर्थ होता है**
(a) आमाशय में अल्सर (b) ग्रहणी (ड्योडिनम) में अल्सर
(c) कोलन में अल्सर (d) दोनों (a) और (b)

34. **निम्न में से गैस्ट्रिक अल्सर का लक्षण नहीं है**
(a) आमाशय में अल्सर बनना
(b) मरीज सामान्यतया कुपोषित (Malnourished) होता है
(c) भोजन के कारण दर्द होता है
(d) भोजन से दर्द दूर हो जाता है

35. **गैस्ट्रिक म्यूकोसा का संक्रमण कहलाता है**
(a) इसोफेगिटिस (Oesophagitis) (b) गैस्ट्रिटिस (Gastritis)
(c) स्टोमैटिटिस (Stomatitis) (d) म्यूकोसाइटिस (Mucositis)

36. **गैस्ट्राइटिस का कारण है**
(a) भोजन विषाक्तता (Food poisoning)
(b) एल्कोहॉल का सेवन (Alcoholism)
(c) चाय एवं कॉफी का अधिक सेवन
(d) उपरोक्त सभी

37. **गैस्ट्रिक अल्सर में दर्द का लक्षण** (Characteristic of pain) **है**
(a) भोजन के कारण दर्द होता है
(b) भोजन दर्द को कम कर देता है
(c) उल्टी दर्द को कम देती है
(d) भोजन के कारण दर्द होता है तथा उल्टी इसे कम कर देती है

38. **पेप्टिक अल्सर के चिकित्सकीय प्रबन्धन** (Medical management) **का निम्न में से कौन-सा लक्ष्य नहीं हैं?**
(a) *है. पायलोरी* संक्रमण का उपचार करना
(b) हाइड्रोक्लोरिक अम्ल को उदासीन करना
(c) आमाशय को आराम प्रदान करना
(d) गैस्ट्रिक अम्ल के स्रावण को रोकना

1. (d)	2. (b)	3. (d)	4. (d)	5. (d)	6. (b)	7. (d)	8. (d)	9. (d)	10. (b)
11. (a)	12. (b)	13. (b)	14. (b)	15. (a)	16. (c)	17. (a)	18. (d)	19. (a)	20. (c)
21. (b)	22. (a)	23. (c)	24. (d)	25. (b)	26. (c)	27. (b)	28. (c)	29. (c)	30. (b)
31. (d)	32. (b)	33. (d)	34. (d)	35. (b)	36. (d)	37. (d)	38. (c)		

39. एक्यूट गैस्ट्राइटिस मरीज में कौन-सी दवा मना (Constraindicate) **है?**
(a) नेप्रोक्सन सोडियम (Naproxen sodium)
(b) कैल्शियम कार्बोनेट (Calcium carbonate)
(c) एजिथ्रोमायसिन (Azithromycin)
(d) फुरोसेमाइड (Furosemide)

40. पेप्टिक अल्सर के लिए सर्वोत्तम नैदानिक परीक्षण (Best diagnostic test) **है**
(a) बेरियम आहार परीक्षण (Barium meal study)
(b) अल्ट्रासोनोग्राफी (Ultrasonography, USG)
(c) X-रे परीक्षण
(d) एण्डोस्कोपी (Endoscopy)

41. गैस्ट्रिक अम्ल स्राव अवस्था (Gastric acid secretion phase) **में सम्मिलित है**
(a) सिफेलिक अवस्था (b) गैस्ट्रिक अवस्था
(c) आन्त्रेतर अवस्था (d) ये सभी

42. गैस्ट्रिक स्राव में सम्मिलित अवयव है
(a) HCl (b) पेप्सीनोजन
(c) म्यूकस (d) ये सभी

43. निम्न में से किस बीमारी में सीरम एमाइलेज (Serum amylase) **का स्तर** (Level) **नहीं बढ़ता है?**
(a) पैंक्रिएटाइटिस (Pancreatitis)
(b) आँतीय अवरोध (Intestinal obstruction)
(c) पेप्टिक अल्सर (Peptic ulcer)
(d) परफोरेटेड पेप्टिक अल्सर (Perforated peptic ulcer)

44. गैस्ट्राइटिस के कारण है
(a) *है. पायलोरी* संक्रमण
(b) NSAIDs का ज्यादा उपयोग
(c) शराब और धूम्रपान
(d) उपरोक्त सभी

45. पेट के HCl के उत्पादन कम (Production decrease) **होना कहलाता है**
(a) एक्लोरीहायड्रिया (Achlorhydria)
(b) हाइपोक्लोरीहायड्रिया (Hypochlorhydria)
(c) इन्सोमनिया (Insomnia)
(d) एनाप्लेसिया (Anaplasia)

46. पेट में HCl के उत्पादन की प्रक्रिया की अनुपस्थित (Absence of production) **कहलाती है**
(a) एक्लोरीहायड्रिया (Achlorhydria)
(b) हाइपोक्लोरीहायड्रिया (Hypochlorhydria)
(c) इन्सोमनिया (Insomnia)
(d) एनाप्लेसिया (Anaplasia)

47. गैस्ट्रिक एस्पिरेशन (Aspiration) **से होता है**
(a) पानी और इलेक्ट्रोलाइट्स में असंतुलन
(b) बाइकार्बोनेट असंतुलन
(c) प्रोटीन और वसा में असंतुलन
(d) सूक्ष्म पोषक तत्वों की कमी

48. आँत में गैस्ट्रिक अम्ल उदासीन (Neutralised) **की प्रक्रिया किसके द्वारा की जाती है?**
(a) पेप्सीनोजन (Pepsinogen)
(b) बाइकार्बोनेट (Bicarbonate)
(c) इरीथ्रोपोइटीन (Erythropoietin)
(d) कैल्शियम कार्बोनेट (Calcium carbonate)

49. पेप्टिक अल्सर (Peptic ulcer) **के खतरे कारक है**
(a) NSAIDs लेना (b) धूम्रपान
(c) खराब पेय पदार्थों के पीने से (d) ये सभी

50. निम्नलिखित में से पेप्टिक अल्सर (Peptic ulcer) **के लिए सही है**
(a) पेप्टिक अल्सर मुख्यतया छोटी आँत के प्रथम भाग ड्यूडीनम एवं फिर आमाशय में होता है
(b) यह ग्राम निगेटिव बेक्टीरिया *हेलिकोबैक्टर पायलोरी* के कारण होता है
(c) आहार पदार्थ जैसे-कॉफी, कोला, कैफीन पेय, गर्म दूध और क्रीम नहीं लेना चाहिए
(d) उपरोक्त सभी

51. पेप्टिक अल्सर में बड़ा मुख्य कारक जीव है
(a) *एस्चेरिचिया कोलाई (Escherichia coli)*
(b) *स्ट्रेप्टोकोकाई (Streptococci)*
(c) *स्टेफाइलोकोकाई (Staphylococci)*
(d) *हेलिकोबैक्टर पायलोरी (Helicobacter pylori)*

52. पेप्टिक अल्सर (Peptic ulcer) **से सबसे अधिक सामान्य रूप से प्रभावी स्थल है**
(a) ग्रहणी का पहला भाग (Ist part of duodenum)
(b) ग्रहणी का दूसरा भाग (IInd part of duodenum)
(c) पायलोरस आमाशय (Pylorus of the stomach)
(d) गैस्ट्रोइसोफेगल जंक्शन (Gastro-oesophageal junction)

53. आमाशयी अवयवों (Gastric contents) **को बाहर निकालने के लिए रायली नलिका** (Ryle's tube) **को प्रवेशित** (Insert) **करना चाहिए**
(a) 100 सेमी तक (b) 50 सेमी तक
(c) 120 सेमी तक (d) 150 सेमी तक

54. गैस्ट्रिक अल्सर का कारण है
(a) धूम्रपान एवं दवाइयाँ
(b) लम्बे समय तक रहने वाला गैस्ट्राइटिस
(c) *हेलिकोबैक्टर पायलोरी* संक्रमण
(d) उपरोक्त सभी

55. निम्न में से कौन-सा गैस्ट्रिक अल्सर का लक्षण नहीं है?
(a) रात को दर्द नहीं (b) उल्टी नहीं होना
(c) हिमेटेमेसिस (d) वजन में कमी

56. ओमेप्राजोल, क्लेरीथ्रोमायसीन (Clarithromycin) **और मेट्रोनिडाजोल का मिश्रण का किसका चुनिंदा उपचार** (Treatment of choice) **है?**
(a) आहारीय विषाक्तता का
(b) इरीटेबल बोउल सिन्ड्रोम
(c) *हेलीकोबैक्टर पायलोरी* संक्रमण
(d) सिलिएक (Celiac) बीमारी

57. इसोफेगोटॉमी मरीज को ऑपरेशन के बाद खाना देना शुरु करने के बाद में दर्द, बुखार और सांस लेने में परेशानी बढ़ने लगती है। ये क्या इंगित (Suggest) करता है?
(a) खाना हजम नहीं हुआ है
(b) मीडिया स्टर्नम में एनस्टोमोसिस रिसाव है
(c) गैस्ट्राइटिस
(d) GERD

58. गैस्ट्रोस्टॉमी के बाद विटामिन सप्लीमेन्टेशन की आवश्यकता होती है
(a) विटामिन- B_{12} (b) विटामिन- A (c) विटामिन- D (d) विटामिन- E

59. निम्न में से कौन-सा पेप्टिक अल्सर का सर्जिकल प्रबन्धन (Surgical management) नहीं है?
(a) वैगोटोमी (Vagotomy)
(b) गैस्ट्रोएन्टरोस्टोमी (Gastroenterostomy)
(c) ट्रेकिओटोमी (Tracheotomy)
(d) गैस्ट्रेक्टोमी (Gastrectomy)

60. पेप्टिक अल्सर की सामान्य जटिलता (Common complication) है
(a) रुधिरस्राव (Haemorrhage)
(b) आघात (Shock)
(c) परफोरेशन (Perforation)
(d) उपरोक्त सभी

61. जोलिंजर एलिसन सिन्ड्रोम (Zollinger ellison syndrome) का लक्षण है
(a) गैस्ट्रिक अम्ल का स्रावण कम हो जाता है
(b) पैंक्रियाटिक कोशिकाओं द्वारा गैस्ट्रिन का असामान्य स्रावण
(c) पैंक्रियाटिक रस के स्रावण में अवरोध (Blockage) का बनना
(d) अपर्याप्त आंत्रीय रस का स्रावण

62. एन्ट्रेक्टोमी (Antrectomy) का अर्थ है
(a) सम्पूर्ण आमाशय को बाहर निकालना
(b) आमाशय तथा आँत को बाहर निकालना
(c) आमाशय के अम्ल स्रावित करने वाले भाग (एन्ट्रेरम) को हटाना
(d) आमाशय में कृत्रिम चीरा लगाना

63. गैस्ट्रेक्टोमी (Gastrectomy) का अर्थ है
(a) आमाशय को आंशिक या पूर्ण रूप से हटाना (Partial or complete removal of stomach)
(b) आमाशय से गैस्ट्रीक फ्लूड को बाहर निकालना
(c) ड्योडिनम को हटाना
(d) आमाशय के एक भाग को हटाना

64. गैस्ट्रिक अल्सर का सम्भावित खतरे का कारक (Risk factor) है
(a) अचार युक्त भोजन (Pickled food)
(b) पर्नीशियस एनीमिया (Pernicious anaemia)
(c) धुम्रीकृत मछली एवं मांस खाना (Eating smoked fish and meat)
(d) उपरोक्त सभी

65. कौन-सी सर्जरी डम्पिंग सिन्ड्रोम के लिए जिम्मेदार होती है?
(a) एपीडीयोटॉमी (b) गैस्ट्रोटॉमी
(c) कोलीस्टीयोटॉमी (d) स्मीगडोटॉमी

66. पेप्टिक अल्सर की सामान्यतया साइट है
(a) Ist भाग ड्यूडेनम (b) IIrd ड्यूडेनम का भाग
(c) पाइलेरिस ऑफ स्टोमक (d) गेस्ट्रोइसोफंगल जंक्शन

67. गैस्ट्रेकटोमी के बाद मरीज को कौन-सी स्थिति (Best position) देते हैं?
(a) लेटरल (b) लोअर फाउलर्स
(c) सुपाइन (d) प्रोन

68. निम्न में से किस स्थिति में मेटाबोलिक एल्केलोसिस हो जाता है?
(a) स्टेरॉइड थैरेपी (Steroid therapy)
(b) रीनल फेल्यर (Renal failure)
(c) सेप्टिसेमिया (Septicemia)
(d) इन्टेस्टाइनल ऑब्स्ट्रेक्शन (Intestinal obstruction)

69. अत्यधिक उल्टी (Excessive vomiting) के कारण होने वाले मेटाबॉलिक परिवर्तन (Metabolic change) हैं
(a) मेटाबॉलिक एसिडोसिस (Metabolic acidosis)
(b) हाइपरक्लोरेमिया एवं हाइपरकैलेमिया (Hyperchloremia and hyperkalemia)
(c) मेटाबॉलिक एल्कैलोसिस एवं हाइपरकैलेमिया (Metabolic alkalosis and hypokalemia)
(d) हाइपोक्लोरेमिया एवं मेटाबॉलिक एसिडोसिस (Hypochloremia and metabolic acidosis)

70. एनोरेक्सिया (Anorexia) का अर्थ है
(a) भूख न लगना (loss of appetite)
(b) निगलने में कठिनाई (Difficult to swallow)
(c) भूख बढ़ जाना (Increased appetite)
(d) असामान्य भूख (Abnormal appetitie)

71. वह स्थिति, जिसमें (गैस्ट्रोइन्टेस्टाइनल) मार्ग में गैस (Gas) उपस्थित होती है, कहलाती है
(a) डिस्टेंशन (Distension) (b) रिटेन्शन (Retention)
(c) मेटोरिज्म (Meteorism) (d) कब्ज (Constipation)

72. सामान्यतया आँत में अवरोध (Intestinal obstruction) आँत के कौन-से भाग में उत्पन्न होता है?
(a) ड्योडिनम (Duodenum) (b) इलियम (Ileum)
(c) जेजुनम (Jejunum) (d) सीकम (Caecum)

73. मलाशय की आवाज (Bowel sound) की अनुपस्थिति और पेट के फुलाव (Abdominal distension) के बाद पेट की सर्जरी का संकेत है
(a) रुधिरस्राव (Hemorrhage)
(b) पेरालाइटिक इलियस (Paralytic ileus)
(c) इंटुससेप्शन (Intussusception)
(d) फूलना (Flatulence)

39. (a)	40. (d)	41. (d)	42. (d)	43. (c)	44. (d)	45. (b)	46. (b)	47. (d)	48. (b)
49. (d)	50. (d)	51. (d)	52. (a)	53. (b)	54. (d)	55. (b)	56. (c)	57. (b)	58. (a)
59. (c)	60. (d)	61. (b)	62. (c)	63. (a)	64. (d)	65. (b)	66. (a)	67. (b)	68. (d)
69. (c)	70. (a)	71. (c)	72. (b)	73. (b)					

74. **गैस्ट्रोइन्टेस्टाइनल परफोरेशन** (Perforation) **में नर्स को शंका करने की जरुरत** (Need to suspect) **है**

(a) पैरालाइटिक इलियस (Paralytic ileus)
(b) मैकबर्नी का बिन्दु दर्द (Mcburney's point pain)
(c) अचानक एवं गम्भीर उदरीय दर्द (Sudden and severe abdominal pain)
(d) दस्त (Diarrhea)

75. **यदि एक मरीज को कोलोस्टॉमी जलन** (Colostomy irrigation) **के दौरान उदरीय ऐंठन युक्त दर्द** (Abdominal cramps) **की शिकायत है। नर्स को चाहिए**

(a) जलन (Irrigation) को रोक देना चाहिए
(b) फ्लूड कंटेनर को नीचा कर देना चाहिए।
(c) कुछ मिनट के लिए कैथेटर (Catheter) को क्लैम्प (Clamp) कर देना चाहिए
(d) उपरोक्त में से कोई नहीं

76. **एक व्यक्ति, जिसको कोलोस्टोमी** (Colostomy) **हुई है, उसे किस प्रकार का आहार लेना चाहिए?**

(a) उच्च कार्बोहाइड्रेट युक्त (High in carbohydrates)
(b) उच्च प्रोटीन युक्त (Rich in protein)
(c) निम्न रेशे युक्त (Low in fibre content)
(d) सामान्य संतुलित आहार

77. **कोलोस्टॉमी वाले मरीज को खाने की सलाह देते हैं**

(a) संतुलित आहार लें ताकि आँतों में झुंझलाहट ना हो
(b) ऑपरेशन से पहले चिकित्सकीय निर्देशो के अनुसार, लेकिन बाद में वो आहार नहीं खाना चाहिए जिससे गैस बनती है
(c) आहार फाइबर में कम होनी चाहिए
(d) नर्म आहार लें, जोकि आसानी से पच जाए

78. **मल-जैसी उल्टी** (Stool-like vomiting) **किस बीमारी में होती है?**

(a) गैस्ट्राइटिस (Gastritis)
(b) अपेन्डिक्टिस (Appendicitis)
(c) पेरीटोनिटिस (Peritonitis)
(d) छोटी आँत में अवरोध (Small intestine obstruction)

79. **निम्न में से किसकी जाँच हेतु बेरियम आहार परीक्षण** (Barium meal test) **किया जाता है?**

(a) बड़ी आँत में अवरोध (Large intestine obstruction)
(b) गैस्ट्रिक आउटलेट में अवरोध (Gastric outlet obstruction)
(c) कोलन कैंसर (Colan cancer)
(d) एक्यूट अग्न्याशयी सूजन (Acute pancreatitis)

80. **निम्न में से सिग्मोइडोस्कोपी** (Sigmoidoscopy) **के लिए बेहतर पोजिशन** (Preferred position) **है**

(a) नी-चेस्ट (Knee-chest) (b) लीथोटोमी (Lithotomy)
(c) सिम्स (Sim's) (d) प्रोन (Prone)

81. **आन्त्र नलिका** (Intestinal tube) **को पैटेन्सी बनाए** (Patency maintain) **रखने के लिए कौन-सा विलयन** (Solution) **काम में लिया जाता है?**

(a) हाइपोटोनिक सेलाइन (b) हाइपरटोनिक सेलाइन
(c) नॉर्मल सेलाइन (d) निजर्मीकृत (Sterile) जल

82. **क्रोनिक प्रदाह/दाहक बोवल रोग** (Chronic inflammatory bowel disease) **पर होने वाली सबसे गम्भीर जटिलता** (Serious complication) **है**

(a) परफोरेशन (Perforation)
(b) रक्त प्रवाह (Bleeding)
(c) ऑब्स्ट्रेक्शन (Obstruction)
(d) पैरालाइटिक इलियस (Paralytic ileus)

83. **एनीमा** (Enema) **देने के दौरान यदि मरीज आँतों में ऐंठन की शिकायत करता है, तो नर्स को करना चाहिए**

(a) जारी प्रक्रिया (Procedure) को रोक (Discontinue) देना चाहिए
(b) जब तक ऐंठन दूर न हो तब तक प्रक्रिया (Procedure) का रोक देना चाहिए
(c) एनीमा को धीमी गति से कम करते रहना चाहिए
(d) कंटेनर की ऊँचाई को कम कर देना चाहिए

84. **जलन की समस्या** (Hazard) **में नर्स को NG नलिका से भोजन धीरे-धीरे** (Tube feeding slowly) **देना चाहिए?**

(a) फ्लैटूलेंश (Flatulence)
(b) डिस्टेंशन (Distension)
(c) रिगरजिटेशन (Regurgitation)
(d) अपच (Indigestion)

85. **आँत्रीय अवरोध** (Intestinal obstruction) **के मरीज में आँत्रीय डिकम्प्रेशन** (Intestinal decompression) **के कारण अत्यधिक हानि होती है**

(a) जल तथा इलेक्ट्रोलाइट्स की
(b) विटामिन तथा खनिज लवण की
(c) कार्बोहाइड्रेट की
(d) प्रोटीन की

86. **फाइबरोपटिक कोलोनोस्कॉपी मरीज, उदरीय दर्द** (Abdominal pain) **बुखार एवं ठण्ड लगने की सूचना** (Report) **देता है। निम्नलिखित में से नर्स को कौन-सी जटिलता होने की आशंका हो सकती है?**

(a) मलाशय परफोरेशन (Rectal perforation)
(b) न्यूमोपेरिटोनियम (Pneumoperitoneum)
(c) पैरालाइटिक इलियस (Paralytic ileus)
(d) डाइवर्टिकुलाइटिस (Diverticulitis)

87. **कोलोनोस्कॉपी के लिए सही सूचना है**

(a) लिखित सहमति जरूरी
(b) प्रोसीजर के दौरान सेडेटिव देना
(c) NPO स्तर की आवश्यकता
(d) उपरोक्त सभी

88. **नोसोकोमियल संक्रमण को रोकने के लिए मरीज को कोलोस्टोमी केयर प्रदान करते समय नर्स को कौन-से प्रोटेक्टिव आइटम की आवश्यकता होगी?**

(a) दस्ताने एवं चश्मा
(b) दस्ताने एवं गाउन
(c) दस्ताने, गाउन एवं शूज प्रोटेक्टर
(d) दस्ताने, गाउन, चश्मा, मास्क एवं शूज प्रोटेक्टर

89. **प्रोजेक्टाइल वोमिटिंग** (Projectile vomiting) **एक नैदानिक लक्षण** (Clinical feature) **है**
(a) पायलोरिक स्टेनोसिस (Pyloric stenosis) का
(b) ड्योडिनल अर्टीशिया (Duodenal atresia) का
(c) गैस्ट्रिक अल्सर (Gastric ulcer) का
(d) अपेन्डिसाइटिस (Appendicitis) का

90. **डिसफैजिया** (Dysphagia) **की जाँच के दौरान नैदानिक टेस्ट** (Diagnostic test) **निम्नलिखित में से कौन-से नहीं करते हैं?**
(a) लेरिंगोस्कोपी
(b) इसोफेगल मैनोमेट्री
(c) बेरियम निगलना
(d) कोलोनोस्कॉपी

91. **एक्यूट पैंक्रिएटाइटिस** (Acute pancreatitis) **का सबसे सामान्य कारण** (most common cause) **है**
(a) यकृत का सिरोसिस (Cirrhosis of liver)
(b) बाइलेरी ट्रेक्ट डिसीज (Biliary tract disease)
(c) एल्कोहॉलिज्म (Alcoholism)
(d) ड्योडिनल अल्सर (Duodenal ulcer)

92. **निम्नलिखित में से सभी क्रियाएँ वाल्सवा मेनुअर** (Valsalva's maneuver) **को प्रेरित** (Promote) **करती है, सिवाय** (Except)
(a) एनीमा देना (Enema administration)
(b) ब्रश करते समय गेगिंग करना (Gagging while tooth brushing)
(c) भारी वस्तुओं को उठाना (Lifting heavy objects)
(d) स्टूल सॉफ्टनर का उपयोग करना (Use of stool softeners)

93. **कोलोस्टॉमी को साफ करने में प्रयुक्त चुनींदा घोल** (Choice of solution) **है**
(a) आसुत पानी (Distilled water)
(b) लेकटेटिड रिंगर्स (Lactated riger's)
(c) हल्का गर्म पानी (Lukewarm water)
(d) नल का पानी (Tap water)

94. **आहारनाल की दीवार में एक असामान्य कोष** (Abnormal sac) **का बनना कहलाता है**
(a) एन्यूरिज्म (Aneurysm)
(b) डाइवर्टीकुलम (Diverticulum)
(c) हर्निया (Hernia)
(d) आगे की ओर फैलाव (Protrusion)

95. **डाइवर्टीकुलाइटिस की तुलना में, डाइवर्टीकुलोसिस वाले मरीज में**
(a) रेक्टल रुधिरस्राव होता है
(b) कोई लक्षण नहीं होता है
(c) स्थानीय ऐंठन एवं दर्द होता है
(d) उदरीय फुलाव होता है

96. **पाइलोरोप्लास्टी** (Pyloroplasty) **का अर्थ है**
(a) पाइलोरस (Pylorus) का निकास करना
(b) पाइलोरस (Pylorus) को काटना
(c) पाइलोरस (Pylorus) के निकास द्वार (Exit) को चौड़ा करना
(d) पाइलोरस (Pylorus) के निकास द्वार (Exit) को संकरा करना

97. **गैस्ट्रोएन्टरोस्टोमी** (Gastroenterostomy) **का अर्थ है**
(a) आमाशय को हटाना
(b) आँत को हटाना
(c) दोनों (a) और (b)
(d) जेजुनम तथा आमाशय के मध्य कृत्रिम ड्रेनेज सिस्टम (Drainage system) बनाना

98. **आँतीय अवरोध** (Intestinal obstruction) **का कारण नहीं है**
(a) हर्निया (Hernia)
(b) वॉल्वुलस (Volvulus)
(c) अत्यधिक खाना (Over feeding)
(d) आसंजन (Adhesion)

99. **आँत के मुडने** (Twisting of the bowel) **को कहा जाता है**
(a) आसंजन (Adhesion)
(b) हर्निया (Hernia)
(c) वॉल्वुलस (Volvulus)
(d) अवरोध (Obstruction)

100. **आँत्रीय अवरोध** (Intestinal obstruction) **का मुख्य उपचार है**
(a) एन्टीबायोटिक का उपयोग करना
(b) आँत (Bowel) को विसंकुचित (Decompress) करने या फैलाने के लिए आँतीय नलिका को प्रवेश (Intestinal tube insert) करवाना
(c) आँत को हटाना
(d) उपरोक्त सभी

101. **छोटी आँत के अवरोध का मुख्य कारण है**
(a) वॉल्वुलस और इंटुससेप्शन (Volvulus and Intussusception)
(b) मेलिग्नेन्ट ट्यूमर (Malignant tumors)
(c) पिछले पेल्विक सर्जरी के कारण उत्पन्न आसंजन (Adhesion)
(d) ट्रोमा (Trauma)

102. **छोटी आँत** (Small intestine) **का सबसे सामान्य बिनाइन ट्यूमर** (Common benign tumor) **है**
(a) लिम्फोमा (Lymphoma)
(b) लिओमायोमा (Leiomyoma)
(c) एडिनोकार्सीनोमा (Adenocarcinoma)
(d) उपरोक्त में से कोई नहीं

103. **डाइवर्टीकुलाइटिस** (Diverticulitis) **सबसे ज्यादा हाता है**
(a) ट्रान्सवर्स कोलन (Transverse colon) में
(b) आरोही कोलन (Ascending colon) में
(c) अवरोही कोलन (Descending colon) में
(d) सिग्मॉइड कोलन (Sigmoid colon) में

74. (c)	75. (c)	76. (d)	77. (b)	78. (d)	79. (b)	80. (c)	81. (c)	82. (a)	83. (b)
84. (c)	85. (a)	86. (a)	87. (d)	88. (d)	89. (a)	90. (d)	91. (b)	92. (d)	93. (d)
94. (b)	95. (b)	96. (c)	97. (d)	98. (c)	99. (c)	100. (b)	101. (c)	102. (b)	103. (d)

104. **शल्य चिकित्सा के तत्काल बाद आँत ध्वनियों का अभाव किसका संकेत हो सकता है?**
(a) अंतड़ियों में रुकावट
(b) आँतों की सूजन
(c) लकवाग्रस्त आन्त्रावरोध
(d) द्वितीयक रुधिरस्राव

105. **गैस्ट्रिक गतिशीलता** (Gastric motility) **के कम होने का कारण निम्नलिखित में से नहीं है**
(a) पेट का फुलाव (b) डर
(c) तनाव (d) वेगोटॉमी (Vagotomy)

106. **गैस्ट्रोइसोफेजियल रिफ्लेक्स बीमारी** (GERD) **के लिए सही कथन है**
(a) गैस्ट्रोइसोफेजियल रिफ्लेक्स डिसीज (GERD) में इसोफेगल स्फिंक्टर आराम की स्थिति में हमेशा नीचे होता है, जोकि पेट के अवयव को फिर से इसोफेगस में आने देता है
(b) नेसल फन्डोप्लीकेशन इस अवस्था का एक सर्जीकल प्रबन्धन है
(c) दोनों (a) और (b)
(d) उपरोक्त में से कोई नहीं

107. **गैस्ट्रोइसोफेजियल रिफ्लेक्स डिसीज** (GERD) **मरीज की स्वास्थ्य शिक्षण सम्मिलित है**
(a) खाना खाने के बाद तुरन्त नहीं सोना
(b) ज्यादा भारी सामान नहीं उठाना
(c) थोड़ी देर से थोड़ा खाना खाना
(d) उपरोक्त सभी

108. **ओमेप्राजोल का साइड प्रभाव है**
(a) हृदय जलन (b) कब्ज
(c) खुजली (d) इकटेरस

109. **एपेन्डिसाइटिस की मुख्य जटिलता** (Complication) **है**
(a) परफोरेशन (Perforation)
(b) पाइल्स (Piles)
(c) पीलिया (Jaundice)
(d) यकृत का सिरोसिस (Cirrhosis of liver)

110. **एपेन्डिसाइटिस की विशेषता है**
(a) अम्बलीकल (Umbilical) क्षेत्र में दर्द
(b) पेल्विक भाग में दर्द
(c) वोमिटस (Vomitus) में पित्त की उपस्थिति
(d) मैकबर्नी बिन्दु पर दर्द

111. **गैस्ट्रोइन्टेस्टाइनल जलन** (GI irritability) **को कम करने के लिए नर्स के द्वारा मरीज को कौन-से भोजन के कम उपयोग की सलाह देनी चाहिए?**
(a) प्रोटीन तथा कार्बोहाइड्रेट युक्त भोजन
(b) गर्म दूध और गर्म पदार्थ
(c) चाय, कॉफी और कोला ड्रिंक्स
(d) दोनों (b) व (c)

112. **पाइलोरिक स्टीनोसिस ऑब्स्ट्रेक्शन** (Pyloric stenosis obstruction) **में होगा**
(a) मेटाबॉलिक एल्कैलोसिस (Metabolic alkalosis)
(b) हाइपोकेलेमिया (Hypokalemia)
(c) निर्जलीकरण (Dehydration)
(d) उपरोक्त सभी

113. **कोलिलीथिएसिस** (Cholelithiasis) **का अर्थ है**
(a) यकृत का संक्रमण
(b) पित्ताशय का संक्रमण
(c) पित्ताशय में पथरी (Stones) की उपस्थिति
(d) किडनी में पथरी (Stones) की उपस्थिति

114. **एब्डोमिनल पैरासेन्टेसिस** (Abdominal paracentesis) **करने के लिए मरीज के लिए उपयुक्त स्थिति** (Position) **है**
(a) सुपाइन स्थिति (Supine position)
(b) लिथोटोमी स्थिति (Lithotomy position)
(c) पार्श्व में लेटी हुई स्थिति (Side lying position)
(d) फाउलर्स स्थिति (Fowler's position)

115. **रेनीटीडाइन (रेन्टेक) है**
(a) H_2 रिसेप्टर ब्लॉक (b) प्रोटॉन पम्प निरोध
(c) बीटा अगोनिस्ट (d) एड्रेजनिक

116. **पेन्टाप्राजोल है**
(a) H_2 रिसेप्टर ब्लॉक (b) प्रोटॉन पम्प अवरोधक/मन्दक
(c) बीटा अगोनिस्ट (d) एड्रेजनिक

117. **गैस्ट्रोएन्टेरोस्टोमी** (Gastroenterostomy) **है**
(a) पेट और जेजुनम के बीच सम्बन्ध स्थापित करना
(b) पेट से अवयवों को निकालने के उद्देश्य से गैस्ट्रिक अवयवों को बायपास करना
(c) आँत को खुला रखना और इसमें लेप्रोस्कोपिक पहुँच प्राप्त करना
(d) उपरोक्त सभी

118. **निम्नलिखित में से साफ द्रव आहार** (Clear fluid diet) **है**
(a) चाय और कॉफी (b) सेब का जूस
(c) जिलेटीन (d) ये सभी

119. **पेरिटोनाइटिस का सबसे प्रमुख कारण है**
(a) *स्ट्रेप्टोकोकाई* (b) *स्टेफाइलोकोकाई*
(c) *ई. कोलाई* (d) *न्यूमोकोकाई*

120. **अपेन्डिसाइटिस** (Appendicitis) **के लिए सही है**
(a) अपेन्डिक्स में दर्द का महत्त्वपूर्ण लक्षण मैकबर्नी बिन्दु होता है
(b) अपेन्डिक्स सामान्यतया पेट के दाएँ तरफ के क्वाड्रेन्ट में स्थित होता है
(c) रोवर्सिंग चिन्ह अपेन्डिक्स का लक्षण चिन्ह है
(d) उपरोक्त सभी

121. **पेरिटोनाइटिस** (Peritonitis) **का कारण है**
(a) फटा हुआ पित्ताशय (Ruptured gall bladder)
(b) परफोरेटेड पेप्टिक अल्सर (Perforated peptifc ulcer)
(c) बाउल ऑब्स्ट्रक्शन (Bowel obstruction)
(d) उपरोक्त सभी

122. **पेरिटोनाइटिस का लक्षण है**
(a) पेट में कोई गति व दबाव लगने पर पेट दर्द होना (Abdominal pain that increase with any pressure or motion of the abdomen)
(b) मितली और उल्टी आना (Nausea and vomiting)
(c) हल्का बुखार (Low grade fever)
(d) उपरोक्त सभी

123. **पेरिटोनियल द्रव की मात्रा लगभग होती है**
(a) 500 mL
(b) 1000 mL
(c) 1500 mL
(d) 2500 mL

124. **पेरिटोनाइटिस के दौरान श्वेत रुधिर कोशिका** (WBC) **की संख्या**
(a) बढ़ जाती है
(b) घट जाती है
(c) अपरिवर्तनशील रहती है
(d) उपरोक्त में से कोई नहीं

125. **पेरिटोनियोवीनस शन्ट** (Shunt) **में द्रव जाता है**
(a) पेट से पेरिटोनियम तक
(b) पेरिटोनियम से पेट तक
(c) पेरिटोनियम से पल्मोनरी शिरा तक
(d) पल्मोनरी शिरा से पेरिटोनियम तक

126. **पैंक्रिएटाइटिस के उपचार में शामिल हैं**
(a) मेपरडिन हाइड्रोक्लोराइड के द्वारा दर्द को कम करना
(b) इन्ट्रावीनस (IV) तरल के द्वारा जल तथा इलेक्ट्रोलाइटों का प्रबन्ध करना
(c) अग्न्याशयी स्त्राव (Pancreatic secretions) को कम करने तथा गैस्ट्रिक डिस्टेंशन को कम करने के लिए NG नलिका का प्रबन्ध करना
(d) उपरोक्त सभी

127. **पीलिया** (Jaundice) **में होता है**
(a) स्क्लेरा (Sclera) का नीले रंग का होना (Bluish discolouration)
(b) स्क्लेरा (Sclera) का पीले रंग का होना (Yellowish discolouration)
(c) स्क्लेरा (Sclera) का लाल रंग का होना (Reddish discolouration)
(d) उपरोक्त सभी

128. **हिपेटोस्पलिनोमिगेली** (Hepatosplenomegaly) **है**
(a) यकृत का बढ़ना
(b) प्लीहा का बढ़ना
(c) यकृत तथा प्लीहा दोनों का बढ़ना
(d) यकृत तथा प्लीहा दोनों की अट्रोफी

129. **कॉन्ज्यूगेटेड हाइपरबिलिरूबिनेमिया** (Conjugated hyperbilirubinemia) **का कारण है**
(a) यकृत से बिलिरूबिन का अयुग्मित उत्सर्जन (Impaired excretion
(b) बाह्य यकृत-पित्त नलिका का अवरोध (Extra hepatic bilary obstruction)
(c) यकृतीय कोशिकीय रोग (Hepato cellular disease)
(d) उपरोक्त सभी

130. **पेन्क्रिएटाइटिस का निदान टेस्ट** (Diagnostic test) **है**
(a) सीरम एमाइलेज (b) सीरम लाइपेज
(c) अल्ट्रासाउण्ड (d) ये सभी

131. **प्री-हिपेटिक पीलिया** (Jaundice) **कौन-सा नहीं है?**
(a) हीमोलायसिस (Hemolysis)
(b) अप्रभावी इरीथ्रोपॉइसिस (Ineffective erythropoiesis)
(c) ऑब्स्ट्रेक्टिव पीलिया (Obstructive jaundice)
(d) दोनों (a) और (b)

132. **हिपेटाइटिस-A की एक्यूट अवस्था** (Acute phase) **की सामान्य समस्या है**
(a) प्रूराइटिस (b) पोषण की कमी
(c) स्टीटोरिया (d) मलीना

133. **एक व्यक्ति का यकृत कार्य नहीं कर रहा हो** (Hepatic dysfunction) **तो हिपेटिक कोमा से बचाने के लिए किस प्रकार का खाना उसे खाने की जरूरत नहीं है?**
(a) कार्बोहाइड्रेट (Carbohydrate)
(b) प्रोटीन (Protein)
(c) विटामिन (VItamins)
(d) मिनरल्स (Minerals)

134. **निम्नलिखित में से कौन-सा एक यकृत की गड़बडी** (Liver dysfunction) **की जाँच के लिए प्रयुक्त टेस्ट नहीं है?**
(a) सीरम एल्ब्यूमिन (Serum albumin)
(b) सीरम बिलिरूबीन (Serum bilirubin)
(c) सीरम ग्लूटामीन पायरुविक ट्रांसएमीनेस (SGPT)
(d) रुधिरस्राव काल (Bleeding time)

135. **यकृत एब्सेस** (Liver abscess) **का सामान्य स्थल है**
(a) यकृत की दाईं पाली (Right lobe)
(b) यकृत की बाईं पायी (Left lobe)
(c) दोनों (a) और (b)
(d) उपरोक्त में से कोई नहीं

104. (c)	*105.* (a)	*106.* (c)	*107.* (d)	*108.* (b)	*109.* (a)	*110.* (d)	*111.* (d)	*112.* (d)	*113.* (c)
114. (d)	*115.* (a)	*116.* (b)	*117.* (b)	*118.* (d)	*119.* (c)	*120.* (d)	*121.* (d)	*122.* (d)	*123.* (c)
124. (d)	*125.* (c)	*126.* (d)	*127.* (b)	*128.* (c)	*129.* (d)	*130.* (d)	*131.* (c)	*132.* (a)	*133.* (b)
134. (d)	*135.* (a)								

136. एक्यूट पैंक्रिएटाइटिस के मरीज में किसे रोकने के लिए NG नलिका से चूषण (Suctioning) **की जाती है?**
(a) क्रोनिक डिस्टोर्शन (Chronic distorion)
(b) गैस्ट्रिक रिफ्लक्स (Gastric reflux)
(c) अग्न्याशयी उद्दीपन (Pancreatic stimulation)
(d) क्रमाकुंचन (Peristalsis)

137. निम्न में से क्रोनिक पैंक्रिएटाइटिस (Chronic pancreatitis) **की जटिलताएँ** (Complication) **है**
(a) डायबिटीज मेलाइटिस (Diabetes mellitus)
(b) ड्यूडिनल अवरोध (Duodenal obstruction)
(c) पोर्टल हाइपरटेंशन (Portal hypertension)
(d) उपरोक्त सभी

138. यकृत में गड़बड़ी (Liver dysfunction) **के मरीज में हिपेटिक कोमा** (Hepatic coma) **को रोकने के लिए आवश्यक है**
(a) आहार से प्रोटीन को हटाना
(b) आहार से कार्बोहाइड्रेट को हटाना
(c) आपातकालीन सर्जरी के लिए मरीज को तैयार करना
(d) उपरोक्त सभी

139. पैंक्रिएटाइटिस (Pancreatitis) **के डायग्नोसिस** (Diagnosis) **के लिए कौन-सी जाँच** (Investigation) **की जाती है?**
(a) WBC गणना (WBC count)
(b) सीरम एमाइलेज (Serum amylase)
(c) कोलिसिस्टोग्राफी (Cholecystography)
(d) उपरोक्त सभी

140. निम्नलिखित में से कौन-सी अवस्था में उच्चतम स्तर का सीरम ट्रान्सेमीनेसिस है?
(a) एक्यूट हिपेटाइटिस
(b) क्रोनिक हिपेटाइटिस
(c) एक्यूट पैंक्रिएटाइटिस
(d) क्रोनिक पैंक्रिएटाइटिस

141. कोलिलीथिएसिस (Cholelithiasis) **के खतरे के कारकों** (Risk factors) **में शामिल है**
(a) बाइल (Bile) का कोलेस्ट्रॉल के साथ अतिसांद्रण (Super saturation)
(b) कोलेस्ट्रॉल मैटाबॅालिज्म (Metabolism) में गडबड़ी (Disturbance)
(c) मोटापा (Obesity)
(d) उपरोक्त सभी

142. कोलिसिस्टेक्टोमी (Cholecystectomy) **का अर्थ है**
(a) पित्ताशय को बाहर निकालना
(b) यकृत को हटाना (Removal of liver)
(c) सिस्टिक डक्ट को हटाना
(d) आमाशय को निकालना

143. लैप्रोस्कोपिक कोलिसिस्टेक्टॉमी का लाभ है
(a) संक्रमण की सम्भावनाएँ कम होती है
(b) मरीज जल्दी चल फिर सकता है
(c) केवल तीन छोटे चीरे (Incision) लगाए जाते हैं
(d) उपरोक्त सभी

144. कोलिलीथिएसिस के खतरे का कारक है
(a) मोटापा (b) वजन में परिवर्तन
(c) हॉर्मोनल थैरेपी (d) ये सभी

145. कोलिलीथिएसिस का नैदानिक लक्षण (Clinical manifestation) **है**
(a) इक्टरस (Icterus) (b) ऑब्स्ट्रक्टिव पीलिया
(c) काले रंग का मल (d) ये सभी

146. निम्नलिखित में से कौन-से आधारीय निदान टेस्ट (Basic diagnostic test) **का उपयोग यकृत के कार्य आंकलन** (Assess liver function) **के लिए करते हैं**
(a) सीरम बिलीरूबीन (Serum bilirubin)
(b) ALT एन्जाइम (ALT enzyme)
(c) सीरम प्रोटीन (Serum proteins)
(d) उपरोक्त सभी

147. कोलिलीथिएसिस (Cholelithiasis) **के नैदानिक लक्षण** (Clinical manifestation) **है**
(a) एपीगैस्ट्रिक दर्द (Epigastric pain)
(b) उदरीय डिस्टैंशन (Abdominal distension)
(c) पेट भरा हुआ महसूस होना (Feeling of fullness)
(d) उपरोक्त सभी

148. कोलिलीथिएसिस (Cholelithiasis) **का सबसे सटीक उपचार** (Most definite treatment) **है**
(a) दवाइयाँ
(b) सर्जरी
(c) हॉर्मोनल थैरेपी
(d) इस बीमारी का कोई इलाज नहीं है

149. एण्डोस्कोपिक रेट्रोग्रेड कोलेन्जियो पैंक्रिएटोग्राफी (ERCP) **के लिए तैयार मरीज में आवश्यक प्री-प्रोसीड्यूरल जाँच** (Preprocedural investigation) **है**
(a) बिलीरुबिन स्तर (Bilirubin level) पता लगाना
(b) हीमोग्लोबिन स्तर (Hemoglobin level) पता लगाना
(c) बाइल मात्रा (Bile amount) पता लगाना
(d) लाइपेज स्तर (Lipase level) पता लगाना

150. निम्न में से सभी हीमोग्लोबिन मेटाबॉलिज्म (Metabolism) **में निकलता है, सिवाय** (Except)
(a) बिलीवर्डिन (Biliverdin)
(b) बिलीरुबिन (Bilirubin)
(c) इन्टरफेरॉन (Interferon)
(d) यूरोबिलीनोजन (Urobilinogen)

151. पैन्क्रियाटाइटिस (Pancreatitis) **के नैदानिक लक्षण** (Clinical manifestation) **में शामिल है**
(a) मिड-एपीगैस्ट्रियम दर्द (Midepigastrium pain)
(b) उदरीय डिस्टेंशन (Abdominal distension)
(c) जी मिचलाना एवं वमन (Nausea and vomiting)
(d) उपरोक्त सभी

152. कुल सीरम प्रोटीन स्तर (Total serum protein level) **होता है**
(a) 6.0 से 8.2 mg/dL (b) 3.5 से 5.5 mg/dL
(c) 2.0 से 3.5 mg/dL (d) इनमें से कोई नहीं

153. **सामान्य सीरम एल्ब्यूमिन स्तर** (Normal serum albumin level) **होता है**

(a) 6.0 से 8.2 mg/dL (b) 3.5 से 5.5 mg/dL
(c) 2.0 से 3.5 mg/dL (d) इनमें से कोई नहीं

154. **गैस्ट्रो इन्टेस्टाइनल ट्रेस्ट** GIT **में सबसे सामान्य अर्टीशिया** (Most common atresia) **है**

(a) इसोफेजियल अर्टीशिया (Oesophageal atresia)
(b) जेजुनल अर्टीशिया (Jejunal atresia)
(c) ड्योडिनल (Duodenal atresia)
(d) इलियो सीकल अर्टीशिया (Ilio caecal atresia)

155. **टर्नर साइन** (Turner's sign) **का अर्थ है**

(a) फ्लैंक भाग (Flank part) में नीले रंग का डिस्क्लराइलेशन पेरिअम्बिलिकल (Bluish discolouration periumbilical)
(b) पेरिअम्बिलिकल भाग (Periumbilical area) में नीले रंग का डिस्क्लराइजेशन (Bluish dicolouration)
(c) नाड़ी दर में कमी
(d) अपर्याप्त प्रोटीन अन्तर्ग्रहण (Intake)

156. **हाइपरलिपिडिमिया** (Hyperlipidemia) **देखा जाता है**

(a) हाइपरथायरॉइडिज्म (Hyperthyroidism) में
(b) नेफ्रोटिक सिन्ड्रोम (Nephrotic syndrome) में
(c) मेटाबॉलिक सिन्ड्रोम (Metabolic syndrome) में
(d) उपरोक्त सभी में

157. **मानव शरीर में लौह के संचय का मुख्य रूप** (Chief storage form of iron) **है**

(a) प्रारम्भिक लौह (Elementary iron)
(b) सीरम फेरिटीन (Serum ferritin)
(c) लौह हीमोग्लोबिन कॉम्प्लैक्स (Iron hemoglobin complex)
(d) सीरम डेक्सट्रेन (Serum dextran)

158. **अप्रत्यक्ष** (Indirect) **सीरम बिलिरूबिन सीमा है**

(a) 0.1 से 0.6 mg/dL (b) 0.2 से 0.8 mg/dL
(c) 0.3 से 1.2 mg/dL (d) 0.4 से 1.4 mg/dL

159. **प्रत्यक्ष** (Direct) **सीरम बिलिरूबिन सीमा है**

(a) 0.1 से 0.4 mg/dL (b) 0.2 से 4 mg/dL
(c) 0.3 से 1.6 mg/dL (d) 0.4 से 1.4 mg/dL

160. **यकृत फोड़ा** (Liver abcess) **की सामान्य स्थिति होती है**

(a) दाईं लोब यकृत (b) बाईं लोब यकृत
(c) मध्य लोब (d) सभी लोब्स में

161. **असंयुग्मन** (Unconjugated) **बिलिरूबिन का स्तर किसके कारण बढ़ता है?**

(a) यकृत (b) छोटी आँत (c) अस्थि मज्जा (d) RBC

162. **हिपेटोमिगेली** (Hepatomegaly) **का अर्थ है**

(a) प्लीहा का आकार बढ़ना
(b) यकृत का आकार बढ़ना
(c) यकृत में पस (Pus) का उपस्थित होना
(d) यकृत की सूजन (Inflammation)

163. **यकृत** (Liver) **में पस** (Pus) **के स्थानीय एकत्रिकरण** (Localised collection) **को कहते हैं**

(a) हिपेटाइटिस (Hepatitis)
(b) यकृत का सिरोसिस (Cirrhosis of liver)
(c) यकृत का फोड़ा (Liver abscess)
(d) कार्सीना यकृत (Carcina liver)

164. **विल्सन रोग** (Wilson's disease) **सम्बन्धित हैं**

(a) फेफड़ों से
(b) यकृत से
(c) आमाशय से
(d) अण्डाशय से

165. **रेयीज सिन्ड्रोम** (Reye's syndrome) **हैं**

(a) किडनी का नष्ट होना (Degeneration)
(b) वसा के प्रवेश (Fatty infilteration) यकृत का नष्ट होना (Degeneration)
(c) पथरी की उपस्थिति के कारण पित्ताशय का नष्ट होना (Degeneration)
(d) किडनी की पथरी

166. **एक्यूट पैंक्रिएटाइटिस** (Acute pancreatitis) **के मरीज के लिए सबसे महत्वपूर्ण नर्सिंग कार्य है**

(a) उचित स्थिति (Proper position) बनाए रखना
(b) पर्याप्त तरल तथा इलेक्ट्रोलाइट (Electrolyte) संतुलन बनाए रखना
(c) त्वचीय इनटेग्रिटी (Integrity) बनाए रखना
(d) मनोवैज्ञानिक सहारा प्रदान करना

167. **निम्न में से कौन-सा लक्षण पित्त नली में स्टोन** (Bile duct stone) **का है?**

(a) प्रुराइटिस (Pruritis)
(b) ऑब्स्ट्रेक्टिव पीलिया (Obstrucive jaundice)
(c) मिट्टी के रंग का मल (Clay coloured stools)
(d) उपरोक्त सभी

168. **टैरी** (Tarry) **अथवा काले रंग का मल** (Black coloured stool) **देखा जाता है**

(a) पाइल्स में
(b) एनल फिशर (Anal fissure) में
(c) आयरन एडमिनिस्ट्रेशन (Iron administration) में
(d) निचले GI में रुधिरस्राव में

---

136. (c) *137.* (a) *138.* (a) *139.* (d) *140.* (a) *141.* (d) *142.* (a) *143.* (d) *144.* (d) *145.* (d)
146. (d) *147.* (d) *148.* (b) *149.* (a) *150.* (c) *151.* (d) *152.* (a) *153.* (b) *154.* (c) *155.* (a)
156. (d) *157.* (b) *158.* (b) *159.* (a) *160.* (a) *161.* (a) *162.* (b) *163.* (c) *164.* (b) *165.* (b)
166. (b) *167.* (d) *168.* (c)

169. **पित्ताशय की पथरी के निर्माण के लिए कौन-सा कारक जिम्मेदार है?**
(a) हाइपरकोलेस्टेरोलेमिया (Hypercholesterolemia)
(b) पित्त अम्ल का ठहराव (Stasis of bile acid)
(c) संक्रमण (Infection)
(d) उपरोक्त सभी

170. **कोलीसिस्टाइटिस के लिए जीव** (Organism) **जिम्मेदार है**
(a) *मेनिन्गोकोकाई (Meningococci)*
(b) *क्लेबसीला (Klebsilla)*
(c) *स्टेफायलोकोकाई (Staphylococci)*
(d) *न्यूमोकोकाई (Pneumococci)*

171. **निम्नलिखित में से कौन-से आहार का प्रकार पैंक्रिएटाइटिस** (Pancreatitis) **मरीज को मना होता है?**
(a) कार्बोहाइड्रेट युक्त
(b) वसा युक्त
(c) प्रोटीन युक्त
(d) विटामिन और मिनरल्स युक्त

172. **पैंक्रिएटाइटिस में एन्जाइमों की असामान्यता** (Enzyme abnormality) **जाँची जाती है**
(a) सीरम बिलीरूबीन स्तर के द्वारा
(b) सीरम एमाइलेज स्तर के द्वारा
(c) पेप्सिनोजन स्तर के द्वारा
(d) लिपिड स्तर के द्वारा

173. **निम्नलिखित में से कौन एक्यूट पैंक्रिएटाइटिस** (Acute pancreatitis) **का कारण है?**
(a) एल्कोहॉल पीना (b) गॉल स्टोन
(c) उच्च ट्राइग्लिसराइड स्तर (d) ये सभी

174. **पैंक्रिएटाइटिस मरीज के साथ अभिव्यक्त लक्षण है**
(a) मिड-एपिगैस्ट्रिक दर्द (b) उदरीय ब्लॉटिंग
(c) चक्कर और उल्टी (d) ये सभी

175. **पैंक्रिएटाइटिस मरीज में लगातार नेजोगैस्ट्रीक** (NG) **ड्रेनेज का उपयोग किसके बचाव के लिए किया जाता है?**
(a) GERD (b) उदरीय फुलाव
(c) पैंक्रिएटिक उत्तेजना (d) ये अवरोध

176. **एक्यूट पैंक्रिएटाइटिस** (Acute pancreatitis) **के मरीज के नर्सिंग प्रबन्धन सम्मिलित है**
(a) हाइपोकैल्सिमिया के बचाव के लिए तैयारी करना
(b) हाइपोग्लाइसीमिया के आधार पर इन्सुलिन स्लाइडिंग स्केल से उपचार करना
(c) दोनों (a) और (b)
(d) एन्जाइम प्रतिस्थापन

177. **क्रोनिक** (Chronic) **पैंक्रिएटाइटिस की जटिलताओं** (Complication) **में सम्मिलित है**
(a) वसा घुलनशील विटामिन की कमी
(b) स्यूडोसिस्ट (Pseudocyst)
(c) डायबिटीज मेलाइटिस (Diabetes mellitus)
(d) उपरोक्त सभी

178. **हिपेटिक सिरोसिस के लक्षण है**
(a) हिपेटिक कोशिका का नष्ट होना
(b) हिपेटिक कोशिकाओं का व्यपजनन और नष्ट होना
(c) हिपेटिक कोशिका का सिकुड़ना
(d) हिपेटिक कोशिका का फैलकर फूलना

179. **सिरोसिस में सूजन की पैथोफिजियोलॉजी है**
(a) यकृत विषैले पदार्थों को उदासीन करने में असक्षम है
(b) निम्न एल्ब्यूमीन स्तर और पोर्टल उच्च रुधिर चाप के कारण ऑनकोटिक दबाव का गिरना
(c) पेरालायटिक इलियस
(d) ज्यादा रुधिर आयतन के कारण सूजन

180. **सिरोसिस मरीज में नियोमायसीन** (Neomycin) **देने पर क्या निर्मित होने से बचाने से सहायता मिलती है?**
(a) यूरिया (Urea) (b) अमोनिया (Ammonia)
(c) क्रिएटिनिन (Creatinine) (d) कीटोन (Ketone)

181. **निम्न में से यकृत का सिरोसिस** (Cirrhosis of liver) **की जटिलता है**
(a) पोर्टल हाइपरटेंशन (Portal hypertension)
(b) एस्टिस (Ascities)
(c) हिपेटिक एनसिफेलोपैथी (Hepatic encephalopathy)
(d) उपरोक्त सभी

182. **नर्स को यकृत के सिरोसिस** (Cirrhosis of liver) **तथा हिपेटिक कोमा** (Hepatic coma) **के मरीज में परीक्षण करना चाहिए**
(a) यूरेमिया (Uremia) के लिए
(b) अर्टीकेरिया (Urticaria) के लिए
(c) इक्टरस (Icterus) के लिए
(d) एनीमिया (Anaemia) के लिए

183. **यकृतीय सिरोसिस** (Cirrhosis of liver) **का सबसे सामान्य इटियोलोजिकल कारक** (Most common etiological factor) **है**
(a) धूम्रपान (b) पोषणीय कमियाँ
(c) एल्कोहॉल का उपयोग (d) वायरल संक्रमण

184. **निम्नलिखित में से कौन-से चिन्ह** (Sign) **यकृत** (Liver) **के सिरोसिस और हिपेटिक कोमा से पीड़ित मरीज में उपस्थित होंगे**
(a) क्रिएटिनिन स्तर बढ़ना (b) SGOP/SGPT बढ़ना
(c) इक्टेरस (d) हाइपरविटामीनोसिस

185. **अल्सरेटिव कोलाइटिस** (Ulcerative colitis) **का अर्थ है**
(a) कोलन की म्यूकोसा तथा सबम्यूकोसा परत पर बार-बार अल्सर बनना (Ulceration) तथा सूजन (Inflammation) होना
(b) छोटी आन्त्र की म्यूकोसा तथा सबम्यूकोसा परत का संक्रमण
(c) इलियम की म्यूकोसा तथा सबम्यूकोसा परत की सूजन (Inflammation)
(d) ड्यूडीनम की म्यूकोसा तथा सबम्यूकोसा परत का संक्रमण

186. **निम्नलिखित में से पेरिटोनाइटिस का नैदानिक लक्षण** (Clinical manifestation) **है**
(a) इक्टेरस (Icterus)
(b) उदरीय सख्ती (Abdominal rigidity)
(c) अम्बिलिकल हर्निया (Umbilical hernia)
(d) मलाशय की आवाज बढ़ना

187. **अल्सरेटिव कोलाइटिस** (Ulcerative colitis) **के उपचार हेतु एक मरीज की इलियोस्टोमी की जानी है। इसके पीछे कारण है**
(a) कोलाइटिस के कारण होने वाले सम्भावित परफोरेशन (Perforation) को रोकने के लिए
(b) तरल मल को कम करने के लिए
(c) दस्त के कारण होने वाली दुर्गन्ध को नियन्त्रित करने के लिए
(d) आंत्रीय अवरोध को रोकने के लिए

188. **बच्चे में अल्सरेटिव कोलाइटिस** (Ulcerative colitis) **होने पर नर्स द्वारा गम्भीर सावधानीपूर्वक आकलन में प्राय: पाया जाता है**
(a) गम्भीर उदरीय ऐंठन (b) अत्यधिक दस्त
(c) गुदा फिशर (d) उदरीय फुलाव

189. **क्रोनिक यकृत रोग का कारण है**
(a) हिपेटाइटिस-A (b) हिपेटाइटिस-B
(c) हिपेटाइटिस-C (d) हिपेटाइटिस-E

190. **हाइटल हर्निया** (Hiatal hernia) **को इस नाम से भी जाना जाता है**
(a) इन्गुइनल हर्निया (Inguinal hernia)
(b) डायफ्रैगमैटिक हर्निया (Diaphragmatic hernia)
(c) दोनों (a) एवं (b)
(d) उदरीय हर्निया (Abdominal hernia)

191. **उदरीय अंगों का डायफ्राम में से होकर वक्षीय गुहा में आ जाना कहलाता है**
(a) इन्गुइनल हर्निया (Inguinal hernia)
(b) डायफ्रैगमैटिक हर्निया (Diaphragmatic hernia)
(c) पेल्विक हर्निया (Pelvic hernia)
(d) उदरीय हर्निया (Abdominal hernia)

192. **स्लाइडिंग हाइटल हर्निया** (Sliding hital hernia) **में**
(a) केवल आमाशय का ऊपरी भाग ऊपर की ओर उठा हुआ होता है
(b) केवल ईसोफेजियल जंक्शन का विस्थापित होता है
(c) सम्पूर्ण आमाशय का विरथापित हो जाता है
(d) आमाशय के ऊपरी भाग तथा ग्रसिका के जंक्शन का विस्थापन होता है

193. **हाइटल हर्निया** (Hiatal hernia) **के नैदानिक लक्षणों** (Clinical manifestation) **में शामिल है**
(a) डिसफेजिया (Dysphagia)
(b) रिगरजिटेशन (Regurgiation)
(c) हर्ट बर्न (Heart burn)
(d) उपरोक्त सभी

194. **निम्न में से किस हर्निया के स्ट्रेन्गुलेट हर्निया में बदलने की सम्भावना अधिक है?**
(a) इन्गुवाइनल हर्निया
(b) फिमोरल हर्निया
(c) हाइटल हर्निया
(d) अम्बिलिकल हर्निया

195. **सभी हर्निया में से कौन-सा सबसे अलग हर्निया है?**
(a) वक्षण हर्निया (b) फिमोरल हर्निया
(c) पैराअम्बिलिकल हर्निया (d) डायफॉर्मेटिक हर्निया

196. **मादा में कौन-सा हर्निया सबसे सामान्य है?**
(a) फिमोरल हर्निया
(b) इन्गुइनल हर्निया
(c) अम्बिलिकल हर्निया
(d) इनसीजनल हर्निया

197. **नर में सबसे सामान्य प्रकार का हर्निया है**
(a) इनडायरेक्ट वक्षण हर्निया (b) फिमोरल हर्निया
(c) अम्बिलीकल हर्निया (d) इंसिजनल हर्निया

198. **निम्नलिखित इन्गुइनल हर्नियोरेफी** (Inguinal herniorrhaphy) **स्क्रोटल सूजन कम होती है**
(a) ट्रेन्डेलेन्बर्ग स्थिति प्रदान करना
(b) गर्म पानी का सैक करना
(c) द्रव नहीं लेना
(d) बर्फ बैग से स्क्रोटल को सहारा देना

199. **सूजनकारी आंत्रीय रोग** (Inflammatory bowel disease) **का परिणाम है।**
(a) परफोरेशन (b) स्ट्रिक्चर निर्माण
(c) आंत्रीय अवरोध का निर्माण (d) पैरालायटिक इलियस

200. **इसोफेजियल वेरीसेस का कारण है**
(a) ऑनकोटिक दबाव में परिवर्तन
(b) शिरा वाल्व में क्षति
(c) गैस्ट्रोइसोफेजियल रिफ्लेक्स डिसीज (GERD)
(d) पोर्टल उच्च रुधिर चाप

201. **इसोफेजियल वेरीसेस** (Oesophageal varices) **का कारण है**
(a) निवाहिका उच्च रुधिरचाप (Portal hypertension)
(b) यकृत का सिरोसिस (Cirrhosis of liver)
(c) गैस्ट्राइटिस (Gastritis)
(d) पेरीटोनिटिस (Peritonitis)

202. **डिस्टल इसोफेगस में अनुपस्थित या अप्रभावी क्रमाकुंचन** (Absence or Ineffective peristalsis) **लक्षण है**
(a) एक्हेलेसिया (Achalasia)
(b) पैरालायटिक इलियस (Paralytic ileus)
(c) एग्नेग्लिनोक मेगाकोलोन (Agnaglinoc megacolon)
(d) गैस्ट्रोइसोफेजियल रिफ्लेक्स डिसीज (GERD)

203. **निम्न में से किस स्थिति में हीमोरॉइड** (Haemorrhoids) **हो सकते हैं?**
(a) गर्भावस्था (Pregnancy) में
(b) पोर्टल हाइपरटेंशन (Portal hypertension) में
(c) मलाशय के कार्सीनोमा कैंसर में
(d) उपरोक्त सभी

---

169. (d)	*170.* (c)	*171.* (b)	*172.* (b)	*173.* (d)	*174.* (d)	*175.* (c)	*176.* (c)	*177.* (d)	*178.* (b)
179. (b)	*180.* (d)	*181.* (d)	*182.* (c)	*183.* (c)	*184.* (b)	*185.* (a)	*186.* (b)	*187.* (a)	*188.* (b)
189. (b)	*190.* (b)	*191.* (b)	*192.* (a)	*193.* (d)	*194.* (b)	*195.* (b)	*196.* (b)	*197.* (a)	*198.* (d)
199. (a)	*200.* (d)	*201.* (a)	*202.* (a)	*203.* (d)					

204. **हीमोरॉइड्स** (Hemorrhoids) **के लिए सही है**
(a) मलद्वार मे सूजी हुई रुधिर वाहिकाएँ
(b) हीमोरॉइडल शिराएँ मलद्वार के नीचे भाग में और गुदा में स्थित होते हैं
(c) आन्तरिक हीमोरॉइड्स विस्थापन में बड़ा और बाहर की ओर निकला हुआ गुदा स्फिंक्टर पाया जाता है
(d) उपरोक्त सभी

205. **हीमोरॉइड्स के नैदानिक लक्षण** (Clinical manifestation) **सम्मिलित है**
(a) गुदा रुधिरस्राव
(b) गुदा के चारों ओर बहुत खुजली होना
(c) दर्द युक्त मलाशय गति
(d) उपरोक्त सभी

206. **हीमोरॉइड्स** (Hemorrhoids) **का अर्थ है**
(a) अत्यधिक रुधिरस्राव (Excessive bleeding)
(b) पेरिनल वैरिकोज नस (Perianal vericose vein)
(c) हीमोरेज रोकने वाला पदार्थ (Substance that inhibit haemorrhage)
(d) हीमोरेज को बढ़ाने वाला पदार्थ (Substance that increase haemorrhage)

207. **हीमोरॉइड्स** (Hemorrhoids) **का लक्षण है**
(a) मलाशय में रुधिरस्राव (Rectal bleeding)
(b) मलाशय में खुजली (Rectal itching)
(c) कब्ज (Constipation)
(d) उपरोक्त सभी

208. **एसाइटिस** (Ascites) **के लक्षण नैदानिक लक्षण** (Clinical manifestation) **है**
(a) उदरीय डिस्टेंशन (Abdominal distension)
(b) ब्लजिंग फ्लैंक (Bulging flank)
(c) नीचे की तरफ झुकी हुई नाभि (Downward protruding umblicus)
(d) उपरोक्त सभी

209. **माइक्रोस्कोपिक मल परीक्षण** (Stool examination) **विधि है**
(a) सेलाइन मात्रा
(b) आयोडीन मात्रा
(c) सान्द्रता विधि
(d) उपरोक्त सभी

210. ***जिआर्डिया लम्बलिया* संक्रमण** (*Giardia lamblia* infection) **के लिए सही है**
(a) पानी जनित संक्रमण है
(b) पानी जैसे दस्त होते हैं
(c) नाशपाती के आकार के ट्रोफोजॉइट्स देखे जाते हैं
(d) उपरोक्त सभी

211. **डार्क ब्राउन इल्यूमिनेशन** (Illumination) **तकनीक का उपयोग किसका पता लगाने में किया जाता है?**
(a) *जिआर्डिया* (b) हर्पीज जोस्टर
(c) *ट्रीपोनिमा पेलिडियम* (d) *साल्मोनेला*

212. **आँत के ट्यूबरक्यूलोसिस** (TB) **का सबसे सामान्य स्थल है**
(a) इलियम (b) जेजुनम
(c) कोलन (d) ड्योडिनम

213. **सिएलाडीनाइटिस** (Sialadenitis) **संक्रमण है**
(a) जीभ का
(b) लार ग्रन्थियों (Salivary glands) का
(c) जबड़े का
(d) मसूड़ों (Gums) का

214. **सलाइवरी पथरी** (Salivary stones) **को कहा जाता है**
(a) कोलीलिथिएसिस (Cholelethiasis)
(b) सिएलोलिथिएसिस (Sialolithiasis)
(c) सलाइवोलीथिएसिस (Salivolithiasis)
(d) उपरोक्त में से कोई नहीं

215. **लेड विषाक्तता कहलाती है**
(a) एस्टेरेक्सिस (Asterixis)
(b) प्लमबिज्म (Plumbism)
(c) प्लमनर विनसन सिंड्रोम (Plumner Vinson Syndrome)
(d) पार्डर-विली सिन्ड्रोम (Parder-Willi Syndrome)

216. **निम्नलिखित मे से कौन-से लक्षणों का संकेत व्यक्ति में प्रोटीन की कमी हैं?**
(a) चम्मच के आकार के नाखून (b) रुधिरस्राव समय बढ़ना
(c) निगेटिव नाइट्रोजन सन्तुलन (d) पॉजिटिव नाइट्रोजन सन्तुलन

217. **हिमेटोचेजिया निम्न में नहीं देखा जाता है**
(a) पाइल्स
(b) एनल फिशर
(c) ऊपरी गैस्ट्रोइन्टेस्टाइनल (GI) रुधिरस्राव
(d) नीचे गैस्ट्रोइन्टेस्टाइनल (GI) रुधिस्राव

218. **हाइपरटेंशन के साथ उदरीय ट्रोमा वाले मरीज में टैकीकार्डिया, पीलापन और बेचैनी निम्नलिखित में से अंग के फटने से होती है**
(a) यकृत (b) प्लीहा (c) आँत (d) पित्ताशय

219. **मोटे व्यक्ति में अच्छा चुनिंदा आहार** (Dietary choice) **है**
(a) कार्बोहाइड्रेट की अधिकता युक्त आहार (Carbohydrate rich diet)
(b) कम कैलोरी वाला आहार (Low calorie diet)
(c) कम मीठा (Minimal sweets)
(d) आधारीय आहार समूह से आहार (Foods from basic food groups)

220. **मलीना** (Melena) **में देखा जाता है**
(a) पाइल्स में
(b) एनल फिशर में
(c) नीचे गैस्ट्रोइन्टेस्टाइनल (GI) रुधिरस्राव में
(d) ऊपरी गैस्ट्रोइन्टेस्टाइनल (GI) रुधिरस्राव में

221. **मलीना** (Melena) **है**
(a) उल्टी में रुधिर (b) थूक में रुधिर
(c) मल में ताजा रुधिर (d) मल में छिपा रुधिर

222. **मल पदार्थ** (Fecal matter) **की गंध का कारण है**

(a) हाइड्रोजन सल्फाइड (b) इन्डोल
(c) बिलिवर्डीन (Biliverdin) (d) दोनों (a) और (b)

223. **ट्यूबरकुलोसिस अल्सर के लिए सही है**

(a) ट्रांसवर्स ऑरीएन्टेशन (Transverse orientation)
(b) स्ट्रिक्चर निर्माण (Stricture formation)
(c) कैसियस की उपस्थिति (Presence of caseous)
(d) उपरोक्त सभी

224. **भूखे रहने के दौरान शरीर ऊर्जा के कौन-से संचित स्रोतों** (Stored energy source) **का उपयोग करता है?**

(a) कार्बोहाइड्रेट, लाइपोप्रोटीन और अमीनो अम्ल
(b) ग्लाइकोजन, कंकालीय प्रोटीन, वसा और विसरल प्रोटीन
(c) प्रोटीन, वसा, ग्लाइकोजन और लाइपोप्रोटीन
(d) ग्लाइकोजन, वसा, कंकालीय प्रोटीन और विसरल प्रोटीन

225. **एक्लेसिया** (Achalasia) **का सम्बन्ध है।**

(a) पाचन तन्त्र से
(b) श्वसन तन्त्र से
(c) परिसचंरण तन्त्र से
(d) उत्सर्जन तन्त्र से

226. **दस्त** (Diarrhoea) **के मरीज में नितम्ब** (Buttocks) **व आस-पास की त्वचा** (Skin) **को सुरक्षित** (Protect) **करने के लिए कौन-सा पदार्थ काम में लिया जाता है?**

(a) सिल्वर सल्फाडाइजिन (Silver sulfadiazine)
(b) जिंक ऑक्साइड (Zinc oxide)
(c) कैल्शियम सल्फेट (Calcium sulphate)
(d) एल्यूमीनियम हाइड्रोक्साइड (Aluminium hydroxide)

227. **कुलीन के साइन** (Cullen's sign) **का अर्थ है**

(a) बाएँ फ्लैंक भाग (Left flank part) में नीले रंग का डिस्क्लराइजेशन (Bluish discolouristion)
(b) पेरिअम्बिलिकल भाग (Periumbilical area) में नीले रंग का डिस्कलराइजेशन (Bluish discolouristion)
(c) नाड़ी दर में कमी
(d) अपर्याप्त प्रोटीन अन्तर्ग्रहण (Intake)

228. **पैरासेन्टेसीस में मरीज से 4-5L द्रव निकालते हैं, जिसके कारण मरीज में उत्पन्न सम्भावित जटिलता** (Expected complication) **हो सकती है**

(a) वैस्कुलर कोलेपसे (Vascular collapse)
(b) पेरिटोनाइटिस (Peritonitis)
(c) रेस्पाइरेटरी अरेस्ट (Respiratory arrest)
(d) कार्डियक अरेस्ट (Cardiac arrest)

229. **आहारीय** (Dietery) **प्रबन्धन में एसाइटिस** (Ascites) **में होता है**

(a) पानी पीना निषेध (b) सोडियम लेना निषेध
(c) दोनों (a) और (b) (d) इनमें से कोई नहीं

230. **पेट के नीचे बाएँ तरफ के निचले क्वाड्रेन्ट** (Left side lower quadrant) **को दबाने से दाँए तरफ के निचले क्वाड्रेन्ट भाग में दर्द होता है। इस नैदानिक चिन्ह का क्या नाम है?**

(a) रोवसिंग्स चिन्ह (Rovsing's sign)
(b) कूलैन चिन्ह (Cullen sign)
(c) होमान्स चिन्ह (Homan's sign)
(d) कर्निग चिन्ह (Kerning's sign)

231. **दस्त** (Diarrhea) **का महत्वपूर्ण प्रबन्धन है**

(a) ज्यादा द्रव लेना
(b) मेट्रोनिडाजोल शुरू करना
(c) मरीज को अलग रखना
(d) मल के आधार पर एन्टीबायोटिक शुरू करना

232. **हाइटल हर्निया** (Hiatal hernia) **के मुख्य नैदानिक लक्षण है**

(a) हृदय में जलन (b) उल्टी
(c) उदरीय फुलाव (d) डिस्यूरिया

233. **मैक्बर्नी बिन्दु की स्थिति है**

(a) नाभि और दाई एन्टीरियर सुपीरियर इलायक स्पाइन के बीच में
(b) नाभि और बाई एन्टीरियर सुपीरियर इलायक स्पाइन के बीच में
(c) नाभि और सिम्फाइसिस यूनिट के बीच में
(d) नाभि के 5 cm के क्षेत्र में आस-पास

234. **हीमोप्टायसिस** (Haemoptysis) **का अर्थ है**

(a) अत्यधिक रुधिरस्राव
(b) अत्यधिक उल्टी होना
(c) कफ (Sputum) में रुधिर की उपस्थिति
(d) उल्टी (Vomitus) में रुधिर की उपस्थिति

235. **हिमेटोचेजिया** (Hematochezia) **है**

(a) उल्टी में रुधिर (b) थूक में रुधिर
(c) मल में ताजा रुधिर (d) मल में छिपा रुधिर

236. **हिमेटेमेसिस** (Hematemesis) **है**

(a) उल्टी में रुधिर (b) थूक में रुधिर
(c) मल में ताजा रुधिर (d) मल में छिपा रुधिर

श्वसन तन्त्र सम्बन्धी बीमारियाँ

237. **न्यूमोनिया किसकी सूजन** (Inflammation) **है**

(a) नेजल म्यूकोसा (Nasal mucosa) की
(b) गैस्ट्रिक म्यूकोसा की
(c) फेफड़ों के पैरेन्काइमा (Lung parenchyma) की
(d) मस्तिष्क ऊतक की

238. **न्यूमोनिया का रोगकारक जीव** (Causative organism) **है**

(a) *स्ट्रेप्टोकोकस* (b) *स्टेफाइलोकोकाई*
(c) *हीमोफीलस इन्फ्लूएन्जा* (d) ये सभी

204. (d)	*205.* (d)	*206* (b)	*207.* (d)	*208.* (d)	*209.* (d)	*210.* (d)	*211.* (c)	*212.* (a)	*213.* (b)
214. (b)	*215.* (b)	*216.* (c)	*217.* (c)	*218.* (b)	*219.* (b)	*220.* (d)	*221.* (d)	*222.* (d)	*223.* (d)
224. (d)	*225.* (a)	*226.* (b)	*227.* (b)	*228.* (c)	*229.* (c)	*230.* (a)	*231.* (a)	*232.* (a)	*233.* (a)
234. (c)	*235.* (c)	*236.* (a)	*237.* (c)	*238.* (d)					

239. **न्यूमोनिया की जाँच में शामिल है**
(a) रुधिर कल्चर (b) छाती का X-रे
(c) कफ/थूक कल्चर (d) ये सभी

240. **निमोनिया की प्रथम अवस्था** (First stage) **है**
(a) नेसल कॉन्जेशन (Congestion)
(b) लाल हिपेटाइसेशन (Red hepatisation)
(c) ग्रे हिपेटाइसेशन (Gray hepatisation)
(d) लक्षणों का लुप्त होना (Resolution)

241. **निमोनिया की अन्तिम अवस्था** (Final stage) **है**
(a) नेसल कॉन्जेशन
(b) लाल हिपेटाइसेशन
(c) ग्रे हिपेटाइसेशन
(d) लक्षणों का लुप्त होना

242. **निमोनिया का पुष्टि परीक्षण** (Confirmatory test) **है**
(a) ब्रोंकोस्कॉपी (b) छाती एक्स-रे
(c) रुधिर कल्चर (d) बलगम कल्चर

243. **एक क्रोनिक ऑब्स्ट्रक्टिव पल्मोनरी डिसीज** (COPD) **मरीज की** ABG (Arterial Blood Gases) **कम हो रही है तथा वह रेस्पाइरेटरी फेल्यर** (Respiratory failure) **के करीब है। नर्स को सबसे पहले मरीज में क्या देखना/जाँचना चाहिए?**
(a) साइनोसिस (Cyanosis)
(b) ब्रेडीकार्डिया (Bradycardia)
(c) बेचैनी और मानसिक उलझन (Restlessness and mental confusion)
(d) फूली हुई गर्दन की नस (Distended neck veins)

244. **क्रोनिक ऑब्स्ट्रक्टिव पल्मोनरी डिसीज** (Chronic Obstructive Pulmonary Disease or COPD) **में सामान्यता कौन-सा विकार उपस्थित होता है?**
(a) अस्थमा (b) ब्रौंकाइटिस
(c) एम्फाइसीमा (d) ये सभी

245. **सामान्य औसत/माध्य पल्मोनरी धमनी दबाव होता है**
(a) 10-15 mm Hg
(b) 15-25 mm Hg
(c) 20-30 mm Hg
(d) 30-40 mm Hg

246. **क्रोनिक ऑब्स्ट्रेक्टिव पल्मोनरी डिसीज** (COPD) **के मरीज के चिकित्सकीय प्रबन्धन** (Medical management) **का उद्देश्य है**
(a) वेंटिलेशन को बेहतर करना
(b) ब्रोंकिअल स्रावों (Secretions) को हटाना
(c) सामान्य स्वास्थ्य को बेहतर करना
(d) उपरोक्त सभी

247. **क्रोनिक ऑब्स्ट्रक्टिव पल्मोनरी डिसीज** (COPD) **के मरीज में ऑक्सीजन की आवश्यकता को ज्ञात करने का सबसे अच्छा तरीका है**
(a) त्वचा के रंग को देखकर
(b) वाइटल साइन (Vital sign) में परिवर्तन का पता लगाकर
(c) मरीज से यह पूछकर कि वह कैसा महसूस कर रहा है
(d) रुधिर गैस परीक्षण (Blood gas analysis) के द्वारा

248. COPD **में किस एक के अतिरिक्त सभी आते हैं?**
(a) एम्फाइसीमा (b) क्रोनिक ब्रोंकाइटिस
(c) अस्थमा (d) एटेलेक्टेसीस

249. **क्रोनिक ऑब्स्ट्रक्टिव पल्मोनरी डिसीज** (COPD) **के मरीज में रेस्पाइरेटरी ड्राइव** (Respiratory drive) **बनाए रखते हैं**
(a) ऑक्सीजन द्वारा (b) कार्बन डाइऑक्साइड द्वारा
(c) नाइट्रोजन द्वारा (d) ऑक्सीहीमोग्लोबिन द्वारा

250. **क्रोनिक ऑब्स्ट्रक्टिव पल्मोनरी डिसीज** (COPD) **के दीर्घकालिक प्रभावों में सम्मिलित है**
(a) हाइपोक्सिमिया (b) हाइपरकेपनिया
(c) ल्यूकोप्निया (d) ये सभी

251. COPD **वाले मरीज में निम्नलिखित में से कौन-सी ऑक्सीजन की आवश्यकता जाँचने की सबसे उपयुक्त विधि** (Most accurate method) **है?**
(a) श्वसन दर चैक करना (b) SpO_2
(c) एक्स-रे (d) रुधिर गैस विश्लेषण

252. **एक 52 वर्षीय पुरुष व्यक्ति (COPD) से ग्रसित होकर भर्ती होता है। नर्स द्वारा नोट किया जाता है, कि उसकी गर्दन में शिरा में फुलाव है और थोड़ी-सी स्थानीय सूजन होती है। ये प्रारम्भिक संकेत सम्बन्धित हैं**
(a) कार्डियोजनिक शॉक (Cardiogenic shock) से
(b) कोरपल्मोनेल (Corpulmonale) से
(c) दायी तरफ हृदयपात (Left-sided heart failure) से
(d) न्यूमोथोरेक्स (Pneumothorax) से

253. **एक्यूट रेस्पाइरेटरी डिस्ट्रेस सिन्ड्रोम** (ARDS) **की मुख्य सामान्य प्रारम्भिक नैदानिक लक्षण** (Early clinical manifestation) **है**
(a) सांस लेने में कठिनाई और टैकीप्निया
(b) बेचैनी और घुरघुराना
(c) ब्रैडीप्निाया और ब्रैडीकार्डिया
(d) सायनोसीस

254. **एक्यूट रेस्पाइरेटरी डिस्ट्रेस सिन्ड्रोम** (Acute Respiratory Distress Syndrome or ARDS) **का उपचार है**
(a) रुधिर का आधान (Blood transfusion)
(b) O_2 प्रदान करना
(c) मैकेनिकल वेन्टीलेशन (Mechanical ventillation)
(d) कॉर्टीकोस्टेरॉइड एवं एनलजेसिक (Corticosteroids and analgesics)

255. **एक्यूट श्वसन डिस्ट्रेस सिन्ड्रोम** (Acute Respiratory Distress Syndrome or ARDS) **के लिए सही कथन पहचाने**
(a) एल्वियोली का ऊपर की तरफ बढ़ना
(b) एल्वियोली का लचीलापन नष्ट होना
(c) एल्वियोलर स्थान में द्रव का भरना
(d) एल्वियोली निपात

256. **एक्यूट रेस्पाइरेटरी डिस्ट्रेस सिन्ड्रोम** (ARDS) **मरीज में निम्नलिखित में से द्रव संतुलन** (Fluid balance) **बनाए रखने के लिए जरूरी है**
(a) हाइपरटोनिक घोल का उपयोग करना
(b) नमीयुक्त ऑक्सीजन देना
(c) तरल की मनाही और डाइयूरेटर देना
(d) इलेक्ट्रोलाइट्स की प्रतिदिन निगरानी करना

257. **निम्न में से फेफड़ों के एब्सेस** (Lung abscess) **का कारण है**
(a) गैस्ट्रिक अवयव (Gastric contents)
(b) संक्रमित सामग्री की जटिलताएँ (Infective materials)
(c) निमोनिया की जटिलताएँ (Complication of pneumonia)
(d) उपरोक्त सभी

258. **फेफड़ों में एब्सेस** (Abscess) **का अर्थ है**
(a) फेफड़ों में ट्यूमर की उपस्थिति
(b) फेफड़ों में तरल का इकट्ठा होना
(c) फेफड़ों में पस का इकट्ठा होना
(d) उपरोक्त में से कोई नहीं

259. **निम्न में से किसके संक्रमण के बाद फेफड़ों में फोड़े/एब्सेस** (Lung abscess) **सामान्य है?**
(a) *स्टेफाइलोकोकस न्यूमोनिया*
(b) *स्ट्रेप्टोकोकस न्यूमोनिया*
(c) वायरल न्यूमोनिया
(d) *न्यूमोकोकस* न्यूमोनिया

260. **निम्न में से कौन-सा ट्रैकिओस्टोमी** (Tracheostomy) **का संकेत** (Indication) **नहीं है?**
(a) ऊपरी वायु-मार्ग में अवरोध (Upper airway obstruction)
(b) वायुमार्ग का दीर्घकालिक प्रबन्धन (Long term management of airway)
(c) डिसप्निया (Dyspnea)
(d) डिसफैसिया (Dysphasia)

261. **क्रोनिक अस्थमा** (Chronic asthma) **की सबसे अधिक जटिल समस्या है**
(a) एटेलेक्टेसिस (Atelectasis)
(b) एम्फीसीमा (Emphysema)
(c) न्यूमोथोरेक्स (Pneumothorax)
(d) पल्मोनरी फाइब्रोसिस (Pulmonary fibrosis)

262. **अस्थमा के उपचार में कौन-सी दवा काम नहीं आती है?**
(a) ब्रौंकोडाइलेटर्स (Bronchodilators)
(b) स्टेरॉइड (Steroids)
(c) एन्टीकोलेनेर्जिक (Anticholinergic)
(d) एन्टासिड (Antacids)

263. **रिवर्सीबल ब्रौंकोस्पास्म के दौरे** (Periods of reversible bronchospasm) **किस श्वसनीय रोग** (Respiratory disease) **का लक्षण है?**
(a) फेफड़ों में एब्सेस (Lung abscess)
(b) रायनाइटिस (Rhinitis)
(c) फैरिंगाइटिस (Pharyngitis)
(d) अस्थमा (Asthma)

264. **अस्थमेटिक्स स्तर** (Status asthmaticus) **में चुनिंदा दवा** (Durg of choice) **है**
(a) बीटा एड्रेनर्जिक एजेन्ट सूँघना
(b) कोर्टिकोस्टीरॉइड को सूँघना
(c) IV कोर्टिकोस्टीरॉइड देना
(d) मौखिक कोर्टिकोस्टीरॉइड ग्रहण करना

265. **अस्थमेटिक्स व्यक्ति के साथ उच्च नर्सिंग प्राथमिकता है**
(a) नलिका को प्रवेश नहीं कराना
(b) उपचार निर्धारित करना
(c) श्वसन स्तर की निगरानी करना
(d) जटिलता से बचाना

266. **बलगम में किस स्थिति में चारकोट लेडेन क्रिस्टल** (Charcot leyden crystals) **दिखाई देते हैं?**
(a) टी बी
(b) ब्रौंकियल अस्थमा
(c) निमोनिया
(d) एम्पाइमा

267. **अस्थमा के ट्रायड लक्षणों** (Triad symptoms) **में शामिल नहीं है**
(a) डिसप्नोइया (Dyspnoea)
(b) सायनोसिस (Cyanosis)
(c) कफ (Cough)
(d) व्हीज (Wheeze)

268. **वायुमार्ग को खोलने के लिए** (Airway clearance) **के लिए नर्सिंग प्रबन्धन** (Nursing management) **नहीं है**
(a) ट्रेकियो-ब्रोंकियल सक्शन
(b) शरीर में जल की मात्रा में वृद्धि (Increased hydration)
(c) शरीर में जल की मात्रा में कमी (Decreased hydration)
(d) चेस्ट फीजियोथैरेपी (Chest physiotherapy)

269. **अस्थमा के लिए मुख्य दवा** (Drug of choice) **हैं**
(a) एन्टीबायोटिक्स (Antibiotics)
(b) ब्रोंकोडाइलेटर्स (Bronchodilators)
(c) एन्टीकोलीनर्जिक्स (Anticholinergics)
(d) मॉंसपेशी रिलेक्सेन्ट (Muscle relaxant)

270. **क्रोनिक अस्थमा** (Chronic asthma) **में होता है**
(a) एटेलेक्टेसीस
(b) एम्फीसीमा
(c) क्रोनिक ऑब्स्ट्रक्टिव पल्मोनरी डिसीज (COPD)
(d) न्यूमोनिया

271. **श्वसनीय विफलता** (Respiratory failure) **के उच्च खतरे किसमें उपस्थित है?**
(a) अस्थमा के मरीज
(b) क्रोनिक ऑब्स्ट्रक्टिव पल्मोनरी डिसीज (COPD) मरीज
(c) पेरिकार्डिटिस मरीज
(d) गुलीयन ब्रेरी सिन्ड्रोम मरीज

239. (d)	240. (a)	241. (d)	242. (d)	243. (c)	244. (d)	245. (b)	246. (d)	247. (d)	248. (d)
249. (a)	250. (d)	251. (d)	252. (b)	253. (a)	254. (c)	255. (c)	256. (c)	257. (d)	258. (c)
259. (a)	260. (d)	261. (b)	262. (d)	263. (d)	264. (a)	265. (a)	266. (b)	267. (b)	268. (c)
269. (b)	270. (a)	271. (a)							

272. **एनाफाइलेटिक प्रतिक्रिया** (Reaction) **का महत्त्वपूर्ण नर्सिंग प्रबन्धन है**
(a) ऑक्सीजन देना
(b) एड्रीनेलीन देना
(c) एन्टीडॉट देना
(d) वाइटल साइनों की निगरानी करना

273. **प्राथमिक ट्यूबरकुलोसिस से सम्बन्धित स्थल** (Sites) **है**
(a) त्वचा (b) फेफड़े
(c) गैस्ट्रोइन्टेस्टाइनल मार्ग (d) ये सभी

274. **ट्यूबरकुलोसिस** (TB) **के सामान्य लक्षण है**
(a) रात में पसीना आना (b) बलगम में रुधिर
(c) बुखार (d) उपरोक्त सभी

275. **ट्यूबरकुलोसिस** (TB) **के लक्षणों** (Features) **में सम्मिलित है**
(a) खाँसी और छाती में दर्द
(b) वजन में कमी, बुखार, रात में पसीना और बलगम में रुधिर
(c) खाँसी, चक्कर और उल्टी
(d) सिरदर्द, बुखार और दस्त

276. **ट्यूबरकुलोसिस** (TB) **के लिए निश्चित डायग्नोस्टिक टेस्ट** (Definitive diagnostic test) **है**
(a) छाती का एक्स-रे (b) मैनटॉक्स टेस्ट
(c) बलगम कल्चर (d) थोरासिन्टेसिस

277. **मैनटॉक्स पॉजिटिव मरीज में छाती के एक्स-रे** (Chest X-ray) **का उद्देश्य है**
(a) श्रेणी तय करना (b) डायग्नोस्टिक पुष्टि करना
(c) चकत्तों की पुष्टि करना (d) उपचार की अवधि तय करना

278. **अचानक/स्वतः** (Spontaneous) **न्यूमोथोरेक्स के मरीज में प्राथमिक स्तर का उपचार है?**
(a) उच्च फाउलर्स स्थिति (b) गति नहीं करना (निषेध)
(c) चेस्ट ट्यूब प्लेसमेंट (d) हाइपरब्रेरिक चेम्बर

279. **न्यूमोथोरेक्स का डायग्नोस्टिक पुष्टि परीक्षण** (Confirmatory diagnostic test) **है**
(a) छाती पर सांस लेने की आवाज सुनाई न देना
(b) बलगम कल्चर
(c) छाती एक्स-रे
(d) ब्रोंकोस्कोपी

280. **छाती में ट्यूब डालने के बाद यदि ड्रेन स्राव** (Drain secretion) **गाढ़ा लाल रंग का आता है, तो इसका कारण है**
(a) न्यूमोथोरेक्स (Pneumothorax)
(b) हिमोथोरेक्स (Hemothorax)
(c) पायोथोरेक्स (Pyothorax)
(d) एम्फीसीमा (Emphysema)

281. **एक मरीज को सेंट्रल वेनस कैथेटर** (Central venous catheter) **डालते समय रेस्पाइरेटरी डिस्ट्रेस** (Respiratory distress) **हो जाता है। नर्स यह समझती है कि इसका सम्भावित कारण है**
(a) प्लूरल इफ्यूजन (Pleural effusion)
(b) न्यूमोथोरेक्स (Pneumothorax)
(c) ब्रोंकाइटिस (Bronchitis)
(d) एम्फीसीमा (Emphysema)

282. **प्लूरल इफ्यूजन** (Pleural effusion) **है**
(a) प्लूरा का बढ़ना
(b) प्लूरल गुहा का सिकुडना
(c) प्लूरल गुहा में तरल का एकत्रित होना
(d) उपरोक्त में से कोई नहीं

283. **निम्न में से किस रोग में प्लूरल इफ्यूजन** (Pleural effusion) **होता है?**
(a) रक्ताधिक्य सम्बन्धी हृदयपात (b) सिरोसिस
(c) नेफ्रोटिक सिन्ड्रोम (d) ये सभी

284. **प्लूरल इफ्यूजन का प्रबन्धन है**
(a) पेरासिन्टेसिस (Paracentesis)
(b) थोरासिन्टेसिस (Thoracentesis)
(c) लम्बर पंक्चर (Lumbar puncture)
(d) वेन्ट्रीक्यूलो प्लूरल शन्ट (Ventriculo pleural shunt)

285. **ट्रैकिओस्टोमी** (Tracheostomy) **की जाती है**
(a) परिवहन (Circulation) बनाए रखने के लिए
(b) वायु मार्ग (Airway) बनाए रखने के लिए
(c) पाचन को सुचारु करने के लिए
(d) रुधिर दाब (Blood-pressure) को बनाए रखने के लिए

286. **लेरिंगोस्पास्म** (Laryngospasm) **हो सकता है**
(a) सामान्य (General) एनेस्थेटिक देने के बाद
(b) एण्डोट्रेकियल इन्ट्यूबेसन (Endotracheal Intubation) के दौरान बार-बार चोट लगना
(c) बाहरी पदार्थ (Foreign material) के अन्तःश्वसन (Inhalation) के बाद
(d) उपरोक्त सभी

287. **दीर्घकालिक वायुमार्ग प्रबन्धन** (Long term airway management) **हेतु सबसे उपयुक्त विधि** (Suitable method) **है**
(a) एण्डोट्रैकियल इन्ट्यूबेशन (Endotracheal intubation)
(b) ट्रैकियोस्टोमी (Tracheostomy)
(c) सक्शनिंग (Suctioning)
(d) कैथेटर द्वारा ऑक्सीजन प्रदान करना (Administration of oxygen by catheter)

288. **छाती में ट्यूब** 2nd **और** 3rd **इन्टरकोस्टल स्थान** (Intercostal space) **में डालने के सुझाव है**
(a) न्यूमोथोरेक्स में
(b) हेमोथोरेक्स में
(c) पायोथोरेक्स में
(d) एम्फीसीमा में

289. **छाती में ट्यूब** 4th **और** 5th **इन्टरकोस्टल स्थान** (Intercostal space) **में डालने हेतु सुझाव है**
(a) न्यूमोथोरेक्स (Pneumothorax) में
(b) हेमोथोरेक्स (Hemothorax) में
(c) पायोथोरेक्स (Pyothorax) में
(d) एम्फीसीमा (Emphysema) में

290. **छाती में ट्यूब की क्लम्पिंग** (Clamping) **करने पर उत्पन्न हो सकता है**
(a) एटेलेक्टेसिस (b) न्यूमोथोरेक्स तनाव
(c) एम्फीसीमा (d) निमोनिया

291. **निम्नलिखित जाँच में से कौन-सा सही संकेत छाती में ट्यूब लगाने** (Chest tube placement) **का है?**
(a) श्वसन की आवाज का अनुपस्थित होना
(b) ब्रोंकोवैसीकुलर आवाज फेफड़ों के ऊपरी भाग पर सुनाई देना
(c) ब्रोंकोवैसीकुलर आवाज दोनों फेफड़ों के भाग पर सुनाई देना
(d) क्रेकल्स की आवाज प्रभावित भाग पर सुनाई देना

292. **वायुमार्ग को खुला रखने** (Airway clearance) **के लिए सर्वोत्तम नर्सिंग क्रियान्वयन** (Best nursing intervention) **है**
(a) ऑक्सीजन का प्रबन्धन (Administration of oxygen)
(b) ट्रैकियोब्रोंकियल सक्शनिंग (Tracheobronchial suctioning)
(c) पोषक स्तर बनाए रखना (Maintain nutrition)
(d) बैठने की स्थिति (Sitting position) सही होना

293. **ट्रैकियोस्टोमी** (Tracheostomy) **का अर्थ है**
(a) ट्रैकिया को हटाना
(b) ट्रैकिया में सर्जिकल चीरा (Surgical incision) लगाना
(c) ट्रैकिया और फेफड़ों (Lung) के मध्य कृत्रिम जोड़/संधि (Joint) बनाना
(d) उपरोक्त सभी

294. **एक वयस्क व्यक्ति को ट्रैकियोस्टोमी ट्यूब लगी है। निम्नलिखित में से कौन-सी उपयुक्त क्रिया नर्स द्वारा ट्रैकियोस्टॉमी सक्शन में की जाती है?**
(a) विसंक्रमित ट्यूब का उपयोग करना और सक्शन 20 सेकण्ड में करना
(b) विसंक्रमित तकनीक का उपयोग करना और केथेटर डालते समय सक्शन को बन्द करना
(c) हमेशा साफ तकनीक करना और सक्शन 15 सेकण्ड में करना
(d) हर शिफ्ट के अन्त में केथेटर को फेंक देना

295. **ट्रैकियोस्टॉमी की जटिलता** (Complication) **में सम्मिलित है**
(a) लेरिंजियल नस का नष्ट होना
(b) ब्रोंकियोकोन्स्ट्रीक्शन
(c) निमोनिया
(d) ज्यादा स्राव

296. **नर्स रम्या एक वयस्क व्यक्ति में ट्रैकियोस्टोमी नली द्वारा सक्शनिंग करती है। प्रोसीजर के दौरान, कैथेटर को ट्रैकियल दीवार से टकराता है और खींचने की संवेदना महसूस होती है। इस स्थिति में नर्स द्वारा क्या करना ठीक होगा?**
(a) लगातार सक्शनिंग करना जब तब अवरोध नहीं हटे
(b) सक्शन में दबाव बढ़ना
(c) ट्यूब को अन्दर तक डालना और ज्यादा दबाव डालना
(d) सक्शन को छोड़कर वेन्ट को खुला छोड़ना

297. **ट्रैकियोस्टोमी की साइट है**
(a) 2nd और 3rd ट्रैक्रियल रिंग के बीच
(b) 3rd और 4th ट्रैक्रियल रिंग के बीच
(c) 4th और 5th ट्रैक्रियल रिंग के बीच
(d) 5th और 6th ट्रैक्रियल रिंग के बीच

298. **ट्रैकियोस्टोमी** (Tracheostomy) **के बाद मरीज की नर्सिंग देखभाल** (Nursing care) **में सबसे महत्वपूर्ण पद है**
(a) सक्शनिंग (Suctioning)
(b) ऑक्सीजन देना (Oxygen administration)
(c) एन्टीबायोटिक देना (Antibiotic administration)
(d) व्यक्तिगत स्वच्छता बनाए रखना (Maintaining personal hygiene)

299. **ट्रैकियोब्रोंकियल सक्शनिंग** (Suctioning) **के लिए अधिकतम समय सीमा है**
(a) 1-2 मिनट (b) 1-2 सेकण्ड
(c) 3-5 सेकण्ड (d) 10-15 सेकण्ड

300. **ट्रैक्योस्टॉमी नली का भाग सम्मिलित है**
(a) बाहरी केनुला के साथ कफ
(b) आन्तरिक केनुला
(c) ऑब्ट्रेक्टर
(d) उपरोक्त सभी

301. **निम्नलिखित में से नर्स कौन-सी नर्सिंग क्रिया को प्राथमिकता से लैरिंगैक्टॉमी** (Laryngectomy) **ऑपरेशन के पहले की अवधि में करती है?**
(a) बातचीत को बनाए रखना
(b) मलाशय को तैयार करना जब तक एनीमा लगाने के बाद यह साफ ना हो जाए
(c) लैरिंगैक्टॉमी ट्यूब सक्शनिंग करने के लिए प्रशिक्षण देना
(d) मरीज को नकली लैरिंक्स उपयोग में लेने का प्रशिक्षण देना

302. **लैरिंगैक्टॉमी मरीज** (Laryngectomy patient) **में निम्नलिखित में कौन-सा नर्सिंग कार्य नर्स के लिए प्राथमिकता में होगा?**
(a) मरीज से बातचीत करते रहना
(b) संक्रमण के संकेतों की निगरानी करना
(c) आवाज की कर्कशत्ता की निगरानी करना
(d) ट्रैकिया को स्राव से मुक्त रखना

303. **एक 65 kg मरीज पल्मोनरी एम्बोलस को हिपेरीन 10 यूनिट/ kg/घंटा IU विधि से देते हैं। हर घंटे में वह कितनी हिपेरीन प्राप्त करता है?**
(a) 500 (b) 550 (c) 600 (d) 650

304. **ऑर्थोप्निया** (Orthopnea) **का अर्थ होता है**
(a) श्वसन दर में वृद्धि
(b) श्वसन दर में कमी
(c) केवल सीधी/उर्ध्व (Upright) स्थिति में श्वसन में श्वसन कर पाना
(d) श्वसन का बन्द हो जाना

305. **फाउलर्स स्थिति** (Fowler's position) **सहायक है**
(a) फेफड़ों के फैलाव में (Expansion of lung)
(b) भोजन के पाचन में
(c) भोजन को ग्रहण करने में
(d) उपरोक्त सभी

272. (a)	273. (b)	274. (d)	275. (b)	276. (c)	277. (c)	278. (c)	279. (c)	280. (b)	281. (b)
282. (c)	283. (d)	284. (b)	285. (b)	286. (d)	287. (b)	288. (a)	289. (b)	290. (b)	291. (c)
292. (b)	293. (b)	294. (b)	295. (a)	296. (d)	297. (a)	298. (a)	299. (d)	300. (d)	301. (a)
302. (d)	303. (d)	304. (c)	305. (a)						

306. **लैरिन्जाइटिस** (Laryngitis) **के मरीज को इलाज शुरू होने से पहले कौन-सी नर्सिंग सलाह देनी चाहिए?**
(a) गले की मालिश करें (Massage the throat)
(b) आवाज को आराम दे (Rest the voice)
(c) आराम जारी रखे (Maintain bed rest)
(d) एक मल्टीविटामिन गोली ले (Take a multivitamin tablet)

307. **निम्न में से किस स्थिति में एम्बुबैग** (Ambubag) **का प्रयोग किया जाता है?**
(a) जब मरीज को रेस्पाइरेटरी अरेस्ट (Respiratory arrest) हुआ हो
(b) जब मरीज को हाइपरटेंशन (Hypertension) हुआ हो
(c) जब मरीज को वेन्ट्रीकुलर फिब्रिलेशन (Ventricular fibrilation) हुआ हो
(d) जब मरीज को पेरिकार्डिटिस (Pericarditis) हुआ हो

308. **निम्न में से किस स्थिति** (Condition) **में विरोधाभासी श्वसन** (Paradoxical respiration) **देखा जा सकता है?**
(a) न्यूमोनिया (Pneumonia)
(b) न्यूमोथोरैक्स (Pneumothorax)
(c) पसलियों का फ्रैक्चर (Rib fracture)
(d) अस्थमा (Asthma)

309. **सामान्य सर्दी** (Common cold) **का दूसरा नाम है**
(a) फैरिंगाइटिस (Pharyngitis)
(b) एक्यूट राइनाइटिस (Acute rhinitis)
(c) लैरिंगाइटिस (Laryngitis)
(d) जिन्जीवाइटिस (Gingivitis)

310. **नाक और पेरानेजल साइनस की म्यूकस झिल्ली का बाहर उभरना,** (Protrusion of mucus membrane of nose) **कहलाता है**
(a) नेजल पॉलिप्स (Nasal polyp)
(b) नेजल प्रोलीफिरेशन (Nasal proliferation)
(c) कॉरिएजा (Coryza)
(d) म्यूकोसल हाइपरट्रॉफी (Mucosal hypertrophy)

311. **एक व्यक्ति को नाक से रुधिर आने पर कौन-सी उपयुक्त स्थिति** (Appropriate position) **देगें?**
(a) सीधे बैठी हुई अवस्था में रहते हुए चेहरे को आगे की ओर झुका कर हल्के दाब से नाक को दबाना
(b) नीचे पीछे (Lower posterior) आराम की स्थिति
(c) मध्य पीछे (Mid-posterior) आराम की स्थिति
(d) नीचे सुलाना

312. **प्लूरिसी** (Pleurisy) **का सबसे सामान्य लक्षण है**
(a) सूखी खाँसी और घरघराइट (Productive cough and wheezing)
(b) सांस लेते वक्त तेज चुभने वाला दर्द (Sharp stabbing pain during breathing)
(c) सायनोटिक नाखून और स्क्लेरा (Cyanotic nailbeds and sclera)
(d) टेकीकार्डिया और उच्च रुधिरचाप (Tachycardia and hypertension)

313. **निम्न में से कौन-सा एक निचले वायु मार्ग का विकार** (Lower airway disorder) **है?**
(a) राइनाइटिस (Rhinitis)
(b) फैरिन्जाइटिस (Pharyngitis)
(c) अस्थमा (Asthma)
(d) लैरिंगाइटिस (Laryngitis)

314. **जब एक व्यक्ति एक वयस्क व्यक्ति कार्डियोपल्मोनरी रिस्सीटेशन** (CPR) **पर करता है तो चेस्ट कम्प्रेशन वेन्टीलेशन** (Chest compressions ventilation) **क्या होगा?**
(a) 30 : 1
(b) 30 : 2
(c) 15 : 1
(d) 15 : 2

315. **एल्विओली** (Alveoli) **की दीवारों का नष्ट होना कहलाता है**
(a) एटेलेक्टेसिस (Atelectasis)
(b) अस्थमा (Asthma)
(c) एम्फाइसीमा (Emphysema)
(d) ब्रौन्किक्टेसिस (Bronchiectesis)

316. **जब एक मरीज लगातार हाइपोवेन्टीलेशन** (Hypoventilation) **में हो तो नर्स को कौन-सी जटिलता का आंकलन** (Complication asses) **करना चाहिए?**
(a) मेटाबॉलिक एसिडोसिस
(b) रेस्पाइरेटरी (Respiratory) एसिडोसिस
(c) मेटाबॉलिक एल्कैलोसिस
(d) रेस्पाइरेटरी (Respiratory) एल्कैलोसिस

317. **वायुमार्ग बनाए** (Airway maintain) **रखने हेतु कौन-से नर्सिंग उपाय किए जा सकते हैं?**
(a) सक्शनिंग (Suctioning)
(b) फाउलर्स स्थिति (Fowler's position)
(c) पर्याप्त जल प्रदान करना (Provide adequate hydration)
(d) उपरोक्त सभी

318. **ट्रैकिया तथा ईसोफेगस के मध्य असामान्य ओपनिंग** (Opening) **का होना कहलाता है**
(a) ट्रैकियोईसोफैगोस्टोमी (Tracheoesophagostomy)
(b) ट्रैकियोईसोफेगेक्टोमी (Tracheoesophagectomy)
(c) ट्रैकियोईसोफेजियल फिस्टुला (Tracheoesophageal fistula)
(d) उपरोक्त में से कोई नहीं

319. **ब्रौंकाई एवं ब्रौंकियोलस का स्थाई असामान्य फैलाव** (Permanent abnormal dialation) **और टूटना कहलाता है**
(a) एटेलेक्टेसिस
(b) अस्थमा
(c) एम्फीसीमा
(d) ब्रौंकियोटेक्सिस

320. **निम्नलिखित में से कौन-सी क्रिया तनाव कम करने में सहायता** (Production of surfactant) **करती है?**
(a) गहरी सांस लेना
(b) खाँसने का व्यायाम
(c) स्ट्रेनियस व्यायाम
(d) ROM व्यायाम

321. **प्लूरल गुहा** (Pleural cavity) **में मवाद** (Pus) **होना कहलाता है**
(a) एम्पाइमा (Empyema)
(b) हेमोथोरेक्स
(c) प्ल्यूरल इंफ्यूजन
(d) न्यूमोथोरेक्स

322. **पॉजिटिव एण्ड एक्सपाइरेट्री प्रेसर** (PEEP) **वेन्टीलेटर किसमें सहायता करता है?**
(a) एल्वोली कॉलेप्स से बचाने में
(b) ऑक्सीजन विषाक्तता से बचाने में
(c) वेन्टीलेटर लड़ाई से बचाने में
(d) ऊपरी वेन्टीलेशन को रोकने में

323. एक व्यक्ति जिसमें कृत्रिम वायुमार्ग (Artificial airway) है, के लिए महत्त्वपूर्ण नर्सिंग क्रियान्वयन (Nursing intervention) होगा
(a) नली की पेटेन्सी बनाए रखना
(b) ऑर्डर के अनुसार एन्टीबायोटिक देना
(c) वेन्टीलेटर पैरामीटर की निगरानी
(d) $SpCO_2$ की निगरानी

324. पूरे फेफड़ों को हटा देना कहलाता है
(a) लोबेक्टॉमी (Lobectomy)
(b) न्यूमोनेक्टॉमी (Pneumonectomy)
(c) सेग्मेन्टल रिसेक्शन (Segmental resection)
(d) वेडज रिसेक्शन (Wedge resection)

325. धमनी में ऑक्सीजन स्तर का आंकलन के लिए कौन-से परीक्षण का उपयोग करते हैं?
(a) वेन्टीलेशन इन्ट्रुशन मैच (Ventilation instruments match)
(b) SpO_2
(c) धमनी ऑक्सीजन तनाव (Arterial oxygen tension)
(d) इन्सेन्टिव स्पाइरोमीटर (Incentive spirometer)

326. ग्रीनीश टिन्ज बलगम (Greenish tinge sputum) किसके संक्रमण में देखा जाता है?
(a) *स्ट्रेप्टोकोकाई (Streptococci)* के
(b) *स्टेफाइलोकोकाई (Staphylococci)* के
(c) *प्लाज्मोडियम (Plasmodium)* के
(d) *स्यूडोमोनास (Pseudomonas)* के

327. हाइपोक्सिया के प्रारम्भिक चिह्न (Early sign) हैं
(a) साइनोसीस
(b) अधीरता और बेचैनी
(c) दौर पड़ना
(d) चेतना स्तर में परिवर्तन

328. टोन्सिलाइटिस का मुख्य रोगकारक है
(a) *स्ट्रेप्टोकोकाई* (b) *शिजेला*
(c) फ्लेजिला (d) *स्टेफाइलोकोकाई*

329. कौन से रोग में प्लूरल कैनाल में मवाद एकत्र हो जाती है?
(a) एम्पाइमा (b) पल्मोनरी एमबॉलिज्म
(c) रेस्पाइरेटरी फेल्यर (d) ओडीमा

330. धूम्रपान से होता है
(a) क्रोनिक ब्रौंकाइटिस (b) फेफड़ों का कैंसर
(c) एम्फीसीमा (d) ये सभी

331. टर्मिनल स्तर के बीमार व्यक्ति (Terminally ill client) की देखभाल करते समय प्राथमिक नर्सिंग क्रियान्वयन है
(a) मनोवैज्ञानिक सहारा देना
(b) पोषण स्तर बनाए रखना
(c) दर्द नियंत्रण करना
(d) जल स्तर बनाए रखना

332. SpO_2 का संकेत है
(a) रुधिर में ऑक्सीजन का प्रतिशत
(b) मुक्त हीमोग्लोबिन प्रतिशत
(c) ऑक्सीहीमोग्लोबिन प्रतिशत
(d) श्वसन दर

333. बलगम का सेम्पल नर्स द्वारा लेने का सबसे अच्छा कौन-सा समय है?
(a) सुबह के समय मरीज के जागने के बाद
(b) नाश्ते के तुरन्त बाद
(c) खाना खाने के दो घंटे बाद
(d) शाम के समय जब मरीज उठा हो

334. वेंटिलेशन (Ventilation) को बेहतर (Improve) करने के लिए निम्न में से क्या नहीं किया जाता है?
(a) ऑक्सीजन देना
(b) नेसोगैस्ट्रीक (NG) नलिका डालना
(c) फाउलर्स पोजिशन देना
(d) ब्रौंकोडाइलेटर्स (Bronchodilators) देना

335. फेफड़ों के ऊतकों के विफल होने (Collapse) को कहते हैं
(a) एटेलेक्टेसिस (b) ब्रौंकिएक्टिएसिस
(c) ट्रैकियोब्रौंकाइटिस (d) न्यूमोनिया

336. ब्रोंकाई तथा ब्रोंकिओल्स का स्थायी (Permanent) असामान्य फैलाव और व्याकुलता (Dilatation and distraction) कहलाता है
(a) एटेलेक्टेसिस (Atelectesis)
(b) ब्रौंकिइक्टेसिस (Bronchiectasis)
(c) ट्रैकियोब्रौंकाइटिस (Tracheobronchitis)
(d) निमोनिया (Pneumonia)

337. वैंट्रीकुलर फिब्रिलेशन (Ventricular fibrillation) का उच्चस्तरीय उपचार (Top priority treatment) है
(a) ECG निगरानी (Monitoring)
(b) उचित स्थिति बनाए रखना (Proper positioning)
(c) कार्डियो पल्मोनरी रिसेसिटैशन (CPR)
(d) कैथेटेरीस्टेशन (Catheterisation)

338. एक्यूट पल्मोनेरी एडीमा (Acute pulmonary edema) के मरीज के लिए उपयुक्त स्थिति (Position) होती है
(a) सुपाइन (b) प्रोन
(c) उच्च फाउलर्स स्थिति (d) दाई लेटरल स्थिति

339. न्यूमोथोरेक्स के मरीज में इम्प्लांटेबल कार्डियोवर्टर डिफाइब्रिलेटर (ICD) डाली (Insert) की है लेकिन गलती से यह गलत स्थिति में (Malpositioned) डल जाती है इस कारण निम्नलिखित में से कौन-सी गम्भीर समस्या (Serious complication) उत्पन्न होगी?
(a) अवत्वचीय एम्फाइसीमा (Subcutaneous emphysema)
(b) न्यूमोथोरेक्स का बिगड़ना (Worsening of pneumothorax)
(c) न्यूमोपेरीटोनियम (Pneumo-peritoneum)
(d) उपरोक्त सभी

306. (b)	307. (a)	308. (c)	309. (b)	310. (a)	311. (a)	312. (b)	313. (c)	314. (b)	315. (c)
316. (b)	317. (d)	318. (c)	319. (d)	320. (a)	321. (a)	322. (a)	323. (a)	324. (b)	325. (c)
326. (d)	327. (b)	328. (a)	329. (a)	330. (d)	331. (c)	332. (c)	333. (a)	334. (b)	335. (a)
336. (b)	337. (c)	338. (c)	339. (d)						

340. **निम्नलिखित में से कौन-सी रुधिर गैस मात्रा** (Blood gas value) **पल्मोनरी एडीमा का शुरुआती संकेत है?**
(a) ऑक्सीजन की कमी
(b) ऑक्सीजन का ज्यादा होना
(c) कार्बन डाइऑक्साइड की कमी
(d) CO_2 का बढ़ना

341. **निम्नलिखित में वजन में कमी देखी जाती है**
(a) हाइपरथायरॉइडिज्म (Hyperthyroidism)
(b) एनोरेक्सिया नर्वोसा (Anorexia nervosa)
(c) पल्मोनरी TB (Pulmonary TB)
(d) उपरोक्त सभी

342. **रोगी जो टोटल पैरेंट्रल न्यूट्रिशन** (TPN) **सेंट्रल वीनस प्रेशर** (CVP) **के द्वारा ले रहा है, छाती दर्द और सांस लेने में परेशानी और उच्च रुधिर चाप की शिकायत करता है। निम्नलिखित में से नर्स कौन-सी समस्या उत्पन्न होने की सम्भावना वयक्त करेगी?**
(a) हाइपोग्लाइसेमिया (Hypoglycemia)
(b) इलेक्ट्रोलाइट असंतुलन (Electrolyte imbalances)
(c) सेप्सिस (Sepsis)
(d) वायु एम्बोलिज्म (Air embolism)

343. **पोस्ट ऑपरेटिव अवधि के तुरन्त बाद नर्सिंग क्रियान्वयन** (Nursing intervention) **करना चाहिए, जिसमें रोगी को .... श्वसन बाधा** (Prevent respiratory complication) **से बचाया जा सके।**
(a) एटेलेक्टेसीस (Atelectasis)
(b) एम्फाइसीमा (Emphysema)
(c) क्रोनिक ऑब्स्ट्रक्टिव पल्मोनरी डिसीज (COPD)
(d) एक्यूट रेस्पाइरेटरी डिस्ट्रेस सिन्ड्रोम (ARDS)

344. **पोस्ट ऑपरेटिव मरीज को श्वसन बाधा से बचाने के लिए निम्नलिखित में से सबसे उपयुक्त क्रियान्वयन** (Most appropriate intervention) **है**
(a) गहरी सांस लेना और खाँसी होना
(b) इन्सेन्टिव स्पाइरोमीटर का उपयोग करना
(c) दोनों (a) और (b)
(d) ऑक्सीजन देना

345. **एक वयस्क व्यक्ति में थोरोसिन्टेसीस प्रोसीजर के बाद मरीज के बलगम में रुधिर आना** (Hemoptysis), **नाड़ी दर 80, श्वसन दर 28 और तापमान 99°F जैसे लक्षण दिखाई देते हैं। निम्न में से नर्स की प्राथमिकता होगी?**
(a) बलगम में रुधिर आना
(b) नाड़ी दर 80 होना
(c) तापमान 99°F होना
(d) श्वसन दर 28 होना

346. **डीप वेन थ्रोम्बोसिस** (DVT) **के कारण होने वाली जटिलता** (Complication) **है**
(a) पल्मोनरी एम्बोलिज्म
(b) वसा एम्बोलिज्म
(c) न्यूमोथोरेक्स
(d) एटेलेक्टेसिस

347. **डिसप्नोइया** (Dyspnoea) **का अर्थ है**
(a) सांस की अनुपस्थिति (Absence of breathing)
(b) श्वसन दर में वृद्धि (Increase respiratory rate)
(c) हृदय गति में कमी (Decrease heart rate)
(d) सांस लेने में कठिनाई (Difficulty in breathing)

348. **ब्रैडीप्निया** (Bradypnea) **का अर्थ है**
(a) सांस की अनुपस्थिति (Absence of breathing)
(b) श्वसन दर में वृद्धि (Increase respiratory rate)
(c) श्वसन दर का कम होना (Decrease respiratory rate)
(d) सांस लेने में कठिनाई (Difficulty in breathing)

349. **डिप वेन थ्रोम्बोसिस** (Deep Vein Thrombosis or DVT) **के कारण उत्पन्न एम्बोली** (Emboli) **जाता है**
(a) मस्तिष्क (Brain) में
(b) फेफड़ों (Lungs) में
(c) यकृत (Liver) में
(d) प्लीहा (Spleen) में

350. **टैकीप्निया** (Tachypnea) **का अर्थ है**
(a) श्वसन की अनुपस्थिति
(b) श्वसन दर में वृद्धि
(c) श्वसन दर में कमी
(d) श्वसन में कठिनाई

351. **एक मरीज जोकि वेन्टीलेटर पर है, उसकी** ABG **एनालाइसिस** (Analysis) **निम्न है,** pH 7.5, ↓ $PaCO_2$ **सामान्य** PaO_2, **मरीज का डायग्नोसिस** (Diagnosis) **होगा**
(a) रेस्पाइरेटरी एसिडोसिस (Respiratory acidosis)
(b) रेस्पाइरेटरी एल्कैलोसिस (Respiratory alkalosis)
(c) मेटाबॉलिक एसिडोसिस (Metabolic acidosis)
(d) मेटाबॉलिक एल्कैलोसिस (Metabolic alkalosis)

352. **एप्निया** (Apnoea) **का अर्थ है**
(a) श्वसन की अनुपस्थिति
(b) श्वसन दर में वृद्धि
(c) श्वसन दर में कमी
(d) श्वसन में परेशानी होना

353. **ट्रैकिया के ऊपर सुनाई देने वाली सांस की आवाज** (Breath sound) **कहलाती है**
(a) वेसीकुलर (b) ब्रोंकोवैस्कुलर (c) ब्रोंकियल (d) ट्रैकियल

354. **एक मरीज की छाती में प्लूरल इंफ्यूजन की ऑस्कलटेशन जाँच** (Auscultation finding) **है**
(a) घरघराहट
(b) वैसीकुलर
(c) सांस की आवाज कम होना
(d) घरघराहट

355. **निम्न में से किसके उपचार** (Treatment) **में सीरम ड्रग स्तर की निगरानी** (Serum drug level monitor) **की जानी चाहिए?**
(a) मिर्गी (Epilepsy)
(b) निमोनिया (Pneumonia)
(c) डायबिटीज (Diabetes)
(d) मूत्र मार्ग में संक्रमण (Urinary tract infection)

356. **निम्न में से किसमें चोट लगने के कारण वोकल कॉर्ड पाल्सी** (Palsy) **होगा?**
(a) ग्लोसोफेरिन्जियल नर्व
(b) एक्यूस्टिक नर्व
(c) स्पाइनल एसेसरी
(d) लेरेन्जियल नर्व

357. **प्लूरल द्रव** (Pleural fluid) **के लिए सही कथन पहचानिए**
(a) बहुत छोटी मात्रा से उपस्थित
(b) विसरल और पेराइटल प्लूरा के बीच घर्षण को कम करने में सहायक
(c) चिकनाहट के रूप में कार्य करता है
(d) उपरोक्त सभी

358. **नीला ब्लोटर** (Blue bloater) **का समबन्ध है**
(a) क्रोनिक ऑब्स्ट्रक्टिव पल्मोनरी डिसीज (COPD)
(b) एक्यूट रेस्पाइरेटरी डिस्ट्रेस सिन्ड्रोम (ARDS)
(c) क्रोनिक ऑब्स्ट्रेक्टिव ब्रोंकाइटिस
(d) एम्फाइसीमा

359. **गुलाबी पफर** (Pink puffer) **का सम्बन्ध है**
(a) क्रोनिक ऑब्स्ट्रक्टिव पल्मोनरी डिसीज (COPD)
(b) एक्यूट रेस्पाइरेटरी डिस्ट्रेस सिन्ड्रोम ARDS
(c) क्रोनिक ऑब्स्ट्रेक्टिव ब्रोंकाइटिस
(d) एम्फीसीमा

360. **मॉर्फीन** (Morphine) **देने पर मुख्य दुष्प्रभाव में सम्मिलित है**
(a) हृदय गति रुकना (b) कोमा
(c) पेरालायटिक इलियस (d) सांस का रुक जाना

361. **इम्प्लांटेबल कार्डियोवर्टर डिफ्राइब्रिलेटर** (ICD) **के अच्छी तरह कार्य करने का संकेत**
(a) पानी के कॉलम में कोई टिन्डल गति नहीं होना
(b) ड्रेनेज तन्त्र छाती के स्तर पर होना
(c) ICD का हर 5 घंटे में कलेम्प होना
(d) पानी के चेम्बर में द्रव स्तर का उतार-चढाव होना

362. **प्लूरिसी का सामान्य चिह्न है**
(a) सांस लेते समय तेज चूभता हुआ दर्द
(b) थूक में रुधिर आना
(c) उल्टी में रुधिर
(d) सांस लेने में परेशानी

363. **पेराडॉक्सिकल श्वसन** (Paradoxical respiration) **निम्नलिखित अवस्था में देखा जाता है**
(a) फ्रेनिक नर्व के चोटिल होने पर
(b) फ्रेल (Frail) छाती स्थिति में
(c) पसली में फ्रेक्चर होने पर
(d) उपरोक्त सभी

364. **एक मरीज नाक में रुधिर आने पर क्लीनिक में आता है। निम्नलिखित में कौन-सा निर्देश मरीज के लिए उपयुक्त है?**
(a) सिर को झुकाकर आगे बैठना और हल्के से अँगुठे एवं अँगुलियों से नाक के नरम भाग को दबाना
(b) लेट जाना और सिर को पीछे की ओर मोड़ना एवं अंगुलियों से नाक को बीच से दबाना
(c) बैठकर और पीछे की तरफ होना एवं नाक पर हाथ से दबाव देना
(d) लेटकर सिर एक तरफ मोड़ना और नाक पर अपने हाथों से थोड़ा दबाव देना

365. **कुसमाउल ब्रिथिंग** (Kussmaul's breathing) **सम्बन्धित है**
(a) निमोनिया (Pneumonia) से
(b) डायबिटीक कीटोएसिडोसिस (Diabetic ketoacidosis) से
(c) कार्डियक अरेस्ट (Cardiac arrest) से
(d) पल्मोनरी एम्बोलिज्म (Pulmonary embolism) से

366. **ब्राइट रेड स्पुटम** (Bright red sputum) **पाया जाता है**
(a) मायोकार्डियल इंफ्राक्शन में
(b) नियोप्लाज्म (Neoplasm) में
(c) रुधिर वाहिनियों के फटने पर
(d) उपरोक्त सभी

367. **ओपिऑइड** (Opioid) **का एन्टीडोट** (Antidote) **है**
(a) एड्रीनेलीन देना (Administer adrenaline)
(b) IV नलोसोन देना (Administer IV naloxone)
(c) जल की मात्रा बनाए रखना (Maintain hydration)
(d) चारकॉल देना (Give charcoal)

368. **पल्मोनरी एडीमा** (Pulmonary edema) **में श्वसन की आवाज के लक्षण है**
(a) क्रेकल्स (Crackles)
(b) ट्रेक्रिया ब्रोंकियल (Trachea bronchial)
(c) एडवेन्टीशिस (Bronchial)
(d) एडवेन्टीशियस (Adventitious)

369. **कौन-सा रोग श्वसन तन्त्र का नहीं है?**
(a) अस्थमा (b) COPD
(c) ESRD (d) ARDS

370. **किस रोग में फेफड़ों के अन्दर एवं बाहर जाने वाली वायु के प्रवाह में बाधाँ आती है?**
(a) पल्मोनरी एम्बॉलिज्म (b) एन्जाइना
(c) हाइपरटेन्शन (d) COPD

371. **मरीज जोकि मॉर्फीन इन्जेक्शन ले रहा है, में किस पैरामीटर की निगरानी की आवश्यकता** (Need to monitor) **है?**
(a) गहरी टेन्डन रिफ्लेक्स (b) श्वसन दर
(c) नाड़ी दर (d) तापमान

372. **सक्शनिंग** (Suctioning) **करते समय कौन-सा नर्सिंग प्रक्रम सेरीब्रल परफ्यूशन** (Cerebral perfusion) **को बनाए रखने में सहायता करता है?**
(a) सुपाइन स्थिति
(b) गहरी निगरानी $SpCO_2$ स्तर पर
(c) विसंक्रमित तकनीक का उपयोग
(d) पहले और सक्शनिंग के बाद हाइपरऑक्सीजिनेट करना

373. **एस्बेस्टोसिस** (Asbestosis) **बीमारी में सम्मिलित है**
(a) प्लूरल फाइब्रोसिस को फैलना
(b) ब्रोंकोयोजनिक कार्सिनोमा
(c) मेसोथेलीओमा
(d) उपरोक्त सभी

374. **निम्न में से ऊपरी श्वसन मार्ग** (Upper respiratory tract) **संक्रमण नहीं है**
(a) राइनाइटिस (Rhinitis) (b) कोरिजा (Coryza)
(c) ब्रोंकियोलाइटिस (Bronchiolitis) (d) लैरिंगाइटिस (Laryngitis)

340. (c)	341. (d)	342. (d)	343. (a)	344. (c)	345. (a)	346. (a)	347. (d)	348. (c)	349. (b)
350. (b)	351. (b)	352. (a)	353. (d)	354. (c)	355. (a)	356. (d)	357. (d)	358. (c)	359. (d)
360. (d)	361. (d)	362. (a)	363. (d)	364. (a)	365. (b)	366. (d)	367. (b)	368. (a)	369. (c)
370. (d)	371. (b)	372. (d)	373. (a)	374. (c)					

375. CRAP का मतलब है
(a) Continuous Pressure Airway Pressure
(b) Continuous Positive Airway Pressure
(c) Continue Pressure Air Pressure
(d) Continue Positive Airway Positive

376. चूषण (Aspiration) से बचने के लिए क्या स्थिति (Position) देते हैं?
(a) उठी हुई साइड स्थिति
(b) फाउलर्स (Fowlers)
(c) प्रोन (Prone)
(d) लिथोटोमी (Lithotomy)

377. नॉन-ट्रामेटिक ट्रैकियोस्टॉमी ट्यूब को डालना की सहायक है
(a) बाहरी केनुला के साथ कफ (b) आन्तरिक केनुला
(c) ऑबस्ट्रेक्टर (d) ये सभी

378. मीजल्स बच्चों में सामान्यतया बाधाएँ (Complication) होती है
(a) सेप्टीसीमिया
(b) ओटाइटिस मीडिया
(c) मेनिन्जाइटिस
(d) ब्रोंकोन्यूमोनिया

379. कौन सी बीमारी फेफड़ों में चोट लगने के कारण होती है?
(a) COPD (b) ARDS
(c) एम्पाइमा (d) रेस्पाइरेटरी फेल्यर

380. लेरिंजियल कैंसर में प्रारम्भिक लक्षण (Early sign) है
(a) निगलने में परेशानी (Dysphagia)
(b) वायुमार्ग अवरूद्ध (Airway obstruction)
(c) आवाज में कर्कशता (Hoarseness of voice)
(d) न्यूमोथोरेक्स (Pneumothorox)

381. पल्मोनरी एम्बोलिस्म (Embolism) का सामान्य कारण है
(a) वसा एम्बोलाई (Fat emboli)
(b) वायु एम्बोलाई (Air emboli)
(c) सेप्टिक थ्रोम्बाई (Septic thrombi)
(d) वीनस थ्रोम्बाई (Venous thrombi)

382. पल्मोनरी एम्बोलिज्म में दवा ऑर्डर (Drug ordered) करते हैं
(a) प्रोटेमाइन (b) हिपेरिन
(c) स्ट्रेप्टोकाइनेज (d) विटामिन-K

383. पल्मोनरी एम्बोलिज्म (Pulmonary embolism) का खतरे का कारक (Risk factor) नहीं है
(a) डीप वेन थ्रोम्बोसिस (DVT)
(b) लम्बे समय से अगतिशीलता (Prolonged immobilisation)
(c) गर्भावस्था (Pregnancy)
(d) एनीमिया (Anaemia)

384. एम्बोलस (Embolus) है, एक
(a) गतिशील रुधिर का थक्का (Movable blood clot)
(b) स्थिर रुधिर का थक्का (Fixed blood clot)
(c) वायु का बुलबुला (Air bubble)
(d) गतिशील वायु का बुलबुला (Movable air bubble)

385. पल्मोनेरी एम्बोलिज्म (Pulmonary embolism) के लिए सबसे प्रभावी नैदानिक विधि (Most definitive diagnostic method) है
(a) पल्मोनरी एन्जियोग्राफी (Pulmonary angiography)
(b) CT स्कैन
(c) MRI
(d) पोजिट्रॉन इमिशन टोमोग्राफी (Positron emission tomography)

386. पल्मोनरी एम्बोलिज्म (Pulmonary embolism) में थक्का (Clot) बनने की सम्भावना निम्न में से किस स्थिति में सर्वाधिक होती है?
(a) उदर की शिरा में (Veins of abdomen)
(b) हाथों की शिरा में (Veins of hands)
(c) पैरों एवं पेल्विस की शिरा में (Veins of leg and pelvis)
(d) गर्दन एवं छाती की शिरा में (Veins of neck and thorax)

387. पल्मोनरी एम्बोलिज्म की जाँच हेतु सबसे उपयुक्त परीक्षण (Test) है
(a) छाती की X-रे (X-ray chest)
(b) अल्ट्रासोनोग्राफी (Ultrasonography)
(c) CT स्केन (Scan)
(d) वेन्टीलेशन परफ्यूजन (Ventilation-perfusion scan)

रुधिर, हृदय एवं परिसंचरण तन्त्र सम्बन्धी बीमारियाँ

388. हाइपोवोलेमिया (Hypovolaemia) का प्रारम्भिक नैदानिक लक्षण (Earliest clinical manifestation) है
(a) पेशाब कम आना (Decreased urine output)
(b) त्वचा स्फीति में कमी (Loss of skin turgor)
(c) ट्रैकीकार्डिया (Tachycardia)
(d) धँसे हुए नेत्रगोलक (Shunken eye balls)

389. वयस्क (Adult) में सामान्यतया हीमोग्लोबिन की मात्रा होती है
(a) 8-10 gm/dL (b) 10-12 gm/dL
(c) 12-17 gm/dL (d) 14-18 gm/dL

390. एक यूनिट रुधिर के आधान (Transfusion) के बाद हीमोग्लोबिन स्तर आपेक्षित रूप से (Expected) बढ़ता है
(a) 0.5 gm% (b) 1 gm% (c) 1.5 gm% (d) 2 gm%

391. डाइगोक्सिन (Digoxin) देने से पहले एपिकल हृदय दर हमेशा जाँचनी (Check) चाहिए एवं यह दवा नहीं दी जानी चाहिए यदि नाड़ी दर हो
(a) 90-110 बीट्स/मिनट से नीचे
(b) 90-110 बीट्स/मिनट से अधिक
(c) 60 बीट्स/मिनट से कम
(d) 150 बीट्स/मिनट से अधिक

392. वयस्क में सामान्य रुधिर दाब (BP) होता है
(a) 100/80 mm Hg (b) 120/80 mm Hg
(c) 100 mm Hg (d) 140 mm Hg

393. मरीज में मेकेनिकल प्रोस्थेटिक हृदय वाल्व में INR होता है
(a) 1.5-2.5 (b) 2-3 (c) 3-4 (d) 2.5-3.5

394. पुरुष में सामान्य हिमेटोक्रिट (Hematocrit) मात्रा होती है
(a) 10 – 24% (b) 20 – 34%
(c) 30 – 48% (d) 40 – 54%

395. सामान्य डायस्टोलिक BP है
(a) 120 mm Hg (b) 80 mm Hg
(c) 100 mm Hg (d) 140 mm Hg

396. कुल सीरम प्रोटीन सीमा है
(a) 40 - 6.2 mg/dL (b) 5.5 - 6.5 mg/dL
(c) 6.0 - 8.2 mg/dL (d) 7.0 - 1 mg/dL

397. बैरो-रिसेप्टर नियंत्रित (Control) करता है
(a) रुधिरचाप (b) अलिन्द O_2 तनाव
(c) SpO_2 (d) स्ट्रोक आयतन

398. किसी ओर कारण की वजह से रुधिरचाप का बढ़ना कहलाता है
(a) एक्यूट उच्च रुधिरचाप (b) ट्यूमर उच्च रुधिरचाप
(c) प्राथमिक उच्च रुधिरचाप (d) क्रोनिक उच्च रुधिरचाप

399. एक्यूट मायोकार्डियल इन्फार्क्शन (Acute myocardial infarction) में सबसे पहले कौन-सा एन्जाइम बढता है?
(a) क्रिएटिन फॉस्फोकाइनेज MB (CPK-MB)
(b) सीरम ग्लूटेमिक पायरुविक ट्रांसमीनेस (SGPT)
(c) सीरम ग्लूटेमीन ऑक्सेलो एसिटिक ट्रांसएमीनेस (SGOT)
(d) ट्रोपोनिन (Troponin)

400. एक्यूट मायोकार्डियल इन्फार्क्शन (Acute myocardial infarction) के मरीज को निम्न में से कौन-सी दवा सबसे पहले दी जाती है?
(a) स्टेटिन (b) एस्प्रिन
(c) कैल्शियम चैनल ब्लॉकर्स (d) ACE इन्हीबिटर (Inhibitor)

401. सामान्य सिस्टोलिक BP होता है
(a) 120 mm Hg (b) 80 mm Hg
(c) 100 mm Hg (d) 140 mm Hg

402. सामान्य रुधिरचाप (Normalize BP) बनाए रखने में वृक्क किस प्रकार सहायता करते हैं?
(a) रुधिर में सोडियम का स्तर बनाए रखना और पानी निकाल देना
(b) रुधिर में सोडियम और पानी का स्तर बनाए रखना
(c) एल्डोस्टीरॉन का स्रावण करना
(d) ADH हॉर्मोन की संवेदना बढ़ना

403. मायोकार्डियल इन्फ्राक्शन (Myocardial infarction or MI) के लिए निम्न में से कौन-सा एक प्रारम्भिक कारक precipitating factor है?
(a) मौखिक गर्भनिरोधक दवाईयों का सेवन (Using oral contraceptive pills)
(b) हाइपरलिपिडेमिया (Hyperlipidemia)
(c) सीरम लौह स्तर का बढ़ना (Elevated serum iron level)
(d) उपरोक्त सभी

404. मायोकार्डियम (Myocardium) में कौन-सा एन्जाइम पाया जाता है?
(a) पायरुविक अम्ल (b) ट्रोपोनिन-I
(c) मायोग्लोबिन (d) लेक्टेट डीहाइड्रोजिनेज

405. हृदय (Heart) की मध्य परत की सूजन (Inflammation) को कहते हैं
(a) एण्डोकार्डिटिस (Endocarditis)
(b) मायोकार्डिटिस (Myocarditis)
(c) पेरीकार्डिटिस (Pericarditis)
(d) मायोमेट्रिटिस (Myometritis)

406. निम्नलिखित में से कौन-सा खतरा व्यक्ति में कार्डियोजनिक शॉक होने का कारण हो सकता है?
(a) एक्यूट मायोकार्डियल इन्फ्राक्शन (MI)
(b) कोरोनरी धमनी बीमारी (CAD)
(c) पल्मोनरी सूजन
(d) माइक्रोवैस्कुलर थ्रोम्बी

407. इम्पेन्डिग मायोकार्डियल इन्फ्राक्शन (Impending MI) का मरीज किस प्रकार का एन्जाइना अनुभव करता है?
(a) वेरिएन्ट एन्जाइना (b) स्थाई एन्जाइना
(c) माइक्रोवैस्कुलर एन्जाइना (d) अस्थाई एन्जाइना

408. हृदयपात (Heart failure) का कारण है
(a) मिट्रल (Mitral) अथवा ट्राइकस्पिड वाल्व (Tricuspid valve) का रिगरजीटेशन (Regurgitation)
(b) मायोकार्डियल इन्फ्राक्शन (Myocardial infarction)
(c) मिट्रल (Mitral) अथवा ट्राइकस्पिड वाल्व का स्टेनोसिस (Stenosis)
(d) उपरोक्त सभी

409. निम्नलिखित में से कौन ECG जाँच का संकेत मायोकार्डियल इन्फ्राक्शन है?
(a) ST सेगमेन्ट का बढ़ना (b) QRS कॉम्पलेक्स का चौड़ा
(c) U तरंग की उपस्थिति (d) T तरंग का मुड़ना

410. आन्तरिक भित्ति (Interior wall) के लिए जिम्मेदार रुधिर वाहिका (Blood vessels) है
(a) पोस्ट इन्टरवेन्ट्रीकुलर धमनी (b) एन्टीरियर डिसेडिंग धमनी
(c) सर्कम फ्लैक्स धमनी (d) कारफ्लैक्स धमनी

411. मायोकार्डियल इन्फ्राक्शन में सामान्य जटिलता (Common complication) निम्नलिखित है
(a) कार्डियक टेम्पोनेड (b) कार्डियक मायोपेथी
(c) एरिथ्मिया (d) एण्डोकार्डिटिस

412. मायोकार्डियल क्षति वाले स्थल (Location of myocardial damage) की पहचान के लिए कौन-सा नैदानिक टेस्ट उपयोगी (Useful) है?
(a) कार्डियक केथेटेराइजेशन (b) एक्स-रे
(c) इकोकार्डियोग्राम (d) इलेक्ट्रोकार्डियोग्राम (ECG)

413. मायोकार्डियल इन्फ्राक्शन वाले मरीज में प्रथम नर्सिंग क्रियान्वयन है
(a) डोबूटामाइन देना (Administer dobutamine)
(b) ऑक्सीजन देना (Administer oxygen)
(c) जीभ के नीचे नाइट्रोग्लिसरीन की गोलियाँ देना
(d) एन्जाइम अध्ययन (Enzyme study)

375. (b)	376. (a)	377. (c)	378. (d)	379. (b)	380. (c)	381. (d)	382. (b)	383. (d)	384. (a)
385. (a)	386. (c)	387. (d)	388. (c)	389. (c)	390. (b)	391. (c)	392. (b)	393. (a)	394. (a)
395. (b)	396. (c)	397. (a)	398. (c)	399. (d)	400. (b)	401. (a)	402. (b)	403. (d)	404. (b)
405. (b)	406. (a)	407. (d)	408. (d)	409. (a)	410. (a)	411. (c)	412. (d)	413. (b)	

414. मायोकार्डियल इन्फ्राक्शन (MI) में हृदय की कौन-सी परत सबसे ज्यादा प्रभावित होती है?
(a) एण्डोकार्डियम (b) पेरिकार्डियम
(c) मायोकार्डियम (d) मायोमेट्रियम

415. मायोकार्डियल इन्फ्राक्शन (MI) मरीज में प्राथमिक तौर से नर्सिंग क्रियान्वयन (Nursing intervention) करते हैं
(a) शारीरिक गतिविधि को कम करना (Decrease activity)
(b) मायोकार्डियल ऑक्सीजनेशन प्रदान करना
(c) सर्जरी की योजना बनाना (Plan for surgery)
(d) प्रयोगशाला जाँच करना (Carry out lab investigations)

416. पोस्ट (Post) मायोकार्डियल इन्फ्राक्शन (MI) व्यक्ति को गहरी सांस लेने पर छाती में दर्द की शिकायत है, इसकी उपयुक्त नर्सिंग क्रिया है
(a) नाइट्रोग्लिसरीन (NTG) टेबलेट देना
(b) पेरिकार्डियल फ्रिक्शन का परिश्रवण
(c) O_2 देना
(d) एनालजेसिक देना

417. मायोकार्डियल इन्फ्राक्शन (MI) के दौरान सामान्यतया कौन-सी धमनी प्रभावित होती है?
(a) रीनल धमनी (b) सीलियक धमनी
(c) कोरोनरी धमनी (d) हिपेटिक धमनी

418. मायोकार्डियल इन्फ्राक्शन (MI) के लक्षण में शामिल है
(a) छाती में तेज दर्द (Severe chest pain)
(b) टैकीकार्डिया (Tachycardia)
(c) डिसप्नोइया (Dyspnoea)
(d) उपरोक्त सभी

419. मायोकार्डियल इन्फ्राक्शन (MI) के उपचार में शामिल है
(a) दर्द निवारक दवाईयाँ देना (b) ऑक्सीजन देना
(c) सीने के दर्द की जाँच करना (d) ये सभी

420. मायोकार्डियल इन्फ्राक्शन (MI) के दौरान एक नर्स के द्वारा प्रदान (Provide) किया जाने वाला प्रथम नर्सिंग क्रियान्वयन (First nursing intervention) है
(a) छाती के दर्द (Chest pain) को कम करना
(b) पोषण स्तर को बनाए रखना
(c) चिन्ता (Anxiety) को कम करना
(d) यूरिन आउटपुट को बेहतर (Improve) करना

421. मायोकार्डियल इन्फ्राक्शन (MI) के दौरान लैक्टेट डीहाइट्रोजिनेज (LDH) तथा क्रिएटीन काइनेज (CK-mb) स्तर
(a) बढ़ता है
(b) घटता है
(c) इसके स्तर पर कोई प्रभाव नहीं पडता है
(d) सम्बंधित दोनों एन्जाइम अनुपस्थित होते हैं

422. मायोकार्डियल इन्फ्राक्शन (Myocardial infarction) में सबसे विशिष्ट एन्जाइम (Most specific enzyme) है
(a) क्रिएटीन फॉस्फोकाइनेज (CPK)
(b) क्रिएटीन काइनेज मायोकार्डियल बैण्ड (CK-MB)
(c) लैक्टेट डीहाइड्रोजिनेज (LDH)
(d) एल्कैलाइन फॉस्फेटेज (Alkaline phosphatase)

423. मायोकार्डियल इस्चीमिया (Ischemia) में ECG दिखता है
(a) लम्बा PR अन्तराल (b) स्थाई T-तरंग
(c) उल्टी T-तरंग (d) असामान्य U-तरंग

424. रुधिर आपूर्ति की कमी होने पर मायोकार्डियम, कितनी देर में स्थायी रूप से क्षतिग्रस्त (Irreversible Injury in Myocardium) हो जाता है?
(a) 15 मिनट (b) 25 मिनट
(c) 45 मिनट (d) 60 मिनट

425. मायोकार्डिटिस (Myocarditis) मरीज की देखभाल में मुख्य उपयुक्त नर्सिंग जिम्मेदारी होगी
(a) आइसोलेशन तकनीक
(b) एन्टीबायोटिक प्रोफाइलेसिक्स
(c) शारीरिक गतिविधियों की मनाही
(d) ऑक्सीजनेशन और वेन्टीलेशन

426. दवा जोकि इस्चीमिक मायोकार्डियम (Ischemic myocardium) में कैटेकोलामाइन को अवरुद्ध (Block) करती है और अनुकम्पी तन्त्रिका उत्तेजना (Sympathetic nerve stimulation) करती है।
(a) कैल्शियम चैनल ब्लॉकर्स (Calcium channel blockers)
(b) बीटा एड्रिनरजिक ब्लॉकर्स (Beta-adrenergic blockers)
(c) कार्डियक ग्लाइकोसाइड्स (Cardiac glycosides)
(d) नाइट्रोग्लिसरीन (Nitroglycerine)

427. एन्जाइना का इमरजेन्सी प्रबन्धन है
(a) एस्प्रीन (Aspirin)
(b) एड्रीनेलीन (Adrenaline)
(c) नाइट्रोग्लिसरीन (Nitroglycerin)
(d) डोपामाइन (Dopamine)

428. एन्जाइना पेक्टोरिस के पीछे पैथोफिजियोलोजी है
(a) प्री-लोड बढना
(b) पोस्ट-लोड बढ़ना
(c) कोरोनरी धमनी में थ्रोम्बस निर्माण
(d) मायोकार्डियम को ऑक्सीजन की अपर्याप्त सप्लाई

429. कौन-सी स्थिति में शारीरिक और भावनात्मक तनाव के कारण अनुमानित स्तर का दर्द उत्पन्न होता है?
(a) मायोकार्डियल इन्फ्राक्शन
(b) स्थाई एन्जाइना
(c) अस्थाई एन्जाइना
(d) वेरियन्ट एन्जाइना

430. एन्जाइना पैक्टोरिस (Angina pectoris) है, एक
(a) हृदय रोग (Cardiac disease)
(b) मस्तिष्क सम्बन्धी विकार (Neurological disease)
(c) आमाशय का रोग (Gastric disease)
(d) श्वसन रोग (Respiratory disease)

431. एन्जाइना पैक्टोरिस (Angina pectoris) में सामान्यतया दर्द (Pain) की जगह (Location) होती है
(a) हाइपोगैस्ट्रिक क्षेत्र (Hypogastric region)
(b) रेट्रोस्टर्नल (Retrosternal)
(c) एपीगैस्ट्रिक (Epigastric)
(d) पीठ की तरफ (Back side)

432. **एन्जाइना पेक्टोरिस के उपचार के लिए सही कथन पहचाने**
(a) बाई बाँह को घुमाना
(b) 15 मिनट तक आराम करना
(c) यह आराम और नाइट्रोग्लिसरीन देने से दूर होता है
(d) उपरोक्त सभी

433. **एन्जाइना पैक्टोरिस का मुख्य कारण है**
(a) कोरोनरी धमनी में अवरोध (Blockage) होना
(b) रीनल धमनी में अवरोध (Blockage) होना
(c) कुपोषण
(d) उपरोक्त में से कोई नहीं

434. **एन्जाइना में दर्द का कारण है**
(a) हाइड्रोक्लोरिक एसिड का एकत्रित होना
(b) लैक्टिक एसिड का एकत्रित होना
(c) हाइपरटेंशन
(d) उपरोक्त सभी

435. **एन्जाइना पैक्टोरिस का महत्वपूर्ण लक्षण है**
(a) सिरदर्द
(b) बुखार
(c) सीने में दर्द
(d) BP का बढ़ जाना

436. **एन्जाइना के अटैक के दौरान नाइट्रोग्लिसरीन दी जाती है**
(a) इन्ट्रावीनस (IV)
(b) सबक्यूटेनियस (SC)
(c) इन्ट्रामस्क्यूलेरिस (I.M)
(d) सबलिन्गुअली (Sublingually)

437. **मायोकार्डियल इन्फ्राक्शन में मॉर्फीन** (Morphine) **सहायता करता है**
(a) मरीज को शांत करने में
(b) दर्द कम करने में
(c) मरीज की बेचैनी कम करने में
(d) मायोकार्डियम की O_2 की मांग कम करने में

438. **एन्जाइना के दौरान कौन-सा नर्सिंग उपाय किया जाना चाहिए?**
(a) पोषण स्तर का आकलन (Assessment) करना
(b) ऑक्सीजन प्रदान करना
(c) पोषण स्तर बनाए रखना तथा निर्देशित दवाएँ (Prescribed medication) देना
(d) उपरोक्त सभी

439. ECG **की जाँच में निम्नलिखित में से कौन-सा संकेत हाइपोक्लेमिया का है?**
(a) टेन्टेड T तरंग
(b) ST सेगमेन्ट अवसाद (Depression)
(c) QRS कॉम्पलेक्स का चौड़ा होना
(d) लम्बा PR अन्तराल

440. **ट्रान्सइसोफेजियल इकोकार्डियोग्राफी** (TCE) **के साथ मिलकर अल्ट्रासोनोग्राफी के साथ कौन-सा प्रोसीजर करते हैं?**
(a) इलेक्ट्रोकार्डियोग्राम (Electrocardiogram)
(b) एन्डोस्कॉपी (Endoscopy)
(c) सिग्मॉइडोस्कोपी (Sigmoidoscopy)
(d) एन्डोस्कोपिक कोलेन्जीयोग्राम (Endoscopic cholangiogram)

441. **जब नर्स हृदय की आवाज** (Heart sound) **सुनती है तो वह कौन-सी जगह आवाज सुनती है?**
(a) हृदय के आधार पर
(b) हृदय का एपेक्स
(c) धमनी एरिया
(d) II W/ES बाई स्ट्रेनमस

442. **हाल्टर निगरानी** (Holter monitoring) **का मतलब है**
(a) एम्बुलेटरी BP (Ambulatory BP)
(b) एम्बुलेटरी ECG (Ambulatory ECG)
(c) सोते समय ECG निगरानी जब सो रहे हैं (ECG monitory while sleeping)
(d) प्रति घण्टा BP निगरानी (Hourly BP monitoring)

443. ECG **किसकी जाँच के लिए की जाती है?**
(a) हृदयी रोगों (Cardiac disease) की
(b) तंत्रिकीय रोगों (Neurological disease) की
(c) गैस्ट्रिक रोगों (Gastric disease) की
(d) श्वसनीय रोगों (Respiratory disease) की

444. **हाइपरटेंशन** (Hypertension) **का अर्थ है**
(a) बढ़ा हुआ रुधिर दाब
(b) बढ़ी हुई हृदय दर
(c) बढ़ा हुआ रुधिर का आयतन
(d) बढ़ी हुई नाड़ी दर

445. **जब हाइपरटेंशन किसी अन्य बीमारी के कारण होता है, तो इसे कहा जाता है**
(a) प्राथमिक हाइपरटेंशन
(b) द्वितीयक हाइपरटेंशन
(c) सिस्टोलिक हाइपरटेंशन
(d) डायस्टोलिक हाइपरटेंशन

446. **एक व्यक्ति जो वास्तव में नॉर्मोटेन्सिव है लेकिन जब एक स्वास्थ्यकर्मी द्वारा उसका BP मापा जाता है, तो BP बढ़ा हुआ होता है। इस प्रकार से बढ़े हुए BP या हाइपरटेंशन** (Hypertension) **को कहा जाता है**
(a) प्राथमिक हाइपरटेंशन
(b) द्वितीयक हाइपरटेंशन
(c) सिस्टोलिक हाइपरटेंशन
(d) व्हाइट कोट हाइपरटेंशन

447. **हाइपरटेंशन** (Hypertension) **के उपचार में शामिल नहीं है**
(a) वजन में कमी करना
(b) खाने में नमक कम करना
(c) खाने में वसा की मात्रा बढ़ाना
(d) व्यायाम करना

448. **निम्न में से कौन-सी दवा हाइपरटेंशन** (Hypertension) **उत्पन्न कर सकती है?**
(a) मौखिक गर्भनिरोधक दवाईयाँ (Oral contraceptives) का उपयोग
(b) कोकिन का उपयोग (Cocaine use)
(c) कोर्टिकोस्टीरॉइड्स (Corticosteroids) का उपयोग
(d) उपरोक्त सभी

414. (c)	415. (b)	416. (b)	417. (c)	418. (d)	419. (d)	420. (c)	421. (a)	422. (b)	423. (c)
424. (b)	425. (d)	426. (a)	427. (c)	428. (d)	429. (b)	430. (a)	431. (b)	432. (d)	433. (a)
434. (b)	435. (c)	436. (d)	437. (b)	438. (d)	439. (b)	440. (d)	441. (b)	442. (b)	443. (a)
444. (a)	445. (b)	446. (d)	447. (c)	448. (d)					

449. **हाइपरटेंशन** (Hypertension) **के उपचार में कौन-सी दवा काम में ली जाती है?**
(a) डाइयूरेटिक (diuretics) (b) बीटा ब्लॉकर्स
(c) कैल्शियम चैनल ब्लॉकर्स (d) ये सभी

450. **तनाव टेस्ट** (Stress test) **के लिए किस दवा का उपयोग करते हैं?**
(a) एट्रोपिन (Atropine) (b) एड्रीनोलिन (Adrenaline)
(c) डोबुटामाइन (Dobutamine) (d) थैलीयम (Thallium)

451. **उच्च रुधिरचाप रोधी** (Antihypertensive) **जिसे मरीज सामान्यतया उपयोग करता है**
(a) एस्प्रीन (Aspirin)
(b) डिक्लोफीनिक (Diclofinac)
(c) थायोराइडेजीन (Thioridazine)
(c) वार्फेरीन (Warfarin)

452. **निम्न में से कौन-सा पोर्टल हाइपरटेंशन** (Portal hypertension) **का लक्षण है?**
(a) इसोफैजियल वैरिसेस (Oesophageal varices)
(b) स्प्लेनोमेगैली (Splenomegaly)
(c) एसाइटिस (Ascites)
(d) उपरोक्त सभी

453. **पोर्टल हाइपरटेंशन** (Portal hypertension) **की गम्भीर जटिलता** (Serious complication) **हो सकती है**
(a) आंत्रीय अवरोध (Intestinal obstruction)
(b) ड्योडीनम (Duodenum) का परफोरेशन (Perforation)
(c) इसोफैजियल वेरीसेस (Esophageal varices) से रुधिरस्राव (Bleeding)
(d) यकृत फेल्यर (Liver failure)

454. **प्री-हाइपरटेंशन** (Pre-hypertension) **में सामान्यतया उपचार है**
(a) मूत्रवर्धक का उपयोग
(b) जीवनक्रम में बदलाव
(c) कैल्शियम चैनल ब्लॉकर्स का उपयोग
(d) ACE इन्हीबिटर का उपयोग

455. **प्लेटलेट गणना** (Count) **किस रोगी में सामान्य है?**
(a) डिसएमीनेटेड इन्ट्रावैस्कुलर कोग्युलेशन (DIC)
(b) शेकन बेबी सिन्ड्रोम
(c) अप्लास्टिक एनीमिया
(d) थ्रोम्बोसाप्टोपीनिया

456. **थ्रोम्बोसाइटोपीनिया परपूरा** (Thrombocytopenia purpura) **के लिए सही कथन है?**
(a) इन्ट्रावैस्कुलर हिमोलायसिस
(b) थ्रोम्बोसिस सेरीब्रल रुधिर वाहिकाएँ
(c) दोनों (a) और (b)
(d) प्लाज्मा फेरेसिस चुनिंदा उपचार

457. **दवा जो थ्रोम्बोसाइटोपीनिया को प्रेरित** (induce) **करती है**
(a) हिपेरीन (Heparin)
(b) डेपसोन (Dapsone)
(c) स्ट्रेप्टोमायसीन (Streptomycin)
(d) एड्रीनेलिन (Adrenaline)

458. **थ्रोम्बोसाइटोपीनिया** (Thrombocytopenia) **का लक्षण है**
(a) संयुक्त हीमोन्जिमा
(b) संक्रमित मोनोन्यूक्लियोसिस
(c) HIV संक्रमण
(d) उपरोक्त सभी

459. **प्लेटलेट्स एग्रीगेशन** (Platelets aggregation) **का रासायनिक कारण है**
(a) एन्डोथीलियम पदार्थ का निकलना
(b) थ्रोम्बोक्सेन A2
(c) एल्फा फिटोप्रोटीन (AFP)
(d) प्रोस्टाग्लैंडिन E2 (PGE2)

460. **हीमोलाइटिक यूरोमिक सिन्ड्रोम** (HUS) **के लिए सत्य है**
(a) थ्रोम्बोसाइटोपीनिया और एनीमिया
(b) वृक्कपात और हाइपरकैलेमिया हो सकता है
(c) D + HUS और D – HUS उपस्थित है
(d) उपरोक्त सभी

461. **वैसोकॉन्स्ट्रीक्शन** (Vasoconstriction) **का रासायनिक कारण है**
(a) एन्डोथीलियम पदार्थ का निकालना
(b) थ्रोम्बोक्सेन A2
(c) एल्फा फिटोप्रोटीन (AFP)
(d) प्रोस्टागलैंडिन E2 (PGE2)

462. **निम्न में से रुधिर का थक्का बनने का समय किसमें ज्यादा होता है?**
(a) क्रोनिक हीमोफिलिया में
(b) एफाइब्रिनोजेनीमिया
(c) डिसएमीनेटेड इन्ट्रावैस्कुलर कोग्युलेशन (DIC) में
(d) उपरोक्त सभी

463. **विटामिन-K आधारित कारक** (Dependent factor) **हैं**
(a) कारक II (b) कारक VII (c) प्रोटीन S (d) ये सभी

464. **थ्रोम्बोफ्लीबाइटिस वाले मरीज की उपयुक्त नर्सिंग देखभाल होगी**
(a) मरीज के पैरों को 90 डिग्री ऊँचा करना
(b) गर्म पेड को प्रभावित जगह लगाना
(c) मरीज को बिस्तर पर आराम करने की जरूरत के बारे में सलाह देना
(d) दोनों पैरों के लिए रेन्ज ऑफ मोशन व्यायाम करना

465. **निम्नलिखित में कौन थ्रोम्बोएंगाइटिस ओब्लिटरन्स** (Thromboangiitis obliterans) **बीमारी का मुख्य बचाव है?**
(a) रुधिरचाप पर नियन्त्रण (b) मधुमेह पर नियन्त्रण
(c) धूम्रपान वर्जित (d) वजन का कम होना

466. **थ्रोम्बोसाइटोपीनिया के मरीज को निर्देश** (Instruction) **देते हैं**
(a) नाक से सांस नहीं लेना
(b) शेविंग करते समय सावधानी रखना
(c) ROM व्यायाम नहीं करना
(d) एस्प्रीन दवा नहीं लेना

467. **डीप वेन थ्रोम्बोसिस** (Deep vein thrombosis) **में खतरे का कारक है**
(a) लम्बी सर्जरी (b) ज्यादा वजन और मोटापा
(c) हॉर्मोनल गर्भनिरोधक (d) ये सभी

468. डीप वेन थ्रोम्बोसिस (DVT) **के खतरे के कारण निम्नलिखित में से है**

(a) मौखिक गर्भनिरोधक गोलियाँ (b) उच्च रुधिरचाप
(c) मायोकार्डियल इन्फ्राक्शन (d) ये सभी

469. सामान्यतया थ्रॉम्बोसिस होता है

(a) शिरा (b) धमनी (c) लिम्फ (d) केपीलरी

470. डीप वेन थ्रोम्बोसिस (DVT) **का लक्षण नहीं हैं**

(a) होमान्स चिन्ह (b) माँसपेशी दर्द
(c) नीलिमा (d) सूजन

471. एन्यूरिज्म (Aneurysm) **का सबसे सामान्य कारण** (Most common site) **है**

(a) कोरोनरी अर्टरी (b) रीनल अर्टरी
(c) महाधमनी चाप (d) एन्टीरियर सेरेब्रल अर्टरी

472. एओर्टिक एन्यूरिज्म (Aortic aneurism) **का सबसे सामान्य कारण** (Most common cause) **है**

(a) ट्रोमा (Trauma)
(b) मार्फेन सिन्ड्रोम (Marfan syndrome)
(c) एथेरोस्कलेरोसिस (Atherosclerosis)
(d) सिफिलिस (Syphilis)

473. जिस मरीज को छाती में दर्द हैं उसमें हृदयी एन्जाइम स्तर (Cardiac enzyme level) **की निगरानी** (Monitored) **की जाती है, क्योंकि**

(a) एन्जाइम स्तर का मापन और हृदय की क्षति को मॉनीटर करने पर घाव भरने में सहायता मिलती है
(b) मायोकार्डियल चोट के हिस्से को पहचानने में सहायता होती है
(c) यदि मरीज में वास्तव में छाती में दर्द है तो वह व्यक्त होता है
(d) MI के मरीज में एन्जाइम स्तर के घटने पर आवश्यकता सहायता और रिकवरी समय का अनुमान लगाया जा सकता हैं

474. निम्नलिखित कथनों में से मरीज के द्वारा नर्स को कहा गया कौन-सा संकेत कोरोनरी धमनी बीमारी के लिए खतरे का कारक (Modifiable risk factor) **होता है?**

(a) मैं व्यायाम रोज करता हूँ
(b) मेरे पिताजी की MI से मृत्यु हो गई
(c) मेरा कोलेस्टेरोल 180 है
(d) मैं रोज दो पैकेट सिगरेट पीता हूँ

475. निम्नलिखित में सभी कथन डिगोक्सिन के लिए सही है, सिवाय (except) **एक के, जो है**

(a) इसमें सकारात्मक इनोट्रोपिक और नकारात्मक क्रोनाट्रोपिक प्रभाव दोनों पाए जाते हैं
(b) यदि नाड़ी दर 60 प्रति मिनट से कम होती है तो दवा नहीं देनी चाहिए
(c) हाइपोकेलेमीया की उपस्थिति के कारण विषाक्तता हो सकती है
(d) सकारात्मक इनोट्रोपिक प्रभाव से मूत्र का बाहर निकलना कम हो जाता है

476. हीमोस्टेटिक प्रक्रिया में चोट के तुरन्त बाद (Just following the injury) **होता है**

(a) कण्डरा का निर्माण
(b) वाहिका विसार
(c) प्रोथ्रोम्बिन का थ्रोम्बिन में बदलना
(d) फाइब्रिन का जमा होना

477. स्कन्दन समय (Coagulation time) **का बढ़ना लक्षण है**

(a) हीमोफिलिया (Hemophilia)
(b) वॉन विली ब्रान्ड बीमारी (Von Wille brand disease)
(c) क्रिसमस बीमारी (Christmas disease)
(d) उपरोक्त सभी

478. रुमेटिक हृदय बीमारी (Rheumatic heart disease) **में महत्वपूर्ण लक्षण है**

(a) वाल्वुलर बीमारी (Valvular disease)
(b) एन्जाइना (Angina)
(c) मायोकार्डियल इन्फ्राक्शन (Myocardial infraction)
(d) कार्डियोमायोपैथी (Cardiomyopathy)

479. एक नर्स मरीज को प्राकृतिक पेसमेकर लगवाने के बाद उसे डिस्चार्ज प्रशिक्षण देती है। निम्नलिखित में कौन-सी सूचना नकली पेसमेकर से सम्बन्धित होने के कारण अनुपयुक्त है?

(a) मरीज अपनी नाड़ी दर दिन में एक बार सुबह जब वह उठता है चैक कर सकता है
(b) सभी इलेक्ट्रिक उपकरण का उपयोग कर सकता है
(c) मरीज नियमित फोलोअप देखभाल का उपयोग कर सकता है
(d) मरीज अपने आपको स्पोर्टस में व्यस्त कर सकता है

480. सुप्रावाइटल स्टेनिंग (Supravital statining) **और ब्रिलियन्ट क्रेसिल ब्लू तकनीक** (Brilliant cresyl blue technique) **में उपयोगी कोशिकाएँ हैं**

(a) लिम्फोसाइट्स (Lymphocyte)
(b) रेटिकुलोसाइट्स (Reticulocytes)
(c) न्यूट्रोफिल (Neutrophil)
(d) मोनोसाइट (Monocyte)

481. कौन-सा प्रोटीन RBC **के बाइकॉन्केव आकार** (Biconcave shape of RBC) **को बनाए रखता है?**

(a) एल्ब्युमीन (Albumin)
(b) स्पेक्ट्रिन (Spectrin)
(c) ग्लोबुलीन (Globulin)
(d) माइक्रोफिलामेन्ट (Microfilament)

482. एक्स्ट्रावैस्कुलर (Extravascular) **हीमोलाइसिस में होता है**

(a) वंशानुगत स्फेरोसाइटोसिस (Hereditary spherocytosis)
(b) परिसंचरण में माइक्रोथ्रोम्बिन (Microthrombin in circulation)
(c) सिकल कोशिका रोग (Sickle cell disease)
(d) थैलेसीमिया (Thalassemia)

449. (d)	450. (c)	451. (c)	452. (d)	453. (c)	454. (b)	455. (b)	456. (c)	457. (a)	458. (d)
459. (b)	460. (d)	461. (d)	462. (d)	463. (d)	464. (c)	465. (c)	466. (c)	467. (d)	468. (d)
469. (a)	470 (c)	471. (d)	472. (c)	473. (a)	474. (d)	475. (d)	476. (b)	477. (d)	478. (a)
479. (d)	480. (b)	481. (b)	482. (a)						

483. क्रोनिक रीनल फेल्यर (Chronic renal failure) **में** RBC **का लक्षण है**
(a) माइक्रोसाइटिक (Microcytic)
(b) हाइपोक्रोमिक (Hypochromic)
(c) नॉर्मोसाइटिक (Normocytic)
(d) मेक्रोसाइटिक (Macrocytic)

484. हीमोग्लोबिन (Hb) **इलेक्ट्रोफोरेसिस में सिकल कोशिका लक्षण** (Trait) **कितने बैण्ड्स में दिखता है?**
(a) 1 (b) 2 (c) 3 (d) 4

485. शिस्टोसाइट्स (Schistocytes) **है**
(a) पदार्थ पेरासाइट
(b) हिमोलाइसिस बढ़ने का संकेत
(c) फ्रेगमेन्टेड RBC
(d) दोनों (b) और (c)

486. इन्ट्रावैस्कुलर हीमोलिसिस (Hemolysis) **देखा जाता है**
(a) मलेरिया फैल्सीपेरम (b) एक्यूट G6PD कमी
(c) असंगत रुधिर आधान (d) ये सभी

487. हीमोसिडरिन का रंग है
(a) काला (b) भूरा
(c) ऐश (d) लाल

488. वंशानुगत स्फेरोसाइटोसिस किस प्रोटीन के साथ नहीं देखा जाता है?
(a) एन्कीरीन (b) पैलाडीन
(c) ग्लाइकोफोरिन-C (d) एम्निऑन ट्रांसपोर्ट प्रोटीन

489. एन्टीकॉएगुलेन्ट (Anticoagulant) **जिसका रुधिर शर्करा वायरल** (Blood sugar viral) **में उपयोग किया जाता है**
(a) एथिलीन डाई एमीन टेट्रा एसीटिक एसिड (EDTA)
(b) हिपेरिन
(c) पोटैशियम ऑक्सिलेट
(d) पोटैशियम ऑक्सिलेट + सोडियम फ्लोराइड

490. बीटा थैलेसीमिया के लिए सही है
(a) बीटा शृंखला में उत्परिवर्तन
(b) बीटा शृंखला की अनुपस्थिति या छोटा होना, जबकि शृंखला का बढ़ना
(c) डेल्टा Hb सुरक्षात्मक कारक
(d) उपरोक्त सभी

491. अस्थि मज्जा (Bone marrow) **में उच्चतम संख्या में कोशिकाएँ हैं**
(a) प्रोमाएलोसाइट्स
(b) मायलॉइड स्टेम कोशिकाएँ
(c) इरिथ्रोइड कोशिकाएँ
(d) प्रीक्यूसर

492. ग्लूकोस-6-फॉस्फेट डीहाइड्रोजिनेस (G6PD) **की कमी के लिए कौन-सा कथन सही है?**
(a) यह X लिकन्ड अप्रभावी रोग है
(b) यह हीमोलाइटिक एनीमिया का कारण
(c) इसमें इन्ट्रावैस्कुलर और एक्सट्रा वैस्कुलर दोनों हीमोलाइसिस देखा जाता है
(d) उपरोक्त सभी

493. कार्डियोवैस्कुलर विकार (Disorder) **के मरीज में गैग रिफ्लेक्स** (Gag reflex) **कम हो रहे हैं, तो नर्स**
(a) कृत्रिम आँसू (Tears) डालेगी
(b) साइड में लेटी हुई स्थिति (Side lying position) बनाए रखेगी
(c) मरीज को स्वच्छ तरल (Clear fluids) के घूँट (Sips) प्रदान करेगी
(d) क्रेनियल तन्त्रिका III, IV एवं VI का परीक्षण करेगी

494. वैसोडाइलेटर्स (Vasodilators) **करते हैं**
(a) पेरिफेरल वैस्कुलर प्रतिरोधकता (Peripheral vascular resistance) को बढाते हैं
(b) पेरिफेरल वैस्कुलर प्रतिरोधकता (Peripheral vascular resistance) को कम करते हैं
(c) रुधिर वाहिकाओं (Blood vessels) को फैलाते हैं
(d) दोनों (b) और (c)

495. हृदय (Heart) **की सूजन** (Inflammation) **कहलाता है**
(a) कार्डिटिस (Carditis)
(b) पॉलीआर्टराइटिस (Polyarteritis)
(c) कोरिया (Chorea)
(d) फीवर (Fever)

496. हृदयी रुधिर पूल इमेज (Cardiac blood pool image) **का अन्य नाम है**
(a) MUGA स्केन (b) हृदयी MRI
(c) थैलीयम स्केन (d) हृदयी PET

497. एक मरीज क्रोनिक हृदय फेल्यर (Chronic heart failure) **वाले मरीज को सोडियम युक्त आहार खाना मना है। निम्नलिखित में से कौन-से आहार से मरीज को परहेज की आवश्यकता है?**
(a) अण्डे
(b) डिब्बा बन्द सार्डिन या खाना
(c) साधारण नट्स
(d) दूध

498. निम्न में से मायलॉइड स्टेम कोशिकाएँ क्या उत्पन्न नहीं करती है?
(a) न्यूट्रोफिल्स (Neutrophils)
(b) इओसिनोफिल (Eosinophil)
(c) वेसोफिल्स (Basophils)
(d) लिम्फोसाइट (Lymphocyte)

499. इओसिनोफिलिया (Eosinophilia) **के कारण है**
(a) एलर्जिक विकार (Allergic disorder)
(b) पेरासाइटिक इन्फेस्टेशन (Parasitic infestation)
(c) त्वचा की बीमारियाँ (Skin diseases)
(d) उपरोक्त सभी

500. नवजात में हीमोलाइटिक बीमारी का डायग्नोसिस किया जाता है
(a) एम्नियोसेन्टेसिस (Amniocentesis) से
(b) प्रत्यक्ष कूम्बस टेस्ट (Direct Coombs's test) से
(c) अप्रत्यक्ष कूम्बस टेस्ट (Indirect Coombs' test) से
(d) प्लाज्माफेरेसिस (Plasmap heresis) से

501. दीर्घकालिक (Prolonged) PT **में देखा जाता है**
(a) वार्फीन थैरेपी (b) हिपेरिन थैरेपी
(c) यकृत बीमारी (d) ये सभी

502. **अस्थि मज्जा** (Bone marrow) **के अवयव है**
(a) इरिथ्रोइड कोशिकाएँ (Erythroid cells)
(b) मायलॉइड कोशिकाएँ (Myeloid cells)
(c) लिम्फॉइड कोशिकाएँ (Lymphoid cells)
(d) उपरोक्त सभी

503. **न्यूट्रोपीनिया कौन-सी अवस्था** (Condition) **में उपस्थित रहता है?**
(a) टायफॉइड (Typhoid)
(b) वायरल संक्रमण (Viral infections)
(c) हाइपरस्प्लेनिज्म (Hypersplenism)
(d) उपरोक्त सभी

504. **रुधिर कोएगुलेट** (Coagulation) **में रुधिर कोशिका** (Cell) **कैसे सहायता करती है?**
(a) वाहिका प्रसार/फैलाव में
(b) लगातार नॉन-थ्रोम्बोजेनिक सतह बनाए रखने में
(c) सब-एण्डोथीलियल कोलेजन निर्माण में
(d) उपरोक्त सभी में

505. **अस्थि मज्जा परीक्षण का उपयोग करते हैं**
(a) मेगालोब्लास्टिक एनीमिया में (b) ल्यूकेमिया में
(c) एनीमिया में (d) ये सभी

506. **हृदय** (Heart) **के वाल्व की सूजन** (Inflammation) **किस नाम से जानी जाती है?**
(a) एण्डोकार्डिटिस (Endocarditis)
(b) मायोकार्डिटिस (Myocarditis)
(c) पेरीकार्डिटिस (Pericarditis)
(d) उपरोक्त में से कोई नहीं

507. **मिट्रल वाल्व** (Mitral valve) **रोग** (Disease) **का सामान्य कारण** (Common cause) **है**
(a) रुमेटिक बुखार (Rheumatic fever)
(b) एण्डोकार्डिटिस का संक्रमण (Infection endocarditis)
(c) संयोजी ऊतक की असमानताएँ (Connective tissue abnormalities)
(d) उपरोक्त सभी

508. **पल्सस पैराडॉक्सस** (Pulsus paradoxus) **देखी जा सकती है**
(a) एक्यूट मायोकार्डियल इन्फ्राक्शन (Acute myocardial infarction) में
(b) बायाँ वेन्ट्रीकुलर फेल्यर (Left Ventricular failure) में
(c) कार्डियक टेम्पोनेड (Cardiac temponade) में
(d) शॉक (Shock) में

509. **सेन्ट्रल वीनस प्रेशर** (Central Venous Pressure) **की सामान्य सीमा** (Range) **है**
(a) 15 तथा 25 cm H_2O
(b) 10 तथा 15 cm H_2O
(c) 4 तथा 12 cm H_2O
(d) 10 तथा 20 cm H_2O

510. **कैपिलेरी** (Capillary) **को सामान्यतया फिर से रुधिर भरने में लगा समय है**
(a) 1-6 सेकण्ड (b) 1-3 सेकण्ड
(c) 2-5 सेकण्ड (d) 10 सेकण्ड से कम

511. **डिफाइब्रिलेशन किस मरीज को देते हैं?**
(a) SVT (सुप्रावेन्ट्रीकुलर टेकीकार्डिया)
(b) वेन्ट्रीकुलर टेकीकार्डिया
(c) PEA (नाड़ी विहीन इलेक्ट्रीकल एक्टीविटी)
(d) धमनी फाइब्रिलेशन्स

512. **धमनी फल्टर** (Atrial flutter) **के उपचार को तय करने में प्रयुक्त होता है।**
(a) धमनी दर (b) हृदय दर
(c) वेन्ट्रीकुलर दर (d) ऑक्सीजन स्तर

513. **थैलेसीमिया** (Thalassemia) **के लिए सत्य है**
(a) थैलेसीमिया को कूलीस एनीमिया भी कहते हैं
(b) इलेक्ट्रोफोरेसीस और DNA विश्लेषण इसके निदान के लिए उपयोगी है
(c) यह अल्फा और बीटा Hb शृंखला को प्रभावित करता है
(d) उपरोक्त सभी

514. **कोरोनरी धमनी स्पास्म** (Coronary artery spasm) **के साथ प्रिन्जाइमेटलस एन्जाइना के खतरे वाले मरीज में मुख्यतया दवाई देते हैं**
(a) थायरॉइड डाइयूरेटर (b) डिगोक्सिन
(c) लिडोकेन (d) कैल्शियम चैनल ब्लॉकर्स

515. **मरीज जिसमें CABG सर्जरी के बाद पैराडॉक्सीकल नाड़ी हो, तो उसमें कौन-सी जटिलता उत्पन्न हो सकती है?**
(a) कार्डियोमायोपैथी (Cardiomyopathy)
(b) पेरिकार्डिटिस (Pericarditis)
(c) आर्टिक डिसेक्शन (Aortic dissection)
(d) पेरीकार्डियल टेम्पोनेड (Pericardial tamponade)

516. **लौह चिलेटिंग** (Iron chelating) **कारक है**
(a) चारकॉल (Charcoal)
(b) डिफोरेक्सेमीन (Deferoxamine)
(c) कैल्शियम ग्लूकोनेट (Calcium gluconate)
(d) एलम (Alum)

517. **इन्ट्रावैस्कुलर हीमोलाइसिस** (Intravascular haemolysis) **के लक्षण है**
(a) हीमोग्लोबिनूरिया (Haemoglobinuria)
(b) हीमोग्लोबिनेमिया (Hemoglobinemia)
(c) हीमोसिडरीनूरिया (Hemosiderinuria)
(d) उपरोक्त सभी

518. **हृदय की बाहरी परत की सूजन** (Inflammation) **कहलाती है**
(a) एण्डोकार्डिटिस (Endocarditis)
(b) मायोकार्डिटिस (Myocarditis)
(c) पेरिकार्डिटिस (Pericarditis)
(d) उपरोक्त में से कोई नहीं

483. (c)	484. (b)	485. (d)	486. (a)	487. (b)	488. (c)	489. (d)	490. (d)	491. (c)	492. (d)
493. (b)	494. (d)	495. (a)	496. (a)	497. (b)	498. (d)	499. (d)	500. (b)	501. (d)	502. (d)
503. (d)	504. (d)	505. (d)	506. (a)	507. (d)	508. (c)	509. (c)	510. (b)	511. (b)	512. (c)
513. (d)	514. (d)	515. (d)	516. (b)	517. (d)	518. (c)				

519. **कार्डियक टेम्पोनेड** (Cardiac temponade) **का अर्थ है**
(a) हृदय (Heart) की सूजन (Inflammation)
(b) पेरिकार्डियम में तरल (Fluid) का एकत्रित होना
(c) हृदय वाल्व की चोट
(d) उपरोक्त में से कोई नहीं

520. **हृदय माँसपेशियों के विकार** (Disorders) **को कहते हैं**
(a) मायोकार्डिटिस (Myocarditis)
(b) कार्डियोमायोपैथी (Cardiomyopathy)
(c) कार्डियक टेम्पोनेड (Cardiac temponade)
(d) कार्डिटिस (Carditis)

521. **मिट्रल वाल्व रिगरजीटेशन** (Mitral Valve Regurgitation) **का अर्थ हैं**
(a) बाँए अलिन्द से बाँए निलय में रुधिर का बहना
(b) बाँए निलय से बाँए अलिन्द में रुधिर का बहना
(c) निलयों से सिस्टेमेटिक परिसंचरण में रुधिर का बहना
(d) उपरोक्त सभी

522. **सुप्रावेन्ट्रीवुलर टेकीकार्डिया में चुनींदा ड्रग** (Drug of choice) **है**
(a) एडीनोसीन (Adenosine)
(b) डाइलट्रम (Dilterm)
(c) कार्वेडीलॉल (Carvedilol)
(d) एमीयोडेरोन (Amiodarone)

523. **ब्लन्ट ट्रोमा चेस्ट** (Blunt trauma chest) **में सामान्यतया कौन-सी साइट प्रभावित होती है?**
(a) एओटा
(b) सुपीरियर वेना कावा (SVC)
(c) बायाँ वेन्ट्रिकल
(d) दायाँ वेन्ट्रिकल

524. **ज्यादा उम्र में पेरिफेरल प्रतिरोधकता** (Peripheral resistance) **के बढ़ने और वैस्कुलर इलास्टिसीटी कम होने का कारण है**
(a) डिमेन्टिया (Dementia)
(b) कार्डियक एरिथ्मिया (Cardiac arrhythmia)
(c) रुधिर दाब का बढ़ना (Increased blood pressure)
(d) रुधिर दाब का कम होना (Decreased blood pressure)

525. **जब नर्स एक मरीज को कार्डियावैस्कुलर अटैक आने के बाद कार्डियो पल्मोनरी रिसेसीटेशन** (CPR) **देती है, तो निम्नलिखित में से कौन-सा शुरुआती आंकलन करने पर संकेत मिलता है कि मरीज में कार्डियो पल्मोनरी रिसेसीटेशन** (CPR) **सफलतापूर्वक हुआ है?**
(a) सकारात्मक बेबिनस्की रिफ्लेक्स
(b) दर्द उत्तेजना की प्रतिक्रिया
(c) केरोटिड नाड़ी को महसूस करना
(d) प्यूपिल की रोशनी से प्रतिक्रिया

526. **कार्डियक कैथेटराइजेशन में प्राथमिक रूप से नर्स द्वारा मरीज के स्वास्थ्य इतिहास** (History) **के लिए पूछना आवश्यकता है**
(a) BMI जन्मजात रोग का इतिहास
(b) आयोडीन या शेलफिश से एलर्जी
(c) जन्मजात रोग का इतिहास
(d) सूचना सहमति

527. **मायोकार्डियल ऑक्सीजन उपभोग के बढ़ने पर कौन-से पेरामीटर्स बढ़ते हैं?**
(a) प्री-लोड, पोस्ट-लोड, पेरिफेरल वैस्कुलर प्रतिरोधकता
(b) प्री-लोड, पोस्ट-लोड, स्ट्रोक आयतन
(c) प्री-लोड, पोस्ट-लोड, संकुचनशीलता और हृदय दर
(d) प्री-लोड, पोस्ट-लोड, पेरिफेरल वैस्कुलर प्रतिरोधकता और स्ट्रॉक आयतन

528. .... **शॉक की गम्भीर स्थिति को देखने में प्रयुक्त निदान और निगरानी औजार** (Diagnostic and monitoring tool) **है।**
(a) CVP (Central venous pressure) लाइन
(b) इनडवलिंग मूत्रक कैथेटर (Indwelling urinary catheter)
(c) इन्ट्रा एओर्टिक बैलून पम्प (IABP)
(d) पल्मोनरी धमनी कैथेटर

529. **उदरीय** (Abdominal) **धमनी एन्यूरिज्म की पेल्पेशन** (Palpation) **की जगह है**
(a) उदर पर बायाँ ऊपरी क्वाड्रेन्ट
(b) उदर पर दायाँ निचला क्वाड्रेन्ट
(c) उदर पर क्वाड्रेन्ट के बाई तरफ मध्य निचला भाग
(d) उदर पर मध्य रेखा के दाई तरफ मध्य निचला भाग

530. **कार्डियोमायोपैथी में आमतौर पर प्रबन्धन** (Common management) **के लिए कौन-सी दवा का उपयोग करते हैं?**
(a) डिकॉन्जेसटेन्टस (Decongestants)
(b) बीटा-एड्रेनेर्जिक ब्लॉकर्स (Beta-adrenergic blockers)
(c) डोबूटामाइन (Dobutamine)
(d) नाइट्रोग्लिसरीन (Nitroglycerine)

531. **एक व्यक्ति टेकीकार्डिया** (Tachycardia) **रुधिरचाप कम होना और पेरिफेरल नाड़ी का कम होना** (Decreased peripheral pulse) **होना अनुभव करता है। ये लक्षण बताते हैं**
(a) एनाफाइलेक्टिक शॉक (Anaphylactic shock)
(b) कार्डियोजेनिक शॉक (Cardiogenic shock)
(c) हाइपोवोलेमिक शॉक (Hypovolemic shock)
(d) कार्डियोमायोपैथी (Cardiomyopathy)

532. **निम्नलिखित में से एन्यूरिज्म के जेनेटिक विकार सम्बन्धी खतरे कारक** (Genetic disorder risk factor) **हैं**
(a) डाउन सिन्ड्रोम (Down syndrome)
(b) न्यूट्रोफाइब्रोमेटोसिस (Neurofibromatosis)
(c) मारफन सिन्ड्रोम (Marfan's syndrome)
(d) फेनकोनी एनीमिया (Fanconi anaemia)

533. **नाइट्रोग्लिसरीन का सम्बन्ध** .... **दवा के समूह से है।**
(a) वेसोडायलेटर (b) बीटा ब्लॉकर्स
(c) कैल्शियम चैनल ब्लॉकर्स (d) ACE ब्लॉकर्स

534. **मिट्रल रिगरजीटेशन** (Mitral regurgitation) **होता है**
(a) निलय शिथिलन के दौरान
(b) निलय संकुचन के दौरान
(c) अलिन्द शिथिलन के दौरान
(d) अलिन्द संकुचन के दौरान

535. वह स्थिति जिसमें हृदय शरीर की मेटाबॉलिक आवश्यकताओं की पूर्ति के लिए पर्याप्त रुधिर को पम्प नहीं कर पाता है, कहलाती है
(a) कार्डिटिस (Carditis)
(b) हृदयाघात (Heart failure)
(c) वैसोकॉन्सट्रिक्शन (Vasoconstriction)
(d) एण्डोकार्डिटिस (Endocarditis)

536. वेन्ट्रीकुलर सिस्टोल के दौरान यदि एक या दोनों वाल्व पट (Valve leaflets) बाएँ अलिन्द में उभरे (Bulge) रहते हैं। इसे जाना जाता है
(a) मिट्रल रिगरजीटेशन (Mitral regurgitation)
(b) मिट्रल स्टेनोसिस (Mitral stenosis)
(c) मिट्रल वाल्व प्रोल्पेज (Mitral valve prolpase)
(d) कार्डिटिज (Carditis)

537. फ्रूसामाइड (लेसिक्स) BP को कैसे नियंत्रण करने में सहायता प्रदान करता है?
(a) यह वृक्क रुधिर वाहिकाओं को फैला देता है
(b) यह अनुकम्पी तन्त्रिका तन्त्र को क्रियाशील करता है
(c) यह RAAS क्रिया को क्रियाशील करता है
(d) यह हेनले लूप में सोडियम और पानी का अवशोषण कम करता है

538. वेरीकोस शिराओं (Varicose vein) का प्राथमिक कारण है
(a) लम्बे समय तक बैठना (b) गर्भावस्था
(c) स्कन्दनरोधी (d) रुधिरस्राव

539. वेन्ट्रीकुलर फाइब्रिलेशन में तुरन्त चुनींदा उपचार (Treatment of choice) है।
(a) एड्रिनेलीन 0.1 mg/kg देना
(b) डिफाइब्रिलेट के साथ 360 जूल्स
(c) कार्डियोवर्जन
(d) एन्टी पेरिथ्मिक दवाएँ देना

540. वजन बढ़ना, चक्कर आना और मूत्र के आउटपुट का कम होना लक्षण (Manifestation) है
(a) मायोकार्डियल इन्फ्राक्शन (Myocardial infraction) का
(b) पेरिकार्डिटिस (Pericarditis) का
(c) दाईं तरफ के हृदयघात (Right-sided heart failure) का
(d) बाईं तरफ के हृदयघात (Left-sided heart failure) का

541. फेफड़ों में क्रेकल (Crackles in lungs) किस स्थिति में उपस्थित होते हैं?
(a) पल्मोनिक वाल्व विकार
(b) ट्राइकस्पिड वाल्व विकार
(c) बाएँ तरफ हृदयघात
(d) बाई तरफ हृदयघात

542. दाई तरफ हृदयघात (Right side heart failure) के नैदानिक लक्षणों में सम्मिलित है
(a) एसाइटिस (b) पेडल सूजन
(c) मूत्र का कम आना (d) ये सभी

543. उदरीय धमनी में एन्यूरिज्म (Abdominal aortic aneurysm) की मुख्य साइट है
(a) डिस्टल इलिएक धमनियाँ
(b) डिस्टल रीनल धमनियाँ
(c) प्रोक्सीमल इलिएक धमनियाँ
(d) प्रोक्सीमल रीनल धमनियाँ

544. उदरीय धमनी एन्यूरिज्म (Abdominal aortic aneurysm) में पुष्टि के लिए निदान टेस्ट करते हैं
(a) MRI
(b) अओर्टोग्राम
(c) कम्प्यूटेड टोमोग्राफी (CT) स्केन
(d) कॉन्ट्रास्ट माइक्रोस्कोपिक अध्ययन

545. हृदय की कार्य क्षमता (Cardiac performance) को सुधारने हेतु चुनींदा दवा है
(a) बीटा एड्रिनर्जिक ब्लॉकर्स (b) नाइट्रोग्लिसरीन
(c) ऑपिओइड (d) इनोट्रोपिक एजेन्ट

546. जुगलर शिरा डिस्टेंशन (Jugular vein distention) का आंकलन (Assessment) करने के लिए किस स्थिति का उपयोग करते हैं?
(a) उच्च फाउलर्स (b) ट्रेन्डेलेण्बर्ग
(c) गर्दन 30 डिग्री ऊपर करना (d) साइड में लेटना

547. निम्नलिखित में से किसकी जाँच (Monitor) डाइजोक्सिन देने से पहले करने की आवश्यकता होती है?
(a) एपिकल नाड़ी की (b) नाड़ी दर की
(c) रेडियल नाड़ी की (d) नाड़ी दबाव की

548. बैक्टीरियल एण्डोकार्डिटिस के लिए जिम्मेदार जीव (Organism) है
(a) α-हीमेलायटिक स्ट्रेप्टोकोकाई
(b) β-हीमेलायटिक स्ट्रेप्टोकोकाई
(c) *स्टेफाइलोकोकस ऑरियस*
(d) *न्यूमोकोकाई*

549. उदरीय पिण्ड में धड़कन का सुनाई देना नैदानिक लक्षण है
(a) उदरीय धमनी में एन्यूरिज्म (b) विल्मस ट्यूमर
(c) एनाटोमोसिस (d) पैरालायटिक इलियस

550. निम्न में से किस रोग (Disease) में एथीरोस्क्लेरोसिस (Atherosclerosis) एक सामान्य लक्षण (Common symptom) है?
(a) तंत्रिका सम्बन्धी रोग में (Neurological disease)
(b) पाचन सम्बन्धी रोग में (Digestive disease)
(c) श्वसन सम्बन्धी रोग में (Respiratory disease)
(d) हृदय परिसंचरण सम्बन्धी रोग में (Cardio-vascular disease)

551. निम्न में से एथीरोस्क्लेरोसिस (Atherosclerosis) का खतरे का कारक (Risk factor) नहीं है
(a) कम वसा युक्त आहार (b) धूम्रपान
(c) मोटापन (Obesity) (d) तनाव (stress)

---

519. (b)	520. (a)	521. (b)	522. (a)	523. (d)	524. (c)	525. (c)	526. (b)	527. (c)	528. (d)
529. (c)	530. (b)	531. (b)	532. (c)	533. (a)	534. (b)	535. (b)	536. (c)	537. (d)	538. (b)
539. (b)	540. (c)	541. (c)	542. (b)	543. (b)	544. (b)	545. (d)	546. (c)	547. (a)	548. (b)
549. (a)	550. (d)	551. (a)							

552. एथीरोस्क्लेरोसिस (Atherosclerosis) **का अर्थ है**
(a) धमनी का फैलना (Dilatation of arteries)
(b) धमनी का नरम होना (Softening of arteries)
(c) धमनी का कठोर होना (Hardening of arteries)
(d) उपरोक्त में से कोई नहीं

553. वेरीकोस शिरा (Varicose vein) **के मरीज में सामान्य शिकायत** (Complaint) **है**
(a) थकान और तनाव की
(b) थकान और चक्कर आना
(c) चुभने पर दर्द और लालपन
(d) तेज दर्द और पैर ठण्डा

554. हाइड्रोस्टेटिक दबाव के बढ़ने (Pressure increase) **और क्रोनिक वीनस** (Chronic venous) **स्टेसिस से होता है**
(a) शिराओं का फैलना
(b) सूजन
(c) रात के समय माँसपेशी मे ऐंठन
(d) उपरोक्त सभी

555. वेरीकोस शिरा के प्रबन्धन (Varicose vein management) **के लिए सही कथन को पहचाने**
(a) व्यायाम मरीज की मदद करता है
(b) पैरों को ऊपर रखना चाहिए
(c) स्क्लेरोथैरेपी में सोने से लक्षणों को दूर करना
(d) उपरोक्त सभी

556. एक मरीज को हृदय टेम्पोनेड होने की आशंका है। निम्नलिखित में से किस स्थिति में ECG जाँच में QRS कॉम्पलेक्स इसकी पुष्टि करेगा?
(a) एम्पलीट्यूड का बढ़ना (Amplitude increase)
(b) एम्पलीट्यूड का कम होना (Amplitude decrease)
(c) कॉम्पलेक्स का संकरा होना (Narrowing complex)
(d) कॉम्पलेक्स का चौड़ा होना (Widening complex)

557. मरीज में अओर्टिक डिस्सेक्शन (Aortic dissection) **का तुरन्त प्रबन्धन है**
(a) अंगों का द्रव स्तर बनाए रखना
(b) रुधिरचाप पर नियंत्रण
(c) पेरिफेरल नाड़ी की निगरानी
(d) हृदयी आउटपुट बनाए रखना

558. एन्यूरिज्म और अओर्टिक एन्यूरिज्म (Aortic aneurysm) **का सामान्य कारण है**
(a) सिफिलिस (Syphillis)
(b) एथीरोस्क्लेरोसिस (Atherosclerosis)
(c) जन्मजात (Congenital)
(d) ट्रोमा (Trauma)

559. मरीज को एण्टीकॉगुलेन्ट थैरेपी (Anticoagulant therapy) **में स्वास्थ्य शिक्षण देते हैं**
(a) रिपोर्ट में रुधिरस्राव के संकेत होने पर
(b) प्रयोगशाला अध्ययन से प्राप्त PT/ INR रिपोर्ट के अनुसार
(c) दोनों (a) और (b)
(d) उपरोक्त में से कोई नहीं

560. वीनस लेग अल्सर (Venous leg ulcer) **के नियंत्रण में घाव भरने का प्रबन्धन** (Management) **है?**
(a) ठण्डा कम्प्रेशन
(b) एण्टीकॉगुलेशन
(c) शारीरिक गतिविधियाँ रोकना
(d) इलास्टिक कम्प्रेशन किंग्स लगाना

561. CVP (Central venous pressure) **निगरानी का जीरो बिन्दु** (Zero point) **कहलाता है**
(a) मध्यक्लेविकुलर लाइन
(b) मध्य एक्सिलरी लाइन
(c) फ्लेवोस्टेटिक एक्सिस
(d) धमनी स्तर

562. मरमर की आवाज के लिए जिम्मेदार वाल्व (Valve) **जोकि 2nd बाई इन्टरकोस्टल स्पेस की बाई स्टर्नल सीमा** (Sternal border) **पर स्थित होता है, का क्या नाम है?**
(a) मिट्रल
(b) बाइकस्पिड
(c) पल्मोनिक
(d) ट्राइकस्पिड

563. निम्नलिखित में से कोरोनरी आर्टरी डिसीज (CAD) **के लिए खतरे के कारक** (Risk factor) **की मात्रा है**
(a) HDL = 90 mg/dL
(b) LDL = 130 mg/dL
(c) VLDL = 24%
(d) कुल कोलेस्ट्रॉल = 250 mg/dL

564. धमनी की दीवार के कमजोर (Weakness of arterial wall) **होने के कारण स्थानीय धमनी का बढ़ना** (Localised enlargement of artery) **कहलाता है**
(a) एन्यूरिज्म (Aneurysm)
(b) डाइवर्टिकुलम (Diverticulum)
(c) हर्निया (Hernia)
(d) प्रोट्रुशन (Protrusion)

565. निम्नलिखित में से कार्डियोजेनिक शॉक का मॉडिलिटी प्रबन्धन (Modality management) **है**
(a) डोबूटामीन से हृदय की पम्पिंग सीमा बढ़ना
(b) एन्टीबायोटिक से संक्रमण का उपचार करना
(c) रुधिर आयतन में कोलाइड की मात्रा बढ़ाना
(d) कोरोनरी रुधिर वाहिकाओं को नाइट्रोग्लिसरीन (NTG) से फैलाना

566. एन्यूरिज्म का परिणाम हो सकता है
(a) निकटवर्ती संरचना का दबना
(b) थ्रोम्बोसिस
(c) भित्ति के फटने पर रुधिरस्राव
(d) उपरोक्त सभी

567. ऑर्थोस्टेटिक हाइपोटेन्शन (Orthostatic hypotension) **का अर्थ है**
(a) रुधिर दाब $\frac{100}{60}$ mm Hg से कम होना
(b) सीधी स्थिति (Upright position) में रुधिर दाब का अचानक कम होना
(c) लेटी हुई स्थिति (Lying down position) में BP कम होना
(d) उपरोक्त में से कोई नहीं

568. **कार्डियक अरेस्ट** (Cardiac arrest) **का प्रबन्धन** (Management) **नहीं है**
(a) IV का अत्यधिक इन्फ्यूजन (Massive IV infusion)
(b) O_2 थैरेपी (Therapy)
(c) वायुमार्ग को खुला रखना (Clearance of airway)
(d) कार्डियक कम्प्रेशन (Cardiac compression)

569. **द्वितीयक वेरीकोस शिराएँ** (Secondary varicose vein) **से होता है**
(a) चक्कर आना और थकान होना
(b) वीनस स्टेसिस
(c) सूजन और दाने होना
(d) हर्शुटिएम

570. **वेरीकोज शिराओं** (Vein) **का सर्जिकल प्रबन्धन है**
(a) एम्बोलाइजेशन
(b) ठंडी थैरेपी
(c) बाँधना और स्ट्रेपिंग
(d) कोइल अवरोध

571. **नाइट्रोग्लिसरीन के सामान्य दुष्प्रभावों में सम्मिलित है**
(a) उच्च रुधिरचाप (b) सिरदर्द
(c) सांस छोटी होना (d) कब्ज

572. **निम्नलिखित में कौन एथीरोस्कलेरोसिस एवं पोस्टीरियर वाइट्रस डिटेचमेंट** (PVD) **में खतरे का कारक है?**
(a) ट्राइग्लिसराइड सान्द्रता का निम्न स्तर
(b) कम घनत्व वाले लिपिड (LDL) का निम्न स्तर
(c) कम घनत्व वाले लिप्रोप्रोटीन का उच्च स्तर
(d) उच्च घनत्व वाले लिपोप्रोटीन (HDL) का उच्च स्तर

573. **एक नर्स के तौर पर आप कोरोनरी आर्टरी डिसीज** (CAD) **के मरीज को क्या स्वास्थ्य शिक्षण देंगे?**
(a) रुधिरचाप को सामान्य सीमा में रखना
(b) घुलनशील वसा को कम लेना।
(c) धूम्रपान एवं शराब नहीं पीना
(d) उपरोक्त सभी

574. **रूमेटिक बुखार** (Rheumatic fever) **का प्रबन्धन है**
(a) एन्टीबायोटिक (Antibiotics) का उपयोग
(b) वाल्व रिप्लेसमेन्ट (Valve replacement)
(c) कोर्टिकोस्टीरॉयड (Corticosteroids) का उपयोग
(d) हृदयी कैथटराइजेशन (Cardiac catheterisation)

575. **हृदयघात** (Heart failure) **मरीज में विस्तारण कार्डियोमायोपेथी** (Dialated cardiomyopathy) **के अतिरिक्त प्राथमिक क्रियान्वयन** (Intervention) **हैं**
(a) हृदय एन्जाइम अध्ययन
(b) मरीज का पुनर्वास (Rehabilitation)
(c) डॉक्टर द्वारा लिखी दवाईयों की प्रतिक्रिया को चैक करना
(d) रुधिर में दवाईयों के स्तर की निगरानी करना

576. **निम्नलिखित में से कौन-सा अपघट्य मात्रा** (Electrolyte value) **बताता है कि एक मरीज डाइजोक्सिन थैरेपी की विषाक्तता** (Toxicity) **से ग्रसित है?**
(a) सोडियम स्तर 140 mEq/L (b) पोटैशियम स्तर 2 mEq/L
(c) पोटैशियम स्तर 5 mEq/L (d) सोडियम स्तर 120 mEq/L

577. **निम्नलिखित नैदानिक लक्षण बुअरगर्स बीमारी** (Clinical manifestation of either Buerger's Disease) **एवं रेनॉड्स घटना का नहीं है**
(a) ठंडे तापमान से संवेदनशीलता
(b) रुधिर वाहिकाओं में सूजन और रुधिर के थक्के से ब्लॉक होना
(c) अँगुलियों और पैरों का रंग परिवर्तन
(d) सुपरफिशियल शिरा में थ्रोम्बोसिस बनना

578. **बुअरगर्स बीमारी के सामान्य खतरे के कारकों** (Buerger's disease) **में सम्मिलित है**
(a) धूम्रपान (b) तम्बाकू का उपयोग
(c) दोनों (a) और (b) (d) एल्कोहॉल

579. **मरीज जो डाइजोक्सिन और डाइयूरेटिक्स** (Diuretics) **ले रहा हो, तो इसमें किस इलेक्ट्रोलाइट परिवर्तन को निगरानी** (Monitor which electrolyte impairement) **की जरुरत होती है ?**
(a) पोटैशियम (b) सोडियम (c) कैल्शियम (d) मैग्नीशियम

580. **रूमेटिक बुखार** (Rheumatic fever) **में बार-बार अटैक का प्रभाव है**
(a) वाल्वुलर हृदय बीमारी (Valvular heart disease)
(b) अर्थराइटिस (Arthritis)
(c) मीडियस्टिनल मास (Mediastinal mass)
(d) कार्डियोमीगैली (Cardiomegaly)

581. **हृदय आउटपुट में कमी** (Decrease cardiac output) **का मुख्य सामान्य चिन्ह सम्मिलित है।**
(a) सांस का छोटा होना
(b) पेरिफेरल सूजन
(c) हृदय का मरमर ध्वनि उत्पन्न करना
(d) अर्थराइटिस

582. **अचानक हृदय मृत्यु** (Sudden cardiac death) **किसकी खराबी** (Dysfunction) **के कारण होती है ?**
(a) दायाँ अलिन्द (b) मिट्रल वाल्व
(c) बायाँ निलय (d) कोरोनरी धमनी

583. **संक्रमित एण्डोकार्डिटिस** (Infective endocarditis) **मरीज में अचानक बाईं तरफ के पैर में दर्द** (Left leg pain) **के साथ पीलापन, सुन्नपन और पेरिफेरल नाड़ी का खत्म** (Loss of peripheral pulse) **होना जैसे लक्षण शामिल है। इसके लिए प्राथमिक रूप से नर्सिंग क्रिया है**
(a) पैरों को ऊपर उठाना वीनस रिटर्न को बढ़ावा देना
(b) संकरी इलास्टिक पट्टी बाँधना
(c) फिजिशियन को सूचित करना
(d) पैरों को ऊँचा करने के लिए रुधिर ब्लॉक का उपयोग करना

552. (c)	*553. (a)*	*554. (d)*	*555. (d)*	*556. (b)*	*557. (b)*	*558. (b)*	*559. (b)*	*560. (c)*	*561. (d)*
562. (c)	*563. (d)*	*564. (a)*	*565. (a)*	*566. (d)*	*567. (b)*	*568. (b)*	*569. (c)*	*570. (c)*	*571. (b)*
572. (c)	*573. (d)*	*574. (a)*	*575. (c)*	*576. (c)*	*577. (c)*	*578. (c)*	*579. (a)*	*580. (a)*	*581. (a)*
582. (d)	*583. (c)*								

584. एपिकल नाड़ी (Pulse) की स्थिति (Location) है
(a) 5th इन्टरकोस्टल स्थान के बाई तरफ मध्य एक्सीलरी लाइन
(b) 5th इन्टरकोस्टल स्थान के दाई तरफ मध्य एक्सीलरी लाइन
(c) मध्य क्लैविकुलर लाइन पर बाई ओर पाँचवा इन्टरकोस्टल स्थान
(d) 5th इन्टरकोस्टल स्थान के बाई तरफ मध्य क्लेविकुलर लाइन

585. एक व्यक्ति कन्सट्रक्टिव पेरिकार्डटिस (Constrictive pericarditis) से ग्रसित है। निम्नलिखित में से कौन-सी जाँच गम्भीर जटिलता के साथ सम्मिलित है?
(a) गतिविधि की असहनशीलता (b) पैरों पर ज्यादा सूजन
(c) जुगलर वीनस का फैलना (d) हाइपरट्रॉफी पेरिकार्डियम इको

586. बुअरगर्स बीमारी को किस अन्य नाम से जाना जाता है?
(a) रेनॉडस बीमारी (b) थ्रोम्बोएंजाइटिस ऑब्लिटरेन्स
(c) गहरी शिरा थ्रोम्बोसिस (d) ये सभी

587. वेरिकोस वेन (Vericose veins) के खतरे के कारक (Risk factors) है
(a) वाहिनियों की दीवारों का जन्मजात कमजोर होना
(b) मोटापन (Obesity)
(c) गर्भावस्था
(d) उपरोक्त सभी

588. रेनॉयड् (Raynaud's) बीमारी है, एक
(a) तन्त्रिका तन्त्र सम्बन्धी विकार (b) पाचन तन्त्र विकार
(c) हृदय परिसंचरण विकार (d) श्वसन सम्बन्धी विकार

589. एक मरीज डीप वेन थ्रोम्बोसिस (DVT), सांस लेने में परेशानी, छाती में दर्द और धीमी सांस की आवाज का अनुभव कर रहा है। यह सम्भावित निदान (Possible diagnosis) है
(a) पेरिकार्डिटिस (Pericarditis)
(b) न्यूमोथोरेक्स (Pneumothorax)
(c) पल्मोनरी एम्बोलिज्म (Pulmonary embolism)
(d) मीडियास्टिनल ट्यूमर (Mediastinal tumour)

590. डीप वेन थ्रोम्बोसिस DVT में मरीज के दर्द को प्रतिबन्धित किया जा सकता है
(a) इलास्टिक स्टोकिंग्स (b) पैर को उठाना
(c) ROM व्यायाम (d) गर्म का प्रयोग

591. नया डीप वेन थ्रोम्बोसिस (DVT) में दर्द निदान का लक्षण है
(a) चुभता दर्द (b) शूटिंग दर्द
(c) अचानक दर्द शुरु होना (d) झनझनाहट

592. जब BP बढ़ता है, तो बेरोरिसेप्टर अनुकम्पी (Sympathetic) तन्त्रिका तन्त्र को रोकता है
(a) वाहिका विस्तार में (b) वाहिका संकुचन
(c) टेकीकार्डिया में (d) हृदय टैकीप्नोइया में

593. ज्यादा अन्तर (Major difference between) होजकिन्स लिम्फोमा और नॉन-होजकिन्स लिम्फोमा के बीच है
(a) होजकिन्स लिम्फोमा केवल युवा वयस्कों में होता है
(b) होजकिन्स लिम्फोमा बहुकेन्द्रिय उत्पत्ति वाला होता है
(c) नॉन-होजकिन्स लिम्फोमा में अनके अंग प्रभावित होते हैं
(d) नॉन-होजकिन्स लिम्फोमा का उपचार केवल रेडिएशन थैरेपी है

594. प्लेटलेट 20000 से कम आ रही है, तो रोगी को खतरा है
(a) रक्ताल्पता का (b) संक्रमण का
(c) रक्तस्राव का (d) सांस नहीं ले पाने का

595. एनीमिक व्यक्ति में आशाजनक परिणाम है
(a) सांस लेने में परेशानी एवं टेकीकार्डिया
(b) सायनोसिस और हाइपोक्सिया
(c) स्पंजी अस्थि मज्जा
(d) हृदय अकार्यात्मकता

596. बाई मिड क्लेविकुलर लाइन (Left mid clavicular line) के 5th इन्टरकॉस्टल स्थान के भाग में SI (Space is area for SI) के लिए ऊपर परिश्रवण करते हैं, तो प्राप्त संकेत हैं ....
(a) अओर्टिक (Aortic) वाल्व के लिए
(b) बाइकस्पिड (Bicuspid) वाल्व के लिए
(c) ट्राइकस्पिड (Tricuspid) वाल्व के लिए
(d) सेमीलुनर (Semilunar) वाल्व के लिए

597. निम्नलिखित में से कौन-सा इलेक्ट्रोलाइट असंतुलन का परिणाम उलझन (Confusion) और थकान (Lethargy) है?
(a) हाइपरकैलेमिया (Hyperkalemia)
(b) हाइपरमैग्नेसेमिया (Hypermagnesemia)
(c) हाइपरकैल्सिमिया (Hypercalcemia)
(d) हाइपोकैल्सिमिया (Hypocalcemia)

598. स्प्लेनेक्टोमी के बाद प्रयोगशाला जाँच परिणाम में आशाजनक (Expected) है
(a) WBC गणना घटना (b) एनीमिया
(c) हीमोग्लोबीन घटना (d) थ्रोम्बोसाइट गणना बढ़ना

599. एथीरोस्क्लेरोसिस (Atherosclerosis) के उपचार में शामिल है
(a) आहार (Diet) में कोलेस्ट्रॉल (Cholesterol) की कमी करना
(b) धूम्रपान (Smoking) बन्द करना
(c) एन्टीहाइपरलिपिडेमिक दवाएँ (Antihyperlipidemic drugs) देना
(d) उपरोक्त सभी

600. किस बीमारी में सूजन (Inflammation) के साथ थ्रोम्बस का निर्माण भी होता है?
(a) थ्रोम्बोफ्लिबाइटिस (Thrombophlebitis)
(b) वैस्क्यूलाइटिस (Vasculitis)
(c) एन्जाइना पैक्टोरिस (Angina pectoris)
(d) एण्डोकार्डइटिस (Endocarditis)

601. इस्किमिया (Ischaemia) का अर्थ है
(a) अपर्याप्त पोषण
(b) अपर्याप्त रुधिर आपूर्ति
(c) हृदय दर में कमी
(d) अपर्याप्त ऑक्सीजन आपूर्ति

602. कौन-सी टर्म सावधानीपूर्वक पेल्पेशन में शिरा (Cautious palpation in vein) की विशेष बाहरी सतह पर थ्रोम्बोफ्लिबाइटिस को परिभाषित करता है?
(a) डायल्टिड (Dilated) (b) नोटी (Knotty)
(c) समतल (Smooth) (d) टोर्टयूस (Tortuous)

603. पाँव के डोर्सीफ्लेक्शन के कारण काल्फ माँसपेशी में दर्द (Calf muscle pain) में कहलाता है
(a) चॉवस्टेक चिन्ह
(b) ट्रोसी चिन्ह
(c) पॉजिटिव बेबीकिन्स रिफ्लेक्स
(d) पॉजिटिव होमान्स चिन्ह

604. मौखिक (Oral) दवाई, जो थ्रोम्बस के बनने से बचाती है
(a) वार्फरिन (Warfarin) (b) हिपेरीन (Heparin)
(c) स्ट्रेप्टोकाइन्स (d) विटामिन- K

605. .... एण्टीहाइपरटेन्सिव दवाई का विपरीत प्रभाव (Side effect) खाँसी है।
(a) कैल्शियम चैनल ब्लॉकर्स (Calcium channel blocker)
(b) बीटा ब्लॉकर्स (Beta blockers)
(c) ACE इन्हीबिटर्स (ACE inhibitors)
(d) मूत्रवर्धक (Diuretics)

606. निम्नलिखित में से कौन-या पैरामीटर पेरिकार्डिया सिन्टेरिस (Pericardia centeris) के प्रभावित होने के सुझाव है?
(a) IVP बढ़ना
(b) नाड़ी पेराडोक्सीडल का बढ़ना
(c) उच्च रुधिरचाप बढ़ना
(d) हृदय की आवाज लिपटी हुई होना

607. वार्फेरिन के दौरान अन्तर्राष्ट्रीय नोर्मलाइजेशन अनुपात (International normalisation ratio during warfarin) मात्रा की सिफारिश है
(a) 1 - 2 (b) 1 - 3
(c) 2 - 3 (d) 2 - 4

608. निम्नलिखित में से कौन-सा पैरामीटर शॉक के खतरे में एक मरीज के लिए निगरानी की आवश्यकता है
(a) रुधिर दाब (b) नाड़ी
(c) श्वसन (d) ये सभी

609. वेसोएक्टिव ड्रग्स को अचानक बन्द (Abrupt stoppage) करने से होता है
(a) हीमोडायनेमिक अस्थिरता (b) हृदय आउटपुट बढ़ना
(c) एनाफाइलेटिक प्रतिक्रिया (d) ये सभी

610. एक मरीज बेहोश हो गया और किसी भी प्रतिक्रिया के प्रति उत्तेजित नहीं हो रहा हैं (Unconscious and unresponsive), तो अगली क्रिया होगी
(a) पुनः जीवन टीम का क्रियाशील होना
(b) फिजिशियन को सूचित
(c) एड्रीनेलीन देना
(d) सक्शन करना

611. जब बड़ी मात्रा कोलॉइड (Large volume of colloids) को लगाते हैं, तो नर्स को निगरानी की आवश्यकता है
(a) अपस्थानिक श्वसन की आवाज (b) आँत की सूजन
(c) निम्न रुधिरचाप (d) दोनों (a) और (b)

612. उच्च एल्टीट्यूड (In high altitude) में एक व्यक्ति की RBC गणना में ज्यादा है क्योंकि
(a) दवाब के कारण RBC के बनने में अन्तर
(b) हाइपोक्सिया से उत्तेजित होने पर बना एरिथ्रोपोएसिस वातावरण
(c) उच्च एल्टीट्यूड से ज्यादा RBC नष्ट होते हैं
(d) अस्थि मज्जा का ज्यादा सक्रिय होना

613. रुधिर में नाइट्रोजिनस पदार्थ (Nitrogenous substance) का बढ़ना कहलाता है
(a) एजोटोरिया (Azotorrhea) (b) एजोटेमिया (Azotemia)
(c) स्टेटोरिया (Stetorrhea) (d) मेलीना (Malena)

614. कार्डियक ग्लाइकोसाइड जैसे डिजीटेलिस (Digitalis) का कार्य है
(a) मायोकार्डियल कॉन्ट्रेक्टिलिटी (Myocardial contractility) को बढ़ाना
(b) कार्डियक आउटपुट (Cardiac output) को बढ़ाना
(c) AV नोड (Node) से आवेग (Impulse) के संचलन (Conduction) को कम करना
(d) उपरोक्त सभी

615. गम्भीर उच्च रुधिरचाप (Severe hypertensive) वाले व्यक्ति की हृदय पर ज्यादा लोड अनुभव होता है
(a) पोस्ट-लोड के बढ़ने के कारण
(b) हृदय आउटपुट के बढ़ने के कारण
(c) पेरिफेरल वैस्कुलर प्रतिरोधकता कम होने के कारण
(d) रुधिर आयतन कम होने के कारण

616. एंजियोटेन्सिन परिवर्तक (Converting) एन्जाइम (ACE) की क्रिया है
(a) सोडियम स्तर का बढ़ाना (b) शारीरिक सक्रियता बढ़ना
(c) शारीरिक सक्रियता कम होना (d) रुधिर दबाव कम होना

617. एक मरीज क्रोनिक लिम्फोसाइटिक ल्यूकेमिया (CLL) के निदान से भर्ती हुआ है और वह कीमोथैरेपी ले रहा है। निम्नलिखित में से कौन-सा मरीज में थ्रोम्बोसाइटोपीनिया के विकास के कारण प्राणघातक होने की सूचना देता है?
(a) दस्त (Diarrhoea)
(b) इन्टरमिटेन्ट बुखार (Intermittent fever)
(c) सिरदर्द (Headache)
(d) मूत्र में खून आना (Hematuria)

618. छोटी और मध्यम आकार की शिरा (Vein) और हाथों में धमनी (Artery of extremity) में वैसीकुलाइटिस कहलाती है
(a) रेयनॉइड्स बीमारी (b) बुअरगर्स बीमारी
(c) एन्यूरिज्म (d) ऐप्टिसीनिया

619. सूजन विहीन ओडीमा (Non-inflammatory oedema) का कारण होता है
(a) इन्ट्रावैस्कुलर हाइड्रोस्टेटिक दबाव का ऊपर उठना
(b) प्लाज्मा नॉन-कोटिक दबाव का कम होना
(c) लिम्फेटिक बहाव चैनल का अवरोध
(d) उपरोक्त सभी

584. (c)	585. (a)	586. (b)	587. (d)	588. (c)	589. (b)	590. (b)	591. (b)	592 (c)	593. (d)
594. (c)	595. (d)	596. (a)	597. (a)	598. (d)	599. (d)	600. (b)	601. (c)	602. (c)	603. (c)
604. (b)	605. (c)	606. (d)	607. (c)	608. (b)	609. (c)	610. (d)	611. (b)	612. (c)	613. (b)
614. (d)	615. (c)	616. (d)	617. (d)	618. (b)	619. (d)				

620. **रुधिर की ज्यादा मात्रा के कारण ऊतक का लाल होना कहलाता है**
(a) हाइपरमिया (Hyperemia) (b) इरिथेमा (Erythema)
(c) रक्ताधिक्य (Congestion) (d) चकत्ता (Patch)

621. **सभी ह्रदयी वाल्व विकार** (Cardiac valve disorder) **का कारण नहीं है**
(a) रूमेटिक बुखार
(b) संक्रमित एन्डोकार्डिटिस
(c) संयोजी ऊतक में असामान्यता
(d) रक्ताधिक्य ह्रदयघात

622. **मिट्रल रीगरजीरेशन** (Mitral regurgitation) **के दौरान देखा जाता है**
(a) वेन्ट्रीकुलर डायस्टोल
(b) वेन्ट्रीकुलर सिस्टोल
(c) अलिन्दीय डायस्टोल
(d) अलिन्दीय सिस्टोल

623. **निम्नलिखित में से कौन-सेप्टिक शॉक की पैथोफिजियोलोजी उपस्थित है?**
(a) वाहिका विस्तारण (Vasodilatation)
(b) कार्डिक आउटपुट कम होना (Decreased cardiac output)
(c) कैपिलरी पारगम्यता का बढ़ना (Increased capillary permeability)
(d) उपरोक्त सभी

624. **पेरिकार्डियल द्रव** (Pericardial fluid) **की सामान्य मात्रा क्या है?**
(a) 5-10 mL (b) 20-40 mL
(c) 10-30 mL (d) 40-50 mL

625. **अचानक मृत्यु** (Sudden death) **होने का सीधा मुख्य सामान्य कारण है**
(a) कार्डियोमायोपेथी
(b) पल्मोनरी उच्च रुधिरचाप
(c) ह्रदयघात
(d) कोरोनरी आर्टरी डिसीज (CAD)

626. **बाई साइड के ह्रदयघात** (Left sided heart failure) **के नैदानिक चिन्ह है**
(a) सांस लेने में परेशानी और टेकीकार्डिया
(b) सांस लेने में परेशानी और ब्रेडीकार्डिया
(c) ब्रेडीकार्डिया और बेचैनी
(d) बेचैनी और खाँसी

627. **ह्रदय वाल्व पर वेजीटेशन** (Vegetation on heart valves) **किसका परिणाम है?**
(a) बैक्टीरियल संक्रमण (b) खराब आहार
(c) उच्च रुधिरचाप (d) मधुमेह

628. **एसाइटिस** (Ascites) **का अर्थ है**
(a) पेरिटोनियम की सूजन (Inflammation)
(b) पेरिटोनियम के आकार में वृद्धि
(c) पेरिटोनियल गुहा (Cavity) में तरल (Fluid) का एकत्रित होना
(d) पेरिटोनियल गुहा (Cavity) में छिद्र होना

629. **ह्रदय टेम्पोनेट** (Cardiac tamponade) **में तुरन्त उपचार का उद्देश्य है**
(a) दर्द में आराम देना
(b) बेचैनी कम करना
(c) चलने-फिरने में सुधार
(d) इन्ट्रा पेरिकार्डियल दबाब कम होना

630. **एप्लास्टिक एनीमिया में किसमें परिवर्तन सम्मिलित है?**
(a) मलाशय के कार्य में (b) रुधिरस्राव समय में
(c) द्रव की कमी में (d) मूत्राशय के कार्य में

631. **निम्न में से कौन-सा इस्कीमिक एक्यूट ट्यूबुलर नेक्रोसिस** (Ischaemic acute tubular necrosis) **का कारण नहीं है?**
(a) निर्जलीकरण (Dehydration)
(b) दवाएँ (Drugs)
(c) शॉक (Shock)
(d) उच्च रुधिरचाप (Hypertension)

632. **एल्फा एड्रीनेर्जिक ब्लॉकिंग दवा** (α-adrenergic blocking drug) **का उदाहरण है**
(a) फेन्टोलेमाइन (Phentolamine)
(b) कार्वीडीलोल (Carvedilol)
(c) लेसिक्स (Lasix)
(d) एसीबुटोलोल (Acebutolol)

633. **निम्नलिखित दवा ACE इन्हीबिटर** (Inhibitors) **नहीं है**
(a) रेमीप्रिल (Ramipril) (b) वेरापामिल (Verapamil)
(c) एनालप्रिल (Enalapril) (d) बेनजेप्रिल (Benazepril)

634. **निम्नलिखित में से कैल्शियम चैनल ब्लॉकर्स दवा है, सिवाय**
(a) एमालोडीपीन (b) वेरापामिल
(c) एनालेप्रिल (d) डिलीटायजेम

635. **मरीज में प्रत्येक नाड़ी के साथ सिर का फड़कना** (Bobbing of head with each pulse) **देखा जा सकता है**
(a) ट्राइकस्पिड रिगरजीटेशन (Tricuspid regurgitation)
(b) अओर्टिक रिगरजीटेशन (Aortic regurgitation)
(c) अओर्टिक स्टेनोसिस (Aortic stenosis)
(d) मिट्रल रिगरजीटेशन (Mitral regurgitaion)

636. **सामान्य जुगलर वीनस दबाव** (Jugular venous pressure) **है**
(a) 9 cm H_2O से कम (b) 15 mm H_2O से कम
(c) 12 cm H_2O से कम (d) 3 mm H_2O से कम

637. **मरीज में धँसे हुए गाल** (Flushed cheek) **देखे जाते हैं**
(a) मिट्रल स्टेनोसिस (b) धमनी स्टेनोसिस
(c) मिट्रल रिगरजीटेशन (d) ट्राइकस्पिड रिगरजीटेशन

638. **संक्रमित एण्डोकार्डिटिस** (Infective endocarditis) **के निदान का मानदण्ड है**
(a) जोन्स मानदण्ड (b) डूयक्स मानदण्ड
(c) फेलोट मानदण्ड (d) बर्नोड मानदण्ड

639. **अंगूर के जूस को नहीं लेना चाहिए जब मरीज ले रहा हो**
(a) वार्फेरिन (Warfarin)
(b) हिपेरीन (Heparin)
(c) साइक्लोस्पोरिन (Cyclosporine)
(d) पेनिसिलीन (Penicillin)

640. **ह्रदयी ट्यूमर** (Cardiac tumour) **का उदाहरण है**
(a) मिक्सोमा (Myxoma) (b) मायोमा (Myoma)
(c) एडीनोमा (Adenoma) (d) कार्डिनोमा (Cardioma)

641. हृदय माँसपेशी में फोकल और विसरित सूजन (Focal or Diffuse inflammation) **कहलाता है**
(a) एन्डोकार्डिटिस (Endocarditis)
(b) मायोकार्डिटिस (Myocarditis)
(c) पेरिकार्डिटिस (Pericarditis)
(d) मायोकार्डियल इन्फ्राक्शन (Myocardial infraction)

642. अओर्टिक बैलून पम्प थैरेपी (IABP) **बैलून में गैस भरने के लिए उपयोग करते हैं**
(a) हाइड्रोजन (b) CO_2
(c) नियॉन (d) हीलियम

643. लौह की कमी (Iron deficiency) **युक्त एनीमिया में उपस्थित है**
(a) क्रोनिक रीनल फेल्यर (CRF)
(b) थैलेसीमिया
(c) सिकल कोशिका एनीमिया
(d) डिस्मेनेटेड इंट्रावैस्कुलर कोएगुलेशन (DIC)

644. मरीज में वॉन विली ब्रान्ड कारक की कमी के साथ क्या होता है?
(a) PT बढ़ना, aPTT का बढ़ना
(b) PT घटना, aPTT का घटना
(c) PT घटना, aPTT का बढ़ना
(d) सामान्य PT, aPTT का बढ़ना

645. क्रोनिक रीनल फेल्यर (CRF) **में लौह** (Iron) **की कमी से एनीमिया का कारण है**
(a) लौह अवशोषण नहीं होना है
(b) लौह का ट्रांसफेरिन में नहीं बदलना
(c) एरिथ्रोपोइटिन स्राव कम होना
(d) RBC का तेजी से नष्ट होना

646. मेगालोब्लास्टिक एनीमिया की उपस्थिति है
(a) इलियल रिसेक्सन (Ileal resection)
(b) क्रोहन्स बीमारी (Crohn's disease)
(c) एपेन्डिसाइटिस (Appendicitis)
(d) सिरोसीस (Cirrhosis)

647. अप्लास्टिक एनीमिया के बढ़ने (Progress) **का परिणाम है**
(a) एक्यूट माइलोमाइटिक ल्यूकेमिया (AML)
(b) एक्यूट लिम्फोसाइटिक ल्यूकेमिया (ALL)
(c) लिम्फोमा
(d) उपरोक्त सभी

648. हीमोलायटिक यूरेमिक सिण्ड्रोम में उपस्थित एनीमिया का प्रकार (Types of anaemia) **है**
(a) माइक्रोएन्जियोपैथिक (Microangiopathic)
(b) मेक्रोएन्जियोपैथिक (Macroangiopathic)
(c) माइक्रोसाइटिक (Microcytic)
(d) नार्मोक्रोमिक (Normochromic)

649. मेक्रोसायटिक एनीमिया का लक्षण नहीं है
(a) यकृत की बीमारी (b) लौह की कमी युक्त एनीमिया
(c) थायमीन की कमी (d) विटामिन-B_{12} कमी

650. पेनसाइटोपीनिया (Pancytopenia) **उपस्थित है**
(a) अप्लास्टिक एनीमिया (b) हिमोलाइटिक एनीमिया
(c) पर्निसीयस एनीमिया (d) सिकल कोशिका एनीमिया

651. एक वयस्क व्यक्ति में सामान्यतया ल्यूकेमिया (Leukaemia) **देखते हैं**
(a) एक्यूट मायलोसाइटिक ल्यूकेमिया (AML)
(b) एक्यूट लिम्फोसाइटिक ल्यूकेमिया (ALL)
(c) क्रोनिक मायलोसाइटिक ल्यूकेमिया (CML)
(d) क्रोनिक लिम्फोसाइटिक ल्यूकेमिया (CLL)

652. निम्नलिखित में से कौन-सा रुधिर परीक्षण लौह की कमी युक्त एनीमिया (Iron deficiency anaemia) **को दर्शाता है?**
(a) Hb स्तर
(b) MCH
(c) मीन कॉर्पस्कुलर हीमोग्लोबिन कॉन्सट्रेशन (MCHC)
(d) ESR

653. सिकल कोशिका एनीमिया (Anaemia) **में कौन-सी Hb शृंखला प्रभावित** (Chain affected) **होती है?**
(a) α-चैन (b) β-चैन (c) गामा चैन (d) ये सभी

654. ऑटोस्पलेनेक्टोमी (Autosplenectomy) **देखी जाती है**
(a) लौह की कमी युक्त एनीमिया में
(b) थेलेसीमिया में
(c) सिकल कोशिका एनीमिया में
(d) हीमोफिलिया में

655. थैलेसीमिया का दोष (Defect) **देखा जाता है**
(a) हीमोग्लोबिन में (b) प्लाज्मा में
(c) RBC झिल्ली में (d) रुधिर प्रोटीन्स में

656. निम्नलिखित में से डिस्मेनेटेड इन्ट्रावैस्कुलर कोएगुलेशन (DIC) **के कारण पहचानिए।**
(a) सेप्सिस (b) प्रसूति सम्बन्धी जटिलता
(c) यकृतीय जटिलता (d) ये सभी

657. स्प्लीहन के फटने (Splenic rupture) **का मुख्य सामान्य कारण है**
(a) मलेरिया (b) हीमोलाइटिक एनीमिया
(c) लिम्फोमा (d) ये सभी

658. मेगालोब्लास्टिक एनीमिया (Megaloblastic anaemia) **के लिए सही है**
(a) Hb और TLC का स्तर कम होना
(b) MCH स्तर का ऊपर उठना
(c) मेक्रोओवालोसाइट्स पेरीफेरल स्मीचर
(d) उपरोक्त सभी

620. (a)	621. (d)	622. (b)	623. (d)	624. (c)	625. (d)	626. (b)	627. (a)	628. (c)	629. (d)
630. (b)	631. (b)	632. (a)	633. (b)	634. (c)	635. (b)	636. (a)	637. (a)	638. (b)	639. (c)
640. (a)	641. (b)	642. (d)	643. (a)	644. (d)	645. (c)	646. (a)	647. (a)	648. (a)	649. (b)
650. (a)	651. (a)	652. (c)	653. (b)	654. (c)	655. (a)	656. (d)	657. (d)	658. (d)	

659. निम्नलिखित में हीमोलिटिक एनीमिया की पहचान करें
(a) सिकल कोशिका एनीमिया
(b) G6PD कमी
(c) थैलेसीमिया
(d) उपरोक्त सभी

660. सिकल (Sickle) **कोशिका एनीमिया के लक्षण है**
(a) हँसियाकार Hb की उपस्थिति
(b) RBC का जीवन चक्र 10-12 दिनों तक कम होना
(c) एक्यूट चेस्ट सिन्ड्रोम
(d) उपरोक्त सभी

661. हिमोलाइटिक एनीमिया के विशेषता है
(a) लाल रुधिर कोशिका का छोटा होकर जीवित रहना
(b) अस्थि मज्जा एरिथ्रोइड हाइपरप्लासिया को दर्शाती है
(c) रेटिकुलोसाइट गणना और असंबद्ध बिलिरुबिन स्तर का बढ़ना
(d) उपरोक्त सभी

उत्सर्जन तन्त्र सम्बन्धी बीमारियाँ

662. निम्न में से कौन-सा नेफ्रोटिक सिण्ड्रोम का लक्षण नहीं है?
(a) प्रोटीन्यूरिया (Proteinuria)
(b) ओडीमा (Oedema)
(c) हीमेचूरिया (Hematuria)
(d) हाइपोएल्बुमिनीमिया (Hypoalbuminemia)

663. नेफ्रोटिक सिन्ड्रोम (Nephrotic syndrome) **का कारण हो सकता है**
(a) ग्लोमेरुलोनेफ्राइटिस (Glomerulonephritis)
(b) डायबिटीज मेलाइटिस (Diabetes mellitus)
(c) लम्बे समय तक लगातार NSAIDs का उपयोग
(d) उपरोक्त सभी

664. नेफ्रोटिक सिन्ड्रोम की ऑडिमेटॉस अवस्था (Oedematous phase) **में महत्त्वपूर्ण नर्सिंग कार्य है**
(a) त्वचा की बेहद ध्यान से देखभाल (Meticulous skin care) करना
(b) तरल अन्तर्ग्रहण (Fluid intake) बढ़ाना
(c) मरीज को हल्की गतिविधियों (Moderate activity) के लिए प्रेरित करना
(d) प्रत्येक एकान्तरित दिवस (Alternate day) पर बच्चे का वजन लेना

665. निम्न में से कौन-सा एक नेफ्रोटिक सिन्ड्रोम (Nephrotic syndrome) **का नैदानिक लक्षण** (Clinical feature) **नहीं है?**
(a) ओडीमा (Edema)
(b) हाइपोएल्ब्यूमीनिया (Hypoalbuminemia)
(c) हाइपोलिपिडिमिया (Hypolipidemia)
(d) प्रोटिन्यूरिया (Proteinuria)

666. नेफ्रोटिक सिन्ड्रोम के एक मरीज को लम्बे समय से कॉर्टिकोस्टेरॉइड थैरेपी दी जा रही है, उसे निम्न में से कौन-सी जटिलता (Complication) **नहीं हो सकती है?**
(a) हाइपोग्लाइसीमिया (Hyperglycemia)
(b) मनोविकार (Psychiatric disturbance)
(c) माँसपेशियों की अतिवृद्धि (Hypertrophy of muscle)
(d) पेप्टिक अल्सर (Peptic ulcer)

667. नेफ्रोटिक सिन्ड्रोम (Nephrotic syndrome) **के लिए खतरे का कारण है**
(a) एमायलोइडोसिस (Amyloidosis)
(b) डायबिटीज मेलाइटिस (Diabetes mellitus)
(c) ग्लोमेरुलोनेफ्राइटिस (Glomerulonephritis)
(d) उपरोक्त सभी

668. नेफ्रोटिक सिण्ड्रोम के ट्रायड लक्षण (Triad of symptom) **में सम्मिलित है**
(a) प्रोटीन्यूरिया (b) हाइपोएल्बूमिनीमिया
(c) ओडीमा (d) ये सभी

669. नेफ्रोटिक सिण्ड्रोम के कारणों में सम्मिलित है
(a) डायबिटिज मेलाइटीज
(b) आइडोपैथिक
(c) सिस्टेसिक ल्यूपस एरिथेमेटोसस (SLE)
(d) उपरोक्त सभी

670. नेफ्रोटिक सिन्ड्रोम में लम्बे समय तक स्टेरॉइड थैरेपी का उपचार लेने से होता है
(a) कुशिंगॉयड बनावट (b) हाइपोएल्डोस्टेरोनिज्म
(c) क्रिप्टोर्किडीज्म (d) ऑलिगुरिया

671. निम्न में से नेफ्रोटिक सिन्ड्रोम की जटिलता नहीं है
(a) हाइपोवोलेमिया (Hypovolemia)
(b) रीनल फैल्यर (Renal failure)
(c) असामान्य थायरॉइड कार्य
(d) हाइपरवोलेमिया (Hypervolemia)

672. नेफ्रोटिक सिड्रोम का उपचार है
(a) डाइयूरेटिक दवाएँ
(b) सूजन (Inflammation) के उपचार हेतु स्टेरॉइड थैरेपी
(c) प्रोटीन का सेवन लगभग 1-1.5 ग्राम/kg शारीरिक वजन/प्रतिदिन करना
(d) उपरोक्त सभी

673. निम्न में से कौन-सा नेफ्रोटिक सिन्ड्रोम का लक्षण नहीं है?
(a) हीमेचुरिया (Hematuria) (b) ओलिगुरिया (Oliguria)
(c) पॉलीयूरिया (Polyuria) (d) हाइपरटेंशन (Hypertension)

674. नेफ्रोटिक सिन्ड्रोम में ओडीमा के पीछे क्या कारण है?
(a) प्रोटीनूरिया (Proteinuria)
(b) हाइपोएल्बूमिनीमिया (Hypoalbuminemia)
(c) हाइपरलिपिडिमिया (Hyperlipidemia)
(d) हीमेचूरिया (Hematuria)

675. नेफ्रोटिक सिन्ड्रोम का कारण है
(a) ग्लोमेरुलोनेफ्राइटिस (b) डाइबिटीज मेलाइटिस
(c) अमायलोडोसिस (Amylodosis) (d) ये सभी

676. प्रोटीनूरिया, हाइपोएल्बूमिनोमिया और ओडीमा (Edema) **ट्रायड** (Triad) **लक्षण है**
(a) किडनी फेल्यर
(b) नेफ्रोटिक सिन्ड्रोम (Nephrotic syndrome)
(c) ग्लोमेरुलोनेफ्राइटिस (Glomerulonephritis)
(d) हीमोलाइटिक यूरेमिक सिन्ड्रोम (HUS)

677. क्रोनिक रीनल फेल्यर (Chronic renal failure) **में क्या नहीं होता है?**
(a) हाइपरटेन्शन (Hypertension)
(b) हाइपरकैलेमिया (Hyperkalemia)
(c) हाइपरकैल्सिमिया (Hypercalcemia)
(d) हाइपोकैल्सिमिया (Hypocalcemia)

678. क्रोनिक रीनल फेल्यर (CKD) **मरीज में खुजली** (Pruritus) **का कारण है**
(a) हाइपरैकेलिमिया (Hyperkalemia)
(b) यूरेमिया (Uremia)
(c) हाइपर फॉस्फेटीमिया (Hyperphosphatemia)
(d) हाइपरनैट्रीमिया (Hypernatremia)

679. क्रोनिक रीनल फेल्यर (Chronic renal failure) **में एनिमिया का कारण है**
(a) इरिथ्रोपोइटिन की कमी
(b) हीमोलायसिस
(c) अपरिपक्व RBCs का निर्माण
(d) वृक्क के कार्यों में गड़बडी (Inappropriate renal functioning)

680. क्रोनिक रीनल फेल्यर (CKD) **में एसीडोसिस का कारण है**
(a) वृक्क नलिकाओं का अमोनिया निकालने में असमर्थ होना
(b) सोडियम बाइकार्बोनेट का पुनः अवशोषण न होना
(c) फॉस्फेट और कार्बनिक अम्ल का कम निकलना
(d) उपरोक्त सभी

681. VCKD **के मरीज में ग्लोमेरुलर फिल्ट्रेशन रेट** (GFR) **मात्रा है**
(a) 15-29 mL/min/1.73 m^2
(b) 30-59 mL/min/1.73 m^2
(c) < 15 mL/min/1.73 m^2
(d) 15-20 mL/min/1.73 m^2

682. एक मरीज में क्रोनिक रीनल फेल्यर (Chronic renal failure) **है। हीमोडायलाइसिस के लिए प्रमुख सूचक है**
(a) हाइपरटेंशन (Hypertension)
(b) एस्साइटिस (Ascites)
(c) हाइपरकैलेमिया (Hyperkalemia)
(d) एरिडोरिरा (Acidosis)

683. क्रोनिक वृक्कपात (CRF) **वाले मरीज को नहीं खाना चाहिए**
(a) केला
(b) योगर्ट
(c) हरे पत्ते वाली सब्जियाँ
(d) ये सभी

684. प्रारम्भिक वृक्क की खराबी (Early renal dysfunction) **को ज्ञात** (Detect) **करने के लिए सबसे उपयोगी परीक्षण** (Test) **है**
(a) सीरम यूरिया
(b) सीरम क्रिएटिनिन
(c) क्रिएटिनिन निकासी (Creatinine clearance)
(d) ग्लोमेरुलर फिल्ट्रेशन रेट (GFR)

685. कौन-सा रीनल डिसऑर्डर (Renal disorder) **द्वितीयक उच्च रुधिरचाप** (Secondary hypertension) **का कारण है?**
(a) ग्लोमेरुलोनेफ्राइटिस
(b) रीनल आर्टरी स्टीनोसिस
(c) क्रोनिक नेफ्राइटिस
(d) ये सभी

686. सिस्टोसील (Cystocele) **का अर्थ है**
(a) मूत्राशय (Urinary bladder) में तरल पदार्थ का एकत्रित होना
(b) मूत्राशय का नीचे खिसकना
(c) मूत्राशय का संक्रमण
(d) मूत्राशय की एट्रोफी (Atrophy) होना

687. ओलिगूरिया (Oliguria) **में मूत्र का आयतन होता है**
(a) 100 mL से कम
(b) 400 mL से कम
(c) 800 mL से कम
(d) मूत्र नहीं बनता है

688. निम्न में से हाइपोकैलीमिया का कारण नहीं है
(a) उल्टी (Vomiting)
(b) पोटैशियम की कमी करने वाली डाइयूरेटिक दवाएँ
(c) एल्डोस्टेरोनिज्म (Aldosteronism)
(d) किडनी फेल्यर

689. किडनी में पेल्विक भाग में रीनल स्टोन के कारण होता है
(a) अफरेन्ट धमनी ब्लॉक में
(b) इफरेन्ट धमनी ब्लॉक में
(c) किडनी में मूत्र का ड्रेनेज प्रभावित होना
(d) मूत्र सान्द्रता मात्रा से बचाव

690. रेण्डम यूरिन टेस्ट (Random urine test) **में .... प्रोटीन की मात्रा होती है।**
(a) 30 -40 mg/dL
(b) 0-20 mg/dL
(c) 50-60 mg/dL
(d) 50-120 mg/dL

691. क्रोनिक यूरिक अम्ल रीनल स्टोन वाले मरीज के लिए सही है
(a) आहार में सोडियम का बढ़ना
(b) कैल्शियम आहार कम लेना
(c) प्यूरीन से भरपूर आहार नहीं लेना
(d) पालक, स्टॉबेरी और पीनट ज्यादा लेना

692. निम्नलिखित में से कौन-सा मरीज यूरिक एसिड स्टोन (Uric acid stone) **विकसित होने के खतरे में है?**
(a) गाउट वाले व्यक्ति
(b) कीमोथैरेपी वाले व्यक्ति
(c) दोनों (a) और (b)
(d) इनमें से कोई नहीं

693. यूरिक अम्ल स्टोन (Uric acid stone) **के लिए सही है**
(a) इस प्रकार का स्टोन तब बनता है जब मूत्र ज्यादा अम्लीय है
(b) प्यूरीन की अधिकता युक्त आहार मूत्र का अम्लीय स्तर बढ़ता है
(c) प्यूरीन जानवरों के प्रोटीन में उपस्थित होता है जैसे-मछली शैल मछली और माँस
(d) उपरोक्त सभी

694. सिस्टिन रीनल स्टोन (Cysteine renal stone) **के मरीज को आहार देते हैं**
(a) उच्च प्रोटीन युक्त
(b) मध्य प्रोटीन युक्त
(c) कम प्रोटीन युक्त
(d) प्रोटीन युक्त आहार नहीं देना

659. (d)	660. (d)	661. (d)	662. (d)	663. (d)	664. (a)	665. (a)	666. (c)	667. (d)	668. (d)
669. (d)	670. (a)	671. (d)	672. (d)	673. (c)	674. (b)	675. (d)	676. (b)	677. (c)	678. (b)
679. (a)	680. (d)	681. (c)	682. (c)	683. (d)	684. (c)	685. (d)	686. (a)	687. (b)	688. (d)
689. (c)	690. (b)	691. (c)	692. (c)	693. (c)	694. (c)				

695. **उच्च ऑक्सीलेट युक्त** (High oxalate containing) **आहार में सम्मिलित है**

(a) आलू चिप्स (Potato chips) (b) पीनट या मूँगफली (Peanut)
(c) चॉकलेट (Chocolate) (d) ये सभी

696. **निम्नलिखित में से कौन-सा मुख्य कैल्शियम पदार्थ** (Substance) **पथरी के लिए जिम्मेदार है?**

(a) कैल्शियम ऑक्सेलेट (b) कैल्शियम पाइरुवेट
(c) कैल्शियम मैलेट (d) कैल्शियम कार्बोनेट

697. **किडनी में सामान्यतया किस प्रकार का स्टोन देखा जाता है ?**

(a) कैल्शियम स्टोन्स (Calcium stones)
(b) कार्बोनेट स्टोन्स (Carbonate stone)
(c) पाइरुवेट स्टोन्स (Pyruvate stones)
(d) मिश्रित स्ट्रुवाइट स्टोन्स (Mixed struvite stones)

698. **यूरीनरी स्टोन के लिए खतरे का कारक** (Risk factor) **है**

(a) निर्जलीकरण
(b) उच्च प्रोटीन, नमक एवं ग्लूकोस युक्त आहार
(c) हाइपरपैराथायरॉइड अवस्था
(d) उपरोक्त सभी

699. **रीनल केल्कुलाई** (Renal calculi) **से सम्बन्धित नैदानिक लक्षण है**

(a) हिमेटयूरिया (b) बार-बार मूत्र करने जाना
(c) कम मात्रा में मूत्र आना (d) ये सभी

700. **किडनी की पथरी** (Calculi in kidney) **को कहते हैं**

(a) कोलिथिएसिस (Cholelithiasis)
(b) नेफ्रोलिथिएसिस (Nephrolithiasis)
(c) यूरोलिथिएसिस (Urolithiasis)
(d) उपरोक्त में से कोई नहीं

701. **किडनी की पथरी का कारण है**

(a) मूत्र बहाव में ठहराव (Urinary stasis)
(b) मूत्र का अति सान्द्रण (Super saturation of urine) एवं अल्प विलेयशील क्रिस्टलॉइड्स (Poorly soluble crystalloids)
(c) मूत्र मार्ग में अवरोध
(d) उपरोक्त सभी

702. **निम्न में से कौन-सा किडनी की पथरी बनने के लिए खतरे का कारक** (Risk factor) **नहीं है?**

(a) आरामदायक स्थिर जीवन शैली (Sedentary life style)
(b) पानी में खनिज लवणों की अधिकता
(c) तरल का अधिक अंतर्ग्रहण (Increase fluid intake)
(d) लम्बे समय तक कैथेटर का लगा होना

703. **निम्न में से रीनल केल्कुलाई** (Renal calculi) **का लक्षण** (Symptom) **नहीं है**

(a) पेट में दर्द (b) उल्टी तथा जी मचलाना
(c) पीलापन (d) हाइपोटेंशन

704. **रीनल केल्कुलाई** (Renal calculi) **का उपचार** (Treatment) **है**

(a) तरल अन्तर्ग्रहण (Fluid intake) बढाना
(b) दर्द को कम करना
(c) आहार में परिवर्तन करना
(d) उपरोक्त सभी

705. **नर्स रीनल केल्कुलाई** (Renal calculi) **का सेम्पल प्रयोगशाला में जाँच के लिए भेजती है**

(a) केल्कुलाई की संरचना का पता करने हेतु
(b) संक्रामकता के बारे में पता करने हेतु
(c) केल्कुलाई का आकार पता करने हेतु
(d) स्टोन में रुधिर की उपस्थिति पता करने हेतु

706. **यूरीनरी केल्कुलाई** (Urinary calculi) **के लिए खतरे का कारक है**

(a) हाइपरथायरॉडिज्म (b) हाइपोथायरॉडिज्म
(c) हाइपरपैराथायरॉडिज्म (d) दोनों (a) और (b)

707. **हीमोडायलाइसिस के दौरान रुधिर का थक्का जमने से रोकने के लिए कौन-सी दवाई IV माध्यम काम में ली जाती है?**

(a) एस्प्रिन (b) वार्फेरिन
(c) हिपेरिन (d) प्रोटामाइन

708. **मूत्रीय मार्ग संक्रमण** (UTI) **में पाए जाने वाले स्टोन है**

(a) ऑक्सीलेट स्टोन्स
(b) पायरुवेट स्टोन्स
(c) मिश्रित स्ट्रुवाइट (Struvite) स्टोन्स
(d) क्रिसटाइन स्टोन

709. **डाइयूरेटिक्स** (Diuretics) **का कार्य** (Action) **है**

(a) यूरिन आउटपुट को बढ़ाना
(b) यूरिन आउटपुट को कम करना
(c) यूरिन आउटपुट पर कोई प्रभाव नहीं
(d) वृक्क (Kidney) की रुधिर आपूर्ति (Blood supply) में कमी होना

710. **निम्नलिखित में से कौन-सा साइक्लोस्पोरीन का विपरीत प्रभाव** (Adverse effect) **है?**

(a) हाइपरग्लाइसीमीया (Hyperglycemia)
(b) नेफ्रोटॉक्सीसिटी (Nephrotoxicity)
(c) गम हाइपोट्रॉफी (Gum hypotrophy)
(d) हाइपोग्लाइसीमिया (Hypoglycemia)

711. **वह व्यक्ति जो साइक्लोस्पोरीन लेता है निम्नलिखित में से क्या नहीं खाता पीता हैं?**

(a) अंगूर जूस (b) नारंगी जूस
(c) सेब जूस (d) केला

712. **निम्न में से कौन-सा डाइगोक्सिन विषाक्तता** (Digoxin toxicity) **का प्रमुख संकेतक** (Main indicator) **है**

(a) हाइपोकैलिमिया (Hypokalemia)
(b) हाइपरकैलिमिया (Hyperkalemia)
(c) हाइपोकैल्सिमिया (Hypocalcemia)
(d) हाइपरकैल्सिमिया (Hypercalcemia)

713. **डाइगोक्सिन विषाक्तता** (Digoxin toxicity) **हो सकती है जब रोगी का**

(a) सीरम सोडियम स्तर (Serum sodium level) 145 mEq/L हो
(b) सीरम पोटैशियम स्तर (Serum potassium level) 5.5 mEq/L हो
(c) सीरम पोटैशियम स्तर (Serum potassium level) 2.3 mEq/L हो
(d) सीरम मैग्नीशियम स्तर (Serum magnesium level) 1.5 mEq/L हो

714. निम्नलिखित में से फॉस्फेट बाइन्डर (Phosphate binder) **दवा है**
(a) कैल्शियम कार्बोनेट (Calcium carbonate)
(b) कैल्शियम एसीटेट (Calcium acetate)
(c) सेवीलेमर हाइड्रोक्लोराइड (Sevelamer hydrochloride)
(d) उपरोक्त सभी

715. यूरोलिथिएसिस के उपचार हेतु कौन-सी शल्यक्रिया (Surgery) **की जाती है?**
(a) नेफ्रोक्टोमी (Nephroctomy)
(b) लीथोट्रिप्सी (Lithotripsy)
(c) कोलिसिस्टेक्टोमी (Cholecystectomy)
(d) उपरोक्त सभी

716. एलोपुरीनॉल का मुख्य साइड प्रभाव है
(a) मेकुलोपोपुलर दाने (Maculopopular rash)
(b) नेजल कॉन्गेशन (Nasal congestion)
(c) सिरदर्द (Headache)
(d) नेट्रोपीनिया (Netropenia)

717. निम्नलिखित में से कौन-सा कोर्टिकोस्टीरॉइड का मुख्य दुष्प्रभाव है?
(a) बालों का नष्ट
(b) रुधिर शर्करा का बढ़ना
(c) रचनात्मक स्तर बढ़ना
(d) त्वचा का रंग गहरा होना

718. रेनिन एन्जियोटेंसिन एल्डोस्टीरोन सिस्टम (RAAS) **मेकेनिज्म के लिए सही है**
(a) यूरिन आउटपुट कम होना तथा सोडियम और पानी का पुनः अवशोषण बढ़ना
(b) यूरिन आउटपुट कम होना तथा सोडियम और पानी का पुनः अवशोषण कम होना
(c) यूरिन आउटपुट बढ़ना तथा सोडियम और पानी का पुनः अवशोषण बढ़ना
(d) यूरिन आउटपुट बढ़ना तथा सोडियम और पानी का पुनः अवशोषण कम होना

719. क्रोनिक रिजेक्शन रीनल ट्रान्सप्लान्टेशन के बाद होता है
(a) 8 सप्ताह (b) 12 सप्ताह (c) 6 सप्ताह (d) 10 सप्ताह

720. मरीज जिसकी रीनल बायोप्सी होने वाली है, में नर्स द्वारा तुरन्त नोट करते हैं
(a) पसीना (b) मूत्र ज्यादा आना
(c) कंधे के पीछे दर्द (d) बायोप्सी साइट पर दर्द

721. कौन-सा लेब टेस्ट का परिणाम रीनल ट्रांसप्लान्ट मरीज के लिए साइक्लोस्पोरीन का विपरीत प्रभाव दर्शाता हैं?
(a) Hb स्तर का बढ़ना
(b) सेल्युलाइट का कम होना
(c) ब्लड यूरीया नाइट्रोजन (BUN) का बढ़ना
(d) यूरिया स्तर का कम होना

722. रीनल ट्रांसप्लान्ट के तुरन्त बाद की अवधि में कौन-सी अवस्था फिजिशियन को तुरन्त नोट (Note) **करनी चाहिए ?**
(a) दर्द
(b) यूरीन आउटपुट < 30 mL/hr
(c) हेमेचूरिया
(d) सर्जीकल साइट्स पर रुधिरस्राव

723. एक यूरीनरी ट्रेक्ट इन्फेक्शन (UTI) **का मरीज अस्पताल में भर्ती है इसका बड़ा कारण** (Major cause) **है**
(a) कम द्रव लेना (b) इन्वेसिव प्रोसीजर
(c) असीमित स्व देखभाल (d) इम्यूनोसप्रेसेन्ट

724. प्री-रीनल (Pre-renal) **एक्यूट रीनल फेल्यर** (Acute renal failure) **का कारण है**
(a) रीनल एनीमिया (b) रीनल केलकुलाई
(c) कार्डियोजनिक शॉक (d) नेफ्रोटिक दवाएँ

725. रीनल धमनी का कठोर (Hardening) **होना कहलाता है**
(a) नेफ्रोस्क्लेरोसिस (Nephrosclerosis)
(b) नेफ्राइटिस (Nephritis)
(c) नेफ्रोटिक सिन्ड्रोम (Nephrotic syndrome)
(d) आर्टिरियोसिस (Arteriosis)

726. अर्द्ध पारगम्यता झिल्ली (Semipermeable membrane) **जिसका उपयोग डायलाइसिस में किया जाता है**
(a) प्लूरल झिल्ली (b) पेरिटोनियम
(c) ओसियस झिल्ली (d) पेरिकार्डियम

727. ग्लोमेरूलोनेफ्राइटिस (Glomerulonephritis) **का मुख्य कारण है**
(a) समूह A बीटा हीमोलायटिक *स्ट्रेप्टोकोकल* संक्रमण
(b) *स्टेफाइलोकोकल* संक्रमण
(c) *ई. कोलाई* संक्रमण
(d) *क्लोट्रीडियम* संक्रमण

728. ग्लोमेरुलर चोट (Glomerular injury) **का नैदानिक लक्षण है**
(a) प्रोटीनूरीया (b) हिमेटयूरिया
(c) उच्च रुधिरचाप (d) ये सभी

729. ग्लोमेरुलोनेफ्राइटिस (Glomerulonephritis) **के मरीज के लिए आहार सिफारिश है**
(a) उच्च प्रोटीन एवं निम्न कैलोरी वाला आहार
(b) निम्न प्रोटीन एवं उच्च कैलारी वाला आहार
(c) निम्न प्रोटीन, उच्च सोडियम एवं पोटैशियम वाला आहार
(d) उच्च कैलोरी एवं उच्च प्रोटीन वाला आहार

730. एक्यूट रीनल फेल्यर (Acute renal failure) **है**
(a) सीरम क्रिएटिनीन का आधारीय स्तर से 30% ज्यादा बढ़ना
(b) सीरम क्रिएटिनीन का आधारीय स्तर से 50% ज्यादा बढ़ना
(c) सीरम क्रिएटिनीन का आधारीय स्तर से 15% ज्यादा बढ़ना
(d) सीरम क्रिएटिनीन का आधारीय स्तर से 20% ज्यादा बढ़ना

695. (d)	696. (a)	697. (a)	698. (d)	699. (d)	700. (b)	701. (d)	702. (c)	703. (d)	704. (d)
705. (b)	706. (d)	707. (c)	708. (c)	709. (a)	710. (d)	711. (a)	712. (a)	713. (c)	714. (d)
715. (b)	716. (a)	717. (b)	718. (a)	719. (b)	720. (c)	721. (c)	722. (b)	723. (b)	724. (c)
725. (a)	726. (b)	727. (a)	728. (d)	729. (b)	730. (d)				

731. डायलाइसिस द्रव में रुधिर के अल्ट्रा फिल्टरेशन (Ultra filtration) **के द्वारा उत्पन्न परासरण प्रवणता** (Osmotic gradient) **का कारण है**
(a) प्रोटीन (b) इलेक्ट्रोलाइट (c) ग्लूकोस (d) वसा

732. पेरिटोनियल डायलाइसिस में मुख्य गम्भीर जटिलता (Most common serious complication) **है**
(a) लीकेज (Leakage)
(b) रुधिरस्राव (Bleeding)
(c) पेरिटोनाइटिस (Peritonitis)
(d) हाइपरट्राइग्लाइसीरीडीमिया (Hypertriglyceridemia)

733. हाइपरकैल्सिमिया (Hypercalcemia) **का कारण है**
(a) हाइपोपैराथायरॉइडिज्म (Hypoparathyroidism)
(b) रीनल ट्यूबूलर एसीडोसिस (Renal tubular acidosis)
(c) विटामिन- D का कम अन्तर्ग्रहण (Less intake of vitamin- D)
(d) कैल्सीट्रोल बढ़ना (Increased calcitrol)

734. यूरिक एसिड के मेटाबॉलिज्म (Metabolism) **में विकार** (Defect) **होने के कारण उत्पन्न होने वाली कंकालीय विकार है**
(a) ऑस्टियोमाइलाइटिस (Osteomyelitis)
(b) ऑस्टियोपोरोसिस (Osteoporosis)
(c) गाउट (Gout)
(d) किडनी ट्यूमर (Kidney tumour)

735. यूरोलिथियासिस (Urolithiasis) **के दर्द का कारण है**
(a) स्टोन का दबाव
(b) स्टोन की गति
(c) मूत्र के घर्षण द्वारा स्टोन का निकलना
(d) कम पानी पीना

736. निम्नलिखित में से कौन-से पैरामीटर की सहायता से हीमोडायलाइसिस के प्रभाव का आंकलन करते हैं?
(a) इलेक्ट्रोलाइट मात्रा जैसे पोटैशियम की मात्रा
(b) सीरम क्रिएटिनीन स्तर
(c) रुधिर में जल की मात्रा
(d) यूरीन आउटपुट

737. हीमोडायलाइसिस में सामान्य दुष्प्रभाव (Side effect) **है**
(a) मॉसपेशी में ऐंठन और कमजोरी
(b) चक्कर आना (Dizziness)
(c) जी मिचलाना
(d) उपरोक्त सभी

738. निम्नलिखित में से कौन-सा हीमोडायलाइसिस के दौरान माँसपेशी में ऐंठन (Muscle cramp) **का कारण नहीं है ?**
(a) हाइपरनैट्रीमिया (Hypernatremia)
(b) अतिरिक्त द्रव हटाना (Excess fluid removal)
(c) हाइपरकैलेमिया (Hyperkalemia)
(d) हाइपोकैलेमिया (Hypokalemia)

739. मरीज में हीमोडायलाइसिस में प्रोटीन की सिफारिश (Recommended) **मात्रा है**
(a) 1.2-1.3 gm/kg शरीर वजन/दिन
(b) 4-6 gm/kg शरीर वजन/दिन
(c) 2-6 gm/kg शरीर वजन/दिन
(d) 5-8 gm/kg शरीर वजन/दिन

740. मरीज में रीनल ऑस्टियोडिस्ट्रोफी (Renal osteodystrophy) **में रुधिर में होता है**
(a) पैराथायरॉइड हॉर्मोन का निम्न स्तर
(b) कैल्शियम का निम्न और फॉस्फेट का उच्च स्तर
(c) कैल्सीट्रोल का बढ़ना
(d) कैल्शियम का उच्च स्तर एवं फॉस्फेट का निम्न स्तर

741. जब किडनी फेल हो जाती है, तो शरीर अतिरिक्त द्रव (Extra fluid) **और अपशिष्ट पदार्थ** (Waste product) **से भर जाता है। इस अवस्था को कहते हैं**
(a) यूरेमिया (b) उच्च रुधिरचाप
(c) एनीमिया (d) डायबिटिज

742. किडनीपात (Renal failure) **का मुख्य कारण है**
(a) ट्रोमा (b) टाइप- 2 डायबिटीज
(c) हृदय रोग (d) निमोनिया

743. हीमोडायलाइसिस में छोटी अवधि के लिए प्रवेश (Short-term access) **हेतु उपयोग लिया जाता है**
(a) फिस्टुला (b) ग्राफ्ट
(c) कैथेटर (d) शन्ट

744. एक्यूट रीनल फेल्यर (Acute renal failure) **मरीज अचानक भ्रमित** (Confused) **तथा बैचेन** (Irritable) **हो जाता है। ये लक्षण किस कारण आते हैं?**
(a) ब्लड यूरीया नाइट्रोजन (BUN) का बढ़ा हुआ स्तर
(b) हाइपरनैट्रीमिया (Hpernatremia)
(c) हाइपरकैलेमिया (Hyperkalemia)
(d) हाइपोकैलेमिया (Hypokalemia)

745. क्रोनिक (Chronic) **पेरिटोनियल डायलाइसिस से उत्पन्न सबसे महत्त्वपूर्ण जतिलता** (Complication) **है**
(a) दस्त (Diarrhoea)
(b) डीप-वेन थ्रोम्बोसिस (DVT)
(c) पेरिटोनाइटिस (Peritonitis)
(d) पल्मोनरी हाइपरटेंशन (Pulmonary hypertension)

746. रीनल ग्लाइकोसूरिया (Renal glycosuria) **में रुधिर शुगर का स्तर** (Blood sugar level) **हो जाता है**
(a) 100 mg% से ज्यादा (b) 200 mg% से ज्यादा
(c) 180 mg% से ज्यादा (d) 50 mg% से ज्यादा

747. सामान्य रुधिर कैल्शियम स्तर है
(a) 3-5 mg/dL
(b) 8.4-10.4 mg/dL
(c) 30-35 mg/dL
(d) 50-75 mg/dL

748. रुधिर में सामान्य यूरिया का स्तर है
(a) 40-50 mg% (b) 14-40 mg%
(c) 4-10 mg% (d) 2.4-4.4 mg%

749. रुधिर में सामान्य यूरिक अम्ल का स्तर है
(a) 40-50 mg% (b) 100-125 mg/dL
(c) 50-100 mg/dL (d) 3.4-7 mg/dL

750. यूरीन में उपस्थित बाइल साल्ट का प्रकार (Types of bile salt) **हैं**
(a) कोलिक अम्ल (Cholic acid)
(b) डिऑक्सीकोलिक अम्ल (Deoxycholic acid)
(c) चेनोडोडिऑक्सीचोलिक अम्ल (Chenodeoxycholic acid)
(d) उपरोक्त सभी

751. रीनल फेल्यर (Renal failure) **का प्रारम्भिक अवस्था में ही आंकलन करने का पैरामीटर है**
(a) BUN (b) यूरीन आउटपुट
(c) क्रिएटिनीन क्लीरेन्स (d) GFR

752. हाइड्रोनेफ्रोसिस (Hydronephrosis) **का अर्थ है** ....
(a) रीनल पेल्विस का विस्तारण
(b) रीनल पेल्विस का सिकुड़ना
(c) रीनल पेल्विस का संकरा होना
(d) रीनल पेल्विस का नष्ट होना

753. वृक्क में ट्रम ट्रेक (Tram track) **बनावट देखी जाती है**
(a) नेफ्रोटिक सिन्ड्रोम में कम परिवर्तन में
(b) हिमोलाइटिक यूरेमिक सिन्ड्रोम में
(c) मेम्ब्रेनोप्रोलीफरेटिव ग्लोमेरुलोनेफ्राइटिस में
(d) हाशिंगमोटो बीमारी में

754. मरीज को पेरिटोनियल डायलाइसिस कैथेटर डालने से पहले सलाह दी जाती है
(a) मूत्राशय को खाली करना
(b) वीनस आंकलन का निर्देश देना
(c) आहार जिसकी आवश्यकता है उसकी निगरानी करना
(d) उपरोक्त सभी

755. सिस्टाइटिस के नैदानिक लक्षण (Clinical manifestation) **है**
(a) यूरीन करने की इच्छा होना (b) यूरीन करने पर जलन
(c) हिमेटयूरिया (d) ये सभी

756. ग्लोमेरुलोनेफ्राइटिस (Glomerulonephritis) **का अर्थ है**
(a) रीनल पेल्विस का सूजन
(b) ग्लोमेरुलस नेफ्रोन्स की सूजन
(c) एफरेन्ट आर्टीरियल धमनिका की सूजन
(d) इफरेन्ट आर्टीरियल की सूजन

757. ग्लाइकोसूरिया परिणाम है
(a) डायबिटिज मेलाइटस (Diabetes mellitus) का
(b) कुशिंग सिन्ड्रोम (Cushing's syndrome) का
(c) हाइपर थायरॉइडिज्म (Hyperthyroidism) का
(d) उपरोक्त सभी का

758. पॉलीयूरिया देखा जाता है
(a) डायबिटिज इन्सीपीडस में
(b) डायबिटिज मेलाइटीस में
(c) क्रोनिक रीनल फेल्यर में
(d) उपरोक्त सभी

759. सीरम क्रिएटिनिन का स्तर बढ़ जाता है
(a) वृक्क की खराबी (Renal dysfunction) में
(b) शॉक (Shock) तथा निर्जलीकरण (Dehydration) में
(c) कॉन्गेस्टिव हार्ट फेल्यर (Congestive heart failure) में
(d) उपरोक्त सभी में

760. मूत्र मार्ग संक्रमण (Urinary Tract Infection or UTI) **का सबसे सामान्य कारण** (Most common cause) **है**
(a) *ई. कोलाई (E. coli)*
(b) *ट्राइकोमोनास वैजाइनेलिस (Trichomonas vaginalis)*
(c) *स्ट्रेप्टोकोकाई (Streptococci)*
(d) *स्टेफाइलोकोकाई (Staphylococi)*

761. मूत्र सेम्पल एकत्रित (Urine sample collect) **करने के अच्छी विधि है**
(a) मिडस्ट्रीम सक्शन (b) बैग सक्शन
(c) कैथेटर सक्शन (d) सुप्राप्यूबिक सक्शन

762. हाइपरनैट्रीमिया मरीज में निम्नलिखित में से हो सकता है
(a) ADH का क्रिया खत्म होना
(b) ADC क्रिया बढ़ना
(c) एल्डोस्टिरॉन का स्राव
(d) रीनल तन्त्र में पानी का पुनः अवशोषण कम होना

763. पोस्ट स्ट्रेप्टोकोकल ग्लोमेरूलोनेफ्राइटिस के नैदानिक लक्षण (Clinical manifestation) **सम्मिलित है**
(a) ऑलिगुरिया (b) स्मोकी यूरीन (c) प्रोटीनूरिया (d) ये सभी

764. निम्नलिखित से एक असंयति मरीज (Incontinence client) **में ब्लेडर नियंत्रण** (Bladder control) **बढ़ने लगता है**
(a) लगातार मूत्र त्याग करने से
(b) इन्टरमिटेन्ट स्व-कैथेटराइजेशन से
(c) केजेल (Kegel) व्यायाम से
(d) डूशिंग से

765. रीनल फेल्यर (Renal failure) **में डाइयूरेटिक अवस्था के दौरान किस इलेक्ट्रोलाइट की असामान्यता की अच्छी तरह से निगरानी की जाती है?**
(a) हाइपरकैलेमिया और हाइपोनैट्रीमिया
(b) हाइपरकैलेमिया और हाइपरनैट्रीमिया
(c) हाइपोकैलेमिया और हाइपोनैट्रीमिया
(d) हाइपोकैलेमिया और हाइपरनैट्रीमिया

766. निम्नलिखित में से इन्ट्रा रीनल फेल्यर (Intra renal failure) **का सामान्य कारण है**
(a) ग्लोमेरुलोनेफ्राइटिस (Glomerulonephritis)
(b) एक्यूट ट्यूबलर नेक्रोसिस (Acute tubular necrosis)
(c) विल्मस ट्यूमर
(d) नेफ्रोटिक सिन्ड्रोम

767. ग्लोमेरुलोनेफ्राइटिस (Glomerulonephritis) **मरीज की शिकायत है कि प्यास अधिक लगती है। नर्स को उसे देना चाहिए**
(a) जूस (b) पानी (c) चाय (d) सख्त केन्डी

731. (c)	732. (c)	733. (b)	734. (c)	735. (b)	736. (b)	737. (d)	738. (c)	739. (a)	740. (b)
741. (a)	742. (b)	743. (c)	744. (a)	745. (c)	746. (c)	747. (b)	748. (b)	749. (d)	750. (d)
751. (c)	752. (a)	753. (c)	754. (a)	755. (d)	756. (b)	757. (d)	758. (d)	759. (d)	760. (a)
761. (d)	762. (a)	763. (d)	764. (c)	765. (c)	766. (b)	767. (d)			

768. ESRD में GFR **हो सकता है**

(a) $\frac{15}{1.73}$ m^2 से कम

(b) $\frac{15-29}{1.73}$ m^2 से कम

(c) $\frac{30-34}{1.73}$ m^2 से कम

(d) $\frac{35-59}{1.73}$ m^2 से कम

769. नेफ्रोटिक सिन्ड्रोम में निम्नलिखित में से कौन-सा लक्षण परिभाषित करने के लिए उपयोग करते हैं?

(a) यूरीन में वसा की उपस्थिति
(b) पॉलीयूरिया एवं निम्न रुधिरचाप
(c) यूरीन में प्रोटीन की मात्रा 3.5 gm/दिन होना
(d) यूरीन के साथ RBC की निकासी एवं क्रिएटिनीन का स्तर कम होना

770. इलियल कन्डिट (Ileal conduit) **वाले मरीज के यूरीन में कुछ मात्रा म्यूकस** (Moderate amount mucus) **है। नर्स के लिए निम्नलिखित में से कौन-सा मुख्य क्रिया उपयुक्त है?**

(a) तुरन्त फिजिशियन को सूचना देना
(b) ज्यादा द्रव लेने की सलाह देना
(c) पाउच बदलना
(d) मरीज की स्थिति बदलना

771. रीनल फेल्यर वाले व्यक्ति की पुन: प्रयोगशाला जाँच करते हैं

(a) BUN 35 mg/dL एवं पोटैशियम 4.0 mEq/L होने पर
(b) रुधिर का pH 7.2 एवं पोटैशियम 7.0 mEq/L होने पर
(c) BUN 15 mg/dL, सीरम कैल्शियम बढ़ा हुआ एवं क्रिएटिनिन 1.0 mg/L होने पर
(d) BUN 45 mg/dL एवं पोटैशियम 35 mEq/L होने पर

772. निम्नलिखित में से पुरुषों में UTI **का क्या सामान्य कारण नहीं है?**

(a) प्रोस्टेट ग्रन्थि का आकार बढ़ना
(b) इरेक्टाइल शिथिलता
(c) रीनल स्टोन
(d) इन्डेवलिंग कैथेटर

773. मरीज में वृक्क के एक्यूट ग्राफ्ट रिजेक्शन (Acute graft rejection) **का पता चलता है**

(a) RBC के कम होने पर
(b) निम्न रुधिरचाप होने पर
(c) BUN के बढ़ने पर
(d) सूजन होने पर

774. डायबिटिज इन्सीपिडस में यूरीन का विशेष गुरुत्व (Urine specific gravity)

(a) बढ़ता है (b) कम होता है
(c) सामान्य रहता है (d) नाप नहीं सकते हैं

775. रीनल रुधिर बहाव (Renal blood blow), **ग्लोमेरुलर फिल्ट्रेशन** (Filtration), **ट्यूबूलर कार्य और मूत्र उत्सर्जन** (Excretion) **का आंकलन किसकी सहायता से करते हैं?**

(a) IVP (b) VCUG
(c) रीनल स्केन (d) अल्ट्रासोनोग्राफी

776. पायलोनेफ्राइटिस (Pylonephritis) **संक्रमण है**

(a) आमाशय के पायलोरस भाग का
(b) रीनल पेल्विस का
(c) यूरेटर का
(d) न्यूरॉन का

777. रीनल कैन्डीडिएसिस (Renal candidiasis) **है**

(a) बैक्टीरिया का संक्रमण (b) वायरस का संक्रमण
(c) प्रोटाजोआ का संक्रमण (d) फंगस का संक्रमण

778. हाइड्रोनेफ्रोसिस (Hydronephrosis) **है**

(a) रीनल पेल्विस का संकुचन
(b) रीनल पेल्विस में जल की उपस्थिति
(c) रीनल पेल्विस का नष्ट होना
(d) रीनल पेल्विस का संक्रमण (Infection)

779. हाइड्रोनेफ्रोसिस का कारण है

(a) जल का अधिक निर्माण होना
(b) पॉलीयूरिया (Polyurea)
(c) मूत्र के सामान्य बहाव में अवरोध
(d) मूत्र त्यागने में कठिनाई होने

780. एक्यूट ग्लोमेरुलोनेफ्राइटिस (Glomerulonephritis) **का नैदानिक लक्षण** (Clinical feature) **है**

(a) तेज दर्द (b) ऑलिगुरिया
(c) प्रोटीन्यूरीया (d) निम्न रुधिरचाप

781. UTI **के प्रबन्धन में मरीज को अस्पताल से छुट्टी देते समय पेरिडियम** (Peridium) **शिक्षण के बारे में क्या है?**

(a) दवा को खाने के साथ लेना
(b) यदि पेट में दर्द हो तो दवा नहीं लेना
(c) यूरिन का रंग चमकीला नारंगी
(d) सोते समय दवा लेना

782. मूत्राशय संक्रमण के उपचार में शामिल नहीं है

(a) बैक्टीरिया की वृद्धि को संदमित करना
(b) कैफीन, एल्कोहॉल तथा तीखा आहार (Spicy food) का सेवन करना
(c) तरल अन्तर्ग्रहण (Fluid intake) बढ़ाना
(d) तरल अन्तर्ग्रहण एन्टीबायोटिक देना

783. यूरिथ्राइटिस (Urethritis) **का कारण है**

(a) गोनोरिया (Gonorrhoea)
(b) क्लेमाइडिया (Chlamydia)
(c) व्यक्तिगत स्वच्छता में कमी
(d) उपरोक्त सभी

784. निम्न में से कौन-सा यूरिथ्राइटिस का उपचार नहीं है?

(a) एन्टीबायोटिक
(b) सिट्ज बाथ
(c) तरल अन्तर्ग्रहण (Fluid intake) कम करना
(d) उचित पेरिनियल देखभाल

785. यूरोलिथिएसिस (Urolithiasis) **का अर्थ है**

(a) मूत्रमार्ग में पथरी (b) मूत्रमार्ग में संक्रमण
(c) मूत्रमार्ग में अवरोध (d) पित्ताशय में पथरी

786. यूरीनरी रिटेन्शन (Urinary retention) **का कारण है**
(a) केल्कुलाई (Calculi)
(b) डिट्रुसर फेल्यर (Detrusor failure)
(c) यूरिथ्रल स्ट्रीचर (Urethral stricture)
(d) उपरोक्त सभी

787. निम्न में से कौन-सी बीमारी यूरीनरी रिटेन्शन (Urinary retention) **के कारण नहीं होती है?**
(a) मूत्र मार्ग संक्रमण (UTI)
(b) किडनी में पथरी (Renal stone)
(c) पित्ताशय की पथरी
(d) मूत्राशय का संक्रमण (Cystitis)

788. निचले यूरीनरी मार्ग (Lower urinary tract) **के संक्रमण में सामान्य है**
(a) प्रोस्टाटाइटिस (Prostatitis)
(b) सिस्टाइटिस (Cystitis)
(c) यूरेथ्राइटिस (Urethritis)
(d) रीनल पेरिरीनल फोड़ा

789. निम्न में से कौन-सी यूरीनरी रोग (Urinary disease) **नहीं है?**
(a) पायलोनेफ्राइटिस (b) रीनल केल्कुलाई
(c) नेफ्रोलिथिएसिस (d) कोलिसिस्टोलिथिएसिस

790. एक्यूट रीनल फेल्यर (Acute renal failure) **की विशेषता है**
(a) ग्लोमेरुलर फिल्टरेशन दर (GFR) में वृद्धि
(b) ग्लोमेरुलर फिल्टरेशन दर (GFR) में कमी
(c) हिमेटयूरिया (Hematuria)
(d) पाइयूरिया (Pyuria)

791. प्रोटीनुरिया (Proteinuria) **का अर्थ है**
(a) प्रोटीन में यूरिन की उपस्थिति
(b) यूरीन में प्रोटीन की उपस्थिति
(c) यूरीन में प्रोटीन की अनुपस्थिति
(d) प्रोटीन द्वारा यूरीन का निर्माण

792. निर्जलीकरण (Dehydration) **में मूत्र का विशिष्ट गुरुत्व**
(a) बढ़ता है (b) कम होता है
(c) सामान्य होता है (d) नाप नहीं सकते हैं

793. ऑलिगुरिया और क्रिएटिनीन क्लीयरेन्स कम होना (Decrease creatinine clearance) **किस प्रक्रिया के लिए समस्या उत्पन्न करते हैं?**
(a) ट्यूबूलर स्राव (b) ग्लोमेरुलर फिल्टरेशन
(c) ट्यूबूलर पुनः अवशोषण (d) काउन्टर करंट मेकेनिज्म

794. ऑलिगुरिया (Oliguria) **का अर्थ है**
(a) रात में ज्यादा मूत्र आना
(b) 24 घण्टे में मूत्र आउटपुट 100 mL से कम
(c) 2 घण्टे में मूत्र आउटपुट 100 mL
(d) 24 घण्टे में मूत्र आउटपुट 400 mL से कम

795. रात में मूत्र की बार-बार पुनरावृत्ति कहलाती है
(a) डिस्यूरिया (Dysuria) (b) नोक्टूरिया (Nocturia)
(c) ऑलिगुरिया (Oliguria) (d) एन्यूरिया (Anuria)

796. यूरीनरी केथेटर धोने (Irrigation) **के लिए सही है**
(a) विसंक्रमणकारी उपकरण का उपयोग
(b) सर्जिकल असेप्सिस की पालना करना
(c) दोनों (a) और (b)
(d) उपरोक्त में से कोई नहीं

797. मूत्र त्यागते समय दर्द होना (Painful urination) **कहलाता है**
(a) हीमेचुरिया (Hematuria) (b) पॉलीयूरिया (Polyuria)
(c) डिस्यूरिया (Dysuria) (d) नोक्ट्यूरिया (Nocturia)

798. मल और यूरीन (Faeces and urine) **में नाइट्रोजिनस पदार्थ का ज्यादा होना कहलाता है**
(a) एजोटोरिया (Azotorrhea) (b) एजोटीमिया (Azotemia)
(c) स्टेटोरिया (Stetorrhea) (d) मलीना (Malena)

799. यूरिन सेम्पल के बाद लम्बे समय तक कौन-सा परिवर्तन नहीं होता है?
(a) विशेष गुरुत्व में कमी
(b) कीटोन बॉडीज का नष्ट होना
(c) बैक्टीरियल वृद्धि
(d) निर्गत उत्पादों का वियोजन

800. यूरीन विशेष के गुरुत्व (Specific gravity) **को नापने के लिए किस उपकरण का उपयोग करते हैं?**
(a) यूरिनोमीटर (Urinometer)
(b) रेफ्रेक्टोमीटर (Refractometer)
(c) रिएजेन्ट स्ट्रिप (Reagent strips)
(d) उपरोक्त सभी

801. यूरीन में बिलिरुबीन उपस्थिति की जाँच करते हैं
(a) फाउचेट्स टेस्ट में (b) गेम्लीन्स टेस्ट में
(c) रिएजेन्ट स्ट्रीप टेस्ट में (d) ये सभी

802. अत्यधिक यूरिन आउटपुट कहलाता हैं
(a) हीमेचूरिया (b) पॉलीयूरिया
(c) प्रोटीनुरिया (d) पायूरिया

803. यूरिन में पस (Pus) **की उपस्थिति कहलाती हैं**
(a) प्रोटीनूरिया (Proteinuria) (b) पॉलीयूरिया (Polyuria)
(c) पायूरिया (Pyuria) (d) हिमेटूरिया (Hematuria)

804. मूत्र में प्रोटीन की उपस्थिति कहलाती है
(a) पॉलीयूरिया
(b) पायूरिया
(c) हीमेचूरिया
(d) प्रोटीनुरिया

768. (a)	769. (c)	770. (b)	771. (b)	772. (b)	773. (c)	774. (b)	775. (c)	776. (b)	777. (d)
778. (b)	779. (c)	780. (c)	781. (c)	782. (b)	783. (d)	784. (c)	785. (a)	786. (d)	787. (c)
788. (b)	789. (d)	790. (b)	791. (b)	792. (a)	793. (b)	794. (d)	795. (b)	796. (c)	797. (c)
798. (a)	799. (a)	800. (d)	801. (c)	802. (b)	803. (c)	804. (d)			

805. निर्जमीकृत मूत्र के नमूने को एकत्रित (Sterile urine specimen collect) **करने के लिए कौन–सा मूत्र** (Urine) **एकत्रित करना चाहिए?**
(a) प्रथम वॉइडेड मूत्र (First voided urine)
(b) मध्य धारा मूत्र (Mid stream urine)
(c) अंतिम वॉइडेड मूत्र (Last voided urine)
(d) उपरोक्त में से कोई नहीं

806. यूरिन में रुधिर (Blood) **की उपस्थिति कहलाती हैं**
(a) हीमेटूरिया (Hematuria) (b) प्रोटीनुरिया (Proteinuria)
(c) पॉलीयूरिया (Polyuria) (d) पायूरिया (Pyuria)

807. आइडोग्राफिक अध्ययन (Idiography study) **जिसके द्वारा सामान्यतया यूरेटर, मूत्राशय और किडनी की रचना और कार्य का मूल्यांकन करते हैं?**
(a) इन्ट्रावीनस पायलोग्राम (Intravenous pyelogram)
(b) सिस्टोस्कोपी (Cystoscopy)
(c) यूरेटेरोस्कोपी (Ureteroscopy)
(d) अल्ट्रासाउण्ड (Ultrasound)

808. मूत्र का सामान्यतया विशेष गुरुत्व (Specific gravity) **होता है**
(a) 1.005 – 1.030 (b) 1.05 – 2 (c) 1.08 – 2 (d) 1.004 – 1.006

809. एन्यूरेसिस (Enuresis) **है**
(a) यूरीन का अनैच्छिक निकास
(b) दर्दयुक्त यूरिनेशन
(c) रात के समय यूरीन का अनैच्छिक निकास
(d) रात के समय ज्यादा यूरीन आना

810. यूरिन का विशेष गुरुत्व का बढ़ना है
(a) उच्च प्रोटीन आहार से
(b) निर्जलीकरण से
(c) कम रीनल द्रव निवेशन से
(d) डायबिटिज इन्सीपिडस से

811. ग्लोमेरुलोनेफ्राइटिस के प्रकारों में किसका प्रभाव पूरे ग्लोमेरुलस पर पड़ता है?
(a) फोकल ग्लोमेरुलोनेफ्राइटिस (Focal glomerulonephritis)
(b) ग्लोबल ग्लोमेरुलोनेफ्राइटिस (Global glomerulonephritis)
(c) प्रोलीफेरेटीव ग्लोमेरुलोनेफ्राइटिस
(d) रेपडली प्रोग्रेसिव ग्लोमेरुलोनेफ्राइटिस

पेशी कंकाल तन्त्र सम्बन्धी बीमारियाँ

812. फ्रेक्चर (Fracture) **करने वाले कारक है**
(a) स्पोर्टस गतिविधि (b) ऑस्टियोपोरोसिस
(c) अस्थि पर खिंचाव/तनाव (d) ये सभी

813. ग्रीन स्टीक फ्रेक्चर किस आयु वर्ग में देखने को मिलता है?
(a) वृद्धावस्था (b) किशोरावस्था
(c) बाल्यावस्था (d) प्रोढ़ावस्था

814. कम्यूनिकेटेड (Communicated) **फ्रेक्चर है**
(a) अस्थि का स्पीलन्टर दो और उससे ज्यादा फ्रेग्मेन्ट्स में टूटना
(b) अस्थि फ्रेक्चर के साथ रीजनल अंगों/न्यूरोवैस्कुलर बण्डल्स की क्षति होना
(c) अस्थि का अन्तिम सिरा एक-दूसरे के अन्दर धँस जाना
(d) फ्रेक्चर अस्थि की कमजोरी के कारण होना

815. कॉम्प्लीकेटेड (Complicated) **फ्रेक्चर है**
(a) अस्थि का स्पीलन्टर दो और उससे ज्यादा फ्रेग्मेन्ट्स में टूटना
(b) अस्थि फ्रेक्चर के साथ रीजनल अंगों/न्यूरोवैस्कुलर बण्डल्स की क्षति होना
(c) अस्थि का अन्तिम सिरा एक-दूसरे के अन्दर धँस जाना
(d) फ्रेक्चर अस्थि की कमजोरी के कारण होना

816. फ्रेक्चर के नैदानिक लक्षण (Clinical manifestation) **है**
(a) बुखार, भारीपन, कमजोरी
(b) सूजन, पीलर, इचाइमोसिस (Ecchymosis)
(c) सूजन, पीलापन, इचाइमोसिस
(d) दर्द, ठण्डापन, नाड़ी की क्षति

817. ठीक होने वाले फ्रेक्चर के डिस्टल शाफ्ट के ह्यूमरस में संकेत
(a) केलस बनना (b) केलॉयड बनना
(c) स्कार बनना (d) संकुचन की उपस्थिति

818. ऑस्टियोपोरोसिस के जोखिम कारकों में सभी शामिल है, सिवाय
(a) हाइपोथायरॉइडिज्म (Hypethyroidism)
(b) हाइपरपैराथायरॉइडिज्म (Hyperparathyridism)
(c) पोस्ट मीनापॉजल महिला (Post menopausal women)
(d) मोटापा (Obesity)

819. ऑस्टियोमलेसिया (Osteomalacia) **के कारण में सम्मिलित है**
(a) कैल्शियम की कमी (b) विटामिन-D की कमी
(c) दोनों (a) और (b) (d) सूर्य की किरणों की अधिकता

820. अस्थि ऊतकों का पुनः अवशोषण करते हैं
(a) ऑस्टियोड्स (Osteoids) द्वारा
(b) ऑस्टियोसाइट्स (Osteocytes) द्वारा
(c) ऑस्टियोक्लास्टस (Osteoclasts) द्वारा
(d) ऑस्टियोब्लास्टस (Osteoblasts) द्वारा

821. ऑस्टियोपोरोसिस का प्रकार जिसमें अस्थि का असामान्य कड़कपन (Abnormal hardening bone) **और अस्थि का घनत्व** (Bone density) **बढ़ना सम्मिलित है**
(a) ऑस्टियोपोरोसिस (Osteoporosis)
(b) ऑस्टियोस्क्लेरोसिस (Oteosclerosis)
(c) अर्थराइटिस (Arthritis)
(d) ऑस्टियोमलेसिया (Osteomalecia)

822. रुमेटॉयड अर्थराइटिस में खतरे का विकास ज्यादा है
(a) 30 वर्षीय महिला में (b) 30 वर्षीय पुरुष में
(c) 65 वर्षीय महिला में (d) 65 वर्षीय पुरुष में

823. रुमेटॉयड अर्थराइटिस का उपयुक्त निदान टेस्ट है
(a) एन्टीन्यूक्लियर एण्टीबॉडी टाइटर (ANA)
(b) HLA एन्टीजन
(c) AFP स्तर
(d) C-प्रतिक्रिया प्रोटीन

824. रुमेटायड अर्थराइटिस का मुख्य उपचार उद्देश्य है
(a) पूर्णरूप से बीमारी का उपचार
(b) ऑस्टियोपोरोसिस से बचाव
(c) शोथ (Inflammation) पर नियन्त्रण
(d) ROM को बनाए रखना

825. ऑपरेशन के बाद की अवधि निम्नलिखित स्पाइनल फ्यूजन जिसमें निम्नलिखित में से आंकलन की आवश्यकता है
(a) निचली हाथ-पैर संवेदना और गति
(b) यूरीनरी नियन्त्रण
(c) यूरिन आउटपुट
(d) मरीज के दर्द का स्तर

826. NSAID चुनींदा दवा का उपचार बाधा सहित रुमेटॉयड अर्थराइटिस है
(a) एस्प्रीन (b) डेक्सामीथासोन
(c) आइबूप्रोफेन (d) डिक्लोफेनिक सोडियम

827. पूरी एड़ी पुनः विस्थापित (Total ankle replacement) होने के बाद स्वास्थ्य शिक्षा देते हैं
(a) 6 सप्ताह तक चलने से बचे
(b) पैरों को हमेशा ऊपर रखे
(c) हमेशा इलास्टिक वाली स्टॉकिग पहने
(d) 6 सप्ताह तक प्रभावित पैर पर वजन लटका कर रखें

828. आन्तरिक फ्लेक्शन और कभी ORIF(Open Reduction and Internal Fixation) के लिए सही है
(a) जल्दी विधि से पुनःस्वस्थ
(b) सभी मरीजों में उपयोग
(c) उपर्युक्त सही स्थिति में लाना और CRIF में ORIF से उपयोग में नहीं लाना
(d) ORIF में प्लास्टर ऑफ पेरिस का उपयोग

829. माँसपेशी की ताकत (Muscle strength) 3/5 का संकेत है
(a) प्रतिरोध के विपरीत सक्रिय गति
(b) कोई सक्रिय गति नहीं
(c) विपरीत गुरुत्व और प्रतिरोध में सक्रिय गति
(d) विपरीत गुरुत्व लेकिन विपरीत प्रतिरोध न होने पर सक्रिय गति

830. स्पाइन के निचले भाग की अन्दर की ओर वक्रता (Inward curving) कहलाती है।
(a) स्कोलिओसीस (b) लोर्डोसिस
(c) ऑस्टिपोपोरोसिस (d) पॉट्स रोग

831. वृद्ध वयस्क (Older adult) में ज्यादा गिरने के खतरे होते हैं क्योंकि
(a) सन्तुलन में परिवर्तन (Changes in balance)
(b) ऑस्टियोपोरोसिस (Osteporosis)
(c) शिफलींग गेट (Shuffling gait)
(d) हॉर्मोनल असन्तुलन (Hormonal imbalances)

832. एन्कायलोसिंग स्पॉनडिलाइटिस (Ankylosing spondylitis) के नैदानिक लक्षण में सम्मिलित है
(a) बुखार और सिरदर्द
(b) थकान और रात में पसीना आना
(c) पीठ में नीचे की तरफ दर्द
(d) यूरीनरी असंयम

833. ट्रेक्शन का उद्देश्य सम्मिलित है
(a) फ्रेक्चर के उपचार के लिए उपयोग
(b) माँसपेशी ऐंठन का अवकुशन को दूर करने में सहायता
(c) आन्तरिक कमी में सहायता
(d) दोनों (a) और (b)

834. स्पाइन की पोस्टिरियर वक्रता (Posterior curvature of spine) कहलाती है
(a) लोर्डोसीस (b) कायफोसीस
(c) स्कोलीओसीस (d) ऑस्टियोमलेसिया

835. एक मरीज की शिकायत है कि उसे थकान वजन में कमी, हल्का बुखार और अँगुलियों, पसली एवं घुटनों में दर्द है। ये लक्षण किसके सुझाव है?
(a) अस्थि दर्द
(b) ऑस्टियोआर्थराइटिस
(c) रुमेटिक आर्थ्रराइटिस
(d) सिस्टेमिक ल्यूपस इथ्रोटोसस (SLE)

836. पॉट्स (Pott's) बीमारी है
(a) TB मेनिन्जाइटिस (b) स्पाइन की TB
(c) अस्थि की TB (d) फेफड़ों की TB

837. स्पाइन की लेटरल (Lateral) वक्रता कहलाती है
(a) लोर्डोसिस
(b) कायफोसिस
(c) स्कोलीओसिस
(d) ऑस्टियोमलेसिया

838. एक नर्स द्वारा मरीज जिसके कुल्हे का पुनर्स्थापन (Hip replacement) हुआ है, की देखभाल कर रही है। निम्नलिखित में से कौन-सी जाँच के लिए यह अधिक चिंता करेगी?
(a) पुनर्स्थापन के दौरान दर्द की शिकायत
(b) सर्जीकल ड्रेसिंग के समय कुछ रुधिर का स्राव
(c) शारीरिक थैरेपी के दौरान दर्द की शिकायत
(d) तापमान 102F होना

839. पैथोलॉजिकल फ्रेक्चर है
(a) अस्थि का स्पीलन्टर दो और उससे ज्यादा फ्रेग्मेन्ट्स में टूटना
(b) अस्थि फ्रेक्चर के साथ रीजनल अंगों/न्यूरोवैस्कुलर बण्डल्स की क्षति होना
(c) अस्थि का अन्तिम सिरा एक-दूसरे के अन्दर धँस जाना
(d) फ्रेक्चर अस्थि की कमजोरी के कारण होना

840. बकल (Buckle) फ्रेक्चर है
(a) अस्थि का स्पीलन्टर दो और उससे ज्यादा फ्रेगमेन्टस में टूटना
(b) अस्थि फ्रेक्चर के साथ रीजनल अंगों/न्यूरोवासकुलर बण्डल्स की क्षति होना
(c) अस्थि का अन्तिम सिरा एक दूसरे के अन्दर धँस जाना
(d) फ्रेक्चर बीमारी या अस्थि की कमजोरी के कारण होना

805. (b)	806. (a)	807. (a)	808. (a)	809. (a)	810. (b)	811. (a)	812. (d)	813. (c)	814. (a)
815. (b)	816. (c)	817. (a)	818. (d)	819. (c)	820. (c)	821. (b)	822. (c)	823. (a)	824. (c)
825. (a)	826. (c)	827. (d)	828. (c)	829. (d)	830. (b)	831. (a)	832. (c)	833. (d)	834. (b)
835. (c)	836. (b)	837. (c)	838. (d)	839. (d)	840. (c)				

841. **इम्पेकटेड** (Impacted) **फ्रेक्चर कहलाता है**
(a) बकल फ्रेक्चर (Buckle fracture)
(b) कॉम्पलीकेटेड फ्रेक्चर (Complicated fracture)
(c) कम्यूनीकेटेड फ्रेक्चर (Communicated fracture)
(d) ग्रीनस्टिक फ्रेक्चर (Green stickfracture)

842. **घुटनों का आपस में भिड़ना** (Knock knee) **कहलाता है।**
(a) किफोसिस (b) जेनू वलगम
(c) सिलिकोसिस (d) सपाट पैर

843. **वृद्धावस्था में मासिक धर्म के बन्द हो जाने के पश्चात् महिलाओं में कौन-सा अस्थि विकार सबसे सामान्य है?**
(a) गठिया (b) ओस्टियोपोरोसिस
(c) ओस्टियोमैलेशिया (d) बकल फेक्चर

844. **अस्थि भंग का उपचार है।**
(a) प्लास्टर कास्ट (b) खपच्ची (Splint)
(c) कैल्शियम (d) ये सभी

845. **रीढ़ की हड्डी में कौन-सा अस्थि भंग होता है?**
(a) फटना (Burst) (b) कम्प्रेशन (Compression)
(c) डिसलोकेशन (d) ये सभी

846. **अस्थि भंगुरता किस कारण होती है?**
(a) कैल्शियम की अधिकता
(b) कैल्शियम की कमी
(c) ग्लूकोस की कमी
(d) पोटैशियम की कमी

847. **निम्न में से कौन-सी जाँच अस्थि भंग एवं लिगामेन्ट की चोट का पता लगाने में उपयोगी नहीं है?**
(a) EEG (b) X-रे
(c) CT स्केन (d) MRI

तन्त्रिका तन्त्र सम्बन्धी बीमारियाँ

848. **सेरीब्रोवैस्कुलर दुर्घटना** (CVA) **का मुख्य कारण होता है**
(a) एम्बोलिज्म (Embolism)
(b) उच्चरुधिरचाप (Hypertension)
(c) एन्यूरिज्म (Aneurysm)
(d) बलन्ट चोट (Blunt trauma)

849. **सेरिब्रल स्पाइनल फ्लूड** (CSF) **के लिए कौन-सा सही नहीं हैं?**
(a) यह साफ, रंगहीन एवं बदबूरहित द्रव है
(b) यह वेन्ट्रिकल्स, स्पाइनल कॉर्ड और मस्तिष्क के चारों ओर उपस्थित होता है
(c) यह एरेक्नॉइड झिल्ली द्वारा निकलता है
(d) उपरोक्त में से कोई नहीं

850. **निम्नलिखित में से सभी जाँचे ब्रेन ट्यूमर** (Brain tumour) **के लिए करते हैं, सिवाय एक के, जो है**
(a) CT स्केन (b) MRI
(c) डोपलर (d) एण्डोस्कोपी

851. **सेरिब्रल स्पाइनल फ्लूड** (CSF) **परिवहन के मार्ग सिल्वियस एक्वीडक्ट** (Aqueduct of sylvius) **के अवरुद्ध होने का कारण है**
(a) लेटरल वेन्ट्रिकल का बड़ा होना
(b) तीसरे वेन्ट्रीकल का बड़ा होना
(c) चौथे वेन्ट्रिकल का बड़ा होना
(d) दोनों (a) और (b)

852. **सेरिब्रल स्पाइनल फ्लूड** (CSF) **में ग्लूकोस का कम या अनुपस्थित होना मुख्य संकेत है**
(a) बैक्टीरियल मेनिन्जाइटिस (Bacterial meningitis)
(b) वायरल मेनिन्जाइटिस (Viral meningitis)
(c) मस्तिष्क एब्सेस (Brain abcess)
(d) एनसिफेलाइटिस (Encephalitis)

853. **सेरीब्रल एन्यूरिज्म रप्चर** (Rupture) **में निम्नलिखित समस्या तुरन्त उत्पन्न होती है**
(a) फोटोफोबिया (Photophobia)
(b) बेहद ब्रीव सिरदर्द (Explosive headache)
(c) ऑटोरिया (Autorrhea)
(d) एपिस्टेसिस (Epistasis)

854. **निम्नलिखित में से मेनिन्जाइटिस का चिन्ह** (Meningitis sign) **है**
(a) बेटेल चिन्ह (b) ब्रुडाजिन्सकी चिन्ह
(c) कुलेन्स चिन्ह (d) रिंग चिन्ह

855. **मस्तिष्क के किस भाग में चोट लगने पर तापमान नियमन प्रभावित होताहै?**
(a) सेरीब्रम (Cerebrum)
(b) हाइपोथैलेमस (Hypothalamus)
(c) सेरीबेलम (Cerebellum)
(d) मेड्यूला ऑब्लोंगेटा (Medulla oblongata)

856. **इन्ट्राक्रेनियल रुधिरस्राव सामान्यता होता है**
(a) सेरीबेलम में (b) सेरीब्रम में
(c) मेड्यूला ऑब्लोंगेटा में (d) पोन्स में

857. **सेरिब्रल स्पाइनल फ्लूड** (CSF) **जांच में ट्यूबरकुलर मेनिन्जाइटिस** (Tubercular meningitis) **में सम्मिलित है**
(a) हल्का धुंधलापन फाइब्रिन जाल हो सकता है
(b) मोनोऑक्यूलर ल्यूकोसाइटोसिस
(c) प्रोटीन बढ़ना
(d) उपरोक्त सभी

858. **इन्क्रिजड इन्ट्राक्रेनियल प्रेशर** (ICP) **की सामान्य रेन्ज है**
(a) 0-5 mm Hg
(b) 5-15 mm Hg
(c) 5-10 mm Hg
(d) 15-20 mm Hg

859. **सेरीब्रल द्रवनिवेशन दबाव** (Cerebral perfusion pressure) **की सामान्य रेन्ज है**
(a) 10-30 mm Hg (b) 40-80 mm Hg
(c) 50-100 mm Hg (d) 60-140 mm Hg

860. **एक मेनिन्जाइटिस वाले व्यक्ति में दौरे** (Seizure) **पर नियन्त्रण के द्वारा नर्सिंग क्रियान्वयन है**

(a) फिनाइटोइन लगाना (b) बुखार पर नियन्त्रण करना
(c) कम से कम उत्तेजना देना (d) दोनों (a) व (b)

861. **गुलियन बैरी सिन्ड्रोम** (Gulliain Barre syndrome) **में श्वसनीय शारीरिक और मानसिक कष्ट** (Respiratory distress) **होता है**

(a) CSF में प्रोटीन स्तर बढ़ने से
(b) श्वसनीय संक्रमण से
(c) खाँसी और उबकाई आने पर रिफ्लेक्स अनुपस्थित होने से
(d) पक्षाघात नसों में जोकि थोरैसिक भाग को उत्तेजित करता है

862. **निम्नलिखित में से मरीज में स्ट्रोक के खतरे हैं**

(a) 45 वर्षीय वृद्ध मोटे व्यक्ति में
(b) शराब पीए 35 वर्षीय आदमी में
(c) डायबिटिज वाली 32 वर्षीय महिला में
(d) उच्च रुधिरचाप वाले 60 वर्षीय पुरूष में

863. **एल्जाइमर बीमारी** (Alzheimer disease) **का प्रारम्भिक लक्षण है**

(a) नींद में चलना
(b) याददाशत समस्या और धीमी उलझन
(c) रात में अधिक मूत्र आना (नोक्चूरिया)
(d) मूड सम्बन्धी विकार

864. **एल्जाइमर बीमारी में मरीज का मुख्य नर्सिंग क्रियान्वयन है**

(a) परिवेश से मरीज का परिचय
(b) पोषण स्तर बनाए रखना
(c) सामान्य क्रिया स्तर बनाए रखना
(d) आवश्यकतानुसार उत्सर्जन बनाए रखना

865. **मेनिन्जाइटिस** (Meningitis) **है।**

(a) मस्तिष्क की कोशिकाओं का प्रदाह
(b) मस्तिष्क की झिल्लियों का प्रदाह
(c) CSF का संक्रमण
(d) मेरुरज्जु का प्रदाह

866. **पॉजिटिव कर्निंग्स चिन्ह** (Kernig's sign) **है**

(a) जब जाँघ मुड़ी हुई होती है तो कूल्हे एवं घूटने 90° के कोण पर होना और घुटने का मुड़े होने के कारण थोड़ा ऊपर उठाना
(b) गर्दन में गम्भीर कड़कपन के कारण पहले मरीज के कूल्हे और घुटने को मोड़ना एवं तत्पश्चात् गर्दन को मोड़ना
(c) उपत्वचीय वसीय ऊतक जो नाभि के चारों ओर होते हैं, का सूजन के कारा थोड़ा ऊपर उठना
(d) घुटने के पीछे जब बलपूर्वक डोरसीफ्लेक्शन पैर पर डालते हैं तो बेचैनी होती है

867. **जीव** (Microorganism) **का नाम बताइए जोकि 2 साल से 20 साल तक के वयस्कों में सामान्यतया मेनिन्जाइटिस के लिए जिम्मेदार है**

(a) *स्टेफाइलोकोकाई* (b) *नीस्सेरिया मेनिन्गोकोकाई*
(c) *एच. इन्फ्लूएन्जा* (d) *स्ट्रेप्टोकोकाई*

868. **होमान्स चिन्ह** (Homans sign)

(a) जब जाँघ मुड़ी हुई होती है तो कूल्हे एवं घूटने 90° के कोण पर होना और घुटने का मुड़े होने के कारण थोड़ा ऊपर उठाना
(b) गर्दन में गम्भीर कड़कपन के कारण पहले मरीज के कूल्हे और घुटने को मोड़ना एवं तत्पश्चात् गर्दन को मोड़ना
(c) उपत्वचीय वसीय ऊतक जो नाभि के चारों ओर होते हैं, का सूजन के कारण थोड़ा ऊपर उठना
(d) घुटने के पीछे जब बलपूर्वक डोर्सीफ्लैकशन पैर पर डालते हैं तो बेचैनी होती है

869. **ट्यूबरकुलर मेनिन्जाइटिस** (Tubercular meningitis) **में सामान्य जटिलता है**

(a) लिम्फोमा (Lymphoma)
(b) ट्यूबरकुलोमा (Tuberculoma)
(c) लिम्फेडीनोपैथी (Lymphadenopathy)
(d) एन्यूरिज्म (Aneurysm)

870. **पायोजनिक मेनिन्जाइटिस (बैक्टीरियल मेनिन्जाइटिस) के लिए सही कथन है**

(a) *हीमोफीलिस इन्फ्लूएन्जा, स्ट्रेप्टोकोकस न्यूमोनी* और *नीस्सेरिया मेनिन्जाइटिडिस* इसके मुख्य रोगकारी जीव है
(b) इसमें CSF ग्लूकोस कम होता है और CSF प्रोटीन बढ़ता है
(c) CT स्केन और MRI में पतली और रेखिक लेप्टोमिनिन्गियल बढ़ता हुआ दिखता है
(d) उपरोक्त सभी

871. **लम्बर पन्चर** (Lumbar puncture) **की साइट है**

(a) L1-L2 (b) L2-L3
(c) L2-L4 (d) L4-L5

872. **सामान्य सेरेब्रल स्पाइनल फ्लूड** (CSF) **में अनुपस्थित होता हैं**

(a) लाल रुधिर कोशिकाएँ (b) सफेद रुधिर कोशिकाएँ
(c) इन्सुलिन (d) प्रोटीन

873. **निम्नलिखित में से कौन इन्क्रिजड इन्ट्राक्रेनियल प्रेशर** (ICP) **के बढ़ने का** (Increased ICP) **प्रबन्धन है?**

(a) सेमी-फाउलर्स स्थिति प्रदान करना
(b) मरीज की कम से कम उत्तेजना देना
(c) ICP को कम करने के कारक का उपयोग करना
(d) उपरोक्त सभी

874. **मरीज को चेहरे और गर्दन पर अत्यधिक चोटे होने पर कौन-सी स्थिति** (Position) **प्रदान की जाएगी?**

(a) सुपाइन स्थिति (b) सेमीप्रोन स्थिति
(c) साइड में लेटना (d) ट्रेन्डेलेनबर्ग

875. **कॉम्पलेक्स पार्श्वीय दौरे** (Complex partial seizure) **का प्रबन्ध किसके द्वारा होगा?**

(a) मिडाजोलम (b) सोडियम वालप्रोएट
(c) लोराजेपाम (d) कार्बामाजेपाइन

841. (a)	*842. (b)*	*843. (b)*	*844. (d)*	*845. (d)*	*846. (b)*	*847. (a)*	*848. (b)*	*849. (c)*	*850. (d)*
851. (d)	*852. (a)*	*853. (b)*	*854. (b)*	*855. (b)*	*856. (b)*	*857. (d)*	*858. (b)*	*859. (d)*	*860. (d)*
861. (d)	*862. (d)*	*863. (b)*	*864. (a)*	*865. (b)*	*866. (a)*	*867. (a)*	*868. (d)*	*869. (b)*	*870. (d)*
871. (d)	*872. (a)*	*873. (d)*	*874. (b)*	*875. (b)*					

876. **ब्रोमोक्रिप्टीन** (Bromocriptine) **संकेत देता है**
(a) प्रोलेक्टिनोमा (Prolactinoma)
(b) पार्किंसन्स रोग (Parkinson's disease)
(c) बांझपन (Infertility)
(d) उपरोक्त सभी

877. **सभी लक्षण डेन्डी-वालकर सिन्ड्रोम** (Dandy-Walker syndrome) **में मौजूद होते हैं, सिवाय**
(a) जलशीर्ष (Hydrocephalus)
(b) अर्नोल्ड चीरी विकृति (Arnold chiari malformation)
(c) पीछे की फोसा गाँठ (Posterior fossa cyst)
(d) अनुमस्तिष्क वर्मीस की कमी

878. **अल्जाइमर रोग** (Alzheimer disease) **में निम्नलिखित में से कौन-से लोब** (Lobes) **प्रभावित होते हैं?**
(a) पेराइटल (Parietal) और टेम्पोरल (Temporal) लोब
(b) फ्रन्टल (Frontal) और टेम्पोरल लोब
(c) ऑसीपिटल (Occipital) और टेम्पोरल का लोब
(d) पैराइटल और ऑसीपिटल लोब

879. **थ्रोम्बोम्बोलिक स्ट्रोक** (Thromboembolic stroke) **में पसंद की दवा है।**
(a) एसिटामिनोफेन (b) एस्प्रिन
(c) वार्फेरिन (d) ऊतक प्लास्मिनोजेन एक्टीवेटर

880. **एक मरीज मस्तिष्क स्टेम इनफ्राक्शन** (Infraction) **के कारण न्यूरो आपातकालीन में भर्ती है। नर्स को कौन-सी महत्त्वपूर्ण नर्सिंग क्रियान्वयन का आंकलन करना चाहिए?**
(a) एफोनिया (b) ब्रैडीपेनिया
(c) कुशिंग ट्रियाड (d) कमजोरी

881. **सबडुरल एम्पाइमा** (Subdural empyema) **के कारण होता है**
(a) न्यूमोकोकाई (Pneumococci)
(b) गोनोकोकाई (Gonococci)
(c) *स्ट्रेप्टोकोकस (Streptococcus)*
(d) *स्टेफाइलोकोकस (Staphylococcus)*

882. **निम्नलिखित में से कौन एक प्राथमिकता** (Priority) **नर्सिंग क्रियान्वयन है?**
(a) वायु मार्ग बनाए रखना
(b) रोम व्यायाम
(c) ऊतक परफ्यूजन बनाए रखना
(d) पोषण सम्बन्धी रखरखाव

883. **नाक के माध्यम से सेरिब्रल स्पाइनल फ्लूड** (CSF) **का ड्रेनेज कैसे करते हैं?**
(a) बेसिलर खोपड़ी फ्रैक्चर (Basilar skull fracture) द्वारा
(b) फ्रंटल फ्रैक्चर (Frontal fracture) द्वारा
(c) टेम्पोरल फ्रैक्चर (Temporal fracture) द्वारा
(d) नाक सेप्टल फ्रैक्चर (Nasal septal fracture) द्वारा

884. **फिनाइटोइन थैरेपी** (Phenytoin therapy) **में मरीज को स्वास्थ्य शिक्षा दें**
(a) रुधिर की रिपोर्ट की निगरानी कर विषाक्तता से बचे
(b) मौखिक न्यूकोमा की चोट से बचने के लिए नर्म ब्रश का उपयोग करे
(c) शराब पीने की आदत बदले
(d) उपरोक्त सभी

885. **मरीज की शिकायत है कि नाक और कान से ड्रेनेज है। निम्नलिखित में से कौन-सा चिन्ह सेरिब्रल स्पाइल फ्लूड** (CSF) **ड्रेनेज का है?**
(a) हेलो चिन्ह (b) गुडलीस चिन्ह
(c) हेगार्स चिन्ह (d) चैडविक चिन्ह

886. **मास्क लाइन फेस** (Mask like face) **का नैदानिक लक्षण है**
(a) गुलियन बैरी सिन्ड्रोम (Guillian barre syndrome)
(b) बहु स्केलरोसिस (Multiple sclerosis)
(c) पार्किन्सन बीमारी (Parkinson disease)
(d) मानसिक बाधा (Mental retardation)

887. **स्टेटस एपिलेप्टिकस** (Status epilepticus) **की चुनिंदा दवा है**
(a) मिडाजोलम (Midazolam)
(b) बैन्जोडाइजीपाइन्स (Benzodiazepines)
(c) लोराजीपाम (Lorazepam)
(d) फिनाइटोइन (Phenytoin)

888. **यदि हाथों व पैरों में पक्षाघात है, तो कहलाता है**
(a) क्वाड्रीपेरेसिस (Quadriparesis)
(b) पेराप्लीजिया (Paraplegia)
(c) हेमीपेरेसिस (Hemiparesis)
(d) पेरालायसिस या पक्षाघात (Paralysis)

889. **गुलियन बेरी सिन्ड्रोम** (Guillian barre syndrome) **का प्रभाव पड़ता है**
(a) मस्तिष्क पर (b) क्रेनियल नर्व पर
(c) पेरिफेरल नर्व पर (d) स्पाइनल कोर्ड पर

890. **निम्नलिखित में से सामान्यतया मरीज में** C_6 **में चोट देखी जाती है**
(a) पक्षाघात में (b) हेमिपेरेसीस में
(c) आधे शरीर में पक्षाघात में (d) चारों हाथों पैरों में पक्षाघात में

891. **यदि आधे शरीर में पक्षाघात हो, तो कहलाता है**
(a) क्वाड्रीपोरेसिस (b) पेराप्लीजिया
(c) हेमिप्लेजिया (d) क्वाड्रीप्लीजिया

892. **यदि दोनों पैरों में नीचे पक्षाघात हो, तो कहलाता है**
(a) क्वाड्रीपेरेसिस (Quadriparesis)
(b) पेराप्लेजिया (Paraplegia)
(c) हेमिपेरेसिस (Hemiparesis)
(d) क्वाड्रीप्लेजिया (Quadriplegia)

893. C_5 **में चोट लगने पर निम्नलिखित में से कौन-सा महत्त्वपूर्ण नर्सिंग क्रियान्वयन होगा?**
(a) वायुमार्ग खुला रखना (b) परिसरीय संचरण
(c) GCS (d) मूत्राशय का शिथिलन

894. **एन्टीरियर सेरीब्रल धमनी अवरोध** (Artery obstruction) **में कार्य प्रभावित होते हैं ....**
(a) भाषा को दिमाग से समझने की शक्ति
(b) संतुलन और सामंजस्य
(c) न्याय, अन्तर्ज्ञान, चिन्तन
(d) देखना और सुनना

895. **पिया अर्केनॉयड** (Pia arachnoid) **शोथ है**
(a) गर्दन में कड़कपन (Nuchal rigidity)
(b) लेप्टोमेनिन्जाइटिस (Leptomeningitis)
(c) मेनिन्जाइस्मस (Meningismus)
(d) TB मेनिन्जाइटिस (TB meningitis)

896. लेटरल स्केलरोसिस एमायोट्रेफिक के लिए सही है
(a) यह एक प्रगतिशील बीमारी है
(b) यह स्थाई पक्षाघात है
(c) व्यक्ति का अनुभूति कार्य नष्ट नहीं होता है
(d) उपरोक्त सभी

897. ऑटोनोमिक डिसरिफ्लेक्सिया का कारण है
(a) उच्चरुधिरचाप (b) नॉक्सीएम उत्तेजना
(c) सिर में चोट (d) न्यूरोजेनिक शॉक

898. मरीज क्षणिक इस्केमिक अटैक TIA **में केरोटिड और आर्टिरेक्टॉमी** (Carotid end arterectomy) **का उद्देश्य है**
(a) सेरीब्रल सूजन कम होना
(b) सेरीब्रल रक्ताधिक्य दूर करना
(c) स्टॉक से बचाव एथीरोस्केलरोटिक फ्लेक्स दूर करना जोकि सेरीब्रल रुधिर बहाव को ब्लॉक करता है
(d) संचरण को बायपास करके थ्रोम्बोटिक फ्लेक्स अवरोधक क्रेनियल संरचण देना

899. निम्नलिखित में से स्पाइनल शॉक के बाद वह संकेत कौन-सा है, जो उसमें सुधार बताता है?
(a) खाँसी और उल्टी रिफ्लेक्स
(b) चोट के नीचे रिफ्लेक्स का आना
(c) स्वतः श्वसन
(d) यूरीनरी असंयम

900. स्पाइनल कॉर्ड चोट वाले व्यक्ति में रुधिरचाप गिरना के साथ हृदयमन्दता (Falling BP with Bradycardia) **संकेत है**
(a) हाइपोवोलेमिया (Hypovolemia) का
(b) हृदय चोट का
(c) न्यूरोनल चोट का
(d) न्यूरोजनिक शॉक से भारी बाह्य विसरण का

901. फूट ड्रॉप में कौन-सी नर्व सम्मिलित होती है?
(a) पेरोनियल नर्व (Peroneal nerve)
(b) अलनर नर्व (Ulnear nerve)
(c) ब्रेकियल नर्व (Brachial plexses)
(d) मिडियन नर्व (Median nerve)

आँख, कान, नाक एवं गला सम्बन्धी बीमारियाँ

902. मोतियाबिन्द के ऑपरेशन के बाद (After cataract surgery) **एक मरीज को बेचैनी** (Nausea) **तथा उल्टी** (Vomiting) **की शिकायत है, इसके लिए सर्वोत्तम नर्सिंग क्रियान्वयन** (Best nursing intervention) **है**
(a) मरीज को आराम करने की सलाह देना
(b) मरीज को गहरी सांस (Deep breathing) तथा खाँसने (Coughing) के लिए प्रेरित (Encourage) करना
(c) तुरन्त डॉक्टर को सूचित (Inform) करना
(d) मरीज को निर्देशित (Prescribe) की हुई एन्टीइमेटिक दवा (Antiemetic drug) देना

903. मोतियाबिन्द सर्जरी के बाद कब तक सनग्लास (Sunglass) **का उपयोग करने की आवश्यकता होती है?**
(a) चार सप्ताह ऑपरेशन के बाद (b) छह सप्ताह ऑपरेशन के बाद
(c) आठ सप्ताह ऑपरेशन के बाद (d) दस सप्ताह ऑपरेशन के बाद

904. मोतियाबिन्द सर्जरी के बाद मरीज को छुट्टी के समय कौन-सा शिक्षण देना जरुरी हैं?
(a) हमेशा चश्मा पहनकर बाहर निकलना जिससे आँखों का सूर्य की किरणों से बचाव हो
(b) तेजी से दाँत नहीं घिसना व बालों में कंघी तेजी से नहीं चलाना
(c) दोनों (a) और (b)
(d) उपरोक्त में से कोई नहीं

905. मोतियाबिन्द (Cataract) **के कारणों में सम्मिलित है**
(a) अल्ट्रावायलट रोशनी के सम्पर्क में आना
(b) वृद्धवस्था
(c) वेल्डर्स द्वारा बिना आँखों की सुरक्षा के काम करना
(d) उपरोक्त सभी

906. मरीज की आँख में दवाई डालते समय महत्त्वपूर्ण नर्सिंग क्रियान्वयन (Nursing intervention) **क्या करेंगे?**
(a) ड्रॉप डालते समय नाक को दबाकर रखना
(b) मरीज को ऊपर देखने को कहना
(c) आँख में दवाई डालते समय सावधानी रखना कि ड्रॉपर आँख को ना छुएँ
(d) उपरोक्त सभी

907. बेहोश मरीज में आँख पर पेडिंग (Padding) **का उद्देश्य हैं**
(a) आँखों को सूखा करना
(b) फोटो संवेदना से बचाना
(c) क्रॉनियल अल्सर से बचाव
(d) आँसू निकलने को उत्तेजित होना

908. नेत्र (Eye) **की कौन-सी बीमारी बच्चों में ऑक्सीजन एड्मिनिस्ट्रेशन** (Oxygen administration) **की जटिलता** (Complication) **से सम्बन्धित** (Related) **हैं?**
(a) ग्लूकोमा (Glaucoma)
(b) ट्रेकोमा (Trachoma)
(c) मोतियाबिन्द (Cataract)
(d) रेट्रोलेंटल फाइब्रोप्लासिया (Retrolental fibroplasia)

909. नेत्र की दवाओं (Eye medications) **के सिस्टेमिक अवशोषण** (Systemic absorption) **को रोकने के लिए नर्स को करना चाहिए**
(a) बाहरी कर्ण की नाल (External ear canal) पर दबाव डालना चाहिए
(b) अश्रु ग्रन्थि (Lacrimal sac) पर 1 से 3 मिनट तक हल्का दबाव रखना चाहिए
(c) अश्रु ग्रन्थि (Lacrimal sac) पर 5 मिनट के लिए हल्का दबाव रखना चाहिए
(d) 2-3 मिनट तक आँख को धीरे-धीरे रगड़ना चाहिए

876. (d)	**877.** (b)	**878.** (b)	**879.** (d)	**880.** (b)	**881.** (c)	**882.** (a)	**883.** (a)	**884.** (d)	**885.** (a)
886. (c)	**887.** (b)	**888.** (a)	**889.** (c)	**890.** (d)	**891.** (c)	**892.** (b)	**893.** (a)	**894.** (c)	**895.** (b)
896. (d)	**897.** (b)	**898.** (d)	**899.** (b)	**900.** (d)	**901.** (a)	**902.** (d)	**903.** (b)	**904.** (c)	**905.** (d)
906. (c)	**907.** (c)	**908.** (d)	**909.** (b)						

910. रेटिनल पृथक्करण (Retinal detachment) **के मेडिकल प्रबन्धन से सम्बन्धित है, सिवाय**
(a) क्रायोप्रेक्सी (Cryoprexy)
(b) स्क्लेरल बकलिंग (Scleral buckling)
(c) वायु या SF6 का इन्ट्राऑक्यूलर इन्जेक्शन
(d) फेकोइमल्सीफिकेशन (Phacoemulsification)

911. रेटिनल पृथक्करण (Retinal detachment) **के खतरे ज्यादा होते हैं**
(a) रिफ्रेक्टिव दोष जैसे मायोपिया होने पर
(b) मधुमेह रेटिनोपैथी होने पर
(c) पूर्व में मोतियाबिन्द सर्जरी होने पर
(d) उपरोक्त सभी

912. मायोपिया (Myopia) **हैं**
(a) निकट दृष्टि दोष (Near sightedness)
(b) दूर दृष्टि दोष (Far sightedness)
(c) कान का रोग (Ear disorder)
(d) नाक का रोग (Nose disorder)

913. किरेटाइटिस (Keratitis) **हैं**
(a) रेटिना का संक्रमण (b) कॉर्निया का संक्रमण
(c) लेंस का संक्रमण (d) मध्य कर्ण का संक्रमण

914. हाइपरोपिया (Hyperopia) **हैं**
(a) निकट दृष्टि दोष (Near sightedness)
(b) दूर दृष्टि दोष (Far sightedness)
(c) कान का रोग (Ear disorder)
(d) नाक का रोग (Nose disorder)

915. मोतियाबिन्द निकालने (Cataract extraction) **के बाद सम्भावित जटिलता** (Complication) **हैं**
(a) द्वितीयक ग्लूकोमा (b) रुधिरस्राव
(c) संक्रमण (d) ये सभी

916. ओपन एंगल ग्लूकोमा (Open angle glaucoma) **में कौन-सी दवा** (Medication) **दी जाती हैं?**
(a) मिडरिएटिक्स (Mydriatics)
(b) मायोटिक्स (Miotics)
(c) एन्टीकन्वुल्सेन्ट (Anticonvulsants)
(d) एण्टीट्यूसिव (Antitusives)

917. मोतियाबिन्द (Cataract) **का सर्जीकल प्रबन्धन** (Surgical management) **हैं**
(a) इन्टराकैप्सूलर कैटेरक्ट एक्सट्रैक्शन
(b) एक्सट्राकैप्सूलर कैटेरैक्ट एक्सट्रैक्शन
(c) फेकोइमल्सीफिकेशन (Phacoemulsification)
(d) उपरोक्त सभी

918. ओपन एंगल ग्लूकोमा (Open angle glaucoma) **में मिडरिएटिक दवा** (Mydriatic medication) **देने का उद्देश्य हैं**
(a) प्यूपिल (Pupil) को सिकोडना
(b) प्यूपिल (Pupil) को फैलाना
(c) इन्ट्राऑक्यूलर प्रेसर को बढ़ाना
(d) उपरोक्त सभी

919. संकरे एंगल ग्लूकोमा (Narrow angle glaucoma) **के लिए कौन-सी दवा** (Medication) **दी जाती है?**
(a) मायोटिक्स (Miotics)
(b) टोपिकल बीटा ब्लॉकर्स
(c) ओरल कार्बोनिक एनहाइड्रेज इन्हीबिटर्स (Oral carbonic anhydrase inhibitors)
(d) उपरोक्त सभी

920. भारत में अंधेपन (Blindness) **का मुख्य कारण हैं**
(a) मोतियाबिन्द (Cataract)
(b) ग्लूकोमा (Glaucoma)
(c) रेटिनल पृथक्करण (Retinal detachment)
(d) पोषण की कमी (Nutritional deficiency)

921. ग्लूकोमा का प्रबन्धन में नहीं सम्मिलित है
(a) लेसर ट्रेबेक्यूलोप्लास्टी (Laser trabeculoplasty)
(b) ट्रेबेक्यूलोक्टोमी (Trabeculectomy)
(c) इरीडेक्टॉमी (Iridectomy)
(d) स्क्लेरल बकलिंग (Scleral buckling)

922. अंतसम्पुटी मोतियाबिन्द निष्कर्षण (Intra capsular cataract extraction) **में किया जाता हैं**
(a) लेंस के साथ लेंस कैप्सूल को निकालना
(b) लेंस तथा लेंस कैप्सूल के अग्र भाग को निकालना
(c) लेंस को आंशिक रूप से बाहर निकालना
(d) उपरोक्त में से कोई नहीं

923. ग्लूकोमा के मैनेजमेन्ट (Management) **में गोल** (Goal) **हैं**
(a) एक्वस ह्यूमर (Aqueous humor) का अन्तःप्रवाह (Inflow) बढ़ाना
(b) एक्वस ह्यूमर (Aqueous humor) का बहिःप्रवाह (Outflow) बढ़ाना
(c) एक्वस ह्यूमर (Aqueous humor) का उत्पादन (Production) बढ़ाना
(d) उपरोक्त सभी

924. रेटिनल डिटेचमेन्ट के मरीज में महत्त्वपूर्ण क्रियान्वयन हैं
(a) अस्पताल में भर्ती होना एवं बिस्तर पर आराम करना
(b) दोनों आँखों पर पट्टी बाँधना
(c) सनग्लास का उपयोग करना
(d) उपरोक्त सभी

925. आँख की सामान्य कार्य के लिए महत्त्वपूर्ण विटामिन हैं
(a) विटामिन- A (b) विटामिन- D (c) विटामिन- E (d) विटामिन- K

926. रेटिनल डिटेचमेन्ट (Retinal detachment) **को परिभाषित किया जा सकता है**
(a) लेंस का अपारदर्शी (Opacification)
(b) इन्ट्राऑक्यूलर दबाव (Intraocular pressure) का बढ़ना
(c) रेटिना की दो परतों का आपस में अलग होना
(d) उपरोक्त सभी

927. एक ऑफ्थैलमिक समस्या वाले मरीज को किस प्रथम आंकलन (First assessment) **की आवश्यकता होती है?**
(a) दृष्टि तीव्रता (b) इन्ट्रा ऑक्यूलर दबाव
(c) इन्ट्रा ऑक्यूलर रुधिरस्राव (d) लेंस की अस्पष्टता

928. प्रेसबायोपिया (Presbyopia) **जरा दूर दृष्टि होती है, क्योंकि**
(a) लेंस आकार में बढ़ जाता है
(b) लेंस कठोर हो जाता हैं
(c) लेंस अपारदर्शी हो जाता हैं
(d) रेटिना की वक्रता (Curve) बढ़ जाती है

929. आँखों का रसायन से जलने (Chemical burn) **का प्रबन्धन कर सकते हैं**
(a) आँखों को मसलना और पेचड्रेसिंग करना
(b) सीलेरी माँसपेशी को सिकुड़ने की दवाई डालते हैं
(c) टोपिकल एस्थेटिक टपकाना, फिर आँख को सेलाइन घोल से धोना
(d) टोपिकल एन्टीबायोटिक घोल डालना

930. निम्नलिखित में से कौन-सा टेस्ट दूर दृष्टि दोष के आंकलन करने के लिए करते हैं?
(a) रिनस टेस्ट (Rinne's test)
(b) हिरचबर्गस टेस्ट (Hirschbergs test)
(c) ऑप्टोमेट्री (Optometry)
(d) स्नैलेन चार्ट (Snellen chart)

931. ऑफ्थैलमोस्कोपी (Ophthalmoscopy) **का अर्थ हैं**
(a) कान का परीक्षण
(b) आँख का परीक्षण
(c) नाक का परीक्षण
(d) योनि का परीक्षण

932. मोतियाबिन्द सर्जरी के बाद, नर्स फिजिशियन को सूचित (Inform) **करती है यदि मरीज शिकायत करता हैं**
(a) सिरदर्द की (b) आँखों में दर्द की
(c) लेक्रीमेशन की (d) आँखों में सूजन की

933. आँखों में दवाई जिस विधि से डाली जाती है, उसे जाना जाता है
(a) इन्ट्राऑक्यूलर एडमिनिस्टरेशन (Intraocular administration)
(b) टोपिकल-एड्रमिनिस्टरेशन (Topical administration)
(c) इन्सफलेशन (Insufflation)
(d) इन्जेक्शन (Injection)

934. क्रोनिक ओपन एंगल (Chronic open angle) **ग्लूकोमा में व्यक्ति की आँखों की रोशनी जा सकती है। इसका कारण हो सकता है**
(a) नेत्र की क्रोनिक सूजन (Chronic eye inflammation)
(b) रेटिना का हटना (Detachment of the retina)
(c) इन्ट्राऑक्यूलर दबाव का बढ़ना (Increased intraocular pressure or IOP)
(d) रेटिना में रुधिर प्रवाह में कमी (Decreased blood flow to the retina)

935. ग्लूकोमा के सामान्य प्रकार (Common type) **है**
(a) प्राथमिक खुला एन्गल ग्लूकोमा
(b) द्वितीयक खुला एन्गल ग्लूकोमा
(c) प्राथमिक बन्द एन्गल ग्लूकोमा
(d) द्वितीयक बन्द एन्गल ग्लूकोमा

936. एक्यूट बन्द एंगल ग्लूकोमा (Acute closed angle glaucoma) **के मरीज में लक्षण होते हैं**
(a) गंभीर दर्द
(b) दृष्टि कम होने के साथ चारों ओर रोशनी के हेलो दिखाई देना
(c) एरिथिमेटस कन्जक्टिवा (Erythematous conjunctiva)
(d) उपरोक्त सभी

937. ओपन एंगल ग्लूकोमा (Open angle glaucoma) **के लिए बेहतर उपचार** (Treatment) **है**
(a) सर्जरी लेजर इरोडोटोमी
(b) दवा का उपयोग करना जैसे-टिमोलोल (Timolol)
(c) ट्रैबीकुलोप्लास्टी (Trabeculoplasty)
(d) उपरोक्त में से कोई नहीं

938. आँख के लेन्स की पूर्ण या आंशिक अपारदर्शिता (Opacity) **कहलाती हैं**
(a) ग्लूकोमा (b) मोतियाबिन्द
(c) मेनियर बीमारी (d) ओटिटिस मीडिया

939. रेटिनल डिटेचमेन्ट की सर्जरी के बाद प्राथमिक नर्सिंग क्रियान्वयन (Priority nursing intervention) **है**
(a) IOP को बढ़ने से बचाना (b) दर्द कम करना
(c) आराम करने देना (d) पोषण स्तर बनाए रखना

940. रेटिनल पृथक्करण के मुख्य लक्षण सम्मिलित है
(a) तेज रोशनी और धब्बे तैरना (b) दर्द और थकान
(c) IOP बढ़ना (d) ऊपरी पलक का झुक जाना

941. ग्लूकोमा के बन्द एंगल (Closed angle glaucoma) **का उपचार है**
(a) लेजर इरोडोटोमी (Laser iridotomy)
(b) फेकोइमल्सीफिकेशन (Phacoemulsification)
(c) ट्रैबेक्यूलोप्लास्टी (Trabeculoplasty)
(d) करेक्टीव लेन्सेस (Corrective lenses)

942. आँख की पोस्टीरियर गुहा (Cavity) **रुधिरस्राव के कारण रुधिर किसके बीच जमा होता** (Blood accumulate between) **है?**
(a) लेन्स और कन्जंक्टिवा में (b) लेन्स और रेटिना
(c) कॉर्निया और लेन्स के बीच (d) लेन्स और ऑप्टिक नर्व

943. सामान्य नेत्र परीक्षण में मरीज की आँखों के फैलाव के बाद क्या सलाह देना सम्मिलित है
(a) आँखों में धुंधलापन कई घंटों तक रह सकता है
(b) आँखें संवेदनशील कई घंटों तक बनी रहती है
(c) आँखों पर सनग्लास पहने जिससे आँखों की सुरक्षा हो सके
(d) उपरोक्त सभी

944. इन्ट्राऑक्यूलर दबाव (IOP) **बढने के कारण है**
(a) एक्वस ह्यूमर का उत्पादन कम होना
(b) एक्वस ह्यूमर का अवशोषण बढ़ना
(c) एक्वस ह्यूमर के द्वारा सीलेरी काय का बढ़ना
(d) उपरोक्त सभी

910. (d)	911. (d)	912. (a)	913. (b)	914. (b)	915. (d)	916. (a)	917. (d)	918. (b)	919. (d)
920. (a)	921. (d)	922. (a)	923. (b)	924. (a)	925. (a)	926. (c)	927. (a)	928. (b)	929. (c)
930. (d)	931. (b)	932. (b)	933. (b)	934. (c)	935. (a)	936. (d)	937. (b)	938. (b)	939. (a)
940. (a)	941. (a)	942. (a)	943. (a)	944. (c)					

945. सामान्य IOP की सीमा है
(a) 8-10 mm Hg (b) 10-12 mm Hg
(c) 12-22 mm Hg (d) 15-12 mm Hg

946. आँखे के मेलिग्नेन्ट मेलेनोमा (Malignant melanoma) के लिए उपचार (Treatment) है
(a) रेडिएशन थैरेपी (Radiation therapy)
(b) कीमोथैरेपी (Chemotherapy)
(c) आँखों को निकालना (Enucleation or removal of the eye))
(d) क्रायोसर्जरी (Cryosurgery)

947. क्रोनिक ओपन एंगल (Chronic open angle) ग्लूकोमा के मरीजों में कौन-से लक्षण (Symptoms) नहीं मिलते हैं?
(a) आँखों का दर्द (Eye pain)
(b) रंगीन रोशनी के फ्लैश (Coloured light flashes)
(c) पेरीफेरल दृष्टि का कम होना (Decreasing peripheral vision)
(d) बहुत अधिक आँसू आना (Excessive lacrimation)

948. कैटेरेक्ट (Cataract) के मरीज में किस लक्षण (Symptom) की संभावनाएँ सर्वाधिक होती है?
(a) रोशनी के आस-पास इन्द्रधनुष एवं हॉलो दिखना (Halos and rainbows around lights)
(b) धुँधला एवं अस्पष्ट दिखाई देना (Blurred and hazy vision)
(c) आँखों में दर्द होना (Eye pain)
(d) उपरोक्त में से कोई नहीं

949. ग्लूकोमा के नैदानिक लक्षण (Clinical manifestation) सम्मिलित हैं
(a) धुंधलापन और दृष्टि खत्म होना
(b) सिरदर्द
(c) रोशनी के आस-पास इन्द्रधनुष एवं हॉलो दिखना
(d) उपरोक्त सभी

950. ग्लूकोमा का प्रारम्भिक चिह्न (Early sign) है
(a) दोहरा दिखाई देना
(b) रोशनी के आस-पास इन्द्रधनुष एवं हॉलो दिखना
(c) धुंधली दृष्टि
(d) सिरदर्द

951. आँखों (Eyes) की सूजनकारी रोगों (Inflammatory disease) के उपचार के लिए निम्न में से कौन-सी दवा (Drug) काम में ली जाती है?
(a) एसिटाजोलेमाइड (Acetazolamide)
(b) एट्रोपिन सल्फेट (Atropine sulphate)
(c) ग्लूकोकोर्टिकॉइड्स (Glucocorticoids)
(d) पिलोकार्पिन (Pilocarpine)

952. ओपन एंगल ग्लूकोमा (Open angle glaucoma) के मरीज में हो सकता है
(a) लगातार धुंधला दिखाई देना (Constant blurred vision)
(b) पेरिफेरल दृष्टि में कमी (Impairment of peripheral vision)
(c) अचानक से पूरी दृष्टि का खत्म हो जाना (A sudden complete loss of vision)
(d) अचानक से तेज दर्द (Sudden attack of acute pain)

953. एफैकिया (Aphakia) है
(a) सीलेरी काय की अनुपस्थिति (b) लेंस की अनुपस्थिति
(c) कन्जंक्टिवा की अनुपस्थिति (d) पिन्ना की अनुपस्थिति

954. एक्यूट क्लोज्ड एंगल ग्लूकोमा (Acute closed angle glaucoma) के रोगी में निम्न में से कौन-सी लक्षण आंकलन के लिए महत्वपूर्ण है?
(a) गंभीर दर्द (Severe pain)
(b) रोशनी के चारों ओर प्रभामंडल (Decreased vision with halos around lights)
(c) इरिथेमेटस कंजक्टिवा (Erythematous conjunctiva)
(d) उपरोक्त सभी

955. किरेटाइटिस (Keratitis) सूजन (Inflammation) है
(a) रेटिना (Retina) की
(b) कॉर्निया (Cornea) की
(c) कन्जंक्टिवा (Conjunctiva) की
(d) केराटीन (Keratin) की

956. यदि ग्लूकोमा (Glaucoma) का उपचार (Treatment) नहीं किया जाए तो यह कारण हो सकता है
(a) कन्जक्टीवाइटिस (Conjunctivitis) का
(b) ट्रेकोमा और यूवाइटिस (Trachoma and uvitus) का
(c) रिट्रोलेन्टल फाइब्रोप्लासिया (Retrolental fibroplasia) का
(d) अंधेपन (Blindness) का

957. निम्न में से कौन-सा रोग नेत्र गोलक की सहायक पेशियों की असामान्यता से सम्बन्धित है?
(a) भेंगापन (b) ग्लूकोमा (c) मोतियाबिन्द (d) वर्णान्धता

958. सकरा एंगल ग्लूकोमा (Narrow angle gaucoma) में मायोटिक्स क्रिया करता है
(a) प्यूपिल्स को संकुचित कर
(b) एक्वस ह्यूमर की मात्रा बढ़ाकर
(c) एक्वस ह्यूमर का आंतरिक प्रवाह बढ़ाकर
(d) एक्वस ह्यूमर का बाहरी प्रवाह बढ़ाकर

959. निम्न में से कौन-सा रोग आनुवंशिक नेत्र रोग है?
(a) मोतियाबिन्द (b) ग्लूकोमा
(c) वर्णान्धता (d) नेत्र प्रदाह

960. अफेकिया (Aphakia) में उपचार किया जाता है
(a) इन्ट्राऑक्यूलर लेंस (Intraocular lens) से
(b) कॉन्टेक्ट लेंस (Contact lens) से
(c) चश्मे (Spectacles) से
(d) लेसर थैरेपी (Laser therapy) से

961. एक मरीज (Client) की बाहरी कान की नाल (External ear canal) में अत्यधिक मात्रा में जमे मोम (Wax) को बाहर निकालने के लिए निम्न में से किसका प्रयोग किया जाता है?
(a) फोरसेप्स (Forceps)
(b) रुई एप्लीकेटर (Cotton swab applicator)
(c) गर्म सामान्य सलाइन से धोना (Warm normal saline irrigation)
(d) गर्म सरसों के तेल से धोना (Hot mustard oil irrigation)

962. **इन्ट्रा ऑक्यूलर दबाव** (Intraocular pressure) **को नापने के लिए किस उपकरण का उपयोग करते हैं?**
(a) ऑफ्थैल्मोस्कोप (Ophthalmoscope)
(b) गोनियोमीटर (Goniometer)
(c) प्रोक्टोस्कोप (Proctoscope)
(d) टोनोमीटर (Tonometer)

963. **निम्न में से कौन-सा श्रवण क्षति** (Hearing loss) **के लिए खतरे का कारक** (Risk factor) **नहीं माना जा सकता?**
(a) बार-बार क्रोनिक कान का संक्रमण होना (Repeated chronic ear infections)
(b) तेज ध्वनि तरंगों के सम्पर्क में आना (Exposure to high intensity sound waves)
(c) गर्भावस्था में रुबेला संक्रमण होना (Rubella infection during pregnancy) होना
(d) एन्टीइमेटिक दवाएँ लेना (Antiemetic medicines)

964. **ओटिटिस मीडिया** (Otitis media) **किसकी सूजन** (Inflammation) **हैं?**
(a) मध्य कर्ण की (b) अन्तःकर्ण की
(c) आँख की (d) नासिका की

965. **एक वयस्क** (Adult) **व्यक्ति के कान में ड्रॉप** (Drop) **डालते समय पिन्ना को खींचने पर कान की नाल सीधी होती है**
(a) सीधी और पीछे की तरफ (b) नीचे और पीछे की तरफ
(c) सीधी और नीचे की तरफ (d) ऊपर और पीछे की तरफ

966. **बहरेपन या श्रवण क्षति** (Hearing loss), **जो ध्वनि के संचरण में बाधा उत्पन्न होने से होता है, कहलाता हैं?**
(a) प्रेस्बीक्यूसिस (Presbycusis) (b) पर्सेप्टिव (Perceptive)
(c) कंडक्टिव (Conductive) (d) इनमें से कोई नहीं

967. **बढ़ती हुई उम्र** (Aging) **के कारण धीरे-धीरे होने वाले सेंसरीन्यूरल** (Sensorineural) **बहरेपन या श्रवण क्षति** (Hearing loss) **को कहते हैं**
(a) प्रेस्बीक्यूसिस (Presbycusis)
(b) कंडक्टिव हेरिंग लोस (Conductive hearing loss)
(c) पर्सेप्टिव (Perceptive)
(d) रिसिप्टिव (Receptive)

968. **मध्य कर्ण का एक्यूट संक्रमण** (Acute infection) **कहलाता है**
(a) ग्लूकोमा
(b) मोतियाबिन्द
(c) मेनियर बीमारी
(d) ओटिटिस मीडिया (Otitis media)

969. **बहरेपन या श्रवण क्षति** (Hearing loss) **के नैदानिक लक्षण** (Clinical manifestations) **हैं**
(a) अत्यधिक तेज बोलना
(b) बातचीत (Oral communication) के प्रति प्रतिक्रिया (Response) नहीं देना
(c) कानों में घंटी बजने का अनुभव (Tinnitus)
(d) उपरोक्त सभी

970. **ऑटोस्कोपी** (Otoscopy) **का अर्थ हैं**
(a) आँख की जाँच (Examination)
(b) मध्य कर्ण की जाँच (Examination)
(c) बाह्यकर्ण तथा टिम्पैनिक झिल्ली की जाँच (Examination)
(d) नासिका गुहा की जाँच (Examination)

971. **मेनियर्स रोग** (Meniere's disease) **के नैदानिक लक्षण** (Clinical manifestations) **हैं**
(a) चक्कर आना (Vertigo)
(b) कानों में घन्टी बजना (Tinnitus)
(c) कभी-कभी बहरापन होना (Fluctuating hearing loss)
(d) उपरोक्त सभी

972. **अन्तःकर्ण के संक्रमण को कहते हैं**
(a) लैबिरिन्थाइटिस (Labyrinthitis)
(b) ऑटोस्कलेरोसिस (Otosclerosis)
(c) टिम्पैनोस्केलेरोसिस (Tympanosclerosis)
(d) ऑटेल्जिया (Otalgia)

973. **मरीज जिसे लम्बे समय से IV फ्यूरोसीमाइड (लैसिक्स) का उच्च डोज दिया जा रहा है। उसका आंकलन** (Assessment) **करना चाहिए**
(a) धुंधली दृष्टि (Blurring of vision) के लिए
(b) टिन्नीटस (Tinnitus) तथा बहरेपन (Hearing loss) के लिए
(c) मानसिक भ्रम (Mental confusion) तथा चिड़चिड़ेपन के लिए
(d) स्लरेड वाणी (Slurred speech) के लिए

974. **संवेदी न्यूरल सुनना नष्ट** (Sensory neural hearing loss) **होना वृद्ध व्यक्तियों में कहलाता है**
(a) प्रेस्बीक्यूसिस (Presbycusis)
(b) प्रेस्बायोपीया (Presbyopia)
(c) एस्टीगमेटीज्म (Astigmatism)
(d) स्ट्राबीसम्स (Strabismus)

975. **कन्डक्टिव बहरेपन** (Conductive hearing loss) **का कारण नहीं है**
(a) बाह्य अवरोधक सुनने की केनाल में
(b) टिम्पेनिक झिल्ली में छेद होना
(c) ऑसीक्लस का फ्रीजिंग होना
(d) 8th क्रेनियल नर्व नष्ट होना

976. **कान की केनाल** (Ear canal) **के धावन** (Irrigation) **के लिए निषेध हैं**
(a) ऑटाल्निया
(b) संवेदी न्यूरल सुनना नष्ट होना
(c) ऑटाइटिस एक्सटर्नी
(d) टिम्पेनिक झिल्ली का फटना

977. **कान की नाल** (Ear canal) **का निरीक्षण करते समय बच्चों के पिन्ना** (Pinna) **को कैसे पकड़ना चाहिए?**
(a) पिन्ना को नीचे और पीछे खींचना
(b) पिन्ना को ऊपर और पीछे खींचना
(c) पिन्ना को पीछे खींचना
(d) पिन्ना को छूने की जरूरत नहीं

945. (c)	946. (c)	947. (d)	948. (b)	949. (d)	950. (b)	951. (c)	952. (b)	953. (b)	954. (d)
955. (b)	956. (d)	957. (a)	958. (a)	959. (c)	960. (a)	961. (c)	962. (d)	963. (d)	964. (a)
965. (d)	966. (c)	967. (a)	968. (d)	969. (d)	970. (c)	971. (d)	972. (a)	973. (b)	974. (a)
975. (d)	976. (c)	977. (a)							

978. वेक्स को निकालने के लिए चुनिंदा विधि (Method of choice) **हैं**
(a) मिनरल तेल (Mineral oils)
(b) कॉटन स्वाब एप्लीकेटर (Cotton swab applicator)
(c) गर्म सामान्य सेलाइन धावन
(d) ऑटोस्कोप (Otoscope)

979. ऐसे मरीज में जिसकी सुनने की क्षमता (Impaired) **हो, के साथ निम्नलिखित में से कौन-सी तकनीक का उपयोग नर्स द्वारा बातचीत** (Hearing impairment) **में उपयोग** (Use) **होगी?**
(a) आमने-सामने वार्तालाप (b) सामान्य बोलना और धीरे से
(c) नॉन-वर्बल क्लूस का उपयोग (d) ये सभी

980. मरीज के दोनों कानों का सुनना तुलना (Bilateral hearing compare) **करने के लिए टेस्ट का उपयोग करते हैं**
(a) एलेन्स टेस्ट (b) वेबर टेस्ट
(c) रेनी टेस्ट (d) रोमबर्ग टेस्ट

981. ऊतकों के कैल्सीफिकेशन के कारण मध्य कान में सुनने में हानिकारक प्रभाव उत्पन्न होना कहलाता है
(a) CSOM (b) ऑटोस्क्लीरोसिस
(c) टिम्पेनोस्क्लीरोसिस (d) मेनियर्स बीमारी

982. टिम्पेनोस्केलोसीस (Tympanosclerosis) **कहलाती हैं**
(a) मायरींगोस्केलोरोसिस (Myringosclerosis)
(b) ऑटोस्केलोरोसिस (Otosclerosis)
(c) मेनियर्स बीमारी (Meniere's disease)
(d) CSOM

983. बाह्य कान और टिम्पेनिक मेम्ब्रेन (External ear or Tympanic membrane) **का परीक्षण किसकी सहायता से करते हैं?**
(a) ऑटोस्कोप (Otoscope)
(b) ऑफ्थैलमोस्कोप (Ophthalmoscope)
(c) प्रोक्टोस्कोप (Proctoscope)
(d) ट्यूनिक फ्रोर्क (Tuning fork)

984. टोनोमीटर द्वारा मापा जाता है
(a) BP
(b) वजन
(c) ICP
(d) IOP

985. एक मरीज जिसमें कन्डक्टीव हियरिंग लोस (Conductive hearing loss) **हो**
(a) शोर वातावरण में अच्छा सुनाई देना
(b) मरमर सुनाई देना
(c) हमेशा जोर से बोलना, बात करना क्योंकि उसकी स्वयं की आवाज बहुत कम है
(d) उसकी सुनने की क्षमता 30db से भी कम होना

986. कन्डक्टीव हियरिंग लोस (Conductive hearing loss) **का कारण है**
(a) बाह्य कर्ण में अवरोध (Blockage)
(b) टिम्पैनिक झिल्ली का फटना (Perforation)
(c) ऑसिकल्स का जमना (Freezing of the ossicles)
(d) उपरोक्त सभी

987. एक मरीज को दर्दरहित, मवादयुक्त (Painless purulent exudate) **चक्कर के साथ उल्टियाँ और थकान है, नर्स क्या सस्पेक्ट** (Suspect) **करती है?**
(a) जीर्ण ऑटाइटिस मीडिया (b) ओटोरिया
(c) मेनियर्स बीमारी (d) टिम्पेनिक में छेद होना

988. मेनियर्स बीमारी व्यक्ति में साथ प्रदर्शित होती है
(a) चक्कर आना
(b) टिन्नीटस
(c) सुनने की क्षमता कम या ज्यादा होना (Fluctuate)
(d) उपरोक्त सभी

989. वेस्टीबुलर और सेमीसर्कुलर केनाल में ज्यादा एन्डोलिम्फ (Excess endolymph) **के होने पर होता है**
(a) CSOM (b) टिम्पेनाइटिस
(c) मेनियर्स बीमारी (d) चक्कर आना

990. सेन्सोरीन्यूरल (Sensorineural) **हियरिंग लोस** (Hearing loss) **का कारण है**
(a) शोर से हुई क्षति (Noise injury)
(b) उम्र बढ़ना (Aging)
(c) मेनियर्स रोग (Meniere's disease)
(d) उपरोक्त सभी

991. कान के पर्दे (Tympanic membrane) **का हाइलिनेशन** (Hyalination) **एवं कैल्सीफिकेशन** (Calcification) **कहलाता है**
(a) लैबिरिन्थाइटिस (Labrynthitis)
(b) ऑटोस्कलेरोसिस (Otosclerosis)
(c) टिम्पैनोस्केलेरोसिस (Tympanosclerosis)
(d) ओटेल्जिया (Otalgia)

992. निगलने मे कठिनाई होना (Deficulty in swallowing) **कहलाता है**
(a) अफैजिया (Aphasia)
(b) डिसरथ्रिया (Dysarthria)
(c) एगोसिया (Agosia)
(d) डिस्फैजिया (Dysphagia)

993. संवाद (Communication) **करने की क्षमता का कम होना कहलाता है**
(a) अफेजिया (Aphasia)
(b) डिसरथ्रिया (Dysarthria)
(c) एगोसिया (Agosia)
(d) डिस्फैजिया (Dysphagia)

994. मेनियर्स बीमारी की चुनिंदा दवा (Drug of choice) **हैं**
(a) एन्टीमेटिक्स (Antiemetics)
(b) एन्टीहिस्टामाइन्स (Antihistamines)
(c) डाइयूरेटिक्स (Diuretics)
(d) एन्टीकोलिनर्जिक्स (Anticholinergics)

995. मेनियर्स बीमारी (Meniere's disease) **के नैदानिक लक्षण हैं**
(a) चक्कर आना (b) टीन्नीटस
(c) बहरापन (d) ये सभी

996. **निम्नलिखित में से नर्सिंग स्वास्थ्य शिक्षण योजना** (Nursing health teaching plan) **की जरूरत निम्नलिखित टिम्पेनोप्लास्टी में सम्मिलित हैं**
(a) NPO बनाए रखना
(b) मरीज को घूमने के लिए कहना
(c) फाउलर्स स्थिति प्रदान करना
(d) नाक को जोर से नहीं छिंकना

997. **नाक से रुधिर आना** (Epistaxis) **का मुख्य सामान्य कारण है**
(a) रोनोरिया (Rhonnorrhea)
(b) संक्रमण (Infection)
(c) सिनुसाइटिस (Sinusitis)
(d) लिटिल्स एरिया (Little's area)

998. **एक्यूट रुधिरस्राव** (Acute hemorrhage bleeding) **यदि नेजल नाल** (Nasal cavity) **से हो, तो टर्म उपयोग में होती है**
(a) एपिस्टेक्सिस या नाक से रुधिर आना (Epistaxis)
(b) हिमोप्टेसिस या थूक में रुधिर आना (Hemoptysis)
(c) हिमेटेमेसिस या उल्टी में रुधिर आना (Hematemesis)
(d) राइनोरिया या नाक से पानी आना (Rhinorrhea)

999. **यदि एक बच्चे के श्वसन मार्ग** (Respiratory passage) **में कोई बाहरी वस्तु** (Foreign body) **फँस जाए, तो निम्न में से सबसे सामान्य लक्षण** (Common symptoms) **है**
(a) उल्टी (Vomiting)
(b) खाँसना (Cough)
(c) छींकना (Wheezing)
(d) सायनोसिस (Cyanosis)

1000. **निम्न में से कौन-सी दवा मेनियर्स रोग** (Drug meniere's disease) **में लक्षणों** (Symptoms) **को नियंत्रित** (Control) **करने के लिए काम में नहीं ली जाती है?**
(a) ग्लूकोकोर्टिकॉइड (Glucocorticoids)
(b) एन्टीहिस्टामिन्स (Antihistamines)
(c) एन्टीइमेटिक्स (Antiemetics)
(d) डाइयूरेटिक्स (Diuretics)

1001. **लैरिंगैक्टोमी** (Laryngectomy) **के बाद मरीज को स्थिति** (Position) **दी जानी चाहिए**
(a) फाउलर्स (Fowler's)
(b) सुपाइन (Supine)
(c) लैटरल (Lateral)
(d) प्रोन (Prone)

1002. **सिनुसाइटिस** (Sinusitis) **के प्रबन्धन में शामिल है**
(a) एन्टीबायोटिक्स (Antibiotics)
(b) डिकन्गेस्टेन्ट (Decongestant)
(c) नॉर्मल सेलाइन से नमी प्रदान करना (Humidification)
(d) उपरोक्त सभी

1003. **सिनुसाइटिस सूजन** (Sinusitis inflammation) **है**
(a) लैरिंक्स की
(b) नसिका अस्थि की गुहा की
(c) क्रेनियल अस्थियों की
(d) नाक की कार्टिलेज की

1004. **एपिस्टेक्सिस** (Epistaxis) **के चिकित्सकीय प्रबन्धन** (Medical management) **में शामिल नहीं है**
(a) आइस कम्प्रेस का उपयोग (Application of ice compress)
(b) बैठने की स्थिति उपलब्ध करना (Provide sitting position)
(c) नाक के अग्र भाग को दबाना (Pinching the anterior portion of nose)
(d) गर्म पानी की बोतल का उपयोग (Use hot water bottle)

1005. **एपिस्टेक्सिस** (Epistaxis) **का अर्थ है**
(a) मसूड़ों से रुधिर निकलना
(b) नाक से रुधिर बहना
(c) योनि से रुधिर निकलना
(d) कान से रुधिर निकलना

1006. **निम्न में से कौन-सा एक मेनियर्स रोग** (Meniere's disease) **का नैदानिक लक्षण** (Clinical feature) **नहीं है?**
(a) वर्टिगो (Vertigo)
(b) टिन्नीटस (Tinnitus)
(c) बहरापन (Deafness)
(d) टार्डिव डिसकाइनेसिया (Tardive dyskinesia)

1007. **राइनाइटिस** (Rhinitis) **सूजन** (Inflammation) **है**
(a) नेजल म्यूकोसा (Nasal mucosa) की
(b) गैस्ट्रिक म्यूकोसा (Gastric mucosa) की
(c) फेफड़ों के ऊतकों (Lung parenchyma) की
(d) मस्तिष्क के ऊतकों (Brain parenchyma) की

1008. **टॉन्सिलाइटिस** (Tonsillitis) **है**
(a) टॉन्सिल का कार्सिनोमा
(b) टॉन्सिल की सूजन (Inflammation)
(c) टॉन्सिल का फटना (Rupture)
(d) टॉन्सिल को हटाना (Remove)

1009. **टॉन्सिलाइटिस का सामान्य कारण है**
(a) *स्ट्रेप्टोकोकाई*
(b) *न्यूमोकोकाई*
(c) *ई. कोलाई*
(d) *स्टेफायलोकोकाई*

1010. **डिसप्निया** (Dyspnea) **के मरीज को स्थिति** (Position) **देनी चाहिए**
(a) सिम्स पोजीशन (Sims position)
(b) सुपाइन पोजीशन (Supine position)
(c) आर्थोप्निक पोजीशन (Orthopneic position)
(d) लिथोटोमी पोजीशन (Lithotomy position)

1011. **फैरिंजाइटिस** (Pharyngitis) **का सबसे सामान्य कारक** (Most common cause) **है**
(a) *न्यूमोकोकाई (Pneumococci)*
(b) बीटा हीमोलिटिक *स्टेप्टोकोकाई*
(c) एल्बीकेन्स
(d) कुपोषण

978. (c)	*979.* (d)	*980.* (b)	*981.* (c)	*982.* (a)	*983.* (a)	*984.* (d)	*985.* (a)	*986.* (d)	*987.* (a)
988. (d)	*989.* (c)	*990.* (d)	*991.* (c)	*992.* (d)	*993.* (a)	*994.* (c)	*995.* (d)	*996.* (d)	*997.* (d)
998. (a)	*999.* (b)	*1000.* (a)	*1001.* (a)	*1002.* (d)	*1003.* (b)	*1004.* (d)	*1005.* (b)	*1006.* (d)	*1007.* (a)
1008. (b)	*1009.* (a)	*1010* (c)	*1011.* (b)						

1012. निम्न में से सिनुसाइटिस (Sinusitis) **का लक्षण** (Symptom) **नहीं है**
(a) नेसल ड्रेनेज का बढ़ना (Increased nasal drainage)
(b) छींके आना (Sneezing)
(c) पेट में दर्द (Pain in abdomen)
(d) नेसल कॉन्गेशन (Nasal congestion)

1013. नाक या पैरानेजल साइनेसस (Paranasal sinuses) **के म्यूकस झिल्ली अस्तर** (Mucous membrane lining) **की आउटपाउचिंग** (Outpouching) **को कहते हैं**
(a) नेजल पॉलिप (Nasal polyp)
(b) नेजल स्पुटम (Nasal sputum)
(c) नेजल म्यूकोसा (Nasal mucosa)
(d) साइनस म्यूकोसा (Sinus mucosa)

1014. बच्चों में पैपीलरी डाइलेशन या फैलाव (Pupillary dilation), **के लिए चुनिंदा दवा है**
(a) एट्रोपीन (Atropine)
(b) एड्रीनेलीन (Adrenaline)
(c) एडीनोसीन (Adenosine)
(d) स्टेरॉयड (Steroids)

1015. लैरिंगेक्टॉमी (Laryngectomy) **की जटिलता** (Complication) **नहीं है**
(a) वायुमार्ग में अवरोध (Airway obstruction)
(b) रीनल ट्यूमर (Renal tumor)
(c) कैरोटीड आर्टरी रपचर (Carotid artery rupture)
(d) फिस्टूला का निर्माण (Fistula formation)

अन्त:स्रावी तन्त्र सम्बन्धी बीमारियाँ

1016. हाइपोग्लाइसीमिया (Hyperglycemia) **में उपस्थित है**
(a) एडीसन्स बीमारी
(b) हिपेटोसेलुलर फेल्यर
(c) ग्लूकोज-6-फॉस्फेटेज दोष
(d) ये सभी

1017. रुधिर शर्करा का स्तर बढ़ने का लक्षण स्पष्ट है
(a) डायबिटिज मेलीटस (Diabetes mellitus) में
(b) कॉर्टिकोस्टीरॉइड थैरेपी (Corticosteroid therapy) में
(c) पैंक्रिएटाइटिस (Pancreatitis) में
(d) उपरोक्त सभी

1018. हाइपरट्राइग्लिसरॉइडीमिया देखा जाता है
(a) मोटापा में
(b) डायबिटिज में
(c) कुरीमेसीड्रोम में
(d) दोनों (a) और (b)

1019. इन्सुलिन प्रतिरोध (Insulin resistance) **का मुख्य सामान्य कारण है।**
(a) ज्यादा वजन
(b) पोस्ट रिसेप्टर दोष
(c) बीटा कोशिकाओं को क्षति
(d) पैन्क्रिएटिक डिस्फंक्शन

1020. डायबिटिज मेलाइटीज में 3Ps **नहीं है**
(a) पॉलीयूरिया (Polyuria)
(b) पॉलीफैजिया (Polyphagia)
(c) पॉलीडिप्सिया (Polydipsia)
(d) पॉलीअर्थरिया (Poliarthria)

1021. डायबिटिज मरीज में व्यायाम (Exercise) **कैसे सहायता करता है?**
(a) इन्सुलिन की जरुरत कम होना
(b) जमा वसा का ऊर्जा के लिए उपयोग
(c) अपघट्य असंतुलन का पसीने से नियंत्रण
(d) उपरोक्त में से कोई भी

1022. डायबिटीज मेलाइटिस की जटिलता (Complication) **में सम्मिलित है**
(a) हाइपरग्लाइसेमिक हाइपरओसमोलर नॉन–कीटोटिक सिन्ड्रोम
(b) डायबिटिक कीटोएसीडोसीस
(c) माइक्रोवैस्कुलर बाधा
(d) उपरोक्त सभी

1023. डायबिटीज कीटोएसीडोसीस में लाक्षणिक श्वसन (Characteristic respiration) **है**
(a) कुस्सुमल श्वसन (Kussmaul respiration)
(b) चैन स्ट्रोक श्वसन (Chyne-stroke respiration)
(c) हाइपरवेन्टीलेशन (Hyperventilation)
(d) एप्निया (Apnea)

1024. डायबिटीज मेलाइटिस टाइप 2 **कहलाता है**
(a) जुवेनाइल डायबिटीज
(b) वयस्क डायबिटीज मेलाइटिस
(c) गेस्टेशनल डायबिटीज
(d) डायबिटीज संक्रमण

1025. निम्नलिखित में से कौन-सी डायबिटीज मेलाइटिस के लक्षण के साथ कोशिकाओं में इन्सुलिन प्रतिरोध (Resistance of cell to insulin) **होता है?**
(a) टाइप-1
(b) टाइप-2
(c) टाइप-3
(d) ये सभी

1026. डायबिटिज इन्सीपीडस (DI) **के कारण है**
(a) ADH ज्यादा
(b) एल्डोस्टेरॉन की कमी
(c) ADH की कमी
(d) एल्डोस्टेरॉन की अधिकता

1027. कुशिंग सिन्ड्रोम में किस मुख्य हॉर्मोन का स्तर बढ़ जाता है?
(a) ग्लूकोकोर्टिकॉइड (Glucocorticoids)
(b) मिनरलोकोर्टिकॉइड (Mineralocorticoids)
(c) एल्डोस्टीरोन (Aldosterone)
(d) एण्ड्रोजन (Androgens)

1028. एड्रीनल कोर्टेक्स हॉर्मोन के कम स्राव से होता है
(a) कुशिंग सिन्ड्रोम (Cushing's syndrome)
(b) एडीसन सिन्ड्रोम (Addison's syndrome)
(c) फियोक्रोमोसाइटोमा (Pheochromocytoma)
(d) विल्मस ट्यूमर (Wilms tumour)

1029. एडीसन बीमारी के लक्षणों में सम्मिलित है
(a) वजन कम और पोस्ट्रल निम्न रुधिरचाप
(b) ब्रोन्ज और हाइपरपिग्मेन्टेशन चेहरे और गर्दन पर
(c) ऐंठन और उदरीय दर्द
(d) उपरोक्त सभी

1030. एडीनल कॉर्टेक्स हॉर्मोन का स्राव ज्यादा होने पर होता है
(a) कुशिंग सिन्ड्रोम
(b) एडीसन सिन्ड्रोम
(c) फिनोक्रोमोसाइटोमा
(d) एड्रीनेलीन की कमी

1031. **जाइगेंटिज्म** (Gigantism) **देखा जाता है**
(a) हाइपरपिट्यूट्रीज्म में (b) हाइपोपिट्यूटीरीज्म में
(c) हाइपरथायरॉइडिज्म में (d) उपरोक्त सभी

1032. **हाइपरथायरॉइडिज्म** (Hyperthyroidism) **से होता है**
(a) वजन कम होना
(b) पसीना निकलना
(c) बैचेनी
(d) उपरोक्त सभी

1033. **ग्रेव्स बीमारी** (Grave's disease) **में नैदानिक अभिव्यक्ति में सम्मिलित है**
(a) मेटाबॉलिक दर का बढ़ना और वजन कम होना
(b) एक्सोथैलेमस एक नैदानिक अभिव्यक्ति अवस्था की है
(c) थायरॉइड हॉर्मोन का ज्यादा विकास होना
(d) उपरोक्त सभी

1034. **सिन्ड्रोम ऑफ इनएप्रेप्रिएट एन्टी डायूरेटिक हॉर्मोन सिक्रेशन** (SIADH) **के नैदानिक अभिव्यक्ति सम्मिलित है**
(a) यूरीन Na^+ बढ़ना
(b) सीरम Na^+ कम होना
(c) यूरिन परासरणता कम होना
(d) उपरोक्त सभी

1035. **थायरॉइड हॉर्मोन के असन्तुलन से कौन-सा रोग नहीं होता है?**
(a) सिस्टाइटिस (b) हाशीमोटो रोग
(c) मिक्सोडिमा (d) क्रिटिनिज्म

1036. **निम्नलिखित में से कौन-सी डायबिटिज मैलाइटिस का लक्षण बीटा कोशिकाओं का नष्ट होना** (Damage to beta cells) **होता है?**
(a) टाइप-1 (b) टाइप-2
(c) टाइप-3 (d) ये सभी

1037. **हाइपोथायरॉडिज्म में हॉर्मोन बढ़ते हैं**
(a) T_3 (b) T_4
(c) TSH (d) थाइरॉक्सिन

1038. **एक व्यक्ति हाइपोक्लेसेमिया पैराथायरॉइड डिसफंक्शन** (Dysfunction) **की आंशका है**
(a) पैराथॉर्मोन से कम होने से
(b) पैराथॉर्मोन के बढ़ने से
(c) कैल्सीटोनीन के कम होने से
(d) सीरम कैल्शियम के बढ़ने के

1039. **जन्मजात** (Congenital) **हाइपोथायरॉइडिज्म के नैदानिक लक्षण है**
(a) बड़ी एन्टीरियर फोन्टेनल्स
(b) खराब स्तनपान
(c) मेक्रोग्लोसिया
(d) उपरोक्त सभी

1040. **जन्मजात हाइपोथायरॉइडिज्म है**
(a) ग्रेव्स बीमारी (Grave's disease)
(b) क्रिटिनिज्म (Cretinism)
(c) मिक्सोडिमा (Myxedema)
(d) एक्रोमेगैली (Acromegaly)

1041. **क्रिटिनिज्म/मिक्सोडिमा** (Cretinism/myxedema) **विकसित के कारण होता है**
(a) हाइपोथायरॉइडिज्म
(b) हाइपोथायरॉइडिज्म
(c) हाइपोपिट्यूटरीज्म
(d) हाइपर पिट्यूटरीज्म

1042. **अपघट्य असन्तुलन** (Electrolyte inbalance in) **हाइपर पेराथायरॉइडिज्म देखा जाता**
(a) हाइपोकैल्सिमिया (b) हाइपरनैट्रीमिया
(c) हाइपरनैट्रीमिया (d) हाइपरकैल्सिमिया

1043. **हाइपोपेराथायरॉइडिज्म में नैदानिक अभिव्यक्ति** (Clinical manifestation) **सम्मिलित है**
(a) मॉंसपेशी कमजोरी (b) सकारात्मक चोवसीक चिह्न
(c) सकारात्मक ट्रोसार्स चिन्ह (d) ये सभी

1044. **पॉलीयूरिया और पोलीडिप्सीया डायबिटीज मेलाइटिस के पीछे मेकेनिज्म है**
(a) वसा मेटाबॉलिज्म के कारण कीटोन का निकलना
(b) हाइपरग्लाइसेमिया के कारण परासरण असंतुलन
(c) रीनल हारेलड किडनी के लिए ग्लूकोस बढ़ जाता है
(d) इरिथ्रोप्रोटीन का स्राव कम होना

1045. **निम्नलिखित में से क्रेनियोफैरिंजियोमा के उच्छेदन** (Resection of craniopharyngioma) **में महत्वपूर्ण नर्सिंग क्रियान्वयन है**
(a) मूत्र का विशेष गुरुत्व हर घण्टे जाँचना
(b) रुधिर शर्करा हर घण्टे जाँचना
(c) उदरीय परिधि हर घण्टे जाँचना
(d) सिर की परिधि हर घण्टे जाँचना

1046. **सिन्ड्रोम ऑफ इनएप्रोप्रिएट एन्टीडाइयूरेटिक हॉर्मोन सिक्रेशन** (SIADH) **का कारण** (Cause) **है**
(a) ADH का ज्यादा होना (b) एल्डोस्टेरॉन की कमी
(c) ADH की कमी (d) एल्डोस्टेरॉन का ज्यादा होना

1047. **डायबिटीज इन्सीपीडस मरीज में आशाजनक नैदानिक अभिव्यक्ति** (Clinical manifestation expected) **है**
(a) पॉलीयूरिया और हाइपोनैट्रेमिया
(b) पॉलीयूरिया और हाइपरनैट्रेमिया
(c) निम्न यूरिन आउटपुट और हाइपोनैट्रेमिया
(d) निम्न यूरिन आउपुट और हाइपरनैट्रेमिया

1012. (c) *1013.* (a) *1014.* (d) *1015.* (b) *1016.* (d) *1017.* (d) *1018.* (d) *1019.* (b) *1020.* (d) *1021.* (a)
1022. (d) *1023.* (a) *1024.* (b) *1025.* (b) *1026.* (c) *1027.* (a) *1028.* (b) *1029.* (d) *1030.* (a) *1031.* (a)
1032. (d) *1033.* (d) *1034.* (d) *1035.* (a) *1036.* (a) *1037.* (c) *1038.* (a) *1039.* (d) *1040.* (b) *1041.* (a)
1042. (d) *1043.* (d) *1044.* (b) *1045.* (a) *1046* (c) *1047.* (b)

1048. DI मरीज में सोडियम का स्तर होता है
(a) ज्यादा (b) कम
(c) सामान्य (d) उतार-चढ़ाव वाला

1049. हाइपोथायरॉइडिज्म में चुनिंदा दवा (Drug of choice) है
(a) प्रोपाइलथियोयूरेसिल (PTU) [Propylthiouracil (PTU)]
(b) मेथीमेजोल (Methimazole)
(c) लिवोथायरोक्सीन सोडियम (Levothyroxine sodium)
(d) दोनों (a) और (b)

1050. हाइपोथायरॉइडिज्म में मुख्य विश्वसनीय जाँच (Most reliable investigation) है
(a) T_3 और T_4 स्तर (b) TRH स्तर
(c) TSH स्तर (d) आयोडीन स्तर

1051. निम्नलिखित में से कौन-सी साइट इन्सुलिन के लिए तीव्र अवशोषण दर (Rapid absorption rate) दर्शाएगी?
(a) उदर (b) ऊपरी बाँह
(c) जाँघ (d) कूल्हा

1052. एड्रीनल कॉर्टेक्स हॉर्मोन के स्रावण का कम होना कारण है
(a) कुशिंग्स सिन्ड्रोम (Cushing's syndrome) का
(b) एडीसन्स सिन्ड्रोम (Addison's syndrome) का
(c) एक्रोमेगैली (Acromegaly)
(d) मिक्सडेमा (Myxedema)

1053. निम्नलिखित में से कौन-सा आशाजनक प्रयोगशाला जाँच (Expected tab finding) प्राथमिक हाइपरपैराथायरॉइडिज्म के मरीज में पायी जाएगी?
(a) सीरम कैल्शियम का बढ़ना
(b) सीरम कैल्शियम का कम होना
(c) अस्थि घनत्व का बढ़ना
(d) यूरिन कैल्शियम का कम होना

1054. एडीसन्स बीमारी में इलेक्ट्रोलाइट असामान्यता (Electrolyte abnormality) है
(a) हाइपरकैलेमिया (b) हाइपोनैट्रीमिया
(c) दोनों (a) और (b) (d) इनमें से कोई नहीं

1055. केटेकोलामाइन (Catecholamine) का उत्पादन किस दवा के देने से कम होता है?
(a) मेटाइरोसिन (Metyrosine)
(b) फिनोऑक्सीबेन्जामाइन (Phenoxybenzamine)
(c) प्रेजोसीन (Prazosin)
(d) उपरोक्त सभी

1056. कुशिंग सिन्ड्रोम (Cushing's syndrome) का निदान टेस्ट विशेष है
(a) यूरीन में कॉर्टिसोल स्तर (b) डेक्सामिथेसोन CRH टेस्ट
(c) प्लाज्मा कॉर्टिसोल स्तर (d) ये सभी

1057. कॉर्टिकोस्टीरॉइड थैरेपी के दुष्प्रभाव का प्रबन्धन कैसे करते हैं?
(a) आहार में कैल्शियम की मात्रा (1500 mg/day) बढ़ाना
(b) केवल व्यायाम करना
(c) संक्रमण के नियन्त्रण के लिए सभी टीकाकरण करवाना
(d) यदि अच्छा महसूस करे तो सारी दवाएँ बन्द करना

1058. फियोक्रोमोसाइटोमा (Pheochromocytoma) के लक्षणों के लिए सत्य है
(a) एड्रीनल मेड्यूला में केटेकोलामीन स्रावित ट्यूमर का मिलना
(b) मरीज में उच्च रुधिरचाप
(c) पाउन्डिग सिरदर्द, टेकीकार्डिया और बहुत पसीना
(d) उपरोक्त सभी

1059. निम्नलिखित में से किस प्री-ऑपरेटिव तैयारी का आदेश एड्रीनोलेक्टोमी के में हाइपरएल्डोस्टेरॉनिज्म की सम्भावना व्यक्त करता है?
(a) केटेकोलामाइन स्तर की निगरानी करना
(b) मूत्रीय केटेकोलामाइन का स्तर नापना
(c) पोटैशियम स्पेरिंग डाइयूरेटर देना
(d) एनीमा

1060. चाँद जैसा चेहरा (Moon face) हिसुर्टिज्म और ट्रनेकल मोटापा (Truncal obesity) लक्षण है
(a) एडीसन बीमारी (Addison's disease) के
(b) कुशिंग सिन्ड्रोम (Cushing's syndrome) के
(c) फिनोक्रोमोसाइटोमा (Pheochromocytoma) के
(d) रीनल ब्लास्टोमा (Renal blastoma) के

जलना/बर्न

1061. स्ट्रॉग एसिड, एल्केलॉइड अथवा कार्बनिक यौगिक के सम्पर्क से होने वाली बर्न इंजरी कहलाती है
(a) थर्मल बर्न (b) केमिकल बर्न
(c) रेडिएशन बर्न (d) इनहेलेशन बर्न

1062. एक्सप्लेसिव, ऑटोमोबाइल एक्सीडेंट, स्केलड इंजरी, आदि सभी किस प्रकार के बर्न के उदाहरण हैं?
(a) थर्मल बर्न (b) केमिकल बर्न
(c) रेडीएशन बर्न (d) इनहेलेशन बर्न

1063. बर्न की गम्भीरता निर्भर करती है
(a) बर्न की साइज पर (b) बर्न की गहराई पर
(c) बर्न की जगह पर (d) ये सभी

1064. बर्न के मरीज में हाइपोथर्मिया को रोकने के लिए क्या करेंगे?
(a) लिमिट हाइड्रोथैरेपी ट्रिटमेंट सेशन सीमित करना
(b) मरीज को स्टेराइल शीट से ढकना
(c) जरुरी होने पर हीट लैम्प प्रदान करना
(d) उपरोक्त सभी

1065. पहले 24 घण्टे में बर्न इंजरी के प्रबंधन हेतु महत्त्वपूर्ण पहलू है
(a) तरल पदार्थ का पुनर्जलयोजन
(b) ड्रेसिंग
(c) एस्केरोटॉमी
(d) एन्टीबॉडीज एडमिनिस्ट्रेशन

1066. बर्न के उपचार में कौन-सा टॉपिकल एन्टीमाइक्रोबियल एजेंट सामान्यतया काम में लिया जाता है?
(a) किप्रोफ्लोक्सीन
(b) सिल्वर-सल्फाडाइजिन
(c) पेनिसिलिन
(d) जेन्टामाइसिन सल्फेट

1067. यदि बर्न रोगी में 40% द्रव हानि हो चुका है, तो शॉक के लिए सही देखभाल है
(a) IV द्रव इनफ्यूजन (b) रुधिर ट्रान्सफ्यूजन
(c) डोपामीन एडमिनिस्ट्रेशन (d) एड्रीनेलिन एडमिनिस्ट्रेशन

1068. रूल ऑफ नाइन किसकी जाँच में काम आता है?
(a) तन्त्रिका तन्त्र की बीमारी (b) हृदय बीमारी
(c) बर्न (d) कैंसर

1069. डीप बर्न में कौन-सी स्थिति नहीं होती?
(a) वैस्कुलर परमीएब्लीटी में बढ़ोतरी
(b) इवेपोरेशन द्वारा द्रव हानि
(c) हाइपरथर्मिया
(d) हाइपोथर्मिया

1070. बर्न के बाद सामान्यतया कौन-सी समस्या आती है?
(a) द्रव व इलेक्ट्रोलाइट असंतुलन
(b) परिवर्तित वेन्टीलेशन
(c) पेन व सेप्सीस
(d) उपरोक्त सभी

1071. प्रथम डिग्री आंशिक बर्न थीकनेस की विशेषता है
(a) सुपरफिशियल एवं पेनफुल बर्न
(b) वेट बिलीस्टर्ड, एक्सट्रीमली पेनफुल, किन्तु अपने-आप घाव भर जाते हैं
(c) पेनलेस घाव पूरी डर्मिस पर, डाई एवं सफेद या काले दिखाई देते हैं
(d) त्वचा प्रभावित होती है तथा फैट मस्सलस एवं बोन

1072. बर्न रोगी में हाइपोवोलेमिक शॉक के उपचार हेतु द्रव की चॉइस है
(a) नॉर्मल सेलाइन (b) रीगंर लैक्टेट
(c) DNS (d) GNS

1073. एक बर्न रोगी की नर्सिंग केयर में शामिल है
(a) प्रिस्क्रीप्शन के अनुसार द्रव प्रतिस्थापन
(b) श्वसन मार्ग का रखरखाव
(c) संक्रमण से बचाव
(d) उपरोक्त सभी

1074. हाइपोवोलेमिक फेज ऑफ बर्न रहता है
(a) 6-12 घण्टे (b) 12-24 घण्टे
(c) 24-48 घण्टे (d) 48-72 घण्टे

1075. थर्मल बर्न में मृत्यु का सामान्य कारण है
(a) कार्डियक डिसरहृदम (b) हाइपोवोलमिक शॉक
(c) गंभीर पीड़ा (d) फिजियोलॉजिक ट्रोमा

1076. एक बर्न रोगी के रखरखाव में प्राथमिक नर्सिंग केयर है
(a) द्रव सन्तुलन को बनाए रखना (b) हाइपोथर्मिया से बचाना
(c) पोषण स्तर को सुधारना (d) गैस विनिमय को बनाए रखना

1077. एक बर्न रोगी को अस्पताल में भर्ती के तुरन्त बाद कौन-सी ड्रग दी जाती है?
(a) एन्टीबायोटिक (b) टिटेनस टॉक्साइड
(c) गामा ग्लोब्यूलिन (d) एन्टीमेटिक

1078. किस प्रकार के बर्न में त्वचा पूरी तरह से हट जाती है?
(a) Ist डिग्री बर्न (b) IInd डिग्री बर्न
(c) IIIrd डिग्री बर्न (d) IVth डिग्री बर्न

1079. बर्न मरीज में पर्याप्त रूप से गैसों का आदान-प्रदान बनाए रखने में नर्स को कौन-सा स्टेप लेना चाहिए?
(a) पलंग के सिर को ऊँचा करना
(b) ट्रेकियो-ब्रोंकिअल सक्सीनिंग करना
(c) ऑक्सीजन एडमिनिस्टर करना
(d) उपरोक्त सभी

1080. तृतीय डिग्री फुल थीकनेस बर्न की विशेषता है
(a) ऊपरी व दर्दनाक बर्न का घाव
(b) घाव सूखा व ब्लिस्टर्ड, अत्यन्त दर्दनाक व स्वयं ठीक होता है
(c) डर्मिस को नुकसान, जला हुआ ऊतक दर्द रहित, सूखा और धुंधला सफेद हो जाता है
(d) इंवालमेंट ऑफ मस्सलस एवं लिगामेन्टस

1081. चतुर्थ डिग्री फुल थीकनेस बर्न है
(a) ऊपरी व दर्दनाक बर्न का घाव
(b) सूखा व बिलस्टर्ड, अत्यन्त दर्दनाक व स्वयं ठीक होता है
(c) डर्मिस से नुकसान, जला हुआ ऊतक दर्द रहित, सूखा और धुंधला सफेद हो जाता है
(d) इंवालमेंट ऑफ मस्सलस, लिगामेन्टस एवं अस्थि

1082. श्वासावरोध तथा धूम्रपान से सम्पर्क के कारण हो सकती है
(a) थर्मल बर्न (b) केमीकल बर्न
(c) रेडीएशन बर्न (d) इनहेलेशन बर्न

कैंसर

1083. लैरिंक्स कैंसर का प्राथमिक कारण है
(a) बैक्टीरिया (b) कुपोषण
(c) धूम्रपान (d) अनुचित स्वच्छता

1084. मुख्य सामान्य कैंसर भारत में दोनों लिंग में होता है
(a) मौखिक गुहा कैंसर
(b) फेफड़ों में कैंसर
(c) स्तन कैंसर
(d) सर्वाइकल कैंसर

1085. कैंसर लैरिंक्स की जाँच हेतु निम्न में से कौन-सा इंवेस्टीगेशन नहीं किया जाता है ?
(a) लैरिगोस्कोपी (b) बायोप्सी
(c) केयूबी-सोनोग्राफी (d) MRI

1048. (a)	1049. (c)	1050. (c)	1051. (a)	1052. (b)	1053. (a)	1054. (c)	1055. (a)	1056. (d)	1057. (a)
1058. (d)	1059. (c)	1060. (b)	1061. (b)	1062. (a)	1063. (d)	1064. (d)	1065. (a)	1066. (b)	1067. (b)
1068. (c)	1069. (c)	1070. (d)	1071. (a)	1072. (b)	1073. (d)	1074. (d)	1075. (b)	1076. (a)	1077. (b)
1078. (d)	1079. (d)	1080. (d)	1081. (d)	1082. (d)	1083. (c)	1084. (a)	1085. (c)		

1086. कैंसर लैरिंक्स के उपचार में शामिल नहीं है
(a) लैरिंगोटॉमी (b) कीमोथैरेपी
(c) रेडियेशन थैरेपी (d) लैरिंगोस्कॉपी

1087. कोशिका में भिन्नता की अनुपस्थिति कहलाती है
(a) एनॉप्लेसिया या अविकसन
(b) मेटाप्लेसिया या इतर विकसन
(c) म्यूटेशन या उत्परिवर्तन
(d) हाइपरट्रॉफी या अतिवृद्धि

1088. गर्दन में रेडिएशन थैरेपी के मुख्य सामान्य साइड इफेक्ट में सम्मिलित है
(a) एलोपिसीया या गजांपन (b) त्वचा की सूजन
(c) उल्टी में रुधिर आना (d) गले में दर्द

1089. होडकिन्स बीमारी के लक्षण सम्मिलित हैं
(a) बुखार
(b) रात में पसीना आना
(c) वजन घटना
(d) उपरोक्त सभी

1090. आवाज में परिवर्तन संकेत है
(a) फेरिन्जाइटिस का (b) टोन्सीलाइटिस का
(c) इसोफेगस कैंसर का (d) लैरिन्जीयल कैंसर का

1091. होजकिन्स लिम्फोमा में सामान्यतया शुरुआत शरीर के किस भाग में होती है ?
(a) स्टर्नम के मध्य (b) एक्सीलरी
(c) पेट (d) गर्दन

1092. बिनाइन व मैलिगनेन्ट नियोप्लाज्म के बीच भिन्नता है
(a) ऊतक वृद्धि का बढ़ना (b) विक्षेपण
(c) दोनों (a) व (b) (d) ये सभी

1093. ट्यूमर लायसिस सिन्ड्रोम का प्रबन्धन है
(a) एन्टीडॉटस (b) IV हाइड्रेशन
(c) रुधिराधान (d) कैल्शियम ग्लूकोनेट

1094. कोलोरेक्टल कैंसर के जल्दी लक्षण है
(a) मल में रुधिर (b) मलाशय की आदत में परिवर्तन
(c) गैस बनना (d) स्टेटोरोहिया

1095. कैल्सीटोनिन का उपयोग मार्कर के तौर पर कैंसर में करते हैं
(a) प्रोस्टेट कैंसर (b) थायरॉइड कैंसर
(c) फेफड़ों का कैंसर (d) बक्कल कैविटी

1096. प्रोस्टेट कैंसर की हॉर्मोनल थैरेपी के पीछे सिद्धान्त है
(a) टेस्टोस्टेरॉन के विकास को कम करना
(b) टेस्टोस्टेरॉन के विकास को सुधारना
(c) सल्फा रीडक्टेज के विकास में सुधार
(d) 5 अल्फा रीडक्टेज के विकास को कम करना

1097. प्रोस्टेट कैंसर में हॉर्मोनल थैरेपी कहलाती है
(a) एन्ड्रोजन थैरेपी से वंचित रहना
(b) टेस्टोस्टेरॉन थैरेपी
(c) एस्ट्रोजन थैरेपी
(d) एन्टागोनाईजिंग थैरेपी

1098. ट्यूमर मार्कस के उदाहरण हैं
(a) अल्फा कीटो प्रोटीन (b) थाइरोग्लोबुलिन
(c) B_2 माइक्रोग्लोबुलिन (d) उपरोक्त सभी

1099 स्तन कैंसर उपचार की दवा है
(a) मेथोट्रेक्सेट (b) 6 मर्केप्टोयूरीन
(c) टेमोक्सिफेन (d) डेनोमायसिन

1100. फेफड़ों के कैंसर का सामान्य लक्षण है
(a) खाँसी या पुरानी खाँसी में परिवर्तन
(b) फोमयुक्त थूक
(c) रुधिरमय थूक
(d) सांस छोड़ने पर और लेने में परेशानी

1101. अस्थि ट्यूमर की अज्ञात उत्पत्ति (Unknown origin) **पहचाने**
(a) विशाल कोशिका ट्यूमर (b) यूनीकामरल अस्थि सिस्ट
(c) एन्यूरिज्मल अस्थि सिस्ट (d) ये सभी

1102. अस्थि का सौम्य ट्यूमर अस्थि (Benign tumour of bone) **है**
(a) ऑस्टियोमा (Osteoma)
(b) इविंग्स सर्कोमा (Ewings sarcoma)
(c) रहैब्डोमायोसार्कोमा (Rhabdomyosarcoma)
(d) ऑस्टियोजनित सार्कोमा (Osteogenic sarcoma)

1103. अस्थि का घातक (Malignant) **ट्यूमर है**
(a) ऑस्टियोमा (b) इविंग्स सार्कोमा
(c) रहैब्डोमायोसार्कोमा (d) ऑस्टियोजनिक सार्कोमा

1104. कोडमैन ट्रायएंगेल (Codimans triangle) **एक विशेष ट्यूमर है जो निम्नलिखित में से कौन-सा है ?**
(a) रहैब्डोमायोसार्कोमा (Rhabdomyosarcoma)
(b) ऑस्टियोसार्कोमा (Osteosarcoma)
(c) न्यूरोब्लास्टोमा (Neuroblastoma)
(d) इविंग्स सार्कोमा (Ewing's sarcoma)

1105. प्राथमिक अस्थि ट्यूमर (Primary bone tumour) **के लिए सही है**
(a) सामान्यतया से जीवन के प्रथम तीन दशकों में देखा जाता है और फिर सुदम ट्यूमर होता है
(b) ऑस्टियोपोरोसिस होता है
(c) आसानी से मेटास्टेसिस से एडजेन्ट अस्थि तक
(d) उपरोक्त सभी

1106. रेडियोएक्टिव इम्पालन्ट को सीधा ऊतकों में डालना कहलाता है
(a) टेलीथैरेपी (b) ब्रेकीथैरेपी
(c) कीमोथैरेपी (d) माइक्रोवेव थैरेपी

1107. अस्थिमज्जा बायोप्सी की शिशुओं में जगह होती है
(a) टिबिया (b) फिबुला (c) फीमर (d) इलियक क्रेस्ट

1108. किस हॉर्मोन का उपयोग कैंसर के उपचार में कीमोथैरेपी में नहीं करते हैं?
(a) ग्लूकोकोर्टिकॉइड (b) एस्ट्रोजन्स
(c) प्रोजेस्टेरॉन (d) थायरॉक्सिन

1109. रेडिएशन से सबसे ज्यादा प्रभावित होता है
(a) न्यूरोन्स (b) गोनैडस
(c) आर्टिकुलर कार्टिलेज (d) लिम्फोसाइट

1110. कैंसर के उपचार में किस रेडियोआइसोटोप का उपयोग करते हैं ?
(a) स्ट्रॉन्शियम 89 (b) सेमेरियन 153
(c) रेडियम 223 (d) ये सभी

1111. अस्थिमज्जा बायोप्सी किसके निदान के लिए उपयोगी है?
(a) क्रोनिक माइलोइड ल्यूकेरिया
(b) एक्यूट लिम्फोसाइटिक ल्यूकेमिया
(c) होडकिन्स लिम्फोमा
(d) बर्कर लिम्फोमा

1112. लिम्फोमा की कीमोथैराप्यूटिक दवा है
(a) डॉक्सोरुबीकीन (b) इटोपोसाइड
(c) रेस्बुरीकेस (d) किस्पलोटीन

1113. कीमो दवा शरीर के कौन-से ऊतकों की कोशिकाओं पर आक्रमण करती है?
(a) अस्थि मज्जा (b) त्वचा
(c) नाखून (d) रुधिर वाहिकाएँ

1114. ल्यूकेमिया के लिए नैदानिक कारण नहीं है
(a) अस्थियों और सन्धि दर्द (b) बुखार
(c) चकते होना (d) वजन बढ़ना

1115. ल्यूकेमिया का उपचार किया जाता है
(a) कोर्टिकोस्टीरॉइड्स से
(b) रेडियेशन थैरेपी से
(c) एन्टीनियोप्लास्टिक एजेन्ट से
(d) ये सभी

1116. कीमोथैरेपी (Chemotherapy) के पहले सर्जिकिल उच्छेदन ऑस्टियोसार्कोमा (Surgical resection of osteosarcoma) में सहायता करते हैं
(a) सर्जरी की जरुरत से बचे
(b) ट्यूमर का आकार कम करना
(c) ट्यूमर कोशिका को मारना और रुधिर सप्लाई से बचना
(d) उपरोक्त सभी

1117. एक्यूट लिम्फोसाइटिक ल्यूकेमिया (ALL) सामान्य व्यक्तियों में किस उम्र समूह में देखा जाता है?
(a) 4 – 15 वर्ष (b) 20 – 30 वर्ष
(c) 30 – 45 वर्ष (d) 50 – 70 वर्ष

प्राथमिक उपचार एवं आपदा नर्सिंग

1118. प्राथमिक चिकित्सा का उद्देश्य है
(a) आहत के जीवन को सुरक्षा प्रदान करना
(b) चोटग्रस्त अंगों का शीघ्र सम्भावित उपचार
(c) संकटकालीन स्थिति को रोकना
(d) उपरोक्त सभी

1119. निम्न में से कौन-सा प्राथमिक सहायता का सिद्धान्त नहीं है?
(a) रोगी के आस-पास भीड़ रहने देना
(b) तत्परता किन्तु शान्ति के साथ कार्य करना
(c) रोगी का विश्वास प्राप्त करना
(d) रोगी के वायुमार्ग का निरीक्षण करना

1120. प्राथमिक चिकित्सा प्रदान करने से पूर्व हमें किस बात पर ध्यान देना चाहिए?
(a) पीड़ित व्यक्ति बेहोश है कि नहीं
(b) पीड़ित व्यक्ति सांस ले रहा है कि नहीं
(c) पीड़ित व्यक्ति के शरीर से रुधिर तो नहीं बह रहा है
(d) उपरोक्त सभी बातों पर ध्यान देना चाहिए

1121. जले हुए भाग को किससे बचाकर रखना चाहिए?
(a) मक्खियों से (b) गन्दगी से
(c) धूल से (d) इन सभी से

1122. थोड़ा जलने पर (जब फफोले न पड़े हों) तत्कालिक उपाय क्या करना चाहिए?
(a) जले हुए भाग को तुरन्त पानी में डुबो देना चाहिए
(b) जले हुए भाग पर कपड़ा बाँध देना चाहिए
(c) जले हुए भाग पर तेल लगाना चाहिए
(d) जले हुए भाग पर मिट्टी लगानी चाहिए

1123. जलने पर जब फफोले बन जाएँ, तो क्या करना चाहिए?
(a) एन्टीसेप्टिक घोल से साफ कर लेना चाहिए
(b) प्रभावित अंग पर सिल्वर सल्फाडायबिनया लगाना चाहिए
(c) थोड़ा-सा 'जोन्सियन बैंगनी' का भी उपयोग कर सकते हैं
(d) उपरोक्त सभी उपचार कर सकते हैं

1124. यदि खाना बनाते समय या किसी और कारण से कपड़ों में आग लग गई हो, तो तुरन्त क्या करना चाहिए?
(a) रोगी को तुरन्त जमीन पर लिटाकर लुढ़काना चाहिए
(b) रोगी के ऊपर पानी डालना चाहिए
(c) रोगी के शरीर को तेजी से पीटना चाहिए
(d) रोगी के फफोलों को फोड़ देना चाहिए

1125. जले हुए व्यक्ति के उपचार में कौन-सा तेल प्रयोग किया जा सकता है?
(a) सरसों का तेल (b) जैतून का तेल
(c) नारियल का तेल (d) दोनों (b) और (c)

1126. खिसकन को ठीक करने का सर्वाधिक उपयुक्त समय है चोट लगने के
(a) 3 घण्टे के अन्दर (b) 4-6 घण्टे के बाद
(c) 12 घण्टे के बाद (d) 24 घण्टे के बाद

1127. गदलोचनी और चोटज प्रकार हैं
(a) विभंजन (b) गुमचोट (c) मोच (d) खिसकन

1128. रुधिरस्राव के क्या कारण हैं?
(a) कुछ चुभना (b) कट जाना
(c) कुचलना या आघात (d) ये सभी

1129. 'रुधिरस्राव' कितने प्रकार का होता है?
(a) पाँच (b) तीन (c) दो (d) सात

1130. 'रुधिरस्राव' पर नियन्त्रण के लिए हम प्राथमिक चिकित्सा कैसे कर सकते हैं?
(a) रुधिरस्रावित अंग को ऊपर उठाकर
(b) घाव को दबाकर
(c) घाव पर रुई या कपड़ा रखकर
(d) उपरोक्त सभी विधियों को अपनाकर

1131. 'घाव पर पट्टी बाँधना' हमें किस प्रकार की सहायता देती है?
(a) हानिकारक रोगाणुओं से बचाती है
(b) रुधिर का थक्का बनाने में सहायक है
(c) घाव को ढकने में सहायक है
(d) उपरोक्त सभी में सहायक होती है

1132. यदि कोई व्यक्ति अम्लीय विष से रोगग्रस्त है, तो उसे निम्न में से क्या नहीं देना चाहिए?
(a) चूने का पानी (b) सिरका
(c) खड़िया मिट्टी (d) मैग्नीशिया का घोल

1133. घाव की ड्रेसिंग करते समय कौन-सी तकनीक अपनानी चाहिए
(a) सेप्टिक तकनीक
(b) मेडिकल असेप्सिस
(c) सर्जिकल असेप्सिस
(d) मेडिकल एवं सर्जिकल असेप्सिस

1134. कॉलर बोन के फ्रेक्चर हेतु किस प्रकार की बैन्डेज का प्रयोग करना चाहिए?
(a) V-बैन्डेज
(b) स्पाइका कास्ट
(c) कैपलाइन बैन्डेज
(d) आठ के आकार का बैन्डेज

1135. चोटग्रस्त स्थान पर सड़ाव होने का सबसे प्रमुख कारण है
(a) विटामिन-D की कमी
(b) अपर्याप्त रुधिर आपूर्ति
(c) वृद्ध अवस्था
(d) कॉर्टिकोस्टीरॉइड का प्रयोग

1136. भूकम्प मापन में किस पैमाने का प्रयोग होता है?
(a) रिक्टर पैमाना
(b) मर्केली पैमाना
(c) दोनों (a) व (b)
(d) उपरोक्त में से कोई नहीं

1137. रिक्टर स्केल में किस तीव्रता पर अपार जन-धन की हानि होती है?
(a) 6 या उससे अधिक
(b) 5 एवं 6 के बीच
(c) 4 एवं 5 के बीच
(d) उपरोक्त में से कोई नहीं

1138. भारत का वह क्षेत्र, जो उच्च तीव्रता की भूकम्पीय मेखला में नहीं आता है
(a) कच्छ (b) हिमाचल प्रदेश
(c) उत्तराखण्ड (d) कर्नाटक पठार

1139. भारत को कितने भूकम्प जोन में बाँटा गया है?
(a) तीन (b) चार
(c) पाँच (d) छः

1140. भारत की दो प्रमुख प्राकृतिक आपदाएँ कौन-सी हैं?
(a) बाढ़ एवं सूखा
(b) अग्निकाण्ड एवं सुनामी
(c) भूकम्प एवं अग्निकाण्ड
(d) उपरोक्त में से कोई नहीं

1141. 'सुनामी' किस भाषा का शब्द है?
(a) फ्रेंच (b) जापानी
(c) स्पेनिश (d) भारतीय

1086. (d)	1087. (a)	1088. (d)	1089. (d)	1090. (d)	1091. (d)	1092. (c)	1093. (b)	1094. (b)	1095. (b)
1096. (a)	1097. (a)	1098. (d)	1099. (c)	1100. (a)	1101. (d)	1102. (a)	1103. (d)	1104. (b)	1105. (a)
1106. (b)	1107. (d)	1108. (d)	1109. (c)	1110. (d)	1111. (b)	1112. (c)	1113. (a)	1114. (d)	1115. (d)
1116. (b)	1117. (a)	1118. (d)	1119. (a)	1120. (d)	1121. (d)	1122. (a)	1123. (d)	1124. (a)	1125. (d)
1126. (a)	1127. (a)	1128. (d)	1129. (c)	1130. (d)	1131. (d)	1132. (b)	1133. (d)	1134. (d)	1135. (b)
1136. (c)	1137. (a)	1138. (d)	1139. (b)	1140. (a)	1141. (b)				

नर्सिंग एग्जाम गैलरी

1. निम्नलिखित में से कौन-सा रुधिरस्राव विकार है *(MPNHM CHO 2021)*

(a) ल्यूकेमिया (Leukaemia)
(b) एनीमिया (Anaemia)
(c) हीमोफीलिया (Haemophilia)
(d) ल्यूकोपीनिया (Leucopenia)

2. उच्च रुधिरचाप के परिवर्तनीय जोखिम कारक निम्नलिखित हैं, सिवाय *(MPNHM CHO 2021)*

(a) नमक का सेवन (Salt intake)
(b) मोटापा (Obesity)
(c) शराब (Alcohol)
(d) जेनेटिक कारक (Genetic factors)

3. कोशिकाओं की असामान्य वृद्धि की विशेषता वाले रोगों का एक समूह, जो आसन्न ऊतकों (Adjacent tissues) और यहाँ तक कि दूर के अंगों पर आक्रमण करने में सक्षम है, उसे कहा जाता है *(MPNHM CHO 2021)*

(a) उच्च रुधिरचाप (Hypertension)
(b) कैंसर (Cancer)
(c) परिहृद्-धमनी रोग (Coronary artery disease)
(d) मधुमेह (Diabetes)

4. मधुमेह मेलाइटिस (Diabetes mellitus) आमतौर पर निम्न द्वारा पहचाना जाता है *(MPNHM CHO 2021)*

(a) श्चेतकमेह (Albuminuria)
(b) उच्च SGPT
(c) शर्करामेह (Glycosuria)
(d) मूत्र में यूरिया (Urea in the urine)

5. विल्सन रोग की विशेषता है *(MPNHM CHO 2021)*

(a) श्वसन कठिनाई (Respiratory difficulty)
(b) जिगर, गुर्दे और मस्तिष्क में ताँबे का संचय
(c) अंग का अनुचित विकास
(d) उपरोक्त में से कोई नहीं

6. निम्नलिखित में से कौन-सा रोग कैंसर नहीं है? *(MPNHM CHO 2021)*

(a) ग्लूकोमा (Glaucoma)
(b) ल्यूकेमिया (Lekaemia)
(c) कार्सिनोमा (Carcinoma)
(d) सार्कोमा (Sarcoma)

7. कैंसर जो क्षेत्रीय लसीका ग्रन्थि और दूर के अंगों तक फैल गया है, उसे कहा जाता है *(MPNHM CHO 2021)*

(a) प्राथमिक ट्यूमर (Primary tumour)
(b) द्वितीयक ट्यूमर (Secondary tumour)
(c) लिम्फोमा (Lymphoma)
(d) ल्यूकेमिया (Leukaemia)

8. मोटापे के प्रतिकूल प्रभाव निम्नलिखित सभी हैं, सिवाय *(MPNHM CHO 2021)*

(a) हाइपरलिपिडेमिया (Hyperlipidemia)
(b) ग्लूकोस असहिष्णुता (Glucose intolerance)
(c) अल्प रुधिरचाप (Hypotension)
(d) हृद-धमनी रोग (Coronary heart disease)

9. जब कोई बच्चा नेफ्रोटिक सिन्ड्रोम की तीव्र अवस्था (Acute phase) में होता है, तो नर्स को निम्नलिखित में से कौन-सा आवश्यक उपाय करना चाहिए ? *(MPNHM CHO 2021)*

(a) यूरिन डिपस्टिक हर घण्टे की जानी चाहिए
(b) हर दो घण्टे में पेट का घेरा नापें
(c) हर 12 घण्टे में हेमटोक्रिट मूल्य की जाँच करें
(d) रोजना बच्चे का वजन मापें

10. नर्स को सौंपे गए एक रोगी का निदान दाएँ तरफ के हृदय की विफलता (Heart failure) है। आंकलन करते समय निम्नलिखित में से किस स्थिति की अपेक्षा नर्स कर सकती है *(MPNHM CHO 2021)*

(a) पेरिफेरल ओडीमा (Peripheral oedema)
(b) मूत्र उत्पादन में कमी (Decreased urinary output)
(c) सांस लेने में कठिनाई (Shortness of breath)
(d) दौरे (Seizure) आना

11. हृदय में आवश्यकता की तुलना में अपर्याप्त रुधिर प्रवाह के कारण हृदय की कार्यक्षमता में कमी, जो हृदय के परिहृद् परिसंचरण (Coronary circulation) में अवरोधी परिवर्तन के कारण होता है, उसे कहा जाता है। *(MPNHM CHO 2021)*

(a) हृदय विफलता (Heart failure)
(b) हृद-धमनी रोग (Coronary heart disease)
(c) न्यूमोनिया (Pneumonia)
(d) फुफ्फुसीय विफलता (Pulmonary failure)

12. वेंटिलेटर सम्बन्धी जटिलताओं में निम्नलिखित सभी शामिल हैं, सिवाय *(NHM Contractual Staff Nurse 2021)*

(a) वायुपर्युदर्या (Pneumoperitoneum)
(b) बढ़ा हुआ इन्ट्रा करोटि दाब (Increased intra cranial pressure)
(c) मानसिक मंदता (Mental retardation)
(d) लकवाग्रस्त आन्तावरोध (Paralytic ileus)

13. आपातकालीन स्थिति में प्राथमिक उपचारकर्ता द्वारा किए जाने वाले मुख्य कदम हैं *(NHM Contractual Staff Nurse 2021)*

(a) क्षेत्र को सुरक्षित बनाएँ
(b) घायल मरीजों की अवस्था का मूल्यांकन करें
(c) मदद मांगना (Seek help)
(d) उपरोक्त सभी

14. निम्नलिखित में से सभी प्राथमिक उपचार के उद्देश्य हैं, सिवाय *(NHM Contractual Staff Nurse 2021)*

(a) जीवन बचाने के लिए
(b) चोट को रोकने के लिए
(c) पुनः स्वास्थ्य को बढ़ावा देने के लिए
(d) सुरक्षित परिवहन सुनिश्चित करने में मदद करने के लिए

15. पार्किन्सन (Parkinson's) रोग के संकेत और लक्षण है *(UP NHM Staff Nurse 2021)*

(a) कम्पन (Tremors)
(b) बिगड़ा हुआ आसन एवं संतुलन (Impaired postures and balance)
(c) बोलने में परिवर्तन (Speech changes)
(d) उपरोक्त के सभी

16. हैण्ड-फुट सिन्ड्रोम, हीमेट्यूरिया (Hematuria) और ऑटोस्प्लेन्क्टॉमी (Autosplenectomy) निम्न में से किस स्थिति में होते है? *(NHM Contractual Staff Nurse 2021)*

(a) हीमोलिटिक अरक्तता (Hemolytic anaemia)
(b) चयापचय की जन्मजात त्रुटियाँ (Inborn errors of metabolism)
(c) सिकल सेल रोग (Sickle cell disease)
(d) क्रिसमस रोग (Christmas disease)

17. अलिंगसूत्री अप्रभावी विकास (Autosomal recessive disorder) जिसके परिणामस्वरूप लीवर एन्जाइम फेनिलएलेनिन हाइड्रॉक्सिलेज (Phenylalaine hydroxlase) की कमी हो जाती है, उसे कहा जाता है *(NHM Contractual Staff Nurse 2021)*

(a) मेपल सिरप मूत्र रोग
(b) फिनाइलकीटोनुरिया
(c) क्लाइनफेल्टर सिन्ड्रोम
(d) टर्नर सिन्ड्रोम

18. आपात स्थिति में नाड़ी को महसूस करने का आदर्श स्थान है *(NHM Contractual Staff Nurse 2021)*

(a) शिखर सम्बन्धी (Apical)
(b) कैरोटिड (Carotid)
(c) पॉपलिटिअल (Popliteal)
(d) पद अभिपृष्ठ (Dorsalis pedis)

19. निम्नलिखित सिन्ड्रोम को सैलिसिलेट्स (Salicylates) के उपयेाग से ट्रिगर किया जाता है, जिसके परिणामस्वरूप मस्तिष्क की सूजन और यकृत की विफलता होती है *(NHM Contractual Staff Nurse 2021)*

(a) बोटुलिज्म (Botulism)
(b) रेये सिन्ड्रोम (Reye syndrome)
(c) डाउन सिन्ड्रोम (Down's syndrome)
(d) चयापचय की जन्मजात त्रुटियाँ (Inborn errors of metabolism)

20. हाइपरपैराथायरॉइडिज्म (Hyperparathyroidism) के कारणों में निम्न सभी शामिल हैं, सिवाय *(NHM Contractual Staff Nurse 2021)*

(a) अतिकैल्शियमरक्तता (Hypercalcemia)
(b) क्रोनिक रीनल निष्क्रियता (Chronic renal failure)
(c) हाइपरफॉस्फेटेमिया (Hyperphosphatemia)
(d) हाइपोलिपिडिमिया (Hypolipidemia)

21. मूत्र उत्पादन .... होने पर एक वयस्क रोगी को ऑलिम्यूरिक एक्यूट रीनल फेल्योर (Oliguric acute reneal failure) के रूप में वर्गीकृत किया जाता है। *(NHM Contractual Staff Nurse 2021)*

(a) प्रति दिन 200 mL से कम
(b) प्रति दिन 400 mL से कम
(c) प्रति दिन 500 mL से कम
(d) प्रति दिन 600 mL से कम

22. हाइपरएक्टिव आँत्र ध्वनियों को निम्न कहा जाता है *(NHM Contractual Staff Nurse 2021)*

(a) ऐंठन (Tenesmus)
(b) बोरबोरीगमस (Borborygmus)
(c) हेमाटोचेजिया (Hematochezia)
(d) रुधिर की उल्टी (Hematemesis)

23. अस्पताल में भर्ती हुए बिना रोगियों द्वारा स्वयं ही दवाओं के स्व-प्रशासन (Self-administration) को कहा जाता है। *(NHM Contractual Staff Nurse 2021)*

(a) डॉट्स (DOTs)
(b) उपचारात्मक उपचार (Domiciliary treatment)
(c) लघु अवधि उपचार (Short course treatment)
(d) उपरोक्त में से कोई नहीं

24. मनोवैज्ञानिक (Psychological), कार्यिकीय (Physiological) या शारीरिक (Anatomical) संरचना और कार्य के किसी भी नुकसान या असामान्यता को कहा जाता है *(NHM Contractual Staff Nurse 2021)*

(a) विकलांगता (Disability)
(b) अपंगता (Handicap)
(c) हानि (Impairment)
(d) पुनर्वास (Rehabilitation)

25. द्रव मात्रा में कमी का सबसे संवेदनशील संकेतक (Indicator) है *(NHM Contractual Staff Nurse 2021)*

(a) उच्च रुधिरचाप (Hypertension)
(b) अल्प रुधिरचाप (Hypotension)
(c) पोस्टुरल हाइपोटेंशन (Postural hypotension)
(d) क्षिपूहृदयता (Tachycardia)

26. जब पानी की हानि इलेक्ट्रोलाइट हानि से अधिक होती है, तो निम्न में से कौन-से बाह्य कोशिकीय तरल पदार्थ की मात्रा में कमी होती है? *(NHM Contractual Staff Nurse 2021)*

(a) आइसो-ओस्मोलर (Iso-osmolar)
(b) हाइपरओस्मोलर (Hyperosmolar)
(c) हाइपोटोनिक (Hypotonic)
(d) उपरोक्त में से कोई नहीं

27. तरल पदार्थ सामान्य रूप से निम्नलिखित सभी स्थानों में पाए जाते हैं, सिवाय *(NHM Contractual Staff Nurse 2021)*

(a) इंट्रावैस्कुलर (Intravascular)
(b) अन्त:कोशिकीय (Intracellular)
(c) छिद्रिल (Interstitial)
(d) अंतर्त्वचीय (Intradermal)

28. केन्द्रीय शिरापरक दाब (Central venous pressure) को मापते समय, मैनोमीटर के शून्य बिन्दु को निम्न पर रख के दाएँ अलिन्द के स्तर पर रखा जा सकता है *(NHM Contractual Staff Nurse 2021)*

(a) मध्य अक्षीय रेखा (Mid axillary line)
(b) पश्च अक्षीय रेखा (Posterior axillary line)
(c) कंधे का स्तर (Shoulder level)
(d) अग्र अक्षीय स्तर (Anterior axillary level)

29. रुधिरस्राव घाव वाले व्यक्ति में प्राथमिक उपचार का प्राथमिक उद्देश्य है *(NHM Contractual Staff Nurse 2021)*

(a) परिवार को सूचित करना (Inform family)
(b) रुधिरस्राव को रोकना (To arrest bleeding)
(c) पुलिस को सूचित करना (Inform police)
(d) अस्पताल ले जाएँ (Take to hospital)

1. (c)	2. (d)	3. (b)	4. (c)	5. (b)	6. (a)	7. (b)	8. (c)	9. (d)	10. (a)
11. (b)	12. (c)	13. (d)	14. (b)	15. (d)	16. (c)	17. (b)	18. (b)	19. (b)	20. (d)
21. (b)	22. (b)	23. (b)	24. (c)	25. (c)	26. (b)	27. (d)	28. (a)	29. (b)	

30. वह कार्य जो व्यक्ति अपने स्वयं के स्वास्थ्य को बढ़ावा देने, बीमारी को रोकने या स्वयं के स्वास्थ्य को पुन: स्थापित करने के लिए करता है, उसे कहा जाता है *(NHM Contractual Staff Nurse 2021)*
(a) स्व-देखभाल (Self-care)
(b) पारिवारिक देखभाल (Family care)
(c) सामुदायिक देखभाल (Community care)
(d) अवस्था देखभाल (State care)

31. श्वसन अम्लरक्तता (Respiratory acidosis) के सामान्य कारण निम्नलिखित सभी हैं, सिवाय *(NHM Contractual Staff Nurse 2021)*
(a) दमा (Asthma)
(b) सिर की चोट (Head Injury)
(c) वातिलवक्ष (Pneumothorax)
(d) मधुमेह (Diabetes mellitus)

32. सामान्य धमनी रुधिर pH है *(NHM Contractual Staff Nurse 2021)*
(a) 7-7.5
(b) 7.31-7.41
(c) 7.31-7.45
(d) 7.35-7.45

33. निम्नलिखित में से कौन-सा नर्सिंग हस्तक्षेप GERD के प्रभाव को कम करने में सहायता करेगा *(NHM Contractual Staff Nurse 2021)*
(a) खाने के बाद लेट जाएँ
(b) बिस्तर के सिर के सिरे को ऊपर उठाएँ
(c) सोने से पहले ज्यादा से ज्यादा पानी पिएँ
(d) अर्थ ठोस आहार प्रदान करें

34. निमोनिया ग्रस्त एक बुजुर्ग मरीज भर्ती है। रोगी का शारीरिक मूल्यांकन करते समय निम्नलिखित में से कौन-सा डेटा नर्स के लिए सबसे बड़ी चिंता का विषय है? *(NHM Contractual Staff Nurse 2021)*
(a) जागरूक और सतर्क
(b) साफ श्वसन ध्वनि
(c) केशिका का पुनर्भरण समय 3 सेकण्ड से अधिक
(d) हीमोग्लोबिन 16 g/dL

35. AVPU स्केल में P निम्न को सन्दर्भित करता है
(a) धुंधलापन (Pallor)
(b) दर्द (Pain)
(c) दबाव (Pressure)
(d) नाड़ी (Pulse)

36. निम्नलिखित सभी अवस्थाओं में आप CPR देना बन्द कर सकते हैं, सिवाय *(NHM Contractual Staff Nurse 2021)*
(a) जब व्यक्ति सांस ले रहा हो
(b) जब दर्शक CPR को रोकने के लिए कहते हैं
(c) जब आप CPR को जारी (Continue) रखने के लिए बहुत थक गए हों
(d) जब CPR को जारी (Continue) रखना असुरक्षित हो जाता है

37. सड़क दुर्घटना के बाद 40 वर्षीय बेहोश मरीज को अत्याहत (Casualty) वार्ड में लाया गया है। उसका रुधिरचाप 80/60 mm Hg था। आप पहले क्या करेंगे? *(NHM Contractual Staff Nurse 2021)*
(a) वायुपथ की रक्षा करना
(b) वैसोप्रेसर्स शुरू करें
(c) सिर का CT-स्केन
(d) 2 लीटर क्रिस्टलॉइड्स इनफ्यूज करेंगे

38. मिस्टर X को अवजालतानिक रुधिरस्राव (Subarachnoid haemorrhage) के निदान के साथ ER में भर्ती किया गया है, निम्नलिखित में से कौन अवजालतानिक रुधिरस्राव का प्रमुख कारण है? *(NHM Contractual Staff Nurse 2021)*
(a) अंत:शल्यता (Embolism)
(b) उच्च रुधिरचाप (Hypertension)
(c) एन्यूरिज्म फटन (Aneurysm retpure)
(d) कुण्ठित आघात (Blunt trauma)

39. हाइपरथायरॉइडिज्म (Hyperthyroidism) के उपचार हेतु उपयोग की जाने वाली प्रमुख दवाओं में सभी शामिल हैं, सिवाय *(NHM Contractual Staff Nurse 2021)*
(a) आयोडाइड
(b) मेथीमाजोल
(c) मेथाडोन
(d) प्रोप्लाइथियोयूरेसिल

40. यकृत के सिरोसिस वाले रोगी में नाभि (Umbilicus) के आस-पास फैली हुई नसों (Veins) का निम्न कहा जाता है *(NHM Contractual Staff Nurse 2021)*
(a) प्रसवशीर्षशोफ (Caput succedaneum)
(b) लीनिया निग्रा (Linea niagra)
(c) कैपुट मेड्यूसा (Caput medusa)
(d) स्ट्राई (Straie)

41. FAST आपातकालीन कक्ष में रैपिड बेड साइड परीक्षण है, FAST का अर्थ है *(NHM Contractual Staff Nurse 2021)*
(a) Focussed Abdominal Sonography for Trauma
(b) Fast Assessment with Sonography for Trauma
(c) Focussed Assessment with Sonography for Trauma
(d) Fast Abdominal Sonography for Trauma

42. वयस्को में कटिवेधन (Lumbar puncture) (स्पाइनल टैप) का स्थल निम्न में से किस कशेरुकाओं के बीच किया जाता है ? *(NHM Contractual Staff Nurse 2021)*
(a) L1-L2, L2-L3
(b) L2-L3, L3-L4
(c) L3-L4, L4-L5
(d) L4-L5, L1-L2

43. कपास रेशे के अन्त:श्वसन से जुड़ा व्यावसायिक खतरा (Occupational hazard) है। *(NHM Contractual Staff Nurse 2021)*
(a) बाइसिनोसिस (Bysinosis)
(b) बगोसिस (Baggosis)
(c) सिलिकोसिस (Silicosis)
(d) एस्बेस्टोसिस (Asbestosis)

44. वेंटिलेशन कम BIPAP मोड किस का संक्षिप्त रूप है *(NHM Contractual Staff Nurse 2021)*
(a) Bilateral Positive Airway Pressure
(b) Bilevel Positive Airway Pressure
(c) Bilateral Peak Airway Pressure
(d) Bilevel Peak Airway Pressure

45. एक ग्राहक को हाइपरवोलेमिया (Hypervolemia) के साथ आपताकालीन स्थिति में भर्ती कराया गया है जिसमें नर्स को *(NHM Contractual Staff Nurse 2021)*
(a) दर्द निवारक दवाओं का प्रशासन करें (Administer pain relief drugs)
(b) एन्टीबायोटिक का प्रशासन करें (Administer antibiotic)
(c) IV तरल पदार्थ का प्रशासन करें और तुरन्त चिकित्सक से सम्पर्क करें (Administer IV fluids and contact the physician immediately)
(d) प्रोन स्थिति दें (Give prone position)

46. **अण्डकोश** (Scrotum) **के भीतर पैम्पिनिफॉर्म प्लेक्सस की फैलाव और अपस्फीति** (Dilatation and varicosity of the pampinniform plexus) **को निम्न कहा जाता है** ***(NHM Contractual Staff Nurse 2021)***
(a) हायड्रोसेले (Hydrocele) (b) हेमैटोसेल (Hematocele)
(c) स्पर्मेटोसेले (Spermatocele) (d) वैरीकोसेल (Varicocele)

47. **आन्तरिक अंगों के अनावरण** (Exposure) **के साथ एक घाव के खुलने** (Opening of a wound) **को निम्न कहा जाता है** ***(NHM Contractual Staff Nurse 2021)***
(a) स्फुटन (Dehiscene)
(b) अंतड़ी निकालना (Evisceration)
(c) केलोइड गठन (Keloid formation)
(d) एशर (Eschar)

48. **किसी बीमारी की सीमा या निदान की पुष्टि के लिए की गई सर्जरी को निम्न कहा जाता है** ***(NHM Contractual Staff Nurse 2021)***
(a) उपशामक (Palliative) (b) नैदानिक (Diagnostic)
(c) समन्वेशी (Exploratory) (d) रोगनिवारक (Curative)

49. **ऑपरेटिंग कक्ष में स्क्रब नर्स** (Scrub nurse) **की जिम्मेदारी है** ***(NHM Contractual Staff Nurse 2021)***
(a) ग्लविंग और गाउनिंग में सहायता करना
(b) सर्जिकल ड्रेप्स लगाना
(c) सर्जन के लिए सर्जिकल उपकरणों को सम्भालना
(d) रोगी की स्थिति में रखना

50. **प्रतिरोपित वृक्क** (Transplanted kidney) **की अस्वीकृति का संकेत क्या है?** ***(NHM Contractual Staff Nurse 2021)***
(a) मूत्र उत्पादन में वृद्धि (b) सदमा
(c) तेज बुखार (d) वजन घटना

51. **निम्नलिखित में से कौन-सा प्रारम्भिक संकेत देखना नर्स को अपेक्षित होना चाहिए, यदि एक मरीज में अन्तःशिरा जलसेक** (Intravenous infusion) **के बाद थ्रोम्बोफ्लिबाइटिस** (Theromophelebitis) **विकसित होता है?** ***(MPNHM CHO 2021)***
(a) ठिठुरन और ठंडक (Motting and coolness)
(b) इरिथेमा ओर गर्मी (Erythema and heat)
(c) तरल पदार्थ का रिसाव और सुन्नता (Leakage of fluid and numbness)
(d) पीलापन और सूजन (Pallor and swelling)

52. **मीसोडर्मल** (Mesodermal) **कोशिकाओं से उत्पन्न होते कैंसर जिसमें विभिन्न संयोजी ऊतक सम्मिलित होते है, कहा जाता है** ***(UPNHM Staff Nurse 2021)***
(a) कार्सिनोमास (Carcinomas) (b) सार्कोमास (Sacromas)
(c) लिम्फोमास (Lymphomas) (d) ल्यूकेमियास (Leukeamias)

53. **एक प्रकार का फ्रैक्चर जिसमें हड्डी का एक टुकड़ा दूसरे में चला जाता है, उसे निम्न कहा जाता है** ***(UPNHM Staff Nurse 2021)***
(a) स्पाइरल फ्रैक्चर (Spiral fracture)
(b) ट्रान्सवर्स फ्रैक्चर (Transverse fracture)
(c) ऑब्लिक फ्रैक्चर (Oblique fracture)
(d) इम्पेक्टेड फ्रैक्चर (Impacted fracture)

54. **अपरिवर्तित हाइपोवोलेमिक शॉक** (Unreversed hypovolemic shock) **निम्न प्रकार के सदमे** (Shock) **में आगे विकसित होता है** ***(UPNHM Staff Nurse 2021)***
(a) एनाफिलेक्टिक शॉक (b) कार्डियोजेनिक शॉक
(c) सेप्टिक शॉक (d) न्यूरोजेनिक शॉक

55. **रेस्तरां में एक व्यक्ति खाना खाते समय अचानक गिर जाता है एवं उसका दम घुटता है। निम्नलिखित में से किस विधि का उपयोग वायुमार्ग को साफ करने की आदर्श विधि है** ***(UPNHM Staff Nurse 2021)***
(a) जबड़े पर जोर देना (Jaw thrust manuevre)
(b) सिर को झुकाना ठोड़ी को ऊँचा उठाना (Head tilt chin lift manuevre)
(c) हीमलिच मनुवर (Heimlich manuevre)
(d) वलसल्वा मनुवर (Valsalva manuevre)

56. **माध्य धमनी दाब** (Mean arterial pressure) **की गणना का सूत्र हैं** ***(UPNHM Staff Nurse 2021)***
(a) डायस्टोलिक BP + सिस्टोलिक BP/3
(b) डायस्टोलिक BP + 2 × सिस्टोलिक BP/4
(c) सिस्टोलिक BP + डायस्टोलिक BP/2
(d) सिस्टोलिक BP + 2 × डायस्टोलिक BP/3

57. **सदमे के प्रतिपूरक चरण** (Compensatory stage of shock) **में रोगी का रुधिरचाप सामान्य सीमा के भीतर रहता है। पर्याप्त हृदय आउटपुट** (Cardiac output) **को बनाए रखने में योगदान करने वाले कारक हैं** ***(UPNHM Staff Nurse 2021)***
(a) हृदय की बढ़ी हुई संकुचनशीलता (Contratility)
(b) वैसोकॉन्स्ट्रिक्शन
(c) हृदय दर में वृद्धि
(d) हाथ-पांव की बढ़ी हुई हल-चल

58. **एक वयस्क पीड़ित के लिए CPR प्रदान करने के लिए संपीडन वेंटिलेशन का अनुपात है** ***(UPNHM Staff Nurse 2021)***
(a) 10 : 2 (b) 15 : 2
(c) 20 : 2 (d) 30 : 2

59. **प्राथमिक चिकित्सा प्रदान करते समय, निम्नलिखित सभी व्यक्तियों को खाने या पीने के लिए कुछ भी प्रदान न करें, सिवाय** ***(UPNHM Staff Nurse 2021)***
(a) गम्भीर रूप से घायल व्यक्ति (Severely injured)
(b) निद्राग्रस्त व्यक्ति (Becoming sleepy)
(c) बेहोश हुआ व्यक्ति (Falling unconscious)
(d) दस्त और बुखार जिसकी वजह से निर्जलीकरण है

60. **एपिस्टेक्सिस** (Epistaxis) **के कारण होते रुधिरस्राव को रोकने के लिए प्राथमिक चिकित्सा उपाय है** ***(UPNHM Staff Nurse 2021)***
(a) व्यक्ति को बिठाए, पीछे की ओर झुकें और नाक के नर्म हिस्से पर चुटी (Pinch) भरें
(b) व्यक्ति को बिठाए, आगे की ओर झुकें और नाक के नर्म हिस्से पर चुटी भरें
(c) व्यक्ति को लेटाएं और नाक के नरम हिस्से पर चुटी भरें
(d) व्यक्ति को लेटाएं और नाक के ऊपरी हिस्से पर चुटी भरें

30. (a)	31. (d)	32. (d)	33. (b)	34. (c)	35. (b)	36. (b)	37. (a)	38. (c)	39. (c)
40. (c)	41. (c)	42. (c)	43. (a)	44. (b)	45. (c)	46. (d)	47. (b)	48. (c)	49. (c)
50. (c)	51. (b)	52. (b)	53. (d)	54. (b)	55. (c)	56. (d)	57. (d)	58. (d)	59. (d)
60. (b)									

61. **कारक जिसके परिणास्वरूप सीरम ऑस्मोलैलिटी** (Serum osmolality) **में वृद्धि होती हैं** *(UPNHM Staff Nurse 2021)*
(a) डायबिटीज इन्सिपिडस
(b) यूरेमिया
(c) हाइपरग्लाइसेमिया
(d) गुर्दे की विफलता

62. **तरल पदार्थ की मात्रा में कमी** (Fluid volume deficit) **की विशेषताओं में सभी शामिल हैं, सिवाय** *(UPNHM Staff Nurse 2021)*
(a) त्वचा स्फीति में कमी (Decreased skin turgor)
(b) पोस्ट्यूरल हाइपोटेंशन (Postural hypotension)
(c) तापमान में वृद्धि (Increased temperature)
(d) केन्द्रीय शिरापरक दबाव में वृद्धि (Increased central venous pressure)

63. **अन्त:शिरा चिकित्सा की प्रणालीगत जटिलताओं** (Systemic complications of intravenous therapy) **में सभी शामिल हैं, सिवाय** *(UPNHM Staff Nurse 2021)*
(a) द्रव अधिभार (Fluid overload)
(b) वायु का अन्तः शल्यता (Air embolism)
(c) संक्रमण (Infection)
(d) इन्फिल्ट्रेशन (Infiltration)

64. **एक 30 वर्षीय व्यक्ति को दुर्घटना के कारण आपातकालीन वार्ड में लाया जाता है। निम्न में से कौन-सा संकेत खोपड़ी के फ्रैक्चर को इंगित करता है** *(UPNHM Staff Nurse 2021)*
(a) कान या नाक से तरल पदार्थ का निकलना, पेरिऑर्बिटल एकिमोसिस
(b) नाक से खून, माथे से खून आना
(c) बैटल संकेत, कर्निंग्स संकेत
(d) उपरोक्त में से कोई नहीं

65. **अस्थमा के संकेत और लक्षण में सभी शामिल हैं, सिवाय** *(UPNHM Staff Nurse 2021)*
(a) साँस लेने में कठिनाई (Shortness of breath)
(b) बुखार (Fever)
(c) घरघराहट (Wheezing)
(d) छाती में दर्द (Chest pain)

66. ***इश्चेरिचिया कोलाई*** (*Escherichia coli*) **जोकि जठरांत्रीय पथ** (Gastro intestinal tract) **में आमतौर पर पाए जाने वाले बैक्टीरिया का एक प्रकार है, के कारण मूत्राशय में उत्पन्न संक्रमण क्या कहलाता है?** *(UPNHM Staff Nurse 2021)*
(a) पाइलोनेफ्रैटिस (Pyelonephritis)
(b) सिस्टाइटिस (Cystitis)
(c) यूरेथ्राइटिस (Uretheritis)
(d) नेफ्रोटिक सिन्ड्रोम (Nephrotic syndrome)

67. **एक व्यक्ति के रुधिरचाप को प्रभावित करने वाले प्रमुख कारक सभी हैं, सिवाय** *(UPNHM Staff Nurse 2021)*
(a) स्ट्रोक आयतन (Stroke volume)
(b) शिरापरक से वापसी (Venous return)
(c) हृदय दर (Heart rate)
(d) सामान्य शरीर का वजन (Normal body weight)

68. **निम्नलिखित सभी कारकों के कारण हाइपोक्सिया** (Hypoxia) **हो सकता है, सिवाय** *(UPNHM Staff Nurse 2021)*
(a) घटा हुआ हीमोग्लोबिन
(b) सांस की समस्या
(c) एक क्षेत्र में रुधिर की आपूर्ति में कमी
(d) हीमोग्लोबीन में वृद्धि

69. **आक्रामक एजेंट को बेअसर करने, नियन्त्रित करने या समाप्त करने तथा ठीक करने हेतु साइट तैयार करने के उद्दिष्ट रक्षात्मक प्रतिक्रिया को कहा जाता है** *(UPNHM Staff Nurse 2021)*
(a) संक्रमण (Infection)
(b) सूजन (Inflammation)
(c) कठोरीकरण (Induration)
(d) अपमान (Insult)

70. **मल्टीपल स्क्लेरोसिस चारित्रार्थ होता है** *(ESIC Staff Nurse Paper-II 2019)*
(a) न्यूरोट्रांसमीटर डोपामिन की कमी द्वारा
(b) खराब मस्तिष्कीय परिसंचरण द्वारा
(c) रीढ़ की हड्डी के क्षय द्वारा
(d) CNS में प्रगतिशील डीमाइलीनेशन द्वारा

71. **एक मरीज की सक्शनिंग करते समय करना चाहिए।** *(ESIC Staff Nurse Paper-II 2019)*
(a) जैसे ही कैथेटर प्रवेश करें, निश्चित अन्तराल पर सक्शनिंग (Suctioning) करनी चाहिए
(b) कैथेटर प्रवेश करते समय लगातार सक्शन करना चाहिए
(c) सक्शन प्रक्रिया के पहले एवं बाद में मरीज के फेफड़ों को ऑक्सीजिनेट (Oxygenate) करना चाहिए
(d) हर बार 10 सेकण्ड से अधिक समय तक सक्शन करना चाहिए

72. **श्वसन मार्ग की दीवारों में सिम्पेथेटिक सिस्टम का एक्शन कहलाता है** *(ESIC Staff Nurse Paper-II 2019)*
(a) ब्रोन्कोडायलेशन (Bronchodilation)
(b) ब्रोन्कोकॉन्सट्रिक्शन (Bronchoconstriction)
(c) स्रावण में बढ़ोतरी (Increased secretion)
(d) गैसीय एक्सचेंज में बढ़ोतरी (Increased gas exchange)

73. **श्वसन दर को टाइडल वोल्यूम से गुणा करने पर प्राप्त होता है** *(ESIC Staff Nurse Paper-II 2019)*
(a) मिनट वोल्यूम
(b) मैक्सिमम वोल्यून्टरी वेन्टिलेशन
(c) टोटल लंग कैपेसिटी
(d) एक्सपाइरेटरी रिजर्व वोल्यूम

74. **टेम्पोरल अस्थि में केनियल नर्व के कम्प्रेशन से हो जाता है** *(ESIC Staff Nurse 2019)*
(a) मल्टीपल स्क्लेरोसिस
(b) बेल्स पेल्सी
(c) मेनीगोसेल
(d) गुलीयन बेयर सिण्ड्रोम

75. **निम्नलिखित में से कौन-सा बिनाइन एवं मैलिग्नेंट ट्यूमर के मध्य एक विशिष्ट अन्तर कारक नहीं है?** *(ESIC Staff Nurse 2019)*
(a) वृद्धि दर
(b) कोशिका विभेदीकरण
(c) ट्यूमर का आकार
(d) इनकेप्सूलेशन

76. **टेस्ट जोकि मायोकार्डियल डेमेज के लिए सबसे विशिष्ट है** *(ESIC Staff Nurse 2019)*
(a) क्रिएटिनीन काइनेज
(b) मायोग्लोबिन
(c) CKMB
(d) ट्रोपोनीन

77. आमाशय में प्रोटोन पम्प एक उदाहरण है
(ESIC Staff Nurse 2019)
(a) फैसीलिटेडेड डिफ्यूजन (Facilitated diffusion) का
(b) सैकेण्डरी एक्टिव ट्रांसपोर्ट (Secondary active transport) का
(c) प्राइमरी एक्टिव ट्रांसपोर्ट (Primary active transport) का
(d) सिम्पल डिफ्यूजन (Simple diffusion) का

78. क्लासिकल पदार्थ जोकि ब्रेडीकाइनिन के दर्द प्रेरक प्रभाव (Pain-provoking effect) **में सुधार कर दर्द के ग्राहियों** (Pain receptors) **की संवेदनशीलता बढ़ाते हैं** *(ESIC Staff Nurse 2019)*
(a) नोसीसेप्टर (Nociceptor)
(b) एण्डोरफीन्स (Endorphins)
(c) इनसिफेलीन्स (Encephalins)
(d) प्रोस्टाग्लैंडिन्स (Prostaglandins)

79. मेडिकल एसेप्सिस (Medical asepsis) **सर्जिकल एसेप्सिस** (Surgical asepsis) **से इसमें भिन्न होता है, कि इसका उद्देश्य है**
(ESIC Staff Nurse 2019)
(a) सभी उपकरणों को विसंक्रमित करना
(b) सूक्ष्मजीवों के संचरण को रोकना
(c) शरीर में सूक्ष्मजीवों के प्रवेश को रोकना
(d) सभी सूक्ष्मजीवों को मारना

80. लम्बे समय से एसीटामिनोफैन (Acetaminophen) **की हाई डोज** (High dose) **ले रहे मरीज में किस पैरामीटर की नियमित रूप से निगरानी की जाती है?** *(ESIC Staff Nurse 2019)*
(a) किडनी फंक्शन (b) लीवर फंक्शन
(c) प्रोथ्रोम्बिन टाइम (d) GI इरिटेशन

81. रुमेटॉइड आर्थराइटिस की एक्यूट फेज के दौरान महत्त्वपूर्ण वेल्यू है
(ESIC Staff Nurse 2019)
(a) ESR एवं C रीएक्टिव प्रोटीन में वृद्धि
(b) कम्प्लीट ब्लड कांऊट में वृद्धि
(c) रीनल फंक्शन टेस्ट में वृद्धि
(d) लीवर फंक्शन टेस्ट में वृद्धि

82. दर्द के प्रबन्ध के लिए सर्जिकल इन्टरवेन्शन जिसमें दर्द से मुक्ति के लिए नर्व रूट को काटा जाता है, कहलाता है *(ESIC Staff Nurse 2019)*
(a) राइजोटमी (Rhizotomy)
(b) क्राई एनाल्जेसिया (Cry analgesia)
(c) रेडियो फ्रिक्वेसी एब्लेशन (Radia freguency ablation)
(d) कॉर्डोटोमी (Cordotomy)

83. एक न्यूनतम आक्रामक तकनीक जिसके द्वारा इलेक्ट्रोड न्यूरोस्टिमुलेटर (Neurostimulator) **युक्त पतला, इन्सुलेटेड लेड वायर मस्तिष्क में इम्प्लांट** (Implant) **किया जाता है, कहलाती है**
(ESIC Staff Nurse 2019)
(a) कार्यात्मक
(b) ट्रांसक्रेनियल चुम्बकीय उत्तेजना
(c) विद्युत चिकित्सा
(d) गहरी मस्तिष्क उत्तेजना

84. बैल्स पैल्सी (Bell's palsy) **में प्रभावित क्रेनियल नर्व** (Cranial nerve) **है**
(ESIC Staff Nurse 2019)
(a) क्रेनियल नर्व IX (b) क्रेनियल नर्व III
(c) क्रेनियल नर्व V (d) क्रेनियल नर्व VII

85. आन्तरिक लंगडापन (Intermittent claudication) **एक चिन्ह है**
(ESIC Staff Nurse 2019)
(a) मायोकार्डियल इन्फार्कशन (Myocardial infarction) का
(b) पेरीफेरल न्यूरोपैथी (Peripheral neuropathy) का
(c) अर्टियल ऑक्लूसिव डिसिज (Atrial occlusive disease) का
(d) नर्व इंजरी (Nerve injury) का

86. रियेस सिण्ड्रोम (Reye's syndrome) **सम्बद्ध है**
(ESIC Staff Nurse 2019)
(a) हिमोलाइटिक ट्रांसफ्यूजन रिएक्शन से
(b) बाइलेयरी कोलिक
(c) सिकल सेल क्राइसिस से
(d) वायरस जनित बीमारी में एस्प्रिन के प्रयोग से

87. रेटिनल डिटेचमेन्ट (Retinal detachment) **का सबसे सामान्य कारण है**
(ESIC Staff Nurse 2019)
(a) डायबिटीज मेलाइटस
(b) रेटिना या वाइट्रिअस में अपक्षयी परिवर्तन
(c) चोट
(d) ब्रेन ट्यूमर

88. किस मामले में X-रे में एयर ब्रोन्कोग्राम देखते हैं?
(ESIC Staff Nurse 2019)
(a) सेप्सिस
(b) ट्यूबरकुलोसिस
(c) ब्रोंकियल अस्थमा
(d) रेस्पाइरेटरी डिस्ट्रेस सिण्ड्रोम

89. एक व्यक्ति जो थोड़े श्रम पर सांस भरने लगता है जैसे जब खाना खाता है, में किस प्रकार की श्वसन समस्या है? *(ESIC Staff Nurse 2019)*
(a) स्ट्रीडर (Stridor)
(b) डिस्पीनिया (Dyspnea)
(c) काइने स्टोक श्वसन (Cheyne-stokes respiration)
(d) हाइपरवेन्टीलेशन (Hyperventilation)

90. हृदयी जनित आघात (Cardiogenic shock) **प्रबल हो जाता है**
(ESIC Staff Nurse 2019)
(a) बैक्टीरिया द्वारा
(b) स्पाइनल कॉर्ड की चोट द्वारा
(c) गंभीर एलर्जी द्वारा
(d) मायोकार्डियल इन्फ्राकसन द्वारा

91. मरीज दर्द की शिकायत करता है एवं IV साइट पर सूजन के साथ लालिमा (Redness) **है नर्स को चाहिए।** *(ESIC Staff Nurse 2019)*
(a) लालिमायुक्त क्षेत्र में गरम नम पैक लगाना चाहिए
(b) नेसल ऑक्सीजन शुरु करनी चाहिए
(c) IV ट्यूबिग एवं सोल्यूशन को बदलना चाहिए
(d) इन्फ्यूजन को बंद कर केनुला को हटाना चाहिए

61. (d)	**62.** (d)	**63.** (d)	**64.** (a)	**65.** (b)	**66.** (b)	**67.** (d)	**68.** (d)	**69.** (b)	**70.** (d)
71. (c)	**72.** (a)	**73.** (a)	**74.** (b)	**75.** (c)	**76.** (d)	**77.** (c)	**78.** (d)	**79.** (b)	**80.** (b)
81. (a)	**82.** (a)	**83.** (d)	**84.** (d)	**85.** (c)	**86.** (d)	**87.** (b)	**88.** (d)	**89.** (b)	**90.** (d)
91. (d)									

92. **किसके अतिरिक्त सभी फुफ्फुसीय ओडीमा** (Pulmonary oedema) **की मुख्य चिकित्सकीय अभिव्यक्तियाँ है?** *(ESIC Staff Nurse 2019)*

(a) निम्न रुधिरचाप (b) बलगम सहित खाँसी
(c) सांस में तकलीफ (d) साइनोसिस

93. **एक्हैलैसिआ** (Achalasia) **के रोगी में पाया जाने वाला प्रमुख लक्षण है** *(ESIC Staff Nurse 2019)*

(a) जोड़ो में दर्द (b) निगलने में परेशानी
(c) बटरफ्लाई चकत्ते (d) उच्च रुधिरचाप

94. **अपेन्डिसाइटिस का रोगी सामान्यतया निम्नलिखित चिकित्सकीय अभिव्यक्तियाँ प्रदर्शित करता है** *(ESIC Staff Nurse 2019)*

(a) हर्टबर्न, रिगर्गिटेशन एवं डिस्फेजिया
(b) खाने के तुरन्त बाद दर्द
(c) उल्टी या मल में रुधिर
(d) मैक्बर्नी बिन्दु रिबाउण्ड टेन्डरनेस

95. **निम्नलिखित में से कौन श्वसनीय संकट** (Respiratary distress) **का लक्षण नहीं है?** *(ESIC Staff Nurse 2019)*

(a) पूर्ण वाक्य बोलना
(b) सांस को आसान बनाने के लिए मुद्रा में परिवर्तन
(c) नेजल फ्लेरिंग
(d) साइनोसिस

96. **जब एक व्यक्ति का रुधिरचाप कम होता है, तो वृक्क प्रतिक्रिया देते हैं** *(ESIC Staff Nurse 2019)*

(a) एल्डोस्टीरोन निर्माण द्वारा
(b) रेनिन स्रावण द्वारा
(c) यूरिन आउटपुट को बढ़ाकर
(d) ADH को धीरे-धीरे मुक्त कर

97. **यदि ट्रेगस** (Tragus) **या ऑरीकल** (Auricle) **को पैल्पेट** (Palpate) **करने पर दर्द होता है, तो समस्या है** *(ESIC Staff Nurse 2019)*

(a) ओटिटिस मीडिया (Otitis media)
(b) बाहरी ओटिटिस (Otitis extrema)
(c) साइनोसाइटिस (Sinositis)
(d) अन्न-नलिका रोग (Pharyngitis)

98. **सेला टर्सिका में स्थित ट्यूमर एवं पिट्यूटरी ग्रन्थि के छोटे एडिनोमा किसके द्वारा हटाए जा सकते हैं?** *(ESIC Staff Nurse 2019)*

(a) इन्फ्राटेन्टोरियल एप्रोच
(b) ट्रांसफिनॉइडल एप्रोच
(c) सुप्राटेन्टोरीयल एप्रोच
(d) क्रेनिकटॉमी

99. **हॉमन साइन का प्रयोग किसके आंकलन हेतु किया जाता है?** *(ESIC Staff Nurse 2019)*

(a) वाउण्ड सेप्सिस (b) डीप वेन थ्रोम्बोसिस
(c) हाइपोटेन्सन (d) हिमेटोमा

100. **सुरक्षात्मक युक्ति को चुस्ती से लगाया गया है। निम्नलिखित में से कौन-सी फाइडिंग चिन्ताजनक है?** *(ESIC Staff Nurse 2019)*

(a) अँगुलियों एवं अँगूठे की गति की योग्यता
(b) गरम व गुलाबी त्वचा
(c) नेलबेड्स की विवर्णता (Decolourisation)
(d) नेलबेडस की कोशिकाओं की शीघ्र पुनर्भरण (Restoration)

101. **सर्जरी एवं एनेस्थेसिया के सम्भावित विपरीत प्रभाव नहीं है** *(ESIC Staff Nurse 2019)*

(a) रुधिर वाहिकाओं के कम्प्रेशन के कारण थ्रोम्बोसिस या स्टेसिस
(b) मायोकार्डियल डिप्रेशन, ब्रेडीकार्डिया एवं सर्कुलेटरी कोलेप्स
(c) मेलिग्नेट हाइपरथर्मिया/हाइपोथर्मिया
(d) निर्जलीकरण (Dehydration) एवं लवण असन्तुलन

102. **पैर के अंगूठों का रिफ्लेक्स एक्शन जोकि सेरेब्रल कॉर्टेक्स निकलने वाले मोटर कंट्रोल पाथवे में असामान्यता का सूचक है, कहलाता है** *(ESIC Staff Nurse 2019)*

(a) रोम्बर्ग टेस्ट (b) बेबिन्सकी रिफ्लेक्स
(c) एकीलेस रिफ्लेक्स (d) पेटलर रिफ्लेक्स

103. **एम्पुला एवं कॉक्लिया में एण्डोलिम्फ का संग्रहण जिसके कारण संवेदी कोशिकाओं के विनाश के साथ मेम्ब्रेनस लेबीरिन्थ में फैलाव व दाब में वृद्धि होती है, कहलाता है** *(ESIC Staff Nurse 2019)*

(a) हॉर्डीयोलम (b) ओस्टीयोस्केलेरोसिस
(c) मेनीयर रोग (d) ओटाइटिस मीडिया

104. **वेरिकोस वेन के लिए सरल जाँच है** *(AIIMS Delhi Nsg. 2018)*

(a) होमेन साइन (b) कोल्ड केलोरिक टेस्ट
(c) वेबर टेस्ट (d) ट्रेन्डेलेण्बर्ग टेस्ट

105. **निम्नलिखित में से कौन-सा एनीमिया भारत में पाया जाने वाला सबसे सामान्य एनीमिया है?** *(AIIMS Rishikesh Nsg. 2015)*

(a) पर्निसियस एनीमिया
(b) आयरन डेफिसिएन्सी एनीमिया
(c) एप्लास्टिक एनीमिया
(d) सिकल सेल एनीमिया

106. **हाइपरकैलिमिया में ECG में क्या परिवर्तन होता है?** *(AIIMS Rishikesh Nsg. 2015)*

(a) ST सेगमेन्ट का उत्थान
(b) ST सेगमेन्ट का विस्तारित होना
(c) उठी हुई उच्च (Peak) T-तरंग
(d) समतल T-तरंग

107. **लिम्फ नोड्स में रीड-स्टेर्नबर्ग** (Reed - Sternberg) **कोशिकाएँ पाई जाती हैं** *(AIIMS Jodhpur Staff Nurse 2018)*

(a) ल्यूकेमिया में
(b) नॉन-हॉजकिन लिम्फोमा में
(c) मल्टिपल माइलोमा में
(d) हॉजकिन लिम्फोमा में

108. **निम्नलिखित में से कौन-सा, दौरों की पहचान के लिए एक विशिष्ट जाँच है?** *(UPNHM Staff Nurse 2018)*

(a) CT स्केन (b) MRI स्केन
(c) EEG (d) एक्स-रे

109. **फ्रेक्चर की हीलिंग के लिए सबसे महत्त्वपूर्ण नर्सिंग कार्य है** *(UPNHM Staff Nurse 2018)*

(a) स्थिरीकरण (b) कैल्शियम पूरक
(c) व्यायाम (d) एण्टिबायोटिक

110. **कौन सर्जरी का जनक कहा जाता है?** *(UPNHM Staff Nurse 2018)*

(a) चरक (b) सुश्रुत
(c) हिप्पोक्रेट (d) धनवन्तरी

111. **मूत्र के सामान्य बहाव में अवरोध के कारण रीनल पेल्विस का फैलना कहलाता है** *(AIIMS Nagpur 2018)*
(a) रीनल फेल्यर
(b) रीनल केल्कुली
(c) हाइड्रोनेफ्रोसिस
(d) पॉलीसिस्टिक वृक्क

112. **फार्मर्स लंग** (Farmers lung) **का कारण है** *(AIIMS Nagpur 2018)*
(a) कपास के रेशे (b) पराग कण
(b) सीसा कण (d) अनाज की डस्ट

113. **कौन-से प्रकार के अर्हीथेमिया** (Arrhythmia) **में** CPR **एवं डिफिब्रीलेशन** (Defebrillation) **शुरु करना चाहिए?** *(AIIMS Nagpur 2018)*
(a) प्रिमेच्योर वेन्ट्रीकुलर कॉन्ट्रेक्शन
(b) एट्रियल फिब्रिलेशन
(c) वेन्ट्रीकुलर फिब्रिलेशन
(d) एट्रियो-वेन्ट्रीकुलर ब्लॉक

114. **एपिस्टेक्सिस** (Epistaxis) **का अर्थ है** *(AIIMS Nagpur 2018)*
(a) नाक में बाहरी वस्तु (b) नेजल पोलीप
(b) नेजल फ्रेक्चर (d) नाक से रुधिरस्राव

115. **गैस गैंगरीन** (Gas gangrene) **उत्पन्न करने वाला जीव है** *(AIIMS Nagpur 2018)*
(a) *क्लोस्ट्रीडियम टिटेनी (Clostridium tetani)*
(b) *क्लोस्ट्रीडियम परफ्रींगेन्स (Clostridium perfringens)*
(c) *क्लोस्ट्रीडियम हिस्टोलिटीकम (Clostridium hystolyticum)*
(d) *क्लोस्ट्रीडियम नोवायी (Clostridium novyi)*

116. **केन्द्रीय श्रवणहीनता ………… की चोट का परिणाम होती है।** *(AIIMS Nagpur 2018)*
(a) ब्रेन ऑडिटरी पाथवे (b) ऑल्फेक्टरी नर्व
(c) फेसियल नर्व (d) ऑडिटरी नर्व

117. **नकसीर** (Epistaxis) **के प्रबन्ध में किसके अतिरिक्त सभी कार्य सम्मिलित है?** *(AIIMS Bhubaneswar 2018)*
(a) गर्दन को आगे की तरफ झुकाकर मरीज को बैठी अवस्था में रखना
(b) नमक की चुटकी द्वारा दाब लगाना
(c) नाक पर बर्फ लगाना
(d) मरीज को छींकने की अनुमति देना

118. **एक इमरजेन्सी रूम नर्स अफीम का सेवन करने वाले एक 22 वर्षीय पुरुष का आंकलन कर रही है। कौन-से लक्षण यह इंगित करते हैं कि मरीज ने ओवरडोज ली है?** *(GMCH Chandigarh 2018)*
(a) संकुचित पुतलियों एवं निम्न रुधिरदाब
(b) उल्टी एवं तेज सांस
(c) पुतलियों का फैलाव एवं हाइपरटेन्सिव क्राइसिस
(d) ट्रेमर व अटेक्सिया

119. **रीनल फेल्यर वाले एक रोगी का सीरम पोटैशियम लेवल** 6.5 mEq/L **है। नर्स जानती है कि कौन-सी औषधि रीनल फेल्यर में हाइपरकैलेमिया के उपचार के लिए काम में ली जाती है?** *(AIIMS Rishikesh Nsg. 2018)*
(a) सोडियम पॉलीस्टेरीनी सल्फोनेट (Sodium polystyrene sulphonate)
(b) इन्सुलिन + डेक्स्ट्रोस (Insulin + Dextrose)
(c) सोडियम बाइकार्बोनेट (Sodium bicarbonate)
(d) कैल्शियम ग्लूकोनेट (Calcium gluconate)

120. **K-बाइण्ड** (K-bind) **किसके मरीज को दी जाती है?** *(SSB DD and DNH Staff Nurse 2018)*
(a) हाइपोकैलेमिया (b) हाइपरनेट्रिमिया
(c) हाइपरकैलेमिया (d) हाइपोनेट्रिमिया

121. **मधुमेह मेलाइटिस** (Diabetes mellitus) **के लिए कौन-सा जोखिम कारक संशोधन योग्य नहीं है?** *(SSB DD and DNH Staff Nurse 2018)*
(a) रुधिर शर्करा स्तर पर कमजोर नियंत्रण
(b) मोटापा
(c) शारीरिक अक्रियता
(d) बढ़ती हुई आयु

122. **पिन पॉइण्ट प्यूपिल** (Pin point pupil) **किसका एक लक्षण है?** *(AIIMS Bhubaneswar 2018)*
(a) पॉन्टिन रुधिरस्राव (b) बार्बिट्यूरेट विषाक्तता
(c) कोकीन दुरुपयोग (d) ग्लूकोमा

123. **डिप वेन थ्रोम्बोसिस** (Deep vein thrombosis) **एक व्यक्ति को किसके जोखिम वाला बनाता है?** *(AIIMS Nagpur 2018)*
(a) शॉक (b) पल्मोनरी इम्बोलिज्म
(c) हृदयघात (d) स्ट्रोक

124. **नलिकाकार छाती** (Barrel chest) **दिखायी देती है** *(SSB DD and DNH Staff Nurse 2018)*
(a) काइफोस्कोलियोसिस (Kyphoscoliosis) में
(b) रिकेट्स (Rickets) में
(c) न्यूमोनिया (Pneumonia) में
(d) एम्फाइसीमा (Emphysema) में

125. **वर्णान्धता** (Colour blindness) **किसकी समस्या के कारण होती है?** *(SSB DD and DNH Staff Nurse 2018)*
(a) शंकु (Cones)
(b) लेन्स (Lens)
(c) एक्वस ह्यूमर (Aqueous humour)
(d) श्लाका (Rods)

126. **निम्नलिखित में से कौन-सा लक्षण ऑब्सट्रक्टिव पीलिया** (Obstructive jaundice) **को इंगित करता है?** *(SSB DD and DNH Nurse 2018)*
(a) मिट्टी के रंग का मल
(b) पीले रंग का मूत्र
(c) मूत्र में बढ़ा हुआ यूरोबिलीनोजन (Urobilinogen)
(d) घटा हुआ हिमेटोक्रिट

92. (a)	**93.** (b)	**94.** (d)	**95.** (a)	**96.** (b)	**97.** (b)	**98.** (b)	**99.** (b)	**100.** (c)	**101.** (d)
102. (b)	**103.** (c)	**104.** (d)	**105.** (b)	**106.** (c)	**107.** (d)	**108.** (c)	**109.** (a)	**110.** (b)	**111.** (c)
112. (d)	**113.** (c)	**114.** (d)	**115.** (b)	**116.** (a)	**117.** (d)	**118.** (a)	**119.** (b)	**120.** (c)	**121.** (d)
122. (a)	**123.** (b)	**124.** (d)	**125.** (a)	**125.** (a)	**126.** (a)				

127. **बार-बार वर्टिगो, टिन्निटिस एवं बहरापन** (Vertigo, tinnitus and deafness) **के द्वारा चरितार्थ होने वाली अन्त:कर्ण की बीमारी है**
(AIIMS Nagpur 2018)
(a) सिन्कोपी (Syncope)
(b) मिनियर्स रोग (Menieres disease)
(c) ग्लूकोमा (Glauconia)
(d) हाइड्रोसैफेलस (Hydrocephalus)

128. **किसमें समस्या चक्कर** (Vertigo) **का कारण है ?**
(SSB DD and DNH Staff Nurse 2018)
(a) मध्य कर्ण (b) टिम्पनिक झिल्ली
(c) आन्तरिक कर्ण (d) बाह्य कर्ण

129. **किसके अतिरिक्त सभी कब्ज के कारण है?**
(AIIMS Bhubaneswar 2018)
(a) फाइबर का अपर्याप्त अन्तर्ग्रहण
(b) जठरांत्रीय गतिशीलता में कमी
(c) तरल अन्तर्ग्रहण में कमी
(d) दस्तावरों का दुरुपयोग

130. **निम्नलिखित में से कौन-सी स्थिति गुर्दे में पथरी** (Renal calculi) **के विकास से सम्बद्ध है?** *(GMCH Chandigarh 2018)*
(a) पेन्क्रिएटाइटिस (b) फीमर का फ्रेक्चर
(c) गठिया (d) डिस्क डिसीज

131. **इन जाँच असेस्मेंट फाइडिंग** (Assessment findings) **में से कौन-सी नर्स मल्टिपल स्क्लेरोसिस का एक शुरुआती चिकित्सकीय विशेषता के रूप पहचानती है?** *(GMCH Chandigarh 2018)*
(a) डीमेन्शिया (b) पेशीय एट्रोफी
(c) दृष्टि हानि (d) क्लोनस

132. **गैस्टो-इसोफेगल रिफ्लेक्स रोग** (Gastro-Oesophageal Reflux Disease or GERD) **में निम्नलिखित अंगों में से कौन-सा प्रभावित होता है?** *(AIIMS Jodhpur Nurse 2018)*
(a) लोअर इसोफेजियल स्फिंक्टर (b) पाइलोरस
(c) ड्यूडीनम (d) डायाफ्राम

133. **अपेन्डिक्स के फटने के बाद सामान्य जटिलता है**
(AIIMS Delhi Nsg. 2018)
(a) पेरिटोनाइटिस (b) रुधिरस्राव
(c) आंत्रीय अवरोध (d) PID

134. **श्वसन मार्ग में भद्दी कोलाहलपूर्ण** (Coarse rattling) **आवाज है**
(AIIMS Delhi Nsg. 2018)
(a) स्ट्रीडोर (Stridor) (b) रान्ची (Ranchi)
(c) रेले (Rale) (d) व्हीजिंग (Wheering)

135. **शराब का दीर्घकालिक दुरुपयोग कारित करता है**
(AIIMS Nagpur 2018)
(a) लीवर सिरोसिस (b) कोलिस्टेसिस
(c) फैटी लीवर (d) हिपेटाइटिस-B

136. **अल्सरेटीव कोलाइटिस** (Ulcerative colitis) **वाले मरीज को नर्स शिक्षा प्रदान कर रही है। नर्स मरीज को किस डाइट के लिए निर्देशित करेगी?**
(GMCH Chandigarh 2018)
(a) कार्बोहाइड्रेट समृद्ध साइट
(b) उच्च कैलोरी, उच्च प्रोटीन डाइट
(c) उच्च कैल्शियम एवं उच्च पोटैशियम डाइट
(d) कम अवशिष्ट, निम्न फाइबर डाइट

137. **एक्यूट क्लोज एंगल ग्लूकोमा** (Acute close angle glaucoma) **में पिलोकार्पिन** (Pilocarpine) **के एक्शन की क्रियाविधि है**
(AIIMS Rishikesh Nsg. 2018)
(a) पुतलियों को संकुचित कर आउटफ्लो (Outflow) को बढ़ाती है
(b) पुतलियों को फैलाती है
(c) एक्वस ह्यूमर के अवशोषण को बढ़ाती है
(d) IOP को बढ़ाती हैं

138. **एक नर्स एक मोतियाबिन्द** (Cataract) **की सर्जरी वाले मरीज को शल्यक्रिया पूर्व शिक्षा दे रही है। सबसे महत्त्वपूर्ण निर्देश कौन-सा है जिसे उसे देना चाहिए?** *(GMCH Chandigarh 2018)*
(a) 3 घण्टे तक सीधे लेटे रहो
(b) 2 दिन मृदु आहार (Soft diet) लो
(c) गहरे सांस लो एवं खाँसों
(d) कमर से झुकने से बचो

139. **फूरोसेमीड** (Furosemide) **नेफ्रॉन के किस हिस्से पर प्रभाव डालता है?**
(GMCH Chandigarh 2018)
(a) समीपस्थ नलिका
(b) लूप ऑफ हेनले का अवरोही खण्ड (Descending limb)
(c) लूप ऑफ हेनले का आरोही खण्ड (Ascending iimb)
(d) दूरस्थ नलिका

140. **एक मरीज में सांस की तकलीफ डिस्पिनिया** (Dyspnea) **को कम करने के लिए निम्न स्थिति दी जाती है** *(AIIMS Nagpur GR-II 2018)*
(a) ट्रेन्डेलेण्बर्गस् (Trendelenburg's)
(b) सुपाइन (Supine)
(c) फाउलर्स (Fowler's)
(d) प्रोन (Prone)

141. **किसके अतिरिक्त सभी मूत्र धारण के संभावित कारण है?**
(RRB Staff Nurse 2018)
(a) मूत्रमार्गीय अवरोध
(b) शल्यक्रिया एवं ट्रोमा
(c) औषधि जैसे एल्बेनडेजॉल (Albendazole)
(d) मूत्राशय की पेशियों में उद्दीपन की कमी

142. **लम्बे समय तक बिस्तरीय देखभाल** (Bed ridden) **वाले मरीज में सबसे अधिक पाया जाने वाला संक्रमण निम्नलिखित में से कौन-सा है?**
(RRB Staff Nurse 2018)
(a) हृदय तन्त्र (b) जठरांत्रीय तन्त्र
(c) यूरीनरी तन्त्र (d) श्वसन तन्त्र

143. **हृदय के प्रदाह** (Inflammation) **को व्यक्त करने वाली सामान्य टर्म** (Term) **है** *(RRB Staff Nurse 2018)*
(a) एन्जिना पैक्टोरिस (Angina pectoris)
(b) कोरोनेरी थ्रोम्बोसिस (Coronary thrombosis)
(c) कार्डिटिस (Carditis)
(d) ब्रेडीकार्डिया (Bradycardia)

144. **नीचे दिए गए सभी कार्डियो-पल्मोनरी अरेस्ट** (Cardio-pulmonary arrest) **के लक्षण हैं, सिवाय** *(AIIMS Bhopal 2018)*
(a) पल्स की अनुपस्थिति
(b) पुतलियों का संकुचन
(c) चेतना की तुरन्त हानि
(d) पुतलियों का फैलाव

145. **रुधिरस्रावी कैरोटिड धमनी** (Bleeding carotid artery) **को दबाने से तुरन्त हो सकता है** *(AIIMS Bhopal Paper 2018)*

(a) गंध की संवेदना की हानि (b) अंधापन
(c) स्ट्रोक (d) वमन

146. **एक व्यक्ति में मल का अनैच्छिक निकास कहलाता है** *(AIIMS Nagpur 2018)*

(a) फीकल इम्पेक्शन
(b) फीकल इन्कोन्टिनेन्स
(c) कॉंस्टिपेशन
(d) फ्लेटूलेन्स

147. **निम्नलिखित में से कौन-सा एपेण्डिसाइटिस** (Appendicitis) **के लिए एवं चेतावनी चिन्ह है?** *(AIIMS Bhubaneswar 2018)*

(a) डायरिया (Diarrhoea)
(b) रिबाउण्ड टेण्डरनेस (Rebound tenderness)
(c) लिस्टलेसनेस (Listlessness)
(d) लेथैर्जी (Lethargy)

148. **एक नर्स एक रीनल डिसऑर्डर वाले मरीज रिकॉर्ड एवं नोट्स की समीक्षा कर रही है। नर्स निम्नलिखित में से कौन-से लेबोरेटरी रिजल्ट की अपेक्षा रखती है?** *(AIIMS Jodhpur Staff Nurse 2018)*

(a) बढ़ा हुआ हीमोग्लोबिन स्तर
(b) घटा हुआ सीरम फॉस्फेट स्तर
(c) बढ़ा हुआ सीरम क्रिएटिनिन स्तर
(d) उपरोक्त सभी

149. **बीटा ब्लॉकर** (Beta blocker) **ले रहे मरीज की आघात** (Shock) **के लिए निगरानी की जा रही है। ऐसे मरीज में आघात की कौन-सी अभिव्यक्ति उपस्थित नहीं होगी?** *(DME Karnataka Staff Nurse 2018)*

(a) हाइपोटेंशन (Hypotension)
(b) टैकीकार्डिया (Tachycardia)
(c) ऑलिगूरिया (Oliguria)
(d) परिवर्तित मानसिक अवस्था (Altered mental status)

150. **हृदय विफलता का एक मरीज डाइयूरेटिक्स** (Diuretics) **पर चल रहा है। ऐसे रोगी के स्वास्थ्य स्तर का सबसे सटीक सूचक कौन-सा है?** *(SSB DD and DNH Staff Nurse 2018)*

(a) मूत्र का विशिष्ट गुरुत्व (Urine specific gravity)
(b) जैविक चिन्ह (Vital signs)
(c) तरल अन्तर्ग्रहण एवं आउटपूट (Fluid intake and output)
(d) भार (Weight)

151. **बढ़ते हुए अन्तर्कपालीय दबाव** (ICP) **के साथ होते हैं** *(DME Karnataka Staff Nurse 2018)*

(a) टेकीकार्डिया (Tachycardia) एवं निम्न रुधिरचाप (Hypotension)
(b) ब्रैडीकार्डिया (Bradycardia) एवं निम्न रुधिरचाप (Hypotension)
(c) टेकीकार्डिया (Tachycardia) एवं उच्च रुधिरचाप (Hypertension)
(d) ब्रैडीकार्डिया (Bradycardia) एवं उच्च रुधिरचाप (Hypertension)

152. **गम्भीर डिस्पिनिया** (Dyspnea), **ऑर्थोपिनिया** (Orthopnea), **पैलर** (Pallor), **टेकीकार्डिया** (Tachycardia) **एवं झागदार रुधिर रंजित बलगम पाए जाते हैं** *(AIIMS Nagpur 2018)*

(a) पल्मोनरी ओडीमा में
(b) बाईं हृदयी विफलता में
(c) रुधिर संचयी हृदयी विफलता में
(d) दाईं हृदयी विफलता में

153. **क्लोज्ड चेस्ट ड्रेनेज** (Closed chest drainage) **में प्रयुक्त सिद्धान्त है** *(AIIMS Nagpur 2018)*

(a) ग्रेविटी, पोजिटिव प्रेशर, सक्शन
(b) ग्रेविटी, निगेटिव प्रेशर सक्शन
(c) एम्बुलेशन (Ambulation)
(d) पोस्वर (Posture)

154. **ब्रूडजिंस्की चिन्ह** (Brudzinski sign) **एवं कर्निंग चिन्ह** (Kernig's sign) **नैदानिक चिन्ह है** *(AIIMS Nagpur 2018)*

(a) टिटेनस के (b) मैनिन्जाइटिस के
(c) इनसिफेलाइटिस के (d) कर्निक्टरस के

155. **सम्पूर्ण लेरिंगैक्टॉमी** (Laryngectomy) **के प्रस्तावित रोगी की देखभाल कर रही एक नर्स को ……… के लिए प्लान करना चाहिए।** *(SSBDD and DNH Staff Nurse 2018)*

(a) वैकल्पिक संचार विधि
(b) अन्तराल पर मुँह द्वारा भोजन
(c) मरीज के लिए सुपाइन पोजिशन
(d) ट्रैकिओस्टॉमी कफ (Tracheostomy cuff) को पूरा फैला हुआ रखना

156. **गंभीर एन्जिना व** ST **एलीवेशन** (Elevation) **के साथ इमरजेन्सी में भर्ती मरीज के लिए कौन-सी प्रयोगशाला जाँच आवश्यक है?** *(SSB DD and DNH Staff Nurse 2018)*

(a) क्रिएटीन काइनेज लेवल (Creatine kinase level)
(b) ट्रोपोनिन लेवल (Troponin level)
(c) हीमोग्लोबिन (Haemoglobin)
(d) लीवर एन्जाइम्स (Liver enzymes)

157. **गुर्दा प्रत्यारोपण के रोगी में शल्य क्रिया पश्चात् कौन-सा आंकलन तुरन्त चिकित्सक को रिपोर्ट किया जाना चाहिए?** *(SSB DD and DNH Staff Nurse 2018)*

(a) 99°C पर तापमान
(b) सीरम पौटेशियम लेवल (Serum potassium level) 4.8 mg/dL
(c) यूरीन आउटपुट (Urine output का 20 mL/ घण्टा से कम होना
(d) सीरम सोडियम लेवल (Serum sodium level) 137 mEq/L

158. **इनमें से कौन-से मानदण्ड शल्यक्रिया पश्चात् रोगी में संक्रमण इंगित करते है?** *(SSB DD and DNH Staff Nurse 2018)*

(a) चीरे का स्थान लाल, गरम व स्पर्शसंवेदी
(b) एक अन्तर्निवासी मूत्रीय कैथेटर की उपस्थिति
(c) 37.8°C मलाशयी तापमान
(d) श्वेत रुधिर कोशिकाओं को संख्या 6000/mm^3

127. (b)	*128.* (c)	*129.* (d)	*130.* (c)	*131.* (c)	*132.* (a)	*133.* (a)	*134.* (c)	*135.* (a)	*136.* (d)
137. (a)	*138.* (d)	*139.* (c)	*140.* (c)	*141.* (c)	*142.* (c)	*143.* (c)	*144.* (b)	*145.* (c)	*146.* (b)
147. (b)	*148.* (c)	*149.* (b)	*150.* (d)	*151.* (a)	*152.* (a)	*153.* (b)	*154.* (b)	*155.* (a)	*156.* (b)
157. (c)	*158.* (a)								

159. **एन्टी इम्बोलिज्म स्टोकिंग्स** (Anti-embolism stockings) **का उद्देश्य है** *(SSB DD and DNH Staff Nurse 2018)*
(a) टाँगों से शिरीय रुधिर प्रवाह में कमी लाना
(b) टाँगों में ताप को बढ़ाना
(c) टाँगों में सूजन को कम करना/रोकना
(d) टाँगों को धमनीय रुधिर प्रवाह में कमी करना

160. **कॉली** (Colle's) **फ्रेक्चर किसका फ्रेक्चर है?** *(SSB DD and DNH Staff Nurse 2018)*
(a) रेडियस (Radius)
(b) ह्यूमरस (Humerus)
(c) ओलेक्रेनॉन (Olecranon)
(d) अल्ना (Ulna)

161. **एक नर्स एक मरीज की देखभाल कर रही है जिसका हिप रिप्लेसमेन्ट** (Hip replacement) **हुआ है। निम्नलिखित में से कौन-सी खोज सबसे अधिक महत्त्वपूर्ण है?** *(AIIMS Bhopal 2018)*
(a) फिजीकल थैरेथी (Physical therapy) के पश्चात् दर्द की शिकायत
(b) रिपॉजीशनिंग (Repositioning) दौरान दर्द की शिकायत
(c) 101.8°F (38.7°C) का तापमान
(d) सर्जिकल ड्रेसिंग पर थोड़ा रुधिर युक्त डिस्चार्ज

162. **एक मरीज जोकि T4 स्तर से नीचे पक्षाघात से पीड़ित है, की जाँच करते समय एक मेडिकल सर्जिकल नर्स क्या मिलने की अपेक्षा रखती है?** *(AIIMS Jodhpur Staff Nurse 2018)*
(a) हाथों (ऊपरी पाद) की लटकन
(b) हाथों का हाइपररीफ्लेक्सिया (hyperreflexia) एवं स्पेस्टिसिटी (Spasticity)
(c) डायाफ्राम का खराब कार्य जिसमें वेन्टीलेटर सपोर्ट की आवश्यकता हो
(d) हाथों का स्वतन्त्र प्रयोग एवं प्रभावी खांसी

163. **पैर के डॉर्सिफ्लेक्सिऑन** (Dorsiflexion) **पर काफ पेशियों में दर्द** (Homan's sign) **इंगित करता है** *(AIIMS Jodhpur Staff Nurse 2018)*
(a) डीप वेन थ्रोम्बोसिस (DVT)
(b) एन्यूरिज्म
(c) लिम्फेडिमा
(d) सेलुलाइटिस

164. **लिम्फोमा एक बीमारी है** *(AIIMS Nagpur 2018)*
(a) रुधिर वाहिकाओं की
(b) यकृत की
(c) हृदय की
(d) लसिका तन्त्र

165. **एक सर्जिकल घाव के किनारों का खुलना कहलाता है** *(AIIMS Nagpur 2018)*
(a) वुन्ड (Wound) एवीसरेशन (Evisceration)
(b) वुन्ड (Wound) रप्चर (Rupture)
(c) वुन्ड (Wound) आप्रोक्सिमेशन (Approximation)
(d) वुन्ड (Wound) डिहिस्सेन्स (Dehiscence)

166. **उदर में एक दुर्बल स्थान से होकर किसी अंग का असामान्य प्रलंबन या प्रक्षेपण कहलाता है** *(AIIMS Nagpur 2018)*
(a) एडेशन (Adhesion)
(b) हर्निया (Hernia)
(c) वोल्वुलस (Volvulus)
(d) इन्टसससेप्शन (Intussusception)

167. **कॉर्निया का प्रदाह** (Inflammation) **कहलाता है** *(AIIMS Nagpur 2018)*
(a) कंजक्टिवाइटिस
(b) ट्रेकोमा
(c) किरेटाइटिस
(d) स्कलेराइटिस

168. **पॉजिट्रान इमिशन टोमोग्राफी है, एक** *(AIIMS Manglagiri 2018)*
(a) न्यूरोसाइकोलॉजिकल टेस्ट
(b) न्यूरोएन्डोक्राइन टेस्ट
(c) इलेक्ट्रोफिजियो लॉजिकल टेस्ट
(d) ब्रेन इमेजिंग टेस्ट

169. **कौन-सी बीमारी में चेस्ट** X-**रे में हृदय बूट शेपेड** (Boot-shaped) **दिखायी देता है?** *(AIIMS Manglagiri 2018)*
(a) पेटेन्ट डक्टस आर्टरिओसस (Patent ductus arteriosus)
(b) ट्रान्सपोजिशन ऑफ ग्रेट आर्टरीज (Transposition of great arteries)
(c) ट्राइकस्पिड एट्रेसिया (Tricuspid atresia)
(d) ट्रेट्रालॉजी ऑफ फेलोट (Tetralogy of Fallot)

170. **सेप्टिक शॉक के लिए जोखिम कारक क्या है?** *(AIIMS Manglagiri 2018)*
(a) डीप वेन थ्रोम्बोसिस
(b) कार्डियक फेल्यर
(c) बहुत अधिक आयु
(d) उपरोक्त में से कोई नहीं

171. TNM **वर्गीकरण के अनुसार, ट्यूमर की स्टेज कौन-सी है, यदि यह पॉजिटिव या निगेटिव लिम्फ नोड्स की संलिप्तता के साथ किसी भी आकार का हो एवं दूरस्थ मेटास्टेसिस हो?** *(AIIMS Manglagiri 2018)*
(a) स्टेज-I
(b) स्टेज-II
(c) स्टेज-III
(d) स्टेज-IV

172. **कैपोसी का सार्कोमा** (Kaposi's sarcoma) **पाया जाता है** *(AIIMS Manglagiri 2018)*
(a) ल्यूकेमिया में
(b) एड्स में
(c) ब्रेन ट्यूमर में
(d) ग्लूकोमा में

173. **इलिओस्टोमी** (Ileostomy) **वाले सभी मरीजों में एक कॉमन नर्सिंग डायग्नोसिस है** *(AIIMS Manglagiri 2018)*
(a) डिस्टर्बड् बॉडी इमेज (Disturbed body image)
(b) एक्सिस फ्लूड वोल्यूम (Excess fluid volume)
(c) कॉन्सटीपेशन (Constipation)
(d) डिलेड ग्रोथ एवं डवलपमेन्ट (Delayed growth and development)

174. **वेबर टेस्ट में रोगयुक्त कान की तरफ आवाज का पार्श्वीयकरण इंगित करता है** *(AIIMS Bhubaneswar 2018)*
(a) सेन्सरीन्कुरल एवं कोडक्टीव डेफनेस दोनों का (Combination of both sensorincural and coductive deafness)
(b) कन्डक्टीव डेफनेस (Conductive deafness)
(c) टेम्पेनिक डेफनेस (Tympanic deafness)
(d) सेंसरीन्युरल डेफनेस (Sensorineural deafness)

175. **लैरिंगोटॉमी** (Laryngotomy) **के बाद पहले दिन नर्स की देखभाल की शीर्ष प्राथमिकता है** *(AIIMS Nagpur 2018)*
(a) चिन्ता दूर करना
(b) स्वीच थैरेपी के लिए प्रशिक्षित करना
(c) संचार बनाए रखना
(d) अवरोधरहित श्वसन मार्ग बनाए रखना

176. जले हुए मरीज (Burn patient) **में कौन-सी जटिलता दिखायी देती है?** *(AIIMS Delhi Nursing 2018)*
(a) कॉन्ट्रेक्चर (b) DVT
(c) पल्मोनरी इम्बोलिज्म (d) वेरिकोस वेन

177. प्लास्टर कास्ट के बाद नर्स सबसे पहले आंकलन करेगी *(AIIMS Delhi Nursing 2018)*
(a) हाथ-पैरों के रंग का
(b) तापमान का
(c) पैर के अंगूठे की गति शीलता का
(d) अवर्णता/फीकापन (Decolourisation) का

178. कोलोस्टोमी स्टोमा का सामान्य रंग होता है *(AIIMS Delhi Nursing 2018)*
(a) पीला गुलाबी (b) गुलाबी लाल
(c) गहरा लाल (d) पीला

179. सर्जरी में ब्रैडीकार्डिया (Bradycardia) **को रोकने के लिए कौन-सा ड्रग प्रयुक्त होता है?** *(AIIMS Delhi Nursing 2018)*
(a) एट्रोपिन सल्फेट (b) सक्सिनाइल कोलिन
(c) नाइट्रस ऑक्साइड (d) एमियोडोरोन

180. बर्न रोगी में तरल की गणना का पार्कलेण्ड फॉर्मूला है *(AIIMS Delhi Nursing 2018)*
(a) 4 mL × BSA × वजन (b) 1 mL × BSA × वजन
(c) 2 mL × BSA × वजन (d) 3 mL × BSA × वजन

181. 24 **घण्टे पूर्व सिर में चोट से ग्रस्त व्यक्ति, जिसमें आवाज विच्छलित** (Slurred) **हो एवं जो समय व स्थान के प्रति डिसऑरिएन्टेड** (Disoriented) **हो, के लिए मेडिकल-सर्जिकल नर्स** (Medical-surgical nurse) **का प्राथमिक एक्शन क्या होगा?** *(AIIMS Bhopal 2018)*
(a) 15 मिनट में पुनः मरीज का न्यूरोलॉजिकल स्टेटस (Neurological status) चैक करना
(b) प्रत्येक घण्टे में न्यूरोलॉजिकल असेसमेन्ट (Neurological assessment) को जारी रखना
(c) मरीज को आपातकालीन शल्य क्रिया हेतु तैयार करना
(d) मरीज की स्थिति के बारे में न्यूरोसर्जन को सूचित करना

182. निम्नलिखित में से कौन-सी मृत्यु को ब्रेन डेथ (Brain death) **के रूप में वर्गीकरण करने का एक मानदण्ड है?** *(AIIMS Bhopal 2018)*
(a) सांस का रुकना
(b) गहरे दर्द के प्रति प्रतिक्रिया
(c) हाइपोथर्मिया
(d) EEG एक्टिविटी (Activity) की उपस्थिति

183. एक नर्स कैसे आंकलन करेगी कि सिरोसिस वाले एक मरीज को एस्टरीक्सिस (asterixis) **है?** *(AIIMS Jodhpur Staff Nurse 2018)*
(a) बाँह फैलाने के लिए मरीज को कहेगी
(b) उदर का घेर नापेगी
(c) मरीज को आगे की ओर झुकने का निर्देश देगी
(d) मरीज के पैर को डॉर्सिफ्लेक्स (Dorsiflex) करेगी

184. सर्जिकल प्रक्रियाएँ बिलरोथ (Billroth) I **एवं बिलरोथ** (Billroth) II **किसमें की जाती हैं?** *(AIIMS Jodhpur Staff Nurse 2018)*
(a) फुफ्फुस कैंसर (b) अग्न्याशयी कैंसर
(c) स्तन कैंसर (d) आमाशयी कैंसर

185. एक मरीज में मायोकार्डियल इन्फार्क्सन होने की सम्भावना है। नर्स निम्नलिखित में से किस आइसोएन्जाइम (Isoenzyme) **की वेल्यू में वृद्धि का आंकलन करती है, जोकि क्रिएटीन काइनेज लेवल** (Creatine kinase level) **के साथ रिपोर्ट होती है** *(AIIMS Jodhpur Staff Nurse 2018)*
(a) BB (b) MK
(c) MB (d) MM

186. GBS **में प्राथमिक नर्सिंग क्रियान्वयन है** *(AIIMS Delhi Nsg. 2018)*
(a) श्वसन मार्ग एवं ब्रीदिंग पेटर्न को मेन्टेन रखना
(b) पोषण सम्बन्धी प्रबन्ध
(c) उचित पोजिशन
(d) शीघ्र गतिशीलता

187. टेन्डरनेस (Tenderness) **का मैक्बर्नी पाइन्ट** (McBurney's point) **उपस्थित होता है** *(AIIMS Jodhpur Staff Nurse 2018)*
(a) एक्यूट (Acute) कॉलेसिस्टाइटिस (Cholecystitis) में
(b) एक्यूट (Acute) गैस्ट्राइटिस (Gastritis) में
(c) एक्यूट (Acute) एपेन्डिसिटिस (Appendicitis) में
(d) एक्यूट (Acute) टॉन्सिलिटिस (Tonsilitis) में

188. निम्नलिखित में से कौन-सा एक ओपन फेक्चर (Open fracture) **से हो रहे अत्यधिक रुधिरस्राव के मरीज को तुरन्त दिया जाने वाला उपचार है?** *(AIIMS Bhopal I 2018)*
(a) रुधिरस्राव के नियंत्रण हेतु प्रेशर ड्रेसिंग
(b) शॉक के लिए उपचार
(c) अस्थियों को सामान्य स्थिति में लाना
(d) स्थिरीकरण

189. फिर से पल्मोनरी इम्बोलिज्म (Pulmonary embolism) **को रोकने के लिए निम्नलिखित में से कौन-सी इन्ट्रावीनस हिपेरिन की सही मेन्टेनेन्स इन्फ्यूजन डोज** (Maintenance infusion dose) **है?** *(AIIMS Bhopal 2018)*
(a) 28 units/kg/hr
(b) 48 units/kg/hr
(c) 38 units/kg/hr
(d) 18 units/kg/hr

190. राउण्ड की तैयारी कर रही नर्स को सबसे पहले कौन-से मरीज को देखना चाहिए? *(AIIMS Bhopal 2018)*
(a) कुशिंग रोग से पीड़ित एक 50 वर्षीय मरीज को
(b) कॉन्जेस्टिव हार्ट फैल्योर (Congestive heart failure) से पीड़ित एक 70 वर्षीय मरीज को
(c) रिसोल्विंग पैन्क्रियाटिटिस (Resolving pancreatitis) से पीड़ित एक 42 वर्षीय मरीज को
(d) हैण्ड एवं फुट सिण्ड्रोम (Hand and foot syndrome) से पीड़ित एक 2 वर्षीय बच्चे को

159. (c)	160. (a)	161. (c)	162. (d)	163. (a)	164. (d)	165. (b)	166. (b)	167. (c)	168. (d)
169. (d)	170. (c)	171. (d)	172. (b)	173. (a)	174. (b)	175. (d)	176. (a)	177. (c)	178. (b)
179. (a)	180. (a)	181. (d)	182. (a)	183. (a)	184. (d)	185. (c)	186. (a)	187. (c)	188. (a)
189. (d)	190. (b)								

191. **किस सर्जिकल प्रक्रिया के पश्चात् T-ट्यूब ड्रेनेज** (T-tube drainage) **का प्रयोग किया जाता है?** *(UPNHM Staff Nurse 2018)*

(a) कर्णमूल उच्छेदन (b) पित्ताशय छिद्रीकरण
(c) लोबेक्टॉमी (d) वृहदांत्र छिद्रीकरण

192. **कौन-सा लक्षण प्लास्टर कास्ट में पेरीफेरल सर्कुलेटरी इम्पेयरमेन्ट** (Peripheral circulatory impairment) **को इंगित नहीं करता है?** *(AIIMS Rishikesh Nursing 2018)*

(a) सुन्नता (Numbness)
(b) प्रभावित पाद में
(c) नीलिमा (Cyanosis)
(d) शारीरिक तापमान में वृद्धि

193. **रेटिनल डिटेचमेन्ट सर्जरी** (Retinal detachement surgery) **के बाद कितने सप्ताह भारी कार्यों से बचना चाहिए?** *(AIIMS Rishikesh Nursing 2018)*

(a) 2 सप्ताह (b) 6 सप्ताह
(c) 1 सप्ताह (d) 12 सप्ताह

194. **निम्नलिखित में से कौन-सा बर्न पेनलेस होता है?** *(AIIMS Bophal 2018)*

(a) सुपरफिशियल पर्शियल थीकनेस
(b) डीप पर्शियल थिकनेस
(c) फुल थीकनेस बर्न
(d) उपरोक्त सभी

195. **सर्वाइकल कैंसर का कन्फॉरमेटिव डायग्नोस टेस्ट है** *(AIIMS Rishikesh and Bhopal Senior Nursing Officer 2018)*

(a) मेमोग्राफी (b) बायोप्सी
(c) कॉलोप्स्कोपी (d) पेप्स समीयर

196. **टॉन्सिल रिमुवल सर्जरी** (Tonsil removal surgery) **के बाद मरीज को कौन-सी पोजिशन दी जाती है?** *(AIIMS Rishikesh Nursing 2018)*

(a) सुवाइन पोजिशन (b) साइड लाइंग पोजिशन
(c) प्रोन पोजिशन (d) फाउलर पोजिशन

197. **बैशाखी** (Crutch) **के सहारे आरामदायक रूप से चलने के लिए बैशाखी के ऊपरी सिरे का लेवल क्या होगा?** *(AIIMS Rishikesh Nursing 2018)*

(a) अक्षीय के स्तर पर
(b) अक्षीय से 2-3 अँगुली नीचे
(c) अक्षीय से 10-12 इन्च नीचे
(d) पेल्विस के स्तर पर

198. **नर्स डायगोक्सिन (लेनेक्सिन)** (Digoxin (Lanoxin)) **ले रहे मरीज को निम्नलिखित में से कौन-से साइड इफेक्ट** (Side effect) **विकसित होने पर रिपोर्ट करने का निर्देश देती है?** *(GMCH Chandigarh 2018)*

(a) कान में घंटियाँ बजना
(b) बालों का उड़ जाना
(c) रगड़ के चिन्ह
(d) सूर्य प्रकाश के प्रति संवेदनशीलता

199. **श्रीमति बबीता एक ट्रेफिक एक्सिडेन्ट में घायल होने पर इमरजेन्सी रूम में है। हीमोरेजिक शॉक** (Hemorrhagic shock) **का एक शीघ्र चिन्ह क्या होगा?** *(GMCH Chandigarh 2018)*

(a) बढ़ा हुआ रुधिर दाब (b) विर्णता (Decolourisation)
(c) बढ़ी हुई पल्स (d) गहरी साँस

200. **कौन-से प्रकार के कैंसर का रोगनिदान** (Prognosis) **सबसे खराब होता है?** *(GMCH Chandigarh 2018)*

(a) त्वचा कोशिकाओं का कार्सिनोमा
(b) स्तन कैंसर
(c) अग्न्याशयी कैंसर
(d) अमाशय कैंसर

201. **एक मरीज के पेट का आंकलन करते समय नर्स को एक प्लसेटिंग मास** (Pulsating mass) **दिखाई देता है। नर्स का अगला कदम क्या होगा?** *(GMCH Chandigarh 2018)*

(a) मरीज से वाल्साल्वा मैन्युवर (Valsalva maneuver) करने के लिए पूछेंगे
(b) ब्लेडर स्केन (Bladder scan) के लिए आदेश प्राप्त करेगी
(c) फीमोरल पल्स का आकलन करेगी
(d) उदरीय परिधि नापेंगी

202. **एसरेशन** (Aceration) **से तात्पर्य है** *(AIIMS Jodhpur Staff Nurse 2018)*

(a) सर्जिकल साइट की हीलिंग
(b) घाव के किनारों का पृथक् होना
(c) सर्जिकल साइट से आंत का बाहर निकलना
(d) पाव के किनारों का गहरा होना

203. **निम्नलिखित में से कौन-सी बीमारी के उपचार के लिए जैविक उत्पाद अल्फा-एण्टीट्रीप्सिन का प्रयोग किया जाता है?** *(DME Karnataka Staff Nurse 2018)*

(a) कैंसर (Cancer)
(b) एम्फाइसिमा (Emphysema)
(c) सिस्टिक फ्राइब्रोसिस (Cystic fibrosis)
(d) फिनाइलकीटोन्यूरिया (Phenylketonuria)

204. **ट्रैकियल सक्शनिंग** (Tracheal suctioning) **करते समय सक्शन** (Suction) **कब लागू करना चाहिए** *(GMCH Chandigarh 2018)*

(a) केवल सक्शन कैथेटर को निकालते समय
(b) केवल सक्शन कैथेटर को अन्दर प्रवेश कराते रागय
(c) या तो कैथेटर प्रवेश करते समय या निकालते समय
(d) केवल यदि मरीज खाँसता है

205. **निम्नलिखित में से कौन-सी स्थिति गुर्दे में पथरी** (Renal calculi) **के विकास से सम्बद्ध है** *(GMCH Chandigarh 2018)*

(a) पैन्क्रिएटाइटिस
(b) फीमर का फ्रेक्चर
(c) गठिया
(d) डिस्क डिसीज

206. **एक मरीज में हाल ही में ल्यूकेमिया** (Leukemia) **का निदान हुआ है। नर्स निम्नलिखित में से कौन-से लक्षण की अपेक्षा करती है?** *(GMCH Chandigarh 2018)*

(a) ब्रशिंग, थकान एवं हड्डियों में दर्द (Bruishing, fatigue and bone pain)
(b) ब्रैडीकार्डिया, हाइपोटेंशन एवं पैल्पेटेशन (Bradycardia, hypotension and palpitation)
(c) पेरीस्थीसिया, फेशियल रेश एवं पेट में दर्द (Paresthesia, facial rash and abdominal pain)
(d) डिस्पीनिया, मलेसिया एवं हाइपोटेशन (Dyspnea, malaise and hypotension)

207. एक अस्पताल में 4 मरीजों को नर्स के अटेंशन (Attention) **की आवश्यकता है। नर्स सबसे पहले किसको अटेन्ड** (Attend) **करेगी?** *(AIIMS Bhopal 2018)*

(a) डिस्चार्ज होने का इन्तजार कर रहे एक 60 वर्षीय मरीज को
(b) 34 वर्षीय अस्थमा रोगी को जो चलाने के लिए कह रहा है
(c) 66 वर्षीय न्यूमोथोरैक्स (Pneumothorax) के मरीज को जोकि छोटे साँस की शिकायत कर रहा है
(d) 21 वर्षीय पोस्ट-ऑपरेटिव मरीज को जो दर्द की शिकायत कर रहा है

208. निम्नलिखित में से कौन-सी स्थिति में ब्लड ट्रांसफ्यूजन (Blood transfusion) **निषेध है?** *(AIIMS Bhopal 2018)*

(a) कंजेस्टिव कार्डियक फेल्यर (Congestive cardiac failure)
(b) हीमोफीलिया (Haemophilia)
(c) हीमोरेज (Haemorrhage)
(d) ब्लीडिंग हीमोरॉइड (Bleeding haemorrhoids)

209. कन्धे की हड्डी (Scapula) **का फड़फड़ाना** (Winging) **निम्नलिखित में से किस भाग की चोट के कारण होता है?** *(AIIMS Bhubaneswar 2018)*

(a) अल्नर नर्व (Ulnar nerve)
(b) थोरैको डोर्सल नर्व (Thoraco-dorsal nerve)
(c) डोर्सल स्कैपुलर नर्व (Dorsal scapular nerve)
(d) लॉंग थोरैसिक नर्व ऑफ बेल (Long throcic nerve of bell)

210. मुँह (Mouth) **का प्रदाह कहलाता है** *(AIIMS Nagpur Gr.-II 2018)*

(a) जिंजिवाइटिस (b) पेरोटाइटिस
(c) स्टोमेटाइटिस (d) पेरिऑडोन्टाइटिस

211. एल्जाइमर रोग का जैव-रासायनिक कारण किससे सम्बन्धित है? *(AIIMS Bhubaneswar 2018)*

(a) एपिनेफ्रिन (b) डोपामिन
(c) सिरोटोनिन (d) एसिटाइलकोलिन

212. एक ऊतक का छितरा हुआ पीपदार (मवाद युक्त) प्रदाह (Inflammation) **कहलाता है** *(AIIMS Nagpur 2018)*

(a) एब्सेस (Abscess) (b) सेल्युलाइटिस (Cellulitis)
(c) बॉइल्स (Boils) (d) अल्सर (Ulcers)

213. मायोपिया सही किया जाता है *(AIIMS Nagpur 2018)*

(a) बाइफोकल लेन्स द्वारा
(b) बाइकॉन्वेक्स लेन्स द्वारा
(c) सिलिन्ड्रीकल लेन्स द्वारा
(d) बाइकॉन्केव लेन्स द्वारा

214. उदर की शल्य क्रिया की सबसे सामान्य बचाव योग्य जटिलता है *(AIIMS Bhopal 2018)*

(a) द्रव एवं लवण असन्तुलन
(b) थ्रोम्बोफ्लेबाइटिस
(c) मूत्र धारण
(d) एटेलेक्टेसिस

215. एक उपचारात्मक (Therapeutic) **या डायग्नोस्टिक प्रक्रिया** (Diagnostic procedure) **के परिणामस्वरूप होने वाला संक्रमण कहलाता है** *(AIIMS Jodhpur Staff Nurse 2018)*

(a) नोसोकॉमियल इंफेक्शन (Nosocominal infection)
(b) ओपरट्यूनिस्टीक इंफेक्शन (Opportunistic infection)
(c) लेट्रोजेनिक इंफेक्शन (Iatrogenic infection)
(d) क्रॉस इंफेक्शन (Cross infection)

216. पैर घसीट कर चलना (Shuffling gait) **पाया जाता है?**

(a) जुवेनाइल अथ्राइटिस में *(AIIMS Manglagir Gr. II 2018)*
(b) मल्टिपल माइलोमा में
(c) पेल्विक इन्फ्लामेटरी डिसिज में
(d) पर्किन्सनिज्म में

217. मेलीना (Melena) **निम्नलिखित में किसका संकेत करता है?**

(a) सिर में चोट *(AIIMS Bhopal 2018)*
(b) लॉवर बाउल में चोट (Lower bowel)
(c) गर्भपात
(d) अपर बाउल (Upper bowel)

218. फिर से पल्मोनरी इम्बोलिज्म (Pulmonary emobilism) **को रोकने के लिए निम्नलिखित में से कौन-सी इन्ट्रावेनस हिपेरिन की सही मेन्टेनेन्स इन्फ्यूजन डोज** (maintenance infusion dose) **है?** *(AIIMS Bhopal 2018)*

(a) 28 units/kg/hr (b) 48 units/kg/hr
(c) 38 units/kg/hr (d) 18 units/kg/hr

219. एक डायबिटिज मेलाइटस के मरीज में ग्लाइकोसीलेटेड A_{10} **का लेवल 9% है। इस जाँच परिणाम के आधार पर नर्स .... की आवश्यकता के बारे में मरीज को शिक्षित करने की योजना बनाती है।**

(a) संक्रमण से बचने की *(AIIMS Bhopal 2018)*
(b) हाइपरग्लाइसीमिया से बचाव एवं पहचान की
(c) अपर्याप्त तरल लेने की
(d) हाइपोग्लाइसीमिया की पहचान व रोकथाम की

220. एक नर्स कमरे में प्रवेश करने पर देखती है कि एक मरीज फर्श पर लेट रहा है। नर्स सबसे पहले क्या कार्य करेगी *(AIIMS Bhopal 2018)*

(a) मरीज को वापस बिस्तर में जाने में सहायता करेगी
(b) मरीज से पूछेगी क्या हुआ
(c) सुनिश्चित करेगी कि क्या मरीज प्रतिक्रिया दे रहा है
(d) उपरोक्त सभी

221. निकाले गए साँस में यूरीया ब्रीथ टेस्ट (Urea breath test) **किसकी उपस्थिति की जाँच के लिए किया जाता है** *(AIIMS Bhubaneswar 2018)*

(a) *स्टेफाइलोकोकस (Staphylococcus)*
(b) *इश्चेरिचिया कोलाई (Escherichia coli)*
(c) *हेलीकोबैक्टर पाइलोरी (Helicobacter pylori)*
(d) *स्ट्रेप्टोकोकस (Streptococcus)*

191. (b)	**192.** (d)	**193.** (b)	**194.** (c)	**195.** (b)	**196.** (b)	**197.** (b)	**198.** (d)	**199.** (c)	**200.** (c)
201. (c)	**202.** (c)	**203.** (b)	**204.** (a)	**205.** (c)	**206.** (a)	**207.** (c)	**208.** (a)	**209.** (d)	**210.** (c)
211. (d)	**212.** (a)	**213.** (d)	**214.** (d)	**215.** (c)	**216.** (d)	**217.** (d)	**218.** (d)	**219.** (b)	**220.** (c)
221. (c)									

222. **ओटोमायकोसिस** (Otomycosis) **कारित करने वाली सबसे सामान्य फफूंद** (fungi) **कौन-सी है?** *(AIIMS Bhubaneswar 2018)*
(a) *म्यूकर (Mucor)* (b) *केन्डिडा (Candida)*
(c) *राइजोपस (Rhizopus)* (d) *एस्पर्जिलस (Aspergillus)*

223. **लाल रुधिर कोशिकाओं की बढ़ती संख्या युक्त प्रवाह कहलाता है** *(AIIMS Bhubaneswar 2018)*
(a) सेरोसेंगनुयस ड्रेनेज (Serosanguineous drainage)
(b) प्यूरुलेन्ट ड्रेनेज (Purulent drainage)
(c) सिरीयस ड्रेनेज (Serous drainage)
(d) सेंगयुनियस ड्रेनेज (Sanguineous drainage)

224. **एन्टीस्ट्रेप्टोलाइसिन** (Antistreptolycin) **का बढ़ा हुआ स्तर पाया जाता है** *(AIIMS Bhopal 2018)*
(a) रुमेटिक फीवर (Rheumatic fever) में
(b) वेंट्रीकुलर सेप्टल डिफेक्ट (Ventricular septal defect) में
(c) कार्डियोमायोपैथी (Cardiomyopathy) में
(d) सबएक्यूर एण्डोकार्डिटिस (Subacute endocarditis) में

225. **एक नर्स एण्डोट्रैकियल सक्शनिंग** (Endotracheal suctioning) **कर रही है। प्रक्रिया के दौरान नर्स देखती है कि मॉनिटर पर हृदय दर कम हो रही है। प्राथमिक कार्य क्या होना चाहिए** *(AIIMS Jodhpur Staff Nurse 2018)*
(a) चिकित्सक को तुरन्त सूचित करना
(b) सक्शन जारी रखना
(c) प्रक्रिया को रोकना एवं मरीज को पुन: ऑक्सीजन देना
(d) सुनिश्चित करना कि सक्शन 15 सेकण्ड से अधिक न हो

226. **स्पोनडायलाइटिस** (Spondylitis) **एक बीमारी है, जो प्रभावित करती है** *(RRB Staff Nurse 2018)*
(a) स्पाइनल कॉलम (Spinal column) को
(b) बेन सेल्स (Brain cells) को
(c) वृक्क (Kidney) को
(d) उपरोक्त में से कोई नहीं

227. **जीभ का उल्लेखनीय प्रदाह कहलाता है** *(AIIMS Bhubaneswar 2018)*
(a) ग्लॉसिटीस (Glossitis) (b) चिलोसिस (Cheilosis)
(c) केरीस (Caries) (d) पेरीयोडोन्टोइस (Periodontitis)

228. **मल में अदृश्य रुधिर की उपस्थिति की पहचान हेतु कौन-सा टेस्ट किया जाता है?** *(AIIMS Bhubaneswar 2018)*
(a) ग्युएइक टेस्ट (Guaiac test)
(b) ऑर्थोटॉलीडिन टेस्ट (Orthotolidine test)
(c) फोयुचेस्ट टेस्ट (Fouchets test)
(d) बैन्जीडाइन टेस्ट (Benzidine test)

229. **किसके अतिरिक्त निम्नलिखित में से सभी सेप्सिस** (Sepsis) **की नैदानिक जाँचे नहीं है** *(AIIMS Bhubaneswar 2018)*
(a) कम्पलीट ब्लड काउन्ट (b) यूरिन कल्चर
(c) ब्लड कल्चर (d) सीरम इलेक्ट्रोलाइट

230. **केगल व्यायाम** (Kegal exercise) **किया जाती है** *(AIIMS Bhubaneswar 2018)*
(a) मूत्रीय संक्रमण से बचाव के लिए
(b) मूत्राशयी पेशियों की तान में मजबूती के लिए
(c) तरल अन्तर्ग्रहण को बढ़ाने हेतु
(d) टॉपलेटिंग में सहायता के लिए

231. **सक्रिय आंशिक थ्रोम्बोप्लास्टिन समय** (Activated Partial Thromboplastin Time or APTT) **लम्बा हो जाता है** *(AIIMS Bhubaneswar 2018)*
(a) थ्रोम्बोसिस (Thrombosis) में
(b) हीमोफिलिया (Haemophilia) में
(c) बोन मेरो डिप्रेशन (Bone marrow depression) में
(d) थ्रोम्बोसाइटोपिनिया (Thrombocytopenia) में

232. **जलोदर** (Ascites) **का कारण है** *(AIIMS Delhi Nsg. 2018)*
(a) हाइपोएल्बूमिनिया (b) हाइपरएल्बूमिनिया
(c) हाइपरकैलिमिया (d) हाइपोकेलिमिया

233. OT **में गैंगरीन** (Gangrene) **युक्त पैर हटाया जाता है** *(AIIMS Delhi Nsg. 2018)*
(a) अन्त से
(b) शुरु से
(c) सर्जन की सुविधानुसार
(d) शरीर के रोल न. के अनुसार

234. **एवीसीक्रेशन** (Eviscreration) **से तात्पर्य है** *(AIIMS Jodhpur Staff Nurse 2018)*
(a) सर्जिकल साइट की हीलिंग
(b) घाव के किनारों का पृथक् होना
(c) सर्जिकल साइट से आँत का बाहर निकलना
(d) घाव के किनारों का गहरा होना

235. **ग्रेव्स रोग** (Grave's disease) **है** *(AIIMS Manglagiri Gr-II 2018)*
(a) हाइपरथाइरॉडिज्म (b) हाइपोपिट्यूटरिज्म
(c) हाइपोपेराथाइरॉडिज्म (d) हाइपोथाइरॉडिज्म

236. **एक प्रकाशयुक्त फ्लेक्सीबल ट्यूब के द्वारा जठरांत्रीय तन्त्र का सीधा दर्शन** (Visualisation) **कहलाता है** *(AIIMS Nagpur Gr-II 2018)*
(a) एण्डोस्कोपी (b) सिस्टोस्कोपी
(c) ब्रोंकोस्कोपी (d) हीस्टरोस्कोपी

237. **निम्नलिखित में से कौन-सा लक्षण सक्रिय** TB **वाले मरीजों में सामान्य है?** *(RRB Staff Nurse 2018)*
(a) वजन में कमी
(b) भूख में वृद्धि
(c) श्रम पर सांस में तकलीफ
(d) मानसिक स्थिति में परिवर्तन

238. **डायबिटिक किटोएसिडोसिस** (Diabetic ketoacidosis) **के निदान वाले मरीज को इन्सुलिन** (IV insulin) **देते समय निम्नलिखित में से कौन-से विपरीत प्रभाव के संयोजन की सावधानीपूर्वक निगरानी करनी चाहिए।** *(AIIMS Jodhpur Staff Nurse 2018)*
(a) हाइपोकैलिमिया व हाइपोग्लाइसीमिया
(b) हाइपोकैल्सिमिया व हाइपोनैट्रीमिया
(c) हाइपरकैल्सिमिया व हाइपरनैट्रीमिया
(d) हाइपरकैलिमिया व हाइपरग्लाइसीमिया

239. **मस्तिष्क में निम्नलिखित में से कौन-से न्यूरोट्रांसमीटर** (Neurotransmitter) **की कमी एल्जाइमर डिसिज** (Alzheimer's disease) **कारित करती है?** *(AIIMS Jodhpur Staff Nurse 2018)*
(a) सिरोटोनिन
(b) एसिटाइलकोलिन
(c) GABA (गामा अमिनोब्यूटाइरिक एसिड)
(d) डोपामिन

240. निम्नलिखित में से कौन-सा पैथोफिजियोलॉजिकल प्रोसेस (Pathophysiological process) मल्टिपल स्क्लेरोसिस में पाया जाता है? *(AIIMS Jodhpur Staff Nurse 2018)*
(a) मस्तिष्क में ब्रेन स्टेम (Brain stem एवं बेसल गेंगलिया (Basal ganglia) का नष्ट होना
(b) केन्द्रीय तन्त्रिका तन्त्र के बाहर का दीर्घकालिक प्रदाह
(c) मायलिन शीथ का डीमाइलिनेशन होना जो कि नर्व ट्रांसमिशन (Nerve transmission) के व्यवधान उत्पन्न करता है
(d) न्यूक्लियस पल्पोसस का डीजनरेशन होना जोकि स्पाइनल कॉर्ड पर दबाव डालता है

241. ऑस्टियोपोरोसिस (Osteoporosis) से पीड़ित एक वृद्ध महिला को कौन-सी जटिलता का जोखिम रहता है? *(SSB DD and DNH Staff Nurse 2018)*
(a) निगेटिव कैल्शियम बैलेंस (Negative calcium balance)
(b) डौवेजर हंप (Dowager's hump)
(c) बॉन फ्रेक्चर (Bone fracture)
(d) लॉस ऑफ एस्ट्रोजन (Loss of Estrogen)

242. निम्नलिखित में से कौन-सा पर्निसियस एनीमिया का कारण नहीं है? *(DME Karnataka Staff Nurse 2018)*
(a) रुधिरस्राव
(b) दीर्घकालिक शराब सेवन
(c) कुछ एन्टिबायोटिक का लम्बे समय तक प्रयोग
(d) इंट्रिन्सिक फेक्टर (Intrinsic factor) की कमी

243. निम्नलिखित में से कौन-सी सर्जरी डम्पिंग सिण्ड्रोम के लिए जिम्मेदार होती है? *(DME Karnataka Staff Nurse 2018)*
(a) एपेंडेक्टोमी (Appendectomy)
(b) गैस्ट्रेक्टोमी (Gastrectomy)
(c) कॉलेसिस्टेक्टोमी (Cholecystectomy)
(d) सिग्मॉइडेक्टोमी (Sigmoidectomy)

244. एक नर्स को पैन्क्रियाटाइटिस (Pancreatitis) के एक मरीज के लिए कौन-सी लेब वेल्यू (Lab value) का मूल्यांकन करना चाहिए? *(DME Karnataka Staff Nurse 2018)*
(a) सीरम लाइपेज
(b) सीरम (CPK Serum CPK)
(c) सीरम ALP
(d) सीरम AST

245. सामान्य श्वसन को कहते हैं *(AIIMS Jodhpur Staff Nurse 2018)*
(a) यूप्निया (Eupnea)
(b) एप्निया (Apnea)
(c) डिस्पीनिया (Dyspnea)
(d) ऑर्थोप्निया (Orthopnea)

246. किस केस में मरीज के अँगुलियों के जाल, कलाई, कोहनी, एड़ी एवं पेनिस (Penis) पर एक माइट (Mite) द्वारा रेखीय बिल बनाना, मिलता है *(AIIMS Jodhpur Staff Nurse 2018)*
(a) सोरायसिस (Psoriasis)
(b) स्केबीज (Scabies)
(c) इम्पेटिगो (Impetigo)
(d) हर्पीस जोस्टर (Herpes joster)

247. वक्षीय क्षेत्र में अतिरंजित उत्तलता कहलाती है *(AIIMS Jodhpur Staff Nurse 2018)*
(a) लोर्डोसिस
(b) माइलाइटिस
(c) स्कोलियोसिस
(d) काइफोसिस

248. एक .... त्वचा का द्रव से भरा एवं 1 cm से कम व्यास का उभार है। *(AIIMS Jodhpur Staff Nurse 2018)*
(a) व्हील
(b) वेसिकल
(c) मेक्यूल
(d) पेप्यूल

249. हीमोथॉरेक्स (Haemothorax) किसमें पाया जाता है? *(AIIMS Nsg. Jodhpur & Rishikesh 2017)*
(a) प्लुरल स्पेस (Pleural space)
(b) वक्ष गुहा (Thoracic cavity)
(c) पेरीटोनियल स्पेस (Peritoneal space)
(d) पेरीओस्टीयम (Periosteum)

250. नर्स एक मरीज का ओन्डेनसेट्रॉन (Ondensetron) इन्जेक्शन लगाती है। 10 मिनट के पश्चात् मरीज की अँगुली नीली हो जाती है। इसका कारण क्या है? *(AIIMS Nsg. Jodhpur & Rishikesh 2017)*
(a) इन्ट्राअर्टियल इंजेक्शन (Intra-arterial injection)
(b) इन्फील्ट्रेशन (Infiltration)
(c) फ्लेबाइटिस (Phlebitis)
(d) थ्रोम्बस फॉर्मेशन (Thrombus formation)

251. एट्रोपिन (Atropine) की अधिकतम कितनी मात्रा दी जा सकती है? *(AIIMS Nsg. Jodhpur & Rishikesh 2017)*
(a) 1 mg (b) 3 mg (c) 5 mg (d) 10 mg

252. रुधिरस्राव के कारण होने वाले आघात (Haemorrhagic shock) में कितना तरल देना श्रेष्ठ हस्तक्षेप है? *(AIIMS Nsg. Jodhpur & Rishikesh 2017)*
(a) 1-2 L
(b) 2-3 L
(c) 3-4 L
(d) 4-5 L

253. वयस्क में तरल प्रतिस्थापन की जाँच का श्रेष्ठ तरीका है *(AIIMS Nsg. Jodhpur & Rishikesh 2017)*
(a) विसर्जित मूत्र का मात्रा
(b) रुधिरचाप
(c) श्वसन
(d) नाड़ी दाब

254. एमिनोग्लाइकोसाइड्स (Aminoglycosides) द्वारा उपचार ले रहे मरीज में कौन-से लेब टेस्ट की निगरानी की जानी चाहिए? *(KPSC Staff Nurse 2017)*
(a) प्लेटलेट्स
(b) हीमोग्लोबिन
(c) सीरम बिलिरुबिन
(d) सीरम क्रिएटिनिन

255. काला मोतिया (Glaucoma) के आपातकालीन उपचार में प्रयुक्त ड्रग है *(DSSSB Staff Nurse 2017)*
(a) पाइलोकार्पिन (Pilocarpine)
(b) स्कोपॉलेमीन (Scopolamine)
(c) मेनिटॉल (Mannitol)
(d) एट्रोपिन (Atropine)

222. (d)	223. (d)	224. (a)	225. (c)	226. (a)	227. (a)	228. (d)	229. (d)	230. (b)	231. (b)
232. (a)	233. (c)	234. (c)	235. (a)	236. (a)	237. (a)	238. (a)	239. (b)	240. (c)	241. (c)
242. (a)	243. (b)	244. (a)	245. (a)	246. (b)	247. (d)	248. (b)	249. (a)	250. (a)	251. (b)
252. (c)	253. (a)	254. (d)	255. (c)						

256. रीढ़ का पार्श्वीय घुमाव कहलाता है *(DSSSB Staff Nurse 2017)*
(a) स्कॉलियोसिस (Scoliosis) (b) केप्योसिस (Kyphosis)
(c) लॉर्डोसिस (Lordosis) (d) उपरोक्त सभी

257. नाक से रुधिरस्राव कहलाता है *(DSSSB Staff Nurse 2017)*
(a) हीमेटीमेंसिस (Haematemesis)
(b) एपिस्टैक्सिस (Epistaxis)
(c) हीमेच्युरिया (Haematuria)
(d) हीमोफाइसिस (Haemophysis)

258. हाइपोवॉलेमिक शॉक (Hypovolemic shock) के उपचार में सबसे पहले प्रयोग किया जाता है *(AIIMS Nsg. Jodhpur & Rishikesh 2017)*
(a) प्लाज्मा (b) ताजा रुधिर
(c) सम्पूर्ण रुधिर (d) पेक्ड कोशिकाएँ

259. एक मरीज निरन्तर साल्ब्युटामॉल निबुलाइजेशन थैरेपी (Salbutamol nebulisation therapy) प्राप्त कर रहा है। नर्स किसके लिए आंकलन करेगी? *(AIIMS Nsg. Exam. Jodhpur & Rishikesh 2017)*
(a) सीरम कैल्शियम (b) सीरम पोटैशियम
(c) सीरम मैग्नीशियम (d) सीरम सोडियम

260. बर्न (Burn) का एक्यूट स्टेज (Acute stage) में किस प्रकार का स्ट्रॉक शॉक (Shock) होता है? *(KPSC Staff Nurse 2017)*
(a) एनाफाइलेक्टिक शॉक (Anaphylactic shock)
(b) हाइपोवोलेमिक शॉक (Hypovolemic shock)
(c) डिस्ट्रीबूटिव शॉक (Distributive shock)
(d) सेप्टिक शॉक (Septic shock)

261. एक किसान 80/60 mm Hg रुधिरचाप एवं उल्टी के इतिहास के साथ आपातकालीन इकाई में आता है, लक्षण संकेत कर रहे हैं *(AIIMS Nsg. Jodhpur & Rishikesh 2017)*
(a) गम्भीर निर्जलीकरण (b) एनाफाइलेटिक शॉक
(c) हल्का निर्जलीकरण (d) वृक्कीय विफलता

262. वृक्कीय विफलता वाले मरीज में हम कौन-सी प्रयोगशाला मान (Lab value) का आंकलन करेंगे? *(AIIMS Nsg. Jodhpur & Rishikesh 2017)*
(a) सीरम क्रिएटिनिन (b) सीरम कैल्शियम
(c) सीरम मैग्नीशियम (d) सीरम क्लोरिन

263. निम्नलिखित में से कौन-से IV मार्ग (IV route) से पोटैशियम क्लोराइड दिए जाने में जटिलता नहीं होती है? *(AIIMS Nsg.Exam Jodhpur & Rishikesh 2017)*
(a) फैलीबिटिस (Phlebitis)
(b) हाइपरकैलेमिया (Hyperkalemia)
(c) सुन्न होना (Numbness)
(d) कब्ज (Constipation)

264. एक मरीज मायोकार्डियल इन्फ्राक्शन MI अटैक आने पर वार्ड में भर्ती किया गया है। वह सीने में दर्द की शिकायत करता है। नर्स का पहला कार्य होगा *(AIIMS Nsg. Jodhpur & Rishikesh 2017)*
(a) सबलिंग्वल नाइट्रोग्लिसरीन देना
(b) किए गए ECG को प्राप्त करना
(c) TMT का आदेश देना
(d) ECHO का आदेश देना

265. पित्ताशय की पथरी एवं उभय पित्त वाहिका अवरोध से पीड़ित रोगी द्वारा प्रदर्शित चिकित्सकीय अभिव्यक्ति है *(DSSSB Staff Nurse 2017)*
(a) पीले रंग का मूत्र
(b) पीला श्वेत पटल (Sclera)
(c) गहरा भूरा मल
(d) चमकीली लाल जीभ

266. हिपेटिक एन्सिफैलोपैथी (Hepatic encephalopathy) के रोगी को कौन-सा खाद्य पदार्थ नहीं देना चाहिए? *(DSSSB Star Nurse 2017)*
(a) पास्ता (b) पालक
(c) ताजा फल (d) अण्डे

267. एक मरीज गम्भीर अस्थमा से मुक्ति के लिए IV मार्ग (Route) से अमीनोफाइलीन (Aminophylline) प्राप्त कर रहा है। मरीज का किसके लिए आंकलन करना चाहिए? *(KPSC Staff Nurse 2017)*
(a) निम्न रुधिरचाप (Hypotension)
(b) मूत्रीय उत्सर्जन में कमी (Decreased urinany output)
(c) दृष्टि अवरोधन (Visual disturbances)
(d) नाड़ी दर में कमी (Decreased pulse rate)

268. निम्नलिखित में से क्या कुशिंग के समूह (Cushing's triad) में सम्मिलित नहीं है? *(KPSC Staff Nurse 2017)*
(a) ब्रैडीकार्डिया (Bradycardia)
(b) ब्रैडीप्निया (Bradypnea)
(c) हाइपरथर्मिया (Hyperthermia)
(d) विण्डेड प्लस प्रेशर (Wiended pulse pressure)

269. आँख के अग्र कोष्ठ (Anterior chamber) में रुधिर की उपस्थिति कहलाती है *(DSSSB Staff Nurse 2017)*
(a) कन्टुशन (Contusion)
(b) कन्कशन (Concussion)
(c) काली आँख (Black eye)
(d) हाइफीमा (Hyphema)

270. हर्निया की शल्यक्रियात्मक मरम्मत है *(SSB DD and DNH Staff Nurse Feb. 2018)*
(a) हर्निओरहेफी (Herniorrhaphy)
(b) फिश्चुलैक्टोमी (Fistulectomy)
(c) हेमीएक्टोमी (Hemiectomy)
(d) लेप्रोस्कोपी (Laproscopy)

271. पॉलीसाइथिमिया वेरा (Polycythemia vera) से पीड़ित मरीज की नर्सिंग देखभाल किससे बचाव पर केन्द्रित होनी चाहिए? *(DSSSB Staff Nurse 2017)*
(a) डिसरिथमिया (Dysrhythmia)
(b) हाइपोटेन्शन (Hypotension)
(c) थ्रोम्बोसिस (Thrombosis)
(d) डेकूबिटस अल्सर (Decubitus ulcer)

272. निम्नलिखित में से कौन-सी औषधि हाइपरकैलेमिया (Hyperkalemia) के प्रबन्ध में प्रयोग नहीं की जाती है? *(KPSC Staff Nurse 2017)*
(a) कैल्शियम ग्लूकोनेट (Calcium gluconate)
(b) एट्रोपिन सल्फेट (Atropine sulphate)
(c) सैल्ब्यूटेमॉल (Salbutamol)
(d) सोडियम बाइकार्बोनेट (Sodium bicarbonate)

273. किसमें सिंक्रोनाइजर (Synchronizer) स्विच ऑफ स्थिति में रहता है? *(KPSC Staff Nurse 2017)*
(a) इण्ट्यूबेशन (Intubation)
(b) डिफाइब्रिलेशन (Defibrillation)
(c) कार्डियोवर्जन (Cardio version)
(d) पैकींग (Pacing)

274. सबसे घातक अरहेथिमिया (Arrhythmia) है *(KPSC Staff Nurse 2017)*
(a) वेण्ट्रीकुलर फिब्रिलेशन (Ventricular fibrillation)
(b) एट्रीयल टेकीकार्डिया (Atrial tachycardia)
(c) सुप्रा वैण्ट्रीकुलर टेकीकार्डिया (Supra ventricular tachycardia)
(d) साइनस एरीथमिया (Sinus arrhythmia)

275. एक मरीज मूत्र विसर्जित नहीं कर रहा है एवं उसके गुर्दे सामान्य रूप से कार्य कर रहे हैं। इस स्थिति को बताने के लिए प्रयुक्त टर्म है *(AIIMS Nsg. Jodhpur & Rishikesh 2017)*
(a) रिटेन्शन (Retention)
(b) वृक्कीय विफलता (Renal failure)
(c) ऑलिगूरिया (Oliguria)
(d) अनूरिया (Anuria)

276. किसके अतिरिक्त सभी हृदय रोग के लिए जोखिम कारक है? *(AIIMS Nsg. Jodhpur & Rishikesh 2017)*
(a) ऑफिस में तनाव युक्त कार्य
(b) 70 वर्ष से अधिक आयु
(c) HDL स्तर में वृद्धि
(d) LDL स्तर में वृद्धि

277. निम्नलिखित में से कौन-सा मोतियाबिन्द (cataract) के विकास के लिए एक जोखिम कारक माना जाता है? *(DSSSB Staff Nurse 2017)*
(a) डायबिटिज मैलीटस (Diabetes mellitus)
(b) हृदय-संवहनी रोग (Cardiovascular disease)
(c) उच्च रुधिरचाप (Hypertension)
(d) हाइपरथायरॉइडिज्म (Hyperthyroidism)

278. तीव्र नकसीर (Acute epistasis) के रोगी के लिए सबसे सही नर्सिंग उपाय कौन-सा है? *(DSSSB Staff Nurse 2017)*
(a) रोगी के सिर को पीछे की ओर झुकाना
(b) रोगी के सिर को उसकी टाँगों के बीच रखना
(c) नाक को दबाना व रोगी को आगे की ओर झुकाना
(d) रोगी के नेजल ब्रिज पर गरम पानी की पट्टियों

279. संयोजी ऊतक के मेलीग्नेन्ट ट्यूमर (Malignant tumor) को कहते हैं *(KPSC Staff Nurse 2017)*
(a) ऑस्टियोमा (Osteoma)
(b) मेलेनोमा (Melanoma)
(c) कार्सीनोमा (Carcinoma)
(d) सार्कोमा (Sarcoma)

280. जलन घाव की कौन-सी अवस्था में फफोले (Blisters) बनते हैं? *(AIIMS Nursing Jodhpur and Rishikesh 2017)*
(a) स्टेज-I (b) स्टेज-II (c) स्टेज-III (d) स्टेज-IV

281. निम्नलिखित में से कौन-सा सेप्टिक शॉक का एक संकेत है? *(DSSB Staff Nurse 2017)*
(a) ब्रैडीकार्डिया (Bradycardia)
(b) फ्लशड अपीयरेन्स (Flushed appearance)
(c) ठण्डी एवं शान्त त्वचा (Cool and clammy skin)
(d) S गालोप (Gallop)

282. कार्डियक अरेस्ट (Cardiac arrest) होने पर सबसे पहले निम्नलिखित में कौन-सी कार्यवाही करनी चाहिए ? *(DSSB Staff Nurse 2017)*
(a) हृदय पर निगरानी शुरु करना
(b) IV लाइन शुरु करना
(c) खुले श्वसन मार्ग की स्थापना करना
(d) प्लस ऑक्सीमेट्री (Pulse oxymetry) की रीडिंग लेना

283. थायरॉइडेक्टॉमी (Thyroidectomy) के पश्चात् नर्स लैरिन्जियल नर्व (Laryngeal nerve) के कार्य का आंकलन किस प्रकार करेगी? *(AIIMS Nursing Jodhpur & Rishikesh 2017)*
(a) शब्द बोलने के लिए कहेगी
(b) गैग रिफ्लेक्स (Gag reflex) के लिए थ्रोट स्वब (Throat swab) का प्रयोग करेगी
(c) मुँह द्वारा तरल पदार्थ देगी
(d) प्रेरक प्रतिक्रिया की जाँच करेगी

284. टॉन्सिलेक्टॉमी (Tonsillectomy) के पश्चात् रोगी को कौन-सी पोजिशन दी जाती है? *(KPSC Staff Nurse 2017)*
(a) फाउलर्स पोजिशन (Fowler's position)
(b) ट्रेन्डेलेन्बर्ग पोजिशन (Trendelenburg position)
(c) सुपाइन पोजिशन (Supine position)
(d) लेफ्ट लेटरल पोजिशन (Left lateral position)

285. आमाशयी कैंसर का कारण है *(AIIMS Nursing Jodhpur & Rishikesh 2017)*
(a) *एच. पाइलोरी* (b) अम्लीय प्रकृति
(c) कम क्रमानुकुंचन (d) दैनिक जीवन के क्रियाकलाप

286. फियोक्रोमोसिटोमा (Pheochromocytoma) है *(AIIMS Nursing Jodhpur & Rishikesh 2017)*
(a) क्रोमेफिन कोशिका (Chromaffin cell) में उत्पन्न ट्यूमर
(b) गुर्दे का ट्यूमर
(c) अग्न्याशय का ट्यूमर
(d) ऑस्टियोसाइट का ट्यूमर

287. वृक्कीय विफलता में कौन-सी खाद्य सामग्री निषेध होती है? *(RPSC Staff Nurse 2017)*
(a) प्रोटीन (b) कार्बोहाइड्रेट
(c) वसा (d) विटामिन

288. एक मरीज अस्पताल में भर्ती है एवं उसके टखनों में सूजन है। आप पैरों में सूजन को कम करने के लिए छात्रों को क्या करने का निर्देश देंगे? *(DSSB Staff Nurse 2017)*
(a) तरल को सीमित रखो
(b) टाँगों को ऊँचा रखो
(c) इलास्टिक एडहेसिव बेन्डेज लगाओ
(d) ROM व्यायाम करवाओ

256. (a)	257. (c)	258. (c)	259. (b)	260. (b)	261. (a)	262. (a)	263. (d)	264. (a)	265. (b)
266. (d)	267. (a)	268. (c)	269. (d)	270. (a)	271. (c)	272. (b)	273. (b)	274. (a)	275. (a)
276. (c)	277. (c)	278. (c)	279. (d)	280. (b)	281. (c)	282. (c)	283. (a)	284. (d)	285. (a)
286. (a)	287. (a)	288. (b)							

289. कोलेसिस्टेक्टॉमी (Cholecystectomy) करने से पहले चिकित्सक विटामिन-K का आदेश देता है। नर्स यह समझती है कि यह इसलिए दिया जाता है क्योंकि यह .... के निर्माण में प्रयुक्त होता है। *(DSSB Staff Nurse 2017)*

(a) बिलिरुबिन (b) प्रोथ्रोम्बिन
(c) थ्रोम्बोप्लास्टिन (d) कोलेसिस्टोकाइनिन

290. जले हुए रोगी में तरल की हानि का मूल्यांकन करते समय नर्स यह जानती है कि सतही क्षेत्रफल एवं द्रव हानि के बीच सम्बन्ध होता है *(DSSB Staff Nurse 2017)*

(a) समानता का (b) कोई सम्बन्ध नहीं
(c) उल्टा सम्बन्ध (d) प्रत्यक्ष समानुपातिक

291. क्रोनिक एट्रियल फिब्रिलेशन (Chronic atrial fibrillation) के मरीज में किस प्रकार का स्ट्रॉक (Stroke) विकसित हो सकता है? *(KPSC Staff Nurse 2017)*

(a) मिनी स्ट्रॉक (Mini stroke)
(b) एम्बोलिक स्ट्रॉक (Embolic stroke)
(c) हिमोरेजिक स्ट्रॉक (Hemorrhagic stroke)
(d) थ्रोम्बोटिक स्ट्रॉक (Thrombotic stroke)

292. हिपेटिक एन्सिफैलोपैथी (Hepatic encephalopathy) से पीड़ित मामलों में प्रोटीन आहार का कितना सेवन करने के लिए कहा जाना चाहिए? *(ESIC Staff Nurse 2016)*

(a) कम से कम 50 ग्राम/दिन
(b) कम से कम 40 ग्राम/दिन
(c) कम से कम 30 ग्राम/दिन
(d) कम से कम 20 ग्राम/दिन

293. अग्नाशय क्षति के लिए सबसे व्यापक रूप से इस्तेमाल किया जाने वाला परिक्षण कौन-सा है? *(ESIC Staff Nurse 2016)*

(a) सीरम बिलिरुबिन
(b) सीरम एल्केलाइन फॉस्फेटेस
(c) सीरम एमाइलेज
(d) सीरम बाईकार्बोनेट

294. परिधि का उपयोग किसका आंकलन करने के लिए किया जाता है? *(ESIC Staff Nurse 2016)*

(a) दृश्य तीक्ष्णता (b) रंगीन दृष्टि
(c) दृश्य क्षेत्र (d) ओक्युलर तनाव

295. एक परिधीय नस से 250 mL से 500 mL तक रुधिर हटाने को .... कहा जाता है। *(ESIC Staff Nurse 2016)*

(a) फ्लेबोटोमी (b) वेनिपंक्चर
(c) प्लाज्माफेरेसिस (d) वेसोडायलेशन

296. रोगियों के रोग के निदान का आंकलन करने के लिए सबसे अच्छा परीक्षण .... है। *(ESIC Staff Nurse 2016)*

(a) हीमोग्लोबिन स्तर
(b) पैक्ड सेल वॉल्यूम
(c) एरिथ्रोसाइट सेडीमेंटेशन दर
(d) परासरणी (ऑस्मोटिक) कोमलता

297. सामान्य रूप से, धमनी ऑक्सीजीनेशन संतोषजनक है, अगर SpO_2 .... से अधिक है। *(ESIC Staff Nurse 2016)*

(a) 60% (b) 70%
(c) 80% (d) 90%

298. कैपनोग्राफी किसका माप है? *(ESIC Staff Nurse 2016)*

(a) CO_2 की सान्द्रता (b) H^+ आयन की सान्द्रता
(c) बाइकार्बोनेट की सान्द्रता (d) ऋणायनों के बीच की दूरी

299. तम्बाकू चबाने से होता है *(ESIC Staff Nurse 2016)*

(a) दृष्टि दुर्बलता (Impaired vision)
(b) दस्तरोग (Diarrhea)
(c) अल्सर (Ulcer)
(d) मुँह का कैंसर (Oral cancer)

300. .... मूत्रमेह (डायबिटिज इन्सिपिडस) के प्राथमिक कारणों में से एक कारण है। *(ESIC Staff Nurse 2016)*

(a) पीयूष ग्रन्थि के पश्च खण्ड में परिवर्तन
(b) अग्न्याशयी रोग
(c) इन्सुलिन का कमी
(d) इन्सुलिन का अतिस्रावण

301. शरीर में सीसा के संग्रहण के कारण हो सकता है *(ESIC Staff Nurse 2016)*

(a) पक्षाघात (Paralysis)
(b) अस्थियों की दुर्बलता (Bone weakness)
(c) तन्त्रिकाओं की दुर्बलता (Nerve weakness)
(d) थैलेसीमिया (Thalassemia)

302. .... हॉर्मोन के अभाव या कमी के कारण बच्चे में बौनापन (Cretinism) हो जाता है *(ESIC Staff Nurse 2016)*

(a) एल्डोस्टीरॉन (b) कैल्सिटोनिन
(c) ट्राइआयोडोथाइरोनिन (d) हाइड्रोकॉर्टिसॉन

303. अधिरक्तीय हृदयी असफलता (CHF) का विकास .... के कारण होता हैं। *(ESIC Staff Nurse 2016)*

(a) दीर्घकालिक श्वसनी शोथ (Chronic bronchitis)
(b) दीर्घकालिक वक्ष रोग (Chronic chest disease)
(c) उच्च रुधिरदाब (Hypertension)
(d) द्विकपर्दी संकीर्णता (Mitral stenosis)

304. ग्लासगो कोमा स्केल क्या नापने का एक साधन है *(ESIC Staff Nurse 2016)*

(a) तन्त्रिका तन्त्रीय आंकलन (b) चेतना का स्तर (LOC)
(c) अन्तर्कपालीय दाब (LCP) (d) द्रव आयतन

305. जले हुए भाग को एक साफ या विसंक्रमित पट्टी (Dressing) से क्यों ढकना चाहिए? *(ESIC Staff Nurse 2016)*

(a) संक्रमण से बचाने के लिए
(b) जले क्षेत्र को हल्का गरम करने के लिए
(c) संक्रमण से बचाव व जले क्षेत्र को हल्का गरम रखने के लिए
(d) जले क्षेत्र को ठण्डा करने के लिए

306. दूर की दृष्टि का आंकलन होता है *(Nursing Tutor 2016)*

(a) कान्फ्रंटेशन टेस्ट (b) हार्शबर्ग टेस्ट
(c) जैगर कार्ड (d) स्नेलन चार्ट

307. तीव्रग्राहिता (Anaphylaxis) का निदान किस आधार पर किया जाता है? *(ESIC Nursing 2016)*

(a) उसके लक्षण (b) व्यक्ति की उम्र
(c) छाती का X-रे (d) रुधिर का परिणाम

308. हाइपोवोलेमिक आघात को कभी-कभी .... रूप में जाना जाता है। *(ESIC Nursing 2016)*
(a) हृदयजनित आघात (b) तन्त्रिकाजन्य आघात
(c) रुधिरस्रावी आघात (d) विषाक्त आघात

309. ठीक होने की असमर्थता के साथ आवश्यक अंगों की विफलता को क्या कहा जाता है? *(ESIC Nursing 2016)*
(a) अपरिवर्तनीय आघात (b) प्रतिवर्ती आघात
(c) प्रतिपूरक आघात (d) थ्रोम्बोलिटिक आघात

310. निम्नलिखित में से कौन-सा विषजनित आघात का सबसे आम कारण है? *(ESIC Nursing 2016)*
(a) कवकीय संक्रमण (b) विषाणुजनित संक्रमण
(c) जीवाणु संक्रमण (d) प्रोटोजोअल संक्रमण

311. एक उर्विका (femur) या जाँघ के फ्रैक्चर के लिए स्वीकार्य उपचार कौन-सा है? *(ESIC Nursing 2016)*
(a) पैर के दोनों तरफ एक छोटी गद्दीदार पट्टी रखें
(b) एक प्रकार का फैक्चर विशेष प्रशिक्षित लोगों द्वारा लगाए गए एक कर्षण पट्टी द्वारा सबसे अच्छी तरह से नियन्त्रित किया जाता है
(c) पैर पर पट्टी लगाने से पहले पीड़ित को स्थानान्तरित करें
(d) दो क्रेवेट्स का उपयोग करके दोनों पैर दो लंबी पट्टी द्वारा एक विच्छेद के ऊपर से और एक नीचे से बाँध दीजिए

312. पहली डिग्री का दाह (First degree burn) के इलाज के लिए क्या करना चाहिए? *(ESIC Nursing 2016)*
(a) एक अच्छी गुणवत्ता का दाह क्रीम या मरहम लगाइए
(b) साबुन के गरम पानी द्वारा क्षेत्र को अच्छी तरह से साफ करें
(c) दाह और हृदय के बीच एक बाधा बैड लगाएँ
(d) जब तक दर्द कम ना हो तब तक उस पर ठण्डा पानी डालते रहें

313. शीघ्रता के मामले (Hurry cases) के लिए सबसे अच्छी परिभाषा क्या है? *(ESIC Nursing 2016)*
(a) श्वसन, रुधिरस्राव और टूटी हुई हड्डियाँ
(b) कोई भी हालत जिससे पीड़ित के जीवन को खतरा हो
(c) कोई भी बीमारी जहाँ पीड़ित को उल्टी
(d) कोई भी दुर्घटना जिसमें रोगी को बचाने के लिए सांस लेने की आवश्यकता होती है

314. नौ के नियम (Rule of nine) के अनुसार, छाती व उदर पर जला हुआ रोगी कितना जला हुआ है? *(GMCH Staff Nurse 2016)*
(a) 9% (b) 24%
(c) 18% (d) 36%

315. ओपन कोलेसिस्टेक्टॉमी (Open cholecystectomy) के पश्चात् पित्त के ड्रेनेज के लिए प्रयुक्त ड्रेन है *(GMCH Staff Nurse 2016)*
(a) जैक्सन प्रैट (Jackson pratt)
(b) हिमोवेक (Hemovac)
(c) पेनरोज (Penrose)
(d) T-ट्यूब

316. कौन-सी स्थिति में मरीज की लोग रॉलिंग (Log rolling) की जाती है? *(GMCH Staff Nurse 2016)*
(a) पसली के फ्रेक्चर में (b) क्लेविकल के फ्रेक्चर में
(c) रीढ़ के फ्रेक्चर में (d) फीमर के फ्रेक्चर में

317. झुलसना एक प्रकार का जलना है जोकि .... द्वारा कारित होता है। *(GMCH Staff Nurse 2016)*
(a) नम ऊष्मा (Moist heat) (b) रसायन (Chemicals)
(c) विद्युत (Electricity) (d) ज्वाला (Flame)

318. रीढ़ की हड्डी की दाईं या बाईं ओर वक्रता कहलाती है *(ESIC Staff Nurse 2016)*
(a) डिसप्लेसिया (Dysplasia) (b) एपिफेसिस (Epiphasis)
(c) काइफोसिस (Kyphosis) (d) स्कोलियोसिस (Scoliosis)

319. एनाफाइलेक्सिस प्रतिक्रिया में क्या नहीं देते हैं? *(AIIMS Nursing 2016)*
(a) सेलिसिलेट (Sallicylate)
(b) एड्रीनेलिन एपीनेफ्रीन (Adrenaline epinephrine)
(c) हाइड्रोकॉर्टिसोन (Hydrocortisone)
(d) एन्टीहिस्टामिन (Antihistamine)

320. भारत में अन्धता का मुख्य कारण है *(Nursing Tutor 2016)*
(a) दृष्टि दोष (b) ग्लूकोमा
(c) कार्नियल अन्धता (d) मोतियाबिन्द

321. जब कोई रोगी यकृत विफलता (Liver failure) से पीड़ित हो, तो निम्नलिखित में से कौन-सा व्यवहारिक परिवर्तन रिपोर्ट करने के लिए सबसे महत्त्वपूर्ण आंकलन है? *(ESIC Staff Nurse 2016)*
(a) छोटी सांस (b) निद्रालुता
(c) थकान (d) जी मिचलाना

322. निम्नलिखित में से कौन-सी चिकित्सकीय अभिव्यक्ति यह संकेत देती है कि मरीज अल्प पोटैशियम रक्तता (Hypokalemia) से पीड़ित है? *(ESIC Staff Nurse 2016)*
(a) सूजन (b) पेशीय ऐंठन
(c) कुसमोल श्वसन (d) पेट में फुलाव

323. निम्न में से कौन-से रोगी को UTI होने से अधिक खतरा है? *(Nursing Tutor 2016)*
(a) मधुमेह
(b) रोगी जो एन्टीबायोटिक ले रहा है
(c) जिस रोगी को पथरी है
(d) रोगी जिसका UTI का पारिवारिक इतिहास है

324. मेनियर्स डिसीज का सम्बन्ध है *(Nursing Tutor 2016)*
(a) आँख से (b) कान से
(c) श्वसन तन्त्र से (d) पाचन तन्त्र से

325. निम्नलिखित में से .... को छोड़कर, सभी क्रोनिक ऑब्सट्रेक्टिव पल्मोनरी रोग (COPD) हैं। *(ESIC Staff Nurse 2016)*
(a) एम्फाइसीमा (b) क्रोनिक ब्रोंकाइटिस
(c) ब्रोन्कियल अस्थमा (d) फुफ्फुस बहाव

289. (b)	290. (d)	291. (b)	292. (d)	293. (c)	294. (c)	295. (a)	296. (c)	297. (d)	298. (a)
299. (d)	300. (a)	301. (c)	302. (c)	303. (d)	304. (b)	305. (c)	306. (d)	307. (a)	308. (c)
309. (a)	310. (c)	311. (a)	312. (a)	313. (d)	314. (c)	315. (d)	316. (c)	317. (d)	318. (d)
319. (c)	320. (d)	321. (b)	322. (b)	323. (a)	324. (b)	325. (d)			

326. **खून की उल्टी को ·········· कहा जाता है।** *(ESIC Staff Nurse 2016)*
(a) हिमेटेमेसिस (b) हेमोटाईसिस
(c) मालाइना (d) हेमार्थरोसिस

327. **निम्नलिखित में से ·········· को छोड़कर उच्च रुधिरचाप के लिए गैर-परिवर्तनीय जोखिम कारकों में सभी शामिल है।** *(ESIC Staff Nurse 2016)*
(a) आयु (b) लिंग
(c) जेनेटिक कारक (d) मोटापा

328. **जब एक रोगी प्रतिदिन 300 mL से कम मूत्र त्याग करता है. उस अवस्था को क्या कहा जाता है?** *(ESIC Staff Nurse 20161)*
(a) पॉलीयुरिया (b) ऑलिग्यूरिया
(c) ऐन्यूरिया (d) यूरेमिया

329. **मूत्र में रुधिर आने को क्या कहा जाता है?** *(ESIC Staff Nurse 2016)*
(a) यूरीमिया (b) प्रोटीनमेह
(c) हीमेटयूरिया (d) बहुमूत्रता

330. **हाइड्रोनेफ्रोसिस क्या है?** *(ESIC Staff Nurse 2016)*
(a) पेट का फैलना (b) पित्ताशय का फैलना
(c) आँतों का फैलना (d) गुर्दे का फैलना

331. **सोते समय की नब्ज दर किसमें बढ़ जाती है?** *(ESIC Staff Nurse 2016)*
(a) हाइपोथाइरॉडिज्म (b) अतिगलगँथिता
(c) अतिपरजीविता (d) हाइपोपैराथाइरॉडिज्म

332. **तीक्ष्ण पैन्क्रिएटाइटिस** (Acute pancreatitis) **के मरीज में कौन-सी अभिव्यक्ति को तुरन्त रिपोर्ट करना चाहिए?** *(ESIC Staff Nurse 2016)*
(a) जी मिचलाना व उल्टी आना (b) पेट में दर्द
(c) आँतों की ध्वनि में कमी (d) छोटे सांस

333. **नर्स जानती है कि हृदयीजनित आघात** (Cardiogenic shock) **की पहचान के लिए सबसे अधिक सूचनात्मक माप है** *(ESIC Staff Nurse 2016)*
(a) अलिंदीय रुधिर दाब (Arterial blood pressure)
(b) केन्द्रीय शिरा दाब (Central venous pressure)
(c) फुफ्फुसीय धमनी दाब (Pulmonary artery pressure)
(d) हृदयी इण्डेक्स (Cardiac index)

334. **कन्जेस्टिव हृदय विफलता** (Congestive heart failure) **में सांस में तकलीफ का प्राथमिक कारण है** *(ESIC Staff Nurse 2016)*
(a) इम्बोलस द्वारा फुफ्फुस धमनी का अवरुद्ध होना
(b) फुफ्फुसों के वायुकोशों व अन्तर्कोशिकीय स्थानों में द्रव का संग्रहण
(c) म्यूकस स्राव के कारण श्वसन नलिकाओं का
(d) विस्तारित हृदय द्वारा फुफ्फुसों पर दबाव

335. **निम्नलिखित में से कौन-सी बाह्यकोशिकीय तरल की क्षति** (Extracellular fluid loss) **की विशिष्ट अभिव्यक्ति है?** *(ESIC Staff Nurse 2016)*
(a) फूली हुई जुगुलर शिरा
(b) बढ़ा हुआ हिमटोक्रिट स्तर
(c) तेज महीन नाही
(d) बढ़ा हुआ सीरम गोडियम स्तर

336. **सीरम एमाइलेज स्तर का प्रयोग ·········· के नुकसान का आंकलन करने के लिए किया जाता है।** *(ESIC Staff Nurse 2016)*
(a) जिगर (b) अग्न्याशय (c) पेट (d) आँत

337. **........... से खून बहने को एपिस्टैक्सिस कहते हैं।** *(ESIC Staff Nurse 2016)*
(a) नाक (b) मसूड़े (c) कान (d) आँखें

338. **मैकबर्नी बिन्दु पर कोमलता किसका सूचक है?** *(ESIC Staff Nurse 2016)*
(a) एपेन्डिसाइटिस
(b) तीक्ष्ण कॉलसिस्टाइटिस
(c) तीक्ष्ण अग्न्याशयकोप (पेंक्रिएटाइटिस)
(d) तीक्ष्ण जठरशोथ

339. **यदि नब्ज की दर 100 प्रति मिनट से अधिक हो, तो उस अवस्था को क्या कहते हैं?** *(ESIC Staff Nurse 2016)*
(a) ब्रैडीकार्डिया (b) टेकीकार्डिया
(c) हाइपरनिया (d) ब्रैडीप्निया

340. **न्यूमोनिक रुधिरपूतिता** (SEPSIS) **किससे संदर्भित है?** *(ESIC Nsg. Orderly 2016)*
(a) अस्पष्ट उच्चारण, माँसपेशियों में अत्यन्त दर्द, पेशाब न करना, सांस लेने में गम्भीर तकलीफ, मुझे लग रहा है, मैं मर सकता हूँ, त्वचा धब्बेदार या विवर्ण होना
(b) अस्पष्ट उच्चारण, हृदय में अत्यन्त दर्द, पेशाब न करना, सांस लेने में गम्भीर तकलीफ, मुझे लग रहा है, मैं मर सकता है, त्वचा धब्बेदार या विवर्ण होना
(c) अस्पष्ट उच्चारण, हृदय में अत्यन्त दर्द, पेशाब करना, सांस लेने में गम्भीर तकलीफ. मुझे लग रहा है मैं मर सकता हूँ, त्वचा धब्बेदार या विवर्ण होना
(d) अस्पष्ट उच्चारण, हृदय में अत्यन्त दर्द, अत्यधिक पेशाब करना, गम्भीर उच्च रुधिरचाप, मुझे लग रहा है, मैं मर सकता, त्वचा धब्बेदार या विवर्ण होना

341. **उदरीय गुहा में अतिरिक्त तरल पदार्थ का संचय कहलाता है** *(ESIC Staff Nurse 2016)*
(a) ओडीमा (b) एसाईटिस (c) इफ्यूशन (d) हाइड्रोसेल

342. **किसी भी रधिरवाहिनी का एक स्थानीय असामान्य फैलाव क्या कहलाता है?** *(ESIC Staff Nurse 2016)*
(a) थ्रोम्बोसिस (b) शल्यता (एम्बोलिज्म)
(c) एन्यूरिज्म (d) एथिरोस्क्लिरोसिस

343. **रुधिर वाहिनियों का सौम्य ट्यूमर क्या कहा जाता है?** *(ESIC Staff Nurse 2016)*
(a) एडेनोमा (b) हिमेनजियोमा
(c) लिपोमा (d) म्योमा

344. CPR **का अर्थ क्या है?** *(ESIC Nsg. Orderly 2016)*
(a) कार्डियो पल्मोनरी रिससिटेशन (b) सेरेब्रल पोस्चूरल रिससिटेशन
(c) सेंट्रल पेल्विक रिप्रेजेंटर (d) कार्डियो पंप रिप्लेसमेंट

345. **हाइपोटेंशन** (Hypotension) **शब्द किसे दर्शाता है?** *(ESIC Nsg. Orderly 2016)*
(a) कम हृदय गति (b) कम रुधिर दाब
(c) कम मूत्र उत्पादन (d) कम श्वसन दर

346. **निम्न में से कौन-सा आघात का संकेत नहीं है?** ***(ESIC Nsg. Orderly 2016)***
(a) नाड़ी का कमजोर और तेजी से चलना
(b) शीत और नम त्वचा
(c) तेज और उथल श्वास
(d) भूख लगना

347. **'सांस न लेना' जैसी भयंकर स्थिति वाले एक पीड़ित को कौन-से उपचार की जरुरत है?** ***(ESIC Nsg. Orderly 2016)***
(a) हेइम्लीच कौशल (Heimlich Maneuver) दो बचाव सांस (Rescue breath) और CPR
(b) CPR तुरंत शुरु कीजिए
(c) बारह से पंद्रह बचाव सांस प्रति मिनट और सही CPR
(d) आपको बचाव सांस लेने के लिए चरणों का पालन करना चाहिए

348. **वह अवस्था जिसमें एक मरीज जिसकी रीढ़ की हड्डी गर्दन में ऊपर से घायल हो गई है और जिससे उसकी सांस लेने की क्षमता खो गई है, उसे क्या कहा जाता है?** ***(ESIC Nsg. Orderly 2016)***
(a) पैराप्लेजिया (Paraplegia)
(b) क्वाड्रीप्लेजिया (Quadriplegia)
(b) मोनोप्लेजिया (Monoplegia)
(d) ट्रेटाप्लेजिया (Tetraplegia)

349. **मूत्र मार्ग में संक्रमण के लिए सबसे आम कारणात्मक जीव कौन-सा है?** ***(ESIC Staff Nurse 2016)***
(a) *प्रोटियस* (b) *इश्चेरिचिया कोलाई*
(c) *स्यूडोमोनास* (d) *स्ट्रेप्टोकोकाई*

350. **हृदय की धड़कन के असामान्य रूप से बढ़ने को .... कहा जाता है।** ***(ESIC Staff Nurse 2016)***
(a) दम फूलना (b) टेकीकार्डिया
(c) ब्रैडिकार्डिया (b) पल्पिटेशन

351. **निम्न में से मधुमेह नेफ्रोपैथी का प्रारम्भिक भविष्यवक्ता कौन है?** ***(ESIC Staff Nurse 2016)***
(a) रुधिर यूरिया स्तर
(b) सीरम क्रिएटिनिन का स्तर
(c) माइको एल्ब्यूमिन्यूरिया
(d) हाइपरक्लेमिया

352. **डिस्फैगिया** (Dysphagia) **है** ***(ESIC Staff Nurse 2016)***
(a) खाने में कठिनाई
(b) बोलने में कठिनाई
(c) सांस लेने में कठिनाई
(d) निगलने में कठिनाई

353. **यकृत रोग में पसंदीदा** H_2 **ब्लॉकर औषधि है** ***(ESIC Staff Nurse 2016)***
(a) रेनिटिडिन (Renitidine)
(b) फेमोटिडिन (Famotidine)
(c) निजेटिडिन (Nizatidine)
(d) सिमेटिडिन (Cimetidine)

354. **क्रोनिक पेरीटोनियल डायलाइसिस** (Chronic peritoneal dialysis) **पर चल रहे मरीज का सबसे महत्त्वपूर्ण जटिलता के लिए नर्स को आंकलन करना चाहिए, जोकि है** ***(ESIC Staff Nurse 2016)***
(a) प्लमोनरी एम्बोलिजम (Pulmonary embolism)
(b) निम्न रुधिरचाप (Hypotension)
(c) डिस्पीनिया (Dyspnea)
(d) पेरीटोनिटिस (Peritonitis)

355. **वाहिकीय शल्यक्रिया के पश्चात् थ्रोम्बोफ्लेबाइटिस एक सामान्य जटिलता है। निम्नलिखित में से कौन-सा चिन्ह यह संकेत करता है कि सम्भावित थ्रोम्बस बन चुका है?** ***(ESIC Staff Nurse 2016)***
(a) केर्निंग का चिन्ह (b) हेगर का चिन्ह
(c) होमन का चिन्ह (d) ब्रूडजिन्शकी का चिन्ह

356. **नाक से खून बहने** (Nose bleeding) **के लिए एक स्वीकृत उपचार क्या है?** ***(ESIC Nsg. Orderly 2016)***
(a) खून बहने को नियंत्रित करने के लिए प्रत्यक्ष दबाव, ऊँचाई और दबाव पॉइंट्स का उपयोग करें
(b) सिर को पीछे झुकाइए और नथूने को कसकर दबाइए
(c) पीड़ित को आगे झुकाइए, नथूने पर हल्का दबाव दीजिए, ठंडा तौलिया लगाइए
(d) पीड़ित को पीठ की तरफ से लिटा दें और सदमे का इलाज कीजिए, यदि उपलब्ध हो तो ऊष्मा प्रदान कीजिए

357. **अन्त: पूयता** (Empyema) **का अर्थ है** ***(ESIC Staff Nurse 2016)***
(a) प्लूरल गुहा में द्रव का संग्रहण
(b) फेफड़ों में नई कोशिका वृद्धि
(c) प्लूरल गुहा में मवाद का संग्रहण
(d) पेरिटोनियल गुहा में द्रव का संग्रहण

358. **पित्ताशय** (Gall bladder) **में पथरी होने की स्थिति .... कहलाती है।** ***(ESIC Staff Nurse 2016)***
(a) केल्कुली (Calculi)
(b) कोलीसिस्टाइटिस (Cholecystitis)
(c) कोलिलिथिएसिस (Cholelithiasis)
(d) कोलेडोकोलीलिथिएसिस (Choledocholilithiasis)

359. **.......... भारी प्रोटीन मूत्रता, अल्पएल्ब्यूमिन रक्तता एवं सूजन द्वारा चरितार्थ होता है।** ***(ESIC Staff Nurse 2016)***
(a) नेक्रोटिक सिण्ड्रोम (Nephrotic syndrome)
(b) मूत्र तन्त्र संक्रमण (UTI)
(c) वृक्क असफलता (Renal failure)
(d) एक्यूट ग्लोमेरुलोनेफ्राइटिस (Acute glomerulonephritis)

360. **पेरीटोनियल अपोहन** (Peritoneal dialysis) **की बार-बार होने वाली जटिलता है** ***(AIIMS Nsg. 2016)***
(a) पेरीटोनिटिस (Peritonitis)
(b) उच्चरुधिरचाप (Hypertension)
(c) डायलाइसिस एनसिफैलोपैथी (Dialysis encephalopathy)
(d) वायु अन्त:शल्यता (Air embolism)

326. (a)	327. (d)	328. (b)	329. (c)	330. (d)	331. (c)	332. (d)	333. (d)	334. (b)	335. (b)
336. (b)	337. (a)	338. (a)	339. (b)	340. (a)	341. (c)	342. (c)	343. (b)	344. (c)	345. (b)
346. (b)	347. (b)	348. (b)	349. (b)	350. (b)	351. (c)	352. (d)	353. (c)	354. (d)	355. (c)
356. (c)	357. (c)	358. (c)	359. (a)	360. (a)					

361. **मायस्थिनिया ग्रेविस** (Mysthenia gravis) **के मरीज का प्रारम्भिक लक्षण है** *(AIIMS Nsg 2016)*
(a) टोसिस (Ptosis) (b) लार आना (Salivation)
(c) लकवा (Paralysis) (d) डिस्फैगिया (Dysphagia)

362. **गठिया** (Gout) **में संग्रहण होता है** *(AIIMS Nsg. 2016)*
(a) यूरिक अम्ल का (b) कैल्शियम का
(c) क्रिएटिनिन का (d) यूरिया का

363. **तेज व अनियमित नाड़ी दर एवं हृदयी सरसराहट** (Heart murmur) **किस रोग के लक्षण है?** *(ESIC Staff Nurse 2016)*
(a) एंजिना पेक्टोरिस (Angina pectoris)
(b) मायोकार्डियल इन्फार्क्सन (Myocardial infarction)
(c) रहयूमेटॉइड अर्थराइटिस (Rheumatoid arthritis)
(d) तीव्र रहयूमेटिक बुखार (Acute rehumatic fever)

364. **बरोनी या पलकों** (Eyelash) **के रोम छिद्र के क्षेत्र में होने वाली फुंसी कहलाती है** *(ESIC Staff Nurse 2016)*
(a) ग्लूकोमा (Glaucoma)
(b) स्टाई (Stye)
(c) कंजक्टाइविटिस (Conjuctivitis)
(d) टोसिस (Ptosis)

365. **रुधिरस्राव को कम करने हेतु फाइब्रिन थक्के को दबाकर रुधिर वाहिनियों के क्षतिग्रस्त हिस्से को छोटा करने की प्रक्रिया को .... कहते हैं।** *(ESIC Staff Nurse 2016)*
(a) फाइब्रोसाइटिस (Fibrositis)
(b) सिनेरेसिस (Syneresis)
(c) फाइब्रिनोलाइसिस (Fibrinolysis)
(d) साइनार्थोसिस (Synarthrosis)

366. **एक मरीज का लेप्रोटोमी द्वारा ऑपरेशन किया गया है, शल्यक्रिया पश्चात् आघात का शुरुआती चिन्ह है** *(AIIMS Nursing 2016)*
(a) तेज हृदय गति
(b) निम्न रुधिर चाप
(c) पल्स प्रेशर
(d) ऑपरेशन के स्थान पर रुधिरस्राव

367. **रूल ऑफ नाइन के अनुसार सबसे बड़ा बर्न क्षेत्र है** *(AIIMS Nursing 2016)*
(a) चेहरा व गर्दन (b) दोनों हाथ
(c) चेहरा व धड़ (d) दोनों टांगे व जननांग

368. **अस्थि मज्जा में कोशिकाओं की नई वृद्धि कहलाती है** *(ESIC Staff Nurse 2016)*
(a) माइलोमा (Myeloma)
(b) ऑडोन्टोमा (Odontoma)
(c) ऑस्टियोमा (Osteoma)
(d) मायोमा (Myoma)

369. **गम्भीर सन-बर्न के कारण गहरे आंशिक मोटाई वाले बर्न से पीड़ित मरीज का सर्वश्रेष्ठ प्राथमिक उपचार है** *(ESIC Staff Nurse 2016)*
(a) दर्दनिवारक सनबर्न स्प्रे
(b) विटामिन-A व D का मल्हम
(c) सूखी, विसंक्रमित पट्टी
(d) ठंडे नम तोलिए

370. **निम्नलिखित में से कौन-सी प्रक्रिया कोरोनरी आर्टरी डिसीज का चिकित्सकीय उपचार है?** *(ESIC Staff Nurse 2016)*
(a) परक्यूटेनियस ट्रांसल्यूमिनल कोरोनरी एंजिओप्लास्टी
(b) कोरोनरी आर्टरी बाइपास सर्जरी
(c) ओरल मेडिकेशन एडमिनिस्ट्रेशन
(d) कार्डियक कैथेटराइजेशन

371. **टिबिया के फ्रैक्चर वाले 4½ वर्षीय बच्चे को आपातकालीन विभाग में लाया जाता है। नर्स जानती है कि इस आयु के बच्चों में फ्रेक्चर का सर्वसामान्य प्रकार है** *(ESIC Staff Nurse 2016)*
(a) कम्पाउण्ड (Compound)
(b) ग्रीनस्टिक (Greenstick)
(c) टांसवर्स (Transverse)
(d) कमिन्यूटेड (Comminuted)

372. **वेगोटॉमी** (Vagotomy) .... **का शल्य उपचार है।**
(a) पेप्टिक अल्सर (Peptic ulcer) *(ESIC Staff Nurse 2016)*
(b) प्रत्यावहन (Regurgitation)
(c) तन्त्रिका रोग (Nerve disorder)
(d) यकृत शोथ (Hepatitis)

373. **तकनीकी शब्द एनाफाइलेक्सिस** (Anaphylaxis) **का प्रयोग किस स्थिति में करते हैं?** *(ESIC Staff Nurse 2016)*
(a) बीमारी के पूर्वानुमान (b) अत्यधिक निद्रा
(c) एलर्जिक प्रतिक्रिया (d) अज्ञात कारण से बुखार

374. **एक महिला मरीज को टोनिक-क्लोनिक दौरे आते हैं। दौरे की टोनिक क्लोनिक अवस्था के दौरान प्राथमिक नर्सिंग कार्य क्या है?**
(a) उसे चोट से बचाना *(ESIC Staff Nurse 2016)*
(b) अतिरिक्त सहायता मांगना
(c) उसको करवट दिलाना
(d) एक अवरोध रहित श्वसन की स्थापना करना

375. **मरने के डर से ग्रस्त मायोकार्डियल इन्फार्कसन** (MI) **से पीड़ित मरीज के सर्वाधिक उपयुक्त नर्सिंग प्रतिक्रिया क्या है?** *(ESIC Staff Nurse 2016)*
(a) जब डॉक्टर आयेगा सब ठीक हो जाएगा
(b) तुम्हारी अनुभूतियों के बारे में मुझे अभी बताओ
(c) तुम्हें बेहतर लगने के लिए वे सब कर रहे हैं जो हम कर सकते है
(d) यह एक खराब स्थिति है लेकिन तुम जल्द ही बेहतर अनुभव करोंगे

376. **एक** MI **का रोगी जोकि** ICU **में है, नर्स कैसे आंकलन करेगी कि उसे कार्डियोजेनिक शॉक हो चुका है?** *(Nursing Tutor 2016)*
(a) निम्न नाड़ी दर (b) रुधिर चाप बढ़ना
(c) अल्प मूत्रता (d) गर्म व पसीने युक्त त्वचा

377. **इनमें से शोथ** (Inflammation) **का लक्षण नहीं है** *(Nursing Tutor 2016)*
(a) दर्द (b) लालिमा
(c) सूजन (d) कम ताप

378. **गुर्दा प्रत्यारोपण के एक मरीज जिसको पोस्टएनेस्थेसिया केयर यूनिट से** ICU **में स्थानान्तरित किया गया था, का मूत्रीय निर्गत** (Urinary output) **प्रत्येक .... पर जाँचना चाहिए।** *(ESIC Staff Nurse 2016)*
(a) 2 घण्टे (b) 1 घण्टे (c) 15 मिनट (d) 3 घण्टे

379. **जुगुलर शिरा के फुलाव** (Jugular vein distention) **की एकदम सही रीडिंग प्राप्त करने के लिए नर्स को बिस्तर का सिर किस स्थिति में रखना चाहिए?** *(ESIC Staff Nurse 2016)*
(a) 10° उठा हुआ (b) 30° उठा हुआ
(c) हाई-फाउलर (d) सुपाइन

380. **एक मरीज की टोटल हिप ऑथ्रोप्लास्टी हुई है, सर्जरी के पश्चात् नर्स को क्या करना चाहिए?** *(ESIC Staff Nurse 2016)*
(a) मरीज को पलटते समय लोग-रोल करना
(b) टाँगों के बीच हमेशा एक अपावर्तन तकिया रखना
(c) पूरे पैर के सहारे एक ट्रोकेन्टर रोल रखना
(d) प्रभावित पैर को एक तकिए पर ऊपर रखना

381. **प्रत्यारोपित गुर्दा सही काम कर रहा है, यह निश्चित करने के लिए नर्स द्वारा की जाने वाली सबसे महत्त्वपूर्ण जाँच है** *(ESIC Staff Nurse 2016)*
(a) 24 घण्टा यूरिन आउटपुट (b) सीरम क्रिएटिनिन स्तर
(c) रीनल अल्ट्रासाउण्ड (d) WBC संख्या गणना

382. **प्री-रीनल फेल्यर** (Pre-renal failure) **पाया जाता है** *(ESIC Staff Nurse 2016)*
(a) नेफ्रोलिथिएसिस में (b) टॉक्सिक नेफ्रोपेथी में
(c) हार्ट फेल्यर में (d) ग्लैमेरूलोनेफ्राइटिस में

383. **कौन-सी थैरेपी के पश्चात् गंजापन सामान्यतया परिलक्षित होता है?** *(Nursing Tutor 2016)*
(a) एन्टिबायोटिक थैरेपी (b) कीमोथैरेपी
(c) रेडियोथैरेपी (d) इनमें से कोई नहीं

384. **कैंसर की कोशिकाएँ विकिरण से क्षतिग्रस्त हो जाती हैं, जबकि दूसरी इतनी क्षतिग्रस्त नहीं होती। ऐसा इसलिए होता है क्योंकि कैंसर कोशिकाएँ** *(ESIC Nursing 2016)*
(a) तेजी से कोशिका विभाजन के दौर से गुजरती हैं
(b) किसी भी कोशिका विभाजन के दौर से नहीं गुजरती हैं
(c) संरचना में अलग-अलग होती हैं
(d) क्षुधातुर होती हैं

385. **निम्न में से किसका कैंसर के इलाज में प्रयोग नहीं किया जाता?** *(ESIC Nursing 2016)*
(a) विकिरण उपचार (b) सर्जरी
(c) रोग प्रतिरक्षा चिकित्सा (d) टीकाकरण

386. **ब्लड कैंसर है** *(ESIC Nursing 2016)*
(a) लिम्फोमा (b) ल्यूकेमिया
(c) ऑस्टियोमा (d) ट्यूमर

387. **शल्य चिकित्सा के तत्काल बाद आँत ध्वनियों का अभाव किसका संकेत हो सकता है?** *(ESIC Staff Nurse 2016)*
(a) अंतड़ियों में रुकावट (b) आँतों को वेध
(c) लकवाग्रस्त आन्त्रावरोध (d) द्वितीयक रुधिरस्राव

388. **अतिताप (हाइपरथर्मिया) का कौन-सा रूप अधिक गम्भीर है?** *(ESIC Nursing 2016)*
(a) शारीरिक दर्द (b) ऊष्मागत तनाव
(c) ताप घात (d) अत्यधिक गर्म शरीर

389. **जलने की कौन-सी डिग्री से अधिक नुकसान लेकिन कम दर्द होता है?** *(ESIC Nursing 2016)*
(a) पूर्ण मोटाई
(b) चमड़े का आंशिक मोटाई
(c) सतही मोटाई
(d) एपिडर्मिस आंशिक मोटाई

390. **निम्न में से कौन-सी जांघ की हड्डी के फ्रैक्चर की सही उपचार प्रक्रिया है?** *(ESIC Nursing 2016)*
(a) पीड़ित व्यक्ति को पट्टी लगाने से पहले हिलाना
(b) पैर के प्रत्येक पक्ष पर एक छोटी गद्देदार पट्टी लगाना
(c) मरीज को छोड़ दें और उसे आराम करने दें
(d) विशेष प्रशिक्षण प्राप्त लोगों द्वारा संकर्षण (Traction) लगाना

391. **निम्न में से कौन-सा प्रथम डिग्री के जलने के लिए सबसे अच्छा इलाज है?** *(ESIC Nursing 2016)*
(a) एण्टीसेप्टिक क्रीम लगाना
(b) एण्टीसेप्टिक घोल से अच्छी तरह जले हुए क्षेत्र को साफ करना और पट्टी करना
(c) जले क्षेत्र को खुले में छोड़ना और कुछ भी नहीं करना
(d) कम या कोई शेष दर्द न रहने तक धीमी गति से ठण्डे पानी की पट्टी रखना

392. **गुर्दों में पाया जाने वाला कैंसर है** *(ESIC Nursing 2016)*
(a) विल्मस ट्यूमर (Wilms tumour)
(b) न्यूरोब्लास्टोमा (Neuroblastoma)
(c) कैपोसी का सार्कोमा (Kaposi's sarcoma)
(d) मेलेनोमा (Melanoma)

393. **कैंसर की कोशिकाएँ** .... *(ESIC Nursing 2016)*
(a) एपॉपटोसिस से नहीं गुजरती हैं
(b) सूत्री विभाजन में एक भूमिका निभाती हैं
(c) सूत्री विभाजन से गुजरती हैं
(d) स्टेरॉयड हॉर्मोन के उत्पादन में एक भूमिका निभाती हैं

394. **परिगलन** (Necrosis)............... **है।** *(ESIC Nursing 2016)*
(a) प्रतिवर्ती
(b) ऊतकों को ऑक्सीजन की कमी
(c) प्रतिवर्ती नहीं
(d) परिधि में ब्लीडिंग (Bleeding)

395. **इनमें से क्या प्रदाह** (Inflammation) **के संकेत हैं?** *(ESIC Nursing 2016)*
(a) सूजन (b) दर्द
(c) स्कंदन (d) सूजन और दर्द

361. (a)	362. (a)	363. (d)	364. (b)	365. (b)	366. (c)	367. (c)	368. (a)	369. (d)	370. (c)
371. (b)	372. (a)	373. (c)	374. (d)	375. (b)	376. (c)	377. (d)	378. (b)	379. (b)	380. (b)
381. (b)	382. (c)	383. (b)	384. (a)	385. (d)	386. (b)	387. (c)	388. (c)	389. (a)	390. (d)
391. (d)	392. (a)	393. (a)	394. (c)	395. (d)					

396. **एक सूजन क्षेत्र में लालिमा और ऊष्मा स्थानीय हाइपरेमिया की वजह से है, जोकि .... के कारण है।** *(ESIC Nursing 2016)*
(a) रुधिर वाहिकाओं का फैलाव (Vasodilatation)
(b) वाहिका संकीर्णन (Vasoconstriction)
(c) फेगोसायटिक समुच्चयन
(d) प्रतिरक्षियों (Antibodies) का उत्पादन

397. **प्रदाह के बारे में सही कथन चुनें।** *(ESIC Nursing 2016)*
(a) एस्प्रिन हिस्टामाइन्स की मुक्ति को बढ़ावा देता है
(b) हेल्पर T-कोशिकाएँ अक्सर प्रदाह को कम करती है
(c) स्थानीय ओडीमा के कारण निःस्राव होता है
(d) बसरागी श्वेताणुहार (Leukopenia) उत्प्रेरित करने वाले कारक क्षतिग्रस्त ऊतकों द्वारा मुक्त किए जाते हैं

398. **स्व-प्रतिरक्षित विकार निम्न में से किससे सम्बन्धित है** *(Nursing Tutor 2016)*
(a) माइग्रेन (b) मधुमेह
(c) रिकेट्स (d) रतौंधी

399. **ब्लड शुगर पर लम्बी अवधि तक नियन्त्रण के मूल्यांकन का आंकलन कैसे किया जाता है?** *(ESIC Staff Nurse 2016)*
(a) Hb एल्कोहॉल प्रतिशत
(b) खाली पेट ब्लड शुगर
(c) भेजन के बाद ब्लड शुगर
(d) ग्लूकोस सहिष्णुता (Tolerance) परीक्षण

400. **परप्यूरा किसका एक स्वरूप है?** *(ESIC Staff Nurse 2016)*
(a) एनीमिया (b) ल्यूकोपेनिया
(c) थ्रोम्बोसाइटोपेनिया (d) ल्यूकोसाइटोसिस

401. **निचले दोनों अंगों के लकवे को .... कहा जाता है।** *(ESIC Staff Nurse 2016)*
(a) हेमीप्लेजिया (Hemiplegia)
(b) मोनोप्लेजिया (Monoplegia)
(c) पेराप्लेजिया (Paraplegia)
(d) क्वाडीप्लेजिया (Quadriplegia)

402. **साइनस ब्रेडीकार्डिया .... में देखा जाता है।** *(ESIC Staff Nurse 2016)*
(a) हाइपरथायरॉडिज्म (b) चिंता
(c) बुखार (d) एथलीट

403. **एक त्वचा संक्रमण जोकि *स्टेफाइलोकोकल* संक्रमण का उत्तर प्रभाव है** *(ESIC Staff Nurse 2016)*
(a) हर्पीज सिम्पलेक्स (Herpex simplex)
(b) स्केबीज (Scabies)
(c) इण्टरर्टीगो (Intertrigo)
(d) इंपेटिगो (Impetigo)

404. **हाइपरप्लेजिया का आमतौर पर क्या मतलब होता है?** *(ESIC Nsg. Orderly 2016)*
(a) कोशिकी तरल पदार्थ के अत्यधिक गठन के कारण किसी अंग के आकार में वृद्धि होना
(b) सामान्य ऊतक में कोशिकाओं के उत्पादन में वृद्धि होना
(c) कोशिका के आकार में संकुचन
(d) परिधि में ब्लीडिंग (Bleeding)

405. **एक 28 वर्षीय पुरुष को सम्भावित ब्रेन ट्यूमर के लिए अस्पताल में भर्ती किया गया है। मरीज का आंकलन करते समय नर्स को यह ध्यान में रखना चाहिए कि सेरेब्रल स्टेटस का प्रदर्शित करने वाला सबसे विश्वसनीय सूचकांक है** *(ESIC Staff Nurse 2016)*
(a) पुतलियों का प्रतिक्रिया (b) डीप टेन्डन रिफ्लेक्स
(c) पेशीय मजबूती (d) चेतना का स्तर

406. **कॉर्ड का हिस्सा जोकि श्वसन कार्य को बनाए रखने से सम्बद्ध है** *(ESIC Staff Nurse 2016)*
(a) थॉरेसिक लेवल (5 और 6) (b) थॉरेसिक लेवल (2 और 3)
(c) सर्वाइकल लेवल (7 और 8) (d) सर्वाइकल लेवल (3 और 4)

407. **'कोल्ड शॉक' को और क्या कहा जाता है?** *(ESIC Staff Nurse 2016)*
(a) हाइपोवॉल्मिक शॉक (b) वासोजेनिक शॉक
(c) हृदयजनित शॉक (d) ऑब्सट्रेक्टिव शॉक

408. **हाइड्रोसील किसकी सूजन है?** *(ESIC Staff Nurse 2016)*
(a) अंडकोश की थैली (b) यकृत
(c) तिल्ली (d) लसीका ग्रन्थि

409. **निम्न में से कौन-सा विकिरण जलने का एक कारण है** *(ESIC Nsg. Orderly 2016)*
(a) आग (b) सूर्य (c) रसायन (d) बिजली

410. **स्नेलेन चार्ट का प्रयोग किसमें खराबी का आंकलन करने के लिए किया जाता है?** *(ESIC Staff Nurse 2016)*
(a) कान (b) नाक (c) आँख (d) अंगुली

411. **निम्न में से क्या हाइपोवोलेमिक सदमें को कारण बनता है?** *(ESIC Nsg. Orderly 2016)*
(a) खून की कमी
(b) मस्तिष्क या रीढ़ की हड्डी में चोट
(c) अति संवेदनशीलता
(d) हृदय गति रुकना

412. **ब्रोन्कोकन्सट्रिक्शन** (Bronchoconstriction) **किसे दर्शाता है?** *(ESIC Nsg. Orderly 2016)*
(a) कण्ठ का धीमी गति से संकुचित होना
(b) श्वास नली का धीमी गति से चौड़ा होना
(c) वायुमार्ग का धीमी गति से चौड़ा होना
(d) वायुमार्ग का संकुचित होना

413. **यह आशंका है कि एक मरीज के मेनिन्गोकोकल मेनिन्जाइटिस है। उसे पृथक किया जाना चाहिए** *(RUHS Pb. B.Sc. Nsg. 2015)*
(a) अस्पताल में रहने तक के लिए
(b) प्रथम 48 घण्टों के लिए
(c) जब तक उसका कल्चर निगेटिव नहीं हो
(d) एण्टीबायोटिक थैरेपी प्रारम्भ करने के पश्चात् 24 घण्टें के लिए

414. **निम्नलिखित में से कौन-सा फुफ्फुस कैंसर का सबसे विशिष्ट लक्षण है** *(BHU Staff Nurse 2015)*
(a) एयर हंगर (Air hunger)
(b) एर्क्सटिनल डिस्पीनिया (Exertional dyspnea)
(c) रात्रि में पसीने के साथ खाँसी (Cough with night sweats)
(d) परसिस्टेंट या इन्टेस काफिंग (Persistent or intense coughing)

415. गठिया (Gout) वाले रोगी को किस प्रकार की डाइट लेनी चाहिए *(RUHS PB, B.Sc. Nsg. 2015)*
(a) पोटैशियम मॉडीफाइड डाइट (Potassium modified diet)
(b) रीनल डाइट (Renal diet)
(c) निम्न प्यूरीन डाइट (Low purine diet)
(d) उच्च कैल्शियम डाइट (High calcium diet)

416. कुॉम्बस रीएजेंट (Coomb's reagent) है *(KPSC Staff Nurse 2015)*
(a) एण्टी ह्यूमन ग्लोब्यूलिन (b) एण्टी H सीरम
(c) एण्टी A सीरम (d) एण्टी B सीरम

417. फेक्टर जिसकी कमी रुधिरस्राव का कारण है या नहीं ज्ञात नहीं है *(KPSC Staff Nurse 2015)*
(a) फेक्टर-3 (b) फेक्टर-10
(c) फेक्टर-12 (d) फेक्टर-13

418. किसके रोगी में क्रायोप्रेसीपिटेट (Cryoprecipitate) चढ़ाया जाता है? *(KPSC Staff Nurse 2015)*
(a) एनीमिया (b) ल्यूकेमिया
(c) ज्वर (d) हीमोफीलिया

419. इन्ट्राक्रेनियल प्रेशर में वृद्धि का खतरा होने पर कौन-सी शल्यक्रिया पश्चात् गतिविधि से बचने की सलाह नर्स रोगी को देती है? *(PGI Staff Nurse 2015)*
(a) डीप ब्रीथिंग (Deep breathing)
(b) टर्नींग (Turning)
(c) पेसीव रेंज ऑफ मोशन एक्सरसाइज (Passive range of motion exercise)
(d) कॉफिंग (Coughing)

420. पेरिटोनियल डायलाइसिस (Peritoneal dialysis) की सबसे अधिक सम्भावित खतरनाक जटिलता क्या है *(PGI Staff Nurse 2015)*
(a) पेट में दर्द (b) जठरांत्रीय रुधिरस्राव
(c) पेरिटोनाइटिस (d) पेशीय मरोड़

421. मेनिन्गोकोकल मेनिन्जाइटिस के रोगी की देखभाल करते समय प्रयोग करेंगे *(GMCH Staff Nurse 2015)*
(a) सिर्फ मानक सावधानियाँ
(b) मानक व सम्पर्क सावधानियाँ
(c) मानक व एयरबोर्न सावधानियाँ
(d) मानक व ड्रापलेट सावधानियाँ

422. गठिया (Gout) क्या है? *(RRB Staff Nurse 2015)*
(a) एक डीजेनरेटिव रोग (b) एक वाहिकीय रोग
(c) एक गुर्दा रोग (d) एक उपापचयी रोग

423. छोटे बच्चों में मेनिन्जाइटिस की सबसे गम्भीर जटिलता है *(PGI Staff Nurse 2015)*
(a) अन्धता (b) हाइड्रोसिफलिस
(c) परिधीय परिवहन कोलेप्स (d) मिर्गी

424. वायुकोषीय (Alveoli) भित्ति का नष्ट होना कहलाता है *(RRB Staff Nurse 2015)*
(a) इम्फाइमा (Empyma)
(b) ब्रोन्काइटिस (Bronchitis)
(c) एम्फाइसीमा (Emphysema)
(d) लंग्स एब्सेस (Lung abcess)

425. फुफ्फुस के कैंसर के फैलने के लिए निम्नलिखित में से कौन-सा सबसे सामान्य स्थल है? *(RRB Staff Nurse 2015)*
(a) वृक्क (b) आमाशय
(c) यकृत (d) प्लीहा

426. ग्लूकोमा (Gaucoma) के प्रबन्ध का ध्येय है *(RRB Staff Nurse 2015)*
(a) केवल एक्वस ह्यूमर के आन्तरिक में वृद्धि
(b) केवल एक्वस ह्यूमर के बाह्य बहाव में वृद्धि
(c) केवल एक्वस ह्यूमर के निर्माण में वृद्धि
(d) उपरोक्त सभी

427. ARDS के रोगी के लिए निम्नलिखित में से कौन-सी प्राथमिकता युक्त नर्सिंग डायग्नोसिस है? *(PGI Staff Nurse 2015)*
(a) इनइफेक्टिव ब्रीथिंग पैटर्न (Ineffective breathing pattern)
(b) दर्द (Pain)
(c) इनइफेक्टिव हेल्थ मेन्टेनेन्स (Ineffective health maintenance)
(d) इन्फेक्शन का खतरा (Risk for infection)

428. किसी ऊतक में कोशिकाओं की संख्या में असामान्य वृद्धि कहलाती है *(BHU Staff Nurse 2015)*
(a) हाइपरट्रोफी (Hypertrophy)
(b) हाइपरप्लेसिया (Hyperplasia)
(c) एप्लेसिया (Aplasia)
(d) हाइपोप्लेसिया (Hypoplasis)

429. किडनी फंक्शन टेस्ट (Kidney function test) के लिए प्रयुक्त BUN का पूर्ण रूप है *(BHU Staff Nurse 2015)*
(a) Blood urine nitrogen
(b) Blood uric nitrogen
(c) Blood uracil nitrogen
(d) Blood urea nitrogen

430. लिपिड प्रोफाइल में सम्मिलित नहीं है *(BHU Staff Nurse 2015)*
(a) HDL (b) कुल कोलेस्ट्रॉल
(c) SGOT (d) VLDL

431. सेरेब्रोस्पाइनल फ्लूड के नमूने के परिवहन में देरी की स्थिति में क्या करना चाहिए? *(BHU Staff Nurse 2015)*
(a) कमरे के तापमान (20-30°C) पर रखना चाहिए
(b) 4°C पर फ्रिज में रखना चाहिए
(c) –20°C पर रखना चाहिए
(d) आइस बकेट में रखना चाहिए

396. (a)	397. (c)	398. (b)	399. (d)	400. (c)	401. (c)	402. (b)	403. (d)	404. (b)	405. (d)
406. (d)	407. (a)	408. (a)	409. (b)	410. (c)	411. (a)	412. (d)	413. (c)	414. (d)	415. (c)
416. (a)	417. (c)	418. (d)	419. (d)	420. (c)	421. (d)	422. (d)	423. (d)	424. (c)	425. (c)
426. (b)	427. (a)	428. (b)	429. (d)	430. (c)	431. (a)				

432. किसके अतिरिक्त सभी के द्वारा कैंसर होने के खतरे को कम किया जा सकता है? *(PGI Staff Nurse 2015)*

(a) मासिक स्व स्तन परीक्षण करना
(b) एल्कोहॉल अन्तर्ग्रहण को सीमित करना
(c) सनस्क्रीन का प्रयोग करना
(d) अवरोधक गर्भनिरोधकों का प्रयोग

433. एक कैंसर का अन्त्य रोगी बेहोशी में चला जाता है। सम्बन्धियों से विचार-विमर्श के पश्चात् चिकित्सक सभी ड्रग्स रोक देता है। मरीज अगले दिन मर जाता है। यह प्रक्रिया है *(GMCH Staff Nurse 2015)*

(a) टर्मिनल वियरिंग (Terminal wearing)
(b) जिनोसिड (Genocide)
(c) निष्क्रिय इच्छामृत्यु (Passive euthanasia)
(d) आत्महत्या में सहायता (Assisted suicide)

434. एक टांग कटने के पश्चात् कृत्रिम अंग (Prosthesis) पहनने वाले रोगी को बैसाखी पर चलने का कौन-सा ढंग सिखाया जाना चाहिए? *(AIIMS Patna Nursing 2015)*

(a) ट्राइपोड (Tripod)
(b) फोर पॉइंट (Four point)
(c) थ्री पॉइंट (Three point)
(d) स्वींग द्वारा (Swing through)

435. निम्नलिखित में से कौन-सा कैंसर उच्च वसा युक्त डाइट से सम्बद्ध है? *(RRB Staff Nurse 2015)*

(a) अण्डाशय कैंसर (b) फुफ्फुस कैंसर
(c) बड़ी आँत का कैंसर (d) यकृत कैंसर

436. दीर्घकालिक वृक्कीय विफलता के निदान वाले रोगी में किस लवण असंतुलन के चिन्हों की निगरानी करनी चाहिए? *(AIIMS Patna Nursing 2015)*

(a) हाइपोकैलिमिया (Hypokalemia)
(b) हाइपोकैल्सिमिया (Hypocalcemia)
(c) हाइपरनैट्रीगिया (Hypernatremia)
(d) हाइपरग्लाइसीमिया (Hyperglycemia)

437. वृद्धों में गिरने पर सामान्यतया फ्रेक्चर होने वाली अस्थि है *(KPSC Staff Nurse 2015)*

(a) खोपड़ी
(b) रीढ़
(c) रेडियस का निचला सिरा
(d) फीमर की ग्रीवा

438. अग्न्याशयी ट्यूमर की एक स्थिति जोकि अत्यधिक आमाशयी रस प्रवाह का कारण होती है, कहलाती है *(KPSC Staff Nurse 2015)*

(a) डम्पिंग सिण्ड्रोम (Dumping syndrome)
(b) इसलेटस ट्यूमर (Islets tumour)
(c) जोलिन्जर इलिसन का सिण्ड्रोम (Zollinger Ellison's syndrome)
(d) उपरोक्त में से कोई नहीं

439. शल्यक्रिया पश्चात् अपतानिका (Tetany) का कारण है *(RUHS Pb. B.Sc. Nursing 2015)*

(a) *बैसिलस टिटेनी* द्वारा हमला
(b) रुधिर में कैल्शियम की मात्रा में वृद्धि
(c) रुधिर में फॉस्फोरस की मात्रा में कमी
(d) रुधिर में कैल्शियम की मात्रा में कमी

440. शल्यक्रिया पश्चात् एक मरीज बुखार, मवादयुक्त स्राव व चीरे के आस-पास भराव से पीड़ित है। यह स्थिति कहलाती है

(a) एक्सूडेशन (Exudation) *(RUHS Pb. B.Sc. Nursing 2015)*
(b) रेसोल्यूशन (Resolution)
(c) पोस्ट-ऑपरेटिव इन्फेक्शन (Post-operative infection)
(d) रूबोर (Rubor)

441. महिलाओं में सबसे सामान्य कैंसर की पहचान के लिए स्क्रीनिंग टेस्ट है *(RUHS Pb. B.Sc. Nursing 2015)*

(a) सर्वाइकल ऊतक की बायोप्सी (b) विस्तारण व खुरचन (D एवं C)
(c) पॉजिटिव कान से टेस्ट (d) स्तन स्व-परीक्षण

442. एक मरीज एम्बोलिक स्ट्रोक (Embolic stroke) के साथ आता है। निम्नलिखित में से कौन-सी स्थिति में मरीज को थ्रोम्बो-एम्बोलिक स्ट्रोक (Thrombo-embolic stroke) का खतरा रहता है? *(RUHS M.Sc. Nursing 2015)*

(a) अट्रियल फिब्रिलेशन (Atrial fibrilation)
(b) ब्रैडीकार्डिया (Bradycardia)
(c) सूपरफिशियल वेन थ्रोम्बोसिस (Superficial vein thrombosis)
(d) मायोकार्डियल इन्फार्कशन का इतिहास (History of myocradial infarction)

443. मि. एक्स की सुप्राप्यूबिक प्रोस्टेक्टॉमी होनी है। इस प्रक्रिया में एप्रोच कहाँ होकर होती है? *(RUHS Pb. B.Sc. Nursing 2015)*

(a) मूत्राशय (b) पेरिनियन (c) मूत्र वाहिनी (d) मूत्र मार्ग

444. मास्टेक्टॉमी के मरीज को छुट्टी देने से पूर्व निर्देश देते समय ध्यान रखने योग्य महत्त्वपूर्ण बिन्दू है *(RUHS Pb. B.Sc. Nursing 2015)*

(a) ड्रेसिंग को बार-बार बदलना व अच्छा पोषण
(b) आराम को बढ़ावा
(c) फ्लेबाइटिस व संक्रमण से बचाव
(d) अच्छी मुद्रा व निर्देशित व्यायाम की शिक्षा

445. उच्च रुधिरचाप के रोगी को डाइयूरेटिक ड्रग्स दी जाती है क्योंकि ये निम्न के द्वारा रुधिरचाप को कम करती है *(RUHS Pb. B.Sc. Nsg. 2015)*

(a) पानी व पोटैशियम का उत्सर्जन
(b) सोडियम, पानी व पोटैशियम का उत्सर्जन
(c) पानी व सोडियम का उत्सर्जन
(d) सोडियम व पोटैशियम का उत्सर्जन

446. मरीज को इन्फेक्टिव एण्डोकार्डिटिस (Infective endocarditis) होने पर नर्स द्वारा कौन-से पोषक तत्व का आंकलन किया जाता है?

(a) प्रोटीन व वसा अन्तर्ग्रहण *(RUHS Pb. B.Sc. Nsg. 2015)*
(b) कैलोरी व प्रोटीन अन्तर्ग्रहण एवं वजन का अभिलेखन
(c) कैलोरी अन्तर्ग्रहण एवं वजन का अभिलेखन
(d) वसा व कैलोरी का अन्तर्ग्रहण

447. मायोकार्डियल इर्न्फाक्शन (Myocardial infarction or MI) में थ्रोम्बोलाइटिक एजेन्ट जैसे-ऊतक प्लाज्मिनोजन सक्रियक (Tissue plasminogen activatores) स्ट्रेप्टोकाइनेज दिए जाते है *(RUHS Pb. B.Sc. Nsg. 2015)*

(a) फाइब्रिनोजन को प्लेटलेट्स से चिपकने से रोकने के लिए
(b) ऑक्सीजन आपूर्ति में सुधार व रुधिर के थक्के को घोलने के लिए
(c) रुधिर के थक्के को घोलकर रुधिर के बहाव को पुनःस्थापित करने के लिए
(d) निलयी उत्तेजना को कम करने के लिए

448. एक मरीज की थायरॉइडेक्टॉमी (Thyroidectomy) **होने वाली है। सर्जरी से पहले किससे बचाव के लिए औषधि तैयार रखनी चाहिए?** *(PGI Staff Nurse 2015)*
(a) थायरॉइड स्टोर्म (Thyroid storm)
(b) हाइपोथायरॉडिज्म (Hypothyroidism)
(c) ग्रैवस रोग (Grave's disease)
(d) हाइपरथायरॉडिज्म (Hyperthyroidism)

449. कैंसर के रोगी के तापमान की जाँच करते समय कौन-से मार्ग का प्रयोग नहीं किया जाना चाहिए? *(PGI Staff Nurse 2015)*
(a) ऑरल मार्ग (Oral route)
(b) अक्षीय मार्ग (Axillary route)
(c) रेक्टल मार्ग (Rectal route)
(d) स्पर्शक मार्ग (Tympanic route)

450. पैर के फ्रेक्चर वाले रोगी के लिए बक एक्सटेंशन (Buck extension) **के प्रयोग के पीछे तर्क है** *(AIIMS Patna Nursing 2015)*
(a) यह मुलायम ऊतकों की चोट से बचाता है
(b) यह POP कास्ट लगाने की आवश्यकता को कम करता है
(c) यह आस-पास की तन्त्रिकाओं को क्षति से बचाता है
(d) यह पेशीय ऐंठन को कम करता है

451. एक्यूट पेनक्रिएटाइटिस (Acute pancreatitis) **के रोगी में मुँह द्वारा खाना क्यों रोक दिया जाता है?** *(RUHS Pb. B.Sc. Nsg. 2015)*
(a) आमाशयी pH को क्षारीय रखने हेतु
(b) आमाशयी स्थैतिकता को दूर करने के लिए
(c) उदरीय फैलाव/फुलाव को दूर करने के लिए
(d) अग्न्याशयी स्रावों में कमी के लिए

452. नेफ्रोटिक सिण्ड्रोम के रोगी को कौन-सी डाइट दी जाती है? *(RUHS Pb. B.Sc. Nsg. 2015)*
(a) सीमित तरल, उच्च कैलोरी व उच्च प्रोटीन
(b) सीमित कैलोरी के साथ प्रोटीन पूरक
(c) प्रोटीन पूरक, सोडियम एवं तरल सीमित
(d) सीमित तरल, सोडियम व पोटैशियम

453. सेलुलिटिस (Cellulitis) **का मुख्य कारक जीव है** *(KPSC Staff Nurse 2015)*
(a) *ई. कोलाई (E. coli)*
(b) *स्यूडोमोनास (Pseudomonas)*
(c) बीटा हीमोलाइटिक स्ट्रेप्टोकोकाई (Beta hemolytic streptococci)
(d) *बैक्टेरॉइड्स (Bacteroides)*

454. एक मरीज में परिधीय वाहिकीय रोग के लिए फीमोरोपोप्लिटीयल बायपास (Femoropopliteal bypass) **के पश्चात् निम्नलिखित में से कौन-सा सर्वाधिक महत्त्वपूर्ण आंकलन है?** *(AIIMS Patna Nsg. 2015)*
(a) चीरा का दर्द (Incisional pain)
(b) पीडल प्लस रेट (Pedal pulse rate)
(c) बालों की वृद्धि की सीमा (Degree of hair growth)
(d) निम्नांगों का रंग (Colour of lower extremity)

455. अस्पताल में भर्ती तीव्र ग्लोमेरुलोनेफ्राइटिस के रोगी की नर्सिंग देखभाल में किसके अतिरिक्त सभी सम्मिलित है? *(BHU Staff Nurse 2015)*
(a) प्रत्येक 4 घण्टे पर जैविक चिन्हों को रिकॉर्ड करना
(b) सप्ताह में 2 बार रोगी का वजन रिकॉर्ड करना
(c) प्रत्येक 8 घण्टे पर तरल अन्तर्ग्रहण एवं उत्सर्जन रिकॉर्ड करना
(d) प्रत्येक 4 घण्टे पर रुधिरचाप रिकॉर्ड करना

456. यकृतीय असामान्मतया (Liver dysfunction) **की पहचान के लिए श्रेष्ठ जाँच कौन-सी है?** *(RRB Staff Nurse 2015)*
(a) सीरम एल्ब्यूमिन
(b) सीरम बिलिरुबीन
(c) SGPT
(d) प्रोथ्रोम्बिन टाइम

457. किसके अतिरिक्त सभी एनीमिया के लक्षण हैं *(BHU Staff Nurse 2015)*
(a) त्वचा का पीलापन
(b) तेज हृदय दर
(c) परिश्रम पर सांस में तकलीफ
(d) सुस्ती

458. पेल्विक फ्रैक्चर में मूत्राशय के फटने से कोशिकीय ऊतक में मूत्र का परिस्रावण (Extravasation) **कहलाता है** *(KPSC Staff Nurse 2015)*
(a) यूरेचिसिस (Urecchysis)
(b) सिस्टोसेल (Cystocele)
(c) न्यूरोजेनिक ब्लैडर (Neurogenic bladder)
(d) हाइड्रोनेफ्रोसिस (Hydronephrosis)

459. उच्च रुधिरचाप की जटिलताओं में से एक है *(RUHS Pb. B.Sc. Nsg. 2015)*
(a) मायोकार्डियल इन्फ़्राक्शन (Myocardial infarction)
(b) बढ़ा हुआ उच्च रक्तचाप (Accelerated hypertension)
(c) एक्यूट अर्टरीअल ऑक्लूशन (Acute arterial occlusion)
(d) स्थाई इस्चिमिया (Irreversible ischemia)

460. दीर्घकालिक मध्य कर्ण संक्रमण की जटिलताओं में से एक हैं *(RUHS Pb. B.Sc.Nsg. 2015)*
(a) एक्यूट एवं क्रोनिक मैस्टोइडीटिस (Acute and chronic mastoiditis)
(b) स्थाई श्रवण क्षति (Irreversible hearing loss)
(c) संक्रमण (Infection)
(d) आन्तरिक चोट (Internal Injury)

461. जठरांत्रीय रुधिरस्राव से पीड़ित रोगी को चिकित्सकीय अभिव्यक्तियाँ है *(RUHS Pb. B.Sc. Nsg. 2015)*
(a) धीमी नाड़ी के साथ शक्तिपात
(b) निम्न रुधिरचाप, उल्टी में चमकीला लाल रुधिर
(c) तीव्र चमकीली लाल उल्टी, तेज नाड़ी, रुधिरचाप में कमी
(d) थकान, सामान्य रुधिरचाप, तेज नाड़ी

462. अपेन्डिसाइटिस (Appendicitis) **का रोगी दर्द की शिकायत करता है। नर्स किस-नर्सिंग क्रियान्वयन द्वारा दर्द को कम कर सकती है?** *(RUHS Pb. B.Sc. Nsg. 2015)*
(a) दर्द निवारक औषधियाँ देकर
(b) आइस बेग लगाकर
(c) आराम व औषधि देकर
(d) पोजिशन व आराम कर

432. (a)	**433.** (c)	**434.** (b)	**435.** (c)	**436.** (c)	**437.** (b)	**438.** (c)	**439.** (d)	**440.** (c)	**441.** (d)
442. (a)	**443.** (a)	**444.** (d)	**445.** (c)	**446.** (c)	**447.** (c)	**448.** (a)	**449.** (b)	**450.** (d)	**451.** (d)
452. (c)	**453.** (c)	**454.** (d)	**455.** (b)	**456.** (b)	**457.** (a)	**458.** (a)	**459.** (a)	**460.** (b)	**461.** (c)
462. (b)									

463. निम्नलिखित में से कौन-सा धमनीकाठिन्यता (Atherosclerosis) के लिए एक असंशोधनीय जोखिम कारक है? *(BHU Staff Nurse 2015)*
(a) सिगरेट स्मोकिंग
(b) उच्चलिपिड रक्तता
(c) 55 वर्ष से अधिक आयु की महिला
(d) निष्क्रिय जीवनचर्या

464. पल्मोनरी इम्बोलिज्म के रोगी को प्रतिरक्तस्कंदक (Anti-coagulant) व एन्टीथ्रोम्बोटिक (Antithrombotic) एजेन्ट के रूप में IV मार्ग द्वारा हिपेरिन दिया जाता है *(RUHS Pb. B.Sc. Nsg. 2015)*
(a) प्रोथ्रोम्बिन टाइम को बढ़ाने के लिए
(b) थक्काकरण (Clotting) क्रियाविधि में व्यवधान के लिए
(c) रक्तस्राव के मामले में हिपेरिन के उदासीनीकरण के लिए
(d) क्लोटिंग टाइम बढ़ाने व आगे थोम्बस निर्माण का रोकने के लिए

465. डाइटिसियन इम्फाइसिमा (Emphysema) के रोगी को कौन-सी खुराक लेने का निर्देश देता है? *(RUHS Pb. B.Sc. Nsg. 2015)*
(a) कम प्रोटीन, कम कैलोरी
(b) उच्च प्रोटीन, उच्च कैलोरी
(c) उच्च कैलोरी, सामान्य डाइट
(d) उच्च कैलोरी, मुलायम डाइट

466. यकृत का सिरोसिस (Cirrhosis of liver) के रोगी का प्रारम्भिक अवस्थाओं के दौरान आंकलन करते समय कौन-सा लक्षण सम्भावित है? *(PGI Staff Nurse 2015)*
(a) पीलिया (b) परिधीय सूजन
(c) पेट में पानी का भराव (d) भूख में कमी

467. निम्नलिखित में से कौन-सा यकृत सिरोसिस का सर्वसामान्य कारण है? *(PGI Staff Nurse 2015)*
(a) संक्रमण (b) दर्द निवारक ड्रग्स
(c) एल्कोहॉल (d) केफिन

468. फुफ्फुसीय एम्बोलिस्म (Pulmonary embolism) से बचाव के लिए श्रीमति मधु को मुँह द्वारा थक्का रोधी ड्रग वार्फेरिन (Warfarin) दी जा रही है। वार्फेरिन की डोज पर निगरानी हेतु रुधिर जाँच है *(GMCH Staff Nurse 2015)*
(a) रुधिर स्कंदन काल (Clotting time)
(b) अन्तर्राष्ट्रीय मानक अनुपात (International Normalized Ratio or INR)
(c) आंशिक थ्रोम्बोप्लास्टिन समय (Partial Thromboplastin Time or PTT)
(d) D-डाइमर (D-Dimer)

469. इन्सेन्टिव स्पाइरोमेट्री के दौरान रोगी सास अन्दर लेकर 3 सेकण्ड रोकने के लिए कहने का कारण है *(GMCH Staff Nurse 2015)*
(a) वायुकोशों (Alveoli) के पुन: विस्तार में सहायता करता है
(b) चीरे के स्थान पर दर्द कम करता है
(c) स्रावों को गतिशील बनता है
(d) उच्च कार्बन डाइऑक्साइड रक्तता उत्पन्न करता है

470. एन्जिना पेक्टोरिस (Angina pectoris) का मुख्य कारण क्या है? *(RRB Staff Nurse 2015)*
(a) तन्त्रिका तन्त्रिय रोग (b) आमाशयी रोग
(c) श्वसनीय रोग (d) हृदय रोग

471. पेम्फीगस (Pemphigus) का मुख्य लक्षण है *(RRB Staff Nurse 2015)*
(a) लाल धब्बे (b) नीले से धब्बे
(c) छोटी वेसिकल्स (d) तरल युक्त बलीस्टर्स

472. द्रव असंतुलन की सम्भावित जटिलताओं में सम्मिलित है *(PGI Staff Nurse 2015)*
(a) ओडीमा (Oedema)
(b) फुफ्फुसीय असामान्यता (Pulmonary dysfunction)
(c) वृक्की असामान्यता (Renal dysfunction)
(d) उपरोक्त सभी

473. आमाशयी रिसेक्शन (Gastric resection) का परिणाम है *(RUHS Pb. B.Sc. Nsg. 2015)*
(a) डायबिटिज इन्सिपिड्स (Diabetes insipidus)
(b) डम्पिंग विकार (Dumping syndrome)
(c) इसोफेजियल वर्सिस (Esophageal varices)
(d) थ्रोम्बोसाइटोपिनिया (Thrombocytopenia)

474. मध्य कर्ण संक्रमण से पीड़ित मरीज की नर्सिंग देखभाल किस समस्या को कम करने या गम्भीरता को घटाने पर केन्द्रित रहती है? *(RUHS Pb. B.Sc. Nsg. 2015)*
(a) चक्कर आना व कम सुनना
(b) बुखार व कान बजना
(c) कान में दर्द व दबाव
(d) जी मिचलाना व उल्टी आना

475. मूकता (Aphonia) किसी को किस आशंका की ओर ले जाती है? *(RUHS Pb. B.Sc. Nsg. 2015)*
(a) रुधिरस्राव
(b) वातोन्माद (Hysteria)
(c) ग्रासनाल को चोट
(d) लेरिंक्स स्थित तन्त्रिका छोरों की चोट

476. पूर्ण ग्लूकोमा (Absolute glaucoma) का परिणाम है *(RUHS Pb. B.Sc. Nsg. 2015)*
(a) रेटिना की पृथकता (b) कन्जक्टाइवा की अतिवृद्धि
(c) तेज दर्द व दृष्टि नाश (d) दृष्टि का अस्थायी नाश

477. हिपेटिक सिरोसिस (Hepatic cirrhosis) के मरीज को डाइयूरेटिक थैरेपी दी जाती है क्योंकि यह *(RUHS Pb. B.Sc. Nsg. 2015)*
(a) ओस्मोटिक दाब को बनाए रखती है
(b) ओरमोटिक दाब को कम करती है
(c) एल्डोस्टीरोन की क्रिया को रोकती है
(d) रेनिन की क्रिया को रोकती है

478. सर्वाइकल स्तर पर स्पाइनल कॉर्ड इंजरी के एक मरीज की देखभाल करते समय नर्स निम्नलिखित में से किस नर्सिंग निदान को प्रथमिकता देती है? *(RUHS M. Sc. Nursing 2014)*
(a) रिस्क ऑफ हाइपरटेंशन (Risk for hypertension)
(b) इन्इफेक्टिव एयरवे क्लियरेन्स (Ineffective airway clearance)
(c) इन्इफेक्टिव थर्मोरेगुलेशन (Ineffective thermoregulation)
(d) इम्पेयर्ड फिजिकल एक्टीविटी (Impaired physical activity)

479. लम्बर वर्टिब्रल डिस्क हर्निएशन कौन-सी वर्टीब्रा के मध्य पाया जाता है? *(AIIMS Delhi Nsg. 2014]*
(a) L1-L2 (b) L5-S1
(c) T3-T4 (d) L2-L3

480. इन्सुलिन का तेज गति से इन्फ्यूजन क्या कारित करता है *(AIIMS Delhi Nsg. 2014]*
(a) हाइपरकैलेमिया (Hyperkalemia)
(b) हाइपोकैलेमिया (Hypokalemia)
(c) हाइपरनैट्रेमिया (Hypernatremia)
(d) हाइपोनैट्रेमिया (Hyponatremia)

481. गैस्ट्रोएनटेराइटिस (Gastroenteritis) के मरीज को हॉस्पिटल में भर्ती किया जाता है। आंकलन के दौरान नर्स किसके पाए जाने की अपेक्षा करती है? *(RUHS M.Sc. Nsg. 2014)*
(a) अल्पक्रिया आँत ध्वनि (b) अतिक्रिया आँत ध्वनि
(c) सख्त व बोर्ड समान उदर (d) प्रतिघातक स्पर्श वेदना

482. दीर्घकालिक वृक्कीय असफलता में एनीमिया का क्या कारण है? *(RUHS Pb. B.Sc. Nsg. 2014)*
(a) इरिथ्रोपोइटिन में कमी (b) हिमोलाइसिस
(c) अपरिपक्व RBC का निर्माण (d) अनुपयुक्त वृक्कीय कार्य

483. रैक्टोवेजाइनल फिस्चुला (Rectovaginal fistula) के मरीज को संक्रमण का खतरा रहता है। संक्रमण की रोकथाम के लिए सबसे महत्त्वपूर्ण नर्सिंग हस्तक्षेप है *(RUHS M.Sc. Nsg. 2014)*
(a) एण्टीबायोटिक देना
(b) हीलिंग को बढाने हेतु पर्याप्त आराम सुनिश्चित
(c) WBC की संख्या व तापमान की निगरानी करना
(d) पेरिनियल केयर देना

484. बवासीर (Haemorrhoids) से पीड़ित मरीज नर्स से इस समस्या का कारण पूछता है। नर्स बताती है कि यह सामान्यत ………… के कारण होते हैं। *(RUHS M.Sc. Nsg. 2014)*
(a) मसालेदार खाना खाने से (b) मधुमेह
(c) उच्च रुधिरचाप (d) कब्ज

485. क्रोहन डिसीज (Crohn disease) सबसे अधिक किसमें पाया जाता है? *(AIIMS Delhi Nsg. 2014)*
(a) अन्तस्थ इलियम (b) ग्रासनाल का ऊपरी भाग
(c) सिस्टिक डक्ट (d) इनमें से कोई नहीं

486. नेफ्रोटिक सिण्ड्रोम की सूजन अवस्था के दौरान महत्त्वपूर्ण नर्सिंग क्रियान्वयन है *(RUHS Pb. B.Sc. Nsg. 2014)*
(a) सावधानीपूर्वक त्वचा की देखभाल प्रदान करना
(b) तरल अन्तर्ग्रहण को प्रोत्साहित करना
(c) मध्यम दर्जे की गतिविधी को प्रोत्साहित करना
(d) एक दिन छोड़कर एक दिन बच्चे का वजन लेना

487. कार्डियक अरेस्ट के प्रबन्ध में किसके अतिरिक्त सभी सम्मिलित है? *(RUHS Pb. B.Sc. Nsg. 2014)*
(a) बड़ी मात्रा में IV इन्फ्युजन
(b) ऑक्सीजन थैरेपी
(c) श्वसन मार्ग की सफाई
(d) कार्डियक कम्प्रेशन

488. अवरुद्ध बड़ी आँत के मरीज का किस सम्भावित जटिलता के लिए ध्यान देना चाहिए? *(RUHS M.Sc. Nsg. 2014)*
(a) हिपेटाइटिस (b) सिरोसिस
(c) बोवल नेक्रोसिस (d) पैंक्रिएटिटिस

489. एक्यूट पैंक्रिएटाइटिस (Acute pancreatitis) के मरीज का किससे बचाव हेतु NG ट्यूब द्वारा अन्तरालीय सक्शन किया जाता है? *(RUHS Pb. B.Sc. Nsg. 2014)*
(a) क्रोनिक डिस्टोरेशन (Chronic distortion)
(b) गैस्ट्रिक रिफ्लक्स (Gastric reflux)
(c) पैन्क्रिएटिक स्टिमुलेशन (Pancreatic stimulation)
(d) पेरीस्टेल्सिस (Peristalsis)

490. अस्थमा में निम्नलिखित में से कौन-सा लक्षण सामान्य होता है? *(BSF Staff Nurse 2014)*
(a) भौंकने जैसी खाँसी
(b) धीमी हृदय गति
(c) सुखी, प्रोडक्टिव खाँसी
(d) व्हीजिंग (Wheezing)

491. कार्डियोजेनिक आघात में क्या चैक करना चाहिए? *(PGI Staff Nurse 2014)*
(a) दायाँ अलिंदीय दाब (Right atrial pressure)
(b) फुफ्फुसीय धमनी दाब (Pulmonary artery pressure)
(c) SVP
(d) ABP

492. यूरिन आउटपुट जोकि तीव्र वृक्कीय असफलता की ओर संकेत करता है *(AIIMS Delhi Nsg. 2014)*
(a) 30 mL/hr (b) 40 mL/hr
(c) 10 mL/hr (d) 50mL/hr

493. सांस में तकलीफ के मरीज को कौन-सी स्थिति प्रदान करते है? *(AIIMS Delhi Nsg. 2014)*
(a) सुपाइन (Supine)
(b) बाएँ पार्श्व (Left lateral)
(c) आर्थोपेनिक (Orthopenic)
(d) प्रोन (Prone)

494. जब एक मरीज की कोलोस्टॉमी सर्जरी होती है, तो उसके लिए कौन-सी डाइट को प्राथमिकता देंगे? *(AIIMS Delhi Nursing 2014)*
(a) उच्च प्रोटीन डाइट (b) अल्प वसा डाइट
(c) अल्प फाइबर डाइट (d) यथासम्भव सामान्य

495. बर्न के मरीज के उपचार के प्रथम 24 घण्टों के दौरान किसकी प्रति घण्टे निगरानी द्वारा तरल प्रतिस्थापन के आंकलन में सहयता कर सकते हैं? *(RUHS M.Sc. Nursing 2014)*
(a) यूरीन स्पेसिफिक ग्रेविटी (Urine specific gravity)
(b) IV फ्लूड रेट (Fluid rate)
(c) वाइटल साइन्स (Vital signs)
(d) IV फ्लूड इनटैक (Fluid intake)

463. (c)	464. (a)	465. (d)	466. (c)	467. (c)	468. (b)	469. (a)	470. (d)	471. (d)	472. (d)
473. (b)	474. (c)	475. (d)	476. (b)	477. (c)	478. (b)	479. (b)	480. (b)	481. (b)	482. (a)
483. (d)	484. (d)	485. (a)	486. (a)	487. (a)	488. (c)	489. (c)	490. (d)	491. (b)	492. (a)
493. (c)	494. (c)	495. (a)							

496. मूत्राशय के कैंसर की सम्भावना के साथ एक मरीज भर्ती किया गया है। नर्स बीमारी के किस प्रारम्भिक लक्षण के लिए मरीज का आंकलन करती है? *(RUHS M.Sc. Nursing 2014)*

(a) प्रोटीनूरिया एवं डाइसूरिया (Proteinuria and dysuria)
(b) हीमेटूरिया एवं दर्द न होना (Haematuria and no pain)
(c) मूत्र करते समय दर्द होना एवं हीमेटूरिया (Painful urinations and haematuria)
(d) पायूरिया एवं पैलपेबल एब्डोमिनल मास (Pyuria and palpable abdominal mass)

497. स्पाइनल एनेस्थसिया वाले मरीज को कौन-सी स्थिति में शल्यक्रिया पश्चात् देखभाल प्रदान करते हैं? *(PGI Staff Nurse 2014)*

(a) हाइ फॉउलर (High fowler)
(b) सेमी फॉउलर (Semi fowler)
(c) सुपाइन (Supine)
(d) ट्रेन्डेलेनवर्ग (Trendelenberg)

498. कैंसर के एक मरीज को प्लूरल इफ्यूजन (Pleural effusion) हो जाता है। छाती के परिस्पंदन के दौरान कौन-सी सांस की आवाज सुनने की अपेक्षा रहती है? *(RUHS M.Sc. Nursing 2014)*

(a) क्रेकेल्स (Crackles)
(b) रहोन्की (Rhonchi)
(c) डिमीनिशड ब्रीथ साउण्ड (Diminished breath sound)
(d) व्हीज (Wheeze)

499. प्रयोगशाला जाँच जोकि MI के निदान को निश्चित करती है *(BSF Staff Nurse 2014)*

(a) सीरम कैल्शियम (Serum calcium, APPT)
(b) सेडीमेन्टेशन रेट (Sedimentation rate, ALT)
(c) BUN
(d) LDH, CK-MB ट्रोपोनिन (Troponin)

500. लेरिंक्स के कैंसर के लिए गर्दन पर बाह्य विकिरण का सामान्यत: सम्भावित दुष्प्रभाव है *(RUHS Pb. B.Sc. Nursing 2014)*

(a) कब्ज (b) सांस में तकलीफ
(c) गले में खराश (d) दस्त

501. कानूनी उलझाव से बचने के लिए शल्यक्रिया पूर्व अवधि के दौरान नर्स द्वारा क्या किया जाना चाहिए। *(RUHS Pb. B.Sc. Nursing 2014)*

(a) मनोवैज्ञानिक सहारा प्रदान करना
(b) लिखित सहमति प्राप्त करना
(c) व्यापक नर्सिंग देखभाल प्रदान करना
(d) शल्यक्रिया पश्चात् जटिलताओं के सम्बन्ध में मरीज व उसके सम्बन्धियों को बताना

502. शल्य क्रिया के तुरन्त पश्चात् की अवधि के दौरान प्राथमिक नर्सिंग क्रियान्वयन हैं *(RUHS M.Sc. Nursing 2013)*

(a) रुधिरस्राव के लिए अवलोकन करना
(b) श्वसन मार्ग को खुला बनाए रखना
(c) इनटैक (Intake) व आउटपुट (Output) को रिकॉर्ड करना
(d) प्रत्येक 15 मिनट पर वाइटल साइन्स (Vital signs) चैक करना

503. शल्य क्रिया पश्चात् एक मरीज को एविस्सरेशन (Evisceration) विकसित होने पर एक नर्स को क्या करना चाहिए? *(DSSSB Staff Nurse 2013)*

(a) नैतिक सहारा देना चाहिए
(b) मरीज को अधिक पानी पीने को कहना चाहिए
(c) बाहर निकले अंगों को भीतर धकेलना चाहिए
(d) बाहर निकले अंगों को ढकना चाहिए

504. हृदयी विफलता के मरीज को इनेलेप्रिल (Enalepril) व डाइयूरेटिक थैरेपी (Diuretic therapy) दी जा रही है। नर्स को डॉक्टर को सूचित करना चाहिए कि थैरेपी प्रभावी नहीं है यदि वह पाती है *(DSSSB Staff Nurse 2013)*

(a) सूखी खाँसी
(b) त्वचा पर चकते
(c) टाँगों में सूजन
(d) रुधिर में स्थिति परिवर्तन पर कमी

505. एक फेफड़े को पूरा शरीर से निकाल देना कहलाता है *(DSSSB Staff Nurse 2013)*

(a) लोबेक्टॉमी (Lobectomy)
(b) न्यूमोनेक्टॉमी (Pneumonectomy)
(c) सेग्मेन्टल रिसेक्शन (Segmental resection)
(d) वेज रिसेक्शन (Wedge resection)

506. किसके अतिरिक्त सभी कैंसर का कारण संक्रमण होता है? *(DSSSB Staff Nurse 2013)*

(a) पेनिस का स्क्वैमस कार्सिनोमा (Squamous carcinoma of penis)
(b) लंग का स्क्वैमस कार्सिनोमा (Squamous carcinoma of lung)
(c) बुर्किट्स लिम्फोमा (Burkitt lymphoma)
(d) कैपोसी का सार्कोमा (Kaposi's sarcoma)

507. उदरीय शल्यक्रिया के पश्चात् उदर में फुलाव एवं बॉवेल साउण्ड (Bowel sound) की अनुपस्थिति किसके संकेत हैं? *(DSSSB Staff Nurse 2013)*

(a) इन्टसससेप्शन (Intussusception)
(b) पैरालाइटिक इलियस (Paralytic ileus)
(c) हीमोरेज (Haemorrhage)
(d) रप्चई कोलॉन (Ruptured colon)

508. कम्पार्टमेंन्ट सिण्ड्रोम में दबाव को कम करने के लिए कौन-सी शल्यक्रियात्मक प्रक्रिया की जाती है? *(DSSSB Staff Nurse 2013)*

(a) इन्टनल फिक्सेशन के साथ ओपन रिडक्शन (Open reduction with internal fixation)
(b) मेनीसेक्टॉमी (Menisectomy)
(c) फैसिओटॉमी (Fasciotomy)
(d) आर्थोप्लास्टी (Arthroplasty)

509. दीर्घकालिक ब्रोन्काइटिस के मरीज को एक नर्स सांस के व्यायाम के बारे में कैसे शिक्षित करेगी? *(DSSSB Staff Nurse 2013)*

(a) छाती द्वारा सांस का प्रयोग करों
(b) डायाफ्राम द्वारा सांस का प्रयोग करों
(c) खुले मुँह द्वारा सांस का प्रयोग करों
(d) गहरे इन्हेलेशन द्वारा सांस का प्रयोग करों

510. दीर्घकालिक शिरीय अपर्याप्तता के मरीज के लिए कौन-सा नर्सिंग निदान सबसे उपयुक्त है? *(DSSSB Staff Nurse 2013)*

(a) सक्रिय असहनशीलता (b) अव्यवस्थित शरीर का चित्र
(c) तरल आयतन की कमी (d) अयुग्मित त्वचा इण्टेग्रिटी

511. कौन-सी स्थिति हृदय की बीमारी से ग्रस्त मरीज की अचानक मृत्यु के खतरे को बढ़ाती है? *(DSSSB Staff Nurse 2013)*

(a) अवसाद (Depression) (b) चिन्ता (Anxiety)
(c) बूलिमिया (Bulimia) (d) छाती में दर्द (Chest pain)

512. एक 30 वर्षीय महिला खाँसते समय कपड़े गीले होने की शिकायत करती है। नर्स को निम्नलिखित में से कौन-सी स्थिति की शंका करनी चाहिए? *(DSSSB Staff Nurse 2013)*
(a) सिस्टोसिली (Cystocele) (b) रेक्टोसिली (Rectocele)
(c) इण्टरोसिली (Enterocele) (d) व्रेथ्रोसिली (Vrethrocele)

513. निम्न में से कौन-सी औषधि अग्न्याशय शोथ में निषेध होती है? *(DSSSB Staff Nurse 2013)*
(a) मॉर्फीन (Morphine)
(b) मेपेरीडीन (Meperidine)
(c) डिक्लोफीनेक (Diclofenac)
(d) स्पैस्मोप्रोक्सीवॉन (Spasmoproxyvon)

514. सीसा विषाक्तता किस नाम से जानी जाती है? *(DSSSB Staff Nurse 2013)*
(a) एस्टेरक्सिस (Asterixis)
(b) प्लुम्बीसम (Plumbism)
(c) प्लूमर विनसन सिण्ड्रोम (Plummer winson syndrome)
(d) प्रेडर विली सिण्ड्रोम (Parder willi syndrome)

515. निम्नलिखित में से कौन-सी स्प्लीनेक्टोमी (Splenectomy) की एक जटिलता है? *(DSSSB Staff Nurse - 2013)*
(a) कोलिसिस्टिटिस (Cholecystitis)
(b) पेन्क्रिएटाइसिस (Pancreatitis)
(c) अपेण्डिक्टिस (Appendicitis)
(d) गैस्ट्रिटिस (Gastritis)

516. किसके अतिरिक्त सभी डीप वेन थ्रोम्बोसिस (DVT) के विशिष्ट लक्षण है? *(DSSSB Staff Nurse 2013)*
(a) पेशियों में दर्द (b) होमेन साइन
(c) सूजन (d) लालिमा

517. अस्थमा अटैक के पश्चात् कौन-से लक्षण की मरीज सामान्यतया शिकायत करता है? *(RUHS M.Sc. Nsg. 2013)*
(a) सूखी खाँसी (b) सीने में पीड़ा
(c) बेचैनी (d) बहुत अधिक पसीने

518. कान में औषधि की बूँदे डालते समय, वयस्क की कर्ण गुहा को सीधा करने के लिए पिन्ना को खींचा जाता है *(DSSSB Staff Nurse 2013)*
(a) नीचे व पीछे (b) ऊपर व पीछे
(c) सीधे नीचे (d) सीधे पीछे

519. तीक्ष्ण पैंक्रिएटाइटिस (Acute pancreatitis) किसके बढ़े हुए स्तर से व्यक्त होता है? *(DSSSB Staff Nurse 2013)*
(a) सीरम बिलिरुबीन (b) सीरम एमाइलेज
(c) सीरम एल्केलाइन फॉस्फेटेज (d) सीरम क्रिएटिनिन

520. उच्चपोटैशियम रक्तता (Hyperkalemia) के प्रबन्ध में निम्नलिखित में से कौन-सा प्रयोग किया जाता है? *(DSSSB Staff Nurse 2013)*
(a) ग्लूकोस के साथ इन्सुलिन (b) सोडियम बाइकार्बोनेट
(c) पोटैशियम क्लोराइड (d) मैग्नीशियम सल्फेट

521. हिपेटिक एनसिफैलोपैथी (Hepatic encephalopathy) के मरीज को लेक्टुलोज दिया जाता है *(DSSSB Staff Nurse 2013)*
(a) बिलिरुबीन स्तर को कम करने के लिए
(b) सीरम अमोनिया स्तर को कम करने के लिए
(c) प्रोटीन स्तर को बढ़ाने के लिए
(d) ग्लूकोस स्तर को बढ़ाने के लिए

522. एन्जिना पेक्टोरिस के प्रबन्ध के लिए निम्नलिखित में से कौन-सी औषधि सबलिंग्वल मार्ग द्वारा दी जाती है? *(DSSSB Staff Nurse 2013)*
(a) एस्प्रिन (b) बाटालोक
(c) नाइट्रोग्लिसरीन (d) वार्फेरिन

523. पेप्टिक अल्सर का कारक जीव है *(DSSSB Staff Nurse Exam. 2013)*
(a) *हेलिकोबैक्टर पाइलोरी* (b) *स्टेफाइलोकोकाई*
(c) *इश्चेरिचिया कोलाई* (d) *स्ट्रेप्टोकोकाई*

524. इन्ट्राओकुलर प्रेशर में वृद्धि के कारण निम्नलिखित में से कौन-सी स्थिति अभिव्यक्त होती है? *(DSSSB Staff Nurse 2013)*
(a) मोतियाबिन्द (b) कंजक्टिवाइटिस
(c) ड्रेक्रायोसिस्टिसिस (d) ग्लूकोमा

525. एण्टीबायोटिक थैरेपी प्राप्त कर रहा एक मरीज कानों में घण्टी बजने की शिकायत करता है। यह ओटोटॉक्सिसिटी (Ototoxicity) कौन-सी क्रेनियल तन्त्रिका को क्षति के कारण होती है? *(DSSSB Staff Nurse 2013)*
(a) 4th (b) 8th (c) 7th (d) 9th

526. डिजॉक्सिन IV मार्ग द्वारा प्रवेश करायी जाती है क्योंकि यह *(ESIC Staff Nurse Delhi 2012)*
(a) कोरोनरी धमनियों को फैलाती है
(b) मायोकार्डियम की संकुचन क्षमता को बढ़ाती है
(c) हृदय के विद्युत संचलन को कम करती है
(d) हृदयी लय में व्यवधान को कम करती है

527. किसके अतिरिक्त सभी दृष्टिपटल असम्बद्धता (Retinal detachment) के चिन्ह व लक्षण है? *(ESIC Staff Nurse Delhi 2012)*
(a) आँख में अचानक तेज दर्द
(b) दृष्टि क्षेत्र में प्रकाश की चमक
(e) दृष्टि क्षेत्र में फ्लोटर (Floaters)
(d) आँखों के सामने पर्दा छा जाना

528. बिलिरुबिन के उपापचय एवं पित्त तन्त्र से निष्कासन में यकृत की अयोग्यता कहलाती है *(LNJP Staff Nurse 2012)*
(a) हीमोलाइटिक पीलिया (Haemolytic jaundice)
(b) हिपेटोसेलुलर पीलिया (Hepatocellular jaundice)
(c) ऑब्सट्रक्टिव पीलिया (Obstructive jaundice)
(d) आनुवंशिक हाइपर बिलिरुबिनिमिया (Hereditary hyperbilirubinemia)

529. किस स्थिति में ग्लूकोस के लिए वृक्कीय दहलीज (Renal threshold) में कमी आती है? *(ESIC Staff Nurse Delhi 2012)*
(a) डायबिटिज मेलाइटस (b) इन्सुलिनोमा
(c) रीनल ग्लाइकोसुरिया (d) एलिमेन्टरी ग्लाइकोसुरिया

530. ………… में सीरम लाइपेज स्तर बढ़ जाता है। *(ESIC Staff Nurse Delhi 2012)*
(a) पेगट रोग (b) गौचर रोग
(c) तीव्र अग्न्याशय शोथ (d) मधुमेह मेलाइटस

531. एक मरीज गम्भीर पीठ दर्द के लिए कोडीन सल्फेट ले रहा है। नर्स द्वारा निम्नलिखित में से कौन-से ऑब्जर्वेशन की जाती है? *(ESIC Staff Nurse Delhi 2012)*
(a) द्रव सन्तुलन पर निगरानी
(b) मलत्याग पर निगरानी
(c) परिधीय नाड़ी पर निगरानी
(d) उच्च रुधिरचाप के लिए निगरानी

532. **नर्स को यह जानकारी होनी चाहिए कि कोरोनरी आर्टरी डिसीज का एक मरीज एसिटाइल सेलिसिलिक अम्ल (एस्प्रिन) लेता है** ***(LNJP Staff Nurse 2012)***
(a) दर्द से मुक्ति के लिए
(b) बुखार को कम करने के लिए
(c) प्रदाह का कम करने के लिए
(d) प्लेटलेट्स के चिपकाव को कम करने के लिए

533. **सामान्यतया सेवन किया जाने वाला पदार्थ जोकि स्वस्थ व्यक्तियों में अचानक हृदयघात कारित करता है** ***(PGI Staff Nurse 2012)***
(a) एल्कोहॉल (b) एनाबोलिक स्टीरॉइड
(c) मेरिजुआना (d) कोकेन

534. **नेफ्रोटिक सिण्ड्रोम किसके द्वारा चरितार्थ होता है?** ***(LNJP Staff Nurse - 2012)***
(a) हीमेटूरिया, प्रोटीनूरिया, उच्चरुधिर चाप (Hematuria, proteinuria, hypertension)
(b) पाइयूरिया, ऑलिगूरिया, हीमेटूरिया (Pyuria, oliguria, hematuria)
(c) हीमेटूरिया, एजोटेमिया, उच्च रुधिरचाप (Hematuria, azotemia, hypertension)
(d) प्रोटीनूरिया, ओडीमा, हाइपर लिपिडिमिया (Proteinuria, edema, hyperlipidemia)

535. **मध्य कर्ण का संक्रमण कहलाता है** ***(LNJP Staff Nurse 2012)***
(a) साइनसिटिस (Sinusitis)
(b) मैस्टोइडिटिस (Mastoiditis)
(c) ओटिटिस मीडिया (Otitis media)
(d) लैबरिएन्थिटिस (Labyrinthitis)

536. **प्रकाश के प्रति असामान्य संवेदनशीलता कहलाती है** ***(LNJP Staff Nurse 2012)***
(a) हाइड्रोफोबिया
(b) डिप्लोपिया
(c) एफैसिया
(d) फोटोफोबिया

537. **कार्डियक अरेस्ट के मरीज के लिए तत्काल नर्सिंग कार्य है** ***(ESIC Staff Nurse Delhi 2012)***
(a) O_2 थैरेपी शुरु करना
(b) मुँह-से-मुँह द्वारा सांस
(c) मरीज को वेन्टिलेटर पर लेना
(d) डॉक्टर आने तक ऑक्सीजन शुरु नहीं करना

538. **शिरीय थक्के (Venous thrombus) की सबसे खतरनाक जटिलता है** ***(LNJP Staff Nurse 2012)***
(a) शिरा की दीर्घकालीन रुकावट
(b) शिरा में जख्मों का निर्माण
(c) पल्मोनरी एम्बोलिज्म
(d) शिरा में गैगरीन का निर्माण

539. **निम्नलिखित में से कौन-सी अन्तर्कपालीय दबाव की निगरानी पर सटीक परिणाम देने वाली विधि है?** ***(ESIC Staff Nurse Delhi 2012)***
(a) एपिड्यूरल कैथेटर
(b) इन्ट्रावेन्ट्रिकुलर कैथेटर
(c) सबअरेकनॉइड कैथेटर
(d) इन्ट्रावर्टीब्रल कैथेटर

540. **मोतियाबिन्द (Cataract) सर्जरी के मरीज को नर्स द्वारा दिया जाने वाला श्रेष्ठ निर्देश कौन-सा है?** ***(ESIC Staff Nurse Delhi 2012)***
(a) सोत समय पलंग का सिर की ओर के छोर को ऊँचा रखें
(b) कमरे का तापमान ठण्डा व शुष्क रखें
(c) सीढ़ियों चढ़ने से परहेज करें
(d) रात के समय तेज स्टूल सॉफ्टनर (Stool softner) लें

541. **सर्जरी के पश्चात् धीरे-धीरे मरीज की स्थिति बदलने का प्राथमिक कारण क्या है?** ***(ESIC Staff Nurse Delhi 2012)***
(a) रुधिरचाप में अचानक गिरावट को रोकना
(b) पेशीय चोट से बचाना
(c) श्वसनीय संकट की रोकना
(d) उपरोक्त में से कोई नहीं

542. **कोलीसिस्टोग्राफी (Cholecystography) की जाती है** ***(ESIC Staff Nurse Delhi 2012)***
(a) ड्यूओडीनम में रुकावट का पता लगाने के लिए
(b) पित्ताशय में पथरी का पता लगाने के लिए
(c) आमाशय सम्बन्धी स्थितियों का पता लगाने के लिए
(d) उपरोक्त में से कोई नहीं

543. **शल्यचिकित्सा पश्चात् आघात की निगरानी के लिए नर्स द्वारा अवलोकित करने वाला पहला चिन्ह है** ***(ESIC Staff Nurse Delhi 2012)***
(a) नाड़ी दर (b) नाड़ी दबाव
(c) शारीरिक तापमान (d) मूत्र की मात्रा

544. **बर्न (Burn) का कौन-सा प्रकार दर्द रहित होता है?** ***(LNJP Staff Nurse 2012)***
(a) प्रथम श्रेणी (b) द्वितीय श्रेणी
(c) तृतीय श्रेणी (d) इनमें में से कोई नहीं

545. **निम्नलिखित में से कौन-सी सर्जरी में आमाशय के अंश को निकालकर शेष भाग को ड्यूडीनम से जोड़ दिया जाता है ?** ***(LNJP Staff Nurse 2012)***
(a) गैस्ट्रोजेजुनोस्टॉमी (b) गैस्ट्रोड्यूओडेनोस्टॉमी
(c) गैस्ट्रेक्टॉमी (d) एण्डोस्कोपिक म्यूकोसल रिसेक्शन

546. **गम्भीर एलर्जिक प्रतिक्रिया के परिणामस्वरूप होने वाला आघात (Shock) है** ***(LNJP Staff Nurse 2012)***
(a) डिस्ट्रीब्यूटिव शॉक (b) सेप्टिक शॉक
(c) एनाफाइलेक्टिक शॉक (d) न्यूरोजेनिक शॉक

496. (c)	497. (c)	498. (c)	499. (d)	500. (c)	501. (b)	502. (b)	503. (d)	504. (c)	505. (b)
506. (b)	507. (b)	508. (c)	509. (b)	510. (d)	511. (a)	512. (a)	513. (a)	514. (b)	515. (b)
516. (d)	517. (b)	518. (b)	519. (b)	520. (a)	521. (b)	522. (c)	523. (a)	524. (d)	525. (b)
526. (b)	527. (a)	528. (b)	529. (c)	530. (c)	531. (b)	532. (d)	533. (d)	534. (d)	535. (c)
536. (d)	537. (b)	538. (c)	539. (c)	540. (a)	541. (a)	542. (b)	543. (a)	544. (c)	545. (b)
546. (c)									

करेक्ट सॉल्यूशन्स

टॉपिकल प्रैक्टिस

3. (*d*) घाव के बारे में प्राथमिक उद्देश्य हैं– यह स्वस्थ घाव में देखा जाता है, एपीथीलियल स्तर की क्षति, कम-से-कम ग्रेन्यूलेशन ऊतक बनना, आदि।

4. (*d*) घाव भरने का द्वितीयक उद्देश्य के लिए व्यापक ऊतक की क्षति देखी जाती है, घाव संकुचित हो सकता है तथा एब्डेन्ट ग्रेन्यूलेशन ऊतक और स्केरिंग देखी जाती है।

13. (*b*) हाइपोटेंशन (रुधिरचाप में कमी) एवं टेकीकार्डिया (हृदय गति 100 /मिनट से अधिक) शॉक के प्रमुख लक्षण हैं।

16. (*c*) स्पाइनल कॉर्ड में क्षति से न्यूरोजेनिक शॉक उत्पन्न होता है। यह शॉक मस्तिष्क में क्षति से भी उत्पन्न होता है।

17. (*a*) कार्डियोजेनिक शॉक की पहचान के लिए अधिक सूचनात्मक माप कार्डियक इन्डेक्स है। कार्डियोजेनिक शॉक एक जानलेवा स्थिति है जिसमें हृदय अचानक शरीर की जरुरतों को पूरा करने के लिए पर्याप्त रुधिर पम्प नहीं कर पाता है। यह स्थिति अक्सर गम्भीर दिल के दौरे के कारण होती है, लेकिन दिल का दौरा पड़ने वाले हर व्यक्ति को कार्डियोजेनिक शॉक नहीं होता है।

19. (*a*) हाइपोवोलेमिक शॉक जिसे कोल्ड शॉक के रूप में भी जाना जाता है, कम रुधिर की मात्रा के कारण होता है, जिसके परिणामस्वरूप कार्डियक आउटपुट कम हो जाता है। इसकी विशेषता हाइपोटेंशन, पहले से तीव्र पल्स, चिपचिपी त्वचा और बेचैनी, आदि है।

21. (*b*) सियालाडेनाइटिस, लार ग्रन्थि की सूजन को संदर्भित करता है, जो पाचन में सहायता के लिए लार का उत्पादन करती है। यह स्थिति बुजुर्ग वयस्कों में सामान्य है और ज्यादातर पैरोटिस और सबमैंण्डिबुलर ग्रन्थियों को प्रभावित करती है।

25. (*b*) पैरोटाइटिस, पेरोटिड ग्रन्थि (सबसे बड़ी लार ग्रन्थियाँ) की सूजन (Inflammation) है।

28. (*c*) गैस्ट्रिक म्यूकोसा (Gastric mocosa) की एक गैस्ट्रिक अम्ल (gastric acid) के प्रति प्रतिरोधकता (Resistance) में कमी गैस्ट्रिक अल्सर (Gastric ulcer) का एक कारण है। *हे. पायलोरी* (*H. pylori*) नामक बैक्टीरिया (Bacteria) एवं एन्टी-इनफ्लेमेन्टरी दर्द निवारक (Anti-inflammatory pain reliever) जैसे एस्प्रिन (Aspirin) इसके अन्य सामान्य कारण है।

29. (*c*) H_2 रिसेप्टर एंटागोनिस्ट (H_2 receptor antagonists) जैसे-रेनीटिडीन (Ranitidine), फेमोटिडीन (Famotidine), सिमेटिडीन (Cimetidine), आदि पेराइटल कोशिकाओं में हिस्टामीन (Histamine) के कार्य (Action) को ब्लॉक (Block) कर HCl के निर्माण को कम करती है।

30. (*b*) ब्रोन्कोडायलेटर्स (Bronchodilators) का उपयोग श्वसन तन्त्र सम्बन्धी रोगों के उपचार में किया जाता है। इसकी गैस्ट्राइटिस के उपचार में कोई भूमिका नहीं है।

34. (*d*) गैस्ट्रिक अल्सर का लक्षण आमाशय में अल्सर बनना है, मरीज सामान्यतया कुपोषित होता है, इसमें भोजन के कारण दर्द होता है।

41. (*d*) गैस्ट्रिक स्राव की प्रक्रिया को तीन चरणों (सिफेलिक, गैस्ट्रिक, आँत) में विभाजित किया जा सकता है, जो प्राथमिक तन्त्र पर निर्भर करता है, जो गैस्ट्रिक म्यूकोसा के गैस्ट्रिक स्राव को स्रावित करने का कारण बनता है।

42. (*d*) गैस्ट्रिक स्राव में हाइड्रोक्लोरिक एसिड (HCl), लाइपेज म्यूकस और पेप्सिन का विचित्र संयोजन है। अम्लीय गैस्ट्रिक स्राव सभी कशेरुकियों में पाया जाता है और इसका मुख्य कार्य सूक्ष्मजीवों को निष्क्रिय करना है।

50. (*d*) पेप्टिक अल्सर मुख्यतया छोटी आँत के प्रथम भाग फिर आमाशय में होता है। यह ग्राम निगेटिव बैक्टीरिया के कारण होता है, इसमें आहार जैसे–कॉफी, कैले, कैफीन, पेय, गर्म दूध और क्रीम नहीं लेने चाहिए।

51. (*d*) पेप्टिक अल्सर में बड़ा मुख्य कारक जीव *हेलिकोबैक्टर पायलोरी* है। *हे. पायलोरी* एक ग्राम निगेटिव बैक्टीरिया है जोकि पाचन मार्ग (Digestive tract) में रहता है और यह पेट में अचानक अटैक या हमला करता है।

व्यक्तिगत संक्रमण *हे. पायलोरी* 10-20% जीवनभर खतरा पेप्टिक अल्सर विकसित का 1–2% खतरा पेट का कैंसर होता है।

54. (*d*) गैस्ट्रिक अल्सर का कारण धूम्रपान एवं दवाइयाँ, लम्बे समय तक रहने वाला गैस्ट्राइटिस, *हेलिकोबैक्टर पायलोरी* संक्रमण है।

62. (*c*) एन्ट्रेक्टोमी (Antrectomy) किसी एनाटॉमीकल स्ट्रक्चर (Anatomical structure) में उपस्थित एक प्राकृतिक चैम्बर या कैवेटी (जैसे पेट का पाइलोरिक एन्ड) की भित्ति को शल्य क्रिया द्वारा हटाने की प्रक्रिया है।

69. (*c*) अत्यधिक उल्टी के कारण होने वाले मेटाबॉलिक परिवर्तन मेटाबॉलिक एल्कैलोसिस एवं हाइपरकेलेमिया कहलाता है। मेटाबॉलिक एल्कैलोसिस एक उपापचय स्थिति है जिसमें शरीर का pH सामान्य सीमा से अधिक बढ़ जाता (7.35-7.45) है।

70. (*a*) एनोरेक्सिया एक इटिंग (Eating) डिसऑर्डर है जिसमें व्यक्ति वजन बढ़ने के डर से खुद को भूखा रखने के साथ ही खाना खाने पर उल्टी कर पूरा भोजन बाहर निकाल देता है। यह व्यक्ति की जान जाने का कारण भी बन सकती है।

71. (*c*) वह स्थिति, जिसमें गैस्ट्रोइन्टेस्टाइनल मार्ग में गैस उपस्थित होती है, मेटोरिज्म (Metorism) कहलाता है, जोकि बैक्टीरियल इन्फेक्शन (Bacterial infection) के कारण बोवल नेक्रोसिस (Bowel necrosis) का एक टिपिकल साइन (Typical sign) है।

73. (*b*) पेरालाइटिक इलियस होने पर आँतों में अवरोध (Bowel obstruction) हो जाता है। जिससे तीव्र शारीरिक अवरोध की अनुपस्थिति होती है। अस्थाई पक्षाघात आँतों के भाग में होता है। अक्सर पेट की सर्जरी के बाद होता है।

75. (*c*) यदि एक मरीज को कोलोस्टॉमी जलन के दौरान उदरीय ऐंठन युक्त दर्द की शिकायत है, तो कुछ मिनट के लिए कैथेटर को क्लैम्प कर देना चाहिए।

77. (*b*) कोलोस्टॉमी वाले रोगी को ऑपरेशन (शल्य क्रिया) से पहले चिकित्सकीय निर्देशो के अनुसार, आहार दिया जाना चाहिए। जिससे गैस बनने की सम्भावना नहीं है। इसके पश्चात् सामान्य आहार दिया जाना चाहिए। जिससे गैस बनने की सम्भावना नहीं हो।

81. (*c*) आन्त्र नलिका को खुला बनाए रखने के लिए नॉर्मल सेलाइन काम में लिया जाता है। NaCl के 0.90% w/v 308 m osm/L या 9.0 ग्राम प्रति लीटर के घोल के लिए नॉर्मल सेलाइन आमतौर पर इस्तेमाल किया जाता है।

83. (*b*) एनीमा देने के दौरान यदि मरीज के आँतों में ऐंठन की शिकायत करता है, तो

जब तक ऐंठन दूर न हो तब तक प्रोसिजर रोक देना चाहिए।

84. (c) बर्न (Burn) के मरीज में NG नलिका द्वारा दिए गए भोजन को वापस आने या प्रत्यावहन (Regurgitation) से रोकने हेतु NG ट्यूब फीडींग (Tube feeding) धीरे-धीरे दी जानी चाहिए।

87. (d) कोलोनोस्कॉपी के लिए सही सूचना लिखित सहमति, प्रोसीजर के दौरान सेडेटिव देना, NPO स्तर की आवश्यकता आदि जरूरी है।

90. (d) कोलोनोस्कॉपी एक देखने का परीक्षण है। इसमें रोशनी का उपयोग करके बड़ी आँत को लचीले कोलोनोस्कोप से देखते हैं। यह डिसफैजिया (Dysphagia) की जाँच के दौरान उपयोग नहीं करते हैं। यह ऊपरी (Upper) GI के साथ सम्मिलित हैं। बेरियम निगलना, इसोफेगल मैनोमिट्री और लेरिंगोस्कॉपी का उपयोग निगलने की जाँच के प्रोसीजर की सहायता से ऊपरी GI संरचना को देखने के लिए किया जाता है।

92. (d) टूथब्रश करते समय गेगिंग, भारी वस्तुओं को उठाना और एनीमा लगाना से वाल्सवा मेनुअर को प्रेरित करना है।

93. (d) कोलोस्टॉमी की सफाई के लिए ग्लिसरीन ट्राईनाइट्रेट का उपयोग किया जाता है। यदि यह उपलब्ध नहीं है, तो टेप वॉटर का उपयोग किया जा सकता है।

96. (c) पाइलोरोप्लास्टी का अर्थ है, एक सर्जिकल प्रक्रिया है, जिसके द्वारा आमाशय के निचले भाग पाइलोरस (Pylorus) के निकास द्वार को चौड़ा किया जाता है।

102. (b) लिओगायोगा (Lciomyoma) जिसे फाइब्रॉइड (Fibroid) भी कहते हैं चिकनी पेशी (Smooth muscle) का बिनाइन ट्यूमर (Benign tumour) है, जोकि मुख्यतया गर्भाशय, छोटी आँत, इसोफेगस, आदि में पाया जाता है।

105. (a) डर, गुस्सा, तनाव और वेगोटॉमी पेरिस्टालसिस (Peristalsis) में बढ़ जाती है। पेट का फुलाव गैस्ट्रिक गतिशीलता के कम होने का कारण नहीं है।

106. (c) गैस्ट्रोइसोफेजियल रिफ्लेक्स बीमारी (GERD) के लिए, GERD इसोफेगल स्फिंक्टर आराम की स्थिति में हमेशा नीचे होता है, जोकि पेट के अवयव को फिर से इसोफेगस में आने देता है, नेसल फन्डोप्लीकेशन इस अवस्था का एक सर्जीकल प्रबन्धन है।

107. (d) गैस्ट्रोइसोफेजियल रिफ्लेक्स डिसीज (GERD) के मरीज का स्वास्थ्य शिक्षण है खाना खाने के बाद तुरन्त नहीं सोना, ज्यादा भारी सामान नहीं उठाना, थोड़ी देर से थोड़ा खाना खाना, आदि।

109. (a) इन्फ्लेमड एपेन्डिक्स परफोरेट (Inflammed appendix perforate) होकर पेरिटोनाइटिस (Peritonitis) कारित करती है। परफोरेशन (Perforation) इसकी मुख्य जटिलता है।

115. (a) रेनीटीडाइन H_2 रिसेप्टर ब्लॉकर है। H_2 रिसेप्टर ब्लॉकर्स का उपयोग आमतौर पर गैस्ट्रिटिस, पेट में सूजन के इलाज के लिए और पेप्टिक अल्सर के इलाज के लिए किया जाता है।

122. (d) पेरिटोनाइटिस का लक्षण पेट में कोई गति व दबाव लगने पर पेट दर्द होना, मितली और उल्टी आना, हल्का बुखार, आदि है।

126. (d) पैंकिएटाइटिस उपचार में मेपरडिन हाइड्रोक्लोराइड के द्वारा दर्द को कम करना, IV तरल के द्वारा जल तथा इलेक्ट्रोलाइटों का प्रबन्ध करना, अग्न्याशयी स्राव को कम करने तथा गैस्ट्रिक डिस्टेंशन को कम करने के लिए नेसोगैस्ट्रिक (NG) नलिका का प्रबन्ध करना, आदि शामिल हैं।

127. (b) पीलिया में रुधिर में बिलिरूबिन की अधिकता के कारण स्कलेरा (Sclera) एवं त्वचा पीली हो जाती है।

128. (c) हिपेटोस्पलिनोमिगेली आमतौर पर यकृत तथा प्लीहा दोनों का बढ़ना है। यह तीव्र वायरल हिपेटाइटिस, संक्रामक मोनोन्यूक्लिओसिस और हिस्टोप्लाज्मोसिस के परिणाम के रूप में हो सकता है यह एक गम्भीर और जीवन के लिए खतरा लाइसोसोमल भण्डारण रोग का संकेत हो सकता है।

129. (d) कॉन्ज्यूगेटेड हाइपरबिलिरूबिनेमिया का कारण यकृत से बिलिरूबिन का अयुग्मित उत्सर्जन, बाह्य यकृत-पित नलिका का अवरोध, यकृतीय कोशिकीय रोग है।

131. (c) प्री-हिपेटिक पीलिया में, बिलिरूबिन का अतिरिक्त उत्पादन होता है, जो बिलिरूबिन को संयुग्मित करने और आँत में उत्सर्जित करने की यकृत की क्षमता से आगे निकल जाता है। यह मुख्य रूप से हाइपरबिलिरूबिनमिया है। प्री-हिपेटिक पीलिया का सबसे आम कारण हीमोलिटिक एनीमिया है, जो अतिरिक्त हीम के टूटने का कारण बनता है एवं इरिथ्रोप्रोमसिस क्रिया अप्रभावी रहती है। हीमोलायसिस की तुलना में इरिथ्रोप्रोसस्सि कम होता है।

133. (b) एक व्यक्ति का यकृत कार्य नहीं कर रहा हो, तो हिपेटिक कोमा से बचाने के लिए प्रोटीन युक्त आहार खाने की जरूरत नहीं है।

135. (a) 50% यकृत एब्सेस, यकृत के दाई पाली (अधिक रुधिर आपूर्ति के साथ एक अधिक महत्वपूर्ण हिस्सा) में होते हैं, आमतौर पर बाएँ यकृत लोब या कॉडेट लोब में कम होते हैं।

137. (a) क्रोनिक पैंक्रिएटाइटिस की प्रमुख जटिलताओं में पेट दर्द, कुअवशोषण और डायबिटीज मेलाइटिस शामिल है। इनमें से दर्द का इलाज करना सबसे कठिन है और इसलिए रोगी और चिकित्सक दोनों के लिए यह सबसे निराशाजनक लक्षण है।

139. (d) पैंक्रिएटाइटिस के डायग्नोसिस के लिए WBC गणना, सीरम एमाइलेज, कोलिसिस्टोग्राफी, आदि जाँचें की जानी चाहिए।

143. (d) लैप्रोस्कोपिक कोलिसिस्टेक्टॉमी में संक्रमण की सम्भावनाएँ कम होती है, मरीज जल्दी चल फिर सकता है तथा केवल तीन छोटे इंस्जिन या चीरे जगाए जाते हैं।

146. (d) सीरम बिलीरूबिन, ALT एन्जाइम, सीरम प्रोटीन, इत्यादि निदान टेस्ट का उपयोग यकृत के कार्य का आंकलन करने के लिए करते हैं।

152. (a) सामान्य सीमा 6.0 से 8.2 mg/dL या 60 से 83 g/L सीरम में प्रोटीन स्तर है। विभिन्न प्रयोगशालाओं में सामान्य मूल्य सीमाएँ थोड़ी भिन्न हो सकती है।

153. (b) सामान्य सीरम एल्ब्यूमिन स्तर 3.5 से 5.5 mg/dL है। विभिन्न प्रयोगशाला में सामान्य मूल्य सीमाएँ थोड़ी भिन्न हो सकती है। कुछ प्रयोगशालाएँ विभिन्न मापों का उपयोग करती है या विभिन्न नमूनों का परीक्षण करती है।

155. (a) अंतिम पसली एवं कुल्हे (Hip) के शीर्ष (Top) के बीच का क्षेत्र फ्लैक (Flank) के नीलाभ डिसकलरेशन (Bluish discoloration), ग्रे-टर्नर साइन (Grey-Turner's sign) कहलाता है, जोकि रेट्रोपेरिटोनियल हेमोरेज (Retroperitoneal hemorrhage) य पेरीटोनियम रुधिरस्राव (Bleeding) का सूचक है।

157. (b) आयरन को ज्यादातर यकृत में फेरिटीन या हेमोसाइडरिन के रूप में संग्रहित किया जाता है। फेरिटिन एक प्रोटीन है जिसमें प्रति प्रोटीन अणु में लगभग 4500 आयरन (III) आयन होते हैं। यह आयरन के भंडारण का प्रमुख रूप है।

158. (b) अप्रत्यक्ष सीरम बिलिरूबिन सीमा 0.2-0.8 mg/dL या 3.4-12.0 μmol/L (SI इकाई) है।

159. (a) कुल बिलिरूबिन परीक्षण के सामान्य परिणाम वयस्कों के लिए 1.2 mg/dL और प्रत्यक्ष सीरम बिलीरूबिन का स्तर 0.1-0.4 mg/dL होता है।

164. (*b*) विल्सन रोग (Wilson's disease) मुख्यतया यकृत की बीमारी है जिसमें यकृत, मस्तिष्क, वृक्क, आँख, आदि अंगों में कॉपर (Copper) जमा हो जाता है।

169. (*d*) पित्ताशय की पथरी के निर्माण के लिए हाइपरकोलेस्टेरोलेमिया, पित्त अम्ल का ठहराव, संक्रमण, आदि कारक जिम्मेदार हैं।

176. (*c*) एक्यूट पैंक्रिएटाइटिस मरीज के लिए प्रबन्धन में हाइपोकैल्सिमिया के बचाव के लिए तैयारी करना, हाइपोग्लाइसीमिया के आधार पर इन्सुलिन स्लाइडिंग स्केल से उपचार करना सम्मिलित हैं।

177. (*d*) क्रोनिक पैंक्रिएटाइटिस की जटिलताओं में वसा घुलनशील विटामिन की कमी, स्यूडोसिस्ट, डायबिटीज मेलाइटिस सम्मिलित हैं।

181. (*d*) यकृत का सिरोसिस विभिन्न कारणों से लम्बे समय में यकृत को होने वाला नुकसान है, जिसकी वजह से उसमें घाव हो जाते हैं और यकृत काम करना बन्द कर देता है। इसकी जटिलता है–पोर्टल हाइपरटेंशन, एस्टिस, हिपेटिक एनसिफैलोपैथी, आदि।

183. (*c*) शराब (एल्कोहॉल) का अधिक सेवन करना है, जो लीवर (Liver) को खराब कर देता है। यकृतीय सिरोसिस का सबसे सामान्य इटियोलोजिकल कारक है।

185. (*a*) अल्सरेटिव कोलाइटिस का अर्थ है कोलन की म्यूकोसा तथा सबम्यूकोसा परत पर बार-बार अल्सरेशन तथा सूजन होना।

187. (*a*) अल्सरेटिव कोलाइटिस के उपचार हेतु एक मरीज की इलियोस्टोमी की जानी है। इसके पीछे कारण कोलाइटिस के कारण होने वाले सम्भावित परफोरेशन को रोकना है।

195. (*b*) फिमोरल हर्निया सभी हर्निया से अलग है। हर्निया तब होता है जब उदर के भाग, उदर माँसपेशियों की दीवार से कमजोरी से बद्ध हो जिसके कारण वह अपनी स्थिति से अन्य स्थान पर स्थित हो जाते हैं। एक फिमोरल हर्निया कमर के पास जाँघ के ऊपरी भाग में एक उभार होता है।

203. (*d*) हीमोरॉइड में गुदा के आसपास की नसों में खिंचाव, उभार आता है या सूज जाती है। यह गर्भावस्था में, पोर्टल हाइपरटेंशन में, मलाशय के कैंसर की स्थिति में हो सकते हैं।

204. (*d*) हीमोरॉइड के लिए मलद्वार में सूजी हुई रुधिर वाहिकाएँ हीमोरॉइड शिराएँ मलद्वार के नीचे भाग में और गुदा में स्थित होती है, आन्तरिक हीमोरॉइड्स विस्थापन में बड़ा और बाहर की ओर निकला हुआ गुदा स्फिंक्टर आदि, सही हैं।

208. (*d*) एसाइटिस के नैदानिक लक्षण उदरीय डिस्टेंशन, ब्लाजिंग फ्लैंक, नीचे की तरफ झुकी गर्भाशयी नाल (नाभि), आदि हैं।

214. (*b*) सलाइवरी पथरी जिसे सिएलोलिथिएसिस भी कहा जाता है, में कठोर खनिज जमा होते जाते हैं। ये लार ग्रन्थियों में बनते हैं।

215. (*b*) लेड विषाक्तता (Poisoning) एक प्रकार की मेटल विषाक्तता है यह एक मेडिकल अवस्था है, जो मानव और अन्य जन्तुओं की रीढ़ की हड्डी में भारी मेटल लेड का स्तर के बढ़ने के कारण होता है। लेड विषाक्तता पल्मबिसम (Plumbism), कॉलीकापीकटोनम सेटरनीज्म, डिवॉन कॉलिक या पेन्टर्स कॉलिक कहलाता है।

216. (*c*) निगेटिव नाइट्रोजन सन्तुलन (Balance) का संकेत है कि व्यक्ति में प्रोटीन की कमी है।

223. (*d*) ट्यूबरकुलोसिस अल्सर के लिए ट्रांसवर्स ऑरीएन्टेशन, स्ट्रिक्चर निर्माण, केसियस की उपस्थिति, आदि सही हैं।

226. (*b*) जिंक ऑक्साइड (Zinc oxide) का प्रयोग डाइपर के निशान (Diaper rashes) एवं अन्य सूक्ष्म त्वचा परेशानियों (जैसे-बर्नस, स्क्रेपस, कटाव) आदि से बचाव एवं इनके उपचार के लिए किया जाता है।

227. (*b*) पेरीअम्बिलिइकल क्षेत्र (Periumbilical area) में बाहरी सूजन (Superficial oedema) एवं ब्राशिंग नीला रांग डिसकलराइजेशन (Bluish discolorisation) कुलिन साइन (Cullen's sign) कहलाता है जोकि रेट्रोपेरिटोनियल या इन्टरा एब्डोमिनल ब्लीडिंग (Intra-abdominal bleeding) का सूचक होता है।

233. (*a*) मैक्बर्नी बिन्दु की स्थिति नाभि और दाईं एन्टीरियर सुपीरियर इलायक स्पाइन के बीच में स्थित होती है।

237. (*c*) लंग (फेफड़े) पैरेनकाइमा (Lung parenchyma) के इनफ्लेमेशन (Inflammation) को न्यूमोनाइटिस (Pneumonitis) या निमोनिया (Pneumonia) कहते हैं।

238. (*d*) *स्ट्रेप्टोकोकस, स्टेफाइलोकोकाई* एवं *हीमोफीलस इनफ्लुएंजा* सभी न्यूमोनिया (Pneumonia) के रोगजनक जीव (Causative organism) हैं। निमोनिया (Pneumonia) का सबसे सामान्य कारण *स्ट्रेप्टोकोकस न्यूमोनी* (*Streptococcus pneumoniae*) होता है।

239. (*d*) न्यूमोनिया की जाँच में रुधिर कल्चर, चेस्ट X-रे, कफ/थूक कल्चर लिया जाता है। कफ/थूक कल्चर का सेम्पल सुबह के समय मरीज के जागने के बाद लिया जाना चाहिए, जो सबसे अच्छा माना जाता है।

246. (*d*) क्रोनिक ऑब्स्ट्रेक्टिव पल्मोनरी डिसीज (COPD) के मरीज के चिकित्सकीय प्रबन्धन का उद्देश्य वेंटिलेशन को बेहतर करना, ब्रोंकिअल स्रावों को हटाना, स्वास्थ्य को बेहतर करना है।

262. (*d*) अस्थमा के उपचार में आमतौर पर लक्षणों का इलाज करने वाले बचाव इनहेलर यानी रेस्क्यू इनहेलर (साल्ब्युटामॉल) और लक्षणों को दबाने वाले नियन्त्रक इनहेलर यानी कंट्रोलर इनहेलर (स्टेरॉइड) से दमा को काबू किया जा सकता है। गम्भीर मामलों में सांस की नली को खुला रखने वाले इनहेलर (फॉर्मोटेरॉल, साल्मेटेरॉल, टियोट्रोपियम) के साथ ही सांस के साथ लिए जाने वाले स्टेरॉइड की जरुरत हो सकती है।

इसके उपचार में एन्टासिड काम में नहीं ली जाती है।

268. (*c*) शरीर में पानी की कमी शरीर द्रव्य (Body fluids) को गाढ़ा बनाती है सान्द्र शरीर द्रव्य एयरवे (Concentrated body fluids airway) का अवरुद्ध करते हैं।

274. (*d*) TB बैक्टीरिया के कारण होने वाली बीमारी है। TB के लक्षण इससे प्रभावित ज्यादातर लोगों में दिखाई नहीं देते हैं। लक्षण सामने आने पर उनमें खाँसी (कई बार रुधिर की), वजन कम होना, रात को पसीना आना और बुखार, आदि लक्षण दिखते हैं।

296. (*d*) सक्शन नहीं करना चाहिए जब सक्शन ट्यूब डाली जाती है, क्योंकि इसके कारण सक्शन ट्यूब ट्रैकियल दीवार पर जुड़ी होती है और खींचने की संवेदना होती है। यदि खींचने की संवेदना सक्शन के दौरान होती है, तो सक्शन को छोड़कर वेन्ट को खुला छोड़ना।

302. (*d*) ट्रैकिया को स्राव (Secretion) से मुक्त रखना और मरीज के वायुमार्ग (Airway) को प्राथमिकता के आधार पर बनाए रखना। नर्स के लिए प्राथमिक कार्य होगा।

310. (*a*) नाक और पेरानेजल साइनस म्यूकस झिल्ली का बाहर उभरना, नेजल पॉलिप्स कहलाता है।

313. (*c*) अस्थमा निचले वायु मार्ग (Lower airway) ब्रोंकाई की एक लाँगटर्म इन्फ्लेमेंटरी डिसीज (Long term inflammatory disease) है।

315. (*c*) एम्फाइसीमा एक दीर्घकालिक उत्तरोत्तर बढ़ने वाली एल्विओली की

दीवारों का नष्ट होना कहलाता है, जिसके कारण प्रारम्भ में सांस लेने में तकलीफ होती है।

324. (*b*) न्यूमोनेक्टॉमी (या न्यूमोमेक्टॉमी) एक सर्जीकल प्रोसीजर है जिसमें फेफड़ों को निकाल देते हैं। फेफड़े के एक लोब को निकालना लोबेक्टॉमी और फेफड़े का सेग्मेन्ट हटाना वेडज रिसेक्शन (या सेगमेनटेक्टॉमी)।

333. (*a*) बलगम का सेम्पल लेने का समय सुबह के समय हैं, क्योंकि मरीज में श्वसन मार्ग साफ नहीं किया गया होता है। सुबह के समय में थूक में सान्द्रता होती है।

334. (*b*) नेसोगैस्ट्रीक ट्यूब (NG) स्वयं भोजन लेने में असमर्थ मरीज को द्रव खाद्य पदार्थ देने के लिए प्रयुक्त होती है।

अत: ये वेंटिलेशन को बेहतर करने में प्रयुक्त नहीं किया जाता।

339. (*d*) न्यूमोथोरेक्स के मरीज में इम्लांटेबल कार्डियो वर्टर डिफाइब्रिलेटर (ICD) इन्सर्ट की जाती है, लेकिन गलती से यह गलत स्थिति में डल जाती है, जिससे गम्भीर समस्या अवत्वचीय एम्फाइसीमा, न्यूमोथोरेक्स का बिगड़ना, न्यूमोपेरीटोनियम, आदि हैं।

344. (*c*) पोस्ट ऑपरेटिव मरीज को श्वसन बाधा से बचाने के लिए सबसे उपयुक्त क्रियान्वयन गहरी सांस लेना और खाँसी होना तथा इनसेन्टिव स्पाइरोमीटर का उपयोग हैं।

345. (*a*) बलगम में रुधिर केवल असामान्य जाँच है अन्य सभी सामान्य स्तर के अन्दर आती है, जब कोई इन्वेसिव प्रोसीजर में होता है।

अत: बलगम में रुधिर आना नर्स की प्राथमिकता होगी।

347. (*d*) डिसप्नोइया सांस लेने में कठिनाई है, यह किसी बीमारी के अलावा दूसरी वजहों से भी हो सकती है; जैसे-कसरत करना, ऊँची जगह पर होना, तंग कपड़े पहनना, बिस्तर पर लम्बे समय तक आराम करते रहना या शारीरिक गतिविधि न करना, आदि।

348. (*c*) श्वसन दर का असामान्य रूप से कम होना (<12 सांस/मिनट) ब्रैडीप्निया (Bradypnea) कहलाता है।

350. (*b*) श्वसन की दर का असामान्य रूप से अधिक हो जाना (> 20 सांस/मिनट) टैकीप्निया (Tachypnea) कहलाता है।

352. (*a*) एप्निया शब्द का अर्थ है सांस नहीं लेना। ऊपरी वायुमार्ग को वायुमार्ग की दीवारों को बनाने वाली माँसपेशियों के स्वर द्वारा खुला रखा जाता है। गहरी नींद के दौरान, माँसपेशिया अपने स्वर को कम कर देती है और ऊपरी वायुमार्ग संकरा हो जाता है।

357. (*d*) प्लूरल द्रव बहुत कम मात्रा में उपस्थित होता है। यह विसरल और पेराइटल प्लूरल के बीच घर्षण को कम करने में सहायक होता है तथा चिकनाहट के रूप में कार्य करता है।

358. (*c*) क्रोनिक ब्रोंकाइटिस से पीड़ित लोगों को कभी-कभी उनकी त्वचा और होंठों के नीले रंग के कारण 'ब्लू ब्लोटर्स' कहा जाता है। ब्लू ब्लोटर्स अक्सर गहरी सांस लेते हैं लेकिन सही मात्रा में ऑक्सीजन नहीं ले पाते हैं।

359. (*d*) एम्फीसीमा वाले लोगों को कभी-कभी 'गुलाबी पफर' कहा जाता है क्योंकि उन्हें अपनी सांस पकड़ने में कठिनाई होती है और हवा के लिए हाँफते समय उनके चेहरे लाल हो जाते हैं।

363. (*d*) पेराडॉक्सिकल श्वसन, सांस लेने में शामिल संरचनाओं के नुकसान से जुड़े श्वसन संकट के सकेंत के लिए शब्द है। सांस लेते समय बाहर निकलने के बजाय, छाती को दीवार या पेट की दीवार अन्दर चली जाती है। अक्सर छाती की दीवार और पेट की दीवार प्रत्येक सांस के साथ विपरीत दिशाओं में चलती है।

ये फ्रेनिल नर्व के चोटिल होने पर, फ्रेल छाती स्थिति में तथा पसली में फ्रेक्चर होने की अवस्था में देखा जाता है।

365. (*b*) डीप (Deep) एवं लेबोरेड ब्रिथिंग कुसमाउल ब्रिथिंग (Kussmaul's breathing) सेवर मेटाबॉलिक एसीडिओसिस के लिए उत्तरदायी डायबिटीक कीटोएसिडोसिस (Diabetic ketoacidosis), रीनल फेल्योर (Renal failure), आदि से सम्बन्धित हैं।

371. (*b*) मरीज जोकि मॉर्फीन इंजेक्शन ले रहा है। श्वसन दर के पैरामीटर में मरीज की निगरानी की जानी आवश्यक है।

372. (*d*) सक्शनिंग करते समय पहले और सक्शनिंग के बाद हाइपरऑक्सीजिनेट नर्सिंग प्रक्रम सेरीब्रल परफ्यूजन को बनाए रखने में सहायता करता है।

384. (*a*) अगतिशील रुधिर का थक्का थ्रोम्बस कहलाता है, जबकि गतिशील रुधिर का थक्का (Movable blood clot) एम्बोल्स कहलाता है।

389. (*c*) वयस्क में सामान्यतया हीमोग्लोबिन की मात्रा 12-17.5 gm/dL है। पुरुषों में हीमोग्लोबिन की मात्रा 13.5 gm से लेकर 17.5 gm होनी चाहिए, जबकि महिलाओं में यह 12.0 से 15.5 gm/L होनी चाहिए।

390. (*b*) एक यूनिट रुधिर के आद्यान के बाद हीमोग्लोबिन स्तर आपेक्षित रूप से 1 gm% बढ़ता है।

391. (*c*) डाइगोक्सिन देने से पहले बच्चे की एपिकल हृदय दर हमेशा जाँचनी चाहिए यह दवा नहीं दी जानी चाहिए, यदि नाड़ी दर 60 बीट्स/मिनट से कम हो।

395. (*b*) डायस्टोलिक रुधिरचाप हृदय की धड़कन के बीच धमनियों के भीतर का दबाव है। जब अंश के रूप में लिखा जाता है, तो डायस्टोलिक रुधिरचाप नीचे की संख्या होती है। सामान्य डायस्टोलिक रुधिरचाप 80 mm Hg या उससे कम है।

399. (*d*) ट्रोपोनिन एवं क्रिएटिनिन काइनेज दोनों एन्जाइम का रुधिर में स्तर एक्यूट मायोकार्डियल इन्फर्राक्शन के दौरान बढ़ता हैं लेकिन ट्रोपोनिन का स्तर पहले बढ़ता है।

403. (*d*) मायोकार्डियल इन्फ्राक्शन के लिए प्रारम्भिक कारक, गर्भनिरोधक दवाइयों का सेवन, हाइपरलिपिडेमिया, सीरम लोह स्तर का बढ़ना, आदि हैं।

408. (*d*) हर्ट फेल्योर का कारण मिट्रल अथवा ट्राइकस्पिड वाल्व का रिगरजीटेशन, मायोकार्डियल इन्फ्राक्शन, मिट्रल अथवा ट्राइकस्पिड वाल्व का स्टेनोसिस, आदि हैं।

409. (*a*) महत्त्वपूर्ण ST सेगमेन्ट का बढ़ना असामान्य मायोकार्डियल ऊतालता/ इन्फ्राक्शन होता है।

417. (*c*) मायोकार्डियल इन्फ्राक्शन (Myocardial Infarction or MI) के दौरान हृदयी पेशियों को रुधिरपूर्ति करने वाली कोरोनरी धमनी प्रभावित होती है।

419. (*d*) मायोकार्डियल इन्फ्राक्शन के उपचार में दर्द निवारक दवाईयाँ देना, ऑक्सीजन देना, सीने के दर्द की जाँच करना, आदि शामिल है।

422. (*b*) क्रिएटीन काइनेज मायोकार्डियल बैण्ड (CK-MB) एक्यूट MI के निदान में प्रयुक्त है।

426. (*a*) दवा जोकि इस्चीमिक मायोकार्डियम में कैटेकोलामाइन को अवरुद्ध करती है और अनुकम्पी तन्त्रिका उत्तेजना करती है, कैल्शियम चैनल ब्लॉकर्स है।

429. (*b*) स्थाई एन्जाइना की स्थिति में शारीरिक और भावनात्मक तनाव के कारण अनुमानित स्तर का दर्द उत्पन्न होता है।

432. (*d*) एन्जाइना पेक्टोरिस के उपचार बाई बाँह को घुमाना, 15 मिनट तक आराम करना है। यह आराम और नाइट्रोग्लिसरीन देने से दूर होता है।

433. (*a*) हृदयी पेशियों को रुधिर आपूर्ति करने वाली कोरोनरी धमनी (Coronary artery) में ब्लॉकेज सीने में दर्द एन्जिना पेक्टोरिस का मुख्य कारण है।

434. (*b*) जब हृदय की माँसपेशी सामान्य से अधिक कठिन काम कर रही होती है लेकिन उसे उतना ऑक्सीजन युक्त रुधिर नहीं मिलता, जितना उसे चाहिए। ऑक्सीजन की कमी से लैक्टिक एसिड का निर्माण होता है, जो माँसपेशियों द्वारा ऊर्जा बनाने के लिए शर्करा को तोड़कर उत्पन्न होता है। दर्द का संकेत देने के लिए बिल्ड-अप तन्त्रिका तन्त्र को ट्रिगर करता है।

438. (*d*) एन्जाइना के दौरान पोषण स्तर का आंकलन करना, ऑक्सीजन प्रदान करना, पोषण स्तर बनाए रखना तथा निर्देशित दवाइयाँ देना आदि, उपाय किए जाने चाहिए।

439. (*b*) सबसे पहले इलेक्ट्रोकार्डियोग्राम (ECG) परिवर्तन के साथ हाइपोक्लेमिया में T-तरंग एम्पलीट्यूड का कम होना। पोटैशियम स्तर कम होना, ST सेग्मेन्ट अवसाद और T तरंग व्युत्क्रम देखा जा सकता है।

440. (*d*) ट्रान्सइसोफेजियल इकोकार्डियोग्राफी (TCE) के साथ मिलकर अल्ट्रासोनोग्राफी के साथ एन्डोस्कोपिक कोलेन्जीयोग्राम प्रोसीजर करते हैं।

442. (*b*) हाल्टर मॉनिटर एक छोटा पहनने योग्य इलेक्ट्रोकार्डियोग्राम (ECG) उपकरण है जो रोजमर्रा की गतिविधियों के दौरान हृदय की लय पर नजर रखता है। यह आमतौर पर एक या दो दिन के लिए पहना जाता है एक स्वास्थ्य देखभाल प्रदाता एक हृदय ताल समस्या का निदान करने में मद्द करने के लिए डिवाइस पर कैप्चर की गई जानकारी का उपयोग करता है।

443. (*a*) इलेक्ट्रोकार्डियोग्राफ (Electrocardiograph or ECG) हृदय की इलेक्ट्रिकल एक्टीविटी (Electrical activity) का ग्राफीक रिकॉर्ड (Graphic record) है जिसका प्रयोग कार्डियक या हृदय डिसीज (Cardiac disease) की जाँच हेतु किया जाता है।

444. (*a*) रुधिरचाप में असामान्य वृद्धि हाइपरटेंशन (Hypertension) कहलाता है।

446. (*d*) एक व्यक्ति जो वास्तव में नॉर्मोटेन्सिव है, लेकिन जब स्वास्थ्यकर्मी द्वारा उसका BP मापा जाता है, तो BP बढ़ा हुआ होता है इस प्रकार बढ़े हुए BP को व्हाइट कोट हाइपरटेंशन कहा जाता है।

447. (*c*) खाने में वसा की अधिकता कोलेस्ट्रॉल के स्तर को बढ़ाती है। अधिक कोलेस्ट्रॉल रुधिर वाहिकाओं में जमकर हाइपरटेंशन में वृद्धि करता है।

448. (*d*) मौखिक गर्भनिरोधक दवाईयाँ, कोकिन का उपयोग, कॉर्टिस्टीरॉइड्स, आदि दवाइयों का उपयोग हाइपरटेंशन उत्पन्न कर सकती हैं।

449. (*d*) हाइपरटेंशन के उपचार के लिए डाइयूरेटिक, बीटा ब्लॉकर्स, कैल्शियम चैनल ब्लाकर्स, आदि दवा काम में ली जाती है।

457. (*a*) यदि कोई दवा शरीर के एण्टीबॉडी का उत्पादन करने का कारण बनती है, जो प्लेट्लेट्स की तलाश उसे नष्ट कर देती है, तो इस स्थिति को दवा-प्रेरित प्रतिरक्षा थ्रोम्बोसाइटोपीनिया कहा जाता है। हिपेरिन, एक रुधिर पतला करने वाली, दवा प्रेरित प्रतिरक्षा थ्रोम्बोसाइटोपीनिया का सबसे आम कारण है।

458. (*d*) प्लेट्लेट्स रुधिर का थक्के जमाने में मदद करते हैं, जिससे रुधिरस्राव बंद हो जाता है। इसके लक्षण संयुक्त हीमोन्जिमा, संक्रमित मोनोन्यूक्लियोसिस, HIV संक्रमण हैं।

460. (*d*) हीमोलाइटिक यूरेमिक सिन्ड्रोम (HUS) के लिए थ्रोम्बोसाइटोपीनिया और एनीमिया, वृक्कपात और हाइपरकैलेमिया, D+HUS और D-HUS उपस्थित है, आदि सत्य है।

464. (*c*) थ्रोम्बोफ्लीबाइटिस वाले मरीज को बिस्तर पर आराम की सलाह देना जिससे थ्रोम्बस की समस्या न हो। हाथों और पैरों में रुधिर का थक्के के कारण पल्मोनरी एम्बोलिज्म होने के सम्भावना रहती है।

470. (*c*) डीप वेन थ्रोम्बोसिस के लक्षण होमान्स चिन्ह, माँसपेशी दर्द तथा सूजन हैं। त्वचा की नीलिमा इसका लक्षण नहीं हैं।

473. (*a*) जिस मरीज को छाती में दर्द है, हृदयी एन्जाइम स्तर की निगरानी की जाती है क्योंकि एन्जाइम स्तर का मापन और हृदय की क्षति मॉनीटर करने पर घाव भरने में सहायता मिलती है।

474. (*d*) सिगरेट पीना CAD के लिए एक प्रमुख परिवर्तनीय जोखिम कारक है। परिवार की हिस्ट्री में MI के कारण मृत्यु होना एक अपरिवर्तनीय खतरे का कारक है जबकि विकल्प A और C कॉरोनरी धमनी बीमारी का खतरे का कारक नहीं है।

475. (*d*) डिगोक्सिन एक सकारात्मक इनोट्रोपिक एजेन्ट का उपयोग कान्जेस्टिव हृदयघात के उपचार के लिए करते हैं। इससे हृदय दर धमनी फिब्रीलेशन वाले मरीज में कम होती है। सकारात्मक इनोट्रोपिक प्रभाव से मूत्र का बाहर निकलना कम नहीं होता है।

477. (*d*) स्कन्दन समय का बढ़ना हीमोफिलिया, वॉन विली ब्रान्ड बीमारी, क्रिसमस बीमारी, आदि का लक्षण हैं।

479. (*d*) स्पोटर्स सम्पर्क जैसे-फुटबॉल, बास्केटबॉल और क्रिकेट नहीं खेलना चाहिए क्योंकि इससे आघात हो सकता है पेसमेकर वाले मरीज को ये स्पोटर्स नहीं खेलना चाहिए।

480. (*b*) सुप्रावाइटल स्टैनिंग और ब्रिलियन्ट क्रेसिल ब्लू तकनीक में उपयोगी कोशिकाएँ रेटिकुलोसाइट्स है। ये लाल रुधिर कोशिकाएँ फेफड़ों से ऑक्सीजन को शरीर की हर कोशिका में ले जाती है।

488. (*c*) वंशानुगत स्फेरोसाइटोसिस एक ऐसी स्थिति है जो लाल रुधिर कोशिकाओं को प्रभावित करती है। इस स्थिति वाले लोग आमतौर पर लाल रुधिर कोशिकाओं (एनीमिया), आँखों और त्वचा का पीलापन, बढ़े हुए प्लीहा की कमी का अनुभव करते हैं। इसमें ग्लाइकोफोरिन-C प्रोटीन के साथ नहीं देखा जाता।

489. (*d*) पोटैशियम ऑक्सिलेट + सोडियम फ्लोराइड एन्टीकॉगुलेन्ट है, जिसका रुधिर शर्करा वायरल में उपयोग किया जाता है।

490. (*d*) बीटा थैलेसीमिया बीटा श्रृंखला में उत्परिवर्तन, बीटा श्रृंखला की अनुपस्थिति या छोटा होना, जबकि अल्फा का बढ़ना, डेल्टा Hb सुरक्षात्मक कारक की कमी, आदि हैं।

493. (*b*) काडियोवैस्कुलर विकार के मरीज में गैग रिफ्लेक्स कम हो रहे हैं, तो नर्स साइड में लेटी हुई स्थिति बनाए रखेगी।

497. (*b*) डिब्बा बन्द भोजन (समुद्री आहार) सामान्यतया सोडियम से भरपूर होते हैं। एक डिब्बा बन्द समुद्री खाना में 500 mg सोडियम होता है। अतः इसलिए क्रोनिक हृदय फेल्यर मरीज को डिब्बा बन्द सार्डिन या खाने से परहेज करना चाहिए।

499. (*d*) इओसिनोफिलिया के कारण एलर्जिक विकार, पेरासाइटिक इन्फेस्टेशन, त्वचा की बीमारियाँ, आदि हैं।

501. (*d*) दीर्घकालिक PT के अन्तर्गत वार्फीन थैरेपी, हिपेरीन थैरेपी, यकृत बीमारी, आदि देखे जाते हैं।

502. (*d*) अस्थि मज्जा के अवयव इरिथ्रोइड कोशिकाएँ, मायलॉइड कोशिकाएँ, लिम्फॉइड कोशिका, आदि हैं।

503. (*d*) न्यूट्रोपीनिया टायफाईड, वायरल संक्रमण, हाइपरस्पलेनिज्म, आदि अवस्था में उपस्थित रहता है।

504. (*d*) कोएगुलेशन में रुधिर कोशिका वाहिका प्रसार, लगातार नॉन-थ्रोम्बोजेनिक सतह बनाए रखने में तथा सब-एण्डोथीलियल कोलेजन निर्माण में सहायता करती है।

505. (*d*) अस्थि मज्जा परीक्षण का उपयोग मेगालोब्लास्टिक एनीमिया में, ल्यूकेमिया में तथा एनीमिया में करते हैं।

506. (*a*) हृदय के वाल्व हृदय भित्ति की सबसे भीतरी परत एण्डोकार्डियम (Endocardium) के होते हैं। अतः इनके इंफ्लोमेशन (Inflammation) को एण्डोकार्डिटिस (Endocarditis) कहते हैं।

507. (*d*) मित्रल वाल्व रोग का सामान्य कारण रुमेटिक बुखार, एण्डोकार्डिटिस का संक्रमण एवं संयोजी ऊतक की असमानताएँ, आदि हैं।

509. (*c*) सेन्ट्रल वीनस प्रेशर, वीनस रीटर्न, रुधिर की मात्रा और अप्रत्यक्ष रूप से कार्डियक आउटपुट का आंकलन है। सामान्य CVP 4-12 cm H_2O है।

513. (*d*) थैलेसीमिया के लिए, थैलेसीमिया को कूलीस एनीमिया भी कहते हैं, इलेक्ट्रोफोरेसीस और DNA विश्लेषण इसके निदान के लिए उपयोगी है, यह अल्फा और बीटा Hb शृंखला को प्रभावित करते हैं।

515. (*d*) मरीज जिसमें CABG सर्जरी के बाद पैराडॉक्सीकल नाड़ी हो, तो उसमें पेरीकार्डियल टेम्पोनेड जटिलता उत्पन्न हो सकती है।

517. (*d*) इन्ट्रावैस्कुलर हीमोलाइसिस के लक्षण हैं हीमोग्लोबिनूरिया, हीमोग्लोबिनेमिया, हीमोसिडरीनूरिया, आदि।

518. (*c*) हृदय की भित्ति की सबसे बाहरी परत पेरिकार्डियम (Pericardium) होती है। इसका इन्फ्लामेशन (Inflammation) पेरिकार्डिटिस (Pericarditis) कहलाता है।

521. (*b*) मित्रल वॉल्व रिगरजीटेशन का अर्थ है बाएँ निलय से बाएँ अलिन्द में रुधिर का बहना।

524. (*c*) जब धमनी और शिरा की भित्ती मोटी और कड़क हो जाती हैं, तो रुधिरचाप बढ़ने लगता है इसके अलावा जब परासरीय प्रतिरोधकता बढ़ती है तो परिणामस्वरूप सिस्टेमेटिक वैस्कुलर प्रतिरोधकता बढ़ती है और रुधिरचाप बढ़ने लगता है।

525. (*c*) केरोटिड नाड़ी की उपस्थिति में संकेत बताते हैं कि हृदयी कार्य ठीक चल रहे हैं जोकि सांस लेने के साथ आते हैं यह CPR का प्राथमिक उद्देश्य है।

531. (*b*) व्यक्ति टेकीकार्डिया, रुधिरचाप कम होना और पेरिफेरल नाड़ी का कम होना, अनुभव करता है। ये लक्षण कार्डियोजेनिक शॉक को बताते हैं।

551. (*a*) कम वसा युक्त आहार एथीरोस्क्लेरोसिस (Atherosclerosis) की सम्भावना को कम करता है।

555. (*d*) वेरीकोस शिरा के प्रबन्धन के लिए व्यायाम मरीज की मदद करता है, पैरों को ऊपर रखना तथा स्कलेरोथैरेपी, आदि भी उपयुक्त है।

571. (*b*) उच्च रुधिरचाप के उपचार के लिए नाइट्रोग्लिसरीन का उपयोग करते हैं। नाइट्रोग्लिसरीन एक नाइट्रेट है। यह रुधिर वाहिकाओं को आराम (Relax) पहुँचाता है छाती के दर्द में जब हृदय को ज्यादा ऑक्सीजन की आवश्यकता होती है यह रुधिर वाहिकाओं को रिलेक्स (Dialater) करके रुधिर का बहाव ज्यादा आसानी से करता है। यह हृदय की कार्य क्षमता (Work load) और ऑक्सीजन की मात्रा जो हृदय की जरुरत होती है को कम करता है। NTC के वेसोडालेटरी प्रभाव कारण सिरदर्द, निम्न रुधिरचाप और चक्कर आते हैं।

572. (*c*) सीरम स्तर का बढ़ना कम सान्द्रता लिपोप्रोटीन (LDL) कोलेस्ट्रॉल को खतरे का कारक मानते हैं और यह एथीरोस्कलेरोसिस के विकास में सहायक है। LDL कोलेस्ट्रॉल लिवर में नहीं टूटता और रुधिर वाहिकाओं की दीवारों में जमा होता है।

573. (*d*) कोरोनरी आर्टरी डिसीज के मरीज को रुधिरचाप को सामान्य सीमा में रखने, घुलनशील वसा को कम लेना, धूम्रपान और शराब नहीं पीना, आदि स्वास्थ्य शिक्षण देगें।

583. (*c*) संक्रमित एण्डोकार्डिटिस मरीज में अचानक बाईं तरफ के पैर में दर्द के साथ पीलापन, सुन्नपन और पेरिफेरल नाड़ी का खत्म होने जैसे लक्षण शामिल है। इसके लिए प्रारम्भिक रूप से फिजिशियन को सूचित करना चाहिए।

588. (*c*) रेनॉयड्स रोग (Ranaud's disease) एक हृदय परिसंचरण विकार (Cardiovascular disease) है, जिसमें ठंड (Cold) में त्वचा को रुधिरपूर्ति करने वाली छोटी धमनियाँ संकुचित होकर रुधिर की कम आपूर्ति करती है।

599. (*d*) एथीरोस्केलेरोसिस के उपचार में आहार में कॉलेस्ट्रॉल की कमी करना, धूम्रपान बन्द करना, एन्टीहाइपरलिपिडेमिक दवाएँ देना, आदि शामिल हैं।

605. (*c*) ACE इन्हीबिटर्स खाँसी में ACE में सुप्रेसन करते हैं। जिसके परिणामस्वरूप ACE मेटाबॉलाइज्ड सामान्य रूप से जमा होते हैं।

614. (*d*) कार्डियक ग्लाइकोसाइड जैसे डिजीटेलिस का कार्य मायोकार्डियल कॉन्ट्रेक्टिलिटी को बढ़ाना, कार्डियक आउटपुट को बढ़ना तथा AV नोड से आवेग के संचलन को कम करना है।

617. (*d*) थ्रोम्बोसाइट्स (प्लेटलेट्स) रुधिर के थक्के बनने में महत्त्वपूर्ण भूमिका अदा करता है। थ्रोम्बोसाइटोपीनिया (प्लेटलेट्स की गणना में कमी) रुधिर का जमना कम होता है जिसके परिणामस्वरूप मूत्र में रुधिर आता है।

619. (*d*) सूजन विहिन ओडीमा इन्ट्रावैस्कुलर हाइड्रोस्टेटिक दबाव का ऊपर उठना, प्लाज्मा नॉन-कोटिक दबाब का कम होना, लिम्फेटिक बहाव चैनल का अवरोध, आदि का कारण होता है।

630. (*b*) एप्लास्टिक एनीमिया प्रभाव अस्थि मज्जा को प्रभावित करता है, जोकि सभी रुधिर की कोशिकाओं के और इसके प्रभाव को कम करता है। इसका कारण रुधिरस्राव होता है।

652. (*c*) MCHC, रुधिर परीक्षण लौह की कमी युक्त एनीमिया को दर्शाता है।

656. (*d*) DIC के कारण सेप्सिस, प्रसूति सम्बन्धी जटिलताएँ, यकृतीय जटिलता, आदि आते हैं।

657. (*d*) स्प्लीहन के फटने का मुख्य सामान्य कारण मलेरिया, हीमोलाइटिक एनीमिया और लिम्फोमा, आदि हैं।

658. (*d*) मेगालोब्लास्टिक एनीमिया के लिए HB और TLC स्तर कम होना, MCH स्तर का ऊपर उठना, मेक्रोओवालोसाइट्स पेरिफेरल स्मीचर, आदि सही हैं।

663. (*d*) नेफ्रोटिक सिन्ड्रोम का कारण ग्लोमेरुलोनेफ्राइटिस, डायबिटिज मेलाइटस, लम्बे समय तक लगातार NSAIDs का उपयोग, आदि हो सकते हैं।

666. (*c*) नेफ्रोटिक सिन्ड्रोम के एक मरीज को लम्बे समय से कॉर्टिकोस्टीरॉइड थैरेपी दी जा रही है, जिससे माँसपेशियों की अतिवृद्धि नहीं हो सकती है।

671. (*d*) नेफ्रोटिक सिन्ड्रोम (Nephrotic syndrome) में प्रोटानूरिया के कारण इण्टरा-वैस्कुलर द्रव की मात्रा में कमी आती है। अतः हाइपरवोलेमिया इसकी जटिलता नहीं है।

676. (*b*) ट्रायड (Triad) प्रोटीनूरिया, हाइपोएल्बूमिनेमिरिया और सूजन (Oedema) ये सभी नेफ्रोटिक सिन्ड्रोम के लक्षण हैं।

679. (*a*) इरिथोपोइटिन (Erythropoietin) एक ग्लाइकोप्रोटीन है, जोकि सेल्यूलर हाइपॉक्सिया (Cellular hypoxia) की प्रतिक्रिया में किडनी द्वारा स्रावित होता है। यह अस्थि मज्जा द्वारा RBC के निर्माण को उत्तेजित करता है। क्रोनिक रीनल फेल्यर (Chronic renal failure) में इसकी कमी एनीमिया (Anaemia) कारित करती है।

685. (*d*) ग्लोमेरुलोनेफ्राइटिस, रीनल आर्टरी स्टीनोसिस, क्रोनिक नेफ्राइटिस, आदि रीनल डिसऑर्डर, द्वितीयक उच्च रुधिरचाप के कारण हो सकते हैं।

687. (*b*) 24 घण्टे के दौरान 400 mL से कम मूत्र की विसर्जन ओलिगूरिया (Oliguria) कहलाता है।

702. (*c*) ज्यादा से ज्यादा तरल पदार्थ (Fluid) लेना और चलना फिरने से स्टोन मूत्र के साथ बाहर निकलने का अवसर रहता है।

714. (*d*) कैल्शियम कार्बोनेट, कैल्शियम एसीटेट, सेवीलेमर हाइड्रोक्लोराइड, आदि फॉस्फेट बाइन्डर दवाएँ हैं।

732. (*c*) पेरिटोनियल डायलाइसिस के दौरान पेरीटोनियम का इन्फ्लामेशन पेरिटोनाइटिस कहलाता है, जो पेरिटोनियल डायलाइसिस की सबसे महत्त्वपूर्ण जटिलता है।

736. (*b*) रुधिर में अपशिष्ट पदार्थों (उदाहरण–यूरिया, यूरिक एसिड, क्रिएटिनिन) की अधिकता में सामान्य स्तर तक कमी लाने हेतु डायलाइसिस (Dialysis) किया जाता है। रुधिर में क्रिएटिनिन का कम स्तर डायलाइसिस की प्रभाविता को दर्शाता है।

744. (*a*) एक्यूर रीनल फेल्यर में BUN का स्तर बढ़ने पर मरीज अचानक कन्फ्यूपड एवं बैचेन हो जाता है।

745. (*c*) पोरिटोनाइटिस पेरिटोनियल डायलाइसिस की सबसे महत्त्वपूर्ण जटिलता है।

771. (*b*) रुधिर (Blood) में यूरेमिक व्यर्थ के जमा होने के कारण रुधिर (Blood) अम्लीय pH 7.2 और किडनी के कम कार्य करने के कारण पोटैशियम 7.0 mEq/L जमने लगता है।

777. (*d*) रीनल कैन्डीडिएसिस *कैन्डिडा* (Renal candidiasis *Candida*) नामक फंगस द्वारा कारित एक फंगस का संक्रमण है।

778. (*b*) यूरेटर (Ureter) के ब्लॉकेज स्टोन, किडनी स्टोन एनलार्ज प्रोस्टेट, संक्रमण, आदि तथा किसी कारण से रीनल पेल्विस में जल का संग्रहण हाइड्रोनेफ्रोसिस कहलाता है।

785. (*a*) यूरोलिथिएसिस (Urolithiasis) के उपचार हेतु लिथोट्रिप्सि नामक शल्य क्रिया की जाती है जिसमें स्टोन को छोटे-छोटे टुकड़ों में तोड़ा जाता है, ताकि वे आसानी से शरीर से बाहर निकल जाएँ।

यूरोलिथिएसिस का अर्थ मूत्रमार्ग में पथरी है।

789. (*d*) गॉल ब्लैडर (Gall bladder) में स्टोन फोरमेशन कोलिसिस्टोलीथिएसिस कहलाता है। गाल ब्लैडर यूरेनरी तन्त्र का हिस्सा नहीं होने के कारण यह यूरीनरी डिसीज नहीं है।

802. (*b*) 24 घण्टों के दौरान 3 L से अधिक यूरीन आउटपूट पॉलीयूरीया कहलाता है।

803. (*c*) यूरिन में प्रोटीन की उपस्थिति प्रोटीनूरिया, यूरिन का अत्यधिक उत्सर्जन पॉलीयूरिमा, यूरिन में पस की उपस्थिति पायूरिया, यूरिन में रुधिर की उपस्थिति हिमेटूरिया कहलाती है।

805. (*b*) स्टेराइल यूरीन स्पेसीसेन लेने के लिए शुरु के यूरीन को डिस्कार्ड कर बीच का यूरीन लेते हैं, जिसे मध्य धारा मूत्र कहते हैं।

908. (*d*) आवश्यकता से अधिक O_2 एडमिनिस्ट्रेशन (Administration) आँख के लेंस के पीछे तन्तुक ऊतक की असामान्य वृद्धि कारित करता है। यह स्थिति रेट्रोलेंटल फाइब्रोप्लासिया (Retrolental fibroplasia) कहलाती है।

910. (*d*) फेकोइमल्सीफिकेशन का सम्बन्ध मोतियाबिन्द से है बाकी रेटिनल पृथक्करण के चिकित्सकीय प्रबन्ध है।

911. (*d*) D- रिफ्रेक्टिव दोष, मधुमेह के कारण रेटिनोपैथी एवं पूर्व में मोतियाबिन्द सर्जरी वाले रोगियों में रेटिना पृथक्करण की सम्भावना अधिक रहती है।

912. (*a*) मायोपिया (Myopia) एक दृष्टि दोष है जिसमें निकट स्थित वस्तुएँ साफ दिखायी देती हैं लेकिन दूर स्थित वस्तुएँ स्पष्ट नहीं दिखायी देती हैं।

914. (*b*) हाइपरोपिया (Hyperopia) एक दृष्टि दोष है जिसमें दूर स्थित चीजें साफ दिखाई देती हैं लेकिन निकट स्थित वस्तुएँ साफ/स्पष्ट दिखाई नहीं देती है।

930. (*d*) स्नैलेन चार्ट (Snellen chart) एक आँखों का चार्ट है जिसका उपयोग देखने की क्रिया को नापने के लिए करते हैं। स्नैलेन चार्ट (Snellen chart) का नाम डच ऑफ्थैल्मोलोजिस्ट हर्मन स्नैलेन (Dutch ophthalmologist Herman Snellen) जिन्होंने चार्ट को विकसित किया, के नाम पर पड़ा।

938. (*b*) आँख के लेंस की आंशिक या पूर्ण अपारदर्शिता (Opacity) मोतियाबिन्द या कैटेरेक्ट (Cataract) कहलाती है।

960. (*a*) आँख में लेंस की अनुपस्थिति अफेकिया (Aphakia) का उपचार इन्ट्राऑक्यूलर लेंस (Intraocular lens) लगाकर किया जाता है।

965. (*d*) एक वयस्क (Adult) व्यक्ति में पिन्ना को ऊपर और पीछे की तरफ और बच्चें में नीचे से पीछे की तरफ खींचने पर कान की नाल सीधी होती है।

997. (*d*) मरीजों की बड़ी संख्या में नाक से एन्टीरियर (सामने) भाग नेजल सेप्टम से रुधिर आता है। यह भाग मुख्यतया एन्डोवड रुधिर वाहिकाओं के साथ होता है (केन्सीलबर्च्स प्लेक्स)। इस भाग को लिटिल्स एरिया कहते हैं।

1061. (*b*) केमीकल बर्न या रासायनिक जलना तब होता है, जब जीवित ऊतक किसी रसायन या संक्षारक पदार्थ (स्ट्रांग एसिड, एल्केलॉइड अथवा कार्बनिक यौगिक) के सम्पर्क में आता है। यह ऊतक को बहुत व्यापक नुकसान पहुँचाते हैं। मुख्य प्रकार के उत्तेजक जिनसे रासायनिक चोटे या जलन होती है उनमें एसिड बेस, ऑक्सीडाइजर्स आदि आते हैं।

1062. (*a*) एक्सप्लेसिव या विस्फोटक, वाहन दुर्घटना, स्केल्ड इंजरी, श्वासावरोध एवं धूम्रपान के सम्पर्क में आने पर उच्च उष्मा के कारण थर्मल या तापीय बर्न इंजरी हो सकती है।

1063. (*d*) बर्न की गम्भीरता काफी हद तक ऊतक विनाश की गहराई और प्रभावित शरीर की सतह की मात्रा पर निर्भर करती है। रोगी की आयु और स्वास्थ्य की पूर्व स्थिति, जख्म के घाव का स्थान किसी भी सम्बन्धित चोट की गम्भीरता सहित अन्य कारक भी बर्न से ठीक होने को प्रभावित कर सकते हैं।

1065. (*a*) बर्न रोगी में पहले 24 घण्टों की अवधि तक जल सन्तुलन बनाए रखना प्राथमिक नर्सिंग केयर का कार्य है। प्राथमिक देखभाल में पर्याप्त वायुमार्ग को बनाए रखना भी शामिल है।

1066. (*b*) बर्न के उपचार में सामान्यतया सिल्वर सल्फाडाइजिन नामक टॉपिकल एन्टीमाइक्रोबियल एजेंट प्रयुक्त किया जाता है।

1067. (*b*) बर्न इंजरी में यदि शरीर में 40% द्रव हानि हो चुकी है, परन्तु रुधिरताधान (रुधिर ट्रान्सफ्यूजन) द्वारा शरीर में रुधिर एवं तरल की क्षतिपूर्ति करनी चाहिए।

1068. (*c*) रूल ऑफ नाइन या नौ का नियम जलने पर क्षतिग्रस्त (बर्न) हुई त्वचा के क्षेत्रफल एवं इसकी गम्भीरता को मापने में प्रयुक्त होता है।

1069. (*c*) डीप बर्न की स्थिति में गम्भीर रूप से जलने के कारण उत्पन्न रुधिर एवं जल की कमी के कारण शरीर का तापमान कम होने लगता है। (हाइपोथर्मिया), न कि बढ़ता है (हाइपरथर्मिया)।

1072. (*b*) बर्न रोगी में हाइपोवोलेमिक शॉक के उपचार हेतु उपयुक्त द्रव रींगर लैक्टेट होता है। रोगी में हाइपोवोलेमिक फेज जलने के 2-3 दिन तक बना रहता है।

1074. (*d*) 48-72 घण्टों तक हाइपोवोलेमिक फेज ऑफ बर्न रहता है।

1077. (*b*) एक बर्न रोगी को अस्पताल में भर्ती करने के तुरन्त बाद टिटेनस टॉक्साइड का टीका या ड्रग दिया जाता है।

1078. (*d*) IVth डिग्री बर्न सबसे ज्यादा गम्भीर एवं खतरनाक होता है, जिसमें त्वचा पूरी तरह से हट जाती है।

1117. (*a*) सबसे ज्यादा तीव्र लिम्फोसाइटिक ल्यूकेमिया की घटना 4–15 वर्ष की उम्र के बच्चों में होती है।

1119. (*a*) प्राथमिक चिकित्सा का सिद्धान्त है रोगी के आस-पास भीड़ इकट्ठी नहीं होने देना। रोगी के आस-पास केवल उन लोगों को ही होना चाहिए, जो प्राथमिक सहायता की जानकारी रखते हैं।

1121. (*d*) जले हुए भाग की त्वचा नष्ट हो जाने से घाव खुला रहना हमेशा जोखिम भरा होता है क्योंकि इसमें संक्रमण की सम्भावना बढ़ जाती है। इन भागों को गंदगी, मक्खी व धूल से बचाना चाहिए। इसके लिए केवल ढीले सूती कपड़े या चादर से इसे ढक दें।

1124. (*a*) यादि खाना बनाते समय या किसी और कारण से कपड़ों में आग लग गई हो तो रोगी को तुरन्त जमीन पर लिटाकर लुढ़काना चाहिए। रोगी के ऊपर कम्बल डाल देना चाहिए। पानी नहीं डालना चाहिए। यादि फफोले पड़ गए हो, तो उन्हें फोड़ना नहीं चाहिए क्योंकि वह नई त्वचा आने तक कोमल त्वचा की रक्षा करते हैं।

1126. (*a*) खिसकन को तुरन्त ठीक करने का प्रयास करना चाहिए क्योंकि पुरानी हो जाने पर उपाय करना कठिन हो जाता है। चोट के 3-4 घण्टे बाद ही क्षतिग्रस्त सन्धि के पास अवस्थित ऊतकों का कार्य शुरु हो जाता है और रुधिर जमा होने लगता है, जिसमे अंग को पुनः बिठाने में अपेक्षाकृत अधिक श्रम करना पड़ता है।

1127. (*a*) गदलोचनी और चोटज, विभंजन (Fracture) के दो प्रकार हैं। गदलोचनी विभंजन अस्थि में किसी रोग प्रक्रिया के चलने से होती है। चोटज विभंजन दुर्घटनावश होती है।

1129. (*c*) रुधिरस्राव दो प्रकार के होते हैं, बाह्य तथा आन्तरिक बाह्य रुधिर स्राव, चर्म में घाव से होकर शरीर की बाह्य सतह पर रुधिर बहने की क्रिया को कहते हैं। आन्तरिक रुधिर स्राव, उदर तथा वक्ष स्थल की गुहिकाओं में रुधिर के एकत्रित होने के रूप में होता है, जो बाहर नहीं दिखाई देता है।

1130. (*d*) रुधिरस्राव पर नियन्त्रण के लिए हम प्राथमिक चिकित्सा में रुधिरस्राव अंग को ऊपर उठाकर रखते हैं जिससे स्राव का प्रवाह कम हो जाता है। इसके अतिरिक्त, घाव को अँगुली से शीघ्रतापूर्वक बन्द करना चाहिए और घाव पर रुई की तह रखकर भी रुधिर स्राव को नियन्त्रित किया जा सकता है।

1131. (*d*) घाव पर पट्टी बाँधने का प्रमुख उद्देश्य घाव को हानिकारक रोगाणुओं के सम्पर्क से बचाना तथा घायल अंगों को सहारा प्रदान करना है। इसके अतिरिक्त मरहम पट्टी घाव को हानिकारक रोगाणुओं से बचाती है तथा रुधिर का थक्का बनने व घाव को ढ़कने में सहायक होती है।

1134. (*d*) कॉलर बोन के फ्रैक्चर का उपचार करने हेतु सबसे आम तरीका या तो स्लिंग या एक विशेष पट्टी जिसे फिगर-ऑफ-8 स्प्लिंट कहा जाता है, के साथ स्थिरीकरण है।

1141. (*b*) सुनामी शब्द जापानी भाषा का शब्द है। यह 'सू' (जिसका अर्थ 'हारबर' (Harbour) है) तथा नामी (जिसका अर्थ 'लहर' (Wave) है) से मिलकर बना है।

नर्सिंग एग्जाम गैलरी

58. (*d*) CPR में सिंगल रेसकूर (Single rescuer) की स्थिति में चेस्ट सम्पीडन (Chest compression) एवं रेपिरेशन (Respiration) का अनुपात 30:2 होता है। एक से अधिक रेसकूर (Rescuer) होने पर यह अनुपात 15:2 होता है।

87. (*b*) रेटिनल डिटेचमेन्ट का सबसे सामान्य कारण रेटिना या वाइट्रिअस में अपक्षयी परिवर्तन, फेमिली हिस्ट्री, एजिंग, मायोपिया, आदि हैं।

89. (*b*) कोई व्यक्ति थोड़े श्रम पर सांस भरने लगता है। यह कुछ मिनट से लेकर घण्टों तक भी हो सकता है। इसे डिस्पीनिया कहते हैं।

90. (*d*) हृदयी जनित आघात, मायोकार्डियल इन्फ्राक्सन द्वारा प्रबल हो जाता है।

92. (*a*) निम्न रुधिरचाप सभी फुफ्फुसीय ओडीमा की मुख्य चिकित्सकीय अभिव्यक्तियाँ नहीं है।

93. (*b*) एक्हैलैसिआ (Achalasia) लॉवर इसोफेगस की बीमारी है जिसमें भोजन निगलते समय इसोफेगस एवं आमाशय के बीच स्थित लॉवर इसोफेगस स्फिंक्टर (Lower oesophagus sphincter) खुलता नहीं है जिससे निगलने में परेशानी आती है।

94. (*d*) अपेन्डिसाइटिस (Appendicitis) के रोगी में मैक्बर्नी बिन्दु (Mc Burney's point) दबाने पर दर्द नहीं होता है। लेकिन दबाव हटाने पर दर्द होता है जिसे ब्लूमबर्ग साइन (Blumberg's sign) या रिबाउण्ड टेंडेरनेस (Rebound tenderness) कहते हैं।

95. (*a*) पूर्ण वाक्य बोलना श्वसनीय संकट का लक्षण नहीं है।

96. (*b*) जब किसी व्यक्ति का रुधिरचाप कम होता है, तो वृक्क (Kidney) की जक्स्टाग्लोमेरुलस सेल (Juxtaglomerulus cells) हॉर्मोन रेनिन (Renin) स्रावित करती है। यह हॉर्मोन रेनिन एन्जियोटेंसिन एल्डोस्टिरॉन सिस्टम (Renin-angiotensin- aldosterone system) में भाग (Participate) लेकर एक्स्ट्रासेलुलर द्रव (Extracellular fluid) में वृद्धि एवं एट्रियल वेसोकॉन्ट्रेक्शन (Arterial vasoconstriction) द्वारा रुधिरचाप में वृद्धि करता है।

101. (*d*) सर्जरी एवं एनेस्थेसिया के सम्भावित विपरित प्रभाव में निर्जलीकरण एवं लवण असन्तुलन नहीं है।

111. (*c*) मूत्र के सामान्य बहाव में अवरोध के करण रीनल पेल्विस का फैलना हाइड्रोनेफ्रोसिस कहलाता है।

112. (*d*) फार्मर्स लंग (Farmer's lung) अनाज के भूसे से निकलने वाली डस्ट के प्रति हाइपरसेंस्टिविटी (Hypersensitivity) के कारण होने वाला फुफ्फुस प्रदाह (Pneumonitis) है जिसे एक्सट्रेंसिक एलर्जिक एल्वियोलाइटिस (Extrinsic allergic alveolitis) या हाइपरसेंस्टिविटी एल्वियोलाइटिस (Hypersensitivity alveolitis) भी कहते हैं।

113. (*c*) वेन्ट्रीकुलर फिब्रिलेशन (Ventricular Fibrillation or VF) एक लाइफ थरेटनिंग स्थिति (Life threatening condition) है जिसमें हृदय के पम्पिंग चेम्बर (Pumping chambers) वेन्ट्रीकल्स (Ventricles) रुधिर को पम्प करने के स्थान पर अनावश्यक रूप से फड़कते हैं। इसमें मरीज की जान बचाने हेतु CPR एवं ऑटोमैटेड एक्सटर्नल डिफिब्रीलेटर (Automated External Defibrillator or AED) द्वारा डिफिब्रीलेशन (Defibrillation) किया जाता है।

114. (*d*) नाक से रुधिरस्राव एपिस्टेक्सिस कहलाता है यह किसी भी कारण से आ सकता है किसी बीमारी के अलावा, नाक में सूखापन, खुजली होने या चोट लगने की वजह से भी रक्तस्राव हो सकता है।

115. (*b*) गैस गैंगरीन (Gas gangrene) सामान्यतया *क्लोस्ट्रीडियम परफ्रींगेन्स (Clostridium perfringens)* नामक जीवाणु द्वारा कारित होता है। कुछ मामलों में, यह (ग्रूप A *स्ट्रेप्टोकोकस (Streptococcus)* नामक बैक्टीरिया (Bacteria) द्वारा कारित होता है।

117. (*d*) नकसीर के प्रबन्ध के अन्तर्गत छींकने को अवोइड (Avoid) करने की सलाह देते हैं क्योंकि छींकने से रूकी हुई नकसीर वापस शुरु हो सकती है।

119. (*b*) हाइपरकैलेमिया के उपचार के लिए इन्सुलिन + डेक्स्ट्रोस काम में ली जाती है।

120. (c) K- बाइण्ड रुधिर में पोटैशियम के (Level) को कम करने के लिए हाइपरकैलेमिया के मरीज को दी जाती है।

121. (*d*) बढ़ती हुई आयु मधुमेह के लिए नॉन-मोडिफिएबल (Non-modifiable) जोखिम कारक है, क्योंकि आयु को बदला नहीं जा सकता है।

122. (*a*) पिन पॉइण्ट प्यूपिल (Pin point pupil) दीर्घकालिक हाइपरटेंशन (Hypertension) के कारण होने वाले इन्ट्राक्रेनियल रुधिरस्राव (Intracranial hemorrhage) का एक रूप पॉन्टिन रुधिरस्राव (Pontine hemorrhage) का लक्षण है।

123. (*b*) डिप वेन थ्रोम्बोसिस एक व्यक्ति को पल्मोनरी इम्बोलिज्म जोखिम वाला बनाता है।

124. (*d*) क्रोनिक ऑब्स्ट्रेक्टिव पल्मोनरी डिसीज (Chronic Obstructive Pulmonary Disease or COPD) जैसे एम्फाइसीमा (Emphysema) में फेफड़े लम्बे समय तक हवा से फूले (Overinflated) रहते हैं जिससे चेस्ट बेरल-शैप्ड (Chest barrel-shaped) हो जाता है।

125. (*a*) शंकु (Cones) में समस्या के कारण वर्णान्धता होती है।

129. (*d*) दस्तावर (Laxatives) वे पदार्थ हैं, जो कि मल को मुलायम/नरम करते हैं एवं बोवल मूवमेन्ट (Bowel movement) को बढ़ाकर कब्ज को दूर करते हैं। इनके अधिक उपयोग से कब्ज नहीं होता है।

130. (c) गठिया (Gout) में रुधिर में यूरिक अम्ल (Uric acid) की मात्रा बढ़ जाती है। यह यूरिक अम्ल गुर्दों में जमा होकर किडनी स्टोन (Kidney stone) का निर्माण करता है।

132. (*a*) GERD आमाशय एवं इसोफेगस के बीच स्थित लोअर इसोफेजियल स्फिंक्टर (Lower oesophageal sphincter) के अप्रभावी कार्य के कारण होने वाली बीमारी है। जिसमें आमाशय से HCl इसोफेगस में प्रवेश कर इसोफेजिल इर्रीटेशन (Oesophageal irritation) एवं हर्ट बर्न (Heart burn) उत्पन्न करता है।

134. (c) रेले श्वसन मार्ग में सामान्य श्वसन ध्वनियों के साथ सुनाई देने वाली असामान्य ध्वनि है।

135. (*a*) सिरोसिस ऑफ लीवर (Cirrhosis of liver) यकृत की मुख्यतया शराब के सेवन या हिपेटाइटिस (Hepatitis) के कारण होने वाली दीर्घकालिक बीमारी है जिसमें क्रोनिक लीवर डेमेज (Chronic liver damage) के कारण यकृत की इरिवर्सबल स्कार्निंग (Irreversible scarring) हो जाती है।

136. (*d*) अल्सरेटिव कोलाइटिस (Ulcerative colitis) वाले मरीज में उच्च रेसिड्यू, उच्च फाइबर (High fibre) डाइट (Diet) लक्षणों को बढ़ा देती है। अतः अल्सरेटिव कोलाइटिस (Ulcerative colitis) वाले मरीज को निम्न रेसिड्यू निम्न फाइबर (Low-fibre) डाइट देते हैं, जो पचने में आसान हो एवं बोवल मूवमेन्ट (Bowel movement) को स्लो (Slow) कर दस्त को सीमित कर सके।

137. (*a*) एक्यूट क्लोज एंगल ग्लूकोमा में पिलोकार्पिन पुतलियों को संकुचित कर आउटफ्लो को बढ़ाती है।

139. (c) फ्रूरोसेमीड (Furosemide) नेफ्रॉन के लूप ऑफ हेनले के आरोही खण्ड पर प्रभाव डालता है।

140. (c) फाउलर्स पॉजिशन (Fowler's position) फेफड़ों के फैलाव में सहायक होती है। अतः सांस की तकलीफ वाले मरीजों को यह स्थिति (Position) दी जाती है।

142. (c) बिस्तरीय देखभाल वाले मरीज में सबसे अधिक संक्रमण यूरीनरी तन्त्र में पाया जाता है।

143. (c) पूर्ण हृदय के प्रदाह को कार्डिटिस (Carditis) कहते हैं। हृदय की भित्तियों पेरिकार्डियम (Pericardium), मायोकार्डियम (Myocardium), एण्डोकार्डियम (endocardium) के प्रदाह को क्रमशः पेरिकार्डिटिस, मायोकार्डिटिस (Pericarditis, myocarditis) एवं एण्डोकार्डिटिस (Endocarditis) कहते हैं।

144. (*b*) कार्डियो पल्मोनरी अरेस्ट में पुतलियों का संकुचन लक्षण नहीं है।

146. (*b*) फीकल इन्कोन्टिनेन्स (Fecal incontinence) वह स्थिति है जिसमें रोगी का मल त्याग पर कोई नियंत्रण नहीं होता है।

147. (*b*) रिबाउण्ड टेण्डरनेस (Rebound tenderness) या ब्लमबर्गस साइन पेरिटोनिटिस (Blumberg's sign peritonitis) का सूचक है जोकि एपेन्डिसाइटिस (Appendicitis) का एक सिरियस (Serious) कोम्प्लीकेशन (Complication) है। इसमें पेट को दबाने पर दर्द नहीं होता बल्कि दाब हटाने पर दर्द होता है।

262. (*a*) वृक्कीय विफलता वाले मरीज में सीरम क्रिएटिनिन प्रयोगशाला मान का आंकलन करेंगे।

265. (*b*) पिताशय की पथरी एवं उभय पित्त वाहिका अवरोध से पीड़ित रोगी द्वारा प्रदर्शित चिकित्सकीय अभिव्यक्ति पीला-श्वेत पटल है।

267. (*a*) अमीनोफाइलिन (Aminophylline) लेने वाले रोगियों में रुधिरचाप (Blood pressure) कम होने की सम्भावना रहती है। अतः मरीज का निम्न रुधिर चाप (Hypotension) के लिए आंकलन करना चाहिए।

269. (*d*) आँखों के अग्र कोष्ठ में रुधिर की उपस्थिति हाइफीमा कहलाती है।

270. (*a*) हर्निया की शल्यक्रियात्मक मरम्मत हर्निओरहेफी कहलाती है।

271. (c) पॉलीसाइथिमिया वेरा से पीड़ित मरीज की देखभाल थ्रोम्बोसिस से बचाव पर केन्द्रित है।

272. (*b*) एट्रोपिन सल्फेट हाइपरकैलेमिया के प्रबन्ध में प्रयोग नहीं की जाती।

273. (*b*) डिफाइब्रिलेशन सिंक्रोनाइजर स्विच ऑफ स्थिति में रहता है।

274. (*a*) वेण्ट्रीकुलर फिब्रिलेशन सबसे घातक अरहेथिमिया है।

275. (*a*) मरीज मूत्र विसर्जित नहीं कर रहा है एवं उसके गुर्दे सामान्य रूप से कार्य कर रहे हैं। यह स्थिति रिटेन्शन कहलाती है।

276. (c) HDL स्तर में वृद्धि हृदय रोग के लिए कम जोखिम कारक है।

277. (c) उच्च रुधिरचाप मोतियाबिन्द के विकास के लिए एक जोखिम कारक माना जाता है।

278. (c) नाक को दबाना व रोगी को आगे की ओर झुकाना तीव्र नकसीर के लिए सही उपाय है।

320. (*d*) भारत में अन्धता का सर्वसामान्य कारण मोतियाबिन्द (Cataract) है।

323. (*a*) UTI होने का अधिक खतरा मधुमेह के मरीज में होता है।

324. (*b*) मेनियर्स डिसीज (Meniere's disease) अन्तःकर्ण की बीमारी है, जो चक्कर के दौरों (Episodes of vertigo) द्वारा चरितार्थ होती है।

325. (*d*) एम्फाइसीमा, क्रोनिक ब्रोंकाइटिस, ब्रोन्कियल अस्थमा सभी क्रोनिक ऑब्सट्रेक्टिव पल्मोनरी रोग हैं।

326. (*a*) खून की उल्टी हिमेटेमेसिस कहलाती है।

327. (*d*) मोटापा (Obesity) हाइपरटेन्शन (Hypertension) का एक परिवर्तनीय

जोखिम कारक है अर्थात् यह ऐसा जोखिम कारक है जिसे बदला जा सकता है।

328. (*b*) प्रतिदिन 300 mL से कम मूत्र त्यागना की अवस्था को ऑलिग्यूरिया कहते हैं।

329. (*c*) मूत्र में रुधिर आने को हीमेटयूरिया कहा जाता है।

330. (*d*) मूत्र वाहिनियों में अवरोध के कारण मूत्र (Back flow) की वजह से गुर्दों में मूत्र का संग्रहण हाइड्रोनेफ्रोसिस (Hydronephrosis) कहलाता है। इसमें गुर्दा फैल जाता है।

331. (*c*) सोते समय नब्ज दर बढ़ना अतिपरजीविता में होता है।

333. (*d*) कार्डियक इण्डेक्स (Cardiac index) मरीज के शरीर के सरफेस एरिया (Surface area) के आधार पर कार्डियक आउटपुट है जिसकी गणना निम्न फॉर्मूले (Formula) द्वारा की जाती है

$$\text{कार्डियक इण्डेक्स (CI)} = \frac{\text{कार्डिय आउटपूट (CO)}}{\text{शरीर का सरफेस एरिया (BSA)}}$$

इसका सामान्य वेल्यू मान 2.5-4 L/min/m^2 होता है।

336. (*b*) सीरम एमाइलेज स्तर का प्रयोग अग्न्याशय के नुकसान का आंकलन करने के लिए किया जाता है।

337. (*a*) नाक से रुधिर बहना एपिस्टैक्सिस कहलाता है।

338. (*a*) मैकबर्नी बिन्दु पर कोमलता एपेन्डिसाइटिस (Appendicitis) की सूचक है।

339. (*b*) नब्ज दर 100 प्रति मिनट से अधिक हो वह अवस्था टेकीकार्डिया कहलाती है।

341. (*c*) उदरीय गुहा में अतिरिक्त तरल परार्थ का संचय इफ्यूशन कहलाता है।

343. (*b*) रुधिर वाहिनियों का सौम्य ट्यूमर हिमेलजियोमा कहलाता है।

344. (*a*) CPR कार्डियो पल्मोनरी रिससिटेशन कहलाता है।

345. (*b*) सामान्य से कम रुधिर दाब हाइपोटेंशन (Hypotension) कहलाता है।

349. (*b*) *ई. कोलाई*, मूत्र मार्ग संक्रमण के लिए सबसे आम कारणात्मक जीव है।

352. (*d*) निगलने में कठिनाई डिस्फैगिया कहलाती है।

355. (*c*) पॉजिटिव होमन्स साइन (Positive Homan's sign) डीप वेन थ्रोम्बोसिस (DVT) को इंगित करता है जिसमें पैर को डॉर्सिफ्लेक्स (Dorsiflex) करने पर काल्फ माँसपेशियों (Calf muscle) में दर्द होता है।

357. (*c*) प्लूरल गुहा में मवाद का संग्रहण अन्त: पूयता का अर्थ है।

361. (*a*) एक या दोनों आँखों की पलकों का लटकना टोसिस (Ptosis) एवं डबल विजन (Double vision) मायस्थिनिया ग्रेविस के प्रारम्भिक लक्षण हैं।

362. (*a*) गाउट या गठिया में यूरिक अम्ल का संग्रहण होता है।

445. (*c*) पानी व सोडियम के उत्सर्जन द्वारा रुधिर के आयतन में कमी लाकर रुधिरचाप में कमी की जाती है।

452. (*c*) नेफ्रोटिक सिण्ड्रोम के रोगी को प्रोटीन की कमी को पूरा करने हेतु प्रोटीन पूरक डाइट एवं ओडीमा को कम करने के लिए सोडियम एवं तरल की सीमित मात्रा वाली डाइट दी जाती है।

457. (*a*) त्वचा का पीलापन जोइन्डिस (Jaundice) का लक्षण है। एनीमिया (Anaemia) में त्वचा का रंग फीका पड़ जाता है जिसे पेलर (Pallor) कहते हैं।

463. (*c*) आयु (Age) ऐसा रिस्क फेक्टर (Risk factor) है जिसे कम ज्यादा नहीं किया जा सकता है। आयु के साथ धमनीकाठिन्यता (Atherosclerosis) की सम्भावना बढ़ती है।

470. (*d*) एन्जिना पेक्टोरिस (Angina pectoris) के लिए मुख्यतया कोरोनरी हृदय रोग (Coronary heart disease) जिम्मेदार होता है।

471. (*d*) पेम्फीगस (Pemphigus) एक स्किन डिसीज (Skin disease) है जिसमें त्वचा पर तरल युक्त बलीस्टर्स (Watery blisters) बन जाते हैं।

475. (*d*) आवाज की उत्पत्ति लेरिंक्स (Larynx) से होती है। अतः इसे स्वर यंत्र भी कहते हैं। मूकता या बोलने में असमर्थता लेरिन्क्स (Larynx) में नर्व एण्डिंग (Nerve ending) की चोट को इंगित करती है।

482. (*a*) हॉर्मोन इरिथ्रोपोइटिन (Erythropoietin) वृक्क द्वारा स्रावित होता है। दीर्घकालिक वृक्कीय विफलता (Chronic renal failure) में इस हॉर्मोन की कमी एनीमिया (Anaemia) के लिए उत्तरदायी होती है।

485. (*a*) क्रोहन डिसीज (Crohn's disease) एक क्रोनिक इन्फ्लेमेटरी बोवल डिसीज (Chronic inflammatory bowel disease) है, जोकि डाइजेस्टिव ट्रेक्ट (Digestive tract) की लाइनिंग (Lining) को प्रभावित करती है। यह अन्तस्थ इलियम में सबसे अधिक पाई जाती है। अतः इसे इलीटिस (Ileitis) भी कहते हैं।

490. (*d*) सांस छोड़ते समय सांय-सांय या सीटी की आवाज जिसे व्हीजिंग (Wheezing) कहते हैं, अस्थमा का सामान्य लक्षण है।

525. (*b*) कान में घण्टी बजना अन्त:कर्ण से आवाज व संतुलन सूचना मस्तिष्क को पहुँचाने वाली क्रेनियल नर्व VIII (Cranial nerve VIII) वेस्टीब्यूलो कोक्लीयर (Vestibulocochlear) की क्षति का सूचक है।

536. (*d*) प्रकाश के प्रति असामान्य संवेदनशीलता फोटाफोबिया कहलाता है।

537. (*b*) कार्डियक अरेस्ट के मरीज के लिए तत्काल नर्सिंग कार्य मुँह से मुँह द्वारा सांस देना है।

538. (*c*) शिरीय थक्के की सबसे खतरनाक जटिलता पल्मोनरी एम्बोलिज्म है।

अध्याय 05

स्त्री-रोग विज्ञान, परिवार नियोजन एवं किशोर स्वास्थ्य

Gynaecology, Family Planning and Adolescent Health

हम स्टडी करेंगे

• स्त्री-रोग विज्ञान • बंध्यता एवं सहायक जनन प्रौद्योगिकी • जन्म नियन्त्रण या परिवार नियोजन • गर्भावस्था की चिकित्सीय समाप्ति • यौन संचारित रोग • किशोर स्वास्थ्य

स्त्री-रोग विज्ञान (Gynaecology)

स्त्री-रोग विज्ञान चिकित्सा विज्ञान की वह शाखा है, जो केवल स्त्रियों से जुड़ें विशेष रोगों अर्थात् उनके विशेष जनन अंगों से सम्बन्धित रोगों एवं उनकी चिकित्सा से सम्बन्धित विज्ञान है। आजकल लगभग सभी आधुनिक स्त्री-रोग विशेषज्ञ (Gynaecologist), प्रसूति विशेषज्ञ (Obstetrician) भी होते हैं।

स्त्री-रोग सम्बन्धी विकार (Gynaecological Disorders)

स्त्रियों में होने वाले प्रमुख स्त्री सम्बन्धी विकार निम्नलिखित हैं

1. गर्भाशयी फाइब्रॉइड्स (Uterine Fibroids)

- गर्भाशयी फाइब्रॉइड्स में गर्भाशय की असामान्य वृद्धि होती है, जो अक्सर बच्चे के जन्म के दौरान दिखाई देती है। इसे **लेयोमायोमास** (Leiomyomas) या **मायोमास** (Myomas) भी कहा जाता है।
- फाइब्रॉइड का आकार सूक्ष्म से लेकर बहुत बड़ा एवं भारी हो सकता है, जो गर्भाशय को विकृत (Deform) कर फैला सकता है। कई बार फाइब्रॉइड गर्भाशय को इतना विस्तृत कर देते हैं कि यह पसलियों (Ribs) तक पहुँच जाता है।

लक्षण (Symptoms)

- गर्भाशयी फाइब्रॉइड वाली बहुत-सी महिलाओं में कोई लक्षण दिखाई नहीं देते हैं एवं कुछ महिलाओं में लक्षण फाइब्रॉइड के स्थान, आकार और संख्या से प्रभावित हो सकते हैं।
- गर्भाशयी फाइब्रॉइड के सामान्य लक्षण निम्न हैं
  - बहुत अधिक मासिक रुधिरस्राव (Menstrual bleeding)
  - मासिक धर्म (Menstrual cycle) एक सप्ताह से अधिक समय तक चलने वाला
  - पेल्विक (Pelvic) क्षेत्र में भारीपन एवं दर्द
  - लगातार पेशाब आना
  - मूत्र त्यागने में कठिनाई
  - कब्ज (Constipation)
  - पीठ एवं पैर में दर्द

वर्गीकरण (Classification)

फाइब्रॉइड को स्थान के आधार पर निम्नलिखित प्रकार से वर्गीकृत किया जाता है

- गर्भाशय के पेशीय भित्ति के भीतर **इंट्राम्यूरल** (Intramural) फाइब्रॉइड वृद्धि करते हैं।
- **सबम्यूकोसल** (Submucosal) पेल्विक फाइब्रॉइड गर्भाशय गुहा (Cavity) में उभारे होते हैं।
- **सबसीरोसल** (Subserosal) फाइब्रॉइड गर्भाशय के बाहर की ओर स्थित होते हैं।

कारण (Causes)

चिकित्सकों को गर्भाशयी फाइब्रॉइड के वास्तविक कारण का अभी तक पता नहीं चला है।

लेकिन कुछ सम्भवतया कारक निम्न हैं

- एस्ट्रोजन और प्रोजेस्टेरॉन हॉर्मोन जो गर्भावस्था की तैयारी में प्रत्येक मासिक चक्र (Menstrual cycle) के दौरान गर्भाशय के अस्तर (Linings) के विकास को प्रेरित करते हैं, फाइब्रॉइड के विकास को बढ़ावा देने के लिए उत्तरदायी होते हैं।
- सामान्य गर्भाशय की पेशियों की कोशिकाओं की तुलना में फाइब्रॉइड में अधिक एस्ट्रोजन और प्रोजेस्टेरॉन रिसेप्टर्स (Receptors) होते हैं। मेनोपॉज के बाद हॉर्मोन उत्पादन में कमी के कारण फाइब्रॉइड सिकुड़ जाते हैं।
- शरीर के ऊतकों को बनाए रखने में सहायक पदार्थ उदाहरण के लिए इंसुलिन, फाइब्रॉइड के विकास को प्रभावित कर सकते हैं।
- कम उम्र में मासिक धर्म (Menstrual cycle) की शुरुआत; मोटापा, विटामिन-D की कमी, लाल माँस का अधिक मात्रा में सेवन, हरी सब्जियों, फलों एवं डेयरी उत्पादों कम मात्रा में सेवन और अत्यधिक मदिरापान से फाइब्रॉइड विकसित होने का खतरा बढ़ जाता है।
- फाइब्रॉइड सामान्यतया गर्भवती होने में बाधा उत्पन्न नहीं करते हैं, परन्तु विशेष रूप से सबम्यूकोसल फाइब्रॉइड गर्भावस्था के लिए हानिकारक हो सकता है।

निदान (Diagnosis)

- सामान्यतया गर्भाशय फाइब्रॉइड का नियमित पेल्विक जाँच के दौरान पता चलता है। इससे गर्भाशय के आकार में अनियमितता हो सकती है, जिससे फाइब्रॉइड की उपस्थिति का पता चलता है।
- अल्ट्रासाउण्ड (Ultrasound) के द्वारा भी गर्भाशयी फाइब्रॉइड का पता चल सकता है।
- यदि अल्ट्रासाउण्ड पर्याप्त नहीं होता है, तो अन्य चित्र परीक्षण (Imaging test) द्वारा भी इसका पता लगाया जा सकता है; जैसे—मैग्नेटिक रेजोनेन्स इमेजिंग (MRI), हिस्टेरोसोनोग्राफी (Hysterosonography), हिस्टेरोसेलपिन्गोग्राफी (Hysterosalpingography) एवं हिस्टेरोस्कोपी (Hysteroscopy)।

उपचार (Treatment)

गर्भाशयी फाइब्रॉइड उपचार के लिए कोई एक सर्वोत्तम तरीका नहीं है, बल्कि उपचार के कई विकल्प मौजूद हैं।

- गर्भाशयी फाइब्रॉइड के लिए उन औषधियों का उपयोग करते हैं, जो हॉर्मोनों को लक्षित (Target) कर महिला के मासिक चक्र को नियन्त्रित करती है, मासिक रुधिरस्राव (Menstrual bleeding) को कम करती है और पेल्विक दबाव जैसे लक्षणों का उपचार करती हैं।
- ये फाइब्रॉइड को खत्म नहीं करती हैं, लेकिन उन्हें छोटा कर सकती हैं। इन औषधियों में शामिल हैं
  — गोनैडोट्रोपिन-रिलीजिंग हॉर्मोन (GnRH or Gonadotropin Releasing Hormone) एगोनिस्ट
  — प्रोजेस्टिन-रिलीजिंग अन्तःगर्भाशयी डिवाइस (IUD or Intra Uterine Device)
  — ट्रोनेक्सामिक अम्ल (Tranexamic acid)
  — मौखिक गर्भनिरोधकों से मासिक चक्र (Menstrual cycle) के दौरान रुधिरस्राव को नियन्त्रित करने में सहायता मिलती है, लेकिन वे फाइब्रॉइड के आकार को कम नहीं करते हैं।
  — नॉन-स्टेरॉइडल एण्टी-इंफ्लेमेटरी ड्रग्स (NSAID), जो स्टीरॉइड रहित औषधियाँ हैं। ये फाइब्रॉइड से सम्बन्धित दर्द से राहत देने में प्रभावी हो सकती हैं, परन्तु वे फाइब्रॉइड के कारण होने वाले रुधिरस्राव (Bleeding) को कम नहीं करती हैं।
- इसके प्रमुख सर्जिकल उपचार निम्न हैं
  — MRI निर्देशित अल्ट्रासाउण्ड सर्जरी (FUS)
  — लेप्रोस्कोपिक या रोबोट मायोमेक्टोमी (Laproscopic or Robot myomectomy)
  — हिस्टेरोस्कोपिक मायोमेक्टोमी (Hysteroscopic myomectomy)
  — एण्डोमैट्रियल एब्लेशन (Endometrial ablation)
  — उदरीय मायोमेक्टोमी (Abdominal myomectomy)
  — हिस्टेरेक्टोमी (Hysterectomy)
  — मोरसीलेशन (Morcellation)
- हिस्टेरेक्टोमी और एण्डोमैट्रियल एब्लेशन के पश्चात् गर्भधारण नहीं किया जा सकता है।

2. पॉलीसिस्टिक अण्डाशय सिण्ड्रोम (Polycystic Ovary Syndrome or PCOS)

- यह एक हॉर्मोनल विकार है, जो प्रजनन सम्बन्धी आयु की महिलाओं में सामान्य है। PCOS युक्त महिलाओं में मासिक धर्म की अवधि अनियमित एवं लम्बी या अधिक एण्ड्रोजन युक्त हो सकती है।
- इसमें अण्डाशय में कई छोटी-छोटी तरल युक्त पुटि्टकाएँ या सिस्ट्स (Cysts) विकसित होती हैं, जो नियमित ओव्युलेशन (Ovulation) में बाधा उत्पन्न कर सकती हैं।

लक्षण (Symptoms)

- PCOS के लक्षण अक्सर पहले मासिक धर्म के समय के आस-पास विकसित होते हैं। कभी-कभी PCOS बाद में विकसित होता है। उदाहरण के लिए, बहुत अधिक वजन बढ़ने के कारण।
- PCOS के लक्षण और चिन्ह अलग-अलग होते हैं; लेकिन जब इनमें से कम-से-कम दो लक्षण प्रकट होते हैं, तो PCOS का निदान किया जा सकता है।
- PCOS के सबसे सामान्य लक्षण में अनियमित तथा लम्बे समय तक चलने वाला मासिक चक्र शामिल है। उदाहरण के लिए, एक वर्ष में मासिक चक्र की नौ से कम अवधि, 35 से अधिक दिन और सामान्य रूप से अधिक रुधिरस्राव होना।
- हॉर्मोन एण्ड्रोजन (Androgen) के उच्च स्तर के परिणामस्वरूप उत्पन्न शारीरिक परिवर्तन भी PCOS के संकेत हो सकते हैं; जैसे—चेहरे और शरीर पर अतिरिक्त बालों का बढ़ना (हिर्सुटिज्म), कभी-कभी गम्भीर मुँहासे और पुरुष-पैटर्न की तरह का गंजापन।
- **पॉलीसिस्टिक अण्डाशय** (Polycystic ovary) जिसमें अण्डाशय बड़ा हो सकता है और इसमें अण्डे के चारों ओर अनेक सिस्ट विकसित होते हैं। जिसके कारण, अण्डाशय सामान्य रूप से कार्य करने में विफल हो जाता है।

कारण (Causes)

PCOS का वास्तविक कारण ज्ञात नहीं है। इस पर पूरी दूनिया में लगातार शोध चल रहे हैं। कुछ शोध इसके आनुवंशिक (Hereditary) होने की तरफ इशारा करते हैं, तो कुछ दूसरे डायबिटीज और पीरियड्स में अनियमितता को इसका कारण बताते हैं।

- PCOS की जटिलताएँ (Complications of PCOS) इनमें शामिल हो सकते हैं
  — बाँझपन (Infertility)
  — गर्भपात (Abortion) या समय से पहले शिशु का जन्म
  — नॉन-एल्कोहॉलिक स्टेटोहिपेटाइटिस (Statohepatitis) यकृत (Liver) में वसा के जमाव के कारण यकृत की क्रोनिक सूजन

- मेटाबोलिक सिण्ड्रोम, उच्च रुधिरचाप, उच्च रुधिर शुगर और असामान्य कोलेस्ट्रॉल या ट्राइग्सिराइड के स्तर सहित स्थितियों का समूह जो हृदय रोग के खतरे को काफी बढ़ाता है।
- टाइप-2 डायबिटीज या प्री-डायबिटीज
- स्लीप एप्निया (Sleep apnea)
- डिप्रेसन, चिन्ता और खाने के विकार
- असामान्य गर्भाशय रुधिरस्राव
- गर्भाशयी कैंसर (एण्डोमैट्रियल कैंसर)

निदान (Diagnosis)

- इसमें मासिक धर्म और वजन में परिवर्तन, शरीर पर अतिरिक्त बालों के विकास, इन्सुलिन प्रतिरोध और मुँहासे के संकेतों की जाँच शामिल होगी।
- प्रारम्भिक स्तर पर निम्न परीक्षण किए जाते हैं
  - पेल्विक जाँच (Pelvic test)
  - रुधिर परीक्षण (Blood test)
  - अल्ट्रासाउण्ड (Ultrasound)
- यदि PCOS का प्रारम्भिक निदान है, तो चिकित्सक जटिलताओं (Complications) के लिए अतिरिक्त परीक्षणों की सिफारिश कर सकता है। उन परीक्षणों में शामिल हो सकते हैं
  - रुधिरचाप, ग्लूकोस सहनशीलता (Tolerance) और कोलेस्ट्रॉल और ट्राइग्लिसराइड के स्तर की आवधिक जाँच
  - डिप्रेशन और चिन्ता के लिए जाँच
  - ऑब्सट्रेक्टिव स्लीप एप्निया के लिए जाँच

उपचार (Treatment)

- PCOS उपचार व्यक्तिगत समस्याओं को प्रबन्धित करने पर ध्यान केन्द्रित करता है; जैसे–बाँझपन, हिर्सुटिज्म, मुँहासे या मोटापा के विशिष्ट उपचार में जीवन शैली (Life style) में बदलाव या औषधियाँ शामिल हो सकती है।
- मासिक धर्म चक्र को नियमित करने के लिए, निम्न औषधियों का उपयोग किया जाता है
  - संयुक्त जन्म नियन्त्रण की गोलियाँ
  - प्रोजेस्टेरॉन थैरेपी (Progesterone therapy)
- ओव्युलेशन (Ovulation) में मदद के लिए, निम्न औषधियों का उपयोग किया जाता है
  - क्लोमिफेन (Clomiphene)
  - गोनैडोट्रॉपिन्स (Gonadotropins)
  - लेट्रोजोल (फेमारा)
  - मेटफोर्मिन (Metformin)
- बालों के अत्यधिक विकास को कम करने के लिए, निम्न दवाओं का उपयोग कर सकते हैं
  - गर्भनिरोधक गोलियाँ
  - स्पिरोनोलैक्टोन (Spironolactone)
  - एफ्लोर्निथिन (Eflornithine)
  - इलेक्ट्रोलाइसिस (Electrolysis)

3. एण्डोमेट्रियोसिस (Endometriosis)

- एण्डोमेट्रियोसिस एक दर्दनाक विकार है, जिसमें ऊतक जो सामान्य रूप से गर्भाशय के अन्दर के स्तर में होते हैं, गर्भाशय के बाहर की ओर वृद्धि करते हैं।
- एण्ड्रोमेट्रियोसिस में सामान्यतया अण्डाशय (Ovary), फैलोपियन ट्यूब (Fallopian tube) और पेल्विस (Pelvis) के ऊतक शामिल होते हैं। अपवाद (Exception) के लिए एण्डोमेट्रियल (Endometrial) ऊतक पेल्विस अंगों से परे भी फैल सकता हैं।
- एण्डोमेट्रियोसिस में, एण्डोमैट्रियल ऊतक मोटा हो जाता है और प्रत्येक मासिक रुधिरस्राव के साथ टूट कर फँस जाता है। ऐसा इसलिए होता है क्योंकि इस बड़े ऊतक को शरीर से बाहर निकलने का कोई रास्ता नहीं मिलता है जिसके कारण यह फँस जाता है।

लक्षण (Symptoms)

- एण्डोमेट्रियोसिस का प्राथमिक लक्षण पेल्विस में दर्द है, जो अक्सर मासिक धर्म से जुड़ा होता है। कई स्त्रियों में मासिक रुधिरस्राव के दौरान ऐंठन का अनुभव होता है।
- एण्डोमेट्रियोसिस अवस्था में मासिक रुधिरस्राव में होने वाला दर्द सामान्य से बहुत अधिक होता है, जोकि समय के साथ बढ़ भी सकता है।
- पीड़ा युक्त मासिक रुधिरस्राव (डिस्मेनोरिया), पेल्विक दर्द और ऐंठन पहले से शुरु हो सकती है और मासिक रुधिरस्राव में यह कई दिनों तक बढ़ सकती है। पीठ के निचले हिस्से और पेट में दर्द भी हो सकता है।
- एण्डोमेट्रियोसिस के कारण सम्भोग के समय (During mating) या बाद में दर्द होना सामान्य है।
- मल त्याग या पेशाब के साथ दर्द होना, आदि लक्षणों की मासिक धर्म के दौरान अनुभव होने की सबसे अधिक सम्भावना होती है।
- कभी-कभी भारी मासिक रुधिरस्राव का अनुभव होना या पीरियड्स के बीच रुधिरस्राव (Intermenstrual bleeding) हो सकता है।
- अन्य लक्षणों में विशेष रूप से मासिक धर्म के दौरान थकान, दस्त, कब्ज, सूजन या मतली का अनुभव, आदि प्रकट हो सकते है।

कारण (Causes)

यद्यपि एण्डोमेट्रियोसिस का वास्तविक कारण ज्ञात नहीं है, किन्तु अनुमान के आधार पर इसके प्रमुख कारण निम्न हैं

- रिग्रेसिव माहवारी में, एण्डोमेट्रियल कोशिकाओं द्वारा होने वाले मासिक धर्म के दौरान रुधिर शरीर से बाहर निकलने के बजाय अण्डवाहिनी और पेल्विक गुहा में वापस चला जाता है। ये एण्डोमेट्रियल कोशिकाएँ पेल्विक की दीवारों और पेल्विक अंगों की सतहों से चिपक जाती हैं, जहाँ वे वृद्धि करते हुए प्रत्येक मासिक चक्र के दौरान बढ़ती रहती हैं और रुधिरस्राव करती रहती हैं।
- कुछ हॉर्मोन या प्रतिरक्षा कारक पेरिटोनियल कोशिकाओं के परिवर्तन को बढ़ावा देते हैं, जिससे ये कोशिकाएँ पेट के अंदरूनी हिस्से में एण्डोमेट्रियल जैसी कोशिकाओं के रूप में इकट्ठा हो जाती हैं।
- सर्जरी, जैसे हिस्टेरेक्टॉमी या सी-सेक्शन में लगे चीरे के कारण।
- रुधिर या लसीका (Lymph) वाहिकाएँ शरीर के अन्य भागों में एण्डोमेट्रियल कोशिकाओं का परिवहन कर सकती है।
- प्रतिरक्षा तन्त्र (Immune system) के विकार (Disorders) शरीर को एण्डोमेट्रियल जैसे ऊतक को पहचानने और नष्ट करने में असमर्थ बना सकती है, जोकि गर्भाशय के बाहर वृद्धि करता है।
- एण्डोमेट्रियोसिस को विकसित करने के कई अन्य कारक भी होते हैं, जिसके कारण गम्भीर खतरा उत्पन्न हो सकता हैं। ये निम्न हैं
  - बाँझपन
  - कम उम्र में मासिक धर्म शुरु होना
  - अधिक उम्र में मेनोपॉज से गुजरना
  - छोटे मासिक चक्र
  - उच्च मासिक रुधिरस्राव जोकि सात दिनों से ज्यादा समय तक रहता है
  - शरीर में एस्ट्रोजन के स्तर का उच्च होना
  - बॉडी मास इण्डेक्स (BMI or Body Mass Index) कम होना।

निदान (Diagnosis)

एण्डोमेट्रियोसिस की जाँच करने के लिए निम्न परीक्षणों का उपयोग करते हैं

- पेल्विक जाँच
- अल्ट्रासाउण्ड
- मैग्नेटिक रेजोनेन्स इमेजिंग (MRI)
- लैप्रोस्कोपी (Laproscopy)

उपचार (Treatment)

- एण्डोमेट्रियोसिस के उपचार में औषधियाँ एवं शल्य क्रिया शामिल होती है। चिकित्सक द्वारा चुने गए उपचार और लक्षणों की गम्भीरता से यह पता चलता है, कि भविष्य में महिला के गर्भवती होने की कितनी सम्भावना है।
- ओवर-द-काउण्टर दर्द निवारक लेने की सलाह देना जैसे– नॉन-स्टेरॉइडल एण्टी-इंफ्लेमेटरी ड्रग्स (NSAIDs), इबुप्रोफेन (एडविल, मोट्रिन, आदि) या नैप्रोक्सी सोडियम (एलेव) जो दर्दनाक मासिक चक्र व ऐंठन को कम करने में सहायक है।
- यदि महिला गर्भवती नहीं होना चाहती है, तो दर्द निवारक के साथ हॉर्मोन थैरेपी देना।
- यदि महिला एण्डोमेट्रियोसिस की अवस्था में गर्भवती होने की कोशिश कर रही हैं, तो गर्भाशय और अण्डाशय को सुरक्षित करते हुए एण्डोमेट्रियोसिस को हटाने के लिए शल्य क्रिया करना।
- गर्भाशय और अण्डाशय को हटाने के लिए सर्जरी क्रमशः हिस्टेरेक्टोमी एवं ओफोरेक्टोमी ही एण्डोमेट्रियोसिस के लिए सबसे प्रभावी उपचार है

4. मेनोरेजिया (Menorrhagia)

- मेनोरेजिया असामान्य रूप से भारी या लम्बे समय तक रुधिरस्राव (Bleeding) के साथ मासिक धर्म के लिए प्रयुक्त चिकित्सा शब्द है।

लक्षण (Symptoms)

- दिन भर में एक-से-अधिक सैनिटरी पैड या टैम्पोन बदलना।
- एक सप्ताह से अधिक समय तक रुधिरस्राव।
- रुधिर के थक्कों (Clots) का एक चौथाई से बड़ा होना।
- भारी मासिक रुधिरस्राव के कारण दैनिक गतिविधियों में परेशानी होना।
- एनीमिया (Anaemia) के लक्षण, जैसे थकान या साँस लेने में तकलीफ।

कारण (Causes)

- पॉलीसिस्टिक अण्डाशय सिण्ड्रोम (PCOS), मोटापा, इन्सुलिन प्रतिरोध और थायरॉइड समस्याओं सहित कई स्थितियों में हॉर्मोन असन्तुलन।
- गर्भाशयी फाइब्रॉइड।
- गर्भाशय के अस्तर (Lining) पर पॉलिप।
- एडीनोमायोसिस (जब एण्डोमैट्रियम से ग्रन्थियाँ गर्भाशय की माँसपेशी में धँस जाती हैं)।
- अन्तःगर्भाशयी डिवाइस (IUD)।
- गर्भावस्था की जटिलताएँ (Complications)।
- गर्भाशय और सर्विक्स के कैंसर।
- एस्ट्रोजन और प्रोजेस्टेरॉन जैसी हॉर्मोनल औषधियाँ, वार्फेरिन (कौमेडिन, जेंटोवन) या एनोक्सापारिन (लॉवेनॉक्स) जैसी हॉर्मोनल दवाएँ लम्बे समय तक लेने पर।

डायग्नोसिस (Diagnosis)

- रुधिर परीक्षण।
- पैप परीक्षण या पैप स्मियर जाँच (Pep test or Pep smear test)
- एण्डोमेट्रियल बायोप्सी (Endometrial biopsy)
- अल्ट्रासाउण्ड।
- सोनोहिस्टेरोग्राफी (Sonohysterography)
- हिस्टेरोस्कोपी (Hysteroscopy)

उपचार (Treatment)

- मेनोरेजिया के लिए चिकित्सा उपचार में निम्न औषधियाँ प्रदान की जाती हैं
  - नॉन-स्टेरॉइडल एण्टी-इंफ्लेमेटरी ड्रग्स (NSAID or Non-steroidal anti-inflammatory drugs)
  - ट्रेनेक्सामिक अम्ल (Tranexamic acid)
  - गर्भनिरोधक गोली (Contraceptice pill)
  - मौखिक प्रोजेस्टेरॉन (Oral progesterone)
  - हॉर्मोनल IUDs
- यदि रोगी को हॉर्मोन की औषधि लेने से रुधिरस्राव होता है, तो चिकित्सक औषधि को बदलकर या रोककर स्थिति का इलाज कर सकते हैं।
- यदि रोगी के मेनोपॉज के कारण भी एनीमिया है, तो चिकित्सक नियमित रूप से आयरन की खुराक लेने की सलाह दे सकता है।
- यदि दवा द्वारा उपचार असफल होता है, तो आपको मेनोरेजिया के लिए **सर्जिकल उपचार** की आवश्यकता हो सकती है। ये निम्न हैं
  - डाइलेशन (Dilation) और क्यूरेटैज (Curettage) (D & C)।
  - फोकस्ड अल्ट्रासाउण्ड सर्जरी (Focused ultrasound surgery)
  - मायोमेक्टोमी (Myomectomy)
  - एण्डोमेट्रियल एब्लेशन (Endometrial ablation)
  - एण्डोमेट्रियल चीरा (Endometrial incision)
  - हिस्टेरेक्टोमी (Hysterectomy)

5. एमेनोरिया (Amenorrhea)

- एमेनोरिया महिला में जननकाल के दौरान मासिक चक्र की अनुपस्थिति अवस्था होती है।
- सामान्यतया गर्भावस्था और स्तनपान के दौरान एमेनोरिया की स्थिति देखी जाती है।

कारण (Causes)

- प्राथमिक एमेनोरिया अवस्था का कारण 13-15 वर्ष की आयु तक द्वितीयक लैंगिक लक्षणों (Secondary sexual characters) की अनुपस्थिति होना व मासिक धर्म का प्रारम्भ नहीं होना होता है।
- द्वितीयक एमेनोरिया अवस्था (मासिक चक्र का रुकना) का कारण सामान्यतया हाइपोथैलेमस (Hypothalamus) और पीयूष (पिट्यूटरी) ग्रन्थि (Pituitary gland) से स्रावित हॉर्मोन में अनियमितता होना, समय से पहले मेनोपॉज या अन्तःगर्भाशयी (Intrauterine) घाव होना होता है।
- जो महिलाएँ नियमित रूप से अधिक मात्रा में व्यायाम करती हैं या अनावश्यक मात्रा में वजन का कम करती हैं, उन्हें **हाइपोथैलेमिक एमेनोरिया** (Hypothlamic amenorrhea) होने का खतरा होता है।
- कार्यात्मक हाइपोथैलेमिक एमेनोरिया तनाव, वजन घटाने या अत्यधिक व्यायाम के कारण हो सकता है। ऊर्जा का असन्तुलन और वजन में कमी होने से व हॉर्मोनल तन्त्र की अनियमितता से भी मासिक चक्र बाधित हो सकता है।

- कुछ औषधियाँ, विशेष रूप से गर्भनिरोधक औषधियाँ, एक स्वस्थ महिला में एमेनोरिया को प्रेरित कर सकती हैं।
- स्तनपान द्वितीयक एमेनोरिया का एक सामान्य कारण है और अक्सर यह स्थिति छह महीने तक रहती है।
- अनुपचारित (Non-treated) सीलिएक (Celiac) रोग भी एमेनोरिया का कारण हो सकता है।
- एमेनोरिया शारीरिक विकृति के कारण भी हो सकता है। इसका एक उदाहरण MRKH (Mayer Rokitansky Kuster Hauser) सिण्ड्रोम है, जो प्राथमिक एमेनोरिया का दूसरा सबसे बड़ा कारण है।

निदान (Diagnosis)

- 14 वर्ष की आयु तक महिला किशोरावस्था में प्राथमिक एमेनोरिया का सरलता से डायग्नोसिस किया जा सकता है, जैसे–यदि उस आयु तक उनमें द्वितीयक लैंगिक लक्षणों; जैसे–बढ़े हुए स्तन और शरीर पर बालों की उपस्थिति, आदि का विकास ना हुआ हो। द्वितीयक लैंगिक लक्षणों की अनुपस्थिति में, एमेनोरिया का मुख्य कारण FSH और LH का निम्न स्तर होना है, जो प्यूबर्टी या यौवनारम्भ (Puberty) में देरी के कारण होता है।
- द्वितीयक एमेनोरिया का सबसे सरल निदान गर्भावस्था, थायरॉइड रोग और हाइपरप्रोलैक्टिनीमिया (Hyperprolactinemia) हैं। गर्भावस्था परीक्षण डायग्नोसिस का पहला चरण है।

उपचार (Treatment)

- यदि एस्ट्रोजन का स्तर कम है, तो एस्ट्रोजन थैरेपी व उचित सर्जरी द्वारा।
- एथलेटिक एमेनोरिया में महिला एथलीट को अधिक पौष्टिक खाने की सलाह देकर और व्यायाम की मात्रा और तीव्रता को कम करके इलाज किया जाता है।
- औषधि-प्रेरित एमेनोरिया का इलाज करने के लिए, डॉक्टर की सलाह पर दवा रोकना एक सामान्य क्रिया है।
- चयनात्मक सेरोटोनिन रीअपटेक संदमक (Selective Serotonin Reuptake Inhibitors or SSRI) कार्यात्मक हाइपोथैलेमिक एमेनोरिया की असामान्यताओं को ठीक कर सकता है।
- हाइपोथैलेमिक एमेनोरिया के शारीरिक उपचारों के लिए, मेट्रोलेप्टिन (Metroleptin) के इंजेक्शन को एस्ट्रोजन की कमी के लिए उपचार के रूप में परीक्षित किया गया है, जिसके परिणामस्वरूप कम गोनैडोट्रॉपिन्स और अन्य न्यूरोएण्डोक्राइन विकार जैसे थायरॉइड और IGF-1 की सान्द्रता का कम होना ठीक किए जाते हैं।

विभिन्न गाइनेकोलोजिकल यन्त्र एवं उनके उपयोग
(Various Gynaecological Instrument and Their Uses)

यन्त्रों (Instrument) **का नाम**	**उपयोग**
अग्र वेजाइनल वॉल रिट्रैक्टर (Anterior vaginal wall retractor)	अग्र वेजाइनल वॉल (Anterior vaginal wall) को रिट्रैक्ट (Retract) करने के लिए।
सर्विकल डाइलेटर्स (Cervical dilators)	सर्विक्स (Cervix) को डाइलेट (Dilate) करने के लिए।
कोस्को बाइवाल्व सेल्फ रीटेनिंग वेजाइनल स्पेकुलम (Cusco's bivalve self retaining vaginal speculum)	सर्विक्स (Cervix) के परीक्षण के लिए, साइटोलोजिकल अध्ययन हेतु, योनि (Vagina) से पदार्थ (Material) को इक्ट्ठा (Collection) करने के लिए।
डीवर्स एब्डोमिनल रिट्रैक्टर (Deaver's abdominal retractor)	एब्डोमिनल ऑपरेशन (Abdominal operation) के दौरान आवश्यकता होने पर आन्तरिक अंगों को रिट्रैक्ट (Retract) करने के लिए।
डॉयेन एब्डोमिनल रिट्रैक्टर (Doyen's abdominal retractor)	एब्डोमिनल (Abdominal) एवं पेल्विक (Pelvic) सर्जरी के दौरान एब्डोमिनल वॉल (Abdominal wall) को रिट्रैक्ट (Retract) करने के लिए।
महिला रबर कैथेटर (Female rubber catheter)	मूत्रीय (Urinary) रुकावट के दौरान ब्लैडर (Bladder) को खाली करने के लिए एवं ऑक्सीजन प्रदान (Administer) करने के लिए।
लोंग स्ट्रेट हिमोस्टेटिक फारसैप्स (Long straight haemostatic forceps)	हिस्टेरेक्टोमी (Hysterectomy) एवं साल्पिंगेक्टोमी ऑपरेशन (Salpingectomy operation) के दौरान क्लैम्प (Clamp) के रूप में
मल्टीपल दाँतेदार वुल्सेलम (Multiple toothed vulsellum)	D & C एवं वेजाइनल हिस्टेरेक्टोमी (Vaginal hysterectomy) के दौरान सर्वाइकल टीप (Cervical tip) को पकड़ने के लिए।
सिम् डबल ब्लेड पोस्टीरियर वेजाइनल स्पेकूलम (Sim's double bladded posterior vaginal speculum)	सर्विक्स (Cervix) के विज्यूलाइजेशन (Visualisation) के लिए, कल्चर (Culture) के लिए, वेजाइनल पूल (Vaginal pool) से पदार्थ एकत्रित (Material collect) करने के लिए।
सिंगल दाँतेदार वुल्सेलम (Single toothed vulsellum)	सर्विक्स (Cervix) के अगले सिरे (Anterior tip) को पकड़ने के लिए।
यूटेराइन क्यूरेट (Uterine curette)	D & C ऑपरेशन (Operation) के दौरान।
यूटेराइन साउण्ड (Uterine sound)	गर्भ (Uterus) की स्थिति की पुष्टि (Confirm) करने के लिए, यूटरोसर्वाइकल केनाल (Utrocervical canal) की लम्बाई पता करने के लिए।

विभिन्न गाइनेकोलोजिकल ऑपरेशन एवं उनकी परिभाषाएँ
(Various Gynaecological Operations and their Definitions)

ऑपरेशन का नाम	**परिभाषा/अर्थ**
एब्डोमिनल हिस्टेरेक्टोमी (Abdominal hysterectomy)	गर्भ (Uterus) को उदरीय ऑपरेशन द्वारा बाहर निकालना।
एम्पूटेशन ऑफ सर्विक्स (Amputation of cervix)	सर्विक्स का निचला हिस्सा बाहर निकालना।
क्रायोसर्जरी (Cryosurgery)	ऊतकों को ठण्ड में जमा कर नष्ट करना।
डाइलेशन एवं क्यूरेटैज (Dilatation and Curettage)	सर्वाइकल केनाल (Cervical canal) के डाइलेशन (Dilatation) के बाद गर्भाशयी क्यूरेटैज (Curettage) करना।

ऑपरेशन का नाम	परिभाषा/अर्थ
डाइलेशन एवं इनसफलेशन (Dilation and insufflation)	फैलोपियन नलिका की पेटेन्सी (Patency) पता करने के लिए सर्वाइकल केनाल (Cervical canal) को डाइलेट (Dilate) कर यूटेराइन कैविटी (Uterine cavity) में CO_2 प्रवेश कराना।
एक्सटेन्डे हिस्टेरेक्टोमी (Extended hysterectomy)	गर्भाशय, दोनों तरफ की फैलोपियन नलिका एवं अण्डाशयों (Ovaries) के साथ वेजाइना की कफ (Cuff of vagina) को हटाना।
हिस्टेरोसालपिंगोग्राफी (Hysterosalpingography)	गर्भाशय एवं फैलोपियन नलिका की आन्तरिक संरचना (Anatomy) का रेडियोग्राफिक (Radiographic) अध्ययन करना।
हिस्टेरोस्कोपी (Hysteroscopy)	एण्डोस्कोपिक सर्जिकल (Endoscopic surgical) प्रक्रिया के द्वारा गर्भाशय के अन्दर की संरचना को देखना।
ओवरियोटोमी (Ovariotomy)	अण्डाशयी ट्यूमर (Ovarian tumour) के साथ स्वस्थ अण्डाशयी ऊतकों (Healthy ovarian tissues) को हटाना।
पेन्हिस्टेरेक्टोमी (Panhysterectomy)	गर्भाशय के साथ-साथ दोनों तरफ की फैलोपियन नलिका एवं अण्डाशयों को बाहर निकालना।
पेरीनियोप्लास्टी (Perinioplasty)	संकीर्ण योनि इन्टरोइटस (Narrow vaginal introitus) को सम्भोग प्रक्रिया के योग्य बनाने के लिए इसका पुनर्निमाण (Reconstruction) करना।
रेडियल हिस्टेरेक्टोमी (Radial hysterectomy)	गर्भाशय, के दोनों तरफ की फैलोपियन नलिका, अण्डाशय वेजाइना का ऊपरी 1/3 भाग, निकटवर्ती पेरीमेट्रियम (Adjacent perimetrium) एवं सर्विक्स की ड्रेनिंग (Draining) लसीका गाँठों को हटाना।
सल्पिंगेक्टोमी (Salpingectomy)	फैलोपियन नलिका को बाहर निकालना।
सबटोटल हिस्टेरेक्टोमी (Subtotal hysterectomy)	गर्भाशय की बॉडी (Body) या कॉर्पस (Corpus) को बाहर निकालना एवं सर्विक्स को छोड़ देना।
थर्मल कोटराइजेशन (Thermal cauterisation)	थर्मोकोगूलेशन (Thermocoagulation) या रेड हीट कोटराइजेशन (Red heat cauterisation) के द्वारा सर्विक्स के खराब या नष्ट हो चुके भाग (Eroded area) को नष्ट करना।
टोटल हिस्टेरेक्टोमी (Total hysterectomy)	पूरे गर्भाशय को बाहर निकालना।
वेजाइनल हिस्टेरेक्टोमी (Vaginal hysterectomy)	गर्भाशय को वेजाइनल ऑपरेशन द्वारा बाहर निकालना।

बंध्यता एवं सहायक जनन प्रौद्योगिकी
(Infertility and Assisted Reproductive Technique)

- लम्बे समय तक लगातार असुरक्षित सम्भोग करने (Mating) के पश्चात् भी दम्पत्ति द्वारा सन्तानोत्पत्ति नहीं कर पाना, **बंध्यता** या **बाँझपन** कहलाता है। बन्ध्यता स्त्री एवं पुरुष दोनों में हो सकती है।
- इनके कारण जन्मजात, शारीरिक, प्रतिरक्षात्मक, रोगजन्य (Pathogenic) एवं मनोवैज्ञानिक हो सकते हैं।
- पुरुषों में यह शुक्राणुनिर्माण (Spermatogenesis) की दर में कमी या शुक्राणुओं की सक्रियता में कमी के कारण तथा स्त्रियों में यह अनियमित ओव्यूलेशन या अण्डोत्सर्ग (Ovulation), जनन मार्ग (Genital tract) में अवरोध, अण्डवाहिनी में संरचनात्मक विकार (Structural disorder), गर्भाशय में भ्रूण रोपण (Implantation) का नहीं होना अथवा सर्विक्स में विकार (Disorder) के कारण हो सकता है।
- बाँझपन की दो श्रेणियाँ अर्थात् **प्राथमिक बाँझपन** (Primary infertility) तथा **द्वितीयक बाँझपन** (Secondary infertility) होती हैं। प्राथमिक बाँझपन में विवाह के एक वर्ष पश्चात् भी स्त्री गर्भवती नहीं हो पाती है, जबकि द्वितीय बाँझपन में स्त्री गर्भवती तो हो जाती है, परन्तु गर्भकाल पूरा नहीं कर पाती हैं, बीच में ही गर्भपात (Abortion) हो जाता है।
- बन्ध्यता का निवारण के लिए चिकित्सालयों में विशिष्ट विभाग की व्यवस्था होती है, इसे **बन्ध्यता चिकित्सालय** (Infertility clinics) कहते हैं। इनमें कुछ रोगों का उपचार करके दम्पत्तियों को स्वस्थ शिशु पैदा करने में सहायता की जाती है। यद्यपि कुछ रोगों का निवारण सम्भव नहीं हो पाता है।
- इस अवस्था में दम्पत्ति को बेहतर तकनीक द्वारा बच्चे पैदा करने में सहायता की जाती है। इन तकनीकों को **सहायक जनन प्रौद्योगिकी** (Assisted Reproductive Technique or ART) कहते हैं। ये निम्नलिखित हैं

  (i) **अन्तःगर्भाशयी शुक्राणु सेचन** (Intrauterine Insemination or IUI)
  - इस विधि का उपयोग उन स्त्रियों में किया जाता है, जिनके पति के सीमन या वीर्य (Semen) में शुक्राणु कम होते हैं या शुक्राणु कम सक्रिय होते हैं।
  - इस अवस्था में प्रयोगशाला में पति के वीर्य से शुक्राणु को पृथक् कर कृत्रिम रूप से स्त्री की योनि (Vagina) या गर्भाशय (Uterus) में पहुँचा दिया जाता है। इसे कृत्रिम शुक्राणु सेचन तकनीक (Artificial Insemination Technique or AIT) भी कहते हैं।

  (ii) **जाइगोट अन्तःअण्डवाहिनी स्थानान्तरण** (Zygote Intra Fallopian Transfer or ZIFT) इसमें प्रयोगशाला में निषेचित किए गए जाइगोट (Zygote) को 24 घण्टे के पश्चात् या 8 ब्लास्टोमीयर्स (Blastomeres) की अवस्था में स्त्री की अण्डवाहिनी में लैप्रोस्कोप (Laproscope) द्वारा आगे के परिवर्धन के लिए स्थानान्तरित किया जाता है।

  (iii) **गैमिट अन्तःअण्डवाहिनी स्थानान्तरण** (Gamete Intra Fallopian Transfer or GIFT)
- इस विधि का प्रयोग उन स्त्रियों में किया जाता है, जो अण्डाणु नहीं बना सकती है, परन्तु निषेचन एवं भ्रूण के आगे के परिवर्धन के लिए उपयुक्त वातावरण प्रदान कर सकती है।
- इसमें एक दाता (Donor) स्त्री से अण्डाणु को लेकर उस स्त्री की फैलोपियन नलिका में स्थानान्तरित कर दिया जाता है।

(iv) **अन्तःकोशिकीय शुक्राणु इन्जेक्शन**
(Intra Cytoplasmic Sperm Injection or ICSI)

- प्रयोगशाला में भ्रूण बनाने की इस प्रक्रिया में शुक्राणु को सीधे अण्डाणु में इन्जेक्ट (Inject) कर दिया जाता है।
- यह तकनीक पुरुषों में शुक्राणुओं के अभाव, शुक्राणु के अण्डाणु में प्रवेश करने की अक्षमता (अण्डाणु की बाह्य परत जोना पेलुसिडा के भेदने में अक्षम) या असामान्य आकार के शुक्राणु जैसी स्थितियों में उपयोग की जाती है।
- इस तकनीक के उपयोग से प्रथम बच्चे का जन्म सन् 1992 में हुआ था। स्त्री की आयु तथा स्थानान्तरित शुक्राणु की गुणवत्ता के आधार पर इसमें गर्भधारण की दर लगभग 10-30% होती है।

(v) ***अन्तः पात्रे निषेचन*** (*In Vitro* Fertilisation or IVF)

- यह तकनीक उन स्त्रियों के लिए सहायक है, जिनमें गर्भधारण नहीं होता है। इसमें अण्डाणु को बाहर निकालकर पति के शुक्राणु से निषेचन प्रयोगशाला में ही किया जाता है।
- निषेचित अण्डे की 32 कोशिकीय अवस्था में इसे माता के गर्भाशय में रोपित कर देते हैं। गर्भावधि पूर्ण होने पर माता सामान्य शिशु को जन्म देती है।
- इस विधि को **भ्रूण स्थानान्तरण** (Embryo Transfer or ET) या **परखनली शिशु** (Test tube baby) भी कहते हैं।
- विश्व में सबसे पहले परखनली शिशु का जन्म, **स्टेप्टो** एवं **एडवर्ड्स** (Steptoe and Edwards) नामक वैज्ञानिकों के प्रयास द्वारा 25 जुलाई, 1978 में ब्रिटेन के ओल्धम शहर में हुआ। यह शिशु एक लड़की थी, जिसे **ल्यूसी जॉय ब्राउन** (Louise Joy Brown) नाम दिया गया।
- भारत में सर्वप्रथम परखनली शिशु का जन्म **डा. सुभाष मुखर्जी** द्वारा 3 अक्टूबर, 1978 में कोलकाता में हुआ था, जिसका नाम **कनुप्रिया अग्रवाल** रखा।
- परखनली शिशु की सफलता की दर 20-40% होती है। यह भी दम्पति की उम्र तथा जनन क्षमता पर निर्भर करता है।

जन्म नियन्त्रण या परिवार नियोजन
(Birth Control or Family Planning)

मानव जनसंख्या की वृद्धि को कम करने के लिए नियोजित तरीके से सन्तानोत्पत्ति की दर को कम करना, परिवार नियोजन (Family planning) कहलाता है।

परिवार नियोजन की विधियाँ (Methods of Family Planning)

- सन्तानों की उत्पत्ति को विभिन्न विधियों या युक्तियों द्वारा नियन्त्रित करना **जन्म नियन्त्रण** (Birth control) कहलाता है। परिवार नियोजन हेतु दम्पतियों द्वारा विभिन्न युक्तियों का उपयोग किया जाता है, जिन्हें **गर्भनिरोधक युक्तियाँ** (Contraceptive methods) कहते हैं।
- यह जन्म दर कम करने का सबसे अच्छा व आसानी से स्वीकार्य उपाय है।
- एक आदर्श गर्भनिरोधक युक्ति में निम्न गुण होने चाहिए
  - गर्भनिरोधक आसानी से उपलब्ध होने वाला होना चाहिए।
  - ये सस्ते या निःशुल्क उपलब्ध होने चाहिए।
  - गर्भनिरोधक प्रभावी होना चाहिए।
  - गर्भनिरोधक के कोई दुष्प्रभाव (Side-effects) नहीं होने चाहिए।
  - गर्भनिरोधक के उपयोग से उपयोगकर्त्ता की कामेच्छा (Sex desire) एवं सम्भोग (Mating) क्रिया पर कोई प्रभाव नहीं पड़ना चाहिए अर्थात् इसके उपयोग से उसे उसी मानसिक सन्तृप्ता (Satisfaction) की प्राप्ति होनी चाहिए, जैसी इसकी अनुपस्थिति में होती रही है।
  - एक आदर्श गर्भनिरोधक प्रयोगकर्त्ताओं के सभी हितों की पूर्ति करने वाला होना चाहिए।

सन्तति नियन्त्रण तथा परिवार नियोजन के हेतु गर्भनिरोधक उपायों को निम्नलिखित श्रेणियों में बाँटा जा सकता है

1. प्राकृतिक विधियाँ (Natural Methods)

प्राकृतिक विधियों द्वारा शुक्राणु को अण्डाणु के सम्पर्क में नहीं आने दिया जाता है, जिससे निषेचन (Fertilisation) की क्रिया बाधित हो जाती है। ये विधियाँ निम्न प्रकार की हैं

(i) आवर्ती विधि (Periodic Method)

- स्त्री के मासिक धर्म के 10-17 वें दिन के बीच का समय सम्भोग (Mating) के लिए उचित नहीं है, इस काल को **असुरक्षित काल** (Unsafe period) कहते हैं, क्योंकि निषेचन (Fertilisation) की सम्भावना इस समय अधिक होती है।
- अतः इस समय सम्भोग न करके निषेचन होने से रोका जा सकता है।

(ii) सम्भोग व्यवधान (Coitus Interruptus)

- इस विधि में निषेचन की क्रिया को रोकने के लिए पुरुष सम्भोग के समय वीर्य (Semen) से निकलने से ठीक पहले शिश्न (Penis) को योनि (Vagina) से बाहर निकाल देता है तथा इनसेमीनेशन (Insemenation) से बच जाता है।
- इस विधि की सबसे महत्त्वपूर्ण कमी यह है, कि वीर्य (Semen) के निकलने से पूर्व काउपर की ग्रन्थि से थोड़ा द्रव बाहर आता है, जिसमें अनेक शुक्राणु होते हैं एवं शिश्न को बाहर निकालने में थोड़ी-सी देरी गर्भावस्था के लिए उत्तरदायी हो सकती है।

(iii) स्तनपान एमेनोरिया (Lactational Amenorrhoea)

- यह विधि इस तथ्य पर आधारित है, कि प्रसव के उपरान्त जब माँ शिशु को स्तनपान कराती है, तब लगभग 6 माह तक ओव्युलेशन तथा मासिक चक्र प्रारम्भ नहीं होता है।
- अतः इस समय निषेचन (Fertilisation) की सम्भावना लगभग नहीं के बराबर होती है।

2. बाधा विधियाँ (Barrier Methods)

इस विधि में निषेचन की क्रिया को रोकने के लिए अण्डाणु तथा शुक्राणु को पास आने से रोका जाता है। यह विधि स्त्री एवं पुरुष दोनों के लिए उपलब्ध होती है। इसमें विभिन्न यान्त्रिक एवं रासायनिक विधियों का उपयोग किया जाता है।

(i) रासायनिक विधियाँ (Chemical Methods)

इस विधि में योनि (Vagina) में सम्भोग से पूर्व विभिन्न प्रकार के क्रीम, जैली, फोम, गोलियाँ या पेस्ट लगा दिया जाता है, जिससे इनमें उपस्थित रसायन वीर्य (Semen) में उपस्थित शुक्राणुओं को नष्ट कर देता है। इन्हें **शुक्राणुनाशक** (Spermicidal) पदार्थ कहते हैं।

(ii) यान्त्रिक विधियाँ (Mechanical Methods)

इन विधियों के द्वारा शुक्राणुओं को गर्भाशय या फैलोपियन नलिका में जाने से रोका जाता है। इनमें कण्डोम, वेजाइनल पाउच, डायाफ्राम, ग्रीवा टोपी (Cervical cap), कॉपर-T, आदि का प्रयोग किया जाता है, जो निम्न प्रकार से हैं

(a) **कण्डोम** (Condom) यह रबर या पॉलियूरीथेन (Polyurethane) की बनी छिद्ररहित पतली थैलीनुमा संरचना होती है। यह एक सिरे से बन्द तथा दूसरे सिरे पर खुली होती है। सम्भोग (Mating) के समय पुरुष इसे अपने शिश्न (Penis) पर चढ़ा

लेता है। अतः वीर्य (Semen) स्त्री की योनि (Vagina) में मुक्त न होकर कण्डोम में ही रह जाता है।

भारत में कण्डोम सुलभ एवं सस्ते दामों में उपलब्ध हैं। भारत सरकार द्वारा यह 'निरोध' नाम से मुफ्त में अस्पताल में उपलब्ध कराया जा रहा है। कण्डोम AIDS एवं यौन संचारित रोग (Sexual tansmitted disease) से भी बचाव करता है।

(b) **वेजाइनल पाउच** (Vaginal Pouch) यह कण्डोम के जैसी ही रचना होती है। इसके बन्द तथा खुले सिरों पर लचीले छल्ले होते हैं। इसका बन्द छोर वाला सिरा सर्विक्स पर चढ़ा दिया जाता है, जबकि खुले छोर वाला सिरा योनि (Vagina) के छिद्र के चारों ओर रहता है। इस प्रकार पुरुष का वीर्य (Semen) वेजाइनल पाउच में ही रह जाता है। इसे मादा कण्डोम (Female condom) भी कहते हैं।

(c) **डायाफ्राम** (Diaphragm) यह गुम्बद के आकार का रबर या पतले प्लास्टिक का बना टोपी-जैसा होता है। इसे गर्भाशय गुहा के मार्ग को बन्द करने के लिए गर्भाशय की सर्विक्स पर आरोपित कर देते हैं।

(iii) अन्तःगर्भाशयी यन्त्र (Intra Uterine Device or IUD)

यह छोटा कुण्डलनुमा या कुण्डलित (Coiled) यन्त्र होता है, जो प्लास्टिक, ताँबे या स्टील का बना होता है। गर्भधारण को रोकने के लिए यह चिकित्सक द्वारा स्त्री की गर्भाशय की गुहा (Cavity) में स्थापित कर दिया जाता है।

वर्तमान में विभिन्न प्रकार की IUDs प्रचलित हैं, जो निम्नलिखित हैं

(a) **औषधिरहित** IUDs (Non-Medicated IUDs) इसमें किसी भी प्रकार की औषधि या रसायन का उपयोग नहीं किया जाता है। इसमें फैलोपियन नलिका में लिप्पेस लूप्स बनाकर अण्डाणु व शुक्राणु को मिलने से रोका जाता है। उदाहरण–लिप्पेस लूप (Lippes loops)।

(b) **ताँबा मोचक** IUDs (Copper Releasing IUDs) इसमें ताँबे की T-आकृति के लूप का प्रयोग किया जाता है, जो Cu^{2+} आयन का स्रावण करता है। ये Cu^{2+} आयन शुक्राणुओं की फैगोसाइटिक (Phagocytic) क्रिया को बढ़ा देते हैं तथा शुक्राणु की गतिशीलता को कम कर उसकी निषेचन (Fertilisation) क्षमता को कम कर देते हैं। वर्तमान में अलग-अलग समयावधि की कॉपर-T (Copper-T) प्रचलित है; जैसे–कॉपर-T, कॉपर-7, मल्टीलोड 375, आदि।

- कॉपर-T अंग्रेजी के अक्षर 'T' के आकार की अन्तःगर्भाशयी डिवाइस (IUD) है। इसमें प्लास्टिक के दो धागे स्तम्भ में से गुजरते हुए निकलते हैं।
- यह एक बार गर्भाशय में लगा दिए जाने के बाद कॉपर-T 5-10 वर्षों तक प्रभावी रहती है।
- कॉपर-T रासायनिक रूप से कार्य करती है। यह गर्भाशय के एण्डोमेट्रियम की संरचना को प्रभावित करती है, जिससे निषेचित अण्डे का वहाँ रोपण (Implantation) मुश्किल हो जाता है। ताँबा आयन (Cu^{2+}) गर्भाशय की श्लेष्मा की प्रकृति बदल देता है, जिससे शुक्राणुओं के गर्भाशय में पहुँचने पर रोक लग जाती है।
- कॉपर-T आमतौर पर एक सुरक्षित साधन है, परन्तु जिन महिलाओं को रुधिर की कमी, सर्विक्स का संक्रमण, रुधिरस्राव की गड़बड़ियाँ, डायबिटीज या पेल्विक सूजन हो, उनमें इसका इस्तेमाल नहीं करना चाहिए।

(c) **हॉर्मोन मोचक IUDs** (Hormone Releasing IUDs) ये हॉर्मोन्स पर आधारित होती हैं। ये अण्डोत्सर्ग की क्रिया को रोकती हैं व गर्भाशय की आन्तरिक भित्ति को रोपण (Implantation) के लिए अनुपयुक्त बनाते हैं; जैसे–प्रोजेस्टासर्ट (Progestasert), LNG-20, आदि।

3. हॉर्मोनल गर्भनिरोधन (Hormonal Contraception)

- यह गर्भनिरोधन की अति सरल विधि है, जो निम्न दो प्रकार की होती हैं

(i) गर्भनिरोधक गोलियाँ (Contraceptive Pills)

- इसमें स्त्री द्वारा मुखीय गर्भनिरोधक गोलियाँ (Oral contraceptive pills) खाकर अण्डाणु निर्माण तथा गर्भधारण को रोका जाता है।
- इन गोलियों में प्रोजेस्टेरॉन (Progesterone) की अधिक मात्रा तथा एस्ट्रोजन (Oestrogen) की कुछ मात्रा होती है।
- इन हॉर्मोन्स के कारण पीयूष ग्रन्थि से FSH तथा LH का स्रावण बहुत घट जाता है, जिससे अण्डाशय निष्क्रिय हो जाता है एवं ओव्युलेशन नहीं होता है।
- मुँह से ली जाने वाली गर्भनिरोधक औषधि 28 गालियों के पैकेट में आती हैं इसमें केवल पहली 21 गोलियों में हॉर्मोन होते हैं। बाद की 7 गोलियों में आयरन (लौह) और फोलिक एसिड होते हैं। इसलिए ये 7 दिन हॉर्मोन रहित होते हैं।
- इससे गर्भाशय से रुधिरस्राव शुरु हो जाता है, क्योंकि इस समय ज्यादातर महिलाओं में रुधिर की कमी होती हैं। अतः आयरन और फोलिक एसिड दिया जाना अच्छा रहता है।
- तत्पश्चात् पुनः गोलियाँ मासिक चक्र के पहले दिन से शुरु करें और पैकेट खत्म होने तक जारी रखें। अगर नियमित रूप से गोलियाँ ली जाएँ, तो गर्भ रोकने के लिए यह तरीका 100% प्रभावशाली है।
- यदि कोई महिला एक दिन गोली लेना भूल जाती है, तो उसे अगले दिन दो गोली ले लेनी चाहिए, परन्तु कभी भी दो दिनों से ज्यादा गोली लेना भूलना नहीं चाहिए। अगर ऐसा हो जाए तो माहवारी (रुधिरस्राव) होने दें और फिर नया पैक शुरु करें। तब तक सम्बन्ध के समय कण्डोम का उपयोग करें।
- प्राथमिक चिकित्सा केन्द्रों पर '**माला-D**' नाम से ये गोलियाँ निःशुल्क में उपलब्ध होती हैं। '**सहेली**' नामक गोली एक गैर-स्टेरॉइडल सामग्री है, जिसे सप्ताह में एक बार लिया जाता है तथा इसके दुष्प्रभाव कम हैं।

(ii) हॉर्मोन के इन्जेक्शन और इंप्लांट (Hormone Injection and Implant)

- आजकल प्रोजेस्टेरॉन के समान एक पदार्थ **डीपो-प्रोवेरा** (Depo-provera) के इन्जेक्शन द्वारा भी गर्भ निरोधन किया जाता है। यह इन्जेक्शन तीन माह में एक बार दिया जाता है।
- प्रोजेस्टेरॉन के महीन **नॉर-प्लांट कैप्सूल इंप्लांट** (Nor-plant capsule implants) को सर्जरी द्वारा त्वचा के नीचे आरोपित करते हैं, जो अगले पाँच वर्षों के लिए गर्भनिरोधन का कार्य करते हैं।

4. नसबन्दी (Sterilisation)

इस विधि में अण्ड या शुक्र वाहिनियों को किसी स्थान पर काटकर या बाँधकर, जननांगों से निकलने वाले युग्मक के मार्ग को अवरुद्ध कर देते हैं। यह जनन क्षमता को स्थाई रूप से अवरुद्ध करने की सर्वाधिक सफल विधि है।

ये विधियाँ निम्नवत् हैं

(i) **महिला का ऑपरेशन या महिला नसबन्दी** (Tubectomy) इस विधि में स्त्रियों की अण्डवाहिनी को काटकर बाँध दिया जाता है, जिससे अण्डाणु फैलोपियन नलिका (Fallopian tube) में आगे नहीं बढ़ पाते हैं तथा निषेचन की क्रिया नहीं हो पाती है।

यह कार्य सन्तान उत्पत्ति के समय ही कराया जा सकता है, क्योंकि फैलोपियन नलिका को काटने के लिए उदर की सर्जरी करनी पड़ती है।

(ii) **पुरुष का ऑपरेशन या पुरुष नसबन्दी** (Vasectomy) इसमें पुरुष की शुक्रवाहिनी (Vas deferens) काट कर बाँध दी जाती है। यह ऑपरेशन अत्यन्त सरल है तथा कभी भी कराया जा सकता है। इसका पुरुष की सम्भोग क्षमता पर भी कोई प्रभाव नहीं होता है।

गर्भावस्था की चिकित्सकीय समाप्ति
(Medical Termination of Pregnancy or MTP)

- यह मेडिकल प्रोफेशनल द्वारा गर्भावस्था की प्रेरित समाप्ति (गर्भपात) करने की प्रक्रिया होती है।
- भारत में गर्भपात कानूनी है और MTP अधिनियम, 1971 द्वारा नियन्त्रित है। यह कानून भारत में व्यापक गर्भपात देखभाल (CAC) सेवाओं के लिए कानूनी ढाँचा प्रदान करता है।
- MTP अधिनियम, 1971 निम्नलिखित तय करता है
  - कौन गर्भावस्था को समाप्त कर सकता है?
  - किस अवधि तक गर्भावस्था को समाप्त किया जा सकता है?
  - गर्भावस्था को कहाँ समाप्त किया जा सकता है?
- इसके अलावा, MTP नियम, 2003 MTP केन्द्र एवं प्रदाता चिकित्सक के लिए प्रशिक्षण और प्रमाणन आवश्यकताओं का विस्तार करते हैं।
- गर्भावस्था की प्रेरित समाप्ति या गर्भपात की कानूनी रूप से केवल निम्नलिखित मामलों में अनुमति दी जाती है
  - माँ बलात्कार पीड़िता है।
  - गर्भावस्था के जारी रहने के कारण माँ को सम्भावित शारीरिक/मानसिक खतरा है।
  - भ्रूण के लिए सम्भावित खतरा।
  - आकस्मिक अनचाही गर्भावस्था अर्थात् किसी विवाहित महिला और/या उसके पति द्वारा इस्तेमाल किए जाने वाले गर्भनिरोधक उपायों के विफल होने की स्थिति में।
- इन मामलों में, MTP तब किया जाता है, जब माँ भ्रूण से छुटकारा पाने के लिए तैयार होती है।
- भारत में, केवल 20 सप्ताह तक की गर्भावस्था को कानूनी रूप से समाप्त किया जा सकता है।
- यदि भ्रूण 20 सप्ताह से अधिक का हो गया है, तो माँ को अपना मामला न्यायालय में पेश करना होगा और गर्भपात करवाने के लिए विशेष अनुमति लेनी होगी।
- इसके अतिरिक्त MTP की अनुमति नहीं है, यदि भ्रूण का लिंग पहले से निर्धारित किया गया है। यह नियम लिंग-निर्धारण के बाद लोगों को लड़की का गर्भापात न कराने के लिए लागू किया गया है।
- MTP सरकार द्वारा अनुमोदित चिकित्सा केन्द्र में एक योग्य स्त्री रोग विशेषज्ञ (अधिमानत: MD डिग्री के साथ) द्वारा किया जाता है। MTP में उचित प्रशिक्षण के साथ MBBS डॉक्टर को भी यह प्रक्रिया करने की अनुमति है।
- MTP अधिनियम, 1971 के अनुसार, निम्नलिखित योग्यता के साथ एक चिकित्साकर्मी को MTP प्रक्रिया आयोजित करने की अनुमति है
  - वह डॉक्टर जो भारतीय चिकित्सा परिषद् (IMA) अधिनियम के तहत चिकित्सा योग्यता के लिए मान्यता प्राप्त है।
  - वह डॉक्टर जिसका नाम राज्य चिकित्सा रजिस्टर में दर्ज है।
  - वह डॉक्टर जिसके पास MTP नियमों के अनुसार स्त्री रोग और प्रसूति में ऐसा अनुभव या प्रशिक्षण प्राप्त हो।

यौन संचारित रोग
(Sexually Transmitted Diseases or STDs)

- वे रोग, जो सम्भोग (Mating) के समय यौन सम्बन्धों द्वारा एक व्यक्ति से दूसरे व्यक्ति में संचारित होते हैं, यौन संचारित रोग कहलाते हैं, इन्हें **रति रोग** (Veneral Diseases or VD) भी कहते हैं।
- ये रोग किसी भी प्रकार के लैंगिक सम्बन्ध [योनि (Vagina), गुदा (Anus) या मुख मैथुन (Oral sex)] द्वारा फैलते हैं। इन रोगों के फैलने की सम्भावना एक से अधिक व्यक्तियों के साथ यौन सम्बन्ध रखने पर अधिक हो जाती है। यौन सम्बन्धित कुछ प्रमुख रोग निम्नलिखित हैं

1. उपदंश या सिफलिस (Syphilis)

यह रोग ***ट्रिपोनेमा पैलिडम*** *(Treponema pallidum)* नामक बैक्टीरिया के संक्रमण से फैलता है।

लक्षण (Symptoms)

- इसका प्रमुख माध्यम बाह्य जननांगों में घाव, रोम पुटिकाएँ (Hair follicles) या खरोंच, आदि हैं।
- सिफलिस में सर्वप्रथम संक्रमित स्थान पर एक बैंगनी-सा वृत्ताकार घाव बन जाता है। शरीर के ग्रसनी, मलाशय तथा होंठों की म्यूकोसा (Mucosa) में भी ऐसा संक्रमण हो सकता है।
- लगभग 2-6 सप्ताह के बाद में घाव ठीक हो जाता है।
- कुछ सप्ताह पश्चात् त्वचा पर, रुधिर परिसंचरण एवं तन्त्रिका तन्त्रों के अंगों में चिपचिपे पदार्थ से भरी गिल्टियाँ बनने लगती हैं।
- इसके अधिक संक्रमण पर उच्च रुधिरस्राव, लकवा, पागलपन, आदि हो सकता है।
- गर्भवती स्त्रियों में यह रोग भ्रूण के लिए भी घातक होता है।

उपचार (Treatment)

इस रोग के उपचार हेतु सामान्यतया टेट्रासाइक्लिन (Tetracycline) तथा पेनिसिलिन (Penicillin) का उपयोग करते हैं।

2. सूजाक या गोनोरिया (Gonorrhea)

यह रोग ***निसेरिया गोनोराई*** *(Neisseria gonorrhoeae)* नामक बैक्टीरिया द्वारा फैलता है। रोग के चिन्ह शरीर के बाहर नहीं पाए जाते हैं।

लक्षण (Symptoms)

- इस रोग का संक्रमण स्त्रियों के मूत्रमार्ग (Urethra) में रहता है।
- संक्रमित व्यक्ति को मूत्र त्याग के समय मूत्रमार्ग में जलन होती है तथा सूजन भी आ जाती है।
- शिश्न (Penis) के सिरे पर पीले-हरे रंग का स्रावण होता है।
- सही समय पर उपचार न होने पर यह रोग प्रोस्टेट ग्रन्थि तथा एपिडिडाइमिस (Epididymis) तक फैल जाता है। इस स्थिति में उपचार अधिक कठिन होता है।
- स्त्रियों में इस संक्रमण का कोई प्रभाव नहीं पड़ता है, परन्तु ये इन बैक्टीरिया के लिए वाहक का कार्य करती हैं।

उपचार (Treatment)

बैक्टीरिया जनित रोग होने के कारण इसका उपचार भी पेनिसिलिन द्वारा ही किया जाता है।

3. क्लेमाइडिया (Chlamydia)

यह एक यौन संचारित रोग है, जो ***क्लैमाइडिया ट्राइकोमेटिस*** *(Chlamydia trichomatis)* नामक बैक्टीरिया द्वारा होता है।

लक्षण (Symptoms)

- इसके संक्रमण से यूरेथ्राइटिस (Urethritis), एपिडिडाइमिटिस (Epididymitis) नामक रोग नर में तथा सर्विसाइटिस (Cervicitis) नामक रोग स्त्रियों में उत्पन्न होते हैं।
- इस रोग में मूत्र त्याग एवं जननांगों से अन्य पदार्थों के स्राव से जलन होती है।

उपचार (Treatment)

इस रोग के उपचार हेतु टेट्रासाइक्लिन एवं डोक्सीसाइक्लिन युक्त दवाइयों का उपयोग करते हैं।

4. ट्राइकोमोनिएसिस (Trichomoniasis)

यह ***ट्राइकोमोनास वैजाइनेलिस*** *(Trichomonas vaginalis)* नामक प्रोटोजोअन (Protozoan) द्वारा होता है। यह पुरुषों के मूत्रमार्ग तथा स्त्रियों की योनि का परजीवी है।

लक्षण (Symptoms)

- इस रोग में योनि से सफेद रंग का पानी निकलता है तथा स्राव में दुर्गन्ध आती है।
- स्त्रियों में वाल्वा (Vulva) में जलन एवं खुजली भी होती है।
- पुरुषों में मूत्र त्याग के समय दर्द तथा मूत्रमार्ग में सूजन की शिकायत होता है।

उपचार (Treatment)

इस रोग के उपचार के लिए ऑरियोमायोसिन (Aureomyocin) तथा टेरामाइसिन (Terramycin) दवाइयाँ प्रयोग की जाती हैं।

5. जेनाइटल हर्पीज (Genital Herpes)

यह वायरस जनित रोग है, जो **हर्पीज सिम्प्लेक्स वायरस-II** (Herpes Simplex Virus-II or HSV-II) से होता है।

लक्षण (Symptoms)

- इस रोग में जनन अंगों में सूजन, दर्द, घाव तथा योनि एवं मूत्रमार्ग से पानी निकलना, आदि लक्षण दिखाई देते हैं।
- HSV-I के संक्रमण से चेहरे एवं मुँह पर घाव हो जाते हैं। इस रोग में संक्रमित स्थान पर अत्यधिक दर्द होता है।

उपचार (Treatment)

इसका कोई निश्चित उपचार नहीं है। रोगी को एसाइक्लोविर (Acyclovir) नामक दवा के उपयोग से लाभ प्राप्त हो सकता है। इसके अलावा दर्द-निवारक औषधियाँ भी खानी पड़ती है एवं सम्भोग (Mating) के प्रति संयम रखना चाहिए।

6. जननांगों के मस्से या जेनाइटल वार्टस् (Genital Warts)

यह रोग **मानव पैपीलोमा वायरस** (Human Papilloma Virus or HPV) के संक्रमण से होता है।

लक्षण (Symptoms)

इसके संक्रमण के फलस्वरूप स्त्रियों में योनि (Vagina) एवं सर्विक्स (Cervix) में मस्से निकल आते हैं, जो बाद में कैंसर में बदल जाते हैं।

उपचार (Treatment)

इसका उपचार लेजर सर्जरी (Laser surgery) या α-इण्टरफेरॉन (α-interferon) नामक दवा द्वारा किया जाता है।

यौन संचारित रोगों की रोकथाम (Prevention of Sexually Transmitted Diseases)

इन रोगों से निम्नलिखित साधारण क्रिया-कलाप तथा अभ्यास से बचाव किया जा सकता है

- अनजान तथा अनेक व्यक्तियों के साथ लैंगिक सम्पर्क या शारीरिक सम्बन्ध नहीं बनाने चाहिए।
- सम्भोग के समय अवरोध विधियाँ; जैसे–कण्डोम, आदि का प्रयोग किया जाना चाहिए।
- लोगों को यौन या लैंगिक संचारित सम्बन्ध में जागरुक करना चाहिए।
- जनन अंगों तथा पथ में किसी असामान्य लक्षण; जैसे–जलन, सूजन, स्राव STDs के संकेत हो सकते हैं। इसलिए तत्काल अनुभवी यौन रोग विशेषज्ञ (Sexologist) से उपचारित कराना चाहिए।

उपरोक्त उपायों के अतिरिक्त रोगी व्यक्ति को सम्भोग की स्थिति से दूर रखा जाना चाहिए। इनको उपयुक्त हवादार कमरों में रखा जाना चाहिए तथा शारीरिक स्वच्छता का ध्यान रखना चाहिए।

किशोर स्वास्थ्य (Adolescent Health)

- विश्व स्वास्थ्य संगठन (WHO) किशोरावस्था को उम्र के सन्दर्भ में (10 से 19 वर्ष के बीच की आयु) और विशेष लक्षणों द्वारा चिन्हित जीवन के एक चरण के सन्दर्भ में दोनों तरह से परिभाषित करता है। इन लक्षणों में शामिल हैं
  - तीव्र शारीरिक वृद्धि और विकास
  - शारीरिक, सामाजिक और मनोवैज्ञानिक (Psychological) परिपक्वता (Maturity), लेकिन एक ही समय में एकसाथ नहीं
  - यौन (Sexual) परिपक्वता (Maturity) और यौन गतिविधियों की ओर आकर्षण (Attraction)
  - यौन जिज्ञासा (Curiosity)
  - वयस्क मानसिक प्रक्रियाओं और वयस्क के रूप में पहचान का विकास
  - पूर्णतया सामाजिक-आर्थिक निर्भरता से सापेक्ष स्वतन्त्रता में परिवर्तन का काल, आदि।
- भारत में 22.5% लोग (लगभग 243 मिलियन) किशोर हैं।
- किशोरावस्था मानव विकास के सबसे तेज चरणों में से एक है। इसमें जैविक परिपक्वता, मनोसामाजिक (Phychosocial) परिपक्वता से पहले पूर्ण होती है।

- किशोर विभिन्न परिस्थितियों में रहते हैं और उनकी स्वास्थ्य सम्बन्धी आवश्यताएँ विविध (Various) होती हैं। किशोर ऊर्जा से भरे हुए होते हैं तथा उनमें मुख्यतया उच्च जिज्ञासा और नए विचार उत्पन्न होते हैं।
- इस आयु वर्ग में मृत्यु दर कम होने के बावजूद, वे विभिन्न स्वास्थ्य और पोषण सम्बन्धी समस्याओं से ग्रस्त हैं, जिससे अनेक रोग और पोषण सम्बन्धी कमियाँ हो सकती हैं।

किशोरों में स्वास्थ्य समस्याएँ
(Health Problems in Adolescents)

किशोरों से सम्बन्धित प्रमुख स्वास्थ्य समस्याएँ निम्न हैं

(i) **मानसिक स्वास्थ्य** लम्बी बाल्यावस्था और शीघ्र किशोरावस्था में कई मानसिक स्वास्थ्य सम्बन्धी समस्याएँ उत्पन्न होती हैं। सामान्य मानसिक स्वास्थ्य समस्याओं में चिंता, अवसाद और खाने के विकार के साथ-साथ अन्य खतरनाक व्यवहार भी शामिल हैं जिनमें यौन व्यवहार, मादक पदार्थों का उपयोग और हिंसक व्यवहार शामिल हैं।

(ii) **हिंसा और चोटें** चोटें किशोरों में मृत्यु दर और कमजोरी के प्रमुख कारणों में से हैं। शारीरिक लड़ाई से गम्भीर चोट लग सकती है और ये मादक पदार्थों के दुरुपयोग और अन्य समस्याजनक व्यवहार से जुड़ी हो सकती है। किशोरों में लड़ना सामान्य है, विशेषतया लड़कियों की तुलना में लड़कों के बीच गम्भीर चोटें, जिनमें चिकित्सक की आवश्यकता होती है, सामान्य हैं।

(iii) **मादक पदार्थ का उपयोग** शराब एवं मादक पदार्थों का उपयोग किशोरावस्था में चोट, हिंसा, असुरक्षित यौन सम्बन्ध और आत्महत्या के प्रयासों के खतरे में योगदान देता है। वयस्कता में ये STDs बीमारियों के खतरे में प्रमुख भूमिका निभाते हैं। किशोरावस्था के दौरान धूम्रपान और धूम्रपान रहित दोनों तरह का तम्बाकू सेवन निकोटीन की लत के खतरे को बढ़ाता है, जिसके कारण किशोर वयस्क होने पर भी नियमित और निरन्तर तम्बाकू का उपयोग करते हैं।

(iv) **पोषण आवश्यकताएँ** किशोरावस्था के शुरुआती वर्षों में दीर्घकालिक कुपोषण पूरे जीवनकाल में वृद्धि के अवरुद्ध होने, प्रतिकूल स्वास्थ्य और सामाजिक परिणामों के लिए जिम्मेदार हैं। किशोर लड़कियों में एनीमिया प्रमुख पोषण सम्बन्धी समस्याओं में से एक है। कुछ देशों में कम वजन और मोटापा दोनों एक ही समय में चिंताजनक स्तरों पर हैं। किशोरों के बीच प्रमुख अस्वास्थ्यकारी व्यवहार में अस्वास्थ्यकर आहार, शारीरिक निष्क्रियता, शराब और अन्य मादक पदार्थों का उपयोग और नींद की खराब आदतें शामिल हैं।

(v) **यौन और प्रजनन स्वास्थ्य** यह किशोर की वृद्धि और विकास, मासिक चक्र और प्रमुख विकारों, यौन सम्बन्ध, कामुकता, जनन मार्ग संक्रमण, गर्भ निरोधकों और सुरक्षित गर्भपात के साथ-साथ किशोरावस्था गर्भावस्था पर केन्द्रित है। असुरक्षित यौन सम्बन्ध कई प्रकार के प्रतिकूल परिणाम उत्पन्न कर सकते हैं जिनमें यौन संचरित संक्रमणों से लेकर अनचाही गर्भावस्था, शीघ्र प्रसव या असुरक्षित गर्भपात के खतरे प्रमुख हैं।

स्वास्थ्य देखभाल प्रदाता एवं किशोर स्वास्थ्य
(Healthcare Provider and Adolescent Health)

- किशोरों को विभिन्न स्रोतों से यौन सम्बन्धों के बारे में जानकारी की तलाश रहती है जिनमें माता-पिता, भाई-बहन सहकर्मी, पत्रिकाएँ, किताबें, मीडिया, आदि प्रमुख हैं यद्यपि वे विविध स्रोतों से बहुत अधिक जानकारी प्राप्त करते हैं, किन्तु ये सभी सही और पूर्ण नहीं होती है।
- कई किशोरों में किशोरावस्था के दौरान होने वाले शारीरिक परिवर्तनों, उनके प्रभाव और खुद की देखभाल करने के तरीके के बारे में जानकारी का अभाव होता है। यह प्रायः इसलिए होता है, क्योंकि कामुकता (Sexuality) कई समाजों में एक संवेदनशील विषय है।
- एक स्वास्थ्य सेवा प्रदाता किशोरों के लिए सटीक जानकारी और संबल (Support) का एक मूल्यवान स्रोत हो सकता है। वह उन्हें तथ्यों के साथ समझा सकता है, उनके सवालों के जवाब दे सकता है और उन्हें आश्वस्त कर सकता है।
- किशोरों को उचित और समय पर प्रजनन एवं यौन सम्बन्धी जानकारी प्रदान करने से विफल या अवांछित गर्भावस्था और STDs जैसे–AIDS की घटनाओं में कमी आती है।

परामर्शदाता स्वास्थ्यकर्मी में कामुकता के बारे में अच्छे संवाद और परामर्श की निम्न प्रकार से आवश्यकता होती है

- किशोरों की उम्र और यौन अनुभव को ध्यान में रखने में।
- कामुकता के बारे में बात करने में किशोरों की कठिनाई को धैर्य से सुनने एवं समझने में।
- गोपनीयता (Secrecy) का आश्वासन देने में।
- किशोर और उसकी भावनाओं, विकल्पों और निर्णयों का सम्मान करने में।
- किशोरों को सवाल पूछने तथा चिंताओं और जरुरतों को सम्प्रेषित (Communicate) करने के लिए एक सरल संवाद (Communication) स्तर सुनिश्चित करने में।
- सरलता से समझने योग्य और ईमानदार तरीकों से जानकारी के लिए व्यक्त की गई आवश्यकताओं का जवाब देने में।
- भावनाओं के साथ-साथ तथ्यों की पड़ताल करने में।
- किशोरों को सम्भव विकल्पों को पहचान करने के लिए प्रोत्साहित करने में।
- विकल्पों के परिणामों, लाभों और नुकसानों की एक विश्लेषणात्मक चर्चा (Analytical discussion) करने में।
- किशोरों द्वारा चयनित विकल्प को लागू करने में मदद करने में।

किशोर गर्भावस्था का प्रबन्धन
(Management of Adolescent/Teenage Pregnancy)

- राष्ट्रीय परिवार स्वास्थ्य सर्वेक्षण (National Family Health Survey or NFHS)-3 के भिन्न आँकड़ों के अनुसार, 18 वर्ष की आयु प्राप्त करने से पहले 47% भारतीय महिलाओं का विवाह कर दिया जाता है।
- 15-19 वर्षों के बीच के किशोरों का कुल प्रजनन क्षमता (Total Fertility Rate or TFR) में योगदान शहरी क्षेत्रों में 14% और ग्रामीण क्षेत्र में 18% होता है।
- 15-19 वर्ष की आयु वर्ग में परिवार नियोजन की अनिश्चित आवश्यकता 27% है।
- 20 वर्ष से कम आयु की गर्भवती लड़कियों में से 20% की प्रसव पूर्व जाँच नहीं होती है।

- 20 वर्ष से कम आयु की गर्भवती लड़कियों में से केवल 66.2% को ही प्रसव पूर्व देखभाल के रूप में आयरन और फोलिक अम्ल की गोलियाँ मिल पाती हैं।
- 20 वर्ष से कम आयु की माताओं में 34% प्रसव डॉक्टरों द्वारा, 13% ANM (Auxilary Nursing Midwifery) द्वारा और 36% दाई या TBA (Traditional Birth Attendant) द्वारा करवाए गए।
- 20 वर्ष से कम आयु की 60% से अधिक माताओं को प्रसव पश्चात् जाँच प्राप्त नहीं हुई।
- इन सभी स्वास्थ्य आँकड़ों में सुधार के लिए ही किशोर गर्भावस्था का बेहतर प्रबन्धन किया जाना आवश्यक है।

किशोर गर्भावस्था और प्रसव को प्रभावित करने वाले कारक
(Factors Affecting Adolescent Pregnancy and Childbirth)

- सामाजिक, सांस्कृतिक, जैविक और सेवा वितरण कारकों की एक विस्तृत सीमा किशोर गर्भावस्था और प्रसव के उच्च स्तर में योगदान देती है।
- ग्रामीण क्षेत्रों में अभी भी लड़कियों की शादी बहुत जल्दी कर दी जाती है तत्पश्चात् उन्हें शीघ्र ही मातृत्व (गर्भावस्था) में धकेल दिया जाता है।
- यौन शोषण और बलात्कार जैसी सामाजिक समस्याएँ निम्न वर्ग के सामाजिक व आर्थिक समाज में प्रमुखता से मौजूद होती हैं। इसके दुष्परिणामों में किशोरियों में केवल गर्भावस्था ही नहीं है, बल्कि गम्भीर शारीरिक और मनोवैज्ञानिक समस्याएँ भी हैं।
- अशिक्षा में किशोरों के शीघ्र बच्चे पैदा करने को प्रेरित करती है, क्योंकि कम या बिना शिक्षा वाली महिलाओं के जल्दी माँ बनने की सम्भावना अधिक होती है।
- सामाजिक-आर्थिक कारक अक्सर युवा लड़कियों को यौन शोषण और वेश्यावृत्ति के लिए मजबूर करते हैं और गर्भनिरोधक औषधियों तक पहुँच में कमी और कण्डोम के उपयोग के लिए बातचीत करने में असमर्थता से मजबूर होने के कारण ये जल्द ही गर्भवती हो सकती है।
- आवश्यक सूचना की कमी का प्रारम्भिक गर्भावस्था और प्रसव पर महत्त्वपूर्ण असर पड़ता है तथा स्वास्थ्य सेवाओं तक पहुँच में कमी के कारण किशोरियों में गर्भावस्था और असुरक्षित गर्भपात की सम्भावना अधिक होती है।
- सबसे कम गर्भनिरोधक प्रचलन वाले क्षेत्रों में किशोर गर्भधारण सबसे अधिक होता है। ज्यादातर उम्रदराज विवाहित महिलाओं में गर्भनिरोधक का प्रचलन बढ़ा है, न कि किशोरों में।

किशोर गर्भावस्था और प्रसव में जटिलताएँ
(Complications in Adolescent Pregnancy and Childbirth)

- किशोरावस्था में गर्भावस्था और प्रसव माँ और बच्चे दोनों के स्वास्थ्य के लिए जोखिम भरा होता है।
- जैविक रूप से, एक किशोर का शरीर अभी भी विकसित हो रहा होता है और अभी तक एक अतिरिक्त तनाव लेने के लिए तैयार नहीं होता है। किशोरियों में पेल्विक हड्डियाँ पूरी तरह से परिपक्व नहीं होती हैं और सिफेलो-पेल्विक विन्यास में गड़बड़ी हो सकती है।
- किशोरियों के शरीर को विशेष रूप से अधिक पोषण की आवश्यकता होती है और जब गर्भावस्था उत्पन्न होती है, तो यह पहले से ही कम पोषण भण्डार पर एक तनाव उत्पन्न करती है, खासकर अगर किशोरी निम्न वर्ग के सामाजिक-आर्थिक पृष्ठभूमि वाले परिवार से सम्बन्धित है।
- किशोरियाँ अपनी सभी अतिरिक्त वैवाहिक जिम्मेदारियों, आदि के साथ मातृत्व के लिए मानसिक रूप से तैयार नहीं होती है और यह स्थिति अवसाद जैसी मानसिक स्वास्थ्य समस्याओं को उत्पन्न कर सकती है।
- विभिन्न कारणों से, किशोर महिला के घर पर प्रसव की सम्भावना अधिक होती है। घर की वृद्ध महिलाओं को लगता है, कि प्रसव के लिए दाई बेहतर है, उसकी सेवाएँ सस्ती हैं और वह आसानी से उपलब्ध है।
- किशोर माताओं में कम वजन के शिशुओं को जन्म देने की सबसे अधिक सम्भावना होती है एवं माता और शिशु की उच्च मृत्यु दर और रुग्णता का सामना करना पड़ता है। गर्भावस्था सम्बन्धी जटिलताएँ वयस्कों की तुलना में किशोरों में आमतौर पर अधिक होती हैं, जैसे
  - मृत्यु दर अधिक होना
  - गर्भावस्था से प्रेरित उच्च रुधिरचाप
  - प्रसवपूर्व अवधि के दौरान एनीमिया
  - STDs/HIV जैसे रोगों से ग्रसित होना
  - मलेरिया की अधिक गम्भीरता
  - अपरिपक्व शिशु का जन्म
  - प्रसव में बाधा
  - प्रसवोत्तर अवधि के दौरान एनीमिया
  - बहुत जल्दी गर्भावस्था का दोहराया जाना
  - जन्म के समय शिशु के वजन में कमी होना
  - प्रसव के बाद की और नवजात शिशु की मृत्यु दर अधिक होना
  - बच्चे की अपर्याप्त देखभाल और सही स्तनपान तरीकों का अभाव।

प्रैक्टिस सैशन

टॉपिकल प्रैक्टिस

स्त्री रोग विज्ञान

1. निम्न में से फाइब्रॉइड गर्भाशय (Fibroid uterus) **का प्रमुख लक्षण है**

(a) मेनोरेजिया (b) निचले पेट में दर्द होना
(c) डिस्मेनोरिया (d) प्रुलेन्ट वेजाइनल स्राव

2. फाइब्रॉइड गर्भाशय (Fibroid uterus) **से ग्रसित महिला में निम्न में से कौन-सा परिवर्तन देखने को नहीं मिलता है?**

(a) एण्डोमेट्रियम का सतही क्षेत्र बढ़ जाना
(b) सामान्य गर्भाशयी संकुचन प्रक्रिया में बदलाव
(c) एण्डोमेट्रियम हाइपोप्लेसिया
(d) पेल्विक कॉन्जेशन

3. फाइब्रॉइड गर्भ किस समूह (Group) **में ज्यादा सामान्य है?**

(a) नलिपैरोस (Nulliparous) महिला में
(b) पोस्ट मेनोपॉजल (Post menopausal) महिला में
(c) मल्टीपैरेटी (Multiparity) महिला में
(d) 35 वर्ष से अधिक उम्र की महिला में

4. PCOS **का पूरा नाम है**

(a) Polycystic Ovum Syndrome
(b) Polycystic Ovary Syndrome
(c) Prolonged Cystic Ovary Syndrome
(d) Perfolated Cystic Ovary Syndrome

5. पॉलीसिस्टिक ओवरी रोग (Polycystic ovarian disease) **के दौरान द्वितीयक एमेनोरिया** (Secondary amenorrhoea) **उत्पन्न होने का क्या कारण है?**

(a) एस्ट्रोजन का अत्यधिक उत्पादन
(b) FSH का अत्यधिक उत्पादन
(c) एण्ड्रोजन्स का अत्यधिक उत्पादन
(d) उपरोक्त सभी

6. PCOS **की जटिलताओं में शामिल है**

(a) बंध्यता (Infertility)
(b) गर्भपात एवं टाइप-2 डायबिटीज
(c) एण्डोमेट्रियल कैंसर
(d) उपरोक्त सभी

7. PCOS **में हिर्सुटिज्म के उपचार में प्रयुक्त दवा है**

(a) एल्डैक्टोन (b) मेटफॉर्मिन
(c) लेट्रोजोल (d) क्लोमिफेन

8. एण्डोमेट्रिओसिस (Endometriosis) **का स्थान है**

(a) अण्डाशय
(b) पाउच ऑफ डगलस
(c) हिस्टेरेक्टॉमी के बाद बनने वाला उदरीय स्कार
(d) उपरोक्त सभी

9. एण्डोमेट्रिओसिस (Endometriosis) **का क्या अर्थ है?**

(a) एण्डोमेट्रियम की सूजन (Inflammation)
(b) एण्डोमेट्रियम का आकार में बढ़ जाना
(c) एण्डोमेट्रियम का कार्सिनोमा
(d) कार्यात्मक एण्डोमेट्रियम (Functioning endometrium) की गर्भाशय म्यूकोसा (Uterine mucosa) के अलावा किसी अन्य स्थान पर उपस्थिति

10. निम्न में से एण्डोमेट्रिओसिस (Endometriosis) **का लक्षण नहीं है**

(a) डिस्मेनोरिया
(b) हाइपोमेनोरिया
(c) डिसपैरेनिया
(d) पेल्विक दर्द

11. एण्डोमेट्रिओसिस (Endometriosis) **के उपचार हेतु काम में ली जाने वाली दवा है**

(a) प्रोजेस्टेरॉन एवं एस्ट्रोजन की संयुक्त गोली
(b) डेनेजॉल
(c) GnRH एनालॉग्स (Analogues)
(d) उपरोक्त सभी

12. एक महिला में एक्यूट एण्डोमेट्राइटिस (Acute endometritis) **होने की सम्भावना कब ज्यादा होती है?**

(a) मेनोपॉज (Menopause) के बाद
(b) मीनार्च (Menarche) के बाद
(c) गर्भपात (Abortion) या प्रसव (Childbirth) के बाद
(d) बचपन में

13. असामान्य रूप से लम्बे समय तक होने वाले गर्भाशयी रुधिरस्राव को कहते हैं

(a) मेनोरेजिया (b) मेनोरिया
(c) क्रिप्टोमेनोरिया (d) एमेनोरिया

14. मेनोरेजिया का कारण हो सकता है

(a) IUDs (b) गर्भाशयी कैंसर
(c) गर्भाशयी फाइब्रॉइड (d) ये सभी

15. मेनोरेजिया का सर्जिकल उपचार है

(a) मायोमेक्टोमी (b) हिस्टेरेक्टोमी
(c) एण्डोमेट्रियल एब्लेशन (d) ये सभी

16. एमेनोरिया (Amenorrhea) **है**

(a) मासिक धर्म का अनियमित होना
(b) मासिक धर्म का बंद होना
(c) मासिक रुधिरस्राव का अत्यधिक होना
(d) मासिक रुधिरस्राव का लम्बे समय तक होना

17. एथलेटिक एवं डाइटिंग करने वाली महिला में किस गाइनीकोलोजिकल विकार के होने की सम्भावना है?

(a) हाइपोथैलेमिक एमेनोरिया (b) प्राइमरी एमेनोरिया
(c) हाइपोथैलेमिक मेनोरेजिया (d) क्रिप्टोमेनोरेजिया

18. द्वितीयक एमेनोरिया का निदान (Diagnosis) **है**

(a) गर्भावस्था (b) थायरॉइड सम्बन्धी रोग
(c) हाइपरप्रोलैक्टिनीमिया (d) ये सभी

19. निम्न में से द्वितीयक एमेनोरिया (Secondary amenorrhoea) **के कारणों में शामिल नहीं है**

(a) यूटेराइन सिनेचिया (b) पॉलीसिस्टिक ओवरी रोग
(c) इमपरफोरेट हाइमन (d) हिस्टेरेक्टॉमी ऑपरेशन

20. वह स्थिति जिसमें एण्डोमेट्रियम के प्रदाह के बावजूद भी मासिक रुधिर (Menstrual blood) **जनन मार्ग** (Genital tract) **से होकर बाहर नहीं निकल पाता है, कहलाती है**

(a) डिस्मेनोरिया (b) क्रिप्टोमेनोरिया
(c) मेट्रोरहेजिया (d) भारी रुधिरस्राव

21. निम्न में से क्रिप्टोमेनोरिया (Cryptomenorrhoea) **का सबसे सामान्य कारण है**

(a) वेसिको-वेजाइनल फिस्टुला (b) इमपरफोरेट हाइमन
(c) गर्भाशय प्रौलेप्स (d) सर्वाइकल स्टेनोसिस

22. गर्भाशय से होने वाली असामान्य (Irregular) **एवं अचक्रीय रुधिरस्राव** (Acyclic bleeding) **कहलाता है**

(a) मेनोरेजिया (b) एपीमेनोरिया
(c) मेट्रोरहेजिया (d) डिस्मेनोरिया

23. बिना किसी क्लीनिकल डिटेक्टेबल पेल्विक पैथोलॉजी (Clinically detectable pelvic pathology) **के भी गर्भाशय से आसामान्य रुधिरस्राव** (Bleeding) **होना, कहलाता है**

(a) मेनोरेजिया (b) पॉलीमनोरिया
(c) डिस्फंक्शनल यूटेराइन ब्लीडिंग (d) डिरगेनोरिया

24. वह स्थिति जिसमें रुधिर का स्राव (Bleeding) **इतना अनियमित एवं अत्यधिक होता है, कि मासिक धर्म को पहचान पाना भी मुश्किल होता है, कहलाती है**

(a) मेनोरेजिया
(b) मेट्रोरहेजिया
(c) हाइपरमेनोरिया (Hypermenorrhoea)
(d) मिनोमेट्रोरहेजिया (Menometrorrhagia)

25. निम्न में से हाइपोमेनोरिया (Hypomenorrhoea) **के कारणों में शामिल नहीं है**

(a) एण्डोमेट्रियल तपेदिक (Endometrial tuberculosis)
(b) गर्भाशयी पॉलिप (Uterine polyp)
(c) गर्भाशयी सिनेचिया (Uterine synechiae)
(d) कुपोषण (Malnutrition)

26. वेसिको-वेजाइनल (Vesico-vaginal) **फिस्टुला का सबसे सामान्य** (Common) **कारण है**

(a) किसी बिनाइन (Benign) या मेलिग्नेन्ट छालों (Malignant lesions) के कारण की गई उदरीय हिस्टेरेक्टॉमी (Abdominal hysterectomy)
(b) मूत्राशय (Bladder) एवं अग्र वेजाइनल भित्ति (Anterior vaginal wall) में चोट (Injury) का होना
(c) ऑब्सट्रेटिकल (Obstertical)
(d) वेजाइनल TB (Vaginal TB)

27. फ्लेटुस (Flatus) **या मल का योनि या वेजाइना में अनैच्छिक रूप से प्रवाह किस रोग में देखा जाता है?**

(a) वेसिको-वेजाइनल फिस्टुला (b) वेजाइनल एट्रेसिया
(c) रेक्टो-वेजाइनल फिस्टुला (d) गर्भाशय प्रौलेप्स

28. एक गाइनीकोलोजिकल रोग जिसमें लगातार योनि से होकर मूत्र रिसता रहता है, कहलाता है

(a) वेसिको-वेजाइनल फिस्टुला (b) वेजाइनल एट्रेसिया
(c) रेक्टो-वेजाइनल फिस्टुला (d) गर्भाशय प्रौलेप्स

29. मूत्र मार्ग (Urinary tract) **एवं जनन मार्ग** (Genital tract) **के बीच असामान्य संचार** (Communication) **कहलाता है**

(a) जेनिटो-यूरीनरी फिस्टुला (b) जेनिटो-यूरीनरी एट्रेसिया
(c) जेनिटो-यूरीनरी प्रौलेप्स (d) जेनिटो-यूरीनरी ट्यूमर

30. निम्न में से सबसे सामान्य रूप से पाया जाने वाला फिस्टुला (Fistula) **है**

(a) वेसिको-वेजाइनल फिंस्टुला (b) वेसिको-सर्विकल फिस्टुला
(c) वेसिको-यूटेराइन फिस्टुला (d) वेसिको-यूरिथ्रल फिस्टुला

31. जब एक कैथेटर के द्वारा कोई तरल मूत्राशय (Bladder) **में प्रविष्ट कराया जाता है, तो यह तरल योनि मार्ग से आता हुआ दिखता है। ऐसी स्थिति किस रोग के कारण होता है?**

(a) वेसिको-वेजाइनल फिस्टुला (b) वेजाइनल एट्रेसिया
(c) रेक्टो-वेजाइनल फिस्टुला (d) गर्भाशय प्रौलेप्स

32. जेनाइटल प्रौलेप्स (Genital prolapse) **के जिम्मेदार कारकों में शामिल कारक नहीं है**

(a) पोस्ट-मेनोपोजल एट्रोफी (Post-menopausal atrophy)
(b) इंटरा एब्डोमिनल दबाव (Intra abdominal pressure) का बढ़ जाना
(c) गर्भाशय के वजन का कम हो जाना
(d) सहारा देने वाली संरचनाओं की जन्मजात कमजोरी

33. जेनाइटल प्रौलेप्स (Genital prolapse) **का सबसे प्रमुख उपार्जित प्रिडिस्पोजिंग कारक** (Acquired predisposing factor) **है**

(a) प्रसव के दौरान सहायक संरचना (Supporting structures) में चोट लगना
(b) सहायक संरचना (Supporting structures) की जन्मजात कमजोरी
(c) मोटापा
(d) गर्भाशय के वजन का बढ़ जाना

1. (a)	2. (c)	3. (d)	4. (b)	5. (c)	6. (d)	7. (a)	8. (d)	9. (d)	10. (b)
11. (d)	12. (c)	13. (a)	14. (d)	15. (d)	16. (b)	17. (a)	18. (d)	19. (c)	20. (b)
21. (b)	22. (c)	23. (c)	24. (c)	25. (b)	26. (c)	27. (c)	28. (a)	29. (a)	30. (a)
31. (a)	32. (c)	33. (a)							

34. **एक महिला चलने-फिरने पर महसूस करती है कि कुछ उसकी योनि में होकर नीचे आ रहा है। यह महिला किस रोग से पीड़ित है?**
(a) गर्भाशय में रुधिर का अनियमित स्राव
(b) जेनाइटल प्रौलेप्स
(c) रेक्टो-वेजाइनल फिस्टुला
(d) सर्विकल कैंसर

35. **निम्न में से कौन-सा कारक जेनाइटल प्रौलेप्स** (Genital prolapse) **के उपार्जित प्रिडिस्पोजिंग कारक के** (Acquired predisposing factors) **में शामिल नहीं है?**
(a) प्रसव के दौरान सहायक संरचना (Supporting structures) में चोट लगना
(b) सहायक संरचना (Supporting structures) की जन्मजात कमजोरी
(c) सहायक संरचना (Supporting structures) का सब-इन्वॉलुशन (Subinvolution)
(d) गर्भाशय के वजन का बढ़ जाना

36. **जेनाइटल प्रौलेप्स** (Genital prolapse) **के लक्षणों में शामिल है**
(a) मूत्र त्यागने में परेशानी होना (b) पीठ दर्द
(c) मल त्यागने में परेशानी होना (d) ये सभी

37. **गर्भाशयी प्रौलेप्स** (Uterine prolapse) **का प्रकार जिसमें बाहरी ऑस योनि इन्ट्रोइटस** (Vaginal introitus) **के बाहर निकल जाता है, परन्तु गर्भाशय की बॉडी** (Uterine body) **अभी भी योनि** (Vagina) **के अन्दर रहती है, कहलाता है**
(a) Ist डिग्री (b) IInd डिग्री
(c) IIIrd डिग्री (d) IVth डिग्री

38. **अण्डाशय** (Ovary) **की सूजन** (Inflammation) **कहलाती है**
(a) ओफोराइटिस (Oophoritis)
(b) हाईड्रोसील (Hydrocele)
(c) सल्पिंगिटिस (Salpingitis)
(d) ऊफेरेक्टोमी (Oopherectomy)

39. **सेनील वेजाइनाइटिस** (Senile vaginitis) **का सामान्य कारण है**
(a) FSH स्तर का बढ़ जाना (b) एस्ट्रोजन की कमी
(c) कुपोषण (d) एण्ड्रोजन स्तर का बढ़ना

40. **ओमफालिटिस** (Omphalitis) **के कारण किस बीमारी का खतरा बढ़ जाता है?**
(a) HIV संक्रमण (b) हिपेटाइटिस
(c) मम्प्स (d) टिटेनस

41. **पेल्विक इनफ्लेमेटोरी रोग** (Pelvic inflammatory disease) **के लक्षणों में शामिल है**
(a) निचले उदर में दर्द
(b) बुखार
(c) अनियमित एवं अत्यधिक वेजाइनल रुधिरस्राव (Vaginal bleeding)
(d) उपरोक्त सभी

42. **गर्भाशय इनर्सिया** (Uterine inertia) **है**
(a) गर्भाशय (Uterus) का विकार
(b) अव्यवस्थित गर्भाशयी संकुचन (Disordered uterine contraction)
(c) गर्भाशय की आंतरिक गति
(d) गर्भाशय (Uterus) का अनुपस्थित होना

43. **सर्वाइकल डिस्टोकिया** (Cervical dystocia) **का कारण है**
(a) अपर्याप्त गर्भाशयी संकुचन
(b) मालप्रेसेंटेशन (Malpresentation)
(c) सर्विक्स का फटना (Spasm)
(d) उपरोक्त सभी

44. **ट्रोफोब्लास्टिक ट्यूमर मार्कर** (Trophoblastic tumour marker) **है**
(a) hCG
(b) शल्की (Squamous) कोशिका का कार्सिनोमा
(c) AFP
(d) लैक्टिक डीहाइड्रोजिनेज

45. **सर्वाइकल कैंसर** (Cervical cancer) **का ट्यूमर मार्कर** (Tumour marker) **है**
(a) hCG
(b) CA125
(c) AFP
(d) लैक्टिक डीहाइड्रोजिनेज (Lactic dehydrogenase)

46. **निम्न में से कौन-सा सर्वाइकल कैंसर** (Cervical cancer) **की प्राथमिक रोकथाम में शामिल नहीं है?**
(a) शादी की उम्र बढ़ाना
(b) कम उम्र में सम्भोग के दौरान कण्डोम का प्रयोग करना
(c) रेडियोथैरेपी
(d) यौन संचारित रोग (Sexually transmitted disease) का प्रभावी उपचार

47. **निम्न में से कौन-सी महिला सर्वाइकल कैंसर** (Cervical cancer) **हेतु उच्च खतरे** (High risk) **की श्रेणी में आती है?**
(a) कम उम्र में सम्भोग कर लेने वाली महिला
(b) कम उम्र में गर्भवती होना
(c) कम अन्तराल से जल्दी-जल्दी बच्चों को जन्म देना
(d) उपरोक्त सभी

48. **निम्न में से महिलाओं में होने वाला सबसे सामान्य बिनाइन ठोस ट्यूमर** (Benign solid tumour) **है**
(a) गर्भाशयी फाइब्रॉइड (b) वेजाइनल सिस्ट
(c) सर्वाइकल सिस्ट (d) सर्वाइकल कैंसर

49. **सर्वाइकल कैंसर** (Cervical cancer) **की स्टेजिंग** (Staging) **प्राथमिक तौर पर किस पर आधारित है?**
(a) लक्षणों की गम्भीरता पर (b) महिला की आयु पर
(c) क्लीनिकल परीक्षण पर (d) उपरोक्त सभी

50. **स्टेज** 1 **सर्वाइकल कैंसर** (Stage 1 cervical cancer) **में**
(a) कार्सिनोमा सर्विक्स तक ही सीमित रहता है
(b) कार्सिनोमा सर्विक्स से आगे फैल जाता है, परन्तु पेल्विक फ्लोर (Pelvic floor) तक नहीं पहुँच पाता है
(c) कार्सिनोमा वास्तविक पेल्विस से भी आगे तक फैल जाता है
(d) कार्सिनोमा में *इन सीटू* (*In situ*) वाली अवस्था पाई जाती है

51. **स्टेज** 2 **सर्वाइकल कैंसर** (Stage 2 cervical cancer) **में**
(a) कार्सिनोमा सर्विक्स तक ही सीमित रहता है
(b) कार्सिनोमा सर्विक्स से आगे फैल जाता है, परन्तु पेल्विक फ्लोर (Pelvic floor) तक नहीं पहुँच पाता
(c) कार्सिनोमा वास्तविक पेल्विस से भी आगे तक फैल जाता है
(d) कार्सिनोमा में *इन सीटू* (*In situ*) वाली अवस्था पाई जाती है

52. **लोंग स्ट्रेट हिमोस्टेटिक फारसैप्स का कार्य है**
(a) सर्विक्स को डायलेट करना
(b) सर्विक्स से पदार्थ इकट्ठा करना
(c) हिस्टेरेक्टोमी के दौरान क्लैम्प के रूप में
(d) सर्विक्स के अगले सिरे को पकड़ने के लिए

53. **यूटेराइन क्यूरेट का उपयोग किया जाता है**
(a) सर्विक्स के अगले सिरे को पकड़ने के लिए
(b) सर्विक्स को फैलाने के लिए
(c) हिस्टेरेक्टोमी के दौरान
(d) D & C ऑपरेशन के दौरान

54. **उदरीय एवं पेल्विक सर्जरी के दौरान उदरीय भित्ति को रिट्रैक्ट करने के लिए प्रयुक्त यन्त्र है**
(a) डीवर्स उदरीय रिट्रैक्टर
(b) यूटेराइन क्यूरेट
(c) सर्वाइकल डायलेटर
(d) डॉयेन उदरीय रिट्रैक्टर

55. **सर्जिकल प्रक्रिया द्वारा अण्डाशय** (Ovary) **को हटा देना कहलाता है**
(a) ऊफोरेक्टोमी (Oophorectomy)
(b) ओफोरिटिस (Oophoritis)
(c) साल्पिंगेक्टोमी (Salpingectomy)
(d) हिस्टेरेक्टोमी (Hysterectomy)

56. **डाइलेशन** (Dilatation) **तथा इवेक्यूएशन** (Evacuation) (D & E) **से आप क्या समझते हैं?**
(a) पहले सर्विक्स का डाइलेशन (Dilatation) फिर सर्विक्स का इवेक्यूएशन (Evacuation)
(b) पहले योनि या वेजाइना का डायलेशन (Dilatation) फिर सर्विक्स का इवेक्यूएशन (Evacuation)
(c) पहले सर्विक्स का डायलेशन (Dilatation) फिर गर्भाशयी गुहा (Uterine cavity) से गर्भधारण (Conception) के उत्पादों का इवेक्यूएशन (Evacuation)
(d) पहले सर्विक्स का गर्भधारण (Dilatation) फिर फैलोपियन नलिका से गर्भधारण (Conception) के उत्पादों का इवेक्यूएशन (Evacuation)

57. D & E **की जटिलता** (Complication) **है**
(a) अत्यधिक रुधिरस्राव
(b) सेप्सिस (Sepsis)
(c) परफोरेसन (Perforation)
(d) उपरोक्त सभी

58. **सल्पिंगेक्टोमी का अर्थ है**
(a) शल्य क्रिया द्वारा सर्विक्स को निकालना
(b) शल्य क्रिया द्वारा फैलोपियन नलिका को निकालना
(c) गर्भाशयी के सड़े हुए भागों को निकालना
(d) गर्भाशय, सर्विक्स एवं फैलोपियन नलिका को निकालना

बंध्यता एवं सहायक जनन प्रौद्योगिकी

59. **एक दम्पति बंध्य हो सकते हैं**
(a) शारीरिक विकार के कारण
(b) जन्मजात विकार के कारण
(c) मानसिक विकार के कारण
(d) उपरोक्त सभी

60. **अस्थानिक सगर्भता** (Ectopic pregnancies) **सम्बन्धित है**
(a) आनुवंशिक असामान्यता के साथ सगर्भता का समापन
(b) भ्रूण का गर्भाशय के स्थान पर अन्य जगह अन्तःरोपण (Implantation)
(c) खराब भ्रूण का गर्भाशय में अन्तःरोपण
(d) हॉर्मोन असन्तुलन के कारण सगर्भता का समापन

61. **प्रजनन के सम्बन्ध में** ART **का पूरा नाम है**
(a) Artificial Reproductive Technology
(b) Antiretroviral Therapy
(c) Assisted Reproductive Technology
(d) Assisted Reproductive Transfer

62. **सहायक जनन प्रौद्योगिकी है**
(a) IVF (b) ICSI व IUT
(c) ZIFT व IVF (d) ये सभी

63. ICSI **का पूरा नाम है**
(a) In Cytoplasmic Sperm Insemination
(b) Intra Cytoplasmic Sperm Insemination
(c) *In vitro* Cytoplasmic Sperm Insemination
(d) Internal Cytoplasmic Supra Insemination

64. **शुक्राणु को प्रत्यक्ष रूप से अण्डे में प्रवेश करने की तकनीक को क्या कहते हैं?**
(a) IUT (b) ICSI (c) GIFT (d) ZIFT

65. IUI **का अर्थ है**
(a) Intra Uterine Insemination
(b) Inter Uterine Insemination
(c) In Uterine Insemination
(d) Inner Uterine Insemination

66. **निम्न में से कौन-सी विधि उपयोग में ली जाती है, जब पुरुष सहयोगी कम शुक्राणु संख्या के कारण स्त्री सहयोगी को गर्भाधान कराने में असक्षम होता है?**
(a) AI (b) IUI
(c) दोनों (a) तथा (b) (d) इनमें से कोई नहीं

67. **फैलोपियन नलिका में सीधे ही दाता अण्डाणु प्रवेश कराने की तकनीकी है**
(a) MTS (b) ET
(c) GIFT (d) POST

34. (b)	*35.* (b)	*36.* (d)	*37.* (b)	*38.* (c)	*39.* (b)	*40.* (d)	*41.* (d)	*42.* (b)	*43.* (d)
44. (a)	*45.* (b)	*46.* (c)	*47.* (d)	*48.* (d)	*49.* (c)	*50.* (a)	*51.* (b)	*52.* (c)	*53.* (d)
54. (d)	*55.* (a)	*56.* (c)	*57.* (d)	*58.* (b)	*59.* (d)	*60.* (b)	*61.* (c)	*62.* (d)	*63.* (b)
64. (b)	*65.* (a)	*66.* (c)	*67.* (c)						

68. **शिशुविहीन दम्पति को एक तकनीक, GIFT के द्वारा एक बच्चा होने में मदद की जाती है। इस तकनीक का पूरा नाम है**
(a) Gamete *In vitro* Fertilisation Technique
(b) Gamete Intra Fallopian Transfer
(c) Gamete Intrafertilisation Technique
(d) Gamete Inter Fallopian Transfer

69. **GIFT के लिए असत्य क्या है?**
(a) यह युग्मक का फैलोपियन नलिका में स्थानान्तरण है
(b) इसमें अण्डाणु को फैलोपियन नलिका के भीतर स्थानान्तरित किया जाता है
(c) इसमें जाइगोट को फैलोपियन नलिका के भीतर स्थानान्तरित किया जाता है
(d) जब ग्राही बाँझ (Infertile) हो, तब उपयोग में लिया जाता है

70. **परखनली शिशु का अर्थ क्या है?**
(a) निषेचन एवं परिवर्धन दोनों गर्भाशय में
(b) परखनली में शिशु का विकास
(c) *पात्रे* निषेचित भ्रूण को गर्भाशय में रोपित करना
(d) निषेचन एवं परखनली में भ्रूण का परिवर्धन

71. **सहायक जनन प्रौद्योगिकी (ART) की *अन्तःपात्रे* निषेचन (IVF) विधि में स्थानान्तरण सम्मिलित है**
(a) अण्डाणु का फैलोपियन नलिका में
(b) जाइगोट का फैलोपियन नलिका में
(c) जाइगोट का गर्भाशय में
(d) 16 ब्लास्टोमीयर्स वाले भ्रूण का फैलोपियन नलिका में

72. **IVF, जिसमें 8 ब्लास्टोमीयर्स के प्राक्भ्रूण (Early embryo) को फैलोपियन नलिका में स्थानान्तरित किया जाता है**
(a) ZIFT (b) GIFT
(c) ICSI (d) IUI

73. **निम्न में से किस एक तकनीक को परखनली शिशु कार्यक्रम में उपयोग किया जाता हैं?**
(a) अन्तःजीवद्रव्यी शुक्राणु निर्वेशन (ICSI)
(b) अन्तःगर्भाशयी वीर्य सेचन (IUI)
(c) युग्मक का फैलोपियन नलिका में स्थानान्तरण (GIFT)
(d) जाइगोट का फैलोपियन नलिका में स्थानान्तरण (ZIFT)

74. **ZIFT के बारे में असत्य कथन है**
(a) जाइगोट का फैलोपियन नलिका में स्थानान्तरण
(b) IVF का प्रकार
(c) 8 से अधिक ब्लास्टोमीयर्स वाले भ्रूण को उपयोग में लाया जाता है
(d) 8 ब्लास्टोमीयर्स तक के भ्रूण का उपयोग किया जाता है

75. **ZIFT तथा IUT के मध्य अन्तर है**
(a) प्रक्रिया स्थल में
(b) शुक्राणुओं की संख्या में
(c) युग्मक कोशिकाओं की संख्या में
(d) IVF की आवश्यकता में

76. ***अन्तः पात्रे* निषेचन (IVF) के कारण बने 16 से अधिक ब्लास्टोमीयर्स वाले भ्रूण (Embryo) को स्थानान्तरित किया जाता है**
(a) गर्भाशय में (b) फैलोपियन नलिका में
(c) फिम्ब्री में (d) गर्भाशय ग्रीवा में

77. **IVF, जिसमें 8 ब्लास्टोमीयर्स से अधिक वाले जाइगोट को स्त्री के शरीर में स्थानान्तरित किया जाता है, कहलाता है**
(a) IUT (b) GIFT
(c) ZIFT (d) ICSI

78. **IUT का अर्थ है**
(a) Intra Uterine Transfusion (b) Intra Uterine Transfer
(c) Inter Uterine Transfer (d) *In Vitro* Uterine Transfer

परिवार नियोजन

79. **सही विकल्प चुनिए, जिसके अन्तर्गत बढ़ रही जनसंख्या के नियन्त्रण के लिए सरकार द्वारा लागू किए गए चरण आते हैं**
(a) गर्भनिरोधकों के मूल्य में वृद्धि करना ताकि ये सभी के लिए उपलब्ध हो सके
(b) छोटे परिवार के लाभ का विज्ञापन करना, नारे, जैसे–'हम दो हमारे दो', इत्यादि
(c) शादी करने की उम्र को बढ़ाना, स्त्रियों की 18 वर्ष, पुरुषों की 21 वर्ष
(d) दोनों (b) तथा (c)

80. **एक आदर्श गर्भनिरोधक को होना चाहिए**
(a) उपयोग में सुलभ
(b) प्रतिवर्ती
(c) दोनों (a) तथा (b)
(d) लैंगिक वासना को बढ़ाने वाला

81. **गर्भनिरोधक विधियाँ उपयोग में लाई जाती है**
(a) शुक्राणुनाशक क्रिया को बढ़ाने के
(b) निषेचन को रोकने के
(c) मृत्यु-दर को कम करने के
(d) मृत्यु-दर को बढ़ाने के

82. **आवधिक संयम (Periodic abstinence) के दिन हैं**
(a) महावारी के 10-11 दिन
(b) महावारी के 10-17 दिन
(c) महावारी के 17-20 दिन
(d) महावारी के 20-28 दिन

83. **आवधिक संयम (Periodic abstinence) में मैथुन से बचा जाता है**
(a) पुटकीय प्रावस्था (Follicular stage) में
(b) अण्डोत्सर्ग प्रावस्था (Ovulation stage) में
(c) महावारी स्राव प्रावस्था (Menstrual stage) में
(d) इनमें से कोई नहीं

84. **बाह्य स्खलन प्राकृतिक गर्भनिरोधन का सम्बन्ध विच्छेदन प्रक्रम है, जो सम्मिलित करता है**
(a) स्खलन से पूर्व शिश्न को निकालना
(b) स्खलन के बाद शिश्न को निकालना
(c) अण्डोत्सर्ग के दौरान मैथुन करना
(d) अण्डोत्सर्ग के दौरान मैथुन नहीं करना

85. **स्तनपान एमेनोरिया (Lactational amenorrhoea) है**
(a) वयस्क आयु में मासिक धर्म की अनुपस्थिति
(b) बड़ी आयु में मासिक धर्म की अनुपस्थिति
(c) दुग्धस्राव के दौरान मासिक धर्म की अनुपस्थिति
(d) गर्भावस्था के दौरान मासिक धर्म की अनुपस्थिति

86. **कण्डोम एवं फेमीडोम (स्त्री कण्डोम) पतली/महीन रबर/लैटेक्स आवरण से बने होते हैं, जो आवरित करने/ढकने के उपयोग में लिए जाते हैं**

(a) नर में शिश्न को (b) मादा में गर्भाशय की ग्रीवा को
(c) दोनों (a) तथा (b) (d) इनमें से कोई नहीं

87. **डायाफ्राम, गर्भाशय ग्रीवा टोपी हैं**

(a) अनुपयोगी (b) केवल स्त्री के लिए
(c) केवल पुरुष के लिए (d) इनमें से कोई नहीं

88. **कण्डोम, डायाफ्राम, गर्भाशय ग्रीवा टोपी तथा वॉल्ट के साथ-साथ शुक्राणुनाशक क्रीमों का उपयोग किया जाता है**

(a) स्नेहन हेतु
(b) रोगाणुओं को मारने हेतु
(c) गर्भनिरोधक की प्रभावकारिता बढ़ाने हेतु
(d) उपरोक्त में से कोई नहीं

89. **IUD का अर्थ है**

(a) Internal Uterus Dysfunction
(b) Intra Uterine Device
(c) *In vitro* Uterine Device
(d) Intra urinary Dysfunction

90. **कौन-सी IUD गर्भाशय में शुक्राणुओं के भक्षकाणु (Phagocytosis) क्रिया को बढ़ाती हैं?**

(a) गैर-औषधीय/औषधिरहित IUD
(b) ताँबा मोचक IUD
(c) दोनों (a) तथा (b)
(d) हॉर्मोन मोचक IUD

91. **औषधिरहित IUD का उदाहरण है**

(a) कॉपर-T (b) कॉपर-T-200
(c) मल्टीलोड-375 (d) लिप्पस लूप

92. **निम्न में से हॉर्मोन मोचित करने वाली IUD है**

(a) कॉपर-T (b) LNG-20 (c) राहेली (d) डायाफ्राम

93. **ताँबा मोचक IUD का उपयोग किसको सन्दमित करने के लिए किया जाता है?**

(a) अण्ड की सक्रियता (b) गर्भाशय की सक्रियता
(c) शुक्राणुओं की गतिशीलता (d) अण्ड की गतिशीलता

94. **ताँबा मोचक IUD के/का उदाहरण है**

(a) कॉपर-T (b) कॉपर-T-200
(c) मल्टीलोड-375 (d) ये सभी

95. **IUD गर्भनिरोधन में, शुक्राणु गतिशीलता कम हो जाती है**

(a) Cu आयन्स के द्वारा (b) Fe आयन्स के द्वारा
(c) Zn आयन्स के द्वारा (d) Se आयन्स के द्वारा

96. **औषधीय अन्तर्गर्भाशयी डिवाइस (Medicated intrauterine devices) किस पीढ़ी (Generation) की IUDs में शामिल की जाती है?**

(a) तीसरी पीढ़ी की IUDs (b) चौथी पीढ़ी की IUDs
(c) द्वितीय पीढ़ी की IUDs (d) प्रथम पीढ़ी की IUDs

97. **मुखीय गर्भनिरोधक गोली (Tablet) में किस हॉर्मोन का संयोजन होता है?**

(a) प्रोजेस्टेरॉन (b) एस्ट्रोजन
(c) दोनों (a) तथा (b) (d) एण्ड्रोजन्स

98. **मुखीय गर्भनिरोधक...*A*.... को रोकती हैं, इसके साथ-साथ शुक्राणुओं के प्रवेश को रोकने के लिए गर्भाशय ग्रीवा ....*B*...की गुणवत्ता को बदल देती है।**

(a) *A*–अण्डोत्सर्ग, *B*–श्लेष्मा
(b) *A*–अण्डजनन, *B*–संरचना
(c) *A*–अण्डजनन, *B*–केन्द्रक
(d) *A*–शुक्राणुजनन, *B*–श्लेष्मा

99. **गोलियाँ रोजाना .....*A*...दिनों के लिए ली जानी चाहिए। इन्हें माहवारी के प्रथम दिन से ही शुरु कर देनी चाहिए। ....*B*....दिनों के अन्तराल के पश्चात्, इसे समान क्रम में दोहराया जाना चाहिए।**

(a) *A*–27, *B*–1 (b) *A*–21, *B*–7
(c) *A*–22, *B*–5 (d) *A*–24, *B*–4

100. **आपातकालीन गर्भनिरोधक औषधि असुरक्षित (Unprotected) यौन सम्बन्धों के पश्चात् कितने समय के भीतर उपयोग में लाई जानी चाहिए?**

(a) 72 घण्टे (b) 48 घण्टे
(c) 24 घण्टे (d) 96 घण्टे

101. **इंजेक्शन (Injections) तथा इंप्लांट (Implants) (प्रोजेस्टेरॉन या प्रोजेस्टेरॉन-एस्ट्रोजन संयोजन) स्त्रियों द्वारा निम्न में से किसके नीचे उपयोग किया जाता है?**

(a) कोहनी के ऊपर आन्तरिक भुजा की त्वचा
(b) योनि या वेजाइना
(c) उदर की ऊपरी त्वचा
(d) गर्भाशय ग्रीवा

102. **मुखीय गर्भनिरोधक तथा हॉर्मोनल अन्तःरोपण में क्या अन्तर है?**

(a) इनके अन्तःरोपण के स्थान में भिन्न होते हैं
(b) इनके कार्य के समय में भिन्नता होती हैं
(c) दोनों (a) तथा (b)
(d) उपरोक्त में से कोई नहीं

103. **निम्न में से कौन-सी जन्म नियन्त्रण विधि को सबसे सुरक्षित समझा जा सकता है?**

(a) लय विधि (Rhythm method)
(b) भौतिक अवरोध का उपयोग
(c) अनचाही सगर्भता का समापन
(d) नसबंदी (Sterilisation)

104. **ट्यूबेक्टोमी (Tubectomy) नसबन्दी की एक विधि है, जिसमें**

(a) फैलोपियन नलिका के छोटे भाग को हटा दिया जाता है या बाँध दिया जाता है
(b) अण्डाशय को शल्यक्रिया द्वारा हटा दिया जाता है
(c) शुक्रवाहक के छोटे भाग को हटा दिया जाता है या बाँध दिया जाता है
(d) गर्भाशय को शल्यक्रिया द्वारा हटा दिया जाता है

---

68. (b)	*69.* (c)	*70.* (c)	*71.* (b)	*72.* (a)	*73.* (d)	*74.* (c)	*75.* (a)	*76.* (a)	*77.* (a)
78. (a)	*79.* (d)	*80.* (c)	*81.* (b)	*82.* (b)	*83.* (b)	*84.* (a)	*85.* (c)	*86.* (c)	*87.* (b)
88. (c)	*89.* (b)	*90.* (c)	*91.* (d)	*92.* (b)	*93.* (c)	*94.* (d)	*95.* (a)	*96.* (a)	*97.* (c)
98. (a)	*99.* (b)	*100* (a)	*101.* (a)	*102.* (c)	*103.* (d)	*104.* (a)			

105. **निम्न में से कौन-सी पद्धति गर्भनिरोधक की स्पष्ट प्रक्रिया को प्रदर्शित नहीं करती है?**
(a) अन्तःगर्भाशयी युक्ति–शुक्राणुओं के भक्षण की क्रिया को बढ़ाती है, शुक्राणुओं की गतिशीलता तथा शुक्राणुओं की निषेचन क्षमता को कम करती है
(b) हॉर्मोनल गर्भनिरोधक–शुक्राणुओं के प्रवेश को रोकती है, अण्डोत्सर्ग तथा निषेचन को रोकती है
(c) वैसेक्टोमी शुक्रजनन को रोकती है
(d) अवरोध विधि–निषेचन को रोकती है

106. **निम्न में से कौन-सा कथन वैसेक्टोमी के लिए गलत है?**
(a) वीर्य/शुक्रीय तरल में शुक्राणु का नहीं पाया जाना
(b) एपिडिडाइमिस में शुक्राणु का नहीं पाया जाना
(c) शुक्रवाहक को काटा तथा बाँधा जाता है
(d) अपरिवर्तनीय बंध्यता

107. **सहायक जनन तकनीक** (Assisted reproductive technology) **के स्वास्थ्य खतरों में शामिल है**
(a) मल्टीपल प्रेगनेंसी (Multiple pregnancy)
(b) एक्टोपिक प्रेगनेंसी (Ectopic pregnancy)
(c) मानसिक तनाव (Psychological stress)
(d) उपरोक्त सभी

108. **दो बच्चों के मध्य अन्तर करने का क्या कारण है?**
(a) माता के शरीर में पोषण तत्वों की पुनः आपूर्त्ति के लिए
(b) पहले बच्चे के बेहतर पालन पोषण के लिए
(c) नवजात शिशु के बेहतर स्वास्थ्य के लिए
(d) उपरोक्त सभी

109. WHO **के अनुसार, दो बच्चों के मध्य अन्तर होना चाहिए**
(a) 1½ वर्ष का (b) 2 वर्ष का (c) $2\frac{1}{2}$ वर्ष का (d) 3 वर्ष का

110. **दो बच्चों में** 3 **वर्ष का अन्तर रखने वाली महिला के लिए उपयुक्त गर्भनिरोधक उपाय है**
(a) IUDs (b) गोलियाँ (Pills)
(c) कण्डोम (d) ये सभी

गर्भावस्था की चिकित्सकीय समाप्ति एवं यौन संचारित रोग

111. MTP **का अर्थ है**
(a) Medical Termination of Progeny
(b) Medical Termination of Pregnancy
(c) Mutual Termination of Pregnancy
(d) Mutual Termination of Progeny

112. **सगर्भता की किस प्रावस्था के दौरान** MTP **सुरक्षित है?**
(a) प्रथम तिमाही (b) द्वितीय तिमाही
(c) द्वितीय तिमाही (d) चतुर्थ तिमाही

113. **सगर्भता पर काबू पाने के लिए** MTP **सहायता करती है, जो परिणामस्वरूप उत्पन्न होती है**
(a) बलात्कार से
(b) असुरक्षित मैथुन के कारण
(c) गर्भनिरोधक के असफल होने पर
(d) उपरोक्त सभी

114. MTP **चिकित्सकीय गर्भावस्था समापन निम्न में से किस विधि द्वारा किया जाता है?**
(a) मेडिकल
(b) सर्जिकल
(c) प्राकृतिक
(d) दोनों (a) व (b)

115. **निम्न कथन** MTP **से सम्बन्धित दिए गए हैं**
I. MTP **की सलाह सामान्यतया प्रथम तिमाही के दौरान दी जाती है।**
II. MTP **का उपयोग एक गर्भनिरोधक के रूप में किया जाता है।**
III MTP **में सदैव शल्यक्रिया होती है।**
IV. MTP **में प्रशिक्षित चिकित्सकीय कर्मचारियों की सहायता की आवश्यकता होती है।**

सही विकल्प चुनिए।
(a) I तथा III (b) II तथा III
(c) I तथा IV (d) I तथा II

116. **शब्द** STD **का विस्तृत रूप है**
(a) Sexual Transmitted Disorder
(b) Sexually Transmitted Diseases
(c) Steroid Treatment Direct
(d) Steroid Transmission Disorder

117. I. **यह रोग बैक्टीरिया *ट्रिपोनेमा पैलिडम* द्वारा होता है।**
II. **गर्भ स्त्रियों में भ्रूण हेतु घातक रोग है।**
III. **उपचार हेतु ट्रेटासाइक्लिन व पेनिसिलिन दवाओं का प्रयोग होता है।**

उपरोक्त कथनों से सम्बन्धित रोग है
(a) *क्लैमाइडिया* (b) सुजाक
(c) उपदंश (d) ट्राइकोमोनसता

118. **उपदंश नामक रोग के लक्षण है**
(a) ज्वर, लसिका गाँठों में सूजन
(b) त्वचा पर चेचक के समान उभार
(c) रुधिर परिसंचरण व तन्त्रिका तन्त्र में गिल्टियों का निर्माण
(d) उपरोक्त सभी

119. **सुजाक स्त्री तथा पुरुषों में होने वाला यौन संचारित रोग है इसका कारक है**
(a) *निसेरिया गोनोरी* (b) *ट्रिपोनेमा पैलिडम*
(c) बैक्टीरिया एवं वायरस (d) केवल वायरस

120. **बैक्टीरिया द्वारा फैलने वाले यौन संचारित रोग है**
(a) सुजाक व उपदंश
(b) *क्लैमाइडिया* तथा ट्राइकोमोनिएसिस
(c) जननांग मस्सा तथा *क्लैमाइडिया*
(d) सुजाक एवं जननांग मस्सा

121. **निम्न में से कौन-सा रोग एक** STD **हैं?**
I. हिपेटाइटिस-B II. HIV
III जेनाइटल हर्पीज IV सिफलिस

सही विकल्प है
(a) I तथा II (b) II, III तथा IV
(c) I तथा III (d) I, II, III तथा IV

122. **अधिकांश STDs प्रारम्भिक लक्षण है**

I. **खुजली** (Itching) II. **द्रव स्राव** (Fluid discharge)
III. **हल्का दर्द** (Slight pain) IV. **सूजन** (Swelling)

सही विकल्प है

(a) I, II तथा IV (b) I, III तथा II
(c) I, IV तथा III (d) I, II, III तथा IV

123. **STDs के बाद में होने वाली जटिलताएँ हैं**

I. **श्रोणि सूजन रोग** II. **गर्भपात**
III. **मृतशिशु जन्म** IV. **अस्थानिक सगर्भता**
V. **बंध्यता** VI. **कैंसर**

सही विकल्प चुनिए।

(a) I, II, III, IV तथा V (b) I, II, III, V तथा VI
(c) I, III, IV, V तथा VI (d) ये सभी

124. **ट्राइकोमोनिएसिस रोग का कारक हैं**

(a) कवक (b) वायरस (c) बैक्टीरिया (d) प्रोटोजोआ

125. **बैक्टीरिया *क्लैमाइडिया ट्राइकोमेटिस* रोग कारक है**

(a) *क्लैमाइडिया* (b) उपदंश
(c) सुजाक (d) ट्राइकोमोनिएसिस

126. **बैक्टीरिया *क्लैमाइडिया ट्राइकोमेटिस* से होने वाले संक्रमण के सन्दर्भ में सत्य कथन छाँटिए।**

(a) नर में यूरेथ्राइटिस तथा एपिडिडाइमिटिस रोग होता है
(b) स्त्रियों में सर्विसाइटिस रोग होता है
(c) उपचार हेतु ट्रेटासाइक्लिन व डीऑक्सीसाइक्लिन उपयोगी दवाएँ हैं
(d) उपरोक्त सभी

127. **वायरस द्वारा संचारित यौन रोग है**

(a) जननांग हर्पीज (b) जननांग मस्सा
(c) हिपेटाइटिस (d) ये सभी

128. **निम्न में से किस यौन संचारित रोग में एसाइक्लोविर नामक दवा उपयोगी सिद्ध हुई है?**

(a) जननांगों में मस्सा (b) ट्राइकोमोनसता
(c) जेनाइटल हर्पीज (d) सुजाक

129. **निम्न में से कौन-सी STDs उपचार योग्य** (Curable) **हैं?**

(a) *क्लैमाइडिया* (b) सिफलिस
(c) एड्स (d) दोनों (a) तथा (b)

130. **गर्भावस्था में माँ को कौन-सी यौन संचारित रोग** (Sexually Transmitted Disease) **होने से जन्म के बाद बच्चे में बहरापन** (Deafness) **तथा पागलपन** (Mental retardation) **हो सकता है?**

(a) गोनोरिया (b) सिफलिस
(c) क्लैमाइडियल संक्रमण (d) स्टेफाइलोकोकल संक्रमण

131. **गर्भावस्था के दौरान वेजाइनाइटिस** (Vaginitis) **का सबसे प्रमुख कारण है**

(a) ट्राइकोमोनिएसिस (Trichomoniasis)
(b) मोनिलियासिस (Moniliasis)
(c) एट्रोपिक वेजाइना (Atropic vagina)
(d) स्ट्रेप्टोकोकाई (Streptococci)

132. **मोनिलिएसिस** (Moniliasis) **के लिए जिम्मेदार जीव है**

(a) *कैन्डिडा एल्बिकैन्स (Candida albicans)*
(b) *टिनिया क्रूरिस (Tinea cruris)*
(c) *स्टेफाइलोकोकस ऑरियस (Staphylococcus aureus)*
(d) *गोनोकोकाई (Gonococci)*

133. **वेजाइनल ट्रायकोमोनिएसिस** (Vaginal trichomoniasis) **का सबसे सामान्य एवं प्रभावी उपचार है**

(a) सेफिक्सिम (Cefixime)
(b) मोखिक गर्भनिरोधक औषधि का उपयोग (Use of oral contraceptives)
(c) मैट्रोनिडाजोल (Metronidazole)
(d) जेंटामाइसिन (Gentamycin)

134. **लिम्फोग्रेन्यूलोमा वेनेरियम** (Lymphogranuloma venereum) **नामक यौन संचारित रोग** (Sexually transmitted disease) **का कारण है**

(a) *ट्रिपोनेमा पैलिडम (Traponema pallidum)*
(b) *क्लैमाइडिया ट्रेकोमेटिस (Chlamydia trachomatis)*
(c) *हीमोफिलस डुक्रेई (Hemophilus ducreyi)*
(d) *हीमोफिलस वैजिनेलिस (Hemophilus vaginalis)*

135. **निम्न में से कौन-सा कथन असत्य है?**

(a) HIV संक्रमण (Transmission) की दर पुरुषों से महिलाओं में ज्यादा है
(b) स्तनपान के द्वारा भी HIV का संक्रमण (Transmission) हो सकता है
(c) संक्रमित माता से उसके नवजात में HIV संक्रमण (Transmission) होने की सम्भावना लगभग 14-25% होती है
(d) HIV संक्रमण (Transmission) की दर महिलाओं से पुरुषों में, पुरुषों से महिलाओं की तुलना में ज्यादा है

136. **STDs की घटनाएँ किस आयु वर्ग के लोगों में सबसे अधिक होती हैं**

(a) 15-35 वर्ष (b) 15-30 वर्ष
(c) 15-24 वर्ष (d) 15-45 वर्ष

किशोर स्वास्थ्य

137. **रजोदर्शन किस उम्र में आरम्भ हो जाता है?**

(a) 8-10 वर्ष
(b) 13-15 वर्ष
(c) 17-19 वर्ष
(d) 19-21 वर्ष

138. **गर्भावस्था के दौरान महिलाओं में औसतन वजन वृद्धि होती है।**

(a) 6-8 kg
(b) 8-10 kg
(c) 10-12 kg
(d) 18-22 kg

139. **जनन स्वास्थ्य, स्वस्थ होना है**

(a) शारीरिक रूप से
(b) भावनात्मक तथा व्यवहारात्मक रूप से
(c) सामाजिक रूप से
(d) उपरोक्त सभी

140. नीचे दिए गए कथनों में से गलत कथन का चयन कीजिए।

(a) RCH कार्यक्रमों ने लोगों में विभिन्न जनन सम्बन्धित पहलुओं के बारे में जागरुकता फैलाई है
(b) यौन संचारित रोगों से, लोगों को जनन यौवन अवस्था तथा सम्बन्धित बदलावों इत्यादि के बारे में सही शिक्षा देकर बचा जा सकता है
(c) अल्ट्रासाउण्ड को प्रतिबन्धित किया जा चुका है, क्योंकि यह गुणसूत्रीय अध्ययन के आधार पर भ्रूण के लिंग-निर्धारण के लिए काम में ली जाती थी
(d) उपरोक्त में से कोई नहीं

141. समाज के बेहतर प्रजनन स्वास्थ्य का संकेतक है

(a) STDs की बेहतर पहचान तथा निदान
(b) बेहतर चिकित्सकीय सुविधाएँ
(c) मातृ तथा नवजात मृत्यु दर में कमी
(d) उपरोक्त सभी

142. प्रजनन स्वास्थ्य के लिए WHO के कथन को चुनिए।

I. **सामान्य कार्यों के साथ स्वस्थ प्रजनन अंग**
II. **शारीरिक, भावनात्मक, व्यवहारात्मक तथा सामाजिक पहलुओं से स्वस्थ**
III. **सभी STDs से मुक्त**

सही विकल्प है

(a) I तथा II
(b) I तथा III
(c) II तथा III
(d) केवल II

143. भारत में किशोर आयु में गर्भावस्था का प्रमुख कारण है

(a) बाल विवाह
(b) गर्भनिरोधकों के प्रयोग में झिझक
(c) स्वास्थ्य सेवाओं में कमी
(d) उपरोक्त सभी

144. किशोरों में प्रसव की क्या समस्या होती है?

(a) रुधिर की कमी
(b) पेल्विस का पूर्णतया विकसित न होना
(c) मानसिक अपरिपक्वता
(d) उपरोक्त सभी

145. किशोर स्वास्थ्य में किशोर की प्रमुख समस्या क्या है?

(a) यौन शिक्षा का अभाव
(b) गर्भनिरोधक उपायों का अभाव
(c) STDs का संक्रमण
(d) गर्भधारण

146. अविवाहित किशोरियों में अनचाहे गर्भधारण के प्रति सामान्यतया कौन-सी प्रतिक्रिया होती है?

(a) गर्भपात के साधन तलाशना
(b) ANM/नर्स से सम्पर्क करना
(c) परिवार के सदस्यों से परामर्श करना
(d) उपरोक्त में से कोई नहीं

147. एम्नियोसेन्टेसिस (Amniocentesis) द्वारा जाँच की जाती है

(a) एम्नियोटिक तरल (Amniotic fluid) के द्वारा गुणसूत्री प्रतिरूप की
(b) विकासशील भ्रूण के कोरिओनिक तरल की
(c) शिशु जन्म के बाद गुणसूत्रीय प्रतिरूप की
(d) निषेचन से पहले गुणसूत्रीय प्रतिरूप की

105. (c)	106. (b)	107. (d)	108. (d)	109. (d)	110. (a)	111. (b)	112. (a)	113. (d)	114. (d)
115. (c)	116. (b)	117. (c)	118. (d)	119. (a)	120. (a)	121. (d)	122. (d)	123. (d)	124. (d)
125. (a)	126. (d)	127. (d)	128. (c)	129. (d)	130. (b)	131. (a)	132. (a)	133. (c)	134. (b)
135. (d)	136. (c)	137. (b)	138. (c)	139. (d)	140. (c)	141. (d)	142. (d)	143. (d)	144. (d)
145. (a)	146. (a)	147. (a)							

नर्सिंग एग्जाम गैलरी

1. जनसंख्या आकार को सीमित करने और जन्मों के बीच के अंतराल को नियन्त्रित करने का एकमात्र तरीका निम्न हैं *(MP NHM CHO 2021)*

(a) मातृ मृत्यु-दर को कम करना (Reducing maternal mortality)
(b) परिवार नियोजन (Family planning)
(c) स्वास्थ्य परामर्श (Health counselling)
(d) उपरोक्त सभी

2. हीमोग्लोबिन .... से कम होने पर एक महिला को गम्भीर एनीमिया होने का पता चलता है। *(MP NHM CHO 2021)*

(a) 7 gm/dL (b) 10 gm/dL
(c) 11gm/dL (d) 12 gm/dL

3. किशोर स्वास्थ्य कार्यक्रम के तहत प्राथमिकता वाले हस्तक्षेप है *(MP NHM CHO 2021)*

(a) आयरन और फोलिक एसिड अनुपूरण (Iron and folic acid supplementation)
(b) मासिक धर्म स्वच्छता (Menstrual hygiene)
(c) निवारक स्वास्थ्य जाँच (Preventive health check ups)
(d) उपरोक्त सभी

4. मासिक धर्म स्वच्छता योजना के तहत प्रमुख गतिविधियाँ हैं *(MP NHM CHO 2021)*

(a) सैनिटरी नैपकिन का सुरक्षित निपटान
(b) सैनिटरी नैपकिन का निकास और खरीद
(c) सैनिटरी नैपकिन का भण्डारण और वितरण
(d) उपरोक्त सभी

5. निम्नलिखित सभी प्राकृतिक परिवार नियोजन के तरीके हैं, सिवाय *(MP NHM CHO 2021)*

(a) सिम्प्टोथर्मिक विधि (Symptothermic method)
(b) ग्रीवा म्यूकस विधि (Cervical mucus method)
(c) बेसल शरीर तापमान की विधि (Basal body temperature method)
(d) कण्डोम का उपयोग (Use of condom)

6. हॉर्मोन जारी करते अंतर्गर्भाशयी उपकरणों का कार्यविधि है *(MP NHM CHO 2021)*

(a) अन्तःयोनि में कोशिकीय प्रतिक्रिया को बढ़ाता है
(b) ग्रीवा म्यूकस की चिपचिपाहट बढ़ाता है
(c) शुक्राणु की गतिशीलता और क्षमता बढ़ाता है
(d) प्रत्यारोपण के लिए अनुकूल वातावरण बनाता है

7. पहले त्रिमासिक गर्भपात को निम्नलिखित सभी तरीकों का उपयोग करके किया जाता है, सिवाय *(NHM Contractual Staff Nurse 2021)*

(a) मैनुअल वैक्यूम एस्पिरशन (Manual vacuum aspiration)
(b) सक्शन निकासी (Suction evacuation)
(c) फैलाव और निकासी (Dilatation and evacuation)
(d) हिस्टेरोटोमी (Hysterotomy)

8. सिफलिस निम्न के कारण होता है *(MP NHM Contractual Staff Nurse 2021)*

(a) *स्टेफाइलोकोकस (Staphylococcus)*
(b) *स्टेप्टोकोकस (Streptococcus)*
(c) *ट्रिपोनेमा पैलिडम (Treponema pallidum)*
(d) उपरोक्त में से कोई नहीं

9. मासिक धर्म के बीच योनि स्पॉटिंग या रुधिरस्राव को कहा जाता है *(NHM Contractual Staff Nurse 2021)*

(a) प्रागार्तव (Premenstrual syndrome)
(b) अत्यार्तव (Menorrhagia)
(c) रक्तप्रदर (Metrorrhagia)
(d) कष्टार्तव (Dysmenorrhea)

10. MTP अधिनियम के अनुसार, निम्नलिखित व्यवहार्यता के पूर्व गर्भावस्था को समाप्त करने के संकेत नहीं हैं *(NHM Contractual Staff Nurse 2021)*

(a) गंभीर हृदय रोग (Severe cardiac disease)
(b) गुणसूत्री असामान्यता (Chromosomal abrnomality)
(c) बलात्कार के कारण गर्भावस्था (Pregnancy due to rape)
(d) अनियोजित गर्भावस्था (Unplanned pregnancy)

11. असुरक्षित सम्भोग से गर्भधारण को रोकने के लिए बनाए गए अस्थायी या स्थायी उपायों को कहा जाता है *(NHM Contractual Staff Nurse 2021)*

(a) प्रजनन योजना (Fertility planning)
(b) गर्भनिरोध (Contraception)
(c) बाँझपन (Infertility)
(d) प्रजनन नियंत्रण (Fertility control)

12. डायाफ्राम या डच कैप का उपयोग करने के परिवार नियोजन उपाय को निम्न कहा जाता है *(UPNHM Staff Nurse 2021)*

(a) प्राकृतिक विधि
(b) बैरियर विधि
(c) अंतरा गर्भनिरोधक उपकरण
(d) कैलेंडर विधि

13. निम्नलिखित सभी गर्भनिरोधक की बाधा विधियाँ हैं, सिवाय *(UPNHM Staff Nurse 2021)*

(a) मध्यपट (Diaphragm)
(b) नोवा टी (Nova T)
(c) योनि स्पंज (Vaginal sponge)
(d) कण्डोम (Condom)

14. लैक्टेशनल एमेनोरिया (Lactational amenorrhea) एक गर्भनिरोधक विधि के रूप में कार्य करता है *(ESIC Staff Nurse 2019)*

(a) अण्डोत्सर्ग को रोककर
(b) शुक्राणुनाशक के रूप में कार्य कर
(c) आरोपण को रोककर
(d) शुक्राणु के प्रवेश को रोककर

15. बैक्टीरियल वेजाइनोसिस (Bacterial vaginosis) का कारक जीव है *(ESIC Staff Nurse 2019)*

(a) *जिआर्डेरेला वैजाइनेलिस (Garderella vaginalis)*
(b) *क्लैमाइडिया ट्रेकोमेटिस (Chlamydia trachomatis)*
(c) हर्पीज सिम्पलेक्स (Herpes simplex)
(d) *कैन्डिडा एल्बिकैन्स (Candida albicans)*

16. जेनाइटल वार्टस् (Genital warts) का मुख्य कारण है *(ESIC Staff Nurse 2019)*

(a) पेल्विक इनफ्लेमेटरी रोग (Pelvic inflammatory disease)
(b) ह्यूमन पैपीलोमा वायरस (Human papilloma virus)
(c) *निसेरिया गोनोरहोई (Neisseria gonorrhoeae)*
(d) हर्पीज सिम्पलेक्स वायरस (Herpes simplex virus)

17. फैलोपियन नलिका को हटाने व बाँधने की प्रक्रिया कहलाती है *(UPNHM Staff Nurse 2019)*
(a) मैसेक्टोमी (b) वैसोक्टोमी
(c) एपेन्डेक्टोमी (d) ट्यूबेक्टोमी

18. इनमें से कौन-सा जन्म नियन्त्रण गोलियों (Birth control pills) का सम्भावित दुष्प्रभाव है ? *(UPNHM Staff Nurse 2019)*
(a) जी मिचलाना
(b) सिरदर्द
(c) अनियमित रुधिरस्राव
(d) उपरोक्त सभी

19. IUCD का मतलब है *(UPNHM Staff Nurse 2019)*
(a) Intra-Urinary Communicable Disease
(b) Intestinal Ulterior Contamination Detection
(c) Intra-Uterine Contraceptive Device
(d) उपरोक्त में से कोई नहीं

20. योनि से सफेद-सा स्राव पाया जाता है *(AIIMS Delhi Nsg. 2018)*
(a) ट्राइकोमोनिएसिस (Trichomoniasis) में
(b) सिफलिस (Syphilis) में
(c) गोनोरिया (Gonorrhea) में
(d) कैन्डिडियासिस (Candidiasis) में

21. मुँह द्वारा लिए जाने वाले हॉर्मोनल गर्भनिरोधक शुरु करने चाहिए *(RRB Staff Nurse 2018)*
(a) महावारी के 10वें दिन से
(b) महावारी के पहले दिन से
(c) महावारी के 5वें दिन से
(d) महावारी के 6ठें दिन से

22. विशेष उपकरण द्वारा सर्विक्स व योनि की दृश्य जाँच कहलाती है *(AIIMS Bhopal 2018)*
(a) लैप्रोस्कोपी (b) हिस्टेरोस्कोपी
(c) कोल्पोस्कोपी (d) सालपिंगोस्कोपी

23. नियमित अन्तराल पर बढ़ा हुआ गर्भाशयी रुधिरस्राव या 50 mL से अधिक के रुधिर की हानि कहलाती है *(AIIMS Bhopal 2018)*
(a) मेट्रोरेजिया (b) क्रीप्टोमेनोरिया
(c) हाइपरमेनोरिया (d) एपिमेनोरिया

24. निम्न में से कौन-सा यौन जनित रोग बैक्टीरिया से उत्पन्न होती है? *(AIIMS Bhopal 2018)*
(a) सिफलिस
(b) हिपेटाइटिस-B
(c) *ट्राइकोमोनास वैजाइनेलिस*
(d) स्केबीज

25. अण्डवाहिनी का प्रदाह कहलाता है *(AIIMS Bhopal 2018)*
(a) वेजाइनाइटिस (b) एण्डोमेट्रिटिस
(c) सल्पिांगाइटिस (d) सर्विसाइटिस

26. जेनाइटल हर्पीज सिम्पलेक्स (Genital herpes simplex) किस कैंसर के जोखिम को बढ़ा देता है ? *(SSB DD and DNH Staff Nurse 2018)*
(a) गर्भाशय (b) योनि
(c) गर्भाशय ग्रीवा (d) अण्डाशय

27. निम्न में से किसके अतिरिक्त सभी ब्रह्मचर्य युक्त प्राकृतिक गर्भनिरोधक विधियाँ हैं ? *(AIIMS Bhubaneswar 2018)*
(a) सर्वाइकल म्यूकस का अवलोकन
(b) डायाफ्राम
(c) कैलेंडर विधि
(d) शारीरिक तापमान का अवलोकन

28. निम्नलिखित में से कौन-सा वेजाइनल एट्रोफी का लक्षण नहीं है ? *(AIIMS Nsg. Raipur 2017)*
(a) योनि मार्ग का लम्बा होना
(b) योनि की दीवार का पतला होना
(c) योनि की चिकनाई में कमी आना
(d) मूत्रीय असंयतता

29. गर्भनिरोधन के लिए डायाफ्राम का प्रयोग कर रही महिला को इसे सम्भोग के पश्चात् कम-से-कम कितने समय तक अपने स्थान पर रखने का निर्देश देते हैं ? *(AIIMS Nsg. Exam Jodhpur & Rishikesh 2017)*
(a) 6 घण्टे (b) 12 घण्टे
(c) 1 घण्टा (d) 28 घण्टे

30. कौन-सी IUCD को 10 वर्षों के बाद बदला जा सकता है *(RUHS Pb. B.Sc. Nsg. 2017)*
(a) कॉपर-T 200 (b) प्रोजेस्टेसेट
(c) कॉपर-T 380 A (d) नोवा आई

31. मुखीय गर्भनिरोधक गोलियाँ जन्म नियन्त्रण में सहायता करती है *(RUHS Pb. B.Sc. Nsg. 2017)*
(a) शुक्राणुओं को मार कर
(b) डिम्बो को मार कर
(c) डिम्बोत्सर्जन को रोककर
(d) शुक्राणु एवं डिम्ब के बीच अवरोध बन कर

32. किशोरों में मृत्यु का प्रमुख कारण इनमें से कौन-सा है ? *(AIIMS Nsg. Raipur 2017)*
(a) तनाव सम्बन्धी बीमारी (b) आत्महत्या
(c) संक्रामक रोग (d) दुर्घटनाएँ

33. गर्भाशय ग्रीवा कैंसर से बचाव के लिए प्रयुक्त टीका है *(PGIMER Staff Nurse 2016)*
(a) BCG (b) IgG
(c) Hep-B (d) HPV

34. योनि में स्ट्रोबेरी स्पॉट दिखाई देते हैं *(PGIMER Staff Nurse 2016)*
(a) *कैन्डिडा* के कारण
(b) *ट्राइकोमोनास* के कारण
(c) साइटोमेगालोवायरस (CMV) के कारण
(d) हर्पीज सिम्पलेक्स के कारण

1. (b)	2. (a)	3. (d)	4. (d)	5. (d)	6. (b)	7. (d)	8. (c)	9. (c)	10. (d)
11. (b)	12. (b)	13. (b)	14. (a)	15. (b)	16. (b)	17. (d)	18. (d)	19. (c)	20. (d)
21. (b)	22. (c)	23. (c)	24. (a)	25. (c)	26. (c)	27. (b)	28. (a)	29. (a)	30. (c)
31. (c)	32. (d)	33. (d)	34. (b)						

35. **गर्भ समापन अधिनियम** (MTP act) **किस वर्ष में पारित किया गया था ?** *(ESIC Staff Nurse 2016)*
(a) 1961 (b) 1971
(c) 1975 (d) 1981

36. **फॉदरगिल्स ऑपिरेशन किया जाता है** *(HPSSB Staff Nurse 2016)*
(a) सर्वाइकल टिअर
(b) सर्वाइकल कैंसर
(c) गर्भाशयी संक्रमण
(d) गर्भाशयी प्रोलैप्सड

37. **नियमित रूप से अत्यधिक रुधिरस्राव का प्रकरण .... कहा जाता है** *(ESIC Staff Nurse 2016)*
(a) पॉलीमेनोरिया (b) मेट्रोरेजिया
(c) मेनोरेजिया (d) मेनोमेट्रोरेजिया

38. **परिवार नियोजन की प्राकृतिक विधि कौन-सी है ?** *(Staff Nurse 2016)*
(a) कैलेंडर विधि (b) गर्भनिरोधक
(c) कण्डोम (d) IUCDs

39. **दर्दनाक माहवारी ऐंठन को कहा जाता है** *(Staff Nurse 2016)*
(a) एमेनोरिया (b) पॉलीमेनोरिया
(c) मेनोमेट्रोरेजिया (d) डिस्मेनोरिया

40. **निम्नलिखित में से कौन-सा एण्डोमेट्रियल कार्सिनोमा** (Endometrial carcinoma) **के लिए उच्च जोखिम वाला कारक नहीं है?** *(ESIC Staff Nurse 2016)*
(a) बहुप्रसवता (Multiparity)
(b) मोटापा (Obesity)
(c) बहिर्जात एस्ट्रोजन (Exogenous oestrogen)
(d) मधुमेह (Diabetes)

41. **इनमें से कौन-सा इमरजेन्सी गर्भनिरोधक है?** *(Nsg. Tutor 2016)*
(a) मारइथिस्टेरॉन (b) मिडॉक्सी प्रोजेस्टेरॉन
(c) डेसोजेस्ट्रेल (d) लिवोनॉरजेस्ट्रेल

42. **किसके दौरान कॉपर-।** का विपरीत संकेत होता है? *(ESIC Staff Nurse 2016)*
(a) गर्भावस्था
(b) पेल्विक में संक्रमण
(c) हृदय रोग
(d) उपरोक्त सभी

43. **.......... एक यौन संचारित वायरल रोग है** *(ESIC Nsg. Orderly 2016)*
(a) AIDS (b) सिफलिस
(c) पीलिया (d) गण्डमाला

44. **निम्नलिखित में से .... को छोड़कर यौन सम्पर्कों द्वारा संचारित होने वाले रोगों में सभी शामिल है।** *(ESIC Staff Nurse 2016)*
(a) सिफलिस
(b) गोनोकोकोकल संक्रमण
(c) एड्स
(d) टाइफॉइड

45. **पुरुष नसबंदी का स्थायी तरीका कौन-सा है?** *(ESIC Staff Nurse 2016)*
(a) कण्डोम का प्रयोग (b) वैसेक्टोमी
(c) ट्यूबेक्टोमी (d) IUD

46. **एक महिला में तीव्र गर्भाशयी अन्त:कला संक्रमण** (Endometritis) **विकसित होने की संभावना कब अधिक होती हैं ?** *(RRB Staff Nurse 2015)*
(a) रजोनिवृत्ति पश्चात्
(b) मासिक धर्म प्रारम्भ होने के पश्चात्
(c) गर्भपात या शिशु जन्म के पश्चात्
(d) बचपन में

47. **सर्वाइकल सीमर** (Cervical smear) **को लेने के लिए निम्नलिखित में से कौन-सा उपकरण काम में लिया जाता है ?** *(AIIMS Patna Nsg. 2015)*
(a) कोल्पोस्कोप (Colposcope)
(b) वेजाइनोस्कोप (Vaginoscope)
(c) अय्यर स्पेटुला (Ayer's spatula)
(d) पाइपर फोरसेप्स (Piper's forceps)

48. **आदर्शरूप से** (Ideally) **किसमें कॉपर-T की अनुशंसा की जाती है?** *(KPSC Staff Nurse 2015)*
(a) महिलाएँ जिनके कम से कम एक बच्चा हो
(b) नव विवाहित दम्पति
(c) जनन तन्त्र का संक्रमण
(d) अप्रेरित महिलाएँ

49. **निम्नलिखित में से कौन-सी गर्भनिरोधन की एक बाधक विधि** (Barrier method) **है?** *(BHU Staff Nurse 2015)*
(a) ओरल पिल्स
(b) कॉपर-T
(c) कण्डोम
(d) ट्यूबेक्टोमी

50. **गोनोरिया बहुत संक्रामक है एवं** *(BHU Staff Nurse 2015)*
(a) आसानी से उपचार हो सकता है
(b) बहुत दुर्लभ होता है
(c) बाह्य जननांगों तक सीमित रहता है
(d) बाँझपन उत्पन्न कर सकता है

51. **निम्नलिखित में से कौन-सी गर्भनिरोधक विधि यौन संचारी रोगों से बचाव कर सकती है?** *(BHU Staff Nurse 2015)*
(a) ओरल पिल्स
(b) कण्डोम
(c) कॉपर-T
(d) सर्वाइकल कैप

52. **निम्नलिखित में से कौन-सी एक ओरल गर्भनिरोधक पिल नहीं है ?** *(BHU Staff Nurse 2015)*
(a) केवल एस्ट्रोजन मिनि पिल
(b) केवल एस्ट्रोजन व प्रोजेस्टेरॉन संयुक्त पिल
(c) केवल एस्ट्रोजन पश्चात् प्रोजेस्टेरॉन क्रमिक पिल
(d) केवल कोर्टिसोल का

53. निम्नलिखित में से कौन-सा एक यौन संचारी रोग नहीं है?
(RUHS Pb. B.Sc. Nsg. 2014)
(a) केन्क्रॉइड (Chancroid)
(b) सिफलिस (Syphilis)
(c) फाइब्रॉइड यूटरस (Fibroid uterus)
(d) एड्स (AIDS)

54. अण्डवाहिनीय अस्थानिक गर्भावस्था (Tubal ectopic pregnancy) में अण्डवाहिनी के फटने का शल्यक्रियात्मक उपचार है
(PGI M.Sc. Nsg. 2013)
(a) सल्पिंगक्टोमी (Salpingectomy)
(b) ऊफोरेक्टोमी (Oophorectomy)
(c) हिस्टेरेक्टोमी (Hysterectomy)
(d) वैसेक्टोमी (Vasectomy)

55. मुँह द्वारा लिए जाने वाले गर्भनिरोधक का सबसे महत्त्वपूर्ण घटक है
(PGI M.Sc. Nsg. 2013)
(a) थाइरॉक्सिन
(b) ल्यूटिनाइजिंग हॉर्मोन
(c) प्रोजेस्टेरॉन
(d) वृद्धि हॉर्मोन

56. IUD प्रवेशन के लिए सबसे उपयुक्त समय कौन-सा है ?
(RUHS M.Sc. Nsg. 2013)
(a) महावारी के दौरान या 10 दिन के भीतर
(b) मासिक चक्र के लगभग मध्य में
(c) महावारी के तुरन्त पहले
(d) महावारी के दौरान किसी भी समय

57. पेप स्मीयर (Pap's smear) का उपयोग किसकी पहचान (Screening) के लिए किया जाता है ?
(RUHS M.Sc. Nsg. 2013)
(a) ओवेरियन कैंसर
(b) एण्डोमेट्रियल कैंसर
(c) सर्वाइकल कैंसर
(d) चेस्ट कैंसर

58. सर्विकल कैंसर का प्राथमिक लक्षण है
(RUHS M.Sc. Nsg. 2013)
(a) बहुमूत्रता (Polyurea)
(b) अनियमित महावारी (Irregular menstruation)
(c) भूख न लगना (Anorexia)
(d) सिरदर्द (Headache)

59. एक नव विवाहित स्वस्थ जोड़ा श्रेष्ठ गर्भनिरोधक के बारे में पूछता है एवं नर्स निम्नलिखित में से किस विधि की सलाह देती है ?
(JIPMER Staff Nurse 2013)
(a) अवरोधक विधि (Barrier method)
(b) रिदम विधि (Rhythm method)
(c) अन्तर्गभाशयी यन्त्र (Intrauterine device)
(d) संयुक्त ओरल पिल्स (Combined oral pills)

60. गर्भशयी नलिकाओं व अण्डाशयों के विकार हैं
(ESIC Staff Nurse 2012)
(a) एक्यूट डिम्बवाहिनी शोथ (Acute salpingms)
(b) अस्थानिक गर्भावस्था (Ectopic pregnancy)
(c) अर्बुद (Tumours)
(d) उपरोक्त सभी

35. (b)	**36.** (d)	**37.** (c)	**38.** (a)	**39.** (d)	**40.** (a)	**41.** (d)	**42.** (d)	**43.** (a)	**44.** (d)
45. (b)	**46.** (c)	**47.** (c)	**48.** (a)	**49.** (c)	**50.** (d)	**51.** (b)	**52.** (d)	**53.** (c)	**54.** (a)
55. (c)	**56.** (a)	**57.** (c)	**58.** (b)	**59.** (d)	**60.** (d)				

करेक्ट सॉल्यूशन्स

टॉपिकल प्रैक्टिस

1. (*a*) यूटेराइन फाइब्रॉइड (Uterine fibroid) गर्भाशय की नॉन-कैंसर वृद्धि (Non-cancerous growth) है जिसका सटीक कारण ज्ञात नहीं है। इसका प्रमुख लक्षण मेनोरेजिया है।

9. (*d*) गर्भाशय का अन्तःस्तर बनाने वाले एण्डोमेट्रियल ऊतक की गर्भाशय के बाहर वृद्धि एण्डोमेट्रिओसिस (Endometriosis) कहलाती है। इसमें कार्यात्मक एण्डोमेट्रियम गर्भाशय म्यूकोसा के अलावा किसी अन्य स्थान पर स्थित होता है।

27. (*c*) मलाशय एवं योनि या वेजाइना के मध्य असामान्य सम्बन्ध रेक्टो-वेजाइनल फिस्टुला (Recto-vaginal fistula) कहलाता है। इस के कारण फ्लेटुस या मल योनि से होकर निकलने लगता है।

30. (*a*) यूरीनरी ब्लैडर एवं वेजाइना के मध्य असामान्य सम्बन्ध वेसिको वेजाइनल फिस्टुला कहलाता है। यह सबसे सामान्य जेनिटो-यूरीनरी फिस्टुला (Genito-urinary fistula) है।

32. (*c*) गर्भाशय का अधिक वजन जेनाइटल प्रौलेप्स (Genital prolapse) के लिए जिम्मेदार होता है, ना कि कम वजन।

35. (*b*) सहायक संरचना की दुर्बलता जेनाइटल प्रौलेप्स का जन्मजात प्रिडिस्पोजिंग कारक है, न कि उपार्जित।

42. (*b*) गर्भाशय इनर्सिया (Uterine inertia) गर्भाशयी संकुचन सम्बन्धी रोग है, जिसमें अपर्याप्त संकुचन के कारण गर्भाशय प्रसव के दौरान फीटस को बाहर धकेलने में सक्षम नहीं होता है।

46. (*c*) रेडियोथैरेपी का प्रयोग सर्वाइकल कैंसर (Cervical cancer) की प्राथमिक रोकथाम में शामिल नहीं है। यह रोकथाम का द्वितीयक स्तर होता है जिसका उद्देश्य गम्भीरता (Severity) व डिसअबेलिटी (Disability) को कम करना होता है।

59. (*d*) बंध्य दम्पत्ति असुरक्षित जनन/मैथुन के बावजूद भी बच्चे पैदा करने में असक्षम होते हैं। इसका कारण शारीरिक, जन्मजात, औषधि, प्रतिरक्षण सम्बन्धी या मानसिक विकार भी हो सकते हैं।

60. (*b*) अस्थानिक सगर्भताएँ (Ectopic pregnancies), वह गर्भावस्थाएँ हैं, जिनमें भ्रूण गर्भाशय के अतिरिक्त अन्य स्थान पर रोपित होता है।

64. (*b*) ICSI (Intra Cytoplasmic Sperm Insemination) शुक्राणु को प्रत्यक्ष रूप से अण्डे में प्रवेश करने की ART तकनीक है।

67. (*c*) फैलोपियन नलिका में सीधे युग्मक प्रवेश करने की तकनीकी GIFT (Gamete Intra Fallopian Transfer) कहलाती है।

68. (*b*) युग्मक का अन्तःफैलोपियन नलिका में स्थानान्तरण GIFT (Gamete Intra Fallopian Transfer) वह ART तकनीक है, जिसमें अण्डाणु को एक अन्य स्त्री के फैलोपियन नलिका में स्थानान्तरित किया जाता है, जो निषेचन के लिए उपयुक्त वातावरण प्रदान कर सकती है।

70. (*c*) परखनली शिशु में *पात्रे* निषेचन (*In vitro* fertilisation) के पश्चात् भ्रूण को माता के गर्भाशय में रोपित करके अग्रिम परिवर्धन किया जाता है।

71. (*b*) *अन्तःपात्रे* निषेचन (IVF) एक प्रक्रिया है, जिसमें एक अण्ड मादा के गर्भ के बाहर शुक्राणु द्वारा निषेचित होता है तथा 8-कोशिकीय अवस्था तक के जाइगोट को फैलोपियन नलिका में अन्तःरोपित किया जाता है। IVF बन्ध्यता के लिए एक मुख्य चिकित्सा उपचार है।

72. (*a*) ZIFT (जाइगोट का अन्तःफैलोपियन नलिका में स्थानान्तरण) में, 8-कोशिकीय अवस्था तक के भ्रूण को फैलोपियन नलिका में स्थानान्तरित किया जाता है। शेष परिवर्द्धन गर्भाशय में सामान्य भ्रूण की तरह होता है।

73. (*d*) परखनली शिशु कार्यक्रम में *अन्तःपात्रे* निषेचन (IVF) की तकनीक तथा जाइगोट अन्तः फैलोपियन नलिका में स्थानान्तरण (ZIFT) की तकनीक को काम में लिया जाता है।

ZIFT एक विधि है, जिसे बंध्यता (Infertility) के उपचार में प्रयोग किया जाता है, जिसमें *अन्तःपात्रे* (शरीर के बाहर) निषेचित अण्ड को मादा की फैलोपियन नलिका में स्थापित किया जाता है।

74. (*c*) ZIFT में 8-कोशिकाओं तक के युग्मनज या भ्रूण को फैलोपियन नलिकाओं में स्थानान्तरित किया जाता है।

76. (*a*) *अन्तः पात्रे* निषेचन (IVF) के कारण बने 16 ब्लास्टोमीयर्स से अधिक वाले भ्रूण को इसके आगे के परिवर्द्धन को पूरा करने के लिए गर्भाशय में स्थानान्तरित किया जाता है।

77. (*a*) जाइगोट या 8 ब्लास्टामियर्स से कम वाले प्रारम्भिक भ्रूण को फैलोपियन नलिका में ZIFT (जाइगोट अन्तः फैलोपियन नलिका में स्थानान्तरण) के अन्तर्गत स्थानान्तरित करते हैं। यदि भ्रूण में 8 से अधिक ब्लास्टोमीयर्स (कोशिकाएँ) होती हैं, तब इसका गर्भाशय में स्थानान्तरण IUT (अन्तः गर्भाशयी स्थानान्तरण) कहलाता है।

80. (*c*) एक आदर्श गर्भनिरोधक उपयोग में सुलभ, आसानी से उपलब्ध, प्रभावी तथा परिवर्तनीय और बिना किसी दुष्प्रभाव वाला होना चाहिए।

82. (*b*) आवधिक संयम महिला की माहवारी के 10-17 वें दिन में मध्य अपनायी गई प्राकृतिक गर्भनिरोधक विधि है, जिसमें इस समय दम्पति सम्भोग नहीं करते हैं। मासिक चक्र का 12-14वाँ दिन अण्डमोचक (Ova releasing) दिन होता है तथा शुक्राणु मादा जनन तन्त्र में 2-3 दिनों तक जीवित रहता है। इसलिए 10वें -17वें दिन निषेचन के सबसे अधिक सम्भावना वाले दिन हैं।

85. (*c*) स्तनपान एमेनोरिया विधि या LAM (स्तनपान करवाने के दौरान दुग्धस्रावण के कारण महावारी की अनुपस्थिति) शिशु जन्म के अत्यधिक छः महीने तक ही प्रभावी होती है।

88. (*c*) शुक्रनाशक क्रीमों (Spermicidal creams) में रसायन होते हैं, जो शुक्राणुओं को नष्ट करते हैं। यदि इन्हें बाधा गर्भनिरोधक विधियों के साथ उपयोग किया जाता है, तो ये उनकी प्रभावशीलता को बढ़ाते हैं।

89. (*b*) अन्तः गर्भाशयी युक्तियों (Intra Uterine Devices or IUDs) का उपयोग गर्भनिरोधन के लिए किया जाता है। इन युक्तियों को चिकित्सक द्वारा योनि या वेजाइना से होते हुए गर्भाशय में स्थापित किया जाता है।

94. (*d*) प्रश्न में दिए गए सभी विकल्प ताँबा मोचक IUD के उदाहरण हैं। ताँबा मोचक IUD शुक्राणुओं के भक्षण के साथ कॉपर आयन मोचित करती है, जो शुक्राणु गतिशीलता को कम करते हैं।

99. (*b*) गोलियाँ 21 दिन तक प्रतिदिन ली जाती हैं, ये आर्तव चक्र के प्रथम दिन से शुरु की जाती हैं तथा 7 दिनों के अन्तराल के पश्चात् पुनः शुरु की जाती हैं।

101. (*a*) माचिस की तीली के आकार के स्टेरॉइड वाले इंजेक्शन एवं इंप्लांट कैप्सूल कोहनी के ऊपर आन्तरिक भुजा की त्वचा के नीचे स्थापित किए जाते हैं। ये स्टेरॉइड कैप्सूल लगभग 5 वर्षों तक धीरे-धीरे कृत्रिम प्रोजेस्टेरॉन मोचित करते हैं।

102. (*c*) हॉर्मोन अन्तःरोपण तथा मुखीय गर्भनिरोधक में एस्ट्रोजन तथा प्रोजेस्टेरॉन हॉर्मोन का सम्मिश्रण होता है। इनके कार्य

की विधि समान होती है, लेकिन अन्तःरोपण का स्थान तथा अवधि भिन्न होती है।

104. (*a*) ट्यूबेक्टोमी (Tubectomy) नसबन्दी का एक प्रकार है। इस प्रक्रिया के दौरान मादा की फैलोपियन नलिका में शुक्राणुओं को पहुँचने से रोकने के लिए बाँध तथा रोक दिया जाता है। यह गर्भनिरोधन का स्थायी साधन है।

105. (c) वैसोक्टोमी (Vasectomy) शुक्राणुओं के स्थानान्तरण को रोकती है, न कि इनके उत्पादन को। यह पुरुषो का स्थायी गर्भ निरोधक साधन हैं। वैसेक्टोमी में शल्यक्रिया द्वारा पुरुष की शुक्रवाहिनी (Vas deferens) को काट कर बाँध दिया जाता है।

106. (*b*) अधिवृषण या एपिडिडाइमिस (Epididymis) नर जनन तन्त्र में उपस्थित एक सहायक ग्रन्थि है। वृषण द्वारा उत्पादित शुक्राणुओं को शुक्रवाहिकाओं द्वारा यहाँ भेजा जाता है तथा यहाँ कुछ समय के लिए संग्रहण किया जाता है। शुक्राणु शुक्राशय तक नहीं पहुँच पाते हैं, वैसोक्टोमी में शुक्रवाहक को काटा तथा बाँधा जाता है।

112. (*a*) MTP सगर्भता की प्रथम तिमाही (12 सप्ताह) तक सुरक्षित है। भ्रूण के मातृ ऊतक के साथ अत्यन्त जुड़ा होने के कारण यह प्रथम तिमाही काल के पश्चात् अधिक जोखिम भरी हो जाती है।

113. (*d*) MTP का उपयोग अनचाही सगर्भता से छुटकारा पाने के लिए किया जाता है, जिसके कारण हो सकते हैं

(i) भ्रूण में आनुवंशिक विकार/असामान्यता

(ii) गर्भनिरोधक विधि का असफल होना

(iii) बलात्कार होने पर

(iv) असुरक्षित मैथुन के कारण

115. (c) MTP (Medical Termination of Pregnancy) प्रथम तिमाही के दौरान अपेक्षाकृत सुरक्षित माना जाता है अर्थात् सगर्भता के 12 सप्ताह तक। द्वितीय तिमाही में गर्भपात अधिक घातक/जोखिम भरा होता है। MTP में गर्भस्थ शिशु को समाप्त करने के लिए प्रशिक्षित चिकित्सकीय कर्मचारियों/डॉक्टर की उपस्थिति में सर्जरी या दवा द्वारा भ्रूण को नष्ट किया जाता है। MTP अनचाही सगर्भता से मुक्ति पाने के लिए उपयोग की जाती है, चाहे वे सामान्य असुरक्षित सहवास या संभोग के दौरान उपयोग में ली गई गर्भनिरोधक के असफल होने के कारण हों।

MTP विशेष मामलों में अनिवार्य है, जहाँ सगर्भता बने रहने की स्थिति माँ तथा भ्रूण या दोनों की जान खतरे में हो सकती है।

अतः कथन I व IV सही हैं।

124. (*d*) प्रोटोजोआ *ट्राइकोमोनास वेजाइनेलिस* के कारण मनुष्यों में ट्राइकोमोनिएसिस नामक रोग होता है। यह लैंगिक संचरणीय रोग है, जो यौन क्रिया द्वारा एक से दूसरे में स्थानान्तरित होता है।

126. (*d*) *क्लैमाइडिया ट्राइकोमेटिस*, एक बैक्टीरिया है जिसके द्वारा पुरुषों में यूरेथ्राइटिस तथा ऐपिडिडाइमिस होता है। इसी बैक्टीरिया द्वारा स्त्रियों में सर्विसाइटिस हो जाता है। विभिन्न एन्टीबायोटिक दवाएँ, जैसे-टेट्रासाइक्लिन एवं डीऑक्सीसाइक्लिन द्वारा इस बैक्टीरिया को नष्ट किया जा सकता है एवं इन रोगों से छुटकारा पाया जा सकता है। इन बीमारियों में जननांगों पर चकते तथा छाले पड़ जाते हैं।

128. (c) जेनाइटल हर्पीज, एक विषाणुजनित रोग है, जो हर्पीज सिम्प्लेक्स वायरस (HSV) के कारण होता है। इस बीमारी की रोकथाम में एसाइक्लोविर नामक औषधि उपयोगी सिद्ध हुई है। सुजाक (Gonorrhoea) के उपचार हेतु पेनिसिलिन औषधि उपयोगी है। जननांगों पर मस्से, लेजर सर्जरी एवं α-इण्टरफेरॉन द्वारा ठीक किए जा सकते हैं।

132. (*a*) मोनिलिएसिस, *कैन्डिडा एल्बिकैन्स* नामक कवक द्वारा कारित एक कवकीय संक्रमण है, जोकि मुख्यतया योनि (Vagina) को प्रभावित करता है।

134. (*b*) लिम्फोग्रेन्यूलेमा वेनेरियम लिम्फेटिक सिस्टम का यौन जनित संक्रमण है, जोकि *क्लैमाइडिया ट्रैकोमैटिस* (*Chlamydia trachomatis*) नामक बैक्टीरिया द्वारा उत्पन्न होता है।

139. (*d*) जनन स्वास्थ्य शब्द सामान्य कार्य कर रहे स्वस्थ जनन अंगों से सम्बन्धित है। यद्यपि यह एक व्यापक परिप्रेक्ष्य को दर्शाता है, जिसके अन्तर्गत भावनात्मक, शारीरिक तथा जनन के सामाजिक पहलू भी सम्मिलित हैं।

140. (c) एम्नियोटिक द्रव परीक्षण को शिशु के लिंग परीक्षण में दुरुपयोग के कारण सरकार द्वारा बन्द कर दिया गया है। इस जानकारी के द्वारा मादा भ्रूण हत्या में वृद्धि होती है। अतः गुणसूत्रीय अध्ययन के आधार पर भ्रूण के लिंग-निर्धारण में अल्ट्रासाउण्ड का कोई उपयोग नहीं हैं।

141. (*d*) चिकित्सकीय सुविधाएँ, जनन सम्बन्धी समस्याओं के लिए बेहतर जागरुकता, प्रसवपूर्व माता की देखभाल, चिकित्सकीय सहायता, प्रसवोत्तर माता तथा नवजात की देखभाल, शिशु तथा मातृ मृत्यु-दर में गिरावट, छोटे परिवार, यौन संचारित रोगों (STDs) की बेहतर जाँच तथा निदान, जनन सम्बन्धी समस्याओं के लिए चिकित्सकीय सुविधाओं में वृद्धि, इत्यादि बेहतर जनन स्वास्थ्य को इंगित करते हैं।

142. (*d*) विश्व स्वास्थ्य संगठन (WHO) के अनुसार, प्रजनन स्वास्थ्य का अर्थ प्रजनन के सभी पहलुओं सहित अर्थात् शारीरिक, भावनात्मक, व्यवहारात्मक तथा सामाजिक स्वास्थ्य है। इसलिए ऐसे समाज को जननात्मक रूप से स्वस्थ समाज कहा जा सकता है, जिसमें लोगों के जनन अंग शारीरिक तथा क्रियात्मक रूप से सामान्य हो।

147. (*a*) एम्नियोसेन्टेसिस (Amniocentesis) में एम्नियोटिक तरल (Amniotic fluid) को लेकर विकासशील भ्रूण के गुणसूत्रीय प्रतिरूप का पता लगाया जाता है।

नर्सिंग एग्जाम गैलरी

14. (*a*) नवजात शिशु को प्रसव पश्चात् दुग्ध पिलाने (स्तनपान) से महिला में लैक्टेशनल एमेनोरिया उत्पन्न होता है जिसमें लगभग 6 माह तक गोनैडोट्रॉपिन मोचक हॉर्मोन (GnRH) के स्रावण में कमी आने के कारण LH एवं FSH हॉर्मोनों के स्तर में भी कमी आती है एवं अण्डोत्सर्ग (Ovulation) नहीं हो पाता है।

16. (*b*) ह्यूमन पैपीलोमा वायरस (HPV) के कारण जेनाइटल वार्टस् रोग उत्पन्न होता है। यह एक यौन संचारित रोग है जिसमें जनन अंगों के पास सफेद छाले बन जाते हैं। यह वायरस महिलाओं में सर्विक्स में कैंसर उत्पन्न होने की सम्भावना को बढ़ाता है।

17. (*d*) ट्यूबेक्टोमी महिला नसबंदी होती है जोकि एक स्थायी गर्भनिरोधक उपाय है। इसमें फैलोपियन नलिका को काट कर बाँध दिया जाता है, ताकि शुक्राणु, अण्डाणु तक न पहुँच सके।

18. (*d*) जी मिचलाना, सिरदर्द एवं अनियमित मासिक रुधिरस्राव जन्म नियन्त्रण गोलियों या गर्भनिरोधक गोलियों के सामान्य दुष्प्रभाव (Side effects) हैं, जो हॉर्मोनल असंतुलन के कारण उत्पन्न होते हैं।

19. (c) IUCD का मतलब Intra Uterine Contraceptive Device है।

यह अन्तःगर्भाशयी गर्भनिरोधक यन्त्र कॉपर आयन मुक्त करते हैं, जो इन आयनों के कारण शुक्राणुओं की गतिशीलता तथा निषेचन क्षमता में भी कमी आती है तथा इनके द्वारा गर्भाशय की दीवारों में परिवर्तन किए जाने के कारण यह भ्रूण रोपण हेतु अनुपयुक्त हो जाता है।

20. (*d*) योनि से सफेद तरल या स्राव का आना यौन संचारित रोग (STD) कैन्डिडियासिस

का प्रमुख लक्षण है। यह *कैन्डिडा* नामक कवक द्वारा उत्पन्न संक्रामक रोग है।

21. (*b*) मुँह से ली जाने वाले हॉर्मोनल गोलियाँ महावारी के पहले दिन से शुरु की जानी चाहिए एवं 21वें दिन तक लगातार प्रतिदिन एक गोली लेनी चाहिए।

23. (*c*) नियमित अन्तराल पर बढ़ा हुआ गर्भाशयी रुधिरस्राव या मासिक धर्म में 50 mL से अधिक रुधिर की हानि हाइपरमेनोरिया कहलाती है। इसके हॉर्मोनल असंतुलन, सर्वाइकल कैंसर, आदि कारण हो सकते हैं।

24. (*a*) सिफलिस या उपदंश एक बैक्टीरियल यौन संचारित रोग (STD) है जिसका कारण *ट्रिपोनेमा पैलीडम* होता है।

27. (*b*) स्त्री में डायाफ्राम का गर्भनिरोधक के रूप में उपयोग बाधा विधि का उदाहरण है, न कि बह्मचर्य विधि का जिसमें अण्डोसर्ग काल में सम्भोग से बचा जाता है। यह एक टोपीनुमा रबर की लचीली कैप होती है, जो स्त्री की सर्विक्स पर लगाई जाती है। इसे मादा कण्डोम भी कहते हैं।

30. (*c*) कॉपर-T 380A कॉपर आयन मुक्त करने वाला अन्तःगर्भाशयी यन्त्र (IUD) है, जो महिला के गर्भाशय में 10 वर्षों तक प्रभावी रहता है। अतः इसे 10 वर्षो बाद बदला जाता है। यह महिला के गर्भाशय को भ्रूण के रोपण (Implantation) के लिए अनुपयुक्त बनाती है।

31. (*c*) मुखीय गर्भनिरोधक गोलियाँ प्रोजेस्टेरॉन एवं एस्ट्रोजन हॉर्मोनों के संयोजन से बनी होती हैं, जो महिला में हॉर्मोनल असंतुलन उत्पन्न कर डिम्बोत्सर्जन (Ovulation) को रोकती है।

34. (*b*) योनि (Vagina) में स्ट्रोबेरी स्पॉट ट्राइकोमोनिएसिस नामक यौन संचारित रोग (STD) में दिखाई देते हैं, जो प्रोटोजोआ *ट्राइकोमोनास वैजाइनेलिस* के कारण उत्पन्न रोग है।

35. (*b*) गर्भ समापन अधिनियम या सगर्भता चिकित्सीय समापन (MTP) का कानूनी प्रावधान 1971 में अस्तित्व में आया। यदि भ्रूण किसी स्थायी एवं जननिक स्वास्थ्य समस्या से ग्रस्त है अथवा गर्भधारण के कारण माता या बच्चे को जीवन क्षति का खतरा हो, तो इस प्रावधान के आधार पर प्रथम तिमाही में (अथवा 9-12वें सप्ताह तक) गर्भ समापन कराया जा सकता है।

38. (*a*) कैलेंडर विधि परिवार नियोजन की प्राकृतिक विधि है जिसमें अण्डोत्सर्जन (Ovulation) के निकट के समय अर्थात् महावारी के 10-17वें दिन के दौरान सम्भोग करने से बचा जाता है, क्योंकि इस समय गर्भवती होने की सम्भावना बेहद ज्यादा होती है।

41. (*d*) लिवोनॉरजेस्ट्रेल एक इमरजेन्सी या आपातकालीन गर्भनिरोधक है। सम्भोग के 72 घण्टों में प्रोजेस्टेरॉन की उच्च मात्रा या प्रोजेस्टेरॉन-एस्ट्रोजन संयोजन की आपातकालीन गर्भनिरोधक के रूप में अत्यधिक प्रभावी पाया गया है। जैसे कि ये सामान्य असुरक्षित यौन सम्बन्धों के कारण होने वाली सम्भावित सगर्भता से बचने के लिए उपयोग में लिए जाते है। ये औषधियाँ अण्डोत्सर्ग तथा निषेचन नहीं होने देते हैं।

44. (*d*) टायफॉइड यौन सम्पर्कों द्वारा संचारित होने वाला रोग (STD) नहीं है। यह *विब्रियो कॉलेरी* द्वारा उत्पन्न बैक्टीरियल रोग है, जो घरेलू मक्खी द्वारा संदूषित भोजन एवं जल से फैलता है।

45. (*b*) वैसेक्टोमी (पुरुष नसबंदी) पुरुषों में स्थायी गर्भनिरोधक विधि है जिसमें वीर्य (Seman) में शुक्राणुओं को पहुँचने से रोकने के लिए शुक्र नलिका को काटकर बाँध देते हैं।

46. (*c*) महिला में एक्यूट एण्डोमेट्रिटिस विकसित होने की सम्भावना गर्भपात या प्रसव के बाद सर्वाधिक होती है। यह संक्रामक रोग प्रायः सर्विक्स से होते हुए गर्भाशय में फैलता है। यह *क्लैमाइडिया गोनोरिया* या अन्य वैजाइनल बैक्टीरिया के संक्रमण के कारण होता है।

48. (*a*) कॉपर-T एक IUCD है, जो 5-10 वर्ष तक प्रभावी रहती है। यह दो बच्चों में अन्तर के लिए प्रयुक्त बेहतरीन विकल्प है। अतः वह महिला जिसके कम से कम एक बच्चा हो, के लिए कॉपर-T की अनुशंसा की जाती है।

49. (*c*) कण्डोम गर्भनिरोधन की बाधा विधि है जो वीर्य (Seman) मे उपस्थित शुक्राणुओं को मादा की योनि (Vagina) में प्रवेश करने से रोकता है।

कण्डोम को एक गर्भनिरोधक संसाधन के रूप में प्रयुक्त किए जाने के विभिन्न लाभ है, जो निम्नलिखित है

- जनसंख्या नियन्त्रण में सहायक।
- यौन संचारित रोगों के संचरण का नियन्त्रण।
- प्रयोग करने की सरल विधि।

50. (*d*) गोनोरिया एक बैक्टीरियल संक्रमण यौन संचारित रोग (STD) है, जो बैक्टीरिया *निसेरिया गोनेरहोई* के कारण फैलता है। यह रोग स्त्रियों में बाँझपन (Infertility) उत्पन्न कर सकता है।

52. (*d*) केवल कोर्टिसोल युक्त पिल या गोली ओरल गर्भनिरोधक पिल नहीं होती है। मुखीय गर्भनिरोधक गोलियों द्वारा जनसंख्या नियन्त्रण में भूमिका, अण्डोत्सर्ग को रोककर निभाई जाती है। प्रोजेस्टेरॉन अथवा एस्ट्रोजन की उपस्थिति के कारण ये गोलियाँ मासिक चक्र के हॉर्मोनीय सन्तुलन को परिवर्तित कर देती हैं जिसके कारण अण्डोत्सर्ग की क्रिया नहीं होती है तथा गर्भधारण की सम्भावनाएँ कम हो जाती है।

57. (*c*) पेप स्मीयर (Pap's smear) टेस्ट महिलाओं में सर्वाइकल कैंसर की जाँच के लिए किया जाता है। इसमें सर्विक्स से कोशिकाओं के नमूने लेकर बायोप्सी की जाती है।

59. (*d*) संयुक्त ओरल गर्भनिरोधक गोलियाँ या पिल्स एक नवविवाहित जोड़े के लिए बेहतर गर्भनिरोधक विधि है। गर्भनिरोधक गोलियों में एस्ट्रोजन तथा प्रोजेस्ट्रोजन थोड़ी मात्रा में होता हैं ये अण्डोत्सर्जन तथा रोपण को संदर्भित कर गर्भाशय ग्रीवा की श्लेष्मा की गुणवत्ता को बदल देती है, जिससे शुक्राणु प्रवेश नहीं कर पाते हें या उनकी गति मन्द हो जाती है।

अध्याय 06

मिडवाइफरी एवं प्रासविक नर्सिंग
Midwifery and Obstetrical Nursing

हम स्टडी करेंगे

• मिडवाइफरी • पेल्विस या श्रोणि • गर्भस्थ शिशु में रुधिर परिसंचरण • गर्भस्थ शिशु की खोपड़ी • गर्भावस्था के कारण शरीर में क्रियात्मक परिवर्तन • गर्भावस्था के चिन्ह एवं डायग्नोसिस • गर्भावस्था की अवधि का निर्धारण • गर्भस्थ शिशु का गर्भाशय एवं पेल्विस से सम्बन्ध • गर्भवती महिला की देखभाल • प्रसव • प्यूर्पेरियम • गर्भवती महिला का पोषण • मिडवाइफरी में दवाओं तथा उपकरणों की किट • गर्भावस्था के दौरान होने वाली बीमारियाँ • गर्भ के दौरान असामान्यताएँ • ऑब्सटेट्रिक ऑपरेशन

मिडवाइफरी (Midwifery)

- मिडवाइफरी स्वास्थ्य विज्ञान से सम्बन्धित पेशा (Profession) है, जो गर्भावस्था (Pregnancy), प्रसव (Child birth) एवं प्रसव के बाद (Postpartum) की अवधि में आवश्यक नर्सिंग सहायता प्रदान करने के साथ-साथ महिलाओं के यौन (Sexual) और प्रजनन (Reproductive) स्वास्थ्य से सम्बन्धित है।
- मिडवाइफरी महिलाओं और उनके नवजात (Neonatal) शिशुओं को नर्सिंग देखभाल प्रदान करने का पेशा है, जिसमें मिडवाइफ
  - बच्चे के जन्म और नवजात शिशु के प्रारम्भिक जीवन की सामान्य जैविक (Biological), मनोवैज्ञानिक (Psychological), सामाजिक (Social) और सांस्कृतिक (Cultural) प्रक्रियाओं का ध्यान रखती है।
  - महिलाओं के साथ साझेदारी से कार्य करती है एवं प्रत्येक महिला की व्यक्तिगत (Individual) परिस्थितियों और विचारों का सम्मान करती हैं।
  - प्रत्येक महिला की व्यक्तिगत जरुरतों को पूरा करने वाली सम्पूर्ण स्वास्थ्य देखभाल प्रदान करने के लिए स्वयं के अतिरिक्त और अन्य स्वास्थ्य कर्मियों के साथ सहयोग करती है।
- मिडवाइफ की आधुनिक भूमिका समूह के एक सदस्य के रूप में होती है जो प्रासविक इकाई (Obstetrical unit) में कार्यरत होता है। जिस मुख्य समूह में वह सहभागी होती है उसमें प्रसुति-विशेषज्ञ, एनिस्थेटिस्ट एवं शिशुरोग विशेषज्ञ शामिल रहते हैं।
- इस मुख्य समूह से अन्य विशेषज्ञ भी सम्बन्धित है जिन्हें प्रासविक एवं शिशु रोग सम्बन्धी ज्ञान का विस्तृत अनुभव रहता है। प्रासविक एवं नवजात शिशु की देखभाल से सम्बन्धित नर्सें भी कुछ मूलभूत नर्सिंग देखभाल प्रदान करती हैं।

मिडवाइफरी में नर्सों की भूमिका (Roles of Nurses in Midwifery)

- बच्चे को सही खुराक मिल सके, इसलिए माँ को शिशु को अपना दूध पिलाने के लिए प्रेरित करना।
- माँ और शिशु को छोटी भी समस्या हो, तो तुरन्त उपचार करना।
- माँ व शिशु में ऐसे चिन्ह देखने को मिले जिनका उपचार आपकी पहुँच से बाहर हो, तो प्राथमिक स्वास्थ्य केन्द्र भेजना।
- माँ को शिशु की सम्पूर्ण देखभाल, परिवार नियोजन (Family planning), टीकाकरण (Vaccination), पौष्टिकता, आदि के बारे में सम्पूर्ण जानकारी देना।

एक मिडवाइफ को स्त्री के पेल्विस (Pelvis), गर्भावस्था (Pregnancy) एवं गर्भावस्था की असामान्यताएँ (Abnormalities of pregnancy) को समझना जरूरी है।

पेल्विस या श्रोणि (Pelvis)

- पेल्विस एक अस्थिमय मार्ग है, जिसमें से जन्म की प्रक्रिया के दौरान गर्भस्थ शिशु (Fetus) को निकालना होता है।
- यदि यह मार्ग औसत नाप एवं आकार का होगा, तो सामान्य शिशु को बाहर निकलने में कोई कठिनाई नहीं होगी, परन्तु पेल्विस के आकार तथा प्रकार भिन्न-भिन्न होते हैं।
- इसलिए प्रत्येक मिडवाइफ नर्स में गर्भवती स्त्री की सामान्य पेल्विस को पहचानने की क्षमता होनी चाहिए एवं पेल्विस की असामान्यता के बारे में भी ज्ञान होना चाहिए।
- कुविकास (Maldevelopment) या बीमारियों के कारण पेल्विस में स्थाई विकृतियाँ बेहद कम (Rare) ही होती हैं, किन्तु उनके डायग्नोसिस एवं योग्य उपचार के लिए प्रायः सर्जरी ही करनी पड़ती है।
- प्रसव का प्रबन्धन (Management of labour) करने में पेल्विस की रचना का ज्ञान होना भी आवश्यक है, क्योंकि प्रसव में जो प्रगति होती है, उसका अनुमान पेल्विस के कुछ निश्चित सीमाचिन्हों (Pelvic landmarks) से गर्भस्थ शिशु के सम्बन्धों द्वारा हो जाता है।

पेल्विक अस्थियाँ (Pelvic Bones)

- पेल्विस चार अस्थियों की बनी होती है; पार्श्व (Lateral) में दो इन्नोमिनेट (Innominate) या कूल्हे की अस्थियाँ (Bones), पीछे की ओर सेक्रम (Sacrum) एवं सेक्रम के नीचे स्थित कॉक्सिक्स (Coccyx)।
- कूल्हे की अस्थि में तीन भाग होते हैं; इलियम (Ilium), इस्चियम (Ischium) तथा ओस प्यूबिस (Os pubis)।

(i) इलियम (Ilium)

- यह एक बड़ा फैला हुआ भाग है। इसकी अन्दर की कॉनकैव (Concave) सतह इलिएक फोसा (Iliac fossa) कहलाती है।
- ऊपरी मुड़े हुए किनारों को इलिएक केस्ट कहते हैं तथा इसके अन्तिम सिरों को अग्र उच्चवर्ती (Anterior superior) एवं पश्च उच्चवर्ती (Posterior superior) इलिएक स्पाइन्स कहते हैं।

(ii) इन्नोमिनेट (Innominate)

- इस अस्थि के सबसे निचले भाग को इस्चियम कहते हैं एवं उसके उभरे हुए भागों को ट्यूबरोसिटिज ऑफ इस्चियम (Tuberosities of ischium) कहते हैं, जिन पर बैठने की स्थिति में शरीर टिका हुआ रहता है।
- ट्यूबरॉसिटी के पीछे और ऊपर एक उभार रहता है, जो इस्चियम का प्रवर्ध होता है। यह प्रसव के दौरान वेजाइना मार्ग परीक्षण करते समय एक उपयोगी सीमाचिन्ह होता है।
- गर्भस्थ शिशु के सिर के स्तर का अनुमान, वह इस्चियल उभार के कितने सेन्टीमीटर ऊपर या नीचे है, इससे लगाया जाता है।

(iii) ओस प्यूबिस (Os Pubis)

- यह एक मुख्य भाग एवं ऊपरी और निचले रैमस (Ramus) का बना होता है।
- दोनों निचले रैमस से मिलकर प्यूबिक आर्च (Pubic arch) बनती है।
- जहाँ दोनों ऊपरी रैमस इलियम के साथ जुड़ते हैं, वहीं एक खुरदरी जगह रहती है, जिससे इलियोपेक्टिनियल एमिनेन्स (Iliopectineal eminence) बनता है।
- दोनों प्यूबिक अस्थियाँ सिम्फाइसिस प्यूबिस पर मिलती हैं।

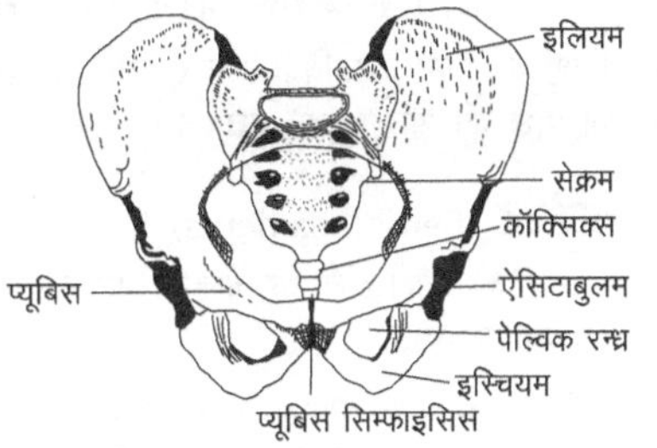

सेक्रम एवं कॉक्सिक्स सहित पेल्विक ग्रिडल

(iv) सेक्रम (Sacrum)

- यह एक फानाकार (Wedge shaped) अस्थि है, जो पाँच सेक्रल वर्टीब्राओं से मिलकर बनी होती है।
- प्रथम सेक्रल वर्टीब्रा की ऊपरी सतह का मध्य भाग प्रोमोन्टरी ऑफ द सेक्रम (Promontary of the sacrum) कहलाता है।
- यह पेल्विस के इनलेट (Inlet) के एन्टिरो-पोस्टीरियर डाइमीटर पर चढ़ा रहता है एवं इस कारण कई मामलों में गर्भस्थ शिशु का सिर पेल्विस के ऊपरी किनारे (Brim) में प्रवेश करने से रुक सकता है। यह एक महत्त्वपूर्ण सीमाचिन्ह है।
- सेक्रम के अन्दर की सतह कॉनकैव (Concave) होती है, जिसे हॉलो ऑफ द सेक्रम (Hollow of the sacrum) कहते हैं।

(v) कॉक्सिक्स (Coccyx)

- यह एक छोटी अस्थि है, जो चार कॉक्सिजिअल वर्टिब्राओं (Coccygeal vertebrae) की छोटे-छोटे अस्थि के नोड्यूल्स के जुड़ने से बनती है।

पेल्विक सन्धियाँ (Pelvic Joints)

- पेल्विक में चार प्रकार की सन्धियाँ होती हैं, दो सेक्रो-इलिएक (Socro-iliac), सिम्फाइसिस प्यूबिस (Symphysis pubis) एवं सेक्रो-कॉक्सिजिअल (Sacro-coccygeal)।
- गर्भावस्था न होने पर इन जोड़ों में बहुत कम हलचल होती है, परन्तु गर्भावस्था के दौरान लिगामेन्ट में कुछ नरमपन एवं फैलाव होता है।
- यह सम्भवतया एण्डोक्राइन (Endocrine) क्रिया का प्रभाव है, जिससे जोड़ों में कुछ पृथक्करण हो जाता है।

(i) सेक्रो-इलिएक सन्धि (Sacro-iliac Joint)

- यह सेक्रम एवं इलियम के साथ जुड़ जाने से बनता है।
- इसमें जोड़ की नोक तथा प्रोमोन्टरी ऑफ द सेक्रम के पीछे एवं सामने की तरफ सीमित हलचल होती है।
- गर्भावस्था में इन जोड़ों पर बहुत दबाव पड़ता है।

(ii) सिम्फाइसिस प्यूबिस सन्धि (Symphysis Pubis Joint)

- यह जोड़, दो प्यूबिक अस्थियों के बीच उपास्थि की गद्दी (Pad of cartilage) से जुड़कर बनता है।
- गर्भावस्था के अन्तिम महीनों में यह जोड़ पर्याप्त मात्रा में चौड़ा हो जाता है। चलने पर अधिक हलचल के कारण दर्द होता है।

(iii) **सेक्रो-कॉक्सिजिअल सन्धि** (Sacro-coccygeal Joint)

- सेक्रम की नोंक के कॉक्सिक्स के साथ जुड़ने से यह जोड़ बनता है।
- यह गर्भस्थ शिशु का सिर वास्तविक रूप से बाहर निकलते समय कॉक्सिक्स को पीछे की ओर झुकने देता है।

पेल्विक लिगामेन्ट (Pelvic Ligaments)

- सेक्रम एवं इलियम को सेक्रो-इलिएक जोड़ में बाँधने वाले लिगामेन्ट पूरे शरीर में सबसे मजबूत होते हैं।
- इन्टर-प्यूबिक लिगामेन्ट (Inter-pubic ligaments) सिम्फाइसिस प्यूबिस को मजबूत बनाते हैं एवं सेक्रो-ट्यूबरस लिगामेन्ट (Sacro-tuberous ligaments) सेक्रम और ट्यूबरॉसिटी ऑफ इस्चियम को जोड़ते हैं।
- सेक्रो-स्पाइनस लिगामेन्ट (Sacro-spinous ligaments) सेक्रम को इस्चियम में उभार के साथ जोड़ता है एवं ये दोनों लिगामेन्ट पेल्विक के आउटलेट (Pelvic outlet) की पिछली भित्ति बनाते हैं।

पेल्विस के प्रकार (Types of Pelvis)

ये निम्न चार प्रकार के होते हैं

(i) **गायनीकॉयड पेल्विस** (Gynaecoid Pelvis) इसमें पेल्विस इनलेट (Pelvis inlet) गोल व पेल्विक गुहा उथली तथा इस्चिअल उभार (Ischial spines) छोटी होती है। इसमें ट्रांसवर्स डायमीटर (Transverse diameter), अग्रपश्च व्यास (Anterio-posterior diameter) से ज्यादा होता है। यह सामान्य प्रसव के लिए आदर्श पेल्विस है।

(ii) **एन्ड्रॉइड पेल्विस** (Android Pelvis) यह नर की पेल्विस के समान होती है। यह हृदयनुमा आकार (Heart shape) की तथा सामने से संकरी होती है।

(iii) **एन्थ्रोपॉइड** (Anthropoid Pelvis) यह अण्डाकार (Oval-shaped) होती है। इसमें अग्रपश्च डायमीटर, ट्रांसवर्स डायमीटर (Diameter) से अधिक होता है। इसका आउटलेट (Outlet) बड़ा होता है व यह पेल्विस में इनलेट समस्या के कारण होता है।

(iv) **प्लेटीपेलॉयड पेल्विस** (Platypelloid Pelvis) यह समतल (Flat) पेल्विस होती है। इसका अग्रपश्च डायमीटर संकरा होता है। इसका इनलेट (Inlet) वृक्क (Kidney) के आकार का होता है।

पेल्विक इनलेट डायमीटर (Pelvic Inlet Diameter)

ये निम्न प्रकार के होते हैं

(i) **अग्र-पश्च डायमीटर** (Antero-posterior Diameter) अग्रपश्च डायमीटर की माप 11 cm होती है। यह सेक्रम परोमोन्टरी के मध्य बिन्दु से पतले बिन्दु सिम्फाइसिस प्यूबिस (Symphysis pubis) की अग्र सतह (Anterior surface) व आन्तरिक सतह (Internal surface) के बीच की दूरी होती है।

(ii) **ऑब्स्टेट्रिक कॉन्जुगेट** (Obstetric Conjugate) इसकी माप 10.5 cm होती है। यह सेक्रल प्रोमोन्टोरी के सिर से उभरा हुआ भाग होता है, जोकि सिम्फाइसिस प्यूबिस के पीछे लगभग 1 cm नीचे होता है। यह एक सबसे छोटा अग्रपश्च डायमीटर (Anteroposterior diameter) होता है।

(iii) **डायगोनल कॉन्जुगेट** (Diagonal Conjugate) यह वास्तविक कॉन्जुगेट (True conjugate) से 1.5 cm लम्बा होता है। यह सेक्रल प्रोमोन्टोरी (Sacral promontory) के सिरे से सिम्फाइसिस प्यूबिस (Symphysis pubis) तक होता है।

(iv) **ट्रांसवर्स डायमीटर** (Transverse Diameter) इसकी माप 13 cm होती है। यह एक सबसे लम्बा पेल्विक डायमीटर है।

(v) **डायगोनाल/ऑब्लीक्यू डायमीटर** (Diagonal/Oblique Diameter) यह दो प्रकार का होता है

- **दाएँ डायगोनल डायमीटर** की माप 12 cm होती है। यह दाएँ सेक्रो-इलिएक जोड़ (Right sacro-iliac joint) से बाएँ इलियोपेक्टीनियल एमीनेन्स (Left iliopectineal eminence) तक फैला होता है।
- **बाएँ डायगोनल डायमीटर** की माप 12 cm होती है। यह बाएँ सेक्रो-इलिएक जोड़ (Left sacro-iliac joint) से दाएँ इलियोपेक्टिनियल एमीनेन्स (Right iliopectineal eminence) तक फैला होता है।

पेल्विक आउटलेट डायमीटर (Pelvic Outlet Diameter)

ये निम्न प्रकार के होते हैं

(i) **अग्र-पश्च डायमीटर** (Antero-posterior Diameter) इसका डायमीटर 11 cm का होता है। यह कॉक्सिक्स (Coccyx) के ऊपरी सिरे से सिम्फाइसिस प्यूबिस (Symphysis pubis) के निचले सिरे तक फैला होता है।

(ii) **ऑब्स्टेट्रिक अग्र-पश्च डायमीटर** (Obstetric Antero-posterior Diameter) इसका डायमीटर 13 cm का होता है। यह सेक्रम (Sacrum) के ऊपरी सिरे से सिम्फाइसिस प्यूबिस (Symphysis pubis) के निचले सिरे तक और प्रसव की द्वितीय अवस्था में कॉक्सिक्स (Coccyx) से नीचे चला जाता है।

(iii) **ट्रांसवर्स डायमीटर** (Transverse Diameter) यह दो प्रकार का होता है

- **बाइट्यूबरस डायमीटर** (Bituberous Diameter) इसका डायमीटर 11 cm होता है। यह इस्चियल ट्यूबरोसिटीज (Ischial tuberosities) के मध्य में होता है।
- **बाइस्पाइनस डायमीटर** (Bispinous Diameter) इसका डायमीटर 10.5 cm होता है। यह इस्चियल स्पाइन (Ischial spine) के मध्य होता है।

गर्भस्थ शिशु में रुधिर परिसंचरण (Blood Circulation in Fetal)

- गर्भस्थ शिशु अपना रुधिर स्वयं तैयार करता है एवं गर्भस्थ शिशु एवं माता का रुधिर मिश्रित नहीं होता है, जब तक कि अपरा (Placenta) में कुछ रोगात्मक विकार उपस्थित न हों।
- गर्भस्थ शिशु अपने लीवर (Liver) एवं प्लीहा (Spleen) में क्रमशः उसके लाल एवं श्वेत रक्ताणु (WBCs) निर्मित करना है।
- अन्तःगर्भाशयिक काल के दौरान पाचन एवं श्वसन तन्त्र कार्य नहीं करते हैं, इसलिए गर्भस्थ शिशु आवश्यक भोज्य-पदार्थ एवं ऑक्सीजन माता के रुधिर से प्राप्त करता है।
- गर्भस्थ शिशु के रुधिर परिसंचरण की चार अस्थायी रचनाएँ होती हैं, जो हैं

(i) **डक्ट्स वेनोसस** (Ductus Venosus) यह वाहिका अम्बीकल-शिरा से निम्न महाशिरा (Inferior vena cava) में ऑक्सीजनित रुधिर ले जाती है। अतः यहाँ ऑक्सीजनित एवं विऑक्सीजनित रुधिर मिश्रित होते हैं। यह ऑक्सीजन युक्त रुधिर तत्पश्चात् हृदय (Heart) में पहुँचता है।

(ii) **फोरामेन ऑवेल** (Foramen Ovale) गर्भस्थ शिशु के हृदय में दोनों अलिंदों (Atria) के बीच एक अस्थायी छिद्र होता है जोकि ऑक्सीजनित रुधिर को बाएँ अलिंद में प्रवेश करने देता है। यह रुधिर बाएँ निलय (Ventricle) में से होते हुए महाधमनी (Vena cava) में पम्प हो जाता है।

(iii) **डक्ट्स आर्टेरिओसस** (Ductus Arteriosus) यह वाहिका पल्मोनेरी धमनी (Pulmonary artery) से महाधमनी में ऑक्सीजनित रुधिर का प्रवाह करती है और सिर एवं बाँहों से आए हुए अशुद्ध रुधिर को पल्मोनेरी परिसंचरण (Pulmonary circulation) के लिए ले जाती है।

(iv) **हाइपोगैस्ट्रिक धमनियाँ** (Hypogastric Arteries) ये अवरोही चाप (Descending arc) तक जाती हैं। ये दो रुधिर वाहिकाएँ, आन्तरिक इलिएक धमनियों की शाखाएँ हैं और जब ये नाभि-नाल (Umbilical cord) में प्रवेश करती हैं, तो नाभि-धमनियाँ कहलाती हैं। ये अशुद्ध रुधिर को प्लेसेंटा में ऑक्सीजनीकरण के लिए ले जाती है।

जन्म के समय रुधिर परिसंचरण में परिवर्तन
(Changes in the Blood Circulation at the time of Birth)

- जन्म के पश्चात् रुधिर परिसंचरण में परिवर्तन नाभि-नाल के बाँधने से नहीं, परन्तु श्वसन क्रिया के स्थापित होने के कारण उत्पन्न होते हैं।
- जब शिशु रोता है, तब फेफड़े फैलते हैं और उनका रुधिर संवहित क्षेत्र बढ़ जाता है। अतः जो रुधिर डक्ट्स आर्टेरिओसस से महाधमनी को जाता था, वह अब पल्मोनरी धमनी के द्वारा फेफड़ों में ऑक्सीजनीकरण के लिए बहने लगता है।
- डक्ट्स आर्टेरिओसस, जन्म के बाद पाँच मिनट में ही कार्य करना बंद कर देता है और दो महीनों में रचनात्मक रूप से बंद हो जाता है। अंत में यह कार्डियक लिगामेन्ट (Cardiac ligaments) बन जाता है।
- जब फुफ्फुसों का रुधिर प्रवाह बढ़ता है, तो वाल्व जैस फोरामेन ओवेल भी बंद हो जाती है और हृदय के दाहिनी तरफ दबाव कम हो जाता है तथा बाईं तरफ तनाव बढ़ जाता है।
- यदि ऐसा नहीं होता है तो दाहिने अलिन्द का शिरीय रुधिर बाएँ अलिन्द के धमनीय रुधिर से मिल जाता है और बहुत अधिक साइनोसिस (Cynosis) उत्पन्न कर देता है।

गर्भस्थ शिशु की खोपड़ी (The Fetal Skull)

- ऑब्सटेट्रिक विज्ञान (Obstetric science) में गर्भस्थ शिशु की खोपड़ी का अत्यधिक महत्त्व है, न सिर्फ इसलिए कि उसमें मस्तिष्क रहता है जिस पर जन्म मार्ग में से निकलते समय अधिक दबाव पड़ता है, बल्कि इसलिए भी कि वह वास्तविक पेल्विस की तुलना में काफी बड़ा होता है।
- 96 प्रतिशत शिशुओं में पहले सिर गर्भ से निकलता है।
- खोपड़ी के सीमाचिन्हों एवं नापों का उचित ज्ञान होने से मिडवाइफ नर्स को कुप्रस्तुतिकरण (Malpresentation) या पेल्विस एवं खोपड़ी के बीच असमानता को पहचानने में आसानी हो सकेगी जिससे वे सुरक्षित रूप से शिशु का प्रसव करा सकेगी।

अस्थियाँ एवं सन्धिरेखाएँ (Bones and Sutures)

- खोपड़ी की अस्थियाँ, जो ऑब्सटेट्रिक विज्ञान में महत्त्व रखती हैं, वे दो पैराइटल (Parietal), फ्रॉन्टल (Frontal) एवं ऑसीपिटल (Occipital) हैं।
- खोपड़ी की अस्थियाँ झिल्ली से विकसित होती हैं, जबकि अस्थि-कंकाल का अधिकांश भाग उपास्थि (Cartilage) से विकसित होता है।
- खोपड़ी की अस्थियों का इन्ट्रामेम्ब्रेनस (Intramembranous) अस्थिविकास गर्भ के 8वें सप्ताह से आरम्भ हो जाता है।
- गर्भावस्था की पूर्ण अवधि में खोपड़ी की अस्थियाँ पतली एवं लचीली होती हैं, क्योंकि उनके किनारों का अस्थि विकास अपूर्ण रहता है।
- खोपड़ी के वाल्ट की अस्थियों के बीच मेम्ब्रेनस स्थान रहते हैं, जिन्हें सन्धि रेखाएँ (जोड़) कहते हैं।
- प्रसव के दौरान इन मेम्ब्रेनस स्थानों पर खोपड़ी की अस्थियाँ आपस में ओवरलेप (Overlap) हो जाती हैं।
- प्रसव के दौरान वेजाइनल मार्ग परीक्षण करते समय प्रसूति अंग एवं स्थिति का निर्धारण करने के लिए सन्धिरेखाएँ उपयोगी सीमाचिन्ह बनाती हैं।

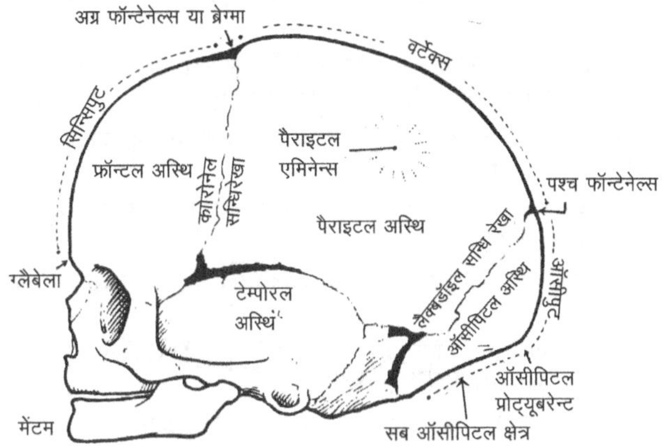

गर्भस्थ शिशु की खोपड़ी, प्रसुति-महत्त्व के सीमाचिन्ह एवं क्षेत्र दर्शाते हुए

- शिशु में निम्नलिखित सन्धिरेखा (Sutures) पाए जाते हैं
  (i) **सैजाइटल सन्धिरेखा** (Sagittal Suture) यह दो पैराइटल अस्थियों के बीच स्थित रहती है।
  (ii) **लैम्बडॉइडल सन्धिरेखा** (Lambdoidal Suture) यह ऑसीपिटल एवं पैराइटल अस्थियों को अलग करती है।
  (iii) **कॉरोनेल सन्धिरेखा** (Coronal Suture) यह पैराइटल एवं फ्रॉन्टल अस्थियों के बीच से जाती है और एक टेम्पल क्षेत्र से दूसरे टेम्पल तक रहती है।
  (iv) **फ्रॉन्टल सन्धिरेखा** (Frontal Suture) यह फ्रॉन्टल अस्थि के दोनों भागों को अलग करती है।

फॉन्टेनेल्स (Fontanells)

- वह झिल्लीमय स्थान जहाँ दो या अधिक सन्धिरेखाएँ मिलती हैं, उसे फॉन्टेनेल्स कहते हैं।
- खोपड़ी पर छः फॉन्टेनेल्स होते हैं, परन्तु ऑब्सटेट्रिक विज्ञान में केवल दो का ही महत्त्व है; अग्र (Anterior) एवं पश्च (Posterior)।

(i) अग्र फॉन्टेनेल्स (Anterior Fontanells)

- यह ब्रेग्मा (Bregma), सैजाइटल, कॉरोनेल एवं फ्रॉन्टल सन्धिरेखाओं के संगम पर झिल्लिमय स्थान है।
- यह समचतुर्भुजाकार (Rhombus shaped) एवं लगभग 2.5 cm लम्बा तथा 1.25 cm चौड़ा होता है और वेजाइना मार्ग परीक्षण के द्वारा चार सन्धिरेखाओं के संगम के रूप में पहचाना जा सकता है।
- अग्र फॉन्टेनेल भ्रूण के 18 महीने के होने पर बंद हो जाती है।

(ii) **पश्च फॉन्टेनेल्स** (Posterior Fontanells)

- यह सैजाइटल एवं लैम्बडॉइडल सन्धिरेखाओं के संगम पर स्थित रहती है।
- यह अग्र फॉन्टेनेल से छोटी होती है और वेजाइना मार्ग परीक्षण द्वारा तीन सन्धिरेखाओं के संगम के रूप में पहचान सकते हैं।
- इसकी आकृति त्रिकोणाकार (Triangle shaped) होती है एवं जन्म के छः सप्ताह बाद बंद हो जाती है।

खोपड़ी के क्षेत्र (Regions of the Skull)

- खोपड़ी वाल्ट, चेहरा एवं आधार (Base) में विभाजित रहती है।
- वाल्ट बड़े गुम्बद के आकार का दबने योग्य भाग है, जो दो पैराइटल, फ्रॉन्टल अस्थि का ऊपरी भाग, ऑसीपिटल एवं टेम्पोरल अस्थियों से बना होता है।
- यह क्षेत्र उस काल्पनिक रेखा के ऊपर है, जो नेत्रगुहा (Orbits) के किनारों में गर्दन की सन्धि तक खींची जाती हैं।
- आधार (Base) मजबूती से जुड़ी हुई अस्थियों से बना है, जो मेड्यूला में स्थित महत्त्वपूर्ण केन्द्रों की रक्षा करता है।
- गर्भस्थ शिशु में चेहरा बहुत छोटा होता है, क्योंकि जबड़े ठीक से विकसित नहीं होते हैं।
- यह नाक के निचले भाग से ठुड्डी (Chin) एवं गर्दन के जोड़ तक का क्षेत्र है।
- चेहरे की अस्थियाँ, जन्म के समय मजबूती से जुड़ी रहती हैं और उनकी मोल्डिंग (Moulding) नहीं हो पाती है।
- ठुड्डी या मेंटम (Mentum) इसका महत्त्वपूर्ण सीमा चिन्ह है।

खोपड़ी का डायमीटर (Diameters of the skull)

शिशु की खोपड़ी विभिन्न आकार की अस्थियों की बनी होती है एवं इसमें कई प्रकार के डायमीटर पाए जाते हैं, जो निम्नलिखित है

- **बाइपैराइटल** (Biparietal) यह दोनों पैराइटल उभारों के बीच 9.5 cm दूरी तक होता है।
- **बाइटेम्पोरल** (Bitemporal) यह कॉरोनेल सन्धिरेखा के दूरस्थ बिन्दु से 8.2 cm दूरी तक होता है।
- **सबऑसीपिटो-ब्रेग्मेटिक** (Suboccipito-bregmatic) यह ऑसीपिटल उभार के नीचे (गर्दन की सन्धि) से अग्र फॉन्टेनेल या ब्रेग्मा के मध्य 9.5 cm दूरी तक होता है।
- **सबऑसीपिटो-फ्रॉन्टल** (Suboccipito-frontal) यह ऑसीपिटल उभार के नीचे से सिन्सिपट के मध्य 10 cm की दूरी तक होता है।
- **ऑसीपिटो-फ्रॉन्टल** (Occipito-frontal) यह ऑसीपिटल उभार से ग्लैबेला (Glabella) जोकि नाक के जोड़ के ऊपर का एक चिन्ह होता है, तक 11.5 cm होता है।
- **सबमेंटो-ब्रेग्मेटिक** (Submento-bragmatic) यह ठुड्डी के गर्दन से मिलने वाले स्थान से अग्र फॉन्टेनेल के मध्य 9.5 cm की दूरी तक होता है।
- **सबमेंटो-वर्टिकल** (Submento-vertical) यह ठुड्डी के गर्दन से मिलने वाले स्थान से शीर्ष तक के सबसे ऊँचे बिन्दु के मध्य की दूरी, 11.5 cm होती है।
- **मेंटो-वर्टिकल** (Mento-vertical) यह ठुड्डी की नोक से शीर्ष का सबसे ऊँचा बिन्दु जो अग्र फॉन्टेनेल की अपेक्षा पश्च फॉन्टेनेल के समीप होता है, की के मध्य की दूरी 13.5 cm होती है।

गर्भावस्था के कारण शरीर में क्रियात्मक परिवर्तन (The Physiological Changes due to Pregnancy)

गर्भावस्था के दौरान स्त्री के शरीर में होने वाले शरीरक्रियात्मक परिवर्तन गर्भावस्था के लक्षण एवं चिन्ह माने जाते हैं, जो साथ ही प्रसवपूर्व देखभाल के बारे में बेहतर व्यवस्था का मजबूत आधार भी प्रदान कर सकते हैं।

1. **गर्भाशय** (Uterus)

- यह गर्भस्थ शिशु का परिवर्धन केन्द्र होता है, अतः गर्भ के आकार के बढ़ने के साथ-साथ इसके भार में भी वृद्धि होती है।
- गर्भाशय के भार में 60-900 gm तक वृद्धि तथा आकार में 7.5 × 5 × 2.5 cm से 30 × 23 × 20 cm तक वृद्धि हो जाती है।
- गर्भाशय के पेशीय तंतुओं के आकार एवं मजबूती में भी वृद्धि होती है।
- गर्भावस्था के दौरान गर्भाशय में अत्यधिक रूधिर की आपूर्ति होती है, विशेषतया प्लेसेन्टा क्षेत्र में, यहाँ रुधिर वाहिकाएँ आकार एवं संख्या में बढ़ जाती हैं।
- सर्विक्स अधिक मुलायम हो जाती है एवं सर्वाइकल रेसिमोस ग्रन्थियाँ चिपचिपा म्यूकस स्रावित करती हैं, जोकि संक्रमण (Infection) के विरुद्ध एक अवरोधक (Barrier) बनाती है।

2. **अण्डाशय** (Ovaries)

- गर्भावस्था के 12वें सप्ताह के बाद फटे हुए ग्राफियन फॉलिकल से बना कॉर्पस ल्यूटियम नष्ट हो जाता है एवं इसका एण्डोक्राइन (Endocrine) कार्य प्लेसेन्टा के द्वारा होने लगता है।

3. **वेजाइना** (Vagina)

- प्रसव के दौरान प्रसार की आवश्यक तैयारी के लिए वेजाइना मार्ग का पेशीय स्तर अतिविकसित (Hypertrophy) हो जाता है। अत्यधिक बढ़ी हुई रुधिर की आपूर्त्ति के कारण इसका रंग नीला हो जाता है।
- शल्की उपकला पर एस्ट्रोजन्स की क्रिया एवं शिरीय रुधिर संकुलता (Venous engorgement) के कारण सभी गर्भस्थ स्त्रियों में योनि से सफेद तरल का निष्कासन होता है।

4. **स्तन** (Breasts)

- अण्डाशयी हॉर्मोन एस्ट्रोजन्स, स्तन के ग्रन्थिल-ऊतक (Glandular tissue) एवं वाहिकाओं की वृद्धि को उत्तेजित करता है, जबकि प्रोजेस्टेरॉन स्तनों के स्रावी कार्य (Secretory function) को उत्तेजित करता है।
- छठें सप्ताह के आरम्भ में ही स्तन बढ़ने लगते हैं। इनमें कुछ कठोरता एवं तनाव और कभी-कभी दर्द महसूस होता है।
- स्तनों की वृद्धि सम्पूर्ण गर्भावस्था के समय में निरन्तर होती रहती है एवं इनका वजन करीब 450 gm तक बढ़ जाता है।
- निप्पल (Nipple) गहरे रंग के एवं अधिक उठे हुए दिखते हैं।

5. **त्वचा** (Skin)

- छोटे-छोटे क्षति-चिन्ह जो स्ट्राई ग्रेविडेरम (Striae gravidarum) कहलाते हैं, सोलहवें सप्ताह में ही पेट के निचले भाग, जांघों एवं कुछ स्त्रियों के स्तनों पर दिखने लगते हैं।
- त्वचा की गहरी सतह फट जाती है एवं एपिडर्मिस पतली हो जाती है।

- मध्य गर्भावस्था में छोटे नीले गुलाबी क्षति चिन्ह बन जाते हैं, जबकि पूर्व गर्भावस्था की धुंधली, चमकीली रेखाएँ गुलाबी रेखाओं से मिली हुई दिखती हैं।
- गर्भावस्था के दौरान पसीने की ग्रन्थियाँ एवं सिबेशियस ग्रन्थियाँ अधिक क्रियाशील होती हैं।

6. **रुधिर** (Blood)

- गर्भावस्था के आठवें सप्ताह के बाद रुधिर आयतन में (मुख्यतया प्लाज्मा में) करीब 40-50 प्रतिशत वृद्धि हो जाती है।
- गर्भावस्था के दौरान हीमोडाइल्यूशन (Haemodilution) के कारण RBC एवं हीमोग्लोबिन 10 से 15 % कम हो जाता है।
- रुधिर में प्लेटलेट्स एवं फाइब्रिनोजन की मात्रा बढ़ जाती है।

7. **हृदय एवं फेफड़े** (Heart and Lungs)

- प्लेसेन्टा में पर्याप्त रुधिर परिसंचरण बनाए रखने के लिए बढ़े हुए रुधिर-आयतन को अधिक दबाव के साथ पम्प करना होता है, इसलिए कार्डियक आउटपुट (Cardiac output) गर्भावस्था के करीब 16वें सप्ताह में 20 से 40 प्रतिशत बढ़ जाता है एवं प्रसव तक बढ़ा हुआ ही रहता है।
- जब बढ़ता हुआ गर्भाशय वक्ष-स्थल के ऊपर आ जाता है तो फेफड़े थोड़े से ऊपर खिसक जाते हैं एव गर्भाशय डायाफ्राम की स्वतन्त्र हलचल को सीमित कर देता है।
- ऑक्सीजन के उपयोग की बढ़ी हुई मात्रा को पूरा करने के लिए गहरी श्वास लेना जरुरी होता है। इस कारण श्वास फूलने लगती है।

8. **रुधिर दाब** (Blood Pressure)

- गर्भावस्था के दौरान बढ़े हुए रुधिर आयतन एवं कार्डियक आउटपुट (Cardiac output) के बावजूद भी रुधिर दबाव में वृद्धि नहीं होती है।
- हालांकि मध्य तिमाही के दौरान यह सामान्य की अपेक्षा थोड़ा कम हो सकता है।

9. **भार में वृद्धि** (Weight Gain)

- स्वस्थ एवं औसत भार की महिला में भार में लगभग 12 kg की वृद्धि होती है।
- इसका विवरण है; गर्भस्थ शिशु 3.4 kg, प्लेसेन्टा 0.6 kg, एम्नियोटिक तरल 0.8 kg, गर्भाशयी भार में वृद्धि 0.9 kg, स्तनों के भार में वृद्धि 0.4 kg, रुधिर के आयतन में वृद्धि 1.5 kg, बाह्य कोशिकीय द्रव्य (Extra Cellular Fluid, ECF) 1.4 kg एवं वसा संचय 3.5 kg।

10. **मेटाबॉलिक दर में वृद्धि।**
11. **मनोवृत्ति** (Mood) **में निरन्तर परिवर्तन।**
12. **पेल्विक ग्रिडल सहित कमर की लम्बर वर्टीब्राओं में परिवर्तन।**

गर्भावस्था के चिन्ह एवं डायग्नोसिस
(The Signs and Diagnosis of Pregnancy)

- जब एक विवाहित स्वस्थ स्त्री का नियमित रजोधर्म (Menstrual cycle) बन्द हो जाता है तब उसे गर्भवती होने की आशंका रहती है एवं 98 प्रतिशत मामलों में वह सही रहती है।
- गर्भावस्था में इम्यूनोलॉजिकल परीक्षणों एवं अल्ट्रासोनिक उपकरणों के उपयोग से अब गर्भावस्था के गलत, अनुमानित एवं सम्भावित चिन्हों पर निर्भर रहने की आवश्यकता नहीं रही है।
- अधिकांश स्त्रियों को करीब 12 सप्ताहों में ठीक से गर्भावस्था के बारे में मालूम होता है।

अनुमानित चिन्ह एवं लक्षण
(Presumptive Signs and Symptoms)

इन चिन्हों एवं लक्षणों के गलत होने की सम्भावना होती है

- **एमेनोरिया** (Amenorrhoea) इस स्थिति में मासिक रुधिरस्राव या मासिक चक्र एकदम से बन्द हो जाता है।
- **स्तनों में परिवर्तन** (Breast Changes) ये केवल प्रथम बार गर्भवती होने वाली महिला प्रीमीग्रेविडा (Primigravida) में ही महत्त्वपूर्ण होते हैं।
- **प्रातः वमन** (Morning Sickness) यह लगभग 50 प्रतिशत गर्भस्थ स्त्रियों में, चौथे से 14वें सप्ताह के दौरान होता है, परन्तु दूसरी स्थितियाँ भी उल्टियाँ उत्पन्न कर सकती हैं।
- **मूत्राशय की उत्तेजना** (Bladder Irritability) इसमें प्रायः बिना दर्द के मूत्रत्याग की बारम्बारता या जलन गर्भावस्था के 12वें सप्ताह के पहले हो सकती है।
- **त्वचा में परिवर्तन** (Skin Changes) इसमें रंजकता, लिनिआ नाइग्रा, प्रारम्भिक एरिओला का गहरापन एवं द्वितीयक एरिओला का बनना आते हैं।
- **गर्भ की हलचल** (Quickening) यह गर्भाशय में गर्भस्थ शिशु की हलचल को प्रदर्शित करता है। यह हलचल माता के द्वारा पहली बार प्रायः 16 से 20 सप्ताह के बीच महसूस होती है।

सम्भावित चिन्ह (Probable Signs)

मुख्यतया डॉक्टर वेजाइना मार्ग परीक्षण के द्वारा इनमें से कई चिन्हों का सम्भावित निष्कर्ष निकाल सकता है।

जाँच करने के पहले मिडवाइफ नर्स को यह निश्चित कर लेना चाहिए कि गर्भवती स्त्री का मूत्राशय खाली है।

- **हेगर चिन्ह** (Hegar's Sign) 6ठें से 12वें सप्ताह तक वेजाइना मार्ग के अग्र फॉर्निक्स में दो अँगुलिया डालकर दूसरे हाथ को पेट पर से गर्भाशय के पीछे रखते हैं। दोनों हाथ की अँगुलिया करीब-करीब मिल जाती हैं, क्योंकि इस समय इस्थमस बहुत ही मुलायम रहता है।
- **जैक्वेमिअर चिन्ह** (Jacquemier's Sign) 8वें सप्ताह से बाद तक पेल्विक कॉन्जेशन (Pelvic congestion) के कारण वेजाइना मार्ग की म्यूकस मेम्ब्रेन का रंग जामुनी-नीला हो जाता है।
- **ऑसिअन्डर चिन्ह** (Osiander's Sign) 8वें सप्ताह से आगे-अत्यधिक रुधिर संवहन के कारण योनि मार्ग के पार्श्व फॉर्निसेस में बढ़ी हुई धड़कन महसूस की जा सकती है।
- **गर्भाशय में परिवर्तन** (Changes in the Uterus) 8वें सप्ताह से आगे गर्भाशय आकार में बढ़कर गोलाकार हो जाता है एवं बनावट में मुलायम हो जाता है।
- **सर्विक्स का मुलायमपन** (Softening of the Cervix) 10वें सप्ताह से आगे गर्भवती स्त्री की सर्विक्स का मुलायमपन ओंठो के समान रहता है, जबकि जो स्त्री गर्भवती नहीं होती है, उसकी सर्विक्स नाक की नोंक के समान कुछ कठोर होती है।
- **गर्भाशयिक मर्मर** (Uterine Souffle) 16वें सप्ताह से आगे असकल्टेशन से एक हल्की-सी फूँकने जैसी आवाज (Blowing-sound) सुन सकते हैं; जोकि माता की नाड़ी की धड़कन के बराबर रहती है।
- **उदरीय फैलाव** (Abdominal Enlargement) 16वें सप्ताह से आगे गर्भावस्था के अतिरिक्त दूसरी किसी भी स्थिति में गर्भाशय इतना शीघ्र एवं अधिक नहीं बढ़ता है।

- **ब्रेक्स्टन-हिक संकुचन** (Braxton-Hick's Contraction) ये बिना दर्द के गर्भाशयिक संकुचन हैं, जो 20वें सप्ताह से आगे उदरीय-पेल्पेशन (Palpation) से महसूस किए जा सकते हैं। ये करीब प्रत्येक 15 मिनट में होते रहते हैं एवं 35वें सप्ताह के बाद ये तीव्रता में बढ़ जाते हैं। ये संकुचन, प्लेसेन्टा में रुधिर परिसंचरण बढ़ा देते हैं।
- **इन्टर्नल बैलॉटमेन्ट** (Internal Ballotment) 16वें से 28वें सप्ताह तक की मध्य गर्भावस्था अवधि के दौरान यह गर्भवती स्त्री की अर्द्ध-लेटी हुई स्थिति (Semirecumbent position) में रखकर किया जाता है। वेजाइना मार्ग में दो अँगुलिया प्रविष्ट करके सर्विक्स के ठीक ऊपर गर्भाशय पर तेज थपकी दी जाती है, इससे गर्भस्थ शिशु उल्ब द्रव में ऊपर की ओर तैरता है। बाएँ हाथ में जोकि उदर पर फन्डस यूटेराइ (Fundus uteri) के ऊपर रखा रहता है; गर्भस्थ शिशु की हल्की-सी थपकी महसूस होती है। पुनः वह नीचे की ओर खिसक आता है एवं वेजाइना मार्ग में रखी हुई अंगुलियों से महसूस किया जा सकता है। टकराकर लौटने की इस क्रिया का बैलॉटमेन्ट (Ballotment) कहते हैं। ये सभी चिन्ह पूर्णतया सही नहीं होते हैं।

निश्चयात्मक चिन्ह (Positive Signs)

- गर्भावस्था की वास्तविक पुष्टि रोपण या इम्प्लान्टेशन (Implantation) पश्चात् मूत्र में ह्यूमन कोरियोनिक हॉर्मोन (hCG) की उपस्थिति द्वारा निर्धारित होती है। इसके लिए हॉबसन प्रतिरक्षा परीक्षण किया जाता है।
- इसके अतिरिक्त 5-6 माह के गर्भ के हृदय की धड़कन को सुनकर भी गर्भावस्था की पुष्टि की जा सकती है।
- इसके अतिरिक्त CT स्कैन या अल्ट्रासाउण्ड परीक्षण द्वारा भी गर्भावस्था की पूर्णतया पुष्टि की जा सकती है।

गर्भावस्था की अवधि का निर्धारण (Estimation of Duration of Pregnancy)

गर्भावस्था की अवधि का निम्नलिखित प्रकार से निर्धारण कर सकते हैं

(i) **फण्डल ऊँचाई** (Fundal Height)
- **16 सप्ताह** फण्डस (Funds) सिम्फाइसिस प्यूबिस और नाभि (Umbillicus) के मध्य में होता है।
- **20 सप्ताह** फण्डस नाभि (Umbilicus) के स्तर पर आ जाता है।
- **36 सप्ताह** फण्डस जिफीर्स्टनम (Xiphisternum) तक आ जाता है।

(ii) **अल्ट्रासोनोग्राफी** (Ultrasonography) इससे गर्भस्थ शिशु की आयु 11 सप्ताह के दौरान पता की जाती है।

गर्भस्थ शिशु का गर्भाशय एवं पेल्विस से सम्बन्ध (The Relationship of the Fetus to the Uterus and Pelvis)

गर्भस्थ शिशु का गर्भाशय एवं पेल्विस से सम्बन्ध का वर्णन करने के लिए कुछ पारिभाषिक शब्दों का प्रयोग किया जाता है।

ये पारिभाषिक शब्द निम्नलिखित हैं

1. गर्भ की स्थिति (Fetus Lie)

- गर्भाशय के लम्बवत् अक्ष (Longitudinal axis) के साथ गर्भस्थ शिशु के लम्बवत् अक्ष का जो सम्बन्ध रहता है, उसे स्थिति कहते हैं एवं 99.5% मामलों में ऐसा ही रहता है।
- गर्भाशयिक-गुहा के अण्डाकार होने के कारण गर्भस्थ शिशु की स्थिति लम्बवत् होना स्वाभाविक ही होता है, परन्तु गर्भाशय की दीवारें ढीली होने या एम्नियोटिक द्रव की अधिक मात्रा होने के कारण गर्भाशयिक-गुहा अण्डाकार के बजाय गोल हो जाती है। अतः गर्भस्थ शिशु की लम्बवत् स्थिति होने की सम्भावना कम हो जाती है।
- ट्रांसवर्स स्थिति में शिशु के कंधे, गर्भाशय के निचले खंड में रहते हैं और गर्भस्थ शिशु का लम्बवत् अक्ष, गर्भाशय के लम्बवत् अक्ष को क्रॉस करता है।
- यह एक गम्भीर अवस्था बन जाती है, इसे ठीक करना (Rectified) जरुरी होता है, क्योंकि इस स्थिति में सामान्य प्रसव होना असम्भव रहता है।

2. गर्भ की अवस्था (Fetus Attitude)

- अवस्था का मतलब यह होता है कि गर्भस्थ शिशु के हाथ-पैर एवं सिर का उसके धड़ के साथ क्या सम्बन्ध है और इनमें किस प्रकार से शरीर मुड़ा हुआ है।
- इसमें पीठ झुकी हुई, सिर ठुड्डी के साथ वक्षस्थल तक मुड़ा हुआ, भुजाएँ एक के ऊपर एक मुड़ी हुई या वक्ष-स्थल के बाजू में, जाँघे उदर पर मुड़ी हुई एवं टाँगें जाँघों पर मुड़ी हुई हो सकती हैं।
- इस प्रकार गर्भस्थ शिशु अच्छी तरह से सिमट कर लिपटा हुआ ठोस एवं अण्डाकार पिण्ड बन जाता है, जो अपने आपको गर्भाशयिक-गुहा के अनुकूल बना लेता है एवं प्रसव के दौरान पिण्ड के रूप में ही बाहर निकल जाता है।
- गर्भस्थ शिशु की इस सामान्य अवस्था में परिवर्तन हो जाए, तो प्रसव के दौरान कठिनाई उत्पन्न हो सकती है। उदाहरणार्थ, यदि सिर अच्छी तरह से जुड़ा हुआ नहीं है, तो वह पेल्विस के इनलेट में अधिक स्थान घेर (Engage) लेता है।

3. गर्भप्रस्तुति या गर्भ का प्रजेक्टेशन (Fetus Presentations)

- गर्भ के प्रजेन्टेशन का मतलब यह होता है कि गर्भस्थ का कौन-सा अंग पेल्विस के इनलेट या गर्भाशय के निचले खण्ड में स्थित है। गर्भ प्रजेन्टेशन के पाँच प्रकार होते हैं

(i) **शीर्ष प्रजेन्टेशन** (Vertex presentation) करीब 96.8% मामलों में।
(ii) **नितम्ब या ब्रीच प्रजेन्टेशन** (Breech presentation) करीब 2.5% मामलों में।
(iii) **कंधा प्रजेन्टेशन** (Shoulder presentation) करीब 0.4% मामलों में।
(iv) **चेहरा प्रजेन्टेशन** (Face presentation) करीब 0.2% मामलों में।
(v) **भौंह प्रजेन्टेशन** (Brow presentation) करीब 0.1% मामलों में।

- शीर्ष, चेहरा एवं भौंह प्रजेन्टेशन सभी मस्तिष्कीय प्रजेन्टेशन (Cephalic presentation) है।
- जब सिर मुड़ता है तो शीर्ष प्रजेन्टेशन होती है, जब यह तनता (Extends) है तो चेहरा प्रजेन्टेशन होती है एवं जब न तो अच्छी तरह से मुड़ा हुआ और न ही अच्छी तरह से तना हुआ है, तो स्थिति शीर्ष एवं चेहरा प्रजेन्टेशन के बीच में भौंह प्रजेन्टेशन होगी।
- कंधा प्रजेन्टेशन गर्भ के अनुप्रस्थ होने के कारण होती है। यहाँ शिशु जन्मनाल से नहीं निकल पाता है।
- गर्भावस्था के अंतिम महीनों के दौरान गर्भाशयी गुहा अण्डाकार होती है और इसकी दीवारें, संकुचनशील होती हैं। इस कारण गर्भस्थ शिशु, गर्भाशय के आकार के समान अण्डाकार बन जाता है।

- गर्भस्थ शिशु के बड़े कुल्हे फन्डस में अधिक स्थान घेरते हैं जोकि गर्भाशय का सबसे चौड़ा व्यास होता है तथा सिर गर्भाशय के निचले संकरे खण्ड में स्थित रहता है।
- जब गर्भस्थ शिशु का सिर अत्यधिक बड़ा रहता है, जैसे कि हाइड्रोसिफैली (Hydrocephaly) में, तो यह चौड़े फन्डस में स्थित रहता है और इस कारण कुल्हा प्रजेन्टेशन होता है।

4. गर्भ का निर्धारक या डिनोमिनेटर अंग (The Denominator Organ of Fetus)

- निर्धारक अंग गर्भ के प्रजेन्टेशन का वह भाग है, जो अंग स्थिति (Position) का निर्धारण एवं संकेत करता है।
- शीर्ष के प्रजेन्टेशन में निर्धारक अंग ऑसीपट (Occiput) होता है।

इसके प्रमुख प्रकार निम्नवत् हैं

(i) **बायाँ ऑसीपिटो अग्र** (Left Occipito-Anterior or LOA) इसमें ऑसीपट, पेल्विस के इनलेट के बाएँ-अग्र क्षेत्र पर बाएँ इलिओपेक्टिनियल उभार की ओर रहता है तथा सैजिटल सन्धिरेखा (Sagittal suture) पेल्विस के इनलेट के दाएँ डायगोनल डायमीटर में रहती है।

(ii) **बायाँ ऑसीपिटो-पार्श्व** (Left Occipito-Lateral or LOL) ऑसीपट, पेल्विस के इनलेट के बाईं तरफ, बाएँ इलिओपेक्टिनिअल उभार एवं बाएँ सेक्रो-इलिएक जोड़ के बीच रहता है एवं सैजिटल सन्धिरेखा इनलेट के ट्रांसवर्स डायमीटर में रहती है।

(iii) **बायाँ ऑसीपिटो-पश्च** (Left Occipito-Posterior or LOP) ऑसीपट, बाएँ सेक्रो-इलिएक जोड़ एवं पेल्विस के आन्तरिक द्वार के बाएँ पश्च पोस्टीरिअर क्षेत्र की ओर रहता है एवं सैजिटल सन्धिरेखा, पेल्विस के इनलेट के बाएँ डायगोनल डायमीटर में रहती है।

(iv) **दायाँ ऑसीपिटो-अग्र** (Right Occipito-Anterior or ROA) ऑक्सिपट, पेल्विस के इनलेट के दाएँ अग्र क्षेत्र पर दाएँ इलिओपेक्टिनिअल उभार की ओर रहता है एवं सैजिटल सन्धिरेखा पेल्विस के इनलेट के बाएँ डायगोनल डायमीटर में रहती है।

(v) **दायाँ ऑसीपिटो-पार्श्व** (Right Occipito-Lateral or ROL) ऑसीपिट, पेल्विस के इनलेट के दाहिनी तरफ दाएँ इलिओपेक्टिनिअल उभार एवं दाहिने सेक्रो-इलिएक जोड़ के बीच में रहता है एवं सैजिटल सन्धि रेखा पेल्विस के इनलेट के ट्रांसवर्स डायमीटर में रहती है।

(vi) **दायाँ ऑसीपिटो-पश्च** (Right Occipito Posterior or ROP) ऑसीपट, पेल्विस के इनलेट के दाएँ पश्च क्षेत्र में दाएँ सेक्रो-इलिएक जोड़ की ओर रहता है एवं सैजिटल सन्धिरेखा पेल्विस के इनलेट के दाहिने डायगोनल डायमीटर में रहती है।

- पश्च पोजिशन की अपेक्षा अग्र पोजिशन अधिक अनुकूल होती है, क्योंकि जब गर्भस्थ शिशु की पीठ सामने की तरफ रहती है, तो यह माता की उदरीय दीवार की कॉनकैविटी (Concavity) के समान हो जाती है और इसलिए अच्छी तरह से मुड़ जाती है। जब पीठ मुड़ जाती है, तो सिर भी मुड़ जाता है और यह एक छोटा व्यास बना लेता है।
- कुल्हा प्रजेन्टेशन में निर्धारक अंग सेक्रम (Sacrum) होता है।
- चेहरा प्रजेन्टेशन में निर्धारक अंग मेंटम (Mentum) होता है।
- कंधा प्रजेन्टेशन में निर्धारक अंग एक्रोमिअन उभार (Acromian process) होता है।

5. गर्भ की पोजिशन (Fetus Position)

पोजिशन, पेल्विस के इनलेट के छः क्षेत्रों से निर्धारक अंगों का सम्बन्ध होता है। पेल्विस के छः इनलेट के क्षेत्र निम्नलिखित हैं

- दाँया-पश्च भाग
- दाँया-पार्श्व भाग
- दाँया-अग्र भाग
- बाँया-पश्च भाग
- बाँया-पार्श्व भाग
- बाँया-अग्र भाग

6. गर्भप्रस्तुति या प्रजेन्टिंग भाग (Presenting Part)

- प्रजेन्टिंग भाग वह अंग है, जो प्रसव के दौरान ओस (Os) पर स्थित रहता है एवं जिस पर कैपट (Caput) बनता है।
- प्रजेन्टिंग भाग अंग द्वारा प्रसव में शिशु का सिर निकलने के पहले उदरीय परीक्षण के द्वारा गर्भस्थ शिशु की पोजिशन का निदान करने का समय है या नहीं, कैपट दाहिनी पैराइटल अस्थि के पीछे स्थित है तो पोजिशन बाँईं ऑसीपिटो-अग्र होगी, आदि का ज्ञान होता है जिससे कंधों की प्रस्तुति का प्रसव कराने में सहायता होती है।

गर्भवती महिला की देखभाल (Care of Pregnant Woman)

गर्भवती महिलाओं में जच्चा-बच्चा के लिए खतरे अधिक होते हैं, इसलिए गर्भवती को प्रसव पूर्व (Prenatal) देखभाल की आवश्यकता होती है। महिलाओं को गर्भकाल में निम्नलिखित प्रसव पूर्व देखभाल प्रदान करनी चाहिए

- गर्भवती महिला की पूर्ण शारीरिक जाँच और पैल्विक जाँच करनी चाहिए। गर्भावस्था में महिला की प्रयोगशाला जाँच अवश्य करवानी चाहिए, जिसमें निम्नलिखित परीक्षण शामिल हैं
- मूत्र-जाँच
- रुधिर समूह और प्रकार (Blood Group and type)
- सम्पूर्ण रुधिर संख्या (Complete blood count)
- HIV परीक्षण (HIV test)
- VDRL (Veneral Disease Research Laboratory) परीक्षण
- हिपेटाइटिस-B सेरोलॉजी (Hepatitis-B serology)

पूर्व-प्रसव देखभाल के दौरान गर्भवती महिला को निम्नलिखित विषयों पर जानकारी प्रदान करनी चाहिए

- मातृत्व पोषण के बारे में महिला को जानकारी देना।
- STD (Sexual Transmitted Disease) और HIV संक्रमण के विषय में जानकारी देना।
- माँ द्वारा शिशु को स्तनपान कराने सम्बन्धी जानकारी देना।
- नवजात शिशु की देखभाल और विकास सम्बन्धी जानकारी देना।
- महिलाओं को गर्भावस्था में विटामिन, आयरन और कैल्शियम, आदि की अधिक आवश्यकता होती है। अतः उसके भोजन में यह सभी पूरक आहार अवश्य शामिल होने चाहिए।
- गर्भवती महिलाओं को मानसिक रूप से स्वस्थ रखने के लिए उनकी काउन्सलिंग करते रहना चाहिए और प्रसव के उपरान्त आने वाले पारिवारिक परिवर्तनों के बारे में जानकारी प्रदान करनी चाहिए।
- गर्भकाल में किसी प्रकार की कोई भी दवा नहीं लेनी चाहिए, क्योंकि दवाओं से भ्रूण पर हानिकारक प्रभाव हो सकते हैं।

- गर्भकाल में महिलाओं को शराब, सिगरेट, कोकीन, हैरोइन, आदि के दुष्प्रभावों (Side effects) के सम्बन्ध में जानकारी देनी चाहिए और इनके माँ और बच्चे पर होने वाले भयानक प्रभावों के सम्बन्ध में समझाना चाहिए।
- गर्भवती महिला, जो HIV से पीड़ित हो, उसे विशेष इलाज के लिए रैफर करना चाहिए और HIV पॉजिटिव माताओं को बच्चों को अपना दुग्ध न पिलाने के सम्बन्ध में स्वास्थ्य शिक्षा प्रदान करनी चाहिए।

गर्भवती महिला के विभिन्न परिक्षण
(Different Tests of Pregnant Woman)

गर्भावस्था के दौरान महिला के हर तिमाही में विभिन्न परीक्षण होते हैं, जो निम्नलिखित हैं

पहली तिमाही (First Trimester) गर्भावस्था की पहली तिमाही में नियमित परीक्षण में आमतौर पर शामिल है

- पूर्ण रुधिर गणना
- रुधिर प्रसार (Rh निगेटिव को Rh रोग से बचाव के लिए 28 सप्ताह में RhoGAM लेना चाहिए)
- अप्रत्यक्ष परीक्षण (नवजात शिशु के हीमोलिटिक रोग के खतरे का आंकलन करने के लिए)
- सिफिलिस के लिए स्क्रीन पर रैपिड प्लाज्मा रीजन परीक्षण
- रूबेला एण्टीबॉडी स्क्रीन परीक्षण
- हिपेटाइटिस-B के लिए HBASAG परीक्षण

द्वितीय तिमाही (Second Trimester) गर्भावस्था की दूसरी तिमाही में नियमित परीक्षण में आमतौर पर शामिल हैं

- MSAFP स्क्रीन चार रुधिर परीक्षण एकसाथ (मातृ सीरम, AFP, इन्हिबिन A, एस्ट्रिऑल और HCG)
- आनुवंशिक बीमारियों की जाँच के लिए फीटल कैरियोटाइप का इस्तेमाल किया जाता है। यह एम्नियोसेन्टेसिस या कोरियोनिक विलस सैंपलिंग (CVS) के माध्यम से प्राप्त किया जा सकता है।
- भ्रूण की एनीमिया, Rh आइसोइम्यूनाइजेशन या हाइड्रोप्स के आंकलन के लिए भ्रूण हीमटोक्रिट को पर्क्यूटेनियल गर्भनाल रुधिर नमूनाकरण (PUBS) द्वारा निर्धारित किया जा सकता है, जो गर्भाशय में सुईं डालकर और गर्भनाल के एक हिस्से को ले जाकर किया जाता है।
- भ्रूण की हृदय गति के लिए नॉन-स्ट्रेस परीक्षण (NST)।

तृतीय तिमाही (Third Trimester) गर्भावस्था की तीसरी तिमाही में नियमित परीक्षण में आमतौर पर शामिल है

- हीमेटोक्रिट मान (Value) (यदि कम है, तो माँ को आयरन की खुराक दी जाती है)।
- ग्रुप-B *स्ट्रेप्टोकोकस* स्क्रीन (यदि सकारात्मक है, तो महिला को प्रसव के दौरान IV पेनिसिलीन या एम्पीसिलीन दी जाती है एवं यादि पेनिसिलीन से एलर्जी है, तो वैकल्पिक (Alternative) उपचार, IV क्लिडांमाइसिन या IV वैनकोमाइसिन है)।
- ग्लूकोस लोडिंग परीक्षण (GLT) मधुमेह के लिए स्क्रीन : यदि ग्लूकोस की रुधिर में मात्रा > 140 mg/dL, है, तो एक ग्लूकोस टोलरेन्स परीक्षण किया जाता है।

भ्रूण का आंकलन (Assessment of Embryo)

- भ्रूण की स्क्रीनिंग का उपयोग भ्रूण की व्यवहार्यता के साथ ही जन्मजात, असामान्यताओं का आंकलन करने में मदद करने के लिए किया जाता है।
- प्रसूति सम्बन्धी अल्ट्रासोनोग्राफी का उपयोग नियमित रूप से गर्भ की उम्र के लिए डेटिंग के लिए किया जाता है।
- भ्रूण और प्लेसेन्टा की संख्या निर्धारित करके, एक अपस्थानिक गर्भावस्था और पहली तिमाही रुधिरस्राव के लिए मूल्यांकन किया जाता है।
- एक्स-रे और कम्प्यूटरीकृत टोमोग्राफी (CT) का उपयोग पहली तिमाही में नहीं किया जाता है, क्योंकि आयनिंग विकिरण के कारण भ्रूण पर टेराटोजेनिक प्रभाव पड़ता है।

प्रसव (Labor)

- गर्भावस्था पूरी होने पर वेजाइना (Vagina) के माध्यम से परिपक्व गर्भ के गर्भाशय से बाहर निकलने के प्रयास में मादा जनन अंगों में होने वाली घटनाओं को प्रसव (Labor) कहा जाता है।
- यह 37 पूर्ण सप्ताह से पहले भी हो सकता है, जब इसे अपरिपक्व प्रसव कहा जाता है।
- सामान्य प्रसव **यूटोसिया** (Eutocia) कहलाता है।
- प्रसव वह प्रक्रिया है जिसके द्वारा गर्भस्थ शिशु, प्लेसेन्टा एवं बाह्यभ्रूणीय झिल्लियाँ जन्म-मार्ग से बाहर निकलते हैं। इसमें गर्भाशय के निष्कासक (Expulsive) पेशीय प्रयत्न के अलावा और तन्त्रिकीय हॉर्मोनल (Neuroendocrine) नियन्त्रण भी सम्मिलित होता है।
- सामान्य प्रसव में गर्भस्थ शिशु गर्भकाल ($9\frac{1}{4}$ माह) की अवधि को पूर्ण करने के बाद प्राकृतिक रूप से जन्मनाल से माता के शरीर से बाहर आता है। इसमें शीर्ष के द्वारा गर्भ का प्रजेन्टेशन होता है।
- यह प्रक्रिया अपने-आप पूर्ण हो जाती है जिसकी अवधि 18 घण्टे से अधिक नहीं बढ़ती है एवं प्रसव में कोई जटिलताएँ उत्पन्न नहीं होती हैं।

प्रसव आरम्भ होने के कारण (Causes of the Onset of Labor)

- गर्भावधि पूर्ण होने पर गर्भाशय की पेशियों में तीव्र संकुचन (Vigorous contraction) प्रारम्भ हो जाते हैं। शिशु का जन्म गर्भाशय की अनैच्छिक पेशियों में संकुचन (Involuntary muscular contraction) की लम्बी प्रक्रिया से प्रारम्भ होता है, इसे **प्रसव संकुचन** (Labor contraction) कहते हैं तथा इस अनुभव को **प्रसव पीड़ा/दर्द** (Labor pain) भी कहते हैं।
- प्रसव की क्रिया न्यूरोएण्डोक्राइन (Neuroendocrine) क्रिया द्वारा प्रेरित होती है। शिशु के पूर्ण विकसित होने पर गर्भ एवं अपरा (Placenta) दोनों से प्रसव के लिए संकेत उत्पन्न होते हैं। यह संकेत गर्भाशय में हल्के संकुचनों को प्रेरित करता है, इसे **गर्भ निक्षेप प्रतिक्रिया** (Foetal ejection reflex) कहते हैं।
- इसके द्वारा माता की पीयूष ग्रन्थि (Pituitary gland) से ऑक्सीटॉसिन (Oxytocin) स्रावण की क्रिया सक्रिय होती है, जिससे गर्भाशय में तीव्रता से संकुचन होने लगता है। यह संकुचन निरन्तर बढ़ता ही रहता है। परिणामस्वरूप शिशु के गर्भाशय से बाहर निकलने की क्रिया होती है, जिसे **शिशु जन्म** या **प्रसव** (Parturition) कहते हैं।

- कॉर्पस ल्यूटियम (Corpus luteum) से स्रावित हॉर्मोन रिलेक्सिन (Relaxin) प्रसव के समय सर्विक्स तथा पेल्विक ग्रिडल के स्नायु को शिथिल करता है, जिससे प्रसव के समय शिशु को जन्म लेने में आसानी रहती है। अब लगभग 28-35 दिन में गर्भाशय अपनी पहले की अवस्था में वापस आने लगता है।

प्रसव के पूर्वसूचक चिन्ह (The Premonitory Signs of Labor)

प्रसव आरम्भ होने के पूर्व तीन सप्ताहों के दौरान कुछ निश्चित परिवर्तन उत्पन्न होते हैं, जो प्रसव आरम्भ होने का निर्धारण करने के लिए उपयोगी होते हैं, ये हैं

(i) हल्कापन होना (Lightening)

- यह गर्भाशय के नीचे खिसकने के कारण होता है, जो गर्भावधि के पूर्ण होने के लगभग दो या तीन सप्ताह पहले होता है।
- इससे फेफड़ों पर दबाव कम हो जाता है एवं श्वसन क्रिया आसान हो जाती है, हृदय एवं आमाशय अच्छी तरह से कार्य करने लगते हैं और स्त्री को आराम महसूस होता है, जिसे 'हल्कापन' होने के रूप में वर्णित किया जाता है।
- ऐसे में सिम्फाइसिस प्यूबिस चौड़ा, मुलायम एवं शिथिल हो जाता है, पेल्विस की निचली सतह 4 सेमी तक लटक जाती है, गर्भाशय नीचे की ओर वास्तविक पेल्विस में खिसक जाता है, निचला खण्ड तन जाता है तथा गर्भस्थ शिशु, गर्भाशय में नीचे की तरफ और अधिक खिसक जाता है।

(ii) मूत्रत्याग की बारम्बारता (Frequency of Micturition)

यह मूत्राशय पर गर्भस्थ शिशु के सिर का दबाव पड़ने के कारण उसकी क्षमता सीमित हो जाने से होता है तथा इस कारण मूत्राशय बार-बार खाली करने की जरुरत होती है।

(iii) अवास्तविक दर्द (False Pains)

- ये अनिश्चित एवं अनियमित होते हैं, जिनके कारण गर्भाशय संकुचित एवं शिथिल होता है।
- ये अनावश्यक रूप से कष्टप्रद भी हो सकते हैं।

(iv) सर्विक्स का ऊपर की ओर फैल जाना (Taking up of the Cervix)

- सर्विक्स का ऊपर की ओर फैल जाना, इसके ऊपर उठने से एवं निचले गर्भाशयिक खण्ड में मिल जाने के कारण होता है।
- इसमें जब सर्विक्स छोटी होती है, तो माता एवं शिशु की भलाई के लिए प्रसव प्रेरित करना आवश्यक हो जाता है।

वास्तविक प्रसव के चिन्ह (Signs of True Labor)

- दर्द युक्त लयबद्ध गर्भाशयिक संकुचन
- सर्विक्स का फैलाव
- प्रसूति सूचक स्राव

प्रसव की प्रमुख अवस्थाएँ (The Main Stages of Labor)

प्रसव में तीन प्रमुख अवस्थाएँ होती हैं, जो हैं

(i) **प्रथम अवस्था** (First Stage) इसमें गर्भाशयी ग्रीवा का फैलाव होता है और यह अवस्था वास्तविक प्रसव आरम्भ होने से गर्भाशयी ग्रीवा के पूर्ण फैलाव होने तक रहती है।

(ii) **द्वितीय अवस्था** (Second Stage) इसमें गर्भस्थ शिशु बाहर निकलता है। जब गर्भाशयी ग्रीवा पूर्णतया फैल जाती है, तब यह अवस्था आरम्भ होती है और जब शिशु पैदा हो जाता है, तब यह समाप्त हो जाती है।

(iii) **तृतीय अवस्था** (Third Stage) इसमें प्लेसेन्टा एवं बाह्यभ्रूणीय झिल्लियों का पृथक्करण और निष्कासन होता है तथा यह रुधिरस्राव के नियन्त्रण से भी सम्बन्धित रहती है। यह शिशु के पैदा होने से प्लेसेन्टा एवं बाह्यभ्रूणीय झिल्लियों के निष्कासन तक रहती है।

(iv) **चतुर्थ अवस्था** (Fourth Stage) इसमें लगातार कुशल देखरेख की आवश्यकता होती है जोकि प्रसव पश्चात् रुधिरस्राव के जोखिम के कारण जरुरी है। प्लेसेन्टा के बाहर निकलने के बाद इसकी अवधि एक घण्टे तक रहती है।

प्रसव की अवधि (Duration of Labor)

प्रसव की अवधि में अनेक कारक विभिन्नताएँ उत्पन्न करते हैं; जैसे–स्त्री प्रथम बार गर्भवती है या इससे पूर्व भी वह बच्चे को जन्म दे चुकी है तथा पहले वाले शिशु के जन्म के बाद कितना समय बीत चुका है, पेल्विस का प्रकार, गर्भस्थ शिशु का आकार एवं उसकी गर्भ प्रजेन्टेशन, गर्भाशयिक संकुचनों की शक्ति तथा बारम्बारता, आदि सभी प्रसव की अवधि को प्रभावित करते हैं।

	प्रथम अवस्था	द्वितीय अवस्था	तृतीय अवस्था	योग
प्रथम बार गर्भवती	11 घण्टे	$\frac{3}{4}$ घण्टा	$\frac{1}{4}$ घण्टा	12 घण्टे
दूसरी या अधिक बार गर्भवती	$6\frac{1}{2}$ घण्टे	$\frac{1}{4}$ घण्टा	$\frac{1}{4}$ घण्टा	7 घण्टे

- ऑक्सीटोसिन इन्ट्रावेनस इंजेक्शन देने के कारण प्रथम गर्भाओं में प्रसव की अवधि 8 घण्टे तक कम की जा सकती है।

प्रसव की क्रियाविधि (The Mechanism of Labor)

- प्रसव की क्रियाविधि, जन्ममार्ग से निकलने के दौरान गर्भस्थ शिशु की निष्क्रिय गतियों (Passive movements) का योग है।
- इस प्रकार की गतियाँ आवश्यक होती हैं, क्योंकि जन्म मार्ग बेलनाकार होता है, जिसमें इनलेट और आउटलेट विभिन्न आकार एवं आकृति के होते हैं तथा अगला घुमाव (Forward curve) इसके निचले सिरे पर होता है।
- गर्भस्थ शिशु का शरीर लचीला बेलनाकार होता है, जो जन्म प्रक्रिया के दौरान अपने आपको पेल्विस मार्ग के घुमाव एवं व्यासों के अनुकूल बना लेता है।
- ये गतियाँ गर्भाशयिक और उदरीय पेशियों एवं डायाफ्राम की निष्कासन क्रिया तथा पेल्विस, सर्विक्स व पेल्विस की निचली सतह के द्वारा उत्पन्न होने वाले प्रतिरोध के परिणामस्वरूप उत्पन्न होती है।
- इन सभी गतियों से गर्भस्थ शिशु निरन्तर नीचे की ओर आता रहता है।
- अधिकांश पहली बार गर्भवती या प्रीमीग्रेविडा स्त्रियों में गर्भस्थ शिशु का नीचे की ओर आना प्रसव आरम्भ होने के दो सप्ताह पहले शुरू होता है, जब सिर प्रविष्ट हो जाता है और सिर एवं पेल्विस के बीच कोई असमानता नहीं रहती है।
- गर्भस्थ शिशु का और अधिक नीचे की ओर आना प्रथम अवस्था के दौरान होता है तथा यह गर्भाशयिक संकुचन के दबाव के द्वारा होता है।

- जब सिर को प्रतिरोध मिलता है तो इसका मुड़ना (Flexion) बढ़ता जाता है और फैली हुई सर्विक्स मुड़े हुए सिर (Flexion head) को नीचे की ओर उतरने देती है।
- द्वितीय अवस्था के दौरान गर्भस्थ शिशु का नीचे की ओर आना अधिक शीघ्र होता है, क्योंकि उदरीय पेशियाँ और डायाफ्राम भी कार्य करने लगते हैं। इस प्रकार गर्भस्थ शिशु सक्रिय रूप से निष्कासित हो जाता है।

प्रसव के दौरान शिशु की गतियाँ
(Fetal Movements During Labor)

प्रसव के समय होने वाली ये प्रमुख गतियाँ निम्नवत् हैं

1. सिर का मुड़ना या फ्लेक्सन (Flexion of the Head)

- सिर प्रायः प्रसव आरम्भ होते समय ही मुड़ जाता है और साथ ही उसका सबऑसीपिटो-फ्रॉन्टल-व्यास (10 cm) पेल्विस के इनलेट द्वार पर स्थित रहता है, परन्तु जब मुड़ना बढ़ जाता है, तो सब-ऑसीपिटो-ब्रैग्मेटिक व्यास (9.5 cm) प्रविष्ट हो जाता है।
- यह छोटा गर्भ प्रजेन्टेशन डायमीटर गर्भस्थ शिशु को नीचे की ओर आने में सहायता करता है।
- गर्भाशय में गर्भस्थ शिशु पहले से ही मुड़ी हुई अवस्था (Flexion attitude) में रहता है, इसलिए गर्भाशयिक संकुचन इस अवस्था को ओर भी बढ़ा देते हैं।
- सिर के अत्यधिक मुड़ने का परिणाम यह होता है कि ऑसीपट अग्र-भाग बन जाता है तथा यह दूसरी हलचल को प्रभावित करता है, जो गर्भ के आन्तरिक घुमाव की होती है।

2. आन्तरिक घुमाव (Internal Rotation)

- नाली की आकृति के समान पेल्विस की निचली सतह के आधे पार्श्वीय भाग पर गर्भस्थ शिशु का कोई भी अंग, जो आगे की ओर पहले घूमता है, उसे आन्तरिक घुमाव कहते हैं।
- COA (Coarctation of Aorta) स्थिति में पहले ऑसीपट आगे की ओर घूमता है। यह गति गर्भस्थ शिशु को जन्म मार्ग के निचले मोड़ के अनुकूल बना देती है और सिर, कंधे या कुल्हे के बड़े व्यासों को प्यूबिक चाप के नीचे अग्र-पश्च व्यास में ला देती है।
- COA स्थिति में ऑसीपट गोलाई के एक आठवें भाग के आगे की ओर बाएँ इलिओपेक्टिनियल उभार में सिम्फाइसिस प्यूबिस तक घूम जाता है, जहाँ वह प्यूबिक चाप के नीचे चला जाता है और सबऑसीपिटल क्षेत्र को सिम्फाइसिस प्यूबिस के निचले किनारे पर घूमने देता है।

3. सिर की क्रॉउनिंग (Crowning of the Head)

जब ऑसीपिटल उभार सिम्फाइसिस प्यूबिस के नीचे से निकल जाता है एवं गर्भाशयिक संकुचनों के बीच सिर पुनः अन्दर की ओर नहीं जाता है, तब इसके लिए क्रॉउनिंग (Crowning) शब्द का प्रयोग किया जाता है।

4. सिर का पीछे की ओर तनना या प्रसारण (Extension)

- सिर का पीछे की ओर तनने के द्वारा सिर का मुड़ना समाप्त हो जाता है।
- इससे गर्दन के पीछे का भाग सिम्फाइसिस प्यूबिस के निचले किनारे पर घूम जाता है, जबकि सिन्सिपट, चेहरा एवं ठुड्डी पतली हुई पेरिनियम के ऊपर से निकल जाते हैं।
- सिर का पीछे की ओर तनना दो दबावों की क्रिया के परिणामस्वरूप होता है।
  (i) गर्भाशयीक एवं उदरीय पेशियाँ नीचे की ओर दबाव लगाती हैं।
  (ii) पेल्विस की निचली सतह एवं पेरिनियम इस दबाव का प्रतिरोध करते हैं तथा सिर को आगे एवं ऊपर की ओर कमजोर क्षेत्र वेजाइना मार्ग के छिद्र से दबाते हैं।

5. सिर का पूर्व स्थिति में आना या रेस्टीटूशन (Restitution)

- यह सिर के आन्तरिक घुमाव के दौरान गर्दन में होने वाले मोड़ को समाप्त करने के लिए सिर के घूमने की स्थिति है।
- COA में, ऑसीपट बाईं ओर गोलाई के एक-आठवें भाग में, आन्तरिक घुमाव होने के पहले जहाँ वह था, उसी स्थिति में घूम जाता है।

6. कंधों का आन्तरिक घुमाव (Internal Rotation of the Shoulders)

- यह गति सिर के आन्तरिक घुमाव के समान होती है। COA स्थिति में रहने वाले कंधे पेल्विक गुहिका के बाएँ तिर्यक व्यास में रहते हैं।
- तत्पश्चात् अग्र कंधा पेल्विस की निचली सतह के दाईं तरफ चला जाता है तथा आगे की ओर घूम जाता है तथा कंधे पेल्विस के आउटलेट के अग्र-पश्च व्यास में आ जाते हैं।
- यह गर्भाशयिक संकुचन के साथ होता है, जो सिर के बाहर निकलने के बाद होता है।

7. सिर का बाहरी घुमाव (External Rotation of the Head)

- यह सिर का घूमना है, जो कंधों के आन्तरिक घुमाव के साथ होता है।
- इसमें ऑसीपट गोलाई के $\frac{1}{8}$ भाग में और अधिक घूम जाता है।
- यह हमेशा उसी दिशा में घूमता है, जिस दिशा में यह पूर्व स्थिति में आने के समय होता है।

8. शरीर का पार्श्वीय झुकाव या फ्लेक्सन
(Lateral Flexion of the Body)

- पार्श्वीय झुकाव, मेरुदण्ड के झुकने के कारण होता है, जो शरीर के निष्कासन के सिम्फाइसिस प्यूबिस के नीचे से निकल जाता है एवं पश्च-कंधा पेरिनियम के ऊपर से निकलता है जिसके कारण यह वेजाइना मार्ग के छिद्र को फैला देता है।

प्रसव के दौरान कार्यिकीय परिवर्तन
(The Physiological Changes During Labor)

प्रसव के दौरान होने वाले कार्यिकीय परिवर्तनों के बारे में जानना प्रत्येक मिडवाइफ नर्स के लिए महत्त्वपूर्ण होता है, ताकि वह निरीक्षणों द्वारा प्राप्त परिणामों को पहचानने के योग्य हो जाए।

इन्हें निम्न भागों में बाँटा जा सकता है

A. प्रथम अवस्था के दौरान होने वाले कार्यिकी परिवर्तन
(Physiological Changes During the First Stage of Labor)

1. गर्भाशयिक संकुचन (Uterinal Contractions)

- ये अनैच्छिक संकुचन तन्त्रिका एवं एण्डोक्राइन तन्त्र के द्वारा नियन्त्रित होते हैं।
- पेल्पेशन (Palpation) करने लायक संकुचन 60 से 70 मिनट तक ही रहते हैं क्योंकि यदि ये अधिक समय तक रहते हैं, तो गर्भाशयिक

दीवार में उपस्थित रुधिर गुहिकाएँ (Blood sinuses) दब जाती हैं और गर्भस्थ शिशु की ऑक्सीजन-पूर्ति में बाधा उत्पन्न हो जाती है।

- ये प्रायः लयबद्ध नियमितता के रूप में पुनः होने लगते हैं और इनके बीच का अन्तराल, प्रथम अवस्था के आरम्भ होने पर 15 मिनट से धीरे-धीरे कम होकर द्वितीय अवस्था के अन्त तक 2 या 3 मिनट हो जाता है।

2. गर्भाशयी पेशियों का पुनःसंकुचन या रिट्रेक्शन (Retraction of Uterus Muscles)

- यह गर्भाशयिक पेशियों का विशेष गुण है, जिसके द्वारा संकुचन पूर्णतया समाप्त नहीं होता है।
- इसमें पेशीय तन्तुओं में पूर्णतया शिथिलन होने की अपेक्षा कुछ संकुचन रुके रहते हैं।
- पुनः संकुचन गर्भस्थ शिशु के बढ़ते हुए निष्कासन में सहायता करता है।
- इसमें गर्भाशय का ऊपरी खण्ड छोटा एवं मोटा हो जाता है और इसकी गुहिका भी कम हो जाती है।

3. ऊपरी एवं निचले गर्भाशयिक खण्ड का बनना (Formation of Upper and Lower Uterine Segment)

- गर्भावस्था के अन्त में गर्भाशय कार्यात्मक रूप से दो भागों में विभाजित हो जाता है–ऊपरी एवं निचला गर्भाशयिक खण्ड।
- ऊपरी खण्ड मोटा एवं पेशीय संकुचनशील भाग होता है।
- निचला खण्ड पतला और फैलने वाला 7.5 से 10 cm लम्बा क्षेत्र होता है, जो गर्भाशय के इस्थमस वाले भाग से विकसित होता है।
- जब प्रसव आरम्भ होता है, तो ऊपरी खण्ड के पुनः संकुचित या रिट्रेक्टेड लम्बवत् तन्तु (Retracted longitudinal fibres) निचले खण्ड को खींचते हैं, जिससे वह तन या फैल जाता है।
- इसमें नीचे खिसकते हुए सिर या कुल्हे के द्वारा उत्पन्न दबाव से और अधिक सहायता होती है।

4. रिट्रेक्शन रिंग का विकास (Development of Retraction Ring)

- गर्भाशय में एक पतला उभार जो मोटे ऊपरी खण्ड एवं पतले निचले खण्ड के मिलने के स्थान पर बनता है उसे रिट्रेक्शन या बैन्डल वलय (Bandl's ring) कहते हैं।
- यह प्रत्येक प्रसव में बनता है और पूर्णतया सामान्य होता है, जब तक यह इतनी उभरी हुई न हो कि सिम्फाइसिस प्यूबिस के ऊपर दिखने लगे।
- सामान्य प्रसव में निचले खण्ड का अत्यधिक फैला हुआ होना आवश्यक नहीं होता है, क्योंकि गर्भस्थ शिशु फैली हई सर्विक्स के द्वारा धीरे-धीरे निष्कासित होता है।
- अवरोधित प्रसव के मामलों में जहाँ गर्भस्थ शिशु गर्भाशयी ग्रीवा में से नीचे की ओर नहीं निकल सकता है, के लिए निचले खण्ड का फैलना जरुरी होता है, क्योंकि गर्भस्थ शिशु को छोटे ऊपरी खण्ड से नीचे की ओर खिसकना होता है।
- इस प्रकार के मामलों में रिट्रेक्शन रिंग पेल्पेशन (Palpation) हो सकती है और उदर पर सिम्फाइसिस प्यूबिस के कुछ ऊपर एक दबी हुई नाली जैसी तिरछी दिखाई देती है।
- निचले खण्ड का जितना अधिक फैलाव होगा, उतनी ही अधिक रिट्रेक्शन रिंग ऊपर की ओर रहेगी तथा गर्भाशय के फटने का खतरा भी अधिक बढ़ सकता है।

5. सर्विक्स का ऊपर की ओर फैल जाना (Cervix Spread Upward)

- गर्भावस्था के अन्त में सर्विक्स पहले से ही कुछ छोटी हो जाती है, परन्तु जब प्रसव आरम्भ होता है, तो आन्तरिक ओस (Os) के आसपास के पेशीय तन्तु पुनः संकुचित ऊपरी खण्ड के द्वारा ऊपर की ओर खिंच जाते हैं और सर्विक्स छोटी हो जाती है।
- इससे यह निचले खण्ड में मिल जाती है तथा उसी का एक भाग बन जाती है।
- सर्विक्स धीरे-धीरे प्रभावित होती है एवं उसका मार्ग ऊपर की ओर से फैलकर एक कीप (Funnel) जैसा हो जाता है, किन्तु बाह्य ओस संकरा भाग ही रहता है।

6. सर्वाइकल ओस का फैलाव (Dilatation of the Cervical Os)

- इसमें बाह्य ओस का चौड़ी होकर एक गोलाकार छिद्र बना देती है जिसमें यूटेराइन साउण्ड (Uterine sound) के प्रवेश होने से लेकर गर्भस्थ शिशु के सिर को निकलने के लिए पर्याप्त स्थान रहता है।
- ऊपरी खण्ड के पुनः संकुचित पेशी तन्तु कमजोर क्षेत्र सर्विक्स को ऊपर की ओर खींच कर ओस को चौड़ा बना देते हैं। जब अच्छी तरह से मुड़ा हुआ सिर सर्विक्स से बिल्कुल सटा हुआ रहता है, तो भी फैलाव में सहायता होती है।
- प्रीमीग्रेविडा स्त्री में, प्रसव के आरम्भ में बाह्य ओस बंद हो सकती है या इसमें एक अँगुली की नोक प्रविष्ट हो सकती है आन्तरिक ओस सर्विक्स के ऊपर की ओर फैलने की प्रक्रिया के दौरान फैलती है।
- मल्टीग्रेविडा स्त्री में, बाह्य ओस में प्रसव आरम्भ होने के पहले प्रायः एक ही अंगुली प्रविष्ट होती है और बाह्य तथा आन्तरिक ओस का फैलाव, सर्विक्स ऊपर की ओर फैलने की प्रक्रिया के साथ-साथ ही होता है।

7. प्रसूति सूचक स्राव या शो (Show)

- यह रुधिर मिश्रित श्लेष (Mucus) निष्कासन है, जो प्रसव आरम्भ होने के कुछ घण्टे पहले या बाद तक दिखाई देता है।
- यह श्लेष्म गाढ़ा, चिपचिपा पदार्थ है, जो गर्भावस्था के दौरान सर्विक्स अवरोधक (Cervical plug) बना देता है।
- जहाँ से कोरिऑन अलग होता है, वहाँ से रुधिर डेसिड्यूआ वीरा की फटी हुई कैपिलेरी द्वारा फैली हुई सर्विक्स से आता है।

8. उल्ब द्रव की थैली का बनना (Formation of the Bag of Waters)

- जब निचला गर्भाशयिक खण्ड फैलता है, तो वहाँ से कोरिऑन अलग हो जाता है और बढ़े हुए इन्ट्रायूटेराइनल दबाव के कारण द्रव की थैली का ढीला भाग फैली हुई आन्तरिक ओस में नीचे की ओर 6 से 12 mm तक फूल जाता है।
- तत्पश्चात् अच्छी तरह से मुड़ा हुआ गर्भ का सिर आसानी से सर्विक्स में प्रविष्ट हो जाता है इसलिए सिर के सामने का द्रव बाकी उल्ब द्रव से अलग हो जाता है, जिसे अग्र उल्ब द्रव (Fore-waters) कहते हैं एवं बचे हुए भाग को पश्च उल्ब द्रव (Hind-water) कहते हैं।
- अग्र उल्ब द्रव के अलग होने का उद्देश्य गर्भाशयिक संकुचनों के दौरान पश्च उल्ब द्रव पर दबाव पड़ने की रोकथाम करना होता है, जो अग्र उल्ब द्रव पर पड़ने वाला होता है।
- यह प्रथम अवस्था के दौरान भ्रूणीय झिल्लियों को नहीं फटने देने की एक प्राकृतिक विधि है।

9. **भ्रूणीय झिल्लियों का फटना**
(Rupture of the Embryonic Membranes)

- जब तक सर्विक्स पूर्णतया फैल नहीं जाती है, तब तक उल्ब थैली फटनी नहीं चाहिए, परन्तु ऐसा हमेशा नहीं होता है।
- प्रसव आरम्भ होने के एक दिन पहले या प्रथम या द्वितीय अवस्था के दौरान भ्रूणीय झिल्लियाँ फट सकती हैं और कुछ मामलों में ये तब तक नहीं फटती है, जब तक कि सिर बाहर नहीं निकल जाता है।
- प्रथम अवस्था के अन्त तक भ्रूणीय झिल्लियों का थैली पर बहुत कम सहारा होता है, क्योंकि सर्विक्स का अत्यधिक फैलाव होता है। इस पर तेज गर्भाशयिक संकुचनों के बढ़े हुए दबाव का भी प्रभाव पड़ता है।
- यदि किसी कारणवश गर्भ प्रजेन्टेशन अंग अच्छी तरह से प्रविष्ट नहीं हुआ है, तो अग्र उल्ब द्रव प्रभावकारी ढंग से अलग नहीं होता है और झिल्लियाँ शीघ्र फट जाती हैं, परन्तु कुछ मामलों में ऐसा बिना वास्तविक कारण के भी हो सकता है।

B. द्वितीय अवस्था के दौरान शरीर क्रियात्मक परिवर्तन
(Physiological Changes During Second Stage of Labor)

1. **गर्भाशयी संकुचनों में वृद्धि** (Increase in Uterus Contraction)

- गर्भस्थ शिशु के अधिक पास में सटे हुए होने के कारण गर्भाशय उत्तेजित हो जाता है, तब कुछ द्रव बाहर निकल जाता है जिससे इसकी संकुचन शक्ति अधिक तेज हो जाती है।
- गर्भस्थ शिशु के द्वारा वेजाइना मार्ग फैल जाता है और यह प्रतिवर्ती रूप (Reflexly) से गर्भाशयिक क्रिया को उत्तेजित करता है।
- पेशीय तन्तुओं के पुनः संकुचन के कारण ऊपरी गर्भाशयिक खण्ड लगातार छोटा एवं मोटा होता जाता है तथा प्लेसेन्टा रुधिर परिसंचरण में प्रथम अवस्था की अपेक्षा अत्यधिक बाधा उत्पन्न हो जाती है।
- तत्पश्चात् गर्भस्थ शिशु धीरे-धीरे बाहर निकलने लगता है। गर्भाशयिक संकुचन, गर्भस्थ शिशु की रीढ़ की हड्डियों को सीधी और लम्बी बना देते हैं। अतः फन्डस की ऊँचाई नाभि से काफी ऊपर तक रहती है, हालांकि सिर पेल्विस की निचली सतह पर ही रहता है।

2. **गर्भस्थ शिशु के अक्ष का दबाव एवं उदरीय तथा डायाफ्राम पेशियों द्वारा गर्भ को बाहर निकलना** (Fetal Axis Pressure and Fetal Expulsion by Abdominal and Diaphragmal Muscles)

- प्रत्येक गर्भाशयिक संकुचन के दौरान गर्भाशय आगे की ओर उभर जाता है तथा संकुचन का दबाव गर्भस्थ शिशु के लम्बवत् अक्ष के द्वारा संचारित होता है और इसको जन्म मार्ग की ओर निर्देशित करता है, इसे 'गर्भस्थ शिशु के अक्ष का दबाव' कहते हैं।
- यह प्रथम अवस्था के सामान्य द्रव दबाव से भिन्न होता है।
- अब उदरीय पेशियाँ एवं डायाफ्राम के संकुचन कार्य करने लगते हैं। इनकी इस निष्कासन क्रिया (Expulsive action) को 'नीचे की ओर जोर लगाना' या 'दबाव लगाना' कहते हैं।
- आरम्भ में ये अधिक प्रतिवर्ती होती है परन्तु जब गर्भ प्रजेन्टेशन अंग पेल्विस की निचली सतह पर पहुँचता है और उसको फैलाता है, तो यह निष्कासन क्रिया अनैच्छिक हो जाती है।

3. **पेल्विक की निचली सतह का विस्थापन या डिस्प्लेसमेन्ट**
(Displacement of the Pelvic Floor)

- यह क्रिया मूत्राशय के फन्डस के उदर में पहुँच जाने पर होती है। यहाँ पर इसमें नीचे की ओर आने वाले सिर के द्वारा चोट लगने की संभावना बहुत कम रहती है और गर्भस्थ शिशु के निकलने के लिए पेल्विस में अधिक जगह उपलब्ध हो जाती है।
- नीचे की ओर बढ़ता हुआ सिर वेजाइना मार्ग को फैला देता है तथा म्यूकस मेम्ब्रेन को चोट पहुँचा सकता है, जिसके कारण मामूली रुधिरस्राव होता है।
- पेल्विस की निचली सतह का पिछला खण्ड गर्भ प्रजेन्टेशन अंग के सामने नीचे की ओर दब जाता है एवं नीचे की ओर आते हुए सिर के द्वारा मलाशय या रेक्टम दब जाता है जिससे इसमें उपस्थित मल बाहर निकल जाता है।
- तत्पश्चात् गुदा (Anus) बाहर निकल जाती है और धीरे-धीरे चौड़ी हो जाती है, जब तक की उसके छिद्र का व्यास 2.5 cm न हो जाए। इसमें से मलाशय या रेक्टम की अग्र-दीवार दिखने लगती है।
- त्रिकोणाकार पेरिनियल बॉडी चपटी हो जाती है और 4 × 4 cm के बजाय यह पतली हो जाती है तथा करीब-करीब पारदर्शक (Transparent) होकर 10 cm लम्बी हो जाती है।
- पतली हुई पेरिनियल जन्म-मार्ग की पिछली दीवार को लम्बी बना देती है, जिसके कारण वेजाइना मार्ग का छिद्र ऊपर की ओर हो जाता है।

4. **गर्भस्थ शिशु बाहर निकल जाता है** (The Fetus is Expelled)

- अन्त में गर्भ का सिर योनि पर दिखने लगता है। यह प्रत्येक संकुचन के दौरान आगे बढ़ता है तथा संकुचनों के बीच पुनः अन्दर की ओर चला जाता है, जब तक की क्राउनिंग नहीं हो जाता है।
- इसके बाद सिर प्रसारण (Extension) के द्वारा बाहर निकलता है।
- दूसरे संकुचन के साथ कंधा एवं शरीर और इसके साथ ही बचा हुआ उल्ब द्रव भी निकल जाता है। इसके साथ ही शिशु के पैदा होने पर दूसरी अवस्था समाप्त हो जाती है।

C. प्रसव की तृतीय अवस्था में होने वाले कार्यिकी परिवर्तन
(Physiological Changes During Third Stage of Labor)

- तृतीय अवस्था प्लेसेन्टा के गर्भाशय से अलग होने एवं बाहर निकलने की होती है, जो शिशु के जन्म होने से प्लेसेन्टा के बाहर निकलने तक रहती है।
- इसकी सामान्य अवधि 5 से 15 मिनट होती है, परन्तु एक घण्टे का समय भी सामान्य माना जाता है।
- अगला कंधा या सिर निकलने के साथ ऑक्सिटोसिक दवाई देने से तृतीय अवस्था समाप्त हो जाती है।

प्लेसेन्टा के अलग होने की क्रियाविधि
(Mechanism of Placental Separation)

- प्लेसेन्टा का गर्भाशय से पृथक्करण गर्भाशयिक पेशियों के संकुचन एवं आकुंचन या रिट्रेक्शन (Retraction) के द्वारा होता है, जो दीवार को मोटा बना देते हैं एवं ऊपरी गर्भाशयिक खण्ड की क्षमता कम कर देते हैं, इसलिए प्लेसेन्टा के स्थान का क्षेत्र कम हो जाता है।
- प्लेसेन्टा में संकुचन की क्षमता नहीं होती है, परन्तु वह मोटा एवं अधिक ठोस बन जाता है जबकि उसके सिरे अधिक पास आकर एक-दूसरे से मिल जाते हैं।
- द्वितीय अवस्था के अन्त के पूर्व प्लेसेन्टा के स्थान का क्षेत्र कुछ कम हो जाता है और ऐसा अनुमान लगाया जाता है कि प्लेसेन्टा पृथक्करण आरम्भ होने के पहले से ही वह आधा कम हो जाता है।

- शिशु के जन्म के बाद होने वाले गर्भाशयिक भित्ति के संकुचन एवं आकुंचन के साथ पृथक्करण की प्रक्रिया जारी रहती है तथा जितने अधिक तेज संकुचन होते हैं, प्लेसेन्टा उतनी ही शीघ्रता से पृथक् होता है।
- पृथक्करण प्रायः प्लेसेन्टा के मध्य भाग से आरम्भ होता है, परन्तु निचले किनारे से भी हो सकता है और डेसिड्यूआ की गहरी स्पन्जी तक के स्तर पर से भी हो सकता है, परन्तु यदि जाइगोट या भ्रूण गहराई से इम्प्लांट हुआ था तो पृथक्करण इतनी शीघ्रता से नहीं होगा।
- पृथक्करण के क्षेत्र पर रुधिर गुहिकाएँ फट जाती है और प्लेसेन्टा की मातृ (Maternal) सतह तथा डेसिड्यूआ बैसिलस के बीच में 30 से 60mL रुधिर एकत्रित हो जाता है, जिसे रिट्रोप्लेसेन्ट्रल थक्का (Retroplacental clot) या हीमाटोमा (Haematoma) कहते हैं।
- इसके बाद होने वाले संकुचनों के साथ ही गर्भाशय से प्लेसेन्टा अलग हो जाता है, जो बाद में ऊपरी गर्भाशयिक खण्ड से निचले गर्भाशयिक खण्ड या वेजाइना मार्ग में आ जाता है।
- निचला गर्भाशयिक खण्ड जो शिशु के जन्म के बाद सिकुड़ जाता है, प्लेसेन्टा के कारण पुनः फैल जाता है।
- खाली ऊपरी गर्भाशयिक खण्ड प्रभावकारी रूप में संकुचित होता है तथा एक गोल पिण्ड बन जाता है जो ऊपर की ओर दब जाता है एवं प्लेसेन्टा के सिरे पर स्थित हो जाता है जो अब निचले गर्भाशयिक खण्ड में रहता है।
- जितनी जल्दी प्लेसेन्टा अलग होता है, उतनी जल्दी झिल्लियाँ अलग नहीं होती है, क्योंकि ये मुड़ जाती है। इस प्रकार से ये अपने आप को गर्भाशय के छोटे आकार के अनुकूल कर लेती है।
- नीचे की ओर आते हुए प्लेसेन्टा के खिंचाव के कारण डेसिड्यूआ भी धीरे-धीरे निकलने लगता है, परन्तु सर्विक्स के आसपास के क्षेत्र पर जुड़ी हुई झिल्लियाँ चिपकी हुई रहती है, जब तक कि प्लेसेन्टा वास्तविक रूप में वेजाइना के बाहर निष्कासित नहीं हो जाता है।
- गर्भाशयिक पेशियों के तन्तुओं के संकुचन एवं आकुंचन, जो प्लेसेन्टा का पृथक्करण करते हैं, वे रुधिर वाहिकाओं को दबाकर और रुधिरस्राव का नियन्त्रण करने के लिए 'जीवित-बन्धनों' (Living ligatures) का भी कार्य करते हैं।
- इस अवस्था के दौरान रुधिर के थक्के जमने का विशिष्ट महत्त्व नहीं है, परन्तु कुछ घण्टों बाद जब गर्भाशयिक संकुचन कम हो जाते हैं, तो रुधिरस्राव की रोकथाम रुधिर के थक्के द्वारा हो जाती है, जो साइनस में बन चुका होता है।
- आधुनिक खोजों से पता चला है, कि प्लेसेन्टा पृथक्करण के तुरन्त बाद या दौरान गर्भाशयिक रुधिर परिसंचरण में रुधिर जमाव एवं फाइब्रिनोलाइटिक क्रियाविधि में क्षणिक सक्रियता हो जाती है। यह लाभकारी रुधिर-जमाव गर्भाशयिक रुधिर वाहिकाओं एवं प्लेसेन्टा स्थान के साइनेसिस में होता है।

प्लेसेन्टा के निष्कासन की प्राकृतिक विधि
(Natural Method of Expulsion of the Placenta)

प्लेसेन्टा के निष्कासन की दो प्राकृतिक विधियाँ हैं, जो **शैल्ज** (Schulze) एवं **मैथ्यूज डन्कन** (Matthews Duncan) के द्वारा वर्णित की गई हैं।

(i) **शैल्ज विधि** (Schulze Method) यह अधिक सामान्य है। इसमें उल्ब थैली के छिद्र में से प्लेसेन्टा नीचे की ओर वेजाइना मार्ग में फिसल जाता है एवं गर्भाशयी सतह उल्टे हुए छाते के समान, जिसकी पीछे झिल्लियाँ लटकी रहती हैं और जो गर्भाशय की दीवार से अलग हो चुकी होती है, वेजाइना पर दिखाई देने लगती है। प्लेसेन्टा की मातृ (Maternal) सतह एवं उल्टी हुई थैली के अन्दर का रुधिर-थक्का नहीं दिखाई देता है।

(ii) **मैथ्यूज डन्कन विधि** (Matthews Duncan Method) इसमें प्लेसेन्टा पार्श्व से खिसकता हुआ, किनारों से वेजाइना से बाहर निकलता हुआ दिखाई देता है। इसमें मातृ सतह दिखाई देने लगती है तथा रुधिर भी बाहर निकलने लगता है, क्योंकि यह उल्ब थैली के अन्दर नहीं रहता है। मैथ्यूज डन्कन विधि के साथ भ्रूणीय झिल्लियों के टुकड़े होने की सम्भावना अधिक रहती है, क्योंकि ये शैल्ज विधि के समान पूर्णरूप से अलग नहीं होती है।

प्रसव का नर्सिंग प्रबन्धन
(Nursing Management of Labor)

1. प्रसूति की प्रथम अवस्था की नर्सिंग देखभाल
(Nursing Care of First Stage of Labor)

- ऑस्कल्टेशन (Auscultation) द्वारा गर्भस्थ शिशु की धड़कन (Fetal heart rate) नाप कर डोपलर या गर्भस्थ शिशु (Doppler or Fetal) की जाँच करना।
- स्पाइरल स्केल इलेक्ट्रोड को क्लॉकवाइज (Clockwise) डालना एवं एण्टीक्लॉकवाइज (Anticlockwise) निकालना।
- गर्भस्थ शिशु की हृदय की धड़कन 110-160 बीट्स/मिनट होती है।
- टेकीकार्डिया (Tachycardia) गर्भस्थ शिशु की हृदय दर (Foetus Heart Rate, FHR) 160/मिनट से ज्यादा होती है। यह गर्भस्थ शिशु के हाइपोक्सिया के कारण और एनेस्थेसिया के कारण होती है।
- ब्रैडीकार्डिया (Bradycardia) FHR 110/मिनट से कम होती है। यह भ्रूण में स्नैस्थेटिक हाइपोक्सिया के कारण हो सकती है।
- गर्भस्थ शिशु की हृदय की धड़कन (FHR) 100 के कम न हो, तो नर्सिंग देखभाल की आवश्यकता नहीं होती हैं।
- FHR 60 से कम होना ऑक्सीटोसिन (Oxytocin) ड्रिप हटाना।
- सुपाइन हाइपोटेन्शन (Supine hypotension) से बचाने के लिए या BP की समस्या से माता को पार्श्वीय लेटाते हुए रखना चाहिए।
- माता के पैरों को ऊपर उठाना (Elevate mother's lower extermities) एवं पार्श्वीय लेटाते हुए (Side lying position) ऑक्सीजन देना।
- प्रसव की समयावधि जल्दी बताना।

2. प्रसूति की द्वितीय अवस्था की नर्सिंग देखभाल
(Nursing Care of Second Stage of Labor)

- माँ को गर्भ से धकेलने की स्थिति के बारे में निर्देश देना।
- माँ को गर्भ को धकेलने में सहायता प्रदान करना।
- दोनों पैर की स्थिति सामान्य एक-सी रखना, ताकि किसी भी गर्भाशयी लिगामेन्ट को चोट न लगे।
- माँ के हृदय की धड़कन प्रत्येक 5 मिनट में देखना।
- प्रसव के बाद मेथेर्जिन (Methergine) इंजेक्शन लगाना। (कार्डियक हाइपरटेन्शन माता को यह इंजेक्शन न दें)

3. प्रसूति की तृतीय एवं चतुर्थ अवस्था की नर्सिंग देखभाल (Nursing Care of Third and Fourth Stage of Labor)

- शिशु के श्वास मार्ग के म्यूकस (Mucus) को साफ करना।
- जन्म के 1 से 5 मिनट बाद अपगार स्कोरिंग (Appearance, Pulse, Grimace, Activity and Respiration or APGAR scoring) ज्ञात करना, बच्चे को साफ करना, उसका तापमान नापना, त्वचा से त्वचा की स्थिति देखना, आदि।
- एण्टीबायोटिक ऑप्थैल्मिक ड्रॉप (Antibiotic ophthalmic drop) देना जिससे शिशु की आँखों में जलन को रोका जा सके।
- विटामिन-K का इंजेक्शन देना जिससे रुधिरस्राव (Haemorhage) को रोका जा सके।
- बच्चे के हाथ में माँ व बच्चे का नाम लिखकर सूचना पट्टिका (Information tag) बाँधना।
- गर्भाशय को हर 15 मिनट में स्पर्श कर जाँचना, यह गर्भाशय की ऊँचाई देखने के लिए करते हैं, यदि यह सही स्थिति में नहीं होता है, तो मालिश करते हैं।
- पेरिनियम एवं वेजाइना में रुधिर प्रवाह को जाँचना।
- हेमाटोमा (Hematoma) एवं एपिसियोटोमी (Episiotomy) लाइन को जाँचना।
- ऑक्सीटोसिन दवाइयाँ देनी चाहिए।
- खाना (Food) और तरल (Fluid) देना चाहिए।
- बच्चे के जन्म के एक घण्टे के बाद माँ को स्तनपान (Breastfeeding) कराने के लिए प्रेरित करना।

प्यूर्पेरियम (Puerperium)

प्यूर्पेरियम (Puerperium) वह समय है जो प्रसव (Delivery) के बाद 6 सप्ताह तक चलता है तथा प्लेसेन्टा के एक दम बाहर आने के बाद शुरू होती है। इसमें माँ के शरीर में निम्नलिखित बदलाव आते हैं

- इसमें जनन क्रिया के अंग गर्भ से पहले वाली स्थिति में आते हैं। बच्चेदानी गर्भ से पहले वाली स्थिति में पेल्विक खांच के अन्दर वापस आ जाती हे है यह क्रिया इनवोल्यूसन ऑफ यूटेरस कहलाती है।
- जननांगों की टूट-फूट ठीक होती है व पहले वाली मस्कुलर टोन प्राप्त करने की कोशिश करते हैं।
- **लोकिया** (Lochia) सूतक के दौरान योनि से निकलने वाले स्राव को लोकिया कहते हैं। साधारण लोकिया पहले दिन बहुत निकलता है और धीरे-धीरे घटता है जो लगभग 15-30 दिनों के अन्दर बिल्कुल खत्म हो जाता है।
- **स्तनों में दूध आना** जब प्लेसेन्टा बाहर निकल जाती है तो एस्ट्रोजन और प्रोजेस्ट्रॉन का स्तर घट जाता है जिस कारण प्रोलैक्टिन हॉर्मोन से स्तनों में दुग्ध उत्पन्न होता है जब बच्चे को दुग्ध पीने के लिए स्तनों से लगाया जाता है तो दुग्ध और भी तेजी से उत्पन्न होना शुरू हो जाता है, जिसे लेट-डाउन रिफ्लेक्स कहते हैं।
- **हॉर्मोनल बैलेन्स** (Hormonal Balance) प्लेसेन्टा बाहर निकलने के एकदम बाद एस्ट्रोजन और प्रोजेस्ट्रॉन दोनों के सन्तुलन में भारी परिवर्तन आता है। एस्ट्रोजन का स्तर एक दम घट जाता है, क्योंकि प्लेसेन्टा से उत्पन्न होने वाले हॉर्मोन भी बन्द हो जाते हैं जिस कारण असन्तुलन होने से भावनात्मक तौर पर औरत अपसैट (Upset) हो जाती है। ऐसे में मनोवैज्ञानिक सहायता देना जरुरी है। 6 सप्ताह के अन्दर ये अपने आप सन्तुलन में आ जाते हैं।

प्यूर्पेरियम की नर्सिंग देखभाल

निम्नलिखित बातों को ध्यान में रखकर हम नर्सिंग केयर करेंगे

- वेजाइना में बैक्टीरिया जाने से रोकना।
- वल्वा (Vulva) को शुष्क (Dry) रखना।
- वेजाइना में से डिस्चार्ज को बाहर निकालना।

प्यूर्पेरियम की परेशानियाँ (Problems of Puerperium)

- पेशाब का रुकना, सूजन
- कब्ज, दर्द
- रुधिर वाहिनियों में सूजन
- स्तनों में ऐंठन, सूजन
- गर्भाशय का ठीक से कम न होना
- मानसिक परेशानी
- प्यूपेरियम के दौरान रुधिरस्राव
- बवासीर

गर्भवती महिला का पोषण (Nutrition of Pregnant Woman)

प्रसूति काल में या उसके बाद आहार में सन्तुलित पोषक तत्वों का होना आवश्यक
होता है।

स्त्रियों में विभिन्न अवस्थाओं में भोजन में प्रतिदिन पोषक तत्वों की उपस्थिति

	सामान्य स्त्री में	गर्भवती स्त्री में	स्तनपान करवाने वाली स्त्री में
कैलोरी (Calories)	2200	2500 (सामान्य से 300 अधिक)	2600 (सामान्य से 400 अधिक)
प्रोटीन (Protein)	50 gm	60 gm (सामान्य से 10 gms अधिक)	65 gm (सामान्य से 15 gms अधिक)
लौह (Iron)	18 mg	40 mg (सामान्य से 20 mg अधिक)	30 mg (सामान्य से 10 mg अधिक)
कैल्शियम (Calcium)	500 mg	1000 mg (सामान्य से 500 mg अधिक)	1500 mg (सामान्य से 1000 mg अधिक)
जिंक (Zinc)	12 mg	15 mg	18 mg
विटामिन-A (Vitamin-A)	5000 IU	6000 IU (सामान्य से 1000 IU अधिक)	8000 IU (सामान्य से 3000 IU अधिक)
विटामिन-D (Vitamin-D)	200 IU	400 IU (सामान्य से 200 IU अधिक)	400 IU (सामान्य से 200 IU अधिक)
विटामिन- B_3 (Vitamin-B_3)	15 mg	17 mg	17 mg
विटामिन-C (Vitamin-C)	50-60 mg	70 mg (सामान्य से 10 – 20 mg अधिक)	70 mg (सामान्य से 10 – 20 mg अधिक)
फोलिक अम्ल (Folic acid)	200 mg	400 μg (सामान्य से 200 mg अधिक)	400 μg (सामान्य से 200 μg अधिक)
विटामिन-B_{12} (Vitamin-B_{12})	2 μg	2 μg	2 μg

मिडवाइफरी में दवाओं तथा उपकरणों की किट

बाल रक्षा तथा सुरक्षित मातृत्व (CSSM) कार्यक्रम में निम्नांकित दवाएँ और उपकरणों के किट विभिन्न स्तरों पर प्रदान किए जाते हैं

- उपकेन्द्र स्तर पर

  ड्रग किट -A , ड्रग किट – B

  मिडवाइफरी किट ANM के लिए

  उपकेन्द्र उपकरण किट-C
- प्राथमिक स्वास्थ्य केन्द्र (PCH) स्तर पर PHC उपकरण किट-D
- जिला स्तर पर

किट-E	लेपैरोटोमी सेट
किट-F	मिनी लेपैरोटोमी सेट
किट-G	IUD इन्सर्शन सेट
किट-H	वैसेक्टोमी सेट
किट-I	सामान्य डिलीवरी सेट
किट-J	वैक्यूम एक्ट्रेक्शन सेट
किट-K	एम्ब्रियोटोमी सेट
किट-L	यूट्रीन एवक्यूऐशन सेट
किट-M	एनेस्थिसिया उपकरण
किट-N	निओनेटल रिससीटेशन सेट
किट-O	रुधिर परीक्षण के अभिकारक/अभिरंजन
किट-P	रुधिर ट्रान्सफ्यूजन सेट

प्रसव को बेहतर ढंग से करवाने के लिए आवश्यक वस्तुएँ (Essential Things for Better Performed for Delivery)

- रोगाणु रोधक साबुन; जैसे–डेटॉल, सेवलोन।
- बहुत-से साफ कपड़े अथवा फटे पुराने कपड़े।
- हाथ और नाखून साफ करने के लिए एक साफ ब्रुश।
- स्वच्छ रुई।
- एक नया रेजर ब्लेड।
- गर्भपात को बाँधने के लिए मोटा धागा या दो रिबन।
- कीटाणुरहित सिरिंज और सुईयाँ।
- दो प्याले, एक हाथ धोने के लिए और दूसरा जेर (After birth) को संभालने और उसके निरीक्षण के लिए।
- माँ के पेट में से बच्चे के दिल की धड़कन को सुनने के लिए फीटोस्कोप अथवा भ्रूण सम्बन्धी स्टेथोस्कोप।
- दो हीमोस्टेट गर्भनाल को पकड़ने के लिए अथवा रुधिरस्राव वाली नाड़ियों के लिए।
- कीटाणुरहित सुईं, बच्चे के जन्म के बाद योनि द्वार को सिलने के लिए।
- बच्चे की आँखों के लिए सिल्वर नाइट्रेट ड्रॉप्स।

प्रसव के दौरान संक्रमण को रोकना (To Stop Infection During Delivery)

यदि प्रसव घर पर करवाया गया है, तो महिलाओं में संक्रमण का खतरा अधिक होता है। इसलिए प्रसव की तैयारी और प्रसव के दौरान निम्न तथ्यों पर ध्यान देना जरुरी है

- सर्दी, जुकाम, TB, खाँसी, आदि से प्रभावित लोगों को जच्चा से दूर रखें। प्रसव करवाते समय मास्क पहनना चाहिए। रूमाल को भी त्रिकोणाकार (Triangular shape) में बाँधा जा सकता है।
- अपने फालतू कपड़े उतार दें, यदि उपलब्ध हो, तो प्लास्टिक ऐप्रन पहन लें ताकि संक्रमण से बचाव हो सके।
- अपनी शर्ट के बाजू ऊपर चढ़ाकर रखें।
- अपने हाथों को अच्छी प्रकार धोकर, अँगुलियों और नाखूनों को ब्रश की सहायता से साफ करें। यदि सम्भव हो, तो डिस्पोजेबल दस्ताने पहनें।

प्रसव की प्रक्रिया (Process of Delivery)

- प्रसव वाले बैड या टेबल को ढक दें ताकि ये दूषित न हों।
- दूसरी अवस्था के दौरान गर्भवती को नीचे की ओर जोर लगाने के लिए कहें।
- बच्चे के बाहर आने पर अपनी अँगुली के इर्द-गिर्द एक जाली का टुकड़ा या कोई साफ कपड़ा लपेट कर बच्चे का मुँह साफ करें।
- देखें कि बच्चा रोया है या नहीं।
- माँ की तरफ वाली कॉर्ड (Cord) को क्लैम्प करके इसे बच्चे की ओर दबाकर दूसरा क्लैम्प लगा दें।
- कुछ देर तक प्लेसेन्टा के बाहर आने की प्रतीक्षा करें। प्लेसेन्टा के बाहर आने पर गर्भाशय को साफ करें और गर्भ के अवशेष निकाल दें।
- बच्चे के सिर को नीचा करके रखें, जब तक कि बच्चे के कन्धे दिखाई न दें।
- नवजात बच्चे हाथ से बहुत जल्दी फिसल जाते हैं, इसलिए उनका ध्यान रखना चाहिए।

गर्भावस्था के विकार (Disorders of Pregnancy)

गर्भावस्था के कुछ प्रमुख विकार निम्नलिखित है

1. अस्थानिक गर्भावस्था (Ectopic Pregnancy)

- इस गर्भावस्था में भ्रूण (Fetus) का गर्भाशय (Uterus) के बाहर विकास होता है।
- सामन्यतया यह फैलोपियन नलिका, सर्विक्स, आदि में होता है।
- **चिन्ह व लक्षण** (Sign and Symptoms) सामान्यतया दर्द और वेजाइना से रुधिरस्राव (Vaginal bleeding) होता है।
- **उपचार** (Treatment) मीथोट्रेक्सेट (Methotrexate) से भ्रूण की वृद्धि समापन और गर्भपात या सर्जरी द्वारा इन्टरवेन्शन (Surgical intervention) जरुरी होता है।

2. प्लेसेन्टा प्रिविया (Placenta Previa)

- इसमें प्लेसेन्टा आंशिक रूप से और पूर्णरूप से गर्भाशय के निचले खण्ड में इम्प्लांट हो जाता है।
- यह एन्टेपार्टम रुधिरस्राव (Antepartum Hemorrhage or APH) का कारण है।
- प्लेसेन्टा प्रिविया (Placenta previa) निम्न चार प्रकार का होता है

  (a) **निचला** (Low lying) प्लेसेन्टा गर्भाशय के निचले खण्ड में प्रत्यारोपित होता है, लेकिन सर्वाइकल ओस (Cervical os) तक नहीं पहुँचता है। इसमें वेजाइना द्वारा जन्म सम्भव है।

(b) **मार्जिनल** (Marginal) प्लेसेन्टा की सीमा (Border of placenta) सर्वाइकल ओस (Cervical os) को छूती है। इसमें वेजाइना द्वार द्वारा जन्म सुरक्षित होता है।

(c) **आंशिक** (Partial) यह आंशिक रूप से सर्वाइकल ओस को नुकसान पहुँचता है, किन्तु वेजाइना मार्ग से सामान्य प्रसव सम्भव होता है।

(d) **पूर्ण** (Complete) इसमें इम्प्लान्टेशन पूरी तरह से सर्वाइकल ओस को कवर (Cover) करता है। इसमें सीजेरियन ऑपरेशन (LSCS) की सलाह देते हैं।

- **चिन्ह और लक्षण** (Sign and Symptom) दर्द (Pain), चमकीला रुधिर प्रवाह (Bright red bleeding), नर्म गर्भाशय (Soil uterus), एनीमिया (Anaemia), गर्भाशय संकुचन (Uterine contraction) दर्द रहित रुधिर प्रवाह (Painless bleeding), आदि।

3. एब्रप्टो प्लेसेन्टा (Abroptio Placenta)

- इसमें प्लेसेन्टा रोपण वाली जगह से अलग हो जाता है। यह 20 सप्ताह बाद और प्रसूति (Labour) के समय होता है।
- **खतरे** (Risk Factors) ज्यादा उम्र और पैरेटी (Parity), वैस्कुलर बीमारी (Vascular disease), सुपाइन हाइपोटेन्सिव सिण्ड्रोम (Supine hypotensive syndrome), धूम्रपान (Smoking) एवं कोकन (Cocaine) का उपयोग, गर्भाशय मायोमा (Uterine myoma)।
- **चिन्ह और लक्षण** (Sign and Symptoms) योनि से रुधिरप्रवाह (Viginal bleeding), पेट दर्द, रुधिर युक्त एम्नियोटिक द्रव (Bloody amniotic fluid), पीली त्वचा (Pallor skin), हाइपोटेशन (Hypotension), शॉक (Shock) की स्थिति, आदि।
- **उपचार** (Treatment) उपचार गर्भकाल पर आधारित होता है। लक्षण के आधार पर इलाज किया जाता है व ऑपरेशन द्वारा या सामान्य ऑब्सटेट्रिक करते हैं।

4. गर्भपात (Abortion)

20 सप्ताह से पहले भ्रूण (Fetus) का नष्ट होना या गर्भावस्था का समापन (Termination) गर्भपात कहलाता है। इसके विभिन्न प्रकार निम्न हैं

- **स्वाभाविक गर्भपात** (Spontaneous Abortion) इसमें गर्भावस्था की समाप्ति हो जाती है। यह समय से पहले स्वाभाविक रूप से होती है।
- **प्रेरित गर्भपात** (Induced Abortion) सर्जरी या गर्भपात प्रेरक दवाओं से गर्भावस्था का समापन।
- **अनिवार्य गर्भपात** (Inevitable Abortion) फैली सर्विक्स के साथ अपूर्ण रूप से सम्पूर्ण गर्भाशयी पदार्थों का निष्कासन नहीं होता है।
- **पूर्ण गर्भपात** (Complete Abortion) इसमें सम्पूर्ण गर्भाशयी पदार्थों (Productions of conception) का निष्कासन हो जाता है।
- **संकटग्रस्त गर्भपात** (Threatened Abortion) इस स्थिति में गर्भावस्था जारी रह सकती है, जबकि गर्भपात (Abortion) आरम्भ हो जाता है।
- **आदतन गर्भपात** (Habitual Abortion) लगातार गर्भपात (Continuous abortion) होना।
- **मिस्ड गर्भपात** (Missed Abortion) भ्रूण की गर्भाशय में मृत्यु हो जाती है और यह गर्भाशय (Uterus) में चार सप्ताह से ज्यादा रह जाता है, तब यह स्थिति मिस्ड गर्भपात (Missed abortion) कहलाती है।
- **सेप्टिक गर्भपात** (Septic Abortion) यह गर्भपात संक्रमण (Infection) के कारण होता हैं। इसमें संक्रमण गर्भाशय (Uterus) एवं उसके पदार्थों में होता है।

5. Rh असंगतता (Rh Incompatibility)

- यह उस स्थिति में उत्पन्न होती है, जब कोई Rh –ve माता, Rh +ve शिशु को जन्म देती है।
  लक्षण (Symptoms)
  — **कम** (Less) हीमोलाइसिस (Haemolysis), पीलिया (Jaundice)
  — **गम्भीर** (Severe) हाइड्रोप्स फीटेलिस (Hydrops fetalis), गम्भीर एनीमिया (Severe anaemia), भ्रूण का हार्ट फेल्यर (Fetal heart failure), श्वसन तन्त्र में संकट (Respiratory distress), कर्निकटेरस (Kernicterus)।
- **रोकथाम** (Prevention) 28 सप्ताह की गर्भावस्था में RhoGAM देना चाहिए। अगली डोज प्रसव के 72 घण्टे बाद देनी चाहिए।

6. अपरिपक्व प्रसव (Preterm Labor)

- 20 सप्ताह की गर्भावस्था के बाद गर्भाशय संकुचन (Uterine contraction) उत्पन्न होना या 37 सप्ताह की गर्भावस्था (Pregnancy) से पहले संकुचन (Contraction) उत्पन्न होना अपरिपक्व नवजात शिशु के उत्पन्न होने का कारण बनता है जिसे अपरिपक्व प्रसव कहते हैं।
- **सामान्य चिन्ह** (Common Sign) परिस्पर्शी गर्भाशयी संकुचन (Palpable uterine contraction), रुधिर का प्रवाह (Blood discharge), कमर दर्द (Backache), दबाव (Pressure) व ऐंठन होना (Cramping)।
- **उपचार** (Treatment) टोकोलाइटिक्स (Tocolytics) देना, संकुचन की बारम्बारता एवं शक्ति को कम करना तथा प्रसव को टालने की कोशिश करना।
- इसके लिए निम्न दवाएँ प्रयुक्त की जा सकती हैं
  - ऑक्सीटोसीन एन्टागोनिस्ट
  - बीटा मिमेटिक एजेन्ट (रीटोड्रीन) [Beta mimetic agents (Ritodrine)]
  - मैग्नीशियम सल्फेट, इन्डोमेथासीन (Indomethacin)
  - ग्लूकोकोर्टिकॉइड थैरेपी (Glucocorticoid therapy)
  - बीटामेथासोन (Betamethasone)।

7. पोस्ट अवधि गर्भावस्था (Post term Pregnancy)

- यह प्रसव की अनुमानित तिथि (Expected date of delivery) से 2 सप्ताह आगे तक गर्भावस्था का होना।
- **लक्षण** (Symptoms) वर्निस केसीओसा (Vernix caseosa) की अनुपस्थिति, प्लेसेन्टा का कैल्सिकृत (Calcify) हो जाना, नारंगी रंग का मल और ऑलिगोहाइड्रामीनीओस (Oligohydraminios), बहुत ज्यादा बढ़े हुए नाखून (Overgrown nails), बच्चे की त्वचा पर झुर्रियाँ, आदि।

गर्भ के दौरान होने वाली बीमारियाँ
(Disorders during Pregnancy)

कुछ बीमारियाँ ऐसी हैं, जो केवल गर्भ के दौरान ही होती हैं। इस स्थिति को टॉक्सीमिया ऑफ प्रेगनेन्सी (Toxaemia of pregnancy) कहते हैं। इसमें निम्नलिखित बीमारियाँ आती हैं

गर्भ के दौरान होने वाली बीमारियाँ, उनके लक्षण और उनका इलाज

रोग	चिन्ह व लक्षण	प्रबन्ध/डॉक्टर की सलाह	नर्सिंग देखभाल
प्रिएक्लेम्पसिया (Pre-eclampsia) प्रेगनेन्सी इन्ड्यूस्ड हाइपरटेन्शन	सूजन, भार का साधारण से ज्यादा बढ़ना, रुधिर का दबाव बढ़ना, पेशाब में एल्ब्यूमिन होना	• लगातार एण्टीनेटल चेकअप • सेडेटिव, एण्टीहाइपरटेन्शन, लेसिक्स दवाएँ लेना • एण्टीकन्वलसिव (Anticonvulsive) थैरेपी देना	• फीटस हार्ट रेट एवं किक चार्ट। • यूरीन परीक्षण एवं एब्डोमिनल एग्जामिनेशन। • वाइटल साइन जैसे BP, बुखार नाड़ी गति व सांस गति नोट करें। • उचित खुराक एवं खाने में नमक कम होना। • शारीरिक व मानसिक आराम एवं पर्याप्त द्रव लें।
हृदय रोग (सम्भावनाएँ कम)	सांस चढ़ना, नीलापन (चेहरे व होंठ पर), नब्ज का अनियमित होना, घबराहट होना, खाँसी आना, बलगम के साथ खून आना, पैरो में सूजन (घुटनों व एड़ियों में)	• यदि बेचैनी हो तो सेडेटिव जैसे डायजीपाम दें। • सांस फूले तो 1/5 अमीनोफाइलिक ड्रोप दें एवं O_2 की कमी न होने दें।	हर घण्टे में BP व नब्ज का रिकॉर्ड रखना चाहिए। श्वसननली को खुला रखना एवं आरामदायक स्थिति प्रदान करना।
मधुमेह (Diabetes)	कमजोरी महसूस होना घाव जल्दी ठीक नहीं होते। रुधिर व मूत्र परीक्षण से ही पुष्टि कर सकते हैं। प्रीमेच्योर लेबर हो सकता है।	• हर महीने यूरीन टेस्ट करवना, क्योंकि मधुमेह के रोगी इक्लेम्पसिया या प्रि-इक्लेम्पसिया के शिकार हो सकते हैं। अतः प्रसव के समय रुधिर शर्करा नियन्त्रित करना आवश्यक है। • डाइनोल एण्टीबायोटिक दें या कोई अच्छी होम्योपैथी दवा दें।	गर्भवती माँ को पूर्ण आराम दें। भोजन में शर्करा की मात्रा घटा दें।
एनीमिया (Anaemia) (बेहद सामान्य)	शरीर पीला पड़ना, सांस फूलना, दर्द होना, प्रतिरोधक क्षमता कम होना।	• हीमोग्लोबिन परीक्षण कराएँ। फेरस सल्फेट या आयरन की मुखीय या सल्फेट इन्जेक्शन दें। • विटामिन-B कॉम्पलेक्स व अन्य विटामिन दें। आयरन युक्त सन्तुलित आहार देना।	पूर्ण आराम, सन्तुलित आहार की ओर ध्यान देना एवं मानसिक रूप से शान्त रखना।
किडनी की बीमारियाँ (Renal diseases)	मूत्र में जलन, खुजली, सूजन। मूत्र में यूरिया एवं शर्करा के फिल्टरेशन पर असर पड़ना जिससे प्रोटीसूरिया या ग्लाइकोसूरिया की परिस्थिति उत्पन्न हो जाती है।	• डाइयूरेटिक दवाएँ देना। • संक्रमण को कम या समाप्त करने के लिए एण्टीबायोटिक दवाएँ दें। • दर्द को कम करने के लिए एनाल्जेसिक दवाएँ दें। • बुखार को कम करने के लिए एन्टीपायरेटिक दें।	पूर्ण आराम, शारीरिक सफाई, सन्तुलित आहार की ओर ध्यान देना।
एक्लेम्पसिया (Eclampsia)	पेट में दर्द, उल्टी आना, पेशाब कम आना, सिर दर्द, आँखों के आगे अन्धेरा या धुन्धलापन, बेहोशी आना। इसकी चार स्टेज हैं • प्रीमोनिटरी स्टेज • टोनिक स्टेज • क्लोनिक स्टेज • कॉमा या बेहोशी	• श्वसन मार्ग को खुला रखना • दौरे के तुरन्त बाद मुँह को धोना, ऑक्सीजन की कमी न होने देना, बाह्य लक्षणों की जाँच करते रहना। • डेक्स्ट्रोज 5% दिया जाता है। • I V डायजीपाम 10 mg देने के तुरन्त बाद 40 mg 500 mL ग्लूकोस 5% में 60 बूँदें प्रति मिनट के हिसाब से दी जाती हैं। • BP ज्यादा हो, तो I V हाइपोटेन्सिव दवाएँ दें। • वातावरण शान्त रखें।	पूर्ण आराम, सन्तुलित आहार की ओर ध्यान देना एवं मानसिक रूप से शान्त रखना।
गर्भ के दौरान पीलिया (Jaundice in pregnancy)	मूत्र का गाढ़ा पीला होना, आँखें व त्वचा का पीला पड़ना, भूख न लगना, शरीर में खुजली, उल्टी होना	• भोजन में ग्लूकोस की मात्रा बढ़ाना। • लीवर को आराम देना। • माँ को बचाने हेतु C-सेक्सन द्वारा डिलीवरी कराना।	पूर्ण आराम, शारीरिक सफाई, सन्तुलित आहार की ओर ध्यान देना।

रोग	चिन्ह व लक्षण	प्रबन्ध/डॉक्टर की सलाह	नर्सिंग देखभाल
गर्भ के दौरान त्वचा की समस्याएँ (Skin disorders)	गर्भ की दूसरी तिमाही में गर्भवती को हर्पीज जोस्टर (Herpes zoster) नामक बीमारी हो सकती है। अगर इसका इलाज न किया जाए तो यह प्रसव तक चलती रहती है। यह प्रसूता में मानसिक और शारीरिक बेचैनी उत्पन्न कर देती है। इसके प्रमुख लक्षण हैं • सारे शरीर में खुजली और जलन होना। • सारे शरीर पर लाल रंग के दाने (Erythematic rashes) हो जाना। • पहले दाने पेट पर निकलते हैं, परन्तु धीरे-धीरे पीठ और टाँगों तक फैल जाते हैं। • दानों में पानी भर जाना, पककर पीप भी बन जाती है। खुजली करने से जख्म बन जाते हैं।	• प्रसूता को डॉक्टरी चैकअप के लिए प्रेरित करना चाहिए। • खुजली करने से मना करना। • दानों को साफ रखने की सलाह देना। • कैलामिन लोशन लगाना चाहिए ताकि खुजली न हो। • हर रोज साफ कपड़े पहनने की सलाह देना। • डॉक्टरी सलाह के अनुसार दवाई लेना। • विटामिन्स से भरपूर भोजन लेने की सलाह। • अगर दवाइयों से खुजली में राहत न मिले, तो गर्भ के 37 हफ्तों तक प्रसव प्रेरित कर दी जाती है। • नवजात शिशु को डॉक्टरी सलाह के अनुसार, दवाई देनी चाहिए और पूरी तरह स्वस्थ होने पर ही अस्पताल से छुट्टी देनी चाहिए।	पूर्ण आराम, शारीरिक सफाई, सन्तुलित आहार की ओर ध्यान देना।

गर्भ के दौरान असामान्यताएँ (Abnormalities during Pregnancy)

गर्भ के पहले महीने में रुधिर आना

इम्प्लांटेशन ब्लीडिंग
जब भ्रूण गर्भाशय की तह को खुरचकर इसके अन्दर स्थित होता है, तो वहाँ छोटी रुधिर वाहिनियों के टूटने से थोड़ा-सा रुधिर बहता है।

सर्विक्स पर रुधिरस्राव
दरारों के कारण सर्वाइकल इरोजन, पॉलीपस, कार्सीनोमा के कारण गर्भाशय के मुख पर रुधिर का आना। इसमें दर्द का अहसास नहीं होता है।

गर्भपात
गर्भ के 28 हफ्तों से पहले गर्भ के नष्ट होने को गर्भपात कहते हैं।

फीटल कारण
- क्रोमोसोम्स में विकार।
- भ्रूण को ऑक्सीजन की कमी होना।
- फर्टीलाइज्ड डिम्ब की प्लांटेशन ठीक न होना।
- ट्रोफोब्लास्ट की बनावट और वृद्धि ठीक न होना।

माँ सम्बन्धी कारण
माँ सम्बन्धी कारणों को दो हिस्सों में बाँटा जा सकता है- जनरल और लोकल

जनरल कारण
- स्त्री को किसी संक्रमण के कारण बुखार हो गया, जिससे भ्रूण की मौत हो गई हो।
- गर्भ के दौरान माँ को खसरा।
- ABO असंगतता (ABO incompatibility) माँ और बच्चे के ग्रुप तथा Rh फैक्टर निगेटिव होने से भी गर्भपात हो जाता है।
- MTP (Medical Termination of Pregnancy) ऑपरेशन की जगह दवाओं की सहायता से गर्भपात।

लोकल कारण
- रिटोरोवर्टड गर्भाशय
- गर्भाशय में रसौली
- बाइकोरनुएट गर्भाशय
- गर्भाशय के मुँह की कमजोर बनावट।
- गर्भाशय का निचला हिस्सा बढ़ा हुआ होना।
- चोट के लगने से या गर्भाशय के अन्दर जानबूझ कर छेड़छाड़ करने से भी गर्भपात हो सकता है।

ऑब्सटेट्रिक या प्रासविक ऑपरेशन (Obstetric Operation)

गर्भवती स्त्री और उसके शिशु की सेहत और जान को बचाने के लिए कई तरह के ऑपरेशन की आवश्यकता पड़ सकती है। प्रसव के दौरान आमतौर पर निम्नलिखित ऑपरेशन किए जाते हैं

- **सीजेरियन सेक्शन** (Caesarean Section) 28 हफ्ते के गर्भ के बाद पेट को चीर कर बच्चे को निकालने के लिए किया गया ऑपरेशन।
- **फोरसैप्स डिलीवरी** (Forceps Delivery) प्रसव की दूसरी अवस्था में जब बच्चे के सामान्य तरीके से बाहर आने में मुश्किल हो, तो फोरसैप्स से पकड़ कर बच्चे के सिर की डिलीवरी कराई जाती है।
- **एपिसियोटॉमी** (Episiotomy) लेबर की दूसरी अवस्था के समय स्त्री के पेरीनियम पर जानबूझ कर लगाया जाने वाला चीरा।
- **सिमफिजियोटॉमी** (Symphisiotomy) यह ऑपरेशन उस हालत में किया जाता है जब थोड़ी-सी सिफैलो डिस्प्रोपोशन हो और सी-सैक्शन करने की सुविधा न हो।
- **वैक्यूम एक्सट्रैक्शन** (Vacuum Extraction) यह एक सक्शन ट्रैक्शन (Suction-traction) विधि है जिसे सन् 1954 में स्वीडन माल्मस्टोरम ने शुरू किया था। इसमें एक कप के आकार का औजार लेकर बच्चे के सिर पर फिट किया जाता है। फिर मशीन द्वारा उसमें से हवा निकाल कर बच्चे के सिर को बाहर निकाला जाता है। इस तरह बच्चे का सिर कप की सहायता से बाहर निकाला जाता है।

प्रैक्टिस सैशन

टॉपिकल प्रैक्टिस

मिडवाइफरी एवं पेल्विस

1. मिडवाइफ का क्या अर्थ है?

(a) जच्चा-बच्चा के स्वास्थ्य से सम्बन्धित नर्स
(b) प्रसव करवाने वाली नर्स
(c) प्रसव सम्बन्धी देखभाल करने वाली नर्स
(d) उपरोक्त सभी

2. पेल्विस के भाग हैं

(a) इनलेट, ब्रिम तथा आउटलेट
(b) इनलेट, ब्रिम तथा कैवेटी
(c) इनलेट, आउटलेट तथा कैवेटी
(d) इनलेट, आउटलेट तथा अण्डरलेट

3. हिप बोन बनी होती है

(a) इलियम, इस्चियम, प्यूबिस, सेक्रम, कॉक्सिक्स से
(b) इलियम, इस्चियम, सेक्रम, कॉक्सिक्स से
(c) इलियम, इस्चियम, कॉक्सिक्स से
(d) इलियम, इस्चियम, प्यूबिस से

4. पेल्विस बनी होती है

(a) कॉक्सिक्स (b) सेक्रम
(c) इन्नोमिनेट (d) ये सभी

5. गायनैकॉयड पेल्विस की ब्रिम का आकार होता है

(a) गोलाकार (b) अण्डाकार
(c) चौकोर (d) फ्लेट या सीधा चपटा

6. मानव पेल्विस में झुकाव का कोण है

(a) 55°-60° (b) 35°-45°
(c) 90° (d) 75°

7. इनलेट पेल्विस का ट्रांसवर्स डायमीटर होता है

(a) 11 cm (b) 13 cm
(c) 14 cm (d) 12 cm

8. पेल्विक गुहा में गर्भाशय की स्थिति है

(a) रिट्रोवर्टेड और रिट्रोफ्लैक्सड
(b) रिट्रोवर्टेड और एन्टीफ्लैक्स्ड
(c) एन्टीवर्टेड और रिट्रोफ्लैक्सड
(d) एन्टीवर्टेड और एन्टीफ्लैक्स्ड

9. ऑब्लिक कैविटी का डायमीटर होता है

(a) 11 cm (b) 10.5 cm
(c) 9 cm (d) 12 cm

10. एन्ट्रोपोस्टीरियर कैविटी का डायमीटर होता है

(a) 13 cm (b) 12 cm
(c) 11 cm (d) 10 cm

11. सही क्रम बताइए

(a) सेक्रो-इलिएक → प्यूबिक क्रेस्ट → प्यूबिक ट्यूबर्कल → पेक्टीनियल लाइन आर्टेकुलेशन → इलियोपेक्टीनियल लाइन
(b) सेक्रो-इलिएक आर्टेकुलेशन → सेक्रल प्रोमेटोरी → प्यूबिक ट्यूबर्कल
(c) सिम्फाइसिस प्यूबिस की ऊपरी सीमा → प्यूबिक क्रेस्ट → प्यूबिक ट्यूबर्कल → पेक्टीनियल लाइन → इलियोपेक्टीनियल लाइन
(d) सिम्फाइसिस प्यूबिस की ऊपरी सीमा → प्यूबिक क्रेस्ट → प्यूबिक ट्यूबर्कल → पेक्टीनियल लाइन → इलियोप्यूबिक एमीनेन्स

12. ऑब्स्ट्रेटिक जोड़ किसके मध्य मापते हैं?

(a) सेक्रो-इलिएक जोड़ से विपरीत इलियोप्यूबिक एमीनेन्स तक
(b) सिम्फाइसिस प्यूबिस से सेक्रल प्रोमोन्टरी का मध्य बिन्दु तक
(c) सेक्रल प्रोमोन्टरी के मध्य बिन्दु से प्रोमोनेन्ट बोनी प्रोजेक्शन और मध्य लाइन के अन्दर
(d) सेक्रल प्रोमोन्टरी के मध्य बिन्दु से प्रोमोनेन्ट बोनी प्रोजेक्शन जोकि मध्य लाइन से सिम्फाइसिस प्यूबिस की अन्दर की सतह के जुड़ा रहता है

13. एनाटोमिकल जोड़ किसके मध्य नापते हैं?

(a) सेक्रल प्रोमोन्टरी के मध्य बिन्दु से प्रोमोनेन्ट तक, बोनी प्रोजेक्शन जोकि मध्य लाइन से सिम्फाइसिस प्यूबिस की अन्दर की सतह तक जुड़ा रहता है
(b) सेक्रो-इलिएक जोड़ से विपरीत इलियोप्यूबिक एमीनेन्स तक
(c) सिम्फाइसिस प्यूबिस की निचली सीमा से सेक्रल प्रोमोन्टरी के मध्य बिन्दु तक
(d) सेक्रल प्रोमोन्टरी के मध्य बिन्दु से प्रोमोनेन्ट बोनी प्रोजेक्शन, जोकि मध्य लाइन सिम्फाइसिस प्यूबिस के अन्दर मार्जिन और निचली सीमा पर जुड़ा रहता है

14. डायगोनल कॉन्जुगेट किसके मध्य नापते हैं?

(a) सेक्रल प्रोमोन्टरी के मध्य बिन्दु से प्रोमोनेन्ट बोनी प्रोजेक्शन तक
(b) सिम्फाइसिस प्यूबिस की निचली सीमा से सेक्रल प्रोमोनेन्टरी के मध्य बिन्दु तक
(c) सेक्रो-इलिएक जोड़ से विपरीत इलियोप्यूबिक एमीनेन्स तक
(d) सेक्रल प्यूबिस के मध्य बिन्दु से प्रोमोनेन्ट बोनी प्रोजेक्शन से मध्यलाइन सिम्फाइसिस प्यूबिस के अन्दर

15. मादा पेल्विस में हड्डियों की संख्या होती है

(a) 1 (b) 2
(c) 3 (d) 4

16. एनाटोमिकल जोड़ (Anatomical conjugate or joint) का दूसरा नाम है

(a) एन्टेरियोपोस्टीरियर जोड़
(b) वास्तविक जोड़
(c) दोनों (a) और (b)
(d) डायगोनल जोड़

17. निम्न में से कौन-सा कथन असत्य है?
(a) मानव में महिला पेल्विस की कैविटी (Cavity) की आकृति (Shape) को ब्रिम कहा जाता है
(b) मानव पेल्विस की आउटलेट (Outlet) को ब्रिम कहा जाता है
(c) मादा पेल्विस (Female pelvis) आकार में नर पेल्विस (Male pelvis) की तुलना में थोड़ी बड़ी होती है
(d) मानव में मादा पेल्विस (Female pelvis) की कैविटी का अग्र पश्च डायमीटर (Anterior posterior diameter) 12 cm होता है

18. सिम्फाइसिस प्यूबिस की निचली सीमा से सेक्रल प्रोमोन्टोरी के मध्य बिन्दु के बीच की दूरी को कहते हैं
(a) ऑब्स्टेट्रिक कॉन्जुगेट (Obstetric conjugate)
(b) डायगोनल कॉन्जुगेट (Diagonal conjugate)
(c) वास्तविक कॉन्जुगेट (True conjugate)
(d) पीडियाट्रिक कान्जुगेट (Pediatric conjugate)

19. निम्न में से कौन-सा कॉन्जुगेट एनाटोमिकल कॉन्जुगेट (Anatomical conjugate) कहलाता है?
(a) ऑब्स्टेट्रिक कॉन्जुगेट
(b) डायगोनल कॉन्जुगेट
(c) वास्तविक कॉन्जुगेट
(d) पीडियाट्रिक कान्जुगेट

गर्भस्थ शिशु में रुधिर परिसंचरण

20. भ्रूणीय परिसंचरण में कितने चैनल्स पाए जाते हैं?
(a) 1 (b) 2 (c) 3 (d) 4

21. नाभि धमनियों और नाभि शिराओं के नाम क्रमश: हैं
(a) मीडियन अम्बिलिकल व लिगामेन्टम टेरेस
(b) लिगामेन्टम टेरेस व मीडियन अम्बिलिकल
(c) डक्टस अम्बिलिकल व लिगामेन्टम टेरेस
(d) डक्टस टेरेस व मीडियन अम्बिलिकल

22. भ्रूण परिसंचरण में रुधिर किस अंग द्वारा शुद्ध होता है?
(a) प्लेसेन्टा (b) फुफ्फुस (c) हृदय (d) ये सभी

23. टर्म (Term) पर प्लेसेन्टा का वजन है?
(a) 400 gm (b) 300 gm
(c) 500 gm (d) 600 gm

24. रेमीनेंट ऑफ फॉरमैन ऑफ ऑवेल के नाम से जाना जाता है
(a) फोसा वेनोसिस (b) फोसा ऑवेलिस
(c) डक्टस वेनोसिस (d) डक्टस फोसा

25. भ्रूण परिसंचरण में शुद्ध रुधिर सबसे पहले जाता है
(a) लीवर में (b) फेफड़ों में (c) हृदय में (d) इन सभी में

26. डक्टस आर्टेरियोसस रेमीनेन्ट जाना जाता है
(a) लिगामेन्टम आर्टेरियोसस (b) लिगामेन्टम वेनोसिस
(c) वेनोसिस (d) आर्टेरियोसस

27. नाभि धमनियों में बहने वाले रुधिर की सान्द्रता क्या है?
(a) 30-40% (b) 40-50%
(c) 50-60% (d) 60-70%

28. डक्टस वेनोसिस की एनाटोमिकल व फिजियोलॉजिकल क्लोजिंग किस उम्र में होता है?
(a) एनाटोमिकल क्लोजिंग जन्म के 7 दिन बाद व फिजियोलॉजिकल क्लोजिंग जन्म के 5 मिनट बाद
(b) एनाटोमिकल क्लोजिंग जन्म के 5 मिनट बाद व फिजियोलॉजिकल क्लोजिंग जन्म के 7 दिन बाद
(c) एनाटोमिकल क्लोजिंग जन्म के 10 दिन बाद व फिजियोलॉजिकल क्लोजिंग जन्म के 5 मिनट बाद
(d) एनाटोमिकल क्लोजिंग जन्म के 7 दिन बाद व फिजियोलॉजिकल क्लोजिंग जन्म के 10 घण्टे बाद

29. डक्टस वेनोसिस किन दो संरचनाओं को जोड़ता है?
(a) अम्बिलिकल वेन और इनफेरीयर वेना कावा
(b) अम्बिलिकल वेन और अम्बिलिकल धमनी
(c) अम्बिलिकल वेन और पल्मोनरी धमनी
(d) उपरोक्त सभी

30. फोरामेन ओवेल जोड़ता है
(a) दाएँ अलिंद व बाएँ अलिंद को
(b) दाएँ अलिंद व दाएँ निलय को
(c) दाएँ निलय व बाएँ निलय को
(d) बाएँ अलिंद व बाएँ निलय को

31. भ्रूण के विकास के बाद रुधिर प्रवाह किस सप्ताह में होता है?
(a) 10-12 सप्ताह (b) 12-14 सप्ताह
(c) 12-16 सप्ताह (d) 12-20 सप्ताह

गर्भस्थ शिशु की खोपड़ी

32. सबऑसीपिटो ब्रेग्मेटिक डायमीटर होता है
(a) 11 cm (b) 15 cm
(c) 10.6 cm (d) 9.5 cm

33. सबऑसीपिटो फ्रॉन्टल डायमीटर होता है
(a) 14 cm (b) 12 cm (c) 10 cm (d) 9.5 cm

34. ऑसीपिटो अग्र भाग का डायमीटर होता है
(a) 11 cm (b) 11.5 cm
(c) 12 cm (d) 12.5 cm

35. फीटस के स्कल (Skull) का मेन्टो वर्टिकल डायमीटर होता है
(a) 13 cm (b) 14 cm
(c) 15 cm (d) 15.3 cm

36. सुपर सबपैराइटल डायमीटर होता है
(a) 9.5 cm (b) 7.5 cm
(c) 8.5 cm (d) 9 cm

1. (d)	2. (c)	3. (d)	4. (d)	5. (a)	6. (a)	7. (b)	8. (d)	9. (d)	10. (b)
11. (d)	12. (d)	13. (d)	14. (b)	15. (d)	16. (a)	17. (b)	18. (b)	19. (c)	20. (c)
21. (a)	22. (a)	23. (c)	24. (b)	25. (a)	26. (a)	27. (c)	28. (a)	29. (a)	30. (a)
31. (d)	32. (d)	33. (c)	34. (b)	35. (b)	36. (c)				

37. **बाइ टेम्पोरल डायमीटर होता है**
(a) 9.5 cm (b) 8 cm (c) 9 cm (d) 10 cm

38. **फीटस के स्कल** (Skull) **का बाइमैस्टॉइड** (Bimastoid) **डायमीटर होता है**
(a) 9.5 cm (b) 8.5 cm
(c) 8 cm (d) 7.5 cm

39. **शिशु के सिर में कोमल क्षेत्र** (Soft area) **होता है**
(a) वर्टेक्स (b) फॉन्टेनेल
(c) डायमीटर (d) एटीट्यूड

40. **सिर का सबसे बड़ा व्यास होता है**
(a) बाइपैराइटल (b) सब ऑसीपिटो ब्रेग्मेटिक
(c) मेन्टोवर्टिकल (d) सबमेन्टोवर्टिकल

41. **मानव भ्रूण के स्कल** (Skull) **में वह डायमीटर जो गर्दन के नेप** (Nape) **से ब्रेग्मा के केन्द्र तक स्थित होता है**
(a) सबऑसीपिटो-ब्रेग्मेटिक (b) सबमेन्टो-ब्रेग्मेटिक
(c) सबऑसीपिटो-फ्रॉन्टल (d) मेन्टोवर्टिकल

42. **फीटल स्कल** (Fetal skull) **का वह डायमीटर जो सैजाइटल सन्धिरेखा के उच्चतम् बिन्दु से ठोड़ी** (Chin) **के मध्य बिन्दु तक एक्सटैन्ड** (Extend) **होता है, कहलाता है**
(a) मेन्टोवर्टिकल (b) ऑसीपिटो फ्रॉन्टल
(c) सबऑसीपिटो फ्रॉन्टल (d) सबमेन्टो ब्रेग्मेटिक

43. **फीटल स्कल** (Fetal skull) **का सबसे छोटा डायमीटर** (Shortest diameter) **है**
(a) BPD
(b) सबऑसीपिटो-ब्रेगमेटिक (Suboccipito-bregmatic)
(c) सबऑसीपिटो-फ्रॉन्टल (Suboccipito-frontal)
(d) बाइमैस्टॉइड (Bimastoid)

44. **दोनों तरफ पैराइटल तथा फ्रॉन्टल हड्डियो के मध्य कौन-सी सन्धिरेखा** (Suture) **पाई जाती है?**
(a) सैजाइटल सन्धिरेखा (b) कोरोनल सन्धिरेखा
(c) फ्रॉन्टल सन्धिरेखा (d) लैम्बडॉइड सन्धिरेखा

45. **लम्बवत् सन्धिरेखा** (Longitudinal suture) **को इस नाम से भी जाना जाता है**
(a) सैजाइटल सन्धिरेखा (b) कोरोनल सन्धिरेखा
(c) फ्रन्टल सन्धिरेखा (d) लैमबडॉइड सन्धिरेखा

46. **फीटल स्कल में सन्धिरेखा में उपस्थित चौड़ी जगह** (Wide gap) **को कहते हैं**
(a) डायमीटर (b) फॉन्टेनेल
(c) भौंह (Brow) (d) लाई

47. **कौन-सी संरचना ब्रेग्मा** (Bregma) **के नाम से जानी जाती है?**
(a) अग्र फॉन्टेनेल (Anterior fontanelle)
(b) पश्च फॉन्टेनेल (Posterior fontanelle)
(c) लैम्बडॉइड सन्धिरेखा (Lambdoid suture)
(d) फ्रॉन्टल सन्धिरेखा (Frontal suture)

48. **अग्र फॉन्टेनेल** (Anterior fontanelle) **पर कुल कितनी सन्धिरेखा** (Suture) **जुड़ती हैं?**
(a) 2 (b) 3 (c) 4 (d) 5

49. **निम्न में से कौन-सी सन्धिरेखा अग्र फॉन्टेनेल** (Anterior fontanelle) **पर नहीं जुड़ती है?**
(a) फ्रॉन्टल (b) सैजाइटल
(c) कोरोनल (d) लैम्बडॉइड

50. **अग्र फॉन्टेनेल कब बन्द होता है?**
(a) जन्म के 1 महीने बाद (b) जन्म के 6 महीने बाद
(c) जन्म के 18 महीने बाद (d) जन्म के 18 वर्ष बाद

51. **पश्च फॉन्टेनेल** (Posterior fontanelle) **को इस नाम से भी जाना जाता है**
(a) ब्रेग्मा (b) लैम्डा
(c) कोरोनल (d) सैजाइटल

52. **पश्च फॉन्टेनेल पर कुल कितनी सन्धिरेखा** (Suture) **जुडती हैं?**
(a) 2 (b) 3 (c) 4 (d) 5

53. **ऑसीपिटल** (Occipital) **हड्डी तथा दोनों पैराइटल** (Parietal) **हड्डियों को अलग करने वाली सन्धिरेखा** (Suture) **है**
(a) लैम्बडॉइड सन्धिरेखा (b) फ्रन्टल सन्धिरेखा
(c) कोरोनल सन्धिरेखा (d) सैजाइटल सन्धिरेखा

54. **कौन-सा कथन असत्य है?**
(a) सैजाइटल सन्धिरेखा को लम्बवत् सन्धिरेखा भी कहा जाता है
(b) सैजाइटल सन्धिरेखा दो पैराइटल हड्डियों के मध्य स्थित होती है
(c) कोरोनल सन्धिरेखा पैराइटल तथा ऑसीपिटल हड्डियों के मध्य स्थित होती है
(d) फ्रॉन्टल सन्धिरेखा दो फ्रॉन्टल हड्डियों के मध्य स्थित होती है

55. **मनुष्य में पश्च फॉन्टेनेल का निर्माण निम्न सन्धिरेखाओं** (Sutures) **के जुड़ने** (Junction) **से होता है**
(a) आगे की ओर सैजाइटल सन्धिरेखा तथा लैम्बडॉइड सन्धिरेखा दोनों तरफ
(b) आगे की ओर फ्रॉन्टल सन्धिरेखा पीछे की ओर लैम्बडॉइड सन्धिरेखा तथा दोनों तरफ कोरोनल सन्धिरेखा
(c) आगे की ओर फ्रॉन्टल सन्धिरेखा तथा लैम्बडॉइड सन्धिरेखा दोनों तरफ
(d) आगे की ओर फ्रॉन्टल सन्धिरेखा पीछे की ओर सैजाइटल सन्धिरेखा तथा कोरोनल सन्धिरेखा दोनों तरफ

56. **सैजाइटल अचल सन्धि किसके बीच होती है?**
(a) फ्रॉन्टल हड्डियों के बीच
(b) पैराइटल हड्डियों के बीच
(c) टेम्पोरल हड्डी और पैराइटल हड्डी के बीच
(d) पैराइटल और ऑसीपिटल हड्डी के बीच

57. **दोनों पैराइटल हड्डियों में मध्य पाई जाने वाली सन्धिरेखा को कहते हैं**
(a) सैजाइटल सन्धिरेखा (b) कोरोनल सन्धिरेखा
(c) फ्रॉन्टल सन्धिरेखा (d) लैम्बडॉइड सन्धिरेखा

गर्भावस्था के कारण शरीर में क्रियात्मक परिवर्तन एवं चिन्ह

58. निषेचित अण्डे का गर्भाशय की दीवार पर आरोपण किस दिन पूर्ण हो जाता है?
(a) 5वें दिन (b) 11वें दिन (c) 20वें दिन (d) दूसरे दिन

59. परिपक्व प्लेसेन्टा में लगभग कितना वजन होता है?
(a) 500 ग्राम (b) 150 ग्राम
(c) 1000 ग्राम (d) 50 ग्राम

60. पोस्ट मैच्योरिटी (Post maturity) के दौरान एम्निओटिक द्रव का रंग होता है
(a) हल्का पीला-भूरा (b) सुनहरा
(c) हरा-पीला (d) गहरे हरे-भूरे रंग का

61. एम्निओटिक द्रव में कौन-सा कार्बनिक पदार्थ उपस्थित होता है?
(a) प्रोटीन (b) लिपिड तथा ग्लूकोस
(c) यूरिया तथा क्रिएटिनिन (d) ये सभी

62. गर्भावस्था के दौरान एम्निओटिक द्रव का कार्य होता है
(a) यह आघात अवशोषक के रूप में कार्य करता है
(b) यह भ्रूण के तापक्रम को समान बनाए रखता है
(c) यह भ्रूण की स्वतन्त्र गति में सहायक होता है
(d) उपरोक्त सभी

63. गर्भावस्था के दौरान पाचन तन्त्र (Digestive system) में परिवर्तन होते हैं। निम्न में से कौन-सा कथन सही है?
(a) इसोफेगस रिफ्लैक्स बढ़ जाता है
(b) माँसपेशियों की टोन एवं स्वगतिशीलता कम हो जाती है
(c) पेप्टिक अल्सर का खतरा कम हो जाता है
(d) उपरोक्त सभी

64. गर्भावस्था के समय वेजाइना का pH होता है
(a) अम्लीय (b) क्षारीय
(c) उदासीन (d) कभी अम्लीय कभी क्षारीय

65. असत्य कथन छाँटिए।
(a) गर्भावस्था के दौरान गर्भाशय की बॉडी के आकार में बढ़ोतरी हो जाती है
(b) गर्भावस्था की पूर्ण अवधि (Term) पर गर्भाशय का वजन लगभग 200-600 gm होता है
(c) गर्भावस्था की पूर्ण अवधि (Term) पर गर्भाशय की स्थिति सामान्य होती है
(d) 36वें सप्ताह के बाद गर्भाशय की आकृति गोलाकार होती है

66. गर्भावस्था में रुधिर आयतन कितना बढ़ जाता है?
(a) 100 mL (b) 2000 mL
(c) 1500 mL (d) 500 mL

67. गर्भावस्था का महत्त्वपूर्ण लक्षण है
(a) स्तन के आकार में वृद्धि
(b) बड़े, उभरे हुए तथा गहरे पिगमेंटेड निप्पल
(c) महिला जो कभी पहले दुग्ध स्रावित नहीं करती थी, के स्तन से तरल का स्रावण होने लगता है
(d) उपरोक्त सभी

68. गर्भावस्था के दौरान कौन-से अंग में फिजिओलॉजिकल बदलाव होता है?
(a) गर्भाशय (b) स्तन (c) वेजाइना (d) ये सभी

69. गर्भावस्था के दौरान कौन-सी संरचना हॉर्मोन निर्माण का कार्य करती है?
(a) कॉर्पल ऐल्विकेन्स (b) प्लेसेन्टा
(c) गर्भाशय (d) स्तन

70. मानव में प्रारम्भिक गर्भावस्था को बनाए रखता है
(a) प्लेसेन्टा (b) कॉर्पस ल्यूटियम
(c) स्तन (d) ग्राफियन फॉलिकल

71. रुधिर तथा मूत्र में hCG की अधिकतम मात्रा होती है
(a) गर्भावस्था के 10-30 दिनों के मध्य
(b) गर्भावस्था के 60-70 दिनों के मध्य
(c) गर्भावस्था के 4-5 महीनों में
(d) गर्भावस्था में 4-5 दिनों के मध्य

72. वह कौन-सी संरचना (Structure) है, जो प्लेसेन्टा (Placenta) के कार्य से पहले प्रोजेस्ट्रेरान हॉर्मोन स्रावित करती हैं?
(a) कॉर्पस ल्यूटियम (b) डेसिडुआ
(c) मायोमेट्रियम (d) कॉर्पस कैलोसम

73. प्लेसेंटा की फीटल उत्पत्ति है
(a) $\frac{1}{5}$ th (b) $\frac{2}{5}$ th
(c) $\frac{3}{5}$ th (d) $\frac{4}{5}$ th

74. गर्भावस्था में पिट्यूटरी ग्रन्थि में कौन-सा परिवर्तन नहीं होता है?
(a) वजन में वृद्धि
(b) वृद्धि हॉर्मोन के स्तर में बढ़ोतरी
(c) पिट्यूटरी गोनैडोट्रोपिन स्तर में वृद्धि
(d) ACTH स्तर में वृद्धि

75. स्तन से दुग्ध स्रावण कहलाता है
(a) मेमोजेनेसिस (b) लैक्टोजेनेसिस
(c) गैलेक्टोकाइनेसिस (d) गैलेक्टोपोइसिस

76. गर्भावस्था के पाँच माह के दौरान समान्य FHR होती है
(a) 150/मिनट (b) 250/मिनट या इससे ऊपर
(c) 110/मिनट या इससे ऊपर (d) 80/मिनट या इससे ऊपर

37. (b)	38. (d)	39. (b)	40. (c)	41. (a)	42. (a)	43. (d)	44. (b)	45. (a)	46. (b)
47. (a)	48. (c)	49. (d)	50. (c)	51. (b)	52. (b)	53. (a)	54. (c)	55. (a)	56. (b)
57. (a)	58. (b)	59. (a)	60. (d)	61. (d)	62. (d)	63. (d)	64. (a)	65. (b)	66. (c)
67. (d)	68. (d)	69. (b)	70. (b)	71. (b)	72. (a)	73. (d)	74. (c)	75. (b)	76. (a)

77. **गर्भावस्था को बनाए रखने के लिए जिम्मेदार हॉर्मोन है**
(a) एस्ट्रोजन (b) प्रोजेस्ट्रॉन
(c) hCG (d) ह्यूमन प्लेसेन्टल लेक्टोजन

78. **गर्भावस्था के दौरान सर्विक्स में परिवर्तन होते हैं**
(a) सर्विक्स का नर्म होना
(b) रुधिर संचरण बढ़ जाना
(c) हाइपरप्लेसिया
(d) उपरोक्त सभी

79. **गर्भावस्था में गर्भाशय में परिवर्तन होते हैं**
(a) रुधिर वाहिका की हाइपरट्रोफी और हाइपरप्लेसिया
(b) माँसपेशियों के फाइबर में खिचाव
(c) लिम्फोटिक सिस्टम की हाइपरट्रोफी
(d) उपरोक्त सभी

80. **गर्भावस्था में परिवर्तन होता है**
(a) रुधिर की मात्रा का बढ़ना
(b) RBC का 20-30% बढ़ना
(c) मूत्र में एल्ब्यूमिन स्तर का बढ़ना
(d) उपरोक्त सभी

81. **प्लेसेन्टा का आकार होता है**
(a) गोलाकार (b) बेलनाकार चपटा
(c) डिस्कॉइड (d) फ्यूसीफॉर्म

82. **गर्भावस्था में श्वसन तन्त्र** (Respiratory system) **में परिवर्तन होते हैं। निम्न में से कौन-सा कथन सही है?**
(a) सबकोस्टल एंगल का कम होना
(b) वक्षस्थल का बढ़ना
(c) हाइटल आयतन का बढ़ना
(d) उपरोक्त सभी

83. **निषेचित अण्डे का आरोपण (इम्प्लांटेशन) कहाँ होता है?**
(a) अण्डाशय में (b) वेजाइना में
(c) गर्भाशय में (d) क्लाइटोरिस में

84. **अलग-अलग मासिक चक्र में निकलने वाले दो अण्डों का निषेचन कहलाता है**
(a) सुपरफिटेशन (Superfetation)
(b) सुपर फिकंडेशन (Super fecundation)
(c) फीटस पेपीरेसियस (Fetus papyraceous)
(d) फीटस एकार्डियस (Fetus acardius)

85. **दो अलग-अलग अण्डे जो एक ही मासिक चक्र में निकले हैं, का निषेचन कहलाता है**
(a) सुपरफिटेशन (b) सुपर फिकंडेशन
(c) फीटस पेपीरेसियस (d) फीटस एकार्डियस

86. **इन्ट्रायूटेराइन लाइफ के दौरान कौन-सी संरचना माता तथा भ्रूण के मध्य सम्बन्ध स्थापित करती है?**
(a) प्लेसेन्टा (b) अम्बिलिकल कॉर्ड
(c) गर्भाशय (d) वेजाइना

87. **प्लेसेन्टा का कार्य है**
(a) माता तथा भ्रूण के बीच पोषक तत्वों का स्थानान्तरण करना
(b) गर्भावस्था को बनाए रखने के लिए आवश्यक हॉर्मोन उत्पन्न करना
(c) बैरियर के रूप में काम करना
(d) उपरोक्त सभी

88. **वह एन्जाइम जो प्लेसेन्टा से उत्पन्न होता है तथा एराकिडोनिक अम्ल** (Arachidonic acid) **के संश्लेषण के लिए आवश्यक होता है**
(a) डाइएमीन ऑक्सीडेज (b) ऑक्सीटोसिनेज
(c) फॉस्फोलाइपेज (d) मैथार्जिन

89. **एम्नियोटिक फ्लूड के लिए असत्य कथन है**
(a) टर्म पर एम्नियोटिक फ्लूड की मात्रा लगभग 600-800 mL होती है
(b) इसकी प्रकृति हल्की क्षारीय होती है
(c) इसकी स्पेसिफिक ग्रेविटी लगभग 1.010 है
(d) टर्म पर इसका रंग सुनहरा होता है

90. **सामान्य स्थिति में टर्म पर एम्नियोटिक द्रव का रंग होता है**
(a) पेल स्ट्रो (Pale straw) (b) सुनहरा
(c) हरा पीला (d) गहरा रंग

91. **एक गैर-गर्भवती** (Non-pregnant) **स्त्री के गर्भाशय** (Uterus) **का आकार होता है**
(a) गोलाकार (b) नाशपाती के आकार
(c) ओवेल (d) बेलनाकार

92. **नाभिनाल** (Umbilical cord) **में जिलेटिनस** (Gelations) **पदार्थ को कहते हैं**
(a) वार्टस जैली (b) वास्तविक (True) नोट
(c) असत्य नोट (False knot) (d) वर्निक्स कोसिओसा

93. **गर्भावस्था** (Pregnancy) **में रेस्पाइरेटोरी गैस एक्सचेंज** (Respiratory gas exchange) **के बारे में कौन-सा कथन असत्य है?**
(a) ऑक्सीजन उपभोग में कमी आ जाती है।
(b) PO_2 बढ़ जाता है और PCO_2 कम हो जाता है।
(c) टाइडल आयतन (Tidal volume) में वृद्धि हो जाती है।
(d) pH में हल्की सी वृद्धि हो जाती है।

94. **गर्भावस्था में स्तन** (Breast) **में होने वाले कार्यिकीय परिवर्तन** (Physiological changes) **हैं**
(a) स्तन (Breast) के आकार में वृद्धि हो जाती है
(b) स्तनाग्र (Nipples) बड़े तथा उभरे हुए हो जाते है
(c) स्तन (Breast) की वैस्कुलेरिटी (Vascularity) बढ़ जाती है।
(d) उपरोक्त सभी

95. **गैर-गर्भवती** (Non-pregnant) **अवस्था में एरिओला में उपस्थित सिबेसियस ग्रन्थि जो अदृश्य होती है, गर्भावस्था में हाइपरट्रोफिड** (Hypertrophied) **हो जाती है। इन्हें इस नाम से जाना जाता है**
(a) द्वितीयक एरिओला
(b) मोन्टगोमरी ट्यूबरकल्स
(c) ब्रेक्सटॉन हिक्स संकुचन
(d) एक्जीलरी पूँछ

96. निम्न में से कौन-सा कथन सत्य है?

(a) गर्भावस्था के दौरान प्लाज्मा प्रोटीन की सान्द्रता (Concentration) बढ़ जाती है
(b) गर्भावस्था के दौरान कुल प्लाज्मा प्रोटीन स्तर (Total plasma protein level) बढ़ जाता है
(c) गर्भावस्था के दौरान एल्ब्यूमिन स्तर बढ़ जाता है
(d) गर्भावस्था के दौरान ग्लोब्यूलिन स्तर में हल्की-सी गिरावट आ जाती है

97. कौन-सा कथन सत्य नहीं है?

(a) गर्भावस्था के दौरान कार्डियक आउटपुट (Cardiac output) बढ़ जाता है
(b) गर्भावस्था के दौरान स्ट्रोक आयतन (Stroke volume) बढ़ जाता है
(c) गर्भावस्था के दौरान हार्ट रेट (Heart rate) कम हो जाता है
(d) गर्भावस्था के दौरान वेनस दाब (Venous pressure) कम हो जाता है

98. ह्यूमन कोरियोनिक गोनैडोट्रोफिन हॉर्मोन (hCG) का स्रावण (Secretion) होता है

(a) कॉर्पस ल्यूटियम द्वारा
(b) प्लेसेन्टा के सिनसिटिओट्रोफोब्लास्ट (Syncytiotrophoblast) द्वारा
(c) ग्राफियन पुटिकाओं द्वारा
(d) एण्डोमैट्रीयम द्वारा

99. गर्भावस्था की वह समयावधि (Time period) जिसे प्रथम तिमाही (First trimester) कहा जाता है

(a) प्रथम 12 सप्ताह (b) 5-6 सप्ताह
(c) 13-28 सप्ताह (d) 29-40 सप्ताह

100. गर्भावस्था की वह समय अवधि जो द्वितीय तिमाही के नाम से जानी जाती है

(a) प्रथम 12 सप्ताह (b) 5-6 सप्ताह
(c) 13-28 सप्ताह (d) 29-40 सप्ताह

101. गर्भावस्था का वह समय काल (Time period) जिसे तीसरी तिमाही (Third trimester) कहा जाता है

(a) 29-40 सप्ताह (b) 20-32 सप्ताह
(c) 20-36 सप्ताह (d) 36-40 सप्ताह

102. गेस्टेशनल काल (Gestational age) की गणना की जाती है

(a) अन्तिम मासिक अवधि (Menstrual period) के प्रथम दिन से
(b) प्रथम मासिक अवधि (Menstrual period) के अन्तिम दिन से
(c) अन्तिम मासिक अवधि (Menstrual period) के अन्तिम दिन से
(d) अन्तिम मासिक अवधि (Menstrual period) के 14वें दिन से

103. निम्न में से कौन-सा एक गर्भावस्था की जाँच नहीं है?

(a) ELISA जाँच
(b) बेनेडिक्ट जाँच (Benedict's test)
(c) रेडियो इम्यूनो ऐसे (Radio immuno assay)
(d) फ्लूरोइम्यूनो ऐसे (Fluroimmuno assay)

104. अल्ट्रा सोनोग्राफी द्वारा इन्ट्रा डेसीड्यूल गैस्टेशन सैक (Intra decidual gestation sac) को सर्वप्रथम पहचाना जा सकता है

(a) गैस्टेशन (Gestation) के 10-15 दिन में
(b) गैस्टेशन (Gestation) के 29-35 दिन में
(c) गैस्टेशन (Gestation) के 3-4 महीने में
(d) गैस्टेशन (Gestation) के 10-12 सप्ताह में

105. प्रसव (Labor) के दौरान एम्नियोटिक तरल (Amniotic fluid) का कार्य है

(a) सर्विक्स के डायलेशन में सहायक है
(b) प्रसव के दौरान जन्म नाल (Birth canal) को फ्लश (Flush) करना
(c) गर्भाशयी संकुचन (Uterine contraction) के दौरान प्लेसेन्टल परिसंचरण (Placental circulation) में व्यवधान को रोकना
(d) उपरोक्त सभी

106. यदि एक महिला की LMP 1 जनवरी है तो उसकी EDD होगी

(a) 1 अक्टूबर
(b) 8 अक्टूबर
(c) 1 सितम्बर
(d) 8 सितम्बर

107. मल्टीपल गर्भावस्था (Multiple pregnancy) में होने वाले मैटर्नल परिवर्तन (Maternal changes) है

(a) वजन में वृद्धि होना
(b) प्लाज्मा आयतन में अतिरिक्त 500 mL की वृद्धि होना
(c) फीटोप्रोटीन स्तर में वृद्धि होना
(d) उपरोक्त सभी

108. गर्भावस्था में एक महिला में निम्न लक्षण उपस्थित हैं-गर्भाशय (Uterus) की ऊँचाई एमिनोरिया अवधि की तुलना में अधिक है, बहुत सारे भ्रूणीय भाग (Fetal parts) का पैल्पेशन (Palpation) होता है। महिला का डायग्नोसिस (Diagnosis) होगा

(a) एक्टोपिक गर्भावस्था (Ectopic pregnancy)
(b) मल्टीपल गर्भावस्था (Multiple pregnancy)
(c) एक्लैम्पसिया (Eclampsia)
(d) APH

109. निम्न में से कौन-सा मल्टीपल गर्भावस्था (Multiple pregnancy) का लक्षण नहीं है?

(a) दो अलग-अलग फीटल हृदय ध्वनि (Fetal heart sound) का सुनाई देना
(b) दो भ्रूणीय सिर या तीन फीटल पोल (Fetal pole) का पाया जाना
(c) फंडल ऊँचाई का एमीनोरिया (Amenorrhoea) अवधि के अनुसार होना
(d) अत्यधिक फीटल गतिविधि (Fetal movements) का महसूस होना

77. (d)	78. (d)	79. (d)	80. (d)	81. (c)	82. (d)	83. (c)	84. (a)	85. (d)	86. (a)
87. (d)	88. (c)	89. (d)	90. (a)	91. (b)	92. (a)	93. (a)	94. (d)	95. (b)	96. (b)
97. (c)	98. (b)	99. (a)	100. (c)	101. (a)	102. (a)	103. (b)	104. (b)	105. (d)	106. (b)
107. (d)	108. (b)	109. (c)							

110. EDD **की गणना करने का सूत्र है**
(a) MC का पहला दिन + 280 दिन
(b) 1st MC का अन्तिम दिन + 280 दिन
(c) अण्डोसर्जन का दिन (Date of ovulation) + 280 दिन
(d) LMP का पहला दिन + 9 माह

111. एलडरली प्रिमीग्रेविडा (Elderly primigravida) **को इस प्रकार परिभाषित किया जा सकता है**
(a) महिला जिसकी प्रथम गर्भावस्था 25 वर्ष की आयु के बाद हो
(b) महिला जिसकी प्रथम गर्भावस्था 30 वर्ष की आयु के बाद हो
(c) महिला जिसकी प्रथम गर्भावस्था 18 वर्ष की आयु के बाद हो
(d) महिला जिसकी प्रथम गर्भावस्था 35 वर्ष की आयु के बाद हो

112. जो महिला, कभी गर्भवती नहीं हुई हो, को कहते हैं
(a) प्रीमीपारा (b) नलीपोरस
(c) नली ग्रेविडा (d) प्रीमी ग्रेविडा

113. गर्भावस्था में शिरा तन्त्र (Venous system) **में होने वाले परिवर्तनों के सम्बन्ध में निम्नलिखित में से कौन-सा कथन सत्य है?**
(a) केन्द्रीय वेनस दाब (Central venous pressure) बढ़ जाता है।
(b) फीमोरल वेनस दाब (Femoral venous pressure) अत्यधिक बढ़ जाता है।
(c) फीमोरल वेनस प्रवाह (Femoral venous flow) बढ़ जाता है।
(d) इन्ट्रावैस्कुलर ऑन्कोटिक दाब (Intravascular oncotic pressure) बढ़ जाता है।

114. निम्नलिखित में से कौन-सा कथन गर्भावस्था में हृदय (Heart) **की एनाटोमी** (Anatomy) **तथा फिजियोलोजी** (Physiology) **के बारे में सत्य नहीं है?**
(a) हृदय छाती (chest) में ऊपर की ओर तथा बाईं ओर प्रतिस्थापित (Displaced) हो जाता है।
(b) बेस लाइन हार्ट रेट (Base line heart rate) तथा स्ट्रॉक आयतन (Stroke volume) बढ़ जाता है
(c) सामान्य डायस्टोलिक मरमर (Normal diastolic murmur) उपस्थित होती है।
(d) इलेक्ट्रोकार्डियोग्राम में सामान्य लेफ्ट एक्सिस डेविएशन (Left axis deviation) का पाया जाना।

115. एम्निओटिक द्रव के बारे में किसके अतिरिक्त सभी कथन सत्य है?
(a) इसकी आपूर्ति मुख्यतः गर्भ के मूत्र उत्पादन (Fetal urine production) से होती है।
(b) यह गर्भ के गैस्टोइन्टेस्टाइनल ट्रेक्ट से स्त्रावित (Secrete) होता है।
(c) यह नाभिनाल (Umbilical cord) को कम्प्रेशन (compression) से बचाता है।
(d) इसमें पल्मोनेरी सरफेक्टेन्ट (Pulmonary surfactant) होता है जो गर्भ की गति (Fetal movement) के लिए जगह प्रदान करता है।

116. hCG **के बारे में निम्न में से कौन-सा कथन असत्य है?**
(a) यह सियन साइटोट्रोफोब्लास्ट (Syncytiotrophoblast) से स्रावित (Secrete) होता है।
(b) यह एक ग्लाइकोप्रोटीन है।
(c) इसकी ल्यूटोट्रोफिक क्रिया (Luteotrophic action) है।
(d) दोनों (b) एवं (c)

117. गर्भावस्था में फीटस (Foetus) **शब्द का प्रयोग किया जाता है**
(a) 0-3 सप्ताह तक (b) 0-5 सप्ताह तक
(c) 2-8 सप्ताह तक (d) 9 सप्ताह के पश्चात्

118. निषेचन के बाद 2 **कोशकीय अवस्था पहुँचती है**
(a) 30 घण्टे बाद (b) 4 दिन बाद
(c) 6-7 दिन बाद (d) 10-11 दिन बाद

119. निषेचन के बाद 16 **कोशकीय अवस्था पहुँचती है**
(a) 2 दिन बाद (b) 4 दिन बाद
(c) 6-7 दिन बाद (d) 10-11 दिन बाद

120. भ्रूण (Embryo) **मानव के रूप में विभेदित** (Differentiate) **किया जा सकता है**
(a) दूसरे सप्ताह में (b) 8वें सप्ताह में
(c) 12वें सप्ताह में (d) 16वें सप्ताह में

121. निम्न में से कौन-सा क्लिनिकल पैरामीटर बिल्कुल सही गर्भायु (Clinical parameter accurate gestational age) **पता करने में सबसे अधिक सहायक है?**
(a) डॉप्लर स्टेथोस्कोप द्वारा 16 सप्ताह पर गर्भ की हृदय ध्वनि (Fetal heart sound) सुनना।
(b) मल्टीग्रेविडा (Multigravida) द्वारा 20 सप्ताह पर क्विकनिंग (Quickening) की रिपोर्ट करना।
(c) प्रिमीग्रेविडा (Primigravida) द्वारा 18 सप्ताह पर क्विकनिंग (Quickening) की रिपोर्ट करना।
(d) 26 सप्ताह पर गर्भाशय के फंडल की ऊँचाई का नाभि के स्तर (Umbilical level) पर होना।

122. 32 **सप्ताह तथा** 40 **सप्ताह की गर्भावस्था** (Pregnancy) **पर फंडल की ऊँचाई** (Fundal height) **बराबर होती है। इस स्थिति में आप किस प्रकार पता लगाएँगे, कि गर्भायु** (Gestational age) 32 **सप्ताह है अथवा** 40 **सप्ताह?**
(a) यदि फीटल पार्ट पैल्पेट (Fetal part palpate) किए जा सकते हो तो यह 32 सप्ताह का है, अन्यथा यह 40 सप्ताह का है।
(b) यदि ब्रेक्सटॉन हिक्स संकुचन (Braxton hicks contraction) कम हो तो 32 सप्ताह का है, अन्यथा यह 40 सप्ताह का है।
(c) यदि गॉडेल चिह्न (Goodell's sign) उपस्थित है तो यह 32 सप्ताह का है, अन्यथा यह 40 सप्ताह का है।
(d) यदि सिर तैर (Float) रहा है तो यह 32 सप्ताह है और यदि सिर इंगेज्ड (Engaged) है तो यह 40 सप्ताह का है।

123. एक गर्भवती महिला (Pregnant woman) **में रिट्रोवर्टेड गर्भाशय** (Retroverted uterus) **के साथ मूत्र का रिटेंशन** (Retention of urine) **सामान्यतया पाया जाता है**
(a) 8-10 सप्ताह में (b) 12-16 सप्ताह में
(c) 20-25 सप्ताह में (d) 30-32 सप्ताह में

124. 36 **सप्ताह का गर्भावस्था में फंडल की ऊँचाई लगभग होती है**
(a) सिम्फाइसिस प्यूबिस तथा अम्बलीकस के बीच मध्यमार्ग पर
(b) अम्बलीकस (Umbilicus) के स्तर पर
(c) एन्सीफॉर्म कार्टीलेज (Ensiform cartilage) तथा अम्बलीकस के मध्य निचले तीसरे तथा ऊपरी दो तिमाही दूरी के संधि बिन्दु पर
(d) एन्सीफॉर्म कार्टीलेज के स्तर पर

125. **यदि भ्रूण** 40 cm **व** 1.5 kg **वजन का हो, तो गर्भावस्था होगी**
(a) 24 सप्ताह की (b) 28 सप्ताह की
(c) 30 सप्ताह की (d) 32 सप्ताह की

126. **प्रिमिटिव स्ट्रीक किन दिनों में दिखता है?**
(a) 14-15 दिन (b) 17-18 दिन
(c) 18-19 दिन (d) 19-20 दिन

127. **भ्रूण में दोनों वृषण वृषणकोष की थैली में आ जाते हैं**
(a) 20 सप्ताह तक (b) 25 सप्ताह तक
(c) 30 सप्ताह तक (d) 40 सप्ताह तक

128. **भ्रूण में सारी प्रमुख संरचना बन जाती है**
(a) 1-2 सप्ताह तक (b) 3-4 सप्ताह तक
(c) 5-6 सप्ताह तक (d) 6-8 सप्ताह तक

129. **माँ द्वारा भ्रूण** (Fetus) **की हलचल महसूस कर सकती है**
(a) गर्भावस्था के पहले तीन महीने में
(b) 16-20 सप्ताह की गर्भावस्था में
(c) प्रसव के 2 सप्ताह पहले
(d) 30 सप्ताह के बाद

130. **गर्भावस्था** (Pregnancy) **में कौन-से सप्ताह के दौरान पहली बार स्तन दुग्ध निकलता है?**
(a) 6th सप्ताह (b) 12th सप्ताह (c) 18th सप्ताह (d) 24th सप्ताह

131. **पहला टिटेनस टोक्सॉइड टीका गर्भावस्था के कौन-से सप्ताह** (Week) **में लगता है?**
(a) 12th सप्ताह (b) 16th सप्ताह
(c) 20th सप्ताह (d) 24th सप्ताह

132. **गर्भाशय के फंडल की ऊँचाई** (Fundal height) **नाभि** (Umbilicus) **और जिफीस्टर्नम के मध्य में होती है**
(a) 24th सप्ताह पर (b) 26th सप्ताह पर
(c) 28th सप्ताह पर (d) 30th सप्ताह पर

133. **गर्भाशय के फंडल की ऊँचाई नाभि** (Umbillicus) **और सिम्फाइसिस प्यूबिस के मध्य होती है**
(a) 16th सप्ताह पर (b) 26th सप्ताह पर
(c) 28th सप्ताह पर (d) 30th सप्ताह पर

134. 16 **सप्ताह की गर्भावस्था** (Pregnancy) **में गर्भाशय** (Uterus) **की ऊँचाई** (Hight) **होती है**
(a) सिम्फाइसिस प्यूबिस (Symphysis pubis) तथा नाभि (Umbilicus) के बीच (Midway)
(b) नाभि (Umbilicus) के स्तर पर
(c) एन्सीफॉर्म कार्टीलेज (Ensiform cartilage) तथा नाभि (Umbilicus) के मध्य निचले तिहाई (Lower third) तथा ऊपरी दो-तिहाई दूरी (Upper two third distance) के सन्धि (Junction) पर
(d) एन्सीफॉर्म कार्टीलेज (Ensiform cartiliage) के स्तर पर

135. 24 **सप्ताह की गर्भावस्था में गर्भाशय के फंडल** (Fundal) **की ऊँचाई होती है**
(a) सिम्फाइसिस प्यूबिस (Symphysis pubis) तथा नाभि (Umbilicus) के बीच (Midway)
(b) नाभि (Umbilicus) के स्तर पर
(c) एन्सीफॉर्म कार्टीलेज (Ensiform cartilage) तथा नाभि (Umbilicus) के मध्य निचले तिहाई (Lower third) तथा ऊपरी दो-तिहाई दूरी (Upper two third distance) के सन्धि (Junction) पर
(d) एन्सीफॉर्म कार्टीलेज (Ensiform cartiliage) के स्तर पर

136. 36 **सप्ताह की गर्भावस्था** (Pregnancy) **के बाद फंडल की ऊँचाई** 32 **सप्ताह के स्तर** (Level) **पर आ जाती है। इसका कारण है**
(a) फीटस (Fetus) छोटा हो जाता है
(b) एम्नियोटिक तरल (Amniotic fluid) की मात्रा कम हो जाती है
(c) गर्भाशय का आकार कम हो जाता है।
(d) प्रजेन्टिंग भाग (Presenting part) का इंगेजमेन्ट (Engagement) हो जाना

137. **भ्रूणावस्था में किस उम्र में भ्रूण के लेनुगो बाल** (Lenugo hair) **विकसित होना प्रारम्भ हो जाते हैं?**
(a) 2 सप्ताह पर (b) 6 सप्ताह पर
(c) 16 सप्ताह पर (d) 32 सप्ताह पर

138. **गर्भावस्था** (Pregnancy) **किस सप्ताह से किस सप्ताह के मध्य प्लेसेन्टा** (Placenta) **का विकास शुरू होकर पूर्ण हो जाता है**
(a) 3rd सप्ताह से शुरु 6th सप्ताह तक पूरा
(b) 8th सप्ताह से शुरु 16th सप्ताह तक पूरा
(c) 12th सप्ताह से शुरु 20th सप्ताह तक पूरा
(d) 6th सप्ताह से शुरु 12th सप्ताह तक पूरा

139. **गर्भावस्था के दौरान गालों** (Cheeks), **सिर** (Forehead) **तथा आँखों के चारों ओर होने वाले अत्यधिक पिगमेन्टेशन** (Pigmentation) **को कहते है**
(a) क्लोएजमा ग्रेवीडेरम (Chloasma gravidarum)
(b) लीनिया नाइग्रा (Linea nigra)
(c) स्ट्रे ग्रेवीडेरम (Striae gravidarum)
(d) मोन्टगोमरी ट्यूबरकल्स (Motegomery's tubercles)

140. **गर्भावस्था के दौरान 'स्वागत चिन्ह' कहलाता है**
(a) इफेसेमेन्ट (b) डिसेन्ड (c) लाइटनिंग (d) क्विकनिंग

141. **जैकिमियर चिन्ह को कहते हैं**
(a) ओसिएन्डर चिन्ह (b) चेडविक चिन्ह
(c) गॉडेल्स चिन्ह (d) हेगार्स चिन्ह

142. **गर्भावस्था** (Pregnancy) **के दौरान यूरिन टेस्ट** (Urine test) **में कौन-से हॉर्मोन का रोल होता है?**
(a) प्रोजेस्ट्रॉन (b) एस्ट्रोजन
(c) hCG (d) ऑक्सीटोसिन

110. (a)	*111.* (d)	*112.* (c)	*113.* (b)	*114.* (c)	*115.* (b)	*116.* (a)	*117.* (d)	*118.* (a)	*119.* (b)
120. (b)	*121.* (c)	*122.* (d)	*123.* (b)	*124.* (d)	*125.* (b)	*126.* (a)	*127.* (d)	*128.* (d)	*129.* (b)
130. (b)	*131.* (a)	*132.* (d)	*133.* (a)	*134.* (a)	*135.* (b)	*136.* (d)	*137.* (c)	*138.* (d)	*139.* (a)
140. (c)	*141.* (b)	*142.* (c)							

143. ओसिएन्डर चिन्ह (Osiander's sign) **है**
(a) एन्टीरियर वेजाइनल म्यूकोसा का नीला हो जाना
(b) लेटरल फॉनिक्स द्वारा बड़ी हुई धड़कन महसूस करना
(c) सर्विक्स का 6ठें सप्ताह में नर्म हो जाना
(d) गर्भाशय के पहले आधे भाग का दूसरे आधे भाग से ज्यादा नर्म हो जाना

144. गॉडेल चिन्ह (Goodell's sign) **है**
(a) एन्टीरियर वेजाइनल म्यूकोसा का नीला हो जाना
(b) लेटरल फॉनिक्स द्वारा बड़ी हुई धड़कन महसूस करना
(c) सर्विक्स का 6ठें सप्ताह में ज्यादा नर्म हो जाना
(d) गर्भाशय के पहले आधे भाग का दूसरे आधे भाग से ज्यादा नर्म हो जाना

145. पिस्कैसेक्ल चिन्ह (Piskacekl's sign) **है**
(a) एन्टीरियर वेजाइनल म्यूकोसा का नीला हो जाना
(b) लेटरल फॉनिक्स द्वारा बड़ी हुई धड़कन महसूस करना
(c) सर्विक्स का 6ठें सप्ताह में ज्यादा नर्म हो जाना
(d) गर्भाशय के पहले आधे भाग का दूसरे आधे भाग की तुलना में अधिक सख्त होना

146. नियमित लयबद्ध संकुचन (Regular rhythmic contraction) **को बाईमेनुअल परीक्षण के दौरान कहते हैं**
(a) हेमार्स चिन्ह
(b) पालमर्स चिन्ह
(c) चैडविक चिन्ह
(d) गॉडेल्स चिन्ह

147. प्रथम तिमाही (First trimester) **के दौरान निम्न में से कौन-सा गर्भावस्था का सब्जेक्टिव लक्षण** (Subjective symptom) **नहीं है?**
(a) एमीनोरिया (Amenorrhoea)
(b) मॉर्निंग सिकनेस (Morning sickness)
(c) क्विकनिंग (Quickening)
(d) मूत्र त्याग की संख्या बढ़ता (Frequency of micturition)

148. गर्भावस्था के दौरान सर्विक्स में कौन-सा परिवर्तन नहीं होता है?
(a) सर्विक्स नर्म (Soft) हो जाती है।
(b) सर्विक्स मुँह के होठों की तरह महसूस होती है।
(c) सर्विक्स का नीलाभ डिसकलरेशन (Bluish discolouration) हो जाता है।
(d) सर्विक्स नाक की नोंक की तरह महसूस होती है।

149. गर्भावस्था में जिफीस्टर्नम (Xiphisternum) **से सिम्फाइसिस प्यूबिस** (Symphysis pubis) **तक मध्य में पाया जाने वाला भूरा काला वर्णक युक्त क्षेत्र** (Pigmented area) **कहलाता है**
(a) क्लोएजमा ग्रेवीडेरम (Chloasma gravidarum)
(b) लीनिया नाइग्रा (Linea nigra)
(c) स्ट्रे ग्रेवीडेरम (Striae gravidarum)
(d) मोन्टगोमरी ट्यूबरकल्स (Motegomery's tubercles)

150. ब्रेक्सटॉन हिक्स संकुचन (Braxton hicks contractions) **है**
(a) गर्भावस्था में होने वाले गर्भाशयी संकुचन
(b) गर्भावस्था में होने वाले हृदय संकुचन
(c) प्यूबर्टी में होने वाली गर्भाशयी संकुचन
(d) प्रसव के बाद होने वाले गर्भाशयी संकुचन

151. निम्न में से कौन-सा कथन असत्य है?
(a) गर्भावस्था में ब्रेक्सटॉन हिक्स संकुचन होते है।
(b) उदरीय गर्भावस्था में ब्रेक्सटॉन हिक्स संकुचन अधिक होते है
(c) ब्रेक्सटॉन हिक्स संकुचन बाइमैन्युअल (Bimaunal) परीक्षण में महसूस किये जा सकते है।
(d) गर्भावस्था के टर्म (Term) पर गर्भावस्थ संकुचन बार-बार तथा अधिक तीव्रता से होते है।

152. निम्न में से कौन-सा गर्भावस्था का लक्षण नहीं है?
(a) चैडविक चिन्ह (Chadwick's sing)
(b) ब्रुडजिन्सकी चिन्ह (Brudzinski's sign)
(c) हैगर चिन्ह (Hegar's sign)
(d) गॉडेल चिन्ह (Goodell's sign)

153. गर्भावस्था के IInd तिमाही (Trimester) **का महत्त्वपूर्ण लक्षण है**
(a) एमीनोरिया (Amenorrhoea) (b) क्विकनिंग (Quickening)
(c) उल्टी आना (Vomiting) (d) एनोरेक्सिया (Anorexia)

154. ब्रेक्सटॉन हिक्स संकुचन (Braxton hicks contraction) **सबसे पहले महसूस किए जा सकते हैं**
(a) Ist तिमाही (Trimester) के दौरान
(b) IInd तिमाही (Trimester) के दौरान
(c) IIIrd तिमाही (Trimester) के दौरान
(d) पोस्ट ऑपरेटिव अवधि (Post operative period) के दौरान

155. फीटल भागों (Fetal parts) **की सर्वप्रथम पैल्पेट** (Palpate) **किया जा सकता है**
(a) प्रथम तिमाही में
(b) द्वितीय तिमाही में (20 सप्ताह पर)
(c) तृतीय तिमाही में
(d) गर्भधारण (Conception) के तुरन्त बाद

156. निम्न में से कौन-सा गर्भावस्था के दूसरी तिमाही (Second trimester) **का लक्षण नहीं है?**
(a) क्विकनिंग (Quickening)
(b) फंडल की ऊँचाई (Fundal height) का एन्सीफॉर्म कार्टीलेज पर होना
(c) मोन्टगोमेरी ट्यूबर्कल (Montgomery's tubercle)
(d) फीटल हृदय ध्वनि (Fetal heart sound) का सुनायी देना

157. वो कौन-सा हॉर्मोन है, जो मायोमेट्रियम को ऑक्सीटोसिन और प्रोस्टाग्लैंडिन के लिए सुग्राही बनाता है?
(a) प्रोजेस्ट्रॉन (b) एस्ट्रोजन (c) एण्ड्रोजन (d) टेस्टोस्टेरॉन

158. किस हॉर्मोन के कारण सर्विक्स नर्म (Soft) **हो जाती है?**
(a) प्रोजेस्ट्रॉन (b) एस्ट्रोजन
(c) एण्ड्रोजन (d) टेस्टोस्टेरॉन

गर्भस्थ शिशु का गर्भाशय एवं पेल्विस से सम्बन्ध

159. गर्भवती महिला के चैडविक संकेत कब उपस्थित होता है?
(a) निषेचन (Fertilisation) के तुरन्त बाद
(b) गर्भावस्था के 6 सप्ताह पर
(c) इम्प्लांटेशन (Implantation) के तुरन्त बाद
(d) उपरोक्त सभी

160. मूत्राशय तथा यूटरो वैसीकल पाउच उपस्थित होता है
(a) एन्टीरियर भाग में (b) पोस्टीरियर भाग में
(c) सुपीरियर भाग में (d) लेटरल भाग में

161. प्रसव में भ्रूण का सिर किस प्रक्रिया से बाहर निकलता है?
(a) क्राउनिंग (b) रेस्ट्रीट्यूशन
(c) एक्सटेन्शन (d) इन्टर्नल रोटेशन

162. चेहरा (Face) **और ब्रो प्रजेन्टेशन** (Brow presentation) **के दौरान सिर** (Head) **का एटीट्यूड होता है**
(a) फ्लैक्सिअन (b) पूर्ण एक्सेटेन्शन
(c) एडक्सन (d) एब्डक्सन

163. यूनिवर्सल एटीट्यूड हैं
(a) फ्लैक्सिन (b) पूर्ण एक्सेटेन्शन
(c) एडक्सन (d) एब्डक्सन

164. वर्टेक्स प्रजेन्टेशन में डीनोमीनेटर (Denominator in vertex presentation) **है**
(a) ऑसीपुट (b) मेन्टम
(c) फ्रॉन्टल एमीनेन्स (d) सेक्रम

165. चेहरा प्रजेन्टेशन (Face presentation) **में डीनोमीनेटर है**
(a) ऑसीपुट (b) मेन्टम
(c) फ्रॉन्टल एमीनेन्स (d) सेक्रम

166. ब्रो प्रजेन्टेशन (Brow presentaton) **में डीनोमीनेटर है**
(a) ऑसीपुट (b) मेन्टम
(c) फ्रॉन्टल एमीनेन्स (d) सेक्रम

167. ब्रीच प्रजेन्टेशन (Breech presentation) **का डीनोमीनेटर है**
(a) ऑसीपुट (b) मेन्टस
(c) फ्रॉन्टल एमीनेन्स (d) सेक्रम

168. ब्रीच प्रजेन्टेशन (Breech presentation) **में भ्रूण** (Fetus) **की क्या स्थिति** (Position) **रहती है?**
(a) दाईं सैक्रोएन्टीरियर
(b) दाईं मेन्टोएन्टीरियर
(c) बाईं ऑसीपिटोएन्टीरियर
(d) दाईं मेन्टोपोस्टीरियर

169. निम्न में कौन-सी ग्रिप को लियोपोल्ड का 4th मेन्यूवर (Leopold's fourth maneuver) **कहते हैं?**
(a) फण्डल ग्रिप (b) लेटरल ग्रिप
(c) द्वितीय पेल्विक ग्रिप (d) प्रथम पेल्विक ग्रिप

170. प्रथम पेल्विक ग्रिप को कहते हैं
(a) फण्डल ग्रिप (b) लेटरल ग्रिप
(c) प्रथम पैल्पेशन ग्रिप (d) द्वितीय पेल्विक ग्रिप

171. निम्न में से कौन-सी ऑब्सटेट्रिक ग्रिप (Obstetric grip) **को लियोपोल्ड का 3rd मेन्यूवर कहते हैं?**
(a) फण्डल ग्रिप (b) लेटरल ग्रिप
(c) प्रथम पेल्विक ग्रिप (d) द्वितीय पेल्विक ग्रिप

172. एक गर्भवती स्त्री में हेड के डिसेन्ट (Descent) **होने को निम्न में से कौन-सी ऑब्सटेट्रिक ग्रिप** (Obstetric grip) **कहेंगे?**
(a) फण्डल ग्रिप (b) लेटरल ग्रिप
(c) प्रथम पेल्विक ग्रिप (d) द्वितीय पेल्विक ग्रिप

173. बाईं ऑसीपिटो पोस्टीरियर (LOP) **स्थिति का आशय है**
(a) ऑसीपुट बाँया सेक्रो-इलिएक जोड़ के ऊपर रहता है
(b) ऑसीपुट को बाईं ओर के सेक्रो-इलिएक जोड़ के ऊपर रहता है
(c) ऑसीपुट बाएँ इस्चियल स्पाइन के ऊपर रहता है
(d) ऑसीपुट दाएँ इस्चियल स्पाइन के ऊपर रहता है

174. वर्टेक्स में 3rd पोजिशन (Position) **को कहते हैं**
(a) बाईं ऑसीपुट पोस्टीरियर पोजिशन (LOP)
(b) दाईं ऑसीपुट एन्टीरियर पोजिशन (ROA)
(c) बाईं ऑसीपुट एन्टीरियर पोजिशन (LOA)
(d) दाईं ऑसीपुट पोस्टीरियर पोजिशन (ROP)

175. भ्रूण के क्राउन की लम्बाई मापी जाती है
(a) कॉक्सिक्स से हील तक (b) वर्टेक्स से हील तक
(c) वर्टेक्स से कॉक्सिक्स तक (d) सिर से कॉक्सिक्स तक

176. स्टेशन (Station) **0 डिसेन्ड का संकेत है कि शिशु का सिर** (Fetal head) .... **स्तर** (Level) **पर है।**
(a) इस्चियल स्पाइन स्तर (b) कॉक्सिक्स स्तर
(c) सिम्फाइसिस प्यूबिस स्तर (d) इस्चियल ट्यूबरोसिटी स्तर

177. बायाँ ऑसीपिटो पोस्टीरियर पोजिशन (Position) **में ऑसीपुट** (Occiput) **होता है**
(a) इस्चियल स्पाइन पर (b) सेक्रो-इलिएक जोड़ पर
(c) इलियोपेक्टीनियल एमीनेन्स पर (d) प्यूबिक सिम्फाइसिस पर

178. फ्रेंक ब्रीच प्रजेन्टेशन (Frank breech presentation) **में पैर होते हैं**
(a) एक फ्लेक्सिबल और एक विस्तारित
(b) दोनों पैर मुड़े हुए
(c) दोनों पैर फैले हुए
(d) उपरोक्त सभी

179. कम्पाउन्ड प्रजेन्टेशन (Compound presentation) **है**
(a) एक हाथ या एक पैर या सिर के बगल में दोनों सिफैलिक प्रजेन्टेशन कॉम्पलीकेटेड होती है
(b) जब प्रजेन्टेशन भाग दोनों कुल्हें या जननांग हो
(c) सिफैलिक प्रजेन्टेशन में जब प्रजेन्टेशन भाग चेहरा हो
(d) सिफैलिक प्रजेन्टेशन में जब प्रजेन्टेशन भाग भौंह हो

143. (b)	144. (c)	145. (d)	146. (b)	147. (c)	148. (d)	149. (b)	150. (a)	151. (b)	152. (b)
153. (b)	154. (b)	155. (b)	156. (b)	157. (b)	158. (b)	159. (b)	160. (a)	161. (c)	162. (b)
163. (a)	164. (a)	165. (a)	166. (c)	167. (d)	168. (a)	169. (d)	170. (c)	171. (d)	172. (d)
173. (b)	174. (a)	175. (c)	176. (a)	177. (b)	178. (b)	179. (a)			

180. **सिफैलोपेल्विक डिसप्रोपोर्शन** (Disproportion) **का आंकलन करते हैं?**
(a) चैसर-मोरिस (Chassar-Moris) विधि से
(b) मुनरो-केरस (Munro-Kerr) विधि से
(c) लेफ्ट हैन्ड ग्रिप से
(d) उपरोक्त सभी

181. **यदि फीटल स्कल** (Fetal skull) **का इंगेजिंग डायमीटर** (Engaging diameter) **ऑसीपिटो फ्रॉन्टल** (Occipito frontal) **हो तब प्रजेन्टेशन होगा**
(a) वर्टेक्स (Vertex)
(b) भौंह (Brow)
(c) चेहरा (Face)
(d) पोडेलिक (Podalic)

182. **यदि फीटल कपाल का इंगेजिंग डायमीटर मेटोवर्टीकल हो तब प्रजेन्टेशन होगा**
(a) पूर्ण वर्टेक्स (Complete vertex)
(b) अपूर्ण वर्टेक्स (Incomplete vertex)
(c) चेहरा (Face)
(d) भौंह (Brow)

183. **ब्रो प्रजेन्टेशन के दौरान सिर का एटीट्यूड होगा**
(a) फ्लेक्सॉन
(b) पूर्ण एक्सटेंशन
(c) मार्क्ड डिफ्लैक्सॉन
(d) आंशिक एक्सटेंशन

184. **सिफैलिक प्रजेन्टेसन** (Cephalic presentation) **में फीटल हार्ट ध्वनि** (Fetal heart sound) **की अधिकतम् तीव्रता होती है**
(a) अम्बिलिकस के नीचे
(b) अम्बिलिकस के ऊपर
(c) अम्बिलिकस के चारों ओर
(d) उपरोक्त सभी

185. **निम्न में से मानव भ्रूण के प्रजेन्टेशन का सही क्रम है**
(a) सिफैलिक > ब्रीच > कंधा
(b) ब्रीच > सिफैलिक > कंधा
(c) सिफैलिक > कंधा > ब्रीच
(d) ब्रीच > कंधा > सिफैलिक

186. **कपाल का वह क्षेत्र** (Area) **जो एक तरफ से अग्र फॉन्टेनेल** (Anterior fontanelle) **और कोरोनल सन्धिरेखा तथा दूसरी तरफ नाक की बेस से घिरा रहता है, कहते हैं**
(a) वर्टेक्स (Vertex)
(b) ब्रीच (Breech)
(c) भौंह (Brow)
(d) चेहरा (Face)

187. **चेहरा प्रजेन्टेशन** (Face presentation) **के दौरान सिर पर एटीट्यूड** (Attitude) **होगा**
(a) फ्लेक्सॉन (Flexion)
(b) पूर्ण एक्सटेंशन
(c) आंशिक डिफ्लेक्सॉन
(d) आंशिक एक्सटेंशन

188. **वर्टेक्स प्रजेन्टेशन** (Vertex persentation) **में सिर का एटीट्यूड** (Attitude) **होगा**
(a) फ्लेक्सॉन
(b) आंशिक एक्सटेंन्शन
(c) आंशिक डिफ्लेक्सॉन
(d) आंशिक एक्सटेंन्शन

189. **कौन-सा ऑब्सट्रेटिक ग्रिप परीक्षण मरीज के पैर** (Feet) **की तरफ चेहरा करते हुए किया जाता है?**
(a) फंडल ग्रिप
(b) लैटरल ग्रिप
(c) प्रथम पेल्विक ग्रिप
(d) द्वितीय पेल्विक ग्रिप

190. **निम्न में से कौन-सी ग्रिप पावलिक ग्रिप** (Pawlik's grip) **के नाम से जानी जाती है**
(a) फंडल ग्रिप
(b) लैटरल ग्रिप
(c) प्रथम पेल्विक ग्रिप
(d) द्वितीय पेल्विक ग्रिप

191. **वह ऑब्सट्रेटिक ग्रिप** (Obstetric grip) **जिससे यह पता लगाया जाता है कि फीटस का कौन-सा पोल फंडल में स्थित है, जानी जाती है**
(a) फंडल ग्रिप
(b) अम्बिलिकल ग्रिप
(c) प्रथम पेल्विक ग्रिप
(d) द्वितीय पेल्विक ग्रिप

192. **वह परीक्षण जो फीटस की पीठ हाथ-पैर तथा अग्र कंधे** (Anterior shoulder) **की पोजिशन** (Position) **का पता लगाने के लिए किया जाता है**
(a) फंडल ग्रिप
(b) अम्बिलिकल ग्रिप
(c) प्रथम पेल्विक ग्रिप
(d) द्वितीय पेल्विक ग्रिप

193. **निम्नलिखित में से कौन-सा सिफैलिक प्रजेन्टेशन** (Cephalic presentation) **नहीं है?**
(a) ब्रीच (Breech)
(b) चेहरा (Face)
(c) भौंह (Brow)
(d) उपरोक्त सभी

194. **कौन-सा कथन असत्य है?**
(a) ऑसीपिटो पोस्टीरियर एक असामान्य पोजिशन (Position) है
(b) ब्रीच प्रजेन्टेशन सबसे सामान्य मैलप्रजेन्टेशन (Malpresenation) है
(c) सबसे सामान्य स्थिति (Lie) लम्बवत् (Longitudinal) है
(d) ब्रो प्रजेन्टेशन (Brow presentation) एक सामान्य प्रजेन्टेशन है

195. **सबसे सामान्य प्रजेन्टिंग भाग** (Presenting part) **है।**
(a) वर्टेक्स (Vertex)
(b) चेहरा (Face)
(c) भौंह (Brow)
(d) कंधा (Shoulder)

196. **ब्रीच प्रजेन्टेशन** (Breech presentation) **का मुख्य कारण है**
(a) हाइड्रोसिफैलस
(b) समय गूर्व प्रसव
(c) लैक्स एब्डोमिनल भित्ति के साथ मल्टीपारा
(d) हाइड्रेमिनोस

197. **जब फीटल एक्सिस** (Axis) **मैटर्नल स्पाइन** (Maternal spine) **के तिरछा** (Oblique) **स्थित हो, तो इसे कहा जाता है**
(a) लम्बवत् स्थिति (Longitudinal lie)
(b) ट्रांसवर्स स्थिति (Transverse lie)
(c) तिरछी स्थिति (Oblique lie)
(d) अस्थिर स्थिति (Unsatble lie)

198. **निम्न में से कौन-सा कथन सही नहीं है?**
(a) सबसे सामान्य प्रजेन्टेशन सिफैलिक है
(b) भौंह तथा चेहरा प्रजेन्टेशन सिफैलिक प्रजेन्टेशन (Cephalic presentation) के उदाहरण है
(c) सबसे सामान्य लाई (lie) ट्रांसवर्स लाई होती है।
(d) ब्रीच प्रजेन्टेशन एक मैलप्रजेन्टेशन (Mal presentation) है

199. **निम्न में से कौन-सा सबसे सामान्य मैलप्रजेन्टेशन** (Mal Presentation) **है?**
(a) ब्रीच
(b) चेहरा
(c) भौंह
(d) सिफैलिक

200. **फीटस** (Fetus) **के लम्बे अक्ष** (Long axis) **का केन्द्रीय गर्भाशय** (Centralised uterus) **के लम्बे अक्ष** (Long axis) **के साथ सम्बन्ध** (Relation) **को कहा जाता है**

(a) लाई (b) प्रजेन्टेशन
(c) एटीट्यूड (d) पोजिशन

201. **फीटस** (Fetus) **का वह भाग जो गर्भाशय के निचले पोल** (Lower pole) **में स्थित होता है, कहलाता है**

(a) Presenting part (b) फीटस का प्रजेन्टेशन
(c) फीटस का एटीट्यूड (d) फीटस की पोजिशन

202. **फीटस** (Fetus) **के अलग-अलग भागों** (Parts) **का आपस में एक दूसरे के साथ सम्बन्ध** (Relation) **कहलाता है।**

(a) स्थिति (Lie) (b) फीटस का प्रजेन्टेशन
(c) फीटस का एटीट्यूड (d) फीटस की पोजिशन

203. **मानव भ्रूण की सबसे सामान्य स्थिति** (Lie) **होती है।**

(a) लम्बवत् (b) ट्रांसवर्स (c) तिरछी (d) अस्थिर

204. **मानव भ्रूण का सबसे सामान्य प्रजेन्टेशन है**

(a) सिफैलिक (b) पोडेलिक (c) शॉल्डर (d) ट्रांसवर्स

205. +2 **स्टेशन** (Station) **के दौरान गर्भस्थ शिशु के सिर की स्थिति होगी**

(a) इस्चियल स्पाइन के नीचे
(b) इस्चियल स्पाइन के ऊपर
(c) इस्चियल स्पाइन पर
(d) पेल्विक इनलेट (Pelvic inlet) के ठीक ऊपर

206. **किस लैण्डमार्क का उपयोग प्रसव के दौरान जब सिर नीचे आता है, तब किया जाता है?**

(a) इस्चियल स्पाइन (b) प्यूबिक सिम्फाइसिस
(c) कॉक्सिक्स (d) सेक्रम

प्रसव एवं प्यूर्पेरियम

207. **सामान्य प्रसव को कहा जाता है**

(a) यूटोसिया (b) डिसटोसिया
(c) डिलीवरी (d) पाश्च्यूरेशन

208. **जन्म देने की प्रक्रिया कहलाती है**

(a) यूटोसिया (b) डिसटोसिया
(c) ग्रेविडा (d) पाश्च्यूरेशन

209. **असामान्य प्रसव को कहा जाता है**

(a) यूटोसिया (b) डिसटोसिया
(c) डिलीवरी (d) पाश्च्यूरेशन

210. **गर्भाशय को कौन-सी संरचना सहारा प्रदान करती है?**

(a) गोल लिगामेन्ट (b) ब्रॉड लिगामेन्ट
(c) सर्विको वेजाइनल जंक्शन (d) ये सभी

211. **प्रसव के पूर्व प्लेसेन्टा का पृथक्करण** (Separation) **सम्बन्धित है**

(a) ऐन्टेपार्टम रुधिरस्राव (APH)
(b) पोस्टपार्टम पृथक्करण रुधिरस्राव (PPH)
(c) एक्लैम्पसिया (Eclampsia)
(d) एक्टोपिक प्रेगनेन्सी

212. **प्लेसेन्टा के पृथक्करण की क्लीनिकल विशेषता है**

(a) दर्द युक्त रुधिरस्राव
(b) गहरे रंग का रुधिरस्राव
(c) रुधिरस्राव रिविल्ड, कॉन्सिल्ड या मिश्रित टाइप का हो सकता है
(d) उपरोक्त सभी

213. **पार्टोग्राफ को पहले तैयार किया गया**

(a) डॉ. आर. एच. फिलपोटर ने (b) डॉ. फ्रायडमेन ने
(c) डॉ. विलियम शो ने (d) डॉ. शिरोडकर ने

214. CST (Contraction Stress Test) **का उपयोग होता है**

(a) गर्भाशय संकुचन के दौरान शिशु की हृदय की धड़कन नापना
(b) गर्भाशय संकुचन की तीव्रता को बनाए रखना
(c) माता का स्वास्थ्य स्तर बनाए रखना
(d) उपरोक्त सभी

215. **प्रसव पूर्व सलाह में शामिल है**

(a) माता को प्रतिदिन अतिरिक्त 300 कैलोरी लेने के लिए प्रोत्साहित करना
(b) माता को आयरन तथा फोलिक एसिड की गोलियाँ लेनी चाहिए
(c) टिटेनस टोक्सॉइड का टीका लगवाना चाहिए
(d) उपरोक्त सभी

216. **मल्टीपारा स्त्री में लेटेन्ट फेस की अवधि है**

(a) 4 घण्टे (b) 6 घण्टे
(c) 8 घण्टे (d) 10 घण्टे

217. **वह महिला जिसने एक बार भी शिशु को जन्म नहीं दिया है, को कहते हैं**

(a) मल्टी ग्रेविडा (b) नलीपोरस
(c) नली ग्रेविडा (d) प्रीमी ग्रेविडा

218. **एक महिला जिसने पहली बार बच्चे को जन्म दिया हो, को कहते हैं।**

(a) प्रीमीपारा (b) मल्टीग्रेविडा
(c) नलीपारा (d) प्रीमीग्रेविडा

219. **नाभिनाल को कलेम्पिंग करने के लिए प्रयुक्त औजार है**

(a) एलिस टिश्यू फोरसेप्स
(b) कोचर्स हीमोस्टेटिक फोरसेप्स
(c) लोंग स्ट्रेट हीमोस्टेटिक फोरसेप्स
(d) मल्टीपल टूथ वुल्सलम

220. **प्रसव के बाद वेजाइना मार्ग से स्राव होता है**

(a) मासिक चक्र (b) लोकिया
(c) पायूरिया (d) हिमेटयूरिया

180. (d)	181. (a)	182. (d)	183. (d)	184. (a)	185. (a)	186. (c)	187. (b)	188. (a)	189. (d)
190. (d)	191. (a)	192. (b)	193. (a)	194. (d)	195. (a)	196. (b)	197. (c)	198. (c)	199. (a)
200. (a)	201. (a)	202. (c)	203. (a)	204. (a)	205. (a)	206. (a)	207. (a)	208. (d)	209. (b)
210. (d)	211. (a)	212. (d)	213. (b)	214. (a)	215. (d)	216. (a)	217. (b)	218. (a)	219. (b)
220. (b)									

221. गर्भाशय का अपने पुनः स्थिति में नहीं आना कहलाता है

(a) इनवोलूशन (b) सबइनवोलूशन
(c) प्यूर्पेरियम (d) रिट्रेक्शन

222. सत्य कथन छाँटिए

(a) प्रसव वेजाइनल अथवा उदरीय हो सकता है
(b) LSCS से बच्चे को जन्म देना डिलीवरी कहलाता है, न कि प्रसव
(c) प्रसव की अनुपस्थिति में डिलीवरी नहीं हो सकती है
(d) LSCS से बच्चे का जन्म होना लेबर कहलाता है

223. कौन-सा वास्तविक प्रसव दर्द का लक्षण नहीं है?

(a) दर्द युक्त गर्भाशयी संकुचन
(b) दर्द का सर्विक्स के डायलेशन से सम्बन्धित होना
(c) दर्द का गर्भाशय की हार्डनिंग से सम्बन्धित न होना
(d) शो (Show) की उपस्थिति

224. निम्न में से सत्य कथन छाँटिए

(a) प्रसव की प्रथम अवस्था वास्तविक प्रसव दर्द के शुरुआत से शुरु होती है तथा सर्विक्स के पूर्ण डायलेशन होने पर समाप्त होती है
(b) प्रसव की द्वितीय अवस्था सर्विक्स के पूर्ण डायलेशन से शुरु होकर बच्चे के बाहर निकल आने पर समाप्त होती है
(c) प्रसव की तृतीय अवस्था बच्चे के जन्म से शुरु होती है तथा प्लेसेन्टा के बाहर निकल आने पर समाप्त होती है
(d) उपरोक्त सभी

225. प्रसव के दौरान आराम प्रदान करने के लिए नर्स महिला को उचित स्थिति प्रदान करती है। कौन-सी स्थिति हाइपोटेंशन और नवजात में सांस लेने में परेशानी उत्पन्न करती है?

(a) लेटरल स्थिति (b) स्केवेटिंग स्थिति
(c) सुपाइन स्थिति (d) खड़े रहने की स्थिति

226. प्रिमिग्रेविडा में प्रसव की प्रथम अवस्था अवधि है

(a) 12 घण्टे (b) 8 घण्टे (c) 20 मिनट (d) 2 घण्टे

227. मल्टीग्रेविडा में प्रसव की प्रथम अवस्था अवधि है

(a) 12 घण्टे (b) 6 घण्टे
(c) 30 मिनट (d) 2 घण्टे

228. प्रसव की तृतीय स्टेज की अवधि होती है

(a) 2 घण्टे (b) 4 घण्टे
(c) 45 मिनट (d) 15 मिनट

229. किस स्टेज को सर्वाइकल स्टेज के नाम से जाना जाता है?

(a) Ist स्टेज (b) IInd स्टेज
(c) IIIrd स्टेज (d) IVth स्टेज

230. गर्भाशय के माँसपेशीय फाइबर्स की स्थायी शॉर्टनिंग हो जाना कहलाती है

(a) संकुचन (Contraction) (b) रिट्रेक्शन
(c) डायलाइसिस (d) डायलेटेशन

231. नॉर्मल लेबर में रिट्रेक्शन का प्रभाव है

(a) गर्भाशय के निचले भाग के निर्माण के लिए आवश्यक है
(b) गर्भाशय का सतही क्षेत्रफल कम करता है, ताकि प्लेसेन्टा अलग हो सके
(c) प्रजेंटिंग पार्ट के आगे की तरफ गति में सहायक है
(d) उपरोक्त सभी

232. कौन-सी घटना प्रसव की प्रथम अवस्था की नहीं है?

(a) सर्विक्स का डायलेशन (Dialation)
(b) सर्विक्स का इफेसमेन्ट (Effacement)
(c) प्लेसेन्टा का एक्सपल्शन (Expulsion)
(d) लोअर यूटेराइन सेगमेंट का पूरा निर्माण

233. सर्विक्स के फैलाव के लिए उत्तरदायी कारक है

(a) गर्भाशय के कॉन्ट्रेक्शन एवं रिट्रेक्शन
(b) मेम्ब्रेन के बैग का निर्माण होना
(c) फीटल एक्सिस प्रेशर
(d) उपरोक्त सभी

234. गर्भाशयी गतिविधियों का सही क्रम है

(a) इंगेजमेंट → फ्लेक्शन → आन्तरिक घूर्णन → डिसेंट
(b) इंगेजमेंट → आन्तरिक घूर्णन → रेस्टीट्यूशन → क्राउनिंग
(c) इंगेजमेंट → डिसेंट → फ्लेक्शन → आन्तरिक घूर्णन
(d) इंगेजमेंट → रेस्टीट्यूशन → फ्लेक्शन → आन्तरिक घूर्णन

235. लेबर की क्रियाविधि के दौरान निम्न में से कौन-सी घटना अन्य की तुलना में सबसे पहले घटित होती है?

(a) फ्लेक्शन (b) डिसेंट (c) क्राउनिंग (d) रेस्टीट्यूशन

236. प्रसव की प्रथम अवस्था के दौरान रुधिर मिश्रित सर्वाइकल म्यूकस प्लग का बाहर निकलना कहलाता है

(a) शो (Show) (b) सर्विक्स का हटाना
(c) लाइटनिंग (d) रिट्रेक्शन

237. ऐन्टेपार्टम रुधिरस्राव (APH) को इस प्रकार परिभाषित किया जा सकता है

(a) 28 सप्ताह के बाद, लेकिन बच्चे के जन्म से पहले जनन मार्ग से होने वाला रुधिरस्राव
(b) प्रसव की प्रथम अवस्था में जनन मार्ग से रुधिरस्राव का होना
(c) गर्भावस्था में किसी भी समय जनन मार्ग से रुधिरस्राव का होना
(d) बच्चे के जन्म के बाद 42 दिन तक जनन मार्ग से होने वाला रुधिरस्राव

238. पोस्टपार्टम रुधिरस्राव (PPH) को इस प्रकार परिभाषित करते हैं

(a) 28 सप्ताह के बाद, लेकिन बच्चे के जन्म से पहले जनन मार्ग से होने वाला रुधिरस्राव
(b) प्रसव की प्रथम अवस्था में जनन मार्ग में रुधिरस्राव का होना
(c) गर्भावस्था में किसी भी समय जनन मार्ग से रुधिरस्राव का होना
(d) बच्चे के जन्म के बाद 42 दिन तक जनन मार्ग से होने वाला रुधिरस्राव

239. प्रोलोंग्ड (Prolonged) लेबर है

(a) जब प्रसव की प्रथम तथा द्वितीय अवस्था सम्मिलित रूप से 6 घण्टे से अधिक हो
(b) जब प्रसव की प्रथम तथा द्वितीय अवस्था सम्मिलित रूप से 18-20 घण्टे से अधिक हो
(c) जब प्रसव की प्रथम तथा द्वितीय अवस्था सम्मिलित रूप से 2 घण्टे से कम हो
(d) जब प्रथम व द्वितीय अवस्था लगभग 10 घण्टे की हो

240. प्रोलोंग्ड लेबर का कारण नहीं है

(a) सिफैलिक प्रजेन्टेशन (b) सर्विक्स का न फटना
(c) झिल्ली का प्रिमेच्योर रप्चर (d) सिफैलोपेल्विक डिस्प्रपोशन

241. प्रसव के शुरुआत (Onset of labour) **के बारे में निम्न में से कौन-सा कथन सत्य है?**

(a) यूटेराइन रिट्रेक्शन और सर्वाइकल डायलेटेशन
(b) एसीलिरेटेड प्रोजेस्ट्रॉन का उत्पादन
(c) ऑक्सीटोसीन और प्रोजेस्ट्रॉन उत्पादन का बढ़ना
(d) उपरोक्त सभी

242. जब प्रसव की प्रथम अवस्था तथा द्वितीय अवस्था की अवधि सम्मिलित रूप से 2 घण्टे से कम हो, तब इसे कहा जाता है

(a) प्रिटर्म लेबर (b) प्रेसीपिटेट लेबर
(c) प्रिमेच्योर लेबर (d) पोस्ट मेच्योरिटी लेबर

243. तृतीय स्टेज पोस्टपार्टम हीमोरेज (PPH) **को परिभाषित करता है**

(a) बच्चे के जन्म के बाद 24 घण्टे के अन्दर रुधिरस्राव होना
(b) बच्चे के जन्म के बाद, लेकिन प्लेसेन्टा के बाहर निकलने से पहले रुधिरस्राव होना
(c) प्लेसेन्टा के बाहर निकलने के बाद तथा बच्चे के जन्म के 24 घण्टे के अन्दर रुधिरस्राव होना
(d) परप्यूरम अवधि में वेजाइना से रुधिरस्राव होना

244. प्राथमिक पोस्टपार्टम हीमोरेज (PPH) **है**

(a) बच्चे के जन्म के बाद 24 घण्टे के अन्दर रुधिरस्राव होना
(b) बच्चे के जन्म के बाद, लेकिन प्लेसेन्टा के बाहर निकलने से पहले रुधिरस्राव होना
(c) प्लेसेन्टा के बाहर निकलने के बाद तथा बच्चे के जन्म के 24 घण्टे के अन्दर रुधिरस्राव होना
(d) परप्यूरम अवधि में वेजाइना से रुधिरस्राव होना

245. पोस्टपार्टम हीमोरेज (PPH) **का कारण है**

(a) गर्भाशय की एटोनीसिटी (Atonicity)
(b) चोट की स्थिति
(c) रुधिर कोएगुलोपैथी (Coagulopathy)
(d) एपिसिओटोमी घाव

246. द्वितीयक पोस्टपार्टम हीमोरेज (PPH) **को जाना जाता है**

(a) तृतीय स्टेज हीमोरेज
(b) डिलेड प्यूरीफेरल हीमोरेज
(c) लेट प्यूरीफेरल हीमोरेज
(d) दोनों (b) व (c)

247. झूठी गर्भावस्था (False pregnancy) **हैं**

(a) स्थाई ग्रेविडम (b) स्यूडोसाइसिस
(c) लिनिया नाइग्रा (d) स्टाई एलबेसिस

248. एक प्रिमिपारा (Primipara) 40 **वर्षीय महिला हाई ब्लडप्रेशर** (High BP) **की समस्या के साथ अस्पताल में भर्ती है। उसके भर्ती होते ही कौन-सी नर्सिंग क्रिया करेंगे?**

(a) IV विधि द्वारा ऑक्सीटोसिन देना
(b) जैविक चिन्हों को रिकॉर्ड करना
(c) एन्टीहाइपरटेन्सिव ड्रग देना
(d) रुधिर इकट्ठा करना

249. प्लेसेन्टा की लोकेशन (Location) **के लिए कौन-सा नैदानिक परीक्षण** (Diagnostic test) **करते हैं?**

(a) एक्स रे (b) अल्ट्रासोनोग्राफी
(c) बायोफिजियोलॉजी मॉनिटरिंग (d) कूम्बस परीक्षण

250. 24 **सप्ताह की गर्भावस्था में बच्चे के जन्म से पहले वेजाइना मार्ग से रुधिरस्राव हो, तो वह कहलाता है।**

(a) 'ऐन्टेपार्टम प्रसवपूर्व रुधिरस्राव
(b) इन्ट्रापार्टम (Intrapartum) रुधिरस्राव
(c) पोस्टपार्टम (Post-partum) रुधिरस्राव
(d) मिस्ड गर्भपात (Abortion)

251. निम्न में यूटेराइन कॉन्ट्रेक्टाइल (Uterine contractile) **सिस्टम में बेसिक एलीमेन्ट में शामिल नहीं हैं**

(a) एडीनोसिन ट्राइफास्फेट (b) एक्टिन
(c) मायोसिन (d) एड्रीनाइल साइक्लेज

252. एक प्रसवपूर्व महिला (Antenatal woman) **के पाँव में क्रैम्प** (Cramp) **आने का कारण है**

(a) सीरम कैल्शियम स्तर का कम होना
(b) फॉस्फेट स्तर का कम होना
(c) नमक और द्रव का रुकना
(d) सीरम पोटैशियम का बढ़ना

253. एक महिला को लेबर की प्रथम अवस्था (Ist stage of labour) **में घूमने की सलाह दी जाती है, जबकि मेम्ब्रेन नहीं फटी है। इसके पीछे क्या आशय** (Reason) **होगा?**

(a) भ्रूण के सिर का डिसेन्ट बढ़ाना
(b) दर्द को कम करना
(c) फीटोप्लेसेन्टल रुधिर प्रवाह को बढ़ाना
(d) प्लेसेन्टल सेपेरेशन को बढ़ाना

254. वास्तविक और झूठे प्रसव (True and false labour) **में कैसे अन्तर करेंगे, जब प्रसव संकुचन** (Labour contraction) **हो रहे हैं?**

(a) मेम्ब्रेन के फटने के बाद संकुचनों का तेजी से आना
(b) सर्विक्स के फैलाव की तेजी से प्रगति
(c) जब मरीज साइड करवट की स्थिति में हो तो उसे तकलीफ होना
(d) जब मरीज घूमता है, तो संकुचनों का बन्द हो जाना

255. सर्विक्स के इफेसमेन्ट का संकेत है

(a) सर्विक्स का सख्त होना (b) सर्विक्स की भित्ति का पतला होना
(c) सर्विक्स का विस्तारण (d) सर्विक्स का नरम होना

256. एक प्रीमि माता (Primi mother) **में सामान्यतया डिसेन्ड होता है**

(a) 1.0 cm/घण्टा (b) 1.2 cm/घण्टा
(c) 2.0 cm/घण्टा (d) 2.2 cm/घण्टा

257. एक प्रीमि माता (Primi mother) **लेबर की प्रथम अवस्था** (Ist stage of labour) **में है, तो उसे क्या पीने को कहेंगे?**

(a) लिक्विड भोजन (b) सोलिड भोजन
(c) सेमी सोलिड भोजन (d) NPO

221. (b)	222. (b)	223. (c)	224. (d)	225. (c)	226. (a)	227. (b)	228. (d)	229. (a)	230. (b)
231. (d)	232. (c)	233. (d)	234. (c)	235. (b)	236. (a)	237. (a)	238. (d)	239. (b)	240. (a)
241. (a)	242. (b)	243. (b)	244. (c)	245. (a)	246. (d)	247. (b)	248. (b)	249. (b)	250. (a)
251. (d)	252. (a)	253. (a)	254. (b)	255. (b)	256. (b)	257. (a)			

258. एक प्रीमि (Primi) **माता की प्रसव की द्वितीय अवस्था की अवधि होती है**
(a) 30 मिनट (b) 45 मिनट
(c) 1 घण्टा (d) 2 घण्टा

259. वास्तविक प्रसव दर्द (True labour pain) **के लक्षण है**
(a) लगातार अन्तराल में गर्भाशय संकुचन
(b) वाटर बैग का निर्माण
(c) एनिमा और नींद की गोली से दर्द में आराम नहीं होना
(d) उपरोक्त सभी

260. फाल्स प्रसव दर्द (False labour pain) **के लक्षण है**
(a) पेट में नीचे व ग्रोइन में दर्द होना कम
(b) गर्भाशय में कड़ापन नहीं होना
(c) एनिमा और सेडेटिव लेने से आराम
(d) उपरोक्त सभी

261. सामान्य प्रसव में भ्रूण का कपाल इन्टर्नल रोटेशन (Rotation) **करता है**
(a) 1/8th सर्किल (b) 2/8th सर्किल
(c) 3/8th सर्किल (d) 4/8th सर्किल

262. प्रसव को प्रेरित (Induce) **करने की विधि है**
(a) प्रोस्टाग्लैंडिन का उपयोग
(b) झिल्ली को कृत्रिम रूप से तोड़ना
(c) ऑक्सीटोसिन का उपयोग
(d) उपरोक्त सभी

263. प्रोलोंग्ड प्रसव (Prolonged labor) **का कारण है**
(a) यूटेराइन इनर्शिया
(b) सर्वाइकल डिस्टोसिया
(c) मैलप्रजेन्टेशन (Malpresentation)
(d) उपरोक्त सभी

264. सर्वाइकल रीपनिंग के लिए कौन-सा तरीका काम में लिया जाता है?
(a) लो (Low) विदारण मेम्ब्रेन
(b) प्रोस्टाग्लैंडिन
(c) ऑक्सीटोसिन ड्रिप
(d) सिजेरियन सेक्शन

265. मेम्ब्रेन का PROM (Promature rupture of membrane) **से तात्पर्य है**
(a) 28th सप्ताह की गर्भावस्था से पहले या प्रसव के शुरु होने से पहले मेम्ब्रेन का फटना
(b) 37th सप्ताह की गर्भावस्था या प्रसव के शुरु होने से पहले मेम्ब्रेन का फटना
(c) 37th सप्ताह की गर्भावस्था से पहले मेम्ब्रेन का फटना
(d) प्रसव के 24 घण्टे पहले मेम्ब्रेन का फटना

266. प्रसव की तृतीय अवस्था (3rd stage of labour) **से आपका क्या तात्पर्य है?**
(a) प्रसव दर्द शुरु होना और सर्विक्स का पूर्ण विस्तारण
(b) प्लेसेन्टा का बाहर निकलना
(c) प्लेसेन्टा के निष्कासन के लिए भ्रूण का बाहर निकलना
(d) प्लेसेन्टा के निकलने के बाद एक घण्टे तक अवलोकन करना

267. प्रसव की चौथी अवस्था (4th stage of labour) **से आपका क्या तात्पर्य है?**
(a) प्रसव दर्द शुरु होना और सर्विक्स का पूर्ण विस्तारण
(b) सर्विक्स का पूर्ण विस्तारण और प्लेसेन्टा का बाहर निकलना
(c) प्लेसेन्टा के निष्कासन के लिए भ्रूण का बाहर निकलना
(d) प्लेसेन्टा के बाहर निकलने के बाद एक घण्टे तक अवलोकन करना

268. बिशप के सर्वाइकल स्कोरिंग सिस्टम (Bishop's cervical scoring system) **के घटक है**
(a) डायलेटेशन (b) इफेसमेन्ट (c) कन्सिसटेन्सी (d) ये सभी

269. इन्टर्नल रोटेशन (Internal rotation) **में जब सिर घूमता है, इसका पुनः अपनी स्थिति में आना कहलाता है।**
(a) एक्सटेन्शन (b) रेस्टीट्यूशन
(c) क्राउनिंग (d) एक्सटर्नल रोटेशन

270. प्रेसिपिटेटेड प्रसव (Precipitated labour) **में प्रथम और द्वितीय अवस्था में दोनों की अवधि से कम होती है**
(a) एक घण्टा (b) दो घण्टा (c) तीन घण्टे (d) चार घण्टे

271. भ्रूण का निष्कासन 3 घण्टे से कम के भीतर नियमित संकुचन (Regular contraction) **का प्रारम्भ है**
(a) प्रिटर्म प्रसव (b) प्रेसिपिटेटेड प्रसव
(c) आब्सट्रेक्टिव प्रसव (d) प्रोलोंग्ड प्रसव

272. प्लेसेन्टल पृथक्करण (Placental separation) **की क्रियाविधि** (Mechanism) **हैं**
(a) प्लेसेन्टल साइट के बाहरी क्षेत्र का कम होना
(b) ज्यादा गर्भाशय संकुचन
(c) प्लेसेन्टल साइट के बाहरी क्षेत्र का बढ़ना
(d) उपरोक्त सभी

273. गर्भाशय (Uterus) **के पुनः अपनी स्थिति में आने पर, गर्भाशय की नीचे का खण्ड फिर से अपने सामान्य आकार और स्थिति में आता है, जो है**
(a) सर्विक्स (b) इस्थमस
(c) वेजाइना (d) इनटर्नल ओस

274. केगल व्यायाम (Kegel exercise) **उपयोगी है**
(a) रुधिर प्रवाह को रोकने के लिए
(b) पेल्विक मॉंसपेशियों की प्रोसीडेनशिया मजबूती के लिए
(c) डिसमीनोरिया को रोकना
(d) उपरोक्त में से कोई नहीं

275. पोस्टपार्टम (Postpartum) **में महिलाओं के सेक्सुअल कार्य का विपरीत असर है**
(a) पेरिनेटल लैक्सेरेशन
(b) उत्तेजित होकर दुग्ध का निकालना
(c) थकान और सुस्ती
(d) उपरोक्त सभी

276. लोकिया (Lochia) **का अन्दर रह जाना स्थिति कहलाती है।**
(a) लोकिया रुबरा (b) लोकिया मेट्रा
(c) लोकिया सिरोसा (d) लोकिया एल्बा

277. **पोस्टपार्टम रुधिरस्राव** (PPH) **का सामान्य कारण है**
(a) एटोनिक गर्भाशय (b) ट्रोमेटिक
(c) प्लेसेन्टा का अन्दर रह जाना (d) रुधिर का थक्का बनना

278. **इम्पेयर्ड या रिटार्डेड गर्भाशय** (Impaired or retarded uterus) **का अपनी पुनः स्थिति से आना कहलाता है।**
(a) यूटेराइन प्रोलेप्स (b) गर्भाशय का उलटना
(c) अपूर्ण प्रत्यावर्तन (d) ये सभी

279. **लोकिया रुबरा .... रंग का होता है।**
(a) क्रीमी सफेद (b) गुलाबी
(c) लाल (d) पीला

280. **प्रसव** (Labour) **के बाद महिला को थ्रोम्बोसिस** (Thrombosis) **का खतरा होता है क्योंकि**
(a) रुधिर की मात्रा बढ़ना
(b) वेनस स्टेसिस और एम्बूलेशन की कमी
(c) हृदय सम्बन्धी कार्यभार में वृद्धि
(d) प्रसव के दौरान खून की कमी

281. **लोकिया सिरोसा** (Serosa) **की अवधि है**
(a) 1-4 दिन (b) 2-4 दिन
(c) 5-9 दिन (d) 10-15 दिन

282. **भ्रूण के सिर** (Fetal head) **का रिएलायमेन्ट** (Realignment) **होने के बाद प्रसव** (Delivery) **के दौरान शिशु के सिर निकलने की प्रक्रिया को कहते हैं**
(a) क्राउनिंग (b) इन्टर्नल रोटेशन
(c) एक्सटर्नल रोटेशन (d) रेस्टीट्यूशन

283. **बढ़ी हुए मातृ मृत्यु दर** (MMR) **का मुख्य सामान्य कारण है**
(a) एटोनिक गर्भाशय
(b) रिटेन्ड प्लेसेन्टा
(c) पोस्टपार्टम रुधिरस्राव
(d) पेरिनियल फटना

284. **एक महिला में सामान्य प्रसव के समय निम्न में से कौन-से पैरामीटर का नर्स द्वारा अवलोकन** (Observation) **किया जाता है?**
(a) इनटेक आउटपुट चार्ट
(b) दर्द का स्तर
(c) लोकिया के लक्षण निर्धारित करना
(d) उदरीय चौड़ाई

285. **एक प्रथम प्रसव वाली महिला** (Primiparous woman) **प्रसव के तीन दिन बाद दर्द की शिकायत करती है, तो नर्स दर्द कम करने के लिए क्या करेगी?**
(a) उसकी पीठ पर मसाज करेगी
(b) गर्भाशय की मसाज और क्लोटस को निकालना
(c) माता को केजल व्यायाम की सलाह देगी
(d) महिला के पेट पर गर्म पानी की थैली रखेगी

286. **पूर्ववत्ती सिजेरियन स्कार के फटने** (Previous caesarean scar rupture) **का प्रभाव है**
(a) 0.5% (b) 0.5-1.0% (c) 1-2% (d) 2-3%

287. **वैक्यूम प्रसव** (Vacuum delivery) **के दौरान सक्शन कप** (Suction cup) **द्वारा शिशु के सिर पर उत्पन्न सूजन को कहते हैं**
(a) केपट सक्सीडेनियम (b) सिफेलो हीमेटोमा
(c) चिगनोन (Chignon) (d) जन्मजात टिटेनस

288. **केपट सक्सीडेनियम** (Caput succedaneum) **है**
(a) रुधिरस्राव
(b) शिशु के मुँह पर सूजन होना
(c) शिशु के सिर पर द्रव के इकट्ठा होने से सूजन होना
(d) वैक्यूम प्रसव के दौरान सूजन होना

289. **प्रसव पश्चात् महिला में खतरे की देखभाल करने की निम्न में से सबसे महत्त्वपूर्ण नर्सिंग क्रिया है**
(a) मनोवैज्ञानिक सहारा देना
(b) माँ-बच्चे के सम्बन्ध को बढ़ाना
(c) प्रसव पश्चात् व्यायाम शिक्षा
(d) जटिलता और इलाज पर चर्चा करना

290. **निम्न में से कौन-सा क्रियान्वयन** (Intervention) **प्रसव में थ्रोम्बोफ्लीबाइटिस** (Thrombophlebitis) **से बचाने में सहायक है?**
(a) पाँव को ऊँचा रखना (b) जल्दी चलना-फिरना
(c) इप्लास्टिक मोजे पहनना (d) ROM व्यायाम

291. **पोस्टपार्टम** (Postpartum) **अवधि के 24 घण्टे में निम्न में से कौन-से मूल्यांकन व क्रियान्वयन** (Evaluation and intervention) **होंगे**
(a) लेने से ज्यादा निकलना (b) नाड़ी गति सामान्य से कम
(c) बदबूदार लोकिया (d) बुखार 38.6°C

292. **ऐन्टेपार्टम रुधिरस्राव** (Antepartum hemorrhage) **के निदान में प्लेसेन्टा का परीक्षण निम्न के लिए करते हैं**
(a) इन्फार्कशन (Infarction) के लिए
(b) कैल्सिकरण (Calcification) के लिए
(c) मिस्ड गर्भपात के लिए
(d) रुधिर के थक्का के लिए

293. **फोरसेप्स प्रसव की द्वितीय अवस्था में देरी होने का संकेत है**
(a) हाइपोटोनिक गर्भाशय संकुचन (b) हाइपरटोनिक गर्भाशय संकुचन
(c) खराब मातृ प्रयास (d) प्लेसेन्टा प्रिविया

294. **लम्बी नाभिनाल की जटिलता में सम्मिलित है**
(a) कॉर्ड प्रोलैप्स (b) कॉर्ड एन्टाग्लेनेन्ट
(c) फीटल डिस्ट्रेस (d) ये सभी

295. **केपट सक्सीडेनियम** (Caput succedaneum) **में द्रव का जमा होता है**
(a) स्कैल्प की सतह में (b) स्कल और स्कैल्प के बीच
(c) पेरिस्टियम के अन्दर (d) अचल सन्धि के बीच

258. (d)	259. (d)	260. (d)	261. (a)	262. (d)	263. (d)	264. (b)	265. (c)	266. (b)	267. (d)
268. (d)	269. (b)	270. (b)	271. (b)	272. (a)	273. (a)	274. (b)	275. (d)	276. (b)	277. (a)
278. (c)	279. (c)	280. (b)	281. (c)	282. (d)	283. (c)	284. (c)	285. (d)	286. (a)	287. (c)
288. (d)	289. (b)	290. (b)	291. (c)	292. (d)	293. (c)	294. (d)	295. (a)		

296. **प्लेसेन्टा के वजन और भ्रूण के वजन को बीच अनुपात है**
(a) 1 :6 (b) 1 : 5 (c) 1 : 3 (d) 2 : 2

297. **द्वितीयक पोस्टपार्टम रुधिरस्राव** (Secondary PPH) **है**
(a) 24 घण्टे में बच्चे के जन्म के बाद रुधिरस्राव
(b) 24 घण्टे के बाद परप्यूरियम में रुधिरस्राव
(c) 28 सप्ताह में लेकिन प्रसव दर्द शुरु होने से पहले रुधिरस्राव
(d) कभी भी गर्भावस्था के दौरान रुधिरस्राव

298. **पोस्टपार्टम रुधिरस्राव** (PPH) **का निम्न में से कौन-सी अवस्था में खतरा होता हैं?**
(a) ट्विन गर्भावस्था (b) ब्रीच गर्भावस्था
(c) प्रीमेच्योर मेम्ब्रेन का फटना (d) सिजेरीयन प्रसव

299. **वो कौन-सा मुश्किल समय है, जब मेटरनिटी चक्र के दौरान डायबिटीज कन्ट्रोल करनी होती है?**
(a) प्रथम ट्राइमेस्टर (b) द्वितीय ट्राइमेस्टर
(c) तृतीय ट्राइमेस्टर (d) उपरोक्त सभी

300. **प्रेसिपिटेट प्रसव** (Precipitate labour) **का इलाज नहीं है**
(a) ईथर देना
(b) मैग्नीशियम सल्फेट देना
(c) ऑक्सीटोसिन के स्तर में वृद्धि
(d) भ्रूणीय मेम्ब्रेन का फटना

301. **प्रेसिपिटेड प्रसव** (Precipitated labour) **में गर्भाशय अतिक्रियाशीलता को कम के लिए कौन-सा ड्रग देते हैं?**
(a) एस्ट्रोजन (b) मैग्नीशियम सल्फेट
(c) प्रोस्टाग्लैंन्डिन (d) मैथार्जीन

302. **अनियमित गर्भाशय रुधिरस्राव** (Irregular uterine bleeding) **को रोकने सबसे सुरक्षित और मुख्य ड्रग है।**
(a) एस्ट्रोजन (Oestrogen)
(b) ट्रानिस्कमिक अम्ल (Tranexamic acid)
(c) मिश्रित गोलियाँ (Combined pills)
(d) प्रोजेस्ट्रॉन (Progesterone)

303. **ऑक्सीटोसिन के खतरे** (Dangers) **है**
(a) गर्भाशय का अधिक उत्तेजित (Uterine hyper stimulation)
(b) गर्भाशय का फटना (Uterine rupture)
(c) पानी की विषाक्तता (Water intoxication)
(d) उपरोक्त सभी

304. **ऑक्सीटोसिन निषेध** (Contraindicated) **है**
(a) सिकुड़ी हुई पेल्विस (Contracted pelvis) में
(b) प्रिएक्लैम्पसिया (Pre-eclampsia) में
(c) सहयोगी प्रसव के इतिहास (History of assisted deliveries) में
(d) पोस्टपार्टम रुधिरस्राव (PPH) में

305. **मैग्नीशियम सल्फेट** (Magnesium sulfate) **देते समय कौन-से पैरामीटर को देखेंगे?**
(a) नाड़ी, श्वसन दर एवं BP दर प्रत्येक घण्टे
(b) डीप टेन्डन रिफ्लैक्स हर 4 घण्टे में
(c) मूत्र का निष्कासन प्रत्येक घण्टे
(d) उपरोक्त सभी

306. **निम्नलिखित में से कौन-सा कथन असत्य है?**
(a) इफेसमेन्ट (Effacement) वह प्रक्रिया है जिसके द्वारा सर्विक्स के पेशी तन्तु ऊपर की ओर खिंच जाते हैं तथा निचले गर्भाशयी भाग (Lower uterine segment) के तन्तुओं में मिल जाते है
(b) प्रिमीग्रेविडा (Primigravida) में सर्विक्स का डायलेशन (Dilation) इफेसमेन्ट (Effacement) को बढ़ावा देता है
(c) मल्टीपारा (Multipara) में सर्विक्स का डायलेशन (Dilation) तथा प्रिमीग्रेविडा इफेसमेन्ट (Effacement) साथ-साथ होते हैं
(d) लेबर के दौरान तुलनात्मक रूप से ऊपरी गर्भाशयी भाग (Upper uterine segment) सक्रिय रहता है, जबकि निचला गर्भाशयी भाग (Lower uterine segment) निष्क्रिय रहता है

307. **प्लेसेन्टा** (Placenta) **के सक्रिय पृथक्करण** (Separation) **के लिए जिम्मेदार कारक है**
(a) प्लेसेन्टा के सतही क्षेत्रफल (Surface area) में कमी हो जाना
(b) प्लेसेन्टल साइट (Placental site) पर सतही क्षेत्रफल (Surface area) में वृद्धि हो जाना
(c) गर्भाशय की दीवार पर प्लेसेन्टल साइट (Placental site) के सतही क्षेत्रफल (Surface area) में कमी हो जाना
(d) उपरोक्त सभी

308. **प्लेसेन्टल साइट** (Placental site) **के डिफेक्टिव इन्वोलुशन** (Defective involution) **के कारण होने वाली सबसे सामान्य जटिलता** (Most common complication) **है**
(a) लियोमायोमा निर्माण (Leiomyoma formation)
(b) लेट हीमोरेज (Late haemorrhage)
(c) बंध्यता (Infertility)
(d) एडीनोमायोसिस (Adenomyosis)

309. **प्रसव की अवलोकन स्टेज** (Observational stage) **है**
(a) प्रथम अवस्था (b) द्वितीय अवस्था
(c) तृतीय अवस्था (d) चतुर्थ अवस्था

310. **नॉर्मल लेबर** (Normal labour) **की प्रथम अवस्था के प्रबधंन में शामिल नहीं है**
(a) वल्वा (Vulva) की शेविंग (Shaving) करना
(b) साबुन व पानी का एनिमा देना
(c) यदि झिल्लियाँ फटी न (Intact) हो, तो मरीज को पूरी तरह से आराम (Complete rest) करने के लिए प्रोत्साहित करना
(d) यदि मरीज मूत्र त्याग (Urine pass) नहीं कर सकता है, तो कैथेटराइजेशन (Catheterisation) करना

311. **जन्म के बाद नवजात के सिर को थोड़ा नीचे झुकाकर** (Downwards) **रखते हैं, क्योंकि**
(a) इससे परिसंचरण बना (Circulation maintain) रहता है
(b) इससे यूरीनेशन बेहतर (Urination improve) होता है
(c) ट्रेकियो ब्रोंकिअल ट्री (Tree) में जमा म्यूकस के ड्रेनेज (Drainage) में सहायक है
(d) यह शरीर के तापक्रम को सामान्य बनाए रखने में सहायक है

312. **बच्चे के जन्म के बाद** 5-9 **दिन के दौरान होने वाले वेजाइनल स्राव** (Vaginal discharge) **को कहते हैं**
(a) लोकिया रूबरा (b) लोकिया सिरोसा
(c) लोकिया एल्बा (d) मेट्रोरेजिया

313. लोकिया रूबरा (Lochia rubra) के बारे में कौन-सा कथन असत्य है?
(a) इसका रंग लाल होता है
(b) इससे रुधिर तथा भ्रूणीय झिल्लियाँ मोजूद होती है
(c) इसका रंग हल्का पीला या गुलाबी होता है
(d) इसका डिस्चार्ज प्रसव के बाद 1 से 4 दिन तक होता है

314. लोकिया एल्बा का रंग होता है
(a) लाल (b) गुलाबी
(c) पीला (d) पीला-सफेद

315. प्रसव (Delivery) के बाद प्रथम 5-6 दिनों में डिस्चार्ज (Discharge) की औसत मात्रा लगभग होती है
(a) 50 mL (b) 250 mL
(c) 500 mL (d) 1000 mL

316. प्रसव (Delivery) के तुरन्त बाद परप्यूरम में कौन-सा अंग तन्त्र अधिक दबाव (Stress) से गुजरता है?
(a) कार्डियक तन्त्र (Cardiac system)
(b) पल्मोनेरी तन्त्र (Pulmonary system)
(c) रीनल तन्त्र (Renal system)
(d) गैस्ट्रोइन्टेस्टाइनल तन्त्र (Gastrointestinal system)

317. गर्भाशय के प्रत्यावर्तन (Involution of uterus) के बारे में कौन-सा कथन सही है?
(a) डिलीवरी के तुरन्त बाद गर्भाशय का वजन 1000 gm होता है तथा यह नाभि (Umbilicus) पर होता है
(b) 2 सप्ताह बाद, गर्भाशय का वजन 300 gm होता है और एक बार फिर यह पेल्विक अंग (Pelvic organ) बन जाता है
(c) गर्भाशय का प्रत्यावर्तन 6 सप्ताह में पूर्ण हो जाता है
(d) उपरोक्त सभी

318. मल्टीपल गर्भावस्था (Multiple pregnancy) से सम्बन्धित मैटर्नल जटिलताएँ (Maternal complications) नहीं है
(a) APH
(b) मैलप्रजेन्टेशन (Malpresentation)
(c) हाइड्रेमिनोस (Hydraminos)
(d) फंडल की ऊँचाई (Fundal height) का एमिनोरिया अवधि की तुलना में कम होना

319. मल्टीपल गर्भावस्था के प्रबन्धन के बारे में कौन-सा कथन सत्य नहीं है?
(a) प्रथम बच्चे का प्रसव सामान्य प्रसव के लिए निर्धारित दिशा-निर्देशों के अनुसार होना चाहिए
(b) प्रथम बच्चे के अग्र कंधे (Anterior shoulder) की डिलीवरी (Delivery) के बाद IV इर्गोमीट्रिन (Erogometrine) नहीं देनी चाहिए
(c) दूसरे बच्चे की डिलीवरी (Delivery) के दौरान, यदि लाई (Lie) ट्रांसवर्स (Transverse) है, तो इसे एक्सटर्नल वर्जन (External version) द्वारा सही करना चाहिए
(d) प्रथम बच्चे के अग्र कंधे (Anterior shoulder) की डिलीवरी (Delivery) के बाद IV इर्गोमीट्रिन (Ergometrine) देना

320. प्रसव (Delivery) के 24 घन्टे बाद होने वाले रुधिरस्राव (Bleeding) को PPH माना जाता है
(a) जब रुधिर की हानि 500 mL से अधिक हो
(b) जब रुधिर की हानि 700 mL से अधिक हो
(c) जब रुधिर की हानि 100 mL से अधिक हो
(d) जब रुधिर की हानि 200 mL से अधिक हो

321. प्रसव (Delivery) के बाद कौन-सा ड्रग लैक्टेशन (Lactation) को रोकने (Suppress) के लिए दिया जाता है?
(a) एस्ट्रोजन एवं प्रोजेस्ट्रॉन (b) टेस्टोस्टेरॉन
(c) ब्रोमोक्रिप्टीन (d) ये सभी

322. निचले गर्भाशयी खण्ड (Lower uterine segment) का निर्माण होता है
(a) प्रसव की प्रथम अवस्था में
(b) प्रसव की द्वितीय अवस्था में
(c) प्रसव की तृतीय अवस्था में
(d) प्रसव की चतुर्थ अवस्था में

323. सर्विक्स को पूर्ण विस्तारित (Fully dilated) माना जाता है जब
(a) यह 10 cm डायलेटेड हो (b) यह 4 cm डायलेटेड हो
(c) यह 20 cm डायलेटेड हो (d) यह 14 cm डायलेटेड हो

324. प्रिमीग्रेविडा (Primigravida) में पार्टोग्राफ में लेटेन्ट फेज (Latent phase) की अवधि होती है
(a) 4 घण्टे (b) 8 घण्टे (c) 12 घण्टे (d) 16 घण्टे

325. पेरिनिअल लेसीरेशन (Laceration) को रोकने के लिए किए जाने वाले उपायों में कौन-सा उपाय शामिल नहीं है?
(a) बच्चे के सिर को संकुचनों के मध्य डीलिवर (Delivery) करना
(b) समय पर एपिसिओटोमी करना
(c) शीघ्र एक्सटेंशन (Early extension) के द्वारा डीलिवरी (Delivery) करने पर जोर देना
(d) सिर की स्वतः दबाव युक्त डीलिवरी (Delivery) को अवोडइ (Avoid) करना

326. परप्यूरम (Pureperium) की अवधि होती है
(a) 7 सप्ताह (b) 6 सप्ताह
(c) 9 सप्ताह (d) 280 दिन

327. परप्यूरम अवधि शुरु होती है
(a) प्लेसेन्टा के निकलने के तुरन्त बाद से
(b) फीटस के निकलने के तुरन्त बाद से
(c) अस्पताल से डिस्चार्ज (Discharge) होने के बाद से
(d) झिल्लियों के फटने (Rupture) के बाद से

328. सर्विक्स का इफेसमेंट होता है
(a) प्रसव की प्रथम अवस्था में
(b) प्रसव की द्वितीय अवस्था में
(c) प्रसव की तृतीय अवस्था में
(d) प्रसव की चतुर्थ अवस्था में

296. (a)	297. (b)	298. (a)	299. (d)	300. (c)	301. (b)	302. (b)	303. (d)	304. (a)	305. (d)
306. (b)	307. (c)	308. (b)	309. (d)	310. (c)	311. (c)	312. (b)	313. (c)	314. (d)	315. (b)
316. (a)	317. (d)	318. (d)	319. (d)	320. (a)	321. (d)	322. (a)	323. (a)	324. (b)	325. (c)
326. (b)	327. (a)	328. (a)							

329. **वह प्रक्रिया जिसके द्वारा प्लेसेन्टल साइट** (Placental site) **पर सतही क्षेत्रफल** (Surface area) **में कमी हो जाती है एवं प्लेसेन्टा के अलग होने में मदद होती है, कहलाती है**
(a) डायलेशन (Dilatation)
(b) कॉन्ट्रेक्शन (Contraction)
(c) इफेसमेन्ट (Effacement)
(d) रिट्रेक्शन (Retraction)

330. **निम्न में से एब्रप्शन प्लेसेन्टा** (Abruptio placentae) **के लक्षणों में शामिल नहीं है**
(a) हाइपरटेंशन (Hypertension) एवं ब्रेडीकार्डिया (Bradycardia)
(b) वेजाइनल रुधिरस्राव (Vaginal bleeding)
(c) पीलापन (Pallor)
(d) उपरोक्त में से कोई नहीं

331. **निम्न में से कौन-सा लक्षण गर्भावस्था के केवल IIIrd तिमाही में पाया जा सकता है?**
(a) एमीनोरिया
(b) उदर/पेट (Abdomen) का बढ़ना
(c) क्विकनिंग
(d) लाइटनिंग

332. **पिटोसिन** (Pitocin) **के इन्डक्टशन** (Induction) **के दौरान होने वाला खतरा है**
(a) BP का बढ़ जाना
(b) संक्रमण
(c) गर्भाशय का फट जाना
(d) झिल्लियों का जल्दी फट जाना

333. **अटोनिक गर्भाशय** (Atonic uterus) **के लिए उपचार है**
(a) गर्भाशय की मसाज
(b) मेथार्जिन (Methergine) IV के रूप में देना
(c) ऑक्सीटोसिन इनफ्यूजन
(d) उपरोक्त सभी

334. **सबइन्वोल्युशन** (Subinvolution) **में सबसे अधिक प्रभावित होने वाला अंग है**
(a) गर्भाशय (b) वेजाइना (c) स्तन (d) अण्डाशय

335. **ग्रान्ड मल्टीपैरा** (Grand multipara) **से क्या तात्पर्य है?**
(a) एक गर्भवती महिला जिसने 4 या अधिक जीवित बच्चों को जन्म दिया हो।
(b) एक गर्भवती महिला जिसने 2 या अधिक जीवित बच्चों को जन्म दिया हो।
(c) एक महिला जिसको 30 वर्ष की आयु के बाद प्रथम बार गर्भवती हुई हो।
(d) एक महिला जिसको 35 वर्ष की आयु के बाद प्रथम बार गर्भवती हुई हो।

गर्भवती महिला का पोषण एवं गर्भावस्था के विकार

336. **गर्भावस्था के दौरान एक महिला के लिए आवश्यक अतिरिक्त प्रोटीन की मात्रा है**
(a) 10 gm प्रतिदिन (b) 5 gm प्रतिदिन
(c) 20 gm प्रतिदिन (d) 40 gm प्रतिदिन

337. **गर्भावस्था के दौरान कैल्शियम की आवश्यक मात्रा है**
(a) 500 mg प्रतिदिन
(b) 1000 mg प्रतिदिन
(c) 1200 mg प्रतिदिन
(d) 400 mg प्रतिदिन

338. **ऐन्टेनेटल देखभाल** (Antenatal care) **का उद्देश्य है**
(a) उच्च खतरे वाली गर्भावस्थाओं (High risk pregnancies) का पता लगाना
(b) किसी भी प्रकार की जटिलता (Complication) को रोकना
(c) माता को स्वास्थ्य शिक्षा प्रदान करना
(d) उपरोक्त सभी

339. **निम्न में से कौन-सी सलाह ऐन्टेनेटल सलाह** (Antenatal advices) **में शामिल नहीं है**
(a) गर्भवती माँ को प्रतिदिन अधिकतम 6 घण्टे बैड रेस्ट करना चाहिए
(b) प्रथम तिमाही (First trimester) तथा अन्तिम 6 सप्ताह में सम्भोग (Coitus) से दूर रहना चाहिए
(c) माता की ढीले तथा आरामदायक वस्त्र पहनने चाहिए
(d) धूम्रपान तथा एल्कोहॉल के सेवन से बचना चाहिए

340. **गर्भावस्था के दौरान निम्न में से कौन-सी वैक्सीन** (Vaccine) **नहीं दी जा सकती?**
(a) टिटेनस टोक्सॉइड (b) हिपेटाइटिस-A
(c) हिपेटाइटिस-B (d) मीजल्स

341. **एक महिला जो 16 सप्ताह की गर्भावती** (Pregnant) **है मिडवाइफ उसे क्या सलाह** (Advice) **देगी कि उसे फोलोअप** (Follow-up) **के लिए आना है**
(a) एक बार (b) दो बार
(c) तीन बार (d) चार बार

342. **मिसेस A जोकि एक प्रसव माता हैं, प्रसव के 8 दिन बाद अस्पताल में 102°C बुखार, पेटदर्द एवं बदबूदार लोकिया से ग्रसित होकर भर्ती हुई हैं। यह लक्षण है**
(a) प्यूर्पेरल सेप्सिस का (b) पेरिटोनाइटिस का
(c) पेरिनियल रप्चर का (d) सबइनवोल्यूशन का

343. **एक्टोपिक गर्भावस्था** (Ectopic pregnancy) **की मुख्य नैदानिक विधि** (Diagnostic method) **है**
(a) ट्रांसएब्डोमिनल अल्ट्रासाउण्ड (b) ट्रांस वेजाइनल अल्ट्रासाउण्ड
(c) डोपलर अल्ट्रासाउण्ड (d) HCG टेस्ट

344. **ट्यूबल गर्भावस्था** (Tubal pregnancy) **के कारण में सम्मिलित है**
(a) गर्भनिरोधक (IUD) का फेल होना
(b) ट्यूबल ऑपरेशन एवं पहले की ट्यूबल गर्भावस्था
(c) पेल्विक इनफ्लेमेशन बीमारी
(d) उपरोक्त सभी

345. **एक्टोपिक गर्भावस्था** (Ectopic pregnancy) **को इस प्रकार परिभाषित किया जा सकता है**
(a) गर्भाशयी (Uterine) कैविटी में निषेचित अण्ड का आरोपण
(b) गर्भाशयी कैविटी के बाहर निषेचित अण्ड का आरोपण
(c) 18 वर्ष से कम उम्र की महिला का गर्भवती होना
(d) 35 वर्ष से अधिक उम्र की महिला का गर्भवती होना

346. सबसे सामान्य प्रकार (Commonest type) **की पूर्ण गर्भपात** (Ectopic pregnancy) **है**
(a) ट्यूबल गर्भावस्था (b) ओवेरियन गर्भावस्था
(c) एब्डोमिनल गर्भावस्था (d) सर्वाइकल गर्भावस्था

347. एक्टोपिक गर्भावस्था (Ectopic pregnancy) **के लिए उत्तरदायी कारक है**
(a) PID
(b) इन्ट्रायूटेराइन डिवाइस (Intrauterine devices) का फेल हो जाना
(c) ट्यूबल रिकॉन्सट्रक्टिव सर्जरी (Tubal reconstructive surgery)
(d) उपरोक्त सभी

348. निम्न में से कौन-सा लक्षण ट्यूबल गर्भावस्था (Tubal pregnancy) **के क्लासिक ट्रायड लक्षणों** (Classic triad symptoms) **में शामिल नहीं है?**
(a) एमीनोरिया (Amenorrhoea)
(b) उदरीय दर्द (Abdominal pain)
(c) कॉन्वुलशन्स (Convulsions)
(d) वेजाइनल रुधिरस्राव (Vaginal bleeding)

349. एक्टोपिक गर्भावस्था (Ectopic pregnancy) **का डायग्नोसिस** (Diagnosis) **करने के लिए कौन-सी जाँच की जाती है?**
(a) सोनोग्राफी (b) लैप्रोस्कोपी
(c) सीरम प्रोजेस्ट्रॉन स्तर (d) ये सभी

350. कौन-सा उपाय एक्यूट एक्टोपिक गर्भावस्था (Acute ectopic pregnancy) **के प्रबंधन** (Management) **में शामिल नहीं है?**
(a) रिसस्सीटेशन (Resuscitation) के बाद लैप्रोटोमी
(b) रुधिर ट्रान्सफ्यूजन
(c) लैप्रोटोमी के बाद रिसस्सीटेशन (Resuscitation)
(d) IV रिंगर लैक्टेट

351. निम्न में से कौन-सा एक्टोपिक गर्भावस्था का कॉन्सर्वेटिव उपचार (Conservative treatment) **नहीं है?**
(a) लीनियर सालपिंगोस्टोमी
(b) लीनियर सालपिंगोटोमी
(c) सेग्मेन्टल रिसेक्शन (Segmental resection)
(d) सालपिंगोक्टोमी (Salpingectomy)

352. प्लेसेन्टा प्रिविया का लक्षण नहीं है
(a) दर्द रहित रुधिरस्राव
(b) अनियमित रुधिरस्राव
(c) गहरे रंग का रुधिरस्राव
(d) फीटल हृदय ध्वनि उपस्थित होती है

353. कॉर्ड की वह असामान्यता जिसमें कॉर्ड प्लेसेन्टा की सीमा से जुड़ी रहती है, कहलाती है
(a) बैटलडोर प्लेसेन्टा (b) वेलामेन्टस प्लेसेन्टा
(c) सुपर फेटेसन (d) सुपर फेकन्डेशन

354. ब्रीच डिलीवरी में जटिलता होती है
(a) ऐन्टेपार्टम रुधिरस्राव (b) कॉर्ड प्रोलेप्स
(c) प्लेसेन्टल रिटेन्शन (d) प्रेसीपिटेड प्रसव

355. जब कॉर्ड प्रोलेप्स (Cord prolapse) **हो और भ्रूण जिन्दा** (Fetus visible) **हो, तो ऐसी अवस्था में निम्न में से कौन-सी स्थिति प्रदान करेंगे?**
(a) ट्रेन्डेलेनबर्ग पोजिशन (Trendelenberg position)
(b) नी-चेस्ट पोजिशन (Knee chest position)
(c) एलीवेटेड सिम्स पोजिशन (Elevated Sim's position)
(d) लिथोटोमी पोजिशन (Lithotomy position)

356. प्लेसेन्टा प्रिविया जिसमें प्लेसेन्टा आंशिक (Partial) **रूप से इन्टर्नल ओस** (Internal os) **को ढका रहता हैं, कहलाता है**
(a) लो-लेइंग (b) मार्जिनल
(c) अपूर्ण (d) केन्द्रीय

357. प्लेसेन्टा प्रिविया जिसमें प्लेसेन्टा (Placenta) **पूरी तरह से इन्टर्नल ओस** (Internal so) **को ढका होता है, कहलाता है।**
(a) लो-लेइंग (b) मार्जिनल
(c) अपूर्ण (d) केन्द्रीय

358. टाइप-I प्लेसेन्टा के रूप में भी जाना जाता है
(a) लो-लेइंग (b) मार्जिनल (c) अपूर्ण (d) केन्द्रीय

359. टाइप-II प्लेसेन्टा के रूप में भी जाना जाता है
(a) लो-लेइंग (b) मार्जिनल (c) अपूर्ण (d) केन्द्रीय

360. टाइप-III प्लेसेन्टा के रूप में भी जाना जाता है
(a) लो-लेइंग (b) मार्जिनल (c) अपूर्ण (d) केन्द्रीय

361. वह स्थिति जब बच्चे के जन्म के आधे घण्टे बाद तक भी प्लेसेन्टा बाहर नहीं निकलता, कहलाता है
(a) प्लेसेन्टा प्रिविया (b) एब्रप्टियो प्लेसेन्टा
(c) रिटेनेड प्लेसेन्टा (d) प्लेसेन्टा एक्रिटा

362. वह स्थिति जिसमें प्लेसेन्टा सीधा मायोमैट्रियम से जुड़ा रहता है
(a) प्लेसेन्टा प्रिविया (b) एब्रप्टियो प्लेसेन्टा
(c) रिटेनेड प्लेसेन्टा (d) प्लेसेन्टा एक्रिटा

363. कॉर्ड प्रोलेप्स (Cord prolapse) **को इस प्रकार परिभाषित किया जा सकता है**
(a) जब कॉर्ड (Cord) का आकार छोटा हो
(b) जब कॉर्ड (Cord) में अनेक संक्रमण हो
(c) जब कॉर्ड (Cord) वेजाइना के अन्दर पड़ी हो
(d) जब कॉर्ड (Cord) वल्वा के बाहर स्थित हो

364. प्लेसेन्टा प्रिविया का निश्चयात्मक उपचार होगा
(a) बिस्तर का आराम (b) सप्लीमेन्टरी हिमेटीनिक्स
(c) टोकोलायटिक ड्रग्स का उपयोग (d) सिजेरियन डिलीवरी

365. प्लेसेन्टा प्रिविया का महत्त्वपूर्ण लक्षण हैं
(a) हाइपरटेंशन (Hypertension)
(b) वेजाइनल रुधिरस्राव (Vaginal bleeding)
(c) कॉन्वुलशन (Convulsions)
(d) गर्भाशय का असामान्य रूप से बड़ा होना (Unusual enlargement of uterus)

329. (d)	*330. (a)*	*331. (d)*	*332. (c)*	*333. (d)*	*334. (a)*	*335. (a)*	*336. (a)*	*337. (b)*	*338. (d)*
339. (a)	*340. (d)*	*341. (c)*	*342. (a)*	*343. (b)*	*344. (d)*	*345. (b)*	*346. (a)*	*347. (d)*	*348. (c)*
349. (d)	*350. (c)*	*351. (d)*	*352. (d)*	*353. (a)*	*354. (b)*	*355. (b)*	*356. (c)*	*357. (d)*	*358. (a)*
359. (b)	*360. (c)*	*361. (c)*	*362. (d)*	*363. (d)*	*364. (d)*	*365. (b)*			

366. **आंशिक प्लेसेन्टा प्रिविया के प्रबंधन में शामिल है**
(a) सिजेरियन सेक्शन (Caesarean section)
(b) रुधिर ट्रांसफ्यूजन (Blood transfusion)
(c) D एवं C
(d) पूर्ण आराम (Complete rest)

367. **प्लेसेन्टा प्रिविया** (Placenta previa) **का प्रिडिस्पोसिंग फेक्टर** (Predisposing factor) **नहीं है**
(a) प्रिमीग्रेविडा (Primigravida)
(b) मल्टीपैरीटी (Multiparity)
(c) माता की आयु 35 वर्ष से अधिक हो
(d) सिजेरियन डिलेवरी का इतिहास

368. **प्लेसेन्टा प्रिविया का वह प्रकार जिसमें प्लेसेन्टा आन्तरिक ओस** (Internal OS) **की सीमा** (Margin) **तक पहुँचता है, लेकिन उसे कवर** (Cover) **नहीं करता है, कहलाता है**
(a) टाइप-I लो लेयिंग (Low lying)
(b) टाइप-II मार्जिनल (Marginal)
(c) टाइप-III आंशिक केन्द्रीय (Partial central)
(d) टाइप-IV केन्द्रीय (Central)

369. **निम्न में से कौन-सा प्लेसेन्टा प्रिविया का लक्षण नहीं है?**
(a) दर्द रहित रुधिरस्राव
(b) रुधिरस्राव बाहर (Bleeding revealed) निकलता है।
(c) गहरे रंग का रुधिरस्राव (Dark coloured bleeding) होता है।
(d) गर्भ की हृदय ध्वनि (Fetal heart sound-FHS) उपस्थित होती है।

370. **कौन सा प्लेसेन्टा प्रिविया सबसे घातक माना जाता है?**
(a) Type-I posterior P.P (b) Type-I anterior P.P
(c) Type-II posterior P.P (d) Type-I low lying P.P

371. **गर्भावस्था के आखिरी ट्राइमेस्टर में वेजाइना मार्ग द्वारा दर्द युक्त रुधिरस्राव का कारण है**
(a) एब्रप्टियो प्लेसेन्टा
(b) लगातार सम्भोग करना
(c) प्लेसेन्टा प्रिविया
(d) गर्भाशय का ज्यादा डिस्टेन्शन

372. **गर्भावस्था की वह स्थिति जिसमें सामान्य रूप से इम्प्लांटेड** (Implanted) **प्लेसेन्टा के प्रिमेच्योर पृथक्करण** (Premature separation) **के कारण रुधिरस्राव होता है, कहलाती है**
(a) एब्रप्टियो प्लेसेन्टा (Abruptio placenta)
(b) प्लेसेन्टा प्रिविया (Placenta previa)
(c) एक्लेम्पसिया (Eclampsia)
(d) हाइपरेमीसिस ग्रेविडेरम (Hyperemesis gravidarum)

373. **एब्रप्टियो प्लेसेन्टा** (Abruptio placenta) **का वह प्रकार जिसमें रुधिर बाहर की ओर निकलता हुआ दिखायी नहीं देता है, कहते हैं**
(a) रिवेल्ड टाइप (Revealed type)
(b) कॉन्सिल्ड टाइप (Concealed type)
(c) मिक्सड टाइप (Mixed type)
(d) प्लेसेन्टा प्रिविया टाइप-IV (Placenta previa type-IV)

374. **एब्रप्टियो प्लेसेन्टा** (Abruptio placenta) **का सबसे महत्त्वपूर्ण प्रिडिस्पोजिंग फैक्टर** (Predisposing factor) **है**
(a) गर्भावस्था में हाइपरटेंशन (b) छोटी कॉड्र (Short cord)
(c) फोलिक एसिड की कमी (d) चोट (Trauma)

375. **गर्भावस्था की पूर्णावधि पर रुधिरस्राव** (Bleeding) **का सामान्य कारण है**
(a) एब्रप्टिओ प्लेसेन्टा (Abruptio placentae)
(b) प्लेसेन्टा प्रिविया (Placenta previa)
(c) वासा प्रिविया (Vasa previa)
(d) यूटेराइन प्रिविया (Uterine previa)

376. **एब्रप्टियो प्लेसेन्टा** (Abruptio placentae) **सम्बन्धित है**
(a) प्रसवपूर्व रुधिरस्राव (APH) (b) प्रसवपश्चात् रुधिरस्राव (PPH)
(c) एक्लेम्पसिया (Eclampsia) (d) एक्टोपिक प्रेगनेन्सी

377. **सेप्टिक गर्भपात के चिन्ह है**
(a) हेमीचूरिया (b) पॉलीयूरिया
(c) पेट की संवेदनशीलता (d) ये सभी

378. **एम्नियोटिक द्रव** (Amniotic fluid) **का रंग गहरा लाल-भूरा** (Dark red brown) **संकेत है**
(a) सांस लेने में तकलीफ का (b) Rh असंगतता का
(c) फीटस की पोस्ट मेच्युरिटी का (d) भ्रूण की मौत का

379. **मिसेज *A* जो 8 सप्ताह की गर्भावती है में वेजाइनल मार्ग में लाल रंग के चमकीले रुधिरस्राव की समस्या है। वेजाइनल परीक्षण** (Vaginal examination) **करने पर** 2 cm **सर्विक्स का विस्तारण ज्ञात होता है। निम्न में से कौन-सी व्याख्या मिसेज A की अवस्था बताती है?**
(a) इनकम्पलीट गर्भपात (b) अपरिहार्य गर्भपात
(c) संकटग्रस्त गर्भपात (d) मिस्ड गर्भपात

380. **गर्भपात की वह स्थिति जिसमें प्रक्रिया शुरु हो गई, लेकिन कोई विकास नहीं हो रहा एवं गर्भावस्था की स्थिति नहीं है। ऐसी अवस्था कहलाती है**
(a) विफल गर्भपात (b) संभावित गर्भगात
(c) अपरिहार्य गर्भपात (d) पूर्ण गर्भपात

381. **गर्भपात** (Abortion) **की वह स्थिति जिसमें गर्भाधान के भाग** (Product of conception) **का गर्भाशय में रह जाते हैं, उसे कहते है।**
(a) विफल गर्भपात (b) सम्भावित गर्भपात
(c) अपरिहार्य गर्भपात (d) पूर्ण गर्भपात

382. **मिस्ड गर्भपात** (Abortion) **का अन्य नाम है**
(a) सेप्टिक गर्भपात (b) थ्रेटेन्ड गर्भपात
(c) साइलेन्ट गर्भपात (d) इनीविटेबल गर्भपात

383. **मिडटर्म गर्भपात** (Midterm abortion) **का कारण है**
(a) सर्वाइकल इन्कम्पीटेन्सी
(b) गर्भाशय का उलटना
(c) ऑक्सीटोसिन का ज्यादा स्रावित होना
(d) रूबेला संक्रमण

384. **पहले तीन महीने के गर्भपात** (Abortion) **का मुख्य कारण है**
(a) क्रोमोसोमल असामान्यता (b) ट्रोमा
(c) मेटर्नल बीमारी (d) RTI

385. **सेप्टिक गर्भपात** (Septic abortion) **का मुख्य कारण है**
(a) पेल्विक इनफ्लेमेशन बीमारी (b) सर्जिकल गर्भपात
(c) गैरकानूनी गर्भपात (d) यौन संचरित बीमारियाँ

386. **स्वतः गर्भपात** (Spontaneous abortion) **का कारण है**
(a) यूटेराइन फाइब्रॉइड
(b) सर्विकल अयोग्यता (Cervical incompetence)
(c) ऑटोइम्यून रोग (Autoimmune disease)
(d) उपरोक्त सभी

387. **कुल गर्भपात के तीन चौथाई** (3/4th) **गर्भपात होते हैं**
(a) गर्भवस्था के प्रथम 5 सप्ताह के दौरान
(b) गर्भावस्था के प्रथम 20 सप्ताह के दौरान
(c) गर्भावस्था के प्रथम 16 सप्ताह के दौरान
(d) गर्भावस्था के अन्तिम 10 सप्ताह के दौरान

388. **कौन-सा अपरिहार्य गर्भपात** (Inevitable abortion) **का लक्षण नहीं है?**
(a) वेजाइना से रुधिरस्राव की अनुपस्थिति
(b) उदर के निचले हिस्से में दर्द
(c) वेजाइना से रुधिरस्राव में वृद्धि
(d) सर्विक्स की आन्तरिक ओस (Internal os) का फैला होना

389. **पूर्ण गर्भपात** (Complete abortion) **के लक्षणों** (Symptoms) **में कौन-सा शामिल नहीं है?**
(a) वेजाइना से रुधिरस्राव की अनुपस्थिति
(b) उदरीय दर्द (Abdominal pain) का बन्द हो जाना
(c) सर्वाइकल ओस (Cervical os) बन्द हो जाती है
(d) वेजाइना से अत्यधिक रुधिरस्राव होना

390. **निम्न में से कौन-सा कथन सत्य नहीं है?**
(a) प्रसव (Delivery) के दौरान ऑक्सीटोसिन संवेदनशीलता (Sensitivity) बढ़ जाती है
(b) दूसरी तिमाही (Second trimester) में गर्भपात (Abortion) को प्रेरित (Induce) करने के लिए प्रोस्टाग्लैंडिन दिए जा सकते हैं
(c) प्रथम तिमाही (First trimester) में गर्भपात (Abortion) के प्रथम तिमाही (Induction) के लिए ऑक्सीटोसिन (Oxytocin) काम में लिया जाता है
(d) दुग्ध स्रावी (Lactation) महिला में जेनाइटल उद्दीपन (Genital stimulation) से ऑक्सीटोसिन अधिक मुक्त (Release) होती है

391. **गर्भपात** (Abortion) **का वह प्रकार जिसमें गर्भावस्था के लक्षण समाप्त हो गए हो तथा फीटस के हृदय की ध्वनि सुनायी देना बन्द हो गई हो, इस प्रकार का गर्भपात** (Abortion) **कहलाता है।**
(a) सेप्टिक गर्भपात (Septic abortion)
(b) संकटग्रस्त गर्भपात (Threatened abortion)
(c) मिस्ड गर्भपात (Missed abortion)
(d) पूर्ण गर्भपात (Complete abortion)

392. **गर्भपात** (Abortion) **की स्थिति में सामान्यताया कौन-सी प्रक्रिया** (Procedure) **काम में ली जाती है?**
(a) डायलेशन एवं एवेक्यूएशन
(b) LSCS
(c) मेम्ब्रेन का कृत्रिम रूप से फटना
(d) एपिसियोटोमी

393. **प्रथम तिमाही** (First trimester) **में** 12 **सप्ताह तक गर्भावस्था** (Pregnancy) **को खत्म** (Terminate) **करने के लिए कौन-सा ड्रग काम आता है?**
(a) मिफेप्रिस्टॉन (Mifepristone)
(b) मैथोट्रेक्सेट (Methotrexate) एवं मिसोप्रोस्टॉल (Misoprostol)
(c) टैमोक्सिफेन (Tamoxifen) एवं मिसोप्रोस्टॉल (Misoprostol)
(d) उपरोक्त सभी

394. **पिछले प्रिटर्म प्रसव** (Previous preterm delivery) **के इतिहास के साथ एक** 26 **वर्षीय मल्टीपारा** (Multipara) **में इस गर्भावस्था** (Pregnancy) **में प्रिटर्म प्रसव** (Preterm delivery) **के लिए सबसे मुख्य खतरे का कारक** (Most significant risk factor) **है**
(a) बैक्टीरियूरिया (Bacteriuria)
(b) भारी मैटरनल कार्य (Heavy maternal work)
(c) पिछला प्रिटर्म जन्म (Previous preterm birth)
(d) पिछली दूसरी तिमाही गर्भपात (Previous second trimester abortion)

395. **गर्भ** (Fetus) **जो स्वतन्त्र रूप से जीवित रहने में समर्थ नहीं है, को माता के गर्भाशय से बाहर निकालना कहलाता है**
(a) प्रसव (b) गर्भपात
(c) लेबर (d) सिजेरियन सेक्शन

396. **निम्नलिखित में से कौन-सा शीघ्र गर्भपात** (Early miscarriage) **का कारण नहीं है?**
(a) प्रोजेस्ट्रॉन की कमी
(b) टॉर्च संक्रमण (TORCH infection)
(c) गर्भाशय शिशु विकार
(d) फोलिक एसिड प्रदान करना

397. **वह गर्भपात** (Abortion) **जिसमें गर्भाशय** (Uterus) **के संक्रमण के क्लिनिकल लक्षण** (Clinical features) **उपस्थित हो, कहलाता है**
(a) संकटग्रस्त गर्भपात (Threatened abortion)
(b) अपरिहार्य गर्भपात (Inevitable abortion)
(c) मिस्ड गर्भपात (Missed abortion)
(d) सेप्टिक गर्भपात (Septic abortion)

398. **गर्भावस्था में एक महिला जिसे वेजाइनल रक्त स्त्राव** (Vaginal bleeding) **हो रही है, पेट के निचले भाग में दर्द है एवं एमीनोरिया** (Amenorrhoea) **अवधि की तुलना में गर्भाशय का आकार छोटा है। इस महिला का डायग्नोसिस** (Diagonsis) **होगा**
(a) गर्भपात (Abortion) (b) PPH
(c) एक्लेम्पसिया (Eclampsia) (d) PID

366. (d)	*367.* (a)	*368.* (b)	*369.* (c)	*370.* (c)	*371.* (a)	*372.* (a)	*373.* (b)	*374.* (a)	*375.* (a)
376. (a)	*377.* (c)	*378.* (d)	*379.* (b)	*380.* (d)	*381.* (a)	*382.* (c)	*383.* (a)	*384.* (a)	*385.* (c)
386. (d)	*387.* (c)	*388.* (a)	*389.* (d)	*390.* (c)	*391.* (c)	*392.* (a)	*393.* (d)	*394.* (d)	*395.* (b)
396. (d)	*387.* (d)	*398.* (a)							

399. प्रिटर्म लेबर (Preterm labor) **को इस प्रकार परिभाषित किया जा सकता है**

(a) गर्भावस्था के 37 सप्ताह पूर्ण होने से पूर्व ही प्रसव प्रारम्भ होना
(b) गर्भावस्था के 39 सप्ताह पूर्ण होने से पूर्व ही प्रसव प्रारम्भ होना
(c) गर्भावस्था के 40 सपताह पूर्ण होने पर प्रसव प्रारम्भ होता है
(d) प्रसव (Delivery) की सम्भावित तिथि के 2 सप्ताह बाद तक भी गर्भावस्था का जारी रहना

400. लेबर (Labor) **की शुरुआत** (Onset) **के बाद किसी भी समय, परन्तु सर्विक्स के डायलेशन** (Dilatation) **से पहले झिल्लियों का फट जाना कहलाता है**

(a) शीघ्र रप्चर (Early rupture)
(b) प्रिमेच्योर रप्चर (Premature rupture)
(c) लेट रप्चर (Late rupture)
(d) पोस्ट मेच्योर रप्चर (Post mature rupture)

401. लेबर (Labor) **के शुरुआत** (Onset) **से पहले झिल्लियों का फटना** (Rupture) **कहलाता है।**

(a) शीघ्र रप्चर
(b) प्रिमेच्योर रप्चर
(c) लेट रप्चर
(d) पोस्ट मेच्योर रप्चर

402. दूसरी बार या उससे अधिक बार गर्भवती महिला में प्रथम अवस्था (First stage) **की प्रसव** (Labor) **अवधि कितने घण्टे की होती है?**

(a) 11
(b) 6.5
(c) 12
(d) 7

403. मेम्ब्रेन के प्रिमेच्योर रप्चर (Premature rupture of membrane) **का मतलब है**

(a) 28वें सप्ताह की गर्भावस्था से पहले या प्रसव के शुरु होने से पहले मेम्ब्रेन का फटना
(b) 37वें सप्ताह की गर्भावस्था या प्रसव के शुरु होने से पहले मेम्ब्रेन का फटना
(c) 37वें सप्ताह की गर्भावस्था के पूर्ण होने से पहले मेम्ब्रेन का फटना
(d) प्रसव के 24 घण्टे पहले मेम्ब्रेन का फटना

404. प्रिटर्म प्रसव में मेम्ब्रेन के रप्चर से तात्पर्य है

(a) 28 वें सप्ताह की गर्भावस्था या प्रसव शुरु होने से पहले मेम्ब्रेन का फटना
(b) 37 वें सप्ताह की गर्भावस्था या प्रसव के शुरु होने से पहले मेम्ब्रेन का फटना
(c) 37वें सप्ताह की गर्भावस्था के पूर्ण होने से पहले मेम्ब्रेन का फटना
(d) प्रसव के 24 घण्टे पहले मेम्ब्रेन का फटना

405. प्रिटर्म प्रिलेबर में मेम्ब्रेन के फटने (Rupture of membrane) **से तात्पर्य है**

(a) 28वें सप्ताह की गर्भावस्था एवं प्रसव के शुरु होने से पहले मेम्ब्रेन का फटना
(b) 37वें सप्ताह की गर्भावस्था और प्रसव शुरु होने से पहले मेम्ब्रेन का फटना
(c) 37वें सप्ताह की गर्भावस्था के पूर्ण होने से पहले मेम्ब्रेन का फटना
(d) प्रसव के 24 घण्टे पहले मेम्ब्रेन का फटना

406. प्रिटर्म लेबर का कारण है

(a) प्लेसेन्टा प्रिविया
(b) मेम्ब्रेन का प्रि-रप्चर
(c) एम्नियोटिक फ्लूड की मात्रा का सामान्य से अधिक होना
(d) उपरोक्त सभी

407. पोस्ट मेच्योरिटी (Post maturity) **को परिभाषित किया जा सकता है**

(a) गर्भावस्था के 37 सप्ताह पूर्ण होने से पूर्व ही प्रसव प्रारम्भ होना
(b) गर्भावस्था के 39 सप्ताह पूर्ण होने से पूर्व ही प्रसव प्रारम्भ होना
(c) गर्भावस्था के 40 सप्ताह पूर्ण होने पर प्रसव शुरु होता है
(d) गर्भावस्था के 42 सप्ताह बाद तक भी गर्भावस्था का जारी रहना

408. अप्रभावी गर्भाशयी संकुचन (Uterine contractions) **देखे जा सकते हैं**

(a) यूटेराइन इनर्शिया (Uterine intertia)
(b) कोलिक्की गर्भाशय (Colicky uterus)
(c) सर्वाइकल डिसटोसिया (Cervical dystocia)
(d) उपरोक्त सभी

409. सबसे सामान्य प्रकार का असामान्य गर्भाशयी संकुचन (Uterine contraction) **है**

(a) एक्सेसिव संकुचन (Excessive contraction)
(b) यूटेराइन इनर्शिया (Uterine inertia)
(c) कोलिक्की गर्भाशय (Colicky inertia)
(d) असममित गर्भाशय संकुचन (Asymmetrical uterine contraction)

410. ऑलिगोहाइड्रोमिनोस का लक्षण नहीं है

(a) गर्भाशय का आकार एमीनोरिया अवधि से बहुत अधिक होता है
(b) फीटल की गतिविधि में कमी होती है
(c) गर्भाशय में फीटल की वृद्धि अवरुद्ध हो जाती है
(d) मैलप्रजेन्टेशन हो सकता है

411. निम्न में से कौन-सी अवस्था (Condition) **है, जो गर्भस्थ** (Pregnant) **स्त्री में डिसप्निया** (Dyspnoea) **या सांस लेने में परेशानी उत्पन्न करती है?**

(a) एब्रेप्टो प्लेसेन्टा
(b) प्लेसेन्टा प्रिविया
(c) एक्लैम्पिसिया
(d) पॉलीहाइड्राएम्निओस

412. पॉलीहाइड्रोएम्निओस में एम्नियोटिक द्रव मात्रा (Amniotic fluid volume) .... **से ज्यादा होती है।**

(a) 1000 mL
(b) 1500 mL
(c) 2000 mL
(d) 2500 mL

413. हाइडेटिडीफॉर्म मोल (Hydatidiform mole) **के क्लीनिकल लक्षण है**

(a) अल्टासोनोग्राफी में स्नो स्ट्रोम (Snow strom) दिखाई देना
(b) hCG स्तर का बढ़ना
(c) भ्रूण के शरीर के भाग व हृदय की धड़कन अनुपस्थित
(d) उपरोक्त सभी

414. अल्ट्रासोनोग्राफी में स्नो स्ट्रोम लक्षण है

(a) प्रि-एक्लैम्पसिया का
(b) हाइडेटिडिफॉर्म का
(c) बैटलडोर प्लेसेन्टा का
(d) पोस्टपार्टम रुधिरस्राव का

415. **निम्न में पॉलीहाइड्रोएम्नियोसिस का प्रभाव नहीं है**
(a) फेफड़ों की हाइपोप्लेजिया
(b) फीटल डिस्ट्रेस
(c) मैक्रोसोमिया
(d) मिकोनियस स्टेनिंग युक्त एम्नियोटिक द्रव

416. **एक महिला में गर्भावस्था के दौरान डायबिटीज होने पर पॉलीहाइड्रोएम्नियोस के होने का क्या कारण है?**
(a) भ्रूण के निकालने की क्रिया की अनुपस्थिति
(b) फीटल डाइयूरेसिस (Fetal diuresis)
(c) ट्रान्सुडेशन का बढ़ना (Increased transudation)
(d) रुधिर वाहिकाओं की हाइपरप्लेसिया

417. **हायडेटीडिफॉर्म मोल है, एक**
(a) श्वसन तन्त्र का डिसऑर्डर
(b) मस्तिष्क में उपस्थित असामान्य मोल
(c) पिट्यूटरी ग्रन्थि में उपस्थित असामान्य मोल
(d) प्लेसेन्टा की असामान्य स्थिति

418. **वेजाइना से अंगूर जैसी पुट्टिकाओं** (Grape like vesicles) **का निकलना किस बीमारी का डायग्नोस्टिक लक्षण है?**
(a) एक्टोपिक गर्भावस्था (Ectopic pregnancy)
(b) हाइडोटेडिफॉर्म मोल (Hydatidiform mole)
(c) फीटल पैपीरेसियस (Fetus papyraceous)
(d) एक्लैम्पसिया (Eclampsia)

419. **गर्भावस्था** (Pregnancy) **की वह स्थिति जिसमें टर्म** (Condition) **पर एम्नियोटिक तरल** (Amniotic fluid) **की मात्रा 200 mL से भी कम हो जाती है, कहलाती है**
(a) ऑलिगोहाइड्रेमिनोस (b) पॉलीहाइड्रेमिनोस
(c) मल्टीपल गर्भावस्था (d) एक्टोपिक गर्भावस्था

420. **पॉलीहाइड्रेमिनोस के कारण होनो वाली जटिलता** (Complication) **है**
(a) प्रि-एक्लैम्पसिया (Pre-eclampsia)
(b) मैलप्रजेन्टेशन (Malpresentation)
(c) प्रिटर्म लेबर (Preterm labour)
(d) उपरोक्त सभी

421. **एम्नियोटिक द्रव** (Amniotic fluid) **का गोल्डन रंग संकेत है**
(a) सांस लेने में तकलीफ का
(b) RH असंगतता का
(c) भ्रूण की पश्च परिपक्वता का
(d) फीटस की इन्ट्रायूटेराइन मौत का

422. Rh **आइसोइम्यूनाइजेशन** (Rh isoimmunisation) **एक** Rh **निगेटिव गर्भावस्था महिला को देते हैं, जब**
(a) पहला बच्चा Rh निगेटिव हो (b) माता Rh निगेटिव हो
(c) पति Rh निगेटिव हो (d) ये सभी

423. **हाइडेटिडिफार्म मोल का लक्षण नहीं है।**
(a) योनि से रक्तस्राव (b) शिशु हृदय घड़कन
(c) उच्च रक्तचाप (d) वमन एवं जी मिचलाना

424. **गर्भावस्था** (Pregnancy) **के दौरान कम एस्ट्रीयल स्तर** (Oestrial level) **किसके कारण होता है?**
(a) हाएडेटिडिफॉर्म मोल (b) डाउन सिन्ड्रोम
(c) न्यूरल ट्यूब डिफेक्ट (d) ये सभी

425. **गर्भाशय के फटने** (Ruptured uterus) **का सामान्य कारण** (Most common cause) **है**
(a) ऑक्सीटोसिन का गलत उपयोग
(b) गर्भाशय का उत्तेजित होना
(c) जड़वा (Twin) गर्भावस्था
(d) प्रेसिपिटेटेड प्रसव

426. **कॉन्ट्रेक्ट पेल्विस** (Pelvis) **का कारण है**
(a) पेल्विस से सम्बन्धित बीमारी या चोट
(b) महिला की लम्बाई कम होना
(c) कंकालीय संकीर्णता
(d) उपरोक्त सभी

427. **हाइडेटिडिफॉर्म मोल** (Hydatidiform mole) **एक असामान्य अवस्था है, जो प्रभावित करती है**
(a) एम्नियॉन (b) कोरिऑन
(c) विलाई (d) ब्लास्टोमियर

428. **प्राथमिक सर्वाइकल डिस्टोसिया का कारण है**
(a) सख्त सर्विक्स
(b) अपर्याप्त गर्भाशय संकुचन
(c) पहला जन्म एवं एक्सटर्नल ओस का फेल होना
(d) उपरोक्त सभी

429. **द्वितीयक** (Secondary) **सर्वाइकल डिस्टोसिया के कारण है**
(a) सर्विक्स का स्केरिंग होना (b) पोस्टपार्टम
(c) प्रसव पश्चात् स्केरिंग (d) ये सभी

430. **निम्न से** Rh **आइसोइम्यूनाइजेशन** (Isoimmunisation) **की जटिलता** (Complication) **है**
(a) हाइड्रोप्स फीटेलिस (Hydrops foetails)
(b) कर्निक्टेरस (Kernicterus)
(c) एनीमिया
(d) पोस्ट मेच्योरिटी

431. **वाल्वुलर** (Valvular) **असामान्यता के कारण प्रसव क्रिया में शिशु की मृत्यु का कारण हैं**
(a) एओर्टिक स्टेनोसिस (b) एओर्टिक रिगजेटेशन
(c) मिट्रल स्टेनोसिस (d) मिट्रल रिगजेटेशन

399. (a)	400. (a)	401. (b)	402. (b)	403. (a)	404. (b)	405. (c)	406. (d)	407. (d)	408. (d)
409. (b)	410. (a)	411. (d)	412. (c)	413. (d)	414. (b)	415. (c)	416. (b)	417. (d)	418. (b)
419. (a)	420. (d)	421. (b)	422. (b)	423. (b)	424. (d)	425. (a)	426. (d)	427. (b)	428. (d)
429. (d)	430. (d)	431. (c)							

432. **बहु गर्भाधान** (Multiple gestation) **के जटिलता** (Complication) **में सम्मिलित है**
(a) गर्भपात
(b) जन्मजात मैलप्रजेन्टेशन
(c) कम वजन वाले शिशु का जन्म
(d) उपरोक्त सभी

433. **प्यूर्पेरल सेप्सिस** (Puerperal sepsis) **के मुख्य खतरे में सम्मिलित हैं**
(a) स्तनपान में कमी
(b) कुपोषण एवं गर्भावस्था में एनीमिया
(c) असुरक्षित प्रसव
(d) टिटेनस नियोनेट्रम

434. **गैस्टेशनल ट्रोफोब्लास्टिक बीमारी** (Gestational trophoblastic disease or GTD) **हैं**
(a) मेलेनोमा (b) वेसीकुलर मोल
(c) फाइब्रॉइड गर्भाशय (d) यूटेराइन डिसटोसिया

435. **पेल्विक इनफ्लेमेटोरी** (Inflammatory) **बीमारी का बड़ा कारण निम्न में से है**
(a) एब्रप्टियो प्लेसेन्टा (b) पोस्टपार्टम रुधिरस्राव
(c) यूटेराइन प्रोलैप्स-संक्रमण (d) प्लेसेन्टा प्रिविया

436. **मोलर गर्भावस्था** (Molar pregnancy) **का सामान्यतया उपचार है**
(a) एन्टीबायोटिक्स
(b) सर्जिकल सक्शन और इवेक्यूएशन
(c) हिस्टेरेक्टोमी
(d) ऑक्सीटोसिन

437. **प्रसव के दौरान गर्भाशय संकुचन का कम होना कहलाता है**
(a) हाइपोटोनिया (b) पोलिसिस्टोल
(c) हाइपरटोनिया (d) ओलिगोसिस्टोल

438. **गर्भावस्था में विषरक्तता** (Toxemia) **का चिन्ह कौन-सा है?**
(a) निम्न रुधिर चाप (b) उच्च रुधिर चाप
(c) निम्न रुधि शर्करा (d) उच्च रुधिर शर्करा

439. **निम्न में से कौन-सी स्थिति फीटल डिस्ट्रेस** (Fetal distress) **को इंगित करती है?**
(a) FHS का 150 प्रति मिनट होना
(b) FHS का 160 प्रति मिनट होना
(c) FHS का 110 प्रति मिनट होना
(d) उपरोक्त सभी

440. **निम्न में से कौन-सा फीटल हाइपोक्सिया** (Fetal hypoxia) **का लक्षण नहीं है?**
(a) हृदयी दर (Heart rate) < 100
(b) एक्सेसिव फीटल मुवमेन्ट (Excessive fetal movements)
(c) वर्टेक्स प्रजेन्टेशन में मिकोनियम (Meconium in vertex presentation)
(d) फीटल रुधिर (Foetal blood) pH > 7.5

441. **निम्न में से कौन-सा रूबेला** (Rubella) **के इन्ट्रा यूटेराइन फीटल संक्रमण** (Intra uterine fetal infection) **का परिणाम** (Consequence) **है?**
(a) जन्मजात बहरापन (b) जन्मजात हृदय बीमारियाँ
(c) मोतियाबिन्द (d) ये सभी

गर्भावस्था के दौरान होने वाली बीमारियाँ एवं ऑब्सटेट्रिक ऑपरेशन

442. **निम्न में से एनीमिया का लक्षण है**
(a) हीमोग्लोबिन स्तर का 10 gm से कम होना
(b) टेकीकार्डिया
(c) जल्दी थकान होना
(d) उपरोक्त सभी

443. **गर्भावस्था में सबसे सामान्य हीमेटोलोजिकल डिसऑर्डर है**
(a) एनीमिया (b) थैलेसीमिया
(c) प्लेटलेट डिसऑर्डर (d) कार्डियक फैल्योर

444. **गर्भावस्था से सम्बन्धित एनीमिया का प्रोफायलेक्टिक उपचार है।**
(a) सप्लीमेंटरी आयरन थैरेपी
(b) माता को आयरन युक्त भोज्य पदार्थों का सेवन करने के लिए प्रोत्साहित करना
(c) हुकवॉर्म इन्फेस्टेशन (Hookworm infestations) यदि उपस्थित हो तो उनका उपचार करना
(d) उपरोक्त सभी

445. **एक गर्भवती** (Pregnant) **स्त्री में निम्न में कौन-सी हीमोग्लोबिन वेल्यू** (Haemoglobin value) **एनीमिया बताती हैं?**
(a) Hb 9% (b) Hb 10%
(c) Hb 11% (d) Hb 12%

446. **सुपाइन हाइपोटेन्सिव सिन्ड्रोम** (Supine hypotensive syndrome) **सामान्यतया .... में दिखता है**
(a) 1st ट्राइमेस्टर (b) 2nd ट्राईमेस्टर
(c) 3rd ट्राईमेस्टर (d) ऐन्टेनेटल अवधि

447. **पीलापन** (Pallor), **बढ़ी हुई नाड़ी दर** (Bradycardia), **पसीना आना** (Sweating), **चक्कर आना** (Vertigo) , BP **कम होना** (Hypotension) **और नींद आना** (Dizziness) **ये सब तब होता है जब गर्भवती स्त्री** (Pregnant woman) **करवट लेकर सोती है। यह तो कहलाता है**
(a) मेलिग्नेन्ट हाइपोथर्मिया (b) ऑर्थोस्टेटिक हाइपोटेन्शन
(c) श्वसन डिस्ट्रेस सिन्ड्रोम (d) सुपाइन हाइपोटेन्सिव सिन्ड्रोम

448. **टिंगलिंग** (Tingling), **नम्बनेस** (Numbness) **एवं अंगूठा एवं अंगुलियों में दर्द एक गर्भवती** (Pregnant) **स्त्री में कौन-सी अवस्था** (Stage) **हैं?**
(a) ऑस्टियोपोरोसिस (b) रेमिडायड आर्थेराइट्स
(c) कार्पल ट्यूनल सिन्ड्रोम (d) कैल्शियम की कमी

449. TORCH **संकेत** (Indicate) **है।**
(a) टोक्सोप्लाज्मा, रूबेला, केन्डिडिया, हर्पीस
(b) टोक्सोप्लाज्मा, रूबेला, साइटोमेगलो वायरस (CMV) और हर्पीस सिम्प्लेक्स
(c) टिटेनस, HIV, साइटोमेगलो वायरस और हर्पीस सिम्प्लेक्स
(d) टिटेनस, रूबेला, CMV ओर हर्पीस सिम्प्लेक्स

450. 28 **सप्ताह की गर्भवती महिला को डायबिटीज का खतरा परिणाम है**
(a) ह्यूमन प्लेसेन्टल लैक्टोजन के बढ़ने का
(b) कोरियोनिक गोनैडोट्रोपीन का बढ़ना
(c) ह्यूमन सोमेटोट्रोफिन का बढ़ना
(d) फीटल इन्सुलिन का कम होना

451. हाइपरमेसिस ग्रेविडेरम (Hyperemesis gravidarum) **है**

(a) बर्निंस मिक्चूरेशन (b) गम्भीर दस्त
(c) गम्भीर कब्ज (d) गर्भावस्था में गम्भीर वमन

452. 32 **सप्ताह की गर्भावस्था** (Pregnancy) **में महिला की गम्भीर समस्या निम्न है**

(a) सीने में जलन
(b) कब्ज
(c) सीढ़ियाँ चढ़ते समय सांस भरना
(d) लगातार सिरदर्द

453. एक प्रिमिग्रेविडा (Primigravida) **महिला को मैग्नीशियम सल्फेट** (Magnesium sulphate) IV **विधि से देने से पहले निम्न में से मुख्य रूप से क्या आंकलन** (Assessment) **करेंगे?**

(a) मूत्र में शर्करा की जाँच (b) मूत्र में प्रोटीन की जाँच
(c) कॉफ (Calf) की दाब वेदना (d) गहरी कण्डरा सजगता

454. एक प्रि-एक्लेम्पटिक टॉक्सिमिया (Pre-eclamptic toxaemia) **महिला में दौरे के खतरे होते हैं**

(a) प्रसव के तुरन्त बाद
(b) प्रसव के 12 घण्टे बाद
(c) प्रसव के 24 घण्टे बाद
(d) प्रसव के 48 घण्टे बाद

455. एक्लैम्पसिया मरीज में बेहोशी में चेहरे की माँसपेशियों (Muscle) **का खिंचना एवं आँखों की पुतलियों का एक तरफ घूम जाना या स्थिर होना स्थिति है**

(a) प्रिमोनीटरी अवस्था (Premonitory stage)
(b) टोनिक अवस्था (Tonic stage)
(c) क्लोनिक अवस्था (Clonic stage)
(d) कोमा अवस्था (Coma Stage)

456. एक एक्लैम्पसिया मरीज में शरीर के टोनिक स्पास्म (Tonic spasm) **अवस्था में, धड़ के ओपिस्थोटोनस** (Trunk opisthotonus) **स्थिति में होने, हाथ और पैर मुड़ जाने, आदि की स्थिति कहलाती है**

(a) प्रिमोनीटरी अवस्था (b) टोनिक अवस्था
(c) क्लोनिक अवस्था (d) कोमा अवस्था

457. एक्लैम्पसिया स्थिति में ऐच्छिक माँसपेशियों (Voluntary muscle) **के संकुचित और आरामदायक स्थिति में आ जाने की स्थिति कहलाती है**

(a) प्रिमोनीटरिंग अवस्था (b) टोनिक अवस्था
(c) क्लोनिक अवस्था (d) कोमा अवस्था

458. प्रिएक्लैम्पसिया और एक्लैम्पसिया में कार्डियोवैस्कुलर परिवर्तन (Cardiovascular changes) **है**

(a) सामान्य वाहिका विस्तारण
(b) परिसरीय वैस्कुलर प्रतिरोध बढ़ना
(c) CVP का कम होना
(d) उपरोक्त सभी

459. प्रिएक्लैम्पसिया और एक्लैम्पसिया (Pre-eclampsia and eclampsia) **में गुर्दों** (Kidney) **में परिवर्तन** (Changes) **में शामिल है**

(a) GFR का कम होना
(b) रीनल प्लाज्मा दर का कम होना
(c) सीरम यूरिक एसिड बढ़ना
(d) उपरोक्त सभी

460. 37 **सप्ताह की गर्भावस्था** (Pregnancy) **से पहले अपने आप अपरिपक्व मेम्ब्रेन** (Immature membrane) **के फटने पर निम्न में से कौन-सा ड्रग देते हैं?**

(a) मेथार्जीन (Methargin) (b) डेक्सामैथासोन
(c) केपटोप्रिल (Captopril) (d) मैग्नीशियम सल्फेट

461. मेथार्जिन (Methargin) **के लम्बे उपयोग से हाइपरटेन्शन** (Hypertension) **और गैंगरीन होता है क्योंकि**

(a) इसका असर सीधा मायोमैट्रियम पर होता है
(b) इसका प्रयोग प्रसव के द्वितीय अवस्था में या प्रसव के बाद जब कन्धे का प्रसव है या शिशु के जन्म के बाद करते हैं
(c) इसमें वैसोकॉनस्ट्रिक्टिव एक्शन होता है
(d) उपरोक्त सभी

462. मेथार्जीन (Methergine) **का विपरीत असर निम्न में से नहीं है**

(a) तेज सिरदर्द
(b) BP कम होना
(c) सांस लेने में कठिनाई
(d) स्तनपान क्रियान्वयन में समस्या

463. लेबर की प्रथम अवस्था (1st stage of labour) **में महिला को कार्डियक** (Cardiac) **बीमारी के दौरान परिसंचरण ओवरलोड** (Circulatory overloads) **होने से रोकने के लिए कौन-सी दवाई देंगे?**

(a) बीटामैथासोन (b) डेक्सामैथासोन
(c) फुरोसेमाइड (d) मेनिटोल

464. फीटस की अन्तः गर्भाशयी मृत्यु (Intra uterine death) **का कारण है**

(a) प्लेसेन्टल प्रिविया (Placenta previa)
(b) एक्लैम्पसिया (Eclampsia)
(c) गम्भीर एनीमिया (Severe anaemia)
(d) उपरोक्त सभी

465. गर्भावस्था के दौरान होने वाली गम्भीर प्रकार की उल्टी जिससे माता के स्वास्थ्य पर हानिकारक प्रभाव पड़ता है, कहलाती है

(a) मॉर्निंग सिकनेस (b) अमेसिस ग्रेवीडेरम
(c) हाइपरइमेसिस ग्रेवीडेरम (d) एक्लेम्पसिया

466. हाइपरइमेसिस ग्रेवीडेरम का प्रबन्धन (Management) **है**

(a) I.V. ड्रिप शुरू करना
(b) एण्टीइमेटिक (Antiemetic) दवाइयाँ देना
(c) आराम प्रदान करना
(d) उपरोक्त सभी

432. (d)	433. (b)	434. (b)	435. (c)	436. (b)	437. (a)	438. (b)	439. (c)	440. (b)	441. (d)
442. (d)	443. (a)	444. (d)	445. (a)	446. (d)	447. (d)	448. (c)	449. (b)	450. (a)	451. (d)
452. (d)	453. (c)	454. (d)	455. (a)	456. (b)	457. (c)	458. (d)	459. (d)	460. (b)	461. (c)
462. (b)	463. (d)	464. (d)	465. (c)	466. (d)					

467. **प्रि-एक्लेम्पसिया में बैड रेस्ट** (Bed rest) **अतिआवश्यक है, क्योंकि**
(a) यह एक्लेम्पसिया को रोकता है
(b) ऊतक द्रव को गतिशील करके BP को कम करता है
(c) रुधिर संचरण को बढ़ाकर सूजन (Oedema) को कम करता है
(d) प्रिमैच्योर लेबर (Premature labor) को रोकता है

468. **निम्न में से कौन-सी एक्लेम्पसिया** (Eclampsia) **की जटिलता** (Complication) **नहीं है?**
(a) रीनल फेल्यर (b) सेरेब्रल हीमोरेज
(c) थ्रोम्बोसाइटोसिस (d) शॉक

469. **निम्न में से कौन-सा गर्भावस्था में प्रिमीग्रेविडा** (Primigravida) **का होने वाला सामान्य हाइपरटेन्सिव विकार** (Hypertensive disorder) **है?**
(a) मिल्ड प्रि-एक्लेम्पसिया (Mild pre-eclampsia)
(b) गम्भीर प्रि-एक्लेम्पसिया (Severe pre-eclampsia)
(c) एक्लेम्पसिया (Eclampsia)
(d) सूपर इम्पोस्ड प्रि-एक्लेम्पसिया युक्त क्रोनिक हाइपरटेंशन (Chronic hypertension with superimposed pre-eclampsia)

470. **यदि प्रि-एक्लेम्पसिया में दौरे** (Convulsions) **की समस्या हो तो इसे कहा जाता है**
(a) एक्लेम्पसिया (Eclampsia)
(b) एक्टोपिक प्रेगनेन्सी (Ectopic pregnancy)
(c) हाइड्रोमिनोस (Hydraminos)
(d) हायडेटिडीफॉर्म मोल (Hydatidiform mole)

471. **एक्लेम्पसिया के दौरान कौन-सा हीमेटोलोजिकल परिवर्तन नहीं होता है?**
(a) प्लाज्मा के आयतन (Plasma volume) में वृद्धि
(b) रुधिर की श्यानता (Blood viscosity) में वृद्धि
(c) रुधिर की सांद्रता (Hemoconcentration)
(d) कोएगुलेशन विकार (Coagulation disorder)

472. **प्रि-एक्लेम्पसिया के प्रभावों** (Effects) **में शामिल हैं**
(a) वैसोस्पास्म (Vasospasm) (b) प्रमस्तिष्कीय रुधिरस्राव
(c) GFR में कमी (d) ये सभी

473. **एक्लेम्पसिया के दौरान माता की मृत्यु हो सकती है**
(a) कार्डियक फैल्योर के कारण
(b) प्रमस्तिष्कीय रुधिरस्राव (Cerebral haemorrhage) के कारण
(c) पल्मोनरी एम्बोलिज्म के कारण
(d) उपरोक्त सभी

474. **गर्भवती महिला के भार का साधारण से ज्यादा बढ़ना, रुधिर का दबाव एवं पेशाब में एल्ब्यूमिन आना किस रोग का लक्षण है?**
(a) प्रि-एक्लेम्पसिया (b) मधुमेह
(c) पीलिया (d) एक्लेम्पसिया

475. **एक्लेम्पसिया में आने वाले दौरों** (Eclamptic fits) **के दौरान नर्सिंग देखभाल** (Nursing care) **में शामिल है**
(a) दाँतों के बीच में माउथ गैग (Mouth gag) रखना
(b) सिर को एक ओर घुमा कर रखना
(c) ऑक्सीजन देना
(d) उपरोक्त सभी

476. **एक्लेम्पटिक दौरों** (Eclamptic fits) **के दौरान दाँतों के मध्य माउथ गैग** (Mouth gag) **रखा जाता है, क्योंकि**
(a) यह सलाइवा को कम करता है।
(b) यह जीभ को काटने (Tognue bite) से रोकता है।
(c) यह BP को बनाए (Maintain) रखता है।
(d) यह मुँह के संक्रमण को रोकता है।

477. **प्रि-एक्लेम्पसिया का किडनी पर कौन-सा प्रभाव नहीं पड़ता है?**
(a) किडनी (Kidney) में रुधिर का प्रवाह (Blood flow) कम हो जाता है।
(b) GFR कम हो जाती है।
(c) ट्यूबलर पुनरावशोषण (Reabsorption) बाधित हो जाता है।
(d) किडनी (Kindey) में रुधिर का प्रवाह (Blood flow) बढ़ जाता है।

478. **निम्न में से कौन-सा गम्भीर प्रि-एक्लेम्पसिया का क्लिनिकल लक्षण** (Clinical manifestation) **नहीं है?**
(a) वजन में वृद्धि (b) प्लेटलेट की संख्या में वृद्धि
(c) हाइपरटेंशन (d) रेटाइनल हैमरेज

479. **गम्भीर प्रि-एक्लेम्पसिया** (Severe pre-eclamsia) **के दौरान सिस्टोलिक तथा डायस्टोलिक** BP **क्रमशः होता है**
(a) 120 तथा 80 mm Hg
(b) 140 तथा 90 mm Hg
(c) 160 तथा 110 mm Hg
(d) 160 तथा 110 mm Hg से अधिक

480. **गर्भावस्था के दौरान एक महिला में निम्नलिखित लक्षण है हाइपरटेंशन** (Hypertension), **ओडीमा** (Oedema) **तथा प्रोटीन्यूरिया** (Proteinuria) **महिला को कौन-सी बीमारी है?**
(a) एक्लेम्पसिया (Eclampsia)
(b) प्रि-एक्लेम्पसिया (Pre-eclampsia)
(c) APH
(d) हाइडेटिडिफॉर्म मोल (Hydatidiform mole)

481. **गर्भावस्था के दौरान एक महिला को हाइपरटेंशन** (Hypertension) **कान्वुलशन्स** (Convulsion), **ओडीमा** (Oedema) **तथा प्रोटीन्यूरिया** (Proteinuria) **आदि लक्षण हैं, महिला का डायग्नोसिस** (Diagnosis) **है**
(a) एक्लेम्पसिया (Eclampsia)
(b) प्रि-एक्लेम्पसिया (Pre-eclampsia)
(c) APH
(d) हाइडेटिडिफॉर्म मोल (Hydatidiform mole)

482. **एक्लेम्पसिया का चेतावनी जनक लक्षण** (Alarming symptom) **है**
(a) सिरदर्द (b) नींद में व्यवधान
(c) यूरीन आउटपुट में कमी (d) ये सभी

483. **प्रि-एक्लेम्पसिया** (Pre-eclampsia) **के कारण होने वाली मेटर्नल जटिलता** (Maternal complication) **नहीं है**
(a) एक्लेम्पसिया (Eclampsia) (b) एन्यूरिया (Anuria)
(c) HELLP सिण्ड्रोम (Syndrome) (d) पॉलीयूरिया (Polyurea)

484. **एक्लेम्पसिया** (Eclampsia) **की मेटर्नल जटिलता** (Maternal complication) **है**
(a) प्रमस्तिष्क रुधिरस्राव (b) दृष्टि (vision) में व्यवधान
(c) पोस्टपार्टम साइकोसिस (d) ये सभी

485. **एक्लेम्पसिया** (Eclampsia) **के इलाज हेतु कौन-सी दवा काम में ली जाती है?**
(a) एण्टीकान्वुलसिव एजेण्ट (Anticonvulsive agent)
(b) एण्टीहाइपरटेन्सिव एजेण्ट (Antihypertensive agent)
(c) I.V. रिंगर विलयन (Ringer's solution)
(d) उपरोक्त सभी

486. **एक्लेम्पसिया के दौरान, यदि माता की स्थिति सामान्य हो, गर्भावस्था** 9 **महीने की हो तथा सर्विक्स अनुकूल** (Favourable) **हो तब कौन-सा प्रबन्धन** (Management) **किया जाता है?**
(a) सिजेरियन डिलेवरी (Caesarian section)
(b) प्रोस्टाग्लैंडिन का उपयोग
(c) मेम्ब्रेन के निचले रप्चर (Low rupture of membrane) के द्वारा सर्जिकल इन्डक्शन (Surgical induction)
(d) D & C

487. **एक्लेम्पसिया के निश्चयात्मक प्रबन्धन** (Definitive management) **के बारे में कौन-सा कथन सत्य नहीं है?**
(a) यदि प्रि-एक्लेम्पसिया के लक्षण पूरी तरह दूर हो गए हो तथा गर्भावस्था की अवधि अभी पूरी नहीं हुई है तो मरीज को अस्पताल से डिस्चार्ज (Discharge) कर दिया जाता है।
(b) मरीज की आहार में प्रतिदिन 10 mg प्रोटीन होनी चाहिए।
(c) BP को सामान्य बनाए रखने के लिए एण्टीहाइपरटेन्सिव (Antihypertensive) दवाइयाँ दी जाती है।
(d) यदि मरीज उपचार (Treatment) के प्रति प्रतिक्रिया (Response) नहीं दे रहा है तो सिजेरियन डिलीवरी करनी चाहिए।

488. **एक्लेम्पसिया** (Eclampsia) **के दौरान प्रतिदिन तरल इनटेक** (Fluid intake) **होना चाहिए**
(a) 24 घण्टे यूरीन आउटपुट +100 mL
(b) 1000 mL
(c) 24 घण्टे यूरीन आउटपुट +1000 mL
(d) 24 घण्टे यूरीन आउटपुट +1500 mL

489. **प्रि-एक्लेम्पसिया के दौरान सिजेरियन डिलेवरी के संकेत** (Indications) **में शामिल नहीं है**
(a) जब बहुत जल्दी टर्मिनेशन (Urgent termination) आवश्यक हो।
(b) जब मरीज एल्डरली प्रिमीग्रेविडा (Elderly primigravida) हो।
(c) जब मरीज की पेल्विस संकुचित (Contracted) हो।
(d) जब प्रि-एक्लेम्पसिया के लक्षण आंशिक रूप से दूर हो गए हो।

490. **प्रि-एक्लेम्पसिया को डायग्नोस्टिक मानकों** (Diagnostic criteria) **में शामिल है**
(a) पूर्ण आराम (Bed rest) बाद एडी (Ankles) पर पिटिंग ओडीमा (Pitting Oedema) का दिखायी देना।
(b) पूर्ण आराम (Bed rest) के 2 घण्टे बाद एड़ी (Ankles) पर पिटिंग ओडीमा (Pitting Oedema) का दिखायी देना।
(c) पूर्ण आराम (Ped rest) के 6 घण्टे बाद एड़ी (Ankles) पर पिटिंग ओडीमा (Pitting Oedema) का दिखायी देना।
(d) पूर्ण आराम (Bed rest) के तुरन्त बाद एड़ी (Ankles) पर पिटिंग ओडीमा (Pitting Oedema) का दिखायी देना।

491. HELLP **सिण्ड्रोम की फुल फॉर्म** (Full form) **है**
(a) Hemolysis, Elevated liver enzymes and low platelet level
(b) Hemolysis, Elevated lymphocytes and low platelet level
(c) Hemoptysis, Elevated lymphocytes and low platelet level
(d) Hemoglobinuria, Elevated leucocytes and low platelet level

492. **एक** 23 **वर्षीय महिला जो पहली बार गर्भवती हुई है, वह ऐन्टेनेटल जाँच** (Antenatal test) **के लिए आती है। वह इस समय** 16 **सप्ताह की गर्भवती है। निम्न में से कौन-सा गैस्टेशनल आयु विशिष्ट** (Gestational age specific) **प्रिनेटल लैब टेस्ट** (Laboratory test) **किया जाना चाहिए?**
(a) हिपेटाइटिस-B (Hepatitis-B) सतही एण्टीजन
(b) सिफिलिस सेरोलोजी
(c) मैटर्नल सीरम एल्फा फीटोप्रोटीन
(d) यूरीन कल्चर

493. **निम्न में से किसे पुष्टि करने में** MSAFP (Maternal Serum Alpha Fetoprotein) **की जाँच** (Screening) **उपयोगी नहीं है?**
(a) न्यूरल ट्यूब डीफैक्ट्स (Neural tube defects)
(b) ड्यूडीनल एट्रीसिया (Duodenal atresia)
(c) टेलीपीज इक्यूनोवेरस (Talipes equinovarus)
(d) ओम्फेलोसील (Omphalocele)

494. 11 **सप्ताह पर डाउन सिन्ड्रोम के डायग्नोसिस** (Diagnosis) **हेतु सबसे बेहतर नैदानिक परीक्षण** (Best assessment test) **है**
(a) एम्नियोसेन्टेसिस
(b) डोप्लर अल्ट्रासाउण्ड
(c) कोरियोनिक विलिस सेम्पलिंग
(d) अल्ट्रासोनोग्राफी

495. **फीटस का कौन-सा जन्मजात विकार** (Congenital malformation) **आब्सट्रेक्टिव लेबर** (Osbtructed labor) **का कारण हो सकता है?**
(a) हाइड्रोसिफैलस (Hydrocephalus)
(b) ईसोफेजियल एट्रीसिया (Oesophageal atresia)
(c) इम्परफोरेट एनस (Imperforate anus)
(d) फीमोसिस (Phimosis)

496. **मैक्रोसोमिया** (Macrosomia) **से आप क्या समझते हैं**
(a) क्रोमोसोम की संख्या बढ़ जाना।
(b) असामान्य रूप से बड़े आकार का बच्चा जिसका वजन 4 किलोग्राम से अधिक हो।
(c) असामान्य रूप से बड़ा गर्भाशय।
(d) असामान्य रूप से फीटल के फॉन्टेनेल्स (Fetal fontanelles) का बड़ा होना।

497. **न्यूरल ट्यूब डिफैक्ट** (Neural tube defect) **में शामिल नहीं है**
(a) एनीनसिफेली (Anencephaly)
(b) स्पाइना बाइफिडा (Apina bifida)
(c) एन्सिफैलोसील (Encephalocoele)
(d) हाइड्रोसील (Hydrocoele)

467. (c)	468. (c)	469. (a)	470. (a)	471. (b)	472. (d)	473. (d)	474. (a)	475. (d)	476. (b)
477. (d)	478. (b)	479. (d)	480. (b)	481. (a)	482. (d)	483. (d)	484. (d)	485. (d)	486. (c)
487. (b)	488. (c)	489. (d)	490. (a)	491. (a)	492. (c)	493. (c)	494. (c)	495. (a)	496. (b)
497. (d)									

498. **एम्निओटिक द्रव्य में एल्फा फीटो प्रोटीन का बढ़ा हुआ स्तर देखा जा सकता है**
(a) प्रसवपूर्व रुधिरस्राव (APH) में
(b) प्रसवपश्चात रुधिरस्राव (PPH) में
(c) न्यूरल ट्यूब डिफेक्ट (Neural tube defect) में
(d) एक्लेम्पसिया (Eclampsia) में

499. **एक गर्भवती स्त्री** (Pregnant lady) **का 16 सप्ताह की गर्भावस्था** (Pregnancy) **पर ट्रिपल टेस्ट** (Triple test) **किया जाता है, जिसमें** MSAFP (Maternal Serum Alpha Feto Protein) **घटा हुआ पाया जाता है, यह फीटस** (Fetus) **में किस सम्भावित असामान्यता** (Anomaly) **को दर्शाता है**
(a) मल्टीपल प्रेगनेन्सी (Multiple pregnancy)
(b) ओपन न्यूरल ट्यूब डिफेक्ट (Open neural tube defects)
(c) डाउन सिन्ड्रोम (Down's syndrome)
(d) रीनल एनोमेलिस (Renal anomalies)

500. **गर्भवती महिला में बढ़ा हुआ** MSAFP **दर्शाता है**
(a) मल्टीपल प्रेगनेन्सी (Multiple pregnancy)
(b) इन्ट्रायूटेराइन फीटल डेथ (Intra uterine fetal death)
(c) ओपन न्यूरल ट्यूब डिफेक्ट (Open neural tube defects)
(d) उपरोक्त सभी

501. **निम्न में से किसे प्रसवपूर्व जाँच** (Antenatal diagnosis) **के लिए काम में नहीं लिया जाता है?**
(a) गर्भस्थ शिशु का रुधिर (b) माता का रुधिर
(c) डेसीड्युआ (d) अम्निओटिक द्रव्य

502. **यदि माँ को गर्भावस्था के दौरान डायबिटीज मैलाइटस है तो बच्चे में होने वाला मुख्य जन्मजात विकार है**
(a) रीनल डिफेक्ट (b) कार्डियक डिफेक्ट
(c) लंग डिफेक्ट (d) उपरोक्त में से कोई नहीं

503. **गर्भावस्था** (Pregnancy) **में किस ऐन्टेनेटल डायग्नोस्टिक तकनीक** (Antenatal diagonstic technique) **में 11 सप्ताह पर आनुवंशिक रोगों** (Genetic disorders) **का पता लगाया जाता है?**
(a) एम्नियोसेन्टेसि (Amniocentesis)
(b) कोरियोनिक विल्यस सेम्पलिंग (Chorionic villus sampling)
(c) एण्डोमैट्रियल बायोप्सी (Endometrial biopsy)
(d) प्लेसेन्टोग्राफी (Placentography)

504. **ऐन्टेनेटल डायग्नोस्टिक तकनीक** (Antenatal diagnostic techniques) **के सम्बन्ध में कौन-सा युग्म** (Combination) **सही नहीं है?**
(a) फीटल अल्ट्रासोनोग्राफी (Fetal ultrasonography)-6-40 सप्ताह
(b) एम्नियोसेन्टेसिस (Amniocentesis)-15-18 सप्ताह
(c) कोरियोनिक विलिअस सेम्पलिंग (Chorionic villous sampling)-9-12 सप्ताह
(d) ट्रिपल टेस्ट (Tripple test)-32-34 सप्ताह

505. **असामान्य α-फीटोप्रोटीन** (Abnormal α-fetoprotein) **पाया जाता है**
(a) डाउन सिन्ड्रोम (Down's syndrome)
(b) मल्टीपल प्रेगनेन्सी (Multiple pregnancy)
(c) न्यूरल ट्यूब डिफैक्ट (Neural tube defects)
(d) उपरोक्त सभी में

506. **एपिसिओटोमी** (Episiotomy) **के बारे में कौन-सा कथन असत्य है?**
(a) यह मिडियन (Median) या मिडियोलेटरल (Mediolateral) हो सकती है।
(b) मिडियन (Median) या मध्य रेखा (Mid line) एपिसिओटोमी में रुधिरस्राव (Bleeding) कम होती है, मरम्मत (Repair) करना आसान है तथा ये जल्दी ठीक (Heal) होती है
(c) एनल स्फिंक्टर (Anal-sphincter) के शामिल होने पर इसे 3rd-4th डिग्री पेरिनियल टियर (Degree perenial tear) के रूप में वर्गीकृत किया जाता है।
(d) एपिसिओटोमी के कारण जन्म नाल (Birth canal) चौड़ी हो जाती है

507. **एपिसिओटोमी** (Episiotomy) **का संकेत** (Indication) **है**
(a) पेरिनियम का सख्त (Rigid) होना
(b) पेरिनियल टियर (Perineal tear) की सम्भावना हो
(c) फोर्सेप्स डिलिवरी (Forceps delivery)
(d) उपरोक्त सभी

508. **लेबर** (Labor) **के दौरान पेरिनियल पेशियों** (Perineal muscles) **को ओवरस्ट्रेचिंग** (Overstreching) **से बचाने के लिए की जाने वाली सर्जिकल प्रक्रिया** (Surgical procedure) **कहलाती है**
(a) एम्नियोटोमी (Amniotomy) (b) एपिसियोटोमी (Episiotomy)
(c) D एवं E (d) Suction evacuation

509. **सामान्यतः एपिसियोटोमी** (Episiotomy) **लेबर की किस स्टेज में की जाती है**
(a) प्रथम स्टेज में (b) तृतीय स्टेज में
(c) चतुर्थ स्टेज में (d) द्वितीय स्टेज में

510. **सीजेरियन सेक्शन** (Caesarean section) **के संकेतों** (Indication) **में शामिल नहीं है**
(a) ट्विन प्रेगनेन्सी (Twins pregnancy)
(b) सेन्ट्रल प्लेसेंटा प्रिविया (Central placenta previa)
(c) संकुचित पेल्विस (Contracted pelvis)
(d) वेजाइनल एट्रेशिया (Vaginal atresia)

511. **निम्न में से कौन-सा सिजेरियन सेक्शन** (Caesarean section) **का संकेत** (Indication) **नहीं है?**
(a) मेजर प्लेसेन्टा प्रिविया (Major placenta previa (IV))
(b) एडवांस कार्सीनोमा सर्विक्स (Advanced carcinoma cervix)
(c) एक्टिव प्राइमरी जेनाइटल हर्पीस (Active primary genital herpes)
(d) एब्रप्टियो प्लेसेन्टा (Abruptio placenta)

512. **क्लासिकल सीजेरियन सेक्शन** (Classical caesarean section) **के लिए सटीक संकेत** (Absolute indication) **है**
(a) टाइप-I लो लेयिंग प्लेसेन्टा प्रिविया (Low lying placenta previa)
(b) केन्द्रीय प्लेसेन्टा प्रिविया (Central placenta previa)
(c) ब्रीच प्रजेन्टेशन (Breech presentation)
(d) गर्भाशयी फाइब्रॉइड (Uterus fibroid)

513. **गर्भ के सिर** (Fetal head) **को बाहर निकालने के लिए** (Evacuate) **कौन-सा चीरे** (Operation) **किया जाता है?**
(a) हिस्टेरोटोमी (b) एपिसियोटोमी
(c) क्रेनिओटोमी (d) सीजेरियन सेक्सन

514. **क्रेनिओटोमी** (Craniotomy) **का संकेत** (Indications) **नहीं है**
(a) हाइड्रोसिफैलस
(b) जुड़वा बच्चों के सिर इन्टरलॉक (Interlocked) होना
(c) मृत फीटस के साथ ऑब्सट्रक्टेड लेबर (Obstructed labor)
(d) मल्टीपल प्रेगनेन्सी (Multiple Pregnancy)

515. **फीटस की स्थिति** (Lie) **को परिवर्तित** (Change) **करने के लिए कौन–सी प्रक्रिया** (Procedure) **की जाती है?**
(a) एपिसियोटोमी (b) D एवं E
(c) वर्जन (d) सीजेरियन सेक्शन

516. **इन्टर्नल वर्जन** (Internal version) **के दौरान**
(a) एक हाथ गर्भाशय में प्रवेश कराया जाता है तथा दूसरा उदर (Abdomen) पर रखा जाता है।
(b) एक हाथ गर्भाशय में प्रवेश कराया जाता है तथा दूसरा कमर पर रखा जाता है।
(c) दोनों हाथ गर्भाशय में प्रवेश कराये जाते हैं।
(d) एक हाथ वेजाइना (vagina) में प्रवेश कराया जाता है तथा दूसरा गर्भाशय में डाला जाता है।

517. **इन्टर्नल वर्जन** (Internal version) **के संकेत** (Indications) **है**
(a) ब्रीच प्रजेन्टेशन (Breech presentation)
(b) जुड़वा बच्चों की स्थिति में दूसरे बच्चे की स्थिति (Lie) यदि ट्रांसवर्स (Transverse) हो
(c) संकुचित पेल्विस (Contracted pelvis)
(d) प्रिटर्म लेबर (Preterm labor)

518. 17 **सप्ताह की गर्भावस्था पर कौन–सी गर्भपात की प्रक्रिया** (Abortion procedure) **उपयुक्त रहेगी तथा जिसका मातृ मृत्यु दर** (Maternal mortality rate) **सबसे कम हो?**
(a) हिस्टेरोटोमी (Hysterotomy)
(b) इन्ट्रा-एम्नियोटिक इन्फ्यूजन द्वारा प्रेरित लेबर (Labor induction by intra-amniotic infusion)
(c) हिस्टेरेक्टोमी (Hysterectomy)
(d) डायलेशन एवं एवेक्यूएशन (Dilation and evacuation, D & E)

519. D **एवं** E **प्रोसिजर** (Procedure) **के दौरान सर्विक्स के डायलेशन** (Dilatation) **के लिए कौन–सा यंत्र** (Instrument) **काम में लिया जाता है?**
(a) ओवम फोर्सेप्स (Ovum forceps)
(b) सिम्स स्पेकुलम (Sim's speculum)
(c) लेमिनेरिया टेन्ट (Laminaria tent)
(d) यूटेराइन साउण्ड (Uterine sound)

520. **डायलेशन** (Dilatation) **तथा एवेक्यूएशन** (Evacuation) (D&E) **से आप क्या समझते है?**
(a) पहले सर्विक्स का डायलेशन (Dilatation), फिर सर्विक्स का एवेक्यूएशन (Evacuation)
(b) पहले वेजाइना का डायलेशन (Dilatation), फिर सर्विक्स का एवेक्यूएशन
(c) पहले सर्विक्स का डायलेशन (Dilatation), फिर गर्भाशयी कैविटी से गर्भ के उत्पादों (Conception products) का एवेक्यूएशन (Evacuation)
(d) पहले सर्विक्स का डायलेशन (Dilatation), फिर फैलोपियन ट्यूब से गर्भ के उत्पादों (Conception products) का एवेक्यूएशन (Evacuation)

521. **वह उपकरण जो गर्भ के सिर** (Fetal head) **तथा उसके यन्त्र** (Instrument) **के मध्य वैक्यूम** (Vaccume) **उत्पन्न कर प्रसव** (Delivery) **में सहायता करता है**
(a) फोर्सेप्स (Forceps)
(b) वेन्टोस (Ventouse)
(c) लेमिनेरिया टेन्ट (Laminaria tent)
(d) ओवम फोर्सेप्स (Ovum forceps)

522. **निम्न में से कौन–सा वेन्टोस** (Ventouse) **के उपयोग के लिए कान्ट्राइंडिकेशन** (Contraindication) **नहीं है?**
(a) प्रिटर्म फीटस (Preterm fetus)
(b) फीटल मैक्रोसोमिया (Fetal macrosomia)
(c) वर्टेक्स प्रजेन्टेशन (Vertex presentation)
(d) ब्रीच प्रजेन्टेशन (Breech presentation)

523. **प्रसव** (Delivery) **के दौरान गर्भ के सिर** (Fetal head) **को बाहर निकालने में सहायता करने के लिए विशेष रूप से कौन–सा यन्त्र** (Instrument) **काम में लिया जाता है?**
(a) लेमिनेरिया टेन्ट (Laminaria tent)
(b) सिम्स स्पेकुलम (Sim's speculum)
(c) ऑब्सटेट्रिक फोर्सेप्स (Obstetric forceps)
(d) यूटेराइन साउण्ड (Uterine sound)

524. **एण्टीप्रोजेस्टेरॉन यौगिक मिफेप्रिस्टॉन** (Antiprogesterone compound mifepristone) (RU 486) **गर्भपात को प्रेरित करने में प्रभावी है, यदि गर्भावस्था की अवधि**
(a) 72 दिन तक की हो (b) 63 दिन तक की हो
(c) 90 दिन तक की हो (d) 120 दिन तक की हो

498. (c)	*499.* (c)	*500.* (d)	*501.* (c)	*502.* (b)	*503.* (b)	*504.* (d)	*505.* (d)	*506.* (d)	*507.* (d)
508. (b)	*509.* (d)	*510.* (a)	*511.* (c)	*512.* (b)	*513.* (c)	*514.* (d)	*515.* (c)	*516.* (a)	*517.* (b)
518. (d)	*519.* (c)	*520.* (c)	*521.* (b)	*522.* (c)	*523.* (c)	*524.* (b)			

नर्सिंग एग्जाम गैलरी

1. दाई (मिडवाइफ) का अन्तर्राष्ट्रीय दिवस मनाया जाता है
(UP NHM Staff Nurse 2021)

(a) 5 मई
(b) 7 अप्रैल
(c) 1 मई
(d) 12 मई

2. एपिसिसीओटॉमी (Episiotomy) .... **के दौरान किया जाना है।**
(MP NHM CHO 2021)

(a) प्रसव के पहले चरण (First stage of labor)
(b) प्रसव के दूसरे चरण (Second stage of labor)
(c) प्रसव के तीसरे चरण (Third stage of labor)
(d) उपरोक्त में से कोई नहीं

3. एक ऐसी महिला जिसने कभी बच्चे को जन्म नहीं दिया
(MP NHM CHO 2021)

(a) नलिपारा (Nullipara)
(b) नलिग्रेविडा (Nulligravida)
(c) प्रिमिपारा (Primipara)
(d) परटुरिएन्ट (Parturient)

4. गर्भावस्था में कॉर्पस ल्यूटियम द्वारा लगभग विशेष (Almost exclusive) **रूप से निर्मित एक पेप्टाइड हॉर्मोन है** *(MP NHM CHO 2021)*

(a) लैप्टिन (Leptin)
(b) रिलैक्सिन (Relaxin)
(c) एस्ट्रिओल (Estriol)
(d) PAPP-A

5. गर्भावस्था के दौरान चेहरे में बढ़ी हुए रंजकता (Pigmentation) **को कहा जाता है** *(MP NHM CHO 2021)*

(a) लिनिया निग्रा (Linea nigra)
(b) स्ट्रियाई ग्रेविडा (Striae gravida)
(c) क्लोआसमा (Chloasma)
(d) कैपुट मेड्यूसा (Caput medusa)

6. पहले 24 से 48 घण्टों के दौरान स्तन से स्रावित होने वाले पतले सीरस द्रव (Serous fluid) **को कहा जाता है** *(MP NHM CHO 2021)*

(a) अग्रदूध (Foremilk)
(b) हिंड दूध (Hind milk)
(c) कोलोस्ट्रम (Colostrum)
(d) उपरोक्त सभी

7. RCH **चरण I के तहत प्रदान की जाने वाली आवश्यक प्रसूति देखभाल निम्नलिखित सभी है, सिवाय** *(MP NHM CHO 2021)*

(a) गर्भावस्था का प्रारम्भिक पंजीकरण
(b) ANM या चिकित्सा अधिकारी द्वारा जन्म से पूर्व न्यूनतम 10 जाँच का प्रावधान
(c) अस्पताल या घर पर सुरक्षित प्रसव का प्रावधान
(d) प्रसवकाल के बाद तीन जाँच का प्रावधान

8. कंगारू माता देखभाल के लाभ निम्नलिखित सभी है, सिवाय
(MP NHM CHO 2021)

(a) मातृ शिशु बंधन में सुधार
(b) माताओं में दूध का उत्पादन बढ़ाता है
(c) शिशुओं में संक्रमण बढ़ाता है
(d) बच्चे को गर्म रखता है

9. गर्भवती महिला को गर्भावस्था के निम्नलिखित में से किस महीने में प्रसवपूर्व दो बार क्लीनिक में जाना चाहिए?
(MP NHM CHO 2021)

(a) 6ठें माह
(b) 7वें माह
(c) 8वें माह
(d) 9वें माह

10. प्रसवपूर्व देखभाल (Antenatal care) **के उद्देश्य निम्नलिखित सभी हैं, सिवाय** *(MP NHM CHO 2021)*

(a) माता के स्वास्थ्य को बेहतर और उसकी रक्षा करने के लिए
(b) किशोर गर्भावस्था को रोकने के लिए
(c) शिशु और मातृ मुत्यु दर को कम करने के लिए
(d) माता के साथ आने वाले अण्डर फाइव की देखभाल करना (To attend under fives accompaying the mother)

11. गर्भावस्था के 20 सप्ताह में गर्भाशय का कोष (Uterine fundus) **स्पर्शनीय** (Palpable) **है** *(MP NHM CHO 2021)*

(a) पेट (Abdomen)
(b) नाभि की निचली सीमा (Lower border of umbilicus)
(c) पश्चउरोस्थि के ठीक नीचे (Just below xiphisternum)
(d) पश्चउरोस्थि के स्तर पर (At the level of xiphisternum)

12. अंतर्गर्भाशयी विकास वक्र (Intrauterine growth curve) **पर 90वें प्रतिशतक** (Percentile) **से ऊपर के नवजात शिशु को कहा जाता है**
(NHM Contractual Staff Nurse 2021)

(a) प्रसवोतर शिशु (Postterm baby)
(b) गर्भावधि आयु के लिए बड़ा (Large for gestational age)
(c) गर्भकालीन आयु के लिए छोटा (Small for gestational age)
(d) अपरिपक्व शिशु (Preterm baby)

13. फैलोपियन ट्यूब (Fallopian tube) **के कार्य निम्नलिखित सभी हैं, सिवाय** *(NHM Contractual Staff Nurse 2021)*

(a) निषेचन
(b) युग्मकों का परिवहन
(c) युग्मनज का पोषण
(d) युग्मनज का प्रत्यारोपण

14. गर्भावस्था के दौरान सिफीस्टर्नम (Xiphisternum) **से सिम्फाइसिस प्यूबिस** (Symphysis pubis) **के बीच की मध्य रेखा में भूरी काली रंजित रेखा बनती है। इस रेखा को निम्न कहा जाता हैं**
(NHM Contractual Staff Nurse 2021)

(a) स्ट्रियाई ग्रेविडेरियम (Stria gravidarum)
(b) लिनिया निग्रा (Linea nigra)
(c) कैपुट मेड्यूसा (Caput medusa)
(d) स्ट्रियाई एल्बिकैंस (Striae albicans)

15. भ्रूण झिल्ली जिसमें कोई रुधिर की आपूर्ति, तन्त्रिका आपूर्ति या कोई लसीका आपूर्ति नहीं होती है, वह हैं
(NHM Contractual Staff Nurse 2021)

(a) कोरिऑन (Chorion)
(b) भ्रूणावरण या एम्निओन (Amnion)
(c) कोरिऑन और एम्निओन (Chorion and Amnion)
(d) उपरोक्त से कोई नहीं

16. स्टेरॉयड हॉर्मोन जो निषेचित डिम्ब को प्राप्त करने और प्रत्यारोपित (Implant) **करने के लिए एंडोमैट्रियम को तैयार करने में मदद करता है, वह हैं** *(NHM Contractual Staff Nurse 2021)*

(a) एस्ट्रोजन (Oestrogen)
(b) प्रोजेस्टेरोन (Progesterone)
(c) ऑक्सीटोसिन (Oxytocin)
(d) प्रोलैक्टिन (Prolactin)

17. अतिवमन विवर्णलांछन (Hyperemesis gravidarum) **की विशेषता है**
(NHM Contractual Staff Nurse 2021)
(a) द्रव और इलेक्ट्रोलाइट असंतुलन (Fluid and electrolyte imbalance)
(b) गम्भीर मतली और असाध्य उल्टी (Severe nausea and intractable vomiting)
(c) गर्भावस्था का संकेत (Sign of pregnancy)
(d) मनोवैज्ञानिक समस्याएँ (Psychological problems)

18. एक प्रकार का गर्भपात जिसमें गर्भाधान के उत्पादों (Products of conception) **को केवल आंशिक रूप से निष्कासित किया जाता है, कहलाता है** *(NHM Contractual Staff Nurse 2021)*
(a) सम्भावित गर्भपात (Threatened abortion)
(b) अपरिहार्य गर्भपात (Inveitable abortion)
(c) अधूरा गर्भपात (Incomplete abortion)
(d) विफल गर्भपात (Missed abortion)

19. तन्त्रिका ट्यूब दोष (Neural tube defect) **को .... को गर्भधारण से पूर्व प्रदान करके रोका जा सकता है।**
(NHM Contractual Staff Nurse 2021)
(a) फॉलिक एसिड (Folic acid)
(b) फैटी एसिड (Fatty acid)
(c) अमिनो एसिड (Amino acid)
(d) एस्कॉर्बिक एसिड (Ascorbic acid)

20. प्रसवोत्तर पूतिता (Puerperal sepsis) **वह संक्रमण है, जो होता है**
(NHM Contractual Staff Nurse 2021)
(a) प्रसव के 6 सप्ताह बाद
(b) प्रसव के 8 सप्ताह बाद
(c) प्रसव के 10 सप्ताह बाद
(d) उपरोक्त से कोई नहीं

21. प्रसवोत्तरकाल अवधि (Puerperium period) **शुरू होती है**
(NHM Contractual Staff Nurse 2021)
(a) क्राउनिंग 4 सप्ताह से अधिक होने पर
(b) बच्चे के जन्म के 4 सप्ताह बाद तक (Birth of the baby upto 4 weeks)
(c) गर्भनाल के अलग होने के 4 सप्ताह बाद तक (Separation of palcenta upto 4 weeks)
(d) गर्भनाल के अलग होने के 6 सप्ताह बाद तक (Separation of placenta upto 6 weeks)

22. हॉर्मोन ऑक्सीटोसिन किसके द्वारा स्त्रावित होता है?
(NHM Contractual Staff Nurse 2021)
(a) दुग्धजन नलिकाएँ (Lactiferous tubules)
(b) गर्भाशय (Uterus)
(c) योनि (Vagina)
(d) पीयूष ग्रन्थि (Pituitary gland)

23. 20 **सप्ताह में गर्भाशय कोष** (hterine fundus) **की ऊँचाई होती है।**
(NHM Contractual Staff Nurse 2021)
(a) पेट के ठीक ऊपर परिस्पर्शनीय (Just Palpable upper abdomen)
(b) नाभि के एक अंगुली नीचे (One finger under the umbilicus)
(c) जिफिस्टर्नम और नाभि के बीच में (Midway between xiphisternum and umbilicus)
(d) जिफिस्टर्नम के स्तर पर महसूस किया गया (Felt at the level of xiphisternum)

24. नेतश्लेष्मल शुष्कता (Conjunctival xerosis) **किसकी कमी के कारण होता है?** *(NHM Contractual Staff Nurse 2021)*
(a) विटामिन-A
(b) विटामिन-B
(c) विटामिन-C
(d) विटामिन-D

25. भारत में नवजात शिशु का सामान्य जन्म वजन होता है
(UP NHM Staff Nurse 2021)
(a) 1.5 से 2.5 kg
(b) 2.5 से 3.5 kg
(c) 1.5 से 3 kg
(d) 4.5 से 5 kg

26. एम्नियोटिक द्रव सूचकांक की सामान्य सीमा है
(NHM Contractual Staff Nurse 2021)
(a) 5 cm से 14 cm
(b) 5 cm से 24 cm
(c) 5 cm से 16 cm
(d) 5 cm से 25 cm

27. प्रसव के तुरन्त बाद नवजात शिशु की देखभाल करते समय निम्नलिखित में से कौन सबसे प्राथमिकता वाला नर्सिंग क्रियान्वयन है?
(NHM Contractual Staff Nurse 2021)
(a) ब्लड शुगर की जाँच करें
(b) प्रारम्भिक स्नान कराएँ
(c) विटामिन-K का इंजेक्शन दे
(d) बच्चे को ड्राइ करना

28. गर्भावस्था के दौरान मातृ अवटुअल्पक्रियता (Maternal hypothyroidism) **से बच्चे में निम्नलिखित में से क्या हो सकता है?**
(NHM Contractual Staff Nurse 2021)
(a) मिक्सोडीमा (Myxoedema)
(b) बौनापन (Cretinism)
(c) अतिकायता (Acromegaly)
(d) महाकायता (Gigantism)

29. इंट्रापार्टम भ्रूण की निगरानी (Intrapartum fetal monitoring) **के विभिन्न तरीकों में सभी शामिल हैं, सिवाय**
(NHM Contractual Staff Nurse 2021)
(a) भ्रूण की खोपड़ी उत्तेजना परीक्षण (Fetal scalp stimulation test)
(b) भ्रूण पल्स ऑक्सीमेट्री (Fetal pulse oximtetry)
(c) भ्रूण के रुधिर का नमूना लेना (Fetal blood sampling)
(d) ब्रेक्सटन हिक्स कॉन्ट्रैक्शन (Braxton Hicks contractions)

30. प्रसव पीड़ा इंजेक्शन के सक्रिय प्रबन्धन के दौरान एर्गोमेट्रिन (Ergometrine) **इंजेक्शन को निम्नलिखित स्थितियों में से किसमें कॉन्ट्राइन्डिकेट** (Contraindicated) **किया जाता है?**
(UP NHM Staff Nurse 2021)
(a) प्रिमिग्रेविडा (Primigravida)
(b) गम्भीर एक्लेम्पसिया (Severe eclampsia)
(c) लम्बी प्रसव पीड़ा (Prolonged laborpain)
(d) उपरोक्त में से कोई नहीं

1. (a)	2. (b)	3. (a)	4. (b)	5. (c)	6. (c)	7. (b)	8. (c)	9. (c)	10. (b)
11. (b)	12. (b)	13. (d)	14. (a)	15. (b)	16. (b)	17. (b)	18. (c)	19. (a)	20. (a)
21. (d)	22. (d)	23. (b)	24. (a)	25. (b)	26. (d)	27. (d)	28. (b)	29. (d)	30. (b)

31. माता द्वारा महसूस की जाने वाली भ्रूण की हलचल को निम्न कहा जाता है *(UP NHM Staff Nurse 2021)*

(a) ब्रेक्सटन हिक्स कॉन्ट्रैक्शन (Braxton hicks contractions)
(b) क्विकनिंग (Quickening)
(c) गुडेल संकेत (Goodell's sign)
(d) हेगर संकेत (Hegar's sign)

32. भ्रूण क्षिप्रहृदयता (Fetal tachycardia) **निम्नलिखित सभी कारकों के कारण होता है, सिवाय** *(UP NHM Staff Nurse 2021)*

(a) मातृ या भ्रूण एनीमिया (Maternal of fetal anaemia)
(b) मातृ या भ्रूण संक्रमण (Maternal of fetal infection)
(c) गम्भीर भ्रूण हाइपोक्सिया (Severe fetal hypoxia)
(d) भ्रूण कोम्प्रोमाईज (Fetal compromise)

33. भ्रूण के रुधिर का नमूना (Fetal blood sampling) **निम्नलिखित स्थितियों में से किस में प्रतिदिष्ट** (Contraindicated) **की जाती है?** *(UP NHM Staff Nurse 2021)*

(a) HIV पॉजिटिव महिला (HIV positive women)
(b) मोटी मेकोनियम अभिरंजित लिकर (Thick meconium stained liquor)
(c) इलेक्ट्रॉनिक भ्रूण मॉनिटरिंग के ऊपर विचित्र और असाधारण अनुरेखण (Atypical and abnormal tracing on electronic fetal monitoring)
(d) उपरोक्त सभी

34. जीवन क्षमता की अवधि (Period of viability) **के बाद किन्तु बच्चे के जन्म से पूर्व जननांग पथ से या उसमें किसी भी रुधिरस्राव को निम्न कहा जाता है** *(UP NHM Staff Nurse 2021)*

(a) एण्टेपार्टम हैमरेज (Antepartum haemorrhage)
(b) इंट्रापार्टम हैमरेज (Intrapartum haemorrhage)
(c) पोस्टपार्टम हैमरेज (Postpartum haemorrhage)
(d) उपरोक्त सभी

35. प्रसव पीड़ा के पहले चरण की नैदानिक विशेषताओं में सभी शामिल है, सिवाय *(UP NHM Staff Nurse 2021)*

(a) गर्भाशय ग्रीवा को काटना (Effacement of cervix)
(b) हर तीन से पाँच मिनट में संकुचन (Contractions every three to five minutes)
(c) प्रस्तुति भाग का न्यूनतम अवरोहण (Minimal descent of presenting part)
(d) योनि रुधिरस्राव का तेज बहाव (Sudden gush of vaginal bleeding)

36. क्रोनिंग (Crowning) **निम्न में होता है** *(UP NHM Staff Nurse 2021)*

(a) प्रसव पीड़ा के पहले चरण में
(b) प्रसव पीड़ा के दूसरे चरण में
(c) प्रसव पीड़ा के तीसरे चरण में
(d) प्रसव पीड़ा के चौथे चरण में

37. गर्भावस्था के दौरान रुधिर शर्करा का मान सामान्य से ऊपर, लेकिन नैदानिक मधुमेह से नीचे होना कहा जाता है *(UP NHM Staff Nurse 2021)*

(a) टाइप 1 मधुमेह
(b) टाइप 2 मधुमेह
(c) गर्भकालीन मधुमेह
(d) इंसुलिन प्रतिरोध सिण्ड्रोम

38. एक प्रकार की प्रस्तुति जिसमें भ्रूण के नितम्ब (Fetal buttocks) **श्रोणि इनलेट** (Pelvic inlet) **में उपस्थित होते हैं और भाजक** (Denominator) **त्रिकास्थि** (Sacrum) **होती है, उसे कहा जाता है** *(UP NHM Staff Nurse 2021)*

(a) वर्टेक्स प्रेजेन्टेशन (Vertex presentation)
(b) ब्रीच प्रेजेन्टेशन (Breech presentation)
(c) नि प्रेजेन्टेशन (Knee presentation)
(d) फुटलिंग प्रेजेन्टेशन (Footling presentation)

39. नवजात पुनर्जीवन (Neonatal resucitation) **की तैयारी करते समय, बैग और मास्क को निम्नलिखित सभी के लिए जाँचना चाहिए, सिवाय** *(UP NHM Staff Nurse 2021)*

(a) फेस मास्क का उपयुक्त आकार
(b) पुनः मुद्रास्फीति (Re-inflation) के लिए बैग
(c) पर्याप्त दाब
(d) सक्शन कैथेटर

40. समय पूर्व नवजात (Preterm newborn) **एक शिशु है, जो जन्म लेता है** *(UP NHM Staff Nurse 2021)*

(a) 37 सप्ताह से कम पूर्ण किए हुए गर्भधारण पर
(b) 38 सप्ताह से कम पूर्ण किए हुए गर्भधारण पर
(c) 39 सप्ताह से कम पूर्ण किए हुए गर्भधारण पर
(d) 40 सप्ताह से कम पूर्ण किए हुए गर्भधारण पर

41. झूठे प्रसवपीड़ा (False labor pain) **के लक्षण निम्नलिखित सभी हैं, सिवाय** *(UP NHM Staff Nurse 2021)*

(a) संकुचन के बीच का अन्तराल लम्बे समय तक रहता है
(b) सिर मुक्त रहता है
(c) मल त्यागने से लक्षणों में राहत मिल सकती है
(d) नियमित अन्तराल पर पीड़ा होती है

42. प्रसवपीड़ा में पीड़ा का कारण निम्नलिखित सभी कारक है, सिवाय *(UP NHM Staff Nurse 2021)*

(a) संकुचन के दौरान मायोमेट्रियल इस्किमिया
(b) अप्रभावी सिडेशन
(c) फैलाव के दौरान सर्वाइकल स्ट्रेचिंग
(d) फण्डस के ऊपर पेरिटोनियल स्ट्रेचिंग

43. प्राथमिक स्वास्थ्य केन्द्र में प्रसव पूर्व देखभाल (Antenatal care) **में निम्नलिखित सभी शामिल हैं, सिवाय** *(UP NHM Staff Nurse 2021)*

(a) प्रयोगशाला जाँच जैसे हीमोग्लोबिन और ब्लड ग्रुपिंग
(b) पोषण और स्वास्थ्य परामर्श
(c) गर्भावस्था के दौरान उच्च जोखिम और खतरनाक संकेतों की पहचान और प्रबंधन
(d) उच्च जोखिम भरे प्रसव का संचालन

44. पारिभाषिक शब्द 'जल्दी स्तनपान कराने की शुरुआत' का अर्थ है *(UP NHM Staff Nurse 2021)*

(a) प्रसव के बाद एक मिनट के भीतर स्तनपान कराने की शुरुआत करना
(b) प्रसव के एक घण्टे के भीतर स्तनपान कराने की शुरुआत करना
(c) प्रसव के दो घण्टे के भीतर स्तनपान कराने की शुरुआत करना
(d) प्रसव के एक दिन के भीतर स्तनपान कराने की शुरुआत करना

45. प्रसव के दौरान गर्भाशय ग्रीवा के गायब (Disappearance of cervix) होने को कहा जाता है *(UP NHM Staff Nurse 2021)*
(a) डाइलेटेशन (Dilatation) (b) राइपनिंग (Ripening)
(c) एफेसमेंट (Effacement) (d) लेटिंग डाउन (Letting down)

46. प्रसव की प्रगति की आलेखी प्रस्तुति (Graphical representation) जिसमें ग्रीवा फैलाव (Cervical dilatation) और भ्रूण के सिर अवरोहण (Descent) को समय के सामने आलेखित किया जाता है, उसे कहा जाता है *(UP NHM Staff Nurse 2021)*
(a) इलेक्ट्रोकार्डियोग्राम (Electrocardiogram)
(b) पार्टोग्राम (Partogram)
(c) वाइटल ग्राफ (Vitals graph)
(d) प्रसवपीड़ा ग्राफ (Labor graph)

47. प्रसवपीड़ा के सक्रिय चरण के दौरान सिर द्वारा प्रस्तुत किया जाता है *(UP NHM Staff Nurse 2021)*
(a) फ्लैक्सिओन (Flexion) (b) एक्सटेंशन (Extension)
(c) अब्डेक्शन (Abduction) (d) इनमें से कोई नहीं

48. प्रसव की अनुमानित तिथि की गणना निम्न का उपयोग करके की जाती है *(UP NHM Staff Nurse 2021)*
(a) मैक डोनाल्ड का नियम (Mc Donald's rule)
(b) नैजेले का नियम (Naegele's rule)
(c) नौ का नियम (Rule of nine)
(d) डॉन का सूत्र (Dawn's formula)

49. मतली (Nausea) और उल्टी (Vomiting) जो आमतौर पर गर्भावस्था के 4 से 6 सप्ताह के आसपास शुरु होती है, उसे कहा जाता है *(UP NHM Staff Nurse 2021)*
(a) एमेनोरिया (Amenorrhoea)
(b) मॉर्निंग सिकनेस (Morning sickness)
(c) गैलेक्टोपोइसिस (Galactopoiesis)
(d) प्रारम्भिक लक्षण (Early symptoms)

50. एम्नियोटिक तरल को पोंछने से और शिशु को शुष्क करने से नवजात में से हीट लॉस (Heat loss) रोका जाता है, क्योंकि पहले आधे घण्टे में हीट लॉस काफी हद तक एम्नियोटिक द्रव के ………… के कारण होता है। *(UP NHM Staff Nurse 2021)*
(a) प्रवाहकत्व (Conduction)
(b) संवहन (Convection)
(c) वाष्पीकरण (Evaporation)
(d) विकिरण (Radiation)

51. एक नवजात शिशु की प्रसूति होती है और इसमें स्राव दिखाई देता है। इसमें निम्न सक्शन की विधि का अनुसरण किया जाता है *(UP NHM Staff Nurse 2021)*
(a) पहले नाक उसके बाद मुँह
(b) पहले मुँह उसके बाद नाक
(c) मुँह के अन्दर गले तक गहरा
(d) बच्चे को उल्टा पकड़ें और साफ करें

52. जन्म के समय मौजूद नवजात शिशु की त्वचा पर सफेद चीज़ जैसे पदार्थ (White cheesy material) को कहा जाता है *(UP NHM Staff Nurse 2021)*
(a) लैनुगो (Lanugo)
(b) वर्निक्स केसोसा (Vernix caseosa)
(c) एम्नियोटिक द्रव (Amniotic fluid)
(d) ब्राउन वसा (Brown fat)

53. गर्भाशय में भ्रूण की हृदय गति की सामान्य औसत सीमा है *(UP NHM Staff Nurse 2021)*
(a) 80-120 बीट्स/मिनट (b) 100-200 बीट्स/मिनट
(c) 120-160 बीट्स/मिनट (d) 180-200 बीट्स/मिनट

54. एक महिला जिसने एक बार एक भ्रूण को जन्म दिया है, जो जीवन क्षमता (Viability) के चरण तक पहुँच गया हो, उसे कहा जाता है *(UP NHM Staff Nurse 2021)*
(a) ग्रेविडा (Gravida) (b) पेरिटी (Parity)
(c) नलिपारा (Nullipara) (d) प्रिमिपारा (Primipara)

55. भारतीय सार्वजनिक स्वास्थ्य मानकों के अनुसार, प्रथम प्रसवपूर्व भेंट (Antenatal visit) की जानी चाहिए। *(UP NHM Staff Nurse 2021)*
(a) 2 सप्ताह के गर्भधारण पर
(b) गर्भधारण के 12 सप्ताह के भीतर
(c) गर्भधारण के 14 सप्ताह के भीतर
(d) गर्भधारण के 20 सप्ताह के भीतर

56. प्रारम्भिक गर्भावस्था में निर्देशित किए जाने वाले पोषण सप्लीमेंट है *(UP NHM Staff Nurse 2021)*
(a) विटामिन-A (b) कैल्शियम
(c) प्रोटीन (d) फॉलिक एसिड

57. लोकिया रूब्रा (Lochia rubra) का रंग होता है *(UP NHM Staff Nurse 2021)*
(a) भूरा (b) लाल (c) पीला (d) सफेद

58. प्रसव के बाद के कितने सप्ताह को प्रवसोत्तरकाल (Puerperium period) कहा जाता है? *(UP NHM Staff Nurse 2021)*
(a) 4 सप्ताह (b) 6 सप्ताह
(c) 8 सप्ताह (d) 10 सप्ताह

59. स्तन्यस्रावण के दमन (Suppression of lactation) के लिए निम्नलिखित में से किस दावा का उपयोग किया जा सकता है? *(UP NHM Staff Nurse 2021)*
(a) मेथरजिन इंजेक्शन (b) ऑक्सीटोसिन इंजेक्शन
(c) केबरगोलिन टेबलेट (d) प्रोजेस्टेरोन टेबलेट

60. खाट (Cot) में माता के साथ बच्चे को रखना, को कहा जाता है *(UP NHM Staff Nurse 2021)*
(a) देखभाल (Caring)
(b) कंगारू देखभाल (Kangaroo Care)
(c) कक्षपालन (Rooming in)
(d) नवजात देखभाल (Neonatal care)

31. (b)	**32.** (c)	**33.** (a)	**34.** (a)	**35.** (d)	**36.** (b)	**37.** (c)	**38.** (b)	**39.** (d)	**40.** (a)
41. (d)	**42.** (b)	**43.** (d)	**44.** (b)	**45.** (c)	**46.** (b)	**47.** (b)	**48.** (b)	**49.** (d)	**50.** (c)
51. (b)	**52.** (b)	**53.** (c)	**54.** (d)	**55.** (b)	**56.** (d)	**57.** (b)	**58.** (b)	**59.** (c)	**60.** (c)

61. मेकोनियम अभिरंजित लिकर (Meconium stained liquor) में एम्नियोटिक द्रव का रंग होता है *(UP NHM Staff Nurse 2021)*

(a) थोड़ा हरे रंग सा (Greenish) (b) पानी जैसा रंग (Watery)
(c) सफेद (White) (d) लाल रंग (Reddish)

62. प्रसव के तीसरे चरण के सक्रिय प्रबन्धन के घटकों में सभी शामिल है, सिवाय *(UP NHM Staff Nurse 2021)*

(a) ऑक्सीटोसिन का उपयोग (b) गर्भाशय मसाज
(c) प्लेसेंटा की डिलीवरी (d) कक्षपालन

63. प्रसव के दौरान निम्नलिखित में से किस तरीके से ऑक्सीटोसिन इंजेक्शन को अन्त:शिरा (Intravenous) रूप से दिया जाता है? *(UP NHM Staff Nurse 2021)*

(a) बोलस (Bolus)
(b) इंट्रावेनस इन्फ्यूजन (Intravenous infusion)
(c) फास्ट पुश (Fast push)
(d) अंतर्पेशीय (Intramuscular)

64. यदि शिशु के प्रसव के 30 मिनट के भीतर नाल (Placenta) को प्रसूत नहीं किया जाता है, तो उसे कहा जाता है *(UP NHM Staff Nurse 2021)*

(a) प्लेसेंटा प्रिविया (Palcenta praevia)
(b) पोस्ट पार्टम हैमरेज (Post partum haemorrhage)
(c) रिटेंड प्लेसेंटा (Retained lacenta)
(d) प्लेसेंटरी इस्किमिया (Placental ischemia)

65. यदि प्रसव के 30 मिनट के भीतर नाल (Placenta) को प्रस्तुत नहीं किया जाता है, तो इसे निम्न द्वारा हटाया जा सकता है *(UP NHM Staff Nurse 2021)*

(a) नियन्त्रित कर्षण (By controlled traction)
(b) मैनुअल विधि (Manual method)
(c) सर्जरी (Surgery)
(d) उपरोक्त में से कोई नहीं

66. WHO के अनुसार, प्रसव पश्चात् ....mL से अधिक की रुधिर की हानि को प्रसवोत्तर रुधिरस्राव (PPH) के रूप में परिभाषित करते हैं। *(UPNHM Staff Nurse 2019)*

(a) 500 (b) 1000
(c) 1500 (d) 2000

67. प्रसव की निम्नलिखित में से कौन-सी स्टेज का नर्स क्राउनिंग (Crowning) के रूप में आंकलन करेगी? *(UPNHM Staff Nurse 2019)*

(a) प्रथम स्टेज (b) द्वितीय स्टेज
(c) तृतीय स्टेज (d) चतुर्थ स्टेज

68. निम्नलिखित में से कौन-सा मानव दूध में पाया जाने वाला मुख्य प्रोटीन है? *(UPNHM Staff Nurse 2019)*

(a) लैक्टोजन (b) व्हे प्रोटीन
(c) केसीन (d) लैक्टोस

69. गैस्टेशनल डायबिटीज (Gestational diabetes) से निम्नलिखित जोखिम बढ़ जाते है, सिवाय *(ESIC Staff Nurse 2019)*

(a) मेक्रोसोमिया
(b) स्मॉल फोर डेट शिशु
(c) अपरिपक्वता एवं मृत शिशु जन्म
(d) जन्मजात विसंगतियाँ

70. निम्नलिखित में से कौन-सा गर्भावस्था का निश्चित संकेत है? *(ESIC Staff Nurse 2019)*

(a) जी मिचलाना एवं उल्टी आना
(b) अल्ट्रा सोनोग्राम में गर्भस्थ शिशु का हृदय
(c) एमीनोरिया
(d) मूत्र में बीटा hCG

71. प्रसव की कौन-सी स्टेज के दौरान प्लेसेन्टा का प्रसव होती है? *(UPNHM Staff Nurse 2019)*

(a) स्टेज 1 (b) स्टेज 2
(c) स्टेज 3 (d) स्टेज 4

72. प्रसव की सम्भावित तिथि की गणना के लिए अन्तिम महावारी के प्रथम दिन में 9 केलेण्डर माह जोड़े जाते हैं एवं उसके बाद जोड़े जाते हैं? *(UPNHM Staff Nurse 2019)*

(a) 2 दिन (b) 4 दिन (c) 6 दिन (d) 7 दिन

73. निम्नलिखित में से सभी प्रसव की प्रगति के आंकलन के पैरामीटर है, सिवाय *(UPNHM Staff Nurse 2019)*

(a) सर्विक्स का फैलाव (b) फीटस का अवरोहण
(c) फीटल हार्ट रेट (d) गर्भाशयी संकुचन

74. खोपड़ी में स्यूचर के बीच कोमल स्थल कहलाते हैं *(UPNHM Staff Nurse 2019)*

(a) एटीट्यूड (Attitude) (b) वर्टेक्स (Vertex)
(c) डायमीटर (Diameter) (d) फॉन्टेनेल (Fontanelle)

75. LMP 5 अगस्त है, तो प्रसव की सम्भावित तिथि होगी *(AIIMS Rishikesh Nsg. 2019)*

(a) 5 मार्च (b) 12 मई (c) 12 जून (d) 5 मई

76. एक्लैम्पसिया निम्नलिखित द्वारा चरितार्थ होता है, सिवाय *(ESIC Staff Nurse 2019)*

(a) चेहरे पर हल्की सूजन
(b) दौरे
(c) 160/110 mm Hg से अधिक BP
(d) अत्यधिक प्रोटीनयूरिया

77. पारा (Para) को इस प्रकार परिभाषित किया जाता है *(ESIC Staff Nurse 2019)*

(a) 38 सप्ताह की शुरुआत से लेकर 42 सप्ताह तक
(b) जीवितता की अवधि के बाद तक जाने वाली गर्भावस्थाओं की संख्या
(c) गर्भावस्था की कुल संख्या
(d) गर्भावस्था जो जीवितता अवधि से पूर्व समाप्त हो गई हो

78. प्रसव प्रिटर्म कहलाएगा जब वह होता है *(ESIC Staff Nurse 2019)*

(a) 20-37 सप्ताह के गर्भकाल के मध्य
(b) 24-30 सप्ताह के गर्भकाल के मध्य
(c) 16-20 सप्ताह के गर्भकाल के मध्य
(d) 32-36 सप्ताह के गर्भकाल के मध्य

79. Rh निगेटिव (Negative) माँ को .... ग्लोब्यूलिन (Globulin) देना चाहिए। *(ESIC Staff Nurse 2019)*

(a) RhO (D) इम्यून
(b) लेसीथीन/स्फिगोमाइलिन
(c) RhO (M) ग्लोब्यूलिन
(d) एसीटिलकोलिनेस्टीरेज

80. **निम्नलिखित में से कौन-सा हेल्प सिन्ड्रोम** (HELLP syndrome) **का एक घटक नहीं है?** *(ESIC Staff Nurse 2019)*
(a) बढ़े हुए यकृत एन्जाइम (b) वेजाइना से रुधिरस्राव
(c) प्लेटलेट्स की कम संख्या (d) हीमोलाइसिस

81. **प्रसव की** 2nd **स्टेज में होने वाली घटनाओं का सामान्य क्रम है** *(ESIC Staff Nurse 2019)*
(a) डिसेन्ट (Descent) →फ्लेक्सन (Flexion) →इन्टर्नल रोटेशन (Internal rotation) →क्राउनिंग (Crowning) →एक्सटेंशन (Extension)
(b) डिसेन्ट (Descent) →फ्लेक्सन (Flexion) →इन्टर्नल रोटेशन (Internal rotation) →एक्सटेंशन (Extension) →क्राउनिंग (Crowning)
(c) डिसेन्ट (Descent) →फ्लेक्सन (Flexion) →क्राउनिंग (Crowning) →एक्सटेंशन (Extension) →इन्टर्नल रोटेशन (Internal rotation)
(d) डिसेन्ट (Descent) →इन्टर्नल रोटेशन (Internal rotation) →क्राउनिंग (Crowning) →एक्सटेंशन (Extension) →फ्लेक्सन (Flexion)

82. **पहली तिमाही में बिना गर्भाशयी संकुचनों या दर्द के एवं बिना सर्विक्स के विस्तारण के रुधिरस्राव इंगित करता है** *(ESIC Staff Nurse 2019)*
(a) अपरिहार्य गर्भपात (b) विफल गर्भपात
(c) सम्भावित गर्भपात (d) पूर्ण गर्भपात

83. **निम्नलिखित में से कौन-सा गर्भावस्था प्रेरित हाइपरटेंशन** (Pregnancy-induced hypertension) **के सम्बन्ध में सही है?** *(ESIC Staff Nurse 2019)*
(a) दृश्यात्मक बाधाएँ हमेशा उपस्थित रहती हैं
(b) 20 सप्ताह के गर्भकाल से पूर्व BP बढ़ा हुआ रहता है
(c) यह गेस्टेशनल हाइपरटेंशन (Gestational hypertension) भी कहलाता है
(d) प्रोटीन्यूरिया सामान्यतया उपस्थित रहता है

84. .... **के मरीजों में सरक्लेज** (Cerclage) **(टांकों से सर्विक्स को चारों तरफ से घेरना) किया जाता है** *(ESIC Staff Nurse 2019)*
(a) सम्भावित गर्भपात (b) पूर्ण गर्भपात
(c) अपूर्ण गर्भपात (d) अक्षम सर्विक्स

85. **सूक्ष्मजीव जोकि सामान्यतया वेजाइनल फ्लोरा** (Vaginal flora) **का एक पार्ट होता है, लेकिन नवजात में मेनिन्जाइटिस** (Meningitis) **कारित कर सकता है** *(ESIC Staff Nurse 2019)*
(a) *कोरीनिबैक्टीरियम* जातियाँ (*Corynebacterium* species)
(b) *स्टेफाइलोकोकस एपीडर्मिडिस* (*Staphylococuus epidermidis*)
(c) *केन्डिडा एल्बीकेन्स* (*Candida albicans*)
(d) समूह-B स्ट्रेप्टोकोकाई (Group-B streptococci)

86. **बच्चे को जन्म देने के लिए सर्विक्स पूर्ण विस्तारित होती है** *(ESIC Staff Nurse 2019)*
(a) प्रसव की अवस्था 4 में
(b) प्रसव की अवस्था 2 में
(c) प्रसव की अवस्था 1 में
(d) प्रसव की अवस्था 3 में

87. **गर्भावस्था का पोजिटिव सुनिश्चित चिन्ह है** *(ESIC Staff Nurse 2019)*
(a) गर्भाशय में वृद्धि
(b) अल्ट्रासाउण्ड द्वारा फीटस का दिखायी देना
(c) क्विकनिंग
(d) एमीनोरिया

88. **लोकिया रूबरा** (Lochia rubra) **का विशिष्ट लक्षण है** *(ESIC Staff Nurse 2019)*
(a) पीला-सफेद स्राव
(b) माँस की गंध के साथ रुधिरयुक्त स्राव
(c) बदबूदार स्राव
(d) माँस की गंध के साथ गुलाबी-भूरा स्राव

89. **निम्नलिखित में से कौन-सा हॉर्मोन प्रथम तिमाही में जी मिचलाना एवं उल्टी आने के कारण होता है?** *(UPNHM Staff Nurse 2019)*
(a) एस्ट्रोजन (b) प्रोजेस्टेरॉन
(c) ल्यूटिनाइजिंग हॉर्मोन (d) hCG

90. **एम्नियोटिक तरल** (Amniotic fluid) **का हरा-पीला** (Greenish-yellow) **रंग इंगित करता है** *(UPNHM Staff Nurse 2019)*
(a) फीटल डिस्ट्रेस
(b) RH असंगतता (Incompatability)
(c) पोस्ट मेच्योरिटी
(d) IUD

91. HbA1C **पूर्ववर्ती** .... **का सीरम ग्लूकोस स्तर** (Serum glucose level) **सूचित करता है।** *(ESIC Staff Nurse 2019)*
(a) 2 माह की अवधि (b) 3 माह की अवधि
(c) 1 माह की अवधि (d) 6 माह की अवधि

92. **फॉल्स लेबर** (False labor) **की अभिव्यक्तियाँ निम्नलिखित हैं, सिवाय** *(ESIC Staff Nurse 2019)*
(a) संकुचन, गतिविधि या आराम करने पर कम हो जाते हैं
(b) सर्विक्स उत्तरोत्तर छोटी होती है व फैल जाती है
(c) अनियमित संकुचन
(d) पेट में परेशानी

93. **सर्विक्स का उत्तरोत्तर पतला व छोटा होना कहलाता है** *(ESIC Staff Nurse 2019)*
(a) इफेसमेन्ट (Effacement) (b) कॉन्ट्रेक्शन (Contraction)
(c) डाइलेशन (Dilation) (d) एक्सप्लशन (Expulsion)

94. **निम्नलिखित में से सभी प्रसव के दौरान होने वाले मुख्य गतिविधियाँ** (movements) **हैं, सिवाय** *(UPNHM Staff Nurse 2019)*
(a) इन्गेजीमेन्ट (Engagement) (b) रिट्रेक्शन (Retraction)
(c) क्राउनिंग (Crowning) (d) रेस्टीट्यूशन (Restitution)

95. **एक पोजिटिव ओवर द काउन्टर प्रेग्नेन्सी टेस्ट माना जाता है** *(GMCH Chandigarh 2018)*
(a) गर्भावस्था का सम्भावित चिन्ह
(b) गर्भावस्था का अनुमानिक चिन्ह
(c) गर्भावस्था का सम्भाव्य चिन्ह
(d) गर्भावस्था का सकारात्मक चिन्ह

61. (a)	62. (d)	63. (b)	64. (c)	65. (b)	66. (a)	67. (b)	68. (b)	69. (b)	70. (b)
71. (c)	72. (d)	73. (c)	74. (d)	75. (b)	76. (a)	77. (b)	78. (a)	79. (a)	80. (b)
81. (a)	82. (c)	83. (c)	84. (d)	85. (d)	86. (b)	87. (b)	88. (b)	89. (d)	90. (c)
91. (b)	92. (b)	93. (a)	94. (b)	95. (c)					

96. **कौन-से सप्ताह के दौरान भ्रूण का हृदय** (Fetal heart) **अपना स्वयं का रुधिर पम्प करने लगता है?** *(GMCH Chandigarh 2018)*
(a) तीसरे सप्ताह (b) चौथे सप्ताह
(c) पाँचवे सप्ताह (d) छठें सप्ताह

97. **ब्रेक्सटॉन हिक्स हैं** *(AIIMS Manglagiri Gr. II 2018)*
(a) नेत्र संकुचन (b) उदरीय संकुचन
(c) पेशीय संकुचन (d) गर्भाशयी संकुचन

98. **प्रसव की तृतीय अवस्था में शामिल है** *(AIIMS Manglagiri Gr. II 2018)*
(a) फीटस का प्रसव
(b) सर्विक्स की इफेसमेन्ट
(c) प्लेसेन्टा का पृथक्करण
(d) फीटस का अवरोहण (Desent)

99. **प्रिएक्लैम्पसिया का एक बायोकेमिकल मार्कर है** *(AIIMS Manglagiri Gr. II 2018)*
(a) बढ़ा हुआ हीमोग्लोबिन स्तर
(b) बढ़ा हुआ हीमेटोक्रिट स्तर
(c) बढ़ा हुआ इलेक्ट्रोलाइट स्तर
(d) बढ़ा हुआ यूरिक एसिड स्तर

100. **प्लेसेन्टा निम्नलिखित सभी हॉर्मोन्स का स्रावण करता है, सिवाय** *(AIIMS Bhopal 2018)*
(a) प्रोजेस्ट्रॉन
(b) ह्यूमन कोरियोनिक गोनैडोट्रोपिन
(c) ल्यूटिनाइजिंग हॉर्मोन
(d) एस्ट्रोजन

101. **गर्भावस्था के लिए प्रयोगशाला जाँच किस हॉर्मोन की उपस्थिति पर आधारित है?** *(AIIMS Bhopal 2018)*
(a) फॉलिकल स्टिमुलेटिंग हॉर्मोन (FSH)
(b) प्रोजेस्ट्रॉन (PH)
(c) ह्यूमन कोरियोनिक गोनैडोट्रोपिन (HCG)
(d) ल्यूटिनाइजिंग हॉर्मोन (LH)

102. **प्यूबिक सिम्फाइसिस** (Pubic symphysis) **की निचली सीमा** (Lower border) **से सेक्रल प्रोमोन्टरी** (Sacral promontory) **तक की दूरी कहलाती है** *(AIIMS Bhopal 2018)*
(a) डायगोनल कॉन्जुगेट (Diagonal conjugate)
(b) ट्रान्सवर्स डायमीटर (Transverse diameter)
(c) ऑब्लिक डायमीटर (Oblique diameter)
(d) एन्टरो पोस्टीरिअर डायमीटर (Antero-posterior diameter)

103. **निम्नलिखित में से कौन-से शिशु पोस्ट टर्म** (Post term) **शिशु कहलाते हैं?** *(AIIMS Bhopal 2018)*
(a) 36 से 38 सप्ताह की गर्भायु वाले
(b) 42 सप्ताह से अधिक की गर्भायु वाले
(c) 33 से 35 सप्ताह की गर्भायु वाले
(d) 39 से 41 सप्ताह की गर्भायु वाले

104. **निम्नलिखित में से कौन-सी स्थिति में ऑक्सीजन थैरेपी की आवश्यकता नहीं होती है?** *(AIIMS Bhopal 2018)*
(a) विषाक्तता (b) वक्षीय चोट
(c) सामान्य जटिलता रहित प्रसव (d) डूबना

105. **प्रक्रिया जिसके द्वारा प्लेसेन्टा में ऑक्सीजन व कार्बन डाइऑक्साइड का विनिमय होता है** *(AIIMS Nagpur Gr. II 2018)*
(a) सहज परिवहन (b) विसरण
(c) सक्रिय परिवहन (d) पिनोसाइटोसिस

106. **प्रसव की किस अवस्था के दौरान सर्विक्स की रिपनिंग** (Ripening) **होती है?** *(AIIMS Nagpur Gr. II 2018)*
(a) प्रथम (b) द्वितीय (c) चतुर्थ (d) तृतीय

107. **सामान्य स्टेथोस्कोप से जल्दी से जल्दी ……… सप्ताह की गर्भावस्था पर फीटल हार्ट साउण्ड सुनी जा सकती है।** *(AIIMS Bhopal 2018)*
(a) 24 से 26 (b) 6 से 8
(c) 18 से 20 (d) 8 से 10

108. **मिस्ड पीरियड** (Missed period) **के पहले दिन निम्नलिखित में से कौन-से टेस्ट का प्रयोग गर्भावस्था के निदान हेतु किया जा सकता है?** *(AIIMS Bhopal 2018)*
(a) टू साइट सेण्डविच इम्यूनोएस्से (Two site sandwich immunoassay)
(b) डाइरेक्ट लेटेक्स एग्लूटिनेशन टेस्ट (Direct latex agglutination test)
(c) एग्लूटिनेशन इन्हीबिशन टेस्ट (Agglutination inhibition test)
(d) एन्जाइम लिंक्ड इम्यून एस्से (Enzyme-linked immune assay)

109. **लोकल वेस्कुलर कन्जेशन** (Local vascular congestion) **के कारण वेस्टिब्यूल एवं अग्र वेजाइनल भित्ति का गुलाबी लाल रंग का होना कहलाता है** *(AIIMS Bhopal 2018)*
(a) होमेन्स साइन (Homan's sign)
(b) चैडविक साइन (Chadwick's sign)
(c) ओसीइन्डर साइन (Osiander's sign)
(d) गॉडेल साइन (Goodell' sign)

110. **यदि दर्द सर्विक्स से उठा हो, तो रेफरड पेन** (Referred pain) **की साइट क्या होगी?** *(AIIMS Bhopal 2018)*
(a) ऊपरी सेक्रल क्षेत्र
(b) मिड इन्गुइनल पॉइन्ट (Mid-inguinal point) के ऊपर
(c) जाँघ का अग्र व मध्य बिन्दु
(d) निचला सेक्रल क्षेत्र

111. **कितने सप्ताह की गर्भायु पर गर्भाशय की ऊँचाई सिम्फाइसिस प्यूबिस एवं नाभि के बीच होगी?** *(AIIMS Bhopal 2018)*
(a) 12 सप्ताह (b) 28 सप्ताह
(c) 8 सप्ताह (d) 16 सप्ताह

112. **सम्पूर्ण वेजाइना के बहिवर्तन सहित गर्भाशय का प्रोलैप्स कहलाता है** *(AIIMS Bhopal 2018)*
(a) नलिपेरस प्रोलैप्स (Nulliparous prolapse)
(b) यूटीरो वेजाइनल प्रोलैप्स (Utero-vaginal prolapse)
(c) कॉम्प्लेक्स प्रोलैप्स (Complex prolapse)
(d) प्रोसिडेन्सिया (Procidentia)

113. **निम्नलिखित में से कौन-सा लक्षण प्रसवोत्तर अवसाद पीड़ित एक माँ द्वारा प्रदर्शित किया जाता है?** *(SSB DD and DNH Staff Nurse 2018)*
(a) अनियन्त्रित रोना (b) मतिभ्रम (Hallucination)
(c) विमोह (Delusion) (d) भ्रम (Confusion)

114. किसके द्वारा प्रसव की तृतीय अवस्था समाप्त होती है? *(SSB DD and DNH Staff Nurse 2018)*
(a) बच्चे के जन्म के 2 घण्टे पश्चात्
(b) बच्चे के जन्म पर
(c) प्लेसेन्टा के प्रसव पर
(d) सर्विक्स के पूर्ण विस्तारण पर

115. प्लेसेन्टा की मेम्ब्रेन में अम्बिलिकस को डालने की असामान्य स्थिति क्या कहलाती है? *(AIIMS Bhopal Grade I 2018)*
(a) सबक्यूटेनियेट (b) बैटलडोर
(c) मार्जीनियल (d) वेलमेन्टस

116. लेटेन्ट फेज (Latent phase), अलर्ट लाइन (Alert line) एवं एक्शन लाइन (Action line), आदि कारक किस संदर्भ में प्रयुक्त होते हैं? *(AIIMS Bhopal 2018)*
(a) बायोफिजिकल प्रोफाइल (b) नॉन-स्ट्रेस टेस्ट
(c) एम्नियोसेन्टेसिस (d) पार्टोग्राफ

117. गर्भावस्था के 8 सप्ताह पर होने वाली घटना जिसमें लेटरल फोर्निक्स (Lateral fornices) में स्पंदन का अनुभव होता है, कहलाती है *(AIIMS Bhopal 2018)*
(a) चैडविक साइन (b) ओसिएन्डर साइन
(c) गॉडेल साइन (d) हेगर साइन

118. फंडस पर गड्ढे युक्त गर्भाशय कहलाता है *(AIIMS Bhopal 2018)*
(a) सेप्टेट यूटरस (Septate uterus)
(b) अरक्यूएट यूटरस (Arcuate uterus)
(c) बाइकॉनुएट यूटरस (Bicornuate uterus)
(d) यूटरस डाइडेल्फिस (Uterus didelphys)

119. नीजेल का नियम प्रयुक्त होता है *(AIIMS Bhopal 2018)*
(a) एम्नियोटिक द्रव्य (Amniotic fluid) के मूल्यांकन हेतु
(b) प्रसव की अपेक्षित तिथि के निर्धारण हेतु
(c) भ्रूण की हृदय दर (Fetal heart rate) की गणना हेतु
(d) भ्रूण की आयु (Fetal age) की गणना हेतु

120. महिलाओं में सामान्य प्रकार का पेल्विस है *(AIIMS Bhopal 2018)*
(a) एन्ड्रॉइड (Android)
(b) प्लेटीपेलॉइड (Platypelloid)
(c) एन्थ्रोपॉइड (Anthropoid)
(d) गाइनैकॉइड (Gynecoid)

121. निषेचित अण्डे के आरोपण का सबसे सामान्य स्थल है *(AIIMS Bhopal 2018)*
(a) गर्भाशय की अग्र भित्ति (b) गर्भाशय की फंडस
(c) फैलोपियन ट्यूब (d) गर्भाशय की पश्च भित्ति

122. निम्नलिखित में से गर्भावस्था के दौरान वह घटना जिसमें चिकित्सक द्वारा तुरन्त ध्यान दिए जाने की जरुरत है, है *(AIIMS Bhopal 2018)*
(a) पीठ दर्द
(b) वेजाइना से रुधिरस्राव
(c) डिपेन्डेट पीडल ओडीमा
(d) बार-बार मूत्र विसर्जन

123. फंडस के संकुचन एवं सर्विक्स के विस्तारण के मध्य समन्वय कहलाता है *(SSB DD and DNH Staff Nurse 2018)*
(a) फंडल डॉमिनेन्स (Fundal dominance)
(b) इफेसमेन्ट (Effacement)
(c) रिट्रेक्शन (Retraction)
(d) पॉलेरिटी (Polarity)

124. निम्न में से कौन-सा प्रिएक्लैम्पसिया (Preeclampsia) का एक चेतावनी चिन्ह है? *(SSB DD and DNH Staff Nurse 2018)*
(a) प्रोटीन्यूरिया (Proteinuria) +2
(b) रुधिर दाब (Blood pressure) 150/90
(c) ओडीमा ग्रेड (Oedema grade) +2
(d) डीप टेन्डन रिफ्लेक्स (Deep tendon reflex) + 4

125. मलाशयी स्फिंक्टर सहित पश्च पेरिनियल ट्रोमा किस श्रेणी में माना जाता हैं? *(AIIMS Bhubneshwar 2018)*
(a) फॉर्थ डिग्री टीयर (4th degree tear)
(b) सेकण्ड डिग्री टीयर (2nd degree tear)
(c) फर्स्ट डिग्री टीयर (1st degree tear)
(d) थर्ड डिग्री टीयर (3rd degree tear)

126. ब्रेक्सटॉन हिक्स (Braxton hicks) संकुचन प्रकट होना शुरु होता है *(AIIMS Bhopal 2018)*
(a) 16 सप्ताह के आस-पास (b) 24 सप्ताह के आस-पास
(c) 8 सप्ताह के आस-पास (d) 4 सप्ताह के आस-पास

127. फीटस की सुरक्षा के लिए कौन-सी संरचना जिम्मेदार होती है? *(RRB Staff Nurse 2018)*
(a) डेसिड्यूआ (Decidua)
(b) एम्नियोटिक द्रव्य (Amniotic fluid)
(c) कॉर्पस ल्यूटियम (Corpus luteum)
(d) पीत कोष (Yolk sac)

128. अल्ट्रासाउण्ड का डॉप्लर प्रभाव (Doppler effect) भ्रूण की हृदय दर (Fetal heart rate) को पकड़ सकता है *(RRB Staff Nurse 2018)*
(a) छठें सप्ताह से (b) आठवें सप्ताह से
(c) बारहवें सप्ताह से (d) दसवें सप्ताह से

129. निम्नलिखित में से कौन-सा गर्भावस्था का एक सम्भावित चिन्ह नहीं है? *(RRB Staff Nurse 2018)*
(a) वेजाइना का स्राव
(b) गर्भाशयी संकुचन
(c) चैडविक साइन
(d) नॉन-इलेक्ट्रिक डिवाइस (Non-electric device) से पहचानी गई भ्रूण की हृदय दर (Fetal heart rate)

130. वेजाइनल आउटलेट (Vaginal outlet) को बड़ा करने एवं प्रसव को सुगम बनाने हेतु पेरिनियम पर लगाया गया चीरा कहलाता है *(AIIMS Jodhpur Staff Nurse 2018)*
(a) पेरिनिओटॉमी (Periniotomy)
(b) वेजिनोटॉमी (Vaginotomy)
(c) वेजिनोप्लास्टी (Vaginoplasty)
(d) एपिसियोटॉमी (Episiotomy)

96. (c)	97. (d)	98. (c)	99. (d)	100. (c)	101. (c)	102. (a)	103. (b)	104. (c)	105. (b)
106. (a)	107. (c)	108. (a)	109. (c)	110. (a)	111. (d)	112. (d)	113. (a)	114. (c)	115. (d)
116. (d)	117. (b)	118. (b)	119. (b)	120. (d)	121. (d)	122. (b)	123. (d)	124. (d)	125. (a)
126. (c)	127. (b)	128. (a)	129. (d)	130. (d)					

131. **निम्नलिखित विवरणों में से कौन-सा ग्रेविडा** (Gravida) **को परिभाषित करता है?** *(AIIMS Jodhpur Staff Nurse 2018)*
(a) संख्या जितनी बार एक महिला गर्भवती हुई है
(b) संख्या जितनी बार एक महिला ने पूर्णकालिक बच्चे को जन्म दिया है
(c) जीवित बच्चों की संख्या
(d) एक महिला के प्रिटर्म प्रेगनेन्सी की संख्या

132. **गर्भावस्था के 13वें सप्ताह में भ्रूण का अल्ट्रासाउण्ड** (Fetal ultrasound) **में पाई जाने वाली बढ़ी हुई न्यूकल ट्रान्सलुएन्सी** (Nuchal translucency) **लक्षण है** *(AIIMS Jodhpur Staff Nurse 2018)*
(a) क्लाइनफेल्टर सिन्ड्रोम (Klinefelter's syndrome) का
(b) टर्नर सिन्ड्रोम (Turner's syndrome) का
(c) हाइड्रोसिफैलस (Hydrocephalus) का
(d) डाउन सिन्ड्रोम (Down's syndrome) का

133. **एक प्रिनेटल विजिट** (Prenatal visit) **के दौरान एक नर्स एक मरीज को फीटल सर्कुलेशन की प्रक्रिया का वर्णन कर रही है। नर्स मरीज को सटीकता से बताती है कि फीटल सर्कुलेशन में होती है** *(AIIMS Jodhpur Staff Nurse 2018)*
(a) दो गर्भनाल धमनियाँ (Umbilical arteries) एवं एक गर्भनाल शिरा (Umbilical vein)
(b) फीटस को ऑक्सीकृत रुधिर ले जाने वाली धमनियाँ
(c) दो गर्भनाल शिरा (Umbilical vein) एवं एक गर्भनाल धमनी (Umbilical artery)
(d) फीटस से अनॉक्सीकृत रुधिर ले जाने वाली शिराएँ

134. **गैर-तनाव परीक्षण** (Non-stress test) **सामान्य माना जाता है यदि** *(AIIMS Jodhpur Staff Nurse 2018)*
(a) 40 मिनट अवलोकन के दौरान कोई बढ़ोतरी नहीं हो
(b) 20 मिनट की अवधि में भ्रूण की हृदय दर (FHR) 2 या अधिक बढ़ गई हो
(c) 40 मिनट की अवधि में भ्रूण की हृदय दर (FHR) 2 या अधिक बढ़ गई हो
(d) 40 मिनट अवलोकन के दौरान कोई कमी न हो

135. .... **के दौरान होने वाली मृत्यु प्रसवकालीन मृत्यु** (Perinatal death) **में सम्मिलित की जाती है।** *(AIIMS Jodhpur Staff Nurse 2018)*
(a) गर्भकाल के 28वें सप्ताह से जन्म के पश्चात् 7 दिन तक
(b) गर्भकाल के 37वें सप्ताह से जन्म के पश्चात् 14 दिन तक
(c) 0 से 28 दिन की आयु तक
(d) 0 से एक माह की आयु तक

136. **एक रोगी में प्रोलोंग्ड प्रसव** (Prolonged labour) **को रोकने के लिए नर्स को लेबर रूम में क्या उपाय करना चाहिए?** *(DME Karnataka Staff Nurse 2018)*
(a) मरीज के साथ रहना
(b) पार्टोग्राफ का संधारण करना
(c) ऑक्सीटोसिन देना
(d) माँ व गर्भस्थ शिशु के वाइटल साइन (Vital signs) का आंकलन करना

137. **पेरिनियम को अखण्डित रखते हुए प्रसव को सुगम बनाने के लिए प्रसव की दूसरी अवस्था में मिडवाइफ द्वारा प्रयुक्त तकनीक है** *(DME Karnataka Staff Nurse 2018)*
(a) आयर्निंग आउट (Ironing out)
(b) बियरिंग डाउन एफर्ट (Bearing down effort)
(c) फण्डल प्रेशर (Fundal pressure)
(d) एपिसियोटॉमी (Episiotomy)

138. **शॉल्डर डिस्टोसिया** (Shoulder dystocia) **के प्रबन्धन के लिए कौन-सा उपाय किया जाता है?** *(DME Karnataka Staff Nurse 2018)*
(a) बर्नस मार्शल मेन्युवर (Burns marshall maneuvre)
(b) लॉवसेट मेन्युवर (Lovset maneuvre)
(c) मॉरिस-स्मेली वाइट मेन्युवर (Mauriceau-smellie-viet maneuvre)
(d) मैक रॉबर्ट मेन्युवर (Mac Robert's maneuvre)

139. **सूतिकावस्था में सबसे अधिक होने वाला तन्त्रिकीय विकार** (Neurotic disorder) **है** *(DME Karnataka Staff Nurse 2018)*
(a) पोस्टपार्टम बल्यूस (Postpartum blues)
(b) पोस्टपार्टम डिप्रेशन (Postpartum depression)
(c) पोस्टपार्टम साइकोसिस (Postpartum psychosis)
(d) प्रसव सम्बन्धित तनाव और चिन्ता (Delivery related stress and anxiety)

140. **एक गर्भवती महिला के लिए टिटेनस टोक्सॉइड** (Tetanus toxoid) **की 2 खुराकों के मध्य न्यूनतम अन्तराल होना चाहिए** *(SSB DD and DNH Staff Nurse 2018)*
(a) 8 सप्ताह (b) 4 सप्ताह
(c) 3 सप्ताह (d) 2 सप्ताह

141. **किस प्रकार के गर्भपात में गर्भस्थ शिशु मर जाता है एवं भिन्न समय के लिए गर्भाशय के भीतर ही रहता है** *(SSB DD and DNH Staff Nurse 2018)*
(a) मिस्ड (Missed) (b) अपरिहार्य (Inevitable)
(c) संकटग्रस्त (Threatened) (d) अपूर्ण (Incomplete)

142. **पिनार्ड स्टेथोस्कोप** (Pinard stethoscope) **का प्रयोग कर भ्रूण की हृदय दर** (Fetal heart sound) **का पता किया जा सकता है** *(SSB DD and DNH Staff Nurse 2018)*
(a) 16-18 सप्ताह में (b) 14-16 सप्ताह में
(c) 22-24 सप्ताह में (d) 10-12 सप्ताह में

143. **जन्म के पश्चात् भ्रूणनाल शिरा** (Umbilical vein) **संकुचित होकर किस रूप में परिवर्तित होती है?** *(SSB DD and DNH Staff Nurse 2018)*
(a) लिगामेन्टम वेनोसम (b) लिगामेन्टम अम्बिलिकस
(c) लिगामेन्टम टेरेस (d) लिगामेन्टम आर्टीरियोसम

144. **निम्नलिखित में से कौन-सा पूर्व में बच्चे के जन्म का लक्षण है?** *(SSB DD and DNH Staff Nurse 2018)*
(a) सख्त उदरीय भित्ति
(b) इन्ट्रॉइटस (Introitus) में अवकाश (Gap)
(c) गोलाकार बाह्य छिद्र के साथ शंकु आकार की सर्विक्स
(d) अण्डाकार गर्भाशय

145. **ऑक्सीटोसिन देते समय नर्स को इनटेक एण्ड आउटपुट** (Intake and output) **पर निगरानी रखनी चाहिए क्योंकि यह दवा** *(SSB DD and DNH Staff Nurse 2018)*
(a) डाइयूरेटिक प्रभाव को प्रेरित करती है
(b) प्यास को बढ़ाती है
(c) किडनी के लिए विषाक्त होती है
(d) जल विषाक्त उत्पन्न करती है

146. **गर्भयुक्त गर्भाशय** (Gravid uterus) **की अधोमहाशिरा पर दबाव का परिणाम है** *(SSB DD and DNH Staff Nurse 2018)*
(a) सुपाइन हाइपोटेंशन विकार (Supine hypotension syndrome)
(b) कार्पल टनल विकार (Carpal tunnel syndrome)
(c) हेल्प विकार (HELLP syndrome)
(d) सुपाइन हाइपरटेंशन विकार (Supine hypertension syndrome)

147. **मोलर प्रेग्नेन्सी** (Molar pregnancy) **की एक देर से होने वाली जटिलता है** *(SSB DD and DNH Staff Nurse 2018)*
(a) यूटेराइन पर्फोरेशन (Uterine perforation)
(b) कोरियो कार्सिनोमा (Chorio carcinoma)
(c) आघात (Shock)
(d) कोएगुलेशन फेल्यर (Coagulation failure)

148. 5 **से कम एम्नियोटिक फ्लूड इण्डेक्स** (Amniotic fluid index) **क्या इंगित करता है?** *(SSB DD and DNH Staff Nurse 2018)*
(a) एन्हाइड्रेम्निओस (Anhydramnios)
(b) हाइड्रेम्निओस (Hydramnios)
(c) ओलिगोहाइड्रेम्निओस (Oligohydramnios)
(d) पॉलीहाइड्रेम्निओस (Polyhydramnios)

149. **प्रसव की प्रथम अवस्था में गर्भाशयी संकुचनों सम्बन्धी कौन-सी सूचना का दस्तावेजीकरण करना चाहिए?** *(SSB DD and DNH Staff Nurse 2018)*
(a) बारम्बारता, अवधि व पोजिशन
(b) विस्तारण, अवधि व बारम्बारता
(c) विस्तारण, इफेसमेन्ट व पोजिशन
(d) अवधि, बारम्बारता व तीव्रता

150. **ह्यूमन कॉरिओनिक गोनेडोट्रापिन** (Human chorionic gonadotropin) **उत्पादित होता है** *(AIIMS Bhubaneshwar 2018)*
(a) साइटोरोकोब्लास्ट (Cytorophoblast) द्वारा
(b) पीतकोष (Yolk sac) द्वारा
(c) डेसिड्यूआ (Decidua) द्वारा
(d) सिनसिटियोट्रोफोब्लास्ट (Syncytiotrophoblast) द्वारा

151. **गर्भस्थ शिशु के सिर व हाथ-पैरों** (Limbs) **का इसके धड़ के साथ सम्बन्ध कहलाता है** *(AIIMS Bhubaneshwar 2018)*
(a) एटीट्यूड
(b) डिनोमिनेटर
(c) प्रजेन्टेशन
(d) लाई (Lie)

152. 28 **सप्ताह की गर्भायु से पूर्व वेजाइना द्वारा रुधिरस्राव किसे इंगित करता है?** *(AIIMS Bhubaneshwar 2018)*
(a) अपहिार्य (Inevitable) गर्भपात
(b) मिस्ड गर्भपात
(c) अपूर्ण गर्भपात
(d) संकटग्रस्त (Threatened) गर्भपात

153. **निम्नलिखित में से किसके अतिरिक्त सभी प्लेसेन्टा के पृथक्करण एवं अवरोहण** (Descent) **के लक्षण हैं?** *(AIIMS Bhubaneshwar 2018)*
(a) कॉर्ड का लम्बा होना
(b) कॉर्ड का छोटा होना
(c) फंडस का गोल होना
(d) ताजा रुधिर की थोड़ी हानि

154. **पार्टोग्राफ में निम्नलिखित में से किसके अतिरिक्त सभी प्रसव की खास विशेषताएँ होती हैं?** *(AIIMS Bhubaneshwar 2018)*
(a) संकुचन की बारम्बारता
(b) नाड़ी
(c) गर्भस्थ शिशु हृदय दर
(d) फीटल प्रजेन्टेशन

155. **वेजाइना की झिल्ली का बैंगनी-नीला हो जाना है** *(AIIMS Bhubaneshwar 2018)*
(a) ब्रेक्स्टॉन हिक्स साइन (Braxton hick's sign)
(b) जेक्विमियर साइन (Jacquemier' sign)
(c) हेगर साइन (Hegar's sign)
(d) ओसिऐन्डर साइन (Osiander's sign)

156. **एपिसियोटॉमी** (Episiotomy) **में सबसे सामान्य चीरा है** *(AIIMS Bhubaneshwar 2018)*
(a) मीडियन (Median)
(b) मीडियल (Medial)
(c) पार्श्व (Lateral)
(d) मध्य पार्श्व (Mediolateral)

157. **निम्नलिखित में किसके अतिरिक्त सभी प्रिएक्लैम्पसिया** (Preeclampsia) **के लक्षण हैं?** *(AIIMS Bhubaneshwar 2018)*
(a) उच्च रुधिरचाप
(b) मूत्र में प्रोटीन
(c) सूजन
(d) उल्टी आना

158. **न्यूरल नाल विकृति में माता के रुधिर में पाया जाने वाला जैव-रासायनिक चिन्ह है** *(AIIMS Bhopal 2018)*
(a) एल्फा-कीटो प्रोटीन
(b) एस्कॉर्बिक अम्ल
(c) एल्कलाइन फॉस्फेटेज
(d) अमीनो अम्ल

159. LMP 25 **जून,** 2018 **है, तो** EDD **क्या होगी?** *(AIIMS Delhi Nsg. 2018)*
(a) 2 अप्रैल, 2019
(b) 1 मार्च 2019
(c) 2 मई, 2019
(d) 1 फरवरी 2019

160. **निम्नलिखित में से गर्भवती माता में तीव्र उच्च रुधिरचाप का ड्रग है** *(AIIMS Bhopal 2018)*
(a) मेथिलडोपा
(b) एटेनोलॉल
(c) डायजीपाम
(d) मैग्नीशियम सल्फेट

131. (a)	132. (d)	133. (a)	134. (b)	135. (a)	136. (b)	137. (a)	138. (d)	139. (b)	140. (b)
141. (a)	142. (d)	143. (c)	144. (b)	145. (d)	146. (a)	147. (b)	148. (c)	149. (d)	150. (d)
151. (a)	152. (d)	153. (b)	154. (d)	155. (b)	156. (d)	157. (d)	158. (a)	158. (a)	160. (a)

161. **प्रथम तिमाही के दौरान सर्विक्स का मुलायम होना कहलाता है** *(AIIMS Bhopal 2018)*
(a) चैडविक का चिन्ह
(b) ओसिएन्डर का चिन्ह
(c) पिस्कासेक का चिन्ह
(d) गॉडेल का चिन्ह

162. **निम्नलिखित में से कौन-सी ग्रिप को अम्बिलिकल ग्रिप कहते हैं?** *(AIIMS Raipur Staff Nurse 2018)*
(a) फंडल ग्रिप (b) लेटरल ग्रिप
(c) पेल्विक ग्रिप (d) पेल्विक ग्रिप

163. **ब्रीच प्रस्तुति में एक भुजा को नीचे लाने के लिए प्रयुक्त की जाने वाली परम्परागत तकनीक कहलाती है** *(AIIMS Bhopal 2018)*
(a) रेटजेन्स मेन्यूवर (b) पिनाड्स मेन्यूवर
(c) क्रिड्स मेन्यूवर (d) लावसेट्स मेन्यूवर

164. **निम्नलिखित में से प्रसवकालीन मधुमेह में हाइड्रामिनियोसिन का कारण होता है** *(AIIMS Bhopal 2018)*
(a) रुधिर वाहिनियों का हाइपरप्लेसिया
(b) ट्रांसयूडेशन में वृद्धि
(c) फीटल डाइयूरेसिस
(d) गर्भ में निगलनकारी प्रतिक्रिया का अभाव

165. **निम्नलिखित में से आभासी प्रसव पीड़ा की विशेषता है** *(AIIMS Bhopal 2018)*
(a) गर्भाशय के सख्त होने से सम्बन्धित न होना
(b) संकुचनों की आवृत्ति का होना
(c) शो (Show) से सम्बन्धित होना
(d) गर्भाशय का निरन्तर फैलते जाना

166. **निम्नलिखित में से प्रसव समाप्ति की कौन-सी विधि द्वितीय तिमाही की है?** *(AIIMS Bhopal 2018)*
(a) ऑक्सीटोसिन इन्फ्यूजन (b) मेथोट्रेसेट
(c) वैक्यूम एस्पिरेशन (d) मेफीप्रिस्टॉन

167. **चेहरा एवं भौहों की प्रस्तुति के दौरान सिर की स्थिति होगी** *(AIIMS Raipur 2018)*
(a) फ्लेसॉन (b) पूर्ण विस्तारण
(c) एड्डक्शन (d) एब्डक्टशन

168. **प्रसव के दौरान होने वाली ओडिमा जो फीटल स्केल्प पर होती है, कहलाती है** *(AIIMS Bhopal 2018)*
(a) क्राउनिंग (b) मोल्डिंग
(c) सिफैल्हीमेटोमा (d) कैपूट सक्कसीडेनम

169. **गर्भावस्था के कौन-से सप्ताह में स्तनों से दुग्ध के समान तरल स्रावित होता है?** *(AIIMS Raipur 2018)*
(a) 24वाँ सप्ताह (b) छठा सप्ताह
(c) 18वाँ सप्ताह (d) 12वाँ सप्ताह

170. **बिशप स्कोर** (Bishop score) **प्रयुक्त होता है** *(AIIMS Delhi Nsg. 2018)*
(a) प्रसव के प्रेरण में
(b) गर्भस्थ शिशु की निगरानी में
(c) प्रसव की प्रगति में
(d) बहु-गर्भावस्था में

171. **निम्नलिखित में से आभासी प्रसव पीड़ा की विशेषता नहीं है** *(AIIMS Bhopal Nursing Officer 2018)*
(a) सर्विक्स के शिथिलन पर कोई प्रभाव न पड़ना
(b) एनिमा द्वारा दूर होना
(c) जल के कोषों (Water bags) का निर्माण होना
(d) गर्भाशय की निरन्तर कठोरता से असम्बन्धित

172. **एक्लेम्पसिया के प्रबंधन के लिए सही दवा होगी** *(AIIMS Raipur 2018)*
(a) मैग्नीशियम सल्फेट (b) डोपामीन
(c) सोडियम नाइट्रोप्रुसाइड (d) लेबेटलॉल

173. **बाईं ऑसीपुट अग्र गर्भस्थ स्थिति में गर्भ की हृदय ध्वनि स्थित होती है** *(AIIMS Bhopal Nursing Officer 2018)*
(a) अम्बिलिकल के चारों ओर
(b) अम्बिलिकल के नीचे
(c) समान तरफ की स्पाइनो-अम्बिलिकल रेखा के मध्य में
(d) समान तरफ की माँ की पीठ की तरफ

174. **गर्भावस्था की पूर्णता** (At term) **पर प्लेसेन्टा का लगभग वजन होता है** *(DME Karnataka Staff Nurse 2018)*
(a) बच्चे के वजन का 1/4 भाग
(b) बच्चे के वजन का 1/6 भाग
(c) बच्चे के वजन का 1/7 भाग
(d) बच्चे के वजन का 1/3 भाग

175. **फीटल सर्कुलेशन** (Fetal circulation) **का वह भाग जोकि जन्म के पश्चात् फोसा ओवेलिस** (Fossa ovalis) **बन जाता है** *(DME Karnataka Staff Nurse 2018)*
(a) अम्बिलिकल धमनी (Umbilical artries)
(b) डक्ट्स आर्टिरियोसस (Ductus arteriosus)
(c) फॉरामेन ऑवेल (Foramen ovale)
(d) अम्बिलिकल वेन (Umbilical vein)

176. **एक गर्भवती महिला की निम्नलिखित में से कौन-सी स्थिति को तुरन्त ध्यान देने की आवश्यकता होती है?** *(DME Karnataka Staff Nurse 2018)*
(a) एपिगैस्ट्रिक दर्द (Epigastric pain)
(b) पीठ में उत्पन्न होने वाला दर्द (Pain radiating to back)
(c) क्रेम्प्स (Cramps)
(d) हृदय में जलन (Heart burn)

177. **निम्नलिखित में से कौन-सा निकटवर्ती प्रसव का एक चिन्ह/लक्षण है?** *(DME Karnataka Staff Nurse 2018)*
(a) लाइटनिंग (Lightening) (b) क्विकनिंग (Quickening)
(c) ब्रेक्स्टॉन हिक्स संकुचन (d) टाइटेनिंग (Tightening)

178. **मल्टीपल गर्भावस्था** (Multiple pregnancy) **की निश्चित नैदानिक जाँच है** *(AIIMS Delhi Nsg. 2018)*
(a) hCG (b) पेल्पेशन
(c) अल्ट्रासोनोग्राम (d) AFP

179. **प्रसव के पश्चात् केजल व्यायाम** (Kegel exercise) **प्रयुक्त होती है** *(AIIMS Delhi Nsg. 2018)*
(a) मूत्राशयी एवं मलाशयी पेशियों को मजबूत करने के लिए
(b) उदरीय पेशियों को मजबूत करने के लिए
(c) अधोप्रत्यावर्तन के लिए
(d) PPH को रोकने के लिए

180. **प्रसव की तृतीय अवस्था में अत्यधिक रुधिरस्राव को रोकने के लिए कौन-सा एक्शन काम में नहीं लिया जाता है?**
(AIIMS Delhi Nsg. 2018)
(a) ऑक्सीटोसिन देना
(b) गर्भाशय की मालिश
(c) मेथार्जिन इंजेक्शन देना
(d) राइट मीडियोलेटरल एपिसियोटोमी

181. **मल्टीपल डिलीवरी** (Multiple delivery) **के मामले में पहले बच्चे के जन्म के बाद कौन-सा एक्शन काम में नहीं लिया जाता है?** *(AIIMS Delhi Nsg. 2018)*
(a) मेथार्जीन (Methergine) देना
(b) कॉर्ड को क्लेम्प करना
(c) फ्लूड देना
(d) निश्चेतक (Anesthesia) देना

182. **हीमोग्राम** (Hemogram) **के लिए कौन-सा रसायन प्रयोग किया जाता है?** *(AIIMS Delhi Nsg. 2018)*
(a) EDTA
(b) हिपेरिन
(c) सोडियम सिट्रेट
(d) लिथियम हिपेरिन

183. **निम्नलिखित में से कौन-सा प्लेसेन्टा प्रिविया** (Placenta previa) **खतरनाक माना जाता है?** *(SSB DD and DNH Staff Nurse 2018)*
(a) टाइप-I पश्च (Posterior)
(b) टाइप-II पश्च (Posterior)
(c) टाइप-I अग्र (Anterior)
(d) टाइप-II अग्र (Anterior)

184. **शीघ्र पोस्टपार्टम रुधिरस्राव वाली माता के लिए निम्नलिखित में से कौन-सा कार्य उचित नहीं है?** *(SSB DD and DNH Staff Nurse 2018)*
(a) फण्डस पर मसाज करना
(b) ऑक्सीटोसिक (Oxytocic) ड्रग देना
(c) इन्डेवलिंग (Indwelling) मूत्रीय केथेटर लगाना
(d) पेड्स की गिनती चैक करना

185. **उच्च रुधिरचाप से पीड़ित माता में प्रसव के दौरान कौन-सा ड्रग निषेध होता हैं?** *(SSB DD and DNH Staff Nurse 2018)*
(a) प्रोस्टाग्लैन्डिन्स
(b) मेथार्जिन
(c) ऑक्सीटोसिन
(d) मैग्नीशियम सल्फेट

186. **निषेचन के पश्चात् लगभग कितने दिनों पश्चात प्रायः आरोपण रक्तस्राव होता है** *(AIIMS Bhubaneswar 2018)*
(a) 12-16 दिन
(b) 14-18 दिन
(c) 20-28 दिन
(d) 2-4 दिन

187. **जब निषेचित अण्डा गर्भाशयी गुहा के बाहर आरोपित होता है, तो यह स्थिति कहलाती है** *(AIIMS Bhubaneswar Feb. 2018)*
(a) ओवेरियन सिस्ट (Ovarian cyst)
(b) एक्टोपिक गर्भावस्था (Ectopic pregnancy)
(c) हाइडेटिडीफॉर्म मोल (Hydatidiform mole)
(d) गर्भपात (Abortion)

188. **डिस्टोसिया** (dystocia) **है** *(AIIMS Manglagiri Gr. 2018)*
(a) गर्भपात
(b) सामान्य प्रसव
(c) असामान्य प्रसव
(d) सीजेरियन सेक्शन

189. **प्रसव में महिला कहलाती है** *(AIIMS Manglagiri Gr. 2018)*
(a) ग्रेविडा (Gravida)
(b) पार्टयूरिएन्ट (Parturient)
(c) पेरा (Para)
(d) पेयूरपेरा (Perurpera)

190. **विल्स-एक्बोम सिन्ड्रोम** (Willis-Ekbom syndrome) **को इस नाम से भी जाना जाता है** *(AIIMS Bhopal 2018)*
(a) धात सिन्ड्रोम (Dhat syndrome)
(b) जेंसर सिन्ड्रोम (Ganser syndrome)
(c) क्लेइन-लेविन सिन्ड्रोम (Cleine-Levin syndrome)
(d) रेस्टलैस लैग्स सिन्ड्रोम (Restless legs syndrome)

191. **एक महिला जिसने 5 बार या अधिक बार बच्चे को जन्म दिया हो कहलाती है** *(AIIMS Bhopal 2018)*
(a) नलीपेरा
(b) ग्रैन्डमल्टीपेरा
(c) मल्टीपेरा
(d) प्रिमिपेरा

192. **मितलसेच्मर्ज घटना** (Phenomenon of Mittelschmerz) **इंगित करती है** *(AIIMS Bhopal 2018)*
(a) आरोपण को
(b) अण्डोत्सर्ग को
(c) मासिक रुधिरस्राव को
(d) निषेचन को

193. **निम्नलिखित में से सभी फाल्स लेबर दर्द** (False labor pain) **के लक्षण हैं, सिवाय** *(AIIMS Jodhpur Staff Nurse 2018)*
(a) एक्टिविटी से आराम
(b) संकुचन में कोई प्रगति नहीं
(c) अनियमित संकुचन
(d) सर्विक्स का फैलाव एवं इफेसमेन्ट

194. **इन्टर्नल रोटेशन** (Internal rotation) **के दौरान गर्दन का नहीं मुड़ना** (Untwisting) **कहलाता है** *(AIIMS Jodhpur Staff Nurse 2018)*
(a) फ्लेक्सॉन (Flexion)
(b) रेस्टीट्यूशन (Restitution)
(c) टॉर्शन (Torsion)
(d) क्रॉउनिंग (Crowning)

195. **मल्टीपल प्रेग्नेन्सी** (Multiple pregnancy) **की निश्चित नैदानिक जाँच है** *(AIIMS Delhi Nsg. 2018)*
(a) hCG
(b) पेल्पेशन (Palpation)
(c) अल्ट्रासोनोग्राम (Ultrasonogram)
(d) AFP

196. **एम्नियोटिक तरल** (Amniotic fluid) **का सुनहरी एवं कौन-सी स्थिति को इंगित करता है?** *(AIIMS Delhi Nsg. 2018)*
(a) फीटल डिस्ट्रेस (Fetal distress)
(b) पोस्ट मेच्योरिटी (Post maturity)
(c) RH असंगतता (incompatability)
(d) JUD

---

161. (d)	162. (b)	163. (d)	164. (c)	165. (a)	166. (a)	167. (b)	168. (d)	169. (d)	170. (a)
171. (c)	172. (a)	173. (c)	174. (b)	175. (c)	176. (a)	177. (a)	178. (c)	179. (a)	180. (d)
181. (a)	182. (a)	183. (b)	184. (d)	185. (b)	186. (a)	187. (b)	188. (c)	189. (b)	190. (d)
191. (b)	192. (b)	193. (d)	194. (b)	195. (c)	196. (c)				

197. **पोस्टपार्टम रुधिरतस्राव** (PPH) **का सामान्य कारण है** *(AIIMS Delhi Nsg. 2018)*
(a) अतानिक (Atonic) गर्भाशय
(b) प्रतिधारित प्लेसेन्टा
(c) माता द्वारा कमजोर प्रयास
(d) कुशल बर्थ अटेन्डेन्ट की कमी

198. 28 **सप्ताह पश्चात् दर्द रहित रुधिरस्राव कहलाता है** *(AIIMS Delhi Nsg. 2018)*
(a) प्लेसेन्टा प्रिविया (Placenta previa)
(b) एब्रप्टियो प्लेसेन्टा (Abruptio placenta)
(c) हाइडेटिडीफॉर्म मोल (Hydatidiform mole)
(d) मोलर प्रेगनेन्सी (Molar pregnancy)

199. **गर्भावस्था के दौरान कब्ज से मुक्ति हेतु सबसे अच्छा तरीका निम्नलिखित में से कौन-सा है?** *(GMCH Chandigarh 2018)*
(a) सोते समय पीठ के सहारे सीधे लेटना
(b) फल व सब्जियों का अन्तर्ग्रहण बढ़ाना
(c) आयरन के अन्तर्ग्रहण को आधे तक कम करना
(d) एक हल्का ओवर-द-काउन्टर लेक्सेटिव (Over-the-counter laxative) लेना

200. **महिला जिसका पिछला मासिक चक्र** (Last menstural period) 20 **अप्रैल,** 2018 **को शुरु हुआ था, के लिए प्रसव की अपेक्षित दिनांक** (EDD) **क्या होगी?** *(GMCH Chandigarh . 2018)*
(a) 27 जनवरी, 2019 (b) 20 जनवरी, 2019
(c) 31 जनवरी, 2019 (d) 27 जनवरी, 2020

201. **गर्भस्थ शिशु के वजन की गणना हेतु प्रयुक्त फॉर्मूला है** *(AIIMS Nsg. Raipur 2017)*
(a) जॉनसन का फॉर्मूला (b) शेफर्ड का फॉर्मूला
(c) हेडलॉक का फॉर्मूला (d) ये सभी

202. **किस स्थिति में नाभिनाल प्लेसेन्टा के किनारों से जुड़ी रहती है?** *(AIIMS Nsg. Raipur 2017)*
(a) बेटलडोर प्लेसेन्टा (b) सरकमवेलेट प्लेसेन्टा
(c) प्लेसेन्टा मेम्ब्रेनेसिया (d) वेलामेन्टस प्लेसेन्टा

203. **भ्रूणीय परिसंचरण में निम्नलिखित में से किस वाहिका में ऑक्सीजन सान्द्रता उच्चतम् होती है?** *(AIIMS Nsg. Raipur 2017)*
(a) नाभि शिरा (b) फुफ्फुसीय धमनी
(c) डक्टस वेनोसिस (d) डक्टस आर्टिरियोसस

204. **निम्नलिखित में से कौन-सा लोकिया सम्बन्धी जाँच परिणाम प्रसव पश्चात् प्रथम** 24 **घण्टों के दौरान अपेक्षित है?** *(AIIMS Nsg. Raipur 2017)*
(a) लोकिया की अनुपस्थिति (b) बदबूदार हरा डिस्चार्ज
(c) चटक लाल रंग (d) लोकिया के साथ बड़े थक्के

205. **गर्भस्थ शिशु से उत्सर्जित होने वाला मुख्य पदार्थ है** *(AIIMS Nsg. Raipur 2017)*
(a) बिलिरुबिन (b) कार्बन डाइऑक्साइड
(c) यूरिक अम्ल (d) ऊतक

206. **शिशु के निष्कासन से पूर्व होने वाली महत्त्वपूर्ण गतिविधि है** *(AIIMS Nsg. Raipur 2017)*
(a) इन्गेजमेन्ट (b) क्राउनिंग
(c) आन्तरिक घूर्णन (d) बाह्य घूर्णन

207. **अन्तिम मासिक चक्र का प्रथम दिन** 14 **अगस्त है। निजेल के अनुसार,** EDD **होगी** *(AIIMS Nsg. Jodhpur & Rishikesh 2017)*
(a) 21 मई (b) 14 जून
(c) 21 जून (d) 14 मई

208. OBG **में स्टेशन सम्बन्धित है** *(AIIMS Nsg. Jodhpur & Rishikesh 2017)*
(a) इस्चियल स्पाइन से (b) इलिएक स्पाइन से
(c) कोक्सिक्स से (d) सर्विक्स से

209. **गर्भस्थ शिशु की स्थिति के आंकलन के लिए सबसे विश्वसनीय चिन्ह है** *(AIIMS Nsg. Jodhpur & Rishikesh 2017)*
(a) गर्भस्थ शिशु की हलचल में कमी
(b) FHR 100 प्रति/मिनट से कम
(c) FHR 160 प्रति मिनट से अधिक
(d) उल्ब द्रव की मात्रा

210. ……… **के कारण वेजाइना की** pH **अम्लीय हो जाती है।** *(AIIMS Nsg. Jodhpur & Rishikesh 2017)*
(a) बार्थोलिन ग्रन्थि (b) त्वकवसीय ग्रन्थि
(c) *डोडरलिन बैसिलस* (d) *ई. कोलाई*

211. **वाहिकीय भराव के कारण अग्र वेजाइनल भित्ति का विवर्णीकरण** (Discoloration) **कहलाता है** *(DSSSB Staff Nurse 2017)*
(a) चैडविक साइन (b) ओसिएन्डर साइन
(c) गॉडेल साइन (d) होमेन साइन

212. **महिला की** LMP 7 **दिसम्बर है। उसकी** EDD **होगी** *(DSSSB Staff Nurse 2017)*
(a) 14 सितम्बर (b) 14 नवम्बर
(c) 23 अगस्त (d) 27 सितम्बर

213. **प्रसव के पश्चात् अचानक रुधिर की बौछार या नाभिनाल का लम्बा होना सूचित करता है** *(DSSSB Staff Nurse 2017)*
(a) प्लेसेन्टा एक्क्रीटा (Placenta accreta)
(b) रिटेन्डेड प्लेसेन्टा (Retained placenta)
(c) एब्रप्टियो प्लेसेन्टा (Abruptio placenta)
(d) प्लेसेन्टल सेपरेशन (Placental separation)

214. **प्रसव की तृतीय अवस्था में गर्भाशय सख्त हो गया है। नर्स का तुरन्त एक्शन है** *(AIIMS Nsg. Jodhpur & Rishikesh 2017)*
(a) गर्भाशय की मसाज
(b) मुँह द्वारा तरल की मात्रा में वृद्धि
(c) तापमान का अभिलेखन
(d) वार्ड में शिफ्ट करना

215. **गर्भवती महिला में एपिड्यूरल ब्लॉक देने के बाद नर्स को किसकी जाँच करनी चाहिए?** *(AIIMS Nsg. Jodhpur & Rishikesh 2017)*
(a) निम्न रुधिरचाप (b) भ्रम
(c) मूत्र (d) तेज हृदय गति

216. 24 **सप्ताह की गर्भावस्था पर फण्डस की ऊँचाई होती है** *(DSSSB Staff Nurse 2017)*
(a) नाभि व सिम्फाइसिस प्यूबिस के मध्य
(b) नाभि से 4 cm नीचे
(c) नाभि के स्तर पर
(d) नाभि से 4 अँगुली ऊपर

217. एक 24 वर्षीय प्रथम गर्भा जिसका वजन 54 kg एवं हीमोग्लोबिन 11 gm/dL है, दूसरे ट्राइमेस्टर में ऐन्टेनेटल क्लीनिक पर आकर आहार लेने सम्बन्धी सलाह माँगती है। उसे क्या लेने की सलाह देते हैं? *(DSSSB Staff Nurse 2017)*

(a) 300 cal अतिरिक्त (b) 500 cal अतिरिक्त
(c) 650 cal अतिरिक्त (d) अतिरिक्त कैलौरी नहीं

218. गर्भावस्था में गर्भायु की गणना की जाती है *(DSSSB Staff Nurse 2017)*

(a) 9 माह + 7दिन द्वारा (b) नौ चन्द्र माह द्वारा
(c) 280 दिन द्वारा (d) ये सभी

219. नाभिनाल को अन्य किस नाम से जाना जाता है? *(DSSSB Staff Nurse 2017)*

(a) फीटल सैक (Fetal sac) (b) फनिस (Funis)
(c) एम्नियॉन (Amnio) (d) एम्ब्रियो (Embryo)

220. नाभिनाल की सामान्य लम्बाई होती है *(DSSSB Staff Nurse 2017)*

(a) 20 cm (b) 15 cm
(c) 70 cm (d) 50 cm

221. प्यूबिक हड्डियाँ आगे की ओर मिलकर निर्माण करती हैं *(DSSSB Staff Nurse 2017)*

(a) कॉक्सिक्स (Coccyx)
(b) सिम्फाइसिस प्यूबिस
(c) सेक्रोकॉक्सिजियल लिगामेन्ट
(d) सेक्रोइलिएक जॉइन्ट

222. कौन-सा प्रसव का एक प्राथमिक चिन्ह है? *(DSSSB Staff Nurse 2017)*

(a) गर्भाशयी संकुचन (b) माँ द्वारा जोर लगाना
(c) अन्तरावक्षीय दबाव (d) उदरीय संकुचन

223. लेबर (Labour) का दूसरा चरण तब शुरु होता है जब *(RUHS Pb. B.Sc. Nsg. 2017)*

(a) महिला में वेजाइनल द्रव्य स्पष्ट रूप से बाहर निकालना शुरु होता है
(b) सर्विक्स पूरी तरह फैली हुई है
(c) संकुचन नियमित होता है
(d) झिल्ली फट जाती है

224. लेबर (Labour) के दूसरे चरण में एक मरीज को गर्भाशय के संकुचन में सुधार करने के लिए निम्नलिखित इंजेक्शन दिया जाता है *(RUHS Pb. B.Sc. Nsg. 2017)*

(a) ऑक्सीटोसिन (b) मेथार्जिन
(c) फेनर्गन (d) डायजीपाम

225. वह हॉर्मोन, जो आर्तव चक्र को रोकता है एवं कॉर्पस ल्युटियम को बनाए रखते हुए गर्भावस्था को बनाए रखता है *(AIIMS Raipur Grade-II 2017)*

(a) पुट्टिका प्रेरक हॉर्मोन
(b) ल्यूटिनाइजिंग हॉर्मोन
(c) गोनैडोट्रॉपिन निर्मोचक हॉर्मोन
(d) मानव कोरियोनिक गोनैडोट्रॉपिन हॉर्मोन

226. गर्भ के कपाल में ब्रैग्मा कहाँ होता है? *(AIIMS Raipur Grade-II 2017)*

(a) फ्रॉन्टल हड्डी के दोनों अर्द्धांशों के मध्य
(b) फ्रॉन्टल हड्डी एवं पैराइटल हड्डी के मध्य
(c) सैजाइटल, कोरोनल एवं फ्रॉन्टल सीवनों के सन्धि स्थान पर
(d) लैम्बडॉइडल एवं सैजाइटल सीवनों के सन्धि स्थान पर

227. चिमटियों (Forceps) के सही एवं न्यायोचित उपयोग के उपरान्त भी सिर के बाहर निकलने में असफलता किसकी शंका को उत्पन्न करती है? *(AIIMS Nsg. Raipur 2017)*

(a) सर्वाइकल डिस्टोसिया
(b) स्पास्टिक लोअर सेगमेंट
(c) संकुचित वलय (Constricting ring)
(d) असम्बन्धित गर्भाशयी क्रिया (Inco-ordinated action)

228. जब पीड़ा का प्रारम्भ सर्विक्स से होता है, तो सम्बन्धित पीड़ा कहाँ होती है? *(AIIMS Raipur Grade-II 2017)*

(a) जाँघ के अग्र एवं मध्य क्षेत्र में (b) ऊपरी सेक्रल क्षेत्र में
(c) निचले सेक्रल क्षेत्र में (d) मध्य इन्गुनियल बिन्दु के ऊपर

229. औसत सबमेन्टोवर्टिकल व्यास होता है *(AIIMS Raipur Grade-II 2017)*

(a) 9.5 cm (b) 10 cm (c) 11.5 cm (d) 13.5 cm

230. प्रसव की चौथी अवस्था (Stage) आरम्भ होती है। *(AIIMS Raipur 2017)*

(a) शिशु के जन्म से (b) सर्विक्स विस्तारण से
(c) प्लेसेन्टा पृथक्करण से (d) ये सभी

231. निम्न में से सामान्य रूप से प्लेसेन्टा के पृथक् होने का कारण नहीं है *(AIIMS Raipur Grade-II 2017)*

(a) अचानक से गर्भाशय का फैलना (b) विकृत डेसिड्यूल
(c) सुपाइन हाइपोटेन्शन सिन्ड्रोम (d) थ्रोम्बोफिलियस

232. प्लेसेन्टा की असामान्यता जिसमें सहायक पालि को सक्रिय विलाई से जोड़ दिया जाता है *(AIIMS Raipur Grade-II 2017)*

(a) प्लेसेन्टा सक्कसेन्टूरिएट (b) प्लेसेन्टा स्पुरिया
(c) प्लेसेन्टा एक्स्ट्राकोरिलिस (d) प्लेसेन्टा मार्जिनेटा

233. कोरियोनिक प्लेट के किनारों पर स्थित एक पतली रेशेदार वलय (Fibrous ring) कहलाती है *(KPSC Staff Nurse 2017)*

(a) प्लेसेन्टा सर्कमवैलेट (Placenta cicumvallate)
(b) प्लेसेन्टा सक्कसेन्ट्राटा (Placenta succentrata)
(c) वीलामेन्टस इन्सर्शन (Velamentous insertion)
(d) प्लेसेन्टा मार्जिनेटा (Placenta marginata)

234. बाई मेनुअल परीक्षण के दौरान उत्पन्न नियमित लयात्मक गर्भाशयी संकुचन कहलाते हैं *(KPSC Staff Nurse 2017)*

(a) हेगर (Hegar) चिन्ह
(b) पाल्मर (Palmer) चिन्ह
(c) पिस्काकैका (Piskacaka) चिन्ह
(d) जैक्यूमर (Jacqmer) चिन्ह

197. (a)	198. (a)	199. (b)	200. (a)	201. (d)	202. (a)	203. (a)	204. (c)	205. (b)	206. (d)
207. (a)	208. (a)	209. (a)	210. (c)	211. (a)	212. (a)	213. (d)	214. (a)	215. (c)	216. (c)
217. (a)	218. (a)	219. (b)	220. (d)	221. (b)	222. (a)	223. (b)	224. (a)	225. (d)	226. (c)
227. (c)	228. (b)	229. (c)	230. (c)	231. (b)	232. (a)	233. (d)	234. (b)		

235. प्रिएक्लैम्पसिया का जैव-रासायनिक मार्कर है *(KPSC Staff Nurse 2017)*
(a) सीरम यूरिक अम्ल (b) सीरम सोडियम
(c) प्रोटीन्यूरिया (d) जैक्यूमर साइन

236. प्रसव की तृतीय अवस्था की सबसे सामान्य जटिलता है *(KPSC Staff Nurse 2017)*
(a) अधोप्रत्यावर्तन (Subinvolution)
(b) रुधिरस्राव (Bleeding)
(c) आघात (Shock)
(d) छिद्रण (Perforation)

237. एम्नियोटिक फ्लूड का गहरा भूरा रंग क्या इंगित करता है? *(KPSC Staff Nurse 2017)*
(a) पश्च परिपक्वता (b) दुर्घटनावश होने वाला रुधिरस्राव
(c) अन्तःगर्भाशयी मृत्यु (d) रीसस असंगतता

238. गर्भावस्था के 32 और 40 सप्ताह के बीच भ्रूण के वजन में अनुमानित वृद्धि है *(AIIMS Nsg. Raipur 2017)*
(a) 10 gm दिन (b) 20 gm दिन
(c) 25 gm दिन (d) 50 gm दिन

239. किसके अतिरिक्त निम्नलिखित सभी में प्रसव का प्रेरण निषेध है? *(AIIMS Nsg. Raipur 2017)*
(a) प्लेसेन्टा प्रिविया (b) फीटल मेक्रोसोमिया
(c) कॉर्ड प्रजेन्टेशन (d) सिफेलोपेल्विक डिसप्रोपोर्शन

240. कुछ सप्ताहों के लिए गर्भाशय में मृत शिशु का प्रतिधारण कहलाता है *(AIIMS Nsg. Raipur 2017)*
(a) पूर्ण गर्भपात (b) अपूर्ण गर्भपात
(c) मिस्ड गर्भपात (d) पुनरावर्ती गर्भपात

241. प्लेसेन्टा की असामान्यता, जिसमें कोरियोनिक प्लेट के मार्जिन पर जहाँ फीटल वाहिकाएँ समाप्त होती प्रतीत होती हैं, एक पतली तन्तुमय वलय की उपस्थिति कहलाती है *(AIIMS Nsg. Raipur 2017)*
(a) सर्कमवैलेट प्लेसेन्टा (b) मेम्ब्रेनम प्लेसेन्टा
(c) प्लेसेन्टा मार्जिनेटा (d) प्लेसेन्टा स्पुरिया

242. प्लेसेन्टा की एक असामान्यता, जिसमें कोरियोनिक प्लेट पर सक्रिय विलाई से सहायक खण्ड का विकास हो जाता है, कहलाती है *(AIIMS Nsg. Raipur 2017)*
(a) प्लेसेन्टा सक्सेन्चुरिएटा (b) प्लेसेन्टा स्पुरिया
(c) प्लेसेन्टा एक्स्ट्राकोरिएलिस (d) प्लेसेन्टा मार्जिनेटा

243. 8 सप्ताह की गर्भावस्था पर, गर्भाशय .... के समान दिखता है। *(AIIMS Nsg. Raipur 2017)*
(a) छोटी कच्ची नाशपती (b) बड़ा संतरा
(c) अंगूर (d) क्रिकेट गेंद

244. बबीता की पिछली माहवारी 10 जून को हुई है, तो उसकी सम्भावित प्रसव तिथि इनमें से कौन-सी होगी? *(AIIMS Nsg. Raipur 2017)*
(a) 17 अप्रैल, 2017 (b) 17 मार्च, 2017
(c) 22 जून, 2017 (d) 12 अक्टूबर, 2017

245. किसके अतिरिक्त सभी प्रसव प्रेरण की विधियाँ हैं? *(AIIMS Nsg. Raipur 2017)*
(a) झिल्ली का कृत्रिम तौर पर फटना
(b) मेथार्जिन
(c) ऑक्सीटोसिन
(d) प्रोस्टेग्लैंडिन

246. एक प्रिमिग्रेविडा में प्रसव की प्रथम अवस्था के सक्रिय चरण में सर्विक्स के फैलाव की सामान्य दर है *(AIIMS Nsg. Jodhpur & Rishikesh 2017)*
(a) 0.5 cm/hr (b) 2 cm/hr
(c) 1 cm/hr (d) 1.5 cm/hr

247. एक नर्स जानती है कि गर्भावस्था की प्रथम तिमाही में शिशु की हृदयी ध्वनि (FHS) का पता करने के लिए श्रेष्ठ स्थान है *(AIIMS Nsg. Raipur 2017)*
(a) सिम्फाइसिस प्यूबिस के ऊपर
(b) नाभि के ऊपर
(c) नाभि पर
(d) सिम्फाइसिस के नीचे

248. किस गर्भायु पर हीमोग्लोबिन का संश्लेषण फीटल से वयस्क में परिवर्तित हो जाता है? *(DSSSB Staff Nurse 2017)*
(a) 30 सप्ताह (b) 36 सप्ताह
(c) प्रसवोपरान्त (d) प्रसवोपरान्त 3 सप्ताह

249. .... से पूर्व गर्भस्थ शिशु (Fetus) का निष्कासन गर्भपात कहलाता है। *(DSSSB Staff Nurse 2017)*
(a) जीवन क्षमता (Viability) से पूर्व
(b) गर्भावस्था के 28 सप्ताह से पूर्व
(c) गर्भावस्था के 28 सप्ताह से बाद
(d) उपरोक्त में से कोई नहीं

250. बर्थ केनाल से गुजरते समय शिशु के सिर की आकृति में परिवर्तन को कहते हैं *(DSSSB Staff Nurse 2017)*
(a) मोल्डिंग (Moulding) (b) ऑसिफीकेशन (Ossification)
(c) डेसिडुयस (Deciduous) (d) रेस्टीट्यूशन (Restitution)

251. गर्भावस्था की तीसरी तिमाही के दौरान सामान्य रूप से प्रत्यारोपित प्लेसेन्टा के समयपूर्व विभाजन के कारण उत्पन्न गम्भीर रुधिरस्राव को किस रूप में जाना जाता है? *(RUHS PB. B.Sc. Nsg. 2017)*
(a) प्लेसेन्टल गर्भावस्था (b) एक्टोपिक गर्भावस्था
(c) अक्षमग्रीवा (d) एब्रप्टियो प्लेसेन्टा

252. मासिक धर्म चक्र की लंबाई 32 दिन और LMP जून 10 मानते हुए निम्नलिखित में से सम्भावित प्रसव तिथि होगी? *(RUHS Pb. B.Sc. Nsg. 2017)*
(a) 12 मार्च (b) 17 मार्च
(c) 21 मार्च (d) 27 मार्च

253. निम्नलिखित में से कौन-सी पेल्विस हृदयाकार होती है *(DSSSB Staff Nurse 2017)*
(a) एन्थ्रोपॉइड (Anthropoid) (b) प्लेटीपेलॉइड (Playtpelloid)
(c) एन्ड्रॉइड (Android) (d) गाइनैकॉइड (Gynecoid)

254. प्रसवपूर्ण आंकलन के दौरान, नर्स निम्नलिखित निष्कर्ष रिकॉर्ड करती है
1. गर्भाशय उदरीय गुहा को लगभग पूरा भर रहा है।
2. फंडस जिफॉइड उपास्थि (Xiphoid cartilage) के शीर्ष पर है।
3. डायाफ्राम ऊपर की ओर दबा हुआ है।

उपरोक्त निष्कर्ष कितनी गर्भायु का संकेत कर रहे हैं? *(RUHS Pb. B.Sc. Nsg. 2017)*
(a) 30 सप्ताह की गर्भावस्था (b) 34 सप्ताह की गर्भावस्था
(c) 36 सप्ताह की गर्भावस्था (d) 38 सप्ताह की गर्भावस्था

255. पोस्टपार्टम रुधिरस्राव (PPH) के पश्चात् माँ में अवलोकन (Observe) करते हैं
(i) रुधिर क्षति के कुल आयतन की गणना
(ii) प्रत्येक 15 मिनट पर पल्स एवं तापमान का अभिलेखन
(iii) सेन्ट्रल वेनस प्रेशर (CVP) की निगरानी
(iv) द्रव की हानि के समाधान के लिए व्यवधान रहित IV तरल समावेशन
(RUHS Pb. B.Sc. Nsg. 2017)
(a) (i), (ii), (iii) (b) (ii), (iii), (iv)
(c) (i), (iii), (iv) (d) (i), (ii), (iii), (iv)

256. सप्ताह की गर्भावस्था पर मिस्ड गर्भपात (Missed abortion) वाले मरीज के सक्रिय प्रबन्ध में सम्मिलित हैं
(i) वेजाइनल इवेकुएशन (Vaginal evacuation)
(ii) ऑक्सिटोसिन ड्रिप (Oxytocin drip) द्वारा गर्भाशमी संकुचनों में वृद्धि
(iii) लेमिनेरिया टेंट द्वारा सर्विक्स का धीरे-धीरे विस्तारण
(iv) सक्शन इवेकुएशन (suction evacuation)
(RUHS Pb. B.Sc. Nsg. 2017)
(a) (i), (ii), (iii) (b) (ii), (iii), (iv)
(c) (i), (iii), (iv) (d) (i), (ii), (iii), (iv)

257. दिल की आकृति की ब्रिम, संकर अग्र पेल्विस, उभरे हुए इस्चियल स्पाइन सहित सियाटिक खाँच (Sciatic notch) एवं सुप्राप्यूबिक कोण < 90°, आदि विशेषताओं वाली पेल्विस है *(RUHS Pb. B.Sc. Nsg. 2017)*
(a) गाइनैकॉइड पेल्विस
(b) एन्ड्रॉइड पेल्विस
(c) एन्थ्रोपॉइड पेल्विस
(d) प्लेटीपेलॉइड पेल्विस

258. प्रसव के दौरान वल्वा आउटलेट (Vulval outlet) को बढ़ाने के लिए पेरिनियल ऊतक से होकर लगाया गया चीरा कहलाता है
(DSSSB Staff Nurse 2017)
(a) पेरिनियल टियर (Perineal tear)
(b) पोस्टीरियर पेरिनियल ट्रोमा (Posterior perineal trauma)
(c) एपिसियोटोमी (Episiotomy)
(d) एन्टीरियर लेबियल टियर (Anterior labial tear)

259. सूतिकावस्था के दौरान गर्भाशय से स्रावित होने वाला स्राव जोकि क्षारीय प्रतिक्रिया देता है, को वर्णित करने के लिए प्रयुक्त शब्द है
(AIIMS Nsg. Jodhpur & Rishikesh 2017)
(a) वेजाइनल स्राव (Vaginal discharge)
(b) प्यूर्पेरियल स्राव (Puerperal discharge)
(c) एम्नियोटिक स्राव (Amniotic secretion)
(d) लोकिया (Lochia)

260. एम्नियोटिक द्रव (Amniotic fluid) का सामान्य रंग होता है
(AIIMS Nsg. Jodhpur & Rishikesh 2017)
(a) साफ (Clear)
(b) गहरा-भूरा (Dark brown)
(c) हल्का हरा (Greenish)
(d) हल्का लाल (Reddish)

261. गर्भावस्था की पूर्णत पर (At term) एम्नियोटिक द्रव (Amniotic fluid) का आयतन होता है *(KPSC Staff Nurse 2017)*
(a) 600 से 800 mL (b) 300 mes 500 mL
(c) 100 से 200 mL (d) 50 से 100 mL

262. गर्भावस्था में फोलिक एसिड पूरक मुख्यतया .... को रोकने हेतु प्रयुक्त होते हैं। *(AIIMS Nsg. Raipur 2017)*
(a) माँ में एनीमिया (b) न्यूरल ट्यूब डिफेक्ट्स
(c) गेस्टेशनल डायबिटीज (d) फीटस में एनीमिया

263. एम्नियोटिक तरल के कार्य है
(i) भ्रूण को झटकों और चोट से बचाना।
(ii) अन्तर्गर्भाशयी तापमान बनाए रखना।
(iii) भ्रूण को पोषक तत्व प्रदान करना।
(iv) नाभि नाल की रक्षा करना। *(AIIMS Nsg. Raipur 2017)*
(a) (i), (ii), (iii) (b) (ii), (iii) (iv)
(c) (i), (iii), (iv) (d) (i), (ii), (iii), (iv)

264. एक चिकित्सकीय स्थिति, जिसमें गर्भपात की प्रक्रिया शुरु हो चुकी है, लेकिन उस स्थिति तक नहीं पहुँची हो, जहाँ से रिकवरी असम्भव हो
(AIIMS Nsg. Raipur 2017)
(a) स्वतः गर्भपात (b) सम्भावित गर्भपात
(c) अपरिहार्य गर्भपात (d) विफल गर्भपात

265. प्लेसेन्टा के सक्रिय होने से पहले, कॉर्पस ल्यूटियम निम्न हॉर्मोन में से किसके संश्लेषण के लिए प्राथमिक स्रोत है?
(RUHS Pb. B.Sc. Nsg. 2017)
(a) थाइरॉक्सिन (b) FSH
(c) एस्ट्रोजन और प्रोजेस्टेरॉन (d) T_4 और TSH

266. कर्मेन (Karman) टाइप कैथेटर का उपयोग किस स्थिति में किया जाता है? *(ESIC Staff Nurse 2016)*
(a) गर्भपात (b) मूत्र धारण
(c) निर्वातीय प्रवाह (d) निर्वातीय निष्कासन

267. गर्भावस्था में कॉर्पस ल्यूटियम कार्यात्मक रूप से कब तक सक्रिय होता है? *(ESIC Staff Nurse 2016)*
(a) 2 से 4 सप्ताह (b) 4 से 6 सप्ताह
(c) 6 से 8 सप्ताह (d) 10 से 12 सप्ताह

268. स्तनों में दूध के लिए जिम्मेदार मुख्य हॉर्मोन है
(ESIC Staff Nurse 2016)
(a) प्रोलैक्टिन (b) ऑक्सीटोसिन
(c) एस्ट्रोजन (d) प्रोजेस्ट्रॉन

269. 12 सप्ताह पूर्व गर्भावस्था की समाप्ति (Termination) की सबसे सुरक्षित विधि है *(PGIMER Staff Nurse 2016)*
(a) सक्शन इवेकुएशन (Suction evacuation)
(b) डायलेशन एवं क्युरेटेज (Dilatation and curettage)
(c) लेमिनेरिया टेन्ट (Laminaria tent)
(d) पोस्टाग्लैंडिन्स (Prostaglandins)

235. (c)	236. (b)	237. (c)	238. (c)	239. (b)	240. (c)	241. (c)	242. (b)	243. (d)	244. (b)
245. (b)	246. (c)	247. (b)	248. (d)	249. (b)	250. (a)	251. (d)	252. (b)	253. (c)	254. (c)
255. (a)	256. (d)	257. (c)	258. (c)	259. (d)	260. (a)	261. (a)	262. (b)	263. (d)	264. (b)
265. (c)	266. (a)	267. (d)	268. (a)	269. (a)					

270. USG में गर्भाशय में स्नो-स्टार्ट का दिखाई देना किसकी उपस्थिति दर्शाता है? *(HPSSSB Staff Nurse 2016)*
(a) एक्टोपिक गर्भाधान (b) गर्मधान में फाइब्रोइड
(c) हाइड्रेम्निओस (d) वेसिकुलर मोल

271. अल्फा फीटो प्रोटीन का उच्च स्तर किसके निदान के लिए है? *(ESIC Staff Nurse 2016)*
(a) पीलिया रोग (b) हिपेटोमा
(c) यकृत की सिरोसिस (d) विल्सन रोग

272. निम्न में से कौन-सी प्रसूति सम्बन्धी चिमटी (फोरसेप) नहीं है? *(ESIC Staff Nurse 2016)*
(a) सिस्ट (b) हर्निया
(c) लम्प (d) फिस्टुला

273. प्रसव के .... पश्चात् गर्भाशय पेल्विस अंग बन जाता है। *(HPSSSB Staff Nurse 2016)*
(a) 10-12 दिन (b) 12-14 दिन (c) 16-18 दिन (d) 18-20 दिन

274. नवजात शिशु में कॉर्ड क्लेम्पिंग जन्म से 1-3 मिनट बाद की जाती है, क्योंकि *(Nsg. Tutor 2016)*
(a) महिला में एनीमिया की रोकथाम होती है
(b) प्लेसेन्टा सरलता से पृथक् होता है
(c) शिशु में पीलिया नहीं होगा
(d) कॉर्ड से अतिरिक्त रुधिर शिशु को प्राप्त हो जाता है।

275. इनमें प्रसव पूर्व रुधिरस्राव का कारण नहीं है *(Nsg. Tutor 2016)*
(a) प्लेसेन्टा प्रिविया (b) कॉर्ड प्रजेन्टेशन
(c) एब्रप्टियो प्लेसेन्टा (d) गर्भाशय का फटना

276. सामान्य प्रसव के बाद महिला को कितने घण्टों तक अस्पताल पर रुकना चाहिए? *(Nsg. Tutor 2016)*
(a) 24 घण्टे (b) 36 घण्टे (c) 48 घण्टे (d) 12 घण्टे

277. एक गर्भवती महिला प्रसूति से 7 दिन पहले अस्पताल आती है उसका हीमोग्लोबिन 8 gm/dL से कम है। उसके लिए सबसे उपयुक्त इलाज क्या होगा? *(Staff Nurse 2016)*
(a) मुँह द्वारा ली जाने वाली आयरन की गोलियाँ
(b) इंजेक्शन द्वारा दिया जा सकने वाला आयरन नियमन
(c) माँ के पेट के कृमियों को नष्ट करना
(d) रुधिर चढ़ाना

278. भ्रूण में गुर्दे (Kidneys) कब मूत्र उत्पादन शुरु करते हैं? *(Staff Nurse 2016)*
(a) 8 सप्ताह में (b) 10 सप्ताह में
(c) 12 सप्ताह में (d) 14 सप्ताह में

279. प्रसव का दूसरा चरण निम्न में से किसका चरण होता है? *(Staff Nurse 2016)*
(a) सर्विक्स के फैलने का
(b) गर्भाशय के संकुचन और मोचन का
(c) प्लेसेन्टा वितरण का
(d) भ्रूण के निष्कासन का

280. गर्भाशय की सबसे मोटी परत कौन-सी होती है? *(Staff Nurse 2016)*
(a) पेरिटोनियम (b) पेरिमेट्रियम
(c) मायोमेट्रियम (d) एण्डोमेट्रियम

281. प्रसव की शुरुआत में भ्रूण का सामान्य प्रजेन्टेशन क्या होता है? *(Staff Nurse 2016)*
(a) पोडालिक प्रजेन्टेशन (b) कंधे प्रजेन्टेशन
(c) चेहरा प्रजेन्टेशन (d) वर्टेक्स प्रजेन्टेशन

282. सूतिकावस्था अवधि किसके बाद आती है? *(Staff Nurse 2016)*
(a) जनन के
(b) दूध निकलने (लैक्टेशन) के
(c) प्रसव के
(d) गर्भ धारण के

283. अस्थानिक (Ectopic) गर्भावस्था का मुख्य स्थान कौन-सा है? *(Staff Nurse 2016)*
(a) ट्यूबल गर्भावस्था (b) उदरीय गर्भावस्था
(c) अण्डाशय गर्भावस्था (d) सर्वाइकल गर्भावस्था

284. Rh-असंगति की रोकथाम कैसे की जाती है? *(Staff Nurse 2016)*
(a) बच्चे को एन्टी-D गामा ग्लोब्यूलिन देकर
(b) माँ को एन्टी-D गामा गलोब्यूलिन देकर
(c) बच्चे के रुधिर का आदान-प्रदान करके
(d) माँ के रुधिर का आदान-प्रदान करके

285. निम्नलिखित में से .... को छोड़कर TORCH के संक्रमण में सभी शामिल है। *(Staff Nurse 2016)*
(a) टॉक्सोप्लाज्मोसिस (b) टिटेनस
(c) रुबेला (d) साइटोमेगालोवायरस

286. सर्विक्स की पूर्णता का मूल्यांकन कैसे किया जाता है? *(Staff Nurse 2016)*
(a) अपगार स्कोर (b) डाउन स्कोर
(c) बिशप स्कोर (d) न्यू बलार्ड स्कोर

287. हाइड्रेम्निओस ऐसी स्थिति है जहाँ .... की मात्रा अधिक होती है। *(ESIC Staff Nurse 2016)*
(a) एम्नियोटिक द्रव (b) प्लूरल द्रव
(c) प्लेरिटोनिगल द्रव (d) पेरिकार्डियल द्रव

288. एम्नियोटिक द्रव के लिए प्रमुख योगदान किसका है? *(ESIC Staff Nurse 2016)*
(a) मातृ प्लाज्मा (b) भ्रूण प्लाज्मा
(c) माँ का मूत्र (d) भ्रूण मूत्र

289. पूर्ण विस्तारण (Dilation) के बाद सर्विक्स का व्यास हो जाता है *(HPSSSB Staff Nurse 2016)*
(a) 6 cm (b) 8 cm (c) 12 cm (d) 10 cm

290. भ्रूण हाइपोक्सिया का मूल्यांकन होता है *(HPSSSB Staff Nurse 2016)*
(a) स्कैल्प रुधिर सेम्पलिंग से
(b) अल्फा कीटो प्रोटीन से
(c) फीटल हार्ट मोनिटरिंग से
(d) दोनों (a) तथा (c)

291. यह सभी प्रसव-पूर्व चैकअप की मानक अवधि है सिवाय *(HPSSSB Staff Nurse 2016)*
(a) प्रत्येक 4 सप्ताह बाद 28वें सप्ताह तक
(b) प्रत्येक 2 सप्ताह बाद 36वें सप्ताह तक
(c) प्रत्येक सप्ताह बाद 40वें सप्ताह तक
(d) प्रत्येक सप्ताह बाद 12वें सप्ताह तक

292. किसी गर्भस्थ महिला का गम्भीर एनीमिया (Hb < 7 gm/dL) **का निदान होता है। उसका उपचार किया जाएगा** *(HPSSSB Staff Nurse 2016)*

(a) आयरन तथा विटामिन-C के प्रचुर मात्रा वाले भोजन ग्रहण करने की सलाह देकर
(b) एक माह के लिए आयरन तथा फोलिक अम्ल की गोलियाँ लेने की सलाह देकर
(c) रुधिर आधान (Transfusion) करके
(d) एक माह के लिए आयरन के इन्ट्रामस्कुलर इंजेक्शन देकर

293. एक परिचारिका प्रसव कक्ष में कार्यरत है। उसे ज्ञात है कि प्रिटर्म प्रिलेबर रप्चर ऑफ मेम्ब्रेन (PROM) **निम्नलिखित में परिणामित हो सकता है** *(HPSSSB Staff Nurse 2016)*

(a) अम्बिलिकल कॉर्ड में सम्पीड़न
(b) अम्बिलिकल कॉर्ड का टूटना
(c) मातृत्व घाव संक्रमण
(d) उपरोक्त सभी

294. मार्क्ड वैस्कुलेरिटी के कारण पार्श्व वेजाइनल फोनिक से महसूस हुई बढ़ी हुई पल्सेशन है *(HPSSSB Staff Nurse 2016)*

(a) ओसिएण्डर चिन्ह (b) सर्विक्स का नरम होना
(c) हेगर चिन्ह (d) जैक्वीमियर चिन्ह

295. सभी भ्रूण असामान्यता ज्ञात करने के लिए एम्नियोसेन्टेसिस किया जाता है, सिवाय *(HPSSSB Staff Nurse 2016)*

(a) डाउन सिन्ड्रोम
(b) खुली न्यूरल ट्यूब की क्षति
(c) लेसिथिन-स्फिगोमाएलाइन अनुपात
(d) मानसिक विकलांगता

296. पेल्विक क्षमता ज्ञात करने के लिए सिम्फाइसिस प्यूबिस के निचले छोर से सैक्रम के प्रोमोन्टरी केन्द्र की दूरी नापी जाती है, जो कहलाता है *(HPSSSB Staff Nurse 2016)*

(a) डाइगोनल कॉएन्जुगेट
(b) ओबेस्टेट्रीकल कॉएन्जुगेट
(c) ब्रिम का तिरछा व्यास
(d) पेल्विक आउटलेट का तिरछा व्यास

297. महिला के शीर्ष सन्मुख रहकर जब दाहिने हाथ से गर्भाशय के निचले सिरे को कसकर पकड़ा जाता है, तो यह कहलाता है *(HPSSSB Staff Nurse 2016)*

(a) पेल्विक पेल्पेशन (b) कम्बाइण्ड ग्रीप
(c) पी लिक्स मेनुवर (d) इनमें से कोई नहीं

298. गर्भाशय का प्रत्यावर्तन (Involution) **पूर्ण हो जाता है** *(PGIMER Staff Nurse 2016)*

(a) 6 सप्ताह तक (b) 8 सप्ताह तक
(c) 12 सप्ताह तक (d) 16 सप्ताह तक

299. Rh –ve **माता को** Rh **इम्यूनो प्रोफाइलेक्सिस दिया जाता है, यदि उनका गर्भपात हो गया हो** *(HPSSSB Staff Nurse 2016)*

(a) 12 सप्ताह से अधिक के गर्भाधान पश्चात्
(b) 12 सप्ताह से कम अवधि के गर्भाधान पश्चात्
(c) अस्थानिक सगर्भता के कारण
(d) उपरोक्त सभी

300. 'क्राउनिंग क्या हैं? *(HPSSSB Staff Nurse 2016)*

(a) जब शीर्ष पेल्विक ब्रिम को छूता है
(b) जब अधिकतम व्यास इस्चियल स्पाइन को पार करता है
(c) सिकुड़न के पश्चात् भी शीर्ष में कमी हुए बिना जब अधिकतम व्यास वुल्वल आउटलेट को खींचता है
(d) उपरोक्त सभी

301. ब्रीच प्रिजेंटेशन से एक्सटेंडेड आर्म्स सफलतापूर्वक डिलिवर्ड किया जाता है *(HPSSSB Staff Nurse 2016)*

(a) मायुसिएले-सिमेली-वर्त मेन्युवर (b) लव सेट मेन्युवर
(c) बर्नस मार्शल मेथड (d) उपरोक्त में से कोई नहीं

302. निम्नलिखित को ज्ञात करने के लिए भ्रूण के हृदय की धड़कन सुनना जरूरी है, सिवाय *(HPSSSB Staff Nurse 2016)*

(a) गर्भाधन का सकारात्मक चिन्ह
(b) भ्रूण जीवित है एवं यह पोजिशन के निदान में सहायक है
(c) प्रजेन्टेशन तथा उसका एक प्रमाण है
(d) प्लेसेन्टा प्रिविया

303. सभी मोलर प्रेग्नेंसी के लिए खतरे के कारक है, सिवाय *(HPSSSB Staff Nurse 2016)*

(a) हेमरेज (b) केरियोकार्सिनोमा
(c) सेप्सिस (d) बार-बार गर्भपात

304. दौरों व सूजन द्वारा लाक्षणिक एक्यूट (Acute) **स्थिति है** *(HPSSSB Staff Nurse 2016)*

(a) एक्लैम्पसिया (b) एपिलैप्सिस
(c) प्रिएक्लैम्पसिया (d) इनमें से कोई नहीं

305. शिशु को माता द्वारा HIV **का संक्रमण लगने का सर्वाधिक जोखिम होता है** *(HPSSSB Staff Nurse 2016)*

(a) गर्भाधान के दौरान (b) प्रसव के दौरान
(c) स्तनपान के दौरान (d) जन्म के कुछ समय पश्चात्

306. गर्भस्थ शिशु का माध्य हृदयी निर्गत (Mean cardiac output) **है** *(PGIMER Staff Nurse 2016)*

(a) 100 mL/kg/min (b) 225 mL/kg/min
(c) 350 mL/kg/min (d) 415 mL/kg/min

307. गर्भवती महिला के शरीर-क्रियात्मक रक्ताल्पता किसका परिणाम है? *(PGIMER Staff Nurse 2016)*

(a) आहार में कम आयरन अन्तर्ग्रहण का
(b) इरिथ्रोपोइसिस में वृद्धि का
(c) रुधिर के आयतन में वृद्धि का
(d) डिटॉक्सिफिकेशन माँग में वृद्धि का

308. प्लेसेन्टल बेड (Placental bed) **में रुधिर किसके द्वारा प्रवाहित होता है?** *(PGIMER Staff Nurse 2016)*

(a) विलाई (b) स्पाइरल धमनियाँ
(c) कोरियोनिक मेम्ब्रेन (d) अम्बिलिकल धमनी

309. प्रिएक्लैम्पसिया से पीड़ित महिला में दौरे आने का खतरा कब समाप्त हो जाता है? *(PGIMER Staff Nurse 2016)*

(a) प्रसव प्रारम्भ होने के पश्चात् (b) प्रसव होने के पश्चात्
(c) प्रसवोत्तर 24 घण्टे में (d) प्रसवोत्तर 48 घण्टे में

270. (d)	*271. (b)*	*272. (b)*	*273. (b)*	*274. (d)*	*275. (b)*	*276. (c)*	*277. (d)*	*278. (c)*	*279. (d)*
280. (c)	*281. (d)*	*282. (c)*	*283. (a)*	*284. (b)*	*285. (b)*	*286. (c)*	*287. (a)*	*288. (d)*	*289. (d)*
290. (d)	*291. (d)*	*292. (c)*	*293. (d)*	*294. (a)*	*295. (d)*	*296. (a)*	*297. (c)*	*298. (a)*	*299. (d)*
300. (c)	*301. (b)*	*302. (d)*	*303. (d)*	*304. (a)*	*305. (b)*	*306. (d)*	*307. (c)*	*308. (b)*	*309. (d)*

310. एक्लैम्पसिया (Eclampsia) के दौरान नर्स द्वारा तुरन्त किया जाने वाला कार्य है *(AIIMS Nsg. 2016)*
(a) IV मार्ग से मैग्नीशियम सल्फेट देना
(b) श्वसन मार्ग की सुरक्षा करना
(c) मरीज को गिरने से बचाना
(d) जैविक चिन्हों का अवलोकन करना

311. गर्भाशय ग्रीवा के 2 cm विस्तारण के साथ 10 मिनट में 2 कमजोर संकुचन की स्थिति क्या इंगित करती है? *(AIIMS Nsg. 2016)*
(a) सक्रिय अवस्था में नहीं (b) शीघ्र प्रसव
(c) देर से प्रसव (d) सक्रिय अवस्था

312. पूर्णावधि गर्भस्थ शिशु के सिर का सामान्य बाई-पेराइटल व्यास (BPD) होता है *(ESIC Staff Nurse 2016)*
(a) 11.4 cms (b) 9.5 cms
(c) 10.5 cms (d) 8.5 cms

313. प्रसव की तृतीय अवस्था (चरण) में रुधिरस्राव युक्त बड़ा व दलदला गर्भाशय एवं तीव्र नाड़ी दर कौन-सी स्थिति के लक्षण है? *(ESIC Staff Nurse 2016)*
(a) गर्भाशय का फटना (b) प्रसवोत्तर रुधिरस्राव
(c) अवलम्बित प्लेसेन्टा (d) अनिर्गत प्लेसेन्टा

314. क्विंटुपलेट्स (Quintuplets) स्थिति में कितने शिशु होते हैं? *(ESIC Staff Nurse 2016)*
(a) 5 (b) 4 (c) 6 (d) 7

315. मानव में सामान्य गर्भावधि होती है *(ESIC Staff Nurse 2016)*
(a) 10 माह (b) 280 दिन
(c) 9 माह (d) 289 दिन

316. .... सप्ताह की गर्भावस्था के पश्चात् मृत शिशु का जन्म, स्टिल बर्थ जन्म (Still birth) कहलाता है। *(ESIC Staff Nurse 2016)*
(a) 20 (b) 36 (c) 30 (d) 28

317. प्रिमिग्रेविडा (Primigravida) महिलाओं में प्रसव की प्रथम अवस्था .... घण्टे तक होती है। *(ESIC Staff Nurse 2016)*
(a) 8 (b) 12 (c) 6 (d) 2

318. निम्नलिखित में से कौन-सी प्रसूति सम्बन्धी चिमटी (फोरसेव) नहीं है? *(ESIC Staff Nurse 2016)*
(a) कीलेण्ड फोरसेप (b) ब्रिग फोरसेप
(c) हैग फर्गुसन फोरसेप (d) रिगले (Wrigley) फोरसेप

319. गर्भावस्था की परिपक्वता कब मानी जाती है *(ESIC Staff Nurse 2016)*
(a) 40 सप्ताह के बाद (b) 43 सप्ताह के बाद
(c) 42 सप्ताह के बाद (d) 41 सप्ताह के बाद

320. जब गर्भस्थ शिशु का पश्चकपालीय उभार सिम्फाइसिस प्यूबिस के नीचे आ जाता है एवं गर्भाशयी संकुचन के मध्य सिर ओझल नहीं होता है, तो यह स्थिति .... कहलाती है। *(ESIC Staff Nurse 2016)*
(a) सिर का बाह्य घूर्णन (External rotation of the head)
(b) सिर का रेस्टीट्यूशन (Restitution of the head)
(c) सिर की क्राउनिंग (Crowning of the head)
(d) सिर का एक्सटेंशन (Extension of the head)

321. एक प्रिएक्लैम्पसिया से पीड़ित गर्भवती महिला मैग्नीशियम सल्फेट ले रही है। मैग्नीशियम सल्फेट विषाक्तता की सम्भावना के लिए तैयार रहने हेतु नर्स को बेड के साइड पर क्या रखना चाहिए? *(ESIC Staff Nurse 2016)*
(a) सक्शन उपकरण (b) कैल्शियम ग्लूकोनेट
(c) ऑक्सीजन (d) नेलिन (Nalline)

322. सक्रिय प्रसव (Active labour) में एक महिला को अस्पताल में भर्ती किया गया है। एम्नियोटोमी के पश्चात् क्या अपेक्षित है? *(ESIC Staff Nurse 2016)*
(a) सर्विक्स का प्रगतिशील विस्तारण
(b) शिशु के हृदय गति में वृद्धि
(c) संकुचन पर कम पीड़ा
(d) वेजाइना से रुधिरस्राव में कमी

323. वुलसेल्लुम चिमटी किसे पकड़ने के लिए प्रयोग की जाती है? *(Staff Nurse 2016)*
(a) वेजाइना की पिछली दीवार (b) वेजाइना की आन्तरिक दीवार
(c) फैलोपियन ट्यूब (d) सर्विक्स

324. निम्नलिखित में से .... को छोड़कर सभी मानकों का प्रसव की प्रगति का आंकलन करने के लिए उपयोग किया जाता है। *(ESIC Staff Nurse 2016)*
(a) सर्वाइकल फैलाव (b) शिशु के अवतरण
(c) शिशु की हृदय गति (d) गर्भाशय के संकुचन

325. पहली बार गर्भवती हुई एक महिला में ग्रीवा का फैलाव किस अधिकतम दर पर होता है? *(ESIC Staff Nurse 2016)*
(a) 2 cm/hrs (b) 1.2 cm/hrs
(c) 4 cm/hrs (d) 5 cm/hrs

326. यदि औरत अपने बच्चे को दूध नहीं पिलाती है, तो मासिक धर्म प्रवाह शायद .... के भीतर फिर से शुरु हो जाएगा। *(ESIC Staff Nurse 2016)*
(a) प्रसव के बाद 2 से 4 सप्ताह
(b) प्रसव के बाद 4 से 6 सप्ताह
(c) प्रसव के बाद 6 से 8 सप्ताह
(d) प्रसव के बाद 8 से 10 सप्ताह

327. सामान्य प्रसवोत्तरकाल की अवधि .... है। *(ESIC Staff Nurse 2016)*
(a) 1 सप्ताह (b) 2 सप्ताह
(c) 4 सप्ताह (d) 6 सप्ताह

328. अपरिपक्व प्रसव को आँकलित करने के लिए सबसे संवेदनशील परीक्षण क्या है? *(ESIC Staff Nurse 2016)*
(a) सीरम फेरीटिन (b) सर्वाइकल लम्बाई
(c) फाइब्रोनेक्टिन (d) फर्निंग परीक्षण

329. गर्भावस्था से सर्वाधिक होने वाला वाल्वुलर रोग .... है। *(ESIC Staff Nurse 2016)*
(a) मित्रल अक्षमता (b) मिइट्रल वाल्व का संकुचन
(c) महाधमनी वाल्व का संकुचन (d) महाधमनी अक्षमता

330. गर्भावस्था के दौरान मोंटगोमरी ट्यूबर्क्ल की उपस्थिति कहाँ होती है? *(ESIC Staff Nurse 2016)*
(a) चेहरे (b) स्तन
(c) वेजाइना (d) सर्विक्स

331. आमतौर पर माँ सक्रिय भ्रूण की हलचल पहली बार कब महसूस करती है? *(ESIC Staff Nurse 2016)*
(a) 10वें सप्ताह के अन्त पर
(b) 12वें सप्ताह के अन्त पर
(c) 14वें सप्ताह के अन्त पर
(d) 16वें सप्ताह के अन्त पर

332. प्रसव को अप्रत्याशित (Precipitate labor) करार दिया जाता है, जब यह .... खत्म हो जाता है। *(ESIC Staff Nurse 2016)*
(a) शुरुआत के एक घण्टे से कम समय में
(b) शुरुआत में दो घण्टे से कम समय में
(c) शुरुआत के तीन घण्टे से कम समय में
(d) शुरुआत के चार घण्टे से कम समय में

333. गर्भनाल (Umbilical cord) में क्या होता है? *(ESIC Staff Nurse 2016)*
(a) नाभि (Umbilicus)
(b) प्लेसेन्टा (Placenta)
(c) डिस्कस प्रोलिजेरस (Discus proligerus)
(d) अपरापोषिक धमनी और शिरा (Allantoic artery and vein)

334. निषेचित अण्डा .... के पश्चात् गर्भाशय में आरोपित होता है *(ESIC Staff Nurse 2016)*
(a) 7 दिन (b) 1 दिन (c) 8 दिन (d) 10 दिन

335. सिम्प्लिफाइड पार्टोग्राफ का उपयोग किया जाना चाहिए *(Nsg. Tutor 2016)*
(a) प्रसव के दौरान प्रत्येक महिला के लिए
(b) प्रसव के लिए खतरे की सम्भावनाओं वाली महिला के लिए
(c) नर्स की इच्छानुसार
(d) सिजेरियन सेक्शन होने वाली महिला में

336. कौन-सा हॉर्मोन गर्भावस्था की पुष्टि करता है? *(Staff Nurse 2016)*
(a) LH (b) FSH (c) TSH (d) hCG

337. गर्भावस्था के दौरान औसतन कितना वजन बढ़ता है *(Staff Nurse 2016)*
(a) 5-6 kg (b) 10-12 kg (c) 15-16 kg (d) 19-20 kg

338. गर्भाशय सहवर्धन (Pubic symphysis) से ऊपर कब साफ नजर आता है? *(Staff Nurse 2016)*
(a) 8वें सप्ताह में (b) 10वें सप्ताह में
(c) 12वें सप्ताह में (d) 14वें सप्ताह में

339. एक औरत जो पहली बार गर्भवती होती है, उसे क्या कहा जाता है? *(Staff Nurse 2016)*
(a) प्रिमिपारा (b) प्रिमिग्रेविडा
(c) नलीपारा (d) मल्टीपारा

340. वह कौन-सा अंग है, जो भ्रूण को पोषण प्रदान करता है? *(Staff Nurse 2016)*
(a) जिगर (b) गर्भाशय
(c) अण्डाशय (d) प्लेसेन्टा

341. गर्भावस्था की पूर्णता पर मानव प्लेसेन्टा का औसत वजन .... है *(ESIC Staff Nurse 2016)*
(a) 500 gm (b) 1000 gm
(c) 1500 ग्राम (d) 2000 ग्राम

342. लोकिया का निर्वहन किसके दौरान होता है? *(ESIC Staff Nurse 2016)*
(a) माहवारी (b) गर्भावस्था
(c) पोस्टपार्टम (d) स्तनपान

343. निम्नलिखित में से कौन-सा बिशप स्कोर का अवयव (घटक) नहीं है? *(HPSSSB Staff Nurse 2016)*
(a) सर्विक्स सुसंगति (b) सुर्विक्स विस्फारण
(c) सिर की स्थिति (d) सिर का अवस्थान

344. गर्भावस्था के दौरान, किसकी कमी न्यूरल ट्यूब विकृति के लिए उत्तरदायी है? *(HPSSSB Staff Nurse 2016)*
(a) फोलिक एसिड (b) आयरन
(c) कैल्शियम (d) जिंक

345. गर्भावस्था के दौरान त्रिमासिक भार बढ़ने का क्रम है *(HPSSSB Staff Nurse 2016)*
(a) 1.5, 2 kg (b) 5.2, 5 kg
(c) 1.5, 5 kg (d) 5.5, 5 kg

346. यह सभी अनुमानित चिन्ह तथा लक्षण हैं, सिवाय *(HPSSSB Staff Nurse 2016)*
(a) सुबह की मितली (b) स्तन में बदलाव
(c) मासिक धर्म की अनुपस्थिति (d) हेगर चिन्ह

347. गर्भावस्था की पूर्णता पर (At term) गर्भाशयी रुधिर प्रवाह होता है *(PGIMER Staff Nurse 2016)*
(a) 50 mL/min (b) 100-150 mL/min
(c) 350-375 mL/min (d) 500-750 mL/min

348. ब्रीच प्रस्तुति में कितनी स्थितियाँ दिखायी देती हैं? *(ESIC Staff Nurse 2016)*
(a) 6 (b) 8 (c) 2 (d) 4

349. सुतिकावस्था में लोकिया के लिए कौन-से तकनीकी शब्द का प्रयोग गलत है? *(ESIC Staff Nurse 2016)*
(a) लोकिया सिरोसा (b) लोकिया रूब्रा
(c) लोकिया अल्बा (d) लोकिया बिनोसा

350. सामान्य गर्भाशय का वजन .... gm होता है। *(ESIC Staff Nurse 2016)*
(a) 50-120 (b) 40-60 (c) 90-150 (d) 80-300

351. अण्डजनन एवं कॉर्पस ल्युटियम का विकास निम्नलिखित में से कौन-से हॉर्मोन द्वारा प्रभावित होता है *(AIIMS Patna Nsg. 2015)*
(a) ल्यूटिनाइजिंग हॉर्मोन (Luteinizing hormone)
(b) एस्ट्रोजन (Estrogen)
(c) प्रोजेस्टॉन (Progesterone)
(d) फॉलिकल स्टीमुलेटिंग हॉर्मोन (FSH)

310. (a)	311. (a)	312. (b)	313. (a)	314. (a)	315. (b)	316. (d)	317. (b)	318. (b)	319. (a)
320. (c)	321. (b)	322. (a)	323. (d)	324. (c)	325. (b)	326. (c)	327. (d)	328. (c)	329. (b)
330. (b)	331. (d)	332. (b)	333. (d)	334. (a)	335. (a)	336. (d)	337. (b)	338. (c)	339. (b)
340. (d)	341. (a)	342. (c)	343. (d)	344. (a)	345. (c)	346. (d)	347. (d)	348. (c)	349. (d)
350. (b)	351. (a)								

352. वेजाइना से असामान्य दर्दरहित रुधिरस्राव किस स्थिति में होता है? *(KPSC Staff Nurse 2015)*
(a) एक्टोपिक प्रेग्नेन्सी (b) प्रिएक्लैम्पसिया
(c) प्लेसेन्टा प्रिविया (d) एबोर्शन

353. एक नर्स गर्भावस्था प्रेरित उच्च रुधिरचाप से पीड़ित एक मरीज का आंकलन कर रही है। मरीज के रुधिरचाप के सम्बन्ध में क्या अपेक्षित है? *(RUHS Pb. B.Sc. Nsg. 2015)*
(a) खड़े या बैठे होने पर रुधिरचाप 150/100 mm Hg
(b) बढ़ा हुआ व साथ में सिरदर्द
(c) मूल स्तर से अधिक एवं प्रत्येक रीडिंग पर बदला हुआ
(d) 6 घण्टे के अन्तराल पर 2 बार मूल स्तर से 30/15 mm Hg अधिक

354. WHO के अनुसार, सामान्य प्रसव के पश्चात एक माँ को कितने समय में स्तनपान कराना चाहिए? *(KPSC Staff Nurse 2015)*
(a) 30 मिनट के भीतर
(b) 4 घण्टों के भीतर
(c) 24 घण्टों के भीतर
(d) शिशु की स्थिति स्थिर होने पर

355. आंकलन के दौरान नर्स को फीटल डिस्ट्रेस (Fetal distress) के लक्षण नजर आते हैं। वह तुरन्त क्या करेगी? *(RUHS M.Sc. Nsg. 2015)*
(a) यदि मरीज ऑक्सीटोसिन (Oxytocin) पर है, तो इसे बंद करती है, ऑक्सीजन शुरु करती है
(b) डॉक्टर को सूचित करती है, IV व ऑक्सिटोसिन (Oxytocin) प्रारम्भ करती है
(c) ऑक्सीटोसिन (Oxytocin) को रोकती है व डॉक्टर को सूचित करती है
(d) IV के साथ मरीज को OT में शिफ्ट करती है

356. डाइजाइगोटिक टर्म (Dizygotic term) उन जुड़वाँ बच्चों के लिए प्रयुक्त होती है, जोकि *(RUHS Pb. B.Sc. Nsg. 2015)*
(a) दो भिन्न अण्डाणु व शुक्राणु से विकसित होते हैं
(b) कई घण्टों के अन्तराल पर जन्म लेते हैं
(c) एक-दूसरे से भिन्न गति से शारीरिक रूप से विकसित होते हैं
(d) एक एम्निऑन (Amnion) से विकसित होते हैं एवं दोनों की एक कोरिओन (Chorion) होती है

357. एक दूध पिलाने वाली माता के स्तनाग्र (Nipples) फटे हुए हैं। इस मरीज के लिए उपयुक्त नर्सिंग उपाय कौन-सा है? *(RUHS Pb. B.Sc. Nsg. 2015)*
(a) स्तनाग्रों को थोड़ा सख्त बनाने के लिए बेन्जोइन (Benzoin) लगाना
(b) गर्म (Warm) व नम पैक्स (Moist packs) से स्तनाग्रों को ढककर रखना
(c) शिशु को बोतल देना
(d) स्तनाग्रों को यथासम्भव हवा में खुला रखना

358. एक नर्स गर्भावस्था के दौरान द्रव संग्रहण के उपचार का वर्णन करती है, जोकि निम्न प्रकार है *(RUHS Pb. B.Sc. Nsg. 2015)*
(a) पर्याप्त तरल व कम नमक वाला भोजन
(b) कम नमक वाला भोजन एवं हाथ-पैरों को ऊँचा रखना
(c) पर्याप्त तरल व पैरों का ऊँचा रखना
(d) डाइयूरेटिक्स (Diuretics) ड्रग्स का तर्कसंगत प्रयोग एवं पैरों को ऊँचा रखना

359. एम्नियोटिक सैक (Amniotic sac) में एम्नियोटिक तरल (Amniotic fluid) की मात्रा 2000 mL से अधिक होने पर कौन-सी स्थिति उत्पन्न होती है? *(RUHS M.Sc. Nsg. 2015)*
(a) पॉलीहाइड्रेम्निओस (b) ओलिगोहाइड्रेम्निओस
(c) हाइड्रेम्निओस (d) अहाइड्रेम्निओस

360. गर्भावस्था के 8 वें सप्ताह के दौरान प्राथमिक एरिओला (Primary areola) पर दिखाई देने वाली छोटी गाँठे कहलाती हैं *(RUHS M.Sc. Nsg. 2015)*
(a) गर्भावस्था का मास्क (Mask of pregnancy)
(b) मोटगोमेरी ट्यूबरकल्स (Montgomery's tubercles)
(c) एरिडा ट्यूबरकल्स (Areda tubercles)
(d) लिनिया नाइग्रा (Linea nigra)

361. एक प्रिमिग्रविडा (Primigravida) को स्तनपान के लिए तैयार करते समय आप क्या करेंगी? *(RUHS Pb. B.Sc. Nsg. 2015)*
(a) प्रसव के पश्चात् पहले दिन स्तनपान शुरु करने को कहेंगे
(b) यह बताएगें कि शिशु को स्तन से लगाने से प्रसव के पश्चात् रुधिर की हानि कम होगी
(c) प्रत्येक स्तनपान से पूर्व व पश्चात् स्तनाग्रों को धोने के लिए निर्देश देगें
(d) उपरोक्त सभी

362. स्तनपान कराने वाली माँ को यह स्पष्ट करते हैं कि माँ का दूध .... तक बच्चे की पोषण आवश्यकताओं को पूर्ण करने में सक्षम होता है। *(RUHS Pb. B.Sc. Nsg. 2015)*
(a) 3 माह (b) 6 माह
(c) 1 वर्ष (d) 2 वर्ष

363. निम्नलिखित में से कौन-से वास्तविक प्रसव के लक्षण हैं? *(RUHS M.Sc. Nsg. 2015)*
(a) दर्दयुक्त गर्भाशयी संकुचन, शॉ, सर्विक्स का विस्तारण
(b) दर्दयुक्त गर्भाशयी संकुचन शॉ, सर्विक्स का ऊपर होना
(c) दर्दयुक्त गर्भाशयी संकुचन, शॉ, लाइटनिंग
(d) दर्दयुक्त गर्भाशयी संकुचन, शॉ, भ्रूणीय झिल्लियों का फटना

364. एक गर्भवती महिला बताती है कि उसका अंतिम मासिक चक्र 22 जुलाई, 2014 को प्रारम्भ हुआ था। यह एक नियमित मासिक चक्र था, जो 4 दिन में समाप्त हो गया था। प्रसव की अपेक्षित तिथि होगी *(AIIMS Patna Nsg. 2015)*
(a) 2 मई, 2015 (b) 29 अप्रैल, 2015
(c) 22 अप्रैल, 2015 (d) 3 मई, 2015

365. गर्भावस्था के दौरान उदर के निचले भाग में बनने वाली सफेद गुलाबी धारियाँ कहलाती हैं *(RRB Staff Nurse 2015)*
(a) गर्भावस्था मास्क (Pregnancy mask)
(b) लिनिया नाइग्रा (Linea nigra)
(c) स्ट्राई ग्रेविडेरम (Striae gravidarum)
(d) उपरोक्त में से कोई नहीं

366. वैक्यूम एक्सट्रेक्शन (Vaccum extraction) की तुलना में फॉर्सिप प्रसव (Forceps delivery) में किसका खतरा अधिक होता है? *(BHU Staff Nurse 2015)*
(a) चेहरे पर सूक्ष्म चोटे (Minor facial injuries)
(b) सिफेलोहीमेटोमा (Cephalohematoma)
(c) रेटिना से रुधिरस्राव (Retinal haemorrhage)
(d) कपाल के भीतर रुधिरस्राव (Intracranial haemorrhage)

367. **प्रसव के दौरान पेरिनियम मलाशय का स्फिक्टर तक फट जाए लेकिन मलाशय की म्यूकोसा नहीं फटे तो पेरिनियल टियर** (Perineal tear) **को किस श्रेणी में वर्गीकृत करेंगे?** *(BHU Staff Nurse 2015)*

(a) प्रथम श्रेणी (b) द्वितीय श्रेणी
(c) तृतीय श्रेणी (d) चतुर्थ श्रेणी

368. **पेल्विस** (Pelvis) **सम्बन्धी कौन-सा जोड़ा सही नहीं है?** *(BHU Staff Nurse 2015)*

(a) गाइनैकॉइड : महिला टाइप (b) एन्ड्रॉइड : पुरुष टाइप
(c) एन्थ्रोपोइड : एप (Ape) टाइप (d) प्लेटीपेलॉइड : फ्लेट टाइप

369. **निम्नलिखित में से किसके अतिरिक्त सभी गर्भस्थ शिशु में गुणसूत्र विश्लेषण में प्रयोग की जा सकती है?** *(BHU Staff Nurse 2015)*

(a) एम्नियोसेन्टेसिस (Amniocentesis)
(b) कोरियोनिक विलाई सेम्पलिंग (Chorionic villi sampling)
(c) परक्यूटेनियस अम्बिलिकल ब्लड सेम्पलिंग (Percutaneous umbilical blood sampling)
(d) फीटल अम्बिलिकल डापलर वेलोसिमैट्री (Fetal umbilical doppler velocimetry)

370. **एक सामान्य भारतीय महिला में गर्भावस्था के बाद वाले महीनों में वजन के प्रति सप्ताह औसत वृद्धि कितनी होती है?** *(PGI Staff Nurse 2015)*

(a) 0.20 kg (b) 0.30 kg (c) 1.00 kg (d) 1.50 kg

371. **यदि 2-3 दर्दयुक्त संकुचन के साथ 2 घण्टों में प्रसव प्रक्रिया पूर्ण हो जाती है, तो यह प्रसव कहलाता है** *(PGI Staff Nurse 2015)*

(a) कठिन प्रसव (Difficult labour)
(b) सहसा प्रसव (Precipitate labour)
(c) लम्बा प्रसव (Prolonged labour)
(d) सामान्य प्रसव (Normal labour)

372. **गर्भस्थ शिशु में अस्थिभवन** (Occification) **प्रारम्भ होता है** *(KPSC Staff Nurse 2015)*

(a) 3 सप्ताह में (b) 5-8 सप्ताह में
(c) 12-15 सप्ताह में (d) 8 सप्ताह में

373. **जुड़वाँ बच्चों के मामले में समरूप जुड़वाँ** (Identical twins) **होते हैं, जब** *(AIIMS Patna Nsg. 2015)*

(a) एक शुक्राणु अण्डे को निषेचित करता है एवं युग्मनज (Zygote) 2 हिस्सों में बँट जाता है
(b) दो शुक्राणु एक अण्डे को निषेचित करते है एवं युग्मनज 2 हिस्सों में बँट जाता है
(c) दो शुक्राणु एकसाथ दो अण्डाणु को निषेचित करते हैं
(d) एक शुक्राणु एकसाथ दो अण्डाणु को निषेचित करता है

374. **गर्भधारण के 2-8 सप्ताह तक, गर्भधारण के उत्पाद को क्या कहते हैं** *(AIIMS Patna Nsg. 2015)*

(a) युग्मनज (Zygote)
(b) भ्रूण (Embryo)
(c) गर्भस्थ शिशु (Fetus)
(d) नवजात (Neonate)

375. **गर्भावस्था की दूसरी तिमाही में निम्नलिखित में से कौन-सी स्थिति सामान्य है?** *(AIIMS Patna Nsg. 2015)*

(a) स्तनशोथ (Mastitis)
(b) उपापचयी क्षारकता (Metabolic alkalosis)
(c) शरीर क्रियात्मक एनीमिया (Physiological anemia)
(d) श्वसनीय अम्लता (Respiratory acidosis)

376. **निम्नलिखित में से कौन-से प्रजेन्टेशन में प्रसव प्रक्रिया** (Labour mechanism) **सम्भव नहीं है?** *(PGI Staff Nurse 2015)*

(a) दाँई ऑसीपिटोपोस्टीरियर (Right occipitoposterior)
(b) ब्रीच प्रजेन्टेशन (Breech presentation)
(c) चेहरा प्रजेन्टेशन (Face presentation)
(d) भौंह प्रजेन्टेशन (Brow presentation)

377. **गर्भाशय का प्रत्यावर्तन** (Involution) **पूर्ण हो जाता है** *(PGI Staff Nurse 2015)*

(a) 6 सप्ताह तक
(b) 8 सप्ताह तक
(c) 12 सप्ताह तक
(d) 16 सप्ताह तक

378. Rh +ve **शिशु की डिलीवरी के बाद कितने समय के भीतर एन्टी-D का इंजेक्शन लगा देना चाहिए?** *(PGI Staff Nurse 2015)*

(a) 8 घण्टे (b) 24 घण्टे
(c) 72 घण्टे (d) 7 दिन

379. **एक गर्भवती महिला के गर्भाशयी फण्डस की ऊँचाई नाभि के स्तर पर है। गर्भावस्था की अवधि होगी** *(PGI Staff Nurse 2015)*

(a) 10-12 सप्ताह (b) 14-16 सप्ताह
(c) 20-24 सप्ताह (d) 30-32 सप्ताह

380. **लेसिथिन/स्फिगोमाइलिन अनुपात किसका विश्वसनीय सूचक है?** *(AIIMS Patna Nsg. 2015)*

(a) भ्रूण का लिंग
(b) गर्भस्थ शिशु परिपक्वता
(c) न्यूरल ट्यूब विकार
(d) जन्मजात हृदय रोग

381. **एक गर्भवती महिला** 150/90 mm Hg **रुधिरचाप, प्रोटीन्यूरिया +3एवं हाथों व चेहरे की सूजन के साथ प्रसव कक्ष में भर्ती की जाती है एवं निदान प्रिएक्लैम्पसिया** (Preeclampsia) **के रूप में किया जाता है। निम्नलिखित में से कौन-सी क्लीनिकल खोज** (Clinical finding) **इस निदान का समर्थन करती है?** *(AIIMS Patna Nsg. 2015)*

(a) जोड़ों में दर्द (b) कब्ज
(c) वेजाइना से रुधिरस्राव (d) दृष्टि में व्यवधान

382. **निषेचित अण्डे की आरोपण** (Implantation) **प्रक्रिया होती है** *(PGI Staff Nurse 2015)*

(a) मायोमेट्रियम में
(b) केवल मासिक चक्र के 1-14 दिनों के दौरान
(c) जब एस्ट्रोजन व प्रोजेस्ट्रॉन का स्तर गिर जाता है
(d) अण्डजनन के लगभग 7-10 दिन में

352. (c)	353. (d)	354. (a)	355. (c)	356. (a)	357. (d)	358. (c)	359. (a)	360. (b)	361. (d)
362. (b)	363. (a)	364. (b)	365. (c)	366. (a)	367. (c)	368. (d)	369. (d)	370. (b)	371. (b)
372. (b)	373. (a)	374. (b)	375. (c)	376. (b)	377. (a)	378. (c)	379. (c)	380. (b)	381. (d)
382. (d)									

383. एक्टोपिक गर्भावस्था (Ectopic pregnancy) **के निदान के लिए श्रेष्ठ जाँच है** *(PGI Staff Nurse . 2015)*

(a) गर्भावस्था के लिए मूत्र की जाँच
(b) लैप्रोस्कोपी
(c) अल्ट्रासोनोग्राफी
(d) हिस्टेरोस्कोपी

384. प्रसव के दौरान माँ व शिशु की स्थिति के अभिलेखन के लिए निम्नलिखित में से कौन-सा ग्राफ प्रयोग करते हैं? *(RUHS M.Sc. Nsg. 2015)*

(a) प्रसव अभिलेख (Labor record)
(b) पार्टोग्राफ (Partograph)
(c) जैविक चिन्ह ग्राफ (Vital sign graph)
(d) प्रगति ग्राफ (Progress graph)

385. प्रसव पश्चात् प्लेसेन्टा का खण्ड (Part) **महिला के पेट में रह जाता है। यह किसी सम्भावना को बढ़ाता है?** *(RUHS M.Sc. Nsg. 2015)*

(a) संक्रमण (Infection)
(b) दर्द (Pain)
(c) पोस्टपार्टम रुधिरस्राव (PPH)
(d) कोई समस्या नहीं

386. गाइनैकॉइड या वास्तविक पेल्विस की आकृति होती है *(RUHS M.Sc. Nsg. 2015)*

(a) हृदयाकार (Heart shape)
(b) अण्डाकार (Oval shape)
(c) गोलाकार (Round shape)
(d) फली आकार (Bean shape)

387. गर्भावस्था के दौरान गर्भाशय का वजन कितना होता है? *(RUHS M.Sc. Nsg. . 2015)*

(a) 600 gm (b) 700 gm (c) 800 gm (d) 900 gm

388. गर्भावस्था के कौन-से सप्ताह के दौरान माता द्वारा लाइटिनंग (Lightening) **का अनुभव किया जा सकता है?** *(RUHS M.Sc. Nsg. 2015)*

(a) 34 सप्ताह (b) 36 सप्ताह
(c) 38 सप्ताह (d) 40 सप्ताह

389. किस दौरान गर्भवती महिला द्वारा क्विकनिंग (Quickening) **का अनुभव किया जाता है?** *(RUHS M.Sc. Nsg. 2015)*

(a) 8 से 10 सप्ताह
(b) 12 से 14 सप्ताह
(c) 16 से 20 सप्ताह
(d) 22 से 24 सप्ताह

390. गर्भवस्था के दौरान वजन में औसत वृद्धि कितनी होती है? *(RUHS M.Sc. Nsg. 2013)*

(a) 8-10 kg (b) 10-12 kg
(c) 12-14 kg (d) 16-18 kg

391. गर्भावस्था के दौरान सर्विक्स का नीलाभ विवर्णीकरण (Bluish discoloration) **कहलाता है** *(RUHS M.Sc. Nsg. 2014)*

(a) जेकमियर साइन (Jacquemier's sign)
(b) हेगर साइन (Hegar's sign)
(c) चैडविक साइन (Chadwick's sign)
(d) गॉडेल साइन (Goodell's sign)

392. प्लेसेन्टा प्रिविया (Placenta previa) **के चिन्ह व लक्षणों में सम्मिलित है** *(RUHS M.Sc. Nsg. 2014)*

(a) तेज पेट दर्द
(b) भ्रूणीय झिल्लियों का शीघ्र फटना
(c) निचली पीठ में दर्द में वृद्धि
(d) वेजाइना से दर्दरहित रुधिरस्राव

393. गर्भावस्था की कौन-सी अवधि में शुरुआती एम्नियोसेन्टेसिस किया जाता है? *(RUHS M.Sc. Nsg. 2014)*

(a) 6-10 सप्ताह (b) 11-15 सप्ताह
(c) 16-18 सप्ताह (d) 9-11 सप्ताह

394. गर्भाशयी संकुचनों के संकुचन के लिए निम्नलिखित में से कौन-सा हॉर्मोन दिया जाता है? *(RUHS M.Sc. Nsg. 2014)*

(a) एस्ट्रोजन (b) फीटल कोर्टिसॉल
(c) ऑक्सीटोसिन (d) प्रोजेस्ट्रॉन

395. गर्भावस्था में एण्डोमेट्रियम (Endometrium) **कहलाती है** *(RUHS M.Sc. Nsg. 2014)*

(a) डेसिडुआ (b) डेकुबिटस
(c) ट्रोफोब्लास्ट (d) ग्रेविड एण्डोमेट्रियम

396. गर्भावस्था के दौरान स्तनाग्रों के चारों ओर स्थित अतिवृद्धित त्वकवसीय ग्रन्थियाँ (Hypertrophic sebaceous glands) **कहलाती हैं** *(RUHS M.Sc. Nsg. 2014)*

(a) मोन्टगोमेरी ट्यूबरकल
(b) सीबेसियस सिस्ट
(c) क्लोएस्मा
(d) लिनिया नाइग्रा

397. शीर्ष प्रजेन्टेशन की संलग्नक व्यास है *(RUHS M.Sc. Nsg. 2014)*

(a) सबऑसीपिटो फ्रंटल
(b) सबऑसीपिटो ब्रेग्मेटिक
(c) सबमेन्टो ब्रेग्मेटिक
(d) मेन्टोवर्टिकल

398. प्रसव प्रक्रिया के प्रेरण के दौरान किसके लक्षणों के लिए महिला का सावधानीपूर्वक अवलोकन करना चाहिए? *(RUHS M.Sc. Nsg. 2014)*

(a) गर्भाशयी अपतानिका (Uterine tetany)
(b) गम्भीर दर्द (Severe pain)
(c) नाभिनाल का प्रोलैप्स (Prolapse of umbilical cord)
(d) हाइपोग्लाइसेमिया (Hypoglycemia)

399. गर्भावस्था में शरीर क्रियात्मक एनीमिया (physiologic anemia) **किसका परिणाम है** *(AIIMS Patna 2013)*

(a) माँ के रुधिर के आयतन में वृद्धि का
(b) आहार में कम आयरन अन्तर्ग्रहण का
(c) प्रथम तिमाही के बाद अल्प इरिथ्रोपोइटिन का
(d) मातृ यकृत द्वारा आयरन को अधिक अनॉक्सीकरण का

400. प्रिएक्लैम्पसिया में इच्छित औषधि (Drug of choice) **है** *(DSSSB Staff Nurse 2013)*

(a) डोपामिन (Dopamin)
(b) मैग्नीशियम सल्फेट (Magnesium sulphate)
(c) सोडियम बाइकार्बोनेट (Sodium bicarbonate)
(d) सोडियम नाइट्रोप्रुसाइ. (Sodium nitroprusside)

401. गर्भावस्था के दूसरे अर्द्ध (Second half) के दौरान गम्भीर रुधिरस्राव के साथ सामान्य रूप से प्लेसेन्टा का समयपूर्व पृथक्करण कहलाता है *(DSSSB Staff Nurse 2013)*

(a) सम्मुखी प्लेसेन्टा (Placenta previa)
(b) एक्टोपिक गर्भावस्था (Ecotopic pregnancy)
(c) अक्षम सर्विक्स (Incompetent cervix)
(d) एब्रप्टियो प्लेसेन्टा (Abruptio placentae)

402. किसके अतिरिक्त निम्नलिखित सभी गर्भावस्था के दौरान रुधिरस्राव के सामान्य कारण है? *(PGI M.Sc. Nsg. 2013)*

(a) अकाल प्रसव (Miscarriage)
(b) अल्पबिम्बाणुरक्तता (Thrombocytopenia)
(c) एक्टोपिक गर्भावस्था (Ectopic pregnancy)
(d) प्लेसेन्टा प्रिविया (Placenta Previa)

403. किसके अतिरिक्त सभी ऑक्सीटोसिन के कारण होते हैं? *(PGI M.Sc. Nsg. 2013)*

(a) दुग्ध निर्माण (Lactogenesis)
(b) दुग्ध स्खलन (Milk ejection)
(c) गर्भाशयी पेशियों का संकुचन
(d) मायोएपिथीलियल कोशिका संकुचन

404. अण्डवाहिनीय एक्टोपिक गर्भावस्था (Ectopic pregnancy) में अण्डवाहिनी के फटने का शल्यक्रियात्मक उपचार है *(PGI M.Sc. Nsg. 2013)*

(a) साल्पिगक्टोमी (b) ऊफोरेक्टोमी
(c) हिस्टेरेक्टोमी (d) वैसेक्टोमी

405. कोरियोनिक गोनैडोट्रोपिन स्रावित होता है *(PGI M.Sc. Nsg. 2013)*

(a) सीसीटियोट्रोफोब्लास्ट (Syncytiotrophoblast)
(b) थायरॉइड ग्रन्थि से
(c) अण्डाशय से
(d) गर्भाशय से

406. बच्चे में निम्नलिखित में से कौन-सा फॉन्टेनेल सबसे पहले बन्द होता है? *(RUHS M.Sc. Nsg. 2013)*

(a) फ्रान्टल (b) ऑसीपिटल
(c) स्फिनॉइड (d) मैस्टॉइड

407. डॉप्लर (Doppler) द्वारा गर्भस्थ शिशु के हृदय की प्रथम ध्वनि को कब सुना जा सकता है? *(AIIMS Patna 2013)*

(a) 2-3 सप्ताह पर (b) 8-10 सप्ताह पर
(c) 16-18 सप्ताह पर (d) 10-12 सप्ताह पर

408. निम्नलिखित में से किसके कारण एम्नियोटिक द्रव का रंग हरा हो सकता है? *(DSSSB Staff Nurse . 2013)*

(a) लेनुगो (Lanugo) (b) हाइड्रेम्नियोस (Hydramnios)
(c) मिकोनियम (Meconium) (d) वर्निक्स (Vernix)

409. एक गर्भवती महिला में शिशु के सिर के अवतरण (Descent) के आंकलन के लिए कौन-सी उदरीय ग्रिप (Abdominal grip) का प्रयोग किया जाता है? *(RUHS M.Sc. Nsg. 2013)*

(a) फंडल (b) लेटरल
(c) पेल्विक-I (d) पेल्विक-II

410. मेटरनिटी नर्स को यह ज्ञात होना चाहिए कि गर्भावस्था के .... पर मधुमेह (Diabetes) के लिए जाँच की जाती है। *(JIPMER Staff Nurse 2013)*

(a) 6 से 17 सप्ताह
(b) 18 से 23 सप्ताह
(c) 24 से 28 सप्ताह
(d) 29 से 32 सप्तह

411. निम्नलिखित में से किसके अतिरिक्त सभी ट्विन प्रेगनेन्सी की जटिलताएँ हैं? *(JIPMER Staff Nurse 2013)*

(a) गर्भपात (Abortion)
(b) समय उपरान्त जन्म (Post-maturity)
(c) कम जन्म भार (Low birth weight)
(d) जन्मजात विसंगतियाँ (Congenital malformations)

412. यह मानते हुए कि मासिक स्राव की लम्बाई 32 दिन हैं एवं अन्तिम मासिक स्राव (LMP) 10 जून है। प्रसव की सम्भावित तिथि (EDD) क्या होगी? *(JIPMER Staff Nurse 2013)*

(a) 12 मार्च (b) 17 मार्च
(c) 21 मार्च (d) 27 मार्च

413. एक गर्भवती महिला द्वारा प्रसवपूर्व भेंट (Antenatal visits) की कुल संख्या होनी चाहिए। *(RUHS M.Sc. Nsg. 2013)*

(a) कम से कम 2 (b) कम से कम 3
(c) कम से कम 1 (d) कम से कम 5

414. निम्नलिखित में से कौन-सा गर्भावस्था का सकारात्मक चिन्ह माना जाता है? *(RUHS M.Sc. Nsg. 2013)*

(a) माहवारी का नहीं आना
(b) रुधिर में एस्ट्रोजन की मात्रा में वृद्धि
(c) स्तनों की कोमलता व दाब संवेदना में वृद्धि
(d) मूत्र व सीरम में ह्यूमन कोरियोनिक गोनैडोट्रोपिन (HCG) की उपस्थिति

415. कौन-सा परिभाषिक शब्द (Term) गर्भस्थ शिशु के अवतरण (Descent) की श्रेष्ठ व्याख्या करता है? *(RUHS M.Sc. Nsg. 2013)*

(a) फैलाव (Dilation) (b) दशा (Station)
(c) स्थिति (Position) (d) प्रजेन्टेशन (Presentatioin)

416. प्रसव पश्चात् माँ के स्तनों से होने वाला स्रावण कहलाता है *(RUHS M.Sc. Nsg. 2013)*

(a) सेड्यूस्ट्रम (Seduestrum)
(b) कोलोस्ट्रम (Colostrum)
(c) लोकिया (Lochia)
(d) ल्यूकोरिया (Leucorrhea)

417. एक प्रिमिग्रेविडा (Primigravida) बताती है कि उसका पिछला मासिक चक्र 15 जनवरी को प्रारम्भ होकर 20 जनवरी को समाप्त हुआ था। निजेल का नियम (Naegele rule) का प्रयोग करने पर प्रसव की सम्भावित तिथि (EDD) होगी *(DSSSB Staff Nurse 2013)*

(a) 22 सितम्बर (b) 22 अक्टूबर
(c) 8 नवम्बर (d) 28 दिसम्बर

383. (c)	384. (b)	385. (c)	386. (c)	387. (d)	388. (b)	389. (c)	390. (b)	391. (c)	392. (d)
393. (b)	394. (c)	395. (a)	396. (a)	397. (b)	398. (a)	399. (a)	400. (b)	401. (d)	402. (b)
403. (a)	404. (a)	405. (a)	406. (b)	407. (b)	408. (c)	409. (d)	410. (c)	411. (b)	412. (b)
413. (b)	414. (d)	415. (b)	416. (b)	417. (b)					

418. गर्भस्थ शिशु के संकट में होने (Fetal distress) पर एम्नियोटिक फ्लूड में पाया जाता है *(PGI M.Sc. Nsg. 2013)*
(a) वर्निक्स केसीओसा (Vernix caseosa)
(b) मिकोनियम (Meconium)
(c) पॉलीहाइड्रेम्निओस (Polyhydramnios)
(d) बाइल (Bile)

419. गर्भावस्था का शीघ्र सकारात्मक निदान किसकी उपस्थिति पर आधारित होता है? *(PGI M.Sc. Nsg. 2013)*
(a) क्विकनिंग (Qickening)
(b) गर्भस्थ शिशु की हृदय दर (Fetal HR)
(c) चेडविक चिन्ह (Chadwick's sign)
(d) कोरियोनिक गोनेडोट्रोपिन (Chorionic gonadotropin)

420. सामान्य रूप से स्थित प्लेसेन्टा का समयपूर्व पृथक्करण कहलाता है *(PGI M.Sc. Nsg. 2013)*
(a) प्लेसेन्टा प्रिविया (Placenta previa)
(b) एब्रप्टियो प्लेसेन्टा (Abruptio placentae)
(c) प्लेसेन्टो एक्रीटा (Placenta accreta)
(d) प्लेसेन्टा इन्क्रीएटा (Placentia increata)

421. झिल्लियों के फटने के पश्चात् नर्स के लिए प्राथमिक आंकलन है *(RUHS M.Sc. Nsg. 2013)*
(a) प्रजेन्टेशन
(b) रुधिरदाब (Blood pressure)
(c) गर्भस्थ शिशु की हृदय दर (Fetal heart rate)
(d) पेल्विक जाँच (Pelvic test)

422. पेल्विस के निम्नलिखित में से कौन-सा सबसे बड़ा डायमीटर है *(RUHS M.Sc. Nsg 2013)*
(a) अग्र-पश्च (Antero-posterior) (b) पार्श्वीय (Laterial)
(c) तिर्यक (Oblique) (d) सभी समान हैं

423. निम्नलिखित में से कौन-सा महिला को अस्थिल पेल्विस का वर्णित प्रकार नहीं है? *(JIMPER Staff Nurse 2013)*
(a) एण्ड्रॉइड (Andriod) (b) गाइनैकॉइड (Gynecoid)
(c) आब्सटेट्रॉइड (Obsetetroid) (d) एन्थ्रोपॉइड (Antropoid)

424. हृदय रोग से पीड़ित महिला की देखभाल कर रही नर्स को यह जानकारी होनी चाहिए कि निम्नलिखित में से कौन सी कपाटीय स्थिति प्रसव के दौरान मृत्यु कारित कर सकती है? *(JIMPER Staff Nurse 2013)*
(a) महाधमनी संकीर्णता (Aortic stenosis)
(b) महाधमनी प्रत्यावहन (Aortic regurgitation)
(c) मिट्रल संकीर्णता (Mitral stenosis)
(d) मिटल प्रत्यावहन (MItral regurgitation)

425. भ्रूण/गर्भस्थ शिशु अपने भोजन को प्राप्त करता है *(ESIC Staff Nurse Delhi 2012)*
(a) माँ की धमनियों से (b) गर्भाशय से
(c) प्लेसेन्टा से (d) एम्नियोटिक सैक से

426. प्रिएक्लैम्पसिया से पीड़ित मरीज को एक्लैम्पसिया हो जाता है। नर्स को सबसे पहले करना चाहिए *(ESIC Staff Nurse Delhi 2012)*
(a) फेस मास्क द्वारा ऑक्सीजन देना
(b) श्वसन मार्ग को साफ कर खुला रखना
(c) अन्तर्शिरीय (IV) मार्ग द्वारा मैग्नीशियम सल्फेट देना
(d) रुधिरचाप व गर्भस्थ शिशु की हृदय दर का आंकलन करना

427. निम्नलिखित में से कौन-सी फीटल सैक (Fetal sac) की आन्तरिक परत है? *(PGI Staff Nurse 2012)*
(a) कोरिऑन (Chorion)
(b) यॉक सैक (Yolk sac)
(c) एम्नियॉन (Amnion)
(d) डीक्लाइ ड्डुअल (Decli dual)

428. गर्भस्थ शिशु की सामान्य हृदय धड़कन है *(LNJP Staff Nurse 2012)*
(a) 90 से 100, अनियमित
(b) 100 से 120, अनियमित
(c) 120 से 140, नियमित
(d) 120 से 160, नियमित

429. गर्भस्थ शिशु में संकट (Fetal distress) के चिन्ह हैं *(ESIC Staff Nurse Delhi 2012)*
(a) गर्भस्थ शिशु के हृदय की अनियमित ध्वनि
(b) मोकोनियम रंजित ऐम्निओटिक तरल
(c) गर्भस्थ शिशु की हृदय दर 120 प्रति मिनट से कम
(d) उपरोक्त सभी

430. ब्रीच प्रजेन्टेशन (Breech presentation) में प्रसव के दौरान सबसे बड़ा खतरा है *(LNJP Staff Nurse 2012)*
(a) पैर का प्रोलैप्स (Prolapse of foot)
(b) कॉर्ड का प्रोलैप्स (Prolapse cord)
(c) बाह का प्रोलैप्स (Prolapse of arm)
(d) आकस्मिक प्रसव (Precipitate labour)

431. मधुमेह ग्रस्त माँ (Diabetic mother) के प्रसव की जटिलता है *(PGI Staff Nurse 2012)*
(a) कष्टपूर्ण प्रसव (Dystocia)
(b) प्लेसेन्टा प्रिविया (Placenta previa)
(c) दोनों (a) व (b)
(d) एब्रप्टियो प्लेसेन्टा (Abuptio placenta)

432. प्लेसेन्टा की सबसे बाहरी झिल्ली है *(LNJP Staff Nurse 2012)*
(a) एम्निऑन (Amnion)
(b) कोरिऑन (Chorion)
(c) यॉक सैक (Yolk sac)
(d) कोटाइलेडॉन (Cotyledons)

433. ग्रेविडा (Gravida) का अर्थ है *(ESIC Staff Nurse 2012)*
(a) गर्भावस्था
(b) पूर्व गर्भावस्था
(c) 30 वर्ष या अधिक आयु पर गर्भावस्था
(d) उपरोक्त सभी

434. अधोविस्थापित कॉर्ड (Cord prolapse) से पीड़ित एक महिला में प्रसव में सबसे सुरक्षित स्थिति है *(LNJP Staff Nurse 2012)*
(a) सुपाइन (b) फाउलर
(c) लिथोटोमी (d) ट्रेन्डलनबर्ग

435. प्रसवोत्तर काल में शीघ्र चलना-फिरना (Ambulation) को प्रोत्साहित करने का उद्देश्य है *(LNJP Staff Nurse 2012)*
(a) श्वसन को बढ़ावा देना
(b) मूत्राशय की टोन में वृद्धि करना
(c) उदरीय पेशियों की टोन में वृद्धि करना
(d) परिधीय वेसोमोटर गतिविधि में वृद्धि करना

436. **प्रसव के समय महिला की मिडलाइन एपिसिओटोमी की गई है। एपिसिओटोमी का प्राथमिक उद्देश्य है** *(LNJP Staff Nurse 2012)*

(a) चिमटियों (Forceps) का काम में लेने योग्य बनाना
(b) वेजाइनल मार्ग को बढ़ाना
(c) झिल्लियों के फटने की सम्भावना को समाप्त करना
(d) सीजेरियन जन्म की आवश्यकता को खत्म करना

437. **एक** 32 **वर्षीय बहुप्रसवा** (Multigravida) **महिला** 30 **सप्ताह की गर्भावस्था पर वेजाइना से रुधिरस्राव के कारण भर्ती की जाती है। नर्स को कौन-सा कार्य सबसे पहले करना चाहिए?** *(ESIC Staff Nurse Delhi 2012)*

(a) वेजाइना की जाँच करना
(b) पेरिनियल पेड्स प्रदान करना
(c) सीजेरियन सेक्सन के लिए सहमति प्राप्त करना
(d) गर्भस्थ शिशु की हृदय दर व माँ के रुधिरचाप की जाँच करना

438. **निम्नलिखित में से कौन-सा हॉर्मोन प्लेसेन्टा द्वारा निर्मित नहीं होता है?** *(ESIC Staff Nurse 2012)*

(a) टेस्टोस्टेरॉन (b) एस्ट्रोजन
(c) प्रोजेस्ट्रॉन (d) ह्यूमन कोरियोनिक गोनैडोट्रोपिन

439. **सबसे श्रेष्ठ व सामान्यतया की जाने वाली एपिसिओटोमी** (Episiotomy) **है** *(ESIC Staff Nurse 2012)*

(a) मध्यवर्ती (Medially)
(b) पार्श्ववर्ती (Laterally)
(c) मध्य-पार्श्ववर्ती (Mediolaterally)
(d) J-आकार (J-shaped)

440. **किसके अतिरिक्त सभी प्रसव सम्बन्धी आपात स्थितियाँ हैं?** *(LNJP Staff Nurse 2012)*

(a) एक्टोपिक गर्भावस्था (Ectopic pregnancy)
(b) अग्रस्थ प्लेसेन्टा (Placenta anterior)
(c) प्लेसेन्टा प्रिविया (Placenta previa)
(d) गर्भाक्षेपक (Eclampsia)

441. **किसके द्वारा माँ से बच्चे को एड्स स्थानान्तरित नहीं होता है?** *(PGI Staff Nurse 2012)*

(a) स्तनपान
(b) त्वचा से त्वचा का सम्पर्क
(c) प्लेसेन्टा
(d) उपरोक्त सभी

418. (b)	*419.* (b)	*420.* (b)	*421.* (c)	*422.* (a)	*423.* (c)	*424.* (c)	*425.* (c)	*426.* (d)	*427.* (c)
428. (d)	*429.* (d)	*430.* (b)	*431.* (a)	*432.* (b)	*433.* (a)	*434.* (d)	*435.* (d)	*436.* (b)	*437.* (d)
438. (a)	*439.* (c)	*440.* (b)	*441.* (b)						

करेक्ट सॉल्यूशन्स

टॉपिकल प्रैक्टिस

3. (*d*) हिप बोन में तीन भाग होते हैं

(i) **इलियम** (Ilium) यह एक बड़ा फैला हुआ भाग है। इसकी अन्दर की अवतल सतह इलिएक फोसा कहलाती है।

(ii) **इन्नोमिनेट** (Innominate) इस अस्थि के सबसे निचले भाग को इस्चियम कहते हैं एवं उसके उभरे हुए भागों को ट्यूबरोसिटिज ऑफ इस्चियम कहते हैं।

(iii) **ओस प्यूबिस** (Os pubis) यह एक मुख्य भाग एवं ऊपरी और निचले रैमस का बना होता है। दोनों निचले रैमस से मिलकर प्यूबिक आर्क बनती हैं।

4. (*d*) पेल्विस चार हड्डियों की बनी होती है, पार्श्व में दो इन्नोमिनेट या कूल्हे की हड्डियों, पीछे की ओर सेक्रम एवं सेक्रम के नीचे स्थित कॉक्किस।

5. (*a*) गाइनैकॉयड पेल्विस की ब्रिम गोलाकार होती है।

7. (*b*) पेल्विस इनलेट का ट्रांसवर्स डायमीटर या अनुप्रस्थ व्यास 13-13.5 cm मापा जाता है। यह मिडपेल्विस इस्चियल स्पाइन के बोनी पॉइंटस के बीच की दूरी है।

15. (*d*) मादा पेल्विस 4 हड्डियों की बनी होती है। पार्श्व में दो इन्नोमिनेट या कूल्हे की हड्डियों, पीछे की ओर सेक्रम एवं सेक्रम के नीचे कॉक्किस अस्थि उपस्थित होती है।

28. (*a*) डक्टस वेनोसिस की एनाटोमिकल क्लोजिंग जन्म के 7 दिन बाद व फिजियोलॉजिकल क्लोजिंग जन्म के 5 मिनट बाद होती हैं।

30. (*a*) फोरमैन ओवल हृदय के सेप्टम में स्थित एक छोटा-सा छेद है, जो हृदय के दो ऊपरी अलिंद कक्षों के बीच की दीवार में स्थित होता है, क्योंकि गर्भ जन्म से पहले ऑक्सीजन से भरपूर रुधिर प्राप्त करने के लिए अपने फेफड़ों का उपयोग नहीं करता है।

32. (*d*) सबऑसीपिटो ब्रेग्मेटिक डायमीटर ऑसीपिटल उभार के नीचे से एन्टीरियर फॉटेनेल एवं ब्रेग्मा के मध्य 9.5 cm का होता है।

33. (*c*) सब ऑसीपिटो फ्रॉन्टल डायमीटर ऑसीपिटल उभार के नीचे से सिन्सिपट के मध्य तक 10 cm सेमी का होता है।

34. (*b*) ऑसीपिटो फ्रॉन्टल डायमीटर ऑसीपिटल उभार से ग्लैबेला जोकि नाक के जोड़ के ऊपर का एक चिन्ह होता है, तक 11.5 cm का होता है।

36. (*c*) सुपर सबपैराइटल डायमीटर 8.5 cm का होता है। यह एक पार्श्विका श्रेष्ठता के नीचे स्थित एक बिन्दु के विपरीत पक्ष के अन्य पार्श्विका श्रेष्ठता के ऊपर स्थित एक बिन्दु तक फैला होता है।

37. (*b*) बाइ टेम्पोरल डायमीटर 8 cm का होता है। यह एन्टोरियोइन्फीरियर के अग्रवर्ती सिरों के बीच की दूरी होता है।

56. (*b*) सैजाइटल अचल सन्धि खोपड़ी की दो पैराइटल हड्डियों के बीच रेशेदार संयोजी ऊतक जोड़ से बनती है। यह सिर के सामने से पीछे तक, सिर के शीर्ष के मध्य से नीचे तक फैली रहती है।

62. (*d*) गर्भावस्था के दौरान एम्निओटिक द्रव आघात अवशोषक के रूप में कार्य करता है। यह भ्रूण के तापक्रम को भी समान बनाए रखता है एवं भ्रूण की स्वतन्त्र गति में भी सहायक होता है।

63. (*d*) गर्भावस्था के दौरान पाचन तन्त्र के परिवर्तनों में इसोफेगस रिफ्लैक्स का बढ़ जाना, माँसपेशियों की टोन एवं स्वगतिशीलता का कम हो जाना एवं पेप्टिक अल्सर के खतरा कम हो जाना शामिल है।

64. (*a*) गर्भावस्था में वेजाइना और सर्विक्स के pH को निर्धारित करने के लिए एक अध्ययन किया जाता है। सामान्य गर्भावस्था में वेजाइना का pH (कनेक्टेड ग्लास इलेक्ट्रोड के साथ pH मीटर का उपयोग करके) 3.8 से 4.0 के बीच अर्थात् अम्लीय होता है।

66. (*c*) गर्भावस्था में एक सामान्य आकार के नवजात शिशु को जन्म देने वाली एक स्वस्थ महिला के नवजात शिशु का औसत जन्म के समय वजन लगभग 3.3 kg होता है एवं उसके प्लाज्मा की मात्रा औसतन लगभग 1250-1500 mL मिलीलीटर बढ़ जाती है।

68. (*d*) गर्भावस्था के दौरान गर्भाशय, स्तन, वेजाइना, आदि में फिजिओलॉजिकल बदलाव होते हैं। गर्भावस्था के दौरान गर्भाशय की परत मोटी हो जाती है एवं गर्भाशय अपने आकार से कई गुना बड़ा हो जाता है, स्तनों का आकार बढ़ने लगता है एवं उनसे दुग्ध स्रावित होने लग जाता है तथा वेजाइना अत्यधिक मात्रा में स्रावण करने लगती है एवं चौड़ी हो जाती है।

69. (*b*) प्लेसेन्टा एक अत्यधिक सक्रिय अन्तःस्रावी अंग है। यह माँ में शारीरिक प्रभाव वाले विभिन्न प्रकार के हॉर्मोन स्रावित करती है। प्लेसेन्टा हॉर्मोन में HCG, प्रोलैक्टिन और न्यूरोएक्टिव हॉर्मोन शामिल है।

70. (*b*) कॉर्पस ल्यूटियम अण्डाशय में बनता है और प्रारम्भिक गर्भावस्था के दौरान प्रोजेस्ट्रॉन हॉर्मोन के उत्पादन के लिए जिम्मेदार होता है।

75. (*b*) लैक्टोजेनेसिस, स्तन ग्रन्थि से दुग्ध निकलने या दुग्ध स्रावण, उस दुग्ध को बच्चे को पिलाने की प्रक्रिया तथा एक माँ द्वारा अपने बच्चे को दुग्ध पिलाने में लगने वाले समय को वर्णित करता है। गैलेक्टोपोइएसिस दुग्ध उत्पादन को बनाए रखने को कहते हैं। इस चरण में प्रोलैक्टिन और ऑक्सीटोसिन की जरुरत पड़ती है।

76. (*a*) गर्भावस्था के पाँच माह के दौरान सामान्य भ्रूण हार्ट रेट 150/मिनट होती है। भ्रूण की सामान्य हार्ट रेट 120 से 160 BPM होता है, जोकि प्रेग्नेंसी के शुरुआती चरण में 140 से 160 BPM और गर्भावस्था के आखिरी चरण में 120 से 140 BPM तक जा सकता है।

77. (*d*) ह्यूमन प्लेसेन्टल लैक्टोजन (HPL), जिसे मानव कोरियोनिक सोमैटोट्रोपिन भी कहा जाता है, की संरचना और कार्य मानव विकास हॉर्मोन के समान है। यह भ्रूण की ऊर्जा आपूर्ति की सुविधा के लिए गर्भावस्था के दौरान माँ की मेटाबॉलिक स्थिति को संशोधित करता है व गर्भावस्था को बनाए रखने के लिए जिम्मेदार है।

79. (*d*) गर्भावस्था में गर्भाशयी परिवर्तनों में रुधिर वाहिका की हाइपरट्रोफी और हाइपरप्लेसिया माँसपेशियों के फाइबर में खिंचाव तथा लिम्फोटिक सिस्टम में हाइपरट्रोफी शामिल होते हैं।

80. (*d*) गर्भावस्था में रुधिर की मात्रा का बढ़ना, RBC का 20-30% तक बढ़ना एवं मूत्र में एल्ब्यूमिन के स्तर का बढ़ना, आदि परिवर्तन उत्पन्न होते हैं।

82. (*d*) गर्भावस्था में श्वसन तन्त्र में सबकोस्टल एंगल का कम होना, वक्षस्थल का बढ़ना, हाइटल आयतन का बढ़ना, आदि परिवर्तन उत्पन्न होते हैं।

83. (*c*) मनुष्यों में इम्प्लांटेशन (Implantation) मानव प्रजनन का वह चरण है जिस पर प्रारम्भिक भ्रूण आगे के विकास के लिए गर्भाशय की दीवार में धँस जाता है।

84. (*a*) सुपरफिटेशन स्तनधारियों में, एक अलग मासिक धर्म चक्र से भ्रूण के निर्माण के रूप में प्रकट होता है, जबकि एक अन्य भ्रूण पहले से ही गर्भाशय में उपस्थित होता

है अर्थात् इसमें अलग-अलग मासिक चक्र में निकले दो अण्डाणुओं का निषेचन होता है।

86. (*a*) माता एवं भ्रूण के मध्य स्थापित प्लेसेन्टा एक ऐसा अंग है, जो गर्भावस्था के दौरान गर्भाशय में विकसित होता है। यह संरचना बढ़ते बच्चे को ऑक्सीजन और पोषक तत्व प्रदान करती है और बच्चे के रुधिर से अपशिष्ट उत्पादों को निकालती है। प्लेसेन्टा गर्भाशय की दीवार से जुड़ जाती है और बच्चे की गर्भनाल इससे निकलती है।

87. (*d*) प्लेसेन्टा के प्रमुख कार्य माता तथा भ्रूण के बीच पोषक तत्वों का स्थानान्तरण करना, गर्भावस्था को बनाए रखने के लिए आवश्यक हॉर्मोन उत्पन्न करना, बैरियर के रूप में कार्य करना, आदि हैं।

112. (*c*) एक महिला, जो कभी गर्भवती नहीं हुई हो, उसे नली ग्रेविडा कहा जाता है; जबकि जिस महिला ने कभी शिशु को जन्म नहीं दिया है, नलीपारा कहलाता है।

142. (*c*) गर्भावस्था टेस्ट के दौरान यूरीन टेस्ट में मानव कोरियोनिक गोनैडोट्रोपिन (hCG) नामक हॉर्मोन की उपस्थिति होती है। यह हॉर्मोन तब बनता है जब एक निषेचित अण्डा या भ्रूण गर्भाशय की दीवार में इम्प्लांट हो जाता है। यह आमतौर पर निषेचन के लगभग 6-7 दिन बाद होता है। इसके कारण hCG का स्तर तेजी से बढ़ता है, हर 2 से 3 दिनों में दोगुना हो जाता है।

159. (*b*) चैडविक संकेत में गर्भावस्था के 6 सप्ताह के आसपास सर्विक्स और वेजाइना में रुधिर का प्रवाह बढ़ जाता है, जिससे ये ऊतक बैंगनी-लाल हो जाते हैं।

179. (*a*) कम्पाउन्ड प्रजेन्टेशन में एक हाथ या एक पैर या सिर के बगल में दोनों सिफैलिक प्रस्तुति कॉम्प्लीकेटेड होती है।

206. (*a*) इस्चियल स्पाइन का लैण्डमार्क की तरह उपयोग प्रसव के दौरान जब सिर नीचे आता है, तब किया जाता है। इस्चियल स्पाइन पेल्विस के सबसे संकरे हिस्से में स्थित बोनी उभार होता हैं।

208. (*d*) पाश्च्यूरेशन या प्रसव, गर्भस्थ बच्चे और प्लेसेन्टा की गर्भाशय से वेजाइना मार्ग (जन्म मार्ग) द्वारा तक बाहर आने की प्रक्रिया होती है। इसे लेबर व डिलीवरी भी कहा जाता है।

210. (*d*) गर्भाशय को गोल लिगामेन्ट, ब्रॉड लिगामेन्ट एवं सर्विको वेजाइनल जंक्शन, सहारा देते हैं। गर्भावस्था के दौरान, गर्भाशय के बढ़ने पर गोल लिगामेन्ट खिंच जाते हैं।

212. (*d*) प्लेसेन्टा के पृथक्करण की क्लीनिकल विशेषता है, कि दर्द युक्त रुधिरस्राव, गहरे रंग का रुधिरस्राव एवं रुधिरस्राव रिविल्ड कॉन्सिल्ड या मिश्रित टाइप का हो सकता है। कई बार प्लेसेन्टा का कोई टुकडा गर्भाशय में रह जाने के कारण रक्तस्राव होता रहता है।

214. (*a*) CST (Contraction Stress Test) के दौरान, डॉक्टर भ्रूण के हृदय की निगरानी के साथ बच्चे की हृदय गति की निगरानी करते हुए हल्के संकुचन को प्रेरित करता है। इसमें दो सेंसर पेट के चारों ओर बेल्ट से लगे होते हैं। इसमें एक बच्चे की हृदय गति को रिकॉर्ड करता है एवं दूसरा संकुचन को मापता है।

215. (*d*) प्रसव पूर्व सलाह में माता को प्रतिदिन अतिरिक्त 300 कैलोरी लेने के लिए प्रोत्साहित करना, माता को आयरन तथा फोलिक एसिड की गोलियाँ देना एवं टिटेनस टोक्सॉइड का टीका लगवाना शामिल है।

217. (*b*) नलीपोरस एक मेडिकल शब्द है जिसका उपयोग उस महिला का वर्णन करने के लिए किया जाता है जिसने जीवित बच्चे को एक बार भी जन्म नहीं दिया हो। इसका मतलब यह नहीं है, कि वह कभी गर्भवती नहीं हुई है अर्थात् स्त्री का गर्भपात, मृत जन्म या वैकल्पिक गर्भपात हुआ हो, लेकिन उसने कभी जीवित बच्चे को जन्म नहीं दिया हो।

220. (*b*) लोकिया, जिसे प्रसवोत्तर रुधिरस्राव के रूप में भी जाना जाता है, बच्चे के जन्म के बाद गर्भाशय से वेजाइना द्वारा रुधिर और म्यूकस का सामान्य निर्वहन होता है। यह प्रसव के ठीक बाद शुरु होता है और प्रसवोत्तर 4 से 6 सप्ताह तक जारी रह सकता है। इसमें पहले 10 से 14 दिनों के लिए सबसे भारी स्राव होता है।

224. (*d*) प्रसव की प्रथम अवस्था वास्तविक प्रसव दर्द के शुरुआत से शुरु होती है तथा सर्विक्स के पूर्ण डायलेशन होने पर समाप्त होती है, प्रसव की द्वितीय अवस्था सर्विक्स के पूर्ण डायलेशन से शुरु होकर बच्चे के बाहर निकल आने तक चलती है एवं प्रसव की तृतीय अवस्था बच्चे के जन्म से शुरु होती है।

225. (*c*) प्रसव के दौरान आराम प्रदान करने के लिए नर्स महिला को उचित स्थिति प्रदान करती है। सुपाइन स्थिति हाइपोटेंशन और नवजात में गर्भाशयी सांस लेने में परेशानी करती है।

231. (*d*) नॉर्मल लेबर में रिट्रेक्शन प्रभाव गर्भाशय के निचले भाग के निर्माण के लिए आवश्यक है। यह गर्भाशय का पृष्ठ क्षेत्रफल कम करता है, ताकि प्लेसेन्टा अलग हो सके एवं प्रजेंटिग पार्ट के आगे की तरफ गति में सहायक होता है।

233. (*d*) सर्विक्स के फैलाव के लिए उत्तरदायी कारक गर्भाशय के कॉन्ट्रेक्शन व रीट्रेक्शन, मेम्ब्रेन के बैग का निर्माण होना एवं फीटल एक्सिस प्रेशर है।

237. (*a*) प्रसव पूर्व रुधिरस्राव (APH) को 28 सप्ताह के बाद, लेकिन बच्चे के जन्म से पहले जनन मार्ग से होने वाले रुधिरस्राव के रूप में परिभाषित किया जाता है।

238. (*d*) प्रसव पश्चात् रुधिरस्राव (PPH), को बच्चे के जन्म के बाद 42 दिन तक जनन मार्ग से होने वाला रुधिरस्राव के रूप में परिभाषित किया जाता है।

242. (*b*) जब प्रसव की प्रथम अवस्था तथा द्वितीय अवस्था की अवधि सम्मिलित रूप से 2 घण्टे से कम हो, तब इसे प्रेसीपिटेट लेबर कहा जाता है।

268. (*d*) बिशेप सर्वाइकल स्कोरिंग सिस्टम के घटक डायलेटेशन, इफेसमेंट, कन्सिसटेन्सी, आदि है।

275. (*d*) पोस्टपार्टम में महिलाओं से सेक्सुअल कार्य का विपरीत असर पेरिनेटल लैक्सेरेशन, उत्तेजित होकर दुग्ध का निकालना, थकान, सुस्ती, आदि हैं।

285. (*d*) एक प्रथम प्रसव वाली महिला प्रसव के तीन दिन बाद दर्द की शिकायत करती है तो नर्स द्वारा दर्द कम करने के लिए महिला का पेट या उदर पर गर्म पानी की थैली रखनी चाहिए।

296. (*a*) गर्भ में भ्रूण के बढ़ने और पनपने की क्षमता प्लेसेन्टा पर निर्भर करती है। टर्म (Term) में प्लेसेन्टा का औसत वजन 500 gm होता है एवं नवजात शिशु के प्लेसेन्टा वजन और जन्म के वजन के बीच का अनुपात 1:6 होता है।

336. (*a*) गर्भावस्था में महिला और गर्भ में पल रहे शिशु के विकास के लिए प्रोटीन अत्यन्त आवश्यक पोषक तत्व है। गर्भवती स्त्री को गर्भावस्था के नौ महीनों के दौरान भ्रूण के विकास के लिए रोजाना 75 ग्राम से 90 ग्राम (10-12 ग्राम अतिरिक्त) तक प्रोटीन लेना होता है।

337. (*b*) गर्भावस्था के दौरान कैल्शियम आवश्यक है। शरीर कैल्शियम नहीं बना सकता है। इसलिए इसे भोजन या पूरक आहार से प्राप्त करने की आवश्यकता होती हैं गर्भावस्था में स्त्री को हर दिन कम-से-कम 1000 mg कैल्शियम आवश्यक है। दूध, पनीर, दही जैसे डेयरी खाद्य पदार्थ कैल्शियम के कुछ बेहतरीन स्रोत है।

344. (*d*) ट्यूबल गर्भावस्था के कारण गर्भनिरोधक का फेल होना, ट्यूबल ऑपरेशन, पहले की ट्यूबल गर्भावस्था, पेल्विक इन्फ्लेमेशन बीमारी, आदि है।

352. (*d*) गर्भावस्था के दूसरी तिमाही के दौरान बिना दर्द के वेजाइना से गहरे रंग का अनियमित रुधिरस्राव प्लेसेन्टा प्रिविया का

मुख्य लक्षण है। कुछ महिलाओं में संकुचन भी होता है।

353. (*a*) बैटलडोर प्लेसेन्टा एक ऐसी स्थिति है जिसमें गर्भनाल को केन्द्र के बजाय प्लेसेन्टा की सीमा या मार्जिन पर या उसके पास जुड़ी रहती है।

371. (*a*) एब्रप्टियो प्लेसेन्टा गर्भावस्था की एक गम्भीर जटिलता है, जिसमें गर्भनाल प्रसव से पहले ही गर्भ से अलग हो जाती है। इस स्थिति में गर्भस्थ शिशु ऑक्सीजन और पोषक तत्वों की कमी के कारण शीघ्र ही मर जाता है।

380. (*d*) गर्भपात की वह स्थिति जिसमें प्रक्रिया शुरु हो, गई लेकिन कोई विकास नहीं हो रहा एवं गर्भावस्था की स्थिति नहीं है। ऐसी अवस्था पूर्ण गर्भपात कहलाती है।

404. (*b*) प्रिटर्म प्रसव में मेम्ब्रेन रप्चर से तात्पर्य 37वें सप्ताह की गर्भावस्था से पहले या प्रसव के शुरु होने से पहले मेम्ब्रेन का फटना है।

410. (*a*) ऑलिगोहाइड्रोमिनोस का लक्षण फीटल गतिविधि में कमी होना, गर्भाशय में फीटल की वृद्धि का अवरुद्व होना एवं मैल-प्रजेन्टेशन हो सकता है।

426. (*d*) कॉन्ट्रेक्ट पेल्विस का कारण पेल्विस से सम्बन्धित बीमारी या चोट, महिला की लम्बाई कम होना एवं कंकालीय संकीर्णता होना है।

428. (*d*) प्राथमिक सर्वाइकल डिस्टोसिया के कारण सख्त सर्विक्स, अपर्याप्त गर्भाशय संकुचन, पहला जन्म एवं एक्सटर्नल ओस का फेल होना, आदि हैं।

438. (*b*) गर्भावस्था में विषरक्तता का चिन्ह उच्च रुधिरचाप है। यदि गर्भावस्था के दौरान रुधिरचाप बढ़ जाता है, तो यह हृदय और किडनी पर अतिरिक्त दबाव डाल सकता है। इससे हृदय रोग, किडनी की बीमारी और स्ट्रोक हो सकता है। गर्भावस्था के दौरान उच्च रुधिरचाप से प्रिएक्लैम्पसिया, प्रिटर्म बर्थ, प्लेसेन्टल एब्रप्शन एवं सिजेरियन बर्थ का खतरा भी बढ़ जाता है।

455. (*a*) एक्लैम्पसिया मरीज में बेहोशी से चेहरे की माँसपेशियों का खिंचना एवं आँखों की पुतलियों का एक तरफ घूम जाना या स्थिर होना प्रिमोनीटरिंग अवस्था कहलाता है।

नर्सिंग एग्जाम गैलरी

66. (*a*) WHO के अनुसार, प्रसव के बाद 500 mL से अधिक रुधिर की हानि को प्रसवोत्तर रुधिरस्राव (Postpartum hemorrhage, PPH) के रूप में परिभाषित करते हैं।

77. (*b*) पारा (Para) जीवितता की अवधि के बाद तक जाने वाली गर्भावस्थाओं की संख्या होती है।

82. (*c*) पहली तिमाही के बिना गर्भाशयी संकुचनों या दर्द के एवं बिना सर्विक्स के विस्तारण के साथ रुधिरस्राव सम्भावित गर्भपात को इंगित करता है।

84. (*d*) अक्षम सर्विक्स के मरीजों में सरक्लेज (Cerclage) या टाँकों से सर्विक्स को चारों तरफ से घेरा जाता है।

96. (*c*) पाँचवे सप्ताह के दौरान गर्भस्थ शिशु (Fetal हृदय द्वारा) अपना रुधिर पम्प करने लगता है। औसत भ्रूण की हृदय गति 110 से 160 बीट प्रति मिनट के बीच होती है। यह प्रति मिनट 5 से 25 बीट तक भिन्न हो सकता है।

107. (*c*) फीटोस्कोप की सहायता से फीटल हार्ट साउण्ड 6-8 सप्ताह पर सुनी जा सकती हैं, लेकिन सामान्य स्टेकोस्कोप से यह 18-20 सप्ताह पर सुनी जा सकती है।

176. (*a*) एक गर्भवती महिला में एपीगैस्ट्रिक दर्द की स्थिति को तुरन्त ध्यान देने की आवश्यकता होती है।

179. (*a*) प्रसव के पश्चात् मूत्राशयी एवं मलाशयी पेशियों को मजबूत करने के लिए केजल व्यायाम (Kegel exercise) प्रयुक्त होता है।

180. (*d*) प्रसव की तृतीय अवस्था में अत्यधिक रुधिरस्राव को रोकने के लिए राइट मेडियोलेटरल एपिसियोटोमी एक्शन काम में नहीं लिया जाता है।

247. (*a*) गर्भावस्था की प्रथम तिमाही में शिशु की हृदयी ध्वनि का पता करने के लिए श्रेष्ठ स्थान सिम्फाइसिस प्यूबिस के ऊपर है।

251. (*d*) एब्रप्टियो प्लेसेन्टा गर्भावस्था की तीसरी तिमाही के दौरान सामान्य रूप से प्रत्यारोपित प्लेसेन्टा के समयपूर्व विभाजन के कारण उत्पन्न गम्भीर रुधिरस्राव रूप में जाना जाता है।

255. (*a*) पोस्टपार्टम रुधिरस्राव (PPH) के पश्चात् नर्स माँ में रुधिर क्षति के कुल आयतन की गणना, प्रत्येक 15 मिनट पर पल्स एवं तापमान का अभिलेख तथा सेन्ट्रल वेनस प्रेशर की निगरानी करती है।

257. (*c*) दिल की आकृति की ब्रिम, संकर अग्र पेल्विस, उभारे हुए इस्चियल स्पाइन सहित सियाटिक खाँच एवं सुप्राप्यूबिक कोण $< 90°$, आदि विशेषताओं वाली पेल्विस एन्थ्रोपॉइड पेल्विस है।

370. (*b*) एक सामान्य भारतीय महिला में गर्भावस्था के बाद वाले महीनों में वजन में प्रति सप्ताह औसत वृद्धि 0.30 kg होती है।

371. (*b*) यदि 2-3 दर्दयुक्त संकुचन के साथ-साथ 2 घण्टों में प्रसव प्रक्रिया पूर्ण हो जाती है, तो यह प्रसव सहसा प्रसव (Precipitate labor) कहलाता है।

398. (*a*) प्रसव प्रक्रिया के प्रेरण के दौरान गर्भाशयी अपतानिका (Tetany) के लक्षणों हेतु महिला का सावधानीपूर्वक अवलोकन करना चाहिए।

402. (*b*) अल्पबिम्बाणुरक्तता (Thrombocyto penia) के अतिरिक्त अकाल प्रसव या गर्भपात, एक्टोपिक (Ectopic) गर्भावस्था एवं प्लेसेन्टा प्रिविया (Placenta previa) सभी गर्भावस्था के दौरान रुधिरस्राव के सामान्य कारण है।

404. (*a*) अण्डवाहिनीय एक्टोपिक गर्भावस्था में अण्डवाहिनी के फटने का शल्यक्रियात्मक उपचार साल्पिगक्टोमी है।

410. (*c*) मेटरनिटी नर्स को यह ज्ञात होना चाहिए कि गर्भावस्था के 24 से 28 सप्ताह पर मधुमेह के लिए जाँच की जाती है।

414. (*d*) गर्भावस्था का सकारात्मक चिन्ह मूत्र व सीरम में ह्यूमन कोरियोनिक गोनैडोट्रोपिन हॉर्मोन (hCG) की उपस्थिति माना जाता है।

416. (*b*) प्रसव के बाद स्तनों में जो पहला दुग्ध आता है, उसे कोलोस्ट्रम कहते हैं। ये दुग्ध प्रेग्नेंसी के आखिरी महीनों और प्रसव के बाद कुछ दिनों तक आता है। इस दुग्ध से नवजात शिशु की रोग प्रतिरोधक क्षमता का विकास होता है।

417. (*b*) एक प्रिमिग्रेविडा बताती है कि उसका पिछला मासिक चक्र 15 जनवरी को प्रारम्भ होकर 20 जनवरी को समाप्त हुआ था। निजेल्स का नियम (9 माह +7 दिन अधिक) प्रयोग करने पर प्रसव की सम्भावित तिथि 22 अक्टूबर होगी।

427. (*c*) एम्नियॉन फीटल सैक की आन्तरिक झिल्लीनुमा परत है, जो विकासशील भ्रूण के लिए एक सुरक्षात्मक वातावरण प्रदान करती है।

429. (*d*) गर्भस्थ शिशु के हृदय की अनियमित ध्वनि, मोकोनियम रंजित हृदय एवं गर्भस्थ शिशु की हृदय दर 120 प्रति मिनट से कम होना गर्भस्थ शिशु में संकट के चिन्ह हैं।

433. (*a*) ग्रेविडा का अर्थ गर्भावस्था या एक महिला के गर्भधारण से है।

436. (*b*) प्रसव के समय महिला की मिडलाइन एपिसिओटॉमी करने का प्राथमिक उद्देश्य वेजाइनल मार्ग को बढ़ना है।

438. (*a*) प्लेसेन्टा द्वारा निर्मित होने वाले हॉर्मोन्स एस्ट्रोजन, प्रोजेस्टेरॉन, ह्यूमन कोरियोनिक गोनैडोट्रॉपिन, आदि है। टेस्टोस्टेरॉन नर हॉर्मोन है।

अध्याय 07

शिशु स्वास्थ्य नर्सिंग

Child Health Nursing

हम स्टडी करेंगे

• शिशु स्वास्थ्य के लक्ष्य • नर्सिंग आंकलन • बच्चों में वृद्धि और विकास • नवजातीय रिफ्लेक्स • शिशुओं तथा बच्चों का पोषण • नवजात और शिशु की बीमारी का एकीकृत प्रबंधन • बच्चों में जन्मजात विकृतियाँ • बाल रोग • बच्चों में व्यवहारिक समस्याएँ • यौवनावस्था के बालक/बालिकाओं की देखभाल

- **शिशु स्वास्थ्य नर्सिंग** या **पीडियाट्रिक्स** (Pediatrics) के अन्तर्गत छोटे बच्चों को जन्म से वयस्क (Adult) होने तक स्वास्थ्य (Health) सम्बन्धी देखभाल प्रदान की जाती है।
- **पीडियाट्रिक्स** मेडिकल सांइस की वह ब्रांच है, जिसमें बच्चों की देखभाल विकास तथा उनमें होने वाली बीमारियों के उपचार तथा रोकथाम (Precautions) का अध्ययन किया जाता है।
- शिशु स्वास्थ्य के जनक **डॉ. अब्राहम जैकब** है।

शिशु स्वास्थ्य के लक्ष्य (Goals of Child Health)

- बीमारी में बच्चों को अच्छे तरीके से आवश्यक व व्यापक देखभाल प्रदान करना।
- बच्चों की महत्त्वपूर्ण समस्याओं को उनके माता-पिता और परिवार सदस्यों को बताना और बाल स्वास्थ्य में मार्गदर्शन (Guidence) करना।
- बच्चों को बीमारी से बचाना।
- प्राथमिकताएँ (Priorities) निश्चित करना व पूर्ण स्वास्थ्य लाभ (Complete health recovery) तक पहुँचने में रोगी की सहायता करना।

शिशु स्वास्थ्य नर्सिंग की आधुनिक अवधारणा (Modern Concept of Child Health Nursing)

- बच्चों के स्वास्थ्य देखभाल की वर्तमान अवधारणा अकेले बीमारी के उपचार के बजाए बीमारी की रोकथाम और स्वास्थ्य को बढ़ावा देने पर केन्द्रित है।
- बाल स्वास्थ्य नर्सिंग का लक्ष्य बच्चों के विकास (Development) एवं वृद्धि (Growth) पर ध्यान केन्द्रित करना है।
- बच्चों के शारीरिक (Physical), मानसिक (Mental) और सामाजिक (Social) रूप से स्वास्थ्य की स्थिति को बढ़ावा देना है।
- माता-पिता नर्सिंग देखभाल की योजना (Planning) और कार्यान्वयन (Implementation) में शामिल हो, ताकि बच्चे को घर जैसा महसूस हो।
- इस आधुनिक अवधारणा को ACADEMIC शब्द द्वारा अच्छी तरह से समझा गया है

A - Advocate बच्चे और परिवार के लिए सलाह।
C - Communicate बच्चे की सूचनाओं (Information) व विचारों का आदान-प्रदान करना।
A - Activate बाल गतिविधि (Child activities) को सक्रिय करें।
D - Disseminate बाल देखभाल के बारे में जानकारी का प्रसार करें।
E - Educate बाल स्वास्थ्य के बारे में जनता को शिक्षित करें।
M - Motivate बच्चों की देखभाल में लोगों को मोटिवेट करें।
I - Investigate उपलब्ध संसाधनों की जाँच करें।
C - Collaborate सहयोगात्मक देखभाल गतिविधि।

शिशु स्वास्थ्य नर्सिंग के सिद्धान्त (Principle/Concept of Child Health Nursing)

- नर्स को माता-पिता और उनके बच्चों के साथ एक कार्यात्मक (Functional) सम्बन्ध स्थापित करना चाहिए।
- नर्स को पता होना चाहिए कि माता-पिता और बच्चों के सभी व्यवहार सार्थक हैं।
- माता-पिता और उनके बच्चों को वैसे ही स्वीकार करें जैसे वे हैं। उन्हें यह जानने की अनुमति दें कि उनकी समस्याएँ महत्त्वपूर्ण हैं और नर्स उनके समाधान में सहायता करने के लिए है।
- बाल चिकित्सा नर्स को माता-पिता और शिशु के साथ सहानुभूति (Sympathy) होनी चाहिए।
- माता-पिता को शिशु की समस्या को स्वीकार करने व निर्णय लेने के लिए तैयार करना।
- ऐसी भाषा का प्रयोग करें जो माता-पिता और बच्चों को समझ में आ सके।
- गम्भीर स्थिति में विशेष रूप से बच्चों और उनके माता-पिता के साथ काम करते हुए नर्स धैर्य (Patience) और भावनात्मक सन्तुलन बनाए रखें।

नर्सिंग आंकलन (Nursing Assessment)

आंकलन (Assessment) के एक भाग के रूप में नर्स को निम्नांकित का पुन:परीक्षण (Re-examination) करना चाहिए

- माता का इतिहास, उम्र, पूर्व गर्भधारण, गर्भधारण की जटिलताएँ (Pregnancy complexities), प्रयोग की गई दवाएँ एवं Rh टाइपिंग।
- नवजात के जन्म इतिहास का पुनरावलोकन (Reobservation) (भ्रूणकाल, उम्र, गर्भाशयी द्रव्य का रंग, प्रसूति का प्रकार, पुनर्जीवन की आवश्यकता, अपगार स्कोर, वजन, लम्बाई, रंग, जन्म के समय रोना)।
- शरीर कार्यिकी स्थिति (Physiological stage) नोट करें (तापमान, स्पन्दन, श्वसनीय दरें, चेतनावस्था का स्तर (Level of conciousness), गतिविधियों का स्तर)।
- ग्रॉस एनॉमलिज, शॉक अथवा जन्म के दौरान क्षति (Harm) के साक्ष्यों (Evidence) हेतु निरीक्षण करें।

प्रारम्भिक आंकलन (Initial Assessment)

- **अपगार स्कोर** (Apgar Score) प्रसव कक्ष (Labour room) में बच्चे के जन्म के तुरन्त बाद दी गई जाँच रिपोर्ट (Test report) है। यह रिपोर्ट नवजात शिशु (Infant child) की शारीरिक स्थिति (Physical condition) के मूल्यांकन (Evaluation) हेतु और अतिरिक्त चिकित्सा या आपातकालीन देखभाल के लिए किसी तत्काल आवश्यकता का निर्धारण करने के लिए तैयार की जाती है।
- यह परीक्षण डॉक्टर या नर्स द्वारा निम्न लक्षणों (Symptoms) पर किया जाता है

लक्षण	0	1	2
हृदय की धड़कन (Heartbeat)	अनुपस्थित (Absent)	धीमी, एक मिनट में 100 से कम	एक मिनट में 100 से ज्यादा
श्वसन करने का प्रयास (Trial to breath)	अनुपस्थित	धीमी, अनियमित हल्का रुदन	जोर से रोना
पेशियों में तनाव (Muscle tension)	लचीला	हाथ-पैरों में कुछ आकुंचन (अकड़न)	तीव्र हलचल
नासिका में कैथेटर पर प्रतिक्रिया (Response on inserting catheter in nose)	कोई प्रतिक्रिया नहीं	भद्दी मुखाकृति (Weired face expresion)	खाँसी या छींक
रंग (Colour)	नीला, फीका	धड़ गुलाबी, हाथ-पैर नीले	पूरा गुलाबी

- इस स्कोर को **डॉ. वर्जिनिया अपगार** द्वारा प्रदर्शित किया गया था। इसमें से प्रत्येक मापदण्ड (Standard) नवजात के जन्म के समय मन्दता (Retardedness) अथवा अभाव का सूचक है एवं इसे 0, 1, 2 का स्कोर दिया गया है।
- प्रत्येक मापदण्ड के स्कोर को जोड़कर कुल स्कोर का निर्धारण किया जाता है। नवजात शिशु 10 के स्कोर पर सर्वाधिक बेहतर स्थिति में होता है।

क्लीनिकल आंकलन (Clinical Assessment)

- पैदा होते ही शिशु को स्वच्छ विसंक्रमित (Disinfected) तौलिए से अच्छी तरह पोंछकर गर्म मुलायम कपड़े में लपेट देना चाहिए।
- **वायुमार्ग की सफाई** (Cleaning of Air Passage) म्यूकस (Mucus) चूषक या चूषक यन्त्र (Suction apparatus) चूषक दाब – 60-80 mm Hg की सहायता से करनी चाहिए। पालने में सुलाने से पहले शिशु को कुछ क्षण के लिए पेट के बल रखना चाहिए। इससे श्वासनली (Trachea) में भरा द्रव (Fluid) बाहर निकल जाता है।
- **नाभिनाल की देखभाल** (Care of the Umbilical Cord) नाभिनाल में धड़कन बन्द होने के पश्चात् उसे धमनी-फोरसेप (Artery forcep) की सहायता से दबाकर बाँध (Tie) दें पहला बन्ध (Legation) नाभि से 3 cm दूर तथा दूसरा बन्ध 5 cm दूर होना चाहिए। नाभिनाल को झटकों तथा खिंचाव से बचाना चाहिए। नाल को टिंक्चर बेन्जोइन से सील कर देना चाहिए।
- **आँखों की देखभाल** (Care of the Eyes) आँखों को संक्रमण से बचाने के लिए एक साफ सेलाइन (Saline) में भीगी रुई से साफ करना चाहिए। ऑफ्थेल्मिया नियोनेटोरम (Ophthalmia neonatorum) से बचाने के लिए रोगरोधक के रूप में पेनिसिलिन, इरिथ्रोमाइसिन (Erythromycin), ट्रेटासाइक्लिन (Tetracycline) या सिल्वर नाइट्रेट (Silver nitrate) का इस्तेमाल किया जा सकता है।
- **पहला स्नान** (First Bath) एक स्वस्थ शिशु को सामान्यतया जन्म से एक घण्टे बाद नहलाया जाता है उस समय नहलाएँ जब शिशु गुलाबी, गर्म तथा उत्साहित हो शिशु का वजन नाप लें। शिशु के सामान्य स्वास्थ्य (Normal health condition) का निर्धारण करें।
- **विटामिन-K** (Vitamin-K) शिशु स्वयं अपना विटामिन-K बनाने लगे उसके पहले शुरुआत के कुछ दिनों में रुधिरस्राव (Bleeding) से बचाने के लिए शिशु को विटामिन-K का इन्जेक्शन लगाना चाहिए।

कंगारू मातृत्व देखभाल (Kangaroo Mother Care or KMC)

- नवजात शिशु में हाइपोथर्मिया (निम्न शारीरिक तापमान) होने की संभावना ज्यादा होती है।
- जन्म के समय अत्यधिक कम वजन (Low birth weight) वाले शिशुओं की देखभाल का बढ़िया तरीका है।
- बाह्य तापमान अन्त:गर्भाशयिक (Intrauterine) तापमान की तुलना में कम होता है जन्म के समय शरीर गीला होने के कारण वाष्पीकरण (Vapourisation) द्वारा ऊष्मा हानि (Heat loss) हो जाती है। इसलिए नवजात शिशु को माँ के सीने (Chest) से लगा कर रखना चाहिए यही कंगारू मातृत्व देखभाल कहलाता है।
- इस देखभाल में बच्चा समय-समय पर स्तनपान (Breastfeed) भी करता रहता है।
- इस देखभाल से बच्चे और माँ के बीच में अच्छा सम्बन्ध भी बनता है।
- कंगारू मातृत्व देखभाल के समय आवश्यकता होने पर हीटिंग बल्ब या रेडियन्ट वर्मर (Radiant warmer) का इस्तेमाल भी किया जाता है।

शिशु की दैनिक देख-रेख (Daily Care of the Baby)

शिशु की अच्छे स्वास्थ्य के लिए निम्नलिखित बिन्दुओं पर ध्यान देना चाहिए

- **नाभिनाल की देखभाल** (Care of the Umbilical Cord) रुधिरस्राव तथा संक्रमण के लिए नाभिनाल का निरीक्षण करें। इसे स्पिरिट (Sprit) से साफ करें तथा स्नान के बाद उस पर जेन्शन वॉयलेट (Gention violet) लगा दें। सामान्यतया नाल छठें दिन अलग हो जाती है, यदि संक्रमण उपस्थित हो, तो चिकित्सक को दिखाए तथा एण्टीबायोटिक पाउडर (Antibiotic powder) का इस्तेमाल करें।
- **त्वचा की देखभाल** (Skincare) शिशु को रोजाना गर्म पानी से नहलाना चाहिए। बेबी पाउडर का प्रयोग किया जाता है तथा शिशु को सूखा (Dry) रखा जाता है।

- **आँखों की देखभाल** (Care of the Eyes) आँखों को रोजाना बोरिक स्वॉब (Boric swab) से साफ करें तथा संक्रमण के लिए उनका निरीक्षण करें। यदि संक्रमण हो, तो चिकित्सक को सूचित करें तथा तत्काल उपचार करवाएँ।
- **मुँह की देखभाल** (Oral Care) मुख पाक (Thrush) के लिए मुँह को रोजाना निरीक्षण करें। यदि पाक उपस्थित हो, तो तत्काल 1% जेन्शन वॉयलेट (Gention violet) लगाएँ।
- **मूत्र तथा मल निकासी की देखभाल** (Care of the Bowels and Bladder) देखें कि बच्चा समय-समय पर मल-मूत्र त्याग कर रहा है। हर बार मल त्याग (Stool passing) के बाद बच्चे के नितंब (Hips) साफ करें, उन्हें सुखा लें, पाउडर लगा दें तथा नेपकिन बदल दें।

बच्चों में वृद्धि और विकास (Growth and Development in Child)

- **वृद्धि** (Growth) वह प्रक्रिया है, जिसके अन्तर्गत कोशिकाओं (Cells) के आकार (Size) और संख्या में बढ़त होती है। सह **संख्यात्मक माप** (Quantitative measurement) है।
- कोशिकाओं का विभाजन (Cell division) एवं अन्त:कोशिकीय पदार्थों (Intercellular Matter) की मात्रा बढ़ना वृद्धि में सम्मिलित है। यह शारीरिक परिपक्वता (Maturity) को भी दर्शाती है।
- **विकास** (Development) यह एक व्यक्ति के जीवनकाल में मनोवैज्ञानिक (Psychological), सामाजिक (Social), बौद्धिक (Intellectual) और शारीरिक परिवर्तन की प्रक्रिया को सम्मिलित करता है। यह एक **गुणात्मक माप** (Qualitative measurement) है।

बच्चों में वृद्धि एवं विकास के निम्नलिखित चरण शामिल हैं

- **जन्म के पहले का समय** (Prenatal Period)
  - **अण्डाणु** (Ovum) गर्भधारण (Conception) से 14 दिन तक
  - **भ्रूण** (Embryo) 14 दिन से 8 सप्ताह तक
  - **गर्भस्थ** (Fetus) 8 सप्ताह से जन्म तक (8-40 सप्ताह)
- **जन्म के बाद का समय** (Post-natal Period)

नवजात (Newborn/ Neonate)	0-28 दिन
बाल्यावस्था (Infant)	1 माह से एक वर्ष
बच्चा (Toddler)	जीवन के 3 वर्ष
प्री-स्कूल बच्चा (Pre school child)	3-6 वर्ष
स्कूल जाने वाला बच्चा (School going child)	6-10 वर्ष (लड़की), 6-12 वर्ष (लड़के)
किशोरावस्था (Adolescent)	यौवन वयस्कता (Puberty-Adulthood)
पूर्व किशोरावस्था (Early adolescent)	12-14 वर्ष
मध्य किशोरावस्था (Middle adolescent)	14-16 वर्ष
पश्च किशोरावस्था (Late adolescent)	16-20 वर्ष

वृद्धि के नियम (Laws of Growth)

- प्रत्येक शिशु की वृद्धि का ढंग विशिष्ट (Unique) होता है।
- वृद्धि किसी उम्र (बाल्यावस्था) में तीव्र तो किसी उम्र (वयस्कावस्था) में धीमी हो सकती है।
- शरीर में वृद्धि के विभिन्न पैटर्न अलग-अलग दरों पर बढ़ते हैं। वृद्धि का आंकलन (Assessment) निम्नलिखित प्रकार से कर सकते है

वजन (Weight)

- जन्म के समय पर जन्मे शिशु का सामान्य वजन 2500 gm (2.5 kg) या अधिक (3.8 किग्रा) होता है।
- कम वजन के शिशु का जन्म 2.5 kg से कम पर माना जाता है जिसे LBW (Low Birth Weight) भी कहा जाता है।
- जन्म के बाद प्रारम्भिक सप्ताह में अतिरिक्त कोशिका द्रव्य (Extra cellular fluid) नष्ट हो जाने के कारण बच्चों का वजन 10% कम हो जाता है।

लम्बाई/ऊँचाई (Length/Height)

बच्चों में आयु के साथ लम्बाई में परिवर्तन निम्न प्रकार से होता है

बच्चे की आयु (Age of the child)	**बच्चे की लम्बाई/ऊँचाई** (Length/Height of child)
जन्म	50 cm
3 माह	60 cm
6 माह	65 cm
9 माह	70 cm
1 वर्ष	75 cm
2 वर्ष	90 cm
4 वर्ष	100 cm

- ऊँचाई (cm) 2 से 12 वर्ष की आयु तक = आयु (वर्ष) $\times 6 + 77$
- बच्चे की आयु 4 वर्ष होने के बाद वह प्रतिवर्ष 6 सेमी ऊँचाई/लम्बाई से बढ़ता है।

सिर की परिधि (Head Circumference or HC)

- सिर की परिधि (घेरा) बच्चे के सिर के सबसे बड़े भाग से मापी जाती है। यह भौहें (Eyebrow) और कान के ऊपर से सिर के पीछे के हिस्से तक की दूरी की माप (Measurement) होती है।
- जन्म के समय नवजात शिशु (Infant child) के सिर की परिधि लगभग 34 cm होती है, जो एक महीने में लगभग 15 इंच (38 cm) बढ़ जाती है।
- लड़के के सिर लड़कियों की तुलना में थोड़े बड़े होते हैं। उनमें औसत अन्तर $\frac{1}{2}$ इंच (1 cm) से कम होता है।

सामान्य सीमा (Normal Range)

नवजात शिशु – 33-35 cm
3 माह – 40 cm
9 माह – 45 cm
3 वर्ष – 50 cm
9 वर्ष – 55 cm

दाँतों का निकलना (Eruption of Teeth)

- शिशु के दाँतों के निकलने के समय में भिन्नता (Variation) हो सकती है परन्तु प्रारम्भिक तौर (Primarily) पर निकलने वाले मध्य निचले कृन्तक (Incisors) होते हैं, जो 6-7 महीने की उम्र में दिखाई देते हैं।
- कभी-कभी दाँतों के निकलने के समय में 15 महीने भी लग सकते हैं, जिसे समय की सामान्य सीमा के भीतर भी माना जा सकता है।
- दाँतों के दो सेट होते हैं, अस्थायी दाँत (Temporary/Milk teeth) और स्थायी दाँत (Permanent teeth)।

- अस्थायी दाँत को प्राथमिक दाँत (Primary teeth) भी कहा जाता है। ये 20 होते हैं, जो 6 महीने की उम्र में आने लगते हैं इन्हें दूध के दाँत (Milk teeth) भी कहा जाता है।
- बच्चों में दन्त सूत्र (Dental formula) $= \frac{2102}{2102} \times 2 = 20$ (प्राथमिक दाँत) 2-कृन्तक (Incisors), 1-रदनक (Canines), 0-अग्रचर्वणक (Premolar), 2-चर्वणक (Molar)
- वयस्कों में कुल मिलाकर 32 दाँत होते हैं, जो 21 वर्ष की आयु तक आमतौर पर आ जाते हैं।
- स्थायी दन्त सूत्र $= \frac{2123}{2123} \times 2 = 32$ (स्थायी दाँत)
  2-कृन्तक (Incisors), 1-रदनक (Canines), 2-अग्रचर्वणक (Premolar), 3-चर्वणक (Molar)

मध्य ऊपरी भुजा की परिधि
(Mid Upper Arm Circumference or MUAC)

पोषण स्थिति (Nutritional status) देखने के लिए मध्य ऊपरी भुजा की परिधि ली जाती है।

सामान्य सीमा (Normal Range)

जन्म के समय – 11-12 cm

1 वर्ष – 12-16 cm

1-5 वर्ष – 16-17 cm

12 वर्ष – 17-18 cm

15 वर्ष – 20-21 cm

सीने की परिधि (Chest Circumference or CC)

- जन्म के समय सीने की परिधि, सिर की परिधि से 3 cm कम होती है।
- 1 वर्ष के होने पर बच्चे के सीने की परिधि और सिर की परिधि समान हो जाती है।

  HC = CC

  सिर की परिधि   सीने की परिधि
- एक वर्ष के बाद सीने की परिधि, सिर की परिधि से बड़ी होना शुरु हो जाती है।

  CC > HC

त्वचा के मोड़ की मोटाई (Skin Fold Thickness)

- हर्पेन्डेंस स्किनफोल्ड कैलिपर का प्रयोग त्वचा के मोड़ (Skin fold) की मोटाई (Thickness) को पता करने में किया जाता है।
- शरीर में वसा (Fat) की कुल मात्रा की गणना (Calculation), त्वचा के मोड़ की मोटाई द्वारा की जाती है।
- शरीर में वसा का वास्तविक सूचक (Indicator) शरीर में उपस्थित कुल पानी और शरीर के वजन का अनुपात (Ratio) है।

विकास के प्रकार (Types of Development)

- शारीरिक (Physical) विकास
- संज्ञानात्मक (Cognitive) विकास
- भावनात्मक (Emotional) विकास
- नैतिक (Moral) विकास
- भाषा (Language) विकास
- सामाजिक (Social) विकास

विकास को प्रभावित करने वाले कारक
(Factors Affecting Development)

प्रिनेटल कारक/पूर्व प्रसव कारक (Prenatal Factor)

- गर्भ में बच्चे को हुई क्षति (Harm) या दुर्घटना (Accident)
- आनुवंशिक (Genetic) कारक
- माता के गर्भ का वातावरण
- गर्भावस्था (Pregnancy) के दौरान माँ का शारीरिक और मानसिक स्वास्थ्य
- पोषण की गुणवत्ता (Quality) और मात्रा (Ouantity)

पोस्टनेटल/प्रसवोत्तर कारक (Post-natal Factor)

- बच्चे का पोषण (Child nutrition)
- आयरन की कमी (Iron deficiency)
- संक्रामक रोग (Infectious disease)
- पर्यावरणीय टॉक्सिन (Environmental toxin)
- विकास क्षमता (Development capacity)
- बचपन की बीमारी (Childhood illness)

विकास का आंकलन (Assessment of Development)

विकास एक जटिल प्रक्रिया है इसके कई पहलू हैं, हालाँकि निम्नलिखित डोमेन के तहत विकास को समझना और उसका आंकलन (Assesement) करना सुविधाजनक है

1. कुल गति में विकास (Gross Motor Development)

- यह बच्चों में गति और विभिन्न क्रियाओं को करने का एक क्रमबद्ध (Serial) विकास प्रदर्शित करता है।
- एक बालक में गति का मूल्यांकन (Evaluation) और अवलोकन (Observation) इस प्रकार किया जाता है

आयु (Age)	**मील का पत्थर** (Milestone)
3 माह	गर्दन सम्भालना (Neck balancing)
5 माह	लुड़कना (Rollover)
6 माह	सहारे से बैठना (Sitting with support)
8 माह	बिना सहारे के बैठना (Sitting without support)
9 माह	बिना सहारे के खड़े होना (Standing without support)
12 माह	घुटने के बल अच्छी तरह चलना, फिर गिर जाना, बिना सहारे के खड़े रहना।
15 माह	अकेले चलना, घुटने के बल सीढ़ियों पर चढ़ जाना।
18 माह	दौड़ना, दरवाजों को खोलना।
2 वर्ष	सीढ़ियों पर चलना और नीचे उतरना।
3 वर्ष	साइकिल (Cycle) चलाना, लगातार (Continuous) सीढ़ियाँ चढ़ना।
4 वर्ष	एक फुट से कूदना, बिना रुके सीढ़ियों से उतरना।

2. महीन गतिज विकास (Fine Motor Development)

- महीन गतिज विकास तन्त्रिका तन्त्र (Nervous system) की परिपक्वता (Maturity) पर निर्भर करता है।
- यह सेन्सिमोटर (Sensimotor) समायोजन (Coordination) के साथ अनुकूली क्रियाओं को बढ़ावा देता है और इसमें आँखों का समन्वय (Eye coordination), हाथ से मुँह का समन्वय (Hand and mouth coordination), हथेली की पकड़ (Palmgrip), आँखों की पकड़ (Control on eye movement), इत्यादि शामिल हैं।

आयु (Age)	महीन गति विकास
4 माह	बाईडेक्सट्रस पहुँच (Bidextrous reach) (दोनों हाथों से वस्तु को पकड़ना)
6 माह	यूनिडेक्सट्रस पहुँच (Unidextrous reach) (एक हाथ से वस्तु को पकड़ना), वस्तु को स्थान्तरित करना (एक जगह से दूसरी जगह रखना)।
9 माह	अपरिपक्व आँखों की पकड़ (Immature spincer grasp)
12 माह	परिपक्व आँखों की पकड़
15 माह	लिखने की नकल करना (Imitates scribbling), 2 ब्लॉक्स का टॉवर
18 माह	स्क्रिब्लिंग (Scribbling), 3 ब्लॉक्स का टॉवर
2 वर्ष	6 ब्लॉक्स का टॉवर, ऊर्ध्वाकार (Vertical) और चक्रीय स्ट्रोक्स (Circular strokes)
3 वर्ष	9 ब्लॉक्स का टॉवर, गोले की नकल (Copies circle)
4 वर्ष	क्रॉस की नकल, ब्लॉक्स का पुल
5 वर्ष	त्रिकोण की नकल, ब्लॉक्स का गेट

3. व्यक्तिगत और सामाजिक विकास और सामान्य समझ (Personal and Social Development and General Understanding)

व्यक्तिगत और सामाजिक विकास में तन्त्रिका पेशीय परिपक्वता (Neuro muscular maturity) और पर्यावरण उत्तेजना (Environmental stimuli) के साथ व्यक्तिगत प्रतिक्रियाएँ (Personal responses) शामिल हैं।

आयु (Age)	मील का पत्थर (Milestone)
3 माह	माँ को पहचानना (Identifying mother)
4 माह	सामाजिक स्मृति (Social memory)
6 माह	अपरिचित, अजनबी को पहचानना (Identifying stranger)।
9 माह	बाय-बाय करना।
12 माह	बुलाने पर जाना, सरल बॉल गेम खेलना।
15 माह	शब्दजाल (Wordweb)।
18 माह	माता-पिता के कार्यों में कॉपी करना।
2 वर्ष	खाने-पीने, शौचालय के लिए बोलना।
3 वर्ष	खिलौने साझा (Share) करना, पूरा नाम और लिंग जानना।
4 वर्ष	एक समूह के सहयोग के साथ खेलना, अकेला टॉयलेट जाना।
5 वर्ष	घर के कार्यों, कपड़े पहनने और उतारने में सहायता करना।

4. भाषा (Language)

आयु (Age)	मील का पत्थर (Milestone)
1 माह	आवाज के प्रति सतर्क
3 माह	कूदना (संगीतमय स्वर)
4 माह	जोर से हंसना
6 माह	कम बोलना (बा, पा, दा)
9 माह	दो शब्दों की ध्वनि (मामा, बाबा, दादा)
12 माह	अर्थ सहित 1-2 शब्द
18 माह	8-10 शब्द शब्दावली
2 वर्ष	2-3 शब्द, वाक्य, सर्वनाम, 'मैं, हम, तुम'
3 वर्ष	प्रश्न पूछना
4 वर्ष	गीत व कविता बोलना, कहानी बोलना
5 वर्ष	शब्दों का अर्थ पूछना

5. दृष्टि और श्रवण (Vision and Hearing)

- दृष्टि और श्रवण बच्चे के जीवन का एक महत्त्वपूर्ण हिस्सा है। जब शिशु का जन्म होता है, तो उसकी आँखों की रोशनी अपरिपक्व (Immature eyesight) होती है। शिशु बाद में ध्यान केन्द्रित करने की क्षमता विकसित (Concentrating power) करता है।
- श्रवण क्रिया (Hearing activity) भ्रूण के विकास में जल्दी दिखाई देती है, जोकि भाषा के विकास के लिए आवश्यक है।

नवजातीय रिफ्लेक्स (Neonate Reflexes)

- नवजातीय रिफ्लेक्स एक अनैच्छिक (Involuntary) या स्वतःक्रिया (Autonomic) है, जिससे उसका शरीर किसी प्रेरक (Stimuli) के जबाव में प्रतिक्रिया (Response) करता है।
- जन्म के समय मौजूद जन्मजात रिफ्लेक्स (Inborn reflexes) का एक पूर्वानुमान (Forecast) फैशन होता है।
- विकासशील नवजात (Developing infant) इन रिफ्लेक्स के साथ कुछ उत्तेनजनाओं (Stimuli) की भी प्रतिक्रिया देता है।

सामान्य नवजात शिशु के रिफ्लेक्स

रिफ्लेक्स	रिफ्लेक्स को शुरु करने वाला उद्दीपक (Stimulus)	अपेक्षित प्रतिक्रिया	अदृश्य होने की उम्र
रूटिंग (Rooting)	मुँह के कोने की तरफ गाल को छूना या थपथपाना	शिशु उद्दीपक की दिशा में सिर घुमा लेता है, जिससे वह भोजन पा सके।	जीवन के छठे स्ताह में, जब भोजन का साधन दिखना शुरु हो जाता है।
		जब स्तन गाल को छूता है, तब शिशु निप्पल की तरफ घूम जाता है।	जागी अवस्था में तीन से चार माह में अदृश्य होता है, नींद के दौरान सात से आठ माह में
चूसना (Sucking)	होंठों को स्तन के निप्पल या बॉटल या अन्य वस्तु से छूना	चूसने की गतिविधि होती है, जिससे नवजात भोजन को अन्दर की ओर खींचता है।	छह माह में धीमा होना शुरु हो जाता है। यदि उद्दीप्त न किया जाए, तो जन्म के कुछ समय पश्चात् अदृश्य होना प्रारम्भ हो जाता है। अगर शिशु मुख से आहार लेने में असमर्थ है, तो रिफ्लेक्स को बनाए रखने के लिए पैसीफायर का प्रायोग किया जाना चाहिए।
निगलना (Swallowing)	सकिंग प्रतिवर्त के साथ ही होता है।	मुख के पिछले भाग में पहुँचे भोजन को निगलता है।	अदृश्य नहीं होता है।

रिफ्लेक्स	रिफ्लेक्स को शुरु करने वाला उद्दीपक (Stimulus)	अपेक्षित प्रतिक्रिया	अदृश्य होने की उम्र
गैग प्रतिवर्त (Gag reflex)	जब मुख में अत्यधिक भर जाता है तथा सफलतापूर्वक निगला जाता है।	अपाच्य भोजन तुरन्त वापस हो जाता है।	अदृश्य नहीं होता है।
छींकना या खाँसना (Sneezing and coughing)	कोई बाहरी पदार्थ, ऊपरी या निचले श्वसन मार्ग में प्रविष्ट (Insert) होना।	छींक के माध्यम से ऊपरी श्वसन मार्ग तथा खाँसी के द्वारा निचले श्वसन मार्ग को साफ करना।	अदृश्य नहीं होता है।
एक्सट्रूजन (Extrusion)	जिव्हा (Tongue) के अन्य स्थान पर पदार्थ रखना।	निगलने से रोकने के लिए पदार्थ को धक्का देना।	चार माह के आस-पास
आँखें झपकाना (Blinking)	आँखों पर तेज रोशनी डालना अथवा किसी वस्तु का आँख की ओर बढ़ना।	आँख की रक्षा में पलकें बन्द हो जाना।	अदृश्य नहीं होता है।
गुड़िया की आँखे (Doll's eye)	शिशु का सिर धीरे-धीरे दाँए या बाँए घुमाएँ।	सामान्यतः आँखें गति नहीं करती हैं।	जब स्थिरता (Fixation) का विकास हो जाता है।
हथेली की ग्रेस्प (Palmar grasp)	शिशु की हथेली में वस्तु रखना।	अँगुलियाँ बन्द होकर वस्तु को पकड़ती है। रिफ्लेक्स इतना मजबूत हो सकता है कि शिशु जिसने परीक्षक की अँगुली को पकड़ा हो उसे पृष्ठशायी (Supine) अवस्था से खड़े होने तक उठाया जा सकता है।	छह सप्ताह से तीन माह उद्देश्यपूर्ण पकड़ तीन माह की उम्र में दिखाई देती है।
तलवों की ग्रेस्प (Plantar grasp)	पैरों के तलवों को उँगलियों के पीछे से दबाना।	पैरों की अँगुलियाँ छोटी वस्तु को पकड़ लेती हैं।	8 से 9 माह, चलने की तैयारी, नींद के दौरान निरन्तर रह सकता है।
डॉसिंग (Step-in-place)	शिशु को उठाकर खड़ी स्थिति में पंजों को सपाट, मजबूत सतह से सटाना।	तेजगति से पैरों का मुड़ना एवं सीधा होना जैसे चलने में होता है।	तीन से चार सप्ताह, इसके शीघ्र पश्चात् नवजात पैरों पर वजन लेना शुरु कर सकता है तथा चलने की क्रिया नहीं होती।
बेबिन्सकी (Babinski)	पैर के बाहरी हिस्से को एड़ी से लेकर छोटी अँगुली से होते हुए अँगूठे तक नुकीली वस्तु से खुरचना।	अँगुलियाँ फैल जाती हैं (बेबिन्सकी चिन्ह पॉजिटिव) वयस्कों में सामान्यतया अँगुलियाँ मुड़ जाती हैं। नवजात में यह प्रक्रिया तन्त्रिका तन्त्र के अपरिपक्व विकास के कारण होती है।	तीन माह की उम्र में परिवर्तनीय।
गर्दन का तनावपूर्ण प्रतिवर्त (Tonic neck reflex, fencing position)	पीठ के बल लेटे हुए शिशु के सिर को शीघ्रता से एक ओर घुमाना।	जिस ओर सिर घूमता है, उस ओर के हाथ और पैर सीधे हो जाते हैं तथा दूसरी ओर के हाथ पैर मुड़ जाते हैं, दोनों हाथों की मुट्ठियाँ बन सकती हैं।	अट्ठारह से बीस सप्ताह। गर्दन को तनावपूर्ण रिफ्लेक्स शरीर के दोनों ओर की समान स्थितियों (Symmetric) में परिवर्तित हो जाता है।

शिशुओं तथा बच्चों का पोषण
(Nutrition of Infants and Children)

- बीमारियों की रोकथाम तथा स्वास्थ्यवर्धन (Health gain) हेतु, रोगियों के शिक्षण में, पोषक तत्वों (Nutritional elements) का ज्ञान तथा पोषण के मूलभूत सिद्धान्त महत्त्वपूर्ण हैं।
- **आधारभूत भोजन समूह** (Basic Food Groups) चार आधारभूत भोजन समूह हैं-अनाज (Cereals), सब्जियाँ, फल, माँस एवं दूध।
- शिशुओं में कैलोरी की आवश्यकता तथा पोषक तत्वों की दैनिक आवश्यकता निम्न है

कैलोरी की आवश्यकता

उम्र	वजन (kg में)	कैलोरी की आवश्यकता
नवजात शिशु	2.5-4	50
1 सप्ताह-6 माह	3-8	60-70
6-12 माह	8-12	50-60
12-14 माह	10-15	45-50
2-5 वर्ष	15-20	45
6-10 वर्ष	20-35	40-45
11-15 वर्ष	35-60	25-40

शिशुओं के लिए पोषक तत्वों की दैनिक आवश्यकता

पोषक तत्व	जन्म से 6 माह तक	7 से 12 माह तक
कैलोरी	12/kcal/kg	100/kcal/kg
प्रोटीन	2.3 से 1.8 gm/kg	1.8 से 1.5 gm/kg
कैल्शियम	0.5 से 0.6 gm	0.5 से 0.6 gm
लौह	1 mg/kg	1 mg/kg
विटामिन		
रेटिनॉल के रूप में	400 μg	300 μg
कैरोटीन के रूप में	1600 μg	1200 μg
थायमिन	0.3 mg	0.3 mg
राइबोफ्लेविन	0.5 mg	0.6 mg
नियासिन	6 mg	8 mg
विटामिन-C (एस्कॉर्बिक अम्ल)	30 mg	30 mg
फॉलिक अम्ल	25 μg	25 μg
विटामिन-B_{12}	0.2 μg	0.2 μg
विटामिन-D	200 IU	200 IU

- बच्चों में प्रोटीन की कमी से क्वाशियोरकॉर नामक रोग हो जाता है।
- विटामिन-D की कमी से रिकेट्स रोग हो जाता है।
- जन्म के समय बच्चे की सामान्य लम्बाई 45-50 cm होती है।

स्तनपान (Breastfeeding)

अधिकतर महिलाओं को गर्भाधारण (Conception) से पहले ही ये ज्ञान होता है कि उन्हें अपने शिशुओं को स्तनपान कराना होगा। अतः जन्म पूर्व कक्षाओं (Prenatal classes) में, दैनिक प्रगति एवं प्रारम्भिक स्तनपान के मैनेजमेन्ट सम्बन्ध में संक्षेप (Summarised) में बातचीत (Conversation) का समय लेना चाहिए। प्रसव के बाद माँ के स्तनों से निकलने वाला दूध **कोलोस्ट्रम** (Colostrum) कहलाता है, जो शिशुओं में रोग प्रतिरोधी क्षमता (Disease resisting capacity) को बढ़ाता है।

माता की स्थिति (Posture of Mother)

स्तनपान कराने के दौरान माताओं की निम्नलिखित स्थिति होनी चाहिए

- **करवट लेकर** सीजेरियन सेक्शन (C-section) वाली माताएँ निचले स्तन से दुग्धपान (Breastfeed) कराते समय, पसलियों (Ribs) के नीचे तकिया रखकर, माता के शरीर को हल्का ऊपर उठाना (Slightly upward) चाहिए।
- **बैठकर** इसमें माता की पीठ सीधी (Straight back) एवं गोद से 90° अंश के कोण पर हो।
- जन्म के बाद बच्चे का 1/2 घण्टे के अन्दर स्तनपान कराना चाहिए।

शिशु दुग्धपान का विशेष पैटर्न
(Specific Pattern of Infant Breastfeeding)

शिशु की उम्र	दुग्धपान की संख्या	प्रति दुग्धपान मात्रा	कुल
जन्म से 2 सप्ताह तक	6-10	2-3 oz (60-90 mL)	390-900 mL (12-30 oz)
2 सप्ताह से 1 माह	6-8	3-4 oz (90-120 mL)	540-960 mL (18-32 oz)
1 से 3 माह	5-6	5-6 oz (150-180 mL)	750-1080 mL (25-36 oz)
3 से 7 माह	4-5	6-7 oz (180-210 mL)	750-1080 mL (25-36 oz)
7 से 12 माह	3-4	7-8 oz (210-240 mL)	750-1080 mL (25-36 oz)

नवजात और शिशु की बीमारी का एकीकृत प्रबंधन (Integrated Management of Neonatal & Childhood Illness or IMNCI)

- IMNCI बाल स्वास्थ्य के लिए एकीकृत दृष्टिकोण है, जो शिशु के स्वास्थ्य पर केन्द्रित है। सन् 1990 के मध्य विश्व स्वास्थ्य संगठन (WHO) और कई एजेन्सी बाल स्वास्थ्य के एकीकृत प्रबंधन (Integrated management) से सम्बन्धित है।
- IMNCI का उद्देश्य मृत्यु, बीमारी और विकलांगता को कम करना और पाँच साल से कम उम्र के बच्चों के बीच बेहतर विकास और वृद्धि को बढ़ावा देना है।
- IMNCI रणनीति के अन्तर्गत तीन प्रमुख घटक शामिल हैं
  - — स्वास्थ्य देखभाल कर्मचारियों का प्रबंधन व उनके कौशल (Skills) में सुधार
  - — समग्र स्वास्थ्य प्रणालियों (Comprehensive health system) में सुधार
  - — परिवार और सामुदायिक (Community) स्वास्थ्य प्रथाओं (Customs) में सुधार

IMNCI के लिए दिशा-निर्देश (Guidelines for IMNCI)

- प्रमाण आधारित (Evidence based) केस प्रबन्धन के लिए सिंड्रोमिक दृष्टिकोण दवाओं और नैदानिक उपकरणों (Diagnostic apparatus) का तर्कसंगत (Radical) प्रभावी और सस्ता उपयोग शामिल है।
- सिंड्रोमिक दृष्टिकोण का उपयोग निम्न बातों को निर्धारित करने के लिए किया जा सकता है
  - — बच्चे की स्वास्थ्य सम्बन्धी समस्या
  - — बच्चे की स्थिति की गम्भीरता (Seriousness of child condition)
  - — बच्चे की देखभाल से सम्बन्धित क्रिया (जैसे-बच्चे को तुरन्त देखें, उपलब्ध संसाधनों का प्रबंधन)

IMNCI के सिद्धान्त (Principal of IMNCI)

- सभी बीमार बच्चों की (2 माह से 5 वर्ष के) खतरे के संकेत (Signal) के लिए जाँच की जानी चाहिए, जो तत्काल रेफर या अस्पताल में प्रवेश की आवश्यकता का संकेत देते हैं।
- प्रमुख लक्षणों (Major symptoms) का नियमित रूप से मूल्यांकन (Evaluation) किया जाना चाहिए; जैसे–खाँसी, सांस लेने में कठिनाई, दस्त, बुखार और कान की समस्या।
- सभी बीमार शिशुओं और 2 माह से 5 वर्ष तक के बच्चों को नियमित रूप से पोषण और टीकाकरण (Vaccination) की स्थिति और अन्य सम्भावित समस्याओं का पता लगाने के लिए उनका नियमित रूप (Regular) से मूल्यांकन किया जाना चाहिए।

कलर कोड द्वारा बच्चों की बीमारी का वर्गीकरण

- तत्काल अस्पताल रेफर या प्रवेश की जरुरत है (गुलाबी रंग के रूप में वर्गीकृत)
- विशिष्ट (Specifie) चिकित्सा निर्धारण या सलाह की जरुरत है (पीले रंग के रूप में वर्गीकृत)
- घर पर प्रबंधित (Home isolation) किया जा सकता है (हरे रंग के रूप में वर्गीकृत)

IMNCI के लक्ष्य (Goals of IMNCI)

- बीमार नवजात शिशुओं और बच्चों का मानकीकृत (Standardised) प्रबंधन (Management)
- मृत्यु दर (Death rate) के सबसे सामान्य (Basic) कारणों (Causes) पर ध्यान दें।
- सभी बीमार शिशुओं और बच्चों के पोषण पर ध्यान देना उनका मूल्यांकन करना और परामर्श देना।
- नवजात शिशु की देखभाल।
- स्तनपान (Breastfeeding) को बढ़ावा देना।
- हाइपोथर्मिया (शरीर का तापमान कम हो जाना) को रोकना।
- बीमारी की पहचान करना और समय पर देखभाल को सुनिश्चित (Ensure) करना।

(i) 2 माह तक के बीमार शिशु के लक्षण एवं उपचार

संकेत/लक्षण (Sign/Symptoms)	रोग	उपचार
• तेज सांस लेना (60 bpm या ज्यादा) • गम्भीर (Severe) छाती का सिकुड़ना • नाक बहना • 10 या अधिक, त्वचा की फुंसी या बड़ा फोड़ा (Pustules) • यदि एक्सिलरी ताप ≥37.5 या अस्थायी ≤ 35.5°C	सम्भावित गम्भीर माइक्रोबियल संक्रमण (Microbial infection)	• इन्ट्रामस्कुलर एम्पीसिलिन (Intramuscular ampicillin) और जेंटामाइसिन (Gentamicin) की पहली खुराक दें। • लो ब्लड शुगर लेवल को रोकने के लिए उपचार करें। • रेफर करते समय तापमान कम से कम 36.5°C होने पर त्वचा से शिशु को सम्पर्क करें। • शिशु को अस्पताल लें जाते समय गर्म रखने के लिए माँ को सलाह दें। • तत्काल (Immediate) अस्पताल में रेफर करें।
• नाभि लाल (Red belly button) या सूखा मवाद (पस) • कान से मवाद (पस) निकलना	स्थानिक माइक्रोबियल संक्रमण (Localised microbial infection)	• 5 दिन के लिए मुख द्वारा को-ट्राइमोक्साजोल (Cotrimoxazole) या एमोक्सिसिलिन (Amoxicillin) दें। • घर पर स्थानीय संक्रमण का इलाज करने के लिए माँ को उपाय बताएँ।
• हथेलियों और तलवों का रंग पीला • उम्र < 24 घण्टे या • उम्र ≥14 दिन	गम्भीर पीलिया (Severe jaundice)	• निम्न ब्लड शुगर स्तर को रोकने के लिए उपचार करें। • युवा शिशु को त्वचा से सम्पर्क बनाए रखें जिससे शिशु को गरमाहट मिल सके। • यदि तापमान 36.5°C से कम है तब माँ कैसे शिशु को अस्पताल तक पहुँचने तक गरमाहट दे सके का तरीका बताएँ। • जल्द से अस्पताल रेफर करें।
• तापमान 35.5-36.4°C के बीच	कम शारीरिक तापमान (Low body temperature)	• 1 घण्टे तक माँ से शिशु को त्वचा से सम्पर्क में रखें जिससे शिशु को गर्मी मिल सके और पुनर्मूल्यांकन (Re-evaluation) करें। • कम ब्लड शुगर स्तर को रोकने के लिए इलाज करें।
• सुस्त या बेहोश (Faint) • धंसी हुई आँखें • त्वचा बहुत धीरे-धीरे सिकुड़ जाती हैं।	गम्भीर निर्जलीकरण (Severe dehydration)	• अन्तःपेशीय (Intramuscular) एम्पीसिलिन और जेंटामाइसिन संदर्भ की पहली खुराक दें। • अस्पताल ले जाते समय रास्ते में लगातार ORS के घूंट देते रहें। • माँ को स्तनपान (Breastfeeding) जारी रखने की सलाह दें।
• बैचेन, चिड़चिड़ापन, धंसी हुई आँखों की त्वचा	निर्जलीकरण (Dehydration)	• अन्तःपेशीय (Intramuscular) एम्पीसिलिन और जेंटामाइसिन की पहली खुराक दें। • निर्जलीकरण के उपचार के लिए तरल पदार्थ देते रहें। • ORS लगातार देते रहें।
• 14 दिन या उससे अधिक समय तक चलने वाला दस्त (Dysentry)	लगातार चलने वाला गम्भीर अतिसार (Severe diarrhoea)	• अगर शिशु का वजन लगातार कम हो रहा हो या निर्जलीकरण व दस्त गम्भीर रूप से हो, तो अन्तःपेशीय एम्पीसिलीन और जेंटामाइसिन की खुराक दें। • कम (Low) ब्लड शुगर रोकने का इलाज करें।
• मल से खून आना (Blood in stools)	गम्भीर अतिसार	• निर्जलीकरण में एम्पीसिलिन व जेंटामाइसिन दें। • शिशु को गर्म रखने की सलाह दें। • कम ब्लड शुगर का उपचार करें।

(ii) 2 माह से 5 वर्ष तक के बच्चों की बीमारी के लक्षण व उपचार

संकेत/लक्षण (Sign/Symptoms)	रोग	उपचार
• किसी भी सामान्य तकलीफ का संकेत • शांत बच्चे के छाती में जलन व तनाव या गरमाहट	गम्भीर न्यूमोनिया (Pneumonia) या अन्य गम्भीर रोग	• एक उपयुक्त एण्टीबायोटिक की पहली खुराक (डोज) दें। • तत्काल अस्पताल रेफर करें।
• तेज सांस लेना	न्यूमोनिया (Pneumonia)	• 5 दिनों के लिए एक उपयुक्त एण्टीबायोटिक दें। • गले को शांत करें और एक सुरक्षित उपाय के साथ खांसी से राहत दें। • 2 दिन में पुनः जाँच कराएँ।
• सांस लेने में परेशानी, आँखों में जलन, आँख नाक से पानी आना	खाँसी व जुकाम	• यदि खाँसी 30 दिनों से अधिक हो, तो जाँच कराएँ। • गले में घरघराहट हो, तो किसी सुरक्षित उपाय के द्वारा खाँसी शान्त करें।
• सुस्त या बेहोश • धँसी हुई आँखें • पानी पीने में सक्षम नहीं	गम्भीर निर्जलीकरण (Severe dehydration)	• बच्चे को तरल (ORS) पदार्थ समय-समय पर देते रहें। • यदि बच्चों को एकसाथ अन्य गम्भीर समस्याएँ हो रही हों, तो तुरन्त अस्पताल रेफर करें। • यदि बच्चा 2 वर्ष या उससे अधिक उम्र का है और आस-पास क्षेत्र में हैजा (Typhoid) है, तो बच्चे के हैजा के लिए एण्टीबायोटिक्स दें।
• बेचैनी, चिड़चिड़ापन • आँखे धँसी हुई • पानी पीने में तकलीफ, छाले	निर्जलीकरण (Dehydration)	• भोजन में ज्यादा से ज्यादा तरल पदार्थ दें जिससे निर्जलीकरण ज्यादा न हो। • ORS घोल दें। • 5 दिनों के बाद फिर से जाँच कराएँ।
• मल में खून आना	पेचिश (Dysentery)	• एण्टीबायोटिक 5 दिनों तक दें।

संकेत/लक्षण (Sign/Symptoms)	रोग	उपचार
• निश्चित अवधी के बाद कपकपी के साथ बुखार, कमजोरी	मलेरिया	• उच्च जोखिम मलेरिया होने की स्थिति में एण्टीमलेरियल दवा दें। • एक खुराक पेरासिटामॉल दें। • 2 दिन के बाद पुनः जाँच कराएँ।
• होंठ के कोनों का फटना • गहरे या व्यापक मुँह के छाले	गम्भीर जटिल खसरा (Measles)	• विटामिन-A की खुराक दें। • सम्बन्धित एण्टीबायोटिक की पहली खुराक दें। • यदि होंठ के किनारे फट गए हों या पस आ गया हो, तो टेट्रासाइक्लिन मरहम आँखों से पानी आने की स्थिति में लगाएँ।
• आँखों से मवाद (पस) बहना • मुँह के छाले	खसरा के साथ आँख और मुख की समस्या	• विटामिन-A की खुराक दें। • टेट्रासाइक्लिन (Tetracycline) आँख का मरहम लगाएँ। • 2 दिन में पुनः जाँच कराएँ।
• कान के पीछे सूजन	कर्णमूल कोशिकाशोथ (Mastoiditis)	• उचित एण्टीबायोटिक की पहली खुराक दें। • दर्द निवारक (Pain killer) के लिए पेरासिटामॉल दें।
• कान से मवाद (पस) बहता हुआ दिखना	गम्भीर कान संक्रमण (Severe ear infection)	• 5 दिनों के लिए एण्टीबायोटिक दें। • दर्द निवारक के लिए पेरासिटामॉल दें। • कान को पोंछकर सुखाएँ। • 5 दिनों में वापस जाँच कराएँ।
• हथेली व पैरों में गम्भीर ओडीमा (सूजन) • उम्र के लिए बहुत कम वजन (Low weight)	एनीमिया (Anaemia) कुपोषण (Malnutrition)	• आहार का आंकलन करें। • भोजन आयरन से भरपूर दें। • अगर बच्चे की उम्र 2 साल या इससे अधिक है, तो उसे मेबेंडाजोल (Mebendazole) दें।

बच्चों में जन्मजात विकृतियाँ (Deformities in Children By Birth)

जन्मजात विकार (Disorder) अथवा विकृतियाँ (Deformities) शिशु में जन्म से ही उपस्थित रहती हैं। ये निम्न कारणों से हो सकती हैं

- आनुवंशिक या वंशानुगत (Genetic or Inherited)
- पर्यावरण सम्बन्धी कारकों द्वारा (By environmental factors)
  - ऑक्सीजन अल्पता (Hypoxia)
  - संक्रमण; जैसे- रुबेला, साइटोमेगालोवायरस संक्रमण
  - विकिरण (Radiation)
  - औषधियाँ; जैसे-एल्कोहॉल, निकोटीन, थैलिडोमाइड
- बच्चों में कुछ जन्मजात विकृतियाँ निम्नलिखित हैं

1. केन्द्रीय तन्त्रिका तन्त्र सम्बन्धी असामान्यताएँ (Abnormalities Related to Central Nervous System)

विकार	कारण
जलशीर्ष (Hydrocephalus)	सेरेब्रोस्पाइनल द्रव (CSF) की निकासी (Exit) के मार्ग में कोई अवरोध (रुकावट) होने पर यह प्रमस्तिष्क (Forebrain) के निलयों (Ventricles) में एकत्रित होने लगता है, जिसके परिणामस्वरूप जलशीर्ष की स्थिति उत्पन्न होती है।
स्पाइना बाइफिडा (Spina bifida)	स्पाइना बाइफिडा (द्विखण्डित या द्विशाखी) मेरुदण्ड (रीढ़ की हड्डी) के कुनिर्माण (Deformation) की ऐसी जन्मजात असामान्यता है जिसमें एक या अधिक कशेरुका (Vertebrae) चापों (Laminae) का संयोजन (Fusion) नहीं हो पाता, फलस्वरूप तानिकाओं (Meninges) एवं सम्भवतया उनके अन्तः पदार्थों का बहिर्क्षेपण (Protrusion) हो जाता है।

2. आहारनलीय असामान्यताएँ (Abnormalities of Alimentary Canal)

विकार	कारण
क्लेफ्ट पैलेट एवं क्लेफ्ट लिप (Cleft palate and cleft lip) (कटा हुआ तालू एवं कटा हुआ होंठ)	चेहरे एवं मुख के विकास के दौरान तालू (Palate) अथवा होठों (Lips) के संयोजन (Fusion) की असफलता के कारण क्रमशः कटा हुआ तालू (Cleft palate) या कटा हुआ होंठ (Cleft or hare lip) की असामान्यता उत्पन्न होती है। ये अलग-अलग अथवा दोनों एक साथ भी हो सकती हैं। कभी-कभी द्विपार्श्वीय (Bilateral) विदर (Clefts) भी उपस्थित हो सकते हैं।
इसोफेजियल एट्रेशिया (Oesophageal atresia) (आहारनली या ग्रासनली की अविवरता या अछिद्रता)	यह एक जन्मजात असामान्यता है, जिसमें अपूर्ण भ्रूणीय विकास (Continuity) के कारण ग्रासनली (Oesophagus), ग्रसनी (Pharynx) एवं आमाशय (Stomach) के बीच निरन्तरता (Incomplete embryonic development) नहीं होती है। ग्रासनली एवं नासूर या फिस्टुला (Fistula) के द्वारा श्वासनली (Trachea) से सम्बद्ध हो सकती है, जिसे श्वासनली ग्रसिका नालव्रण या नासूर (Tracheoesophageal fistula) कहते हैं।
डायफ्रामेटिक हर्निया (मध्यच्छेदी वर्ध्म) या (हायटस हर्निया) (Diaphragmatic hernia or Hiatus hernia)	उदरीय अंगों (Abdominal organs) का डायाफ्राम (Diaphragm) में उपस्थित दोष या विकार के परिणामस्वरूप वक्ष गुहा (Thoracic cavity) में प्रतिक्षेपण (Protrusion) हायटस हर्निया कहलाता है।

विकार	कारण
अछिद्रित मलद्वार या गुदा (Imperforate anus)	मलद्वार (Anus) जन्मजात रूप में अपनी सामान्य स्थिति में अवस्थित (Located) न होकर कहीं और स्थित रहता है एवं इस कारण सामान्य अवलोकन (Normal observation) पर दिखता नहीं है।
आन्त्रीय अवरोध (Intestinal obstruction)	प्रति पन्द्रह सौ में एक नवजात शिशु (1/1500) में जन्मजात आन्त्रीय अवरोध उपस्थित हो सकता है।
आँत चढ़ना (Intussusception)	आँत चढ़ना एक ऐसी अवस्था है, जिसमें आँत का एक भाग दूसरी ओर के अन्य भाग में चला जाता है अथवा अन्तर्वलित (Intra convoluted) होता है। प्रायः यह बड़े बालकों में शेषान्त्र-अन्धान्त्र (Ileocaecal) सन्धि (Junction) पर होता है तथा पीड़ा, वमन (Vomit) एवं थोड़े खुन के साथ मल (Stool) के साथ आन्त्रीय अवरोध (Intestinal obstruction) उत्पन्न करता है।
ओमफैलोसील (Omphalocele) (नाभि-वर्ध्म या हर्निया)	नाभि रज्जु (Umbilical cord) में आँतों (Intestine) का प्रतिक्षेपण (Protrusion) या हर्निया (ओमफैलोसील) कहलाता है।

3. पेशी कंकालीय कुरचना (Muscular Skeletal Deformities)

विकार	कारण
टेलपेस या क्षुद्रपाद (Talipes)	इसमें पैर (Foot), टाँग (Leg) से एक असामान्य कोण (Abnormal angle) बनाते हुए विकसित होता है। इसका कोई निश्चित कारण (Specific reason) ज्ञात (पता) नहीं हो सका है। कुछ मामलों में, खासकर ऐसे रोगियों में जिनमें उल्वोदक (Oligohydramnios) की कमी होती है।

4. जन्मजात अगैंग्लियॉनिक मेगाकोलोन (By Birth Aganglionic Megacolon)

विकार	कारण
हर्शस्प्रन्ग व्याधि (Hirschsprung's Disease)	आँत मार्ग (Intestinal passage) (सामान्यतया कोलन का अन्तिम भाग) माँसपेशीय भित्ति (Muscular wall) में परानुकम्पी (Parasympathetic) गैंग्लिया कोशिकाओं (Ganglionic cells) की जन्मजात अनुपस्थिति।

5. हृदयी विकार (Heart Disorders)

विकार	कारण
महाधमनी की सिकुड़न (Contraction of aorta)	इस जन्मजात विकार में महाधमनी (Aorta) का आन्तरिक व्यास (Internal diameter) कम हो जाता है। इसके दो प्रकार होते हैं • शैशवकालीन (Infantile) अथवा नलिका पूर्व (Preductal) • नलिकोत्तर (Post-ductal) शैशवकालीन (Infant period) प्रकार में सब-क्लेवियन धमनी (Subclavian aorta) एवं डक्टस आर्टिरियोसस के मध्य में सिकुड़न विकसित हो जाती है। नलिकोत्तर (Post-ductal) प्रकार में सिकुड़न डक्टस आर्टिरियोसस के ऊपर या उससे दूरस्थ भाग (Distal part) पर होता है।
अनावृत्त फुफ्फुस-महाधमनी मार्ग (Open pulmonary artery passage) या **पेटेन्ट डक्ट्स आर्टिरियोसस** (Patent ductus arteriosus)	अनावृत्त फुफ्फुसीय धमनी (Pulmonary artery) एवं महाधमनी (Aorta) के मध्य का संयोजन (Junction) या मार्ग जिसे डक्टस आर्टिरियोसस कहते हैं, जो अन्तःगर्भाशयी जीवन (Intra uterine life) में विद्यमान रहता है एवं सामान्यतया जन्म के समय बन्द हो जाता है, परन्तु कभी-कभी यह जन्म के पश्चात् भी बन्द नहीं होता है, जिसके परिणामस्वरूप महाधमनी (Aorta) से फुफ्फुस धमनी (Pulmonary artery) में रुधिर का पार्श्वपथन (Shunting) या अपचालन होता है एवं निरन्तर हृदय में मरमर ध्वनि (Murmur sound) उत्पन्न होता है। इस असामान्यता को पेटेन्ट डक्टस आर्टिरियोसस या अनावृत्त (खुला) फुफ्फुस-महाधमनी मार्ग कहते हैं।
एट्रियल सेप्टल (अलिन्दीय-भित्ति) **विकार** (Atrial septal defect)	इस विकार में दाहिने (Right) एवं बाएँ (Left) अलिंद (Atria) के मध्य एक सामान्य छिद्र (Abnormal opening) की जन्मजात उपस्थिति रहती है। दूसरे शब्दों में, फोरामेन ओवेल (Foramen ovale) जन्म के बाद भी बन्द नहीं होता इसके कारण फुफ्फुसीय रुधिर प्रवाह (Pulmonary blood flow) में वृद्धि होती है एवं फुफ्फुसीय धमनियों (Pulmonary artery) का विस्तारण (Dilatation) हो जाता है। फुफ्फुसीय उच्च रुधिरचाप (Pulmonary hypertension) एवं हृदय असफलता (Cardiac failure) इस विकार की जटिलताएँ हैं।
वेन्ट्रीकुलर सेप्टल (निलयी भित्ति) **विकार** (Ventricular septal defect)	इस विकार में दाहिने (Right) एवं बाएँ (Left) निलय (Ventricle) के बीच एक जन्मजात असामान्य छिद्र (Abnormal hole) या सम्पर्क (Connection) विद्यमान रहता है, यह विकार अन्तरनिलयी भित्ति (Intraventricular wall) या पट (Valve) के कु-विकास (Deformation) के कारण होता है।
पल्मोनरी स्टेनॉसिस (फुफ्फुसीय कपाटीय संकुचन या संकरापन)	यह एक अवरोध विकार (Obstructive deformity) है, जो दाहिने निलय (Right ventricle) से रुधिर प्रवाह (Blood flow) में रुकावट उत्पन्न करता है, फुफ्फुसीय कपाट (Pulmonary valve) की कपाटिकाओं के उद्गम स्थल (Origin site) पर ही एक-दूसरे से चिपक जाने के कारण रुधिर प्रवाह अवरुद्ध (Obstruct) हो जाता है।
महाधमनीय संकुचन या **संकरापन** (Aortic stenosis)	इसमें प्रायः महाधमनी कपाट (Aortic valve) के विकारग्रस्त (Deformation) होने के कारण बाएँ निलय (Left ventricle) से रुधिर प्रवाह अवरुद्ध (Obstruct) हो जाता है।

बाल रोग (Children Diseases)

बाल्यावस्था में शिशु को होने वाले रोग तथा उनके लक्षण व उपचार निम्न प्रकार से हैं

1. श्वसन तन्त्र से सम्बन्धी रोग (Respiratory System Related Diseases)

रोग (Diseases)	लक्षण (Symptoms)	उपचार (Treatment)	नर्सिंग देखभाल (Nursing Care)
(i) **सामान्य सर्दी-जुकाम** (Common cold) बचपन में होने वाला सर्वाधिक सामान्य रोग, प्रायः एडिनोवायरस, इन्फ्लुएन्जा वायरस, राइनोवायरस एवं स्ट्रेप्टोकोकाई बीटा-हीमोलिटिक द्वारा नासाग्रसनी (Nasopharynx) के संक्रमण (Infection) के कारण होता है।	• बुखार (Fever), नासा संकुलन (Nasal congestion) एवं नासास्राव (Nasal discharge) या नाक लाल होना और बहना। • चिड़चिड़ापन एवं बेचैनी। • नाक बन्द होना (नासावरोध, Nasal obstruction) एवं श्वास लेने में कष्ट (Difficulty in breathing)।	• नासा संकुलन एवं अवरोध से राहत हेतु एफिड्रीन • बुखार के नियन्त्रण हेतु पेरासिटामॉल या निमेसुलाइड जैसी ज्वररोधी दवाएँ (Antipyretic medicines) दी जाती हैं। • बैक्टीरियल संक्रमण (Bacterial infection) होने पर प्रतिजैविक (Antibiotic) दवाएँ देते हैं।	• सर्दी-खाँसी पीड़ित बच्चों के लिए आराम करना अत्यन्त आवश्यक है। • हल्के गर्म तरल पेय (fluid) पीने को दें। • भाप (Steam) (यदि सम्भव हो, तो विक्स/टिंक्चर बेन्जोइन, आदि डालकर) दें। • संक्रमण की रोकथाम के लिए बच्चे का रूमाल/तौलिया अलग रखें तथा छींकते/खाँसते समय मुँह एवं नाक ढककर (Covered) रखें।
(ii) **कन्ठशोथ** (Laryngitis) क्रूप या कन्ठशोथ बालकों में प्रायः होने वाले लक्षणों का एक समूह है, जिसमें स्वरयन्त्र (Voice box) के प्रदाह (सूजन) एवं ऐंठनयुक्त श्वासावरोध (Breathing obstruction with cramps) के साथ कर्कश खाँसी (Severe cough) एवं खरखराहट (Stridor), विशेषकर सांस अन्दर लेते समय होती है। इन्फ्लुएन्जा वायरस / एन्टेरो वायरस या एडीनोवायरस का संक्रमण।	• सर्दी-जुकाम (Coryza) श्वास-ध्वनि युक्त खाँसी, हल्का ज्वर (Low grade fever)। • अन्त:श्वसन (Inspiration) के दौरान खरखर ध्वनि (Stridor) • गला बैठना (Hoarseness of voice) व श्वास दर (Breathing rate) बढ़ना।	• स्रावों (Secretion) को मुक्त कर कफ निकालने के लिए प्रेरित करने हेतु भाप अन्त:श्वसन (Steam inhalation) करना चाहिए। • एपिनेफ्रीन (Epinephrine) द्वारा नेब्यूलाइजेशन (Nebulisation) • एण्टीबायोटिक्स तथा ज्वर होने पर ज्वररोधी दवाएँ (Antipyretic medicines) लेनी चाहिए।	• पर्याप्त (Sufficient) मात्रा में गर्म तरल पेय पीने हेतु दें। • बच्चे को कभी अकेला न छोड़ें। • श्वासावरोध (Nasal obstruction) होने पर ट्रैकिया-छेदन (Tracheostomy) की तैयारी करें।
(iii) **श्वसनिकाशोथ** (Bronchifis) यह निचले (Lower) श्वसन मार्ग के प्रदाह (Inflammation) से होने वाला एक रोग है, जिसमें श्वसनिकाओं में तीव्र अवरोध (Acute bronchiolar Obstruction) उत्पन्न हो जाता है। **कारक जीव** (Causative organisms) • एडीनोवायरस। • पैराइन्फ्लुएन्जा वायरस। • इन्फ्लुएन्जा वायरस।	• तेज श्वास चलना (Fast breathing rate), देहनीलता (Cyanosis), तीव्र ज्वर, दीर्घकालिक बहिर्श्वसन (Prolonged expiration), फुफ्फुसीय बुदबुद ध्वनि एवं खरखराहट, खाँसी एवं बेचैनी तथा निर्जलीकरण **अन्वेषण जाँचें** (Investigation) • एक्स-रे में अति-अन्त:सरण (Hyperinfiltration) दिखाई पड़ता है। • गले से स्वैब लेकर संवर्धन (Throat swab culture) करने पर कारक जीव (Causative pathogens) देखे जा सकते हैं।	• लगातार ऑक्सीजन दी जाती है। • जल एवं लवणों का सन्तुलन बनाए रखने के लिए अन्त:शिरीय द्रव (Intravenous fluids) दिए जाते हैं। • अम्लता (Acidosis) का उपचार अन्त:शिरीय (Intravenous) सोडियम बाइ कार्बोनेट द्वारा किया जाता है। • गर्म एवं आर्द्र (Warm and humid) वातावरण रखने के लिए बच्चे के कमरे में उबलता पानी रखा जा सकता है। • एण्टीबायोटिक दवाएँ • चिकित्सकीय देख-रेख एवं निर्देश में श्वसनिका विस्तारक (Bronchodilators) दवाओं को इंजेक्शन अथवा ऐरोसोल (Aerosol) के द्वारा दिया जाता है।	• बच्चे की नर्सिंग देखभाल एक आर्द्र वातावरण युक्त कक्ष (Humidified room) में, बच्चे की बैठी हुई स्थिति में रख कर की जानी चाहिए। उसका सिर व गर्दन 30° से 40° (अंश) के कोण पर रखा होना चाहिए। • बच्चे की नाक साफ और खुली हुई रखें। नासा स्रावों (Nasal secretion) को निरन्तर साफ रखें ताकि श्वास लेने में तकलीफ को कुछ कम किया जा सके। • बच्चे की स्थिति (Position) हर दो घण्टे में परिवर्तित करें जिससे उसकी श्वसन प्रक्रिया में सरलता होती है। • श्वसनीय अम्लता (Respiratory acidosis) एवं निर्जलीकरण के लक्षणों एवं चिन्हों का ध्यान रखें। • यदि बच्चा आहार न ले पा रहा हो तो रायलेज (Ryle's) नली द्वारा पोषण दिया जाना आवश्यक होता है।

2. हृदय सम्बन्धी रोग (Heart Related Diseases)

रोग (Diseases)	लक्षण (Symptoms)	उपचार (Treatment)	नर्सिंग देखभाल (Nursing care)
(i) **रुमैटिक ज्वर** (Rheumatic fever) बीटा-हीमोलिटिक स्ट्रेप्टोकोकाई ग्रुप-A के संक्रमण से होने वाला एक रोग जिसमें बच्चे में तेज बुखार के साथ एक या अधिक जोड़ों (Joints) में दर्द, सूजन एवं अकड़न (Stiffness) अचानक शुरु होती है। बुखार, पसीना व टेकीकार्डिया (Tachycardia) एवं अधिकांश मामलों में मायोकर्डिटिस (Myocarditis) पाया जाता है। पुनरावर्तन (Recurrence) की सम्भावना होती है एवं बाद में जीवन में माइट्रल स्टेनोसिस (Mytrial stenosis) उत्पन्न हो सकता है।	• मायोकर्डिटिस (Myocarditis) • परिवर्तनशील बहुसन्धिशोथ (Migrating polyarthritis) • इरिदीमा मार्जिनेटम (Erythema marginatum) • सबक्यूटेनीयस पर्व (Subcutaneous nodules) • श्वेत रुधिर कणिकाओं की संख्या में वृद्धि (Increased WBCs count) • नासा रुधिरस्राव (Epistaxis) • उदरशूल (Abdominal pain) • दोपहर पश्चात् हल्का बुखार (Low grade fever in afternoon)	• पूर्ण विश्राम (Bed rest) C-प्रतिक्रियाशील प्रोटीन (C-reactive protein) की रिपोर्ट सामान्य आने, ESR घटने, पीड़ा समाप्त होने, नाड़ी दर (Pulse rate) सामान्य होने एवं हीमोग्लोबीन स्तर सामान्य होने तक पूरी तरह से आराम कराया जाता है। • बच्चे की हलचल में वृद्धि की अनुमति देना तभी सम्भव होता है, जब उसका वजन बढ़ना प्रारम्भ हो जाता है। • संक्रमण के उपचार हेतु पेनिसिलिन सर्वाधिक उपयुक्त दवा है। • दर्द, सूजन एवं बुखार कम करने के लिए सेलिसिलेट दवाएँ (एस्प्रिन) दी जाती हैं। इन्हें खाने के बाद मुख द्वारा (Oral) दिया जाना चाहिए। अमिनोफायलिन एवं फेनिल ब्यूटाजोन का भी उपयोग किया जाता है।	• **पूर्ण विश्राम** (Bed rest) बच्चे को पूरी तरह से आराम की आवश्यकता एवं महत्त्व से अवगत कराते हुए उसे पूर्ण आश्वस्त करें, बच्चे का बिस्तर सुदृढ़ होना चाहिए। उसे कम-से-कम हिलने-डुलने दें। • सांस लेने मे तकलीफ से राहत हेतु बिस्तर का सिर वाला छोर ऊपर उठा दें। बच्चे को आधी बैठी अवस्था में रखें, सांस लेने में परेशानी होने पर उसे जरा-सा भी मेहनत न करने दें। • **आहार** हल्का पोषक आहार थोड़े-थोड़े समय बाद बार-बार देना चाहिए, बच्चे को अधिक खाने की अनुमति न दें।
(ii) **कंजेस्टिव कार्डियक फेल्यर** (Congestive Cardiac Failure) शरीर की मेटाबॉलिक (Metabolic) सम्बन्धी आवश्यकताओं की पूर्ति हेतु आवश्यक रुधिर को रुधिर परिवहन में धकेलने सम्बन्धी हृदय पेशियों (Muscles) की असफलता, कंजेस्टिव कार्डिएक फेल्योर (CCF) कहलाती है।	• शारीरिक भार में धीमी वृद्धि (Slow growth) एवं विकास धीमा होना (Growth retardation) • पोषण में कठिनाई (Feeding difficulties) • तीव्र श्वसन (Tachypnoea) व सांस लेने में परेशानी (Dyspnoea) • चिड़चिड़ापन (Irritability) • बेचैनी (Restlessness) • चेहरे पर सूजन (Puffiness of face) • पाँवों की सूजन (Pedal oedema)	• निश्चयात्मक निदान ECG द्वारा बच्चे की समस्त आवश्यकताएँ तत्काल पूरी करें। • भूखा होने पर उसे आहार दें। गंदा होने पर नैपकीन बदल दें। बच्चे को स्नेह दुलार एवं विश्वास प्रदान करें। • ऑक्सीजन चिकित्सा देकर देहनीलता (Cyanosis) का उपचार किया जाता है तथा रुधिर एवं ऊतकों (Tissue) में ऑक्सीजन की मात्रा बढ़ा दी जाती है।	• हृदय (Heart) एवं शरीर को शक्ति प्रदान करना। • फेफड़ों एवं शरीर में से शिरीय रुधिर संकुलन (Venous blood congestion) को घटाना। • शारीरिक ऊतकों (Tissues) एवं हृदय-पेशी (Cardiac muscles) को पर्याप्त ऑक्सीजन प्रदान करना। • सोडियम एवं जल के अवधारण (Sodium and water retention) को घटाना। • डिजिटेलिस उपचार से सम्भावित विषाक्ता (Toxicity) को पहचानना, न्यूनतम (Minimal) रखना एवं इसके अवाँछित प्रभावों (Irrelevent effects) से मुक्ति प्रदान करना।

3. मूत्रतन्त्र सम्बन्धी रोग (Urinary System Related Diseases)

रोग (Diseases)	लक्षण (Symptoms)
विम्स ट्यूमर या नेफ्रोब्लास्टोमा (Wilm's tumour or Nephroblastoma)	दोनों किडनियों पर प्रभाव
तीव्र वृक्कशोथ या केशिकागुच्छ वृक्कशोथ (Acute glomerulonephritis)	ग्लोमेरुलोनेफ्राइटिस शरीर के किसी भाग में होने वाले संक्रमण (Infection) विशेषकर स्ट्रेप्टोकॉकस बीटा हीमोलिटिक बैक्टीरिया (Streptococcus beta haemolytic Bacteria) संक्रमण, जो प्रायः श्वसन तन्त्र (Respiratory system) को संक्रमित करता है, के पश्चात् किडनी के केशिकागुच्छों (Glomeruli) को प्रभावित करने वाली एण्टीजन-एण्टीबॉडी प्रतिक्रिया (Antigen-antibody reaction) है।
वृक्कीय संलक्षण (Nephrotic syndrome)	इसके लक्षण हैं • प्रोटीन मूत्रता (Proteinuria) मूत्र में सीरम प्रोटीन (Serum protein) की अधिक मात्रा • निम्न रुधिर एल्ब्यूमिन (Low blood albumin) • हायपर लिपीमिया (Hyper lipimia) रुधिर में वसा या लिपिड का अधिक मात्रा में पाया जाना

रोग (Diseases)	लक्षण (Symptoms)
मूत्राशय की बहिर्पुष्टि (या एक्सट्रॉफी) (Exstrophy of the bladder)	मूत्राशय (Urinary bladder) की बहिर्पुष्टि (एक्सट्रॉफी) में मूत्राशय की आगे की सतह (Anterior surface) पेट के निचले भाग (Lower part) पर खुली पड़ी रहती है, जिसके परिणामस्वरूप मूत्र लगातार बाहर निकलता रहता है। इसके साथ प्रायः अन्य विकृतियाँ (Deformities) भी उपस्थित रहती हैं, जिनमें निम्न उल्लेखनीय हैं जघनास्थि प्रशाखाओं (Pubic rami) का पृथक्करण (Separation) व मूत्रमार्गीय असामान्यता (Epispadias) दोनों लिंगों (बालक-बालिका) में विदरयुक्त वृषण कोष (Cleft scrotum), श्रोणि (Pelvic) स्थित या न उतरे हुए वृषण (Undescended testes) एवं लघुआकारीय शिश्न (Smallsize penis) बालकों में तथा बालिकाओं में विदरयुक्त भगशिश्न (Cleft clitoris), पृथक्कृत भगोष्ठ (Separated labia) या लघु आकारीय योनि छिद्र (Small size vulva)।
अनावृत (या खुला हुआ) यूरैकस (Open urachus)	यूरैकस भ्रूणावस्था (Embryonic stage) में पाई जाने वाली एक नलिका (Tube) होती है, जो मूत्राशय को नाभि (Belly button) से जोड़ती है। जन्म के बाद यह एक कठोर रज्जु (Cord) के रूप में रहती है, परन्तु विकारवश यह कभी-कभी जन्म के बाद भी अनावृत्त (Uncovered) रह सकती है। कई रोगियों में यह एक पुटी (Cyst) के रूप उपस्थित रहती है, जो नाभि के नीचे मार्ग (Tract) के ऊपरी भाग में स्थित रहती है।
हाइपोस्पेडियस (Hypospadias)	यह एक जन्मजात (Bybirth) विकृति (Deformation) होतीं है, जिसमें मूत्रमार्ग (Ureter) की नलिका पेनिस (Penis) की निचली सतह (Lower surface) पर खुलती है।

4. त्वचा सम्बन्धी रोग (Skin Related Diseases)

बच्चों में त्वचा से सम्बन्धी रोग निम्नलिखित हैं

(i) **फोड़े-फुन्सियाँ** (Acne) यह त्वचा की सिबेसियस (Sebaceous) (स्वेद) ग्रन्थियों (Glands) एवं केशमूल (Hair follicles) का संक्रमण होता है। प्रायः ये अत्यधिक संख्या में स्टेफिलोकॉकस संक्रमण (Staphylococcus infection) के कारण होते हैं।

- **चिन्ह एवं लक्षण** (Signs and Symptoms) एक फुन्सी प्रायः पूयस्फोटिका (Pustule) के रूप में केशमूल (Hair root) पर शुरु होती है एवं बाद में स्थानिक (Localised) सूजन एवं दाब वेदना (Pain) का कारण बनती है। 3-5 दिन तक बहुत ज्यादा पीड़ा होती है एवं यह उभरकर पकी हुई (Mature) फुन्सी या फोड़े के रूप में पीली पड़ जाती है।
- **उपचार** (Treatment) के लिए इन पर गर्म एवं गीली ड्रेसिंग लगाते हैं तथा जब (पस) बाहर निकलने लगता है तब बन्द कर देते हैं। संक्रमित क्षेत्र की सफाई करते समय कठोर एसेप्टिक तकनीक (Strict aseptic technique) का प्रयोग किया जाता है। एण्टी बैक्टीरियल साबुन (Antibacterial soap) का उपयोग किया जा सकता है। संवर्धन या कल्चर (Culture) एवं संवेदनशीलता (Sensitivity) परीक्षण (Test) के पश्चात् एण्टीबायोटिक दवा मुख (Oral) अथवा इन्जेक्शन द्वारा दी जा सकती हैं।

(ii) **एक्ने वल्गेरिस या मुँहासे** (Acne Vulgaris) प्रायः किशोरावस्था में हॉर्मोनल परिवर्तनों (Changes) के कारण उत्पन्न होते हैं। इस रोग में तेल ग्रन्थियों (Oil glands) का प्रदाह (Inflammation) होता है, जिसमें कील (Come dones) एवं पूयस्फोटिकाएँ (Pustules) भी उत्पन्न होती हैं। द्वितीयक (Secondary) संक्रमण एक्नेबेसिलस (Acnebacillus) अथवा स्टेफिलोकॉकस (Staphylococcus bacteria) के कारण होता है।

- **लक्षण एवं चिन्ह** (Signs and Symptoms) कीलें दिखाई पड़ती हैं, जिनके शीर्ष (Tip) सफेद अथवा काले होते हैं। द्वितीयक संक्रमण के कारण पूयस्फोटिकाएँ (Pustules) बनती हैं।
- **उपचार** (Treatment) के लिए संक्रमित क्षेत्र को एण्टी-बैक्टीरियल (Antibacterial) साबुन से साफ करते हैं। कीलों को कभी-भी दबाकर या नोचकर नहीं निकाला जाता, बल्कि विशेष उपकरण की सहायता से निकाला जा सकता है। सल्फरयुक्त साबुन (Sulphur added soap) एवं सेलीसिलिक एसिड (Salicylic acid) का उपयोग किया जाता है। प्रविकार (Lession) बहुत ज्यादा बड़ा होने पर तरल नाइट्रोजन एवं ऑक्सीजन द्वारा क्रायोथैरेपी (Cryotherapy) दी जाती है।

(iii) **अर्टिकेरिया** या **शीत पित्त या पित्ति** (Urticaria or Hives) यह एक तीव्र अथवा दीर्घकालिक (Chronic) त्वचीय अवस्था (Skin condition) है, जो चकतों के बार-बार निकलने एवं अत्यधिक जलन (Irritation) के लक्षणों से युक्त होती है।

यह स्थिति सम्भवतया (Possibly) कुछ खाद्य पदार्थों के प्रति अत्यधिक संवेदनशीलता या एलर्जी के कारण उत्पन्न हो सकती है।

- **लक्षण व चिन्ह** (Signs and Symptoms) इसमें धड़ (Trunk) प्रायः प्रभावित होता है, यदि होंठ (Lips) या आँखें प्रभावित होती हैं, तो वे एक साधारण सूजन (Generalised swelling) के समान प्रकट होती हैं। भोज्य पदार्थ, एलर्जी, दवाओं, संक्रमण, तन्त्रिकीय व्याधिया (Nervous problem), रासायनिक पदार्थ, कीड़ों द्वारा काटा जाना तथा मनोवैज्ञानिक स्थितियाँ इसके प्रमुख कारण हैं।
- **उपचार** (Treatment) हेतु हिस्टेमिनरोधी (Antihistaminic) दवाओं का उपयोग किया जाता है। एपिनेफ्रिन के 1 : 1000 शक्ति के घोल का इन्जेक्शन तीव्र अवस्थाओं (Severe condition) में जीवनरक्षक (Life saving) सिद्ध होता है एवं किसी भी कारण से उत्पन्न शीत पित्ती (Hives) में राहत प्रदान करता है।
- अध्ययनों से पता चला है कि स्तनपान (Breastfeeding) करने वाले शिशुओं के गम्भीर बीमारियों से पीड़ित होने की सम्भावना कम होती है, जिसमें गैस्ट्रोएंटेराइटिस, अस्थमा, एक्जिमा और श्वसन और कान में संक्रमण शामिल है।

टीकाकरण (Vaccination)

- शिशुओं के शरीर में रोगकारकों (Pathogen) का कृत्रिम (Artificial) रूप से प्रवेश कराना टीकाकरण कहलाता है। सामान्यतया एक विशिष्ट रोगजनक (Antigen) के विरुद्ध (Against) पूर्ण प्रतिरक्षा (Total immunity) प्राप्त करने के लिए दो या तीन इन्जेक्शन दिए जाते हैं तथा इसके बाद दी जाने वाली खुराक बूस्टर खुराक (Booster dose) कहलाती है।

- टीकाकरण (Vaccination) विभिन्न प्रकार के रोगों; जैसे–पोलियो, डिफ्थीरिया, काली खाँसी, टिटेनस और चेचक के रोगाणुओं (Pathogen) के विरुद्ध सक्रिय उपार्जित प्रतिरक्षा (Active acquired immunity) को प्रेरित (Trigger) करने का सम्भव उपाय है।
- टीकाकरण की खोज **एडवर्ड जेनर** ने की थी।
- भारत में वर्तमान राष्ट्रीय इम्यूनाइजेशन कार्यक्रम का विवरण अध्याय-9 में दिया है।

बच्चों में व्यवहारिक समस्याएँ (Behavioural Problems in Children)

व्यवहारिक विकार (Behavioural problems) में एक व्यक्ति सोचने और भावनाओं के अनुभव करने में परिवर्तन महसूस करता है जिसके परिणामस्वरूप व्यवहार को चुनौती मिलती है।

श्वसन रोकना (Breath Holding Spells)

- उत्तेजक घटना (Provocative event), चिल्लाना आरम्भ (Start shouting) करते हैं।
- नीलापन या पीलापन (Cyanotic or pale)
- कभी-कभी चेतना की हानि (Loss of consiousness) या दौरे (Seizure) भी आ सकते हैं।
- इन बच्चों में एनीमिया का उपचार करने लिए आयरन पूरक (Iron Supplement) (3 mg/दिन) की आवश्यकता होती है।

शाम का उदरशूल (Evening Colic)

- यह छोटे बच्चों में होने वाला गम्भीर पेटदर्द है, जो बार-बार और चिल्लाहट (Crying) के साथ होता है। यह प्रायः 1-2 सप्ताह में आरम्भ होता है, 4-6 सप्ताह में शिखर (Peak) पर तथा 3-4 माह तक रहता है।
- इसमें पेट तन (Tense) जाता और बच्चा शाम या दोपहर के बाद चिल्लाता (Crying) है।
- जब बच्चा पूर्णरूप से थक जाता है या फ्लेटस (Flatus) या मल निकल जाता है, तब दौरा (Attack) बंद हो जाता है।
- इसके निवारण के लिए बच्चे को सीधा या उल्टा गोदी (Lap) में लेटाएँ या गर्म पानी की बोतल पकड़ाएँ। दवाईयाँ, एनिमा, कार्बिनेटिव, सपोजिटरी, इत्यादि का उपयोग न करें।
- माता-पिता को समझाएँ कि बच्चा रोगी नहीं है और सभी बच्चे प्रतिदिन 2-3 घण्टे बैचेन होते हैं, उधम मचाते हैं और चिल्लाते हैं।

अँगूठा चूसना और नाखून काटना (Thumb Sucking or Onychophagy and Nail Biting or Onychophagia)

- माता-पिता के ध्यान देने पर शिशु सुदृढ़ होता है।
- अधिकतम 2 वर्ष तक यह आदत छोड़ देते हैं।
- यदि यह आदत 7-8 वर्ष तक रहती है, तो यह तनाव (Anxiety) का चिन्ह है।

टेम्पर टेन्ट्रम (Temper Tantrum)

- बच्चे का लम्बे समय तक गुस्से पर नियन्त्रण न होना। इसके लक्षण चिल्लाना, लाते मारना, चीजे फेंकना, जमीन पर लेट जाना, इत्यादि होते हैं।
- 18 माह से 3 वर्ष की आयु तक।
- बच्चा आज्ञा का उल्लंघन (Disobey) या शारीरिक आक्रामकता (Physical aggression) दर्शाता है, जिससे बच्चों में नकारात्मकता (Negativity) आती हैं।
- ये बच्चे के विकास का सामान्य भाग है।
- जब माता-पिता बच्चे को दण्डात्मक गुस्सा (Punitive anger) दिखाते हैं, तो सुदृढ़ीकरण होता है।
- बच्चा गलत सीखता है जैसे कि टेम्पर टेन्ट्रम कुण्ठा (Frustration) तार्किक उत्तर (Rational answer) है।

प्रबंधन (Management)

- आक्रमण (Attack) के दौरान बच्चे का मन बदल कर एक चोट से सुरक्षा प्रदान करें।
- माता-पिता को शान्त, प्यार से, दृढ़ और कठोर रहने को कहें।
- कुछ टेन्ट्रम किसी कार्य को करने में पारंगत (Expertise) न होने से होते हैं, ऐसी स्थिति में सरल कार्यों में पारंगत (Experitise) होने में सहायता करो।

अजनबी चिन्ता (Stranger Anxiety)

- 6 माह तक के बच्चे में अजनबी चिन्ता विकसित होती है। यह कुछ माह तक रह सकती है
- 13-15 माह में यह शिखर (Peak) पर होती है।
- यह अलग होने की चिन्ता के रूप में देरी से विकसित व्यवहारिक समस्या (Behavioural problem) का सूचक (Indicator) हो सकता है।

प्रबंधन (Management)

- शिथिलन (Relaxation) तकनीक
- अजनबी से धीरे-धीरे मिलाते हैं, पहले दूर से।
- फिर नजदीकी (Proximity) बढ़ाने को प्रोत्साहित (Encourage) करते हैं।
- माता-पिता को आश्वस्त करो कि व्यवहार धीरे-धीरे सही होगा।
- लेकिन यदि यही व्यवहार रहता है, तो बच्चे को मनोरोग चिकित्सक के पास भेजो।

हकलाना/ तुतलाना (Stammering/Stuttering)

इसमें बोलने में दोष उत्पन्न होता है, जिसकी पहचान कुछ अक्षरों की पुनरावृत्ति (Repetation) में रुकावट और व्यजंनों (Consonants) के उच्चारण में कठिनाई होती है। जीभ और तालू (Palate) की पेशियों में ऐंठन (Spasm) के कारण यह दोष उत्पन्न होता है।

प्रबंधन (Management)

- माता-पिता को आश्वस्त (Ensure) करें कि इस आयु के बीच, यह सामान्य है, यह दोष दूर हो जाएगा और इन बच्चों का IQ स्तर सामान्य होता है।
- बच्चों को भावनात्मक सहयोग (Emotional support) दिया जाना चाहिए।
- बच्चे को उसकी भूल याद न दिलाएँ, इससे तनाव बढ़ता है और पुनः वही स्थिति (Situation) हो सकती है।
- बच्चे की उपलब्धि और माता-पिता की अपेक्षा (Expectation) के बीच संघर्ष (Conflict) होता है और बच्चा आत्म विश्वास खो देता है।
- द्वितीयक (Secondary) हकलात वाले बच्चों को भाषा-उपचारक (Speech therapist) के पास उपचार के लिए भेजते हैं।

भाई-बहन की प्रतिद्वन्दिता और आक्रामकता (Sibling Rivalry and Aggression)

- भाई-बहन के बीच प्रतिद्वन्दिता (Rivalry) एक प्रकार की प्रतियोगिता (Competition) है, जो रक्त-सम्बन्धियों (Blood relatives) में या अन्य में हो सकती है।
- बच्चों और वयस्कों पर आक्रमण या शारीरिक हमले, अन्य की सम्पत्ति को नष्ट करना, बार-बार जान-बूझकर टेम्पर-टेन्ट्रम दर्शाना, अत्यधिक आवेगशक्ति (Impulsive nature), अवज्ञा, (Disobedience), आदि इसके लक्षण हैं।

एक्कोप्रेसिस (Encopresis)

- अनुचित स्थानों (Inappropriate places) (जैसे–कपड़े, फर्श) पर मल त्याग करना यह 4 वर्ष की आयु पर ऐच्छिक (Voluntary) या अनैच्छिक (Involuntary) हो सकता है।
- कब्ज (Constipation) के साथ अत्यधिक मात्रा में अतिप्रवाह असंयम (Overflow incontinence)।
- बिना कब्ज और अत्यधिक मात्रा में मल त्याग।

यौवनावस्था के बालक/बालिकाओं की देखभाल (Care of Adolescent Boys /Girls)

- यौवनावस्था (Adolescence) मानव की वह आयु अवस्था (Stage) है, जिसके दौरान मानव का शरीर समाज में सहभागिता हेतु सम्पूर्ण रूप से परिपक्व हो जाता है। यौवनावस्था की उम्र लगभग 12-18 वर्ष के बीच होती है।
- यह बचपन और प्रौढ़ता (Adulthood) के मध्य की कड़ी है, जो मानसिक, लैंगिक और मनोवैज्ञानिक विकास हेतु एक महत्त्वपूर्ण समय होता है। इस अवधि में मानव शारीरिक रूप से आक्रामक, आकर्षक और उत्तेजित रहना चाहता है।
- इन सभी के कारण मानव यौवनावस्था में नशीले पदार्थों (Narcotic material) और एल्कोहॉल के प्रयोग के लिए प्रेरित होता है। इन पदार्थों का पहली बार सेवन जिज्ञासा (Curiosity) पूर्वक हो सकता है, किन्तु मानव द्वारा बार-बार इसके सेवन से उसमें इनके प्रति लगाव उत्पन्न हो जाता है और वह नशीले पदार्थों और एल्कोहॉल का आदी (Addict) हो जाता है।
- यौवनावस्था में मानव को इस बात की गलतफहमी हो जाती है कि नशीले पदार्थ और एल्कोहॉल लेने से वे अधिक प्रगतिशील दिखेंगे, जिससे उनमें इनके सेवन की सम्भावना अधिक रहती है।
- व्यसन (Addiction) शरीर की वह स्थिति है, जिसमें शरीर का सामान्य कार्यों के लिए किसी पदार्थ का सहारा लेना आवश्यक हो जाता है तथा वह इनके प्रति मनोवैज्ञानिक रूप से निर्भर (Psycholo gically dependent) हो जाता है; जैसे–नशीले पदार्थों और एल्कोहॉल, आदि का सेवन। इस स्थिति में मनुष्य जरुरत न होते हुए भी इन पदार्थों की आवश्यकता महसूस करता है और इनके बिना अपने आपको अधूरा और बेचैन महसूस करता है।
- निर्भरता शरीर की ऐसी **वृत्ति** (Tendency) है, जो उस नशीले पदार्थ और एल्कोहॉल की नियमित मात्रा (Regular dose) अचानक बन्द कर देने पर कुछ अप्रिय विशिष्ट लक्षणों (Unwanted specific symptoms) द्वारा प्रकट होती हैं, ये निम्न हैं
  (i) चिन्ता और बेचैनी होना।
  (ii) तेज पसीना आना।
  (iii) शरीर में कम्पन (Shievering) होना।
  (iv) अनिद्रा और माँसपेशियों में अनियमित खिंचाव होना।
  (v) दुर्बलता, असहायपन, गला सूखना, आदि।
- ये **विनिवर्तन संलक्षण** (Withdrawal syndrome) कहलाते हैं। ये लक्षण जीवन के लिए गम्भीर समस्या उत्पन्न कर सकते हैं। नशीले पदार्थ या एल्कोहॉल दिए जाने पर पुनः स्थिति सामान्य हो जाती है। अतः **आदत** (Habituation) तथा उसे **सहना** (Tolerance) व्यसन (Addiction) का प्रमुख संकेत है।

नशीले पदार्थ तथा एल्कोहॉल कुप्रयोग के प्रभाव (Effects of Drug and Alcohol Abuse)

नशीले पदार्थों तथा एल्कोहॉल के अधिक उपयोग के तत्कालिक (Immediate) और दूरगामी (Far reaching) प्रभाव होते हैं, जिनमें से कुछ निम्नलिखित हैं

तत्कालिक प्रभाव (Immediate Effects)

यह प्रभाव इन हानिकारक पदार्थों का सेवन शुरु करने के कुछ ही दिनों में दिखने लगते हैं

- नशे के लिए चोरी करना, घर का सामान बेचना।
- बिना किसी कारण के स्कूल/कॉलेज/ऑफिस में अनुपस्थित रहना।
- घर को आर्थिक रूप से हानि पहुँचाना।
- हिंसा, बर्बरता, अनियमित तथा अनपेक्षित व्यवहार (Unexpected behaviour) करना।
- शैक्षिक क्षेत्र (Academic area) के परिणामों में कमी होना।
- व्यक्तिगत स्वच्छता (Personal hygiene) एवं स्वास्थ्य के प्रति कमी या लापरवाह होना।
- अवसाद (Depression), विनिवर्तन (Withdrawal), एकाकीपन (Isolation), थकावट (Fatigue) होना।
- शौक/रुचियों में कमी, सोने और खाने की आदतों में परिवर्तन होना।
- परिवार एवं दोस्तों के साथ सम्बन्धों का बिगड़ना।
- सुई से नशा करने वाले व्यक्तियों में HIV का संक्रमण होने का खतरा।

दूरगामी प्रभाव (Far-reaching Effects)

दूरगामी प्रभाव निम्नलिखित हैं

- तन्त्रिका तन्त्र (Nervous system) को क्षति (Damage) होना।
- महिलाओं द्वारा अधिक समय तक स्टेरॉइड (Steroids) लेने से उनमें पुरुषों के लक्षण (Masculine signs) प्रकट होना।
- गर्भावस्था में बच्चे पर कुप्रभाव होना।
- शरीर पर बालों की अधिक वृद्धि होना तथा असामान्य मासिक चक्र (Abnormal menstruation) का होना।
- चेहरे पर मुँहासों (Acne) का बढ़ना।

- पुरुषों में वृषणों (Testes) का छोटा होना, शुक्राणुओं का कम बनना तथा किडनी का सही काम न करना।
- शरीर की वृद्धि (Growth) का रुकना।
- मानसिक और शारीरिक दृढ़ता में कमी आना।
- पुरुषों में स्तनों का बढ़ना, गंजापन तथा प्रोस्टेट में वृद्धि।
- नशीले पदार्थों की अत्यधिक मात्रा से श्वसन घात (Respiratory failure), हृदयाघात (Heart failure) हो जाते हैं।
- प्रमस्तिष्क **रुधिर स्राव** (Cerebral hemorrhage) के कारण समूर्च्छा बेहोशी (कोमा) और मृत्यु होना।

रोकथाम एवं नियन्त्रण (Prevention and Control)

यौवनावस्था में व्यक्ति को नशीले पदार्थ और एल्कोहॉल के सेवन (Consumption) से रोका जा सकता है, क्योंकि उपचार से बचाव ज्यादा बेहतर होता है। इस मामले में माता-पिता और अध्यापकों का विशेष उत्तरदायित्व (Responsibility) है। यहाँ दिए जा रहे कुछ उपाय युवावस्था में एल्कोहॉल और नशीले पदार्थों के कुप्रयोग (Abuse) की रोकथाम तथा नियन्त्रण में विशेष रूप से कारगर (Effective) हैं

(i) **स्वस्थ लालन-पालन** (Healthy Upbringing) ऐसा लालन-पालन, जिसमें पालन-पोषण का स्तर ऊँचा हो और सुसंगत अनुशासन हो एल्कोहॉल, नशीले पदार्थों और तम्बाकू के कुप्रयोग का खतरा कम कर सकता है।

(ii) **अनावश्यक दबाव से बचें** (Avoid Undue Peer Pressure) प्रत्येक बच्चे की अपनी पसन्द और अपना व्यक्तित्व (Personality) होता है, जिसका सम्मान करना चाहिए और उसे प्रोत्साहित (Motivate) करना चाहिए। चाहे मामला अध्ययन, खेलकूद या अन्य गतिविधियों (Activities) का हो, बच्चे को उसकी वास्तविक सीमा (Actual limit) से अधिक करने के लिए अनावश्यक (Unwanted) दबाव नहीं डालना चाहिए।

(iii) **शिक्षा और परामर्श** (Education and Counselling) समस्याओं और दबावों का सामना करने और निराशाओं तथा असफलताओं को जीवन का हिस्सा समझकर स्वीकार करने की शिक्षा और परामर्श बच्चों को देना चाहिए। बच्चे की ऊर्जा को खेलकूद, पढ़ाई, संगीत, योग और पाठ्यक्रम के अतिरिक्त दूसरी स्वस्थ गतिविधियों की दिशा में लगाना चाहिए।

(iv) **माता-पिता तथा समकक्षियों से सलाह लेना** (Seeking Advice from Parents and Peers) युवाओं को अपनी किसी भी समस्या से निपटने के लिए माता-पिता तथा अपने समकक्षियों, निकट और विश्वसनीय मित्रों से तुरन्त ही सलाह और सहायता लेनी चाहिए, ताकि वे उचित मार्गदर्शन (Guidence) कर सकें। इससे उनमें अपराध की कोई भावना नहीं होगी तथा वे चिन्तारहित भी होंगे।

(v) **संकट के संकेतों को देखना** (Looking for Danger Signs) अध्यापकों और माता-पिता की यह विशेष जिम्मेदारी है कि वे बच्चों में नशीले पदार्थों और एल्कोहॉल से उत्पन्न संकेतों को देखें और यदि ऐसा कोई खतरा दिखाई देता है, तो इस बीमारी को पहचानने और उनके पीछे छिपे कारणों का पता लगाने के लिए उचित उपाय करने चाहिए।

(vi) **व्यावसायिक और चिकित्सक सहायता लेना** (Seeking Professional and Medical Help) यदि बच्चे या युवा दुर्भाग्यवश नशीले पदार्थ और एल्कोहॉल के कुप्रयोग के शिकार हो गए हैं, तो उनकी सहायता के लिए उच्च योग्यता प्राप्त मनोवैज्ञानिक, मनोरोगविज्ञानी, व्यसन छुड़ाने तथा पुनःस्थापन (Rehabilation) कार्यक्रम उपलब्ध करवाने चाहिए।

प्रभावित व्यक्ति पर्याप्त प्रयासों तथा इच्छाशक्ति (Willpower) द्वारा समस्या से पूरी तरह छुटकारा पा सकता है तथा पूर्ण रूप से सामान्य और स्वस्थ जीवन जी सकता है।

प्रैक्टिस सैशन

टॉपिकल प्रैक्टिस

शिशु स्वास्थ्य के लक्ष्य, अवधारणा व सिद्धान्त

1. बाल चिकित्सा (पीडियाट्रिक्स) वह शाखा (Branch) है, जो देखभाल करती है
(a) बच्चों की (b) किशोर की
(c) दोनों (a) और (b) (d) वयस्कों की

2. बाल चिकित्सा (पीडियाट्रिक्स) किस आयु वर्ग (Age group) के साथ सम्बन्धित है?
(a) 12 वर्ष (b) 16 वर्ष (c) 18 वर्ष (d) 14 वर्ष

3. शिशु स्वास्थ्य के जनक हैं
(a) डॉ. अब्राहम जैकब (b) डॉ. जैकब स्टेनले
(c) डॉ. अर्नेस्ट जैकब (d) डॉ. अब्राहर

4. बाल स्वास्थ्य की आधुनिक अवधारणा (Concept) के अन्तर्गत आता/आते हैं
(a) स्वास्थ्य देखभाल (b) उपचार
(c) रोग की रोकथाम (d) ये सभी

5. बाल स्वास्थ्य (पीडियाट्रिक्स) की आधुनिक अवधारणा को किस शब्द द्वारा समझाया गया है?
(a) ACADEMIC (b) STUDY
(c) TREATMENT (d) DISEASE

6. विश्व स्वास्थ्य संगठन (WHO) के अनुसार, स्वास्थ्य को परिभाषित (Define) किया जाता है
(a) सामाजिक (b) मानसिक
(c) शारीरिक (d) ये सभी

7. एक नवजात शिशु की स्थिति पता करने का उपरोक्त तरीका है
(a) अपगार स्कोर (b) पोर्टोग्राफ
(c) सम्पुर्ण रुधिर परीक्षण (d) ये सभी

नर्सिंग आंकलन

8. एक नवजात शिशु की स्थिति पता करने का उपरोक्त तरीका है
(a) अपगार स्कोर (b) पोर्टोग्राफ
(c) सम्पुर्ण रुधिर परीक्षण (d) ये सभी

9. नवजात शिशु में अपगार स्कोर कब मापन करना चाहिए।
(a) जन्म के एक मिनट बाद फिर पाँच मिनट बाद
(b) जन्म के दस मिनट बाद फिर अगले दिन
(c) जन्म के 30 मिनट बाद फिर 60 मिनट बाद
(d) जन्म के 5 मिनट बाद फिर 1 घण्टे बाद

10. अपगार स्कोर में कौन-सा जैविक चिन्ह (Biological sign) में नहीं मापा जाता है?
(a) रंग (b) श्वसन क्रिया (c) हृदय दर (d) तापक्रम

11. अपगार स्कोर किसने प्रदर्शित किया था?
(a) डॉ. वर्जिनिया (b) रुडोल्फ विरकोव
(c) रॉबर्ट ब्राउन (d) एलेक्जेण्डर

12. नासिका कैथेटर पर भद्दी मुखाकृति प्रतिक्रिया कितना अपगार स्कोर दर्शाती है?
(a) 0 (b) 1
(c) 2 (d) 7

13. अपगार स्कोर का स्तर, शिशुओं में गम्भीर समस्या को दर्शाता है।
(a) 7 से कम (b) 12 से कम
(c) 3 से कम (d) ये सभी

14. अपगार स्कोर में निम्न में से किस लक्षण का परीक्षण किया जाता है?
(a) जन्मजात विकृतियाँ (b) श्वसन दर
(c) Rh-संवेदनशीलता (d) भावनात्मक स्थिरता

15. एक नवजात की स्थिति सामान्य मानी जाती है यदि अपगार स्कोर है
(a) 4-7 के बीच (b) 10 से अधिक
(c) 8 से अधिक (d) 5-8 के बीच

16. प्रसव कक्ष में बच्चे के जन्म के तुरन्त बाद दी गई जाँच की रिपोर्ट है
(a) यंग रिपोर्ट (b) पोर्टोग्राफ
(c) अपगार स्कोर (d) रुधिर परीक्षण

17. बच्चे की शारीरिक स्थिति के तुरन्त अनुमान का सूचक कौन-सा है?
(a) न्यू बेलार्ड स्केल (b) अपगार स्कोर
(c) वृद्धि चार्ट (d) स्वास्थ्य आंकलन

18. नवजात का मतलब होता है
(a) 0-1 वर्ष का बच्चा (b) 0-28 दिन का बच्चा
(c) 0-7 दिन का बच्चा (d) 0-9 दिन का बच्चा

19. नवजात के फेफड़े की कुल क्षमता कितनी होती है?
(a) 100 mL (b) 150 mL
(c) 500 mL (d) 700 mL

20. वायुमार्ग में रुकावट (Obstruction) की वजह से अत्यधिक आवाज वाली सांस कहलाती है
(a) घरघराहट (b) स्ट्रीडर
(c) छींक (d) खाँसी

21. एक साल के बच्चे का सामान्य रुधिर दाब (BP) होता है
(a) 120/80 mm Hg (b) 140/90 mm Hg
(c) 100/60 mm Hg (d) 60/30 mm Hg

22. शिशु में
(a) हृदय दर वयस्क से कम
(b) श्वसन दर वयस्क से कम
(c) रुधिर दाब वयस्क से कम
(d) हीमोग्लोबिन की मात्रा वयस्क से कम होती है

23. नवजात में हीमोग्लोबिन की मात्रा है
(a) 10-12 gm % (b) 12-14 gm %
(c) 14-16 gm % (d) 16-18 gm %

24. एक वर्ष के बच्चे की श्वसन दर कितनी होती है?
(a) 16-20/मिनट (b) 20-20/मिनट
(c) 30-50/मिनट (d) 50-60/मिनट

25. एक वर्ष के बच्चे की हृदय की धड़कन (Heartbeat) कितनी होती है?
(a) 60-80/मिनट (b) 80-100/मिनट
(c) 100-120/मिनट (d) 120-140/मिनट

26. नवजात शिशु का पहले छह माह तक लम्बाई व वजन मापन दिनों में करना चाहिए
(a) साप्ताहिक (b) मासिक
(c) प्रतिदिन (d) हर दूसरे दिन

27. शिशु के शरीर में द्रव की मात्रा
(a) 20% (b) 40%
(c) 75% (d) 80%

28. यदि बच्चे में श्वसन मार्ग में रुकावट हो, तो खोलने के लिए लार या उल्टी, आदि पदार्थों को हटाने के लिए प्रयोग करना चाहिए
(a) सिरिंज का (b) चाकू का
(c) चूषण पम्प (Suction pump) का (d) चम्मच का

29. नवजात शिशु का रुधिर दाब होता है
(a) 100/60 mm Hg
(b) 120/80 mm Hg
(c) 64/41 mm Hg
(d) 140/100 mm Hg

30. नवजात की सामान्य श्वसन दर होती है
(a) 16-30 प्रति मिनट (b) 20-30 प्रति मिनट
(c) 30-60 प्रति मिनट (d) 70-90 प्रति मिनट

31. विश्व स्वास्थ्य संगठन के अनुसार कम जन्म भार (LBW) का आशय होता है
(a) 2.8 kg से कम (b) 2.7 kg से कम
(c) 2.5 kg से कम (d) 2.3 kg से कम

32. नवजात बच्चों में मुँह और नाक का सक्सन करते हैं, तो पहले कौन-से भाग का सक्सन करते है?
(a) मुँह (b) नाक
(c) कोई क्रम नहीं (d) स्त्रावण की मात्रा पर निर्भर

33. बच्चे के पुनर्जीवन के लिए लम्बे समय के एसफाइक्सिया के लिए पहली दवा
(a) सोडियम बाइकोर्बोनेट (b) एड्रीनेलिन 1 : 10,000 तनु
(c) कैल्शियम ग्लूकोनेट (d) 25% डेक्सट्रोस

34. मुँह और नाक द्वारा सक्सन करने के लिए नवजात श्वसन कैथेटर का आकार होता है
(a) 8 Fr (b) 12 Fr
(c) 14 Fr (d) 16 Fr

35. नवजात पुनर्जीवन में हृदय को उद्दीपन (Stimulate) करने, ऊतकों का द्रवनिवेषण बढ़ाने और अम्ल क्षार सन्तुलन पुनः प्राप्त करने के लिए आवश्यक है
(a) दवा (b) वक्ष दबाना
(c) बैग और मास्क वेन्टीलेशन (d) टैक्टाइल उद्दीपन

36. 120 सेकण्ड तक श्वसन बंद होने को कहते हैं
(a) रेसपाइरेटरी अरेस्ट (b) डिस्ट्रेस सिण्ड्रोम
(c) एपनिया (d) टाजिट टेकिप्निया

37. नवजात में किस आकार का केनुला प्रयोग में लाया जाता है?
(a) 24 साइज (b) 22 साइज
(c) 20 साइज (d) 18 साइज

38. नवजात में आराम की स्थिति में हृदय की दर है
(a) 75-115 धड़कन प्रति मिनट
(b) 85-125 धड़कन प्रति मिनट
(c) 110-150 धड़कन प्रति मिनट
(d) 140-200 धड़कन प्रति मिनट

39. बहुत कम जन्म वजन के बच्चे का वजन (VLBW) होता है
(a) 1000 gm (b) < 1500 gm
(c) < 2500 gm (d) < 750 gm

40. विटामिन-K की अवधि पूर्व शिशु की खुराक (डोज) है
(a) 0.5 mg (b) 1 mg
(c) 1.5 mg (d) 2 mg

41. बच्चे के रुधिर में ऑक्सीजन की कमी तथा कार्बन डाइऑक्साइड की अधिकता से उनकी त्वचा का रंग हो जाता है
(a) नीला (b) पीला
(c) लाल (d) भूरा

42. नवजात में असामान्य (Abnormal) माना जाता है
(a) इराइथेमा टोक्सिकस (b) मेंगोलियन स्पॉट
(c) केपुट सम्सेडेनियम (d) पहले 24 घण्टे में पीलिया

43. नवजात बच्चे में रुधिरस्राव (Bleeding) रोकने के लिए दवा दी जाती है
(a) नॉर्मल सेलाइन (b) डेक्सट्रोस
(c) एड्रीनेलिन (d) विटामिन-K

44. नवजात में विटामिन के लगाने का मार्ग है
(a) इन्ट्राविनस (b) इन्ट्रामस्कुलर
(c) सबक्यूटेनियस (d) इन्ट्राडर्मल

1. (c)	2. (c)	3. (a)	4. (d)	5. (a)	6. (d)	7. (d)	8. (a)	9. (a)	10. (d)
11. (a)	12. (b)	13. (c)	14. (b)	15. (c)	16. (c)	17. (b)	18. (b)	19. (b)	20. (b)
21. (c)	22. (c)	23. (d)	24. (c)	25. (d)	26. (b)	27. (c)	28. (c)	29. (c)	30. (c)
31. (c)	32. (a)	33. (b)	34. (a)	35. (a)	36. (c)	37. (a)	38. (c)	39. (b)	40. (a)
41. (a)	42. (d)	43. (d)	44. (b)						

45. नवजात के शरीर पर लगे सफेद चिपचिपे पदार्थ से ढका रहता है इसे कहा जाता है
(a) मेंगोलियन स्पॉट (b) लेनूगो
(c) मिलिया (d) वर्निक्स

46. शिशु की आँखों को साफ करना चाहिए।
(a) नॉमर्ल सेलाइन से (b) साफ पानी से
(c) बोरिक स्वॉब से (d) इन सभी से

47. नाभिय नाल (कॉर्ड) देखभाल के सम्बन्ध में सही कथन पहचानिए
(a) प्रत्येक डायपर परिवर्तन करने पर, कॉर्ड पर परोक्साइड लगाओ
(b) स्नान के उपरान्त कॉर्ड को पेट्रोलियम जैली से ढक दो
(c) कॉर्ड को सूखने दो और हवा में रखो
(d) प्रत्येक दिन टब स्नान के दौरान कॉर्ड को साबुन और पानी से धोना है

48. नेत्रों की सफाई किस दिशा में की जाती है?
(a) मध्य से बाहर की ओर
(b) मध्य से अन्दर की ओर
(c) आन्तरिक कैन्थस से बाहरी कैन्थस
(d) बाहरी कैन्थस से आन्तरिक कैन्थस

49. नवजात को स्नान कब कराते हैं?
(a) प्रसव के एक घण्टे के बाद (b) 24 घण्टे के बाद
(c) तीसरे दिन (d) पाँचवें दिन

50. एक दो वर्ष के बच्चे को मुख द्वारा दवा देते समय नर्स को दवा डालनी चाहिए
(a) जीभ के दाहिनी साइड पर (b) जीभ के बाईं साइड पर
(c) जीभ के पिछले भाग पर (d) जीभ के अग्र भाग पर

51. नवजात मृत्यु का सबसे प्रमुख कारण है
(a) हाइपरपाइरेक्सीया (b) अल्पताप
(c) पीलिया (d) सेप्टिसीमिया

52. नवजात मृत्यु (Infant mortality) का सामान्य कारण है
(a) माताओं के ज्ञान की कमी
(b) अपर्याप्त देखभाल या संक्रमण के कारण
(c) निम्न परिवार आय
(d) कोई जन्मजात रोग

53. एक नवजात शिशु में मुँह व नाक के सक्शन हेतु किस साइज का कैथेटर काम में लिया जाता है?
(a) 8 No. (b) 12 No.
(c) 20 No. (d) 2 No.

54. यदि बच्चे को सांस लेने में तकलीफ है, तो उसे सर्वप्रथम नर्सिंग केयर देगें
(a) CPR शुरु (b) ऑक्सीजन थैरेपी शुरु
(c) वायुमार्ग को साफाई (d) ये सभी

55. एक नवजात शिशु का पुर्नजीविकरण करते समय छाती की सिकुड़न एवं वेंटिलेशन सांस का अनुपात होना चाहिए
(a) 1 : 1 (b) 3 : 1
(c) 5 : 1 (d) 4 : 1

56. नवजात जो सामान्य वजन का है में प्रयोग ली जाने वाली एण्डोट्रेकियल ट्यूब का आन्तरिक व्यास होना चाहिए
(a) 2.5 cm (b) 3 mm
(c) 4 mm (d) 6 mm

57. एक बच्चे का तापमान मापने के लिए सर्वाधिक उपयुक्त तरीका कौन-सा है?
(a) मुँह द्वारा (b) रेक्टम द्वारा
(c) कोहनी द्वारा (d) बगल द्वारा

58. कांख से सामान्य शरीर का ताप (Temperature) होता है
(a) 35.6-36.2°C (b) 36.5-37.4°C
(c) 37.2-38.2°C (d) 38.5°C से ऊपर

59. कांख से ताप कितनी अवधि तक लेना चाहिए?
(a) 15 सेकण्ड (b) 30 सेकण्ड
(c) एक मिनट (d) 3 मिनट

60. नवजात में साधारण निम्न ताप (Minimum termperature) होता है
(a) 32°C से कम (b) 32-35.9°C
(c) 33.6-36.2°C (d) 36.4-37.2°C

61. गुदा से ताप (Tempurature) लेना चाहिए
(a) 30 मिनट (b) एक मिनट
(c) 2 मिनट (d) 3 मिनट

62. नवजात में गम्भीर हाइपोथर्मिया है
(a) जब शरीर का तापमान 30°C से कम
(b) जब शरीर का तापमान 32°C से कम
(c) जब शरीर का तापमान 34°C से अधिक
(d) जब शरीर का तापमान 36°C से अधिक

63. बच्चों में हाइपोथर्मिया का उच्च संकट में होते हैं
(a) किसी जन्मजात विकार के बच्चे
(b) कम जन्म वजन के बच्चे
(c) स्वास्थ्य बच्चे
(d) केवल एक वर्ष के बच्चे

64. हाइपोथर्मिया का क्या कारण है?
(a) जन्मजात विकार
(b) ट्रोमा, डीहाइड्रेशन और दस्त
(c) जन्म श्वसनावरोध
(d) अट्रेसिया, स्पिनबिफिडा

65. हाइपोथर्मिया के प्रारम्भिक लक्षण हैं
(a) वजन में कमी
(b) सूजन व सेन्ट्रल साइनोसिस
(c) श्वसन अवरोध
(d) हाथ-पैर ठण्डे और नीले हो जाते हैं, कमजोर चूषण, लेथर्जी, कमजोर चिल्लाहट

66. हाइपोथर्मिया के कारण सर्वाधिक होने वाली मृत्यु की अवधि है
(a) पहले 24 घण्टे (b) 2 माह
(c) 6 माह (d) 8-12 माह

67. **कौन-सा हाइपोथर्मिया का लक्षण नहीं है?**
(a) उचित पोषण न मिलना
(b) उपापचयी अम्लरक्तता
(c) पेरीफेरल परफ्यूजन का बढ़ जाना
(d) श्वसन सम्बन्धी समस्या

68. **एक प्रिटर्म शिशु में हाइपोथर्मिया होने की सम्भावना अधिक होती है, क्योंकि**
(a) शारीरिक क्षेत्रफल अधिक होता है
(b) शरीर में भूरी वसा की कमी होती है
(c) शरीर का वजन कम होता है
(d) दोनों (a) व (b)

69. **कम जन्म वजन बच्चों में किस जटिलताओं के पाए जाने की सम्भावना रहती है?**
(a) हाइपोथर्मिया (b) पीलिया
(c) संक्रमण (d) ये सभी

70. **एक बच्चा जो बुखार से पीड़ित है नर्सिंग केयर दी जाती है**
(a) पूरा आराम (b) कोल्ड स्पंजिंग
(c) IV ड्रिप शुरु करें (d) ये सभी

71. **हाइपोथर्मिया रोकने का सबसे अच्छी तरीका है।**
(a) ताप की रिकार्डिंग करना (b) गर्म स्पाजिंग करना
(c) गर्म चेन (d) बच्चे का क्रेडल में रखना

72. **निम्न में से कौन-सा गर्म** (Warm) **चेन का तत्व नहीं है?**
(a) डीलवरी रूम का तापमान 25°C से अधिक
(b) माँ एवं शिशु के बीच त्वचा से त्वचा का सम्बन्ध
(c) बच्चे को जन्म के बाद तुरन्त स्नान करवाना
(d) मूत्र त्याग के बाद तुरन्त बच्चे के कपड़े बदलना एवं शरीर को पोंछना

73. **निम्न में से कौनसा कार्य रेडिएन्टवार्मर का नहीं है?**
(a) शरीर के तापमान को बनाए रखना
(b) यह अदृश्य जल हानि (Insensible water loss) को कम करता है
(c) यह उपापचयी दर को बढ़ाता है
(d) यह अदृश्य जल हानि (Inssensible water loss) को बढ़ाता है

74. **कंगारू मातृ देखभाल के क्या फायदे हैं?**
(a) यह तापमान को बनाए रखती है
(b) यह स्तनपान में मददगार है
(c) यह माँ एवं शिशु में भावनात्मक लगाव (Emotional bonding) बढ़ाता है
(d) उपरोक्त सभी

75. **कंगारू मदर केयर किस असामान्यता के इलाज में लाभदायक है?**
(a) दौरे (b) तापमान की कमी
(c) पेट दर्द (d) इनयूरेसिस

बच्चों में वृद्धि और विकास

76. **वृद्धि को परिभाषित करते हैं**
(a) आकार में वृद्धि से
(b) द्रव्यमान में वृद्धि से
(c) अन्तरकोशिकीय पदार्थ में वृद्धि से
(d) उपरोक्त सभी

77. **विकास को परिभाषित करते हैं**
(a) कार्यों की परिपक्वता से (b) माँसपेशियों की मेलिनक्रिया से
(c) कौशल का अधिग्रहण से (d) इन सभी से

78. **वृद्धि व विकास के सिद्धान्त में सम्मिलित नहीं है**
(a) वृद्धि एक सतत् प्रक्रिया है
(b) यह सभी मानवों में समान रूप से होती है
(c) वृद्धि और विकास साथ-साथ चलते हैं
(d) विकास कॉडो-सेफेलेड फैशन में है

79. **वृद्धि व विकास है?**
(a) संख्यात्मक व गुणात्मक गुण
(b) गुणात्मक व संख्यात्मक गुण
(c) गुणात्मक गुण
(d) संख्यात्मक गुण

80. **वृद्धि व विकास के सम्बन्ध में सही कथन है।**
(a) बच्चे के शरीर के आकार और द्रव्यमान में बढ़ोत्तरी को वृद्धि कहते हैं
(b) बच्चे में विशेष कार्यों की परिपक्वता को विकास के रूप में जाना जाता है
(c) बच्चों में प्रारम्भिक अवधि के दौरान मस्तिष्क की वृद्धि तेजी से होती है, उसके बाद लगभग स्थिर हो जाती है
(d) उपरोक्त सभी

81. **निम्न में से कौन-सा कारक बच्चे के विकास को प्रत्यक्ष रूप से प्रभावित नहीं करता?**
(a) माता-पिता के फीनोटाइप (b) बच्चे का लिंग
(c) गुणसूत्रीय असामान्यता (d) पिता का व्यवसाय

82. **भ्रूण** (Embryo) **की वृद्धि से प्रभावित होता है**
(a) भ्रूण का कारक (b) अपरा (Placenta) कारक
(c) मातृ कारक (d) ये सभी

83. **नवजात** (Infant) **का वजन तीगुना कब हो जाता है?**
(a) 5 माह (b) 12 माह (c) 2 वर्ष (d) 18 माह

84. **भ्रूण** (Embryo) **से थायरॉक्सिन** (Thyroxine) **का स्त्रावण** (Secretion) **होता है**
(a) गर्भ के 12वें सप्ताह (b) गर्भ के 16वें सप्ताह
(c) गर्भ के 20वें सप्ताह (d) इनमें से कोई नहीं

45. (d)	46. (c)	47. (c)	48. (c)	49. (b)	50. (c)	51. (d)	52. (b)	53. (a)	54. (c)
55. (b)	56. (c)	57. (b)	58. (b)	59. (d)	60. (d)	61. (b)	62. (b)	63. (b)	64. (c)
65. (d)	66. (a)	67. (c)	68. (d)	69. (d)	70. (d)	71. (c)	72. (c)	73. (b)	74. (d)
75. (b)	76. (d)	77. (d)	78. (d)	79. (a)	80. (d)	81. (d)	82. (d)	83. (b)	84. (a)

85. **भारत में सामान्य शिशु वजन कितना माना गया है?**
(a) 2 kg (b) 2-2.5 kg
(c) 2.5-3 kg (d) 3-3.5 kg

86. **बच्चे की लम्बाई/ऊँचाई होती है**
(a) नवजात की लम्बाई 45-51 cm
(b) चार वर्ष की आयु पर बच्चे की लम्बाई दोगुनी
(c) बच्चों में पपिफिजियल प्लेट के बंद होने तक लम्बाई बढ़ती है
(d) उपरोक्त सभी

87. **सिर व सीने की परिधि (घेरा) में सम्बन्ध की पहचान करो।**
(a) जन्म के समय, सिर की परिधि लगभग 33-35 cm होती है
(b) जन्म के समय, सीने की परिधि लगभग 30-33 cm होती है
(c) एक स्वस्थ्य बच्चे में, सिरे और सीने की परिधि 12-15 माह में समान हो जाती है
(d) उपरोक्त सभी

88. **नवजात के सिर और सीने की परिधि में सम्बन्ध है**
(a) जन्म के समय सिर व सीने की परिधि समान होती है
(b) जन्म के समय सिर की परिधि अधिक व एक वर्ष में समान फिर सीने की परिधि बढ़ जाती है
(c) जन्म के समय सीने की परिधि अधिक व एक वर्ष में समान
(d) उपरोक्त में से कोई नहीं

89. **किस उम्र में बच्चा बिना सहारे** (Support) **के खड़ा हो सकता है?**
(a) 6 माह (b) 12 माह
(c) 15 माह (d) 5 माह

90. **प्राथमिक** (Primary) **दाँतों में फूटने वाला पहला दाँत है**
(a) ऊपरी केन्द्रीय कृन्तक (b) निचला केन्द्रीय कृन्तक
(c) ऊपरी रदनक (d) निचला रदनक

91. **किस उम्र में बच्चों के दाँत निकलना प्रारम्भ होते हैं?**
(a) 6-8 माह (b) 4-5 माह
(c) 8-10 माह (d) 12-14 माह

92. **किस उम्र में स्थाई दाँत** (Permanent teeth) **आना प्रारम्भ हो जाते हैं।**
(a) 5 वर्ष (b) 6 वर्ष
(c) 7 वर्ष (d) 8 वर्ष

93. **देरी से दाँतों का आना लक्षण है?**
(a) मेंगोलिज्म
(b) मिलिया
(c) क्रिटिनिज्म
(d) कुपोषण

94. **बच्चों के दाँतों के विकास में सही कथन है।**
(a) नवजात बच्चे में पहला दाँत निचला केन्द्रीय कृन्तक है
(b) बच्चे में पहला दाँत 6-7 माह की आयु में आता है
(c) बच्चों में दूध के दाँत संख्या में 20 होते हैं
(d) उपरोक्त सभी

95. **जन्म के समय नवजात के सिर की परिधि कितनी होती है?**
(a) 28-30 cm (b) 30-32 cm
(c) 33-35 cm (d) 37-40 cm

96. **बच्चे की जन्म के समय लम्बाई** (Height) **कितने वर्ष की उम्र में दोगुनी हो जाती है?**
(a) 2 वर्ष (b) 3 वर्ष (c) 4 वर्ष (d) 5 वर्ष

97. **जन्म के समय सीने** (Chest) **की परिधि कितनी होती है?**
(a) 28-30 cm (b) 30-32 cm
(c) 33-35 cm (d) 37-40 cm

98. **अस्थि आयु है**
(a) जन्मजात एड्रीनल हाइपरप्लेसिया में
(b) हाइपोथाइरॉइडिज्म में
(c) हाइपोपिट्यूटेरिज्म में
(d) वृद्धि में संवैधानिक देरी में

99. **गर्भस्थ में कंकाल** (Skeleton) **की परिपक्वता किस हॉर्मोन के कारण होती है?**
(a) वृद्धि हॉर्मोन (b) एस्ट्रोजन
(c) थायरॉक्सिन (d) प्रोजेस्ट्रॉन

100. **बच्चे के आकार** (Size) **एवं ऊतकों** (Tissue) **का बढ़ना कहलाता है**
(a) वृद्धि (b) परिपक्वता
(c) विकास (d) प्रगति

101. **एक बच्चे के अस्थायी दाँतों** (Temporary teeth) **के निकलने का सही क्रम है**
(a) निचला केन्द्रीय कृन्तक → ऊपरी केन्द्रीय कृन्तक → पार्श्व कृन्तक → रदनक
(b) ऊपरी केन्द्रीय रदनक → ऊपरी केन्द्रीय कृन्तक → निचला केन्द्रीय रदनक → अग्रचर्वणक
(c) निचला केन्द्रीय कृन्तक → ऊपरी केन्द्रीय कृन्तक → पार्श्व कृन्तक → पहला मोलर दन्त → रदनक
(d) निचला केन्द्रीय कृन्तक → ऊपरी केन्द्रीय रदनक → पार्श्व कृन्तक → पहला मोलर दन्त → अग्रचर्वणक

102. **मनुष्य में स्थायी दाँतों** (Permanent teeth) **के उद्भव का सही क्रम है**
(a) I मोलर → केन्द्रीय व पार्श्वीय कृन्तक → रदनक व अग्रचर्वणक → II मोलर → III मोलर
(b) I मोलर → II मोलर → III मोलर → रदनक → केन्द्रीय व पार्श्वीय कृन्तक
(c) रदनक → केन्द्रीय व पार्श्वीय कृन्तक → I मोलर → II मोलर → III मोलर
(d) केन्द्रीय कृन्तक → पार्श्वीय कृन्तक → I मोलर → II मोलर → III मोलर → रदनक

103. **सत्य कथन का चयन कीजिए।**
(a) जन्म के समय सिर परिधि व सीने परिधि समान होती है
(b) एक वर्ष की उम्र पर सिर परिधि, सीने परिधि से अधिक होती है
(c) एक वर्ष की उम्र पर सिर परिधि और सीने परिधि समान होती है
(d) दो वर्ष की उम्र पर सीने की परिधि एवं सिर की परिधि समान होती है

104. **बच्चे के आमाशय** (Stomach) **का आयतन** (Volume) **कितना होता है?**
(a) बच्चे के वजन का 2% (b) बच्चे के वजन का 1%
(c) बच्चे के वजन का 3% (d) बच्चे के वजन का 4%

105. एक बच्चे का जन्म के समय वजन 2.8 kg है, तो सामान्य दर से वृद्धि करने पर कितनी उम्र पर उसका वजन 8.5 kg हो जाएगा?
(a) एक वर्ष पर (b) 2 वर्ष पर
(c) 30 माह पर (d) 3 वर्ष पर

106. एक बच्चें में अस्थायी दाँतों की कुल संख्या कितनी होती है?
(a) 16 (b) 20 (c) 24 (d) 32

107. Body Mass Index (BMI) पता करने का क्या सूत्र है?
(a) $BMI = \frac{\text{वजन (kg में)}}{[\text{ऊँचाई (cm में)}]^2}$
(b) $BMI = \frac{\text{वजन (kg में)}}{\text{ऊँचाई (cm में)}}$
(c) $BMI = \frac{\text{वजन (kg में)}}{\text{ऊँचाई (metre में)}^2}$
(d) $BMI = \frac{\text{वजन (kg में)}}{\text{ऊँचाई (metre में)}^2}$

108. 9 माह की उम्र में बच्चे में कौन-सा विकास हो जाता है?
(a) चिल्लाना (b) दौड़ना
(c) सहारे से खड़े होना (d) नाचना

109. किस उम्र में बच्चा अपनी माँ को पहचानता है?
(a) 2 माह (b) 3 माह (c) 6 माह (d) 7 माह

110. बच्चा कौन-सी आयु में अजनबी (Stranger) को देख के डरने लगता है?
(a) 2-3 माह (b) 4-5 माह
(c) 6-7 माह (d) 10-12 माह

111. एक परिपक्व पिन्सर ग्रेस्प (Pincer grasp) किस माह तक आते हैं?
(a) 8 माह (b) 10 माह
(c) 12 माह (d) 18 माह

112. बच्चे के विकास में मील के पत्थर (Milestone) प्राप्त करने के सम्बन्ध में सही कथन को पहचानो।
(a) 15 माह की आयु में दौड़ते दिखना
(b) एक वर्ष की आयु पर अर्थपूर्ण दो शब्द बोलना
(c) 3 माह की आयु में माता को पहचानना
(d) उपरोक्त सभी

113. ऐच्छिक पामर ग्रेस्प (Pamer grasp) किस आयु में प्राप्त होती है?
(a) 28 सप्ताह (b) 20 सप्ताह
(c) 12 सप्ताह (d) जन्म पर

114. बच्चों में मील के पत्थर (Milestone) प्राप्ति के सम्बन्ध में सही कथन है
(a) 8 माह की आयु में बिना सहारे के बैठना
(b) 9 माह की आयु में धीरे-धीरे चलना विकासात्मक (Developmental) मील का पत्थर है।
(c) 12 माह की आयु में बिना सहारे के खड़े होना
(d) उपरोक्त सभी

115. एस्पर्गर सिण्ड्रोम (Asperger syndrome) है
(a) न्यूरोमस्कुलर रोग (b) डिजनरेटिव रोग
(c) विकासात्मक देरी (d) मेटाबॉलिक विकार

116. गलत कार्यों के लिए कौन-से आयु वर्ग के बच्चों को रोग के रूप में पहचाना जाता है?
(a) बाल्यावस्था (b) टॉडलर
(c) पूर्व स्कूल (d) स्कूल जाने वाला

117. बच्चा चलने-फिरने या उन्नति करने में असमर्थ होता है
(a) बच्चा खड़ा होने में असमर्थ है
(b) बच्चा बैठने में असमर्थ है
(c) बच्चा पर्याप्त रूप से आहार नहीं ले रहा है
(d) बच्चा बोलने में असमर्थ है

118. कौन-सी उम्र में बच्चा बिना बिखरे हुए खाना खाने लग जाता है तथा उसका नाम, लिंग व स्वयं सुव्यवस्थित रूप से कपड़े पहनने लगता है?
(a) 2 वर्ष (b) 3 वर्ष (c) 4 वर्ष (d) 7 वर्ष

119. टॉयलेट प्रशिक्षण (Toilet training) किस आयु में आरम्भ करें?
(a) 15 माह (b) 18 माह
(c) 20 माह (d) 24 माह

120. 18 माह का शिशु कौन-सी क्रिया (Activity) कर सकता है?
(a) 4 ब्लॉक का टॉवर बनाना (b) 50 शब्द बोलना
(c) चम्मच से खाना (d) गेंद फेकना

121. एक बच्चा अपनी आँखों की गति किस आयु में ठहराव और स्थगन कर सकता है?
(a) 1 वर्ष (b) 2 वर्ष (c) 6 वर्ष (d) 8 वर्ष

122. एक 18 माह के बच्चे के माता-पिता ने पाया कि उसकी नित्याक्रिया (Daily routine) में परिवर्तन करने पर वह गुस्सा हो जाता है। बच्चे के स्वभाव का वर्णन किया जाता है?
(a) धीरे से जोश में आना
(b) कठिन
(c) अतिक्रियाशील (Hyperactive)
(d) आसान

123. एज्युकेबल (Educable) शब्द मानसिक अवरुद्धता की किस कोटी के लिए उपयोग किया जाता है?
(a) अल्प मानसिक अवरुद्धता (Minor mental disorder)
(b) साधारण मानसिक अवरुद्धता (Normal mental disorder)
(c) गम्भीर मानसिक अवरुद्धता (Severe mental disorder)
(d) प्रचुर मानसिक अवरुद्धता (Vast mental disorder)

124. डेनेवर डवलपमेन्ट स्क्रीनिंग टेस्ट के अनुसार, एक शिशु सामान्यतया बिना सहयोग के खड़ा हो जाता है
(a) 6 माह (b) 9 माह
(c) 12 माह (d) 15 माह

85. (c)	86. (d)	87. (d)	88. (b)	89. (b)	90. (b)	91. (a)	92. (b)	93. (c)	94. (d)
95. (c)	96. (c)	97. (b)	98. (d)	99. (c)	100. (a)	101. (c)	102. (a)	103. (c)	104. (c)
105. (a)	106. (b)	107. (c)	108. (c)	109. (b)	110. (c)	111. (c)	112. (d)	113. (b)	114. (d)
115. (c)	116. (b)	117. (c)	118. (c)	119. (b)	120. (b)	121. (b)	122. (c)	123. (a)	124. (b)

125. एक बच्चे में स्वाद (Taste) की पहचान का विकास होता है
(a) जन्म से (b) 3 माह में
(c) 6 माह में (d) 9 माह में

126. बच्चे के कार्य करने के तरीके एवं दक्षता (Expertise) की परिपक्वता आना कहलाती है
(a) वृद्धि (b) विकास
(c) परिपक्वता (d) वेतन

127. गलत कथन छाँटिए
(a) विकास एवं वृद्धि एक सतत् प्रक्रिया है
(b) सभी मनुष्य विकास का एक जैसा पैटर्न विकसित करते हैं
(c) मानव शरीर के विभिन्न ऊतक अलग-अलग दर से वृद्धि करते हैं
(d) प्रत्येक व्यक्ति का वृद्धि पैटर्न अद्वितीय (Unique) है

128. बच्चा सर्वप्रथम सहारे (Support) के साथ बैठना शुरु कर देता है
(a) 5 माह (b) 3 माह (c) 12 माह (d) 3 माह

129. एक बच्चा किस उम्र में चलना प्रारम्भ कर देता है?
(a) 9 माह (b) 12 माह
(c) 15 माह (d) 18 माह

130. एक 9 माह का बच्चा क्या कर सकता है?
(a) बिना सहारे के चल सकता है
(b) भाग सकता है
(c) सहारे के साथ खड़ा हो सकता है
(d) सीढ़ियाँ चढ़ सकता है

131. बच्चा किस उम्र में एक पैर पर खड़ा हो सकता है?
(a) 24 माह (b) 30 माह
(c) 36 माह (d) 48 माह

132. बच्चा किस उम्र में कप से तरल पदार्थ पीना शुरु कर देता है?
(a) 6 माह (b) 9 माह
(c) 12 माह (d) 15 माह

133. किस आयु पर बच्चा 6-7 क्यूब का टावर बनाना शुरु कर देता है?
(a) 0-6 माह
(b) 6-12 माह
(c) 9-15 माह
(d) 18-24 माह

134. किस उम्र में बच्चा प्रश्न पूछना आरम्भ कर देता है?
(a) 1 वर्ष (b) 2 वर्ष
(c) 3 वर्ष (d) 4 वर्ष

135. किस उम्र में बच्चा बाइसेलैब्लेस (Bisyllables) जैसे की मामा, नाना, आदि शब्दों का उच्चारण शुरु कर देता है?
(a) 6 माह पर (b) 4 माह पर
(c) 9 माह पर (d) 12 माह पर

136. किस आयु का एक बच्चा एक छोटे सामान को इण्डेक्स अँगुली एवं अंगुठे के बीच पकड़ना प्रारम्भ कर देता हैं?
(a) 4 माह का (b) 6 माह का
(c) 9 माह का (d) 15 माह का

नवजातीय रिफ्लेक्स

137. अन्तिम निओनेटल रिफ्लेक्स है
(a) रूटिंग रिफ्लेक्स (b) ग्रेस्प रिफ्लेक्स
(c) क्रोस्ड एम्सटेन्सर रिफ्लेक्स (d) मोरो रिफ्लेक्स

138. जब निरक्षण (Examiner) द्वारा बच्चे की गर्दन को फ्लेक्स किया जाता है, तो घुटने अपने आप फ्लेक्स हो जाते हैं, यह है
(a) पॉजिटिव कर्निंग चिन्ह (b) पॉजिटिव हेगर्स चिन्ह
(c) पॉजिटिव ब्रडजीन्स्की चिन्ह (d) पॉजिटिव चैडविक चिन्ह

139. एक शिशु में मोरो रिफ्लेक्स कब गायब हो जाता है?
(a) 3-4 सप्ताह पर (b) 1-2 माह पर
(c) 3-4 माह पर (d) 8-9 माह पर

140. निम्न में से कौन-सा रिफ्लेक्स शिशु में उपस्थित होता है, परन्तु वयस्क में नहीं?
(a) स्वेलोविंग (b) गैगिंग (c) ब्लिंकिंग (d) रूटिंग

141. बच्चों में पाई जाने वाली अचानक, असामान्य इंवोलेन्टरी, रीपीटिटिव, उद्देश्यहीन गतिविधि कहलाती है
(a) एन्युरेसिस (b) टिक (c) फोबिया (d) एन्क्रोप्रेसिस

142. एक बच्चे द्वारा सिर के बालों को बार-बार खींचना, कहलाता है
(a) पिका
(b) टाइ
(c) ट्राइकोटिलोमिनिया (Trichotillomania)
(d) क्लेपओमिनिया (Kleptomania)

143. निम्न में से कौन-सा रिफ्लेक्स नवजात शिशु में नहीं पाया जाता है?
(a) प्यूपिलेरव रिफ्लेक्स (b) मोरो रिफ्लेक्स
(c) पिन्सर ग्रेस्प रिफ्लेक्स (d) रूटिंग रिफ्लेक्स

शिशुओं तथा बच्चों का पोषण

144. 7 से 12 माह तक के बच्चे को प्रतिदिन कितनी कैलोरी की आवश्यकता होती है?
(a) 100 cal/kg (b) 12 cal/kg
(c) 150 cal/kg (d) 80 cal/kg

145. एक शिशु को प्रतिदिन कितनी थायमिन को खुराक (डोज) मिलनी चाहिए?
(a) 0.1 mg/प्रतिदिन (b) 0.5 mg/प्रतिदिन
(c) 0.3 mg/प्रतिदिन (d) 0.6 mg/प्रतिदिन

146. 1-11 वर्ष की आयु में प्रोटीन कितनी मात्रा में आवश्यक होती है?
(a) 2 gm/kg (b) 4 gm/kg
(c) 6 gm/kg (d) 8 gm/kg

147. एक शिशु को प्रतिदिन कितनी विटामिन-C की खुराक मिलनी चाहिए?
(a) 10 mg प्रतिदिन (b) 50 mg प्रतिदिन
(c) 30 mg प्रतिदिन (d) 60 mg प्रतिदिन

148. बच्चे के लिए प्रतिदिन विटामिन-D की मात्रा आवश्यक है
(a) 100 IU (b) 200 IU
(c) 300 IU (d) 400 IU

149. जन्म से 6 माह तक के शिशु को फोलिक अम्ल की प्रतिदिन कितनी मात्रा दी जानी आवश्यक है?
(a) 50 µg (b) 250 µg (c) 25 mg (d) 25 g

150. स्तनपान के समय क्या अच्छे लगाव का संकेत है?
(a) स्तन को छूता हुआ चिन
(b) मुँह खुला
(c) शिशु के मुँह के ऊपर अधिक गोले दिखाई देते हैं
(d) निचला होंठ बाहर की ओर निकलना

151. किस आयु वर्ग में बच्चे को प्रति किलोग्राम वजन के अनुसार सबसे अधिक ऊर्जा की आवश्यकता होती है?
(a) पूर्व शलेय (b) शैशवावस्था
(c) शालेय (d) किशोरावस्था

152. विटामिन-A के सम्बन्ध में सही कथन है
(a) 9 माह – 100000 IU
(b) विटामिन-A मुँह के रास्ते दिया जाता है
(c) विटामिन-A की पहली खुराक के बाद प्रत्येक 6 माह पर 200000 IU, 5 वर्ष की आयु तक पुनरावृत्ति की जाती है
(d) उपरोक्त सभी

153. एक साल की आयु के पश्चात् बच्चे की विटामिन-A का घोल कितने-कितने अन्तराल पर पिलाना चाहिए?
(a) 3 माह (b) 6 माह (c) 9 माह (d) 12 माह

154. असत्य कथन है
(a) प्रति kg शरीर वजन के रूप में शैशवावस्था से वयस्क तक धीरे-धीरे कैलोरी की आवश्यकता कम होती जाती है
(b) शैशवावस्था से वयस्क तक कुल आवश्यक कैलोरी की मात्रा धीरे-धीरे बढ़ती है
(c) टोड्लर उम्र में कैलोरी की आवश्यकता 40 cal/kg शरीर का वजन होता है
(d) नवजात में कैलोरी की आवश्यकता 110 kcal/kg शरीर का वजन होता है

155. स्तनपान के माँ को क्या फायदे हैं?
(a) यह PPH की संभावना को कम करता है
(b) यह स्तन कैंसर की संभावना को कम करता है
(c) यह 6 महीने तक प्राकृतिक गर्भनिरोधक युक्ति के रूप में कार्य करता है
(d) उपरोक्त सभी

156. शिशु के स्तनपान से सामान्य आहार में बदलाव की प्रक्रिया कहलाती है
(a) ट्रायल फीडिंग (b) वीनिंग
(c) सब्सटीट्यूशन (d) रिप्लेसमेन्ट फीडिंग

157. 100 mL माँ के दूध से बच्चे को कितनी कैलोरी मिलती है?
(a) 56 (b) 66 (c) 72 (d) 44

158. प्रसव (डिलिवरी) के बाद तीन दिनों तक माँ के स्तनों से निकलने वाला दूध कहलाता है
(a) मेकोनियम (b) वीनिंग
(c) कोलोस्ट्रम (d) मिलेना

159. स्तन दूध निष्कासित होने के कितने समय तक कमरे के ताप पर रख सकते हैं?
(a) 4 घण्टे (b) 8 घण्टे (c) 16 घण्टे (d) 24 घण्टे

160. स्तन के दूध को रेफ्रीजरेटर में कितनी देर रखा जा सकता है?
(a) 4 घण्टे (b) 8 घण्टे
(c) 12 घण्टे (d) 24 घण्टे

161. स्तनपान निषेध है, यदि माता को दिया जा रहा है
(a) एण्टी रिट्रोवायरस उपचार
(b) इन्सुलिन
(c) एण्टी थायरॉइड दवाइयाँ
(d) ब्रोड स्पेक्ट्रम एण्टीबायोटिक्स

162. स्तनपान किस स्थिति में नहीं कराया जाता?
(a) हिपेटाइटिस-C
(b) कार्डियोमायोपैथी
(c) ट्यूबरकुलोसिस में रिपाब्यूटिन औषधि
(d) टायफॉइड

163. केवल स्तनपान प्रदान किया जाता है
(a) 2 माह तक (b) 6 माह तक
(c) एक वर्ष तक (d) एक वर्ष से अधिक

164. स्तनपान कराने के दौरान माता को कैलोरी की आवश्यकता होती है (अतिरिक्त)
(a) 100 कैलोरी (b) 300 कैलोरी
(c) 500 कैलोरी (d) 1000 कैलोरी

165. स्तनापान के लिए सही है
(a) बच्चे में संक्रमण को प्रेरित करता है
(b) माता में स्तन कैंसर के विकास के संकट को कम करता है
(c) यह बच्चे के पाचन तन्त्र को बिगाड़ता है
(d) यह माता को संक्रमण ग्रहणक्षम बनाता है

166. स्तनपान के लाभ
(a) माता और बच्चे के मध्य बन्धन को मजबूत करता है
(b) प्रसव के बाद गर्भाशय के संकुचन में सहायक
(c) स्तन कैंसर के खतरे को कम करना
(d) उपरोक्त सभी

167. आरम्भ में माता द्वारा बच्चे को स्तनपान कराना चाहिए
(a) एक दिन में 3 बार (b) एक दिन में 5-6 बार
(c) एक दिन में 8-12 बार (d) एक दिन में 10-16 बार

125. (a)	126. (b)	127. (d)	128. (a)	129. (d)	130. (c)	131. (c)	132. (c)	133. (d)	134. (c)
135. (c)	136. (c)	137. (d)	138. (c)	139. (c)	140. (d)	141. (b)	142. (c)	143. (c)	144. (a)
145. (c)	146. (a)	147. (c)	148. (b)	149. (a)	150. (c)	151. (b)	152. (d)	153. (b)	154. (c)
155. (d)	156. (b)	157. (b)	158. (c)	159. (a)	160. (d)	161. (a)	162. (c)	163. (b)	164. (c)
165. (d)	166. (d)	167. (c)							

168. प्रारम्भिक स्तनपान कराना चाहिए
(a) 1-2 मिनट प्रत्येक स्तन से (b) 2-4 मिनट प्रत्येक स्तन से
(c) 5-10 मिनट प्रत्येक स्तन से (d) 10-15 मिनट प्रत्येक स्तन से

169. स्तनपान के दौरान कौन-सी दवाइयाँ नहीं लेनी चाहिए?
(a) जन्म नियन्त्रण पिल्स (b) ब्रोमोक्रिप्टिन
(c) एण्टीबायोटिक (d) ये सभी

170. डकार (Burp) कब दिलानी चाहिए?
(a) प्रत्येक स्तनपान के बीच एवं अन्त में
(b) स्तनपान के पहले
(c) केवल स्तनपान के अन्त में
(d) स्तनपान के एक घण्टे बाद

171. पर्याप्त स्तनपान करने वाले बच्चे के लक्षण हैं
(a) बच्चे के दस्त पीले और पतले
(b) बच्चा प्रायः मूत्र त्याग करता है
(c) बच्चे का तेजी से वजन बढ़ता है
(d) उपरोक्त सभी

172. स्तनपान के बाद बच्चे (0-6 माह के) का वजन कितना बढ़ना चाहिए?
(a) 3-8 gm/kg/दिन (b) 10-15 gm/kg/दिन
(c) 18-23 gm/kg/दिन (d) 25-30 gm/kg/दिन

173. माता द्वारा बच्चे को कितने अन्तराल में स्तनपान कराना चाहिए?
(a) आधे से एक घण्टे में (b) 2-3 घण्टे में
(c) 3-4 घण्टे में (d) 4-5 घण्टे में

174. लेट डाउन रिफ्लेक्स है
(a) दूध स्रावण रिफ्लेक्स (b) दूध निकलने का रिफ्लेक्स
(c) मोरो रिफ्लेक्स (d) बेबिनस्की रिफ्लेक्स

175. इन्वर्टेड निप्पल (Inverted nipple) का क्या मैनेजमेन्ट है?
(a) बार-बार बच्चे को स्तनपान करवाए
(b) स्तनों को बार-बार साबुन एवं पानी से धोए
(c) निप्पलस् को दिन में कई बार हाथों से बाहर की तरफ खींचे
(d) दुग्धपान के दौरान बच्चे का निप्पलस् को बाहर खींचने से रोके

नवजात और शिशु की बीमारी का एकीकृत प्रबंधन

176. IMNCI का पूरा नाम क्या है?
(a) Internation Management of Newborn and Childhood Illnesses
(b) Indian Maintenance of Newborn and Childhood Illnesses
(c) Integrated Management of Neonatal and Childhood Illness
(d) Incorporated Management of Neonatal and Childhood Illnesses

177. IMNCI का उद्देश्य क्या है?
(a) पाँच वर्ष से कम आयु के बच्चों में मोर्टेलिटी (Mortality) एवं मोरबिडिटी (Morbidity) को कम करना
(b) सभी नवजातों का टीकाकरण
(c) स्वास्थ्य शिक्षा प्रदान करना
(d) LHV एवं ANMs को प्रशिक्षण देना

178. ICDS की फूल फॉर्म क्या है?
(a) Internation Child Development Scheme
(b) Internation Child Development System Scheme
(c) Integrated Child Development Scheme
(d) Indian Child Development Scheme

179. IMNCI रिपोर्ट के अनुसार, युवा शिशुओं में डायरिया (Diarrhoea) के साथ कुछ निर्जलीकरण का उल्लेख करते हैं
(a) त्वचा का लालपन धीरे-धीरे चला जाता है, आँखे धँसी हुई, बेचैनी और चिड़चिड़ापन
(b) आँखे धँसी हुई, सुस्त, बेहोश
(c) त्वचा में चुभन, बेचैनी, चिड़चिड़ापन
(d) त्वचा में चुभन, सुस्त, बेहोश, चिड़चिड़ा

180. IMNCI किसके लिए कार्य करता है?
(a) बाल स्वास्थ्य (b) महिला स्वास्थ्य
(c) पुरुष स्वास्थ्य (d) ये सभी

181. एक बीमार शिशु के मूल्यांकन (Evaluation) में निम्नलिखित को छोड़कर सभी शामिल है
(a) सुनना (b) पूछना
(c) ध्यान नहीं देना (d) अनुभव करना

182. जब पाँच वर्ष के बच्चे को प्रोसिजर के लिए तैयार करते हैं तब नर्स के लिए विकासात्मक रूप से कौन-सी विधि उपयुक्त है?
(a) दूसरे बच्चे पर प्रोसिजर किया जा रहा है, तो उसे देखने की अनुमति दें
(b) वह कैसा महसूस करेगा कि तस्वीरे दिखाएगें
(c) बच्चे को सरल भाषा में बताएँगे कि क्या होने वाला है
(d) बच्चे को मेडिकल उपकरण खिलौने और गुड़िया की सहायता से तैयार करेंगे

183. जब शिशु को स्थानीय बैक्टीरिया संक्रमण (Localised bacterial infection) के रूप में निर्धारित और वर्गीकृत करते हैं, तो
(a) त्वचा पर 10 से ज्यादा दाने होना
(b) घुरघुराहट
(c) छाती में घरघराहट
(d) आक्षेप

184. BFHI भारत में प्रारम्भ हुआ
(a) 1991 (b) 1992
(c) 1993 (d) 1998

185. बच्चे में इलेक्ट्रोलाइट स्तर का पता लगाने के दौरान नर्स को अपने मन में यह ध्यान रखना चाहिए कि
(a) गुर्दे वयस्क के गुर्दे जितने परिपक्व हैं
(b) तरल कम मात्रा में लिया गया हो
(c) शिशु के शरीर में वयस्क की तुलना में पानी की कम मात्रा होती है
(d) बच्चों में शरीर का क्षेत्रफल विस्तृत होता है

186. रुधिर (Blood) के साथ या बिना 14 दिनों से या अधिक समय तक चलने वाले दस्त हैं।
(a) पेचिश (b) गम्भीर पेचिश
(c) लगातार दस्त होना (d) गम्भीर लगातार दस्त

187. फिजियोलोजिकल पीलिया नवजात शिशु में कब दिखाई देता है?
(a) जन्म के समय (b) दूसरे सप्ताह में
(c) दूसरे दिन (d) जन्म के पहले सप्ताह में

188. कौन-सी बीमारी बिन्दुक का संक्रमण (Droplet infection) द्वारा नहीं फैलती है?
(a) खसरा (b) डिफ्थीरिया
(c) हिपेटाइटिस-B (d) चिकन पॉक्स

189. निम्न में से कौन-सा लक्षण गम्भीर डायरिया का है?
(a) जलन के साथ मल (b) गहरे रंग का मल
(c) कमजोर फॉन्टेनेल (d) सामान्य त्वचा अखण्डता

190. कौन-सा समूह डिप्थीरिया के लक्षणों को प्रदर्शित करता है?
(a) गले में खराश, डिस्फेजिया, हल्का बुखार
(b) गले में खराश, तेज बुखार, चकत्ते
(c) पेरोटिड ग्रन्थि में सूजन, कान दर्द, तेज बुखार
(d) गले में खराश, चकत्ते, पेट दर्द

191. सेप्टिसीमिया (Septicemia) का सबसे सामान्य एवं विशेष लक्षण है
(a) हाइपोथर्मिया
(b) हाइपोक्सिया
(c) बच्चे के पोषण पैटर्न में नकारात्मक बदलाव
(d) शरीर का नीला पड़ना

192. बच्चों में खसरा प्रमुखतया रूट द्वारा फैलता है
(a) बिन्दुक संक्रमण (b) प्लेसेन्टा के द्वारा
(c) यौन सम्पर्क (d) रुधिर स्थानान्तरण

193. मम्पस किस रोगाणु (Pathogen) से जनित है?
(a) *वैरिसेला जोस्टर* वायरस
(b) *कोरिनीबैक्टीरियम डिप्थीरियाई*
(c) मैक्सो वाइरस पैरोटाइटिस
(d) *बॉर्डेटेला पैरोटाइटिस*

194. संक्रामक बीमारी जिसे जर्मन (German) खसरा के नाम से जाना जाता है
(a) मम्पस (b) रूबेला (c) डिप्थीरिया (d) पैरोटाइटिस

195. निम्न लक्षण है–पेरोटिड ग्रन्थि में दर्द एवं सूजन, बुखार, कान में दर्द एवं सिर दर्द
(a) खसरा के (b) डिप्थीरिया के
(c) मम्पस के (d) टिटेनस के

196. डिप्थीरिया किस उम्र के बच्चों में सामान्यतया पाया जाता है?
(a) 0-2 वर्ष (b) 0-1 वर्ष (c) 1-5 वर्ष (d) 3-10 वर्ष

197. बैक्टीरिया जनित बीमारी (Bacterial disease) है
(a) खसरा (b) मम्पस
(c) एड्स (d) डिप्थीरिया

198. टिटेनस किसके द्वारा फैलता है?
(a) बिन्दु संक्रमण
(b) माता-पिता द्वारा
(c) घाव का टिटेनस के बैक्टीरिया द्वारा संक्रमण होने पर
(d) यौन सम्बन्ध

199. डिप्थीरिया कौन-से बैक्टीरिया द्वारा होता है?
(a) *बॉर्डेटेला डिफ्थीरियाई*
(b) *विब्रियो डिफ्थीरियाई*
(c) *क्लॉस्ट्रीडियम डिफ्थीरियाई*
(d) *कोरिनीबैक्टीरियम डिप्थीरियाई*

200. कुकर खाँसी रोगी सर्वाधिक किस उम्र में पाए जाते हैं?
(a) 0-2 वर्ष (b) 0-5 वर्ष
(c) 3-6 वर्ष (d) 5-10 वर्ष

201. बच्चों में चिकन पॉक्स का पहला लक्षण है
(a) ज्वर (b) चकत्ते
(c) कपकपी (d) अस्वस्थता

202. चिकन पॉक्स वायरस शरीर में किस मार्ग (Passage path) द्वारा प्रवेश करता है?
(a) पाचन नली द्वारा (b) श्वासनली द्वारा
(c) जनन तन्त्र द्वारा (d) आंत्रेतर मार्ग द्वारा

203. हिपेटाइटिस-A के फैलने का सबसे सामान्य मार्ग (Path) है
(a) लैंगिक (b) फिको-ओरल
(c) पैतृक (d) बूँद संक्रमण

204. कौन-सा हिपेटाइटिस, सीरम हिपेटाइटिस के नाम से भी जाना जाता है?
(a) हिपेटाइटिस-A (b) हिपेटाइटिस-B
(c) हिपेटाइटिस-C (d) हिपेटाइटिस-D

205. हिपेटाइटिस-B वायरस के संक्रमण का मार्ग है
(a) संक्रमित उपकरण (b) लैंगिक
(c) संक्रमित माँ से बच्चे में (d) ये सभी

206. वायरल संक्रमण बीमारी नहीं है
(a) चिकन पॉक्स (b) मम्पस
(c) डिप्थीरिया (d) खसरा

207. चीन में किस बीमारी को सौ दिन की खाँसी (हंड्रेड डे कफ) के नाम से जानते हैं?
(a) डिप्थीरिया (b) काली खाँसी
(c) खसरा (d) पोलियो

208. चिकन पॉक्स का प्रेरक जीव है
(a) पेरामिक्सोवायरस (b) *वैरिसेला जोस्टर*
(c) हर्पीज सिम्लैक्स वायरस (d) *बॉर्डेटेला परट्यूसिस*

168. (c)	169. (d)	170. (a)	171. (d)	172. (d)	173. (b)	174. (b)	175. (c)	176. (c)	177. (a)
178. (c)	179. (a)	180. (a)	181. (c)	182. (d)	183. (a)	184. (b)	185. (d)	186. (c)	187. (c)
188. (c)	189. (c)	190. (a)	191. (c)	192. (a)	193. (c)	194. (b)	195. (c)	196. (c)	197. (d)
198. (c)	199. (d)	200. (b)	201. (b)	202. (b)	203. (b)	204. (b)	205. (d)	206. (c)	207. (b)
208. (b)									

209. पेरालायटिक पोलियो का सबसे प्रमुख कारण है
(a) पोलियो वायरस टाइप-I
(b) पोलियो वायरस टाइप-II
(c) पोलियो वायरस टाइप-III
(d) पोलियो वायरस टाइप-IV

210. मल में रुधिर एवं मवाद (पस) की उपस्थिति कहलाती है
(a) कॉलेरा (b) पेचिश
(c) मेकोनियम (d) अमीबता

211. नेफ्रोटिक सिण्ड्रोम का लक्षण है
(a) सूजन
(b) पेशाब में प्रोटीन आना
(c) शरीर में एल्ब्यूमिन की कमी
(d) उपरोक्त सभी

212. पोलियो प्रारम्भिक तौर पर किसका संक्रमण है?
(a) श्वसन मार्ग का (b) पाचन तन्त्र का
(c) केन्द्रीय तन्त्रिका तन्त्र का (d) प्रजनन तन्त्र का

213. डायरिया की रोकथाम का क्या उपाय है?
(a) व्यक्तिगत एवं पर्यावरणीय स्वच्छता
(b) खाने को गंदगी से बचाना
(c) बच्चे को बोतल से दूध नहीं पिलाना
(d) उपरोक्त सभी

214. डायरिया के लिए मुख्यतया कौन-सा रोगाणु (Pathogen) जिम्मेदार है?
(a) *ई. कोलाई* (b) *शिजेला*
(c) *साल्मोनेला* (d) ये सभी

215. शिशु में डायरिया के लिए आरम्भिक तरल (Initial liquid) है
(a) ORS (b) नमक का पानी
(c) शक्कर का पानी (d) डेक्सट्रोस

216. निम्न रुधिर शर्करा को रोकने के लिए एक शिशु का इलाज करने के तरीके निम्नलिखित है
(a) यदि बच्चा स्तनपान करने में सक्षम है, तो माँ को शिशु को स्तनपान कराने के लिए कहें
(b) यदि बच्चा स्तनपान करने में सक्षम नहीं है, तो 20-50 mL व्यक्त ब्रेस्टामिल्क दें
(c) 200 mL स्वच्छ चीनी पानी दें
(d) 5% डेक्सट्रोस नसों द्वारा दें

217. बच्चों में निर्जलीकरण का संकेतक नहीं है
(a) त्वचा स्फीति (b) शुष्क मुख म्युकोसा
(c) अल्पमूत्रता (d) प्यास

218. खसरे के संकेत हैं, सिवाय
(a) सामान्यीकृत दाने (b) गर्दन में अकड़न
(c) खाँसी और बहती नाक (d) लाल आँखें

219. एक शिशु को देखा गया जिसके कान के पीछे सूजन है वर्गीकृत किया जा सकता है
(a) तीव्र (गम्भीर) कर्ण संक्रमण (b) जीर्ण कर्ण संक्रमण
(c) कर्णमूलकोशिका शोथ (d) कर्ण संक्रमण

220. एक बच्चे में जो 4 माह का है और दोनों पैरों पर गम्भीर घाव और ओडीमा (सूजन) दिखाई दे रही है। इसे वर्गीकृत किया जा सकता है
(a) गम्भीर कुपोषण (b) अति कम वजन
(c) कम वजन नहीं (d) कम वजन

221. डायरिया का कारण है
(a) *ई. कोलाई* (b) *शिजेला*
(c) *साल्मोनेला* (d) ये सभी

222. इलेक्ट्रोलाइट क्या होता है?
(a) कैल्शियम कार्बोनेट (b) कैल्शियम ग्लूकोनेट
(c) पोटैशियम सल्फेट (d) सोडियम क्लोराइड

223. एक बच्चे को बार-बार उल्टियाँ व मेटाबॉलिक एल्कॉलोसिस विकसित हो गया है, उचित उपचार होगा
(a) ORS
(b) IV नॉर्मल सेलाइन
(c) रिंगर लैक्टेट
(d) IC नॉर्मल सेलाइन और पोटैशियम

224. बच्चों में खराब गला का सबसे सामान्य कारण है
(a) RSV (b) राइनोवायरस
(c) इंफ्लूएन्जा (d) एलर्जी

225. अस्वस्थता और मारकता का कारण 5 साल से नीचे के बच्चों में
(a) कुपोषण (b) डायरिया रोग
(c) एस्फाइक्सिया (d) ल्यूकैमिया

226. बेबी फ्रेंडली हॉस्पिटल इनिशिएटिव का सबसे प्रमुख उद्देश्य क्या है?
(a) सभी बच्चों का टीकाकरण करना
(b) उचित MCH सेवाएँ प्रदान करना
(c) स्तनपान प्रैक्टिस में सुधार लाना
(d) परिवार नियोजन सम्बन्धी सेवाएँ प्रदान करना

227. निम्न में से कौन-सा निचले श्वसन ट्रैक्ट (Lower respiratory tract) का संक्रमण है?
(a) रिनिटिस (Rhinitis)
(b) फेरीनगिटिस (Pharyngitis)
(c) ब्रोंकियोलिटिस (Bronchiolitis)
(d) मेनिन्जाइटिस (Meningitis)

228. मल में खून आना किस रोग का लक्षण है?
(a) पीलिया (b) गम्भीर अतिसार
(c) निर्जलीकरण (d) क्वाशियोरकॉर

229. नवजात शिशु में फिजियोलॉजिकल पीलिया कब दिखाई देता है?
(a) जन्म के समय (b) तीन सप्ताह में
(c) दो-तीन दिन में (d) पाँच सप्ताह में

230. बिलिरुबिन उत्पादन किसके उपापचय (Metabolism) से सम्बन्धित है?
(a) एल्ब्यूमिन (b) हीमोग्लोबिन
(c) कैल्शियम (d) ग्लोब्यूलिन

231. इम्पटिगो (Impetigo) है
(a) आँख का संक्रमण (b) कान का संक्रमण
(c) त्वचा का संक्रमण (d) मस्तिष्क का संक्रमण

232. **एक बच्चे में ऑटोस्कोपिक परीक्षण** (Otoscopic examination) **किस अंग की जाँच के लिए करते हैं?**
(a) आँख (b) कान (c) नाक (d) मुखगुहा

233. **स्ट्रेबिमस** (Strabismus) **है**
(a) श्रवण विकार (b) दृश्य विकार
(c) पाचक विकार (d) एण्डोक्राइमल विकास

234. **निम्न में से कौन-सा शैशवावस्था के दौरान सबसे सामान्य सर्जिकल विकार जिसमें प्रेक्षपण उल्टी देखने को मिलती है?**
(a) हाइपरट्रोफिक-पाइलोरिक स्टीनोसिस
(b) गैस्ट्रो-इसोफेगल रिफ्लेक्स
(c) हर्शस्प्रन्ग रोग
(d) मेगाकोलोन

235. **फिमोसिस** (Phimosis) **का लक्षण है**
(a) यूरेथ्रल छिद्र का शिशन के आधार तल पर होना
(b) यूरेथ्रल छिद्र का शिशन के डॉर्सल तल पर होना
(c) फॉरस्कीन का संकरा होने की वजह से ग्लैंस के नीचे नहीं आ पाना
(d) बाँझपन

236. **फिमोसिस** (Phimosis) **की उपचार पद्धति है**
(a) एण्टीबायोटिक
(b) एण्टीइंफ्लेमेटरी दवाइयाँ
(c) ग्लैंस पेनिस की फॉरस्कीन में इनसिशन लगाना
(d) ऑर्चिडोप्लेक्सि (Orchidoplexy)

237. **हर्शस्प्रन्ग डिसीज** (Hirschsprung's disease) **सामान्यतया किससे सम्बन्धित है?**
(a) कोजीनाइटल हाइपरट्रोफिक पाइलोरिक स्टीनोसिस
(b) डाउन सिण्ड्रोम
(c) टर्नर सिण्ड्रोम
(d) ट्यूबरकुलोसिस

238. **छोटा कद के विकार का एक प्रकार है**
(a) आर्थोपेडिक (b) कार्डियक
(c) मेटाबॉलिक (d) साइकियट्रिक

239. **वृद्धि हॉर्मोन** (Growth hormone) **में कमी का कारण है।**
(a) एपिफाइसिस के जोड़ में देरी (Delay in epiphysis joint)
(b) अनुपातिक बौनापन (Comparitive dwarfism)
(c) एक्रोमीगेली (Acromegaly)
(d) मानसिक अवरुद्धता (Mental retardation)

240. EEG **का उपयोग किया जाता है**
(a) हृदय की संरचना के अध्ययन के लिए
(b) न्यूरोलोजिकल समस्या को पता करने के लिए
(c) श्वसन सम्बन्धी समस्या को पता करने के लिए
(d) किडनी की संरचना के अध्ययन के लिए

241. **मीकोनियम** (Meconium) **से आप क्या समझते हैं**
(a) नवजात का पहला स्टूल
(b) नवजात शिशु के श्वसनमार्ग में जमा पहला कॉफ
(c) नवजात का पहला काला पेशाब
(d) माँ का पहला गाढ़ा दूध

242. **निम्न में से सबसे सामान्य असायनोटिक जन्मजात हृदय विकृति** (Common acyanotic congenital heart disorder) **कौन-सी है?**
(a) वेन्ट्रीकुलर सेप्टल डिफेक्ट
(b) आट्रियल सेप्टल डिफेक्ट
(c) पेटेन्ट डक्टस आर्ट्रियोसिस
(d) ट्राइकस्पिड अट्रेशिया

243. **ऑर्चिडोप्लेक्सि** (Orchidoplexy) **का क्या मतलब होता है?**
(a) टेस्टीस (Testes) को सक्रोटम में स्थानान्तरित करना
(b) टेस्टीस को हटाना
(c) टेस्टीस का संक्रमण
(d) ऑवेरी को निकालना

244. **एटेलैक्टेसिस** (Atelectasis) **है**
(a) कार्डियक समस्या (b) श्वसन तन्त्र सम्बन्धी समस्या
(c) न्यूरोलोजिकल समस्या (d) पाचन सम्बन्धी समस्या

245. **विसकोयूरेटेरिक रिफ्लेक्स** (Viscoureteric reflux) **का मतलब क्या होता है?**
(a) ब्लैडर से यूरेथ्रा की तरफ मूत्र प्रवाह
(b) ब्लैडर से मूत्र प्रवाह में रूकावट
(c) ब्लैडर से ऊपरी ट्रेक्ट की तरफ मूत्र प्रवाह
(d) यूरेटर में वेसिकल की उपस्थित

246. **निम्न में से कौन-सा जन्मजात विकृति नहीं है?**
(a) ब्लैडर की एक्सट्रोफी
(b) एपिस्पैडिएस (Epispadias)
(c) इम्पटिगो
(d) हाइपोस्पैडिएस (Hypospadias)

247. **सिरकमसिजिन** (Circumcision) **किस बीमारी के उपचार हेतु प्रयोग में लिया जाता है?**
(a) एपिस्पैडिएस
(b) हाइपोस्पैडिएस
(c) क्लेफ्ट पैलेट
(d) फिमोसिस

248. **जन्मजात रोग, जिसमें ग्रासनली का दूरस्थ सिरा** (Distal end) **बन्द होता है, कहलाता है**
(a) एसोफैगल स्टेनोसीस
(b) एसोफैगल हर्निया
(c) एसोफैगल एट्रेसिया
(d) टेट्रालॉजी ऑफ फैलोट

209. (a)	210. (b)	211. (d)	212. (b)	213. (d)	214. (a)	215. (a)	216. (d)	217. (a)	218. (b)
219. (a)	220. (a)	221. (d)	222. (d)	223. (c)	224. (b)	225. (a)	226. (c)	227. (c)	228. (b)
229. (c)	230. (b)	231. (c)	232. (b)	233. (b)	234. (a)	235. (c)	236. (c)	237. (b)	238. (a)
239. (b)	240. (b)	241. (a)	242. (a)	243. (a)	244. (b)	245. (c)	246. (c)	247. (d)	248. (c)

249. अल्ट्रासाउण्ड से आरम्भिक जन्मजात विषमता (Inborn deformity) **की पहचान की जा सकती है**

(a) हाइड्रोसिफेलस (b) एनीसिफेलोसील
(c) स्पाइना बिफिडा (d) एनेनसिफेली

250. जन्मजात विकार (Inborn deformity) **के लिए गर्भावस्था की कौन-सी अवधि अतिसंवेदनशील है?**

(a) पहला सप्ताह (b) दूसरा सप्ताह
(c) 3-8वाँ सप्ताह (d) 9-12वाँ सप्ताह

251. प्रसवपूर्व गर्भवती महिला के धूम्रपान से शिशु में कौन-सा रोग हो सकता है?

(a) कोअरक्शन ऑफ एओर्टा (b) निम्न वजन जन्म
(c) मेक्रोसोमिया (d) एक्रोमीगेली

252. चाइल्ड सर्वाइवल एण्ड सेफ मदरहुड प्रोग्राम का प्रतिस्थापन किया गया

(a) MCH (b) JSY
(c) RCH (d) KSY

253. घरघराहट के बारे में निम्नलिखित सही कथन है, सिवाय

(a) यह एक उच्च पिच विसल की आवाज है
(b) इसको केवल स्टेथोस्कोप से ही ऑस्कल्टेड कर सकते हैं
(c) यह निम्न वायु मार्ग से आंशिक अवरोध के कारण होता है
(d) यह प्रकृति में प्रिडोमिनेन्टली एक्सपाइटेरी होती है

254. निम्न में से कौन-सा केरुइकटेरस (Kernicterus) **का लक्षण नही हैं?**

(a) गहरे रंग का मूत्र एवं स्टूल
(b) उच्च पिच क्राइ
(c) ऑपिस्थोटोनस स्थिति (Opisthotonus position)
(d) डाइलेटीड प्यूपिल (Dilated pupils)

255. रीस्सटिटेशन (Resuscitation) **में प्रयोग किए जाने वाले** TABC **का क्या मतलब है?**

(a) Temperature, Airway, Breathing and compensation
(b) Temperature, Atmosphere, Breathing and Circulation
(c) Temperature, Airway, Blood level and Circulation
(d) Temperature, Airway Breathing and Circulation

256. एनोरेक्टल मैलफॉरमेशन (Anorectal malformation) **में निम्न में से कौन-सा लक्षण पाया जाता है?**

(a) एब्डोमिनल डिस्टेंशन (Abdominal distension)
(b) मूत्र में मीकोनियम (Meconium)
(c) उल्टी
(d) उपरोक्त सभी

257. फैलोट की टेट्रालॉजी (Tetralogy of fallot) **से ग्रसित बच्चे का हृदय किस आकार का होता है?**

(a) कॉन (Cone) आकार का (b) बोट (Boot) आकार का
(c) मटर के दाने के आकार का (d) एप्पल (Apple) आकार का

258. एक शिशु में त्वचा टर्गर (Skin turgor) **पता करने का सबसे उपयुक्त स्थान कौन-सा है?**

(a) चेहरा (Face) (b) उदर (Abdomen)
(c) हथेली (Palm) (d) पैर (Foot)

259. ऑम्फालोसेले (Omphalocele) **क्या होता है?**

(a) अम्बिलिकल हर्निया (Umbilical hernia)
(b) अम्बलिकस का एनलारजमेन्ट
(c) अम्बलिकस का इंफ्लेमेशन
(d) अम्बलिकस शिरा की अनुपस्थिति

260. मेक्रोसोमिआ (Macrosomia) **का क्या मतलब है?**

(a) बड़े आकार का बच्चा
(b) बड़े आकार के सिर वाला बच्चा
(c) गुणसूत्रों की संख्या बढ़ जाना
(d) उपापचय दर में वृद्धि

261. फेल्यर ऑफ थराइव का क्या मतलब होता है?

(a) बच्चा चलने में असमर्थ है (b) बच्चा पीने में असमर्थ है
(c) वजन वृद्धि की दर में कमी (d) लम्बाई वृद्धि की दर में कमी

262. निम्न में से कौन-सा लक्षण फेल्यर ऑफ थराइव (Failure to thrive) **वाले बच्चे का नहीं है?**

(a) बच्चा आयु की तुलना में छोटा दिखता है
(b) बच्चे की लम्बाई कम होना
(c) भावरहित चेहरा
(d) सामाजिक उद्दीपन के लिए अव्यवहारिक प्रतिक्रिया

बाल रोग

263. सबसे सामान्य उदर गुहा का ट्यूमर है

(a) विल्मस ट्यूमर (b) गर्भाशय कैंसर
(c) फुफ्फुसीय ट्यूमर (d) आँतीय ट्यूमर

264. पेरिनेटल ट्रांसमिशन द्वारा हिपेटाइटिस हो सकता है

(a) हिपेटाइटिस-E (b) हिपेटाइटिस-C
(c) हिपेटाइटिस-B (d) हिपेटाइटिस-A

265. माँ से शिशु में HIV **स्थानान्तरण को रोकने के लिए कौन-सी दवा दी जाती है?**

(a) नेविरेपिन (b) लेमिवुडनी
(c) स्टेवुडिन (d) ऐबाकेविर

266. बच्चों के निर्जलीकरण का विश्वसनीय संकेतक नहीं है

(a) त्वचा स्फीत (b) शुष्क मुख म्यूकोसा
(c) अल्पमूत्रता (d) प्यास

267. तान्या, 4 माह की बच्ची है, जो स्तनपान करने में सक्षम नहीं है और छाती में घरघराहट है। यह वर्गीकृत किया जा सकता है

(a) न्यूमोनिया
(b) गम्भीर न्यूमोनिया
(c) न्यूमोनिया नहीं : खाँसी व जुखाम
(d) हल्का न्यूमोनिया

268. किस रोग में CSF **परीक्षण किया जाना चाहिए?**

(a) ऐटिलेक्टेसिस
(b) मेनिन्जाइटिस
(c) विल्मस ट्यूमर
(d) मेक्रोसोमिया

269. निम्न में से किस असामान्यता में दाएँ अलिन्द एवं दाएँ निलय के मध्य स्थित कपाट जन्मजात उपस्थित नहीं होते हैं?
(a) पल्मोनरी स्टीनोसिस (b) एट्रियल सेप्टल डिफेक्ट
(c) ट्राइकस्पिड अट्रेसिया (d) वेन्ट्रिकुलर सेप्टल डिफेक्ट

270. एन्यूरिसस को नियंत्रित करने के लिए नाक में कौन-सा स्प्रे करते हैं?
(a) पिट्रेसिन (b) डेस्मोप्रेसिन
(c) लिप्रेसिन (d) ऑसीटोसिन

271. कौन-सी श्वसन की स्थिति को हमेशा चिकित्सकीय आपातकाल (इमरजेन्सी) माना जाता है?
(a) लेरिन्जिओट्रेकिओब्रोंकाइटिस
(b) एपिग्लोटाइटिस
(c) अस्थमा
(d) साइटिक फाइब्रोसिस

272. बच्चों में त्वचा स्फीति का आंकलन किया जाता है
(a) डॉसम ऑफ हैण्ड (b) वक्ष
(c) ललाट (d) पेट

273. बच्चों में एड्स की विशेषता है
(a) क्रिप्टोकॉकस के कारण डायरिया
(b) हाथ पैरों पर रेशा
(c) केपोसिज सार्कोमा
(d) बार-बार कैन्डिडियासिस संक्रमण

274. तीव्र एपिग्लोटाइटिस का कारण है
(a) एस. न्यूमोनियाई (b) इंफ्लूएन्जा
(c) *एच. इफ्लूएन्जाई* (d) *मेनिंगोकोकस*

275. मेनिन्जाइटिस के लक्षण है
(a) अकड़ी गर्दन (b) कर्निंगस चिन्ह
(c) ब्रुडजिन्सकी चिन्ह (d) ये सभी

276. CSF के निष्कर्ष में TB मेनिन्जाइटिस में सम्मिलित है
(a) उच्च शर्करा + निम्न प्रोटीन
(b) निम्न शर्करा + उच्च प्रोटीन और लिम्फोसाइट्स
(c) उच्च शर्करा + उच्च क्लोराइड
(d) निम्न शर्करा + उच्च प्रोटीन और लिम्फोपेनिया

277. ब्रोंकियल अस्थमा में जटिलता (Complexity) है
(a) डाइपोक्सिमिया (b) एटेलेक्टोसिस
(c) हापोक्सिमिया (d) श्वसनीय असफलता

278. निम्न में से कौन-सा टिटेनस निओनेटोरम (Tetanus neonatorum) की रोकथाम का उपाय नहीं है?
(a) TT टीकाकरण
(b) पाँच क्लीन (Five clean) नियम का पालन करना
(c) गर्भावस्था के दौरान TT टीकाकरण
(d) पेनिसिलिन नामक एण्टीबायोटिक

279. निचले श्वसनीय तन्त्र संक्रमण है
(a) कोराइजा (b) सामान्य ठण्ड
(c) ब्रोंकाइटिस (d) राइनाइटिस

280. रूमेटिक फीवर के रोगी में पेनिसिलिन एलर्जी के बचाव की इच्छित दवा है
(a) इरिथ्रोमाइसिन (b) क्लिडेमाइसिन
(c) वेंकोमाइसिन (d) जेन्टामाइसिन

281. रूमेटिक फीवर के निदान का श्रेय किसे जाता है?
(a) कार्ल लैण्डस्टीर को (b) एलेक्जेण्डर फ्लेमिंग को
(c) ल्यूवेन हॉक को (d) टी. डकेट जोन्स को

282. रूमेटिक हृदय रोग में सबसे ज्यादा प्रभावित होता है
(a) ट्राइकस्पिड (b) एओर्टिक
(c) माइट्रल (d) पल्मोनिक

283. बच्चों में चिकन पॉक्स की पहली पहचान है
(a) फीवर (b) वेसिकल्स
(c) कपकपी (d) मेलेज

284. रूबेओला है
(a) रूबेला (b) जर्मन खसरा
(c) मेनिन्जाइटिस (d) पेरेटोडाइटिस

285. बच्चों में मम्पस की जटिलता नही हैं
(a) आकाईटिस (b) मेनिन्जाइटिस
(c) मायोकार्डाइटिस (d) पेंक्रियटाइटिस

286. बिन्दुक संक्रमण के फैलने का तरीका है
(a) ड्रॉप्लेट (b) फेमाइट
(c) ट्रान्सप्लेसेन्टल (d) अशुद्ध भोजन

287. रोगों में रेश (Rash) क्लीनिकल लक्षण है
(a) मीजल्स (b) मम्पस (c) चिकन पॉक्स (d) डिप्थीरिया

288. परट्यूसिस की घटना अधिकतम दिखाई देती है
(a) 0-5 वर्ष में (b) 0-2 वर्ष में
(c) 2-8 वर्ष में (d) 0-10 वर्ष में

289. मैक्रोसोमिया का क्या मतलब है?
(a) बड़े आकार का बच्चा
(b) बड़े आकार के सिर वाला बच्चा
(c) गुणसूत्रों की संख्या बढ़ जाना
(d) उपापचय दर में वृद्धि

290. गॉयटर के सम्बन्ध में कौन-सा कथन असत्य है?
(a) इसमें थायरॉइड बढ़ जाती है
(b) यह T_3 एवं T_4 की अधिकता के कारण होता है
(c) यह T_3 एवं T_4 की कमी के कारण होता है
(d) इसकी रोकथाम हेतु आयोडीन युक्त नमक का प्रयोग करना चाहिए

249. (c)	250. (c)	251. (d)	252. (c)	253. (b)	254. (d)	255. (d)	256. (d)	257. (b)	258. (b)
259. (a)	260. (a)	261. (c)	262. (b)	263. (a)	264. (c)	265. (a)	266. (d)	267. (b)	268. (b)
269. (c)	270. (b)	271. (b)	272. (d)	273. (d)	274. (c)	275. (d)	276. (b)	277. (b)	278. (d)
279. (c)	280. (a)	281. (d)	282. (c)	283. (a)	284. (b)	285. (c)	286. (a)	287. (b)	288. (b)
289. (a)	290. (b)								

291. निम्न में से रूमेटिक ज्वर का पता करने की कौन-सी मुख्य कसौटी नहीं है?
(a) कार्डाइटिस (b) आर्थराइटिस
(c) कोरिया (d) पूर्व रूमेटिक फीवर

292. निम्न में से कौन-से इलेक्ट्रोलाइट की मात्रा में परिवर्तन से 'टिटेनी' रोग हो जाता है?
(a) हाइपोकैल्सिमिया (b) हाइपरमैग्नीसीमिया
(c) हाइपरकैल्सिमिया (d) हाइपोनैट्रीमिया

293. बच्चे में दवा की मात्रा निर्धारित करने हेतु कौन-सा सिद्धान्त उपयुक्त है?
(a) यंगरूल (b) क्लार्क रूल
(c) फ्राइड रूल (d) ये सभी

294. चिकन पॉक्स का घातक जीव है
(a) पैरामिक्सो वायरस (b) *वेरिसेला जोस्टर*
(c) हर्पीज सिम्प्लैक्स वायरस (d) *बॉर्डेटेला परट्यूसिस*

295. ब्रॉनज बेबी सिण्ड्रोम (Bronze-baby syndrome) का लक्षण है
(a) डिमेन्शिया, डायरिया और डर्मेटाइटिस
(b) पिजन चेस्ट, हड्डी का डीफॉर्मेशन एवं कर्वड पैर
(c) त्वचा, सीरम एवं मूत्र का भूरा-काला रंग
(d) उल्टी के साथ खून आना

296. ओरल मोनोलिएसिस (Oral monoliasis) मुख्य तौर पर किस प्रकार का संक्रमण है?
(a) बैक्टीरियल (b) फंगल
(c) वाइरल (d) प्रोटोजोअल

297. एस्कॉफ बॉडीस (Aschoff bodies) किस बीमारी में पाई जाती हैं?
(a) रूमेटिक कोलेरा (b) रूमेटिक कार्डडिटिस
(c) रीनल ट्यूमर (d) पेप्टिक अल्सर

298. विल्मस् ट्यूमर (Wilm's tumour) किस अंग में पाया जाने वाला ट्यूमर है?
(a) फेफड़े (b) किडनी
(c) ब्रेन (d) आँत

299. डिस्टर्ब कॉन्सकियोसनेस (Disturbed consciousness) के मरीज में हुई प्रगति का पता लगाने के लिए कौन-सा मेथड (Method) काम में लेते हैं?
(a) ग्लासगो कॉमा स्केल (Glasgow coma scale)
(b) अपगार कोमा स्केल (Apgar coma scale)
(c) कर्निंग चिन्ह (Kerning's sign) का आंकलन
(d) हेगर्स कोमा स्केल (Hegar's coma scale)

300. निम्न में से कौन-सा मेनिन्जाइटिस का लक्षण नहीं है?
(a) बढ़ा हुआ CSF दाब
(b) बढ़ा हुआ प्रोटीन लेवल (CSF में)
(c) CSF का बढ़ा हुआ शर्करा स्तर
(d) CSF में बढ़ी हुई WBC की संख्या

301. एक्यूट ग्लोमेरूलोनेफ्रीर्टिस (Acute glomerulonephritis) का सबसे सामान्य कारण क्या है?
(a) *स्ट्रेप्टोकोकाई* (b) *स्टेफाइलोकोकाई*
(c) *न्यूमोकोकाई* (d) *ई. कोलाई*

302. टीम्पेनोसेन्टेसिस (Tympanocentesis) का क्या मतलब होता है?
(a) टीम्पेनिक झिल्ली का संक्रमण
(b) टीम्पेनिक झिल्ली में छिद्र
(c) मध्य कर्ण से द्रव बाहर खींचना
(d) मध्य कर्ण की रीपेयरिंग करना

303. बच्चों में नेबूलाइजेशन (Nebulization) के लिए निम्न में से कौन-सा ब्रोंकोडाइलेटर (Bronchodilator) अधिकतर प्रयोग किया जाता है?
(a) थीयोफाइलिन (b) सालब्यूटामोल
(c) बेक्लोमेथासोन (d) नाइट्रोग्लिसरीन

304. बच्चों में ओटिटिस मीडिया (Otitis-media) का प्रमुख कारण है
(a) *स्ट्रेप्टोकोकस* (b) *हीमोफिलस इन्फ्लूएन्जी*
(c) *कोरिनीबैक्टीरियम* (d) दोनों (a) और (b)

305. पॉजिटिवन ब्रुडजीन्स्की एवं कर्निंग चिन्ह (Kerning sign) किस बीमारी के लक्षण हैं?
(a) न्यूमोनिया (b) मेनिन्जाइटिस
(c) एंसिफेलाइटिस (d) डायरिया

306. अर्टिकेरिया (शीत पित्त) रोग में दवा दी जाती है
(a) निस्टेटिन (b) सेलीसिलिक एसिड
(c) हिस्टेमिनरोधी (d) कॉर्टिकोस्टेरॉइड

307. गम्भीर निमोनिया होने पर यदि बच्चे को सांस लेने में कठिनाई उत्पन्न हो, तो उस एक मिनट में ऑक्सीजन देनी चाहिए
(a) 8-10 लीटर की दर से
(b) 6-8 लीटर की दर से
(c) 4-5 लीटर की दर से
(d) 1-2 लीटर प्रति मिनट की दर से

308. एम्पिसिलिन प्रतिजैविक एण्टीबायोटिक का उपयोग निम्न में से किस रोग में किया जाता है?
(a) डायरिया (b) उल्टी (c) ज्वर (d) त्वचा संक्रमण

309. क्रुप (Croup) किस तन्त्र से सम्बन्धित बीमारी है?
(a) श्वसन तन्त्र (b) पाचन तन्त्र
(c) तन्त्रिका तन्त्र (d) उत्सर्जन तन्त्र

310. कौन-सी थैरेपी, अगूँठा चूषण के लिए उपयोग होती है?
(a) विरक्ति (Aversion) उपचार (b) मनोचिकित्सा विश्लेषण
(c) निद्रावस्था कृत्रिम रूप से (d) चूषण परीक्षण

311. लम्बे समय तक अँगूठा चूसने से बच्चे को हो सकता है
(a) दन्त समस्याएँ (b) कृमि इनफेस्टेशन
(c) पोषण में कमी (d) ये सभी

312. लड़कियों और लड़कों में किस आयु तक बिस्तर गीला करना सामान्य माना जाता है?
(a) क्रमशः 3 और 4 वर्ष (b) क्रमशः 4 और 5 वर्ष
(c) क्रमशः 5 और 4 वर्ष (d) क्रमशः 4 और 3 वर्ष

313. कौन-सी स्थिति में बच्चे बाल खिंचते नोंचते हैं
(a) ट्राइकोटेलोमोनिया (b) एक्रोफोबिया
(c) एन्यूरेसिस (d) एनकोप्रेसिस

314. **एन्यूरेसिस का उपचार करने की इच्छित दवा है**

(a) क्लोजेपिन (b) डायजीपाम
(c) इमीप्रेमिन (d) ऑलेन्जेपिन

315. **एन्यूरेसिस को नियंत्रित करने के लिए नाक में स्प्रे करने के लिए पहचानो**

(a) पिट्रेसिन
(b) डेस्मोप्रेसिन
(c) लिप्रेसिन
(d) ऑक्सीटोसिन

316. **टेम्पर टेन्ट्रम** (Temper tantrum) **समूह का सामान्य व्यवहार है**

(a) शैशव
(b) टोडलर्स
(c) पूर्वस्कूली आयु
(d) बच्चे का शिक्षाकाल

317. **सभी प्री-स्कूल बच्चों में सामान्य समस्याएँ हैं, सिवाय**

(a) टेम्पर टेन्ट्रम (b) नींद की समस्या
(c) कामचोरी (d) पित्त

318. **ध्यान में कमी उच्च क्रियाशीलता विकार का प्रबन्ध करने के लिए बच्चे को**

(a) शान्त उपागम दो
(b) बच्चे को सख्त निर्देश दो
(c) स्वीकार्य व्यवहार के लिए बच्चे को पुरस्कार दो
(d) उपरोक्त सभी

319. **बच्चों के लिए प्ले थैरेपी** (Play therapy) **की क्या उपयोगिता है?**

(a) यह शारीरिक विकास में सहायक है
(b) यह बच्चे के मानसिक विकास में सहायक है
(c) यह बच्चे की निर्णय लेने की क्षमता को मजबूत बनाता है
(d) उपरोक्त सभी

320. **लम्बे समय तक अँगुठा चूसने** (Thumb sucking) **से क्या जटिलता उत्पन्न हो सकती है?**

(a) दाँतों सम्बन्धी समस्या
(b) मुँह के म्यूकोसा में ट्रोमा
(c) चेहरे की हड्डियों का सही विकास नहीं हो पाना
(d) उपरोक्त सभी

बच्चों में व्यवहारिक स्मस्याएँ

321. **निम्न में से बच्चों में पाया जाने वाला कौन-सा आदत सम्बन्धी विकार** (habit-disorder) **नहीं है?**

(a) अँगूठा चूसना
(b) नाखून चबाना
(c) मेन्टल रीटारडेशन (Mental retardation)
(d) शरीर के अंगों को काटना

322. **किस आयु पर एक बच्चे में अजनबी लोगों से एन्जायटी** (Anixety) **होना प्रारम्भ हो जाती है**

(a) 2-3 माह से (b) 4-5 माह से
(c) 6-7 माह से (d) 10-12 माह से

323. **एक बच्चे द्वारा नहीं खाने योग्य वस्तुओं जैसे कि मिट्टी, चॉक, पेण्ट्स, पेन्सिल, आदि को खाना कहलाता है**

(a) टिक (Tic) (b) पिका (Pica)
(c) फोबिया (Phobia) (d) एंकोप्रीसिस (Encopresis)

324. **दूध छुड़ाना आरम्भ करने की आयु**

(a) 4-6 माह (b) 6-8 माह
(c) 8-10 माह (d) 10-12 माह

325. **किशोरावस्था से सम्बन्धित सत्य नहीं है**

(a) इसमें शारीरिक विकास होता है
(b) इसमें मानसिक विकास होता है
(c) किशोर, सामाजिक सहभागिता नहीं अपनाता
(d) किशोर का बौद्धिक विकास होता है

326. **असामाजिक व्यवहार** (Antisocial behaviour) **जिसमें कोई बच्चा जानबूझकर गैर-काननी कार्यों में लिप्त रहता है**

(a) टिक (Tic)
(b) अँगुठा चुसना
(c) ऑटिज्म
(d) ज्यूवेनाइल डीलिक्यूएन्सी (Juvenile delinquency)

327. **किशोरावस्था के दौरान, मनोसामाजिक विकास केन्द्रित है**

(a) स्वतन्त्र होना (b) एक पहचान की स्थापना
(c) साथी समूह सम्बन्ध (d) पहल विकसित करना

291. (d)	**292.** (a)	**293.** (d)	**294.** (b)	**295.** (c)	**296.** (b)	**297.** (b)	**298.** (b)	**299.** (a)	**300** (c)
301. (a)	**302.** (c)	**303.** (b)	**304.** (d)	**305.** (b)	**306.** (c)	**307.** (d)	**308.** (a)	**309.** (a)	**310.** (a)
311. (a)	**312.** (b)	**313.** (a)	**314.** (c)	**315.** (b)	**316.** (b)	**317.** (c)	**318.** (d)	**319.** (d)	**320.** (d)
321. (c)	**322.** (c)	**323.** (b)	**324.** (b)	**325.** (c)	**326.** (d)	**327.** (b)			

नर्सिंग एग्जाम गैलरी

1. बच्चों में सबसे पहले बाहर आने वाली दाँत की जोड़ी है *(NHM Contractual Staff Nurse 2021)*
(a) कस्पिड्स (b) कृन्तक
(c) दाढ़ (Molars) (d) रदनक

2. दस्त से पीड़ित बच्चों में ORS थैरेपी का मुख्य उद्देश्य है *(MPNHM CHO 2021)*
(a) निर्जलीकरण को रोकना
(b) मृत्यु दर में कमी लाना
(c) जल और विद्युत अपघट्य की कमी को ठीक करने के लिए
(d) उपरोक्त सभी

3. किशोरों के स्वास्थ्य को बनाए रखने और कृमि संक्रमण के नियंत्रण के लिए टैब एल्बेंडाजोल (Tab albendazole) दिया जाता है *(MPNHM CHO 2021)*
(a) एक वर्ष में एक बार (b) वर्ष में दो बार
(c) वर्ष में तीन बार (d) हर तीन महीने में एक बार

4. जन्म के पाँच मिनट बाद APGAR के लिए एक नवजात शिशु का मूल्यांकन किया जाता है, स्कोर 8 है। यह क्या दर्शाता है? *(MPNHM CHO 2021)*
(a) कोई डिप्रेशन नहीं (b) हल्का डिप्रेशन
(c) मध्यम डिप्रेशन (d) अत्यधिक डिप्रेशन

5. भ्रूण क्षिप्रहृदयता (Fetal tachycardia) के कारण निम्नलिखित सभी हैं, सिवाय *(NHM Contractual Staff Nurse 2021)*
(a) मातृ या भ्रूण एनीमिया
(b) मातृ या भ्रूण संक्रमण
(c) भ्रूण समझौता
(d) भ्रूण हाइपोक्सिया और एसिडोसिस

6. नवजात शिशु में CPR के लिए छाती संपीडन वेंटिलेशन अनुपात है *(NHM Contractual Staff Nurse 2021)*
(a) 30 : 2 (b) 15 : 2
(c) 10 : 2 (d) 3 : 1

7. भ्रूण मंदनाड़ी (Fetal bradycardia) निम्न के कारण हो सकता है *(NHM Contractual Staff Nurse 2021)*
(a) मातृ या भ्रूण संक्रमण (b) मातृ या भ्रूण रक्ताल्पता
(c) भ्रूण हृदय दोष (d) इनमें से कोई नहीं

8. नवजात शिशु का मूल्यांकन करते समय नर्स को निम्नलिखित क्रम में महत्त्वपूर्ण संकेतों को मापना चाहिए *(NHM Contractual Staff Nurse 2021)*
(a) नाड़ी, श्वसन, तापमान (b) तापमान, नाड़ी और श्वसन
(c) श्वसन, तापमान, नाड़ी (d) श्वसन, नाड़ी, तापमान

9. जन्म के समय, नवजात शिशु में निम्नलिखित लक्षण पाए जाते हैं, HR-70/मिनट, श्वसन क्रिया दुर्बल और अनियमित होती है, कोई अनैच्छिक क्रिया (Reflex) नहीं पूरे शरीर में जलन और नीलापन है। APGAR स्कोर क्या होगा? *(NHM Contractual Staff Nurse 2021)*
(a) 0 (b) 1 (c) 2 (d) 3

10. निम्नलिखित सभी माइल स्टोन (Mile stone) सात महीने के बच्चे में मौजूद हैं, सिवाय *(NHM Contractual Staff Nurse 2021)*
(a) सामाजिक झुकाव (b) सहारे के साथ बैठना
(c) सहारे के बिना चलना (d) सिर को सहारा

11. निम्नलिखित में से कौन जन्मजात हृदय रोग नहीं है? *(UPNHM Staff Nurse 2021)*
(a) फैलोट चतुष्क (b) ट्राइकस्पिड एट्रेशिया
(c) कावासाकी रोग (d) महाधमनीपट दोष

12. एक वर्ष से अधिक आयु के बच्चों में नाड़ी की जाँच करने हेतु सबसे केन्द्रीय तथा पहुँच योग्य धमनी है *(UPNHM Staff Nurse 2021)*
(a) ब्रेकियल (b) कैरोटिड
(c) डोर्सेलिस पेडिस (d) पॉप्लिटेल

13. अपरिपक्व शिशु बेबी पुनर्जीवित (Resuscitating) करते समय, ऑक्सीजन के निम्न सान्द्रता के साथ पॉजिटिव प्रेशर वेंटिलेशन (Positive pressure ventilation) शुरु किया जाना चाहिए *(UPNHM Staff Nurse 2021)*
(a) 21% (b) 40%
(c) 75% (d) 80%

14. एक नवजात शिशु के जन्म के तुरन्द बाद सकारात्मक दबाव वेंटिलेशन दिए जाने का संकेत है, जब *(UPNHM Staff Nurse 2021)*
(a) हृदय की दर <100 बीट/मिनट
(b) शिशु में सायनोसिस
(c) 95% से नीचे SpO_2
(d) जन्म के समय शिशु नहीं हो रहा है

15. नवजात शिशुओं में जन्म के समय एक या दोनों वृषण के नीचे आने की विफलता को कहा जाता है *(UPNHM Staff Nurse 2021)*
(a) ओर्किडोपेक्सी (b) फाइमोसिस
(c) क्रिप्टोरचिडिस्म (d) हीड्रोसील

16. निम्नलिखित लक्षणों द्वारा स्तनपान की पर्याप्तता का आंकलन किया जा सकता है, सिवाय *(UPNHM Staff Nurse 2021)*
(a) प्रति दिन 6-8 बार मूत्र करता है
(b) फीड के बाद 2-6 घण्टे सोता है
(c) वजन पर्याप्त रूप से बढ़ता है
(d) 3 दिनों में जन्म के समय के वजन को पार करता है

17. नवजात शिशु का सामान्य शरीर का तापमान है *(UPNHM Staff Nurse 2021)*
(a) 36-36.8 डिग्री सेल्सियस
(b) 36.5-37.4 डिग्री सेल्सियस
(c) 37-38 डिग्री सेल्सियस
(d) 37-40 डिग्री सेल्सियस

18. नवजात शिशु के जीवन के पहले दिन में सभी दौरे (Seizures) के संभावित कारण हैं, सिवाय *(UPNHM Staff Nurse 2021)*
(a) हाइपोग्लाइसीमिया (b) टिटेनस
(c) एस्फिक्सिया (d) इंट्रावेंट्रिकुलर रुधिरस्राव

19. जब पीड़ित 8 वर्ष का लड़का है, तो CPR प्रदान करने के लिए उपयुक्त विधि है *(UPNHM Staff Nurse 2021)*
(a) अँगूठा तकनीक (b) दो अँगुली की तकनीक
(c) एक हाथ की तकनीक (d) दो हाथ की तकनीक

20. एक शिशु सिर नियंत्रण (Head holding) निम्न तक प्राप्त कर लेता है *(UPNHM Staff Nurse 2021)*
(a) 15 दिन (b) 3-4 महीने
(c) 6 महीने (d) 8 महीने

21. **अपगार स्कोर 9 का मतलब है कि बच्चे की स्थिति है** *(UPNHM Staff Nurse 2019)*

(a) अच्छी (b) खराब
(c) सुधड़ (d) बहुत खराब

22. **मेनिन्जाइटिस से पीड़ित होने की सम्भावना वाले एक बच्चे में की जाने वाली सबसे सामान्य नैदानिक जाँच** (Diagnostic test) **है** *(UPNHM Staff Nurse 2019)*

(a) MRI (b) X-रे स्पाइन
(c) CT स्केन (d) लम्बर पंक्चर

23. **छोटे नर बच्चे में मम्पस संक्रमण की सबसे अधिक पाई जाने वाली जटिलता है** *(UPNHM Staff Nurse 2019)*

(a) ऑर्चिटिस (b) ओफोरिटिस
(c) पेरिटोनिटिस (d) मेनिंगोइनसिफेलाइटिस

24. **एक बच्चे में मेनिन्जाइटिस के कारण देर से होने वाली जटिलता है** *(AIIMS Rishikesh Nursing 2019)*

(a) हाइड्रोसिफेलस (b) इनसिफेलाइटिस
(c) मानसिक मंदता (d) हाई असफलता

25. **एक नवजात में 1 व 5 मिनट पर अपगार स्कोर 4 है। कौन-सा कार्य उपयुक्त है?** *(AIIMS Rishikesh Nursing 2019)*

(a) श्वसन मार्ग को मेन्टेन रखना
(b) अभिभावकों को तसल्ली देना
(c) सामान्य रुटीन देखभाल
(d) हाइपोथर्मिया से बचाव

26. **......... से पीड़ित बच्चों को फोटोथैरेपी दी जाती है।** *(ESIC Staff Nurse 2019)*

(a) हीमोलाइटिक रोग (b) हाइपोग्लाइसीमिया
(c) हाइपर बिलिरुबिनेमिया (d) नेक्रोटाईजिंग एंट्रोकोलाइटिस

27. **आयु जिसमें भंग तालु** (Cleft palate) **की सामान्यतया मरम्मत की जाती है** *(ESIC Staff Nurse 2019)*

(a) 6 माह (b) 3 माह
(c) 2-3 वर्ष (d) 12-18 माह

28. **निम्नलिखित सभी उपापचय की जन्मजात त्रुटियाँ हैं, सिवाय** *(ESIC Staff Nurse 2019)*

(a) टे सैक रोग (b) सिस्टिक फाइब्रोसिस
(c) टर्नर सिण्ड्रोम (d) फीनाइलकीटोन्यूरिया

29. **वेन्ट्रिकुलर सेप्टल डिफेक्ट की जटिलताएँ निम्नलिखित हैं, सिवाय** *(ESIC Staff Nurse 2019)*

(a) हर्ट फेल्यर (b) एण्डोकार्डाइटिस
(c) पल्मोनरी हाइपरटेंशन (d) सेरेब्रल पाल्सी

30. **ऑटोसोमल रेसेसिव वंशानुगमन का उदाहरण है** *(ESIC Staff Nurse 2019)*

(a) क्रेनिओफेसियल डिसऑर्डर
(b) स्केलेटल डिसऑर्डर
(c) हीमोफीलिया
(d) सिस्टिक फाइब्रोसिस

31. **3 माह से 3 वर्ष तक के बच्चो में रुधिर व म्यूकस युक्त करंट जैली जैसा मल होने पर बच्चे में क्या होने की सम्भावना है?** *(ESIC Staff Nurse 2019)*

(a) मेकेल का डायवर्टीकुलम (b) इंटसेप्शन
(c) उदर हर्निया (d) हिर्स्चस्प्रुंग रोग

32. **बुलीमिया नर्वोसा के उपचार हेतु ड्रग्स ऑफ चॉइस है** *(ESIC Staff Nurse 2019)*

(a) IV ग्लूकोस 10% (b) बेंजोडायजेपींस
(c) एण्टीडीप्रेसेन्ट (d) थायमिन IV

33. **वृद्धि व विकास के सिद्धान्तों को विचार करते समय यह याद रखें कि** *(ESIC Staff Nurse 2019)*

(a) सभी बच्चे एक समान दर से वृद्धि करने चाहिए, सभी 4 वर्ष के बच्चों का वजन 4 kg तक रहता है
(b) विकास समान रूप से होता है प्रत्येक 3 वर्षों पर बिना वृद्धि की अवधि के साथ
(c) अधिकांश बच्चे चलने से पहले भाग सकते हैं
(d) यद्यपि विकास एक क्रमबद्ध क्रम में होता है लेकिन वृद्धि दर व्यक्तियों के बीच भिन्न हो सकती है

34. **5 वर्षीय बच्चे के शारीरिक विकास का आंकलन करते समय यह असामान्य है कि वह** *(ESIC Staff Nurse 2019)*

(a) 6 ब्लॉक्स का स्तम्भ बना सकता है
(b) एक पैर पर कुछ बार जम्प कर सकता है
(c) एक बड़ी रबर गेंद को कैच कर सकता है
(d) सीढ़ियाँ चढ़ते समय एक समय पर एक स्टेप चढ़ता है

35. **एरिक्सन थ्योरी में किशोरों में .... का ज्ञान/बोध विकसित हो जाता है।** *(ESIC Staff Nurse 2019)*

(a) इंडस्ट्री (b) पहचान
(c) इनिशिएटिव (d) इंटेल्लेक्ट

36. **1 से 3 वर्ष की आयु के दौरान फ्रायड की थ्योरी के अनुसार विकास अवस्था होगी** *(ESIC Staff Nurse 2019)*

(a) एनल (b) जेनाइटल
(c) ओरल (d) फेलिक

37. **अपरिपक्व शिशुओं में पतले, नीचे की ओर मुड़े बहुतायत में पाए जाने वाले बाल कहलाते हैं** *(ESIC Staff Nurse 2019)*

(a) वर्निक्स (b) कॉउट
(c) लेनुगो (d) नेवी

38. **माइक्रोसिफेली की पहचान तक होती है, जब सिर का परिमाप निम्नलिखित से कम होता है** *(ESIC Staff Nurse 2019)*

(a) 2 मानक विचलन (b) 3 मानक विचलन
(c) 4 मानक विचलन (d) 1 मानक विचलन

39. **नवजातों एवं शिशुओं में खराब त्वचा स्फीत इंगित करती है** *(ESIC Staff Nurse 2019)*

(a) हाइपरटोनिया को (b) डीहाइड्रेशन को
(c) हाइपोग्लाइसीमिया को (d) हाइपोकैल्सिमिया को

1. (b)	2. (d)	3. (b)	4. (a)	5. (d)	6. (d)	7. (c)	8. (d)	9. (c)	10. (c)
11. (c)	12. (b)	13. (a)	14. (a)	15. (c)	16. (d)	17. (b)	18. (b)	19. (c)	20. (c)
21. (a)	22. (d)	23. (a)	24. (b)	25. (a)	26. (c)	27. (d)	28. (c)	29. (d)	30. (d)
31. (b)	32. (c)	33. (d)	34. (d)	35. (b)	36. (a)	37. (c)	38. (b)	39. (b)	

40. स्तनपान के साथ अर्द्ध ठोस आहार शुरु करना कहलाता है *(ESIC Staff Nurse 2019)*
(a) ऊपरी आहार (b) डिमांड फीडिंग
(c) शेड्यूल फीडिंग (d) कंडीशनल फीडिंग

41. अग्र फॉन्टेल बन्द हो जाता है *(ESIC Staff Nurse 2019)*
(a) 9 से 18 माह की आयु पर (b) 2 माह की आयु पर
(c) जन्म पर (d) 2-3 वर्ष की आयु पर

42. 1000 जीवित जन्म पर गर्भस्थ शिशुओं एवं शीघ्र नवजातों की कुल मृत्यु कहलाती है *(ESIC Staff Nurse 2019)*
(a) नियोनेटल डेथ (b) इन्ट्रायूटेराइन डेथ
(c) फीटल डेथ (d) पेरिनेटल मोर्टेलिटी

43. पॉजिटिव ब्रुडजीन्सकी एवं कर्निंग चिन्ह (Sign) सूचक होते हैं *(ESIC Staff Nurse 2019)*
(a) मेनिन्जाइटिस के (b) पेरिफेरल न्यूरोपेथी के
(c) हेमिप्लीजिया के (d) एल्कोहॉल विषाक्तता के

44. गर्भस्थ शिशु की परिपक्वता की रेटिंग हेतु प्रयुक्त होता है *(ESIC Staff Nurse 2019)*
(a) अपगार स्कोर (b) बेलॉर्ड स्कोर
(c) चेंडलर स्कोर (d) ऑलिवर स्कोर

45. जुड़े हुए जुड़वाँ के जन्म की सम्भावना कब होती है? *(ESIC Staff Nurse 2019)*
(a) डाइक्रॉनिक डाइमोनियोटिक ट्वीन्स
(b) एक्सटर्नल ट्वीन्स
(c) पहले जुड़वाँ में सिफेलिक एवं दूसरे जुड़वाँ में ब्रीच प्रस्तुति होने पर
(d) पहले जुड़वाँ में ब्रीच एवं दूसरे जुड़वाँ में सिफेलिक प्रस्तुति होने पर

46. एक सामान्य औसत शिशु में 1 वर्ष पर लम्बाई में जन्म के समय लम्बाई की तुलना में कितनी प्रतिशत वृद्धि होती है? *(ESIC Staff Nurse 2019)*
(a) 10% (b) 20%
(c) 50% (d) 75%

47. अपगार स्कोर उत्तम माना जाता है यदि स्कोर है *(ESIC Staff Nurse 2019)*
(a) 3-7 (b) 0-3
(c) 7-10 (d) 4-6

48. बॉउल कन्ट्रोल (Bowel control) के सामान्य रूप से अपेक्षित आयु के पश्चात एक बच्चे द्वारा अनुपयुक्त स्थानों पर बार-बार अनैच्छिक रूप से या जानबूझकर मल विसर्जित करना कहलाता है *(ESIC Staff Nurse 2019)*
(a) नाइटमेयर्स (b) नाइट स्वेट्स
(c) एन्क्रोप्रेसिस (d) एन्यूरिसिस

49. 7वीं या 8वीं ग्रीवा या वक्षीय तन्त्रिक रूट (Nerve root) की क्षति का परिणाम है *(DME Karnataka Staff Nurse 2018)*
(a) फेसियल पाल्सी (Facial palsy)
(b) एर्बस पाल्सी (Erb's palsy)
(c) क्लम्पके पाल्सी (Klumpke's palsy)
(d) बेल पाल्सी (Bell's palsy)

50. ब्रेन ट्यूमर का बचपन का सबसे सामान्य रूप कौन-सा है? *(AIIMS Bhubneswar 2018)*
(a) एस्ट्रोसाइटोमा (Astrocytoma)
(b) ग्लोइमा (Glioma)
(c) मेड्यूलोब्लास्टोमा (Medulloblastoma)
(d) अपेन्डिमोमा (Apendymoma)

51. शिशुओं में एक फीडिंग समस्या है *(AIIMS Manglagiri Gr. 2018)*
(a) चोकिंग (Choking)
(b) हिक्कप्स (Hiccups)
(c) एस्पाइरेशन (Aspiration)
(d) रिगरजिटेशन (Regurgitation)

52. बचपन की बीमारियों का बड़ा कारण है *(AIIMS Bhopal 2018)*
(a) दुर्घटनाएँ (b) कुपोषण
(c) संक्रमण (d) पर्याक्रमण

53. 1 से 3 वर्ष तक आयु के बच्चों में विकास की अवस्था कहलाती है *(AIIMS Bhopal 2018)*
(a) फेलिक स्टेज (b) ओरल स्टेज
(c) रेजेनाइटल स्टेज (d) एनल स्टेज

54. बच्चों में अग्र फॉन्टेनेल बन्द होता है *(AIIMS Jodhpur 2018)*
(a) एक माह की आयु पर
(b) एक व डेढ़ वर्ष की आयु के बीच
(c) एक व डेढ़ माह की आयु के बीच
(d) दो सप्ताह की आयु पर

55. हाइपरटॉनिसीटी (Hypertonicity) एवं सीजरिंग लेग मूवमेंट (Scissoring Leg movements) अपेक्षित चिकित्सीय जाँच परिणाम है *(AIIMS Jodhpur 2018)*
(a) सेरेब्रल पाल्सी में (b) ऑटिज्म में
(c) मानसिक मंदता में (d) शिजोफ्रेनिक में

56. किस आयु पर मोरो रिफ्लेक्स विलुप्त हो जाता है? *(AIIMS Delhi Nsg. 2018)*
(a) 6 माह (b) 4 माह (c) 3 माह (d) 8 माह

57. स्तनपान में कौन-सी दवा तुलनात्मक रूप से निषेध होती है? *(AIIMS Delhi Nsg. 2018)*
(a) प्रोपेनॉल (b) सल्फोन्यूरिया
(c) सिफेलोस्पोरीन (d) जीडोवूडीन

58. किस प्रकार के न्यूरल ट्यूब डिफेक्ट में बालों का गुच्छा (Tuft of hairs) पाया जाता है? *(AIIMS Delhi Nsg. 2018)*
(a) स्पाइना बाइफिडा ओकल्टा (b) स्पाइना बाइफिडा सिस्टिका
(c) एन्टोरोसील (d) हाइड्रोसिफिलिस

59. 2 वर्षीय बच्चे की ऊँचाई नापी जाती है *(AIIMS Delhi Nsg. 2018)*
(a) स्टेडीयामीटर द्वारा (b) इन्फेंटोमीटर द्वारा
(c) गैनीयोमीटर द्वारा (d) रीफ्रेक्टोमीटर द्वारा

60. किस कारण से बच्चों की अचानक मृत्यु होती है? *(AIIMS Delhi Nsg. 2018)*
(a) एक्यूट एपीग्लोटाइटिस (b) लेरिंगो न्यूमोनाइटिस
(c) सिस्ट्रिक फाइब्रोसिस (d) अस्थमा

61. आघात (Shock) वाले शिशु में नर्स किसका आंकलन करती है? *(AIIMS Delhi Nsg. 2018)*

(a) यूरिन आउटपुट (b) हृदय दर
(c) वजन (d) श्वसन

62. एक सही समय पर जन्मे नवजात की जन्म के समय सामान्य हृदय दर होती है *(AIIMS Delhi Nsg. 2018)*

(a) 120 से 160 (b) 80 से 100
(c) 70 से 110 (d) 100 से 120

63. निम्नलिखित में से पर्याप्त स्तनपान का सूचक है *(AIIMS Delhi Nsg. 2018)*

(a) एक दिन में 8-10 बार मूत्र विसर्जित करना
(b) बार-बार रोना
(c) बेचैनी
(d) अच्छा सकिंग रिफ्लेक्स

64. नाक से रुधिरस्राव में बच्चे की सही स्थिति (Position) है *(AIIMS Delhi Nsg. 2018)*

(a) आगे की ओर झुककर बैठना (b) सुपाइन
(c) पीछे की ओर झुककर बैठना (d) ट्रेन्डेलेनबर्ग

65. बच्चे के लिए प्रयुक्त केनुला का कलर कोड होता है *(AIIMS Delhi Nsg. 2018)*

(a) पीला (b) काला
(c) नीला (d) हरा

66. टेट्रालोजी ऑफ फेलट से सम्बन्धित संरचनात्मक विकृतियों का चयन कीजिए। *(GMCH Chandigarh 2018)*

(a) वेन्ट्रिकुलर सेप्टल डिफेक्ट, ओवरराइडिंग एओर्टा, राइट वेन्ट्रिकुलर हाइपरट्रॉफी, पल्मोनरी स्टीनोसिस
(b) एट्रियल सेप्टल डिफेक्ट, ओवरराइडिंग एओर्टा, राइट वेन्ट्रिकुलर हाइपरट्रॉफी, पल्मोनरी स्टीनोसिस
(c) वेन्ट्रिकुलर सेप्टल डिफेक्ट, ओवरराइडिंग एओर्टा, लेफ्ट वेन्ट्रिकुलर हाइपरट्रॉफी, राइट वेन्ट्रिकुलर आउट फ्लो
(d) एट्रियल सेप्टल डिफेक्ट, ओवरराइडिंग एओर्टा, पल्मोनरी अट्रेसिया, राइट वेन्ट्रिकुलर आउटफ्लो

67. 4 वर्षीय लड़की घरेलू आग में गम्भीर रूप से जल गई है। आप उसके जलने के परिणाम की जाँच कैसे करेगें? *(GMCH Chandigarh 2018)*

(a) पार्कलैंड फॉर्मूला के द्वारा
(b) लॉड व ब्रॉडर चार्ट के प्रयोग द्वारा
(c) हार्टमैन फॉर्मूला के प्रयोग द्वारा
(d) रूल्स ऑफ टेंस के प्रयोग द्वारा

68. नर्स बर्न यूनिट में भर्ती होने पर एक 10 वर्षीय बच्चे की देखभाल कर रही है। आंकलन का एक पेरामीटर जो यह संकेत करेगा कि बच्चे में पर्याप्त फ्लूड रिप्लेसमेंट हो रहा है, वो है *(GMCH Chandigarh 2018)*

(a) 30 mL प्रति घण्टा यूरिन आउटपुट
(b) प्यास की शिकायत नहीं होना
(c) बढ़ा हुआ हिमेटोक्रिट
(d) बर्न के आस-पास अच्छी त्वचा स्फीत

69. अजनबी के प्रति चिन्ता (Stanger anxiety) किस आयु पर विकसित होती है? *(AIIMS Bhubaneswar 2018)*

(a) जन्म के 3 माह पश्चात्
(b) जन्म पर
(c) जन्म के 8 माह पश्चात्
(d) जन्म के 6 माह पश्चात्

70. नवजात शिशु में प्राथमिक एप्निया कितने सेकण्ड तक रहता है? *(AIIMS Bhubaneswar 2018)*

(a) 10 सेकण्ड (b) 5 सेकण्ड
(c) 30 सेकण्ड (d) 20 सेकण्ड

71. स्तनपान के लिए एक वास्तविक निषेध स्थिति है *(AIIMS Manglagiri Gr III 2018)*

(a) रेडिएशन थैरेपी (b) एड्स
(c) कम जन्म भार (d) फीनाइलकीटोन्यूरिया

72. एक नवजात की कपाल पर एक सिबोहारिक क्रस्टींग (Seborrheic crusting) कहलाती है *(AIIMS Manglagiri Gr III 2018)*

(a) क्रेडल केप (b) ग्रेनुलोमा
(c) मंगोलियन स्पॉट्स (d) साल्मोन पेचेज

73. निम्नलिखित में जोखिम वाले शिशु की पहचान कीजिए *(AIIMS Manglagiri Gr III 2018)*

(a) दस्तरोग वाला शिशु
(b) कुपोषित शिशु
(c) कम जन्म भार शिशु
(d) डाउन सिण्ड्रोम युक्त शिशु

74. निम्नलिखित में से कौन-सा संक्रमण एक वायुजनित वायरल संक्रमण है? *(AIIMS Bhopal 2018)*

(a) वुपिंग कफ (b) स्ट्रेप्टोकोकल सॉर थ्रोट
(c) डिप्थीरिया (d) इन्फ्लुएन्जा

75. किस आयु पर एक बच्चा सामान्य रूप से सामाजिक मुस्कान उपलब्धि स्तम्भ अर्जित कर लेता है? *(AIIMS Bhopal 2018)*

(a) 4 सप्ताह (b) 8 सप्ताह
(c) 12 सप्ताह (d) 16 सप्ताह

76. 12 माह पर एक सामान्य बच्चे की अपेक्षित ऊँचाई होती है *(AIIMS Bhopal 2018)*

(a) 45 cm (b) 50 cm (c) 75 cm (d) 100 cm

77. निम्नलिखित में से कौन-सा एक 6 वर्षीय बच्चे के लिए उच्च रुधिर दाब है? *(AIIMS Bhopal 2018)*

(a) 90/60 mm Hg (b) 120/80 mm Hg
(c) 112/60 mm Hg (d) 130/58 mm Hg

78. समेकित बाल विकास सेवाओं के तहत पूरक पोषाहार, टीकाकरण, स्वास्थ्य जाँच एवं सन्दर्भन सेवाएँ निम्नलिखित में से किस आयु के बच्चे के लिए लागू हैं? *(AIIMS Bhopal 2018)*

(a) 12 से 14 वर्ष (b) 8 से 10 वर्ष
(c) 7 से 9 वर्ष (d) 3 से 6 वर्ष

40. (a)	41. (a)	42. (d)	43. (a)	44. (b)	45. (d)	46. (c)	47. (c)	48. (c)	49. (c)
50. (c)	51. (d)	52. (b)	53. (d)	54. (b)	55. (a)	56. (c)	57. (a)	58. (a)	59. (a)
60. (a)	61. (a)	62. (a)	63. (a)	64. (a)	65. (a)	66. (a)	67. (b)	68. (a)	69. (d)
70. (d)	71. (d)	72. (a)	73. (c)	74. (d)	75. (b)	76. (c)	77. (c)	78. (d)	

79. **निम्नलिखित में से कौन-सा बैग-वाल्व-मास्क वेन्टिलेशन के लिए संकेत है?** *(AIIMS Bhopal 2018)*

(a) हृदय दर 100 बीट्स से कम हो एवं शिशु सांस नहीं ले रहा हो
(b) हृदय दर 120 बीट्स के साथ अच्छे श्वसनीय प्रयास
(c) मिकोनियम रंजित प्रसव
(d) डायफ्रामेटिक हर्निया

80. **एक बाल रोगी एट लॉअर लोब न्यूमोनिया** (At lower lobe pneumonia) **से पीड़ित है। इस फुफ्फुसीय क्षेत्र का परिश्रवण करने पर नर्स कौन-सी आवाज सुनने की अपेक्षा करेगी?** *(GMCH Chandigarh 2018)*

(a) रोन्चि (Rhonchi) (b) स्ट्रीडॉर (Stridor)
(c) क्रेकेलेस (Crackles) (d) व्हीज (Wheeze)

81. **शिश्मुण्ड को खोलने के लिए अग्रत्वचा की खींचने में असमर्थता कहलाती हैं** *(SSB DD and DNH Staff Nurse 2018)*

(a) फिमोसिस (b) क्रिटोकिडिसम
(c) हाइपोस्पेडिएस (d) एपिस्पेडिएस

82. **थायरॉइड ग्रन्थि की जाँच के लिए नर्स को शिशु को कौन-सी स्थिति में रखना चाहिए?** *(SSB DD and DNH Staff Nurse 2018)*

(a) सुपाइन (Supine) (b) स्टैंडिंग (Standing)
(c) प्रोन (Prone) (d) सिटिंग (Sitting)

83. **निम्नलिखित में से कौन-सा आंकलन समयपूर्व जन्मे नवजात में निर्जलीकरण को इंगित करता है?** *(SSB DD and DNH Staff Nurse 2018)*

(a) वजन में अत्यधिक वृद्धि
(b) फूले हुए फॉन्टेनेल
(c) अच्छी त्वचा स्फीत
(d) 1 mL/hr से कम मूत्र विसर्जन

84. **एक शिशु बिना सहारा लिए किस आयु पर स्थिरता से बैठ सकता है?** *(SSB DD and DNH Staff Nurse 2018)*

(a) 6 माह (b) 8 माह
(c) 12 माह (d) 10 माह

85. **एक बच्चा ब्रीथिंग होल्डिंग स्पेल** (Breathing holding spell) **से पीड़ित है। बच्चे के प्रबन्ध के लिए अभिभावक को क्या सलाह देंगें?** *(DME Karnataka Staff Nurse 2018)*

(a) बच्चे को सजा दें
(b) बच्चे को लाड-प्यार व सुरक्षा दें
(c) दौरे के दौरान बच्चे पर ध्यान दें
(d) सहनशील, शान्त व दयालु रहें

86. **प्रोटीन एनर्जी कुपोषण** (PEM) **की ग्रेडिंग के लिए निम्नलिखित में से किसका प्रयोग किया जाता है?** *(DME Karnataka Staff Nurse 2018)*

(a) बालार्ड स्केल (Ballard's scale)
(b) गोमेज स्केल (Gomez scale)
(c) बिशॉप स्कोरिंग (Bishop scoring)
(d) क्रामेर रूल (Krammer's rule)

87. **पूर्ण गर्भायु वाले सामान्य नवजात का पॉंडेरल इण्डेक्स** (Ponderal index) **होता है** *(DME Karnataka Staff Nurse 2018)*

(a) > 2.5 (b) < 2.5 (c) < 2 (d) 2

88. **समेकित नवजातीय व बाल्यावस्था रोग प्रबन्धन** (IMNCI) **के तहत हरा कलर कोडेड उपचार का अर्थ है** *(SSB DD and DNH Staff Nurse 2018)*

(a) तुरन्त रेफरल (b) भर्ती कर उपचार
(c) घर पर देखभाल (d) बहिरंग उपचार

89. **निम्नलिखित में से कौन-सा चिन्ह जन्म के तुरन्त पश्चात् ट्रेकियो इसोफेगल फिस्टुला** (Tracheo-oesophageal fistula) **का सूचक है?** *(SSB DD and DNH Staff Nurse 2018)*

(a) उद्दीपकों के प्रति धीमी प्रतिक्रिया
(b) झागदार मल का त्याग
(c) लगातार लार टपकाना
(d) डायाफ्राम द्वारा श्वसन

90. **शिशु को 100 mL स्तन दूध द्वारा प्रदान की जाने वाली कैलोरी है** *(DME Karnataka Staff Nurse 2018)*

(a) 66 (b) 42
(c) 85 (d) 73

91. **कौन-से समय पर की गई अपगार स्कोरिंग नवजातीय स्वास्थ्य का अधिक सही पूर्वानुमान व्यक्त करती है?** *(DME Karnataka Staff Nurse 2018)*

(a) 1st मिनट (b) 10th मिनट
(c) 5th मिनट (d) 15th मिनट

92. **एक बच्चे में घुमावयुक्त पीठ दिखाई देती है** *(SSB DD and DNH Staff Nurse 2018)*

(a) टेल्पिएस (Talpies) में
(b) लोरडोसिस (Lordosis) में
(c) काइफोसिस (Kyphosis) में
(d) सकोलिओसिस (Scoliosis) में

93. **एक नवजात में जीवन के प्रथम मिनट में निम्नलिखित में से कौन-से मापदण्डों का आंकलन किया जाना चाहिए?** *(SSB DD and DNH Staff Nurse 2018)*

(a) वजन, लम्बाई, सिर का परिमाप
(b) गर्भायु, लिंग, पेशीय तान
(c) रंग, श्वसन, हृदय दर
(d) रंग, श्वसन, तापमान

94. **जन्म के समय किसके अतिरिक्त सभी रिफ्लेक्स उपस्थित रहते हैं?** *(AIIMS Bhubaneswar 2018)*

(a) पेराशूट रिफ्लेक्स (b) पामर रिफ्लेक्स
(c) मोरो रिफ्लेक्स (d) सकिंग रिफ्लेक्स

95. **निम्नलिखित में किसके अतिरिक्त सभी बच्चों की वृद्धि व विकास को प्रभावित करने वाली मुख्य समस्याएँ हैं** *(AIIMS Bhubaneswar 2018)*

(a) न्यूमोनिया (b) साधारण जुकाम
(c) कुपोषण (d) खसरा

96. **निम्नलिखित में किसके अतिरिक्त सभी रूमेटिक फीवर** (Rheumatic fever) **के लिए मुख्य जोन्स क्राइटेरिया हैं?** *(AIIMS Bhubaneswar 2018)*

(a) इरिथीमा मारजिनेटम (Erythema marginatum)
(b) फीवर (Fever)
(c) कार्डिटिस (Carditis)
(d) माइग्रेटरी पॉलीअर्थराइटिस (Migratory polyarthritis)

97. जन्म पर नवजात की औसत लम्बाई होती है *(AIIMS Bhubaneswar 2018)*
(a) 19-21 इंच (b) 28-30 इंच
(c) 25-27 इंच (d) 30-30 इंच

98. निम्नलिखित में किसके अतिरिक्त सभी गम्भीर निर्जलीकरण के लक्षण है *(AIIMS Bhubaneswar 2018)*
(a) विलंबित केशिकीय पुनर्भरण (b) धंसे हुए फॉन्टेनेल
(c) सचेत मानसिक स्तर (d) शुष्क मुखीय म्युकोसा

99. स्वास्थ्य देखभाल के बारे में निर्णय लेने की प्रक्रिया में बच्चे की भागीदारी कहलाती है *(AIIMS Bhubaneswar 2018)*
(a) कॉलेजिएलेटी (Collegiality)
(b) एडवोकेसी (Advocacy)
(c) एथिक्स (Ethics)
(d) असेन्ट (Assent)

100. एक ताजा तैयार किया हुआ ORS घोल कितने समय के बाद काम में नहीं लेना चाहिए? *(AIIMS Bhubaneswar 2018)*
(a) 24 घण्टे (b) 6 घण्टे (c) 12 घण्टे (d) 48 घण्टे

101. 1 से 2 वर्ष के बच्चे की पल्स रेट की सामान्य रेंज क्या है? *(AIIMS Bhopal 2018)*
(a) 80 से 130/मिनट (b) 60 से 100/मिनट
(c) 120 से 160/मिनट (d) 76 से 120/मिनट

102. 'अत्यधिक कम जन्म भार' शिशुओं का जन्म भार होता है *(AIIMS Bhopal 2018)*
(a) 3000 से 2500 gm (b) 1000 से कम gm
(c) 2500 से 1500 gm (d) 1000 से 1500 gm

103. विकास का चलन जोकि सिर से पैर की ओर अनुकरण करता है *(AIIMS Bhopal 2018)*
(a) प्रोक्सीमोडिस्टल (Proximodistal)
(b) सीफेलोकोडल (Cephalocaudal)
(c) मास टू स्पेसिफिक (Mass to specific)
(d) सेन्ट्रिपीटल (Centripetal)

104. निम्नलिखित में से कौन-सा इंजेक्शन एक नवजात में रुधिरस्राव को रोकने के लिए सामान्यतया लगाया जाता है? *(AIIMS Bhopal 2018)*
(a) विटामिन-K इंजेक्शन (IM) (b) मिथाइल अर्गोमेट्रिन
(c) सोडा बाइकार्बोनेट (IV) (d) कैल्शियम ग्लूकोनेट

105. टोडलर द्वारा प्रदर्शित खेल व्यवहार, जिसमें वे अन्य बच्चों की उपस्थिति में अपने आप खेलते रहते हैं, कहलाता है *(AIIMS Bhopal 2018)*
(a) निष्क्रिय खेल (b) समानान्तर खेल
(c) सहकारी खेल (d) एकाकी खेल

106. एपिग्लोटिस एवं लेरिंक्स की सूजन के परिणमस्वरूप उत्पन्न ऊपरी श्वसन मार्ग की बीमारी मोटे तौर पर कहलाती है *(AIIMS Bhopal 2018)*
(a) क्रूप (b) मीजल्स
(c) रूबेला (d) व्हूपिंग कफ

107. निम्नलिखित में से कौन-सी दुर्घटना टोडलरों में होने वाली दुर्घटना का सर्वसामान्य प्रकार है? *(AIIMS Bhopal 2018)*
(a) घुटना (Choking) (b) डूबना (Drowning)
(c) जलना (Burns) (d) विषाक्त घूस (Toxic ingestion)

108. भ्रूणकाल में लाल रुधिर कोशिकाएँ संश्लेषित होती हैं *(AIIMS Bhopal 2018)*
(a) वृक्क में (b) पीली अस्थिमज्जा में
(c) योक सेक में (d) लाल अस्थिमज्जा में

109. दीर्घकालिक (Prolonged) प्रसव के परिणामस्वरूप उत्पन्न नवजात के कपाल पर सूजन युक्त क्षेत्र कहलाता है *(AIIMS Bhopal 2018)*
(a) सबड्यूरल हीमेटोमा (b) केपट सक्कडेनियम
(c) सिफेल हिमेटोमा (d) इन्ट्राक्रेनियल रुधिरस्राव

110. अपगार स्कोर जोकि गम्भीर श्वासावरोध को इंगित करता है *(AIIMS Bhopal 2018)*
(a) 5 - 7 (b) 7 - 9 (c) 3 - 5 (d) 0 - 3

111. आरोपण के पश्चात् 8 सप्ताह तक विकासशील सन्तान कहलाती है *(AIIMS Bhopal 2018)*
(a) कोरिऑन (b) निओनेट
(c) एम्ब्रियो (भ्रूण) (d) फीटस

112. 5 वर्ष से छोटे बच्चों को प्रभावित करने वाला मेनिन्जाइटिस का सबसे सामान्य प्रकार है *(AIIMS Bhopal 2018)*
(a) ट्यूबरकुलोसिस मेनिन्जाइटिस (Tuberculosis meningitis)
(b) बैक्टीरियल मेनिन्जाइटिस (Bacterial meningitis)
(c) आइडोपेथिक मेनिन्जाइटिस (Idiopathic meningitis)
(d) असेप्टिक मेनिन्जाइटिस (Aseptic meningitis)

113. नवजातों में शारीरिक तापमान मुख्यतया नियमित होता है *(AIIMS Bhopal 2018)*
(a) भूरे वसीय ऊतक द्वारा
(b) गर्माहट की इच्छा युक्त व्यवहार द्वारा
(c) कपकपी द्वारा
(d) पसीने द्वारा

114. कम जन्म भार वाले शिशु के लिए कंगारू मदर केयर निरन्तर जारी रखनी चाहिए जब तक कि *(DME Karnataka Staff Nurse 2018)*
(a) शिशु में हाइपोथर्मिया (Hypothermia) का कोई चिन्ह नहीं हो
(b) शिशु में नियमित श्वसन हो
(c) शिशु का वजन 2500 gm के आसपास हो जाए
(d) शिशु में संक्रमण का कोई चिन्ह न हो व फीडिंग लेने लगा हो

115. निम्नलिखित में किसके अतिरिक्त सभी शरीरक्रियात्मक (Physiological) पीलिया के सूचक लक्षण हैं? *(AIIMS Bhubaneswar 2018)*
(a) यह 24 घण्टो की आयु होने पर प्रकट होता है
(b) यह 24 घण्टो की आयु पूर्ण होने से पूर्व प्रकट होता है
(c) यह जीवन के सतावें दिन पर फीका हो जाता है
(d) यह जीवन के तीसरे दिन शीर्ष (Peak) पर रहता है

79. (a)	80. (a)	81. (a)	82. (a)	83. (d)	84. (b)	85. (d)	86. (b)	87. (a)	88. (c)
89. (c)	90. (a)	91. (c)	92. (b)	93. (c)	94. (a)	95. (b)	96. (b)	97. (a)	98. (c)
99. (d)	100. (a)	101. (a)	102. (b)	103. (b)	104. (a)	105. (b)	106. (a)	107. (d)	108. (c)
109. (b)	110. (d)	111. (c)	112. (d)	113. (a)	114. (c)	115. (b)			

116. **खेल का एक प्रकार जोकि शिशु में देखा जा सकता है**
(AIIMS Manglagiri Gr. II 2018)
(a) असोसिटिव प्ले (Associative play)
(b) पैरेलल प्ले (Parallel play)
(c) ऑनलुकर प्ले (Onlooker play)
(d) अनोक्यूपाइड प्ले (Unoccupied play)

117. **निम्नलिखित में से कौन-सी असाइंनोटिक हर्ट डिसीज है?**
(AIIMS Bhopal 2018)
(a) फेलट की टेट्रालॉजी
(b) पेटेन्ट डक्टस आर्ट्रियोसिस
(c) वेन्टिकुलर सेप्टल डिफेक्ट
(d) आट्रियल सेप्टल डिफेक्ट

118. **एक नवजात में निम्नलिखित में से कौन-सी एक सामान्य श्वसन दर है**
(AIIMS Bhopal 2018)
(a) 60-100/मिनट (b) 10-16/मिनट
(c) 40-60/मिनट (d) 20-30/मिनट

119. **स्टंटिंग (Stunting) से तात्पर्य है** *(AIIMS Jodhpur Staff Nurse 2018)*
(a) एक निश्चित ऊँचाई के लिए उपयुक्त से कम वजन
(b) एक निश्चित आयु के लिए उपयुक्त से कम ऊँचाई
(c) एक निश्चित आयु के लिए उपयुक्त से कम वजन
(d) कम BMI

120. **खोपड़ी पर प्रहार करने पर टूटे हुए मटके की आवाज जोकि बढ़े हुए इन्ट्राइक्रेनियल प्रेशर की सूचक है, कहलाती है**
(AIIMS Jodhpur Staff Nurse 2018)
(a) होमन चिन्ह (Homan's sign)
(b) पेरोनियल चिन्ह (Peroneal sign)
(c) रोमबर्ग चिन्ह (Romberg sign)
(d) मैकेवेन चिन्ह (Macewen's sign)

121. **कमरे के तापमान पर स्तन दूध को कितने घण्टों तक सुरक्षित रखा जा सकता है?** *(AIIMS Delhi Nsg. 2018)*
(a) 4 घण्टे (b) 6 घण्टे
(c) 2 घण्टे (d) 8 घण्टे

122. **पाइलोरिक स्टेनोसिस (Pyloric stenosis) का विशिष्ट लक्षण है**
(AIIMS Delhi Nsg. 2018)
(a) प्रक्षेपित वमन (b) जेली जैसा मल
(c) पानी जैसे दस्त (d) कब्ज

123. **रेड करन्ट जेली मल पाया जाता है** *(KPSC Staff Nurse 2016)*
(a) माइकल डाइवर्टिकुलम (Mickel's diverticulum)
(b) मैलएब्सोर्पशन (Malabsorption)
(c) वोलवुल्स (Volvulus)
(d) इनटुसस्सीपशन (Intussusception)

124. **प्रक्षेपित वमन किस जठर-आँत्रीय स्थिति का चिकित्सकीय लक्षण है?**
(KPSC Staff Nurse 2017)
(a) क्लेफ्ट लिप (Cleft lip) व पैलेट
(b) पाइलोरिक स्टेनोसिस (Pyloric stenosis)
(c) ट्रैकियो इसोफेजियल फिस्टुला (Tracheo Oesophageal fistula)
(d) एनोरेक्टल मैलफॉर्मेशन (Anorectal malformation)

125. **हाइड्रोसिफेलस के लिए शल्यक्रियात्मक प्रक्रिया है**
(KPSC Staff Nurse 2017)
(a) BT शन्ट (Shunt)
(b) VP शन्ट
(c) बाइडाइरेक्शनल शन्ट (Bidirectional shunt)
(d) ग्लेन शन्ट (Glen shunt)

126. **सैजिटल टांको को समय से पहले बन्द होने को कहा जाता है**
(AIIMS Nsg. Raipur 2017)
(a) स्केफोसिफेली (b) ऑक्सीसिफेली
(c) माइक्रोसिफेली (d) अभिमस्तिष्कता

127. **सिफेलोकॉडल का अर्थ है** *(DSSSB Staff Nurse 2017)*
(a) शरीर के केन्द्र से भुजाओं की ओर
(b) भूत से भविष्य की ओर
(c) सिर से पैर की ओर
(d) जन्म से मृत्यु की ओर

128. **कोपलिक स्पॉट्स (Koplik spot) दिखाई देते हैं**
(DSSSB Staff Nurse 2017)
(a) रूबेला में (b) मीजल्स में
(c) टाइफॉइड में (d) डिप्थीरिया में

129. **जन्म के समय चोट या भ्रूणीय क्षति (Embryonic injury) के कारण होने वाली मंदबुद्धिता (Mental retardation) कहलाती है**
(DSSSB Staff Nurse 2017)
(a) कार्बनिक मंदबुद्धिता (Organic retardation)
(b) पारिवारिक मन्द-बुद्धिता (Familial retardation)
(c) इंसिडेन्टल मन्दबुद्धिता (Incidental retardation)
(d) मेडिकल मन्दबुद्धिता (Medical retardation)

130. **दुग्धपान के दौरान शुरुआती कुछ दिनों में उत्पादित दूध कहलाता है**
(KPSC Staff Nurse 2017)
(a) कॉलम (b) कोलोन
(c) कोलोस्ट्रम (d) लेक्टेटिंग मिल्क

131. **बच्चे का वजन तिगुना हो जाता है** *(KPSC Staff Nurse 2017)*
(a) डेढ़ वर्ष में (b) 2 वर्ष में
(c) 1 वर्ष में (d) 6 माह में

132. **कूल्हे की अस्थिरता (Hip instability) की पहचान के लिए प्रयुक्त जाँच है**
(KPSC Staff Nurse 2017)
(a) फेलन टेस्ट (b) ऐलन टेस्ट
(c) बेबर टेस्ट (d) बार्लो टेस्ट

133. **PDA को बन्द करने के लिए कौन-सी दवा का प्रयोग किया जाता है?**
(KPSC Staff Nurse 2017)
(a) डोपामिन (b) इम्यूनोग्लोब्यूलिन
(c) फिनोबार्बिटोन (d) इन्डोमेथासिन

134. **बाल स्वास्थ्य नर्स की प्राथमिक भूमिका के रूप में नर्सिंग देखभाल प्रदान करना है** *(AIIMS Nsg. Raipur I 2017)*
(a) एक सहयोगी, देखभाल समन्वयक एवं सलाहकार
(b) एक हिमायती, शिक्षक एवं प्रबंधक
(c) एक आत्मनिर्भर एवं स्वायत्त प्रेक्टिसनर
(d) चिकित्सा विशेषज्ञ एवं केस मेनेजर

135. एक सामान्य शारीरिक छिद्र या नलिकीय अंग की जन्मजात अनुपस्थिति या बंदी (Closure) कहलाती है *(AIIMS Nsg. Raipur 2017)*
(a) फिस्टुला (b) अट्रेसिया
(c) हर्निया (d) स्टीनोसिस

136. वृद्धि एवं विकास के चरणों में शिशुकाल (Infancy) होती है *(AIIMS Nsg. Raipur 2017)*
(a) जन्म से 4 सप्ताह (b) जन्म से 2 वर्ष
(c) 4 सप्ताह से 1 वर्ष (d) 1 से 3 वर्ष

137. एक 5 वर्षीय बच्चा ब्रोंकोपल्मोनरी डीसप्लेसिया के निदान के साथ हॉस्पिटल में भर्ती किया जाता है। यदि बच्चा बीमारी के तृतीय चरण में है, तो कौन-से लक्षण उपस्थित होंगे? *(AIIMS Nsg. Raipur 2017)*
(a) प्रचुर हायलाइन मेम्ब्रेन एवं म्यूकोसल सिलिया की अपूर्ण हानि
(b) अन्तरालीय फाइब्रोसिस एवं उपकलीय प्रसार
(c) इंटरस्टिशियम की सूजन एवं वायुकोशीय कोशिकाओं का नेक्रोसिस
(d) वायुकोशीय (Alveoli) पतन एवं ऑक्सिजिनेशन में परेशानी

138. हाथों की जन्मजात विसंगति जिसमें निकटवर्ती अँगुलियों के बीच जाल की उपस्थिति के कारण ये आपस में जुड़ जाती हैं, कहलाती हैं *(AIIMS Nsg. Raipur 2017)*
(a) पॉलीडेक्टाइल (b) मोनोडेक्टाइल
(c) सिनडेक्टाइल (d) रिडक्शन डिफॉर्मिटी

139. 5 वर्ष का एक बच्चा विटामिन-A की कितनी खुराक प्राप्त कर लेता है? *(KPSC Staff Nurse 2017)*
(a) 10 (b) 9
(c) 8 (d) 7

140. किस स्थिति में ग्रेडिंग के लिए गोमेज वर्गीकरण का उपयोग किया जाता है? *(KPSC Staff Nurse 2017)*
(a) प्रिमेच्योरिटी
(b) रेस्पाइरेटरी डिस्ट्रेस
(c) प्रोटीन एनर्जी मालन्यूट्रिशन (PEM)
(d) कार्डियक डिसऑर्डर

141. बच्चों में रूमेटिक बुखार होने से पूर्व कौन-सी प्रिडिस्पोजिंग स्थिति (Predisposing condition) पाई जाती है? *(KPSC Staff Nurse 2017)*
(a) राइनिटिस (Rhinitis)
(b) कोनड्राइडिस (Chondritis)
(c) फरींजाइटिस (Pharyngitis)
(d) ओटाइटिस मीडिया (Otitis media)

142. प्रसव पूर्व काल में किस विटामिन की कमी जन्मजात न्यूरल ट्यूब डिफेक्ट से सम्बन्धित है? *(KPSC Staff Nurse 2017)*
(a) थायमिन (b) फोलिक एसिड
(c) विटामिन-K (d) विटामिन-D

143. एक शिशु के लिए एक IM इंजेक्शन लगाते समय प्रभारी नर्स को किस साइट का इस्तेमाल करना चाहिए? *(RUHS Pb. B.Sc. Nsg. 2017)*
(a) डेल्टॉइड (b) डोरसोग्लूटियल
(c) वेंट्रोग्लूटियल (d) वास्टस लेटरेलिस

144. लक्षणजन्य हृदय सम्बन्धी खराबी वाले बच्चों में सबसे आम लक्षण यह हैं *(RUHS Pb. B.Sc. Nsg. 2017)*
(a) मानसिक मंदता (b) इनहेरिटेड आनुवंशिक विकार
(c) विलंबित शारीरिक वृद्धि (d) अँगुलियों की क्लबिंग

145. एक बच्चे के शौचालय प्रशिक्षण की शुरुआत किस समय की जानी चाहिए? *(RUHS Pb. B.Sc. Nsg. 2017)*
(a) 12 माह (b) 15 माह
(c) 18 माह (d) 24 माह

146. बच्चों के शारीरिक आंकलन के दौरान खोपड़ी की असममिति इंगित करती है *(AIIMS Nsg. Raipur 2017)*
(a) हाइड्रोसिफेलस
(b) क्रेनिओटेब्स
(c) क्रेनिओसीनोस्टोसिस
(d) ऑस्टियोजिनेसिस इम्परफेक्टा

147. स्तनपान के लाभ में निम्नलिखित शामिल है, सिवाय *(AIIMS Nsg. Raipur 2017)*
(a) जठरांत्रीय कार्य को उन्नत करता है
(b) प्रतिरक्षा को बढ़ावा देना
(c) पोषणीय असंतुलन
(d) आर्थिक लाभ

148. एक 15 माह का बच्चा निम्नलिखित भाषा विकास दर्शाता है, सिवाय *(AIIMS Nsg. Raipur 2017)*
(a) बातचीत के समय वयस्कों को देखता है
(b) सरल कहानियाँ सुनकर आनंदित होता है
(c) बगैर भाव-भंगिमा के वन-स्टेप कमाण्ड का पालना करता है
(d) 100 से 150 शब्द समझता है

149. जन्मजात ऐप्लॉस्टिक एनीमिया के लक्षणों में शामिल है *(AIIMS Nsg. Raipur 2017)*
(a) परप्युरा (b) पेटेची
(c) न्यूट्रोपेनिआ (d) थैलेसीमिया

150. सीजर डिसऑर्डर (Seizure disorder) वाले बच्चे के लिए सुरक्षा नियोजन में शामिल है
(i) बच्चे को अकेले बाथ टब में नहीं छोड़ा जाना चाहिए।
(ii) अकेले स्नान करने वाले बच्चों को शावर का उपयोग करना चाहिए।
(iii) गिरने के मामले में सिर की रक्षा करने के लिए हेलमेट पहनना चाहिए।
(iv) चिकित्सकीय पहचान का एक रूप पहना जाना चाहिए। *(AIIMS Nsg. Raipur 2017)*
(a) (i), (ii), (iii) (b) (ii), (iii), (iv)
(c) (i), (iii), (iv) (d) (i), (ii), (iii), (iv)

151. यदि किसी शिशु का जन्म के समय वजन 3 kg है, तो उसका एक वर्ष पर वजन होगा *(AIIMS Nsg. Raipur 2017)*
(a) 6 kg (b) 9 kg
(c) 12 kg (d) 15 kg

116. (d)	117. (b)	118. (c)	119. (b)	120. (d)	121. (a)	122. (a)	123. (d)	124. (b)	125. (b)
126. (a)	127. (c)	128. (b)	129. (c)	130. (c)	131. (c)	132. (d)	133. (d)	134. (b)	135. (b)
136. (c)	137. (d)	138. (c)	139. (b)	140. (c)	141. (c)	142. (b)	143. (b)	144. (c)	145. (c)
146. (c)	147. (c)	148. (b)	149. (a)	150. (d)	151. (b)				

152. आप एक छात्र नर्स को 7 वर्षीय बच्चे के परीक्षण के लिए किस प्रकार संशोधन के निर्देश देंगी? *(DSSSB Staff Nurse 2017)*
(a) परीक्षण से पूर्व अभिभावकों को कक्ष छोड़ने के लिए कहें
(b) उपकरणों का प्रयोग करने से पूर्व उन्हें प्रदर्शित करें
(c) बच्चे को परीक्षण में सहायता के लिए अनुमति दें
(d) आक्रामक प्रक्रियाएँ (Invasive procedures) अन्त में करें

153. दूध के स्खलन के लिए उत्तरदायी हॉर्मोन है *(DSSSB Staff Nurse 2017)*
(a) प्रोलेक्टिन (b) ऑक्सिटोसिन
(c) एस्ट्रोजन (d) ADH

154. शिशु में IM इंजेक्शन के लिए प्राथमिकता वाला स्थान है *(DSSSB Staff Nurse 2017)*
(a) डोर्सोग्लूटियल (b) वास्टस लेटरेलिस
(c) रैक्टस फिमोरिया (d) वेन्ट्रोग्लूटियल

155. नवजात के लिए प्रयुक्त केनुला का साइज है *(DSSSB Staff Nurse 2017)*
(a) 24 गेज (b) 22 गेज (c) 20 गेज (d) 16 गेज

156. जन्म के समय नवजात के सिर का सामान्य परिमाप है *(DSSSB Staff Nurse 2017)*
(a) 31-33 cm (b) 30-33 cm
(c) 35-38 cm (d) 33-37 cm

157. 37 सप्ताह की गर्भावस्था से पूर्व जन्म लेने वाला शिशु कहलाता है *(DSSSB Staff Nurse 2017)*
(a) टर्म बेबी (b) पोस्ट-टर्म बेबी
(c) प्री-टर्म बेबी (d) उपरोक्त में से कोई नहीं

158. एक शिशु जिसका जन्म के समय वजन 2500 gm या कम है कहलाता है *(DSSSB Staff Nurse 2017)*
(a) कम वजन वाला शिशु (b) अधिक वजन वाला शिशु
(c) अपेक्षित वजन वाला शिशु (d) ये सभी

159. निम्नलिखित के बीच कुपोषण के संकेतक बताएँ *(AIIMS Nsg. Raipur 2017)*
(a) मध्य ऊपरी बाँह की परिधि (b) शक्ति टेप विधि
(c) बेंगल टेस्ट (d) ये सभी

160. फुफ्फुसीय (Pulmonary) एटेलेक्टेसिस से ग्रस्त बच्चों में कौन-सा भाग सबसे अधिक प्रभावित होता है? *(AIIMS Nsg. Raipur 2017)*
(a) दाहिना ऊपरी खण्ड (b) दाहिना निचला खण्ड
(c) बाँया ऊपरी खण्ड (d) बाँया निचला खण्ड

161. बच्चों का IV फ्लूड उपचार हो रहा है, इनमें से कौन फ्ल्यूड ओवरलोड का सुझाव देता है? *(AIIMS Nsg. Raipur 2017)*
(a) बिगड़ती हुई श्वास समस्या (b) ज्वर
(c) मतली और उल्टी (d) धंसी हुई आँखे

162. नवजात में शरीरक्रियात्मक (Physiological) पीलिया को कम करने के लिए प्रयुक्त नर्सिंग कार्य है *(AIIMS Nsg. Jodhpur & Rishikesh 2017)*
(a) IV फ्लूड देना
(b) एकल सतही फोटोथैरेपी देना
(c) द्वितरफा फोटोथैरेपी देना
(d) उपरोक्त सभी

163. राइल्स ट्यूब द्वारा फीडिंग देने से पूर्व नर्स को ट्यूब की स्थिति की जाँच करनी चाहिए *(AIIMS Nsg. Jodhpur & Rishikesh 2017)*
(a) फीडिंग से पहले हर बार (b) दिन में एक बार
(c) फीडिंग के पश्चात् (d) दिन में 3 बार

164. शिशु के सक्सन की प्रक्रिया है *(AIIMS Nsg. Jodhpur & Rishikesh 2017)*
(a) पहले मुँह बाद में नाक (b) नाक फिर मुँह
(c) केवल नाक (d) केवल मुँह

165. सन्सेट साइन (Sunset sign) किस रोग का लक्षण है? *(AIIMS Nsg. Jodhpur 2017)*
(a) हाइड्रोसिफेलस
(b) माइक्रोसिफेलस
(c) रूटिंग रिफ्लेक्स
(d) हृदयी विकार

166. कौन-सा विवरण स्वानुशीलन (Intussusception) के सम्बन्ध में सटीक है? *(DSSSB Staff Nurse 2017)*
(a) आँत का स्वयं में गंठ जाना
(b) आँत को दबाते हुए संयोजी ऊतक के पट्टे
(c) निकटस्थ लूप का दूरस्थ लूप में घुसना
(d) किसी अंग का उसको घेरने वाली दीवार से बाहर निकलना

167. नेजोफेरिंक्स के प्रवेश द्वार पर पीछे की ओर जन्मजात अवरोध कहलाता है *(AIIMS Nsg. Raipur 2017)*
(a) ट्रेकियोइसोफेजियल फिस्टुला
(b) इसोफेजियल अट्रेसिया
(c) कोएनल अट्रेसिया
(d) डायाफ्रामेटिक हर्निया

168. नवजात शिशु में कर्निक्टरस के रूप में जानी जाने वाली तन्त्रिका सम्बन्धी चोट निम्नलिखित किस पदार्थ से हो सकती है? *(AIIMS Nsg. Raipur 2017)*
(a) पित्त लवण
(b) युग्मित बिलिरुबिन
(c) अयुग्मित बिलिरुबिन
(d) बिलिवर्डिन

169. नवजात शिशु में इसके अतिरिक्त ये सभी रिफ्लेक्स मौजूद होते हैं *(AIIMS Nsg. Raipur 2017)*
(a) सकिंग (b) रूटिंग
(c) मेच्योर पिंसर ग्रेस्प (d) प्यूपिलरी

170. न्यूरल ट्यूब डिफेक्ट्स किसके द्वारा रोके जा सकते हैं? *(AIIMS Nsg. Jodhpur & Rishikesh 2017)*
(a) हाइडेन्टोइन (Hydantoin) पूरण द्वारा
(b) विटामिन-B कॉम्पलैक्स (Vitamin-B complex) पूरण द्वारा
(c) गर्भकाल में फोलेट (Folate) पूरण द्वारा
(d) वैलपोइक अम्ल (Valpoic acid) से पूर्व उपचार द्वारा

171. किसके अतिरिक्त सभी हीमोलाइटिक एनीमिया के प्रकार हैं? *(AIIMS Nsg. Jodhpur & Rishikesh 2017)*
(a) आयरन डेफिसिएन्सी एनीमिया
(b) थैलेसीमिया
(c) स्फेरोसाइटोसिस
(d) G6PD डेफिसिएन्सी

172. **मूत्राशय के बहिवर्तन** (Extrophy) **की नर्सिंग देखभाल है**
(AIIMS Nsg. Jodhpur & Rishikesh 2017)
(a) नॉर्मल सेलाइन से ड्रेसिंग
(b) पेट्रोलियम जेली से ड्रेसिंग
(c) साफ प्लास्टिक पट्टी रखना
(d) बच्चे के कैथेटर लगाना

173. **टेट्रालोजी ऑफ फेलट में बच्चे की सामान्य पोजिशन है**
(AIIMS Nsg. Jodhpur & Rishikesh 2017)
(a) स्क्वेटिंग (Squating)
(b) प्रोन (Prone)
(c) सुपाइन (Supine)
(d) साइड लाइंग (Side lying)

174. **एक निर्जलीकरण से बेहोश बालक आपके पास आता है। आप सबसे पहले क्या करेंगी** *(AIIMS Nsg. Jodhpur & Rishikesh 2017)*
(a) IV मार्ग से RL शुरु करेंगे
(b) अभिभावकों को तसल्ली देंगे
(c) बच्चे को ORS देंगे
(d) अभिभावकों से हिस्ट्री लेंगे

175. **कंगारू मदर केयर के मामले में कौन-सा सही है?**
(AIIMS Nsg. Jodhpur & Rishikesh 2017)
(a) त्वचा से त्वचा का सम्पर्क, स्तनपान, संक्रमण से बचाव
(b) त्वचा से त्वचा का सम्पर्क, स्तनपान, शीघ्र छुट्टी
(c) त्वचा से त्वचा का सम्पर्क, शीघ्र छुट्टी, संक्रमण से बचाव
(d) शीघ्र छुट्टी, स्तनपान, संक्रमण से बचाव

176. **शिशु को जन्म देने के पश्चात् पहले कुछ दिनों तक महिला द्वारा उत्पादित दूध कहलाता है** *(DSSSB Staff Nurse 2017)*
(a) फॉर्मूला (Formula)
(b) इन्रिचमेन्ट (Enrichment)
(c) कोलोस्ट्रम (Colostrum)
(d) एम्नियोसेन्टेसिस (Amniocentesis)

177. **गिरने से रोकने में कौन-सा रिफ्लेक्स सहायक है?**
(DSSSB Staff Nurse 2017)
(a) मोरो रिफ्लेक्स (b) ग्रास्पिंग रिफ्लेक्स
(c) रूटिंग रिफ्लेक्स (d) सार्किंग रिफ्लेक्स

178. **जन्म विकार उत्पन्न करने में सक्षम पदार्थ कहलाते हैं**
(DSSSB Staff Nurse 2017)
(a) कार्सिनोजन (b) टिरेटोजन
(c) कोरियोनिक विलाई (d) एन्टिजन

179. SIDS **से बचाव के लिए सबसे सुरक्षित पोजिशन है**
(DSSSB Staff Nurse 2017)
(a) चेहरा नीचे की ओर
(b) पीठ के बल या बगलों पर
(c) REM रिबाउण्ड (Rebound)
(d) उपरोक्त में से कोई नहीं

180. **स्वानुशीलन** (Intussusception) **की सम्भावना वाले** 6 **माह के शिशु के लिए कौन-सी नैदानिक प्रक्रिया की जाएगी?**
(DSSSB Staff Nurse 2017)
(a) कोलोनोस्कोपी (Colonoscopy)
(b) रेक्टल बायोप्सी (Rectal biopsy)
(c) बेरियम एनीमा (Barium enema)
(d) कोलेन्जियोग्राफी (Cholangiography)

181. **एक बच्चे में पिनवर्म की सम्भावना है। इसे सुनिश्चित करने के लिए नर्स माँ को क्या कहती है?** *(AIIMS Nsg. Jodhpur & Rishikesh 2017)*
(a) मल के 3 नमूने लाना व आँखों से अवलोकन करना
(b) मल के 3 नमूने लाना एवं कल्चर के लिए भेजें
(c) पेरिनियल क्षेत्र का निरीक्षण
(d) बच्चे के स्वच्छता स्तर का आंकलन करें

182. **बच्चे में पॉलीसाइथीमिया** (Polycythemia) **किस लक्षण द्वारा प्रदर्शित होता है?** *(AIIMS Nsg. Jodhpur & Rishikesh 2017)*
(a) कार्डियोमिगेली (Cardiomegaly)
(b) पॉलीयूरिया (Polyuria)
(c) ओडीमा (Oedema)
(d) फ्लशड फेस (Flushed face)

183. **नवजात से प्रसव के** 24 **घण्टे पश्चात तक पहला मल** (Meconium) **त्याग नहीं किया है। नवजात में हर्श्चस्प्रुग रोग की सम्भावना है। अगला कार्य क्या होगा?** *(AIIMS Nsg. Jodhpur & Rishikesh 2017)*
(a) शल्यक्रिया के लिए तैयार करना
(b) फीडिंग ट्यूब प्रविष्ट करना
(c) रेक्टल ट्यूब प्रविष्ट कराना व नॉर्मल सेलाइन का एनीमा देना
(d) राइल्स ट्यूब द्वारा फीडिंग देना

184. **शाकिर टेप का प्रयोग क्या नापने के लिए किया जाता है?**
(AIIMS Nsg. Jodhpur & Rishikesh 2017)
(a) मध्य बाहं परिमाप (b) सिर का परिमाप
(c) छाती का परिमाप (d) पूर्ण लम्बाई

185. **रेडिएण्ट वार्मर में तापमान प्रबन्ध के लिए प्रयुक्त विधि है**
(AIIMS Nsg. Jodhpur & Rishikesh 2017)
(a) कन्ट्रोल मोड (Control mode)
(b) मेन्युअल मोड (Manual mode)
(c) सर्वो मोड (Servo mode)
(d) उपरोक्त में से कोई नहीं

186. **जन्म के पश्चात् नवजात की हृदय गति** 100 **प्रति मिनट है। अगला तुरन्त किया जाने वाला कार्य है**
(AIIMS Nsg. Jodhpur & Rishikesh 2017)
(a) नवजात की पीठ को रगड़ना व तलवों को थपथपाना
(b) ऑक्सीजन देना
(c) CPR शुरु करना
(d) नवजात को माँ को सौंपना

152. (d)	153. (b)	154. (b)	155. (a)	156. (d)	157. (c)	158. (a)	159. (d)	160. (b)	161. (a)
162. (d)	163. (a)	164. (a)	165. (a)	166. (c)	167. (b)	168. (c)	169. (c)	170. (c)	171. (a)
172. (c)	173. (a)	174. (a)	175. (a)	176. (c)	177. (b)	178. (b)	179. (b)	180. (c)	181. (b)
182. (d)	183. (a)	184. (a)	185. (c)	186. (d)					

187. **कर्निंग साइन किससे सम्बन्धित है?** *(DSSSB Staff Nurse 2017)*
(a) मेनिन्जाइटिस (Meningitis)
(b) स्पाइनल कॉर्ड इंजरी (Spinal cord injury)
(c) सेरेब्रल एन्यूरिज्म (Cerebral aneurysm)
(d) दौरे (Seizures)

188. **एक जन्मजात उपापचयी त्रूटि जोकि RBC के अपरिपक्व नाश के लिए जिम्मेदार होती है** *(DSSSB Staff Nurse 2017)*
(a) G 6 PD
(b) हीमोसिस्टीन्यूरिया (Homocystinuria)
(c) फिनाइलकीटोन्यूरिया (Phenylktonuria)
(d) सिलिएक रोग (Celiac disease)

189. **एक 12 वर्षीय बालक को बाँह का फ्रेक्चर हो गया है। कास्ट लगाने के पश्चात् नर्स किसके अतिरिक्त सभी आंकलन करेगी?** *(DSSSB Staff Nurse 2017)*
(a) केशनलिकाओं का पुनर्भरण (b) रेडियल अल्नर पल्स
(c) अंगुलियों की गति (d) त्वचा की अखण्डता

190. **37 सप्ताह की गर्भावस्था से पूर्व जन्म लेने वाला शिशु कहलाता है** *(DSSSB Staff Nurse 2017)*
(a) टर्म बेबी
(b) पोस्ट-टर्म बेबी
(c) प्री-टर्म बेबी
(d) उपरोक्त में से कोई नहीं

191. **एक शिशु जिसका जन्म के समय वजन 2500 ग्राम या कम है कहलाता है** *(DSSSB Staff Nurse 2017)*
(a) कम वजन वाला शिशु (b) अधिक वजन वाला शिशु
(c) अपेक्षित वजन वाला शिशु (d) उपरोक्त सभी

192. **उत्तरी भारत में सबसे सामान्य जन्मजात विकार है** *(DSSSB Staff Nurse 2017)*
(a) न्यूरल ट्यूब डिफेक्ट (b) फ्लेफ्ट पैलेट
(c) क्लब फूट (d) जन्मजात हृदय रोग

193. **APGAR का अर्थ है** *(DSSSB Staff Nurse 2017)*
(a) Activity, Pulse, Grimace, Appearance, Respiration
(b) Activity, Pallor, Grimace, Appearance, Rhythm
(c) Apathy, Pulse, Grunting, Appearance, Respiration
(d) Activity, Pallor, Gait, Appearance, Rate

194. **एक 2 वर्षीय बालक का मेन्टॉक्स टेस्ट पॉजिटिव आने पर आइसोनिएजिड दी जाती है। माँ नर्स से पूछती है कि कितने समय तक औषधि दी जानी है? नर्स माँ को बताती है कि ....तक औषधि लेने की आवश्यकता है।** *(PGIMER Staff Nurse 2016)*
(a) 6 माह (b) 9 माह (c) 12 माह (d) 18 माह

195. **जन्म के समय एक नवजात के रुधिर का कुल आयतन होता है** *(PGIMER Staff Nurse 2016)*
(a) 80 mL/kg (b) 100 mL/kg
(c) 125 mL/kg (d) 150 mL/kg

196. **अग्र फोंटेनेल सामान्यतया इस आयु के मध्य बंद हो जाता है** *(HPSSB Staff Nurse 2016)*
(a) 2 और 3 माह (b) 12 और 18 माह
(c) 3 और 6 माह (d) 1 और 9 माह

197. **भारत में नवजात शिशु की मृत्यु का सर्वसामान्य कारण है** *(HPSSB Staff Nurse 2016)*
(a) प्रिमेच्योर जन्म (b) जन्मजात विकृति
(c) चयापचयिका बीमारी (d) जन्म का घाव

198. **मधुमेह वाली माता की शिशु सभी लक्षण दर्शाता है, सिवाय** *(HPSSB Staff Nurse 2016)*
(a) काचाभ झिल्ली बीमारी (b) वृहत शिशु
(c) मैक्रोसोमिया (d) हायपरग्लाइसीमिया

199. **नवजात शिशुओं के प्रथम 24 घण्टे के जीवन में पीलिया होने का सर्वसामान्य कारण है** *(HPSSB Staff Nurse 2016)*
(a) सेप्टिकेमिआ (b) बाइलिएरी एट्रेसिआ
(c) शारीरिक (d) इरिथ्रोब्लास्टोसिस फिटेलिस

200. **क्लेफ्ट लिप सर्जरी की जाती है** *(HPSSB Staff Nurse 2016)*
(a) जन्म के समय (b) 3-6 माह में
(c) 6-9 माह में (d) 9-12 माह में

201. **HBs Ag पॉजिटिव महिला से एक शिशु का जन्म हुआ। इस नवजात को हिपेटाइटिस-B टीके की प्रथम डोज (खुराक) दी जानी चाहिए** *(HPSSSB Staff Nurse 2016)*
(a) जन्म के 12 घण्टों के भीतर
(b) जन्म के प्रथम 2 माह के भीतर
(c) 1-4 माह की आयु के बीच
(d) 6-18 माह के बीच

202. **निम्नलिखित में से कौन-से निर्देश एक हीमोफीलिया वाले बालक को गृह प्रबन्ध की शिक्षा देते समय अत्यधिक महत्त्वपूर्ण है?** *(HPSSSB Staff Nurse 2016)*
(a) टूथब्रश का उपयोग करने से पूर्व उसे गरम पानी में रखना चाहिए
(b) जोड़ों के हल्के दर्द तथा प्रदाह के लिए एस्पिरिन का उपयोग करना चाहिए
(c) रुधिरस्राव को रोकने एवं थक्के के निर्माण को प्रेरित करने के लिए प्रभावित हाथ-पैर को पराश्रयी स्थिति में रखना चाहिए
(d) घर में कहीं पर भी दीवार से दीवार तक कारपेटिंग नहीं करनी चाहिए

203. **बच्चों में नाखून चबाना (Nail biting) कहलाता है** *(ESIC 2016)*
(a) BHS
(b) ओनिकोफैगी (Onychopagy)
(c) एन्यूरेसिस (Enuresis)
(d) ओटिटिस मीडिया (Otitis media)

204. **निम्न में से किस प्रोटीन ऊर्जा कुपोषण को सूजन युक्त कुपोषण (Edematous malnutrition) भी कहते हैं?** *(ESIC 2016)*
(a) क्वाशियोरकॉर (b) सूखा रोग
(c) मैरेस्मस (d) गलगण्ड

205. **होठ विदलन (Cleft lip) की शल्य क्रिया है।** *(Nursing Tutor 2016)*
(a) प्लेटोप्लास्टी (Palatoplasty)
(b) फिमोसिस (Phimosis)
(c) पाइलोरोप्लास्टी (Pyloroplasty)
(d) चीलोप्लास्टी (Cheiloplasty)

206. बच्चों में उपापचय सम्बन्धी विकार नहीं है। *(Nursing Tutor 2016)*
(a) फिनाइलकिटोयूरिया
(b) टाइरोसिनेमिया
(c) टे सैकस रोग (Tay sachs disease)
(d) सिनडेक्टीली (Syndactyly)

207. स्तनपान कब शुरु कर देना चाहिए? *(Nursing Tutor 2016)*
(a) जन्म के एक घण्टे के भीतर
(b) जन्म के 1-24 घण्टे के भीतर
(c) जन्म के 24 घण्टे बाद
(d) उपरोक्त में से कोई नहीं

208. नवजात शिशु में पीलिया के उपचार हेतु निम्न थैरेपी का प्रयोग होता है *(Nursing Tutor 2016)*
(a) फोटोथैरेपी
(b) पर्याप्त मात्रा में तरल प्रदान करना
(c) एक्सचेंज ट्रान्सफ्यूजन
(d) उपरोक्त सभी

209. WHO दस्त रोग हेतु निम्न में से किसकी सलाह देता है? *(Nursing Tutor 2016)*
(a) इलेक्ट्रोलाइट (b) ORS + जिंक
(c) चावल का पानी (d) नमक चीनी का पानी

210. कौन-सी बीमारी कुपोषण में जानलेवा हो सकती है? *(Nursing Tutor 2016)*
(a) टिटेनस (b) एनीमिया
(c) खसरा (d) पोलियो

211. MTC का पूरा नाम *(Nursing Tutor 2016)*
(a) मैक्सिमम ट्रीटमेंट कॉर्नर
(b) मालफोरमेशन ट्रीटमेंट सेन्टर
(c) मालन्यूट्रिशन ट्रीटमेंट सेन्टर
(d) इनमें से कोई नहीं

212. नवजात की अवधि कितनी होती है? *(ESIC Staff Nurse 2016)*
(a) 1 वर्ष की आयु तक
(b) 1-4 वर्ष की आयु
(c) जीवन के पहले 28 दिन
(d) 28वें दिन से 1 वर्ष

213. नवजात शिशु में कौन-सा विटामिन पाया जाता है? *(Nursing Tutor 2016)*
(a) विटामिन-B (b) विटामिन-C
(c) विटामिन-D (d) इनमें से कोई नहीं

214. अपगार स्कोरिंग का प्राथमिक संकटकालीन प्रेक्षण क्या है? *(ESIC Staff Nurse 2016)*
(a) मीकोनियम की उपस्थिति
(b) मोरो रिफ्लेक्स का मूल्यांकन
(c) हृदय दर का अत्यधिक कम होना
(d) श्वसन दर

215. कीमोथैरेपी के कारण बहुत कम प्लेटलेट संख्या वाले बच्चे की नर्स देखभाल कर रही है। नर्स को बच्चे के मूत्र में किसकी उपस्थिति की निगरानी करनी चाहिए? *(ESIC Staff Nurse 2016)*
(a) इरिथ्रोसाइट्स (b) लिम्फोसाइट्स
(c) ग्लूकोस (d) प्रोटीन

216. कौन-सा वंशानुगत रोग एन्यूरीज्म (Aneurysm) से नजदीकी रूप से सम्बन्धित है? *(ESIC Staff Nurse 2016)*
(a) मार्फन सिण्ड्रोम (Marfans syndrome)
(b) सिस्टिक फाइब्रोसिस (Cystic fibrosis)
(c) मायोकार्डियल इन्फ्राक्सन (Myocardial infarction)
(d) ल्यूपस इराइदीमेटोसेस (Lupus erythematosus)

217. एक नवजात शिशु की नाक पर छोटे, सफेद, पिन पॉइन्ट धब्बे हैं। नर्स जानती है कि ये सिबेसियस ग्रन्थि कि स्रावों के धारण के कारण हैं। प्रेक्षण की चार्टिंग के समय नर्स इसे ……… के रूप में पहचानती है। *(ESIC Staff Nurse 2016)*
(a) मंगोलियन स्पॉट्स (Mangolian spots)
(b) मिलिया (Milia)
(c) लेनुगो (Lanugo)
(d) व्हाइटहेड्स (Whiteheads)

218. फोटोथैरेपी के दौरान आँख को ढकना जरुरी है, क्योंकि *(Nursing Tutor 2016)*
(a) यह सुनिश्चित करने हेतु कि नवजात शिशु ने आँख ठीक से बन्द कर ली है
(b) गहरे रंगों के कारण अत्यधिक उद्दीपन को कम करने हेतु
(c) कंजक्टिवा व रेटिना को क्षति न हो इसलिए
(d) आँख की तीव्र गति व चिन्ता कम करने के लिए

219. माँ के दूध को कमरे के तापमान पर कितने घण्टो तक रखा जा सकता है? *(Nursing Tutor 2016)*
(a) 4 घण्टे तक (b) 8 घण्टे तक
(c) 16 घण्टे तक (d) 24 घण्टे तक

220. दस्त में इनमें से क्या सप्लीमेन्ट दिया जाता है *(Nursing Tutor 2016)*
(a) लौह (Fe) (b) आयोडिन (I)
(c) जस्ता (Zinc) (d) कैल्शियम (Ca)

221. जन्म के समय एक किलोग्राम से कम वजन वाले शिशु में विटामिन-K की कितनी खुराक दी जानी चाहिए? *(Nursing Tutor 2016)*
(a) 0.5 mg (b) 1 mg
(c) 0.1 mg (d) 1 mg

222. मेनिन्जाइटिस में *(Nursing Tutor 2016)*
(a) CSF का दाब बढ़ जाता है
(b) CSF का दाब कम हो जाता है
(c) CSF ग्लूकोस बढ़ जाता है
(d) रुधिरदाब कम हो जाता है

187. (a)	188. (a)	189. (a)	190. (c)	191. (a)	192. (d)	193. (a)	194. (a)	195. (a)	196. (b)
197. (a)	198. (d)	199. (d)	200. (b)	201. (a)	202. (a)	203. (b)	204. (a)	205. (d)	206. (d)
207. (a)	208. (d)	209. (b)	210. (c)	211. (c)	212. (c)	213. (d)	214. (c)	215. (a)	216. (a)
217. (b)	218. (c)	219. (a)	220. (c)	221. (a)	222. (a)				

223. नवजात शिशु में एअर वे साफ करने के लिए किसका उपयोग किया जाता है? *(Nursing Tutor 2016)*
(a) म्युकस सकर
(b) पेंग्वीन सकर
(c) मेन्युअल सक्शन मशीन
(d) उपरोक्त सभी

224. एक बालक के नेत्रों की तीव्रता के मूल्यांकन के दौरान, कौन-सा निष्कर्ष यह दर्शाता है कि बालक को निकटदृष्टि दोष हुआ है? *(HPSSSB Staff Nurse 2016)*
(a) जब बालक अधखुली या तिरछी नजर से देखता है
(b) जब बालक देखने के लिए एक आँख बंद करता है
(c) बालक के नेत्रों के गोलों की चाल ज्यादा तीव्र हो
(d) जब बालक किसी किताब को अपने चेहरे के नजदीक पकड़ कर रखता है

225. HIV पॉजिटिव माता से जन्में नवजात को कितने समय के अन्दर उसके शरीर के भार के अनुसार 2 mg/kg का नेविरेपाइन का एकल डोज देना चाहिए? *(HPSSSB Staff Nurse 2016)*
(a) जन्म के 6 घण्टों में (b) जन्म के 12 घण्टों में
(c) जन्म के 24 घण्टों में (d) जन्म के 72 घण्टों में

226. केपट सक्कडेनियम है *(PGIMER Nurse 2016)*
(a) जन्म चिन्ह
(b) शिशु के चेहरे पर सूजन
(c) कपाल के नीचे तरल का संग्रहण
(d) सूजन जोकि सुटयूर लाइन (Suture line) को क्रॉस नहीं करेगी

227. नवजातीय व बचपन के रोगों के समन्वित प्रबन्ध (IMNCI) के तहत किसे देखभाल दी जाती है? *(PGIMER Staff Nurse 2016)*
(a) केवल नवजात
(b) 5 वर्ष से छोटे बच्चे
(c) 2 माह से 5 वर्ष तक के बच्चे
(d) 2 माह की आयु तक व 2 माह से 5 वर्ष की आयु तक

228. एक 20 माह के बच्चे को 6 घण्टे में 240 mL आइसोलाइट-P IV लेनी है। मिनीड्रॉपर का ड्रॉप फेक्टर 60 ड्रॉपलेट /mL है। नर्स IV को कितनी दर पर सेट करेगी? *(PGIMER Staff Nurse 2016)*
(a) 36 ड्रॉपलेट प्रति मिनट (b) 40 ड्रॉपलेट प्रति मिनट
(c) 32 ड्रॉपलेट प्रति मिनट (d) 20 ड्रॉपलेट प्रति मिनट

229. क्रूप (खाँसी) है *(HPSSB Staff Nurse 2016)*
(a) लेरिन्जोट्रेकियल ब्रोंकाइटिस (b) ट्रेकिया इसोफेगल फिस्टुला
(c) ट्रेकियल फिस्टुला (d) इसोफेगिटिस

230. बैक्टीरियल मेनिन्जाइटिस के कारण दाखिल एक रोगी की जाँच एक परिचारिका कर रही है। वह किसके अतिरिक्त सभी लक्षणों की अपेक्षा करती है? *(HPSSSB Staff Nurse 2016)*
(a) ट्रिसमस
(b) न्यूचल रिजिडिटी (Nuchal rigidity)
(c) कर्निंग चिन्ह
(d) ब्रुडजीन्स्की चिन्ह

231. सामान्यतया नवजात, जीवन के प्रथम सप्ताह में कितना वजन कम है? *(PGIMER Staff Nurse 2016)*
(a) जन्म पर वजन का 1% (b) जन्म पर वजन का 5-10%
(c) जन्म पर वजन का 10-15% (d) जन्म पर वजन का 20%

232. आयु जिस पर विटामिन-A की प्रथम खुराक दी जाती है *(PGIMER Staff Nurse 2016)*
(a) 1 वर्ष (b) 2 वर्ष
(c) 9 माह (d) 6 माह

233. सामान्यतया 1 वर्ष पर शिशु का वजन जन्म के समय वजन का कितना हो जाता है? *(PGIMER Staff Nurse 2016)*
(a) डेढ़ गुना (b) दोगुना
(c) तिगुना (d) चौगुना

234. पूरक आहार की निरन्तरता के साथ-साथ कब तक शिशु व छोटे बच्चे की फीडिंग प्रेक्टिस को बढ़ावा दिया जाता है? *(PGIMER Staff Nurse 2016)*
(a) जीवन का 1 वर्ष (b) जीवन का 2 वर्ष
(c) जीवन का 3 वर्ष (d) जीवन का 4 वर्ष

235. दुग्धपान (Lactation) के लिए सबसे ताकतवर उद्दीपक है *(PGIMER Staff Nurse 2016)*
(a) मेटोक्लोप्रेमाइड (b) PPH
(c) ब्रोमोक्रिप्टीन (d) चूषण (Sucking)

236. जब अपर्याप्त यकृतीय कार्य के कारण शिशु का बिलिरुबिन स्तर जन्म के पश्चात् तीसरे व चौथे दिन बढ़ता है तो यह कहलाता है *(PGIMER Staff Nurse 2016)*
(a) रोगात्मक पीलिया (b) शरीर क्रियात्मक पीलिया
(c) अवरोधक पीलिया (d) वायरल हिपेटाइटिस

237. चावल के पानी जैसे दस्त किसके विशिष्ट लक्षण है? *(PGIMER Staff Nurse 2016)*
(a) हैजा (b) हिपेटाइटिस-A
(c) हिपेटाइटिस-B (d) पेचिश

238. एक नर्स एक बच्चे का निर्जलीकरण के लिए आंकलन कर रही है। निम्नलिखित में से कौन-सा लक्षण पाए जाने पर नर्स मध्यम निर्जलीकरण निरूपित करेगी? *(PGIMER Staff Nurse 2016)*
(a) सपाट फॉन्टेनेल (b) नम श्लेष्मा कला
(c) त्वचा का पीला रंग (d) अल्पमूत्रता

239. बालकों में गलसुआ की सर्व सामान्य जटिलता है *(HPSSSB Staff Nurse 2016)*
(a) पेरिडोंटाइटिस (b) मेनिंन्जाइटिस
(c) आर्काइटिस (d) पेन्कियाटाइटिस

240. एक अन्तः नासिकीय स्प्रे के रूप में दिया जाने वाला टीका है *(HPSSSB Staff Nurse 2016)*
(a) रूबेला (b) पोलियो माइलिटिस
(c) मीजल्स (खसरा) (d) इन्फ्लुएन्जा

241. इस आयु से ऊपर मोरो के रीफ्लेक्स की उपस्थिति असामान्य है *(HPSSSB Staff Nurse 2016)*
(a) तीसरे महीने (b) चौथे महीने
(c) पाँचवें महीने (d) छठे महीने

242. झुके हुए नेत्र विशिष्ट लक्षण है *(HPSSSB Staff Nurse 2016)*
(a) एनसिफेलाइटिस (b) हाइड्रोसिफेलिस
(c) जन्मजात हृदय की बीमारी (d) मेनिन्जाइटिस

243. टेट्रालॉजी ऑफ फेलट वाला बालक निम्न में से किस पॉजिशन का प्रयोग करता है? *(HPSSSB Staff Nurse 2016)*
(a) सुपाइन पॉजिशन (b) प्रीन-पॉजिशन
(c) स्कवाटिंग पॉजिशन (d) लिनिंग फॉरवर्ड पॉजिशन

244. त्वचा के नितंब वलन की असममिति है *(HPSSSB Staff Nurse 2016)*
(a) कूल्हों में विस्थापन (b) कूल्हों का अस्थिभंग
(c) अरू अस्थिभंग (d) अस्थिमज्जाशोथ

245. एक परिचारिका में फोटोथैरेपी के दौरान कौन-सी सावधानी रखनी चाहिए? *(HPSSSB Staff Nurse 2016)*
(a) नवजात के कपड़े खुले छोड़ने चाहिए
(b) दिन में एक बार नवजात का तापमान मापना चाहिए
(c) नवजात की स्थिति कभी कभार ही बदलनी चाहिए
(d) नवजात की आँखों को ढकना चाहिए

246. क्रिप्टोर्किडिज्म है *(HPSSSB Staff Nurse 2016)*
(a) उदरीय घटकों का वृषणकोष में बहिसंरण
(b) अग्रत्वचा के लिंगमुण्डच्छद के मुख की परिस्थिति का घटना
(c) एक अथवा दोनों वृषणों का वृषणकोश में अवरोहण विफल होना
(d) वृषणकोष में तरल का होना

247. बैक्टीरियल मेनिन्जाइटिस से पीड़ित बच्चे में मेनिन्जियल क्षोभ का कौन-सा लक्षण पाया जाता है? *(HPSSSB Staff Nurse 2016)*
(a) सुस्पष्ट चिड़चिड़ापन (b) ओवर राइडिंग सीवन
(c) उभरी हुई कपाल शिराएँ (d) धंसा हुआ एन्टीरियर फोंटेनेल

248. पायलोरिक स्टेनोसिस वाले किसी नवजात में आप कौन-सा चिन्ह अथवा उपस्थित होने का अनुमान रखते हैं? *(HPSSSB Staff Nurse 2016)*
(a) पित्त की उल्टी (b) सुस्ती
(c) दस्त (d) प्रक्षेपित (बाहर फेंकना) उल्टी

249. वेटर्स टिप स्थिति पायी जाती है *(HPSSB Staff Nurse 2016)*
(a) बेल्स पाल्सी में
(b) फेसियल पाल्सी में
(c) एर्ब (Erb) पाल्सी में
(d) कूल्हों की जन्मजात संधिच्युति में

250. कौन-सा चिन्ह गम्भीर निर्जलीकरण का है? *(AIIMS Nsg. 2016)*
(a) धंसा हुआ फॉन्टेनेल (Sunken fontanelle)
(b) त्वचा भराव (Skin turgor)
(c) निम्नरुधिरचाप (Hypotension)
(d) सुस्ती (Lethargy)

251. इनमें से कौन-सा एक जन्मजात हृदय रोग नहीं है *(ESIC Staff Nurse 2016)*
(a) फेलट की टेट्रालोजी (Tetralogy of fallot)
(b) अलिंदीय पटल विकार (Atrial spetal defect)
(c) त्रिकपर्दी अविवरता (Tricuspid atresia)
(d) अरक्तताजन्य हृदय रोग (Ishemic heart disease)

252. वेन्ट्रीकुलर शन्ट का प्रयोग .... नामक बीमारी के उपचार में किया जाता है। *(ESIC Staff Nurse 2016)*
(a) जलशीर्ष (Hydroceophalus)
(b) प्लुरल गुहा में द्रव का भराव (Pleural effusion)
(c) जलोदार (Ascites)
(d) हृदय के आकार में वृद्धि (Cardiomegaly)

253. गर्भस्थ शिशु में हृदय गति .... प्रति मिनट होती है। *(ESIC Staff Nurse 2016)*
(a) 100-120 (b) 90-100
(c) 120-140 (d) 110-130

254. मेनिन्गोसील का अर्थ है *(ESIC Staff Nurse 2016)*
(a) मेरुरज्जू एवं उसकी झिल्लियों का बाहर निकलना
(b) एक पुटिका में सेरेब्रोस्पाइनल फ्लूड का संग्रहित होना
(c) केवल मेरुरज्जू का बाहर निकलना
(d) तानिकाओं का मेरुनलिका से होकर बाहर निकलना

255. नवजात शिशुओं में ओम्फेलाइटिस (Omphalitis) किसका संक्रमण है *(ESIC Staff Nurse 2016)*
(a) ग्रसनी (Pharynx)
(b) नाभिनाल (Umbilical cord)
(c) आँखे (Eyes)
(d) कान (Ears)

256. शिशु में होने वाले दस्तरोग के लिए उत्तरदायी सामान्य अभिकर्ता (Agent) है, जिसका टीका वर्तमान में प्रचलन में है। *(ESIC Staff Nurse 2016)*
(a) स्ट्रेप्टोकोकाई
(b) *ई. कोलाई*
(c) *एण्टअमीबा हिस्टोलाइटिका*
(d) रोटावायरस

257. सिलिअक रोग, जिसे ग्लूटेन संवेदी एन्टोरोपेथी भी कहते हैं, जठरांत्रीय तन्त्र के किस भाग को प्रभावित करता है? *(ESIC Staff Nurse 2016)*
(a) आमाशय (b) छोटी आँत
(c) ग्रहणी (d) बड़ी आँत

258. .... जन्म के 1 व 5 मिनट बाद नवजात शिशु की स्थिति के मूल्यांकन व अभिलेखन का एक मानक तरीका है। *(ESIC Staff Nurse 2016)*
(a) अपगार स्कोरिंग (b) एल्ड्रीच स्कोरिंग
(c) सिल्वरमेन स्कोरिंग (d) बर्सटीन स्कोरिंग

223. (d)	224. (d)	225. (c)	226. (c)	227. (c)	228. (b)	229. (a)	230. (a)	231. (b)	232. (c)
233. (c)	234. (b)	235. (d)	236. (b)	237. (a)	238. (d)	239. (c)	240. (d)	241. (a)	242. (b)
243. (c)	244. (a)	245. (d)	246. (c)	247. (a)	248. (d)	249. (c)	250. (a)	251. (d)	252. (a)
253. (c)	254. (d)	255. (b)	256. (d)	257. (b)	258. (a)				

259. **क्लार्क के नियम का प्रयोग किया जाता है** *(ESIC Staff Nurse 2016)*
(a) बच्चे के मानसिक विकास के मूल्यांकन के लिए
(b) बच्चे की शारीरिक वृद्धि के मूल्यांकन के लिए
(c) बच्चे की बुद्धि लब्धि (IQ) के मूल्यांकन के लिए
(d) बालकों के लिए दवाओं की मात्रा की गणना के लिए

260. **............. एक आनुवंशिकी रोग है, जोकि महिलाओं में एक लिंग गुणसूत्र की कमी के कारण होता है।** *(ESIC Staff Nurse 2016)*
(a) डाउन सिण्ड्रोम
(b) एस्पर्गर सिण्ड्रोम
(c) रेट सिण्ड्रोम
(d) टर्नर सिण्ड्रोम

261. **........... शिश्न की अग्रत्वचा (Foreskin) के मुख की संकीर्णता है जिसके कारण इसे पीछे की ओर खींचा नहीं जा सकता है।** *(ESIC Staff Nurse 2016)*
(a) भगंदर (Fistula) (b) संकीर्णता (Stenosis)
(c) निरुद्धप्रकाश (Phimosis) (d) निकोचन (Stricture)

262. **विल्म्स ट्यूमर रोग प्रभावित करता है** *(HPSSB Staff Nurse 2016)*
(a) वृक्क को (b) अस्थि को
(c) यकृत को (d) मस्तिष्क को

263. **स्थूल एवं परिष्कृत प्रेरक गतियों में असन्तुलन के कारण सन्तुलन प्राप्त करने एवं बनाए रखने में कठिनाई .... कहलाती है।** *(ESIC Staff Nurse 2016)*
(a) डिसथेनेसिया (Dysthanasia) (b) गतिविभ्रम (Ataxia)
(c) संस्तम्भता (Spasticity) (d) द्विपार्श्वघात (Diplegia)

264. **गलसुआ (Mumps) एक बीमारी है, जोकि .... को प्रभावित करती है** *(ESIC Staff Nurse 2016)*
(a) पेरोटिड ग्रन्थि (b) थायरॉइड ग्रन्थि
(c) एड्रीनल ग्रन्थि (d) पेराथायरॉइड ग्रन्थि

265. **जिन बच्चों की स्प्लेनेक्टोमी (तिल्ली की शल्यक्रिया) की गई है, उनको .... दिया जाना चाहिए।** *(ESIC Staff Nurse 2016)*
(a) न्यूमोकोकल टीका (b) हिपेटाइटिस के टीके
(c) पीला ज्वर के टीके (d) BCG का टीका

266. **मेरुदण्ड की साइड-टू-साइड वक्रता को .... कहा जाता है।** *(ESIC Staff Nurse 2016)*
(a) कुबड़ापन (Khyposis) (b) पार्श्वकुब्जता (Scoliosis)
(c) डिस्प्लेसिया (Dysplasia) (d) एपिफाइसिस (Epiphysis)

267. **बच्चों में आने वाली दाँतों की पहली जोड़ी है।** *(ESIC Staff Nurse 2016)*
(a) स्दनक (Canines) (b) कृन्तक (Incisors)
(c) चवर्णक (Molar) (d) अभ्रचवर्णक (Premolars)

268. **............ रोग में, बच्चों में लक्षण को ड्राइवन बाइ मोटर (Driven by motor) रूप में वर्णित किया जाता है** *(ESIC Staff Nurse 2016)*
(a) ADHD
(b) ODD
(c) आचार विकार (Conduct disorder)
(d) OCD

269. **फोटोथैरेपी के दौरान, नर्स को शिशु की आँखों पर पट्टी पर टुकड़ा क्यों रखना चाहिए?** *(ESIC Staff Nurse 2016)*
(a) चमकीले प्रकाश से अतिउद्दीपन कम करने के लिए
(b) यह सुनिश्चित करने के लिए की आँखें बंद रहें
(c) आँखों की अतिरिक्त तेज गति व चिन्ता को सीमित रखने के लिए
(d) कंजक्टाइवा व रेटीना को क्षति से बचाने हेतु

270. **जन्म के बाद 3 मिनट के भीतर एक स्वस्थ, चोकन्ने नवजात शिशु की हृदय गति किसके बीच होती है?** *(ESIC Staff Nurse 2016)*
(a) 110 व 160 धड़कन/मिनट
(b) 120 व 180 धड़कन/मिनट
(c) 100 व 130 धड़कन/मिनट
(d) 130 व 170 धड़कन/मिनट

271. **आँत के आसन्न, अधिक दूरवर्ती भाग में आँत के हिस्से का इन्वैजिनेशन या टेलिस्कोपिंग करने से यांत्रिक रुकावट निर्मित होती है, उसे .... कहा जाता है।** *(ESIC Staff Nurse 2016)*
(a) स्वानुशीलन (Intussusception)
(b) हिर्स्चस्प्रुंग रोग (Hirchsprung's disease)
(c) नाड़ी अर्बुद (Aneurism)
(d) आँत्रशोथ (Enterocolitis)

272. **शिशुकाल (Infancy) में खेलना महत्त्वपूर्ण होता है, क्योंकि यह .... को उन्नत करता है।** *(ESIC Staff Nurse 2016)*
(a) सामाजिक विकास
(b) बौद्धिक विकास
(c) शारीरिक विकास
(d) भावनात्मक विकास

273. **वेल-बेबी क्लीनिक पर एक टीकाकरण अभियान के दौरान नर्स देखती है कि हाल ही में मेहनताने पर लगाई गई नर्स दस्ताने नहीं पहन रही है। नर्स को महनताने पर ली गई नर्स को क्या सलाह देनी चाहिए?** *(ESIC Staff Nurse 2016)*
(a) नर्स प्रबन्धक से तकनीक के बारे में बात करने की
(b) दस्ताने पहनने की क्योंकि मानक सावधानियाँ जरुरी है
(c) दस्तानों की आवश्यकता के निर्धारण के लिए बच्चे की दिखावट के मूल्यांकन की
(d) टीकाकरण जारी रखने की क्योंकि दस्तानों की आवश्यकता नहीं है

274. **एक बच्चा सिस्टिक फाइब्रोसिस से पीड़ित है। नर्स यह आंकलन करती है कि अभिभावकों को आहार सम्बन्धी निर्देश समझ आ गए हैं, जब वो कहते है** *(ESIC Staff Nurse 2016)*
(a) भोजन के बीच उच्च ऊर्जा युक्त खाद्य देने हैं
(b) आहार में दूध एवं दुग्ध उत्पादों को सम्मिलित नहीं करना है
(c) भोजन बनाते समय नमक का प्रयोग नहीं करना है
(d) भोजन के समय तरल पदार्थ नहीं देने हैं

275. **भारी प्रोटीनूरिया, हाइपोएल्ब्युनेमिया और सूजन (ओडीमा) .... के लक्षण हैं।** *(ESIC Staff Nurse 2016)*
(a) वृक्कीय विफलता (Renal failure)
(b) मूत्र मार्ग में संक्रमण (Urinary tract infection)
(c) एक्यूट ग्लोमेरूलोनेफ्राइटिस (Acute glomerulonephritis)
(d) नेफ्रोटिक सिण्ड्रोम (Nephrotic syndrome)

276. बुखार, सिरदर्द एवं गर्दन में जकड़न किस रोग के आदर्श लक्षण हैं? *(ESIC Staff Nurse 2016)*
(a) पर्किन्सन रोग (b) मेनिन्जाइटिस
(c) अल्जाइमर रोग (d) मेनिन्गोमाइलोसील

277. बुखार, सिरदर्द व गर्दन की जकड़न से पीड़ित बच्चों के अभिभावकों को नर्स बताती है कि मेनिन्जाइटिस के निदान की पुष्टि के लिए .... जाँच का प्रयोग करते हैं। *(ESIC Staff Nurse 2016)*
(a) मेनिन्गोमाइलोग्राम (b) लम्बर पंक्चर
(c) ब्लड कल्चर (d) पेरिफेरल स्किन स्मियर

278. एक नवजात शिशु अर्ब पाल्सी (Erb's palsy) से पीड़ित है। नर्स जानती है कि यह समस्या .... के कारण होती है *(ESIC Staff Nurse 2016)*
(a) जन्म के दौरान ब्रेकियल प्लेक्सस को चोट
(b) गर्भ में प्राप्त बीमारी
(c) एक एक्स-लिंक्ड वंशानुगमन पेटर्न
(d) पेशीय ऊतक से उत्पन्न एक ट्यूमर

279. एक नवजात शिशु में नर्स अग्रांगो की ऐंठन तथा मरोड़ का निरीक्षण करती है। इसका सम्भावित कारण क्या हो सकता है? *(HPSSB Staff Nurse 2016)*
(a) श्वासावरोध (b) मेनिन्जाइटिस
(c) सेरेब्रल हेमोरेज (d) संक्रमण

280. अल्पवर्णी ओर माइक्रोसाइटिक लाल रुधिर कणिकाओं को किसमें देखा जाता है? *(ESIC Staff Nurse 2016)*
(a) पर्निशियस एनीमिया (b) आयरन की कमी से एनीमिया
(c) हीमोलिटिक एनीमिया (d) एक्यूट खून की कमी

281. कौन-से व्यवहार को नर्स मोरो रिफ्लेक्स के रेस्पोन्स के रूप में पहचानती है? *(ESIC Staff Nurse 2016)*
(a) बाँहों की अपावर्तन (Abduction) तत्पश्चात्
(b) बाँहों का अभिवर्तन (Adduction)
(c) बाँहों का प्रसार (Extension)
(d) टाँगों का प्रसार एवं पैर की अँगुलियों की फेनिंग

282. नर्स द्वारा अवलोकित किस स्थिति में एक नवजात शिशु में श्वसनीय संकट (Respiratory distress) सम्भावित है? *(ESIC Staff Nurse 2016)*
(a) श्वसन दर 40 सांस/मिनट
(b) नथुने फूलना (Flaring nares)
(c) एक्रोसाइनोसिस (Acrocyanosis)
(d) उदरीय श्वसन (Abdominal respiration)

283. दीर्घकालिक अल्पऑक्सीयता (Chronic hypoxia) से पीड़ित बच्चे का आंकलन करते समय नर्स को किसकी जाँच करनी चाहिए? *(ESIC Staff Nurse 2016)*
(a) उपत्वचीय रुधिरस्राव (Subcutaneous hemorrhage)
(b) धीमा, अनियमित श्वसन (Slow, irregular respiration)
(c) अँगुलियों का मुद्‌गरीकरण (Clubbing of fingers)
(d) लाल रुधिर कोशिकाओं की संख्या में कमी (Decreased RBC count)

284. निम्नलिखित में से .... को छोड़कर सभी नेफ्रोटिक सिण्ड्रोम की विशेषताएँ हैं *(ESIC Staff Nurse 2016)*
(a) ओडीमा
(b) प्रोटीनुरिया
(c) हाइपरकोलेस्ट्रोलेमिया
(d) बढ़ा हुआ रुधिरचाप

285. 10 घण्टे की आयु के एक शिशु में श्लेष्मा (Mucus) की मात्रा अधिक है एवं त्वचा नीली पड़ गई है। नर्स को सबसे पहले क्या करना चाहिए? *(ESIC Staff Nurse 2016)*
(a) ऑक्सीजन देना
(b) घटना का अभिलेखन करना
(c) नेसोगैस्ट्रिक ट्यूब प्रवेश करना
(d) सक्शन करना

286. अंत:कपालीय (इंट्राक्रेनियल) स्थान में CSF के आमान्य रूप से उच्च संचय को .... कहा जाता है। *(ESIC Staff Nurse 2016)*
(a) हाइड्रोसिफेलस (b) हाइड्रेम्नियोस
(c) हाइड्रोसील (d) सबड्यूरल इंफ्यूजन

287. प्रीटर्म जन्मे बच्चे में KMC कब तक जारी रखना चाहिए? *(Nursing Tutor 2016)*
(a) जन्म के बाद 28 दिनों तक
(b) 4 माह की आयु तक
(c) प्रेग्नेंसी के 40 सप्ताह होने तक
(d) बच्चे का वजन 3000 gm होने तक

288. प्रीटर्म बच्चा है *(Nursing Tutor 2016)*
(a) 37 सप्ताह पूर्व जन्मा (b) 40 सप्ताह पूर्व जन्मा
(c) 42 सप्ताह पूर्व जन्मा (d) 47 सप्ताह पूर्व जन्मा

289. निचले केन्द्रीय कृन्तक कब दिखाई देते हैं? *(ESIC Staff Nurse 2016)*
(a) चौथे महीने में (b) छठे महीने में
(c) दसवें महीने में (d) बारहवें महीने में

290. नोक्टूरन्ल एन्यूरेसिस (Nocturnal enuresis) का अर्थ क्या है? *(ESIC Staff Nurse 2016)*
(a) नींद में खाँसना (b) नींद में सांस न लेना
(c) नींद में पेशाब करना (d) नींद में चलना

291. बच्चों में पूरक आहार शुरु करने के लिए सबसे उपयुक्त समय कौन-सा है? *(ESIC Staff Nurse 2016)*
(a) 2 महीने के बाद (b) 4 महीने के बाद
(c) 6 महीने के बाद (d) 8 महीने के बाद

292. जन्म के समय नवजात शिशु की हालत का मात्रात्मक मूल्यांकन कैसे किया जाता है? *(ESIC Staff Nurse 2016)*
(a) JVP परीक्षण
(b) BP रिकॉर्डिंग
(c) अपगार स्कोर
(d) तापमान रिकॉर्ड द्वारा

259. (d)	260. (d)	261. (c)	262. (a)	263. (b)	264. (a)	265. (a)	266. (b)	267. (b)	268. (a)
269. (d)	270. (a)	271. (a)	272. (c)	273. (b)	274. (a)	275. (d)	276. (b)	277. (b)	278. (a)
279. (c)	280. (b)	281. (a)	282. (b)	283. (c)	284. (d)	285. (d)	286. (a)	287. (d)	288. (a)
289. (b)	290. (c)	291. (c)	292. (c)						

293. **लड़कियों में यौवन की पहली घटना कौन-सी होती है?** *(ESIC Staff Nurse 2016)*
(a) प्यूबार्के (b) थेलार्के
(c) रजोदर्शन (d) मेनार्के

294. **एक नए जन्मे बच्चे में प्रति मिनट औसत सामान्य श्वसन दर क्या है?** *(ESIC Staff Nurse 2016)*
(a) 40/मिनट (b) 30/मिनट
(c) 20/मिनट (d) 18/मिनट

295. **आमतौर पर शिशु किस आयु तक उसके जन्म के समय के वजन से दोगुने वजन का हो जाता है?** *(ESIC Staff Nurse 2016)*
(a) 3 महीने (b) 5 महीने (c) 9 महीने (d) 12 महीने

296. **जन्म के समय .... होते हैं।** *(ESIC Staff Nurse 2016)*
(a) 2 ब्रह्मरंध्र (फॉन्टानेल्स)
(b) 4 ब्रह्मरंध्र (फॉन्टानेल्स)
(c) 6 ब्रह्मरंध (फॉन्टानेल्स)
(d) 8 ब्रह्मरंध (फॉन्टानेल्स)

297. **हड्डी द्वारा आयु का निर्धारण करने के लिए 11-12 वर्ष के बच्चे के किस हिस्से के X-रे की सिफारिश की जाती है?** *(ESIC Staff Nurse 2016)*
(a) पैर और टखने (b) कंधे
(c) हाथ और कलाई (d) कोहनी और कूल्हे

298. **निम्नलिखित में से .... को छोड़कर आमवाती ज्वर** (Rheumatic fever) **के निदान के लिए सभी प्रमुख मानदंड में शामिल हैं।** *(ESIC Staff Nurse 2016)*
(a) कार्डाइटिस (b) बुखार
(c) कोरिया (d) त्वचा के नीचे गाँठ

299. **साइनोटिक जन्मजात हृदय रोग .... है।** *(ESIC Staff Nurse 2016)*
(a) वेंट्रिकुलर सेप्टल डिफेक्ट (VSD)
(b) एट्रियल सेप्टल डिफेक्ट (ASD)
(c) पेटेंट डक्टस आर्टीरियोसस (PDA)
(d) टेट्रालॉजी ऑफ फैलट (TOF)

300. **कौन-सा घटक मानव दूध में नहीं होता है?** *(AIIMS Nsg. 2016)*
(a) कैल्शियम (b) विटामिन-D
(c) IgA (d) मैग्नीशियम

301. **ग्लासगो कोमा स्केल में कौन-सा गलत मानदण्ड है?** *(AIIMS Nsg. 2016)*
(a) 5 मौखिक निर्देश की पालना
(b) 4 स्वतः आँख खोलना
(c) 6 आँख खोलना
(d) 6 प्रेरक प्रतिक्रिया

302. **गिरने पर अस्पताल में भर्ती बेहोश बच्चे की निगरानी करते समय नर्स देखती है कि बच्चे की पुतलियाँ अचानक स्थिर व विस्तारित हो गई हैं। यह किसका सूचक है?** *(BHU Staff Nurse 2015)*
(a) आँख की चोट
(b) न्यूरोसर्जिकल इमरजेंसी
(c) परानुकम्पी क्रिया में वृद्धि
(d) मस्तिष्क मृत्यु

303. **किसके अतिरिक्त सभी गम्भीर दस्त से पीड़ित बच्चे की नर्सिंग देखभाल की अवश्यकताएँ हैं?** *(BHU Staff Nurse 2015)*
(a) मुख/आन्त्रेतर मार्ग द्वारा तरल देना
(b) प्रतिदिन वजन लेना
(c) खोई हुई ऊर्जा को प्रतिस्थापित करना
(d) सामान्य शारीरिक तापमान बनाए रखना

304. **शिशु को अपना दूध पिलाने वाली एक माँ में निम्नलिखित में से कौन-सी प्रतिक्रिया अपेक्षित है?** *(BHU Staff Nurse 2015)*
(a) एड्रीनेलिन की वृद्धि
(b) प्रोलैक्टिन-निरोधक कारक की वृद्धि
(c) हाइपोथेलिक डोपामिन की वृद्धि
(d) ऑक्सीटोसिन की वृद्धि

305. **एक माँ को उसके बच्चे के टीकाकरण के लिए समझाने के लिए सर्वाधिक उपयुक्त वक्तव्य कौन-सा है?** *(BHU Staff Nurse 2015)*
(a) टीकाकरण तुम्हारे बच्चे के लिए ठीक है
(b) टीके मंहगे है एवं तुम इन्हें मुफ्त में प्राप्त कर रही हो
(c) टीके भविष्य में उन बीमारियों को होने से रोकेंगे जिसके लिए ये बने हैं
(d) सरकार सभी टीकाकरण उपरान्त जटिलताओं का ध्यान रखेगी

306. **जबड़े की अनुपस्थिति या विकृति विकास कहलाता है** *(KPSC Staff Nurse 2015)*
(a) एग्लोसिया (b) एंग्लुटिशन (c) एग्नोसिया (d) एग्नेथिया

307. **फोटोथैरेपी .... द्वारा सीरम बिलिरुबीन को कम करती है।** *(KPSC Staff Nurse 2015)*
(a) फोटो ऑक्सीडेशन (b) फोटो आइसोमराइजेशन
(c) फोटो कंजुगेशन (d) संरचनात्मक परिवर्तन

308. **निम्नलिखित में से कौन-सी नवजात शिशु में रोगात्मक पीलिया** (Pathological jaundice) **की एक क्लीनिकल अभिव्यक्ति है?** *(AIIMS Patna Nsg. 2015)*
(a) जन्म के पश्चात् प्रथम 24 घण्टों में ध्वनिकेन्द्रीय चिन्ह
(b) जन्म के पश्चात् 1 घण्टे में पेशीय क्षोभशीलता
(c) जन्म के पश्चात् 12 से 24 घण्टों के बीच पीलिया विकसित होना
(d) जन्म के पश्चात् 48-72 घण्टो के बीच पीलिया विकसित होना

309. **बच्चों की देखभाल करते समय दुर्घटना से बचाव के लिए नर्स को याद रखना चाहिए** *(RUHS Pb. B.Sc. Nsg. 2015)*
(a) पालने की साइड रेल को ऊपर रखना
(b) बच्चे को हमेशा पालने में रखना
(c) दरवाजे या गेट बंद रखना
(d) कमरे को साफ-सुथरा व वातावरण को सुरक्षित रखना

310. **बच्चों के साथ खेलते समय एक टोडलर के खेल को किस रूप में वर्णित किया जा सकता है?** *(RUHS Pb. B.Sc. Nsg. 2015)*
(a) समानान्तर (Parallel) (b) प्रतिस्पर्धात्मक (Competitive)
(c) सहकारी (Cooperative) (d) हिस्सेदारी (Sharing)

311. G-6 PD **अल्पता को निम्नलिखित समूह में वर्गीकृत किया जाता है** *(RUHS Pb. M.Sc. Nsg. 2015)*
(a) ऑटोसोमेल डोमिनेंट (b) एक्स लिंक्ड डोमिनेंट
(c) ऑटोसोमेल रेसेसिव (d) एक्स लिंक्ड रेसेसिव

312. **पसली धंसना, व्हीजिंग, बुखार, आदि लक्षणों वाले 2 वर्षीय बालक के मामले में नर्स क्या करेगी?** *(RUHS Pb. B.Sc. Nsg. 2015)*
(a) एण्टीबायोटिक देगी व घर पर देखभाल की सलाह देगी
(b) आकलन करेगी व एन्टीबायोटिक देगी
(c) बुखार का उपचार देगी व घर पर देखभाल की सलाह देगी
(d) बुखार व व्हीजिंग का उपचार करेगी, एन्टीबायोटिक देगी व रेफर करेगी

313. **शालापूर्व** (Pre-school) **बच्चों को प्रत्येक 6 माह पर विटामिन-A की कितनी खुराक दी जाती है?** *(RUHS Pb. B.Sc. Nsg. 2015)*
(a) 100000 IU (b) 150000 IU
(c) 200000 IU (d) 2500000 IU

314. **एक** O Rh+ve **माँ प्रातः** 10 **बजे** Rh–ve **शिशु को जन्म देती है। उसी दिन मध्यरात्री को त्वचा की जाँच करने पर नवजात पीला नजर आता है। निम्नलिखित में से सबसे सम्भावित कारण कौन-सा है?** *(AIIMS Patna Nsg. 2015)*
(a) ABO असंगतता (ABO incompatibility)
(b) नवजातीय सेप्सिस (Neonatal sepsis)
(c) Rh असंगतता (Rh incompatibility)
(d) शरीर क्रियात्मक पीलिया (Physiological jaundice)

315. **दवाइयों का कौन-सा समूह बच्चों में असंयत मूत्रता** (Enuresis) **के उपचार में प्रयोग किया जाता है?** *(AIIMS Patna Nsg. 2015)*
(a) ट्राइसाइक्लिक एण्टीडीप्रेसेन्ट (Tricyclic antidepressant)
(b) मुख्य ट्रेंक्विलाइजर (Major tranquilizers)
(c) चिन्तारोधी दवाइयाँ (Anti-anxiety agents)
(d) निद्राजनक दवाइयाँ (Hypnotics)

316. **नवजात के सिर की औसत परिमाप होती है** *(RUHS Pb. B.Sc. Nsg. 2015)*
(a) 28 cm (b) 30 cm (c) 32 cm (d) 34 cm

317. **जन्म पर एक नवजात में श्वासावरोध** (Asphyxia) **के चिन्ह दिखाई देते हैं, नर्स को तुरन्त क्या करना चाहिए?** *(RUHS Pb. B.Sc. Nsg. 2015)*
(a) ऑक्सीजन देना शुरु करना चाहिए
(b) श्वसन मार्ग को साफ करना चाहिए
(c) रूलाई को उद्दीप्त करना चाहिए
(d) चिकित्सक को सूचित करना चाहिए

318. **नवजात की सामान्य नाड़ी दर क्या होती है?** *(RUHS Pb. B.Sc. Nsg. 2015)*
(a) 140 प्रति/मिनट (b) 130 प्रति/मिनट
(c) 120 प्रति/मिनट (d) 110 प्रति/मिनट

319. **किसी बच्चे में** IV **केनुला लगा है। नर्स को हिपेरिन लॉक देना चाहिए क्योंकि यह निम्नलिखित में सहायक होगा** *(RUHS Pb. B.Sc. Nsg. 2015)*
(a) IV मार्ग द्वारा अन्तराल पर दवा देने में
(b) IV फ्लूड के निरन्तर प्रवाह में
(c) दवा देने के लिए प्रवेश स्थल को बंधन में रचाने में
(d) IV फ्लूड देने से पूर्व स्थल के आंकलन में

320. **बड़ा सतही क्षेत्रफल प्रकाश में खुला रखने पर फोटोथैरेपी प्रभावी रहती है इसलिए शिशु को बिना कपड़े रखा जाता है, लेकिन नर्स को निम्नलिखित सावधानी रखनी चाहिए** *(RUHS Pb. B.Sc. Nsg. 2015)*
(a) प्रजनन अंगो को ढककर रखना
(b) सिर, आँखों व प्रजनन अंगों को ढककर रखना
(c) आँखों व चेहरे को ढककर रखना
(d) किर व चेहरे को ढककर रखना

321. **जन्मजात हृदय विकार से ग्रस्त बच्चे में अचानक साइनोसिस व सांस में तकलीफ हो जाती है। नर्स तुरन्त करेगी** *(RUHS Pb. B.Sc. Nsg. 2015)*
(a) मुड़े हुए घुटने व उठे हुए सिर के साथ करवट वाली स्थिति में रखेगी
(b) स्थिति में परिवर्तित कर बैठी अवस्था में रखेगी
(c) ऑक्सीजन शुरु करेगी व डॉक्टर को सूचित करेगी
(d) आराम व विश्राम देगी

322. **भारत सरकार की गाइडलाइन के अनुसार कंगारू मदर केयर के लिए अनुशंसित संक्षिप्त व लम्बी अवधि है** *(RUHS Pb. B.Sc. Nsg. 2015)*
(a) 2 घण्टे व 5-8 घण्टे (b) 3 घण्टे व 10-12 घण्टे
(c) 4 घण्टे व 5-8 घण्टे (d) 5 घण्टे व 10-12 घण्टे

323. **नवजात के जन्म के तुरन्त बाद निम्नलिखित में से किसकी उपस्थिति पर ट्रेकियोइसोफेजियल फिस्टुला की शंका की जानी चाहिए?** *(BHU Staff Nurse 2015)*
(a) पीलिया
(b) पित्त-रंजि दमन
(c) चुसने की अनुपस्थिति
(d) मुँह में अत्यधिक मात्रा में झागदार लार

324. **एक माँ को सूचित किया जाता है कि उसकी 2 वर्षीय बालिका को ब्रेन ट्यूमर है। उसकी प्रारम्भिक प्रतिक्रिया में वह रोती है एवं कहती है 'डॉक्टर झूठ बोल रहा है, मेरी बेटी बिल्कुल ठीक है।' बहुत अधिक सम्भावना है कि यह माँ अनुभव कर रही है** *(PGI Staff Nurse 2015)*
(a) स्वीकार्यता (Acceptance)
(b) आघात व अस्वीकृति (Shock and denial)
(c) एक मनोविक्षिप्ति घटना (A psychotic episode)
(d) बुरी खबर के प्रति कुअनुकूलित प्रतिक्रिया

325. **शिशु की शारीरिक वृद्धि सामान्यतया किसके द्वारा नापी जाती है?** *(PGI Staff Nurse 2015)*
(a) वजन
(b) IQ टेस्ट
(c) सिर का परिमाप व ऊँचाई
(d) डेनवर डेवलपमेन्टल स्क्रीनिंग टेस्ट (DDST)

326. **दुग्ध स्रावण** (Lactation) **का सबसे शक्तिशाली उद्दीपक है** *(PGI Staff Nurse 2015)*
(a) मेटाक्लोप्रोमाइड
(b) PPH
(c) ब्रोमोक्रिप्टिन (Bromocriptine)
(d) चूषण (Sucking)

293. (b)	294. (a)	295. (b)	296. (c)	297. (c)	298. (b)	299. (d)	300. (b)	301. (c)	302. (b)
303. (d)	304. (d)	305. (c)	306. (d)	307. (b)	308. (c)	309. (d)	310. (a)	311. (d)	312. (d)
313. (c)	314. (a)	315. (a)	316. (d)	317. (b)	318. (a)	319. (a)	320. (b)	321. (a)	322. (b)
323. (d)	324. (b)	325. (a)	326. (d)						

327. एक प्रसव पश्चात्, नर्स अतिबिलिरुबिनरक्तता से पीड़ित एक बच्चे की माँ जोकि स्तनपान करा रही है को निर्देश दे रही है—नर्स निम्नलिखित में से कौन-सा उपयुक्त निर्देश माँ को देती है? *(PGI Staff Nurse 2015)*
(a) नवजात को कम बार स्तनपान कराओं
(b) प्रत्येक 2 से 4 घण्टे स्तनपान जारी रखो
(c) 2 सप्ताह के लिए बोतल द्वारा फीडिंग करवाओं
(d) स्तनपान रोक दो एवं बोतल द्वारा बार-बार फीडिंग करवाना शुरु कर दो

328. एक नर्स प्रसव कक्ष में एक नवजात के प्रसव में सहायता कर रही है। प्रसव के पश्चात् वाष्पीकरण द्वारा ऊष्मा की हानि को रोकने के लिए वह क्या तैयारी करती है *(PGI Staff Nurse 2015)*
(a) पालने के पेड़ को हल्का गरम करती है
(b) कमरे के दरवाजे बन्द करती है
(c) एक हल्के गरम कम्बल से शिशु को सुखाती है
(d) शिशु को ओवरहेड रेडिएंट वार्मर के नीचे रखती है।

329. ह्रदयी विसंगतियों वाले अधिकांश बच्चों में सामान्य प्रेक्षण (Finding) है *(PGI Staff Nurse 2015)*
(a) ह्रदय विसंगतियों का पारिवारिक इतिहास
(b) मानसिक विमंदिता (Mental retardiation)
(c) विलंबित शारीरिक वृद्धि (Delayed physical growth)
(d) नीलिमा (Cyanosis)

330. यकृत की अक्षमता के कारण जन्म के पश्चात् तीसरे व चौथे दिन सीरम बिलिरूबिन का स्तर बढ़ना कहलाता हैं *(PGI Staff Nurse 2015)*
(a) रोगात्मक पीलिया (Phatological jaundice)
(b) शरीर क्रियात्मक पीलिया (Physiological jaundice)
(c) अवरोधित पीलिया (Obstructed jaundice)
(d) वायरसजनित यकृतशोथ (Viral pepatitis)

331. निम्नलिखित में से किस नर्सिंग क्रिया द्वारा एक बेहोश बच्चे में इन्ट्राक्रेनियल प्रेशर में वृद्धि से बचा जा सकता है? *(BHU Staff Nurse 2015)*
(a) दर्द या रोने के कारण वाली गतिविधियों से परहेज
(b) सिर की अधोस्थिति (ट्रेन्डेलेनबर्ग स्थिति)
(c) वातावरणीय उद्दीपन देना
(d) सिर का प्रति घण्टे इधर-उधर घुमाना

332. सामान्यतया एक शिशु का वजन एक वर्ष आयु पर जन्म के समय वजन से बढ़ कर हो जाता है *(PGI Staff Nurse 2015)*
(a) डेढ़ गुना (b) दोगुना
(c) तिगुना (d) चौगुना

333. एक शिशु का वजन जन्म के समय वजन का दुगुना किस आयु पर हो जाता है? *(RRB Staff Nurse 2015)*
(a) 6 माह (b) 1 वर्ष (c) 2 वर्ष (d) 3 वर्ष

334. हाइड्रोसिफेलस के लिए सर्जरी के पश्चात् एक बच्चा शल्यक्रिया पश्चात् इकाई में है। नर्स प्राथमिकता से निम्नलिखित का आंकलन करेगी *(RUHS M.Sc. Nsg. 2015)*
(a) सामान्य जैविक चिन्हों व ड्रेसिंग स्थल का
(b) प्रत्येक 15 से 20 मिनट पर जैविक चिन्हों व पुतलियों की प्रतिक्रिया का
(c) सामान्य जैविक चिन्हों व IV स्थल का
(d) प्रति घण्टे रुधिरचाप व पुतलियों की प्रतिक्रिया

335. वेलबेबी क्लीनिक में किसके अतिरिक्त सभी सूचनाएँ प्राप्त की जाती हैं? *(BHU Satff Nurse 2015)*
(a) पढ़ाई-लिखाई (Schooling)
(b) स्तनपान (Breastfeeding)
(c) निद्रा का तरीका (Sleep pattern)
(d) वृद्धि व विकास (Growth and development)

336. नवजातीय पीलिया के उपचार हेतु कौन-सी रंग की रोशनी का प्रयोग किया जाता है? *(RRB Staff Nurse 2015)*
(a) लाल (b) पीली (c) नारंगी (d) नीली

337. नवजात का प्रथम मल (Stool) कहलाता है *(RRB Staff Nurse 2015)*
(a) सीबम (Sebum)
(b) लेनुगो (lenugo)
(c) मीकोनियम (Meconium)
(d) वर्निक्स केसिओसा (Vernix caseosia)

338. टॉन्सिलेक्टोमी के पश्चात् पोस्ट-ऑपरेटिव वार्ड में भर्ती एक बच्चे में शल्यक्रिया पश्चात् रुधिरस्राव का संदेह है यदि बच्चा *(BHU Satff Nurse 2015)*
(a) शोरयुक्त खर्राटे लेता है
(b) पीला हो जाता है
(c) प्यास की शिकायत करता है
(d) बार-बार निगलता है

339. तीव्र ग्लोमेरुलोनेफ्राइटिस से पीड़ित बच्चा एक वार्ड में उपचाराधीन है। नर्स को तीव्र वृक्कीय असफलता के एक सूचक के रूप में निम्नलिखित को देखना चाहिए *(BHU Satff Nurse 2015)*
(a) बहूमूत्रता (Polyuria) (b) अल्पमूत्रता (Oliguria)
(c) मूत्र में रुधिर (Hematuria) (d) मूत्र में ग्लूकोस (Glycosuria)

340. गम्भीर दस्त में उपचार है *(KPSC Staff Nurse 2016)*
(a) ORS (b) जिंक की गोली
(c) हर्टमान तरल (d) ये सभी

341. विदलित तालु (Cleft palate) की सर्जरी के पश्चात् एक बच्चे को निम्नलिखित में से कौन-सी पोजिशन देते हैं *(KPSC Satff Nurse 2015)*
(a) सुपाइन (Supine) (b) प्रोन (Prone)
(c) साइड लाईग (Side lying) (d) फाउलर (Fowler's)

342. एक समय पूर्व जन्मा शिशु पेशियों में ऐंठन, दौरे, साइनोसिस, असामान्य श्वसन एवं लघु तीक्ष्ण रूलाई के साथ नवजातीय गहन देखभाल इकाई (NICU) में भर्ती किया गया है। क्या जटिलता सम्भावित है *(AIIMS Patna Nsg. 2015)*
(a) ब्रेकियल पाल्सी (Bracheal palsy)
(b) संधिच्युत कूल्हा (Dislocated hip)
(c) अन्तर्कपालीय रुधिरस्राव (intracranial hemorrhage)
(d) टूटा हुआ कूल्हा (fractured hip)

343. दाईं ओर का हेमिप्लेजिया (Hemiplegia) व अफ्रेसिया (Aphasia) किसकी सम्बद्धता को इंगित करता है *(KPSC Satff Nurse 2015)*
(a) LMCA
(b) वर्टीब्रल धमनी (vertebral artery)
(c) ब्रेन स्टेम धमनी (brain stem)
(d) RMCA

344. नर्स यह अपेक्षा कर सकती है कि एक सामान्य नवजात का वजन .... में दोगुना हो जाएगा। *(RUHS M.Sc. Nsg. 2014)*
(a) 3 माह (b) 6 माह (c) 9 माह (d) 12 माह

345. एक स्कूल नर्स को शंका है कि एक बच्चे में तीव्र ग्लोमरुलोनेफ्राइटिस है। निम्नलिखित में से कौन-सा तथ्य इस बीमारी से सबसे अधिक सम्बन्धित है? *(RUHS M.Sc. Nsg. 2014)*
(a) उसे एक महीने पहले न्यूमोनिया हुआ था
(b) उसे एक भूरी मकड़ी ने काटा था
(c) वह जठरांत्रीय शोथ से उबर रहा है
(d) 2 सप्ताह पूर्व उसे स्ट्रेप्टोकोकल संक्रमण हुआ था

346. जन्म के समय सामान्य स्वस्थ शिशु की ऊँचाई होती है *(BSF Staff Nurse 2014)*
(a) 6-18 इंच (b) 18-20 इंच
(c) 20-40 इंच (d) 8-10 इंच

347. 'विकास सिर से प्रारम्भ होकर धीरे-धीरे अधोभाग की ओर बढ़ता है' विकास का यह सिद्धान्त कहलाता है *(BSF Staff Nurse 2014)*
(a) सीफेलोकॉडल (Cephalocaudal)
(b) प्रोक्सिमोडिस्टल (Proximodistal)
(c) सामान्य से विशिष्ट (General to sepcific)
(d) आयु के अनुसार (According to age)

348. एक शिशु द्वारा सख्त आवाज सुनकर हाथों को ऊपर उठाना कहलाता है *(BSF Staff Nurse 2014)*
(a) रूटिंग रिफ्लेक्स क्रिया (b) बेबिंसकी रिफ्लेक्स क्रिया
(c) मोरो/स्टार्टल रिफ्लेक्स क्रिया (d) उपरोक्त में से कोई नहीं

349. निम्नलिखित में से कौन-सा क्षेत्र बच्चों में कैंसर का सबसे सामान्य स्थल है? *(BSF Staff Nurse 2014)*
(a) फुफ्फुस (b) जननांग
(c) अस्थि मज्जा (d) जठरांत्रीय तन्त्र

350. एक रुधिर कैंसर (Leukemia) से पीड़ित 4 वर्षीय बच्चे को कीमोथैरेपी के लिए अस्पताल में भर्ती किया जाता है। बालक अस्पतालीकरण से डरा हुआ है। बच्चे के डर को दूर करने के लिए सर्वाधिक उपयुक्त नर्सिंग हस्तक्षेप कौन-सा है? *(PGI M.Sc. Nsg. 2014)*
(a) परिवार को केवल निर्धारित मिलने के समय पर मिलने आने की सलाह देना
(b) बच्चे को अन्य हमउम्र बच्चों के साथ खेलने को प्रेरित करना
(c) बच्चे के अभिभावकों को बच्चे के साथ ठहरने को प्रेरित करना
(d) निजी कक्ष प्रदान करना, बच्चों को घर से खिलौने लाने की अनुमति देना

351. LBW शिशु की कसौटी (Criteria) क्या है? *(RUHS Pb B.Sc. Nsg. 2014)*
(a) जन्मभार < 2 kg (b) जन्मभार < 2.5 kg
(c) जन्मभार < 3 kg (d) जन्मभार < 2.7 kg

352. 12 माह के बच्चे की श्वसन दर 35 सांस प्रति मिनट है। सर्वाधिक उपयुक्त नर्सिंग एक्शन होगा *(RUHS Pb. B.Sc. Nsg. 2014)*
(a) चिकित्सक को सूचित करना
(b) ऑक्सीजन देना
(c) 15 मिनट में पुनः श्वसन दर का आंकलन करना
(d) प्रेक्षण का दस्तावेजीकरण करना

353. समय पूर्व प्रसव में निम्नलिखित में से कौन-सी दवा नवजात के लिए उपयोगी है? *(RUHS Pb. B.Sc. Nsg. 2014)*
(a) मेग्नीशियम सल्फेट (b) ऑक्सीटोसिन
(c) डेक्सामेथासोन (d) टेस्टोस्टीरॉन

354. थैलेसीमिया से पीड़ित कुछ बच्चों के लिए एक आशाजनक उपचार है *(RUHS Pb. B.Sc. Nsg. 2014)*
(a) अस्थिमज्जा प्रत्यारोपण
(b) कीमोथेराप्यूटिक पदार्थ
(c) विकिरण चिकित्सा
(d) स्टीरॉइड चिकित्सा

355. .... के आंकलन के लिए नवजात की अपगार स्कोरिंग की जाती है। *(RUHS Pb. B.Sc. Nsg. 2014)*
(a) जन्मजात विकार
(b) श्वसन की कोशिश
(c) रीसस संवेदनशीलता
(d) भावनात्मक स्थिरता

356. सामान्य जन्म भार होता है *(RUHS Pb. B.Sc. Nsg. 2014)*
(a) 2.5-3 kg (b) 2-2.5 kg
(c) 3-3.5kg (d) 2.2-2.17 kg

357. फोटोथैरेपी के दौरान कौन-सी सावधानी रखते हैं? *(RUHS Pb. B.Sc. Nsg. 2014)*
(a) बच्चे को कपड़े पहनाकर रखते हैं
(b) दिन में एक बार शिशु का तापमान चैक करते हैं
(c) कभी-कभी शिशु की स्थिति बदलते हैं
(d) शिशु की आँखों को ढककर रखते हैं

358. एक जोड़े का सिस्टिक फाइब्रोसिस से पीड़ित 2 वर्ष का एक बच्चा है। अगली गर्भावस्था की योजना बनाते समय जोड़े को किस प्रक्रिया से गुजरना चाहिए? *(RUHS Pb. B.Sc. Nsg. 2014)*
(a) आनुवंशिक परामर्श
(b) मनोवैज्ञानिक परामर्श
(c) यौन संचारी रोगी के संचरण सम्बन्धी परामर्श
(d) टॉर्च टेस्ट (TORCH test)

359. शिशु का सिर पर नियन्त्रण होता है *(RUHS Pb. B.Sc. Nsg. 2014)*
(a) 1 माह पर (b) 3 माह पर
(c) 5 माह पर (d) 6 माह पर

327. (b)	328. (c)	329. (a)	330. (b)	331. (a)	332. (c)	333. (a)	334. (b)	335. (a)	336. (d)
337. (c)	338. (d)	339. (b)	340. (d)	341. (c)	342. (c)	343. (a)	344. (b)	345. (d)	346. (b)
347. (a)	348. (c)	349. (c)	350. (c)	351. (b)	352. (d)	353. (c)	354. (a)	355. (b)	356. (a)
357. (d)	358. (a)	359. (c)							

360. कम वजन वाले शिशु को इस प्रकार परिभाषित किया जाता है *(RUHS Pb. B.Sc. Nsg. 2014)*
(a) जन्म पर वजन 1500 gm से कम
(b) जन्म पर वजन 2000 gm से कम
(c) जन्म पर वजन 2500 gm से कम
(d) जन्म पर वजन 100 gm से कम

361. जन्म से पूर्व कौन-सी संरचना हृदय के दाएँ व बाएँ अलिन्द (Auricle) को जोड़ती है? *(RUHS Pb. B.Sc. Nsg. 2014)*
(a) अम्बिलिकल वेन
(b) फोरामेन ओवेल
(c) डक्टस आर्टिरियोसस
(d) डक्टस वेनोसस

362. निम्नलिखित में से कौन-सा मूत्र में उपस्थित रहने पर एक नवजात के डायपर पर लाल दाग छोड़ता है? *(RUHS Pb. B.Sc. Nsg. 2014)*
(a) श्लेष्मा (b) यूरिक अम्ल कण
(c) बिलिरुबिन (d) अतिरिक्त आयरन

363. किस आयु पर एक बच्चा अपने दाँत ब्रश करना प्रारम्भ कर देता है? *(RUHS Pb. B.Sc. Nsg. 2014)*
(a) 2 वर्ष (b) 3 वर्ष
(c) 4 वर्ष (d) 20 माह

364. शिशु के सामान्य जन्म के पश्चात् स्तनपान प्रारम्भ कर देना चाहिए *(RUHS Pb. B.Sc. Nsg. 2014)*
(a) 2 घण्टे के भीतर (b) आधा घण्टे के भीतर
(c) दूसरे दिन (d) 1 सप्ताह पश्चात्

365. नवजात शिशु में पैथोलोजिकल पीलिया का उपचार नहीं है। *(RUHS M.Sc. Nsg. 2014)*
(a) फोटो थैरेपी (b) दवाईयाँ
(c) पेय तरल पदार्थ (d) IV तरल

366. जिस बच्चे को शिशु अवस्था में केवल दूध दिया जाता है उसमें आयरन की कमी से होने वाला एनीमिया हो जाता है, क्योंकि *(RUHS Pb. B.Sc. Nsg. 2014)*
(a) शिशु अवस्था के दौरान बड़ी संख्या में लाल रुधिर कोशिकाएँ नष्ट होती है
(b) दूध आयरन से अवशोषण को बाधित करता है
(c) दूध आयरन का स्रोत नहीं है
(d) यह लाल रुधिर कोशिकाओं के निर्माण की दर को बिगाड़ता या कम करता है

367. एक 5 वर्षीय बालिका प्रिया तीव्र श्वसन तन्त्र संक्रमण से पीड़ित है। उसे दिया जा सकता है *(RUHS Pb. B.Sc. Nsg. 2014)*
(a) प्रचुर तरल व भोजन (b) सीमित भोजन व तरल
(c) केवल दूध (d) केवल इन्ट्रीवीनस द्रव

368. 9 माह के बच्चों में 'पोषण सम्बन्धी एनीमिया की रोकथाम कार्यक्रम' के अन्तर्गत दिए जाने वाले विटामिन-A पूरक घोल में 'विटामिन-A' की मात्रा है .... *(RUHS Pb. B.Sc. Nsg. 2014)*
(a) 2500 IU/mL (b) 1 लाख IU/mL
(c) 3 लाख IU/mL (d) 5 लाख IU/mL

369. टॉन्सिलाइटिस से पीड़ित कई बच्चों के कान का संक्रमण हो जाता है, क्योंकि कान व गला .... द्वारा आपस में जुड़े रहते हैं। *(RUHS Pb. B.Sc. Nsg. 2014)*
(a) कंठ (Larynx)
(b) श्रवण नलिका (Eustachian tube)
(c) एपिगलोटिस (Epiglottis)
(d) ग्रासनाल (Oesophague)

370. नर्स के लिए बच्चे की सामान्य वृद्धि व विकास का ज्ञान आवश्यक है क्योंकि *(RUHS Pb. B.Sc. Nsg. 2014)*
(a) यह बीमार बच्चे को समझने के लिए बुनियादी है
(b) अधिकांश नर्सों के बच्चे होते हैं
(c) अधिकांश बच्चे बीमार नहीं होते हैं
(d) यह अच्छा पिता या अच्छी माता बनने में नर्स की सहायता करता है

371. एक बच्चे को डिजॉक्सिन (Digoxin) देने से पूर्व हमेशा उसकी एपिकल पल्स चैक की जाती है। दवा नहीं दी जाती यदि बच्चे की पल्स रेट हो *(RUHS Pb. B.Sc. Nsg. 2014)*
(a) 90 बीट/मिनट से कम हो (b) 110 बीट/मिनट से अधिक हो
(c) 60 बीट/मिनट से कम हो (d) 150 बीट/मिनट से अधिक हो

372. तीव्र दस्तरोग व निर्जलीकरण से पीड़ित एक शिशु का प्रारम्भिक नर्सिंग आंकलन क्या व्यक्त करता है? *(RUHS Pb. B.Sc. Nsg. 2014)*
(a) कमजोर त्वचा भराव (b) निम्न हीमेटोक्रिट
(c) फूला हुआ फॉन्टेनेल (d) वजन में वृद्धि

373. गम्भीर पेशीय क्षति, वृद्धि असफलता व उपत्वचीय वसा की हानि किसके लक्षण है? *(RUHS Pb. B.Sc. Nsg. 2014)*
(a) क्वाशियोरकॉर (b) बेरी-बेरी
(c) स्कर्वी (d) मैरेस्मस

374. शिशु को माँ के दूध से साधारण भोजन पर लाना कहलाता है *(RUHS Pb. B.Sc. Nsg. 2014)*
(a) ट्रेल फीडिंग (Trail feeding)
(b) वीनिंग (Weaning)
(c) स्थानापन्न (Substitution)
(d) प्रतिस्थापन फीडिंग (Replacement feeding)

375. पाइलोरिक संकीर्णता (Pyloric constriction) वाले शिशु में कौन-सा चिन्ह या लक्षण पाया जाता है? *(RUHS Pb. B.Sc. Nsg. 2014)*
(a) पित्त की उल्टी (Vomitting of bile)
(b) सुस्ती (Lethargy)
(c) दस्त (Diarrhoea)
(d) प्रक्षेपित उल्टी (Projectile vomitting)

376. एक बच्चे की जीवाणुजनित कंजक्टाइविटिस (Bacterial conjunctivitis) से पीड़ित के रूप में पहचान होती है। एक नर्स माँ को किसके अतिरिक्त सभी करने की शिक्षा देती है? *(RUHS Pb. B.Sc. Nsg. 2014)*
(a) बार-बार हाथ धोना
(b) निर्देशानुसार आँखों को साफ करना
(c) तोलिया व धुलाई वाले कपड़ों को साझा करना
(d) निर्देशानुसार आँख की दवा डालना

377. WHO के ORS पैकेट में किसके अतिरिक्त सभी सम्मिलित होते हैं? *(RUHS Pb. B.Sc. Nsg. 2014)*
(a) सोडियम क्लोराइड (b) पोटैशियम क्लोराइड
(c) सोडियम बाइकार्बोनेट (d) कैल्शियम कार्बोनेट

378. निम्नलिखिम में से कौन-सी विशिष्टता नर्स की दृष्टि से सेरेब्रेल पाल्सी का सर्वाधिक विशिष्ट गुण है? *(RUHS M.Sc. Nsg. 2013)*
(a) यह उलटने योग्य है
(b) यह प्रगतिशील है
(c) यह प्राय: मानसिक विमंदिता में परिणीत होती है
(d) यह जन्म के समय या जीवन के प्रथम 2 वर्षों के दौरान प्रकट होती है

379. 2 सप्ताह के शिशु में हाइड्रोसिफेलस का शीघ्रतम चिन्ह जिसे नर्स अवलोकित करेगी है *(RUHS M.Sc. Nsg. 2013)*
(a) धँसी आँखें (b) ऊँची आवाज में तीक्ष्ण रूलाई
(c) उभरा हुआ अग्र फॉन्टेनेल (d) बढ़ता हुआ सिर का परिमाप

380. हृदय रोग से पीड़ित शिशु के अभिभावकों की सर्वाधिक सामान्य शिकायत क्या रहती है? *(RUHS M.Sc. Nsg. 2013)*
(a) कद में धीमी वृद्धि (b) धीमा विकास
(c) खाने में परेशानी (d) बार-बार श्वसन तन्त्रिय संक्रमण

381. निम्नलिखित जन्मजात हृदय विकारों में से कौन-सा असाइनोटिक विकार है? *(RUHS M.Sc. Nsg. 2013)*
(a) ट्राइकस्पिड अट्रेसिया (b) टेट्रालोजी ऑफ फेलट
(c) ट्रन्कस आर्टिरियोसस (d) पेटेन्ट डक्टस आर्टिरियोसस

382. नर्स को एक नवजात के इरीथ्रोमाइसिन मलहम लगानी है। उसे आँख के किस क्षेत्र पर यह लगानी चाहिए? *(JIPMER Staff Nurse 2013)*
(a) कॉर्निया पर (b) पलकों के नीचे
(c) निचले कंजक्टाइवा पर (d) ऊपरी कंजक्टाइवा पर

383. नर्स इरिथ्रोब्लास्टोसिस फीटेलिस से पीड़ित नवजात की माँ को समझाती है कि एक्सचेंज ट्रांसफ्यूजन .... की गति को रोकने के लिए आवश्यक है। *(JIPMER Staff Nurse 2013)*
(a) यकृत (b) फुफ्फुस (c) वृक्क (d) मस्तिष्क

384. स्तनपान कराने वाली माता के आहार में क्या बढ़ाने के लिए नर्स उसके महत्त्व पर जोर देती है? *(RUHS M.Sc. Nsg. 2013)*
(a) वसा (b) प्रोटीन (c) कैलोरी (d) विटामिन-K

385. सेक्रल क्षेत्र में नीले-काले चकत्तो से युक्त शिशु के अभिभावक इस सम्बन्ध में नर्स से पूछते हैं नर्स बताती है कि ये मंगोलियन स्पॉट्स कहलाते हैं एवं *(RUHS M.Sc. Nsg. 2013)*
(a) जन्मजात विकार के सूचक हैं
(b) लगभग एक वर्ष में विलुप्त हो जाएगें
(c) एक जन्मचिन्ह के समान हैं
(d) एक आन्तरिक समस्या के सूचक हैं

386. निम्नलिखित में ये कौन-से समय पश्चात् जन्मे शिशु के लक्षण हैं? *(RUHS M.Sc. Nsg. 2013)*
(a) मुलायम, लचीली त्वचा (b) लम्बे भंगुर हाथों के नाखून
(c) सुविकसित भौहें (d) पैरों के तलवों में धारियाँ

387. तीव्र जीवाणुजनित मेनिन्जाइटिस से पीड़ित बच्चे की देखभाल योजना में सम्मिलित करने वाला सर्वाधिक नर्सिंग कार्य क्या है? *(RUHS M.Sc. Nsg. 2013)*
(a) पर्याप्त उत्तेजना प्रदान करना
(b) बहुत शान्त वातावरण प्रदान करना
(c) कमरे को चमकीला व आनंदायक बनाना
(d) कमरे को ठंडा व सुप्रकाशित करना

388. जलने (Burn) को किस आधार पर वर्गीकृत किया जाता है? *(RUHS M.Sc. Nsg. 2013)*
(a) जलने का प्रकार (b) गहराई व क्षेत्र
(c) जलने का कारण (d) जले क्षेत्र से रुधिरस्राव

389. निम्नलिखित में से कौन-सी पाइलोरिक संकीर्णता की एक चिकित्सकीय अभिव्यक्ति है? *(DSSSB Staff Nurse 2013)*
(a) प्रक्षेपित वमन (Projectile vomitting)
(b) प्रत्यावहन (Regurgitation)
(c) वसापुरीष (Steatorrhea)
(d) टीनेस्मस (Tenesmus)

390. जन्म के पश्चात् 24 घण्टे के भीतर मीकोनियम के निष्कासन में असफलता किसकी सूचक है? *(DSSSB Staff Nurse 2013)*
(a) उदरीय भित्ति विकार (Adominal wall defect)
(b) सिलियक रोग (Celiac disease)
(c) हर्श्चस्प्रुंग रोग (Hirschsprung's disease)
(d) आन्त्रान्त्र (Intussusception)

391. किसके अतिरिक्त, डायबिटिक माँ के नवजात को सभी का खतरा रहता है? *(JIPMER Staff Nurse 2013)*
(a) अल्पग्लूकोजरक्तता (Hypoglycemia)
(b) अल्पकैल्शियमरक्तता (Hypocalcemia)
(c) अतिग्लूकोसरक्तता (Hyperglycemia)
(d) अतिबिलिरुबिन रक्तता (Hyperbilirubinimia)

392. एक शिशु में हायलाइन मेम्ब्रेन रोग (Hyaline membrane disease) सर्फेक्टेट की कमी के कारण होता है व फुफ्फुसीय सर्फेक्टेट का स्रोत है *(JIPMER Staff Nurse 2013)*
(a) वायुकोशीय मेक्रोफेज
(b) कोशिकीय इन्डोथिलियम
(c) न्यूमोसाइट टाइप-1
(d) न्यूमोसाइट टाइप-2

393. किसके अतिरिक्त सभी स्तनपान के लाभ हैं? *(JIPMER Staff Nurse 2013)*
(a) यह पोषक तत्व प्रदान करता है
(b) कोलोस्ट्रम उच्च स्तरीय रोग प्रतिरोधक सुरक्षा प्रदान करता है
(c) जठरांत्रीय संक्रमणों की सम्भावना को कम करता है
(d) यह अपरिपक्व नवजात को पर्याप्त आयरन प्रदान करता है

394. बच्चों में कैंसर का सबसे सामान्य रूप क्या है? *(LNJP Staff Nurse 2012)*
(a) लिम्फोमा (Lymphoma)
(b) ब्रेन कैंसर (Brain tumour)
(c) रुधिर कैंसर (Leukemia)
(d) ऑस्टियोसार्कोमा (Osteosarcoma)

395. .... को कम करने के लिए अस्पताल में भर्ती बच्चे के अभिभावकों को बच्चे के साथ रुकने को प्रेरित किया जाना चाहिए। *(LNJP Staff Nurse 2012)*
(a) लगाव की समस्या (Problem of attachment)
(b) विरह चिन्ता (Separation anxiety)
(c) चोट का खतरा (Risk of injury)
(d) वृद्धि बाधा (Failure to thrive)

396. स्वपरायणता (Autism) है *(LNJP Staff Nurse 2012)*
(a) तन्त्रिकीय विकास सम्बन्धी रोग
(b) सामाजिक व भाषा संचार सम्बन्धी समस्या
(c) हाइपोथैलेमस में क्षति के कारण उत्पन्न समस्या
(d) उपापचयी रोग

397. टॉन्सिलेक्टोमी के पश्चात् एक बच्चा हल्के लाल रंग की रुधिर की उल्टियाँ करने गलता है। नर्स का सर्वाधिक उपयुक्त प्रारम्भिक नर्सिंग कार्य होगा *(PGI Staff Nurse 2012)*
(a) निर्देशित वमनरोधी दवा देना
(b) चिकित्सक को सूचित करना
(c) मुँह द्वारा कुछ नहीं देने (NPO) की स्थिति बनाए रखना
(d) बच्चे को करवट दिलाना

398. नर्स .... की निगरानी कर नवजात में ऑक्सीजन की पर्याप्तता का मूल्यांकन करती है। *(ESIC Staff Nurse Delhi 2012)*
(a) हाथों व पैरो की नीलता (b) नाड़ी दर
(c) धमनीय रुधिर में गैस स्तर (d) ग्रहित ऑक्सीजन की प्रतिशत

399. निम्नलिखित में से कौन-सा प्रेक्षण एक नवजात में सामान्य है? *(LNJP Staff Nurse 2012)*
(a) प्रथम 24 घण्टों में मीकोनियम का निष्कासन
(b) आराम के समय श्वसन दर 70 प्रति मिनट
(c) 12 घण्टे की आयु पर त्वचा का पीला रंग
(d) नाभि से रुधिरस्राव

400. योनि द्वारा प्रसव के 1 मिनट पश्चात् एक नवजात का शरीर गुलाबी एवं हाथ व पैर नीले हैं। दृढ़ता से रो रहा है व हृदय दर 140 प्रति मिनट है। उत्तेजित करने पर तुरन्त रोकर प्रतिक्रिया देता है। धीमी गतिशीलता के साथ न्यूनतम आकुंचन बनाए रखता है। इस नवजात का अपगार स्कोर होगा *(LNJP Staff Nurse 2012)*
(a) 10 (b) 9 (c) 8 (d) 7

401. निम्नलिखित में से कौन-सा स्कूली आयु के दौरान प्रारूपिक वार्षिक वृद्धि की श्रेष्ठ व्याख्या करता है? *(LNJP Staff Nurse 2012)*
(a) बच्चा औसतन 2 इंच (5.2 cm) प्रतिवर्ष बढ़ता है
(b) बच्चे के वजन में औसतन 3 पॉण्ड (1.4 किलो) प्रतिवर्ष की वृद्धि होती है
(c) इस पूरी अवधि के दौरान हमउम्र साथियों में कुछ शारीरिक भिन्नाएँ नजर आती हैं
(d) फेट पेड्स की संख्या बढ़ती है, जोकि बच्चे की सामान्य माँसल दिखावट में सहायक होते हैं

402. एक टोडलर को पॉपकॉर्न व नट्स नहीं देने चाहिए क्योंकि ये *(LNJP Staff Nurse 2012)*
(a) बच्चे की भूख को बिगाड़ देते हैं
(b) आसानी से अन्तः चूषित हो जाते हैं
(c) बहुत कम भोजन मूल्य रखते हैं
(d) दाँतों में सड़न उत्पन्न करते हैं

403. बच्चों में दस्तरोग का सबसे सामान्य कारक है *(LNJP Staff Nurse 2012)*
(a) एडीनोवायरस
(b) राइबोवायरस
(c) रोटावायरस
(d) रिह्नोवायरस

404. निम्नलिखित में से कौन-से जन्मजात हृदय विकार को साइनोटिक के रूप में वर्गीकृत किया जाता है? *(LNJP Staff Nurse 2012)*
(a) पल्मोनिक स्टीनोसिस
(b) टेट्रालॉजी ऑफ फेलट
(c) एओर्टिक स्टीनोसिस
(d) कोएरक्टेशन ऑफ एओर्टा

405. जन्म के पश्चात् । वर्ष के दौरान शिशु का वजन सामान्यतया हो जाता है *(LNJP Staff Nurse 2012)*
(a) स्थिर रहता है (b) दुगुना
(c) तिगुना (d) चौगुना

406. ताजा तैयार किए गए ORS (ओरल रिहाइड्रेशन सोल्यूशन) को .... के भीतर काम में ले लेना चाहिए। *(LNJP Staff Nurse 2012)*
(a) 12 घण्टे (b) 24 घण्टे
(c) 36 घण्टे (d) 48 घण्टे

360. (c)	361. (b)	362. (b)	363. (b)	364. (b)	365. (c)	366. (c)	367. (a)	368. (b)	369. (b)
370. (a)	371. (a)	372. (a)	373. (d)	374. (b)	375. (d)	376. (c)	377. (d)	378. (d)	379. (d)
380. (c)	381. (d)	382. (c)	383. (d)	384. (b)	385. (b)	386. (b)	387. (b)	388. (b)	389. (a)
390. (a)	391. (d)	392. (d)	393. (d)	394. (c)	395. (b)	396. (b)	397. (d)	398. (c)	399. (a)
400. (d)	401. (a)	402. (b)	403. (c)	404. (b)	405. (c)	406. (b)			

करेक्ट सॉल्यूशन्स

टॉपिकल प्रैक्टिस

3. (*a*) डॉ. अब्राहम जैकोबी एक जर्मन चिकित्सक और बालरोग में अग्रणी थे उन्होंने देश में पहला बच्चों का क्लीनिक खोला। वह संयुक्त राज्य अमेरिका में बाल स्वास्थ्य देखभाल और कल्याण में सुधार के आन्दोलन में प्रमुख व्यक्ति थे। इन्हें शिशु स्वास्थ्य का जनक कहा जाता है।

4. (*d*) बाल स्वास्थ्य की आधुनिक अवधारणा के अन्तर्गत स्वास्थ्य देखभाल, उपचार, रोग की रोकथाम, गर्भधारण से जन्म और उसके बाद पाँच साल की उम्र तक देखभाल आती हैं।

9. (*a*) सभी शिशुओं के लिए जन्म के 1 मिनट और 5 मिनट बाद अपगार स्कोर मापना चाहिए। जिन शिशुओं में अपगार स्कोर 7 से कम है 5 मिनट के अन्तराल में 20 मिनट तक स्कोर की सूचना लेनी चाहिए।

10. (*d*) अपगार स्कोर प्रसव कक्ष में बच्चे के जन्म के तुरन्त बाद की गई रिपोर्ट है। इसमें निम्न लक्षणों का परीक्षण किया जाता है–हृदय की धड़कन, श्वसन दर, पेशियों में तनाव, नासिका में कैथेटर पर प्रतिक्रिया, त्वचा का रंग, आदि।

13. (*c*) 3 से कम अपगार स्कोर का स्तर, शिशुओं में गम्भीर समस्या को दर्शाता है जबकि 7 से ज्यादा अपगार स्कोर सामान्य माना जाता है।

23. (*d*) नवजात में हीमोग्लोबिन की मात्रा 16-18 gm% होती है। पुरुषों के मुकाबले महिलाओं में हीमोग्लोबिन की कमी अधिक होती है। शरीर में आयरन और विटामिन-B की कमी होने पर हीमोग्लोबिन का स्तर कम होने लगता है।

36. (*c*) 120 सेकण्ड या उससे अधिक समय तक सांस नहीं लेना एपनिया कहलाता है।

41. (*a*) बच्चों के रुधिर में ऑक्सीजन की कमी तथा कार्बन डाइऑक्साइड की अधिकता से उनकी त्वचा का रंग नीला हो जाता है।

43. (*d*) नवजात बच्चें में रुधिरस्राव (Bleeding) रोकने के लिए विटामिन-K दी जाती है।

45. (*d*) नवजात का शरीर सफेद चिपचिपे पदार्थ से ढका रहता है, इसे वर्निक्स कहा जाता है।

51. (*d*) हालाँकि नवजात मृत्यु का सबसे मुख्य कारण समय पूर्व प्रसव हैं लेकिन दिए गए विकल्पों में यह नहीं हैं इस कारण दूसरे नम्बर पर संक्रमण है अर्थात् विकल्प (d) सेप्टिसीमिया सही है।

54. (*c*) यदि बच्चे को सांस लेने में तकलीफ है तो उसे सर्वप्रथम नर्सिंग केयर में वायुमार्ग को साफ करने की देगें।

55. (*b*) एक शिशु का पुर्नजीविकरण करते समय छाती की सिकुड़न एवं वेंटिलेशन सांस का अनुपात 3 : 1 होना चाहिए।

57. (*b*) बच्चे का तापामान मापने के लिए सर्वाधिक उपयुक्त तरीका रेक्टम द्वारा होता है।

62. (*b*) नवजात में गम्भीर हाइपोथर्मिया को एक असामान्य थर्मल अवस्था के रूप में परिभाषित किया जाता है जिसमें नवजात के शरीर का तापमान 32°C से कम हो जाता है।

63. (*b*) बच्चों में हाइपोथर्मिया का उच्च संकट निम्न जन्म वजन के बच्चों (Low birth weight) में होता है।

65. (*d*) हाइपोथर्मिया के प्रारम्भिक लक्षण हाथ पैर ठण्डे और नीले हो जाते है, कमजोर चूषण, लेथार्जी, कमजोर चिल्लाहट है।

68. (*d*) एक प्रिटर्म शिशु मे हाइपोथर्मिया होने की सम्भावना अधिक होती है क्योंकि शारीरिक क्षेत्रफल अधिक होता है व शरीर में भूरी वसा की कमी होती है।

69. (*d*) कम जन्म वजन बच्चों में हाइपोथर्मिया, पीलिया और संक्रमण जटिलताओं के पाए जाने की सम्भावना रहती है।

72. (*c*) नवजात शिशु का तापमान स्थिर होने पर 24 घण्टे बाद स्नान करवाना चाहिए।

73. (*b*) रेडिएन्ट बार्गर त्वचा व रांरा के गाध्यग से होने वाली जल हानि (Water loss) को कम नहीं करता, बल्कि बढ़ाता है।

74. (*d*) कंगारू मातृ देखभाल के फायदे निम्न हैं
- तापमान बनाए रखती है
- स्तनपान में मददगार है
- माँ एवं शिशु में भावनात्मक लगाव बढ़ाता है।

76. (*d*) वृद्धि को, आकार में वृद्धि, द्रव्यमान में वृद्धि एवं अन्तरकोशिकीय पदार्थ में वृद्धि, सभी परिभाषित करते हैं।

77. (*d*) विकसित होने या परिपक्व होने की अवस्था (Stage) विकास कहलाती है। इसमें कार्यों की परिपक्वता, माँसपेशियों की मेलिनक्रिया, कौशल का अधिग्रहण, आदि सम्मिलित होते हैं।

80. (*d*) वृद्धि व विकास में बच्चे के शरीर के आकार (Size) और द्रव्यमान (Mass) में बढ़ोतरी को वृद्धि कहते हैं, बच्चे में विशेष कार्यों (Specific work) की परिपक्वता को विकास के रूप में जाना जाता है, बच्चों में प्रारम्भिक अवधि (Initial period) के दौरान मस्तिष्क की वृद्धि तेजी से होती है, उसके बाद लगभग स्थिर हो जाती है।

84. (*a*) भ्रूण से थायरॉक्सिन का स्रावण गर्भ के 12वें सप्ताह में होता है। प्रारम्भिक गर्भावस्था में भ्रूण थायरॉक्सिन पूरी तरह से मातृ स्रोतों (Maternal sources) से प्राप्त किया जाता है क्योंकि भ्रूण की थायरॉइड ग्रन्थि केवल गर्भ के दूसरी तिमाही (Trimester) में कार्य करती है। चूँकि थायरॉक्सिन भ्रूण के न्यूरोडवलपमेंट के लिए आवश्यक है।

85. (*c*) भारत में सामान्य शिशु वजन 2.5-3 kg माना गया है। 2.5 kg से कम वजन के शिशु को कम वजन शिशु या लो बर्थ वेट (Low birth weight) कहा जाता है।

94. (*d*) बच्चों में पहला दाँत 4-6 माह में निचला केन्द्रीय कृन्तक निकलता है। दूध के दाँतों की संख्या 20 होती है जिसमें कृन्तक 2, रदनक 1, अग्रचर्वणक 0 व चर्वणक 2 के अनुपात (Ratio) में होते हैं।

98. (*d*) भुजाओं की लम्बी हड्डियों के अस्थिभवन केन्द्रों के विकास की अवस्थाओं को देखने के लिए अस्थि आयु का प्रयोग किया जाता है।

99. (*c*) थायरॉक्सिन थायरॉइड ग्रन्थि द्वारा रुधिर प्रवाह में स्रावित मुख्य हॉर्मोन है। यह पाचन, हृदय और माँसपेशियों के कार्य, मस्तिष्क के विकास और हड्डियों के रखरखाव में महत्त्वपूर्ण भूमिका निभाता है।

100. (*a*) शरीर के किसी विशेष पक्ष में जो परिवर्तन होता है, उसे वृद्धि कहते हैं। वृद्धि शरीर के लम्बाई, चौड़ाई, ऊँचाई एवं भार को व्यक्त करती है।

101. (*c*) बच्चे में अस्थायी दाँतों के निकलने का क्रम इस प्रकार है
निचला केन्द्रीय कृन्तक → ऊपरी केन्द्रीय कृन्तक → पार्श्व कृन्तक → पहला मोलर दन्त → रदनक।

102. (*a*) मनुष्य में स्थायी दाँतों के निकलने का क्रम इस प्रकार है
I मोलर → केन्द्रीय व पार्श्वीय कृन्तक → रदनक व अग्रचर्वणक → II मोलर → III मोलर

105. (*a*) एक बच्चे के जन्म के समय वजन 2.8 kg है, तो सामान्य दर से वृद्धि करने पर एक साल में उसका वजन 8.5 kg हो जाएगा।

111. (*c*) एक परिपक्व पिन्सर ग्रेस्प 12 माह या उसके बाद आते हैं। बच्चा सम्भवतया छोटी सी वस्तु प्रतिष्ठित चीमटियों, हाथ से उसकी ओर घुमाकर उठाने लगता है।

115. (*c*) एस्पर्गर सिण्ड्रोम एक न्यूरोडवलपमेंट डिसऑर्डर है जिसमें विकासात्मक देरी जैसे सामाजिक बातचीत और अशब्दिक संचार (Non-verbal communication), व्यवहार में परेशानी होती हैं।

123. (*a*) एज्युकेबल शब्द मानसिक अवरुद्धता की अल्प मानसिक अवरुद्वता की कोटी के लिए उपयोग किया जाता है।

124. (*b*) डेनेवर डवलपमेन्ट स्क्रीनिंग टेस्ट के अनुसार, एक शिशु सामान्यतया बिना सहयोग के 9 माह में खड़ा हो सकता है।

126. (*b*) बच्चे के कार्य करने के तरीके एवं दक्षता की परिपक्वता आना ही विकास कहलाता है।

145. (*c*) थायमिन की खुराक
शिशु 0-6 माह - 0.2 mg
शिशु 7-12 माह - 0.3 mg
बच्चे 1-3 वर्ष - 0.5 mg
बच्चे 4-8 वर्ष - 0.6 mg

147. (*c*) एक शिशु को प्रतिदिन 30 mg विटामिन-C की खुराक मिलनी चाहिए।

150. (*c*) स्तनपान के समय अच्छे लगाव का संकेत शिशु के मुँह के ऊपर अधिक गोला दिखाई देना है।

152. (*d*) उपरोक्त सभी कथन विटामिन-A के सम्बन्ध में सही है। 9 माह के शिशु को विटामिन-A की 100000 IU दी जाती है। विटामिन-A मुँह के रास्ते दिया जाता है, विटामिन-A की पहली खुराक के बाद प्रत्येक 6 माह पर, 5 वर्ष की आयु तक पुनरावृत्ति 200000 IU की जाती है।

155. (*d*) स्तनपान के माँ को फायदे हैं-यह PPH की सम्भावना को कम करता है तथा यह स्तन कैंसर की सम्भावना को कम करता है यह 6 महीने तक प्राकृतिक गर्भनिरोधक युक्ति के रूप में कार्य करता है।

166. (*d*) स्तनपान माता और बच्चे मे मध्य बन्धन को मजबूत करता है, प्रसव के बाद गर्भाशय के संकुचन में सहायक, स्तन कैंसर के खतरे को कम करना है।

174. (*b*) स्तन को चूसने से रिफ्लेक्स निप्पल की छोटी नसों को चलाता है। इससे नसें हॉर्मोन को माता के रुधिरप्रवाह में छोड़ देती हैं। इनसे एक हॉर्मोन प्रोलैक्टिन दूध बनाने वाले ऊतकों पर कार्य करता है। अतः ये दूध निकलने का रिफ्लेक्स है।

179. (*a*) IMNCI रिपोर्ट के अनुसार, युवा शिशुओं में डायरिया के साथ निर्जलीकरण होने पर, त्वचा का लालपन धीरे-धीरे वापस चला जाता है, आँखे धँसी हुई, बेचैनी और चिड़चिड़ापन, आदि लक्षण दिखाई देते हैं।

180. (*a*) नवजात और बचपन की बीमारी का एकीकृत प्रबन्धन (IMNCI) सामान्य बचपन की बीमारी रणनीति का भारतीय अनुकूलन है और प्रजनन बाल स्वास्थ्य और राष्ट्रीय ग्रामीण मिशन के तहत नवजात और बाल स्वास्थ्य रणनीति का केन्द्र बिन्दु है।

181. (*c*) एक बीमार शिशु के मूल्यांकन में सुनना, पूछना, अनुभव करना शामिल है, जबकि ध्यान नहीं देना शामिल नहीं है।

182. (*d*) जब पाँच वर्ष के बच्चे को प्रोसिजर के लिए तैयार करते हैं तब नर्स के लिए विकासात्मक रूप से बच्चे को मेडिकल उपकरण खिलौने और गुड़िया की सहायता से तैयार करेंगे।

183. (*a*) शिशु को स्थानीय बैक्टीरिया संक्रमण के रूप में निर्धारित और वर्गीकृत करते है जब त्वचा पर 10 से ज्यादा दाने होते हैं।

184. (*b*) बेबी फ्रेंडली हॉस्पिटल इनिशिएटिव (BFHI) जिसे बेबी फ्रेडंली इनिशिएटिव (BFI) के रूप में भी जाना जाता है, विश्व स्वास्थ्य संगठन (WHO) और यूनिसेफ का एक विश्वव्यापी कार्यक्रम है, जिसे 1992 में भारत में लाँच किया गया था।

185. (*d*) बच्चे में इलेक्ट्रोलाइट स्तर का पता लगाने के दौरान नर्स को अपने मन में यह ध्यान रखना चाहिए कि बच्चों में शरीर का क्षेत्रफल विस्तृत होता है।

186. (*c*) रुधिर (Blood) के साथ या बिना 14 दिनों से या अधिक समय तक चलने वाले दस्त लगातार दस्त होना कहलाता है।

190. (*a*) गले में खराश, डिस्फेजिया, हल्का बुखार, आदि डिप्थीरिया के लक्षणों को प्रदर्शित करते है।

191. (*c*) सेप्टिसीमिया का सबसे सामान्य एवं विशेष लक्षण बच्चे के पोषण पैटर्न में नकारात्मक बदलाव है।

194. (*b*) रूबेला एक संक्रामक बीमारी है जिसे जर्मन खसरा के नाम से भी जाना जाता है।

195. (*c*) पेरोटिड ग्रन्थि में दर्द एवं सूजन, बुखार, कान में दर्द एवं सिर दर्द मम्पस रोग के लक्षण हैं।

196. (*c*) डिप्थीरिया *कोरिनीबैक्टीरियम डिफ्थीरी* नामक बैक्टीरिया के कारण होने वाला एक गम्भीर संक्रमण है। यह सामान्यतया 1-5 वर्ष के बच्चों में पाया जाता है।

197. (*d*) डिप्थीरिया, बैक्टीरियाजनित बीमारी है, अन्य रोग वायरस जनित हैं।

198. (*c*) टिटेनस *क्लॉस्ट्रीडियम टिटेनी* नामक बैक्टीरिया से होने वाला एक संक्रमण है। मिट्टी, धूल और खाद्य सहित पर्यावरण में हर जगह टिटेनस बैक्टीरिया होते हैं।

201. (*b*) चिकन पॉक्स या छोटी माता बेहद संक्रामक वायरल संक्रमण है, जिससे त्वचा पर खुजली, छाले जैसे चकत्ते हो जाते हैं। यह आमतौर पर श्वासनली द्वारा प्रवेश करता है।

203. (*b*) हिपेटाइटिस-A के फैलने का सबसे सामान्य मार्ग फिको-ओरल (Feco-oral) है।

204. (*b*) हिपेटाइटिस-B को सीरम हिपेटाइटिस के नाम से भी जाना जाता है।

205. (*d*) हिपेटाइटिस-B वायरस के संक्रमण का मार्ग संक्रमित उपकरण, लैंगिक, संक्रमित माँ से बच्चों में, आदि है।

206. (*c*) डिप्थीरिया बैक्टीरिया जनित बीमारी है। वायरस संक्रमण द्वारा छोटी माता, फ्लू (इन्फ्लूएंजा), हर्पीज, मम्पस, AIDS, मानव पेपिलोमावायरस, संक्रामक मोनोन्यूक्लियोसिस, कण्ठमाला, खसरा, रूबेला, दाद, वायरल आँत्रशोथ, हिपेटाइटिस, मेनिन्जाइटिस, निमोनिया, आदि होते हैं।

207. (*b*) चीन में परट्यूसिस (काली खाँसी) को हंड्रेड के कॉफ (100 दिन की खाँसी) के नाम से जाना जाता है। यह संक्रमण आमतौर पर किशोरों व वयस्कों में अधिक होता है, विशेष रूप से वे जिन्हें परट्यूसिस वैक्सीन मिला है।

209. (*a*) पेरालायटिक पोलियो का सबसे प्रमुख कारण पोलियो वायरस टाइप-I है।

211. (*d*) नेफ्रोटिक सिण्ड्रोम का लक्षण सूजन, पेशाब में प्रोटीन आना, शरीर में एल्ब्यूमिन की कमी है।

212. (*b*) पोलियो प्रारम्भिक तौर पर पाचन नली का संक्रमण है।

213. (*d*) डायरिया की रोकथाम के लिए व्यक्तिगत एवं पर्यावरणीय स्वच्छता, खाने को गदंगी से बचाना, बच्चे को बोतल से दूध नहीं पिलाना, आदि उपाय है।

214. (*a*) डायरिया आमतौर पर आँत्र संक्रमण (गैस्ट्रोएटेरिस) का लक्षण है, जो वायरस रोटावायरस या नोरोवायरस या बैक्टीरिया *कैम्पिलोबैक्टर, क्लॉस्ट्रीडियम डिफिसाइल, इश्चेरिचिया कोलाई* द्वारा होता है।

219. (*a*) एक शिशु जिसके कान के पीछे सूजन है, को तीव्र कर्ण संक्रमण में वर्गीकते किया जा सकता है।

221. (*d*) डायरिया के कारण *ई. कोलाई शिजेला, साल्मोनेला* है।

222. (*d*) खाद्य या तरल पदार्थ में सोडियम, कैल्शियम, पोटैशियम, क्लोराइड, फॉस्फेट और मैग्नीशियम सभी इलेक्ट्रोलाइट्स होते हैं। शरीर में इलेक्ट्रोलाइट्स का स्तर बहुत कम या अधिक हो सकता है जब शरीर में पानी की मात्रा बदल जाती है।

226. (c) बेबी फ्रेंडली हॉस्पिटल इनिशिएटिव (BFHI) का उद्देश्य स्तनपान को बढ़ावा देना एवं बोतल द्वारा दूध पिलाने को हतोत्साहित करना है।

227. (c) ब्रोंकस (Bronchus) या इससे नीचे स्थित श्वसन अंगों का सक्रमण निचला श्वसन तन्त्र (Lower respiratory tract) संक्रमण कहलाता है। इसमें ब्रोंकाइटिस, ब्रोंकियोलाइटिस एवं न्यूमोनाइटिस, आदि संकमण सम्मिलित होते हैं।

230. (*b*) बिलिरुबिन उत्पादन, हीमोग्लोबिन के उपापचय के लिए आवश्यक है।

233. (*b*) स्ट्रेबिमस (Strabismus) या भेंगापन एक दृष्टि रोग है जिसमें पीड़ित देखता कहीं ओर है एवं कहीं और देखता हुआ लगता है।

234. (*a*) हाइपरट्रोफिक-पाइलोरिक स्टीनोसिस (HPS) इन्ग्यूनियल हर्निया के पश्चात् शिशुओं में दूसरा सबसे सामान्य विकार है जिसमें सर्जरी की आवश्यकता होती है।

239. (*b*) वृद्धि हॉर्मोन की कमी से बच्चों में अनुपातिक बौनापन पाया जाता है। वृद्धिलोप, छोटा कद इसके मुख्य लक्षण है जिसके आम कारणों में जेनेटिक रोग और जन्मजात कुनिर्माण शामिल हैं।

240. (*b*) EEG का प्रयोग मस्तिष्क की इलेक्ट्रीकल गातिविधि (Electrical activity) का आंकलन कर न्यूरोलोजिकल समस्या का पता करने हेतु किया जाता है।

242. (*a*) सबसे सामान्य असायनोटिक (CHD) वेन्ट्रीकुलर सेप्टल डिफेक्ट (VSD) है। CHD के कूल मामलों में 20% से 25% मामले VSD के होते हैं।

243. (*a*) ऑर्चिडोप्लेक्सि (Orchidoplexy) एक सर्जिकल प्रक्रिया है जिसके द्वारा अनडेसेन्डेड टेस्टीस को सक्रोटम में स्थापित किया जाता है।

244. (*b*) एटेलैक्टैसिस (Atelectasis) एक श्वसन तन्त्र सम्बन्धी रोग है जिसमें सम्पूर्ण फेफड़े या फेफड़े के किसी भाग के अधूरे विस्तार के कारण वायुहीनता की स्थिति उत्पन्न हो जाती है।

251. (*d*) यदि प्रसवपूर्व गर्भवती महिला धूम्रपान करती है, तो शिशु को एग्रोमीगेली हो सकता है।

264. (c) हिपेटाइटिस-B, वायरस से संक्रमित व्यक्ति के रुधिर, वीर्य या शरीर के अन्य तरल पदार्थ स्वस्थ्य व्यक्ति के शरीर में प्रवेश कर जाते हैं। यह यौन संपर्क के माध्यम से हो सकता है, सुईं, सीरिंज या अन्य दवा-इंजेक्शन उपकरण साझा करना या जन्म के समय माँ से बच्चे को हो सकता है।

265. (*a*) जन्म के समय नेविरेपिन की दो खुराक HIV संक्रमित माँ को दी जाने की वकालता की जाती है। यह माँ से बच्चे में HIV संचरण को रोकने के लिए सबसे अधिक प्रभावी तरीका है। एक खुराक माँ द्वारा प्रसव की शुरुआत में ली जाती है और यह खुराक उसके बच्चे को जन्म के 48 से 72 घण्टों के बीच दी जाती है।

267. (*b*) 4 माह की बच्ची है, जो स्तनपान करने में सक्षम नहीं है और छाती में घरघराहट है इसे गम्भीर न्यूमोनिया में वर्गीकृत किया जा सकता है क्योंकि इसमें वायु थैली में द्रव या म्यूकस से भर सकती है। इसका संक्रमण सभी के लिए जानलेवा है परन्तु विशेष रूप से शिशुओं, बच्चों और अधिक उम्र के लोगों के लिए।

271. (*b*) एपिग्लोटाइटिस श्वसन की स्थिति हमेशा चिकित्सकीय आपातकाल माना जाता है।

278. (*d*) पेनिसिलिन टिटेनस निओनेटोरम के उपचार के लिए दी जाती है रोकथाम के लिए नहीं।

279. (c) ब्रोंकाइटिस अक्सर श्वसनीय तन्त्र में वायरस के संक्रमण के कारण होता है।

280. (*a*) रूमेटिक फीवर के रोगी में पेनिसिलिन एलर्जी के बचाव की इच्छित दवा इरिथ्रोमाइसीन है।

281. (*d*) रूमेटिक फीवर के निदान का श्रेय टी. डकेट जोन्स को जाता है।

293. (*d*) बच्चो में दवा की मात्रा निर्धारित करने हेतु यंगरूल, क्लार्क रूल, फ्राइड रूल उपयुक्त है।

297. (*b*) रूमेटिक कार्डडिटिस (Rheumatic carditiis) से पीड़ीत बच्चे के हृदय में पाई जाने वाली गांठे एस्कॉफ बॉडीस (Aschoff bodies) कहलाती हैं।

305. (*b*) मेनिन्जाइटिस से पीड़ित बच्चे में नेक रिजिडिटी (Neck rigidity) के कारण जब गर्दन को मोड़ा (Flex) जाता है तो घुटने अपने आप मुड़ जाते हैं यह स्थिति पॉजिटिव ब्रुडजीन्स्की चिन्ह कहलाती है।

306. (c) अर्टिकेरिया या शीत पिति, रोग एक तीव्र (Severe) अथवा दीर्घकालिक (Chronic) त्वचीय अवस्था है। इसके उपचार हेतु हिस्टेमिनरोधी (Antihistamine) दवाइयों का उपयोग किया जाता है।

307. (*d*) गम्भीर निमोनिया होने पर यदि बच्चे को सांस लेने से कठिनाई उत्पन्न हो, तो उस एक मिनट में 1-2 लीटर की दर से ऑक्सीजन देनी चाहिए।

310. (*a*) विरक्ति उपचार (Aversion therapy) एक प्रकार का मनोवैज्ञानिक उपचार है जिसमें किसी गलत आदत को छुड़वाने के लिए कटु अनुभव का अहसास कराया जाता है।

323. (*b*) पिका (Pica) या एक मनोवैज्ञानिक विकार है जिसमें बच्चा गैर-खाद्य पदार्थ खाने लगता है।

326. (*d*) 18 वर्ष से छोटे बच्चों द्वारा किया गया असामाजिक व्यवहार या कानूनी अपराध ज्यूवेनाइल डीलिक्यूएनसी, (Juvenile delinquency) कहलाता हैं।

327. (*b*) किशोरावस्था के दौरान, मनोसामाजिक विकास एक पहचान की स्थापना पर केन्द्रित है।

नर्सिंग एग्जाम गैलरी

7. (c) भ्रूण मन्दनाड़ी, भ्रूण हृदय दोष, भ्रूण संक्रमण अथवा माता के संक्रमण के कारण हो सकता है लेकिन यहाँ ज्यादा उचित भ्रूण हृदय दोष है।

21. (*a*) अपगार का 7, 8, 9 स्कोर सामान्य माना जाता है। इसका अर्थ यह होता है कि नवजात स्वस्थ है। 10 स्कोर बहुत अच्छा होता है, लेकिन यह स्कोर कम ही शिशुओं को मिलता है।

22. (*d*) मेनिन्जाइटिस से पीड़ित होने की सम्भावना वाले एक बच्चें में की जाने वाली सबसे सामान्य नैदानिक जाँच (Diagnostic test) लम्बर पंक्चर (Lumbar puncture) है।

23. (*a*) ऑर्चिटिस छोटे नर बच्चे में मम्पस संक्रमण की सबसे आम जटिलता है। ऑर्चिटिस आमतौर पर पैराटाइटिस के पहले सप्ताह के दौरान प्रकट होता है।

25. (*a*) एक नवजात में 1 व 5 मिनट पर अपगार स्कोर 4 है, जो असामान्य माना

जाता है। इसके दौरान श्वसन मार्ग को मेन्टेन रखना चाहिए।

26. (c) फोटोथैरेपी एक विशेष प्रकार के प्रकाश (सूरज की रोशनी नहीं) के साथ उपचार है। यह फोटोऑक्सीकरण (Photo-oxidation) नामक प्रक्रिया के माध्यम से बच्चे के रुधिर में बिलिरुबिन के स्तर को कम करके नवजात पीलिया का इलाज करने के लिए प्रयोग किया जाता है।

29. (d) वेन्ट्रिकुलर सेप्टल डिफेक्ट की जटिलताएँ हर्ट फेल्यर, एण्डोकार्डाइटिस, पल्मोनरी हाइपरटेंशन हैं।

31. (b) 3 माह से 3 वर्ष तक के बच्चों में रुधिर व म्यूकस युक्त करंट जैली जैसा मल होने पर बच्चे में इंटसेप्शन होने की सम्भावना है।

33. (d) वृद्धि व विकास के सिद्धान्तों का विचार करते समय याद रखें कि यद्यपि विकास एक क्रमबद्ध क्रम में होता है लेकिन इसकी दर व्यक्तियों के बीच भिन्न हो सकती है।

35. (b) एरिक्सन थ्योरी में किशोरों में पहचान, अनुभवों और वर्तमान विकास कार्यों के साथ संघर्ष में रोगी के रोगसूचक व्यवहार का विश्लेषण करने में मदद करते हैं।

36. (a) 1 से 3 वर्ष की आयु के दौरान फ्रायड की थ्योरी के अनुसार विकास की अवस्था एनल अवस्था होगी।

37. (c) अपरिपक्व शिशुओं में पतले, नीचे की ओर मुड़े बहुतायत में पाए जाने वाले बाल लेनुगो कहलाते हैं।

38. (b) माइक्रोसिफेली की पहचान तब होती है, जब सिर का परिमाप 3 मानक विचलन से कम होता है।

42. (d) 1000 जीवित जन्म पर गर्भस्थ शिशुओं एवं शीघ्र नवजातों की कुल मृत्यु पेरिनेटल मोर्टेलिटी कहलाती है।

43. (a) कर्निंग चिन्ह (Sign) और पॉजिटिव ब्रुडजीन्सकी का संकेत, नाक की कठोरता, बेडसाइड डायनोस्टिक संकेत है जिनका उपयोग मेनिन्जाइटिस के संदिग्ध मामलों का मूल्यांकन करने के लिए किया जाता है।

44. (b) बेलॉर्ड स्कोर आमतौर पर गर्भकालीन नवजात की परिपक्वता की रेटिंग हेतु प्रयुक्त होता है।

45. (d) पहले जुड़वाँ के ब्रीच एवं दूसरे जुड़वाँ में सिफेलिक प्रस्तुति होने पर जुड़े हुए जुड़वाँ के जन्म की सम्भावना होती है।

53. (d) 1 से 3 वर्ष तक उम्र की विकास की अवधि, जिसमें बच्चें को शौच की प्रक्रिया और एनल से जुड़ी संवेदनाओं में विशेष रुचि और चिंता होती है, एनल स्टेज कहलाती है।

55. (a) हाइपरटॉनिसीटी एवं सीजरिंग लेग मूवमेंट अपेक्षित चिकित्सीय जाँच परिणाम सेरेब्रल पाल्सी में है।

66. (a) टेट्रालोजी ऑफ फेलट से सम्बन्धित संरचनात्मक विकृतियाँ वेन्ट्रिकुलर सेप्टल डिफेक्ट, ओवरराइडिंग एओर्टा, राइट वेन्ट्रिकुलर हाइपरट्रॉफी, पल्मोनरी स्टीनोससिस है।

72. (a) एक नवजात की कपाल पर एक सफेद या पीले रंग की सिबोहारिक क्रस्टींग क्रेडल केप कहलाती है।

73. (c) कम जन्म भार (Low birth weigth) वाले शिशु को जोखिम वाला शिशु माना जाता है।

74. (d) विशेषज्ञों का मानना है कि इन्फ्लूएन्जा मुख्य रूप से किसी संक्रमित व्यक्ति के छींकने, खाँसने या बोलने से निकलने वाली ड्रॉपलेट्स से फैलता है।

75. (b) 8 सप्ताह की आयु पर एक बच्चा सामान्य रूप से सामाजिक मुस्कान उपलब्धि स्तम्भ अर्जित कर लेता है।

77. (c) 6 वर्षीय बच्चे के लिए उच्च रुधिर दाब 112/60 mm Hg को माना जाता है।

78. (d) समेकित बाल विकास सेवाओं के तहत पूरक पोषाहार, टीकाकरण, स्वास्थ्य जाँच एवं सन्दर्भन सेवाएँ 3 से 6 वर्ष के बच्चे के लिए लागू है।

79. (a) हृदय दर 100 बीट्स से कम हो एवं शिशु सांस नहीं ले रहा हो, तो यह बैग-वाल्व-मास्क वेन्टिलेशन के लिए संकेत है।

85. (d) ब्रीथिंग होल्डींग स्पेल से पीड़ित बच्चे के प्रबन्ध के लिए अभिभावक को सहनशील, शान्त व दयालु रहने की सलाह देगें।

87. (a) पूर्ण गर्भायु वाले सामान्य नवजात का पाँडेरल इण्डेक्स >2.5 होता है।

88. (c) समेकित नवजातीय व बाल्यावस्था रोग प्रबन्धन (IMNCI) के तहत हरा कलर कोडेड हल्की परिस्थितियों को दर्शाता है। जिसके लिए साधारण घरेलू देखभाल की आवश्यकता होती है।

89. (c) जन्म के तुरन्त पश्चात् ट्रेकियो इसोफेगल फिस्टुला का सूचक लगातार लार (Saliva) टपकाना है।

91. (c) अपगार स्कोरिंग नवजात के जन्म के 1 व 5 मिनट पश्चात् की जाती है जिससे 5 वें मिनट पर अपगार स्कोरिंग नवजातीय स्वास्थ्य का अधिक सही पूर्वानुमान व्यक्त करती है।

93. (c) नवजात में जीवन के प्रथम मिनट में रंग, श्वसन, हृदय दर मापदण्डों का आंकलन किया जाता है।

96. (b) रूमेटिक फीवर के डायग्नोसिस के लिए प्रयुक्त जोन्स क्राइटेरिया के तहत फीवर एक माइनर क्राइटेरिया है।

98. (c) गम्भीर निर्जलीकरण से पीड़ित व्यक्ति सुस्त या बेहोश होता है अर्थात् उसका मानसिक स्तर सामान्य से कम (सचेत) होता है।

101. (a) 1 से 11 माह के शिशु में पल्स रेट 80 से 160 बीट प्रति मिनट होती है।

1 से 2 वर्ष के बच्चे में पल्स रेट 80 से 130 बीट प्रति मिनट होती है।

3 से 4 वर्ष के बच्चे में पल्स रेट 80 से 120 बीट प्रति मिनट होती है।

4 से 6 साल के बच्चे में पल्स रेट 75 से 115 बीट प्रति मिनट होती है।

102. (b) कम जन्म भार में शिशुओं का जन्म भार 2500 gm से कम व अत्यधिक कम जन्म भार में शिशुओं का जन्म भार 1000 gm से कम होता है।

104. (a) विटामिन-K इंजेक्शन एक नवजात में रुधिरस्राव को रोकने के लिए सामान्यतया लगाया जाता है।

106. (a) एपिग्लोटिस एवं लेरिंक्स की सूजन के परिणामस्वरूप उत्पन्न ऊपरी श्वसन मार्ग की बीमारी मौटे तौर पर क्रूप कहलाती है।

108. (c) भ्रूणकाल में लाल रुधिर कोशिकाएँ योक सेक में संश्लेषित होती है। बाद में भ्रूण के जीवन में यकृत (Liver) सबसे महत्त्वपूर्ण लाल रुधिर कोशिका बनाने वाला अंग बन जाता है। लेकिन यह जल्द ही अस्थि मज्जा (Bone marrow) द्वारा सफल हो जाता है, जो वयस्क के जीवन में लाल रुधिर कोशिकाओं और ग्रैन्यूलोसाइट्स दोनों का एकमात्र स्रोत (Source) है।

109. (b) दीर्घकालिक (Prolonged) प्रसव के पारिणामस्वरूप उत्पन्न नवजात के कपाल पर सूजन युक्त क्षेत्र केपट सक्कडेनियम कहलाता है।

110. (d) 0-3 अपगार गम्भीर श्वासवरोध को इंगित करता है, 7-9 अपगार स्कोर को सामान्य माना जाता है।

112. (*d*) 5 वर्ष से छोटे बच्चों को प्रभावित करने वाला मेनिन्जाइटिस का सबसे सामान्य प्रकार असेप्टिक मेनिन्जाइटिस है।

114. (*c*) कम जन्म भार वाले शिशु के लिए कंगारू मदर केयर निरन्तर रखनी चाहिए जब तक शिशु का वजन 2500 gm के आस-पास न हो जाए।

115. (*b*) शरीर क्रियात्मक (Physiological) पीलिया में पीलिया समयपूर्व जन्में (Preterm) शिशुओं में 24 से 36 घण्टों में एवं समय पर जन्मे शिशुओं में 36 से 72 घण्टों में प्रकट होता है।

127. (*c*) सिफेलोकॉडल का अर्थ सिर से पैर की ओर विकास एवं वृद्धि को दर्शाता है। यह इस सिद्धान्त का पालन करता है कि विकास सिर से शुरु होता है फिर शरीर के बाकी हिस्सों तक बढ़ता है।

128. (*b*) मीजल्स के साथ कोपलिक स्पॉट्स दिखाई देते हैं। वे छोटे सफेद धब्बे होते हैं, जो मीजल्स के दौरान गालों पर पहले दिखते हैं।

130. (*c*) कोलोस्ट्रम दुग्धपान के दौरान शुरुआती कुछ दिनों में उत्पादित दुग्ध है यह बहुत पौष्टिक होता है और इसमें उच्च स्तर के एण्टीबॉडी प्रोटीन होते हैं, जो संक्रमण और बैक्टीरिया से लड़ते है।

132. (*d*) बार्लो टेस्ट का प्रयोग कूल्हे की अस्थिरता को पहचानने के लिए किया जाता है।

133. (*d*) PDA को बन्द करने के लिए इन्डोमेथासिन दवा प्रयोग की जाती है और ये रुधिर वाहिकाओं को बन्द कर देती है।

135. (*b*) एक सामान्य शारीरिक छिद्र या नलिकीय अंग की जन्मजात अनुपस्थिति या बन्दी अट्रेसिया कहलाती है।

136. (*c*) जन्म से 4 सप्ताह तक के बच्चे को नवजात कहा जाता है। 4 सप्ताह से 1 वर्ष तक के बच्चे को शिशु (Infant) कहा जाता है। इस अवधि को शिशुकाल (Infancy) कहा जाता है।

138. (*c*) हाथों की जन्मजात विसंगति जिसमें निकटवर्ती अँगुलियों के बीच जाल की उपस्थिति के कारण आपस में जुड़ जाती है सिनडेक्टाइल कहलाती है।

140. (*c*) प्रोटीन एनर्जी मालन्यूट्रिश्न स्थिति में ग्रेडिंग के लिए गोमेज वर्गीकरण का उपयोग किया जाता है।

141. (*c*) बच्चों में रूमेटिक बुखार होने से पूर्व फरींजाइटिस प्रिडिस्पोजिंग स्थिति पाई जाती है।

153. (*b*) दूध के स्खलन के लिए उत्तरदायी हॉर्मोन ऑक्सिटोसिन है। यह एक स्तनपान सम्बन्धी हॉर्मोन है, जो मुख्य रूप से मस्तिष्क के तन्त्रिका सम्बन्धी प्रेषित का कार्य करता है।

157. (*c*) गर्भावस्था आमतौर पर 40 हफ्तों की होती है इसलिए गर्भावस्था के 37 वें सप्ताह से पहले हुआ जन्म प्रीटर्म बेबी कहलाता है। समय से पहले जन्म होने के जोखिम वाले कारकों में पिछली बार समय से पहले हुआ जन्म और एक से ज्यादा बच्चों के साथ गर्भवती होना शामिल है।

159. (*d*) कुपोषण के संकेतक में मध्य ऊपरी बाँह की परिधि, शक्ति टेप विधि, बेंगल टेस्ट सम्मिलित है।

160. (*b*) फुफ्फुसीय एटेलेक्टेसिस से ग्रस्त बच्चों में दाहिना निचला खण्ड सबसे अधिक प्रभावित होता है।

164. (*a*) शिशु के सेक्सन की प्रक्रिया की जाँच करने के लिए पहले मुँह, बाद में नाक से की जाती है।

167. (*b*) नेजोफेरिंक्स के प्रवेश द्वार पर पीछे की ओर जन्मजात अवरोध इसोफेजियल एट्रेसिया कहलाता है।

168. (*c*) नवजात शिशु में कर्निक्टरस के रूप में जानी जाने वाली तन्त्रिका सम्बन्धी चोट अयुग्मित बिलिरुबिन पदार्थ से हो सकती है।

198. (*d*) मधुमेह वाली माता का शिशु काचाभ झिल्ली बीमारी, वृहत् शिशु, मैकोसोमिया दर्शाता है, परन्तु हाइपरग्लाइसीमिया नहीं दर्शाता।

199. (*d*) नवजात शिशुओं के जन्म के प्रथम 24 घण्टों के जीवन में पीलिया होने का सर्वसामान्य कारण इरिथ्रोब्लास्टोसिस फिटेलिस है।

201. (*a*) HBs Ag पॉजिटिव महिला से एक शिशु का जन्म हुआ। इस नवजात को हिपेटाइटिस-B टीके की प्रथम डोज जन्म के 12 घण्टों के भीतर दी जानी चाहिए।

207. (*a*) जन्म के एक घण्टे के भीतर ही स्तनपान शुरु कर देना चाहिए।

208. (*d*) नवजात शिशु में पीलिया के उपचार के लिए फोटोथैरेपी, पर्याप्त मात्रा में तरल प्रदान करना, एक्सचेंज ट्रान्सफ्यूजन थैरेपी का प्रयोग किया जाता है।

210. (*c*) खसरा बीमारी कुपोषण में जानलेवा हो सकती है लेकिन टीके के द्वारा खसरा से बचा जा सकता है।

211. (*c*) MTC का पूरा नाम मालन्यूट्रिशन ट्रीटमेन्ट सेन्टर है।

212. (*c*) जन्म से लेकर 28 दिन तक के समय में शिशु को नवजात कहा जाता है।

214. (*c*) अपगार स्कोरिंग का प्रथम संकटकालीन प्रेक्षण हृदय दर है।

216. (*a*) मार्फन सिण्ड्रोम वाले अधिकांश रोगियों में आरोही महाधमनी एन्यूरीजम का गठन उनकी प्रारम्भिक संवहनी घटना के रूप में होता है, जिसमें बाद में संवहन समस्या होती है जिनमें मुख्य रूप से अवरोही थोरोसिक महाधमनी शामिल होती है।

217. (*b*) शिशु के चेहरे पर आमतौर पर होने वाले छोटे सफेद उभार, जब त्वचा की छोटी परतें फंस जाती है तब मिलिया विकसित होता है। मिलिया नवजात शिशुओं में बहुत सामान्य है।

218. (*c*) फोटोथैरेपी के दौरान आँख को ढकना इसलिए आवश्यक है, ताकि कंजक्टिवा व रेटिना को क्षति न हो।

219. (*a*) माँ के दूध को कमरे के तापमान पर 4 घण्टों तक रखा जा सकता है।

223. (*d*) नवजात शिशु में एअर वे (Air way) साफ करने के लिए म्युकस सकर, पेंग्वीन सकर, मेन्युअल सक्शन मशीन उपयोग किया जाता है।

225. (*c*) HIV पॉजिटिव माता से जन्में नवजात को जन्म के 24 घण्टों के अन्दर उसके शरीर के भार के अनुसार 2 mg/kg नेविरेपाइन की एकल डोज देनी चाहिए।

226. (*c*) कपाल के नीचे तरल का संग्रहण केपट सक्कडेनियम कहलाता है।

228. (*b*) $\dfrac{\text{तरल की मात्रा}}{\text{दी जाने की अवधि (मिनट में)}} \times$ ड्रोप फेक्टर

$= \dfrac{240}{6 \times 60} \times 60 = 40$ प्रति मिनट

231. (*b*) नवजात जीवन के प्रथम सप्ताह में जन्म पर वजन का 5-10% खोता है।

233. (*c*) सामान्यतया 1 वर्ष पर शिशु का वजन जन्म के समय वजन का तिगुना हो जाता है।

234. (*b*) पूरक आहार की निरन्तरता के साथ-साथ जीवन का 2 वर्ष तक शिशु व छोटे बच्चे की फीडिंग प्रेक्टिस को बढ़ावा दिया जाता है।

235. (*d*) दुग्धपान के लिए सबसे ताकतवर उद्दीपक चूषण है।

236. (*b*) जब अपर्याप्त यकृतीय कार्य के कारण शिशु का बिलिरुबिन स्तर जन्म के पश्चात् तीसरे व चौथे दिन बढ़ता है, तो यह शरीर क्रियात्मक पीलिया कहलाता है।

237. (*a*) चावल के पानी जैसे दस्त हैजा का विशिष्ट लक्षण है।

243. (*c*) टेट्रालॉजी ऑफ फेलट वाला बालक स्कवाटिंग पॉजिशन का प्रयोग करता है।

246. (*c*) क्रिप्टोर्किडिज्म एक अथवा दोनों वृषणों में अवरोहण विफल होना कहलाता है।

247. (*a*) बैक्टीरियल मेनिन्जाइटिस से पीड़ित बच्चे में मेनिन्जियल क्षोभ का लक्षण सुस्पष्ट चिड़चिड़ापन, उच्च ज्वर, सरदर्द, उल्टी, आदि है।

304. (*d*) शिशु को अपना दूध पिलाने वाली एक माँ में ऑक्सीटोसिन की वृद्धि प्रतिक्रिया अपेक्षित है।

306. (*d*) एग्नेथिया एक दुर्लभ रोग है जिसके अन्तर्गत जबड़े की अनुपस्थिति या विकृति पाई जाती है।

307. (*b*) फोटोथैरेपी फोटो आइसोमराइजेशन द्वारा सीरम बिलिरुबीन को कम करती है।

313. (*c*) शालापूर्व बच्चों को प्रत्येक 6 माह पर विटामिन-A की 200000 IU खुराक दी जाती है।

315. (*a*) ट्राइसाइक्लिक एण्टिडीप्रेसेन्ट दवाइयाँ का बच्चों में असंयत मूत्रता के उपचार में प्रयोग किया जाता है।

320. (*b*) बड़ा सतही क्षेत्रफल प्रकाश में खुला रखने पर फोटोथैरेपी प्रभावी रहती है इसलिए शिशु को बिना कपड़े रखा जाता है लेकिन सिर, आँखों व प्रजनन अंगों को ढककर रखा जाता है।

322. (*b*) भारत सरकार की गाइडलाइन के अनुसार कंगारू मदर केयर के लिए अनुशंसित संक्षिप्त व लम्बी अवधि 3 घण्टे व 11-12 घण्टे है।

323. (*d*) नवजात के जन्म के तुरन्त बाद मुँह में अत्यधिक मात्रा में झागदार लार आने पर ट्रेकियोइसोफेजियल फिस्टुला की शंका की जानी चाहिए।

354. (*a*) थैलेसीमिया से पीड़ित कुछ बच्चों के लिए उपचार अस्थिमज्जा प्रत्यारोपण (Bone marrow transplantation) है।

355. (*b*) श्वसन की कोशिश के आंकलन के लिए नवजात की अपगार स्कोरिंग की जाती है।

356. (*a*) सामान्य जन्म भार 2.5-3 kg होता है इससे कम भार होने पर कम जन्म भार (Low birth weight) कहलाता है।

357. (*d*) फोटोथैरेपी के दौरान शिशु की आँखें, ढक कर रखी जानी चाहिए नहीं तो शिशु के रेटिना को क्षति पहुँच सकती है।

360. (*c*) जन्म पर वजन 2500 gm से कम होने को कम वजन वाले शिशु के रूप में परिभाषित किया जाता है।

361. (*b*) जन्म से पूर्व फोरामेन ओवेल संरचना हृदय के दाएँ व बाएँ अलिन्द (Auricle) को जोड़ती है।

364. (*b*) शिशु के जन्म के पश्चात् आधे घण्टे के भीतर स्तनपान प्रारम्भ कर देना चाहिए।

373. (*d*) गम्भीर पेशीय क्षति, वृद्धि असफलता व उपत्वचीय वसा की हानि मैरेस्मस के लक्षण हैं।

374. (*b*) शिशु को माँ के दूध से साधारण भोजन पर लाना वीनिंग कहलाता है।

अध्याय 08

पोषण

Nutrition

हम स्टडी करेंगे

• पोषक पदार्थ • दूध • सन्तुलित आहार • कुपोषण • पोषण मूल्यांकन • खाद्य मिलावट

- सभी जीवों को जीवित रहने तथा शरीर में होने वाली अनेक **मेटाबॉलिक क्रियाओं** (Metabolic activities) को सही तरह से चलाने के लिए ऊर्जा (Energy) की जरुरत होती है।
- यह ऊर्जा उन्हें भोजन में उपस्थित विशेष पदार्थों से प्राप्त होती है। इन पदार्थों को **पोषक पदार्थ** (Nutrients) कहते हैं।
- जीवों द्वारा भोजन से पोषक पदार्थों को प्राप्त कर प्रत्येक कोशिका (Cell) तक पहुँचाने की क्रिया **पोषण** (Nutrition) कहलाती है।

पोषक पदार्थ (Nutrients)

पोषक पदार्थ भोजन में पाए जाने वाले वे रासायनिक पदार्थ (Chemical substance) होते हैं, जिनकी उचित मात्रा शरीर को स्वस्थ रखने के लिए आवश्यक होती है।

रासायनिक संरचना के आधार पर पोषक पदार्थ दो प्रकार के होते हैं

I. कार्बनिक

II. अकार्बनिक

I. कार्बनिक पदार्थ (Organic Substances)

इनको सरल भाषा में **जैविक अणु** (Biomolecules) भी कहते हैं।

जीवों के शरीर में पाए जाने वाले ये कार्बनिक पदार्थ निम्न प्रकार के होते हैं

(i) **दीर्घ पोषक पदार्थ** (Macronutrients) अधिक मात्रा में आवश्यक; जैसे– कार्बोहाइड्रेट, वसा एवं प्रोटीन।

(ii) **लघु पोषक पदार्थ** (Micronutrients) कम मात्रा में आवश्यक; जैसे– विटामिन।

1. कार्बोहाइड्रेट्स (Carbohydrates)

- ये कार्बन, हाइड्रोजन तथा ऑक्सीजन (C, H तथा O) से बनते हैं, जो प्रायः 1 : 2 : 1 के अनुपात में होते हैं।
- सरल (Simple) कार्बोहाइड्रेट्स शर्करा (Sugars) में ग्लूकोस (Glucose), फ्रक्टोस (Fructose), लैक्टोस (Lactose) तथा जटिल (Complex) कार्बोहाइड्रेट्स में स्टार्च (Starch) प्रमुख हैं।
- अधिक शारीरिक कार्य (Physical work) करने वाले व्यक्तियों को ज्यादा मात्रा में कार्बोहाइड्रेट की आवश्यकता होती है। एक सामान्य व्यक्ति (55 kg भार) को प्रतिदिन 460 gm कार्बोहाइड्रेट युक्त भोजन लेना चाहिए।
- कुछ भोज्य पदार्थ एवं उनमें उपस्थित कार्बोहाइड्रेट की मात्रा निम्नलिखित हैं अनाज (60-80%), दालें (35-55%), कन्द, पत्तियों एवं जड़ों वाली सब्जियाँ (5-25%), ड्रायफ्रूट्स व मूँगफली (30-55%), दूध (4-6%), ताजे फल (5-30%) तथा मीठी एवं स्टार्च वाली सामग्रियाँ (80-90%)।

कार्बोहाइड्रेट्स के कार्य (Functions of Carbohydrates)

जीवों के शरीर में कार्बोहाइड्रेट्स के कार्य निम्नलिखित हैं

- कार्बोहाइड्रेट हमारे शरीर के लिए ऊर्जा का मुख्य स्रोत (Source) है। 1gm कार्बोहाइड्रेट के ऑक्सीकरण (Oxidation) से 17 kJ अथवा 4.1 kcal ऊर्जा निकलती है।
- ग्लूकोस शरीर को तुरन्त ही ऊर्जा प्रदान करते हैं। इसलिए ग्लूकोस को **कोशिकीय ईंधन** (Cellular fuel) भी कहते हैं।
- हमारे भोजन में से लगभग 60-80% ऊर्जा कार्बोहाइड्रेट से आती है एवं ये हमारे शरीर का लगभग 1% भाग बनाते हैं।

2. प्रोटीन्स (Proteins)

- प्रोटीन्स सामान्यतया कार्बन, हाइड्रोजन, ऑक्सीजन तथा नाइट्रोजन के बने होते हैं।
- हमारे शरीर के कुल भार का लगभग 15% और सूखे (Dry) भार का लगभग 75% भाग प्रोटीन्स से बना होता है।
- ये अमीनो अम्ल (Amino acids) के पॉलीमर (Polymer) होते हैं। जीवों के शरीर में लगभग 20 प्रकार के अमीनो अम्ल विभिन्न प्रोटीनों के निर्माण में भाग लेते हैं।
- प्रत्येक व्यक्ति द्वारा प्रतिदिन लिए जाने वाले भोजन में लगभग 0.8 gm/kg (शरीर भार के) प्रोटीन होना चाहिए।
- प्रमुख भोज्य पदार्थों में प्रोटीन्स की मात्रा की उपस्थिति निम्न हैं
  अनाज (6-12%), दालें (20-35%), कन्द, पत्तियों एवं जड़ों वाली सब्जियाँ (1-3%), हरी पत्तेदार सब्जियाँ (2-6%), ड्रायफ्रूट्स व मूँगफली (5-25%), दूध (3-4%), ताजे फल (0.3-1.5%) तथा माँस, मछली, अण्डे, आदि (8-20%)।

प्रोटीन्स के कार्य (Functions of Proteins)

जीवों के शरीर में प्रोटीन्स के कार्य निम्नलिखित हैं

- ये शरीर की वृद्धि व नई कोशिकाओं के निर्माण में सहायक हैं।
- ये शरीर में हुई टूट-फूट एवं घावों की मरम्मत करते हैं।
- ये एन्जाइम (Enzyme) के रूप में कार्य करते हैं।
- ये बाल, माँसपेशियों (Muscles) तथा त्वचा के मुख्य भाग होते हैं।
- ये कार्बोहाइड्रेट्स तथा वसाओं (Fats) की कमी होने पर शरीर को तुरन्त ऊर्जा (Instantaneous energy) प्रदान करते हैं। 1 gm प्रोटीन से 4.5 kcal ऊर्जा प्राप्त होती है।
- ये मेटाबॉलिज्म के लिए आवश्यक ऑक्सीजन, वसा (Fats) तथा दूसरे पदार्थों का परिवहन (Transport) करते हैं।
- प्रोटीन की कमी से बच्चों में **क्वाशियोरकॉर** (Kwashiorkor) तथा **मैरेस्मस** (Marasmus) रोग हो जाते हैं।

3. वसा (Fat)

- वसा या लिपिड, वसीय अम्लों (Fatty acids) एवं ग्लिसरॉल (Glycerol) से बने यौगिक (Compound) हैं।
- ये यौगिक कार्बन, ऑक्सीजन एवं हाइड्रोजन से बने होते हैं, परन्तु इनमें हाइड्रोजन व ऑक्सीजन का अनुपात कार्बोहाइड्रेट्स की तुलना में अधिक होता है।
- भोजन में कुछ वसाओं में फॉस्फोरस एवं सल्फर भी पाए जाते हैं।
- प्रत्येक व्यक्ति को प्रतिदिन लिए जाने वाले भोजन में वसा की मात्रा 60-70 gm रखनी चाहिए। अधिक शारीरिक कार्य करने वाले व्यक्तियों को वसा की अधिक जरुरत होती है, जबकि कम शारीरिक कार्य करने वाले बच्चों एवं व्यक्तियों को वसा की कम मात्रा लेनी चाहिए।
- विभिन्न भोज्य पदार्थों में वसा की मात्रा निम्नलिखित हैं
  अनाज (1-5%), दालें (1-5%), ड्रायफ्रूट्स व मूँगफली (50% तक), तेल (80-90%), दूध (2.5-7%), माँस, मछली एवं अण्डे (2-10%)।

वसा के कार्य (Functions of Fats)

वसा के कार्य निम्नलिखित हैं

- शरीर में अतिरिक्त कार्बोहाइड्रेट्स वसा के रूप में जमा होती हैं, जो जरुरत पड़ने पर ऊर्जा प्रदान करने में सहायक होते हैं।
- कार्बोहाइड्रेट्स की तुलना में वसा से अधिक ऊर्जा प्राप्त होती है, क्योंकि वसा में जल की मात्रा कम होने से अधिक ऊर्जा जमा होती है। 1 gm वसा से 9.2 kcal ऊर्जा प्राप्त होती है।
- ये शरीर का ताप नियन्त्रित (Temperature control) करते हैं तथा प्रोटीन्स के साथ मिलकर कोशिका कला (Cell membrane) का निर्माण करते हैं।
- भोजन में वसा की अधिक मात्रा लेने से **मोटापा** (Obesity) उत्पन्न हो जाता है, जिससे व्यक्ति डायबिटीज (Diabetes) से पीड़ित हो सकता है।
- संतृप्त वसा (Saturated fat) की अत्यधिक मात्रा से धमनियों (Arteries) पर वसा (कोलेस्ट्रॉल) की परत जम जाती है, जिससे ये सिकुड़ (Narrow) जाती है व शरीर में रुधिर का परिवहन ठीक तरह से नहीं हो पाता है। इस स्थिति को **एथेरोस्क्लेरोसिस** (Atherosclerosis) कहते हैं। इस कारण रुधिर दाब (Blood pressure) बढ़ जाता है एवं हार्ट अटैक (Heart attack) की संभावना बढ़ जाती है।

4. विटामिन्स (Vitamins)

- ये कार्बनिक सूक्ष्म पोषक तत्व (Micronutrients) हैं और इनकी अल्प मात्रा (Small amount) ही सामान्य स्वास्थ्य बनाए रखने में उपयोगी होती है।
- विटामिन मेटाबॉलिक क्रियाओं (Metabolic activites) में सीधे भाग नहीं लेते हैं, किन्तु ये उन अनेक एन्जाइमों (Enzymes) के सहकारक (Cofactor) की तरह कार्य करते हैं, जो कार्बोहाइड्रेट, प्रोटीन व वसा के मेटाबॉलिज्म (Metabolism) में भाग लेते हैं।
- विटामिन की कमी से होने वाले रोग **एविटामिनोसिस** (Avitaminosis) व अधिकता से होने वाले रोग **हाइपरविटामिनोसिस** (Hypervitaminosis) कहलाते हैं।
- विटामिन दो प्रकार के होते हैं- जल में घुलनशील विटामिन (B एवं C) एवं वसा में घुलनशील विटामिन (A, D, E एवं K)।
  जिनका विवरण निम्नलिखित हैं

A. जल में घुलनशील विटामिन्स (Water Soluble Vitamins)

- विटामिन-B कॉम्प्लैक्स एवं विटामिन-C जल में घुलनशील विटामिन्स हैं।
- इनकी अधिक मात्रा हमेशा मूत्र के साथ निकाल दी जाती है। अतः ये हमारे शरीर में केवल कमी (Deficiency) वाले रोग ही उत्पन्न करते हैं।

नाम (Name)	स्रोत (Sources)	दैनिक आवश्यकता (Daily requirement)	कार्य (Functions)	कमी से होने वाले रोग (Deficiency diseases)
विटामिन-B_1 (थायमिन–Thiamine)	साबुत अनाज, अंकुरित गेहूँ, यीस्ट (Yeast), फली (सेम), ड्रायफ्रूट्स (बादाम), मछली, सूखी मिर्च, बिना पॉलिश वाली दालें तथा समुद्री भोजन (Sea food)।	**वयस्क** : 1.2 -1.6 mg **शिशु** : 0.2 - 0.9 mg	• ऊतकों (Tissues) की मरम्मत और वृद्धि में आवश्यक। • कार्बोहाइड्रेट के मेटाबॉलिज्म में सहायक। • रोगों से लड़ने की क्षमता में वृद्धि करना।	• **बेरी-बेरी** (Beri-beri), परिधीय न्यूराइटिस (Peripheral nuritis), भूख का कम लगना एवं वृद्धि में कमी होना। • शराब का सेवन करने वाले लोगों में इसकी कमी से **वर्निक्स सिण्ड्रोम** और **कोर्साकॉफ्स सिण्ड्रोम** (Wernicke's syndrome and Korsakoffs syndrome) हो जाता है।
विटामिन-B_2 (राइबोफ्लेविन–Riboflavin)	दूध, पनीर, माँस, अण्डा, फली, अंकुरित गेहूँ, मशरूम तथा हरी पत्तेदार सब्जियाँ।	**वयस्क** : 1.4 -1.8 mg **शिशु** : 0.3 - 0.5 mg	• कार्बोहाइड्रेट, वसा एवं प्रोटीन के मेटाबॉलिज्म के लिए आवश्यक। • पाचन शक्ति को ठीक रखने में। • त्वचा को चिकना एवं चमकदार (Glowy) बनाने में।	• **ओष्ठ विदरक** या **काइलोसिस** (Cheilosis), जिव्हाशोथ (Glossitis), एंगुलर स्टोमेटाइटिस (Angular stomatitis) या मुँह के कोनों पर सूजन (Inflammation) एवं छोटी दरारें बनना। • त्वचा, जिव्हा, आदि का फटना (Cracks), आँखों का लाल होना।
विटामिन-B_3 (नियासिन या निकोटिनिक अम्ल-Niacin or Nicotinic acid)	यीस्ट, दूध, मूँगफली, टमाटर, लीवर (Liver), गेहूँ, चना, शहद तथा अण्डे का योक (Egg yolk)।	**वयस्क** : 16 - 20 mg **शिशु** : 700 μg/kg शरीर भार	• सहएन्जाइम (Coenzyme) के रूप में कार्य कर कार्बोहाइड्रेट, वसा तथा प्रोटीन के मेटाबॉलिज्म में सहायक। • पाचन तन्त्र (Digestive system) को स्वस्थ रखने में। • त्वचा व बालों को स्वस्थ रखने में। • परिसंचरण तन्त्र (Circulatory system) की सामान्य कार्यशीलता के लिए।	• **चर्मदाह** या **डर्मेटाइटिस** (Dermatitis) रोग में जीभ तथा त्वचा पर पपड़ियाँ बन जाती हैं। • शारीरिक वृद्धि कम होना, बालों का गिरना एवं सफेद होना।
विटामिन-B_5 (पेन्टोथीनिक अम्ल -Pentothenic acid)	साबुत अनाज, ड्रायफ्रूट्स, फली, यीस्ट, लीवर, मछली तथा माँस।	**वयस्क** : 10 mg	• यह क्रेब्स चक्र (Krebs' cycle) में प्रयुक्त NAD और NADP के निर्माण में सहायक होता है।	• **पेलैग्रा** व **हार्टनप** (Pellagra and Hartnup) • ट्रिप्टोफेन (Tryptophan) अमीनो अम्ल मेटाबॉलिज्म में गड़बड़ी।
विटामिन-B_6 (पाइरिडॉक्सिन-Pyridoxine)	साबुत अनाज, दालें, मटर, केला, सोयाबीन, माँस तथा सब्जियाँ।	**वयस्क** : 2 - 2.5 mg **शिशु** : 0.1 - 0.4 mg	• अमीनो अम्ल तथा प्रोटीन के मेटाबॉलिज्म में सहायक। • RBCs (Red Blood cells) को स्वस्थ रखने के लिए आवश्यक। • पेलैग्रा जैसे त्वचा रोगों से बचाव।	• **डर्मेटाइटिस** एवं **एनीमिया** (Anaemia) • आँतों में मरोड़ पड़ना (Convulsions), मानसिक खराबी एवं वृद्धि धीमी होना।
विटामिन-B_7 (बायोटिन-Biotin)	अण्डे का योक (Egg yolk), दूध, ड्रायफ्रूट्स, शहद, लीवर, माँस तथा मछली।	**वयस्क** : 100 μg	• कार्बोहाइड्रेट, प्रोटीन और वसा के मेटाबॉलिज्म में सहायक।	• धीमी वृद्धि एवं माँसपेशियों के नियन्त्रण में कमी। • पाचन में गड़बड़ी, कमजोरी एवं बालों का झड़ना।
विटामिन-B_9 (फॉलिक अम्ल-Folic acid)	हरी पत्तेदार सब्जियाँ, लीवर, किडनी (Kidney) डेयरी उत्पाद, आदि।	**वयस्क** : 100 μg **शिशु** : 25-30 μg **गर्भवती महिला** : 400 μg **दूध पिलाती माँ** : 150 μg	• RBCs के निर्माण एवं भूख बढ़ाने में आवश्यक।	• रुधिर की कमी या **एनीमिया** एवं नवजात में स्पाइना बिफिडा (Spina bifida) हो जाता है। • शरीर का वजन भी घटने लगता है तथा शरीर में पीलापन आने लगता है। यह अवस्था **मेगालोब्लास्टिक एनीमिया** (Megaloblastic anaemia) कहलाती है।

नाम (Name)	स्रोत (Sources)	दैनिक आवश्यकता (Daily requirement)	कार्य (Functions)	कमी से होने वाले रोग (Deficiency diseases)
विटामिन-B_{12} (सायनोकोबालामिन Cyanocobalamin)	• *स्पाइरुलिना* एल्गी, लीवर, माँस, मछली, अण्डे तथा दूध।	**वयस्क** : 1 μg **शिशु** : 0.2 μg	• RBCs के निर्माण में। • DNA के निर्माण में। • तन्त्रिका तन्त्र (Nervous system) के उचित कार्य करने में।	• शारीरिक वृद्धि का धीमा होना एवं परिधीय न्यूराइटिस (Peripheral neuritis) • RBCs परिपक्व (Mature) नहीं हो पाती है तथा एनीमिया की स्थिति उत्पन्न हो जाती है, जिसे **पर्नीशियस एनीमिया** (Pernicious anaemia) कहते हैं।
विटामिन-C (एस्कॉर्बिक अम्ल-Ascorbic acid)	• नींबू, संतरा, मौसमी, आँवला, हरे पत्ते वाली सब्जियाँ, अमरूद तथा टमाटर।	**वयस्क** : 40-60 mg **शिशु** : 25-30 mg **दूध पिलाती माँ** : 70-80 mg	• RBCs और एन्टीबॉडीज (Antibodies) के निर्माण में आवश्यक। • हड्डियों, दाँतों और मसूड़ों को स्वस्थ बनाए रखने के लिए। • एन्टीऑक्सीडेन्ट (Antioxidant) की तरह कार्य करने में।	• **स्कर्वी** (Scurvy) रोग हो जाता है, जिससे मसूड़ों से रुधिर निकलता है। • शरीर की इम्यूनिटी क्षमता में कमी हो जाती है। • हड्डियों का सख्त होना, हड्डियों व दाँतों की वृद्धि का रुकना, आदि।

B. वसा में घुलनशील विटामिन्स (Fat Soluble Vitamins)

विटामिन-A, D, E एवं K वसा में घुलनशील विटामिन्स हैं। वसा में घुलनशील होने के कारण इनकी अधिक मात्रा शरीर से बाहर नहीं निकल पाती है। अतः इनकी कम तथा अधिक दोनों प्रकार की मात्रा मानव में रोग उत्पन्न कर सकती है।

नाम (Name)	स्रोत (Sources)	दैनिक आवश्यकता (Daily requirement)	कार्य (Functions)	कमी से होने वाले रोग (Deficiency diseases)
विटामिन-A (रेटिनॉल-Retinol)	• अण्डे का योक, गाजर, टमाटर, पपीता, आम, दूध, माँस-मछली, आदि मछली के लीवर का तेल (Codliver oil)।	**वयस्क** : 600-700 μg **शिशु** : 300- 400 μg	• आँखों को स्वस्थ बनाए रखने के लिए। • बाह्यत्वचा की कोशिकाओं को चिकना व कोमल बनाए रखने में। • मसूड़ों एवं दाँतों के विकास में सहायता करने में।	• **रतौन्धी** (Night blindness) शाम और रात को कम प्रकाश में सही तरह से दिखाई न देना। • **जीरोफ्थैल्मिया** (Xerophthalmia) आँख के कॉर्निया का कठोर होना। • वृद्धि का धीमा होना, किडनी (Kidney) का संक्रमण।
विटामिन-D (कैल्सिफेरॉल-Calciferol)	• मछली के लीवर का तेल। • सूर्य के प्रकाश की उपस्थिति में त्वचा विटामिन-D का निर्माण कर सकती है।	**वयस्क** : 600 IU (International Unit) **शिशु** : 400 IU **गर्भवती महिला** : 600 IU **दूध पिलाती माँ** : 600 IU	• आँतों (Intestine) में कैल्शियम तथा फॉस्फोरस के अवशोषण (Absorption) में वृद्धि करता है। • हड्डियों में नियन्त्रित रूप से कैल्शियम के जमाव में सहायता करता है।	• बच्चों में **रिकेट्स** (Rickets) हड्डियों तथा दाँतों का कमजोर होना एवं हड्डियों का टेढ़ा-मेढ़ा होना। • वयस्कों में **ऑस्टियोमैलेशिया** (Osteomalacia) इसमें हड्डियाँ मुलायम एवं कमजोर हो जाती हैं।
विटामिन-E (टोकोफेरॉल- Tocoferol)	• सब्जियों का तेल, अंकुरित गेहूँ का तेल, सूरजमुखी का तेल, मछली, अण्डे, आदि।	**वयस्क** : 10-15 mg	• जनन अंगों (Reproductive organs) के सामान्य कार्य करने के लिए आवश्यक।	• जनन क्षमता एवं पेशियों का कमजोर होना, एनीमिया एवं देखने में समस्या।
विटामिन-K (फाइटोनेडीऑन-Phytonadione) K के तीन प्रकार फाइलोक्विनॉन (K_1), मेजाक्विनॉन (K_2) तथा मेनाडिऑन (K_3) हैं।	• पत्तेदार सब्जियाँ, अण्डे, अंकुरित गेहूँ। • बड़ी आँत में उपस्थित सहजीवी (Symbiotic) बैक्टीरिया द्वारा विटामिन-K का निर्माण किया जाता है।	**वयस्क** : 0.03 mg/kg शरीर वजन	• रुधिर का थक्का (Clot) जमने के समय में वृद्धि। • अधिक रुधिर बहने से रोकना। • लीवर में प्रोथ्रॉम्बिन (Prothrombin) का निर्माण करना।	• चोट लगने पर रुधिर का थक्का (Clot) न जमना या अधिक रुधिर का बहाव या **हीमोरेज** (Haemorrhage)।

II. अकार्बनिक पदार्थ (Inorganic Substances)

इसमें नीचे दिए गए पोषक पदार्थ आते हैं

1. खनिज लवण (Mineral Salts)

- ये सामान्यतया कैल्शियम, सोडियम, मैग्नीशियम, पोटैशियम एवं लौह (आयरन) के कार्बोनेट्स, क्लोराइड्स, फॉस्फेट्स तथा सल्फेट्स, आदि के रूप में पाए जाते हैं।
- शरीर में इनकी मात्रा लगभग 2-3% होती है। हरी सब्जियाँ, फल, अनाज, दूध, माँस, मछली, नमक, आदि खनिज लवण के मुख्य स्रोत हैं।
- ये लवण शरीर में होने वाली अनेक मेटाबॉलिक क्रियाओं (Metabolic activities) के लिए आवश्यक होते हैं। इन्हें आवश्यक मात्रा के आधार पर दो भागों में बाँटा जा सकता है
  (i) **दीर्घ तत्व** (Macroelements) शरीर को इनकी अधिक मात्रा में जरुरत होती है; जैसे–सोडियम, पोटैशियम, कैल्शियम, मैग्नीशियम, क्लोरीन, फॉस्फोरस, सल्फर।
  (ii) **सूक्ष्म तत्व** (Microelements) शरीर को इनकी कम मात्रा में जरुरत होती है; जैसे–आयरन, आयोडीन, जिंक, ताँबा, मैंग्नीज, कोबाल्ट, मॉलिब्डेनम, सेलेनियम, फ्लोरीन।

इन खनिज लवणों के स्रोतों, कार्यों तथा कमी के प्रभावों का विवरण नीचे दिया गया है

खनिज लवण (Mineral salts)	स्रोत (Sources)	दैनिक आवश्यकता (Daily requirement)	महत्त्व (Importance)	कमी से होने वाले प्रभाव (Effects of deficiency)
लौह या आयरन (Iron–Fe)	माँस, लीवर, मछली, राजमा, अण्डे, फलियाँ, अनाज, हरी सब्जियाँ	**वयस्क** : 18-20 mg **गर्भवती महिला** : 40 mg **दूध पिलाती माँ** : 30 mg	• हीमोग्लोबिन (Haemoglobin), मायोग्लोबिन (Myoglobin), साइटोक्रोम (Cytochrome) तथा अनेक एन्जाइमों का घटक (Component)।	• हीमोग्लोबिन की कमी से एनीमिया, कमजोरी एवं शरीर का इम्यून सिस्टम कमजोर हो जाता है।
जिंक (Zinc–Zn)	अनाज, दूध, अण्डे, माँस, समुद्री भोजन	**वयस्क** : 15.5 मिग्रा बढ़ते हुए बच्चे, गर्भवती और दूध पिलाती हुई महिला को इसकी अधिक आवश्यकता होती है।	• वृद्धि एवं प्रजनन अंगों के विकास। • घावों के भरने, प्रोटीन्स एवं न्यूक्लिक अम्ल के निर्माण में। • पाचक (Digestive) एन्जाइमों सहित लगभग 100 एन्जाइमों का सहघटक (Cofactor)।	• वृद्धि में रूकावट, एनीमिया, खुरदरी त्वचा, कमजोर इम्यून सिस्टम, जनन क्षमता का कमजोर होना एवं भूख की कमी।
मैग्नीशियम (Magnesium–Mg)	अनाज, दूध, मछली, माँस, हरी सब्जियाँ	**वयस्क** : 200-300 mg	• हड्डी व दाँतों के निर्माण में सहायक। • मेटाबॉलिक क्रियाओं के अनेक एन्जाइमों का सहघटक। • तन्त्रिका तन्त्र के ठीक तरह से कार्य करने में सहायक। • ATP के निर्माण में भी सहायक।	• मेटाबॉलिक क्रियाएँ प्रभावित हो जाती हैं। • पेशियाँ एवं हड्डियों के कार्यों को प्रभावित करती हैं। • तन्त्रिका तन्त्र के कार्य भी प्रभावित होते हैं।
क्लोरीन (Chlorine–Cl)	खाने वाला नमक, समुद्री भोजन, माँस, अण्डा	**वयस्क** : 3.2 mg	• शरीर में एसिड-बेस सन्तुलन (Acid-base balance) बनाने में • आमाशयी (Intestinal) HCl का घटक।	• भूख में कमी, उल्टी, डायरिया एवं थकावट।
कैल्शियम (Calcium–Ca)	दूध, पनीर, हरी सब्जियाँ, फलियाँ, अनाज, अण्डे, मछली, आदि	**वयस्क** : 600 mg **शिशु** : 500 mg **गर्भवती महिला** : 1200 mg **दूध पिलाती माँ** : 1200 mg	• दाँतों एवं हड्डियों के निर्माण में। • रुधिर का थक्का बनाने में। • तन्त्रिकाओं एवं पेशियों के सामान्य कार्य के लिए आवश्यक।	• बच्चों में **रिकेट्स** (Rickets) रोग हो जाता है। • बच्चों की हड्डियों व दाँत कमजोर हो जाते हैं तथा शीघ्र टूटने लगते हैं व हड्डियों के जोड़ों (Bone joints) में दर्द रहने लगता है। • वयस्कों में इसकी कमी से **ऑस्टियोमैलेशिया** (Osteomalacia) या **ऑस्टियोपोरोसिस** (Osteoporosis) रोग हो जाता है। • चोट लगने पर रुधिर का थक्का (Clot) बनने में अधिक समय लगता है।

खनिज लवण (Mineral salts)	**स्रोत** (Sources)	**दैनिक आवश्यकता** (Daily requirement)	**महत्त्व** (Importance)	**कमी से होने वाले प्रभाव** (Effects of deficiency)
फॉस्फोरस (Phosphorus–P)	दूध, माँस, अनाज, अण्डे, मछली, दालें, ड्रायफ्रूट, आदि	कैल्शियम के समान, लेकिन शिशु में इसका अनुपात 1 : 1.3 होना चाहिए	• दाँतों एवं हड्डियों के निर्माण में। • एसिड-बेस सन्तुलन बनाए रखने में। • ATP, DNA, RNA, आदि का घटक।	• दाँत व हड्डियाँ कमजोर हो जाती हैं, शरीर की वृद्धि रूक जाती है एवं बच्चों में दाँत निकलने में देरी होती है।
गन्धक या सल्फर (Sulphur–S)	अण्डे, माँस, पनीर, मछली, सेम, लीवर, मूँगफली, आदि	**वयस्क** : 15 mg	• कई अमीनो अम्ल तथा कुछ हॉर्मोन्स एवं विटामिनों का घटक। • कोलैजन (Collagen) एवं किरैटिन (Keratin) प्रोटीन के निर्माण के लिए आवश्यक।	• प्रोटीन्स की कमी तथा प्रोटीन मेटाबॉलिज्म की गड़बड़ियाँ।
पोटैशियम (Potassium–K)	माँस, दूध, अनाज, फल, हरी सब्जियाँ, आदि	**वयस्क** : 2 mg	• एसिड-बेस सन्तुलन एवं जल-सन्तुलन के लिए आवश्यक। • तन्त्रिकाओं एवं पेशियों की कार्यिकी एवं हृदय स्पन्दन (Heartbeat) के लिए आवश्यक।	• रुधिर दाब कम होना (Low blood pressure), पेशियों का कमजोर होना, **लकवा** (Paralysis) की आशंका।
फ्लोरीन (Fluorine–F)	पीने का सामान्य पानी, चाय, समुद्री भोजन, आदि	**वयस्क** : 0.5-0.8 mg/L	• हड्डियों एवं दाँतों की सुरक्षा।	• दाँतों का कमजोर होना। • अधिकता से **फ्लोरोसिस** (Fluorosis) रोग, जिसमें दाँत चितकबरे हो जाते हैं।
सोडियम (Sodium–Na)	खाने वाला नमक, मछली, अण्डा, दूध, आदि	**वयस्क** : 10-15 mg	• एसिड-बेस एवं जल सन्तुलन बनाए रखने में सहायक • तन्त्रिकाओं एवं पेशियों की सामान्य कार्यिकी एवं हृदय स्पन्दन के लिए आवश्यक।	• रुधिर दाब कम होना, भूख की कमी, पेशियों की ऐंठन एवं थकावट।
ताँबा या कॉपर (Copper–Cu)	माँस, ड्रायफ्रूट, फलियाँ, हरी सब्जियाँ, समुद्री भोजन, अण्डे, मछली, आदि	**वयस्क** : 2-4 mg	• साइटोक्रोम ऑक्सिडेज एन्जाइम का सहघटक (Cofactor) • आयरन मेटाबॉलिज्म, संयोजी ऊतकों (Connective tissues) और रुधिर कैपिलेरी (Blood capillaries) के विकास के लिए आवश्यक।	• **एनीमिया** (Anaemia), संयोजी ऊतकों (Connective tissue) और रुधिर कैपिलेरी (Blood capillaries) का कमजोर होना।
आयोडीन (Iodine–I)	दूध, समुद्री भोजन, आयोडीन युक्त नमक, आदि	**वयस्क** : 150 μg	• थाइरॉक्सिन हॉर्मोन (Thyroxine hormone) का महत्त्वपूर्ण घटक।	• **घेंघा** या **गॉयटर** (Goitre) एवं **जड़वामनता** या **मिक्सोडीमा** (Myxoedema)।
मोलिब्डेनम (Molybdenum–Mo)	अनाज, फलियाँ, कुछ सब्जियाँ, आदि	**वयस्क** : 150 μg	• कुछ एन्जाइमों का सहघटक।	• नाइट्रोजनीय अपशिष्ट (Waste) पदार्थों के निष्कासन (Excretion) में गड़बड़ियाँ।
क्रोमियम (Chromium–Cr)	यीस्ट, समुद्री भोजन, माँस, कुछ सब्जियाँ, आदि	**वयस्क** : 120 μg	• ग्लूकोस मेटाबॉलिज्म के लिए महत्त्वपूर्ण।	• ग्लूकोस मेटाबॉलिज्म तथा ऊर्जा उत्पादन में गडबड़ियाँ।
मैंगनीज (Manganese–Mn)	ड्रायफ्रूट्स, अनाज, हरी सब्जियाँ, चाय, फल, आदि	**वयस्क** : 3.5 μg	• यूरिया-निर्माण तथा फॉस्फेट समूह के स्थानान्तरण से सम्बन्धित अभिक्रियाओं (Reactions) के कुछ एन्जाइमों का सहघटक।	• उपास्थि (Cartilage), हड्डियों तथा संयोजी ऊतकों (Connective tissues) की वृद्धि में गड़बड़ियाँ।

2. **जल** (Water)

- यह मानव शरीर का लगभग 60-80% भाग बनाता है।
- यह प्रोटोप्लाज्म (Protoplasm) का मुख्य घटक होता है।
- यह शरीर में होने वाली सभी जैव-रासायनिक क्रियाओं (Bio-chemical reactions) के लिए माध्यम (Medium) प्रदान करता है।
- जल में उपस्थित H^+ आयन pH को नियन्त्रित करता है।
- जल पसीने के रूप में शरीर का ताप नियन्त्रण करता है तथा अपशिष्ट उत्पाद (Waste products) को बाहर निकालने में सहायक होता है।
- कार्बोहाइड्रेट, वसा व प्रोटीन का पाचन जल की सहायता से होता है।
- शरीर में अत्यधिक जल की कमी होने पर शरीर में उत्पन्न हुए अपशिष्ट पदार्थ को बाहर निकालना मुश्किल हो जाता है जिसके फलस्वरूप किडनी (Kidneys) में खराबी (Defect) आ जाती है तथा मनुष्य का वजन कम होता जाता है।
- लगातार दस्त या उल्टी होने की अवस्था से मनुष्य **निर्जलीकरण** (Dehydration) की स्थिति में आ जाता है। यदि इस अवस्था में रोगी का तुरन्त उपचार न किया जाए, तो व्यक्ति की मृत्यु भी हो सकती है।

रेशे या रफेज (Roughage)

- रेशे सब्जियों व अन्य खाद्य पदार्थों में उपस्थित वह अपचित (Undigested) पदार्थ है, जो आहारनाल (Alimentary canal) में भोजन व अन्य अपशिष्ट उत्पाद को गति प्रदान करता है।
- पुरुषों को प्रतिदिन 30-38 gm व स्त्रियों को प्रतिदिन 21-25 gm रेशे की आवश्यकता होती है।
- इसके प्रमुख स्रोत सब्जियाँ, दालें, बीज, आदि हैं।

दूध (Milk)

- दूध को सरलता से पचने वाला (Well digestive), सम्पूर्ण एवं सर्वोत्तम आहार माना गया है। दूध ही एक ऐसा भोज्य पदार्थ है, जिसका स्थान कोई अन्य भोज्य पदार्थ नहीं ले सकता है। शिशुओं के शारीरिक विकास एवं वृद्धि हेतु उनके सम्पर्क में आने वाला पहला भोज्य पदार्थ दूध ही होता है।
- दूध में उत्तम प्रकार की **कैसीन** (Casein) प्रोटीन पाई जाती है, जो शरीर की वृद्धि में सहायक होती है। इसी कारण दूध शिशु, बालक, किशोर, वयस्क व वृद्ध सभी के लिए उपयोगी होता है।
- दूध में कैल्शियम, पोटैशियम, फॉस्फोरस, आदि के लवण उपस्थित होते हैं, जो हड्डियों और दाँतों के विकास में सहायक होते हैं।
- दूध शरीर की इम्यूनिटी में वृद्धि करके रोगों से बचाता है।
- दूध से विभिन्न प्रकार के खाद्य पदार्थों का निर्माण होता है; जैसे–दही, मावा, पनीर, क्रीम, मक्खन, घी, आदि, जो स्वास्थ्य के लिए अच्छे होने के साथ-साथ पौष्टिक भी होते हैं।

विभिन्न प्रकार के दूध का संघटन

दूध प्राप्ति के स्रोत	दूध में उपस्थित पोषक पदार्थों की प्रतिशत मात्रा					
	कार्बोहाइड्रेट्स	प्रोटीन्स	वसाएँ	खनिज लवण	जल	ऊर्जा (कैलोरी/100 gm में)
स्त्री (माता) से	6.50%	2.20%	3.40%	0.3%	85.50%	55%
गाय से	4.50%	4.00%	3.80%	0.7%	88.50%	76%
बकरी से	5.80%	3.50%	5.00%	0.59%	85.50%	84%
भैंस से	6.00%	4.50%	8.00%	0.8%	80.00%	117%

सन्तुलित आहार (Balanced Diet)

- **भारतीय कृषि अनुसन्धान परिषद्** (Indian Agriculture Research Institute) के अनुसार, 'सन्तुलित आहार वह आहार है, जो शरीर की वृद्धि, विकास, कार्य तथा स्वास्थ्य के लिए आवश्यक पोषक पदार्थों से युक्त होता है। इसमें सभी पोषक पदार्थ उचित मात्रा व गुणों में सन्तुलित रूप से पाए जाते हैं।'
- सन्तुलित आहार पोषक पदार्थों सम्बन्धी कमियों से होने वाले रोगों से बचने का सर्वोत्तम उपाय है। एक औसत भारतीय पुरुष व महिला के लिए सन्तुलित आहार का विवरण नीचे दिया गया है

सन्तुलित आहार (मात्राएँ ग्राम में)

	वयस्क पुरुष (कम क्रियाशील)	वयस्क पुरुष (मध्यम क्रियाशील)	वयस्क पुरुष (अत्यधिक क्रियाशील)	वयस्क महिला (कम क्रियाशील)	वयस्क महिला (मध्यम क्रियाशील)	वयस्क महिला (अत्यधिक क्रियाशील)	बच्चे (1-3 वर्ष)	बच्चे (4-6 वर्ष)	बालक (10-12 वर्ष)	बालिकाएँ (10-12 वर्ष)
अनाज	460	520	670	410	440	575	175	270	420	380
दलहन	40	50	60	40	45	50	35	35	45	45
पत्तीदार सब्जियाँ	40	40	40	100	100	50	40	50	50	50
अन्य सब्जियाँ	60	70	80	40	40	100	20	30	50	50
जड़ वाली सब्जियाँ	50	60	80	50	50	60	10	20	30	30
दूध	150	200	250	100	150	200	300	250	250	250
तेल और वसा	40	45	65	20	25	40	15	25	40	35
शक्कर व गुड़	30	35	55	20	20	40	30	40	45	45

आयु के अनुसार ऊर्जा की दैनिक आवश्यकता

आयु समूह	ऊर्जा की दैनिक आवश्यकता
0-1 वर्ष (शैशवावस्था)	110-120 kcal/kg शरीर का वजन
1-3 साल (Toddler age)	1200-1250 kcal
4-6 साल (Pre school going children)	1650-1700 kcal
7-9 साल	1900-2000 kcal
10-12 साल (लड़का)	2150-2200 kcal
10-12 साल (लड़की)	1950-2000 kcal
13-18 साल (लड़का)	2450-2650 kcal
13-18 साल (लड़की)	2000-2100 kcal
वयस्क पुरुष	
• साधारण कार्य	2400-2500 kcal
• मध्यम कार्य	2700-2800 kcal
• भारी कार्य	3500-3600 kcal
वयस्क महिला	
• साधारण कार्य	1900-2000 kcal
• मध्यम कार्य	2200-2250 kcal
• भारी कार्य	2700-2800 kcal
गर्भवती महिला	+300 kcal
दूध पिलाती माँ	+550 kcal

कुपोषण (Malnutrition)

- लोगों के आहार में आवश्यक पोषक पदार्थों की कमी या असन्तुलन होना ही कुपोषण की स्थिति उत्पन्न करता है।
- कुपोषण का शारीरिक स्वास्थ्य, वृद्धि एवं विकास पर प्रतिकूल प्रभाव पड़ता है, जिसके परिणामस्वरूप विभिन्न प्रकार के रोग उत्पन्न हो जाते हैं; जैसे–स्कर्वी, रतौंधी, बेरी-बेरी, हृदय रोग, गॉयटर, आदि।

नोट प्रोटीन की कमी से प्रोटीन ऊर्जा कुपोषण (PEM or Protein Energy Malnutrition) हो जाता है। यह दो प्रकार का होता है– क्वाशियोरकॉर एवं मैरेस्मस।

कुपोषण के लक्षण (Symptoms of Malnutrition)

- शरीर की हड्डियाँ विकृत (Bones deformity) तथा कमजोर हो जाती है एवं कंकाल (Skeleton) में कुछ असामान्य झुकाव या विकार आ जाते हैं।
- त्वचा की प्राकृतिक सुन्दरता व कोमलता समाप्त होने लगती है तथा त्वचा रूखी एवं खुरदरी होने लगती है।
- बालों में प्राकृतिक चमक भी घटने लगती है, बाल टूटने लगते हैं तथा उनकी वृद्धि रुक जाती है।

पोषण मूल्यांकन (Nutritional Assessment)

- पोषण मूल्यांकन किसी व्यक्ति विशेष या व्यक्तियों के समूह के सुपोषित (Well nourished) या कुपोषित (Malnourished) होने का निर्धारण करता है।
- पोषण मूल्यांकन ABCD विधि द्वारा किया जाता है, जो निम्न प्रकार से है

1. एन्थ्रोपोमैट्री विधि (Anthropometry Method)

यह मानव शरीर की नाप एवं अनुपात का वैज्ञानिक अध्ययन है। इसका उपयोग व्यक्ति के शरीर में परिवर्तन या वृद्धि एवं विकास के मापन में किया जाता है। इस कार्य के लिए एक माप पर्याप्त नहीं होती है। अतः इसके लिए निम्न मापों का उपयोग किया जाता है

माप (Measurement)	**विधि/सूत्र** (Method/Formula)	**परिणाम की व्याख्या** (Interpretation of results)
बॉडी मास इन्डेक्स (Body Mass Index or BMI)	$BMI\ kg/m^2 = \frac{\text{भार(kg)}}{\text{लम्बाई }(m^2)}$	• BMI< 18.5 kg / m^2 (कम भार) • BMI = 18.5-25 kg / m^2 (सामान्य) • BMI >25 kg / m^2 (मोटापा)
भार एवं प्रतिशत भार परिवर्तन (Weight and % weight change)	प्रतिशत भार परिवर्तन $= \frac{\text{वर्तमान भार} - \text{पूर्व वाला भार}}{\text{वर्तमान भार}} \times 100$	किसी व्यक्ति में पोषक पदार्थों की अधिक आवश्यकता होती है, यदि • BMI < 18.5 kg / m^2 और पिछले 3-6 महीनों में 10% वजन की कमी हो गई हो। • BMI < 20 kg / m^2 और पिछले 3-6 महीनों में 5% वजन की कमी हो गई हो।
मध्य-ऊपरी भुजा परिधि (Mid-Upper Arm Circumference or MUAC)	इसमें ऊपरी भुजा के मध्य बिन्दु की परिधि (Circumference) को फीते से मापा जाता है।	• MUAC > 23.5 cm (स्वस्थ BMI व पोषण की कमी की कम सम्भावना) • MUAC < 23.5 cm (BMI < 20 kg / m^2 एवं पोषण की कमी की अधिक सम्भावना)
मध्य भुजा पेशी परिधि (Mid Arm Muscle Circumference or MAMC)	इसके द्वारा वसा मुक्त द्रव्यमान (Mass) ज्ञात होता है। MAMC (cm) = MUAC (cm) − 3.14 × ट्राइसेप्स त्वचा परत (Triceps Skin Fold or TSF) मोटाई (cm)	• पुरुष में MAMC = 28 cm (सामान्य) • महिला में MAMC = 23 cm (सामान्य) • पुरुष में MAMC < 28 cm (पोषण की कमी) • महिला में MAMC < 23 cm (पोषण की कमी)
त्वचा परत मोटाई (Skin Fold Thickness or SFT)	इसमें त्वचा परत कैपिलेरी (Capillaries) का उपयोग कर चार अलग-अलग जगहों [जैसे–बाइसेप्स (Biceps), ट्राइसेप्स (Triceps), सबस्कैपुलर (Subscapular) एवं सुपरइलिएक (Superilliac)] पर तीन-तीन मान ज्ञात कर इनका माध्य या मीन (Mean) निकाला जाता है। इससे कुल वसीय द्रव्यमान (Total fat mass) भी ज्ञात होता है।	• पुरुष में 15 mm या 20% वसा (सामान्य) • महिला में 18 mm या 30% वसा (सामान्य)

2. जैवरासायनिक विधि (Biochemistry Method)

- जैवरासायनिक टेस्ट व्यक्ति के रुधिर (Blood) में उपस्थित विभिन्न जैवरसायनों (Biochemicals) के स्तर में परिवर्तन (मात्रा) को मापने के लिए किए जाते हैं।
- इन टेस्टों द्वारा शरीर के विभिन्न अंगों। जैसे–लीवर, किडनी, आदि के सही रूप से कार्य करने की पुष्टि की जाती है।
- किसी जैवरसायन की मानक (Standard) मात्रा से कम या अधिक मात्रा में उपस्थिति इन अंगों की कार्यिकी (Physiology) में खराबी या पोषण की कमी को दर्शाता है।
- कुछ प्रमुख जैवरासायनिक टेस्ट निम्न प्रकार से हैं

माप (Measurement)	निष्कर्ष/परिणाम (Result)	सामान्य रेंज (Normal range)
हीमोग्लोबिन (Hb)	आयरन की मात्रा ज्ञात होती है एवं कमी एनीमिया (Anaemia) दर्शाती है।	• पुरुष =13–17.5 gm/dL • महिला = 12-15.5 gm/dL
एल्ब्यूमिन (Alb)	इसकी शरीर में कम मात्रा सूजन (Inflammation) या संक्रमण को दर्शाती है। अतः पोषण स्तर का पता करना सम्भव नहीं।	• 3.5-5 gm/dL
C-अभिक्रियाशील प्रोटीन (CRP)	सूजन (Inflammation) या संक्रमण में मात्रा बढ़ जाती है।	• CRP < 10 mg/L
सफेद कोशिका संख्या (WCC)	संक्रमण में मात्रा बढ़ जाती है।	• 4000 – 11000/mm^3
ग्लाइकेटेड हीमोग्लोबिन (HbA1c)	एक माह की अवधि में औसत रुधिर शुगर स्तर दर्शाता है।	• Hb A1c < 48 m mol/L
सोडियम (Na)	Na के स्तर में वृद्धि निर्जलीकरण दर्शाती है।	• 135-145 m mol/L
यूरिया (Urea)	यूरिया की उच्च मात्रा निर्जलीकरण एवं यूरेमिया (Uremia) रोग को दर्शाती है।	• 2.5-7.1 m mol/L
कैल्शियम (Ca) एवं फॉस्फेट (PO_4^{2-})	हड्डियों के विकास एवं विकार के साथ-साथ पोषण एवं हॉर्मोन स्तर को भी प्रदर्शित करते हैं।	• Ca=2-2.6 m mol/L • PO_4^{2-} = 0.7-1.4 m mol/L
मैग्नीशियम (Mg)	तन्त्रिका तन्त्र की कार्यिकी की स्थिति को दर्शाता है।	• 0.7-1.0 m mol/L

3. चिकित्सकीय विधि (Clinical Method)

- इसमें पोषक पदार्थों की कमी के लक्षणों या चिन्हों को शरीर के विशेष भागों में जाँचा जाता है। इसके अतिरिक्त रोगी से अन्य लक्षणों के बारे में पूछ कर सम्भावित पोषक पदार्थ जिसकी कमी से ये लक्षण उत्पन्न हुए हैं, को ज्ञात करने का प्रयास किया जाता है।
- कुपोषण की स्थिति में उत्पन्न शारीरिक असामान्यताएँ ही उस रोग के लक्षण होते हैं, जो उस रोग को प्रकट करते हैं।
- मानवों में होने वाले कुछ कमी वाले रोग एवं उनके लक्षण निम्न प्रकार से हैं

कमी से होने वाले रोग (Deficiency diseases)	लक्षण (Characteristics)
ओडीमा (Oedema) (Na की अधिकता एवं प्रोटीन की कमी)	जगह-जगह शरीर फूल जाता है एवं सामान्य रूप से अँगूठे से 3-4 सेकण्ड तक दाब लगाने पर, अँगूठे के निशान फूले हुए भाग पर गड्ढों के रूप में दिखाई देते हैं। इस स्थिति को SAM (Severe Acute Malnutrition) भी कहते है।
घेंघा (Goitre) (आयोडीन की कमी)	गला फूल जाता है।
बिटोट्स स्पॉट्स (Bitot's spots) (विटामिन-A की कमी)	क्रीमी रंग के धब्बे आँख के स्क्लेरा (Sclera) पर दिखाई देते हैं।

4. आहारीय विधि (Dietary Method)

- यह एक व्यक्ति द्वारा एक निश्चित समय प्रायः 24 घण्टे या एक दिन में ली गई कुल ऊर्जा (कैलोरी) एवं आहार की क्वालिटी का मूल्यांकन होता है।
- इसमें उस व्यक्ति से उसके भोजन की मात्रा, भोजन का प्रकार, भोजन बनाने का तरीका, पेयजल का प्रकार, भोजन के घटकों, आदि के सम्बन्ध में प्रश्न पूछ कर उसके आहार का मूल्यांकन किया जाता है।
- इसमें भोजन के सभी 6 प्रकार के घटकों की मात्रा का मूल्यांकन किया जाता है, जैसे प्रतिदिन भोजन में 15 PPM आयोडीन की आवश्यकता होती है जिसकी पूर्ति नमक से होती है। इसलिए नमक में आयोडीन की मात्रा एवं प्रतिदिन भोजन द्वारा ली गई नमक की मात्रा ज्ञात कर हम सरलतापूर्वक एक व्यक्ति के भोजन में आयोडीन की मात्रा ज्ञात कर सकते हैं।

कुपोषण का गोमेज वर्गीकरण (Gomez Classification of Malnutrition)

सूत्र (Formula)

आयु के अनुसार वजन का प्रतिशत

$$= \frac{\text{बच्चे का वजन}}{\text{समान उम्र के सामान्य बच्चे का वजन}} \times 100$$

आयु के अनुसार वजन का प्रतिशत	पोषण स्तर
90-110%	सामान्य (Normal)
75-89%	कम (Mild)-Ist डिग्री
60-74%	मध्यम (Moderate)-IInd डिग्री
60% से नीचे	गम्भीर (Severe)-IIIrd डिग्री

खाद्य मिलावट (Food Adulteration)

- जब किसी खाद्य पदार्थ में कुछ अनावश्यक पदार्थ मिलाने से उसकी क्वालिटी में कमी आ जाए तो उसे खाद्य मिलावट कहते हैं तथा ऐसे खाद्य पदार्थ को **मिलावटी खाद्य पदार्थ** (Adulterated food) कहते हैं।
- भारत में इसे रोकने के लिए खाद्य मिलावट निवारण अधिनियम (Prevention of Food Adulteration Act or PFA) 1954 लागू किया गया है।
- खाद्य मिलावट के कुछ उदाहरण निम्न प्रकार से हैं

खाद्य पदार्थ	सामान्यतया मिलावटी पदार्थ
दूध	मलाई और घी निकाल लेना, पानी मिलाना एवं गाढ़ा करने के लिए स्टार्च मिलाना
घी	डालडा व जानवरों की चर्बी
काली मिर्च	पपीता के सूखे हुए बीज
चाय की पत्तियाँ	उपयोग में ली गई चाय एवं धूल
मिठाई	सस्ते एवं खाने के अयोग्य कलर एवं हल्की क्वालिटी का कच्चा माल
अनाज जैसे गेहूँ, चावल और मक्का	मिट्टी, कंकड़ एवं हल्की क्वालिटी का अनाज मिलाना
दाल	खसेरी दाल एवं कंकड़
मिर्च पाउडर	लाल ईंट एवं लकड़ी का बुरादा
धनिया पाउडर	स्टार्च एवं गाय, घोड़े और गधे की लीद
फलों का जूस	पानी मिलाना एवं हल्की क्वालिटी के फल काम में लेना

मिलावट को जाँचने के कुछ खाद्य पदार्थों के लिए टेस्ट

- **शहद** (Honey) जब शहद के सेम्पल में एनीलिन क्लोराइड के साथ नारंगी रंग (Orange colour) आता है, तो यह मिलावटी (Adulterated) होता है।
- **घी** (Ghee) यदि घी में आयोडीन के साथ नीला रंग आए, तो घी में स्टार्च मिला होता है।
- **काली मिर्च** (Black Pepper) काली मिर्च कार्बन टेट्राक्लोराइड विलयन में तैरती नहीं हैं, जबकि पपीते के बीज इस कार्बन टेट्राक्लोराइड विलयन में तैरते हैं।
- **धनिया पाउडर** (Coriander Powder) पानी के विलयन में धनिया में मिला हुआ गोबर तैरता है तथा दुर्गन्ध देता है।
- **दालें** (Cereals) दाल के पानी में HCl के साथ गुलाबी रंग मिलावट का संकेत है।
- **मिर्च** (Chilli) इसके सेम्पल में क्लोरोफॉर्म एवं कार्बन टेट्राक्लोराइड मिलाने पर ईट के रंग जैसा लाल रंग प्रकट होता है।
- **गेहूँ का आटा** (Wheat flour) इसमें चॉक पाउडर का परीक्षण HCl से अभिक्रिया कराकर देखते हैं। यदि बुलबुले उठें तो यह टेस्ट दर्शाता है कि आटे में चॉक है।
- **हल्दी पाउडर** (Turmeric powder) हल्दी के जलीय विलयन में H_2SO_4 तथा 1 से 2 बूँद डाइफिनाइल कार्बाजाइड की उपस्थिति में गुलाबी रंग का आना दर्शाता है, कि इसमें लेड क्रोमेट मिला है।
- **हींग** (Heeng or Asafetida) इसे पीने के पानी में घोलने पर साबुन के टुकड़े एवं पत्थर नीचे इकट्ठे हो जाते हैं।
- **जीरा** (Jeera or Cumin) इसके बीजों को हथेली पर रगड़ने पर यदि हथेली काली हो जाए, तो यह जीरा में मिलावट का संकेत होता है।

प्रैक्टिस सैशन

टॉपिकल प्रैक्टिस

कार्बोहाइड्रेट्स

1. निम्न में से कौन पोषक पदार्थ नहीं है?
(a) वसा (b) प्रोटीन
(c) खनिज तत्व (d) ऑक्सीजन

2. कार्बोहाइड्रेट में C, H, O किस अनुपात में उपस्थित रहते हैं?
(a) 1 : 2 : 1 (b) 2 : 1 : 1
(c) 1 : 1 : 2 (d) 1 : 1 : 1

3. कार्बोहाइड्रेट पदार्थों को कहते हैं
(a) कार्बन के हाइड्रेट्स
(b) ऑक्सीजन के हाइड्रेट्स
(c) ईथर के हाइड्रेट्स
(d) उपरोक्त में से कोई नहीं

4. कार्बोहाइड्रेट की संरचनात्मक इकाई होती है
(a) मोनोसैकेराइड (b) डाइसैकेराइड
(c) ट्राइसैकेराइड (d) पॉलीसैकेराइड

5. निम्न में से रुधिर में पाई जाने वाली मोनोसैकेराइड शर्करा है
(a) फ्रक्टोस (b) ग्लूकोस
(c) ग्लाइकोजन (d) ये सभी

6. इनमें से कौन-सा पदार्थ डाइसैकेराइड नहीं है?
(a) माल्टोस (b) फ्रक्टोस
(c) लैक्टोस (d) सुक्रोस

7. निम्न में से मोनोसैकेराइड्स नहीं है
(a) राइबोस (b) इरिथ्रोज
(c) फ्रक्टोस (d) सेलुलोस

8. एक ग्लूकोस तथा एक गैलेक्टोस के अणुओं के जुड़ने से बनता है
(a) सुक्रोस (b) लैक्टोस
(c) माल्टोस (d) राइबोस

9. सुक्रोस बना होता है
(a) ग्लूकोस-फ्रक्टोस से (b) गैलेक्टोस-लैक्टोस से
(c) गैलेक्टोस-ग्लूकोस से (d) ग्लूकोस-माल्टोस से

10. निम्नलिखित में से कॉम्पलैक्स कार्बोहाइड्रेट कौन-सा है?
(a) ग्लूकोस (b) स्टार्च
(c) फ्रक्टोस (d) लैक्टोस

11. ग्लाइकेन्स किसे कहते हैं?
(a) प्रोटीन्स को (b) ओलिगोसैकेराइड्स को
(c) पॉलीसैकेराइड्स को (d) डाइसैकेराइड्स को

12. किस शुगर का पाचन हो सकता है?
(a) डाइसैकेराइड (b) ट्राइसैकेराइड
(c) पॉलीसैकेराइड्स (d) ये सभी

13. कार्बोहाइड्रेट कार्य करता है
(a) उत्प्रेरक की तरह (b) ऊर्जा स्रोत की तरह
(c) एन्जाइम की तरह (d) बिल्डिंग मेटेरियल की तरह

14. कोशिकाओं को ऊर्जा की आवश्यकता होती है
(a) मेटाबॉलिक क्रियाओं के लिए
(b) ऊतकों की मरम्मत के लिए
(c) वृद्धि एवं विकास के लिए
(d) उपरोक्त सभी क्रियाओं के लिए

15. निम्नलिखित में से कौन ऊर्जा उत्पादन के लिए सभी जीवों की कोशिकाओं में कोशिकीय ईंधन का रूप होते हैं?
(a) प्रोटीन (b) कार्बोहाइड्रेट्स
(c) विटामिन (d) दोनों (a) एवं (b)

16. निम्न में से कौन भोजन का मुख्य अवयव होता है?
(a) वसा (b) कार्बोहाइड्रेट्स
(c) प्रोटीन (d) ये सभी

17. दूध में पाई जाने वाली प्रमुख शुगर होती है
(a) सुक्रोस (b) ग्लूकोस
(c) लैक्टोस (d) फ्रक्टोस

18. गन्ने में शुगर किस रूप में होती है?
(a) माल्टोस (b) सुक्रोस
(c) फ्रक्टोस (d) ग्लूकोस

19. शहद में फ्रक्टोस के अतिरिक्त कौन-सी शुगर पाई जाती है?
(a) ग्लूकोस (b) सुक्रोस
(c) माल्टोस (d) गेलैक्टोस

20. कार्बोहाइड्रेट शरीर में किस रूप में संग्रहित रहता है?
(a) ग्लाइकोजन (b) ग्लूकोस
(c) लैक्टोस (d) माल्टोस

21. एक वयस्क मनुष्य में ग्लाइकोजन लगभग कितना होता है?
(a) 100 gm (b) 500 gm
(c) 1000 gm (d) 2000 gm

22. कार्बोहाइड्रेट्स की कमी को पूरा करने के लिए क्या खाना चाहिए?
(a) चावल (b) गाजर (c) चना (d) माँस

23. एक ग्राम कार्बोहाइड्रेट में कैलोरी की मात्रा होती है
(a) 9 kcal (b) 7 kcal
(c) 4 kcal (d) 5 kcal

24. जिन खाद्य पदार्थों से मनुष्य कार्बोहाइड्रेट प्राप्त कर सकता है, उनमें शामिल नहीं है
(a) अनाज और पास्ता (b) हरी सब्जियाँ
(c) सेम और चावल (d) आलू और चोकर

25. निम्नलिखित में से किस खाद्य पदार्थ में कार्बोहाइड्रेट होता है?
(a) गेहूँ (b) चना
(c) गोभी (d) दालें

26. वह कौन-सा घटक है, जो हमारे भोजन में "स्टार्च" के रूप में पाया जाता है?
(a) कार्बोहाइड्रेट (b) प्रोटीन
(c) वसा (d) विटामिन

27. शरीर में कार्बोहाइड्रेट की अधिकता का परिणाम है
(a) क्रियाशीलता का बढ़ना
(b) मेटाबॉलिज्म बढ़ना
(c) मोटापा बढ़ना
(d) भूख कम लगना

प्रोटीन

28. अमीनो अम्ल के बहुलक क्या हैं?
(a) कार्बोहाइड्रेट (b) वसा
(c) विटामिन (d) प्रोटीन

29. मानव शरीर में, प्रोटीन अणुओं के निर्माण में कितने प्रकार के अमीनो अम्ल के अणु भाग लेते हैं?
(a) 10 (b) 20
(c) 30 (d) 15

30. प्रोटीन अणुओं में प्रयुक्त अमीनो अम्ल में अनावश्यक तथा आवश्यक अम्लों की संख्या क्रमशः होती है
(a) 10, 10 (b) 8, 12
(c) 15, 5 (d) 12, 8

31. अनिवार्य (Essential) अमीनो अम्ल
(a) शरीर में पर्याप्त मात्रा में निर्मित नहीं हो सकते हैं
(b) शरीर में पर्याप्त मात्रा में निर्मित हो सकते हैं
(c) शरीर में पर्याप्त मात्रा में निर्मित हो भी सकते हैं और नहीं भी
(d) केवल दूध से प्राप्त होते हैं

32. इनमें से कौन-सा अमीनो अम्ल आवश्यक होता है?
(a) वैलीन (b) मिथियोनिन
(c) लाइसीन (d) ये सभी

33. निम्नलिखित में से कौन-सा अर्द्ध-आवश्यक (Semi-essential) अमीनो अम्ल है?
(a) ल्यूसिन (b) लाइसीन
(c) आइसोल्यूसिन (d) आर्जिनिन

34. सबसे सरल अमीनो अम्ल अणु होता है
(a) एलेनीन का (b) ल्यूसीन का
(c) वैलीन का (d) ग्लाइसीन का

35. कौन-सा अमीनो अम्ल नियासिन (Niacin) के निर्माण के लिए आवश्यक है?
(a) ट्रिप्टोफेन (b) मिथियोनिन
(c) टाइरोसीन (d) सिस्टीन

36. कौन-सा अमीनो अम्ल कोलिन (Choline), फोलेट्स और न्यूक्लिक अम्ल के संश्लेषण के लिए आवश्यक है?
(a) ट्रिप्टोफेन (b) मिथियोनीन
(c) टाइरोसीन (d) सिस्टीन

37. शरीर की वृद्धि, ऊत्तकों की मरम्मत व नई कोशिकाओं के निर्माण के लिए सबसे आवश्यक पोषक पदार्थ है
(a) वसाएँ (b) एन्जाइम
(c) प्रोटीन (d) कार्बोहाइड्रेट

38. निम्न में से किसका SDA (Specific Dynamic Action) सर्वाधिक है?
(a) प्रोटीन (b) कार्बोहाइड्रेट
(c) वसा (d) विटामिन्स

39. एक gm प्रोटीन में कैलोरी की मात्रा पाई जाती है
(a) 9 kcal (b) 7 kcal
(c) 4 kcal (d) 5 kcal

40. कार्बोहाइड्रेट्स तथा वसाओं की कमी होने पर शरीर को तुरन्त ऊर्जा कौन-से पदार्थ देते हैं?
(a) विटामिन्स (b) प्रोटीन (c) खनिज लवण (d) जल

41. निम्नलिखित में से कौन-सा स्रोत प्रायः जैविक प्रोटीन अणु प्रदान नहीं करता है?
(a) दूध (b) मछली और माँस
(c) अनाज (d) अण्डे

42. निम्न में से कौन-सा भोज्य पदार्थ ऊर्जा प्रदान नहीं करता है?
(a) वसा एवं तेल (b) हरी सब्जी
(c) अनाज (d) दूध

43. निम्नलिखित में से कौन बाल, माँसपेशियों तथा त्वचा का मुख्य घटक है?
(a) वसा (b) कार्बोहाइड्रेट
(c) प्रोटीन (d) खनिज लवण

44. निम्न में से कौन-सा भोजन शरीर निर्माणकारी भोजन (Body building food) के रूप में जाना जाता है?
(a) अण्डे (b) मीट एवं मछली
(c) दालें (d) ये सभी

45. निम्नलिखित में से कौन-सा खाद्य प्रोटीन, प्रोटीन्स का सबसे अच्छा स्रोत है?
(a) अण्डे का प्रोटीन (b) माँस का प्रोटीन
(c) दूध का प्रोटीन (d) मछली का प्रोटीन

1. (d)	2. (a)	3. (a)	4. (a)	5. (b)	6. (b)	7. (d)	8. (b)	9. (a)	10. (b)
11. (c)	12. (d)	13. (b)	14. (d)	15. (b)	16. (b)	17. (c)	18. (b)	19. (a)	20. (a)
21. (b)	22. (a)	23. (c)	24. (b)	25. (a)	26. (a)	27. (c)	28. (d)	29. (b)	30. (a)
31. (a)	32. (d)	33. (d)	34. (d)	35. (a)	36. (b)	37. (c)	38. (a)	39. (c)	40. (b)
41. (c)	42. (b)	43. (c)	44. (d)	45. (c)					

46. निम्नलिखित में से कौन-सा पोषक तत्व परासरण दाब (Osmotic pressure) को बनाए रखने के लिए आवश्यक है?
(a) प्रोटीन (b) वसा
(c) कार्बोहाइड्रेट (d) विटामिन

47. 100 gm सोयाबीन में कितने gm प्रोटीन होता है?
(a) 19.5 gm (b) 24.3 gm
(c) 43.2 gm (d) 32.2 gm

48. निम्न में से कौन-से रोग प्रोटीन की कमी से होते हैं?
(a) मैरेस्मस एवं अंधापन
(b) क्वाशियोरकॉर एवं स्कर्वी
(c) क्वाशियोरकॉर एवं मैरेस्मस
(d) उपरोक्त में से कोई नहीं

वसा

49. लिपिड के रासायनिक संगठन में क्या पाया जाता है?
(a) C, H, O, P, S (b) C, H, N
(c) S, P, C, H (d) N, P, S, H

50. शरीर में अतिरिक्त कार्बोहाइड्रेट किस रूप में शरीर में संचित रहती है?
(a) प्रोटीन (b) विटामिन
(c) वसा (d) खनिज लवण

51. वसा के सन्दर्भ में असत्य कथन छाँटिए।
(a) ये ताप नियन्त्रक हैं
(b) कार्बोहाइड्रेट की तुलना में इनसे कम ऊर्जा प्राप्त होती है
(c) ये C, H व O के असंतृप्त यौगिक हैं
(d) ये प्रोटीन के साथ मिलकर कोशिका कला का निर्माण करते हैं

52. भोजन में पाए जाने वाले लिपिड किससे बने होते हैं
(a) फैटी एसिड (b) अमीनो एसिड
(c) कार्बोलिक एसिड (d) कार्बोनिक एसिड

53. निम्नलिखित में से कौन-सा यौगिक संयुक्त लिपिड (Compound lipid) है?
(a) ट्राइग्लिसराइड्स (b) फॉस्फोलिपिड्स
(c) कोलेस्ट्रॉल (d) फ्रक्टोस

54. शरीर के अधिकांश एडिपोस ऊतक में किस रूप में संग्रहित रहती है?
(a) ट्राइग्लिसराइड्स
(b) फॉस्फोलिपिड्स
(c) कोलेस्ट्रॉल
(d) उपरोक्त में से कोई नहीं

55. इनमें से सबसे अधिक अनिवार्य वसीय अम्ल है
(a) लिनोलिक अम्ल (Linoleic acid)
(b) लिनोलेनिक अम्ल (Linolenic acid)
(c) अरेचिडोनिक अम्ल (Arachidonic acid)
(d) उपरोक्त में से कोई नहीं

56. वसा में किस कारण से अधिक ऊर्जा का संचय होता है?
(a) ऑक्सीजन की कमी के कारण (b) हाइड्रोजन की कमी के कारण
(c) कार्बन की कमी के कारण (d) जल की कमी के कारण

57. ऊर्जा देने वाले खाद्य पदार्थ के रूप में संदर्भित है
(a) कार्बोहाइड्रेट एवं वसा (b) कार्बोहाइड्रेट एवं प्रोटीन
(c) प्रोटीन एवं वसा (d) विटामिन एवं खनिज तत्व

58. वह घटक जो कार्बोहाइड्रेट की समान मात्रा की तुलना में दोगुनी से अधिक ऊर्जा देता है
(a) खनिज तत्व (b) प्रोटीन
(c) वसा (d) विटामिन

59. लिपिड के महत्त्वपूर्ण स्रोतों में शामिल हैं
(a) खुबानी और आलूबुखारा (b) स्ट्रॉबेरी और चेरी
(c) सेब और कीवी (d) नारियल और सरसों के बीज

60. कोशिकाओं में फॉस्फोलिपिड्स की प्रमुख भूमिका किसमें होती है?
(a) प्लाज्मा मैम्ब्रेन के निर्माण में
(b) मेटाबॉलिक अभिक्रियाओं का उत्प्रेरण
(c) कोशिका संकुचन
(d) कोशिकाद्रव्य में सॉल-जेल परिवर्तन

61. निम्नलिखित में से कौन-सी समस्या अधिक वसा लेने से नहीं होती है?
(a) मोटापा (Obesity)
(b) पेप्टिक अल्सर (Peptic ulcer)
(c) कोरोनरी हृदय रोग (Coronary heart disease)
(d) कोलन और स्तन कैंसर (Colon and breast cancer)

विटामिन

62. सबसे पहले विटामिन की खोज किसके द्वारा की गई?
(a) फ्लेमिंग (Flaming)
(b) फुंक (Funk)
(c) जेम्स रॉक (James Roch)
(d) हेनेरी ब्राउन (Henery Brown)

63. निम्नलिखित में से कौन-सा विटामिन जल में घुलनशील विटामिन का उदाहरण नहीं है?
(a) विटामिन-B_1 (b) विटामिन-B_{12}
(c) विटामिन-C (d) विटामिन-D

64. विटामिन-B_1 (थायमिन) की कमी से होने वाला रोग कौन-सा है?
(a) पेलैग्रा (b) स्कर्वी
(c) बेरी-बेरी (d) कीलोसिस

65. निम्नलिखित में से कौन-सा रोग चावल खाने वालों का रोग (Rice eater's disease) माना जाता है?
(a) बेरी-बेरी (b) स्कर्वी
(c) रिकेट्स (d) पेलैग्रा

66. ड्राइ (Dry) बेरी-बेरी रोग में मुख्य रूप से कौन-सा अंग/तन्त्र प्रभावित होता है?
(a) तन्त्रिका (Nerve) (b) हृदय (Heart)
(c) गुर्दा (Kidney) (d) अस्थि (Bone)

67. वेट (Wet) बेरी-बेरी में मुख्य रूप से कौन-सा अंग प्रभावित होता है?
(a) तन्त्रिका (Nerve) (b) हृदय (Heart)
(c) गुर्दा (Kidney) (d) अस्थि (Bone)

68. निम्न में से विटामिन-B_1 (थायमिन) का सर्वोत्तम स्रोत क्या है?

(a) लीवर (b) दही
(c) अण्डा (d) दूध

69. थायमिन की कमी से उत्पन्न सिण्ड्रोम को कहते हैं

(a) कुशन सिण्ड्रोम (b) डाउन सिण्ड्रोम
(c) PEM सिण्ड्रोम (d) कोर्साकॉफ सिण्ड्रोम

70. पेलैग्रा किसकी कमी से होता है?

(a) थायमिन (b) राइबोफ्लेविन
(c) निकोटिनिक अम्ल (d) पाइरिडॉक्सिन

71. मनुष्य के भोजन में निकोटिनिक अम्ल की कमी के कारण होने वाला रोग है

(a) बेरी-बेरी (b) स्कर्वी
(c) पेलैग्रा (d) रिकेट्स

72. किस रोग को 3D द्वारा लक्षणित किया जाता है?

(a) पेलैग्रा (b) बेरी-बेरी
(c) स्कर्वी (d) सटोमेटिटिस

73. विटामिन-B_6 को इस नाम से भी जाना जाता है

(a) रेटिनॉल
(b) टोकोफेरॉल
(c) स्कर्वी
(d) पाइरिडॉक्सिन

74. किस विटामिन की कमी के कारण एनीमिया रोग होता है?

(a) फॉलिक अम्ल (b) बायोटिन
(c) एस्कॉर्बिक अम्ल (d) नियासिन

75. एक वयस्क के लिए फॉलिक अम्ल की प्रतिदिन की आवश्यकता क्या है?

(a) 100 mg (b) 400 mg
(c) 100 μg (d) 200 μg

76. एक गर्भवती महिला के लिए फॉलिक एसिड की प्रतिदिन की आवश्यकता कितनी होती है?

(a) 100 mg (b) 500 μg
(c) 100 μg (d) 200 μg

77. निम्न में से किसमें विटामिन-B_{12} नहीं पाया जाता है?

(a) दूध (b) अण्डा
(c) मीट (d) सोयाबीन

78. एक मरीज का मेडिकल इतिहास लेते समय नर्स पाती है कि वह आहार में सिट्रस फल एवं अमरुद तथा सब्जियों का सेवन कम कर रहा है, उसे निम्न में से कौन-सी रोग हो सकता है?

(a) मैरेस्मस (b) स्कर्वी
(c) पेलैग्रा (d) मेगालोब्लास्टिक एनीमिया

79. गर्भावस्था की मेगालोब्लास्टिक एनीमिया किसकी अल्पता के कारण होता है?

(a) विटामिन-B_{12}
(b) विटामिन-B_{12} एवं फॉलिक अम्ल
(c) फॉलिक अम्ल
(d) विटामिन-D

80. एक सामान्य वयस्क के लिए विटामिन-B_{12} की प्रतिदिन की आवश्यकता कितनी होती है?

(a) 0.2 μg (b) 1.0 μg
(c) 1.2 μg (d) 2.5 μg

81. स्किलिंग परीक्षण (Schilling test) किसकी जाँच हेतु किया जाता है?

(a) फॉलिक अम्ल की कमी
(b) कोबालामीन की कमी
(c) लौह (Iron) की कमी
(d) आयोडीन की कमी

82. आँवला, अमरुद, नींबू और सन्तरा किस विटामिन के प्रमुख स्रोत हैं?

(a) विटामिन-D (b) विटामिन-K
(c) विटामिन-C (d) विटामिन-E

83. मसूड़े सूजे हुए तथा उनसे रुधिर निकलता हुआ (Bleeding gums), घाव का देरी से भरना, एनीमिया और कमजोरी किसके लक्षण हैं?

(a) थायमिन की कमी (b) विटामिन-A की कमी
(c) एस्कॉर्बिक अम्ल की कमी (d) विटामिन-D की कमी

84. मानव में विटामिन-C की कमी से कौन-सा रोग होता है?

(a) सूखा रोग (b) स्कर्वी
(c) बेरी-बेरी (d) रतौन्धी

85. मसूड़ों से खून आना तथा इम्यूनिटी क्षमता में कमी का क्या कारण होता है?

(a) रुधिर में Rh-एन्टीजन की उपस्थिति
(b) एस्कॉर्बिक अम्ल या विटामिन-C की कमी
(c) विटामिन-B_1, D, B_{12}, K की कमी
(d) एक प्रकार का वायरस

86. एक वयस्क के लिए विटामिन-C की प्रतिदिन की आवश्यकता कितनी है?

(a) 30 mg (b) 40 mg
(c) 50 gm (d) 80 gm

87. निम्न में से कौन-से विटामिन कुकिंग (Cooking) से प्रभावित होते हैं?

(a) विटामिन-A और विटामिन-C (b) विटामिन-A और विटामिन-B_1
(c) विटामिन-C और विटामिन-B_2 (d) विटामिन-E और विटामिन-K

88. निम्नलिखित में से कौन-सा विटामिन वसा में घुलनशील विटामिन का उदाहरण नहीं है?

(a) विटामिन-A (b) विटामिन-D
(c) विटामिन-B (d) विटामिन-K

46. (a)	47. (c)	48. (c)	49. (a)	50. (c)	51. (b)	52. (a)	53. (b)	54. (a)	55. (a)
56. (d)	57. (a)	58. (c)	59. (d)	60. (a)	61. (b)	62. (b)	63. (d)	64. (c)	65. (a)
66. (a)	67. (b)	68. (a)	69. (d)	70. (c)	71. (c)	72. (a)	73. (d)	74. (a)	75. (d)
76. (b)	77. (d)	78. (b)	79. (b)	80. (b)	81. (b)	82. (c)	83. (c)	84. (b)	85. (b)
86. (b)	87. (c)	88. (c)							

89. रतौन्धी रोग निम्नलिखित में से किसकी कमी से होता है?
(a) विटामिन-A (b) विटामिन-B
(c) विटामिन-C (d) विटामिन-D

90. निम्न में से विटामिन-A का सर्वोत्तम स्रोत क्या है?
(a) गाजर (b) सेब (c) शहद (d) मूँगफली

91. कोर्निया की दोनों तरफ बलबर कन्जक्टिवा (Bulbar conjuctiva) पर जो त्रिकोणीय हल्के सफेद या पीलापन लिए हुए दाग (Spots) बन जाते है, उन्हें कहते हैं
(a) केरेटोमेलैशिया (b) बिटोट्स स्पॉट्स
(c) कोर्नियल जीरोसिस (d) कन्जक्टिवल जीरोसिस

92. आँख के कोर्निया का कठोरीकरण क्या कहलाता है?
(a) रतौन्धी (b) ऑस्टियोमैलेशिया
(c) जीरोफ्थैल्मिया (d) रिकेट्स

93. विटामिन-D का रासायनिक नाम है
(a) कैरोटिन (b) रेटिनॉल
(c) जैन्थोफिल (d) कैल्सीफेरॉल

94. विटामिन-D की कमी से होने वाला रोग है
(a) रिकेट्स (b) बेरी-बेरी
(c) रतौन्धी (d) नपुंसकता

95. निम्नलिखित में से कौन-सा विटामिन स्टीरॉइड हॉर्मोन की तरह कार्य करता है?
(a) विटामिन-A (b) विटामिन-B_1
(c) विटामिन-D (d) विटामिन-C

96. निम्न में से किस विटामिन को सूर्य की रोशनी का विटामिन कहते है?
(a) विटामिन-A (b) विटामिन-E
(c) विटामिन-C (d) विटामिन-D

97. एक वयस्क के लिए विटामिन-D की प्रतिदिन की आवश्यकता क्या है?
(a) 100 IU (b) 500 IU (c) 400 IU (d) 800 IU

98. निम्नलिखित में से विटामिन-E से सम्बन्धित कार्य है
(a) कैल्शियम एवं फॉस्फोरस के मेटाबॉलिज्म का नियमन
(b) श्वसन में सहायक है
(c) प्रजनन अंगों के सामान्य कार्य हेतु आवश्यक
(d) कार्बोहाइड्रेट उपापचय में सहायक

99. कौन-सा जोड़ा सही नहीं है?
(a) थायमिन–बेरी-बेरी (b) विटामिन-K–इनफर्टीलिटी
(c) नियासिन–पेलैग्रा (d) विटामिन-D–रिकेट्स

100. विटामिन-E का रासायनिक नाम है
(a) टोकोफेरॉल (b) कैल्सीफेरॉल
(c) एस्कॉर्बिक अम्ल (d) फिलोक्विनोन

101. शरीर के किस भाग में सहजीवी बैक्टीरिया द्वारा विटामिन-K का निर्माण किया जाता है?
(a) छोटी आँत में (b) लीवर में
(c) बड़ी आँत में (d) पेट में

102. एक मरीज प्राथमिक स्वास्थ्य केन्द्र पर चोट लगने पर रुधिर का थक्का (Clotting) न जमने की समस्या के साथ आता है। वहाँ एक सामुदायिक स्वास्थ्य नर्स निम्नलिखित में से किसकी कमी का संशय करती है?
(a) विटामिन-C (b) विटामिन-K
(c) विटामिन-E (d) आयरन

103. विटामिन-K का अन्य नाम है
(a) नियासिन (b) फाइटोनेडीऑन
(c) टोकोफेरॉल (d) रेटिनॉल

104. रुधिर का थक्का जमाने के लिए कौन-सा विटामिन आवश्यक है?
(a) D (b) E
(c) C (d) K

खनिज लवण

105. निम्न में से सूक्ष्म पोषक तत्व नहीं है
(a) आयोडीन (b) लौह
(c) विटामिन्स (d) प्रोटीन

106. निम्नलिखित में से कौन-सा ट्रेस खनिज तत्व (Trace element) नहीं है?
(a) सोडियम (b) आयोडीन
(c) फ्लोरीन (d) जिंक

107. दाँतो में उपस्थित सूक्ष्म खनिज तत्व है
(a) कैल्शियम (b) आयोडीन
(c) फ्लोरीन (d) मैंग्नीज

108. दाँतों एवं अस्थियों में विकृति किसकी अधिकता के कारण उत्पन्न होती है?
(a) लौह (b) आयोडीन
(c) फ्लोरीन (d) जिंक

109. वह कौन-सा रोग है, जिसमें दाँत दुर्बल तथा चितकबरे हो जाते हैं?
(a) क्रीटेनिज्म (b) रिकेट्स
(c) जीरोफ्थैलमिया (d) फ्लोरोसिस

110. आयोडीन युक्त नमक के सेवन से निम्न में से किस रोग की सम्भावना कम हो जाती है?
(a) रक्ताल्पता (b) घेंघा
(c) रतौन्धी (d) स्कर्वी

111. निम्नलिखित में से थायरॉक्सिन हॉर्मोन का प्रमुख घटक कौन-सा है?
(a) मैंगनीज (b) कोबाल्ट
(c) सेलेनियम (d) आयोडीन

112. एक गर्भवती और दूध पिलाने वाली माँ को प्रतिदिन कितनी आयोडीन की आवश्यकता होती है?
(a) 40-50 mg (b) 100-120 mg
(c) 170-200 mg (d) 150 mg

113. निम्नलिखित में से कौन-सा खनिज तत्व अस्थि संरचना एवं दाँतों का निर्माण, रुधिर का थक्के के निर्माण और माँसपेशियों के संकुचन के लिए आवश्यक होता है?
(a) कैल्शियम (b) फॉस्फोरस
(c) आयरन (d) आयोडीन

114. निम्नलिखित में से कौन-सा खनिज तत्व दूध उत्पादन और वैद्युत रासायनिक संदेश को भेजने के लिए आवश्यक है?
(a) कैल्शियम (b) फॉस्फोरस
(c) आयरन (d) आयोडीन

115. ICMR के अनुसार, एक गर्भवती और दूध पिलाती माँ के लिए प्रतिदिन कितने कैल्शियम की आवश्यकता होती है?
(a) 400-500 mg (b) 600 mg
(c) 1200 mg (d) 500 mg

116. ICMR के अनुसार, एक वयस्क को प्रतिदिन कितना कैल्शियम लेना चाहिए?
(a) 300 mg (b) 600 mg
(c) 1000 mg (d) 100-200 mg

117. निम्नलिखित में से कौन-सा रोग कैल्शियम की कमी के कारण होता है?
(a) क्वाशियोरकॉर (b) मैरेस्मस
(c) रिकेट्स (d) बेरी-बेरी

118. अस्थि विकृति, पिजन चेस्ट, हेरीसन सल्कस (Horrison's sulcus) किस बीमारी के लक्षण है?
(a) स्कर्वी (b) रिकेट्स
(c) पेप्टिक अल्सर (d) एनीमिया

119. किस विटामिन/खनिज लवण की कमी से ऑस्टियोमैलेशिया रोग (Ostomalacia) होता है?
(a) विटामिन-E
(b) विटामिन-D एवं कैल्शियम की कमी
(c) केवल कैल्शियम की कमी
(d) उपरोक्त सभी विकल्प गलत हैं

120. कैल्शियम का मुख्य स्रोत है
(a) सीसम बीज (b) सूखी छोटी मछलियाँ
(c) स्किमड दूध पाउडर (d) इनमें से कोई नहीं

121. लौह/आयरन का संग्राहक रूप है
(a) हीम प्रोटीन (b) साइटोक्रोम
(c) फेरिन (d) ये सभी

122. निम्न में से किस आवश्यक भोजन की योजना आयोडीन एवं लौह दोनों को मिलाकर बनाते हैं ?
(a) शक्कर (b) नमक
(c) गेहूँ का आटा (d) चावल का आटा

123. एक गर्भवती महिला को प्रतिदिन कितनी मात्रा में आयरन की आवश्यकता होती है?
(a) 20 mg (b) 30 mg
(c) 40 mg (d) 60 mg

124. 1gm हीमोग्लोबिन में लगभग कितनी आयरन होती है?
(a) 3.34 mg (b) 3.47 gm
(c) 1 mg (d) 0.1 mg

125. एक वयस्क व्यक्ति के शरीर में लगभग कितना आयरन उपस्थित होता है?
(a) 3.34 gm (b) 3-4 gm
(c) 1 mg (d) 0.1 mg

126. हाइपोक्रोमिक माइक्रोसाइटिक एनीमिया किस तत्व की कमी के कारण होता है ?
(a) नियसिन (b) विटामिन-B_{12}
(c) फोलैट (d) लौह

127. हीमोक्रोमेटोसिस में किसके कारण लीवर प्रभावित होता है?
(a) लौह (b) ताँबा (c) मैंग्नीज (d) जिंक

128. आयरन की मात्रा सबसे कम होती है
(a) अनाज (चावल, गेहूँ) में
(b) मक्का और मकई में
(c) दाले, बंगाली चने, आदि में
(d) दूध में

129. हाइपोक्रोमिक माइक्रोसाइटिक एनीमिया तथा ल्यूकोपेनिया किसकी कमी से होता है?
(a) पाइरिडॉक्सिन तथा राइबोफ्लेविन
(b) आयरन तथा फॉलिक अम्ल
(c) बायोटिन तथा फोलेसिन
(d) बायोटिन तथा साइनोकोबालामीन

130. निम्नलिखित पोषक पदार्थों में से किसकी कमी से एनीमिया हो सकता है?
(a) आयोडीन और विटामिन-C (b) ताँबा और लौह
(c) जिंक और प्रोटीन (d) विटामिन-D और जिंक

131. सेरूलोप्लाज्मीन (Ceruloplasmin) प्रोटीन में उपस्थित होता है
(a) जिंक (b) सेलेनियम
(c) कॉपर (d) मैंगनीज

132. प्लाज्मा की परासरणता का नियमन करता है
(a) बाइकार्बोनेट (b) पोटैशियम
(c) प्रोटीन (d) सोडियम

133. एक वयस्क व्यक्ति में लगभग कितना सोडियम पाया जाता है?
(a) 100 gm (b) 250 gm
(c) 400-500 gm (d) 500-1000 gm

134. अम्ल-क्षार संतुलन में किसकी भूमिका होती है ?
(a) सोडियम (b) पोटैशियम
(c) लौह (d) दोनों (a) और (b)

89. (a)	90. (a)	91. (b)	92. (c)	93. (d)	94. (a)	95. (c)	96. (d)	97. (a)	98. (c)
99. (b)	100. (a)	101. (c)	102. (b)	103. (b)	104. (d)	105. (d)	106. (a)	107. (c)	108. (c)
109. (d)	110. (b)	111. (d)	112. (c)	113. (a)	114. (a)	115. (c)	116. (b)	117. (c)	118. (b)
119. (b)	120. (b)	121. (c)	122. (b)	123. (c)	124. (b)	125. (b)	126. (d)	127. (a)	128. (d)
129. (b)	130. (b)	131. (c)	132. (d)	133. (a)	134. (d)				

135. पोटैशियम का मुख्य स्रोत है
(a) हरी पत्तेदार सब्जियाँ (b) कॉफी
(c) दाल (d) आलू

136. ICF में कौन-सा कैटायन पाया जाता है?
(a) सोडियम (b) पोटैशियम
(c) कैल्शियम (d) मैग्नीशियम

137. एक वयस्क मानव में लगभग कितना पोटैशियम होता है?
(a) 100 gm (b) 250 gm
(c) 400-500 gm (d) 500-1000 gm

138. एक वयस्क व्यक्ति में लगभग कितना फॉस्फोरस पाया जाता है?
(a) 100 gm (b) 250 gm
(c) 400-500 gm (d) 500-1000 gm

139. निम्नलिखित में से कौन-सा पदार्थ आयरन के अवशोषण को रोकता है?
(a) विटामिन-A (b) फॉस्फेट्स
(c) विटामिन-C (d) ये सभी

140. शिशु में Ca और P का अनुपात होता है
(a) 1 : 3 (b) 1 : 1.3
(c) 1.3 : 1 (d) 1 : 5

141. इन्सुलिन संश्लेषण के लिए आवश्यक तत्व है
(a) जिंक (b) कोबाल्ट
(c) क्रोमियम (d) कॉपर या ताँबा

142. कोबाल्ट पाया जाता है
(a) विटामिन-C में (b) विटामिन-B_{12} में
(c) थायमिन में (d) फॉलिक अम्ल में

143. निम्न में से कौन-सा तत्व एन्टीऑक्सीडेन्ट की भूमिका निभाता है?
(a) क्रोमियम (b) जिंक
(c) सेलेनियम (d) निकल

144. ग्लूकोस ग्रहण करने में, इन्सुलिन के अत्यधिक प्रभाव को सम्पादित करने के लिए किस ट्रेस तत्व की आवश्यकता होती है?
(a) वेनेडियम (b) क्रोमियम
(c) मोलिब्डेनम (d) सेलेनियम

जल, रेशे एवं दूध

145. प्रोटोप्लाज्म के निर्माण में सर्वाधिक योगदान होता है
(a) जल का
(b) प्रोटीन का
(c) कार्बोहाइड्रेट का
(d) अकार्बनिक लवण, क्षार एवं अम्लों का

146. मानव के शरीर के कुल जल का कितने प्रतिशत जल कोशिका के बाहर होता है?
(a) 50% (b) 55%
(c) 70% (d) 45%

147. पुरुषों को प्रतिदिन कितने ग्राम रेशों (Roughage) की आवश्यकता होती हैं?
(a) 21-25 gm (b) 30-38 gm
(c) 45-50 gm (d) 15-20 gm

148. निम्नलिखित में से कौन-सा पॉलीसैकेराइड्स रेशेदार आहार (Dietary fibres) का भाग नहीं हैं?
(a) पेक्टीन
(b) सेलुलोस और हेमीसेलुलोस
(c) डेक्सट्रीन
(d) गोंद (Gums) एवं म्यूसिलेज

149. निम्नलिखित में से कौन-सा कथन असत्य है?
(a) रेशेदार आहार ऊर्जा प्रदान नहीं करते हैं
(b) रेशेदार आहार प्रतिदिन लेने से कोलन (Colon) और रेक्टम (Rectum) का कैंसर नहीं होता है
(c) उच्च रेशे युक्त आहार (High fibre diet) लेने से कोलोरेक्टल कैंसर (Colorectal cancer) हो सकता है
(d) शरीर में आवश्यकता से अधिक ग्लूकोस, ग्लाइकोजन तथा वसा में परिवर्तित हो जाता है

150. दूध में किस प्रकार की प्रोटीन पाई जाती है
(a) रेनिन (b) कैसीन
(c) पेप्सिन (d) किरेटिन

151. बकरी के दूध में लगभग कितने प्रतिशत प्रोटीन पाई जाती है?
(a) 4.05% (b) 3.50% (c) 2.20% (d) 6.50%

152. भैंस के दूध में कितने प्रतिशत वसा पायी जाती है?
(a) 6.0% (b) 4.9% (c) 8.05% (d) 7.1%

153. प्रति 100 gm गाय के दूध की तुलना में भैंस के दूध में कौन-सा पोषक पदार्थ लगभग दोगुना होता है?
(a) कैल्शियम
(b) प्रोटीन
(c) वसा
(d) कार्बोहाइड्रेट्स

154. गाय के दूध में निम्न में से सर्वाधिक मात्रा किस पोषक तत्व की होती है?
(a) वसा (b) प्रोटीन
(c) लैक्टोस (d) कैल्शियम

सन्तुलित आहार

155. पोषण (Nutrition) और आहार विज्ञान (Dietetics) की नर्सिंग में क्या भूमिका है?
(a) स्वास्थ्य को प्रेरित करना व विशिष्ट सुरक्षा प्रदान करना
(b) पोषक हीनता रोगों (Nutritional deficiency disease) की रोकथाम करना
(c) मरीजों के लिए उपचारात्मक आहार (Therapeutic diet) तैयार करना
(d) उपरोक्त सभी

156. निम्नलिखित में से कौन-सा कथन सत्य है?
(a) पोषण के सिद्धान्तों के व्यावहारिक प्रयोग को डाइटेटिक्स (Dietetics) कहते हैं।
(b) सूक्ष्मपोषक तत्व (Micronutrients) ऊर्जा प्रदान नहीं करते हैं, लेकिन ये मेटाबॉलिज्म (Metabolism) में एक महत्त्वपूर्ण भूमिका निभाते हैं
(c) पोषक तत्वों की कमी अथवा अधिकता के कारण स्वास्थ्य बिगड़ने को कुपोषण (Malnutrition) कहते हैं
(d) उपरोक्त सभी

157. भारतीय आहार में कुल कैलोरी की कितनी प्रतिशत मात्रा कार्बोहाइड्रेट से प्राप्त होती है?
(a) 35-55% (b) 15-20% (c) 65-70% (d) 70-90%

158. मनुष्य द्वारा ली जाने वाली सम्पूर्ण ऊर्जा का कितने प्रतिशत प्रोटीन द्वारा प्राप्त होता है
(a) 10-15% (b) 10-30% (c) 60-70% (d) 90-92%

159. बच्चे को जन्म के पहले साल (0-1 वर्ष) में लगभग कितनी ऊर्जा की आवश्यकता होती है?
(a) 200 kcal/kg शारीरिक भार (b) 110 kcal/kg शारीरिक भार
(c) 80 kcal/kg शारीरिक भार (d) 50 kcal/kg शारीरिक भार

160. ICMR अनुशंसा (Recommendations) के अनुसार, निम्नलिखित में से किस मात्रा से अधिक वसा, प्रतिदिन के भोजन में नहीं होनी चाहिए?
(a) 20% (b) 10%
(c) 40% (d) 50%

161. एक दूध पिलाती माँ को अनुशंसित (Recommended) प्रोटीन की कितनी अतिरिक्त मात्रा की आवश्यकता होती है?
(a) 10 gm (b) 25 gm (c) 15 gm (d) 30 gm

162. एक भारतीय वयस्क के लिए लगभग कितनी प्रोटीन की आवश्यकता होती है?
(a) 2 gm/kg शरीर का वजन प्रतिदिन
(b) 1 gm/kg शरीर का वजन प्रतिदिन
(c) 1.5 gm/kg शरीर का वजन प्रतिदिन
(d) 2.5 gm/kg शरीर का वजन प्रतिदिन

163. लड़कियों (10-12 वर्ष) को निम्नलिखित में से किस पोषक पदार्थ की समान उम्र के लड़कों की तुलना में अधिक आवश्यकता होती है?
(a) प्रोटीन (b) आयरन
(c) कैल्शियम (d) विटामिन-C

164. लड़कों (10-12 वर्ष) में निम्नलिखित में से कौन-सा पोषक पदार्थ समान उम्र की लड़कियों की तुलना में अधिक आवश्यक होता है?
(a) कैल्शियम (b) प्रोटीन
(c) आयरन (d) विटामिन-A

165. एक गर्भवती महिला के लिए प्रतिदिन प्रोटीन की आवश्यकता होती है
(a) 35-40 mg (b) 45-50 mg
(c) 55-60 mg (d) 65-70 mg

166. एक भारतीय व्यक्ति (55 kg मध्यम कार्य) के लिए अनुशंसित (Recommended) ऊर्जा की आवश्यकता कितनी होती है?
(a) 2200 kcal (b) 2400 kcal
(c) 2800 kcal (d) 3500 kcal

167. एक भारतीय महिला (45 kg मध्यम कार्य) के लिए ऊर्जा की आवश्यकता कितनी होती है?
(a) 1900 kcal (b) 2200 kcal
(c) 3000 kcal (d) 2800 kcal

168. एक भारतीय पुरुष (55 kg भारी कार्य) के लिए ऊर्जा की आवश्यकता कितनी होती है?
(a) 3000 kcal (b) 3300 kcal
(c) 2400 kcal (d) 3900 kcal

169. एक गर्भवती माँ के लिए प्रतिदिन कितनी अतिरिक्त ऊर्जा की आवश्यकता होती है?
(a) +300 kcal (b) +350 kcal
(c) +550 kcal (d) +450 kcal

170. एक माँ जोकि 5 महीने के बच्चे को दूध पिलाती है उसको प्रतिदिन कितनी अतिरिक्त ऊर्जा की आवश्यकता होती है?
(a) +300 kcal (b) +350 kcal
(c) +550 kcal (d) +650 kcal

171. भारतीयों में पोषण सम्बन्धी कमियों के कारण निम्नलिखित में से किन पोषक पदार्थों की कितनी मात्रा की आवश्यकता है?
(a) प्रोटीन-58 gm, वसा-29 gm
(b) विटामिन-A-58 gm
(c) जल-1200 IU, विटामिन-C–57 mili gm
(d) प्रोटीन-40 gm

172. मनुष्य में शारीरिक भार के अनुसार, कार्बोहाइड्रेट, लिपिड तथा प्रोटीन का प्रतिशत है
(a) 1, 15, 17 (b) 15, 17, 7
(c) 7, 17, 15 (d) 17, 15, 7

कुपोषण

173. गर्भ के दौरान भोजन पर्याप्त मात्रा में नहीं लेने पर क्या होगा?
(a) अपरिपक्व (Premature) बच्चे का जन्म
(b) बच्चे का वजन कम होना
(c) गर्भ के अन्दर बच्चे की वृद्धि रुकना (Stunted growth)
(d) उपरोक्त सभी

135. (d)	136. (b)	137. (b)	138. (c)	139. (b)	140. (c)	141. (a)	142. (b)	143. (c)	144. (b)
145. (a)	146. (d)	147. (b)	148. (c)	149. (c)	150. (b)	151. (b)	152. (c)	153. (c)	154. (c)
155. (d)	156. (d)	157. (c)	158. (a)	159. (b)	160. (a)	161. (b)	162. (b)	163. (b)	164. (b)
165. (d)	166. (c)	167. (b)	168. (b)	169. (a)	170. (c)	171. (a)	172. (a)	173. (d)	

174. **निम्नलिखित में से कौन-सी भोजन सम्बन्धित समस्या किशोरावस्था में सामान्यतया नहीं पाई जाती है?**
(a) एनीमिया (लड़कियों में)
(b) खाना नहीं खाना (Anorexia nervosa)
(c) मोटापा और पतला होना
(d) वर्निक एनसिफेलोपैथी

175. **बच्चों में निम्न में से कौन-सा रोग कुपोषण से नहीं होता है?**
(a) मैरेस्मस (b) क्वाशियोरकॉर
(c) रात्रि का अंधापन (d) खसरा

176. **गम्भीर पेशीय क्षति, वृद्धि असफलता व उपत्वचीय वसा की हानि किस रोग के लक्षण हैं?**
(a) क्वाशियोरकॉर (b) बेरी-बेरी
(c) स्कर्वी (d) मैरेस्मस

177. **प्रोटीन की कमी से क्वाशियोरकॉर नामक रोग हो जाता है। इसमें किस प्रोटीन की कमी से ओडीमा नामक लक्षण दिखाई देता है?**
(a) गामा ग्लोब्यूलिन (b) ग्लूकैगॉन
(c) इन्सुलिन (d) एल्ब्यूमिन

178. **लम्बे समय तक उपवास के समय में**
(a) सर्वप्रथम कार्बोहाइड्रेट का, इसके पश्चात् वसा का तथा अन्त में प्रोटीन पदार्थों का प्रयोग होता है
(b) सर्वप्रथम वसा का इसके पश्चात् यकृत तथा पेशियों में संग्रहित ग्लाइकोजन के रूप में कार्बोहाइड्रेट का तथा अन्त में प्रोटीन का प्रयोग होता है
(c) सर्वप्रथम लिपिड्स प्रयोग होते हैं, फिर प्रोटीन तथा अन्त में कार्बोहाइड्रेट
(d) उपरोक्त में से कोई नहीं

179. **अफ्रीका एवं दक्षिणी-पूर्व एशियावासी दालों के अपेक्षाकृत मक्खन एवं डबलरोटी अत्यन्त अधिक मात्रा में लेते हैं। अतः ये ग्रसित रहते हैं**
(a) बेरी-बेरी से (b) जीरोफ्थैल्मिया से
(c) स्कर्वी से (d) क्वाशियोरकॉर से

180. **लैथाइरिज्म** (Lathyrism) **एक अपंगता रोग** (Crippling disease) **है। इसका मुख्य लक्षण है**
(a) पेराप्लेजिया (Paraplegia) (b) क्वाड्रीप्लेजिया (Quadriplegia)
(c) कायफोसिस (Kyphosis) (d) स्कोलिओसिस (Scoliosis)

181. **निम्नलिखित में से कौन-सा मैरेस्मस** (Marasmus) **का विशेष लक्षण नहीं है?**
(a) पेशीय क्षीणता (Muscle wasting) और त्वचा पर वसा की मात्रा कम होना
(b) वृद्धि में रुकावट (Growth retardation)
(c) चाँद जैसा चेहरा (Moon like face)
(d) डीहाइड्रेशन के लक्षण और मानसिक परिवर्तन

182. **निम्न में से कौन-सा लक्षण मैरेस्मस से सम्बन्धित नहीं है?**
(a) शरीर का सूजकर फूलना
(b) शरीर का पतला होना
(c) त्वचा पर झुर्रियाँ
(d) आँखें कान्तिहीन एवं धँसी हुई

183. PEM **का अर्थ होता है**
(a) Protein Energy Malnutrition
(b) Peptone Energy Malnutrition
(c) Polypeptide Energy Malinfection
(d) Protein Energy Metabolism

184. **निम्न में कौन-सा रोग कुपोषण में नहीं होता?**
(a) स्कर्वी (b) रतौंधी
(c) बेरी-बेरी (d) रूमेटिक अर्थराइटिस

185. **भारत में कुपोषण के मुख्य कारण हैं**
(a) भोजन सम्बन्धित ज्ञान का अभाव
(b) आहार सम्बन्धित विशिष्ट आदतें
(c) तेल एवं मसालेदार भोजन का सेवन
(d) उपरोक्त सभी

186. **चावल के मिलिंग प्रोसेस में कितने प्रतिशत प्रोटीन की हानि हो जाती है?**
(a) 60 % (b) 15 % (c) 30 % (d) 5 %

187. **चावल को बहुत अधिक पानी से धोने पर कितने प्रतिशत जल में घुलनशील विटामिन्स का और मिनरल्स की हानि होती है?**
(a) 60 % (b) 15 % (c) 30 % (d) 5 %

188. PEM **लक्षण वाले रोगी बालक को इस प्रकार की डाइट की प्राथमिकता देनी चाहिए**
(a) उच्च प्रोटीन एवं कम ऊर्जा डाइट
(b) कम प्रोटीन एवं कम कार्बोहाइड्रेट
(c) उच्च प्रोटीन एवं उच्च कार्बोहाइड्रेट्स
(d) उपरोक्त में से कोई नहीं

189. **अत्यधिक कैलोरी वाले भोज्य पदार्थ जैसे-जंक फूड** (Junk food) **एवं घी लेने से .... हो जाता है।**
(a) हाइपरकोलेस्ट्रॉल रोग (b) क्वाशियोरकॉर रोग
(c) हीमोरेज रोग (d) मोटापा रोग

190. **निम्नलिखित में से किसे सार्वजनिक स्वास्थ्य पोषण का घटक जाना जाएगा?**
(a) आहार सम्बन्धी दिशा-निर्देश
(b) पोषण महामारी विज्ञान
(c) विटामिन और खनिजों के साथ खाद्य पदार्थों का प्रबलीकरण
(d) उपरोक्त सभी

191. **किन तरीकों से सरकारें अच्छे पोषण को बढ़ावा दे सकती हैं?**
(a) पोषण की निगरानी के लिए सर्वेक्षण
(b) आहार सम्बन्धी दिशा-निर्देश प्रकाशित करना
(c) झूठे दावों के खिलाफ कानून बनाना
(d) उपरोक्त सभी

192. **निम्नलिखित में से कौन-सी अत्यधिक प्रचलित ग्लोबल पोषण समस्या है?**
(a) विटामिन-A की कमी (b) कुपोषण
(c) मोटापा (d) ये सभी

193. **दुनिया के निम्नलिखित में से किस क्षेत्र में पिछली एक-चौथाई शताब्दी में कुपोषितों की संख्या और प्रसार दोनों में सर्वाधिक गिरावट आई है?**
(a) एशिया (b) अफ्रीका (c) यूरोप (d) अमेरिका

194. **ग्लोबल आबादी का कौन-सा समूह एनीमिया से सबसे अधिक प्रभावित है?**
(a) पूर्व-स्कूली बच्चे (b) गर्भवती महिलाएँ
(c) गैर-गर्भवती महिलाएँ (d) पुरुष

195. 2016 **के अनुसार, वयस्क पुरुषों और महिलाओं में मोटापे का ग्लोबल प्रचलन क्या है?**
(a) 11% पुरुष; 15% महिलाएँ
(b) 6% पुरुष; 20% महिलाएँ
(c) 27% पुरुष; 34% महिलाएँ
(d) 45% पुरुष; 36% महिलाएँ

196. **अप्रत्यक्ष पोषण संवेदनशील हस्तक्षेप में शामिल हैं**
(a) विटामिन-D की खुराक
(b) फसल की पैदावार बढ़ाना
(c) नवजात शिशु के भोजन में सुधार
(d) लोगों में जागरुकता लाना

197. **कुपोषण के कारणों को तत्काल, अन्तर्निहित और मूल कारणों के रूप में बाँटा जा सकता है। निम्नलिखित में से कौन अन्तर्निहित भाग में होगा?**
(a) कम मजदूरी (b) अशुद्ध पेयजल
(c) सुस्त जीवन-शैली (d) ये सभी

198. **निम्नलिखित में से किस कारक ने कुपोषण को समाप्त करने की दर को गति देने के लिए हाल ही में प्रमुखता प्रदान की गई है?**
(a) सहस्त्राब्दी विकास लक्ष्य
(b) पहले 1000 दिनों पर ध्यान देना
(c) प्रभावी हस्तक्षेप पर डेटा
(d) उपरोक्त सभी

199. **छोटे बच्चों में गम्भीर कुपोषण को निम्न प्रकार से परिभाषित किया गया है**
(a) भार के लिए उम्र Z स्कोर ≤ 3
(b) ऊँचाई के लिए उम्र Z स्कोर ≤ 3 और ओडीमा
(c) ऊँचाई के लिए उम्र Z स्कोर ≤ 3 या वजन के लिए ऊँचाई उम्र Z स्कोर ≤ 3 या ओडीमा
(d) ऊँचाई के लिए आयु Z स्कोर ≤ 3 या वजन के लिए आयु Z स्कोर ≤ 3 या ओडीमा

200. **बच्चों में विटामिन-A की कमी के कारण उत्पन्न होता है**
(a) घेंघा
(b) कमजोर समुचित विकास
(c) कमजोर हड्डी विकास
(d) मृत्यु दर में वृद्धि

201. **निम्नलिखित में से कौन पिछले कुछ दशकों में क्वाशियोरकॉर में ओडीमा** (Oedema) **का कारण नहीं माना जाता था?**
(a) आँतों के बैक्टीरिया के संघटन का बदलना
(b) एन्टीऑक्सीडेन्ट पोषक तत्वों का कम सेवन
(c) अचानक शिशु का दूध छुड़वाना
(d) आयरन की कमी

202. **कुपोषण के कारणों का यूनिसेफ मॉडल कारणों के कई स्तरों की पहचान करता है, जैसे-तत्काल, अन्तर्निहित और मूलभूत। निम्नलिखित में से कौन यूनिसेफ मॉडल में अन्तर्निहित कारणों में से एक नहीं है?**
(a) कृषि के लिए अपर्याप्त वर्षा
(b) भोजन की अपर्याप्त पहुँच
(c) माताओं और बच्चों की अपर्याप्त देखभाल
(d) अपर्याप्त स्वास्थ्य सेवाएँ और अस्वास्थ्यकर वातावरण

203. **विश्व स्वास्थ्य संगठन लोगों के किस समूह के लिए जिंक की खुराक की सिफारिश करता है?**
(a) गर्भवती और स्तनपान कराने वाली महिलाएँ
(b) गम्भीर कुपोषण या दस्त वाले बच्चे
(c) शारीरिक वृद्धि में कमी के उच्च प्रसार युक्त कम आय वाले क्षेत्रों के सभी बच्चे
(d) कम आय वाले बुजुर्ग

204. **निम्न में से कौन उच्च आय वाले देशों में वृद्ध लोगों में विटामिन या खनिज की कमी के खतरे के बढ़ने का कारण नहीं है?**
(a) पोषक तत्वों से भरपूर खाद्य पदार्थ खरीदने की क्षमता, आय में कमी होने से घट गई है
(b) घटी हुई गतिशीलता और थोड़ा समय धूप में बाहर बिताना
(c) पेट में आन्तरिक कारक में कमी
(d) ऊतक निर्माण के लिए उच्च पोषक तत्वों की आवश्यकता में कमी

205. **एक व्यक्तिपरक ग्लोबल मूल्यांकन का उपयोग करने वाले एक पोषण मूल्यांकन कार्यक्रम में निम्नलिखित में से किसे छोड़कर सभी का मूल्यांकन शामिल होगा?**
(a) शरीर के सामान्य वजन की तुलना में वर्तमान शरीर का वजन
(b) दस्त या पेट दर्द जैसे गैस्ट्रोइन्टेस्टाइनल लक्षणों की उपस्थिति
(c) सीरम एल्ब्यूमिन और प्रीएल्ब्यूमिन की मात्रा
(d) ओडीमा की उपस्थिति

206. 45 **वर्षीय व्यक्ति एक वार्षिक शारीरिक परीक्षा के लिए क्लीनिक में आता है। उनका वजन** 114 kg **है और उनकी ऊँचाई** 5 **फीट** 10 **इंच है। वह ऊर्जा की कमी की शिकायत करता है और अधिकांश दिनों में व्यायाम नहीं करने की बात बताता है। उसका बॉडी मास इन्डेक्स** (BMI) **होगा**
(a) 16.4 kg/m^2
(b) 35.9 kg/m^2
(c) 64 kg/m^2
(d) BMI की गणना करने के लिए दी गई जानकारी पर्याप्त नहीं है

207. **एक आदमी जिसका बॉडी मास इन्डेक्स** (BMI) 24 **है, वह है**
(a) भारी (Overweight) (b) पतला (Underweight)
(c) सामान्य (Normal) (d) मोटा (Obese)

208. **एक मोटे व्यक्ति की** BMI 35 **है, वह है**
(a) सामान्य (Normal)
(b) अधिक वजन वाला (Overweight)
(c) Ist ग्रेड मोटा
(d) IInd ग्रेड मोटा

174. (d)	175. (d)	176. (d)	177. (d)	178. (a)	179. (d)	180. (a)	181. (c)	182. (a)	183. (a)
184. (d)	185. (d)	186. (b)	187. (a)	188. (c)	189. (d)	190. (d)	191. (b)	192. (d)	193. (a)
194. (a)	195. (a)	196. (b)	197. (a)	198. (d)	199. (c)	200. (d)	201. (d)	202. (a)	203. (b)
204. (d)	205. (c)	206. (b)	207. (c)	208. (d)					

209. ऐसे रोगी के लिए बॉडी मास इन्डेक्स (BMI) की गणना करें, जिसकी ऊँचाई 1.75 m है और जिसका वजन 99 kg है।
(a) 29 (b) 32
(c) 39 (d) 43

210. गैस्ट्रोइसोफेगल रिफ्लैक्स रोग के मूल्यांकन के लिए क्लीनिक में एक शिशु आता है। उसका वजन 5 kg (उम्र के अनुसार 10% भार) है और उसकी लम्बाई उम्र के अनुसार 50 % है। 2 महीने पहले उनका वजन 4.5 kg (उम्र के अनुसार 50 %) था और उनकी लम्बाई उम्र के अनुसार 50% बताई गई थी। वजन बढ़ने के आंकलन के आधार पर, आप कह सकते हैं, कि
(a) वह अच्छी तरह से बढ़ रहा है और पोषण एक चिन्ता का विषय नहीं है
(b) उसका वजन बढ़ना अत्यधिक है और अधिक पोषण एक चिन्ता का विषय है
(c) उसके वजन बढ़ने की गति उम्मीद से धीमी है, लेकिन चूँकि उसकी लम्बाई 50% पर है, इसलिए पोषण सम्बन्धी सलाह की आवश्यकता नहीं है
(d) उसके वजन बढ़ने की गति उम्मीद की तुलना में धीमी है और पोषण की कमी को सुधारने की आवश्यकता है

211. एक गम्भीर रूप से बीमार तनाव ग्रस्त ICU के रोगी में अल्पकालिक पोषण की पर्याप्तता का सबसे अच्छा नैदानिक संकेतक क्या है जिसके सभी अंग खराब नहीं हुए हैं?
(a) ट्रांसफेरीन (b) एल्ब्यूमिन
(c) प्रीएल्ब्यूमिन (d) रेटिनॉल बन्धनकारी प्रोटीन

212. एक शिशु में पर्याप्त पोषण का सबसे अच्छा संकेतक है
(a) नाइट्रोजन सन्तुलन (b) प्रिएल्ब्यूमिन
(c) एल्ब्यूमिन (d) भार बढ़ना

213. गम्भीर दस्त और एक आँतशोथ नालवर्ण युक्त एक रोगी में किसकी कमी होने की सम्भावना सबसे अधिक है?
(a) थायमिन (b) जिंक
(c) आवश्यक वसीय अम्ल (d) मोलिब्डेनम

214. महामारी विज्ञान के अध्ययन में उपयोग किए जाने वाले आहार मूल्यांकन की प्राथमिक विधि क्या है?
(a) भार डायरी
(b) पिछले 24 घण्टों में ग्रहण किए गए आहार का निरीक्षण
(c) आहार इतिहास
(d) खाद्य आवृत्ति प्रश्नावली

215. शिशुओं के लिए एक सामान्य एन्थ्रोपोमैट्री माप है
(a) खड़ी ऊँचाई
(b) लेटी हुई (Recumbent) लम्बाई
(c) बैठने की ऊँचाई
(d) लेटी हुई ऊँचाई

216. निम्नलिखित में से कौन शरीर के मास (Mass) का अनुमान लगाने के लिए सबसे अधिक उपयोग की जाने वाली एन्थ्रोपोमैट्री माप है?
(a) वसा रहित द्रव्यमान (b) शरीर की वसा
(c) शरीर की ऊँचाई (d) शरीर का भार

217. शरीर की संरचना को मापने के लिए सबसे सीधा तरीका है
(a) पानी में भार मापना
(b) स्किनफोल्ड परीक्षण
(c) बॉडी मास इन्डेक्स
(d) भार

218. एक सूक्ष्मपोषक पदार्थ जैसे विटामिन-C के लिए एक विशिष्ट जैव रासायनिक सूचकांक के मापन का अनुमान लगाने के लिए व्यवहारिक रूप से किसके उपयोगी होने की सबसे अधिक सम्भावना है?
(a) क्लीनिकल कमी वाले रोग की उपस्थिति या खतरा, जैसे–स्कर्वी
(b) किसी व्यक्ति के आहार की सम्पूर्ण क्वालिटी
(c) उस पोषक पदार्थ का ऊतक या शरीर में स्तर
(d) सम्पूर्ण स्वास्थ्य और रोग से मुक्ति

219. रुधिर हीमोग्लोबिन के स्तर की तुलना में, लौह के स्तर के मापन हेतु कुछ विशिष्ट सूचकांक (जैसे–सीरम फेरिटिन या ट्रांसफेरिन ग्राही) को आमतौर पर अधिक विश्वसनीय संकेत क्यों माना जाता है?
(a) क्योंकि वे आहार में लौह स्तर में परिवर्तन के लिए अधिक तेजी से प्रतिक्रिया करते हैं
(b) क्योंकि रुधिर हीमोग्लोबिन का स्तर कई अन्य कारकों और रोगों के प्रति प्रतिक्रिया दर्शा सकता है; जैसे–लैड टॉक्सिसिटी, गम्भीर रोग, आदि
(c) क्योंकि ये विशिष्ट लौह सूचकांक अधिक सटीकता और आसानी से मापे जा सकते हैं
(d) क्योंकि हीमोग्लोबिन का स्तर व्यक्ति की उम्र के साथ और अलग-अलग लिंगों के बीच भी भिन्न होता है

220. कुछ जैव रासायनिक इन्डेक्स (जैसे–प्लाज्मा या सीरम) संक्रमण या शोथ (Inflammation) की स्थिति में सूक्ष्मपोषकों के स्तर के विषय में गलत परिणाम दे सकते हैं?
(a) क्योंकि जो लोग बीमार होते हैं वे अक्सर अपने आहार में बदलाव करते हैं और कम खाना खा सकते हैं
(b) क्योंकि कुछ प्रयोगशाला परीक्षणों की सटीकता रोगियों के नमूनों के संग्रहण में प्रभावित हो सकती है जो बीमार है
(c) क्योंकि कुछ मेटाबॉलिक पथ बीमार लोगों में परिवर्तित हो जाते हैं, जो उनकी सूक्ष्म पोषक तत्वों की आवश्यकताओं को बदल देता है
(d) क्योंकि एक तीव्र प्रावस्था प्रतिक्रिया के परिणामस्वरूप कुछ सूक्ष्म पोषक पदार्थों के अन्तर-ऊतक (Inter-tissue) वितरण में परिवर्तन उत्पन्न हो जाता हैं

खाद्य मिलावट

221. हल्दी पाउडर में सामान्य मिलावटी पदार्थ क्या है?
(a) पीला रंग (b) लैड क्रोमेट
(c) मिट्टी (d) इनमें से कोई नहीं

222. हल्दी में लैड क्रोमेट का टेस्ट किस रंजक से करते हैं?
(a) HCl (b) H_2SO_4
(c) NO_3 (d) मिथाइल कार्बोजाइड

223. धनिया के पाउडर में क्या मिलाया जाता है?
(a) मिट्टी (b) बुरादा
(c) घोड़े की लीद (d) घास/चारा

224. **शहद में मिलावट के लिए कौन-सा परीक्षण किया जाता है?**
(a) शिलिंग परीक्षण
(b) सूडान परीक्षण
(c) एनीलिन क्लोराइड परीक्षण
(d) उपरोक्त में से कोई नहीं

225. **हींग में किसकी मिलावट मिलती है?**
(a) साबुन के टुकड़े
(b) छोटे पत्थर
(c) धूल-मिट्टी
(d) ये सभी

226. **गेहूँ के आटे में मिश्रित चॉक पाउडर का परीक्षण किसके द्वारा करते हैं?**
(a) Cu_2SO_4 विलयन
(b) आयोडीन विलयन
(c) H_2SO_4
(d) HCl

227. **मिर्च के पाउडर का मिलावट परीक्षण किसके द्वारा करते हैं?**
(a) CCl_4
(b) H_2SO_4
(c) HNO_3
(d) HCl

228. **निम्नलिखित में से कौन-सा एक खाद्य विष** (Food toxin) **है?**
(a) एफ्लाटॉक्सिन (Aflatoxin)
(b) अरगॉट (Ergot)
(c) बीटा ऑक्सिलेमीन एलेनिन (Beta oxylamine alanine)
(d) उपरोक्त सभी

229. **खसेरी दाल** (*Lathyrus sativus*) **खाने के कारण न्यूरोलेथाइरिज्म** (Neurolathyrism) **बीमारी हो जाती है क्योंकि उस दाल में एक विषाक्त पदार्थ** (Toxin) **पाया जाता है। वह विषाक्त पदार्थ कौन-सा है?**
(a) बीटा ऑक्सिल अमीनो एलेनिन (Beta Oxayl Amino Alanine or BOAA)
(b) एफ्लाटॉक्सिन (Aflatoxin)
(c) अरगॉट (Ergot)
(d) उपरोक्त में से कोई नहीं

230. **निम्नलिखित में से किस तेल के साथ सरसों के तेल के दूषित होने पर महामारी ड्रॉप्सी** (Epidemic dropsy) **के केस भारत में देखे गए हैं?**
(a) तिल का तेल (Sesam oil)
(b) आर्जिमोन तेल (Argemone oil)
(c) मक्का का तेल (Corn oil)
(d) नारियल तेल (Coconut oil)

231. **दूध पूरी तरह पाश्चुरीकृत** (Pasteurised) **है या नहीं, इसकी जाँच कैसे की जाती है?**
(a) इसकी गंध द्वारा
(b) फॉस्फेटेज परीक्षण द्वारा
(c) माइक्रोबियल परीक्षण द्वारा
(d) नाइट्रेट परीक्षण द्वारा

209. (b)	**210.** (b)	**211.** (c)	**212.** (d)	**213.** (b)	**214.** (d)	**215.** (b)	**216.** (d)	**217.** (a)	**218.** (a)
219. (b)	**220.** (d)	**221.** (b)	**222.** (d)	**223.** (c)	**224.** (c)	**225.** (a)	**226.** (d)	**227.** (a)	**228.** (a)
229. (a)	**230.** (b)	**231.** (b)							

नर्सिंग एग्जाम गैलरी

1. पेलैग्रा किसकी कमी के कारण होता है? *(MPNHM CHO 2021)*

(a) राइबोफ्लेविन
(b) नियासिन
(c) पाइरिडॉक्सीन
(d) फोलेट

2. जीरोफ्थैल्मिया (Xerophthalmia) **को निम्नलिखित में से किस विटामिन के द्वारा नियन्त्रित किया जा सकता है?** *(MPNHM CHO 2021)*

(a) विटामिन-D (b) विटामिन-B_6
(c) विटामिन-A (d) विटामिन-E

3. निम्नलिखित सभी में थायमिन परिणामों की कमी होती है, सिवाय *(NHM Contractual Staff Nurse 2021)*

(a) परिधीय न्यूराइटिस (Peripheral neuritis)
(b) अवरुद्ध विकास (Stunted growth)
(c) कार्डियक बेरी-बेरी (Cardiac beri-beri)
(d) शिशु बेरी-बेरी (Infantile beri-beri)

4. प्रोटीन के कार्य निम्नलिखित सभी है, सिवाय *(NHM Contractual Staff Nurse 2021)*

(a) बॉडी बिल्डिंग
(b) शरीर ऊतकों की मरम्मत और रखरखाव
(c) एन्टीबॉडी का संश्लेषण (स्कंदन)
(d) जमावट (Coagulation) कारकों के संश्लेषण को रोकना

5. तपेदिक रोधी दवाओं के हिस्से के रूप में INH लेने वाले रोगियों के लिए प्रदान किया गया विटामिन पूरक है *(NHM Contractual Staff Nurse 2021)*

(a) राइबोफ्लेविन
(b) नियासिन
(c) पैंटोथीनिक अम्ल
(d) पाइरिडॉक्सिन

6. किस विटामिन की कमी से परिधीय न्यूराइटिस (Peripheral neuritis) **हो सकता है?** *(NHM Contractual Staff Nurse 2021)*

(a) विटामिन-B_1 (b) विटामिन-B_{12}
(c) विटामिन-B_6 (d) विटामिन-B_9

7. राइबोफ्लेविन (Riboflavin) **की कमी के परिणामस्वरूप निम्नलिखित सभी होते हैं, सिवाय** *(NHM Contractual Staff Nurse 2021)*

(a) एंगुलर स्टोमेटाइटिस (Angular stomatitis)
(b) ओष्ठविदरता (Chellosis)
(c) जिव्हाशोथ (Glossitis)
(d) पेलैग्रा (Pellagra)

8. विटामिन-C का सबसे समृद्ध स्रोत है *(NHM Contractual Staff Nurse 2021)*

(a) जड़ें और कंद (b) हरे पत्ते वाली सब्जियाँ
(c) आँवला (d) दूध

9. जिस प्रकार के भोजन पर कोई व्यक्ति या समूह जीवित रहता है, उसे कहते है *(NHM Contractual Staff Nurse 2021)*

(a) पोषण (Nutrition) (b) आहार-विज्ञान (Dietetics)
(c) आहार (Diet) (d) ये सभी

10. निम्नलिखित में से कौन सरल लिपिड के लिए उदाहरण है *(NHM Contractual Staff Nurse 2021)*

(a) कोलेस्ट्रॉल
(b) ट्राइग्लिसराइड्स
(c) फॉस्फोलिपिड
(d) PUFA

11. प्रोटीन की सबसे छोटी इकाई जो नए ऊतकों के निर्माण के लिए आवश्यक होती है, उसे कहा जाता है *(NHM Contractual Staff Nurse 2021)*

(a) आवश्यक अमीनो अम्ल (Essential amino acids)
(b) गैर एसेंशियल अमीनो अम्ल (Non-essential amino acids)
(c) लिनोलिक अम्ल (Linoleic accid)
(d) असंतृप्त फैटी अम्ल (Non-saturated fatty acids)

12. वसा ऊतक में प्रमुख वसा है *(NHM Contractual Staff Nurse 2021)*

(a) फॉस्फोलिपिड
(b) कोलेस्ट्रॉल
(c) स्फिन्गोलिपिड
(d) ट्राइएसिलग्लिसरॉल

13. 1-3 वर्ष की आयु के बीच के बच्चों में पोषण-सम्बन्धी अंधापन के प्रमुख कारण को कहा जाता है *(UPNHM Staff Nurse 2021)*

(a) जीरोफ्थैल्मिया (b) रतौन्धी
(c) अंधापन (d) उपरोक्त में से कोई नहीं

14. पर्नीशियस एनीमिया (Perinicious anaemia) **ग्रस्त रोगी में स्किलिंग परीक्षण** (Schilling test) **का प्राथमिक उद्देश्य निम्न निर्धारित करना है** *(UPNHM Staff Nurse 2021)*

(a) विटामिन-B_{12} का सेवन (b) विटामिन-B_{12} का अवशोषण
(c) विटामिन-B_{12} का उत्सर्जन (d) इनमें से कोई नहीं

15. सबसे आवश्यक फैटी एसिड जो अन्य फैटी एसिड के उत्पादन के लिए एक आधार के रूप में कार्य करता है, वह है *(UPNHM Staff Nurse 2021)*

(a) लिनोलिक एसिड (Linoleic acid)
(b) ट्रांसफैटी एसिड (Transfatty acid)
(c) ब्यूटाइरिक एसिड (Butyric acid)
(d) कैप्रोइक एसिड (Caproic acid)

16. विटामिन-D काफी हद तक शरीर में निम्न में संग्रहित होता है *(UPNHM Staff Nurse 2021)*

(a) माँसपेशियाँ (Muscles)
(b) वसा ऊतक (Fatty tissues)
(c) त्वचा (Skin)
(d) पित्ताशय (Gall bladder)

17. सभी वसा में घुलनशील विटामिन हैं, सिवाय *(UPNHM Staff Nurse 2021)*

(a) विटामिन-A (b) विटामिन-C
(c) विटामिन-E (d) विटामिन-K

18. स्पाइना बिफिडा (Spina bifida) **नामक जन्म दोष को रोकने के लिए निम्न में से किसकी आवश्यकता होती है?** *(NHM Contractual Staff Nurse 2021)*

(a) विटामिन-D (b) विटामिन-A
(c) फॉलिक एसिड (d) विटामिन-E

19. **निम्नलिखित सभी असंतृप्त** (Unsaturated) **फैटी एसिड है, सिवाय** *(UPNHM Staff Nurse 2021)*
(a) ओलिक एसिड (b) लिनोलिक एसिड
(c) अल्फा लिनोलिक एसिड (d) पाल्मिटिक एसिड

20. **विटामिन-A की कमी के कारण निम्न होता है** *(UPNHM Staff Nurse 2021)*
(a) बेरी-बेरी (Beri-beri) (b) एनीमिया (Anaemia)
(c) रतौन्धी (Night blindness) (d) मैरेस्मस (Marasmus)

21. **राइबोफ्लेविन** (Riboflavin) **की कमी का नैदानिक संकेत है** *(UPNHM Staff Nurse 2021)*
(a) एंगुलर स्टोमेटाइटिस (Angular stomatitis)
(b) कनीनिकाशोथ (Keratitis)
(c) पेलैग्रा (Pellagra)
(d) सूखा रोग (Rickets)

22. **निम्नलिखित विटामिन में से किसकी कमी के कारण स्कर्वी होता है?** *(UPNHM Staff Nurse 2021)*
(a) विटामिन-A (b) विटामिन-B
(c) विटामिन-C (d) विटामिन-D

23. **थायमिन** (Thiamine) **की कमी के परिणामस्वरूप निम्न होता है** *(UP NHM Staff Nurse 2021)*
(a) कार्डियक बेरी-बेरी (Cardiac beri-beri)
(b) शिशु-संबंधी बेरी-बेरी (Infantile beri-beri)
(c) परिधीय न्यूराइटिस (Peripheral neuritis)
(d) उपरोक्त सभी

24. **किसका उपभोग *बैसीलस सेरियस* भोजन विषाक्तता** (Food poisoning) **से सम्बद्ध है?** *(ESIC Staff Nurse 2019)*
(a) भुना हुआ आलू (Baked potato)
(b) डिब्बाबंद शहद (Bottled honey)
(c) तले हुए चावल (Fried rice)
(d) हरी बीन्स (Green beans)

25. **डम्पिंग सिण्ड्रोम वाले मरीज के लिए किस प्रकार की डाइट को प्राथमिकता दी जाती है?** *(AIIMS Rishikesh Nursing 2019)*
(a) उच्च प्रोटीन एवं उच्च कार्बोहाइड्रेट की डाइट
(b) कम ऊर्जा एवं कम कार्बोहाइड्रेट की डाइट
(c) कम प्रोटीन एवं उच्च वसा की डाइट
(d) उच्च प्रोटीन एवं कम ऊर्जा की डाइट

26. **निम्नलिखित में से कौन-सा विटामिन-B_2 है?** *(UPNHM Staff Nurse 2019)*
(a) बायोटिन (b) राइबोफ्लेविन
(c) पाइरिडॉक्सिन (d) नियासिन

27. SAM **का मतलब है** *(UPNHM Staff Nurse 2019)*
(a) Severe Acute Malnutrition
(b) Severe Acute Meningitis
(c) Severe Acquired Malnutrition
(d) Severe Acquired Meningitis

28. **कौन-से भोजन में विटामिन-C अधिकतम मात्रा में पाई जाती है?** *(AIIMS Rishikesh Nursing 2019)*
(a) संतरे का ताजा रस (b) सेब का रस
(c) टमाटर का रस (d) गाजर का रस

29. **निम्नलिखित में किसके अतिरिक्त सभी आयरन समृद्ध खाद्य हैं?** *(AIIMS Bhubaneswar 2019)*
(a) दूध (b) पालक
(c) यकृत (d) मछली

30. **वसा का निम्नलिखित में से कौन-सा प्रकार शरीर के लिए हानिकारक माना जाता है?** *(UPNHM Staff Nurse 2019)*
(a) *सिस* फैट (*Cis* fat)
(b) *ट्रांस* फैट (*Trans* fat)
(c) पॉलीअन्सेचुरेटेड फैटी एसिड (Polyunsaturated fatty acid)
(d) ओमेगा 3 फैटी एसिड (Omega 3 fatty acid)

31. **क्वाशियोरकॉर में सम्मिलित नहीं है** *(AIIMS Delhi Nursing 2018)*
(a) ओडीमा (b) वजन में कमी
(c) फैटी लीवर (d) त्वचा व बालों में परिवर्तन

32. **निम्नलिखित में से कौन बच्चों में विटामिन हीनता के कारण नहीं होता है?** *(AIIMS Jodhpur Staff Nursing 2018)*
(a) रिकेट्स (b) सिम्पल गॉयटर
(c) मेगालोब्लास्टिक एनीमिया (d) बिटोट स्पॉट्स

33. **एक मरीज की मेडिकल इतिहास जाँचते समय नर्स पाती है कि मरीज केवल वनस्पति आधारित आहार ले रहा है। वह समझती है कि उसे हो सकता है** *(AIIMS Jodhpur Staff Nurse 2018)*
(a) मैरेस्मस (b) स्कर्वी
(c) पेलैग्रा (d) पर्नीशियस एनीमिया

34. **हार्वर्ड वृद्धि मानक** (Harvard growth standard) **से तुलना करने पर निम्नलिखित में से कौन-सा वजन आयु के लिए मानक गोमेज वर्गीकरण के अनुसार III डिग्री कुपोषण में आता है?** *(AIIMS Bhopal 2018)*
(a) मानक का 90-110% (b) मानक का 60-74%
(c) मानक का 60% से कम (d) मानक का 75-90%

35. **भोजन का निम्नलिखित में से कौन-सा अंश ऊर्जा का मुख्य स्रोत है?** *(RRB Staff Nurse 2018)*
(a) कार्बोहाइड्रेट्स (b) प्रोटीन्स (c) विटामिन्स (d) लिपिड्स

36. **वर्निक रोग एवं बेरी-बेरी के प्रबन्ध में सम्मिलित है** *(AIIMS Jodhpur Staff Nursing 2018)*
(a) विटामिन-A देना (b) विटामिन-C देना
(c) थायमिन देना (d) आयोडीन देना

37. **एक नर्स शाकाहारी डाइट लेने वाले एक मरीज का आहारीय आंकलन कर रही है। नर्स को कौन-से विटामिन से समृद्ध खाद्य पदार्थों पर फोकस करते हुए आहारीय शिक्षा देने की योजना बनानी चाहिए?** *(AIIMS Jodhpur Staff Nurse 2018)*
(a) विटामिन-C (b) विटामिन-B_{12}
(c) विटामिन-E (d) विटामिन-A

1. (b)	2. (c)	3. (b)	4. (d)	5. (d)	6. (b)	7. (d)	8. (c)	9. (c)	10. (b)
11. (a)	12. (d)	13. (a)	14. (b)	15. (a)	16. (b)	17. (b)	18. (c)	19. (d)	20. (c)
21. (a)	22. (c)	23. (d)	24. (c)	25. (a)	26. (b)	27. (a)	28. (a)	29. (a)	30. (b)
31. (b)	32. (b)	33. (d)	34. (c)	35. (a)	36. (c)	37. (b)			

38. आयरन का सबसे सम्पन्न स्रोत है *(RRB Staff Nurse 2018)*

(a) दूध (b) हरी सब्जियाँ
(c) अण्डे (d) बीन्स

39. पुराने दिनों में जब रेफ्रिजरेटर उपलब्ध नहीं थे, तो दूध को खराब होने से बचाने हेतु दिन में 2 या 3 बार उबाला जाता था। इसका कारण है *(RRB Staff Nurse 2018)*

(a) मिल्क प्रोटीन कैसीन का विकृतिकरण
(b) दूध को दही में परिवर्तित करने वाले *लैक्टोबैसिलाई* को मारना
(c) दूध का पाश्चुरीकरण
(d) उपरोक्त सभी

40. कौन-से विटामिन की कमी के कारण नवजात में हीमोरेज रोग (Hemorrhagic Disease of Newborn or HDN) होता है? *(AIIMS Jodhpur Staff Nurse 2018)*

(a) विटामिन-A (b) विटामिन-D
(c) विटामिन-C (d) विटामिन-K

41. ओडीमा निम्नलिखित में से कौन-से पोषण सम्बन्धी रोग का चिन्ह है? *(AIIMS Jodhpur Staff Nurse 2018)*

(a) मैरेस्मस (Marasmus)
(b) क्वाशियोरकॉर (Kwashiorkor)
(c) पोषणीय बौनापन (Nutritional dwarfism)
(d) कम वजन होना (Underweight)

42. 15 वर्षीय रोहित मसूड़ों से रुधिरस्राव की शिकायत करता है। नर्स उसे वो आहार लेने की सलाह देगी जो निम्नलिखित में समृद्ध हो *(AIIMS Jodhpur Staff Nurse 2018)*

(a) विटामिन-B (b) विटामिन-C
(c) विटामिन-A (d) विटामिन-D

43. किसके अतिरिक्त सभी कुपोषण के रूप हैं? *(DME Karnataka Staff Nurse 2018)*

(a) कम पोषण (b) अधिक पोषण
(c) असन्तुलित भोजन (d) सूक्ष्मपोषण (Micronutrition)

44. वयस्कों में विटामिन-D की कमी से होता है *(SSB DD and DNH Staff Nurse 2018)*

(a) ऑस्टियोपोरोसिस (b) किरेटोमैलेशिया
(c) रिकेट्स (d) ऑस्टियोमैलेशिया

45. एक भारतीय वयस्क के लिए प्रोटीन की अनुशासित मात्रा है *(DME Karnataka Staff Nurse 2018)*

(a) 1 g/kg शारीरिक भार (b) 0.1 g/kg शारीरिक भार
(c) 2 g/kg शारीरिक भार (d) 1.5 g/kg शारीरिक भार

46. दालों के पोषण मूल्य में वृद्धि का श्रेष्ठ मार्ग है *(AIIMS Bhubaneswar 2018)*

(a) मिक्स करके (b) फॉर्टीफिकेशन
(c) उबालकर (d) अंकुरण

47. कोर्साकॉफ्स सिण्ड्रोम (Korsakoff's syndrome) का कारण है *(AIIMS Bhubaneswar 2018)*

(a) थायमिन की कमी (b) पाइरिडॉक्सिन की कमी
(c) आयरन की कमी (d) राइबोफ्लेविन की कमी

48. इनमें से किस विटामिन की कमी से बेरी-बेरी रोग हो जाता है? *(AIIMS Nursing Raipur 2017)*

(a) थायमिन (b) विटामिन-C
(c) विटामिन-E (d) विटामिन-D

49. ऊतक की मरम्मत में मदद करने वाला पोषक तत्व है *(RUHS Pb. B.Sc. Nursing 2017)*

(a) कार्बोहाइड्रेट (b) फैट
(c) प्रोटीन (d) विटामिन

50. निम्नलिखित में से कौन-सा वृहद् खनिज लवण नहीं है? *(KPSC Staff Nurse 2017)*

(a) कैल्शियम (b) आयरन
(c) सोडियम (d) पोटैशियम

51. कैल्शियम के अवशोषण को बढ़ाने के लिए कौन-से विटामिन की आवश्यकता होती है? *(DSSSB Staff Nurse 2017)*

(a) विटामिन-K (b) विटामिन-E
(c) विटामिन-D (d) विटामिन-A

52. कौन-से विटामिन की कमी वर्निक एवं कोर्साकॉफ सिण्ड्रोम (Wernicke and Korsakoff's syndrome) का कारण बनती है? *(KPSC Staff Nurse 2017)*

(a) विटामिन-B_6 (b) विटामिन-B_3
(c) विटामिन-B_2 (d) विटामिन-B_1

53. प्रोटीन की आधारभूत इकाई है *(RUHS Pb. B.Sc. Nursing 2017)*

(a) एमाइड (b) पेप्टाइड
(c) पेप्टोन (d) अमीनो अम्ल

54. शराबियों में सबसे आम कमी देखी गई है *(RUHS Pb. B.Sc. Nursing 2017)*

(a) थायमिन (b) राइबोफ्लेविन
(c) पाइरिडॉक्सिन (d) पैंटोथीनिक अम्ल

55. इसके अलावा सभी खाद्य वस्तुएँ मूत्र से रंग उत्पन्न करती हैं *(AIIMS Nursing Raipur 2017)*

(a) बेरीज (b) चुकंदर/बीट
(c) गाजर (d) खाद्य रंग एजेन्ट

56. संतृप्त एवं असंतृप्त वसा शब्द किस श्रेणी (Degree) से सम्बन्धित है? *(KPSC Staff Nurse 2017)*

(a) रंग (b) स्वाद (c) घनत्व (d) पाचकता

57. घाव को भरने में कौन-सा विटामिन मदद करता है? *(AIIMS Nursing Raipur 2017)*

(a) विटामिन-A (b) विटामिन-C
(c) विटामिन-E (d) विटामिन-K

58. सम्पूर्ण दुनिया में सामान्यतया इस विटामिन की कमी पाई जाती है *(RUHS Pb. B.Sc. Nursing 2017)*

(a) एस्कॉर्बिक अम्ल (b) फॉलिक अम्ल
(c) विटामिन-A (d) विटामिन-D

59. विटामिन-A का रासायनिक नाम है *(RUHS Pb. B.Sc. Nursing 2017)*

(a) थायमिन (b) निकोटिनामाइड
(c) रेटिनॉल (d) पाइरिडॉक्सिन

60. एक मरीज को सही आहार के बारे में बताना हो, तो किसे सम्पूर्ण प्रोटीन का स्रोत माना जाना चाहिए? *(AIIMS Nursing Raipur 2017)*

(a) जैतून (b) चावल (c) अण्डे (d) बादाम

61. वयस्कों में ऑस्टियोमैलेशिया किसकी कमी के कारण होता है? *(DSSSB Staff Nurse 2017)*

(a) विटामिन-A (b) विटामिन-E (c) विटामिन-D (d) विटामिन-C

62. **आहार में एस्कॉर्बिक अम्ल की कमी में निम्न रोग होता है** *(RUHS Pb. B.Sc. Nursing 2017)*
(a) रिकेट्स (b) रतौंधी (c) बेरी-बेरी (d) स्कर्वी

63. **मैरेस्मस रोग निम्नलिखित के कम अन्तर्ग्रहण में होता है** *(RUHS Pb. B.Sc. Nursing 2017)*
(a) आवश्यक अमीनो अम्ल (b) फॉलिक अम्ल
(c) कैलोरी (d) जस्ता

64. **मनुष्य का दूध केवल इसके अतिरिक्त सभी युक्त है** *(AIIMS Nursing Raipur 2017)*
(a) चर्बी (b) प्रोटीन (c) लौह-खनिज (d) कार्बोहाइड्रेट

65. **विटामिन-E रोकता है** *(DSSSB Staff Nurse 2017)*
(a) त्वचा में विटामिन-D के निर्माण को
(b) सुपरफ्लुअस एन्जाइम के स्रावण को
(c) एपिडर्मल कोशिकाओं के किरेटिनीकरण को
(d) हानिकारक एन्जाइम के अवशोषण को

66. **मानव दूध का औसत ऊर्जा मान कितना होता है?** *(ESIC Staff Nurse 2016)*
(a) 50 kcal प्रति 100 mL
(b) 70 kcal प्रति 100 mL
(c) 100 kcal प्रति 100 mL
(d) 150 kcal प्रति 100 mL

67. **निम्नलिखित में से .... को छोड़कर, सभी वसा में घुलनशील विटामिन हैं।** *(ESIC Staff Nurse 2016)*
(a) विटामिन-A (b) विटामिन-B_{12}
(c) विटामिन-D (d) विटामिन-E

68. **किसकी कमी के कारण रुधिर जमने के समय में अत्यधिक वृद्धि होती है?** *(ESIC Staff Nurse 2016)*
(a) विटामिन-B_2 (b) विटामिन-K
(c) विटामिन-B_6 (d) विटामिन-B_{12}

69. **हमारी अधिकांश कैलोरी .... से आती है।** *(ESIC Staff Nurse 2016)*
(a) कार्बोहाइड्रेट (b) चर्बी
(c) प्रोटीन (d) इनमें से कोई नहीं

70. **शुद्ध प्रोटीन अधिकतम किसके उपयोग से मिलती है?** *(ESIC Staff Nurse 2016)*
(a) अण्डा (b) माँस (c) दूध (d) सोयाबीन

71. **कंजक्टाइवा में बिटोट के धब्बे किसकी कमी का संकेत करते हैं?** *(ESIC Staff Nurse 2016)*
(a) विटामिन-D (b) विटामिन-B_{12}
(c) विटामिन-B_6 (d) विटामिन-A

72. **वसा द्वारा प्रदान की गई ऊर्जा की मात्रा .... है।** *(ESIC Staff Nurse 2016)*
(a) 3 kcal/mg (b) 4 kcal/mg
(c) 6 kcal/mg (d) 9 kcal/mg

73. **कैल्शियम का महत्त्व क्या है?** *(ESIC Staff Nurse 2016)*
(a) यह हड्डियों और दाँतों को ठीक से विकसित होने में मदद करता है
(b) यह रुधिर का थक्का बनाने में सहायक है
(c) यह पेशियों के संकुचन के लिए आवश्यक है
(d) उपरोक्त सभी

74. **एक चोट से अत्यधिक रुधिरस्राव .... की कमी के कारण होता है।** *(ESIC Staff Nurse 2016)*
(a) विटामिन-A (b) विटामिन-E
(c) विटामिन-C (d) विटामिन-K

75. **शरीर में पाए जाने वाले कैल्शियम की कितनी मात्रा अस्थियों में पाई जाती है?** *(ESIC Staff Nurse 2016)*
(a) 70% से अधिक (b) 80% से अधिक
(c) 90% से अधिक (d) 98% से अधिक

76. **पर्नीसियस एनीमिया** (Pernicious anaemia) .... **की कमी के कारण होने वाले एनीमिया का सबसे सामान्य प्रकार है।** *(ESIC Staff Nurse 2016)*
(a) आयरन (b) फॉलिक अम्ल
(c) कैल्शियम (d) विटामिन-B_{12}

77. **रिकेट्स से पीड़ित एक बच्चे द्वारा निम्नलिखित में से कौन-सा खनिज** (Minerals) **लिया जाना चाहिए?** *(ESIC Staff Nurse 2016)*
(a) पोटैशियम (b) कैल्शियम
(c) सोडियम (d) आयरन

78. **मधुरस (शहद) का मुख्य घटक है** *(HPSSB Staff Nurse 2016)*
(a) ग्लूकोस (b) सुक्रोस
(c) माल्टोस (d) फ्रक्टोस

79. **कौन-सा लक्षण पर्नीसियस एनीमिया से जुड़ा हुआ है?** *(HPSSB Staff Nurse 2016)*
(a) स्ट्रॉबेरी जिव्हा (b) सफेद पानी जैसा मल
(c) मॉस जैसी लाल जिव्हा (d) अल्पवर्णी लाल रुधिर कोशिका

80. **प्रोटीन आवश्यक है** *(PGIMER Staff Nurse 2016)*
(a) वजन में कमी के लिए
(b) कैल्शियम के अवशोषण के लिए
(c) शारीरिक ऊतकों के रखरखाव के लिए
(d) स्टीरॉइड हॉर्मोन के संश्लेषण के लिए

81. **पोषण को प्रभावित करने वाला कारक है** *(Nursing Tutor 2016)*
(a) धर्म (b) संस्कृति
(c) आर्थिक स्तर (d) ये सभी

82. **इनमें से कौन-सा शरीर निर्माण में काम नहीं आता?** *(Nursing Tutor 2016)*
(a) माँस (b) फल
(c) दाले व फलियाँ (d) अण्ड

38. (b)	39. (b)	40. (d)	41. (b)	42. (b)	43. (d)	44. (d)	45. (a)	46. (d)	47. (a)
48. (a)	49. (c)	50. (b)	51. (c)	52. (d)	53. (d)	54. (a)	55. (c)	56. (c)	57. (b)
58. (b)	59. (c)	60. (c)	61. (c)	62. (d)	63. (c)	64. (c)	65. (c)	66. (b)	67. (b)
68. (b)	69. (a)	70. (a)	71. (d)	72. (d)	73. (d)	74. (d)	75. (d)	76. (d)	77. (b)
78. (d)	79. (c)	80. (c)	81. (d)	82. (b)					

83. नर्स एक अल्प-सोडियम आहार पर चल रहे मरीज को क्या लेने को प्रोत्साहित करती है? *(PGI Staff Nurse 2015)*
(a) दूध (b) ब्रेड
(c) फल (d) सब्जियाँ

84. निम्नलिखित में से किसको गरीब लोगों का माँस कहा जाता है? *(RRB Staff Nurse 2015)*
(a) दूध (b) मछली
(c) दालें (d) मुर्गी

85. किसके अतिरिक्त सभी वृहद् पोषक तत्व हैं? *(KPSC Staff Nurse 2015)*
(a) प्रोटीन (b) वसा
(c) कार्बोहाइड्रेट (d) विटामिन

86. हरी पत्तेदार सब्जियाँ सम्पन्न स्रोत हैं *(RRB Staff Nurse 2015)*
(a) विटामिन-A की (b) विटामिन-B की
(c) विटामिन-C की (d) विटामिन-D की

87. मरीज की पोषण सम्बन्धी आवश्यकताओं की पूर्ति के लिए योजना बनाते समय नर्स यह समझती है कि .... आयु वर्ग की ऊर्जा आवश्यकता अधिकतम होती है। *(PGI Staff Nurse 2015)*
(a) जन्म से 1 वर्ष (b) 3 से 5 वर्ष
(c) 13 से 19 वर्ष (d) 65 वर्ष से ऊपर

88. कौन-सा पोषक तत्व अण्डे में नहीं पाया जाता है? *(RRB Staff Nurse 2015)*
(a) कार्बोहाइड्रेट व विटामिन-C (b) प्रोटीन व कैल्शियम
(c) वसा व विटामिन-D (d) प्रोटीन व आयरन

89. निम्नलिखित में से कौन-सा विटामिन जल में घुलनशील है? *(RRB Staff Nurse 2015)*
(a) विटामिन-A (b) विटामिन-C
(c) विटामिन-K (d) विटामिन-D

90. विटामिन-B_1 .... के नाम से भी जाना जाता है। *(RRB Staff Nurse 2015)*
(a) नियासिन (b) थायमिन
(c) राइबोफ्लेविन (d) पाइरिडॉक्सिन

91. दूध में उपस्थित लैक्टोस है *(BHU Staff Nurse 2015)*
(a) पॉलीसैकेराइड (b) डाइसैकेराइड
(c) हेटरोपॉलीसैकेराइड (d) मोनोसैकेराइड

92. बहुअसंतृप्त वसीय अम्ल की अधिकतम प्रतिशत मात्रा उपस्थित रहती है *(KPSC Staff Nurse 2015)*
(a) मूँगफली में (b) सोयाबीन में
(c) कृत्रिम मक्खन में (d) ताड़ के तेल में

93. यह जानते हुए कि कुपोषण एक सामान्य सामुदायिक स्वास्थ्य समस्या है, आप पोषणीय आंकलन करने का निर्णय करते हैं। कौन-सी जनसंख्या प्रोटीन ऊर्जा कुपोषण (PEM) के प्रति अधिक सुभेद्य होती है? *(RUHS Pb. B.Sc. Nursing 2015)*
(a) गर्भवती महिलाएँ व वृद्ध
(b) 5 वर्ष से कम उम्र के बच्चे
(c) 1 से 4 वर्ष की आयु के बच्चे
(d) स्कूल आयु के बच्चे

94. निम्नलिखित भोजन समूहों में से कौन-सा आधारभूत (Basic) भोजन समूह है? *(RUHS M.Sc. Nursing 2013)*
(a) फल व सब्जियाँ (b) गेहूँ व सम्पूर्ण अनाज
(c) वसा व तेल (d) अण्डा व माँस

95. रुधिर का थक्का बनने की प्रक्रिया में सम्मिलित वसा में घुलनशील विटामिन है *(RUHS M.Sc. Nursing 2013)*
(a) विटामिन-K (b) विटामिन-A
(c) विटामिन-D (d) विटामिन-E

96. निम्नलिखित में से किसके अतिरिक्त सभी एक सफल आहार नियन्त्रक (Dieter) की विशेषताएँ हैं? *(RUHS M.Sc. Nursing 2013)*
(a) एक दैनिक भोजन बहीखाता संधारित्र करता है
(b) ऊर्जा की मात्रा की गणना करता है
(c) एक सख्त आहार योजना से जुड़ा रहता है
(d) अपने आहार से सभी कार्बोहाइड्रेट्स को निकाल देता है

97. निम्नलिखित में से किसके अतिरिक्त सभी को बार-बार आयरन पूरकों की आवश्यकता होती है? *(RUHS M.Sc. Nursing 2013)*
(a) महिला जोकि गर्भवती है (b) शिशु व टोडलर
(c) तरुण लड़कियाँ (d) मेनोपॉज पश्चात् महिलाएँ

98. मानव शरीर के लिए कितने खनिज लवणों की आवश्यकता होती है? *(RUHS M.Sc. Nursing 2013)*
(a) 18 (b) 22
(c) 20 (d) 24

99. बच्चों में विटामिन-D की कमी के कारण होने वाली रोग है *(RUHS M.Sc. Nursing 2013)*
(a) ऑस्टियोमैलेशिया (b) रिकेट्स
(c) पेलैग्रा (d) बेरी-बेरी

100. विटामिन-A का सर्वाधिक सम्पन्न प्राकृतिक स्रोत है *(RUHS M.Sc. Nursing 2013)*
(a) गाजर (b) मछली
(c) मटर (d) कॉड लीवर ऑयल

101. एस्कॉर्बिक अम्ल है *(RUHS M.Sc. Nursing 2013)*
(a) एक प्रोटीन (b) एक विटामिन
(c) एक एन्जाइम (d) एक लिपिड

102. बच्चों में प्रोटीन-ऊर्जा कुपोषण (PEM) का प्रथम सूचक है *(RUHS M.Sc. Nursing 2013)*
(a) उम्र के सापेक्ष अधिक वजन
(b) कमजोर व सुस्त बच्चा
(c) उम्र के सापेक्ष कम वजन
(d) कम भोजन ग्रहण

103. गाय के दूध की तुलना में मानव दूध में क्या अधिक होता है? *(RUHS M.Sc. Nursing 2013)*
(a) लैक्टोस (Lactose) (b) प्रोटीन (Protein)
(c) खनिज लवण (Minerals) (d) लौह तत्व (Iron)

104. समुदाय में आयरन की कमी की पहचान हेतु श्रेष्ठ जाँच (Test) है *(RUHS M.Sc. Nursing 2013)*
(a) ट्रांसफेरिन (b) सीरम फेरेटिन
(c) सीरम आयरन (d) हीमोग्लोबिन

105. **किसके अतिरिक्त सभी ओमेगा-3 बहुअसंतृप्त वसीय अम्ल (PUFA) के अच्छे स्रोत हैं?** *(RUHS M.Sc. Nursing 2013)*

(a) सरसों का तेल
(b) मूँगफली का तेल
(c) मकई का तेल
(d) मछली का तेल

106. **विटामिन-B_3 को अन्य किस नाम से जाना जाता है?** *(RUHS M.Sc. Nursing 2013)*

(a) राइबोफ्लेविन (b) पैंटोथीनिक अम्ल
(c) पाइरिडॉक्सिन (d) नियासिन

107. **सूखा रोग (Marasmus) किसकी कमी के कारण होता है?** *(RUHS M.Sc. Nursing 2013)*

(a) प्रोटीन व ऊर्जा (b) प्रोटीन
(c) ऊर्जा (d) ये सभी

108. **सोयाबीन में पाया जाने वाला प्रोटीन है** *(RUHS M.Sc. Nursing 2013)*

(a) ग्लूटेन (Gluten)
(b) ल्यूसिन (Leucin)
(c) लैक्टेल्ब्यूमिन (Lactalbumin)
(d) ग्लाइसिनिन (Glycinin)

109. **बेरी-बेरी रोधी (Anti beri-beri) कारक कहलाता है** *(RUHS M.Sc. Nursing 2013)*

(a) विटामिन-B_2 (b) विटामिन-B_5
(c) विटामिन-B_1 (d) विटामिन-B_6

110. **लाइसीन (Lysine) पाया जाता है** *(RUHS M.Sc. Nursing 2013)*

(a) दूध में (b) दालों में
(c) दलिया में (d) चावल में

111. **विटामिन-A के सम्बन्ध में सत्य है** *(JIPMER Staff Nurse 2013)*

(a) यह हरी पत्तेदार सब्जियों में पाया जाता है
(b) गर्भावस्था में अधिक खुराक अपरूपजनक है
(c) पूरक मीजल्स की रोग दर को कम करता है
(d) पूरक दस्तरोग की रोग दर को कम करता है

112. **वर्निक एनसिफेलोपैथी किसकी कमी के कारण होती है?** *(AIIMS Patna 2013)*

(a) विटामिन-B_1 (b) विटमिन-B_2
(c) विटामिन-B_{12} (d) विटामिन-B_3

113. **दस्त, त्वचाशोथ व अवसाद लक्षण है** *(RUHS M.Sc. Nursing 2013)*

(a) पेलैग्रा के (b) ग्लोसाइंटिस के
(c) क्वाशियोरकॉर के (d) मैरेस्मस के

114. **क्वाशियोरकॉर भोजन में .... की गम्भीर कमी होने पर होता है।** *(ESIC Staff Nurse 2013)*

(a) आयरन
(b) कैलोरी
(c) प्रोटीन
(d) आवश्यक वसीय अम्ल

115. **मधुमेह (Diabetes) से पीड़ित मरीज को कार्बोहाइड्रेट की अनुशंसित मात्रा प्राथमिकता से किस रूप में लेनी चाहिए?** *(ESIC Staff Nurse 2013)*

(a) मोनोसैकेराइड्स (b) डाइसैकेराइड्स
(c) पॉलीसैकेराइड्स (d) ये सभी

116. **अल्फा-किरेटिन एक प्रोटीन है, जोकि .... में पाया जाता हैं।** *(ESIC Staff Nurse 2013)*

(a) ऊन (b) अण्डा
(c) रुधिर (d) त्वचा

117. **एक नर्स को यह जानकारी होनी चाहिए कि केवल मक्का खाना .... की ओर अग्रसर करता है।** *(JIPMER Staff Nurse 2013)*

(a) बेरी-बेरी (b) पेलैग्रा
(c) स्कर्वी (d) फ्राइनोडर्मा

118. **निम्नलिखित में से कौन-से सूचकांक को एक नर्स द्वारा अच्छे पोषण का सूचक माना जाता है?** *(JIPMER Staff Nurse 2013)*

(a) एल्ब्यूमिन स्तर 2.59/dL (gm)
(b) प्रीएल्ब्यूमिन स्तर 18 mg/dL
(c) ट्रांसफेरिन स्तर 244 mg/dL
(d) कुल लिम्फोसाइट 1900/microlitre

119. **एन्जाइम जिसके सक्रियकरण के लिए कैल्शियम की आवश्यकता होती है** *(RUHS M.Sc. Nursing 2013)*

(a) आइसोसाइट्रेट डीहाइड्रोजिनेज
(b) फ्यूमरेज
(c) सक्सिनेट थायोकाइनेज
(d) ATPase

120. **कोलेस्ट्रॉल को कम करने में कौन-सा विटामिन उपयोगी है?** *(RUHS M.Sc. Nursing 2013)*

(a) B_1 (थायमिन) (b) B_6 (पाइरिडॉक्सिन)
(c) B_3 (नियासिन) (d) B_{12} (साइनोकोबालामिन)

121. **नमक प्रतिबंधित आहार पर चल रहे मरीज को नर्स क्या खाने से परहेज करने की सलाह देती है?** *(RUHS M.Sc. Nursing 2013)*

(a) अण्डे व दूध (b) सेब व आलू बुखारा
(c) आलू व चावल (d) गाजर व पालक

122. **........... अम्ल के अतिरिक्त सभी संतृप्त वसीय अम्ल हैं।** *(RUHS M.Sc. Nursing 2013)*

(a) लौरिक (Lauric) (b) पाल्मिटिक (Palmitic)
(c) स्टीरिक (Stearic) (d) ओलिइक (Oleic)

123. **फल, सब्जियाँ व अनाज .... के प्रबल स्रोत हैं।** *(RUHS M.Sc. Nursing 2013)*

(a) ऑक्सीकरणरोधक (Antioxidants)
(b) असंतृप्त वसा (Unsaturated fat)
(c) संतृप्त वसा (Saturated fat)
(d) मुक्त मूलक (Free radicals)

124. **आवश्यक वसीय अम्ल जोकि आहार से प्राप्त होने चाहिए** *(RUHS M.Sc. Nursing 2013)*

(a) स्टीरिडोनिक व ईकोसेटेट्रीनोइक अम्ल
(b) ईकोसेटेट्रीनोइक व ओकासापेन्टीनोइक अम्ल
(c) लिनोलिक व अल्फा-लिनोलिक अम्ल
(d) गामा लिनोलिक व अरेचिडोनिक अम्ल

125. **निम्नलिखित में से किसके अतिरिक्त सभी स्कर्वी से सम्बन्धित हैं?** *(RUHS M.Sc. Nursing 2013)*

(a) भूख में कमी व चिड़चिड़ापन
(b) दस्त व बुखार
(c) टाँगों में दाब संवेदना व सूजन
(d) प्रथम लक्षण परिवर्तित मानसिक स्तर

126. किसके अतिरिक्त सभी विटामिन-D के अच्छे स्रोत हैं? ***(RUHS M.Sc. Nursing 2013)***

(a) ब्लू बेरीज
(b) सूर्य का प्रकाश
(c) सेमन, ट्यूना, सार्डिनेस व मेकेरेल मछलियाँ
(d) संवर्द्धित दूध व अन्य डेयरी उत्पाद

127. **कार्बोहाइड्रेट का 130 gm/दिन से कम उपयोग .... की ओर अग्रसर करता है।** ***(RUHS M.Sc. Nursing 2013)***

(a) हाइपोग्लाइसीमिया (b) क्वाशियोरकॉर
(c) मैरेस्मस (d) कीटोसिस

128. **किस उम्र समूह में विटामिन-A की आवश्यकता न्यूनतम होती है?** ***(RUHS M.Sc. Nursing 2013)***

(a) स्कूल-पूर्व आयु (b) बचपन
(c) किशोरावस्था (d) वृद्धावस्था

129. **ICMR के अनुसार, एक गर्भवती महिला के लिए कैल्शियम की अनुशंसित दैनिक आवश्यकता (RDA) है** ***(RUHS M.Sc. Nursing 2013)***

(a) 500 mg/dL
(b) 600 mg/dL
(c) 800 mg/dL
(d) 1200 mg/dL

130. **भारत सरकार द्वारा अनुशंसित ग्रोथ चार्ट में सन्दर्भ वक्र रेखाओं (Reference curves) की संख्या होती है।** ***(AIIMS Patna 2013)***

(a) 1 (b) 2 (c) 3 (d) 4

131. **जिंक .... का एक अवयव है।** ***(RUHS M.Sc. Nursing 2013)***

(a) कार्बोनिक एनहाइड्रेज (Carbonic anhydrase)
(b) मेलेट डीहाइड्रोजिनेज (Malate dehydrogenase)
(c) एल्डोलेज (Aldolase)
(d) एमाइलेज (Amylase)

132. **नर्स को फॉलिक अम्ल की कमी के कारण होने वाले एनीमिया से पीड़ित मरीज को कौन-सा भोजन लेने का निर्देश देना चाहिए?** ***(LNJP Staff Nurse 2012)***

(a) डेयरी उत्पाद
(b) हरी पत्तेदार सब्जियाँ
(c) खट्टे फलों का रस
(d) मछली व पॉल्ट्री

133. **नर्स को विटामिन-B_{12} की श्रेष्ठ आपूर्ति के लिए कौन-सा भोजन खाने की सलाह देनी चाहिए?** ***(LNJP Staff Nurse 2012)***

(a) डेयरी उत्पाद (b) सब्जियाँ
(c) अनाज (d) ब्रोकली

83. (c)	84. (c)	85. (d)	86. (a)	87. (a)	88. (a)	89. (b)	90. (b)	91. (b)	92. (b)
93. (c)	94. (b)	95. (a)	96. (d)	97. (d)	98. (d)	99. (b)	100. (d)	101. (b)	102. (c)
103. (a)	104. (b)	105. (a)	106. (d)	107. (a)	108. (d)	109. (c)	110. (b)	111. (a)	112. (a)
113. (a)	114. (c)	115. (c)	116. (d)	117. (b)	118. (c)	119. (d)	120. (c)	121. (d)	122. (d)
123. (a)	124. (c)	125. (d)	126. (a)	127. (c)	128. (c)	129. (d)	130. (d)	131. (a)	132. (b)
133. (a)									

करेक्ट सॉल्यूशन्स

टॉपिकल प्रैक्टिस

6. (*b*) फ्रक्टोस शर्करा मोनोसैकेराइड होती है। अन्य शेष विकल्प माल्टोस, लैक्टोस व सुक्रोस डाइसैकेराइड हैं। इनका निर्माण दो मोनोसैकेराइड अणुओं के ग्लाइकोसिडिक बॉन्ड द्वारा जुड़ने से होता है।

7. (*d*) सेलुलोस मोनोसैकेराइड्स नहीं, बल्कि पॉलीसैकेराइड्स होते हैं। अन्य शेष विकल्प मोनोसैकेराइड्स हैं। मोनोसैकेराइड्स सरलतम् शर्करा या शुगर्स होती हैं, जबकि पॉलीसैकेराइड, मोनोसैकेराइड के पॉलीमर होते हैं।

8. (*b*) एक ग्लूकोस तथा एक गैलेक्टोस के अणुओं के ग्लाइकोसिडिक बॉन्ड (Bond) द्वारा जुड़ने से लैक्टोस का अणु बनता है। लैक्टोस शुगर दूध में पाई जाती है। यह शुगर अपेक्षाकृत कम मीठी एवं कम घुलनशील होती है।

15. (*b*) कार्बोहाइड्रेट्स ऊर्जा उत्पादन के लिए सभी जीवों की कोशिकाओं में कोशिकीय ईंधन का प्रमुख रूप होते हैं। इनमें से ग्लूकोस जैसे अणु शरीर को तुरन्त ही ऊर्जा प्रदान करते हैं। अतः इन्हें कोशिकीय ईंधन भी कहते हैं।

16. (*b*) कार्बोहाइड्रेट्स भोजन के मुख्य अवयव तथा ऊर्जा के प्रमुख स्रोत होते हैं। शरीर में अतिरिक्त कार्बोहाइड्रेट्स वसा के रूप में जमा रहते हैं, जो ऊर्जा प्रदान करने में सहायक होते हैं। हालाँकि कार्बोहाइड्रेट्स की तुलना में वसा से अधिक ऊर्जा प्राप्त होती है।

18. (*b*) गन्ने में शुगर सुक्रोस के रूप में होती है। इसमें एक ग्लूकोस अणु एक फ्रक्टोस अणु से α-1,2 ग्लाइकोसिडिक बन्ध से जुड़ा होता है। हाइड्रोलाइसिस द्वारा यह शुगर ग्लूकोस व फ्रक्टोस अणुओं में टूट जाती है।

19. (*a*) शहद में फ्रक्टोस शर्करा के अतिरिक्त ग्लूकोस शुगर भी पाई जाती है। इसमें कुछ मात्रा में विटामिन, मिनरल, जल, एन्जाइम, आदि भी पाए जाते हैं।

29. (*b*) मानव सहित सभी जीवों के शरीर में 20 प्रकार के अमीनो अम्लों द्वारा सभी प्रोटीनों का निर्माण होता है। इनमें से वे अमीनो अम्ल जो शरीर में संश्लेषित होते हैं अनावश्यक (Non-essential) अमीनो अम्ल कहलाते हैं। ये संख्या में 10 होते हैं। इसी तरह वे अमीनो अम्ल जो शरीर में संश्लेषित नहीं होते हैं एवं केवल भोजन द्वारा प्राप्त होते हैं, आवश्यक अमीनो अम्ल कहलाते हैं।

32. (*d*) वैलीन, मिथियोनीन एवं लाइसीन तीनों आवश्यक अमीनो अम्ल हैं, क्योंकि इनका निर्माण शरीर में नहीं होता है अर्थात् इन्हें भोजन से ग्रहण किया जाता है।

34. (*d*) ग्लाइसीन अमीनो अम्ल सरलतम् अमीनो अम्ल होता है, जिसमें साइड चेन (Side chain) के रूप में केवल हाइड्रोजन परमाणु होता है। इसका अणुसूत्र $C_2H_5NO_2$ होता है।

35. (*a*) ट्रिप्टोफेन अमीनो अम्ल नियासिन (विटामिन-B_3) के संश्लेषण में प्रयुक्त होता है। इस विटामिन की कमी से पेलैग्रा रोग हो सकता है।

38. (*a*) प्रोटीन का SDA (Specific Dynamic Action) सर्वाधिक (30%) होता है। SDA आधारीय उपापचयी दर के ऊपर व्यय की गई ऊर्जा की वह मात्रा होती है जोकि भोजन के उपयोग एवं संचय के लिए प्रोसेसिंग की प्रक्रिया में प्रयुक्त होती है। प्रोटीन का SDA सर्वाधिक होता है, क्योंकि यह शरीर का बिल्डिंग ब्लॉक होता है।

41. (*c*) अनाज जैविक प्रोटीन अणु प्रदान नहीं करते हैं। अनाज मुख्यतया कार्बोहाइड्रेट एवं विटामिन के स्रोत होते हैं। गेहूँ, चावल, ज्वार, जौं, बाजरा, आदि अनाजों के मुख्य उदाहरण हैं।

43. (*c*) बाल, माँसपेशियों तथा त्वचा का मुख्य घटक प्रोटीन होता है। यह शरीर का निर्माणकारी पदार्थ या बिल्डिंग ब्लॉक है।

44. (*d*) अण्डे, दालें एवं मीट-मछली प्रोटीन के प्रचुर स्रोत होने के कारण शरीर निर्माणकारी आहार कहलाते हैं, क्योंकि प्रोटीन शरीर का मुख्य निर्माणकारी पोषक पदार्थ होता है। यह प्रोटोप्लाज्म की वृद्धि एवं कोशिका के विभाजन में जरुरी होता है।

48. (*c*) क्वाशियोरकॉर एवं मैरेस्मस प्रोटीन कुपोषण (PEM) से सम्बन्धित रोग हैं। ये रोग छोटे बच्चों में प्रोटीन एवं ऊर्जा (कैलोरी) की कमी के कारण होते हैं जिसके कारण उनकी वृद्धि एवं विकास रुक जाता है।

49. (*a*) लिपिड का निर्माण कार्बन (C), हाइड्रोजन (H), ऑक्सीजन (O), फॉस्फोरस (P) एवं सल्फर (S) द्वारा होता है।

58. (*c*) वसा द्वारा कार्बोहाइड्रेट के दोगुने से अधिक या सर्वाधिक मात्रा में ऊर्जा प्राप्त होती है जिसका कारण वसा/लिपिड में जल (H_2O)के अणुओं का कम संख्या में उपस्थित होना है। इससे 9.2 kcal/gm ऊर्जा प्राप्त होती है।

60. (*a*) कोशिकाओं में फॉस्फोलिपिड्स प्लाज्मा मैम्ब्रेन, एण्डोप्लाज्मिक रेटीकुलम, न्यूक्लियर मैम्ब्रेन, आदि का निर्माण करते हैं।

70. (*c*) पेलैग्रा रोग विटामिन-B_3 (नियासिन) की कमी से होता है। सूजी हुई त्वचा, दस्त डिमेन्टिया, मुँह में घाव, आदि इसके प्रमुख लक्षण हैं।

74. (*a*) फॉलिक अम्ल (विटामिन-B_9) RBCs के निर्माण में आवश्यक होता है। अतः इसकी कमी से एनीमिया रोग हो जाता है।

77. (*d*) विटामिन-B_{12} सोयाबीन में नहीं पाया जाता है। इसके प्रमुख स्रोत *स्पाइरूलीना* एल्गी, अण्डे, दूध, माँस, आदि हैं।

82. (*c*) खट्टे फल; जैसे—आँवला, अमरुद, नींबू एवं सन्तरा विटामिन-C के प्रमुख स्रोत होते हैं। यह जल में घुलनशील विटामिन केवल ताजे फलों में ही पाई जाती है।

84. (*b*) विटामिन-C (एस्कॉर्बिक अम्ल) की कमी से स्कर्वी रोग होता है जिसमें मसूड़ों से रुधिर आना, कमजोरी, थकान, त्वचा पर दाने जैसे लक्षण दिखाई देते हैं।

87. (*c*) विटामिन-C एवं B_2ताप संवेदी विटामिन हैं, जो भोजन के पकाने (Cooking) के दौरान नष्ट हो जाते हैं।

89. (*a*) रतौन्धी रोग विटामिन-A की कमी के कारण होता है जिसमें व्यक्ति कम प्रकाश या रात्रि में ठीक से देख नहीं पाता है।

91. (*b*) नेत्र के स्क्लेरा (Sclera) पर कन्जक्टिवा पर निर्मित किरैटिन के धब्बे बिटोट स्पॉट (Bitot spot) कहलाते हैं, जो विटामिन-A की कमी के कारण बनते हैं।

93. (*d*) विटामिन-D का रासायनिक नाम कैल्सिफेरॉल होता है। यह सूर्य के प्रकाश में अपने आप त्वचा द्वारा निर्मित वसा में घुलनशील विटामिन है।

94. (*a*) विटामिन-D की कमी के कारण रिकेट्स रोग होता है, जो आँत में कैल्शियम के अवशोषण में कमी के कारण अस्थियों में विकृति लाता है। अतः इस रोग से ग्रसित बच्चे को भोजन में कैल्शियम (Ca) की अधिक मात्रा ग्रहण करनी चाहिए।

99. (*b*) इनफर्टीलिटी या बंध्यता का कारण विटामिन-E की कमी होती है। विटामिन-K की कमी से चोट लगने पर जल्दी से रुधिर का थक्का नहीं बनता है।

102. (*b*) चोट लगने पर रुधिर का थक्का न जमना विटामिन-K की कमी का लक्षण है। यह विटामिन रुधिर के थक्के के निर्माण में सहायक थ्रॉम्बिन एन्जाइम के संश्लेषण में आवश्यक होता है।

108. (c) दाँतों एवं अस्थियों में विकृति का कारण पेयजल में उपस्थित फ्लोरीन (F) या फ्लोराइड आयन (F^-) की अधिकता होती है। इसके कारण नॉक-नी सिण्ड्रोम (Knock-knee syndrome) एवं फ्लोरोसिस विकार उत्पन्न होते हैं।

109. (d) फ्लोरोसिस रोग मे फ्लोराइड युक्त पानी पीने पर फ्लोराइड की अधिकता के कारण दाँत दुर्बल एवं चितकबरे हो जाते हैं।

119. (b) वयस्कों में विटामिन-D की कमी से उत्पन्न कैल्शियम (Ca) अवशोषण की कमी या भोजन में Ca की कमी के कारण हड्डियाँ विकृत एवं कमजोर हो जाती हैं। इस दशा को ही ऑस्टियोमैलेशिया विकार कहते हैं।

126. (d) हाइपोक्रोमिक माइक्रोसाइटिक एनीमिया का कारण शरीर में लौह (Fe) तत्व की कमी होना है। इसमें शरीर RBCs की संख्या कम हो जाती है एवं नई बनी RBCs छोटी एवं हल्के लाल रंग की होती हैं।

127. (a) शरीर में आयरन/लौह तत्व की अधिकता के कारण हीमोक्रोमेटोसिस की समस्या उत्पन्न होती है। यह स्थिति यकृत के सिरोसिस, कैंसर, हृदय की अनियमित धड़कन जैसी स्थितियों को उत्पन्न कर सकती है।

130. (b) रुधिर की कमी या एनीमिया लौह या आयरन (Fe) एवं ताँबा (Cu) जैसे खनिज लवणों की शरीर में कमी के कारण उत्पन्न होता है। ये खनिज लवण RBCs के हीमोग्लोबिन निर्माण के लिए आवश्यक होते हैं।

131. (c) सेरूलोप्लाज्मीन लीवर में निर्मित प्रोटीन होता है जो कॉपर आयन को संचित एवं परिवहित करता है। यह रुधिर में उपस्थित 65-90% Cu^{2+} को परिवहित करता है।

134. (d) शरीर में रुधिर में अम्ल-क्षार संतुलन बनाए रखने में पोटैशियम आयन (K^+) एवं सोडियम आयन (Na^+) की प्रमुख भूमिका होती है।

135. (d) आलू भूमिगत होने के कारण पोटैशियम का प्रमुख स्रोत होता है।

136. (b) ICF (Intra Cellular Fluid) कोशिका में उपस्थित कोशिकाद्रव्य होता है। इसमें पोटैशियम आयन (K^+) पाया जाता है।

141. (a) इन्सुलिन हॉर्मोन के संश्लेषण में जिंक आयन (Zn^{2+}) की आवश्यकता होती है।

145. (a) कोशिका के प्रोटोप्लाज्म/जीवद्रव्य में 85% तक जल पाया जाता है। इसके बाद दूसरे स्थान पर प्रोटीन आता है।

153. (c) प्रति 100 gm गाय के दूध की तुलना में भैंस के दूध में वसा की मात्रा लगभग दोगुनी अधिक होती है।

163. (b) 10-12 वर्ष की लड़कियों में समान उम्र के लड़कों की तुलना में मासिक चक्र के रुधिरस्राव के कारण उत्पन्न एनीमिया या रुधिर की कमी की क्षतिपूर्ति हेतु अधिक मात्रा में लौह या आयरन की आवश्यकता होती है, जोकि RBC के हीमोग्लोबिन का मुख्य घटक होता है।

165. (d) एक गर्भवती महिला को गर्भकाल में प्रतिदिन लगभग 65-70 mg प्रोटीन की आवश्यकता होती है। यह आवश्यकता गर्भाशय में दो या अधिक भ्रूण के होने पर बढ़ सकती है।

166. (c) मध्यम कार्य करने वाले 55 kg के भारतीय पुरूष एवं 45 kg की महिला के लिए अनुशंसित ऊर्जा की आवश्यकता क्रमशः 2800 kcal एवं 2200 kcal होती है।

172. (a) मनुष्य के शारीरिक भार में कार्बोहाइड्रेट, लिपिड एवं प्रोटीन का क्रमशः 1%, 15% एव 17% योगदान होता है। हमारे शरीर में सर्वाधिक मात्रा में जल (45%) उपस्थित होता है।

175. (d) खसरा कुपोषण जनित नहीं, वरन् वायरस जनित संक्रामक रोग है। शेष सभी विकल्प कुपोषण के उदाहरण हैं। मैरेस्मस प्रोटीन एवं ऊर्जा की कमी, क्वाशियोरकॉर प्रोटीन की कमी एवं रात्रि का अंधापन (Night blindness) विटामिन-A की कमी के कारण उत्पन्न रोग हैं।

176. (d) गम्भीर पेशीय क्षति, वृद्धि का कम होना एवं उपत्वचीय वसा की हानि सूखा रोग या मैरेस्मस के लक्षण है। यह रोग 1-3 वर्ष के छोटे बच्चों में कैलोरी एवं प्रोटीन की कमी के कारण उत्पन्न होता है।

178. (a) लम्बे समय तक उपवास करने पर शरीर में सर्वप्रथम कार्बोहाइड्रेट का पूर्णतया उपयोग होता है। तत्पश्चात् क्रमशः संचित वसा एवं प्रोटीन का ऊर्जा के स्रोत के रूप में उपयोग होता है।

179. (d) अफ्रीका एवं दक्षिणी पूर्वी एशिया के लोग दालों की अपेक्षा मक्खन एवं डबलरोटी अधिक मात्रा में खाते हैं।

अतः ये लोग प्रोटीन की कमी से उत्पन्न रोग क्वाशियोरकॉर से ग्रसित रहते हैं, क्योंकि दालें प्रोटीन की मुख्य स्रोत होती हैं।

183. (a) PEM (Protein Energy Malnutrition) आहार में प्रोटीन एवं कैलोरी (ऊर्जा) की कमी के कारण उत्पन्न कुपोषण होता है। छोटे बच्चों में होने वाला मैरेस्मस रोग इसका एक उदाहरण है।

200. (d) विटामिन-A रोगों के संक्रमण से लड़ने में सहायक होता है। अतः इस विटामिन की कमी के कारण छोटे बच्चों की इम्यूनिटी कमजोर हो जाती है एवं रोगों से ग्रसित होने के कारण इसकी मृत्यु दर में वृद्धि हो जाती है।

203. (b) गम्भीर कुपोषण, दस्त एवं आँतशोथ नालवर्ण रोग वाले बच्चों में जिंक (Zn) तथा खनिज लवण की कमी की क्षतिपूर्ति हेतु जिंक की गोलियाँ दी जाती है।

204. (d) ऊतक निर्माण के लिए उच्च पोषक तत्वों की आवश्यकता में कमी उच्च आय वाले देशों में वृद्ध लोगों में विटामिन या खनिज तत्व की कमी के खतरे के बढ़ने का सही कारण नहीं हैं। शेष तीनों विकल्प सही हैं।

206. (b) भार = 114 kg

लम्बाई = 5फीट 10 इंच = 1.78 m

बॉडी मास इन्डेक्स

$$(BMI) = \frac{\text{भार}}{(\text{लम्बाई})^2} \text{ Kg/m}^2$$

$$= \frac{114}{(1.78)^2} \text{ Kg/m}^2$$

$$= 35.98 \text{ Kg/m}^2$$

209. (b) बॉडी मास इन्डेक्स

$$(BMI) = \frac{\text{भार}}{(\text{लम्बाई})^2} \text{Kg/m}^2$$

$$= \frac{99}{(1.75)^2}$$

$$= \frac{99}{3.0625} = 32.32 \text{ Kg/m}^2$$

212. (d) एक शिशु का सामान्य रूप से भार बढ़ना शिशु के पर्याप्त पोषण का सबसे अच्छा संकेतक होता है।

215. (b) शिशुओं हेतु लेटी अवस्था (Recumbent) में लम्बाई एक सामान्य एन्थ्रोपोमैट्री माप है।

221. (b) हल्दी में सामान्य मिलावटी पदार्थ लैड क्रोमेट होता है। इसका परीक्षण मिथाइल कार्बोजाइड द्वारा करते हैं।

224. (c) शहद के मिलावट की जाँच के लिए एनीलिन क्लोराइड परीक्षण करते हैं।

226. (d) गेहूँ के आटे में चॉक पाउडर की मिलावट की जाँच हेतु HCl का प्रयोग करते हैं। यह चॉक ($CaCO_3$) को CaO एवं CO_2 में तोड़कर CO_2 गैस के बुलबुले मुक्त करता है।

227. (a) मिर्च के पाउडर के मिलावट की जाँच CCl_4 एवं $CHCl_3$ द्वारा की जाती है।

228. (a) एफ्लाटॉक्सिन खाद्य पदार्थ; जैसे–आलू में फंगस द्वारा उत्पन्न खाद्य टॉक्सिन होता है।

नर्सिंग एग्जाम गैलरी

24. (c) *बैसीलस सेरियस* भोजन विषाक्तता सामान्यतया स्टार्चयुक्त भोजन (जैसे–चावल, पास्ता, आदि) द्वारा फैलती है। *बैसीलस सेरियस* एक भोजन जनित पैथोजन है, जो विषाक्त (Poison) उत्पन्न करता है। इस पैथोजन द्वारा संक्रमित भोजन ग्रहण करने से गैस्ट्रोइन्टेस्टाइनल रोग हो जाता है।

26. (b) विटामिन-B_2 का रासायनिक नाम राइबोफ्लेविन होता है। इसकी कमी से ओष्ठ विदरक या किलोसिस विकार उत्पन्न होता है।

30. (b) *ट्रांस* फैट बेकार (LDC) कोलेस्ट्रॉल को बढ़ाते हैं एवं अच्छे (HDL) कोलेस्ट्रॉल की मात्रा को कम करते हैं जो हृदय सम्बन्धी रोगों एवं स्ट्रोक के खतरे को बढ़ाते हैं।

31. (b) वजन में कमी क्वाशियोरकॉर से सम्बन्धित नहीं है, बल्कि यह मैरेस्मस रोग का लक्षण है। सूजन या ओडीमा, फैटी लीवर, त्वचा का शुष्क एवं चकते युक्त होना एवं बालों का कमजोर एवं चमक रहित होना, भूख में कमी, डायरिया, आदि क्वाशियोरकॉर के प्रमुख लक्षण हैं। यह रोग प्रोटीन की कमी से होता है।

32. (b) बच्चों में सिम्पल गॉयटर या साधारण घेंघा विटामिन हीनता के कारण नहीं, बल्कि आयोडीन की कमी से होता है। इसमें गला फूल जाता है तथा बच्चों का मानसिक विकास अवरुद्ध होता है।

34. (c) हार्वर्ड वृद्धि मानक से तुलना करने पर मानक का 60% से कम आयु के अनुसार वजन का प्रतिशत गोमेज वर्गीकरण के अनुसार IIIrd डिग्री गम्भीर कुपोषण में आता है। इसके अतिरिक्त, आयु के अनुसार वजन का प्रतिशत 90-110%, 75-90% एवं 60-74% होने पर पोषण स्तर क्रमशः सामान्य, Ist डिग्री कम कुपोषण एवं IInd डिग्री मध्यम कुपोषण होता है।

35. (a) भोजन में कार्बोहाइड्रेट्स (मुख्यतया ग्लूकोस) ऊर्जा के प्रमुख स्रोत होते हैं। इसके बाद क्रमशः लिपिड एवं प्रोटीन आवश्यकतानुसार ऊर्जा प्रदान करते हैं।

36. (c) वर्निक रोग एवं बेरी-बेरी रोग विटामिन-B_1 (थायमिन) की कमी के कारण होते हैं। अतः थायमिन देना इन दोनों रोगों के प्रबन्ध में सम्मिलित है।

37. (b) विटामिन-B_{12} प्रायः पादप उत्पादों में नहीं पाया जाता है। अतः शाकाहारी लोगों की डाइट में इस विटामिन को शामिल करना एक पोषण सम्बधी नर्स की आहारीय शिक्षा में महत्त्वपूर्ण योजना होती है। *स्पाइरुलीना* शैवाल, लीवर, मॉंस, अण्डे एवं दूध इस विटामिन के प्रमुख स्रोत हैं।

40. (d) विटामिन-K की कमी नवजात में होने पर हीमोरेज रोग (रुधिरस्राव) उत्पन्न होता है। विटामिन-K लीवर में प्रोथ्रॉम्बिन नामक निष्क्रिय प्रोटीन एन्जाइम के निर्माण में सहायक होता है। यह एन्जाइम चोट लगने पर सक्रिय होकर रुधिर को जमाने या रुधिर के थक्के के निर्माण में सहायक होता है। अतः विटामिन-K की कमी होने पर रुधिर के थक्के के निर्माण में अधिक समय लगता है एवं अधिक समय तक रुधिर बहता (हीमोरेज) रहता है।

41. (b) ओडीमा अर्थात् त्वचा/शरीर का फूलना छोटे बच्चो में प्रोटीन की कमी या कुपोषण के कारण उत्पन्न क्वाशियोरकॉर रोग का लक्षण है।

44. (d) वयस्कों में विटामिन-D की कमी से ऑस्टियोमैलेशिया रोग हो जाता है। इसमें वयस्कों में हड्डियाँ विकृत हो जाती है। यह विटामिन त्वचा द्वारा सूर्य के प्रकाश में निर्मित होता है।

46. (d) दालों के पोषण मूल्य में वृद्धि का श्रेष्ठ मार्ग उन्हें जल में अंकुरित कर खाना है। साबुत दालों को अंकुरण के पश्चात् खाने से सर्वाधिक प्रोटीन प्राप्त होता है।

47. (a) कोर्साकॉफ्स सिण्ड्रोम विटामिन-B_1 (थायमिन) की कमी के कारण उत्पन्न होता है, यह विकार स्मृति (Memory) को प्रभावित करता है। अतः भ्रम, मानसिक विकार, एटैक्सिया, पैरों की पेशियों में कम्पन, दृष्टि दोष, आदि इसके सामान्य लक्षण हैं।

49. (c) ऊतक की मरम्मत में मदद करने वाला पोषक तत्व प्रोटीन है तथा प्रोटोप्लाज्म में वृद्धि एवं नई कोशिकाओं के निर्माण में सर्वाधिक योगदान प्रोटीन का होता है। अतः इसे शरीर का बिल्डिंग ब्लॉक भी कहते हैं।

50. (b) आयरन (लौह) एक सूक्ष्मपोषक तत्व है जो RBCs के हीमोग्लोबिन के निर्माण एवं माइटोकॉण्ड्रिया के साइटोक्रोम के निर्माण से सम्बन्धित है। यह वयस्क पुरुष में प्रतिदिन 18-20 mg एवं स्त्री में 30-35 mg तक आवश्यक होता है।

53. (d) प्रोटीन की आधारभूत इकाई अमीनो अम्ल होते हैं। लगभग 20 प्रकार के अमीनो अम्ल परस्पर पेप्टाइड बन्ध द्वारा जुड़कर अलग-अलग प्रोटीन का निर्माण करते हैं।

54. (a) शराबियों में शराब के अधिक सेवन के कारण शरीर में विटामिन-B_1 (थायमिन) के स्तर में कमी आ जाती है जिससे वर्निक एवं कोर्साकॉफ सिण्ड्रोम उत्पन्न होते हैं।

57. (b) विटामिन-C (एस्कॉर्बिक अम्ल) घाव भरने की प्रक्रिया में सहायक होता है। यह विटामिन सभी खट्टे फलों में पाया जाता है तथा एन्टीऑक्सीडेन्ट होने के साथ-साथ यह शरीर की इम्यूनिटी भी बढ़ाता है।

59. (c) विटामिन-A का रासायनिक नाम रेटिनॉल है। यह मॉंस, मछली, अण्डा, दूध एवं डेयरी उत्पादों में अधिक पाया जाता है। वनस्पति स्रोतों में यह गाजर, चुकन्दर, कद्दू, आम, ब्रोकली, आदि में पाया जाता है।

60. (c) एक मरीज को सही आहार के बारे में बताना हो, तो उसे अण्डा दें, क्योंकि अण्डे में लगभग सभी आवश्यक प्रोटीन उचित मात्रा में पाए जाते हैं। अतः यह प्रोटीन का मुख्य स्रोत है। दूध के अतिरिक्त यह प्रोटीन का बेहतर विकल्प है।

64. (c) दूध में लौह या आयरन (Fe) तथा खनिज तत्व नहीं पाया जाता है। इसमें प्रोटीन, वसा, कार्बोहाइड्रेट एवं अन्य खनिज लवण पाए जाते हैं।

65. (c) विटामिन-E एपिडर्मल कोशिकाओं के किरेटिनीकरण को रोक कर त्वचा को रुखी-सूखी या सख्त होने एवं फटने से रोकता है।

67. (b) विटामिन-B (विटामिन-B_{12}) एवं C जल में घुलनशील होते हैं, जबकि विटामिन-A, D, E एवं K वसा में घुलनशील होते हैं।

69. (a) कार्बोहाइड्रेट हमारे शरीर में प्रमुख ऊर्जा उत्पादक जैव अणु होते हैं। अतः हमारे भोजन से प्राप्त 65-70% ऊर्जा (कैलोरी) इन्हीं से प्राप्त होती है।

72. (d) वसा द्वारा प्रति gm 9.2 kcal या लगभग 9 kcal ऊर्जा प्राप्त होती है। कार्बोहाइड्रेट एवं प्रोटीन से लगभग 4.2-4.3 kcal/gm ऊर्जा प्राप्त होती है।

77. (b) विटामिन-D एवं कैल्शियम की कमी के कारण बच्चों में अस्थि सम्बन्धित विकार रिकेट्स उत्पन्न होता है।

78. (d) फ्रक्टोस शर्करा की मात्रा शहद (मधुरस) में सबसे अधिक होती है। शहद में फ्रक्टोस शर्करा 40% होती है, जबकि ग्लूकोस 30% होती है।

81. (d) आर्थिक स्तर तथा धर्म एवं संस्कृति से सम्बन्धित मान्यताएँ पोषण के स्तर को प्रभावित करती हैं। निम्न आर्थिक स्तर या गरीबी होने पर धन की कमी, धर्म एवं संस्कृति में किसी विशेष भोज्य पदार्थ जैसे-मॉंसाहार पर प्रतिबन्ध पकाने एवं खाने की आदतें, आदि पोषण स्तर को प्रभावित करती है।

85. (d) शरीर को विटामिन्स की अत्यन्त सूक्ष्म मात्रा में आवश्यकता होती है। अतः ये सूक्ष्मपोषक तत्व (Micronutrient) माने जाते हैं।

86. (a) हरी पत्तेदार सब्जियाँ विटामिन-A (रेटिनॉल) की समृद्ध वनस्पति स्रोत होती हैं। यह विटामिन वृद्धि एवं आँखों की सामान्य कार्यिकी के लिए आवश्यक होता है।

87. (*a*) मरीज की पोषण सम्बन्धी जन्म से 1 वर्ष की आयु वर्ग के बच्चों की ऊर्जा आवश्यकता (शारीरिक वजन के अनुसार अर्थात् प्रति kg शारीरिक भार) सर्वाधिक होती है।

88. (*a*) अण्डे में कार्बोहाइड्रेट एवं विटामिन-C नहीं पाया जाता है। इसमें प्रोटीन, कैल्शियम, आदि प्रमुखता से पाए जाते हैं।

91. (*b*) दूध में उपस्थित लैक्टोस शुगर एक डाइसैकेराइड कार्बोहाइड्रेट है, जो दो मोनोसैकेराइड गैलेक्टोस एवं ग्लूकोस से मिलकर बना होता है।

94. (*b*) गेहूँ एवं अन्य सम्पूर्ण अनाज (Whole grain) कार्बोहाइड्रेट के मुख्य स्रोत होने के कारण भोजन में सर्वाधिक मात्रा में पाए जाते हैं तथा कुल कैलोरी का 65-70% भाग प्रदान करते हैं। इसलिए इन्हें आधारभूत भोजन कहते हैं।

97. (*d*) मेनोपॉज के पश्चात् महिलाओं को आयरन पूरकों की आवश्यकता नहीं होती है, क्योंकि उनमें लौह तत्व की कमी नहीं होती है। मेनोपॉज में मासिक चक्र बंद होने के कारण प्रति माह रुधिर का स्राव नहीं होता हैं जिससे शरीर में रुधिर में उपस्थित हीमोग्लोबिन (लौह तत्व युक्त पिगमेन्ट) की कमी भी नहीं होती है।

99. (*b*) रिकेट्स रोग बच्चों में विटामिन-D की कमी के कारण होता है। इसमें हड्डियाँ टेढ़ी (विकृत) हो जाती हैं। यह विटामिन आँतों में कैल्शियम एवं फॉस्फोरस के अवशोषण तथा हड्डियों में कैल्शियम के जमाव के लिए जरुरी होता है।

100. (*d*) कॉड लीवर ऑयल (Cod liver oil) विटामिन-A एवं D का सर्वोत्तम स्रोत है।

101. (*b*) एस्कॉर्बिक अम्ल विटामिन-C का रासायनिक नाम है। यह सिट्रस फलों में प्रचुर मात्रा में पाया जाता है।

102. (*c*) बच्चों में (1-5 वर्ष) उम्र के सापेक्ष कम वजन उनमें प्रोटीन-ऊर्जा कुपोषण (PEM) का प्रथम संकेत होता है। इस स्थिति में बच्चों में मैरेस्मस एवं क्वाशियोरकॉर रोग उत्पन्न हो जाते हैं।

103. (*a*) गाय के दूध की तुलना में मानव के दूध में लैक्टोस शर्करा अधिक होती है।

104. (*b*) समुदाय में आयरन की कमी की पहचान हेतु श्रेष्ठ जाँच सीरम फेरेटिन की गणना करना है। यह सीरम में लौह के स्तर को बताता है। इसका सामान्य स्तर वयस्क पुरुषों के लिए 20-250 mg/mL होता है, जबकि वयस्क महिलाओं के लिए 10-120 mg/mL होता है।

107. (*a*) बच्चों में सूखा रोग या मैरेस्मस पोषण में प्रोटीन एवं ऊर्जा दोनों की कमी के कारण होता है।

108. (*d*) सोयाबीन में ग्लाइसीन (Glycine) अमीनो अम्ल पाया जाता है। अतः इससे निर्मित प्रोटीन ग्लाइसिनिन कहलाता है।

109. (*c*) विटामिन-B_1 (थायमिन) को एन्टी बेरी-बेरी कारक भी कहते हैं, क्योंकि इस विटामिन की कमी से बेरी-बेरी रोग होता है।

110. (*b*) लाइसीन एक अमीनो अम्ल है, जो प्रोटीन का संघटक होता है तथा दालें प्रोटीन की सबसे बेहतर शाकाहारी स्रोत हैं। अतः लाइसीन दालों में पाया जाता है।

112. (*a*) विटामिन-B_1 (थायमिन) की कमी से वर्निक एनसिफेलोपैथी नामक रोग हो जाता है। यह एक एक्यूट न्यूरोसाइकिएट्रिक (Acute neuropsychiatric) विकार है। इसकी खोज कार्ल वर्निक ने सन् 1881 में की थी। मानसिक स्थिति में परिवर्तन, शरीर की गति पर नियन्त्रण खोना, नेत्र की गति सम्बन्धी विकार, आदि इसके प्रमुख लक्षण हैं।

113. (*a*) दस्त, त्वचाशोथ एवं अवसाद विटामिन-B_3 (नियासिन) की कमी से होने वाले पेलैग्रा नामक रोग के लक्षण हैं।

114. (*c*) 1-4 वर्ष तक के बच्चों में प्रोटीन की कमी के कारण क्वाशियोरकॉर रोग होता है। यह उच्च प्रोटीन युक्त आहार से उपचारित हो जाता है।

115. (*c*) मधुमेह से पीड़ित मरीज को कार्बोहाइड्रेट्स की अनुशंसित मात्रा प्राथमिकता से पॉलीसैकेराइड के रूप में लेनी चाहिए, क्योंकि यह शीघ्र ही पाचित एवं अवशोषित न होकर तुरन्त रुधिर शर्करा ग्लूकोस (मोनोसैकेराइड) का स्तर नहीं बढ़ाता है।

116. (*d*) अल्फा-किरेटिन प्रोटीन त्वचा में पाया जाता है। यह द्वितीयक संरचनात्मक प्रोटीन है। यह त्वचा को जलरोधी (Waterproof) बनाता है।

117. (*b*) केवल मक्का का निरन्तर सेवन करने से पेलैग्रा रोग हो जाता है, क्योंकि इसमें विटामिन-B_3 की कमी होती है।

118. (*c*) अच्छे पोषण का सूचकांक ट्रांसफेरिन स्तर का 244 mg/dL है। यह सामान्यतया 204-360 mg/dL के मध्य होता है। यह रुधिर में लौह की मात्रा को दर्शाता है।

- एल्ब्यूमिन का सामान्य स्तर 3.4-5.4 gm/dL होता है।
- प्रीएल्ब्यूमिन का सामान्य स्तर 16-35 mg/dL होता है।
- कुल लिम्फोसाइट का सामान्य स्तर 800-5000/μL होता है।

119. (*d*) ATPase एन्जाइम के सक्रियण हेतु कैल्शियम आयन (Ca^{2+}) की आवश्यकता होती है। यह एन्जाइम ऊर्जा (ATP) के उत्पादन में कोशिकीय श्वसन में प्रयुक्त होता है।

120. (*c*) विटामिन-B_3 (नियासिन) कोलेस्ट्रॉल को कम करने के लिए उपयोग होता है। यह विटामिन अच्छे कोलेस्ट्रॉल (HDL) की मात्रा को बढ़ाता है एवं बुरे कोलेस्ट्रॉल (LDL) की मात्रा को कम करता है।

121. (*d*) गाजर एवं पालक में प्रचुर मात्रा में सोडियम तत्व होता है, इसलिए नमक प्रतिबंधित भोज्य पदार्थ सेवन कर रहे मरीज को यह नहीं खाने की सलाह दी जाती है।

122. (*d*) ओलिइक (Oleic) एक असंतृप्त वसीय अम्ल है। लौरिक, पाल्मिटिक, स्टीरिक, आदि संतृप्त वसाएँ हैं।

123. (*a*) एन्टी-ऑक्सीडेण्ट भोज्य पदार्थ बढ़ती आयु के सभी प्रभावों को धीमा कर देते हैं। यह फल, सब्जी एवं अनाज में पाए जाते हैं। विटामिन-C प्रमुख एन्टी-ऑक्सीडेन्ट होता है।

124. (*c*) लिनोलिक एवं अल्फा-लिनोलिक अम्ल आवश्यक वसीय अम्ल (Fatty acid) है। ये शरीर में निर्मित न होकर शरीर को भोज्य पदार्थों के माध्यम से प्राप्त होते हैं।

125. (*d*) स्कर्वी विटामिन-C की कमी से होने वाला एक रोग है। इस रोग में मानसिक स्तर में परिवर्तन के लक्षण नहीं पाए जाते हैं। मसूड़ों में रुधिरस्राव, भूख में कमी, चिड़चिड़ापन, दस्त, बुखार, टाँगों में दाब, संवेदना एवं सूजन इसके प्रमुख लक्षण हैं।

126. (*a*) ब्लू बेरीज (Blue berries) विटामिन-C का अच्छा स्रोत है। शेष सभी विकल्प विटामिन-D के अच्छे स्रोत हैं।

127. (*c*) कार्बोहाइड्रेट का 130 ग्राम/दिन से कम उपयोग मैरेस्मस की ओर अग्रसर करता है। कार्बोहाइड्रेट भोजन में ऊर्जा के प्रमुख स्रोत होते हैं। मैरेस्मस रोग बच्चों में कम ऊर्जा एवं प्रोटीन युक्त भोज्य पदार्थों के सेवन से होती है। इस रोग में शरीर सूखकर पतला हो जाता है एवं त्वचा पर झुर्रियाँ पड़ जाती हैं।

129. (*d*) ICMR के अनुसार, गर्भावस्था के दौरान स्त्री के लिए कैल्शियम की अनुशंसित दैनिक आवश्यकता 1000-1200 mg/dL होती है। सामान्य स्त्री में यह मान 800 mg/dL होती है।

131. (*a*) जिंक कार्बोनिक एनहाइड्रेज एन्जाइम का संघटक होता है। यह एन्जाइम RBCs में CO_2 को कार्बोनिक अम्ल (H_2CO_3) में परिवर्तित करता है।

132. (*b*) हरी पत्तेदार सब्जियाँ फॉलिक अम्ल (विटामिन-B_9) का अच्छा स्रोत है। इस विटामिन की कमी से मेगालोब्लास्टिक एनीमिया उत्पन्न होता है जिसमें RBCs की संख्या असामान्य रूप से कम हो जाती है।

133. (*a*) दूध, पनीर, दही जैसे डेयरी उत्पाद विटामिन-B_{12} के प्रमुख स्रोत होते हैं। इस विटामिन की कमी से पर्नीशियस एनीमिया उत्पन्न होता है।

अध्याय 09

संक्रामक रोग, प्रतिरक्षा एवं सूक्ष्मजैविकी

Communicable Diseases, Immunity and Microbiology

हम स्टडी करेंगे

• रोग • संक्रमण • प्रतिजन या एन्टीजन • प्रतिरक्षा या इम्यूनिटी • सूक्ष्मजैविकी या माइक्रोबायोलॉजी : परिचय • विभिन्न प्रकार के पैथोजेनिक माइक्रोब्स • विषाणु या वायरस • जीवाणु या बैक्टीरिया • प्रोटोजोआ • हैल्मिन्थ या कृमि • कवक या फन्जाई • संवर्धन माध्यम या कल्चर मीडिया • रोगाणुनाशक • विसंक्रामक

विश्व स्वास्थ्य संगठन (WHO) ने सन् 1946 में आयोजित अन्तर्राष्ट्रीय स्वास्थ्य सभा न्यूयॉर्क में स्वास्थ्य को परिभाषित किया। इसके अनुसार, स्वास्थ्य पूर्ण रूप से शारीरिक, मानसिक और सामाजिक रूप से स्वस्थ होने की अवस्था है न कि केवल रोग अथवा अपंगता की अनुपस्थिति।

स्वास्थ्य की इस परिभाषा को सन् 1948 में स्वीकृत किया गया। विश्व स्वास्थ्य संगठन (WHO) के स्थापना दिवस 7 अप्रैल को विश्व स्वास्थ्य दिवस के रूप में मनाया जाता है।

रोग (Diseases)

- शरीर की सामान्य अवस्था में किसी भी प्रकार से असामान्य परिवर्तन या दुर्बलता के उत्पन्न होने को रोग (Disease) कहा जाता है।
- रोग शरीर में खराब आहार ग्रहण करने, आनुवंशिक एवं पर्यावरणीय कारकों (Genetic and environmental factors) सूक्ष्मजीवों द्वारा उत्पन्न संक्रमण (Infection) तथा शरीर के सामान्य कार्यों एवं कार्यिकी में असामान्यताओं (Abnormalities) के कारण उत्पन्न असामान्य स्थिति होती है।
- इस अवस्था में, सम्पूर्ण शरीर या शरीर के कुछ अंगों के सामान्य कार्य प्रभावित होते हैं।

रोगों के प्रकार (Types of Diseases)

मानव में होने वाले रोगों को दो भागों में बाँटा जा सकता है

(i) जन्मजात रोग (Congenital Diseases)

ये रोग मानव में जन्म से ही होते हैं तथा ये निम्नलिखित कारणों से हो सकते हैं

(a) **जीन में उत्परिवर्तन** (Mutation in gene) **द्वारा**; जैसे–एल्बिनिज्म (Albinism), सिकल-सेल एनीमिया (Sickle-cell anaemia), हीमोफीलिया (Haemophilia), वर्णान्धता (Colour blindness), आदि।

(b) **क्रोमोसोम असामान्यताओं** (Chromosomal abnormalities) **द्वारा**; जैसे–डाउन (Down), क्लाइनफेल्टर (Klinefelter) और टर्नर सिण्ड्रोम (Turner's syndrome)।

(c) **गर्भावस्था के दौरान पोषक तत्वों की कमी** (Deficiency of nutritives during pregnancy) **द्वारा**; जैसे–कटा हुआ होंठ और तालु, आदि।

(ii) उपार्जित रोग (Acquired Diseases)

ये रोग जन्म से नहीं होते हैं, किन्तु जन्म के बाद किसी भी कारणवश उत्पन्न हो सकते हैं।

उपार्जित रोग निम्न दो प्रकार के होते हैं

(a) **संक्रामक रोग** (Infectious Diseases) ये रोग प्रोटोजोआ, बैक्टीरिया, वायरस, कवक और कृमियों (Worms) जैसे रोगकारी सूक्ष्मजीवों द्वारा फैलते हैं। इन रोगों को दो उप-प्रकारों में बाँटा गया है

- **संसर्गज रोग** (Contagious Diseases) ये रोग सामान्यतया प्रत्यक्ष या सीधें (Direct) शारीरिक सम्पर्क से फैलते हैं; जैसे–चेचक (Smallpox), दाद (Ringworm), छोटी माता (Chicken pox), इन्फ्लुएन्जा (Influenza), खसरा (Measles), लेप्रोसी (Leprosy), आदि।
- **असंसर्गज रोग** (Non-contagious Diseases) इस प्रकार के रोग अनेक भौतिक कारकों (जैसे–हवा, पानी, भोजन, आदि) व वाहकों (Vectors) के कारण फैलते हैं; जैसे–प्लेग (Plague), हैजा (Cholera), मलेरिया (Malaria), हिपेटाइटिस (Hepatitis), आदि।

(b) **असंक्रामक रोग** (Non-infectious Diseases) ये रोग एक व्यक्ति से दूसरे व्यक्ति में नहीं फैलते हैं तथा रोगी तक ही सीमित (Limited) रहते हैं; जैसे– मिर्गी (Epilepsy), हृदय रोग (Heart disease), मधुमेह (Diabetes), हे-फीवर (Hay-fever), कैंसर (Cancer), मानसिक विकार (Mental disorder), आदि।

नोट रोगों के कारणों के विज्ञान को **इटिओलॉजी** (Etiology) कहते हैं।

संक्रमण (Infection)

- किसी भी मनुष्य में रोग उत्पन्न करने वाले रोगजनक या पैथोजन (Pathogen) के प्रवेश करने, उनके विकास और उसकी संख्या में वृद्धि को संक्रमण कहते हैं। यह हमें रोगग्रस्त अवस्था तक पहुँचा भी सकता है और नहीं भी।
- संक्रमण की श्रृंखला की तीन मूल कड़ियाँ निम्न हैं
  - स्रोत (Source) या भण्डार (Reservoir)
  - संचरण के तरीके (Modes of transmission)
  - प्रभावित पोषद् या होस्ट (Host)
- अधिकांश मामलों में संक्रमण का स्रोत (Source of infection) स्वयं रोगग्रस्त व्यक्ति होता है। कभी-कभी संक्रमण का स्रोत संक्रमित पशु भी हो सकता है; जैसे–रेबीज रोग में कुत्ता। ऐसे रोग '**पशुजनित**' (Zoonosis) रोग कहलाते हैं।

रोग संचरण (Disease Transmission)

किसी रोग के संक्रमण के स्रोत से स्वस्थ मानव (होस्ट) तक पहुँचने के विभिन्न तरीके होते हैं। अतः रोग के संचरण पर नियन्त्रण एवं रोकथाम के लिए इन तरीकों का ज्ञान होना आवश्यक है। इन संचरण के तरीकों को दो प्रमुख श्रेणियों में बाँटा जा सकता है

(i) प्रत्यक्ष संचरण (Direct Transmission)

- प्रत्यक्ष सम्पर्क (Direct contact)
- वायु में मौजूद ड्रॉपलेट्स द्वारा संक्रमण (Infection by droplets)
- संक्रमित मिट्टी से सम्पर्क (Contact with infected soil)
- त्वचा या म्यूकस लेयर में संचरण (Transmission into skin or mucous layer)
- प्लेसेन्टा के द्वारा संचरण (Transplacental transmission)

(ii) अप्रत्यक्ष संचरण (Indirect Transmission)

- वाहक जनित संचरण (Vector borne transmission)
- वायुजनित संचरण (Air borne transmission)
- फोमाइट जनित संचरण (Fomite borne transmission)

उद्‌भवन अवधि या इन्क्यूबेशन अवधि (Incubation Period)

किसी संक्रामक कारक (Agent) के स्वस्थ व्यक्ति में संक्रमण के समय से रोग के प्रथम लक्षणों (Symptoms) के सामने आने तक की अवधि, उद्‌भवन अवधि या इन्क्यूबेशन अवधि कहलाती है। इस अवधि में संक्रामक कारक (Infective agent) होस्ट के शरीर में वृद्धि (Multiplication) करता है।

प्रतिजन या एन्टीजन (Antigens)

- एन्टीजन वे पदार्थ होते हैं, जो सजीव के शरीर में प्रवेश होने के बाद प्रतिरक्षी या एन्टीबॉडी (Antibody) के उत्पादन को प्रेरित करते हैं।
- प्रतिरक्षा या इम्यूनिटी (Immunity) हेतु किसी बाहरी जीव (एन्टीजन) या टॉक्सिन (Toxin) का शरीर में प्रवेश करना आवश्यक होता है।
- जीवों में उपस्थिति के आधार पर एन्टीजन निम्नलिखित तीन प्रकार के होते हैं
  - **ऑटोएन्टीजन** (Autoantigen) ये किसी प्राणी के शरीर में स्व-निर्मित (Self-made) रासायनिक पदार्थ होते हैं। इसके परिणामस्वरूप ऑटोइम्यून रोग (Autoimmune disease); जैसे–सिस्टेमिक ल्यूपस एरिथेमेटोसस (Systemic lupus erythematosus) हो सकता है।
  - **एलोएन्टीजन** (Alloantigen) इस प्रकार के एन्टीजन किसी एक जाति के कुछ सदस्यों में उपस्थित तथा कुछ में अनुपस्थित होते हैं। मनुष्यों में भिन्न रुधिर वर्गों के 'A', 'B' एवं Rh एन्टीजन इनके विशिष्ट उदाहरण हैं।
  - **हेटेरोफील एन्टीजन** (Heterophile Antigen) ये अभिन्न एन्टीजन होते हैं तथा स्पष्ट रूप से जीवों की असम्बन्धित (Non-related) जातियों में पाए जाते हैं। ये एन्टीजन अधिकांश रिकेट्सिया (Rickettsia) एवं प्रोटियस OX 19 (Proteus OX 19) कोशिकाओं में मिलते हैं।

प्रतिरक्षा या इम्यूनिटी (Immunity)

- शरीर में प्रवेश करने वाले सभी प्रकार के पैथोजन या पैथोजेनिक सूक्ष्मजीव (Pathogenic microorganism) और उनके द्वारा उत्पन्न विषैले (Toxic) पदार्थों के हानिकारक प्रभावों के प्रति सुरक्षा प्रदान करने की शरीर की क्षमता, शरीर की **इम्यूनिटी** या **प्रतिरोधक क्षमता** (Immunity power) कहलाती हैं तथा इसके अध्ययन को **इम्यूनोलॉजी** (Immunology) कहा जाता है।
- **एडवर्ड जेनर** (Edward Jenner) को इम्यूनोलॉजी का जनक (Father of immunology) कहा जाता है।
- लुईस पाश्चर को आधुनिक इम्यूनोलॉजी (Modern immunology) का जनक माना जाता है।
- हमारे शरीर में इम्यूनिटी हेतु एक बेहद विशेष तन्त्र पाया जाता है, जिसे **इम्यून सिस्टम** (Immune system) कहते हैं। इम्यून सिस्टम में उन सभी अंगों या कोशिकाओं को शामिल किया जाता है, जो शरीर को रोगजनक सूक्ष्मजीवों (Microorganisms) या हानिकारक बाहरी पदार्थों अर्थात् एन्टीजन के प्रति सुरक्षा प्रदान करते हैं।

इम्यूनिटी के प्रकार (Types of Immunity)

इम्यूनिटी निम्नलिखित दो प्रकार की होती है

1. सहज या अविशिष्ट इम्यूनिटी (Innate or Non-Specific Immunity)

- जीवों में इस प्रकार की इम्यूनिटी जन्मजात (Inborn) अर्थात् जन्म के समय से उपस्थित होती है। यह इम्यूनिटी बच्चे को माता-पिता द्वारा वंशागति (Heredity) के परिणामस्वरूप मिलती है।
- यह सहज इम्यूनिटी निम्न प्रकार की होती है
  - **व्यक्तिगत इम्यूनिटी** (Personal Immunity) यह इम्यूनिटी क्षमता विभिन्न व्यक्तियों में अलग-अलग होती है। कुछ व्यक्तियों में इम्यूनिटी कम तथा कुछ में अधिक पाई जाती है।
  - **ग्रुप इम्यूनिटी** (Group Immunity) यह इम्यूनिटी किसी विशिष्ट समूह (Specific group) के जीवों में ही पाई जाती है; उदाहरण–मुर्गियों एवं चूहों में टायफॉइड (Typhoid) का न होना।
  - **स्पीशीज इम्यूनिटी** (Species Immunity) विभिन्न प्रजातियों की इम्यूनिटी क्षमता में भी विभिन्नता (Variety) पाई जाती है; जैसे–*नीग्रो* प्रजाति के मनुष्यों में येलो फीवर (Yellow fever) तथा विभिन्न त्वचा सम्बन्धी रोगों के प्रति इम्यूनिटी पाई जाती है।

सहज इम्यूनिटी के प्राकृतिक प्रक्रम (Natural Process of Innate Immunity)

सहज इम्यूनिटी अनेक सामान्य प्राकृतिक (Natural) प्रक्रियाओं का परिणाम होती हैं। ये प्रक्रियाएँ (Process) पैथोजन (Pathogen) के लिए प्रतिरोध या अवरोधकों (Barriers) की तरह कार्य करते हैं।

ये अवरोध निम्नलिखित हैं

- **शारीरिक अवरोधक** (Physical Barrier) त्वचा तथा म्यूकस मेम्ब्रेन (Mucous membrane)।
- **कार्यिकी अवरोधक** (Physiological Barrier) शारीरिक ताप, शरीर द्रव्य (Body fluid) तथा शरीर द्वारा स्रावित विभिन्न स्रावी पदार्थ; जैसे–आमाशय (Stomach) में हाइड्रोक्लोरिक एसिड (HCl) का स्रावण, लिवर (Liver) द्वारा पित्त (Bile) का स्रावण, आदि।
- **कोशिकीय अवरोधक** (Cellular Barrier) रुधिर (Blood) में उपस्थित विशिष्ट प्रकार की पैथोजन-नाशी श्वेत रुधिर कोशिकाएँ (White blood cells); जैसे–न्यूट्रोफिल्स (Neutrophils) तथा मोनोसाइट्स (Monocytes), फैगोसाइटिक कोशिकाएँ (Phagocytic cells) तथा प्राकृतिक मारक कोशिकाएँ (Natural Killer cells or NK-cells)।
- **साइटोकाइन अवरोधक** (Cytokine Barrier) ये विशिष्ट कोशिकाएँ वायरसों (Viruses) द्वारा संक्रमित होने पर इन्टरफेरॉन (Interferon) नामक एन्टीवायरल ग्लाइकोप्रोटीन का स्रावण करती हैं।
- **इनफ्लेमेटोरी अवरोधक** (Inflammatory Barrier) किसी प्रकार के संक्रमण (Infection) से या चोट लगने से क्षतिग्रस्त अंग में लालिमा (Redness), सूजन, दर्द एवं गर्मी उत्पन्न हो जाती है। ये लक्षण हिस्टामिन (Histamine) एवं प्रोस्टाग्लैंडिन्स (Prostaglandins) नामक रसायनों के कारण उत्पन्न होते हैं एवं क्षतिग्रस्त कोशिकाओं में उत्पन्न हुए बैक्टीरिया को मार देते हैं।

नोट बुखार उत्पन्न करने वाला प्रोटीन इन्टरल्यूकिन (Interleukin) होता है, जो मैक्रोफेज (Macrophage) द्वारा स्रावित होता है।

2. उपार्जित या विशिष्ट इम्यूनिटी (Acquired or Specific Immunity)

- इस प्रकार की इम्यूनिटी प्रत्येक पैथोजन के लिए विशिष्ट होती है, जो जीवनकाल में पहले संक्रमण के बाद अर्जित (Acquired) की जाती है।
- इस इम्यूनिटी में शरीर वायरस, बैक्टीरिया जैसे विशिष्ट पैथोजन्स के प्रति शक्तिशाली इम्यून सिस्टम विकसित करने में सक्षम होता है। इसमें संवेदीकृत विशिष्ट कोशिकाएँ (Sensation specific cells) तथा रुधिर में प्रवाहित एन्टीबॉडीज (Antibodies) शामिल होती हैं।
- इस प्रकार की इम्यूनिटी की विशेषता प्रमुखतया मैमोरी (Memory) होती है। इसमें पहली बार किसी पैथोजन का सामना करने की अनुक्रिया की गति धीमी होती है जिसे **प्राथमिक अनुक्रिया** (Primary response) कहते हैं।
- इसके उपरान्त, यदि पैथोजन भविष्य में फिर से आक्रमण करता है, तब पहले से मौजूद मैमोरी/अनुभव के कारण शरीर की इम्यूनिटी अनुक्रिया तीव्र होती है जिसे **द्वितीयक अनुक्रिया** (Secondary response) कहते हैं। इसमें कई महीनों तक एन्टीबॉडीज (Antibodies) का निर्माण होता रहता है।

उपार्जित इम्यूनिटी को पुनः दो प्रकार में विभेदित कर सकते हैं

(i) **सक्रिय उपार्जित इम्यूनिटी** (Active Acquired Immunity)

- जब किसी जीव के शरीर की कोशिकाएँ संक्रमित होने के कारण स्वयं इम्यूनिटी उत्पन्न करती हैं, तो यह सक्रिय इम्यूनिटी कहलाती है।
- यह तब विकसित होती है, जब व्यक्ति प्राकृतिक रूप से रोग से ग्रसित हो (प्राकृतिक रूप से अर्जित इम्यूनिटी) या उसे रोग से बचाव के लिए वैक्सीन (टीके) लगाई गई हो (कृत्रिम रूप से अर्जित इम्यूनिटी)।

(ii) **निष्क्रिय उपार्जित इम्यूनिटी** (Passive Acquired Immunity)

- रोग ग्रसित हो जाने के बाद उस रोग के लिए बाह्य रूप से किसी अन्य स्रोत से प्राप्त एन्टीबॉडीज (Antibodies) द्वारा शरीर में इम्यूनिटी का विकास करना निष्क्रिय इम्यूनिटी कहलाती है।
- निष्क्रिय इम्यूनिटी में इम्यून सिस्टम सक्रिय रूप से सम्मिलित नहीं होता है; उदाहरण–भ्रूण (Embryo) में माता के रुधिर से बनी हुई एन्टीबॉडी भ्रूणीय परिवर्धन (Embryonic development) के समय प्लेसेंटा द्वारा प्रवेश कर जाती है एवं जन्म के पश्चात् 3 से 6 माह तक जीवित रहती हैं।
- ठीक इसी प्रकार शिशु के जन्म के पश्चात् माता का शुरुआती दुग्ध अथवा कोलोस्ट्रम (First milk or colostrum) वास्तव में एन्टीबॉडी (IgA, IgG and IgM) युक्त होता है।

हर्ड इम्यूनिटी (Herd Immunity)

- हर्ड इम्यूनिटी या सामुदायिक प्रतिरक्षा (Community immunity), तब विकसित होती है, जब किसी क्षेत्र की आबादी का एक बड़ा हिस्सा किसी विशिष्ट बीमारी के प्रति प्रतिरक्षित (Immunised) होता है।
- यदि एक आबादी के पर्याप्त लोग किसी बीमारी के पैथोजन (Pathogen) के प्रति प्रतिरोधी हैं, तो यह बीमारी सरलता से पूरी आबादी में फैलकर महामारी (Pandemic) का रूप धारण नहीं करेगी।
- हालांकि इसमें हर एक व्यक्ति प्रतिरक्षित नहीं हो सकता है, किन्तु पूरे समूह को इकाई के रूप में सुरक्षा प्राप्त होती है। ऐसा इसलिए है, क्योंकि कुल आबादी में उच्च खतरे वाले लोग कम होते हैं। इससे संक्रमण दर कम हो जाती है और रोग लगभग समाप्त हो जाता है।

एन्टीबॉडीज या इम्यूनोग्लोब्यूलिन
(Antibodies or Immunoglobulins)

- मानव शरीर में उपार्जित इम्यूनिटी में दो विशिष्ट प्रकार की लिम्फोसाइट्स (Lymphocytes); B-लिम्फोसाइट व T-लिम्फोसाइट पाई जाती हैं, जो प्राथमिक तथा द्वितीयक एन्टीबॉडी अनुक्रियाओं (Responses) के लिए उत्तरदायी होती हैं।
- बहुकोशिकीय जीवों (Multicellular organisms) में सामान्यतया पाँच प्रकार की एन्टीबॉडी की पहचान की गई है। इन्हें **इम्यूनोग्लोब्यूलिन** (Immunoglobulin) भी कहते हैं।
  - **इम्यूनोग्लोब्यूलिन** G (IgG) यह सीरम में सबसे अधिक मात्रा (80%) में पाई जाती है। इसके चार उपवर्गों (IG, IG_2, IG_3 एवं IG_4) में से IgG_2 के अतिरिक्त बाकी तीन प्लेसेन्टा (Placenta) को पार करके विकसित होते हुए भ्रूण (Embryo) को सुरक्षा प्रदान करती हैं।
  - **इम्यूनोग्लोब्यूलिन** A (IgA) यह सम्पूर्ण सीरम इम्यूनोग्लोब्यूलिन का 15-20% भाग होती है तथा मात्रा के अनुसार दूसरे नम्बर में पाया जाने वाला एन्टीबॉडी अणु है। कोलोस्ट्रम (Colostrum) तथा जन्म उपरान्त स्तनधारियों (Mammals) के दुग्ध में इसकी प्रचुर मात्रा होती है, जो नवजात (Newborn) को विभिन्न संक्रमणों (Infection) से बचाव कर सुरक्षा प्रदान करती है। यह अधिकांशतया शरीर द्रव्य स्रावण (Body fluid secretions); जैसे–आँसू, लार, दुग्ध, श्वसन मार्ग तथा मूत्रोजनन मार्ग (Urogenital path) के स्रावी पदार्थों में भी पाई जाती है।
  - **इम्यूनोग्लोब्यूलिन** M (IgM) यह सम्पूर्ण सीरम इम्यूनोग्लोब्यूलिन का 5-10% भाग होती है तथा यह आकार में सबसे बड़ी होती है। यह किसी एन्टीजन के शरीर में प्रवेश करने के बाद निर्मित होने वाली प्रथम एन्टीबॉडी है। साथ ही भ्रूण (Embryo) द्वारा बनने वाली यह प्रथम इम्यूनोग्लोब्यूलिन है।
  - **इम्यूनोग्लोब्यूलिन** E (IgE) यह सभी व्यक्तियों की बैसोफिल्स (Basophils) तथा मास्ट कोशिकाओं (Mast cells) की सतह पर पाई जाती है। यह अस्थमा, हे-फीवर (Hay-fever), एनाफाइलैटिक शॉक (Anaphylatic shock) जैसे लक्षणों/रोगों के लिए अर्थात् एलर्जी (Allergy) में तत्काल सक्रिय होती है।
  - **इम्यूनोग्लोब्यूलिन** D (IgD) ये सम्पूर्ण सीरम इम्यूनोग्लोब्यूलिन का 1% से भी कम होती है। ये B-लिम्फोसाइट में प्रचुर मात्रा में पाई जाती है तथा कोशिकाओं को एन्टीबॉडी के स्रावण के लिए प्रेरित करती है।

टीका या वैक्सीन (Vaccine)

- मृत, निष्क्रिय या कम सक्रिय जीवित पैथोजन या उनके उत्पादों से निर्मित वे पदार्थ, जिन्हें शरीर में प्रवेश कराने पर बिना रोग उत्पन्न किए, एन्टीबॉडी का निर्माण कर शरीर में सम्बन्धित पैथोजन के प्रति इम्यूनिटी विकसित कराते हैं, टीका या वैक्सीन कहलाते हैं।
- वैक्सीन को शरीर में प्रवेश करा कर कृत्रिम रूप से सक्रिय उपार्जित इम्युनिटी विकसित करने की प्रक्रिया को **टीकाकरण** या **वैक्सिनेशन** (Vaccination) कहते हैं।
- ब्रिटिश डॉक्टर **एडवर्ड जेनर** (Edward Jenner) ने सर्वप्रथम सन् 1796 में **जेम्स फिप्स** (James Phipps) नामक 8 वर्ष के बच्चे को चेचक (Smallpox) या बड़ी माता की वैक्सीन लगाई।
- चिकन कॉलेरा (मुर्गियों का हैजा) के विरुद्ध पहली सत्य वैक्सीन की खोज **लुईस पाश्चर** (Louis Pasteur) ने सन् 1880 में की थी। इन्होंने रेबीज की वैक्सीन की भी खोज की।
- वैक्सीन शरीर में विशिष्ट पैथोजन के प्रति मैमोरी (Memory) B व T-कोशिकाएँ बनाती हैं, जो भविष्य में संक्रमण की स्थिति में रोगजनक को शीघ्र पहचान लेती है जिससे जल्दी ही ज्यादा मात्रा में एन्टीबॉडी बना लिए जाते हैं। इस प्रकार का इम्यूनाइजेशन **सक्रिय इम्यूनाइजेशन** (Active immunisation) में आता है।

पीढ़ी के आधार पर वैक्सीन का वर्गीकरण
(Classification of Vaccines on the Basis of Generation)

वैक्सीन को उनकी निर्माण प्रक्रिया के आधार पर तीन पीढ़ियों में वर्गीकृत किया जा सकता है

- **प्रथम पीढ़ी की वैक्सीन** (First Generation Vaccines) इन्हें जीवित या मृत एन्टीजन्स का उपयोग करके बनाया जाता है; जैसे–रेबीज, पोलियो, टायफॉइड, टिटेनस, डिप्थीरिया, आदि रोगों की वैक्सीन।
- **द्वितीय पीढ़ी की वैक्सीन** (Second Generation Vaccines) इन्हें जेनेटिकली इन्जिनियरिंग तकनीक (Genetically engineered technology) द्वारा बनाया जाता है; जैसे–हिपेटाइटिस-B की वैक्सीन। इनके दुष्प्रभाव (Side effects) नहीं होते हैं।
- **तृतीय पीढ़ी की वैक्सीन** (Third Generation Vaccines) ये कृत्रिम रूप से बनाए जाती हैं। ये अत्यधिक शुद्ध (Pure) एवं प्रभावी (Effective) होतीं हैं; जैसे–ल्यूकैमिया वायरस वैक्सीन, आदि।

वैक्सीन के प्रकार (Types of Vaccines)

वैक्सीन निम्न प्रकार की होती हैं

- **टॉक्सोइड एवं टॉक्सिन** (Toxoids and Toxin) इसे कुछ बैक्टीरिया द्वारा निर्मित टॉक्सिन को रसायनों (जैसे-फॉर्मेल्डिहाइड) द्वारा उपचारित करके बनाया जाता है; जैसे–डिप्थीरिया एवं टिटेनस की टॉक्सोइड वैक्सीन।
- **जीवित या दुर्बल वैक्सीन** (Live or Attenuated Vaccines) इसे जीवित पैथोजन या उनके कमजोर या अघातक (Non-virulent) संरचनात्मक रूपों से तैयार किया जाता है। इसके अन्तर्गत OPV (ओरल पोलियो वैक्सीन), BCG (बैसिलस कैलामिटि ग्यूरिन), ट्यूबरकुलोसिस (Tuberculosis), रेड मीजल्स (Red measles), जर्मन मीजल्स (German measles), येलो फीवर (Yellow fever), चेचक (Smallpox), मम्प्स (Mumps), आदि की वैक्सीन आती हैं।
- **मृत या अक्रिय वैक्सीन** (Killed or Inactivated Vaccines) इन वैक्सीनों का निर्माण पैथोजन को ताप, पराबैंगनी किरणों (UV rays) या रसायनों (फिनॉल, फॉर्मेलीन, एल्कोहॉल), आदि के द्वारा नष्ट करके किया जाता है; जैसे–सॉक पोलियो वैक्सीन, टाइफस वैक्सीन, टायफॉइड वैक्सीन, रेबीज वैक्सीन, प्लेग वैक्सीन तथा कॉलेरा (हैजा) वैक्सीन, आदि।
- **मिश्रित या यौगिक वैक्सीन** (Mixed or Combined Vaccines) एक से अधिक प्रकार के घटक युक्त वैक्सीन को मिश्रित वैक्सीन कहते हैं; जैसे–DPT (डिप्थीरिया + परट्यूसिस/काली खाँसी + टिटेनस), MMR (मीजल्स/खसरा + मम्प्स/गलसुआ + रुबेला), आदि।
- **आइसोलेटेड एन्टीजन वैक्सीन** (Isolated Antigens Vaccines) इस वैक्सीन को पैथोजन से एन्टीजन को अलग करके तैयार किया जाता है; जैसे–इन्फ्लुएन्जा वायरस वैक्सीन।
- **आनुवंशिकीय अभियान्त्रिक एन्टीजन वैक्सीन** (Genetically Engineered Antigens Vaccines) इन्हें एन्टीजन के प्रभावी जीन को प्रभावित करके यीस्ट, आदि के माध्यम से आनुवंशिक अभियान्त्रिकी की विशेष तकनीक द्वारा तैयार किया जाता है; जैसे–हिपेटाइटिस (Hepatitis) वैक्सीन।

नोट
- पोलियो की वैक्सीन का निर्माण सर्वप्रथम **जे. सॉल्क** (J Salk) ने किया था।
- पोलियो वैक्सिनेशन में प्रभावी वैक्सीन सैबिन वैक्सीन मुख द्वारा तथा साल्क वैक्सीन इन्जेक्शन द्वारा दी जाती हैं।
- यदि एक व्यक्ति के पाँव में जंग लगी हुई कील चुभ जाती है, तो डॉक्टर उसे **एन्टी टिटेनस सीरम** (ATS) का इन्जेक्शन लगाएगा।

सार्वभौमिक इम्यूनाइजेशन कार्यक्रम
(Universal Immunisation Programme)

- सार्वभौमिक इम्यूनाइजेशन कार्यक्रम को सन् 1985 में भारत में प्रारम्भ किया गया जिसे समय-समय पर बेहतर किया गया है। भारत के वर्तमान राष्ट्रीय इम्यूनाइजेशन कार्यक्रम को निम्नलिखित सूची में दिया गया है

वैक्सीन	वैक्सिनेशन का समय	मात्रा	मार्ग एवं स्थल
गर्भवती महिला के लिए			
टिटेनस टॉक्सोइड (TT)-1	गर्भावस्था का शुरुआती समय	0.5 mL	• ऊपरी बाँह पर अन्तःपेशीय (Intramuscular or IM)
TT-2	TT-1 के 4 माह बाद TT-2 या बूस्टर गर्भावस्था के 36 सप्ताह के होने से पहले देना चाहिए।	0.5 mL	• ऊपरी बाँह पर अन्तःपेशीय (IM)
TT - बूस्टर	यदि गत 3 वर्षों में गर्भावस्था में 2 TT वैक्सीन लगवाई हो।	0.5 mL	• ऊपरी बाँह पर अन्तःपेशीय (IM)
नवजात बच्चे के लिए			
TB के लिए बैसिलस कैलामिटि ग्यूरीन (BCG)	जन्म के समय से 1 वर्ष तक की आयु होने के बीच	0.1 mL (एक माह की आयु तक 0.05 mL)	• बाँई ऊपरी बाँह पर अन्तःत्वचीय (Intradermal or ID)
हिपेटाइटिस-B जन्म वैक्सीन	जन्म के तुरन्त बाद 24 घण्टे में	0.5 mL	• जाँघ के मध्य अग्र-पार्श्व (Mid antero-lateral) भाग पर अन्तःपेशीय (IM)
ओरल पोलियो वैक्सीन (OPV)-0	जन्म के तुरन्त बाद 15 दिनों में	2 बूँद	• मुखीय (Oral)
OPV-1, 2 व 3	छठें सप्ताह, दसवें सप्ताह एवं चौदहवें सप्ताह में (5 वर्ष की आयु तक OPV दी जा सकती है)	2 बूँद	• मुखीय (Oral)
पेन्टावेलेन्ट -1, 2 व 3	छठें सप्ताह, दसवें सप्ताह एवं चौदहवें सप्ताह में (1 वर्ष की आयु तक दिया जा सकता है)	0.5 mL	• जाँघ के मध्य अग्र-पार्श्व भाग पर अन्तःपेशीय (IM)
रोटा वायरस वैक्सीन	छठें सप्ताह, दसवें सप्ताह एवं चौदहवें सप्ताह में (1 वर्ष की आयु तक दिया जा सकता है)	5 बूँद	• मुखीय (Oral)
इन्जेक्टेबल पोलियो वैक्सीन (IPV)	छठें एवं चौदहवें सप्ताह में	0.5 mL	• जाँघ के मध्य अग्र पार्श्व भाग पर अन्तः पेशीय (IM)
मीजल्स-रुबेला (MR) या मीजल्स, मम्प्स, रुबेला, (MMR)-1st वैक्सीन	9 से 12 माह के मध्य (5 वर्ष की आयु तक दिया जा सकता है)	0.5 mL	• दाईं ऊपरी बाँह पर उपत्वचीय (SC)
जापानी इन्सिफैलाइटिस (JE)-1 (JE टीका कुछ महामारी हेतु चिन्हित जिलों में ही दिया जाता है।)	9 से 12 माह के मध्य	0.25 mL	• अन्तः पेशीय (IM) मार्ग
विटामिन-A प्रथम डोज	MR-1 वैक्सीन के 9 माह के होने पर	1 mL (100000 IU)	• मुखीय (Oral)
बच्चों के लिए			
डिप्थीरिया, परट्यूसिस, टिटेनस (DPT) बूस्टर 1	16-24 माह	0.5 mL	• जाँघ के मध्य अग्र-पार्श्व भाग पर अन्तःपेशीय (IM)
MR-II वैक्सीन	16-24 माह	0.5 mL	• दाँईं ऊपरी बाँह पर उप-त्वचीय (SC)
OPV बूस्टर	16-24 माह	2 बूँद	• मुखीय
JE-2	16-24 माह	0.25 mL	• अन्तः पेशीय (IM) मार्ग
विटामिन-A (दूसरी डोज से 9वीं डोज)	दूसरी डोज 16-18 माह पर, तत्पश्चात् 5 वर्ष होने तक प्रत्येक 6 माह पर एक डोज	2 mL (200000 IU)	• मुखीय
DPT बूस्टर 2	5-6 वर्ष	0.5 mL	• ऊपरी बाँह पर अन्तःपेशीय (IM)
TT	10-16 वर्ष	0.5 mL	• ऊपरी बाँह पर अन्तःपेशीय (IM)

वैकल्पिक वैक्सीन

आयु	वैक्सीन	मात्रा	पथ
0-2 सप्ताह	हिपेटाइटिस B-1 (Hep-B-1)	0.5 mL	IM
6-8 सप्ताह	हिपेटाइटिस B-2 (Hep-B-2)	0.5 mL	IM
2 माह	हीमोफिलस इन्फ्लुएन्जा टाइप-B-1 (HIB-1)	0.5 mL	IM
4 माह	हीमोफिलस इन्फ्लुएन्जा टाइप-B-2 (HIB-2)	0.5 mL	IM
6 माह	हीमोफिलस इन्फ्लुएन्जा टाइप-B-3 (HIB-3)	0.5 mL	IM
1-2 वर्ष	वैरीसेला (Varicella)	3.3 mL	SC/IM
1-2 वर्ष	हिपेटाइटिस-A (Hep-A)	0.5 mL	IM
6 माह के बाद	हिपेटाइटिस-A बूस्टर (Hep-A booster)	0.5 mL	IM
2 वर्ष	हीमोफिलस इन्फ्लुएन्जा टाइप-B बूस्टर (Hib booster)	0.5 mL	IM
2-6 वर्ष	टायफॉइड इन्जेक्शन (Typhoid injection)	0.5 mL	IM
6 वर्ष बाद	टायफॉइड मुखीय (Typhoid oral)	1 चम्मच	मुखीय (Oral)

अतिरिक्त वैक्सीन

वैक्सीन	मात्रा	पथ
कॉलेरा (Cholera) वैक्सीन	0.5 mL	SC या IM
इन्फ्लूएन्जा (Influenza) वैक्सीन	0.5 mL	SC
मेनिन्जाइटिस (Meningitis) वैक्सीन	0.5 mL	SC या IM
निमोनिया (Pneumonia) वैक्सीन	0.5 mL	SC या IM
जापानी इन्सिफैलाइटिस बूस्टर (Japanese-encephalitis booster)	0.5 mL	IM
रेबीज (Rabies) (PCEC-HDCV) वैक्सीन	1 mL /1 mL	SC या IM (गहराई में)
रूबेला बूस्टर (Rubella booster)	0.5 mL	SC

वैक्सीन के संग्रहण की शीत-शृंखला विधि
(Cold Chain Method to Store Vaccine)

- वैक्सीन के प्रभावशाली (Effective) बने रहने के लिए उसे सही तापमान (निम्न तापमान) पर स्टोर (Store) करना चाहिए। 'शीत-शृंखला' वैक्सीन को अनुशंसित (Recommended) तापक्रम पर स्टोर एवं परिवहन करने की विधि है।
- इसमें उपयोग किए जाने वाले उपकरण हैं- बड़े, प्रवेश-योग्य फ्रीजर (Freezers), आईस लाइन्ड रेफ्रीजिरेटर (ILR), डीप फ्रीजर (Deep-freezers), कोल्ड बॉक्स (Cold boxes), टीका-वाहक (Vaccine carriers) एवं दैनिक वाहक (Day carriers), आदि।
- 2-8°C तापक्रम पर सभी वैक्सीनों को कुछ महीनों तक सुरक्षित स्टोर किया जा सकता है।
- DPT तथा टिटेनस टॉक्सोइड (Tetanus toxoid) वैक्सीनों को बर्फ के रूप में जमने या फ्रीज (Freez) नहीं होने देना चाहिए।

सूक्ष्मजैविकी या माइक्रोबायोलॉजी : परिचय
(Microbiology : Introduction)

- यह विज्ञान की वह शाखा है, जिसमें एककोशिकीय या बहुकोशिकीय (Unicellular or multicellular) सूक्ष्मदर्शीय जीवों (Microscopic organisms) का अध्ययन किया जाता है। इसमें वायरोलॉजी (Virology), बैक्टीरियोलॉजी (Bacteriology), मायकोलॉजी (Mycology) व अन्य कई शाखाएँ आती हैं।
- **एन्टोनी वान ल्यूवेनहॉक** (Antonie van Leeuwenhoek) को माइक्रोबायोलॉजी का जनक (Father of Microbiology) कहा जाता है।
- **लुईस पाश्चर** (Louis Pasteur) को बैक्टीरियोलॉजी का जनक (Father of Bacteriology) कहा जाता है।
- लुईस पाश्चर को आधुनिक सूक्ष्मजैविकी (माइक्रोबायोलॉजी) का जनक माना जाता है।

विभिन्न प्रकार के पैथोजेनिक माइक्रोब्स
(Various Types of Pathogenic Microbes)

- जन्तुओं व पादपों के शरीर में रोग फैलाने वाले सूक्ष्मजीवों को रोगकारक या पैथोजेनिक (Pathogenic) सुक्ष्मजीव तथा रोग न फैलाने वाले सूक्ष्मजीवों को नॉन-पैथोजेनिक (Non-pathogenic) सूक्ष्मजीव या माइक्रोब्स (Microbes) कहते हैं।
- ये माइक्रोब्स सभी मानव एवं जन्तुओं के शरीर पर पाए जाते हैं तथा रेसिडेन्ट फ्लोरा एवं ट्रान्सिएण्ट फ्लोरा का निर्माण करते हैं।
- **रेसिडेन्ट फ्लोरा** (Resident Flora) ये सूक्ष्मजीव शरीर के किसी भाग पर स्थाई और नियमित रूप से पाए जाते हैं। ये विटामिन-K का संश्लेषण (Synthesis), पोषकों का अवशोषण (Absorption), भोजन का पाचन (Digestion), आदि कार्य करते हैं।
- **ट्रान्सिएन्ट फ्लोरा** (Transient Flora) ये सामान्यतया रोग फैलाने वाले सूक्ष्मजीव नहीं होते हैं; परन्तु असामान्य परिस्थितियों में ये रोग फैला सकते हैं।
- मनुष्य में रोग उत्पन्न करने वाले पैथोजेनिक माइक्रोब्स को निम्न समूहों में बाँटा गया है- वायरस, बैक्टीरिया, प्रोटोजोआ, कृमि, फन्जाई।

1. विषाणु या वायरस (Virus)

- लैटिन भाषा में वायरस (Virus) शब्द का अर्थ, विष अथवा विषैला तरल है। सर्वप्रथम **पाश्चर डी. जे. इवानोवस्की** (Pasteur DJ Ivanowsky; 1892) ने तम्बाकू के मोजैक रोग के रोगकारक माइक्रोब्स को पहचाना था एवं वायरस नाम दिया।
- वायरस में प्रोटीन के आवरण को **कैप्सिड** (Capsid) कहते हैं और यह छोटी-छोटी उप-इकाइयों, जिन्हें **कैप्सोमीयर** (Capsomere) कहते हैं, से मिलकर बनता है। कैप्सिड न्यूक्लिक अम्ल (Nucleic acid) (DNA या RNA) को संरक्षित करता है।
- वायरस पर एन्टीबायोटिक (Antibiotics) का प्रभाव नहीं होता है, क्योंकि वायरस में स्वयं की मेटाबॉलिक क्रियाएँ नहीं होती है तथा ये सदैव अपने गुणन (Duplication) के लिए होस्ट (Host) कोशिकाओं की मशीनरी पर निर्भर रहते हैं। अतः एन्टीबायोटिक का प्रभाव होस्ट कोशिका पर ही होता है।
- गंगा नदी के जल में असंख्य बैक्टीरियोफेज उपस्थित होते हैं। ये नदी के प्रदूषित जल में उपस्थित पैथोजेनिक बैक्टीरिया (Pathogenic bacteria) को नष्ट कर देते हैं। अतः ये अपमार्जक (Scavenger) का कार्य करके गंगा नदी के जल को शुद्ध बनाए रखते हैं।
- बैक्टीरियोफेज (Bacteriophage) प्रायः दोहरी रज्जुक वाले DNA वायरस होते हैं।
- वायरस जनित रोगों का विवरण निम्न तालिका में दिया गया

कुछ वायरस जनित रोगों का विस्तृत विवरण

रोग का नाम	पैथोजन	संचरण या ट्रांसमिशन की विधि	लक्षण एवं इन्क्यूबेशन अवधि	निदान या डायग्नोसिस	रोकथाम एवं उपचार
चेचक या शीतला माता या **स्मॉलपॉक्स** (Smallpox)	*वैरीओला वायरस* (*Variola virus*)	वायु में उपस्थित संक्रमित ड्रॉपलेट्स (Droplets) के सीधे सम्पर्क या संक्रमित तरल युक्त वस्तुओं के सम्पर्क में आने से	• तेज बुखार, सिरदर्द, पीठ दर्द, उल्टी होना, अत्यधिक बेचैनी • सर्दी लगना व कपकपी • अपकेन्द्री (Centrifugal) क्रम में शरीर पर चकतों का विकास • **इन्क्यूबेशन अवधि** 11 से 14 दिन	लक्षणों के आधार पर एवं वायरस पृथक्करण (Isolation) द्वारा	• यह रोग सन् 1977 के बाद से विश्व से समाप्त हो चुका है, परन्तु इसके वायरस व वैक्सीन नमूनों के रूप में प्रयोगशालाओं में सुरक्षित रखे गए हैं।
छोटी माता या **चिकन पॉक्स** (Chicken pox)	*वैरीसेला जोस्टर* (*Varicella zoster*)	वायु में उपस्थित संक्रमित ड्रॉपलेट्स (Droplets) के सीधे सम्पर्क या संक्रमित तरल युक्त वस्तुओं के सम्पर्क में आने से	• हल्का मध्यम बुखार, पीठ दर्द, कपकपी बेचैनी • बुखार के साथ चकते का उभरना, जो जलीय द्रव (Watery liquid) से भरे हुए होते हैं। • **इन्क्यूबेशन अवधि** 14 से 16 दिन	लक्षणों के आधार पर एवं वायरस पृथक्करण द्वारा	• वैरीसेला या चिकन पॉक्स वैक्सीन से।
खसरा/मीजल्स (Measles)/ रुबेला (Rubella)	*पैरामिक्सोवायरस* (*Paramyxovirus*)	बोलते, श्वास लेते एवं खाँसते समय वायु द्वारा संक्रमित ड्रॉपलेट्स के सीधे सम्पर्क से	• 3 से 4 दिन बुखार (39°C), कन्जेक्टेवाइटिस, नाक बहना, लाल आँखें, लसीका गाँठों में सूजन, छींकें, आदि। • गाल में भीतर की ओर लाल धब्बों पर नीले-सफेद धब्बे उभरना जिन्हें कोपलिक धब्बे (Koplik's spots) कहते हैं। • **इन्क्यूबेशन अवधि** 10 से 14 दिन	लक्षणों के अनुसार व वायरस पृथक्करण द्वारा	• मीजल्स की वैक्सीन से। • MMR (Measles, Mumps एवं Rubella) वैक्सीन से। • इम्यूनोग्लोब्यूलिन की 250-750 mg तक की मात्रा से। • सम्पर्क के 3 दिन के भीतर वैक्सीन देने से मीजल्स को रोका या ठीक किया जा सकता है।
एड्स (AIDS or Acquired Immuno Deficiency Syndrome) इसे स्लिम रोग (Slim disease) भी कहते हैं।	HIV (Human Immuno-deficiency Virus)	• संक्रमित व्यक्ति के साथ असुरक्षित यौन सम्बन्ध • संक्रमित माता से गर्भस्थ या स्तनपान करने वाले शिशु में • संक्रमित सुई के उपयोग से • संक्रमित रुधिर के रक्ताधान (Blood transfusion) द्वारा	• 10% या इससे ज्यादा शरीर का वजन कम होना, बुखार, निमोनिया, मस्तिष्क ट्यूमर, दिमागी रुधिरस्राव, दस्त, लसीका ग्रन्थियों में सूजन, मुँह में अल्सर। • **इन्क्यूबेशन अवधि** कुछ महीनों से 10 वर्ष तक	• Enzyme Linked Immuno Sorbent Assay (ELISA) टेस्ट द्वारा • Polymerase Chain Reaction (PCR) टेस्ट द्वारा • वेस्टर्न ब्लॉट तकनीक द्वारा • CD_4 कोशिकाओं की संख्या द्वारा • HIV संक्रमण की स्थिति में T_4-कोशिकाओं तथा लिम्फोसाइट्स की संख्या घटकर 200 cu/mm हो जाती है।	• कण्डोम के उपयोग से सुरक्षित यौन सम्बन्ध द्वारा। • निर्जिवीकृत (Sterilised) सुईं या सीरींज के इस्तेमाल द्वारा। • रक्ताधान से पहले HIV का टेस्ट करके। • जिडोवुडीन (Zidovudine) नामक दवा एड्स के उपचार में प्रयुक्त की जाती है। यह रिवर्स ट्रान्सक्रिप्टेज (Reverse transcriptase) एन्जाइम की कार्यविधि में बाधक (Inhibitor) है।
पोलियोमाइलिटिस (Poliomylitis)	पोलियो RNA वायरस प्रकार-1, 2, 3	संक्रमित मृदा, मक्खियों द्वारा संदूषित (Contaminated) भोजन-पानी, आदि के द्वारा	• बुखार, सिरदर्द, गले में दर्द, खाँसी, उल्टी होना, दस्त लगना, गर्दन में अकड़न, अति संवेदनशीलता • चलने में कठिनाई, निगलने में कठिनाई, हाथ-पैरों की गतिविधियों का कम होना, पैरों में लकवा • **इन्क्यूबेशन अवधि** 7 से 21 दिन	गले के स्राव व मल का टेस्ट करके व लक्षणों द्वारा	• सभी शिशुओं और बच्चों के सक्रिय वैक्सिनेशन या इम्यूनाइजेशन द्वारा पोलियो को रोका जा सकता है। • वर्तमान में मुख से दिए जाने वाले पोलियो के वैक्सीन (Oral Polio Vaccine or OPV) का व्यापक प्रयोग हो रहा है।

रोग का नाम	पैथोजन	संचरण या ट्रांसमिशन की विधि	लक्षण एवं इन्क्यूबेशन अवधि	निदान या डायग्नोसिस	रोकथाम एवं उपचार
पीत ज्वर या येलो फीवर (Yellow fever)	*फ्लेवी वायरस* (*Flavi virus*)	मादा *क्यूलेक्स* या *एडीज* मच्छर के काटने से	• खून युक्त उल्टी, मल के साथ खून आना, मूत्र में एल्ब्यूमिन प्रोटीन उपस्थित होना, मूत्र का कम बनना, आघात उत्तेजना, स्टूपर, कोमा व अन्य रुधिर स्राव सम्बन्धी लक्षण। • मुख्यतया 80% रोगियों की 6 से 10 दिन के भीतर मृत्यु हो जाती है। • **इन्क्यूबेशन अवधि** 3 से 6 दिन	सीरोलॉजिकल व हिस्टोलॉजिकल टेस्ट द्वारा	• 17-D वैक्सीन (0.5 mL उपत्वचीय) 10 दिन के बाद इम्यूनिटी प्रदान करती है। • उत्पन्न लक्षणों हेतु सहायक उपचार एवं एन्टीपाइरेटिक (Antipyretic) औषधि व तरल एवं लवण सन्तुलन बनाए रखना।
इन्फ्लूएन्जा (Influenza)	ऑर्थोमिक्सोवायरस (Orthomyxovirus) न्यूक्लियोप्रोटीन एन्टीजन के आधार पर इस वायरस के तीन प्रकार A, B एवं C होते हैं।	रोगी के श्वसन मार्ग से छींक या बोलने के द्वारा निकले ड्रॉपलेट्स के सम्पर्क से	• ज्वर, पेशीय दर्द, ठण्ड, खराश और सूखी खाँसी, जो निमोनिया से बिगड़ सकती है। • **इन्क्यूबेशन अवधि** 1 से 2 दिन	• सीरोलॉजी टेस्ट द्वारा • एक्यूट एन्टीजन टेस्ट द्वारा • RT-PCR (Reverse Transcription-Polymerase Chain Reaction) द्वारा	• पेनिसिलिन, स्ट्रेप्टोपेनिसिलिन एवं γ-ग्लोब्यूलिन के इन्जेक्शन रोग की प्रबलता को कम करते हैं। • नाक पर *यूकेलिप्टस* (*Eucalyptus*) के तेल से भीगे कपड़े का प्रयोग करना चाहिए। • इसके उपचार के लिए **एमैन्टाडीन** (Amantadine) औषधि प्रयुक्त की जाती है।
जापानी इन्सिफैलाइटिस (Japanese encephalitis)	जैपेनीस इन्सिफैलाइटिस वायरस (Japanese encephalitis virus)	संक्रमित *क्यूलेक्स* मच्छर के काटने से	• हल्का बुखार, सिरदर्द, आमाशय, आँत्रीय गड़बड़ियाँ, आलसीपन, बेचैनी (1 से 6 दिन) • उच्च बुखार, गर्दन में अकड़न, मस्तिष्क में सूजन, तन्त्रिका तन्त्र से सम्बन्धित लक्षण, लकवा। • **इन्क्यूबेशन अवधि** 2 से 26 दिन	• CSF (Cerebro Spinal Fluid) का IgM ELISA टेस्ट • डॉट-ब्लॉट IgM टेस्ट	• इस रोग के लिए कोई विशिष्ट उपचार नहीं है। • वर्तमान में इस रोग के तीन वैक्सीन उपलब्ध हैं SA14-14-2, Chimeri vax-JE और IXIARO (ऑस्ट्रेलिया में ICSI, न्यूजीलैण्ड में JESPECT के रूप में और भारत में JEEV के रूप में उपलब्ध है)।
रेबीज (Rabies) इसे जलभीरू या हाइड्रोफोबिया (Hydrophobia) रोग भी कहते हैं।	रहैब्डो कुल के लायसा वायरस प्रकार 1 (Lyssa virus type-I)	मुख्यतया कुत्ते, भेड़िया, बन्दर, आदि के काटने पर उनके लार के रुधिर में प्रवेश करने पर	• काटने वाले स्थान पर दर्द व कम्पन्न महसूस होना, सिरदर्द, जी-मचलना, गले का संक्रमण, हल्का बुखार • तन्त्रिका तन्त्र से सम्बन्धित परिवर्तन जिसमें चेहरे, गले व अन्य माँसपेशियों में संकुचन (Contraction) उत्पन्न होते हैं, जिससे जल, वायु, प्रकाश, आदि से डर लगने लगता है। • **इन्क्यूबेशन अवधि** 1 से 3 महीने	• घाव वाले स्थान की बायोप्सी • लार व अन्य स्रावों से वायरस का फ्लोरेसेन्ट (Fluorescent) एन्टीबॉडी टेस्ट द्वारा • सेरीब्रल न्यूरॉन एवं हिप्पोकैम्पस के कोशिकाद्रव्य में इओसिनोफिल इनक्लूजन बॉडीज की उपस्थिति टेस्ट (Test for the presence of eosinophilic inclusion bodies in cytoplasm of Hippocampus and cerebral neurons)	• रेबीज रोकने हेतु कुत्ते एवं बिल्ली के बच्चों का वैक्सिनेशन करवाना चाहिए। • कुत्ते के काटने के बाद 10 दिन तक कुत्ते पर नजर रखनी चाहिए तथा उसमें कोई परिवर्तन; जैसे अधिक भागना, अत्यधिक लार का स्रावण, बैचेनी, आदि दिखे तो उसे मार देना चाहिए। • इसन-रेजीमन (Essen-Regimen) (0.5 mL या 1 mL डोज) 0, 3, 7, 14, 28 दिन पर। • जरेब-रेजीमन (Zareb-Regimen) (0.5 mL या 1 mL डोज) 0, 0, 7, 21 दिन पर।

रोग का नाम	पैथोजन	संचरण या ट्रांसमिशन की विधि	लक्षण एवं इन्क्यूबेशन अवधि	निदान या डायग्नोसिस	रोकथाम एवं उपचार
डेंगू (Dengue) इसे हड्डी तोड़ बुखार (Bone break fever) भी कहते हैं।	डेंगू वायरस (Dengue virus or DENV)	संक्रमण *एडीज एजिप्टाई* मच्छर के काटने से	• बुखार, जी-मिचलना, उल्टी, कमजोरी, पेशीय दर्द, हड्डी व जोड़ों में दर्द, पेट दर्द, भूख न लगना, कब्ज, प्लाज्मा स्राव, शरीर पर लाल चकते बनना कालान्तर पर, नकसीर आना, उल्टी में रुधिर आना, मल के साथ रुधिर आना, हाथ-पैर ठण्डे होना, प्लेटलेट्स का नष्ट होना, रुधिर दाब कम होना, आघात या मृत्यु। • **इन्क्यूबेशन अवधि** 2 से 7 दिन	• वायरस पृथक्करण द्वारा • RT-PCR वायरस जाँच द्वारा • MAC-ELISA IgM/IgG अनुपात द्वारा • रुधिर के NS 1 एन्टीजन टेस्ट द्वारा • प्लेटलेट की संख्या 100000 से कम हो जाती है।	• यदि प्लेटलेट संख्या 20000/dL से कम है तो रोगी को प्लेटलेट अन्तःशिरीय (IV) माध्यम से दी जानी चाहिए • डेंगू की रोकथाम के लिए मच्छरों के प्रजनन की जगहों का नियन्त्रण या उन्हें खत्म कर देना चाहिए। • अंधेरे तथा नमी वाले स्थानों पर कीटनाशकों; जैसे–DDT का छिड़काव। • चिकित्सकीय सलाह लेना आवश्यक हैं। • बुखार के समय पैरासिटामॉल ली जा सकती है। • प्लेटलेट्स ट्रांसफ्यूजन (SDP)।
गलसुआ या मम्प्स (Mumps)	मम्प्स वायरस (Mumps Virus or MuV)	श्वास द्वारा वायु मार्ग से संक्रमित ड्रॉपलेट्स के सीधे सम्पर्क से	• पहले चरण में तेज ज्वर, सिरदर्द, कमरदर्द, स्वाद कलिकाओं का लाल होना, अत्यधिक लार या मुँह और गला सूख जाना। • दूसरे चरण में कान और जबड़ों के आस-पास लार ग्रन्थियों में सूजन (7 से 10 दिन तक)। • **इन्क्यूबेशन अवधि** 2 से 3 सप्ताह	वायरस पृथक्करण द्वारा	• इस रोग को MMR वैक्सीन के प्रयोग से रोका जा सकता है। • इस वैक्सीन को बनाने में विभिन्न स्ट्रेन्स (Strains) का प्रयोग किया जाता है; जैसे Jeryl Lynn (JL), Leningrad-3, Leningrad-3-zagreb (L-Zagreb), Rubini और Urabe AM-9
मेनिन्जाइटिस (Meningitis)	हर्पीज सिम्प्लेक्स वायरस (Herpes simplex virus), मम्प्स वायरस (Mumps virus) अर्बोवायरस (Arbovirus), आदि	प्रायः रुधिर द्वारा सेरिब्रोस्पाइनल द्रव में संक्रमण	• मस्तिष्क सम्बन्धी प्रभाव, तेज बुखार, बेहोशी। • **इन्क्यूबेशन अवधि** 2 से 10 दिन	• सेरिब्रोस्पाइनल द्रव्य (Cerebrospinal Fluid or CSF) में ग्लूकोस का स्तर कम होना • रुधिर टेस्ट या प्रोटीन टेस्ट	• पेनिसिलिन एन्टीबायोटिक, स्टीरॉइड, आदि का उपयोग। • मेनिन्जाइटिस रोधी वैक्सीन।
हर्पीज (Herpes)	हर्पीज सिम्प्लेक्स वायरस (Herpes simplex virus)	• रोगी की त्वचा द्वारा हर्पीज के छालों या फफोलों के सम्पर्क में आने पर • रोगी से यौन (Sexual) सम्बन्ध बनाने पर	• शरीर की त्वचा पर खुजली एवं छालों या फफोलों का विकसित होना। • **इन्क्यूबेशन अवधि** 10 से 21 दिन	PCR जाँच	• एन्टीवायरल दवाइयाँ जैसे-एसाइक्लोवीर (Aciclovir), वेलेसाइक्लोवीर (Valaciclovir) का इस्तेमाल करना चाहिए।
चिकनगुनिया (Chikungunya)	चिकनगुनिया वायरस (Chikunguniya virus or CHIKV)	*एडीज एजिप्टाई* मच्छर के काटने से	• अचानक बुखार एवं जोड़ों में दर्द • **इन्क्यूबेशन अवधि** 3 से 7 दिन	• ELISA जाँच द्वारा • IgM एवं IgG एन्टी चिकनगुनिया एन्टीबॉडी की उपस्थिति जाँच द्वारा	• पूरा आराम तथा तरल पदार्थ लेना। • पैरासिटामॉल, एसिटामिनोफेन जैसे एन्टीबायोटिक का प्रयोग।
स्वाइन फ्लू (Swine flu)	H1N1 (Haem-agglutinin type 1 and Neuraminidase type 1) वायरस	• संक्रमित सूअरों के कफ या श्वास द्वारा उत्पन्न ड्रॉपलेट्स के सीधे सम्पर्क में आने से • संक्रमित सतह को छूने या रोगी की लार द्वारा	• तेज बुखार, कपकपी, सिरदर्द, कफ बनना, भूख न लगना, श्वास लेने में तकलीफ होना • **इन्क्यूबेशन अवधि** 1 से 4 दिन	• PCR एक्यूट एन्टीजन टेस्ट • कफ में वायरस की जाँच	• जेनामिविर या रेलेन्जा (Zanamivir or Relenza) तथा ओसेल्टामिविर या टेमीफ्लू (Oseltamivir or Tamiflu) दवा का प्रयोग।

हिपेटाइटिस (Hepatitis)

- हिपेटाइटिस पाँच प्रकार का होता है- हिपेटाइटिस-A, B, C, D और E : यह रोग क्रमशः *एन्टेरोवायरस* (*Enterovirus*) HAV, HBV, HCV, HDV और HEV के कारण होता है।
- **हिपेटाइटिस-A** इसे **महामारी पीलिया** (Epidemic jaundice) भी कहते हैं। इसका वायरस भोजन व संदूषित पानी द्वारा शरीर में प्रवेश करता है। इस वायरस की औसत इन्क्यूबेशन अवधि 2-21 दिन की होती है। इसके प्राथमिक लक्षण, डायरिया, बुखार, ठण्ड लगना, आदि होते हैं। इस रोग में पीलिया की अवस्था में रोगी की त्वचा पीली पड़ जाती है, आँखों का रंग हल्का पीला तथा मूत्र का रंग गहरा पीला हो जाता है।
- **हिपेटाइटिस-B** यह माँ के दुग्ध से बच्चे में, रोगी की लार, सीमन, योनि स्राव, आदि के द्वारा स्वस्थ व्यक्ति को संक्रमित करता है। इसकी इन्क्यूबेशन अवधि सामान्यतया 4-26 सप्ताह होती हैं। इसके प्रमुख लक्षण भूख ना लगना, हल्का-सा बुखार रहना, जोड़ों में दर्द, आदि हैं। इसके निदान के लिए HbsAg परीक्षण किया जाता है। इस प्रकार के हिपेटाइटिस की IgM तथा एन्टीहिपेटाइटिस-B वायरस (Anti-HAV) द्वारा पहचान की जाती हैं। इससे बचाव के लिए इन्टरफेरॉन α-एन्टीवायरल प्रोटीन बहुत प्रभावकारी होती है। इसकी रोकथाम के लिए हिपेटाइटिस-B के टीके लगाए जाते हैं। रोग होने के बाद इसका कोई सफल उपचार नहीं है।
- **हिपेटाइटिस-C** इसका वायरस घाव, संक्रमित (Infected) सुईं, दन्त उपकरणों, लैंगिक सम्बन्ध, संदूषित (Contaminated) रुधिर, आदि के द्वारा शरीर में प्रवेश करता है। इसकी इन्क्यूबेशन अवधि 2-22 सप्ताह की होती हैं। इसकी रोकथाम में α-इन्टरफेरॉन एवं राइबेविरीन (Ribavirin) बहुत अधिक प्रभावी होते हैं।
- **हिपेटाइटिस-D** यह रोग प्राकृतिक रूप से हिपेटाइटिस-B के साथ सहसंक्रमण (Coinfection) के रूप में होता है। हिपेटाइटिस-B के संक्रमण के पश्चात् हिपेटाइटिस-D के संक्रमण को **पिग्गी बैकलिंग** (Piggy backling) कहते हैं।
- **हिपेटाइटिस-E** इसका वायरस सामान्यतया मुख से प्रवेश करता है। इसकी इन्क्यूबेशन अवधि 2-8 सप्ताह की होती है। इसका संक्रमण विशेषकर गर्भवती महिलाओं में होता है।

हिपेटाइटिस के टेस्ट (Tests of Hepatitis)

- सीरम बिलिरुबीन टेस्ट (Serum Bilirubin Test or SBT)
- सीरम ग्लूटामिक पाइरुविक ट्रान्सएमीनेज (Serum Glutamic Pyruvic Transaminase or SGPT) टेस्ट
- एन्जाइम लिंक्ड इम्यूनो सोर्बेन्ट ऐसे (Enzyme Linked Immuno Sorbent Assay or ELISA)

रोकथाम एवं उपचार (Prophylaxis and Treatment)

- खाद्य पदार्थ तथा जल को संदूषित होने से बचाना चाहिए।
- इन्टरफेरॉन दवाओं का उपयोग करना चाहिए।
- रोग की रोकथाम के लिए हिपेटाइटिस का वैक्सिनेशन करवाना चाहिए। हिपेटाइटिस-B रोग में 6 माह का **γ-ग्लोब्यूलिन कोर्स** अच्छा उपचार है।

कोरोना वायरस विश्वमारी (Corona Virus Pandemic)

- कोरोना वायरस विश्वमारी या कोविड-19 की शुरुआत एक नए किस्म के **कोरोना वायरस** (2019-nCoV) के संक्रमण के रूप में मध्य चीन के वुहान शहर में 2019 के मध्य दिसम्बर में हुई थी।
- विश्व स्वास्थ्य संगठन ने इस कोरोना वायरस की महामारी को नया नाम कोविड-19 (COVID-19) ('CO'-Corona, 'VI'-virus, 'D'-Disease) दिया है। विशेषज्ञ इस वेरिएंट को SARS-CoV-2 कहते हैं।
- कोरोना वायरस कुल-**कोरोनाविरीडी** (Coronaviridae) और गण-निडोवायरेल्स (Nidovirales) से सम्बन्धित है। कोरोना वायरस में एक लिफाफा या मुकुट जैसा वायरल कण होता है, जिससे उसका यह नाम रखा गया था।

कोविड-19 का संक्रमण (Infection of COVID-19)

- किसी भी स्वस्थ व्यक्ति को कोविड-19 वायरस का संक्रमण संक्रमित व्यक्ति के खाँसने, छींकने या श्वास छोड़ने पर उसके नाक या मुँह से निकली छोटी संक्रमित ड्रॉपलेट्स (Droplets) के सीधे सम्पर्क में आने से हो सकता है।
- ये नन्ही संक्रमित बूँदें उस व्यक्ति के आस-पास की दूसरी चीजों और सतहों पर भी गिर सकती हैं। यदि दूसरा व्यक्ति उस सामान या सतह के सम्पर्क में आने के बाद अपने हाथ से मुँह, नाक या आँख को छूता है, तो वो भी कोविड-19 से संक्रमित हो सकता है।

कोविड-19 के विभिन्न वेरिएंट (Various Variants of COVID-19)

वायरस हमेशा अपने DNA या RNA को बदलते रहते हैं और इससे वायरस का एक नया रूप (Strain) या वेरिएंट बन सकता है।

(i) **अल्फा** (α) (B.1.17) सबसे पहले 2020 के अन्त में, विशेषज्ञों ने दक्षिण-पूर्वी इंग्लैंड के लोगों में देखे गए COVID-19 मामलों में जीन उत्परिवर्तन का उल्लेख किया।

(ii) **बीटा** (β) (B.1.351) यह वेरिएंट दिसम्बर, 2020 दक्षिण अफ्रीका और नाइजीरिया सहित अन्य देशों में पाया गया है।

(iii) **गामा** (δ) (P.1) जनवरी 2021 में, विशेषज्ञों ने इस वेरिएंट को ब्राजील के उन लोगों में देखा, जो जापान की यात्रा पर गए थे। उस महीने के अन्त तक, यह अमेरिका में भी खोजा जा चुका था।

(iv) **डेल्टा** (δ) (B.1.617.2) यह वेरिएंट दिसम्बर 2020 में भारत में देखा गया था। इसने अप्रैल 2021 के मध्य में कोविड मामलों में भारी वृद्धि की।

(v) **म्यू** (Mu) (μ)(B.1.621) विशेषज्ञों ने पहली बार जनवरी 2021 में कोलम्बिया में इस कोविड-19 वेरिएंट का देखा। तब से, दक्षिण अमेरिका और यूरोप के कई देशों ने म्यू के प्रकोप की सूचना दी है।

(vi) **ऑमिक्रोन** (Omicron) यह नया वेरिएंट (B.1.1.529) पहली बार बोत्सवाना में 11 नवम्बर, 2021 को एकत्र किए गए नमूनों में पाया गया था। दक्षिण अफ्रीका के विशेषज्ञों ने सबसे पहले 24 नवम्बर, 2021 को विश्व स्वास्थ्य संगठन (WHO) को इस वेरिएंट की सूचना दी।

कोविड-19 के लक्षण (Symptoms of COVID-19)

- कोविड-19 के मुख्य लक्षण बुखार, खाँसी और श्वास लेने में समस्या है। बीमार व्यक्ति को थकान, बदन दर्द और नाक बंद होना, गले में खराश, स्वाद या गन्ध (order) पता न चलना, चक्कर आना और उल्टी-दस्त की समस्या भी हो सकती है; हालाँकि कुछ लोग जो इससे संक्रमित हो जाते हैं, उनमें कोई भी लक्षण प्रदर्शित नहीं होता है।
- WHO के अनुसार, बुजुर्ग तथा ब्लड प्रेशर, हृदय तथा फेफड़े व मधुमेह के रोगियों में कोविड-19 की स्थिति गम्भीर होने की ज्यादा सम्भावना रही है।
- रोग के लक्षणों को सामने आने में औसतन 5-6 दिन लगते हैं; हालाँकि इसमें 14-21 दिन तक लग सकते हैं।

निदान (Diagnosis)

- नाक के स्राव, रुधिर एवं थूक का रिवर्स ट्रांसक्रिप्शन-पॉलीमरेज़ चेन रिएक्शन (RT-PCR) टेस्ट या संक्रमित स्राव का अन्य न्यूक्लिक अम्ल (Nucleic acid) टेस्ट।
- एन्टीजन-एन्टीबॉडी रिएक्शन द्वारा रेपिड डायग्नोसटिक टेस्ट
- छाती के CT स्कैन द्वारा।
- सीरोलॉजिकल टेस्ट द्वारा।

रोकथाम (Prevention)

- अपने हाथों को नियमित रूप से कम-से-कम 20 सेकण्ड के लिए साबुन और पानी से धोएँ, खासकर बाथरूम जाने के बाद, खाने से पहले एवं बाहर से घर में प्रवेश करने के बाद।
- अगर साबुन और पानी उपलब्ध नहीं हो, तो आप एल्कोहॉल आधारित हैंड सेनेटाइजर का उपयोग कर सकते हैं, जिसमें कम-से-कम 75% एल्कोहॉल हो।
- खाँसने या छींकने वाले लोगों से कम-से-कम 1 मीटर की दूरी बनाए रखें।
- अपने चेहरे को छूने से बचें।
- खाँसते समय या छींकते समय कोहनी के अंदरूनी हिस्से से मुँह को ढकें या टिशू पेपर का उपयोग करें तथा उसे डस्टबिन में फेकें।
- घर से बाहर निकलते समय सर्जिकल मास्क पहनना चाहिए।
- हैल्थकेयर पेशेवरों को सलाह दी जाती है कि वे कम-से-कम NIOSH प्रमाणित N95, EU मानक FFP2 या समकक्ष के रूप में अन्य व्यक्तिगत PPE किट सुरक्षा उपकरणों के अलावा श्वासयंत्र (Respirator) का भी उपयोग करें।
- सतहों से वायरस को हटाने के लिए क्लोरीन-आधारित कीटाणुनाशक, 75% इथेनॉल, पैरासिटिक एसिड और क्लोरोफॉर्म का इस्तेमाल कर सकते हैं।

कोविड-19 की वैक्सीन (Vaccines of COVID-19)

नाम	वैक्सीन का प्रकार	प्रथम विकसित करने वाली संस्था	उत्पन्न करने वाला देश
कोवैक्सीन (Covaxin)	निष्क्रिय वैक्सीन	भारत बायोटैक एवं ICMR	भारत
एस्ट्राजेनेका (Astrazeneca) (AZD1222) इसे कोवीशिल्ड (Covishield) भी कहते हैं।	एडीनो वायरस वैक्सीन	BARDA, OWS (भारत में यह वैक्सीन सीरम इंस्टीट्यूट ऑफ इण्डिया (SII) द्वारा बनाई जा रही है।)	UK
कोमीर्नेटी (Comirnaty) (BNT162b2)	*m*RNA आधारित वैक्सीन	Pfizer, BioN Tech	USA
मोडेर्ना (Moderna) COVID-19 वैक्सीन (*m*RNA-1273)	*m*RNA आधारित वैक्सीन	Moderna BARDA, NIAID	USA
स्पूत्निक V (Sputnik V)	नॉन-रिप्लेकेटिंग वेक्टर	Acellena Contract Drug Research and Development	रूस
नोवावैक्स (Novavax)	प्रोटीन	American biotechnology	मैरीलेण्ड
जीडसकाडिला (Zyduscadila)	DNA आधारित	Cadila health care	भारत

2. जीवाणु या बैक्टीरिया (Bacteria)

- बैक्टीरिया का सर्वप्रथम विवरण **एन्टोनी वान ल्यूवेनहॉक** ने सन् 1676 में दिया था। 'बैक्टीरिया' शब्द का प्रयोग सर्वप्रथम **एहरेनबर्ग** (Ehrenberg) ने सन् 1828 में किया।
- बैक्टीरिया अत्यन्त सूक्ष्म प्रोकैरियोटिक (Prokaryotic) जीव होते हैं। इनका व्यास 0.2-1.5 μm तथा लम्बाई 3.1-5.0 μm होती है।
- ग्राम स्टैनिंग के आधार पर बैक्टीरिया को दो समूहों **ग्राम पॉजिटिव** (Gram positive) तथा **ग्राम निगेटिव** (Gram negative) में विभाजित किया गया है। यह तकनीक **क्रिश्चियन ग्राम** (Christian Gram) ने सन् 1884 में विकसित की।
- इस विधि में बैक्टीरिया को **क्रिस्टल वॉयलेट** अभिरंजक (Stain) से रंगा जाता है जिससे सभी बैक्टीरिया बैंगनी रंग के हो जाते हैं।
- इसके बाद बैंगनी रंग के बैक्टीरिया को कई बार पानी से धोकर आयोडीन के घोल में डुबाते हैं। बैक्टीरिया को पुनः जल से धोकर 95% एल्कोहॉल या एसीटोन में डुबाते हैं, जो बैक्टीरिया बैंगनी रंग छोड़ देते हैं, उन्हें **ग्राम निगेटिव** (Gram negative) बैक्टीरिया कहते हैं।
- इसके विपरीत, जो बैक्टीरिया अपना बैंगनी रंग बनाए रखते हैं, वे **ग्राम-पॉजिटिव** (Gram positive) बैक्टीरिया कहलाते हैं।

ग्राम पॉजिटिव तथा निगेटिव बैक्टीरिया में अन्तर

ग्राम पॉजिटिव	ग्राम निगेटिव
कोशिका भित्ति (Cell wall) मोटी (15-25 nm) होती है।	कोशिका भित्ति (Cell wall) अपेक्षाकृत पतली (10-15 nm) होती है।
कोशिका भित्ति में पेप्टाइडोग्लाइकेन (Peptidoglycan) की मात्रा अधिक (70-80%) तथा लिपिड की मात्रा कम (4%) होती है।	कोशिका भित्ति में पेप्टाइडोग्लाइकेन की मात्रा कम (10-20%) तथा लिपिड की मात्रा अधिक होती है।
कोशिका भित्ति में टिकोइक अम्ल (Teichoic acid) उपस्थित होता है।	कोशिका भित्ति में टिकोइक अम्ल अनुपस्थित होता है।
ये एन्टीबॉडी के प्रति कम प्रतिरोधी होते हैं।	ये एन्टीबॉडी के प्रति अधिक प्रतिरोधी हैं।
ये लाइसोजाइम के लिए प्रतिरोधी नहीं होते हैं; उदाहरण–*क्लॉस्ट्रीडियम, न्यूमोकोकस, माइकोबैक्टीरियम, स्टेफाइलोकोकस*, आदि।	ये लाइसोजाइम के लिए प्रतिरोधी होते हैं; उदाहरण–*ई. कोलाई, साल्मोनेला, स्यूडोमोनास, बैसिलस, विब्रियो*, आदि।

कुछ बैक्टीरिया जनित रोगों का विस्तृत विवरण

रोग का नाम	पैथोजन	संचरण या ट्रांसमिशन की विधि	लक्षण एवं इन्क्यूबेशन अवधि	निदान या डायग्नोसिस	रोकथाम एवं उपचार
तपेदिक या क्षय रोग या ट्यूबरक्यूलोसिस (Tuberculosis)	*माइकोबैक्टीरियम ट्यूबरकुलोसिस (Mycobacterium tuberculosis)*	रोगी के थूक, खाँसी या छींक द्वारा मुक्त ड्रॉपलेट्स के सीधे सम्पर्क में आने या संक्रमित भोजन, जल तथा वायु के माध्यम से	• शाम के समय हल्का बुखार, 2 सप्ताह या उससे अधिक समय से निरन्तर खाँसी, खाँसी के साथ थूक में खून आना, शरीर का भार तेजी से कम होना। • **इन्क्यूबेशन अवधि** 3 से 6 सप्ताह	• ट्यूबरकुलिन परीक्षण • फेफड़ो का X-रे • बलगम का माइक्रोस्कोपिक टेस्ट • मेनटॉक्स त्वचा टेस्ट (Mantoux skin test)	• रोगी के सम्पर्क से बचना। • बच्चों को BCG (बैसिलस कैलामिटि ग्यूरीन) की वैक्सीन लगवानी चाहिए। • DOTS (Directly Observed Treatment Short Course) उपचार • रोगी को **स्ट्रेप्टोमाइसिन** (Streptomycin), **आइसोनिएजिड** (Isoniazid) रिफैम्पिसीन (Rifampicin), पायरजिनामाइड, इथैम्ब्युटोल व अन्य दवाएँ देना
हैजा या कोलेरा (Cholera)	*विब्रियो कोलेरी (Vibrio cholerae)*	घरेलू मक्खियाँ रोग वाहक होती हैं। इनके द्वारा या सामान्य रूप से संक्रमित जल एवं भोजन के सेवन द्वारा	• शुरुआत में बहुत अधिक जलीय डायरिया, जिसमें **चावल** के पानी के समान दस्त होते हैं। • तत्पश्चात् सिकुड़ी आँखे, खोखले गाल, नाव की तरह पेट, निम्न शारीरिक तापमान, धोबी की तरह हाथ व पैर पर निशान, माँसपेशीय खिंचाव, निर्जलीकरण (Dehydration) इत्यादि लक्षण प्रकट होते हैं। • **इन्क्यूबेशन अवधि** 1 से 2 दिन	• मल एवं उल्टी के टेस्ट द्वारा • डिपस्टीक (Dip-stick) टेस्ट द्वारा	• पानी को उबालकर तथा शुद्ध करके पीना तथा बाजार में बिना ढके खाद्य पदार्थ नहीं खाना चाहिए। • रोगी को **मौखिक पुनर्जलयोजन** (Oral rehydration) मिश्रण देना। • एकल वैक्सीन डुकोरल (Dukoral) या WC/rBS • बाईवेलेन्ट वैक्सीन शन्चोल (Sanchol) एवं मॉर्कवैक्स (Morcvax) • टेट्रासाइक्लिन (Tetracycline), एजिथ्रोमाइसिन (Azithromycin) एवं एम्पिसिलिन (Ampicillin) एन्टीबायोटिक्स का उपयोग करना।
प्लेग (Plague)	*यर्सीनिया पेस्टीस (Yersinia pestis)*	• चूहों के पिस्सू (Flea) रोग वाहक होते हैं • इनके द्वारा भोजन एवं बिस्तरों को संक्रमित करने पर	• अचानक ज्वर, ठण्ड लगना, सिरदर्द, लसीका गाँठों में दर्द युक्त सूजन, आदि। • **इन्क्यूबेशन अवधि** ब्युबोनिक प्लेग (Bubonic plague) 2 से 7 दिन सेप्टिसिमिक प्लेग (Septicemic plague) 2 से 7 दिन न्यूमोनिक प्लेग (Pneumonic plague) 1 से 3 दिन	• रोगी के थूक को गेमसा और वायसन के रंजक (Giemsa or Wayson's stain) पर रंजित कर बैसिलाई (Bacili) का पता लगाना • रोगी के रुधिर का कल्चर मीडिया में बैक्टीरिया परीक्षण • रुधिर में प्लेग एन्टीबॉडी के स्तर का अध्ययन करना	• स्ट्रेप्टोमाइसिन (Streptomycin) IM 30 mg/kg शरीर का भार 7 से 10 दिन। • टेट्रासाइक्लिन (Tetracycline) मुख द्वारा 30-40 mg/kg शरीर का भार 7 से 10 दिन। • कैफिकाइन प्लेग मारक वैक्सीन (0.5-1 mL की 2 खुराक) 7-14 दिन के अन्तराल पर।
टिटेनस (Tetanus) या धनुष स्तम्भ, इसे आठवें दिन का रोग भी कहते हैं।	*क्लॉस्ट्रीडियम टिटेनी (Clostridium tetani)*	घाव के संक्रमित मिट्टी या धातु के सीधे सम्पर्क में आने से	• रेखित पेशियों में दर्द युक्त प्रोक्सिमल संकुचन, जो मुख्यतया जबड़ें, चेहरे, हाथ-पैर, पीठ, गर्दन की माँसपेशियों में दिखाई देते हैं। इस रोग के कारण शरीर की रीढ़ की हड्डी मुड़कर धनुषाकार हो जाती है। यदि यह संकुचन डायाफ्राम एवं पसलियों की श्वास लेने एवं छोड़ने में सहायक माँसपेशियों में हो जाए तो व्यक्ति की मृत्यु भी हो सकती है। • **इन्क्यूबेशन अवधि** 3 से 21 दिन	• शारीरिक लक्षणों के द्वारा	• बच्चों में टिटेनस से बचाव के लिए DPT या **ट्रिपल एन्टीजन** या **ट्रिपल वैक्सीन** (Triple vaccine) प्रत्येक तीन माह के अन्तराल में लगवाना चाहिए। • खेल या कार्य के दौरान मामूली रूप से जख्मी होने पर 24 घण्टे के भीतर **एन्टीटिटेनस टॉक्सोइड** (Anti-Tetanus Toxoid or ATS) का इन्जेक्शन लगवाना चाहिए।

रोग का नाम	पैथोजन	संचरण या ट्रांसमिशन की विधि	लक्षण एवं इन्क्यूबेशन अवधि	निदान या डायग्नोसिस	रोकथाम एवं उपचार
कुष्ठ या कोढ़ या लेप्रोसी (Leprosy) इसे हेन्सन रोग (Hansen's disease) भी कहते हैं।	*माइकोबैक्टीरियम लेप्री* (*Mycobacterium leprae*)	संक्रमित व्यक्ति के साथ लम्बी अवधि तक निकट सम्पर्क बनाए रखने पर	• अल्पवर्णक, धब्बे, पूर्णतया या आंशिक त्वचीय संवेदनाओं का अभाव, मोटी तन्त्रिकाओं की उपस्थिति, नासिका या त्वचीय नमूनों में एसिड-फास्ट बैक्टीरिया की उपस्थिति • **इन्क्यूबेशन अवधि** 2 से 5 वर्ष या अधिक	• शारीरिक लक्षणों का परीक्षण • त्वचीय नमूनों का बैक्टीरियल परीक्षण **कल्चर टेस्ट** • हिस्टामीन टेस्ट • बायोप्सी टेस्ट • इम्यूनोलॉजीकल टेस्ट • लैप्रोमिन टेस्ट	• BCG वैक्सीन कुष्ठ रोग हेतु 28 से 60% सुरक्षा प्रदान करती है। • **मल्टी ड्रग थैरेपी** • रैफैम्पिसिन • डैपसोन • क्विनोल • मिनोसाइक्लीन
रोहिणी या डिफ्थीरिया (Diptheria)	*कोरीनीबैक्टीरियम डिफ्थीरी* (*Corynebacterium diptheriae*)	संक्रमित व्यक्ति के खाँसने व छींकने से वायु में मुक्त ड्रॉपलेट्स द्वारा	• गले में संक्रमण, टॉन्सिल (Tonsils) और गले पर भूरी-पीली मेम्ब्रेन का बनना, बुखार, गले में सूजन, श्वासावरोध, बेचैनी। • **इन्क्यूबेशन अवधि** 2 से 5 दिन	• टॉक्सिन को अन्तःत्वचीय (ID) निर्वेशित कर सूजन के मापन द्वारा • **शिक त्वचा टेस्ट** (Schick skin test)	• जन्म पश्चात् DPT संयुक्त टीके द्वारा टीकाकरण 4, 6, 10 सप्ताह पर। • डिफ्थीरिया एन्टी टॉक्सिन 20 हजार से 1 लाख यूनिट अवस्था के अनुसार। • पेनिसिलिन या इरिथ्रोमाइसिन एन्टीबायोटिक का उपयोग करना चाहिए।
कुकर खाँसी या काली खाँसी (Whooping cough or pertusis) इसे चीन में सौ दिवसीय कफ भी कहते हैं।	*बोर्डेटेला परटूसिस* (*Bordetella pertusis*)	खाँसी और छींक के दौरान वायु में निकलने वाले ड्रॉपलेट्स द्वारा	• सूखी खाँसी, आँसू आना, छीकें, भूख न लगना, बेचैनी, नसिका श्लेष्मा का संक्रमण (1-10 दिन) • तेज खाँसी जिसमें वुप (Whoop) का स्तर बढ़ता है। उल्टी होना, सायनोसिस व श्वसन का कुछ देर बन्द होना (2 से 4 सप्ताह)। • **इन्क्यूबेशन अवधि** 7 से 14 दिन	• नाक व गले के स्राव के बैक्टीरियोलॉजी अध्ययन द्वारा • फ्लोरेसेन्ट एन्टीबॉडी तकनीक (Fluorescent antibody technique) द्वारा	• बच्चों को भीड़-भाड़ से दूर रखना चाहिए। • छींकते और खाँसते समय नाक और मुँह पर रूमाल रखना चाहिए। • बच्चों को समय पर DPT वैक्सीन लगवानी चाहिए। • इरिथ्रोमाइसिन (Erythromycin) व एम्पीसिलिन (Ampicillin) एन्टीबायोटिक का उपयोग करना चाहिए।
टायफॉइड या आँत ज्वर (Typhoid)	*साल्मोनेला टाइफी* (*Salmonella typhi*)	घरेलू मक्खी द्वारा या सामान्य रूप से सन्दूषित खाना-पानी ग्रहण करना	• बुखार, मितली, उल्टी, उच्च उदर पीड़ा, ठण्ड और डायरिया (Diarrhoea) • **इन्क्यूबेशन अवधि** 7 से 28 दिन	• विडाल (Widal) जाँच • मल की जाँच	• शिशुओं को TAB (Typhoid-paratyphoid-A and B vaccine) की वैक्सीन लगवा देनी चाहिए। • सिप्रोफलोक्सिसीन (Ciprofloxacin), ऑफ्लोक्सिसीन (Ofloxacin) क्लोरोमाइसिन (Chloromycin) तथा टेरामाइसिन (Teramycin) एन्टीबायोटिक का उपयोग करना चाहिए।
निमोनिया (Pneumonia)	*स्ट्रेप्टोकोकस न्यूमोनी* (*Streptococcus pneumoniae*)	संक्रमित व्यक्ति के खाँसने व छींकने से वायु में मुक्त ड्रापलेट्स द्वारा	• ठण्ड, छाती में दर्द, कफ, जल्दी-जल्दी श्वास लेना, पेट दर्द, पीलिया। • **इन्क्यूबेशन अवधि** 1 से 3 दिन	• कफ, थूक, आदि के बैक्टीरिया कल्चर द्वारा	• टेट्रासाइक्लिन (Tetracycline), एरिथ्रोमाइसिन (Erythromycin), क्लोरैम्फेनिकॉल (Chloramphenicol), पेनिसिलिन (Penicillin), आदि एन्टीबायोटिक का उपयोग करना चाहिए।
अतिसार या डायरिया (Diarrhoea)	*शिजेला* जातियाँ, (*Shigella* sp.) *साल्मोनेला* जातियाँ (*Salmonella* sp.) एवं *इश्चेरिचिया कोलाई* (*Escherichia coli*)	घरेलू मक्खी द्वारा या सामान्य रूप से सन्दूषित जल या भोजन ग्रहण करना	• मल के साथ रुधिर व श्लेष्म का आना, तेज पतले पानी युक्त दस्त, निर्जलीकरण • **इन्क्यूबेशन अवधि** 1 से 5 दिन	• रुधिर परीक्षण • मल परीक्षण	• बच्चों में DPT की वैक्सिनेशन। • ORS घोल का प्रयोग। • लोपेरामाइड एवं एन्टीबायोटिक्स का प्रयोग।

3. प्रोटोजोआ (Protozoa)

- यह वास्तव में जगत (Kingdom)–प्रोटिस्टा (Protista) का एक समूह है, जिसमें एककोशिकीय यूकैरियोटिक (Unicellular eukaryotic) जन्तुओं का अध्ययन किया जाता है।
- 'प्रोटोजोआ का अध्ययन सर्वप्रथम **एन्टोनी वान ल्यूवेनहॉक** (Antonie van Leeuwenhoek; 1677) द्वारा किया गया था। इनका अध्ययन **प्रोटोजोआ विज्ञान** (Protozoology) कहलाता है।

कुछ प्रोटोजोआ जनित रोगों का विस्तृत विवरण

रोग का नाम	पैथोजन	संचरण या ट्रांसमिशन की विधि	लक्षण	निदान या डायग्नोसिस	उपचार
पायरिया (Pyorrhea)	*एण्टअमीबा जिन्जीवेलिस (Entamoeba gingivalis)*	संक्रमित व्यक्ति से चुम्बन या उनके ब्रश का प्रयोग करना	• मुख से बदबू, मसूड़े से रुधिर स्राव एवं सड़न	• माइक्रोस्कोप द्वारा लार में *एण्टअमीबा* की उपस्थिति की जाँच	मेट्रोनिडाजॉल (Metronidazole) एन्टीबायोटिक का उपयोग।
बैबसियोसिस (Babesiosis)	*बैबसिया (Babesia)*	जुँओं के काटने से	• RBCs में संक्रमण • जुकाम, शरीर दर्द, थकान, बुखार	• ब्लड स्मीअर परीक्षण (Blood smear test) • PCR जाँच	अटोवाक्वोन (Atovaquone) एवं एजिथ्रॉमाइसिन (Azithromycin) का उपयोग।
अतिसार (Diarrhoea)	*जिआर्डिया इन्टेस्टाइनेलिस (Giardia intestinalis)*	घरेलू मक्खियों द्वारा संक्रमित भोजन एवं जल के उपयोग से	• वमन, दस्त, पेट दर्द, भूख कम लगना, कमजोरी	• मल की माइक्रोस्कोप द्वारा जाँच	मेट्रोनिडाजॉल (Metronidazole) एन्टीबायोटिक का उपयोग।
काला-अजार (Kala-azar)	*लीशमानिया डोनोवानी (Leishmania donovani)*	बालू मक्खी (Sandfly) द्वारा काटना	• तेज ज्वर, तिल्ली (Spleen) एवं लीवर (Liver) का बढ़ जाना	• K-39 डिपस्टीक टेस्ट (K-39 dipstick test)	एम्फोटेरीसिन-B (Amphotericin-B), पैरोमोमाइसिन (Paromomycin) एन्टीबायोटिक का उपयोग।
मलेरिया (Malaria)	*प्लाज्मोडियम (Plasmodium);* इसकी चार प्रजातियाँ होती हैं, जो मनुष्य में रोग उत्पन्न करती है • *प्ला. वाइवैक्स (P. vivax)* • *प्ला. फैल्सीपेरम (P. falciparum)* • *प्ला. मलेरी (P. malariae)* • *प्ला. ओवेल (P. ovale)*	मादा *एनोफिलीज* मच्छर का काटना	• सिरदर्द, जी-मिचलाना, ठण्ड लगना, उल्टी होना, तीव्र व कमजोर नाड़ी दर (30 मिनट से 1 घण्टा) • उच्च शरीर तापमान, सूखी त्वचा, तीव्र श्वसन (2 से 6 घण्टे) • अत्यधिक पसीना आना, शरीर के तापमान का पुनः सामान्य होना • **इन्क्यूबेशन अवधि** ▪ *प्ला. वाइवैक्स* 14 दिन ▪ *प्ला. फैल्सीपेरम* 12 *दिन* ▪ *प्ला. मलेरी* 28 दिन ▪ *प्ला. ओवेल* 14 दिन	• माइक्रोस्कोपिक रुधिर टेस्ट • सीरोलॉजिकल फ्लोरेसेन्ट एन्टीबॉडी टेस्ट • एन्टीजन के लिए एक्यूट टेस्ट	• पेलूड्रीन, एटीब्राइन, कैमोक्विन, क्लोरोक्विन, बेसोक्विन, एमक्विन, मैलोसाइड, मेलुबिन, आदि दवाईयों का प्रयोग करना। • घरों में DDT या फ्लिट छिड़ककर या नैफ्था, गन्धक पाइरीथ्रम और तार **कैम्फर** जलाकर मच्छरों को नष्ट कर देना चाहिए। • आवासीय क्षेत्रों एवं उसके आस-पास में पानी को जमा नहीं होने देना चाहिए।
जिआर्डिएसिस (Giardiasis)	*जिआर्डिया ड्यूडेनेलिस (Giardia duodenalis)*	घरेलू मक्खियों द्वारा संक्रमित भोजन एवं जल का उपयोग करने से	• पेट दर्द, बुखार, मल में रुधिर एवं मवाद, दुर्गन्ध युक्त मल • यह रोग IgA एन्टीबॉडी की कमी वाले व्यक्तियों में अधिक होता है।	• मल की जाँच में ट्रोफोजॉइड (Trophozoid) की उपस्थिति • वसा युक्त मल	मेट्रोनिडाजॉल (Metronidazole), पैरोमोमाइसिन (Paromomycin), आदि एन्टीबायोटिक्स का उपयोग करना।

रोग का नाम	पैथोजन	संचरण या ट्रांसमिशन की विधि	लक्षण	निदान या डायग्नोसिस	उपचार
अमीबिय पेचिश (Amoebiasis)	*एण्टअमीबा हिस्टोलिटिका (Entamoeba histolytica)*	घरेलू मक्खी द्वारा संदूषित भोजन एवं जल ग्रहण करने पर	• पेट दर्द, मल में रुधिर की उपस्थिति, दुर्गन्ध युक्त मल • लिवर में फोड़ों का बनना	सूक्ष्मदर्शी द्वारा मल में सिस्ट (Cyst) की उपस्थिति की जाँच	• इस रोग से बचने के लिए हरी सब्जियों को पोटैशियम परमैंगनेट में एक घण्टे तक भिगोकर फिर उपयोग में लाना चाहिए। • एमेटिन (Ematine) नामक एक एल्कोलॉइड से रोगी को कुछ समय के लिए आराम मिलता है। • फ्यूमैजिलीन (Fumagillin), एरिथ्रोमाइसिन तथा मेट्रोनिडाजॉल (Metronidazole) का उपयोग करना।
अफ्रीकन निद्रा रोग (African sleeping sickness)	*ट्रिपैनोसोमा गैम्बिएन्स (Trepanosoma gambiense)*	सी-सी मक्खी (Tse-tse fly) के काटने पर	• तेज ज्वर, ग्रन्थियों में सूजन, मस्तिष्कावरण (Meninges) में सूजन • लिम्फ की ग्रन्थियों में गाँठें बनना	माइक्रोस्कोप द्वारा रुधिर में पैरासाइट की उपस्थिति की जाँच	• नाइफूर्टीमोक्स (Nifurtimox) एवं मेट्रोनिडाजॉल का उपयोग करना। • रुधिर में पैरासाइट होने पर सूरामिन (Suramin) का उपयोग करना। • मस्तिष्क के प्रभावित होने पर मेलार्सोप्रॉल (Melarsoprol) का उपयोग करना।

4. हैल्मिन्थ या कृमि (Helminthes or Worms)

- ये लम्बे, धागेनुमा (Thread like) या चपटे कृमि (क्रमशः एस्केहैल्मिन्थ एवं प्लेटीहैल्मिन्थ) होते हैं, जो मानव शरीर में अन्तःपरजीवी (Endoparasite) होते हैं।
- इनके द्वारा उत्पन्न प्रमुख रोगों का विवरण इस प्रकार है

कुछ हैल्मिन्थ जनित रोगों का विस्तृत विवरण

रोग का नाम	पैथोजन	संचरण या ट्रांसमिशन की विधि	लक्षण	निदान या डायग्नोसिस	उपचार
एस्केरिएसिस (Ascariasis)	*एस्कैरिस लुम्ब्रीकॉइड्स (Ascaris lumbricoides)*	अण्डों युक्त दूषित भोजन एवं जल ग्रहण करने पर	अनिद्रा, पेट में ऐंठन, उल्टी आना, घबराहट, एनीमिया	स्टूल (मल) माइक्रोस्कोपी	• प्रौढ़ कृमियों को चेनोपोडियम एवं टेट्राक्लोरोएथिलीन के तेल के मिश्रण को देकर रोका जा सकता है। • ऐल्बेन्डाजॉल (Albendazole) तथा पाइरान्टोल पामोएट (Pyrantol pamoate), डीमैटोड (Dematode), हेट्राजन (Hetrazan), केट्राक्स (Ketrax), आदि का उपयोग करना।
हाथी पाँव रोग या फाइलेरिएसिस (Filariasis)	*वुचेरेरिया बैन्क्रॉफ्टाई (Wuchereria bancrofti)*	संक्रमित मादा *क्यूलैक्स* मच्छर के काटने पर	• लसीका ग्रन्थि एवं लसीका गाँठ के पास के ऊतक तथा सम्बन्धित अंग; जैसे–लिवर एवं प्लीहा (Spleen) तथा स्क्रोटम (Scrotum), टाँगे, पेट एवं जाँघ के मध्य भाग में सूजन आने के कारण इनका आकार बढ़ जाता हैं। • विशेषकर पैर सूजन के कारण हाथी के पैर के समान बड़े एवं चौड़े दिखाई देने लगता है, इसलिए इसे **हाथीपाँव रोग** भी कहते हैं।	सीरोलॉजी एवं लिम्फ नोड माइक्रोस्कोपी	• प्रौढ़ कृमियों के लिए एक आर्सेनिक औषधि का उपयोग करना। • माइक्रोफाइलेरी के लिए डाइएथिल कार्बामेजिन (Diethyl carbamazin), हेट्राजेन (Hetrazan), नोटेजिन (Notezine), बेनोसाइट (Banocite), आदि का उपयोग करना। • संक्रामक लार्वा एवं वयस्क कृमि के लिए पैरामेलामिनिल फिनाइलस्टीबोना (Paramelaminial phenylstibona) का उपयोग करना। • मच्छरों की रोकथाम के उपाय करना।
टीनिएसिस (Taeniasis)	*टीनिया* जातियाँ (*Taenia* sp.)	अण्डों या लार्वा युक्त दूषित माँस खाने पर	अपच, पेट दर्द, कमजोरी, उल्टी	स्टूल (मल) माइक्रोस्कोपी	• माँस को अच्छे से पकाकर खाना • पैजीक्वान्टल (Praziquantel) का उपयोग करना

अन्य हैल्मिन्थजन्य रोग

रोग	पैथोजन	वयस्क के रहने का स्थान	संक्रमण	लक्षण
एन्काइलोस्टोमिएसिस	*एन्काइलोस्टोमा ड्यूडीनेल*	छोटी आँत	लार्वा द्वारा त्वचा की म्यूकस मेम्ब्रेन को भेदकर	आँत द्वारा रुधिर स्रावण, एनीमिया, त्वचा में सूजन।
ड्रेकनकुलेएसिस या गिनीकृमि रोग	*ड्रेकनकुलस मेडीनेन्सिस*	त्वचा के नीचे	साइक्लोप्स युक्त दूषित जल को पीने पर	त्वचा में घाव तथा फफोले।
एन्ट्रोबिएसिस	*एन्ट्रोबिअस वर्मीकुलेरिस*	सीकम, कोलन या पेरीनियम के बाहर	अण्डों युक्त सन्दूषित (Contaminated) जल या भोजन द्वारा	गुदा (Anus) के पास वाले भाग में जलन व खुजली।
लोएसिस (कन्जक्टीवाइटिस)	*लोआ लोआ*	संयोजी ऊतक (Connective tissue)	क्राइसोप्स मक्खी के काटने या अण्डों युक्त सन्दूषित जल द्वारा	उपत्वचा में सूजन तथा आँख के ऊतक में ग्रेन्यूलोमा।
ट्राइक्यूरिएसिस	*ट्राइक्यूरिस ट्राइक्यूरा*	कोलन (Colon)	अण्डों युक्त संदूषित भोजन या जल द्वारा	कोलाइटिस, एनीमिया तथा दस्त।
ट्राइकाइनेलिएसिस	*ट्राइकाइनेला स्पाइरेलिस*	छोटी आँत	अण्डों या लार्वा युक्त अधपका (Half cooked) माँस खाने से	दस्त, जी मिचलाना तथा पेट दर्द।
सिस्टोसोमिएसिस	*सिस्टोसोमा हीमेटोबियम*	रुधिर कैपीलेरी	लार्वा के द्वारा त्वचा भेदने से	त्वचा पर खुजली, चकते बनना, इसनोफिलिया तथा दर्द।

5. कवक या फन्जाई (Fungi)

- 'कवक' शब्द का उद्‌गम लैटिन भाषा के शब्द 'फंगस' (Fungus) से हुआ है, जिसका शाब्दिक अर्थ **मशरूम** या **छत्रक** (Mushroom) है।
- विज्ञान की वह शाखा, जिसमें कवकों का अध्ययन किया जाता है, कवक विज्ञान या **माइकोलॉजी** (Mycology) कहलाती है।

कुछ कवक जनित रोगों की विस्तृत विवरण

रोग का नाम	पैथोजन	संचरण ट्रांसमिशन की विधि	लक्षण	निदान या डायग्नोसिस	उपचार
दाद (Ringworm)	*मेक्रोस्पोरम एवं ट्राइकोफाइटोन* कवक	गन्दे रहने, नियमित साबुन से न नहाने पर एवं त्वचा के बीजाणु (Spore) से सीधे सम्पर्क में आने पर	त्वचा पर दाने जो बाद में लाल धब्बे बन जाते हैं।	KOH माउन्ट परीक्षण	टर्बीनाफिन (Terbinafene) का उपयोग करना एवं शारीरिक स्वच्छता बनाए रखना।
केण्डिडिएसिस (Candidiasis)	*कैण्डिडा* (ओरल थ्रश)	गन्दे रहने, नियमित साबुन से न नहाने पर एवं त्वचा के बीजाणु (Spore) से सीधे सम्पर्क में आने पर	म्यूकस ग्रन्थियों (Mucous glands) की म्यूकस सतहों पर जलन।	क्लीनिकल परीक्षण	फ्लूकोनाजोल माऊथ वॉश का उपयोग करना।

मनुष्य में अन्य कवक जनित रोग

रोग का नाम	पैथोजन	प्रभावित अंग
कॉक्सीडियोमाइकोसिस (Coccidiomycosis)	*कॉक्सीडियोडस (Coccidiodes)*	श्वसन नाल एवं फेफड़े
एस्पर्जिलोसिस (Aspergillosis)	*एस्पर्जिलस फ्लेवस (Aspergillus flavus)* एवं *ए. फ्यूमिगेटस (A. fumigatus)*	त्वचा, कान एवं फेफड़े
एथलीट फुट (Athlete's foot)	*टीनिया पेडिश (Tinea pedis)*	पैरों की त्वचा
ब्लास्टोमाइकोसिस (Blastomycosis)	*क्रिप्टोकॉकस नियोफॉर्मेन्स (Cryptococcus neoformans)*	त्वचा एवं केन्द्रीय तन्त्रिका तन्त्र

विभिन्न रोगों के लिए सीरोलॉजिकल डायग्नोसिस टेस्ट
(Serological Diagnosis Test for Various Diseases)

विभिन्न रोगों के सीरोलॉजिकल निदान परीक्षण निम्नलिखित हैं

टेस्ट का नाम	रोग के निदान या डायग्नोसिस हेतु
मेनटॉक्स त्वचा टेस्ट (Mantoux skin test)	TB के मरीजों की इम्यूनिटी क्षमता का परीक्षण
शिक त्वचा टेस्ट (Schick skin test)	डिफ्थीरिया बैक्टीरिया के विरुद्ध इम्यूनिटी क्षमता का परीक्षण
लेप्रोमिन त्वचा टेस्ट (Lepromin skin test)	लेप्रोसी की जाँच
डिक त्वचा टेस्ट (Dick skin test)	स्कारलेट फीवर के विरुद्ध वैक्सीन की आवश्यकता का पता लगाने के लिए
फ्रायस त्वचा टेस्ट (Frei's skin test)	लिम्फोग्रेन्युलोमा की जाँच
ब्रूसेलिन त्वचा टेस्ट (Brucellin skin test)	ब्रूसेलोसिस के डायग्नोसिस के लिए
विडाल टेस्ट (Widal test)	टायफॉइड बैक्टीरिया की उपस्थिति का टेस्ट
पॉल बनेल टेस्ट (Paul bunnell test)	संक्रमित मोनोन्यूक्लियोसिस का टेस्ट
इम्यूनोफ्लोरेसेन्स द्वारा ग्लोमेरूल की लम्पी-बम्पी एपीअरेन्स टेस्ट (Lumpy-bumpy appearance of glomerule on immuno fluorescance)	ग्लोमेरूलाई नेफ्राइटिस का टेस्ट
कोल्ड हीमेग्लूटिनेशन टेस्ट (Cold haemagglutination test)	माइकोप्लाज्मा के द्वारा होने वाले प्राइमरी एटिपिकल न्यूमोनिया के डायग्नोसिस के लिए
सेरीब्रल न्यूरॉन एवं हिप्पोकैम्पस के कोशिकाद्रव्य में इओसिनोफिल इनक्लूजन बॉडीज की उपस्थिति टेस्ट (Test for the presence of eosinophilic inclusion bodies in cytoplasm of hippocampus and cerebral neurons)	रेबीज की नेग्री बॉडीज (Negri bodies of rabies) की उपस्थिति की जाँच
वेनेरियल डिसीज रिसर्च लैबोरेटरी टेस्ट (VDRL or Venereal Disease Research Laboratory test)	सिफिलिस की जाँच
वील फेलिक्स टेस्ट (Weil felix test)	टायफस फीवर के डायग्नोसिस के लिए
स्ट्रेप्टोकोकस MG एग्लूटिनेशन टेस्ट (*Streptococcus* MG agglutination test)	माइकोप्लाज्मा द्वारा होने वाले प्राइमरी एटिपिकल न्यूमोनिया के डायग्नोसिस के लिए

संवर्धन माध्यम या कल्चर मीडिया
(Culture Medium)

- **कल्चर** का अर्थ होता है कृत्रिम माध्यम में किसी सूक्ष्मजीव या माइक्रोब्स की वृद्धि (Growth) या उसका संख्या का बढ़ना या गुणन (Multiplication) होना।
- कल्चर के लिए एकत्र किए गए दैहिक द्रव्य को 24-48 घण्टे तक रेफ्रिजरेटर में रखने पर भी इसके बैक्टीरिया अप्रभावित रहते हैं।
- एक पोषक पदार्थ, जिसका उपयोग सूक्ष्मजीवों की वृद्धि के लिए किया जाता है, **मीडियम** (Medium) कहलाता है।

कुछ प्रमुख बैक्टीरियल कल्चर
(Some Major Bacterial Culture)

- टेलूराइट माध्यम (Tellurite media)- *कॉर्निबैक्टीरियम डिफ्थीरी*
- लोफ्लरस सीरम स्लोप (Loeffler's serum slope)- *कॉर्निबैक्टीरियम डिफ्थीरी*
- थायर मार्टिन माध्यम (Thayer Martin media)- *नीसेरिया गोनोरहोई*
- सेलेनाइट F ब्रॉथ (Selenite F broth)- *साल्मोनेला* एवं *शिजेला*
- BYCE माध्यम-*लेगियोनेला*
- स्टुआर्ट (Stuart's) माध्यम- *लेप्टोस्पाइरा*
- फ्लेट्चर (Fletcher) माध्यम- *लेप्टोस्पाइरा*
- VR माध्यम- *विब्रियो कॉलेरी*

रोगाणुनाशन या स्टरीलाइजेशन (Sterilisation)

वह प्रक्रिया है, जिसके द्वारा किसी उपकरण या निर्जीव सतह को सभी प्रकार के सूक्ष्मजीवों या माइक्रोब्स (पैथोजेनिक एवं नॉन-पैथोजेनिक) से मुक्त कर दिया जाता है।

स्टरीलाइजेशन की प्रक्रियाएँ

विधि	उपयोग
सूर्य का प्रकाश (Sunlight)	• धोने के बाद कपड़ों के लिए
ज्वाला द्वारा (By flame)	• इनोकुलेटिंग लूप, चिमटी का सिरा, आदि धातु के उपकरणों के लिए
हॉट एअर ओवन (Hot air oven)	• काँच का सामान, चिमटी, कैंची, ग्लास-सिरिन्ज, पोंछा, द्रव पैराफिन, डस्टिंग पाउडर, ग्रीस, फैट, आदि के लिए • टिन्डेलाइजेशन शर्करा व जिलेटिन वाले कल्चर मीडिया द्वारा स्टरीलाइजेशन करने के लिए वस्तुओं को एक घण्टे तक 160°C तापमान पर रखना होता है।
ऑटोक्लेविंग (Autoclaving)	• सीरिंज, कैथेटर कल्चर मीडिया, ड्रेसिंग एवं लैब उपकरणों के लिए • प्रभावशाली स्टरीलाइजेशन (Sterilisation) के लिए एक ऑटोक्लेव में तापमान 121°C एवं दाब 10-15 lbs 15-20 मिनट के लिए होना चाहिए।

विधि	उपयोग
छानना (Filtre)	• शर्करा और एन्टीबायोटिक्स के घोल जो सीरम बनाने के उपयोग में आते हैं।
पराबैंगनी किरणें (UV rays)	ऑपरेशन थियेटर एवं प्रयोगशाला के लिए
आयनकारी विकिरण (Ionisation radiation)	प्लास्टिक सिरिंज, पोंछा, तेल, ग्रीस, फैब्रिक, कैथेटर, आदि के लिए
आइसोप्रोपिल एल्कोहॉल	क्लीनिकल थर्मामीटर के लिए
मेथिल एल्कोहॉल	फंगल स्पोर, क्लीनिंग कैबीनेट व इन्क्यूबेटर के लिए
फॉर्मेल्डिहाइड	स्पोर, स्पेसीमेन, वार्ड, लैब, फर्नीचर, रूम और ऊष्मा संवेदी कैथेटर के लिए
ग्लूटैरेल्डिहाइड	सिस्टोस्कोप, ब्रेन्कोस्कोप, प्लास्टिक एण्डोट्रैकियल ट्यूब, पॉलीथीन ट्यूबिंग, फेस मास्क और लहरदार रबड़ ट्यूब के लिए
फॉर्मेल्डिहाइड गैस	ऑपरेशन थियेटर के लिए
इथाइलीन ऑक्साइड	हृदय व फेफड़ों की मशीन, स्टेचर, दाँतों के उपकरण, किताबें, कपड़े, डिस्पोजल सिरिंज एवं रेस्पिरेटर के लिए
क्लोरीन	पानी के लिए

विसंक्रामक या डिस्इन्फेक्टेन्ट (Disinfectants)

रोगाणुओं और माइक्रोब्स को मारने के लिए डिस्इन्फेक्टेन्ट (Disinfectant) का प्रयोग होता है। इससे संक्रामक रोगों को फैलने से रोकने में सहायता मिलती है। इन्हें **विसंक्रामक, विसंक्रामी** या **संक्रमणहारी** भी कहते हैं।

डिस्इन्फेक्टेन्ट का वर्गीकरण (Classification of Disinfectants)

- सबसे बेहतर डिस्इन्फेक्टेन्ट सूर्य की किरणें है। वर्तमान में कुछ अन्य कृत्रिम पदार्थ भी इस कार्य हेतु प्रयुक्त होते हैं। ऐसे पदार्थों को तीन वर्गों में विभक्त किया जा सकता है
  - **पहले वर्ग** में वाष्पशील (Volatile) पदार्थ आते हैं, जो वाष्प (भाप) बनकर वायु के सूक्ष्म बैक्टीरिया का विनाश करते हैं; उदाहरण–फॉर्मेल्डिहाइड, सल्फ्यूरिक अम्ल, कपूर और कुछ वाष्पशील तेल आते हैं। फॉर्मेल्डिहाइड सबसे उच्चतम् डिस्इन्फेक्टेन्ट है। यह मनुष्य के लिए विषैला नहीं होता है, लेकिन आँखों और गले के लिए जलनकारी होता है। यह पैथोजन को बड़ी जल्दी नष्ट कर देता है। यद्यपि पीड़क या पेस्ट (Pest) जन्तुओं के विनाश के लिए यह उतना प्रभावकारी (Effective) नहीं है, जितना सल्फ्यूरिक अम्ल (H_2SO_4) प्रभावकारी होता है।
  - **दूसरे वर्ग** में वे पदार्थ आते हैं, जो रोगग्रस्त अंगों (Diseased organ) या सम्बन्धित संक्रामक पदार्थों को नष्ट करते हैं; उदाहरणस्वरूप इसमें अनेक ऑक्सीकारक जैसे-पोटाश परमैंगनेट, लवण, चूना, सोडा, पोटाश के क्लोराइड, सल्फेट या सल्फाइट तथा एल्युमिनियम और जिंक के क्लोराइड, फीनोल, सैलिसेलिक अम्ल, आदि आते हैं।
  - **तीसरे वर्ग** में भौतिक साधन (Physical method) आते हैं; जैसे–ऊष्मा (Heat) और शीत (Cold)। शीत साधारणतया प्राप्त नहीं होती है। ऊष्मा सरलता से प्राप्त होती है। ऊष्मा से पहनने के कपड़ों, बिस्तरों तथा सूती व अन्य वस्त्रों का डिस्इन्फेक्शन होता है। ऊष्मा उच्च दबाव वाली भाप से प्राप्त होती है। इसके लिए भाप का तापमान (Temperature) कुछ समय के लिए लगभग 121-134°C रहना आवश्यक होता है।

प्रैक्टिस सैशन

टॉपिकल प्रैक्टिस

रोग

1. निम्नलिखित में से जन्मजात रोग है

(a) एल्कैप्टोन्यूरिया (b) मलेरिया
(c) एड्स (d) हिपेटाइटिस

2. गुणसूत्रीय असामान्यताओं द्वारा होने वाले रोग हैं

(a) डाउन सिण्ड्रोम (b) क्लाइनफेल्टर सिण्ड्रोम
(c) टर्नर सिण्ड्रोम (d) ये सभी

3. निम्न में से असंक्रामक रोग समूह है

(a) डायबिटीज, कैंसर एवं रतौंधी
(b) एड्स, मलेरिया एवं लेप्रोसी
(c) पीलिया, मलेरिया एवं मीजल्स
(d) मलेरिया, लेप्रोसी एवं प्लेग

4. निम्न में से कौन-सा असंक्रामक रोग मानवों में मृत्यु का मुख्य कारण होता है?

(a) कैंसर (b) एड्स
(c) अस्थमा (d) टायफॉइड

5. पैथोजन कहलाते हैं

(a) सूक्ष्मजीव जो रोग उत्पन्न करते हैं
(b) सूक्ष्मजीव जो जानवरों में पाए जाते हैं
(c) बैक्टीरिया जो लाभदायक होते हैं
(d) बैक्टीरिया जो पौधों में पाए जाते हैं

6. वह जीव, जो पौधों व जन्तुओं में रोग उत्पन्न करते हैं, कहलाते हैं

(a) पैथोजन (b) वाहक (c) कीट (d) कृमि

7. एक रोग, जो आसानी से एक व्यक्ति से दूसरे व्यक्ति में संचारित हो सकता है, कहलाता है

(a) असंक्रामक रोग (b) संक्रामक रोग
(c) वायरल रोग (d) बैक्टीरियल रोग

8. एक जीव जोकि पैथोजन को एक व्यक्ति में दूसरे व्यक्ति तक लेकर जाता है, कहलाता है

(a) कारक (b) वाहक
(c) जलाशय (d) होस्ट

9. निम्न में से संक्रामक रोग है

(a) मीजल्स, लेप्रोसी एवं कैंसर (b) लेप्रोसी एवं मीजल्स
(c) वर्णान्धता एवं मीजल्स (d) लेप्रोसी एवं एल्बीनिज्म

10. निम्न में से कौन-सा रोग वायुजनित नहीं है?

(a) हैजा (b) मीजल्स
(c) स्वाइन फ्लू (d) न्यूमोनिया

एन्टीजन एवं इम्यूनिटी

11. एक पदार्थ जो किसी व्यक्ति में प्रवेश कराए जाने पर एक विशेष पदार्थ (एन्टीबॉडी) के उत्पादन को प्रेरित करता है, कहलाता है

(a) एन्टीटॉक्सिन (b) एन्टीजन
(c) एन्टीसीरम (d) एन्टीटॉक्सिक

12. ऑटोएन्टीजन के कारण उत्पन्न रोग का उदाहरण है

(a) सिस्टेमिक ल्यूपस एरिथेमेटोसस
(b) ARDS
(c) SCID
(d) उपरोक्त सभी

13. Rh- एन्टीजन जो रुधिर समूह का भाग है, उदाहरण है

(a) ऑटोएन्टीजन का (b) एलोएन्टीजन का
(c) हैटरोफील एन्टीजन का (d) पैराएन्टीजन का

14. प्रोटियस OX-19 कोशिकाओं में मौजूद एन्टीजन उदाहरण है

(a) ऑटोएन्टीजन का
(b) पैराएन्टीजन का
(c) हेटरोफील एन्टीजन का
(d) एलोएन्टीजन का

15. इम्यूनिटी का अर्थ होता है

(a) एन्टीजन एवं एन्टीबॉडीज की अभिक्रिया
(b) माता से एन्टीबॉडीज का प्लेसेन्टा से होकर स्थानान्तरण
(c) किसी विशेष रोग के लिए मानव में पाए जाने वाले प्रतिरोध का स्तर
(d) वैक्सिनेशन द्वारा रोग प्रतिरोधक क्षमता को प्राप्त करना

16. चिकित्सा विज्ञान की वह शाखा, जिसके अन्तर्गत प्रतिरक्षा तन्त्र की संरचना एवं कार्यों का अध्ययन किया जाता है, कहलाती है

(a) इम्यूनोलॉजी (b) पैरासाइटोलॉजी
(c) वायरोलॉजी (d) बैक्टीरियोलॉजी

17. इम्यूनिटी तन्त्र निर्मित होता है

(a) तरल इम्यूनिटी तन्त्र से
(b) तरल तथा कोशिका मीडिएटेड इम्यूनिटी से
(c) तरल तथा रेशे तन्त्र से
(d) एन्टीजन द्वारा प्रेरित इम्यूनिटी से

18. जीवों में प्राकृतिक और जन्मजात इम्यूनिटी है

(a) सहज इम्यूनिटी (b) उपार्जित इम्यूनिटी
(c) सक्रिय इम्यूनिटी (d) निष्क्रिय इम्यूनिटी

19. अविशिष्ट इम्यूनिटी में शरीर की सुरक्षा की प्रथम पंक्ति (First line defence) **का निर्माण करती है**

(a) बिना कटी-फटी त्वचा (b) म्यूकस मेम्ब्रेन एवं उनके स्राव
(c) सामान्य माइक्रोबियल फ्लोरा (d) ये सभी

20. मुख की लार तथा आँखों से स्रावित होने वाले आँसुओं में उपस्थित एन्जाइम है
(a) पेप्सिन (b) लाइसोजाइम
(c) ट्रिप्सिन (d) इनमें से कोई नहीं

21. निम्नलिखित में से कौन मानव शरीर में सूक्ष्मजीवों के प्रवेश कार्यिकी अवरोध (Physiological barrier) का कार्य करता है?
(a) आँसू (b) मोनोसाइट्स
(c) त्वचा (d) मूत्रोजनन पथ की उपकला

22. उपार्जित इम्यूनिटी की विशेषता है
(a) एन्टीजन विशिष्टता
(b) प्रतिरक्षात्मक मैमोरी
(c) स्वयं एवं बाह्य कोशिकाओं के मध्य विभेद
(d) उपरोक्त सभी

23. निम्न में से किन कोशिकाओं में फेगोसाइटिक क्रिया पाई जाती है?
(a) न्यूट्रोफिल्स (b) मोनोसाइट्स
(c) बैसोफिल्स (d) दोनों (a) और (b)

24. कोशिका भक्षण (Phagocytosis) प्रक्रिया की खोज करने वाले वैज्ञानिक हैं
(a) एलैक्जेन्डर (b) एमिल वॉन बेहरिंग
(c) पॉल एहरलिक (d) मेचनीकॉफ

25. एन्टीबॉडी किस प्रकार की प्रोटीन होती है?
(a) संरचनात्मक (b) एन्जाइमैटिक
(c) परिवहन (d) इम्यूनोग्लोब्यूलिन

26. एन्टीबॉडी है
(a) लिपिड (b) प्रोटीन
(c) एन्जाइम (d) अमीनो अम्ल

27. एन्टीबॉडी में उपस्थित हल्की तथा भारी शृंखलाएँ जुड़ी होती है
(a) सहसंयोजक बन्ध द्वारा (b) उपसहसंयोजक बन्ध द्वारा
(c) डाइसल्फाइड बन्ध द्वारा (d) पाई (π) बन्ध द्वारा

28. सर्प विष के एन्टीवेनम में होते हैं
(a) एन्टीजन (b) एन्टीजन-एन्टीबॉडी कॉम्पलैक्स
(c) एन्टीबॉडी (d) एन्जाइम

29. कृत्रिम निष्क्रिय रोगनिरोधक क्षमता (Artificial passive immunity) का उदाहरण है
(a) इन्टरफेरॉन
(b) टिटेनस इम्यूनोग्लोब्यूलिन वैक्सीन
(c) हिपेटाइटिस-B वैक्सीन
(d) BCG वैक्सीन

30. कोशिका मीडिएटेड इम्यूनिटी क्रिया प्रणाली में भाग लेती हैं
(a) T-कोशिकाएँ (b) B-कोशिकाएँ
(c) दोनों (a) व (b) (d) इनमें से कोई नहीं

31. T-लिम्फोसाइट्स द्वारा उत्पन्न होने वाली रोग प्रतिरोधक क्षमता है
(a) ह्यूमोरल या एन्टीबॉडी मीडिएटेड इम्यूनिटी
(b) सेल्यूलर या सैल मीडिएटेड इम्यूनिटी
(c) दोनों (a) और (b)
(d) T-लिम्फोसाइट्स इम्यूनिटी उत्पन्न नहीं करती है

32. एन्टीबॉडीज या इम्यूनोग्लोब्यूलिन्स का उत्पादन कौन-सी लिम्फोसाइट के द्वारा होता है?
(a) T-लिम्फोसाइट (b) D-लिम्फोसाइट
(c) B-लिम्फोसाइट (d) दोनों (a) और (c)

33. किसी रोगी में प्रत्यारोपित किडनी (Transplanted kidney) का अस्वीकार किस कारण किया जाता है?
(a) त्रिवोशज (ह्यूमोरल) इम्यूनिटी अनुक्रिया
(b) कोशिका-मीडिएटेड इम्यूनिटी अनुक्रिया
(c) निष्क्रिय इम्यूनिटी अनुक्रिया
(d) सहज इम्यूनिटी अनुक्रिया

34. मोनोक्लोनल तथा पॉलीक्लोनल एन्टीबॉडीज उत्पन्न होते हैं
(a) T-स्मृति कोशिकाओं द्वारा
(b) NK-कोशिकाओं द्वारा
(c) B-लिम्फोसाइट की प्लाज्मा कोशिकाओं द्वारा
(d) B-लिम्फोसाइट की मैमोरी कोशिकाओं द्वारा

35. मानव शरीर कोशिका मीडिएटेड इम्यूनिटी का नियन्त्रण व नियमन होता है
(a) B-लिम्फोसाइट्स द्वारा
(b) थ्रोम्बोसाइट्स द्वारा
(c) इरिथ्रोसाइट्स द्वारा
(d) T-लिम्फोसाइट्स द्वारा

36. इम्यूनिटी के सन्दर्भ में निम्न में से कौन-सा कथन सही है?
(a) वाइपर सर्प के काटने पर पहले से तैयार एन्टीबॉडीज का इन्जेक्शन दिया जाता है
(b) छोटी चेचक के विरुद्ध एन्टीबॉडीज का उत्पादन T-लिम्फोसाइट्स द्वारा किया जाता है
(c) एन्टीबॉडीज प्रोटीन अणु होते हैं, जिनमें प्रत्येक में चार छोटी शृंखलाएँ होती है
(d) वृक्क ट्रांसप्लान्ट की अस्वीकृति B-लिम्फोसाइट का कार्य है

37. निम्नलिखित में सही मिलान का चयन कीजिए।

	उदाहरण	इम्यूनिटी का प्रकार
(a)	बहुरूपी न्यूक्लियर ल्यूकोसाइट्स तथा मोनोसाइट्स	कोशिकीय अवरोध
(b)	एन्टी टिटेनस तथा एन्टी स्नेक वेनम इन्जेक्शन	सक्रिय इम्यूनिटी
(c)	मूत्रजनन पथ की एपीथिलियम स्तर का श्लेष्मी (Mucus) पदार्थ तथा हाइड्रोक्लोरिक अम्ल	कार्यिकी अवरोध
(d)	मुख में लार तथा आँखों में आँसू	शारीरिक अवरोध

1. (a)	2. (d)	3. (a)	4. (a)	5. (a)	6. (a)	7. (b)	8. (b)	9. (b)	10. (a)
11. (b)	12. (a)	13. (b)	14. (c)	15. (c)	16. (a)	17. (b)	18. (a)	19. (a)	20. (b)
21. (a)	22. (d)	23. (d)	24. (d)	25. (d)	26. (b)	27. (c)	28. (c)	29. (b)	30. (a)
31. (c)	32. (c)	33. (b)	34. (c)	35. (d)	36. (a)	37. (a)			

38. **निम्न में से B-कोशिकाओं का कार्य है**
(a) एन्टीजन बनाना
(b) एन्टीबॉडीज बनाना
(c) दोनों (a) व (d)
(d) इनमें से कोई नहीं

39. **T-कोशिकाओं का निर्माण होता है**
(a) अस्थि मज्जा (Bone marrow) में
(b) थाइमस में
(c) अग्न्याशय (Pancreas) में
(d) उपरोक्त में से कोई नहीं

40. **किलर T-कोशिकाओं में यह प्रोटीन पाई जाती है**
(a) CD_4
(b) CD_5
(c) CD_8
(d) CD_9

41. **'मास्टर स्विच' कहा जाता है**
(a) किलर T-कोशिकाओं को
(b) मैमोरी T-कोशिकाओं को
(c) हेल्पर T-कोशिकाओं को
(d) स्प्रेसर T-कोशिकाओं को

42. **कार्यकारी T-कोशिका है**
(a) किलर T-कोशिका
(b) हेल्पर T-कोशिका
(c) स्प्रेसर T-कोशिका
(d) ये सभी

43. **सीरम में एन्टीबॉडी की अधिकतम तनुता जोकि किसी विशेष एन्टीजन के साथ अभिक्रिया करेगी, कहलाती है**
(a) टॉक्सोइड (Toxoid)
(b) टाइटर (Titer)
(c) सीरोटाइप (Serotype)
(d) स्टेन (Stain)

44. **एन्टीसीरम में क्या होता है?**
(a) एन्टीजन्स
(b) एन्टीबॉडीज
(c) श्वेत कणिकाएँ
(d) इनमें से कोई नहीं

45. **किसी एन्टीसीरम** (Antiserum) **को शरीर में प्रवेश कराने के बाद उत्पन्न होने वाली इम्यूनिटी** (Immunity) **है**
(a) कृत्रिम सक्रिय इम्यूनिटी
(b) प्राकृतिक निष्क्रिय इम्यूनिटी
(c) प्राकृतिक सक्रिय इम्यूनिटी
(d) कृत्रिम निष्क्रिय इम्यूनिटी

46. **निम्न में से उपार्जित** (Acquired) **या द्वितीयक प्रतिरक्षा हीनता** (Secondary immunodeficiency) **का कारण है**
(a) कैंसर
(b) स्टीरॉइड थैरेपी
(c) संक्रामक रोग
(d) ये सभी

47. **शोथ** (Inflammatory) **अभिक्रिया के दौरान निम्न में से कौन-सी श्वेत रुधिर कणिका हिस्टामीन मुक्त करती है?**
(a) इओसिनोफिल्स
(b) न्यूट्रोफिल्स
(c) मोनोसाइट
(d) बैसोफिल

48. **मास्ट कोशिकाएँ स्रावित करती हैं**
(a) लाइसोजाइम
(b) प्रोटीन
(c) पेक्टिन
(d) हिस्टामीन

49. **निम्नलिखित में से किसके प्रति अनुक्रिया** (Response) **के कारण एलर्जिक क्रियाएँ होती है?**
(a) हिरुडिन
(b) सीरोटोनिन
(c) हिपेरिन
(d) हिस्टामीन

50. **सक्रिय इम्यूनिटी** (Active immunity) **के बारे में निम्नलिखित में से क्या सही है?**
(a) लेग (Lag) अवस्था नहीं होती है
(b) बूस्टर खुराक लाभदायक होती है
(c) रोग प्रतिरोधक क्षमता की कमी वाले लोगों में लाभकारी होती है
(d) मैमोरी कोशिकाएँ नहीं होती है

51. **वायरस के संक्रमण से बचने के लिए शरीर निम्नलिखित में से किस विशेष प्रकार के प्रोटीन को उत्पन्न करते हैं?**
(a) हॉर्मोन्स
(b) एन्जाइम्स
(c) प्लाज्मिड्स
(d) इन्टरफेरॉन्स

52. **इन्टरफेरॉन्स है**
(a) मैक्रोफेजेज के प्रोटीन उत्पाद, जो सूक्ष्मजीवों को नष्ट करते हैं
(b) वायरस संक्रमित कोशिकाओं द्वारा स्रावित प्रोटीन जोकि कोशिकाओं के वायरस के संक्रमण से बचाता है
(c) एलर्जिन्स
(d) एन्टीबॉडीज अणु

53. **प्राथमिक प्रतिरक्षा अनुक्रिया** (Primary immune response) **के लिए सही कथन है**
(a) IgG सम्मिलित हैं
(b) एन्टीबॉडी उत्पन्न करने वाली कोशिकाएँ मैमोरी-B कोशिकाएँ हैं
(c) कोई लेग (Lag) समयावधि नहीं होती है
(d) इनकी गति धीमी (Slow or sluggish) होती है

54. **एक पदार्थ जोकि शरीर का तापमान बढ़ा देता है**
(a) पैथोजन
(b) पायरोजन
(c) एलर्जन
(d) इनमें से कोई नहीं

55. **किडनी ट्रांसप्लान्ट** (Kidney transplant) **के सन्दर्भ में निम्नलिखित कथनों पर विचार कीजिए तथा दो सत्य कथनों का चयन कीजिए।**
I. उचित किडनी के ट्रांसप्लान्ट के पश्चात् भी रोगी को लम्बे समय के इम्यूनोस्प्रेसेन्ट का प्रयोग करना पड़ता है।
II. कोशिका मीडिएटेड इम्यूनिटी अनुक्रिया ट्रांसप्लान्ट में अस्वीकृति के लिए उत्तरदायी है।
III. ट्रांसप्लान्ट की अस्वीकृति के लिए B-लिम्फोसाइट्स उत्तरदायी है।
IV. अंग स्वीकार्यता या अस्वीकृति विशिष्ट इन्टरफेरॉन पर निर्भर होती है।
(a) II व III
(b) III व IV
(c) I व III
(d) I व II

56. **निम्नलिखित में से किसके अतिरिक्त सभी हर्ड प्रतिरोधकता** (Herd immunity) **संक्रामक बीमारी के लिए सत्य है?**
(a) हर्ड प्रतिरोधकता स्थिर होती है
(b) नैदानिक व उप-नैदानिक संक्रमण पर निर्भर है
(c) प्रतिरक्षण से प्रभावित
(d) वैकल्पिक होस्ट की उपस्थिति पर निर्भर करता है

57. **कोलोस्ट्रम में प्रचुर मात्रा में पाई जाने वाली इम्यूनोग्लोब्यूलिन है**
(a) IgG
(b) IgM
(c) IgE
(d) IgA

58. सतही (Surface) Ig का उदाहरण है
(a) IgA (b) IgG
(c) IgE (d) IgM

59. एलर्जी के समय किस प्रकार की एन्टीबॉडीज की संख्या बढ़ जाती है?
(a) IgA (b) IgE
(c) IgG (d) IgD

60. सीरम में सर्वाधिक मात्रा में पाई जाने वाली इम्यूनोग्लोब्यूलिन है
(a) IgG (b) IgM
(c) IgA (d) IgE

61. निम्न में से कौन-सा इम्यूनोग्लोब्यूलिन प्लेसेन्टा से गुजर कर नवजात शिशु को निष्क्रिय प्रतिरक्षा (Passive immunity) प्रदान करता है?
(a) इम्यूनोग्लोब्यूलिन-M (IgM) (b) इम्यूनोग्लोब्यूलिन-A (IgA)
(c) इम्यूनोग्लोब्यूलिन-G (IgG) (d) इम्यूनोग्लोब्यूलिन-E (IgE)

62. मानव सीरम में निम्न में से कौन-से प्रकार के इम्यूनोग्लोब्यूलिन पाए जाते हैं?
(a) IgG, IgM, IgA, IgD, IgC
(b) IgG, IgA, IgM, IgE, IgD
(c) IgA, IgB, IgC, IgD, IgE
(d) IgM, IgG, IgE, IgR, IgE

63. निम्न में से सबसे सामान्य प्रकार का इम्यूनोग्लोब्यूलिन कौन-सा है?
(a) इम्यूनोग्लोब्यूलिन-M (IgM)
(b) इम्यूनोग्लोब्यूलिन-A (IgA)
(c) इम्यूनोग्लोब्यूलिन-G (IgG)
(d) इम्यूनोग्लोब्यूलिन-E (IgE)

वैक्सीन

64. शब्द 'वैक्सीन' प्रस्तुत किया गया
(a) एडवर्ड जेनर द्वारा (b) कोच द्वारा
(c) पाश्चर द्वारा (d) कोच तथा पाश्चर द्वारा

65. निम्न में से किस वैक्सीन की खोज लुईस पाश्चर ने नहीं की?
(a) रेबीज वैक्सीन (b) कॉलेरा वैक्सीन
(c) टिटेनस वैक्सीन (d) एन्थ्रैक्स वैक्सीन

66. प्रथम सत्य वैक्सीन की खोज की थी
(a) एडवर्ड जेनर (b) जोसेफ लिस्टर
(c) लुईस पाश्चर (d) इनमें से कोई नहीं

67. संश्लेषित वैक्सीन कहलाती है
(a) प्रथम पीढ़ी की वैक्सीन
(b) तृतीय पीढ़ी की वैक्सीन
(c) मोनोक्लोनल वैक्सीन
(d) उपरोक्त में से कोई नहीं

68. शिशुओं को दी जाने वाली ट्रिपल वैक्सीन DPT किन रोगों से इम्यूनिटी प्रदान करती है?
(a) टिटेनस, डिप्थीरिया, ट्यूबरकुलोसिस
(b) बलगम, सर्दी, ट्यूबरकुलोसिस
(c) टिटेनस, परट्यूसिस, डिप्थीरिया
(d) टिटेनस, चेचक, रुबेला

69. BCG वैक्सीन का प्रयोग किस रोग से बचाव हेतु किया जाता है?
(a) क्षय रोग (b) टिटेनस (c) डिफ्थीरिया (d) परट्यूसिस

70. OPV की शून्य खुराक (Zero dose) दी जाती है
(a) एक माह पर (b) जन्म पर
(c) जब बच्चे को दस्त हो (d) जब बच्चे को पोलियो हो

71. निम्न में से कौन-सी जीवित वैक्सीन नहीं है?
(a) BCG (b) OPV (c) टिटेनस (d) मीजल्स

72. .... के अतिरिक्त निम्नलिखित सभी लाइव एटिन्यूएटिड वैक्सीन (Live attenuated vaccines) है।
(a) MMR (b) येलो फीवर वैक्सीन
(c) साल्क पोलियो वैक्सीन (d) सेबिन पोलियो वैक्सीन

73. BCG वैक्सीन में पाए जाने वाले बैसिलाई होते हैं
(a) जीवित वीरूलेन्ट (Live virulent)
(b) जीवित अवीरूलेन्ट (Live avirulent)
(c) मृत वीरूलेन्ट (Killed virulent)
(d) मृत अवीरूलेन्ट (Killed avirulent)

74. BCG वैक्सीन कब दी जाती है?
(a) जन्म पर (b) 9 महीने पर
(c) 6 महीने पर (d) 15-18 महीने पर

75. यदि एक शिशु को जन्म के समय BCG वैक्सीन नहीं लगा है, तो
(a) इसे नजरअंदाज कर देना चाहिए
(b) इसे पाँच साल की उम्र पर दिया जाना चाहिए
(c) इस वैक्सीन को एक साल की उम्र तक कभी भी दे सकते हैं
(d) इसे पेन्टोवेलेन्ट-II और पेन्टावेलेन्ट-III के साथ दो बार दिया जाना चाहिए

76. मुखीय पोलियो वैक्सीन का नाम है
(a) BCG (b) TAB (c) साल्क (d) सेबिन

77. एन्टीसीरम वैक्सीन का प्रयोग किया जाता है
(a) छोटी चेचक में (b) मम्प्स में
(c) रेबीज में (d) इन्फ्लूएन्जा में

78. टॉक्सोइड होता है
(a) एक सक्रिय टॉक्सिन (b) विषाक्तता रहित टॉक्सिन
(c) दुर्बल टॉक्सिन (d) दोनों (a) व (b)

38. (b)	*39.* (b)	*40.* (c)	*41.* (c)	*42.* (a)	*43.* (b)	*44.* (b)	*45.* (d)	*46.* (d)	*47.* (d)
48. (d)	*49.* (d)	*50.* (b)	*51.* (d)	*52.* (b)	*53.* (d)	*54.* (b)	*55.* (d)	*56.* (a)	*57.* (d)
58. (d)	*59.* (b)	*60.* (a)	*61.* (c)	*62.* (b)	*63.* (c)	*64.* (a)	*65.* (c)	*66.* (c)	*67.* (b)
68. (c)	*69.* (a)	*70.* (b)	*71.* (c)	*72.* (c)	*73.* (a)	*74.* (a)	*75.* (c)	*76.* (d)	*77.* (c)
78. (b)									

79. **निम्नलिखित में से कौन दस्त** (Diarrhoea) **से बचाने की वैक्सीन है?**
(a) DPT वैक्सीन
(b) रोटावायरस वैक्सीन
(c) MMR वैक्सीन
(d) हिपेटाइटिस-B

80. **साल्क** (Salk) **वैक्सीन है**
(a) जीवित वैक्सीन
(b) जीवित दुर्बल वैक्सीन
(c) मृत वैक्सीन
(d) टॉक्सोइड

81. **जीवित पोलियो** (Live polio) **वैक्सीन को कौन-से भाग से देते हैं?**
(a) अन्तःत्वचीय मार्ग (Intradermal route)
(b) अन्तःपेशीय (Intramuscular)
(c) मौखिक मार्ग (Oral route)
(d) अवत्वचीय मार्ग (Subcutaneous route)

82. **निम्नलिखित में से कौन-से वैक्सीन का परिणाम थ्रोम्बोसाइटोपीनिया** (Thrombocytopenia) **है?**
(a) MMR वैक्सीन
(b) टायफॉइड वैक्सीन
(c) इन्फ्लूएन्जा वैक्सीन
(d) HIB वैक्सीन

83. **निम्नलिखित में जीवित वैक्सीन** (Live vaccine) **के लिए असत्य कथन है**
(a) दो जीवित वैक्सीन को एकसाथ नहीं लगा सकते हैं
(b) जब जीवित वैक्सीन लगाते हैं, तो बूस्टर खुराक की जरुरत नहीं होती है
(c) एक खुराक जीवनपर्यन्त प्रतिरोधकता (Life long immunity) देती है
(d) जीवित वैक्सीन में बड़े (Major) और छोटे (Minor) एन्टीजन दोनों होते हैं

84. **निम्नलिखित में** BCG **वैक्सिनेशन के लिए सत्य है**
(a) डिस्टिल्ड पानी का उपयोग डाइलुएन्ट के रूप में होता है
(b) इन्जेक्शन लगाने की जगह को स्प्रिट से साफ करना चाहिए
(c) मेनटॉक्स टेस्ट वैक्सिनेशन के 48 घण्टे बाद पॉजिटिव आता है
(d) WHO ने टीका उत्पादन के लिए दानिश 1331 स्ट्रेन की सिफारिश की

85. DPT **वैक्सीन का सहायक** (Adjuvant) **उपयोग करते हैं।**
(a) जिंक (Zinc)
(b) एल्युमिनियम (Aluminium)
(c) कॉपर (Copper)
(d) मैग्नीशियम (Magnesium)

86. **पोलियो वैक्सिनेशन के लिए सभी सत्य है, सिवाय** (Except)
(a) प्रत्येक 30 दिन तक AFP फॉलोअप
(b) साल्क में तीन प्रकार के पोलियो वायरस होते हैं
(c) पल्स पोलियो वायरस अतिरिक्त और पूरक (Supplemental) होता है
(d) मौखिक पोलियो वैक्सीन आँतों को प्रतिरक्षा देता है

87. **निम्नलिखित में से मौखिक पोलियो वैक्सीन** (Oral polio vaccine) **के लिए सत्य नहीं है**
(a) स्थानीय और प्रणालीगत प्रतिरक्षा दोनों प्रेरित करना
(b) मातृत्व एन्टीबॉडी पूर्ण रूप से सुरक्षित होती है
(c) जीवित दुर्बल वैक्सीन
(d) लम्बे समय तक संचय करने के लिए सब-जीरो तापमान की जरुरत

88. **निम्नलिखित में कौन-सी वैक्सीन यदि दूषित** (Contaminated) **हो, तो टॉक्सिक शॉक सिण्ड्रोम का कारण होती है?**
(a) मीजल्स वैक्सीन (Measles vaccine)
(b) DPT
(c) हिपेटाइटिस-B
(d) टाइफोरल (Typhoral)

89. BCG **देते हैं**
(a) अन्तःमाँसपेशी (Intramuscular)
(b) अन्तःत्वचीय (Intradermal)
(c) अवत्वचीय (Subcutaneous)
(d) अन्तःशिरीय (Intravenous)

90. **सक्रिय टीकाकरण** (Active immunisation) **निम्नलिखित में मुख्यतया देते हैं**
(a) रेबीज (Rabies)
(b) पोलियो (Polio)
(c) प्लेग (Plague)
(d) मीजल्स (Measles)

91. **सबसे ज्यादा ताप संवेदनशील** (Heat sensitive) **वैक्सीन है**
(a) मीजल्स
(b) DPT
(c) OPV
(d) हिपेटाइटिस-B

92. **पुनःगठित** (Reconstituted) **मीजल्स वैक्सीन का उपयोग कितने घण्टे के अन्दर करते हैं?**
(a) 1 घण्टे
(b) 3 घण्टे
(c) 6 घण्टे
(d) 12 घण्टे

93. **मीजल्स वैक्सीन के लिए सभी सत्य है, सिवाय**
(a) फ्रीज शुष्क जीवित दुर्बल वैक्सीन
(b) एकल खुराक 0.1 mL
(c) सामान्यतया TSS के साथ सम्मिलित
(d) गर्भावस्था में निषेध

94. **फ्रोजन या जमे** DPT **वैक्सीन को**
(a) उपयोग करने से पहले अच्छी तरह से हिलाना चाहिए
(b) उपयोग करने से पहले पिघलने देना चाहिए
(c) फेंक देना चाहिए
(d) उपयोग करने से पहले कमरे के तापमान पर लाना चाहिए

95. **पोलियो वैक्सीन को किस तापमान** (Temperature) **में संचय** (Store) **करते हैं?**
(a) 0 डिग्री सेल्सियस
(b) 2-5 डिग्री सेल्सियस
(c) 15 डिग्री सेल्सियस
(d) –20 डिग्री सेल्सियस

96. **बच्चों को हीमोफिलस इन्फ्लुएन्जा टाइप-B बूस्टर बैक्सीन किस उम्र एवं मात्रा में लगाई जाती है?**
(a) 1 वर्ष एवं 0.5 mL
(b) 3 वर्ष एवं 0.1 mL
(c) 1-2 वर्ष एवं 3.3 mL
(d) 2 वर्ष एवं 0.5 mL

97. **निम्नलिखित में से कौन-सी वैक्सीन को फ्रीजर भाग में संचय** (Store) **करते है?**
(a) पोलियो (b) मीजल्स
(c) DPT (d) दोनों (a) और (c)

98. **प्राथमिक स्वास्थय केन्द्र** (PHC) **वैक्सीन का संचय करते हैं।**
(a) कॉल्ड बॉक्स में
(b) डीप फ्रीजर में
(c) आइसलाइन्ड रेफ्रिजेरेटर में
(d) ठंडे कमरे में

99. **कोल्ड चेन** (Cold chain) **सिस्टम का प्रोसेस है**
(a) MP और MF के लिए रुधिर के सेम्पल को संचित करना
(b) रेफ्रिजरेटिंग कीमोथैराप्युटिक एजेण्ट
(c) थूक का सेम्पल इकट्ठा करना
(d) वैक्सीन संरक्षण

100. ILR **की आवश्यकता होती है**
(a) वैक्सीन संचय में
(b) संवर्धन (Culture) मीडिया के इंक्यूबेशन में
(c) रबर के दस्तानों के स्टरीलाइजेशन में
(d) धारदार उपकरणों की डिसइन्फेक्शन में

101. ILR **भाग** (Part) **है**
(a) स्टरीलाइजेशन प्रक्रिया का
(b) डिसइन्फेक्शन प्रक्रिया का
(c) कोल्ड चेन प्रक्रिया का
(d) दवा परिवहन का

सूक्ष्मजैविकी या माइक्रोबायोलॉजी : परिचय

102. **जीवाणु विज्ञान** (Bacteriology) **के जनक हैं**
(a) लुईस पाश्चर
(b) रॉबर्ट कोच
(c) एन्टोनी वान ल्यूवेनहॉक
(d) रोनाल्ड रोस

103. **एन्टीसेप्टिक सर्जरी के जनक कौन है?**
(a) लुईस पाश्चर (b) फ्रेंकेल
(c) रॉक्स तथा यर्सिन (d) लिस्टर

104. **रोग के जर्म सिद्धान्त** (Germ theory of disease) **को किसने सिद्ध किया?**
(a) रॉबर्ट कोच ने (b) लिस्टर ने
(c) मेचनीकॉफ ने (d) लुईस पाश्चर ने

105. **रॉबर्ट कोच** (Robert Koch) **के सम्बन्ध में सही कथन पहचानिए।**
(a) वह सूक्ष्मजीव विज्ञान के पिता कहलाते है
(b) कॉलेरा के कारक जीव, *विब्रियो कॉलेरी* की पहचान इनके द्वारा की गई
(c) इन्होंने अति संवेदनशीलता (Hypersensitivity) की खोज की
(d) उपरोक्त सभी

106. **निम्नलिखित में से लुईस पाश्चर का सूक्ष्मजीव विज्ञान में योगदान है?**
(a) पाश्चुरीकरण की तकनीक
(b) फर्मेन्टेशन की प्रक्रिया
(c) रेबीज, कॉलेरा और एन्थ्रैक्स वैक्सीन
(d) उपरोक्त सभी

वायरस एवं वायरस जनित रोग

107. **इन्फ्लूएन्जा** (Influenza) **रोग का रोगकारक है**
(a) *पैरामिक्सोवायरस* (b) ऑर्थोमिक्सोवायरस
(c) पॉक्स वायरस (d) हर्पीज वायरस

108. **निम्न में से कौन-से प्रकार के जीव** (Organisms) **इन्टरफेरॉन के प्रति संवेदनशील होते हैं?**
(a) बैक्टीरिया (b) वायरस
(c) माइकोप्लाज्मा (d) रिकेट्सिया

109. **गर्भावस्था में अधिकतम मोर्टेलिटी** (Mortality) **किस हिपेटाइटिस वायरस से सम्बन्धित है?**
(a) हिपेटाइटिस-A (b) हिपेटाइटिस-B
(c) हिपेटाइटिस-C (d) हिपेटाइटिस-E

110. **सार्स** (SARS) **है एक**
(a) बैक्टीरियल संक्रमण (b) वायरल संक्रमण
(c) फंगल संक्रमण (d) प्रोटोजोअन संक्रमण

111. **इन्फ्लूएन्जा है एक**
(a) श्वसन मार्ग (Respiratory tract) का संक्रमण
(b) मूत्र मार्ग (Urinary tract) का संक्रमण
(c) न्यूरोलॉजिकल संक्रमण (Neurological infection)
(d) अग्न्याशयी संक्रमण (Pancreatic infection)

112. **सार्स** (SARS) **किसके द्वारा फैलता है?**
(a) कोरोना वायरस (Corona virus)
(b) लेन्टिवायरस (Lentivirus)
(c) केलिसिवायरस (Calicivirus)
(d) एरीनावायरस (Arenavirus)

79. (b)	80. (c)	81. (c)	82. (a)	83. (a)	84. (d)	85. (b)	86. (a)	87. (b)	88. (a)
89. (b)	90. (a)	91. (c)	92. (b)	93. (b)	94. (c)	95. (b)	96. (d)	97. (d)	98. (c)
99. (d)	100. (a)	101. (c)	102. (a)	103. (d)	104. (d)	105. (b)	106. (d)	107. (b)	108. (b)
109. (b)	110. (b)	111. (a)	112. (a)						

113. गर्भवती माता में गर्भावस्था के अन्तिम ट्राइमेस्टर में होने वाला संक्रमण, जोकि शिशु में जन्मजात विकृतियाँ उत्पन्न कर देता है
(a) रुबेला (b) टायफॉइड
(c) चेचक (d) छोटी माता

114. एन्टेरो वायरस द्वारा जनित रोग है
(a) पोलियो (b) मम्प्स
(c) इबोला (d) सार्स

115. गैस्ट्रोएन्टेराइटिस (Gastroenterities) का सबसे सामान्य वायरल कारण है
(a) रोटावायरस
(b) नोरोक वायरस
(c) एडीनो वायरस
(d) हपैडना वायरस

116. सबसे छोटा वायरस है
(a) पॉक्स वायरस
(b) हर्पीज वायरस
(c) पार्वोवायरस
(d) एडीनो वायरस

117. सार्स (SARS) के लिए सभी कथन सही है, सिवाय
(a) यह एपीडेमिक भारत में भी फैला था
(b) यह वायु में मौजूद संक्रमित ड्रॉपलेट्स विधि से फैलता है
(c) इसका PCR के द्वारा निदान किया जाता है
(d) यह कोरोना वायरस के एक प्रकार द्वारा होता है

118. MMR की वैक्सीन निम्न में से किस रोग से बचाव नहीं करती?
(a) मम्प्स (b) मेनिंगोकोकल मेनिन्जाइटिस
(c) रुबेला (d) मीजल्स

119. रेबीज वायरस किस ग्रुप का वायरस है?
(a) रहैब्डो (Rhabdo) (b) पिकोर्ना (Picorna)
(c) टोगा (Toga) (d) रेट्रो (Retro)

120. निम्नलिखित में से किस रोग को हाइड्रोफोबिया भी कहते हैं?
(a) डेंगू (b) रेबीज (c) प्लेग (d) मीजल्स

121. रुबेला रोग में चकत्ते सबसे पहले कहाँ पर दिखाई पड़ते हैं?
(a) चेहरे पर (b) उदर पर
(c) धड़ पर (d) टांगों पर

122. चिकन पॉक्स में दाने (Rashes) शरीर के किस भाग पर पहले दिखते हैं?
(a) धड़ (Trunk) (b) चेहरा (Face)
(c) हाथों (Hands) (d) पैरों (Legs)

123. मीजल्स (रुबिओला) में दाने शरीर के किस भाग पर पहले दिखते हैं?
(a) धड़ (Trunk) (b) चेहरा (Face)
(c) हाथों (Hands) (d) पैरों (Legs)

124. निम्नलिखित में से कौन-सा वायरस मल से उत्सर्जित (Exerted) होता है?
(a) हिपेटाइटिस-B (Hepatitis-B)
(b) HTV
(c) पोलियोमाइलिटिस (Poliomyelitis)
(d) हिपेटाइटिस-C (Hepatitis-C)

125. निम्न में से कौन-सा रोग वायुजनित नहीं है?
(a) मीजल्स (b) छोटी माता
(c) पोलियो (d) TB

126. निम्न में से कौन-सा संक्रामक रोग प्रमुख तौर पर श्वसन मार्ग को प्रभावित नहीं करता है?
(a) डिप्थीरिया (b) मीजल्स
(c) मम्प्स (d) पोलियो

127. मानव में वायरस जनित रोग के रूप में सत्यापित हुआ प्रथम रोग था
(a) रेबीज (b) हिपेटाइटिस
(c) येलो फीवर (d) छोटी माता

128. वायरस जनित रोगों का समूह है
(a) चेचक, येलो फीवर एवं परट्यूसिस
(b) चेचक, येलो फीवर एवं रेबीज
(c) परट्यूसिस, एड्स एवं कैंसर
(d) रेबीज, हैजा एवं एड्स

129. जर्मन मीजल्स का वायरस है
(a) ऑर्थोमिक्सोवायरस (b) रिट्रोवायरस
(c) टोगा वायरस (d) रहैब्डो वायरस

130. जुकाम का पैथोजन है
(a) राइनो वायरस (b) कोरोना वायरस
(c) दोनों (a) व (b) (d) इनमें से कोई नहीं

131. चिकनगुनिया रोग फैलता है
(a) घरेलू मक्खी द्वारा (b) *एडीज* मच्छर द्वारा
(c) कॉकरोच द्वारा (d) मादा *एनॉफिलीज* द्वारा

132. राष्ट्रीय डेंगू रोधी दिवस मनाया जाता है
(a) 16 मई (b) 15 जून
(c) 16 अप्रैल (d) 15 जुलाई

133. *एडीज एजिप्टाई* वाहक है
(a) डेंगू बुखार का (b) मलेरिया बुखार का
(c) फाइलेरिया का (d) काला-अजार का

134. निम्न में कौन-सा वेक्टर (Vector) जनित रोग है?
(a) डिप्थीरिया (b) येलो फीवर
(c) टिटेनस (d) मीजल्स

135. एक मनुष्य के शरीर में इन्टरफेरॉन्स का उत्पादन आरम्भ हो गया है। उस मनुष्य में किस रोग का संक्रमण हो सकता है?
(a) टिटेनस (b) टायफॉइड
(c) मीजल्स (d) मलेरिया

136. निम्न में से कौन-सा वायरस सामान्यतया जनन मार्ग द्वारा संचारित नहीं होता है?
(a) हिपेटाइटिस-B वायरस (b) हिपेटाइटिस-C वायरस
(c) HIV (d) मीजल्स का वायरस

137. निम्न में से कौन-सा वायरस से होने वाला संक्रामक रोग नहीं है?
(a) पोलियो (b) मीजल्स
(c) टिटेनस (d) एड्स

138. **येलो फीवर किसके कारण होता है?**
(a) *फ्लेवीवायरस फैब्रिकियस (Flavivirus fabricius)*
(b) *यर्सीनिया पेस्टीस (Yersinia pestis)*
(c) *कौक्सीएला बरनीटी (Coxiella burnetti)*
(d) *लीशमानिया (Leishmania)*

139. **चिकन पॉक्स फैलाने वाले वायरस का नाम है**
(a) *वैरिसेला जोस्टर* (b) *वैरिओला*
(c) कोरोना वायरस (d) *साइटोमिंगेलोवायरस*

140. **राइनो वायरस उत्पन्न करता है**
(a) सामान्य सर्दी-जुकाम (b) मलेरिया
(c) एड्स (d) न्यूमोनिया

141. **सामान्य सर्दी-जुकाम, न्यूमोनिया से किस प्रकार से भिन्न है?**
(a) न्यूमोनिया संचारी (Communicable) रोग है, जबकि सामान्य सर्दी-जुकाम एक पोषण सम्बन्धी कमी का रोग है
(b) न्यूमोनिया को जीवित तनुकृत (निष्क्रिय) बैक्टीरियल वैक्सीन सम्बन्धी हैं, जबकि सामान्य सर्दी जुकाम के लिए कोई प्रभावी वैक्सीन नहीं है
(c) न्यूमोनिया वायरस के द्वारा उत्पन्न किया जाता है, जबकि सामान्य सर्दी-जुकाम बैक्टीरिया *हीमोफिलस इन्फ्लूएन्जी* के द्वारा उत्पन्न किया जाता है
(d) न्यूमोनिया रोगजनक वायुकोष्ठिका (Alveoli) को संक्रमित करता है, जबकि सामान्य सर्दी-जुकाम नाक श्वसन मार्ग (Respiratory passage) को प्रभावित करता है, किन्तु फेफड़ों को नहीं

142. **निम्न में से कौन-सा वायरस संक्रमित पुरुष के सीमन (Semen) के द्वारा संचारित नहीं होता है?**
(a) हिपेटाइटिस-B वायरस
(b) ह्यूमन इम्यूनोडेफिशिएन्सी वायरस (HIV)
(c) चिकनगुनिया वायरस
(d) इबोला वायरस

143. **निम्नलिखित में से कौन-सा रोग DNA वायरस से सम्बन्धित नहीं है?**
(a) हर्पीज (b) स्मॉल पॉक्स
(c) हिपेटाइटिस-B (d) इबोला

144. **फीकल-ओरल (Fecal-oral) मार्ग से फैलने वाले हिपेटाइटिस वायरस है**
(a) हिपेटाइटिस-A (b) हिपेटाइटिस-B
(c) हिपेटाइटिस-C (d) हिपेटाइटिस-D

145. **तीव्र हिपेटाइटिस-B संक्रमण का सबसे अच्छा निदान होता है**
(a) HBs-Ag (b) HBE-AG
(c) IGM एन्टी HBC एन्टीबॉडी (d) HBC-AG

146. **सीरम हिपेटाइटिस का दूसरा नाम है**
(a) हिपेटाइटिस-B (b) हिपेटाइटिस-A
(c) हिपेटाइटिस-C (d) हिपेटाइटिस-E

147. **भारत में एड्स का प्रथम मरीज कब तथा कहाँ पाया गया?**
(a) 1986 में मुम्बई में (b) 1986 में चेन्नई में
(c) 1984 में बैंगलुरु में (d) 1983 में दिल्ली में

148. **एड्स को किस प्रकार रोक सकते हैं?**
(a) कण्डोम के प्रयोग द्वारा
(b) अस्पतालों में एसेप्टिक (Aseptic) तकनीक के प्रयोग द्वारा
(c) सुरक्षित रक्ताधान (Blood transfusion) के द्वारा
(d) उपरोक्त सभी

149. **निम्नलिखित में से कौन-सा लक्षण एड्स के तीन मुख्य लक्षण में नहीं आता है?**
(a) शरीर के वजन का 10% के बराबर या अधिक वजन का कम होना
(b) एक महीने से अधिक समय तक दस्त होना
(c) एक महीने से अधिक समय तक कब्ज रहना
(d) एक महीने से अधिक समय तक बुखार होना

150. **एड्स (AIDS) में सबसे सामान्य मेलिग्नेन्सी (Mallganency) है**
(a) KPC सार्कोमा (KPC sarcoma)
(b) B-कोशिका लिम्फोमा (B cell lymphoma)
(c) ल्यूकेमिया (Leukemia)
(d) बर्किट्स लिम्फोमा (Burkitt's lymphoma)

151. **ELISA का उपयोग किसके निदान में होता है?**
(a) एड्स (b) रतौंधी
(c) सिकल-सेल एनीमिया (d) उपरोक्त सभी

152. **एलिसा (ELISA) का पूरा नाम है**
(a) Enzyme Linked Immuno Sorbent Assay
(b) Enzyme Linked Ian Sorbent Assay
(c) Enzyme Linked Inductive-Suppressive Assay
(d) उपरोक्त में से कोई नहीं

153. **HIV संक्रमण से किस अवस्था में एड्स के लक्षण दिखाई देते हैं?**
(a) संक्रमित व्यक्ति के साथ लैंगिक सम्पर्क बनाने के 15 दिनों के भीतर
(b) जब रिट्रोवायरस पोषद् (Host) कोशिका में प्रवेश करता है
(c) जब वायरस विशाल संख्या में सहायक T-लिम्फोसाइट्स को क्षतिग्रस्त करता है
(d) जब रिवर्स ट्रान्सक्रिप्टेज द्वारा वायरल DNA उत्पन्न होता है

154. **HIV का सर्वश्रेष्ठ प्रोग्नोसिस सूचक है**
(a) CD_4 T-कोशिका संख्या (b) CD_8 T-कोशिका संख्या
(c) HIV RNA (d) एलिसा (ELISA)

155. **HIV पोस्ट अनावरण (Post exposure) प्रोफायलेक्सिस शुरु होता है**
(a) 24 घण्टों में (b) 48 घण्टों में
(c) 72 घण्टों में (d) 6 घण्टों में

113. (a)	114. (a)	115. (a)	116. (d)	117. (a)	118. (b)	119. (a)	120. (b)	121. (a)	122. (a)
123. (b)	124. (c)	125. (c)	126. (d)	127. (c)	128. (b)	129. (c)	130. (c)	131. (b)	132. (a)
133. (a)	134. (b)	135. (c)	136. (d)	137. (c)	138. (a)	139. (a)	140. (a)	141. (d)	142. (c)
143. (d)	144. (a)	145. (a)	146. (a)	147. (b)	148. (d)	149. (c)	150. (a)	151. (a)	152. (a)
153. (c)	154. (a)	155. (b)							

156. HIV **संक्रमण में विंडों अवधि** (Window period) **है**
(a) 3-12 सप्ताह (b) 8-20 सप्ताह
(c) 6-24 सप्ताह (d) इनमें से कोई नहीं

157. निम्न में से किस एक कारण से एड्स फैलता है?
(a) संक्रमित सुईयों तथा इन्जेक्शनों द्वारा
(b) मच्छरों के काटने पर
(c) एड्स ग्रसित व्यक्ति की देखभाल करने से
(d) हाथ मिलाने से, छींकने व खाँसने पर

158. ह्यूमन इम्यूनोडेफिशियन्सी वायरस (HIV) **में आनुवंशिक पदार्थ होता है**
(a) RNA का एकल सूत्र (b) RNA का द्विसूत्र
(c) DNA का द्विसूत्र (d) DNA का एकल सूत्र

159. एड्स (AIDS) **से पीड़ित रोगी की विंडो अवधि** (Window period) **में निदान की सर्वश्रेष्ठ जाँच है**
(a) एलिसा (ELISA) (b) वेस्टर्न ब्लॉट (Western blot)
(c) रेपिड टेस्ट (Rapid test) (d) RT-PCR

160. एड्स का उपचार सम्भव है
(a) शल्य चिकित्सा द्वारा (b) रेडियोथैरेपी द्वारा
(c) कीमोथैरेपी द्वारा (d) इनमें से कोई नहीं

161. 'कोविड-19' में '19' **का क्या अर्थ है?**
(a) कोरोना वायरस के 19 प्रकार हैं
(b) कोरोना वायरस रोग के 19 लक्षण हैं
(c) कोरोना वायरस की 19वीं महामारी है
(d) कोरोना वायरस और इससे होने वाली बीमारी की पहचान 2019 में की गई थी

162. कोरोना वायरस में 'कोरोना' का अर्थ है
(a) सूर्य (b) कवच (c) मजबूत (d) क्राउन

163. एक प्रभावी हैंड सेनेटाइजर में कोरोना वायरस और अन्य कीटाणुओं को मारने के लिए एल्कोहॉल का कम से कम कितना प्रतिशत होता है?
(a) 30% (b) 45%
(c) 75% (d) 80%

164. इनमें से कौन एक सामान्य कोविड-19 लक्षण नहीं है?
(a) धुंधली दृष्टि (b) खाँसी
(c) असामान्य थकान (d) बुखार

165. कोरोना वायरस के सम्पर्क में आने के पश्चात् अन्य लोगों से संक्रमित व्यक्ति का अलग रहना कहलाता है
(a) शारीरिक दूरी (Physical distancing)
(b) आइसोलेशन (Isolation)
(c) संगरोध या क्वारेंटाइन (Quarantine)
(d) उपरोक्त सभी

166. कोविड-19 की ऊष्मायन (Incubation) **अवधि है**
(a) 2-14 दिन (b) 2-7 दिन
(c) 14 दिन (d) 28 दिन

167. कोविड-19 के सामान्य लक्षण हैं
(a) बुखार, खाँसी, गले में खराश, नाक बंद, सिरदर्द,
(b) न्यूमोनिया, माँसपेशियों में दर्द
(c) ARDS
(d) उपरोक्त सभी

168. कोविड-19 का शीघ्र निदान और प्रबंधन क्यों जरुरी है?
(a) यह अत्यधिक संक्रामक है
(b) अभी तक कोई कारगर वैक्सीन और दवा उपलब्ध नहीं है
(c) यह श्वास लेने में समस्या उत्पन्न करता है
(d) दोनों (a) और (b)

169. कोविड-19 से मौत का अधिक खतरा है
(a) हृदय रोग वाले व्यक्ति को
(b) 60 वर्ष से अधिक आयु वाले व्यक्ति को
(c) मधुमेह, TB, HIV और अन्य पुरानी बीमारियाँ से ग्रसित व्यक्ति को
(d) उपरोक्त सभी

170. एक कोविड-19 संदिग्ध से निम्नलिखित में से कौन-सा प्रयोगशाला नमूना एकत्र किया जा सकता है?
(a) रुधिर
(b) रुधिर, नासो और ऑरोफरीन्जियल स्वैब (Naso and oropharyngeal swab)
(c) रुधिर, नासो और ऑरोफरीन्जियल स्वैब, थूक, एक्सपेक्टोरेटेड थूक, ब्रोन्कोएलेवोलर लावाज (Bronchoalveolar lavage)
(d) निर्वासित थूक (Expectorated sputum)

171. कोविड-19 के लिए किसका परीक्षण किया जाना चाहिए?
(a) सभी व्यक्ति जिन्होंने पिछले 14 दिनों में अंतर्राष्ट्रीय यात्रा की है
(b) सभी लक्षण प्रदर्शित करने वाले स्वास्थ्य देखभाल कार्यकर्ता
(c) SARI (बुखार और खाँसी और/या सांस लेने में कठिनाई) के साथ अस्पताल में भर्ती सभी रोगी
(d) उपरोक्त सभी

172. कोविड-19 के प्रबंधन प्रोटोकॉल में शामिल हैं
(a) प्रारम्भिक सहायक चिकित्सा और निगरानी
(b) प्रयोगशाल निदान के लिए नमूनों का संग्रह
(c) श्वसन विफलता और का प्रबंधन
(d) उपरोक्त सभी

173. निम्न में से कोविड-19 का सबसे अधिक संक्रामक वेरिएंट है
(a) अल्फा (b) बीटा
(c) गामा (d) डेल्टा

174. निम्न में से कोविड-19 का चिंताजनक वेरिएंट है
(a) म्यू (b) डेल्टा
(c) थिटा (d) जिटा

175. निम्न में से कोविड-19 का रुचिकर वेरिएंट है
(a) म्यू (b) R_1
(c) ऑमिक्रोन (d) बीटा

176. कोविड-19 के ऑमिक्रोन वेरिएंट का उत्पत्ति स्थल है
(a) दक्षिण अमेरिका (b) दक्षिण अफ्रीका
(c) भारत (d) जापान

177. कोविड-19 की वैक्सीन फाइजर किस देश की है?
(a) रुस (b) अमेरिका
(c) UK (d) जापान

178. कोविशिल्ड वैक्सीन आधारित है–
(a) एस्ट्राजेनेका पर (b) मोडेर्ना पर
(c) कोमीर्नेटी पर (d) स्पूत्निक पर

179. निम्न में कोविड-19 की *m*RNA आधारित वैक्सीन है
(a) कोवैक्सीन (b) मोडेर्ना
(c) एस्ट्राजेनेका (d) स्पूत्निक-V

180. कोविशिल्ड किस प्रकार की वैक्सीन है?
(a) निष्क्रिय वायरल (b) एडीनो वायरल
(c) *m*RNA आधारित (d) नॉन-रिप्लेकेटिंग वेक्टर

181. निम्न में से निष्क्रिय वायरल वैक्सीन है
(a) कोवैक्सीन (b) एस्ट्राजेनेका
(c) मोडेर्ना (d) स्पूत्निक-V

बैक्टीरिया एवं बैक्टीरिया जनित रोग

182. कोकाई (Cocci) के बारे में सही कथन है
(a) कोकाई गोलाकार बैक्टीरिया है
(b) शृंखला (Chain) में उपस्थित कोकाई, स्ट्रेप्टोकोकाई के नाम से जाने जाते हैं
(c) अंगूरों (Grapes) के आकार में उपस्थित कोकाई स्टेफिलोकोकाई कहलाते हैं
(d) उपरोक्त सभी

183. निम्न में से कौन-सा ग्राम निगेटिव एवं गतिशील बैसिलाई है?
(a) *शिजेला* (b) *कोरीनीबैक्टीरियम*
(c) *स्यूडोमोनास* (d) *ई. कोलाई*

184. निम्न में से कौन-सा ग्राम पोजिटिव बैसिलाई है?
(a) *ई. कोलाई* (b) *स्यूडोमोनास*
(c) *प्रोटियस* (d) *कोरीनीबैक्टीरियम*

185. गोलाकार बैक्टीरिया जोकि समूह (Clusters) में पाए जाते हैं
(a) स्टेफिलोकोकाई (b) स्ट्रेप्टोकोकाई
(c) न्यूमोकोकाई (d) कोक्कोबैसिलाई

186. ऐसे बैक्टीरिया जोकि उच्च तापक्रम (40°C – 70°C) पर अच्छी वृद्धि करते हैं, कहलाते हैं
(a) मीजोफिलिक (b) थर्मोफिलिक
(c) हाइपरथर्मोफिलिक (d) साइक्रोफिलिक

187. ऐसे बैक्टीरिया जिनके प्रत्येक सिरे पर एक फ्लैजिलम पाया जाता है, कहलाते हैं
(a) मोनोट्राइकस (b) एम्फिट्राइकस
(c) लोफोट्राइकस (d) प्लियोमॉर्फिक

188. निम्न में से कौन-सा ग्राम निगेटिव बैक्टीरिया नहीं है?
(a) *नीसेरिया मेनिन्जाइटिडीज*
(b) *ई. कोलाई*
(c) *बलेबसीला*
(d) *कोरीनीबैक्टीरियम डिफ्थीरी*

189. निम्न में से कौन-सा विकल्पी अवायवीय (Facultative anaerobe) है?
(a) *विब्रियो कॉलेरी* (b) *ई. कोलाई*
(c) *साल्मोनेला* (d) ये सभी

190. गोलाकार बैक्टीरिया जोकि शृंखला में पाए जाते हैं
(a) स्ट्रेप्टोकोकाई
(b) स्टेफिलोकोकाई
(c) स्ट्रेप्टोबैसिलाई
(d) स्पाइरोचेटीज

191. कैप्सूल (Capsule) का बैक्टीरिया में क्या कार्य है?
(a) इसे सतह से चिपकाएँ रखने में मददगार होता है
(b) फेगोसाइटोसिस से सुरक्षा देता है
(c) पोषक पदार्थ प्रदान करता है
(d) उपरोक्त सभी

192. ऐसे बैक्टीरिया जिनकी आकृति बदलती रहती है, कहलाते हैं
(a) मोनोट्राइकस (b) एम्फिट्राइकस
(c) लोफोट्राइकस (d) प्लियोमॉर्फिक

193. 'कोमा' के आकार के बैक्टीरिया को जाना जाता है
(a) *स्टेफिलोकॉकस (Staphylococcus)*
(b) *स्ट्रेप्टोकोकाई (Streptococci)*
(c) *विब्रियो (Vibrio)*
(d) *बैसिलस (Bacillus)*

194. निम्न में से कौन-से पदार्थ की प्रकृति बैक्टीरिसाइडल (Batericidal) होती है?
(a) त्वचा ग्रन्थियों के तेल में पाए जाने वाले वसीय अम्ल
(b) कान में पाया जाने वाला सीरुमन
(c) आँसुओं में पाया जाने वाला लाइसोजाइम
(d) उपरोक्त सभी

195. टिटेनस किस प्रकार का रोग है?
(a) बैक्टीरियल रोग
(b) वायरल रोग
(c) फंगल रोग
(d) प्रोटोजोअन रोग

156. (a)	157. (a)	158. (a)	159. (d)	160. (d)	161. (d)	162. (d)	163. (c)	164. (a)	165. (c)
166. (a)	167. (a)	168. (a)	169. (d)	170. (c)	171. (d)	172. (d)	173. (d)	174. (b)	175. (a)
176. (b)	177. (b)	178. (a)	179. (b)	180. (b)	181. (a)	182. (d)	183. (d)	184. (d)	185. (a)
186. (b)	187. (a)	188. (d)	189. (d)	190. (a)	191. (d)	192. (d)	193. (c)	194. (d)	195. (a)

196. **लेप्रोसी** (Leprosy) **है एक**

(a) बैक्टीरियल रोग (b) वायरल रोग
(c) फंगल रोग (d) प्रोटोजोअन रोग

197. **निम्न में से बैक्टीरियल रोग है**

(a) रेबीज (b) पोलियो
(c) सिफिलिस (d) रुबेला

198. **निम्न में से कौन-सा बैक्टीरियल रोग है?**

(a) पोलियो (b) पायरिया
(c) अतिसार (डायरिया) (d) हाथीपाँव

199. **मानव में रोग उत्पन्न करने वाले पैथोजन के रूप में पहचाना गया पहला बैक्टीरिया था**

(a) *माइकोबैक्टीरियम ट्यूबरकुलोसिस*
(b) *माइकोबैक्टीरियम लेप्री*
(c) *बैसिलस एन्थ्रोसिस*
(d) *विब्रियो कॉलेरी*

200. **निम्न में से कौन-सा बैसिलाई कोच *बैसिलस*** (Koch's *Bacillus*) **के नाम से भी जाना जाता है?**

(a) *माइकोबैक्टीरियम ट्यूबरकुलोसिस*
(b) *माइकोबैक्टीरियम लेप्री*
(c) *बैसिलस एन्थ्रेसिस*
(d) *क्लॉस्ट्रीडियम टिटेनी*

201. **ग्राम स्टेनिंग के दौरान तनु कार्बोल फ्यूश्चन** (Dilute carbol fuchsin) **का उपयोग किस लिए किया जाता है?**

(a) सिमर (Smear) को धोने के लिए
(b) डीकलराइजेशन (Decolourisation) हेतु
(c) काउन्टर स्टेनिंग हेतु
(d) सुखाने के लिए

202. **ग्राम स्टेनिंग के दौरान निम्न में से कौन-से पदार्थ का उपयोग स्लाइड के डीकलराइजेशन** (Decolourisation) **हेतु किया जाता है?**

(a) जेन्शन वायलेट
(b) आयोडीन
(c) एसीटोन
(d) तुन कार्बल फ्यूश्चन घोल

203. **निम्न से कौन-सा स्टेन एसिड फास्ट स्टेन** (Acid fast stain) **भी कहलाता है?**

(a) अल्बर्ट स्टेन
(b) जिहिल निल्सन स्टेन
(c) पाश्चर का स्टेन
(d) लिस्टर का स्टेन

204. ***माइकोबैक्टीरियम*** (*Mycobacterium*) **प्रजाति को स्टेन** (Staining) **करने की सर्वाधिक सामान्य स्टेन तकनीक है**

(a) ग्राम स्टेनिंग (Gram staining)
(b) जिहिल नेल्सन स्टेनिंग (Ziehl-Neelsen staining)
(c) एसिड-फास्ट स्टेनिंग (Acid fast staining)
(d) दोनों (b) एवं (c)

205. **निम्न में से कौन-सी *माइकोबैक्टीरियम* की विशेषता नहीं है?**

(a) यह एसिड फास्ट बैसिलाई है
(b) यह एसिड फास्ट कोकाई है
(c) यह एरोबिक (Aerobic) होता है
(d) इसे कल्चर के लिए लॉवेनस्टीन जेन्सन (Lowenstein Jensen) नामक मीडिया की आवश्यकता होती है

206. **एसिड फास्ट स्टेनिंग का प्रयोग .... का पता लगाने के लिए करते हैं।**

(a) *माइकोबैक्टीरियम ट्यूबरकुलोसिस*
(b) *सी. टिटेनी*
(c) एचआईवी/एड्स
(d) मेनिन्गोकोकाई

207. **निम्नलिखित में से कौन-सा यौन संचारित रोग** (Sexually transmitted disease) **है?**

(a) मीजल्स (b) पोलियो (c) TB (d) सिफिलिस

208. **दुग्ध के सेवन के** 6 **घण्टे के भीतर भोजन के कारण विषाक्तता** (Poisoning) **होती है**

(a) *स्टेफाइलोकोकस ऑरियस* (*Staphylococcus aureus*)
(b) *बैसीलस केरियस* (*Bacillus cereus*)
(c) *क्लॉस्ट्रीडियम* (*Clostridium*)
(d) *साल्मोनेला* (*Salmonella*)

209. **भोजन विषाक्तता** (Food poisoning) **सभी के कारण होती है, सिवाय**

(a) *क्लॉस्ट्रीडियम डीफोसिल* (*Clostridium diffocile*)
(b) *बैसीलस केरियस* (*Bacillus cereus*)
(c) *विब्रियो पैराहीमोलिटिकस* (*Vibrio parahaemolyticus*)
(d) *स्टेफ ऑरियस* (*Staph aureus*)

210. **आँत्रीय (टायफॉइड) बुखार का मुख्य एजेंट कौन-सा है?**

(a) *साल्मोनेला टाइफी* (*Salmonella typhi*)
(b) *साल्मोनेला पैराटाइफी* A (*Salmonella paratyphi* A)
(c) *साल्मोनेला पैराटाइफी* B (*Salmonella paratyphi* B)
(d) *शिजेला* (*Shigella*)

211. **कॉलेरा और दूषित पानी के बीच लिंक की खोज किसने की?**

(a) लुईस पाश्चर (Louis Pasteur)
(b) रोनाल्ड रोस (Ronald Ross)
(c) एडवर्ड जेनर (Edward Jenner)
(d) जॉन स्नो (John Snow)

212. **कॉनक्राइड** (Choncroid) **किसके कारण होता है?**

(a) *नीसेरिया गोनोरहोई* (*Neisseria gonorrhoea*)
(b) *ट्रिपोनीमा पेलीडम* (*Treponema pallidum*)
(c) *हीमोफिलस डूक्रीयी* (*Haemophilus ducreyi*)
(d) *कैलीमेटोबैक्टीरियम* (*Calymatobacterium*)

213. **कलैब्स लौफलर बैसिलस** (Klebs-Loffler Bacillus) **किस बैक्टीरिया का नाम है?**

(a) *क्लॉस्ट्रीडियम टिटेनी* (b) *हीमोफिलस इन्फ्लूएन्जी*
(c) *कोरीनीबैक्टीरियम डिप्थीरी* (d) *लैक्टोबैसीलस*

214. MDT (Multi Drug Therapy) **में कौन-सी दवाई उपयोग में लाई जाती है?**
(a) रिफैम्पिसीन (Rifampicin)
(b) डेपसोन (Dapsone)
(c) क्लोफाजिमिन (Clofazimine)
(d) उपरोक्त सभी

215. MDT **दवा किस रोग में दी जाती है?**
(a) पोलियो (b) TB
(c) लेप्रोसी (d) एड्स

216. लेप्रोसी के बारे में कौन-सा कथन असत्य है?
(a) इसे हेन्सन का रोग के नाम से भी जाना जाता है
(b) इसके संक्रमण का एक एकमात्र स्रोत (Source) इस रोग से संक्रमित व्यक्ति होता है
(c) यह *माइकोबैक्टीरियम लेप्री* द्वारा जनित रोग है
(d) उपरोक्त में से कोई नहीं

217. निम्नलिखित में से कौन-सी संक्रामक बीमारी को उपचार डेपसोन (Dapsone) **दवा से करते है?**
(a) ट्यूबरकुलोसिस (Tuberculosis)
(b) हिपेटाइटिस-B (Hapatitis-B)
(c) कुष्ठ रोग (Leprosy)
(d) सिफिलिस (Syphilis)

218. लेप्रोसिन टेस्ट का उपयोग सभी के लिए करते हैं, सिवाय
(a) लेप्रोसी के मरीज के छालों को वर्गीकृत करना में
(b) रोग के प्रोग्नेसिस का निर्धारण
(c) व्यक्ति में कुष्ठ रोग प्रतिरोध का आंकलन करना
(d) कुष्ठ रोग का निदान में

219. निम्नलिखित में से कौन-सा एसिड-फास्ट जीव नहीं हैं?
(a) *माइकोबैक्टीरियम ट्यूबरकुलोसिस (Mycobacterium tuberculosis)*
(b) *नोकार्डिया (Nocardia)*
(c) *आइसोस्पोरा बेली (Isospora belli)*
(d) *स्टेफिलोकॉकस (Staphylococcus)*

220. लेप्रोसी (Leprosy) **हेतु ड्रग ऑफ चोइस** (Drug of choice) **है**
(a) रिफैम्पिसिन (Rifampicin)
(b) एसाइक्लोविर (Acycolovir)
(c) जिडोवुडिन (Zidovudine)
(d) डेपसोन (Dapsone)

221. ***माइकोबैक्टीरियम लेप्री*** (*Mycobacterium leprae*) **को जाना जाता है**
(a) गोल्डन बैसिलाई (Golden bacilli)
(b) कॉच बैसिलस (Koch's bacillus)
(c) मेजिकल बैसिलाई (Magical bacilli)
(d) हेन्सन्स बैसिलस (Hansen's bacillus)

222. मोतीझरा (टायफॉइड) का पैथोजन है
(a) टोगा वायरस (b) *बैसिलस डिप्लोकोकस*
(c) *साल्मोनेला टाइफी* (d) *ट्राइकोमोनास*

223. ***साल्मोनेला टाइफी*** **के कारण होता है**
(a) प्लीहा का बड़ा होना व पेट दर्द
(b) आँत में संक्रमण
(c) नेत्र में मोतियाबिन्द
(d) पीलिया

224. मैरी मैलन का नाम कौन-से रोग से सम्बन्धित है?
(a) टायफॉइड (b) न्यूमोनिया (c) डेंगू (d) एड्स

225. टायफॉइड के डायग्नोसिस हेतु किए जाने वाला विडाल टेस्ट किस प्रकार का टेस्ट है?
(a) लैटेक्स एग्लूटिनेशन टेस्ट (b) को-एग्लूटिनेशन टेस्ट
(c) हीम एग्लूटिनेशन टेस्ट (d) डायरेक्ट एग्लूटिनेशन टेस्ट

226. निम्नलिखित में से आन्त्र ज्वर (Enteric fever) **का कारक जीव है**
(a) *विब्रियो कॉलेरी (Vibrio cholerae)*
(b) *साल्मोनेला टाइफी (Salmonella typhi)*
(c) *बैसिलस सीरस (Bacillus cereus)*
(d) *क्लॉस्ट्रीडियम टिटेनी (Clostridium tetani)*

227. काह्न टेस्ट (Kahn's test) **का उपयोग किस रोग की डायग्नोसिस हेतु किया जाता है?**
(a) गोनोरिया (b) सिफिलिस
(c) डिप्थीरिया (d) ट्यूबरकुलोसिस

228. निम्नलिखित में से व्हूपिंग खाँसी (Whooping cough) **का कारक जीव है**
(a) *कोरीनीबैक्टीरियम डिप्थीरी (Corynebacterium diphtheriae)*
(b) *क्लॉस्ट्रीडियम टिटेनी (Clostridium tetani)*
(c) *बोर्डेला परट्यूसिस (Bordella pertusis)*
(d) *माइकोबैक्टीरियम ट्यूबरकुलोसिस (Mycobacterium tuberculosis)*

229. स्कारलेट ज्वर (Scarlet fever) **की जाँच किसके द्वारा की जाती है?**
(a) मेनटॉक्स टेस्ट (Mantoux test)
(b) डिक टेस्ट (Dick Test)
(c) शिक टेस्ट (Shick test)
(d) विडाल टेस्ट (Widal test)

230. डिप्थीरिया का रोग जनक बैक्टीरिया है
(a) *माइकोबैक्टीरियम* (b) *स्ट्रेप्टोकॉकस*
(c) *कोरीनीबैक्टीरियम* (d) *क्लॉस्ट्रीडियम*

231. डिप्थीरिया प्रमुख रूप से किस आयु समूह का रोग है?
(a) बाल्यावस्था (b) किशोरावस्था
(c) वृद्धावस्था (d) ये सभी

196. (a)	197. (c)	198. (c)	199. (c)	200. (a)	201. (c)	202. (c)	203. (b)	204. (d)	205. (b)
206. (a)	207. (d)	208. (a)	209. (c)	210. (a)	211. (d)	212. (c)	213. (c)	214. (d)	215. (c)
216. (d)	217. (c)	218. (d)	219. (d)	220. (a)	221. (d)	222. (c)	223. (b)	224. (a)	225. (d)
226. (b)	227. (b)	228. (c)	229. (b)	230. (c)	231. (d)				

232. **शिक टेस्ट** (Schick test) **के दौरान डिप्थीरिया टॉक्सिन किस मार्ग से इंजेक्ट किया जाता है?**

(a) IM (b) IV
(c) ID (d) SC

233. **शिक टेस्ट** (Schick test) **के दौरान डिप्थीरिया टॉक्सिन कहाँ लगाई जाती है?**

(a) दाएँ हाथ की ऊपरी भुजा में
(b) बाएँ हाथ की ऊपरी भुजा में
(c) दाएँ हाथ की निचली भुजा में
(d) बाएँ हाथ की निचली भुजा में

234. **शिक टेस्ट टॉक्सिन/पुरिफाइड प्रोटीन डेरियटिव (मेनटॉक्स टेस्ट)** (Schick test toxin/PPD (Mantoux test)) **का इंजेक्शन लगाने का मार्ग** (Route) **है**

(a) इन्ट्रावैस्कुलर (Intravascular)
(b) इन्ट्राडर्मल (Intradermal)
(c) इन्ट्रामस्कुलर (Intramuscular)
(d) सबकुटेनियस (Subcutaneous)

235. **शिक टेस्ट** (Schick test) **के दौरान पॉजिटिव अभिक्रिया के क्या लक्षण है?**

(a) इंजेक्शन वाली जगह पर 6-24 घण्टे के अन्दर लालिमा (Erythema) हो जाना तथा फिर गायब हो जाना
(b) इंजेक्शन वाली लगह पर 24-48 घण्टे के अन्दर लालिमा (Erythema) एवं सूजन आ जाना तथा 4-7 दिनों में इसका अधिकतम हो जाना
(c) इंजेक्शन वाले स्थान पर कोई लालिमा एवं सूजन का न होना
(d) पूरी टेस्ट भुजा (Test arm) में लालिमा होना एवं नियन्त्रित भुजा (Controlled arm) में नहीं होना

236. **न्यूमोनिया .... का एक संक्रमण है। जीवाणुजनित न्यूमोनिया का अत्यधिक सामान्य कारण जीवाणु का एक प्रकार है, जो .... एवं .... द्वारा होता है।**

रिक्त स्थानों के लिए सबसे उपयुक्त संयोजन है

(a) यकृत, *साल्मोनेला टाइफी, स्ट्रेप्टोकोकस न्यूमोनी*
(b) फेफड़े, *स्ट्रेप्टोकोकस न्यूमोनी, हीमोफिलस इन्फ्लूएन्जी*
(c) रुधिर, *स्ट्रेप्टोकोकस न्यूमोनी, हीमोफिलस इन्फ्लूएन्जी*
(d) हृदय, *साल्मोनेला टाइफी, हीमोफिलस इन्फ्लूएन्जी*

237. **निम्न में से कौन-से स्वास्थ्य विकार में ज्वर, सर्दी, खाँसी, सिरदर्द, ग्रे या नीले से होंठ एवं हाथों के नाखून, आदि लक्षण सम्मिलित होते हैं?**

(a) फाइलेरिएसिस (b) टायफॉइड
(c) न्यूमोनिया (d) मलेरिया

238. **न्यूमोनिया का संक्रमण किसके कारण उत्पन्न होता है?**

(a) संक्रमित व्यक्ति के द्वारा छोड़ी गई ड्रॉपलेट्स (Droplets) के सम्पर्क से
(b) छोड़ी गई ड्रॉपलेट्स का स्वस्थ व्यक्ति के द्वारा साँस के साथ अन्दर ले लेने से
(c) संक्रमित व्यक्ति के साथ वस्तुओं, जैसे–गिलास एवं बर्तनों को साझा करने से
(d) उपरोक्त सभी

239. **गैस गैंगरीन** (Gas gangrene) **का कारण है**

(a) *क्लॉस्ट्रीडियम टिटेनी*
(b) *क्लॉस्ट्रीडियम बोटुलिज्म*
(c) *क्लॉस्ट्रीडियम डिप्थीरी*
(d) *क्लॉस्ट्रीडियम परफ्रिन्जन्स*

240. **भोजन विषाक्तता** (Food poisoning) **का कारण है**

(a) *क्लॉस्ट्रीडियम परफ्रिन्जन्स*
(b) *क्लॉस्ट्रीडियम बोटुलिज्म*
(c) *क्लॉस्ट्रीडियम डिप्थीरी*
(d) *क्लॉस्ट्रीडियम टिटेनी*

241. **निम्न में से कौन-सा एजेन्ट संक्रामक रुधिर चढ़ाने से स्वस्थ व्यक्ति में पहुँच सकता है?**

(a) HIV
(b) *ट्रिपोनीमा पेलिडम* (*Treponema pallidum*)
(c) *टॉक्सोप्लाज्मा गोन्डी* (*Toxoplasma gondii*)
(d) उपरोक्त सभी

242. **निम्न में से कौन-सा एक *स्ट्रेप्टोकॉकस* संक्रमण के पश्चात् का परिणाम है?**

(a) तीव्र रूमेटी फीवर (b) सेल्यूलाइटिस
(c) फेरिंग्जाइटिस (d) इम्पेटिगो

243. **ब्यूबोनिक प्लेग** (Bubonic plague) **का उद्‌भवन काल होता है।**

(a) 2-7 दिन (b) 2-15 दिन
(c) 1-3 दिन (d) 3-6 सप्ताह

244. **निम्न में से कौन-सा स्टेफिलोकोकाई पैथोजनिक** (Pathogenic) **है?**

(a) *स्टेफिलोकॉकस ओरियस* (b) *स्टेलोकॉकस एल्बस*
(c) *स्टेलोकॉकस साइट्रस* (d) ये सभी

245. **टायफस ज्वर** (Typhus fever) **के लिए डायग्नोसिस टेस्ट है**

(a) मेनटॉक्स टेस्ट (Mantoux test)
(b) डिक टेस्ट (Dick test)
(c) शिक (Schick) टेस्ट
(d) वेल फेलिक्स (Weil felix)

246. **मानव में *साल्मोनेला टाइफी* का संक्रमण कैसे होता है?**

(a) ड्रॉपलेट्स (Droplets) द्वारा
(b) घरेलू मक्खी (Domestic fly) द्वारा
(c) संक्रमित व्यक्ति के सम्पर्क द्वारा
(d) लैंगिक सम्पर्क (Sexual contact) द्वारा

247. **निम्न में से कौन-से टेस्ट का उपयोग सिफिलिस** (Syphilis) **के डायग्नोसिस के लिए नहीं किया जाता है?**

(a) विडाल टेस्ट (b) VDRL टेस्ट
(c) काह्न टेस्ट (d) वाशरमेन अभिक्रिया

248. ***हेलिकोबैक्टर पाइलोरी*** (*Helicobactor pylori*) **के डायग्नोसिस की सबसे सही विधि है**

(a) संवर्धन (Culture)
(b) बायोप्सी यूरिएज टेस्ट (Biopsy urease test)
(c) हिस्टोपैथोलॉजी (Histopathology)
(d) यूरिया ब्रीथ टेस्ट (Urea breath test)

249. लाइम (Lyme) रोग का कारक एजेन्ट (Causative agent) है
(a) *माइकोबैक्टीरियम ट्यूबरकुलोसिस (Mycobacterium tuberculosis)*
(b) *माइकोबैक्टीरियम लेप्री (Mycobacterium leprae)*
(c) *ट्रिपोनीमा पेलिडम (Treponema pallidum)*
(d) *बोरेलिया* प्रजातियाँ (*Borrelia* species)

250. निम्न में से कौन-सा रोग *क्लेमायडिया ट्रेकोमेटिस (Chlamydia trachomatis)* द्वारा उत्पन्न होता है?
(a) ट्रैकोमा (Trachoma)
(b) लिम्फोग्रेन्युलोमा वेनेरियम
(c) नॉन-गोनोकोकल यूरेथ्रोटिस
(d) उपरोक्त सभी

251. प्लेग में कौन-सी पसंदीदा कीमोप्रोफायलेक्सिस दवा मरीजों को देते हैं?
(a) पेनिसिलिन
(b) रिफैम्पिसिन
(c) इरथ्रोमाइसिन
(d) टेट्रासाइक्लिन

252. टिटेनस का संचरण कैसे होता है?
(a) सीधे सम्पर्क द्वारा (b) इन्हेलेशन द्वारा
(c) इनोकुलेशन द्वारा (d) वेक्टर द्वारा

253. टिटेनस से बचाव का मुख्य प्रभावी तरीका है
(a) स्टरीलाइजेशन
(b) हाइपरबेरिक ऑक्सीजन
(c) एन्टीबायोटिक
(d) TT टीका

254. एक व्यक्ति ने 10 साल पहले टिटेनस के लिए पूर्ण वैक्सिनेशन लिया था। अब वह 2.5 घण्टे पहले लगी चोट से घाव युक्त चोट ग्रस्त हो जाता है, उसे दिया जाना चाहिए
(a) TT (टिटेनस टॉक्साइड) का पूरा कोर्स
(b) TT की एकल खुराक
(c) मानव टिटेनस ग्लोब्यूलिन
(d) मानव टिटेनस ग्लोब्यूलिन और TT की एकल खुराक

255. टिटेनस के लिए सत्य कथन है
(a) 5 खुराक वैक्सिनेशन जीवनपर्यन्त प्रतिरोधकता देता है
(b) वर्तमान चोट में TT से कोई सुरक्षा नहीं मिलती है
(c) चोट लगने के 12 घण्टे बाद में TT का कोई फायदा नहीं
(d) TT और Ig दोनों संदिग्ध टिटेनस में दिए जा सकते हैं

256. टिटेनस को नियन्त्रित नहीं किया जा सकता है
(a) मरीज को अलग रखकर
(b) शरीर से निकलने वाले पदार्थों का डिसइन्फेक्ट कर
(c) DPT वैक्सीन द्वारा
(d) BCG वैक्सीन द्वारा

257. TB के इलाज में निम्नलिखित में से कौन-सी जीवाणुनाशक दवा (Bactericidal drug) दी जाती है?
(a) रिफैम्पिसिन (Rifampicin)
(b) INH
(c) स्ट्रेप्टोमायसिन (Streptomycin)
(d) उपरोक्त सभी

258. मेनटॉक्स टेस्ट (Mantoux test) है एक
(a) इन्ट्राडर्मल टेस्ट (Intradermal test)
(b) इन्ट्रामस्कुलर टेस्ट (Intramuscular test)
(c) IV टेस्ट
(d) सबकुटेनियस (Subcutaneous)

259. डोट्स (DOTS) की श्रेणी II में कौन-से मरीज आते हैं?
(a) न्यू स्पुटम पॉजिटिव मरीज
(b) अत्यधिक बीमार स्पुटम मरीज
(c) अत्यधिक पल्मोनरी बीमार मरीज
(d) स्पुटम सीमर पॉजिटिव फेलीअर मरीज

260. क्षय रोग (TB) के लिए डायग्नोसिस टेस्ट (Diagnostic test) है
(a) मेनटॉक्स (Mantoux) टेस्ट (b) डिक टेस्ट
(c) शिक (Schick) टेस्ट (d) विडाल टेस्ट

261. ट्यूबरकुलिन परीक्षण कौन-सी संवेदनशील (Hypersensitivity) अभिक्रिया पर आधारित है?
(a) टाइप-I (b) टाइप-II
(c) टाइप-III (d) टाइप-IV

262. पॉजिटिव 'मेनटॉक्स टेस्ट' के लक्षणों में शामिल है
(a) एरिथिमा (Erythema) (b) सूजन (Inflammation)
(c) इनड्यूरेशन (Induration) (d) ये सभी

263. डोटस् (DOTS) में TB की जाँच के लिए बलगम के कितने नमूने लिए जाते हैं?
(a) 1 (b) 2 (c) 3 (d) 4

264. निम्न में से कौन-सा टेस्ट 'ट्यूबरकुलिन टेस्ट' के नाम से भी जाना जाता है?
(a) शिक टेस्ट (Schick test)
(b) डिक टेस्ट (Dick test)
(c) मेनटॉक्स टेस्ट (Mantoux test)
(d) विडाल टेस्ट (Widal test)

265. निम्न में से किसके द्वारा समुदाय में TB के संकेतक (Incidence of TB) मापते हैं?
(a) थूक स्मीयर पॉजिटिव (Sputum smear positivity)
(b) पॉजिटिव ट्युबरकुलीन टेस्ट (Positive tuberculin test)
(c) थूक संवर्धन (Sputum culture)
(d) मेनटॉक्स टेस्ट पॉजिटिव (Mantoux test positive)

232. (c)	233. (c)	234. (b)	235. (b)	236. (b)	237. (c)	238. (d)	239. (d)	240. (b)	241. (d)
242. (a)	243. (a)	244. (a)	245. (d)	246. (b)	247. (a)	248. (d)	249. (d)	250. (d)	251. (d)
252. (c)	253. (d)	254. (b)	255. (d)	256. (d)	257. (d)	258. (a)	259. (d)	260. (a)	261. (d)
262. (d)	263. (b)	264. (c)	265. (a)						

266. निम्नलिखित में से कौन-सी दवा जो DOTS थैरेपी में देते हैं, जिसके कारण बहेरापन आता है?
(a) इथैमब्यूटोल (Ethambutol)
(b) आइसोनियाजिड (Isoniazid)
(c) रिफैम्पिसिन (Rifampicin)
(d) स्ट्रेप्टोमायसिन (Streptomycin)

267. RNTCP में मामलों को ढूढ़ना आधारित है
(a) थूक संवर्धन पर
(b) बलगम माइक्रोस्कोपी पर
(c) X-रे छाती पर
(d) मेनटॉक्स टेस्ट/PCR पर

268. निम्नलिखित में से किसके अतिरिक्त सभी बैक्टीरिसाइडल ATT दवाएँ है?
(a) रिफैम्पिसिन (Rifampicin)
(b) इथैमब्यूटोल (Ethambutol)
(c) स्ट्रेप्टोमायसिन (Streptomycin)
(d) पायराजीनामाइड (Pyrazinamide)

269. ट्यूबरकुलीन त्वचा टेस्ट (Tuberculin skin test) का आविष्कार किसने किया?
(a) वॉन पिरक्यूट (von Pirquet)
(b) लुईस पाश्चर (Louis Pasteur)
(c) रोनाल्ड रोस (Ronald Ross)
(d) एडवर्ड जेनर (Edward Jenner)

270. ट्यूबरकुलोसिस का उच्च प्रसार निम्नलिखित में से कौन-से समूह के लोगों में पाया जाता है?
(a) धूम्रपान करने (Smokers) वाले लोगों में
(b) मधुमेह (Diabetics) वाले लोगों में
(c) अस्थमा (Asthmatics) वाले लोगों में
(d) HIV पॉजिटिव (HIV Positive) लोगों में

प्रोटोजोआ जनित रोग

271. काला-अजार है
(a) एक बैक्टीरियल रोग (b) एक वायरल रोग
(c) एक प्रोटोजोअल रोग (d) एक फंगल रोग

272. काला-अजार रोग का कारण है
(a) *जिआर्डिया लेम्बलिया*
(b) *लीशमानिया डोनोवानी*
(c) *एण्टअमीबा हिस्टोलाइटिका*
(d) *ट्राइकोमोनास वेजिनेलिस*

273. काला अजार (Kala azar) संचरित होता है
(a) *फ्लीबोटोमस सर्जेन्टी (Phlebotomous sergenti)* द्वारा
(b) *फ्लीबोटोमस आर्जेन्टीपेस (Phlebotomous argentipes)* द्वारा
(c) *फ्लीबोटोमस पेपाटासी (Phlebotomous papatassi)* द्वारा
(d) उपरोक्त सभी

274. *प्लाज्मोडियम वाइवैक्स* की उद्भवन अवधि (Incubation period) हैं
(a) 5-7 दिन (b) 7-10 दिन (c) 10-14 दिन (d) 15-30 दिन

275. अमीबिय डिसेन्ट्री किसके कारण होती है?
(a) *विब्रियो कॉलेरी (Vibrio cholerae)*
(b) *शिजेला (Shigella)*
(c) *एण्टअमीबा हिस्टोलाइटिका (Entamoeba histolytica)*
(d) *प्लाज्मोडियम (Plasmodium)*

276. निम्न में से *प्लाज्मोडियम* की सबसे खतरनाक प्रजाति है
(a) *प्लाज्मोडियम फैल्सीपेरम*
(b) *प्लाज्मोडियम वाइवैक्स*
(c) *प्लाज्मोडियम मलेरी*
(d) *प्लाज्मोडियम ओवेल*

277. भारत में सबसे ज्यादा मलेरिया के मरीज किसके कारण होते हैं?
(a) *प्लाज्मोडियम फैल्सीपेरम* (b) *प्लाज्मोडियम मलेरी*
(c) *प्लाज्मोडियम वाइवैक्स* (d) *प्लाज्मोडियम ओवेल*

278. मानव के लिए *प्लाज्मोडियम* की संक्रमित अवस्था है
(a) मीरोजोइट्स (Merozoites) (d) उकीनेट्स (Ookinetes)
(c) स्पोरोजोइट्स (Sporozoites) (d) इनमें से कोई नहीं

279. निम्न में से कौन-सी प्रजाति मलेरिया परजीवी की नहीं है?
(a) *प्लाज्मोडियम ओवेल*
(b) *प्लाज्मोडियम मैक्सिकाना*
(c) *प्लाज्मोडियम मलेरी*
(d) *प्लाज्मोडियम वाइवैक्स*

280. मानव रुधिर में प्रवेश के बाद *प्लाज्मोडियम* संक्रमित अवस्था प्रवास करती है
(a) मानव के इरिथ्रोसाइटस में
(b) मानव की यकृत कोशिकाओं में
(c) मच्छर के उदर में
(d) मच्छर की लारयुक्त ग्रन्थियों में

281. मेलिग्नेन्ट मलेरिया का पैथोजन है
(a) *प्लाज्मोडियम मलेरी*
(b) *प्लाज्मोडियम फैल्सीपेरम*
(c) *प्लाज्मोडियम ओवेल*
(d) *प्लाज्मोडियम वाइवैक्स*

282. निम्न में से कौन-सा विषैला घटक उच्च मलेरियल ज्वर के लिए उत्तरदायी है?
(a) हीमोग्लोबिन (b) हीमोसायनिन
(c) हीमोजोइन (d) हीमोरिडन

283. मलेरिया रोग का वाहक है
(a) मादा *एनॉफिलीज* (b) *एडीज एजिप्टाई*
(c) घरेलू मक्खी (d) इनमें से कोई नहीं

284. मलेरिया परजीवी (Parasite) की खोज किसने की?
(a) रॉबर्ट कॉच (Robert Koch)
(b) लुईस पाश्चर (Louis Pasteur)
(c) लेबरन (Laveran)
(d) रोनाल्ड रोस (Ronald Ross)

285. निम्न में से अमीबिएसिस को नियन्त्रित करने के तरीकों में शामिल नहीं है
(a) मानव मल का सुरक्षित डिस्पोजल
(b) TAB वैक्सीन
(c) जल के स्रोत को प्रदूषण से बचाना
(d) भोजन की स्वच्छता

286. निम्न में से कौन-सा लक्षण *एण्टअमीबा हिस्टोलाइटिका* के द्वारा उत्पन्न की गई बीमारी का नहीं है?
(a) अतिरिक्त श्लेष्मा के साथ मल
(b) कब्ज
(c) उदरीय पीड़ा
(d) नासिका बहाव

287. निद्रा रोग किस जन्तु के द्वारा होता है?
(a) *यूग्लीना* (b) *प्लाज्मोडियम*
(c) *ट्रिपैनोसोमा* (d) *अमीबा*

288. निम्न में से कौन-सी बीमारी/रोग प्रोटोजोआ के द्वारा उत्पन्न होता है?
(a) सिफिलिस (Syphilis)
(b) इन्फ्लूएन्जा
(c) बैबिसियोसिस (Babesiosis)
(d) ब्लास्टोमाइकोसिस

289. निम्न में से कौन-सा प्रोटोजोआ का उदाहरण नहीं है?
(a) *एण्टअमीबा हिस्टोलाइटिका* (b) *ट्राइकोमोनास वैजिनेलिस*
(c) *हिस्टोप्लाज्मा कैप्सुलेटम* (d) *जिआर्डिया लेम्बलिया*

290. ट्राइकोमोनल संक्रमण का कारण है
(a) प्रोटोजाआ (b) फन्जाई
(c) यीस्ट (d) बैक्टीरिया

291. *एण्टअमीबा हिस्टोलाइटिका* (*Entamoeba histolytica*) किसका परजीवी है?
(a) बड़ी आँत (b) यकृत (c) फेफड़े (d) वृक्क

कृमि एवं कवक जनित रोग

292. मानव में हैल्मिन्थजनित रोग है
(a) एस्कैरिएसिस (b) फाइलेरिएसिस
(c) टीनिएसिस (d) ये सभी

293. निम्न में से हैल्मिन्थीज नहीं है
(a) *एस्कैरिस लुम्ब्रीकॉइड्स* (b) *वुचेरेरिया बैन्क्रोफ्टाई*
(c) *टीनिया सेजिनेटा* (d) *ट्रिपेनोसोमा*

294. निम्न में से कौन-सा रोग आन्तरिक रुधिरस्राव, माँसपेशियों का दर्द, एनीमिया (Anaemia) एवं आँत के मार्ग की रुकावट (Blockage) उत्पन्न करता है?
(a) एस्कैरिएसिस (b) फाइलेरिएसिस
(c) अमीबिएसिस (d) ट्रिपेनोसोमिएसिस

295. *एस्कैरिस* (*Ascaris*) का संक्रमण सामान्यतया उत्पन्न होता है
(a) *एस्कैरिस* के अण्डे युक्त जल पीने से
(b) पूर्ण रूप से पका पोर्क (Pork) खाने से
(c) सी-सी (Tse-tse) मक्खी से
(d) मच्छर के काटने से

296. फाइलेरिऐसिस (Filariasis) का कारण है
(a) *जिआर्डिया लेम्बलिया* (*Giardia lamblia*)
(b) *अमीबा प्रोटियस* (*Amoeba proteus*)
(c) *वुचेरेरिया बैन्क्रोफ्टाई* (*Wuchereria bancrofti*)
(d) *एण्टअमीबा हिस्टोलाइटिका* (*Entamoeba histolytica*)

297. हाथीपाँव उत्पन्न करने वाला जीव किसके अन्तर्गत आता है?
(a) एस्केहेल्मिन्थीज (b) प्लैटीहेल्मिन्थीज
(c) निडेरिया (d) पोरीफेरा

298. *वुचेरेरिया* का मध्यवर्ती होस्ट है
(a) मादा *एनॉफिलीज* (b) मादा *एडीज*
(c) मादा *क्यूलैक्स* (d) इनमें से कोई नहीं

299. निम्न में से कौन-सा फंगल संक्रमण नहीं है?
(a) क्रिप्टोकोक्कोसिस (b) हिस्टोप्लाज्मोसिस
(c) *एस्पर्जिलस* (d) मलेरिया

300. कैन्डिडिएसिस (Candidiasis) है एक
(a) बैक्टीरिया जनित रोग (b) वायरस जनित रोग
(c) फंगल रोग (d) प्रोटोजोआ जनित रोग

301. ……….. कवक द्वारा जनित है।
(a) मलेरिया (b) एथलीट फुट
(c) फाइलेरिएसिस (d) टाइफस फीवर

बैक्टीरियल कल्चर एवं डिस्इन्फेक्शन

302. निम्नलिखित में से पैरों का फंगल संक्रमण (Infection) के लिए कौन-सा टर्म (Term) रेफर होता है?
(a) *टीनिया कार्पोरिसिस* (*Tinea corporisis*)
(b) *टीनिया पेडिस* (*Tinea pedis*)
(c) *टीनिया केपीटीस* (*Tinea capities*)
(d) *टीनिया क्रूरिस* (*Tinea curis*)

303. निम्नलिखित में से कौन-सी जूनोटिक बीमारी है?
(a) हाइडेटिड सिस्ट
(b) मलेरिया
(c) फाइलेरिएसिस
(d) डेंगू बुखार

304. सभी एन्थ्रोपोजूनोटिक बीमारी है, सिवाय
(a) प्लेग (b) हाइडेटिड बीमारी
(c) ड्रेकुनकुलिएसिस (d) रेबीज

266. (d)	267. (b)	268. (b)	269. (a)	270. (d)	271. (c)	272. (b)	273. (b)	274. (c)	275. (c)
276. (a)	277. (c)	278. (c)	279. (b)	280. (b)	281. (b)	282. (c)	283. (a)	284. (c)	285. (b)
286. (d)	287. (c)	288. (c)	289. (c)	290. (a)	291. (a)	292. (d)	293. (d)	294. (a)	295. (a)
296. (c)	297. (a)	298. (c)	299. (d)	300. (c)	301. (b)	302. (b)	303. (a)	304. (a)	

305. जूनोटिक बीमारी जो आर्थ्रोपोड्स (Arthropods) **के द्वारा संचारित होती है**
(a) प्लेग (Plague)
(b) मेलीडियोसेस (Melidioses)
(c) रेबीज (Rabies)
(d) लीशमानिएसिस (Leishmaniasis)

306. स्केबीज किसके द्वारा होती है?
(a) *ट्राइकोफायटोन (Trichophyton)*
(b) *डर्मेटोफायटोन (Dermatophyton)*
(c) *माइकोबैक्टीरियम (Mycobacterium)*
(d) *सार्कोप्टस स्केबी (Sarcoptes scabei)*

307. जीवाणु कोशिका की संख्या में गुणित वृद्धि कौन-सी अवस्था (Phase) **में पाई जाती है?**
(a) लॉग अवस्था (Log phase)
(b) लेग अवस्था (Lag phase)
(c) स्टेशनरी अवस्था (Stationary phase)
(d) डिक्लाइन अवस्था (Decline phase)

308. एक तरल मीडिया में बैक्टीरिया को अच्छी तरह से वृद्धि करने में कितना समय लगता है?
(a) 20-30 मिनट (b) 1-2 घण्टा
(c) 3-4 घण्टा (d) 20-24 घण्टा

309. संवर्धन (Culture) **के लिए मूत्र का नमूना लिया जाता है**
(a) पहला त्यागा मूत्र (First-void urine)
(b) अन्तिम त्यागा मूत्र (Last-void urine)
(c) पहला या अन्तिम त्याग मूत्र (Either first or last void urine)
(d) बीच धारा मूत्र (Midstream urine)

310. इनमें से पोषक माध्यम (Enriched medium) **कौन-सा है?**
(a) सेलेनाइट एफ ब्रोथ (Selente F borth)
(b) पेप्टोन जल (Peptone water)
(c) मैक्कोनकी अगार (MacConkey agar)
(d) चॉकलेट अगार (Chocolate agar)

311. पोषक अगार (Nutrient agar) **तैयार करने के लिए अगार सान्द्रता** (Agar concentration) **की आवश्यकता है**
(a) 1-1.5% (b) 4-6%
(c) 0.25-0.5% (d) 0.5-1%

312. सूक्ष्मजीवों की वृद्धि एवं गुणन (Multiplication) **कहलाता है**
(a) स्टेनिंग (Staining) (b) कल्चर (Culture)
(c) आइसोलेशन (Isolation) (d) ऑटोक्लेविंग (Autoclaving)

313. स्टरीलाइजेशन के लिए प्रयुक्त रसायनों में शामिल है
(a) हेलोजन्स (b) फॉर्मेल्डिहाइड
(c) फीनॉल (d) ये सभी

314. एक प्रक्रिया जिसके द्वारा सभी रोगाणु नष्ट हो जाते हैं, परन्तु बीजाणु (Spores) **आवश्यक रूप से नहीं, कहलाती है**
(a) स्टरीलाइजेशन
(b) डिस्इन्फेक्शन
(c) एन्टीसेप्सिस
(d) डीकन्टामिनेशन

315. एक प्रक्रिया जिसके द्वारा सभी जीवित सूक्ष्मजीवों को उनके बीजाणुओं सहित नष्ट किया जा सकता है कहलाती है
(a) स्टरीलाइजेशन
(b) डिस्इन्फेक्शन
(c) एन्टीसेपप्सिस
(d) डीकन्टामिनेशन

316. निम्न में से स्टरीलाइजेशन की सबसे अधिक विश्वसनीय विधि है
(a) ऑटोक्लेविंग (b) सूर्य का प्रकाश
(c) फिल्ट्रेशन (d) ड्राइंग

317. स्टरीलाइजेशन तकनीक, हॉट एअर ओवन की खोज किस व्यक्ति ने की थी?
(a) रॉबर्ट कोच (b) लिस्टर
(c) नाल एवं रुस्का (d) लुईस पाश्चर

318. एसेप्सिस का मतलब है
(a) संक्रमण रहित (b) चिंता रहित
(c) शोरगुल रहित (d) दर्द रहित

319. निम्न में से किस माध्यम द्वारा कल्चर मीडिया का स्टरीलाइजेशन किया जाता है?
(a) ऑटोक्लेविंग (b) हॉट एअर ओवन
(c) उबालना (d) आयोनाइजिंग रेडिएशन

320. वैक्सीन लगाने से पहले इन्जेक्शन वाले स्थान पर स्प्रिट (Spirit) **लगानी चाहिए, क्योंकि**
(a) यह हानिकारक प्रतिक्रिया उत्पन्न कर सकती है
(b) यह नेक्रोसिस (Necrosis) उत्पन्न कर सकती है
(c) यह वैक्सीन में उपस्थित जीवित जीवों को नष्ट कर सकता है
(d) यह त्वचा को निजर्मीकृत करती है

321. निम्न में से कौन-सी स्टरीलाइजेशन की भौतिक विधि नहीं है?
(a) वाष्पित ऊष्मा (Moist heat)
(b) फिल्ट्रेशन (Filtration)
(c) रेडिएशन (Radiation)
(d) ऑक्सीडाइजेशन कारक (Oxidising agents)

322. प्रभावशाली स्टरीलाइजेशन (Sterilisation) **हेतु ऑटोक्लेव का तापमान एवं सम्पर्क समय** (Contact time) **कितना होना चाहिए?**
(a) 121°C तापमान, 20-30 मिनट के लिए
(b) 121°C तापमान, 1 घण्टे के लिए
(c) 63°C तापमान, 30 मिनट के लिए
(d) 63°C तापमान, 1 घण्टे के लिए

323. सूर्य के प्रकाश में बैक्टीरिया को मारने के लिए किस की उपस्थिति पाई जाती है?
(a) गामा किरणें (b) पराबैंगनी किरणें
(c) रसायन (d) ताप

324. काँच की सिरिंज, परखनली, फ्लास्क, आदि के स्टरीलाइजेशन (Sterilisation) **हेतु कौन-सी विधि** (Method) **काम में ली जाती है?**
(a) लाल ऊष्मा
(b) हॉट एअर ओवन
(c) बॉइलिंग
(d) इन्सीनिरेशन

325. एन्टीबायोटिक घोल एवं शीरा का स्टरीलाइजेशन किस विधि द्वारा किया जाता है?
(a) फिल्ट्रेशन (b) पाश्चुरीकरण
(c) उबालकर (d) हॉट एअर ओवन

326. निम्न में से कौन-सा स्टरीलाइजेशन के लिए प्रतिरोध (Resistant) प्रदर्शित करता है?
(a) ट्यूबरसल बैसिलाई
(b) वायरस
(c) स्पोर्स
(d) प्रिऑन

327. एण्डोस्कोप (Endoscope) का स्टरीलाइजेशन (Sterilisation) करते हैं
(a) ग्लूटेरेल्डिहाइड
(b) फॉर्मेल्डिहाइड
(c) ऑटोक्लेविंग
(d) हॉट एअर ओवन

328. निम्नलिखित में से कौन-सी सबसे विश्वसनीय और सामान्यतया काम में ली जाने वाली स्टरीलाइजेशन विधि है?
(a) अल्ट्रा वॉयलेट किरणें
(b) ऊष्मा
(c) एक्स-रे
(d) उपरोक्त सभी

329. निम्नलिखित में से कौन-सी नम (Moist) ऊष्मा की स्टरीलाइजेशन विधि है?
(a) ऑटोक्लेव (Autoclave)
(b) हॉट एअर ओवन (Hot air oven)
(c) पाश्चुरीकरण (Pasteurisation)
(d) उपरोक्त में से कोई नहीं

330. स्टरीलाइजेशन की रासायनिक विधि में सम्मिलित है
(a) इथिलीन ऑक्साइड
(b) फॉर्मेल्डिहाइड
(c) हाइपोक्लोराइट
(d) उपरोक्त सभी

331. ऑटोक्लेविंग (Autoclaving) के लिए तापमान प्रयोग होता है
(a) 100°C (b) 101°C
(c) 151°C (d) 121°C

332. निम्नलिखित में से कौन-सी वस्तु एन्टीसेप्टिक विलयन (Antiseptic solution) से स्टरीलाइज नहीं की जा सकती है?
(a) सक्सन कैथटर (b) एनीमा ट्यूब
(c) सर्जिकल सीजर (d) नेसोगैस्ट्रिक ट्यूब

333. हार्ट लंग्स मशीन (Heart lungs machine) को स्टरीलाइज करने के लिए कौन-से रसायन (Chemical) का प्रयोग होता है?
(a) हाइपोक्लोराइट (Hypochlorite)
(b) एथिलीन ऑक्साइड (Ethylene oxide)
(c) साइडेक्स (Cidex)
(d) कोरसोलेक्स (Korosolex)

334. शर्करा से बने संवर्धन माध्यम का स्टरीलाइजेशन किस विधि से किया जाता है?
(a) क्लोरीन (b) एथिलीन ऑक्साइड
(c) हॉट एअर ओवन (d) टिन्डेलाइजेशन

335. ऑपरेशन थियेटर का स्टरीलाइजेशन किस विधि द्वारा किया जाता है ?
(a) ऑटोक्लेव (b) पराबैंगनी विकिरण
(c) एथिलीन ऑक्साइड (d) गामा विकिरण

336. होल्डर मैथड द्वारा दुग्ध का पाश्चुरीकरण करने के लिए आवश्यक तापमान एवं समय है
(a) 72°C, 15 मिनट के लिए
(b) 72°C, 5 मिनट के लिए
(c) 65.5°C, 30 मिनट के लिए
(d) 63°C, 15 मिनट के लिए

337. निम्नलिखित में से कौन-सा रसायन घरेलू स्तर पर पानी के शुद्धिकरण के लिए उपयोग में नहीं लाया जाता है?
(a) ब्लीचिंग पाउडर (b) एलम
(c) बेनेडिक्ट घोल (d) क्लोरीन गोलियाँ

338. क्लोरीनेशन के बाद पानी में अवशिष्ट (Residant) क्लोरीन होती है।
(a) एक घण्टे बाद 1 mg/L
(b) ½ घण्टे बाद 1 mg/L
(c) 1 घण्टे बाद 0.5 mg/L
(d) ½ घण्टे बाद 0.5 1 mg/L

339. क्लोरीन की डिसइन्फेक्टिंग क्रिया के कारण (Disinfecting action of chlorine due to) है
(a) हाइपोक्लोरस एसिड
(b) हाइपोक्लोराइट आयन
(c) हाइड्रोक्लोरिक आयन
(d) दोनो हाइपोक्लोरस एसिड और हाइपोक्लोराइड आयन

340. क्लोरीनेशन का सम्पर्क समय (Contact time) क्या .... है?
(a) 4 घण्टे
(b) 1 घण्टे
(c) 1½ घण्टे
(a) 2 घण्टे

305. (a)	**306.** (d)	**307.** (a)	**308.** (a)	**309.** (d)	**310.** (c)	**311.** (a)	**312.** (b)	**313.** (d)	**314.** (b)
315. (a)	**316.** (a)	**317.** (d)	**318.** (a)	**319.** (a)	**320.** (d)	**321.** (d)	**322.** (a)	**323.** (b)	**324.** (b)
325. (d)	**326.** (d)	**327.** (b)	**328.** (a)	**329.** (a)	**330.** (d)	**331.** (d)	**332.** (c)	**333.** (b)	**334.** (b)
335. (b)	**336.** (c)	**337.** (c)	**338.** (c)	**339.** (a)	**340.** (b)				

नर्सिंग एग्जाम गैलरी

1. **जब एक शरीर में उत्पन्न प्रतिरक्षी को रोग से बचाव के लिए दूसरे शरीर में स्थानांतरित किया जाता है, तो इसे कहा जाता है** *(MP NHM CHO 2021)*

(a) सक्रिय प्रतिरक्षा (Active immunity)
(b) हर्ड प्रतिरक्षा (Herd immunity)
(c) निष्क्रिय प्रतिरक्षा (Passive immunity)
(d) कोशिका प्रतिरक्षा (Cellular immunity)

2. **इम्यूनोग्लोब्यूलिन जो नवजात को आँत्रीय संक्रमण से बचाता है, वह है** *(MP NHM CHO 2021)*

(a) IgA (b) IgD (c) IgG (d) IgM

3. **तीन वर्ष के बच्चे के लिए हर छः महीने में एक बार मौखिक रूप से दिए जाने वाले विटामिन-A पूरक की अनुशंसित खुराक है** *(MP NHM CHO 2021)*

(a) 5000 IU (b) 50,000 IU
(c) 1,00,000, IU (d) 2,00,000 IU

4. **DPT वैक्सीन को लगाने (Administration) का मार्ग है** *(MP NHM CHO 2021)*

(a) इन्ट्राडर्मल
(b) सबक्यूटेनियस
(c) इन्ट्रामस्क्युलर
(d) इन्ट्रावेनस

5. **शिशुओं में हिपेटाइटिस-B के टीके के लिए सबसे पसंदीदा टीकाकरण स्थल है** *(MP NHM CHO 2021)*

(a) इन्ट्राडर्मल (Intradermal)
(b) वास्टुस लैटरलिस (Vastus lateralis)
(c) इन्ट्रावेनस (Intravenous)
(d) सेन्ट्रल वेनस कैथेटर (Central venous catheter)

6. **पंचयुक्त (Pentavalent) टीके को .... पर दिया जाता है।** *(MP NHM CHO 2021)*

(a) 4, 8, 12 सप्ताह (b) 5, 10, 15 सप्ताह
(c) 6, 10, 14 सप्ताह (d) 4, 8, 16 सप्ताह

7. **खसरा निम्न के कारण होता है** *(MP NHM CHO 2021)*

(a) *वैरीसेला जोस्टर* (*Varicella zoster*)
(b) RNA पैरामिक्सोवायरस (RNA paramyxovirus)
(c) रुबेला वायरस (Rubella virus)
(d) इन्फ्लूएन्जा वायरस (Influenza virus)

8. **राष्ट्रीय वेक्टर जनित रोग कार्यक्रम में .... को छोड़कर निम्नलिखित बीमारियाँ शामिल हैं।** *(MP NHM CHO 2021)*

(a) मलेरिया (Malaria)
(b) कुष्ठ रोग (Leprosy)
(c) चिकनगुनिया (Chikungunya)
(d) जापानी इनिसफैलाइटिस (Japanese encephalitis)

9. **काला-अजार बुखार .... के काटने से फैलता है।** *(MP NHM CHO 2021)*

(a) ड्रैगन फ्लाई (Dragon fly)
(b) सी-सी मक्खी (Tse tse fly)
(c) बडमक्खी (Sand fly)
(d) उपरोक्त सभी

10. **निम्नलिखित सभी संक्रमण RNA वायरस से होते हैं, सिवाय** *(MP NHM CHO 2021)*

(a) पोलियोमाइलिटिस (Pollomyelitis)
(b) मम्प्स (Mumps)
(c) रुबेला (Rubella)
(d) चेचक (Small pox)

11. ***वैरिसेला जोस्टर* से निम्न में से कौन-सा रोग होता है?** *(MP NHM CHO 2021)*

(a) डिफ्थीरिया (Diptheria) (b) कुष्ठ रोग (Leprosy)
(c) सिफिलिस (Syphilis) (d) छोटी माता (Chicken pox)

12. **जब दस्त 14 दिनों से अधिक समय तक रहता है, तो इसे कहा जाता है** *(MP NHM CHO 2021)*

(a) डीसेंट्री (Dysentery)
(b) एक्यूट पानी जैसे दस्त (Acute watery diarrhoea)
(c) लगातार दस्त (Persistent diarrhoea)
(d) उपरोक्त सभी

13. **जीनस-*प्लाजमोडियम* के परजीवी के संक्रमण के कारण होने वाला प्रोटोजोअल रोग है** *(MP NHM CHO 2021)*

(a) टायफॉइड (Typhoid)
(b) मलेरिया (Malaria)
(c) डेंगू (Dengue)
(d) ड्रेकुनकुलिएसिस (Dracunculiasis)

14. **निम्नलिखित सभी संक्रमण रुधिर के सम्पर्क में आने से होते हैं, सिवाय** *(MP NHM CHO 2021)*

(a) हिपेटाइटिस-B (b) हिपेटाइटिस-C
(c) HIV (d) हिपेटाइटिस-E

15. **वायरस जो डेंगू का कारण बनता है** *(MP NHM CHO 2021)*

(a) अर्बोवायरस (Arbovirus) (b) फ्लेवीवायरस (Flavivirus)
(c) रेट्रोवायरस (Retrovirus) (d) DNA वायरस (DNA virus)

16. **दस्त को नियन्त्रित करने का टीका है** *(MP NHM CHO 2021)*

(a) न्यूमोकोकल (Pneumococcal)
(b) रोटावायरस (Rotavirus)
(c) साल्फ (Salk)
(d) HIB

17. **निम्नलिखित में से सभी HIV वायरस के संचरण के मार्ग हैं, सिवाय** *(MP NHM CHO 2021)*

(a) यौन संचरण (Sexual transmission)
(b) रुधिर सम्पर्क (Blood contact)
(c) फोमाइट संचरण (Fomite transmission)
(d) मातृ भ्रूण संचरण (Maternal fetal transmission)

18. **राष्ट्रीय वेक्टर जनित रोग नियन्त्रण कार्यक्रम के अन्तर्गत कितनी बीमारियों को कवर किया जाता है?** *(MP NHM CHO 2021)*

(a) 4 (b) 5 (c) 6 (d) 7

19. **एक संक्रामक एजेन्ट द्वारा आक्रमण और रोगों के संकेत और लक्षणों की उपस्थिति के बीच का समय अंतराल है** *(MP NHM CHO 2021)*

(a) लेटेंट अवधि (Latent period)
(b) क्वारेंटाइन (Quarantine)
(c) इन्क्यूबेशन अवधि (Incubation period)
(d) टर्मिनेशन अवधि (Termination period)

20. फर्श पर रुधिर के छलकन (Spillage of blood) का उपाय कौन-सा है?
(NHM Contractual Staff Nurse 2021)
(a) 2% सोडियम हाइपोक्लोराइड
(b) फिनोल मिश्रित
(c) सिडेक्स
(d) फोर्मेलिन

21. होस्ट में आक्रमण और गुणा करने के लिए संक्रामक एजेंट की क्षमता को निम्न कहा जाता है *(NHM Contractual Staff Nurse 2021)*
(a) विषैलापन (Virulence) (b) रोगजनकता (Pathogenicity)
(c) संक्रामकता (Infectivity) (d) रोगजनन (Pathogenesis)

22. निम्नलिखित में से कौन-सी बीमारी कोरोना वायरस से सम्बन्धित है?
(NHM Contractual Staff Nurse 2021)
(a) MERS
(b) SARS
(c) दोनों MERS व SARS
(d) न ही MERS और न ही SARS

23. त्वचा पर चकत्ते निम्न के महत्त्वपूर्ण नैदानिक लक्षण है
(NHM Contractual Staff Nurse 2021)
(a) क्षय रोग (Tuberculosis) (b) एड्स (AIDS)
(c) खसरा (Measles) (d) धनुस्तम्भ (Tetanus)

24. छोटी माता का कारक जीव है *(NHM Contractual Staff Nurse 2021)*
(a) *वैरिसेला जोस्टर* वायरस (b) पैरामिक्सो वायरस
(c) हर्पीज सिप्लेक्स वायरस (d) वेरिओला वायरस

25. जिस मार्ग से संक्रामक एजेंट पोषद् में प्रवेश करता है उसे कहा जाता है
(NHM Contractual Staff Nurse 2021)
(a) निर्गम द्वार (Portal of exit)
(b) प्रवेश द्वार (Portal of entry)
(c) चयन स्थल (Site of selection)
(d) संचरण मार्ग (Transmission route)

26. जापानीस इन्सिफैलाइटिस (JE) है
(NHM Contractual Staff Nurse 2021)
(a) यकृत की बीमारी (Liver disease)
(b) मगज की बीमारी (Brain disease)
(c) फेफड़े की बीमारी (Lung disease)
(d) नेत्र रोग (Eye disease)

27. काली खाँसी का कारक जीव है *(NHM Contractual Staff Nurse 2021)*
(a) रोटा वायरस
(b) गुप A बीटा हीमोलिटिक स्ट्रेप्टोकॉकाई
(c) बोर्डेटेला वायरस
(d) *कोरीनीबैक्टीरियम डिप्थीरी*

28. टायफॉइड रोधी टीका Vi पॉलीसैकेराइड को निम्न में प्रशासित (Administered) किया जाता है
(NHM Contractual Staff Nurse 2021)
(a) जन्म पर (b) 9 माह
(c) 1 वर्ष और 6 माह (d) 2 वर्ष

29. मलेरिया के संचरण के तरीके निम्नलिखित सभी हैं, सिवाय
(NHM Contractual Staff Nurse 2021)
(a) संक्रमित माता से नवजात को
(b) मादा *एनॉफिलीज* मच्छर
(c) त्वचा से त्वचा का सम्पर्क
(d) रुधिर और रुधिर उत्पाद

30. लसीकात्मक फाइलेरिया किसके कारण होता है
(NHM Contractual Staff Nurse 2021)
(a) *बी. मलायी* (*B. malayi*)
(b) *वु. बैन्कॉफ्टी* (*W. bancrofti*)
(c) *बी. तिमोरी* (*B. timori*)
(d) उपरोक्त सभी

31. हिपेटाइटिस-A निम्नलिखित सभी मार्गों से प्रेषित होता है, सिवाय
(NHM Contractual Staff Nurse 2021)
(a) मल-मौखिक
(b) पैराएन्टरल मार्ग
(c) बूँद नाभिक
(d) यौन संचरण

32. कुष्ठ रोग को निम्न रूप में भी जाना जाता है
(NHM Contractual Staff Nurse 2021)
(a) बुखार (Fever)
(b) एडिसन रोग (Addison's disease)
(c) हेन्सन रोग (Hensen's disease)
(d) काली खाँसी (Whooping cough)

33. चेचक का कारक जीव है *(NHM Contractual Staff Nurse 2021)*
(a) *वैरिसेला जोस्टर* विषाणु (*Varicella zoster* virus)
(b) *वेरिओला* वायरस (Variola virus)
(c) मिक्सोवायरस (Myxovirus)
(d) साइटोमेगालो वायरस (Cytomegalo virus)

34. कोशिकीय एवं आण्विक जीव विज्ञान का केन्द्र निम्न में स्थित है
(UP NHM Staff Nurse 2021)
(a) पटना (b) नई दिल्ली
(c) हैदराबाद (d) मुंम्बई

35. जीवित जीवाणुओं द्वारा दूषित खाद्य पदार्थों के अंतर्ग्रहण के कारण होने वाली विषाक्तता है, सिवाय *(UP NHM Staff Nurse 2021)*
(a) *साल्मोनेला* विषाक्तता (*Salmonella* poisoning)
(b) *स्टेफिलोकोकल* विषाक्तता (*Staphylococcal* poisoning)
(c) बोटुलिज्म (Botulism)
(d) रासायनिक विषाक्तता (Chemical poisoning)

36. वैरिसेला वैक्सीन है *(UP NHM Staff Nurse 2021)*
(a) मृत टीका
(b) जीवित तनुकृत टीका
(c) इम्यूनोग्लोब्यूलिन
(d) उपरोक्त में से कोई नहीं

1. (c)	2. (a)	3. (d)	4. (c)	5. (b)	6. (c)	7. (b)	8. (b)	9. (c)	10. (d)
11. (d)	12. (c)	13. (b)	14. (b)	15. (b)	16. (b)	17. (c)	18. (c)	19. (c)	20. (a)
21. (a)	22. (c)	23. (c)	24. (a)	25. (b)	26. (b)	27. (c)	28. (d)	29. (c)	30. (d)
31. (c)	32. (c)	33. (b)	34. (c)	35. (d)	36. (b)				

37. **खसरे के टीके का प्रशासन मार्ग है** *(UP NHM Staff Nurse 2021)*
(a) अंतर्त्वचीय (Intradermal) (b) अवत्वचीय (Subcutaneous)
(c) अंतर्पेशीय (Intramuscular) (d) मौखिक (Oral)

38. **मम्प्स की ऊष्मायन** (Incubation) **अवधि है** *(UP NHM Staff Nurse 2021)*
(a) 0 से 1 सप्ताह (b) 1 से 2 सप्ताह
(c) 2 से 4 सप्ताह (d) 5 से 8 सप्ताह

39. **इन्फ्लूएन्जा के उपचार हेतु उपयोग की जाने वाली एण्टीवायरल दवा है** *(UP NHM Staff Nurse 2021)*
(a) ऐसीक्लोवीर (Acyclovir) (b) ओसेल्टामिविर (Oseltamivir)
(c) इम्यूनोविर (Imunovir) (d) जिडोवूडीन (Zidovudine)

40. **संक्रमण प्राप्त करने के बाद व्यक्ति की प्रतिरक्षा विकसित होती है, उसे कहा जाता है** *(UP NHM Staff Nurse 2021)*
(a) सक्रिय प्रतिरक्षा (Active immunity)
(b) निष्क्रिय प्रतिरक्षा (Passive immunity)
(c) सामूहिक प्रतिरक्षा (Herd immunity)
(d) उपरोक्त सभी

41. **बाहरी कार्यक्रम हेतु छोटी मात्रा में टीके ले जानें के लिए उपयोग किए जाने वाले उपकरण को कहा जाता है** *(UP NHM Staff Nurse 2021)*
(a) वाक इन फ्रीजर (Walk in freezers)
(b) वाक इन कूलर (Walk in coolers)
(c) वैक्सीन कैरियर (Vaccine carrier)
(d) आइस पैक (Ice packs)

42. **निम्न में से कौन-सा रुधिर जनित रोग है?** *(UP NHM Staff Nurse 2021)*
(a) हिपेटाइटिस-A (b) हिपेटाइटिस-C
(c) हिपेटाइटिस-E (d) ये सभी

43. **हैजा से ग्रसित व्यक्ति में छोटी आँत में विषाणु के वृद्धि से उत्पन्न विष के कारण दस्त होता है। *विब्रियो कोलेरी* द्वारा उत्पन्न विष है** *(UP NHM Staff Nurse 2021)*
(a) एण्डोटॉक्सिन (Endotoxin)
(b) एन्टेरोटॉक्सिन (Enterotoxin)
(c) हीपेटोटॉक्सिन (Hepatotoxin)
(d) उपरोक्त में से कोई नहीं

44. **टीका जिसे अनावरण** (Exposure) **के बाद दिया जाता है** *(UP NHM Staff Nurse 2021)*
(a) खसरा (Measles) (b) टायफॉइड (Typhoid)
(c) मम्प्स (Mumps) (d) रेबीज (Rabies)

45. **निम्नलिखित में से कौन-सा रोग जीवाणु से नहीं होता है?** *(UP NHM Staff Nurse 2021)*
(a) काली खाँसी (Whooping cough)
(b) टायफॉइड (Typhoid)
(c) मलेरिया (Malaria)
(d) उपरोक्त में से कोई नहीं

46. **जन्म के समय दिया जाने वाला टीका है** *(UP NHM Staff Nurse 2021)*
(a) BCG, हिपेटाइटिस B, DPT
(b) BCG, OPV, हिपेटाइटिस-B
(c) BCG, DPT, MMR
(d) DPT, MMR, हिपेटाइटिस-B

47. **कोविड 19 संक्रमण के प्रसार को रोकने के लिए स्वास्थ्यकर** (Hygienic) **उपाय है** *(UP NHM Staff Nurse 2021)*
(a) अच्छी तरह से भोजन करना (Eating well)
(b) दिन में दो बार ब्रश करना (Brushing twice a day)
(c) हाथ धोना (Hand washing)
(d) सोना (Sleeping)

48. **मौखिक पोलियो टीका है** *(UP NHM Staff Nurse 2021)*
(a) मृत टीका (Killed vaccine)
(b) इम्यूनोग्लोब्यूलिन (Immunoglobulin)
(c) एण्टीवायरल (Antiviral)
(d) दोनों (a) और (b)

49. **हिपेटाइटिस-C के संचरण का तरीका है** *(UP NHM Staff Nurse 2021)*
(a) मल मौखिक मार्ग (Fecal oral route)
(b) छोटी बूँद नाभिक (Droplet nuclei)
(c) दूषित रुधिर (Contaminated Blood)
(d) उपरोक्त में से कोई नहीं

50. **कौन-सा प्राणी जापानी इन्सिफैलाइटिस का एम्पलीफायर है?** *(UP NHM Staff Nurse 2021)*
(a) गाय (b) बन्दर (c) सूअर (d) बिल्ली

51. **डेंगू बुखार कौन-से मच्छर द्वारा फैलता है?** *(AIIMS Rishikesh Nursing 2019)*
(a) *एडीज* (b) मादा *एनॉफिलिज*
(c) *क्यूलैक्स* (d) मक्खी

52. **हिपेटाइटिस-B से बचाव हेतु एक महिला को हिपेटाइटिस इम्यूनोग्लोब्यूलिन देने पर कौन-से प्रकार की इम्यूनिटी प्राप्त होती है?** *(AIIMS Rishikesh Nursing 2019)*
(a) सक्रिय प्राकृतिक (b) निष्क्रिय अर्जित
(c) एन्टीजन (d) सक्रिय अर्जित

53. **वैक्सीन के भण्डारण एवं परिवहन के तन्त्र को कहते हैं?** *(UPNHM Staff Nurse 2019)*
(a) कोल्ड चैन (b) फ्रीजर चैन
(c) कूल चैन (d) वैक्सिनेशन

54. **मम्प्स एक बीमारी है जो प्रसारित होती है** *(UPNHM Staff Nurse 2019)*
(a) वायरस द्वारा (b) बैक्टीरिया द्वारा
(c) फंगस द्वारा (d) प्रोटोजोआ द्वारा

55. **हेन्सन बीमारी** (Hensen's disease) **का दूसरा नाम है** *(UPNHM Staff Nurse 2019)*
(a) मलेरिया (b) कॉलेरा
(c) ट्यूबरकुलोसिस (d) लेप्रोसी (कुष्ठ रोग)

56. **निम्नलिखित में से कौन-सी एक वेक्टर बोर्न डिसीज है?** *(UPNHM Staff Nurse 2019)*
(a) HIV (b) मलेरिया
(c) चिकन पॉक्स (d) ट्यूबरकुलोसिस

57. **निम्नलिखित में से कौन-सी बीमारियाँ पानी व भोजन द्वारा संचारित नहीं होती हैं?** *(UPNHM Staff Nurse 2019)*
(a) हिपेटाइटिस-C (b) हिपेटाइटिस-A
(c) कॉलेरा (d) पोलियोमेलाइटिस

58. परट्यूसिस का अन्य नाम है *(UPNHM Staff Nurse 2019)*
(a) रुबेला (Rubella)
(b) व्हूपिंग कफ (Whooping cough)
(c) रूबिओला (Rubeola)
(d) डिफ्थीरिया (Diphtheria)

59. कृत्रिम रूप से अर्जित इम्यूनिटी प्राप्त होती है *(ESIC Staff Nurse 2019)*
(a) एन्टीबॉडी से वैक्सिनेशन द्वारा (b) स्तन से दुग्ध पिलाने द्वारा
(c) किसी बीमारी से ठीक होने द्वारा (d) एक बीमारी से सामना द्वारा

60. डेंगू बुखार के प्रबन्ध हेतु निम्नलिखित में से कौन-सी औषधि देते हैं? *(UPNHM Staff Nurse 2019)*
(a) एस्प्रिन (b) आइबूप्रोफेन
(c) पैरासिटामोल (d) NSAIDs

61. विश्व एड्स दिवस मनाया जाता है *(UPNHM Staff Nurse 2019)*
(a) 1 दिसम्बर (b) 1 जनवरी (c) 5 मार्च (d) 28 सितम्बर

62. ट्यूबरकुलिन टेस्ट के लिए PPT देने का मार्ग है *(AIIMS Rishikesh Nursing 2019)*
(a) इन्ट्राडर्मल (b) सबक्यूटेनियस
(c) इन्ट्रावीनस (d) इन्ट्रामस्कुलर

63. टिटेनस का कारक जीव है *(AIIMS Rishikesh Nursing 2019)*
(a) *क्लॉस्ट्रीडियम टिटेनी (Clostridium tetani)*
(b) *क्लॉस्ट्रीडियम बोटुलिनम* (Clostridium botulinum)
(c) *माइकोबैक्टीरियम (Mycobacterium)*
(d) *क्लॉस्ट्रीडियम परफ्रिन्जेन्स* (Clostridium perfringens)

64. लेप्रोसी का पैथोजन है *(AIIMS Rishikesh Nursing 2019)*
(a) *माइकोबैक्टीरियम ट्यूबरकुलोसिस* (Mycobacterium *tuberculosis*)
(b) *माइकोबैक्टीरियम लेप्री (Mycobacterium leprae)*
(c) *माइकोबैक्टीरियम एवीयम (Mycobacterium avium)*
(d) *क्लॉस्ट्रीडियम टिटेनी*

65. ट्यूबरकुलोसिस के सामान्य लक्षण के अन्तर्गत सम्मिलित नहीं है *(UPNHM Staff Nurse 2019)*
(a) तीन सप्ताह या अधिक खाँसी, कभी-कभार रुधिर युक्त बलगम
(b) बुखार विशेषतया रात को
(c) वजन में वृद्धि
(d) भूख में कमी

66. डॉट्स (DOTS) का मतलब है *(GMCH Chandigarh 2019)*
(a) Direct Observation Treatment Short Course
(b) Differential Observation Treatment Short Course
(c) Direct Observation Treatment Short Scheme
(d) Direct Observation Treatment Short Survey

67. मेनटॉक्स टेस्ट सार्थक रूप से पॉजिटिव माना जाता है, जब एरिथीमा (Erythema) का नाप होता है *(ESIC Staff Nurse 2019)*
(a) 5 mm-10 mm (b) 10 cm – 14.9 cm
(c) 10 mm या अधिक (d) 3.5 mm – 9.9 mm

68. बैक्टीरिया जोकि स्टेनिंग (Staining) की ग्राम विधि (Gram's method) में स्टेन (Stain) को बनाए रखते है, कहलाते हैं *(ESIC Staff Nurse 2019)*
(a) ब्रॉड स्पेक्ट्रम बैक्टीरिया (Broad spectrum bacteria)
(b) बैक्टीरिया के स्पोर्स (Spores of bacteria)
(c) ग्राम निगेटिव बैक्टीरिया (Gram negative bacteria)
(d) ग्राम पॉजिटिव बैक्टीरिया (Gram positive bacteria)

69. IgE मीडिएटेड हिस्टामीन रिलीज (Mediated histamine release) के कारण होने वाली हाइपरसेन्सिटिविटी (Hypersensitivity) प्रतिक्रिया कहलाती है *(ESIC Staff Nurse 2019)*
(a) टाइप 4 (b) टाइप 2
(c) टाइप 1 (d) टाइप 3

70. स्क्रब टाइफस का कारण है *(ESIC Staff Nurse 2019)*
(a) *रिकेट्सिया टाइफी (Rickettsia typhi)*
(b) *रिकेट्सिया प्रोवेजेकी (Rickettsia prowazekii)*
(c) *रिकेट्सिया अकेरी (Rickettsia akari)*
(d) *औरेन्शिया सुट्सुगामुशी (Orientia tsutsugamushi)*

71. ट्राइकोमोनिएसिस के निदान के लिए प्रयुक्त जाँच है *(ESIC Staff Nurse 2019)*
(a) वेजाइनल फ्लुड का वेट माउन्ट
(b) विशिष्ट सीरोलॉजिकल टेस्ट
(c) सीरम का एन्जाइम-लिंक्ड इम्यूनो सोर्बेन्ट एसे (ELISA) टेस्ट
(d) ओवा एवं पेरासाइट फीकल स्मीयर

72. निम्नलिखित में से तीव्र वृद्धि करने वाला है *(ESIC Staff Nurse 2019)*
(a) *माइकोबैक्टीरियम गोर्डोनी (Mycobacterium gordonae)*
(b) *माइकोबैक्टीरियम बोविस (Mycobacterium bovis)*
(c) *माइकोबैक्टीरियम एवियम (Mycobacterium avium)*
(d) *माइकोबैक्टीरियम एब्सिस्स (Mycobacterium abscessus)*

73. स्यूडो हाइफी (Pseudo hyphae) दिखाई देते हैं *(ESIC Staff Nurse 2019)*
(a) *कैन्डिडा में* (b) *एस्पर्जिलस में*
(c) *म्यूकर में* (d) *पेनिसिलियम में*

74. बैक्टीरियल ग्रोथ कर्व (Bacterial growth curve) में अवस्थाओं का सही क्रम है *(ESIC Staff Nurse 2019)*
(a) लैग-एक्सपोनेंशियल-डिक्लाइन-स्टेशनरी
(b) लैग-स्टेशनरी-एक्सपोनेंशियल-डिक्लाइन
(c) लैग-डिक्लाइन-एक्सपोनेंशियल-स्टेशनरी
(d) लैग-एक्सपोनेंशियल-स्टेशनरी-डिक्लाइन

75. निम्नलिखित में से TB की प्रथम पंक्ति औषधि नहीं है *(UPNHM Staff Nurse 2019)*
(a) आइसोनियाजिड (Isoniazid) (b) इथैमब्यूटोल (Ethambutol)
(c) साइक्लोसेरीन (Cycloserine) (d) रिफैम्पिसिन (Rifampicin)

76. चावल के पानी जैसे दस्त लक्षण हैं *(UPNHM Staff Nurse 2019)*
(a) कॉलेरा के (b) टायफॉइड के
(c) पेचिस के (d) प्रदाही आँत रोग के

37. (b)	**38.** (c)	**39.** (b)	**40.** (a)	**41.** (c)	**42.** (b)	**43.** (d)	**44.** (d)	**45.** (c)	**46.** (b)
47. (c)	**48.** (d)	**49.** (c)	**50.** (c)	**51.** (a)	**52.** (b)	**53.** (a)	**54.** (a)	**55.** (d)	**56.** (b)
57. (a)	**58.** (b)	**59.** (a)	**60.** (c)	**61.** (a)	**62.** (a)	**63.** (a)	**64.** (b)	**65.** (c)	**66.** (a)
67. (c)	**68.** (d)	**69.** (c)	**70.** (c)	**71.** (a)	**72.** (d)	**73.** (a)	**74.** (d)	**75.** (c)	**76.** (a)

77. वैक्सिनेशन एक उदाहरण है *(AIIMS Manglagiri 2018)*
(a) समूह इम्यूनिटी का
(b) कृत्रिम सक्रिय इम्यूनिटी का
(c) कृत्रिम निष्क्रिय इम्यूनिटी का
(d) प्राकृतिक निष्क्रिय इम्यूनिटी का

78. निम्नलिखित में से कौन-सा संक्रमण (Infection) **जानवरों से मुख्य रूप से दुग्ध के द्वारा फैल सकता है?** *(AIIMS Raipur Staff Nurse Grade-I 2018)*
(a) ट्यूबरकुलोसिस (Tuberculosis)
(b) डेंगू (Dengue)
(c) प्लेग (Plague)
(d) लेप्टोस्पाइरोसिस (Leptospirosis)

79. निम्नलिखित में से कौन-सा वैक्सिनेशन एक्स्पेन्डेड प्रोग्राम ऑफ इम्यूनाइजेशन (Expanded Programme of Immunisation or EPI) **का भाग नहीं है?** *(AIIMS Jodhpur Staff Nurse 2018)*
(a) डिफ्थीरिया, परट्यूसिस एवं टिटेनस (DPT) वैक्सीन
(b) मीजल्स, मम्प्स एवं रुबेला (MMR) वैक्सीन
(c) ओरल पोलियो वायरस वैक्सीन
(d) मीजल्स की वैक्सीन

80. निम्नलिखित में से कौन-सी वैक्सीन जन्म के बाद 12 **घण्टे के भीतर नवजात को लगाई जाती है?** *(AIIMS Bhopal 2018)*
(a) रोटावायरस
(b) मीजल्स
(c) हिपेटाइटिस-B
(d) रुबेला

81. चकत्तों (Rashes) **की सभी अवस्थाएँ एक साथ दिखाई देती हैं** *(AIIMS Jodhpur Staff Nurse 2018)*
(a) टायफॉइड में
(b) स्मॉल पॉक्स में
(c) मीजल्स में
(d) चिकन पॉक्स में

82. चिकनगुनिया किस कुल की प्रजाति है? *(AIIMS Bhopal 2018)*
(a) रियोविरिडी (Reoviridae)
(b) फ्लेवीविरिडी (Flaviviridae)
(c) टोगाविरिडी (Togaviridae)
(d) बुन्याविरिडी (Bunyaviridae)

83. निम्नलिखित में से कौन-सी एक वायरल वैक्सीन है? *(AIIMS Bhopal 2018)*
(a) टिटेनस टॉक्सोइड
(b) बैसिलाई कैलामिटी ग्यूरिन
(c) कॉलेरा
(d) ओरल पोलियो वैक्सीन

84. डिफ्थीरिया में रोग प्रतिरोधक स्तर की जाँच की जा सकती है *(AIIMS Bhubaneswar 2018)*
(a) फेरी टेस्ट (Frei's test) द्वारा
(b) लेप्रोमीन टेस्ट (Lepromin test) द्वारा
(c) शिक टेस्ट (Schick test) द्वारा
(d) डिक टेस्ट (Dick test) द्वारा

85. वैक्सिनेशन हमें किस प्रकार की इम्यूनिटी देता है? *(AIIMS Nagpur Grade-II 2018)*
(a) कृत्रिम निष्क्रिय
(b) निष्क्रिय
(c) प्राकृतिक
(d) सक्रिय

86. मम्प्स (Mumps) **के विरुद्ध वैक्सिनेशन रोक सकता है** *(AIIMS Nagpur Grade-II 2018)*
(a) हाइड्रोसील को
(b) ऑर्काइटिस को
(c) बेरिकोसील को
(d) अनडिसेन्डे टेस्टीज को

87. एक सूक्ष्मजीव की रोग उत्पन्न करने की क्षमता कहलाती है *(AIIMS Manglagiri 2018)*
(a) पैथोजेनेसिटी
(b) वायरुलेन्टस
(c) इन्फेक्शन
(d) इम्यूनिटी

88. बैक्टीरिया द्वारा भोजन खराब होने से बचाने हेतु पाश्चुरीकरण विधि का विकास किसने किया था? *(AIIMS Manglagiri 2018)*
(a) एडवर्ड जेनर
(b) लुईस पाश्चर
(c) जोसेफ जिस्टर
(d) रॉबर्ट कोच

89. BCG की वैक्सीन के भण्डारण हेतु तापमान है *(DME Karnataka Staff Nurse 2018)*
(a) 2-8°C
(b) 8-10°C
(c) 10-12°C
(d) 6-11°C

90. रोटा वैक्सीन देने का मार्ग है *(AIIMS Delhi Nursing 2018)*
(a) ओरल
(b) IM
(c) IV
(d) सबक्यूटेनियस

91. दीर्घकालिक दस्त रोग का कारण है *(RRB Staff Nurse 2018)*
(a) *कोरीनीबैक्टीरियम डिफ्थीरी*
(b) आँत्रीय परजीवी
(c) *कैन्डिडा एल्बिकैन्स*
(d) *माइकोबैक्टीरियम ट्यूबरकुलाई*

92. प्लेटलेट संख्या घटती है *(RRB Staff Nurse 2018)*
(a) मलेरिया में
(b) फाइलेरिया में
(c) डेंगू में
(d) टायफॉइड में

93. चिकन पॉक्स का औसत उद्भव काल क्या है? *(AIIMS Bhopal 2018)*
(a) 20 से 35 दिन
(b) 1 से 2 दिन
(c) 25 से 30 दिन
(d) 10 से 12 दिन

94. टेट्रासाइक्लिन किसके रोग निरोधक के रूप में प्रयुक्त होता है? *(AIIMS Jodhpur Staff Nurse 2018)*
(a) हैजा
(b) ब्रुसिलोसिस
(c) लेप्टोस्पाइरोसिस
(d) मेनिन्जाइटिस

95. निम्नलिखित में से कौन-सी टायफॉइड के लिए एक नैदानिक जाँच है? *(AIIMS Jodhpur Staff Nurse 2018)*
(a) शिक टेस्ट (Shick test)
(b) विडाल टेस्ट (Widal test)
(c) ELISA
(d) मेनटॉक्स टेस्ट (Mantoux test)

96. निम्नलिखित में से एक माह के बच्चे में HIV **संक्रमण के निदान के लिए प्रयुक्त विधि नहीं है** *(AIIMS Jodhpur Staff Nurse 2018)*
(a) DNA-PCR
(b) वायरल कल्चर (Viral culture)
(c) p24 एन्टीजन एसे (antigen assay)
(d) HIV-ELISA

97. उच्च रूप से ऊष्मा प्रतिरोधी वैक्सीन है *(AIIMS Delhi Nursing 2018)*
(a) BCG (b) MMR (c) OPV (d) TT

98. निम्नलिखित में से कौन-सा निष्क्रिय वैक्सिनेशन के लिए प्रयुक्त होता है? *(AIIMS Jodhpur Staff Nurse 2018)*
(a) मानव व जानवर सीरा
(b) टॉक्सोइड
(c) मृत वैक्सीन
(d) जीवित दुर्बल वैक्सीन

99. पेनिसिलिन की खोज की गई थी *(RRB Staff Nurse 2018)*
(a) माइकल फेराडे द्वारा
(b) सर एलेक्जैण्डर फ्लेमिंग द्वारा
(c) विलियम हार्वे द्वारा
(d) चार्ल्स गुडईयर द्वारा

100. डिस्पोजेबल सिरिंज डिसइन्फेक्ट की जाती है *(RRB Staff Nurse 2018)*
(a) उबालकर
(b) पराबैंगनी विकिरणों द्वारा
(c) विद्युत चुम्बकीय विकिरणों द्वारा
(d) इथाइलीन ऑक्साइड द्वारा

101. एक उपकरण को HIV मुक्त बनाने के लिए इसे रखा जाता है *(RRB Staff Nurse 2018)*
(a) 24 घण्टों के लिए स्पिरिट में
(b) 2% ग्लुटरेल्डिहाइड विलयन में
(c) सैवलॉन सोल्युशन में (1 : 100 क्षमता)
(d) हाइड्रोजन परॉक्साइड में

102. निम्नलिखित में से श्वसन मार्ग द्वारा संचारित नहीं होता है? *(AIIMS Bhopal 2018)*
(a) रोटा वायरस
(b) इन्फ्लुएन्जा वायरस
(c) राइनो वायरस
(d) RSV

103. वेनेरियल डिसीज रिसर्च लैबोरेट्री (Veneral Disease Research Laboratory (VDRL)] टेस्ट का प्रयोग किसके निदान हेतु किया जाता है? *(AIIMS Jodhpur Staff Nurse 2018)*
(a) ट्यूबरकुलोसिस (b) सिफिलिस
(c) न्यूमोनिया (d) एड्स

104. निम्नलिखित में से कौन-सी वैक्सीन फ्रीजर में नहीं रखनी चाहिए? *(AIIMS Jodhpur Staff Nurse 2018)*
(a) मीजल्स, मम्प्स एवं रुबेला (MMR) वैक्सीन
(b) डिप्थीरिया, परट्यूसिस एवं टिटेनस (DPT) वैक्सीन
(c) मीजल्स वैक्सीन
(d) पोलियो वैक्सीन

105. निम्नलिखित में से कौन-सा एक ग्राम पॉजिटिव बैक्टीरिया (Gram positive bacteria) की कोशिका भित्ति का लक्षण नहीं है? *(AIIMS Bhopal 2018)*
(a) गंधक युक्त अमिनो एसिड की अनुपस्थिति
(b) लिपिड्स की अनुपस्थिति
(c) टिकोइक अम्ल (Teichoic acid) की अनुपस्थिति
(d) मोटी कोशिका भित्ति

106. निम्नलिखित में से कौन-सी बैक्टीरिया विज्ञान में मापन की एक इकाई है? *(AIIMS Bhopal 2018)*
(a) न्यूटन (b) जूल
(c) माइक्रोन (d) पास्कल

107. ऑटोक्लेविंग एक उदाहरण है *(AIIMS Bhopal 2018)*
(a) रासायनिक एजेन्ट का (b) शुष्क ऊष्मा का
(c) जैविक एजेन्ट का (d) नम ऊष्मा का

108. शुष्क ऊष्मा की क्षमता किसके उपयोग द्वारा जाँची जाती है? *(AIIMS Bhopal 2018)*
(a) *क्लॉस्ट्रीडियम टिटेनी*
(b) *म्यूकर* के स्पोर्स
(c) *कोरीनीबैक्टीरियम डिप्थीरी*
(d) *बॉर्डेटेला परट्यूसिस*

109. निम्नलिखित में से कौन-से जीव में कोशिका भित्ति नहीं होती है? *(AIIMS Bhopal 2018)*
(a) स्पाइरोकीट्स (Spirochetes)
(b) एक्टिनोमाइसिटीज (Actinomycetes)
(c) *माइकोप्लाज्मा (Mycoplasma)*
(d) स्टैफाइलोकोकाई (Staphylococci)

110. ग्राम निगेटिव (Gram negative) बैक्टीरिया में एण्डोटॉक्सिक एक्टिविटी (Endotoxic activity) का कारण है *(AIIMS Bhopal 2018)*
(a) ग्लाइकोलिपिड्स (b) लाइपोपॉलीसैकेराइड्स
(c) अमीनोग्लाइकोसाइड्स (d) कोशिका भित्ति

111. सिफिलिस के लिए काह्न टेस्ट (Kahn test) एक उदाहरण है *(AIIMS Bhopal 2018)*
(a) स्लाइड फ्लोकुलेशन टेस्ट का (b) कुम्बस टेस्ट का
(c) ट्यूब फ्लोकुलेशन टेस्ट का (d) रिंग प्रेसिपीटेशन टेस्ट का

112. वह बिन्दु जिस पर पानी की क्लोरीन माँग पूर्ण हो जाती है, कहलाता है *(DME Karnataka Staff Nurse 2018)*
(a) डिस्इन्फेक्शन पॉइन्ट (Disinfection point)
(b) ब्रेक पॉइन्ट (Break point)
(c) सेचुरेशन पॉइन्ट (Saturation point)
(d) फ्री पॉइन्ट (Free point)

113. ग्राम निगेटिव बैक्टीरिया द्वारा सामान्यतया निर्मित एण्डोटॉक्सिन (Endotoxin) है *(AIIMS Bhubaneswar 2018)*
(a) लेसिथिन (Lecithin)
(b) लाइपोपॉलीसैकेराइड (Lipopolysaccharides)
(c) फैटी एसिड (Fatty acids)
(d) प्रोटीन (Proteins)

114. सेल-मीडिएटेड इम्युनिटी (Cell-mediated immunity) किसके द्वारा अर्जित होती है? *(AIIMS Bhubaneswar 2018)*
(a) B-कोशिकाएँ (b) न्यूट्रोफिल्स
(c) T-कोशिकाएँ (d) इयोसिनोफिल्स

115. अन्तिम निस्तारण से पूर्व संक्रमित अपशिष्ट को विदूषित करने की सबसे श्रेष्ठ विधि है *(AIIMS Manglagiri Grade-II 2018)*
(a) ऑटोक्लेविंग (Autoclaving) (b) श्रेडिंग (Shreding)
(c) इन्सिनेरेशन (Incineration) (d) पुलवराइजेशन (Pulverisation)

---

77. (b)	78. (d)	79. (b)	80. (c)	81. (d)	82. (c)	83. (d)	84. (c)	85. (d)	86. (b)
87. (a)	88. (b)	89. (a)	90. (a)	91. (b)	92. (c)	93. (d)	94. (a)	95. (b)	96. (d)
97. (d)	98. (a)	99. (b)	100. (d)	101. (b)	102. (a)	103. (b)	104. (b)	105. (c)	106. (c)
107. (d)	108. (a)	109. (c)	110. (b)	111. (c)	112. (b)	113. (b)	114. (c)	115. (a)	

116. **बैक्टीरिया का चलन अंग** (Organ of locomotion) **है** *(AIIMS Manglagiri Grade-II 2018)*
(a) फिम्ब्री (Fimbriae) (b) कैप्सूल (Capsule)
(c) स्पोर्स (Spores) (d) फ्लेजिला (Flagella)

117. **पोषणीय रूप से निर्भर बैक्टीरिया कहलाते हैं** *(AIIMS Manglagiri Grade-I 2018)*
(a) हेटेरोट्रोफ्स (Heterotrophs)
(b) ऑटोट्रोफ्स (Autotrophs)
(c) फोटोट्रोफ्स (Phototrophs)
(d) कीमोट्रोफ्स (Chemotrophs)

118. **बैक्टीरिया को सबसे पहले देखने एवं सूचित करने वाला वैज्ञानिक है** *(AIIMS Bhopal 2018)*
(a) एन्टॉनी वान ल्यूवेनहॉक (Antonie van Leeuwenhoek)
(b) किरचर (Kircher)
(c) वॉन प्लेन्सिज (Von Plenciz)
(d) फ्रैकेस्टोरियस (Fracastorius)

119. **बैक्टीरिया कोशिका का विभाजित होना एवं संख्या में गुणित वृद्धि कौन-सी अवस्था** (Phase) **का सूचक है?** *(AIIMS Bhopal 2018)*
(a) लॉगरिथम फैज (Logarithmic phase)
(b) लैग फैज (Lag phase)
(c) स्टेशनरी फैज (Stationary phase)
(d) फैज ऑफ डिक्लाइन (Phase of decline)

120. **एक पशु जन्य संक्रमण** (Zoonotic infection) **का विशिष्ट लक्षण है** *(AIIMS Bhubaneswar 2018)*
(a) स्विमिंग पूल ग्रेनूलोमा (Swimming pool granuloma)
(b) विनसेन्ट एन्जिना (Vincent's angina)
(c) कार्बून्केल (Carbuncle)
(d) मेलिग्नेन्ट पस्टूल (Malignant pustule)

121. **डिप्थीरिया एन्टीटॉक्सिन** (Diphtheria antitoxin) **का इन्जेक्शन देता है** *(DME Karnataka Staff Nurse 2018)*
(a) सक्रिय इम्यूनिटी (b) निष्क्रिय इम्यूनिटी
(c) प्राकृतिक इम्यूनिटी (d) कोशिकीय इम्यूनिटी

122. **संक्रमण कारक के शरीर में प्रवेश से लेकर बीमारी के प्रथम लक्षण के प्रकट होने के बीच की अवधि कहलाती है** *(AIIMS Bhubaneswar 2018)*
(a) उद्भवन काल (Incubation) (b) एक्सासर्बेशन (Exacerbation)
(c) प्लेट्यू (Plateau) (d) रिमिशन (Remission)

123. TB **नामक संक्रामक बीमारी का कारण है** *(RUHS Pb. B.Sc. Nursing 2017)*
(a) वायरस (b) प्रोटोजोआ
(c) बैक्टीरिया (d) फंगस

124. HIV **संक्रमण से किस रोग प्रतिरोध पर प्रभाव पड़ता है?** *(AIIMS Nursing Raipur 2017)*
(a) कुदरती इम्यूनिटी (b) सक्रिय इम्यूनिटी
(c) सेलुलर इम्यूनिटी (d) त्रिदोषन इम्यून पावर

125. **एक व्यक्ति से दूसरे व्यक्ति तक ट्रेकोमा संचरण या ट्रांसमिशन का तरीका है** *(AIIMS Nursing Raipur 2017)*
(a) सीधा सम्पर्क (b) अप्रत्यक्ष सम्पर्क
(c) इनआइसोलेशन (d) लाट्राआर्गेनिक

126. **वैक्सीन के एक स्थान से दूसरे स्थान तक परिवहन में प्रयुक्त विधि है** *(DSSSB Staff Nurse 2017)*
(a) कोल्ड चैन (b) वैक्सीन केरियर
(c) डीप फ्रीज (d) आइस लाइन्ड रेफ्रिजरेटर

127. **मलेरिया संचारण या ट्रांसमिशन का तरीका है** *(RUHS Pb. B.Sc. Nursing 2017)*
(a) पानी (b) वेक्टर
(c) एअर (d) भोजन

128. **इनमें से कौन-सा कारक माइक्रोबियल ग्रोथ को प्रभावित नहीं करता है?** *(AIIMS Nursing Raipur 2017)*
(a) नमी (b) कीटाणुशोधन
(c) अंधेरा (d) तापमान

129. **प्रक्रिया जिसके द्वारा माध्यम को लगातार** 3 **दिनों तक** 30 **मिनट के लिए बहती भाप में** 100 **डिग्री सेल्सियस पर रखा जाता है** *(AIIMS Nursing Raipur 2017)*
(a) दबाव में भाप (b) ऑटोक्लेव
(c) टिंडलाइजेशन (d) इन्सपाइरेशन

130. **निम्नलिखित में से ऑटोक्लेव का प्रकार नहीं है** *(AIIMS Nursing Raipur 2017)*
(a) साधारण लौह की जैकेट
(b) कम दबाव एवं कम तापमान
(c) उच्च दबाव एवं उच्च वैक्यूम
(d) उच्च दबाव एवं कम वैक्यूम

131. **प्रकृति प्रदत्त जन्मजात इम्यूनिटी** (Immunity) **है** *(AIIMS Nursing Raipur 2017)*
(a) एडेप्टिव इम्यूनिटी (Adaptive immunity)
(b) इन्नेट इम्यूनिटी (Innate immunity)
(c) प्राकृतिक निष्क्रिय इम्यूनिटी (Natural passive immunity)
(d) प्राकृतिक सक्रिय इम्यूनिटी (Natural active immunity)

132. **एण्डोटॉक्सिन** (Endotoxins) **के सम्बन्ध में सत्य नहीं है** *(AIIMS Nursing Raipur 2017)*
(a) ये लाइपोपॉलीसैकेराइड्स हैं
(b) ये ग्राम-पॉजिटिव बैक्टीरिया द्वारा मुक्त किए जाते हैं
(c) ये ग्राम-निगेटिव बैक्टीरिया की बाह्य कोशिका भित्ति में पाए जाते हैं
(d) ये एक्सोटॉक्सिन (Exotoxins) से कम घातक होते हैं

133. **इनमें से किस बैक्टीरिया को बैक्टीरिया और वायरस के बीच की कड़ी माना जाता है?** *(AIIMS Nursing Raipur 2017)*
(a) *माइकोप्लाज्मा* (b) स्पाइरोकीट्स
(c) एक्टीनोमाइसिटीज (d) *विब्रियो*

134. **इनमें से कौन एक फिलामेंटस बैक्टीरिया है?** *(AIIMS Nursing Raipur 2017)*
(a) *माइकोप्लाज्मा* (b) स्पाइरोकीट्स
(c) एक्टीनोमाइसिटीज (d) *विब्रियो*

135. **मम्प्स का उद्भवन काल है** *(DSSSB Staff Nruse 2017)*
(a) 18 दिन (b) 5 दिन (c) 14 दिन (d) 10 दिन

136. **किसके लिए निष्क्रिय वैक्सिनेशन किया जाता है?** *(DSSSB Staff Nurse 2017)*
(a) ट्यूबरकुलोसिस (b) गलघोंटू
(c) आँत्रीय बुखार (d) ये सभी

137. शल्य (सर्जिकल) उपकरणों के डिसइन्फेक्शन हेतु श्रेष्ठ विधि है *(RUHS Pb. B.Sc. Nursing 2017)*
(a) उबालना (b) विकिरण
(c) ऑटोक्लेविंग (d) फ्यूमिगेशन

138. माँ से बच्चे को प्राप्त होने वाली इम्यूनिटी है *(AIIMS Nursing Raipur 2017)*
(a) इन्नेट इम्यूनिटी
(b) प्राकृतिक सक्रिय इम्यूनिटी
(c) प्राकृतिक निष्क्रिय इम्यूनिटी
(d) एडेप्टिव कृत्रिम इम्यूनिटी

139. विश्व में स्मॉल पॉक्स (Smallpox) का अन्तिम केस किस वर्ष में पाया गया? *(DSSSB Staff Nurse 2017)*
(a) 1977 (b) 1978 (c) 1979 (d) 1982

140. चिकनगुनिया को संचारित या ट्रांसमिट किया जाता है *(RUHS Pb. B.Sc. Nursing 2017)*
(a) *एडीज* द्वारा (b) *क्यूलैक्स* द्वारा
(c) *मैनसनोइड्स* द्वारा (d) *एनॉफिलिज* द्वारा

141. पल्स पोलियो प्रतिरक्षण में शामिल हैं *(RUHS Pb. B.Sc. Nursing 2017)*
(a) 0-5 वर्ष के बच्चे (b) 0-1 वर्ष के बच्चे
(c) 1-5 वर्ष के बच्चे (d) 0-2 वर्ष के बच्चे

142. निम्नलिखित में से कौन-सा संचारी रोग 'जर्मन मीजल्स' के रूप में भी जाना जाता है? *(RUHS Pb. B.Sc. Nursing 2017)*
(a) गाँठ (b) रुबेला
(c) डिप्थीरिया (d) परट्यूसिस

143. रेबीज का रोग निरूपक है *(AIIMS Nursing Raipur 2017)*
(a) गाउरनेरी बॉडीज (b) नेग्री बॉडीज
(c) काऊ ड्राइ A बॉडी (d) काऊ ड्राइ B बॉडी

144. DOTS थेरैपी प्रयुक्त होती है *(RUHS Pb. B.Sc. Nursing 2017)*
(a) ट्यूबरकुलोसिस (Tuberculosis)
(b) लिम्फोमा (Lymphoma)
(c) स्पाइना बाइफिडा (Spina bifida)
(d) एब्स्टीन्स एनोमैली (Ebsteins anomaly)

145. रोग काल के दौरान एन्टीबॉडी निर्माण द्वारा उत्पन्न इम्यूनिटी है *(PGIMER Staff Nurse 2016)*
(a) सक्रिय प्राकृतिक इम्यूनिटी (b) सक्रिय कृत्रिम इम्यूनिटी
(c) निष्क्रिय प्राकृतिक इम्यूनिटी (d) निष्क्रिय कृत्रिम इम्यूनिटी

146. *हर्पीज जोस्टर* (*Herpes zoster*) .... की वजह से होने वाला एक सामान्य रोग है। *(ESIC Staff Nurse 2016)*
(a) तन्त्रिका विकार
(b) वायरस जनित संक्रमण
(c) रुधिर विकार
(d) त्वचा की अस्वच्छ स्थिति

147. निम्नलिखित में से कौन-सी TB रोधी औषधि बैक्टीरियोस्टेटिक (Bacteriostatic) है? *(PGIMER Staff Nurse 2016)*
(a) रिफैम्पिसिन (b) इथैमब्यूटोल
(c) INH (d) स्ट्रेप्टोमाइसिन

148. दुग्ध को डिसइन्फेक्ट करने की सबसे सुरक्षित विधि कौन-सी है? *(ESIC Staff Nurse 2016)*
(a) धीमी आँच पर गरम करना
(b) उबालना
(c) जमाना
(d) पाश्चुरीकरण

149. .... विश्व स्वास्थ्य दिवस के रूप में मानाया जाता है। *(ESIC Staff Nurse 2016)*
(a) 7 अप्रैल (b) 5 जून
(c) 31 मई (d) 8 मार्च

150. पोलियोमाइलिटिस (Poliomyelitis) का उद्भवन काल (Incubation period) है *(ESIC Staff Nurse 2016)*
(a) 1 माह (b) 1-3 दिन
(c) 7-14 दिन (d) 14-21 दिन

151. कुकर खाँसी (Whooping cough) का कारण है *(ESIC Staff Nurse 2016)*
(a) *स्ट्रेप्टोकॉकस बैसिलस*
(b) *परट्यूसिस बैसिलस*
(c) *वैरिसेला* वायरस
(d) अविशिष्ट विषाणु संक्रमण

152. वील रोग या लेप्टोस्पाइरोसिस (Weil's disease or leptospirosis) .... के सम्पर्क से फैलता है। *(ESIC Staff Nurse 2016)*
(a) गाय (b) कुत्ते
(c) चूहे (d) बन्दर

153. मलेरिया के लिए कौन-सा कारक होता है? *(AIIMS Nursing 2016)*
(a) प्रोटोजोआ (b) फन्जाई
(c) बैक्टीरिया (d) वायरस

154. TAB वैक्सीन .... के विरुद्ध इस्तेमाल किया जाता है। *(ESIC Staff Nurse 2016)*
(a) धनुस्तम्भ (b) डिप्थीरिया
(c) काली खाँसी (d) टायफॉइड

155. बैक्टीरिया को विकसित और संख्या वृद्धि करने के लिए निम्नलिखित में से किसकी सहायता की जरुरत है? *(ESIC Staff Nurse 2016)*
(a) पानी (b) भोजन
(c) गर्म तापमान (d) ये सभी

156. BCG, मीजल्स (Measles) एवं MMR के वैक्सीन संग्रहित किए जाते हैं *(PGIMER Staff Nurse 2016)*
(a) 10-12°C (b) 20-25°C (c) 2-8°C (d) 15-20°C

116. (d)	117. (a)	118. (a)	119. (a)	120. (d)	121. (b)	122. (a)	123. (c)	124. (c)	125. (b)
126. (a)	127. (b)	128. (c)	129. (c)	130. (d)	131. (b)	132. (b)	133. (a)	134. (c)	135. (a)
136. (b)	137. (c)	138. (c)	139. (a)	140. (a)	141. (a)	142. (b)	143. (b)	144. (a)	145. (a)
146. (b)	147. (b)	148. (d)	149. (a)	150. (c)	151. (b)	152. (c)	153. (a)	154. (d)	155. (d)
156. (c)									

157. कोप्लिक्स के धब्बे किसमें देखे जाते हैं? *(ESIC Staff Nurse 2016)*
(a) रूबिओला (Rubeola) (b) कॉलेरा (Cholera)
(c) टायफॉइड (Typhoid) (d) चिकन पॉक्स (Chickenpox)

158. .... को छोड़कर सभी में वाहक रोग के प्रसारण के साथ जुड़े होते हैं। *(ESIC Staff Nurse 2016)*
(a) टायफॉइड (b) कॉलेरा
(c) मीजल्स (d) मलेरिया

159. हिपेटाइटिस-A के संचरण का प्रमुख मार्ग है *(PGIMER Staff Nurse 2016)*
(a) फेको-ओरल रूट (Feco-oral route)
(b) पैरेन्टेरल रूट (Parenteral route)
(c) सैक्सुअल ट्रांसमिशन (Sexual transmission)
(d) पेरीनेटल ट्रांसमिशन (Perinatal transmission)

160. बैक्टीरिया के पुनरोत्पादन की सबसे सामान्य विधि है *(HPSSB Staff Nurse 2016)*
(a) बाइनरी विखण्डन (b) कलम करना
(c) लैंगिक (d) बीजाणु निर्माण

161. शारीरिक इम्यूनिटी ट्रांसफर होती है *(HPSSB Staff Nurse 2016)*
(a) T-कोशिका द्वारा (b) B-कोशिका द्वारा
(c) α-कोशिका द्वारा (d) β-कोशिका द्वारा

162. वायरस के विकास के लिए .... की आवश्यकता होती है। *(ESIC Staff Nurse 2016)*
(a) बैक्टीरिया (b) पौधों
(c) जानवरों (d) जीवित कोशिकाओं

163. निम्नलिखित में से .... को छोड़कर बाकी सभी वैक्सीन, बैक्टीरिया या वायरस को मारकर बनाई जाती हैं। *(ESIC Staff Nurse 2016)*
(a) कॉलेरा (b) BCG
(c) काली खाँसी (d) टिटेनस

164. संक्रमित दुग्ध के कारण .... रोग हो सकता है। *(ESIC Staff Nurse 2016)*
(a) एन्थ्रैक्स ((Anthrax) (b) जठरशोथ (Gastritis)
(c) वातज्वर (Rheumatic fever) (d) तुण्डिकाशोथ (Tonsillitis)

165. लेबर रूप में प्रसव कराने के दौरान उपयोग में लिए गए उपकरणों को डिकन्टामीनेंट करने के लिए क्या करना चाहिए? *(Nursing Tutor 2016)*
(a) डिटर्जेन्ट व पानी से धोना
(b) 0.5% क्लोरीन सॉल्युशन में 10 मिनट तक रखना
(c) 5% क्लोरीन सॉल्युशन में 10 मिनट तक रखना
(d) नल के पानी से धोना

166. केमिकल जो बैक्टीरिया की वृद्धि रोकता है *(Nursing Tutor 2016)*
(a) डिस्इन्फेक्टेन्ट (b) बैक्टीरियोस्टैटिक
(c) जर्मीसाइड (d) स्टैरिलैंट

167. *बैसिलस* (Bacillus) जो प्लेग का कारण है *(ESIC Staff Nurse 2016)*
(a) *फ्यूसोबैक्टीरियम क्लॉस्ट्रीडिफोर्मिस*
(b) *एस. ओरियस*
(c) *यर्सिनिया पेस्टिस*
(d) *सी. परफिंजन*

168. HIV .... के अतिरिक्त अन्य सभी द्वारा संचारित होता है। *(ESIC Staff Nurse 2016)*
(a) हाथ मिलाना (b) रक्ताधान
(c) यौन सम्बन्ध (d) माँ से शिशु

169. HIV संक्रमण में कौन-सी कोशिकाएँ प्रभावित होती हैं? *(Nursing Tutor 2016)*
(a) इयोसिनोफिल (b) बैसोफिल
(c) थ्रोम्बोसाइट्स (d) CD_4-T

170. इन्फ्लूएन्जा-A (H1 N1) को यह भी कहते हैं *(Nursing Tutor 2016)*
(a) कोंगो बुखार (b) स्वाइन फ्लू
(c) जीका वायरस रोग (d) बर्ड फ्लू

171. संक्रमित *एडीज* मच्छर के काटने पर फैलने वाली नई बीमारी कौन-सी है? *(Nursing Tutor 2016)*
(a) मलेरिया (b) कोंगो बुखार
(c) H1 N1 (d) जीका वायरस संक्रमण

172. .... रोग में प्रतिरक्षण दीर्घस्थायी नहीं होता है। *(ESIC Staff Nurse 2016)*
(a) डिप्थीरिया
(b) मम्प्स
(c) काली खाँसी
(d) इन्फ्लुएन्जा

173. हैजा का कारक जीव है *(ESIC Staff Nurse 2016)*
(a) *विब्रियो कॉलेरी* (b) *क्लॉस्ट्रीडियम टिटेनी*
(c) *साल्मोनेला टाइफी* (d) *क्लॉस्ट्रीडियम वेल्वाई*

174. रेबीज (Rabies) .... के काटने से फैलता है। *(ESIC Staff Nurse 2016)*
(a) मक्खियों (b) कुत्ते
(c) *क्यूलेक्स* मच्छर (d) *एनॉफिलीज* मच्छर

175. ट्यूबरकुलोसिस के इलाज के लिए इस्तेमाल की जाने वाली दवा कौन-सी है? *(ESIC Staff Nurse 2016)*
(a) अमोक्सीसिलिन (b) क्लोरैम्फिनीकोल
(c) रिफैम्पिसिन (d) सिप्रोफ्लोक्सासिन

176. पाश्चुरीकरण प्रक्रिया का प्रयोग क्या शुद्ध करने के लिए किया जाता है? *(ESIC Staff Nurse 2016)*
(a) पानी (b) वैक्सीन
(c) माँस (d) दुग्ध

177. मेनटॉक्स टेस्ट किसमें सकारात्मक होता है? *(ESIC Staff Nurse 2016)*
(a) ट्यूबरकुलोसिस (b) एड्स
(c) हिपेटाइटिस (d) लेप्रोसी

178. एक जीव की चिकित्सकीय स्पष्ट बीमारी को प्रेरित करने की क्षमता को .... कहा जाता है। *(ESIC Staff Nurse 2016)*
(a) पैथोजेनेसिटी (b) संक्रामकता
(c) वायरलेन्स (d) एटियोलॉजी

179. निद्रा रोग .... के कारण होता है। *(ESIC Staff Nurse 2016)*
(a) सी-सी फ्लाई (Tse-tse fly) (b) घरेलू मक्खी
(c) सैंड फ्लाई (Sand fly) (d) मच्छर

180. निम्नलिखित में से .... ही एक बीमारी है, जिसे पूर्ण रूप से खत्म कर दिया गया है। *(ESIC Staff Nurse 2016)*
(a) हैजा (b) चेचक
(c) शीतला (d) खसरा

181. ट्यूबरकुलोसिस मुख्य रूप से किसके द्वारा फैलता है? *(ESIC Staff Nurse 2016)*
(a) वेक्टर (b) ड्रॉप्लेट्स
(c) फोमिट्स (d) भोजन

182. मुँह के जरिए दी जाने वाली वैक्सीन किसे रोकने के लिए प्रयोग की जाती है? *(ESIC Staff Nurse 2016)*
(a) ट्यूबरकुलोसिस (b) गलसुआ
(c) मीजल्स (d) पोलियो

183. चेचक किस कारण होता है? *(ESIC Staff Nurse 2016)*
(a) वायरस (b) बैक्टीरिया
(c) परजीवी (d) मच्छर

184. इन्फ्लुएन्ज़ा-A का प्रमुख संक्रमण (Epidemics) कितने अन्तराल पर होता है? *(ESIC Staff Nurse 2016)*
(a) 1 वर्ष (b) 2-3 वर्ष
(c) 10-15 वर्ष (d) 20-15 वर्ष

185. निम्न में से किसके अतिरिक्त सभी दुग्ध के माध्यम से प्रेषित होने वाले मुख्यतया जानवरों के संक्रमण है। *(ESIC Staff Nurse 2016)*
(a) ट्यूबरकुलोसिस (b) ब्रूसिलोसिस
(c) क्यू बुखार (d) मलेरिया

186. निम्न में से कौन-सा जल जनित रोग है? *(ESIC Staff Nurse 2016)*
(a) चिकन पॉक्स (b) कॉलेरा
(c) मलेरिया (d) HIV

187. ट्यूबरकुलोसिस किसका एक उदाहरण है? *(ESIC Staff Nurse 2016)*
(a) अज्ञातहेतुक रोग (b) अधिगृहीत विकार
(c) जन्मजात विकार (d) आनुवंशिक रोग

188. निम्नलिखित में से क्या संक्रमण के चक्र को तोड़ने में शामिल है? *(ESIC Staff Nurse 2016)*
(a) सफाई (b) स्टरीलाइजेशन
(c) डिसइन्फेक्शन (d) ये सभी

189. कॉलेरा (Cholera) का मल कैसा होता है? *(ESIC Staff Nurse 2016)*
(a) हरा (b) पीला
(c) चावल के पानी की तरह (d) साधारण

190. *ट्रिपोनेमा पैलिडम* (*Treponema pallidum*) की वजह से होने वाली बीमारी कौन-सी है? *(ESIC Staff Nurse 2016)*
(a) सिफिलिस (Syphilis) (b) पोलियो (Polio)
(c) गोनोरिया (Gonorrhoea) (d) मम्प्स (Mumps)

191. किसको छोड़कर खसरा या मीजल्स के बारे में बाकि सभी सत्य हैं?
(a) 10 से 14 दिनों की इन्क्यूबेशन अवधि *(ESIC Staff Nurse 2016)*
(b) 30% का दूसरे दर्जे के आक्रमण की दर
(c) कुपोषित में और भी अधिक गम्भीर
(d) लक्षणहीन संक्रमण

192. हैजा के कीमोप्रोफाइलेक्सिस के लिए पसंदीदा दवा कौन-सी है? *(ESIC Staff Nurse 2016)*
(a) क्लोरैमफेनिकॉल (b) को-ट्रीमोक्साजोल
(c) एमोक्सिसिलिन (d) टेट्रासाइक्लिन

193. निम्न में से कौन-सा HIV के निदान के लिए स्क्रीनिंग टेस्ट है? *(ESIC Staff Nurse 2016)*
(a) वेस्टर्न ब्लॉट (b) विडाल टेस्ट
(c) ELISA (d) PCR

194. किस स्तर पर HIV संक्रमण AIDS के लक्षणों का निरीक्षण किया जा सकता है? *(ESIC Staff Nurse 2016)*
(a) एक संक्रमित व्यक्ति के साथ यौन सम्पर्क से 15 दिनों के भीतर
(b) एक संक्रमित व्यक्ति के साथ यौन सम्पर्क से 30 दिनों के भीतर
(c) जब HIV तेजी से सहायक T-लिम्फोसाइट प्रतिकृति करता है और इनमें से बड़ी संख्या को नुकसान पहुँचाता है
(d) जब संक्रमित रेट्रोवायरस पोषक कोशिकाओं में प्रवेश करती है

195. निम्न में से कौन-सा वायरल रोग है, जो मच्छर के माध्यम से प्रेषित होता है? *(ESIC Staff Nurse 2016)*
(a) मलेरिया (b) टायफॉइड
(c) येलो फीवर (d) फाइलेरिएसिस

196. निम्नलिखित रोगों में से कौन-सा अतिसंवेदनशील प्रतिक्रिया का एक उदाहरण है? *(ESIC Staff Nurse 2016)*
(a) टायफॉइड (b) सिफिलिस
(c) आँतों का बुखार (d) हे फीवर

197. निम्न में से कौन-सा वायरल रोगों का एक सही जोड़ा है? *(ESIC Staff Nurse 2016)*
(a) मलेरिया एवं जुकाम (b) सामान्य सर्दी एवं AIDS
(c) दाद एवं AIDS (d) टायफॉइड एवं TB

198. एक परीक्षण की क्षमता जिसके कारण उनकी सही ढंग से पहचान होती है जिनको रोग नहीं है, को .... कहा जाता है। *(ESIC Staff Nurse 2016)*
(a) संवेदनशीलता (b) विशेषता
(c) वैधता (d) अनुमानिक मूल्य

199. निम्नलिखित में से .... को छोड़कर स्मॉल पॉक्स के बारे में सभी तथ्य सही हैं। *(ESIC Staff Nurse 2016)*
(a) ऊष्मायन अवधि लगभग 15 दिनों की होती है
(b) चकत्ते सतही होते हैं
(c) चकत्तों का केन्द्राप्रसारक वितरण होता है
(d) ज्यादातर चकत्ते आकुंचक (फ्लेक्सर) सतहों में होते हैं

157. (a)	158. (c)	159. (a)	160. (a)	161. (b)	162. (d)	163. (b)	164. (a)	165. (b)	166. (b)
167. (c)	168. (a)	169. (d)	170. (b)	171. (d)	172. (d)	173. (a)	174. (b)	175. (c)	176. (d)
177. (a)	178. (a)	179. (a)	180. (b)	181. (b)	182. (d)	183. (a)	184. (a)	185. (d)	186. (b)
187. (b)	188. (d)	189. (c)	190. (a)	191. (b)	192. (d)	193. (c)	194. (c)	195. (c)	196. (d)
197. (b)	198. (b)	199. (c)							

200. सेरेब्रल (Cerebral) मलेरिया .... के कारण होता है। *(ESIC Staff Nurse 2016)*
(a) *प्लाज्मोडियम फैल्सीपेरम (Plasmodium falciparum)*
(b) *प्लाज्मोडियम मलेरी (Plasmodium malariae)*
(c) *प्लाज्मोडियम ओवेल (Plasmodium ovale)*
(d) *प्लाज्मोडियम वाइवैक्स (Plasmodium vivax)*

201. निम्नलिखित रोगों में से मनुष्य में प्रोटोजोआ परजीवी के कारण होने वाला रोग कौन-सा है? *(ESIC Staff Nurse 2016)*
(a) कुष्ठ रोग (b) HIV
(c) अमीबिएसिस (d) इन्फ्लुएन्जा

202. .... एक यौन संचारित बैक्टीरियल रोग है। *(ESIC Staff Nurse 2016)*
(a) AIDS (b) सिफिलिस (c) हिपेटाइटिस (d) टायफॉइड

203. स्वाइन फ्लू .... के कारण होता है। *(ESIC Staff Nurse 2016)*
(a) H1N1 (b) HIV
(c) HBV (d) कण्ठमाला वायरस

204. निम्नलिखित रोगों में से कौन-सा रोग बैक्टीरिया द्वारा उत्पन्न होता है? *(ESIC Staff Nurse 2016)*
(a) ट्यूबरकुलोसिस (b) मीजल्स
(c) स्मॉल पॉक्स (d) AIDS

205. टायफॉइड की इन्क्यूबेशन अवधि .... है। *(ESIC Staff Nurse 2016)*
(a) 7-17 दिन (b) 5-10 दिन
(c) 1-5 दिन (d) 1-2 दिन

206. .... से संक्रमित कोशिकाओं में नेग्री तत्व पाए जाते हैं। *(ESIC Staff Nurse 2016)*
(a) पैरामिक्सो (Paramyxo) वायरस
(b) वैक्सीनिया (Vaccinia) वायरस
(c) फाउल पॉक्स (Fowl pox) वायरस
(d) रेबीज (Rabies) वायरस

207. हर्ड इम्युनिटी (Herd immunity) .... में एक व्यक्ति की सुरक्षा नहीं करती है। *(PGIMER Staff Nurse 2016)*
(a) डिफ्थीरिया (Diphtheria)
(b) पोलियोमाइटिलिस (Poliomyelitis)
(c) स्मॉल पॉक्स (Smallpox)
(d) टिटेनस (Tetanus)

208. इनमें से कौन-सा रोग यौन सम्पर्क के माध्यम से फैलता है? *(ESIC Staff Nurse 2016)*
(a) ट्यूबरकुलोसिस (b) AIDS
(c) टिटेनस (d) पीलिया

209. रेबीज द्वारा शरीर की कौन-सी प्रणाली संक्रमित होती है? *(HPSSB Staff Nurse 2016)*
(a) कार्डियो-वैस्कुलर (b) केन्द्रीय तन्त्रिका तन्त्र
(c) श्वसन प्रणाली (d) जठरान्त्रपरक प्रणाली

210. मेनटॉक्स टेस्ट पढ़ने में लगने वाला समय है *(HPSSB Staff Nurse 2016)*
(a) 12-24 घण्टे (b) 24-48 घण्टे
(c) 48-72 घण्टे (d) > 72 घण्टे

211. मीजल्स की संक्रामकता कम होने लगती है *(PGIMER Staff Nurse 2016)*
(a) फीवर की शुरुआत के बाद
(b) प्रारम्भिक अवस्था के दौरान
(c) निकाला निकलने (Eruption) के समय
(d) चकत्ते प्रकट होने के पश्चात्

212. चिकनगुनिया एक अघातक .... रोग है। *(PGIMER Staff Nurse 2016)*
(a) वायरस जनित (b) बैक्टीरिया जनित
(c) प्रोटोजोअन जनित (d) *प्लाज्मोडियम* जनित

213. 20 लीटर पानी को डिसइन्फेक्ट करने के लिए कितनी मात्रा की क्लोरीन की गोली का प्रयोग किया जाना चाहिए? *(PGIMER Staff Nurse 2016)*
(a) 0.5 gm (b) 1.5 gm
(c) 2.5 gm (d) 3.5 gm

214. .... के साथ संक्रमण में सब-एक्युट स्केलेरोसिंग पेननसिफेलाइटिस (SSPE) हो सकता है। *(ESIC Staff Nurse 2016)*
(a) मीजल्स (Measles) (b) रुबेला (Rubella)
(c) मम्प्स (Mumps) (d) चिकन पॉक्स (Chicken pox)

215. चीनी अक्षरों के समान विन्यासित बैक्टीरिया है *(KPSC Staff Nurse 2015)*
(a) *क्लॉस्ट्रीडियम* (b) *स्पाइरोकीट*
(c) *एक्टिनोमाइसीट* (d) *कोरीनीबैक्टीरियम*

216. रोगजनक जीव *(RUHS Pb. B.Sc. Nursing 2015)*
(a) पाश्चुरीकरण में प्रयुक्त होते हैं
(b) अन्य सभी प्रकार के जीवों से अधिक प्रचुर संख्या में होते हैं
(c) उद्योगों के लिए महत्त्वपूर्ण हैं
(d) मानवों के लिए हानिकारक हैं

217. संक्रामक रोगों की रोकथाम में किसके द्वारा प्राथमिक बचाव होता है? *(BHU Staff Nurse 2015)*
(a) वैक्सिनेशन (b) शीघ्र निदान
(c) सख्त पृथक्करण (d) रोग का उपचार

218. निम्नलिखित में से कौन-सी एक पशु जनित बीमारी (Zoonosis) है? *(BHU Staff Nurse 2015)*
(a) चिकनगुनिया (b) मलेरिया
(c) रेबीज (d) एड्स

219. कारक (Agent) व रोग के मध्य अलग-अलग सम्बन्धों की अवधारणा किसके द्वारा समझाई गई है? *(RUHS M.Sc. Nursing 2015)*
(a) रोग का जर्म सिद्धान्त
(b) बहुकारकीय रोग कारण-कार्य सम्बन्ध
(c) महामारी सम्बन्धी त्रय
(d) रोग कारण कार्य सम्बन्धों का जाल

220. निम्नलिखित में से कौन-सी बीमारी एसिड फास्ट बैसीलाई (AFB) द्वारा कारित नहीं होती है? *(BHU Staff Nurse 2015)*
(a) लेप्रोसी
(b) ट्यूबरकुलोसिस
(c) नोकार्डिएसिस
(d) टायफॉइड

221. अधिकांश पैथोजन बैक्टीरिया की वृद्धि के लिए अनुकूलतम तापमान है *(BHU Staff Nurse 2015)*
(a) 25°C (b) 30°C (c) 37°C (d) 42°C

222. इनोकुलेटिंग लूप डिसइन्फेक्ट किया जाता है *(BHU Staff Nurse 2015)*
(a) हॉट एअर ओवन द्वारा (b) ऑटोक्लेव द्वारा
(c) धूम्रीकरण (Flamming) द्वारा (d) विकिरण द्वारा

223. ART ड्रग्स की प्रोग्रेस व रिलेप्स को जानने में सहायक सक्रिय रूप से गुणित हो रहे HIV वायरस की मात्रा की गणना के लिए कौन-सी जाँच (Test) की जाती है? *(RUHS Pb. B.Sc. Nursing 2015)*
(a) HIV वायरल लोड टेस्ट (b) CD_4 की संख्या
(c) CD_4 प्रतिशत (d) वेस्टर्न ब्लॉट टेस्ट

224. डिसइन्फेक्शन की ऑटोक्लेविंग विधि द्वारा नष्ट होते हैं *(RUHS Pb. B.Sc. Nursing 2015)*
(a) सभी सूक्ष्मजीव एवं उनकी विषाणु अवस्था
(b) रोगजनक सूक्ष्मजीव
(c) अरोगजनक सूक्ष्मजीव
(d) केवल यीस्ट व मोल्ड्स

225. सभी सूक्ष्मजीव *(RUHS Pb. B.Sc. Nursing 2015)*
(a) बीजाणु बनाते हैं
(b) पर मोमयुक्त आवरण होता है
(c) प्रोटीन से बने जीवद्रव्य युक्त होते है
(d) विपरीत वातावरण के प्रति अनुकूलन करते हैं

226. बैक्टीरिया की वृद्धि व नाश को प्रभावित करने वाले कारकों में सम्मिलित हैं *(RUHS Pb. B.Sc. Nursing 2015)*
A. तापमान व सम्पर्क
B. कार्बनिक पदार्थ की अनुपस्थिति
C. समय
D. बीजाणु निर्माण
सही उत्तर है
(a) B, C व D (b) A, B व D
(c) A, C व D (d) A, B व C

227. पोलियोमाइलिटिस का कारण है *(RUHS Pb. B.Sc. Nursing 2015)*
(a) बैक्टीरिया (b) प्रोटोजोआ
(c) वायरस (d) रिकेट्सी

228. सिफिलिस (Syphilis) का कारक जीव है *(RUHS Pb. B.Sc. Nursing 2015)*
(a) *ड्यूक्रेज बैसिलस* (b) *नीसेरिया गौनोकोकस*
(c) *ट्रिपोनिमा पैलिडम* (d) *वैल्चस बैसिलस*

229. निम्नलिखित में से कौन-सी बीमारी वायुजनित है? *(RUHS Pb. B.Sc. Nursing 2015)*
(a) वायरल कंजेक्टीवाइटिस (b) एक्यूट पोलियोमाइलिटिस
(c) डिप्थीरिया (d) मीजल्स

230. पानी की क्लोरीन माँग की गणना किसके द्वारा की जाती है? *(KPSC Staff Nurse 2015)*
(a) क्लोरिमीटर द्वारा (b) डबल पॉट विधि द्वारा
(c) बर्कफील्ड फिल्टर द्वारा (d) होरोक उपकरण द्वारा

231. रोग से ग्रस्त होने या वैक्सिनेशन करने पर शरीर का स्वयं एन्टीबॉडी का निर्माण करने में सक्षम होना किस प्रकार की रोग प्रतिरोधकता है? *(RUHS M.Sc. Nursing 2015)*
(a) अर्जित रोग प्रतिरोधकता
(b) निष्क्रिय रोग प्रतिरोधकता
(c) सक्रिय रोग प्रतिरोधकता
(d) निष्क्रिय अर्जित रोग प्रतिरोधकता

232. फीवर से सम्बन्धित निम्न हृदय दर (Bradycardia) किसमें दिखाई देती है? *(BHU Staff Nurse 2015)*
(a) मलेरिया (b) टायफॉइड
(c) फाइलेरिया (d) डिप्थीरिया

233. रॉबर्ट कोच द्वारा किसके कारक की खोज की गई? *(BHU Staff Nurse 2015)*
(a) टायफॉइड (Typhoid) (b) स्मॉल पॉक्स (Smallpox)
(c) ट्यूबरकुलोसिस (d) पोलियो (Polio)

234. पहली बार वैक्सिनेशन किसके द्वारा किया गया था? *(BHU Staff Nurse 2015)*
(a) जोन्स साल्क (Jones Salk)
(b) एडवर्ड जेनर (Edward Jenner)
(c) लुईस पाश्चर (Louis Pasteur)
(d) एलेक्जेण्डर फ्लेमिंग (Alexander Fleming)

235. विडाल टेस्ट .... के निदान में प्रयुक्त होता है। *(BHU Staff Nurse 2015)*
(a) ऑन्त्रीय फीवर (Enteric fever) (b) मलेरिया (Malaria)
(c) कॉलेरा (Cholera) (d) प्लेग (Plague)

236. वैक्सिनेशन एक तरीका है *(BHU Staff Nurse 2015)*
(a) प्राथमिक रोकथाम का (b) द्वितीयक रोकथाम का
(c) तृतीयक रोकथाम का (d) अवरोधक रोकथाम का

237. कारतूस (Bullet) सदृश्य वायरस है *(KPSC Staff Nurse 2015)*
(a) रेबीज (b) चिकन पॉक्स
(c) HIV (d) पोलियो

238. निम्नलिखित में से कौन-सा एक रुधिर उत्पादो जनित रोग है? *(BHU Staff Nurse 2015)*
(a) हिपेटाइटिस-B (b) चिकनगुनिया
(c) वील रोग (d) प्लेग

239. कुत्ते द्वारा काटे गए एक मरीज का प्राथमिक उपचार है *(BHU Staff Nurse 2015)*
(a) एन्टीरेबीज वैक्सीन लगाना
(b) घाव पर ड्रेसिंग करना
(c) घाव को साबुन व पानी से साफ करना
(d) घाव के नजदीक टोर्निकेट (Tourniquet) लगाना

200. (a)	201. (c)	202. (b)	203. (a)	204. (a)	205. (a)	206. (d)	207. (d)	208. (b)	209. (b)
210. (c)	211. (d)	212. (a)	213. (a)	214. (a)	215. (d)	216. (d)	217. (a)	218. (c)	219. (a)
220. (d)	221. (c)	222. (c)	223. (a)	224. (a)	225. (c)	226. (d)	227. (c)	228. (c)	229. (d)
230. (d)	231. (a)	232. (b)	233. (c)	234. (b)	235. (a)	236. (a)	237. (a)	238. (a)	239. (c)

240. गोनोरिया बहुत संक्रामक है एवं *(BHU Staff Nurse 2015)*
(a) आसानी से उपचार हो जाता है
(b) बहुत दुर्लभ होता है
(c) बाह्य जननांगों तक सीमित रहता है
(d) बांझपन उत्पन्न कर सकता है

241. डेंगू बुखार एक .... द्वारा कारित होता है। *(BHU Staff Nurse 2015)*
(a) बैक्टीरिया (b) वायरस
(c) फंगस (d) प्रोटोजोआ

242. निम्नलिखित में से कौन-सा जीव दुर्दम मलेरिया (Malignant malaria) का कारण है? *(KPSC Staff Nurse 2015)*
(a) *प्लाज्मोडियम वाइवैक्स* (b) *प्लाज्मोडियम फैल्सीपेरम*
(c) *प्लाज्मोडियम ओवेल* (d) इनमें से कोई नहीं

243. काला-अजार का वाहक (Vector) है *(RUHS M.Sc. Nursing 2014)*
(a) पिस्सू (Flea) (b) सी-सी फ्लाई (Tse-tse fly)
(c) सैण्ड फ्लाई (Sand fly) (d) मच्छर (Mosquitoes)

244. थर्मोफिलिक बैक्टीरिया निम्नलिखित न्यूनतम तापमान पर वृद्धि करते हैं *(RUHS Pb. B.Sc. Nursing 2014)*
(a) 20°C (b) 35°C (c) 55°C (d) 85

245. एथलीट फुट (Athlete's foot) नामक रोग किसके कारण होता है? *(RUHS M.Sc. Nursing 2014)*
(a) बैक्टीरिया (b) फंगस (c) प्रोटोजोआ (d) निमेटोड

246. किसके अतिरिक्त सभी जलजनित बीमारियाँ हैं? *(RUHS M.Sc. Nursing 2014)*
(a) लेप्टोस्पाइरोसिस (b) शिस्टोसोमिएसिस
(c) फिश टेपवर्म (d) ब्रुसीलोसिस

247. BCG के लिए प्रयुक्त तनुकारक (Diluent) है *(RUHS M.Sc. Nursing 2014)*
(a) डिस्टिल वाटर (b) नॉर्मल सेलाइन
(c) डेक्सट्रोज सोल्यूशन (d) रिंगर लेक्टेट

248. मम्प्स की सर्वमान्य जटिलता *(RUHS M.Sc. Nursing 2014)*
(a) शुक्रग्रन्थिशोथ व डिम्बग्रन्थिशोथ (Orchitis and Oophoritis)
(b) मस्तिष्का शोथ (Encephalitis)
(c) न्यूमोनिया (Pneumonia)
(d) हृदपेशीशोथ (Myocarditis)

249. निम्नलिखित में से कौन-सा टीका गर्भवती महिला को दिया जाता है? *(RUHS Pb. B.Sc. Nursing 2014)*
(a) मीजल्स (b) BCG (c) टिटेनस (d) DPT

250. निम्नलिखित में से कौन-सी बीमारी वायुजनित ड्रॉपलेट्स (Air borne droplets) द्वारा संचरित नहीं होती है? *(RUHS Pb. B.Sc. Nursing 2014)*
(a) मीजल्स (b) चिकन पॉक्स
(c) पोलियोमाइलिटिस (d) ट्यूबरकुलोसिस

251. किसके अतिरिक्त सभी मलेरिया फीवर की अवस्थाओं में सम्मिलित है? *(RUHS Pb. B.Sc. Nursing 2014)*
(a) शीत अवस्था (Cold stage)
(b) ऊष्मीय अवस्था (Hot stage)
(c) फीवर अवस्था (Fever stage)
(d) स्वेद अवस्था (Sweating stage)

252. फाइलेरिया रोग किसके द्वारा कारित होता है? *(RUHS M.Sc. Nursing 2014)*
(a) *एस्कैरिस* (b) *वुचेरेरिया बैन्क्रॉफ्टी*
(c) *प्लाज्मोडियम* (d) *टीनिया सोलियम*

253. निम्नलिखित में से कौन-सी वेक्टर बोर्न डिसीज है? *(RUHS Pb. B.Sc. Nursing 2014)*
(a) डिफ्थीरिया (b) डेंगू
(c) टिटेनस (d) मीजल्स

254. BCG किस प्रकार का टीका है? *(RUHS Pb. B.Sc. Nursing 2014)*
(a) मृत टीका (Killed vaccine)
(b) ट्रिपल टीका (Triple vaccine)
(c) जीवित टीका (Live vaccine)
(d) संयुक्त टीका (Combined vaccine)

255. मलेरिया परजीवी का जीवन चक्र प्रथम बार किसके द्वारा वर्णित किया गया था? *(RUHS Pb. B.Sc. Nursing 2014)*
(a) रोनाल्ड रोस (b) रॉबर्ट कोच
(c) लुईस पाश्चर (d) बेन्टिंग व बेस्ट

256. HIV वायरस निम्नलिखित में से किस समूह से सम्बन्धित है? *(RUHS Pb. B.Sc. Nursing 2014)*
(a) *फ्लेवीवायरस (Flavivirus)*
(b) रिट्रो वायरस (Retro virus)
(c) रहैब्डो वायरस (Rhabdo virus)
(d) हिपेड्ना वायरस (Hepadna virus)

257. निम्नलिखित में से कौन-सी बीमारी *वैरिसेला जोस्टर* द्वारा कारित होती है? *(RUHS Pb. B.Sc. Nursing 2014)*
(a) डिफ्थीरिया (b) स्मॉल पॉक्स
(c) सिफिलिस (d) चिकन पॉक्स

258. TB के उपचार में प्रयुक्त थैरेपी है *(RUHS Pb. B.Sc. Nursing 2014)*
(a) MDT (b) BCG
(c) ORS (d) DOTS

259. टायफॉइड बुखार है *(RUHS Pb. B.Sc. Nursing 2014)*
(a) एक बैक्टीरिया जनित रोग (b) एक त्वचा रोग
(c) एक पैरासाइटिक रोग (d) एक वायरस जनित रोग

260. पोलियो वैक्सीन किससे तैयार की जाती है? *(RUHS Pb. B.Sc. Nursing 2014)*
(a) जीवित दुर्बल जीव (b) मृत जीव
(c) टॉक्सोइड (d) वायुजीवी जीवाणु

261. पानी वाले दस्त (Watery diarrhoea) में निम्नलिखित में से कौन-सा अनुशंसित नहीं है? *(RUHS M.Sc. Nursing 2013)*
(a) इन्ट्रावीनस एल्ब्यूमिन (b) साइलियम
(c) पोटेशियम पूरक (d) नॉर्मल सेलाइन

262. निम्नलिखित में किसके अतिरिक्त सभी महिलाओं में HIV संक्रमण प्राप्त करने की संभावनाओं में वृद्धि से सम्बन्ध है? *(JIPMER Staff Nurse 2013)*
(a) *क्लैमाइडिया* संक्रमण
(b) बैक्टीरियल वेजाइनोसिस
(c) हर्पीज सिम्प्लैक्स संक्रमण
(d) *ट्राइकोमोनास वेजाइनेलिस* संक्रमण

263. निम्नलिखित में से कौन-से संक्रमण के लिए सी-सी मक्खी एक संचरण कारक है? *(RUHS M.Sc. Nursing 2013)*
(a) *ट्राइकोमोनास वेजाइनेलिस* (b) *ट्रिपेनोसोमा गैम्बिएन्स*
(c) *एन्टअमीबा हिस्टोलाइटिका* (d) *टोक्सोप्लाज्मा*

264. शिक टेस्ट (Shick test) किया जाता है *(RUHS M.Sc. Nursing 2013)*
(a) मेनिन्जाइटिस में
(b) डिफ्थीरिया में
(c) परट्यूसिस में
(d) पोलियोमाइलिटिस में

265. वैक्सिनेशन की लेटेस्ट गाइडलाइन के अनुसार 5 वर्ष की आयु पर निम्नलिखित में से कौन-सा उपयुक्त (Applicable) है? *(AIIMS Patna 2013)*
(a) DPT + OPV (b) DT बूस्टर + विटामिन-A
(c) DPT + विटामिन-A (d) DT

266. निद्रा रोग (Sleeping sickness) जोकि *ट्रिपेनोसोमा ब्रुसी* द्वारा कारित होता है, प्रसारित होता है *(AIIMS Patna 2013)*
(a) मानव जूँ द्वारा (b) *एनॉफिलीज* मच्छर द्वारा
(c) सी-सी मक्खी द्वारा (d) चिचड़ी (Tics) द्वारा

267. निम्नलिखित में से कौन-सा एक ग्राम निगेटिव बैक्टीरिया नहीं है? *(RUHS M.Sc. Nursing 2013)*
(a) *क्लॉस्ट्रीडियम परफ्रिन्जेन्स* (b) *विब्रियो कॉलेरी*
(c) *इश्चेरिचिया कोलाई* (d) *बॉर्डेटेला परट्यूसिस*

268. निम्नलिखित में से कौन-सा सूक्ष्मजीव अच्छी तरह से अभिरंजित होता है? *(RUHS M.Sc. Nursing 2013)*
(a) *इश्चेरिचिया कोलाई* (b) *लजिओनेला न्यूमोफिला*
(c) *ट्रिपोनिमा* (d) *क्लेमाइडिया*

269. निम्नलिखित में से *स्टेफाइलोकोकस ऑरियस* के सम्बन्ध में क्या सही नहीं है? *(RUHS M.Sc. Nursing 2013)*
(a) *एस. ऑरियस* प्रदाह से सम्बन्धित है
(b) *एस. ऑरियस* न्यूमोनिया कारित कर सकता है
(c) *एस. ऑरियस* तीव्र बैक्टीरियल एण्डोकार्डाइटिस के लिए अग्रसर कर सकता है
(d) *एस. ऑरियस* कोएगुलेज नहीं बनाता है

270. *एच. पाइलोरी* संक्रमण में किसके अतिरिक्त सभी सत्य हैं? *(JIPMER Staff Nurse 2013)*
(a) ग्राम पॉजिटिव बैक्टीरिया
(b) तिहरी चिकित्सा द्वारा उन्मूलित होता है
(c) यूरिएज एन्जाइम का निर्माण करता है
(d) माल्टोमा ट्यूमर कारित करता है

271. मेनिन्जाइटिस का कारक जीव है *(AIIMS Patna 2013)*
(a) *नीसेरिया मेनिन्जाइटिडिस*
(b) *नीसेरिया गोनोरहोई*
(c) *माइकोबैक्टीरियम ट्यूबरकुलोसिस*
(d) *यर्सिनिया पेस्टिस*

272. खुली दूषित चोट के मरीज, जिसने हाल ही में टिटेनस का वैक्सिनेशन नहीं करवाया है, के लिए निम्नलिखित में से कौन-सी उपयुक्त औषधि है? *(DSSSB Staff Nurse 2013)*
(a) DPT वैक्सीन (b) टिटेनस टॉक्सोइड
(c) टिटेनस एन्टीटॉक्सिन (d) टिटेनस इम्यूनोग्लोब्यूलिन

273. एक नर्स एक स्वाइन फ्लू के मरीज की देखभाल कर रही है एवं उसे स्वाइन फ्लू के लिए उपयुक्त औषधि देनी है जोकि है *(JIPMER Staff Nurse 2013)*
(a) एसाइक्लोविर (Acyclovir) (b) एडीफोविर (Adefovir)
(c) सिडोफोविर (Cidofovir) (d) ओसेल्टेनिविर (Oseltainivir)

274. निम्नलिखित में से किसके दौरान मम्प्स की संक्रामकता अधिकतम होती है? *(RUHS M.Sc. Nursing 2013)*
(a) उद्भवन काल (Incubation period)
(b) सूजन की शुरुआत (Onset of swelling)
(c) सूजन प्रकट होने के पश्चात् (After swelling appears)
(d) प्रारम्भिक अवधि (Predromal period)

275. निम्नलिखित बीमारियों में से कौन-सी एक आक्रमण (Attack) के पश्चात् जीवनपर्यन्त रोग इम्यूनिटी प्रदान करती है? *(RUHS M.Sc. Nursing 2013)*
(a) मम्प्स (Mumps) (b) टायफॉइड (Typhoid)
(c) टिटेनस (Tetanus) (d) डिफ्थीरिया (Diphtheria)

276. निम्नलिखित में से कौन-सा इम्बोलस का प्रकार नहीं है? *(RUHS M.Sc. Nursing 2013)*
(a) एयर (b) बैक्टीरिया (c) ट्यूमर (d) वायरस

277. सक्रिय TB का सबसे पॉजिटिव रिजल्ट है *(RUHS M.Sc. Nursing 2013)*
(a) स्किन टेस्ट का पॉजिटिव रिजल्ट
(b) श्वेत रुधिर कोशिकाओं की संख्या में वृद्धि
(c) स्पुटम कल्चर का पॉजिटिव रिजल्ट
(d) छाती के एक्स-रे का पॉजिटिव रिजल्ट

278. MMR वैक्सीन किस आयु पर दिया जाता है? *(LNJP Staff Nurse 2012)*
(a) 9 से 12 माह (b) 0 से 40 दिन
(c) $1\frac{1}{2}$ से $2\frac{1}{2}$ दिन (d) किसी भी आयु पर

279. टायफॉइड में शरीर का कौन-सा भाग प्रभावित होता है? *(ESIC Staff Nurse Delhi 2012)*
(a) लंग्स (b) इन्टेस्टाइन (c) लीवर (d) पैंक्रियाज

280. आधुनिक सूक्ष्मजीव विज्ञान (Microbiology) के जनक हैं *(PGI Staff Nurse 2012)*
(a) रॉबर्ट साल्क (b) लुईस पाश्चर
(c) जीलनीलेन (d) जॉन स्नो

281. किसके लिए आइसोलेशन (Isolation) उपयोगी है? *(PGI Staff Nurse 2012)*
(a) डिफ्थीरिया (b) हिपेटाइटिस-A
(c) टायफॉइड (d) पोलियोमाइलिटिस

240. (d)	241. (b)	242. (b)	243. (c)	244. (c)	245. (b)	246. (d)	247. (b)	248. (a)	249. (c)
250. (c)	251. (b)	252. (b)	253. (b)	254. (c)	255. (a)	256. (b)	257. (d)	258. (d)	259. (a)
260. (a)	261. (a)	262. (a)	263. (b)	264. (b)	265. (c)	266. (c)	267. (a)	268. (a)	269. (d)
270. (a)	271. (a)	272. (b)	273. (d)	274. (b)	275. (a)	276. (d)	277. (c)	278. (a)	279. (b)
280. (b)	281. (a)								

करेक्ट सॉल्यूशन्स

टॉपिकल प्रैक्टिस

3. (*a*) डायबिटीज, कैंसर एवं रतौंधी रोग ग्रसित व्यक्ति से स्वस्थ व्यक्ति में संचारित नहीं होते हैं। अतः ये असंक्रामक रोग हैं।

6. (*a*) वे जीव (सूक्ष्मजीव), जो पौधों एवं जन्तुओं में रोग उत्पन्न करते हैं, पैथोजन या रोगजनक कहलाते हैं। इनमें बैक्टीरिया वायरस, कवक, कृमि, प्रोटोजोआ, आदि सूक्ष्मजीव शामिल हैं।

7. (*b*) एक रोग, जो आसानी से एक व्यक्ति से दूसरे व्यक्ति में संचारित हो सकता है, संक्रामक रोग कहलाता है। संक्रामक रोग को छूत का रोग या संचारी रोग (Infectious or Communicable disease) के नाम से भी जाना जाता है।

8. (*b*) पैथोजन (Pathogen) को रोगी या स्रोत (Source) से स्वस्थ व्यक्ति तक पहुँचाने वाले जन्तुकीट रोग वाहक कहलाते हैं।

11. (*b*) प्रतिजन या एन्टीजन विशिष्ट संक्रामक प्रोटीन अणु होते हैं, जो शरीर में प्रवेश करते ही रोग उत्पन्न करने का प्रयास करते हैं एवं इसकी प्रतिक्रिया के कारण शरीर का इम्यूनिटी तन्त्र एन्टीबॉडीज का निर्माण करता है।

12. (*a*) ऑटोएन्टीजन (Autoantigen) किसी प्राणी के शरीर में स्वःनिर्मित (Selfmade) रासायनिक पदार्थ होते हैं। इसके परिणामस्वरूप ऑटोइम्यून रोग (Autoimmune disease) जैसे-सिस्टेमिक ल्यूपस एरिथेमेटोसस (Systemic lupus erythematosus) हो सकता है।

13. (*b*) एलोएन्टीजन (Alloantigen) प्रकार के एन्टीजन किसी एक जाति के कुछ सदस्यों में उपस्थित तथा कुछ में अनुपस्थित होते हैं। मनुष्यों में भिन्न रुधिर वर्गों के A, B एवं Rh एन्टीजन इनके विशिष्ट उदाहरण है।

14. (*c*) हेटेरोफील एन्टीजन (Heterophile antigen) अभिन्न एन्टीजन होते हैं तथा स्पष्ट रूप से जीवों की असम्बन्धित (Non related) जातियों में पाए जाते हैं। ये एन्टीजन अधिकांश रिकेट्सिया (Rickettsia) एवं प्रोटियस OX 19 (Proteus OX 19) कोशिकाओं (Cells) में मिलते हैं।

18. (*a*) सहज इम्यूनिटी जीवों में प्राकृतिक और जन्मजात इम्यूनिटी है। यह व्यक्ति के शरीर में जन्म के समय स्वतः पाई जाती है; जैसे–माँ के रुधिर से प्राप्त एन्टीबॉडीज।

19. (*a*) बिना कटी-फटी त्वचा अविशिष्ट इम्यूनिटी में शरीर की पैथोजन्स (Pathogens) से सुरक्षा के लिए प्रथम अवरोध (भौतिक अवरोध) का निर्माण करती है।

20. (*b*) मुख की लार तथा आँखों से स्रावित होने वाले आँसुओं में लाइसोजाइम एन्जाइम उपस्थित होता है। यह शरीर की रोगजनकों के प्रति प्राकृतिक कार्यिकी या जैव-रासायनिकी अवरोध प्रकार की इम्यूनिटी होती है। लाइसोजाइम एक एन्टीबैक्टीरियल एन्जाइम है, जो बैक्टीरिया की कोशिका भित्ति का पाचन करता है।

23. (*d*) मोनोसाइट एवं न्यूट्रोफिल, दोनों WBCs में बाहरी एन्टीजन या बैक्टीरिया को निगल कर अपघटित करने की क्षमता अर्थात् फेगोसाइटिक क्रिया पाई जाती है।

24. (*d*) कोशिका भक्षण (Phagocytosis) प्रक्रिया की खोज मेचनीकॉफ ने की थी। इस प्रक्रिया के अन्तर्गत एक जीवित भक्षक कोशिका बाहरी रोगाणु पदार्थ या एन्टीजन की पहचान कर उसका भक्षण करती है। शरीर में यह कार्य WBCs, बैसोफिल एवं मोनोसाइट्स द्वारा किया जाता है।

25. (*d*) सभी एन्टीबॉडीज इम्यूनोग्लोब्यूलिन प्रकार की प्रोटीन होती हैं। ये पाँच प्रकार की IgA, IgM, IgG, IgD एवं IgE होती है।

27. (*c*) एन्टीबॉडी में उपस्थित हल्की और भारी श्रृंखलाएँ आपस में डाइसल्फाइड बन्धों द्वारा जुड़ी होती हैं।

28. (*c*) सर्प एन्टीवेनम एक एन्टीबॉडी उत्पाद है, जो भेड़, घोड़े, आदि से प्राप्त होता है। यह निष्क्रिय कृत्रिम इम्यूनिटी का उदाहरण है।

29. (*b*) कृत्रिम निष्क्रिय रोगनिरोधक क्षमता का उदाहरण टिटेनस इम्यूनोग्लोब्यूलिन वैक्सीन है। इसमें टिटेनस के संक्रमण होने या होने की सम्भावना पर पूर्व में घोड़ों द्वारा निर्मित एन्टीबॉडीज या इम्यूनोग्लोब्यूलिन सीधे ही व्यक्ति के शरीर में डाल दी जाती है।

30. (*a*) कोशिका मीडिएटेड इम्यूनिटी क्रियाप्रणाली में T-कोशिकाएँ भाग लेती हैं। ये कोशिकाएँ लसीका पर्वो में अधिकता में पाई जाती है एवं एन्टीजन के सम्पर्क में आने पर किलर, हेल्पर, स्प्रेसर, आदि T-कोशिकाओं में परिवर्तित होकर एवं निरन्तर विभाजित होकर एन्टीजन के विरुद्ध सेना तैयार करती है।

32. (*c*) एन्टीबॉडीज या इम्यूनोग्लोब्यूलिन के उत्पादन का कार्य B-लिम्फोसाइट करती हैं जो बोन मैरो में निर्मित होती हैं।

35. (*d*) मानव शरीर में कोशिका मीडिएटेड इम्यूनिटी का नियन्त्रण एवं नियमन थाइमस में निर्मित T-लिम्फोसाइट्स द्वारा होता है।

40. (*c*) किलर T-कोशिकाओं की कोशिका कला में CD_8 प्रोटीन पाई जाती है।

41. (*c*) हेल्पर या सहायक T-कोशिकाओं को मास्टर स्विच कहते हैं, क्योंकि ये कोशिका मीडिएटेड इम्यूनिटी को शुरु करते हैं।

44. (*b*) एन्टीसीरम पूर्व निर्मित एन्टीबॉडीज से बना वैक्सीन होता है, जो आवश्यकता पड़ने पर तुरन्त निष्क्रिय कृत्रिम इम्यूनिटी प्रदान करता है। उदाहरण–सर्प का एन्टीवेनम एवं ATS वैक्सीन।

46. (*d*) कैंसर, स्टीरॉइड थैरेपी एवं संक्रामक रोग सभी उपार्जित या द्वितीयक प्रतिरक्षा में कमी के कारण होते हैं।

48. (*d*) मास्ट कोशिकाएँ हिस्टामीन का स्रावण करती हैं। ये कोशिकाएँ संयोजी ऊतकों (Connective tissues) में उपस्थित होती है एवं एलर्जी की स्थिति में शोथहारी (Anti-inflammatiory) हिस्टामिन का स्रावण करती है।

51. (*d*) वायरसों के संक्रमण से बचने के लिए शरीर विशेष प्रकार की प्रोटीन्स उत्पन्न करता है, जिन्हें इन्टरफेरॉन्स कहते हैं। ये प्रोटीन्स संक्रमित कोशिकाओं द्वारा मुक्त होती है।

54. (*b*) पायरोजन शरीर का तापमान बढ़ाने वाले रासायनिक पदार्थ होते हैं। इनके रुधिर में प्रवेश करने या मुक्त होने पर बुखार उत्पन्न हो जाता है, जोकि अनेक रोगों का सामान्य लक्षण है।

57. (*d*) कोलोस्ट्रम में प्रचुर मात्रा में पाई जाने वाली इम्यूनोग्लोब्यूलिन IgA है, माता से प्राप्त दुग्ध में शुरुआती दिनों में पीले रंग का द्रव होता है, जिसमें नवजात को कुछ निश्चित रोगों से बचाने के लिए प्रचुर मात्रा में एन्टीबॉडी प्राप्त होती हैं।

59. (*b*) एलर्जी के समय एन्टीबॉडी IgE की संख्या बढ़ जाती है। यह बैसोफिल एवं मास्ट कोशिकाओं की सतह पर पाई जाती हैं।

60. (*a*) IgG सीरम में सर्वाधिक मात्रा में पाई जाने वाली इम्यूनोग्लोब्यूलिन है। यह सम्पूर्ण इम्यूनोग्लोब्यूलिन का 80% होती है।

61. (*c*) मातृ IgG प्लेसेन्टा को पार पर भ्रूण को निष्क्रिय प्रतिरक्षा प्रदान करती है।

63. (*c*) IgG सबसे सामान्य (लगभग-80%) प्रकार की इम्यूनोग्लोब्यूलिन होती है।

65. (*c*) टिटेनस वैक्सीन की खोज में लुईस पाश्चर का कोई योगदान नहीं था। इसकी खोज एमिल वॉन बेहरिंग ने की थी। इसके अतिरिक्त क्रमशः रेबीज, एन्थ्रैक्स तथा कॉलेरा वैक्सीन की खोज लुईस पाश्चर ने की थी।

66. (*c*) प्रथम सत्य वैक्सीन की खोज लुईस पाश्चर ने की थी। इन्होंने चिकन कॉलेरा (मुर्गियों का हैजा) की एन्टीजन युक्त वैक्सीन का निर्माण किया।

68. (*c*) DPT की वैक्सीन, टिटेनस, डिप्थीरिया और काली खाँसी (परट्यूसिस) से इम्यूनिटी प्रदान करती है।

69. (*a*) BCG (बैसीलस कैलामिटि ग्यूरिन) वैक्सीन का प्रयोग क्षय या TB रोग से बचाव के लिए किया जाता है।

72. (*c*) साल्क पोलियो वैक्सीन असक्रिय या मृत वैक्सीन है जबकि MMR, येलो फीवर 17 D वैक्सीन व सेबिन पोलियो वैक्सीन जीवित दुर्बल या एटिन्यूएटिड वैक्सीन है।

74. (*a*) BCG वैक्सीन जन्म के समय दी जाती है। यह शिशु के बाईं बाँह के ऊपरी भाग पर लगाई जाती है।

78. (*b*) टॉक्सोइड टीके का ही एक प्रकार है। यह विषाक्तता रहित टॉक्सिन होती है।

95. (*b*) पोलियो वैक्सीन को प्रायः 6 माह तक 2-8°C के ताप पर संचित किया जाता है। इसे –20°C तब तक भी संचित किया जा सकता है।

100. (*a*) ILR (Ice Lined Refrigerator) वैक्सीन के परिवहन में कोल्ड चेन सिस्टम में वैक्सीन 2-8°C के कम ताप पर संग्रहित करने हेतु प्रयुक्त उपकरण है।

102. (*a*) हालांकि सर्वप्रथम बैक्टीरिया की खोज एन्टोनी वान ल्यूवेनहॉक ने की लेकिन लुईस पाश्चर को जीवाणु विज्ञान का जनक माना जाता है एवं ल्यूवेनहॉक को सूक्ष्मजीव विज्ञान (माइक्रोबायोलॉजी) का जनक माना जाता है।

106. (*d*) लुईस पाश्चर ने सूक्ष्मजीव विज्ञान के क्षेत्र में अनेक कार्य किए हैं; जैसे-किण्वन (Fermentation) की प्रक्रिया एवं पाश्चुरीकरण की खोज तथा रेबीज, कॉलेरा एवं एन्थ्रैक्स की वैक्सीन का विकास।

107. (*b*) इन्फ्लूएन्जा रोग का पैथोजन ऑर्थोमिक्सोवायरस है। श्वसन मार्ग में सूजन और एपिथीलियम का सिकुड़ना, बुखार, ठण्ड लगना, आदि इस रोग के प्रमुख लक्षण हैं।

112. (*a*) सार्स (SARS) या गम्भीर तीव्र श्वसन सिण्ड्रोम कोरोना वायरस परिवार द्वारा उत्पन्न होता है। बुखार, व्याकुलता, ठण्ड लगना, सिरदर्द, चक्कर आना, गले में दर्द, आदि इसके प्रमुख लक्षण हैं।

114. (*a*) एन्टेरो वायरस पोलियो रोग का कारक है, जो स्पाइनल कॉर्ड में पैरों की तन्त्रिकाओं से सम्बन्धित गैग्लियाँन को प्रभावित कर पैरों में लकवा उत्पन्न करता है।

115. (*a*) रोटावायरस एक द्विरज्जुक RNA वायरस है, जो छोटे बच्चों में डायरिया के साथ-साथ गैस्ट्रोएन्टेराइटिस के कारण भी होते हैं।

116. (*d*) सर्दी, न्यूमोनिया, ब्रोंकाइटिस, कन्जंक्टीवाइटिस, आदि रोगों के वायरल कारक एडीनो वायरस को आकार में सबसे छोटा वायरस माना जाता है। यह द्विरज्जुक DNA वायरस है।

118. (*b*) MMR वैक्सीन मेनिंगोकोकल मेनिन्जाइटिस से बचाव नहीं करती है। यह मम्प्स, मीजल्स एवं रुबेला प्रतिरोधक वैक्सीन है।

120. (*b*) रेबीज रोग को हाइड्रोफोबिया भी कहते हैं। इसमें केन्द्रीय तन्त्रिका तन्त्र (CNS) प्रभावित होता है। यह रोग रहैब्डो वायरस द्वारा होता है। प्रायः रोग का संक्रमण कुत्ते, बन्दर तथा अन्य किसी जंगली जानवर के काटने से होता है। तीव्र सिर दर्द, तीव्र बुखार तथा गले एवं छाती की माँसपेशियों में ऐंठन होना इसके मुख्य लक्षण हैं। इसमें समय पर टीकाकरण नहीं कराने पर संक्रमित व्यक्ति की मृत्यु हो जाती है।

125. (*c*) पोलियो वायुजनित रोग नहीं है। यह संक्रमित मृदा एवं भोजन ग्रहण करने पर शरीर में पहुँचता है।

131. (*b*) चिकनगुनिया बुखार एक वायरल रोग है, जो चिकनगुनिया वायरस के कारण होता है। इस रोग का संक्रमण मच्छर की एक प्रजाति, *एडीज एजिप्टाई* के काटने से होता है। यह चिकनगुनिया वायरस द्वारा उत्पन्न वाहक जनित रोग है।

136. (*d*) मीजल्स का वायरस वायु में खाँसने या छींकने से मुक्त की गई ड्रॉपलेट्स द्वारा फैलता है, न कि जनन मार्ग द्वारा।

138. (*a*) येलो फीवर *फ्लेवीवायरस फैब्रिकियस* के कारण होने वाला एक वायरल रोग है, जो *क्यूलैक्स* या *एडीज* मच्छर के काटने से होता है। यह प्रथम खोजा गया वायरल रोग भी है।

139. (*a*) चिकन पॉक्स एक वायरल रोग है, जोकि *वैरीसेला जोस्टर* द्वारा फैलता है। बुखार तथा शरीर पर ओस की बूँद के समान लाल दाने निकलना इसके प्रमुख लक्षण हैं।

140. (*a*) राइनो वायरस, वायरस का एक ऐसा समूह प्रदर्शित करते हैं, जो सभी रोगों में से अत्यधिक संक्रामक मानव रोग (सामान्य सर्दी-जुकाम) को उत्पन्न करते हैं।

141. (*d*) न्यूमोनिया, *डिप्लोकोकस न्यूमोनी* (*Diplococcus pneumoniae*) बैक्टीरिया के द्वारा उत्पन्न किया जाता है, जो फेफड़ों की वायुकोष्ठिका (Alveoli) को संक्रमित करता है। यह सामान्यतया रोगी के थूक (Sputum) के द्वारा फैलता है।

सामान्य सर्दी विभिन्न किस्मों के वायरसों द्वारा उत्पन्न की जाती है, अत्यधिक सामान्य रूप से राइनो वायरस (RNA वायरस) द्वारा/यह संक्रमित ड्रॉपलेट्स द्वारा फैलती हैं। यह ऊपरी श्वसन मार्ग को प्रभावित करता है, किन्तु फेफड़ों को नहीं।

143. (*d*) इबोला एक RNA वायरस है, जबकि हर्पीज, स्मॉल पॉक्स एवं हिपेटाइटिस-B DNA वायरस हैं।

144. (*a*) हिपेटाइटिस-A दूषित जल एवं भोजन के द्वारा फीकल-ओरल (Fecal-oral) मार्ग द्वारा संचारित होने वाला वायरल रोग है जबकि हिपेटाइटिस-B, C और D मुख्यतया संक्रमित रुधिर या अन्य शारीरिक द्रवों द्वारा फैलने वाला रोग है।

146. (*a*) हिपेटाइटिस-B संक्रमित रुधिर या अन्य तरल स्रावों के कारण संक्रमित व्यक्ति से स्वस्थ व्यक्ति के शरीर में पहुँचता है। इसलिए इसे सीरम हिपेटाइटिस भी कहते हैं।

151. (*a*) ELISA (एन्जाइम लिंक्ड इम्यूनो सोर्बेन्ट एसे) तकनीक द्वारा एड्स तथा हिपेटाइटिस की जाँच की जाती है।

153. (*c*) HIV संक्रमण के दौरान रुधिर की CD_4 या हेल्पर T-लिम्फोसाइट्स सबसे ज्यादा संक्रमित होती है। HIV वायरस इन कोशिकाओं पर आक्रमण कर इन्हें नष्ट कर देता है जिससे इनकी संख्या निरन्तर कम होती रहती है। अतः एड्स (AIDS) के लक्षण दिखाई देने लगते हैं।

154. (*a*) HIV का सर्वश्रेष्ठ प्रोग्नोसिस सूचक CD_4 T-कोशिकाओं की संख्या होती है। संक्रमण के दौरान HIV वायरस CD_4 या हेल्पर T- कोशिका पर आक्रमण कर उन्हें नष्ट कर देता है जिससे इनकी संख्या निरन्तर कम होती रहती है। CD_4 काउन्ट 200 से कम होने पर यह स्थिति एड्स (AIDS) कहलाती है।

158. (*a*) ह्यूमन इम्यूनोडेफिशियन्सी वायरस (HIV) में आनुवंशिक पदार्थ RNA के दो एकल सूत्र (ssRNA) होते हैं। इसमें रिवर्स ट्रांसक्रिप्टेज नामक एन्जाइम पाया जाता है, जो पोषद् (Host) कोशिका में RNA से DNA का निर्माण करता है।

161. (*d*) नया कोरोना वायरस, जिसे तकनीकी रूप से SARS-CoV-2 नाम दिया गया है, के कारण होने वाली बीमारी की पहली बार 2019 में पहचान की गई थी।

162. (*d*) कोरोना वायरस के बाहरी आवरण पर स्पाइक प्रोटीन, इसे एक मुकुट या क्राउन (Corona) का रूप देती है।

163. (*c*) 75% एल्कोहॉल से कम मात्रा हैंड सैनेटाइजर को कोरोना वायरस और अन्य रोगजनकों को मारने में कम प्रभावी बना सकता है।

164. (*a*) धुंधली दृष्टि के अतिरिक्त अन्य सभी सामान्य लक्षण हैं, जो उन लोगों द्वारा अनुभव किए जाते हैं जिन्हें कोविड-19 है।

165. (*c*) एक व्यक्ति जो एक संक्रामक बीमारी के संपर्क में आया है, वह प्रतीक्षा करने और यह देखने के लिए कि क्या वे बीमार हो जाएगा संगरोध या क्वारेंटाइन में हो सकता है। फिजिकल डिस्टेंसिंग का अर्थ है, बीमारी फैलने से बचने के लिए किसी से कम से कम 6 फीट की दूरी पर रहना। आइसोलेशन एक स्वास्थ्य देखभाल सेटिंग है जिसमें कोविड-19 से बीमार व्यक्ति को अन्य रोगियों से अलग रखते हैं।

167. (*a*) खाँसी, बुखार, जुकाम, श्वास लेने में तकलीफ, सिरदर्द, माँसपेशियों में दर्द, थकान, गले में खराश, नाक का बंद होना, आदि कोविड-19 के सामान्य लक्षण हैं।

169. (*d*) हृदय रोग, मधुमेह, TB, HIV एवं अन्य पुरानी बीमारियों के ग्रसित या 60 वर्ष के अधिक आयु के वृद्ध व्यक्तियों में कोविड-19 से मृत्यु होने का बहुत अधिक खतरा होता है।

173. (*d*) ऑमिक्रोन एवं डेल्टा वेरिएंट कोविड-19 के सबसे अधिक संक्रामक वेरिएंट हैं, जो वैक्सिनेशन के बाद भी व्यक्ति को रोग ग्रसित कर सकते हैं। इन्हें WHO ने चिंताजनक वेरिएंट की श्रेणी में रखा है।

175. (*a*) कोविड-19 के वेरिएंट म्यू को WHO ने वर्तमान में संक्रमित मामलों के कम होने के कारण रुचिकर वेरिएंट की श्रेणी में रखा है।

176. (*b*) कोविड-19 का ऑमिक्रोन वेरिएंट सर्वप्रथम 11 नवम्बर 2021 में बोत्सवाना में नोट में किया गया था, जोकि दक्षिण अफ्रीका में है।

178. (*a*) भारत की कोविशिल्ड वैक्सीन सीरम इन्सटीट्यूड ऑफ इंडिया (SII) द्वारा विकसित नॉन-रिप्लीकेटिंग वायरल वेक्टर प्रकार की वैक्सीन है, जो एस्ट्राजेनेका वैक्सीन पर आधारित है।

179. (*b*) मोडेर्ना *m*RNA 1273 पर आधारित कोविड-19 वैक्सीन है। यह एक अमेरिकी कम्पनी मोडेर्ना द्वारा विकसित की गई है।

181. (*a*) भारत बायोटैक द्वारा विकसित कोविड-19 की कोवैक्सीन एक निष्क्रिय वायरल वैक्सीन है।

188. (*d*) *कोरीनीबैक्टीरियम डिष्थीरी* जोकि डिष्थीरिया रोग का कारक है, एक छड़ाकार ग्राम पोजिटिव बैक्टीरिया है।

193. (*c*) कोमा के आकार के बैक्टीरिया विब्रियो कहलाते हैं; उदाहरण–हैजा का बैक्टीरिया *विब्रियो कॉलेरी*।

195. (*a*) टिटेनस एक बैक्टीरियल रोग है, जो एक मुग्दराकार बैक्टीरिया *क्लॉस्ट्रिडियम टिटेनी* द्वारा होता है। यह बैक्टीरिया प्रायः त्वचा में लगे घावों के द्वारा शरीर में प्रवेश करता है। इस रोग में माँसपेशियों में खिंचाव उत्पन्न होता है। इसे जबड़ा बन्द (Lock Jaw) रोग भी कहते हैं।

197. (*c*) सिफिलिस एक बैक्टीरिया जनित रोग है जो *ट्रिपोनीमा पैलिडम* नामक बैक्टीरिया द्वारा फैलता है यह एक यौन-संचारित रोग है। इसे अतिरिक्त अन्य सभी बीमारियाँ क्रमशः रुबेला, रेबीज तथा पोलियो वायरल रोग हैं।

203. (*b*) जिहिल नेल्सन स्टेनिंग, एसिड फास्ट स्टेनिंग का ही एक प्रकार है, जिसकी खोज पॉल एहर्लिक ने की थी। जिहिल नेल्सन स्टेनिंग एक बैक्टीरियल स्टेन है, जिसका उपयोग एसिड फॉस्ट जीव मुख्यतया *माकोबैक्टीरियम* की पहचान करने में अर्थात् स्टेनिंग या रंजन करने में किया जाता है।

204. (*d*) *माइकोबैक्टीरियम* प्रजाति को स्टेन करने की सर्वाधिक सामान्य स्टेन तकनीक जिहिल नेल्सन स्टेनिंग है। यह जिहिल नेल्सन स्टेनिंग, एसिड फास्ट स्टेनिंग का ही एक प्रकार है, जिसकी खोज पॉल एहर्लिक ने की थी। जिहिल नेल्सन स्टेनिंग एक बैक्टीरियल स्टेन है।

214. (*d*) कुष्ठ रोग के उपचार में प्रयुक्त मल्टी ड्रग थैरेपी (MDT) में रिफैम्पिसीन, डेपसोन एवं क्लोफजिमिन जैसी दवाएँ शामिल होती हैं।

221. (*d*) कुष्ठ रोग के रोगकारक या पैथोजन *माइकोबैक्टीरियम लेप्री* को हेन्सन्स बैसिलस भी कहते हैं, क्योंकि इस छड़ाकार बैक्टीरिया की खोज GHA हेन्सेन ने की थी।

222. (*c*) टायफॉइड या मोतीझरा या आँत ज्वर का पैथोजन *साल्मोनेला टाइफी* बैक्टीरिया है। यह आँत में संक्रमण का कारण होता है।

224. (*a*) मैरी मैलन (निक नेम टायफॉइड मेरी) का जन्म सितम्बर 23, 1869 में कोक्सटाउन, कन्ट्री टायरोन, आयरलैण्ड में हुआ था। इन्होंने 53 लोगों के लिए टायफॉइड वाहक का कार्य किया जबकि इनमें स्वयं में टायफॉइड के कोई लक्षण नहीं मिले।

227. (*b*) काहन टेस्ट सिफिलिस रोग के डायग्नोसिस हेतु किया जाता है। यह यौन संचारी रोग है, जोकि *ट्रिपोनीमा पेलिडम* बैक्टीरिया द्वारा होता है।

228. (*c*) *बोर्डेला परट्सूसिस* व्हूपिंग खाँसी या कुकर खाँसी का रोगकारक बैक्टीरिया है। इसका बचाव DPT वैक्सीन होती है।

233. (*c*) शिक जाँच त्वचा परीक्षण का उपयोग डिष्थीरिया की डायग्नोसिस टेस्ट के लिए किया जाता है। इसमें डिष्थीरिया टॉक्सिन दाएँ हाथ की निचली भुजा मे लगाई जाती है। इस परीक्षण का नाम इसके आविष्कारक बेला शिक के नाम पर रखा गया है, जो हंगरी में जन्में अमेरिकी बाल रोग विशेषज्ञ थे।

235. (*b*) शिक टेस्ट के दौरान पॉजिटिव अभिक्रिया का लक्षण इंजेक्शन वाली जगह पर 24-48 घण्टे के अन्दर लालिमा एवं सूजन आ जाना तथा 4- 7 दिनों में इसका अधिकतम हो जाना होता है। यह टेस्ट डिष्थीरिया रोग की डायग्नोसिस टेस्ट हेतु किया जाता है।

236. (*b*) बैक्टीरिया, जैसे- *स्ट्रेप्टोकोकस न्यूमोनी* एवं *हीमोफिलस इन्फ्लूएन्जी* मनुष्यों में न्यूमोनिया रोग के लिए उत्तरदायी होते हैं, जो फेफड़ों के वायुकोष्ठिका को संक्रमित करते हैं।

237. (*c*) न्यूमोनिया के लक्षणों में ज्वर, सर्दी, खाँसी एवं सिरदर्द सम्मिलित होते हैं। विभिन्न स्थितियों में होंठ एवं अँगुलियों के नाखून ग्रे या नीले रंग के हो जाते हैं।

238. (*d*) एक स्वस्थ मनुष्य संक्रमित व्यक्ति द्वारा छोड़े गए ड्रॉपलेट्स (Droplets) एयरोसोल का श्वसन के द्वारा भीतर लेने से एवं एक संक्रमित व्यक्ति के द्वारा संदूषित की गई वस्तुओं जैसे–ग्लास, बर्तन, आदि के उपयोग करने से संक्रमित होता है।

240. (*b*) भोजन विषाक्ता (Food poisoning) का कारण *क्लॉस्ट्रीडियम बोटुलिज्म* बैक्टीरिया है। यह जीव ज्यादातर मिट्टी में, जानवरों की आँतों में तथा धूल में होता है। पेट दर्द, उल्टी, कब्ज, दस्त, पेट में जलन इसके मुख्य लक्षण है।

242. (*a*) तीव्र रूमेटी फीवर *स्ट्रेप्टोकॉकस* नामक बैक्टीरिया के संक्रमण के बाद का परिणाम होता है। यह बैक्टीरिया स्ट्रेप गले का कारण बनता है, जोकि एक सूजन सम्बन्धी विकार है।

245. (*d*) वेल-फेलिक्स (Weil-felix) टेस्ट टायफस ज्वर (Fever) के लिए डायग्नोसिस टेस्ट है। यह एक अविशिष्ट एगुल्यूटिनेशन टेस्ट है, जो रोगी के सीरम

में एन्टी-रिकेट्सियल एन्टीबॉडीज की उपस्थिति को जाँचता है।

251. (*d*) हालांकि प्लेग के उपचार में पसंदीदा औषधि स्ट्रेप्टोमायसिन है, लेकिन यहाँ विकल्प में नहीं हैं इसलिए द्वितीय स्थान पर टेट्रासाइक्लिन आएगी।

256. (*d*) टिटनेस को BCG वैक्सीन द्वारा नियन्त्रित नहीं किया जा सकता है। यह रोग *क्लॉस्ट्रीडियम टिटेनी* बैक्टीरिया द्वारा होता है। BCG क्षय रोग में प्रभावी वैक्सीन हैं।

259. (*d*) डॉट्स (DOTS) की श्रेणी II में वे सभी मरीज आते हैं जो पूर्व में TB का उपचार ले चुके हैं एवं वर्तमान में स्पुटम परीक्षण के पोजिटिव फेलीअर मरीज हैं। इसके अतिरिक्त इस श्रेणी में स्पुटम पोजिटिव रिलेप्स के भी मरीज आते हैं।

260. (*a*) मेनटॉक्स टेस्ट का उपयोग क्षय या ट्यूबरकुलोसिस रोग के डायग्नोसिस हेतु किया जाता है। यह रोग *माइकोबैक्टीरियम ट्यूबरकुलोसिस* बैक्टीरिया द्वारा होता है।

262. (*d*) पोजिटिव मेनटॉक्स टेस्ट के लक्षणों में एरिथिमा, सूजन, इनड्यूरेशन, आदि होते हैं। यह टेस्ट ट्यूबरकुलोसिस के डायग्नोसिस टेस्ट हेतु किया जाता है।

264. (*c*) TB के निदान हेतु किया जाना वाला ट्यूबरकुलिन टेस्ट, मेनटॉक्स परीक्षण के नाम से भी जाना जाता है।

268. (*b*) विकल्पों में दी गई सभी औषधियाँ (a, c, d) बैक्टीरिसाइडल है लेकिन इथैमब्यूटोल एक बैक्टीरियो औषधि है।

272. (*b*) काला-अजार रोग *लीशमानिया डोनोवानी* नामक प्रोटोजोआ के कारण होता है। यह रोग बालू मक्खी के काटने से फैलता है। इसके मुख्य लक्षणों में बुखार, वजन घटना, थकान, एनीमिया और लिवर की सूजन शामिल है।

275. (*c*) अमीबिय डिसेन्ट्री *एण्टअमीबा हिस्टोलाइटिका* नामक प्रोटोजोअन परजीवी द्वारा होता है। यह परजीवी मनुष्य की आँत में पाया जाता है। कब्ज, उदरीय पीड़ा और ऐंठन, अत्यधिक श्लेष्म और रुधिर के थक्के वाला मल इस रोग के प्रमुख लक्षण हैं।

276. (*a*) *प्लाज्मेडियम फैल्सीपेरम, प्लाज्मोडियम* की सबसे खतरनाक प्रजाति है, जो प्राणघातक मेलिग्नेंट मलेरिया का कारक होती है।

278. (*c*) मलेरिया की संक्रमित अवस्था स्पोरोजोइट है। *प्लाज्मोडियम* मानव शरीर में स्पोरोजोइट्स (संक्रामक अवस्था) के रूप संक्रमित मादा *एनॉफिलीज* मच्छर के काटने पर उसकी लार द्वारा प्रवेश करता है।

280. (*b*) एक मच्छर रुधिर को भोजन के रूप में लेकर संक्रमण उत्पन्न करता है। सबसे पहले स्पोरोजोइट्स रुधिर में प्रवेश करते हैं एवं बाद में मानव के यकृत तक पहुँच जाते हैं।

288. (*c*) बैबिसियोसिस एक मलेरिया के समान परजीवी रोग है, जो *बैबेसिया वीजेमाइना* के साथ संक्रमण द्वारा उत्पन्न होता है।
सिफिलिस (Syphilis) - *ट्रिपोनेमा पैलिडम* (बैक्टीरियम), इन्फ्लूएन्जा - इन्फ्लूएन्जा वायरस, ब्लास्टोमाइकोसिस - *ब्लास्टोमाइसिज डर्मेटाइटीडिस* (कवक) द्वारा उत्पन्न होता है।

290. (*a*) ट्राइकोमोनल संक्रमण *ट्राइकोमोनास वैजाइनेलिस* नामक प्रोटोजोआ द्वारा होता है। यह एक यौन-संचारित रोग है।

291. (*a*) *एण्टअमीबा हिस्टोलाइटिका* (*Entamoeba histolytica*) मानव की बड़ी आँत का एक परजीवी है, यह सामान्यतया दूषित जल एवं भोजन के अन्तर्ग्रहण से होता है।

294. (*a*) एस्कैरिएसिस रोग के लक्षणों में आन्तरिक रुधिरस्राव, माँसपेशियों का दर्द, ज्वर, एनीमिया एवं आँतों के मार्ग (Intestinal passage) में अवरुद्धता सम्मिलित होते हैं।

एस्कैरिएसिस मानव के अन्तःपरजीवी कृमि *एस्कैरिस लुम्ब्रीकॉइड्स* (*Ascaris lumbricoids*) के द्वारा उत्पन्न किया जाता है। इसे सामान्यतया गोलकृमि भी कहा जाता है।

295. (*a*) *एस्कैरिस* अण्डों के कारण दूषित जल, सब्जियों (कच्चा या अधपका भोजन), फल, आदि के कारण एक स्वस्थ व्यक्ति में *एस्कैरिस* का संक्रमण उत्पन्न होता है।

मच्छर के काटने पर *प्लाज्मोडियम* परजीवी के मच्छर द्वारा रुधिर में प्रवेश करने के कारण मलेरिया रोग होता है। ठीक तरह से अधपका हुआ पोर्क (Pork) खाने पर *ट्रिचीनोसिस* परजीवी रोग उत्पन्न होता है। सी-सी (Tse-tse) मक्खी ट्रिपेनोसोमिएसिस उत्पन्न करती है, जो केन्द्रीय तन्त्रिका तन्त्र का संक्रमण है।

296. (*c*) फाइलेरिया कृमि *वुचेरेरिया बैन्क्रोफ्टाई* के द्वारा उत्पन्न होता है। यह रोग *क्यूलेक्स* मच्छर के काटने से फैलता है। यह लसीका वाहिकाओं और लसीका वाहिनियों में परजीवी के रूप में रहता है।

297. (*a*) हाथीपाँव रोग *वुचरेरिया ब्रेन्क्रोफ्टाई* के द्वारा उत्पन्न किया जाता है। यह फाइलम (Phylum)– एस्केहेल्मिन्थीज (Aschelminthes) का एक सदस्य है। यह मानवों का एक अन्तःपरजीवी है, जो लिम्फेटिक तन्त्र में रहता है।

307. (*a*) जीवाणु कोशिका की सिग्मॉइड वक्र (Curve) की लॉग अवस्था में संख्या में बहुत तेजी से गुणित वृद्धि होती है, जो भोजन की कमी न होने तक जारी रहती है।

311. (*a*) पोषक अगार तैयार करने के लिए 1-1.5% अगार सान्द्रता की आवश्यकता होती है।

316. (*a*) स्टरीलाइजेशन की सबसे विश्वसनीय विधि ऑटोक्लेविंग है। इस विधि में वस्तुओं को ऑटोक्लेव का उपयोग करके 121°C के तापमान एवं 15-20 LB दाब पर 20-30 मिनट तक स्टरीलाइज किया जाता है।

323. (*b*) सूर्य के प्रकाश में बैक्टीरिया को मारने के लिए पराबैंगनी (UV) किरणों की उपस्थिति पाई जाती है। UV विकिरण व्यापक रूप से औद्योगिक प्रक्रियाओं में और चिकित्सा, आदि क्षेत्रों में भी उपयोगी है।

324. (*b*) काँच की सिरिंज, परखनली, फ्लास्क, आदि के स्टरीलाइजेशन हेतु इन्हें हॉट एअर ओवन में रखा जाता है, जिससे इन उपकरणों पर उपस्थित सूक्ष्मजीव व बैक्टीरिया नष्ट हो जाते हैं। यह विद्युत उपकरण शुष्क और गर्म वायु का संवहन, चालन और विकिरण के सिद्धान्त पर कार्य करता है।

329. (*a*) ऑटोक्लेव विधि नम ऊष्मा की स्टरीलाइजेशन विधि है। इसका प्रयोग सर्जिकल ड्रेसिंग और चिकित्सीय उपकरणों का स्टरीलाइजेशन करने में भी किया जाता है।

332. (*c*) सर्जिकल सीजर (Surgical scissor) या कैंची एन्टीसेप्टिक विलयन द्वारा स्टरीलाइज नहीं की जा सकती है। यह ऑटोक्लेविंग विधि द्वारा स्टरीलाइज की जाती है, जबकि सक्शन कैथेटर, एनीमा ट्यूब व नेसोगैस्ट्रिक ट्यूब एन्टीसेप्टिक विलयन द्वारा स्टरीलाइज किए जाते हैं।

333. (*b*) एथिलीन ऑक्साइड रसायन का प्रयोग हार्ट लंग्स मशीन को स्टरीलाइज करने में किया जाता है।

336. (*c*) होल्डर मैथड द्वारा दुग्ध का पाश्चुरीकरण करने के लिए 65°C तापमान तथा 30 मिनट का समय आवश्यक होता है। यह प्रक्रिया लुईस पाश्चर द्वारा विकसित की गई है। यह विधि अधिकांशतया दुग्ध जनित रोगजनक बैक्टीरिया जैसे *साल्मोनेला, स्टेफिलोकोकाई* और *ब्रुसेला* को नष्ट करने में उपयोगी है।

339. (*a*) पानी को विसंक्रमित करने के लिए इसका क्लोरीकरण किया जाता है। यह क्रिया क्लोरीन के हाइपोक्लोरस अम्ल के कारण होती है।

नर्सिंग एग्जाम गैलरी

11. (*d*) *वैरिसेला जोस्टर* वायरस मानव त्वचा की संक्रामक बीमारी छोटी माता या चिकन पॉक्स का कारक जीव है।

49. (*c*) हिपेटाइटिस- B, C व D मुख्यतया संक्रमित रुधिर या अन्य शारीरिक द्रव्यों द्वारा संचारित वायरल रोग है, जबकि हिपेटाइटिस-A ओरो फीकल रूट (Oro-fecal route) द्वारा संचारित होने वाला रोग है।

51. (*a*) डेंगू बुखार *एडीज* मच्छर द्वारा फैलता है। यह एक वायरल रोग है, जिसमें रुधिर में प्लेटलेट्स की संख्या कम हो जाती है।

52. (*b*) हिपेटाइटिस-B से बचाव हेतु एक महिला को हिपेटाइटिस इम्यूनोग्लोब्यूलिन देने पर निष्क्रिय अर्जित प्रकार की इम्यूनिटी प्राप्त होती है। इस प्रकार से अर्जित इम्यूनिटी में एन्टीजन के स्थान पर सीधे एन्टीबॉडी (इम्यूनोग्लोब्यूलिन) दिए जाते हैं। इस प्रकार की इम्यूनिटी रोग की गम्भीर दशा में शरीर के इम्यून सिस्टम के विफल होने पर दी जाती है।

53. (*a*) वैक्सीन के भण्डारण एवं परिवहन तन्त्र को कोल्ड चैन तन्त्र कहते हैं। इसमें वैक्सीन की प्रभाविता को लगातार रखने हेतु वैक्सीन को निर्माण स्थल से लेकर उपयोगिता स्थल तक कम तापमान (प्रायः 2°C-8°C) पर रखा जाता है।

54. (*a*) मम्प्स, पैरामिक्सो वायरस द्वारा प्रसारित होने वाला एक संक्रामक वायरल रोग है।

55. (*d*) हेन्सन बीमारी का दूसरा नाम लेप्रोसी या कुष्ठ रोग है। इस बीमारी के कारक बैक्टीरिया *माइकोबैक्टीरियम लेप्री (Mycobacterium laprae)* की खोज हेन्सन (Hansen) नामक वैज्ञानिक ने की थी। जिसके नाम को आधार बनाकर इसे यह नाम दिया गया है।

56. (*b*) मलेरिया मादा *एनॉफिलीज* मच्छर द्वारा होने वाला वाहक जनित रोग है। रुधिर चूसने वाले आर्थोपोड्स; जैसे-मच्छर, पिस्सू (Fleas), जूँ (Ticks), आदि द्वारा मानव व जानवरों में होने वाले सभी रोग वेक्टर बोर्न डिसीज (Vector borne disease) कहलाते हैं। फाइलेरिया, डेंगू एवं चिकनगुनिया मच्छर द्वारा वाहित अन्य वाहक जनित रोग के उदाहरण हैं।

57. (*a*) हिपेटाइटिस-C (Hepatitis-C) रुधिर द्वारा संचारित रोग है। इस रोग का वायरस भोजन एवं जल के द्वारा संचारित नहीं होता है।

58. (*b*) परट्यूसिस का अन्य नाम व्हूपिंग कफ (Whooping cough) या कुकर खाँसी या काली खाँसी है। यह बैक्टीरिया *बॉर्डेटेला परट्यूसिस* द्वारा संचारित रोग है।

59. (*a*) एन्टीबॉडी के वैक्सिनेशन द्वारा कृत्रिम रूप से अर्जित इम्यूनिटी (Artificial acquired immunity) प्राप्त की जाती है; जैसे–एन्टीस्नेक वेनम का उपयोग साँप के डसने पर किया जाता है, जोकि पूर्व में निर्मित एन्टीबॉडीज होती है एवं साँप के विष (एन्टीजन) से तत्काल बिना शरीर के इम्यून सिस्टम की मदद के सुरक्षा प्रदान करती हैं।

60. (*c*) डेंगू बुखार के प्रबन्धन हेतु पैरासिटामॉल (Paracetamol) नामक औषधि दी जाती है। यह बुखार एवं बदन दर्द को कम करती है।

61. (*a*) लोगों को जागरूक करने के उद्देश्य से प्रतिवर्ष 1 दिसम्बर को विश्व एड्स दिवस मनाया जाता है।

62. (*a*) मेनटॉक्स ट्यूबरकुलिन टेस्ट के लिए PPD देने का मार्ग इन्ट्राडर्मल (अन्तः त्वचीय) होता है। यह टेस्ट TB के बीमारी की पहचान के लिए किया जाता है।

63. (*a*) टिटेनस *क्लॉस्ट्रीडियम टिटेनी* बैक्टीरिया द्वारा उत्पन्न रोग है। इस रोग में ऐच्छिक पेशियों (Voluntary muscles) में दर्द होता है तथा इनका संकुचन काल (Contraction time) लम्बा हो जाता है एवं शरीर धनुषाकार में अकड़ जाता है।

64. (*b*) लेप्रोसी या कुष्ठ रोग का पैथोजन (Pathogen) बैक्टीरिया *माइकोबैक्टीरियम लेप्री* है।

65. (*c*) ट्यूबरकुलोसिस के मुख्य लक्षण शाम के समय हल्का बुखार, 2 सप्ताह या उससे अधिक निरन्तर खाँसी, खाँसी के साथ थूक में खून आना एवं भूख में कमी के कारण मरीज के वजन में निरन्तर कमी हैं। यह बैक्टीरियल रोग प्रायः फेफड़ों (Lungs) एवं श्वसन मार्ग को प्रभावित करता है।

66. (*a*) DOTS का मतलब Direct Observation Treatment Short Course होता है। ये दवा का समूह TB रोग के उपचार हेतु प्रयुक्त होता है।

67. (*c*) मेनटॉक्स टेस्ट TB या क्षय रोग की जाँच के लिए किया जाता है एवं इसकी पुष्टि या पॉजिटिव होने हेतु एरिथीमा (लालपन) की नाप 10 mm या उससे अधिक होती है। इस टेस्ट में 0.1-0.2 mL ट्यूबरकुलीन का डोज व्यक्ति की बाँईं अग्रभुजा (Forearm) की मध्य फ्लेक्सर (Flexor) सतह पर सीरिंज द्वारा इन्ट्राडर्मल में लगाया जाता है। इस का परिणाम 48-72 घण्टों में आ जाता है। TB बैक्टीरिया द्वारा संक्रमित व्यक्ति इस बैक्टीरियल प्रोटीन (ट्यूबरकुलीन) के प्रति इम्यून प्रतिक्रिया दर्शाता है एवं इस सतह पर शोथ (Inflammation) क्षेत्र बन जाता है।

68. (*d*) वे बैक्टीरिया जो स्टेनिंग की ग्राम विधि में स्टेन (रंग) को स्थाई रूप से बनाए रखते हैं अर्थात् जो क्रिस्टल वॉयलेट से बैंगनी रंग में स्टेन होने के बाद जल एवं एल्कोहॉल से निरन्तर धोने के बाद भी अपना बैंगनी रंग नहीं छोड़ते हैं; ग्राम पोजिटिव बैक्टीरिया कहलाते हैं।

69. (*c*) IgE-मीडिएटेड हिस्टामीन रिलीज के कारण उत्पन्न हाइपरसेन्सिटिविटी प्रतिक्रिया टाइप-1 प्रकार की होती है। ये शरीर में एलर्जी की अवस्था में प्रदर्शित होती हैं।

70. (*d*) स्क्रब टाइफस रोग *औरेन्शिया सुट्सुगामुशी* बैक्टीरिया के द्वारा उत्पन्न होता है। यह रोग चिग्गेर (माइट्स के लार्वा) के काटने के कारण फैलता है।

71. (*a*) ट्राइकोमोनिएसिस के निदान हेतु प्रयुक्त जाँच में वेजाइनल फ्लुड का वेट (Wet) माउन्ट टेस्ट किया जाता है। यह यौन संचारित रोग (STD) *ट्राइकोमोनास* नामक प्रोटोजोआ द्वारा उत्पन्न होता है।

72. (*d*) *माइकोबैक्टीरियम एब्सिस्स (Mycobacterium abscessus)* तीव्र वृद्धि करने वाले मल्टीड्रग प्रतिरोधी बैक्टीरिया होते हैं। यह कुष्ठ (लेप्रोसी) तथा क्षय (TB) रोग के कारक होते हैं।

73. (*a*) *कैन्डिडा* फन्जाई से स्यूडो-हाइफी (Pseudo-hyphae) पाए जाते हैं। यह फन्जाई मानव की आँत (Intestine) में पाया जाता है। यह यीस्ट गण (Order) एवं एस्कोमाइसिटीज वर्ग (Class) का सदस्य है।

74. (*d*) बैक्टीरियल ग्रोथ कर्व सिग्मॉइड या S आकार का होता है, जिसमें चार फेज होते हैं। इनका सही क्रम इस प्रकार है

- **लैग फेज** (Lag phase) इस प्रारम्भिक फेज में वृद्धि दर धीमी होती है।
- **एक्सपोनेंशियल फेज** (Exponential phase) इस फेज में तीव्र वृद्धि होती है। इसे लॉग फेज (Log phase) भी कहते हैं।
- **स्टेशनरी फेज** (Stationary phase) इस फेज में वृद्धि दर अत्यन्त मंद या स्थिर हो जाती है।
- **डिक्लाइन फेज** (Decline phase) इस फेज में वृद्धि दर में कमी आती है।

75. (*c*) साइक्लोसेरीन TB की प्रथम पंक्ति की औषधि नहीं है। TB एक गंभीर बैक्टीरियल रोग है जिसके उपचार में न्यूनतम 6-9 माह लगते हैं। TB रोग के उपचार में प्रयुक्त प्रथम पंक्ति की औषधियों में

आइसोनियाजिड, इथैमब्यूटॉल, रिफैम्पिसिन एवं पाइराजिनामाइड (Pyrazinamide) प्रमुख हैं।

76. (*a*) चावल के पानी जैसे दस्त कॉलेरा रोग में होते हैं। यह रोग *विब्रियो कॉलेरी* बैक्टीरिया द्वारा होता है।

77. (*b*) वैक्सीनेशन कृत्रिम सक्रिय इम्यूनिटी का उदाहरण होता है। इसमें मानवीय हस्तक्षेप द्वारा वैक्सीन के रूप में एन्टीजन (जीवित दुर्बल या मृत पैथोजन या इसके द्वारा उत्पन्न टॉक्सिन प्रोटीन) दिया जाता है, जिसकी प्रतिक्रिया से शरीर का इम्यून सिस्टम एन्टीबॉडीज निर्मित कर शरीर की संक्रमण से रक्षा करता है।

79. (*b*) मीजल्स, मम्प्स एवं रूबेला (MMR) की वैक्सीन अभी तक नेशनल इम्यूनाइजेशन शिड्यूल (National Immunisation Schedule) में सम्मिलित नहीं है, इसलिए एक्सपेन्डेड प्रोग्राम ऑफ इम्यूनाइजेशन (EPI) के अन्तर्गत यह वैक्सीन नहीं लगाई जाती है।

80. (*c*) हिपेटाइटिस-B की वैक्सीन शिशु के जन्म के 12-24 घण्टे के अन्दर ही लगा दी जाती है। यह एक घातक वायरल रोग है जिसकी वैक्सीन इन्ट्रामस्कुलर रूप से बाँईं मध्य जाँघ के अग्र-बाह्य हिस्से में लगाई जाती है।

81. (*d*) चिकन पॉक्स में चकत्तों की सभी अवस्थाएँ (Macules $\rightarrow$ Papules $\rightarrow$ Vesicles $\rightarrow$ Crust) एक साथ पाई जाती है। यह एक वायरल रोग है।

82. (*c*) चिकनगुनिया वायरस (Chikungunya virus) कुल-टोगाविरिडी (Family–Togaviridae) का एक RNA वायरस है।

83. (*d*) ओरल पोलियो वैक्सीन (OPV) एक वायरल वैक्सीन है। यह पाँच वर्ष तक के बच्चों को प्रायः मुख द्वारा दी जाती है।

84. (*c*) डिप्थीरिया में रोग प्रतिरोधक स्तर की जाँच शिक स्किन टेस्ट (Schick skin test) द्वारा होती है। यह रोग *कोरीनीबैक्टीरियम डिप्थीरी* बैक्टीरिया द्वारा होता है।

85. (*d*) वैक्सिनेशन सक्रिय किन्तु कृत्रिम प्रकार की इम्यूनिटी प्रदान करता है। इसमें वैक्सीन के रूप में एन्टीजन दिया जाता है जिसकी प्रतिक्रिया के कारण शरीर का रोग प्रतिरोधी तन्त्र या इम्यून सिस्टम एन्टीबॉडी का निर्माण कर शरीर की पैथोजन से रक्षा करता है। शरीर में एन्टीबॉडी के निर्माण से उत्पन्न इम्यूनिटी सक्रिय (Active) इम्यूनिटी कहलाती है।

86. (*b*) ऑर्काइटिस (Orchitis) मम्प्स के कारण होने वाला रोग है। है। इसमें एक या दोनों टेस्टीकल्स (Testicles) में शोथ (Inflammation) उत्पन्न हो जाता है। मम्प्स के विरुद्ध वैक्सिनेशन द्वारा (MMR वैक्सीन) इससे बचा जा सकता है।

87. (*a*) एक सूक्ष्मजीव की रोग उत्पन्न करने की क्षमता पैथोजेनेसिटी कहलाती है। यह रोगजनक या पैथोजन हेतु विशिष्ट होती है।

88. (*b*) बैक्टीरिया द्वारा दुध को खराब होने से बचाने हेतु पाश्चुरीकरण विधि का विकास लुईस पाश्चर ने किया था। इसमें दुग्ध को 15 सेकण्ड के लिए 71°C पर या 62.8°C पर 30 मिनट तक गर्म करके तुरन्त 4°C पर ठण्डा कर फ्रिज में रख दिया जाता है।

89. (*a*) BCG की वैक्सीन के भण्डारण (Storage) हेतु तापमान 2-8°C के बीच का होना चाहिए।

91. (*b*) आँत्रीय परजीवी (Intestinal parasites) जैसे–*क्रिप्टोस्पोरीडियम एण्टेराइटिस, एण्टअमीबा हिस्टोलिटिका, जिआर्डिया लेम्बलिया* (*Cryptosporidium enteritis, Entamoeba histolytica, Giardia lamblia*), आदि दीर्घकालिक दस्त रोग के लिए उत्तरदायी होते हैं।

92. (*c*) रुधिर में प्लेटलेट संख्या मानव शरीर के डेंगू से प्रभावित होने पर घटती है। यह वायरस जनित रोग *एडीज* मच्छर के कारण फैलता है।

93. (*d*) चिकन पॉक्स का औसत उद्भवन काल 10-12 दिन होता है। यह वायरस जनित रोग है।

94. (*a*) ट्रेटासाइक्लिन एन्टीबायोटिक का उपयोग रोग निरोधक के रूप में हैजा रोग के उपचार में किया जाता है। यह रोग *विब्रियो कॉलेरी* नामक बैक्टीरिया द्वारा होता है।

96. (*d*) HIV-ELISA का उपयोग 1 माह के शिशु में HIV की पुष्टि हेतु उपयोग नहीं किया जा सकता है, क्योंकि ELISA जाँच में पैथोजन द्वारा उत्पन्न संक्रमण की पहचान एन्टीजन की उपस्थिति या इनके विरुद्ध निर्मित एन्टीबॉडी की पहचान के आधार पर की जाती है। क्योंकि 1 माह के शिशु में न तो पर्याप्त मात्रा में वायरल लोड (एन्टीजन) होता है एवं न ही पर्याप्त एन्टीबॉडी निर्मित होती है, अतः इस विधि द्वारा HIV की पुष्टि मुश्किल होती है।

97. (*d*) टिटेनस टॉक्सोइड (TT) उच्च रूप से ऊष्मा प्रतिरोधी वैक्सीन होती है, जोकि सामान्य तापमान पर खराब नहीं होती है। इसके विपरीत ओरल पोलियो वैक्सीन (OPV) अधिक ताप पर खराब हो जाती है। MMR एवं BCG वैक्सीन को 2-8°C के निम्न ताप पर संग्रहित किया जाता है।

98. (*a*) मानव एवं जानवरों का सीरा (Sera) निष्क्रिय वैक्सिनेशन के लिए प्रयुक्त होता है। गम्भीर रूप से बीमार होने पर पूर्व में निर्मित एन्टीबॉडीज की वैक्सीन लगवाना निष्क्रिय वैक्सिनेशन का उदाहरण है। ये एन्टीबॉडीज मानव या जानवरों के सीरा या सीरम से प्राप्त की जाती हैं; जैसे–साँप के काटने पर लगाया जाने वाला एन्टी वेनम वैक्सीन जानवरों के सीरम से प्राप्त की जाती है।

99. (*b*) प्रथम एन्टीबायोटिक पेनिसिलिन की खोज सर एलेक्जैण्डर फ्लेमिंग ने 1928 में फन्जाई *पेनिसिलियम नोटेटम* से की थी। एन्टीबायोटिक वे रसायन होते हैं, जो माइक्रोब्स को नष्ट करते हैं या उनकी वृद्धि को संदमित (Inhibit) करते हैं।

102. (*a*) रोटा वायरस श्वसन मार्ग द्वारा संचारित नहीं होता है। यह वायरस छोटे बच्चों में डायरिया का प्रमुख कारण होता है जिसका मुख्यतया संक्रमण दूषित भोजन या जल को ग्रहण करने से होता है। अतः यह मुख मार्ग द्वारा संचारित होता है।

104. (*b*) डिप्थीरिया, परट्यूसिस एवं टिटेनस (DPT), टिटेनस टॉक्सोइड (TT) एवं हिपेटाइटिस-B जैसी वैक्सीन शीत (Cold) या कम तापमान के प्रति अत्यन्त संवेदनशील होती है। अतः इन्हें फ्रीजर में रखने पर ये जमकर खराब हो जाती है।

105. (*c*) ग्राम पॉजिटिव बैक्टीरिया में कोशिका भित्ति (Cell wall) में टिकोइक अम्ल उपस्थित होता है, जबकि ग्राम निगेटिव बैक्टीरिया में टिकोइक अम्ल नहीं पाया जाता है। *क्लॉस्ट्रीडियम, माइकोबैक्टीरियम*, आदि ग्राम पॉजिटिव बैक्टीरिया के उदाहरण हैं।

106. (*c*) बैक्टीरिया के अति सूक्ष्म होने के कारण इनके व्यास को माइक्रोन (μm) में मापा जाता है जोकि 10^{-6} m के बराबर होता है। बैक्टीरिया का औसत व्यास 0.5-5 μ m तक होता है।

107. (*d*) ऑटोक्लेविंग उपकरण में उच्च ताप एवं उच्च दाब पर नम वाष्प या भाप अर्थात् नम ऊष्मा द्वारा सर्जिकल उपकरणों का विसंक्रमण या डिस्इन्फेक्शन किया जाता है।

108. (*a*) शुष्क ऊष्मा की क्षमता *क्लॉस्ट्रीडियम टिटेनी* बैक्टीरिया के स्पोर्स द्वारा जाँची जाती है, क्योंकि ये अलग-अलग ताप एवं समयावधि पर शुष्क ऊष्मा में नष्ट होते हैं; जैसे–*क्लो. टिटेनी* के स्पोर्स NaCl विलयन में 105° C ताप पर 5-10 मिनट में, 100°C ताप पर 10-25 मिनट एवं 95°C ताप पर 25-60 मिनट में नष्ट होते हैं। इसी प्रकार नमी की अनुपस्थिति में शुष्क (Dry) स्पोर्स को ऊष्मा द्वारा नष्ट करने पर 140°C पर 5-15 मिनट, 135°C पर 5-25 मिनट एवं 125°C पर 20-40 मिनट का समय लगता है। अतः इन तापक्रमों एवं समयों का मानक (Standard) के रूप में

उपयोग कर शुष्क ऊष्मा द्वारा विसंक्रमण या डिस्इन्फेक्शन की प्रक्रिया अपनाई जाती है।

109. (*c*) *माइकोप्लाज्मा* में कोशिका भित्ति नहीं पाई जाती है। ये सबसे छोटी आकार की कोशिका वाले जीवित जीव है। कोशिका भित्ति की अनुपस्थिति के कारण ये पेनिसिलिन हेतु प्रतिरोधी (Resistance) होते हैं।

111. (*c*) सिफिलिस के लिए काह्न (Kahn) टेस्ट, ट्यूब फ्लोकुलेशन (Tube flocculation) का उदाहरण है। इसमें सीरम की जाँच की जाती है। इस टेस्ट की खोज रयुबेन लियॉन काह्न ने की थी। सिफिलिस एक यौन संचारित बैक्टीरियल रोग है।

113. (*b*) ग्राम निगेटिव बैक्टीरिया में उपस्थित एण्डोटॉक्सिन लाइपोपॉलीसैकेराइड द्वारा निर्मित होते हैं। एण्डोटॉक्सिन पायरोजन का एक प्रकार होता है तथा ग्राम निगेटिव बैक्टीरिया जैसे *ई. कोलाई* की कोशिका भित्ति में पाया जाता है। यह ताप स्थाई होता है एवं बैक्टीरिया की मृत्यु पर ही मुक्त होते हैं।

114. (*c*) सेल-मीडिएटेड इम्यूनिटी T-लिम्फोसाइट कोशिकाओं के द्वारा प्राप्त होती है। लसीका नोड्स में अधिक संख्या में उपस्थित T-कोशिकाएँ संक्रमण की स्थिति में किलर-T-कोशिकाओं (CD_8 प्रोटीन वाली) एवं सहायक T-कोशिकाओं (CD_4 प्रोटीन वाली) में बदल जाती है। ये कोशिकाएँ लगातार विभाजित होकर रोगाणु या एन्टीजन से लड़ने के लिए रक्षक कोशिकाओं (Protective cells) की सेना तैयार करती है। तत्पश्चात् किलर-T-कोशिकाएँ परफोरिन-1 रसायन के स्रावण द्वारा रोगाणु को नष्ट करती हैं।

116. (*d*) बैक्टीरिया में चलन या गमन हेतु प्रायः फ्लेजिला पाए जाते हैं। ये चलन अंग संख्या में 1,2, 4 या अधिक हो सकते हैं।

120. (*d*) मेलिग्नेन्ट पस्टूल एक पशु जन्य (Zoonotic) संक्रमण का विशिष्ट लक्षण है। इसे घातक दाने या एन्थ्रैक्स भी कहते हैं, जोकि *बैसीलस एन्थ्रैसिस* बैक्टीरिया द्वारा उत्पन्न रोग है, जोकि संक्रमित घरेलू जन्तुओं जैसे–घोड़े, गाय, भैंस, बकरी, आदि के सीधे सम्पर्क में आने से होता है।

121. (*b*) डिफ्थीरिया एन्टीटॉक्सिन का इन्जेक्शन निष्क्रिय इम्यूनिटी का उदाहरण है। यह इन्जेक्शन घोड़े में डिफ्थीरिया टॉक्सिन के प्रवेश द्वारा निर्मित एन्टीबॉडी सीरम युक्त होता है, न कि शरीर में स्वयं ही एन्टीबॉडी निर्माण को प्रेरित करने वाले एन्टीजन युक्त।

122. (*a*) संक्रमण कारक या रोगजनक या पैथोजन के शरीर में प्रवेश करने से लेकर बीमारी के प्रथम लक्षण उत्पन्न होने के मध्य का काल इन्क्यूबेशन या ऊष्मायन या रोगोद्भवन काल कहलाता है। इस काल में प्रत्येक रोगाणु पोषद् (Host) के शरीर में इम्यून सिस्टम को विफल कर अपनी संख्या बढ़ाते हैं।

123. (*c*) क्षय रोग या तपेदिक या TB *माइकोबैक्टीरियम ट्यूबरकुलोसिस* (*Mycobacterium tuberculosis*) नामक बैक्टीरिया द्वारा होने वाला रोग है।

124. (*c*) HIV संक्रमण से सेलुलर इम्यूनिटी पर प्रभाव पड़ता है, क्योंकि HIV वायरस का संक्रमण शरीर में हेल्पर T-कोशिकाओं को नष्ट करता है, जोकि सेलुलर मीडिएटेड इम्यूनिटी हेतु आवश्यक होते हैं।

125. (*b*) एक व्यक्ति से दूसरे व्यक्ति तक ट्रेकोमा का संचारण प्रायः अप्रत्यक्ष (Indirect) सम्पर्क द्वारा होता है। ट्रेकोमा *क्लेमाइडिया ट्रेकोमेटिस* नामक आँखों का एक बैक्टीरियल रोग है, जोकि संक्रमित व्यक्ति के आँखों व नाक से निकलने वाले स्राव के अप्रत्यक्ष रूप से सम्पर्क में आने से होता है; जैसे–रोगी की आँखों को साफ करने वाले रुमाल को छूने या रोगी के चश्मे का प्रयोग करने पर, आदि।

126. (*a*) वैक्सीन के एक स्थान से दूसरे स्थान तक परिवहन में कोल्ड चैन विधि का उपयोग किया जाता है। इसमें वैक्सीन को निम्न ताप पर संग्रहित कर उसका परिवहन विशेष कोल्ड स्टोरेज वाहनों द्वारा किया जाता है।

127. (*b*) मलेरिया एक वेक्टर जनित रोग है, जोकि मादा *एनॉफिलिज* मच्छर द्वारा संचारित होता है। यह *प्लाज्मोडियम* प्रोटोजोआ द्वारा उत्पन्न रोग है।

129. (*c*) टिंडलाइजेशन (Tyndallisation) एक विस्संक्रमणकारी प्रकिया है जिसमें तीन दिन तक मीडिया को बहती भाप में 100°C पर 15-30 मिनट तक लगातार रखा जाता है, जिससे सभी माइक्रोब्स एवं ताप प्रतिरोधी स्पोर्स नष्ट हो जाते हैं। इसकी खोज जॉन टिंडल ने की थी।

130. (*d*) उच्च दाब एवं कम वैक्यूम ऑटोक्लेव का प्रकार नहीं है। इसमें उच्च दाब पर वैक्यूम भी उच्च ही होता है, ऑटोक्लेव में 121°C माप एवं 1.1 kg/cm^3 या 15 lb/m^2 दाब युक्त माप का डिस्इन्फेक्शन हेतु 15-20 मिनट तक उपयोग किया जाता है।

132. (*d*) एण्डोटॉक्सिन, एक्सोटॉक्सिन से अधिक घातक होते हैं। एक्सोटॉक्सिन ताप अस्थायी प्रोटीन होते हैं, जबकि एण्डोटॉक्सिन स्थायी लाइपोपॉलीसैकेराइड होते हैं। एक रोग को उत्पन्न करने के लिए उच्च मात्रा में एक्सोटॉक्सिन की आवश्यकता होती है अर्थात् इनकी प्रभाविता (Potency) कम होती है, जबकि एक एण्डोटॉक्सिन अणु पोषद् कोशिका में प्रवेश कर अनेक कोशिकाओं को संक्रमित कर सकता है। अतः इसकी प्रभाविता अधिक होती है।

139. (*a*) चेचक (Smallpox) का अन्तिम रोगी अक्टूबर, 1977 में सोमालिया के मर्का कस्बे में पाया गया था।

142. (*b*) जर्मन मीजल्स को रूबेला (Rubella) भी कहते हैं, क्योंकि यह रूबेला वायरस द्वारा उत्पन्न रोग है जिसमें त्वचा पर लाल चकते हो जाते हैं। यह रोग संक्रमित व्यक्ति की लार या वायु में खाँसने तथा छींकने से मुक्त ड्रॉपलेट्स के सीधे सम्पर्क में आने से भी फैल सकता है।

143. (*b*) नेग्री बॉडीज रेबीज का रोग निरूपक होता हैं अर्थात् इनका सम्बन्ध रेबीज रोग से होता है, जोकि मनुष्य के केन्द्रीय तन्त्रिका तन्त्र (Central nervous system) का वायरल रोग है।

नेग्री बॉडीज (2-10 μm आमाप की) इयोसिन स्टेन (Eosinophilic), स्पष्ट बाह्य सीमा युक्त पैथोजिनोमिक इन्क्लूलेशन बॉडीज (Pathogenomic inclusion bodies) होती है जो रेबीज वायरस युक्त न्यूरॉन में पाई जाती है। ये विशेषतया मस्तिष्क के हिप्पोकैम्पस के एम्मोन के हॉर्न क्षेत्र की पिरामिडीय कोशिकाओं में पाई जाती है।

146. (*b*) *हर्पीज जोस्टर (Herpes zoster)* वायरस द्वारा होने वाला एक यौन संक्रामक रोग है जिसमें रोगी में फफोले या छाले विकसित हो जाते हैं।

147. (*b*) DOTS के अंतर्गत TB के उपचार हेतु दी जाने वाली औषधियों में इथैमब्यूटोल (Ethambutol) एक बैक्टीरियोस्टेटिक औषधी है। अन्य औषधियों के विरुद्ध प्रतिरोधकता के विकास से बचाव हेतु यह औषधि दी जाती है।

149. (*a*) 7 अप्रैल को प्रतिवर्ष विश्व स्वास्थ्य दिवस के रूप में मनाया जाता है। इसी दिन सन् 1948 में WHO की अधिकारिक रूप से स्थापना हुई थी।

150. (*c*) पोलियो का उद्भवन या इन्क्यूबेशन काल 7 से 21 दिन होता है। माइलिटिस पोलियो में यह 7-14 दिन होता है। यह केन्द्रीय तन्त्रिका तन्त्र सम्बन्धी वायरल रोग है।

151. (*b*) कुकर खाँसी या परट्यूसिस, *बोर्डेटेला परट्यूसिस* या *परट्यूसिस बैसिलस* नामक बैक्टीरिया द्वारा होती है।

152. (*c*) वील रोग या लेप्टोस्पाइरोसिस चूहों या सूअरों के मूत्र, रुधिर या ऊतक के सम्पर्क

में आने पर *लेप्टोस्पाइरा* (*Leptospira*) नामक बैक्टीरिया द्वारा होता है। बाढ़ग्रस्त क्षेत्रों में चूहे इसके लिए मुख्य रूप से जिम्मेदार होते हैं।

153. (*a*) मलेरिया के लिए *प्लाज्मोडियम* नामक प्रोटोजोआ जिम्मेदार होता है। यह मादा *एनॉफिलीज* मच्छर के काटने से फैलता है।

154. (*d*) TAB (Typhoid-paratyphoid-A and B) टीका या वैक्सीन बैक्टीरियल रोग टायफॉइड के बचाव हेतु लगाया जाता है।

157. (*a*) कोप्लिक्स के धब्बें रूबिओला या खसरा रोग में पाए जाते हैं। खसरे के मरीज में मुखगुहा की श्लेष्मा (Buccal mucosa) पर पाए जाने वाले सफेद दाग (Lesion) कोप्लिक्स स्पॉट/साइन कहलाते हैं। यह एक बैक्टीरियल श्वास सम्बन्धी रोग है।

158. (*c*) मीजल्स (खसरा) को छोड़कर सभी में वाहक रोग के प्रसारण के साथ जुड़े होते हैं। टायफॉइड एवं कॉलेरा (हैजा) का प्रसारण घरेलू मक्खी द्वारा एवं मलेरिया का संचरण मादा *एनोफिलीज* मच्छर द्वारा होता है, जबकि मीजल्स का प्रसार श्वास छोड़ने छींकने, बोलने या खाँसने द्वारा मुक्त संक्रमित ड्रॉपलेट्स के सीधे सम्पर्क में आने से होता है।

159. (*a*) हिपेटाइटिस-A के संचरण का प्रमुख मार्ग फेको-ओरल रूट (Feco-oral route) होता है। यह वायरल रोग दूषित भोजन एवं जल के सेवन के कारण फैलता है।

160. (*a*) बैक्टीरिया में प्रमुखतया बाइनरी विखण्डन (Binany fission) द्वारा जनन होता है, जिसमें एक बैक्टीरिया असूत्री विभाजन (Amitosis) द्वारा दो संतति बैक्टीरिया में परिवर्तित हो जाता है।

161. (*b*) शारीरिक इम्यूनिटी का ट्रांसफर B-लिम्फोसाइट कोशिकाओं (कोशाओं) द्वारा होता है। ये कोशिकाएँ एन्टीबॉडीज का निर्माण करती हैं जिनके द्वारा कृत्रिम रूप से निष्क्रिय इम्यूनिटी का निर्माण होता है।

163. (*b*) BCG (बैसीलस कैलामिटि ग्यूरीन) वैक्सीन बैक्टीरिया या वायरस को मारे बिना जीवित दुर्बल बैक्टीरिया द्वारा बनाई जाती है। यह वैक्सीन TB रोग से सुरक्षा प्रदान करती है।

164. (*a*) संक्रमित दुग्ध के कारण एन्थ्रैक्स रोग हो जाता है। यह रोग बैक्टीरिया *बैसीलस एन्थ्रैसिस* द्वारा उत्पन्न होता है, जोकि मृदा में पाया जाता है एवं घरेलू जन्तुओं जैसे–गाय एवं भैसों को संक्रमित करता है। मानव में यह रोग संक्रमित पशु या पशु उत्पाद (दुग्ध) के सम्पर्क में आने पर फैलता है, जिसके कारण बैक्टीरिया के संक्रामक स्पोर्स हमारे शरीर में प्रवेश कर जाते हैं।

165. (*b*) लेबर रूम या प्रसव कक्ष में प्रसव कराने के दौरान उपयोग में लिए गए उपकरणों को डिकन्टामीनेंट करने के लिए इन्हें 0.5% क्लोरीन सॉल्यूशन में 10 मिनट तक रखना चाहिए। इससे सभी संक्रामक माइक्रोब्स नष्ट हो जाते हैं।

166. (*b*) बैक्टीरिया की वृद्धि को रोकने वाले केमीकल या रसायन को बैक्टीरियोस्टैटिक कहते हैं। ये बैक्टीरिया को मारते नहीं हैं, किन्तु इनमें होने वाले जनन एवं इनकी वृद्धि को रोकते हैं; उदाहरण–टेट्रासाइक्लिन, क्लोरेम्फिनिकॉल, आदि।

167. (*c*) प्लेग का कारक *बैसिलस* (दण्डाकार) बैक्टीरिया *यर्सिनिया पेस्टिस* होता है। यह ग्राम निगेटिव बैक्टीरिया चूहों के पिस्सू (Fleas) द्वारा मानव में फैलता है।

171. (*d*) जीका वायरस *एडीज* मच्छर के काटने से फैलने वाला नया रोग है। अधिकांश लोगों में इस रोग के संक्रमण के लक्षण प्रकट ही नहीं होते हैं या हल्के बुखार, चकते, कन्जक्टिविटिस, माँसपेशियाँ एवं जोड़ों में दर्द, सिरदर्द जैसे मामूली लक्षण उत्पन्न होते हैं। गर्भावस्था या प्रेगनेन्सी के दौरान इस वायरस का संक्रमण गर्भ में जन्मजात विकृतियों का कारण हो सकता है।

172. (*d*) इन्फ्लुएन्जा रोग में इम्यूनिटी (Immunity) दीर्घस्थायी नहीं होती है। यह एक वायरल रोग है जिसके प्रति स्थाई रूप से इम्यूनिटी प्राप्त नहीं होती है, क्योंकि इसके वायरस से हमारे शरीर की इम्यूनिटी वर्ष भर लड़ती रहती है एवं हमारे शरीर में एन्टीबॉडीज की संख्या लगातार घटती रहती है। वर्ष के सामान्य समय में एन्टीबॉडीज का सामान्य स्तर हमें रोग से बचाए रखता है, किन्तु मौसम में परिवर्तन के समय हमारे शरीर की इम्यूनिटी धीरे-धीरे परिवर्तित होती है, यद्यपि वायरस की संख्या तेजी से बढ़ती है। इस कारण में हम रोगग्रस्त हो जाते हैं। इसके अतिरिक्त वातावरण में इस वायरस के नए-नए स्ट्रेन विकसित होते रहते हैं। अतः प्रत्येक 6 माह पर इन्फ्लुएन्जा की वैक्सीन लगवानी पड़ती है।

184. (*a*) इन्फ्लुएन्जा-A का प्रमुख संक्रमण प्रतिवर्ष या 1 वर्ष के अंतराल में होता रहता है। इसके अनेक स्ट्रेन हैं, जो विश्व भर में अनेक मौसमी फ्लु के कारण होते हैं। इस रोग के परिवर्तित स्ट्रोनों के कारण इसके प्रति स्थाई रूप से इम्यूनिटी प्राप्त नहीं होती हैं। सामान्य सर्दी, जुकाम, छींके, खाँसी, श्वास लेने में तकलीफ, बुखार, आदि इसके प्रमुख लक्षण हैं।

188. (*d*) रोग के संक्रमण चक्र को तोड़ने के लिए हमारे एवं रोगी के आस-पास के वातावरण में नियमित रूप से सफाई करनी चाहिए। इसमें स्टरीलाइजेशन (Sterilisation) तथा डिसइन्फेक्शन (Disinfection) सम्मिलित होते हैं।

191. (*b*) मीजल्स (Measles) एक अत्यन्त संक्रामक वायरल रोग है जिसमें द्वितीयक संक्रमण या दूसरे दर्जे के आक्रमण की दर 90% होती है। यह रोग संक्रमित व्यक्ति के निकट सम्पर्क आने पर फैलता है।

194. (c) HIV के संक्रमण का प्रकटीकरण या AIDS के प्रथम लक्षणों का दिखना तब शुरू होता है, जब HIV तेजी से CD_4 सहायक-T लिम्फोसाइट कोशिकाओं में प्रतिकृति (Replication) कर इन कोशिकाओं को नष्ट करता है जिससे शरीर की इम्यूनिटी कमजोर हो जाती है एवं शरीर अन्य रोगों से संक्रमित हो जाता है।

195. (c) येलो फीवर (Yellow fever) *फ्लेवी वायरस* द्वारा उत्पन्न एवं मादा *क्यूलेक्स* या *एडीज* मच्छर द्वारा संक्रमित रोग है।

198. (*b*) एक परीक्षण की क्षमता जिसके कारण उनकी सही ढंग से पहचान होती है जिनको रोग नहीं है, विशेषता कहलाती है। यह प्रत्येक परीक्षण हेतु विशिष्ट होता है।

199. (c) चेचक (Smallpox) में चकत्ते (Rashes) पहले चेहरे, हाथों एवं बाँहों पर प्रकट होते है, तत्पश्चात् ये छाती पर प्रकट होते हैं अर्थात् इनका प्रसार बाहर से केन्द्र की ओर होता है, न कि केन्द्र से बाहर की ओर (केन्द्राप्रसारक वितरण) होता है।

200. (a) सेरेब्रल (Cerebral) मलेरिया का कारक *प्लाज्मोडियम फैल्सीपेरम* नामक प्रोटोजोआ होता है। इस रोग के प्रमुख लक्षण ज्वर, सिरदर्द, शरीर में दर्द, कोमा, आदि हैं।

207. (*d*) हर्ड इम्यूनिटी या सामुदायिक इम्यूनिटी में एक क्षेत्र या देश की आबादी पूर्व में हुए संक्रमण या क्षेत्रीय या राष्ट्रीय स्तर के वैक्सिनेशन कार्यक्रम के कारण कुछ संक्रामक रोगों के प्रति इम्यून हो जाती हैं। भारत में चेचक की समाप्ति एवं DPT तथा पोलियो वैक्सिनेशन के कारण लोगों में डिफ्थीरिया, पोलियो एवं चेचक हेतु हर्ड इम्यूनिटी पाई जाती है, किन्तु टिटिनस की वैक्सीन का प्रभाव लगभग 6 माह तक ही रहता है।

211. (*d*) चकत्ते (Rashes) निकलने के पश्चात् मीजल्स वायरस की संक्रामकता कम हो जाती है एवं 4 दिनों में चकत्ते गायब होने लगते हैं।

213. (*a*) 20 लीटर पानी को डिसइन्फेक्ट करने के लिए 0.5 gm क्लोरीन की गोली का प्रयोग किया जाना चाहिए, हालाँकि यह मात्रा जल में अशुद्धि की मात्रा एवं प्रकार

के साथ-साथ प्रयुक्त क्लोरीन के प्रकार पर भी निर्भर करती है।

214. (*a*) सब-एक्यूट स्केलेरोसिंग पेननसिफेलाइटिस (Subacute Sclerosing Panencephalitis or SSPE) मीजल्स वायरस द्वारा होने वाला केन्द्रीय तन्त्रिका तन्त्र (Central nervous system) का दुर्लभ किन्तु घातक रोग है। SSPE व्यक्ति के मीजल्स रोग से ठीक होने के 7-10 वर्ष बाद विकसित होता है। यह दीर्घकालिक प्रगतिशील मस्तिष्क प्रदाह (Inflammation) रोग है।

217. (*a*) संक्रामक रोगों की रोकथाम में वैक्सिनेशन द्वारा प्राथमिक बचाव होता है। इसके द्वारा व्यक्ति को सम्बन्धित रोग के प्रति पूर्व में ही कृत्रिम सक्रिय इम्यूनिटी प्रदान कर दी जाती है जिससे रोग के संक्रमण होने की दशा में शरीर शीघ्र ही एन्टीबॉडीज बनाकर बचाव कर सकता है।

218. (*c*) रेबीज कुत्ते या अन्य संक्रमित जानवर से होने वाला पशु जनित वायरल रोग है। यह रहैब्डो वायरस द्वारा होता है।

219. (*a*) लुईस पाश्चर (1861) द्वारा दिया गया जर्म (Germ) सिद्धान्त कारक (Agent) एवं रोग के मध्य अलग-अलग सम्बन्धों के बारे में समझाता है जिसके अनुसार रोगों के प्रमुख कारण सूक्ष्मजीव या रोगाणु होते हैं जो विशिष्ट रोग उत्पन्न करते हैं।

220. (*d*) टायफॉइड बीमारी एसिड फास्ट बैसीलाई द्वारा कारित नहीं होती है। एसिड फास्ट बैसीलस (AFB) बैक्टीरिया क्षय रोग (TB), कुष्ठ रोग (लेप्रोसी) एवं नोकार्डिएसिस रोग के कारक होते हैं। ये जीनस *माइकोबैक्टीरियम* के रॉड (Rod) आकार के बैक्टीरिया होते हैं। ये बैक्टीरिया स्टेनिंग प्रक्रिया में एसिड फास्ट से धोने के बाद अपने स्टेन का रंग पुनः प्राप्त कर लेते हैं। मोतीझरा या टायफॉइड कोमा आकार के बैक्टीरिया *विब्रियो कॉलेरी* द्वारा होता है।

223. (*a*) ART ड्रग्स की प्रोग्रेस व रिलेप्स को जानने में सहायक सक्रिय रूप से गुणित हो रहे HIV वायरस की मात्रा की गणना के लिए HIV वायरल लोड टेस्ट करवाया जाता है। एन्टी रिट्रोवायरल थेरैपी (ART) ड्रग रिट्रोवायरस HIV के प्रभाव को कम करने में सहायक होता है। इस ड्रग के रोगी पर प्रभाव को जानने के लिए HIV वायरल लोड टेस्ट किया जाता है जिससे शरीर में HIV वायरस की सम्भावित संख्या ज्ञात होती है।

226. (*d*) तापमान, समय, सम्पर्क एवं कार्बनिक पदार्थों की उपस्थिति बैक्टीरिया की वृद्धि एवं नाश को प्रभावित करने वाले कारक हैं। उच्च एवं निम्न ताप (72°C से ऊपर एवं 8-6°C से नीचे) तथा अनावश्यक सम्पर्क बैक्टीरियल कॉलोनी की वृद्धि को कम करते हैं। अनुकूल वातावरण में समय के साथ बैक्टीरिया की संख्या में निरन्तर वृद्धि होती है।

इसी प्रकार कार्बनिक पदार्थों की उपस्थिति बैक्टीरिया को पोषण स्रोत (आहार) प्रदान कर इसकी वृद्धि को बढ़ाती है, जबकि कार्बनिक पदार्थों की अनुपस्थिति वृद्धि को कम करती है।

232. (*b*) टायफॉइड बुखार में हृदय दर कम हो जाती है अर्थात् ब्रैडीकार्डिया स्थिति उत्पन्न होती है। इस रोग को आँत्रीय बुखार (Enteric fever) भी कहते हैं। इस रोग का निदान विडाल टेस्ट द्वारा किया जाता है।

237. (*a*) रेबीज का वायरस कारतूस या बूलेट सदृश्य होता है, जोकि 10 nm के स्पाइक नुमा ग्लाइकोप्रोटीन पेप्लोमियर्स की सतह द्वारा कवर होता है।

240. (*d*) गोनोरिया बहुत संक्रामक होता है एवं बांझपन उत्पन्न कर सकता है। गोनोरिया या सुजाक *नीसेरिया गोनोरहोई* बैक्टीरिया द्वारा उत्पन्न यौन संक्रामक रोग है, जो नर के मूत्र मार्ग एवं मादा की योनि को प्रभावित करता है। यह रोग गम्भीर अवस्था में महिलाओं के आन्तरिक जननांगों तक फैलकर उनमें बांझपन उत्पन्न कर सकता है।

243. (*c*) काला-अजार वाहक मादा *फ्लेबोटोमस* या सेण्ड फ्लाई के काटने पर *लीशमेनिया* परजीवी (प्रोटोजोआ) द्वारा होता है।

245. (*b*) एथलीट फुट, जिसे टीनिया पेडिस भी कहा जाता है, *टीनिया* नामक फंगस (Fungus) द्वारा होने वाला पैरों की त्वचा का रोग है।

246. (*d*) ब्रुसीलोसिस के अतिरिक्त शेष सभी जलजनित बीमारियाँ हैं। ब्रुसीलोसिस संक्रमित दुग्ध या डेयरी प्रोडक्ट के माध्यम से जानवरों से इंसानों में संचरित होने वाला एक बैक्टीरिया जनित रोग है।

247. (*b*) सामान्य या नॉर्मल सेलाइन BCG वैक्सीन के लिए तनुकारक (Diluent) के रूप में प्रयुक्त होता है।

BCG की प्रत्येक 0.05 mL की डोज 0.45 mg NaCl एवं जल सहित लगाई जाती है।

248. (*a*) मम्प्स की सर्वमान्य जटिलता पुरुषों में शुक्रग्रन्थिशोथ (Orchitis) एवं महिलाओं में डिम्बग्रन्थिशोथ (Oophoritis) हैं।

मम्प्स वायरल रोग है जिसकी जटिलता किशोरों के टेस्टीकल्स में सूजन (Orchitis) उत्पन्न करती है जिसके कारण टेस्टीकल्स आकार में छोटे रह जाते हैं। इसी प्रकार किशोरियों में ओवरीज में सूजन/शोथ (Ophoritis) के कारण ओवरीज का विकास प्रभावित होता है।

249. (*c*) गर्भस्थ शिशु एवं माता को टिटेनस से बचाने हेतु गर्भवती महिला को टिटेनस के 2 टीके 1 महीने के अन्तराल पर दिए जाते हैं।

250. (*c*) पोलियो माइलिटिस रोग वायु में उपस्थित ड्रॉपलेट्स के कारण नहीं होता है। यह ओरल या ओरो फीकल रूट (Oro-fecal route) द्वारा फैलने वाला वायरल रोग है। यह संक्रमित मृदा या जल या भोजन को ग्रहण करने पर होती है।

251. (*b*) मलेरिया बुखार में ऊष्मीय अवस्था (Hot stage) नहीं पाई जाती है। मलेरिया में बुखार वाली अवस्था को ऊष्मीय अवस्था (Hot stage) कहते हैं जिसमें तीव्र ज्वर/बुखार आता है। इसके बाद स्वेद अवस्था (Sweating stage) में पसीने आते है तथा तत्पश्चात् शरीर को शीत अवस्था (Cold stage) में कपकपी के साथ ठण्ड लगती है।

253. (*b*) डेंगू एक वेक्टर जनित रोग है, जोकि *एडीज एजिप्टाई* मच्छरों द्वारा संचारित की जाती है। यह वायरस द्वारा उत्पन्न रोग है, जिसे हड्डी तोड़ ज्वर भी कहते हैं।

254. (*c*) BCG एक जीवित एटेन्यूटिड वैक्सीन (Live attenuated vaccine) है। इस वैक्सीन के निर्माण में जीवित किन्तु दुर्बल या कम सक्रिय बैक्टीरिया का उपयोग किया जाता है। यह वैक्सीन TB रोग से बचाव प्रदान करती है।

261. (*a*) दस्त में प्रोटीन (इन्ट्रावीनस एल्ब्यूमिन) की आवश्यकता नहीं होती है, वरन् रेशों (साइलियम) एवं खनिज लवणों सहित जल (पोटैशियम पूरक एवं नॉर्मल सेलाइन) की आवश्यकता होती है।

262. (*a*) मलेरिया को छोड़कर अन्य में यौन संक्रमण होने की स्थिति में महिलाओं में

HIV संक्रमण होने की संभावना बढ़ जाती है। ऐसा महिला की योनि (Vagina) के तरल की प्रकृति में परिवर्तन के कारण होता है।

263. (*b*) *ट्रिपेनोसोमा गैम्बिएन्स* एवं *ट्रिपेनोसोमा* रोडेसिएन्स नामक परजीवी (प्रोटोजोआ) सी-सी मक्खी द्वारा संचरित होकर निद्रा रोग (Sleeping sickness) उत्पन्न करते हैं।

264. (*b*) डिप्थीरिया के विरुद्ध पूर्व में अर्जित रोग प्रतिरोधक क्षमता की जाँच हेतु शिक स्किन टेस्ट (Shick skin test) किया जाता है।

265. (*c*) बच्चों को 5 वर्ष की आयु पर DPT बूस्टर (DPT booster) एवं विटामिन-A (Vitamin-A) की अन्तिम (नवीं) खुराक दी जाती है।

269. (*d*) *स्टेफाइलोकोकस ऑरियस* बैक्टीरिया ग्राम पॉजिटिव एवं गोलाकार होता है जोकि ऊपरी श्वासनाल एवं त्वचा पर पाया जाता है तथा श्वास मार्ग में प्रदाह या सूजन (Inflammation) एवं न्यूमोनिया का कारण हो सकता है। यह एण्डोकार्डिटिस (Endocarditis) का भी कारण होता है, किन्तु यह स्कंदन (Coagulation) का कारण नहीं होता है।

270. (*a*) *हेलिकोबैक्टर पाइलोरी* एक ग्राम निगेटिव सर्पिलाकार (Spiral shaped) बैक्टीरिया है, जो आमाशय या पेट में अल्सर के लिए उत्तरदायी होता है।

271. (*a*) मेनिन्जाइटिस (Meningitis) *नीसेरिया मेनिन्जाइटिडिस* नामक बैक्टीरिया द्वारा उत्पन्न होता है, किन्तु यह रोग प्रायः वायरस द्वारा होता है।

276. (*d*) इम्बोलस (Embolus) रुधिर वाहिका (Vessel) में उपस्थित एक अवरोधक (Blockage) होता है। यह वायु का बुलबुला, छोटा ट्यूमर या बैक्टीरियल कॉलोनी हो सकता है, किन्तु अत्यंत छोटे होने, कॉलोनी न बनाने तथा पोषद् (Host) में प्रायः केवल न्यूक्लिक अम्ल के रूप में पाए जाने के कारण यह कभी-भी वायरस नहीं हो सकता है।

277. (c) सक्रिय TB का सबसे पॉजिटिव रिजल्ट स्पुटम कल्चर का पॉजिटिव रिजल्ट होता है। रोगी के स्पुटम या कफ के बैक्टीरियल कल्चर तथा इसमें *माइकोबैक्टीरियम ट्यूबरकुलोसिस* की उपस्थिति द्वारा व्यक्ति में TB की पुष्टि होती है।

281. (*a*) डिप्थीरिया श्वास छोड़ते, बोलते, छींकते या खाँसते समय वायु की ड्रॉपलेट्स (Air droplets) द्वारा फैलने वाला बैक्टीरियल रोग है। अतः इससे बचाव के लिए रोगी का पृथक्करण (Isolation) उपयोगी है।

अध्याय 10

समाजशास्त्र एवं सामाजिक नर्सिंग

Sociology and Social Nursing

<u>*हम स्टडी करेंगे*</u>

• समाजशास्त्र का परिचय • समाज • समुदाय • सामाजिक समूह • भीड़ • जनता • संस्कृति • सामाजिक स्तरीकरण • परिवार की अवधारणा एवं परिभाषाएँ • विवाह • सामाजिक नियन्त्रण • सामाजिक समस्या

समाजशास्त्र का परिचय (Introduction of Sociology)

- समाजशास्त्र शब्द का निर्माण दो शब्दों से मिलकर हुआ है, *सोसियस* (*Socius*) शब्द लैटिन भाषा से और *लोगस* (*Logus*) शब्द ग्रीक भाषा से। इस प्रकार समाजशास्त्र का शाब्दिक अर्थ 'समाज का शास्त्र' या 'समाज का विज्ञान' है।
- यह एक ऐसा विषय है, जिसमें मानव समाज के अलग-अलग स्वरूपों (Forms), संरचनाओं (Organisations) व प्रक्रियाओं का तरीके से अध्ययन किया जाता है।
- **अगस्त कॉम्टे** (Auguste Comte) प्रथम समाजशास्त्री है, जिन्होंने एक व्यवस्थित (Systematic) विज्ञान के रूप में समाजशास्त्र विषय का निर्माण उन्नीसवीं शताब्दी के शुरूआत में किया। उनको मानवीय तथा सामाजिक एकता पर बल देने वाला प्रथम समाजशास्त्री माना जाता है।
- कुछ प्रसिद्ध समाजशास्त्रियों ने समाजशास्त्र को निम्न प्रकार से परिभाषित किया है
  - समाजशास्त्र मानवीय पारस्परिक व्यवहारों और इन्टरेक्शन्स या अन्तः सम्बन्धों, उनकी दशाओं और परिणामों का अध्ययन है। ***एम. गिन्सबर्ग***
  - समाजशास्त्र मानव और उसके मानवीय पर्यावरण के सम्बन्धों का अध्ययन है। ***एच. पी. फेयर चाइल्ड***
  - समाजशास्त्र वह विज्ञान है, जोकि सामाजिक क्रिया के व्याख्यात्मक (Descriptive) ज्ञान को प्रस्तुत करने का प्रयास करता है, जिससे उसकी प्रक्रिया व प्रभावों की व्याख्या की जा सके। ***मैक्स वेबर***

समाजशास्त्र का नर्सिंग में महत्त्व और उपयोग (Importance and Use of Sociology in Nursing)

नर्सों के लिए समाजशास्त्र का महत्त्व एवं उपयोग निम्नलिखित हैं

- समाजशास्त्र, चिकित्सकों और नर्सों को रोगियों के सांस्कृतिक (Cultural) और सामाजिक जीवन के बारे में जानने में सहायता प्रदान करता है।
- यह नर्सों को सभी सामाजिक समस्याओं, रोगियों के मनोभावों (Psychological conditions), सामुदायिक स्वास्थ्य समस्याओं, विभिन्न जातियों, विभिन्न धर्मों, जनजातियों, आदि के बारे में जानने में भी सहायता करता है।

- समाजशास्त्र का ज्ञान नर्स को अलग-अलग सामाजिक स्तरों (Levels) और अलग-अलग व्यक्तियों के शारीरिक और मानसिक रोगों के उपचार के लिए अनुकूल सम्बन्ध बनाने में सहायक होता है।
- समाजशास्त्र का ज्ञान सामुदायिक (Community) नर्सों के लिए अत्यन्त महत्त्वपूर्ण है, क्योंकि ये अस्पताल के बाहर भी कार्य करती हैं; जैसे–जन-स्वास्थ्य, इन्डस्ट्रीयल स्वास्थ्य, विद्यालय स्वास्थ्य, सैनिक या रेलवे नर्सिंग, आदि।
- समाजशास्त्र नर्सों को समाज की बेहतरी के लिए परिवर्तन के कारक या एजेण्ट के रूप में उनकी सामाजिक जिम्मेदारी को पूरी करने में सक्षम बनाता है।

समाज (Society)

- समाजशास्त्र में 'समाज' शब्द का एक विशेष अर्थ में प्रयोग किया गया है। समाज एक ऐसी व्यवस्था है जिसका आधार (Base) व्यक्तियों के बीच में बनने वाले सामाजिक सम्बन्ध (Social relations) होते हैं तथा यह सदैव परिवर्तनशील (Dynamic) होता है।
- समाज के सदस्यों के मध्य पारस्परिक जागरूकता (Awareness) होती है एवं समाज में समानता एवं असमानता दोनों देखने को मिलती है।

समाज की परिभाषाएँ (Definitions of Society)

- **मोरिस गिन्सबर्ग** के अनुसार, 'एक समाज व्यक्तियों का वह समूह है, जो किन्हीं सम्बन्धों या व्यवहार के विशिष्ट तरीकों (Specific type of behaviour) द्वारा संगठित है और जो उन्हें अन्य लोगों से अलग करता है, जो इन सम्बन्धों से बँधे नहीं होते हैं।'
- **मैकाइवर** एवं **पेज** के शब्दों में, 'समाज रीतियों (Practices) एवं कार्यनीतियों (Work policy) की, अधिकार एवं पारस्परिक सहायता की, अनेक समूहों एवं विभागों की, मानव व्यवहार के नियन्त्रणों तथा स्वतन्त्रताओं की एक व्यवस्था है। इस निरन्तर परिवर्तनशील, जटिल व्यवस्था को हम समाज कहते हैं सरल शब्दों में समाज सामाजिक सम्बन्धों का जाल (Web) है।
- **ई. बी. रयूटर** के शब्दों में, 'समाज एक विचार है, जो एक समूह के सदस्यों के बीच पाए जाने वाले आपसी सम्बन्धों की सम्पूर्णता का ज्ञान कराता है।'

समाज की विशेषताएँ (Features of Society)

- **पारस्परिक जागरूकता** (Inter-awareness) सामाजिक सम्बन्धों का ताना-बाना ही समाज को बनाने में सहायक होता है। जब लोग एक-दूसरे को प्रत्यक्ष (Direct) या अप्रत्यक्ष (Indirect) रूप से जानते-पहचानते हैं तभी सामाजिक सम्बन्ध बनते हैं।
- **समानता** (Similarities) एवं **असमानता** (Disimilarities) समाज में लोगों में विचारों, रीतियों (Practices), शिक्षा, आर्थिक स्थिति, व्यवसाय, स्वास्थ्य, आदि में समानताएँ एवं असमानताएँ होती हैं।
- **सहयोग** (Cooperation) और **संघर्ष** (Competition) समाज में लोगों में अलग-अलग कार्यों, विचारों, प्रगति, आदि में सहयोग और संघर्ष हमेशा चलता रहता है।
- **पारस्परिक निर्भरता** (Interdependent) व्यक्ति को अपनी जरूरतों को पूरा करने के लिए दूसरे व्यक्ति या समूहों की आवश्यकता होती है। इसके लिए व्यक्ति को अन्य लोगों के साथ अपनी आर्थिक, राजनीतिक, सांस्कृतिक, आदि आवश्यकताओं को पूरा करने के लिए सामाजिक सम्बन्ध विकसित करने होते हैं।
- **समाज विचार है** (Society is an Idea) समाज केवल व्यक्तियों का समूह मात्र न होकर उनके बीच उत्पन्न सामाजिक सम्बन्धों का जाल है। सामाजिक सम्बन्ध वास्तविक नहीं होते हैं, इनको केवल अनुभव किया जा सकता है।
- **निरन्तर परिवर्तनशील** (Dynamic) समाज में व्यक्तियों के बीच पाए जाने वाले सामाजिक सम्बन्ध स्थिर (Permanent) नहीं रहते हैं एवं अनेक कारणों के प्रभाव से उनमें परिवर्तन (Change) आता रहता है। परिवर्तन समाज की एक महत्त्वपूर्ण विशेषता है, जोकि बाहरी परिस्थितियों के बदलने पर और भी तेजी से होती है।

समुदाय (Community)

समुदाय शब्द लैटिन भाषा के दो शब्द '*com*' तथा '*munis*' से मिलकर बना है। *com* का अर्थ है 'साथ-साथ' तथा *munis* का अर्थ है 'सेवा करना'। इस प्रकार एकसाथ मिलकर काम करने वाले व्यक्तियों के समूह को समुदाय कहा जाता है।

समुदाय की परिभाषाएँ (Definitions of Community)

- **किंग्सले डेविस** के अनुसार, 'समुदाय वह सबसे छोटा क्षेत्रीय समूह (Local group) है, जिसके अन्दर सामाजिक जीवन के सभी पहलू आ जाते हैं।'
- **बोगॉर्डस** के अनुसार, 'समुदाय एक ऐसा सामाजिक समूह है, जिसमें लोगों में कुछ सीमा तक हम या एकता (Unity) की भावना होती है तथा जो एक निश्चित क्षेत्र (Fix area) में निवास करते हैं।
- **ऑगबर्न** तथा **निमकॉफ** के अनुसार, 'एक सीमित क्षेत्र में सामाजिक जीवन के सम्पूर्ण संगठन को समुदाय कहा जाता है।'
- **मैकाइवर** तथा **पेज** के अनुसार, 'जब किसी छोटे तथा बड़े समूह के सदस्य इस प्रकार साथ-साथ रहते हैं कि वे किसी विशेष हित (Specific motive) में ही भागीदार नहीं होकर सामान्य जीवन की मूलभूत दशाओं या परिस्थितियों में भाग लेते हैं, तो ऐसे समूह को समुदाय कहा जाता है।'

समुदाय की विशेषताएँ (Features of Community)

समुदाय की प्रमुख विशेषताएँ निम्नलिखित हैं

- **व्यक्तियों का समूह** (Group of Individuals) समुदाय निश्चित भौगोलिक क्षेत्र (Geographical area) में निवास करने वाले व्यक्तियों का वास्तविक (Realistic) समूह है।
- **एक समान जीवन शैली** (Common Life-style) प्रत्येक समुदाय में रहने वाले सदस्यों का रहन-सहन, भोजन का ढंग व धर्म सभी काफी सीमा तक एक समान होते हैं।
- **विशिष्ट नाम** (Specific Name) प्रत्येक समुदाय का कोई-न-कोई नाम अवश्य होता है। इसी नाम के कारण ही सामुदायिक एकता (Social unity) का जन्म होता है।
- **स्थायित्व** (Stability) समुदाय की अवधि व्यक्ति के जीवन में लम्बी होती है। व्यक्ति समुदाय में जन्म लेते हैं, जीवन जीते हैं तथा मृत्यु के बाद चले जाते हैं, परन्तु इसके बावजूद समुदाय का अस्तित्व बना रहता है।

- **समुदाय की भावना** (Emotion of Community) यह समुदाय की नींव है। समुदाय के सदस्य अपने हितों की पूर्ति के लिए ही नहीं सोचते, वे सम्पूर्ण समुदाय का ध्यान रखते हैं। एकता या हम (Unity) की भावना एवं जिम्मेदारी समुदाय के सभी सदस्यों को एकसाथ बाँधने में सहायता करती है।

ग्रामीण एवं नगरीय समुदाय में अन्तर (Differences between Rural and Urban Community)

ग्रामीण एवं नगरीय या शहरी समुदाय में मूलभूत अन्तर निम्न है

	आधार	ग्रामीण समुदाय	नगरीय समुदाय
1.	वातावरण (Environment)	मानवीय सामाजिक वातावरण पर प्रकृति (Nature) का महत्त्व अधिक होता है। लोगों का प्रकृति से प्रत्यक्ष (Direct) सम्बन्ध होता है।	यहाँ मानव के द्वारा बनाए कृत्रिम (Artificial) वातावरण से अधिक सम्बन्ध होता है।
2.	आकार (Size)	गाँव में जनसंख्या कम पाई जाती है।	शहरों में जनसंख्या की अधिकता होती है।
3.	जनसंख्या घनत्व (Population density)	जनसंख्या का घनत्व कम होता है।	जनसंख्या घनत्व अधिक होता है।
4.	सामाजिक सम्बन्ध (Social relation)	प्राथमिक एवं व्यक्तिगत (Personal) सम्बन्ध अधिक होते हैं।	द्वितीयक तथा स्वार्थपूर्ण सम्बन्ध अधिक होते हैं।
5.	सामाजिक गतिशीलता एवं स्थायित्व (Social mobility and stability)	सामाजिक गतिशीलता कम तथा जीवन में अधिक स्थायित्व (Stability) होता है।	सामाजिक गतिशीलता अधिक पाई जाती है। जिससे जीवन में स्थायित्व (Stability) कम होता है।
6.	संस्कृति (Culture)	परम्परागत संस्कृति तथा रीतियों में मजबूती से विश्वास होता है।	आधुनिक संस्कृति एवं गतिशील जीवन होता है।
7.	व्यवसाय (Profession)	अधिकतर किसान और उनके परिवार समुदाय में खेती के अतिरिक्त प्रायः अन्य छोटे स्तर के व्यवसाय भी करते हैं।	लोग विशेषतया वस्तुओं का निर्माण, यान्त्रिक कार्य, नौकरी, व्यापार, उद्योग, आदि करते हैं।
8.	आर्थिक जीवन (Economic life)	मुख्य व्यवसाय कृषि होता है। अतः लोग आर्थिक रूप से कम सम्पन्न होते हैं।	आर्थिक दृष्टि से सम्पन्नता तथा जीवन-स्तर उच्च होता है।

सामाजिक समूह (Social Group)

- जब दो या दो से अधिक व्यक्ति सामान्य लक्ष्य (Common goal) के लिए एक-दूसरे से सम्बन्ध स्थापित करते हैं और प्रभावित होते हैं तो ऐसे समूह को सामाजिक समूह कहा जाता है।
- शाब्दिक अर्थ में, सामाजिक समूह दो शब्दों से मिलकर बना है–'सामाजिक + समूह। इस प्रकार दो या दो से अधिक व्यक्तियों के संगठन को सामाजिक समूह कहते हैं।

सामाजिक समूह की परिभाषाएँ (Definitions of Social Groups)

- **ऑगबर्न** तथा **निमकॉफ** 'जब कभी दो या दो से अधिक व्यक्ति एकत्रित हो जाते हैं और एक-दूसरे पर प्रभाव डालते हैं, तो वे एक सामाजिक समूह का निर्माण करते हैं।'
- **ऐल्डरिज** तथा **मेरल** 'सामाजिक समूह दो या दो से अधिक व्यक्तियों का एक ऐसा समूह है जिसमें एक लम्बी अवधि से संचार होता जा रहा है और जो एक समान कार्य या योजना (Common goal) के अनुसार कार्य करते हैं।'
- **मैकाइवर** तथा **पेज** 'सामाजिक समूह व्यक्तियों का वह संकल्प है जो एक-दूसरे के साथ विशेष सम्बन्ध स्थापित करते हैं।'
- **ई. एस. बोगॉर्डस** 'एक सामाजिक समूह दो अथवा दो से अधिक व्यक्तियों की एक ऐसी संस्था को कहते हैं, जिनका ध्यान कुछ सामान्य लक्ष्यों पर हो और जो एक-दूसरे को प्रेरणा दें।'

सामाजिक समूह की विशेषताएँ (Features of Social Groups)

सामाजिक समूहों की महत्त्वपूर्ण विशेषताएँ/गुण निम्न प्रकार हैं

- **विभिन्नता** (Variation) प्रत्येक समूह दूसरे समूह से अलग होता है; जैसे–एक परिवार, एक क्लब या ट्रेड यूनियन से अलग होता है।
- **सामाजिक संरचना** (Social Organisation) एक समूह की निश्चित सामाजिक संरचना होती है अर्थात् सम्बन्धों का तरीका तय (Fix) होता है; जैसे–परिवार में पति-पत्नी, माता-पिता, बच्चे और भाई-बहन के सम्बन्ध होते हैं।
- **व्यक्तिगत भूमिकाएँ** (Individual Role) प्रत्येक समूह में, प्रत्येक सदस्य की कुछ विशिष्ट भूमिका होती है; जैसे– परिवार में पिता की और माता की भूमिका अलग-अलग होती है।
- **अन्तःसम्बन्ध** (Interactions) समूह के सदस्यों में पारस्परिक लेन-देन के सम्बन्ध होते हैं।
- **व्यवहार के तरीके** (Customs) प्रत्येक समूह के व्यवहार के निश्चित तरीके होते हैं प्रत्येक सदस्य जानता है कि सभी सदस्यों या पूरे समूह की भलाई के लिए उसे क्या करना है।
- **समान रुचि और मूल्य** (Common Interest and Values) सदस्यों के साथ रहने पर प्रत्येक व्यक्ति में कुछ समान मूल्यों का विकास हो जाता है। अनेक समूहों का निर्माण समान रुचि के अनुसार ही होता है।
- **उद्देश्य** (Objectives) समूह के सभी सदस्यों के निश्चित उद्देश्य होते हैं; जैसे–परिवार के निश्चित उद्देश्य प्यार, सम्भोग, जनन और बच्चों का पालन-पोषण होते हैं।
- **रिलेटिव स्थायित्व** (Relative Stability) सभी सामाजिक समूह कुछ समय तक रहते हैं। बहुत-से समूह अधिक या कम स्थायी होते हैं। निश्चित रूप से कुछ समूह स्थायी (जैसे–परिवार) और कुछ अन्य अस्थायी (जैसे–ऑडियन्स) होते हैं।

सामाजिक समूहों का वर्गीकरण (Classification of Social Groups)

विभिन्न आधारों पर, विभिन्न फिलोसोफर्स द्वारा सामाजिक समूहों का निम्न प्रकार से वर्गीकरण किया गया है

- **कूले** (Cooley) - प्राथमिक समूह (Primary group) और द्वितीयक समूह (Secondary group)
- **समनर** (Sumner) - अन्तः समूह (In group) व बाह्य समूह (Out group)

- **एफ. एच. गिडिंग्स** (FH Giddings) - आनुवंशिक (Genetic) तथा एकत्रित (Congregate)
- **मिलर** (Miller) - क्षैतिज समूह (Horizontal group) और लम्बवत् समूह (Vertical gruop)
- **लियोपोल्ड** (Leopold) - भीड़ (Crowd), समूह (Group) तथा अव्यावहारिक संकलन (Abstract collection)
- **सामाजिक संरचना के आधार** - वर्ग (Class), जाति (Caste) और जनजाति (Tribe)

प्राथमिक एवं द्वितीयक सामाजिक समूह में अन्तर

(Differences between Primary and Secondary Social Groups)

प्राथमिक एवं द्वितीयक सामाजिक समूह के अन्तर को निम्न बिन्दुओं के द्वारा समझा जा सकता है

आधार	प्राथमिक समूह	द्वितीयक समूह
आकार (Size)	आकार सामान्यतया छोटा होता है।	आकार में बड़े व विश्वभर में फैले होते हैं।
भौतिक/शारीरिक निकटता (Physical contact)	प्राथमिक समूह के सदस्य भौतिक रूप से एक-दूसरे के निकट होते हैं और इनका आमने-सामने सम्पर्क होता है।	द्वितीयक समूहों में आमने-सामने (फेस-टू-फेस) सम्पर्क नहीं पाया जाता है। भौतिक/शारीरिक दूरी द्वितीयक समूहों की मुख्य विशेषता है।
सम्बन्ध (Relation)	सम्बन्ध सीधे, व्यक्तिगत, अच्छे और करीबी होते हैं।	सम्बन्ध अप्रत्यक्ष, व्यक्ति आधारित, औपचारिक व सामान्य होते हैं।
नियन्त्रण की प्रकृति (Nature of control)	प्राथमिक समूह अपने सदस्यों के व्यवहार को अनौपचारिक (Casual) तरीकों ; जैसे–रीति-रिवाज, परम्परा, आदि के माध्यम से नियन्त्रित करता है।	द्वितीयक समूह अपने सदस्यों के व्यवहार को औपचारिक (Formal) तरीकों; जैसे–कानून, नियम, पुलिस, कोर्ट, आदि के माध्यम से नियन्त्रित करता है।
उद्देश्य (Objectives)	समूह के सदस्यों के उद्देश्य समान होते हैं।	सदस्यों के उद्देश्य समान नहीं होते हैं। प्रत्येक व्यक्ति स्वयं के उद्देश्य की पूर्ति की कोशिश करता है।
संरचना (Structure)	प्राथमिक समूहों की संरचना सख्त (Firm) होती है।	द्वितीयक समूहों संरचना में लचीला (Flexible) होता है।
सदस्यता (Membership)	सदस्यता स्थायी (Permanent) होती है।	सदस्यता अस्थायी होती है।
सह-सम्बन्ध (Correlation)	सदस्यों के मध्य सह-सम्बन्ध सदैव प्रत्यक्ष (Direct) होता है।	सदस्यों के मध्य केवल अप्रत्यक्ष (Indirect) सह-सम्बन्ध होता है।

भीड़ (Crowd)

- एक भीड़ को उन व्यक्तियों का एक अव्यवस्थित (Unorganised) एवं अनियन्त्रित संग्रह (Uncontrolled collection) कहा जाता है, जो सभी किसी सामान्य घटना में एकसाथ शामिल हो रहे हैं।
- **मैकाइवर** के अनुसार, 'भीड़ एक-दूसरे के साथ प्रत्यक्ष, अस्थायी एवं असंगठित (Unorganised) सम्बन्ध में एकसाथ लाए गए लोगों का शारीरिक रूप से घना (Dense) संगठन है।'
- **कैण्टिल** के अनुसार, 'भीड़ एक ही स्थान पर एकत्रित व्यक्तियों का ऐसा समूह होता है, जिसने अस्थायी रूप से कुछ सामान्य मूल्यों के साथ सम्बन्ध स्थापित कर लिया हो और जो सामान्य भावनाओं को प्रकट कर रहे हैं।

जनता (Public)

- किसी देश या स्थान के प्रायः सभी निवासी, जो एक इकाई (Unit) के रूप में होते हैं, उन्हें जनता कहते हैं। लोगों का वह समूह/समुदाय जो कुछ समान रूचि (Common interest) या महत्त्व रखता है, जनता की श्रेणी में आता है।
- **गिन्सबर्ग** के अनुसार, 'जनता वह असंगठित (Unorganised) एवं आकृतिरहित (Unfigured) जनसमूह है, जिसके सदस्य समान इच्छाओं और विचारों के आधार पर एक-दूसरे से जुड़े रहते हैं, परन्तु जिनकी संख्या अधिक होती है। ये एक-दूसरे के साथ व्यक्तिगत सम्बन्ध बनाए रख भी सकते हैं।'

भीड़ व जनता में अन्तर (Differences between Crowd and Public)

भीड़ एवं जनता में मुख्य अन्तर निम्न प्रकार से हैं

भीड़	जनता
भीड़ भावनात्मक रूप से आवेगी (Implusive) होती है।	जनता भावनात्मक प्रतिक्रिया (Emotional reaction) और आवेग (Impluse) का प्रदर्शन नहीं करती है।
भीड़ के सदस्य एक स्थान पर एकत्र होते हैं; जैसे–घटना या दुर्घटना का एक दृश्य।	जनता लोगों का बिखरा (Scattered) हुआ समूह है।
भीड़ अस्थायी (Temporary) होती है।	जनता भीड़ की अपेक्षा अधिक स्थायी (Permanent) होती है।
भीड़ की उत्पत्ति अचानक (Sudden) होती है।	जनता की उत्पत्ति अचानक नहीं होती है।
भीड़ में, सदस्यों के बीच सम्पर्क, व्यक्तिगत और आमने-सामने होता है।	जनता में सम्पर्क रैली, प्रेस, TV, रेडियो, आदि के माध्यम से होता है।
भीड़ के सदस्यों के लिए शारीरिक रूप से निकट होना आवश्यक है।	जनता का निर्माण केवल मानसिक आधार पर भी हो सकता है।
भीड़ में समान विचारधारा (Common ideology) वाले लोग नहीं होते हैं।	जनता के सदस्यों की रुचि समान (Common interest) होते हैं।
भीड़ में कोई महत्त्वपूर्ण चर्चा सम्भव नहीं है।	जनता के मध्य चर्चा सम्भव है जो आमतौर पर स्वतन्त्र और अप्रभावित होती है।
एक व्यक्ति एक समय में केवल एक ही भीड़ का सदस्य हो सकता है।	एक ही समय अनेक जन समूह या जनता की सदस्यता प्राप्त की जा सकती है।

संस्कृति (Culture)

- संस्कृति शब्द संस्कृत भाषा से लिया गया है। संस्कृति का अर्थ होता है, विभिन्न संस्कारों द्वारा सामूहिक जीवन के उद्देश्यों की प्राप्ति करना।
- **रॉबर्ट बीरस्टीड** के अनुसार, 'संस्कृति वह जटिलता (Complexity) है, जिसमें वे सभी वस्तुएँ सम्मिलित हैं जिन पर हम विचार करते हैं, कार्य करते हैं और समाज के सदस्य होने के कारण अपने पास रखते हैं।'
- **पारसन्स** के अनुसार, 'संस्कृति मानव के पर्सनेलिटी (Personality) एवं क्रियाओं को तय करती है।'
- **टायलर** के अनुसार, 'संस्कृति वह जटिलता है जिसमें ज्ञान, विश्वास, कला, व्यवहार, कानून तथा अन्य क्षमताएँ और आदतें शामिल होती है, जिन्हें प्रत्येक व्यक्ति समाज का सदस्य होने के कारण प्राप्त करता है'।

संस्कृति का महत्त्व (Importance of Culture)

हर समाज की संस्कृति महत्त्वपूर्ण होती है, जिसे निम्न बिन्दुओं के द्वारा समझा जा सकता है

- संस्कृति मानव आवश्यकताओं (Needs) की पूर्ति करती है।
- संस्कृति व्यक्ति की पर्सनेलिटी (Personality) के निर्माण में सहायक है।
- संस्कृति मानव को मूल्य (Values) एवं आदर्श (Ideals) प्रदान करती है।
- संस्कृति व्यक्ति की नैतिकता (Morality) को तय करती है।
- संस्कृति मानव की आदतों (Habits) का निर्धारण करती है।
- संस्कृति व्यवहारों में एकरूपता (Similarity) लाती है।

सामाजिक स्तरीकरण (Social Stratification)

- पुराने समय से ही मानव समाज में असमानता रही है और लोगों में ऊँच-नीच का अन्तर रहा है। इस विभाजन और अन्तर के कारण समाज में सभी व्यक्ति एक स्तर पर नहीं रहते हैं एवं पूरा समाज विभिन्न स्तरों (Layers) में बँट जाता है। इसी को सामाजिक स्तरीकरण कहते हैं।
- सामाजिक स्तरीकरण वह प्रक्रिया है, जिसमें व्यक्तियों के समूहों को उनकी प्रतिष्ठा या मान-सम्मान (Reputation), सम्पत्ति (Property) और शक्ति (Power) की मात्रा के अनुसार विभिन्न श्रेणियों में उच्च से निम्न स्तर में व्यवस्थित किया जाता है।
  - **रेमण्ड मूरे** के अनुसार, 'सामाजिक स्तरीकरण उच्चतर एवं निम्नतर सामाजिक इकाइयों में समाज का एक होरीजोन्टल विभाजन (Horizontal division) है।'
  - **डेविस** के अनुसार, 'सामाजिक स्तरीकरण का अर्थ उन समूहों से लगाया जाता है जो सामाजिक व्यवस्था में विभिन्न स्थितियों को प्राप्त किए हुए हैं तथा जिन्हें अलग-अलग स्तर का मान-सम्मान प्राप्त होता है।
- प्राचीन काल में भारत में चार प्रमुख जातियाँ थी, जो सामाजिक स्तरीकरण का प्रमुख आधार थी। ये हैं–ब्राह्मण, क्षत्रिय, वैश्य एवं शुद्र।

सामाजिक स्तरीकरण का महत्त्व (Importance of Social Stratification)

- यह लोगों की विशेषकर उच्च स्तर (High status) के लोगों की आवश्यकता को सरलता से पूरा करने में सहायक होता है।
- यह शक्ति सन्तुलन (Power balance) बनाए रखता है।
- यह सहयोग (Cooperation) में बढ़ावा देता है।
- यह इन्टेंशन्स या मनोवृत्तियों (Intentions) को तय करता है।
- यह समाज में व्यक्तियों की स्थितियों एवं भूमिका को तय करता है।
- यह जिम्मेदारी की भावना का विकास करता है।

परिवार की अवधारणा एवं परिभाषाएँ (Concept and Definition of Family)

- परिवार समाज एवं सामाजिक व्यवस्था का महत्त्वपूर्ण आधार है, जिसका व्यक्ति के जीवन में प्राथमिक महत्त्व है। परिवार सामाजिक संगठन की एक यूनिवर्सल (Universal) एवं आधारीय इकाई है। परिवार के द्वारा ही सामाजिक सम्बन्धों का निर्माण होता है, जो समाजशास्त्र का आधार है।
- **मैकाइवर** व **पेज** के अनुसार, 'परिवार निश्चित यौन या सेक्सुअल (Sexual) सम्बन्ध द्वारा बना एक ऐसा समूह है जो बच्चों के जनन एवं लालन-पालन की व्यवस्था करता है।'
- **लुसी मेयर** के अनुसार, 'परिवार एक घर के स्तर (House level) का समूह है, जिसमें माता-पिता और सन्तान साथ-साथ रहते हैं।'
- **समनर** तथा **केलर** के अनुसार, 'परिवार एक सूक्ष्म (Micro) सामाजिक संगठन है जिसमें कम-से-कम दो पीढ़ियाँ (Generations) सम्मिलित होते हैं और जो विशिष्ट रूप से रूधिर बन्धन (Blood relation) द्वारा बना होता है।'
- **ऑगबर्न** व **निमकॉफ** के अनुसार, 'परिवार लगभग एक स्थायी समिति (Permanent community) है, जो पति-पत्नी से निर्मित होती है, चाहे उनके सन्तान हो या न हो। परिवार किसी एक पुरुष या स्त्री के अकेले का भी हो सकता है, जब उसके अपने बच्चे साथ हों।'

परिवार के प्रकार (Types of Families)

परिवार के मुख्य प्रकार निम्न प्रकार से हैं

- **पितृसत्तात्मक परिवार** (Patriarchy Family) पिता परिवार का प्रमुख होता है।
- **मातृसत्तात्मक परिवार** (Matriarchy Family) माता परिवार की प्रमुख होती है।
- **मातृस्थानीय परिवार** (Maternal House Family) पति का पत्नी के घर में रहना।
- **पितृस्थानीय परिवार** (Paternal House Family) पत्नी का पति के घर में रहना।
- **एकल परिवार** (Nuclear Family) पति-पत्नी का केवल उनके बच्चों का साथ रहना।
- **संयुक्त परिवार** (Joint Family) पति-पत्नी का अपने बच्चों एवं उनके बच्चों (पोते-पोतियों) के साथ रहना।

संयुक्त परिवार (Joint Family)

- सामान्यतया संयुक्त परिवार का अर्थ ऐसे ट्रेडीशनल (Traditional) परिवार से लगाया जाता है, जिसमें तीन या इससे अधिक पीढ़ियाँ (Generations) एक छत के नीचे अर्थात् एक घर में रहती हैं।
- ये एक चूल्हे पर बना भोजन बनाकर खाते हैं, इनकी सम्पत्ति सामान्य (Common) होती है, ये परिवार के पूजा-पाठ, उत्सव, आदि में सामूहिक रूप में भाग लेते हैं और जिनका संगठन एक प्रकार की जिम्मेदारी, अधिकार, सत्ता और भावना के आधार पर जुड़ा होता है।
  - **डॉ. आई. पी. देसाई** के अनुसार, 'जिस घर में एकल परिवार की जगह अनेक पीढ़ियों के लोग (तीन या अधिक) रहते हों और वे सम्पत्ति, आय तथा पारस्परिक अधिकारों और जिम्मेदारी के बन्धनों से जुड़े हुए हो, तो उस परिवार को हम संयुक्त परिवार कहते हैं।
  - **किंग्सले डेविस** के अनुसार, 'संयुक्त परिवार में एक कॉमन एन्सेस्टर (Common ancestor), अविवाहित सन्तानें और विवाह द्वारा समूह में लाई गई स्त्रियाँ सम्मिलित होती हैं। ये सभी सदस्य एक ही घर में रहते हैं।

संयुक्त परिवार का महत्त्व (Importance of Joint Family)

संयुक्त परिवार का महत्त्व निम्न हैं

- संयुक्त परिवार में युवा पीढ़ी को वृद्ध पीढ़ी समय-समय पर अपने अनुभव (Experiences) और ज्ञान से मार्गदर्शन (Guidance) देती रहती है।
- समाज में धार्मिक कार्यों को सहजता से पूरा करना भी संयुक्त परिवार द्वारा बेहतर तरीके से होता है।
- संयुक्त परिवार में कार्य विभाजन एवं परिवार के साथ के कारण तनाव की सम्भावना कम होती है।
- संयुक्त परिवार अपने सदस्यों को आर्थिक एवं सामाजिक सुरक्षा प्रदान करता है।

विवाह (Marriage)

- विवाह एक यूनीवर्सल संस्था है, जो प्रायः अलग-अलग रूपों में सभी समाजों में पाई जाती है।
- विवाह समाज में वैध (Legal) तरीके से नए परिवार के निर्माण, अपनी पीढ़ी को संतान के जन्म द्वारा आगे बढ़ाने एवं सामजिक जिम्मेदारियों के पालन में सहायक होता है।
- कुछ समाजों में विवाह यौन सन्तुष्टि (Sexual appleasement) के लिए नहीं किया जाता है, बल्कि सम्पत्ति के बँटवारे को रोकने के लिए भी किया जाता है।
- **लूसी मेयर** के अनुसार, 'विवाह स्त्री-पुरुष का ऐसा योग (Union) है, जिससे जन्मा बच्चा माता-पिता की वैध (Legal) सन्तान माना जाता है।'
- **मजूमदार** एवं **मदान** के अनुसार, 'विवाह संस्था (Organisation) में कानूनी या धार्मिक आयोजन के रूप में वे सामाजिक स्वीकृतियाँ शामिल होती हैं जो अलग लिंग के लोगों की सेक्स या यौन क्रिया और उससे सम्बन्धित सामाजिक, आर्थिक एवं पारिवारिक सम्बन्ध में सम्मिलित होने का अधिकार प्रदान करती है।'

सामाजिक नियन्त्रण (Social Control)

- सामाजिक नियन्त्रण वह प्रक्रिया है जिसके माध्यम से समाज व्यक्ति व समूह के सम्बन्धों, व्यवहारों एवं आचरणों को नियन्त्रित, निर्देशित (Direct) व व्यवस्थित करता है तथा व्यक्तियों को समाज के स्थापित मूल्यों (Values), नियमों एवं कार्यप्रणालियों के अनुरूप (Accordingly) अपने को ढालने के लिए प्रेरित या विवश करता है।
- **बोगॉर्डस** के अनुसार, 'सामाजिक नियन्त्रण वह तरीका है जिसमें एक समूह अपने सदस्य के व्यवहारों को नियन्त्रित करता है।'
- **टी. बी. वोटोमार** के अनुसार, 'सामाजिक नियन्त्रण शब्द का अर्थ मूल्यों (Values) और आदर्शों (Ideals) के उस समूह से है जिसके द्वारा व्यक्तियों और समूहों के बीच संघर्ष (Conflict) को दूर अथवा कम किया जाता है जिससे किसी अधिक बेहतर समूह का निर्माण किया जा सके।'

सामाजिक नियन्त्रण की विशेषताएँ (Features of Social Control)

सामाजिक नियन्त्रण की मुख्य विशेषताएँ निम्न हैं

- सामाजिक नियन्त्रण सभी सामाजिक व्यवस्थाओं (Arrangements) में पाया जाता है। इसके बिना समाज नष्ट होने की ओर बढ़ जाता है।
- सामाजिक नियन्त्रण समाज के सदस्यों को समाज द्वारा स्वीकार किए गए मूल्यों (Values), विचारों (Ideas) और आदर्शों (Ideals) को व्यवहार में लाने के लिए प्रेरित करता है और आवश्यकता पड़ने पर बल प्रयोग द्वारा विवश भी कर सकता है।
- सामाजिक नियन्त्रण जहाँ शान्ति के समय समाज को व्यवस्था में बाँधे रखता है, वही क्रान्ति (Revolution) व युद्ध जैसी स्थिति में यह व्यवस्था को परिवर्तन की ओर ले जाता है।

सामाजिक नियन्त्रण के स्वरूप या प्रकार (Forms or Types of Social Control)

प्रत्येक समाज की सामाजिक दशाओं एवं व्यक्तिगत (Personal) व्यवहारों में अन्तर होता है। इन अन्तरों के आधार पर सामाजिक नियन्त्रण के स्वरूपों में भी अलग-अलग प्रकार होते हैं, जो निम्न हैं

- **औपचारिक सामाजिक नियन्त्रण** (Formal Social Control) इस का अर्थ ऐसे नियन्त्रण से है, जो स्पष्ट रूप से परिभाषित (Well defined) हो अर्थात् सोच-समझकर बनाया गया हो। यह प्रायः लिखित होता है। यह नियन्त्रण व्यक्ति के बाहरी आचरण को नियन्त्रित करता है। इसमें संस्थागत (Institutional) सामाजिक नियमों; जैसे–पंचायत, नगर निगम, महाविद्यालय, क्लब या अन्य ऐसी समितियों के नियमों तथा राजकीय एवं राष्ट्रीय कानूनों को रखा जा सकता है।
- **अनौपचारिक सामाजिक नियन्त्रण** (Casual Social Control) यह नियन्त्रण पुराने समाजों की विशेषता है, किन्तु इसका अर्थ यह नहीं है, कि अनौपचारिक नियन्त्रणों का सभ्य व जटिल समाज में उपयोग नहीं है। जटिल समाज में भी सामाजिक नियन्त्रण मुख्य रूप से नियन्त्रण के अनौपचारिक साधनों के माध्यम से ही होता है, किन्तु ऐसे समाजों में सम्पूर्ण नियन्त्रण बनाए रखने के लिए ये साधन पर्याप्त नहीं होते हैं। प्रथाएँ, लोकाचार, धर्म, परिवार, नैतिकता, आदि सामाजिक नियन्त्रण के अनौपचारिक साधन हैं।

सामाजिक समस्या (Social Problem)

- सामाजिक समस्याएँ वे स्थितियाँ हैं, जो समाज के विकास या बेहतरी में बाधा उत्पन्न करती हैं। इन समस्याओं का समाधान करना बेहद जरूरी होता है। सामाजिक समस्याएँ असन्तोष, पीड़ा और दु:ख का मुख्य कारण होती हैं।
- **लुण्डबर्ग** (Lundberg) के अनुसार, 'एक सामाजिक समस्या उन स्थितियों (दशाओं) का समूह या सेट (Set) होती हैं, जो समाज में एक बड़े समूह द्वारा नैतिक रूप से गलत मानी जाती है।'

सामाजिक समस्याओं के प्रकार (Types of Social Problems)

निम्नलिखित कारक सामाजिक समस्याओं के लिए उत्तरदायी हैं

- गरीबी
- बेरोजगारी
- अशिक्षा
- अपराध व बाल अपराध
- शराब पीना
- नशाखोरी
- विकलांगता (Handicapped)
- बाल एवं महिला उत्पीड़न (Abuse)
- वेश्यावृत्ति (Prostitution)
- दहेज प्रथा (Dowry)
- अविवाहित माताएँ एवं नाजायज या अवैध (Illegitimate) सन्तानें
- महिलाओं के प्रति हिंसा
- महिलाओं के अधिकारों का छीनना

सामाजिक समस्याओं के निवारण में नर्स की भूमिका (Role of Nurse in Solving Community Problems)

सामाजिक समस्याओं के निवारण में नर्स की निम्नलिखित भूमिकाएँ हैं

- नर्स लोगों को सामाजिक समस्याओं से होने वाली स्वास्थ्य समस्याओं के बारे में, इनके नियन्त्रण और निवारण के उपायों के बारे में शिक्षित करती है।
- वह सामाजिक कल्याण कार्यक्रमों में सक्रिय भाग लेती है।
- वह विकलांगों की देखभाल कर उन्हें स्वयं अपना कार्य करने में सक्षम बनाने तथा उपयुक्त रोजगार प्राप्त करने में सहायता करती है, जिससे वे अपना कार्य उच्चतम स्तर तक कर सकें।
- वह समाज के सभी वर्गों के लोगों को आवश्यक स्वास्थ्य सेवाएँ प्रदान करने में सहायता करती है। वह व्यक्तिगत और पारिवारिक समस्याओं के निवारण में भी सहायता करती है।
- नर्स अस्पताल, घर, स्कूल, आदि के दौरों पर सामाजिक स्वास्थ्य समस्याओं; जैसे–गरीबी, निरक्षरता, आदि का आकलन करती है।

प्रैक्टिस सैशन

टॉपिकल प्रैक्टिस

समाजशास्त्र

1. समाजशास्त्र (Sociology) **है**

(a) समाज का अध्ययन
(b) सामाजिक सम्बन्धों का अध्ययन
(c) सामाजिक समूहों व सामाजिक संगठनों का अध्ययन
(d) उपरोक्त सभी

2. समाजशास्त्र के जनक (Father of Sociology) **हैं**

(a) मैक्स वेबर (b) कार्ल मार्क्स
(c) अगस्त कॉम्टे (d) माल्थस

3. समाजशास्त्र शब्द का उपयोग सर्वप्रथम अगस्त कॉम्टे द्वारा किस सन् में किस गया?

(a) 1838 (b) 1845
(c) 1846 (d) 1949

4. समाजशास्त्र की प्रकृति है

(a) आदर्शात्मक (b) वैज्ञानिक
(c) मानवीय (d) कलात्मक

5. समाजशास्त्र है, एक

(a) प्राकृतिक विज्ञान
(b) सामाजिक विज्ञान
(c) भौतिक विज्ञान
(d) एक्सपेरीमेन्टल विज्ञान

6. समाजशास्त्र को विज्ञान माना जाता है, क्योंकि इसकी विषय-वस्तु के अध्ययन में

(a) सांख्यिकी (Statistics) पद्धति का उपयोग किया जाता है
(b) वैज्ञानिक पद्धति का उपयोग किया जाता है
(c) निरीक्षण विधि का उपयोग किया जाता है
(d) व्यक्ति-इतिहास पद्धति का उपयोग किया जाता है

7. 'समाजशास्त्र सामाजिक सम्बन्धों का विषय है एवं सम्बन्धों के इसी जाल को हम समाज कहते हैं।' समाजशास्त्र के बारे में यह कथन दिया है

(a) मेक्स वेबर ने
(b) मैकाइवर और पेज ने
(c) ऑगबर्न और निमकॉफ ने
(d) गिडिन्स और गिडिन्स ने

8. समाजशास्त्र किसी भी प्राकृतिक विज्ञान की तरह एक विज्ञान है, क्योंकि

(a) इसकी विषय-वस्तु वैज्ञानिक है
(b) इसमें क्या है, की विवेचन कि जाती है
(c) इसके अध्ययन में वैज्ञानिक तरीके का भी उपयोग किया जाता है
(d) दोनों (b) तथा (c)

9. समाजशास्त्र प्राकृतिक विज्ञान की तरह एक विज्ञान नहीं है, क्योंकि

(a) इसमें डेटा कलेक्शन हेतु अवलोकन व साक्षात्कार तरीके का प्रयोग किया जाता है
(b) इसमें डेटा का वर्गीकरण, मूल्यांकन व व्याख्या की जाती है
(c) इसमें वैज्ञानिक विधियों का उपयोग किया जाता है
(d) इसमें वैज्ञानिक निष्पक्षता का अभाव पाया जाता है

10. निम्न में से कौन-सा कथन समाजशास्त्र के महत्त्व को प्रदर्शित नहीं करता है?

(a) समाजशास्त्र सम्पूर्ण मानव समाज के बारे में वैज्ञानिक ज्ञान प्रदान करने में सहायक है
(b) समाजशास्त्र जनजातीय कल्याण में सहायक होता है
(c) समाजशास्त्र रोग सम्बन्धी सामाजिक समस्याओं के निराकरण में सहायक होता है
(d) समाजशास्त्र जातिवाद, भाषावाद, सम्प्रदायवाद तथा क्षेत्रवाद की भावना को बढ़ाने में सहायक होता है

11. समाजशास्त्र मानव एवं उसके मानवीय पर्यावरण के सम्बन्धों का अध्ययन हैं। यह कथन किसका है?

(a) एम. गिन्सबर्ग का (b) एच. पी. फेयरचाइल्ड का
(c) अगस्त कॉम्टे का (d) मैक्स वेबर का

12. नर्सिंग शिक्षा में समाजशास्त्र क्यों महत्त्वपूर्ण है?

(a) नर्स शिक्षा में एकीकरण के लिए
(b) अलग-अलग तरीकों से स्वास्थ्य में बेहतरी के लिए
(c) नर्सों को दूर स्थानों के रोगियों के उपचार के लिए प्रोत्साहित करने के लिए
(d) उपरोक्त सभी

13. समकालीन समाजशास्त्रीय अध्ययन निम्नलिखित में से एक पर विचार करता है

(a) समुदाय (b) जनजाति
(c) संस्कृति (d) ये सभी

14. मेडिकल समाजशास्त्र क्या है?

(a) मानव के सामाजिक व्यवहार और बातचीत का स्वास्थ्य की दृष्टि से अध्ययन
(b) किसी स्थान की संस्कृति का अध्ययन
(c) समाज में सर्जरी करना
(d) उपरोक्त में से कोई नहीं

15. नर्सों के लिए समाजशास्त्र का अध्ययन अत्यन्त आवश्यक है। निम्न में कौन-सा तथ्य इसके अध्ययन में आवश्यक है?

(a) सांस्कृतिक व पारिवारिक समस्याएँ
(b) सामाजिक समस्याएँ
(c) सामन्जस्य (Coordination)
(d) सामाजिक स्तरीकरण

16. **निम्नलिखित में से स्वास्थ्य में चिकित्सीय समाजशास्त्र की उपयोगिता है**
(a) रीति-रिवाज व सांस्कृतिक तरीकों को जानने में
(b) व्यक्ति के व्यक्तिगत एवं सामाजिक सम्बन्ध निर्माण में
(c) व्यक्ति के मानसिक स्वास्थ्य के पेरामीटर जानने में
(d) रोग एवं गरीबी की सामाजिक व्याख्या में

17. **'नर्सिंग को एक शैक्षणिक विषय के रूप में स्थापित करने के प्रयास में और अधिक ज्ञान अर्जन के लिए बायोमेडिकल को अधिक प्रचारित किया गया है, जबकि समाजशास्त्र को हाशिए पर रखा गया।' यह किसने कहा था?**
(a) अगस्त कॉम्टे (b) मैकाइवर
(c) कुक (d) इनमें से कोई नहीं

18. **समाजशास्त्र एक नर्स को मदद करता है**
(a) रोगियों के मन का भाव समझने में
(b) सामुदायिक स्वास्थ्य समस्याओं को समझने में
(c) विभिन्न जातियों व विभिन्न वर्गों के रोगियों की मानसिक स्थिति समझने में
(d) उपरोक्त सभी

19. **चिकित्सीय समाजशास्त्र का उपयोग है**
(a) व्यक्ति एवं समुदाय का स्वास्थ्य स्तरीकरण करना
(b) सामाजिक सम्बन्धों का विश्लेषण (Analysis) करना
(c) संक्रामक रोगों के संचरण में सामाजिक कारकों की भूमिका का सर्वे करना
(d) हृदय रोग, मधुमेह एवं दमा के कारकों का सर्वे करना

20. **'जहाँ कहीं जीवन है, वहीं समाज है', यह कथन है**
(a) ई. बी. टायलर (b) बोगॉर्डस
(c) हरबर्ट स्पेन्सर (d) मैकाइवर व पेज

समाज

21. **किसने कहा कि 'मानवीय प्रकृति का निर्माण केवल समाज से ही सम्भव है, व्यक्ति और समाज के बीच एकतरफा सम्बन्ध नहीं होता है'?**
(a) अरस्तु (b) प्लेटो
(c) मैकाइवर एवं पेज (d) माल्थस

22. **निम्न में से किसका सम्बन्ध सामाजिक समझौता सिद्धान्त से नहीं है?**
(a) रूसो (b) स्पेन्सर
(c) लॉक (d) हॉब्स

23. **किसका कथन है कि समाज सावयव की तरह है?**
(a) दुर्खीम (b) स्पेन्सर (c) पैरेटो (d) वेबर

24. **सामाजिक समझौता सिद्धान्त महत्त्व देता है**
(a) व्यक्ति को
(b) समाज को
(c) व्यक्ति एवं समाज दोनों को
(d) उपरोक्त में से कोई नहीं

25. **'समाज एक विचार है, जो एक समूह के सदस्यों के बीच पाए जाने वाले आपसी सम्बन्धों की सम्पूर्णता का ज्ञान कराता हैं।' यह कथन किसका हैं?**
(a) ई. बी. रयूटर का (b) वेबर का
(c) मैकाइवर एवं पेज का (d) मोरिस गिन्सबर्ग का

26. **किसने कहा कि व्यक्ति एवं समाज दोनों एक ही सिक्के के दो पहलू हैं?**
(a) कूले ने (b) स्पेन्सर
(c) मैक्स वेबर (d) चार्ल्स डार्विन

27. **समाज के निम्नलिखित प्रकारों में से किस समाज की समानतावादी होने की अधिक सम्भावना है?**
(a) एक औद्योगिक समाज (b) एक वृहत् पैमाने का समाज
(c) एक सामन्तवादी समाज (d) एक लघुस्तरीय समाज

28. **निम्नलिखित में से कौन-सी एक जटिल समाज की सबसे महत्त्वपूर्ण विशेषता है?**
(a) वे अत्यधिक विशेषीकृत (Specialised) होने की ओर प्रगति करते हैं
(b) वे सामाजिक रूप से पर्याप्त जटिल होते हैं
(c) वे सरल समाजों की अपेक्षा कम स्थानीकृत (Localised) होते हैं
(d) उपरोक्त सभी

29. **समाज का सावयवी सिद्धान्त प्राथमिकता मानता है?**
(a) व्यक्ति को (b) समाज को
(c) व्यक्ति एवं समाज दोनों को (d) परिवार को

30. **समाज में आदर्श सांस्कृतिक प्रतिमान (Standard) है**
(a) व्यवहार जो सदैव जनसमूह में प्रदर्शित करें
(b) व्यवहार जिनका सब हमेशा पालन करें
(c) लोगों के विचार कि व्यक्ति को कैसा व्यवहार करना चाहिए
(d) कानूनी नियम कि व्यक्ति समाज में कैसा व्यवहार करें

31. **सरल समाजों में राजनैतिक संस्था का निम्नलिखित में से कौन-सा आधार है?**
(a) रिश्तेदारी (b) राजत्व
(c) जनरीतियाँ (d) रूढ़ियाँ

32. **भारतीय समाज में यौन सम्बन्ध अवैध माने जाते हैं**
(a) विवाह पूर्व
(b) विवाहोपरान्त गैर पुरुष या महिला से
(c) लिव-इन रिलेशनशिप में
(d) उपरोक्त सभी

33. **निम्नलिखित में से क्या समाज (Society) की विशेषता/विशेषताएँ हैं?**
(a) समाज एक विचारात्मक अवधारणा है
(b) समाज के सदस्यों में पारस्परिक जागरूकता पाई जाती है
(c) समाज में समानता व असमानता दोनों होती है
(d) उपरोक्त सभी

1. (d)	2. (c)	3. (a)	4. (b)	5. (b)	6. (b)	7. (b)	8. (d)	9. (d)	10. (d)
11. (b)	12. (d)	13. (a)	14. (a)	15. (d)	16. (d)	17. (c)	18. (d)	19. (c)	20. (d)
21. (c)	22. (b)	23. (b)	24. (a)	25. (a)	26. (a)	27. (a)	28. (d)	29. (b)	30. (c)
31. (a)	32. (d)	33. (d)							

34. जैविक असमानता का उदाहरण है
(a) भौतिक संरचना सम्बन्धी असमानता
(b) रुचि सम्बन्धी असमानता
(c) आदतों सम्बन्धी असमानता
(d) लिंग सम्बन्धी असमानता

35. 'समाज से पृथक् रहने वाला व्यक्ति या तो विकलांग होगा अथवा जीवन में पूर्णतया निराश' यह कथन है
(a) जॉन डीवी का (b) फिचर का
(c) माल्थस का (d) जीन पियाजे का

36. समाज की उत्पत्ति के सम्बन्ध में कौन-सा सिद्धान्त सही नहीं है?
(a) उद्विकास का सिद्धान्त
(b) वर्ग-संघर्ष का सिद्धान्त
(c) सामाजिक बन्ध का सिद्धान्त
(d) आनुवंशिकता का सिद्धान्त

37. समाजशास्त्र में समाज शब्द का अर्थ होता है
(a) व्यक्तियों का समूह
(b) एक निश्चित भौगोलिक क्षेत्र में रहने वाले व्यक्ति
(c) सामाजिक सम्बन्धों की व्यवस्था
(d) सामाजिक संस्थाओं के प्रकार

38. 'समाज सामाजिक सम्बन्धों का जाल है' यह कथन है
(a) चार्ल्स कूले का (b) मैकाइवर का
(c) किंग्सले डेविस का (d) सोरोकिन का

39. मनुष्यों के मध्य पाए जाने वाले सामाजिक सम्बन्धों के आधार पर बनी व्यवस्था को कहा जाता है।
(a) राज्य (b) सम्प्रभुता (c) समाज (d) समुदाय

40. 'समाज एक विचारात्मक धारणा है, जो एक समूह के सदस्यों के मध्य उपस्थित पारस्परिक सम्बन्धों की जटिलता को व्यक्त करती है'। यह परिभाषा दी है
(a) रयूटर ने (b) गिडिंग्स ने
(c) पारसन्स ने (d) मैकाइवर व पेज ने

समुदाय एवं सामाजिक समूह

41. 'एक सीमित क्षेत्र में सामाजिक जीवन के सम्पूर्ण संगठन को समुदाय कहा जाता है।' समुदाय की यह परिभाषा दी है
(a) ऑगबर्न एवं निमकॉफ ने (b) किंग्सले डेविस ने
(c) मैकाइवर व पेज ने (d) बोगॉर्डस ने

42. समुदाय का आवश्यक तत्व है
(a) निश्चित भौगोलिक क्षेत्र (b) लोगों का एक समूह
(c) जीवन जीने का सामान्य ढंग (d) ये सभी

43. निम्नलिखित में से किसे हम समुदाय नहीं कह सकते हैं?
(a) गाँव (b) नगर
(c) बन्दीगृह (d) खानाबदोश (Nomad) समूह

44. निम्नलिखित में से समुदाय का आवश्यक तत्व नहीं है
(a) व्यक्तियों का समूह (b) भौगोलिक क्षेत्र
(c) सामुदयिक भावना (d) अन्तर्राष्ट्रीयता

45. निम्न में से ग्रामीण समुदाय की विशेषता नहीं है
(a) प्रकृति पर निर्भरता (b) छोटा आकार
(c) कम जनसंख्या घनत्व (d) जनसंख्या की बहुलता

46. ग्रामीण समुदाय का मुख्य व्यवसाय है
(a) कृषि कार्य
(b) रस्सी, चटाई व मिट्टी के बर्तन बनाना
(c) पशुपालन
(d) दोनों (b) तथा (c)

47. ग्रामीण समुदाय में संस्थाओं और ऐसे व्यक्तियों का संकलन होता है, जो छोटे से केन्द्र के चारों ओर संगठित होते हैं तथा सामान्य प्राकृतिक हितों में भाग लेते हैं। ग्रामीण समुदाय की यह परिभाषा दी है
(a) डॉ. आर. पी. देसाई ने (b) के. एन. श्रीवास्तव ने
(c) मेरिल एवं एलरिज ने (d) डॉ. इरावती कर्वे ने

48. समाजीकरण की प्रकिया के लिए उत्तरदायी एजेन्सी है
(a) परिवार (b) विद्यालय (c) मित्र-समूह (d) ये सभी

49. ग्रामीण समुदाय में जाति व्यवस्था में सर्वोच्च स्थान है
(a) ब्राह्मण जातियों का
(b) क्षत्रिय जातियों का
(c) वैश्य जातियों का
(d) अस्पृश्य (Untouchable) जातियों का

50. ग्रामीण समुदाय की जिस विशेषता के कारण बाढ़, अकाल तथा महामारी के अवसरों पर गाँव के सभी लोग सामूहिक रूप से इन संकटों का मुकाबला करते हैं, वह है
(a) आत्मनिर्भरता (b) अशिक्षा
(c) जाति प्रथा (d) सामुदायिक भावना

51. निम्न में से नगरीय समुदाय की विशेषता है
(a) व्यवसायों की विविधता व बहुलता
(b) विलासितापूर्ण जीवन शैली
(c) द्वितीयक सम्बन्धों की प्रमुखता
(d) उपरोक्त सभी

52. ग्रामीण समुदाय में महिलाओं की निम्नतर स्थिति का कारण है
(a) बाल विवाह
(b) आर्थिक दृष्टि से पुरुषों पर अधिक निर्भरता
(c) महिला साक्षरता का कम प्रतिशत
(d) उपरोक्त सभी

53. एक समूह जो जाति और राष्ट्रीयता के गुण और धागे से संगठित रहता है व अलग पहचाना जाता है, कहलाता है
(a) प्रजाति (b) लोक चरित्र
(c) समुदाय (d) आँचलिक समूह

54. निम्न में से सामाजिक समूह की विशेषता है
(a) एकल व्यक्ति द्वारा नेतृत्व (b) समूह में एकता
(c) समूह में कार्य का केन्द्रीकरण (d) ये सभी

55. निम्न में से प्राथमिक समूह का उदाहरण है
(a) परिवार (b) पड़ोस
(c) लिंग समूह (d) दोनों (a) और (b)

56. निम्न में से सामूहिक जीवन का घटक है
(a) एक समान जीवनशैली
(b) समान एकता की भावना
(c) एक समान लक्ष्य
(d) ये सभी

57. सामाजिक समूह का आवश्यक तत्व है
(a) सामाजिक अन्त:क्रिया (Interaction)
(b) सामाजिक सम्बन्ध
(c) धन व सम्पत्ति
(d) कानून

58. वह सामाजिक समूह, जिसमें आमतौर से निश्चित क्षेत्र, बोली, सांस्कृतिक समरूपता तथा एकताकारी सामाजिक संगठन हो, कहलाता है
(a) जाति (b) वर्ग
(c) कृषक वर्ग (d) जनजाति

59. प्राथमिक समूह की विशेषता है
(a) शारीरिक दूरी (b) समूह का बड़ा आकार
(c) सम्बन्धों की पूर्णता (d) इनमें से कोई नहीं

60. हम की भावना महत्त्वपूर्ण लक्षण है
(a) प्राथमिक समूह का (b) द्वितीयक समूह का
(c) दोनों (a) व (b) (d) इनमें से कोई नहीं

61. सामाजिक समूहों को प्राथमिक व द्वितीयक समूह में वर्गीकृत किया है
(a) चार्ल्स कूले ने (b) टायलर ने
(c) बोगॉर्डस ने (d) किंग्सले डेविस ने

62. निम्न में से कौन-सा औपचारिक सामजिक नियन्त्रण नहीं है?
(a) न्यायालय (b) परम्परा
(c) शैक्षणिक संस्था (d) सरकार

63. निम्न में से द्वितीयक समूह का उदाहरण है
(a) माता-पिता (b) राजनैतिक दल
(c) खेल समूह (d) छात्र संघ

64. निम्नलिखित में से प्राथमिक समूह की विशेषता है
(a) शारीरिक समीपता (b) समूह का छोटा आकार
(c) सम्बन्धों की पूर्णता (d) ये सभी

65. प्राथमिक समूह के सदस्यों के मध्य सम्बन्ध होते हैं
(a) अवैयक्तिक (b) वैयक्तिक
(c) औपचारिक (d) इनमें से कोई नहीं

66. द्वितीयक समूह के सदस्यों के मध्य सम्बन्ध होते हैं
(a) औपचारिक व अवैयक्तिक
(b) अनौपचारिक व वैयक्तिक
(c) औपचारिक व वैयक्तिक
(d) अनौपचारिक व अवैयक्तिक

भीड़, जनता एवं संस्कृति

67. भीड़ एक-दूसरे के साथ प्रत्यक्ष, अस्थायी एवं असंगठित सम्बन्ध में एकसाथ लाए गए लोगों का शारीरिक रूप से घना संगठन हैं। यह कथन किसका है?
(a) कैण्टिल का (b) मैकाइवर का
(c) टायलर का (d) गिन्सबर्ग का

68. भीड़ की उत्पत्ति होती है
(a) अचानक (b) धीरे-धीरे (c) पूर्वनियोजित (d) संस्थागत

69. भीड़ की प्रकृति होती है
(a) सतत् (b) स्थायी (c) स्थिर (d) अस्थायी

70. भीड़ के सन्दर्भ में सही नहीं है
(a) उत्तेजित एवं अनियन्त्रित (b) समान विचारधारा
(c) बिखरा हुआ जन समूह (d) अस्थायी

71. जनता वह असंगठित एवं आकृतिरहित जनसमूह है जिसके सदस्य समान इच्छाओं एवं विचारों के आधार पर एक-दूसरे से जुड़े रहते हैं। यह कथन किसका है?
(a) गिन्सबर्ग का (b) मैकाइवर कर (c) टायलर का (d) कैण्टिल का

72. भीड़ की तुलना में जनता ....नहीं होती है।
(a) स्थायी (b) असंगठित
(c) समान विचारधारा वाली (d) निष्क्रिय

73. जनता में सदस्यता होता है
(a) स्थायी (b) अस्थायी
(c) अनेक समूही (d) दोनों (a) एवं (c)

74. संस्कृति (Culture) के बारे में कौन-सा कथन असत्य है?
(a) संस्कृति मानव का मूल्य और आदर्श प्रदान करती है
(b) अभौतिक संस्कृति में तीव्र गति से परिवर्तन होते हैं
(c) संस्कृति मानव आवश्यकताओं की पूर्ति करती है
(d) विविधता में एकता भारतीय संस्कृति की एक प्रमुख विशेषता है

75. 'संस्कृति वह जटिल समग्रता है जिसमें ज्ञान, विश्वास, कला, आचार, कानून, प्रथा और ऐसी ही अन्य क्षमताओं एवं आदतों का समावेश, है जो मनुष्य समाज का एक सदस्य होने के नाते प्राप्त करता है'। यह परिभाषा किस समाजशास्त्री ने दी है?
(a) ई.बी. टायलर (b) मजूमदार और मदान
(c) हॉबेल (d) लिण्टन

76. संस्कृति शब्द का सर्वप्रथम विस्तृत प्रयोग निम्न में से किसने किया?
(a) सोरोकिन (b) टाइलर (c) हॉबल (d) मैकाइवर

77. 'संस्कृति का अधिक जटिल और विकसित रूप ही सभ्यता है', यह कथन है
(a) टायलर का (b) फेयर चाइल्ड का
(c) गिलिन एवं गिलिन का (d) बूम एवं सेल्जनिक का

34. (d)	35. (b)	36. (b)	37. (c)	38. (b)	39. (c)	40. (a)	41. (a)	42. (d)	43. (d)
44. (d)	45. (d)	46. (a)	47. (c)	48. (d)	49. (a)	50. (d)	51. (d)	52. (d)	53. (c)
54. (b)	55. (d)	56. (d)	57. (a)	58. (d)	59. (c)	60. (a)	61. (a)	62. (b)	63. (b)
64. (d)	65. (b)	66. (c)	67. (b)	68. (a)	69. (d)	70. (b)	71. (a)	72. (c)	73. (d)
74. (b)	75. (a)	76. (b)	77. (b)						

78. निम्न में से संस्कृति की विशेषता है
(a) संस्कृति मानव निर्मित है
(b) संस्कृति सीखी जाती है
(c) संस्कृति परिवर्तित की जाती है
(d) उपरोक्त सभी

79. 'लोगों के जीने का ढंग ही उनकी संस्कृति है।' कहा है
(a) हाबल ने (b) टायलर ने
(c) लिण्टन ने (d) मजूमदार एवं मदान ने

80. निम्न में से भौतिक संस्कृति का उदाहरण है
(a) सामाजिक मानदण्ड (b) सामाजिक आदर्श
(c) सामाजिक मूल्य (d) लैपटॉप व टेलीविजन

81. 'संस्कृति पर्यावरण का मानव द्वारा निर्मित अंश है।' यह किसने कहा है
(a) जॉनसन (b) हरस्कोविट्स
(c) फ्रेंजर (d) पिडिंग्टन

82. निम्न में से अभौतिक संस्कृति की विशेषता नहीं है
(a) अभौतिक संस्कृति वास्तविक होती है
(b) अभौतिक संस्कृति की माप-तौल नहीं की जा सकती है
(c) अभौतिक संस्कृति में परिवर्तन धीमी गति से होते हैं
(d) अभौतिक संस्कृति जटिल होती है

83. निम्न में से कौन-सा अभौतिक संस्कृति का अंग है ?
(a) वस्त्र (b) मशीनें (c) कानून (d) घड़ी

84. संस्कृति में भौतिक तत्व की तुलना में अभौतिक तत्व पीछे रह जाते हैं। इससे संस्कृति में असन्तुलन पैदा हो जाता है, यह सन्तुलन कहलाता है
(a) सांस्कृतिक विलम्बना (b) सांस्कृतिक विभिन्नता
(c) सांस्कृतिक संघर्ष (d) सांस्कृतिक अवरोधन

85. मानव समाज को अन्य सभी समाजों से पृथक् कर उसे ऊँचा उठाने वाला तत्व है
(a) हम की भावना
(b) वैचारिक समानता
(c) संस्कृति
(d) मनुष्य में पाई जाने वाली दूरदृष्टि

सामाजिक स्तरीकरण एवं समाजीकरण

86. परम्परा का अर्थ है
(a) अनुकरण (b) समायोजन
(c) विरासत में मिलना (d) प्रतिस्पर्धा

87. जब दो भिन्न समूहों के सदस्य मिलकर सांस्कृतिक तत्वों का आदान-प्रदान करते हैं, तो इसे कहा जाता है
(a) पारस्परिक विनिमय (b) परसंस्कृतिग्रहण
(c) प्रति-परसंस्कृतिग्रहण (d) संस्कृतिग्रहण

88. सांस्कृतिक विलम्बना का अर्थ है
(a) भौतिक व अभौतिक संस्कृति में समानता
(b) भौतिक व अभौतिक के बीच अन्तर
(c) अभौतिक संस्कृति की माप
(d) भौतिक संस्कृति की गुणवत्ता

89. प्राचीन भारत के सन्दर्भ में निम्न में से जाति की विशेषता नहीं है
(a) जाति केवल जन्म से निर्धारित होती है
(b) विवाह सम्बन्धी पाबन्दी
(c) व्यवसाय सम्बन्धी कोई पाबन्दी नहीं
(d) खाद्य आदतों सम्बन्धी पाबन्दी

90. 'जाति एक बन्द वर्ग है।' यह कथन है
(a) मजूमदार व मदान का (b) ऑगबर्न व निमकॉफ का
(c) मैकाइवर व पेज का (d) गिडिन्स का

91. 'सामाजिक स्तरीकरण उच्च और निम्न सामाजिक इकाइयों में समाज का क्षैतिज (Horizontal) विभाजन है' यह कथन है
(a) रेमण्ड मूरे का (b) पी. गिन्सबर्ग का
(c) हैरी जॉनसन का (d) टाइलर का

92. आधुनिक समाज में सामाजिक स्तरीकरण का प्रचलित रूप है
(a) दास (Slave) प्रथा (b) जाति (Caste) व्यवस्था
(c) वर्ग (Class) व्यवस्था (d) गौत्र (Clan) प्रथा

93. भारत में सामाजिक स्तरीकरण का परम्परागत आधार है
(a) जाति (b) वर्ग
(c) धर्म (d) भाषा

94. भारत में वर्तमान में किस स्तरीकरण का प्रभाव है
(a) वर्ग (b) वर्ण
(c) जाति (d) जागीर

95. सामाजिक स्तरीकरण का सामाजिक-सांस्कृतिक आधार कौन-सा है?
(a) लिंग (b) जाति (c) जन्म (d) धर्म

96. 'समाजीकरण के मूल्यों को अकस्मात् आत्मसात करने की एक प्रक्रिया का नाम दिया जा सकता है।' यह कथन है
(a) फिचर का (b) लुण्डबर्ग का
(c) न्यूमेयर का (d) मैकाइवर का

97. समाजीकरण हेतु वर्तमान में कौन-सा साधन महत्त्वपूर्ण भूमिका निभा रहा है?
(a) मित्र
(b) पड़ोस
(c) TV, इण्टरनेट व सोशल नेटवर्किंग साइट
(d) समाचार-पत्र

98. फ्रायड ने समाजीकरण के सिद्धान्त में जिस पक्ष पर गम्भीरता से विचार किया है वह है
(a) आर्थिक पक्ष (b) सामाजिक पक्ष
(c) मनोवैज्ञानिक पक्ष (d) सांस्कृतिक पक्ष

99. निम्न में से सामाजिक स्तरीकरण का घटक है
(a) शक्ति संतुलन (b) एकता की भावना
(c) समान लक्ष्य (d) ये सभी

100. 'अपने मूल रूप में सामाजिक परिवर्तन का अर्थ सामाजिक ढाँचे में परिवर्तन है'। यह कथन है
(a) जॉनसन का (b) किंग्सले डेविस का
(c) गिन्सबर्ग का (d) फेयर चाइल्ड का

101. उद्विकास के रूप में सामाजिक परिवर्तन की व्याख्या की है
(a) कार्ल मार्क्स ने (b) डेविस
(c) हरबर्ट स्पेन्सर (d) जॉनसन

परिवार

102. परिवार (Family) शब्द (*Famulus*) से बना है, जो निम्न में से किस भाषा से लिया गया है?
(a) ग्रीक भाषा से (b) लैटिन भाषा स
(c) अंग्रेजी भाषा से (d) हिब्रू भाषा से

103. निम्न में से कौन-सी परिवार की संरचना है?
(a) परिवार द्वारा उपयोगी लक्ष्यों को प्राप्त करने की प्रकिया
(b) जो लोग परिवार के सदस्य माने जाते हैं, उनकी अभिरचना
(c) चल रही पारिवारिक सदस्यता एवं सम्बन्धों की अभिरचना
(d) आत्मीय सहायता से अन्तः परिचित प्रणाली

104. निम्न में से कौन-सा परिवार रिश्तेदारों को एकल (Nuclear) परिवार में जोड़ता है?
(a) संयुक्त परिवार (b) विस्तारित परिवार
(c) मिश्रित परिवार (d) एकल माता-पिता परिवार

105. परिवार के कार्य हैं/है
(a) जनन करना (b) गुजारा करना
(c) प्यार देना (d) ये सभी

106. परिवार का आधारभूत कार्य है
(a) जनन करना (b) समाजीकरण का कार्य
(c) प्यार देना (d) सांस्कृतिक संचार

107. 'परिवार एक गृहस्थ समूह है जिसमें माता-पिता व सन्तान साथ रहते हैं। इसके मूल रूप में दम्पत्ति व उसकी सन्तान रहती है।' परिवार की यह परिभाषा किसने दी है ?
(a) लूसी मेयर ने (b) बोगॉर्डस ने
(c) मजूमदार व मदान ने (d) मैकाइवर व पेज ने

108. 'परिवार शब्द से हमारा आशय एक छोटे से सामाजिक समूह से होता है जिसमें माता-पिता तथा बच्चे सम्मिलित होते हैं।' परिवार की यह परिभाषा दी है
(a) मजूमदार व मदान ने (b) लूसी मेयर ने
(c) डब्ल्यू. एच. आर. रिवर्स ने (d) किंग्सले डेविस ने

109. परिवार के सन्दर्भ में निम्न में से कौन-सा कथन असत्य है?
(a) परिवार सार्वभौमिक सामाजिक संस्था (Universal social institution) है
(b) परिवार मनुष्य के समाजीकरण (Socialisation) का महत्त्वपूर्ण कार्य करता है
(c) परिवार मनुष्य की जैविक आवश्यकताओं की तो पूर्ति करता है, लेकिन मानसिक आवश्यकताओं की पूर्ति नहीं करता है
(d) परिवार के आकार, कार्य एवं वातावरण का स्वास्थ्य पर गहरा प्रभाव पड़ता है

110. निम्न में से जो परिवार की सामान्य विशेषता नहीं है, वह है
(a) विवाह सम्बन्ध का होना
(b) वंश नाम की एक व्यवस्था
(c) यौन सम्बन्ध का होना
(d) सदस्यों का समान उत्तरदायित्व

111. निम्न में से कौन-सा परिवार का जैविक कार्य नहीं है?
(a) समाजीकरण (b) यौन आवश्यकताओं की पूर्ति
(c) सन्तानोत्पत्ति (d) बच्चों का लालन-पोषण

112. परिवार संरचना क्या है?
(a) उद्देश्यों की प्राप्ति के लिए परिवार द्वारा प्रयुक्त प्रक्रिया
(b) परिवार के सदस्य माने गए लोगों का रहने का तरीका
(c) परिवार की अवरित सदस्यता एवं सम्बन्धों का पैटर्न
(d) परिवार के भीतर सहारा तन्त्र

113. परिवार का वर्गीकरण निम्न में से किस आधार पर किया जा सकता है?
(a) संरचना के आधार पर (b) विवाह के आधार पर
(c) शक्ति के आधार पर (d) इन सभी आधारों पर

114. ऐसे परिवार जिनमें वंश परम्परा पिता के नाम से चलती है, कहलाता है
(a) पितृस्थानीय परिवार (b) पितृवंशीय परिवार
(c) पितृसत्तात्मक परिवार (d) मातृवंशीय परिवार

115. विवाह के बाद जब पति, पत्नी के साथ पत्नी के माता-पिता के निवास स्थान पर रहने लगता है, तो ऐसे परिवार को कहते हैं
(a) मातृवंशीय परिवार (b) मातृ-स्थानीय परिवार
(c) मातृसत्तात्मक परिवार (d) पितृ-स्थानीय परिवार

116. ऐसा परिवार जिसमें अधिकार एवं सत्ता स्त्री में ही निहित होती है तथा परिवार का नियन्त्रण भी उसी के हाथों में होता है, को कहा जाता है
(a) मातृवंशीय परिवार (b) मातृसत्तात्मक परिवार
(c) मातृ-स्थानीय परिवार (d) एकल परिवार

117. तृतीयक रिश्तेदारी का उदाहरण है
(a) पड़दादा (b) दादा
(c) पिता (d) भाई

118. 'एक परिवार जिसमें सदस्यों की संख्या बहुत अधिक है तथा इसमें सभी रक्त सम्बन्धी व अन्य सम्बन्धी भी सम्मिलित हैं।' यह परिवार होगा
(a) संयुक्त परिवार (b) एकल परिवार
(c) विस्तृत परिवार (d) केन्द्रीय परिवार

119. द्वितीयक सम्बन्धी का उदाहरण है
(a) भाई-बहन (b) दादा-पोता
(c) बहन-बहन (d) माता-पुत्र

120. भारत में निम्न में से 'फैमिली प्लानिंग' की असफलता का मुख्य कारण है
(a) निर्धनता एवं यौन जानकारी का अभाव
(b) लोगों की निरक्षरता और भाग्यवादिता
(c) देश में प्रचलित धार्मिक तथा सामाजिक विचार
(d) उपरोक्त सभी

121. परिवार के बजट निर्माण (Family budgeting) के सम्बन्ध में कौन-सा कथन असत्य है?
(a) बजट निर्माण करते समय कुल आय का 80% भाग लम्बे समय की बचत के लिए जमा करा दिया जाना चाहिए
(b) बजट निर्माण के माध्यम से अनावश्यक खर्चों को नियन्त्रित कर बचत को प्रोत्साहन दिया जा सकता है
(c) परिवार का बजट हमेशा बचत वाला तथा सन्तुलित होना चाहिए
(d) पारिवारिक बजट द्वारा परिवार के स्वास्थ्य तथा जीवन स्तर को सुधारा जा सकता है

विवाह

122. **निम्न में से विवाह के सम्बन्ध में कौन-सा कथन सत्य है?**
(a) विवाह एक सामाजिक संस्था है
(b) विवाह संस्था ही परिवार के निर्माण का आधार है
(c) विवाह लिंग सम्बन्धों पर आधारित स्त्री-पुरुष का एक संगठन है
(d) उपरोक्त सभी कथन सत्य है

123. **निम्न में से विवाह का उद्देश्य है**
(a) यौन सन्तुष्टि तथा यौन सम्बन्धों का नियमन
(b) परिवार को स्थायी रूप देना व आर्थिक सहयोग का विकास करना
(c) सन्तानोत्पत्ति व बच्चों का लालन-पालन
(d) उपरोक्त सभी

124. **'जिन साधनों द्वारा मानव समाज यौन सम्बन्धों का नियमन करता है। उन्हें विवाह की संज्ञा दी जा सकती है', यह कथन है**
(a) एच. आर. रिवर्स (b) वेस्टरमार्क
(c) लूसी मेयर (d) मजूमदार व मदान

125. **निम्न में से किस व्यवस्था के द्वारा पिता-पुत्री, माता-पुत्र और भाई-बहन के विवाह को निषिद्ध ठहराया गया है?**
(a) अन्तर्विवाह (b) बहिर्विवाह
(c) निकटाभिगमन निषेध (d) ये सभी

126. **एक जनजाति समूह के अन्दर ही विवाह करने की प्रथा कहलाती है**
(a) बहिर्विवाह (b) अन्तर्विवाह
(c) निकटाभिगमन निषेध (d) एकविवाह

127. **वर्तमान में विवाह का जो रूप सर्वमान्य व प्रचलित है**
(a) एकल विवाह (b) बहुविवाह
(c) बहु-पत्नी विवाह (d) बहु-पति विवाह

128. **जब एक पुरुष केवल एक ही स्त्री से विवाह करता है और उसी स्त्री के वैवाहिक सम्बन्धों के रहते वह दूसरी स्त्री से विवाह नहीं करता है, उसे कहते हैं**
(a) बहुविवाह (b) एकल विवाह
(c) बहु-पत्नी विवाह (d) बहु-पति विवाह

129. **यदि एक समय में एक पुरुष एक से अधिक स्त्रियों से विवाह करता है, तो ऐसे विवाह को कहते हैं**
(a) एकल विवाह (b) बहु-पत्नी विवाह
(c) समूह विवाह (d) बहु-पति विवाह

130. **विवाह का वह रूप जिसमें एक ही स्त्री के एक ही समय में दो या अधिक पति होते हैं, कहलाता है**
(a) एलविवाह (b) बहुविवाह
(c) बहु-पति विवाह (d) बहु-पत्नी विवाह

131. **विनिमय विवाह आज भी राजस्थान की विभिन्न जनजातियों में प्रचलित है। यह निम्न जनजातियों में पाया जाता है**
(a) मीणा जनजाति (b) कूकी जनजाति
(c) टोडा जनजाति (d) ये सभी

132. **जिस विवाह प्रथा में पुरुष अपनी शक्ति व साहस की परीक्षा देकर लड़की को अपनी पत्नी बनाता है, कहलाता है**
(a) परिवीक्षा विवाह (b) परीक्षा विवाह
(c) सेवा विवाह (d) विनिमय विवाह

सामाजिक नियन्त्रण एवं सामाजिक समस्याएँ

133. **निम्न में से औपचारिक नियन्त्रण का माध्यम नहीं है**
(a) कानून व न्यायालय (b) पुलिस एवं जेल
(c) राज्य (d) परिवार, परम्परा व रिवाज

134. **सामाजिक नियन्त्रण का अनौपचारिक साधन है**
(a) परिवार (b) सामाजिक आदर्श मानदण्ड
(c) परम्पराएँ, प्रथाएँ एवं भाषा (d) उपरोक्त सभी

135. **निम्न में से कौन-सी सामाजिक समस्या नहीं है ?**
(a) गरीबी (b) निरक्षरता
(c) लैंगिक समानता (d) दहेज प्रथा

136. **अविवाहित मातृत्व के कारण है**
(a) शिक्षा का प्रभाव (b) पाश्चात्य संस्कृति का प्रभाव
(c) परम्पराएँ व रीति-रिवाज (d) दोनों (a) व (b)

137. **नारीवाद है**
(a) पुरुषों पर महिलाओं का आधिपत्य
(b) महिलाओं के समान अधिकार और अवसर के लिए संघर्ष पूर्ण समर्थन
(c) सदैव के लिए पुरुष आधिपत्य को समाप्त करना
(d) महिलाओं पर हो रहे अत्याचारों को रोकने हेतु संघर्ष

138. **निम्नलिखित में से कौन-सी भारतीय समाज के लिए समकालीन सामाजिक समस्या नहीं है?**
(a) साम्प्रदायिकवाद (b) आतंकवाद
(c) प्रजातन्त्रवाद (d) क्षेत्रवाद

139. **आधुनिकीकरण** (Modernisation) **का प्रमुख लक्षण है**
(a) साम्यवाद व फासीवाद (b) नगरीकरण व औद्योगिकीकरण
(c) अशिक्षा व लोकतन्त्र (d) अन्धविश्वास व जाद

140. **नर्स-रोगी सम्बन्ध है**
(a) मानव-से-मानव के सम्बन्ध (b) वरिष्ठ-अधीनस्थ के सम्बन्ध
(c) अधीनस्थ-वरिष्ठ सम्बन्ध (d) नियोक्ता-नियुक्त सम्बन्ध

78. (d)	79. (d)	80. (d)	81. (b)	82. (a)	83. (c)	84. (a)	85. (c)	86. (c)	87. (b)
88. (b)	89. (c)	90. (a)	91. (a)	92. (c)	93. (a)	94. (a)	95. (b)	96. (b)	97. (c)
98. (c)	99. (a)	100. (a)	101. (c)	102. (b)	103. (c)	104. (b)	105. (d)	106. (a)	107. (a)
108. (c)	109. (c)	110. (d)	111. (a)	112. (c)	113. (d)	114. (b)	115. (b)	116. (b)	117. (a)
118. (c)	119. (b)	120. (d)	121. (a)	122. (d)	123. (d)	124. (a)	125. (c)	126. (b)	127. (a)
128. (b)	129. (b)	130. (c)	131. (d)	132. (b)	133. (d)	134. (d)	135. (c)	136. (d)	137. (b)
138. (c)	139. (b)	140. (a)							

नर्सिंग एग्जाम गैलरी

1. सामाजिक स्तरीकरण से तात्पर्य है *(AIIMS Nagpur 2018)*

(a) सामाजिक अन्याय
(b) सामाजिक समानता
(c) सामाजिक असमानता
(d) सामाजिक न्याय

2. जाति व्यवस्था (Caste system) है, एक *(AIIMS Nagpur 2018)*

(a) धार्मिक संस्था (b) राजनीतिक संस्था
(c) सामाजिक संस्था (d) आर्थिक संस्था

3. कौन-सा एक प्राथमिक समूह है? *(AIIMS Nagpur 2018)*

(a) परिवार (b) मजदूर
(c) सामाजिक कार्यकर्त्ता (d) छात्र समूह

4. एक पति द्वारा अपनी तलाकशुदा पत्नी को दिया जाने वाला गुजारा भत्ता कहलाता है *(AIIMS Jodhpur Staff Nurse 2018)*

(a) मेहर (b) निर्वाह व्यय
(c) नववधू मूल्य (d) दहेज

5. 'मानव एक सामाजिक प्राणी है', यह किसने कहा था? *(AIIMS Jodhpur Staff Nurse 2018)*

(a) अरस्तु (b) प्लेटो
(c) कोरंटे (d) कार्ल मार्क्स

6. मॉडलिंग सामाजिक हानि का एक रूप है और इसे कहा जाता है *(AIIMS Nursing Raipur 2017)*

(a) क्लासिकल कण्डीशनिंग
(b) ऑपेरैण्ट कण्डीशनिंग
(c) अवलोकन
(d) सीखना

7. समुदाय का कार्य *(AIIMS Nursing Raipur 2017)*

1. यह सामाजिक और मनोरंजन के लिए जगह प्रदान करता है।
2. यह सुरक्षा प्रदान करता है।
3. इसके सदस्यों के लिए समाजीकरण और शिक्षा के अवसर प्रदान करता है।
4. इसके सदस्यों के बीच बातचीत के लिए अवसर प्रदान करता है

कूट

(a) 1, 2, 3 (b) 2, 3, 4
(c) 1, 3, 4 (d) 1, 2, 3, 4

8. परिवार व्यक्ति के भावनात्मक विकास में एक महत्त्वपूर्ण भूमिका अदा करता है, क्योंकि यह *(RUHS Pb. B.Sc. Nursing 2015)*

(a) युवाओं को सहारा प्रदान करता है
(b) पुरस्कार व सजा देता है
(c) पहचान व भूमिका सीखने में व्यक्ति की सहायता करता है
(d) बड़े समाज के आचार-विचार को प्रतिबिम्बित करता है

9. निम्नलिखित में से कौन-से ऐसे समूह हैं जिनमें व्यक्ति सम्बद्धता, आपसी सम्मान, सहानुभूति एवं अभिवृत्ति के द्वारा स्वयं को पहचानता है? *(RUHS M.Sc. Nursing 2015)*

(a) परिवार, कॉलेज (b) परिवार, क्लब
(c) कॉलेज, धार्मिक समूह (d) क्लब, धार्मिक समूह

10. सम्बन्धों में बदलाव, आर्थिक आत्मनिर्भरता, छोटा परिवार एवं पार्टनर के साथ विवाह किसकी विशेषताएँ हैं? *(RUHS M.Sc. Nursing 2015)*

(a) एकल परिवार (b) संयुक्त परिवार
(c) पारम्परिक परिवार (d) आधुनिक परिवार

11. वह समूह जिसमें रक्त सम्बन्धियों में विवाह नहीं होता है लेकिन समूह से बाहर विवाह होते हैं कहलाता है *(RUHS M.Sc. Nursing 2015)*

(a) एण्डोगैमी (b) एक्सोगैमी
(c) कास्ट एक्सोगैमी (d) कास्ट एण्डोगैमी

12. समाज में ऐसी घटना जिसमें लोग सामाजिक पैमाने पर ऊपर व नीचे एवं इसके विपरीत चलते हैं कहलाती है *(RUHS M.Sc. Nursing 2015)*

(a) सामाजिक प्रतिष्ठा (b) सामाजिक वर्ग
(c) सामाजिक वर्गीकरण (d) सामाजिक गतिशीलता

13. समाज में सामाजिक नियन्त्रण की विशेषताएँ हैं *(RUHS M.Sc. Nursing 2015)*

(a) कल्याण हेतु विशिष्ट समूह द्वारा दबाव
(b) कल्याण हेतु समाज द्वारा दबाव
(c) कल्याण हेतु परिवार एवं धार्मिक समूह की राय
(d) कल्याण हेतु औपचारिक एवं अनौपचारिक समूहों द्वारा सुझाव

14. किसके अतिरिक्त सभी प्रभावी मानव सम्बन्धों को बढ़ावा देने वाली रणनीतियाँ हैं? *(RUHS M.Sc. Nursing 2014)*

(a) वैयक्तिक ध्येय (b) साझा संगठनात्मक ध्येय
(c) समूह संसक्ति (d) अखण्डता का अहसास

---

1. (c) **2.** (c) **3.** (a) **4.** (b) **5.** (a) **6.** (b) **7.** (d) **8.** (c) **9.** (a) **10.** (d)
11. (b) **12.** (d) **13.** (b) **14.** (a)

करेक्ट सॉल्यूशन्स

टॉपिकल प्रैक्टिस

2. (*c*) फ्रेंच दर्शनशास्त्री आगस्त कॉम्टे (Auguste Comte) को समाजशास्त्र (Sociology) का जनक माना जाता है। इन्होंने सर्वप्रथम सन् 1838 में समाज के वैज्ञानिक अध्ययन के लिए सोसियोलॉजी (Sociology) शब्द का प्रयोग किया था।

6. (*b*) समाजशास्त्र को विज्ञान या सामाजिक विज्ञान माना जाता है, क्योंकि इसके अध्ययन एवं सर्वे में वैज्ञानिक पद्धतियों का उपयोग किया जाता है।

10. (*d*) समाजशास्त्र जातिवाद, भाषावाद, सम्प्रदायवाद एवं क्षेत्रवाद की भावना को बढ़ाने मे सहायक नहीं होता है। उपरोक्त सभी समाजीकरण या सामाजिक नियन्त्रण की प्रमुख सामाजिक समस्याएँ हैं।

13. (*a*) समकालीन समाजशास्त्रीय अध्ययन केवल समुदाय पर विचार करता है।

16. (*d*) स्वास्थ्य में चिकित्सकीय समाजशास्त्र रोगों एवं गरीबी के मध्य उपस्थित सामाजिक सम्बन्धों की व्याख्या करता है।

18. (*d*) समाजशास्त्र नर्स को रोगियों के मन का भाव समझने, सामुदायिक स्वास्थ्य समस्याओं को समझने एवं विभिन्न जातियों एवं वर्गों के रोगियों की मानसिक स्थिति को समझने में सहायक होता है।

20. (*d*) 'जहाँ कहीं जीवन है, वहीं समाज हैं।' उक्त कथन प्रसिद्ध समाजशास्त्रियों मैकाइवर एवं पेज ने दिया था। इसके अनुसार, जहाँ कहीं भी व्यक्तियों के समूह पाए जाते हैं, वहाँ स्वतः ही पारस्परिक सम्बन्धों के कारण समाज का निर्माण हो जाता है।

22. (*b*) रुसो, लॉक एवं हॉब्स जैसे समाजशास्त्रियों का सम्बन्ध सामाजिक समझौता सिद्धान्त से हैं। यह सिद्धान्त व्यक्ति को महत्त्व देता है। हरबर्ट स्पेन्सर ने समाज का सावयवी सिद्धान्त दिया था।

23. (*b*) समाज का सावयवी सिद्धान्त हरबर्ट स्पेन्सर ने दिया था। इस सिद्धान्त के अनुसार, समाज सावयव की तरह कार्य करता है। यह सिद्धान्त मुख्यतया समाज पर केन्द्रित है।

26. (*a*) कुले के अनुसार, व्यक्ति एवं समाज एक ही सिक्के के दो पहलू हैं, जो एक दूसरे को प्रभावित करते हैं।

27. (*a*) एक औद्योगिक समाज के समानतावादी होने की अधिक सम्भावना है, क्योंकि यहाँ व्यक्ति का मूल्य केवल उसकी योग्यता पर निर्भर करता है।

32. (*d*) भारतीय समाज में विवाह पूर्व एवं विवाहोपरान्त गैर पुरुष या महिला से यौन सम्बन्ध बनाना तथा बिना विवाह एकसाथ रहना (लिव-इन रिलेशनशिप) को अवैध माना जाता है।

33. (*d*) समाज एक विचारात्मक अवधारणा है। यह अनेक लोगों के एक-दूसरे के साथ समूह में रहने तथा एक-दूसरे को प्रत्यक्ष या अप्रत्यक्ष रूप से सहयोग करने से बनता है। समाज के सदस्यों में एक-दूसरे के प्रति जागरूकता पाई जाती है एवं इनके मध्य समानता एवं असमानता दोनों पाई जाती हैं।

36. (*b*) समाज की उत्पत्ति के सम्बन्ध में चार्ल्स डार्विन (Charles Darwin) एवं एल्फ्रेड रसेल वलैस (Alfred Russel Wallace) द्वारा प्रतिपादित उद्विकास का सिद्धान्त (Theory of Evolution) मान्य है। इसके अनुसार, जाति समूहों या समाज या समुदाय में जीवों का विकास उद्विकास के कारण से होने वाले जाति उद्भवन (Speciation) द्वारा होता है।

38. (*b*) मैकाइवर एवं पेज के अनुसार, समाज सामाजिक सम्बन्धों का जाल होता है।

41. (*a*) ऑगबर्न एवं निमकॉफ के अनुसार, एक सीमित क्षेत्र में सामाजिक जीवन के सम्पूर्ण संगठन को समुदाय कहा जाता है।

43. (*d*) खानाबदोश या धुमत्ती (Nomad) समूह को समुदाय नहीं कहा जा सकता है, क्योंकि ये लोग एक निश्चित क्षेत्र तक सीमित नहीं रहते हैं।

45. (*d*) जनसंख्या की बहुलता शहरी समुदाय (Urban community) की विशेषता है, ग्रामीण समुदाय की नहीं। गाँवों में जनसंख्या एवं जनसंख्या घनत्व दोनों बेहद कम होता है।

48. (*d*) परिवार, स्कूल या विद्यालय एवं मित्र-समूह तीनों समाजीकरण (Socialisation) के लिए उत्तरदायी एजेन्सी है। ये तीनों संस्थाएँ या एजेन्सी एक व्यक्ति या बालक को समाज के अन्य सदस्यों से सम्पर्क करने को प्रेरित करती हैं।

54. (*b*) सामाजिक समूह में एकता (Unity in group) पाई जाती है। इसके अतिरिक्त यहाँ कार्यों का सभी लोगों में बँटवारा अर्थात् विकेन्द्रीकरण कर दिया जाता है।

55. (*d*) परिवार व पड़ोस दोनों प्राथमिक समूह के उदाहरण हैं। प्राथमिक समूह वे होते हैं जिनके सदस्यों में नजदीकी, व्यक्तिगत एवं स्थायी सम्बन्ध होते हैं।

56. (*d*) एक समान रुचि एवं जीवनशैली, समान एकता की भावना एवं समान लक्ष्य सामूहिक जीवन के घटक हैं।

60. (*a*) हम की भावना या एकता की भावना प्राथमिक समूहों जैसे-परिवार, पड़ोस, विद्यालय, आदि में पाई जाती है। द्वितीयक समूहों जैसे–वकीलों का समूह या क्लब, आदि में यह भावना कमजोर या अनुपस्थित होती है।

61. (*a*) प्राथमिक एवं द्वितीयक समूह का सिद्धान्त चार्ल्स कूले (Charles Cooley) ने अपनी पुस्तक *सोसियल ऑर्गेनाइजेशन, ए स्टडी ऑफ दी लार्जर माइण्ड* (*Social Organization. A study of the Larger Mind*) में दिया था।

63. (*b*) राजनैतिक दल द्वितीयक समूह का उदाहरण है, क्योंकि इसमें सभी सदस्यों में व्यक्तिगत सम्पर्क/सम्बन्ध नहीं पाया जाता है।

68. (*a*) भीड़ की उत्पत्ति किसी दुर्घटना, परिणाम या फैसले के कारण अचानक से भावनात्मक आवेग में आए स्थानीय जन समूह के रूप में होती है।

69. (*d*) भीड़ अस्थायी होती है। यह किसी घटना के कारण अचानक से जुटा जन समूह होता है, जो अनियन्त्रित, अव्यवस्थित, आवेगी एवं नियम-कायदों को तोड़ने के लिए तैयार होता है।

72. (*c*) भीड़ की तुलना में जनता समान विचारधारा वाली नहीं होती है। भीड़ रूचि या लक्ष्य समान होते हैं। जनता स्थायी, बिखरा हुआ, वृहत् असंगठित एवं सामान्यतया निष्क्रिय जन समूह होता है।

74. (*b*) अभौतिक संस्कृति में परिवर्तन बहुत धीरे-धीरे होते हैं।

76. (*b*) संस्कृति शब्द का सबसे पहले प्रयोग टाइलर ने किया था।

79. (*d*) मजूमदार एवं मदान के अनुसार, संस्कृति लोगों के जीवन जीने का तरीका या ढंग होता है।

81. (*b*) संस्कृति पर्यावरण का मानव द्वारा निर्मित अंश है, यह कथन हरस्कोविट्स का है।

83. (*c*) कानून (Law) अभौतिक (Non-physical) संस्कृति का अंग होता है, क्योंकि यह भौतिक रूप में नहीं पाया जाता है।

85. (c) संस्कृति एक मानव समाज को अन्य सभी समाजों से प्रतिस्पर्धात्मक रूप से पृथक् कर उसे दूसरों से ऊँचा उठाने या श्रेष्ठ सिद्ध करने में भूमिका निभाने वाला तत्व होता है।

90. (a) मजूमदार एवं मदान के अनुसार, जाति एक बन्द वर्ग है, क्योंकि यह जन्म से ही तय हो जाती है।

91. (a) रेमण्ड मूरे के अनुसार, सामाजिक स्तरीकरण उच्च एवं निम्न सामाजिक इकाइयों में समाज का क्षैतिज विभाजन होता है।

93. (a) भारत में सामाजिक स्तरीकरण (Social stratification) का परम्परागत आधार जाति है, जिसके अनुसार ब्राह्मणों को सर्वोच्च एवं शुद्रों को निम्नतम् स्तर का माना जाता है।

94. (a) भारत में वर्तमान में समाज का स्तरीकरण वर्ग जैसे–अमीर-गरीब, शिक्षित-अशिक्षित, आदि पर आधारित है।

98. (c) फ्रायड ने समाजीकरण के सिद्धान्त में मनोवैज्ञानिक पक्ष पर गम्भीरता से विचार किया है।

106. (a) जनन द्वारा अगली पीढ़ी को उत्पन्न करना एवं उसका लालन-पालन करना परिवार का आधारभूत कार्य है।

109. (c) परिवार अपने सदस्य की जैविक आवश्यकताओं के साथ मानसिक (Psychological) आवश्यकताओं की भी पूर्ति करता है। अतः उक्त (c) कथन असत्य है

110. (d) परिवार के सदस्यों में समान उत्तदायित्व का अभाव होता है। परिवार में पिता की भूमिका धन की व्यवस्था करना, जबकि माता की बच्चों एवं घर-परिवार की देखभाल करना होती है।

111. (a) समाजीकरण परिवार का सामाजिक कार्य है, जैविक कार्य नहीं।

112. (c) परिवार की सदस्यों की संख्या एवं उनमें मौजूद सम्बन्धों का पैटर्न परिवार की संरचना कहलाती है।

119. (b) दादा-पोता द्वितीयक सम्बन्धी का उदाहरण है, जबकि पड़दादा तृतीयक रिश्तेदारी का उदाहरण है, क्योंकि ये पोते (नवीन पीढ़ी) की तुलना में क्रमशः द्वितीय एवं तृतीय पीढ़ी के सदस्य हैं।

124. (a) एच. आर. रिवर्स के अनुसार, विवाह वह संसाधन है जिसके द्वारा मानव समाज यौन सम्बन्धों का नियमन करता है, अर्थात् विवाह द्वारा बने यौन सम्बन्ध समाज द्वारा स्वीकृत एवं वैध होते हैं।

126. (b) एक ही जनजाति के अन्दर विवाह करने की प्रथा अन्तर्विवाह कहलाती है।

131. (d) राजस्थान में मीणा, टोडा, कूकी, आदि जनजातियों में विनिमय विवाह प्रचलित है जिसमें दो परिवारों में विवाह योग्य कन्याओं के रिश्तों का आदान-प्रदान किया जाता है अर्थात् बहू के बदले अपने सम्बन्धियों के परिवार के किसी सदस्य से बेटी का विवाह करवा दिया जाता है।

133. (d) परिवार, रीति-रिवाज एवं परम्पराएँ अनौपचारिक (Informal) सामाजिक नियन्त्रण के माध्यम हैं।

135. (c) लैंगिक समानता के अतिरिक्त, गरीबी, निरक्षरता, दहेज प्रथा, आदि भारत की प्रमुख सामाजिक समस्याएँ हैं।

139. (b) समाज के बढ़ते आधुनिकीकरण का प्रमुख कारण शिक्षा, नगरीकरण, औद्योगिकीकरण, आदि हैं।

नर्सिंग एग्जाम गैलरी

1. (c) सामाजिक स्तरीकरण से तात्पर्य सामाजिक असमानता से है। समाज में लोग अमीर-गरीब, शिक्षित-अशिक्षित, मान-सम्मान, पद, आदि आधारों पर एक-दूसरे से भिन्न होते हैं। यह भिन्नता या अन्तर ही समाज में अनेक स्तरों या असमानता का निर्माण करता है।

2. (c) जाति व्यवस्था एक सामाजिक संस्था है। वर्तमान में हिन्दु समाज में जन्म के आधार पर मुख्य तौर पर चार जातियाँ पाई जाती हैं-ब्राह्मण, वैश्य, क्षत्रिय एव शूद्र या दलित।

5. (a) मानव एक सामाजिक प्राणी है, यह कथन यूनान के महान फिलोसफर अरस्तु ने कहा था, क्योंकि मानव सदैव से एवं सभी जगहों पर समूह में रहने वाला प्राणी है। समूह में उपस्थित सदस्यों के मध्य परस्पर सहयोग एवं संवाद द्वारा ही समाज का निर्माण होता है।

7. (d) समुदाय अपने सदस्यों को सामाजिक विकास, मनोरंजन, सुरक्षा, समाजीकरण एवं शिक्षा के साथ-साथ सदस्यों के बीच बातचीत के लिए अवसर प्रदान करता है।

9. (a) परिवार एवं कॉलेज ऐसे समूह हैं जिनमें व्यक्ति सम्बद्धता, आपसी सम्मान, सहानुभूति एवं अभिवृत्ति के द्वारा स्वयं को पहचानता है। परिवार व्यक्ति की प्रथम पाठशाला होती है, जबकि स्कूल एवं कॉलेज द्वितीय पाठशाला।

10. (d) सम्बन्धों में बदलाव, आर्थिक आत्मनिर्भरता, छोटा परिवार एवं इच्छित पार्टनर के साथ विवाह आधुनिक एकल परिवार की विशेषताएँ हैं।

11. (b) वह समूह जिसमें रक्त सम्बन्धियों अर्थात् एक ही गोत्र के सदस्यों में विवाह नहीं होता है, वरन् समूह या गोत्र के बाहर विवाह होता है, बहिर्विवाह या एक्सोगैमी (Exogamy) कहलाता है।

13. (b) सामाजिक नियन्त्रण द्वारा समाज में व्यक्ति एवं पूरे समाज के कल्याण के लिए सदस्यों पर दबाव बनाकर उन्हें समाज के नियम-कायदे मानने के लिए विवश किया जाता है।

अध्याय 11

मनोविज्ञान एवं मानसिक स्वास्थ्य नर्सिंग

Psychology and Mental Health Nursing

__हम स्टडी करेंगे__

• मनोविज्ञान • व्यक्तित्व • बुद्धि • अधिगम या लर्निंग • अभिप्रेरणा या मोटिवेशन • संवेग या इमोशन • कुण्ठा • मानसिक स्वास्थ्य • मानसिक अस्वस्थता • मानसिक मनोरचनाएँ या रक्षा युक्तियाँ • मानसिक रोगों का वर्गीकरण • अन्य मानसिक रोग • मानसिक अस्वस्थता के रोकथाम के उपाय • मानसिक रोगों का उपचार • मनोचिकित्सा • इलेक्ट्रोकन्वल्सिव थैरेपी • एण्टीडिप्रेसेन्ट • मनोस्थिति स्थिरीकारक • मानव स्वास्थ्य अधिनियम, 1987 • वृद्धावस्था में देखभाल

मनोविज्ञान (Psychology)

- साइकोलॉजी (Psychology) शब्द की उत्पत्ति ग्रीक भाषा के दो शब्दों '*साइकी (Psyche)*' तथा '*लोगस (Logos)*' से हुई है। जिसका अर्थ है; आत्मा का अध्ययन (Study of soul)।
- साइकोलॉजी शब्द का सर्वप्रथम उपयोग ग्रीक मनोविज्ञानी **रूडोल्फ गोकेल** (Rudolf Gockel) ने सन् 1590 में किया था।
- **अरस्तू** (Aristotle) को मनोविज्ञान का जनक (Father of Psychology) कहा जाता है। जबकि **विल्हेल्म वुण्ट** (Wilhelm Wundt) को प्रयोग सम्बन्धी मनोविज्ञान (Experimental Psychology) का जनक कहा जाता है।

मनोविज्ञान की परिभाषाएँ (Definitions of Psychology)

- सामान्य शब्दों में, मनोविज्ञान एक व्यक्ति के व्यवहार (Behaviour) व अनुभव (Experience) का वैज्ञानिक अध्ययन है।
- **चार्ल्स ई. स्किनर** (Charles E Skinner) के अनुसार, 'मनोविज्ञान जीवन की विभिन्न परिस्थितियों के प्रति विकसित जन्तु की प्रतिक्रियाओं (Responses) का अध्ययन करता है। इन' प्रतिक्रियाओं अथवा व्यवहार का सम्बन्ध जन्तु की सभी प्रकार की प्रतिक्रियाओं, समायोजनों (Adjustment), कार्यों एवं अनुभवों से हैं।
- **क्रो एण्ड क्रो** (Crow and Crow) के अनुसार, मनोविज्ञान मानव व्यवहार तथा मानव सम्बन्धों का अध्ययन है।
- **बोरिंग लेंगफील्ड, वेल्ड** (Boring Langfield, Weld) के अनुसार, मनोविज्ञान मानव प्रकृति (Nature) का अध्ययन है।

प्रभावी नर्सिंग में मनोविज्ञान का महत्त्व (Importance of Psychology in Effective Nursing)

- वास्तव में नर्स का काम अर्थात् नर्सिंग विज्ञान से अधिक कला है एवं यह कला मनोविज्ञान पर आधारित है। मनोविज्ञान रोगी एवं उसके सामाजिक वातावरण एवं रिश्तेदारों को समझने वाली नर्स का व्यवहार अधिक प्रभावशाली (Effective) होता है।
- प्रभावी नर्सिंग व्यवसाय में निम्नलिखित सिद्धान्तों (Principles) पर ध्यान देना आवश्यक है
  - रोगी की सेवा का सिद्धान्त
  - रोगी की ओर सकारात्मक (Positive) मनोवैज्ञानिक दृष्टिकोण (Attitude) का सिद्धान्त
  - रोगी को सहानुभूति (Sympathy) द्वारा समझने का सिद्धान्त
  - प्रभावशाली स्वास्थ्य प्रशिक्षण (Effective health training) का सिद्धान्त

- सफल व व्यवस्थित व्यक्तिगत समायोजन (Personal adjustment) का सिद्धान्त
- सफल व व्यवस्थित प्रोफेशनल समायोजन (Professional adjustment) का सिद्धान्त

मनोविज्ञान की अध्ययन विधियाँ (Study Methods of Psychology)

मनोविज्ञान के क्षेत्र में अध्ययन के लिए निम्नलिखित विधियाँ प्रयोग में लाई जाती हैं

1. प्रयोगात्मक विधि (Experimental method)
2. निरीक्षण विधियाँ (Observation methods)
    - इन्टरोसपेक्शन विधि (Introspection method)
    - एक्सटरोसपेक्शन विधि (Extrospection method)
3. विवरणात्मक विधियाँ (Descriptive methods)
    - तुलनात्मक विधि (Comparative method)
    - विकासात्मक विधि (Developmental method)
    - केस हिस्ट्री या स्टडी विधि (Case history or study method)
    - साइकोएनालाइटिक विधि (Psychoanalytic method)
    - डायग्नोस्टिक विधि (Diagnostic method)
    - सर्वे विधि (Survey method)
    - साक्षात्कार विधि (Interview method)
    - प्रश्नावली विधि (Questionnaire method)
    - स्टेटिस्टिकल विधि (Statistical method)
    - परीक्षण विधियाँ (Test methods) जैसे–व्यक्तित्व परीक्षण (Personality test), बुद्धि परीक्षण (Intelligence test), आदि।

व्यक्तित्व (Personality)

- व्यक्तित्व शब्द अंग्रेजी के पर्सनेलिटी (Personality) शब्द का पर्याय है। पर्सनेलिटी शब्द लैटिन शब्द *पर्सोना (Persona)* से लिया गया है, जिसका अर्थ है, मुखौटा (Mask) अथवा नकली चेहरा लगाना।
- **ऑलपोर्ट** (Allport) के अनुसार, 'व्यक्तित्व व्यक्ति के भीतर उन मनोशारीरिक (Psychomatic) तन्त्रों का गतिशील बेहतरीन (Dynamic) संगठन है, जो वातावरण में उसके अपूर्व समायोजन (Adjustment) को तय करते हैं।'
- **गुथरी** (Guthrie) के अनुसार, 'व्यक्तित्व की परिभाषा सामाजिक महत्त्व (Importance) की उन आदतों (Habits) तथा संस्थाओं (Organisations) के रूप में दी जा सकती है, जो स्थिर तथा परिवर्तन का विरोध करने वाली होती हैं।'
- **बॉरेन** के अनुसार, 'व्यक्तित्व व्यक्ति का सम्पूर्ण मानसिक संगठन (Total psychological organisation) है, जो उसके विकास की किसी भी अवस्था में मौजूद होता है।'

व्यक्तित्व का विकास (Personality Development)

व्यक्तित्व के विकास के बारे में निम्न सिद्धान्त (Theory) दिए गए

1. व्यक्तित्व का मनोविश्लेषणात्मक सिद्धान्त (Psychoanalytical Theory of Personality)

फ्रायड (Freud) ने व्यक्तित्व के बारे में एक साइकोएनालाइटिक (Psychoanalytic) सिद्धान्त दिया, जिसे निम्न तीन बिन्दुओं के आधार पर समझाया जा सकता है

(i) **फ्रायड का मनोलैंगिक विकास का सिद्धान्त** (Freud's Psychosexual Development Theory) फ्रायड ने मनोलैंगिक विकास की 5 अवस्थाएँ (Stages) दी हैं, जो निम्न हैं

अवस्था का नाम	प्रमुख विकास
मुखीय अवस्था (Oral stage) जन्म से 1 वर्ष की आयु तक	इसमें शिशु को लैंगिक सन्तुष्टि (Sexual apleasement) चूसने (Suck) एवं निगलने (Swallowing) द्वारा मिलती है। इस अवस्था का कामुकता (Sexuality) क्षेत्र मुख (Mouth) होता है।
गुदा अवस्था (Anal stage) 1 से 3 वर्ष की अवस्था तक	इसमें कामुकता (Sexuality) क्षेत्र मुँह से हटकर गुदा (Anus) क्षेत्र में आ जाता है। इस दौरान शिशु को मल (Faeces) को रोकने या त्यागने पर सन्तुष्टि प्राप्त होती है।
फेलिक अवस्था (Phallic stage) 3 से 6 वर्ष की आयु तक	इसमें कामुकता (Sexuality) क्षेत्र जननेन्द्रियाँ (Genitals) होती हैं। इस दौरान शिशु को लिंग या गुप्तांग (Private part) को पकड़ने में सुख की अनुभूति होती है। इस अवस्था में लड़कों में ओडिपस कॉम्प्लेक्स (Oedipus complex) एवं लड़कियों में इलेक्ट्रा कॉम्प्लेक्स (Electra complex) का विकास होता है।
लेटेन्सी या सुप्त अवस्था (Latency stage) 6 से 12 वर्ष की आयु तक	लैंगिक रुचियाँ (Sexual interest) खत्म हो जाती हैं। इस अवस्था में कोई नया कामुकता (Sexuality) क्षेत्र विकसित नहीं होता है। बालक अपनी लैंगिक इच्छाओं की अभिव्यक्ति अलैंगिक कार्यों जैसे–खेलकूद, पढ़ाई, आदि के रूप में करते हैं।
जेनाइटल अवस्था (Genital stage) 13 से 18 वर्ष की आयु तक	लैंगिक आवेग (Sexual impulses) पुन: उत्पन्न हो जाते हैं। इस अवस्था में व्यक्ति शारीरिक, मानसिक एवं सामाजिक रूप से परिपक्व (Mature) हो जाता है।

(ii) **व्यक्तित्व का संगठन** (Organisation of Personality) **फ्रायड** ने व्यक्तित्व के संगठन को समझाने के लिए मन (Mind) को तीन दशाओं (Stages) में बाँटा है

(a) **चेतन या कॉन्शियस मन** (Conscious Mind) किसी भी समय व्यक्ति के मन में आ रही अनुभूतियों या संवेदनाओं (Sensations) का सम्बन्ध चेतन मन से होता है।

(b) **अर्द्धचेतन या सबकॉन्शियस मन** (Subconscious Mind) इसमें वो विचार, भाव, इच्छाएँ, आदि होती हैं, जो हमारे वर्तमान चेतन अनुभव में नहीं होती है, लेकिन कोशिश करने पर वे हमारे चेतन मन में आ जाती हैं।

(c) **अचेतन या अनकॉन्शियस मन** (Unconscious Mind) फ्रायड के अनुसार, मन का सबसे बड़ा भाग अचेतन होता है। हमारे कुछ अनुभव (Experience), स्मृतियाँ (Memories), इच्छाएँ (Wishes), अनुभूतियाँ (Sensations), विचार (Idea), आदि बुरे असामाजिक (Antisocial) व अनैतिक (Unethical) अनुभव होते हैं, जिनको जीवन में पूरा करना सम्भव नहीं होता है।

(iii) **व्यक्तित्व की संरचना** (Structure of Personality) फ्रायड ने व्यक्तित्व की संरचना के आधार पर तीन अवस्थाएँ बताई हैं

(a) **इदम्** (Id) यह व्यक्तित्व का वह भाग है, जो जन्म से ही उपस्थित रहता है। यह आनन्द के सिद्धान्त पर कार्य करता है। यह आवश्यकताओं की पूर्ति पर केन्द्रित होता है।

(b) **अहम्** (Ego) यह इदम् पर नियन्त्रण करता है एवं वास्तविकता के सिद्धान्त पर कार्य करता है। यह इदम् एवं परा-अहम् के बीच मध्यस्थता कर सन्तुलन स्थापित करता है।

(c) **परा-अहम्** (Super-ego) यह आदर्शता एवं नैतिकता पर आधारित होता है। समाज द्वारा स्थापित नियमों का अनुसरण करता है।

2. एरिकसन का मनोसामाजिक सिद्धान्त (Erikson's Psychosocial Theory)

एरिकसन ने मनोसामाजिक सिद्धान्त के आधार पर व्यक्तित्व विकास की निम्न आठ अवस्थाओं के बारे में बताया है

उम्र (अवस्था)	प्रमुख विकास
0-18 महीने [शैशवावस्था (Infancy) तक]	विश्वास बनाम अविश्वास (Trust V/s Mistrust)
18 महीने-3 साल [प्रारम्भिक बाल्यकाल (Early childhood)] तक	स्वतन्त्रता बनाम शर्माना (Autonomy V/s Shame)
3-5 वर्ष में भ्रम [मध्य बाल्यकाल (Middle childhood)]. तक	पहलशक्ति बनाम अपराध भावना (Initiative V/s Guilt)
5-12 वर्ष में भ्रम [अन्तिम बाल्यकाल (Late childhood)] तक	परिश्रम बनाम हीन भावना (Industry V/s Inferiority)
12-18 वर्ष [किशोरावस्था (Adolescence)] तक	अहम् पहचान बनाम भूमिका के भ्रम (Ego identity V/s Role confusion)
18-35 वर्ष [प्रारम्भिक वयस्क (Early adult)] तक	घनिष्टता बनाम अकेलापन (Intimacy V/s Isolation)
35-60 वर्ष [अधेड़ वयस्क (Mid adult)] तक	उत्पादनशीलता बनाम अवरोधन (Generativity V/s Stagnations)
65 वर्ष से लेकर मृत्यु [वृद्धावस्था (Old age)] तक	अहम् सम्पूर्णता बनाम निराशा (Ego integrity V/s Despair)

व्यक्तित्व के प्रकार (Types of Personality)

व्यक्तित्व के प्रकार निम्नलिखित हैं

1. शेल्डन का वर्गीकरण (Sheldon's Classification)

शेल्डन ने व्यक्तियों को उनकी शारीरिक बनावट (Body organisation) के आधार पर निम्न श्रेणियों में बाँटा है

(i) **एण्डोमॉर्फिक** (Endomorphic) इनके पेट का आकार बड़ा होता है। ये आराम पसन्द, सामाजिक और स्नेहशील प्रवृत्ति (Loving nature) के होते हैं।

(ii) **मीसोमॉर्फिक** (Mesomorphic) इनकी हड्डियाँ सुडौल और मजबूत होती हैं तथा शारीरिक बनावट सुगठित (Well tonned body) होती हैं। ये साहसी (Courageous), फुर्तीले, आशावादी तथा मेहनती प्रवृत्ति के होते हैं।

(iii) **एक्टोमॉर्फिक** (Ectomorphic) इनकी हड्डियाँ लम्बी और कोमल होती हैं तथा शारीरिक बनावट कमजोर होती है। ये लोग निराशावादी, असामाजिक (Antisocial), एकान्तप्रिय (Reclusive) और चिड़चिड़े स्वभाव के होते हैं।

2. जुंग का वर्गीकरण (Jung's Classification)

जुंग ने व्यक्तियों का वर्गीकरण उनकी सामाजिकता के आधार पर किया है। वर्तमान में इसी वर्गीकरण को सर्वाधिक मान्यता प्राप्त है।

(i) **बहिर्मुखी** या **एक्स्ट्रोवर्ट** (Extrovert) ऐसे व्यक्ति वास्तविकतावादी (Realistic) एवं व्यावहारिक, साहसी, मिलनसार एवं सामाजिक प्रवृत्ति के होते हैं।

(ii) **अन्तर्मुखी** या **इन्टरोवर्ट** (Introvert) इस प्रकार के व्यक्ति सैद्धान्तिक (Idealistic), अपने चिन्तन में खोए रहने वाले, उदासीन, एकान्त प्रिय, काल्पनिक दुनिया के सपने देखने वाले, आदर्शवादी, मूडी एवं दृढ़ स्वभाव वाले होते हैं।

(iii) **उभयमुखी** या **एम्बीवर्ट** (Ambivert) इस प्रकार के लोगों में अन्तर्मुखी एवं बहिर्मुखी व्यक्तित्व के कुछ गुण विद्यमान होते हैं। विश्व के ज्यादातर लोग इसी श्रेणी में आते हैं।

व्यक्तित्व का आंकलन (Assessment of Personality)

व्यक्तित्व के आंकलन के लिए अनेक विधियों का प्रयोग किया जाता है, जिनमें से मुख्य हैं

- **केस हिस्ट्री विधि** (Case History Method) व्यक्ति से सम्बन्धित सूचनाएँ एकत्र करके उसके व्यक्तित्व का विश्लेषण (Analysis) किया जाता है।
- **रोर्शा का स्याही-धब्बा परीक्षण** (Rorschak's Ink Blot Test) इसका निर्माण सन् 1921 में **हरमन रोर्शा** ने किया था। इसमें स्याही के धब्बों के 10 कार्डों का प्रयोग किया था। इस परीक्षण से व्यक्ति के क्रियात्मक (Functional), भावात्मक (Emotional) व संज्ञानात्मक (Cognitive) पक्षों का अध्ययन किया जाता है।
- **थेमेटिक एपरसेप्शन परीक्षण** (TAT or Thematic Apperception Test) इसका निर्माण सन् 1935 में **मुरे** (Murray) तथा **मॉर्गन** (Morgan) ने किया। इस परीक्षण में कुल 30 चित्र होते हैं एवं व्यक्ति को चित्र दिखाकर कहानी लिखने को कहा जाता है।
  यह परीक्षण **व्यक्तिगत** व **सामूहिक** दोनों रूपों में प्रयोग किया जा सकता है तथा 14 वर्ष से अधिक आयु वालों के लिए विशेष उपयोगी है।
- **चिल्ड्रन एपरसेप्शन परीक्षण** (CAT or Children Apperception Test) इसका निर्माण **ल्योपोल्ड बेलैक** (Leopold Bellak) ने सन् 1948 में किया। यह परीक्षण 3 से 11 वर्ष की आयु के बच्चों के व्यक्तित्व मापन के लिए है। इस परीक्षण में 10 कार्ड पर जानवरों के चित्र बने होते हैं। बालक को चित्र दिखाकर कहानी लिखने का कहा जाता है। यह परीक्षण भी व्यक्तिगत व सामूहिक दोनों रूपों में प्रयोग किया जा सकता है।
- इसके अलावा अन्य विधियाँ हैं– खेल तथा ड्रामा विधि (Game and drama method), वाक्य पूर्ति परीक्षण (Sentence Completion Test or SCT), प्रश्नावली (Questionnaire) विधि, इन्टरव्यू (Interview) विधि, आदि।

बुद्धि (Intelligence)

- बुद्धि नई परिस्थितियों में अभियोजन (Adjustment) करने की योग्यता है।
- **वेल्स** (Wells) के अनुसार, 'बुद्धि नई परिस्थिति में बेहतर काम करने के लिए अपने व्यवहार के मानकों (Standards) को पुनर्गठित (Reorganise) करने का गुण है।'
- **एबिंगहास** (Ebbinghaus) और **थॉर्नडाइक** (Thorndike) के अनुसार, पूर्व में प्राप्त अनुभवों (Previous experiences) से लाभ उठाने की योग्यता ही बुद्धि है।

बुद्धि के प्रकार (Types of Intelligence)

ये तीन प्रकार की होती हैं

- **कॉन्क्रीट बुद्धि** (Concrete Intelligence) इसे यान्त्रिक (Mechanical) बुद्धि भी कहा जाता है। इस प्रकार के व्यक्ति इन्जीनियर, कुशल कारीगर, आदि हो सकते हैं।
- **एब्स्ट्रेक्ट बुद्धि** (Abstract Intelligence) इस प्रकार की बुद्धि वाले व्यक्ति साहित्यकार (Novelist), एडवोकेट, विषय-विशेषज्ञ (Subject specialists), फीलोसोफर्स, अध्यापक, आदि बनते हैं।
- **सामाजिक बुद्धि** (Social Intelligence) ऐसे व्यक्ति राजनेता, व्यवसायी, सामाजिक कार्यकर्ता, आदि बनते हैं।

बुद्धि के सिद्धान्त (Theories of Intelligence)

- **एक कारक या एक सत्तात्मक सिद्धान्त** (Unitary or Monarchic Theory) इस सिद्धान्त के समर्थकों में **बिनेट** (Binet), **टरमन** (Terman), **स्टर्न** (Stern) तथा **जॉनसन** (Johnson) के नाम प्रसिद्ध हैं। इस सिद्धान्त के अनुसार 'बुद्धि' में एक कारक (Factor) या तत्व (Element) की प्रतिभात्मक क्षमता (Intellectual competence) होती है अर्थात् बुद्धि एक शक्ति या ऊर्जा होती है, जो व्यक्ति की सभी क्रियाओं में सहायक होती है।
- **द्विकारक सिद्धान्त** (Two Factor or Electric Theory) **स्पीयरमैन** के अनुसार, सामान्य तत्व के सम्पर्क में जो भी विशिष्ट (Specific) तत्व जितना अधिक आता है। व्यक्ति उसी क्षेत्र में प्रगति करता है। बाद में स्पीयरमैन ने एक और तत्व (समूह तत्व) जोड़ दिया तथा यह सिद्धान्त **त्रिकारक सिद्धान्त** (सन् 1911 में) कहलाया।
- **बहुकारक सिद्धान्त** (Multifactor Theory) **थॉर्नडाइक** (Thorndike) के अनुसार, व्यक्ति जितनी भी मानसिक क्रियाएँ करता है, उतने तत्व बुद्धि में पाए जाते हैं। थॉर्नडाइक ने अपने सिद्धान्त की तुलना बालू के ढेर से करते हुए **ऊँचाई, चौड़ाई, क्षेत्रफल** व **गति** की चर्चा की।
- **समूह तत्व सिद्धान्त** (Group Factor Theory) अनेक कारकों का विश्लेषण करने के पश्चात् **थर्स्टन** (Thurston) ने यह निष्कर्ष निकाला, कि सात विभिन्न मानसिक योग्यताओं का समूह ही बुद्धि है।

बुद्धि परीक्षण (Intelligence Test)

फ्रांस के मनोवैज्ञानिक **अल्फ्रेड बिनेट** (Alfred Binet) व मनोवैज्ञानिक **साइमन** (Simon) ने सर्वप्रथम सन् 1905 में सबसे पहला बुद्धि परीक्षण बनाया, जिसे 'बिनेट-साइमन बुद्धि स्केल' के नाम से जाना जाता है।

बुद्धि-लब्धि (Intelligence Quotient or IQ)

- सन् 1916 में **टरमन** ने IQ ज्ञात करने का सूत्र दिया, जो निम्नलिखित है

$$\textbf{बुद्धि लब्धि } [IQ] = \frac{\text{मानसिक आयु}}{\text{वास्तविक आयु}} \times 100$$

- **गैरेट** (Garrett) ने अपनी पुस्तक *ग्रेट एक्स्पेरीमेण्ट्स इन साइकोलॉजी (Great Experiments in Psychology)* में बुद्धि-लब्धि के अनुसार, व्यक्तियों के वर्गीकरण तथा जनसंख्या में उनके प्रतिशत को निम्न तालिका से स्पष्ट किया है

बुद्धि-लब्धि	वर्गीकरण	प्रतिशत
140 या ऊपर	बेहद बुद्धिमान (Genius)	1.5
120-139	श्रेष्ठ (Superior)	11.0
110-116	प्रतिभाशाली (Very bright)	18.0
90-109	औसत या सामान्य (Average)	48.0
80-89	मन्द, सामान्य या पिछड़ा हुआ (Dull)	14.0
70-79	अत्यन्त मन्द (Moron)	5.0
0-69	मन्द बुद्धि (Imbecile)	2.5

अधिगम या लर्निंग (Learning)

- सीखना (लर्निंग) एक सतत प्रक्रिया (Continuous process) है तथा यह सभी मनुष्यों में दिखाई पड़ती है। नर्स के पेशे में आने के बाद और उसके पहले भी नर्स को बहुत-सी बातें सीखनी होती है।
- सबसे पहले तो नर्स को अपने पेशे के अनुरूप परीक्षा पास करने के लिए सीखना होता है, किन्तु यह केवल सैद्धान्तिक सीखना (Theoretical learning) है।
- इससे उनकी जानकारी अवश्य बढ़ती है, किन्तु वास्तविक अर्थात् प्रायोगिक सीखना (Practical learning) तो नर्स का कार्य आरम्भ करने के बाद ही शुरू होता है।

लर्निंग की परिभाषाएँ (Definition of Learning)

- **चार्ल्स ई. स्किनर** के अनुसार, 'व्यवहार में उत्तरोत्तर अनुकूलन (Subsequent adaptation) की प्रक्रिया ही अधिगम या लर्निंग है।'
- **वुडवर्थ** (Woodworth) के अनुसार, 'नवीन ज्ञान और नवीन प्रतिक्रियाओं (Responses) को अर्जित (Acquire) करने की प्रक्रिया को अधिगम या लर्निंग की प्रक्रिया कहते हैं।'
- **ई. आर. हिलगार्ड** (ER Hilgard) के शब्दों में, 'स्वाभाविक या प्राकृतिक व्यवहार (Natural behaviour) में होने वाले प्रगतिशील (Progressive) परिवर्तन को ही अधिगम या लर्निंग (Learning) कहते हैं।'

लर्निंग की विशेषताएँ (Characteristics of Learning)

लर्निंग की निम्न विशेषताएँ हैं

- लर्निंग एक परिवर्तन है।
- लर्निंग यूनिवर्सल (Universal) होती है।
- लर्निंग उद्देश्यपूर्ण (Aimed) एवं विवेकपूर्ण (Rational) होती है।
- लर्निंग एक मानसिक प्रक्रिया (Mental process) है।
- लर्निंग में व्यक्ति सक्रिय रूप से शामिल (Actively involved) होती है।
- लर्निंग सम्पूर्ण जीवन (Life long) भर चलती है।
- लर्निंग अनुभवों (Experiences) की एक व्यवस्था है।
- लर्निंग व्यक्तिगत (Personal) एवं सामाजिक (Social) दोनों प्रकार का होती है।

लर्निंग के प्रकार (Types of Learning)

- मोटर लर्निंग (Motor learning)
- बौद्धिक लर्निंग (Intellectual learning)
- साहचर्यात्मक लर्निंग (Associative learning)
- संकल्पनात्मक लर्निंग (Conceptual learning)
- सेन्सरी मोटर लर्निंग (Sensory motor learning)
- समस्या समाधान लर्निंग (Probley solving learning)

लर्निंग के सिद्धान्त (Theories of Learning)

सिद्धान्त	सिद्धान्त दाता	प्रयोग
प्रयास एवं गलती का सिद्धान्त/ उद्दीपन अनुक्रिया का सिद्धान्त (Theory of trial and error/ stimulus response)	थॉर्नडाइक (Thorndike)	भूखी बिल्ली पर
क्लासीकल कन्डीशनिंग का सिद्धान्त (Theory of classical conditioning)	पावलॉव (Pavlov)	भूखे कुत्ते पर, स्वाभाविक उद्दीपक (Unconditioned stimulus) - भोजन दिखने पर व अस्वाभाविक उद्दीपक (Conditioned stimulus), घंटी बजने पर ही लार का आना
ऑपरेन्ट कन्डीशनिंग का सिद्धान्त (Theory of operant conditioning)	स्किनर (Skinner)	भूखे कबूतरों एवं चूहों पर
इन्साइट अधिगम का सिद्धान्त/गेस्टाल्ट सिद्धान्त (Theory of insight learning)	वर्डीमर (Verdimer), कोफ्का एवं कोहलर (Kofka and Kohler)	चिम्पैंजी पर
रिइन्फोर्समेन्ट का सिद्धान्त (Theory of reinforcement)	क्लार्क एल. हल	चूहे पर
क्षेत्रीय सिद्धान्त (Theory of Area)	कर्ट लेविन (Kurt Levin)	जीवन स्थल के आधार पर अनुभवों का विश्लेषण (Analysis)
सीखने का सिद्धान्त (Theory of learning)	टॉलमैन	चूहे एवं भूल भुलैया
सामाजिक अधिगम का सिद्धान्त (Social learning theory)	अल्बर्ट बान्डुरा (Albert Bandura)	दूसरों को देखकर या समाज द्वारा मान्य व्यवहार को अपनाना
आवश्यकता अनुक्रम सिद्धान्त (Need hierarchy theory)	हर्जबर्ग मैस्लो	मानव आवश्यकता को क्रमबद्ध करना

अभिप्रेरणा या मोटिवेशन (Motivation)

- लर्निंग हेतु मोटिवेशन का होना जरूरी है। लर्निंग तभी सर्वोत्तम होती है, जब मोटिवेशन होता है।
- हम सबका व्यवहार मोटिवेशन अथवा प्रेरणाओं से सदैव प्रभावित होता है।
- नर्सों को रोगियों की मूल आवश्यकताओं (Basic needs) व मोटिवेशन का ज्ञान होना चाहिए। उन्हें यह भी ज्ञान होना चाहिए, कि किस रोग का क्या प्रभाव पड़ता है। इस ज्ञान से नर्स रोगियों के व्यवहार को ठीक से समझ पाएगी और उनका अपना समायोजन (Adjustment) भी ठीक प्रकार से होगा।
- मोटिवेशन एक मानसिक प्रक्रिया या एक आन्तरिक शक्ति (Internal power) है, जो अन्दर से किसी व्यक्ति को कार्य करने के लिए प्रेरित (Motivate) करती है।
- मोटिवेशन (Motivation) के निम्नलिखित माध्यम होते हैं
  - आवश्यकता (Need), चालक बल (Drives forces) एवं प्रोत्साहन (Incentive)

अभिप्रेरणा (मोटिवेशन) के प्रकार (Types of Motivation)

ये दो प्रकार के होते हैं

(i) **सकारात्मक मोटिवेशन** (Positive Motivation) जब कोई व्यक्ति किसी कार्य को स्वयं की इच्छा से करता है और इस कार्य को करने से उसे सुख और सन्तोष (Satisfaction) का अनुभव होता है, तो यह मोटिवेशन सकारात्मक या आन्तरिक मोटिवेशन कहलाता है।

(ii) **नकारात्मक मोटिवेशन** (Negative Motivation) इस प्रकार के मोटिवेशन में व्यक्ति अपनी इच्छा के विरुद्ध दूसरे की इच्छा या डर जैसे बाहरी प्रभाव से कार्य करता है या ऐसा करने से उसे किसी वांछनीय लक्ष्य की प्राप्ति होती है।

अभिप्रेरणा (मोटिवेशन) के सिद्धान्त (Principles of Motivation)

सिद्धान्त	प्रवर्तक	विशेषता
मूल प्रवृत्ति (Basic instincts) सिद्धान्त	मैक्डूगल	-
मनोविश्लेषणवादी (Psychoanalytical) सिद्धान्त	सिग्मण्ड फ्रायड	व्यक्ति आनन्द करने वाली युंग (Yung), एडलर (Edler) गतिविधियों पर ही कार्य करने हेतु मोटिवेट होता है।
आनुवंशिकी पैटर्न (Genetic pattern) सिद्धान्त	लॉरेन्ज	-
शारीरिक (Physical) सिद्धान्त	विलियम जेम्स, रदरफोर्ड, जगंविल, शेल्डन	इस सिद्धान्त के अनुसार, अभिप्रेरणाएँ शरीर को उत्तेजित करती हैं जिसके कारण शारीरिक परिवर्तन देखने को मिलते हैं।
आवश्यकता अनुक्रम सिद्धान्त	मैस्लो	मैस्लो के आवश्यकता अनुक्रम के अनुसार, व्यक्ति में अपनी आवश्यकताओं की पूर्ति के लिए अभिप्रेरणा उत्पन्न होती है। ये आवश्यकता शारीरिक एवं मानसिक प्रकार की होती है।
उत्तेजना-अनुक्रिया (Stimulus-Response or SR) सिद्धान्त	थॉर्नडाइक, हल मिलर, स्कीनर	इसके अनुसार, किसी भी अभिप्रेरणा के लिए उत्तेजना-उत्तेजक का होना आवश्यक है एवं उत्तेजना की पूर्ति के लिए अनुक्रिया की जानी आवश्यक है।

अभिप्रेरक या मोटिव्स (Motives)

- **गिलफोर्ड** (Guilford) के शब्दों में अभिप्रेरक या मोटिव एक विशेष आन्तरिक कारक (Internal factor) अथवा अवस्था है, जिसमें क्रिया को शुरू (Initiate) करने अथवा बनाए रखने की प्रवृत्ति (Tendency) होती है।'
- **मैस्लो** (Maslow) के अनुसार, मोटिव दो प्रकार के होते हैं

अभिप्रेरक (मोटिव्स)

- जन्मजात मोटिव्स (Innate Motives)
  - भूख
  - प्यास
  - नींद
  - यौन इच्छा (Sex drive)
  - उत्सर्जन (Excretion)
  - श्वसन (Respiration)
- अर्जित मोटिव्स (Acquired Motives)
  - सामाजिक मोटिव्स
    - उपलब्धि की आवश्यकता
    - सम्बन्ध (Relationship) की आवश्यकता
    - स्तर (Status) एवं सत्ता की आवश्यकता
    - अनुमोदन (Acknowledgement) की आवश्यकता
    - आक्रमणशीलता (Aggressiveness) की आवश्यकता
    - सामूहिकता (Socialisation) की आवश्यकता
  - व्यक्तिगत मोटिव्स
    - आकांक्षा (Ambition) स्तर
    - जीवन लक्ष्य (Life goals)
    - जिज्ञासा (Curiosity)

संवेग या इमोशन (Emotions)

- 'इमोशन' शब्द लैटिन भाषा के *इमोवीअर* (*Emovere*) शब्द से लिया गया है, जिसका अर्थ होता है हिला देना या उत्तेजित (Excite) कर देना।
- इमोशन एक जटिल (Complex) अवस्था है, क्योंकि इसमें अनेक तरह के शारीरिक तथा भावनात्मक परिवर्तन होते हैं।

संवेग (इमोशन) के प्रकार (Types of Emotions)

संवेग (इमोशन)

- सकारात्मक संवेग (इमोशन)
  - प्रेम
  - आमोद (मौज-मस्ती)
  - आनन्द
  - हर्ष
  - उल्लास
  - आत्मविश्वास (Self-confidence)
  - स्नेह
- नकारात्मक संवेग (इमोशन)
  - भय
  - क्रोध
  - चिन्ता
  - कष्ट (Pain)
  - घृणा (Hatered)
  - ईर्ष्या (Jealously)

संवेग (इमोशन) की विशेषताएँ (Characteristics of Emotions)

इमोशन की निम्न विशेषताएँ हैं

- शरीर के अंगों में परिवर्तन होता है।
- इमोशन की अभिव्यक्ति (Expression) की विधियाँ जन्मजात (Inborn) होती हैं।
- अधिगम या लर्निंग (Learning) एवं प्रशिक्षण (Training) द्वारा इमोशनल अभिव्यक्ति में सुधार (Improvement) सम्भव (Possible) है।
- प्रत्येक इमोशन का एक व्यावहारिक पहलू (Practical aspect) इमोशन है।
- ये अचानक (Sudden) उत्पन्न हो जाते हैं।
- ये सार्वभौमिक (Universal) होते हैं।
- इसकी उत्पत्ति के लिए उद्दीपक (Stimulus) की आवश्यकता होती है।
- यह एक मनोशारीरिक (Psychosomatic) प्रक्रिया है।

संवेग (इमोशन) में शारीरिक परिवर्तन (Physical Changes in Emotions)

इसमें दो प्रकार के शारीरिक परिवर्तन होते हैं–बाह्य तथा आन्तरिक शारीरिक परिवर्तन।

इमोशन में शारीरिक परिवर्तन

- **बाह्य शारीरिक परिवर्तन**
  - चेहरे की अभिव्यक्ति (Facial expression)
  - स्वर अभिव्यक्ति (Vocal expression)
  - शारीरिक हाव-भाव द्वारा अभिव्यक्ति (Body language expression)
- **आन्तरिक शारीरिक परिवर्तन**
  - हृदय गति (Heart rate), ब्लड प्रेशर तथा श्वास गति (Breathing rate) में परिवर्तन
  - वैद्युतिक त्वक् अनुक्रिया (Quick electrical response)
  - मेटाबॉल्जिम में परिवर्तन
  - मस्तिष्क तरंगों (Brain waves) में परिवर्तन

नर्सों में संवेग (इमोशन) पर नियन्त्रण
(Control of Emotions in Nurses)

नियन्त्रण का उद्देश्य केवल इमोशन को अत्यधिक उत्तेजित होने से रोकना है, जिससे अपना और दूसरे का नुकसान न हो इसके लिए कुछ मुख्य सुझाव निम्नलिखित हैं

- **बेहतर या उपयुक्त जीवन दर्शन का विकास** (Development of Appropriate Life Philosophy) ये मानसिक अन्तर्द्वन्द्व और इमोशनल तनावों को दूर करने में सहायक होंगे।
- **स्वयं को समझाना** (Know Your Self) नर्स को स्वयं अपने इमोशन के कारणों (Causes) और परिणामों (Result) तथा अपनी शक्ति और सीमाओं को समझना चाहिए। इससे वह अपने अन्तर्द्वन्द्वों और इमोशन का विश्लेषण कर सकेगी और वास्तविकता का सामना डटकर कर सकेगी।
- **उत्तेजक परिस्थितियों** (Provoking Conditions) **से बचाव** साधारणतया नर्सों को अत्यधिक उत्तेजनात्मक परिस्थितियों से दूर रहना चाहिए, जिससे आकस्मिक कठिनाइयाँ कम-से-कम उभरें।
- **बाह्य अभिव्यक्तियों पर नियन्त्रण** (Control on External Expression) इमोशन के नियन्त्रण में पहले उनकी अभिव्यक्ति को रोकने की शक्ति उत्पन्न करें। इससे इमोशन का स्तर कम हो जाता है और बुरा प्रभाव तो बिल्कुल ही नहीं रहता।
- **अन्य रुचियों को प्रोत्साहन** नर्स का प्रोफेशन एकांकी (Solitary) जीवन उत्पन्न करता है, क्योंकि अस्पताल का वातावरण सब तरफ दुःखों और कष्टों का चित्र प्रदर्शित करता है। इसलिए नर्सों को अस्पताल के बाहर के जीवन को सामान्य और बहुमुखी (Multidimensional) बनाना चाहिए। उन्हें मनोरंजन का पूरा ध्यान रखना चाहिए।
- **हास्य की भावना** (Sense of Humour) हर कठिन परिस्थिति में कुछ हँसने की बात निकालने का प्रयास करिए, आप देखेंगे कि इससे जिन्दगी बड़ी हल्की हो जाती है। मुस्कुराना और हँसना भावात्मक स्वास्थ्य के लिए बहुत सहायक होते हैं।

कुण्ठा (Frustration)

- यह एक प्रकार की निराशा की स्थिति है। इससे जीवन का उत्साह खत्म हो जाता है, तनाव बढ़ जाता है और कभी-कभी व्यक्ति घोर निराशा का शिकार हो जाता है, कुण्ठा एक मानसिक स्थिति है, जोकि हमारी किसी प्रेरणा के विफल होने के परिणामस्वरूप होती है।
- कुण्ठा के मुख्य मानसिक लक्षण हैं-तनाव (Anxiety) की अधिकता, हीन भावना (Low selfesteem), असन्तोष (Unsatisfaction), तथा विभिन्न प्रकार की मनोरचनाएँ (Mental mechanisms), आदि।

कुण्ठा के कारण (Causes of Frustration)

कुण्डा के निम्नलिखित कारण हैं

- सामर्थ्य (Capacity) से अधिक ऊँचा लक्ष्य
- प्रयत्नों में कमी
- प्रतिस्पर्द्धा (Campetition)
- सामाजिक और सांस्कृतिक बाधाएँ (Barriers)
- प्राकृतिक कारण
- राजनैतिक कारण

मानसिक स्वास्थ्य (Mental Health)

- मानसिक स्वास्थ्य हमारी भावनाओं की अभिव्यक्ति और माँग की विस्तृत शृंखला या क्रम (Series) के लिए एक सफल अनुकूलन (Adaptation) है। मानसिक स्वास्थ्य सलामती (Wellness) की एक स्थिति है, जिसमें किसी व्यक्ति को अपनी क्षमताओं का एहसास रहता है। वह जीवन के सामान्य तनावों का सामना कर सकता है और अपने समाज के प्रति योगदान करने में सक्षम होता है।
- **डोराथिया डिक्स** (1808-1887) ने मानसिक स्वास्थ्य की जागरूकता के लिए मानसिक स्वच्छता आन्दोलन प्रारम्भ किया।
- 20वीं सदी की शुरुआत में, **क्लिफर्ड बीयर्ड** ने राष्ट्रीय मानसिक स्वास्थ्य समिति की स्थापना की।
- विश्व मानसिक स्वास्थ्य दिवस 10 अक्टूबर को मनाया जाता है।

मानसिक रूप से स्वस्थ व्यक्ति के लक्षण
(Characteristics of Mentally Healthy Person)

मानसिक रूप से स्वस्थ व्यक्ति के लक्षण निम्नलिखित हैं

- **आत्म मूल्यांकन** (Self Evalution) मानसिक रूप से स्वस्थ्य व्यक्ति को अपनी सीमाओं (Limitations) का अनुमान रहता है। वह स्वयं अपना सही मूल्यांकन (Evaluation) करता है। वह अपने गलतियों को स्वयं ही मानता है और उनको दूर करने के प्रयास करता है।
- **परिपक्वता** (Maturity) बौद्धिकता (Intellectual) तथा संवेगात्मक (Emotional) परिपक्वता मानसिक रूप से स्वस्थ व्यक्ति की एक खास पहचान है।
- **अतिचारिता का अभाव** (Lack of Excessiveness) किसी भी वस्तु की लालसा (Greed) को बहुत अधिक बढ़ा लेने पर वह वस्तु मनुष्य का मानसिक स्वास्थ्य खतरे में डाल सकती है।
- **सन्तोषजनक सामाजिक संगठन** (Satisfied Social Organisation) मानसिक रूप से स्वस्थ्य व्यक्ति समाज में अच्छा संतुलन (Adjustment) रखता है और समाज के उत्थान में अपनी सक्रिय भागीदारी निभाता है।
- **नियमित जीवन** (Regular Life) मानसिक स्वास्थ्य को बनाए रखने में स्वस्थ आदतों (Healthy habits) का व्यक्ति की नियमित जीवन-शैली में होना आवश्यक माना गया है। निश्चित समय पर सोने-जागने, खाने-पीने, उचित रहन-सहन के फलस्वरूप व्यर्थ शक्ति और समय नष्ट नहीं होता है।
- **स्पष्ट जीवन लक्ष्य** (Clear Vision of Life) मानसिक रूप से स्वस्थ्य व्यक्ति के जीवन का एक स्पष्ट लक्ष्य होता है। वह जीवन की वास्तविकताओं (Realities) का सामना करता है और अपने कर्त्तव्य व उत्तरदायित्वों की पूर्ति के लिए हमेशा प्रयास करता रहता है।

मानसिक स्वास्थ्य के सिद्धान्त (Principles of Mental Health)

मानसिक स्वास्थ्य के सिद्धान्तों का अध्ययन दो वर्गों में किया जा सकता है

1. स्वयं से समायोजन स्थापित करने के सिद्धान्त
(Principles Seeking Adjustment with Self)

- **आत्मज्ञान का सिद्धान्त** (Principles of Self Knowledge) जो व्यक्ति अपना ज्ञान रखता है, वह अपनी शक्तियों व कमजोरियों के प्रति जागरूक होता है।
- **आत्मस्वीकृति का सिद्धान्त** (Principle of Self Acceptance) व्यक्ति को अपने आपको स्वीकार करना चाहिए। इसमें अपनी सीमाओं को समझना तथा स्वीकार करना सम्मिलित है।

- **अपने आप स्वाभाविक होने का सिद्धान्त** (Principle of be Natural) व्यक्ति जो है, उसे वही होना चाहिए अर्थात् उसे स्वाभाविक होना चाहिए, कृत्रिम (Artificial) नहीं।
- **आत्म नियन्त्रण का सिद्धान्त** (Principle of Self-Control) इस सिद्धान्त के अनुसार, व्यक्ति को अपने आप पर नियन्त्रण करना चाहिए।
- **अपने आपको पूर्ण इकाई बनाने/एकीकरण का सिद्धान्त** (Principle of Integrating the Self) इस सिद्धान्त के अनुसार, व्यक्ति को अपने आप को पूर्ण-इकाई बनाना चाहिए। उसे अपने आप को विघटित (टुटने) नहीं होने देना चाहिए।
- **स्वयं निर्माण का सिद्धान्त** (Principle of Self-Shaping) व्यक्ति को प्रयत्न करके उसे स्वयं निर्माण करने देना चाहिए। दूसरों को उसकी इच्छाओं के विरुद्ध उसके भाग्य के निर्माण करने के लिए प्रयत्न नहीं करना चाहिए।
- **इच्छा स्तर को सन्तुलित करने का सिद्धान्त** (Principle of Balancing the Level of Aspiration) इच्छा स्तर को सन्तुलित होना चाहिए। यह एक ओर व्यक्ति की योग्यताओं तथा प्राप्त अवसरों के अनुकूल होना चाहिए और दूसरी ओर लक्ष्यों के अनुकूल होना चाहिए।
- **विकास को सन्तुलित करने का सिद्धान्त** (Principles of Balancing Development) इस सिद्धान्त के अनुसार, व्यक्ति को अपने व्यक्तित्व के सन्तुलित विकास (शारीरिक, बौद्धिक, संवेगात्मक, सौन्दर्यात्मक एवं नैतिक) के लिए प्रयत्न करना चाहिए।

2. वातावरण के साथ समायोजन स्थापित करने के सिद्धान्त (Principles Seeking Adjustment with Environment)

- **स्वीकारात्मक दृष्टिकोण का सिद्धान्त** (Principle of Acceptable Approach) जीवन के प्रति स्वीकारात्मक दृष्टिकोण व्यक्ति के मानसिक स्वास्थ्य को प्रभावित करता है।
- **सक्रिय दृष्टिकोण का सिद्धान्त** (Principle of Active Approach) सम्पूर्ण समायोजन एवं स्वीकारात्मक मानसिक स्वास्थ्य के लिए आवश्यक है कि व्यक्ति केवल बातें ही न करें, बल्कि कुछ काम करें। उसे संवेगात्मक एवं सामाजिक सन्तुष्टि के लिए अपने आप को उपयोगी क्रियाओं में सक्रिय रखना चाहिए।
- **रचनात्मक अनुभव का सिद्धान्त** (Principle of Creative Experience) अच्छे मानसिक स्वास्थ्य के लिए रचनात्मक (सृजनात्मक) अनुभव प्राप्त करना अत्यन्त महत्त्वपूर्ण है।
- **वैज्ञानिक दृष्टिकोण का सिद्धान्त** (Principle of Scientific Approach) अच्छे मानसिक स्वास्थ्य के लिए व्यक्ति को जीवन की समस्याओं के प्रति वैज्ञानिक दृष्टिकोण अपनाना चाहिए।
- **अच्छा शारीरिक स्वास्थ्य का सिद्धान्त** (Principle of Good Physical Health) स्वस्थ मन स्वस्थ शरीर में रहता है। स्वस्थ शरीर अच्छे मानसिक स्वास्थ्य की प्राप्ति में सहायक होता है।
- **इमोशन के प्रशिक्षण का सिद्धान्त** (Principle of Emotional Training) इमोशनल शक्ति का उचित प्रयोग मानसिक स्वास्थ्य पर सकारात्मक प्रभाव डालता है।
- **आवश्यकताओं की उचित संतुष्टि का सिद्धान्त** (Principle of Proper Satisfaction of Needs) हमारी कई शारीरिक, मनोवैज्ञानिक तथा सामाजिक आवश्यकताएँ होती हैं। इन आवश्यकताओं की पूर्ति (Fullfillment) का स्तर हमारे मानसिक स्वास्थ्य को बहुत प्रभावित करता है।
- **दूसरों को समझने का सिद्धान्त** (Principle of Understanding Others) व्यक्ति को दूसरों की रुचियों, योग्यताओं, दृष्टिकोणों, आवश्यकताओं, स्वभावों, शक्तियों तथा सीमाओं को अच्छी तरह समझना चाहिए।
- **दूसरों को स्वीकारने तथा सम्मान करने का सिद्धान्त** (Principle of Accepting and Respecting Individualities) आत्म-स्वीकृति का विस्तार पर-स्वीकृति में होता है। पर-स्वीकृति में सामाजिक समायोजन निहित है।
- **कार्य-संसार के साथ समायोजन का सिद्धान्त** (Principle of Adjustment with the Working World) कार्य-संसार के साथ उचित समायोजन मानसिक स्वास्थ्य के लिए सहायक होता है। व्यक्ति का अपने कार्य-संसार में स्वीकारात्मक दृष्टिकोण विकसित होना चाहिए।

मानसिक अस्वस्थता (Mental Illness)

- मानसिक अस्वस्थता मानवीय व्यक्तित्व की निष्क्रियशीलता (Inactivity) की स्थिति है।
- मानसिक अस्वस्थता मानसिक स्वास्थ्य की विपरीत (Opposite) अवस्था है। अतः मानसिक अस्वस्थता के शिकार व्यक्ति में उन लक्षणों का अभाव दिखायी पड़ेगा, जोकि मानसिक रूप से स्वस्थ व्यक्ति में उपस्थित होते हैं।
- वह अपनी घरेलू (Domestic), प्रोफेशनल (Professional) और सामाजिक (Social) परिस्थितियों में सामंजस्य (Adjustment) नहीं कर पाता।

मानसिक अस्वस्थता के कारण (Reasons of Mental Illness)

मानसिक अस्वस्थता के निम्नलिखित कारण हो सकते हैं

- **निर्धनता** (Poverty) व्यक्ति के मानसिक स्वास्थ्य पर निर्धनता का विपरीत या निगेटिव (Negative) प्रभाव पड़ता है। जैसे–
  - **हीनभाव** (Inferiority complex)
  - **असुरक्षा की भावना** (Feeling of insecurity)
  - **आत्मविश्वास की कमी** (Lack of self-confidence)
- **सौतेली माता या सौतेले पिता का होना** (Presence of Step Mother or Step Father) सौतेले बच्चों के प्रति सौतेले पिता या सौतेली माँ का व्यवहार ठीक नहीं होता। इससे कई बार कुछ समस्याएँ उत्पन्न हो जाती है, जो मानसिक स्वास्थ्य समस्या का कारण बन जाती है।
- **माता-पिता का हद से अधिक प्यार** (Over Loving Nature of Parents) इस प्रकार के बच्चों में आत्मविश्वास की भावना नहीं होती। वे सदा आश्रय की खोज करते हैं और जब उन्हें आश्रय नहीं मिलता, तो वे अपने आप को असमर्थ (Incapable) पाते हैं।
- **बच्चों से भेद-भाव पूर्ण व्यवहार** (Discriminatory Treatment Towards Children) भेद-भाव वाला व्यवहार बच्चों में ईर्ष्या (Jealousy), निराशा तथा असंतुलित व्यक्तित्व को जन्म दे सकता है।
- **माता-पिता के बहुत ऊँचे आदर्श** (Very High Ideals of Parents) कई बार माता-पिता बच्चों के सामने बहुत ऊँचे आदर्श रखते हैं और जब बच्चे उन आदर्शो (Ideals) को पूरे नहीं कर पाते तो, उनमें मानसिक संघर्ष (Conflict) उत्पन्न होता है, जो उनके मानसिक स्वास्थ्य पर विपरीत . प्रभाव डालता है।
- **खंडित घर** (Broken Homes) खंडित घरों के बच्चे मानसिक रूप से रोगी होते हैं। उन घरों, जहाँ पति-पत्नी अलग रहते हो या तलाक ले चुके हो या उनमें एक की मृत्यु हो चुकी हो, के बच्चों का मानसिक स्वास्थ्य बिगड़ सकता है।
- **आस-पड़ोस** (Neighbourhood)
- **बुरी संगति** (Bad companionship)
- **फिल्में** (Films), आदि।

मानसिक मनोरचनाएँ या रक्षा युक्तियाँ
(Defence Mechanisms)

मनोवैज्ञानिकों ने कई रक्षा-युक्तियों का वर्णन किया है, जिन्हें मुख्यतया दो भागों में बाँटकर अध्ययन किया गया है

(i) **प्राथमिक मानसिक मनोरचनाएँ** (Primary Mental Mechanisms) ये वे मनोरचनाएँ हैं, जो स्वतन्त्र रूप से या तो मानसिक तनाव, संघर्ष एवं चिन्ता को दूर कर देती हैं या उनकी तीव्रता (Intensity) कम कर देती हैं। ऐसी मनोरचनाओं में मानसिक संघर्षों (Mental conflict) से उत्पन्न तनाव को कम करने की शक्ति होती है। इस श्रेणी में आने वाली प्रमुख मनोरचनाएँ हैं

- **युक्तिकरण** (Rationalisation) **औचित्य स्थापन, तार्किक कारण** अपनी असफलता (Failure) के पीछे तर्क संगत कारण तलाश करके औचित्य स्थापित करना; जैसे–अँगूर खट्टे है। नींबू मीठे हैं, बहाने बनाना।
- **दमन** (Repression) इसमें व्यक्ति उन बातों को भूलना चाहता है, जो उसे हीन, दोषी व अयोग्य (In competetant) बनाती हैं।
- **प्रतिगमन/रिग्रेशन** (Regression) इसमें व्यक्ति छोटे बच्चे के समान व्यवहार करके समायोजन स्थापित करता है; जैसे–आठ वर्ष का बच्चा अपने छोटे भाई के साथ घुटने के बल चलता है। अंगूठा चूसना, बिस्तर पर पेशाब करना।
- **रूपान्तरण** या **कंवर्जन** (Conversion) व्यक्ति तनाव को शारीरिक लक्षणों में बदल लेता है; जैसे–बीमारी में पलायन।
- **उदातीकरण** या **सबलीमेशन** (Sublimation) इस युक्ति में व्यक्ति अपनी समाज विरोधी या गलत इच्छाओं को समाज मान्य रूप में बदल लेता है। इसे सृजित विश्व में पलायन भी कहते हैं; जैसे–लड़ाई-झगड़ें करने वाला बालक, मुक्केबाज/पहलवान बन जाता है, प्रेम में असफल व्यक्ति युद्ध क्षेत्र में वीरता चक्र प्राप्त करता है।
- **प्रतिक्रिया निर्माण** (Reaction Formation) (विपरितात्मक निर्माण) मन में दबी हुई इच्छा के बिल्कुल विपरीत व्यवहार करना; जैसे–मुँह में राम बगल में छूरी।
- **शमन** (Supression) स्वयं अपनी इच्छा को दबा लेना। इसमें हम सचेतन व बलपूर्वक पीड़ा दशक विचारों को भूलना चाहते हैं।

(ii) **गौण मानसिक मनोरचनाएँ** (Secondary Mental Mechanisms) या **अप्रधान मानसिक मनोरचनाएँ** (Minor Mental Mechanism) इससे तात्पर्य ऐसी मनोरचनाओं से है, जो स्वयं मानसिक संघर्ष से उत्पन्न तनाव, आदि को दूर करने की क्षमता नहीं रखती है, परन्तु इन तनावों को कम करने में वे मुख्यतया अन्य मानसिक मनोरचनाओं की मदद करती हैं। इन्हें निम्न प्रकार समझा जा सकता है

- **क्षतिपूर्ति** (Compensation) अपनी एक अयोग्यता (Imcapability) को दूसरे क्षेत्र की योग्यता (Capability) से ढक लेना; जैसे–विकलांग बालक कक्षा में प्रथम स्थान लाकर समायोजन स्थापित करता है।
- **आत्मीकरण/तादात्म्य** (Identification) आदर्श व्यक्ति के गुणों या अवगुणों का अनुकरण करना शुरू कर देना।
- **प्रतिस्थापन** (Substitution) इसमें मौलिक लक्ष्य व इच्छा के स्थान पर अन्य लक्ष्य या इच्छा को अपनाया जाता है; जैसे–डॉक्टर नहीं बन पाने पर कम्पाउंडर बनकर संतुष्टि प्राप्त करना।
- **प्रक्षेपण युक्ति या प्रोजेक्शन** (Projection) स्वयं की कमी या दोष का आरोप दूसरे व्यक्ति विशेष (Specific person) या परिस्थिति विशेष (Specific situation) पर कर देना; जैसे–'नाच न जाने आँगन टेढ़ा' अपनी असफलता का दोष असहयोगी कारकों को देना।
- **अन्तःक्षेपण या इंट्रोस्पेकशन** (Introspection) 'दूसरों की खुबियों को अपने अन्दर देखना। किसी के दु:ख में दु:खी होकर स्वयं उसके जैसा व्यवहार करना'।
- **विलोपन** (Withdrawal) भावी असफलता से डरकर उस स्थिति में अपने आपका अलग कर लेना; जैसे–परीक्षा में असफलता के भय से परीक्षा नहीं देने जाना।
- **नकारात्मक व्यवहार** (Negative Behaviour) गलत व्यवहार करके अपने महत्त्व को स्थापित करना; जैसे–प्रतिबन्धित (Prohibited) स्थान पर गाड़ी चलाना।
- **आक्रामक व्यवहार** (Agressive Behaviour) अप्रिय स्थिति के प्रति गुस्सा दिखाना।
  - **प्रत्यक्ष** (Direct) **आक्रामक व्यवहार** मूल वस्तु पर ही अपना गुस्सा उतारना।
  - **अप्रत्यक्ष** (Indirect) **आक्रामक व्यवहार/विस्थापन** (Displacement) मूल व्यक्ति या वस्तु के स्थान पर दूसरे व्यक्ति या वस्तु पर गुस्सा उतारना; जैसे–पिता द्वारा पिटाई होने पर छोटे भाई की पिटाई करना, छोटे भाई द्वारा अपने कुत्ते की पिटाई करना।
- **नकारना** (Denial) वास्तविकता को अस्वीकार कर देना; जैसे–कैंसर पीड़ित होने पर यह कहना कि मुझे कुछ भी नहीं हुआ।
- **सहानुभूति युक्ति** (Sympathism) दु:खद स्थिति में दूसरों की सहानुभूति अर्जित करने की कोशिश करना है।
- **दिवास्वप्न** (Day Dreaming) हवाई किले बनाना। इसके अन्तर्गत हम कल्पना में वह प्राप्त करने का प्रयास करते हैं, जो वास्तविक रूप में प्राप्त नहीं कर पाते हैं।
- **मानसिक विकार** (Mental Disorder) व्यक्ति का अपनी घरेलू, व्यावसायिक सामाजिक परिस्थितियों में सामंजस्य (Coordination) नहीं बैठा पाने और बौद्धिक और संवेगात्मक पहलुओं में जब अपरिपक्वता (Immaturity) का परिचय दे, तो व्यक्ति की वह मनोस्थिति मानसिक विकार कहलाती है।

मानसिक रोगों का वर्गीकरण
(Classification of Mental Diseases)

ICD 10, ICD (International Statistical Classification of Diseases and Related Health Problems) का दसवाँ संस्करण है, जो WHO द्वारा दी गई एक मेडिकल वर्गीकरण लिस्ट है। इसका चैप्टर-V मानसिक व व्यवहारात्मक विकारों (Behavioural disorders) का वर्गीकरण करता है।

ICD का वर्गीकरण (Classification of ICD)

- F00-F09–Organic, Symptomatic mental disorder
- F10-F19–Mental and behavioural disorder due to psychoactive substance use
- F20-F29–Schizophrenia, schizotypal and delusional disorder
- F30-F39–Affective (mood) disorder
- F40-F48–Neurotic, stress related and somatoform disorder
- F50-F59–Behavioural syndrome associated with psychological disturbance, physical factor
- F60-F69–Adult personality and behaviour disorder
- F70-F79–Mental retardation
- F80-F89–Psychological development disorder
- F90-F99–Behavioural and emotional disorder with onset usually occurring in childhood and adolescence

साधारण व जटिल रोगों के आधार पर मानसिक रोगों को निम्न दो वर्गों में बाँटा जा सकता है

क्र. सं.	रोग	लक्षण	प्रकार	कारण	उपचार
A. **मनोस्नायुविकृतियाँ** (Neurasthenia)					
1.	**एन्जाइटी न्यूरोसिस** (Anxiety Neurosis) (हमेशा चिन्ता से ग्रस्त)	**शारीरिक लक्षण** हृदय गति, ब्लड प्रेशर में परिवर्तन, रेखित पेशियों (Striated muscles) में तनाव, शिथिलता, अनिद्रा, आदि। **मानसिक लक्षण** भय व आशंका का रहना।	• तीव्र चिन्ता (Acute anxiety) • दीर्घकालिक चिन्ता (Chronic anxiety) • **मुक्ताचारी चिन्ता** रोगी बेवजह चिन्तित रहता है। • **निश्चित चिन्ता** अपनी चिन्ता किसी विशेष परिस्थिति (Specific situation) से जोड़ लेता है।	• यौनेच्छा का दमन • संवेगात्मक संघर्ष (Emotional conflict) • आत्म स्थापन • मानसिक संघर्ष व हताशा	• सुझाव • मनोविश्लेषण (Psychoanalysis) • पुनर्शिक्षण (Retraining) • औषधियाँ • शान्तिदायक (Tranquilizers) या मनोभावों को सुधारने वाली क्रियाएँ (Mood elevators) करना।
2.	**एन्जाइटी हिस्टिरिया** (Anxiety-Hysteria) (बेमतलब व प्रबल भय से पीड़ित)	**शारीरिक लक्षण** काँपना, हृदय धड़कन का तेज होना, कभी-कभी बेहोशी। **मनोवैज्ञानिक लक्षण** बेचैनी, अनिद्रा, आक्रामकता (Aggressiveness) तथा बाध्यता।	• सरल, मूर्त एन्जाइटी हिस्टिरिया • प्रतीकात्मक मूर्त एन्जाइटी हिस्टिरिया • प्रतीकात्मक अमूर्त एन्जाइटी हिस्टिरिया	• अनुकूलन • संवेगात्मक आघात (Emotional shock) • संकल्प की अव्यवस्था • निकट सम्बन्धियों के प्रति यौन भावना की प्रबलता	• सुझाव • मनोविश्लेषण (Psychoanalysis) • सम्मोहन (Hyponsis)
3.	**आब्सेसिव कंप्लसेसिव डिस्ऑर्डर** (Obsessive Compulsive Disorder/OCD) किसी तर्कहीन विचार अथवा अवांछित क्रिया को बार-बार करने हेतु बाध्य होता है।	**शारीरिक लक्षण** भूख की कमी, नींद न आना, किसी काम को बार-बार करना। **मनोवैज्ञानिक लक्षण** किसी काम में ध्यान न लगना, बेचैनी, चिड़चिड़ापन उभयमुखी प्रवृत्ति, आदि।	–	• अन्तर्मुखी व्यक्तित्व (Introvert personality) • मानसिक संघर्ष व संवेगात्मक प्रबलता • आनुवंशिकता व परिवेश (Surrounding) का प्रभाव	• मनोविश्लेषण (Psychoanalysis) • स्वतन्त्र साहचर्य • स्वप्न विश्लेषण • सम्मोहन (Hypnosis) • सुझाव या परामर्श • आघात व चिकित्सा • इन्जेक्शन द्वारा
4.	**हिस्टीरिया या उन्माद** (Hysteria)	**शारीरिक लक्षण** कपड़ा नोचना, दाँत पीसना, चिल्लाना, हँसना, किसी विशेष अंग को लकवा ग्रस्त हो जाना, मुँह सिकोड़ना, आँख नचाना, बेचैनी, बेहोशी। **मनोवैज्ञानिक लक्षण** संवेगात्मक उत्तेजना (Emotional excitement) स्मृतिभ्रंशता (Memory loss), हीनता की भावना, कभी-कभी बुद्धि में कमी।	– –	• संवेगात्मक तनाव, किशोरावस्था तथा यौवन का प्रारम्भ, दोषपूर्ण अनुशासन, आनुवंशिक दोष, संश्लेषण का अभाव, लैंगिक असन्तोष	• मनोविश्लेषण (Psychoanalysis) • सुझाव विधि • पुनर्शिक्षण • सम्मोहन (Hypnosis)
B. **क्रियात्मक मनोविकृतियाँ** (Functional Psycho Abnormalities)					
1.	**मनोविदलता या सिजेफ्रेनिया** (Schizophrenia) 15-30 वर्ष तक की आयु के व्यक्तियों में अधिक	संवेगात्मक अव्यवस्था, अत्यधिक अन्तर्मुखता, बौद्धिक ह्रास, लेखन सम्बन्धी अव्यवस्था। **शारीरिक लक्षण** कमजोरी आना, तापमान में उतार-चढ़ाव।	• सरल सिजोफ्रेनिया • हैबीफ्रेनिक सिजोफ्रेनिया • कैटाटोनिक सिजोफ्रेनिया • चित्त-भ्रम सिजोफ्रेनिया • अविभक्त सिजोफ्रेनिया	• लैंगिक शक्ति का प्रत्यावर्तन • दमित भावना ग्रन्थियों और जीवन शक्ति का प्रत्यावर्तन • आत्म सम्मान (Self respect) की मूल-प्रवृत्ति	• सामूहिक व व्यावसायिक मनोचिकित्साएँ • पुनर्शिक्षण • बिजली आघात (Electric shock) चिकित्सा • औषधियाँ

क्र. सं.	रोग	लक्षण	प्रकार	कारण	उपचार
2.	**स्थिर व्यामोह या पैरानोइया** (Paranoia)	रोगी भावुक, अन्तर्मुखी (Introvert), ईर्ष्यालु, असामाजिक व कटु होता है।	• दण्डात्मक स्थिर पैरानोइया • ऐश्वर्य पैरानोइया • धार्मिक स्थिर पैरानोइया • स्वास्थ्य के प्रति पैरानोइया	• समलैंगिक स्थिरीकरण • हीन भावना • व्यक्तित्व विकार	• मनोविश्लेषण (Psychoanalysis) • इन्सुलिन के इन्जेक्शन
3.	**मैनिक डिप्रेशन मनोविकृति** (Manic Depressive Psychosis) रोगी में उत्साह अथवा विषाद अथवा एक के बाद एक दोनों दिखाई पड़ते हैं।	**मुख्य लक्षण** अनुभूति की क्षीणता, धुँधली चेतना (Blurr consciousness)	• पुनरावर्ती उत्साह • पुनरावर्ती विषाद (दुख) • परिवर्तनशील उत्साह • उभयरूपी उत्साह-विषाद • वर्तुलाकार (Spiral) उत्साह विषाद	• आनुवंशिकता • परिवेश • शारीरिक अव्यवस्था • व्यक्तित्व विकार • आत्म-स्थापन व आत्म-समर्पण का असन्तुलन	• शारीरिक चिकित्सा • निद्रा चिकित्सा • मनोविश्लेषण (Psychoanalysis) • आघात चिकित्सा (Electric shock)
4.	**मेलनकोलिया** (Melancholia) (गहरी उदासी से पीड़ित)	शारीरिक तथा मानसिक शक्तियों में कमी मन सन्देह, भय, अस्थिरता, ध्यानहीनता (Loss of concentration), निरुत्साह (Loss of excitement)।	—	• महिलाओं में रजोस्राव (पीरियड्स) का बन्द हो जाना, पुरुषों में लैंगिक क्षमता का कम हो जाना	• प्रोफेशनल चिकित्सा • विशेष देख-रेख

अन्य मानसिक रोग
(Other Mental Diseases/Disorders)

अन्य मानसिक रोग निम्न प्रकार हैं

चेतना सम्बन्धी विकार
(Disorders Related to Consciousness)

- **स्टुपर** (Stupor) इसमें व्यक्ति गतिहीन एवं मौन रहता है।
- **क्लाउडिंग ऑफ कोन्शिगसनेस** इसमें स्पष्ट मानसिकता का अभाव हो जाता है। रोगी की सोचने, किसी घटना को देखने, समझने, प्रत्युत्तर देने एवं याद करने की क्षमता प्रभावित हो जाती है।
- **कन्फ्यूजन** (Confusion) इसमें रोगी स्थान, व्यक्ति विशेष एवं समय को सही तरह से वर्णित नहीं कर पाता है।
- **डेलिरियम** (Delirium) इसमें रोगी में बेचैनी, आत्मविस्मृतियाँ (Disorientation), भ्रम (Illusion) एवं मतिभ्रम (Hallucination), कार्फोलोजिया उपस्थित होते हैं।

चालक क्रियाओं सम्बन्धी विकार
(Disorders Related to Motor Activity)

- **सक्रियता का घटना** (Decreased Activity) इसमें रोगी या तो किसी क्रिया को शुरू करने में अत्यधिक समय लगाता है या उसे पूरा करने में बहुत समय लगाता है।
- **क्रिया का बढ़ना** (Increased Activity) इसे अतिसक्रियता (Hyperactivity) भी कहते हैं। इसमें व्यक्ति या तो किसी क्रिया को बहुत तेजी से पूरा करने का प्रयास करता है या एक बार में एकसाथ ही एक से अधिक क्रिया करने का प्रयास करता है।
- **वेक्सी फ्लेक्सीबिलिटी** (Waxy-Flexibility) इसे रुढ़िवादी स्थिति (Stereotype position) या केटालेप्सी (Catalepsy) भी कहते हैं। इसमें मरीज बिना हिले-डुले लम्बे समय तक एक स्थिर स्थिति बनाए रखता है।
- **मेनरिज्म** (Mannerism) इसे रुढ़िवादी गतियाँ (Stereotype movement) भी कहते हैं। इसमें व्यक्ति बिना किसी उद्देश्य के एक ही क्रिया को बार-बार दोहराता है।
- **वर्बीजिरेशन** (Verbigeration) इसे रुढ़िवादी कथन (Stereotype speech) भी कहते हैं। इसमें रोगी बिना किसी उद्देश्य के बार-बार एक ही शब्द या वाक्य को दोहराता है।
- **कम्पलशन** (Compulsion) इसमें व्यक्ति बार-बार ऐसी क्रिया करता है, जोकि सामने वाले व्यक्ति एवं स्वयं रोगी की समझ से दूर होती है।
- **निगेटिविज्म** (Negativism) इसमें रोगी को उद्दीपन (Stimuli) के बारे में पता होता है फिर भी वह सक्रिय या निष्क्रिय रूप से उसका विरोध करता है।
- **इकोलेलिया** (Echolalia) इसमें रोगी सामने वाले व्यक्ति द्वारा बोले गए शब्दों (Words) की नकल करता है।
- **इकोप्रेक्सिया** (Echoprexia) इसमें रोगी सामने वाले व्यक्ति द्वारा की गई क्रियाओं (Actions) की नकल करता है।

विचार सम्बन्धी विकार (Disorders Related to Thought)

- **ऑटिस्टिक थिंकिंग** (Autistic Thinking) इसमें व्यक्ति अपने आप में ही खोया रहता है।
- **विचारों की उड़ान** (Flight of Ideas) इसमें व्यक्ति बहुत तीव्र गति से एक विचार से दूसरे विचार पर चला जाता है।
- **विचारों में कमी** (Thought Retardation) इसमें व्यक्ति के सोचने की क्षमता बहुत कम हो जाती है। वह किसी प्रश्न का उत्तर देने में भी बहुत समय लगाता है।

- **सरकमस्टैनशिएलिटी** (Circumstantiality) इस विकार से ग्रसित व्यक्ति से जब कोई प्रश्न पूछा जाता है, तो वह उत्तर देते समय ढेर सारी अनावश्यक विवरण बताने के बाद ही अपने लक्ष्य या उत्तर तक पहुँच पाता है।
- **परस्वरेशन** (Perseveration) इसमें व्यक्ति एक ही विचार को बार-बार दोहराता है।
- **थॉट ब्लोकिंग** (Thought blocking) इसमें वाक्य के बीच में ही अचानक व्यक्ति के सोचने की प्रक्रिया रुक जाती है तथा वह उस वाक्य को पूरा नहीं कर पाता है।
- **इन्कोहरेन्स** (Incoherence) इसमें व्यक्ति एक विचार को बिना किसी मेल वाले दूसरे विचार से मिला देता है।
- **हाइपोकोन्ड्रिएसिस** (Hypocondriasis) इसमें व्यक्ति बिना किसी मेडिकल प्रमाण के भी अपने आप को रोगी मानता है तथा बार-बार डॉक्टरों द्वारा जाँच कराता रहता है।

डिमेन्शिया (Dementia)

- इसमें व्यक्ति की याददाश्त, बुद्धि व व्यक्तित्व में कमी आती है।
- **कारण** (Causes) एड्स, पार्किन्सन रोग, हिपेटिक एनसिफैलोपैथी, विटामिन की कमी (फोलिक एसिड), एल्जाइमर रोग, आदि।
- **उपचार** (Treatment) इसमें व्यक्ति को निम्नलिखित दवा लेने की सलाह दी जाती है
  - टेक्रिन हाइड्रोक्लोराइड (कोगनेक्स) [Tacrine hydrochloride (Cognex)]
  - डोनीपेजिल हाइड्रोक्लोराइड (ऐरीसेप्ट) [Donepezil hydrochloride (Aricept)]
  - एण्टीसाइकोटिक्स जैसे–रिसपेरिडोन एवं हेलोपेरीडोल (Antipsychotics such as risperidone and haloperidol)
  - अनिंद्रा और चिन्ता के लिए बेन्जोडायजिपिन्स (Benzodiazepines for insomnia and anxiety)
  - अवसाद के लिए एण्टीडिप्रेसेन्ट्स (Antidepressants for depression)
  - सीजर्स के लिए एण्टीकनवल्सेन्ट्स (Anticonvulsants to control seizures)

खान-पान सम्बन्धी विकार/रोग (Disorders/Diseases Related to Eating)

इस प्रकार के मनोरोग में रोगी सीमा (Limit) से अधिक भोजन करता है या कई बार इसके उलट सीमा से अत्यधिक कम भोजन ग्रहण करता है, जिससे मानसिक व शारीरिक स्वास्थ्य पर बुरा प्रभाव पड़ता है।

बुलिमिया नर्वोसा (Bulimia Nervosa)

- इस रोग में रोगी दिन में कई बार अधिक मात्रा में भोजन ग्रहण करता है एवं वजन बढ़ने से रोकने के लिए वमन (Vomiting) करता है, जिससे कि वजन नहीं बढ़ें।
- **उपचार** (Treatment) साइकोथैरेपी, स्वयं सहायता समूह द्वारा मार्ग दर्शन।

बिंज इटिंग विकार (Binge Eating Disorder)

- इसमें रोगी अपने आप को खाने से नहीं रोक पाता है। अधिक खाना खाने के कारण यह आत्मग्लानी (Shame and guilt) महसूस करता है।
- खाने से बढ़ने वाले वजन को रोकने के लिए स्वयं (Self) ही वमन (Vomiting) करता है।
- **उपचार** (Treatment)
  - व्यक्ति की काउंसलिंग करनी चाहिए।
  - एण्टीडिप्रेसेन्ट (Antidepressant) औषधियाँ देनी चाहिए।
  - स्वयं सहायता समूह (Self help group) का सहयोग लेना चाहिए।
  - कॉग्निटिव उपचार पद्धति (Cognitive therapy) अपनानी चाहिए।
  - अन्तर्व्यक्तिगत उपचार पद्धति (Interpersonal therapy) अपनानी चाहिए।

एनोरेक्सिया नर्वोसा (Anorexia Nervosa)

- इस रोग में रोगी वजन बढ़ने से बचने के लिए अपर्याप्त मात्रा (Insufficient amount) में भोजन लेता है। उसके मन में भय रहता है कि खाना खाने से वजन बढ़ जाएगा।
- यह समस्या मुख्यतया एडोलसेन्स महिलाओं में अधिक पाई जाती है।
- यह व्यवहार लम्बे समय तक रहने से रोगी कई प्रकार की कुपोषण (Malnutrition) सम्बन्धी समस्याओं से ग्रसित हो जाता है; जैसे–उदरीय शिथिलन (Abdominal distention), इलेक्ट्रोलाइट असन्तुलन, मासिक धर्म की अनुपस्थिति (Amenorrhoea), आदि।
- **उपचार** (Treatment)
  - व्यक्ति पर विशेष ध्यान देना चाहिए।
  - अवसाद रोधी औषधि, भूख बढ़ाने वाली औषधि (Appetite stimulant) एवं न्यूरोलेप्टीक दवाईयाँ दी जानी चाहिए।
  - व्यक्तिगत साइकोथैरेपी, बिहेवियर थैरेपी, कॉग्निटिव बिहेवियर थैरेपी, फैमिली थैरेपी दी जानी चाहिए।

खान-पान सम्बन्धी विकारों के निदान में नर्सेज की भूमिका (Role of Nurses in Cure of Eating Disorders)

- नर्स, रोगी का उत्साहवर्धन या मोटिवेट करें।
- रोगी का अन्तर्ग्रहण (Intake) एवं बर्हिग्रहण (Output) चार्ट बनाएँ।
- रोगी को अपनी भावना (Feeling) व्यक्त करने के लिए प्रोत्साहित (Encourage) करें।
- खाद्य पदार्थों सम्बन्धी परिचर्चा (Discussion) करने से बचे।
- रोगी को स्वयं नियन्त्रण (Self control) के लिए प्रोत्साहित करें।
- रोगी का खाने का समय निर्धारित करें।
- रोगी को अधिक खाने के कारण होने वाली जटिलताओं (Complications) के बारे में बताए।
- रोगी को स्वयं पर नियन्त्रण रखने के लिए प्रेरित (Encourage) करें। रोगी की आत्महत्या (Suicide) की स्थिति का पता लगाए।
- नर्स द्वारा रोगी की मानसिक स्थिति का यथासम्भव अवलोकन (Observation) किया जाना चाहिए।

सोमेटोफोर्म विकार (Somatoform Disorders)

- इस रोग में व्यक्ति को हमेशा ऐसा लगता है कि उसे कोई शारीरिक बीमारी है। वह शारीरिक रूप से स्वस्थ होने के बावजूद बिना वजह ही मेडिकल जाँच करवाता रहता है।
- **सोमेटाइजेशन विकार** (Somatisation Disorder) यह दीर्घावधि (Chronic) विकार है। जिसमें रोगी को कोई शारीरिक बीमारी नहीं होती है, लेकिन वह बार-बार बीमारी के होने की बात करता है। मेडिकल जाँच में भी कोई रोग नजर नहीं आता है। लेकिन इस मानसिक रोग के कारण वह रोग को बताता है।

- **हाइपोकोनड्रिएसिस** (Hypochondriasis) इसमें रोगी अपने रोग को लेकर लगातार सोचता रहता है कि वह गम्भीर रोग से पीड़ित है।
- **सोमेटोफोर्म ऑटोनोमिक डिस्फंक्शन** (Somatoform Autonomic Dysfunction) इस रोग में लक्षण अधिकतर स्वायत्त नियन्त्रित (Autonomic control) होते हैं, जोकि किसी शारीरिक विकार के कारण होते हैं।
- **परसिसटेन्ट सोमेटोफोर्म दर्द विकार** (Persistent Somatoform Pain Disorder) इस रोग में लगातार एवं तेज दर्द महसूस होता है, जिसकी कोई शारीरिक वजह नहीं होती है।

पोस्ट ट्रामैटिक स्ट्रैस विकार
(Post Traumatic Stress Disorder or PTSD)

- यह रोग किसी दुःखद या भीषण घटना (Drastic incident) के घटित होने के परिणामस्वरूप दिमाग पर पड़ने वाले प्रभाव के कारण उत्पन्न होता है; जैसे–भूकम्प (Earthquake) का आना, युद्ध (War), दुर्घटना (Accidents), बलात्कार (Rape), बाढ़ आना (Flood), आदि।
- **उपचार** (Treatment) नर्स को निम्न प्रयास करने चाहिए
    - रोगी को खुशनुमा माहौल में रखना चाहिए।
    - नर्स द्वारा काउन्सलिंग करनी चाहिए।
    - नर्स द्वारा अवसादरोधी, तनावमुक्त (Antidepressants) करने वाली औषधि (SSRIS और Anxiolytics) समय-समय पर देनी चाहिए।
    - साइकोथैरेपी जैसे संज्ञानात्मक थैरेपी (Cognitive therapy), एक्सपोजर थैरेपी (Exposure therapy) देनी चाहिए।

सीजनल अफेक्टिव विकार (Seasonal Affective Disorder)

- इस रोग में सामान्यतया व्यक्ति सामान्य अवस्था (Normal condition) में रहता है, लेकिन मौसम ऋतु बदलने पर जैसे गर्मी या सर्दी ऋतु में व्यक्ति डिप्रेशन में चला जाता है। इस रोग को ग्रीष्म ब्लूम (Summer bloom), सर्दी ब्लूम (Winter bloom), सामाजिक ब्लूम (Social bloom) के नाम से भी जाना जाता है।
- **उपचार** (Treatment) एण्टीडिप्रेशेन्ट दवाएँ दी जाती हैं।

समायोजन विकार (Adjustment Disorder)

- इस रोग में व्यक्ति जीवन की वास्तविकता (Reality) के अनुसार अपने आप को नहीं ढाल पाता है।
- यह रोग शॉर्ट टर्म स्थिति (Short-term condition) हैं। इस रोग से ग्रसित व्यक्ति को जीवन में आने वाले उतार-चढ़ाव के साथ जीवन जीने में कठिनाई होती है। रोगी कई बार सामंजस्य (Adjustment) नहीं बैठा पाता है। इससे रोगी भावनात्मक रूप से कमजोर (Emotionally weak) हो जाता है।
- **उपचार** (Treatment) अवसाद रोधी (Antidepressant) एवं तनाव को कम करने वाली (Anxiolytics) औषधि दी जानी चाहिए।
- **नर्स के कर्त्तव्य** मरीज को अवसादरोधी दवा समय-समय पर देने के साथ मरीज को भावनात्मक रूप से भी बल प्रदान करें।

यौन विकार (Sexual Disorder)

व्यक्ति की मानसिक स्थिति के आधार पर यौन विकारों को भी कई प्रकार में बाँटा गया है

- **ताक-झांक** (Voyeurism) इसमें रोगी को अन्य लोगों के यौन अंगों (Genitals) को देखकर प्रसन्नता होती है। विपरीत लिंग के व्यक्ति को नग्न (Nude) देखकर कामुकता जागृत होती है।
- **पिडोफिलिया** (Pedophilia) इसमें व्यक्ति बाल्यवस्था के बच्चों (Prepubertal child) के साथ बाल यौन शोषण (Sexual exploitation) करता है।
- **पशुरति** (Zoophilia) इसमें रोगी अपने जानवरों के साथ रतिक्रिया (Sexual activity) करता है; जैसे–घरेलू जानवर के साथ यौन क्रिया।
- **यौन परपीड़न** (Sexual Sadism) इसके रोगी को यौन उत्तेजना (Sexual excitement) साथी के यौन परपीड़न में जागृत होती है।
- **कामांग प्रदर्शन** (Exhibitionism) इसके रोगी अपने यौन अंगों को दूसरों के सामने प्रदर्शित (Show) कर यौन उत्तेजना (Sexual excitement) प्रदर्शित करता है।
- **विलिंग/वेशरति** (Transvestism) इस रोग में रोगी को विपरीत लिंग (Opposite sex) के मनुष्य के कपड़े पर यौन उत्तेजना (Sexual arousal) जागृत होती है।

अतिरिक्त पिरामिडल सिण्ड्रोम (Extra Pyramidal Syndrome)

- इस रोग में व्यक्ति की माँसपेशियाँ कठोर (Hard) हो जाती है। उनमें मनोविकार प्रतिरोधी दवाओं के सेवन से जकड़न (Stiffness) उत्पन्न हो जाती है।
- यह एक गम्भीर न्यूरोलोजिकल लक्षणीय (Serious neurological symptom) एवं मनोविकार प्रतिरोधी औषधियों (Antipsychotic drugs) के दुष्प्रभाव (Side effect) के द्वारा उत्पन्न विकार है। जिसमें कई लक्षण जैसे–शारीरिक अकड़न, कम्पन्न, स्थिर संस्थिति, अल्प शारीरिक गति, अर्थहीन संवाद (Unmeaningful conversation), गतिभंग, दुस्तावना (Dystonia) स्वगति, दर्दमय गतिशीलता एवं नई न्यूरोलोजिकल जटिलता देखने को मिलती हैं।
- **उपचार** (Treatment) इसके बेहतर प्रबन्धन (Management) के लिए मानसिक दवाइयाँ (Antipsychotic drugs) तुरन्त रोक दी जानी चाहिए। लाक्षणिक उपचार (Symptomatic treatment) प्रारम्भ किया जाना चाहिए। डायजीपाम (Diazepam) दवा माँस-पेशीय कठोरता अकड़न (Muscle stiffness) को दूर करने के लिए दी जानी चाहिए।

अवसाद या डिप्रेशन (Depression)

- डिप्रेशन के अंतर्गत व्यक्ति हमेशा, निराशा (Hopelessness), हताशा, कुण्ठा (Frustation), हीनभावना (Worthlessness), उदासीनता से घिरा रहता है। उसमें उत्साह, जीवन जीने की इच्छा कम होने लगती है। दिनचर्या अनियमित होती है। दैनिक क्रियाकलापों (Daily routine) में कम रूचि या अभाव पाया जाता है।

- **लक्षण** (Symptoms) उदासीनता, थकावट, दुखी रहना, निराशावादिता (Hopelessness), मृत्यु के विचार, यौन क्रियाशीलता कम होना, आश्रितता (Dependency), स्वत: रोना, निष्क्रियता, असहाय महसूस करना, मूल्यहीन महसूस करना।
- **उपचार** (Treatment) इस रोग के उपचार के लिए कई पद्धतियाँ (Therapies) उपयोग में लाई जाती है।
  - कॉग्निटिव बिहेवियर थैरेपी (Cognitive behavioural therapy)
  - इन्टरपर्सनल थैरेपी (Interpersonal therapy)
  - समस्या-समाधान (Problem-solving) पद्धति
  - इसके साथ-साथ एण्टीडिप्रेशेन्ट (Antidepressant) औषधियों का उपयोग भी किया जाता है; जैसे–सेरोटोनिन (Serotonin), ट्राइसाइक्लिक एण्टीडिप्रेशेन्ट (Tricyclic antidepressant), नॉर-एपिनेफ्रीन अवरोधी (Nor-epinephrine reuptake inhibitors)।

द्विध्रुवी भावात्मक विकार
(Bipolar Affective Disorder or BPAD)

- इस विकार में रोगी को उन्माद एवं डिप्रेशन (Depression) के एपिसोड आते हैं। रोगी कभी उन्माद में तो कभी डिप्रेशन से ग्रसित रहता है। एक समय में रोगी में उन्माद/डिप्रेशन एक ही अवस्था देखने को मिलते हैं। इस बीच में सामान्य मनोस्थिति कई बार देखी जा सकती है।
- **उपचार** (Treatment) इनमें निम्न दवाएँ रोगी को दी जाती हैं
  - एण्टीसाइकोटिक दवा
  - एण्टीडिप्रेशेन्ट औषधि
  - लिथियम कार्बोनेट
  - वेलप्रोएक एसिड
  - कार्बमेज पाइन

उन्माद या मेनिया और अल्प उन्माद या हाइपोमेनिया
(Mania and Hypomania)

- इस रोग में व्यक्ति या तो उच्चक्रियाशील (Hyperactive) होता है या निष्क्रिय (Inactive) हो जाता है अर्थात् क्रियाशीलता और शिथिलता देखी जाती है।
- **लक्षण** (Symptoms) **मेनिया** (Mania) एक ऐसी अवस्था है, जिसमें व्यक्ति में अधिक शारीरिक क्रियाशीलता, मन:स्थिति परिवर्तन (Mood change) एवं स्वयं को अधिक महत्त्व देना, आदि लक्षण देखे जा सकते हैं।
- **हाइपोमेनिया** (Hypomania) इस रोग में व्यक्ति अधिक क्रियाशील (Active) होता है एवं उसकी खुशी का बाहरी वातावरण से कोई सम्बन्ध नहीं होता है।
- **उपचार** (Treatment) लिथियम कार्बोनेट, कार्बमेजपाइन, सोडियम वेलप्रोएट, साइकोथैरेपी, फैमिली थैरेपी और वैवाहिक थैरेपी।

एटेन्सन डेफिसिट हाइपरएक्टिव विकार
(Attention Deficit Hyperactive Disorder or ADHD)

- यह रोग लम्बे समय के द्वन्द्व (Conflict) के बाद उत्पन्न होता है। इसका कारण है कि जब व्यक्ति पर लम्बे समय तक सामान्य रूप से ध्यान नहीं दिया जाता है, तो वह व्यक्ति सबका ध्यान अपनी ओर खींचने के लिए नाट्कीय रूप (Dramatically) से कार्य करता है, जिससे वह सभी के ध्यान का केन्द्र (Centre of attraction) बन सके।
- इसे अति सक्रियता विकार (Hyperactivity disorder) भी कहा जाता है।
- **उपचार** (Treatment) उत्तेजक (Stimulants) : रिटेलिन (Ritalin), मिथाइलफेनिडेट (Methylphenidate), एम्फेटामिन (Amphetamine), आदि।
- इस विकार से ग्रसित व्यक्ति के उपचार के निम्न तरीके हैं
  - बिहेवियर मॉडिफिकेशन तकनीक (Behavioural modification technique)
  - कॉग्निटिव बिहेवियर थैरेपी (Cognitive behaviour therapy)
  - सामाजिक दक्षता प्रशिक्षण (Social skills training)
  - पारिवारिक दक्षता प्रशिक्षण (Family skills training)
  - नर्स द्वारा रोगी को समयानुसार हवा के साथ-साथ, उचित व्यवहार भावनात्मक संबल (Emotional support), मोटिवेशन प्रदान करते रहना चाहिए।

व्यक्तित्व विकार (Personality Disorders)

- कई बार व्यक्ति में सामाजिक आर्थिक तनाव के कारण कुछ असामान्य परिवर्तन (Abnormal changes) उत्पन्न हो जाते हैं, जो व्यक्तित्व विकार कहलाते हैं।
- इन्हें कई प्रकार में वर्गीकृत किया गया है
  - **अभिनयकारी व्यक्तित्व विकार** (Histrionic Personality Disorder) इस प्रकार के व्यक्तित्व वाले व्यक्ति उत्तेजित (Excited), भावनात्मक होते हैं एवं यह नाटकीय (Dramatic), रंगीन एवं आधुनिक वेशभूषा (Costume) को धारण करने वाले होते हैं।
  - **आत्मरतिक व्यक्तित्व विकार** (Narcissistic Personality Disorder) इस प्रकार के व्यक्ति अपने आपको बहुत महत्त्व देते हैं एवं अपने शरीर एवं मानसिक स्तर को अन्य से अलग एवं उच्च (Higher) मानते हैं।
  - **परिवर्जनकारी व्यक्तित्व विकार** (Avoidant Personality Disorder) इस प्रकार के व्यक्ति अपने आपको सामाजिक रूप से अलग रखते हैं एवं यह दूसरों के विचारों भावों को नहीं मानने वाले होते हैं।
  - **आश्रित व्यक्तित्व विकार** (Dependent Personality Disorder) इस प्रकार के व्यक्तित्व वाले व्यक्ति में आत्मविश्वास की कमी होती है एवं यह अपने आप को अकेले (Alone) व असहाय (Helpless) मानते हैं।
  - **विद्वत्तापूर्ण व्यक्तित्व विकार** (Schizotypal Personality Disorder) इस प्रकार के व्यक्तित्व वाले व्यक्ति, अजनबी (Strikingly odd), अजीब, वास्तविकता (Reality) से दूर, भ्रम एवं दूसरों से अलग सोच (Magical thinking) रखने वाले होते हैं।
  - **असामाजिक व्यक्तित्व विकार** (Antisocial Personality Disorder) इस प्रकार के व्यक्तित्व वाले व्यक्तियों में चोरी, अपराध, झगड़ा करना, दुर्व्यसन (बुरी लत), घर से भाग जाना, आदि प्रवृत्तियाँ देखी जा सकती है। यह दिखने में सामान्य अनुग्रही एवं मासूम (Charming and ingratiating) होते हैं। इस प्रकार का व्यक्तित्व बाल्यावस्था (Childhood stage) में देखा जाता है।
  - **सीमाकारी व्यक्तित्व विकार** (Borderline Personality Disorder) इस प्रकार के व्यक्ति न्यूरोसिस एवं साइकोसिस के मध्य के होते हैं, जोकि अति अस्थिर भावना, व्यवहार (Highly unstable emotional behaviour) वाले होते हैं, जोकि समय के अनुरूप अपनी मनोदशा (Mental stage) का निर्धारण करते हैं।
  - **पैरानॉइड व्यक्तित्व विकार** (Paranoid Personality Disorder) पैरानॉइड व्यक्तित्व (Paranoid personality) विकार से ग्रसित व्यक्ति में सन्देह (Suspicious), अविश्वास (Mistrust), आदि वैचारिक लक्षण देखने को मिलते हैं। इन व्यक्तियों को अपनी जिम्मेदारी को ग्रहण करने में सन्देह होता है एवं यह अपनी जिम्मेदारियों को दूसरों पर डाल देते हैं। ऐसे व्यक्ति शत्रुतापूर्ण (Hostile), विवादी, चिड़चिड़े (Irritable), कट्टर साथ के प्रति जलन का भाव रखने (Jealous) वाले एवं शीघ्र नाराज होने वाले होते हैं।

- **साइजोइड व्यक्तित्व विकार** (Schizoid Personality Disorder) ऐसे व्यक्तित्व वाले व्यक्ति शान्त, आत्मसंयम, एकांकी प्रवृत्ति एवं सामाजिक कार्य में कम भाग लेने वाले होते हैं एवं यह दिखने में एकांकी (अकेले रहने वाले), शान्त (Distraint) व पृथक् (Seclusive) लक्षण रखने वाले होते हैं।

- **उपचार** (Treatment) उपचारक (Therapist) द्वारा समूह उपचार (Group therapies), व्यावसायिक उपचार (Occupational therapy), मनोरंजन उपचार (Recreation therapy), अन्तःक्रिया (Interaction) और परामर्श (Counselling), आदि।
- **नर्स का कर्त्तव्य** मरीज के साथ स्वस्थ अन्तःक्रिया (Healthy interaction) करें, मनोरंजन करें, मरीज को उत्साहवर्धन करें।

मदिरा आश्रित रोग
(Alcohol Dependence Syndrome or ADS)

- इसमें एल्कोहॉल (शराब) के सेवन से उत्पन्न रोग आते हैं, इन्हें लक्षणों के आधार पर पहचाना जाता है।
- **लक्षण** (Symptoms) अपच (Undigestion), डिप्रेशन (Depression), मानसिक अस्थिरता (Mood swings) एवं संक्रमण की सम्भावना अधिक होना।
- लम्बे समय तक शराब का सेवन करने वाले व्यक्ति के अचानक शराब छोड़ने पर आने वाले दौरे रम फिट्स (Rum fits) कहलाते हैं।

नर्स के कर्त्तव्य (Duty of a Nurse)

- उपचार प्रारम्भ करने में पूर्व सहमति पत्र (Informed consent) लिया जाना चाहिए।
- उपचार प्रारम्भ करने से पूर्व सुनिश्चित (Ensure) कर लेना चाहिए कि रोगी ने कम-से-कम 12 घण्टे पूर्व एल्कोहॉल सेवन (Intake) किया हो।
- उपचार प्रारम्भ करने से पूर्व रोगी एवं परिजनों को भली-भाँति समझा देना चाहिए कि उपचार के दौरान एल्कोहॉल का सेवन रोगी में कई प्रकार की समस्या उत्पन्न कर सकता है। अतः इसका सेवन नहीं किया जाना चाहिए।
- नर्स को रोगी एवं उसके परिजनों को एल्कोहॉल (Alcohol) से निर्मित दवाईयाँ जैसे–खाँसी में दवा एवं एल्कोहॉल से निर्मित खाद्य पदार्थ–जैम, सॉस का उपगोग नहीं करने की सलाह देनी चाहिए।
- रोगी को किसी प्रकार की जोखिम युक्त (Risky) गतिविधियों को करने की मनाही की जानी चाहिए; जैसे–वाहन चलाना।

नशीले पदार्थ पर निर्भरता
(Dependence on Drugs)

- हेरोइन, स्मैक, चरस, ब्राउनशुगर नशीले पदार्थ हैं। आजकल उपचार (Treatment) सम्बन्धी पदार्थ, जैसे–फोटविन, टिडिरनेसिक, पेथीडिन का उपयोग नशीले पदार्थों में किया जा रहा है। इनके सेवन से शरीर पर दुष्परिणाम होते हैं। जैसे–
- उदासीनता (Apathy)
- हृदय धड़कन कम होना या ब्रैडीकार्डिया (Bradycardia)
- निम्न ब्लड प्रेशर (Hypotension)
- श्वसन डिप्रेशन (Respiratory depression)
- कम शारीरिक तापमान (Subnormal temperature)

प्रतिकारीय लक्षण (Withdrawl's Symptoms)

- किसी नशीले पदार्थ के सेवन को अचानक से बन्द करने पर निम्न लक्षण उत्पन्न होते हैं
    - पुतली का सिकुड़ जाना अथवा अधिक विस्तारित होना (Extreme constriction or Dilation of pupil)
    - आँखों से पानी आना (Watery eyes)
    - अधिक नासिका स्राव (Running nose)
    - उबासी आना (Yawning)
    - भूख-प्यास नहीं लगना
    - चिड़चिड़ापन (Irritability)
    - शारीरिक कम्पन्न (Tremors)
    - अधिक पसीना आना
    - शारीरिक अकड़न (Cramps)
    - जी मिचलाना (Nausea)
    - दस्त (Diarrhoea)
    - नींद नहीं आना (Insomnia)
    - शरीर का तापमान बढ़ना (Raised body temperature)
    - रोंगटे खड़े होना (Piloerection)
    - भूख न लगना (Anorexia)

उपचार (Treatment)

- **अधिक खुराक** (Overdose) नशीले पदार्थ प्रतिपक्षी (Narcotic antagonist) औषधि देना; जैसे–नेलोक्सोन (Naloxone), नेल्ट्रेक्सोन (Naltrexone)।
- **डीटॉक्सिफिकेशन** (Detoxification) मेथेडॉन (Methadone), क्लोनिडिन (Clonidine), नेल्ट्रेक्सोन (Naltrexone)।
- **सन्तुलनीय पद्धति** (Maintenance Therapy) मेथेडॉन (Methadone), ऑपिऑइड एण्टागोनिष्ट (Opioid antagonist), साइको थैरेपी।
- **मनोविकार में प्रयुक्त दवाइयाँ** (Medicines Used in Mental Disorder) विभिन्न मानसिक रोगों में उपचार के लिए अलग-अलग प्रकार की दवाइयाँ प्रयोग की जाती है।

फोबिया (Phobia)

इसका अर्थ है, व्यक्ति के भीतर किसी विशेष वस्तु, स्थिति या क्रिया-कलाप (Activity) से बिना वजह का डर रहना।

फोबिया के उदाहरण निम्न प्रकार हैं

- एगोराफोबिया (Agoraphobia) खुले स्थानों से भय
- एक्रोफोबिया (Acrophobia) ऊँचे स्थानों से भय
- हाइड्रोफोबिया (Hydrophobia) पानी से भय
- जूफोबिया (Zoophobia) जानवरों से भय
- क्लेस्ट्रोफोबिया (Claustrophobia)–बन्द स्थानों से भय
- एल्गोफोबिया (Algophobia) दर्द से भय
- जीनोफोबिया (Xenophobia)–अजनबी लोगों से भय

हैलुसिनेशन (Hallucination)

इसका अर्थ है, व्यक्ति को किसी भी वास्तविक उद्दीपन (Stimulus) के न होने पर भी उद्दीपन का एहसास होना।

हैलुसिनेशन के निम्न प्रकार हैं

- दृष्टि सम्बन्धी हैलुसिनेशन (Visual hallucination)
- श्रवण सम्बन्धी हैलुसिनेशन (Auditory hallucination)
- गन्ध सम्बन्धी हैलुसिनेशन (Olfactory hallucination)
- स्पर्श सम्बन्धी हैलुसिनेशन (Tactile hallucination)
- स्वाद सम्बन्धी हैलुसिनेशन (Gustatory hallucination)

मानसिक अस्वस्थता की रोकथाम के उपाय

मानसिक अस्वस्थता की रोकथाम के निम्नलिखित उपाय है

- **मनोअभिनय** इसमें रोगी अपनी समस्याओं का अभिनय करता है। इससे रोगी का इन पर कुछ नियन्त्रण हो जाता है, जिससे क्रमशः उनको निकाला जा सकता है।
- **सामूहिक** (Group) **चिकित्सा** इसमें रोगी को अपनी और दूसरों की समस्याएँ समझने का अवसर मिलता है, उसमें आत्मविश्वास बढ़ता है, सामाजिक असुरक्षा (Social insecurity) का भाव समाप्त होने लगता है और वह अपनी समस्याओं को सुलझा सकता है।
- **व्यावसायिक चिकित्सा** इसमें रोगियों से कपड़ा बनाना, कौशल, आदि कार्य कराए जाते हैं। काम में लगकर वह अपना जीवन सामान्य महसूस करने लगते हैं।
- **अँगुली चित्रण विधि** इसमें रोगी कागज पर अपनी अँगुलियों से स्याही (Ink) के द्वारा अपनी इच्छानुसार चित्रण कर अपनी दमित (Suppressed) भावनाओं को स्पष्ट करता है। इससे उसके मानसिक स्वास्थ्य में सुधार आता है।
- **निद्रा चिकित्सा** इसमें औषधियों की सहायता से रोगी को कई दिनों तक नींद में रहने दिया जाता है। इससे रोगी अपने आघातिक अनुभव भूल जाता है और स्वस्थ होने लगता है।
- **पुनर्शिक्षण** इसमें रोगी में आत्मविश्वास (Selfconfidence) उत्पन्न कर उसको उचित परामर्श देकर अपने व्यवहारों तथा इमोशन पर नियन्त्रण करना सिखाया जाता है।
- **मनोविश्लेषण** (Psychoanalysis) इसमें स्वप्न विश्लेषण (Dream analysis) तथा मुक्त साहचर्य (Free association), आदि विधियों से रोगी को उसके रोग के कारण स्पष्ट कर दिए जाते हैं। इसमें प्रशिक्षित विश्लेषक (Trained analyst) की जरुरत होती है।
- **सुझाव या संसूचन** इस विधि में चिकित्सक रोगी को विश्वास दिलाता है कि वह अच्छा होता जा रहा है।
- **सम्मोहन** (Hypnotisation) में रोगी को सम्मोहन के द्वारा अचेतन (Unconscious) बना दिया जाता है तथा उसकी दमित कुण्ठाओं (Suppressed frustration), मानसिक परेशानी उत्पन्न करने वाले गत अनुभवों को उसके अवचेतन से बाहर निकाल दिया जाता है, जिसके परिणामस्वरूप रोगी स्वस्थ हो जाता है।
- **आघात** (Shock) **चिकित्सा** इसमें रोगी को विभिन्न औषधियों के प्रयोग से आघात दिए जाते हैं, जिनसे रोगी के मानसिक विकार छिन्न-भिन्न हो जाते हैं।
- **शल्य** (Surgery) **चिकित्सा** इसका प्रयोग करके भी कुछ मानसिक रोगों को दूर किया जा सकता है।

मानसिक रोगों का उपचार
(Treatment of Mental Disorder)

मुख्य भौतिक चिकित्सा विधियाँ (Physical treatment method) निम्नलिखित हैं

- **जल चिकित्सा** इसमें रोगी को गर्म और ठण्डे पानी के टब में लिटाया जाता है। इससे उसकी उत्तेजनाएँ शान्त होती हैं।
- **विद्युत चिकित्सा** इसमें बिजली द्वारा रोगी को गर्मी पहुँचायी जाती है या विद्युत आघात (Electric shock) भी दिए जाते हैं।
- **मालिश** (Massage) इससे शारीरिक अंगों में ब्लड का प्रवाह (Flow) तीव्र होता है और पुष्टता (Fitness) बढ़ती है।

मनोचिकित्सा (Psychotherapy)

- मनोचिकित्सा, रोगी की मनोवैज्ञानिक विधियों से चिकित्सा करना है। इस प्रक्रिया में रोगी और चिकित्सक में एक अनुकूल भावनात्मक सम्बन्ध स्थापित होना जरूरी है। भावनात्मक सम्बन्ध (Emotional connection) के बन जाने के पश्चात् मनोचिकित्सा की विशेष विधियों के द्वारा रोगी का उपचार किया जाता है।
- प्रमुख मनोचिकित्सा विधियाँ निम्नलिखित हैं
  - संकेत, सुझाव या परामर्श
  - व्याख्या (Discussion)
  - सलाह (Consultation)
  - समझाना बुझाना
  - मानसिक चेतन
  - अनिर्देशात्मक मनोचिकित्सा (Non-instructive psychotherapy)
  - सामूहिक मनोचिकित्सा
  - सम्मोहन (Hypnosis)
  - मनोविश्लेषण (Psychoanalysis)
  - आघात (Shock) चिकित्सा

विद्युत आक्षेपी (इलेक्ट्रोकन्वल्सिव) थैरेपी
(Electroconvulsive Therapy or ECT)

- ECT का पहली बार प्रयोग सन् 1938 में **सरलेट्टी** (Cerletti) एवं **बिनि** (Bini) के द्वारा किया गया।
- ECT विधि रोगी के टेम्पोरल क्षेत्र (Temporal area) में इलेक्ट्रॉड्स लगाकर एक सेकण्ड के कुछ हिस्से के लिए विद्युत धारा प्रवाहित की जाती है, इसके कारण रोगी में तुरन्त ही टोनिक क्लॉनिक प्रकार के दौरे (Tonic clonic seizure) उत्पन्न होते हैं।

संकेत (Indication)

- अत्यधिक डिप्रेशन वाली स्थिति जिसमें आत्महत्या की सम्भावना हो—यह ECT का पहला एवं सबसे सामान्य संकेत है।
- अत्यधिक डिप्रेशन के साथ स्टुपर (Stupor) एवं मिलेनकोलिया (Melancholia) की उपस्थिति होना।
- अत्यधिक केटाटोनिया का होना।
- अत्यधिक साइकोसिस जैसे कि सिजोफ्रेनिया का होना।

ECT तकनीक (ECT Techniques)

ECT की दो मुख्य तकनीक हैं

- **प्रत्यक्ष** (Direct) बिना मस्कुलर रिलेक्सेन्ट एवं एनेस्थेसिया के।
- **अप्रत्यक्ष** (Indirect) मस्कुलर रिलेक्सेन्ट एवं एनेस्थेसिया के साथ।

ECT के प्रकार (Types of ECT)

ये दो प्रकार के होते हैं

- **द्विपक्षीय** (Bilateral) इसमें प्रत्येक इलेक्ट्रॉड आँख के बाहरी केन्थस एवं कान के ट्रेगस को मिलाने वाली रेखा के मध्य बिन्दु से 2.5-4.0 सेमी या 1-1.5 इन्च ऊपर रखी जाती है।
- **एकपक्षीय** (Unilateral) इसमें दोनों इलेक्ट्रॉड सिर के एक ही तरफ (सामान्यतया अप्रभावी पृष्ठ में) लगाए जाते हैं।
- ECT में प्रयोग किए जाने वाले समय, वोल्टेज एवं करन्ट की मात्रा
  - **समय** 0.1-1.0 सेकण्ड (औसत 0.6 सेकण्ड)
  - **वोल्टेज** 70-120 वोल्ट (औसत-110 वोल्ट)
  - **करन्ट** 200-1600 मिली एम्पियर
- ECT सामान्यतया एक दिन छोड़कर दी जाती है।

ECT के दुष्प्रभाव (Side Effects of ECT)

इसके निम्न दुष्प्रभाव हैं

- याद्दाश्त (Memory) में गड़बड़ी, असमंजस (Confusion)।
- फ्रेक्चर एवं डिस्लोकेशन।
- सिरदर्द, भोजन चबाने एवं निगलने में दर्द, पीठ दर्द, मुँह एवं जिव्हा में चोट लगना।
- रोगी की मृत्यु भी सम्भव है।

अवसाद प्रतिरोधी या एण्टीडिप्रेसेन्ट (Antidepressants)

डिप्रेशन रोगी को डिप्रेशन से दूर करने के लिए ये दवाइयाँ दी जाती है। इन दवाइयों को मनःस्थिति (Mood elevators) उठाने वाली या थाइमोलेप्टिक दवाइयाँ भी कहते हैं। ये निम्न प्रकार हैं

- ट्राइसाइक्लिक एण्टीडिप्रेसेन्ट (Tricyclic Antidepressants or TCAs)
- NA + 5 HT रीअपटेक इन्हीबिटर्स (NA + 5-HT reuptake inhibitors)
- इमिप्रेमिन (Imipramine), एमिट्रिप्टीलिन (Amitriptyline), ट्राइमेप्रेजिन (Trimeprazine)
- प्रिडोमिनेन्टली NA रीअपटेक इन्हीबिटर्स (Predominantly NA reuptake inhibitors) डिसिप्रेमिन, नोरट्रिपटिलिन, एमोक्सेपिन (Desipramine, nortriptyline, amoxapine)
- सलेक्टिव सिरोटोनिन रिअपटेक इन्हीबिटर्स (Selective Serotonin Reuptake Inhibitors or SSRIs)

एण्टीडिप्रेसेन्ट के दुष्प्रभाव (Side Effects of Antidepressants)

इसके निम्न दुष्प्रभाव हैं

- मुखगुहा (Oral cavity) का सूखापन (Dryness), अस्पष्ट दृष्टि (Blurred vision)
- अपच (Constipation), पेशाब का रूक जाना (Urinary retention)
- जी मिचलाना (Nausea), त्वचा पर धब्बे (Rash), नींद आना, आर्थोस्टेटिक हाइपोटेंशन।

मनोस्थिति स्थिरीकारक (Mood Stabilisers)

ये निम्न प्रकार के हैं

लिथियम कार्बोनेट (Lithium Carbonate)

- मेनिया में मात्रा 900-2100 मिग्रा प्रतिदिन 2-3 बार में अलग लाइन रुधिर में सामान्य स्तर (Serum therapeutic level) 0.8-1.2 mEq/L
- रोग निरोधक स्तर (Prophylactic level) 0.6-1.2 mEq/L
- घातक (Toxic) लिथियम स्तर > 2.0 mEq/L

दुष्प्रभाव (Side Effects)

- **प्रतिक्रिया** (Adverse reaction) 1.5 mEq/L के स्तर से कम होने पर देखी जा सकती है।
- **कम घातक से अधिक घातक विपरीत प्रतिक्रिया** 1.5-2.5 mEq/L के स्तर पर देखी जा सकती है।
- **तीव्र घातक प्रतिशत** 2.5 mEq/L के स्तर से अधिक पर देखी जा सकती है।
- हाथों को काँपना, अधिक मूत्र आना, कम प्यास लगना
- **EEG परिवर्तन** स्पैक्ट्रम का धीमा एवं चौड़ा (Slow and wide) होना।
- **ECG परिवर्तन** T-तरंग का इनवर्जन (Inversion) **होना**, रिवर्सेबल फ्लेटनिंग (Reversible flattening)
- **उनींदापन** (Drowsiness), सिरदर्द, सुखी मुख गुहा (Dry mouth), प्यास लगना, जी मचलाना (Nausea), उल्टी होना, हाथों में कम्पन्न, हृदय गति में अनियमितता, अल्प रुधिरचाप, मूत्र अधिक आना, डीहाइड्रेशन (Dehydration), वजन बढ़ना, आहारनलीय अनियमितता।
- चक्कर आना (Dizziness)।

नोट लिथियम थैरेपी में सोडियम इलेक्ट्रोलाइट बनाए रखा जाता है।

रोगी को लिथियम युक्त दवा देते समय सावधानियाँ

रोगी को दवाओं की खुराक देते समय भी नर्स को ध्यान रखना चाहिए। मनोरोगियों में लिथियम की टॉक्सिसिटी (Toxicity) देखी जाती है। इसमें भी नर्स को निम्न सावधानियाँ रखते हुए अपना ड्यूटी निभाना चाहिए

- यदि रोगी में लिथियम की टॉक्सिसिटी के लक्षण दिखें, तो नर्स को दवा रोक देनी चाहिए एवं चिकित्सकीय परामर्श लिया जाना आवश्यक है।
- यदि रोगी में कम्पन्न, वमन, पेशीय कमजोरी (Tremor, vomiting, muscle week) एवं चक्कर आना (Vertigo), आदि समस्या है, तो भी दवा रोक देनी चाहिए।
- लिथियम टॉक्सिसिटी (Lithium toxicity) कम करने के लिए नमक एवं पानी की मात्रा बढ़ा दी जानी चाहिए।
- यदि लिथियम की दवा द्विध्रुवी भावात्मक विकार (Bipolar affective disorder) के लिए दी जा रही है, तो रोगी को पर्याप्त आहार एवं नमक दिया जाना चाहिए।
- रोगी को कम कैलोरी युक्त आहार दिया जाना चाहिए, जिससे उसका वजन नहीं बढ़े।
- रोगी एवं उसके परिजनों को डीहाइड्रेशन (Dehydration) एवं लिथियम की टॉक्सिसिटी के बारे में भली-भाँति समझाना चाहिए।
- लिथियम की दवा खाली पेट नहीं देकर, भोजन के साथ दें। रोगी की एकाग्रता (Concentration) बढ़ रही है, तो इसका अर्थ है कि लिथियम दवाई प्रभावी है।
- यदि रोगी की लिथियम थैरेपी चल रही है, तो उसके ब्लड में लिथियम लेवल की जाँच करते रहनी चाहिए।

- प्रथम जाँच प्रथम खुराक डोज (Dose) के 8-12 घण्टे पश्चात् की जानी चाहिए। इसके पश्चात् प्रथम महीने में 2-3 बार साप्ताहिक (Weekly) जाँच की जानी चाहिए। इसके उपरान्त सप्ताह से मासिक अन्तराल पर जाँच की जानी चाहिए।
- मानसिक रोगियों के बीच नर्स को आत्मीयता पूर्ण देखभाल व अच्छा व्यवहार के साथ कार्य करना चाहिए। नर्स को रोगियों के साथ धैर्य, सहानुभूति और कौशल से इस प्रकार का व्यवहार करना पड़ता है मानों वे उसके प्रियजन हो, क्योंकि मानसिक रोगी साधारण-सी बात से ही बैचेन हो उठते हैं और थोड़ी-सी भी बैचेनी चिकित्सा और उपचार से हुए समस्त लाभ को एक क्षण में खत्म कर सकती है।
- स्थिति चाहे जैसी हो एक नर्स को समान तथा डॉक्टर के निर्देशों (Instruction) के अनुसार, रोगी की सुरक्षा करने वाले सच्चे सेवक की भाँति कार्य करना चाहिए।

मानसिक स्वास्थ्य अधिनियम, 1987 (Mental Health Act, 1987)

- मानसिक स्वास्थ्य अधिनियम 22 मई, 1987 को जारी हुआ। यह अधिनियम 10 अध्यायों या चैप्टर तथा सेक्शन में बँटा हुआ है
- **अध्याय 1.** इसमें विभिन्न परिभाषाएँ (Definitions) सम्मिलित हैं।
- **अध्याय 2.** इसमें केन्द्र एवं राज्य स्तर पर मानसिक स्वास्थ्य प्राधिकरण (Mental health authorities) की स्थापना सम्बन्धी बातें हैं।
- **अध्याय 3.** यह मानसिक अस्पतालों की स्थापना एवं रख-रखाव सम्बन्धी मार्गदर्शन प्रदान करता है।
- **अध्याय 4.** इससे मानसिक चिकित्सालयों में रोगियों को भर्ती करने एवं ठहरने सम्बन्धी नियम है।
- **अध्याय 5.** इसमें मनोरोगी के निरीक्षण (Inspection) एवं छुट्टी करने सम्बन्धी नियम है।
- **अध्याय 6.** इसमें मानसिक रोगी से सम्बन्धित न्यायिक जाँच (Judicial inquistion) एवं उसकी सम्पत्ति के रख-रखाव सम्बन्धी नियम है।
- **अध्याय 7.** इससे मनोरोगी के मनोचिकित्सा केन्द्र में रुकने के दौरान उसके रख-रखाव का खर्च (Maintenance cost) के मिलने सम्बन्धी नियम है।
- **अध्याय 8.** इसमें मनोरोगी के मानवाधिकारों (Human rights) की सुरक्षा सम्बन्धित नियम है।
- **अध्याय 9.** इसमें विभिन्न प्रकार के जुर्माने एवं प्रक्रियाओं का वर्णन है।
- **अध्याय 10.** विभिन्न सेक्शनों के लिए।

वृद्धावस्था में देखभाल (Oldage Care)

- वृद्धावस्था में जीवनयापन करने के लिए विशेष आवश्यकताएँ (Special needs) पूरी करने की आवश्यकता होती हैं, क्योंकि मानव शारीरिक रूप से उतना सक्षम (Capable) नहीं रह पाता, जितना युवावस्था में रहता है।
- **वृद्धों को स्वतन्त्रता** (Independence) प्रदान करते हुए उनको अपने दैनिक कार्यों में आत्मनिर्भर बनाने में मदद करनी चाहिए।
- वृद्धों को गतिमान बनाए रहने में आवश्यक रूप से सहायता करते रहना, जिससे उनकी स्वतन्त्रता खत्म न हो। इसके लिए आवश्यकताओं के आधार पर उनको मेडिकल उपकरण उपलब्ध कराना; जैसे–व्हील चेयर, वाकर (Walkar), आदि। आवश्यकता के अनुसार, उन्हें मेडिकल केयर (स्किल्ड) उपलब्ध कराना तथा परिवार के सदस्यों के द्वारा किसी उपयुक्त नर्स या नर्सों की नियुक्ति करना।
- **सामाजिक देखभाल** (Social care) के अन्तर्गत उन वृद्धों की देखभाल करवाई जाती है, जिनके सगे-सम्बन्धी (Blood relatives) नहीं होते हैं। यह काम नॉन-गवर्नमैण्ट संस्थाएँ (NGO) या सरकारी संस्थाएँ (GO) कर सकती है। वृद्धावस्था में देखभाल के लिए उपयुक्त शिक्षित नर्सें (Proper trained nurses) उपलब्ध करने की सुविधाएँ भी यह संगठन करते हैं।
- केयर 24 संस्था 50,000 से अधिक वृद्धों को यह सुविधा उपलब्ध कराती है। वृद्धावस्था में देखभाल के लिए उपयुक्त शिक्षित नर्सें (Proper trained nurses) उपलब्ध करने की सुविधाएँ भी यह संगठन करते हैं।
- इन संस्थाओं में वृद्धों की देखभाल के लिए नर्स, डॉक्टर, फिजियोथैरेपिस्ट, पोस्ट ऑपरेशन केयर यूनिट, आदि सुविधाएँ उपलब्ध कराई जाती है।

प्रैक्टिस सैशन

टॉपिकल प्रैक्टिस

मनोविज्ञान एवं व्यक्तित्व

1. साइकोलॉजी (Psychology) का शाब्दिक अर्थ है

(a) तन का विज्ञान (Science of body)
(b) आत्मा का विज्ञान (Science of soul)
(c) चेतना का विज्ञान (Science of consciousness)
(d) व्यवहार का विज्ञान (Science of behaviour)

2. निम्न में से किस मनोवैज्ञानिक ने सर्वप्रथम मनोविज्ञान की प्रयोगशाला स्थापित की?

(a) विलियम जेम्स (b) विलियम मैक्डूगल
(c) विल्हेम वुण्ड (d) वाटसन

3. मानव व्यवहार (Human behaviour) को प्रभावित करता है

(a) जैविक कारक (Biological factor)
(b) वातावरणीय कारक (Environmental factor)
(c) दोनों (a) व (b)
(d) उपरोक्त में से कोई नहीं

4. आधुनिक समय में मनोविज्ञान है

(a) मन का विज्ञान (b) शरीर का विज्ञान
(c) आत्मा का विज्ञान (d) व्यवहार का विज्ञान

5. एक नर्सिंग विद्यार्थी के लिए मनोविज्ञान के अध्ययन का महत्त्व है?

(a) मनोविज्ञान उसकी स्वयं एवं अन्य लोगों को समझने में मदद करता है
(b) मनोविज्ञान उसकी मानवीय रिश्तों को समझने में मदद करता है
(c) मनोविज्ञान उसकी मरीज को समझने में मदद करता है।
(d) उपरोक्त सभी

6. किसी कार्य या घटना के प्रति हमारी क्रियाओं, प्रतिक्रियाओं का अपने अन्तःकरण में विश्लेषण (Analysis) करके किसी निष्कर्ष पर पहुँचना कहलाता है?

(a) व्यवहार (Behaviour) (b) साक्षात्कार (Interview)
(c) अन्तर्दर्शन (Introspection) (d) बहिर्दर्शन (Extrospection)

7. किस विधि में किसी व्यक्ति के व्यवहार का समस्यात्मक अध्ययन किसी दूसरी व्यक्ति के व्यवहार से तुलना करके किया जाता है?

(a) तुलनात्मक विधि (b) विकासात्मक विधि
(c) सामाजिक विधि (d) मनोविश्लेषण विधि

8. बहिर्दर्शन (Extrospection) अथवा निरीक्षण विधि में क्या दोष है?

(a) प्रयोगशाला का न होना
(b) असामान्य व्यक्ति के व्यवहार का अध्ययन सम्भव नहीं है
(c) पूर्व धारणाओं का प्रभाव और पक्षपात की सम्भावना
(d) निष्कर्ष निकालने में कठिनाई

9. व्यक्ति की वे सभी प्रत्यक्ष एवं अप्रत्यक्ष गतिविधियाँ जिनका अवलोकन किया जा सकता है, कहलाती है

(a) व्यक्तित्व (b) दिमाग
(c) व्यवहार (d) समायोजन

10. मनोविश्लेषण के सिद्धान्त (Psychoanalytic theory), किसके द्वारा विकसित किए गए?

(a) सिग्मण्ड फ्रायड (b) जैकॉब्सन
(c) फ्रैंक्लिन (d) अरस्तू

11. व्यक्तिगत आवश्यकता और प्रोत्साहन का अध्ययन किसने किया?

(a) जीन प्याजे (b) वाइगोत्सकी
(c) मैस्लो (d) सिग्मण्ड फ्रायड

12. व्यक्तित्व का वह प्रकार जिसमें व्यक्ति में उन्माद एवं अवसाद क्रमिक रूप में उपस्थित होते हैं, कहलाता है

(a) साइक्लोथायमिक
(b) हाइपोमेनिक
(c) मिलेनकोलिक
(d) पैरानॉइड

13. व्यक्तित्व का वह प्रकार जिसमें व्यक्ति प्रसन्न, आत्मविश्वासी (Self confident) एवं ऊर्जा से भरपूर होता है, कहलाता है

(a) साइक्लोथायमिक
(b) हाइपोमेनिक
(c) मिलेनकोलिक
(d) पैरानॉइड

14. व्यक्तित्व का वह प्रकार जिसमें व्यक्ति अपने आप को असहाय (Helpless) समझता है एवं निराशावादी (Hopeless) हो जाता है, कहलाता है

(a) साइक्लोथायमिक
(b) हाइपोमेनिक
(c) मिलेनकोलिक
(d) पैरानॉइड

15. व्यक्तित्व का प्रकार जिसमें व्यक्ति इस संदेह (Doubt) में रहता है कि दूसरे लोग उसे नुकसान पहुँचाना चाहते हैं

(a) साइक्लोथायमिक
(b) हाइपोमेनिक
(c) मिलेनकोलिक
(d) पैरानॉइड

16. फ्रायड द्वारा वर्णित विकास की अवस्थाओं में फेलिक अवस्था (Phallic stage) किस उम्र समूह में वर्गीकृत की गई है?

(a) 0-2 वर्ष (b) 2-3 वर्ष
(c) 3-6 वर्ष (d) 6-12 वर्ष

17. **फ्रायड द्वारा वर्णित विकास की अवस्थाओं में गुदा अवस्था (Anal stage) किस उम्र समूह में वर्गीकृत की गई है?**

(a) 0-2 वर्ष (b) 1-3 वर्ष
(c) 3-6 वर्ष (d) 6-12 वर्ष

18. **फ्रायड द्वारा दिए गए मन-चेतना के लिए टोपोग्राफिकल मॉडल का सम्बन्ध निम्न में से किससे है?**

(a) चेतन-अर्द्धचेतन-अचेतन
(b) इदम्-अहम्-परा अहम
(c) रिग्रेसन-रिप्रेशन-सप्रेशन
(d) इनकार (Denial)-युक्तिसंगत (Rationalisation)-प्रक्षेपण (Projection)

19. **व्यक्तित्व का उपतन्त्र जोकि आवश्यकताओं की तुरन्त पूर्ति चाहता है**

(a) इदम् (Id) (b) अहम् (Ego)
(c) परा-अहम् (Super-ego) (d) परा इदम् (Super-id)

20. **वह प्रक्रिया जिसके द्वारा व्यक्ति अपने बाहरी वातावरण से सन्तोषप्रद संतुलन स्थापित करता है, कहलाती है**

(a) व्यक्तित्व (b) दिमाग
(c) व्यवहार (d) समायोजन

21. **व्यक्तित्व का वह भाग जोकि यह निर्णय करता है कि कोई कार्य सामाजिक मापदण्डों के अनुसार सही है या गलत, कहलाता है**

(a) इदम् (Id)
(b) अहम् (Ego)
(c) परा-अहम् (Super-ego)
(d) परा-इदम् (Super-id)

22. **प्रक्षेपण (Projection) विधि है**

(a) CAT (b) TAT
(c) IBT (d) ये सभी

23. **केस हिस्ट्री विधि के जनक हैं**

(a) टाइड मैन (b) मोरेनो
(c) होबेल (d) जुंग

24. **साइकोलॉजी शब्द का सर्वप्रथम प्रयोग किया था**

(a) वाटसन द्वारा
(b) रूडोल्फ गोकेल द्वारा
(c) फ्रायड द्वारा
(d) आलपोर्ट द्वारा

25. **एस्थेनिक (Asthenic) प्रकार का व्यक्तित्व होता है**

(a) गोल मटोल, अत्यधिक समाजिक, आसानी से दोस्त बनाने की क्षमता रखने वाला
(b) पतला एवं लम्बा शरीर, असहानुभूतिपूर्ण व्यवहार
(c) मजबूत कद-काठी वाला शरीर, अत्यधिक एक्टिव, सफलता के प्रति जागरूक
(d) उपरोक्त सभी

26. **एथलेटिक (Atheletic) प्रकार का व्यक्तित्व होता है**

(a) गोल मटोल, अत्यधिक सामाजिक, आसानी से दोस्त बनाने की क्षमता रखने वाला
(b) पतला एवं लम्बा शरीर, असहानुभूतिपूर्ण व्यवहार
(c) मजबूत कद-काठी वाला शरीर, अत्यधिक एक्टिव, सफलता के प्रति जागरुक
(d) उपरोक्त सभी

27. **पिकनिक (Pyknic) प्रकार के व्यक्तित्व के लक्षण कौन-से हैं?**

(a) गोल मटोल, अत्यधिक सामाजिक, आसानी से दोस्त बनाने की क्षमता रखने वाला
(b) पतला एवं लम्बा शरीर, असहानुभूतिपूर्ण व्यवहार
(c) मजबूत कद-काठी वाला शरीर, अत्यधिक एक्टिव, सफलता के प्रति जागरुक
(d) उपरोक्त सभी

बुद्धि एवं अधिगम या लर्निंग

28. **बुद्धि का समूह तत्व सिद्धान्त (Group factor theory) किसने दिया?**

(a) थर्स्टन (b) बिनेट
(c) स्पीयर मेर्न (d) थॉर्नडाइक

29. **थॉर्नडाइक के अनुसार बुद्धि के तीन प्रकार कौन-से हैं?**

(a) मूर्त, अमूर्त, सामाजिक (b) मूर्त, अमूर्त, वातावरणीय
(c) यान्त्रिक, वातावरणीय, मूर्त (d) इनमें से कोई नहीं

30. **किस बुद्धि की सहायता से व्यक्ति यंत्रो तथा भौतिक वस्तुओं का परिचालन करता है?**

(a) अमूर्त (b) मूर्त
(c) यान्त्रिक (d) सामाजिक

31. **मन्दबुद्धिता (Mental retardation) में किस वर्ग के बच्चे प्रशिक्षण लेने योग्य (Trainable) समूह में आते हैं?**

(a) मन्द मन्दबुद्धिता
(b) परिवर्तनीय मन्दबुद्धिता
(c) गम्भीर मन्दबुद्धिता
(d) अधिकांश (बहुतायता) मन्दबुद्धिता

32. **मन्दबुद्धिता की किस श्रेणी के मरीज शिक्षा लेने योग्य (Educable) समूह में आते हैं?**

(a) मन्द मन्दबुद्धिता
(b) परिवर्तनीय मन्दबुद्धिता
(c) गम्भीर मन्दबुद्धिता
(d) अधिकांश (बहुतायता) मन्दबुद्धिता

33. **मन्दबुद्धिता का सबसे सामान्य प्रकार है**

(a) मन्द मन्दबुद्धिता
(b) परिवर्तनीय मन्दबुद्धिता
(c) गम्भीर मन्दबुद्धिता
(d) अधिकांश (बहुतायत) मन्दबुद्धिता

1. (b)	2. (c)	3. (c)	4. (d)	5. (d)	6. (c)	7. (a)	8. (c)	9. (c)	10. (a)
11. (c)	12. (a)	13. (b)	14. (c)	15. (d)	16. (c)	17. (b)	18. (a)	19. (a)	20. (d)
21. (c)	22. (d)	23. (a)	24. (b)	25. (b)	26. (c)	27. (a)	28. (a)	29. (a)	30. (c)
31. (b)	32. (a)	33. (a)							

34. मन्दबुद्धिता का कौन-सा समूह, निर्भर (Dependent) समूह कहलाता है?
(a) मन्दबुद्धिता
(b) परिवर्तनीय मन्दबुद्धिता
(c) गंभीर मन्दबुद्धिता
(d) अधिकांश (बहुतायत) मन्दबुद्धिता

35. यदि एक बच्चे का IQ स्तर 60 है, तो वह मन्दबुद्धिता (Mental retardation) की किस श्रेणी में आएगा?
(a) मन्द मन्दबुद्धिता (Mild mental retardation)
(b) परिवर्तनीय मन्दबुद्धिता (Moderate mental retardation)
(c) गम्भीर मन्दबुद्धिता (Severe mental retardation)
(d) अधिकांश (बहुतायत) मन्दबुद्धिता (Profound mental retardation)

36. मन्दबुद्धिता का कारण है
(a) डाउन सिण्ड्रोम
(b) माइक्रोसिफैली
(c) जन्म में समय लगने वाली चोट
(d) उपरोक्त सभी

37. निम्न में से कौन-सी गुणसूत्रीय असामान्यता (Chromosomal abnormality) नहीं है?
(a) डाउन सिण्ड्रोम (b) फ्रेजाइल एक्स सिण्ड्रोम
(c) क्रेटिनिज्म (d) टर्नर सिण्ड्रोम

38. यदि एक बच्चे का IQ 45 है, तो उसे बौद्धिक अशक्तता या मन्दबुद्धिता (Mental retardation) की किस श्रेणी में रखा जाएगा?
(a) मन्द मन्दबुद्धिता (Mild mental retardation)
(b) परिवर्तनीय मन्दबुद्धिता (Moderate mental retardation)
(c) गम्भीर मन्दबुद्धिता (Severe mental retardation)
(d) अधिकांश (बहुतायत) मन्दबुद्धिता (Profound mental retardation)

39. इसमें से कितनी IQ पर इपिलेप्सी (Epilepsy) अधिक होती है?
(a) 90-100 (b) 80-90
(c) 70-80 (d) 50 से कम

40. मन्दबुद्धिता की रोकथाम हेतु प्राथमिक स्तर का उपाय है
(a) मन्दबुद्धि बच्चों का शुरुआती अवस्था में पता लगाकर उनका उपचार करना
(b) जेनेटिक काउन्सलिंग
(c) माता की गर्भावस्था के दौरान उचित देखभाल
(d) दोनों (b) व (c)

41. निम्न में से कौन-सा मिलान (Combination) सही नहीं है?
(a) उद्दीपन अनुक्रिया सिद्धान्त → थॉर्नडाइक
(b) क्लासीकल कन्डीशनिंग सिद्धान्त → पावलॉव
(c) इन्साइट सिद्धान्त → कोहलर
(d) प्रयत्न एवं भूल का सिद्धान्त → कोफ्का

42. पावलॉव ने प्रसिद्ध क्लासिकल कन्डीशनिंग सिद्धान्त के प्रतिपादन हेतु निम्न में से किस पर प्रयोग किया?
(a) बिल्ली पर (b) चूहे पर
(c) वनमानुष पर (d) कुत्ते पर

43. लर्निंग (Learning) का अभिप्राय है
(a) परिपक्वता द्वारा व्यवहार में परिवर्तन
(b) व्यवहार में परिवर्तन
(c) अनुभव एवं प्रशिक्षण द्वारा व्यवहार में परिवर्तन
(d) शारीरिक बनावट में परिवर्तन

44. निम्न में से कौन-सा कारक लर्निंग को प्रभावित करता हैं?
(a) वातावरण (Environment)
(b) प्रेरणा (Motivation)
(c) संवेगात्मक स्थिति (Emotional state)
(d) उपरोक्त सभी

45. पावलॉव के प्रयोग में घंटी बजने पर कुत्तो के लार आने की क्रिया कहलाती है
(a) स्वाभाविक अनुक्रिया (Unconditioned response)
(b) अस्वाभाविक उद्दीपक (Condition stimulus)
(c) स्वाभाविक उद्दीपक (Uncondition stimulus)
(d) सम्बद्ध (अस्वाभाविक) अनुक्रिया (Conditioned response)

46. लर्निंग को प्रभावी (Effective) बनाने का तरीका है
(a) मोटिवेशन (Motivation) देना
(b) प्रलोभन देना
(c) नई शिक्षण तकनीक का प्रयोग करना
(d) उपरोक्त में से कोई नहीं

47. लर्निंग निम्न में से किस पर निर्भर नहीं करती है?
(a) आर्थिक स्थिति पर
(b) पूर्व अनुभव पर
(c) मोटिवेशन पर
(d) आयु एवं परिपक्वता पर

48. निम्न में से लर्निंग की विशेषता है
(a) लर्निंग सार्वभौमिक है एवं जीवन भर चलता है
(b) लर्निंग विकास एवं परिवर्तन दोनों है
(c) लर्निंग उद्देश्यपूर्ण एवं सक्रिय होता है
(d) उपरोक्त सभी

49. लर्निंग की सफलता का प्रमुख आधार है
(a) प्रशंसा (b) लक्ष्य प्राप्ति की उत्कृष्ट इच्छा
(c) पुरस्कार (d) नेतृत्व

अभिप्रेरणा या मोटिवेशन, संवेग या इमोशन एवं कुण्ठा

50. मोटिवेशन के मुख्यतया कितने पक्ष हैं?
(a) 4 (b) 2 (c) 3 (d) 6

51. मोटिवेशन का मूल प्रवृत्ति (Basic instincts) सिद्धान्त किसने दिया?
(a) मेक्डूगल (b) हल
(c) मिलर (d) शेल्डन

52. व्यक्ति द्वारा किसी कार्य को स्वयं की इच्छा से करना कहलाता है
(a) सकारात्मक/आन्तरिक मोटिवेशन
(b) नकारात्मक/बाह्य मोटिवेशन
(c) दोनों (a) व (b)
(d) उपरोक्त में से कोई नहीं

53. वे मोटिव (Motives) जिन्हें व्यक्ति वातावरण के सम्पर्क में आने पर सीखता है, कहलाते हैं
(a) अर्जित मोटिव (Acquired motives)
(b) जन्मजात मोटिव (Inborn motives)
(c) मनोवैज्ञानिक मोटिव (Psychological motives)
(d) सामाजिक मोटिव (Social motives)

54. निम्न में से बाह्य मोटिव (Motive) है
(a) दण्ड (b) सम्मान
(c) पुरस्कार (d) ये सभी

55. निम्न में से इनबोर्न मोटिव (Inborn motive) है
(a) भूख (Hunger) (b) प्यास (Thirst)
(c) निद्रा (Sleep) (d) ये सभी

56. निम्न में से मोटिवेशन के स्रोत है
(a) आवश्यकता (b) चालक
(c) मोटिव (d) ये सभी

57. मोटिवेशन (Motivation) का महत्व है
(a) अवधान (Attension) व रूचि विकसित करने के लिए
(b) चरित्र व सामाजिकता की भावना का विकास करने हेतु
(c) वांछनीय व्यवहार परिवर्तन करने हेतु
(d) उपरोक्त सभी

58. किसी आईडिया (Idea) के प्रति अल्पकालीन इमोशनल प्रतिक्रिया (Short term emotional response) कहलाती है
(a) प्रभावित (Affect) (b) मन का वेग (Mood)
(c) विचारधारा (Thinking) (d) धारणा (Perception)

59. किसी आईडिया (Idea) के प्रति दीर्घकालीन इमोशनल प्रतिक्रिया (Long term emotional response) कहलाती है
(a) प्रभावित (Affect) (b) मन का वेग (Mood)
(c) विचारधारा (Thinking) (d) धारणा (Perception)

60. इमोशन (Emotions) प्रदर्शित किया सकता है
(a) हाव भाव (Gesture) से (b) भाषा (Language) से
(c) मुद्रा (Posture) से (d) इन सभी से

61. संवेग या इमोशन की अभिव्यक्ति का निम्न में से कौन-सा माध्यम है?
(a) भाषा (b) हाव-भाव
(c) मुख अभिव्यक्ति (d) ये सभी

62. निम्न में से इमोशन (Emotion) है
(a) क्रोध (Anger) (b) भय (Fear)
(c) ईर्ष्या-द्वेष (Jealousy) (d) ये सभी

63. सकारात्मक संवेग (Emotion) का उदाहरण है
(a) चिन्ता (b) क्रोध
(c) भय (d) हर्ष

64. नकारात्मक संवेग (Emotion) का उदाहरण है
(a) आनन्द (b) घृणा
(c) ईर्ष्या (d) कष्ट

65. किसी इच्छा या आवश्यकता में बाधा पड़ने से उत्पन्न होने वाले इमोशनल तनाव को कहते हैं
(a) कुण्ठा (Frustration) (b) संघर्ष (Conflict)
(c) भय (Fear) (d) स्नेह (Affection)

66. मनोविश्लेषण सिद्धान्त के अनुसार, कुण्ठा (Frustration) को सहन करने की क्षमता देखी जा सकती है
(a) इदम् (Id)
(b) अहम् (Ego)
(c) परा-इदम् (Superego)
(d) अचेतन (Unconscious)

67. माता-पिता की नकारात्मक मनोवृत्ति (Attitude) के कारण बालक में लक्ष्य पर नहीं पहुँचने से उत्पन्न कुण्ठा (Frustration) को किस श्रेणी (Category) में रखा जाता है?
(a) व्यक्तिगत कुण्ठा (Personal frustration)
(b) संघर्ष उत्पन्न कुण्ठा (Conflict producted frustration)
(c) दोनों (a) तथा (b)
(d) पर्यावरणी कुण्ठा (Environmental frustration)

मानसिक स्वास्थ्य या मानसिक अस्वास्थ्य

68. मानसिक स्वास्थ्य विज्ञान का विषय क्षेत्र (Scope) निम्न में से कौन-सा है?
(a) मानसिक स्वास्थ्य को बनाए रखने के उपायों का अध्ययन
(b) मानसिक रोगों को दूर करने के उपायों का अध्ययन
(c) मानसिक रोगों की रोकथाम के उपायों का अध्ययन
(d) उपरोक्त सभी

69. मानसिक रूप से स्वस्थ व्यक्ति रहता है
(a) कल्पना लोक में
(b) अति संवेदनशीलता की दशाओं में
(c) वास्तविकताओं में
(d) समाज के बाहर

70. विश्व मानसिक स्वास्थ्य दिवस मनाया जाता है
(a) 10 अक्टूबर (b) 1 दिसम्बर
(c) 7 अप्रैल (d) 12 मई

71. निम्नलिखित में से कौन-सा समूह मानसिक रूप से स्वस्थ्य व्यक्ति के लक्षणों को दर्शाता है?
(a) आत्ममूल्यांकन, समंजनशीलता, अपरिपक्वता
(b) नियमित जीवन, अपसमायोजन, सन्तोष
(c) परिपक्वता, अतिचारिता, सामाजिक समंजन
(d) आत्ममूल्यांकन, सामाजिक सामंजस्य, नियमित जीवन

34. (c)	**35.** (a)	**36.** (d)	**37.** (c)	**38.** (b)	**39.** (d)	**40.** (d)	**41.** (d)	**42.** (d)	**43.** (c)
44. (d)	**45.** (d)	**46.** (a)	**47.** (a)	**48.** (d)	**49.** (b)	**50.** (a)	**51.** (a)	**52.** (a)	**53.** (a)
54. (d)	**55.** (d)	**56.** (d)	**57.** (d)	**58.** (a)	**59.** (b)	**60.** (d)	**61.** (d)	**62.** (d)	**63.** (d)
64. (a)	**65.** (a)	**66.** (b)	**67.** (d)	**68.** (d)	**69.** (c)	**70.** (a)	**71.** (d)		

72. स्वयं को असहाय, निराश एवं बेकार समझना किस मानसिक रोग के लक्षण हैं?
(a) मेनिया (b) अवसाद (डिप्रेशन)
(c) सिजोफ्रेनिया (d) हैलुसिनेशन

73. बिगड़े मानसिक स्वास्थ्य का कारण नहीं हैं
(a) हीनभाव
(b) खंडित घर
(c) माता-पिता के बहुत ऊँचे आदर्श
(d) स्कूल का अनुकूल वातावरण

74. सर्वप्रथम आउट पेशेन्ट मानसिक स्वास्थ्य क्लीनिक कहाँ खोला गया?
(a) अमेरिका (b) इटली (c) लन्दन (d) ऑस्ट्रेलिया

75. निम्न में से कौन-सा मानसिक रूप से स्वस्थ व्यक्ति का लक्षण नहीं है?
(a) आत्म मूल्यांकन (b) परिपक्वता
(c) नियमित जीवन (d) अपरिपक्वता

रक्षा युक्तियाँ

76. कॉलेज लेक्चरर के रूप में चयन न होने पर तृतीय श्रेणी शिक्षक के लिए तैयारी करना किस रक्षात्मक उपागम (Defence mechanism) का उदाहरण है?
(a) प्रतिस्थापन (Substitution)
(b) उदातीकरण (Subimation)
(c) प्रतिक्रिया निर्माण (Reaction formation)
(d) युक्तिकरण (Rationalisation)

77. रक्षात्मक उपागम या रक्षा युक्ति (Defence machanism) का प्रकार जिसमें इमोशनल भावनाएँ शुरुआत में इमोशन उत्पन्न करने वाले ऑब्जेक्ट (Object) से कम खतरनाक ऑब्जेक्ट की तरफ स्थानान्तरित कर दी जाती है
(a) विस्थापन (Displacement)
(b) प्रतिगमन (Regression)
(c) युक्तिकरण (Rationalisation)
(d) उदात्तीकरण (Sublimation)

78. 'अंगूर खट्टे हैं' यह किस रक्षात्मक उपागम का उदाहरण है?
(a) विस्थापन (Displacement)
(b) प्रतिगमन (Regression)
(c) युक्तिकरण (Rationalisation)
(d) उदातीकरण (Sublimation)

79. जब व्यक्ति अपनी अनैतिक प्रेरणाओं तथा अवांछित इच्छाओं की संतुष्टि समाज स्वीकृत उद्देश्यों, नियमों व मूल्यों के अनुसार करता है, तो इसे कहा जाता है
(a) आत्मीकरण (Identification)
(b) उदात्तीकरण (Sublimation)
(c) प्रक्षेपण (Projection)
(d) शमन (Suppression)

80. निम्न में से किस रक्षात्मक तन्त्र (Defence mechanism) में पहले के विकास के चरण वापस आ जाते हैं?
(a) प्रतिगमन (Regression) (b) रिप्रेशन (Repression)
(c) प्रक्षेपण (Projection) (d) युक्तिकरण (Rationalisation)

81. मनोरचना (Defence mechanism) जिसमें व्यक्ति अपने कार्य व व्यवहार को झूठें कारणों अथवा अच्छे तर्क द्वारा उचित ठहराने का प्रयास करता है, कहलाती है
(a) विस्थापन (Displacement)
(b) प्रक्षेपण (Projection)
(c) आत्मीकरण (Identification)
(d) युक्तिकरण (Rationalisation)

82. जब एक कम सुन्दर युवती हीनता (Feeling of inferiority) तथा अनुपयुक्तता (Inadequacy) की भावनाओं से स्वयं को बचाने के लिए अपने व्यवहार को मधुर बना लेती है तथा अपने कार्यक्षेत्र में कठोर परिश्रम करती है, तो इस प्रकार वह कौन-सी रक्षा युक्ति (Defence mechanism) काम ले रही है?
(a) उदातीकरण (Sublimation) (b) प्रक्षेपण (Projection)
(c) क्षतिपूर्ति (Compensation) (d) विस्थापन (Displacement)

मानसिक रोग

83. इनमें से किनमें अवसाद (डिप्रेशन) अधिक होता है?
(a) विवाहित पुरुष
(b) अविवाहित पुरुष
(c) विवाहित महिला
(d) विवाहित महिला जिसके दो बच्चे हैं

84. निम्न में से कौन-सा कथन न्यूरोटिक मानसिक बीमारियों के सम्बन्ध में असत्य है?
(a) इनमें व्यक्ति का व्यवहार एवं व्यक्तित्व सुरक्षित रहता है
(b) व्यक्ति को वास्तविकता का ज्ञान होता है
(c) कोई भी कार्बनिक कारण उपस्थित नहीं होता है
(d) अन्तर्दृष्टि (Insight) अनुपस्थित होती है

85. निम्न में से किसे केटाप्लेक्सी (Cataplexy) के नाम से भी जाना जाता है?
(a) मेनरिज्म (Mannerlsm)
(b) सेरा फ्लेक्सीबिलिटी (Cera-flexibility)
(c) वैक्सी फ्लेक्सीबिलिटी (Waxy-flexibility)
(d) दोनों (b) व (c)

86. टोकन इकोनोमी है एक
(a) सर्जरी का प्रकार (b) व्यावहारिक थैरेपी
(c) व्यक्तिगत साइकोथैरेपी (d) समूह थैरेपी

87. गस्टेटरी हैलुसिनेशन (Gustatory hallucination) प्रभावित करता है
(a) नाक को (b) स्वाद कलिकाओं को
(c) कानों को (d) त्वचा को

88. सामाजिक कारक जोकि साइकोएक्टिव पदार्थों के उपयोग सम्बन्धी विकार का कारण होता है
(a) साथियों का दबाव (b) पारिवारिक अर्न्तद्वन्द
(c) पारिवारिक सहयोग की कमी (d) ये सभी

89. CAGE प्रश्नमाला (Questionnaire) का प्रयोग किस बीमारी की सेवेरटी (Severity) का पता लगाने के लिए किया जाता है?
(a) एल्कोहॉलिज्म (b) सिजोफ्रेनिया
(c) एक्लेम्पसिया (d) डिलूजन

90. **निम्न में से किस मनोचिकित्सक ने सिजोफ्रेनिया के** 4 A's **का वर्णन किया है?**
(a) एमिल क्रेपालिन (b) यूजिन ब्ल्यूलर
(c) कर्ट श्नीडर (d) फ्रीडमान

91. **निम्न में से स्टुपर कैटाटोनिया** (Stuporous catatonia) **के लक्षण है**
(a) उत्तेजना, मौन रहना एवं डिलूजन ऑफ ग्रान्डियोसिटी
(b) मौन, स्टुपर, वेक्सी फ्लेक्सीबिलिटी एवं रिजिडिटी
(c) डिलूजन ऑफ परसीक्यूशन साइकोमोटर गतिविधियों का बढ़ जाना, स्टुपर
(d) स्टुपर, मरीज का बातूनी होना, डिलूजन ऑफ ग्रान्डियोसिटी

92. **निम्न में से कौन-सा डिप्रेशन का लक्षण नहीं है?**
(a) गतिविधियों का कम हो जाना (Psychomotor)
(b) ग्लानि का भ्रम (Delusion of guilt)
(c) आत्महत्या के विचार (Suicidal ideas)
(d) वैभवता का भ्रम (Delusion of grandiosity)

93. **निम्न में कौन-सा लक्षण मेनिया का है**
(a) शून्यवाद का भ्रम (Delusion of nihilism)
(b) अपने आप को असहाय समझना
(c) तनावयुक्त मन
(d) साइकोमोटर गतिविधियों का बढ़ जाना

94. **एक रोगी में निम्न लक्षण पाए जाते हैं–अधिक बोलना, बड़ी-बड़ी बातें करना एवं एक ही समय में एक से अधिक कार्य करने का प्रयास करना। रोगी किस बीमारी से ग्रस्त है?**
(a) मेनिया (b) सिजोफ्रेनिया (c) डेलिरियम (d) तनाव

95. **एनोरेक्सिया नर्वोसा** (Anorexia nervosa) **मुख्य रूप से किस आयु वर्ग** (Age group) **में पाया जाता है?**
(a) एडोलसेन्स (Adolescence) पुरुषों में
(b) बूढ़े पुरुषों में
(c) एडोलसेन्स (Aldolescence) महिलाओं में
(d) बूढ़ी महिलाओं में

96. **सोमनाबुलिज्म** (Somnambulism) **का अर्थ है**
(a) नींद की कमी (b) अत्यधिक मात्रा में सोना
(c) नींद में चलना (d) नींद में बातें करना

97. **मनोदैहिक विकारों में शारीरिक लक्षण निम्न में से किस कारण से होते हैं?**
(a) इमोशनल (b) शारीरिक
(c) पर्यावरणीय (d) आनुवंशिक

98. **निम्न में से कौन-सा वाणी** (Speech) **सम्बन्धी विकार है?**
(a) एन्यूरेसिस (b) टिक
(c) स्टरिंग (d) एनकोप्रेसिस

99. **एक असामान्य अनैच्छिक गति** (Abnormal unvoluntary movement) **जोकि अचानक एवं बार-बार घटित होती है, कहलाती है**
(a) एन्यूरेसिस (b) टिक (c) स्टरिंग (d) एनकोप्रेसिस

100. **पाँच साल की उम्र के बाद भी अनुपयुक्त स्थान** (Improper place) **पर मूत्र त्याग करना** (Urination) **कहलाता है**
(a) एन्यूरेसिस (Enuresis) (b) टिक (Tic)
(c) स्टरिंग (Stuttering) (d) एनकोप्रेसिस (Encopresis)

101. **पाँच साल की उम्र के बाद भी बार-बार अनुपयुक्त स्थान पर मल** (Stool) **त्याग करना कहलाता है**
(a) एन्यूरेसिस (b) टिक
(c) स्टरिंग (d) एनकोप्रेसिस

102. **वह कौन-सा मानसिक विकार** (Mental disorder) **है जिसमें मरीज कोई भी प्रश्न पूछने पर ढेर सारी अनावश्यक सार** (Unwanted detail) **बताने के बाद ही सही उत्तर पर पहुँचता है?**
(a) दृढ़ता (Perseveration)
(b) वर्बीजिरेशन (Verbigeration)
(c) परिस्थितिजन्यता (Circumstantiality)
(d) स्पर्शशीलता (Tangentiality)

103. **निम्न में से कौन-सा बच्चों में पाए जाने वाला आदत** (Habit) **सम्बन्धी रोग नहीं है?**
(a) अँगूठा चूसना (Thumb sucking)
(b) मुँह से नाखून खाना (Nail biting)
(c) मानसिक मंदता (Mental retardation)
(d) शरीर के अंगों को काटना

104. **किसी व्यक्ति की अपने मानसिक रोग सम्बन्धी लक्षणों को पहचानने की क्षमता कहलाती है**
(a) जमाइस-वीयू (Jamais-vu) (b) इनसाइट (Insight)
(c) डेजा-वीयू (Deja-vu) (d) डिस्ट्रैक्टीबिलिटी

105. **निम्न में से ध्यान सम्बन्धी रोग** (Disorder of attention) **है**
(a) जमाइस-वीयू (b) डेजा-वीयू
(c) इनसाइट (d) डिस्ट्रैक्टीबिलिटी

106. **निम्न में से सबसे सामान्य कार्बनिक विकार** (Common organic disorder) **है**
(a) डेमन्सिया (Dementia)
(b) डेलिरियम (Delirium)
(c) ऑर्गेनिक एमनेस्टिक सिण्ड्रोम (Organic amnestic syndrome)
(d) ऑर्गेनिक हैलुसिनेशन (Organic hallucination)

107. **निम्न में से कौन-सा याददाश्त** (Memory) **सम्बन्धी विकार नहीं है?**
(a) अमेन्सिया (Amnesia) (b) हाइपरमेन्सिया (Hypermansia)
(c) पैरामेन्सिया (Paramnesia) (d) एनीमिया (Anaemia)

108. **मानसिक रोगों का कार्बनिक** (Organic) **कारण है**
(a) अन्तःस्रावी ग्रन्थियों का कम या अधिक स्रावण (Hypo or hypersecretion of endocrine glands)
(b) सिर में चोट
(c) मस्तिष्क में रुधिरस्राव एवं हिमेटोमा
(d) उपरोक्त सभी

72. (b)	73. (d)	74. (a)	75. (d)	76. (a)	77. (a)	78. (c)	79. (b)	80. (a)	81. (d)
82. (c)	83. (b)	84. (d)	85. (d)	86. (b)	87. (b)	88. (d)	89. (a)	90. (b)	91. (b)
92. (d)	93. (d)	94. (a)	95. (c)	96. (c)	97. (a)	98. (c)	99. (b)	100. (a)	101. (d)
102. (c)	103. (c)	104. (b)	105. (d)	106. (b)	107. (d)	108. (d)			

109. सिजोफ्रेनिया या मनोविदलता के 4A's में शामिल हैं
(a) Anxiety, ambivalence, autism, affect disturbance
(b) Amnesia, anxiety, autism and affect disturbance
(c) Amnesia, anxiety, autism and ambivalence
(d) Autism, ambivalence, affect disturbance and associative disturbance

110. एक बच्चे में निम्न लक्षण मौजूद है– सोशल स्माइल (Social smile) की अनुपस्थिति, लोगों को निर्जीव वस्तुओं की तरह समझना, परिजनों से कोई लगाव नहीं होना, आदि। बच्चा किस रोग से पीड़ित है?
(a) टिक (b) ऑटिज्म
(c) डिलूजन (d) हैलुसिनेशन

111. निम्न में से कौन-सा अकार्बनिक एनकोप्रेसिस (Inorganic encopresis) का कारण नहीं है?
(a) अपर्याप्त टॉयलेट ट्रेनिंग
(b) ज्यादा खाना खा लेना
(c) मन्द बुद्धि
(d) भावनात्मक विकार

112. ओकुलोगाइरिक (Oculogyric) अल्पता में क्या होता है?
(a) आँखें ऊपर हो जाती है एवं सिर एक तरफ झुक जाता है
(b) आँखें नीचे हो जाती है एवं सिर एक तरफ झुक जाता है
(c) मरीज सुनने, बोलने एवं देखने में असमर्थ होता है
(d) मरीज एक जगह शान्त नहीं बैठ सकता

113. निम्न में से कौन-सा लैंगिक (Sexual) रोग नहीं है?
(a) वोयुरिस्म (Voyeurism)
(b) सोडिस्म (Sodism)
(c) ग्रान्डोओसीटी (Grandiosity)
(d) फ्रूटेउरिसम (Frotteurism)

114. PICA किस समूह में सर्वाधिक पाया जाता है
(a) छोटे बच्चों में (b) वृद्धों में
(c) गर्भवती माताओं में (d) दोनों (a) व (c) में

115. निम्न में से कौन-सा न्यूरोटिक रोग (Neurotic disease) नहीं है?
(a) फोबिया (Phobia)
(b) मेनिक डिप्रेसिव साइकोसिस (MDP)
(c) OCD
(d) हाइपोकोन्ड्रिएसिस (Hypochondriasis)

116. एक मानसिक रोग जिसमें चिकित्सकों के मना करने एवं जाँचों की रिपोर्ट सामान्य आने के बावजूद भी व्यक्ति आपने आप को बीमार समझता है
(a) फोबिया
(b) मेनिक डिप्रेसिव साइकोसिस (MDP)
(c) OCD
(d) हाइपोकोन्ड्रिएसिस

117. सबसे सामान्य प्रकार का डिसोसिएटिव अमनेसिया (Dissociative amnesia) है
(a) सिरकमस्क्रिबेद (Circumscirbed)
(b) सेलेक्टिव (Selective)
(c) कंटीन्यूअस (Continuous)
(d) जेनरैलाइजिड (Generalised)

118. एक मानसिक विकार (Mental disorder) जिसमें व्यक्ति में बार-बार दूसरे लिंग के व्यक्ति को यौन क्रिया करते हुए देखने की प्रवृत्ति पाई जाती है
(a) जुफिलिआ (Zoophilia) (b) फेटीशिस्म (Fetishism)
(c) वोयुरिस्म (Voyeurism) (d) फ्रूटेउरिसम (Frotteurism)

119. वह कौन-सा मानसिक विकार (Mental disorder) है, जिसमें व्यक्ति सामान्यतया दूसरे लिंग के व्यक्ति को स्पर्श करने अथवा रगड़ने जैसी प्रक्रियाओं (Activities) में शामिल रहता है
(a) जुफिलिआ (b) फेटीशिस्म
(c) वोयूरिस्म (d) फ्रूटेउरिसम

120. टर्म हाइपरसोम्निआ (Hypersomnia) शब्द का अर्थ (Meaning) है
(a) नींद की कमी (b) अत्यधिक मात्रा में सोना
(c) नींद में चलना (d) नींद में बातें करना

121. सोम्निलोकी (Somniloquy) का अर्थ है
(a) नींद की कमी (b) अत्यधिक मात्रा में सोना
(c) नींद में चलना (d) नींद में बातें करना

122. निम्न में से कौन-सा निद्रा विकार (Sleep disorder) नहीं हैं?
(a) इंसोम्निया (Insomnia)
(b) सोमनमबूलिस्म (Somnambulism)
(c) एम्नेसिआ (Amnesia)
(d) हाइपरसोम्निआ (Hypersomnia)

123. इंसोम्निया (Insomnia) का अर्थ होता है
(a) नींद की कमी (b) अत्यधिक मात्रा में सोना
(c) नींद में चलना (d) नींद में बातें करना

124. निम्न में कौन-सा साइकोटिक रोग (Psychotic disease) है?
(a) एंजायटी (Anxiety) (b) सिजोफ्रेनिया
(c) हिस्टीरिया (d) OCD

125. जानवरों के साथ यौन क्रिया में लिप्त रहना, कहलाता है
(a) जुफिलिआ (b) फेटीशिस्म
(c) वोयूरिस्म (d) फ्रूटेडरिसम

126. एनोरेक्सिया नर्वोसा से ग्रस्त युवती में पाए जाने वाला लक्षण है
(a) वजन में अत्यधिक कमी
(b) मासिक धर्म का अनुपस्थित होना
(c) शरीर का पतला हो जाना
(d) उपरोक्त सभी

127. सुख की अनुभूति कराने वाली क्रियाओं में भी सुख का अनुभव नहीं होना, कहलाता है
(a) ऐलेक्सियायमिया (b) डिलूजन
(c) एन्हेडोनीया (d) डिस्ट्रैक्टीबिलिटी

128. बुलिमिया (Bulimia) विकार वाले रोगी के लिए उपचारात्मक वातावरण निम्न में से कौन-सा है?
(a) नियन्त्रण
(b) इमेपेथेटिक
(c) भोजन पर ध्यान केन्द्रित करना
(d) यथार्थवादी सीमाओं के आधार पर

129. **किसी व्यक्ति की इमोशनल भावनाओं** (Emotional feeling) **को मौखिक रूप से वर्णन नहीं कर पाना, कहलाता है**
(a) एलेक्सिथायमिया (b) डिलूजन
(c) एनहेडोनीमा (d) डिस्ट्रैक्टीबिलिटी

130. **निम्न में से किस मानसिक रोग से ग्रसित व्यक्ति में आत्महत्या की शंका अधिक रहती है?**
(a) उन्माद (b) अवसाद
(c) हिस्टिरिया (d) हाइपोकोन्ड्रिएसिस

131. **डेलिरियम** (Delirium) **में व्यक्ति द्वारा कपड़ों और बिस्तर पर बिछी चादर को असामान्य रूप से पकड़ना और छोड़ना कहलाता है**
(a) कार्फोलोजिया (b) टीलोफेजिया
(c) मीसोलोजिया (d) डिस्लोजिया

132. **निम्नलिखित में से मानसिक रोग नहीं है**
(a) सिजोफ्रेनिया (b) मेनिया
(c) सोमेटोफोर्म विकार (d) सिस्टिक फाइब्रोसिस

133. **इनसेन** (Insane) **का सम्बन्ध है**
(a) हृदय रोग से (b) यकृत रोग से
(c) मानसिक रोग से (d) नेत्र रोग से

134. **एक रोग जिसमें मरीज सोते समय अनैच्छिक रूप से** (Involuntarily) **बल के साथ दाँतों को पीसता है**
(a) न्यूरेसिस (Enuresis) (b) ब्रुकिसज्म (Bruxism)
(c) सोम्निलोकी (Somniloquy) (d) इंसोम्निया (Insomnia)

135. **निम्न में से कौन-सा बच्चों में पाए जाने वाला आदत सम्बन्धी रोग नहीं है?**
(a) ट्राइकोटीलोमेनिया (Trichotillomania)
(b) अँगूठा चूसना (Thumb sucking)
(c) याददाश्त का कम होना (Amnesia)
(d) नाखून चबाना (Nail biting)

136. **विकासात्मक पठन विकार** (Developmental reading disorder) **इस नाम से भी जाना जाता है**
(a) डिसलेक्सिया (Dyslexia) (b) डिसकेल्कुलिया (Dyscalculia)
(c) हैलुसिनेशन (Hallucination) (d) डिलूजन (Delusion)

137. **विकासात्मक गणितीय विकार** (Developmental mathematic disorder) **इस नाम से भी जाना जाता है**
(a) डिसलेक्सिया (b) डिसकेल्कुलिया
(c) हैलुसिनेशन (d) डिलूजन

138. **निम्न में से कौन-सा आत्महत्या के कारणों में शामिल नहीं है?**
(a) मेजर डिप्रेशन
(b) सिजोफ्रेनिया
(c) साइकोएक्टिव दवाइयों पर निर्भरता
(d) डिलूजन ऑफ ग्रान्डियोसिटी

139. **ऐसे विकार** (Disorder) **जोकि स्थायी या अस्थायी दिमागी निष्क्रियशीलता** (Brain dysfunction) **की वजह से होते हैं, कहलाते हैं**
(a) कायिक मस्तिष्क संलक्षण
(b) अकार्बनिक मानसिक विकार
(c) मानसिक विकार
(d) अज्ञातहेतुक (Idiopathic) मानसिक विकार

140. **हल्के डिप्रेशन एवं हल्के मेनिया के बीच मूड की अस्थिरता कहलाती है**
(a) यूथायमिया (Euthymia)
(b) डिसथायमिया (Dysthymia)
(c) इलेशन (Elation)
(d) साइक्लोथायमिया (Cyclothymia)

141. **हिस्टेरिकल फिट्स** (Hysterical fits) **इस नाम से भी जाने जाते हैं**
(a) डिसोसियेटिव अमेनसिआ (Dissociative amnesia)
(b) डिसोसियेटिव फुगुए (Dissociative fuge)
(c) डिसोसियेटिव कन्वल्शन्स (Dissociative convulsions)
(d) डिसोसियेटिव हैलुसिनेशन (Dissociative hallucination)

142. **एक न्यूरोटिक रोग, जिसमें मरीज पहले वाले जीवन** (Life) **को पूरी तरह भूल जाता है एवं अपनी नई पहचान बना लेता है।**
(a) डिसोसियेटिव फुगुए
(b) डिसोसियेटिव अमेनसिआ
(c) डिसोसियेटिव आइडेन्टेटी डिसऑर्डर
(d) हिस्टीरिकल फिट

143. **एक मानसिक रोग, जिसे रूढ़िवादी कथन** (Stereotype speech) **के नाम से भी जाना जाता है**
(a) मैनरिज्म (b) इलूजन
(c) हैलुसिनेशन (d) वर्बीजिरेशन

144. **विचार सम्बन्धी विकार डिलूजन** (Delusion) **का अर्थ होता है**
(a) रोगी में पाए जाने वाला ऐसा झूठा एवं स्थायी विश्वास, जोकि उस रोगी की बुद्धिमानी के स्तर के अनुसार नहीं होता
(b) किसी उद्दीपन की अनुपस्थिति में भी रोगी उद्दीपन का आभास होना
(c) एक रोग, जिसमें व्यक्ति स्वस्थ होने पर भी अपने आपको बीमार समझता है तथा रोजाना अलग-अलग चिकित्सकों से सलाह लेता है
(d) किसी विशेष उद्दीपन या स्थिति से बिना वजह का भय

145. **एक मानसिक रोग जिसे रूढ़िवादी गति** (Stereotype movement) **के नाम से भी जाना जाता है**
(a) हिस्टरिया (b) डिलूजन
(c) मैनरिज्म (d) सोम्निलोकी

146. **वरनिके एनसिफेलोपेथी** (Wernicke encephalopathy) **किसकी कमी से होती है?**
(a) थायमिन (b) राइबोफ्लेविन
(c) विटामिन-D (d) विटामिन-E

109. (d)	110. (b)	111. (b)	112. (a)	113. (c)	114. (d)	115. (b)	116. (d)	117. (a)	118. (c)
119. (d)	120. (b)	121. (d)	122. (c)	123. (a)	124. (b)	125. (a)	126. (d)	127. (c)	128. (b)
129. (a)	130. (b)	131. (a)	132. (d)	133. (c)	134. (b)	135. (c)	136. (a)	137. (b)	138. (d)
139. (d)	140. (d)	141. (c)	142. (a)	143. (d)	144. (d)	145. (c)	146. (a)		

147. **एक मानसिक रोग, जिससे नोटों की सही गिनती कर लेने के बाद भी व्यक्ति के मन में यह विचार आता है कि नोटों की गिनती सही है या नहीं। मानसिक रोग का नाम है**

(a) कम्पलशन (b) ऑब्सेशन
(c) डिलूजन (d) डेलिरियम

148. **डिप्सोमैनिया** (Dipsomania) **का अर्थ होता है**

(a) मेनिक स्थिति
(b) कम्पलसिव ड्रिंकिंग
(c) साइकोमोटर गतिविधि का बढ़ जाना एवं रोगी का ज्यादा बातें करना
(d) एक स्थिति, जिसमें रोगी में एकान्तर रूप से मेनिया एवं डिप्रेशन के लक्षण आते हैं

149. **चिन्ता** (Anxiety) **को मानसिक रोग की श्रेणी में रखने के लिए चिन्ता कम-से-कम कितने समय तक रहनी चाहिए ?**

(a) 2 माह (b) 4 माह
(c) 5 माह (d) 6 माह

150. **रम फिट्स** (Rum fits) **होते हैं**

(a) लम्बे समय तक शराब का सेवन करने वाले व्यक्ति के अचानक शराब छोड़ने पर आने वाले दौरे
(b) प्रसव के पश्चात् उत्पन्न होने वाले दौरे
(c) बचपन के दौरान उत्पन्न होने वाले दौरे
(d) सिर की चोट के दौरान उत्पन्न होने वाले दौरे

151. **मनोवैज्ञानिक** (Psychological) **कारकों की वजह से शारीरिक लक्षणों का उत्पन्न होना किस विकार के अन्तर्गत आता है?**

(a) सोनेटोसाइटिक (b) सिजोफ्रेनिया
(c) साइकोसोमेटिक रोग (d) फोबिक रोग

152. **निम्न में से क्या डिप्रेशन का लक्षण नहीं है?**

(a) दिनचर्या में अरुचि (b) अपराधबोध
(c) आत्महत्या का विचार (d) भव्यता

153. **मोटर एक्टिविटी या चालक क्रिया सम्बन्धी विकार, जिसमें व्यक्ति एक स्थिति प्राप्त कर लेता है तथा काफी देर रात तक उसी स्थिति में बना रहता है**

(a) मैनरिज्म (b) वैक्सी फ्लेक्सीबिलिटी
(c) वर्बीजिरेशन (d) नेगेटिविज्म

154. **डेलिरियम** (Delirium) **का प्रिडिस्पोजिंग कारक है**

(a) अत्यधिक शराब का सेवन (b) सिर की चोट
(c) कुपोषण एवं डीहाइड्रेशन (d) ये सभी

155. **ऑटिज्म** (Autism) **अधिकतर होता है**

(a) बाल्यावस्था में (b) वयस्क में
(c) गर्भावस्था में (d) वृद्धावस्था में

156. **एक खाद्य ग्रहण विकार** (Food eating disorder) **जिसमें व्यक्ति एक बार में ही ढेर सारा खाना खा लेने के बाद इस खाने के प्रभाव को समाप्त करने के लिए या तो स्वप्रेरित उल्टी करता है या कुछ दिनों तक भूखा रहता है, वह रोग है**

(a) एनोरेक्सिया नर्वोसा (b) बुलिमिया नर्वोसा
(c) मैरेस्मस (d) फोबिया

157. **निम्नलिखित में से डिप्रेसिव** (Depressive) **एपिसोड के मुख्य लक्षण है**

(a) साइकोमोटर गतिविधियों का बढ़ जाना, रोगी का ज्यादा बातें करना, आपने आप को बड़ा मानना
(b) स्टुपर, अधिक बाते करना, साइकोमोटर गतिविधियों का कम होना
(c) साइकोमोटर गतिविधियों को कम होना, निराश होना, अपने आपको असहाय समझना, मौन एवं गतिहीन
(d) साइकोमोटर गतिविधियों को बढ़ जाना, मौन एवं गतिहीन, निराश, अपने आप को बड़ा समझना

158. **मनोरोगों के** ICD-10 **वर्गीकरण में साइकोएक्टिव पदार्थों के प्रयोग सम्बन्धी विकारों को किस समूह में शामिल किया गया है?**

(a) F00-F09 (b) F10-F19
(c) F20-F29 (d) F40-F48

159. **ऊँचे स्थानों से बेवजह अत्यधिक भय लगना कहलाता है**

(a) एगोराफोबिया (b) एक्रोफोबिया
(c) एल्गोफोबिया (d) जीनोफोबिया

160. **हैलुसिनेशन** (Hallucination) **का कारण है**

(a) जठरआन्त्रीय विकार (b) मानसिक विकार
(c) जनन अंगों का विकास (d) संक्रामक रोग

161. **क्लेस्ट्रोफोबिया का अर्थ है**

(a) बन्द स्थानों से बिना वजह का भय
(b) पानी के बेवजह अत्यधिक भय लगना
(c) जानवरों से बेवजह अत्यधिक भय लगना
(d) खुले स्थानों से बेवजह का भय

162. **एक रोगी को समूह में खाना खाने में बेवजह का भय अनुभव होता है। रोगी किस रोग से ग्रस्त है?**

(a) एक्रोफोबिया (b) सोशलफोबिया
(c) एगोराफोबिया (d) एल्गोफोबिया

163. **निम्नलिखित में से कौन-सा मनोरोग सामान्यतया वरनिके एनसिफेलोपेथी** (Wernicke encephalopathy) **के बाद उत्पन्न होता हैं?**

(a) डिलूजन (b) सिजोफ्रेनिया
(c) कोरसाकॉफ साइकोसिस (d) डिमेन्शिया

164. **खुले स्थानों में बिना वजह का भय किस मानसिक विकार का लक्षण है?**

(a) एगोराफोबिया (b) एक्रोफोबिया
(c) एल्गोफोबिया (d) जीनोफोबिया

165. **फोबिया का अर्थ है**

(a) रोगी में पाए जाने वाला ऐसा झूठा एवं स्थायी विश्वास जोकि उस रोगी की बुद्धिमानी के स्तर के अनुसार नहीं होता
(b) किसी उद्दीपन की अनुपस्थिति में भी रोगी उद्दीपन का आभास होना
(c) एक रोग, जिसमें व्यक्ति स्वस्थ होने पर भी अपने आपको बीमार समझता है तथा रोजाना अलग-अलग डॉक्टरों से सलाह लेता है
(d) किसी विशेष उद्दीपन या स्थिति से बिना वजह का भय

166. **हाइड्रोफोबिया का अर्थ होता है**

(a) बन्द स्थानों के बिना वजह का भय
(b) पानी से बेवजह अत्यधिक भय लगना
(c) जानवरों से बेवजह अत्यधिक भय लगना
(d) खुले स्थानों से बेवजह का भय

167. **जूफोबिया का अर्थ है**
(a) बन्द स्थानों से बिना वजह का भय
(b) पानी से बेवजह अत्यधिक भय लगना
(c) जानवरों से बेवजह अत्यधिक भय लगना
(d) खुले स्थानों से बेवजह का भय

168. **राष्ट्रीय मानसिक स्वास्थ्य कार्यक्रम प्रारम्भ किया गया**
(a) वर्ष 1982 को (b) वर्ष 1981 को
(c) वर्ष 1980 को (d) वर्ष 1979 को

169. **आधुनिक (Modern) साइकेट्रीक के जनक कौन हैं?**
(a) बेंजामिन रश (Benzamin Rush)
(b) फिलिप पिनेल (Philippe Pinel)
(c) इमिल क्रेपलिन (Emil Kraepelin)
(d) विलियम ट्यूक (William Tuke)

170. **निम्न में से कौन-से प्रमुख लक्षण है, जोकि पैरानॉइड सिजोफ्रेनिया (Paranoid schizophrenia) के निदान (Diagnosis) में कारगर (Helpful) हैं एवं यह लक्षण कम-से-कम एक माह से ज्यादा समय के लिए देखने को मिलते हैं?**
(a) डिलूजन और हैलुसिनेशन
(b) वाणी की अनुपस्थिति एवं उदासीनता (Poverty of speech and apathy)
(c) अनोखा व्यवहार (Bizarre behaviour) जोकि दवाइयों के उपयोग से सम्बन्धित है
(d) खराब व्यवहार एवं स्वयं की देखभाल में कमी

171. **परस्यूटरी डिलूजन (Perseutory delusion) सबसे अधिक पाया जाता है**
(a) सिजोफ्रेनिया में
(b) पैरानॉइड सिजोफ्रेनिया में
(c) मेनिक डिप्रेसिव साइकोसिस में
(d) बाइपोलर अफेक्टिव रोग में

172. **एक व्यक्ति को अजनबी लोगों से बातें करने में डर लगता है। व्यक्ति किस मानसिक विकार से ग्रसित है?**
(a) एगोराफोबिया (b) एक्रोफोबिया
(c) एल्गोफोबिया (d) जीनोफोबिया

173. **एक OCD से ग्रसित व्यक्ति बार-बार अपने हाथ धोता है, इसके पीछे क्या कारण है?**
(a) वह स्वयं को संक्रमण से बचा रहा है
(b) वह स्वयं को गन्दगी से बचा रहा है
(c) हाथ धोने से उसकी चिन्ता (Anxiety) दूर होती है
(d) ऐसा करने के लिए उसे मनोचिकित्सक ने कहा है

174. **सिजोफ्रेनिया के उपचार में काम में ली जाने वाली उपचार औषधि है**
(a) क्लोरपोमेजीन (b) हैलोपेरिडोल
(c) ओलेन्जेपीन (d) ये सभी

175. **सिजोफ्रेनिया के कौन-से प्रकार में रोगों के चालक (Motor) व्यवहार में अत्यधिक व्यवधान आ जाता है?**
(a) केटाटोनिक सिजोफ्रेनिया
(b) अवशेषी सिजोफ्रेनिया
(c) हेबेफ्रेनिक सिजोफ्रेनिया
(d) पैरानॉइड सिजोफ्रेनिया

176. **सामाजिक कारक, जोकि साइकोएक्टिव पदार्थों के उपयोग सम्बन्धी विकार का कारण होता है**
(a) साथियों का बचाव
(b) पारिवारिक अन्तर्द्वन्द्व
(c) पारिवारिक सहारे की कमी
(d) उपरोक्त सभी

177. **सामान्य प्रकार का फोबिया है**
(a) एगोराफोबिया
(b) एल्गोफोबिया
(c) जीनोफोबिया
(d) जूफोबिया

178. **एक सिजोफ्रेनिया से ग्रसित रोगी में सामाजिकता का स्तर बढ़ने के लिए एक नर्स के रूप में आप क्या कदम उठाएगें?**
(a) रोगी को अन्य रोगियों के साथ बातचीत करने के लिए प्रेरित करना
(b) रोगी को अन्य रोगियों के साथ खेलने के लिए प्रेरित करना
(c) यदि रोगी समूह में अच्छी गतिविधि करता है, तो उसे शाबाशी देना एवं पीठ थपथपाना
(d) उपरोक्त सभी

179. **ट्राइकोटिलोमेनिया (Trichotillomania) का अर्थ होता है**
(a) बिस्तर गीला करना
(b) असामान्य एवं अनैच्छिक गति
(c) स्वयं के बाल खींचना
(d) किसी वाक्य का बार-बार उच्चारण करना

180. **ऑब्सेसिव कम्पल्सिव डिसऑर्डर (OCD) से पीड़ित व्यक्ति द्वारा विधिवत कार्य करना मददगार है**
(a) स्वच्छता बनाए रखना (Maintain hygiene)
(b) चिन्ता को नियन्त्रित करना (Control the anxiety)
(c) स्वच्छ वातावरण प्रदान करना (Provide safe environment)
(d) माध्यमिक लाभ मुख्य रूप से प्राप्त होता है (Attain primarily for secondary gains)

181. **दिन के समय असामान्य उनींदापन (Drowsiness) कहलाता है**
(a) नार्कोलेप्सी (Narcolepsy)
(b) सम्नोलेन्स (Somnolence)
(c) सोम्नाम्बुलिज्म (Somnambulism)
(d) स्टीपेटेक्सिया (Steepataxia)

147. (b)	148. (b)	149. (d)	150. (a)	151. (c)	152. (d)	153. (b)	154. (d)	155. (a)	156. (b)
157. (c)	158. (b)	159. (b)	160. (b)	161. (a)	162. (b)	163. (c)	164. (a)	165. (d)	166. (b)
167. (c)	168. (a)	169. (b)	170. (a)	171. (b)	172. (d)	173. (c)	174. (d)	175. (d)	176. (d)
177. (a)	178. (d)	179. (c)	180. (b)	181. (b)					

182. एल्कोहॉल एनोनिमस (Alcohol anonymous) **समूह वर्गीकृत किया गया है**
(a) सामाजिक समूह (Social group)
(b) स्वयं-सहायता समूह (Self-help group)
(c) पुनर्सामाजिकता (Resocialisation group)
(d) साइकोथैराप्यूटिक समूह (Psychotherapeutic group)

183. बीमार होने का नाटक करने का व्यवहार है
(a) साइकोटिक (Psychotic)
(b) मेलिन्जेरिंग (Malingering)
(c) वास्तविकता में सम्पर्क से दूर (Out of contact with reality)
(d) कनवर्जन सुरक्षा का प्रयोग (Using conversion defences)

184. असामाजिक व्यक्तित्व विकार (Antisocial personality disorder) **में रोगी अन्य से सम्पर्क स्थापित करने में कठिनाई महसूस करता है, क्योंकि**
(a) वह अन्य को कुछ नहीं मानता है
(b) उसकी अन्य से सहानुभूति नहीं होती है
(c) वह दूसरों पर आश्रित रहना कभी नहीं सीखता है
(d) अन्य से बातचीत करने में उसे कठिनाई होती है

185. TCA (Tricyclic antidepressants) **थैरेपी का एण्टीकोलिनर्जिक** (Anticholinergic) **दुष्प्रभाव है**
(a) मूत्र का रुक जाना एवं धुँधली दृष्टि (Blurred vision)
(b) कुस्मौल श्वसन (Kussmaul breathing)
(c) अनिद्रा (Sleeplessness)
(d) कम्पन्न एवं कार्डियक अतालता (Tremors and cardiac arrhythmia)

186. ऐसे रोगी जो एक ही विषय-वस्तु के बारे में अपनी सकारात्मक एवं नकारात्मक भावनाएँ रखते हैं, उनको कहते हैं
(a) एम्बीवेलेन्ट (Ambivalent)
(b) कभी-कभी उपयुक्त (Occasionally appropriate)
(c) धनात्मक प्रभाव (Positive affect)
(d) अनुपयुक्त (Inappropriate)

187. सिजोफ्रेनिया से पीड़ित व्यक्ति में कौन-से प्रदर्शन की सम्भावना नहीं है?
(a) आत्मसमान की कमी (Low self-esteem)
(b) व्यवस्थता (Ambivalence)
(c) स्वयं की सीमा निर्धारण करना (Effective self-boundaries)
(d) कमजोर अहंकार (Weak ego)

188. निम्न में से कौन रोगी की असामान्य धारणा (Abnormal perception) **को प्रदर्शित करता है?**
(a) इलूजन (Illusion)
(b) ऑब्सेशन (Obsession)
(c) हैलुसिनेशन (Hallucination)
(d) कम्पल्शन (Compulsion)

189. BPAD **के रोगी की मेनिक अवस्था** (Manic phase) **प्रदर्शित करती है**
(a) निष्क्रियता (Passivity)
(b) डिसफोनिया (Dysphonia)
(c) ऐन्हेडोनिया (Anhedonia)
(d) भव्यता (Grandiosity)

190. साइजोइड व्यक्तित्व विकार (Personality disorder) **के लक्षण है**
(a) दृढ़ता एवं नियन्त्रण (Rigid and controlling)
(b) विनम्रता एवं अवयस्कता (Submissive and immature)
(c) अहंकारिता एवं ध्यान केन्द्रित (Arrogant and attention seeking)
(d) अन्तर्मुखी एवं अभावनात्मक (Introverted and emotionally withdrawn)

191. रोगी एवं उसके परिजनों को ECT **लगाने का तरीका बताते समय नर्स को किस बात पर जोर देना चाहिए**
(a) रोगी के सभी प्रश्नों का उत्तर देना
(b) उक्त प्रक्रिया के बाद कुछ समय के लिए स्मृति भंग हो सकती है
(c) उक्त प्रक्रिया से रोगी बेहतर महसूस करेगा
(d) उपचार के दौरान रोगी अकेला नहीं रहेगा

192. सामान्य चिन्ता विकार (Anxiety disorder) **से पीड़ित रोगी की वर्तमान स्थिति का पता लगाने के लिए सबसे उपयुक्त प्रदर्शक** (Indicator) **निर्देशक है**
(a) स्मृति (Memory)
(b) व्यवहार (Behaviour)
(c) निर्णय लेना (Judgement)
(d) प्रतिउत्तरता

193. निम्न में से कौन-सा तरीका रोगी के फोबिया (Phobia) **को दूर करने के लिए सफलतम् है?**
(a) व्यवस्थित रूप से रोगी को डर से धीरे-धीरे असंवेदनशील दूर करना
(b) अन्तर्चेतना (Insight) जागृत कर रोगी के डर एवं चिन्ता के स्तर को निर्धारित करना
(c) रोगी को साइकोथैरेपी देकर साइकोटिक विचारों को व्यवस्थित करना
(d) रोगों के प्रतिद्वन्द्व (Conflict) को खत्म करना

194. ऑब्सेसिव कम्पल्सिव डिसऑर्डर (OCD) **में किया गया कार्य है**
(a) उद्देश्यपूर्ण पर उपयोग रहित
(b) लम्बे समय की तीव्र इच्छा (Urg) के बाद किया जाता है
(c) किया गया कार्य सम्पादन ऐसा प्रतीत होता है कि यह इच्छा से किया गया है
(d) किया गया कार्य बेतुका (Absurd) होता है लेकिन उस व्यक्ति के लिए आवश्यक होता है

195. स्वलीन या ऑटिस्टिक (Autistic) **बालकों की भाषा शैली होती है**
(a) स्टरिंग (Sturring)
(b) कॉन्फेबुलेशन (Confabulation)
(c) निओलोजिज्म (Neologism)
(d) इकोलेलिया (Echolalia)

196. नारसिस्टिक व्यक्तित्व विकार (Narcissistic personality disorder) **का लक्षण है**
(a) दूसरों की भावनाओं के प्रति उदासीनता (Callous unconcern)
(b) स्वयं नाटककारी, नाटकीय रूप से प्रदर्शित करना (Self-dramtization, theatrically)
(c) भव्यता के विचार एवं अपने महत्त्व को अधिक समझना (Idea of grandiosity)
(d) स्वयं की पहचान में महत्त्वपूर्ण और लगातार गड़बड़ी (Disturbance)

197. निम्न में से किस में चेतना में विघ्न (Disturbance of consciousness) **देखने को मिलती है?**
(a) स्टुपर (Stupor)
(b) हर्षोन्माद (Ecstasy)
(c) शोक (Grief)
(d) मनोदशा बदलना (Moodswing)

198. एक शब्द (Term) जो विचार (Thought) के विकारों की व्याख्या (Explain) करता है। "इसमें रोगी के विचारों के विकार धीरे-धीरे चलते हैं एवं कई अनावश्यक तुच्छ विवरण (Unnecessary trivial details) भी मध्य में आते रहते हैं लेकिन अन्त में रोगी अपनी बात समाप्त करता है

(a) विचारों की उड़ान (Flight of idea)
(b) प्रोलिक्सिटी (Prolixity)
(c) स्पर्शता (Tangentiality)
(d) परिस्थितिता (Circumstantiality)

199. वायुरिस्म (Voyeurism) का अर्थ है

(a) इस प्रकार के व्यक्ति दूसरों के लैंगिक अंगों को देखकर उत्तेजित होते हैं या दूसरों के लैंगिक व्यवहार की गवाही देते हैं
(b) लैंगिक आग्रह या कल्पनाओं में संतुष्टि के असामान्य स्रोत सम्मिलित होते हैं
(c) ये लोग लैंगिक अंगों से सन्तुष्ट नहीं होते हैं और विपरीत लिंग के सदस्य होने की तीव्र इच्छा रखते हैं
(d) लैंगिक इच्छा के लिए विपरीत लिंग के अन्तःवस्त्रों का उपयोग करते हैं

200. एक रोगी जोकि हैलोपेरिडोल थैरेपी पर है ऐसे रोगी को निम्न में से किससे बचाव की सलाह देनी चाहिए?

(a) डिब्बा बन्द भोजन लेना (Ingesting canned food)
(b) सूर्य के प्रकाश में रहना (Staying in the sun)
(c) पुराने पनीर का उपयोग करना (Ingesting aged cheese)
(d) एस्प्रिन युक्त दवाइयाँ लेना (Taking medication containing aspirin)

201. एक मधुमेह (Diabetes) रोगी जोकि इन्सुलिन ले रहा है। उसके साइकोटिक दवा प्रारम्भ की गई। यदि हैलोपेरिडोल एवं इन्सुलिन दोनों दिए जाए तो यह संयोजन उत्पन्न कर सकता है?

(a) श्वसनावाद
(b) मधुमेह के नियन्त्रण में कमी
(c) दोनों दवाइयों की तीव्रता बढ़ जाना
(d) EPS (Extra pyramidal symptoms) के होने के प्रबलता होना

202. ADHD के बच्चों का मुख्य व्यावहारिक लक्षण गुण है

(a) उत्तेजकों पर अतिक्रियाशील (Overreaction to stimuli)
(b) धार्मिक संस्कारों की निरन्तता (Continued used of rituals)
(c) बोलना लेट/देरी से सीखना (Delayed speech development)
(d) तर्कसंगत विचारों का उपयोग करने में असमर्थता (Inability to use abstract thought)

203. मौखिक (Verbal) बोलने वाले अक्सर अश्लील होते हैं। यह कथन निम्न में से किसके सन्दर्भ में सही है?

(a) पोलिपलिया (Poliplia) (b) कॉप्रोलेलिया (Coprolalia)
(c) इकोकिनेसिस (Echokinesis) (d) एगोरफोबिया (Agoraphobia)

204. सिजोफ्रेनिया शब्द किसके द्वारा दिया गया?

(a) यूजिन ब्ल्यूलर (Eugene Bleuler)
(b) विलियम ट्यूक (William Tuke)
(c) कार्ल मेनिन्जर (Karl Menninger)
(d) जोहन वेबर (John Weber)

205. मनोचिकित्सा वार्ड में एक नर्स रोगी के प्रति अनुचित चिन्ता (Undue concern) एवं दयालुता प्रकट कर रही है। इसे कहते हैं

(a) ट्रान्सफेरेन्स (Transference)
(b) प्रति ट्रान्सफेरेन्स (Counter transference)
(c) भावनात्मक लगाव (Emotional attachment)
(d) सहानुभूति (Sympathy)

206. सिजोफ्रेनिया के रोगी में कौन-सा हैलुसिनेशन (Halluciantion) सबसे सामान्य रूप से देखा जा सकता है?

(a) श्रवण (Auditory) (b) दृश्य (Visual)
(c) स्पर्शनीय (Tactile) (d) घ्राण (Olfactory)

207. निम्न में से गहरे डिप्रेशन के समय किसकी कमी हो जाती है?

(a) एसिटल कोलीन (b) GABA
(c) सिरोटोनिन (d) डोपामिन

208. निम्न में से कौन-सा सिजोफ्रेनिया का धनात्मक लक्षण (Positive symptom) नहीं है?

(a) उदासीनता (Apathy) (b) विद्रोह/विरोध (Agitation)
(c) हैलुसिनेशन (Hallucination) (d) उत्तेजनशीलता (Aggression)

209. विनाशकारी डिलूजन (Nihilistic delusion) का रोगी निम्न में से कौन-सा लक्षण प्रदर्शित करता है?

(a) रोगी को शरीर के कामकाज के बारे में झूठा विश्वास (False belief) होना
(b) रोगी को झूठा विचार होना कि दूसरे लोग उसके बारे में बात कर रहे हैं
(c) रोगी को स्वयं के कोई अंग का नहीं होना अथवा दूसरों का नहीं होना प्रतीत होता है
(d) रोगी के शरीर कार्यिकों का सही काम नहीं करना

210. कन्वर्जन डिसऑर्डर (Conversion disorder) में निम्न में से कौन मोटर (Motor) लक्षण है?

(a) लकवा (Paralysis) (b) असन्तुलन (Impaired balance)
(c) द्विदृष्टि (Double vision) (d) ये सभी

211. मनोरोगी वार्ड में अचानक लगभग सभी रोगी उग्र (Violent) हो गए हैं ऐसी अवस्था में नर्स को सबसे पहले कौन-सा कार्य करना चाहिए?

(a) रोगियों को नियन्त्रित (Restrain the client)
(b) रोगियों को नींद का इन्जेक्शन देना (Administer sedatives)
(c) चिकित्सक को बुलाना (Call physician)
(d) चिकित्सालय सुरक्षाकर्मियों को बुलाना (Call hospital security)

212. शेल्डॉन (Sheldon) के वर्गीकरण के अनुसार, व्यक्तित्व (Personality) को विभक्त किया गया है

(a) एक्टोमोर्फ (Ectomorph) (b) एण्डोमोर्फ (Endomorph)
(c) मीसोमार्फ (Mesomorph) (d) ये सभी

213. एन्जाइटी (Anxiety) का वह स्तर जिसमें कि व्यक्ति की धारणा शक्ति (Perception power) में वृद्धि होती है

(a) कम (Mild) (b) पेनिक (Panic)
(c) मध्यम (Moderate) (d) सेवीर (Severe)

182. (b)	183. (b)	184. (b)	185. (a)	186. (a)	187. (c)	188. (a)	189. (d)	190. (d)	191. (d)
192. (b)	193. (a)	194. (d)	195. (d)	196. (c)	197. (a)	198. (d)	199. (a)	200. (b)	201. (b)
202. (a)	203. (b)	204. (a)	205. (b)	206. (a)	207. (c)	208. (a)	209. (c)	210. (d)	211. (d)
212. (d)	213. (a)								

214. खुशी का सबसे उच्च स्तर है

(a) यूफोरिया (Euphoria) (b) एलेशन (Elation)
(c) एक्सलटेसन (Exaltation) (d) यूथाइमिया (Euthymia)

215. जब रोगी किसी भी स्थिति में कोई बात नहीं करे, तो इसे कहेंगे

(a) म्यूटिज्म (Mutism)
(b) एफोनिया (Aphonia)
(c) स्टूपर (Stupor)
(d) विचार अवरूद्ध (Thought block)

216. एक स्थिति जिससे कि ऐसे विचार रोगी के मन में आते हैं, जिनके बारे में वह सोचना नहीं चाहता है। इस प्रकार के विकार को कहते हैं

(a) ऑब्सेशन (Obsession) (b) डिलूजन (Delusion)
(c) प्रतिगमन (Regression) (d) शमन (Suppression)

217. आत्मविस्मृति (Disorientation) **निम्न में से किससे सबसे अधिक प्रकट होती है?**

(a) कार्बनिक मस्तिष्क क्षय (Organic brain damage)
(b) पैरानॉइड सिजोफ्रेनिया (Paranoid schizophrenia)
(c) BPAD
(d) OCD

218. कमी/संकट (Crisis) **के समय नर्स को कौन-सा क्रियान्वयन** (Intervention) **करना चाहिए?**

(a) निष्क्रिय एवं चिन्तनशील दृष्टिकोण (Passive and reflective approach)
(b) सक्रिय एवं लक्ष्य निर्देशित (Active and goal directed)
(c) भविष्य उन्मुख एवं निष्क्रिय (Future oriented and passive)
(d) व्याख्यात्मक एवं विश्लेषणात्मक (Interpretive and analytical)

219. साइजोटाइपल व्यक्तित्व विकार (Schizotypal Personality Disorder or STPD) **में होता है**

(a) पैरानॉइड विचार (Paranoid thoughts)
(b) अनुचित/संकुचित प्रभाव (Inappropriate/ Constricted attect)
(c) बेमेल विचार और भाषण (Old thinking and speech)
(d) उपरोक्त सभी

220. निम्न में से कौन-सा पैरानॉइड व्यक्तित्व विकार (Paranoid personality disorder) **को प्रदर्शित करता है?**

(a) निरन्तर उच्च निगरानी रखना (Constantly or guard and hypervigilant)
(b) तनावयुक्त एवं चिड़चिड़ा दिखना (Appear tense and irritable)
(c) लोगों से व्यावहारिक सम्बन्ध बनाने से बचना (Avoid interaction with other people)
(d) उपरोक्त सभी

221. शराबी व्यक्ति कई प्रकार की काल्पनिक घटनाओं (Confabulations) **को व्यक्त करता है। इस स्थिति में नर्स किस जटिलता** (Complication) **का अनुमान लगाती है?**

(a) सीजर्स (Seizures)
(b) वर्निक्स एनसिफेलोपेथी (Wernicke's encephalopathy)
(c) कोरसाकॉफस साइकोसिस (Korsakoff's psychosis)
(d) डिमेन्शिया (Dementia)

222. पार्किन्सन रोग निम्न में से किस न्यूरोट्रान्समीटर से सम्बन्धित है?

(a) डोपामीन स्तर बढ़ने
(b) सिरोटोनिन स्तर बढ़ने से
(c) डोपामीन स्तर कम होने से
(d) सिरोटोनिन स्तर कम होने से

223. सिजोफ्रेनिया से पीड़ित रोगी आवाज का अनुभव करती है जो कहती है कि 'तुम गन्दे मनुष्य (Bad person) **हो और तुम्हें मर जाना चाहिए।' इसे कहते हैं**

(a) डिलूजन (Delusion)
(b) इलूजन (Illusion)
(c) बड़प्पन (Grandiority)
(d) हैलुसिनेशन (Hallcination)

224. गैमोफोबिया (Gamophobia) **का अर्थ है**

(a) आवाज से डर (Fear of sound)
(b) शादी से डर (Fear of marriage)
(c) सामाजिक अलगाव से डर (Fear of social isolation)
(d) रफ्तार (Speed) से डर

225. अन्त: व्यक्तिगत सम्बन्ध (Interpersonal relationship) **का समापन** (Termination) **प्रारम्भ होता है।**

(a) पूर्व-अन्त:क्रिया (Preintraction) (b) उन्मुखीकरण (Orientation)
(c) कार्य (Working) (d) समापन (Termination)

226. एक रोगी जोकि पूर्व में आत्महत्या की कोशिश कर चुका है एवं वर्तमान में भी उसकी आत्महत्या की प्रवृत्ति (Tendency) **है। इस प्रकार के रोगी के लिए उपयुक्त नर्सिंग क्रियान्वयन** (Intervention) **होगा**

(a) रोगी की निजता प्रदान करना (Give him privacy)
(b) उसे पेशाब करने की अनुमति देना (Allow him to urinate)
(c) खिड़कियाँ खोल कर उसे स्वच्छ हवा लेने देना (Open the window and allow him to get some fresh air)
(d) रोगी का निरन्तर अवलोकन (Observe him continuously)

227. मध्यम वयस्क व्यक्ति (Middle aged adult) **के जीवन में संकट** (Crisis) **निम्न में से किस कारण देखा जा सकता है?**

(a) व्यक्ति विशेष का अपने जीवन में कई प्रकार की भूमिका परिवर्तन का अनुभव होना
(b) व्यक्ति विशेष की अपने जीवन के प्रति धारणा
(c) वृद्धावस्था के कारण नकारात्मक बदलाव की आशंका
(d) रोगी के परिवार का पर्याप्त सहारा नहीं मिल पाना

228. भव्यवता का डिलूजन (Delusion of grandeur) **का अर्थ है**

(a) किसी व्यक्ति को आमतौर पर उच्च स्थिति से प्यार है
(b) तर्कहीन विचार (Irrational thoughts) आना कि वह बहुत लायक प्रतिभाशाली, ज्ञानी एवं शक्तिशाली है
(c) यौन साथी अविश्वासी है
(d) उनका किसी भी तरह दुराशय से इलाज किया जा रहा है

229. खंडित मानसिक तत्व किस विकार में देखे जा सकते हैं ?

(a) सीमाकारी व्यक्तित्व विकार (Border line personality disorder)
(b) निष्क्रिय आक्रामक व्यक्तित्व विकार (Passive aggressive personality disorder)
(c) आश्रित व्यक्तित्व विकार (Dependent personality disorder)
(d) आत्ममुग्ध व्यक्तित्व विकार (Narcissistic personality disorder)

230. **वातावरण/उपचारात्मक समुदाय** (Milieu therapy/Therapeutic community) **के बारे में सत्य कथन है**
(a) वातावरण में परिवर्तन कर रोगी के व्यवहार में सकारात्क परिवर्तन लाना
(b) रोगी को उसके अनुरूप ही वातावरण प्रदान करना
(c) प्रत्येक रोगी का अपना अलग व्यवहार होना
(d) उपरोक्त सभी

231. **एन्जायटी** (Anxiety) **का संज्ञानात्मक प्रदर्शन है**
(a) मन केन्द्रित करने की असमर्थता (Inability to concentrate)
(b) चिन्ता का उच्च स्तर (Higher level of anxiety)
(c) ऑब्सेसिव सोच (Obsessive thought)
(d) उपरोक्त सभी

232. **संकट** (Crisis) **के रोगी के लिए नर्सिंग केयर प्लान तैयार करते समय नर्स का मुख्य उद्देश्य होना चाहिए**
(a) रोगी को परामर्श के लिए समय निर्धारित करना
(b) रोगी की मनोस्थिति का सन्तुलन तैयार करना
(c) रोगी को उसकी समस्या के दौरान लाभ अन्तर्दृष्टि हुआ है
(d) रोगी को व्यावसायिक एवं शारीरिक रूप से उपचार (थैरेपी) के लिए संदर्भित करना

233. **कौन-से मानसिक रोग में रोगी स्वस्थ्य होने के बावजूद बिना वजह मेडिकल जाँच करवाता रहता है?**
(a) PTSD
(b) ऑब्सेसिव-कम्पल्सिव डिसऑर्डर
(c) सोमेटोफोर्म डिसऑर्डर
(d) डिस्सोसिएटिव डिसऑर्डर

234. **स्मृति अन्तर** (Memory gaps) **को भरने के लिए काल्पनिक घटनाएँ** (Imaginary events) **बनाता है**
(a) सरकमटेन्सियलिटी (b) निऑलोजिस्म
(c) कनफेबुलेशन (d) कम्पल्सन

235. **मानसिक बीमारी निम्न में से किसे छोड़ कर सभी द्वारा प्रकट हो सकती है?**
(a) पूर्व-अस्तित्व कार्य मे कमी (Impairment in pre-existing functioning)
(b) दरिद्रता की भावना (Impoverishment of feeling)
(c) व्यवहार में व्यवधान (Disturbance in behaviour)
(d) अलोकप्रिय मान्यताएँ (Unpopular belief)

236. **निम्न में कौन-सा डिप्रेशन** (Depression) **में कौन-सा डिलूजन** (Delusion) **में सामान्य है?**
(a) निहिलिज्म का डिलूजन (Delusion of Nihilism)
(b) गरीबी का डिलूजन (Delusion of poverty)
(c) परसीकूशन का डिलूजन (Delusion of persecution)
(d) उपरोक्त सभी

237. **उन्माद** (Mania) **में कौन-सा लक्षण देखने को नहीं मिलता है?**
(a) सम्पन्नता का विभ्रम
(b) अन्तदृष्टि (Insight)
(c) यूफोरिया (Euphoria)
(d) नींद में कमी

238. **निम्न में से किस में रोगी अपने किसी नए अनुभव को पुराने अनुभव की स्मृति समझ लेता है जोकि एक प्रकार का पहचान का भ्रम है?**
(a) जैमिस जु (Jamais Ju) (b) कॉन्फेबुलशन (Confabulation)
(c) मूड स्वींग (Moodswing) (d) डेजा वयू (Deja vu)

239. **ऐसा विभ्रम जिसमें रोगी को लगता हैं कि उसके विचार, इच्छाशक्ति, शरीर एवं भावनाएँ अन्य किसी ने नियन्त्रित कर रखी है।**
(a) ईर्ष्या का विभ्रम (Delusion of Jealousy)
(b) शून्यता का विभ्रम (Delusion of control of nihilistic)
(c) नियन्त्रण का विभ्रम (Delusion of control)
(d) अपराध का विभ्रम (Delusion of guilt)

240. **जटिल भावनाओं को चेतन अवस्था में लगाकर मन से निकाल देना अथवा शुद्धिकरण करना एवं प्रकट करने की कोशिश करना कहलाता है**
(a) प्रतिक्रियात्मक उपचार (Abreaction therapy)
(b) सम्मोहन (Hypnosis)
(c) साफ होना (Catharsis)
(d) बायोफीडबैक (Biofeedback)

241. **एक व्यक्ति जो मनोरोग ग्रस्त होने के कारण बोल नहीं पाता है केवल फुसफुसाहट** (Whispering) **करते हैं। इसको कहते हैं**
(a) एफोनिया (Aphonia) (b) म्यूटिज्म (Mutism)
(c) अफेसिया (Aphasia) (d) स्टूपर्नेस (Stuperness)

242. **निम्न में से कौन-सा लक्षण सिजोफ्रेनिया के रोगी में देखा जा सकता है?**
(a) सम्पन्नता का विभ्रम (b) स्वलीनता
(c) भावहीन चेहरा (d) ये सभी

243. **निम्न में से आत्महत्या के लिए सही कथन का चयन कीजिए।**
(a) आत्महत्या करने वाले लोग हमेशा कोई-ना-कोई सुराग (Clues) एवं चेतावनी (Warning) अपनी योजना के बारे में देते हैं
(b) आत्महत्या करने वाले लोगों की भावनाएँ द्विपक्षीय होती हैं
(c) आत्महत्या सम्बन्धी विचार व्यक्ति में कुछ समय के लिए रहते हैं
(d) उपरोक्त सभी कथन सही हैं

244. **पैरानॉइड सिजोफ्रेनिया** (Paranoid schizophrenia) **से ग्रस्त रोगी को मनोरोगी वार्ड में भर्ती किया गया है। इस प्रकार के रोगी के लिए निम्न में से सही उपयुक्त नर्सिंग क्रियान्वयन** (Intervention) **है**
(a) रोगी की दैनिक दिनचर्या तैयार करना
(b) स्वयं पूर्ण किए जाने वाले एक कार्यक्रम की योजना बनाना
(c) रोगी एवं अन्य के लिए सुरक्षित वातावरण तैयार करना
(d) रोगी की सूक्ष्म मानसिक स्थिति का परीक्षण

214. (c)	215. (a)	216. (a)	217. (a)	218. (b)	219. (d)	220. (d)	221. (c)	222. (c)	223. (d)
224. (b)	225. (b)	226. (d)	227. (b)	228. (b)	229. (a)	230. (d)	231. (d)	232. (b)	233. (c)
234. (c)	235. (d)	236. (d)	237. (b)	238. (d)	239. (c)	240. (c)	241. (a)	242. (d)	243. (d)
244. (c)									

मानसिक अस्वस्थता की रोकथाम के उपाय

245. **सिजोफ्रेनिया के उपचार में प्रयोग में ली जाने वाली क्लोरप्रोमेजीन नामक औषधि की प्रतिदिन की मात्रा है**
(a) 5-30 मिग्रा (b) 2-5 मिग्रा
(c) 100-300 मिग्रा (d) 300-1000 मिग्रा

246. **एक व्यक्ति जिसे डायसल्फिराम** (Diasulfiram) **दी गई है, के द्वारा शराब का सेवन करने के कितने समय बाद डायसल्फिराम एथेनॉल अभिक्रिया उत्पन्न होती है?**
(a) 15 मिनट (b) 30 मिनट (c) 50 मिनट (d) 100 मिनट

247. **सिजोफ्रेनिया के इलाज में निम्न में से कौन-से समूह की दवाइयाँ प्रयोग में लाई जाती है?**
(a) एण्टीमेनिक (b) एण्टीडिप्रेसेन्ट
(c) एण्टीसाइकोटिक (d) एण्टीबायोटिक

248. **अकार्बनिक एन्यूरेसिस** (Inorganic enuresis) **के इलाज के लिए ड्रग का चयन** (Drug of choice) **है**
(a) एण्टीडिप्रेसेन्ट्स (Antidepressants)
(b) एण्टीमेनिक (Antimanic)
(c) एण्टीसाइकोटिक (Antipsychotic)
(d) एण्टीमेटिक (Antimetic)

249. **अकार्बनिक एन्यूरेसिस** (Inorganic enuresis) **का उपचार** (Treatment) **है**
(a) ब्लैडर ट्रेनिंग (Bladder training)
(b) सोते समय बच्चे को मूत्र त्याग के अनुमानित समय से पहले जगा कर मूत्र त्याग करवा देना
(c) बच्चे को साइकोथैरेपी (Psychotherapy) प्रदान करना
(d) उपरोक्त सभी

250. **निम्न में से कौन-सा एण्टीडिप्रेसेन्टस** (Antidepressant) **दवाइयों के प्रयोग का सूचक** (Indication) **नहीं है?**
(a) मेनिक अटैक
(b) तनाव युक्त स्थिति (Depressive episode)
(c) OCD
(d) नींद में चलने की आदत

251. **एण्टीडिप्रेसेन्टस** (Antidepressant) **दवाइयों का दुष्प्रभाव** (Side effect) **है**
(a) त्वचा पर चकते पड़ना (Skin rash)
(b) बाँझपन (Sterility)
(c) ट्रेमर (Tremors)
(d) उपरोक्त सभी

252. **निम्न में से कौन-सा व्यवहार थैरेपी** (Behaviour therapy) **नहीं है?**
(a) सिस्टेमेटिक डेसेन्सिटिसेशन (Systematic desensitisation)
(b) ECT
(c) एवरसिअन थैरेपी (Aversion therapy)
(d) फ्लूडिंग (Flooding)

253. **निम्न में से कौन-सा एण्टीडिप्रेसेन्ट दवाओं के दुष्प्रभाव से सम्मिलित नहीं है?**
(a) दस्त
(b) ट्रेमर
(c) हृदय की धड़कन बढ़ जाना
(d) वजन बढ़ना

254. **निम्न में से सामान्यतया किस स्थिति में बेन्जोडायजीपीन्स का उपयोग नहीं किया जाता है?**
(a) व्याकुलता सम्बन्धी विकारों (Anxiety disorder) में
(b) हाइपरसोमनिया में
(c) एनेस्थेसिया से पूर्व प्रीमेडिकेशन (Premedication) के रूप में
(d) कंकालीय पेशियों की शिथिलता

255. **बार्बिट्यूरेट** (Barbiturate) **के अचानक बन्द करने से व्यक्ति को कैसा अनुभव होता है?**
(a) गतिभंग (b) यूरटीकेरिया (c) दस्त (d) दौरे

256. **इमिप्रामिन** (Imipramine) **है**
(a) एक एण्टीमेनिक औषधि (b) एक एण्टीसाइकोटिक औषधि
(c) एक एण्टीडिप्रेसेन्ट औषधि (d) एक एण्टीन्जाइटिक औषधि

257. **लिब्रियम** (Librium) **है, एक**
(a) एण्टीसाइकोटिक दवा (b) ट्रान्क्यूलाइजर
(c) एण्टी पर्किन्सोनियन दवा (d) एण्टीमेनिक दवा

258. **लिथियम ले रहे रोगी की देखभाल करते समय एक नर्स का सबसे प्रमुख कार्य क्या है?**
(a) रुधिर के लिथियम स्तर की जाँच करना
(b) रोगी को नमक एवं तरल पदार्थ नहीं देना
(c) आगम-निर्गम चार्ट व्यवस्थित करना
(d) सभी दवाइयाँ भोजन से पूर्व देना

259. **निम्न में से कौन-सी थैरेपी को उपयोग फोबिया के इलाज में किया जाता है?**
(a) एवरसिअन थैरेपी (b) ECT
(c) सिस्टेमेटिक डिसेन्सिटीसेशन (d) हिप्नोसिस

260. **एण्टीसाइकोटिक औषधियों** (Antipsychotic drugs) **का संकेत है**
(a) सिजोफ्रेनिया (b) डिप्रेशन
(c) डेलिरियम ट्रेमन्स (d) ये सभी

261. ECT **देने के बाद रोगी को कौन-सी स्थिति दी जाती है?**
(a) सुपाइन (b) उल्टा लेटी हुई
(c) एक तरफ करवट ली हुई (d) लिथोटोमी

262. ECT **लगाने के बाद रोगी को दी जाने वाली नर्सिंग देखभाल है**
(a) जीवन सूचक संकेतों (Vital signs) की जाँच करना
(b) रोगी को पेट के बल लेटा कर आराम करने देना
(c) रोगी को गिरने से बचाने के लिए बिस्तर पर रैलिंग का प्रयोग करना
(d) उपरोक्त सभी

263. **एक रोगी को लगाई जाने वाली ECT की समय सीमा होती है**
(a) 2-4 सेकण्ड (b) 0.1-1 सेकण्ड
(c) 6-7 सेकण्ड (d) 0.1-1 मिनट

264. **लिथियम के धात्विक स्वाद को कम करने के लिए औषधि कब लेनी चाहिए?**
(a) सुबह के समय
(b) सोने के तुरन्त पहले
(c) इसे पाउडर के रूप में लेना चाहिए
(d) भोजन के साथ या भोजन के बाद

265. **एन्जाइटी के उपचार में काम आने वाली सबसे सामान्य औषधि है**
(a) एण्टीसाइकोटिक (b) बेन्जोडायजीपीन्स
(c) एण्टीनेमिक (d) एण्टीएमेटिक

266. **वे पदार्थ, जो एल्कोहॉल पीने की लत को कम करते हैं, कहलाते हैं**
(a) एण्टी-कनवलजेण्ट (b) एण्टी-एजिंग
(c) एण्टी क्रेविंग (d) एण्टी-हिप्नोटिक

267. **ECT प्रयुक्त किए जाने वाले वोल्टेज की मात्रा होती है**
(a) 20-30 वोल्ट (b) 70-120 वोल्ट
(c) 140-210 वोल्ट (d) 200-280 वोल्ट

268. **ऐसी स्थितियाँ जोकि मरीज को अच्छी लगती है परन्तु अवांछित होती है जैसे कि शराब पर निर्भरता, आदि के इलाज के लिए कौन-सी व्यवहार थैरेपी (Behaviour therapy) का इस्तेमाल किया जाता है?**
(a) सिस्टेमेटिक डिसेन्सिटिसेशन (Systematic desensitisation)
(b) एवरसिअन थैरेपी (Aversion therapy)
(c) फ्लूडिंग थैरेपी (Flooding therapy)
(d) मरिटल थैरेपी (Martial therapy)

269. **एण्टीसाइकोटिक (Antipsychotic) दवाइयों का दुष्प्रभाव (Side-effect) है**
(a) पार्किन्सोनियन सिण्ड्रोम (b) ऐकेथीसिया (Akathisia)
(c) रेबिट सिण्ड्रोम (d) ये सभी

270. **ECT का कॉन्ट्राइन्डिकेशन (contraindication) है**
(a) बढ़ा हुआ इन्ट्राक्रेनियल दाब (↑LCP)
(b) MI
(c) तीव्र उच्च रुधिरदाब (↑BP)
(d) उपरोक्त सभी

271. **फोबिया के इलाज के लिए काम में ली जाने वाली व्यवहार थैरेपी (Behaviour therapy) है**
(a) सिस्टेमेटिक डिसेन्सिटिसेशन (b) एवरसिअन थैरेपी
(c) फ्लडिंग थैरेपी (d) ceefjšue Lewjsheer

272. **निम्न में से कौन-सी साइकोसोशियल (Psychosocial) थैरेपी नहीं है?**
(a) साइकोएनालाइसिस (b) सोमेटिक थैरेपी
(c) हिप्नोसिस (d) व्यवहार (Behaviour) थैरेपी

273. **स्वलीनता (Autistic) के बच्चों के लिए सबसे उपयुक्त है**
(a) बड़े समूह की गतिविधि (Large group activity)
(b) उच्च ध्वनि संगीत (Loud cheerful music)
(c) छोटे समूह की गतिविधियाँ (Individual with small group)
(d) उनके स्वयं के उत्प्रेरक कार्य (Their own self-stimulating acts)

274. **निम्न में से कौन-से पदार्थ के सेवन से शारीरिक एवं मनोवैज्ञानिक निर्भरता (Dependence) होने की सम्भावना सर्वाधिक रहती है?**
(a) शराब (Alcohol) (b) ओपिऑइड्स (Opioids)
(c) केनाबिस (Cannabis) (d) निकोटिन (Nicotin)

275. **एल्प्राजोलम (Alprazolam) है एक**
(a) एण्टीसाइकोटिक दवा (b) एण्टीमेनिक दवा
(c) दर्द निवारक दवा (d) बेन्जोडायजीपीन्स

276. **समूह थैरेपी (Group therapy) उनकी सर्वाधिक मदद करती है**
(a) जो भावनात्मक रूप से अस्वस्थ हैं
(b) जो दूसरों पर निर्भर हैं
(c) जो यह महसूस करते हैं कि उन्हें कोई समस्या है
(d) जिन्हें सुनने वाला कोई नहीं है

277. **ECT के लिए दी जाने वाली औषधियों का सही क्रम (Sequence) है**
(a) एट्रोपीन-थियोपेन्टोन/मीथोहेक्सीटोल-सक्सिनाइलकोलीन (Atropine-thiopentone/methohexitol-succinylcholine)
(b) सक्सिनाइलकोलीन-एट्रोपीन-थिमोपेन्टोन/ मीथोहेक्सीटोल (Succinylcholine-atropine-thiopentone/ methohexitol)
(c) एट्राक्यूरियम-सक्सिनाइलकोलीन-एट्रोपिन (Atracurium-succinylcholine-atropine)
(d) एट्रोपिन-सक्सिनाइलकोलीन-थियोपेन्टोन/ मीथोहेक्सीटॉल (Atropine-succinylcholine-thiopentone /methohexitol)

278. **स्वयं सहायता समूह, जैसे-एल्कोहॉलिक अज्ञानता (Alcoholic anonymous) सफल है, क्योंकि ये रोगी की ...... की आवश्यकता की पूर्ति करते हैं**
(a) वृद्धि (b) सम्बन्धित होने
(c) विश्वास करने (d) आत्मनिर्भर होने

279. **ADHD के उपचार में कौन-सी औषधि मुख्यतया उपयोग में ली जाती है?**
(a) लोराजेपाम (Lorazepam)
(b) हैलोपेरिडोल (Haloperidol)
(c) मीथाइलफिनीडेट (Methylphenidate)
(d) मीथोकार्बामोल (Methocarbamol)

280. **रोगी के डोपामिन का स्तर बढ़ना कौन-सा रोग उत्पन्न कर सकता है?**
(a) सिजोफ्रेनिया (b) डिप्रेशन (c) OCD (d) BPAD

281. **चिकित्सक द्वारा कौन-सी दवाई ऑब्सेशन (Obsession) को दूर करने के लिए दी जाती है?**
(a) फ्लूवोक्सामिन (b) बेन्जोट्रोपिन
(c) एमान्टाडिन (d) डाईफेनहाइड्रामिन

245. (d)	246. (b)	247. (c)	248. (a)	249. (d)	250. (a)	251. (d)	252. (b)	253. (a)	254. (b)
255. (c)	256. (c)	257. (b)	258. (a)	259. (a)	260. (d)	261. (b)	262. (d)	263. (b)	264. (d)
265. (b)	266. (c)	267. (b)	268. (b)	269. (d)	270. (d)	271. (c)	272. (b)	273. (d)	274. (b)
275. (d)	276. (d)	277. (a)	278. (b)	279. (c)	280. (a)	281. (a)			

282. प्रकाश के प्रति संवेदनशीलता किस दवाई का दुष्प्रभाव है?
(a) सट्रेलिन
(b) लिथियम कार्बोनेट
(c) मेथेलफिनिडेट हाइड्रोक्लोराइड
(d) क्लोरोप्रोमेजिन हाइड्रोक्लोराइड

283. **डाइसल्फिराम थैरेपी** (Disulfiram therapy) **निम्न में से किस में दी जाती है?**
(a) शराब इन्टॉक्सिकेशन (Alcohol intoxication)
(b) तीव्र अफीम उन्मत्तता (Intoxication)
(c) शराब पर निर्भरता (Alcohol dependency)
(d) भाँग पर निर्भरता

284. MAOI **थैरेपी के कौन-सा खाद्य पदार्थ रोगी को नहीं दिया जाना चाहिए?**
(a) केला (b) रेड वाइन
(c) दूध (d) दाल

285. **लिथियम का सही चिकित्सकीय सीरम स्तर है**
(a) 0.5-1.2 mEq/L (b) 0.8-1.2 mEq/L
(c) 0.9-1.2 mEq/L (d) 1-1.2 mEq/L

286. **निम्न में से कौन-सा ड्रग ऑफ चॉइस** (Drug of choice) **है, जो एक्स्ट्रा पिरामिडल सिम्पटम** (Extra pyramidal symptom) **में दी जाती है?**
(a) नॉर-एड्रिनेलीन (b) बेन्जोट्रोपिन
(c) कार्बामाजेपिन (d) हैलोपेरिडोल

287. **आपदा के पश्चात् परिवार के सदस्यों को** PTSD **के लिए स्क्रीनिंग करना किस प्रकार की रोकथाम है?**
(a) मौलिक-घटना पूर्व (Primordial)
(b) प्राथमिक (Primary)
(c) द्वितीयक (Secondary)
(d) तृतीयक (Tertiary)

288. **निम्न में से कौन-सी औषधि** ECT **से तुरन्त पहले दी जानी चाहिए?**
(a) थिओपेन्टल सोडियम (Thiopental sodium)
(b) सक्सिनाइलकोलिन (Succinylcholine)
(c) मेथोहेक्सिटल सोडियम (Methohexital sodium)
(d) उपरोक्त सभी

289. **रेसपेरिडोन** (Risperidone) **का लाभ है**
(a) कोलिनार्जिक का अधिक प्रभाव है
(b) एक्सट्रापिरामिडल प्रभाव की घटना कम होती है
(c) इसके कारण नशा बढ़िया एवं नींद अच्छी आती है
(d) इसके कारण कोई न्यूरोलेप्टिक मैलिगनेन्ट सिण्ड्रोम नहीं देखा गया है

290. **इमिप्रेमिन** (Imipramine) **के सन्दर्भ में निम्न में कौन-सी स्वास्थ्य शिक्षा** (Health education) **दी जानी चाहिए?**
(a) इसके कारण मुख गुहा शुष्क (Dry mouth) हो सकती है
(b) इसके कारण पेशाब आना कम हो सकता है
(c) इसको अचानक नहीं छोड़ना चाहिए
(d) उपरोक्त सभी

291. **माता द्वारा प्रसव पूर्वकाल** (Antental period) **में लिथियम दवा लेने से नवजात** (Newborn) **में कौन-सी विकृति** (Malformation) **देखी जा सकती है?**
(a) न्यूरल ट्यूब डिफेक्ट (Neural tube defects)
(b) हृदय विकृति (Cardia malformation)
(c) इसोफेजियल एट्रेसिया (Esophageal atresia)
(d) विकृत होंठ (Cleft clip)

292. **एक रोगी जिसके एक हफ्ते पूर्व ही एण्टीसाइकोटिक दवा शुरू की गई है एवं उसे पार्किन्सोनिज्म** (Parkinsonism) **विकसित हो गया है। पार्किन्सोनिज्म के उपचार हेतु निम्न में से कौन-सी दवा का उपयोग करना चाहिए?**
(a) एण्टीकोलिनर्जिक
(b) एण्टीडिप्रेशेन्ट (Antidepressants)
(c) अवर्गीकृत (Atypical) एन्टीसाइकोटिक
(d) मूड स्थिर (Mood stabilise)

293. MMSE **का पूरा नाम है।**
(a) मल्टी मेमोरी स्टेट स्टेटस एक्जामिनेशन
(b) मल्टीपल मेन्टल स्ट्रेटा इवाल्यूएशन
(c) मिनी मेन्टल स्टेटस एक्जामिनेशन
(d) मेटा मेन्टल स्टेटस एक्जामिनेशन

294. **मदिरा छोड़ने पर कई बार कई लक्षण जैसे-कम्पन्न, उच्च दाब, आदि देखने को मिलते हैं। इसको रोकने के लिए सबसे उपयुक्त दवा है**
(a) डाइसल्फिराम (b) लोराजेपाम
(c) क्लोक्सिलिन (d) बेनजोट्रोपिन

295. **बेन्जोडाइजीपीन** (Benzodiazepine) **का एण्टीडोट है**
(a) लिथियम (b) मेथाडोन
(c) फ्लूमेजेनिल (d) क्लोरोप्रोमाजिन

296. **निम्न में से कौन-से लक्षण** PTSD **एवं अन्य एन्जाइटी** (Anxiety) **विकार को विभक्त** (Differentiate) **करते हैं?**
(a) तनाव (Stress) उत्पन्न करने वाली समान परिस्थितियों में रोगी को दूर रखना
(b) अवसादित एवं बेरुखी भावना होना जब उन दुखद परिस्थितियों की बात करते हैं
(c) परिवार एवं अन्य लोगों में रुचि नहीं होना
(d) तीव्र भावनात्मक और शारीरिक प्रतिक्रियाओं के साथ आघात की यादें वापस लाना

297. **इमिप्रेमिन** (Imipramine) **इन्जेक्शन देने के दौरान कौन-सी नर्सिंग देखभाल की जानी आवश्यक है?**
(a) रोगी की बार्बिट्यूरेट अथवा स्टेरॉइड इस दवा के साथ नहीं दिए जाने चाहिए
(b) रोगी को पनीर, किण्वन उत्पाद एवं चिकन लिवर खाने से रोकना चाहिए
(c) बढ़ती सहनशीलता के लिए रोगी का अवलोकन करें ताकि खुराक बनायी जा सके
(d) रोगी के इन्ट्राऑकुलर दबाव की जाँच की जानी चाहिए एवं मोतियाबिन्द के लक्षणों के लिए सतर्क रहना चाहिए

298. **एक्स्ट्रापिरामिड सिम्पटम्स** (Extra pyramidal symptoms) **किन दवाइयों का दुष्प्रभाव** (Side effect) **है?**
(a) एण्टीसाइकोटिक (Antipsychotic)
(b) एण्टीएन्जाइटीक ड्रग्स (Anti anxiety drugs)
(c) एण्टीडिप्रेसेन्ट (Antidepressant)
(d) एण्टीमलेरियल ड्रग्स (Antimalarial drugs)

299. **मनोविदलता सिजोफ्रेनिया का रोगी बताए अनुसार दवाइयाँ नहीं ले रहा है। इस अवस्था में नर्स द्वारा कौन-सा इन्जेक्शन** (IM) **सप्ताह में** 2-3 **बार दिया जाना चाहिए?**
(a) हेल्डॉल (Halodol)
(b) वेलियम (Valium)
(c) लिथियम कार्बोनेट (Lithium carbonate)
(d) प्रोलिक्सिन डिकानोट (Prolixin decanote)

300. **न्यूरोलेप्टिक औषधियों का सबसे सामान्य उपचार योग्य दुष्प्रभाव है**
(a) पीलिया (Jaundice)
(b) मिलेनोसाइटोसिस (Melanocytosis)
(c) ड्रपिंग आँख की पलकें (Dropping eyelids)
(d) अनइन्टेशनल ट्रेमर (Unintentional tremors)

301. **एक रोगी जोकि** ECT **थैरेपी ले रहा है ऐसे रोगी के नर्सिंग क्रियान्वयन** (Intervention) **के लिए नर्स को निम्न में से कौन-सा क्रियान्वयन करना चाहिए?**
(a) टायरेमिन मुक्त भोजन (Tyramine free meals)
(b) सूर्य की रोशनी में जाने की मनाही (Avoidance of exposure to sun)
(c) सोडियम लेने की सुरक्षा का रख-रखाव (Maintenance of a safety sodium intake)
(d) बेन्जोडायजीपीन का रात्रि सेडेशन के लिए निष्कासन (Elimination of benzodiazepine for right time sedation)

302. ECT **का सबसे सामान्य विपरीत प्रभाव** (Side effect) **है**
(a) स्थायी स्मृति विलोप (Permanent memory loss)
(b) अस्थायी स्मृति विलोप (Temporary memory loss)
(c) क्रेनियल अस्थि का फ्रेक्चर (Fracture of cranial bone)
(d) MI और हृदयावरोध (Cardiac arrest)

303. **निम्न में से कौन-सी थैरेपी सीखने की थ्योरी** (Learning theory) **पर आधारित है?**
(a) समूह उपचार थैरेपी
(b) व्यवहारात्मक उपचार थैरेपी
(c) थैराप्यूटिक कम्युनिटी
(d) मनोरंजन उपचार थैरेपी

304. **लिथियम थैरेपी ले रहे व्यक्ति के लिए नर्स द्वारा किया जाने वाला कौन-सा क्रियान्वयन** (Intervention) **महत्त्वपूर्ण है?**
(a) सोडियम लेना बन्द करना
(b) रोगी के मूत्र का विशिष्ट गुरुत्वाकर्षण
(c) रोगी के रुधिर में औषधि का स्तर
(d) अन्य सभी दवाइयों को रोक देना

305. **रोगी मोनोअमिन ऑक्सीडेस** (Monoamine oxidase) **पर है एवं वह प्रतिबन्धित डाइट** (Restricted diet) **का पालन नहीं कर पाता है, तो इसके विपरीत प्रभाव होंगे**
(a) ओक्सीपिटल सिरदर्द
(b) सामान्य यूर्टिकेरियल
(c) तीव्र माँसपेशीय ऐंठन
(d) रुधिर दाब का अचानक गिर जाना

306. **बुखारी दौरों** (Febrile seizure) **का उत्तम रोकथामात्मक** (Prophylaxis) **उपचार है**
(a) एसेटामिनोफेन (Acetaminophen)
(b) फिनिटॉइन (Phenytoin)
(c) डायजेपाम (Diazepam)
(d) फिनोबार्बिटॉन (Phenobarbitone)

307. **न्यूरोलेप्टिक** (Neuroleptic) **दवाइयों का उपयोग किया जाता है**
(a) साइकोसिस (Psychosis)
(b) डिप्रेशन (Depression)
(c) अति क्रियाशीलता (Execessive activity)
(d) मादक द्रव्य आहरण (Narcotic withdrawal)

308. **टॉरेट्स विकार** (Tourette's disorder) **में सबसे उपर्युक्त दवा है**
(a) क्लोरमफेनिकॉल (Chloramphenicol)
(b) मिथाइलफेनिडेट (Methylphenidate)
(c) हैलिपेरिडोल (Haloperidol)
(d) उसकी पत्नी में विश्वास (Faith in his wife)

309. ADHD **के रोगी के लिए कौन-सा औषधि समूह उपयुक्त है?**
(a) बेन्जोडाइजीपीन (Benzodiazepine)
(b) केन्द्रीय तन्त्रिका तन्त्र उत्तेजक (CNS stimulant)
(c) एण्टीसाइकोटिकस (Antipsychotics)
(d) एण्टीकन्वलसेन्ट (Anticonvulsant)

310. **निम्न में से कौन** ADHD **रोग के उपचार में उपयोग में नहीं लिया जाता है?**
(a) एम्फेटामिन (Amphetamine)
(b) एण्टीडिप्रेसेन्टस (Antidepressant)
(c) बेन्जोडाइजीपीन (Benzodiazepine)
(d) मिथाइफेनिडेट (Methylphenidate)

311. **आदतन शराबी** (Alcoholism) **के लिए निम्न में से सबसे उपयुक्त उपचार है**
(a) ग्रुप थैरेपी (Group therapy)
(b) डाइसल्फिराम थैरेपी (Disulfiram theraphy)
(c) सम्पूर्ण परहेज (Total abstinence)
(d) क्लोरोप्रोमाजिन (Chloropromazine)

282. (d)	283. (c)	284. (b)	285. (b)	286. (b)	287. (c)	288. (d)	289. (b)	290. (d)	291. (b)
292. (a)	293. (c)	294. (b)	295. (c)	296. (d)	297. (d)	298. (a)	299. (d)	300. (d)	301. (d)
302. (b)	303. (b)	304. (c)	305. (a)	306. (d)	307. (a)	308. (c)	309. (b)	310. (c)	311. (c)

312. **डाइसल्फिराम** (Disulfiram) **थैरेपी किस प्रकार की व्यावहारिक थैरेपी है?**
(a) क्रमिक असंवेदनशीलता (b) अति संवेदनशीलता
(c) टोकन इकोनॉमी (d) बाढ़ के समान

313. ECT **के दौरान कितनी धारा इलेक्ट्रोड द्वारा प्रवाहित की जाती है?**
(a) 50-100 mA
(b) 1200-3000 mA
(c) 200-1200 mA
(d) 3000-4000 mA

314. **निम्न में से कौन-सी जानकारी नर्स के लिए आवश्यक है, जिससे कि वह रोगी को कामकाज के पूर्व संकट स्तर** (Pre-crisis level) **में वापस ला सके?**
(a) रोगी के साथ घटित घटना की पूर्ण जानकारी
(b) परिवार का पूर्ण सहयोग
(c) सामाजिक सहयोग तन्त्र
(d) व्यक्ति की व्यक्तिगत सामर्थ्य

315. **निम्न में से कौन-सा पेय पदार्थ शराब छोड़ने वाले** (Alcohol withdrawal) **व्यक्ति को नहीं दिया जाना चाहिए?**
(a) दूध (Milk)
(b) नियमित कॉफी (Regular coffee)
(c) फलों का रस (Fruit juice)
(d) उपरोक्त में से कोई नहीं

316. **निम्न में से कौन-सा कथन संकटकाल को प्रकट करता है?**
(a) संकटकाल सभी व्यक्तियों में देखने को मिलता है एवं इसकी व्याख्या साइकोपैथोलॉजी से नहीं की जा सकती है
(b) विशिष्ट पहचाने जाने योग्य घटना से संकट बढ़ाता है
(c) संकटकाल एक व्यक्तिगत प्रकृति है जोकि अलग-अलग व्यक्ति में अलग प्रकार से देखी जा सकती है
(d) उपरोक्त सभी

317. **स्वयं सहायता समूह** (Self-help group) **का उद्देश्य है**
(a) सहायता करना (Support)
(b) सामना करना (Confrontation)
(c) साइकोथैरेपी (Psychotherapy)
(d) स्वयं जागरुकता (Self-awareness)

318. **'आपको इकाई नियमों का पालन करना होगा और समुदाय की बैठक में भाग लेना होगा' नर्स का इस प्रकार का कथन निम्न में से किस थ्योरी** (Theory) **को प्रदर्शित करता है?**
(a) संकट सिद्धान्त (Crisis theory)
(b) वातावरण सिद्धान्त (Milieu theory)
(c) परिवार तन्त्र सिद्धान्त (Family system theory)
(d) जीव वैज्ञानिक सिद्धान्त (Biological theory)

319. **निम्न में से कौन-सी गतिविधि नाटकीय व्यक्तित्व विकार** (Histrionic personality disorder) **रोगी की लिए उपयुक्त है?**
(a) व्यवहारिक थैरेपी (Behaviour therapy)
(b) अभिनय (Role play)
(c) मरीज पृथक्करण (Isolate the client)
(d) थैराप्यूटिक कम्युनिटी (Therapeutic community)

320. **मनोचिकित्सक नर्स को निर्देश देता है कि रोगी को रेस्ट्रेन्टस** PNR (Restraints PRN) **पर रखना है, जिसका अर्थ नर्स को लगाना चाहिए कि**
(a) यदि रोगी अनियन्त्रित गतिविधि करता है, तो उसे रेस्ट्रेन्टस (Restraint) कर नियन्त्रित करना
(b) नर्स को चिकित्सक से पूछना चाहिए कि किस प्रकार का रेस्ट्रेन्टस (Restraint) उपयोग करें
(c) सुनिश्चित करें कि सभी कर्मचारी रेस्ट्रेन्टस (Restraints) के बारे में जानते हैं
(d) यह पहचान लें कि PRN ऑर्डर रोकथाम के लिए वैध नहीं है

321. **थिऑरिडेजिन (मेलेरिल)** (Thioridazine (Mallaril)) **की उच्च डोज देने से निम्न में से क्या घटित होगा?**
(a) पुतली का सिकुड़ना या फैलना (Widened or narrowed pupils)
(b) फुली हुई नाक (Stuffed nose)
(c) रेटिना का रंजित होना (Retinal pigmentation)
(d) उपरोक्त सभी

322. **एण्टीसाइकोटिक औषधियों का दुष्प्रभाव एक्स्ट्रापिरामिडल लक्षण है। इसमें निम्न में से कौन-सा लक्षण प्रदर्शित होता है?**
(a) डिस्टोनिया (b) पार्किन्ससोनिज्म
(c) टार्डिव डिसकिनेसिया (d) ये सभी

323. **डर के अधिग्रहण का सर्वोत्तम वर्णन निम्न में से किस प्रारूप द्वारा किया जा सकता है?**
(a) व्यावहारिक प्रारूप (Behavioural model)
(b) टेट्राड प्रारूप (Tetrad model)
(c) पारस्परिक मॉडल (Interpersonal model)
(d) पर्यावरण मॉडल (Environmental model)

324. **निम्न में से कौन-सी अवसाद प्रतिरोधी** (Antidepressant) **दवा नहीं हैं?**
(a) ट्राइसाक्लिक एण्टी डिप्रेसेन्ट (Tricyclic antidepressant)
(b) मोनोएमीन ऑक्सीडेज इन्हीबिटर्स (Monoamine oxidase inhibitors or MAOIs)
(c) सलेक्टिव सिरोटोनिन रिअपटेक इन्हीबिटर्स (Selective Serotonin Reuptake Inhibitors or SSRIs)
(d) थाइजाइड्स (Thiazides)

325. **मनोरोगी का विरोध/विद्रोह किस प्रकार न्यून किया जा सकता है?**
(a) रोगी से उसकी समस्या के विषय में बात करना
(b) रोगी से अनावश्यक वार्तालाप को कम करना
(c) रोगी को साइकोथैरेपी देना
(d) रोगी के परिजनों को रोगी से वार्तालाप के लिए प्रोत्साहित करना

326. **एक रोगी जिसके एण्टीसाइकोटिक थैरेपी चल रही है, उसमें कुछ असामान्यता दिखाई देती है; जैसे-माँसपेशीय अकड़न** (Muscle rigidity), **उच्च बुखार** (High fever), **हृदयगति बढ़ना, रुधिर दाब में अस्थिरता** (Fluctuation), **पसीना आना एवं तीव्र मानसिक स्तर में बदलाव जोकि बेहोशी एवं कोमा तक जा सकता है। इस प्रकार के लक्षण प्रदर्शित करते हैं**
(a) एक्सट्रा पिरामिडल लक्षण (Extra pyramidal symptoms)
(b) ऑक्यूलोगिरिक क्राइसिस (Oculogyric crisis)
(c) टारडाइव डिस्काइनेसिया (Tardive dyskinesia)
(d) न्यूरोलेप्टिक मेलिग्नेन्ट सिण्ड्रोम (Neuroleptic malignant syndrome)

327. **निम्न में से कौन-सा लक्षण रोगी द्वारा हेरोइन** (Heroine) **छोड़ने के बाद दिखाई पड़ता है?**

(i) डाइस्फोरिक मूड (Dysphoric mood)
(ii) आँसू आना (Lacrimation)
(iii) उल्टी और दस्त (Vomiting and diarrhoea)
(iv) माँसपेशीय ऐंठन (Muscle cramps)

(a) (i), (ii), (iii) (b) (i), (ii), (iv)
(c) (i), (iii), (iv) (d) (ii), (iii), (iv)

328. ECT **थैरेपी** (Therapy) **देने से पहले रोगी को एट्रोपिन इन्जेक्शन क्यों दिया जाता है?**

(a) नींद लाने के लिए
(b) शरीर के स्रावों को कम करने के लिए
(c) दर्द कम करने के लिए
(d) रोगी को माँसपेशीय शिथिलन देने के लिए

329. **रोगी** ECT **करते हुए धनात्मक दाब विधि द्वारा ऑक्सीजन ले रहा है। नर्स को यह जानना जरुरी है कि रोगी को धनात्मक दाब वेन्टीलेशन की आवश्यकता क्यों है?**

(a) दौरों की क्रिया श्वसन द्वारा कम की जा सकती है
(b) कम ऑक्सीजन रोगी के मस्तिष्क को भ्रान्ति एवं आत्म विस्मृति (स्वयं को भूल जाना)
(c) ECT क्रिया में रोगी को निश्चेतक (Anesthesia) दिया जाता है
(d) प्रक्रिया के दौरान रोगी को सक्सिनिलकोलिन दिया जाता है जोकि श्वसन अवसाद (Respiration depression) उत्पन्न कर सकता है

330. ECT **का पूरा नाम है**

(a) इलेक्ट्रो कार्डियो थैरेपी (Electro cardio therapy)
(b) इलेक्ट्रो सेरेब्रो थैरेपी (Electro cerebro therapy)
(c) इलेक्ट्रो कन्वलसिव थैरेपी (Elecro convulsive therapy)
(d) इलेक्ट्रो सेरेब्रल थैरेपी (Electron cerebral therapy)

331. **निम्न में से कौन-सी एक एण्टीडिप्रेसेन्ट** (Antidepressant) **दवा नहीं है?**

(a) सोडियम वेल्प्रोएट (b) क्लोमिप्रामीन
(c) फ्लोक्सेटिन (d) सेरट्रालीन

332. **रिस्पेरिडोन** (Risperidone) **है, एक**

(a) एटिपिकल एण्टीडिप्रेसेन्ट (b) एटिपिकल एण्टीसाइकोटिक
(c) बेन्जोडायजीपीन्स (d) मोड स्टेबिलाइजर

333. **निम्न में से कौन-सी दवाइयाँ ऑक्यूलोगिरिक क्राइसिस** (Oculogyric crisis) **उत्पन्न कर सकती है?**

(a) एण्टीन्यूरोटिक (b) एण्टीसाइकोटिक
(c) एण्टीडिप्रेसेन्ट (d) एण्टीमेनिक

334. **अकार्बनिक एन्कोरोपसिस** (Inorganic encopresis) **के उपचार में शामिल है**

(a) टॉयलेट ट्रेनिंग (b) स्वस्थ पारिवारिक वातावरण
(c) व्यवहार थैरेपी (d) ये सभी

335. **शारीरिक निर्भरता** (Physical dependence) **उत्पन्न करने के बढ़ते हुए क्रम के हिसाब से विभिन्न साइकोएक्टिव पदार्थों का सही क्रम है**

(a) ओपोइड → कोकेन → एल्कोहॉल → कैफीन
(b) कोकेन → निकोटिन → एल्कोहॉल → ओपोइड
(c) निकोटिन → एल्कोहॉल → कोकेन → ओपोइड
(d) एल्कोहॉल → ओपोइड → कोकेन → निकोटिन

336. **ट्राई-हेक्साइल फीनिडाइल** (Tri-Hexyl Phenidyl or THP) **है**

(a) एण्टीमेनिक दवा (b) दर्द निवारक (Analgesic) दवा
(c) एण्टीपार्किन्सोनियन दवा (d) बेन्जोडायजीपीन दवा

337. ECT **लगाने से पूर्व इलेक्ट्रॉड्स को नम करने के लिए कौन-सा सोल्यूशन** (Solution) **काम में लिया जाता है?**

(a) डिटॉल (b) बीटाडीन
(c) H_2O_2 (d) नॉर्मल सलाइन

338. ECT **लगाने से पहले रोगी के शरीर से सभी धात्विक पदार्थों को हटाने के पीछे क्या उद्देश्य है?**

(a) उन्हें खोने के बचाना
(b) उन्हें चोरी होने से बचाना
(c) बिजली के प्रवाह को अनचाहे स्थानों पर होने से बचाना
(d) ECT के करण्ट की मात्रा को कम करना

339. ECT **का सर्वप्रथम प्रयोग किसने किया था?**

(a) ब्ल्यूलर ने (b) फ्रायड ने
(c) सेरलेट्टी एवं बिनि ने (d) फ्रीडमान एवं एडविन ने

340. **सर्वप्रथम खोजी गई एण्टीसाइकोटिक** (Antipsycotic) **औषधि है**

(a) क्लोरप्रोमेजीन (b) हेलोपेरिडोल
(c) ओलेन्जापीन (d) रिस्पेरिडोन

341. **एक रोगी के द्विपक्षीय** ECT **लगाते समय इलेक्ट्रॉड्स कहाँ लगाए जाते हैं?**

(a) कान के ट्रेगस एवं आँख के बाहरी केन्थस को जोड़ने वाली रेखा के भाग से 2.5-4.0 सेमी नीचे
(b) कान के ट्रेगस एवं आँख के बाहरी केन्थस को जोड़ने वाली रेखा के मध्य बिन्दु से 2.5-4.0 सेमी ऊपर
(c) कान के ट्रेगस एवं ऑक्सीपुट के केन्द्र को जोड़ने वाली रेखा के मध्य बिन्दु पर
(d) कान के ट्रेगस के थोड़ा ऊपर

342. ECT **से पहले तन्त्रिका पेशीय अवरोधक एजेन्ट** (Neuromuscular blocking agent) **का दिया जाना उत्पन्न कर सकता है**

(a) शुष्क मुखगुहा (b) श्वसनीय अवसाद
(c) शारीरिक स्रावों की वृद्धि (d) दौरे आना

343. **माइकोट्रोपिक दवाइयों द्वारा एसिटाइलकोलीन** (Acetylcholine) **ग्राहियों** (Receptors) **की रुकावट उत्पन्न करती हैं?**

(a) दस्त (Diarrhoea) (b) सूखी मुखगुहा (Dry mouth)
(c) डिमेन्शिया (Dementia) (d) उल्टी (Vomiting)

312. (b)	*313.* (c)	*314.* (d)	*315.* (b)	*316.* (d)	*317.* (a)	*318.* (b)	*319.* (b)	*320.* (d)	*321.* (d)
322. (d)	*323.* (a)	*324.* (d)	*325.* (b)	*326.* (d)	*327.* (d)	*328.* (b)	*329.* (d)	*330.* (c)	*331.* (a)
332. (b)	*333.* (b)	*334.* (d)	*335.* (c)	*336.* (c)	*337.* (d)	*338.* (c)	*339.* (c)	*340.* (a)	*241.* (b)
342. (b)	*343.* (b)								

344. **निम्न में से कौन-सा हेरोइन** (Heroine) **एक रूप है?**
(a) तम्बाकू (Tobacco)
(b) अफीम (Poppy)
(c) धतुरा (Datura)
(d) केनाबिस (Cannabis)

345. **असामाजिक व्यक्तित्व** (Antisocial personality) **विकार से पीड़ित रोगी की देखभाल करते समय निम्न में से कौन-सा क्रियान्वयन** (Intervention) **उपयुक्त है?**
(a) रोगी को नजरअन्दाज करना
(b) रोगी की माँगों से सहमत होना
(c) रोगी से सीमित सम्पर्क रखना
(d) रोगी से मित्रवत होना

346. **निम्न में से कौन-सी नर्स-रोगी उपचारात्मक सम्बन्ध की बाधक है?**
(a) प्रतिबिम्ब (Reflection)
(b) स्थानान्तरण (Transference)
(c) सुनना (Listening)
(d) सहमति देना (Nodding)

347. **इन्ट्रेक्बल एनोरेक्सिया नर्वोसा से होता है**
(a) हृदय अतालता एवं हृदयाघात (Cardiac dysrhythmias and arrest)
(b) ग्लूकोस इनटोलेरेन्स जिसका परिणाम प्रोट्रेक्टेड हाइपोग्लाइसोमिया होता है
(c) अन्तःस्रावी असन्तुलन मासिक धर्म शीत (Amenorrhea) करता है
(d) उपापचय (Metabolism) में कमी के कारण ठण्ड की असहनशीलता होती है

348. **निम्न में से कौन-सा शारीरिक लक्षण, पेनिक अटैक** (Panic attack) **में देखा जा सकता है?**
(a) पसीना आना एवं घबराहट
(b) दौरे आना
(c) उल्टी
(d) असहजता

349. **तीव्र अवसाद से ग्रसित रोगी किस स्थान पर बैठ कर कार्य सही रूप से कर सकता है?**
(a) जहाँ किसी का सहारा मिले (Support from someone)
(b) नियमित स्थान-नियत कार्य (Routine activities)
(c) जहाँ कोई सहायता कर सके (Somebody to assist)
(d) विभिन्न क्रियाएँ (Varied activities)

350. **निम्न में से कौन-सा टूल** (Tool) **नर्स के संज्ञानात्मक कार्य** (Cognitive function) **को आंकलित** (Assess) **करने के उपयोग में लेती हैं?**
(a) इशिहारा पॉलीक्रोमेटिक प्लेट्स
(b) रोर्सचाक इंक ब्लॉट टैस्ट
(c) मिनी मेन्टल स्टेटस एक्जामिनेशन
(d) गोलबर्ग स्केल

351. **निम्न में से कौन-सा कार्य ECT लगाने से पहले रोगी को दी जाने वाली नर्सिंग देखभाल का हिस्सा नहीं है?**
(a) रोगी के सभी सौन्दर्य प्रसाधनों को हटाना
(b) कसे वस्त्रों को ढीला करना
(c) रोगी को अधिक तरल पदार्थ देना
(d) सभी धात्विक पदार्थों को हटाना

352. **एक साइकेट्रिक वार्ड में काम कर रही नर्स द्वारा रोगियों को दी जाने वाली नर्सिंग देखभाल में शामिल नहीं है**
(a) रोगी को शराब, तम्बाकू, सिगरेट, आदि से दूर रहने की सलाह देना
(b) रोगी को दवाइयों के दुष्प्रभाव की उपस्थिति के लिए सलाह करना
(c) रोगी को दवा देते समय पाँच सही नियमों का पालन करना
(d) यदि रोगी में मनोरोग के लक्षण खत्म हो गए हों, तो तुरन्त ही रोगी को दवाइयाँ देना बन्द कर देना

353. **एक रोगी, जोकि एण्टीडिप्रेसेन्ट औषधियाँ ले रहा है, को दी जाने वाली नर्सिंग देखभाल में शामिल नहीं है**
(a) रोगी को दवाइयाँ सोते समय लेने की सलाह देना
(b) रोगी को दवाइयाँ भूखे पेट लेने की सलाह दें, ताकि अवशोषण अच्छी तरह हो सके
(c) रोगी को दवाइयाँ भूखे पेट न दें अन्यथा उल्टी हो सकती है
(d) रोगी को अधिक पानी पीने से लिए कहें

354. **एक मनोरोगी को चोट से बचाने के लिए एक साइकेट्रिक नर्स के रूप में आप क्या कदम उठाएँगी?**
(a) रोगी को चिड़चिड़ा होने से बचाना
(b) रोगी के साथ वार्ड में तर्क-वितर्क नहीं करें
(c) प्रतिस्पर्धात्मक खेलों से रोगी को बचाना, क्योंकि इसने रोगी उग्र हो सकता है
(d) उपरोक्त सभी

355. **एक रोगी की आत्महत्या करने से रोकने के लिए एक साइकेट्रिक नर्स के रूप में आप क्या प्रयास करेंगी?**
(a) रोगी को अकेला नहीं रखना
(b) रोगी के पास कोई भी तीखे उपकरण जैसे कि चाकू, छुरी, आदि नहीं रखना
(c) रोगी की उसके आत्महत्या सम्बन्धी विचारों के बारे में बात करने के लिए प्रेरित करना
(d) उपरोक्त सभी

356. **सिजोफ्रेनिया से ग्रसित रोगी को दी जाने वाली नर्सिंग देखभाल में शामिल नहीं है**
(a) मनोचिकित्सक द्वारा लिखी गई दवाइयाँ पाँच सही नियमों का पालन करते हुए देना
(b) रोगी की आलोचना करना
(c) रोगी को उसकी बीमारी के बारे में बात करने के लिए प्रेरित करना
(d) रोगी की आलोचना नहीं करना

357. **जब नर्स रोगी के व्यवहार को असामान्य** (Abnormal) **मानती है, तो ऐसे समय कौन-सा कार्य सर्वप्रथम किया जाना चाहिए?**
(a) रोगी के व्यवहार को नजरअन्दाज करना
(b) रोगी के बाधित व्यवहार को इंगित करना
(c) भावानाओं पर ध्यान देना
(d) रोगी के सकारात्मक व्यवहार पर ध्यान देना

358. **नर्स मेनिया/उन्माद के रोगी की देखभाल कर रही है। इस दौरान उसका रोगी के प्रति व्यवहार** (Attitude) **होना चाहिए**
(a) सक्रिय मैत्री
(b) उल्लासपूर्ण
(c) निष्क्रिय मैत्री एवं दृढ़
(d) धमकाने वाला

359. निम्न में से कौन-सा नर्स के लिए रोगी के साथ प्रभावी संवाद के लिए पूर्वाश्यक है?
(a) रोगी के मानसिक रोगों की पैथोफिजिओलॉजी समझना
(b) स्थानान्तरण और काउण्टर स्थानान्तरण का उपयोग करना
(c) रोगी को समझने के लिए अपनी जागरुकता को एक साधन के रूप में उपयोग करना
(d) विभिन्न उपचार पद्धति का अच्छा ज्ञान रखना

360. एक नर्स के उपचार के दौरान रोगी के प्रति अपनी सकारात्मक या नकारात्मक भावनाएँ रखती है, इसे कहते हैं
(a) संवेदना (Empathy)
(b) प्रति-स्थानान्तरण (Counter-transference)
(c) सहानुभूति (Sympathy)
(d) स्थानान्तरण (Transference)

361. निम्न में से कौन-सा गैर-चिकित्सीय (Non-therapeutic) संवाद का उदाहरण है?
(a) अन्यायिक व्यवहार (Non-judgement attitude)
(b) शान्ति बनाए रखना (Silence)
(c) प्रतिबिम्बीकरण (Reflection)
(d) सूचित करना (Informing)

362. उन्माद की उच्चतम् अवस्था है
(a) एस्कटेसी (Esctasy)
(b) इलेशन (Elation)
(c) यूफोरिया (Euphoria)
(d) एक्सल्टेशन (Exaltation)

363. जब नर्स रोगी से बातचीत के दौरान पूछे की समय क्या हुआ, अभी तुम किस स्थान पर हो एवं तुम्हारे साथ जो परिजन (Parents) है वह कौन है, इस प्रकार के प्रश्नों द्वारा नर्स क्या आंकलित (Assess) करना चाहती है?
(a) स्मृति (Memory)
(b) अभिविन्यास (Orientation)
(c) विचारशीलता (Thought process)
(d) रोगी से बेहतर सहयोग के लिए

364. रोगी नर्स को बताता है कि TV पर जो समाचार बोल रहा है वह सिर्फ उसके सम्बन्ध में बात कर रहा है। नर्स इसे बताती है
(a) सन्दर्भ का डिलूजन (Delusion of reference)
(b) भव्यता का डिलूजन (Delusion of grandiosity)
(c) उत्पीड़न का डिलूजन (Delusion of persecution)
(d) बेवफाई का डिलूजन (Delusion of infidility)

365. निम्न में से कौन-सी प्रयोगशाला जाँच रोगी को करवानी चाहिए, जबकि रोगी डायवाल्प्रोक्स सोडियम (Divalproex sodium) औषधि BPAD ले रहा है?
(a) प्लेटलेट संख्या एवं रुधिरस्राव समय
(b) लिवर फंक्शन टेस्ट
(c) दोनों (a) एवं (b)
(d) रुधिर शर्करा

366. एल्कोहॉलिक-शराबी रोगी के पैरों में जलन एवं झनझनाहट हो रही है इसका कारण है
(a) पेरिफेरल न्यूरोपेथी
(b) वर्निक्स एनसिफेलोपेथी
(c) कोरसाकॉफस साइकोसिस
(d) सीजर्स

मानसिक स्वास्थ्य अधिनियम व वृद्धावस्था में देखभाल

367. द ओपियम एक्ट कब आया था?
(a) 1871 में (b) 1878 में
(c) 1898 में (d) 1903 में

368. मानसिक स्वास्थ्य अधिनियम, 1987 के दूसरे अध्याय में सम्मिलित है
(a) विभिन्न परिभाषाएँ
(b) मानसिक स्वास्थ्य अथोरिटीज की स्थापना के सम्बन्ध में सूचनाएँ
(c) मनोचिकित्सा केन्द्रों की स्थापना के सम्बन्ध में नियमावली
(d) मनोचिकित्सा केन्द्रों पर रोगियों की भर्ती सम्बन्धी प्रक्रियाओं के बारे में सूचनाएँ

369. मानसिक स्वास्थ्य अधिनियम, 1987 का कौन-सा अध्याय मानसिक रोगियों के मानवाधिकारों की सुरक्षा से सम्बन्धित किया गया है?
(a) छठा अध्याय
(b) सातवाँ अध्याय
(c) आठवाँ अध्याय
(d) दसवाँ अध्याय

370. मानसिक स्वास्थ्य अधिनियम, 1987 के चतुर्थ अध्याय में सम्मिलित किया गया है
(a) विभिन्न परिभाषाएँ
(b) मानसिक स्वास्थ्य अथोरिटीज की स्थापना के सम्बन्ध में सूचनाएँ
(c) मनोचिकित्सा केन्द्रों की स्थापना के सम्बन्ध में सूचनाएँ
(d) मनोचिकित्सा केन्द्रों पर रोगियों की भर्ती सम्बन्धी प्रक्रियाओं के बारे में सूचनाएँ

371. मानसिक स्वास्थ्य अधिनियम कब आया था?
(a) वर्ष 1947 में (b) वर्ष 1970 में
(c) वर्ष 1987 में (d) वर्ष 1998 में

372. मानसिक स्वास्थ्य अधिनियम के किस अध्याय में मानसिक रोगी को अस्पताल में छुट्टी सम्बन्धी नियम है?
(a) अध्याय-5 (b) अध्याय-6
(c) अध्याय-7 (d) अध्याय-8

373. निम्नलिखित में से कौन-सा नियम मनोचिकित्सा के क्षेत्र में काम करने वाले चिकित्सकों एवं नर्सों की नीति संहिता में नहीं है?
(a) इन्हें अपने प्रोफेशन का उच्च स्तर बनाए रखना चाहिए
(b) इनका प्रमुख लक्ष्य होता है-रोगियों की भलाई
(c) रोगी सम्बन्धी सभी दस्तावेजों को गोपनीय रखना
(d) व्यक्तिगत लाभ को रोगी के लाभ पर प्राथमिकता देना

374. भारतीय ल्यूनेटिक (Lunatic) अधिनियम बनाया गया।
(a) 1908 (b) 1912
(c) 1918 (d) 1921

375. इनमें से कौन–सा विकल्प वृद्धों के देखभाल हेतु समूह को नहीं दर्शाता है?
(a) सहायतापूर्ण जीवन-यापन
(b) नर्सिंग होम देखभाल
(c) होस्पाइस देखभाल
(d) लघु अवधि की देखभाल

376. सामाजिक देखभाल (Social care) के अन्तर्गत उन वृद्धों की देखभाल होती है
(a) जो चल फिर नहीं सकते
(b) जिनके सगे-सम्बन्धी नहीं होते
(c) जो मूक-बधिर होते हैं
(d) जो सिजोफ्रेनिया या एल्जाइमर रोग से ग्रस्त होते हैं

377. निम्नलिखित में से किन उपकरणों की सहायता से वृद्धों को गतिमान बनाए रखने में सहायता मिलती है?
(a) व्हील चेयर (b) वाकर
(c) स्टीक (d) ये सभी

378. किस आयुवर्ग के व्यक्तियों को सीनियर सिटिजन के रूप में जाना जाता है?
(a) 60 वर्ष (b) 65 वर्ष
(c) 70 वर्ष (d) 75 वर्ष

379. साठ वर्ष से अधिक आयु के मनोरोगियों को .... में भर्ती किया जाता है।
(a) सामान्य वार्ड
(b) शल्य क्रिया वार्ड
(c) गेरिएट्रिक केयर सेन्टर (Geriatric care centre)
(d) ऑरफेन केयर सेन्टर (Orphan care centre)

344. (b)	**345.** (b)	**346.** (b)	**347.** (a)	**348.** (a)	**349.** (b)	**350.** (c)	**351.** (c)	**352.** (d)	**353.** (b)
354. (d)	**355.** (d)	**356.** (b)	**357.** (b)	**358.** (b)	**359.** (b)	**360.** (b)	**361.** (d)	**362.** (a)	**363.** (b)
364. (a)	**365.** (c)	**366.** (a)	**367.** (b)	**368.** (b)	**369.** (c)	**370.** (d)	**371.** (c)	**372.** (a)	**373.** (d)
374. (b)	**375.** (c)	**376.** (b)	**377.** (d)	**378.** (a)	**379.** (c)				

नर्सिंग एग्जाम गैलरी

1. **चिंता विकार ग्रस्त व्यक्ति में निम्नलिखित सभी लक्षण होंगे, सिवाय कि** ***(UPNHM Staff Nurse 2021)***
(a) बढ़ी हुई हृदय गति (Increased heart rate)
(b) तेजी से सांस लेना (Rapid breathing)
(c) नींद में वृद्धि (Increased sleep)
(d) बैचेनी (Restlessness)

2. **एक अवस्था जिसमें व्यक्ति की भावनाएँ मजबूत होती हैं और वह अनियंत्रित तरीके से व्यवहार करता है, उसे कहा जाता है** ***(UPNHM Staff Nurse 2021)***
(a) तनाव (Tension) (b) हिस्टीरिया (Hysteria)
(c) कोरिया (Chorea) (d) ये सभी

3. **बंद जगहों के डर को निम्न कहा जाता है** ***(UPNHM Staff Nurse 2021)***
(a) एक्रोफोबिया (Acrophobia)
(b) क्लेस्ट्रोफोबिया (Claustrophobia)
(c) अरैक्नोफोबिया (Arachnophobia)
(d) ऑटोफोबिया (Autophobia)

4. **हिस्टीरिया** (Hysteria) **के संकेतों और लक्षणों में निम्नलिखित सभी शामिल हैं, सिवाय** ***(UPNHM Staff Nurse 2021)***
(a) चिंता (Anxiety)
(b) बेहोशी (Fainting)
(c) जब्ती जैसी हलचल (Seizure like movements)
(d) उचित विचार और निर्णय लेना (Appropriate thinking and decision making)

5. **5 वर्ष का बच्चा अस्पताल में भर्ती है क्रोध और अपराधबोध प्रदर्शित करते माता-पिता के लिए सर्वोत्तम नर्सिंग क्रिया है** ***(MPNHM CHO 2021)***
(a) व्यक्तिगत उदाहरण दें, जो उनकी स्थिति के समान हों
(b) उनका ध्यान किसी कम कष्टदायक चीज की ओर लगाएँ
(c) अत्यधिक चिंता और अपराधबोध के खतरों की व्याख्या करें
(d) उनकी भावनात्मक प्रतिक्रियाओं का अनुमान लगाएँ और उनको स्वीकार करें

6. **अत्यधिक निद्रा** (Excessive sleepness) **को कहा जाता है** ***(NHM Contractual Staff Nurse 2021)***
(a) अनिद्रा (Insomnia)
(b) नार्कोलेप्सी (Narcolepsy)
(c) निद्राभ्रमण (Somnambulism)
(d) उपरोक्त से कोई नहीं

7. **एक रोगी को अनिद्रा होने का निदान किया जाता है। अनिद्रा शब्द का अर्थ है** ***(UPNHM Staff Nurse 2021)***
(a) सोचने में असमर्थता (Inability to think)
(b) चलने-फिरने में असमर्थता (Inability to move)
(c) खाने में असमर्थता (Inability to eat)
(d) सोने में असमर्थता (Inability to sleep)

8. **दुश्चिन्ता** (Anxiety) **में मनोगतिक क्रिया** (Psychomotor activity) **में क्या परिवर्तन आता है?** ***(AIIMS Rishikesh Nsg. 2019)***
(a) क्रियाशीलता (Activity) बढ़ जाती है
(b) क्रियाशीलता घट जाती है
(c) भावनात्मक अस्थिरता बढ़ जाती है
(d) भावनात्मक अस्थिरता घट जाती है

9. **एक अनुभूति जोकि संवेदी उद्दीपक की उपस्थिति में होती है लेकिन गलत तरीके से अनुभूत होती है एवं गलत समझी जाती है, कहलाती है** ***(GMCH Chandigarh 2019)***
(a) हैलुसिनेशन (Hallucination)
(b) डिलूजन (Delusion)
(c) मिथ्याधारणा (Illusion)
(d) निओलोगिज्म (Neologism)

10. **निम्नलिखित में से कौन-सा संज्ञानात्मक अवसाद** (Cognitive triad of depression) **को व्यक्त करता है?** ***(GMCH Chandigarh 2019)***
(a) Helplessness, sleeplessness, worthlessness
(b) Thoughtlessness, worthlessness, sleeplessness
(c) Hopelessness, worthlessness, thoughtlessness
(d) Hopelessness, worthlessness, helplessness

11. **अल्जाइमर टाइप** (Alzheimer type) **के मनोभ्रंश** (Dementia) **के मरीज की देखभाल कर्ताओं को शिक्षित करते समय एक नर्स को किसके महत्त्व पर जोर देना चाहिए?** ***(GMCH Chandigarh 2019)***
(a) अधिक प्रेरक (b) पूर्वानुमान योग्य वातावरण
(c) सीमित गतिविधियाँ (d) स्वतन्त्र निर्णय लेना

12. **सिजोफ्रेनिया** (Schizophrenia) **का एक मरीज मनोवैज्ञानिक नर्स** (Psychiatric nurse) **द्वारा बोले गए शब्दों को दोहराता पाया जाता है। इस व्यवहार को नाम दिया जाएगा** ***(GMCH Chandigarh 2019)***
(a) इकोप्रैक्सिया (Echopraxia)
(b) निओलोगिज्म (Neologism)
(c) वर्ड सलाद (Word salad)
(d) शब्दानुकरण (Echolalia)

13. **एक 70 वर्षीय व्यक्ति को निम्नलिखित में से कौन-सी श्रेणी में रखा जाएगा?** ***(GMCH Chandigarh 2019)***
(a) आत्मीयता बनाम एकांत (Intimacy *Vs* Isolation)
(b) उदारता बनाम स्थिरता (Generativity *Vs* Stagnation)
(c) सत्यनिष्ठा बनाम नैराश्य (Integrity *Vs* Despair)
(d) लम्बी उम्र बनाम अपराध (Longevity *Vs* Guilt)

14. **सचेत जागरुकता से अस्वीकार्य विचार या अनुभूति की स्वैच्छिक अस्वीकृति कहलाती है** ***(ESIC Staff Nurse 2019)***
(a) उदातीकरण (Sublimation)
(b) प्रतिकात्मक (Symbolisation)
(c) शमन (Suppression)
(d) प्रतिस्थापन (Substitution)

15. **अनाकर्षक व्यक्ति ध्यान अपनी ओर खींचने के लिए महँगें स्टाइलिश कपड़े पसन्द करता है। यहाँ उद्धत हुई रक्षात्मक प्रतिक्रिया** (Defence mechanism) **है** ***(ESIC Staff Nurse 2019)***
(a) इनकार (Denial) (b) परिवर्तन (Conversion)
(c) पृथक्करण (Dissociation) (d) क्षतिपूर्ति (Compensation)

16. **मैस्लो के पदसोपान के अनुसार, स्वयं के साथ-साथ दूसरों द्वारा सुविचारित आवश्यकता है** ***(ESIC Staff Nurse 2019)***
(a) सिक्योरिटी तथा सेफ्टी नीड्स (b) सेल्फ स्टीम नीड्स
(c) साइकोलोजीकल नीड्स (d) सेल्फ-अवेयरनेस नीड्स

17. निम्नलिखित में से कौन-सा जोड़ा सिजोफ्रेनिया (Schizophrenia) का नकारात्मक लक्षण नहीं है? *(GMCH Chandigarh 2019)*
(a) इमोशनल फ्लेटनिंग एवं असोशयल्टी
(b) एन्हीडोनिया एवं अमोटिवेशन
(c) वाणी की दरिद्रता एवं एपेथी
(d) हैलुसिनेशन एवं बैजर व्यवहार

18. निम्नलिखित में से एक भावात्मक विकार (Affective disorder) है *(ESIC Staff Nurse 2019)*
(a) द्विध्रुवी विकार (Bipolar disorder)
(b) सोमेटोफोर्म विकार (Somatoform disorder)
(c) भयग्रस्त चिंता विकार (Phobic anxiety disorder)
(d) सिजोफ्रेनिया (Schizophrenia)

19. द्विध्रुवी विकार (Bipolar disorder) का उपचार निम्नलिखित दवाइयों द्वारा किया जाता है, सिवाय *(ESIC Staff Nurse 2019)*
(a) कार्बमजेपीन (Carbamazepine)
(b) लिथियम (Lithium)
(c) एम्फेटेमिन (Amphetamine)
(d) वेल्प्रोइक एसिड (Valproic acid)

20. निम्नलिखित कैटाटोनिक सिजोफ्रेनिया (Catatonic schizophrenia) में पाए जाने वाले लक्षण हैं, सिवाय *(ESIC Staff Nurse 2019)*
(a) अव्यवस्थित व्यवहार व वाणी
(b) वैक्सी फ्लेक्सीबिलिटि के साथ स्टीरियोटाइप स्थिति
(c) म्यूटिज्म (Mutism) की अचानक उत्पत्ति
(d) आवेश एवं विस्फोटक व्यवहार के खतरनाक दौर

21. पुनरावर्ती, अनियन्त्रित विचार एवं क्रिया (जैसे- rituals, rigidity, inflexibility) को कहते हैं *(ESIC Staff Nurse 2019)*
(a) कर्मकांडी व्यवहार (Ritualistic behaviour)
(b) फोबिया
(c) आशंका (Apprehension)
(d) ऑब्सेसिव कम्पल्सिव डिसऑर्डर

22. अवसाद वाले मरीज द्वारा अनुभव किया गया सबसे महत्त्वपूर्ण लक्षण है *(ESIC Staff Nurse 2019)*
(a) उदास मनोदशा एवं आनन्द या रूचि का अभाव
(b) आक्रामक, अनुचित या हिंसक व्यवहार
(c) आवेग नियन्त्रण की कमी
(d) अति चौकन्ना या दुःस्वप्न

23. एक स्केल जोकि एक मूड विकार (Mood disorder) के लिए किसी व्यक्ति का आंकलन नहीं कर सकता है *(ESIC Staff Nurse 2019)*
(a) हैमिल्टन रेटिंग स्केल (Hamilton rating scale)
(b) एडिनबर्ग इन्वेंटरी (Edinburgh inventory)
(c) बेक इन्वेंटरी (Beck inventory)
(d) वेकफील्ड प्रश्नावली (Wakefield questionnaire)

24. एल्कोहॉल विडरोल लक्षण (Alcohol withdrawal symptoms) निम्न प्रकार हैं, सिवाय *(ESIC Staff Nurse 2019)*
(a) कम्पन (b) यूफोरिया
(c) चिन्ता एवं अनिद्रा (d) हैलुसिनेशन

25. आसन्न आत्महत्या के व्यावहारिक सुराग निम्नलिखित हैं, सिवाय *(ESIC Staff Nurse 2019)*
(a) गम्भीर अवसाद के बाद ऊर्जावान हो जाना
(b) कीमती अधिकार किसी को देना
(c) सामाजिक गतिविधियों व योजनाओं से निकलना
(d) अति चौकन्ना एवं चौंकने की अतिरंजित प्रतिक्रिया

26. निम्नलिखित में से कौन-सी संचार तकनीक से नर्सों को बचना चाहिए? *(UPNHM Staff Nurse 2019)*
(a) बेलिटलिंग (Belittling) (b) वेलिडेटिंग (Validating)
(c) रिफ्लक्टिंग (Reflecting) (d) लिसनिंग (Listening)

27. एक पीड़ित वयस्क में आप AED पैड्स कहाँ रखेंगे? *(GMCH Chandigarh 2019)*
(a) एक बाँईं बगल के नीचे एवं एक वक्ष की दाँईं ओर ऊपर की ओर
(b) एक दाँईं बगल के नीचे एवं एक वक्ष की बाँईं ओर ऊपर की ओर
(c) एक प्रत्येक बगल के नीचे
(d) एक पीठ के केन्द्र में एवं एक वक्ष के केन्द्र पर

28. नर्स एक अशान्त मरीज में आवेश को कम कर सकती है *(GMCH Chandigarh 2019)*
(a) उत्तेजना को बढ़ाकर
(b) अनावश्यक बातचीत को सीमित करके
(c) उचित संवेदी अनुभूति को बढ़ाकर
(d) मरीज व स्टाफ में लगातार सम्पर्क को सुनिश्चित कर

29. मिर्गी (Epilepsy) के मरीज एवं उसके देखभाल कर्ताओं को दिए जाने वाले मुख्य निर्देश निम्न प्रकार हैं, सिवाय *(ESIC Staff Nurse 2019)*
(a) बाथ टब में शॉवर लें
(b) औषधि एवं दौरा चार्ट संधारित करें
(c) एल्कोहॉल, धूम्रपान व हाइपोग्लाइसीमिया से बचें
(d) रोज दवा लें

30. न्यूरोलेप्टिक ड्रग (Neuroleptic drugs) को इस नाम से भी जाना जाता है *(ESIC Staff Nurse 2019)*
(a) एण्टीसाइकोटिक (Antipsychotic)
(b) हिप्नोटिकस् (Hypnotics)
(c) एण्टीडिप्रेसेन्ट (Antidepressants)
(d) ज्वरनाशक (Antiepileptics)

31. निम्नलिखित में से कौन-सा मानसिक रोग के द्वितीयक बचाव का एक हिस्सा नहीं है? *(ESIC Staff Nurse 2019)*
(a) संकट स्थिरीकरण (Crisis stabilisation)
(b) स्क्रीनिंग (Screening)
(c) पुनर्वास (Rehabilitation)
(d) जल्दी पता लगाना (Early detection)

1. (c)	2. (b)	3. (b)	4. (d)	5. (d)	6. (b)	7. (d)	8. (b)	9. (c)	10. (d)
11. (b)	12. (d)	13. (c)	14. (c)	15. (d)	16. (b)	17. (d)	18. (a)	19. (c)	20. (a)
21. (d)	22. (a)	23. (b)	24. (b)	25. (d)	26. (a)	27. (a)	28. (b)	29. (a)	30. (a)
31. (c)									

32. एक नर्स लिथियम सिट्रेट ले रहे एक मरीज को निर्देश दे रही है। नर्स बताती है कि लिथियम टॉक्सिसिटी (Lithium toxicity) से बचाव के लिए मरीज को करना चाहिए *(GMCH Chandigarh 2019)*
(a) व्यायाम करते समय निर्जलीकृत होने से बचना चाहिए
(b) स्थिति (Position) को धीरे से बदलना चाहिए
(c) आहार में नमक अन्तर्ग्रहण को सीमित करना चाहिए
(d) तरल अन्तर्ग्रहण को कम करना चाहिए

33. स्थिति जिसमें मिथ्या विश्वास सख्ती से बनाए रखे जाते हैं जबकि वे अन्य किसी के द्वारा साझा (Share) नहीं किए जाते हैं कहलाती है *(ESIC Staff Nurse 2019)*
(a) प्रालाप (Delirium) (b) मोह-माया (Illusion)
(c) डिलूजन (Delusion) (d) हैलुसिनेशन (Hallucination)

34. मस्तिष्क का वह भाग जोकि सही को गलत से अलग करता है एवं व्यवहार के सेन्सर के रूप में कार्य करता है, कहलाता है *(AIIMS Jodhpur Staff Nurse 2018)*
(a) अहम् (Ego) (b) लिबिडो (Libido)
(c) परा-अहम् (Super-ego) (d) इदम् (Id)

35. दिमाग का कौन-सा हिस्सा प्रायोगिक वास्तविकता से सम्बद्ध है? *(AIIMS Jodhpur Staff Nurse 2018)*
(a) हाइप अहम् (Hyper-ego) (b) इदम् (Id)
(c) परा अहम् (Super-ego) (d) अहम् (Ego)

36. ट्रान्सएक्शनल एनालाइसिस के अनुसार 3 मुख्य इगो अवस्था (Ego states) क्या है? *(AIIMS Manglagiri Gr. II 2018)*
(a) इदम्, अहम्, परा अहम्
(b) इन्फीरियर, नॉर्मल, सुपीरियोरटी कॉम्प्लेक्स
(c) पैरेन्ट, अडल्ट, चाइल्ड
(d) बलाइन्ड, हिड्न, अननॉन

37. कम्पोन्मान्द वापसी लक्षण (Delirum tremens withdrawal symptoms) है *(AIIMS Delhi Nsg. 2018)*
(a) शराबबंदी के
(b) कोकेन (Cocaine) के
(c) फिनाइटोइन (Phenytoin) के
(d) हैलोपरिडोल (Haloperidol) के

38. निम्नलिखित में से कौन-सी एक मेडीकोसाइकेट्रिक स्थिति (Medicopsychiatric condition) नहीं है? *(AIIMS Bhopal 2018)*
(a) एगीटेड डिप्रेशन (Agitated depression)
(b) एनजाइना (Angina)
(c) इन्सुलीनोमा (Insulinoma)
(d) हाइपरथाइरॉइडिस्म (Hyperthyroidism)

39. MSE में निम्नलिखित में से सभी का आंकलन किया जाता है, सिवाय *(AIIMS Delhi Nsg. 2018)*
(a) सामान्य दिखावा (b) efveCe&Ùe
(c) पूर्वाग्रह (d) बुद्धि

40. निम्नलिखित में से कौन-सा सिजोफ्रेनिया (Schizophrenia) का एक सकारात्मक लक्षण है? *(AIIMS Delhi Nsg. 2018)*
(a) स्टूपर (Stupor) (b) उदासीनता (Apathy)
(c) डिलूजन (Delusion) (d) वाक्र अक्षमता (Alogia)

41. निम्नलिखित में से कौन-सा सिजोफ्रेनिया (Schizophrenia) का एक नकारात्मक लक्षण है? *(AIIMS Delhi Nsg. 2018)*
(a) डिलूजन (Delusion)
(b) एन्हेडोनिया (Anhedonia)
(c) हैलुसिनेशन (Hallucination)
(d) संगति (Clang association)

42. साइकोटिक विकार (Psychotic disorders) का मुख्य विभेदक लक्षण है *(AIIMS Jodhpur Staff Nurse 2018)*
(a) काल्पनिकता एवं वास्तविकता में भ्रम
(b) अत्यधिक चिन्ता
(c) जुनूनी व्यवहार
(d) असामाजिक आचरण

43. निम्नलिखित में से कौन-सा एक कार्बनिक मानसिक विकार (Organic mental disorder) है? *(AIIMS Bhopal 2018)*
(a) बाइपोलर डिस्ऑर्डर (Bipolar disorder)
(b) सिजोफ्रेनिया (Schizophrenia)
(c) संवहनी मनोभ्रंश (Vascular dementia)
(d) अवसाद विकार (Depression disorder)

44. अस्वीकार्य इच्छाओं या क्रियाकलापों द्वारा उत्पन्न ऊर्जा को इन्हें स्वीकार्य बनाने हेतु प्रेरित (Redirect) करने की प्रक्रिया कहलाती है *(DME Karnataka Staff Nurse 2018)*
(a) गठन प्रतिक्रिया (Rection formation)
(b) प्रक्षेपण (Projection)
(c) पहचान (Identification)
(d) सबलिमेशन (Sublimation)

45. निम्नलिखित में से कौन-सा एण्डोजीन्स डिप्रेशन (Endogenous depression) का लक्षण नहीं है? *(AIIMS Bhopal 2018)*
(a) एकान्त में होने पर अच्छा अनुभव करना
(b) सुबह के समय अधिक दुखी महसूस करना
(c) शाम के समय अधिक दुखी महसूस करना
(d) आत्महत्या की प्रवृत्ति होना

46. बार-बार अपने स्वयं के बाल खींचने का विकार कहलाता है *(AIIMS Bhopal 2018)*
(a) ट्रिकोटिलोमेनिया (Trichotillomania)
(b) पिरोमेनिया (Pyromania)
(c) रहिनोतिलेक्सोमनिया (Rhinotillexomania)
(d) क्लेपटोमानिया (Kleptomania)

47. निम्नलिखित में से कौन-सा संघर्ष/द्वन्द (Conflict) का प्रकार नहीं है? *(AIIMS Bhopal 2018)*
(a) पारस्परिक (Interpersonal) (b) प्रकट होना (Manifest)
(c) अनुचित (Intrapersonal) (d) इंट्राग्रुप (Intragroup)

48. निम्नलिखित में से कौन-सा लक्षण चित्तभ्रम (Delirium) की तुलना में केवल पागलपन (Dementia) में उपस्थित रहता है? *(AIIMS Bhopal 2018)*
(a) जल्दी होने वाला सिस्टेमाइजड भ्रम (Systematised delusion)
(b) गलतपट (Misperception)
(c) हैलुसिनेशन (Hallucination)
(d) ज्वलर्त भ्रम (Vivid illusion)

49. **एल्कोहॉल विड्रॉल** (Alcohol withdrawal) **का सबसे सामान्य लक्षण है** ***(AIIMS Bhubaneswar 2018)***

(a) नाक बहना (b) कम्पन
(c) शरीर में दर्द (d) दस्त

50. **किस स्थान के घाव** (Lesion) **में निर्मित दृश्य हैलुसिनेशन** (Formed visual hallucination) **दिखाई देते हैं?** ***(AIIMS Bhubaneswar 2018)***

(a) फ्रन्टल (b) टेम्पोरल
(c) पैराइटल (d) ऑसीपिटल

51. **यह मान लेना कि समूह के सभी सदस्य समान है कहलाता है** ***(AIIMS Bhubaneswar 2018)***

(a) स्टीरियोटाइपिंग (Sterotyping)
(b) क्लस्टरिंग (Clustering)
(c) सांस्कृतिक सक्षमता (Cultural capability)
(d) सांस्कृतिक अधर्म (Cultural imposition)

52. **डिलूजन सम्बन्धी विकार** (Delusion) **एक रोग है** ***(AIIMS Bhubaneswar 2018)***

(a) निर्णय का (b) सोच का
(c) स्मृति का (d) अनूभूति का

53. **बिना उद्दीपक के अनुभूति कहलाती है** ***(AIIMS Bhubaneswar 2018)***

(a) प्रलाप (Delirium) (b) डिलूजन (Delusion)
(c) हैलुसिनेशन (Hallucination) (d) मोहमाया (Illusion)

54. **अंगीय मानसिक विकार** (Organic mental disorder) **के निदान के लिए सबसे श्रेष्ठ जाँच है** ***(AIIMS Bhubaneswar 2018)***

(a) रास्काच टेस्ट (Rorschach test)
(b) बेन्डर गेस्टाल्ट टेस्ट (Bender gestalt test)
(c) सेन्टेनस कम्पलीसन टेस्ट (Sentence completion test)
(d) विष्यगत आशंका टेस्ट (Thematic appreception test)

55. **अनियन्त्रित खाना खाने के पश्चात् अतिरिक्त कैलोरी को खाली करने के लिए किया जाने वाला अनुचित क्षतिपूरक व्यवहार कहलााता है** ***(SSB DD and DNH Staff Nurse 2018)***

(a) ज्यादा खाने से होने वाली गड़बड़ (Binge eating disorder)
(b) बुलिमिया नर्वोसा (Bulimia nervosa)
(c) पर्वसिव इटिंग सिण्ड्रोम (Pervasive eating syndrome)
(d) ऐनोरेक्सिया नर्वोसा (Anorexia nervosa)

56. **ऑब्सेसिव कम्पल्सिव डिसऑर्डर** (Obsessive compulsive disorder) **के मरीज द्वारा प्रयुक्त रक्षात्मक प्रक्रिया है** ***(SSB DD and DNH Staff Nurse 2018)***

(a) दमन (Suppression) (b) पूर्ववत् करना (Undoing)
(c) इनकार करना (Denial) (d) दमन (Repression)

57. **यदि कोई व्यक्ति तनाव से मुक्ति के लिए शराब का सेवन कर रहा है, तो वह ड्रिंकिंग पैटर्न के किस चरण/अवस्था का अनुभव कर रहा है** ***(SSB DD and DNH Staff Nurse 2018)***

(a) महत्त्वपूर्ण चरण (Crucial phase)
(b) प्रारम्भिक शराबी चरण (Early alcoholic phase)
(c) जीर्ण अवस्था (Chromic phase)
(d) पूर्व एल्कोहॉलिक चरण (Prealcoholic phase)

58. **गम्भीर अवसाद के एक मरीज द्वारा प्रदर्शित भावनात्मक लक्षण है** ***(SSB DD and DNH Staff Nurse 2018)***

(a) आँसु बहाना (b) गुस्सा
(c) उदासीनता (d) सामाजिक पृथक्करण

59. **भिन्न प्रश्नों की प्रतिक्रिया में लगातार समान शब्द या विचार दोहराना कहलाता है** ***(SSB and DNH Staff Nurse 2018)***

(a) गूंगापन (Mutism) (b) दृढ़ता (Perseveration)
(c) स्पर्शशीलता (Tangentiality) (d) वर्ड सलाद (Word salad)

60. **सिर में चोट के पश्चात् होने वाला सबसे सामान्य मानसिक विकार है** ***(DME Karnataka Staff Nurse 2018)***

(a) मेनिया (Mania)
(b) सिजोफ्रेनिया (Schizophrenia)
(c) डिप्रेशन (Depression)
(d) फोबिया (Phobia)

61. **निम्नलिखित में से कौन-सा एक डिलूजनल डिसऑर्डर** (Delusional disorder) **है?** ***(DME Karnataka Staff Nurse 2018)***

(a) ट्रान्स (Trance)
(b) केपग्रास सिण्ड्रोम (Capgras's syndrome)
(c) डिससोसिएटिव फिगर (Dissociative figure)
(d) गॉसेर सिण्ड्रोम (Gauser's syndrome)

62. **मेनिया के मरीज को टोनिक-क्लोनिक देखभाल करते समय नर्स को यूनिट में रहना चाहिए** ***(RRB Staff Nurse 2018)***

(a) चुस्त एवं उत्तेजक
(b) आनन्ददायक लेकिन अधिक उत्तेजक नहीं
(c) बहुत वर्जनाहीन एवं तनाव मुक्त
(d) चुस्त, रुचिकर एवं रोमांचक

63. **एक पुरुष मरीज को टोनिक-क्लोनिक** (tonic-clonic) **दौरे आने पर नर्स सबसे पहले क्या करेगी?** ***(AIIMS Bhopal 2018)***

(a) मरीज के बाँहों व टाँगों को बाँधेगी
(b) मरीज के मुँह में एक टंग ब्लेड रखेगी
(c) पलंग का सिर ऊँचा करेगी
(d) चोट से बचाव के उपाय करेगी

64. **एक नर्स को यह समझना चाहिए कि इलेक्ट्रो कन्वल्सिव थैरेपी** (ECT) **का प्रयोग प्राथमिक रूप से .... के उपचार हेतु किया जाता है।**

(a) चिंता (Anxiety) ***(AIIMS Jodhpur Staff Nurse 2018)***
(b) मेनिया (Mania)
(c) सिजोफ्रेनिया (Schizophrenia)
(d) डिप्रेशन (Depression)

65. **एक नर्स कोगनिटिव इम्पेयरमेन्ट डिसऑर्डर** (Cognitive impairement disorder) **से पीड़ित मरीज के कक्ष में प्रवेश करती है एवं पूछती है कि आज सप्ताह का कौन-सा दिन है, तारीख, महीना एवं वर्ष क्या है एवं वह कहाँ है? नर्स किसके आंकलन का प्रयास कर रही है?** ***(AIIMS Jodhpur Staff Nurse 2018)***

(a) प्रलाप (Delirium) (b) भ्रम (Confabulation)
(c) उन्मुखीकरण (Orientation) (d) दृढ़ता (Perserveration)

32. (a)	33. (c)	34. (c)	35. (d)	36. (c)	37. (a)	38. (a)	39. (c)	40. (c)	41. (b)
42. (a)	43. (c)	44. (d)	45. (c)	46. (a)	47. (b)	48. (a)	49. (b)	50. (b)	51. (a)
52. (b)	53. (c)	54. (b)	55. (b)	56. (b)	57. (d)	58. (c)	59. (b)	60. (c)	61. (b)
62. (d)	63. (d)	64. (d)	65. (c)						

66. किसके अतिरिक्त सभी औषधि समूहों द्वारा एण्टीसाइकोटिक ड्रग (Antipsychotic drugs) के एक्सट्रा पिरामिडल (Extrapyramidal) दुष्प्रभाव का प्रबन्धन किया जाता है? *(DME Karnataka Staff Nurse 2018)*

(a) डोपामाइन ड्रग्स (Dopamine drugs)
(b) एण्टीकोलिनर्जिक्स (Anticholineragics)
(c) एण्टीहिस्टेमिन्स (Antihistamines)
(d) बार्बिट्युरट्स (Barbiturates)

67. रामसय स्कैल (Ramsay scale) का प्रयोग किसे नापने के लिए किया जाता है? *(AIIMS Delhi Neg. 2018)*

(a) चिंता (Anxiety) (b) प्रलोभन (Sedation)
(c) कामोत्तेजना (Arousal) (d) दर्द (Pain)

68. लिथियम थैरेपी में कौन-सा इलेक्ट्रोलाइट बनाए रखा जाता है? *(AIIMS Delhi Nsg. 2018)*

(a) सोडियम (b) पोटैशियम
(c) कैल्शियम (d) मैग्नीशियम

69. मेनिक डिप्रेसिव डिसऑर्डर (Manic-depressive disorder) के रोग निरोधन हेतु कौन-सी दवा काम में ली जाती है? *(AIIMS Delhi Nsg. 2018)*

(a) लिथियम (Lithium) (b) वैधृत करना (Valproate)
(c) हैलोपरिडोल (Haloperidol) (d) फिनाइटोइन (Phenytoin)

70. एक्सट्रा पिरामिडल लक्षण (Extra-pyramidal symptom) दुष्प्रभाव है *(RRB Staff Nurse 2018)*

(a) एण्टीसाइकोटिक (Antipsychotics) के
(b) एण्टीमेनीक्स (Antimanics) के
(c) एण्टीडिप्रेसेन्ट (Antidepressants) के
(d) एण्टीपैर्किन्सोनियन एजेन्ट (Anti-parkinsonian agent) के

71. निम्नलिखित में कौन-सा एक एण्टीकॉन्वल्सिव ड्रग (Anticonvulsive drug) नहीं है? *(AIIMS Bhopal 2018)*

(a) एथोसक्सिमाइड (Ethosuximide)
(b) फिनाइटोइन (Phenytoin)
(c) फेनोबार्बिटोन (Phenobarbitone)
(d) नोट्रिप्टीलीन (Nortriptyline)

72. मनोदशा (Mood) को स्थिर करने वाला एक एजेन्ट है *(AIIMS Manglagiri Gr-II 2018)*

(a) बप्रापियोन (Bupropion)
(b) अमित्रिप्टिलाइन (Amitriptyline)
(c) सर्टलाइन (Sertraline)
(d) लिथियम (Lithium)

73. इलेक्ट्रोकन्वल्सिव थैरेपी (ECT) पूर्ण निषेध है *(AIIMS Manglagiri Gr-II 2018)*

(a) बढ़े हुए इण्ट्राक्रेनियल प्रेशर में
(b) मस्तिष्क ट्यूमर
(c) मायोकार्डियल इन्फ्राक्सन में
(d) उपरोक्त सभी

74. ड्रग डीपेन्डेन्स (Drug dependence) के रिलेप्स को रोकने के लिए प्रयुक्त औषधि है *(DME Karnataka Staff Nurse 2018)*

(a) नालोक्सोन (Naloxone) (b) नलट्रेक्सोन (Naltrexone)
(c) न्यूरोलेप्टिक (Neuroleptic) (d) नोमिफेनसीन (Nomifensine)

75. निम्नलिखित में से किसके अतिरिक्त सभी विवाद समाधान कार्यनीति है? *(AIIMS Bhubaneswar 2018)*

(a) टालना (Avoiding) (b) प्रतिरोध (Resistance)
(c) स्मूथिंग (Smoothing) (d) कॉलैबोरेटिंग (Collaborating)

76. किसी व्यक्ति के बारे में असत्य वक्तव्य का मौखिक या अन्य रूप से किसी तीसरे व्यक्ति तक प्रचार कहलाता है *(DME Karnataka Staff Nurse 2018)*

(a) बैटरी (Battery)
(b) विस्थापन (Displacement)
(c) प्रतिरूपण (Depersonalisation)
(d) बदनामी (Defamation)

77. आत्महत्या की प्रवृत्ति वाले व्यक्तियों के सम्बन्ध में कौन-सा तथ्य सही हैं? *(DME Karnataka Staff Nurse 2018)*

(a) आत्महत्या बिना चेतावनी के घटित होती है
(b) एक बार आत्महत्या की प्रवृत्ति वाले व्यक्ति हमेशा आत्महत्या के लिए प्रवृत्त रहता है
(c) अधिकांश आत्महत्या वाले व्यक्ति मरने व जीने के सम्बन्ध में अनिर्णय की स्थिति में रहते हैं
(d) आत्महत्या करने वाले व्यक्ति पूर्व से मरने को प्रवृत्त रहते हैं

78. डायबिटिक व्यक्ति का व्यवहार, जोकि नियमित रूप से मिठाई खा रहा है, इंगित करता है *(AIIMS Bhopal 2018)*

(a) इनकार (Denial) को
(b) विस्थापन (Displacement) को
(c) अव्यवस्था (Dislocation) को
(d) निर्धारण (Fixation) को

79. 'नहीं, मैं नहीं' प्रतिक्रिया मृत्यु की कौन-सी अवस्था में दिखाई देती है? *(AIIMS Bhopal 2018)*

(a) स्वीकृति (Acceptance) (b) सौदेबाजी (Bargaining)
(c) इनकार (Denial) (d) गुस्सा (Anger)

80. नए शब्दों की रचना, जिन्हें आसानी से समझा नहीं जा सकता, की सनक या प्रवृत्ति कहलाती है *(AIIMS Manglagiri Gr-II 2018)*

(a) ढंग (Mannerism) (b) उत्परिवर्तन (Mutism)
(c) नकारात्मकता (Negativism) (d) निओलोगिज्म (Neologism)

81. मेनिक एपिसोड में मनोदशा (Mood) में एक बहुत गम्भीर ऊँचाई है *(AIIMS Manglagiri Gr-II 2018)*

(a) उत्साह (Euphoria) (b) परमानंद (Ectasy)
(c) अतिशयोक्ति (Exaltation) (d) बढ़ाव (Elation)

82. समान शब्दों/वाक्यों का बिना मतलब बार-बार दोहराव कहलाता है *(AIIMS Manglagiri Gr-II 2018)*

(a) स्टीरियोटाइपिंग (Stereotyping)
(b) ट्रान्स (Trance)
(c) वर्बीजिरेशन (Verbigeration)
(d) प्रसारण (Broadcasting)

83. जब एक व्यक्ति किसी समस्या को हल नहीं कर पाता है तो इसके लिए बहाने बनाने की अनुकूली प्रतिक्रिया (Adaptive mechanism) कहलाती है *(AIIMS Nagpur Gr-II 2018)*

(a) प्रक्षेपण (Projection) (b) प्रतिस्थापन (Substitution)
(c) युक्तिकरण (Rationalisation) (d) क्षतिपूर्ति (Compensation)

84. सामाजिक रूप से अस्वीकार्य प्रवृत्तियों को अधिक योजक गतिविधियों की ओर मोड़ना कहलाता है *(AIIMS Jodhpur Staff Nurse 2018)*
(a) उदातीकरण (Sublimation) (b) प्रक्षेपण (Projection)
(c) हैलुसिनेशन (Hallucination) (d) विस्थापन (Displacement)

85. बिना किसी वास्तविक आधार को मिथ्या संवेदी अनुभूतियाँ कहलाती हैं *(AIIMS Jodhpur Staff Nurse 2018)*
(a) मोहमाया (Illusions)
(b) डिलूजन (Delusions)
(c) हैलुसिनेशन (Hallucinations)
(d) ढीली संगति (Loose associations)

86. निम्नलिखित में से कौन-सा उदातीकरण (Sublimation) का एक उदाहरण है? *(AIIMS Bhopal 2018)*
(a) एक महिला को एक बच्चे के रूप में लैंगिक रूप से प्रताड़ित होने का याद नहीं होना
(b) भाई या बहन के जन्म के बाद बच्चे द्वारा बिस्तर गीला करना
(c) एक युवा जोकि फुटबॉल खेल कर आक्रामकता से निपट रहा है
(d) परीक्षा में असफल होने के लिए टीचर को दोषी ठहराना

87. निम्नलिखित में से कौन-सा एक इफेक्टिव डिसऑर्डर (Affective disorder) है? *(AIIMS Bhopal 2018)*
(a) अल्जाइमर (b) डिप्रेशन
(c) फोबिया (d) डेलिरियम

88. अनचाही आदत के उन्मूलन के लिए इसके साथ अरुचिकर स्थिति को जोड़ना कहलाता है *(AIIMS Bhopal 2018)*
(a) डेसेंसिटीसएसन (Desensitisation)
(b) क्लासिकल कन्डीसनिंग (Classical conditioning)
(c) बायोफीडबैक (Biofeedback)
(d) एवरसिव कन्डीसनिंग (Aversive conditioning)

89. एक दीर्घकालिक शराबी मरीज उसके शराब सेवन के लिए अपने पारिवारिक वातावरण को दोषी ठहराता है। वह कौन-सी रक्षात्मक प्रतिक्रिया (Defence mechanism) प्रयोग कर रहा है? *(AIIMS Jodhpur Staff Nurse 2018)*
(a) प्रक्षेपण (Projection) (b) प्रतिवाद (Denial)
(c) युक्तिकरण (Rationalisation) (d) उदातीकरण (Sublimation)

90. अविचल एवं स्थायी विचार कहलाते हैं *(AIIMS Jodhpur Staff Nurse 2018)*
(a) डिलूजन (Delusions) (b) हैलुसिनेशन (Hellucinations)
(c) सुदृढ़ीकरण (Reinforcement) (d) मजबूरी (Compulsions)

91. एक अभिभावक छोटे बच्चों के झगड़े को सम्भालने के लिए उन्हें अलग-अलग कमरों में रखता है। वह क्या प्रयोग कर रहा है? *(AIIMS Jodhpur Staff Nurse 2018)*
(a) टाइम आउट (Time out)
(b) पनिसमेंट (Punishment)
(c) सुदृढ़ीकरण (Reinforcement)
(d) सेपिंग (Shapping)

92. एक दुर्लभ स्थिति जिसमें एक ही व्यक्ति में अलग-अलग व्यक्तित्व पाया जाता है, कहलाती है *(AIIMS Jodhpur Staff Nurse 2018)*
(a) सोमेटोफॉर्म डिसऑर्डर (Somatoform disorder)
(b) डिलूजन (Delusion)
(c) सिजोफ्रेनिया (Schizophrenia)
(d) बहुव्यक्तित्व विकार (Dissociative identify disorder)

93. एक मरीज जोकि शराब एवं कोकेन का सेवन करता है, नर्स को बताता है कि वह केवल उसकी तनावपूर्ण शादी एवं कठिन जॉब के कारण ये पदार्थ लेता है। कौन-सी रक्षात्मक प्रतिक्रिया (Defence mechanism) मरीज प्रयोग कर रहा है? *(AIIMS Jodhpur Staff Nurse 2018)*
(a) प्रक्षेपण (Projection) (b) विस्थापन (Displacement)
(c) युक्तिकरण (Rationalisation) (d) उदातीकरण (Sublimation)

94. यह एक विधि है जिसके द्वारा मानव वैश्विक समरसता को अनुभव करता है *(DSSSB Staff Nurse 2017)*
(a) मनोरंजन चिकित्सा (b) शारीरिक चिकित्सा
(c) संगीत चिकित्सा (d) खेल चिकित्सा

95. मैस्लो के आवश्यकताओं के पदक्रम शीर्ष पर है *(DSSSB Staff Nurse 2017)*
(a) प्यार व सम्बद्धता (b) सम्मान व आत्म-सम्मान
(c) स्व-वास्तविकीकरण (d) सुरक्षा व संरक्षा

96. IQ को निम्न प्रकार परिभाषित कर सकते हैं *(DSSSB Staff Nurse 2017)*
(a) MA/CA × 100 (b) CA/MA × 100
(c) MA/100 × CA (d) MA × CA × 100

97. वास्तविक बाह्य उद्दीपक के बगैर मिथ्या संवेदी अनुभूति कहलाती है *(AIIMS Nsg. Jodhpur & Rishikesh 2017)*
(a) कॉनक्रीटी थिंकिंग (Concrete thinking)
(b) डिलूजन (Delusion)
(c) मोहमाया (Illusion)
(d) हैलुसिनेशन (Hallucination)

98. निम्नलिखित में से कौन-सा अवसाद का लक्षण नहीं है? *(AIIMS Nsg. Jodhpur & Rishikesh 2017)*
(a) एन्थेडोनिया (Anhedonia) (b) इरिबिलटी (Irribility)
(c) रेस्टलेस (Restless) (d) आशावादी (Hopeful)

99. डेन्डी-डेन्डी यह मेरा काम है व सेव मटर-कस्टर्ड मटर की दुकान चाहिए। यह क्या है? *(DSSSB Staff Nurse 2017)*
(a) व्यर्थ शब्द निर्माण (b) शब्द सलाद
(c) विचारों की उड़ान (d) क्लेन्ग साहचर्य

100. सिजोफ्रेनिया (Schizophrenia) में हैलुसिनेशन (Hallucination) का कौन-सा प्रकार सबसे सामान्य है? *(KPSC Staff Nurse 2017)*
(a) युक्ति (Tactile) (b) श्रवण (Auditory)
(c) दृश्य (Visual) (d) सुंघना (Olfactory)

66. (d)	67. (b)	68. (a)	69. (a)	70. (a)	71. (d)	72. (d)	73. (d)	74. (b)	75. (b)
76. (d)	77. (c)	78. (a)	79. (c)	80. (d)	81. (c)	82. (c)	83. (c)	84. (a)	85. (c)
86. (c)	87. (b)	88. (d)	89. (a)	90. (a)	91. (a)	92. (d)	93. (c)	94. (a)	95. (c)
96. (a)	97. (d)	98. (d)	99. (c)	100. (c)					

101. डिलूजन (Delusion) एक विकार है *(KPSC Staff Nurse 2017)*
(a) अनुभूति (Perception) का
(b) स्मृति (Memory) का
(c) सोच (Thought) का
(d) अभिविन्यास (Orientation) का

102. निम्नलिखित में से कौन-सी एक रक्षात्मक प्रतिक्रिया (Defence mechanism) नहीं है? *(KPSC Staff Nurse 2017)*
(a) युक्तिकरण (Rationalisation) (b) विस्थापन (Displacement)
(c) उदातीकरण (Sublimation) (d) अवरोध (Inhibition)

103. ऑपरेशन के पश्चात् होने वाली सबसे सामान्य मनोरोग स्थिति है
(a) डिप्रेसन (Depression) *(KPSC Staff Nurse 2017)*
(b) डेलिरियम (Delirium)
(c) मेनिया (Mania)
(d) सिजोफ्रेनिया (Schizophrenia)

104. चिन्ता (Anxiety) का कारण है *(DSSSB Staff Nurse 2017)*
(a) एक वस्तुनिष्ठ आशंका/डर
(b) एक व्यक्तिपरक ढंग से अनुभूत डर
(c) स्वयं से विद्वेष
(d) छुपा हुआ अवसाद

105. कुछ समय के लिए बोध (Cognition) व चेतना (Consciousness) में क्षति कहलाती है *(AIIMS Nsg. Jodhpur & Rishikesh 2017)*
(a) प्रलाप (Delirium) (b) विक्षिप्त (Dementia)
(c) LOC (d) पार्किंसन (Parkinson)

106. सिजोफ्रेनिया (Schizophrenia) में एन्हेडोनिया (Anhedonia) शब्द का मतलब है *(DSSSB Staff Nurse 2017)*
(a) भोजन का मजा लेने में अयोग्यता
(b) सहानुभूति व्यक्त करने में अयोग्यता
(c) मनोरंजक या आनन्ददायक घटनाओं पर प्रतिक्रिया में अयोग्यता
(d) सामाजिक सूचना पर उचित प्रतिक्रिया में अयोग्यता

107. वजन बढ़ने से रोकने के लिए बहुत खाना फिर उल्टी करना या विरेचक औषधि (Laxative) लेना कहलाता है *(DSSSB Staff Nurse 2017)*
(a) व्यवहारिक डाइटिंग (b) सनकयुक्त डाइटिंग
(c) परिष्करण (d) बुलिमिया नर्वोसा

108. कृत्रिम निद्रावस्था (Hypnosis) का मुख्य लक्षण है
(a) जागरण की उच्चता *(DSSSB Staff Nurse 2017)*
(b) समझाने की योग्यता में वृद्धि
(c) परिष्कृत रचनात्मकता
(d) अतीन्द्रिय दृष्टि में वृद्धि

109. अल्जाइमर रोग का अधिक भयानक परिणाम है *(DSSSB Staff Nurse 2017)*
(a) कार्यात्मक मनोविकार (Functional psychosis)
(b) व्यामोह (Paranoia)
(c) सामान्य दृष्टांत (General paresis)
(d) वृद्धावस्था का मनोभ्रंश (Senile dementia)

110. किसी औषधि के प्रयोग पर शरीर की उस औषधि की प्रतिक्रिया में कमी कहलाती है *(DSSSB Staff Nurse 2017)*
(a) विड्राल (Withdrawal) (b) एडिक्शन (Addiction)
(c) डिपेंडेस (Dependence) (d) टॉलरेंस (Tolerance)

111. ECT के दौरान प्रयुक्त सामान्य वोल्टेज है *(DSSSB Staff Nurse 2017)*
(a) 50-60 वोल्ट (b) 60-80 वोल्ट
(c) 10-20 वोल्ट (d) 70-120 वोल्ट

112. मद्यपान का उपचार सामान्यतया प्रारम्भ होता है *(DSSSB Staff Nurse 2017)*
(a) विटामिन थैरेपी से (b) शान्तिदायक दवाओं से
(c) मनोचिकित्सा से (d) विषहरण से

113. यह पाया गया है कि मुख्य एण्टीसाइकोटिक औषधियाँ *(DSSSB Staff Nurse 2017)*
(a) डोपामिन की क्रिया को अवरूद्ध कर देती है
(b) डोपामिन की क्रिया को सुगम बनाती है
(c) डोपामिन के स्तर को बढ़ा देती है
(d) डोपामिन के स्तर को कम करती है

114. 'मै परवाह नहीं करता' एक छात्र का यह दृष्टिकोण प्रदर्शित करता है *(DSSSB Staff Nurse 2017)*
(a) अक्रामकता (Aggression) (b) बचाव (Defence)
(c) अस्वीकार (Denial) (d) प्रतिगमन (Regression)

115. प्राप्त हो रही सूचनाओं को उपयोग आने योग्य रूप में परिवर्तन स्मृति (Memory) की कौन-सी अवस्था कहलाती है?
(a) रिट्रीवल (Retrieval) *(DSSSB Staff Nurse 2017)*
(b) एनकोडिंग (Encoding)
(c) स्टोरेज (Storage)
(d) ऑर्गेनाइजेशन (Organisation)

116. टारडिव डिस्किनीशिया (Tardive dyskinesia) है *(KPSC Staff Nurse 2017)*
(a) जड़बुद्धिता का कारण
(b) मनोशारीरिक रोग
(c) उन्माद का कारण
(d) एण्टीसाइकोटिक औषधियों का दुष्प्रभाव

117. एगोराफोबिया में किसका भय होता है? *(KPSC Staff Nurse 2017)*
(a) तीव्र प्रकाश का (b) खुले स्थानों का
(c) दर्द का (d) अजनबियों का

118. सिजोफ्रेनिया (Schizophrenia) शब्द किसके द्वारा गढ़ा गया था? *(KPSC Staff Nurse 2017)*
(a) ब्ल्यूलर (b) सेन्डर
(c) मरयर ग्रीस (d) क्रीपेलिन

119. सेड्यूलड एक्टिविटी (Scheduled activity) उपचार किसके मरीज के लिए प्रयोग किया जाता है? *(AIIMS Nsg. Jodhpur & Rishikesh 2017)*
(a) सिजोफ्रेनिया के नकारात्मक लक्षण
(b) अवसाद
(c) उन्माद
(d) OCD

120. एक व्यक्ति सोचता है कि कोई उसका पीछा कर रहा है क्योंकि उसके ब्रीफकेस में गुप्त कागजात है। यह क्या है? *(AIIMS Nsg. Jodhpur & Rishikesh 2017)*
(a) उत्पीड़न का डिलूजन (Delusion of persecution)
(b) संदर्भ का विचार (Idea of reference)
(c) संसपेक्ट का विचार (Idea of suspect)
(d) भव्यता का डिलूजन (Delusion of grandeur)

121. कौन-सा लक्षण चिन्ता (Anxiety) वाले मरीज में नहीं दिखाई देता है? *(AIIMS Nsg. Jodhpur & Rishikesh 2017)*
(a) मिथ्याबोध (b) बेचैनीपूर्ण व्यवहार
(c) चिन्ता (d) आरामहीनता

122. लिथियम की अधिक मात्रा लेने पर मरीज द्वारा व्यक्त लक्षण है *(AIIMS Nsg. Jodhpur & Rishikesh 2017)*
(a) बार-बार मूत्र विसर्जन एवं पानी पीना
(b) वजन में कमी
(c) WBC की संख्या में कमी
(d) अल्प अनुक्रिया

123. मद्यपान की लत से पीड़ित एक मरीज में 24 घण्टे पूर्व शराब का सेवन बन्द कर दिया है। वह कम्पन, आवेश व डिलूजन का अनुभव करता है। निदान क्या है? *(AIIMS Nsg. Jodhpur & Rishikesh 2017)*
(a) एल्कोहॉल प्रतिहारी के साथ एल्कोहॉल निर्भरता सिण्ड्रोम (Alcohol dependence syndrome with alcohol withdrawal)
(b) एल्कोहॉल का सेवन करने वाले व्यक्ति में सामान्य खोज (Normal finding in alcohol consuming persons)
(c) वर्निक मस्तिष्क विकृति (Wernicke's encephalopathy)
(d) मनोविकार (Psychosis)

124. मानसिक रोगों का विद्युत द्वारा प्रेरित दौरों द्वारा उपचार किससे सम्बन्धित है? *(DSSSB Staff Nurse 2017)*
(a) बिनि व सरलेट्टि (Bini व Cerletti)
(b) डी. गोल्डमेन (D. Goldman)
(c) हारोल्ड अ सेकइम (Harold A Sackeim)
(d) सिग्मण्ड फ्रायड (Sigmund Freud)

125. 'मैं नामों द्वारा पुकारा जाना पसन्द नहीं करता यह किसका उदाहरण है? *(DSSSB Staff Nurse 2017)*
(a) मुखर व्यवहार (Assertive behaviour)
(b) आत्म उत्परिवर्तन (Self multilation)
(c) वृद्धि (Escalation)
(d) विस्फोट के बाद (Post explosion)

126. 'मेरे सबसे अधिक गर्व के क्षण' के बारे में लिखना किसे उन्नत बनाने का प्रयास है? *(DSSSB Staff Nurse 2017)*
(a) दलों (Parties)
(b) आत्म सम्मान (Self esteem)
(c) कला और क्राफ्ट (Art and craft)
(d) व्यायाम (Exercise)

127. यदि मरीजों व उनके परिवारों को उचित व्यवहारिक तकनीकों के बारे में शिक्षित किया जाता है, तो इनका प्रयोग निम्नलिखित को उन्नत बनाने में किया जा सकता है *(DSSSB Staff Nurse 2017)*
(a) अनुकूली व्यवहार पैटर्न (Adaptive behavioural pattern)
(b) संज्ञानात्मक व्यवहार पैटर्न (Cognitive behavioural pattern)
(c) मनोवैज्ञानिक व्यवहार पैटर्न (Psychological behavioural pattern)
(d) पारस्परिक व्यवहार पैटर्न (Interpersonal behavioural pattern)

128. एक OCD का मरीज ठीक हो जाता है एवं परिवार 3 माह से पूर्व उपचार रोक देता है। नर्स परिवार को क्या शिक्षा देगी? *(AIIMS Nsg. Jodhpur & Rishikesh 2017)*
(a) उपचार लम्बे समय तक चलेगा
(b) उपचार पर निर्भरता नहीं होगी
(c) पूर्ण उपचार के पश्चात् डॉक्टर उपचार रोक देगा
(d) मरीज के लिए और उपचार की आवश्कता नहीं है

129. एक व्यक्ति जिसे हेरोइन की लत है कौन-से वापसी लक्षण (Withdrawal symptoms) अनुभव करेगा? *(DSSSB Staff Nurse 2017)*
(a) अधिक हृदय दर रुधिरचाप
(b) कम्पन, अनिद्रा व दौरे
(c) समन्वय की कमी व अस्थिर चाल
(d) जी मिचलाना व उल्टी आना, दस्त व पसीना

130. बोलने या बोले गए शब्द को समझने में अयोग्यता कहलाती है *(DSSSB Staff Nurse 2017)*
(a) अप्रोक्सिआ (Aproxia) (b) एफसीआ (Aphasia)
(c) अग्नोसिआ (Agnosia) (d) इंसोम्निया (Insomnia)

131. हैलोपेरिडोल पर चल रहा मरीज पिल रोलिंग (Pill rolling) कम्पन व पेशीय दृढ़ता से पीड़ित है। वह क्या अभिव्यक्त कर रहा है? *(DSSSB Staff Nurse 2017)*
(a) टारडिव डिस्किनीशिया (Tardive dyskinesia)
(b) स्यूडोपार्किन्सोनिस्म (Pseudoparkinsonism)
(c) एकिन्सिया (Akinesia)
(d) डायस्टोनिया (Dystoma)

132. OCD में सबसे कम प्रभावी उपचार विधि है? *(AIIMS Nsg. Jodhpur & Rishikesh 2017)*
(a) अनावरण (Exposure)
(b) कोग्निटिव थैरेपी (Cognitive therapy)
(c) मेडिकेशन (Medication)
(d) शारीरिक व्यायाम (Physical exercise)

133. ECT पहली बार किसके द्वारा काम में ली गई थी? *(KPSC Staff Nurse 2017)*
(a) मोनिज व लिमा
(b) मेउना व पेरासेल्सस
(c) सरलेट्टि व बिनि
(d) फ्रायड व जुंग

101. (c)	102. (d)	103. (b)	104. (b)	105. (b)	106. (c)	107. (d)	108. (c)	109. (d)	110. (d)
111. (d)	112. (c)	113. (a)	114. (b)	115. (b)	116. (d)	117. (b)	118. (a)	119. (b)	120. (a)
121. (a)	122. (a)	123. (a)	124. (a)	125. (a)	126. (b)	127. (c)	128. (a)	129. (d)	130. (b)
131. (b)	132. (d)	133. (c)							

134. हैलोपेरिडोल इन्जेक्शन लगाने के लिए प्रयुक्त विधि है *(AIIMS Nsg. Jodhpur & Rishikesh 2017)*
(a) Z ट्रैक (Z track) (b) M ट्रैक (M track)
(c) N ट्रैक (N track) (d) W ट्रैक (W track)

135. किसमें ECT निषेध होती है? *(KPSC Staff Nurse 2017)*
(a) पार्किन्सनिज्म (Parkinsonism)
(b) हाइपरटेंशन (Hypertension)
(c) इनक्रसिड इण्ट्राक्रेनियल प्रेशर (Increased intracranial pressure)
(d) प्रेग्नेंसी (Pregnancy)

136. प्रायः क्लोरप्रोमेजिन को IV मार्ग द्वारा नहीं दिया जाता है, क्योंकि यह कारित करता है *(KPSC Staff Nurse 2017)*
(a) गम्भीर मस्तिष्क ओडिमा (Serious cerebral oedema)
(b) गम्भीर डिस्टोनिया (Serious dystonia)
(c) गम्भीर झटके (Serious tremors)
(d) गम्भीर हाइपोटेशन (Serious hypotension)

137. निम्नलिखित में से कौन-सी मनोदशा स्थिर करने वाली औषधि नहीं है? *(AIIMS Nsg. Jodhpur & Rishikesh 2017)*
(a) फ्लुओक्सेटीन (Fluoxetine)
(b) लिथियम कार्बोनेट (Lithium carbonate)
(c) वैल्प्रोइक एसिड (Valproic acid)
(d) क्लोनाजीपाम (Clonazepam)

138. बातचीत के बीच मरीज का सोना कहलाता है *(AIIMS Nsg. Jodhpur & Rishikesh 2017)*
(a) स्लीप एपनिया (Sleep apnea)
(b) नार्कोलिप्सी (Narcolepsy)
(c) सोमनाबूलिस्म (Somnabulism)
(d) इंसोम्निया (Insomnia)

139. एक शराबी मरीज शराब पीने के लिए पारिवारिक वातावरण को जिम्मेदार ठहराता है। यह कौन-सी रक्षात्मक प्रतिक्रिया है? *(AIIMS Nsg. 2016)*
(a) प्रक्षेपण (Projection) (b) अस्वीकार (Denial)
(c) अनुभूति (Perception) (d) प्रतिगमन (Regression)

140. किसे समूह चिकित्सा का जनक (Father of group therapy) माना जाता है? *(ESIC Staff Nurse 2016)*
(a) एरॉन बेच (b) जोसेफ वोल्पे
(c) सिगमण्ड फ्रॉयड (d) जोसेफ प्रेट

141. आप एक मानसिक रूप से बीमार व्यक्ति को कैसे पहचान सकते हैं? *(ESIC Staff Nurse 2016)*
(a) उपद्रवी, हिंसक
(b) चिन्ता, तनाव
(c) अपमानजनक, हिंसक व्यवहार
(d) उपरोक्त सभी

142. गम्भीर बौद्धिक तथा व्यावहारिक क्षतियों वाली जटिल विकासशील मस्तिष्क विकृति है *(HPSSSB Staff Nurses 2016)*
(a) सायकोसिस (b) हिस्टीरिया
(c) मेनिया (d) ऑटिज्म

143. एगोराफोबिया एक भय है *(HPSSSB Staff Nurse 2016)*
(a) खुले स्थान का (b) ऊँचाई का
(c) बन्द स्थान का (d) जानवरों का

144. वह मनोलैगिंक विकृति जिसमें लैंगिक व्यवहार प्राणियों को निर्दिष्ट करता है *(HPSSSB Staff Nursrs 2016)*
(a) फेटिसिजम (b) बेस्टियालिटी
(c) फ्रोटेयूरिजम (d) ट्राँसवेस्टीजम

145. सिजोफ्रेनिया (Schizophrenia) किस प्रकार का मनोवैज्ञानिक रोग है? *(ESIC Staff Nurse 2016)*
(a) साइक्लोथाइमिक (Cyclothymic) रोग
(b) साइकोटिक (Psychotic) रोग
(c) डिप्रेसिव (Depressive) रोग
(d) डीसथाइमिक (Dysthymic) रोग

146. कम या बिना खतरे वाली किसी विशिष्ट वस्तु या स्थिति से प्रबल सतत व अतार्किक डर को .... कहते हैं। *(ESIC Staff Nurse 2016)*
(a) इंसोम्निया (Insomnia)
(b) स्मृतिलोप (Amnesia)
(c) मूर्छा (Syncope)
(d) फोबिया (Phobia)

147. रोगी कहता है कि कोई मेरे विरुद्ध साजिश रच रही है। यह कौन-से मिथ्या विश्वास (Delusion) का उदाहरण है? *(AIIMS Nsg. 2016)*
(a) उत्पीड़न (Persecution)
(b) प्रक्षेपण (Projection)
(c) अनुभूति (Perception)
(d) प्रतिगमन (Regression)

148. .... कम-से-कम शारीरिक व मानसिक तनाव के बाद अत्यधिक थकान है। *(ESIC Staff Nurse 2016)*
(a) एनोरेक्सिया नर्वोसा
(b) बुलिमिया नर्वोसा
(c) न्यूरसथेनिया
(d) डिस्सोसिएटिव डिसऑर्डर

149. .... को मनोदशा विकार कहा जाता है, जिसमें अवसादग्रस्तता और एक या अधिक उत्तेजित मनोदशा की घटनाएँ हो सकती हैं। *(ESIC Staff Nurse 2016)*
(a) अवसादग्रस्ता विकार (Depressive disorder)
(b) द्विध्रुवी विकार (Bipolar disorder)
(c) मानसिक विकार (Psychotic disorder)
(d) भ्रान्तिमूलक विकार (Delusional disorder)

150. नर्स को पूर्वानुमान होता है कि एनोरेक्सिया नर्वोसा वाले एक किशोर के प्रारम्भिक उपचार के लिए इसमें विशेष रूप से क्या शामिल करना चाहिए? *(ESIC Staff Nurse 2016)*
(a) व्याग्रता को कम करने के लिए दवाएँ
(b) पारिवारिक मनोचिकित्सा सत्र
(c) परिवार के सदस्यों से अलगाव
(d) इलेक्ट्रोलाइट असन्तुलन में सुधार

151. एक मनोचिकित्सालय में भर्ती भारी अवसाद का रोगी मित्र से मिलने के बाद रो रहा है एवं रात्रि भोजन के लिए मना कर देता है। नर्स का सबसे अधिक रोगहारी (Most therapeutic) कार्य है *(ESIC Staff Nurse 2016)*

(a) सोच-विचार के लिए पर्याप्त समय देना
(b) पर्याप्त पोषण के महत्त्व प्रबलित करना
(c) मुलाकात की चर्चा के लिए अवसर देना
(d) खाना छोड़ने की अनुमति देना

152. निम्नलिखित में से कौन-सा विकृत भय सम्बन्धी विकारों (Phobic disorders) का सबसे प्रभावी एवं पसन्दीदा उपचार है? *(ESIC Staff Nurse 2016)*

(a) अन्तर्वैयक्तिक मनोचिकित्सा (Interpersonal psychotherapy)
(b) परिवार चिकित्सा (Family therapy)
(c) व्यवहार चिकित्सा (Behaviour therapy)
(d) मनोविश्लेषण (Psychoanalysis)

153. किसी कार्य या हरकत को बार-बार करना .... रोग से सम्बन्धित होता है। *(ESIC Staff Nurse 2016)*

(a) ऑब्सेसिव-कम्पल्सिव डिसऑर्डर
(b) विघटनशील विकार (Dissociative disorder)
(c) गम्भीर तनाव विकार (Acute stress disorder)
(d) व्यापक चिन्ता विकार (Generalised anexiety disorder)

154. .... एक मनोदेशा सम्बन्धी रोग है, जिसमें अवसाद एवं प्रफुल्लित मनोदशा के दौर आते हैं। *(ESIC Staff Nurse 2016)*

(a) भ्रान्तिमूलक रोग (b) मनोविक्षिप्त रोग
(c) अवसादक रोग (d) MDP रोग

155. एक संक्षिप्त अवधि के विकसित अनुभूति में चेतना परिवर्तन की तीव्र गड़बड़ी .... होती है। *(ESIC Staff Nurse 2016)*

(a) मनोभ्रंश (Dementia) (b) स्मृतिलोप (Amnesia)
(c) हैलुसिनेशन (Hallucination) (d) डेलिरियम (Delirium)

156. वह रोगी जो एक शब्द को अतिरेक से दोहराना जारी रखता है, व्यक्त करता है *(HPSSSB Staff Nurse 2016)*

(a) नियोलोजिस्म (b) पारिस्थितिजन्यता
(c) स्टीरियोटाइप (d) जराजीर्णता

157. शराब की आदत का सबसे प्रभावी इलाज है *(Nursing Tutor 2016)*

(a) मनोचिकित्सा (b) एल्कोहॉलिक्स एनोनिमस
(c) पूर्ण निषेध (d) एवरसिअन थैरेपी

158. ऑब्सेसिव र्यूमिनेशन (Obsessive rumination) में प्रभावी एक मनोउपचार तकनीक है *(ESIC Staff Nurse 2016)*

(a) सेन्सिटाइजेशन (Sensitisation)
(b) थॉट स्टोपिंग (Thought stopping)
(c) एक्सपोजर (Exposure)
(d) फ्लडिंग (Flooding)

159. 18 वर्षीय मि. सन्तोष को मिर्गी (Epilepsy) के निदान के साथ अस्पताल में भर्ती किया जाता है। वह नर्स को बताता है कि वह सारे शरीर में झनझनी एवं गुलाबों की गन्ध का अनुभव करता है। ये शिकायतें क्या संकेत करती है? *(BHU Staff Nurse 2015)*

(a) तीव्र तन्त्रिका शोथ (Acute neuritis)
(b) तीव्र मस्तिष्क वाहिकीय आघात (Acute cerebrovascular accident)
(c) एक प्रभावमण्डल (An aura)
(d) एक गन्ध सम्बन्धी हैलुसिनेशन (An olfactory hallucination)

160. खुले स्थानों से अतार्किक डर कहलाता है *(KPSC Staff Nurse 2015)*

(a) जीनोफोबिया (Xenophobia)
(b) क्लेस्ट्रोफोबिया (Clastrophobia)
(c) एगोराफोबिया (Agoraphobia)
(d) एल्यूरोफोबिया (Ailurophobia)

161. किसके अतिरिक्त सभी एनोरेक्सिया नर्वोसा के लक्षण हैं? *(BHU Staff Nurse 2015)*

(a) बार-बार खाने की आदत (b) शुष्क बाल व त्वचा
(c) थकान (d) चिन्तित व हताश दिखना

162. तेज गति से बोले गए वचन जिसमें शब्द बिना किसी अर्थ के बँधे होते हैं, कहलाते हैं *(KPSC Staff Nurse 2015)*

(a) शब्द सलाद (Word salad)
(b) विचारों की उड़ान (Flight of ideas)
(c) व्यर्थ शब्द निर्माण (Neologism)
(d) शब्दानुकारण (Echolalia)

163. बच्चों वाले व्यक्ति की देखभाल में मानसिक स्वास्थ्य के सिद्धान्त लागू करते समय नर्स को यह जानकारी होनी चाहिए कि *(RRB Staff Nurse 2015)*

(a) कई अभिभावक अपने बच्चों के प्रति द्वेष का भाव अनुभव करते हैं
(b) प्रत्येक अभिभावक बच्चों के लिए नैसर्गिक रूप से प्यार व स्वीकार्यता का भाव रखते हैं
(c) एक बच्चे के प्रति गुस्सा व द्वेष का भाव रोग का लक्षण है
(d) बाद के बच्चों की तुलना में पहले बच्चे से सामंजस्य आसान है

164. तुम एक मरीज में पाते हो कि वह इसे पूर्वाग्रह से ग्रसित है कि उसके हाथ गन्दे हैं एवं इन्हें बार-बार लम्बे समय तक धोता है। यह किसका उदाहरण है? *(RUHS Pb. B.Sc. Nsg. 2015)*

(a) फोबिया (b) ऑब्सेशन
(c) हैलुसिनेशन (d) डिलूजन

165. श्रीमति 'ए' स्वयं को एक तरफ झुकाती है, कान को पकड़ती है एवं जब तक कोई उपस्थिति न हो, तो होठों को चलाती है। वह क्या अनुभव कर रही है *(RUHS Pb. B.Sc. Nsg. 2015)*

(a) भ्रान्ति (Illusion) (b) हैलुसिनेशन
(c) डिलूजन (d) ऑब्सेशन

---

134. (a)	135. (c)	136. (d)	137. (a)	138. (b)	139. (a)	140. (d)	141. (d)	142. (d)	143. (a)
144. (b)	145. (b)	146. (d)	147. (a)	148. (c)	149. (b)	150. (d)	151. (c)	152. (c)	153. (a)
154. (d)	155. (d)	156. (c)	157. (b)	158. (b)	159. (d)	160. (c)	161. (a)	162. (a)	163. (b)
164. (b)	165. (d)								

166. निम्नलिखित में से कौन-सा 'डिलूजन ऑफ रेफरेंस' का श्रेष्ठ उदाहरण है? *(PGI Staff Nurse 2015)*
(a) मेरे खाने में जहर मिलाया गया है
(b) TV रिपोर्टर मेरे बारे में बात कर रहा है
(c) मैं देश का राष्ट्रपति हूँ
(d) सरकार मेरे आविष्कारों को चुराना चाहती है

167. एक मरीज को पक्का विश्वास है कि कोई उसे हानि पहुँचाने जा रहा है। वह क्या प्रदर्शित कर रहा है? *(PGI Staff Nurse 2015)*
(a) डिलूजन ऑफ रेफरेंस
(b) डिलूजन ऑफ पर्सीक्यूसन
(c) डिलूजन ऑफ ग्राण्डयोर
(d) डिलूजन ऑफ इन्फ्यूएंस

168. वास्तविक बाह्य उद्दीपन की अनुपस्थिति में मिथ्या संवेदी अनुभूति/बोझ कहलाता है *(AIIMS Patna Nsg. 2015)*
(a) अव्यक्तिकरण (Depersonalisation)
(b) हैलुसिनेशन (Hallucination)
(c) पूर्वानुभव (Deja vu)
(d) भ्रान्ति (Illusion)

169. बुलिमिया नर्वोसा एवं एनोरेक्सिया नर्वोसा किस प्रकार के विकार हैं?
(a) निद्रा विकार (Sleep disorder) *(RBI Staff Nurse 2015)*
(b) भोजन विकार (Eating disorder)
(c) तन्त्रिकीय विकार (Nervous disorder)
(d) उपरोक्त में से कोई नहीं

170. कैंसर, जन्मजात हृदय रोग (CHD), सिजोफ्रेनिया, इस्वेमिक हृदय रोग (IHD), मानसिक मन्दता, आदि किस प्रकार के रोगों के उदाहरण हैं?
(a) बहुकारक रोग *(RUHS Pb. B.Sc. Nsg. 2015)*
(b) एकलकारक रोग
(c) गुणसूत्रीय रोग
(d) आनुवंशिक रोग

171. वास्तविक उद्दीपन की अनुपस्थिति में किसी वस्तु की अनुभूति कहलाती है *(RRB Staff Nurse 2015)*
(a) जड़बुद्धिता (Eementia) (b) डिलूजन
(c) भ्रान्ति (Illusion) (d) हैलुसिनेशन

172. जब मरीज खुलकर अपनी अनुभूतियों को व्यक्त करता है, तो यह कहलाता है *(RUHS Pb. B.Sc. Nsg. 2015)*
(a) प्रोत्साहन (Persuasion)
(b) भावनात्मक सफाई (Emotional catharsis)
(c) संवातन (Ventilation)
(d) विचार-विमर्श (Discussion)

173. निम्नलिखित में से कौन-सा रोग लक्षण उत्पीड़न सम्बन्धी, मिथ्या विश्वास, प्रसंगति, गलत विचार, बेतुकापन (Incoherence), आदि होते हैं? *(RUHS Pb. B.Sc. Nsg. 2015)*
(a) गतिविधि सम्बन्धी डिसऑर्डर (Disorder of activity)
(b) ध्यान सम्बन्धी डिसऑर्डर (Disorder of attention)
(c) विचार सम्बन्धी डिसऑर्डर (Disorder of thought)
(d) अनुभूति सम्बन्धी डिसऑर्डर (Disorder of preception)

174. व्यक्तित्व सम्बन्धी समस्या से पीड़ित व समायोजन के लिए कौन-सा मनोवैज्ञानिक उपचार दिया जाता है? *(RUHS Pb. B.Sc. Nsg. 2015)*
(a) मिल्यू चिकित्सा (Milieu therapy)
(b) पारिवारिक चिकित्सा (Family therapy)
(c) व्यक्तिगत चिकित्सा (Individual therapy)
(d) मनोचिकित्सा (Psychotherapy)

175. मनोदशा (Mood) एवं मनोभावों (Affect) में परिवर्तन जोकि वास्तविक नुकसान के कारण दु:ख के रूप में व्यक्त होता है, कहलाता है
(a) उदासीनता (Apathy) *(KPSC Staff Nurse 2015)*
(b) अस्थिर मनोदशा (Labile mood)
(c) शोक (Grief)
(d) डिप्रेशन (Depression)

176. अफेसिया (Aphasia) का अर्थ है *(BHU Staff Nurse 2015)*
(a) वाणी की तेज दर
(b) बोलने में असमर्थता
(c) तेज आवाज
(d) उच्च स्वरमान युक्त वाणी

177. एक व्यक्ति फर्श पर डिजाइन को देखकर उसे जीवाश्म समझता है। यह किसका उदाहरण है? *(BHU Staff Nurse 2015)*
(a) भ्रान्ति (Illusion)
(b) डिलूजन (Delusion)
(c) हैलुसिनेशन (Hallucination)
(d) मिथ्या विचार (Ideal of reference)

178. मानसिक अनुभव, जागरुकता के विभिन्न स्तरों पर संचालित होते हैं। कौन-सा स्तर किसी के दृष्टिकोण (Attitude), अनुभूतियों (Feelings) एवं इच्छाओं (Desires) को श्रेष्ठता से चित्रित करता है
(a) चेतन (Conscious) *(AIIMS Patna Nsg. 2015)*
(b) पूर्वचेतन (Preconscious)
(c) अचेतन (Unconscious)
(d) अग्रचेतन (Foreconscious)

179. हैलुसिनेशन (Hallucination) किसके द्वारा कारित होता है? *(RRB Staff Nurse 2015)*
(a) आमाशयी आंत्रीय विकार (b) मानसिक बीमारी
(c) प्रजनन अंग विकार (d) संक्रामक रोग

180. एक नर्स के रूप में आपको यह जानना चाहिए कि व्यक्ति में मनोदशा विकार (Mood disorder) है यदि *(RUHS Pb. B.Sc. Nsg. 2015)*
(a) उसके विचारों में उड़ान हो
(b) वातावरण के अनुसार भावों की असंगतता
(c) उसमें पैरानोइया (Paranoia) हो
(d) उसमें भ्रान्ति (Illusion) हो

181. किसी मनोरोगी को यकृत (Liver) या हृदय वाहिकीय रोग है। ऐसे मरीज को ....देते समय नर्स को सावधानी बरतनी चाहिए। *(RUHS Pb. B.Sc. Nsg. 2015)*
(a) एण्टीहिस्टेमिन्स (Antihistamins)
(b) एण्टीकोलिनर्जिक (Anticholinergics)
(c) एण्टीडिप्रेसेन्ट (Antidepressants)
(d) एण्टीसाइकोटिक (Antipsychotic)

182. एक केस में नर्स पाती है कि मरीज मूर्खतापूर्ण मुस्कान दे रहा है, फूहड़पन से हँस रहा है, उसे मिथ्या बोध एवं कपोल कल्पित मिथ्या विश्वास है, दैनिक व्यक्तिगत स्वच्छता नहीं रख पा रहा है तो ऐसे मरीज का निदान (Diagnosis) होगा *(RUHS Pb. B.Sc. Nsg. 2015)*
(a) सरल सिजोफ्रेनिया (b) हेबेफ्रेनिक सिजोफ्रेनिया
(c) कैटाटोनिक सिजोफ्रेनिया (d) चित्त भ्रम सिजोफ्रेनिया

183. किसी लत से वापसी कर रहे मरीज (Withdrawn patient) की नर्सिंग देखभाल किस प्राथमिक उद्देश्य की ओर संचालित होनी चाहिए? *(RUHS Pb. B.Sc. Nsg. 2015)*
(a) प्रारम्भ में सभी स्टाफ में उसका विश्वास बनाना
(b) व्यक्ति से व्यक्ति सम्बन्धों द्वारा क्रमशः उसका विश्वास बनाना
(c) बहुत-सी समूह गतिविधियों का बढ़ावा देना
(d) मरीज द्वारा स्वयं के प्रबन्ध पर जोर देना

184. शराब के आदी एक मरीज का पुनर्वास करते समय सबसे महत्त्वपूर्ण कारक है *(RUHS Pb. B.Sc. Nsg. 2015)*
(a) सामुदायिक संसाधनों की उपलब्धता
(b) मरीज के परिवार की स्वीकार्यतापूर्ण रवैया
(c) मरीज की भावनात्मक एवं प्रेरक तैयारी
(d) मरीज की शारीरिक स्थिति का गुणात्मक स्तर

185. ध्यान न्यूनता अतिसक्रियता रोग (ADHD) से पीड़ित एक वर्षीय बच्चे के लिए सर्वाधिक प्रभावी मनोचिकित्सा (Psychotherapy) है *(BHU Staff Nurse 2015)*
(a) खेल चिकित्सा (Play therapy)
(b) परिवेश चिकित्सा (Milieu therapy)
(c) व्यवहार चिकित्सा (Behaviour therapy)
(d) परिवार चिकित्सा (Family therapy)

186. किसी व्यक्ति का व्यवहार सख्त है एवं किसी प्रकार के परिवर्तन पर वह असहज महसूस करता है। उसका व्यक्तित्व किस प्रकार का है?
(a) पैरानॉइड (Paranoid) *(RUHS Pb. B.Sc. Nsg. 2015)*
(b) ऑब्सेसिव कम्पल्सिव (Obsessive compulsive)
(c) हिस्टेरीकल (Hysterical)
(d) शाइजॉइड (Schizoid)

187. हैलुसिनेशन (Hallucination) एवं डिलूजन (Delusion) से पीड़ित मरीज द्वारा प्रक्षेपण (Projection), युक्तिकरण (Rationalisation), अस्वीकार्यता (Denied) एवं विरूपीकरण (Distortion) का प्रदर्शन किसमें व्यवधान के उदाहरण हैं? *(RUHS Pb. B.Sc. Nsg. 2015)*
(a) तर्क (Logic)
(b) संगति (Association)
(c) वास्तविकता परीक्षण (Reality testing)
(d) विचार प्रक्रिया (Thought process)

188. दूसरे व्यक्ति के शब्दों/वचन को दोहराना कहलाता है
(a) शब्दानुकरण (Echolalia) *(PGI Staff Nurse 2015)*
(b) क्रियानुकरण (Echopraxia)
(c) स्वतः अनुपालन (Automatic obedience)
(d) भ्रान्ति (Illusion)

189. एक मरीज यह कहते हुए कि इसमें जहर है खाना खाने से इन्कार करता है। यह किसका प्रारूपिक उदाहरण है *(PGI Staff Nurse 2015)*
(a) आत्महत्या विचार (Suicidal ideation)
(b) डिलूजन (Delusion)
(c) नकारात्मकता (Negativism)
(d) हैलुसिनेशन (Hallucination)

190. ऐसी स्थिति, जिसमें बिना चिकित्सकीय प्रमाण के व्यक्ति को लगता है कि वह किसी शारीरिक रोग से ग्रस्त है, वह उसके लक्षण अनुभव करता है एवं बहुत चिन्तित रहता है कहलाती है *(PGI Staff Nurse 2015)*
(a) वेदना रोग (Pain disorder)
(b) मिथ्या डर रोग (Phobic disorder)
(c) सोमेटोफोर्म रोग (Somatoform disorder)
(d) वियोजन रोग (Dissociative disorder)

191. एनोरेक्सिया नर्वोसा (Anorexia nervosa) की सबसे गम्भीर जटिलता है *(RUHS PB. B.Sc. Nsg. 2015)*
(a) मृत्यु का अधिक जोखिम (b) सहवर्ती अवसाद
(c) कमजोर पारिवारिक सम्बन्ध (d) सामाजिक पृथक्करण

192. निम्नलिखित में से कौन-सा डिप्रेशन (Depression) का लक्षण नहीं है?
(a) दैनिक कार्यों में रुचि में कमी *(RBI Staff Nurse 2015)*
(b) अपराधबोध सम्बन्धी डिलूजन
(c) आत्महत्या विचार
(d) महानता सम्बन्धी डिलूजन

193. निम्नलिखित में से किसमें आत्महत्या का खतरा उच्चतम् होता है? *(PGI Staff Nurse 2015)*
(a) प्रमुख मानसिक रोग (b) अधिक अवसाद
(c) अधिक औषधिय निर्भरता (d) गम्भीर मन्दबुद्धिता

194. अधूरी आवश्यकताएँ चिन्ता को जन्म देती हैं, जोकि व्यक्ति को कार्य के लिए प्रेरित करती हैं। क्रिया मुख्यतया की जाती है *(RUHS Pb. B.Sc. Nsg. 2015)*
(a) तनाव को कम करने के लिए
(b) स्थिति को नकारने के लिए
(c) समस्या को दूर करने के लिए
(d) शारीरिक परेशानी से मुक्ति के लिए

195. एक 45 वर्षीय मरीज गम्भीर मानसिक क्षति (Mental deterioration), भावनात्मक क्लेश (Emotional distress), अतिक्रियाशीलता (Over activity) प्रदर्शित करता है। मरीज किससे पीड़ित हो सकता है? *(RUHS Pb. B.Sc. Nsg. 2015)*
(a) अल्जाइमर रोग (Alzheimer's disease)
(b) पिक्स रोग (Picks disease)
(c) पर्किन्सन रोग (Parkinson's disease)
(d) हन्टिंग्टन रोग (Huntington's disease)

196. अपने स्वयं के महत्त्व, शक्ति, ज्ञान व पहचान सम्बन्धी अतिप्रेरित धारणा क्या है? *(PGI Staff Nurse 2015)*
(a) डिलूजन ऑफ कण्ट्रोल (b) डिलूजन ऑफ रेफरेंस
(c) डिलूजन ऑफ पर्सिक्युसन (d) डिलूजन ऑफ ग्राण्डियोसिटी

166. (b)	167. (b)	168. (b)	169. (b)	170. (a)	171. (d)	172. (c)	173. (c)	174. (d)	175. (c)
176. (b)	177. (a)	178. (c)	179. (b)	180. (b)	181. (d)	182. (b)	183. (b)	184. (c)	185. (c)
186. (b)	187. (c)	188. (a)	189. (b)	190. (c)	191. (a)	192. (d)	193. (b)	194. (a)	195. (a)
196. (d)									

197. एक मरीज अतिक्रियाशीलता/उन्माद के लिए लिथियम कार्बोनेट ले रहा है। इस औषधि को लेते समय यह सुनिश्चित करना आवश्यक है कि वह ...... की पर्याप्त मात्रा ले रहा है। *(PGI Staff Nurse 2015)*

(a) आयोडीन (b) आयरन
(c) सोडियम (d) कैल्शियम

198. द्विध्रुवीकरण डिसऑर्डर (Bipolar disorder) के लिए इच्छित औषधि लिथियम की चिकित्सकीय रूप से प्रभावी मात्रा है

(a) 2.0 mEq/L से 2.5 mEq/L *(PGI Staff Nurse 2015)*
(b) 1.1 mEq/L से 3.0 mEq/L
(c) 0.7 mEq/L से 1.3 mEq/L
(d) 1.0 mEq/L से 2.0 mEq/L

199. एक्सट्रापिरामिडल लक्षण जोकि क्लोरप्रोमेजिन एवं अन्य एण्टीसाइकोटिक औषधियों का सम्भावित अपरिवर्तनीय दुष्प्रभाव है *(RRB Staff Nurse 2015)*

(a) स्यूडोपर्किन्सनिज्म (Pseudoparkinsonism)
(b) टोर्टिकोलिस (Torticollis)
(c) टार्डिव डिसकाइनेसिया (Tardive dyskinesia)
(d) ओकलोगाइरिक क्राइसिस (Occulogyric crisis)

200. मनोविश्लेषण चिकित्सा (Psychoanalytic therapy) किसके द्वारा विकसित की गई थी? *(RRB Staff Nurse 2015)*

(a) सिग्मण्ड फ्रायड (b) जेकॉब्सन
(c) फेंकलिन (d) अरस्तू

201. बेन्जोडायजिपिन्स (Benzodiazepines) कौन-से न्यूरोट्रान्समीटर्स पर क्रिया कर चिन्ता को कम करती है? *(BHU Staff Nurse 2015)*

(a) गाबा (GABA)
(b) सिरोटोनिन (Serotonin)
(c) नॉर-एड्रीनेलिन (Nor-adrenaline)
(d) डोपामिन (Dopamine)

202. एक नर्स मनोरोग विभाग में ECT प्राप्त कर रहे मरीज को देख (Attend) रही है। निम्नलिखित में से किसके अतिरिक्त सभी की अनुपालना सुनिश्चित करनी चाहिए? *(BHU Staff Nurse 2015)*

(a) मूत्राशय व आँत को खाली करना आवश्यक नहीं है
(b) मरीज के बाल साफ व सूखे होने चाहिए
(c) हेयर पिन, ब्रासलेट, शारीरिक छेदन को हटा देना चाहिए
(d) मरीज या कानूनी वारिस से सूचित सहमति लेनी चाहिए

203. डेलिरियम (Delirium) से पीड़ित एक मरीज की नर्सिंग देखभाल के बारे में किसके अतिरिक्त सभी सही हैं? *(BHU Staff Nurse 2015)*

(a) मरीज को उसके स्वयं के कपड़े पहनने की अनुमति देना
(b) कमरे के परिवर्तन से बचना, विशेषत: रात को
(c) परिजनों को मरीज के साथ ठहरने से रोकना
(d) जहाँ तक सम्भव हो शारीरिक बन्धकों से बचना

204. यदि मरीज एण्टीसाइकोटिक ड्रग्स पर हो एवं रुधिरचाप .... से कम हो गया हो, तो ऐसी स्थिति में नर्स को तुरन्त डॉक्टर को सूचित करना चाहिए। *(RUHS Pb. B.Sc. Nsg. 2015)*

(a) 40-50 mm of Hg (b) 20-30 mm of Hg
(c) 10-20 mm of Hg (d) बार-बार बदल रहा हो

205. एक नर्स, एक वृद्ध महिला जिसने आपना चश्मा खो दिया है, को देखकर अपने सहकर्मी को कहती है कि सभी वृद्ध लोग भुलक्कड़ होते हैं। उसकी टिप्पणी .... का एक रूप है। *(GMCH Staff Nurse 2015)*

(a) स्टीरियोटाइपिंग (Stereotyping)
(b) प्रशस्ति (Eulogy)
(c) जातिवाद (Racism)
(d) अस्वीकार्यता (Denial)

206. श्रीमति गीता अपनी 90 वर्षीय सास की देखभाल करती है। गृह भेंट के समय नर्स देखती है कि गीता में केअरगीवर स्ट्रेस (Caregiver stress) के लक्षण है। उसकी योजना क्या होगी? *(GMCH Staff Nurse 2015)*

(a) उसकी सास को अस्पताल में शिफ्ट करने की सलाह देना
(b) श्रीमति गीता को मनोरोग विशेषज्ञ के पास भेजना
(c) श्रीमति गीता को शामक औषधि देना
(d) श्रीमति गीता की देखभाल को स्थगित करना

207. बुजुर्ग लोगों में याद्दाश्त एवं ज्ञान सम्बन्धी कार्यों को प्रभावित करने वाला रोग है *(RRB Staff Nurse 2015)*

(a) अनिद्रा (Insomnia) (b) पेरानोइया (Paranoia)
(c) वाचाघात (Aphasia) (d) जड़बुद्धिता (Dementia)

208. काल्पनिक अनुभूतियाँ कहलाती हैं *(RUHS M.Sc. Nsg. 2014)*

(a) डिलूजन (Delusion)
(b) हैलुसिनेशन (Hallucination)
(c) भ्रान्ति (Illusion)
(d) जादुई सोच (Magical thinking)

209. मनोरोग विज्ञान में प्रयुक्त डिप्रेशन (Depression) की सबसे सटीक परिभाषा है *(RUHS M.Sc. Nsg. 2014)*

(a) किसी प्रिय वस्तु के खोने की प्रतिक्रिया में मनोदशा में एक गड़बड़
(b) भावनात्मक आवेगों पर नियन्त्रण की पूर्ण हानि
(c) निर्णय लेने या कार्य करने में असमर्थता
(d) निराशा के परिणामस्वरूप मनोदशा में एक गड़बड़

210. निम्नलिखित में से कौन-सा ECT के लिए संकेत है? *(RUHS Pb. B.Sc. Nsg. 2014)*

(a) आत्महत्या के खतरे के साथ गम्भीर अवसाद
(b) गम्भीर मेनिया (Severe mania)
(c) अतार्किक फोबिया (Phobia)
(d) वातोन्माद (Hysteria)

211. ECT का मुख्य दुष्प्रभाव है *(RUHS Pb. B.Sc. Nsg. 2014)*

(a) प्रतिगामी विस्मरण (Retrograde amnesia)
(b) अस्थि भंग (Fracture)
(c) निम्न रुधिरचाप (Hypotension)
(d) दौरे (Seizures)

212. मरीज की अभिमुखता (Orientation) एवं स्मरण क्षमता (Recall) के आंकलन के लिए जाँच है *(RUHS M.Sc. Nsg. 2014)*

(a) बेक डिप्रेसन इन्वेन्ट्री
(b) थीमेटिक एप्रीसिएसन टेस्ट
(c) मिनी मेन्टल स्टेट्स एक्जामिनेशन
(d) मिलियन क्लीनिकल मल्टिएक्सियल इन्वेन्ट्री

213. **पीड़न सम्बन्धी डिलूजन** (Delusion of persecution) **में क्या होता है?** *(AIIMS Delhi Nsg. 2014)*
(a) मरीज को लगता है कि CBI उसे मार देगी
(b) मरीज को लगता है कि CBI उसे पुरस्कार देगी
(c) मरीज को लगता है कि CBI उसे गिरफ्तार कर लेगी
(d) मरीज को लगता है कि CBI उसे कोई सूचना देगी

214. **एक मरीज कहता है कि** CBI **उसको मारने वाली है। यह उदाहरण है** *(RUHS M.Sc. Nsg. 2014)*
(a) हैलुसिनेशन (Hallucination) का
(b) आत्म आरोपक डिलूजन (Self-accusatory delusion) का
(c) पीड़न का डिलूजन (Delusion of persecution)
(d) निर्णय की एक त्रुटि का

215. **हैलोपेरिडोल** (Haloperidol) **का मुख्य दुष्प्रभाव है** *(RUHS M.Sc. Nsg. 2014)*
(a) उनींदापन (Drowsiness)
(b) शुष्क मुख (Dry mouth)
(c) पिरामिड बाह्य प्रतिक्रिया (Extrapyramidal reaction)
(d) क्षुधानाश (Anorexia)

216. **इलेक्ट्रोकन्वलसिव थैरेपी** (ECT) **किसके उपचार के लिए प्रयोग की जाती है?** *(RUHS M.Sc. Nsg. 2014)*
(a) डीसथाइमिक डिसऑर्डर
(b) मेजर डिप्रेसिव डिसऑर्डर
(c) साइक्लोथाइमिक डिसऑर्डर
(d) बाइपोलर डिसऑर्डर

217. **सही या गलत सम्बन्धी व्यक्तिपरक अनुभूति मनोरोग विज्ञान में कहलाती है** *(JIPMER Staff Nurse 2013)*
(a) मूल्य (Values)
(b) नैतिकता (Morality)
(c) धर्म (Religion)
(d) जैवनैतिकता (Bioethics)

218. **मनोरोग विशेषज्ञ एवं अन्य पेशेदारों के मध्य बहु-सन्दर्भन** (Multiple referral) **कहलाता है** *(RUHS M.Sc. Nsg. 2013)*
(a) स्टीयरिंग (Steering)
(b) पिंग पोगिंग (Ping ponging)
(c) गेंगिग (Ganging)
(d) टाउटिंग (Touting)

219. **मिथ्या संवेदी अनुभूति जिसका वास्तविकता से कोई सम्बन्ध न हो, कहलाती है** *(DSSSB Staff Nurse 2013)*
(a) हैलुसिनेशन (Hallucination)
(b) डिलूजन (Delusion)
(c) ढीला सम्बन्ध (Lose association)
(d) नियोलोगिज्म (Neologism)

220. **कौन-सी टर्म बोधात्मक असामान्यता** (Perceptual abnormality) **को व्यक्त करती है?** *(RUHS M.Sc. Nsg. 2013)*
(a) डिलूजन (Delusion)
(b) ध्यान (Attention)
(c) हैलुसिनेशन (Hallucination)
(d) अभिमुखता (Orientation)

221. **उद्दीपक** (Stimulus) **के साथ मरीज में अप्रिय संवेदना उत्पन्न करने वाली उपचार तकनीक कहलाती है** *(RUHS M.Sc. Nsg. 2013)*
(a) विमुखता (Aversion)
(b) प्रतिरूपता (Modelling)
(c) बाहुल्यता (Flooding)
(d) भावविरेचनता (Abreaction)

222. **निम्नलिखित में से कौन-सी दौरों को पहचानने वाली विशिष्ट जाँच है?** *(DSSSB Staff Nurse 2013)*
(a) CT स्केन
(b) MRI स्केन
(c) EEG
(d) X-रे

223. **वाणी एवं गतिशीलता की अनुपस्थिति कहलाती है** *(RUHS M.Sc. Nsg. 2013)*
(a) आत्मविमोह (Autism)
(b) म्यूटिज्म (Mutism)
(c) वाचाघात (Aphasia)
(d) क्रेटिनिज्म (Cretinism)

224. **गम्भीर अवसाद का सामान्य जोखिम है** *(DSSSB Staff Nurse 2013)*
(a) जल्दी थकान (Fatigability)
(b) हैलुसिनेशन (Hallucination)
(c) विचार बाधा (Thought block)
(d) आत्महत्या (Suicide)

225. .... **क्षीणता** (Impairment) ECT **का सामान्य दुष्प्रभाव है** *(RUHS M.Sc. Nsg. 2013)*
(a) निर्णय (Judgement)
(b) वाणी (Speech)
(c) विचार (Thought)
(d) स्मृति (Memory)

226. **निम्नलिखित में से कौन-से बचपन के मनोरोग के लिए जोखिम कारक हैं?** *(LNJP Staff Nurse 2012)*
(a) अभिभावकों में मनोरोग
(b) अभिभावकों से बार-बार शीघ्र बिछोह (Separation)
(c) निष्ठुर या अयोग्य अभिभावक
(d) उपरोक्त सभी

227. **कालक्रमानुसार क्रम** (Chronological order) **का तात्पर्य है** *(LNJP Staff Nurse 2012)*
(a) शारीरिक कार्य द्वारा आयु का निर्धारण
(b) व्यक्ति की समाज को योगदान देने एवं स्वयं व दूसरों को लाभान्वित करने की क्षमता
(c) किसी व्यक्ति के जीवित रहने के वर्षों की संख्या
(d) उपरोक्त सभी

228. **लिथियम का सबसे सामान्य दुष्प्रभाव है** *(LNJP Staff Nurse 2012)*
(a) दस्त (Diarrhoea)
(b) कम्पन (Tremors)
(c) कब्ज (Constipation)
(d) सीजर्स (Seizures)

229. **एण्टीसाइकोटिक औषधि का उदाहरण है** *(LNJP Staff Nurse 2012)*
(a) हैलोपेरिडोल (Haloperidol)
(b) वालप्रोइक अम्ल (Valproic acid)
(c) क्विनिडिन (Quinidine)
(d) एमियोडेरॉन (Aminodarone)

230. **बार्बिट्यूरेट व बेन्जोडायजेपिन दुष्प्रयोग व निर्भरता वाले रोग में शामक विषाक्तता** (Sedative intoxication) **सामान्यतया सम्बद्ध होती है** *(LNJP Staff Nurse 2012)*

(a) धीमी अस्पष्ट वाणी
(b) असमन्वित प्रेरक गति
(c) ध्यान व वाणी में दुर्बलता
(d) ये सभी

231. **अस्पताल में प्रयुक्त होने वाला** ECT **का सबसे सामान्य रूप है** *(LNJP Staff Nurse 2012)*

(a) प्रत्यक्ष ECT (Direct ECT)
(b) संशोधित ECT (Modified ECT)
(c) दोनों (a) और (b)
(d) इनमें से कोई नहीं

232. **अत्यधिक नींद आने को कहते हैं** *(LNJP Staff Nurse 2012)*

(a) सोम्नाबुलिज्म (Somnabulism)
(b) हाइपरसोम्निया (Hypersomnia)
(c) इंसोम्निया (Insomnia)
(d) एसोम्निया (Asomnia)

233. **सिजोफ्रेनिया** (Schizophrenia) **में कैटाटोनिक व्यवहार निम्नलिखित में किसके द्वारा चरितार्थ होता है?** *(LNJP Staff Nurse 2012)*

(a) गति/चलन के प्रयासों का प्रतिवाद करना
(b) सख्त, अगतिशील मुद्रा धारण करना
(c) वातावरण के प्रतिक्रिया में कमी
(d) उपरोक्त सभी

234. **एक मरीज के पास बोलने को बहुत कुछ है लेकिन उसकी बातों का बहुत कम मतलब निकलता है, तो मरीज किससे पीड़ित है?** *(LNJP Staff Nurse 2012)*

(a) शब्दानुकरण (Echolalia)
(b) वाणी की दरिद्रता (Poverty of speech)
(c) मूकता (Mutism)
(d) विचारों की दरिद्रता (Poverty of idea)

197. (c)	**198.** (c)	**199.** (c)	**200.** (a)	**201.** (a)	**202.** (a)	**203.** (c)	**204.** (b)	**205.** (a)	**206.** (a)
207. (d)	**208.** (b)	**209.** (a)	**210.** (a)	**211.** (a)	**212.** (c)	**213.** (a)	**214.** (c)	**215.** (c)	**216.** (b)
217. (b)	**218.** (b)	**219.** (a)	**220.** (c)	**221.** (a)	**222.** (c)	**223.** (b)	**224.** (d)	**225.** (d)	**226.** (d)
227. (c)	**228.** (b)	**229.** (a)	**230.** (b)	**231.** (b)	**232.** (b)	**233.** (d)	**234.** (d)		

करेक्ट सॉल्यूशन्स

टॉपिकल प्रैक्टिस

1. (*b*) साइकोलॉजी (Psychology) शब्द की उत्पत्ति ग्रीक भाषा के दो शब्दों साइकी (Psyche) तथा 'लोगस (Logos) से हुई है। जिसका अर्थ क्रमशः आत्मा (Soul) तथा अध्ययन (Study) है। अतः साइकोलॉजी शब्द का अर्थ है आत्मा का विज्ञान।

2. (*c*) विल्हेम वुण्ट (Wilhelm Wundt) ने सर्वप्रथम मनोविज्ञान की प्रयोगशाला स्थापित की थी, इसलिए इन को प्रयोगात्मक मनोविज्ञान (Experimental psychology) का जनक कहा जाता है।

3. (*c*) मानव का व्यवहार जैविक तथा वातावरणीय दोनों कारकों द्वारा प्रभावित होता है।

4. (*d*) आधुनिक समय में मनोविज्ञान को मानव के व्यवहार का विज्ञान माना जाता है।

5. (*d*) प्रश्न में दिए गए सभी विकल्प नर्सिंग विद्यार्थी के लिए मनोविज्ञान की भूमिका व महत्त्व को दर्शाते हैं।

8. (*c*) प्रश्न में दी गई दोनों विधियों का मुख्य दोष यही है कि इसमें अध्ययनकर्त्ता के पूर्व धारणाओं (Pre assumptions) से प्रभावित होने तथा उनके द्वारा पक्षपात होने की पूरी सम्भावना बनी रहती है।

10. (*a*) सिग्मण्ड फ्रायड ने व्यक्तित्व का मनोविश्लेषण सिद्धान्त दिया, जो व्यक्तित्व को इदम्, अहम्, परा-अहम् (Id, Ego, Super-ego) में बाँटता है। इन्होंने चेतन मन, अचेतन मन व अर्द्धचेतन मन की भी व्याख्या की।

11. (*c*) मैस्लो ने व्यक्तिगत आवश्यकता व प्रोत्साहन का अध्ययन करके आवश्यकता के पद जीवन का पिरामिड बनाया।

16. (*c*) फ्रायड द्वारा वर्णित विकास की अवस्थाओं में फेलिक अवस्था (Phallic stage) 3-6 वर्ष समूह में वर्गीकृत की गई है।

18. (*a*) फ्रायड ने चेतन-अर्द्धचेतन-अचेतन मॉडल को प्रतिपादित किया।

22. (*d*) चिल्र्डन एपरिसेप्शन टेस्ट (Children Appreception Test or CAT), थीमेटिक एपरिसेप्शन टेस्ट (Thematic Appreception Test or TAT), इंक ब्लॉट टेस्ट (Ink Blot Test or IBT) सभी प्रक्षेपण विधियाँ हैं।

24. (*b*) साइकोलॉजी शब्द का सर्वप्रथम प्रयोग ग्रीक मनोविज्ञानी रूडोल्फ गोकेल (Rudoll Gockel) ने सन् 1590 में किया था।

35. (*a*) 50-70 के बीच IQ वाला बच्चा मन्द मन्दबुद्धिता (Mild mental retardation) की श्रेणी में आता है।

36. (*d*) डाउन सिन्ड्रोम, माइक्रोसिफैली, जन्म के समय लगने वाली चोट मन्दबुद्धिता का कारण होती हैं।

37. (*c*) क्रेटिनिज्म गुणसूत्रीय असामान्यता के कारण नहीं होता है। यह थायरॉइड हॉर्मोन की कमी से होता है।

38. (*b*) 45 IQ वाला बालक परिवर्तनीय मन्दबुद्धिता की श्रेणी में रखा जाएगा। यदि IQ 50-70 हो, तो व्यक्ति मन्द मन्दबुद्धिता, यदि IQ 35-48 हो, तो व्यक्ति परिवर्तनीय मन्दबृद्धिता, यदि IQ 20-34 हो, तो व्यक्ति गम्भीर मन्दबुद्धिता और यदि IQ 20 से कम हो, तो व्यक्ति अधिकांश मन्दबुद्धिता के अन्तर्गत आता है।

39. (*d*) 50 से कम IQ वाले व्यक्ति में इपिलेप्सी (Epilepsy) के लक्षण अधिक पाए जाते हैं।

40. (*d*) मन्दबुद्धिता को रोकने के लिए माता-पिता की जेनेटिक काउन्सलिंग की जानी चाहिए साथ में माता की गर्भावस्था में उचित देखभाल की जानी चाहिए।

41. (*d*) प्रयत्न एवं भूल का सिद्धान्त थॉर्नडाइक (Thorndike) ने दिया था।

51. (*a*) मेक्डूगल ने मूल प्रवृत्ति का सिद्धान्त दिया था।

71. (*d*) अपने आप से समायोजन के सिद्धान्त के अन्तर्गत एवं स्वस्थ व्यक्ति में सामाजिक समंजन, नियमित जीवन, आत्ममूल्यांकन पाए जाते हैं।

72. (*b*) डिप्रेशन (Depression) व्यक्ति की वह मनोदशा है, जिससे वह स्वयं को असहाय, निराश और बेकार समझने लगता है।

73. (*d*) स्कूल का अनुकूल वातावरण मानसिक अस्वास्थ्य का कारण नहीं है।

74. (*a*) सर्वप्रथम आउट पेशेन्ट मानसिक स्वास्थ्य क्लीनिक अमेरिका में खोला गया।

75. (*d*) मानसिक रूप से स्वस्थ व्यक्ति में परिपक्वता पाई जाती है। अपरिपक्वता मानसिक रूप से अस्वस्थ व्यक्ति का लक्षण है।

83. (*b*) अविवाहित पुरुषों में डिप्रेशन अधिक होता है।

84. (*d*) न्यूरोटिक बीमारी में अर्न्तदृष्टि उपस्थित होती है।

87. (*b*) जब व्यक्ति को अपनी स्वाद कलिकाओं के बारे में गलत अवधारणा उत्पन्न हो जाती है, तो इसे गस्टेटरी हैलुसिनेशन कहते हैं।

89. (*a*) CAGE (Cut Annoyed Guitty Eye) का प्रयोग एल्कोहॉलिज्म की गम्भीरता का पता लगाने में किया जाता है।

90. (*b*) 4 A $\rightarrow$ Affect disturbance, Autism, Ambivalence व Associative disturbance है। इन्हें यूजिन ब्ल्यूलर (Eugen Bleuler) ने बताया था, जोकि एक स्विस मनोचिकित्सक थे।

92. (*d*) वैभवता का भ्रम डिप्रेशन का लक्षण नहीं है।

94. (*a*) मेनिया एक गम्भीर मनोरोग है, जिसमें रोगी अत्यन्त उत्तेजित या हिंसक हो उठता है। वह अत्यधिक बोलता है तथा एक समय में एक से अधिक कार्य करने का प्रयास करता है।

98. (*c*) स्टरिंग (Stuttering) में व्यक्ति रुक-रुक कर, हकला-हकला कर बोलता है। अतः यह वाणी सम्बन्धित रोग है।

103. (*c*) मानसिक मंदता (Mental retardation) बुद्धिमत्ता से सम्बन्धित विकार है, जिसे कई स्तरों में बाँटा गया है।

105. (*d*) डिस्ट्रैक्टीबिलिटी में व्यक्ति अपने ध्यान को एक जगह केन्द्रित करने में कठिनाई महसूस करता है।

107. (*d*) एनीमिया रोग में हीमोग्लोबिन कम हो जाता है, जिससे ऑक्सीजन की वाहक क्षमता कम हो जाती है। अतः यह याददाशत सम्बन्धी विकार नहीं है।

110. (*b*) प्रश्न में दिए गए सभी लक्षण यह दर्शाते हैं कि बच्चा ऑटिज्म से पीड़ित है।

112. (*a*) ओकुलोगाइरिक अल्पता में व्यक्ति की आँखें ऊपर हो जाती हैं व सिर एक तरफ झुक जाता है। यह एक मानसिक विकार है।

113. (*c*) ग्रान्डोओसीटी भ्रम सम्बन्धी मानसिक विकार है।

119. (*d*) फ्रूटेडरिसम (Frotteurism) में व्यक्ति यौन सुख प्राप्ति हेतु दूसरे व्यक्ति से अपने जननाँगों को बिना अनुमति के स्पर्श करता है।

122. (*c*) एम्नेसिआ में व्यक्ति की याददाश्त कम/क्षीण होती जाती है। ये निद्रा विकार नहीं है।

123. (*a*) इंसोम्निया से पीड़ित व्यक्ति को नींद कम आती है या नींद आती ही नहीं है।

126. (*d*) एनोरेक्सिया नर्वोसा खान-पान सम्बन्धी विकार है। इसमें व्यक्ति वजन बढ़ने के भय से भोजन करना ही अत्यधिक कम कर देता है, जिससे शरीर पर दुष्प्रभाव पड़ते

हैं। अतः दिए गए सभी लक्षण उसमें दिखाई देगें।

127. (*c*) सुख को अनुभूति कराने वाली क्रियाओं में भी सुख न महसूस करने जैसे विकार को एन्हेडोनीया कहते हैं।

128. (*b*) बुलिमिया में व्यक्ति अत्यधिक खाना खाने के बाद वजन बढ़ने के डर से उल्टी कर देता है। उसे ठीक करने हेतु इमेपेथेटिक वातावरण प्रदान करना चाहिए।

129. (*a*) एलेक्सिथायमिया के मूल लक्षण हैं– असामान्य संवेगात्मक अभिज्ञता, सामाजिक संयोजन तथा पारस्परिक सम्बद्धता/रोगी, संवेगात्मक भावनाओं का मौखिक रूप से वर्णन करने में असमर्थ होता है।

131. (*a*) कार्फोलोजिया लक्षण डेलिरियम के रोगियों में पाए जाने वाला लक्षण है, जिसमें रोगी काल्पनिक वस्तुओं तथा अपने कपड़े, आदि को असामान्य रूप से पकड़ता है।

132. (*d*) सिजोफ्रेनिया, मेनिया, सोमेटोफोर्म विकार सभी मानसिक रोग है। सिस्टिक फाइब्रोसिस एक आनुवंशिक रोग है, जो फेफड़े तथा पाचन को क्षतिग्रस्त करता है।

133. (*c*) इनसेन (Insane) एक मानसिक विकार होता है।

134. (*b*) ब्रुकिसज्म (Bruxism) में मरीज सोते समय अनैच्छिक रूप से दाँतों को बलपूर्वक बिना द्वन्द्व के पीसता है।

139. (*d*) ऐसे विकार जो स्थायी या अस्थायी दिमागी निष्क्रियशीलता के कारण होते है, अज्ञातहेतुक (Idiopathic) मानसिक विकार कहलाते हैं।

140. (*d*) साइक्लोथायमिया में व्यक्ति मूड सम्बन्धी हल्के उतार-हल्के चढ़ाव को महसूस करता है।

143. (*d*) वर्बीजिरेशन (Verbigeration) को रूढ़िवादी कथन (Stereotype speech) भी कहते है, जिसमें रोगी बिना किसी उद्देश्य के बार-बार एक ही शब्द या वाक्य को दोहराता है।

144. (*d*) बिना किसी विशेष उद्दीपन स्थिति के बिना वजह का भय उत्पन्न होना विचार सम्बन्धी मनोविकार डिलूजन कहलाता है।

145. (*c*) मैनरिज्म (Mannerism) को रूढ़िवादी गतियाँ भी कहते हैं, जिसमें व्यक्ति बिना किसी उद्देश्य के बार-बार एक ही क्रिया को दोहराता है।

146. (*a*) थायमिन की कमी से वरनिके एनसिफेलोपेथी विकार उत्पन्न होता है।

147. (*b*) ऑब्सेशन में व्यक्ति बिना आवश्यकता के भी क्रिया को बार-बार दोहराता रहता है।

148. (*b*) डिप्सोमैनिया वह स्थिति है, जिसमें व्यक्ति को रुक-रुक कर शराब की तीव्र इच्छा होती है। इसे कम्पलसिव ड्रिंकिग कहते हैं।

149. (*d*) अगर व्यक्ति की चिन्ता (Anxiety) 6 महीने तक लगातार बनी रहे, तो वह मनोरोग की श्रेणी में आ जाती है।

150. (*a*) रम फिट्स को वापसी दौरे भी कहते हैं। यह शराब की लत वाले व्यक्ति के अचानक शराब छोड़ने पर 6-48 घण्टे के दौरान पड़ते हैं।

151. (*c*) साइकोसोमेटिक मनोरोग होने पर अलग शारीरिक लक्षण उत्पन्न हो जाते हैं।

152. (*d*) डिप्रेशन से ग्रस्त व्यक्ति में हताश, दिनचर्या में अरुचि, अपराधबोध, हीन भावना, आत्महत्या का विचार जैसे लक्षण पाए जाते हैं।

153. (*b*) व्यक्ति द्वारा एक स्थिति प्राप्त करने पर लम्बे समय तक वैसे ही स्थिति में बने रहना स्थिति चालक क्रिया से सम्बन्धित होता है। इसे वैक्सी फ्लेक्सीबिलिटी कहते हैं।

154. (*d*) डेलिरियम रोग होने का प्रिडिस्पोजिंग कारण शराब का अत्यधिक सेवन, सिर पर चोट लग जाना, कुपोषण एवं डीहाइड्रेशन है।

155. (*a*) ऑटिज्म (Autism) एक गम्भीर विकार है, जो व्यावहारिक क्षमता को क्षतिग्रस्त करता है। यह प्रायः बच्चों में पाई जाती है।

156. (*b*) बुलिमिया नर्वोसा एक गम्भीर विकार है, जिससे व्यक्ति असंयमित रूप से खान-पान के पश्चात् वजन नियन्त्रित रखने के लिए विभिन्न तरीके अपनाता है।

157. (*c*) डिप्रेशन (Depression) व्यक्ति की वह मनोदशा है, जिससे वह स्वयं को असहाय और बेकार समझने लगता है और निराश व अवसाद की अवस्था में चला जाता है। यह डिप्रेसिव एपिसोड (Depressive episode) कहलाता है।

158. (*b*) ICD-10 में प्रयुक्त पदार्थों के सम्बन्ध में जिनका प्रयोग करते हैं, उन्हें विकारों के सम्बन्ध में F10-F19 में शामिल किया गया है।

159. (*b*) ऊँचे स्थानों से भय लगना एक्रोफोबिया कहलाता है।

160. (*b*) हैलुसिनेशन एक मानसिक विकार है। इसमें व्यक्ति को वस्तु की अनुपस्थिति में भी उसकी उपस्थिति का आभास होता है।

161. (*a*) बन्द स्थानों से बिना वजह का डर क्लेस्ट्रोफोबिया कहलाता है।

162. (*b*) व्यक्ति को समूह में रहने, भोजन करने में भय लगता है। यह एक मानसिक रोग होता है, इसे सोशलफोबिया कहते हैं।

163. (*c*) वरनिके एनसिफेलोपेथी मनोरोग थायमिन की कमी से होता है। इनके साथ अन्य रोग; जैसे–बेरी-बेरी तथा कोरसाकॉफ साइकोसिस भी उत्पन्न होते हैं।

164. (*a*) व्यक्ति का खुले स्थानों में बिना वजह डर एगोराफोबिया मानसिक विकार का लक्षण हैं।

165. (*d*) फोबिया का अर्थ है, व्यक्ति के भीतर किसी विशेष उद्दीपन, स्थिति से बिना वजह का भय रहना।

166. (*b*) पानी से बेवजह डरना हाइड्रोफोबिया कहलाता है।

167. (*c*) जानवरों से अत्यधिक भयभीत होना जूफोबिया कहलाता है।

168. (*a*) भारत सरकार ने वर्ष 1982 में राष्ट्रीय मानसिक स्वास्थ्य कार्यक्रम शुरु किया।

170. (*a*) यदि रोगों में डिलूजन एवं हैलुसिनेशन दोनों एक माह से अधिक अवधि के लिए हैं तो माना जा सकता है कि रोगी को पैरानॉइड सिजोफ्रेनिया (Paranoid schizophrenia) है।

171. (*b*) पैरानॉइड सिजोफ्रेनिया में परस्यूटरी डिलूजन होती है। रोगी को अपने मन में शत्रुओं से घिरे रहने के भाव आते रहते हैं।

172. (*d*) अजनबी लोगों से बात करने में भयभीत होना एक मनोविकार है, जिसे जीनोफोबिया कहते हैं।

173. (*c*) OCD में व्यक्ति एक ही आदत को बार-बार बिना आवश्यकता के दोहराता है; जैसे–बार-बार हाथ धोना, बार-बार लॉक चेक करना। ऐसा करने से उसकी एन्जाइटी दूर होती है।

174. (*d*) सिजोफ्रेनिया मानसिक विकार में क्लोरप्रोमेजीन, हैलोपेरिडोल, ओलेन्जेपीन काम आती है।

175. (*d*) पैरानॉइड सिजोफ्रेनिया एक प्रकार का श्रवण हैलुसिनेशन है इसे व्यामोहाथ खंडित मानसिकता भी कहते हैं। इस रोग में व्यक्ति के चालक (Motor) व्यवहार में व्यवधान उत्पन्न होता है।

176. (*d*) व्यक्ति जब अकेला, साथियों से उपेक्षा व परिवार में कलह का सामना करता है। पारिवारिक अन्तर्द्वन्द एवं पारिवारिक सहारे की कमी से मानसिक रोगी हो जाता है व वह साइकोएक्टिव पदार्थों का उपयोग करने लगता है।

177. (*a*) खुले स्थान से डरना एगोराफोबिया कहलाता है। यह सामान्य प्रकार का फोबिया है। इसमें सामान्य परिस्थितियों में खुले स्थान पर जाने में भी व्यक्ति डरता है।

178. (*d*) सिजोफ्रेनिया के पीड़ित को बातचीत में प्रेरित और प्रोत्साहित करना चाहिए, इससे वो सामाजिक बनते हैं। पीड़ित व्यक्ति को दूसरे पीड़ितों के साथ वार्तालाप करने के

लिए प्रेरित करना रोगी की सामाजिकता को बढ़ाता है।

179. (*c*) ट्राइकोटिलोमेनिया का अर्थ असामान्य व अनैच्छिक गति करना है। यह मानसिक विकार है, जिसमें स्वयं के बाल खींचने की पुनरावृत्ति की प्रबल इच्छा होती है।

180. (*b*) OCD एक विचार एवं भय का विकार है, जोकि उसे बाध्यकारी व्यवहार करने के लिए मजबूर करता है। विधिवत कार्य उसकी चिन्ता को कम करने में सहायक है।

181. (*b*) सम्नोलेन्स (Somnolence) रोग में रोगी दिन के समय असामान्य उनीदापन दर्शाता है। इसमें व्यक्ति पूरी तरह नींद नहीं ले पाता है एवं वह दिन के समय टुकड़ों में झपकी ले लेकर नींद लेता है।

182. (*b*) एल्कोहॉल एनोमिनस समूह एक स्वयं-सहायता समूह है जोकि एक-दूसरे से संयम (Sobriety) बनाए रखने के लिए मिलते हैं।

183. (*b*) बीमारी न होना या बिना किसी साक्ष्य (Prove) के बीमार होने का नाटक करना मेलिन्जेरिंग (Malingering) कहलाता है।

184. (*b*) असामजिक व्यक्तित्व विकार में रोगी अन्य से अपने को अलग रखता है एवं उसकी अन्य के लिए कोई सहानुभूति नहीं होती है।

185. (*a*) एण्टीकोलिनर्जिक का दुष्प्रभाव शुष्क मुख गुहा, धुँधली दृष्टि (Dry oral cavity, blurred vision), अपच, मूत्र का रुक जाना, न्यून रुधिरचाप, आदि हैं।

186. (*a*) एम्बीवेलेन्ट (Ambivalent) एक ऐसी अवस्था है, जिसमें रोगी समान विषय-वस्तु के बारे में अपनी सकारात्मक एवं नकारात्मक भावनाएँ रखता है।

187. (c) सिजोफ्रेनिया के रोगी में स्वयं की सीमा निर्धारण की असमर्थता होती है।

188. (*a*) इलूजन (Illusion) रोगी असामान्य धारणा को प्रदर्शित करता है। इसमें कोई ना कोई उत्तेजक (Stimuli) रहता है, लेकिन रोगी उसको सही रूप से नहीं पहचानता है; जैसे–रस्सी को साँप समझना।

189. (*d*) BPAD के रोगी की मेनिक अवस्था में भव्यता (Grandiosity) का व्यवहार प्रदर्शित होता है।

190. (*d*) साइजोइड व्यक्तित्व विकार के रोगी अन्तर्मुखी (Introverted) होते हैं एवं भावानात्मक रूप से किसी से जुड़े नहीं होते हैं।

191. (*d*) उपचार के दौरान ECT इकाई (Unit) में स्टाफ रोगी की सहायता के लिए उपस्थित रहता है।

192. (*b*) रोगी का वर्तमान स्थिति का पता लगाने के लिए व्यवहार सबसे उपयुक्त प्रदर्शक है।

193. (*a*) रोगों के भय को दूर करने के लिए सबसे उपयुक्त तरीका धीरे-धीरे उसके डर को दूर करना है।

194. (*d*) OCD में रोगी को काम करने की आवश्यकता महसूस होती है, उसके लिए यह कार्य अहम होता है पर वास्तव में कार्य बेतुका होता है।

195. (*d*) स्वलीन (Autistic) बालकों की भाषा शैली इकोलेलिया (Echolalia) प्रकार की होती है।

196. (*c*) नारसिस्टिक व्यक्तित्व विकार में रोगी भव्यता के विचारों और अपने महत्त्व को अधिक समझता है।

198. (*d*) परिस्थितिता (Circumstantiality) में रोगी सीधे बात नहीं करके बात को इधर-उधर घुमाकर करता है जिनमें कुछ बात का आपस में सम्बन्ध भी नहीं होता है, लेकिन अन्त में रोगी बिन्दु पर पहुँच जाता है।

199. (*a*) वायुरिस्म (Voyeurism) में व्यक्ति दूसरे व्यक्तियों के लैंगिक अंगों को देखकर उत्तेजित होता है।

200. (*b*) हैलोपेरिडोल प्रकाश के प्रति संवेदनशीलता (Photosensitivity) उत्पन्न करता है। इसलिए सूर्य के प्रकाश में जाने से बचना चाहिए।

201. (*b*) हैलोपेरिडोल तथा इन्सुलिन साथ दिए जाने पर मधुमेह के नियन्त्रण में कमी करता है।

202. (*a*) ADHD से ग्रसित बच्चे बाहरी उत्तेजकों के प्रति अधिक प्रतिक्रिया करते हैं।

203. (*b*) अनैच्छिक शाब्दिक (Involuntary vocalisation) शब्दों का उपयोग सामान्यतया अश्लील (Obscene) होता है। यह हमें कॉप्रोलेलिया (Coprolalia) में देखने को मिलता है।

204. (*a*) यूजिन ब्ल्यूलर (Eugene Bleuler) ने सिजोफ्रेनिया शब्द दिया।

205. (*b*) प्रति ट्रान्सफेरेन्स (Counter transference) में उपचारित करने वाला चिकित्सक/नर्स रोगी के प्रति कुछ भावनाएँ एवं दयालुता रखती है।

206. (*a*) सिजोफ्रेनिया में श्रवण सम्बन्धी हैलुसिनेशन (Auditory hallucination) सबसे सामान्य रूप से देखा जाता है।

207. (c) गहरे डिप्रेशन के साथ सिरोटोनिन न्यूरोट्रान्समीटर की कमी होती है।

208. (*a*) उदासीनता सिजोफ्रेनिया का नकारात्मक लक्षण है, जबकि बाकी सभी धनात्मक लक्षण हैं।

209. (c) विनाशकारी डिलूजन (Nihilistic delusion) के रोगी को लगता है कि मेरे शरीर का कोई अंग नहीं है अथवा दूसरों के अस्तित्व को वह नहीं मानता है।

210. (*d*) प्रश्न में दिए गए सभी विकल्प प्रेरक (मोटर) लक्षण कन्वर्जन विकार में देखें जा सकते हैं।

211. (*d*) रोगियों के उग्र (Violent) होने की अवस्था में सबसे पहले नर्स को चिकित्सालय सुरक्षाकर्मियों को बुलाना चाहिए, नहीं तो कोई दुर्घटना घटित हो सकती है।

212. (*d*) प्रश्न में दिए गए सभी विकल्प शेल्डॉन (Sheldon) के द्वारा वर्गीकृत हैं।

213. (*a*) कम चिन्ता स्तर (Mild anxiety level) में व्यक्ति की धारणा शक्ति (Perception power) में वृद्धि होती है, जबकि अधिक चिन्ता में व्यक्ति की कार्य क्षमता प्रभावित होती है।

214. (c) खुशी का सबसे उच्च स्तर एक्सलटेसन है।

215. (*a*) दी गई अवस्था म्यूटिज्म है, एफोनिया (Aphonia) में रोगी बात करने में असमर्थ होता है।

216. (*a*) ऑब्सेशन (Obsession) एक निश्चित विचार या एक अवाँछित भावना या भावनाओं के साथ बाध्यकारी पूर्व अधिग्रहण, अक्सर चिन्ता के लक्षणों के साथ दिखाई देता है।

217. (*a*) कार्बनिक मस्तिष्क क्षय (Organic Brain damage) के रोगी में आत्मविस्मृति (Disorientation) देखने को मिलती है; जैसे–समय स्थान का सही ज्ञान नहीं होना।

218. (*b*) कमी/संकट के समय नर्स का क्रियान्वयन (Intervention) सक्रिय एवं लक्ष्य निर्देशित होना चाहिए।

219. (*d*) साइजोटाइपल व्यक्तित्व विकार (STPD) एक प्रकार का व्यक्तित्व विकार है, जिसमें प्रश्न में वर्णित सभी विकल्प देखें जा सकते हैं।

220. (*d*) प्रश्न में दिए सभी विकल्प (लक्षण) पैरानॉइड व्यक्तित्व विकार के रोगी में देखे जा सकते हैं।

221. (c) कोरसाकॉफस साइकोसिस सिण्ड्रोम उलझन (Confusion), काल्पनिक घटनाएँ (Confabulation) व्यक्त करना, स्मृति विच्छेद (Memory loss), आदि का है,

जोकि शरीर में थायमिन की कमी के कारण उत्पन्न होता है।

223. (*d*) सिजोफ्रेनिया एक प्रकार का हैलुसिनेशन (Hallcination) हैं, जिसमें व्यक्ति अनजान आवाज सुन कर व्यक्त करता है।

224. (*b*) गैमोफोबिया में रोगी को शादी करने से डर महसूस होता है।

225. (*b*) सम्बन्ध का समापन (Termination) की योजना नर्स उन्मुखीकरण (Orientation) से ही प्रारम्भ कर लेती है।

226. (*d*) आत्महत्या की प्रवृत्ति (Tendency) वाले रोगी का निरन्तर अवलोकन किया जाना आवश्यक है।

227. (*b*) व्यक्ति के जीवन में संकट का मुख्य कारण उनके स्वयं की धारणा (Perception) है कि उसके जीवन में वह कैसा अनुभव करता है।

228. (*b*) भव्यता के डिलूजन (Delusion of grandeur) में रोगी वास्तविकता से परे अपने आपको शक्तिशाली, ज्ञानी, प्रतिभाशाली मानता है।

230. (*d*) प्रश्न में दिए गए सभी कथन वातावरण पद्धति (Milieu theraphy) के बारे में सत्य हैं।

231. (*d*) एन्जायटी (Anxiety) से ग्रस्त व्यक्ति में प्रश्न में दिए गए सभी लक्षण दिखाई देते हैं। इस तरह की मानसिकता सीमाकारी व्यक्तित्व (Borderline personality) विकार में देखी जाती है। इसमें रोगी की मानसिकता बदलती रहती है। किसी एक बिन्दु पर केन्द्रित नहीं होती है।

332. (*b*) संकट (Crisis) के रोगी के लिए किए गए क्रियान्वयन (Intervention) में मुख्य उद्देश्य रोगी को मानसिक सन्तुलन प्रदान करना है।

233. (*c*) सोमेटोफोर्म डिसऑर्डर रोगी में कई प्रकार के शारीरिक रोगों के लक्षण बताता है लेकिन परीक्षण पर उसके कोई शारीरिक असामान्यता नहीं होती है।

234. (*c*) कनफेबुलेशन (Confabulation) की अवस्था में रोगी अपने स्मृति अन्तर (Memory gaps) को भरने के लिए काल्पनिक घटनाओं (Imaginary events) को उसमें जोड़ता है जिसकी कोई वास्तविकता नहीं है।

235. (*d*) अलोकप्रिय मान्यताएँ (Unpopular belief) या राय (Opinion) देने वाले व्यक्ति को मानसिक रोगी नहीं कह सकते हैं।

236. (*d*) प्रश्न में दिए गए सभी विकल्प (डिलूजन), डिप्रेशन डिलूजन में सामान्यतया देखने को मिलते हैं।

240. (*c*) साफ होने (Catharsis) का शाब्दिक अर्थ शुद्धिकरण (Purification) करना है, जिसमें पुराने विचारों को त्याग कर नवीन विचार संग्रह करना होता है।

241. (*a*) एफोनिया (Aphonia) में रोगी बोल नहीं पाता है। ये केवल फुसफुसाते हैं।

243. (*d*) एक व्यक्ति के आत्महत्या के विचार के सम्बन्ध में प्रश्न में दिए गए सभी कथन सही हैं।

244. (*c*) पैरानॉइड सिजोफ्रेनिया से ग्रस्त रोगी के लिए आवश्यक है कि रोगी एवं अन्य के लिए सुरक्षित वातावरण तैयार करें।

245. (*d*) सिजोफ्रेनिया के उपचार में प्रयुक्त औषधि क्लोरेप्रोमेजीन की प्रतिदिन की खुराक 300-1000 मिग्रा निर्धारित है।

246. (*b*) शराब के सेवन के 30 मिनट बाद डायसल्फिराम की एथेनॉल से अभिक्रिया शुरु होती है।

247. (*c*) सिजोफ्रेनिया के इलाज में एण्टीसाइकोटिक या न्यूरोलेप्टिक दवाओं का उपयोग होता है। जिसमें परफेन्जीन, थियोरिडेजीन, आदि आती है।

252. (*b*) ECT व्यवहार थैरेपी नहीं है। यह एक विद्युत उपचार विधि है, जो अवसाद में दी जाती है।

253. (*a*) एण्टीडिप्रेसेन्ट दवाओं के सेवन से दस्त, अतिसार नहीं होता यह एक पाचन सम्बन्धी विकार है, जो खान-पान से होता है।

254. (*b*) अत्यधिक अनियन्त्रित निद्रावस्था (Hypersomnia) में बेन्जोडायजीपीन्स का प्रयोग नहीं किया जाता है।

255. (*c*) बार्बिट्यूरेट अचानक बन्द होने पर व्यक्ति को दस्त, अतिसार जैसा महसूस होने लगता है।

256. (*c*) इमिप्रामिन अवसाद को कम करने वाली एण्टीडिप्रेसेन्ट औषधियाँ है।

257. (*b*) लिब्रियम एक ट्रान्क्यूलाइजर का काम करता है, जिससे मस्तिष्क शान्त हो जाता है।

यह सर्जरी से पहले डर व चिन्ता को दूर करने में भी काम आता है।

258. (*a*) लिथियम ले रहे मरीज में रुधिर में इसके स्तर की जाँच जरूरी होती है, क्योंकि अधिक स्तर होने पर यह डीहाइड्रेशन कर देता है।

259. (*a*) फोबिया का अर्थ है व्यक्ति के भीतर किसी विशेष वस्तु, स्थिति या क्रिया-कलाप से बिना वजह का भय रहना इसमें एवरसिअन थैरेपी का प्रयोग होता है।

260. (*d*) डिप्रेशन, डेलिरियम ट्रेमन्स व सिजोफ्रेनिया होने पर एण्टीसाइकोटिक औषधियाँ दी जाती है।

261. (*b*) रोगी को ECT देने के बाद उल्टा लिटाया जाता है।

262. (*d*) ECT लगाने के बाद रोगी को गिरने से बचाना चाहिए, उसको सम्बल प्रदान करना चाहिए। किसी भी बाहरी लक्षण की जाँच करनी चाहिए।

263. (*b*) रोगी को ECT में विद्युत उपचार 0.1 से 1 सेकण्ड तक दिया जाता है।

264. (*d*) लिथियम एक धातु है उसका सेवन मनोरोग में किया जाता है। इसका स्वाद कम करने हेतु भोजन के साथ या भोजन के बाद ली जाती है।

265. (*b*) चिन्ता के उपचार में बेन्जोडायजीपीन्स काम में आती है।

266. (*c*) एण्टी क्रेविंग पदार्थ के सेवन से एल्कोहॉल पीने की लत में कमी आती हैं।

267. (*b*) ECT में 70-120 वोल्ट का प्रयोग किया जाता है।

271. (*c*) फोबिया में फ्लडिंग थैरेपी के अन्तर्गत रोगी के डर के कारण का क्रमबद्ध एक्स एम्पोजर देते हैं।

273. (*d*) स्वलीन बच्चे अन्तर्मुखी होते हैं एवं वातावरणीय उत्प्रेरकों पर कम प्रतिउत्तर करते हैं। अतः उनके स्वयं के उत्प्रेरक कार्य उनके लिए सबसे उपयुक्त हैं।

275. (*d*) एल्प्राजोलम एक बेन्जोडायजीपीन्स दवा है। इस का प्रयोग एन्जाइटी सिजोफ्रेनिया में किया जाता है।

277. (*a*) ECT के लिए औषधियों का सही क्रम एट्रोपिन-थियोपेन्टोन/मीथोहेक्सीटोल-सक्सिनाइलकोलीन है, जो शरीर के स्रावों को कम करता है। थियोपेन्टोन का निश्चेतक (Anesthetic) प्रभाव हैं एवं सक्सिनाइलकोलीन एक पेशीय शिथिलक (Muscle relaxation) है।

279. (*c*) ADHD के उपचार में मीथाइलफिनोडेट सबसे अधिक उपयोग में लाई जाती है।

280. (*a*) शरीर में डोपामिन का बढ़ा स्तर सिजोफ्रेनिया उत्पन्न करता है।

281. (*a*) फ्लूवोक्सामिन (Fluvoxamine) दवाई सिरोटोनिन के स्तर को बढ़ने से रोकने के लिए दी जाती है, जिससे ऑब्सेसिव कम्पल्सिव व्यवहार कम हो सके।

282. (*d*) प्रकाश के प्रति संवेदनशीलता क्लोरोप्रोमेजिन हाइड्रोक्लोराइड का दुष्प्रभाव है।

283. (*c*) डाइसल्फिराम थैरेपी (Disulfiram therapy) का उपयोग शराब की निर्भरता के लिए करते हैं।

284. (*b*) उच्च टाइरेमाइन (Tyramine) युक्त उत्पाद MAOI थैरेपी में नहीं दिए जाने चाहिए; जैसे–रेड वाइन, अचार, यीस्ट, आदि।

285. (*b*) सीरम में लिथियम का सामान्य स्तर 0.8-1.2 mEq/L है।

286. (*b*) बेन्जोट्रोपिन एक एण्टीकोलीनर्जिक (Anticholinergic) दवा है जोकि एक्स्ट्रा पिरामिडल सिम्पटम (Extra pyramidal symptom) के उपचार में एण्टीसाइकोटिक दवाओं के साथ दी जाती है।

287. (*c*) जल्दी पहचान एवं उपचार द्वितीयक स्तर रोकथाम में आता है।

288. (*d*) प्रश्न में दी गई सभी औषधियाँ ECT से तुरन्त पहली दी जानी चाहिए। विकल्प (a) एवं (c) में दी गई दोनों औषधियाँ कुछ समय के लिए निश्चेतक (Anesthetic) का कार्य करते हैं।

289. (*b*) रेसपेरिडोन एक अवर्गीकृत (Atypical) एण्टीसाइकोटिक दवा है जिसके कारण इससे एक्स्ट्रा पिरामिडल प्रभाव (Extra pyramidal effects) कम देखे जाते हैं।

290. (*d*) प्रश्न में दिए गए सभी कथन इमिप्रेमिन के बारे में सत्य हैं; क्योंकि इसमें शुष्क मुख गुहा (Dry oral cavity), पेशाब का रुकना, प्रकाशीय संवेदनशीलता (Photo-sensitivity) देखी जा सकती है। इस दवा को अचानक छोड़ने पर ये दुष्प्रभाव डालती है।

291. (*b*) गर्भावस्था (Pregnancy) के समय लिथियम का उपयोग जन्मजात हृदय विकृति (Cardia malformation) उत्पन्न कर सकता है।

292. (*a*) एण्टीसाइकोटिक दवा के कारण उत्पन्न पार्किन्सोन्जिम के उपचार के लिए एण्टीकोलिनर्जिक (Anticholinergics) दवाओं का उपयोग किया जाता है।

293. (*c*) MMSE का पूरा नाम मिनी मेन्टल स्टेटस एक्जामिनेशन है।

294. (*b*) प्रश्न में दिए गए लक्षणों को रोकने के लिए लोराजेपाम दवा का उपयोग करना चाहिए।

295. (*c*) फ्लूमेजेनिल (Flumazenil) बेन्जोडाइजीपीन के प्रभाव को कम करने में सक्षम है।

296. (*d*) PTSD एक मानसिक स्थिति है, जिसमें रोगी दुखद घटनाओं को याद कर तनाव में आ जाता है। इसके कुछ लक्षण; जैसे-तीव्र चिन्ता, रात्रि स्वप्न (Nightmares), अनियन्त्रित विचार, फ्लैश बैक, आदि हैं।

297. (*d*) मोतियाबिन्द इमिप्रेमिन (Imipramine) औषधि का दुष्प्रभाव है। अतः इसकी जाँच की जानी चाहिए।

298. (*a*) एण्टीसाइकोटिक दवाइयाँ रोगी में एक्सट्रापिरामिडल सिम्पटम्स (Extra Pyramidal Symptoms or EPS) दुष्प्रभाव उत्पन्न करती हैं।

299. (*d*) प्रोलिक्सिन डिकानोट (Prolixin decanote) इन्जेक्शन रोगी को सप्ताह में 2-3 बार दिया जाना चाहिए।

300. (*d*) अनइन्टेंशनल ट्रेमर (Unintentional tremors) न्यूरोलेप्टिक दवाईयों का सबसे सामान्य उपचार योग्य साइड इफेक्ट (Side effect) है।

301. (*d*) ECT थैरेपी ले रहे रोगी के लिए बेन्जोडायजीपीन का रात्रि सेडेशन के लिए निष्कासन करना चाहिए। क्योंकि इन दवाईयों का प्रयोग सीजर थ्रेशोल्ड (Seizure threshold) को बढ़ा सकता है।

302. (*b*) ECT में अस्थायी स्मृति विलोप सबसे सामान्य साइड इफैक्ट है।

303. (*b*) व्यवहारात्मक उपचार पद्धति सीखने की पद्धति पर आधारित है।

304. (*c*) लिथियम का स्तर रुधिर में सामान्य से अधिक हो जाने पर यह विपरीत प्रभाव उत्पन्न करता है। इसलिए लिथियम स्तर नियमित जाँचा जाना चाहिए।

305. (*a*) प्रश्न में दी गई सभी स्थिति में रोगी को ओक्सीपिटल सिरदर्द होता है। यह उच्च रुधिर चाप के संकट की शुरुआत है, जो अधिक मात्रा में ट्राइएमिन के कारण होता है।

306. (*d*) बुखारी दौरों (Febrile seizure) को रोकने के लिए सबसे उपयुक्त दवा फिनोबार्बिटॉन (Phenobaribitone) है।

307. (*a*) न्यूरोलेप्टिक दवाइयों का प्रयोग साइकोसिस रोग में किया जाता है। ये रोगी के व्यवहार में परिवर्तन करती हैं।

308. (*c*) टॉरेट्स विकार के उपचार के लिए हैलिपेरिडोल सबसे उपर्युक्त दवा है।

309. (*b*) ADHD के रोगी के लिए केन्द्रीय तन्त्रिका तन्त्र उत्तेजक (CNS stimulant) औषधि समूह उपयुक्त है।

310. (*c*) बेन्जोडाइजीपीन (Benzodiazepine) दवाई का उपयोग ADHD रोग के उपचार में नहीं किया जाता है।

311. (*c*) सम्पूर्ण परहेज आदतन शराबी का सबसे उपर्युक्त उपचार है।

312. (*b*) डाइसल्फिराम अति संवेदनशील व्यावहारिक थैरेपी है। यह एक एवरसिअन थैरेपी (Aversion therapy) है, जिसमें रोगी धीरे-धीरे शराब के प्रति घृणा करना प्रारम्भ कर देता है।

314. (*d*) व्यक्ति की व्यक्तिगत सामर्थ्य की जानकारी नर्स के पास होनी चाहिए, जिससे वह उसे कामकाज के पूर्व संकट स्तर में ला सकें।

315. (*b*) कॉफी में कैफीन होता है, जो एक केन्द्रीय तन्त्र को उत्तेजन करने वाला होता है। कैफीन लेने से चिन्ता और आन्दोलन की भावना उदय होती है, यह एल्कोहॉल से वापसी वाले व्यक्ति में अनिद्रा और थकान उत्पन्न कर सकता है।

316. (*d*) प्रश्न में वर्णित सभी विकल्प संकटकाल (Crisis) को व्यक्त करते हैं।

317. (*a*) स्वयं सहायता समूह अपने अनुभवों को समान साझा करते हैं एवं एक-दूसरे की सहायता करते हैं।

318. (*b*) प्रश्न में दिया गया कथन वातावरण सिद्धान्त (Milieu theory) को व्यक्त करता है।

319. (*b*) अभिनयकारी (Role playing) गतिविधि का उपयोग नाटकीय व्यक्तित्व विकार वाले रोगी के लिए उपयुक्त है। ये रोगी को सही ढंग से विभिन्न स्थितियों में प्रतिउत्तर (Responses) करना सिखाया जाता है।

320. (*d*) नियन्त्रित करने के आदेश जब भी जरुरी हों तब निर्धारित किए जाने चाहिए। PRN आदेश नियन्त्रित करने के लिए मान्य नहीं है।

321. (*d*) थिऑरिडेजिन (Thioridazine) की अधिक मात्रा लेने से प्रश्न में दिए उपर्युक्त सभी चिन्ह देखे जा सकते हैं।

323. (*a*) डर को कम या खत्म करने के लिए व्यावहारिक प्रारूप सबसे उपयुक्त है।

324. (*d*) थाइजाइड्स (Thiazides) एक डाइयूरेटिक (Diuretic) दवा है, जबकि बाकी सब अवसाद प्रतिरोधी दवाइयाँ (Antidepressants) हैं।

325. (*b*) रोगी का विरोध/विद्रोह (Agitation) न्यून करने के लिए रोगी के आस-पास स्थित उत्तेजक (Stimuli) एवं रोगी के अनावश्यक वार्तालाप न्यून कर दिया सकता है।

326. (*d*) न्यूरोलेप्टिक मेलिग्नेन्ट सिण्ड्रोम (Neuroleptic Malignant Syndrome or NMS) एक जानलेवा (Life threatening) स्थिति है। न्यूरोलोजिकल विकार (Disorder) मुख्यतया एण्टी साइकोटिक दवा के विपरीत प्रभाव (Adverse reaction) के कारण होते हैं। उपरोक्त वर्णित सभी लक्षण न्यूरोलेप्टिक मेलिग्नेन्ट

सिण्ड्रोम (Neuroleptic malignant syndrome) को प्रदर्शित करते हैं।

327. (*d*) उल्टी, दस्त, माँसपेशीय ऐंठन, कमर दर्द, बुखार, उदरीय ऐंठन, आँसू आना, आदि हेरोइन छोड़ने के बाद दिखाई देने वाले लक्षण हैं।

328. (*b*) रोगी को एट्रोपिन इन्जेक्शन देने से शरीर के स्राव कम स्रावित होते हैं, जिससे रोगी में एस्पिरेट (Aspirate) की सम्भावना नगण्य रहती है।

329. (*d*) सक्सिनिलकोलिन (Succinylcholine) ECT के दौरान दिया जाता है, जोकि श्वसन क्रिया को कम (Slow) करता है। सक्सिनिलकोलिन एक पेशीय शिथिलक (Muscle relaxant) है।

331. (*a*) सोडियम वेल्प्रोएट एण्टीडिप्रेसेन्ट दवा नहीं है। इसका प्रयोग एपिलेप्सी (Epilepsy), माइग्रेन में किया जाता है।

332. (*b*) रिस्पेरिडोन एक एटिपिकल एण्टीसाइकोटिक ड्रग है।

333. (*b*) एण्टीसाइकोटिक ड्रग द्वारा ओक्यूलो गिरिक क्राइसिस हो जाता है, जिसमें आँखें ऊपर की ओर पथ विचलित हो जाती है।

338. (*c*) बिजली के प्रवाह को ECT के दौरान अनचाहे स्थानों से बचाने के लिए शरीर से सभी धात्विक पदार्थ हटा दिए जाते हैं।

339. (*c*) ECT का सर्वप्रथम प्रयोग वर्ष 1938 में सरलेट्टी व बिनि ने किया था।

340. (*a*) सबसे पहले क्लोरप्रोमेजीन नामक एण्टीसाइकोटिक औषधि को खोजा गया।

341. (*b*) इलेक्ट्रो कन्वुल्सिव थैरेपी (Electro convulsive therapy) में इलेक्ट्रॉड कान के ट्रेगस एवं आँख के बाहरी केन्थस को जोड़ने वाली रेखा के मध्य बिन्दु से 2.5-4.0 सेमी ऊपर लगाने चाहिए।

342. (*b*) तन्त्रिका पेशीय अवरोधक (उदाहरण-सक्सिनाइल कोलिन) श्वसनीय अवसाद उत्पन्न करता है।

343. (*b*) एसिटाइलकोलीन ग्राहियों (Receptors) की रुकावट शुष्क मुख गुहा (Dry mouth) उत्पन्न करती है।

344. (*b*) हेरोइन अफीम (Poppy) के पौधे से प्राप्त होता है। ये एक गैर-कानूनी अत्यधिक नशीला (Highly addictive) है। पदार्थ इसमें ओपियम, मॉर्फीन, आदि सम्मिलित हैं।

347. (*a*) एनोरेक्सिया नर्वोसा के कारण रोगी में लवणीय सन्तुलन बिगड़ जाता है, जोकि हृदय अतालता एवं हृदयाघात उत्पन्न करते हैं।

348. (*a*) पेनिक अटैक (Panic attack) में पसीना आना एवं घबराहट (Palpitation) लक्षण देखे जा सकते हैं।

349. (*b*) तीव्र अवसाद का रोगी अपने नियमित स्थान पर बैठ कर नियत कार्य सम्पादित कर सकता है।

350. (*c*) मिनी मेन्टल स्टेट्स एक्जामिनेशन द्वारा नर्स रोगी के संज्ञानात्मक कार्य को आंकलित करती है।

351. (*c*) रोगी को ECT के पहले अधिक तरल पदार्थ नहीं देने चाहिए बल्कि रोगी को मलाशय खाली करवाना चाहिए।

352. (*d*) रोगी में दवाइयाँ बन्द करने का काम नर्स को नहीं करना चाहिए, अपितु डॉक्टर की सलाह लेनी चाहिए।

353. (*b*) मनोरोगी को डिप्रेशन से बचाने वाली दवाइयाँ खाली पेट नहीं देनी चाहिए।

354. (*d*) एक मनोरोगी को चोट से बचाने हेतु रोगी को चिड़चिड़ा नहीं होने देना चाहिए, उसके साथ बहस नहीं करनी चाहिए और प्रतिस्पर्धात्मक खेल में रोगी को शामिल नहीं करना चाहिए।

355. (*d*) रोगी को आत्महत्या करने से रोकने हेतु उससे सकारात्मक वार्तालाप के साथ-साथ अकेला ना छोड़ें और धारदार वस्तुएँ उसके पास नहीं रखी जानी चाहिए।

356. (*b*) नर्सों का दायित्व रोगी की आलोचना करना ना होकर, रोगी को प्रेरित करना, उसकी देखभाल करना होता है।

357. (*b*) रोगी के बाधित व्यवहार को सर्वप्रथम इंगित किया जाना चाहिए।

360. (*b*) प्रति-स्थानान्तरण में नर्स रोगी के प्रति नकारात्मक भावनाएँ/सकारात्मक भावनाएँ रखती है।

361. (*d*) सूचित किसी भी मामले में किया जा सकता है। यह एक गैर-चिकित्सीय संवाद है।

363. (*b*) अभिविन्यास द्वारा उक्त प्रश्न पूछ कर नर्स मालूम करना चाहती है कि रोगी को अपने आस-पास के स्थान, लोग समय का सही ध्यान है या नहीं।

364. (*a*) उक्त कथन से रोगी में सन्दर्भ का डिलूजन दर्शाता है। इसमें रोगी को लगता है कि आस-पास जो बातें हो रही है वे मेरे सन्दर्भ में हैं।

365. (*c*) डायवाल्प्रोकस सोडियम एक दौरे रोधी (Anticovulsant) औषधि है, जोकि मूड स्थरीकरण (Mood stabiliser) के रूप से उपयोग में ली जाती है, इसके कारण रुधिर डाइक्रासिएस (Blood dyscrasias) होता है।

इसलिए प्लेटलेट संख्या, रुधिरस्राव समय की जाँच की जानी चाहिए, इसके साथ-साथ यह औषधि यकृत विषाक्तता (Liver toxicity) भी उत्पन्न करती है। इसलिए लिवर कार्यिकी परीक्षण (Liver function text) भी किया जाना चाहिए।

366. (*a*) पेरीफेरल न्यूरोपेथी (Peripheral neuropathy) शराबी रोगी में अधिक देखने को मिलती है। इसका कारण पेरीफेरल तन्त्रिका का क्षतिग्रस्त होना है, इसके कारण हाथ-पैरों में दर्द, जलन, झनझनाहट, चुभन देखने को मिलती है।

367. (*b*) वर्ष 1878 में द ओपियम एक्ट आया था।

368. (*b*) मानसिक स्वास्थ्य अथोरिटीज की स्थापना के सन्दर्भ में सूचनाएँ मानसिक स्वास्थ्य अधिनियम, 1987 के दूसरे अध्याय में सम्मिलित हैं।

369. (*c*) मानसिक स्वास्थ्य अधिनियम, 1987 में मानव अधिकारों की सुरक्षा का विवरण आठवें अध्याय में दिया गया है।

370. (*d*) चतुर्थ अध्याय में मनोचिकित्सा केन्द्रों की स्थापना सम्बन्धी सूचनाएँ हैं।

371. (*c*) मानसिक स्वास्थ्य अधिनियम वर्ष 1987 में आया था।

372. (*a*) मानसिक स्वास्थ्य अधिनियम के अध्याय-5 में मानसिक रोगी का अस्पताल से छुट्टी सम्बन्धी नियम है।

373. (*d*) नर्सों का प्रमुख दायित्व निजी हित की अपेक्षा रोगी की सेवा व उनके लाभ पहुँचाना होता है।

375. (*c*) होस्पाइस देखभाल वृद्धों की देखभाल हेतु समूहों को नहीं दर्शाता है। ये गम्भीर रूप से बीमार के लिए चिकित्सा और भावनात्मक देखभाल हेतु एक कार्यक्रम होता है।

376. (*b*) सामाजिक देखभाल में एकल, बिना सगे-सम्बन्धी वाले वृद्धों की देखभाल की जाती है।

377. (*d*) व्हील चेयर, वाकर स्टीक, आदि से वृद्धों को गतिमान बनाए रखने में सहायता मिलती है। इससे वृद्ध कहीं भी गति कर सकते हैं।

378. (*a*) 60 वर्ष आयु समूह के व्यक्ति सीनियर सिटीजन में आते हैं।

नर्सिंग एग्जाम गैलरी

8. (*b*) दुश्चिन्ता (Anxiety) में व्यक्ति की क्रियाशीलता (Activity) घट जाती है।

9. (*c*) एक अनुभूति गलत तरीके से अनुभूत होती है व गलत समझी जाए तो मिथ्याधारणा (Illusion) कहलाती है।

10. (*d*) वर्ष 1976 में आरोन बेक (Aaron Beck) द्वारा प्रस्तावित बेक के संज्ञानात्मक ट्राएड या नकारात्मक ट्राएड (Beck's cognitive triad or negative triad) में स्वयं (मूल्यहीनता) (Worthlessness), संसार या प्राकृतिक (लाचारी) (Helplessness) एवं भविष्य (निराशा) (Hopelessness) के बारे में स्वचालित, स्वाभाविक एवं अनियन्त्रित विचार (Automatic, spontaneous and uncontrollable thoughts) सम्मिलित हैं।

11. (*b*) एक नर्स को मनोभ्रंश (Dementia) के मरीज के देखभाल कर्ताओं को शिक्षित करते समय पूर्वानुमान योग्य वातावरण के महत्त्व पर जोर देना चाहिए।

12. (*d*) बोले गए शब्दों को दोहराने वाला व्यवहार शब्दानुकरण (Echolalia) के अन्तर्गत आता है।

13. (*c*) एक 70 वर्षीय व्यक्ति को सत्यनिष्ठा बनाम नैराश्य (Integrity *Vs* Despair) की श्रेणी में रखा जाएगा।

14. (*c*) सचेत जागरुकता से मना किए विचार या अस्वीकार्य अनुभूति की स्वैच्छिक अस्वीकृति को शमन (Suppression) कहते हैं।

15. (*d*) व्यक्ति दूसरों का ध्यान अपनी ओर खींचने के लिए मँहगें, ब्राण्डेड, फैशनेबल कपड़े हमेशा पहनता है, इसे क्षतिपूर्ति (Compensation) कहते हैं।

16. (*b*) स्वयं के साथ-साथ दूसरों द्वारा सुविचारित आवश्यकता सेल्फ स्टीम नीड्स (Self esteem needs) कहलाती है।

17. (*d*) हैलुसिनेशन तथा बैजर व्यवहार सिजोफ्रेनिया के सकारात्मक लक्षण हैं।

18. (*a*) द्विध्रुवीय विकार (Bipolar disorder) को मनोविकार (Mood disorder) भी कहते हैं। यह भावात्मक विकार (Affective disorder) के अन्तर्गत आता है।

19. (*c*) एम्फेटेमिन (Amphetamine) दवा का प्रयोग द्विध्रुवी विकार में नहीं किया जाता। इसका उपयोग नैरोलेप्सी (Narcolepsy), मोटापे (Obsity), ADHD में किया जाता है।

20. (*a*) अव्यवस्थित व्यवहार व वाणी कैटाटोनिक सिजोफ्रेनिया में नहीं पाए जाते हैं।

21. (*d*) बार-बार हाथ धोना, बार-बार ताला चैक करना; जैसे-पुनरावर्ती, अनियन्त्रित विचार एवं क्रिया को ऑब्सेसिव कम्पल्सिव डिसऑर्डर (Obsessive compulsive disorder) कहते हैं।

22. (*a*) अवसाद वाले व्यक्ति में नीरसता आ जाती है, रूचि का अभाव और उदास मनोदशा हो जाती है।

23. (*b*) मनो विकार (Mood disorder) के आंकलन के लिए एडिनबर्ग इन्वेंटरी सही स्केल नहीं है। यह एक मापन स्केल है, जो बाएँ या दाएँ हाथ की प्रभुता आँकने में काम आता है।

24. (*b*) यूफोरिया में मरीज अत्यधिक उन्मादी व उत्साहित रहता है।

25. (*d*) आसन्न आत्महत्या में व्यक्ति अति चौकन्ना एवं चौंकने की अतिरंजित प्रतिक्रिया प्रकट नहीं करता है।

26. (*a*) नर्सों को मरीज से संचार करते वक्त उसे अपमानित करने या बेलिटिलिंग (Belitting) से बचाना चाहिए।

27. (*a*) AED पैड्स को वयस्क के एक बाँईं बगल के नीचे एवं एक वक्ष की दाँईं ओर ऊपर की ओर रखते हैं।

28. (*b*) अनावश्यक बातचीत को सीमित करने से मरीज का आवेश कम हो जाता है।

29. (*a*) मिर्गी के मरीज को गहरे पानी के स्रोत से दूर रहने की सलाह दी जाती है।

30. (*a*) न्यूरोलेप्टिक ड्रग (Neuroleptic drugs) को एण्टीसाइकोटिक (Antipsychotics) के नाम से भी जाना जाता है।

31. (*c*) पुनर्वास (Rehabilitation) द्वितीय बचाव का हिस्सा नहीं है यह तृतीय बचाव के अन्तर्गत आता है।

32. (*a*) लिथियम से शरीर में जल कम हो जाता है, इसलिए मरीज को जल ग्रहण करने व निर्जलीकृत से बचने के लिए कहना चाहिए।

33. (*c*) डिलूजन (Delusion) में व्यक्ति किसी के द्वारा साझा (Share) नहीं किए गए झूठे विश्वास को सख्ती से बनाकर रखता है।

34. (*c*) परा-अहम् (Super-ego) आदर्शवाद पर जोर देता है, सही, गलत में भेद बताता है।

35. (*d*) सिगमण्ड फ्रायड ने दिमाग के अहम् (Ego) भाग को प्रायोगिक वास्तविकता से सम्बन्धित माना था।

36. (*c*) ट्रान्सएक्शनल एनालाइसिस (Transactional analysis) एक मनोवैज्ञानिक तन्त्र है, जिसके अनुसार किसी का व्यवहार एवं सामाजिक सम्बन्ध उसके जीवन में शुरु में स्थापित व्यक्तित्व के पैरेन्टल, अडल्ट एवं चाइल्ड जैसे एस्पेक्ट्स (Aspects) के बीच आदान-प्रदान को प्रदर्शित करता है।

37. (*a*) शराबबंदी के लक्षण डेलिरियम ट्रेमन्स विड्रॉल लक्षण (कम्पोन्मान्द वापसी लक्षण) होते हैं।

38. (*a*) एगीटेड डिप्रेशन मेडीकोसाइकेट्रिक स्थिति (Medicopsychiatric condition) नहीं है। ये एक ऐसी स्थिति होती है, जिसमें अवसाद व मेनिया के लक्षण साथ-साथ पाए जाते हैं।

39. (*c*) पूर्वाग्रह (Prejudice) का आंकलन मेडिकल स्क्रीनिंग एग्जाम (Medical Screening or MSE) में नहीं किया जाता है।

40. (*c*) सिजोफ्रेनिया का सकारात्मक लक्षण डिलूजन (Delusion) है।

41. (*b*) सिजोफ्रेनिया का नकारात्मक लक्षण एन्हेडोनिया (Anhedonia) कहलाता है।

42. (*a*) व्यक्ति द्वारा काल्पनिकता एवं वास्तविकता में भ्रम की स्थिति उत्पन्न होना साइकोटिक विकार का लक्षण है।

43. (*c*) संवहनी मनोभ्रंश एक कार्बनिक मानसिक विकार है। इसमें एक से ज्यादा ब्रेन स्ट्रोक (Brain stroke) के कारण ब्रेन डेमेज हो जाता है।

44. (*d*) अस्वीकार्य क्रियाकलापों द्वारा उत्पन्न ऊर्जा को इन्हें स्वीकार्य बनाने हेतु प्रेरित करने की प्रकिया सबलिमेशन कहलाती है।

45. (*c*) एण्डोजीन्स डिप्रेशन में व्यक्ति शाम को ज्यादा दु:खी महसूस करता है।

46. (*a*) बार-बार स्वयं के बाल खींचने के विकार को ट्रिकोटिलोमेनिया (Trichotillomania) कहते हैं।

47. (*b*) संघर्ष या द्वन्द्व में प्रकट होना (Manifestation) नहीं आता है।

48. (*a*) जल्दी होने वाला सिस्टेमाइज्ड भ्रम केवल पागलपन (Dementia) में ही पाया जाता है।

49. (*b*) शरीर में कम्पन एल्कोहॉल विड्राल का लक्षण बताता है।

50. (*b*) टेम्पोरल स्थान के घाव में निर्मित दृश्य हैलुसिनेशन (Formed visual hallucinations) दिखाई देते हैं।

51. (*a*) व्यक्तियों के किसी समूह के बारे में बहुत सामान्य क्रिया विश्वास स्टीरियो टाइपिंग कहलाती है। इसमें ऐसा मान लिया जाता है कि समूह के सभी सदस्य एक जैसे हैं।

52. (*b*) सोच का रोग डिलूजन कहलाता है। इस बीमारी में व्यक्ति अपनी झूठी धारणा को दृढ़ता से रखता है।

53. (*c*) बिना उद्दीपक के ही, बिना घटना घटित हुए ही उसकी अनुभूति हैलुसिनेशन (Hallucination) कहलाती है। इसमें ऐसी चीज को देखने, सुनने, स्वाद चखने का ख्याल आता है, जो वास्तव में होती ही नहीं हैं।

54. (*b*) बेन्डर गेस्टाल्ट टेस्ट में 3 वर्ष व उससे अधिक उम्र के बच्चों में दृश्यमोटर कामकाज न्यूरोलोजिकल हानि का आंकलन करने के साथ, अंगीय मानसिक विकारों का आंकलन किया जाता है।

55. (*b*) पहले ज्यादा खाना खा लेना और फिर वजन बढ़ने के डर से उसे उल्टी कर देना बुलिमिया नर्वोसा कहलाता है।

56. (*b*) बार-बार किसी भी आदत, कार्य को दोहराना ऑब्सेसिव कम्पल्सिव डिसऑर्डर है और पूर्ववत् करना (Undoing) इसकी प्रयुक्त रक्षात्मक प्रतिक्रिया होती है।

57. (*d*) यदि व्यक्ति तनाव मुक्ति के लिए शराब पीता है, तो वह पूर्व एल्कोहॉलिक प्रावस्था से गुजर रहा होता है।

58. (*c*) गम्भीर अवसाद में मरीज में उल्लास का अभाव होता है व हमेशा उदासीनता में रहता है।

59. (*b*) अलग-अलग प्रश्न पूछने पर व्यक्ति समान शब्द द्वारा उत्तर देता है इसे दृढ़ता (Perseveration) कहते हैं।

60. (*c*) डिप्रेशन (Depression) सबसे सामान्य विकार होता है, जो सिर में चोट के बाद सबसे पहले होता है।

61. (*b*) केपाग्रास सिण्ड्रोम डिलूजनल डिसऑर्डर है। जिसमें पीड़ित को ऐसा लगता है कि उससे सम्बन्धित सारे व्यक्तियों को किसी ढोंगी/पाखंडी व्यक्तियों द्वारा बदल दिया गया है।

62. (*d*) यूनिट का वातावरण चुस्त, रुचिकर एवं रोमांचक होना मेनिया के मरीज पर सकारात्मक प्रभाव डालता है।

63. (*d*) टोनिक-क्लोनिक (Tonic-clonic) दौरे आने पर नर्स को मरीज को चोट से बचाना प्राथमिक कार्य है और इस बीमारी में मरीज को चोट लगने की पूरी सम्भावना रहती है।

64. (*d*) डिप्रेशन का इलाज करने में ECT (Electro Convulsive Therapy) का उपयोग किया जाता है।

65. (*c*) व्यक्ति के स्थान समय के ज्ञान को उन्मुखीकरण (Orientation) कहते हैं।

66. (*d*) एक्स्ट्रा-पिरामिडल (Extrapyramidal) दुष्प्रभाव का प्रबन्धन में बार्बिट्युरेट्स का उपयोग नहीं किया जाता है। यह नारकोटिक औषधियाँ हैं, जो केन्द्रीय तन्त्रिका तन्त्र पर हावी होती हैं।

67. (*b*) प्रलोभन (Sedation) नापने के लिए रामसय प्रलोभन स्कैल (Ramsay sedation scale) का प्रयोग होता है, इसमें 6 स्तर तक प्रलोभन स्तर (Sedation level) को नापा जाता है।

68. (*a*) लिथियम थैरेपी में सोडियम के इलेक्ट्रोलाइट बनाए रखे जाते हैं।

69. (*a*) मेनिक डिप्रेसिव डिसऑर्डर में लिथियम का उपयोग होता है।

70. (*a*) एण्टीसाइकोटिक ड्रग या न्यूरोलेटिक दवाओं के सेवन से मरीज में एक्स्ट्रा पिरामिडल दुष्प्रभाव लक्षण उत्पन्न होते हैं।

71. (*d*) नोट्रिप्टीलीन एण्टीकॉन्वल्सिव ड्रग नहीं है। ये एक ट्राइ साइक्लिव एण्टी डिप्रिसेन्ट ड्रग होता है। इसका उपयोग अवसाद (Depression), एन्जाइटी (Anxiety), स्मोकिंग (Smoking) में किया जाता है।

72. (*d*) लिथियम मनोदशा को स्थिर करने का काम करता है।

73. (*d*) इण्ट्राक्रेनियल प्रेशर का बढ़ा होना, मस्तिष्क ट्यूमर, मायोकार्डियल इन्फीक्सन आदि में ECT निषेध है।

74. (*b*) नलट्रेक्सोन ड्रग डीपेन्डेन्स (Drug dependence) के रिलेप्स को रोकती है। ये मस्तिष्क पर ओपिएट के प्रभाव को रोकती है। साथ ही ओपिएट (Opiate) लेने की इच्छा को कम करती है।

75. (*b*) प्रतिरोध करना विवाद समाधान की कार्यनीति नहीं होती है।

76. (*d*) किसी व्यक्ति के बारे में गलत धारणा, मिथ्या वक्तव्य बनाकर किसी तीसरे व्यक्ति तक प्रचार बदनामी कहलाता है।

77. (*c*) आत्महत्या की प्रवृत्ति वाले व्यक्तियों का जीवन व मरण के प्रति अनिर्णय की स्थिति वाला दृष्टिकोण रहता है।

78. (*a*) प्रश्न में दी गई स्थिति में व्यक्ति इनकार (Denial) को इंगित करता है। इस व्यवहार में व्यक्ति खुद को मानता है कि उसको डायबिटीज नहीं है।

79. (*c*) इनकार (Denial) स्थिति में व्यक्ति सत्य को भी नकार देता है।

80. (*d*) समझ में न आ सकने वाले नए शब्दों का निर्माण करना निओलोगिज्म (Neologism) कहलाता है।

81. (*c*) मनोदशा में एक गम्भीर ऊँचाई अतिशयोक्ति (Exaltation) कहलाती है।

82. (*c*) शब्द/वाक्यों को बिना मतलब बार-बार दोहराना भी एक विकार है, जो वर्बीजिरेशन (Verbegeration) कहलाता है।

83. (*c*) व्यक्ति द्वारा कोई कार्य समय पर पूरा नहीं कर पाने की स्थिति युक्तिकरण (Rationalisation) कहलाती है।

84. (*a*) अस्वीकार्य प्रवृत्तियाँ जोकि समाज में मान्य न हों उनको अधिक योजक गति विधियों की ओर मोड़ना सबलिमेशन या उदातीकरण कहलाता है।

85. (*c*) मिथ्या संवेदी अनुभूतियों, जिनका कोई सत्य आधार न हो हैलुसिनेशन (Hallucination) कहलाती है।

86. (*c*) विकल्प (c) उदातीकरण (Sublimation) को दर्शाता है। सामाजिक रूप से अस्वीकार्य आवेगों या विचारों को सामाजिक रूप से स्वीकार्य एक्शन या व्यवहार में बदलना उदातीकरण (Sublimation) कहलाता है।

87. (*b*) अवसाद या डिप्रेशन को इफेक्टिव डिसऑर्डर माना गया है।

88. (*d*) अरुचिकर स्थिति को अनचाही आदत उन्मूलन के लिए साथ में जोड़ना एवरसिव कन्डीसनिंग कहलाता है।

89. (*a*) अपनी गलती दूसरों पर थोपना, दूसरों को दोषी ठहराना प्रक्षेपण (Projection) कहलाता है।

90. (*a*) ऐसे विचार जिन्हें तर्क द्वारा ना बदला जा सके जो अविचल एवं स्थायी हो डिलूजन (Delusions) कहलाते हैं।

91. (*a*) टाइम आउट के अन्तर्गत स्थिति सम्भालने हेतु अभिभावक बच्चों को अलग-अलग कमरे में रखता है।

92. (*d*) एक ही व्यक्ति में अलग-अलग प्रकार का व्यक्तित्व पाया जाता है। ऐसी स्थिति बहुव्यक्तित्व विकार (Dissociative identity disorder) कहलाती है।

93. (*c*) युक्तिकरण में व्यक्ति नशीले पदार्थों का सेवन करने के लिए अन्य कारकों (वैवाहिक स्तर, आर्थिक स्थिति, परिवार) को जिम्मेदार बताता हैं।

94. (*a*) मनोरंजन चिकित्सा में व्यक्ति वैश्विक समरसता का अनुभव करता है।

95. (*c*) मैस्लो के आवश्यकताओं के पिरामिड के पदक्रम में स्व-वास्तविकीकरण के शीर्ष पर है।

96. (*a*) मन्दबुद्धिता (Intelligent Quotient) का सूत्र

$$IQ = \frac{\text{मानसिक आयु (MA)}}{\text{वास्तवकि आयु (CA)}} \times 100 \text{ है,}$$

इससे बुद्धिस्तर का मापन किया जाता है।

97. (*d*) कोई चीज वास्तविकता में ना होने पर भी बार-बार उसे महसूस करना हैलुसिनेशन (Hallucination) कहलाता है।

98. (*d*) अवसादी व्यक्ति निराशावादी होता है, उसकी सोच आशावादी (Hopeful) नहीं होती है।

99. (*c*) यह एक प्रकार की विचारों की काल्पनिक उड़ान होती है।

100. (*c*) दृश्य प्रकार का हैलुसिनेशन सिजोफ्रेनिया में होता है, व्यक्ति उन चीजों को वास्तव में मिथ्या रूप में देखता है जोकि उसका वहम मात्र होता है।

101. (*c*) डिलूजन में व्यक्ति को सोच से सम्बन्धी विकार उत्पन्न हो जाते हैं, वह वास्तविकता से परे सोचने लगता है।

102. (*d*) अवरोध रक्षात्मक प्रतिक्रिया से सम्बन्धित नहीं होता है।

103. (*b*) डेलिरियम (Delirium) की शुरुआत अचानक ऑपरेशन के बाद होती है सर्जरी, ड्रग, संक्रमण, दवाओं, शराब के सेवन इसका एक रूप है।

104. (*b*) एक व्यक्तिपरक ढंग से अनुभूत डर (सामान्य बातों पर आवश्यकता से अधिक आशंका या डर) के कारण चिन्ता उत्पन्न होती है।

105. (*b*) डिमेन्शिया या पागलपन एक याददाश्त खोने और निर्णय ना ले पाने जैसे कम-से-कम दो दिमागी कार्यों का नुकसान पहुँचाने की विशेषताओं का समूह है।

106. (*c*) खुशनुमा वातावरण में भी खुशी का अनुभव ना हो उस मनोस्थिति को एन्हेडोनिया कहते हैं।

107. (*d*) वजन बढ़ने के डर से ज्यादा खा लेने के बाद उल्टी कर देना बुलिमिया नर्वोसा कहलाता है।

108. (*c*) कृत्रिम निद्रावस्था में रचनात्मकता की कोटि परिष्कृत, परिमार्जित होती है।

109. (*d*) अल्जाइमर रोग की उच्च कोटि का भयानक परिणाम वृद्धावस्था का मनोभ्रंश (Senile dementia) होता है। इसमें व्यक्ति चरम, दुखी, स्वार्थी बन जाता है। नैतिक भावना कम व भूलना गम्भीर हो जाता है।

110. (*d*) शरीर की औषधि के प्रति प्रतिक्रिया कम कर देने को टॉलरेंस (Tolerance) कहते हैं।

111. (*d*) ECT के दौरान प्रयुक्त सामान्य वोल्टेज 70-120 वोल्ट होता है।

112. (*c*) मनोचिकित्सा में काउन्सलिंग के माध्यम के प्रारम्भिक मद्यपान का उपचार होता है।

113. (*a*) मुख्य एण्टीसाइकोटिक औषधियाँ डोपमिन क्रिया को अवरूद्ध कर देती हैं। डोपामिन न्यूरोट्रांसमीटर के रूप में काम करता है, न्यूरोन्स द्वारा पाए गए रसायन अन्य तन्त्रिका कोशिकाओं को संकेत भेजते हैं।

114. (*b*) बचाव में व्यक्ति गलती पकड़े जाने पर भी यह विचार प्रकट करता है कि वह किसी की भी परवाह नहीं करता है।

115. (*b*) प्राप्त हो रही सूचनाओं को उपयोग आने योग्य रूप में परिवर्तन स्मृति की एनकोडिंग अवस्था कहलाती है।

116. (*d*) टारडिव डिस्किनीशिया (Tardive dyskinesia) एण्टीसाइकोटिक औषधियों का दुष्प्रभाव है। यह पेशियों की अनैच्छिक गति होती है, न्यूलैप्टिक दवाओं के लम्बे समय के सेवन से तन्त्रिका तन्त्र जटिल हो जाता है, इसमें गतियों की बारम्बारता होती है; जैसे–बार-बार मुँह बिगाड़ना, पलक झपकाना।

117. (*b*) एगोराफोबिया में व्यक्ति खुले स्थानों में रहने में भय, महसूस करता है।

118. (*a*) ब्ल्यूलर (Bleuler) एक स्विस मनोचिकित्सक थे। इन्होंने सिजोफ्रेनिया, ऑटिज्म, आदि शब्दों की रचना की।

119. (*b*) अवसादग्रस्त मरीज के उपचार हेतु सेड्यूलड एक्टिविटी (Scheduled activity) उपचार का प्रयोग किया जाता है।

120. (*a*) दी गई स्थिति उत्पीड़न के डिलूजन को दर्शाती है। यह एक प्रकार की भ्रम, वहम की मनोस्थिति होती है, तथ्य मिथ्या होते हैं, जिनको व्यक्ति सच मानता है।

121. (*a*) चिन्ता वाले मरीज में बहस, मिथ्या तथ्यों पर ध्यान केन्द्रण जैसे लक्षण नहीं पाए जाते हैं।

122. (*a*) लिथियम ज्यादा लेने पर मरीज में डीहाइड्रेशन की समस्या हो जाती है इसलिए वह ज्यादा पानी का सेवन करता है और बार-बार मूत्र विसर्जित करता है।

123. (*a*) व्यक्ति में एल्कोहॉल वापसी के साथ एल्कोहॉल पर निर्भरता उत्पन्न हो जाती है। इसलिए वह कम्पन, भ्रम व आवेश का अनुभव करता है।

124. (*a*) बिनि व सरलेट्टि ने वर्ष 1938 में दर्दरहित सोमेटिक थैरेपी दी जो विद्युत द्वारा मानसिक दौरों का इलाज करती है।

125. (*a*) मुखर व्यवहार में व्यक्ति अपने विचार के प्रति बिना किसी नकारात्मक / सकारात्मक भाव के जड़ बने रहते हैं।

126. (*b*) आत्म सम्मान (Self esteem) में व्यक्ति को अपने व्यक्तिगत मूल्य व आत्म मूल्यांकन के प्रति अपना स्वयं का दृष्टिकोण होता है।

127. (*c*) मनोवैज्ञानिक व्यवहारिक पैटर्न को उन्नत बनाने हेतु मरीजों व उनके परिवारों को उचित व्यवहारिक तकनीक के बारे में शिक्षित किया जाता है।

128. (*a*) OCD बार-बार किसी आदत की बेवजह पुनरावर्तन सम्बन्धी विकार है, इसमें इलाज दीर्घकालीन प्रकृति का होता है। अतः नर्स शिक्षा देगी कि उपचार लम्बे समय तक चलेगा।

129. (*d*) व्यक्ति को जब हेरोइन की लत लगी होती है तब वापसी लक्षण के अनुभव में व्यक्ति को दस्त व पसीना आता है, जी मिचलाता है व उल्टी आती है।

130. (*b*) एफसीआ में व्यक्ति बोले गए शब्दों को समझ नहीं पाता है।

131. (*b*) स्यूडोपार्किन्सनिस्म में व्यक्ति को पेशीय दृढ़ता व शरीर में कम्पन होता रहता है।

132. (*d*) OCD मानसिक विकार है, इसमें शारीरिक व्यायाम कारगर नहीं होता है।

133. (*c*) वर्ष 1983 में सरलेट्टि व बिनि (इटली) ने ECT का प्रयोग किया था। उन्होंने एक अत्यधिक अवसाद ग्रस्त मरीज का इलाज किया था।

134. (*a*) Z ट्रैक एक IM इन्जेक्शन तकनीक है, जो दवा के रिसाव को त्वचा के नीचे के ऊतक में रोकने के लिए प्रयोग की जाती है।

135. (*c*) बढ़े हुए इण्ट्राक्रेनियल प्रेशर (Increased intracranial pressure) में ECT निषेध होती है। इसे देने पर यह घातक सिद्ध होती है।

136. (*d*) थकान की वजह से चक्कर आना, अचानक निम्न रुधिर चाप हो जाना गम्भीर हाइपोटेन्शन कहलाता है। क्लोरप्रोमेजिन के IV route द्वारा देने पर यह जानलेवा सिद्ध हो सकता है।

137. (*a*) फ्लुओक्सेटीन मनोदशा स्थिर करने वाली औषधी नहीं है। इसका प्रयोग मेजर डिप्रेसिव डिसऑर्डर, ऑब्सेसिव कम्पल्सिव, डिसऑर्डर, बुलिमिया नर्वोसा, पेनिक डिसऑर्डर, आदि के उपचार में किया जाता है। यह एक प्रकार की अवसादरोधी दवाएँ है।

138. (*b*) बातचीत के बीच मरीज का अत्यधिक अनियन्त्रित नींद लेना नार्कोलेप्सी कहलाती है।

139. (*a*) प्रक्षेपण (Projection) एक रक्षात्मक प्रतिक्रिया (Defence mechanism) है, जिसमें व्यक्ति अपनी गलती के लिए दूसरों को जिम्मेदार ठहराता है। व्यक्ति अपनी गलती का दोष दूसरे के सिर मढ़ देता है, जैसे – तुम्हारी वजह से मेरी तरक्की नहीं हो पाई।

140. (*d*) समूह चिकित्सा का जनक जोसेफ प्रेट को कहा गया है।

141. (*d*) मानसिक रूप से बीमार व्यक्ति चिन्ताग्रस्त, हिंसक, अपमान करने वाला, उपद्रवी प्रवृति का होता है।

142. (*d*) ऑटिज्म एक गम्भीर जटिल विकासशील मस्तिष्क विकृति है। तन्त्रिका तन्त्र पर असर करता है और प्रभावित व्यक्ति की बुद्धि भावनात्मक, सामाजिक व

शारीरिक स्वास्थ्य पर व्यापक रूप से असर करता है।

143. (*a*) खुले स्थान पर, घूमने से व्यक्ति को डर लगता है। ऐसी दशा को एगोराफोबिया कहते हैं।

144. (*b*) व्यक्ति का जानवर के साथ समागम बेस्टियालिटी कहलाता है।

145. (*b*) सिजोफ्रेनिया एक प्रकार का मनोवैज्ञानिक (Psychotic) रोग है, जो व्यक्ति की स्पष्ट रूप से सोचने, व्यवहार करने की क्षमता को प्रभावित करता है।

146. (*d*) प्रश्न में दिए गए लक्षण फोबिया को दर्शाते हैं। फोबिया में व्यक्ति को स्थिति विशेष; जैसे–ऊँचाई, पानी, सीढ़ियाँ चढ़ने में डर लगता है।

147. (*a*) उत्पीड़न में व्यक्ति पूर्वधारणा बना लेता है कि उसे कोई पसन्द नहीं करता और उसके विरुद्ध षड्यन्त्र रचा जा रहा है।

148. (*c*) मानसिक तनाव के बाद भावनात्मक अशान्ति उत्पन्न होती है। भावनात्मक अशान्ति के कारण थकान, सुस्ती, सिरदर्द एवं चिड़चिड़ापन, न्यूरसथेनिया (Neurasthenia) कहलाता है।

149. (*b*) द्विध्रुवी विकार में व्यक्ति का मिजाज बहुत ज्यादा उन्मादी या बहुत ज्यादा उदासीन हो जाता है।

150. (*d*) एनोरेक्सिया नर्वोसा के प्रारम्भिक उपचार में नर्स को इलेक्ट्रोलाइट असन्तुलन में सुधार करना चाहिए। इस रोग में मरीज बहुत कम खाना खाता है, उसे वजन बढ़ने का डर रहता है।

151. (*c*) नर्स को रोगी से उसके मित्र से मुलाकात के दौरान हुई बातचीत अनुभव पर चर्चा करनी चाहिए।

152. (*c*) व्यक्ति को अपने व्यवहार द्वारा उसके भय सम्बन्धी विकारों को दूर करने में व्यवहार चिकित्सा कारगर सिद्ध होती है।

153. (*a*) व्यक्ति बार-बार एक आदत दोहराता है; जैसे–बार-बार लॉक चैक करना, बार-बार हाथ धोना ऐसा डिसऑर्डर ऑब्सेसिव कम्पल्सिव डिसऑर्डर कहलाता है।

154. (*d*) इस मनोदशा का MDP (Manic Depressive Psychosis) या द्विध्रुवी विकार कहा जाता है, जिसमें डिप्रेशन एवं मेनिया के एपिसोड आते हैं।

155. (*d*) डेलिरियम (Delirium) की शुरुआत अचानक होती है। सर्जरी, दवा संक्रमण के कारण व्यक्ति में उलझन उत्पन्न होती है। व्यक्ति आस-पास का वातावरण नहीं समझ पाता है।

156. (*c*) एक व्यक्ति जब एक शब्द को अतिरिक्त दोहराना जारी रखता है, तो ऐसा व्यक्ति एक किस्म के पूर्वाग्रह पालकर जीता है। इसे स्टीरियोटाइप कहते हैं।

157. (*b*) शराब की लत का सबसे कारगर उपाय, एल्कोहॉलिक्स एनोनिमस होता है। इसमें व्यक्ति एक व्यक्ति अपने अनुभव पर समूह को बताता है।

158. (*b*) ऑब्सेसिव र्यूमिनेशन में मनोवैज्ञानिक समस्या सम्बन्धी पुनरावर्तित विचारों को रोकने (Thought stopping) का प्रयास करते हैं।

159. (*d*) मिर्गी सूँघने से सम्बन्धित एक भ्रम होता है, इसमें गन्ध का कोई स्रोत (उद्दीपक) नहीं होने पर भी उसे गुलाब की गन्ध की अनुभूति हो रही है। अतः वह सूँघने सम्बन्धित हैलुसिनेशन (Olfactory hallucination) से ग्रस्त है।

160. (*c*) खुले स्थान से अतार्किक डर को एगोराफोबिया कहते हैं।

161. (*a*) विकल्प (a) एनोरेक्सिया नर्वोसा का लक्षण नहीं है। व्यक्ति को वजन बढ़ने का बहुत डर होता है। एनोरेक्सिया नर्वोसा में पीड़ित मोटे होने के डर से कैलोरी लेने के प्रति बहुत सचेत रहने के कारण कम बार, कम मात्रा में कम चीज खाता है। इसके परिणामस्वरूप उसके वजन में अत्यधिक हानि होती है।

162. (*a*) तेज गति से बोले गए बिना सार्थक अर्थ के वचन बोलना शब्द सलाद कहलाता है।

163. (*b*) एक अभिभावक में अपने बालक के प्रति प्राकृतिक रूप से प्रेम की भावना पाई जाती है।

164. (*b*) जिसमें व्यक्ति किसी व्यक्ति, वस्तु या एक्शन के बारे में निरन्तर सोचता रहता है। ऑब्सेशन का उदाहरण है। ऑब्जेक्ट ऑफ ऑब्सेशन के प्रति उसकी भावनाओं पर उसका कोई नियंत्रण नहीं रहता है। इसमें व्यक्ति किसी भी क्रिया की बार-बार बिना आवश्यकता के भी पुनरावृत्ति करता रहता है।

165. (*d*) रोगी ऑब्सेशन मानसिक रोग से पीड़ित है। ऑब्सेशन में व्यक्ति को पता नहीं चलता है कि वह बिना आवश्यकता के ही गतिविधि करता है; जैसे–पलक झपकाना, नाखून चबाना।

166. (*b*) TV रिर्पोटर मेरे बारे मे बात कर रहा है यह कथन डिलूजन ऑफ रेफरेन्स की स्थिति को दर्शाती है इसमें व्यक्ति अपने अति विशिष्ट होने का आभास होता है।

167. (*b*) डिलूजन ऑफ पर्सीक्यूसन में व्यक्ति को हमेशा खुद के साथ गलत होने का भ्रम होता रहता है; जैसे–मुझे कोई मारने की कोशिश कर रहा है।

168. (*b*) हैलुसिनेशन का अर्थ है, व्यक्ति को किसी भी वास्तविक उद्दीपन (Stimulus) की अनुपस्थिति में भी उद्दीपन का आभास होना अर्थात् किसी वस्तु के उपस्थित न हो पर भी उसके होने का आभास होना।

169. (*b*) बुलिमिया नर्वोसा तथा एनोरेक्सिया नर्वोसा दोनों रोग भोजन सम्बन्धी विकार हैं। एनोरेक्सिया नर्वोसा में पीड़ित व्यक्ति मोटे होने के डर से कम बार, कम मात्रा में एवं कम चीजें खाता है, जबकि बुलिमिया नर्वोसा में पीड़ित व्यक्ति पहले डटकर खाता है फिर वजन को कम रखने का हर सम्भव प्रयास करता है; जैसे–स्वतः प्रेरित उल्टी करना।

170. (*a*) प्रश्न में दिए गए सभी रोग अलग-अलग बहुत से कारकों (बहुकारक) द्वारा उत्पन्न होते हैं।

171. (*d*) वस्तु का वास्तविकता में अनुपस्थित होने पर भी उपस्थिति का आभास होना हैलुसिनेशन कहलाता है।

172. (*c*) व्यक्ति संवातन में अपनी भावना, विचार खुलकर व्यक्त करता है।

173. (*c*) मिथ्या विश्वास, बेतुके विचार, असंगत विचार से सम्बन्धी विकार विचार सम्बन्धी रोग में आते हैं।

174. (*d*) व्यक्तित्व सम्बन्धी विकारों को दूर करने हेतु मनोचिकित्सा की जाती है।

175. (*c*) व्यक्ति का कोई भी नुकसान, क्षति होने पर उसकी मानसिक स्थिति उसे शोक के रूप में प्रकट करती है।

176. (*b*) व्यक्ति को बोलने में कठिनाई, असमर्थता का अनुभव होता है, वह रोग अफेसिया कहलाता है।

177. (*a*) इस मामले में उद्दीपक (फर्श पर एक डिजाइन) मौजूद है लेकिन अनुभूति गलत है। अतः मरीज भ्रान्ति (Illusion) से पीड़ित है। उसे डिजाइन देखकर जीवाश्म सम्बन्धी अनुभूति होती है।

178. (*c*) अचेतन मन में श्रेष्ठता की अभिव्यक्ति का चित्रण होता है।

179. (*b*) हैलुसिनेशन एक मानसिक बीमारी है जिसमें वस्तु के न होने पर भी उसके होने का आभास होता है।

180. (*b*) व्यक्ति खुशी का वातावरण पर भी खुश न हो, तो व्यक्ति में मनोदशा विकार उत्पन्न होता है।

181. (*d*) यकृत या हृदय रोगी को एण्टीसाइकोटिक दवा देने पर उनके यकृत व हृदय पर विपरीत प्रभाव पड़ता है। इनकी कार्य प्रणाली प्रभावित होती है।

182. (*b*) हेबेफ्रेनिक सिजोफ्रेनिया एक प्रकार का पागलपन होता है, जिसमें अनुचित व उथली भावनात्मक प्रतिक्रिया, मूर्खतापूर्ण, विचित्र व्यवहार को चिन्हित किया है।

183. (*b*) लत से वापसी कर रहे मरीज की नर्सिंग देखभाल का प्राथमिक उद्देश्य मरीज का सम्बन्ध अलग-अलग व्यक्तियों से कराना है इससे वह व्यस्त रहने के साथ-साथ, सामाजिक बनने का प्रयास करता है।

184. (*c*) शराब के आदी मरीज के पुनर्वास करने के लिए प्रेरणा प्रदान करना, उसे भावनात्मक, मानसिक सहारा देना अतिआवश्यक माना गया है।

185. (*c*) ध्यानाभाव व अतिसक्रियता विकार (ADHD) में ध्यान लगाने में कठिनाई होती है व काम जल्दबाजी में किया जाता है। इसमें व्यवहार चिकित्सा अपनायी जाती है।

186. (*b*) ऑब्सेसिव कम्पल्सिव में व्यक्ति सख्त मिजाजी होता है और वह अपने व्यवहार में परिवर्तन करने पर असहज महसूस करता है।

187. (*c*) हैलुसिनेशन एवं डिलूजन में व्यक्ति चीजों को सत्य न होते हुए भी उनको सत्य, वास्तविक मान लेता है जिससे वास्तविकता की जाँच नहीं हो पाती।

188. (*a*) दूसरे व्यक्ति द्वारा बोले गए शब्दों की नकल करना शब्दानुकरण कहलाता है।

189. (*b*) यह डिलूजन (Delusion) का उदाहरण है, जिसमें पीड़ित को यह मिथ्या विश्वास या डिलूजन हो जाता है कि उसके खाने में जहर है।

190. (*c*) बिना किसी चिकित्सकीय प्रमाण के व्यक्ति द्वारा अपने आप को गम्भीर रोग से पीड़ित मानना सामेटोफोर्म डिसऑर्डर के अन्तर्गत आने वाला मनोरोग है। इसे हाइपोकोन्ड्रिया (Hypochondria) भी कहते हैं।

191. (*a*) एनोरेक्सिया नर्वोसा में वजन बढ़ने के डर से व्यक्ति भोजन में अत्यधिक कमी कर देता है, जिससे मृत्यु का जोखिम बढ़ जाता है।

192. (*d*) डिप्रेशन ग्रस्त व्यक्ति में महानता सम्बन्धी डिलूजन नहीं पाया जाता है। इस रोग में व्यक्ति उदासीन, निराश, चिन्ताग्रस्त हो जाता है।

193. (*b*) अधिक अवसाद में व्यक्ति जीवन के प्रति हताशा-निराशा का अनुभव करता है, जिससे आत्महत्या करने का खतरा सबसे ज्यादा है।

194. (*a*) तनाव कम करने के लिए व्यक्ति को अपनी अधूरी आवश्यकताएँ पूर्ण करनी चाहिए।

195. (*a*) अल्जाइमर रोग में व्यक्ति अतिक्रियाशील और मानसिक क्षति स्थिति को प्रदर्शित करता है।

196. (*d*) डिलूजन ऑफ ग्राण्डियोरसिटी, द्विध्रुवी विकार के मेनिक अवस्था वाले मरीजों में पाया जाता है। इसमें व्यक्ति को हमेशा स्वयं से अतिविशिष्ट होने का भ्रम बना रहता है।

197. (*c*) लिथियम कार्बोनेट शरीर में सोडियम लेवल को कम करके निर्जलीकरण करता है, क्योंकि लिथियम मरीज में डीहाइड्रेशन उत्पन्न करता है।

198. (*c*) लिथियम की मात्रा द्विध्रुवीय विकार में 0.7 mEq/L से 1.3 mEq/L होनी चाहिए। इस विकार में व्यक्ति या तो अति उल्लासी रहता है या अत्यधिक उदसीन रहता है।

199. (*c*) टार्डिव डिस्काइनेसिया में तन्त्रिका तन्त्र पर असर डालने वाली स्थिति उत्पन्न हो जाती है, ऐसा मनोरोग की दवाओं को लम्बे समय तक लेने के कारण होता है।

200. (*a*) सिग्मण्ड फ्रायड ने मनोविश्लेषण चिकित्सा को विकसित किया था।

201. (*a*) बेन्जोडायजिपिन्स GABA न्यूरोट्रान्समीटर पर कार्य कर तनाव से राहत व आरामदायक नींद को बढ़ावा देती है।

202. (*a*) ECT से पूर्व मूत्राशय एवं आँत खाली करना आवश्यक है ताकि ECT के दौरान मरीज कपड़े गीले या गन्दे ना कर सके। ECT के दौरान अवसादग्रस्त व्यक्ति को विद्युत उपचार दिया जाता है, जिससे उसकी अनैच्छिक, एच्छिक क्रियाविधि प्रभावित होती है।

203. (*c*) डेलिरियम (Delirium) के रोगी में बेचैनी, आत्मविस्मृतियाँ (Disorientation), भ्रम (Illusion) एवं हैलुसिनेशन (Hallucintion) उपस्थित होते हैं। इसलिए उपचार के दौरान परिजनों को मरीज के साथ ठहरने देना चाहिए।

204. (*b*) रुधिरचाप का 20-30 mm of Hg होना घातक होता है, इसलिए डॉक्टर की जाँच व उपचार अनिवार्य है।

205. (*a*) लोगों की विशेष श्रेणी (जैसे–बुजुर्ग) के बारे में अति-सामान्यीकृत विश्वास (Over-generalised belief) स्टीरियोटाइप कहलाता है। इसमें व्यक्ति पूर्वग्रह आधारित विचारधारा अनुसरण करता है। उन विचारों को नहीं बदलता है।

206. (*a*) केअरगीवर स्ट्रेस का मतलब वह तनावपूर्ण स्थिति जो व्यक्ति के मन में तब उत्पन्न होती है, जब उसे अपने बीमार प्रियजन की देखभाल में चुनौतियों का सामना करना पड़ता है। ऐसे में नर्स की सलाह रोगी को अस्पताल शिफ्ट करने की होगी।

207. (*d*) जड़बुद्धिता (Dementia) एक प्रकार का मतिभ्रम और बेहद अव्यवस्थित सोच व व्यवहार का संयोजन होता है, जो याद्दाश्त सम्बन्धी घटकों को प्रभावित करता है।

208. (*b*) काल्पनिक अनुभूतिया हैलुसिनेशन कहलाती हैं, इसका अर्थ है, व्यक्ति को किसी भी वास्तविक उद्दीपन (Stimulus) की अनुपस्थिति में भी उद्दीपन का आभास होना।

209. (*a*) व्यक्ति अवसाद में किसी भी गतिविधि में मन नहीं लगा पाता हमेशा उदास रहता है। अगर उसकी कोई प्रिय वस्तु गुम हो जाए तो उसकी मनोदशा विचलित हो जाती है।

210. (*a*) यदि व्यक्ति डिप्रेशन में आत्महत्या का प्रयास करता है, तो ECT करवाने का प्रयास करना चाहिए।

211. (*a*) प्रतिगामी विस्मरण ECT का मुख्य दुष्प्रभाव है। ECT करवाने के बाद व्यक्ति को पिछली घटनाएँ याद नहीं रहती हैं।

212. (*c*) मरीज की अभिमुखता तथा स्मरण क्षमता के आंकलन के लिए मिनी मेन्टल स्टेट्स जाँच की जाती है।

213. (*a*) व्यक्ति को पीड़न सम्बन्धी में खुद के साथ गलत होने का अंदेशा रहता है।

214. (*c*) यदि मरीज यह कहता है कि CBI उसको मारने वाली है तो यह पीड़न संबंधी डिलूजन का उदाहरण है जिसमें व्यक्ति को अपने साथ कुछ दुर्घटना होने का अंदेशा हमेशा होता रहता है।

215. (*c*) डिस्टोनिया, अकेथिसिया पार्किन्सोनिज्म, ब्रैडीकिनेसिया, टेर्मर एवं टार्डिव डिस्किनीशिया हैलोपेरिडोल के मुख्य दुष्प्रभाव हैं। ये सभी पिरामिड बाह्य प्रतिक्रियाओं के अन्तर्गत शामिल किए गए हैं।

216. (*b*) ECT थैरेपी का प्रयोग मेजर डिप्रेसिव डिसऑर्डर में किया जाता है। सरलेट्टि एवं बिनि ने वर्ष 1938 में एक भ्रमित (Delusional), इंकोहेरेन्ट मरीज के उपचार के लिए ECT का प्रयोग किया था।

217. (*b*) व्यक्ति द्वारा अच्छा, बुरा, सही, गलत में अन्तर करने की क्षमता उसकी नैतिकता होती है।

218. (*b*) पिंग पोगिंग में सेवाओं में अन्तराल द्वारा उपचार किया जाता है। इसमें लत (Addiction) उपचार व मानसिक स्वास्थ्य सेवाएँ आती हैं।

219. (*a*) जब कोई वस्तु नहीं है पर फिर भी उसके होने का आभास हो वह हैलुसिनेशन कहलाती है।

220. (*c*) हैलुसिनेशन (Hallucination) बोधात्मक असामान्यता को दर्शाती है। इसमें रोगी को बिना किसी बाहरी वस्तु के किसी वस्तु के होने का आभास होता है; जैसे- शरीर पर चीटियाँ चढ़ना जबकि वहाँ चीटी है ही नहीं।

221. (*a*) उद्दीपक के साथ मरीज में अप्रिय संवेदना उत्पन्न करने वाली उपचार तकनीक विमुखता कहलाती है। विमुखता तकनीक का प्रयोग गलत आदत जैसे नाखून चबाना, सिगरेट, शराब की लत छुड़ाने में करते हैं।

222. (*c*) इलेक्ट्रोएनसिफेलोग्राम (EEG) दिमाग की विद्युती गतिविधि को पहचानने की तकनीक है। इससे दौरों की भी पहचान की जाती है।

223. (*b*) बोलना व गतिशीलता का अभाव म्यूटिज्म या मूकता कहलाता है।

224. (*d*) अत्यधिक अवसादग्रस्त व्यक्ति उदास, निराश, हताश महसूस करता है और आत्महत्या जैसा कदम उठा लेता है।

225. (*d*) स्मृति क्षीणता इलेक्ट्रो कन्वल्सिव थैरेपी के उपयोग का दुष्प्रभाव है।

226. (*d*) बचपन में यदि अभिभावक मनोरोगी हो, माता-पिता पृथक् रहते हों, कठोर अनुशासित अभिभावक हो, तो बालक की मानसिक स्थिति पर दुष्प्रभाव पड़ता है।

227. (*c*) घटनाओं के घटित होने का क्रम कालक्रमानुसार क्रम कहलाता है। अतः विकल्प (c) सबसे उपयुक्त है।

228. (*b*) कम्पन लिथियम का सबसे सामान्य दुष्प्रभाव है। लिथियम निर्जलीकरण के साथ-साथ माँसपेशियों में कम्पन उत्पन्न कर देता है।

229. (*a*) हैलोपेरिडोल एक एण्टीसाइकेटिक दवा है, जो सिजोफ्रेनिया, विध्रुवी विकार, मतली, प्रलाप में उपयोगी है।

230. (*b*) यह इन दोनों कम्पाउन्ड्स के उपयोग के कारण उत्पन्न शामक विषक्तता के कारण होता है। यदि कोई व्यक्ति बार्बिट्यूरेट व बेन्जोडायजेपिन का ज्यादा सेवन करता है। तो व्यक्ति की वाणी धीमी, दुर्बल, अस्पष्ट हो जाती है।

231. (*b*) संशोधित ECT अस्पताल में प्रयुक्त होने वाले ECT का सबसे सामान्य रूप है।

232. (*b*) व्यक्ति को अत्यधिक नींद आने की अवस्था हाइपरसोम्निया कहलाती है।

233. (*d*) संवेगात्मक अव्यवस्था, अत्यधिक अन्तर्मुखता, बौद्धिक ह्रास, लेखन सम्बन्धी अव्यवस्था। इसके अलावा **शारीरिक लक्षण** कमजोरी आना, तापमान में उतार-चढ़ाव, आदि लक्षण सिजोफ्रेनिया में पाए जाते हैं। यह व्यापक मनोवृत्ति है।

234. (d) व्यक्ति के पास अभिव्यक्ति कि लिए बहुत कुछ हो पर वह उसे अभिव्यक्त ना कर पाए तो इसे विचारों की दरिद्रता कहते हैं।

अध्याय 12

नर्सिंग शिक्षा
Nursing Education

हम स्टडी करेंगे

• नर्सिंग शिक्षा के उद्देश्य • शिक्षण विधियाँ • शिक्षण सामग्री • ऑडियो–विजुअल सामग्री का अर्थ एवं परिभाषा • क्लीनिकल शिक्षण • संचार

- नर्सिंग शिक्षा, रोगियों को स्वास्थ्य देखभाल प्रदान करने के बेहतर तरीकों के बारे में नर्सों को शिक्षित करने पर केन्द्रित है। इसमें नर्सों को प्रशिक्षित किया जाता है, कि वे विभिन्न औषधियों का उपयोग कैसे करें, रोगी के स्वास्थ्य देखभाल को और अधिक प्रभावी कैसे बनाया जा सकता है जिससे रोगी अपने स्वास्थ्य को पुनः प्राप्त कर सके और रोगी का पुर्नवास किया जा सके।
- फ्लोरेन्स नाइटिंगल का जन्म 12 मई 1820 को इटली में हुआ इन्हें नर्सिंग का जन्मदाता भी कहते हैं इनकी मृत्यु 13 अगस्त 1910 को लन्दन में हुई।
- नर्सिंग शिक्षा की स्थापना **फ्लोरेन्स नाइटिंगल** द्वारा की गई थी।
- प्रथम नर्सिंग स्कूल फ्लोरेन्स नाइटिंगल द्वारा सन् 1860 में सेन्ट थॉमस हॉस्पिटल लन्दन में खोला/स्थापित किया गया।
- भारत में B.Sc. नर्सिंग शिक्षा वर्ष 1946 में, क्रिश्चियन मेडिकल कॉलेज, वेलोर और राजकुमारी अमृत कौर कॉलेज ऑफ नर्सिंग, दिल्ली में प्रारम्भ हुई। नर्सिंग शिक्षा व्यक्तियों, परिवारों और समुदायों को स्वास्थ्य देखभाल प्रदान करती है।

नर्सिंग शिक्षा के उद्देश्य (Aim of Nursing Education)

नर्सिंग शिक्षा का उद्देश्य अच्छी तरह से योग्य और सक्षम पेशेवर नर्स तैयार करना है। इसमें निम्न क्षेत्र शामिल हैं

- लीडरशीप डवलपमेन्ट (Leadership development)
- प्रोफेशनल डवलपमेंट (Professional development)
- पर्सनेलटी डवलपमेंट (Personality development)
- नर्सिंग रिसर्च (Nursing research)
- डेमोक्रेटिक सिटिजनशीप (Democratic citizenship)
- ज्ञान (Knowledge)

शिक्षण विधियाँ (Teaching Methods)

शिक्षण प्रक्रिया में विभिन्न विधियों का उपयोग किया जाता है, जो निम्न हैं

- **कोर्स प्लानिंग** (Course planing) उन कॉरिलेटेड एवं इन्टीग्रेटेड विषयों के लॉजिकल क्रम (Logical order) का प्लान है, जिन्हें एक विद्यार्थी दिए गए लक्ष्य (Target) की प्राप्ति के लिए ग्रहण करता है।
- **लेक्चर मैथड** (Lecture method) को **चॉक** एवं **टॉक मैथड** भी कहा जाता है जिसमें विद्यार्थियों की संख्या 30 से ज्यादा नहीं होनी चाहिए।
- **डेमोन्सट्रेशन** (Demonstration) यह किसी प्रक्रिया को दिखाने का सावधानीपूर्वक तैयार किया हुआ प्रजेन्टेशन (Presentation) होता है।
- **चर्चा** या **वाद-विवाद** (Discussion) का अर्थ होता है, किसी समस्या के समाधान हेतु विचारों का आदान-प्रदान करना।
- **पैनल चर्चा** (Pannel discussion) वह चर्चा होती है, जिसमें कुछ व्यक्ति श्रोताओं (Listeners) के सामने किसी समस्या या सूचना पर विचार-विमर्श करते हैं। एक पैनल चर्चा में सदस्यों की संख्या 6-8 होनी चाहिए।
- **समूह चर्चा** (Group discussion) में सदस्यों की संख्या 6-12 होनी चाहिए।
- **सिम्पोजियम** (Symposium) में किसी चुने हुए विषय पर लगातार भाषण होते हैं।
- **रोल प्ले** (Role play) इसे सोशल ड्रामा भी कहा जाता है। यह ग्रामीण एवं अशिक्षित लोगों को स्वास्थ्य शिक्षा देने की सबसे प्रभावशाली विधि है।
- **लेसन प्लान** (Lesson plan) यह एक अध्यापक द्वारा क्लास में की जाने वाली शैक्षणिक (Educational) गतिविधियों का ब्लू प्रिन्ट होता है। सरल शब्दों में, यह अध्यापक के क्लास अनुभव का मानसिक एवं भावनात्मक दृश्य होता है जैसा कि वह घटित होने वाले के लिए प्लान करता है।

शिक्षण सामग्री (Teaching Aids)

- **शिक्षण सामग्री** (Teaching aids) वे उपकरण हैं, जो विषयों को समझने में विद्यार्थी की सहायता करते हैं।
- पाठ को समझाने के लिए शिक्षक जिन सामग्रियों का प्रयोग करता है, वह शिक्षण सामग्री कहलाती है। इन सामग्रियों के द्वारा सीखा हुआ ज्ञान न केवल छात्रों में उत्साह जगाता है बल्कि सीखे हुए ज्ञान को लम्बे समय तक अपनी स्मृति (मैमोरी) में बनाए रखने में भी सहायक होता है।
- दूसरी ओर छात्र भी अपने अध्यापन के प्रति उत्साहित रहता है, परिणामस्वरूप कक्षा का वातावरण हमेशा सकारात्मक बना रहता है।

शिक्षण सामग्री के उद्देश्य (Objectives of Teaching Aids)

शिक्षण सामग्री का उपयोग निम्न उद्देश्यों की प्राप्ति के लिए किया जाता है

- पाठ के प्रति छात्रों में रुचि जागृत करना।
- सीखने की गति में सुधार करना।
- छात्रों में तथ्यात्मक (Fact related) सूचनाओं को रोचक ढंग से प्रस्तुत करना।
- अभिरुचि (Interest) पर सकारात्मक (पॉजिटिव) प्रभाव डालना।
- छात्रों का ध्यान अध्ययन की ओर केन्द्रित करना।
- छात्रों की निरीक्षण (Inspection) शक्ति का विकास करना।

शिक्षण सामग्री का वर्गीकरण (Classification of Teaching Aids)

प्रकार	उदाहरण
श्रवण (ऑडियो) सामग्री	रेडियो, कैसेट, माइक्रोफोन, इयरफोन
दृश्य (विजुअल) सामग्री	चॉक एवं बोर्ड, पोस्टर, चार्ट, मॉडल्स, फोटोग्राफ
श्रवण-दृश्य (ऑडियो-विजुअल) सामग्री	स्लाइड, टेलीविजन, सिनेमा, लैपटॉप
इलेक्ट्रॉनिक सामग्री	स्मार्ट फोन, कैलकुलेटर, टैबलेट, ग्राफ दर्शाने वाले कैलकुलेटर
प्रिन्ट सामग्री	पाठ्यपुस्तकें, पम्पलेट, गाइड मैनुअल, बुलेटिन बोर्ड

उपरोक्त शिक्षण सामग्री के प्रकारों में श्रवण-दृश्य (ऑडियो-विजुअल) सामग्री का अधिकांशतया उपयोग किया जाता है।

श्रवण-दृश्य (ऑडियो-विजुअल) सामग्री का अर्थ एवं परिभाषा (Meaning and Definition of Audio-Visual Aids)

- लर्निंग को रोचक एवं सरल बनाने के लिए यह आवश्यक है, कि छात्रों की शिक्षा का सम्बन्ध उनकी ज्यादा से ज्यादा संवेदी अंग (Sense organs) के साथ हो। इसी उद्देश्य को ध्यान में रखते हुए आजकल शिक्षण में सहायक सामग्रियों का प्रयोग बहुत अधिक मात्रा में किया जा रहा है।
- इससे अध्याय को सहायक उपकरणों के प्रयोग से अधिक सरल, मनोरंजन तथा उपयोगी बनाया जा सकता है। सहायक सामग्री का प्रयोग शिक्षक के लिए आवश्यक नहीं होता है, किन्तु यह शिक्षण (Teaching) को सरल बनाता है।
- श्रवण-दृश्य (ऑडियो-विजुअल) सामग्री वे साधन हैं, जिन्हें हम आँखों से देख सकते हैं एवं कानों से सम्बन्धित ध्वनि सुन सकते हैं। इन प्रक्रियाओं में आँख एवं कान (संवेदी अंग) सक्रिय होकर भाग लेते हैं।
- **डैण्ट** के अनुसार, 'श्रवण-दृश्य (ऑडियो-विजुअल) सामग्री वह सामग्री है, जो क्लास में अन्य शिक्षण परिस्थितियों में लिखित या बोली गई पाठ्य सामग्री को समझने में सहायता प्रदान करती हैं।'
- **एलविन स्ट्रॉंग** के अनुसार, श्रवण-दृश्य (ऑडियो-विजुअल) सामग्री में उन सभी साधनों को सम्मिलित किया जाता है, जिनकी सहायता से छात्रों की अध्याय में रूचि बनी रहती है तथा वे उसे सरलतापूर्वक समझने में सहायता करती है।'

क्लीनिकल शिक्षण (Clinical Teaching)

मरीज की समस्या एवं उसकी देखभाल सम्बन्धित ज्ञान को बढ़ाने के लिए क्लीनिकल शिक्षण उपयोगी होता है।

क्लीनिकल शिक्षण के मुख्य सिद्धान्त निम्नलिखित हैं

- क्लीनिकल शिक्षण को प्रोफेशनल प्रैक्टिस की प्रकृति को दर्शाना चाहिए।
- क्लीनिकल शिक्षण आपसी विश्वास और सम्मान का वातावरण बनाता है।
- क्लीनिकल शिक्षण सीखने के लिए आवश्यक ज्ञान-कौशल और दृष्टिकोण (Point of view) पर ध्यान केन्द्रित करना चाहिए।
- क्लीनिकल शिक्षण विधि के चयन के लिए निम्न गाइडलाइन्स होनी चाहिए
  - यह उद्देश्यों और आवश्यक व्यवहार परिवर्तनों के लिए उपयुक्त होना चाहिए।
  - लर्निंग (Learning) के सिद्धान्तों के अनुसार होना चाहिए।
  - छात्र की क्षमता के अनुसार होना चाहिए।
  - संसाधनों की उपलब्धता के अनुसार होना चाहिए।
  - प्रभावी और रचनात्मक रूप से उपयोग करने के लिए शिक्षकों की क्षमता के अनुसार होना चाहिए।

क्लीनिकल क्षेत्र में अध्ययन की विधियाँ (Methods of Teaching in Clinical Area)

क्लीनिकल क्षेत्र में प्रयुक्त होने वाली अध्ययन की विधियाँ निम्न हैं

- **ग्राहक परिवार केन्द्रित विधि** (Consumer Family Based Method) इसमें ग्राहक (Consumer) शब्द का उपयोग रोगी के साथ, समस्या के बयान के रूप में शुरू होने वाले रोगों के सभी चरणों में रोगी की गतिविधि की स्वतन्त्रता की क्षमता को मान्यता देता है। जैसे-जैसे व्यक्ति स्वयं के बारे में जागरुक होता है, महत्त्वपूर्ण वातावरण द्वारा एक सकारात्मक मूल्यांकन की आवश्यकता होती है।
- **अवलोकन (ऑब्जरवेशन) विधि** (Observation Method) ऑब्जरवेशन विधि सामाजिक विज्ञान, मनोविज्ञान, आदि के क्षेत्र में उपयोग में लाई

जाने वाली विधि है। इसमें एक नमूने का अध्ययन करके उस पर पूरी आबादी के विषय में निष्कर्ष (Conclusion) निकाला जाता है।

- **सभा (कॉन्फ्रेन्स) विधि** (Conference Method) इस विधि में समस्या का आकलन करने के लिए सम्भावित समाधानों (Solutions) पर पहुँचने के लिए कर्मचारियों को अपने दृष्टिकोण (Viewpoint) से एक मरीज की समस्याओं की जाँच करने में मदद की जाती है। कॉन्फ्रेन्स निम्नलिखित प्रकार के हो सकते हैं
  - क्लीनिकल कॉन्फ्रेन्स
  - व्यक्तिगत कॉन्फ्रेन्स
  - समूह कॉन्फ्रेन्स
  - स्टाफ कॉन्फ्रेन्स
  - नर्सिंग देखभाल कॉन्फ्रेन्स
  - टीम/दल कॉन्फ्रेन्स
- **बैड साइड क्लीनिक** (Bed Side Clinic) बैड साइड क्लीनिक एक प्रक्रिया है जिसमें एक शिक्षक और छात्रों का एक समूह एक रोगी को देखता है और रोगी को देखकर अन्तिम निदान (Diagnosis) पर चर्चा करते हैं।
- **नर्सिंग राउण्ड या मेडिकल राउण्ड** (Nursing Round or Medical Round) इसमें अस्पताल के एक या एक से अधिक मरीजों की देखभाल, समस्या निवारण और रोगी की जरूरतों पर ध्यान देने के लिए दो या अधिक नर्स अस्पताल में राउण्ड लगाती हैं।

संचार (Communication)

- प्रत्येक रोगी की व्यक्तिगत नर्सिंग देखभाल के सफल परिणाम के लिए नर्सों और रोगियो के बीच अच्छा संचार आवश्यक है।
- अच्छे संचार के लिए नर्सों को विनम्रता, दया और ईमानदारी का प्रदर्शन करते हुए रोगियों को समझाना और उनकी मदद करनी चाहिए।
- अच्छा संचार न केवल नर्सों की शारीरिक क्षमताओं पर आधारित होता है, बल्कि शिक्षा और अनुभव पर भी आधारित होता है।

संचार के सिद्धान्त (Principles of Communication)

संचार को एक लेनदेन और संदेश निर्माण के रूप में परिभाषित किया जा सकता है।

- संचार सटीक, सुसंगत और आसान नर्सिंग कार्य के प्रदर्शन में सहायता करता है, रोगी की संतुष्टि और स्वास्थ्य पेशवर की सुरक्षा दोनों को सुनिश्चित करता है।

रोगी के साथ संचार (Communication with Patient)

- यह रोगी और नर्सों में संचार ऐसी प्रक्रिया है, जो दोनों के पहले संपर्क से शुरू होती है और चिकित्सीय सम्बन्ध तक चलती है।
- नर्स, जो रोगी के साथ सही सम्बन्ध बनाना चाहती है उसे पहले क्षण से ही रोगी का विश्वास जीत लेना चाहिए अर्थात् बातचीत उपयुक्त परिस्थितियों में होनी चाहिए।
- नर्स की ओर से सदैव विनम्रता और दया की भावना का होना आवश्यक है।
- रोगी के साथ संचार की प्रक्रिया में तीन तत्व सम्मिलित होते हैं
  - **एनकॉडिंग** (Encoding) का अर्थ होता है, सन्देश को उपयुक्त भाषा में तैयार करना ताकि प्राप्तकर्त्ता उसे आसानी से समझ सके। उदाहरण के लिए, यदि रोगी के द्वारा संचार बोला या लिखा जाएगा तो संदेश एक अलग रूप लेगा।

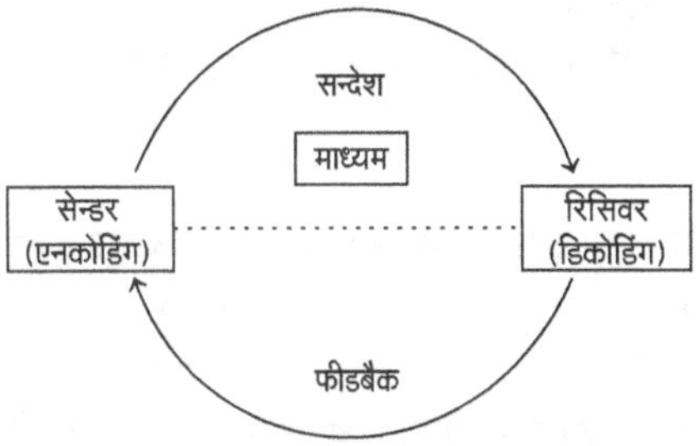

  - **डीकोडिंग** (Decoding) वह प्रक्रिया है, जिसके द्वारा प्राप्तकर्त्ता सन्देश भेजने वाले व्यक्ति (Sender) द्वारा भेजे गए सन्देश को पहचानता एवं समझता है। उदाहरण के लिए, नर्स को संदेश दिया जाता है, तो रोगी को समझने के लिए नर्स संदेश पहचानती व समझती है।
  - **मार्ग** (Route) वह माध्यम होता है, जिसके द्वारा सन्देश, सन्देश भेजने वाले व्यक्ति या सेन्डर से प्राप्तकर्त्ता की तरफ भेजा जाता है। इसे **चैनल** भी कहते हैं।
- प्राप्तकर्त्ता द्वारा संदेश भेजने वाले व्यक्ति या सेन्डर (Sender) को दिए जाने वाला उत्तर **पुष्टिकरण** या **फीडबैक** (Feedback) कहलाता है।

प्रैक्टिस सैशन

टॉपिकल प्रैक्टिस

नर्सिंग शिक्षा के उद्देश्य एवं शिक्षण विधियाँ

1. **शिक्षण निर्भर करता है**

(a) आत्मिक (Spritual) क्षमता पर
(b) शारीरिक क्षमता पर
(c) बौद्धिक (Intelligence) क्षमता पर
(d) सामाजिक क्षमता पर

2. **निम्न में से कौन-सा पाठ योजना का सिद्धान्त नहीं है?**

(a) लचीलापन
(b) काबिलियत और विषय पर पर्याप्त प्रशिक्षण
(c) छात्रों की सक्रिय भागीदारी
(d) एक अध्यापन विधि

3. **चार वर्षीय B.Sc. नर्सिंग कार्यक्रम किस वर्ष शुरु हुआ था?**

(a) 1953 (b) 1946
(c) 1962 (d) 1972

4. **निम्नलिखित में से नर्सिंग शिक्षा के उद्देश्य में क्या सम्मिलित है?**

(a) ऐसी नर्सें तैयार करना, जोकि अस्पताल एवं समुदाय में रोगियों को अच्छी गुणवत्ता वाली नर्सिंग देखभाल करेगी
(b) ऐसी नर्सें तैयार करना, जोकि स्वास्थ्य दल के एक प्रमुख सदस्य के रूप में कार्य करेंगी
(c) प्रत्येक नर्स के व्यक्तित्व के सम्पूर्ण विकास के अवसर प्रदान करना
(d) उपरोक्त सभी

5. **नर्सिंग शिक्षा का उद्देश्य कौन-सा है?**

(a) भौतिक बेहतरी
(b) मानसिक बेहतरी
(c) जीविकोपार्जन (Earning livelihood)
(d) उपरोक्त सभी

6. **अध्यापन के लिए प्रयुक्त सबसे सामान्य विधि कौन-सी है?**

(a) सेमिनार (b) प्रदर्शनी (Presentation)
(c) विचार-विमर्श (Discussion) (d) लेक्चर (Lecture)

7. **सभी लर्निंग गतिविधियाँ जोकि नियोजित होती है तथा स्कूल द्वारा निर्देशित होती है, चाहे वे समूह में आयोजित की जाए या व्यक्तिगत रूप से, चाहे विद्यालय के अन्दर आयोजित हो या बाहर, कहलाती है**

(a) लेसन प्लान (b) पाठ्यक्रम
(c) डिमोंन्सट्रेशन (d) निरीक्षण

8. **एक पाठ के प्रभावशाली प्रस्तुतीकरण (Presentation) के लिए आवश्यक तथ्यों में निम्न में से कौन-सा शामिल नहीं है?**

(a) उपयुक्त शिक्षण सामग्री का प्रयोग करना
(b) पाठ का परिचय रुचिकर होना चाहिए
(c) प्रस्तुतीकरण के दौरान कक्षा में तकनीकी (मैकेनिकल) तरीके से हिलना-डुलना चाहिए
(d) जहाँ आवश्यक हो विद्यार्थियों पर व्यक्तिगत रूप से ध्यान दें

9. **निम्न में से पाठ्यक्रम योजना के सम्बन्ध में कौन-सा कथन असत्य है?**

(a) शिक्षण कार्यक्रम पूरी फैकल्टी द्वारा संयुक्त रूप से तैयार किया जाना चाहिए
(b) इसकी लगातार पुनरावृत्ति की व्यवस्था होनी चाहिए
(c) यह कॉम्प्रेहेन्सिव होनी चाहिए
(d) कार्यक्रम को चलाने के लिए अमूर्त विचार पर्याप्त है

10. **पाठ्यक्रम की प्रकृति में शामिल नहीं है**

(a) यह जीवन की स्थिति के प्रति अग्रसर होता है
(b) यह सम्बन्धित शैक्षणिक कार्यक्रम की फिलोसॉफी एवं उद्देश्यों पर आधारित होता है
(c) इसे पारम्परिक अधिकृत तकनीक द्वारा तैयार किया जाता है
(d) यह सख्त होना चाहिए तथा इसमें कोई बदलाव स्वीकार्य नहीं होता

11. **पाठ्यक्रम के लक्ष्य में शामिल है**

(a) सीखने वालों वांछित व्यावहारिक परिवर्तन लाना
(b) सीखने वालों की विभिन्न परिस्थितियों का सामना करने में मदद करना
(c) प्रत्येक स्तर पर स्वास्थ्य कार्यकर्त्ताओं के विकास में मदद करना
(d) उपरोक्त सभी

12. **किसी अध्यापक द्वारा कक्षा में पढ़ाया जाने का ब्लू प्रिण्ट कहलाता है**

(a) यूनिट प्लान (b) कोर्स प्लान
(c) लेसन प्लान (d) मास्टर प्लान

13. **निम्न में से कौन-सा विकल्प अच्छी लेसन प्लानिंग के लिए आवश्यक बातों में शामिल नहीं है?**

(a) अध्यापक को उसके विषय पर मास्टरी होनी चाहिए
(b) अध्यापन के समय विद्यार्थियों की भागीदारी को अनदेखा करना
(c) विद्यार्थियों की शैक्षणिक पृष्ठभूमि को मस्तिष्क में रखना
(d) प्रस्तुतीकरण अनेक वैरायटी वाला तथा कुछ नयापन लिए होना चाहिए

14. **पाठ्यक्रम का वह कौन-सा चरण है, जिसमें पाठ्यक्रम तैयार करने के लिए कमेटी गठित की जाती है?**

(a) मूल्यांकन (b) योजना
(c) विकास (d) कार्यान्वयन

15. **पाठ्यक्रम योजना को प्रभावित करने वाला कारक है**

(a) अध्ययन परियोजनाएँ
(b) वातावरण, जिसमें कि शिक्षा प्रदान की जा रही है
(c) स्थानीय गवर्निंग बॉडी नियम
(d) उपरोक्त सभी

16. **निम्न में से पाठ्यक्रम योजना के सम्बन्ध में कौन-सा कथन असत्य है?**

(a) अध्यापन कार्यक्रम पूरे संकाय (Faculty) द्वारा संयुक्त रूप से तैयार किया जाना चाहिए
(b) इसकी लगातार दोहराएँ जाने की व्यवस्था होनी चाहिए
(c) यह व्यापक (Comprehensive) होना चाहिए
(d) कार्यक्रम को चलाने के लिए संक्षेप में विचार पर्याप्त है

17. **निम्नलिखित में से कौन-सा कथन पैनल चर्चा के बारे में सत्य नहीं है?**
(a) चर्चा के प्रभावशाली होने के लिए समूह में सदस्यों की संख्या 10–12 होनी चाहिए
(b) सभी सदस्य किसी दिए गए विषय पर ही चर्चा करते हैं
(c) चेयरमैन चर्चा में उपस्थित सभी सदस्यों का परिचय कराता है
(d) पैनल की सफलता चेयरमैन पर निर्भर करती है

18. **पैनल चर्चा** (Pannel discussion) **में विशेषज्ञों** (Experts) **की संख्या होनी चाहिए।**
(a) 1-2 (b) 2-5
(c) 4-6 (d) 8-18

19. **निम्न में से अशिक्षित महिलाओं को स्वास्थ्य शिक्षा** (Health education) **देने की सबसे अच्छी विधि है**
(a) डेमोन्सट्रेशन
(b) रोल प्ले
(c) सिम्पोजियम
(d) लेक्चर

20. **ऐसी अध्यापन विधि जोकि ड्रामा के रूप में प्रस्तुत की जाती है, कहलाती है**
(a) डेमोन्सट्रेशन (b) रोल प्ले
(c) सिम्पोजियम (d) लेक्चर

21. **एक महिला का मादा शिशु के बारे में दृष्टिकोण बदलने के लिए सबसे उपयुक्त टीचिंग विधि होगी**
(a) रोल प्ले (b) भाषण
(c) समूह चर्चा (d) सिम्पोजियम

22. **नर्सिंग प्रक्रिया जैसे कि कैथेटराइजेशन को पढ़ाने के लिए निम्नलिखित में से सबसे प्रभावशाली विधि कौन-सी है?**
(a) डेमोन्सट्रेशन (b) लेक्चर
(c) सिम्पोजियम (d) चर्चा

23. **अस्पतालों में दी जाने वाली क्लीनिकल टीचिंग किस विधि पर आधारित होती है?**
(a) डेमोन्सट्रेशन (b) लेक्चर
(c) सिम्पोजियम (d) पैनल चर्चा

24. **नैसोगेस्ट्रिक इन्सरशन** (Nasogastric insertion) **बताने की सबसे प्रभावी शिक्षा पद्धति कौन-सी है?**
(a) लेक्चर
(b) लेक्चर व डेमोन्सट्रेशन
(c) डेमोन्सट्रेशन
(d) लेक्चर, डेमोन्सट्रेशन व परिचर्चा

शिक्षण सामग्री एवं क्लीनिकल शिक्षण

25. **निर्देशित सलाह का अन्तिम चरण है**
(a) प्रोगनोसिस (b) संश्लेषण (Synthesis)
(c) फॉलोअप (d) निदान (Diagnosis)

26. **काउन्सलर की विश्वसनीयता को कहते हैं**
(a) निष्ठा (b) न्याय
(c) स्वायत्ता (Autonomy) (d) बुद्धिमत्ता

27. **काउन्सलिंग किसके द्वारा की जानी चाहिए?**
(a) अध्यापक (b) माता-पिता
(c) एक प्रशिक्षित काउन्सलर (d) इनमें से कोई नहीं

28. **मार्गदर्शन दिया जाता है**
(a) अध्यापक द्वारा (b) माता-पिता द्वारा
(c) एक प्रशिक्षित गाइड द्वारा (d) किसी भी अनुभवी व्यक्ति द्वारा

29. **एक अच्छे अध्यापन सामग्री** (Teaching aid) **के लक्षणों में शामिल है**
(a) पूरी तरह से सही हो
(b) उद्देश्यों की पूर्ति में मद्दगार सिद्ध हो
(c) विद्यार्थियों के मानसिक स्तर के अनुसार हो
(d) उपरोक्त सभी

30. **निम्नलिखित में कौन-सी प्रोजेक्टेड अध्यापन सामग्री नहीं है?**
(a) ओवर हेड प्रोजेक्टर
(b) स्लाइड के साथ स्लाइड प्रोजेक्टर
(c) टेलीविजन (TV)
(d) बुलेटिन बोर्ड

31. **निम्न में से कौन-सी ऑडियो एवं विजुअल दोनों प्रकार की अध्यापन सामग्री है?**
(a) स्पेसीमेन (b) टेलीविजन
(c) रेडियो (d) बुलेटिन बोर्ड

32. **निम्न में से कौन-सी सहायक शिक्षण सामग्री वास्तविक वस्तु का स्थानापन्न होती है?**
(a) मॉडल (b) पोस्टर
(c) कठपुतली (d) TV

33. **सबसे ज्यादा काम में ली जाने वाली अध्यापन विधि है**
(a) चर्चा (b) लेक्चर
(c) डेमोन्सट्रेशन (d) रोल-प्ले

34. **शिक्षक का कौन-सा कर्त्तव्य** (Role) **कम प्रशंसनीय है?**
(a) छात्रों को निर्देशित करना
(b) कोर्स की योजना व उसका संगठन करना
(c) छात्रों को आदेश देना
(d) छात्रों को प्रेरित करना

35. **प्रक्षेपित विजुअल साधन कौन-सा है?**
(a) फिल्म स्ट्रिप (b) चार्ट
(c) ग्राफ (d) रेडियो

36. **थ्री डाइमेन्शनल** (3D) **उपकरण है**
(a) बुलेटिन बोर्ड (b) ट्रान्सपेरेन्सी
(c) मॉडल (d) ब्लैक बोर्ड

1. (c)	2. (a)	3. (b)	4. (d)	5. (d)	6. (d)	7. (d)	8. (c)	9. (d)	10. (d)
11. (d)	12. (c)	13. (b)	14. (b)	15. (d)	16. (d)	17. (a)	18. (c)	19. (b)	20. (b)
21. (a)	22. (a)	23. (a)	24. (c)	25. (c)	26. (a)	27. (c)	28. (d)	29. (d)	30. (d)
31. (b)	32. (d)	33. (b)	34. (c)	35. (a)	36. (c)				

37. **निम्न में से कौन-सी इलेक्ट्रॉनिक शिक्षण सामग्री नहीं है ?**
(a) स्लाइड के साथ स्लाइड प्रोजेक्टर
(b) टेलीविजन
(c) बुलेटिन बोर्ड
(d) उपरोक्त में से कोई नहीं

38. **निम्न में से कौन-सा/सी नॉन-इलेक्ट्रॉनिक शिक्षण सामग्री नहीं है ?**
(a) मॉडल (b) स्पेसीमेन
(c) फ्लेश कार्ड (d) लैपटॉप

39. **वह यन्त्र जिसके द्वारा एक अध्यापक विद्यार्थी की अपने द्वारा बताए गए विचारों को ज्यादा स्पष्ट रूप से समझने में मदद करता है**
(a) लेसन प्लान (b) शिक्षण सामग्री
(c) यूनिट प्लान (d) पाठ्यक्रम

40. **निम्न में से श्रवण-दृश्य (ऑडियो-विजुअल) सामग्री के सिद्धान्तों में शामिल नहीं है**
(a) श्रवण-दृश्य (ऑडियो-विजुअल) सामग्री आवश्यकता होने पर उपलब्ध होनी चाहिए
(b) श्रवण-दृश्य (ऑडियो-विजुअल) सामग्री को उस स्थान पर रखना चाहिए जहाँ से वे आसानी से उपलब्ध हो सके
(c) श्रवण-दृश्य (ऑडियो-विजुअल) सामग्री जैसे कि एक एजूकेशन फिल्म का प्रयोग मनोरंजन के लिए भी किया जा सकता है
(d) श्रवण-दृश्य (ऑडियो-विजुअल) सामग्री का चयन करते समय सीखने वाले के ज्ञान के स्तर को मस्तिष्क में रखना चाहिए

41. **निम्न में सी कौन-सी ऑडियो-विजुअल सामग्री को चलाने के लिए विद्युत की आवश्यकता नहीं होती?**
(a) ओवर हेड प्रोजेक्टर (b) TV
(c) लैपटॉप (d) स्पेसीमेन

42. **एक अच्छी शिक्षण सामग्री के लक्षणों में शामिल है**
(a) पूरी तरह सही हो
(b) उद्देश्यों की प्राप्ति में मददगार
(c) विद्यार्थियों के मानसिक स्तर के अनुसार होनी चाहिए
(d) उपरोक्त सभी

43. **किस दृश्य साधन में सांख्यिकी सूचक को विजुअल प्रतीक के रूप में प्रस्तुत किया जाता है?**
(a) ग्राफ (b) पोस्टर
(c) फ्लेश कार्ड (d) बुलेटिन बोर्ड

44. **निम्न में से कौन-सा/सी 3-D शिक्षण सामग्री नहीं है?**
(a) मॉडल (b) पोस्टर
(c) स्पेसीमेन (d) कठपुतली

45. **निम्न में से कौन-सा/सी नॉन-प्रोजेक्टेड अध्यापन सामग्री** (Non-projected teaching aid) **नहीं है?**
(a) मॉडल (b) स्पेसीमेन
(c) फ्लेश कार्ड (d) लैपटॉप

46. **निम्न में कौन-सी अध्यापन सामग्री का प्रयोग सीखने वालों के बड़े समूह को शिक्षित करने के लिए किया जाता है?**
(a) ब्लैक बोर्ड (b) फ्लेश कार्ड
(c) कम्प्यूटर (d) स्पेसीमेन

47. **निम्नलिखित में से कौन-सा एक क्लीनिकल उपदेशक** (Clinical instructor) **के गुणों में से नहीं है?**
(a) उसमें अच्छा संप्रेषण कौशल होना चाहिए
(b) उसे पर्याप्त सैद्धान्तिक ज्ञान होना चाहिए
(c) उसका रोगी के साथ मित्रतापूर्ण व्यवहार में विशेषज्ञ होना आवश्यक नहीं है
(d) उसमें अपने सैद्धान्तिक ज्ञान को क्लीनिकल प्रैक्टिस में प्रयोग करने की क्षमता होनी चाहिए

48. **निम्न में से वह कौन-सी विधि है, जिसके द्वारा एक विद्यार्थी क्लीनिकल अनुभव प्राप्त नहीं कर सकता है?**
(a) क्लासरूम अध्ययन
(b) प्रयोगशाला कार्य
(c) इन्टर्नशिप
(d) निरीक्षित नर्सिंग प्रैक्टिस

49. **निम्न में से क्लीनिकल टीचिंग का सबसे प्रमुख उद्देश्य है**
(a) संप्रेषण कौशल को बढ़ावा देना
(b) मैनेजीरियल कौशल सिखाना
(c) सैद्धान्तिक ज्ञान को प्रैक्टिस के साथ जोड़ने में मदद करना
(d) स्वास्थ्य शिक्षा देने के अनेक कौशल सीखने में मदद करना

50. **निम्न में से कौन-सा एक अच्छे क्लीनिक निर्देशक का गुण नहीं है?**
(a) उसमें अच्छा संप्रेषण कौशल होना चाहिए
(b) उसे पर्याप्त सैद्धान्तिक ज्ञान होना चाहिए
(c) उसका बैड साइड नर्सिंग केयर में एक्सपर्ट होना आवश्यक नहीं है
(d) उसमें अपने सैद्धान्तिक ज्ञान को क्लीनिकल प्रैक्टिस में उपयोग करने की क्षमता होनी चाहिए

51. **नर्सिंग राउण्ड के दौरान समूह में समूह के नायक के अतिरिक्त स्टाफ के अन्य सदस्यों की संख्या कितने से अधिक नहीं होनी चाहिए?**
(a) 2 (b) 4 (c) 5 (d) 8

52. **किसी विशेष शैक्षणिक लक्ष्य की प्राप्ति हेतु क्रमबद्ध एवं तार्किक रूप से ऐसे वातावरण में लिया गया निर्णय जोकि विद्यार्थियों को अपने निर्धारित लक्ष्यों की प्राप्ति के अवसर प्रदान करता है, कहलाता है**
(a) क्लीनिकल टीचिंग विधि (b) पाठ्यक्रम
(c) स्वास्थ्य शिक्षा (d) सुपरविजन

53. **जब सीखने वाला टीचिंग के प्रति अपने सक्रिय प्रत्युत्तर के द्वारा सीखता है, तो यह कहलाता है**
(a) सृजनशील लर्निंग (b) वैयक्तिक लर्निंग
(c) स्वतः सक्रिय लर्निंग (d) उद्देश्यात्मक लर्निंग

संचार

54. **संचार प्रक्रिया के दौरान सूचनाएँ, भावनाएँ या विचार, जोकि प्रेषक (सेण्डर) से प्राप्तकर्त्ता की ओर भेजी जाती है**
(a) सन्देश (b) चैनल
(c) फीडबैक (d) बैरियर

55. **अध्यापन** (Teaching) **की लेक्चर विधि के दौरान संचार** (Communication) **का सेण्डर** (Sender) **कौन होता है?**
(a) अध्यापक (b) विद्यार्थी
(c) ब्लैक बोर्ड (d) कक्षा

56. **निम्न में से संचार प्रक्रिया को प्रभावित करने वाला तत्व है**
(a) प्रेरणा (b) दृष्टिकोण
(c) गुस्सा (d) ये सभी

57. **कौन-सा संचार का तत्व नहीं है?**
(a) सन्देश (b) भेजने वाला
(c) ध्यान (d) माध्यम

58. **एक तरफा संचार का उदाहरण कौन-सा है?**
(a) कक्षा में भाषण/लेक्चर (b) समूह चर्चा
(c) कॉन्फ्रेन्स (d) कार्यशाला

59. **प्रभावी संचार की व्यक्तिगत रुकावटों में शामिल नहीं है**
(a) भाषा (b) अफवाहें
(c) अधीरता (d) उम्र

60. **चेहरे के हाव-भाव या शरीर की गतिविधियों के द्वारा होने वाला संचार उदाहरण है**
(a) शाब्दिक संचार का (b) अशाब्दिक संचार का
(c) मैकेनिकल संचार का (d) एक तरफा संचार का

61. **एक संचार प्रक्रिया में कौन-सा तत्व डिकोडर भी कहलाता है?**
(a) चैनल (b) सन्देश
(c) सेन्डर (d) रिसीवर

62. **रेटिंग स्केल है, एक**
(a) टीचिंग विधि (b) सुपरविजन विधि
(c) मूल्यांकन टूल (d) संचार का तत्व

63. **वह प्रक्रिया, जिसके द्वारा यह निर्धारित किया जाता है कि वांछित लक्ष्य किस सीमा तक प्राप्त कर लिए गए है?**
(a) मार्गदर्शन (b) सुपरविजन
(c) मूल्यांकन (d) चर्चा

64. **रिसीवर से सेन्डर को भेजा जाने वाला उत्तर कहलाता है**
(a) सन्देश (b) सन्दर्भ
(c) फीडबैक (d) उद्दीपन

65. **निम्न में से कौन प्रभावशाली संचार में बैरियर की तरह कार्य नहीं करता है?**
(a) भाषायी अन्तर (b) गुस्सा
(c) मोटिवेशन (d) संस्कृति में अलग-अलग होना

37. *(c)*	**38.** *(d)*	**39.** *(b)*	**40.** *(c)*	**41.** *(d)*	**42.** *(d)*	**43.** *(a)*	**44.** *(b)*	**45.** *(d)*	**46.** *(a)*
47. *(c)*	**48.** *(a)*	**49.** *(c)*	**50.** *(c)*	**51.** *(c)*	**52.** *(a)*	**53.** *(c)*	**54.** *(a)*	**55.** *(a)*	**56.** *(d)*
57. *(c)*	**58.** *(a)*	**59.** *(b)*	**60.** *(b)*	**61.** *(d)*	**62.** *(c)*	**63.** *(c)*	**64.** *(c)*	**65.** *(c)*	

नर्सिंग एग्जाम गैलरी

1. **सन्देश प्रसारित करने वाले व्यक्ति को निम्न कहा जाता है** *(MPNHM CHO 2021)*
(a) एनकोडर (Encoder) (b) प्राप्तकर्त्ता (Receiver)
(c) डिकोडर (Decoder) (d) विचारक (Thinker)

2. **आवाज का स्वर, चेहरे का भाव और शारीरिक बाल किस प्रकार के संचार से सम्बन्धित है?** *(MPNHM CHO 2021)*
(a) शाब्दिक (Verbal) (b) अशाब्दिक (Non-verbal)
(c) औपचारिक (Formal) (d) संरक्षित (Structured)

3. **रोगी की देखभाल में बाधयाओं से बचने के लिए किसी भी समय दवाओं और उपकरणों की पर्याप्त सुनिश्चित करने को कहा जाता है** *(NHM Contractual Staff Nurse 2021)*
(a) सूची नियंत्रण (Inventory control)
(b) पर्यवेक्षण (Supervision)
(c) स्टाफ (Staffing)
(d) नेतृत्व (Leadership)

4. **गुणवत्ता नियंत्रण और गुणवत्ता आश्वासन में सबसे मजबूत प्रतिस्पधियों के खिलाफ किसी संगठन की सेवाओं, उत्पादों और पृथाओं की तुलना करने की प्रक्रिया को कहा जाता है** *(NHM Contractual Staff Nurse 2021)*
(a) लेखा परीक्षा (Auditing)
(b) बेंच मार्किंग (Bench marking)
(c) गुणवत्ता आश्वासन (Quality assurance)
(d) गुणवत्ता में सुधार (Quality improvement)

5. **नर्सिंग शिक्षा की स्थापना की गई थी** *(AIIMS Bhubaneswar 2018)*
(a) लिलियन वाल्ड द्वारा (b) फ्लोरेन्स नाइटिंगेल द्वारा
(c) लाविनिआ डोक द्वारा (d) क्लारा बार्टन द्वारा

6. **इन्ट्रावेनस कैन्नुलेशन (Intravenous cannulation) को पढ़ाने का बेहतर तरीका है** *(AIIMS Manglagiri Gr-II 2018)*
(a) चर्चा (b) डेमोन्सट्रेशन
(c) लेक्चर (d) सेमिनार

7. **सीखने एवं कौशल विकास में कर्मचारियों की सहायता के लिए नियोक्ता द्वारा आयोजित एक शैक्षणिक गतिविधि है** *(AIIMS Manglagiri Gr-II 2018)*
(a) इन्डक्टशन ट्रेनिंग (b) ट्रेनिंग प्रोग्राम
(c) इन-सर्विस एजुकेशन (d) कैरियर डवलपमेन्ट

8. **किसके अतिरिक्त सभी एक प्रभावी अध्यापन के तरीके हैं** *(DSSSB Staff Nurse 2017)*
(a) एक अध्यापक जिसमें उत्साह है
(b) एक अध्यापक छात्रों में गलतियाँ ढूँढता है
(c) एक अध्यापक जोकि कक्षा पर नियन्त्रण से अधिक अध्यापन पर ध्यान देता है
(d) एक अध्यापक जिसका सकारात्मक दृष्टिकोण हो

9. **नर्सिंग का पहला स्कूल के .... द्वारा स्थापित किया गया था।** *(AIIMS Nursing Raipur 2017)*
(a) वर्जीनिया डेंडरसन (b) थियोडोर फिल्डेनर
(c) फ्लोरेन्स नाइटिंगल (d) इसाबेल हैम्पटन

10. **शिक्षण का कौन-सा तरीका सबसे अधिक प्रयोग किया जाता है?** *(AIIMS Nursing Raipur 2017)*
(a) सेमिनार (b) डेमोन्सट्रेशन
(c) विस्तृत चर्चा (d) लेक्चर

11. **रोगी की शिक्षा में आवश्यक औजार है** *(DSSSB Staff Nurse 2017)*
(a) केस स्टडी (b) स्वास्थ्य शिक्षा
(c) परामर्श (d) हेण्डआउट्स

12. **किसके द्वारा अध्यापन में छात्रों की अधिकतम सहभागिता सम्भव है** *(DSSSB Staff Nurse 2017)*
(a) लेक्चर विधि
(b) चर्चा विधि
(c) पाठ्य-पुस्तक विधि
(d) ऑडियो-विजुअल साधन

13. **निम्नलिखित में से कौन-सा प्रक्षेपित साधन है** *(DSSSB Staff Nurse 2017)*
(a) ब्लैक बोर्ड (b) डियोरमा
(c) एपिडियोस्कोप (d) ग्लोब

14. **प्रश्नावली है** *(DSSSB Staff Nurse 2017)*
(a) एक अनुसन्धान विधि
(b) एक मापक तकनीक
(c) आँकड़ों के संग्रहण की तकनीक
(d) आँकड़ों का विश्लेषण

15. **अध्यापन के समय एक के बाद एक कार्ड्स की शृंखला को फ्लेश करने की विधि है** *(DSSSB Staff Nurse 2017)*
(a) फ्लेनल ग्राफ (b) फ्लैश कार्ड
(c) पूपटे शो (d) चार्ट

16. **एक अध्यापक द्वारा एक पाठ पढ़ाने के लिए बनाई गई क्रमबद्ध योजना कहलाती है** *(DSSSB Staff Nurse 2017)*
(a) लेसन प्लान (b) कोर्स प्लान
(c) यूनिट प्लान (d) स्टैण्डर्ड प्लान

17. **एक सरल उपकरण जिसे उचित स्थान पर अन्दर या बाहर रखा जा सकता है** *(DSSSB Staff Nurse 2017)*
(a) चॉक बोर्ड (b) बुलेटीन बोर्ड
(c) फीलेनल ग्राफ (d) मॉडल

18. **लोगों का एक समूह जोकि किसी एक विषय-वस्तु में समस्या के समाधान के लिए एक विशेष अवधि के दौरान कार्य करता है, कहलाता है** *(DSSSB Staff Nurse 2017)*
(a) सिम्पोजियम (b) चर्चा विधि
(c) लैब विधि (d) वर्कशॉप

19. **शिक्षा आधारित होती है** *(DSSSB Staff Nurse 2017)*
(a) निर्धारण पर (b) ध्यान पर
(c) पठन पर (d) ज्ञान पर

20. **लर्निंग (Learning) जिसमें मोटर अंग (Motor organs) सम्मिलित हो** *(DSSSB Staff Nurse 2017)*
(a) सेन्सरी लर्निंग (b) मोटर लर्निंग
(c) वर्बल लर्निंग (d) सेन्सरी मोटर लर्निंग

21. सीखने का बहुत उपयोगी सिद्धान्त है कि एक नई प्रतिक्रिया .... द्वारा मजबूत होती है। *(DSSSB Staff Nurse 2017)*
(a) पनिशमेन्ट (b) रिइन्फॉर्समेन्ट पुनर्बलन
(c) ब्लॉक फीडबैक (d) स्टीमुलस

22. अध्यापन की तकनीक जिसमें रोगी की उपस्थिति आवश्यक नहीं है *(DSSSB Staff Nurse 2017)*
(a) बैड साइड क्लीनिक (b) नर्सिंग केयर कॉन्फ्रेन्स
(c) नर्सिंग राउण्ड (d) केस स्टडी मैथड

23. कार्य स्थल पर व्यक्ति की एक व्यक्ति एवं वर्कर के रूप में कार्यक्षमता में वृद्धि हेतु एक योजित शिक्षा अनुभव कहलाता है *(DSSSB Staff Nurse 2017)*
(a) इन्डक्शन ट्रेनिंग (b) ओरीएन्टेशन
(c) इन-सर्विस एजुकेशन (d) जॉब ओरीएन्टेशन

24. माइक्रो टीचिंग का समय होना चाहिए *(Nursing Tutor 2016)*
(a) 25 मिनट (b) 5-10 मिनट
(c) 10-15 मिनट (d) 15 मिनट

25. निम्न में से कौन-सा लेसन प्लान का भाग नहीं हैं? *(Nursing Tutor 2016)*
(a) प्रस्तावना (b) प्रस्तुतीकरण
(c) निदान (d) सारांश

26. निम्नलिखित में से कौन-सा स्कूल या कॉलेज के उद्देश्यों की प्राप्ति के लिए चयनित अनुभवों की क्रमबद्धता व्यवस्था की योजना है? *(RUHS M.Sc. Nursing 2014)*
(a) सिलेबस (b) कोर्स प्लान
(c) लेसन प्लान (d) कुरीकुलम

27. किसके अतिरिक्त सभी स्वास्थ्य शिक्षा के सिद्धान्तों में सम्मिलित हैं *(RUHS M.Sc. Nursing 2014)*
(a) सहभागिता (b) सजा
(c) प्रेरणा (d) पुनरावृत्ति

28. परिवर्ती कारकों को आरोही या अवरोही क्रम में रखने की विधि कौन-सी है? *(RUHS M.Sc. Nursing 2014)*
(a) रैंकिग (b) रेटिंग
(c) Q सोर्ट (Sort) (d) लाइकर्ट स्केल

29. एक समान तन्त्र द्वारा व्यक्तियों के बीच सूचनाओं के आदान-प्रदान की द्वितरफा प्रक्रिया है *(RUHS M.Sc. Nursing 2014)*
(a) इन्टरेक्शन
(b) इन्टरपर्सनल रिलेशनशिप
(c) कॉम्यूनिकेशन
(d) शेयरिंग

30. अस्पताल में आधुनिक तकनीकी का प्रयोग करते हुए संवादात्मक (interactive) स्वास्थ्य देखभाल प्रदान करने वाला माध्यम है *(RUHS M.Sc. Nursing 2014)*
(a) TV (b) इन्टरकॉम
(c) टेलीमेडीसिन (d) AIR

31. प्रभावी संचार के लिए सर्वश्रेष्ठ साधन का प्रकार है *(RUHS M.Sc. Nursing 2014)*
(a) मिश्रित (b) विजुअल
(c) ऑडियो (d) स्पर्शनीय

32. किसके तहत लाइन ऑफ ऑथोरिटी (Line of authority) की पालना होती है? *(RUHS M.Sc. Nursing 2014)*
(a) सांकेतिक संचार (b) अनौपचारिक संचार
(c) औपचारिक संचार (d) उपचारात्मक संचार

33. पुराने अनुभवों के परिणामस्वरूप व्यवहार में परिवर्तन को बनाए रखना कहलाता है *(RUHS M.Sc. Nursing 2014)*
(a) शिक्षा (b) सहज योग्यता
(c) लर्निंग (d) बुद्धिमता

34. एक व्यक्ति की काउन्सलिंग करते समय अनुकरण के लिए महत्त्वपूर्ण सिद्धान्त है *(RUHS M.Sc. Nursing 2014)*
(a) रोगी के साथ सहयोग (b) बातचीत की निरन्तरता
(c) व्यक्तिगत विभेदताएँ (d) संयुक्त उत्तरदायित्व

35. किसी साधन की विश्वसनीयता का तात्पर्य है *(RUHS M.Sc. Nursing 2014)*
(a) यह वह नापता है जिसे इसे नापना है
(b) यह लगातार नापता है, जिसके लिए बनाया गया है
(c) यह सम्भव एवं प्रयोज्य है
(d) यह मानकीकृत है

36. चर्चा का एक प्रकार, जिसमें 6 से 8 योग्यताधारी विशेषज्ञ श्रोताओं के सामने एक विषय पर चर्चा करते हैं, कहलाता है *(RUHS M.Sc. Nursing 2013)*
(a) समूह चर्चा (b) परिचर्या (c) पैनल चर्चा (d) कार्यशाला

37. ग्रामीण जनसंख्या में छोटा परिवार मानदण्ड सम्बन्धी जानकारी में वृद्धि के लिए सबसे अच्छी विधि है *(RUHS M.Sc. Nursing 2013)*
(a) फिल्म शो (b) चार्ट्स एवं प्रदर्शनी
(c) रोल प्लेयिंग (d) टेलीविजन

38. निम्नलिखित में से कौन-सा द्वितरफा संचार नहीं है? *(RUHS M.Sc. Nursing 2013)*
(a) व्याख्यान (लेक्चर) (b) पैनल चर्चा
(c) समूह चर्चा (d) परिचर्या

39. आँकड़ों के सामान्य वितरण को दर्शाने के लिए कौन-सा ग्राफ उपयुक्त है? *(RUHS M.Sc. Nursing 2013)*
(a) पाइ चार्ट (b) बार चार्ट
(c) लाइन चार्ट (d) टेबल चार्ट

40. मॉडल, वस्तुएँ, नमूना, चित्रावली, आदि सभी माने जाते हैं *(RUHS M.Sc. Nursing 2013)*
(a) ऑडियो-विजुअल भाषण के लिए सही साधन
(b) त्रिआयामी साधन
(c) प्रक्षेपित साधन
(d) ऑडियो साधन

41. **किसने यह कहा था 'शिक्षा जीवन के लिए एक उपक्रम नहीं है, शिक्षा स्वयं जीवन है।'** *(RUHS M.Sc. Nursing 2013)*

(a) महात्मा गाँधी (b) बट्रेन्ड रसेल
(c) हेलन केलर (d) जॉन डेवे

42. **लेक्चर विधि के बारे में किसके अतिरिक्त सभी सत्य हैं?** *(RUHS M.Sc. Nursing 2013)*

(a) समय की बचत
(b) तैयार करने में आसान
(c) द्वितरफा संचार
(d) बड़े जनसमूह के लिए उपयोगी

43. **शैक्षणिक आंकलन का एक प्रकार जोकि पूरे कोर्स या प्रोजेक्ट के दौरान किया जाता है** *(RUHS M.Sc. Nursing 2013)*

(a) सम्मेटिव एसेसमेन्ट
(b) फॉर्मेटिव एसेसमेन्ट
(c) क्राइटेरीऑन रेफरेन्सेड एसेसमेन्ट
(d) इप्सेटिव एसेसमेन्ट

44. **एक तकनीक या उपकरण जोकि वास्तविक दुनिया के लक्षणों की रचना करने का प्रयास करती है** *(RUHS M.Sc. Nursing 2013)*

(a) डेमोन्सट्रेशन (b) मॉडल
(c) डिस्कशन (d) स्टीमुलेशन

45. **प्रशिक्षण या सीखने की एक अवधि के पश्चात् उपलब्धियों को मापने के लिए प्रयुक्त कोई टेस्ट कहलाता है** *(RUHS M.Sc. Nursing 2013)*

(a) एप्टीट्यूड टेस्ट
(b) एचीवमेन्ट टेस्ट
(c) पर्सनेलिटी टेस्ट
(d) इन्टेलिजेन्स टेस्ट

46. **संचार की तकनीक सोलर (SOLER) का अर्थ है** *(RUHS M.Sc Nursing 2013)*

(a) वक्तव्य दोहराना
(b) सक्रिय एक्टिव ऑडियो
(c) परिहास
(d) स्पष्टीकरण

1. (a)	**2.** (b)	**3.** (a)	**4.** (b)	**5.** (b)	**6.** (b)	**7.** (c)	**8.** (b)	**9.** (c)	**10.** (d)
11. (b)	**12.** (b)	**13.** (c)	**14.** (c)	**15.** (b)	**16.** (a)	**17.** (b)	**18.** (d)	**19.** (c)	**20.** (b)
21. (b)	**22.** (b)	**23.** (c)	**24.** (b)	**25.** (c)	**26.** (d)	**27.** (b)	**28.** (a)	**29.** (c)	**30.** (c)
31. (a)	**32.** (c)	**33.** (c)	**34.** (c)	**35.** (b)	**36.** (c)	**37.** (c)	**38.** (a)	**39.** (a)	**40.** (b)
41. (d)	**42.** (c)	**43.** (c)	**44.** (d)	**45.** (a)	**46.** (b)				

करेक्ट सॉल्यूशन्स

टॉपिकल प्रैक्टिस

2. (*a*) लचीलापन पाठ योजना का सिद्धान्त नहीं है।

3. (*b*) चार वर्षीय B.Sc. नर्सिंग कार्यक्रम वर्ष 1946 में शुरु हुआ।

5. (*d*) नर्सिंग शिक्षा का उद्देश्य भौतिक, मानसिक बेहतरी व जीविकोपार्जन है।

6. (*d*) व्याख्यान या लेक्चर अध्यापन के लिए प्रयुक्त सबसे सामान्य विधि होती है।

12. (*c*) एक अध्यापक कक्षा में क्या पढ़ाने जा रहा है, का ब्लू प्रिन्ट या लेसन प्लान कहलाता है। यह कक्षा लेने से पूर्व अध्यापक द्वारा की गई तैयारी को दर्शाता है।

14. (*b*) योजना (Planning) पाठ्यक्रम का वह चरण है जिसमें सम्बन्धित पाठ्यक्रम तैयार करने के लिए कमेटी गठित की जाती है।

18. (*c*) पैनल चर्चा में विशेषज्ञों की संख्या 4-6 होनी चाहिए।

23. (*a*) अस्पतालों में दी जाने वाली क्लीनिकल टीचिंग डेमोन्सट्रेशन या प्रदर्शन पर आधारित होती है, जिसमें मरीजों या पुतलों पर छात्रों को प्रैक्टीकल करके दिखाए जाते हैं।

25. (*c*) निर्देशित सलाह या परामर्श का अन्तिम चरण फॉलोअप होता है। जिसमें योजना या सलाह को सही तरह से लागू किया है या नहीं, इसके परिणाम, दुष्प्रभाव, आदि की जाँच या अवलोकन कर भविष्य में बेहतर निर्णय लिया जाता है।

30. (*d*) बुलेटिन बोर्ड एक प्रोजेक्टेड अध्यापन सामग्री नहीं है। शेष तीनों विकल्प TV, ओवर हेड प्रोजेक्टर एवं स्लाइड युक्त प्रोजेक्टर प्रोजेक्टेड अध्यापन सामग्री है, जिसके द्वारा ऑडियो-विजुअल युक्त चित्रों एवं विडियो का प्रयोग कर छात्रों को पढ़ाया जाता है।

31. (*b*) ऑडियो और विजुअल प्रकार की अध्यापन सामग्री टेलीविजन है।

33. (*b*) सबसे ज्यादा काम में ली जाने वाली अध्यापन विधि लेक्चर है।

44. (*b*) पोस्टर त्रिविमीय (3D) शिक्षण सामग्री न होकर, द्विविमीय (2D) शिक्षण सामग्री है।

54. (*a*) विचारों, सूचनाओं या तथ्यों का किसी माध्यम द्वारा दो या अधिक व्यक्तियों के बीच आदान-प्रदान संप्रेषण या संचार (Communication) कहलाता है तथा ये विचार, सूचनाएँ या तथ्य सन्देश कहलाते हैं।

57. (*c*) ध्यान संचार का तत्व नहीं है। इसके तीन तत्व होते हैं, जो हैं
- सन्देश भेजने वाला सेन्डर (Sender)
- सन्देश प्राप्त करने वाला रिसीवर (Receiver)
- सन्देश भेजने/प्राप्त करने के लिए प्रयुक्त माध्यम (Medium)

61. (*d*) सन्देश को प्राप्त करने वाला (Receiver), इस सन्देश को समझने के लिए इसे डिकोड (Decode) करता है। अतः उसे डिकोडर (Decoder) भी कहा जाता है।

64. (*c*) सन्देश रिसीवर से सन्देश भेजने वाले सेन्डर (Sender) को भेजा जाने वाला उत्तर फीडबैक कहलाता है। फीडबैक दो तरफा संचार में ही सम्भव होता है।

65. (*c*) मोटिवेशन प्रभावशाली संचार में बैरियर की तरह कार्य नहीं करता है। संचार बैरियर अवांछित तत्व हैं, जो संचार प्रक्रिया में व्यवधान उत्पन्न करते हैं।

नर्सिंग एग्जाम गैलरी

5. (*b*) नर्सिंग शिक्षा की स्थापना फ्लोरेन्स नाइटिंगल द्वारा की गई थी।

6. (*b*) किसी नर्सिंग प्रक्रिया (जैसे–इन्ट्रावेनस कैन्नुलेशन) को पढ़ाने का सबसे अच्छा तरीका होता है, उसे प्रैक्टीकल रूप से करके दिखाया जाए अर्थात् डेमोन्सट्रेशन (Demonstration) किया जाए।

8. (*b*) अध्यापक द्वारा छात्रों में जान-बूझ कर गलतियाँ ढूँढना प्रभावी अध्यापन का तरीका नहीं है।

12. (*b*) कक्षा में चर्चा या विचार-विमर्श कार्यक्रमों के द्वारा अध्यापन में छात्रों की अधिकतम सहभागिता सम्भव होती है।

14. (*c*) प्रश्नावली आँकड़ों के संग्रहण की तकनीक (Tool) होता है। इसमें अनेक प्रश्न होते हैं जो विकल्प युक्त, हाँ या ना वाले या रिक्त स्थान वाले हो सकते हैं।

19. (*c*) शिक्षा पठन (Learning through reading) पर आधारित होती है।

22. (*b*) नर्सिंग केयर कॉन्फ्रेन्स तकनीक में रोगी की उपस्थिति आवश्यक नहीं है।

25. (*c*) निदान (Diagnosis) लेसन प्लान का भाग नहीं होता है। शेष तीनों विकल्प प्रस्तावना, प्रस्तुतीकरण एवं सारांश लेसन प्लान के भाग होते हैं।

27. (*b*) सजा (Punishment) स्वास्थ्य शिक्षा की प्रभाविता को कम करती है।

34. (*c*) एक व्यक्ति की काउन्सलिंग करते समय अनुकरण के लिए महत्त्वपूर्ण सिद्धान्त व्यक्तिगत विभेदताएँ हैं।

36. (*c*) चर्चा का वह प्रकार जिसमें 6-8 योग्य विशेषज्ञ अनेक श्रोताओं के सामने एक विषय पर चर्चा करते हैं, पैनल चर्चा कहलाता है।

37. (*c*) रोल प्लेयिंग (Role playing) सामाजिक विषयों पर अध्यापन की सबसे अच्छी विधि है।

39. (*a*) आँकड़ों के सामान्य वितरण को दर्शाने के लिए पाइ चार्ट ग्राफ उपयुक्त किया जाता है।

41. (*d*) 'शिक्षा जीवन के लिए एक उपक्रम नहीं है, शिक्षा स्वयं जीवन है' जॉन डेवे ने कहा था।

42. (*c*) लेक्चर विधि में संचार एक तरफा होता है।

46. (*b*) सोलर (SOLER) का विस्तृत रूप है Sit squarely, Open posture, Lean towards the client, Eye contact एवं Relax है। यह सक्रिय एक्टिव ऑडियो की तकनीक है।

अध्याय 13

नर्सिंग प्रशासन और प्रबन्धन

Nursing Administration and Management

हम स्टडी करेंगे

• नर्सिंग प्रशासन • प्रबन्धन • सूची नियन्त्रण • स्वास्थ्य केन्द्र प्रबन्धन • लीडरशिप थ्योरी

नर्सिंग प्रशासन (Nursing Administration)

- प्रशासन का अध्ययन नर्सिंग छात्रों को सामुदायिक स्वास्थ्य (Community health), नर्सिंग सेवाओं और नर्सिंग शिक्षा कार्यक्रम के प्रबन्धन (Management) को समझने तथा व्यावसायिक (Commercial) जिम्मेदारियों को निभाने में सहयोग करता है।
- **लूथर गुलिक** के अनुसार, प्रशासन के प्रमुख घटक निम्न हैं
  - योजना बनाना (Planning)
  - संगठन करना (Organising)
  - स्टाफ भर्ती करना (Staffing)
  - निर्देश देना (Directing)
  - समन्वय बनाना (Co-ordinating)
  - रिपोर्ट करना (Reporting)
  - बजट बनाना (Budget making)
- इस घटकों को एक शब्द में पोस्डकॉर्ब (POSDCORB) भी कहते हैं।
- हेनरी फेयोल द्वारा प्रतिपादित प्रशासन के 14 सिद्धान्त इस प्रकार है

1. **कार्य विभाजन** (Division of Work) यह कार्य विशिष्टता का सिद्धान्त है। यह सिद्धान्त इस मान्यता पर आधारित है कि प्रत्येक व्यक्ति प्रत्येक कार्य के लिए योग्य नहीं होता। अतः आवश्यक है कि कार्य का विभाजन कर विशिष्ट व्यक्तियों को कार्य के लिए नियुक्त किया जाए।
2. **प्राधिकार एवं उत्तरदायित्व** (Authority and Responsibility) फेयोल के अनुसार, प्रशासन की सफलता के लिए आवश्यक है कि जिन व्यक्तियों को कार्य करने का दायित्व सौंपा जाए, उन्हें आवश्यक अधिकार भी दिए जाए।
3. **अनुशासन** (Discipline) निर्धारित लक्ष्यों को प्राप्त करने के लिए किसी व्यक्ति या समूह को नीतियों, नियमों, कार्य तथा निर्देशों की पालना करनी होती है। इसी परिस्थिति को अनुशासित कार्य की संज्ञा दी जाती है।

   अनुशासन एक विस्तृत शब्द है जिसमें किसी संस्था के कर्मचारियों की आज्ञाकारिता, व्यवहार तथा आदर की अभिव्यक्ति होती है।
4. **आदेश की एकता** (Unity of Command) इस सिद्धान्त के अनुसार, आदेश अनेक अधिकारियों के स्थान पर एक ही अधिकारी होना चाहिए और सभी को उसकी आज्ञा का पालन करना चाहिए।
5. **निर्देश की एकता** (Unity of Direction) फेयोल के अनुसार, संगठन के कुशलतापूर्वक संचालन के लिए निर्देशों की एक रूपता महत्त्वपूर्ण है, जबकि कर्मचारियों के कुशलतापूर्वक कार्य सम्पन्न करने के लिए आदेश की एकता आवश्यक है।
6. **सामान्य हित के सामने व्यक्तिगत हित गौण** (Subordination of Individual Interest of General Interest) किसी समूह में व्यक्तिगत हित की अपेक्षा सामूहिक हित को अधिक महत्व दिया जाता है यद्यपि व्यक्तिगत और सामूहिक हितों में समन्वय रखना प्रबन्धकों का प्रमुख दायित्व है।
7. **कर्मचारियों को पारिश्रमिक** (Remuneration of Personnel) कर्मचारियों को उनके द्वारा किए गए कार्य का पारिश्रमिक प्राप्त होना चाहिए तथा भुगतान करने की उचित विधियों का निर्धारण किया जाना चाहिए।

8. **केन्द्रीकरण** (Centralisation) यह इस बात पर निर्भर करता है कि संस्था की प्रकृति कैसी है? फेयोल के अनुसार, प्रशासन के पदानुक्रम (Heirarchy) और विभाजन (Division) के बीच संतुलन (Balance) होना चाहिए।
9. **श्रेणी शृंखला** (Scalar Chain) इस शृंखला से तात्पर्य यह है कि किसी उपक्रम में ऊपर से नीचे तक तथा नीचे से ऊपर तक पदाधिकारियों के मध्य सम्पर्क रूपी एक शृंखला होनी चाहिए तथा सभी स्तर के अधिकारियों को इसका पालन करना चाहिए।
10. **व्यवस्था** (Order) इस सिद्धान्त के अनुसार, प्रत्येक वस्तु तथा व्यक्ति के लिए एक निश्चित स्थान निर्धारित हो एवं वह वस्तु अथवा व्यक्ति उसी निर्धारित स्थान पर रहे। प्रबन्धन का आधारभूत सिद्धान्त वस्तु तथा व्यक्ति दोनों की उचित व्यवस्था करना है।
11. **समानता** (Equality) इसके अनुसार प्रशासक को सभी को समान रूप से महत्त्व देना चाहिए। किसी एक व्यक्ति विशेष को अधिक परिलाभ देने से बचना चाहिए इससे अन्य कर्मचारियों में कुण्ठा एवं विद्रोह का भाव आ जाता है।
12. **कर्मचारियों के कार्यकाल का स्थायित्व** (Stability of Tenure of Personnel) इस सिद्धान्त के अनुसार, स्थिर कार्मिक दल संस्था की पूंजी है। यदि कर्मचारियों के कार्यकाल में स्थायित्व होगा तो कर्मचारी सेवा असुरक्षा के भय से मुक्त रहेंगे।
13. **पहल** (Initiative) फेयोल के अनुसार, यदि कर्मचारी किसी अच्छी योजना को प्रस्तावित करता है तथा उसकी कार्यरूप देने की सुव्यवस्था का सुझाव देता है तो प्रबन्धन को उसे मान्यता देनी चाहिए ताकि उनकी पहल क्षमता का विकास हो सके।
14. **सहयोग की भावना** (Sense of Union) यह सिद्धान्त ''संगठन ही शक्ति है'', के महत्व को प्रदर्शित करता है। किसी भी उपक्रम के निर्धारित लक्ष्यों को प्राप्त करने के लिए प्रयास किए जाते हैं।

- **हेनरी फेयोल** ने प्रशासन के कार्यों को पाँच भागों में विभाजित किया है
  1. योजना (Planning)
  2. संगठन (Organisation)
  3. आदेश (Order)
  4. समन्वय (Coordination)
  5. नियन्त्रण (Control)

1. योजना (Planning)

- वह प्रक्रिया, जिसके द्वारा प्रशासनिक (Administrative) लक्ष्यों को तय किया जाता है। योजना कहलाती है। यह लक्ष्यों को अधिक प्रभावशाली तरीके प्राप्त करने के लिए आवश्यक होती है।
- अच्छी योजना की निम्नलिखित विशिष्टताएँ होती हैं
  - योजना स्पष्ट रूप से लक्ष्य (Target) पर आधारित होनी चाहिए।
  - योजना सरल (Simple), सन्तुलित (Balanced) व लचीली (Flexible) होनी चाहिए।
  - योजना में कार्यों की उचित जाँच तथा वर्गीकरण (Categorisation) होना चाहिए।
  - योजना में उपलब्ध साधनों का पूर्ण उपयोग करना चाहिए।
- नर्सिंग योजना सम्बन्धित प्रशासकीय (Administrative) कार्य निम्न हैं
  - नर्सिंग कर्मचारियों की नियुक्ति करना।
  - नर्सिंग कर्मचारियों के लिए कार्य का प्लान बनाना।
  - कर्मचारियों के कार्यों का आंकलन (Analysis) करना तथा उन्हें निर्देश (Instruction) प्रदान करना।
  - कर्मचारियों का प्रशासकीय एवं व्यक्तिगत रिकॉर्ड रखना।
  - बजट बनाकर वर्क प्लान के खर्च को तय करना।
  - नर्सिंग देखभाल (Care) से सम्बन्धित अध्ययन या शोध (Research) को प्रेरित करना।

2. संगठन (Organisation)

- योजना बनाने के बाद अगला चरण संगठन का है। संगठन का प्रशासन में सबसे बड़ा योगदान होता है।

संगठन के सिद्धान्त (Principles of Organisation)

- **पदानुक्रम** (Hierarchy) संगठन में, ऊपर से नीचे तक सम्बन्धित सभी पदों या अधिकारियों एवं कर्मचारियों का बढ़ता या घटता क्रम व्यवस्थित होता है।

चिकित्सा महाविद्यालय से सम्बद्ध चिकित्सालय का संगठन स्तर

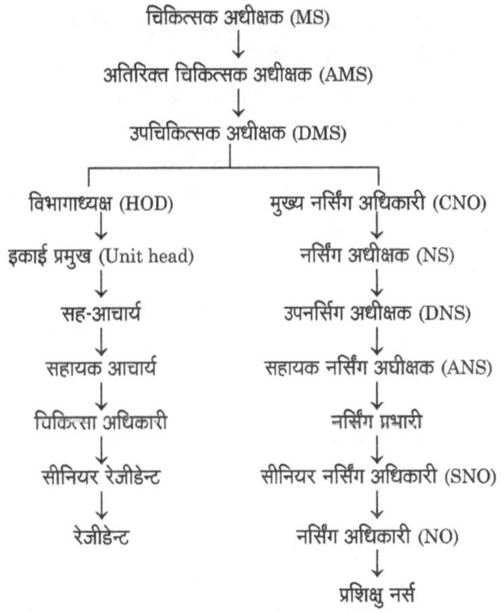

- एक संगठन को **केन्द्रीकृत** (Centralised) संगठन कहा जाता है, यदि निर्णय लेने सम्बन्धी अधिकांश शक्तियाँ उच्च स्तर के अधिकारियों को दी गई हो।
- **एकीकरण** (Integration) का अर्थ होता है, एक या अधिक स्वतन्त्र संगठनों को देश की शेष संगठनात्मक संरचनाओं (Organisational structures) से जोड़ना।
- **विकेन्द्रीकरण** (Decentralisation) का तात्पर्य केन्द्रीय प्रशासन द्वारा निर्णय लेने सम्बन्धी कुछ शक्तियाँ स्थानीय प्रशासन को दे देना है।
- **यूनिटी ऑफ कमाण्ड** (Unity of Command) का अर्थ होता है, कि एक कर्मचारी केवल एक सुपीरियर व्यक्ति के अधीन ही कार्य करेगा।

- **स्पेन ऑफ कण्ट्रोल** (Span of Control) में निचले स्तर के कर्मचारियों जिनकी संख्या सबसे ज्यादा होती है, एक सुपरवाइजर द्वारा निर्देशित किए जाते हैं।
- **स्केलर प्रोसेस** (Scalar Processes) का अर्थ ऑथोरिटी एवं कर्त्तव्यों का विभिन्न स्तरों में विभाजन करना होता है।
- **डेलिगेशन** (Delegation) वरिष्ठ अधिकारियों द्वारा निचले स्तर के कर्मचारियों को अस्थाई अधिकार या कार्य या जिम्मेदारियाँ देने पर कर्मचारियों का यह समूह डेलिगेशन कहलाता है।

3. आदेश (Command)

- इसके द्वारा योजना को सही तरह से क्रमानुसार लागू किया जाता है।
- योजना को सही तरह से लागू करने के लिए सम्पूर्ण निर्देश प्रदान करने के लिए कोई व्यक्ति जिम्मेदार होना चाहिए जिससे बनाई गई योजना, दिए गए निर्देशों और सिद्धान्तों के अनुसार प्रत्येक कार्य किया जा सके। यह जिम्मेदारी उच्चतम् प्रशासक (Administrator) की होती है।
- आदेश की इस प्रक्रिया में कर्मचारियों के कार्य अत्यधिक महत्त्वपूर्ण होते हैं।
- प्रशासकीय कर्मचारियों के कार्य के मुख्य पहलुओं की सूची निम्नलिखित हैं
  - सभी वर्ग के कर्मचारियों की उचित पद पर भर्ती, चयन एवं नियुक्ति (Selection) इस प्रकार होनी चाहिए, कि वे स्वयं सन्तुष्ट (Satisfy) रहे और अन्यों को भी सन्तुष्ट रखने में सक्षम हों।
  - कार्य करने के लिए कर्मचारियों को सर्वोत्तम सम्भावित वातावरण प्रदान करना और उसे बनाए रखना।
  - संयुक्त सलाह (Advise) की प्रभावकारी विधियों को अपनाना।
  - यह देखना कि निरीक्षण (Inspection) की विधियाँ पर्याप्त हैं और निरीक्षक (Invigilator) अपने कर्त्तव्यों एवं जिम्मेदारियों के प्रति उचित रूप से तैयार है।

4. समन्वय एवं नियन्त्रण (Coordination and Control)

समन्वय एवं नियन्त्रण के लिए **मिस फालेट** ने चार सिद्धान्तों का प्रतिपादन किया, जो निम्न हैं

- **प्रत्यक्ष सम्पर्क के द्वारा समन्वय** (Coordination by Direct Contact) इसका मतलब यह है कि, वास्तविक रूप से नियुक्त कर्मचारियों को एक साथ मिलकर रहने, अपनी विचारधाराओं को मिलाने तथा अधिकारी के माध्यम की आवश्यकता के बिना अपने मतभेद (Contradiction) सुलझाने के लिए प्रेरित करना चाहिए।
- **आरम्भिक अवस्थाओं में समन्वय** (Coordination in Early Stages) यह उस उत्साही सहयोग को बढ़ाने का प्रयास है, जो योजनाओं के सफल क्रियान्वयन के लिए आवश्यक है।
- **किसी कार्य-स्थिति में सभी पहलुओं के पारस्परिक सम्बन्धों के रूप में समन्वय** इसका मतलब यह है, कि समायोजन (Adjustment) की प्रत्येक प्रक्रिया अपने में एक नई स्थिति उत्पन्न कर लेती है।
- **एक निरन्तर प्रक्रिया के रूप में समन्वय** (Coordination as a Continuing Process) जैसे ही कोई कार्य-स्थिति बदलती है वैसे ही उसका सामना करने की नई विधियों या उपायों युक्त संगठन या कार्यप्रणाली विकसित करनी चाहिए।

5. रिपोर्ट करना (Reporting)

- निचले स्तर के कर्मचारियों की गतिविधियों से उच्च स्तरीय अधिकारी या प्रशासक अपने से निचले अधिकारी या कर्मचारी की रिपोर्ट द्वारा अवगत होता है।
- ऊपर से निचले स्तरों पर आदेश इसी आधार पर जारी होते हैं। इसके तहत उच्च अधिकारी एवं निचले अधिकारी या कर्मचारी दोनों सूचित रहते हैं।

6. बजटिंग बनाना या वित्तीय व्यवस्था (Budget Making)

- प्रशासन पर ही योजना को लागू करने से जुड़ी सभी वित्तीय जरूरतों को पूरा करने तथा आय-व्यय की देख-रेख की जिम्मेदारी होती है।
- लोक प्रशासन में वित्तीय जरूरतों का आंकलन राजनीतिक कार्यपालिका (Political executive) करती है और प्रशासन से जुड़े अधिकारी इसके अनुसार कार्य करते हैं।

प्रबन्धन (Management)

- **जॉर्ज आर टैरी** के अनुसार, 'प्रबन्धन योजना बनाने, संगठन बनाने, अभिप्रेरण (Motivation) और नियन्त्रण (Control) करने की वह एक विशेष प्रक्रिया है, जिसमें मानव और अन्य संसाधनों (Resources) का उपयोग करते हुए निश्चित उद्देश्यों को तय कर उन्हें प्राप्त किया जाता है।
- **हेनरी फेयोल** ने एक प्रबन्धक (Manager) के तौर पर अपने व्यावहारिक अनुभवों को आधार बनाकर प्रबन्ध के सिद्धान्तों की रचना की।
- हेनरी फेयोल का मानना था कि केवल प्रशासनिक विज्ञान (Administrative science) के सभी सिद्धान्तों को प्रत्येक प्रबन्धन स्थिति में समान रूप से प्रयुक्त किया जा सकता है।

वैज्ञानिक प्रबन्धन (Scientific Management)

- वैज्ञानिक प्रबन्धन के पिता **फ्रेडेरिक टेलर** (Frederick Taylor) को कहा जाता है। इन्होंने प्रबन्धन के पुराने नियमों को बदला था।
- ये कर्मचारियों के चयन, प्रशिक्षण, शिक्षण और विकास में विश्वास रखने वाले थे।
- इसके लिए समय अध्ययन, मानक नियोजन (Standard planning), प्रबन्ध के नियम, स्लाइड-नियम, निर्देश कार्ड, प्रोत्साहन, आदि का उपयोग किया जाता है।

सामग्री प्रबन्धन (Material Management)

- सामग्री प्रबन्धन आन्तरिक संचालन (Internal operation) एवं वितरण (Distribution) के माध्यम से सामग्रियों की प्रारम्भिक खरीद, भण्डारण, परिवहन एवं उपयोग की योजना और नियन्त्रण से सम्बन्धित है।

सामग्री प्रबन्धन का लक्ष्य (Aim of Material Management)

- सामग्री प्रबन्धन द्वारा सही समय एवं सही स्थान पर तथा उचित मात्रा में उचित क्वालिटी (Quality) की सामग्री की उचित कीमत पर उपलब्धता (Availability) सुनिश्चित की जाती है।
- इस लक्ष्य को सूची नियन्त्रण (Inventory control) द्वारा प्राप्त किया जाता है।
- सामग्री प्रबन्धन में आदेश देने और सामान प्राप्त करने के बीच का समय लीड (Lead) समय कहलाता है।

सूची नियन्त्रण (Inventory Control)

- इस नियन्त्रण द्वारा पर्याप्त मात्रा में सामग्री के स्टोक या भण्डार को संचित करके मांग के समय उसकी पूर्ति की जाती है। सूची नियन्त्रण निम्न तकनीकों के उपयोग से किया जाता है

(i) ABC विश्लेषण (Always Better Control or ABC Analysis)

- **A वस्तुएँ** (उच्च कीमत वाली वस्तुएँ) ये वस्तुएँ महत्त्वपूर्ण एवं उच्च कीमत की होती हैं। ये कुल वस्तुओं की मात्रा के आधार पर 10-20% तथा मूल्य के आधार पर 50-60% होती हैं। इसलिए इन्हें उच्च स्तर के मैनेजरों द्वारा नियन्त्रित किया जाता है।
- **B वस्तुएँ** (मध्यम कीमत वाली वस्तुएँ) ये वस्तुएँ महत्त्वपूर्ण एवं मध्यम कीमत की होती हैं। ये कुल वस्तुओं की मात्रा के आधार पर 30-40% तथा मूल्य के आधार पर 30-40% होती हैं। इसलिए इन्हें मध्यम स्तर के मैनेजरों द्वारा नियन्त्रित किया जाता है।
- **C वस्तुएँ** (निम्न कीमत वाली वस्तुएँ) ये वस्तुएँ निम्न कीमत की होती है। ये कुल वस्तुओं की मात्रा के आधार पर 40-50% तथा मूल्य के आधार पर 5-10% होती है। इसलिए इन्हें निम्न स्तर के मैनेजरों द्वारा नियन्त्रित किया जाता है।

(ii) VED विश्लेषण (Vital Essential Desirable or VED Analysis)

- **महत्त्वपूर्ण** (Vital) का अर्थ है, ऐसा सामान जिसकी कमी सहनीय नहीं है, अतः इसका भण्डारण महत्त्वपूर्ण होता है।
- **आवश्यक** (Essential) का अर्थ है, ऐसे सामान की कमी थोड़ें समय के लिए सहन की जा सकती है।
- **इच्छित** (Desirable) का अर्थ है, ऐसे समान का भण्डारण इच्छा पर निर्भर है। इसकी कमी कोई विपरीत प्रभाव नहीं डालती है।

(iii) FSN विश्लेषण (FSN Analysis)

यह आंकलन वस्तुओं के उपयोग (Use) पर आधारित है

- F (Fast moving)- तेजी से उपयोग होने वाली
- S (Slow moving)- धीरे-धीरे उपयोग होने वाली
- N (Non-moving)- उपयोग ना होने वाली।
  इन वस्तुओं को निश्चित समयावधि पर एक्सपाइरी डेट (Expiry date) के लिए जाँचना चाहिए।

(iv) HML विश्लेषण (HML Analysis)

यह प्रति इकाई मूल्य पर आधारित होता है।

- H (Highest)- उच्चतम् मूल्य
- M (Medium)- मध्यम मूल्य
- L (Lowest)- निम्नतम् मूल्य
- इस विधि में विभागीय स्तर पर उपयोग नियन्त्रण करने हेतु भौतिक सत्यापन (Physical varification) किया जाता है।

स्वास्थ्य केन्द्र प्रबन्धन (Health Centre Management)

प्रबन्धन के आवश्यक लक्ष्यों की प्राप्ति के लिए प्रशिक्षित (Trained) हुआ कार्यकर्त्ता एवं अन्य संसाधनों का उचित निर्देशन स्वास्थ्य केन्द्र प्रबन्धन कहलाता है।

उपकेन्द्र (Subcenter)

- उपकेन्द्र सबसे बाहरी स्तर की सुरक्षा की सुविधा प्रदान करते हैं। प्रत्येक उपकेन्द्र 5000 जनसंख्या (पहाड़ी क्षेत्रों में 3000) में निम्न स्तर की स्वास्थ्य सुविधाएँ प्रदान करता है। प्रत्येक उपकेन्द्र में निम्न कर्मचारी होते हैं
  - स्वास्थ्य कार्यकर्त्ता (पुरुष)
  - महिला कार्यकर्त्ता (महिला)/ANM (Auxiliary Nursing Midwifery)
  - स्वैच्छिक (Volunteer) कार्यकर्त्ता

उपकेन्द्रों का प्रबन्धन (Management of Subcentres)

उपकेन्द्रों के प्रबन्धन कार्य निम्नलिखित हैं

- रोगियों की सम्पूर्ण देखभाल की योजना बनाना।
- कर्मचारियों का चयन एवं कार्य का बँटवारा।
- नर्सिंग सेवा कार्यालय के क्लर्क द्वारा संगठनात्मक गतिविधियों का प्रबन्धन।
- विशेषज्ञ (Expert) की सलाह तथा समाधान की व्यवस्था।
- संक्रामक रोगों की रोकथाम के लिए विशेष दिशा-निर्देश जारी करना।
- परिवार नियोजन (Family planning) को प्रेरित करना।

नर्सिंग अधिकारी व रोगी का अनुपात

स्टाफ/नर्स	स्टाफ/नर्स : रोगी अनुपात
मुख्य नर्सिंग अधिकारी (Chief Nursing Officer or CNO)	1 : 500 (500 रोगी पर एक CNO आवश्यक)
नर्सिंग सूपरीटेन्डेन्ट (Nursing Superintendent or NS)	1 : 400 (400 रोगियों पर एक नर्सिंग सूपरीटेन्डेन्ट आवश्यक)
उप-नर्सिंग सूपरीटेन्डेन्ट (Deputy Nursing Superintendent or DNS)	1 : 300 (300 रोगी और 200 बिस्तर पर एक अतिरिक्त)
सहायक नर्सिंग सूपरीटेन्डेन्ट (Auxiliary Nursing Superintendent or ANS)	100-150 बिस्तर या 3-4 वार्डों पर एक

अस्पताल में विभिन्न वार्डों में नर्स व रोगी का अनुपात

वार्डों में नर्स	वार्डों में रोगी
सामान्य वार्ड (शिक्षण अस्पताल)	1 : 3
सामान्य वार्ड (अशिक्षण अस्पताल)	1 : 5 (30% खाली रिजर्व रहने चाहिए)
OPD (Outdoor Patient Department) और आपातकाल	1 : 100
विशेष वार्ड, बाल रोग, न्यूरोसर्जन, कार्डियो थोरेसिक, न्यूरो मेडिसन, नर्सिंग होम, स्पाइन चोट, आपातकालीन वार्ड	1 : 4 (नर्स : रोगी)
ICU (Intensive Care Unit)	1 : 1 (नर्स : रोगी)
OT (Operation Theatre)	मुख्य OT → 2 नर्स प्रति टेबल छोटा OT → 1 नर्स प्रति टेबल
लेबर रूम	1 नर्स प्रति टेबल

नोट 250 बिस्तर वाले अस्पताल में एक संक्रमण नियन्त्रण नर्स (Infection control nurse) होनी चाहिए।

- **भारतीय नर्सिंग परिषद्** (Indian Nursing Council or INC) **के अनुसार, नर्सिंग प्रोग्रामों के लिए अध्यापक : छात्र अनुपात**
  - 10 B.Sc. नर्सिंग छात्रों और जनरल नर्सिंग मिडवाइफरी (General Nursing Midwifery or GNM) के लिए एक अध्यापक।
  - 5 M.Sc. नर्सिंग छात्रों के लिए एक अध्यापक।
- GNM (General Nursing and Midwifery) में भर्ती के लिए न्यूनतम उम्र 17 वर्ष तथा अधिकतम उम्र 35 वर्ष निर्धारित की गई है।
- GNM (General Nursing and Midwifery) में प्रवेश हेतु 12वीं कक्षा में न्यूनतम 40% अंकों के साथ उत्तीर्ण होना आवश्यक है।
- ANM (Auxiliary Nursing Midwifery) कोर्स की अवधि 18 महीने की है।
- एक सामान्य मेडिकल वार्ड में 24 घण्टे के लिए नर्स रोगी का अनुपात 1 : 3 एवं प्रत्येक शिफ्ट के लिए 1 : 9 होना चाहिए।

प्रबन्धन के स्तर (Level of Management)

प्रबन्धन के स्तर

- उच्च स्तरीय प्रबन्धन स्तर (Top management level)
  - **उदाहरण**
  - हॉस्पिटल का सुपरिन्टेन्डेन्ट (Medical superintendent)
  - मेडिकल कॉलेज का प्रधानाध्यापक
- मध्यम स्तरीय प्रबन्धन स्तर (Middle management level)
  - **उदाहरण**
  - नर्सिंग सुपरिन्टेन्डेन्ट
  - नर्सिंग कॉलेज का प्रधानाध्यापक
  - मेडिकल कॉलेज के विभागाध्यक्ष
  - अतिरिक्त नर्सिंग सुपरिन्टेन्डेन्ट
- निम्न स्तरीय प्रबन्धन स्तर (Low management level)
  - **उदाहरण**
  - नर्सिंग कॉलेज का शिक्षक
  - मेडिकल कॉलेज का लेक्चरर
  - वार्ड नर्स

अस्पताल और स्वास्थ्य सेवा प्रदाताओं के लिए राष्ट्रीय एक्रीडिटेशन बोर्ड (NABH or National Accreditation Board for Hospitals and Healthcare Providers)

- अस्पताल और स्वास्थ्य सेवा प्रदाताओं के लिए राष्ट्रीय एक्रीडिटेशन बोर्ड (NABH) का गठन 2006 में किया गया।
- NABH ने HOPE (होप) के नाम से एक पोर्टल बनाया है जिससे शुरुआती सर्टिफिकेशन प्रक्रिया सरल, जल्द, डिजिटल और इस्तेमाल में आसान हो सके।
- इसका उद्देश्य देशभर के अस्पतालों सहित स्वास्थ्य सेवा क्षेत्र में अपनी सेवाएँ दे रही छोटी इकाइयों को उनके शुरुआती चरण में ही उच्च क्वालिटी वाली सेवाओं को प्रदान करने के लायक बनाना तथा स्वास्थ्य सेवा से जुड़ें ऐसे संगठनों की गति करना है, जो NABH का सर्टिफिकेशन लेकर बीमा नियामक एवं विकास प्राधिकरण (IRDA or Insurance Regulatory and Development Authority) तथा आयुष्मान भारत योजना द्वारा देश में एक उच्च क्वालिटी के स्वास्थ्य सेवा तन्त्र का निर्माण करते है।
- NABH आवेदन के बाद NABH की टीम अस्पताल का दौरा कर कमियाँ बताती है। सरकारी योजनाओं के तहत मरीजों को अस्पतालों में उच्च क्वालिटी वाला इलाज मिले, इसलिए क्वालिटी काउंसिल ऑफ इंडिया से सम्बन्धित NABH देशभर के अस्पतालों को बेहतर स्वास्थ्य सुविधाओं के लिए मान्यता प्रदान करता है।
- स्वास्थ्य के क्षेत्र में क्वालिटी के लिए उच्च मानक (Standard) तैयार करना तथा आम लोगों को इसका फायदा पहुँचाना इस बोर्ड का उद्देश्य है।
- इसके लिए NABH की ओर से 50 बिन्दुओं का निर्धारण किया गया है जिनके मूल्यांकन (Assessment) के आधार पर अस्पतालों को मान्यता दी जाती है।
- NABH अस्पतालों में क्वालिटी का नियन्त्रण, मरीजों के अधिकार, मरीजों की देखभाल, दवाओं के प्रबन्धन, संक्रमण नियन्त्रण प्रबन्धन एवं सुरक्षा की सुविधाओं सहित 100 मानकों और 500 बिन्दुओं के आधार पर मान्यता देती है।
- NABH मानकों (Standards) के 10 प्रमुख बिन्दु निम्नलिखित हैं
  - लर्निंग, मूल्यांकन और देखभाल की निरन्तरता
  - मरीजों की देखभाल (Care Of Patient or COP)
  - दवा प्रबन्धन (Management Of Medicine or MOM)
  - रोगी अधिकार और शिक्षा (Patient Rights and Education or PRE)
  - अस्पताल संक्रमण नियन्त्रण (Hospital Infection Control or HIC)
  - निरन्तर गुणवत्ता सुधार (Continuous Quality Improvement or CQI)
  - प्रबन्धन की जिम्मेदारी (Responsibilities Of Managements or ROM)
  - सुविधा प्रबन्धन और सुरक्षा (Facility Management and Safety or FMS)
  - मानव संसाधन प्रबन्धन (Human Resource Management or HRM)
  - सूचना प्रबन्धन प्रणाली (Information Management System or IMS)

लीडरशिप थ्योरी (Leadership Theory)

लीडरशिप, एक रिसर्च क्षेत्र में, एक व्यावहारिक कौशल (Professional skill) है जिसमें एक व्यक्ति समूह या संगठन का नेतृत्व करता है। इसमें अन्य व्यक्तियों, टीमों या पूरे संगठनों को प्रभावित करने या मार्गदर्शन करने की क्षमता शामिल होती है।

- **ट्रेट थ्योरी** (Trait Theory) लीडर में कुछ जन्मजात लक्षण या ट्रेट्स होते है; जैसे–फोलोइंग ट्रेट, क्रूड पर्सनेलेटी, इंटेलिजेंट एबिलिटी, इमोशनल स्टेनिलिटी, आदि।
- **स्टाइल थ्योरी** (Style Theory) **लुइस** व **वाईट** द्वारा यह थ्योरी दी गई थी। यह थ्योरी इस बात पर केंद्रित है कि लीडर रीलेशन व कॉन्टेक्सटल टर्म (Contextual term) में क्या करते है।
- **पारिस्थितिक थ्योरी** (Situational Theory) **हर्से** व **ब्लेनकार्ड** द्वारा दी गई थी। स्थिति, समूह, समस्या एवं उसका वातावरण लीडरशिप को प्रभावित करता है।
- **द ग्रेटमेन थ्योरी** (The Greatman Theory) **अरस्तु** द्वारा दी गई।
- **व्यवहारिक थ्योरी** (Behavioural Theory; 1940-1980) व्यवहार लीडरशिप सिद्धान्त का तर्क है कि एक लीडर की सफलता उनके प्राकृतिक गुणों के बजाय उनके व्यवहार पर आधारित होती है।
- **ट्रांसेक्शनल थ्योरी** (Transactional Theory) यह लीडरशिप आकास्मिक पुरस्कारों पर आधारित होती है और अनुयायियों (Followers) की संतुष्टि और प्रदर्शन पर सकारात्मक प्रभाव डाल सकती है। नर्सिंग अभ्यास में अक्सर उपयोग की जाने वाली दो अन्य लीडरशिप शैली

स्थितिजन्य (Situational leadership) एवं ऑटोक्रेटिक लीडरशीप (Autocratic leadership) है।

- **ट्रांसफॉर्मेशन थ्योरी** (Transformation Theory) ट्रांसफॉर्मेशन लीडरशिप एक ऐसा दृष्टिकोण है, जो टीम के सदस्यों को सशक्त बनाने और प्रेरित करने के लिए आवश्यक लीडर के गुणों और व्यवहारों पर ध्यान केंद्रित करता है।
  यह ट्रांसफॉर्मेशन लीडरशिप के फायदे और नुकसान का भी वर्णन करता है। यह ऐसे तरीके सुझाता है, कि दृष्टिकोण को नर्सिंग अभ्यास में लागू किया जा सकता है।

सिद्धाक्त X और Y (Theory X and Y)

डगलस मेकग्रेगर (Douglas McGregor) ने संकल्पना के रूप में सिद्धान्त-X और सिद्धान्त-Y का प्रतिवाद किया।

सिद्धाक्त X (Theory X)

- लोग कार्य करना पसन्द नहीं करते हैं और इसे नकारने का प्रयत्न करते हैं।
- लोग कार्य करना पसन्द नहीं करते हैं, इसलिए प्रबन्धकों को कर्मचारियों का कुशल नियन्त्रण और निर्देशन करना चाहिए, जिससे संगठन के उद्देश्य निश्चित समय पर कुशलता से प्राप्त किए जा सकते हैं।
- लोग निर्देशित होने को प्राथमिकता देते हैं, ताकि उत्तरदायित्व को नकार सकें, सुरक्षा चाहते हैं और कम महत्त्वकांक्षी होते हैं।

सिद्धाक्त Y (Theory Y)

- कार्य लोगों के जीवन का प्राकृतिक भाग है।
- लोग आन्तरिक रूप से प्रतिबद्धता (Commitment) के लिए प्रेरित होते हैं।
- लोग पुरस्कार प्राप्त करने के लिए उद्देश्य प्राप्ति के लिए प्रतिबद्ध होते हैं।
- लोग जिम्मेदारियाँ स्वीकार करेंगे।
- लोग नवाचार (Innovation) करने की क्षमता रखते हैं।
- लोग तेज होते हैं, परन्तु उनका पूर्णतया इस्तेमाल नहीं किया जाता है।

लीडरशिप शैली (Leadership Style)

1. **ऑटोक्रेटिक शैली** (Autocratic Style) इस प्रकार की प्रबन्ण्धन शैली प्रबन्धक जितना सम्भव हो उतना शक्ति और निर्णय लेने का अधिकार रखता है। इसमें नियन्त्रण और तेजी से निर्णय लेने के कारण तनाव कम होता है।
2. **डेमोक्रेटिक शैली** (Democratic Style) इस शैली में प्रबन्धक दूसरों से परामर्श करता है और प्रबन्धक निचले स्तर के कर्मचारियों को कार्य सौंपता है एवं उन्हें पूरी जिम्मेदारी देता है।
3. **लेसेज फेयर शैली** (Laisseze Faire Style) इसमें निर्णय लेने के सभी अधिकार और शक्ति पूरी तरह से कर्मचारियों को दी जाती है।
4. **मल्टीक्रेटिक शैली** (Multicratic Style) अधिकारी एवं सहभागी लीडरशिप शैली को सकारात्मक विशेषताओं से जोड़ते हैं एवं कर्मचारियों को हर समय सहायता और प्रोत्साहन प्रदान करते हैं।
5. **ट्रांसफॉर्मेशनल शैली** (Transformational Style) लीडर रोल मॉडल है, जो व्यक्तिगत विचार का उपयोग करता है, नेतृत्व की भावना प्रदान करता है और आत्म प्रबन्धन को प्रोत्साहित करता है।
   ट्रांसफॉर्मेशनल शैली लीड्रशिप की एक सहकारी प्रक्रिया केंद्रित नेटवर्किंग है। यह लीडर और अनुयायियों (Followers) के उद्देश्यों, वांछित मूल्यों और लक्ष्यों को एक सामान्य कारण में मिलाने पर ध्यान केंद्रित करता है।
6. **ट्रांसेक्शनल शैली** (Transactional Style) ट्रांसेक्शनल लीडरशिप शैली रचनात्मक और सुधारात्मक लेन-देन से जुड़े व्यवहारों को प्रदर्शित करती है।

प्रैक्टिस सैशन

टॉपिकल प्रैक्टिस

नर्सिंग प्रशासन

1. प्राधिकार (Authority) का अर्थ है

(a) आदेश देने का अधिकार
(b) फटकार (Reprimand) का अधिकार
(c) शक्ति का उपयोग और दुरुपयोग करने का अधिकार
(d) ड्यूटी करने का अधिकार

2. किसी विशेष क्रिया-कलाप को करने के लिए, एक व्यक्ति से दूसरे व्यक्ति को कोई जिम्मेदारी या प्राधिकार प्रदान करना कहलाता है

(a) पदोन्नति (Promotion)
(b) डेलिगेशन (Delegation)
(c) प्रतिनियुक्ति (Deputation)
(d) उपरोक्त सभी

3. एक टीम का वह सदस्य, जो टीम के सभी सदस्यों को सही दिशा में ले जाता है, कहलाता है

(a) समन्वयक (Coordinator) (b) नियन्त्रक (Controller)
(c) रिकॉर्डर (Recorder) (d) मोबिलाइजर (Mobiliser)

4. सामान्य कैलकुलेटिव लक्ष्य प्राप्त करने के लिए सामूहिक प्रयास होता है

(a) पर्यवेक्षण (Supervision) (b) निर्देशन (Direction)
(c) समन्वय (Coordination) (d) संगठन (Organisation)

5. एक टीम का वह सदस्य, जो हमेशा सभी को समूह में वो करने को कहता है, जो वह प्रस्तावित करता है, कहलाता है

(a) सक्रिय सदस्य (b) आलोचक
(c) प्रसन्न करने वाला (d) नियन्त्रक (Controller)

6. निम्नलिखित प्रतीकों में से प्रशासन में संघर्ष का कम-से-कम कारण बनते हैं

(a) सत्ता (Authority) (b) आवश्यकताएँ (Needs)
(c) धारणा (Preception) (d) शक्ति (Power)

7. जब तुरन्त निर्णय कर लागू करना हो, तब नेतृत्व की कौन-सी विधि संकटकालीन स्थिति में सर्वोत्तम होती है?

(a) प्रजातान्त्रिक (Democratic)
(b) सत्तात्मक (Authoritarian)
(c) नौकरशाही (Bureaucratic)
(d) लेसज-फेयर (Laissez-faire)

8. पर्यवेक्षक के लिए निम्नलिखित के अतिरिक्त सभी गुण आवश्यक हैं

(a) समस्या-समाधान (Problem-solving)
(b) निर्णय करना (Decision-making)
(c) कर्मचारियों को मैनिपुलेट करना (Manipulating employees)
(d) योजना, संगठन और स्टाफ की व्यवस्था करना

9. निम्नलिखित में से कौन-सा गुण सत्तावादी (Authoritarian) नेता का है?

(a) निर्णय करने के लिए अधीनस्थों से विचार नहीं करना
(b) संगठन के कार्मिकों को सुनना
(c) एक तरफा संचार को प्राथमिकता देना
(d) अपने कार्मिकों को वही निर्देश देना जो वह चाहता है

10. निम्नलिखित में से कौन-सी पर्यवेक्षक (Supervisor) की भूमिका नहीं है?

(a) संगठन की नीतियों के बारे में कार्मिकों को सूचित करना
(b) कार्मिकों को प्रशिक्षण देना
(c) आधिकारिक (Authoritative)
(d) जूनियर के लिए मेंटर

11. सत्ता/प्राधिकार (Authority) ऊपर से नीचे जाता है, इसका सन्दर्भ है

(a) नियन्त्रण की अवधि (Span of control)
(b) स्केलर की चैन (Scalar chain)
(c) पंक्ति (Line) संगठन
(d) पार्श्व (Lateral) संगठन

12. 'क्या उच्च गुणवत्ता की देखभाल की जा रही है', को निश्चित करने के लिए सर्वोत्तम सूचक है

(a) ऑडिट रिपोर्ट (Audit report)
(b) गुणवत्ता सूचक (Quality indicators)
(c) गुणवत्ता आश्वासन एजेंसियों की रिपोर्ट
(d) महत्त्वपूर्ण सूचक (Vital indicators)

13. एक संगठन की सेवाओं, उत्पादन और प्रैक्टिस को मापने की गुणवत्ता को नियन्त्रित और सुनिश्चित करने के लिए मजबूत प्रतिस्पर्धा के विरुद्ध सतत् प्रक्रिया कहलाती है

(a) ऑडिट रिपोर्ट (b) मानकीकरण
(c) गुणवत्ता सुनिश्चिता (d) गुणवत्ता सुधार

14. प्रशासन के तत्व के सन्दर्भ में POSDCORB के लिए हैं

(a) योजना बनाना, अवलोकन, स्टाफ लगाना, निर्देश देना, नियन्त्रण करना, रिपोर्टिंग करना और बजट बनाना
(b) तैयारी करना, संगठन करना, स्टाफ लगाना, निर्देश देना, नियन्त्रण करना, रिपोर्टिंग करना और बजट बनाना
(c) योजना बनाना, संगठन करना, स्टाफ लगाना, निर्देश देना, समन्वय करना, रिपोर्टिंग करना और बजट बनाना
(d) तैयारी करना, अवलोकन करना, स्टाफ लगाना, निर्देश देना, समन्वय करना, रिपोर्टिंग करना और बजट बनाना

15. एक संस्था का प्रबन्ध करने के लिए सबसे महत्त्वपूर्ण दक्षता चाहिए

(a) निर्देशन (Directing) की
(b) नियन्त्रण (Controlling) की
(c) प्रेरणा देना (Inspiring) की
(d) पर्यवेक्षण (Supervising) की

16. **निष्कर्ष और वास्तविकता के लिए एनालाइसिस करने की संगठन की योग्यता को कहते हैं**
(a) गुणवत्ता में सुधार
(b) गुणवत्ता सुनिश्चिता
(c) गुणवत्ता नियन्त्रण
(d) मानकीकरण

17. **निम्न में से कौन-सी सेवा अस्पताल सेवा नीति और कार्यविधिक (Procedural) क्रिया-कलाप से सम्बन्धित है?**
(a) नर्सिंग सेवा (Nursing service)
(b) चिकित्सा सेवा (Medical service)
(c) प्रशासनिक सेवा (Administrative services)
(d) सूचनात्मक सेवा (Informational services)

18. **कार्य प्रारम्भ करने से पहले औपचारिक (Formal) मार्गदर्शन करने की विधि कहलाती है**
(a) योजना बनाना (Planning)
(b) समन्वय (Coordinating)
(c) क्रियान्वित (Execution)
(d) आकलन (Assessment)

19. **किसी संगठन का कार्य 'अच्छा' या 'बुरा' है, यह निर्णय करने की प्रक्रिया कहलाती है**
(a) निरीक्षण (Inspection)
(b) ऑडिट (Audit)
(c) गुणवत्ता सुनिश्चित करना (Quality assurance)
(d) इन्वेन्टरी (Inventory)

20. **व्यवसायिक संगठन जो भारत में नर्सिंग कॉलेजों की मान्यता और निगरानी के लिए जिम्मेदार है**
(a) ट्रेड नर्सेज एसोसिएशन ऑफ इण्डिया
(b) इण्डियन नर्सिंग काउन्सिल
(c) नेशनल इंस्टीट्यूट ऑफ हैल्थ एण्ड फैमिली वेलफेयर
(d) विश्व स्वास्थ्य संगठन (WHO)

21. **प्रभारी नर्स द्वारा स्टाफ नर्स को अधिकार का ट्रांसफर उदाहरण है**
(a) ऊपर की ओर डेलिगेशन (Upward delegation)
(b) नीचे की ओर डेलीगेशन (Downward delegation)
(c) साइडवार्ड डेलीगेशन (Sideward delegation)
(d) लेटरेल डेलीगेशन (Lateral delegation)

22. **निम्नलिखित में से कोई एक, मानक संगठन के सक्षम कार्मिकों का प्रोत्साहन बनाए रखने के लिए आदर्श तरीका है**
(a) सक्षम वेतनमान (Competent pay scale)
(b) पारदर्शी नीतियाँ (Transparent policies)
(c) बच्चों के लिए निःशुल्क शिक्षा (Free education for children)
(d) निःशुल्क स्वास्थ्य देखभाल सुविधाएँ (Free healthcare facilities)

23. **गुणवत्ता सुनिश्चितता का सम्बन्ध है**
(a) देखभाल की पर्याप्तता (Adequacy of care) से
(b) अभ्यास के मानक (Standard of practice) से
(c) अभ्यास के निर्धारण (Practice ratings) से
(d) संगठनात्मक अभ्यास (Organisational practice) से

24. **निम्नलिखित में से किस स्थिति में सहमति आवश्यक है?**
(a) दिनचर्या प्रयोगशाला जाँच (Routing lab test)
(b) आपात स्थिति (Emergency situation)
(c) नियमित उपचार (Routing treatment)
(d) छोटे आवश्यक ग्राहक (Minor client)

25. **जीवन के अन्त की देखभाल का समन्वय कहलाता है**
(a) पेलिएटिव देखभाल (Palliative care)
(b) क्रिटिकल देखभाल (Critical care)
(c) होसपाइस प्रबन्धन (Hospice management)
(d) पुनर्वास देखभाल (Rehabilitative care)

26. **निम्नलिखित में से स्टाफ नर्स की जिम्मेदारी कौन-सी है?**
(a) गुणवत्ता देखभाल (Quality care)
(b) प्रेक्षण और रिपोर्टिंग (Observation and reporting)
(c) रिकॉर्ड रखना (Record keeping)
(d) उपरोक्त सभी

27. **निम्न में से कौन-सा घटक नर्सिंग निदान (Nursing diagnosis) का नहीं है ?**
(a) प्रभाव और सम्बन्ध (Effect and relationship)
(b) परिणाम और साक्ष्य (Outcome and evidence)
(c) कारण और प्रभाव (Cause and effect)
(d) प्रभाव और साक्ष्य (Effect and evidence)

28. **नियोजन चक्र (Planning cycle) में सम्मिलित नहीं होता है**
(a) एक योजना विकसित करना (Developing a plan)
(b) रोजगार बनाना (Designing the job)
(c) योजना का मूल्यांकन करना (Evaluating the plan)
(d) निगरानी और मूल्यांकन के सूचक तय करना (Determining the indicators of monitoring and evaluation)

29. **प्रोग्राम प्राथमिकता वातावरण (Programme priority setting) को उपयोग में लाने वाले सर्वाधिक प्रसिद्ध आर्थिक मूल्यांकन औजार क्या है ?**
(a) संकट-लाभ विश्लेषण (Risk-benefit analysis)
(b) लागत-कुशलता विश्लेषण (Cost-efficiency analysis)
(c) लागत-लाभ विश्लेषण (Cost-benefit analysis)
(d) लागत विश्लेषण (Cost analysis)

30. **श्रीमति सीमा, अस्पताल की नर्सिंग अधीक्षक ने अभी अपने निचले स्तर के अधिकारियों के साथ मीटिंग समाप्त की है। सभी की कार्यवाही का विवरण अगले दिन तैयार किया जाएगा। निम्न में से कौन-से क्रिया-कलाप अगले दिन किए जाएगें?**
(a) अगली मीटिंग का उद्देश्य तैयार करना
(b) एक अनुसूची के साथ अगली मीटिंग के लिए एक सूचना भेजना
(c) मीटिंग में विचार-विमर्श किए गए क्रिया-कलापों का फोलो-अप करना
(d) पूर्व की मीटिंग में किसने सहयोग किया, यह पहचानना

1. (a)	2. (b)	3. (a)	4. (c)	5. (d)	6. (a)	7. (b)	8. (c)	9. (b)	10. (c)
11. (a)	12. (b)	13. (b)	14. (c)	15. (a)	16. (c)	17. (c)	18. (a)	19. (b)	20. (b)
21. (c)	22. (b)	23. (b)	24. (b)	25. (c)	26. (d)	27. (b)	28. (b)	29. (c)	30. (c)

31. **कार्य वातावरण** (Job setting) **में नियोजित शैक्षणिक अनुभव प्रदान करना कहलाता है**
(a) सेवारत शिक्षा (Service education)
(b) विकासात्मक शिक्षा (Developmental education)
(c) अतिरिक्त शिक्षा (Additional education)
(d) विशेष शिक्षा (Specialised education)

32. **विधान** (Legislation) **का प्राथमिक उद्देश्य बचाना है**
(a) अस्पताल की सत्ता को
(b) नर्सिंग स्टाफ को
(c) रोगी को
(d) रोगी और स्टाफ नर्स को

33. **सौंपे गए कार्य को निचले स्तर के अधिकारियों द्वारा करने की वरिष्ठ के प्रति जवाबदेही कहलाती है**
(a) जवाबदेही (Answerability)
(b) जिम्मेदारी (Responsibility)
(c) अकाउन्टेबिलिटी (Accountability)
(d) मूल्यांकन (Appraisal)

34. **एक नए अस्पताल की योजना बनाते समय मस्तिष्क में महत्त्वपूर्ण कारक रखना चाहिए।**
(a) संगठन का लाभ (Organisational profits)
(b) स्वास्थ्य देखभाल तन्त्र (Healthcare system)
(c) रोगियों का आराम (Patients' comfort)
(d) इकाई सुविधाएँ और संगठनात्मक सुविधा

35. **समूह गतिशीलता** (Group dynamics) **का सबसे संकटकालीन चरण है**
(a) फॉर्मिंग (b) नॉर्मिंग (c) स्टोर्मिंग (d) परफोर्मिंग

36. **मानव संसाधन योजना में सम्मिलित नहीं है**
(a) स्टाफ मूल्यांकन (Staff appraisal)
(b) माँग का पूर्वानुमान (Demand forecasting)
(c) आपूर्ति का पूर्वानुमान (Supply forecasting)
(d) कार्य की योजना तैयार करना (Preparing a plan of action)

37. **संगठन** (Organisation) **के सिद्धान्तों में सम्मिलित है**
(a) पदानुक्रम (Hierarchy)
(b) डेलिगेशन (Delegation)
(c) नियन्त्रण का क्षेत्र (Span of control)
(d) उपरोक्त सभी

38. **निम्नलिखित में से कौन-सा कार्य-मूल्यांकन का प्रथम कदम है?**
(a) रोजगार विशेषीकरण (Job specification)
(b) रोजगार आंकलन (Job assessment)
(c) रोजगार वर्णन (Job descriptson)
(d) रोजगार विश्लेषण (Job analysis)

39. **वे संस्थाएँ, जो व्यवस्थित और उद्देश्यपूर्ण तरह से संगठित की जाती है, कहलाती है**
(a) औपचारिक एजेन्सी (Formal agency)
(b) राजकीय एजेन्सी (Governmental agency)
(c) सेवा एजेन्सी (Service agency)
(d) तकनीक एजेन्सी (Technical agency)

40. **निश्चित समयान्तराल पर उपकरण और आपूर्ति की जाँच कहलाती है**
(a) इन्वेन्टरी (Inventory)
(b) माँगपत्र (Indent)
(c) मूल्य विश्लेषण
(d) मद विश्लेषण

41. **'SWOT'' विश्लेषण का अर्थ है**
(a) शक्ति, कमजोरी, प्रेक्षण और धमकी
(b) शक्ति, कमजोरी, अवसर और धमकी
(c) शक्ति, कमजोरी, अवसर और तकनीक
(d) शक्ति, कमजोरी, प्रेक्षण और तकनीक

42. **निम्नलिखित में से बजट की तैयारी के लिए पूर्व आवश्यक है**
(a) संसाधन की उपलब्धता (Availability of resource)
(b) अपर्याप्त बजट की जाँच (Check the insufficient budget)
(c) आय और खर्च का अनुमान (Estimation of income and expenditure)
(d) आवश्यकताओं की समीक्षा (Review of requirements)

43. **एक संस्था का बजट जो चालू वर्ष के आगे तक की एक अवधि के बारे में आय और खर्च का पूर्वानुमान बताता है**
(a) फोरकास्ट बजट
(b) रॉलऑवर बजट
(c) लचीला बजट
(d) प्रोडक्टिव बजट

44. **निम्न के अतिरिक्त सभी ऑपरेटिंग बजट की गणना में सम्मिलित हैं**
(a) स्टाफ का वेतन (Staff salary)
(b) नए भवन निर्माण का मूल्य (New building construction costs)
(c) स्टाफ का बोनस (Bonus of staff)
(d) यात्रा भत्ते (Travel allowances)

45. **बजट का वह प्रकार, जिसमें क्रिया-कलाप की उपलब्धियों की तुलना बजट के उपयोग से की जाती है, कहलाता है**
(a) ऑपरेटिंग बजट (Operating budget)
(b) यूटिलाइजेशन बजट (Utilisation budget)
(c) प्रोग्राम परफॉर्मेन्स बजट (Programme performance budget)
(d) इन्सेन्टिव बजट (Incentive budget)

46. **बजट तकनीक का प्रकार जिसमें बिना भूतकाल के खर्च के मद को आरम्भ से ही न्यायसंगत ठहराया जाता है, कहलाता है**
(a) इन्क्रीमेन्टल बजट (Incremental budget)
(b) ऑपरेटिंग बजट (Operating budget)
(c) रॉलिंग बजट (Rolling budget)
(d) जीरो-आधारित बजट (Zero-based budget)

प्रबन्धन

47. **ग्रामीण क्षेत्र के एक स्वास्थ्य कैंप में नर्स प्रबन्धक के निम्नलिखित के अतिरिक्त सभी कार्य सम्मिलित है**
(a) रिकॉर्ड और रिपोर्ट का रखरखाव
(b) चिकित्सक द्वारा बताए गए उपचार पत्र लिखना
(c) भौतिक सुविधाओं को संगठित करना
(d) एक स्वास्थ्य जानकारी कार्यक्रम का आयोजन

48. प्रबन्धन (Management) के कार्यों में सम्मिलित है
(a) योजना बनाना (b) आयोजन करना
(c) नियन्त्रित करना (d) ये सभी

49. प्रबन्धन के दो फैक्टर सिद्धान्त प्रोत्साहन एवं स्वच्छता का प्रतिपादन किया गया
(a) फ्रेडेरिक हर्जबर्ग (Frederick Herzberg) द्वारा
(b) डब्ल्यू. एडवर्ड्स डेमिंग (W. Edwards Deming) द्वारा
(c) फ्रेडेरिक टेलर (Frederick Taylor) द्वारा
(d) एल्टन मेयो (Elton Mayo) द्वारा

50. प्रबन्धन में सिस्टम अप्रोच (System approach in management के अनुसार निम्नलिखित में कौन-सा सही नहीं है?
(a) संगठन को एक सम्पूर्ण या एक तन्त्र के रूप में देखा जाता है
(b) संगठन को एक इकाई और उद्देश्यपूर्ण तन्त्र को रूप में देखा जाता है
(c) सिस्टम अप्रोच (System approach) का प्रस्ताव प्रबन्धन के संख्यात्मक स्कूल द्वारा किया गया है
(d) इसके भागों के योग से सम्पूर्ण तन्त्र बड़ा है

51. जब प्रबन्धक और नेता के गुणों की तुलना करते हैं, तो प्रबन्धक के पास क्या नहीं होता/होते हैं?
(a) जिम्मेदारी (Responsibility)
(b) अधीनस्थ (Subordinates)
(c) अनुयायी (Followers)
(d) औपचारिक सत्ता (Formal authority)

52. सामग्री प्रबन्धन में, आदेश देने और सामान प्राप्त करने के बीच का समय कहा जाता है
(a) प्रतीक्षा काल (Waiting time)
(b) लीड समय (Lead time)
(c) निष्पादन समय (Execution time)
(d) रिऑर्डर समय (Reorder time)

53. ऑपरेटिंग प्रबन्धन स्तर (Operating management level) इस नाम से भी जाना जाता है
(a) मध्यम स्तरीय प्रबन्धन (Middle level management)
(b) प्रथम स्तरीय प्रबन्धन (First level management)
(c) शीर्ष स्तरीय प्रबन्धन (Top level management)
(d) तृतीय स्तरीय प्रबन्धन (Third level management)

54. निम्न में से कौन-सी श्रेणी को निम्न स्तर प्रबन्धन (First level management) में शामिल किया जाता है?
(a) मेडिकल कॉलेज के लेक्चरर
(b) जिला सार्वजनिक स्वास्थ्य नर्स (District public health nurse)
(c) सहायक नर्सिंग अधीक्षक (Assistant nursing superintendent)
(d) उपरोक्त सभी

55. नर्सिंग प्रबन्धन रिसर्च केंद्रित होना चाहिए
(a) रोगी के उपचार पर
(b) रोगी की देखभाल पर
(c) रोगी की शिकायतों पर
(d) गुणवत्ता सुनिश्चितता पर

56. इन्वेन्टरी नियन्त्रण VED का अर्थ है
(a) अति आवश्यक सामान (Very essential devices)
(b) महत्त्वपूर्ण, आवश्यक, वांछनीय (Vital, Essential, Desirable)
(c) महत्त्वपूर्ण, किफायती, वांछनीय (Vital, Economical, Desirable)
(d) मूल्यवान, किफायती, उपकरणों (Vital, Economical, Devices)

57. इन्वेन्टरी नियन्त्रण की निम्नलिखित विधियों में से किसमें सामान का वर्गीकरण उपभाग की दर के आधार पर किया जाता है?
(a) ABC विश्लेषण
(b) HML विश्लेषण
(c) FSN विश्लेषण
(d) VED विश्लेषण

58. अस्पताल में दिन प्रतिदिन होने वाली गतिविधियों की विस्तृत योजना बनाना प्रबन्धन के किस स्तर का कार्य है?
(a) मध्यम स्तरीय प्रबन्धन
(b) प्रथम स्तरीय प्रबन्धन
(c) शीर्ष स्तरीय प्रबन्धन
(d) तृतीय स्तरीय प्रबन्धन

अस्पताल प्रबन्धन

59. रोजगार में, जो कार्य निर्देश स्टाफ नर्स को अपनी उपलब्धि सुधारने के लिए दिए जाते हैं, कहलाते हैं
(a) इंडक्शन ट्रेनिंग (Induction training)
(b) इन-सर्विस एजुकेशन (In-service education)
(c) जॉब स्टीमुलेशन (Job stimulation)
(d) ब्रिज कोर्स (Bridging course)

60. स्टाफ ट्रेनिंग करवाने का उद्देश्य है
(a) कार्य की गुणवत्ता सुधारना (Improve quality of work)
(b) स्टाफ का मनोबल बढ़ाने के लिए (Improve morale of staffs)
(c) संचार के सुधार में सहायता (Help in improve communication)
(d) उपरोक्त सभी

61. नर्सिंग महाविद्यालय का प्रशासनिक मुखिया है
(a) कॉलेज का चेयरमैन
(b) प्रधानाचार्य
(c) मुख्य नर्सिंग सुपरीटेन्डेन्ट
(d) नर्सिंग सुपरीटेन्डेन्ट

31. (d)	*32. (d)*	*33. (c)*	*34. (c)*	*35. (c)*	*36. (a)*	*37. (c)*	*38. (d)*	*39. (a)*	*40. (a)*
41. (b)	*42. (c)*	*43. (b)*	*44. (b)*	*45. (c)*	*46. (d)*	*47. (b)*	*48. (d)*	*49. (a)*	*50. (c)*
51. (c)	*52. (b)*	*53. (b)*	*54. (a)*	*55. (b)*	*56. (b)*	*57. (c)*	*58. (b)*	*59. (b)*	*60. (d)*
61. (b)									

62. **अखिल भारतीय आयुर्विज्ञान संस्थान** (AIIMS) **नई दिल्ली, एक उदाहरण है**
(a) तृतीयक देखभाल शिक्षण और अनुसन्धान अस्पताल
(b) सामान्य अस्पताल (General hospital)
(c) विशेषज्ञ अस्पताल (Specialised hospital)
(d) कॉर्पोरेट अस्पताल (Corporate hospital)

63. **एक्रीडाइटेशन** (Accreditation) **का सन्दर्भ है**
(a) गुणवत्ता सुनिश्चित करना
(b) पूर्व निर्धारित मानकों पर आधारित श्रेणी निर्धारण करना
(c) मूल्य प्रभावशीलता
(d) ऑडिटिंग (Auditing)

64. **अस्पताल सूचना तन्त्र** (HIS) **का मुख्य उद्देश्य क्या है?**
(a) सूचना तकनीकी का उपयोग
(b) व्यक्तिगत स्वास्थ्य रिकॉर्ड
(c) नर्सिंग प्रक्रिया
(d) इलेक्ट्रॉनिक डाटा प्रक्रिया

65. **भारतीय नर्सिंग परिषद्** (Indian nursing council) **के अनुसार, अस्पताल के सामान्य वार्ड में नर्स एवं रोगी अनुपात होना चाहिए**
(a) 1:1 (b) 1:5
(c) 1:10 (d) 1:15

66. **स्टाफ निरीक्षण इकाई** (SIU) **के अनुसार, अस्पताल के सामान्य वार्ड में नर्स और रोगी अनुपात होना चाहिए**
(a) 1:2 (b) 1:5
(c) 1:6 (d) 1:10

67. **भारत में अस्पताल में रोगियों की देखभाल से सम्बन्धित वैधानिक** (Legal) **जिम्मेदारी है**
(a) नर्सेज (b) डॉक्टर्स
(c) अस्पताल (d) स्वास्थ्य बीमा कम्पनी

68. **रोगी से सम्बन्धित सभी रिकॉर्ड की प्रतियों के रख-रखाव की जिम्मेदारी, किस विभाग की है?**
(a) सूचना तन्त्र विभाग
(b) चिकित्सा रिकॉर्ड विभाग
(c) नर्सिंग सूचना तन्त्र विभाग
(d) अस्पताल सूचना तन्त्र विभाग

69. **रेडियोलॉजी विभाग है**
(a) सूचना सेवा (Informational services) का
(b) उपचारात्मक सेवा (Therapeutic services) का
(c) डायग्नोस्टिक सेवा (Diagnostic services) का
(d) चिकित्सा सेवा (Medical services) का

70. **नर्सिंग सेवा प्रशासन में, निचले प्रबन्धकीय स्तर पर इन्वेन्टरी नियन्त्रण के लिए कौन जिम्मेदार है?**
(a) स्टाफ नर्स (b) मुख्य नर्स
(c) सहायक नर्सिंग अधीक्षक (d) नर्सिंग अधीक्षक

71. **अस्पताल में** 24 **घण्टे मरीज की देखभाल के लिए कौन जिम्मेदार है ?**
(a) नर्स प्रशिक्षाणार्थी (Trainee)
(b) स्टाफ नर्स
(c) क्षेत्र नर्स पर्यवेक्षक (Supervisor)
(d) नर्सिंग अधीक्षक

72. **नर्स नियोजित कार्य घण्टों की अनुसूची कहलाती है**
(a) ड्यूटी अनुसूची (Duty schedule)
(b) ड्यूटी रोस्टर (Duty roaster)
(c) ड्यूटी रोटेशन (Duty rotation)
(d) समय योजना (Time plan)

73. **एक रोगी के बिस्तर से गिर जाने पर उसकी रिपोर्ट लिखने की जिम्मेदारी हैं**
(a) नर्स सहायक
(b) स्टाफ नर्स प्रभारी
(c) इकाई की हेड नर्स
(d) परिवारजन जिसमें रोगी को वापस करने में सहायता की

74. **कर्मचारी की उपलब्धि की कृतज्ञता देने की कौन-सी विधि है?**
(a)पुरस्कार (Rewards)
(b) स्व-आंकलन (Self-assessment)
(c) सुदृढ़ीकरण (Reinforcement)
(d) कार्य-उपलब्धि-मूल्यांकन (Performance appraisal)

75. **निम्नलिखित में से कौन-सी भारतीय स्वास्थ्य देखभाल मान्यता देने वाली संस्था** (Accrediting agency) **है?**
(a) जॉइन्ट कमीशन इन्टरनेशनल (JCI)
(b) नेशनल एक्रीडाइटेशन बोर्ड फोर हॉस्पिटल्स (NABH) एण्ड हैल्थकेयर प्रोवाइडर्स
(c) जॉइन्ट कमीशन ऑन एक्रीडाइटेशन ऑफ हैल्थ केयर (JCAHO)
(d) इन्टरनेशनल सोसायटी फोर क्वालिटी हैल्थ केयर (ISQUA)

76. **निम्न में से कौन-सी सेवा अस्पताल में केन्द्रीय आपूर्ति के लिए जिम्मेदार है ?**
(a) फार्मेसी सेवा
(b) सहयोगी सेवा
(c) डायग्नोस्टिक सेवा
(d) चिकित्सीय सेवा

77. **खर्च के प्रत्येक मद को न्यायोचित प्रयोजन से जोड़ने की प्रक्रिया कहलाती है**
(a) लागत विश्लेषण (Cost analysis)
(b) मूल्य बचत (Cost saving)
(c) मूल्य लेखांकन (Cost accounting)
(d) मूल्य विश्लेषण (Cost value)

78. **अस्पताल में प्रायः पहला सम्पर्क होता है**
(a) नर्सिंग सूचना विभाग (Nursing information department)
(b) लेखा विभाग (Accounts departments)
(c) भर्ती विभाग (Admissions departments)
(d) चिकित्सा रिकॉर्ड विभाग (Medical record department)

79. स्टाफ का वेतन और उपकरण/मशीनरी का मूल्य कहलाता है
(a) कुल लागत (Total cost)
(b) लचीली लागत (Flexible cost)
(c) ऑपरेटिव लागत (Operative cost)
(d) निश्चित लागत (Fixed cost)

80. प्रतिदिन के आधार पर अस्पताल में रोगियों की कुल संख्या का लिखित रिकॉर्ड कहलाता है
(a) जनगणना (Census)
(b) एनेक्डोट्स (Anecdotes)
(c) रोगी उपस्थिति रिकॉर्ड (Patient attendance record)
(d) OPD रिकॉर्ड (OPD record)

81. ट्रेनिंग प्रोग्राम के मूल्यांकन में निम्नलिखित सभी सम्मिलित होनी चाहिए, सिवाय
(a) सीखने वाले से फीडबैक (Feedback from learners)
(b) सीखने वाले का ध्यान (Attention of learners)
(c) उपलब्धि जाँच (Performance tests)
(d) सीखने वाले के व्यवहार में परिवर्तन (Change in learner's behaviour)

82. संधिवार्ता (Negotiation) की विधि, जिसमें कर्मचारी संघ के प्रतिनिधि प्रशासन से वार्ता करते हैं, कहलाती है
(a) सामूहिक सौदेबाजी (Collective bargaining)
(b) नेतृत्व (Leadership)
(c) समूह गतिकी (Group dynamics)
(d) पक्षपोषण (Advocacy)

83. साधारण नियन्त्रण, प्रोत्साहन, पुरस्कार, अन्तःक्रियात्मक संचार और समूह विशेषताएँ हैं
(a) सत्तावादी नेता (Authoritarian leader) की
(b) लोकतांत्रिक नेता (Democratic leader) की
(c) लेसज-फेयर नेता (Laissez-faire leader) की
(d) निरंकुश नेता (Autocratic leader) की

84. निम्नलिखित में से कौन-सी शक्ति द्वारा नेता फॉलोवर्स को प्रभावित कर उनकी वफादारी प्राप्त करता है?
(a) आक्रामक शक्ति (Coercive power)
(b) सांकेतिक शक्ति (Referent power)
(c) वैधानिक शक्ति (Legitimate power)
(d) सत्तात्मक शक्ति (Authoritative power)

INC के अनुसार नर्सिंग प्रोग्राम

85. जनरल नर्सिंग एण्ड मिडवाइफरी (General nursing and midwifery) स्कूल शुरू करने के लिए प्रति वर्ष ली जाने वाले छात्रों की न्यूनतम संख्या होती है
(a) 10 (b) 20
(c) 30 (d) 40

86. यदि एक जनरल नर्सिंग एण्ड मिडवाइफरी (General nursing and midwifery) केन्द्र पर छात्रों की कुल संख्या 150 है, तो वहीं प्रधानाचार्य एवं उपप्रधानाचार्य सहित टीचिंग स्टाफ की कुल संख्या होनी चाहिए
(a) 15 (b) 17
(c) 30 (d) 34

87. महिला स्वास्थ्य कार्यकर्त्ता (ANM) प्रशिक्षण हेतु आवश्यक न्यूनतम शैक्षणिक योग्यता है
(a) 8वीं पास (b) 10वीं पास
(c) 12वीं पास (d) स्नातक पास

88. जनरल नर्सिंग एण्ड मिडवाइफरी (General nursing and midwifery) कोर्स में प्रवेश लेने के लिए निर्धारित न्यूनतम शैक्षणिक योग्यता है
(a) 8वीं पास
(b) 10वीं पास
(c) 12वीं पास
(d) स्नातक पास

89. स्कूल ऑफ नर्सिंग का प्रशासनिक हैड (Administrative head) कौन होता है?
(a) प्रधानाचार्य स्कूल ऑफ नर्सिंग
(b) उपप्रधानाचार्य स्कूल ऑफ नर्सिंग
(c) प्रमुख चिकित्सा अधिकारी (PMO)
(d) मुख्य चिकित्सा एवं स्वास्थ्य अधिकारी (CMHO)

90. महिला स्वास्थ्य कार्यकर्त्ता (ANM) के प्रशिक्षण की अवधि होती है
(a) 12 माह (b) 18 माह (c) 24 माह (d) 30 माह

91. एक स्टाफ नर्स की न्यूनतम प्रोफेशनल (Professional) योग्यता होती है
(a) GNM कोर्स या किसी पंजीकृत विश्वविद्यालय से B.Sc. नर्सिंग उत्तीर्ण
(b) 18 महीने का ANM कोर्स
(c) B.Sc. नर्सिंग उत्तीर्ण
(d) M.Sc.नर्सिंग उत्तीर्ण

92. स्कूल ऑफ नर्सिंग के प्रधानाचार्य के कार्य उत्तरदायित्व (Job responsibility) में शामिल है
(a) नए पोस्टेड स्टाफ के उन्मुखीकरण प्रोग्राम (Orientation programme) की योजना (Planning) बनाना
(b) अपने विषयों की क्लास लेना
(c) नर्सिंग कार्यक्रमों के विज्ञापन देना
(d) उपरोक्त सभी

93. एक पब्लिक हैल्थ नर्स (Public Health Nurse or PHN) के लिए आवश्यक न्यूनतम प्रोफेशनल योग्यता है
(a) ANM उत्तीर्ण
(b) GNM उत्तीर्ण
(c) B.Sc. नर्सिंग उत्तीर्ण
(d) M.Sc. नर्सिंग उत्तीर्ण

62. (a)	**63.** (a)	**64.** (b)	**65.** (b)	**66.** (c)	**67.** (b)	**68.** (b)	**69.** (c)	**70.** (b)	**71.** (b)
72. (b)	**73.** (b)	**74.** (a)	**75.** (b)	**76.** (b)	**77.** (c)	**78.** (c)	**79.** (d)	**80.** (a)	**81.** (b)
82. (a)	**83.** (b)	**84.** (b)	**85.** (b)	**86.** (b)	**87.** (b)	**88.** (c)	**89.** (a)	**90.** (c)	**91.** (a)
92. (d)	**93.** (c)								

94. **महिला स्वास्थ्य सहायक** (Health assistant female) **को इस नाम से भी जाना जाता है**

(a) ANM (b) PHN
(c) LHV (d) स्टाफ नर्स

95. **आजकल** ANM **को किस नाम से जाना जाता है?**

(a) LHV (b) PHN
(c) महिला स्वास्थ्य कार्यकर्त्ता (d) महिला स्वास्थ्य सहायक

96. LHV **का पूरा नाम क्या है?**

(a) लेडी हेल्थ विजिटर्स (Lady health visitors)
(b) लेटेस्ट हेल्थ विजिटर्स (Latest health visitors)
(c) लोंग हेल्थ विजिटर्स (Long health visitors)
(d) लोंग हर्ट वाल्व (Long heart valve)

97. **निम्न में से** ANM **के कार्य जिम्मेदारी** (Job responsibility) **में शामिल नहीं है**

(a) गर्भवती माता की देखभाल
(b) योग्य दम्पति को गर्भनिरोधक (Contraceptives) बाँटना
(c) टीकाकरण
(d) स्टाफ नर्सों के बीच अनुशासन बनाए रखना

98. **निम्न में से कौन-सा नर्सिंग कर्मी** (Nursing personnel) ANM **के द्वारा सुपरवाइज** (Supervise) **किया जाता है?**

(a) LHV
(b) दाई
(c) PHN
(d) हेल्थ असिस्टेन्ट पुरूष

99. **एक** LHV **किसके सुपरवीजन** (Supervision) **के लिए जिम्मेदार है ?**

(a) PHN
(b) हेल्थ असिस्टेन्ट पुरुष
(c) ANM
(d) स्टाफ नर्स

100. **दाई किसके बीच में एक सेतु** (Link) **की तरह कार्य करती है?**

(a) ANM एवं PHN के बीच
(b) ANM एवं LHV के बीच
(c) उसके गाँव के परिवारों एवं PHN के बीच
(d) उसके गाँव के परिवारों एवं ANM के बीच

101. **उच्च स्तर से निम्न की ओर स्वास्थ्य कर्मी** (Health personnel) **का कौन-सा क्रम सही है?**

(a) PHN → LHV → ANM → दाई
(b) PHN → ANM → LHV → दाई
(c) PHN → ANM → दाई → LHV
(d) PHN → LHV → दाई → ANM

102. **इण्डियन नर्सिंग काउंसिल के नियमानुसार एक** GNM **प्रशिक्षण केन्द्र पर ट्यूटर एवं छात्र का अनुपात कितना होना चाहिए?**

(a) 1 : 5 (b) 1 : 10
(c) 1 : 7 (d) 1 : 20

103. **भारतीय नर्सिंग परिषद्** (INC) **के अनुसार, अध्यापक एवं** UG **छात्र के अनुपात का स्तर है**

(a) 1 : 5 (b) 1 : 10
(c) 1 : 12 (d) 1 : 15

104. **पोस्ट सर्टिफिकेट** (Post certificate) B.Sc. **नर्सिंग कार्यक्रम की अवधि होती है**

(a) 1 वर्ष (b) 18 महीने
(c) 2 वर्ष (d) 4 वर्ष

105. **नर्सिंग में** M.Phil. **की अवधि होती है**

(a) 1 वर्ष (b) 18 महीने
(c) 2 वर्ष (d) 4 वर्ष

106. **निम्न में से कौन-सा डॉक्टरल प्रोग्राम** (Doctoral programme) **है**

(a) M.Sc. नर्सिंग (b) Ph.D.
(c) B.Sc. नर्सिंग (d) M.Phil.

107. B.Sc. **नर्सिंग में प्रवेश** (Admission) **के लिए निर्धारित न्यूनतम आयु है**

(a) 15 साल (b) 16 साल
(c) 17 साल (d) 18 साल

108. **एक** B.Sc. **नर्सिंग कॉलेज के प्रधानाचार्य के लिए आवश्यक न्यूनतम योग्यता एवं अनुभव है**

(a) M.Sc. नर्सिंग + 10 वर्ष का अनुभव
(b) M.Sc. नर्सिंग + 7 वर्ष का अनुभव
(c) M.Sc. नर्सिंग + 5 वर्ष का अनुभव
(d) M.Sc. नर्सिंग + 2 वर्ष का अनुभव

109. **वैज्ञानिक प्रबन्ध सिद्धान्त विकसित किया था**

(a) डगलस मैकग्रेगर (Douglas McGregor)
(b) फ्रेडेरिक टेलर (Frederick Taylor)
(c) एडम स्मिथ (Adam Smith)
(d) मैक्स वेबर (Max Weber)

लीडरशिप थ्योरी

110. **निम्न में से कौन-सी एक विशेषता 'एक्स-सिद्धान्त'** (X-theory) **की है ?**

(a) उच्च प्रोत्साहित कर्मचारी
(b) कार्मिक अपनी जिम्मेदारी स्वयं लेते हैं और उसे काम के लिए मजबूर करने की आवश्यकता नहीं है
(c) कर्मचारी स्वाभाविक रूप से अपने काम को नापसन्द करते हैं
(d) कर्मचारी बिना किसी मामले के अपना काम करेंगे

111. **श्रीमति रेनुका, जोकि एक बाल स्वास्थ्य केन्द्र पर मुख्य नर्स, है, कार्य के प्रति अति उत्साही है। वह जिम्मेदारियाँ लेने में बहुत खुली हुई है और आवश्यकतानुसार उसमें परिवर्तन भी कर सकती है। उसे बहुत कम या किसी निर्देश की आवश्यकता नहीं हैं और अपने आप कार्य करती है। निम्न में से कौन-सा सिद्धान्त उसके चरित्र को बताता है**

(a) एक्स सिद्धान्त (X-theory)
(b) वाई सिद्धान्त (Y-theory)
(c) कान्टीजेन्सी थ्योरी (Contigency theory)
(d) तन्त्र सिद्धान्त (System theory)

112. **प्रबन्ध के सिद्धान्त 'एक्स'** (Theory X) **और सिद्धान्त 'वाई'** (Theory Y) **के प्रवर्तक थे**
(a) विलियम औची (William Ouchi)
(b) डगलस मेकग्रेगर (Douglas McGregor)
(c) मेरी फॉलेट (Mary Follett)
(d) फ्रेडेरिक टेलर (Frederick Taylor)

113. **हॉर्थोन** (Hawthrone) **प्रयोगों को किसके द्वारा आयोजित किया गया था?**
(a) एडवर्डस डेमिंग (Edwards Deming)
(b) एल्टन मेयो (Elton Mayo)
(c) हेनरी फॉर्ड (Henry Ford)
(d) FW टेलर (FW Taylor)

114. **'जब मैनेजर एक निर्णय करें, उन्हें तात्कालिक परिस्थिति के सभी पहलुओं पर कार्य करें, क्योंकि वे हाथ में आई परिस्थिति की चाबी है' यह कथन निम्नलिखित में से किस प्रबन्ध सिद्धान्त का है ?**
(a) सिद्धान्त एक्स (Theory X)
(b) आकस्मिक सिद्धान्त (Contingency theory)
(c) केयोस थ्योरी (Chaos theory)
(d) फ्रेडेरिक सिद्धान्त (Frederick theory)

115. **श्रीमान अनूप एक व्यक्ति है, जो प्राकृतिक रूप से काम को नापसन्द करता है। वह अपने जिम्मेदारियों को नकारता है और उससे कार्य करवाने के लिए दबाव डालना पड़ता है। वह महत्त्वांकाक्षी है। कौन-सा सिद्धान्त इस दृश्य में उसका चरित्र बताता है?**
(a) सिद्धान्त एक्स (Theory X)
(b) सिद्धान्त वाई (Theory Y)
(c) आकस्मिक सिद्धान्त (Contigency theory)
(d) दो कारक सिद्धान्त (Two factor theory)

116. **लेसज-फेयर नेतृत्व की विशेषता सम्बन्धित निम्नलिखित में से कौन-सा कथन सही नहीं है?**
(a) नेताओं से बहुत कम मार्गदर्शन
(b) समूह विचार-विमर्श के लिए कम समय
(c) अनुयायिओं के लिए पूर्ण स्वतन्त्रता
(d) नेता आवश्यक संसाधन प्रदान करते हैं

117. **नेतृत्व का कौन-सा प्रकार यह बताता है, कि लोगों में कुछ निश्चित गुण होते हैं जो उन्हें बेहतर नेतृत्व के लिए समर्थ बनाते हैं?**
(a) सीखने के सिद्धान्त (Learning theories)
(b) ट्रेट सिद्धान्त (Trait theories)
(c) व्यवहारिक सिद्धान्त (Behavioural theories)
(d) ग्रेट मेन सिद्धान्त (Great Man theory)

94. (c)	**95.** (c)	**96.** (a)	**97.** (d)	**98.** (b)	**99.** (c)	**100.** (d)	**101.** (a)	**102.** (b)	**103.** (b)
104. (c)	**105.** (a)	**106.** (b)	**107.** (c)	**108.** (d)	**109.** (b)	**110.** (c)	**111.** (b)	**112.** (b)	**113.** (b)
114. (b)	**115.** (a)	**116.** (b)	**117.** (b)						

नर्सिंग एग्जाम गैलरी

1. **मुख्य नर्सिंग अधिकारी की नौकरी की जिम्मेदारी निम्नलिखित में से सभी है, सिवाय** *(NHM Contractual Staff Nurse 2021)*
(a) नर्सिंग सेवा का संचालन
(b) अधिकार और जिम्मेदारी सौंपना
(c) बेड साइड नर्सिंग देखभाल प्रदान करना
(d) संस्थान के लिए नीतियाँ विकसित करना

2. **एक कर्मचारी को केवल वरिष्ठ से आदेश प्राप्त करना चाहिए, प्रशासन के किस सिद्धांत पर आधारित है** *(NHM Contractual Staff Nurse 2021)*
(a) पदानुक्रम (b) आदेश की एकता
(c) अधिकारों का विकेंद्रीकरण (d) एस्पिस्टि डी कॉर्प्स

3. **नर्सिंग कर्मियों के निरन्तर सुधार के उद्देश्य से की जाने वाली गतिविधियों को कहा जाता है** *(NHM Contractual Staff Nurse 2021)*
(a) निरोधक (Controlling)
(b) कर्मचारी विकास (Staff development)
(c) पर्यवेक्षण (Supervision)
(d) जनसंपर्क (Public relations)

4. **शब्द प्रशासन के उन तत्वों का वर्णन करता है जिनमें "S" का अर्थ है** *(NHM Contractual Staff Nurse 2021)*
(a) स्टाफिंग (Staffing)
(b) सुपरविजन (Supervision)
(c) सलेक्शन (Selection)
(d) सेक्यूरिंग (Securing)

5. **निम्नलिखित में किसके अतिरिक्त सभी नर्सिंग नेतृत्व की मूल कुशलताएँ हैं ?** *(AIIMS Bhubaneswar 2019)*
(a) सम्प्रेषण (b) निर्णय लेना
(c) समस्या समाधान (d) स्व-मूल्यांकन

6. **एक अनुभवी नर्स द्वारा शिक्षण व मार्गदर्शन के द्वारा एक कर्मचारी को नई जिम्मेदारियों का परिचय कहलाता है** *(AIIMS Bhubaneswar 2019)*
(a) सदस्यता (Mentorship)
(b) प्रशिक्षण (Preceptorship)
(c) प्रोफेशनलिज्म (Professionalism)
(d) नेतृत्व (Leadership)

7. **लीडर द्वारा समूह के निर्णयों व क्रिया-कलापों पर पूर्ण नियन्त्रण कर लेना कहलाता है** *(AIIMS Bhubaneswar 2019)*
(a) लेसेज फेयर लीडरशिप (Laissez-faire leadership)
(b) डेमोक्रेटिक लीडरशिप (Democratic leadership)
(c) ऑटोक्रेटिक लीडरशिप (Autocratic leadership)
(d) ट्रांसफॉर्मेशनल लीडरशिप (Transformational leadership)

8. **प्रबन्ध सिद्धान्तवादी, जिसने प्रबन्ध के 14 सिद्धान्त विकसित किए** *(AIIMS Jodhpur Staff Nurse 2019)*
(a) हेनरी फेयोल (b) मेक्स वेबर
(c) फ्रेडेरिक टेलर (d) मेरी फोलेट

9. **पेशेवर नर्सिंग का एक अनिवार्य तत्व, जिसमें चिकित्सा आदेशों के बिना स्वतन्त्र नर्सिंग हस्तक्षेप की शुरुआत शामिल है** *(AIIMS Nursing Raipur 2019)*
(a) वकालत (b) स्वराज्य
(c) नजरबंदी (d) अधीनता

10. **किसी व्यक्ति के पूरे जीवनकाल के दौरान निरन्तर चलने वाली परामर्श प्रक्रिया है** *(AIIMS Manglagiri 2018)*
(a) निवारक परामर्श (b) विकासात्मक परामर्श
(c) संकर परामर्श (d) सुविधाजनक परामर्श

11. **रिपोर्टिंग की एक श्रृंखला जोकि शीर्ष पर स्थित अधिकारी से लेकर सबसे नीचे स्थित कर्मचारी तक होती है, कहलाती है** *(AIIMS Bhopal 2018)*
(a) स्केलर चेन (Scalar chain)
(b) नियन्त्रण की अवधि (Span of control)
(c) आदेश की एकता (Unity of command)
(d) अपेक्षित अधिकार (Requisite authority)

12. **केनेथ ब्लेनचर्ड** (Kenneth Blanchard) **एवं पॉल हर्से** (Paul Hersey) **द्वारा विकसित टास्क** (Task) **एवं रिलेशनशिप बिहेवियर** (Relationship behaviour) **पर आधारित लीडरशिप स्टाइल** (Leadership style) **है** *(AIIMS Jodhpur Staff Nurse 2018)*
(a) प्रभावी नेतृत्व (Effectively leadership)
(b) परिस्थितिजन्य नेतृत्व (Situational leadership)
(c) परिवर्तनकारी नेतृत्व (Transformational leadership)
(d) करिश्माई नेतृत्व (Charistmatic leadership)

13. **व्यावहारिक नर्सिंग कार्यक्रम विकसित किए गए थे** *(AIIMS Raipur Nursing 2018)*
(a) उन्नीसवीं सदी के पूर्वार्द्ध के दौरान
(b) बीसवीं सदी के पूर्वार्द्ध के दौरान
(c) उन्नीसवीं सदी के उत्तरार्द्ध के दौरान
(d) बीसवीं सदी के उत्तरार्द्ध के दौरान

14. **वर्षों तक अभिलेखन एवं व्यक्ति के बारे में अर्थयुक्त, महत्त्वपूर्ण एवं समग्र सूचना प्रदान करने वाली विधि है** *(DSSSB Staff Nurse 2017)*
(a) अवलोकन (Observation)
(b) संचयी रिकॉर्ड (Cumulative record)
(c) साक्षात्कार (Interview)
(d) समाजमिति (Sociometry)

15. **पोस्डकॉर्ब** (POSDCORB) **का पूर्ण रूप है** *(DSSSB Staff Nurse 2017)*
(a) Preparing, organising, staffing, directing, co-operator, record, building
(b) Planning, organising, staffing, directing, co-ordinating, recording, budgeting
(c) Companies, name
(d) उपरोक्त में से कोई नहीं

16. **कैरियर डवलपमेन्ट प्रोग्राम** (Career development program) **जिसमें व्यक्तिगत जिम्मेदारियों का एक समूह सम्मिलित है, कहलाता है** *(DSSSB Staff Nurse 2017)*
(a) कोर्स योजना (Course planning)
(b) कैरियर योजना (Career planning)
(c) स्टाफ डवलपमेन्ट (Staff development)
(d) रिक्रूटमेन्ट (Recruitment)

17. **नियोजन दृष्टिकोण में एक विशिष्ट उद्देश्य और समय सीमा के लिए डिजाइन किए गए बजट और परियोजना अनुसूची को कहा जाता है** *(AIIMS Nursing Raipur 2017)*
(a) आकस्मक योजना (b) रणनीतिक योजना
(c) राजकोषीय नियोजन (d) परिचालन योजना

18. बजट में आवश्यक प्रमुख गतिविधियाँ
(i) अधिग्रहण (ii) आंवटन
(iii) नियन्त्रण (iv) सम्बद्धता
(AIIMS Nursing Raipur 2017)
(a) (i), (ii), (iii) (b) (ii), (iii), (iv)
(c) (i), (iii), (iv) (d) (i), (ii), (iii), (iv)

19. भारतीय नर्सिंग कांउसिल अधिनियम प्रस्तावित किया गया था *(AIIMS Nsg. Raipur 2017)*
(a) 1945 में (b) 1947 में
(c) 1958 में (d) 2001 में

20. अस्पतालों में केन्द्रीय आपूर्ति के लिए इनमें से कौन-सी सेवाएँ जिम्मेदार हैं? *(AIIMS Nursing Raipur 2017)*
(a) फार्मेसी सेवाएँ (b) समर्थित सेवाएँ
(c) नैदानिक सेवाएँ (d) चिकित्सकीय सेवाएँ

21. समस्या समाधान प्रक्रिया प्रारम्भ होती है *(DSSSB Staff Nurse 2017)*
(a) स्थिति के स्पष्टीकरण से (b) विकल्पों की स्थापना से
(c) परेशानी की पहचान से (d) कारण के पृथक्करण से

22. प्रत्येक संगठन की सफलता किसके कार्य सम्पादन पर निर्भर करती है? *(DSSSB Staff Nurse 2017)*
(a) नियोजक (b) प्रबन्धन
(c) विक्रेता (d) कर्मचारी

23. एक प्रक्रिया जोकि नर्स व अन्य कार्मिकों के व्यक्तिगत एवं पेशेवर वृद्धि की ओर निर्देशित होती है जबकि वे एक स्वास्थ्य सेवा संस्था द्वारा नियोजित हो, कहलाती है *(DSSSB Staff Nurse 2017)*
(a) स्टाफ डवलपमेन्ट (b) एजुकेशन डवलपमेन्ट
(c) सेल्फ डवलपमेंन्ट (d) कैरियर डवलपमेन्ट

24. एक नर्स ने इस बात पर गौर किया कि पिछली पारी की नर्स द्वारा डॉक्टर द्वारा बताई गई दवाइयों की खुराक को गलत अंकित किया गया है। इस घटना की रिपोर्ट इनमें से कौन दर्ज करेगा? *(AIIMS Nursing Raipur 2017)*
(a) सम्बन्धित नर्स जिसने यह गलती पकड़ी
(b) वह नर्स जिसने पिछली पारी में यह गलती की थी
(c) पर्यवेक्षक नर्स जो इस वक्त नर्सिंग विभाग की प्रभारी है
(d) मूल नर्स जिसे पहले दिन उस मरीज की जिम्मेदारी मिली थी

25. रिकॉर्डिंग सिस्टम का प्रकार, जिसमें प्रत्येक विभाग के सदस्य चार्ट के पृथक् लेवल वाले अनुभाग में अपने निष्कर्षों को रिकॉर्ड करते हैं *(AIIMS Nursing Raipur 2017)*
(a) स्रोत-उन्मुख रिकॉर्ड सिस्टम
(b) समस्या-उन्मुख रिकॉर्ड सिस्टम
(c) केंद्रित रिकॉर्ड प्रणाली
(d) अपवाद आधारित रिकॉर्ड प्रणाली

26. VED मूल्यांकन में D का अर्थ है *(Nursing Tutor 2016)*
(a) डिमान्डेबल
(b) डिजायरेबल
(c) ड्यूरेबल
(d) डिसकार्डेबल

27. इंटेन्सिव केयर यूनिट (ICU) में स्टाफ नर्स एवं रोगी का अनुपात होता है *(Nursing Tutor 2016)*
(a) 1 : 3 (b) 1 : 1
(c) 1 : 4 (d) 2 : 1

28. कर्तव्य, प्रैक्टिस या कौशल में पेशेवर की विफलता जोकि मरीज को चोटदायक या हानिकारक हो कहलाती है *(RUHS PB. B.Sc. Nursing 2014)*
(a) कदाचार (Malpractice) (b) लापरवाही (Negligence)
(c) अपराध (Crime) (d) गलतफहमी (Misunderstanding)

29. अस्पतालों एवं स्वास्थ्य सेवा प्रदाताओं के लिए भारतीय गुणवत्ता परिषद् (Quality Council of India) द्वारा प्रायोजित मान्यता तन्त्र है *(RUHS M.Sc. Nursing 2013)*
(a) NABH
(b) जॉइन्ट कमीशन इन्टरनेशन (Joint Commission Internation or JCI)
(c) BIS
(d) NABET

30. निम्नलिखित में से कौन-सा सूची नियन्त्रण तरीका वस्तुओं के उपभोग की दर की कसौटी पर आधारित है? *(RUHS M.Sc. Nursing Exam 2013)*
(a) ABC विश्लेषण (always, better, control)
(b) VED विश्लेषण (viral, essential, desirable)
(c) HML विश्लेषण (high, medium, low)
(d) FSN विश्लेषण (Fast, slow, moving and non-moving)

31. एनेक्डोटल रिकॉर्ड (Anecdotal records) का सर्वश्रेष्ठ विवरण है *(RUHS M.Sc. Nursing 2013)*
(a) अध्यापक का सामान्य प्रेक्षण
(b) सबकुछ जो अध्यापक देखता या सुनता है
(c) तथ्यात्मक विवरण
(d) अध्यापकों द्वारा निकाले गए निष्कर्ष

32. कागजी स्वास्थ्य रिकॉर्ड के नुकसान हैं
(i) एक्सेस में देरी होती है।
(ii) जानकारी प्राप्त करना धीमा होता है।
(iii) प्रलेखन, समय अधिक लेता है।
(iv) परिवर्तनों के लिए डाउनटाइम होता है।
(AIIMS Nursing Raipur 2012)
(a) (i), (ii), (iii) (b) (i), (iii), (iv)
(c) (i), (iii), (iv) (d) (i), (ii), (iii), (iv)

---

1. (c)	**2.** (b)	**3.** (b)	**4.** (a)	**5.** (d)	**6.** (b)	**7.** (c)	**8.** (a)	**9.** (b)	**10.** (b)
11. (a)	**12.** (b)	**13.** (b)	**14.** (a)	**15.** (b)	**16.** (c)	**17.** (c)	**18.** (a)	**19.** (b)	**20.** (b)
21. (c)	**22.** (b)	**23.** (a)	**24.** (a)	**25.** (a)	**26.** (b)	**27.** (c)	**28.** (a)	**29.** (a)	**30.** (d)
31. (c)	**32.** (a)								

करेक्ट सॉल्यूशन्स

टॉपिकल प्रैक्टिस

1. (a) प्राधिकार (Authority) का अर्थ आदेश देने का अधिकार होता है।

2. (b) किसी विशेष क्रिया-कलाप को करने के लिए, एक व्यक्ति से दूसरे व्यक्ति को कोई जिम्मेदारी या प्राधिकार प्रदान करना डेलिगेशन (Delegation) कहलाता है।

3. (a) एक टीम का सदस्य, जो टीम के सभी सदस्यों को सही दिशा में ले जाता है। समन्वयक (Coordinator) कहलाता है।

7. (b) जब तुरन्त निर्णय कर लागू करना हो तब नेतृत्व की सत्तात्मक (Authoritarian) विधि एक संकटकालीन स्थिति में सर्वोत्तम होती है।

13. (b) एक संगठन की सेवाओं, उत्पादन और प्रैक्टिस को मापने की गुणवत्ता को नियन्त्रित और सुनिश्चित करने के लिए मजबूत प्रतिस्पर्धा के विरूद्ध सतत् प्रक्रिया मानकीकरण कहलाती है।

14. (c) प्रशासन के तत्व के सन्दर्भ में POSDCORB शब्द में समाहित P का मतलब योजना (Planning), O का मतलब संगठित करना (Organising), S का मतलब स्टाफिंग लगाना (Staffing), D का मतलब निर्देश देना (Directing), CO का मतलब समन्वय करना (Co-Ordinating), R का मतलब रिर्पोटिंग (Reporting) तथा B का मतलब बजट बनाना (Budget making) होता है।

16. (c) निष्कर्ष और वास्तविकता के लिए एनालाइसिस करने की संगठन की योग्यता को गुणवत्ता नियन्त्रण कहते हैं।

18. (a) कार्य प्रारम्भ करने से पहले औपचारिक (Formal) मार्गदर्शन करने की विधि योजना बनाना (Planning) कहलाती है।

19. (b) किसी संगठन का कार्य 'अच्छा' या 'बुरा' है, यह निर्णय करने की प्रक्रिया ऑडिट (Audit) कहलाती है।

28. (b) नियोजन चक्र (Planning cycle) में एक योजना को विकसित करना, योजना का मूल्यांकन करना तथा निगरानी और मूल्यांकन के सूचक निश्चित करना, आदि सम्मिलित होते हैं, किंतु इसमें रोजगार बनाना शामिल नहीं होता है।

29. (c) प्रोग्राम प्राथमिकता वातावरण (Programme priority setting) को उपयोग में लाने वाले सर्वाधिक प्रसिद्ध आर्थिक मूल्यांकन औजार लागत-लाभ विश्लेषण (Cost-benefit analysis) है।

33. (c) सौपें गए कार्यों को निचले स्तर के अधिकारियों द्वारा करने की वरिष्ठ के प्रति जवाबदेही अकान्टेबिलिटी (Accountability) कहलाती है।

35. (c) समूह गतिशीलता (Group dynamics) का सबसे संकटकालीन चरण स्टोर्मिंग (Storming) चरण है।

39. (a) वे संस्थाएँ, जो व्यवस्थित और उद्देश्यपूर्ण रूप से संगठित होती हैं, औपचारिक एजेन्सी (Formal agency) कहलाती हैं।

43. (b) रॉलऑवर बजट (Rollover budget) वह बजट होता है, जो एक संस्था के चालू वर्ष के आगे तक की एक अवधि के बारे में आय और खर्च का पूर्वानुमान बताता है।

45. (c) बजट का वह प्रकार जिसमें क्रिया कलाप की उपलब्धियों की तुलना बजट के उपयोग से की जाती है, प्रोग्राम परफोर्मेन्स बजट (Programme performance budget) कहलाता है। .

48. (d) प्रबन्धन (Management) के कार्यों में योजना बनाना (Planning), आयोजन करना (Organising) एवं नियन्त्रित करना (Controlling) सभी सम्मिलित हैं।

49. (a) प्रबन्धन के दो फैक्टर सिद्धान्त प्रोत्साहन एवं स्वच्छता का प्रतिपादन फ्रेडेरिक हर्जबर्ग (Frederick Herzberg) ने किया।

55. (b) नर्सिंग प्रबन्धन अनुसन्धान रोगी की देखभाल पर (Patient care) केंद्रित होना चाहिए।

56. (b) इन्वेन्टरी नियन्त्रण में VED का अर्थ V महत्त्वपूर्ण (Vital), E आवश्यक (Essential) एवं D वांछनीय (Desirable) होता है।

57. (c) इन्वेन्टरी नियन्त्रण जिसमें सामान का वर्गीकरण उपभोग की दर के आधार पर किया जाता है, FSN विश्लेषण (FSN Analysis) कहलाता है, जिसमें F तेजी से उपयोग होने वाली (Fast moving), S धीमे से उपयोग होने वाली (Slow moving) एवं N उपयोग न होने वाली (Non-moving) पर आधारित होता है।

58. (b) अस्पताल में दिन प्रतिदिन होने वाली गतिविधियों का विस्तृत योजना प्रथम स्तरीय प्रबन्धन का कार्य है।

60. (d) स्टाफ ट्रेनिंग का उद्देश्य कार्य की गुणवत्ता सुधारना, स्टाफ का मनोबल बढ़ाना तथा संचार के सुधार में सहायता देना होता है।

65. (b) भारतीय नर्सिंग परिषद् (Indian nursing council) के अनुसार, चिकित्सालय के सामान्य वार्ड में नर्स एवं रोगी अनुपात 1:5 होना चाहिए।

66. (c) स्टाफ निरीक्षण इकाई (SIU) के अनुसार, अस्पताल के सामान्य वार्ड में नर्स और रोगी अनुपात 1:6 होना चाहिए।

70. (b) नर्सिंग सेवा प्रशासन में, निचले प्रबन्धकीय स्तर पर इन्वेन्टरी नियन्त्रण के लिए मुख्य नर्स (Head nurse) जिम्मेदार होती है।

75. (b) नेशनल एक्रीडाइटेशन बोर्ड फोर हॉस्पिटल्स (NABH) एण्ड हैल्थ केयर प्रोवाइडर्स भारतीय स्वास्थ्य देखभाल मान्यता देने वाली संस्था (Accrediting agency) है।

77. (c) खर्च के प्रत्येक मद को न्यायोचित प्रयोजन से जोड़ने की प्रक्रिया मूल्य लेखांकन कहलाती है।

79. (d) स्टाफ का वेतन और उपकरण/मशीनरी का मूल्य निश्चित लागत (Fixed cost) में सम्मिलित होता है।

92. (d) स्कूल ऑफ नर्सिंग के प्रधानाचार्य के कार्य उत्तरदायित्व में नए स्टाफ के उन्मुखीकरण प्रोग्राम की योजना बनाना, अपने विषय की क्लास लेना तथा नर्सिंग कार्यक्रमों के विज्ञापन देना, आदि शामिल हैं।

97. (d) ANM के कार्य जिम्मेदारी (Job responsibility) में गर्भवती माता की देखभाल, योग्य दम्पति को गर्भनिरोधक (Contraceptives) बाँटना एवं टीकाकरण शामिल होते हैं, परन्तु स्टाफ नर्सों के बीच अनुशासन बनाए रखना शामिल नहीं है।

101. (a) उच्च स्तर से निम्न की ओर स्वास्थ्य कर्मी का क्रम PHN → LHV → ANM → दाई होता है।

110. (c) 'एक्स-सिद्धान्त' के अनुसार, स्वभावतः प्रत्येक व्यक्ति काम को नापसंद करते हैं एवं उससे बचना चाहता है। अतः इनसे काम लेने के लिए ऋणात्मक अभिप्रेरण आवश्यक होता है जिसके अनुसार, उसे भय दिखाकर ही काम लिया जा सकता है।

111. (b) श्रीमति रेनुका का चरित्र Y-सिद्धान्त को दर्शाता है। वाई सिद्धान्त के अनुसार, प्रत्येक व्यक्ति स्वभाव से ही निष्क्रिय एवं अविश्वसनीय होता है। यदि उसे विधिवत् अभिप्रेरित किया जाए तो वह स्वयं कार्य के प्रति निष्ठावान होकर अधिक व श्रेष्ठतर उत्पादन कर सकता है।

112. (*b*) प्रबन्ध के सिद्धान्त 'एक्स' (Theory X) और सिद्धान्त वाई' (Theory Y) के प्रवर्तक डगलस मेकग्रेगर (Douglas McGregor) थे।

117. (*b*) नेतृत्व का ट्रेट सिद्धान्त (Trait theories) यह बताता है, कि लोगों में कुछ निश्चित गुण होते हैं, जो उन्हें बेहतर नेतृत्व के लिए समर्थ बनाते हैं।

नर्सिंग एग्जाम गैलरी

5. (*d*) नर्सिंग नेतृत्व की मूल कुशलताओं में सम्प्रेषण (संचार), निर्णय लेना एवं समस्या का समाधान शामिल है। परन्तु स्व-मूल्यांकन (Self-evaluation) नर्सिंग नेतृत्व की मूल कुशलताओं में सम्मिलित नहीं है।

6. (*b*) एक अनुभवी नर्स द्वारा शिक्षण व मार्ग दर्शन के द्वारा एक कर्मचारी को नई जिम्मेदारी का परिचय करवाना प्रशिक्षण (Preceptorship or Training) कहलाता है।

8. (*a*) प्रबन्ध सिद्धान्तवादी, हेनरी फेयोल ने प्रबन्ध के 14 सिद्धान्त विकसित किए हैं। ये हैं

- कार्य विभाजन का सिद्धान्त
- अधिकार एवं जिम्मेदारी का सिद्धान्त
- अनुशासन का सिद्धान्त
- आदेश की एकता का सिद्धान्त
- निर्देश की एकता का सिद्धान्त
- सामूहित लाभों को प्राथमिकता का सिद्धान्त
- पारिश्रमिक का सिद्धान्त
- केन्द्रीयकरण का सिद्धान्त
- सम्पर्क शृंखला का सिद्धान्त
- व्यवस्था का सिद्धान्त
- कर्मचारियों के कार्यकाल में स्टेबिलिटी का सिद्धान्त
- पहल करने का सिद्धान्त
- न्याय का सिद्धान्त
- सहयोग की भावना का सिद्धान्त

11. (*a*) रिपोर्टिंग की एक शृंखला जोकि शीर्ष पर स्थित अधिकारी से लेकर सबसे नीचे स्थित कर्मचारी तक होती है, स्केलर चेन (Scalar chain) कहलाती है।

13. (*b*) व्यावहारिक नर्सिंग कार्यक्रम बीसवीं सदी के पूर्वार्द्ध (1930 से पूर्व) के दौरान विकसित किए गए थे।

14. (*a*) वर्षो तक अभिलेखन एवं व्यक्ति के बारे में अर्थयुक्त, महत्त्वपूर्ण एवं समग्र सूचना प्रदान करने वाली विधि अवलोकन (Observation) है।

17. (*c*) नियोजन दृष्टिकोण जिसमें एक विशिष्ट उद्देश्य और समय सीमा के लिए डिजाइन किए गए बजट और परियोजना अनुसूची को राजकोषीय नियोजन कहा जाता है।

18. (*a*) बजट में आवश्यक प्रमुख गतिविधियाँ अधिग्रहण, आवंटन और नियन्त्रण हैं। सम्बद्धता बजट का नहीं मान्यता प्रदान करने से सम्बन्धित प्रशासकीय कार्य है।

19. (*b*) भारतीय नर्सिंग काउंसिल अधिनियम वर्ष 1947 में प्रस्तावित किया गया था।

21. (*c*) समस्या समाधान प्रक्रिया का प्रारम्भ सर्वप्रथम परेशानी की पहचान से होती है।

22. (*b*) प्रत्येक संगठन की सफलता प्रबन्धन (Management) के कार्य सम्पादन पर निर्भर करती है।

23. (*a*) प्रक्रिया जोकि नर्स व अन्य कार्मिकों के व्यक्तिगत एवं पेशेवर वृद्धि की ओर निर्देशित होती है, जबकि वे एक स्वास्थ्य सेवा संस्था द्वारा नियोजित हो स्टाफ डवलपमेन्ट (Staff development) कहलाती है।

25. (*a*) स्रोत उन्मुख रिकॉर्ड सिस्टम में प्रत्येक विभाग के सदस्य चार्ट के अलग लेवल वाले अनुभाग में अपने निष्कर्षों को रिकॉर्ड करते हैं।

26. (*b*) VED मूल्यांकन में
V→ Vital (महत्त्वपूर्ण)
E→ Essential (आवश्यक) तथा
D→ Desirable (इच्छित) होता है।
अतः यहाँ D का अर्थ डिजायरेबल है।

30. (*d*) FSN विश्लेषण (Fast, slow, moving and non-moving) माल सूची नियन्त्रण तरीका वस्तुओं के उपभोग की दर की कसौटी पर आधारित है।

32. (*a*) कागजी स्वास्थ्य रिकॉर्ड के नुकसान में रिकॉर्ड को एक्सेस करने या प्राप्त करने में देरी होना, जानकारी प्राप्त करना धीमा होना तथा प्रलेखन में अधिक समय लेना है सम्मिलित हैं। परिवर्तनों के लिए डाउनटाइम डिजीटल रिकॉर्ड का नुकसान है।

अध्याय 14

नर्सिंग अनुसन्धान की विधियाँ
Nursing Research Methods

<u>*हम स्टडी करेंगे*</u>

• नर्सिंग अनुसन्धान • अनुसन्धान अप्रोच • अनुसन्धान वेरिएबल
• आँकड़ों या डाटा का एकत्रीकरण • आंकड़ों या डाटा की सेम्पलिंग विधि • सांख्यिकी

नर्सिंग अनुसन्धान (Nursing Research)

- नर्सिंग अनुसन्धान, वैज्ञानिक अनुसन्धान का वह क्षेत्र है, जो एक मरीज को प्राप्त होने वाली नर्सिंग देखभाल की क्वालिटी को बढ़ा सकता है।
- नर्सिंग अनुसन्धान सिस्टमेटिक पूछताछ (Systematic enquiry) के माध्यम से नर्सिंग ज्ञान के बारे में नए तथ्यों (Facts) की खोज करने की योजना द्वारा तैयार किया गया प्रयास है।
- नर्सिंग अनुसन्धान का महत्त्वपूर्ण उद्देश्य प्रमाणों के साथ नर्सिंग सेवा (Evidence based nursing care) प्रदान करना है।

नर्सिंग अनुसन्धान की आवश्यकता (Need of Nursing Research)

- रोगी को बेहतर स्वास्थ्य सेवाएँ प्रदान करना।
- नर्सिंग व्यवसाय का उत्थान।
- स्वास्थ्य सेवाओं में नर्स की भागीदारी बढ़ाना।
- नर्सिंग अनुसन्धानों को साझा कर नर्सो को योग्य बनाना जिससे वे बेहतर सेवाएँ प्रदान कर सके।
- स्वास्थ्य सेवाओं को प्रभावी एवं किफायती (Cost effective) बनाना।
- उपलब्ध संसाधनों का समुचित उपयोग सुनिश्चित करना।
- स्वास्थ्य सेवाओं में नवीनता लाना।

अनुसन्धान अप्रोच (Research Approach)

- अनुसन्धान अप्रोच प्रक्रिया के महत्त्वपूर्ण चरण निम्नलिखित हैं

प्रावस्था (Phases)	**चरण** (Steps)
वैचारिक फेज (Conceptual phase)	• अनुसन्धान सम्बन्धी समस्या को पता करना। • समस्या की रिव्यू करना। • वैचारिक संरचना (Conceptual framework) विकसित करना। • वेरिएबल्स (Variables) की पहचान करना। • अवधारणा तैयार (Hypothesis formulate) करना।
योजना फेज (Planning phase or Design phase)	• अनुसन्धान डिजाइन (Research design) तैयार करना। • जनसंख्या अध्ययन (Population study) को पहचानना। • इनटरवेन्शन के लिए प्रोटोकॉल (Developing protocol for intervention) तैयार करना। • अनुसन्धान के आँकड़े या डाटा (Data) इक्ट्ठा करने के लिए विधियों को स्पष्ट करना। • अनुसन्धान योजना का रिव्यू करना एवं अन्तिम रूप तैयार करना। • पायलट अध्ययन (Pilot study) तैयार करना।

प्रावस्था (Phases)	चरण (Steps)
एम्पिरिकल फेज (Empirical phase)	• डाटा (Data) इकट्ठे करना। • डाटा को एनालाइसिस हेतु तैयार करना।
एनालाइसिस फेज (Analysis phase)	• डाटा का एनालाइसिस करना। • परिणामों का अर्थ (Interpreting the result) लगाना।
डिससेमिनेशन फेज (Dissemination phase)	• अनुसन्धान से प्राप्त निष्कर्षों का संचार (Communicate) करना। • अनुसन्धान निष्कर्षों का उपयोग (Utilize) करना।

अनुसन्धान (Research)

- 'अनुसन्धान' शब्द अंग्रेजी के 'Re-search' शब्द का हिन्दी अनुवाद है। 'Re' शब्द का अर्थ होता है–पुनः तथा 'Search' शब्द का अर्थ होता है–खोज। अतः व्यापक अर्थ में अनुसन्धान का अर्थ किसी भी क्षेत्र में ज्ञान की बड़े स्तर पर खोज करना होता है।
- इस नए तथ्यों (Facts) को प्राप्त करने के लिए दोबारा वस्तुओं की खोज एवं पुराने सिद्धान्तों एवं वस्तुओं का नया परीक्षण किया जाता है।
- **जोन वेस्ट** के अनुसार, 'अनुसन्धान ऐसी व्यवस्थित प्रक्रिया है, जो नई खोज करती है तथा स्पष्ट एवं सुसंगठित (Well organised) ज्ञान का विकास करती है।'
- **स्पार** एवं **स्वेन्सन** के अनुसार, 'कोई भी बुद्धियुक्त खोज जो वास्तविक तथ्य एवं निश्चितता प्राप्ति के लिए की जाती है, वही अनुसन्धान कहलाती है।'

अनुसन्धान की विशेषताएँ (Features of Research)

- अनुसन्धान कार्य की दिशा सदैव समस्या समाधान की ओर होती है।
- अनुसन्धान में दो या अधिक वेरिएबल्स के बीच के सम्बन्ध को पता करने का प्रयास किया जाता है।
- अनुसन्धान में किसी नए सिद्धान्त का विकास किया जाता है।
- अनुसन्धान के परिणाम देखें गए या प्राप्त किए गए अनुभवों पर आधारित होते हैं।
- अनुसन्धान कार्य में शुद्धता (Accuracy) मापन की आवश्यकता होती है।
- अनुसन्धान कार्य में प्राथमिक स्रोतों (Sources) से प्राप्त नए डाटा का संकलन तथा एनालाइसिस किया जाता है।
- अनुसन्धान वस्तुनिष्ठ तथा तर्कसंगत (Factual) होता है।
- अनुसन्धान कार्य फॉर्मल (Formal) तथा सुनियोजित (Well plan) होता है।

अनुसन्धान के प्रकार (Types of Research)

अनुसन्धान के विभिन्न प्रकार निम्न हैं

1. उद्देश्य के आधार पर (On the Basis of Purpose)

उद्देश्य के आधार पर अनुसन्धान के विभिन्न प्रकार हैं

- **मूल अनुसन्धान** (Basic Research) नए सिद्धान्तों का निर्माण या पुराने सिद्धान्तों का रिव्यू तथा संशोधन मूल अनुसन्धान का विषय है।
- **एप्लाइड अनुसन्धान** (Applied Research) इसमें मूल अनुसन्धान से प्राप्त परिणामों को वास्तविक घटनाओं तथा परिस्थितियों पर लागू कर प्राप्त परिणामों के आधार पर निष्कर्ष निकाले जाते हैं।
- **एक्शन अनुसन्धान** (Action Research) इसमें मूल अनुसन्धान द्वारा उपलब्ध कराए गए तथ्यों के लिए प्रयुक्त प्रक्रियाओं में व्यावहारिक अनुसन्धान द्वारा सुझाए गए समाधानों को भी शामिल किया जाता है।

2. प्रकृति के आधार पर (On the Basis of Nature)

प्रकृति के आधार पर अनुसन्धान के निम्न प्रकार हैं

- **खोजकारी अनुसन्धान** (Exploratory Research) यह अनुसन्धान, जहाँ उपलब्ध विषय क्षेत्र सीमित होता है तथा प्रायोगिक (Practical) अनुसन्धान सम्भव नहीं है, वहाँ किया जाता है।
- **विवरणकारी अनुसन्धान** (Description Research) इसमें उपलब्ध तथ्यों, ज्ञान तथा सांख्यिकीय डाटा के आधार पर अध्ययन की विषय-वस्तु का विस्तारपूर्वक स्पष्टीकरण किया गया।
- **निदानकारी अनुसन्धान** (Diagnostic Research) यह अनुसन्धान किसी समस्या के समाधान की खोज के लिए किया जाता है।
- **प्रयोगात्मक अनुसन्धान** (Experimental Research) इस प्रयोग की अवधारणा पर आधारित अनुसन्धान के द्वारा विभिन्न कारकों के प्रभावों का वैज्ञानिक पद्धति से पता लगाया जाता है।
- **अर्द्ध-प्रायोगिक अनुसन्धान** (Semi-experimental Research) इसमें वेरिएबल के साथ छेड़-छाड़ (Manipulation) और उद्देश्यपूर्ण सेम्पलिंग (Purposive sampling) की जाती है।
- **वास्तविक प्रयोगात्मक अनुसन्धान** (True Experimental Research) इसमें अनुसन्धानकर्त्ता का विषय (Subject) पर सम्पूर्ण नियन्त्रण होता है एवं इसकी विशेषता या दृच्छिकरण (Randomisation) हेराफेरी/परिवर्तन (Manipulation) एवं नियन्त्रण (Control) है।
- **अर्द्ध-प्रयोगात्मक अनुसन्धान** (Quasi-experimental Research) यह वास्तविक प्रयोगात्मक के समान है। इसमें हेराफेरी (हस्तक्षेप/Manipulation) कर परिणाम पर असर देखा जा सकता हैं, परन्तु इसमें वास्तविक प्रयोगात्मक के समान नियन्त्रण समूह (Control group) एवं यादृच्छिकीकरण (Randomisation) नहीं होता है।
- **पूर्व-प्रयोगात्मक अनुसन्धान** (Pre-experimental Researrch) इस अनुसन्धान के प्रकार को बहुत कमजोर माना जाता है, क्योंकि इसे अनुसन्धानकर्त्ता का विषयवस्तु पर बहुत कम नियन्त्रण होता है।

3. तथ्यों के आधार पर (On the Basis of Facts)

तथ्यों के आधार पर अनुसन्धान के निम्न प्रकार हैं

- **मात्रात्मक अनुसन्धान** (Quantitative Research) यह ऐसे तथ्य जिनका मापन संख्यात्मक रूप में किया जा सकता है, से सम्बन्धित अनुसन्धान है।
- **गुणात्मक अनुसन्धान** (Qualitative Research) इसमें अनुसन्धान का विषय संख्यात्मक तथ्यों पर आधारित न होकर क्वालिटिव तथ्यों पर आधारित होता है।

अनुसन्धान डिजाइन (Research Design)

- यह अनुसन्धान कार्य करने की योजना या अनुसन्धान प्रक्रिया की रूपरेखा या ब्लू प्रिन्ट (Blue print) होता है। इस ब्लू प्रिन्ट में योजना या अनुसन्धान सम्बन्धित सभी छोटे बड़े ब्लू प्रिन्ट शामिल होते हैं। यह एक योजना का निचले स्तर पर अर्थात् वास्तविकता में उतारने के लिए आवश्यक ढाँचा होता है।
- **एफ. एन. कलिंजर** के अनुसार, 'अनुसन्धान डिजाइन खोज की योजना, संरचना एवं रणनीति है जिनकी रचना इस प्रकार की जाती है कि अनुसन्धान सम्बन्धी प्रश्नों के उत्तर प्राप्त हो सकें तथा गलतियों या बिखराव (Dispersion) को नियन्त्रित किया जा सके।'

यादृच्छिकीकरण (Randomization)

- इसमें अनुसन्धानकर्त्ता सभी प्रयोग में सम्मिलित होने वाली विषयवस्तु (Subject) को यादृच्छिक रूप से चयन होने का मौका देता है; जैसे– लॉटरी निकलना यादृच्छिकी संख्या, सिक्का उछाल कर, आदि।

- पूर्व-पश्चात् परीक्षण (Pre-post Test)

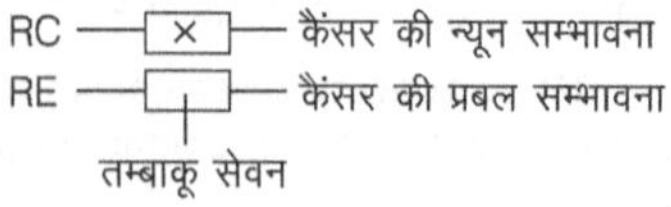

R = यादृच्छिकीकरण
E = प्रयोगात्मक
C = नियन्त्रण

- **संचारित संवाद** (Structural Communication) इसमें पहले से तैयार प्रश्नावली का उपयोग किया जाता है जिससे इसमें कम समय लगता है; जैसे–वस्तुनिष्ठ प्रश्न, सत्य-असत्य कथन।
- **अर्द्ध-संचारित संवाद** (Semi-structural Communication) इसमें संवाद कर्त्ता व्यक्ति से इस प्रकार के सवाल करता है जिनका उत्तर व्यक्ति को कुछ शब्दों में देना पड़ता है।
- **असंचारित संवाद** (Unstructural Communication) इसमें संवादकर्त्ता बिना किसी पूर्व योजना के व्यक्ति से संवाद करता है; जैसे–आपातकालीन इकाई में नर्स का रोगी से संवाद।

अनुसन्धान वेरिएबल (Research Variables)

- यह अनुसन्धान का वह महत्त्वपूर्ण कारक होता है, जिसका मान (Value) भिन्न या परिवर्तित होता रहता है; जैसे–व्यक्ति के रुधिर में शुगर स्तर, हाइपरटेंशन के रोगी में रुधिरदाब, आदि।
- एक वेरीएबल से अभिप्राय उस मात्रा या गुण से होता है। जिसका मूल्य एक अनुसन्धान से दूसरे में बदलता रहता है।

यह दो प्रकार के होते हैं

1. निर्भरता के आधार पर

निर्भरता के आधार पर अनुसन्धान वेरिएबल के दो प्रकार हैं

(i) निर्भर/परतन्त्र वेरिएबल (Dependent Variable)

- यह वेरिएबल स्वतन्त्र वेरिएबल से प्रभावित होता है अर्थात् स्वतन्त्र वेरिएबल के अनुसार बदल जाता है।
- निर्भर/परतन्त्र अथवा आश्रित वेरिएबल वे हैं, जिन्हें मापा जा सकता है। उदाहरण–तथ्य, आयु, रोग, अवधि, आदि।

(ii) स्वतन्त्र वेरिएबल (Independent Variable)

- यह वेरिएबल किसी अन्य पर निर्भर नहीं होता है एवं इनका सरलता से अनुमान लगाया जा सकता है।
- इन वेरिएबल पर खोज का अच्छा नियन्त्रण होता है। उदाहरण–आप त्वचा की सूजन को दूर करने के लिए एक दवा पर अनुसन्धान करने जा रहे हैं, तो त्वचा की सूजन समाप्त होने पर स्वतन्त्र वेरिएबल दवा का प्रयोग और निर्भर वेरिएबल दवा का प्रभाव होगा।

2. गुण तथा मात्रा के आधार पर

इन्हें दो भागों में वर्गीकृत किया गया है

(i) गुणात्मक वेरिएबल (Qualitative Variable)

ये वेरिएबल क्वालिटी के विभिन्न प्रकारों को प्रकट करते हैं, जिनके आधार पर समूह के सदस्यों को उपश्रेणियों (Subcategories) या वर्गों (Classes) में बाँटा जा सकता है; जैसे–व्यक्तियों के किसी समूह को लिंग भेद के आधार पर महिला या पुरुष वर्गों में विभक्त करना।

(ii) मात्रात्मक वेरिएबल (Quantitative Variable)

ये वेरिएबल मात्रा (Amount) को व्यक्त करते हैं। समूह के विभिन्न व्यक्तियों में इनकी मात्रा भिन्न-भिन्न होती है; जैसे–लम्बाई, भार, चाल, मासिक आय, आदि।

मात्रात्मक वेरिएबल को दो उपवर्गों में विभाजित किया जा सकता है

(a) **सतत् वेरिएबल** (Continuous Variable) इन्हें किसी भी दो प्राप्तांकों के बीच के प्रत्येक मान से ज्ञात किया जा सकता है। इन वेरिएबल का मान दशमलव या भिन्न में भी हो सकता है। उदाहरण–रुधिर दाब।

(b) **असतत वेरिएबल** (Discrete Variable) इन्हें खण्डित वेरिएबल भी कहते हैं। इन वेरिएबल को केवल पूर्णांकों में ही व्यक्त किया जा सकता है। इन्हें किसी भी दो प्राप्तांकों के बीच के प्रत्येक मान से ज्ञात नहीं किया जा सकता है। उदाहरण–वायरल लोड (Viral load)।

आँकड़ों या डाटा का एकत्रीकरण (Collection of Data)

- सांख्यिकीय (Statistics) में डाटा का एकत्रीकरण पहला महत्त्वपूर्ण चरण होता है, क्योंकि इसी पर अन्य सांख्यिकीय विधियाँ आधारित हैं।
- यदि डाटा के एकत्रीकरण में कोई गलती या दोष पाया जाता है, तो यह सम्पूर्ण सांख्यिकीय अनुसन्धान को प्रभावित करेगा तथा निष्कर्ष गलत प्राप्त होगा।
- समस्या के अनुसार ही यह सुनिश्चित करना आवश्यक होता है, कि कब, कहाँ से, किस प्रकार से और कितना डाटा इकट्ठे किया जाए, जिससे उस समस्या को सरल एवं स्पष्ट बनाकर उसका समाधान निकाला जा सके।
- अतः इसी उद्देश्य को पूरा करने के लिए डाटा का एकत्रीकरण किया जाता है। डाटा का एकत्रीकरण निम्न प्रकार किया जाता है

1. प्राथमिक डाटा का एकत्रीकरण (Aggregation of Primary Data)

प्राथमिक या 1° डाटा, व्यक्ति या संस्था द्वारा पहली बार इकट्ठे किया जाता है। ये डाटा व्यक्तिगत, अवलोकन (Observation), इन्टरव्यू, आदि के माध्यम से प्राप्त किया जाता है।

2. द्वितीयक डाटा का एकत्रीकरण (Aggregation of Secondary Data)

- द्वितीयक या 2° डाटा पहले से ही किसी खोजकर्ता या एजेन्सी द्वारा एकत्रित एवं उपयोग किए गए होते हैं। नया खोजकर्ता अपने अनुसन्धान में इनका केवल प्रयोग करता है। इसे वह दो स्रोतों से एकत्रित करता है, जो निम्नलिखित हैं

(i) **प्रकाशित स्रोत** (Published Sources) सरकारी तथा गैर-सरकारी संस्थाएँ अन्य खोजकर्ता द्वारा एकत्रित प्राथमिक डाटा की समय-समय पर रिपोर्ट प्रकाशित करते रहते हैं; जैसे–विश्व जनसंख्या कोष, अन्तर्राष्ट्रीय मुद्रा कोष, विश्व बैंक, रिज़र्व बैंक ऑफ इण्डिया, जनगणना एवं सांख्यिकी संगठन, संयुक्त राष्ट्र विकास कार्यक्रम, आदि द्वारा प्रकाशित रिपोर्ट।

(ii) **अप्रकाशित स्रोत** (Unpublised Source) विश्वविद्यालयों, वैज्ञानिक संस्थानों एवं निजी संस्थानों के सभी खोजकर्ताओं के डाटा प्रकाशित (Published) नहीं किए जाते हैं, लेकिन ये पुनः उपयोग में लाए जा सकते हैं।

डाटा या आँकड़ों के संग्रहण की सेम्पलिंग विधि
(Sampling Method of Data Collection)

नमूना या सेम्पल में अनुसन्धान क्षेत्र की सभी इकाइयों से सम्बन्धित सूचनाओं का संग्रह न करके केवल चुनी गई इकाइयों से सम्बन्धित सूचनाओं का संग्रह किया जाता है। उदाहरण के लिए, यदि खोजकर्ता किसी राज्य के 4000 ग्रामीण निर्धन परिवारों में से 400 परिवारों का चुनाव करता है, जो उन सभी का प्रतिनिधित्व करते हैं, तो उन 400 परिवारों को सेम्पल कहा जाएगा।

सेम्पल लेने की प्रक्रिया के चरण (Steps of Sampling Process)

टारगेट जनसंख्या की पहचान करना
(Identifying target population)
↓
सुलभ (लक्षित) जनसंख्या की पहचान करना
(Identifying the accessible population)
↓
पात्रता क्राइटेरिया का निर्धारण करना
(Determining the eligibility criteria)
↓
सेम्पल रणनीति को डिजाइन करना
(Designing the sampling strategies)
↓
सेम्पल का चयन करना
(Selecting the sample)
↓
सेम्पल प्राप्त करना
(Recruiting the sample)

सांख्यिकी (Statistics)

- सांख्यिकी गणित की वह शाखा है जिसमें किसी वस्तु, अवयव, तन्त्र या समुदाय से सम्बन्धित डाटा (Data) का संग्रह, एनालाइसिस, व्याख्या या स्पष्टीकरण और प्रस्तुति (Presentation) दी जाती है।
- सांख्यिकी में, एक केन्द्रीय प्रवृत्ति, एक केन्द्रीय मूल्य या एक रैण्डम (Random) वितरण के लिए एक विशिष्ट मूल्य पाया जाता है।

नामित डाटा की विशेषताएँ
(Numerical data properties)

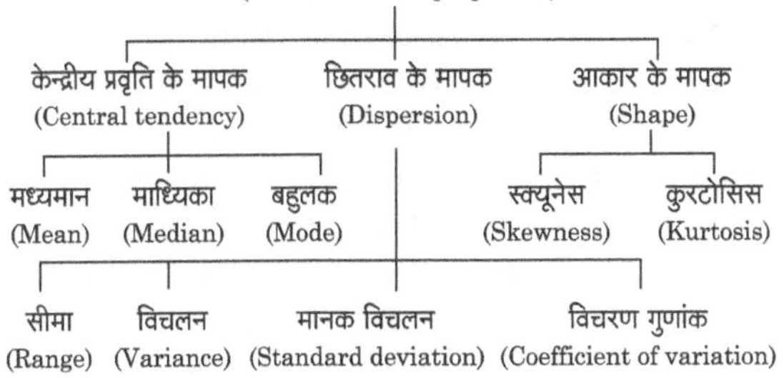

A. केन्द्रीय प्रवृत्ति के मापक
(Measures of Central Tendency)

केन्द्रीय प्रवृत्ति के तीन मापक हैं

1. मध्यमान या माध्य (Mean/ Arithmetic Average)

- **फरग्यूसन** (Ferguson) के अनुसार, 'मध्यमान किन्हीं दी गई संख्याओं का वह मान है, जो संख्याओं के योग को उनकी कुल संख्या से भाग देने पर प्राप्त होता है।' इसे चिन्ह $\bar{x}$ से निरूपित किया जाता है। इसकी इकाई वही होती है, जो दिए गए डाटा के पदों के मानों की होती है

यदि N पदों के मान क्रमशः $x_1, x_2, x_3, \ldots x_n$ हों, तो मध्यमान

$$\bar{x} = \frac{x_1 + x_2 + x_3 + \ldots + x_n}{N}$$

$$\bar{x} = \frac{\Sigma xi}{N}$$

जहाँ, $\bar{x}$ = माध्य

Σxi = डाटा का योग

N = डाटा की संख्या

2. माध्यिका (Median)

- यदि डाटा को आरोही या अवरोही क्रम में व्यवस्थित किया जाए, तो ठीक मध्य में पड़ने वाले पद का मान डाटा की माध्यिका कहलाती है।
- इसे M से व्यक्त करते हैं। माध्यिका सदैव माध्य एवं बहुलक के मध्य में विद्यमान होती है।

माना पदों की संख्या N है।

स्थिति I. यदि N विषम है, तब $\left(\frac{N+1}{2}\right)$ वें पद का मान माध्यिका है।

स्थिति II. यदि N सम है, तब दो मध्य के पदों के योग को 2 से विभाजित किया जाता है।

$$\text{माध्यिका} = \frac{\text{मध्य के दो अंकों का योग}}{2}$$

या

$$M = \frac{\frac{N}{2}\text{ वाँ पद } + \left(\frac{N}{2}+1\right)\text{ वाँ पद}}{2}$$

3. बहुलक (Mode)

सांख्यिकीय डाटा में जिस पद की बारम्बारता या आवृत्ति (Frequency) अधिकतम हो, वह पद बहुलक कहलाता है।
इसे Z से प्रदर्शित करते हैं। इससे सामान्य रूप से पदों की संख्या का गिनकर सबसे ज्यादा बार आने वाले पद के रूप में ज्ञात किया जा सकता है।

माध्य, माध्यिका और बहुलक में सम्बन्ध
(Relation among Mean, Median and Mode)

बहुलक = 3 (माध्यिका) −2 (मध्यमान)

$$Z = 3M - 2\bar{x}$$

B. बिखराव/छितराव या विलयन का मापक (Measures of Dispersion)

1. **सीमा** (Range) यह उच्चतम् और निम्नतम् डाटा के मान (Value) के मध्य अन्तर होता है।

   सीमा (Range) = $X_{max} - X_{min}$

2. **वेरिएन्स** (Variance) यह परिवर्तनशीलता (Variability) या परिवर्तन होने की सीमा का माप होता है। यह डाटा सेट (Data set) के प्रसार की सीमा को बताता है। यह माध्य की तुलना में औसत बिखराव या विरचण के वर्ग के बराबर होता है।

   जितना बड़ा मानक विचलन होगा, उतना ही ज्यादा माध्य के मूल्य का छितराव होगा। यह सबसे अच्छा और छितराव के माप का बारम्बार उपयोग होने वाला माप है। इसे Var(x) या σ^2 से व्यक्त करते हैं।

   $$\sigma^2 = \frac{\Sigma(x_i - \bar{x})^2}{n} = \frac{\Sigma f_i (x_i - \bar{x})^2}{N}$$

3. **मानक विचलन** (Standard Deviation) प्रायिकता सिद्धान्त और सांख्यिकी (Statistics) में किसी सांख्यिकीय डाटा सेट के प्रायिकता वितरण के वेरिएन्स (Variance) के वर्गमूल को मानक विचलन कहते हैं।

   मानक विचलन, (SD) को σ (सिग्मा) से व्यक्त करते हैं।

   $$\sigma = \sqrt{\frac{\Sigma(x_i - \bar{x})^2}{n}} = \sqrt{\frac{\Sigma f_i (x_i - \bar{x})^2}{N}}$$

4. **वेरिएन्स या विचरण कॉफीशिएन्ट** (Coefficient of Variation) माध्य की प्रतिशतता के रूप में व्यक्त किया गया मानक विचलन वेरिएन्स कॉफीशिएन्ट कहलाता है।

   $$\text{वेरिएन्स कॉफीशिएन्ट (\%)} = \frac{\text{मानक विचलन}}{\text{माध्य}} \times 100$$

प्रायिकता वक्र या सामान्य वक्र (Probability Curve or Normal Curve)

इस वक्र या कर्व के सामान्य रूप से वितरित डाटा निम्न प्रकार से होते हैं

माध्य = माध्यिका = बहुलक (Mean = Median = Mode)

सामान्य वितरणः मानक सामान्य वक्र या गॉसियन वक्र

(Normal Distribution : Standard Normal Curve or Gaussian Curve)

- यह चिकना (Smooth), घंटी के आकार का, पूर्ण, अनन्त एवं अनेक संख्या के अवलोकनों पर आधारित होता है।
- इस वक्र का कुल क्षेत्रफल एक है एवं इसका माध्य शून्य और मानक विचलन एक होता है।

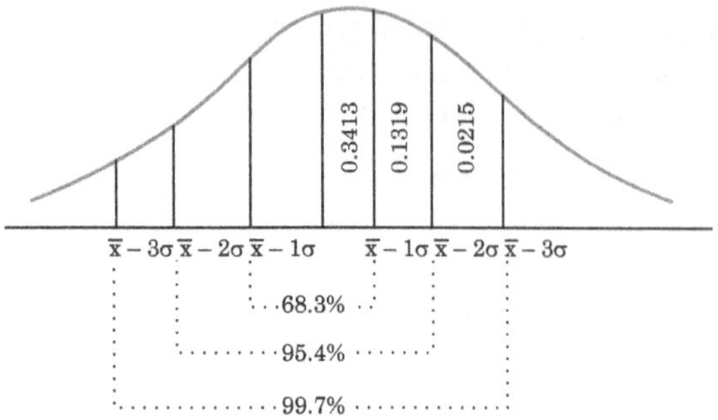

- इसमें माध्य, माध्यिका और बहुलक सभी समान है। वक्र में आने वाले क्षेत्रफल को माध्य दो समान आधे भागों में बाँटता है।
- एक अनियमित वेरिएबल (Random variable) (X) को मानकीकृत तब कहा जाता है, जब उसका माध्य = 0 (शून्य) तथा मानक विचलन = 1 (एक) हो।
- मानकीकरण (Standarisation) = $(X - \bar{X})/\sigma$ होता है।

C. आकार के मापक (Size Measure)

1. **स्क्यूनेस** (Skewness)

- **धनात्मक** (माध्य > माध्यिका) इसमें गॉसियन वक्र की पूँछ (Tail) दाँईं ओर होती है तथा निम्न स्कोर की अधिक संख्या और उच्च स्कोर की कम संख्या होती है।
- **नकारात्मक** (माध्य < माध्यिका) इसमें गॉसियन वक्र की पूँछ (Tail) बाँईं ओर होती है। अधिक स्कोर की संख्या ज्यादा और कम संख्या में निम्न स्कोर होती है।

2. **कुरटोसिस** (Kurtosis)

यह डाटा या डाटा के सामान्य वितरण से भारी पूँछ युक्त या हल्की पूँछ युक्त होता है अर्थात् डाटा का मान सामान्य की तुलना में बहुत कम या ज्यादा होता है।

$$Kurt = \frac{\mu_4}{\sigma_4}$$

μ_4 = Fourth central moment

σ_4 = Standard deviation

कोरीलेशन एवं कोरीलेशन कॉफीशिएन्ट (Correlation and Correlation Coefficient)

- जब एक वेरिएबल या चर के मूल्य में वृद्धि अथवा कमी होने से दूसरे वेरिएबल के मूल्य में भी वृद्धि अथवा कमी हो जाती है, तो दोनों के बीच सम्बन्ध को पारस्परिक सम्बन्ध या कोरीलेशन कहते हैं। उदाहरण के लिए, सूर्योदय (Sunrise) के बाद दोपहर तक तापमान बढ़ता है एवं उसके बाद सूर्य ढलने के साथ-साथ तापमान भी कम होने लगती है।
- **सिम्पसन एवं काफ्का** के अनुसार, 'कोरीलेशन एनालाइसिस का सम्बन्ध दो या दो से अधिक वेरिएबल में पाए जाने वाले सम्बन्ध से है।' **यॉ-लून चाऊ** के अनुसार, 'कोरीलेशन एनालाइसिस विभिन्न वेरिएबल में सम्बन्ध की मात्रा की माप करता है।'

कोरीलेशन की सीमा −1 से +1 तक होती है।

कोरीलेशन के प्रकार (Types of Correlation)

विभिन्न वेरिएबल्स (Variables) में होने वाले परिवर्तन की दिशा के आधार पर कोरीलेशन को निम्न दो भागों में विभाजित किया जाता है

(i) **धनात्मक कोरीलेशन** (Positive Correlation) यदि दो वेरिएबल्स *A* तथा *B* में परिवर्तन एक ही दिशा में होता है अर्थात् जब एक बढ़ता है, तो दूसरा भी बढ़ता है तथा जब एक घटता है, तो दूसरा भी घटता है, तब इसे धनात्मक कोरीलेशन कहते हैं। उदाहरण के लिए, प्रकाश के बढ़ने से तापमान के बढ़ने का सम्बन्ध, पूर्ति (Supply) और कीमत में सम्बन्ध, आदि।

(ii) **ऋणात्मक कोरीलेशन** (Negative Correlation) यदि दो वेरिएबल्स *A* तथा *B* में परिवर्तन विपरीत दिशा में होता है अर्थात् जब एक बढ़ता है, तो दूसरा घटता है तथा जब एक घटता है, तो दूसरा बढ़ता है, तब इसे ऋणात्मक कोरीलेशन कहते हैं। उदाहरण के लिए, वस्तु की पूर्ति की वृद्धि के साथ-साथ उसका मूल्य घटता जाता है।

- श्रेणियों के कोरीलेशन कॉफीशिएन्ट की गणना निम्नलिखित सूत्र का प्रयोग कर की जाती है

सूत्र, $r = \frac{\Sigma dx \cdot dy}{N\sigma_x \cdot \sigma_y}$

जहाँ, r = कार्ल पियर्सन का कोरीलेशन कॉफीशिएन्ट

$dx = x -$ श्रेणी का समान्तर माध्य से विचलन

$dy = y -$ श्रेणी का समान्तर माध्य से विचलन

N = पद युग्मों की कुल संख्या

$\sigma_x = x -$ श्रेणी का मानक विचलन

$\sigma_y = y -$ श्रेणी का मानक विचलन

उपरोक्त सूत्र को निम्नलिखित रूप में भी लिख सकते हैं

$$r = \frac{\Sigma dx.\ dy}{N\sqrt{\frac{\Sigma dx^2}{N}} \times \sqrt{\frac{\Sigma dy^2}{N}}} \quad \text{या} \quad r = \frac{\Sigma dx \cdot dy}{\sqrt{\Sigma dx^2 \times \Sigma dy^2}}$$

परिकल्पना (Hypothesis)

- किसी तथ्य से सम्बन्धित मानी गई मान्यता को परिकल्पना कहते हैं, जो परीक्षण करने पर सत्य या असत्य हो सकती है।
- सांख्यिकीय परिकल्पना किसी मापदण्ड (Standard) के संख्यात्मक मान (Value) के बारे में मानी गई मान्यता होती है, जो सत्य या असत्य हो सकती है तथा जिसको किसी प्राथमिकता आवृत्ति (Frequency) की सहायता से रैण्डम (Random) सेम्पल या नमूने के आधार पर जाँच करके स्वीकार या अस्वीकार किया जाता है।
- **मैकग्युगन** (1990) के अनुसार, दो या दो से अधिक वेरिएबल्स के बीच सम्भावित सम्बन्धों के बारे में बनाए गए जाँचने योग्य कथन को परिकल्पना कहते हैं।

परिकल्पना के प्रकार (Types of Hypothesis)

परिकल्पना के दो प्रकार निम्न हैं

1. शून्य परिकल्पना (Nill Hypothesis)

- इस परिकल्पना को एक काल्पनिक (Virtual) मॉडल माना जाता है जिसके द्वारा हम दर्शाते है कि वेरिएबल्स के मध्य कोई अन्तर नहीं होता है। हमेशा जनसंख्या मापदण्ड (Standard) के बारे में परिकल्पना की शुरुआत करते हैं, इसके द्वारा यह स्पष्ट किया जाता है
  कि जनसंख्या मापदण्ड एवं सेम्पल या सांख्यिकी में कोई अन्तर नहीं है तथा जो भी परीक्षण अन्तर दिखाई पड़ता है, वह सेम्पल या नमूना के अस्थिरता (Fluctuation) के कारण है।
- इसे H_0 द्वारा निरूपित किया जाता है एवं इसका उपयोग सांख्यिकीय जाँच एवं व्याख्या करने के लिए करते हैं।

2. विकल्प परिकल्पना (Alternative Hypothesis)

- यह परिकल्पना शून्य परिकल्पना के विपरीत होती हैं। इसे H_1 द्वारा निरूपित किया जाता है।
- दोनों परिकल्पनाएँ H_0 तथा H_1 आपस में इस प्रकार से सम्बन्धित होती हैं कि एक के सत्य होने पर दूसरी असत्य होगी तथा एक के असत्य होने पर दूसरी सत्य होगी।
  उदाहरण–यदि परीक्षण करते हैं कि क्या जनसंख्या माध्य $\bar{X}$ का मूल्य एक विशिष्ट मूल्य X_0 के बराबर है,
  तब, शून्य परिकल्पना $H_0 \Rightarrow \bar{X} = X_0$
  विकल्प परिकल्पना,

$$H_1 \Rightarrow \bar{X} \neq X_0$$
$$H_1 \Rightarrow \bar{X} > X_0$$
$$H_1 \Rightarrow \bar{X} < X_0$$

- अतः विकल्प परिकल्पना एक से अधिक भी हो सकती एवं निर्णय लेने की प्राथमिकता को $P = 1 - \sigma$ द्वारा निरूपित किया जाता है।

परिकल्पना परीक्षण के प्रकार (Types of Hypothesis Testing)

परीक्षण सेम्पल या नमूने की सेम्पल आवृत्ति (Frequency) में अस्वीकार क्षेत्र की स्थिति के आधार पर परिकल्पना परीक्षण को दो प्रकार में विभाजित करते हैं, ये निम्न हैं

1. एक-पुच्छ या एकपक्षीय परीक्षण (One Tail or One Ride Test)

- एक परिकल्पना का ऐसा परीक्षण जिसका अस्वीकार क्षेत्र परीक्षण सेम्पल या सेम्पल की आवृत्ति (Frequency) में एक ही सिरे बाएँ या दाएँ पर स्थित होते हैं, तो एक पुच्छ या एकपक्षीय या एक सिरे वाला परीक्षण (One tailed or One rided test) कहलाता है।
- जब सम्पूर्ण अस्वीकार क्षेत्र आवृत्ति के बाएँ सिरे पर स्थित होता है, तो उसे बायाँ पुच्छ परीक्षण (Left tail or Lower tail test) कहते हैं, जबकि सम्पूर्ण अस्वीकरण क्षेत्र आवृत्ति के दाएँ सिरे पर स्थित होता है, तो उसे दायाँ पुच्छ परीक्षण (Right tail or Upper tail test) कहते हैं।

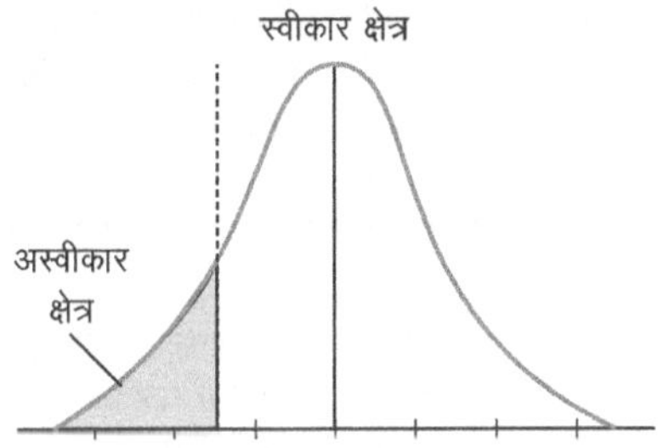

बाएँ पुच्छ परीक्षण

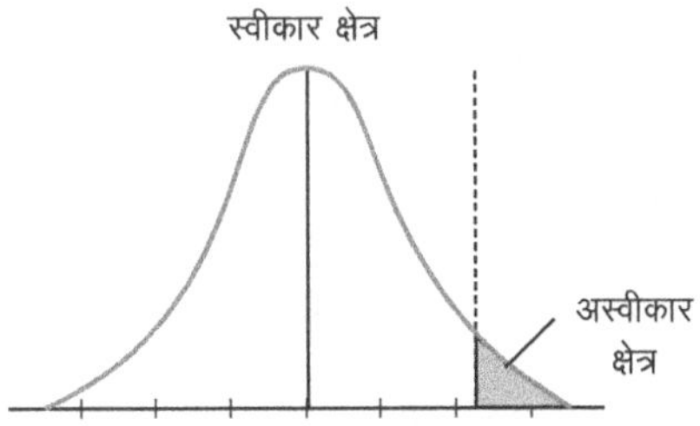

दाएँ पुच्छ परीक्षण

2. द्वि-पुच्छ या द्विपक्षीय परीक्षण (Two Tail or Two Ride Test)

- परिकल्पना का ऐसा परीक्षण जिसका अस्वीकार क्षेत्र परीक्षण एक आवृत्ति के दोनों सिरों पर स्थित होता है, द्वि-पुच्छ या द्विपक्षीय या दोनों सिरों वाला परीक्षण (Two tailed or Two rided tests) कहलाता हैं।
- सेम्पल या सेम्पल की नमूनाकला सामान्यतया अस्वीकार सम्भावना आधी-आधी दोनों सिरे के लिए निश्चित की जाती है, जिससे परीक्षण सिमेट्रिकल (Symmetrical) हो जाता है।

परिकल्पना परीक्षण की प्रक्रिया
(Process of Hypothesis Testing)

- सर्वप्रथम शून्य परिकल्पना की जाती है तथा इसमें यह माना जाता है कि कोई दो मूल्यों के बीच अन्तर महत्त्वपूर्ण नहीं है।
- शून्य परिकल्पना के परीक्षण के लिए एक उपयुक्त सार्थकता स्तर का निर्धारण किया जाता है। उदाहरण के लिए, व्यवहार में 5% सार्थकता स्तर का सबसे अधिक प्रयोग किया जाता है।
- शून्य परिकल्पना के परीक्षण के लिए अनेकों परीक्षण सांख्यिकी का प्रयोग किया जा सकता है; जैसे– F, Z, x^2, t, आदि।
- उपयुक्त सांख्यिकी (Statistics) के चयन के बाद परीक्षण से सम्बन्धित अनिवार्य गणना की जाती है तथा मूल्यों को निकाला जाता है।
- सार्थकता परीक्षण की प्रक्रिया के अन्तिम चरण में निष्कर्ष निकाले जाते हैं। इसके लिए सांख्यिकी (Statistics) के निकाले गए मूल्य की तुलना सारणी (Table) के मान से एक दिए गए सार्थकता स्तर पर करते हैं। यदि निकाले गए सांख्यिकी मूल्य सारणी मूल्य से 5% या 1% सार्थकता स्तर से अधिक होता है, तो शून्य परिकल्पना को अस्वीकार कर दिया जाता है तथा यह सेम्पल जनसंख्या को प्रदर्शित नहीं करता है।

परिकल्पना परीक्षण की गलतियाँ
(Errors of Hypothesis Testing)

- परिकल्पना परीक्षण की प्रक्रिया के अन्तर्गत अनेक प्रकार की गलतियाँ उत्पन्न होने की सम्भावनाएँ होती हैं, इन्हें ही परिकल्पना परीक्षण की गलतियाँ कहते हैं।
- ये मुख्यतया दो प्रकार की होती हैं, जो निम्नलिखित हैं
  - **टाइप I गलती** जब शून्य परिकल्पना सत्य होती है, लेकिन उसे अस्वीकार कर दिया जाता है, तो टाइप I गलती उत्पन्न हो जाती है। टाइप I गलती की सम्भावना को α द्वारा निरूपित किया जाता है तथा सही निर्णय लेने की सम्भावना को $P=1-\alpha$ द्वारा निरूपित किया जाता है।
  - **टाइप II गलती** जब शून्य परिकल्पना असत्य होती है, लेकिन उसे स्वीकार कर लिया जाता है, तो टाइप II गलती उत्पन्न हो जाती है। इसकी सम्भावना को β द्वारा निरूपित किया जाता है तथा सही निर्णय लेने की सम्भावना को $P=1-\beta$ द्वारा निरूपित किया जाता है।

विभिन्न परिकल्पना परीक्षण
(Differential Hypothesis Testing)

t-परीक्षण (t-test)

- इस परीक्षण का उपयोग यह तय करने के लिए किया जाता है, कि माध्य (Mean) या समूह के बीच क्या महत्त्वपूर्ण अन्तर है, जो कुछ विशेषताओं से सम्बन्धित हो जाता है।
- t-परीक्षण द्वारा छोटे सेम्पल की सार्थकता का परीक्षण किया जाता है, t-परीक्षण सार्थकता परीक्षण की एक तकनीक है, जिसे **विलियम गोसेट** ने अपने उपनाम स्टूडेण्ट के नाम से प्रकाशित (Publish) किया। अतः इसे स्टूडेण्ट t-परीक्षण या वितरण भी कहते हैं।
- परिकलित t की तुलना सार्थकता स्तर के आधार पर t-सारणी के मान से करते हैं। यदि ज्ञात मान सारणी मान से अधिक है, तो अन्तर सार्थक माना जाता है तथा विपरीत स्थिति में अर्थहीन माना जाता है।

t-परीक्षण निम्नलिखित स्थितियों में प्रयुक्त किया जाना चाहिए

- जब सेम्पल का आकार 30 से कम हो या बराबर हो ($N \le 30$)
- जब पूरे क्षेत्र का माप विचलन (Deviation) ज्ञात न हो।
- जब पूरे क्षेत्र का सामान्य वितरण हो।
- जब एक वेरिएबल (Variable) डाटा एनालाइसिस में दो स्वतन्त्र सेम्पल के साथ मापने योग्य डाटा हों।

t-परीक्षण की विशेषताएँ (Characteristics of t-tests)

t-परीक्षण सामान्य वितरण (Distribution) नहीं होता है, परन्तु जिस पूरे क्षेत्र में से इसे लिया गया है, वह सामान्य वितरण (Distribution) होना चाहिए। इसकी विशेषताएँ निम्न हैं

- प्रत्येक सिमेट्रिकल आकार (n) के लिए पृथक् t-वितरण होता है।
- प्रत्येक t-वितरण एक सममित वितरण होता है।
- वक्र का उच्चतम् बिन्दु $t = 0$ अर्थात् माध्य पर स्थित होता है।
- इसमें कुल क्षेत्रफल 1.0 होता है।
- t- वितरण में वेरिएन्स प्रमाणित प्रसामान्य वितरण की अपेक्षा अधिक होता है।

t-परीक्षण के प्रयोग (Experiment of t-test)

- **जनसंख्या माध्य से सम्बन्धित परिकल्पना का परीक्षण** (Testing Hypothesis Related to Population Mean) जब मानक विचलन ज्ञात न हो तथा सेम्पल का आकार छोटा हो, तो t-परीक्षण का प्रयोग किया जाता है। इसके लिए निम्नलिखित सूत्र (Formula) का प्रयोग करते हैं

$$t = \frac{\bar{X}-\mu}{S} \times \sqrt{n}$$

जहाँ, $\bar{X}$ = नमूना माध्य
μ = जनसंख्या माध्य
n = सेम्पल इकाइयों की संख्या
S = सेम्पल का प्रमाप विचलन

- **छोटे सेम्पल के सम्बन्ध में कोरीलेशन कॉफीशिएन्ट की परिकल्पना का परीक्षण** (Testing the Hypothesis of Correlation Coefficient with Small Sample) माना कि n आकार का रैण्डम सेम्पल एक द्विपद (Two-steps) सामान्य वितरण से लिया गया है तथा 'r' अवलोकित सेम्पल कोरीलेशन कॉफीशिएन्ट है। समष्टि कोरीलेशन कॉफीशिएन्ट शून्य है अथवा अवलोकित कोरीलेशन कॉफीशिएन्ट सार्थक है या नहीं, पता लगाने लिए t-परीक्षण का प्रयोग करते हैं तथा t-परीक्षण का मूल्य निकालने के लिए निम्नलिखित सूत्र (Formula) का प्रयोग करते हैं

$$t = \frac{r}{\sqrt{1-r^2}} \sqrt{n-2}$$

जहाँ, r = कोरीलेशन कॉफीशिन्ट
n = सेम्पल का आकार

Z -परीक्षण (Z-test)

- कोरीलेशन कॉफीशिएन्ट (r) के अवलोकित मूल्य का किसी अनुमानित मूल्य से अन्तर सार्थक है या नहीं पता करने के लिए किया जाता है।
- चूँकि इस परीक्षण की खोज **फिशर** द्वारा की गई है। अतः यह परीक्षण **फिशर** का ***Z*-परीक्षण** कहलाता है।
- इस परीक्षण में नमूने के कोरीलेशन कॉफीशिएन्ट को Z में परिवर्तित कर देते हैं। कोरीलेशन कॉफीशिएन्ट को Z में बदलने के लिए निम्नलिखित सूत्र (Formula) का प्रयोग करते हैं

$$Z = 1.1513 \log \times \frac{1+r}{1-r}$$

इस रूपान्तरित Z को Z_S से व्यक्त किया जाता है।

F-परीक्षण (F-test)

- F-परीक्षण का प्रयोग दो वेरिएन्स के अन्तर की सार्थकता के परीक्षण के लिए किया जाता है। इसे 'वेरिएन्स अनुपात परीक्षण' भी कहते हैं। F परीक्षण की गणना के लिए निम्नलिखित सूत्र का प्रयोग करते हैं

$$F = \frac{S_1^2}{S_2^2}, \text{ जहाँ } S_1^2 > S_2^2$$

जहाँ, S_1 = बड़े अनुमानित जनसंख्या वेरिएन्स

S_2 = छोटे अनुमानित जनसंख्या वेरिएन्स

- प्रत्येक F-परीक्षण का विस्तार 0 से + σ तक होता है।
- F-सारणी को अंश (Numerator) तथा हर (Denominator) की स्वतन्त्र कोटियों के आधार पर देखा जाता है। इसमें अंश का मूल्य हर से अधिक होता है।
- प्रत्येक F एक प्रायिकता परीक्षण है, इसका क्षेत्रफल 1 होता है।
- F-परीक्षण का प्रयोग दो पूरे क्षेत्रों के प्रसरण की सार्थकता परीक्षण करने, समग्र के माध्यों की सार्थकता परीक्षण करने, रैण्डम ब्लॉक ड़िजाइन का अध्ययन करने के लिए एवं भिन्न समूहों पर एक कारक के प्रभाव का परीक्षण करने के लिए किया जाता है।

वेरिएन्स विश्लेषण (Analysis of Variance or ANOVA)

ANOVA टेस्ट यह खोजने का एक तरीका है कि क्या सर्वेक्षण या प्रयोग के परिणाम महत्त्वपूर्ण हैं।

ANOVA के लिए फॉर्मूला (Formula for ANOVA)

$$F = \frac{MST}{MSE}$$

F = ANOVA कॉफीशिएन्ट (गुणांक)

यहाँ,

MST = (Mean sum of square due to treatment) उपचार के कारण समान्तर माध्यों का वर्ग का योग।

MSE = (Mean sum of square due to error) त्रुटि के कारण माध्यों का वर्ग का योग।

- तीन या तीन से अधिक सेम्पल द्वारा प्राप्त समान्तर माध्यों के अन्तर की सार्थकता जाँच वेरिएन्स विश्लेषण द्वारा की जा सकती है।
- वेरिएन्स विश्लेषण विधि का प्रतिपादन **सर रोनाल्ड फिशर** ने किया था। यह विधि एकसाथ अनेक प्रतिदर्शों के मध्यमानों की तुलना करके बताती है कि क्या वे सभी प्रतिदर्श एक ही समष्टि से लिए गए हैं अथवा नहीं।
- यह विधि अनेक मध्यमानों की तुलना करके बताती है कि ये परस्पर सार्थक रूप से भिन्न है अथवा नहीं। वेरिएन्स विश्लेषण को संक्षेप में ANOVA कहते हैं।

काई-स्क्वायर परीक्षण (Chi-Square Test, χ^2)

- काई-स्क्वायर परीक्षण (χ^2) की खोज सन् 1875 में **हेलमर्ट** ने की थी तथा बाद में वर्ष 1900 में **कार्ल पियर्सन** ने पुनः इसकी खोज की।
- χ^2 परीक्षण एक अत्यन्त महत्त्वपूर्ण अप्राचलिक सांख्यिकीय प्रविधि है। सामाजिक विज्ञान के अनुसन्धान कार्यों में इसका अत्यधिक महत्त्व है। काई-वर्ग परीक्षण आवृत्तियों के मध्य अन्तर की सार्थकता का परीक्षण करता है।
- अवलोकित तथा सम्भावित आवृत्तियों के अन्तरों के शून्य होने पर काई-वर्ग का मान शून्य हो जाता है, जबकि अधिक अन्तर होने पर मान बढ़ जाता है।
- χ^2 का मान सदैव धनात्मक होता है। यह दो अनुपातों में अन्तर का महत्त्व जानने की विधि है। जब दो से अधिक समूहों की तुलना की जानी हो तब इसका उपयोग करते हैं।

$$\chi^2 = \Sigma\left[\frac{(f_0 - f_e)^2}{f_e}\right]$$

जहाँ, χ^2 = काई स्क्वायर

Σ = योग

f_0 = प्राप्त या मापित आवृत्ति

f_e = प्रत्याशित आवृत्ति

काई-स्क्वायर परीक्षण के प्रयोग की शर्तें

- पूरे क्षेत्र की इकाइयों की संख्या (N) से अधिक होनी चाहिए। व्यवहार में $N = 30$ से अधिक होना चाहिए।
- कोई भी प्रत्याशित कोष्ठ आवृत्ति (Cell frequency) 5 से कम नहीं होनी चाहिए। यदि कोई आवृत्ति 5 से कम है, तो नेट-संशोधन द्वारा χ^2 का मूल्य निकालना चाहिए।
- उत्कृष्ट सैम्पल आधार पर चुना हुआ होना चाहिए।
- कोष्ठ आवृत्तियों (Cell frequency) के अवरोध रेखीय होने चाहिए।

काई-स्क्वायर परीक्षण का प्रयोग (Experiments of Chi-Square Testing)

काई-स्क्वायर परीक्षण के प्रयोग से अनेक प्रकार की समस्याओं का समाधान किया जाता है। इनको मुख्यतया दो भागों में विभाजित किया जाता है

- **काई-स्क्वायर परीक्षण जनसंख्या वेरिएन्स के परीक्षण के रूप में** (Chi Square Test for Population Variance) इसके द्वारा यह परीक्षण किया जाता है कि क्या एक सेम्पल ऐसे सामान्य जनसंख्या से लिया गया है, जिसका वेरिएन्स (σ^2) एक विशेष समष्टि के प्रसरण (σ_0^2) के बराबर हो सकता है या नहीं। काई-स्क्वायर परीक्षण के प्रयोग द्वारा इस तथ्य की भी जाँच की जाती है कि विभिन्न सेम्पल एक ही सेम्पल क्षेत्र से उद्धत किए गए हैं या नहीं।
- **काई-स्क्वायर परीक्षण गैर-मापदण्ड परीक्षण के रूप में** (Chi Square Test as Non-criterion Test) काई-स्क्वायर एक महत्त्वपूर्ण गैर-मापदण्ड परीक्षण है। इसे दो भागों में विभाजित किया जाता है
  (i) **गुडनेस ऑफ फिट का परीक्षण** (Test of Goodness of Fit) इस परीक्षण द्वारा यह ज्ञात किया जाता है कि सम्भावित आवृत्तियों तथा अवलोकित आवृत्तियों में सार्थक अन्तर है या नहीं। इससे यह भी परीक्षण कर सकते हैं कि अवलोकित आवृत्ति वितरण कहाँ तक **सैद्धान्तिक** (Theorified) आवृत्ति वितरण; जैसे–द्विपद, पॉयसन तथा सामान्य के अनुरूप है अर्थात् दोनों में सार्थक अन्तर है या नहीं।
  (ii) **गुणों की स्वतन्त्रता का परीक्षण** (Degrees of Freedom Test) काई-स्क्वायर परीक्षण द्वारा यह भी परीक्षण किया जा सकता है कि

दो गुणों में सम्बन्ध है या ये स्वतन्त्र हैं। उदाहरण के लिए, यदि कोई नई दवा कैंसर ठीक करने में प्रभावशाली है या नहीं, इसका परीक्षण काई-स्क्वायर परीक्षण द्वारा कर सकते हैं।

क्रम परीक्षण (Rank Test or Wilcoxon-Signed-Rank Test)

- विल्कोक्सन सुमेल-युग्म चिन्हित क्रम परीक्षण दो सम्बन्धित सेम्पल की तुलना करते समय जोड़ों के दो प्राप्तांकों के बीच के अन्तरों की दिशा तथा आकार दोनों पर विचार करके सेम्पल के अन्तर की सार्थकता की जाँच करता है।
- विल्कोक्सन परीक्षण कम अन्तर वाले जोड़ों की तुलना में अधिक अन्तर वाले युग्म को अधिक महत्त्व दिया जाता है। इस परीक्षण में विभिन्न जोड़ों के प्राप्तांकों के अन्तरों को धन (+) तथा ऋण (–) चिन्ह सहित ज्ञात करते हैं।
- फिर इन अन्तरों को उनके आकारों के अनुसार क्रमबद्ध कर लेते हैं। सभी युग्मों के अन्तरों के क्रम आवण्टित करने के पश्चात् '+' तथा '–' चिन्ह वाले अन्तरों को आवण्टित क्रमों का योग किया जाता है।
- इस परीक्षण में धन (+) तथा ऋण (–) अन्तरों के आवण्टित क्रमों के योगों में से जो छोटा होता है, उसे T संकेताक्षर से व्यक्त किया जाता है। छोटे प्रतिदर्शों ($N \le 25$) के लिए T मान की सार्थकता का निर्धारण T मानों की सारणी के द्वारा किया जा सकता है।
- यदि कैल्कुलेटिव T के मान वांछित सार्थकता स्तर व सम्बन्धित प्रतिदर्श आकार के लिए T के सारणी मान के बराबर अथवा कम होता है, तब इसे सार्थक कहा जाता है तथा शून्य परिकल्पना को निरस्त कर दिया जाता है। बड़े नमूनों ($N < 25$) की स्थिति में T को निम्न सूत्र से Z में परिवर्तित किया जाता है

$$Z = \frac{T - \frac{N(N+1)}{4}}{\sqrt{\frac{N(N+1)(2N+1)}{24}}}$$

- Z मान की सार्थकता सामान्य प्रायिकता वक्र की सहायता से देखी जाती है। विल्कोक्सन परीक्षण का प्रयोग एक-पुच्छीय परीक्षण तथा द्वि-पुच्छीय परीक्षण दोनों ही प्रकार से किया जा सकता है।
- द्वि-पुच्छीय परीक्षण में Z का मान 1.96 व 2.58 से अधिक होने तथा एक-पुच्छीय परीक्षण में Z का मान 1.65 व 2.33 से अधिक होने पर उसे क्रमशः .05 तथा .01 स्तर पर सार्थक कहा जा सकता है।
- T मान अथवा Z मान सही होने पर शून्य परिकल्पना, के दोनों सम्बन्धित सेम्पल में अन्तर नहीं है, को हटाया जा सकता है, जबकि सही नहीं होने पर शून्य परिकल्पना स्वीकार कर ली जाती है।

प्रैक्टिस सैशन

टॉपिकल प्रैक्टिस

नर्सिंग अनुसन्धान

1. नर्सिंग अनुसन्धान (Nursing research) **में नैतिकता के सिद्धान्तों में सम्मिलित है।**

(a) लाभार्थी
(b) मानव गरिमा के लिए आदर
(c) न्याय
(d) ये सभी

2. अनुसन्धान (Research) **में, निम्नलिखित में से कौन-सा सूचित सहमति** (Informed consent) **का तत्व** (Element) **नहीं होता है?**

(a) अध्ययन के उद्देश्य का विवरण
(b) किसी भी विषय के लाभ का वर्णन
(c) केवल चयनित प्रश्नों के उत्तर देना
(d) स्वैच्छिक भागीदारी का कथन

3. एक अनुसन्धानकर्ता (Researcher) **द्वारा विषय** (Subject) **की एक स्पष्ट गारन्टी अनुसन्धानकर्ता को दी गई जानकारी किसी से साझा नहीं की जाएगी**

(a) गुमनामी (Anonymity)
(b) चकाचौंध (Blinding)
(c) गोपनीयता (Confidentiality)
(d) सामना करना (टकराव) (Confrontation)

4. अनुसन्धान के प्रतिमान (Paradigm) **हैं**

(a) वैचारिक ढाँचा (Conceptual framework)
(b) सैद्धान्तिक ढाँचा (Theoretical framework)
(c) स्टडी ढाँचा (Study framework)
(d) उपरोक्त में से कोई नहीं

5. नर्सिंग अनुसन्धान (Nursing research) **आधारित हो सकता है**

(a) केवल नर्सिंग सिद्धान्तों पर
(b) अन्य विषयों से सिद्धान्त पर
(c) दोनों (a) और (b)
(d) इनमें से कोई नहीं

6. अध्ययन की शक्ति और कमजोरी का मापन (Careful appraisal) **है**

(a) अनुसन्धान प्रस्ताव (Research proposal)
(b) क्रिया अनुसन्धान (Action research)
(c) अनुसन्धान क्रिटिक्यू (Research critique)
(d) साक्ष्य आधारित अभ्यास (Evidence-based practice)

7. एक नर्स अनुसन्धानकर्ता अपना स्थानान्तरण बच्चों की गहन चिकित्सा इकाई (Pediatric IUC) **में कराती है जिसमें कि वह बच्चों की गहन चिकित्सा इकाई** (PICU) **में कार्यरत नर्सों के सुईं चुभने की चोट** (Needle stick injury) **के बारे में अवलोकन** (Observation) **करके डाटा** (Data) **एकत्र कर सके। अनुसन्धानकर्ता भूमिका का उपयोग करती है**

(a) पर्यवेक्षक के रूप में भागीदार की
(b) पूर्ण सहभागी की
(c) पूर्ण पर्यवेक्षक की
(d) औपचारिक पर्यवेक्षक की

8. एक अनुसन्धान प्रस्ताव (Research proposal) **का सबसे अच्छा वर्णन है।**

(a) डाटा के विश्लेषण का ढाँचा (Framework)
(b) उद्देशित अध्ययन की लिखित प्रस्तावना
(c) अध्ययन के नैतिक परिप्रेक्ष्य का वर्णन
(d) अध्ययन के लाभ के तर्क

9. अनुसन्धान प्रस्ताव का निम्नलिखित में से कौन-सा उद्देश्य है?

(a) अध्ययन करने के लिए मार्गदर्शन (Guide) करना
(b) धन देने वाली निकाय (Funding agency) का धन बचाना
(c) अध्ययन करने में दूसरों के मूल्यांकन को रोकना
(d) डाटा का विश्लेषण करने के उपरान्त समस्या समाधान में सहायता करना

10. एक अच्छा अनुसन्धान प्रस्ताव हमेशा होता है।

(a) अनुसन्धान उद्देश्यों पर केन्द्रित
(b) सन्दर्भ लिखने की विशेष शैलियों पर केन्द्रित
(c) पहले इस शीर्षक पर हुई अनुसन्धानों पर सभी सम्भव अनुसन्धानों पर विचार करना
(d) अनुसन्धानकर्ताओं के नाम और पता प्रदान करना

11. अनुसन्धान प्रक्रिया (Research process) **में समस्या की पहचान नर्सिंग प्रक्रिया** (Nursing process) **के कौन-से चरण के समान होगी?**

(a) नर्सिंग आंकलन (Nursing assessment)
(b) योजना बनाना (Planning)
(c) क्रियान्वयन (Implementation)
(d) मूल्यांकन (Evaluation)

12. नर्सों के मध्य अनुसन्धान उपयोगिता को उन्नत करने की सर्वोत्तम रणनीति है

(a) नर्सों को साक्ष्य-आधारित (Evidence based) अभ्यास ज्ञात के द्वारा प्रशिक्षित करना
(b) नर्स अनुसन्धानकर्ता और नर्स क्लीनिसियन के बीच अनुसन्धान सहयोग
(c) नर्सों को पढ़ने, समीक्षा करने, अनुसन्धान में सहभागी बनाना
(d) उपरोक्त सभी

13. निम्नलिखित में से कौन-सा कथन सत्य है?

(a) समस्या कथन है, अध्ययन क्यों किया जा रहा है?
(b) अनुसन्धान उद्देश्य है अध्ययन में क्या परीक्षण किया जाएगा?
(c) समस्या कथन पर अनुसन्धान केन्द्रित होता है।
(d) अनुसन्धान व्यवहार्यता (Feasibility) धन के तत्व को नकारती है

14. कथन 'स्तनपान के अभ्यास (Breastfeeding practices) **के बारे में प्रथम गर्भा** (Primigravida) **और बहुगर्भा** (Multigravida) **महिलाओं के ज्ञान की तुलना करना' अनुसन्धान का वर्णन है**

(a) कल्पना/मानना (Assumption)
(b) परिकल्पना (Hypothesis)
(c) उद्देश्य
(d) समस्या

15. एक अनुसन्धान प्रस्ताव (Research proposal) **के परिचय अनुभाग** (Introduction section) **में निम्नलिखित में से किसे सम्मिलित करते हैं?**
(a) डाटा अनुसन्धान विधि (b) एक उपकरण का वर्णन
(c) एक समय सीमा (Frame) (d) समस्या कथन

अनुसन्धान के प्रकार एवं गुण

16. निम्नलिखित अनुसन्धान के प्रकार में से कौन-सा तुरन्त व्यावहारिक, प्रायोगिक समस्या के समाधान पर केन्द्रित है
(a) बेसिक अनुसन्धान (b) एप्लाइड अनुसन्धान
(c) एक्सप्लनेटोरी अनुसन्धान (d) डिस्क्रिप्टिव अनुसन्धान

17. सिद्धान्तों से विकसित परिकल्पना जाँच (Testing hypothesis) **पर कौन-सी वैज्ञानिक विधि केन्द्रित है?**
(a) डेडक्टीव मेथड (b) इनडक्टीव मेथड
(c) परिकल्पना मेथड (d) पैटर्न

18. निम्नलिखित में से कौन-सा अध्ययन गुणात्मक अनुसन्धान विधि (Qualitative research method) **का उदाहरण है?**
(a) क्रॉस-सेक्सनल डिजाइन (Cross-sectional design)
(b) कोरीलेशनल अध्ययन (Correlational studies)
(c) एथनोग्राफी (Ethnography)
(d) सर्वे डिजाइन (Survey design)

19. मात्रात्मक अनुसन्धान (Quantitative research) **एक प्रक्रिया है, जिसमें**
(a) लोगों के जीवित अनुभवों का वर्णन है
(b) सिद्धान्त और परिकल्पनाओं का विकास है
(c) सिद्धान्त और परिकल्पनाओं का मूल्यांकन है
(d) लोगों की भावनाओं और विश्वासों को प्राप्त करना है

20. गुणात्मक अनुसन्धान में नमूना आकार (Sample size) **को निश्चित करने का मार्गदर्शक सिद्धान्त** (Guiding principle) **हैं**
(a) डाटा संतृप्ति (b) वेरिएबल्स की संख्या
(c) अध्ययन की शक्ति (d) थीम (Theme) की पहचान

21. विभिन्न स्रोतों से, जटिल डाटा को सुविधानुसार बनाने के लिए गुणात्मक अनुसन्धान में विभिन्न विधियों का उपयोग कहलाता है
(a) ट्राइएंगुलेशन (Triangulation)
(b) ब्राइकोलेज (Bricolage)
(c) सत्यापन (Verification)
(d) क्रॉस-विश्लेषण (Cross analysis)

22. एक प्रायोगिक अनुसन्धान (Experimental research) **का प्राथमिक उद्देश्य .... के प्रभाव का पता लगाना है।**
(a) एक्सट्रानियस वेरिएबल (b) कन्फाउण्डिंग वेरिएबल
(c) स्वतन्त्र वेरिएबल (d) निर्भर वेरिएबल

23. एक छोटे पैमाने पर एक अनुसन्धान अध्ययन (Research study) **करना कहलाता है**
(a) लघु प्रोजेक्ट (b) पायलेट (Pilot) अध्ययन
(c) लघु रूप अध्ययन (d) नमूना अध्ययन

24. निम्नलिखित में से सभी सत्य-प्रायोगिक अनुसन्धान अध्ययन (True experimental research study) **के गुण हैं, सिवाय** (Except)
(a) हेरफेर (Manipulation)
(b) नियन्त्रण (Control)
(c) मेल करना (Matching)
(d) अक्रमीकरण (Randomisation)

25. गुणात्मक अनुसन्धान अध्ययन में शक्ति विश्लेषण (Power analysis) **का उपयोग .... को निश्चित करने में किया जाता है।**
(a) महत्त्व का स्तर (Level of significance)
(b) सेम्पल का आकार (The sample size)
(c) आन्तरिक वैधता (Internal validity)
(d) विश्वसनीयता (The reliability)

26. गुणात्मक अनुसन्धान में सेम्पल (Sample) **का आकार निश्चित किया जाता है**
(a) शक्ति विश्लेषण द्वारा (b) 30 का नियम द्वारा
(c) 60 का नियम द्वारा (d) डाटा सन्तुष्टि द्वारा

27. किस प्रकार के अनुसन्धान में अनुसन्धान के चरणों को चक्रीय होना चाहिए?
(a) प्रायोगिक अनुसन्धान (b) क्रियात्मक अनुसन्धान
(c) व्यावहारिक अनुसन्धान (d) विवरणात्मक अनुसन्धान

28. मात्रात्मक अनुसन्धान (Quantitative research) **में वैचारिक ढाँचा** (Conceptual framework) **का विकास मुख्यतया है**
(a) साहित्य की समीक्षा से पहले (b) साहित्य की समीक्षा के दौरान
(c) डाटा के विश्लेषण से पहले (d) डाटा के विश्लेषण के बाद

29. सिद्धान्त (Theories) **हैं**
(a) पहले से विद्यमान
(b) निर्माण किया जाता है और अनुसन्धान के आधार पर परिवर्तन किया जाता है
(c) स्थिर और कभी बदलते नहीं
(d) उपरोक्त में से कोई नहीं

30. मात्रात्मक अनुसन्धान किस आधार पर नहीं किया जाता है?
(a) संख्यात्मक (b) माप
(c) अनुभव (d) रैण्डम सेम्पल

31. बेसिक रिसर्च (Basic research) **को करने का मुख्य उद्देश्य है**
(a) तुरन्त उपयोग के लिए ज्ञान विकसित करना
(b) सिद्धान्तों को विकसित करना
(c) निर्णय करना
(d) विद्यमान समस्या का समाधान करना

32. निम्नलिखित में से गुणात्मक अनुसन्धान की विशेषता है
(a) जनसंख्या के सामने सामान्यीकरण
(b) रैण्डम सेम्पल लेना (Random sampling)
(c) यूनिक केस ओरियन्टेशन
(d) विश्लेषण के लिए सांख्यिकीय उपयोग

1. (d)	2. (c)	3. (c)	4. (a)	5. (c)	6. (c)	7. (a)	8. (b)	9. (a)	10. (a)
11. (a)	12. (d)	13. (c)	14. (c)	15. (d)	16. (b)	17. (a)	18. (c)	19. (c)	20. (a)
21. (b)	22. (c)	23. (b)	24. (c)	25. (b)	26. (d)	27. (c)	28. (b)	29. (b)	30. (c)
31. (b)	32. (c)								

33. **निम्नलिखित सभी मात्रात्मक अनुसन्धान के चरण** (Steps) **हैं, सिवाय**
(a) अनुसन्धान समस्या का निर्माण
(b) अनुसन्धान प्रश्नों का निर्माण
(c) डाटा का विश्लेषण
(d) अनुसन्धान अध्ययन की व्यवस्थित समीक्षा

34. **गुणात्मक अनुसन्धान प्रक्रिया** (Qualitative research process) **में केवल चरण सम्मिलित हैं**
(a) अनुसन्धान सैटिंग में प्रवेश
(b) सेम्पल का रैण्डम (Random) चयन
(c) डाटा एकत्र करने के लिए संचरित प्रश्नावली का प्रयोग
(d) डाटा का विश्लेषण करने के लिए अभिमानी सांख्यिकी का प्रयोग

35. **विश्वसनीय ज्ञान के ठोस नींव का विकास आमतौर पर निर्मित होता है**
(a) एक्शन अनुसन्धान (b) बेसिक अनुसन्धान
(c) विकासात्मक अनुसन्धान (d) मैथोडोलोजिकल अनुसन्धान

36. **अनुसन्धान का गुण है।**
(a) वैज्ञानिक
(b) निरन्तरता
(c) बार-बार अध्ययन कर नवीनता लाना
(d) उपरोक्त सभी

37. **निम्नलिखित में सभी मात्रात्मक वेरिएबल्स** (Quantitative variables) **हैं, सिवाय**
(a) सीरम कोलेस्ट्रॉल
(b) वजन
(c) लिंग
(d) सेलसियस तापमान पैमाना (Celsius temperature scale)

38. **निम्नलिखित में से कौन मात्रात्मक अनुसन्धान में सम्मिलित है?**
(a) फिनोमेनोलॉजी (b) इथनोग्राफी
(c) क्लीनिकल ट्रायल (d) ग्राउण्डेड सिद्धान्त

39. **नर्सिंग में अनुसन्धान का उद्देश्य नहीं है।**
(a) बेहतर स्वास्थ्य देखभाल प्रदान करना
(b) नर्सिंग में नवीनता लाना
(c) नर्सिंग में अपना प्रभुत्व बढ़ाना
(d) नर्सिंग व्यवसाय का उच्चतर विकास

40. **दो मात्रात्मक (सतत्) वेरिएबल्स** (Quantitative variables) **के बीच रेखीय सम्बन्ध को प्रदर्शित करने का सबसे अच्छा तरीका कौन-सा है?**
(a) आवृत्ति बहुभुज (Frequency polygon)
(b) स्केटर प्लॉट डायग्राम (Scatter plot diagram)
(c) हिस्टोग्राम (Histogram)
(d) पाई आरेख (Pie diagram)

41. **मात्रात्मक अनुसन्धान रिपोर्ट** (Quantitative research report) **का सही क्रम पहचानिए।**
(a) साहित्य समीक्षा, परिणाम, विधियाँ, विचार-विमर्श
(b) उपलब्ध साहित्य समीक्षा विधियाँ, परिणाम, विचार-विमर्श
(c) विचार-विमर्श, साहित्य समीक्षा, विधियाँ, परिणाम
(d) विधियाँ, परिणाम, साहित्य समीक्षा, विचार-विमर्श

42. **आधारभूत सिद्धान्त** (Basic principles) **जो तर्क या कारण, बिना साक्ष्य** (Proof) **या प्रमाणीकरण के सत्य स्वीकार किए जाते हैं, कहलाते हैं**
(a) परिकल्पना
(b) मानना (Assumptions)
(c) निर्माण (Constructs)
(d) प्रोपोजिशन (Propositions)

43. **निम्नलिखित में से कौन-सी उत्पादकता** (Fertility) **की माप है?**
(a) मातृ मृत्यु दर
(b) प्रजनन दर
(c) पाँच के नीचे की मृत्यु दर
(d) मातृ अस्वस्थता दर

44. **रोग की माप के अनुसार घटना होने की दर में सम्मिलित है**
(a) रोग के सभी पुराने केस (All old cases of disease)
(b) रोग के सभी नए केस (All new cases of disease)
(c) रोग के सभी पुराने और नए केस (All old and new cases of disease)
(d) उपरोक्त सभी

45. **एक परिभाषित समय अन्तराल में, नए केस** (Case) **की संख्या जो एक विशेष जनसंख्या में होती है**
(a) घटना (Incident)
(b) बिन्दु प्रसार (Point prevalence)
(c) अवधि प्रसार (Period prevalence)
(d) जीवनपर्यन्त प्रसार (Lifetime prevalence)

46. **एक दिए गए समय अन्तराल की अवधि में विद्यमान केसिस** (Cases) **की संख्या बताती है**
(a) बिन्दु प्रसार
(b) घटना (Incidence)
(c) अवधि प्रसार (Period prevalence)
(d) उपरोक्त में से कोई नहीं

47. **अनुसन्धान प्रक्रिया** (Research process) **करने में प्रारम्भिक और सबसे महत्त्वपूर्ण कदम हैं**
(a) अनुसन्धान वेरिएबल्स को परिभाषित करना
(b) अनुसन्धान समस्या की पहचान करना
(c) अनुसन्धान प्रयोजनों के बारे में बताना
(d) अध्ययन का औचित्य (Feasibility) निश्चित करना

48. **निम्न में से कौन-सा अर्द्ध-प्रयोगात्मक** (Quasi-experimental) **में नहीं है?**
(a) हस्तक्षेप (Manipulation)
(b) नियन्त्रित समूह (Control group)
(c) यादृच्छिकीकरण (Randomisation)
(d) दोनो (b) व (c)

49. **वास्तविक प्रयोगात्मक** (True experimental) **का गुण है**
(a) हस्तक्षेप (Manipulation)
(b) नियन्त्रित समूह (Control group)
(c) यादृच्छिकीकरण (Randomization)
(d) उपरोक्त सभी

50. **ऐसा अनुसन्धान जिसमें अनुसन्धानकर्त्ता विषय** (Subject) **के मध्य रहकर अनुसन्धान करता है, कहलाता है।**
(a) *इन विवो* (b) *इन विट्रो*
(c) पूर्व परीक्षण (d) असंचरित

51. **ऐसा अनुसन्धान जिसमें अनुसन्धानकर्त्ता आँकड़े एकत्रित करने के पश्चात् उनका विश्लेषण करता है**
(a) पूर्व परीक्षण (b) असंचरित
(c) *इन विट्रो* (d) प्रेक्षण

52. **ऐसी अनुसन्धान तकनीक जिसमें व्यक्ति प्रपत्रों** (Cards) **का दिया जाता है जिसकों वह अपनी इच्छा अनुसार सहमत-असहमत करता है।**
(a) लिकर्ट स्केल (b) रेटिंग स्केल
(c) क्यू-सॉर्ट विधि (d) VAS

53. **दर्दी स्केल किसका उदाहरण है।**
(a) लिकर्ट स्केल (b) क्यू-सॉर्ट विधि
(c) VAS (d) डेल्फी विधि

अनुसन्धान डिजाइन एवं अनुसन्धान वेरिएबल

54. **अनुसन्धान डिजाइन** (Research design) **जिसमें पूछताछ का क्षेत्र एक तरीका है जिसके द्वारा लोग सामाजिक सहभागिता को अर्थपूर्ण बनाते हैं**
(a) सांकेतिक क्रिया (Symbolic interactionism)
(b) फिनोमेनोलॉजी (Phenomenology)
(c) ग्राउण्डेड सिद्धान्त (Grounded theory)
(d) केस स्टेडी (Case study)

55. **ग्राउण्डेड सिद्धान्त प्रक्रिया** (Grounded theory approach) **में पूछताछ का क्षेत्र है**
(a) जीवित/वास्तविक अनुभव
(b) सामाजिक परिवेश (Setting) में सामाजिक संरचनात्मक प्रक्रियाएँ
(c) संस्कृति का समग्र दृश्य (Holistic of culture)
(d) उपरोक्त सभी

56. **निष्कर्ष निकालने के लिए बहुसन्दर्भों** (Multiple referents) **का उपयोग कि क्या सत्य का गठन है कहलाता है**
(a) डाटा का सत्यापन
(b) क्रॉस सन्दर्भ
(c) त्रुटि माप
(d) ट्राइएंगुलेशन

57. **अनुसन्धान** (Research) **में ट्राइएंगुलेशन** (Triangulation) **शब्द के प्रवर्तक कौन थे?**
(a) हंगलर (Hungler)
(b) स्टुअर्ट (Stuart)
(c) डेंजिन (Denzin)
(d) पोलिट (Polit)

58. **निम्नलिखित में से कौन-सा अनुसन्धान डिजाइन में अनियमितता नियन्त्रण और छेड़छाड़** (Manipulation) **अनिवार्यता आवश्यक रूप से चाहिए?**
(a) खोजपूर्ण अध्ययन
(b) अर्द्ध-प्रायोगिक डिजाइन
(c) सत्य-प्रायोगिक (True experimental) डिजाइन
(d) पूर्व-प्रायोगिक डिजाइन

59. **अनुसन्धान** (Research) **जिसमें अन्वेषक** (Interactive) **एक सक्रिय, अन्त:क्रियात्मक भूमिका** (Active interactive role) **निभाता है**
(a) सक्रिय अनुसन्धान (b) हस्तक्षेप अनुसन्धान
(c) तरजी ही शोध (d) इन्टरएक्टिव अनुसन्धान

60. **अनुसन्धान कार्य करने की योजना या अनुसन्धान प्रक्रिया की रूप रेखा या ब्लू प्रिन्ट होता है, उसे कहते है**
(a) विवरणकारी अनुसन्धान (b) मूल अनुसन्धान
(c) अनुसन्धान डिजाइन (d) स्वतन्त्र वेरिएबल

61. **निम्नलिखित में से कौन-सा अनुसन्धान कथन बयान** (Research statement) **का तत्व नहीं है?**
(a) अनुसन्धान डिजाइन (b) अनुसन्धान उपकरण
(c) जनसंख्या (d) सैटिंग

62. **निम्नलिखित में से किसे अनुसन्धान समस्या** (Research problem) **का अवयव** (Component) **नहीं माना जाता है?**
(a) अनुसन्धान उपकरण (b) अध्ययन के वेरिएबल
(c) जनसंख्या का अध्ययन (d) अनुसन्धान सैटिंग

63. **एक वेरिएबल जो दूसरे वेरिएबल में परिवर्तन करने वाला माना जाता है, कहा जाता है**
(a) निर्भर वेरिएबल (b) स्वतन्त्र वेरिएबल
(c) इन्टरविनिंग वेरिएबल (d) सक्रिय वेरिएबल

64. **वेरिएबल, जिसे प्रयोग** (Experiment) **में जोड़-तोड़** (Manipulation) **करके प्रभावित किया जाता है, कहलाता है**
(a) स्वतन्त्र वेरिएबल (b) निर्भर वेरिएबल
(c) मानदण्ड वेरिएबल (d) नियन्त्रक वेरिएबल

65. **एक अनुसन्धानकर्ता** (Researcher) **ने नर्सों के मनोबल** (Morale) **पर अनुसूचित कार्य** (Scheduling assignment) **के प्रभाव का अध्ययन किया, अनुसूचित को कहा जाएगा**
(a) सक्रिय वेरिएबल (b) स्वतन्त्र वेरिएबल
(c) परतन्त्र/निर्भर वेरिएबल (d) हस्तक्षेप वेरिएबल

66. **वेरिएबल, जो जाँच** (Investigation) **में असंगत है और जिसे नियन्त्रित** (Control) **करने की आवश्यकता है, अन्यथा वह अनुसन्धान के परिणाम को प्रभावित करने में सक्षम होता है। कहलाता है**
(a) अप्रत्यक्ष वेरिएबल (b) सक्रिय वेरिएबल
(c) निर्भर वेरिएबल (d) एक्सट्रेनियस वेरिएबल

33. (d)	34. (a)	35. (b)	36. (d)	37. (c)	38. (c)	39. (c)	40. (b)	41. (b)	42. (b)
43. (b)	44. (b)	45. (b)	46. (c)	47. (b)	48. (d)	49. (d)	50. (a)	51. (c)	52. (c)
53. (c)	54. (a)	55. (b)	56. (d)	57. (c)	58. (c)	59. (b)	60. (c)	61. (b)	62. (a)
63. (b)	64. (a)	65. (b)	66. (d)						

67. अध्ययन के पक्षपात (Biasness of a study) में कमी लाने के लिए निम्नलिखित में से कौन-सा वेरिएबल नियन्त्रित किया जा सकता है?
(a) एक्सट्रेनियस (Extraneous) (b) स्वतन्त्र (Independent)
(c) निर्भर (Dependent) (d) डेमोग्राफिक (Demographic)

68. .... का संदर्भ एकल स्वतन्त्र वेरिएबल (Single independent variable) के प्रभाव से है।
(a) मिला-जुला असर (Confounding effect)
(b) मुख्य प्रभाव (Main effect)
(c) एक्सट्रेनियस प्रभाव (Extraneous effect)
(d) सक्रिय प्रभाव (Proactive effect)

69. अनुसन्धान उद्देश्य की विशिष्ट विशेषताओं में इनमें से विषम (Odd one out) का पता लगाओ
(a) नमूदार (Observable)
(b) मापने योग्य (Measurable)
(c) प्राप्त करने योग्य (Achievable)
(d) सत्यापन योग्य (Verifiable)

70. दो या अधिक वेरीएबल्स (Variables) के बीच प्रत्याशित (Expected) सम्बन्धों का कथन कहलाता है
(a) मानना (Assumption) (b) परिकल्पना (Hypothesis)
(c) समस्या कथन (d) अनुसन्धान प्रश्न

71. निम्नलिखित में से कौन-सा वेरिएबल नोमिनल स्केल (Nominal scale) पर मापा जा सकता है?
(a) रोगी की ऊँचाई सेमी में (b) रोगी का IQ स्कोर
(c) रोगी का लिंग (Gender) (d) रोगी का हीमोग्लोबिन स्तर

72. निम्नलिखित में से किस माप के पैमाने (Scale of measurement) में पूर्ण शून्य (Absolute zero) होता है?
(a) नामित (Nominal) (b) क्रमवार (Ordinal)
(c) अन्तराल (Interval) (d) अनुपातिक (Ratio)

73. निम्नलिखित में से कौन-सा स्केल (Scale) रोगी का वजन मापने के लिए उपयुक्त है?
(a) क्रमिक स्केल (Ordinal scale)
(b) नामित स्केल (Nominal scale)
(c) अनुपातिक स्केल (Ratio scale)
(d) इन्टरवल स्केल (Interval scale)

74. शरीर के तापमान की माप (Measurement of body temperature) उदाहरण है
(a) शारीरिक मापन
(b) जैविक मापन
(c) भौतिक मापन (Physical measurement)
(d) उपरोक्त सभी

75. आयु एक उदाहरण है
(a) सतत् वेरिएबल (Continous variable) का
(b) असतत् (Discrete) वेरिएबल का
(c) स्पष्ट (Categorical) वेरिएबल का
(d) नाममात्र (Nominal) वेरिएबल का

76. लिंग (Gender) एक उदाहरण है
(a) द्विभाजी (Dichotomous) वेरिएबल
(b) असतत् (Discrete) वेरिएबल
(c) क्रमवार (Ordinal) वेरिएबल
(d) मात्रात्मक वेरिएबल

77. निम्नलिखित में से कौन-सा वेरिएबल (Variable) क्रमवार पैमाने (Ordinal scale) से मापा जाता है?
(a) एनीमिया के प्रकार
(b) एनीमिया की गम्भीरता
(c) हिमोग्लोबिन ग्राम प्रतिशत में
(d) सीरम फेरिटिन स्तर

78. अनुसन्धान (Research) में, एक वेरिएबल या संकल्पना को किसमें परिभाषित किया जाएगा और मापा जाएगा? यह अध्ययन में कहलाता है
(a) मानना (Assumption)
(b) परिकल्पना (Hypothesis)
(c) ऑपरेशनल परिभाषा
(d) उपरोक्त में से कोई नहीं

79. वेरिएबल (Variable) जो दूसरे चर के प्रभाव से परिवर्तित हो जाता है, कहलाता है
(a) स्वतन्त्र वेरिएबल (b) निर्भर वेरिएबल
(c) एक्सट्रेनियस वेरिएबल (d) मिला-जुला वेरिएबल

80. मात्रा (Degree), जो अनुसन्धानकर्ता (Researcher) को यह महसूस कराती है कि प्रोजेक्ट सार्थक (Worthwhile) है, कहलाती है
(a) विश्वसनीयता (Reliability)
(b) आन्तरिक वैधता (Internal validity)
(c) बाहरी वैधता (External validity)
(d) समवर्ती वैधता (Concurrent validity)

81. क्रोनबैक एल्फा विश्वसनीयता की माप निम्न में से कौन-से एक अनुसन्धान उपकरण (Research tool) की विशेषता/गुण को दर्शाता है?
(a) तुल्यता (Equivalency) विश्वसनीतया (Reliablity)
(b) स्थिरता विश्वसनीयता (Stability reliability)
(c) आन्तरिक निरन्तरता (Internal consistency)
(d) अन्तर मापक वैधता (Inter-rater reliability)

82. निम्नलिखित में से कौन-सी प्रक्रियाओं का उपयोग अनुसन्धान उपकरणों (Research tools) के स्थिरता सूचकारक का पता करने में काम आता है?
(a) इन्टररेटर वैधता (Inter-rater reliability)
(b) आन्तरिक सघनता (Internal consistency)
(c) क्रोनबेक एल्फा (Cronbach's alpha)
(d) टेस्ट-रिटेस्ट वैधता (Test-retest reliability)

83. कुछ भविष्य की कसौटियों पर उपलब्धियाँ या व्यवहार के बीच अन्तर करने में एक उपकरण की पर्याप्तता को कहते हैं
(a) पूर्वानुमान वैधता (Predictive validity)
(b) समवर्ती वैधता (Concurrent validity)
(c) कन्टेंट वैधता (Content validity)
(d) निर्माण वैधता (Construct validity)

84. **निम्नलिखित में से किसे अनुसन्धान** (Research) **की आन्तरिक वैधता** (Internal validity) **के लिए धमकी** (Threat) **माना जाता है?**

(a) हाथार्न प्रभाव (The Hawthorne effect)
(b) नॉवेल्टी प्रभाव (Novelty effect)
(c) प्रयोगकर्ता प्रभाव (Experimenter effect)
(d) परिपक्वता (Maturation)

85. **वह शब्द** (Term) **जिसका संदर्भ अनुसन्धान** (Research) **की वैधता** (Validity) **से है जिसमें निर्भर/परतन्त्र** (Dependent) **वेरिएबल का अन्तर वास्तव में स्वतन्त्र वेरिएबल** (Independent variable) **का परिणाम है**

(a) निर्माण वैधता (Construct validity)
(b) निष्कर्ष वैधता (Conclusion validity)
(c) आन्तरिक वैधता (Internal validity)
(d) बाहरी वैधता (External validity)

86. **अनुसन्धान में, परिपक्वता एक खतरा है**

(a) बाहरी वैधता
(b) आन्तरिक वैधता
(c) फैक्टर वैधता
(d) सामग्री (Content) वैधता

87. **वह शब्द** (Term) **जो उस हद तक संदर्भित करता है जिससे अध्ययन के परिणाम को बड़ी जनसंख्या तक सामान्यीकृत** (Generalised) **किया जा सके**

(a) आन्तरिक वैधता
(b) पूर्वानुमान वैधता
(c) बाहरी वैधता
(d) अवयव वैधता

88. **निर्माण वैधता** (Construct validity) **का एक दृष्टिकोण** (Approach) **जिसमें एक कन्सट्रक्ट** (Construct) **को मापने की दो विधियाँ सम्मिलित हैं जो समान हैं के रूप में संदर्भित है**

(a) विपिक्तकर वैधता (Discriminant validity)
(b) समवर्ती वैधता (Concurrent validity)
(c) सम्मिलित वैधता (Convergent validity)
(d) विभिन्न वैधता (Divergent validity)

89. **एक उपकरण में अंकों** (Scores) **की मात्रा** (Degree) **जिसका सहसम्बन्ध कुछ बाहरी सीमा** (Criterion) **की माप उसी समय** (Same time) **पर है**

(a) फैक्टर वैधता
(b) निर्माण वैधता
(c) अवयव वैधता
(d) समवर्ती वैधता

90. **क्रॉस-सेक्सनल सर्वे अध्ययन** (Cross-sectional survey study) **के बारे में कौन-सा कथन सही है?**

(a) आन्तरिक वैधता में उच्च और विश्वसनीयता से कम
(b) विश्वसनीयता में उच्च लेकिन आन्तरिक वैधता (Internal validity) में कम
(c) विश्वसनीयता और आन्तरिक वैधता में उच्च
(d) विश्वसनीयता और आन्तरिक वैधता में निम्न

91. **एक उपकरण जिसे जितना मापने को विकसित किया जाता है उतना ही मापता है, कहलाता है**

(a) आन्तरिक संगतता (Internal consistency)
(b) वैधता (Validity)
(c) संवेदनशीलता (Sensitivity)
(d) विश्वसनीयता (Reliability)

92. **सघनता की मात्रा** (Degree of consistency) **जिसके साथ एक उपकरण विशेषता/गुण मापता है, जिसके लिए इसे बनाया गया है, कहलाता है**

(a) वैधता (Validity)
(b) विश्वसनीयता (Reliability)
(c) संवेदनशीलता (Sensitivity)
(d) निष्पक्षता (Objectivity)

93. **किसी जाँच/उपकरण की किस प्रकार की वैधता** (Validity) **स्वर्ण मानक** (Gold standard) **से तुलना करके प्राप्त की जाती है?**

(a) अवयव वैधता (Content validity)
(b) कसौटी वैधता (Criterion validity)
(c) समवर्ती वैधता (Concurrent validity)
(d) निर्माण वैधता (Construct validity)

94. **पुनरावृत्त करने योग्य** (Repeatability), **परिशुद्धता** (Precision), **पुनरुत्पादीनय** (Reproducibility) **और संगतता** (Consistency) **शब्दों का प्रयोग दर्शाने के लिए किया जाता है**

(a) वैधता (Validity)
(b) संवेदनशीलता (Sensitivity)
(c) विशिष्टता (Specificity)
(d) विश्वसनीयता (Reliability)

95. **एक लिकर्ट स्केल** (Likert scale) **का सबसे अच्छा वर्णन एक सूची के रूप में**

(a) असीमित उत्तरों के साथ खुले सिरे के प्रश्न
(b) एक निश्चित संख्या में विकल्प के साथ बन्द सिरे के प्रश्न
(c) परिवर्तनीय प्रतिक्रियाओं के साथ खुले और बन्द सिरों के
(d) द्विभाजी/द्विअर्थी प्रतिजाद के साथ बन्द सिरों के

96. **मात्रा** (Degree) **जिसके साथ एक पैमाने** (Scale) **पर सभी प्रश्नों** (Items) **की समान वेरिएबल** (Variables) **की समान माप होती है**

(a) वैधता (Validity)
(b) तुल्यता (Equivalency)
(c) एकरूपता (Homogeneity)
(d) स्थायित्व (Stability)

97. **विश्वसनीयता ज्यादातर एक मामला है** (Reliability is mostly a matter of)........... **जबकि वैधता ज्यादातर** (While validity is mostly about) .... **के बारे में** (About) **है**

(a) संगतता/सामंजस्य (Consistency), सटीकता (Accuracy)
(b) सटीकता (Accuracy), संगतता/सामंजस्य (Consistency)
(c) समानता (Similarity), विभिन्नता (Dissimilarity)
(d) समानता (Similarity), संगतता/सामंजस्य (Consistency)

67. (a)	68. (b)	69. (d)	70. (b)	71. (c)	72. (d)	73. (c)	74. (d)	75. (a)	76. (a)
77. (b)	78. (c)	79. (b)	80. (b)	81. (c)	82. (d)	83. (a)	84. (d)	85. (c)	86. (b)
87. (c)	88. (c)	89. (d)	90. (b)	91. (b)	92. (b)	93. (b)	94. (b)	95. (b)	96. (c)
97. (a)									

98. **प्रेक्षणीय अध्ययन** (Observational study) **का एक प्रकार, जिसमें एक जनसंख्या से संकलित डाटा या एक प्रतिनिधि सब-सेट, समय के एक विशेष बिन्दु पर, सम्मिलित है, जाना जाता है**
(a) क्रॉस-अनुभागीय अध्ययन (Cross-sectional study)
(b) अनुदैर्ध्य-अध्ययन (Longitudinal study)
(c) पूर्वव्यापी अध्ययन (Retrospective study)
(d) प्रोस्पेक्टिव कोहार्ट अध्ययन (Prospective cohort study)

99. **एक समय के साथ-साथ व्यक्तियों का सर्वे-मापन कहलाता है**
(a) अनुदैर्ध्य सर्वेक्षण (Longitudinal survey)
(b) क्रॉस-अनुभागीय सर्वेक्षण (Cross-sectional survey)
(c) हस्तक्षेप सर्वेक्षण (Intervention survey)
(d) प्रायोगिक सर्वेक्षण (Experimental survey)

100. **घटना की दर** (Rate of incidence) **का सबसे अच्छा अध्ययन .... के द्वारा किया जाता है**
(a) पूर्वव्यापी अध्ययन (b) भावी अध्ययन
(c) क्रॉस-अनुभागीय अध्ययन (d) मामला नियन्त्रण (Case control)

101. **निम्नलिखित साक्ष्यों के स्तर** (Level of evidence) **में से कौन-सा साक्ष्य सबूत के पदानुक्रम** (Hierarchy of evidence) **के उच्चतम् स्तर पर रखा जाता है?**
(a) विषय विशेषज्ञ की राय पर आम सहमति
(b) बहुक्लीनिकल यादृच्छिक ट्राइल्स का मेटा-विश्लेषण
(c) विस्तृत नमूना आकार वाले एक एकल अच्छी प्रकार नियन्त्रित प्रयोग अध्ययन के परिणाम
(d) एक अच्छी कोहार्ट अध्ययन के परिणाम

102. **पूर्ववर्ती अनुसन्धान अध्ययन के प्राप्ति का सांख्यिकीय प्रक्रिया का उपयोग करते हुए एकीकृत विधि है**
(a) मेटा-विश्लेषण (Meta-analysis)
(b) अवयव-विश्लेषण (Content analysis)
(c) द्वितीय विश्लेषण (Secondary analysis)
(d) तन्त्रिय विश्लेषण (Systematic analysis)

103. **निम्नलिखित में सभी साक्ष्य-आधारित अभ्यास** (Evidence-based practice) **के उद्देश्य हैं, सिवाय**
(a) गलत अभ्यास को खत्म करना
(b) रोगी की देखभाल की गुणवत्ता को उन्नत करना
(c) एजेन्सियों से अधिक अनुसन्धान राशि प्राप्त करना
(d) रोगी की देखभाल के परिणाम को उन्नत करना

104. **कौन-सा वेरिएबल स्वतन्त्र वेरिएबल से प्रभावित होता है?**
(a) गुणात्मक वेरिएबल
(b) सतत् वेरिएबल
(c) निर्भर (Dependent) वेरिएबल
(d) मात्रात्मक वेरिएबल

105. **निम्नलिखित में से कौन-सा अनुसन्धान चरण** (Research step) **पहले पूर्ण किया जाता है?**
(a) जनसंख्या को निर्धारित करना
(b) समस्या को पहचानना
(c) अनुसन्धान प्रश्न या परिकल्पना का निर्माण
(d) साहित्य समीक्षा

106. **अनुसन्धान रिपोर्ट** (Research report) **का निम्नलिखित में से कौन-सा अनुभाग** (Section) **अध्ययन विषय का विस्तार से वर्णन करता है?**
(a) परिचय (Introduction)
(b) पृष्ठभूमि (Background)
(c) कार्यप्रणाली (Methodology)
(d) डाटा का विश्लेषण और विचार-विमर्श (Data analysis and discussion)

107. **अनुसन्धान रिपोर्ट का अनुभाग जिसमें परिणाम की व्याख्या और मूल्यांकन किया जाता है**
(a) एबस्ट्रेक्ट (Abstract)
(b) विधियाँ और पदार्थ (Methods and materials)
(c) परिणाम (Results)
(d) विचार-विमर्श (Discussion)

108. **निम्नलिखित में से कौन अनुसन्धान रिपोर्ट के सात मुख्य भागों में से नहीं है?**
(a) परिणाम (Results) (b) फुटनोट्स (Footnotes)
(c) सन्दर्भ (References) (d) विचार-विमर्श (Discussion)

109. **एक अनुसन्धान रिपोर्ट का निष्कर्ष लिखने के लिए निम्नलिखित में से कौन-सा सही है?**
(a) नई सूचना का परिचय किया सकता है
(b) केवल रिपोर्ट में प्रदर्शित किए गए पदार्थ पर आधारित होना चाहिए
(c) यह एबस्ट्रेक्ट के समान है
(d) केवल अनुसन्धान के उद्देश्यों पर केन्द्रित होना चाहिए

110. **एबस्ट्रेक्ट** (Abstract) **के बारे में कौन-सा सही है?**
(a) यह प्रायः विधियों के बाद रखा जाता है
(b) यह अध्ययन का सारांश है
(c) सामान्यतया 500 शब्दों से कम होता है
(d) विधियों और उद्देश्यों का वर्णन नहीं करता है

111. **निम्नलिखित में से विचार-विमर्श अनुभाग** (Discussion section) **की कौन-सी एक विशेषता है?**
(a) अनुसन्धानकर्ता द्वारा सांख्यिकी परिणाम की रिपोर्ट करना
(b) एक संक्षिप्त निष्कर्ष और सांख्यिकी टेस्ट का वर्णन
(c) साहित्य समीक्षा की सूची में दिए गए सभी साहित्य की पुनरावृत्ति
(d) अनुसन्धान कर्त्ता द्वारा परिणाम की व्याख्या

112. **कौन-से अनुभाग** (Section) **में अंकों की सूचना की रिपोर्टिंग शुद्धता** (Reporting accuracy) **बहुत जटिल** (Critical) **हैं?**
(a) विचार-विमर्श (Discussion) (b) साहित्य की समीक्षा
(c) सीमाएँ (Limitations) (d) परिणाम (Results)

सेम्पलिंग

113. **एक अध्ययन में, 'उच्च रुधिरचाप और हृदय रोग के बीच सम्बन्ध' स्थापित करने के लिए सेम्पल हृदय क्लीनिक में भर्ती रोगियों के सेम्पल है, जो अध्ययन में सहभागिता करने में इच्छुक है। प्रतिचयन होना चाहिए**
(a) सुविधाजनक सेम्पलिंग (Convenience sampling)
(b) सरल रैण्डम सेम्पलिंग (Simple random sampling)
(c) स्तरीयकृत सेम्पलिंग (Stratified sampling)
(d) क्लस्टर सेम्पलिंग (Cluster sampling)

114. **अजम्पसन** (Assumptions) **और डिलिमिटेशन** (Delimitation) **अनुसन्धान प्रक्रिया के कौन-से चरण में पहचाने जाते हैं?**
(a) योजना (Planning)
(b) क्रियान्वयन (Implementing)
(c) रिपोर्ट लिखना (Writing report)
(d) आलोचना (Critiquing)

115. **जब जनसंख्या के प्रत्येक सदस्य के सेम्पल** (Sample) **चयन होने की समान सम्भावना होती है, कहलाती है**
(a) सुविधाजनक (Convenient) सम्पलिंग
(b) उद्देश्यपूर्ण (Purposive) सम्पलिंग
(c) सरल रैण्डम सेम्पलिंग (Simple random sampling)
(d) क्लस्टर (Cluster) सम्पलिंग

116. **एक अनुसन्धान अध्ययन** (Research study) **के लिए, एक क्षेत्र के तीन नर्सिंग कॉलिजों में से रैण्डम सेम्पलिंग** (Random sampling) **के द्वारा कुल तीस नर्सिंग शिक्षकों का चयन किया गया, यह एक उदाहरण है**
(a) सरल रैण्डम सेम्पलिंग
(b) क्लस्टर (Cluster) सेम्पलिंग
(c) उद्देश्यपूर्ण (Purposive) सेम्पलिंग
(d) स्नोबॉल (Snowball) सेम्पलिंग

117. **एक अनुसन्धानकर्ता** (Researcher), **एक माह में मेडिसिन आउटडोर** (OPD) **में आने वाले सभी रोगियों का रुधिरचाप** (BP) **आँकने** (Assess) **का निश्चित करता है। यह उदाहरण है**
(a) स्तरीयकृत रैण्डम सेम्पलिंग
(b) स्नोबॉल सेम्पलिंग
(c) सुविधाजनक सेम्पलिंग (Convenience sampling)
(d) क्वोटा (Quota) सेम्पलिंग

118. **निम्नलिखित सेम्पलिंग में से कौन-सी पद्धति से जनसंख्या के प्रतिनिधि नमूना लेने की कम सम्भावना है?**
(a) क्लस्टर (Cluster) सेम्पलिंग
(b) सुविधाजनक (Convenience) सेम्पलिंग
(c) व्यवस्थित (Systematic) सेम्पलिंग
(d) स्तरीयकृत रैण्डम सेम्पलिंग (Stratified random sampling)

119. **रैण्डम सेम्पल या सम्भावना सेम्पलिंग** (Random sampling or Probability sampling) **में निम्नलिखित में सभी तकनीक सम्मिलित हैं, सिवाय**
(a) सरल रैण्डम सेम्पलिंग (b) स्तरीकृत रैण्डम सेम्पलिंग
(c) गुच्छ (Cluster) सेम्पलिंग (d) उद्देश्यपूर्ण सेम्पलिंग

120. **निम्नलिखित में सभी रैण्डम सेम्पलिंग** (Random sampling) **की विधियाँ हैं, सिवाय**
(a) स्नोबॉल सेम्पलिंग
(b) सरल रैण्डम सेम्पलिंग
(c) स्तरीयकृत सेम्पलिंग
(d) समूह (Group) सेम्पलिंग

121. **स्तरीय** (Stratified) **रैण्डम सेम्पलिंग** (Random sampling) **तकनीक की तुलना में सरल रैण्डम सेम्पलिंग** (Simple random sampling) **के बारे में कौन-सा कथन सही है?**
(a) यह सजातीय (Homogeneous) जनसंख्या के लिए उपयोग किया जाता है
(b) यह सरल रैण्डम सेम्पलिंग की तुलना में कम सही है
(c) यह अधिक समय लेने वाला है
(d) सरल रैण्डम सेम्पलिंग की तुलना में इसका विश्लेषण आसान है

122. **एक सेम्पल** (Sample) **जिसमें प्रत्येक तत्व के समान सम्मिलित होने की सम्भावना होती है**
(a) पक्षपाती सेम्पल (b) स्नोबॉल सेम्पल
(c) सम्भावित सेम्पल (d) क्वोटा सेम्पल (Quota sample)

123. **एक सेम्पल** (Sample) **जो रैण्डम** (Random) **आरम्भ होता है और उसके बाद प्रत्येक Kवाँ** (Kth) **तत्व** (Element) **है, होता है**
(a) सरल रैण्डम सेम्पलिंग
(b) स्तरीयकृत रैण्डम सेम्पलिंग
(c) व्यवस्थित (Systematic) सेम्पलिंग
(d) स्नोबॉल (Snowball) सेम्पलिंग

124. **यदि कोई वृहत्** (Large) **जनसंख्या के लिए सामान्यीकरण** (Generalising) **करने का इच्छुक है, तो निम्नलिखित में से कौन-सी विधि से लोगों के समूह का चयन सर्वोत्तम होगा?**
(a) सुविधाजनक (Convenience) सेम्पलिंग
(b) क्वोटा (Quota) सेम्पलिंग
(c) उद्देश्यपूर्ण (Purposive) सेम्पलिंग
(d) क्रम रहित रेण्डम (Random) सेम्पलिंग

125. **निम्नलिखित में से कौन-सा एक प्रकार असम्भावी** (Non-probability) **सेम्पलिंग का नहीं है?**
(a) स्नोबॉल सेम्पलिंग (Snowball sampling)
(b) सुविधाजनक सेम्पलिंग (Convenience sampling)
(c) क्वोटा सेम्पलिंग (Quota sampling)
(d) व्यवस्थित सेम्पलिंग (Systematic sampling)

126. **अ-सम्भावी** (Non-probability) **सेम्पलिंग का एक प्रकार है**
(a) सरल रैण्डम (Sample random)
(b) व्यवस्थित (Systematic)
(c) उद्देश्यपूर्ण (Purposive)
(d) क्लस्टर (Cluster)

सांख्यिकी डाटा का प्रस्तुतीकरण

127. **एक सांख्यिकी जो 25वीं और 75वीं प्रतिशतक** (Percentile) **रैंक से बँधी हुई अन्तराल के स्कोर्स का वर्णन करती है, वह है**
(a) इन्टर क्वारेन्टाइल रेंज (Inter quarntile range)
(b) सन्तुष्ट अन्तराल (Confidence interval)
(c) श्रेणी (Range)
(d) भिन्नता (Variance)

98. (a)	99. (a)	100. (b)	101. (b)	102. (a)	103. (c)	104. (c)	105. (b)	106. (c)	107. (d)
108. (b)	109. (b)	110. (b)	111. (d)	112. (d)	113. (a)	114. (a)	115. (c)	116. (b)	117. (c)
118. (b)	119. (d)	120. (a)	121. (c)	122. (c)	123. (c)	124. (d)	125. (d)	126. (c)	127. (a)

128. **एक जनसंख्या में रोग की सतत् निगरानी** (Continuous monitoring) **करने के लिए एक व्यवस्थित विधि** (Systematic method) **जिसके द्वारा रोग के ढंग** (Pattern) **में परिवर्तन का पता लगाया जा सके और उसके बाद उसे नियन्त्रित किया जा सके हैं**

(a) निगरानी (Surveillance)
(b) स्थितिक सम्भावना (Conditional probability)
(c) स्क्रीनिंग (Screening)
(d) सम्भवता (Prevalence)

129. **निम्नलिखित में से कौन बार-ग्राफ** (Bar graph) **का प्रकार है?**

(a) बहुभुज (Polygon) (b) पाई चार्ट (Pie chart)
(c) हिस्टोग्राम (Histogram) (d) रेखा ग्राफ (Line graph)

130. **सार्वेक्षिक जोखिम के निम्नलिखित मान कारण और प्रभाव के बीच प्रबल सम्बन्ध दर्शाते हैं**

(a) 1 (b) –1
(c) 0 (d) इनमें से कोई नहीं

131. **निम्नलिखित में से कौन-सा डाटा के प्रदर्शन की विधि कोण निर्माण** (Angle for construction) **का उपयोग करती है?**

(a) तालिका (Table) (b) पाई ग्राफ (Pie graph)
(c) बार चार्ट (Bar chart) (d) आवृत्ति (Frequency)

132. **वह मनाही** (Restrictions) **जो अनुसन्धानकर्ता** (Researcher) **डाटा एकत्र करने से पूर्व लागू करता है, कहलाते हैं**

(a) मानना (b) सीमाएँ
(c) डीलिमिटेशन्स (d) परिकल्पना

133. **चित्र** (Diagram) **जो दो सतत् वेरिएबल्स** (Continuous variables) **के बीच रेखीय सम्बन्ध को देखकर परीक्षण करने में उपयोग होता है, कहलाता है**

(a) पाई चार्ट (Pie chart)
(b) आवृत्ति बहुभुज (Frequency polygon)
(c) स्केटर प्लॉट (Scatter plots)
(d) हिस्टोग्राम (Histogram)

134. **सतत् डाटा** (Continuous data) **के वितरण को सबसे अच्छी तरह से प्रदर्शित कर सकते हैं**

(a) पाई चार्ट (b) पिक्टोग्राम
(c) हिस्टोग्राम (d) लाइन डायग्राम

135. **निर्भर** (Dependent) **और स्वतन्त्र वेरिएबल्स** (Independent variables) **के बीच सम्बन्ध की व्याख्या करने वाले डाटा** (Data) **को प्रदर्शित करने वाले ग्राफिकल प्रस्तुति** (Graphical presentation) **के प्रकार हैं**

(a) बार डायग्राम (Frequency polygon)
(b) हिस्टोग्राम (Histogram)
(c) स्केटर प्लॉट (Scatter plot)
(d) आवृत्ति बहुभुज (Frequency polygon)

136. **एक विशेष डाटा के सेट की व्याख्या और सारांश करने हेतु उपयोग में ली जाने वाली सांख्यिकीय विधि जानी जाती है**

(a) अनुमानिक सांख्यिकी (Inferential statistics)
(b) वर्णानात्मक सांख्यिकी (Descriptive statistics)
(c) विषयवस्तु पहचानना (Theme identification)
(d) उपरोक्त में से कोई नहीं

137. **एक स्क्रीनिंग टेस्ट** (Screening test) **की वैधता** (Validity) **का मापदण्ड** (Criteria) **है**

(a) शुद्धता (Accuracy)
(b) पूर्वानुमेयता (Predictability)
(c) संवेदनशीलता और विशेषता (Sensitivity and specificity)
(d) लागत प्रभावशीलता (Cost effectiveness)

138. **आन्तरिक संगतता माप** (Internal consistency measures) **में सम्मिलित है**

(a) सिपलिट-हॉफ विश्वसनीयता (b) कुडर-रिचर्डसन
(c) क्रोनबेकस एल्फा (d) ये सभी

139. **निम्नलिखित में से कौन सत्य प्रायोगिक अनुसन्धान** (True experimental research) **को अर्द्ध-प्रायोगिक अनुसन्धान से अलग/विभेद करता है?**

(a) स्वतन्त्र वेरिएबल से छेड़छाड़ (Manipulation of independent variable)
(b) असम्भावी (Non-probability) प्रतिचयन का उपयोग
(c) समूह को विषयों का बेतरतीव/क्रम रहित (Random) आवन्टन
(d) विस्तृत नमूना आकार

140. **निम्नलिखित में से डाटा के संकलन** (Data collection) **की कौन-सी विधि सबसे ज्यादा विश्वसनीय** (Reliable) **है?**

(a) स्वयं की रिपोर्ट (Self-reports)
(b) अवलोकन (Observation)
(c) दैहिक उपाय (Biophysiologic measures)
(d) साक्षात्कार (Interview)

141. **डाटा संग्रह** (Data collection) **का सही क्रम है**

(a) सम्पर्क, सूचित करना, सहमति, एकत्र
(b) सम्पर्क, सहमति, सूचित करना, एकत्र
(c) सूचित करना, सम्पर्क, सहमति, एकत्र
(d) सम्पर्क, सूचित करना, एकत्र, सहमति

142. **विशेष प्रकार** (Exclusive type) **के वर्ग अन्तराल** (Class Interval) **में मूल्य 30 किसमें रखा जाएगा?**

(a) 20-30 में
(b) 30-40 में
(c) दोनों (a) और (b)
(d) इनमें से कोई नहीं

143. **एक नमूने** (Sample) **में सूचकांकों** (Indices) **की गणना कहलाती है**

(a) पैरामीटर (Parameter)
(b) सांख्यिकी (Statistics)
(c) निष्कर्ष (Conclusion)
(d) परिणाम (Inference)

144. **सांख्यिकी** (Statistics) **की विधि, जिसका उपयोग सम्पूर्ण जनसंख्या की बजाय जनसंख्या से प्राप्त एक सेम्पल** (Sample) **से निष्कर्ष** (Conclusion) **निकालने में किया जाता है, संदर्भित हैं**

(a) वर्णानात्मक (Descriptive) सांख्यिकी
(b) अनुमानिक (Inferential) सांख्यिकी
(c) जनगणना (Census) का डाटा
(d) जनसंख्या (Population) सर्वेक्षण

145. सांख्यिकीय दृष्टिकोण (Approach), जिसका उपयोग यह जाँच करने में किया जाता है कि क्या अध्ययन के परिणाम, अध्ययन के डिजाइन के अन्तर्गत नियोजित कारकों का परिणाम है, कहलाती है
(a) विश्लेषणात्मक सांख्यिकी
(b) वर्णनात्मक सांख्यिकी
(c) अनुमानिक (Inferential) सांख्यिकी
(d) उपरोक्त सभी

146. सांख्यिकीय जाँच की संवेदनशीलता मापी जाती है .... के द्वारा।
(a) सेम्पल के आकार
(b) शक्ति (Power)
(c) परिकल्पना (Hypothesis) के प्रकार
(d) प्रतिचयन तकनीक (Sampling technique)

147. स्थिति या विशेषताएँ, जो विभिन्न मूल्य या श्रेणियाँ ले सकती हैं, कहलाती हैं
(a) सतत् (Constant) (b) वेरिएबल (Variable)
(c) कारण और प्रभाव सम्बन्ध (d) वर्णात्मक सम्बन्ध

148. नर्सिंग साहित्य (Nursing literature) में सबसे ज्यादा उपयोगी सार सूचकांक (Abstracting index) हैं
(a) ERIc (b) CINAHL
(c) पबमेड (Pubmed) (d) Psych INFO

149. कथन जो सही माने जाते हैं, यद्यपि वे वैज्ञानिक रूप से जाँचे नहीं गए हैं, कहलाते हैं
(a) मानना (Assumption) (b) अनुसन्धान परिकल्पना
(c) नल परिकल्पना (d) ऑपरेशनल परिभाषा

150. एक प्रक्रिया जो डाटा (Data) को संख्या (Numbers) में बदलती है जिससे डाटा के आधार (Database) में दर्ज किया जा सके, वह है
(a) मेट्रिक्सिंग (Matrixing) (b) कोडिंग (Coding)
(c) ट्रांसक्राइबिंग (d) सम्पादन (Editing)

151. प्राथमिक डाटा एकत्रीकरण किससे नहीं किया जा सकता है?
(a) व्यक्तिगत माध्यम से (b) अवलोकन से
(c) साक्षात्कार से (d) जनगणना रिपोर्ट से

152. द्वितीयक डाटा (Secondary data) में निम्नलिखित में क्या सम्मिलित हो सकता है?
(a) कार्यालयी कागजात (Official documents)
(b) व्यक्तिगत कागजात (Personal documents)
(c) संग्रहित अनुसन्धान डाटा (Archieved research data)
(d) उपरोक्त सभी

153. खुले-सिरे के प्रश्न (Open-ended questions) प्राथमिक रूप से किस प्रकार का डाटा (Data) प्रदान करते हैं?
(a) निश्चियात्मक डाटा (Confirmatory data)
(b) गुणात्मक डाटा (Qualitative data)
(c) पूर्वानुमान डाटा (Predictive data)
(d) उपरोक्त में से कोई नहीं

154. निम्नलिखित में सभी डेटा संग्रह (Data collection) की विधियाँ है, सिवाय
(a) साक्षात्कार
(b) प्रश्नावलियाँ
(c) प्रयोग (Experiments)
(d) जीव शरीर क्रियात्मक माप

155. CI (Confidence Interval) एक विशेष डाटा सेट (Data set) के लिए सबसे वाइडेस्ट (Widest) होगा यदि यह .... के लिए गणना की जाती है।
(a) 50%CI (b) 90%CI
(c) 93%CI (d) 99%CI

156. डाटा संकलन की एक विधि (Method of data collection) जिसमें विशेषज्ञों के एक पेनल (Pannel) के पास प्रश्नावलियों को अनेक बार भेजा जाता है, एक रूचि के विशिष्ट शीर्षक (Topic) पर उनकी राय जानने के लिए कहलाती है
(a) केन्द्रिय समूह साक्षात्कार (b) मेटा-विश्लेषण
(c) डेल्फी तकनीक (d) व्यवस्थित विश्लेषण

सांख्यिकी

157. 10, 9, 8, 12, 8, 7, 5 की माध्यिका (Median) होगी
(a) 8.75 (b) 8
(c) 9 (d) 10

158. माध्य, माध्यिका और बहुलक हैं (Mean, Median and Mode are)
(a) फैलाव (Dispersion) का माप
(b) दो वेरिएबल्स के बीच सम्बन्ध मापना
(c) महत्त्व की जाँच (Test of significance)
(d) केन्द्रीय प्रकृति के उपाय (Measure of central tendency)

159. निम्नलिखित क्रम (Series) का बहुलक (Mode) ज्ञात करो 6, 3, 5, 6, 7, 8, 9, 4, 3, 6, 6, 8, 9, 6
(a) 3 (b) 6
(c) 8 (d) 9

160. 2, 4, 5, 6, 7 का माध्य (Mean) ज्ञात करों
(a) 4.2 (b) 4.4
(c) 4.6 (d) 4.8

161. निम्नलिखित असमूहित आँकड़ों या डाटा की माध्यिका (Median) है 18, 6, 12, 10, 14, 5, 9
(a) 10 (b) 9
(c) 12 (d) 18

162. निम्नलिखित में से कौन-सा फैलाव (Dispersion) का एक माप (Measure) नहीं हैं?
(a) वेरिएन्स (Variance) (b) बहुलक (Mode)
(c) मानक विचलन (d) सीमा (Range)

128. (a)	129. (c)	130. (a)	131. (d)	132. (c)	133. (c)	134. (c)	135. (b)	136. (b)	137. (c)
138. (d)	139. (c)	140. (c)	141. (a)	142. (b)	143. (b)	144. (b)	145. (c)	146. (b)	147. (b)
148. (b)	149. (a)	150. (b)	151. (d)	152. (d)	153. (b)	154. (c)	155. (d)	156. (c)	157. (b)
158. (d)	159. (b)	160. (d)	161. (a)	162. (b)					

163. केन्द्रीय प्रवृत्ति के माप के द्वारा निम्नलिखित गुण/विशेषता मापी जाती है
(a) फैलाव (Dispersion) (b) विषमता (Asymmetry)
(c) औसत (Average) (d) फैलाना (Spread)

164. मानक विचलन माप है
(a) अवसर (Chance) की (b) केन्द्रीय प्रवृत्ति की
(c) माध्य मूल्य में विचलन (d) इनमें से कोई नहीं

165. यदि माध्य (Mean), माध्यिका (Median) से कम है, तो डाटा (Data) कहलाएगें
(a) सकारात्मक विषमता (Positively skewed)
(b) नकारात्मक तिरछे (Negatively skewed)
(c) समान वितरण (Equitable distribution)
(d) सामान्य वितरण (Normal distribution)

166. नाकारात्मक विषम डाटा के वितरण (Negatively skewed data) के सम्बन्ध में निम्नलिखित में से कौन-सा सही है?
(a) माध्य < माध्यिका < बहुलक (b) बहुलक > माध्यिका > माध्य
(c) माध्यिका > माध्य > बहुलक (d) माध्य = माध्यिका = बहुलक

167. 50वीं परसेन्टाइल/प्रतिशतक के समकक्ष है
(a) माध्य के (b) माध्यिका के
(c) बहुलक के (d) सीमा (Range) के

168. एक पैमाने (Scale) पर सम्भावना मूल्य (Probability values) होता है
(a) 0 और 1 के बीच (b) −1 और +1 के बीच
(c) 0.001 से 1 के बीच (d) 0.05 से 0.001 के बीच

169. मूल्यों (Values) के सैट में सबसे ज्यादा बार आने वाला .... कहलाता है
(a) वेरिएन्स (Variance) (b) माध्य (Mean)
(c) बहुलक (Mode) (d) माध्यिका (Median)

170. आरोही या अवरोही क्रम (Ascending or descending order) में रखकर केन्द्रीय प्रवृत्ति की माप है
(a) मानक विचलन (Standard deviation)
(b) सीमा (Range)
(c) माध्यिका (Median)
(d) बहुलक (Mode)

171. केन्द्रीय प्रवृत्ति की कौन-सी माप चरम स्कोर्स (Extreme scores) और तिरछे विषम (Skewed distribution) से प्रभावित होती है?
(a) माध्य (Mean) (b) माध्यिका (Median)
(c) बहुलक (Mode) (d) सीमा (Range)

172. जब डाटा (Data) में महत्त्वपूर्ण परिवर्तनशीलता (Significant variability) हो तो केन्द्रीय प्रवृत्ति का कौन-सा माप सबसे उचित होता है?
(a) माध्य (Mean) (b) माध्यिका (Median)
(c) बहुलक (Mode) (d) भिन्नता (Variance)

173. केन्द्रीय प्रवृत्ति की माप जो स्कोर्स (Scores) के विरण में सबसे ज्यादा होने वाले का प्रदर्शन करते हैं
(a) माध्य (Mean) (b) बहुलक (Mode)
(c) चर (Variable) (d) माध्यिका (Median)

174. 'X' चिन्ह है
(a) माध्यिका (Median) (b) बहुलक (Mode)
(c) माध्य (Mean) (d) सीमा (Range)

175. केन्द्रीय प्रवृत्ति की माप जो एक स्कोर्स (Scores) के सेट (Set) के ठीक मध्य को दर्शाता है
(a) बहुलक (Mode)
(b) माध्य (Mean)
(c) सामान्य वितरण (Normal distribution)
(d) माध्यिका (Median)

176. केन्द्रीय प्रवृत्ति की माप जो एक अध्ययन (Study) के सभी स्कोर्स (Scores) को जोड़कर उसमें जनसंख्या की संख्या (Number of subjects) का भाग देकर प्राप्त किया जाता है
(a) माध्यम (Median) (b) बहुलक (Mode)
(c) सामान्य वितरण (d) माध्य (Mean)

177. एक सामान्य वितरण के वक्र में, कितने प्रतिशत डाटा माध्य के दो मानक विचलन की सीमा में आते (Fall) है?
(a) 68.2% (b) 90.6%
(c) 95.4% (d) 99.6%

178. एक सामान्यतया वितरित डाटा में, लगभग कितने प्रतिशत स्कोर्स (Scores) माध्य के एक मानक विचलन के अन्तर्गत आते हैं?
(a) 34% (b) 68%
(c) 95.4% (d) 99.6%

179. केन्द्रीय प्रवृत्ति का माप, जो डाटा गम्भीर रूप से विषम (Skewed) होने पर प्राथमिकता में होता है
(a) माध्य (Mean) (b) बहुलक (Mode)
(c) माध्यिका (Median) (d) वेरिएन्स (Variance)

180. निम्नलिखित में सभी फैलाव (Dispersion) के माप हैं, सिवाय
(a) वेरिएन्स (Variance)
(b) माध्यिका (Median)
(c) मानक विचलन (Standard deviation)
(d) सीमा (Range)

181. सीमा (Range) की गणना करने का सूत्र है
(a) एच-एल (H–L) (b) एच × एल (H × L)
(c) एच/एल (H/L) (d) एच + एल (H + L)

182. सामान्य रूप से वितरित सतत् वेरिएबल्स (Continuous variables) का वर्णन करने के दो महत्त्वपूर्ण पैरामीटर उपयोग में लाए जाते हैं
(a) माध्य और मानक विचलन
(b) माध्यिका और सीमा
(c) माध्य और वेरिएन्स
(d) माध्यिका और मानक विचलन

183. निम्नलिखित डाटा के लिए माध्य (Mean) और मानक विचलन है (Standard deviation) : 12, 16, 18, 14, 10, 20
(a) क्रमशः 15 और 3.7 (b) क्रमशः 14 और 3.7
(c) क्रमशः 15 और 2.7 (d) क्रमशः 14 और 2.7

184. सामान्यतया वितरित सतत् डाटा (Continuous data) में केन्द्रीय प्रवृत्ति की सर्वोत्तम माप है

(a) माध्य (b) माध्यिका
(c) बहुलक (d) सीमा

185. फैलाव (Dispersion) का माप निम्नलिखित में से कौन-सा है?

(a) माध्य (b) माध्यिका
(c) बहुलक (d) वेरिएन्स

186. एक डाटा के सेट (Data set) में एक वृहत् मानक विचलन (A large standard deviation) बताता है कि

(a) स्कोर्स सम्भवतया चौड़ी तरह बिखरे हुए है
(b) स्कोर्स में बहुत कम अन्तर है
(c) माध्य, माध्यिका और बहुलक समान हैं
(d) स्कोर्स सामान्यतया वितरित हैं

187. वेरिएन्स (Variance) का वर्गमूल (Square root) है

(a) मानक विचलन (Standard deviation)
(b) मानक त्रुटि (Standard error)
(c) Z-स्कोर (Z-score)
(d) माध्य विचलन (Mean standard)

188. निम्नलिखित में से कौन-सी विशेषता सामान्य वितरण की नहीं है?

(a) समता (Symmetric)
(b) घन्टे का आकार (Bell-shaped)
(c) माध्य = माध्यिका = बहुलक
(d) नकारात्मक विषमता (Negative skewness)

189. माध्यिका (Median) के ऊपर वाली प्रेक्षण का अनुपात है

(a) 60% (b) 50%
(c) 75% (d) 95%

190. एक सामान्यतया वितरित क्षेत्र में, 1.95 SD में कितने सेम्पल (Sample) सम्मिलित है?

(a) 99% (b) 95%
(c) 68% (d) 65%

191. एक सामान्य वितरण वक्र (Distribution curve) निर्भर होता है

(a) माध्य और नमूना आकार
(b) रेंज और नमूना आकार
(c) माध्य और मानक विचलन
(d) माध्य और माध्यिका

192. यदि $r = 1.20$ है तो इसका अर्थ

(a) प्रबल सकारात्मक कोरीलेशन
(b) नकारात्मक कोरीलेशन
(c) कोई कोरीलेशन नहीं
(d) एक गलत कथन है

193. सांख्यिकीय प्रक्रिया जिसका उपयोग एक या अधिक स्वतन्त्र वेरिएबल्स (Independent variables) के आधार पर परतन्त्र वेरिएबल के मानों का पूर्वानुमान लगाने में करते हैं

(a) पुनरावृत्त माप (Repeated measures) ANOVA
(b) रिग्रेशन विश्लेषण (Regression analysis)
(c) सामान्य रेखीय मॉडल
(d) Q-सॉर्ट विश्लेषण (Q-sort analysis)

194. निम्नलिखित कोरीलेशन कॉफीशिएन्ट में से कौन-सा चिन्ता और परीक्षा उपलब्धि में सबल सम्बन्ध दर्शाता है?

(a) $r = 0.50$ (b) $r = -0.50$
(c) $r = -0.55$ (d) $r = -1.20$

195. मान जा विश्वास अन्तराल (Confidence intervals) की सीमा (Boundaries) चिन्हित करता है

(a) त्रुटि की सम्भावना (b) मानक त्रुटि
(c) विश्वास सीमाएँ (d) विश्वास अन्तराल

196. विश्वास अन्तराल (Confidence intervals) के बारे में निम्नलिखित में से कौन-सा कथन सही नहीं है?

(a) अन्तराल मानकों की परिवर्तन सीमा प्रदान करते हैं जिसमें कि सही मानक अन्तर्निहित है
(b) एक 95% विश्वास अन्तराल जनसंख्या माध्य से 0.95 सम्भावना रखता है
(c) एक 95% विश्वास अन्तराल का अर्थ यह नहीं है कि 95% सेम्पल का डाटा अन्तराल में अन्तर्निहित है
(d) दो वेरिएबल्स के मध्य 95% विश्वास के साथ अन्तराल अनुमान प्रदान करते हैं

197. काई स्क्वायर टेस्ट (Chi-square test) में डिग्री ऑफ फ्रीडम (Degree of freedom) की गणना करने का सूत्र है

(a) $n - 1$ (b) $n - 2$
(c) $(c - 1)(r - 1)$ (d) $n(n - 1)$

198. काई-स्क्वायर टेस्ट में, 3×3 कंटीजेन्सी टेबल में डिग्री ऑफ फ्रीडम है

(a) दो (b) चार
(c) छः (d) नौ

199. जब एक टेबल में 2 रो (Row) और 3 कॉलम हो, तब डिग्री ऑफ फ्रीडम कितनी होगी?

(a) 1 (b) 2
(c) 3 (d) 4

200. काई-स्क्वायर टेस्ट में, एक टेबल में 2 रो (Raw) और 2 कॉलम हो, तब डिग्री ऑफ फ्रीडम कितनी होगी?

(a) 1 (b) 2
(c) 3 (d) 4

163. (c)	164. (c)	165. (b)	166. (a)	167. (b)	168. (a)	169. (c)	170. (c)	171. (a)	172. (b)
173. (b)	174. (c)	175. (d)	176. (d)	177. (c)	178. (b)	179. (c)	180. (b)	181. (c)	182. (a)
183. (a)	184. (a)	185. (d)	186. (a)	187. (a)	188. (d)	189. (b)	190. (b)	191. (d)	192. (d)
193. (b)	194. (c)	195. (c)	196. (d)	197. (c)	198. (b)	199. (b)	200. (a)		

201. निम्नलिखित में सभी विधियाँ महत्त्वपूर्ण सांख्यिकी प्राप्त करने की हैं, सिवाय
(a) रजिस्ट्रेशन विधि (Registration method)
(b) जनगणना गणन (Census enumeration)
(c) ऑपरेशनल अनुसन्धान विधि (Operational research method)
(d) एनालाइटिक विधि (Analytical method)

202. दो राशियों/रकमों (Amounts) के बीच तुलनात्मक मूल्य कहलाता है
(a) अनुपात (Ratio) (b) कॉफीशिएन्ट
(c) वेरिएन्स (Variance) (d) इनमें से कोई नहीं

203. SPSS का पूर्ण रूप है
(a) सामाजिक व्यवस्था के लिए सांख्यिकीय पैकेज
(b) सामाजिक विज्ञानों के लिए सांख्यिकीय प्रोग्राम
(c) सामाजिक विज्ञानों के लिए सांख्यिकीय पैकेज
(d) वैज्ञानिक अध्ययन के लिए सांख्यिकीय प्रोग्राम

परिकल्पना

204. निम्नलिखित कथनों में से कौन 'अनुसन्धान परिकल्पना (Research hypothesis) का सबसे अच्छा वर्णन करता है?
(a) यह साहित्य के पुनरावलोकन के पूर्व बनाया जाता है
(b) यह दो या अधिक वेरिएबल्स के बीच सम्बन्धों की भविष्यवाणी करता है
(c) यह ज्ञात तथ्यों का कथन है
(d) उपरोक्त सभी

205. परिकल्पना (Hypothesis) प्रायः बनाई जाती है जैसे कि डाटा एकत्र किए जाते हैं, व्याख्या की जाती है और विश्लेषण किया जाता है, यह किस प्रकार के अनुसन्धान (Research) में होता है?
(a) मात्रात्मक अनुसन्धान अध्ययन
(b) गुणात्मक अनुसन्धान अध्ययन
(c) प्रोस्पेक्टिव कोहार्ट अध्ययन
(d) तुलनात्मक अध्ययन

206. निम्नलिखित सभी अनुसन्धान परिकल्पना (Hypothesis) के अंग (Component) हैं, सिवाय
(a) स्वतन्त्र वेरिएबल (b) निर्भर वेरिएबल
(c) जनसंख्या अध्ययन (d) एक्सट्रेनियस वेरिएबल

207. निम्नलिखित शब्दों (Terms) में से कौन-सा यह वर्णन करता है कि अनुसन्धानकर्ता (Researcher) ने अध्ययन (Study) के लिए सीमाएँ (Boundaries) निश्चित की है?
(a) मानना (Assumption) (b) परिकल्पना (Hypothesis)
(c) वैचारिक ढाँचा (d) परिसीमन

208. परिसीमन (Delimitations) के बारे में निम्नलिखित में से कौन-सा सत्य है?
(a) ये अध्ययन की कमियाँ (Short comings) हैं
(b) ये आरम्भ करने से पूर्व हमारे द्वारा तय की गई सीमाएँ (Boundaries) हैं
(c) ये अध्ययन में सम्भावित कमजोरियाँ हैं
(d) इनमें सब्जेक्ट्स (Subjects) का बाहर होना (Drop out) सम्मिलित है

209. परिकल्पना (Hypothesis) जो विशेष प्रेक्षण (Observation) से प्रारम्भ हो और सामान्यीकरण की ओर गति करें, कहलाती हैं
(a) आगमनात्मक (Inductive)
(b) निगमनात्मक (Deductive)
(c) सरल (Simple)
(d) जटिल (Complex)

210. परिकल्पना (Hypothesis) नहीं करती है
(a) वेरिएबल्स के बीच सम्बन्धों की व्याख्या
(b) वेरिएबल्स के बीच अन्तरों की संख्या
(c) डाटा के एकत्र करने के लिए दिशा-निर्देश देना
(d) डाटा के विश्लेषण को दिशा-निर्देश देना

211. निम्नलिखित में से कौन-सा परिकल्पना (Hypothesis) के लिए सही नहीं है?
(a) यह वेरिएबल्स के बीच सम्बन्धों के लिए भविष्यवाणी है
(b) यह अनुसन्धान प्रत्याशी के लिए अध्ययन के सम्बन्ध में पूर्वानुमान है
(c) एक परिकल्पना एक अन्तरिम सामान्यीकरण है
(d) इसकी जाँच नहीं की जा सकती

212. निम्नलिखित में से कौन-सा कथन जटिल परिकल्पना (Complex hypothesis) के मानदण्डों को पूरा करता है?
(a) वर्षों का अनुभव और नर्सों के बर्नआउट के लक्षणों के स्तर के बीच महत्त्वपूर्ण नकारात्मक सहसम्बन्ध है
(b) CABG के ऑपरेशन उपरान्त रोगियों में संगीत पद्धति चिन्ता कम करती है
(c) सन्तुलित आहार और नियमित व्यायाम प्रसनोत्तर अवसाद की घटना को कम करते हैं
(d) पुरुष नर्सों की तुलना में महिला नर्सों में कार्य के प्रति सन्तुष्टि ज्यादा होती है

213. परिकल्पना की जोड़ी (Pairs of hypothesis) जो एक-दूसरे से समान है
(a) सरल और जटिल (Simple and complex)
(b) सहचर्य और कारण (Associative and causal)
(c) दिशात्मक और दिशाहीन (Directional and non-directional)
(d) अनुसन्धान और अशक्त (Null)

214. नर्सिंग प्रक्रियाओं (Nursing procedures) को सिखाने के लिए वीडियो सहायता अध्यापन (Video assisted teaching) की बजाय अध्ययन (Techning) की डेमोस्ट्रेशन विधि (Demonstration method) अधिक प्रभावी है, यह एक उदाहरण है
(a) निर्देशात्मक परिकल्पना
(b) जटिल परिकल्पना
(c) दिशाहीन परिकल्पना
(d) नल परिकल्पना (Null hypothesis)

215. उच्च IQ (High IQ) और निम्न IQ (Low IQ) वाले बच्चों में चिन्ता के स्तर (Anxiety level) में कोई अन्तर नहीं है, यह एक उदाहरण है
(a) निर्देशात्मक परिकल्पना
(b) दिशाहीन परिकल्पना
(c) नगण्य/नल परिकल्पना
(d) सरल परिकल्पना

216. **तीन विभिन्न आयु समूहों के पुरुषों और स्त्रियों के IQ स्कोर** (IQ Score) **में अन्तर जानने के लिए निम्नलिखित सांख्यिकीय टेस्ट में से कौन-सा उपयुक्त है?**
(a) एक तरफा एनोवा (One-way ANOVA)
(b) 2 बाई 3 फेक्टोरियल एनोवा (2 by 3 factorial ANOVA)
(c) पुनरावृत माप एनोवा (Repeated measures ANOVA)
(d) मल्टीपल रिग्रेशन (Multiple regression)

217. **Z स्कोर क्राईटेरिया** (Z-score criteria) **का उपयोग है**
(a) सामान्य वितरण में
(b) विषम विचलन (Skewed deviation)
(c) काई-स्क्वायर टेस्ट
(d) युग्म (Paired) *t*-टेस्ट

218. **यदि दो वेरिएबल A तथा B में परिवर्तन एक ही दिशा में होता है अर्थात् एक बढ़ता है, तो दूसरा भी बढ़ता है या एक घटता है, तो दूसरा भी घटता है। यह किस प्रकार का कोरीलेशन है?**
(a) धनात्मक कोरीलेशन
(b) ऋणात्मक कोरीलेशन
(c) शून्य कोरीलेशन
(d) नल (Null) कोरीलेशन

219. **एक अनुसन्धानकर्ता** (Researcher) **ने बताया कि वेरिएबल** (Variable) **X और Y के बीच कोरीलेशन** $r = 0.6$ **है। निम्नलिखित में से कौन-सी व्याख्या सही है?**
(a) वेरिएबल *X* व्याख्या करता है कि वेरिएबल *Y* में 60% परिवर्तनशीलता है
(b) वेरिएबल *X* व्याख्या करता है कि वेरिएबल *Y* में 40% परिवर्तनशीलता है
(c) वेरिएबल *X*, वेरिएबल *Y* में 60% नकारात्मक परिवर्तनों का कारण है
(d) वेरिएबल *X*, वेरिएबल-*Y* के 60% के बराबर है

220. **रिग्रेशन लाइन** (Regression line) **का उपयोग किया जाता है**
(a) निश्चित करना कि कोई X- वैल्यू निश्चित रेखा से बाहर है
(b) निश्चित करना कि कोई Y- वैल्यू निश्चित रेखा से बाहर है
(c) *X* में प्रत्येक दस इकाईयों में परिवर्तन होने पर *Y* में परिवर्तन का अनुमान लगाना
(d) *X* में एक इकाई में परिवर्तन होने पर *Y* में परिवर्तन का अनुमान लगाना

221. **कोरीलेशन** (Correlation) .... **के बीच मापा जाता है।**
(a) −1 और + 1
(b) 0 और 1
(c) 0 और − 1
(d) 0.001 से 0.05

222. **तीन से अधिक सम्बन्धित समूह के स्कोर्स के सेट** (Scores sets) **में अन्तर जानने के लिए सबसे उपयुक्त निष्कर्षात्मक सांख्यिकीय जाँच** (Inferential statistical test) **कौन-सी है?**
(a) पुनरावृत्त माप (Repeated measures) ANOVA
(b) फ्राइडमेन टेस्ट (Friedman test)
(c) युग्म *t*-टेस्ट (Paired *t*-test)
(d) विकोक्सन साइन्ड रैंक टेस्ट (Wicoxon signed rank test)

223. **एफ-सांख्यिकी की गणना होती है**
(a) ANOVA
(b) *t*-टेस्ट (*t*-test)
(c) कोरीलेशन विश्लेषण (Correlation analysis)
(d) काई-स्क्वायर टेस्ट (Chi-square test)

224. **एक नर्स अनुसन्धानकर्ता पुरुष और महिला रोगियों को प्रदान की जा रही नर्सिंग देखभाल के सन्तोषजनक स्तर की तुलना करना चाहती है। सन्तोषजनक स्तर को संतुष्ट और असंतुष्ट में मापा गया था। निम्नलिखित सांख्यिकीय विधि में से कौन-सी लिंग और सन्तुष्टि स्तर के बीच सह-सम्बन्ध स्थापित करने में उपयुक्त होगी?**
(a) *t*-टेस्ट
(b) काई-स्क्वायर टेस्ट
(c) कोरीलेशन कॉफीशिएन्ट
(d) ANOVA

225. **रोगियों की ऊँचाई (सेमी) और वजन (किग्रा) में रेखीय सम्बन्ध का विश्लेषण किया जा सकता है**
(a) *t*-टेस्ट
(b) वेरिएन्स की सीमा
(c) कोरीलेशन कॉफीशिएन्ट
(d) ANOVA

226. **ऊँचाई (छोटा, औसत व लम्बा) और वजन (कम वजन, सामान्य या अधिक वजनों) के बीच सम्बन्ध की गणना की जा सकती है**
(a) *t*-टेस्ट
(b) ANOVA
(c) काई-स्क्वायर टेस्ट
(d) कोरीलेशन कॉफीशिएन्ट

227. **अयुग्म *t*-टेस्ट** (Unpaired *t*-test) **का उपयोग होता है**
(a) दो स्वतन्त्र समूहों के माध्यों के बीच अन्तर की जाँच में
(b) दो सम्बन्धित समूहों के माध्यों के बीच अन्तर की जाँच में
(c) तीन या अधिक स्वतन्त्र समूहों के माध्यों के बीच अन्तर की जाँच में
(d) तीन या अधिक स्वतन्त्र समूहों की रेंकों स्कोर्स में अन्तर की जाँच में

228. **युग्म *t*-टेस्ट** (Paired *t*-test) **का उपयोग होता है**
(a) दो स्वतन्त्र समूहों के माध्यों के बीच अन्तर में जाँच में
(b) दो सम्बन्धित समूहों के माध्यों के बीच अन्तर की जाँच में
(c) तीन या अधिक स्वतन्त्र समूहों के माध्यों के बीच अन्तर की जाँच में
(d) तीन या अधिक स्वतन्त्र समूहों की रैंकों स्कोर्स में अन्तर की जाँच में

201. (c)	202. (a)	203. (c)	204. (b)	205. (b)	206. (d)	207. (d)	208. (b)	209. (a)	210. (b)
211. (d)	212. (c)	213. (b)	214. (a)	215. (c)	216. (b)	217. (a)	218. (a)	219. (a)	220. (d)
221. (a)	222. (a)	223. (a)	224. (b)	225. (c)	226. (c)	227. (a)	228. (b)		

229. **पुनरावृत्त माप एक तरफा** ANOVA **में स्फेरिसिटी अजम्पशन की जाँच .... के उपयोग से की जाती है।**

(a) टर्की की टेस्ट (Turkey's test)
(b) मॉकलीज टेस्ट (Mauchly's test)
(c) बोनफेरोनी टेस्ट (Bonferroni test)
(d) LSD टेस्ट (LSD test)

230. **तीन सामाजिक-आर्थिक समूहों के स्कूल के बच्चों की ऊँचाई में अन्तर के लिए सांख्यिकीय महत्त्व की जाँच के लिए सबसे अधिक प्रभावी सांख्यिकीय टेस्ट है**

(a) स्टूडेन्ट *t*-टेस्ट
(b) काई-स्क्वायर टेस्ट
(c) युग्म *t*-टेस्ट
(d) एक तरफा ANOVA

231. 100 **रोगियों के एक सेम्पल** (Sample) **में, सिस्टोलिक रुधिरचाप** (mm Hg **में) और वजन (किग्रा में) के बीच रेखीय सम्बन्ध का विश्लेषण करने के लिए, हम प्रयोग कर सकते हैं**

(a) युग्म *t*-टेस्ट
(b) कोरीलेशन कॉफीशिएन्ट
(c) काई-स्क्वायर टेस्ट
(d) एक तरफा ANOVA

232. **निम्नलिखित में से कौन-सा एक नॉन-पैरामेट्रिक टेस्ट** (Non-parametric test) **है?**

(a) ANOVA
(b) काई-स्क्वायर टेस्ट
(c) स्वतन्त्र *t*-टेस्ट
(d) युग्म *t*-टेस्ट

233. **निम्नलिखित में से कौन-सा एक पैरामेट्रिक टेस्ट है?**

(a) युग्म *t*-टेस्ट (Paired *t*-test)
(b) काई-स्क्वायर टेस्ट (Chi-squared test)
(c) मेन विटनी U-टेस्ट (Mann Whitney U-test)
(d) विल्कोक्सन साइन्ड रेंक सम टेस्ट (Wilcoxon signed rank sum test)

234. **निम्न में से कौन पैरामेटिक टेस्ट नहीं है?**

(a) युग्म t-टेस्ट
(b) अयुग्म t-टेस्ट
(c) पीयर्सन कोरीलेशन टेस्ट
(d) स्पीयर मेन कोरीलेशन टेस्ट

235. **निम्नलिखित में से कौन-सा कथन नॉन-पैरामेट्रिक टेस्टों** (Non-parametric tests) **के लिए सत्य है?**

(a) ये उन डाटा का विश्लेषण करने में उपयोगी होते हैं जो सामान्यतया वितरित होते हैं
(b) युग्म (Paired) *t*-टेस्ट एक नॉन-पैरामेट्रिक टेस्ट है
(c) ये उन डाटा का विश्लेषण करने में उपयोगी होते हैं, जो सामान्यतया वितरित नहीं होते हैं
(d) ये केवल तब ही उपयोगी होते हैं जब डाटा जनसंख्या के रैण्डम नमूने से लिए गए हैं

236. **निम्नलिखित में से कौन-सा एक पैरामेट्रिक सांख्यिकीय टेस्ट** (Parametric statistical test) **नहीं है?**

(a) *t*-टेस्ट
(b) ANOVA
(c) पीयर्सन (Pearson) कोरीलेशन
(d) मेनविटनी U-टेस्ट (Mann-Whitney U-test)

237. **काई-स्क्वायर टेस्ट में 'येट' से संसोधन** (Yate's correction) **के बारे में क्या सही नहीं है?**

(a) जब दो कोटियाँ के वेरिएबल्स का तुलना की जाती है, तब उपयोग किया जाता है
(b) जब 2 × 2 कंटीजेन्सी तालिका प्रयोग करते हैं तब उपयोग किया जाता है
(c) जब कंटीजेन्सी सेल में 5 से कम संख्या हो, तब अनुशासित की जाती है
(d) इसका उपयोग तब किया जाता है जब सामान्यतया धारणा (Assumption) की सन्तुष्टि नहीं होती है

238. **एक तरफा** ANOVA (Analysis of variance) **टेस्ट का उपयोग होता है**

(a) दो स्वतन्त्र समूहों के मध्य में अन्तर जाँच में
(b) तीन या अधिक सम्बन्धित समूहों के माध्यों के अन्तर की जाँच में
(c) तीन या अधिक स्वतन्त्र समूहों के माध्यों में अन्तर की जाँच में
(d) तीन या अधिक स्वतन्त्र समूहों रेंको के स्कोर्स में अन्तर की जाँच में

239. **परिकल्पना का परीक्षण करने हेतु नल परिकल्पना** (Null hypothesis) **को निरस्त करने में असफल रहना हैं, जबकि नगण्य परिकल्पना वास्तव में असत्य होती है, जानी जाती है**

(a) टाइप-I त्रुटि
(b) टाइप-II त्रुटि
(c) प्रतिचयन त्रुटि
(d) मानक त्रुटि

240. **जब परिकल्पना** (Hypothesis) **की जाँच करते हैं, नल परिकल्पना** (Null hypothesis) **को निरस्त करते हैं, जबकि नल परिकल्पना** (Null hypothesis) **वास्तव में सही है, जानी जाती है**

(a) टाइप-I त्रुटि
(b) टाइप-II त्रुटि
(c) प्रतिचयन त्रुटि
(d) मानक त्रुटि

241. **एक नल परिकल्पना** (Null hypothesis) **को निरस्त करते हैं, जबकि यह सत्य है, कहा जाता है**

(a) टाइप-I त्रुटि
(h) टाइप-II त्रुटि
(c) टाइप-III त्रुटि
(d) टाइप-IV त्रुटि

242. **एक टाइप-II त्रुटि का सन्दर्भ है**

(a) असत्य सकारात्मक
(b) असत्य नकारात्मक
(c) सत्य सकारात्मक
(d) सत्य नकारात्मक

243. **निम्नलिखित भाग** (Components) **की अध्ययन की शक्ति (1-बीटा) निकालने के लिए आवश्यकता नहीं है**

(a) प्रभाव आकार (The effect size)
(b) सेम्पल आकार (Sample size)
(c) मानक विचलन (Standard deviation)
(d) महत्त्व का स्तर (एल्फा) [Livel of significance (Alpha)]

244. **विश्वसनीयता** (Reliability), **जो पूरे समय के टेस्ट स्कोर** (Test scores) **की निरन्तरता** (Consistency) **दर्शाती है, कहलाती है**

(a) समानान्तर रूप विश्वसनीयता (Parallel form reliability)
(b) इनटर-रेटर विश्वसनीयता (Inter-rater reliability)
(c) टेस्ट-रिटेस्ट विश्वसनीयता (Test-retest reliability)
(d) आन्तरिक सघनता (Internal consistency)

245. t-टेस्ट की विशेषता है।
(a) प्रत्येक t-वितरण एक सममित वितरण होता है
(b) t-टेस्ट का वक्र का उच्चतम बिन्दु $t = 0$ होता है
(c) इसमें कुल क्षेत्रफल 1.0 होता है
(d) उपरोक्त सभी

246. अनुसन्धान (Research) में टाइप-I त्रुटि होती है, जब
(a) नल परिकल्पना निरस्त की जाती है, लेकिन यह बनी रहनी चाहिए
(b) नल परिकल्पना स्वीकृत की जाती है, लेकिन यह निरस्त की जानी चाहिए
(c) नल परिकल्पना प्रतिचयन की त्रुटि के कारण निरस्त नहीं की जाती है
(d) प्राप्त किया गया P-मूल्य (P-value) 0.05 से अधिक है

विविध टेस्ट

247. निम्नलिखित में से कौन-सा प्रसार दर (Prevalence rate) का एक प्रकार है?
(a) पीरियड प्रसार (Period prevalence)
(b) समय प्रसार (Time prevalence)
(c) ड्यूरेशन प्रसार (Duration prevalence)
(d) अन्तराल प्रसार (Interval prevalence)

248. स्वास्थ्य समायोजित जीवन प्रत्याशा (Health adjusted life expectancy) एक माप है
(a) मृत्युदर की
(b) विकलांगता की
(c) उपजाऊ (Fertility) की
(d) प्रजनन दर (Reproduction rate) की

249. स्क्यूनेस धनात्मक में होता है।
(a) माध्म, माध्यिका से कम होता है
(b) माध्म, माध्यिका से अधिक होता है
(c) माध्य माध्यिका समान होते है
(d) उपरोक्त सभी

250. निम्नलिखित में से कौन-सा रिसर्च रिपोर्ट (Research report) में होता है लेकिन एक प्रस्ताव (Proposal) में नहीं
(a) शीर्षक पृष्ठ (Title page)
(b) एबस्ट्रेक्ट (Abstract)
(c) निष्कर्षों (Findings)
(d) सहयोगी पदार्थ (Supporting material)

251. निम्नलिखित में से जर्नल आर्टिकल (Journal article) का कौन-सा भाग अधिक पढ़ा जाता है?
(a) परिणाम (Results)
(b) विचार-विमर्श (Discussion)
(c) परिचय (Introduction)
(d) एबस्ट्रेक्ट (Abstract)

252. आदर्श रूप में अनुसन्धान आर्टिकल (Research article) के एबस्ट्रेक्ट (Abstract) को सीमित किया जाता है
(a) 100 शब्दों में
(b) 100-150 शब्दों में
(c) 150-250 शब्दों में
(d) 250-500 शब्दों में

253. वृहत् उद्देश्य समूह (Largest target group) में अनुसन्धान परिणामों को पहुँचाने के लिए निम्नलिखित संचार माध्यम में से कौन-सा उचित होगा?
(a) अनुसन्धान-प्रबन्ध (Thesis/Dissertation)
(b) सम्मेलन में मौखिक या पोस्टर प्रदर्शन
(c) न्यूजलेटर (Newsletter)
(d) वैज्ञानिक जर्नल आर्टिकल्स

254. निम्नलिखित कथनों में से कौन-सा 95% विश्वास अन्तराल (Confidence interval) के बारे में सही है?
(a) 95% सम्भावना है कि जनसंख्या पैरामीटर्स अन्तराल के अन्दर स्थित है
(b) 95% सम्भावना है कि जनसंख्या पैरामीटर्स अन्तराल के बाहर स्थित है
(c) 5% सम्भावना है कि जनसंख्या पैरामीटर्स अन्तराल के अन्दर स्थित है
(d) उपरोक्त सभी कथन सत्य हैं

255. एक आदर्श वक्र (An ideal curve) की विशेषताएँ हैं
(a) यह घण्टे (Bell) के आकार का होता है
(b) माध्य, माध्यिका और बहुलक आपस में मेल नहीं खाते हैं
(c) यह मध्य के चारों ओर असिमेट्रीकल (Asymmetrical) होता है
(d) उपरोक्त सभी

256. एक वैधता, जो एक माप तक विस्तारित होती है, जिसका सम्बन्ध परिणाम से है
(a) कन्वर्जेन्ट वैधता (Convergent validity)
(b) विशेषज्ञ वैधता (Expert validity)
(c) क्राइटेरिऑन-सम्बन्धित वैधता (Criterion-related validity)
(d) अवयव (Content) विश्वसनीयता

257. वह विधि, जिसके पेनल (Panel) के विशेषज्ञों को अनेक चक्रों (Rounds) में प्रश्न दिए जाते हैं, कहलाता है
(a) Q-मेथडोलॉजी (Q-methodology)
(b) मेटा-विश्लेषण (Meta-analysis)
(c) डेल्फी तकनीक (Delphi technique)
(d) अवयव विश्लेषण (Content analysis)

258. निम्नलिखित में से किसे 'बिबलिओग्रफी डाटाबेस फॉर बायोमेडिकल लिटरेचर' ('Bibliography database for biomedical literature') माना जाता है?
(a) गूगल (Google)
(b) मेडलाइन (Medline)
(c) बिकीपिडिया
(d) ये सभी

229. (b)	230. (d)	231. (b)	232. (b)	233. (a)	234. (d)	235. (c)	236. (d)	237. (d)	238. (c)
239. (b)	240. (a)	241. (a)	242. (b)	243. (c)	244. (c)	245. (d)	246. (a)	247. (a)	248. (b)
249. (b)	250. (c)	251. (d)	252. (c)	253. (d)	254. (a)	255. (a)	256. (c)	257. (c)	258. (b)

259. **निम्नलिखित में से कौन-सा नर्सिंग और एलाइड हैल्थ साइन्सेज डाटाबेस** (Nursing and allied health sciences database) **माना जाता है?**
(a) मेडलाइन (Medline)
(b) बायोमेड (Bio med)
(c) CINAHL
(d) कोविड प्लस (Covid plus)

260. **'थ्योरी** (Theory)**' शब्द लिया गया है**
(a) थ्योरीया (Theoria) (b) थ्योरे (Theore)
(c) थ्योरेटिका (Theoretica) (d) थ्योरियम (Theorium)

261. **सिद्धान्त हैं**
(a) पूर्व मौजूदा तथ्य पर आधारित (b) परीक्षण योग्य
(c) अनुसन्धान के पूर्व बनाए गए (d) मुद्दों से उत्पन्न

262. **निम्नलिखित सभी ग्रेण्ड थ्योरी** (Grand theory) **के उदाहरण हैं सिवाय**
(a) पारस्परिक मॉडल (Interpersonal model)
(b) समुदाय सशक्तिकरण मॉडल (Community empowerment model)
(c) हैल्थ बिलीफ मॉडल (Health belief model)
(d) मैस्लो की पदानुक्रम आवश्यकता का सिद्धान्त

263. **निम्नलिखित सभी थ्योरी** (Theory) **के निर्माण ब्लॉक** (Building blocks) **हैं सिवाय**
(a) वैचारिक परिभाषा (Conceptual definition)
(b) सैद्धान्तिक प्रोपोजिशन (Theoretical propositions)
(c) निर्माण (Construct)
(d) अवधारणा (Concept)

264. **पारस्परिक सम्बन्ध** (Interpersonal relationship) **सिद्धान्त के प्रतिपादक कौन थे?**
(a) ऑरेम (Orem)
(b) चार्ल्स एल्टन (charles alton)
(c) पप्लू (Paplau)
(d) जीन वाट्सन (Jean Watson)

265. **सिद्धान्त का सिद्धान्त** (Theory of theory) **कहलाता है**
(a) ग्राण्ड सिद्धान्त (Grand theory)
(b) मेटा सिद्धान्त (Meta theory)
(c) व्यवस्थित सिद्धान्त (Systematic theory)
(d) श्रेणी सिद्धान्त (Range theory)

266. **निम्नलिखित में सभी वैचारिक ढाँचा** (Conceptual framework) **के विकास के स्रोत हैं, सिवाय**
(a) अनुसन्धानकर्ता के अपने अनुभव
(b) ऐतिहासिक साक्ष्य
(c) पूर्व के अनुसन्धान साक्ष्य
(d) सैद्धान्तिक अवधारणा

267. **सेल्फ केयर डीफिसिट** (Self care deficit) **सिद्धान्त किसके द्वारा दिया गया?**
(a) पप्लू (Paplau)
(b) विर्जिनिया (Virginia)
(c) ऑरेम (Orem)
(d) फ्लोरेन्स नाइटिंलग (Florence Nightingale)

268. **एक्स-पोस्ट फेक्टो** (Ex-post facto) **अध्ययन जाना जाता है**
(a) प्रायोगिक अध्ययन (Experimental study)
(b) कॉउसल (Causal) तुलनात्मक (Comparative)
(c) क्रॉस-सेक्सनल अध्ययन (Cross-sectional study)
(d) पूर्वव्यापी (Retrospective)

269. **सैद्धान्तिक सेम्पलिंग** (Theoretical sampling) **किसकी एक आलोचनात्मक विशेषता** (Critical feature) **मानी जाती है?**
(a) ग्राउण्डेड सिद्धान्त
(b) RCD
(c) मैथोडोलॉजिकल डिजाइन
(d) विकासात्मक अनुसन्धान

270. **निम्नलिखित में से कौन-सा अच्छी गुणवत्ता** (Quality) **का साहित्य** (Literature) **माना जाता है?**
(a) पीयर-रिव्यूड जर्नल में अनुसन्धान आर्टिकल
(b) द्वितीय स्रोत
(c) पुस्तकें
(d) सम्मेलनों की कार्रवाई में अनुसन्धान रिपोर्ट

271. **पीयर-रिव्यूड जर्नल्स** (Peer-reviewed journal) **में, आर्टिकल्स किसके आधार पर प्रकाशित होते हैं?**
(a) सम्पादक के व्यक्ति परम विवेक दर
(b) लेखकों की संख्या की सूची
(c) लेखकों की ईमानदारी सूची
(d) समीक्षा करने वालों (Reviewers) की टिप्पणियाँ

272. **साहित्य के प्राथमिक स्रोत का मापदण्ड** (Criteria) **निम्नलिखित में से कौन-सा है?**
(a) केवल साक्षात्कार आधारित प्राथमिक डाटा
(b) रिकॉर्ड आधारित डाटा
(c) एक जर्नल में प्रकाशित मूल आर्टिकल
(d) एक जर्नल में प्रकाशित मेटा विश्लेषित डाटा

273. **एक रुचि के शीर्षक पर सम्बन्धित साहित्य पर खोज की शुरुआत की पहचान में सम्मिलित है**
(a) रेफरेन्स प्रबन्धन सोफ्टवेयर
(b) इलेक्ट्रोनिक जर्नल्स
(c) की वर्ड्स
(d) मौजूदा ज्ञान

274. **निम्नलिखित में से कौन यह वर्णन करता है कि समस्या क्या है?**
(a) प्रायः एक प्रश्न जिसका उत्तर देने की आवश्यकता है
(b) अध्ययन का उद्देश्य
(c) अध्ययन की दिशा और प्रकार
(d) दो या अधिक चरों के बीच सम्बन्धों की भविष्यवाणी करने वाला

275. **क्या ज्ञात है और क्या ज्ञात करना है के बीच विसंगति का वर्णन किया जाता है?**
(a) अनुसन्धान परिणाम
(b) अनुसन्धान घटना
(c) अनुसन्धान उद्देश्य
(d) अनुसन्धान समस्या

276. 95% **विश्वास अन्तराल संदर्भित करता** (Refers to) **है**
(a) विचार किया जाता है कि 20 अवसरों में से 1 गलत लिया जाता है
(b) विचार किया जाता है कि 100 अवसरों में से 95 गलत लिए जाते हैं
(c) विचार किया जाता है कि 100 अवसरों में से 1 गलत लिया जाते हैं
(d) विचार किया जाता है कि 20 अवसरों मे से 5 गलत लिए जाते हैं

277. योगदान/कारण हानि (Attributable risk) **का अर्थ है**
(a) एक रोग की मारकता (Fatality of a disease)
(b) ढकी हुई और खुली हुई के बीच रोग हानि का अनुपात (Disease risk ratio between exposed and non-exposed)
(c) ढकी हुई और खुली हुई के बीच जोखिम का अन्तर (Risk difference between exposed and non-exposed)
(d) रोग की संक्रामकता (Communicability of disease)

278. कौन-सी वैज्ञानिक विधि प्रायः नई परिकल्पना (Hypothesis) **और सिद्धान्तों** (Theories) **को जन्म देती है?**
(a) कटौती विधि (b) निगमात्मक विधि
(c) परिकल्पना विधि (d) पैटर्न विधि

279. अनुसन्धान (Research) **का प्रकार, जिसका वेरिएबल्स** (Variables) **पर नियन्त्रण होता है, वेरिएबल्स के साथ छेड़-छाड़** (Manipulation) **और उद्देश्यपूर्ण सेम्पलिंग** (Purposive sampling) **कहलाती है**
(a) अ-प्रायोगिक
(b) पूर्व प्रायोगिक
(c) अर्द्ध-प्रायोगिक
(d) सत्यप्रायोगिक

280. जब एक अनुसन्धानकर्ता, परतन्त्र/निर्भर वेरिएबल (Dependent variable) **से प्रारम्भ करता है और समय में पीछे की ओर गति करता है, यह कहलाता है।**
(a) प्रोस्पेक्टिव अनुसन्धान (Prospective research)
(b) रिट्रोस्पेक्टिव अनुसन्धान (Retrospective research)
(c) क्रॉस-सेक्शनल अनुसन्धान (Cross-sectional research)
(d) एक्स-पोस्ट फेक्टो अनुसन्धान (Ex-post facto research)

281. केस अध्ययन (Case studies) **किसके गहरे टेस्ट से सम्बन्धित है?**
(a) व्यक्तियों से
(b) लोगों के समूह से
(c) संस्थाओं से
(d) इन सभी से

259. (c)	**260.** (a)	**261.** (b)	**262.** (b)	**263.** (a)	**264.** (c)	**265.** (b)	**266.** (b)	**267.** (c)	**268.** (b)
269. (a)	**270.** (a)	**271.** (d)	**272.** (c)	**273.** (c)	**274.** (a)	**275.** (d)	**276.** (a)	**277.** (a)	**278.** (b)
279. (c)	**280.** (b)	**281.** (d)							

नर्सिंग एग्जाम गैलरी

1. निम्नलिखित में से किस अवधि का तात्पर्य है एक टूल द्वारा उस सीमा तक नापना जिसके लिए उससे अपेक्षा की जाती है
(SSB DD and DNH Staff Nurse 2019)

(a) विश्वसनीयता (Reliability)
(b) क्षमता (Validity)
(c) विशिष्टता (Specificity)
(d) स्थिरता (Stability)

2. ऑस्टियोपोरोसिस (Osteoporosis) **की प्रसार की गणना के लिए निम्नलिखित में से कौन-सा डिजाइन प्रयोग किया जाता है?**
(SSB DD and DNH Staff Nurse 2019)

(a) भाज्यसम्बन्धी (Factorial)
(b) अर्द्ध-प्रयोगात्मक (Quasi-experimental)
(c) पार करना (Crossover)
(d) पार-अनुभागीय (Cross-sectional)

3. एक अध्ययन को आचार करने के लिए ब्लू प्रिन्ट है
(SSB DD and DNH Staff Nurse 2019)

(a) पायलट अध्ययन (Pilot study)
(b) डाटा संग्रहण उपकरण (Data collection tool)
(c) अनुसन्धान परिकल्पना (Research hypothesis)
(d) अनुसन्धान डिजाइन (Research design)

4. निम्नलिखित में से कौन-सा प्रसार/छितराव की माप है?
(SSB DD and DNH Staff Nurse 2019)

(a) मानक विचलन (Standard deviation)
(b) माध्यिका (Median)
(c) माध्य (Mean)
(d) बहुलक (Mode)

5. निम्नलिखित में से कौन-सी जनसंख्या में से एक अनुसन्धानकर्ता एक वास्तविक स्टडी सेम्पल का चयन करता है?
(SSB DD and DNH Staff Nurse 2019)

(a) लक्ष्य (Target)
(b) सार्वभौमिक (Universal)
(c) वैज्ञानिक (Scientific)
(d) अभिगम्य (Accessible)

6. उच्च नियन्त्रित स्थितियों में परिवर्तनशील के मध्य कारण व प्रभाव सम्बन्धों की जाँच है *(AIIMS Bhubaneswar 2019)*

(a) वर्णनात्मक अनुसन्धान
(b) प्रयोगात्मक अनुसन्धान
(c) सहसम्बन्धी खोज
(d) अर्द्ध-प्रयोगात्मक अनुसन्धान

7. निम्नलिखित में से किसके अतिरिक्त सभी गुणात्मक अनुसन्धान विधियाँ है? *(AIIMS Bhubaneswar 2019)*

(a) घटना (b) कोरीलेशन (c) नृवंशविज्ञान (d) जमीन सिद्धान्त

8. यदि अनुसन्धानकर्ता गलत शून्य परिकल्पना को स्वीकार करता है, तो वह परिकल्पना के टेस्ट में किस प्रकार की गलती कर रहा है?
(AIIMS Jodhpur Staff Nurse 2018)

(a) टाइप-III (b) टाइप-II
(c) टाइप-I (d) टाइप-IV

9. एक डाटा को एकत्रीकरण की वैधता का अर्थ है
(AIIMS Jodhpur Staff Nurse 2018)

(a) लम्बे समय तक डाटा की स्थिरता
(b) लम्बे समय तक डाटा का स्थायित्व
(c) परिमाप जिस तक एक साधन के दो रूप समान परिणाम प्राप्त करते हैं
(d) एक साधन की वह नापने की क्षमता जिसे नापने के लिए यह बनाया गया है

10. नमूने का एक तरीका जिसमें चयन की शुरुआत रैण्डम होती है एवं उसके बाद प्रत्येक (Kth तत्व) **का चयन किया जाता है, कहलाता है**
(AIIMS Jodhpur Staff Nurse 2018)

(a) सरल रैण्डम सेम्पलिंग (b) स्तरित रैण्डम सेम्पलिंग
(c) सुव्यवस्थित सेम्पलिंग (d) स्नोबॉल सेम्पलिंग

11. एक मापक उपकरण की विश्वसनीयता में किसके अतिरिक्त सभी पहलू होते हैं? *(AIIMS Jodhpur Staff Nurse 2018)*

(a) अपरूप (b) दक्षता
(c) आन्तरिक संगति (d) स्थिरता

12. शून्य परिकल्पना का दूसरा नाम क्या है?
(AIIMS Manglagiri Gr-II 2018)

(a) दिशात्मक परिकल्पना (b) वैज्ञानिक परिकल्पना
(c) अनुसन्धान परिकल्पना (d) अनुसन्धान उपागम

13. एक सांख्यिकी स्टडी की शक्तियों व कमजोरियों (Strengths and weakness) **के सावधानीपूर्वक मूल्यांकन के लिए प्रयुक्त अवधि है**
(AIIMS Manglagiri Gr-II 2018)

(a) अनुसन्धान समीक्षा (b) अनुसन्धान सार (Synopsis)
(c) अनुसन्धान सार (Abstract) (d) अनुसन्धान प्रस्ताव

14. सांख्यिकी में फैलाव या वितरण (Dispersion) **को किसकी सहायता से वर्णित किया जाता है?** *(AIIMS Jodhpur Staff Nurse 2018)*

(a) मानक विचलन (b) बहुलक
(c) माध्यिका (d) मध्यमान

15. एक अध्ययन का संक्षिप्त सार जोकि अध्ययन के बारे में आवश्यक सूचनाएँ प्रदान करता है, कहलाता है *(DSSSB Staff Nurse 2017)*

(a) क्रिया अनुसन्धान (b) सार
(c) लेखापरीक्षा टेस्ट (d) कल्पना

16. एक परिवर्ती कारक जिसे अनुसन्धानकर्ता द्वारा जानबुझकर हेर-फेर या परिवर्तित किया जाता है *(DSSSB Staff Nurse 2017)*

(a) आश्रित वेरिएबल (b) परिकल्पना
(c) सूचित टेस्ट (d) स्वतन्त्र वेरिएबल

17. दो समूह के माध्यों (Means) **के बीच अन्तर को निर्धारित करने वाले एक पैरामीट्रिक सांख्यिकीय उपाय** (Parametric statistical measure) **है**
(DSSSB Staff Nurse 2017)

(a) t-टेस्ट (b) u-टेस्ट
(c) d-टेस्ट (d) s-टेस्ट

18. नर्सिंग क्षेत्र की समस्याओं के समाधान खोजने हेतु की गई रिसर्च कहलाती है *(DSSSB Staff Nurse 2017)*

(a) नवाचार (b) व्यक्तिगत खोज
(c) नर्सिंग खोज (d) प्रश्न प्रणाली

19. किसी अध्ययन की सूक्ष्म समीक्षा (Study) **को कहते हैं।** *(DSSSB Staff Nurse 2017)*
(a) अनुसन्धान अभिकल्पना (b) वैचारिक संरचना
(c) पायलट अध्ययन (d) निष्कर्षों का संचार

20. निम्नलिखित में से कौन-सा अनुसन्धान समस्या का एक घटक नहीं माना जाता है? *(DSSB Staff Nurse 2017)*
(a) अनुसन्धान उपकरण (b) अध्ययन के वेरिएबल
(c) अध्ययन आबादी (d) अनुसन्धान स्थापना

21. निम्नलिखित में से कौन-सा अध्ययन का प्रकार, गुणात्मक अनुसन्धान विधि का एक उदाहरण है? *(DSSB Staff Nurse 2017)*
(a) पारअनुभागीय डिजाइन
(b) कोरीलेशन अध्ययन
(c) नृवंशविज्ञान
(d) सर्वेक्षण डिजाइन

22. मानव विषय के अधिकारों से सम्बन्धित कौन-सा एथिकल इश्यू (Ethical issue) **नर्सिंग अनुसन्धान में नहीं आता है?** *(RUHS M.Sc. Nsg. 2016)*
(a) इन्फॉर्मेड कॉन्सेण्ट देना
(b) विषय (Subject) उत्तर देने के लिए स्वतन्त्र है
(c) अनुसन्धान प्रक्रिया में विषय का भाग लेना आवश्यक है
(d) गुप्त होने की गारण्टी होनी चाहिए

23. निम्नलिखित में से कौन-सी अवस्था में अनुसन्धान सम्बन्धी डाटा एकत्र किए जाते हैं? *(RUHS M.Sc. Nsg. 2016)*
(a) मूल्यांकन (b) योजना
(c) क्रियान्वयन (d) परिणामों को लागू करने में

24. किसी उपकरण को पुन:उत्पादन करने की योग्यता कहलाती है? *(RUHS Pb. B.Sc. Nsg. 2016)*
(a) विश्वसनीयता (b) ऑर्डिनल
(c) लिमिटेशन (d) अभिकल्पना

25. द्वितीयक डाटा (Secondary data) **वो डाटा होते हैं, जिनको** *(RUHS Pb. B.Sc. Nsg. 2016)*
(a) पहली बार एकत्र किया गया हो
(b) पहले एकत्र किया जा चुका हो
(c) पहले सांख्यिकी प्रक्रिया से गुजारा जा चुका हो
(d) दोनों (b) और (c)

26. एक रिसर्च स्टडी में दो या अधिक वेरिएबल्स के मध्य पूर्वानुमानित सम्बन्ध का कथन (Statement) **कहलाता है** *(RHUS Pb. B.Sc. Nsg. 2016)*
(a) कल्पना (b) पूर्वसर्ग
(c) संचालनगत परिभाषा (d) परिकल्पना

27. वह परिणाम जिस तक कोई यह निष्कर्ष निकाल सकता है कि यह इन्टर विनेशनल वेरिएबल है न कि एक्स्ट्रेनियस वेरिएबल जोकि निर्भरता वेरिएबल में बदलाव लाता है कहलाता है *(RUHS Pb. B.Sc. Nsg. 2015)*
(a) सामग्री वैधता (b) बाहरी वैधता
(c) निर्माणीय वैधता (d) आन्तरिक वैधता

28. अनुसन्धान प्रक्रिया (Research process) **के दौरान, निम्नलिखित में से कौन-से सेम्पल चयन का उद्देश्य है?** *(RUHS Pb. B.Sc. Nsg. 2015)*
(a) यह समय, सामग्री और प्रयास के सम्बन्ध में मितव्ययी है
(b) सुगम है
(c) पूरी जनसंख्या से किसी एक विषय पर जानकारी प्राप्त करना अनावश्यक है
(d) उपरोक्त सभी

29. अनुसन्धान प्रक्रिया की योजना अवस्था में पहला कार्य क्या है? *(RUHS Pb. B.Sc. Nsg. 2015)*
(a) रिव्यू ऑफ लिट्रेचर
(b) पायलट रणनीति
(c) परेशानी को पहचान कर उसके बारे में बताना
(d) उद्देश्य को परिभाषित करना

30. अनुसन्धान को चलाने के लिए निम्नलिखित में से कौन-सी अवस्था तीन मूल अवस्थाओं में नहीं आती है? *(RUHS Pb. B.Sc. Nsg. 2015)*
(a) योजना
(b) अमल में लाना
(c) संचारण तथा परिणाम को लागू करना
(d) मूल्यांकन

31. निम्नलिखित में से अनुसन्धान की नर्सिंग में क्या महत्त्वपूर्ण है? *(RUHS Pb. B.Sc. Nsg. 2015)*
(a) नर्सिंग ज्ञान बढ़ाना
(b) नर्सिंग अभ्यास को बेहतर करना
(c) स्वास्थ्य सुरक्षा डिलिवरी को बेहतर करना
(d) उपरोक्त सभी

32. अनुसन्धान प्रक्रिया में परिकल्पना (Hypothesis) **सामान्यतया क्या समझाती है?** *(RUHS Pb. B.Sc. Nsg. 2015)*
(a) प्रयोग में लिए जाने वाले वेरिएबल
(b) मापन करने वाले उपकरण
(c) सेम्पल जिस पर अध्ययन किया जाता है
(d) उपरोक्त सभी

33. निम्नलिखित में से कौन-सा अनुसन्धान के प्रश्नावली साधनों (Questionnaire tools) **का लाभ नहीं है?** *(RUHS Pb. B.Sc. Nsg. 2015)*
(a) यह सबसे सरल साधनों में से एक है
(b) रेस्पॉण्डेण्ट रह सकते हैं
(c) शीघ्र सम्पन्न होने वाली विधि है
(d) रेस्पॉण्डेण्ट (Respondent) बिना किसी विवरण के किसी भी विषय (Item) को छोड़ सकते हैं

34. नर्सिंग रिसर्च के संचालन का मुख्य कारण है *(RUHS M.Sc. Nsg. 2014)*
(a) नर्सिंग पेशे की वृद्धि को बढ़ावा देना
(b) रोगियों की नर्सिंग देखभाल में सुधार करना
(c) नर्सिंग प्रेक्टिस के लिए जवाबदेही सुनिश्चित करना
(d) नर्सिंग देखभाल की मूल्य प्रभावित का दस्तावेजीकरण करना

35. **परिवर्तनशीलता** (Variability) **नापने का श्रेष्ठ तरीका है** *(RUHS M.Sc. Nsg. 2014)*

(a) माध्य (b) माध्यिका
(c) सीमा (d) मानक विचलन

36. **एक परिकल्पना** (Hypothesis) **जिसे अनुसन्धानकर्ता असत्य सिद्ध करने का प्रयास करता है** *(RUHS M.Sc. Nsg. 2014)*

(a) सकारात्मक परिकल्पना (b) अनुसन्धान परिकल्पना
(c) शून्य परिकल्पना (d) वैकल्पिक परिकल्पना

37. **गर्भवती महिलाएँ जोकि नवजात शिशु की देखभाल पर प्रशिक्षण प्राप्त करती हैं, उनके शिशुओं को जन्म के बाद जटिलताएँ और उन शिशुओं की तुलना में जिनकी माताओं ने गर्भधारण के दौरान कोई प्रशिक्षण प्राप्त नहीं किया है, कम होते हैं। इस उदाहरण में डिपेण्डेन्ट वेरिएबल** (Dependent variable) **है।** *(RUHS M.Sc. Nsg. 2014)*

(a) गर्भवती महिलाएँ
(b) नवजात शिशुओं की देखभाल पर दिया गया प्रशिक्षण
(c) जटिलताओं का होना
(d) गर्भधारण

38. **अनुसन्धान के दौरान जिन वेरिएबल्स पर अध्ययन किया जाता है, उनको किस नाम से जानते हैं?** *(RUHS M.Sc. Nsg. 2014)*

(a) निर्भर वेरिएबल्स
(b) स्वतन्त्र वेरिएबल्स
(c) इन्टरमीडिएट वेरिएबल्स
(d) फाइनल वेरिएबल्स

39. **तत्कालिक समस्या के समाधान खोजने पर केन्द्रित रिसर्च का प्रकार है** *(RUHS M.Sc. Nsg. 2013)*

(a) मूलभूत अनुसन्धान (b) अनुपयुक्त अनुसन्धान
(c) परक अनुसन्धान (d) वर्णनात्मक अनुसन्धान

40. **नर्सिंग रिसर्च में नीतिशास्त्र के सिद्धान्त में सम्मिलित हैं** *(RUHS M.Sc. Nsg. 2013)*

(a) उपकारिता (b) मानव गौरव का सम्मान
(c) न्याय (d) ये सभी

41. **अर्द्ध-प्रयोगात्मक डिजाइन की विशेषताओं के सम्बन्ध में निम्नलिखित में से कौन-सा कथन सत्य है?** *(RUHS M.Sc. Nsg. 2013)*

(a) हेरफेर करना, नियन्त्रित समूह, यादृच्छिकरण (Randomisation)
(b) हेरफेर करना, लेकिन नियन्त्रित समूह या यादृच्छिकरण नहीं
(c) स्वतन्त्र परिवर्ती कारक में हेरफेर नहीं
(d) कोरीलेशन दृष्टिकोण का प्रयोग

42. **अनुसन्धान, जिसमें समय के साथ किसी घटना के सन्दर्भ में सामान्य जनसंख्या से लिए गए सेम्पल का अध्ययन किया जाता है, कहलाता है** *(RUHS M.Sc. Nsg. 2013)*

(a) चलन अध्ययन (b) क्रियात्मक अनुसन्धान
(c) परिणाम अनुसन्धान (d) मेटा विश्लेषण

43. **तिरछापन** (Skewness) **माप है** *(RUHS M.Sc. Nsg. 2013)*

(a) प्रायिकता वितरण की असममिति का
(b) वितरण में उच्च या निम्न प्रसरण का
(c) केन्द्रीय प्रवृत्ति का
(d) उपरोक्त में से कोई नहीं

1. (b)	**2.** (d)	**3.** (d)	**4.** (a)	**5.** (d)	**6.** (b)	**7.** (b)	**8.** (b)	**9.** (d)	**10.** (c)
11. (b)	**12.** (a)	**13.** (a)	**14.** (a)	**15.** (b)	**16.** (d)	**17.** (a)	**18.** (c)	**19.** (c)	**20.** (a)
21. (c)	**22.** (c)	**23.** (c)	**24.** (a)	**25.** (b)	**26.** (d)	**27.** (d)	**28.** (d)	**29.** (a)	**30.** (d)
31. (d)	**32.** (d)	**33.** (d)	**34.** (b)	**35.** (d)	**36.** (c)	**37.** (c)	**38.** (a)	**39.** (b)	**40.** (d)
41. (b)	**42.** (b)	**43.** (a)							

करेक्ट सॉल्यूशन्स

टॉपिकल प्रैक्टिस

4. *(a)* अनुसन्धान के प्रतिमान वैचारिक ढाँचे पर आधारित होते हैं। अतः विकल्प (a) सही है।

8. *(b)* उद्देशित अध्ययन की लिखित प्रस्तावना एक अनुसन्धान प्रस्ताव का सबसे अच्छा वर्णन हैं। अतः विकल्प (b) सही है।

9. *(a)* अनुसन्धान प्रस्ताव का उद्देश्य अध्ययन करने के लिए मार्गदर्शन करना है।

10. *(a)* एक अच्छा अनुसन्धान प्रस्ताव हमेशा अनुसन्धान उद्देश्यों पर केन्द्रित होना चाहिए। अतः विकल्प (a) सही है।

17. *(a)* सिद्धान्तों से विकसित परिकल्पना जाँच डेडक्टीव मेथड पर केन्द्रित है। अतः विकल्प (a) सही है।

18. *(c)* एथनोग्राफी का अध्ययन गुणात्मक अनुसन्धान विधि का उदाहरण हैं। अतः विकल्प (c) सही है।

19. *(c)* मात्रात्मक अनुसन्धान एक प्रक्रिया है, जो सिद्धान्त और परिकल्पनाओं का मूल्यांकन करता है। अतः विकल्प (c) सही है।

20. *(a)* गुणात्मक अनुसन्धान में नमूना आकार को निश्चित करना मार्गदर्शक सिद्धान्त डाटा संतृप्ति है।

21. *(b)* विभिन्न स्रोतों से, जटिल डाटा को सुविधानुसार बनाने के लिए गुणात्मक अनुसन्धान में विभिन्न विधियों का उपयोग ब्राइकोलेज कहलाता है। अतः विकल्प (b) सही है।

22. *(c)* एक प्रायोगिक अनुसन्धान का प्राथमिक उद्देश्य स्वतन्त्र चर के प्रभाव का पता लगाना है। अतः विकल्प (c) सही है।

23. *(b)* एक छोटे पैमाने पर एक अनुसन्धान अध्ययन करना पायलेट अध्ययन कहलाता है। अतः विकल्प (b) सही है।

25. *(b)* गुणात्मक अनुसन्धान अध्ययन में शक्ति विश्लेषण का उपयोग सेम्पल के आकार को निश्चित करने में किया जाता हैं। अतः विकल्प (b) सही है।

27. *(c)* व्यावहारिक अनुसन्धान में अनुसन्धान के चरणों को चक्रीय होना चाहिए। अतः विकल्प (c) सही है।

28. *(b)* मात्रात्मक अनुसन्धान में वैचारिक ढाँचे का विकास मुख्यतया साहित्य की समीक्षा के दौरान होता है। अतः विकल्प (b) सही है।

31. *(b)* बेसिक रिसर्च का मुख्य उद्देश्य सामान्यीकरण के द्वारा सिद्धान्तों की विकास करना होता है।

32. *(c)* गुणात्मक अनुसन्धान की विशेषता युनिक केस ओरियन्टेशन है।

40. *(b)* दो मात्रात्मक (सतत्) वेरिएबल्स के बीच रेखीय सम्बन्ध को प्रदर्शित करने का सबसे अच्छा तरीका स्केटर प्लॉट डायग्राम (Scatter plot diagram) है। अतः विकल्प (b) सही है।

47. *(b)* अनुसन्धान प्रक्रिया करने में प्रारम्भिक और सबसे महत्त्वपूर्ण कदम अनुसन्धान समस्या की पहचान करना है। अतः विकल्प (b) सही है।

55. *(b)* ग्राउण्डेड सिद्धान्त प्रक्रिया में पूछताछ का क्षेत्र सामाजिक परिवेश में सामाजिक संरचनात्मक प्रक्रिया से है।

57. *(c)* अनुसन्धान में ट्राइएंगुलेशन (Triangulation) शब्द के प्रवर्तक डेंजिन (Denzin) थे। अतः विकल्प (c) सही है।

59. *(b)* हस्तक्षेप अनुसन्धान में अन्वेषक (Interactive) एक सक्रिय, अन्तःक्रियात्मक भूमिका (Active interactive role) निभाता है। अतः विकल्प (b) सही है।

63. *(b)* एक वेरिएबल, जो दूसरे वेरिएबल में परिवर्तन करने वाला माना जाता हैं। उन्हें स्वतन्त्र वेरिएबल कहा जाता है। अतः विकल्प (b) सही है।

70. *(b)* दो या अधिक वेरीएबल्स (Variables) के बीच प्रत्यासित (Expected) सम्बन्धों का कथन परिकल्पना (Hypothesis) कहलाता है। अतः विकल्प (b) सही है।

75. *(a)* आयु एक सतत् वेरीएबल (Continuous variable) का उदाहरण है। अतः विकल्प (a) सही है।

79. *(b)* वेरीएबल (Variable) जो दूसरे चर के प्रभाव से परिवर्तित हो जाता है। वह निर्भर चर कहलाता है। अतः विकल्प (b) सही है।

80. *(b)* मात्रा (Degree), जो अनुसन्धानकर्त्ता को यह महसूस कराती है कि प्रोजेक्ट सार्थक (Worthwhile) हैं। आन्तरिक वैधता कहलाती है। अतः विकल्प (b) सही है।

83. *(a)* कुछ भविष्य की कसौटियों पर उपलब्धियाँ या व्यवहार के बीच अन्तर करने में एक उपकरण की पर्याप्तता को पूर्वानुमान वैधता (Predictive validity) कहते हैं। अतः विकल्प (a) सही है।

93. *(b)* किसी जाँच/उपकरण की कसौटी वैधता (Criterion validity) स्वर्ण मानक (Gold standard) से तुलना करके प्राप्त की जाती हैं। अतः विकल्प (b) सही है।

96. *(c)* एकरूपता जिसके साथ एक स्केल (Scale) पर सभी प्रश्नों की समान वेरिएबल्स (Variables) की समान माप होती है। अतः विकल्प (c) सही है।

99. *(a)* एक समय के साथ-साथ व्यक्तियों का सर्वे-मापन अनुदैर्ध्य सर्वेक्षण (Longitudinal survey) कहलाता है। अतः विकल्प (a) सही है।

100. *(b)* घटना की दर (Rate of incidence) का सबसे अच्छा अध्ययन भावी अध्ययन द्वारा किया जाता है। अतः विकल्प (b) सही है।

102. *(a)* पूर्ववर्ती अनुसन्धान अध्ययन के प्राप्ति का सांख्यिकीय प्रक्रिया का उपयोग करते हुए एकीकृत विधि मेटा-विश्लेषण (Meta-analysis) द्वारा किया जाता है। अतः विकल्प (a) सही है।

106. *(c)* अनुसन्धान रिपोर्ट (Research report) की कार्यप्रणाली (Methodology) अध्ययन विषय के विस्तार का वर्णन करता है। अतः विकल्प (c) सही है।

107. *(d)* अनुसन्धान रिपोर्ट का अनुभाग जिसमें परिणाम की व्याख्या और मूल्यांकन किया जाता है विचार विमर्श कहलाती है।

110. *(b)* एबस्ट्रेक्ट (Abstract) अध्ययन का सारांश होता है। अतः विकल्प (b) सही है।

112. *(d)* परिणाम में अंकों की सूचना की रिपोर्टिंग शुद्धत्ता बहुत जटिल है।

115. *(c)* जब जनसंख्या के प्रत्येक सदस्य के सेम्पल (Sample) चयन होने की समान सम्भावना होती है। यह सरल रैण्डम सेम्पलिंग (Simple random sampling) कहलाती है। अतः विकल्प (c) सही है।

116. *(b)* एक अनुसन्धान अध्ययन (Research study) के लिए, एक क्षेत्र के तीन नर्सिंग कॉलेजों में से रैण्डम सेम्पलिंग (Random sampling) के द्वारा कुल तीस नर्सिंग शिक्षकों का चयन किया गया है। यह एक क्लस्टर (Cluster) सेम्पलिंग का उदाहरण है। अतः विकल्प (b) सही है।

117. *(c)* एक अनुसन्धानकर्ता, एक माह में मेडिसिन आउटडोर (OPD) में आने वाले सभी रोगियों का रुधिरचाप (BP) आँकने (Assess) का निश्चय करता है। यह सुविधाजनक (Convenience) सेम्पलिंग का उदाहरण है। अतः विकल्प (c) सही है।

122. *(c)* एक सेम्पल जिसमें प्रत्येक तत्व के समान सम्मिलित होने की सम्भावना होती है सम्भावित सेम्पल कहलाता है।

124. *(d)* यदि कोई वृहत् जनसंख्या के लिए सामान्यीकरण (Generalising) करने का इच्छुक है। इसके लिए क्रम रहित रैण्डम (Random) सेम्पलिंग सर्वोत्तम होगी। अतः विकल्प (d) सही हैं।

129. *(c)* हिस्टोग्राम (Histogram) बार-ग्राफ (Bar graph) का एक प्रकार हैं। अतः विकल्प (c) सही है।

131. *(d)* आवृत्ति के डाटा के प्रदर्शन की विधि कोण निर्माण का उपयोग करती है।

134. *(c)* सतत् डाटा (Continuous data) के वितरण को सबसे अच्छी तरह से हिस्टोग्राम (Histogram) द्वारा प्रदर्शित किया जा सकता है। अतः विकल्प (c) सही है।

136. *(b)* वर्णानात्मक सांख्यिकी (Descriptive statistics) एक विशेष डाटा के सेट की व्याख्या और सारांश करने हेतु उपयोग में ली जाने वाली सांख्यिकीय विधि मानी जाती है। अतः विकल्प (b) सही है।

137. *(c)* एक स्क्रीनिंग टेस्ट (Screenig test) की वैधता संवेदनशील और विशेषता की मापदण्ड है। अतः विकल्प (c) सही है।

139. *(c)* समूह के विषयों का क्रम रहित आवन्टन सत्य प्रायोगिक अनुसन्धान को अर्द्ध-प्रायोगिक अनुसन्धान से अलग करता है। अतः विकल्प (c) सही है।

141. *(a)* डाटा संग्रह (Data collection) का सही क्रम सम्पर्क, सूचित करना, सहमति एवं एकत्र करना है। अतः विकल्प (a) सही है।

144. *(b)* अनुमानिक (Inferential) सांख्यिकी का उपयोग सम्पूर्ण जनसंख्या की बजाय जनसंख्या से प्राप्त एक सेम्पल (Sample) से निष्कर्ष (Conclusion) निकालने में किया जाता है। अतः विकल्प (b) सही है।

145. *(c)* अनुमानिक सांख्यिकी का उपयोग यह जाँच करने में किया जाता है कि क्या अध्ययन के परिणाम, अध्ययन के डिजाइन के अन्तर्गत नियोजित कारकों का परिणाम है। अतः विकल्प (c) सही है।

149. *(a)* मानना (Assumption) वह कथन जो सही माने जाते हैं। यद्यपि वे वैज्ञानिक रूप से जाँचे नहीं गए हैं। अतः विकल्प (a) सही है।

158. *(d)* माध्य, माध्यिका और बहुलक केन्द्रिय प्रकृति के उपाय हैं।

159. *(b)* 6, 3, 5, 6, 7, 8, 9, 4, 3, 6, 6, 8, 9, 6
उपरोक्त क्रम में 6 पाँच बार (Maximum) आता है। अतः बहुलक 6 होगा।

160. *(d)* $\frac{2+4+5+6+7}{5} = 4.8$
उपरोक्त क्रम का माध्य 4.8 हैं।
अतः विकल्प (d) सही है।

162. *(b)* बहुलक (Mode) फैलाव (Dispersion) का एक माप (Measure) नहीं हैं। अतः विकल्प (b) सही है।

165. *(b)* यदि माध्य (Mean), माध्यिका (Median) से कम है, तो आँकड़े नकारात्मक तिरछे (Negative skewed) कहलाएगें। अतः विकल्प (b) सही है।

166. *(a)* नकारात्मक विषम डाटा के वितरण (Negative skewed data) के सम्बन्ध में माध्य < माध्यिका < बहुलक सम्बन्ध सही हैं। अतः विकल्प (a) सही है।

167. *(b)* 50 वीं परसेन्टाइल / प्रतिशतक माध्यिका के समकक्ष हैं। अतः विकल्प (b) सही है।

168. *(a)* एक पैमाने पर सम्भावना मूल्य 0 से 1 मध्य होता है।

169. *(c)* मूल्यों (Values) के सेट में सबसे ज्यादा बार आने वाला बहुलक कहलाता है। अतः विकल्प (c) सही है।

170. *(c)* आरोही या अवरोही क्रम (Ascending or descending order) में रखकर केन्द्रीय प्रवृत्ति की माप माध्यिका (Median) है। अतः विकल्प (c) सही है।

171. *(a)* केन्द्रीय प्रवृत्ति माध्य (Mean) चरम स्कोर्स (Extreme scores) और तिरछे विषम (Skewed distribution) से प्रभावित होती हैं। अतः विकल्प (a) सही है।

182. *(a)* सामान्य रूप से वितरित सतत् वेरिएबल्स (Continuous variables) का वर्णन करने के दो महत्त्वपूर्ण पैरामीटर माध्य और मानक विचलन उपयोग में लाए जाते हैं। अतः विकल्प (a) सही है।

190. *(b)* एक सामान्यतया वितरित क्षेत्र में 1.95 SD में 95% नमूना सम्मिलित है।

191. *(d)* एक सामान्य वितरण वक्र माध्य और माध्यिका पर निर्भर होता है।

197. *(c)* काई-स्क्वायर टेस्ट (Chi-square test) में डिग्री ऑफ फ्रीडम (Degree of freedom) की गणना करने का सूत्र $(c-1)(r-1)$ हैं। अतः विकल्प (c) सही है।

198. *(b)* काई-स्क्वायर टेस्ट (Chi-square test) में 3×3 कंटीजेन्सी टेबल में डिग्री ऑफ फ्रीडम
$\Rightarrow (c-1)(r-1)$
$\Rightarrow (3-1)(3-1) \Rightarrow 4$ होगा
अतः विकल्प (b) सही है।

199. *(b)* टेबल में (2×3) डिग्री ऑफ फ्रीडम
$\Rightarrow (3-1)(2-1)$
$\Rightarrow 2 \times 1 = 2$
अतः विकल्प (b) सही है।

200. *(a)* टेबल में (2×2) डिग्री ऑफ फ्रीडम
$\Rightarrow (2-1)(2-1)$
$\Rightarrow 1 \times 1 = 1$
अतः विकल्प (a) सही है।

205. *(b)* परिकल्पना (Hypothesis) प्रायः बनाई जाती है। जैसे कि डाटा एकत्र किए जाते हैं, व्याख्या की जाती हैं और विश्लेषण किया जाता है। यह गुणात्मक अनुसन्धान अध्ययन में होता है। अतः विकल्प (b) सही है।

208. *(b)* परिसीमन ये आरम्भ करने से पूर्व हमारे द्वारा तय की गई सीमाएँ हैं।

209. *(a)* परिकल्पना (Hypothesis) जो विशेष प्रेक्षण (Observation) से प्रारम्भ हो और सामान्यीकरण की ओर गति

करें आगमनात्मक (Inductive) कहलाती है। अतः विकल्प (a) सही है।

212. *(c)* सन्तुलित आहार और नियमित व्यायाम प्रश्नोत्तर अवसाद की घटना को कम करते हैं यह कथन जटिल परिकल्पना (Complex hypothesis) के मापदण्डों को पूरा करता है। अतः विकल्प (c) सही है।

214. *(a)* नर्सिंग प्रक्रियाओं (Nursing procedures) को सिखाने के लिए वीडियो सहायता अध्यापन (Video assisted teaching) की बजाय अध्ययन (Teaching) की डेमौस्ट्रेशन विधि (Demonstration method) अधिक प्रभावी हैं। यह एक निर्देशात्मक परिकल्पना का उदाहरण है। अतः विकल्प (a) सही है।

215. *(c)* उच्च IQ और निम्न IQ वाले बच्चों में चिन्ता के स्तर (Anxiety level) में कोई अन्तर नहीं है। यह एक नल परिकल्पना (Null hypothesis) का उदाहरण है। अतः विकल्प (c) सही है।

217. *(a)* Z-स्कोर क्राईटेरिया का उपयोग सामान्य वितरण में किया जाता है।

218. *(a)* कोरीलेशन (Correlation) एक डाटा है, जो दो वेरिएबल्स A और B के बीच रैखिक कोरीलेशन को मापता है। इसका मान +1 ओर −1 के बीच है। अतः विकल्प (a) सही है।

224. *(b)* एक नर्स अनुसन्धानकर्ता पुरुष और महिला रोगियों को प्रदान की जा रही नर्सिंग देखभाल के सन्तोषजनक स्तर की तुलना करना चाहती है। सन्तोषजनक स्तर को संतुष्ट और असन्तुष्ट में माना गया था। इसमें सन्तुष्टि स्तर के बीच कोरीलेशन स्थापित करने में काई-स्क्वायर टेस्ट (Chi-square test) उपयुक्त होगा क्योंकि इस परीक्षण में वितरण काई-स्क्वायर वितरण होता है। जब कोई परिकल्पना सत्य नहीं होती। अतः विकल्प (b) सही है।

225. *(c)* रोगियों की ऊँचाई और वजन में रेखीय सम्बन्ध कोरीलेशन कॉफीशिएन्ट से विश्लेषित किया जाता है।

227. *(a)* अयुग्म *t*-टेस्ट का उपयोग दो स्वतन्त्र समूहों के माध्यों के बीच अन्तर की जाँच में उपयोग होता है।

231. *(b)* 100 रोगियों के एक सेम्पल (Sample) में सिस्टोलिक रुधिरचाप (mm Hg में) और वजन (किग्रा में) के बीच सम्बन्ध का विश्लेषण कोरीलेशन कॉफीशिएन्ट द्वारा कर सकते हैं। अतः विकल्प (b) सही है।

232. *(b)* काई-स्क्वायर टेस्ट (Chi-square test) एक नॉन-पैरामेट्रिक टेस्ट (Non-parametic test) है। इस परीक्षण में वितरण काई-स्क्वायर वितरण होता है, जब कोई परिकल्पना सत्य नहीं होती हैं। अतः विकल्प (b) सही है।

235. *(c)* नॉन-पैरामेट्रिक टेस्ट (Non-parametric test) उन डाटा का विश्लेषण करने में उपयोगी होते है, जो सामान्यता वितरित नहीं होते हैं। अतः विकल्प (c) सही है।

244. *(c)* विश्वसनीयता (Reliability) जो पूरे समय के टेस्ट स्कोर (Test scores) की निरन्तरता (Consistency) दर्शाती है। टेस्ट-रिटेस्ट विश्वसनीयता (Test-retest reliability) कहलाती है। अतः विकल्प (c) सही है।

251. *(d)* जर्नल आर्टिकल (Journal article) का एबस्ट्रेक्ट (Abstract) सबसे अधिक पढ़ा जाता है। अतः विकल्प (d) सही है।

278. *(b)* निगमात्मक विधि नई परिकल्पना और सिद्धान्तों को जन्म देती है। अतः विकल्प (b) सही है।

279. *(c)* अर्द्ध-प्रायोगिक अनुसन्धान में वेरिएबल्स पर नियन्त्रण होता है। इसमें वेरिएबल्स के साथ छेड़-छाड़ तथा उद्देश्यपूर्ण सेम्पलिंग बनाई जाती है। अतः विकल्प (c) सही है।

280. *(b)* जब एक अनुसन्धानकर्ता, परतन्त्र/निर्भर वेरिएबल से प्रारम्भ करता है और समय में पीछे की ओर गति करता है। यह रिट्रोस्पेक्टिव अनुसन्धान कहलाता है। अतः विकल्प (b) सही है।

281. *(d)* केस अध्ययन व्यक्तियों, लोगों के समूह तथा संस्थाओं से सम्बन्धित है।

नर्सिंग एग्जाम गैलरी

1. *(b)* क्षमता (Validity) वह अवधि है, जो एक टूल द्वारा उस सीमा तक नापी जाती है जिसके लिए उससे अपेक्षा की जाती है। अतः विकल्प (b) सही है।

2. *(d)* पार-अनुभागीय (Cross-sectional) डिजाइन का उपयोग ऑस्टियोपोरोसिस (Osteoporosis) की प्रसार की गणाना के लिए प्रयोग किया जाता हैं। अतः विकल्प (d) सही है।

4. *(a)* मानक विचलन (Standard deviation) प्रसार/छितराव की माप है। अतः विकल्प (a) सही है।

8. *(b)* यदि अनुसन्धानकर्ता गलत शून्य परिकल्पना को स्वीकार करता है, तो वह परिकल्पना के टेस्ट में टाइप-II प्रकार की गलती कर रहा है। अतः विकल्प (b) सही है।

12. *(a)* शून्य परिकल्पना का दूसरा नाम दिशात्मक परिकल्पना है। अतः विकल्प (a) सही है।

14. *(a)* सांख्यिकी में फैलाव या वितरण (Dispersion) को मानक विचलन की सहायता से वर्णित किया जाता है। अतः विकल्प (a) सही है।

17. *(a)* दो समूह के माध्यों (Means) के बीच अन्तर को निर्धारित करने वाले एक पैरामीट्रिक सांख्यिकी मापक (Parametic statistical measure) *t*-टेस्ट कहलाता है। अतः विकल्प (a) सही है।

25. *(b)* द्वितीयक डाटा (Secondary data) वो डाटा होते हैं। जिनको पहले एकत्र किया जा चुका हो। अतः विकल्प (b) सही है।

27. *(d)* वह परिणाम जिस तक कोई यह निष्कर्ष निकाल सकता है कि यह इन्टर विनेशलन वेरिएबल्स है न कि एक्सटेनियस वेरिएबल्स जोकि निर्भरता वेरिएबल्स में बदलाव लाता है आन्तरिक वैधता कहलाता है। अतः विकल्प (d) सही है।

29. *(a)* अनुसन्धान प्रक्रिया की योजना अवस्था में पहला कार्य रिव्यू ऑफ लिट्रेचर है। अतः विकल्प (a) सही है।

30. *(d)* अनुसन्धान की मूल्याकंन अवस्था तीन मूल अवस्था में नहीं आती। अतः विकल्प (d) सही है।

34. *(b)* नर्सिंग रिसर्च के संचालन का मुख्य कारण रोगियों की नर्सिंग देखभाल में सुधार करना है। अतः विकल्प (b) सही है।

35. *(d)* मानक विचलन परिवर्तनशीलता (Variability) नापने का श्रेष्ट तरीका है। अतः विकल्प (d) सही है।

36. *(c)* शून्य परिकल्पना (Null hypothesis) को अनुसन्धानकर्ता असत्य सिद्ध करने का प्रयास करता है। अतः विकल्प (c) सही है।

37. *(c)* गर्भवती महिलाएँ जोकि नवजात शिशु की देखभाल पर प्रशिक्षण प्राप्त करती है।, उनके शिशुओं को जन्म के बाद जटिलताएँ कम होती है और उन शिशुओं में जिनकी माताओं ने गर्भधारण के दौरान कोई प्रशिक्षण प्राप्त नहीं किया है, जटिलताएँ अधिक होती है। इससे स्पष्ट है कि इस उदाहरण में डिपेन्डेन्ट वेरिएबल जटिलताएँ हैं। अतः विकल्प (c) सही है।

38. *(a)* निर्भर वेरिएबल्स (Variables) का अनुसन्धान के दौरान अध्ययन किया जाता है। अतः विकल्प (a) सही है।

39. *(b)* अनुपयुक्त अनुसन्धान तत्कालिक समस्या के समाधान खोजने पर केन्द्रित रिसर्च का प्रकार है। अतः विकल्प (b) सही है।

40. *(d)* नर्सिंग रिसर्च में नीतिशास्त्र के सिद्धान्त में उपकारिता, मानव गौरव का सम्मान तथा न्याय सम्मिलित हैं। अतः विकल्प (d) सही है।

41. *(b)* हेरफेर करना, लेकिन नियन्त्रित समूह यादृच्छिकरण नहीं अर्द्ध-प्रयोगात्मक डिजाइन की विशेषता है। अतः विकल्प (b) सही है।

42. *(b)* अनुसन्धान, जिसमें समय के साथ किसी घटना के सन्दर्भ में सामान्य जनसंख्या से लिए गए सेम्पल का अध्ययन किया जाता है, क्रियात्मक अनुसन्धान कहलाता है। अतः विकल्प (b) सही है।

43. *(a)* तिरछापन (Skewness) प्रायिकता वितरण की असममिति का माप है। अतः विकल्प (a) सही है।

अध्याय 15

फार्मेकोलॉजी
Pharmacology

_हम स्टडी करेंगे_

• परिचय • ड्रग देने के मार्ग • पोसोलॉजी • एण्टीमाइक्रोबियल ड्रग्स • पाचन तन्त्र से सम्बन्धित ड्रग्स • श्वसन तन्त्र पर क्रिया करने वाले ड्रग्स • कार्डियोवैस्कुलर ड्रग्स • डाइयूरेटिक ड्रग्स • केन्द्रीय तन्त्रिका तन्त्र पर कार्य करने वाले ड्रग्स • हॉर्मोन सम्बन्धी ड्रग्स • लिंग हॉर्मोन एवं जनन अंगों से सम्बन्धी प्रमुख ड्रग्स • प्रसूति में काम आने वाले ड्रग्स • एण्टी-कैंसर ड्रग्स • टॉक्सिसिटी की स्थिति में प्रयुक्त ड्रग्स • ड्रग इन्टेरक्शन्स • कुछ सामान्य आपातकालीन ड्रग्स

परिचय (Introduction)

- फार्मेकोलॉजी शब्द ग्रीक भाषा के दो शब्दों 'फार्मोकॉन (Pharmokon)' एवं 'लॉजी (Logy)' से मिलकर बना है जिसका मतलब है, ड्रग्स या दवाओं का अध्ययन।
- चिकित्सा विज्ञान की वह शाखा, जिसमें ड्रग्स के उत्पत्ति (Origin), उनकी प्रकृति (Nature), उनके रासायनिक गुण (Chemical properties) तथा उनकी क्रियाओं एवं उनके उपयोग का अध्ययन किया जाता है, फार्मेकोलॉजी या औषधि विज्ञान (Pharmacology) कहलाती है।
- ड्रग (Drug) वह रासायनिक पदार्थ होता है, जो शरीर की जैविक क्रियाओं (Biological activities) को प्रभावित करता है। यह रोगों के उपचार में प्रयोग किया जाता है।

ड्रग देने के मार्ग (Routes of Drug Administration)

रोगी को आवश्यकता तथा ड्रग के गुणों के आधार पर ड्रग्स को अलग-अलग मार्गों द्वारा शरीर में प्रवेश (Enter) कराया जाता है, जो निम्न हैं

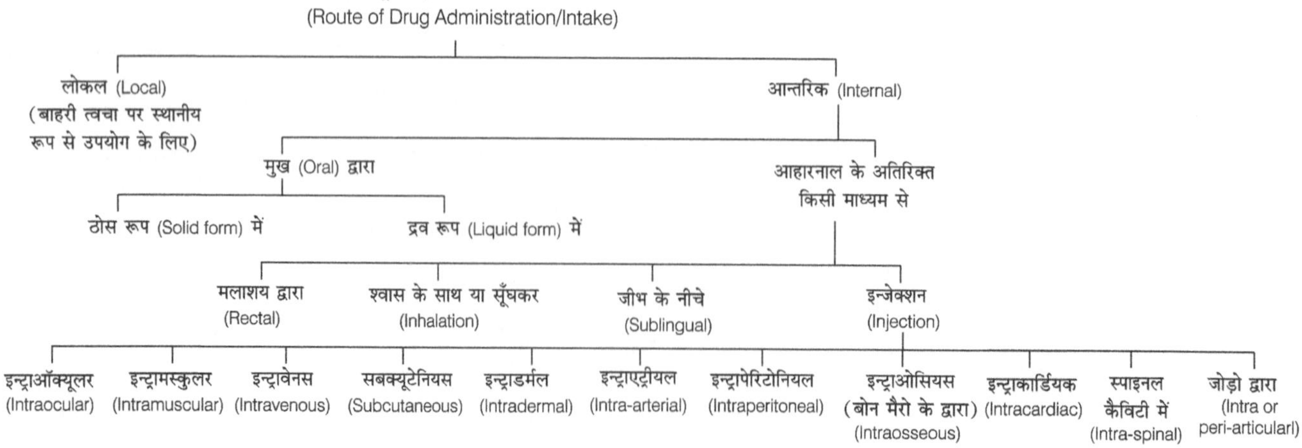

आँत सम्बन्धी या मुखीय मार्ग (Enteral/Enteric or Oral Route)

- यह, पुराना एवं सुरक्षित एवं अत्यन्त सुविधाजनक मार्ग है। अधिकांश ड्रग्स इसी मार्ग से दिए जाते हैं।
- मुख द्वारा ड्रग्स देने पर उसका अवशोषण (Absorption) धीरे-धीरे होता है। अतः आपातकाल (Emergency) में इस मार्ग से ड्रग्स देना उचित नहीं है।
- कुछ ड्रग्स को मुख मार्ग से देने पर गैस्ट्रिक अम्ल (Gastric acid) की क्रिया एवं अन्य पाचन (Digestion) क्रिया पर विपरीत प्रभाव पड़ता है।

सबलिंगुअल मार्ग (Sublingual Route)

- इसमें ड्रग्स को जीभ के नीचे रखते हैं, जहाँ पर ड्रग्स घुलकर शीघ्र ही सीधे रुधिर में पहुँच जाता है।
- जीभ के नीचे रखकर ड्रग देने से, उसका अवशोषण शीघ्र होता है एवं हिपेटिक मेटाबॉलिज्म नहीं होता है जिससे ड्रग का प्रभाव शीघ्र ही हो जाता है।
- आवश्यकता से अधिक ड्रग को रोगी थूक सकता है; जैसे–एन्जाइना (रुधिर वाहिनियों के सिकुड़ने से उत्पन्न दर्द) का दर्द बन्द होने पर रोगी अतिरिक्त ड्रग को थूक सकता है।
- बहुत-सी ड्रग्स जैसे-नाइट्रोग्लिसरीन (Nitroglycerine), निफीडिपिन (Nifidipine), बुप्रीनॉर्फिन (Buprenorphine), मिथाइल टेस्टोस्टेरन (Methyl testosterone), आदि का प्रयोग इमरजेन्सी स्थिति में आसानी से किया जा सकता है।

पैरेन्ट्रल मार्ग (Parenteral Route)

मुख मार्ग के अलावा किसी भी अन्य मार्ग से ड्रग्स देना पैरेन्ट्रल मार्ग कहलाता है; जैसे–इन्जेक्शन (Injection) द्वारा ड्रग्स देना।

इन्जेक्शन लगाने के निम्न मार्ग हैं

(i) इन्ट्रामस्कुलर मार्ग (Intramuscular Route)

- इसमें ड्रग्स को सीधे इन्जेक्शन द्वारा माँसपेशी में प्रवेश कराते हैं।
- इसमें ड्रग का अवशोषण तेजी से एवं एक समान रूप से होता है। किन्तु इसमें ऊतकों (Tissues) में चोट लगने की सम्भावना होती है।

(ii) इन्ट्रावेनस मार्ग (Intravenous Route)

- इस मार्ग में सुईं से ड्रग्स को सीधे शिरा (Vein) में प्रवेश कराते हैं।
- इसमें ड्रग का प्रभाव तुरन्त होता है। अतः संकटकालीन अवस्था में इसी मार्ग का प्रयोग किया जाता है।
- इस मार्ग द्वारा ड्रग को धीमी गति से या तेज गति से आवश्यकतानुसार दिया जा सकता है। किन्तु इसमें सेप्सिस (Sepsis) का खतरा भी होता है।

(iii) सबक्यूटेनियस मार्ग (Subcutaneous Route)

- इस मार्ग में ड्रग्स को त्वचा के नीचे इन्जेक्शन से प्रवेश कराते हैं।
- इसमें रोगी को सिखा देने पर वह स्वयं ड्रग्स ले सकता है।
- ड्रग का प्रभाव धीमे अवशोषण के कारण लम्बे समय तक रहता है।
- कुछ ड्रग्स जैसे-इन्सुलिन (Insulin) इसी मार्ग से दिए जा सकते हैं।

(iv) इन्ट्राडर्मल मार्ग (Intradermal Route)

- इस मार्ग से ड्रग्स देने के लिए सुईं को त्वचा के अन्दर प्रवेश कराते हैं।
- इस मार्ग द्वारा बेहोश करने के लिए रोगियों को ड्रग्स दिया जाता है।
- इस मार्ग द्वारा ड्रग्स सीधे रुधिर या ऊतक द्रव (Tissue fluid) में पहुँच जाता है।

लोकल मार्ग (Local or Topical Route)

इस मार्ग द्वारा शरीर की त्वचा पर ड्रग्स को पाउडर, क्रीम, लोशन, आदि के रूप में लगाया जा सकता है।

अन्य मार्ग (Other Route)

(i) **गुदा-मार्ग** (Rectal Route) एनीमा (Enema) इसी मार्ग से दिया जाता है। इसमें हिपेटिक मेटाबॉलिज्म एवं गैस्ट्रिक अम्ल से अन्तःक्रिया (Interaction) नहीं होती है।

(ii) **इन्ट्राथीकल मार्ग** (Intrathecal Route) इन्ट्रास्पाइनल लम्बर पन्चर (Lumbar puncture) में सुईं द्वारा छेद करके ड्रग्स इस मार्ग से दी जाती है।

(iii) **इन्ट्राआर्टिकुलर मार्ग** (Intra articular Route) इस मार्ग में ड्रग्स जोड़ों (Joints) के बीच में सुईं द्वारा दी जाती है।

(iv) **श्वसन के साथ** (Wtith Inhalation) इसमें ड्रग्स वाष्पित (Vapour) रूप में श्वसन तन्त्र तक पहुँचाया जाता है।

(v) **इन्ट्राआर्ट्रियल** (Intra-arterial) इसमें ड्रग्स धमनी मार्ग में प्रवष्टि कराया जाता है।

(vi) **इन्ट्रापेरिटोनियल** (Intraperitoneal) इसमें ड्रग्स उदर की पेरिटोनियम गुहा में प्रविष्ट कराया जाता है।

(vii) **इन्ट्राऑक्यूलर** (Intraocular) इसमें ड्रग्स नेत्र के भीतर डाला जाता है।

(viii) **इन्ट्राओसियस** (Intraosseous) इसमें ड्रग्स अस्थि की अस्थिमज्जा (Bone marrow) भाग में दिया जाता है।

(ix) **इन्ट्राकार्डियक** (Intracardiac) इसमें ड्रग्स हृदय में सुई द्वारा प्रविष्ट किया जाता है।

पोसोलॉजी (Posology)

यह फार्मेकोलॉजी की वह शाखा है, जिसमें ड्रग्स की मात्राओं का अध्ययन किया जाता है।

बच्चों की ड्रग की डोज (Dose) **की गणना करने के नियम**

1. **यंग का नियम** (Young's Rule) बारह साल से कम उम्र के बच्चों के लिए

$$\text{बच्चे के लिए डोज} = \frac{\text{बच्चे की आयु (वर्षों में)}}{\text{बच्चे की आयु (वर्षों में)} + 12 \text{ वर्ष}} \times \text{वयस्क की डोज}$$

2. **क्लार्क का नियम** (Clark's Rule) इसमें बच्चों के वजन के हिसाब से डोज दी जाती हैं।

$$\text{बच्चे के लिए डोज} = \frac{\text{बच्चे का पाउन्ड में वजन}}{150} \times \text{वयस्क की डोज}$$

3. **डिलिंग का नियम** (Dilling's Rule) 4-20 साल के बच्चों के लिए

$$\text{बच्चे के लिए डोज} = \frac{\text{आयु (वर्षों में)}}{20} \times \text{वयस्क की डोज}$$

4. **फ्रायड का नियम** (Fried's Rule) 2 साल तक के बच्चों के लिए

$$\text{बच्चे के लिए डोज} = \frac{\text{आयु (महिनों में)}}{150} \times \text{वयस्क की डोज}$$

ड्रग की गणना (Drug Calculation)

ड्रग की गणना (Calculation) करने का केवल एक ही तरीका नहीं है, लेकिन सबसे सरल और बहुत ज्यादा उपयोग होने वाला सूत्र (Formula) निम्न है

$$\frac{(D \times Q)}{H} = X$$

D = चाही गई मात्रा (Desired dose)

H = उपलब्ध शक्ति (Strength available)

Q = मात्रा या माप की इकाई [गोली (Tablet) के लिए Q = 1, द्रव (Liquid) के लिए Q बदल सकता है।]

X = डोज (Dose) जो दी जानी निश्चित की जाती है।

दुष्प्रभाव के आधार पर ड्रग्स का वर्गीकरण

समूह	उदाहरण
वृक्कों हेतु विषकारी ड्रग्स (Nephrotoxic drugs)	जेन्टामाइसिन (Gentamicin), कैनामाइसिन (Kanamicin), टेट्रासाइक्लिन (Tetracycline), नियोमाइसिन (Neomycin), नैलिडिक्सिक अम्ल (Nalidixic acid), रिफैम्पिसिन (Rifampicin), ट्राइमेथाइडॉन (Trimethaidne), ग्रिसियोफुल्विन (Griseofulvin), वियोमायसिन (Viomycin), मरक्यूरियल्स (Mercurials)
यकृत हेतु विषकारी ड्रग्स (Hepatotoxic drugs)	मेपाक्राइन (Mepacrine), क्लोरप्रोमेजिन (Chlorpromazine), टेट्रासाइक्लिन (Tetracycline), पैरासीटामोल (Paracetamol), नैलीडिक्सिक अम्ल (Nalidixic acid), इथैम्ब्यूटोल (Ethambutol), इरिथ्रोमायसिन (Erythromycin), ग्रिसियोफुल्विन (Griseiofulvin)
कान हेतु विषकारी ड्रग्स (Ototoxic drugs)	स्ट्रेप्टोमाइसिन (Streptomycin),जेन्टामाइसिन (Gentamicin), कैनामाइसिन (Kanamycin), नियोमाइसिन (Neomycin), पॉलीमिक्जिन सल्फेट (Polymyxin sulphate)
प्रकाश के प्रति संवेदनशील ड्रग्स (Phototoxic or Photosensitive drugs)	सल्फोनामाइड्स (Sulphonamides), टेट्रासाइक्लिन (Tetracycline), एण्टीहिस्टेमिनिस (Antihistamines), पैराअमीनो बेन्जोइक अम्ल (Para-amino benzoic acid)
अस्थि मज्जा डिप्रेसिव ड्रग्स (Bone marrow depressive drugs)	क्लोरैम्फेनिकॉल (Chloramphenicol), सल्फोनामाइड्स (Sulphonamides), फेनिलब्यूटाजोन (Phenylbutazone), कार्बीमेजॉल (Carbimazole), रिफैम्पिसिन (Rifampicin), इबूप्रोफेन (Ibuprofen), ग्रिसियोफुल्विन (Griseiofulvin)
मस्तिष्क अवसादक ड्रग्स (Mentally depressive drugs)	फीनोथियाजॉन (Phenothiazones), मेथिलडोपा (Methyldopa), प्रेडनिसोलोन (Prednisolone), रेसरपीन (Reserpine), कोडीन (Codeine), मॉर्फीन (Morphine), एन्टीहिस्टेमिनिस (Antihistaminies), एम्फीटेमिन्स (Amphetamines)

विभिन्न ड्रग्स से उत्पन्न टॉक्सिसिटी

प्रकार	विषाक्तता
अमीनोग्लाइकोसाइड (Aminoglycoside)	8वीं क्रेनियल तन्त्रिका का नष्ट होना (8th cranial nerve damage) नेफ्रोटॉक्सिसिटी (Nephrotoxicity)
टेट्रासाइक्लिन (Tetracycline)	हिपेटोटॉक्सिसिटी (Hepatotoxicity), नेफ्रोटॉक्सिसिटी (Nephrotoxicity)
क्लोरेम्फिनिकॉल (Chloramphenicol)	बोन मैरो डिप्रेशन (Bone marrow depression)
पॉलीमिक्सीन-B (Polymixin-B)	तन्त्रिका सम्बन्धी चोट (Neurological damage)
वैन्कोमायसिन (Vancomycin)	ओटोटॉक्सिसिटी (Ototoxicity), नेफ्रोटॉक्सिसिटी (Nephrotoxicity)
एम्फोटेरीसिन-B (Amphotericin-B)	नेफ्रोटॉक्सिसिटी (Nephrotoxicity) बोन मैरो डिप्रेशन (Bone marrow depression)

ड्रग्स के प्रमुख प्रकार (Major Types of Drugs)

सामान्यतया उपयोगी ड्रग्स के कुछ प्रमुख प्रकार निम्नवत् हैं

1. एण्टीमाइक्रोबियल ड्रग्स (Antimicrobial Drugs)

ये विभिन्न पैथोजन जैसे बैक्टीरिया, वायरस, कवक, प्रोटोजोआ, आदि की वृद्धि को रोकती है या इन्हें नष्ट करती हैं।

ये निम्न प्रकार की होती हैं

I. एण्टीबायोटिक ड्रग्स (Antibiotic Drugs)

वे ड्रग्स जो बैक्टीरिया की वृद्धि को रोकते है एवं उनका नाश करते हैं, एन्टीबायोटिक ड्रग्स कहलाते हैं।

A. कार्य करने की क्रियाविधि के आधार पर वर्गीकरण (Classification on the Basis of Mechanism of Action)

(i) **कोशिका भित्ति के निर्माण को बाधित करने वाले एजेन्ट्स** (Agents which Inhibits Synthesis of Cell Wall) पेनिसिलीन (Penicillin), सिफैलोस्पोरिन (Cephalosporin), सायक्लोसैरीन (Cycloserine), बैसीट्रासिन (Bacitracin) वैनकोमाइसिन (Vancomycin), आदि।

(ii) **कोशिका झिल्ली को नष्ट करने वाले एजेन्ट्स** (Agents which Damage Cell Membrane) नेस्टेटिन (Nystatin), एम्फोटेरीसिन-B (Amphotericin-B), पॉलीमिक्सिन्स (Polymyxins), आदि।

(iii) **राइबोसोम के कार्यों में प्रभाव डालने वाले एजेन्ट्स** (Agents which Affects Functions of Bacterial Ribosomes) टेट्रासाइक्लिन (Tetracycline), क्लोरैम्फीनिकॉल (Chloramphenicol), एरीथ्रोमाइसिन (Erythromycin), क्लिन्डामाइसिन (Clindamycin), अमीनोग्लाइकोसाइड्स (Aminoglycosides), आदि।

(iv) **न्यूक्लिक एसिड के मेटाबॉलिज्म पर प्रभाव डालने वाले एजेन्टस** (Agents which Affects Nucleic Acid Metabolism) रिफैम्पिसिन (Rifampicin), क्विनोलोन्स (Quinolones), आदि।

(v) **मेटाबॉलिज्म के इन्हीबिटर्स** (Inhibitors of Metabolism) सल्फोनामाइड्स (Sulphonamides), ट्राइमेथोप्रिम (Trimethoprim), आदि।

(vi) DNA **निर्माण में बाधा उत्पन्न करने वाले एजेन्ट्स** (Agents which Interfere with DNA Synthesis) एसीक्लोवियर (Aciclovir), जिडोवुडीन (Zidovudine), विडाराबिन (Vidarabine), आइडोक्सूरीडिन (Idoxuridine), आदि।

B. एण्टीबैक्टीरियल क्षमता पर आधारित वर्गीकरण (Classification on the Basis of Antibacterial Capacity)

(i) **बैक्टीरियोस्टेटिक एजेन्टस** (Bacteriostatic Agents) ये बैक्टीरिया की वृद्धि रोकते हैं; जैसे–सल्फोनामाइड (Sulphonamide), टेट्रासाइक्लिन (Tetracycline), क्लोरैम्फीनिकॉल (Chloramphenicol), क्लिन्डामाइसिन (Clindamycin), आदि।

(ii) **बैक्टीरियोसाइडल एजेन्ट्स** (Bacteriocidal Agents) ये बैक्टीरिया को नष्ट करते है; जैसे–बैक्टीरियोसाइडल पेनिसिलीन (Penicillin), सीफेलोस्पोरिन्स (Cephalosporins), मेट्रोनीडाजोल (Metronidazole), वैनकोमाइसिन (Vancomycin), अमीनोग्लाइकोसाइड्स (Aminoglycosides), फलूरोक्विनोलोन्स (Fluroquinolones), आदि।

ट्यूबरकुलोसिस (TB) **के उपचार में प्रयुक्त औषधियाँ** (Drugs Used in Treatment of Tuberculosis)

प्रथम श्रेणी	द्वितीय श्रेणी
आइसोनियाजिड (Isoniazid)	पैरा-अमीनो सैलिसिलिक अम्ल
रिफैम्पीसिन (Rifampicin)	इथिओनामाइड (Ethionamide)
इथैम्ब्यूटॉल (Ethambutol)	साइक्लोसेरिन (Cycloserine)
स्ट्रेप्टोमाइसिन (Streptomycin)	कैप्रेयोमायसिन (Capreomycin)
पायराजिनामाइड (Pyrazinamide)	कैनामायसिन (Kanamycin)

कुष्ठ रोग में उपयोगी ड्रग्स (Drugs Used in Leprosy)

- डेप्सोन (Dapsone)
- क्लोफाजिमिन (Clofazimine)
- रिफैम्पिसीन (Rifampicin)
- इथेनोमाइड (Ethionamide)
- प्रोथियोनामाइड (Prothionamide)
- फ्लोरोक्वीनोलोन्स (Fluroquinolones)
- मिनोसाइक्लिन (Minocycline)
- क्लेरिथ्रोमाइसीन (Clarithromycin)

कुछ एण्टीबायोटिक ड्रग्स के समूह

ड्रग्स के समूह	क्रिया	क्रियाविधि	समूह से सम्बन्धित ड्रग्स
क्लोरैम्फीनिकॉल (Chloramphenicol)	बैक्टीरियोस्टेटिक (Bacteriostatic)	प्रोटीन निर्माण को रोकना (Inhibiting protein synthesis)	
टेट्रासाइक्लिन (Tetracycline)	बैक्टीरियोस्टेटिक (Bacteriostatic)	प्रोटीन निर्माण को रोकना	डॉक्सीसायक्लिन (Doxycycline), मीनोसायक्लिन (Minocycline)
पेनिसिलीन (Penicillin)	बैक्टीरिसाइडल (Bactericidal)	कोशिका भित्ति निर्माण को रोकना और बैक्टीरिया मरना (Inhibit cell wall synthesis and the bacteria dies)	(i) **प्राकृतिक पेनिसिलीन** (Natural penicillin) बेन्जिल पेनिसिलीन-G (Benzyl penicillin-G) 4-6 घण्टे तक क्रियाशील प्रोकेन पेनिसिलीन-G (Procaine penicillin-G) 12-24 घण्टे तक क्रियाशील बेन्जेथीन पेनिसिलीन या पेनीड्यूरा (Benzathine penicillin or penidura) सप्ताह में एक बार (ii) **अर्द्धकृत्रिम पेनिसिलीन** (Semi-synthetic penicillin) फिनॉक्सी मेथिल पेनिसिलीन (Phenoxy methyl penicillin), एमॉक्सीसिलीन (Amoxicillin), फिनॉक्सी एथिल पेनिसिलीन (Phenoxy ethyl penicillin) (iii) **कृत्रिम पेनिसिलीन** (Synthetic penicillin) मेथिसिलीन सोडियम (Methicillin sodium), क्लोक्सासिलीन सोडियम (Cloxacillin sodium), ऑक्सासिलीन सोडियम (Oxacillin sodium). (iv) **विस्तृत श्रेणी पेनिसिलीन** (Broad spectrum penicillin) एम्पिसिलीन (Ampicillin), कार्बेनिसिलीन (Carbenicillin)
सिफैलोस्पोरिन (Cephalosporin)	बैक्टीरिसाइडल (Bactericidal)	उन बैक्टीरिया के एन्जाइम को बेकार करते हैं, जो कोशिका भित्ति निर्माण के लिए आवश्यक है	(i) **प्रथम पीढ़ी की सिफैलोस्पोरिन** (First generation cephalosporins) सिफैजोलिन (Cefazolin), सिफैड्रॉक्सिल (Cefadroxil), सिफैलेक्सिन (Cephalexin) (ii) **द्वितीय पीढ़ी की सिफैलोस्पोरिन** (Second generation cephalosporins) सिफ्यूरोजिम (Cefuroxime), सिफोटेटन (Cefotetan), सिफॉक्सटिन (Cefoxitin) (iii) **तृतीय पीढ़ी की सिफैलोस्पोरिन** (Third generation cephalosporins) सिफॉटैक्जिम (Cefotaxime), सेफ्ट्राइऑक्जॉन (Ceftriaxone), सिफेजिम (Cefixime), सेफ्टाजिडिम (Ceftazidime) (iv) **चतुर्थ पीढ़ी की सिफैलोस्पोरिन** (Fourth generation cephalosporins) इन्जे. सेफेपिरोम (Inj. Cefepirome), इन्जे. सेफेपाइम (inj. Cefepime)

ड्रग्स के समूह	क्रिया	क्रियाविधि	समूह से सम्बन्धित ड्रग्स
अमीनोग्लाइकोसाइड्स (Aminoglycosides)	बैक्टीरिसाइडल (Bactericidal)	राइबोसोम को बेकार कर बैक्टीरिया कोशिका में प्रोटीन निर्माण को रोकते हैं, जिससे उसकी मृत्यु होती है	जेन्टामायसिन (Gentamycin), एमिकासिन (Amikacin), कैनामायसिन (Kanamycin), टोब्रामायसिन (Tobramycin), नियोमायसिन (Neomycin), सिसोमायसिन (Sisomycin), नेटिलमायसिन (Netilmycin), स्ट्रेप्टोमायसिन (Streptomycin)
फ्लोरोक्वीनोलोन्स (Floroquinolones)	बैक्टीरिसाइडल (Bactericidal)	DNA गाइरेज एन्जाइम को रोककर DNA रिप्लीकेशन को रोकते हैं	सेप्रोफ्लोक्सिन (Ceprofloxacin), ओफ्लोक्सिन (Ofloxacin), नॉर-फ्लोक्सिन (Nor-floxacin), लेवोफ्लॉक्सिन (Levofloxacin), लोमेफ्लोक्सिन (Lomefloxacin), नेलिडिक्जिक अम्ल (Nalidixic acid).
सल्फोनामाइड्स (Sulfonamides)	बैक्टीरियोस्टेटिक (Bacteriostatic)	सल्फोनामाइड फॉलिक अम्ल निर्माण में बाधा डालते हैं। फॉलिक अम्ल की कमी से बैक्टीरिया मर जाते हैं	सल्फाडियाजीन (Sulphadiazine), सल्फामेराजीन (Sulfamerazine), सल्फामेथॉक्जॉल (Sulfamethoxazole), सल्फामेथीजॉल (Sulfamethizole), सल्फासिटामाइड सोडियम (Sulfacetamide sodium), सल्फाग्वानिडीन (Sulfaguanidine)
मैक्रोलाइड्स (Macrolides)	बैक्टीरिसाइडल (Bactericidal)	प्रोटीन निर्माण रोकते हैं	इरिथ्रोमायसिन (Erythromycin), एजिथ्रोमायसिन (Azithromycin), रॉक्सिथ्रोमायसिन (Roxithromycin), क्लीन्डामायसिन (Clindamycin), लिन्कोमायसिन (Lincomycin), स्पाइरामायसिन (Spiramycin), स्पेक्टिनोमायसिन (Spectinomycin)

II. एण्टीफंगल ड्रग्स (Antifungal Drugs)

ये ड्रग्स कवक को समाप्त करते हैं। कुछ प्रमुख एण्टीफंगल ड्रग्स निम्न है

A. **एण्टीफंगल एन्टीबायोटिक्स** (Antifungal Antibiotics)

- एम्फोटैरीसिन-B (Amphotericin-B)
- निस्टेटिन (Nystatin)
- हेमइसिन (Hamycin)
- नेटामाइसिन (Natamycin)
- ग्रिसीओफुलविन (Griseofulvin)

B. **एण्टीमेटाबॉलाइट** (Antimetabolities)

- फ्लूसायटोसिन (Flucytosine)

C. **एजोल्स** (Azoles)

- क्लोट्राईमाजोल्स (Clotrimazole)
- इकोनाजोल (Econazole)
- मिकोनाजोल (Miconazole)
- कीटोकोनाजोल (Ketoconazole)
- ब्यूटोकोनाजोल (Butoconazole)
- ऑक्सीकोनाजोल (Oxiconazole)

D. **टोपिकल ड्रग्स** (Topical drugs)

- टोलनाफ्टेट (Tolnaftate)
- अनडीसाइलैनिक अम्ल (Undecylenic acid)
- बेन्जोइक अम्ल (Benzoic acid)
- सेलीसाइलिक अम्ल (Salcylic acid)
- सेलीनियम सल्फाइड (Selenium suphide)
- साक्लोपाइरौक्सॉन ओलामाइन (Ciclopiroxone olamine)
- बटैनाफाइन (Butenafine)

III. एण्टीवायरल ड्रग्स (Antiviral Drugs)

- एण्टीवायरल ड्रग्स वायरस के बहुगुणन (Multiplication) को रोकती है एवं संक्रमित कोशिका के कार्य को भी बाधित करती है।
- वर्तमान में इस प्रकार की एण्टीवायरल ड्रग्स प्रचलन में है, जो होस्ट कोशिकाओं (Host cell) को नुकसान पहुँचाए बिना वायरस के बहुगुणन (Multiplication) को रोकती है।

इनके कुछ प्रमुख उदाहरण निम्न हैं

A. **एण्टी-इन्फ्लुएन्जा वायरस ड्रग्स** (Anti-influenza Virus Drugs)

- अमेण्टाडिन (Amantadine)
- रिमेण्टाडिन (Rimantadine)
- ओसैल्टामिविर (Oseltamivir)
- जेनामिविर (Zanamivir)
- पीरामिविर (Peramivir)

B. **एण्टी-हर्पीज वायरस ड्रग्स** (Anti-herpes Virus Drugs)

- एसायाक्लोविर (Acyclovir)
- गैनासिक्लोविर (Ganciclovir)
- फेमसिक्लोविर (Famciclovir)
- पैनसिक्लोविर (Penciclovir)
- वालसिक्लोविर (Valaciclovir)

C. **एड्स के उपचार में प्रयुक्त एण्टी रिट्रोवायरल ड्रग्स (Anti-Retroviral Drugs used for Treatment of AIDS)**

- जिडोवुडिन (Zidovudine)
- स्टेवूडिन (Stavudine)
- लैमीवुडिन (Lamivudine)
- नैविरापिन (Nevirapine)
- डैलविरडिन (Delavirdine)
- रिटोनाविर (Ritonavir)
- एम्प्रीनाविर (Amprenavir)
- सैक्यूइनाविर (Saquinavir)

IV. एण्टीमलेरियल ड्रग्स (Antimalarial Drugs)

- प्राइमाक्विन (Primaquine)
- पायरिमैथासिन (Pyrimethamine)
- क्लोरोक्विन (Chloroquine)
- क्विनिन (Quinine)
- मैफ्लोक्विन (Mefloquine)
- हैलोफेनिट्रिन (Halofantrine)
- पायरिमीथामाइन (Pyrimethamine)

V. एण्टीहैल्मिक्टिक ड्रग्स (Antihelmitic Drugs)

एण्टीहैल्मिन्टिक ड्रग्स कृमियों (Worms) को जीवित या मृत अवस्था में शरीर से बाहर निकाल देती है। कुछ प्रमुख एण्टीहैल्मिन्टिक ड्रग्स निम्न है

- ऐलबैण्डाजोल (Albendazole)
- मैबेण्डाजोल (Mebendazole)
- डाई इथाइल कार्बामेजिन (Diethyl carbamazine)
- लीवामिसोल (Levamisole)
- पायरेन्टल पामोएट (Pyrantel Pamoate)
- पिपैराजिन (Piperazine)
- निक्लोसोमाइड (Nicolsomide)
- प्राजीक्वैटंल (Praziquantel)
- आइवरमैक्टिन (Ivermectin)
- मैट्रिफोनेट (Metrifonate)

2. पाचन तन्त्र से सम्बन्धित ड्रग्स (Drugs Related to Digestive System)

पाचन तन्त्र से सम्बन्धित कुछ ड्रग्स निम्नलिखित है

A. इमेटिक एवं एण्टीइमेटिक ड्रग्स (Emetic and Antiemetic Drugs)

- कुछ मुख्य इमेटिक (उल्टी करने में सहायक) ड्रग्स निम्न प्रकार से हैं
  - एपोमॉर्फीन (Apomorphine)
  - इपीकाकुआना (Ipecacuanha)
- ऐसी ड्रग्स जो उल्टियों (Vomiting) को रोकती है या कम कर देती है, उन्हें एण्टीइमेटिक (Antiemetic) ड्रग्स कहते हैं।
- कुछ प्रमुख एण्टीइमेटिक ड्रग्स (Antiemetic drugs) निम्न प्रकार की होती है

(i) **एण्टीकोलीनेर्जिक ड्रग्स** (Anticholinergic Drugs)

- हायोसाइन (Hyoscine)
- डाइसाइक्लोमाइन (Dicyclomine)

(ii) **एण्टीहिस्टामिनिस ड्रग्स** (Antihistamines Drugs)

- प्रोमैथाजिन (Promethazine)
- डाईफेनिल हाइड्रामिन (Diphenyl hyderamine)
- डाईमैनहायड्रीनेट (Dimenhydrinate)

(iii) **न्यूरोलेप्टिक ड्रग्स** (Neuroleptic Drugs)

- क्लोरप्रोमाजिन (Chlorpromazine)
- प्रोक्लोरपैराजिन (Prochlorperazene)
- हैलोपैरीडोल (Haloperidol)

(iv) **सहयोगी एण्टीइमेटिक ड्रग्स** (Adjuvant Antiemetic Drugs)

- डैक्सामीथासोन (Dexamethasone)
- बैन्जोडायजीपाइन (Benzodiazepine)
- कैनाबिनोइड्स (Cannabinoids)

B. कब्ज के लिए ड्रग्स (Drugs For Constipation)

- सूखे एवं कठोर मल (Stool) का कठिनाई के साथ निकलना (Defecation), या मल त्याग ही न कर पाने की स्थिति को कब्ज (Constipation) कहते हैं।
- कब्ज (Constipation) के उपचार के लिए दो प्रकार की ड्रग्स का प्रयोग किया जाता है।
  - **मिल्ड लेक्सेटिक** (Mild Laxative) लिक्विड पैराफिन (Liquid paraffin), डाईऑक्टाइल सोडियम सल्फोसक्सीनेट (Dioctyl sodium sulfosuccinate), आदि।
  - (B) **पर्गेटिव** (Purgative), कैस्टर तेल, बीसाकोडिल, मैग्नीशिया सल्फेट, आदि।

पेप्टिक अल्सर के उपचार में प्रयुक्त ड्रग्स

समूह	उदाहरण	कार्य
एण्टासिड्स (Antacids)	एल्युमीनियम हाइड्रॉक्साइड, सोडियम बाइकार्बोनेट, कैल्शियम कार्बोनेट, एल्युमीनियम-मैग्नीशियम कॉम्प्लेक्स, मैग्नीशियम हाइड्रॉक्साइड + एल्युमीनियम हाइड्रॉक्साइड, सिमेथीकॉन	HCl के प्रभाव को उदासीन (Neutrilise) करना (6 वर्ष से कम आयु के बच्चे, गर्भवती महिला, हाइपरटेंशन एवं कन्जेस्टिव हार्ट फेल्यर (CHF) में मनाही)
H_2 रिसेप्टर ब्लॉकर (H_2 receptor blocker)	सिमेटिडीन (Cimetidine), रैनीटिडीन (Ranitidine), फैमोटिडीन (Famotidine), निजैटीडीन (Nizatidine)	पेट की अम्ल उत्पन्न करने वाली कोशिकाओं पर हिस्टामिन के असर को बन्द करना
प्रोटॉन पम्प दमनकारी (Proton pump inhibitor)	पेन्टोप्रेजॉल (Pentoprazole), ओमेप्रेजॉल (Omeprazole), लेन्सोप्रेजॉल (Lansoprazole)	HCl उत्पन्न करने वाले विकारों को रोकना
एन्टीमाइक्रोबियल (Antimicrobials)	एमॉक्जीसिलीन (Amoxicillin), मेट्रोनिडाजॉल (Metronidazole), क्लेरीथ्रोमाइसिन (Clarithromycine)	सूक्ष्मजीवों की वृद्धि को रोकना
म्यूकोसल बैरियर (Mucosal barrier)	साइटोटेक या मीजोप्रिस्टॉल (Mesopristol), सुक्राल्फेट (Sucralfate)	ग्रैस्ट्रिक म्यूकोसा को कवर (Cover) करना तथा HCl के प्रभाव से बचाना

3. श्वसन तन्त्र पर क्रिया करने वाले ड्रग्स (Drugs Acting on Respiratory System)

श्वसन तन्त्र पर विभिन्न प्रकार की ड्रग्स प्रयोग की जाती है, जोकि निम्न है

A. एण्टीट्यूसिव ड्रग्स (Antitussive Drugs)

ये ड्रग्स केन्द्रीय तन्त्रिका तन्त्र (Central nervous system) पर कार्य करके खाँसी को कम करते हैं। ये ड्रग्स तीन प्रकार की होते हैं

(i) **ओपिऑइड ड्रग्स** ये ड्रग्स अफीम के समान कार्य करती है, लेकिन अफीम से उत्पन्न नहीं होते हैं; जैसे-फल्कोडिन (Pholcodine)।

(ii) **नान-ओपिऑइड ड्रग्स** (Non-opioids Drugs) इन ड्रग्स का उपयोग ऐठंनयुक्त खाँसी में होता है; जैसे–नोस्कापिन (Noscapin), डैक्सट्रोमीथौरफेन (Dextromethorphan), कार्बोटापेनटेन (Carbetapentane)।

(iii) **डिकॉन्जेस्टेन्ट्स या एण्टीहिस्टामिन्स** (Decongestants or Antihistamines) ये ड्रग्स एण्टीहिस्टामिन है, जो श्वास मार्ग में स्थित गन्ध ग्राही (Olfactory receptors) पर कार्य करके हिस्टामिन के प्रभाव को समाप्त कर देती है। परिणामस्वरूप रोगी को गले में आराम आ जाता है एवं खाँसी भी नहीं आती है। इनका प्रयोग मुख्यतया सूखी खाँसी में होता है; जैसे-क्लोरफैनोरामिन मैलिएट (Chlorpheniramine meleate), डाई फैनहाइड्रामीन (Diphenhydramine), आदि।

दुष्प्रभाव (Side effect) सेडेशन (Sedation), गहरी नींद (Hypnotism), चक्कर आना, भ्रम (Hallucination)।

गर्भवती महिला ग्लूकोमा, CNS डिप्रेशन एवं बोन मैरो डिप्रेशन में उपयोग की मनाही।

B. एण्टीअस्थेमेटिक ड्रग्स (Anti Asthmatic Drug)

अस्थमा बीमारी में प्रयोग की जाने वाली प्रमुख ड्रग्स निम्नलिखित हैं

- एट्रोपीन मैथोनाइट्रेट (Atropine methonitrate)
- इप्राट्रोपियम ब्रोमाइड (Ipratropium bromide)
- टायोट्रोपियम ब्रोमाइड (Tiotropium bromide)
- प्रेडनीसोलोन (Prednisolone)
- हाइड्रोकोर्टिसोन (Hydrocortisone)
- बैक्लोमैथासोन डाईप्रोपियोनेट (Beclomethasone dipropionate)
- फ्लूटीकासोन प्रोपियोनेट (Fluticasone propionate)
- फ्लूनीसोलाइड (Flunisolide)
- बुडीसोनाइड (Budesonide)
- निडोक्रोमिल (Nedocromil)
- कैटोटीफैन (Ketotifen)
- सोडियम क्रोमोग्लाइकेट (Sodium cromoglycate)
- मोन्टेलूकास्ट (Montelukast)
- जाकिरलूकास्ट (Zafirlukast)

4. कार्डियोवैस्कुलर ड्रग्स (Cardiovascular Drugs)

- ये ड्रग्स हृदय और रुधिर वाहिकाओं को प्रभावित करते हैं।
- इनका वर्गीकरण उनकी क्रिया के आधार पर किया जाता है; जैसे-एन्टीहाइपरटेन्सिव (Antihypertensive) ड्रग्स रुधिर वाहिकाओं (Blood vessels) को फैलाकर रुधिरचाप कम/सामान्य कर देती हैं। इस तरह से संवहन प्रणाली में हृदय से पम्प करके भेजे गए रुधिर की मात्रा कम हो जाती है।
- एण्टीअरिथमिक ड्रग्स (Antiarrhythmic drugs) हृदय स्पन्दनों को नियमित करके हार्ट अटैक से मानव शरीर को बचाती है।

हृदय विकारों में प्रयुक्त कुछ प्रमुख ड्रग्स

समूह	कार्य	उदाहरण
कार्डियक ग्लाइकोसाइड (Cardiac glycoside)	कार्डियक आउटपुट (Cardiac output) बढ़ाते हैं। **दुष्प्रभाव** कार्डियक एरिथमियाज जैसे ब्रैडीकार्डिया (60 बीट/मिनट से नीचे), वेन्ट्रीकुलर फाइब्रिलेशन, चकत्ते, दृष्टि का धुँधला होना, डिप्लोपिया (Diplopia), व्हाइट हैलोज (White halos), आदि।	डिगोक्सिन (Digoxin), डिजिटॉक्सिन (Digitoxin), जिटॉक्सिन (Gitoxin), जिटालिन (Gitalin)
एण्टी-फिब्रीलेट्री (Anti fibrillatory) ड्रग्स	एर्थमिया के उपचार में (To treat arrythmia)	प्रोकैनामाइड (Procainamide), जाइलोकेन (Xylocaine), लिग्नोकेन (Lignocaine), क्वीनीडीन सल्फेट (Quinidine sulphate)
वैसोडाइलेटर (Vasodilator)	कोरोनरी धमनी (Coronary artery) और दूसरी रुधिर वाहिकाओं को फैलाते हैं।	नाइट्रोग्लिसरीन (Nitroglycerine), सोडियम नाइट्रोप्रुसाइड (Sodium nitropruside), हाइड्रालेजिन (Hydralazine), डायजोक्साइड (Diazoxide), आइसोसॉरबाइड डीनाइट्राइट (Isosorbide dinitrate)
कैल्शियम चैनल ब्लॉकर्स (Calcium channel blocker)	अन्तराकोशिकीय कैल्शियम (Intracellular calcium) को बन्द कर देते हैं। कोरोनरी धमनी (Coronary artery) को फैला देते हैं।	नाइफेडीपाइन (Nifedipine), नाइकार्डीपाइन (Nicardipine), एम्लोडीपाइन (Amlodipine), फैलोडीपाइन (Felodipine), निमोडिपाइन (Nimodipine), वेरापैमिल (Verapamil)
बीटा-एड्रेनर्जिक ब्लॉकर्स (Beta-adrenergic blockers)	हृदय गति (Heart rate) घटा देते हैं।	एटेनोलॉल (Atenolol), लेबेटोलॉल (Labetalol), प्रोप्रेनोलॉल (Propranolol), ऐस्मोलॉल (Esmolol)
हाइपरटेन्सिव ड्रग्स (Hypertensive drugs)	मूत्र (Urine) की मात्रा बढ़ा देते हैं तथा रुधिर दाब (Blood pressure) को घटा देते हैं।	डाइयूरेटिक्स (Diuretics), बीटा ब्लॉकर (Beta blocker), कैल्शियम चैनल ब्लॉकर (Ca^{++} chennal blocker), वैसोडिलेटर (Vasodilators), ACE इन्हिबिटर (ACE inhibitor), कैप्टोप्रिल (Captopril), इनैलाप्रिल (Enalapril)

समूह	कार्य	उदाहरण
कोएगुलेन्ट (Coagulants)	रुधिर का थक्का बनाना	विटामिन-K (Vitamin-K), अमीनोकाप्रोइक अम्ल (Aminocaproic acid), जिलेटिन स्पंज (Gelatin sponge), थ्रॉम्बाइन (Thrombin), ट्रेनेजैमिक अम्ल (Tranexamic acid) हिपेरिन (Heparin) तुरन्त प्रभाव के लिए प्रयोग किया जाता है, जबकि **वारफेरिन** (Warfarin) लम्बे समय के रख-रखाव के लिए प्रयोग होता है।
थ्रोम्बोलिटिक एजेण्ट (Thrombolytic agents)	रुधिर के थक्के को नष्ट करना	यूरोकाइनेज (Urokinase), स्ट्रेप्टोकाइनेज (Streptokinase), एल्टेपलेज (Alteplase)
एण्टीप्लेट्लेट एजेण्ट (Antiplatelet agents)	प्लेट्लेट्स (Platelets) को जुड़ने से रोकते हैं।	एस्प्रिन (Aspirin), टिक्लोपिडीन (Ticlopidine), सलफिनपायरेजॉन (Sulfinpyrazone)
हाइपोलिपिडमिक ड्रग्स (Hypolipidemic drugs)	कोलेस्टेरॉल निर्माण (Cholesterol synthesis) पर रोक लगाते हैं।	गैम्फिब्रोजिल (Gemfibrozil), सिम्वैस्टैटिन (Simvastatin), प्रैवैस्टैटिन (Pravastatin), फेनोफाइब्रेट (Fenofibrate)
हिमैटिनिक (Hematinics)	रुधिर निर्माण (Blood synthesis) को बढ़ाते हैं। एनीमिया को उपचारित करते हैं।	फेरस ग्लोलूकोनेट (Ferrous gluconate), फेरस सल्फेट (Ferrous sulfate), आयरन डेक्सट्रान (Iron dextran)
प्लाज्मा एक्सपेन्डर्स (Plasma expanders)	प्लाज्मा का आयतन बढ़ाते हैं।	मानव एल्ब्यूमिन (Human albumin), डेक्स्ट्रान (Dextran), पॉलीविनाइल (Polyvinyl), पायरोलीडॉन (Pyrrolidone)

- **हिपेरिन** इन्ट्रावेनस (IV) या सबक्यूटेनियस (SC) रूप में दिया जाता है, जबकि वारफेरिन सामान्यतया मुख द्वारा दिया जाता है।
- रुधिरस्राव सम्बन्धी विकार, अति संवेदनशील क्रियाएँ तथा थ्रोम्बोसाइटोपीनिया, आदि एण्टीकोएगुलेन्ट (Anticoagulants) के दुष्प्रभाव (Side-effects) हैं।
- एन्टीकोएगुलेन्ट का प्रयोग निम्न स्थितियों में किया जाता है-वेनस प्राम्बोसिस, पल्मोनरी इम्बॉलिज्म, सर्जरी के बाद बेड रेस्ट तथा स्ट्रोक के रोगियों को, वाहिकीय सर्जरी व हीमोडायलाइसिस के रोगी में।
- हिपेरिन ओवरडोज का एण्टीडोट IV प्रोटामाइन सल्फेट है, जबकि वारफैरिन ओवरडोज का एण्टीडोट विटामिन-K_1, स्वच्छ रुधिर आधान (Vit-K_1, Oxide + Fresh blood transfusion) है।
- **एन्जाइना** (Angina) के दर्द में नाइट्रोग्लिसरीन जीभ के नीचे (सबलिंगुअली) दी जाती है।
- **हृदय आघात** (Heart attack) में दर्द तथा बेचैनी को दूर करने के लिए IV मॉर्फीन ड्रग ऑफ चॉइस है।
- हृदय आघात के रोगी को एस्प्रिन प्लेटलेट्स के एकत्रीकरण (Aggregation) को कम करने के लिए दी जाती है।
- हाइपरटेन्सिव इमरजेन्सी की अवस्था में IV सोडियम नाइट्रोप्रुसाइड (Sodium nitroprusside) ड्रग ऑफ चॉइस है।
- **प्री-एक्लेम्पसिया** (Pre-eclampsia) में रुधिर दाब कम करने हेतु IV हाइड्रालेजिन ड्रग ऑफ इमरजेन्सी है।

5. डाइयूरेटिक ड्रग्स (Diuretic Drugs)

ये ऐसे ड्रग्स है, जिनका प्रयोग करने पर मूत्र का त्याग अधिक मात्रा में होता है। ये ड्रग्स मुख्य तौर पर सोडियम को मूत्र के द्वारा शरीर के बाहर निकालने का कार्य करते हैं। इससे रुधिरदाब (Blood pressure) कम होता है।

कुछ प्रमुख डाइयूरेटिक ड्रग्स

प्रभाव	श्रेणी	उदाहरण	कार्य व क्रियास्थल
अधिक (High)	लूप डाइयूरेटिक (Loop diuretic)	फ्यूरोसेमाइड (Furosemide), लेसिक्स (Lasix), टॉरसेमाइड (Torsemide)	हेनले लूप पर प्रभाव, Na^+ पुनःअवशोषण (Reabsorption) को कम करना।
मध्यम (Medium)	थियाजिड डाइयूरेटिक (Thiazide diuretic)	हाइड्रोक्लोरथियासिड (Hydrochlorthiaside), क्लोरथियाजिड (Chlorthiazide), क्लोरटेलीडॉन (Chlorthalidone), इन्डैपेमाइड (Indapamide)	नेफ्रॉन की डिस्टल ट्यूब (Distal tube) पर क्रिया, Na^+ व Cl^- के पुनःअवशोषण को कम करना।
कम (Low)	पोटैशियम स्पेरिंग डाइयूरेटिक (Potassium sparing diuretic) परासरणी डाइयूरेटिक (Osmotic diuretic) कार्बोनिक एनहाइड्रेज इन्हिबिटर (Carbonic anhydrase inhibitor) मेथिलक्जेन्थिन (Methylxanthines)	स्पाइरोनोलेक्टॉन (Spironolactone), एमिलोराइड (Amiloride), मैनीटॉल (Mannitol),	परासरण दाब को बढ़ाकर जल के पुनः अवशोषण को घटाना।

6. केन्द्रीय तन्त्रिका तन्त्र पर कार्य करने वाले ड्रग्स (Drug Acting on Central Nervous System)

केन्द्रीय तन्त्रिका तन्त्र पर कार्य करने वाले ड्रग्स को निम्न भागों में बाँटा जा सकता है

- नार्कोटिक एनाल्जेसिक या दर्द निवारक ड्रग्स (Narcotic analgesic drugs)
- नॉन-नार्कोटिक एनाल्जेसिक या दर्द निवारक ड्रग्स (Non-narcotic analgesic drugs)
- कन्वुल्सिव विकारों में प्रयुक्त होने वाले ड्रग्स (Drug used in convulsive disorder)
- शामक एवं निद्राजनक ड्रग्स (Sedative and hypnotic drugs)
- चिन्ताहारी ड्रग्स (Anxiolytic drugs)
- अवसादरोधी ड्रग्स (Antidepressant drugs)
- स्थानीय संवेदनाहारी ड्रग्स (Local anaesthetic drugs)
- मनोविकार रोधी ड्रग्स (Antipsychotic drugs)
- सामान्य संवेदनाहारी ड्रग्स (General anaesthetic drugs)
- पार्किन्सन्स रोग में प्रयोग किए जाने वाले ड्रग्स (Drugs used in Parkinson's Disease)

I. नशीली एनाल्जेसिक या दर्दनाशक ड्रग्स (Narcotic Analgesic Drugs)

- ऐसी ड्रग्स, जो मामूली खुराक में केन्द्रीय तन्त्रिका तन्त्र को डिप्रेस (Depress) करती है, दर्द (Pain) को दूर करती है एवं निद्रा लाती है, मादक या नशीली एनाल्जेसिक या पीड़ाहारी या दर्द निवारक ड्रग्स कहलाती हैं।
- इन्हें तीन भागों में बाँटा गया है

A. **प्राकृतिक** (Natural)

- अफीम (Opium)
- मॉर्फीन (Morphine)
- कोडिन (Codeine)

B. **अर्द्ध-संश्लेषित** (Semi-synthetic)

- फैल्कोडिन (Pholcodine)
- ऑक्सीकोडॉन (Oxycodone)
- डाइ एसीटाइल मॉर्फीन (Diacetyl morphine या हैरोइन (Heroin)

C. **संश्लेषित** (Synthetic)

- पैथीडिन (Pethidine)
- मैथाडोन (Methadone)

मॉर्फीन (Morphine)

- यह अफीम (Opium) से प्राप्त होती है। यह अफीम का सबसे महत्त्वपूर्ण क्षारीय (Alkaloid) पदार्थ है।
- अब तक ज्ञात दर्दनाशक के रूप में, यह सबसे बेहतर है।
- यह ड्रग चेतना (Consciouness) में कमी किए बगैर दर्द को दूर करती है। इस ड्रग के प्रयोग अंगों में होने वाली गम्भीर पीड़ा एवं तेजी से चुभने वाले दर्द (Sharp pricking pain) दूर हो जाते हैं।
- **मात्रा** (Dose) वयस्क में मुख द्वारा 10 mg से 50 mg, इन्ट्रामस्कुलर मार्ग द्वारा 10-15 mg, सबक्यूटेनियस मार्ग (s/c) से 10-15 mg, इन्ट्रावेनस मार्ग से 2-3 mg, बच्चों में 0.1 mg से 0.2 mg

उपयोग की मनाही (Contraindication of Use)

- बड़ी आँतों के लकवे (Paralytic ileus) में
- श्वसन मार्ग में अवरोध उत्पन्न करने वाले रोग (Obstructive airway disease) में
- एक्यूट लीवर रोग (Acute liver diseases) में
- सिर की चोट (Head injury) में

कोडीन (Codeine)

- यह भी अफीम का क्षारीय पदार्थ है। यह मिथाइल मॉर्फीन (Methyl morphine) होती है।
- यह मॉर्फीन की तुलना में कम शक्तिशाली होती है। अतः इसमें दर्द निवारक क्षमता कम होती है, किन्तु यह एक अच्छी कफ सप्रेसेन्ट (Cough supressant) ड्रग है।
- इस ड्रग को मुख द्वारा प्रयोग किया जाता है। इस ड्रग की एक खुराक 4-6 घण्टे तक कार्य करती है।

उपयोग की मनाही (Contraindications of Use)

- श्वास रोग (Asthma) में
- बेहोश रोगी (Comatose patient) में
- गर्भावस्था में

II. दर्द निवारक ड्रग्स या नॉन-स्टेरॉइडल एण्टीइन्फ्लामेन्टरी ड्रग्स (Non-narcotic Analgesic Drug or Non-steroidal Anti-inflammatory Drugs, NSAIDS)

- ये ड्रग्स केन्द्रीय तन्त्रिका तन्त्र या परिधीय तन्त्रिकाओं की क्रियाविधि पर कार्य करके दर्द में आराम पहुँचाती है किन्तु रोगी की चेतना को प्रभावित नहीं करती है।
- शरीर के किसी भाग की सूजन (Inflammation) एवं बुखार (Fever) में भी असरकारी होती है।
- इन्हें निम्न प्रकार से वर्गीकृत किया गया है

A. **कोक्स-I इन्हिबिटर्स** (Cox-1 Inhibitors)

- एस्प्रिन (Aspirin)
- सोडियम सैलिसाइलेट (Sodium salicylate)
- डिफ्लूनीसल (Diflunisal)
- पैरासिटामोल (Paracetamol)
- फिनाइल ब्यूटाजोन (Phenyl butazone)
- ऑक्सीफेनिल ब्यूटाजोन (Oxyphenyl butazone)
- इन्डोमैथासिन (Indomethacin)

B. **कोक्स-2 इन्हिबिटर्स** (Cox-2 Inhibitors)

- निमेसूलाइड (Nimesulide)
- सैलीकोक्सिब (Celecoxib)
- रोफीकोक्सिब (Rofecoxib)
- इटोडोलैक (Etodolac)

III. एण्टीएपीलेप्टिक ड्रग्स (Antiepileptics Drugs)

- एण्टीएपीलेप्टिक ड्रग्स मस्तिष्क में अत्यधिक उत्तेजित तन्त्रिकाओं (Neurons) की उत्तेजना को दबा देती है।

- एण्टीएपीलेप्टिक ड्रग्स निम्न है
  - फैनिटोइन (Phenytoin)
  - फीनोबार्बिटोन (Phenobarbitone)
  - प्राइमीडोन (Primidone)
  - कार्बामेजीपिन (Carbamazepine)
  - ऑक्सीकार्बाजीपिन (Oxcarbazepine)
  - वालप्रोइक अम्ल (Valproic acid)
  - डाईवेलाप्रोएक्स (Divalproex)
  - डायजीपाम (Diazepam)

IV. हिप्नोटिक एवं सेडेटिव ड्रग्स (Hypnotic and Sedative Drugs)

- **हिप्नोटिक ड्रग्स** रोगी में प्राकृतिक निद्रा उत्पन्न करती है, जबकि **सेडेटिव ड्रग्स** मस्तिष्क की उत्तेजना को कम करती है। इनके प्रयोग से नींद तो नहीं आती है, लेकिन सुस्ती अवश्य आ जाती है।
- इन ड्रग्स को निम्न तीन भागों में बाँटा जा सकता है

A. **बार्बिटूरेट्स** (Barbiturates)

लम्बे समय तक प्रभावी (Long Acting)	**कम समय तक प्रभावी** (Short Acting)	**बेहद कम समय तक प्रभावी** (Ultra Short Acting)
फीनोबार्बिटोन (Phenobarbitone)	बूटोबार्बिटोन (Butobarbitone)	थीयोपैन्टोन (Thiopentone)
मैफोबार्बिटोन (Mephobarbitone)	सीकोबार्बिटल (Secobarbital)	मैथोहेक्सीटोन (Methohexitone)

B. **बैंजोडायजीपाइन्स** (Benzodiazepines)

हिप्नोटिक (Hypnotic)	**चिन्तारोधी** (Antianxiety)	**एण्टीकान्वुल्सेन्ट** (Anticonvulsant)
डायजीपाम (Diazepam)	डायजीपाम (Diazepam)	डायजीपाम (Diazepam)
फ्लूरोजीपाम (Flurazepam)	क्लोरडायजीपोक्साइड (Chlordiazepoxide)	क्लोनाजीपाम (Clonazepam)
नाइट्राजीपाम (Nitrazepam)	लोराजीपाम (Lorazepam)	क्लोबाजाम (Clobazam)

C. **बैन्जोडायजीपाइन रहित हिप्नोटिक्स ड्रग्स** (Non-benzodiazepine Hypnotics Drugs)

- जोपीक्लोन (Zopiclone)
- जोलपिडेम (Zolpidem)
- जालेप्लोन (Zaleplon)

V. एनेस्थेटिक ड्रग्स (Anaesthetics Drugs)

- एनेस्थेटिक वे पदार्थ है, जो किसी रोगी को देने पर उसमें चेतना का कमी (Unconsiousness), संवेदना की कमी (Loss of sensation), पेशीय शिथिलन (Muscular relaxation), पुतलियों के आकार में परिवर्तन (Change in pupillary size), प्रतिवर्ती क्रियाओं का न होना (Absence of reflex action), आदि उत्पन्न होते हैं।
- एनेस्थेटिक ड्रग्स को निम्न दो प्रकार से विभाजित किया गया है
  - (a) **सामान्य एनेस्थेटिक्स** (General anaesthetics) ऐसे ड्रग्स हैं, जिनका प्रयोग करने पर पूरे शरीर में रिवर्सेबल (Reversible) असंवेदना तथा अचेतना उत्पन्न हो जाती है।
  - (b) **स्थानीय एनेस्थेटिक्स** (Local anaesthetics) ऐसे ड्रग्स है, जिनका प्रयोग करने से शरीर के सीमित क्षेत्र में रिवर्सेबल असंवेदनशीलता उत्पन्न हो जाती है, लेकिन चेतना में कोई कमी नहीं आती है।
- एनेस्थेटिक ड्रग्स निम्न प्रकार के होते हैं

एनेस्थेटिक ड्रग्स (Anaesthetics Drugs)

- सामान्य एनेस्थेटिक्स (General Anaesthetics)
  - **इन्हेल एनेस्थेटिक्स** (Inhale Anaesthetics)
    - **गैस** (Gases)
      1. नाइट्रस ऑक्साइड (Nitrous oxide)
      2. साइक्लोप्रोपेन (Cyclopropane)
    - **द्रव** (Liquid)
      1. ईथर (Ether)
      2. हैलोथेन (Halothane)
      3. एनफ्लूरेन (Enflurane)
      4. आइसोफ्लूरेन (Isoflurane)
      5. मैथोक्सीफ्लूरेन (Methoxyflurane)
      6. डैस फ्लूरेन (Des flurane)
      7. सोवो फ्लूरेन (Sevo flurane)
  - **इन्ट्रावेनस एनेस्थेटिक्स** (Intravenous)
    1. थियोपिन्टल सोडियम (Thiopental sodium)
    2. मीथोहैक्सीटोन (Methohexitone)
    3. प्रोपोफोल (Propofol)
    4. ईटोमिडेट (Etomidate)
    5. केटमिन (Ketamine)
    6. फैन्टोनिल + ड्रोपेरिडोल (Fentanyl + Droperidol)
    7. डायजीपाम (Diazepam)
    8. लोराजीपाम (Lorazepam)
    9. मिडाजोलाम (Midazolam)
- लोकल एनेस्थेटिक्स (Local Anaesthetics)
  1. लिग्नोकेन (Lignocaine)
  2. कोकेन (Cocaine)
  3. टैट्राकेन (Tetracaine)
  4. बैन्जोकेन (Benzocaine)
  5. ऑजिटाकेन (Oxetacaine)

VI. माँसपेशियों को शिथिल करने वाली ड्रग्स (Muscle Relaxants Drugs)

ये ड्रग्स माँसपेशियों को शिथिल कर आराम पहुँचाती है। ये निम्न हैं

- पेनक्यूरोनियम (Pancuronium)
- वैक्यूरोनियम (Vecuronium)
- पाइपीकुरोनियम (Pipecuronium)
- सिस्ट्राक्यूरियम (Cisatracurium)
- रोकुरोनियम (Rocuronium)
- एट्राक्यूरियम (Atracurium)
- ग्लाइकोपाइरोलेट (Glycopyrrolate)
- सक्सीनिलकोलीन (Succinylcholine)

VII. **एण्टीसाइकोटिक्स ड्रग्स** (Anti-psychotic Drugs)

- एण्टीसाइकोटिक्स ड्रग्स मानसिक विकार में प्रभावकारी होते हैं क्योंकि ये ड्रग्स मानसिक तनाव एवं चिन्ता को दूर करते हैं।
- प्रमुख मनोविक्षिप्त रोधी ड्रग्स निम्न है

A. **प्रारूपी एण्टीसाइकोटिक्स ड्रग्स** (Typical Antipsychotics Drugs)

- क्लोरोप्रोमाजिन (Chloropromazine)
- ट्राईफ्लूप्रोमाजिन (Triflupromazine)
- थियोरीडाजिन (Thioridazine)
- मैसोरीडाजिन (Mesoridazine)
- ट्राईफ्लूओपैराजिन (Trifluoperazine)
- फ्लूफेनाजिन (Fluphenazine)

B. **अप्रारूपी एण्टीसाइकोटिक्स ड्रग्स** (Atypical Antipsychotics Drugs)

- क्लोजापिन (Clozapine)
- ओलेन्जापिन (Olanzapine)
- रिसपेरीडोन (Risperidone)
- क्यूटीआपिन (Quetiapine)
- जिप्रासीडोन (Ziprasidone)

C. **अन्य एण्टीसाइकोटिक्स ड्रग्स** (Other Antipsychotics Drugs)

- रिसर्पिन (Reserpine)
- लोक्सापिन (Loxapine)
- पिमोजाइड (Pimozide)
- लिथियम (Lithium)

VIII. केन्द्रीय तन्त्रिका तन्त्र उत्तेजक ड्रग्स (Central Nervous System Stimulants Drugs)

- ये ड्रग मस्तिष्क को उत्तेजित करके उसे अधिक सक्रिय कर देते हैं एवं ऑक्सीजन (Oxygen) की कमी के समय मस्तिष्क की सुरक्षा करते हैं।
- इन ड्रग्स का प्रयोग मुख्य रूप से डिमेन्टिया (Dementia) एवं अल्जाइमर रोग (Alzheimer's diseases) में किया जाता है।
- ये निम्न प्रकार की होते हैं
  - पिरिबैडिल (Piribedil)
  - पाइरासीटाम (Piracetam)
  - सुलबुटायमिन (Sulbutiamine)
  - डाईहाइड्रो अर्गोटोक्सिन (Dihydro ergotoxine)
  - निसरगोलिन (Nicergoline)
  - पाइरिटिनॉल (Pyritinol)
  - फ्लूसायटोसिन (Flucytosine)

7. हॉर्मोन सम्बन्धी ड्रग्स (Hormone Related Drugs)

I. एण्टीडायबिटिक ड्रग्स (Antidiabetic Drugs)

A. **इन्सुलिन एनालोग्स** (Insulin Analogs)

इन्सुलिन के निम्न एनालोग्स उपलब्ध है

(i) इन्सुलिन लिसप्रो (Insulin lispro)
(ii) इन्सुलिन एस्पार्ट (Insulin aspart)
(iii) इन्सुलिन ग्लारजिन (Insulin glargine)

- ये उपरोक्त ड्रग्स संरचना एवं कार्य में लगभग इन्सुलिन के समान ही होते हैं। इन ड्रग्स को इन्सुलिन की रचना में थोड़ा परिवर्तन करके निर्माण द्वारा तैयार किया जाता है।
- यह मानव इन्सुलिन की अपेक्षा तीन गुना शीघ्रता से अवशोषित होते हैं।
- इनके प्रयोग से हाइपोग्लाइसेमिया (Hypoglycemia) होने की सम्भावना कम होती है।
- इनको भोजन से 10 मिनट पहले त्वचा के नीचे सबक्यूटेनियस (Subcutaneous) दिया जाता है।
- डायबिटीज टाइप-1 (Diabetes type-I) में प्रारम्भिक मात्रा 0.2-0.3 यूनिट प्रति किलोग्राम प्रतिदिन देते हैं। इसके पश्चात् ड्रग की मात्रा को धीरे-धीरे बढ़ाते हुए 0.5-1 यूनिट तक दे सकते हैं।
- मोटापे से पीड़ित व्यक्ति को 2 यूनिट प्रति किलोग्राम प्रतिदिन के हिसाब से ड्रग देते हैं।
- डायबिटीज जनित कीटोएसिडोसिस (Diabetic ketoacidosis) में इन्सुलिन की 20 यूनिट इन्ट्रामस्कुलर लगाते हैं। इसके बाद प्रत्येक घण्टे पर 6 यूनिट लगाते हैं।

B. **मुखीय एण्टीडायबिटिक ड्रग्स** (Oral Antidiabetic Drugs)

- मुखीय एण्टीडायबिटिक ड्रग का प्रयोग सन् 1950 में सर्वप्रथम हुआ था। इससे पूर्व इन्सुलिन का प्रयोग करने के लिए इन्जेक्शन लगाने की आवश्यकता पड़ती थी, जोकि दर्द युक्त होता है।
- वर्तमान में मुखीय एण्टीडायबिटिक ड्रग्स को पाँच समूहों में बाँटा जा सकता है

(i) **सल्फोनिल यूरियाज** (Sulfonyl Ureas)

(a) **प्रथम पीढ़ी** (First Generation)

- टोलब्यूटामाइड्स (Tolbutamides)
- टोलजामाइड (Tolazamide)
- क्लोरप्रोपामाइड (Chlorpropamide)
- एसीटोहैक्सामाइड (Acetohexamide)

(b) **द्वितीय पीढ़ी** (Second Generation)

- ग्लाइबैंक्लामाइड (Glibenclamide)
- ग्लाइपीजाइड (Glipizide)
- ग्लाइक्लाजाइड (Gliclazide)
- ग्लाइमैपीराइड (Glimepiride)

(ii) **बाइग्वानाइड्स** (Biguanides)

- फैनफोरमिन (Phenformin)
- मैटफोरमिन (Metformin)

(iii) **मैग्लीटिनाइड्स** (Meglitinides)

- रीपाग्लीनाइड (Repaglinide)
- नैटाग्लीनाइड (Netaglinide)

(iv) **अल्फा ग्लूकोसाइडेज इन्हीबिटर्स** (Alpha Glucosidase Inhibitors)

- एकार्बोज (Acarbose)
- मिग्लीटोल (Miglitol)

(v) **थीयोजोलीडेनैडिओन्स** (Thiozolidinediones)

- ट्रोग्लीटाजोन (Troglitazone)
- रोसोग्लीटाजोन (Rosiglitazone)
- पायोग्लीटाजोन (Pioglitazone)

8. लिंग हॉर्मोन एवं जनन अंगों से सम्बन्धी प्रमुख ड्रग्स

नाम	उदाहरण	कार्य
एस्ट्रोजन (Oestrogen)	डाइएथिलस्टिलबेस्ट्रॉल (Diethylstilbestrol or DES)	द्वितीयक लैंगिक लक्षणों का विकास
प्रोजेस्टेरॉन (Progesterone)	लेवोनॉरगेस्टेरॉल हाइड्रॉक्सी प्रोजेस्टेरॉन (Levonorgestrol hydroxy progesterone)	गर्भावस्था को व्यवस्थित रखना
एण्ड्रोजन्स (Androgens)	नैन्ड्रोलोन (Nandrolone), टेस्टोस्टीरॉन (Testosterone), सायपियोनेट (Cypionate), फिनिलप्रोपियोनेट (Phenylpropionate)	नर लैंगिक लक्षणों का विकास
जनन क्षमता सम्बन्धी औषधियाँ (Fertility drugs)	क्लोमीफीन सिट्रेट/ ब्रोमोक्रिप्टिन (Clomiphene citrate/Bromocriptine)	बन्ध्यता (Infertility) के उपचार में उपयोगी
यूटेराइन डिप्रेसेन्ट (Uterine depressant)	मैग्नीशियम सल्फेट (Magnesium sulphate), रिटोड्राइन HCl (Ritodrine HCl)	गर्भाशय संकुचन (Contraction) को बढ़ाता है
यूटेराइन स्टीमुलेन्ट (Uterine stimulant)	ऑक्सीटोसिन/इर्गोनोविन (Oxytocin/Ergonovine)	गर्भाशय संकुचन कम करता है
लैक्टेशन सप्रेसेन्ट (Lactation suppressant)	ब्रोमोक्रिप्टीन मैसीलेट (Bromocriptine mesylate)	स्तन दुग्ध उत्पादन को घटाता है

9. प्रसूति में काम आने वाले ड्रग्स
(Drugs Used in Delivery)

- ऑक्सीटोसिक्स (Oxytocics); जैसे– ऑक्सीटोसिन (Oxytocin), इर्गोट डेरिवेटिव (Ergot derivative), प्रोस्टाग्लैंडिन (Prostaglandin) गर्भाशय के संकुचन (Contraction) को बढ़ाती है।
- टोकोलाइटिक्स (Tocolytics); जो गर्भाशय संकुचन शीलता की गति को कम करती है; जैसे–
  - सैल्ब्यूटामोल (Salbutamol)
  - टरब्यूटेलाइन (Terbutaline)
  - आइसोक्ससुप्राइन (Isoxsuprine)
  - एस्प्रिन (Aspirin)
  - कैल्शियम चैनल अवरोधक (Calcium channel blocker)
  - मैग्नीशियम सल्फेट ($MgSO_4$)
  - रीटोडरीन (Ritodrine)

गर्भवती महिलाओं के लिए प्रतिबन्धित अन्य ड्रग्स
(Other Banned Drugs for Pregnant Women)

- सोडियम आयोडाइड (Sodium iodide)
- आयोडीन युक्त ग्लिसरॉल (Iodinated glycerol)
- डाइएथिलस्टिलबेस्ट्रॉल (Diethylstilbestrol or DES)
- डाएनस्ट्रॉल (Dienestrol)
- इस्ट्राडियॉल (Estradiol)
- एस्ट्रोजन्स (Oestrogens)
- इथिनिल इस्ट्राडियॉल (Ethinyl-estradiol)
- मेस्ट्रेनॉल (Mestranol)
- मुखीय गर्भनिरोधक गोलियाँ (Oral contraceptives)
- क्लोमीफीन सिट्रेट (Clomiphine citrate)
- खसरा वैक्सीन (Measles vaccine)
- मम्प्स (गलसुआ) वैक्सीन (Mumps vaccine)
- रुबेला टीका (Rubella vaccine)
- विटामिन-A की उच्च मात्रा (High dose of vitamin-A)
- मेनाडियॉन (Menadione)

ड्रग्स जो आसानी से प्लेसेंटा (Placenta) **को क्रॉस** (Cross) करते हैं

- पेनिसिलीन-G (Penicillin-G)
- डियोजेपाम (Diazepam)
- सैलीसिलेट्स (Salicylates)
- प्रोपेनोलॉल (Propranolol)
- कैनामायसिन (Kanamycin)
- सल्फोनामाइड्स (Sulfonamides)

टेराटोजन (Teratogens)

वे ड्रग्स, जो गर्भवती महिलाओं के भ्रूण (Embryo) में विकार उत्पन्न करती हैं, टेराटोजन कहलाती हैं।

कुछ प्रमुख टेराटोजन एवं उनके असामानताएँ

ड्रग्स	असमानताएँ
थैलिडोमाइड (Thalidomide)	फोकोमेलिया (Phocomelia)
एण्टीकैंसर औषधियाँ (Anticancer drugs)	खण्डतालू (Cleft palate), हाइड्रोसिफेलस (Hydrocephalus)
एण्ड्रोजन्स (Androgens)	पौरुषीकरण (Virilization), हृदय सम्बन्धी विकार (Cardiac defects)
टेट्रासाइक्लिन्स (Tetracyclines)	दाँतों के रंग व आकार में परिवर्तन, अस्थि की वृद्धि में रोक
वारफेरिन (Warfarin)	दबी नाक, नाक व हाथ सम्बन्धी विकार, वृद्धि में कमी
फेनिट्वाइन (Phenytoin)	हाइपोप्लास्टिक फेलेन्जैस, खण्डतालू, खण्डित ओठ, माइक्रोसिफेली
कार्बामाजेपिन (Carbamazepine)	तन्त्रिका सम्बन्धी विकार
वैल्प्रोइक अम्ल (Valproic acid)	द्विमेरुता या स्पाइन बाइफिड, तंत्रिका सम्बन्धी विकार
एल्कोहॉल (Alcohol)	मन्दबुद्धि शिशु, वृद्धि में कमी, भ्रूणीय एल्कोहॉल सिन्ड्रोम
लिथियम (Lithium)	भ्रूणीय घेंघा, हृदय सम्बन्धी विकार
एण्टीथायरॉइड औषधियाँ (Antithyroid drugs)	भ्रूणीय घेंघा, हाइपोथायरॉइडिज्म

स्तनपान के दौरान शिशु को हानि पहुँचाने वाले ड्रग्स

ड्रग्स	प्रभाव
फीनोबार्बिटॉल (Phenobarbital)	उनींदापन (Drowsiness), रिकेट्स (Rickets)
डाइजीपाम (Diazepam)	उनींदापन, हाइपो-बिलिरुबिनेमिया (Hypobilirubinemia)
लैक्सेटिव (Laxative)	डायरिया (Diarrhoea)
पेनिसिलीन (Penicillin)	चकत्ते (Rashes)
थीयोफाइलिन (Theophylline)	अतिसंवेदनशीलता (Irritability)
सल्फा ड्रग्स (Sulpha drugs)	हीमोलिसिस (Haemolysis)
मुखीय (Oral) गर्भनिरोधक गोलियाँ	गाइनीकोमैस्टिया, वृद्धि में कमी

10. एण्टी-कैंसर ड्रग्स (Anti-cancer Drugs)

- जब शरीर की सामान्य कोशिकाओं की वृद्धि और उनकी मृत्यु में असन्तुलन उत्पन्न हो जाता है, तब कैंसर (Cancer) उत्पन्न होता है।
- एण्टी-कैंसर ड्रग्स को निम्न प्रकार से विभाजित किया गया है

A. एल्काइलेटिंग एजेन्ट (Alkylating Agents)

- साइक्लोफॉसामाइड (Cyclophosamide)
- मैक्लोर इथामाइन-मास्टिन (Mechlor ethamine-mustine)
- इफोसामाइड (Ifosfamide)
- क्लोरैम्बूसिल (Chlorambucil)
- मैल्फालान (Melphalan)
- लोमुस्टाइन (Lomustine)

B. एण्टी-मेटाबोलाइट एजेन्ट (Anti-metabolites Agents)

- मैथोट्रेक्जेट (Methotrexate)
- मरकेप्टोप्यूरीन (Mercaptopurine)
- पैन्टोस्टेटिन (Pentostatin)
- फ्लूडाराबिन (Fludarabine)
- क्लैड्रीबिन (Cladribine)
- 5-फ्लोरोयूरेसिल (5-flurouracil)
- फ्लोक्यूरीडिन (Floxuridine)
- साइटाराबिन (Cytarabine)

C. एण्टी-कैंसर एण्टीबायोटिक्स (Anti-cancer Antibiotics)

- डैक्टीनोमाइसिन (Dactinomycin)
- डोक्सोरुबिसिन (Doxorubicin)
- मिटोमाइसिन (Mitomycin)
- ईटोपोसाइड (Etoposide)
- टोपटोकैन (Toptoecan)
- डैयूनोरुबिसिन (Daunorubicin)
- ब्लीओमाइसिन (Bleomycin)
- मिथ्रामाइसिन (Mithramycin)
- टैनीपोसाइड (Teniposide)

11. टॉक्सिसिटी की स्थिति में प्रयुक्त ड्रग्स

टॉक्सिसिटी	एण्टीटॉक्सिक
लेड (Lead)	कैल्शियम डाइसोडियम इडेटेट (Calcium disodium edatate)
लौहा या आयरन (Iron)	डीफेरोक्सामीन
आर्सेनिक (Arsenic)	डाइमरकेप्रॉल (Dimercaprol)
ताँबा (Copper)	डी-पेनिसिलेमाइन (D-penicillamine)
मशरूम विषाक्तता (Mushroom poisoning)	एट्रोपिन (Atropine)
ऑर्गेनो फॉस्फोरस विषाक्तता (Organo phosphorus poisoning)	एट्रोपिन सल्फेट (Atropine sulphate)
मैग्नीशियम सल्फेट (Magnesium sulphate)	इन्जे. कैल्शियम ग्लूकोनेट 10% IV (Inj.-calcium gluconate 10% IV)
आयोडीन (Iodine)	सोडियम थायोसल्फेट (Sodium thiosulphate)
हिपेरिन (Heparin)	प्रोटामिन सल्फेट विटामिन-K+ताजा रुधिर (Protamine Sulphate VitaminK + fresh blood)
मॉर्फीन (Morphine)	नेल्क्जॉन (Nalxone)
पैरासिटामोल (Paracetamol)0	एन-एसिटिल सिस्टीन (N-acetyl cysteine)
इन्सुलिन (Insulin)	ओरल ग्लूकोस/फलों का रस (Oral glucose/fruit juice)
एस्प्रिन (Aspirin)	सोडियम बाई कार्बोनेट ($NaHCO_3$)
नियोस्टिगमाइन ब्रोमाइड (Neostigmine bromide)	एट्रोपिन सल्फेट (Atropine sulphate)
एट्रोपिन (Atropine)	साइसोस्टिगमाइन (Psysostigmine)
बार्बिट्यूरेट/बेन्जाडाइजेपिन (Barbiturate/ Benzadiazipine)	फ्लूमाजेनिल (Flumazenil)

ड्रग इन्टरेक्शन्स (Drug Interactions)

- दो या दो से अधिक ड्रग्स का एकसाथ प्रयोग करने पर वे एक-दूसरे से क्रिया करते हैं, जिसे ड्रग इन्टरेक्शन कहते हैं।
- इन्टरेक्शन द्वारा ड्रग के प्रभावों में बदलाव आ जाता है। इस प्रकार की अनुक्रियाएँ हानिकारक या लाभदायक हो सकती हैं।

एकसाथ नहीं दी जाने वाली ड्रग्स

	ड्रग्स	कारण
1.	मॉर्फीन (Morphin) + डायजीपाम (Diazepam)	
2.	इनफ्लूरेन (Enflurane) + एट्राक्यूरियम (Atracurium)	एक-दूसरे से कम्पीट (Compete) करते हैं।
3.	थियोफायलिन (Theophylline) + एल्ब्यूटेरॉल (Albuterol)	

	ड्रग्स	कारण
1.	क्लीमेटिडीन (Climetidine) + कीटोकोनाजॉल (Ketoconazole)	एक-दूसरे के अवशोषण (Absorption) में बाधा उत्पन्न करते हैं।
2.	इरिथ्रोमाइसिन (Erythromycin) + डाइगोजिन (Digoxin)	
3.	सक्रलफेट (Sucralfate) + सिप्रोफ्लॉक्सासिन (Ciprofloxacin)	
4.	लौह (Iron) + टेट्रासाइक्लिन (Tetracycline)	
1.	एस्प्रिन (Aspirin) + वारफेरिन (Warfarin)	ड्रग के वितरण (Distribution) में बाधा उत्पन्न करते हैं।
2.	इम्प्रेमिन (Imipramine) + ग्वानीथीडीन (Guanethidine)	
3.	फेनिलब्यूटाजोन (Phenylbutazone) + फीनाइटॉइन (Phenytoin)	
1.	इरिथ्रोमाइसिन (Erythromycin) + प्रेडनीसोन (Prednisone)	मेटाबॉलिज्म में बाधा उत्पन्न करते हैं।
2.	फीनाइटॉइन (Phenytoin) + थियोफायलिन (Theophylline)	
3.	रिफैम्पिसीन (Rifampicin) + क्लोरप्रोपामाइड (Chlorpropamide)	
4.	फ्लोक्सिटिन (Fluoxetine) + इमीप्रेमिन (Imipramine)	
1.	प्रोबेनसिड (Probeneid) + पेनिसिलीन (Penicillin)	ड्रग उत्सर्जन में बाधा उत्पन्न करते हैं।
2.	हाइड्रोक्लोरोथियाजाइड (Hydrochlorothiazide) + लिथियम (Lithium)	
3.	सिमेटिडीन (Cimetidine) + प्रोकैनामाइड (Procainamide)	

कुछ सामान्य आपातकालीन ड्रग्स

आपातकालीन स्थिति में उपयोगी ड्रग्स निम्न प्रकार हैं

ड्रग्स के नाम	आपातकालीन स्थिति	मात्रा
हाइड्रेलाजिन (Hydralazine)	उच्च रुधिर दाब	0.1-0.5 mg/kg
लोराजेपाम (Lorazepam)	सीजर्स (Seizure)	0.05-0.1 mg/kg
मॉर्फीन (Morphine)	दर्द निवारक	0.05-0.1 mg/kg
नलोक्जोन (Naloxone)	नार्कोटिक प्रतिरोधी	0.1 mL/kg IV push द्वारा
एडीनोसिन (Adenosine)	सुप्रावेन्ट्रीकुलर टेकीकार्डिया	0.1-0.3 mg/kg
एट्रोपिन (Atropine)	ब्रैकीकार्डिया	0.02 mg/kg
कैल्शियम ग्लूकोनेट (Calcium gluconate)	हाइपोकैल्सिमिया	100 mg/kg
डेक्सट्रोस (Dextrose)	हाइपोग्लाइसीमिया	2 gm/kg
डोपामिन (Dopamine)	हाइपोटेन्शन	2.5-5 mg/kg
फीनोबार्बिटोल (Phenobarbitol)	एण्टीकनवल्सेन्ट	15-20 mg/kg

प्रैक्टिस सैशन

टॉपिकल प्रैक्टिस

फार्मेकोलॉजी : परिचय

1. विज्ञान की वह शाखा, जिसमें ड्रग की क्रियाविधि तथा मानव शरीर पर उसके फार्मेकोलॉजिकल प्रभावों का अध्ययन किया जाता है, कहलाती है

(a) फार्मेकोकाइनेटिक्स (b) टॉक्सिकोलॉजी
(c) फार्मेकोलॉजी (d) फार्मेकोडायनामिक्स

2. ड्रग का शरीर में अवशोषण, वितरण, मेटाबॉलिज्म तथा उत्सर्जन का अध्ययन कहलाता है

(a) फार्मेसी (b) फार्मेकोकाइनेटिक्स
(c) फार्मेकोडायनामिक्स (d) फार्मेकोपिया

3. फार्मेकोलॉजी के जनक हैं

(a) हिपोक्रेट्स (b) पॉलबर्ग
(c) गैलन (d) लैण्डस्टीनर

4. केन्द्रीय ड्रग रिसर्च इन्सटीट्यूट कहाँ पर स्थित है?

(a) दिल्ली (b) लखनऊ
(c) मुम्बई (d) कानपुर

5. निम्न में से ड्रग (Drugs) प्राप्त करने के स्रोत हैं

(a) जन्तु तथा पादप (b) सूक्ष्मजीव (Microbes)
(c) कृत्रिम तरीकों से उत्पन्न (d) ये सभी

6. किसी ड्रग को मालिश द्वारा त्वचा पर लगाने के तरीके को क्या कहा जाता है?

(a) इन्हेलेशन (b) इनक्शन
(c) इन्सर्शन (d) इन्सफलेशन

7. तरल रूप में किसी ड्रग को शरीर के अन्दर गुहा (Body cavity) में डालना कहलाता है

(a) इन्हेलेशन (b) इन्सटीलेशन
(c) इन्सर्शन (d) इन्सफलेशन

8. ड्रग देने की सबसे पुरानी विधि है

(a) मुखीय (Oral) (b) सबक्यूटेनियस
(c) इन्ट्रामस्कुलर (d) इन्ट्रावेनस

9. ड्रग देने की पैरेन्टेरल (Parenteral) विधि नहीं है

(a) इन्ट्रावेनस (b) इन्ट्रामस्कुलर
(c) सबक्यूटेनियस (d) रेक्टल

10. सभी ड्रग्स देने का स्थानीय तरीका नहीं है

(a) ट्रोपिकल (b) इन्ट्राआर्टिकुलर
(c) मुखीय (d) इन्ट्राआर्टेरियल

11. निम्नलिखित में से कौन-सा मार्ग बेहोश रोगी (Unconscious patient) में ड्रग देने का सर्वाधिक अधिमान्य मार्ग (Most preferred route) है?

(a) श्वास मार्ग (b) आंतीय मार्ग
(c) मुख मार्ग (d) पैरेन्टेरल मार्ग

12. इन्ट्रामस्कुलर मार्ग द्वारा ड्रग का अधिकतम कितना आयतन दिया जा सकता है?

(a) 2 mL (b) 5 mL (c) 10 mL (d) 20 mL

13. सबसे कम बायोअवेलेबिलिटी (Bioavailability) किस प्रकार ड्रग देने में होती है?

(a) इन्ट्रावेनस
(b) इन्ट्रामस्कुलर
(c) सबक्यूटेनियस
(d) मुखीय

14. जीभ के नीचे ड्रग दिए जाने के तरीके को कहते हैं

(a) इन्ट्रामस्कुलर (b) सबक्यूटेनियस
(c) इन्ट्राडर्मल (d) सबलिंगुअल

15. नाइट्रोग्लिसरीन किस मार्ग (Route) से दी जाती है?

(a) जीभ के नीचे
(b) सूंघाकर श्वास द्वारा
(c) आहारनाल के अलावा अन्य किसी माध्यम से (Parenteral)
(d) इन्सर्शन (Insertion) के माध्यम से

16. ड्रग को सुंघाकर देने की विधि है

(a) सबलिंगुअल (b) इन्हेलेशन
(c) इन्ट्राडर्मल (d) सबक्यूटेनियस

17. किस प्रकार की ड्रग 100% रुधिर में मिलती हैं?

(a) इन्ट्रावेनस (b) सबक्यूटेनियस
(c) इन्ट्रामस्कुलर (d) मुखीय

18. पेनिसिलीन की टेस्ट डोज (Test dose) किस मार्ग से दी जाती है?

(a) सबक्यूटेनियस (b) इन्ट्रावेनस
(c) इन्ट्रामस्कुलर (d) इन्टराडर्मल

19. जब एक ड्रग त्वचा की परतों में से होकर एरियोलर ऊतक (Areolar tissue) में दिया जाता है, तब इसे जाना जाता है

(a) इन्ट्राडर्मल एडमिनिस्ट्रेशन
(b) इन्ट्राआर्टीरियल एडमिनिस्ट्रेशन
(c) सबक्यूटेनियस एडमिनिस्ट्रेशन
(d) इन्ट्रामस्कुलर एडमिनिस्ट्रेशन

20. **ड्रग देने के इन्ट्राआर्टीकुलर** (Intraarticular) **पथ में इन्जेक्शन दिया जाता है**

(a) धमनियों में (b) अलिन्द में
(c) जोड़ों में (d) निलय में

21. **निम्नलिखित में से कौन-सा तरीका/मार्ग अस्थि मज्जा** (Bone marrow) **में सीधा ड्रग पहुँचाता है?**

(a) इन्ट्राआर्टिकुलर (b) इन्ट्रामेड्युलरी
(c) इन्ट्रापेरिटोनियल (d) इन्ट्राथीकल

22. **जब किसी ड्रग को स्पाइनल गुहा** (Spinal cavity) **में दिया जाता है, तब इस पथ को कहते हैं**

(a) इन्ट्राथीकल (b) इन्ट्राओसियस
(c) इन्ट्रापेरिटोनियल (d) इन्ट्राकार्डिक

23. **इन्जेक्शन** (Injection) **लगाने के लिए स्थान** (Site) **का चयन निर्भर करता है**

(a) ड्रग दिए जाने वाले मार्ग पर
(b) दी जाने वाली ड्रग की मात्रा पर
(c) दी जाने वाली ड्रग के प्रभाव पर
(d) उपरोक्त सभी

24. **आयरन प्रीप्रेशन** (Iron preparation) **के इंजेक्शन को गहरा इन्ट्रामस्कुलर** (Deep IM) **लगाने का कारण है**

(a) ड्रग के अवशोषण (Absorption) को बढ़ाने के लिए
(b) उच्च बायोअवेबिलिटी सुनिश्चित करने के लिए
(c) ड्रग के वितरण के लिए ज्यादा क्षेत्र प्रदान करने के लिए
(d) ड्रग से ऊतक बैचेनी के बचाव के लिए

25. **किसी ड्रग की अवशोषण** (Absorption) **दर प्रभावित होती है**

(a) ड्रग परिवहन के मार्ग से (b) ड्रग की घुलनशीलता से
(c) ड्रग के देने के मार्ग से (d) ये सभी

26. **निम्नलिखित में से लार में क्या उत्सर्जित होता है?**

(a) टेट्रासाइक्लिन (b) एम्पीसिलीन
(c) लिथियम (d) क्लोरैम्फेनिकॉल

27. **सुरक्षित ड्रग देने के लिए नर्स को ड्रग क्रम** (Drug order) **में किस तथ्य को ध्यानपूर्वक पढ़ना चाहिए?**

(a) ड्रग तथा मरीज का नाम
(b) ड्रग की मात्रा तथा मार्ग
(c) तारीख तथा डॉक्टर के हस्ताक्षर
(d) उपरोक्त सभी

पोसोलॉजी

28. **'ड्रग के अधिकतम प्रभाव'** (Maximum effect of drug) **को परिभाषित किया जाता है**

(a) क्योरेटिव इन्टीकेटर (b) गुणवता (Quality)
(c) एफीकेसी (d) एडवर्सिटी

29. **ड्रग की भारी डोज** (Leading dose of drug) **दी जाती है**

(a) कम समय में उच्च सान्द्रता प्राप्त करने के लिए
(b) तीव्र क्रिया के लिए
(c) कम जटिलता (Complications) के लिए
(d) उपरोक्त सभी

30. **1 लीटर नॉर्मल सेलाइन बनाने के लिए सोडियम क्लोराइड की कितनी मात्रा आवश्यक होती है?**

(a) 0.9 ग्राम (b) 9000 ग्राम
(c) 900 ग्राम (d) 9 ग्राम

31. **1 औंस बराबर होता है**

(a) 28.35 ग्राम (b) 60 ग्राम
(c) 50 ग्राम (d) 45 ग्राम

32. **1 औंस तरल बराबर होता है**

(a) 50 mL (b) 70 mL
(c) 20 mL (d) 30 mL

33. **5 पिन्ट** (Pint) **बराबर होता है**

(a) 1500 mL (b) 1200 mL
(c) 4500 mL (d) 2500 mL

34. **1 लीटर बराबर होता है**

(a) 5 पिन्ट (b) 9 पिन्ट
(c) 4 पिन्ट (d) 2 पिन्ट

35. **एक पिन्ट** (Pint) **बराबर है**

(a) 250 mL के (b) 300 mL के
(c) 500 mL के (d) 750 mL के

36. **दो टेबलस्पून** (Tablespoon) **समान है**

(a) 6 mL (b) 10 mL
(c) 20 mL (d) 30 mL

37. **किसी ड्रग के पैकेट पर लिखे संक्षिप्त** HS **का अर्थ है**

(a) सोते समय (b) प्रत्येक सुबह
(c) भोजन के बाद (d) भोजन के पहले

38. **यदि किसी ड्रग के लिए चिकित्सक ने** BD **लिखा है जिसका सन्दर्भ है**

(a) दिन में दो बार (b) दिन में तीन बार
(c) प्रत्येक सुबह (d) दिन में चार बार

39. GTT **का अर्थ है**

(a) एक बूँद (b) 1 mL
(c) एक औंस (d) ½ गैलन

40. **विष के प्रभाव का सामना करने के लिए जो पदार्थ उपयोग में लाते हैं, वे कहलाते हैं**

(a) एण्टीबायोटिक्स (b) एण्टीकॉलिनेर्जिक्स
(c) एण्टीइमेटिक्स (d) एण्टीडोट्स

1. (c)	2. (c)	3. (a)	4. (b)	5. (d)	6. (b)	7. (b)	8. (a)	9. (d)	10. (c)
11. (d)	12. (b)	13. (d)	14. (d)	15. (a)	16. (b)	17. (a)	18. (b)	19. (c)	20. (c)
21. (b)	22. (a)	23. (d)	24. (d)	25. (d)	26. (c)	27. (d)	28. (c)	29. (a)	30. (a)
31. (a)	32. (d)	33. (d)	34. (d)	35. (c)	36. (b)	37. (a)	38. (a)	39. (a)	40. (d)

41. **निम्नलिखित सूत्र बच्चों में ड्रग के डोज को पता करने के काम आता है**
(a) यंग का सूत्र (b) डिलिंग सूत्र
(c) क्लार्क का सूत्र (d) ये सभी

42. **यदि वयस्क के ड्रग की डोज पता हो, तो बच्चों के डोज को पता करने तरीका है**
(a) हेनसेन का नियम (b) क्लार्क का नियम
(c) पीटर का नियम (d) जॉन्ह का नियम

एण्टीमाइक्रोबियल ड्रग्स

43. **सूक्ष्मजीवों से उत्पन्न वह पदार्थ, जिसे बैक्टीरिया को नष्ट करने, मारने या उसके गुणन** (Multiplication) **को रोकने के लिए उपयोग में लिया जाता है, वह है**
(a) एण्टीबायोटिक (b) एण्टीजन
(c) हॉर्मोन (d) एन्जाइम

44. **पैरासिटामोल** (Paracetamol) **ड्रग है**
(a) एण्टीपाइरेटिक (b) एण्टीट्यूसिव
(c) एण्टीअस्थमेटिक (d) एण्टीइमेटिक

45. **वह ड्रग, जो प्रोटीन संश्लेषण** (Synthesis) **को रोकता है**
(a) क्लोरैम्फीनिकॉल (b) टेट्रासाइक्लिन
(c) इरिथ्रोमाइसिन (d) ये सभी

46. **टेट्रासाइक्लिन** (Tetracycline) **का उपयोग .... के बचाव** (Prophylasis) **में किया जाता है**
(a) कॉलेरा (b) ब्रूसेलोसिस
(c) लेप्टोस्पाइरोसिस (d) मेनिन्जाइटिस

47. **मेंनिगोकोकल मेंनिनजाइटिस** (Menigococal meningitis) **के बचाव के लिए ड्रग ऑफ चॉइस है।**
(a) पेनिसिलीन (b) इरिथ्रोमाइसिन
(c) सेप्ट्रान (d) डोक्सिसाइक्लिन

48. **सिफिलिस** (Syphilis) **के लिए ड्रग ऑफ चॉइस है**
(a) सिप्रोफ्लोक्सासिन (Ciprofloxacin)
(b) कोर्ट्रिमोक्साजोल (Cortrimoxazole)
(c) डोक्सिसाइक्लिन (Doxycycline)
(d) पेनिसिलीन

49. **प्राथमिक सिफिलिस** (Primary syphilis) **के लिए ड्रग ऑफ चॉइस है**
(a) एम्पीसिलीन
(b) बेंजाथिन पेनिसिलीन
(c) इरिथ्रोमाइसिन
(d) टेट्रासाइक्लिन

50. **स्ट्रेप्टोमाइसिन मुख द्वारा नहीं देनी चाहिए, बल्कि इन्जेक्शन द्वारा देनी चाहिए, क्योंकि**
(a) मुँह से देने पर यह अवशोषित नहीं होती है
(b) यह गैस्ट्रिक म्यूकोसा को नुकसान पहुँचा सकती है
(c) मुँह से देने पर यह अधिक विपरीत प्रभाव (Side effects) उत्पन्न करती है
(d) मुँह से देने पर यह प्रभावी नहीं होती है

51. **निम्नलिखित में से कौन-सा ड्रग बच्चों में कार्टिलेज को नष्ट** (Cartilage damage) **करता है ?**
(a) कोर्टिमोक्साजोल (b) पेनिसिलीन
(c) सिप्रोफ्लोक्सासिन (d) मेट्रोनिडाजॉल

52. **निम्नलिखित में से कौन-सी सबसे लम्बी अवधि की क्रिया वाली पेनिसिलीन** (Pencillin) **है?**
(a) पोटैशियम फेनेथिसिलीन (b) बेंजाथिन पेनिसिलीन
(c) प्रोकेन पेनिसिलीन-G (d) ऐम्पीसिलीन

53. **निम्न में से कौन-सा ड्रग बैक्टीरिसाइडल** (Bactericidal) **नहीं है?**
(a) पेनिसिलीन (b) सिप्रोफ्लोक्सैसिन
(c) एमीकासिन (d) सल्फामिथॉक्साजोल

54. **निम्न में से कौन-सा ड्रग बैक्टीरियोस्टैटिक** (Bacteriostatic) **है ?**
(a) क्लोरैम्फीनिकॉल (b) टेट्रासाइक्लिन
(c) सल्फाडियाजीन (d) ये सभी

55. **क्षय रोग के उपचार में प्रयुक्त द्वितीय श्रेणी ड्रग है**
(a) पायराजिनामाइड
(b) स्ट्रेप्टोमाइसिन
(c) पैरा-अमीनो सैलिसिलिक अम्ल
(d) इथैम्ब्यूटोल

56. **रुहमेटिक फीवर** (Rheumatic fever) **के विरुद्ध कीमोप्रोफाइलेक्सिस** (Chemoprophylaxis) **के लिए ड्रग ऑफ चॉइस है।**
(a) पेनिसिलीन (b) इरिथ्रोमाइसिन
(c) बेंजाथिन पेनिसिलीन (d) प्रोकेन पेनिसिलीन

57. **कोट्रिमोक्साजोल** (Cotrimoxazole) **निम्नलिखित कौन-से दो ड्रग्स का सम्मिलन** (Combination) **है**
(a) सल्फोनामाइड और पेनिसिलीन
(b) सिप्रोफ्लोक्सेसिन और मेथोक्साजोल
(c) ट्राइमेथोप्रिम और सल्फामेथोक्साजोल
(d) टेट्रासाइक्लिन और कार्बेक्सजोल

58. **सल्फोनामाइड** (Sulponamide) **का एक मुख्य दुष्प्रभाव** (Side effect) **है**
(a) ऑटोटोक्सिसिटी (b) रीनल कैलकुलाई
(c) टिनीटस (d) वर्टिगो

59. **ग्रे-बेबी सिन्ड्रोम** (Grey-baby syndrome) **का विपरीत प्रभाव** (Adverse effect) **है**
(a) डॉक्सिसाइक्लिन का (b) टेट्रासाइक्लिन का
(c) जेन्टामाइसिन का (d) क्लोरैम्फीनिकॉल का

60. **पेरिफेरल न्यूराइटिस आइसोनियाजिड से होती है। इसकी रोकथाम क्या देकर किया जा सकता है?**
(a) नियासिन (b) एस्प्रिन
(c) पाइरीडोक्सिन (d) थायमिन

61. **पेरिफेरल न्यूराइटिस** (Peripheral neuritis) **कौन-से एण्टी ट्यूबरकुलर ड्रग का दुष्प्रभाव है?**
(a) रिफैम्पिसिन (b) आइसोनियाजिड
(c) स्ट्रेप्टोमाइसिन (d) इथैम्ब्यूटोल

62. पेरीफेरल न्यूराइटिस सम्बन्धित है
(a) रिफैम्पिसीन से (b) इथैम्ब्यूटोल से
(c) आइसोनियाजिड से (d) स्ट्रेप्टोमायसिन से

63. निम्न में से कौन-सा ड्रग *हेलिकोबैक्टर पायलोरी* प्रतिरोधी नहीं है?
(a) सिप्रोफ्लोक्सासिन (b) क्लेथ्रीमाइसिन
(c) टिनिडाजोल (d) एमोक्सलीन

64. अधिकतम ऑटोटोक्सिसिटी (Maximum ototoxicity) होती है
(a) स्ट्रेप्टोमायसिन में (b) केनामाइसिन में
(c) टोब्रामाइसिन में (d) अमीकासिन में

65. निम्नलिखित किस समूह का ड्रग ऑटोटोक्सिसिटी (Ototoxicity) और नेफ्रोटोक्सिसिटी (Nephrotoxicity) उत्पन्न करती है?
(a) अमीनोग्लाइकोसाइड्स (b) फ्लूरोक्वीनोनोन्स
(c) पेनिसिलीन्स (d) सल्फोनोमाइड्स

66. सिफैलोस्पोरिन समूह की चतुर्थ पीढ़ी औषधि निम्न में से है।
(a) सेफ्टाजिडिम (b) सेफेपाइम
(c) सिफैजोलिन (d) सिफॉक्सटिन

67. रिकेटसियल संक्रमण (Rickettsial infection) में कौन-सा ड्रग प्रयोग किया जाता है?
(a) ऑरिनिडाजोल (Orinidazole)
(b) क्लोरैम्फीनिकॉल (Chloramphenicol)
(c) टेट्रासाइक्लिन (Tetracycline)
(d) फ्लूकोनाजोल (Fluconazole)

68. निम्न में से कौन-सा ड्रग सल्फोनामाइड (Sulfonamide) ड्रग नहीं है?
(a) सल्फाडाइजीन (Sulphadiazene)
(b) सिल्वर सल्फाडाइजीन (Silver sulfadiazene)
(c) क्लिन्डामाइसिन (Clindamycin)
(d) सल्फासिटामाइड (Sulphacetamide)

69. निम्न में से कौन-सा ड्रग एण्टीट्यूबरकुलोसिस है एवं इसका बैक्टीरियोस्टेटिक कार्य है?
(a) पायरोजीनेमाइड (b) आइसोनियाजिड
(c) इथैम्ब्यूटोल (d) रिफैम्पिसिन

70. एण्टीट्यूबरकुलर थैरेपी (Antitubercular therapy) ले रहा एक मरीज दृष्टि बाधा (Vision loss) की शिकायत करता है। यह किस ड्रग (drug) का दुष्प्रभाव (side effect) है?
(a) रिफैम्पिसिन (b) इथैम्ब्यूटोल
(c) आइसोनियाजिड (d) स्ट्रेप्टोमाइसिन

71. एण्टीट्यूबरकुलर औषधि (Antitubercular drugs) ले रहे एक बालक में बहरापन (Deafness) विकसित हो जाता है। बालक को सम्भवतया कौन-सा ड्रग (Drug) दिया गया है?
(a) आइसोनियाजिड (b) रिफैम्पिसिन
(c) स्ट्रेप्टोमाइसिन (d) इथैम्ब्यूटोल

72. निम्नलिखित कौन-सा एण्टीट्यूबरकुलर (Antitubercular) ड्रग एक अमीनोग्लाइकोसाइड (Aminoglycoside) है?
(a) रिफैम्पिसिन
(b) आइसोनियाजिड
(c) इथैम्ब्यूटोल
(d) स्ट्रेप्टोमायसिन

73. निम्नलिखित एण्टीट्यूबरकुलर ड्रग में से कौन-सी रिट्रो-बलबर न्यूराइटिस (Retrobulbar neuritis) या ऑप्टिक न्यूराइटिस (Optic neuritis) के लिए जिम्मेदार है?
(a) रिफैम्पिसिन (b) आइसोनियाजिड
(c) पाइरेजिनेमाइड (d) इथैम्ब्यूटोल

74. निम्नलिखित एण्टीट्यूबरकुलर ड्रग में से कौन लाल-हरे कलर ब्लाइंडनेस (Red green colour blindness) से सम्बन्धित है?
(a) साइक्लोसेरिन (b) आइसोनियाजिड
(c) पाइरेजिनेमाइड (d) इथैम्ब्यूटोल

75. रोगी को आइसोनियाजिड थैरेपी (Isoniazid therapy) आरम्भ करने से पूर्व निम्नलिखित में से कौन-सा प्रयोगशाला परीक्षण (Lab test) करवाना चाहिए?
(a) ब्लिडिंग समय और कोएगुलेशन समय
(b) लीवर फंक्सन परीक्षण
(c) रेलन फंक्सन परीक्षण
(d) सीरम इलेक्ट्रोलाइट्स

76. निम्नलिखित में से रिफैम्पिसिन (Rifampicin) का दुष्प्रभाव (Side effect) नहीं है
(a) एनोरेक्सिया (Anorexia)
(b) सिर चकराना (Dizziness)
(c) नारंगी रंग का मूत्र (Orange coloured urine) आना
(d) उच्च रुधिरचाप (Hypertension)

77. निम्न में से कौन-सा ड्रग लेप्रोसी (Leprosy) के उपचार हेतु काम में लिया जाता है?
(a) रिफैम्पिसिन (b) क्लोफैजिमाइन
(c) डेपसॉन (d) ये सभी

78. एम्फोटेरिसिन -b (Amphotericin-b) एक है
(a) अजोल (b) बेंजोफुरान (c) फंगिसाइडल (d) फंगिस्टेटिक

79. निम्नलिखित में से कौन एक एण्टीफंगल एजेन्ट (Antifungal agent) नहीं है?
(a) फ्लूफोनेजोल (b) केटाकोनेजोल
(c) टिनिडेजोल (d) क्लोट्रिमाजोल

80. निम्न में से एण्टीफंगल ड्रग नहीं है?
(a) हेमायसिन (b) फ्लूकोनाजोल
(c) मिकोनाजोल (d) क्लोट्रीमाजोल

41. (d)	42. (b)	43. (a)	44. (a)	45. (d)	46. (a)	47. (a)	48. (d)	49. (b)	50. (a)
51. (c)	52. (b)	53. (d)	54. (d)	55. (c)	56. (c)	57. (c)	58. (b)	59. (d)	60. (c)
61. (b)	62. (c)	63. (b)	64. (a)	65. (a)	66. (b)	67. (b)	68. (d)	69. (c)	70. (b)
71. (c)	72. (d)	73. (d)	74. (d)	75. (b)	76. (d)	77. (d)	78. (c)	79. (c)	80. (d)

81. निम्न में से कौन-सा ट्रोपिकल एण्टीफंगल एजेन्ट नहीं है?
(a) हेमायसिन (b) एम्फोटेरिसीन-b
(c) मिकोनाजोल (d) क्लोट्रीमाजोल

82. हर्पीस एन्सिफैलाइटिस (Herpes encephalitis) में प्रयुक्त ड्रग है?
(a) एसाइक्लोविर (Acyclovir) (b) ओसल्टामीविर (Osltamivir)
(c) एमानटीडिन (Amantidine) (d) इन्टरफेरॉन्स (Interferons)

83. स्वाइन फ्लू (H_1N_1 संक्रमण) से पीड़ित मरीज के उपचार हेतु कौन-सी ड्रग काम में ली जाती है
(a) रीबावीरिन (Ribavirin)
(b) ओसाल्टामाविर (Osltamavir)
(c) असाइक्लोविर (Acyclovir)
(d) वैलासाइक्लोविर (Valacyclovir)

84. HIV संक्रमण के उपचार में प्रयुक्त ड्रग है।
(a) नेविरेवाइन (Navirapine) (b) स्क्वेनेविर (Sqauinavir)
(c) जिडोवुडीन (Zidovudine) (d) टीनोफोविर (Tenofovir)

85. HIV संक्रमित गर्भवती महिला में, भ्रूण में HIV के संचरण (Transmission) को रोकने हेतु निम्न ड्रग दिया जाता है
(a) लैमिवुडिन (Lamivudine) (b) नेविरेपाइन (Navirapine)
(c) टेनोफोविर (Tenofovir) (d) स्क्वेनेविर (Sqauinavir)

86. निम्नलिखित में से कौन-सा ड्रग एण्टीरिट्रोवायरल (Antiretroviral) एजेंट नहीं है?
(a) जिडोवुडीन (b) नेविरेपाइन (c) लैमिवुडीन (d) एसिक्लोविर

87. निम्न में से कौन-सा ड्रग दोनों एण्टीबैक्टीरियल तथा एण्टीमलेरियल गुण रखती है ?
(a) पेनिसिलीन (b) सिप्रोफ्लोक्सैसिन
(c) कोट्रोइमोक्साजोल (d) ये सभी

88. प्राइमाक्वीन (Primaquine) का उपयोग .... की कमी में मना है
(a) ग्लूकोस-6 फॉस्फेट
(b) ग्लूकोस-6 फॉस्फेट डीहाइड्रोजिनेज
(c) एल्फा कीटोग्लूटेरेट
(d) पाइरूवेट काइनेज

89. ड्रग प्रतिरोधी मलेरिया (Drug resistant malaria) का उपचार है
(a) कुनीन (b) पाइरीमेथामिन
(c) नेविरैपाइन (d) ये सभी

90. निम्नलिखित एण्टीमलेरियल (Antimalarial) ड्रग में से कौन-सी गर्भवती महिला के लिए सुरक्षित (Safe) नहीं होती है?
(a) क्लोरोक्वीन (b) प्रिमाक्वीन (c) क्विनीन (d) क्विनिडीन

91. निम्नलिखित में से कौन-से ड्रग के एण्टीमलेरियल उपचार में इन्ट्रावेनस कुनीन (IV quinine) के साथ देने की सिफारिश (Recommend) की जाती है?
(a) ग्लूकोस की
(b) पोटैशियम की
(c) मैग्नीशियम सल्फेट की
(d) ग्रेनुलोसाइट कॉलोनी स्टीमुलेटिंग फेक्टर की

92. निम्न में से किसके उपचार हेतु क्लोरोक्विन (Chloroquine) काम में ली जाती है?
(a) मलेरिया (b) अमीबिएसिस
(c) रूमेटॉइड अर्थराइटिस (d) ये सभी

93. अमीबिक डिसेन्टरी (Amoebic dysentery) के उपचार के लिए निम्नलिखित में से कौन-सा एण्टीमाइक्रोबियल एजेन्ट (Antimicrobial agent) सबसे ज्यादा उपयोगी है
(a) सिफोटैक्सिम (b) सिप्रोफ्लोक्सासिन
(c) मेट्रोनिडाजोल (d) ओफ्लोक्सोसिन

94. वार्म इनफेस्टेशन (Worm infestaions) के उपचार में काम लाने वाला ड्रग कहलाता है
(a) एण्टीबायोटिक (b) एण्टीहेल्मिन्थिक
(c) एण्टीमाइक्रोबियल (d) एण्टीप्रोटोजोअल

95. फाइलेरिएसिस (Filariasis) के उपचार हेतु उपयुक्त ड्रग (Drug of choice) है
(a) टेट्रासाइक्लिन (Tetracycline)
(b) एम्फीटैमाइन (Amphetamine)
(c) डैप्सॉन (Dapsone)
(d) डाइएथिल कार्बेम्जीन सिट्रेट (Diethyl carbamazine citrate)

96. निम्न में से कौन-सा ड्रग गोलकृमि संक्रमण के उपचार में काम आती है?
(a) कॉन्ट्रीमोक्साजॉल (Cotrimoxazole)
(b) फ्लूकोनाजॉल (Fluconazole)
(c) एल्बेन्डाजॉल (Albendazole)
(d) ऑरीनिडाजोल (Orinidazole)

पाचन तन्त्र सम्बन्धित ड्रग्स

97. स्टीरॉइड (ग्लूकोकोर्टीकॉइड) निम्नलिखित में से कौन-सा प्रभाव दर्शाती है?
(a) एण्टी-इन्फ्लेमेटरी (b) एण्टी एलर्जिक
(c) इम्यूनोसेप्रेसिव (d) ये सभी

98. एण्टासिड (Antacid) होते हैं
(a) गैस्ट्रिक अम्ल को बढ़ाने वाले
(b) गैस्ट्रिक अम्ल कम करने वाले
(c) गैस्ट्रिक अम्ल को निष्क्रिय करने वाले
(d) उपरोक्त में से कोई नहीं

99. निम्न में से कौन-सा ड्रग एण्टासिड (Antacid) के रूप में काम आता है?
(a) सोडियम बाइकार्बोनेट (b) मैग्नीशियम हाइड्रोक्साइड
(c) एल्युमीनियम हाइड्रोक्साइड (d) ये सभी

100. निम्न में से कौन-सा ड्रग लम्बे समय के लिए गैस्ट्रिक अम्ल के स्रावण को अवरुद्ध करता है?
(a) ओमीप्राजॉल (b) सिमेटिडीन
(c) पिरेनेजिपाइन (d) मीसोप्रोस्टॉल

101. निम्न में से कौन-सी वमन को प्रोत्साहित करने वाली औषधि है?
(a) हायोसाइन (b) प्रोमैथाजिन
(c) डाइसाइक्लोमीन (d) एपोमॉर्फीन

102. निम्न में से H_2 रिसेप्टर अवरोधक है।
(a) साइटोटेक
(b) एल्युमीनियम हाइड्राक्साइड
(c) ओमेप्राजोल
(d) फैमोटिडीन

103. गैस्ट्रिक अल्सर से सम्बन्धित नॉन-स्टेरॉइडल एण्टीइन्फ्लामेटरी प्रथम पंक्ति की ड्रग कौन-सी है?
(a) ओमीप्राजॉल (b) मीसोप्रोस्टॉल
(c) रेनिटिडीन (d) सुक्राल्फेट

104. निम्न में से कौन-सा एण्टीअल्सर ड्रग है, जो गैस्ट्रिक अम्ल के स्रावण को अवरुद्ध करता है, गैस्ट्रिक म्यूकस एवं बाइकार्बोनेट स्राव को उत्तेजित करता है, तथा साथ ही गैस्ट्रिक म्यूकस की सुरक्षा भी करता है?
(a) मीसोप्रोस्टॉल (b) सुक्राल्फेट
(c) कार्बेनोक्सोलोन सोडियम (d) कोलाइडल बिस्मिथ

105. वमनरोधी औषधी कौन-सी नहीं है?
(a) क्लोरप्रोमाजिन (b) डाइफेनिल हाइड्रामिन
(c) प्रोमैथाजिन (d) इपीकाकुआना

106. सोडियम बाइकार्बोनेट का एण्टासिड के रूप में दुष्प्रभाव (Side effect) है
(a) अम्ल को पुनः बाँधना
(b) अल्सर के रोगी में अत्यन्त घातक प्रभाव
(c) अम्ल को उदासीन करने की कम क्षमता
(d) एलर्जी में विपरीत प्रभाव

107. पेप्टिक अल्सर में एण्टासिड का क्या उपयोग है?
(a) दर्द में राहत
(b) अल्सर में लाभदायक
(c) अल्सर के घाव से रुधिरस्राव को रोकना
(d) अम्ल को उदासीन करना

108. ओमीप्राजॉल (Omeprazole) के लम्बे उपयोग (Long-term use) से हो सकती है
(a) विटामिन-B_{12} की कमी
(b) फोलिक एसिड की कमी
(c) आयरन की कमी के कारण एनीमिया
(d) थायमिन की कमी

109. H_2 ब्लॉकर थैरेपी के पश्चात् ड्यूडीनल अल्सर को ठीक होने में कितना समय लगाता है?
(a) 4 सप्ताह (b) 6 सप्ताह (c) 8 सप्ताह (d) 12 सप्ताह

110. H_2 ब्लॉकर्स की तुलना में ओमीप्राजॉल एक बेहतर विकल्प है, क्योंकि यह
(a) अल्सर के दर्द में तुरन्त आराम देती है
(b) ड्यूडीनल अल्सर में तीव्र फायदा देती है
(c) रिफ्लैक्स इसोफेजाइटिस में अधिक कारगर है
(d) उपरोक्त सभी

111. अल्सर के उपचार में प्रोस्टाग्लैंडिन्स की क्रियाविधि है
(a) ये गैस्ट्रिक अम्ल के स्रावण को रोकते हैं
(b) ये गैस्ट्रोड्यूडीनल म्यूकोसा पर बाइकार्बोनेट बफर का आवरण चढ़ा देते हैं
(c) ये गैस्ट्रिक रस में बाइकार्बोनेट की मात्रा बढ़ा देते हैं
(d) उपरोक्त सभी

112. निम्न में से कौन-सा ड्रग्स का एक वर्ग है, जो गैस्ट्रिक स्रावण को अवरुद्ध करती है, साथ ही गैस्ट्रिक गति और स्रावण के आयतन पर प्रभावकारी है एवं अम्ल और पेप्सिन संगठन पर इनका प्रभाव कम होता है
(a) हिस्टामीन H_2 ब्लॉकर्स
(b) एण्टीकोलीनेर्जिक
(c) प्रोटॉन पम्प अवरोधक
(d) प्रोस्टाग्लैंडिन्स

113. प्रोटॉन पम्प अवरोधक के सम्बन्ध में निम्न कथन गलत है
(a) ये जोलिनगर इलिसन सिन्ड्रोम में सर्वाधिक लाभकारी है
(b) इनके लम्बे समय तक सेवन करने से गैस्ट्रिक म्यूकोसा की अतिवृद्धि होती है
(c) ये *एच. पायलोरी* की वृद्धि को रोकते हैं
(d) इनका गैस्ट्रिक गति पर कोई प्रभाव नहीं होता है

114. H_2 ब्लॉकर्स के सम्बन्ध में सत्य कथन है
(a) ये ड्यूडीनल अल्सर को अधिक लाभदायक है
(b) पेप्टिक अल्सर में रुधिरस्राव को रोकते हैं
(c) ये गैस्ट्रोफेरिन्जियल रिफ्लैक्स को रोकते हैं
(d) (a) एवं (b) सत्य है

115. एल्युमीनियम हाइड्रोक्साइड के सम्बन्ध में निम्न कथन सत्य नहीं है
(a) यह एक दुर्बल अम्ल है एवं एण्टासिड के रूप में धीमी गति से क्रिया करता है
(b) संग्रहण करने पर इसकी अम्ल को उदासीन करने की प्रवृत्ति घट जाती है
(c) यह आँत में फॉस्फेट के अवशोषण में बाधाकारी है
(d) यह डायरिया के रूप में होने वाले दुष्प्रभाव (Side effect) के लिए कम उत्तरदायी है

116. मेगाल्ड्रेट (Megaldrate) के सम्बन्ध में सत्य कथन है
(a) यह मैग्नीशियम एवं एल्युमीनियम हाइड्रॉक्साइड का मिश्रण है
(b) यह तीव्र एवं अधिक सशक्त रूप से अम्ल को उदासीन करता है
(c) इसकी अम्ल को उदासीन करने की क्षमता 2mEq/g है
(d) यह सिस्टेमिक ऐल्केलोसिस के लिए उत्तरदायी है

117. मैग्नीशियम एवं एल्युमीनियम लवण, एण्टासिड के रूप में एक सशक्त एवं बेहतर विकल्प है, क्योंकि
(a) ये तीव्र एवं लम्बे समय तक प्रभावकारी हैं
(b) ये सामान्यतया आमाशय को खाली नहीं करते हैं
(c) ये आँतो की गति पर कम प्रभाव डालते हैं
(d) उपरोक्त सभी

81. (c)	*82.* (a)	*83.* (b)	*84.* (d)	*85.* (b)	*86.* (d)	*87.* (b)	*88.* (b)	*89.* (a)	*90.* (b)
91. (a)	*92.* (a)	*93.* (c)	*94.* (b)	*95.* (d)	*96.* (c)	*97.* (a)	*98.* (b)	*99.* (d)	*100.* (c)
101. (d)	*102.* (d)	*103.* (d)	*104.* (d)	*105.* (d)	*106.* (d)	*107.* (d)	*108.* (a)	*109.* (b)	*110.* (b)
111. (d)	*112.* (c)	*113.* (c)	*114.* (c)	*115.* (b)	*116.* (c)	*117.* (c)			

118. ड्यूडीनल अल्सर में सुक्राल्फेट किस प्रकार से लाभदायक है?
(a) ये गैस्ट्रिक म्यूकोसा एवं बाइकार्बोनेट के स्रावण में वृद्धि करते हैं
(b) ये अल्सर पर सुरक्षात्मक आवरण चढ़ाते हैं एवं अम्ल एवं पेप्सिन से अल्सर के घाव को बचाते हैं
(c) ये म्यूकोसा के पुनः उत्पादन को उत्प्रेरित करते है
(d) दोनों (a) एवं (b)

119. ड्यूडीनल अल्सर सही करने में सुक्राल्फेट ड्रग की मुख्य कमी क्या है?
(a) अल्सर का घाव भरने में कम प्रभावकारी
(b) अल्सर के दर्द से पूर्ण राहत नहीं
(c) अधिक विपरीत प्रभाव
(d) औषधि की अधिक मात्रा लेनी पड़ती है

120. *हेलिकोबैक्टर पायलोरी* प्रतिरोधी ड्रग के सम्बन्ध में निम्न कथन असत्य है
(a) यह पेप्टिक अल्सर के सभी रोगियों के लिए प्रभावी है
(b) यह किसी एक एण्टीमाइक्रोबियल ड्रग के प्रति शीघ्रता से प्रतिरोधी है
(c) यह गैस्ट्रिक अम्ल स्रावण का संदमन करती है
(d) कोलाइडल बिस्मिथ सीधे तौर पर *एच. पायलोरी* को अवरुद्ध करते हैं, परन्तु रोगी इसे आसानी से सहन नहीं कर पाते है

121. मिसोप्रोस्टॉल (Misorporstol) **एक प्रोस्टेग्लैंडिन एनालॉग** (Prostaglanden analogue) **है, जो उपयोगी है**
(a) गर्भाशय के शिथिलन में
(b) एण्टीअल्सर की तरह
(c) ब्रोंकोडायलेटर की तरह
(d) वैसोडाइलेटर की तरह

122. गैस्ट्रोफेरिन्जियल रिफ्लैक्स रोग में प्रोकाइनेटिक ड्रग्स की क्या भूमिका है?
(a) गैस्ट्रिक पदार्थ के इसोफेगस में रिफ्लेक्स को अवरुद्ध करना
(b) इसोफैगाइटिस में लाभदायक
(c) आमाशय की अम्लता को कम करना
(d) दोनों (a) एवं (b)

123. निम्न में से कौन-सा प्रोकाइनेटिक ड्रग है, जिसके अत्यधिक दुष्प्रभाव (Side effect) **हैं?**
(a) मेटोक्लोप्रामाइड
(b) सिसाप्राइड
(c) डोमपेरीडॉन
(d) ये सभी

124. निम्न में से किस ड्रग का प्रोकाइनेटिक कार्य एट्रोपीन से प्रभावित होता है?
(a) डोमपेरीडॉन
(b) मेटोक्लोप्रामाइड
(c) सिसाप्राइड
(d) दोनों (b) एवं (c)

125. मेटोक्लोप्रामाइड, डोमपेरीडॉन एवं सिसाप्राइड के सम्बन्ध में सही विकल्प का चयन कीजिए।
(a) सिसाप्राइड अधिक प्रभावकारी है
(b) मेटोक्लोप्रामाइड अधिक प्रभावकारी है
(c) डोमपेरीडॉन अधिक प्रभावकारी है
(d) उपरोक्त तीनों ड्रग्स समान रूप से प्रभावकारी हैं

126. निम्न में से किस क्रिया के द्वारा सिसाप्राइड गैस्ट्रोइन्टेस्टाइनल गति को उत्प्रेरित करता है?
(a) सीरेटोनिन 5-HT_4 रिसेप्टर को सक्रिय करना
(b) पेशीय M_3 रिसेप्टर को सक्रिय करना
(c) डोपामीन D_2 रिसेप्टर को अवरुद्ध करना
(d) उपरोक्त सभी

127. सुक्राल्फेट (Sucralfate) **किसके उपचार हेतु प्रयोग की जाती है?**
(a) कब्ज
(b) दस्त
(c) पेप्टिक अल्सर
(d) यूरीनरी कैल्कुलाई

128. एण्टासिड का उदाहरण है
(a) सिमेटिडीन
(b) रैनीटिडीन
(c) सोडियम बाइकार्बोनेट
(d) मेट्रोनिडाजॉल

129. रेनिटिडीन, सिमेटिडीन से भिन्न है, क्योंकि यह
(a) कम प्रभावशाली है
(b) कम समय के लिए प्रभावी है
(c) एण्टीएड्रीनेर्जिक प्रभावी नहीं है
(d) CNS के लिए हानिकारक है

130. एक तीन वर्षीय बालक को दिन में तीन बार डायरिया के लिए ड्रग दिए गए हैं। इसके परिणामस्वरूप डायरिया तो रुक गए, परन्तु अगले दिन दी गई ड्रग की टॉक्सिसिटी (Toxicity) **के कारण, बालक को पेट दर्द, वमन, निम्न रुधिर दाब, डिहाइड्रेशन, जैसी शिकायत उत्पन्न हो गई। निम्न में से कौन-सी एण्टीडायरियल ड्रग** (Antidiarrhoeal drug) **बालक को दिया गया था?**
(a) आयडोक्लोरोहाइड्रोक्सी क्विनोलीन
(b) फ़ूआजोलिडिन
(c) लैप्रोमाइड
(d) मेट्रोनिडाजोल

131. ओपिऑइड एण्टीडायरियल ड्रग की क्रियाविधि है
(a) यह चिकनी पेशियों को शिथिल करता है
(b) यह आँत की क्रमाकुंचन गति को अवरुद्ध करता है
(c) यह आँत के बैक्टीरिया को साफ करता है
(d) उपरोक्त सभी

132. जोलिनजर-इलिसन सिन्ड्रोम (Zollinger-Ellison syndrome) **के लिए ड्रग ऑफ चॉइस है**
(a) एण्टीहिस्टामिनिक्स
(b) प्रोटोन पम्प इन्हीबिटर्स
(c) डोपामिन एगोनिस्ट्स
(d) एण्टासिड्स

133. टोकोलायटिक (Tocolytics) **वे ड्रग्स हैं, जो**
(a) गैस्ट्रोइन्टेस्टाइनल (Gastrointestinal) गति को बढ़ाती हैं
(b) गर्भाशय में संकुचनों की गति को बढ़ा देती हैं
(c) गर्भाशय में संकुचनों की गति को कम करती हैं
(d) गैस्ट्रोइन्टेस्टाइनल गति को कम करती हैं

134. मुख से दिए जाने वाले आयरन प्रीपरेशन के अवशोषण को बढ़ाया जा सकता है
(a) कैल्शियम से
(b) टेट्रासायक्लिन्स से
(c) फॉस्फेसेज से
(d) एस्कॉर्बिक एसिड से

135. आयरन इंजेक्शन डेक्सटर्ना (Iron injection dextrna) **को लगाने का उचित स्थान** (Appropriate site) **है**
(a) एन्टेरियर जाँघ
(b) डॉर्सोग्लूटियल पेशी
(c) वेन्ट्रोग्लूटियल पेशी
(d) ये सभी

136. ORS **में ग्लूकोस** (Glucose) **किस उददेश्य से मिलाया जाता है?**
(a) स्वाद बढ़ाने के लिए
(b) आँतों में बैक्टीरियल कोलोनाइजेशन की वृद्धि के लिए
(c) स्थायित्व (Stability) बढ़ाने के लिए
(d) सोडियम का अवशोषण बढ़ाने के लिए

137. **ड्रग्स जो जी मिचलाना और उल्टी** (Nausea and vomiting) **से बचाव** (Prevent) **या राहत** (Relief) **के लिए उपयोग की जाती है, कहलाती है**
(a) एण्टासिड् (b) एण्टीइमेटिक (c) एण्टीट्यूसिव (d) इमेटिक

138. **एक रोगी जिसने खतरनाक अम्ल** (Acid) **पी लिया हो, तो उसके नर्सिंग क्रियान्वयन** (Intervention) **के लिए निम्नलिखित में से सम्मिलित है**
(a) उल्टी के लिए प्रोत्साहित करना
(b) यदि श्वसन प्रभावित है, तो फेरिंग्स से स्रावण बाहर निकालते हैं
(c) एल्केलाइन विलयन से रसायन को उदासीन करते हैं
(d) गैस्ट्रिक लावाज के द्वारा पानी में ईसोफेगस को धोया जाता है

139. **निम्न में से किस जहर के लिए इमेटिक ड्रग्स लाभदायक है?**
(a) फैरस सल्फेट (b) सोडियम हाइड्रोक्साइड
(c) केरोसीन (d) मॉर्फीन

140. **सबसे अधिक विश्वसनीय इमेटिक ड्रग निम्न में से कौन-सा है, जिसका प्रयोग मुँह से लिए गए जहर को बाहर निकालने में किया जाता है?**
(a) इन्ट्रामस्कुलर एमीटाइन
(b) एपीकाकुहाना का मुखीय (Oral) सीरप
(c) इन्ट्रामस्कुलर एपोमॉर्फीन
(d) मुखीय (Oral) ब्रोमोक्रिप्टाइन

141. **निम्न में से कौन-सा चयनात्मक एण्टीइमेटिक ड्रग है, जो लीवोडोपा के कारण उत्पन्न उल्टी को रोकती है?**
(a) मेटोक्लोप्रामाइड (b) सिसाप्राइड
(c) डोमपेरीडॉन (d) इनमें से कोई नहीं

142. **डाइफिनॉक्सीलेट में थोड़ी-सी मात्रा एट्रोपीन की भी मिलाई जाती है, क्योंकि यह**
(a) वमन (उल्टी) को रोकती है
(b) डाइफिनॉक्सीलेट के विपरीत प्रभाव को कम करती है
(c) डाइफिनॉक्सीलेट की अतिरिक्त मात्रा एवं दुष्प्रभाव (Side effect) को रोकती है
(d) उपरोक्त सभी

143. **निम्न में से कौन-से साइटोटॉक्सिक रिसेप्टर है, जोकि वमन (उल्टी) को उत्प्रेरित करते हैं?**
(a) हिस्टामीन H_1 रिसेप्टर
(b) सीरोटोनिन 5-HT रिसेप्टर
(c) डोपामीन D_2 रिसेप्टर
(d) ओपिऑइड u रिसेप्टर

श्वसन तन्त्र पर क्रिया करने वाले ड्रग्स

144. **काइनिन B_1 रिसेप्टर का कार्य है**
(a) आँतों का संकुचन
(b) ब्रोन्कोकॉन्सट्रिक्सन
(c) ERRF का स्रावण
(d) इन्टरल्यूकिन TNFα का उत्पादन

145. **म्यूकोकाइनेटिक एक ड्रग है, जो ......**
(a) वायु मार्ग में म्यूकस के स्रावण को अवरुद्ध करती है
(b) वायु मार्ग में म्यूकस के स्रावण को उत्तेजित करती है
(c) श्वसनीय स्रावण में जल की मात्रा को बढ़ाती है
(d) उपरोक्त में से कोई नहीं

146. **निम्न में से कौन-सा ड्रग एक्सपेक्टोरेन्ट** (Expectorant) **है, जिसका कार्य म्यूकोसा को शिथिल करना है**
(a) KI (b) गुआइफेनेसिन
(c) टर्पिन हाइड्रेट (d) ब्रोमोहेक्साइन

147. **ब्रोमोहेक्साइन का कार्य है**
(a) कफ को रोकना
(b) ब्रोंकियल स्रावण को बढ़ाना
(c) म्यूकोपॉलीसैकेराइड का विध्रुवीकरण
(d) उपरोक्त सभी

148. **ड्रग्स का वह कौन-सा वर्ग है, जो ब्रोंकियल अस्थमा में लाभदायक है?**
(a) हिस्टामीन HI रिसेप्टर एण्टागोनिस्ट
(b) प्लेटलेट एक्टीवेटिंग फेक्टर (PAF) एण्टागोनिस्ट
(c) ल्यूकोट्रिएन रिसेप्टर एण्टागोनिस्ट
(d) उपरोक्त सभी

149. **ब्रोंकियल अस्थमा में इनहेल्ड सैल्बुटामोल लाभदायक है, क्योंकि यह**
(a) ट्रैकियल अस्थमा को रोकता है
(b) म्यूकस के स्रावण को कम करता है
(c) दोनों (a) व (b)
(d) उपरोक्त में से कोई नहीं

150. **ब्रोंकियल अस्थमा के रोगियों में मोन्टील्यूकास्ट निम्न में से किस कार्य के लिए उत्तरदायी है?**
(a) ब्रोंकोडायलेशन
(b) ब्रोंकस की अतिसक्रियता को अवरुद्ध करना
(c) मास्ट कोशिकाओं का स्थिरीकरण
(d) दोनों (a) एवं (b)

151. **निम्न में से कौन-सा एण्टीअस्थमा ड्रग है, जिसे इन्हेलेशन के माध्यम से नहीं दिया जा सकता है?**
(a) थीयोफैलाइन (b) इप्राट्रोपियम बोमाइड
(c) बुडेसोनाइड (d) टर्ब्यूटालीन

152. **निम्न में से कौन-सी ब्रोंकोडायलेटर औषधि मुख मार्ग से दी जाती है?**
(a) अमीनोफाइलीन (b) क्रोमोलिन
(c) एपीनेफ्रीन (d) मेटाप्रोटेरेनॉल

153. **संकटकालीन स्थिति में, अस्थमा के लिए प्रथम पंक्ति का ड्रग निम्न में से कौन-सा है?**
(a) थीयोफाइलीन (b) β-एगोनिस्ट
(c) कोर्टिकोस्टेरॉइड (d) एण्टीहिस्टामीन

118. (d)	119. (b)	120. (d)	121. (b)	122. (b)	123. (d)	124. (d)	125. (d)	126. (b)	127. (c)
128. (c)	129. (d)	130. (c)	131. (d)	132. (b)	133. (c)	134. (d)	135. (b)	136. (d)	137. (b)
138. (a)	139. (b)	140. (a)	141. (c)	142. (d)	143. (b)	144. (b)	145. (d)	146. (d)	147. (d)
148. (d)	149. (b)	150. (d)	151. (a)	152. (d)	153. (c)				

154. एक 10 वर्षीय बालक अधिक व्यायाम करने के कारण, अस्थमा ग्रसित हो गया। निम्न में से कौन-सा ड्रग एक बेहतर विकल्प है?
(a) ओरल सैल्बुटामोल
(b) ओरल थीयोफाइलीन
(c) इन्हेल्ड सोडियम क्रोमोग्लाइकेट
(d) इन्हेल्ड बैक्लोमैथासोन डाइप्रोपियोनेट

155. निम्न में से कौन-सा ड्रग एसीटाइल कोलीन-मीडिएटेड ब्रोंकियोस्पाज्म को अवरुद्ध करता है?
(a) थीयोफाइलीन (b) एफ्रिडीन
(c) इप्राटोपियम ब्रोमाइड (d) साल्मेटेरॉल

156. निम्न में से कौन-सा ड्रग लम्बे समय का β-सेलेक्टिव एगोनिस्ट है एवं इसका उपयोग अस्थमा प्रोफाइलेक्सिस के उपचार में भी किया जाता है?
(a) साल्मेटेरॉल
(b) एपीनेफ्रीन
(c) क्रोमोलिन
(d) अमीनोफाइलीन

157. निम्न में से कौन-सा ड्रग एक्यूट अस्थमा अटैक (Acute asthma attack) के उपचार में प्रयोग लिया जाता है?
(a) सैल्बुटामोल (b) इप्राट्रोपियम ब्रोमाइड
(c) हाइड्रोकॉर्टीसोन (d) ये सभी

158. सैल्बुटामोल का प्रमुख दुष्प्रभाव (Side effect) है
(a) रुधिर दाब में वृद्धि
(b) पेशीय कम्पन्न
(c) हाइपरग्लाइसीमिया
(d) केन्द्रीय तन्त्रिका तन्त्र की उत्तेजना

159. अस्थमा के उपचार में दिया जाने वाला एक ड्रग, जोकि ब्रोंकोडायलेटर नहीं है
(a) इप्रोट्रोपियम ब्रोमाइड (b) थियोफेलाइन
(c) फॉर्मोटेरॉल (d) सोडियम क्रोमोग्लाइकेट

160. इनहेलेशनल बेक्लोमेथासोन (Inhalational beclomethasone) का सबसे सामान्य (Common effect) प्रभाव है
(a) एड्रीनल सुप्रेशन
(b) गले में घाव (Sore throat)
(c) ब्रोंकोकॉन्सट्रिक्शन
(d) हिपेटाइटिस

161. निम्न में से कौन-सा यौगिक है, जिसमें एण्टीट्यूसिव, बहिक्षेपण, एवं ब्रोंकोयोडायलेशन जैसे गुण नहीं पाए जाते, परन्तु फिर भी कफ को रोकने वाली ड्रग्स का एक मुख्य घटक है?
(a) एम्ब्रोक्सॉल (b) क्लोरैफेनीमाइन
(c) ग्यूफेनीसिन (d) नेस्कोपाइन

162. निम्नलिखित ड्रग्स में से कौन-सा म्यूकोलाइटिक्स (Mucolytics) का उदाहरण है?
(a) ब्रोमोहेक्सिन (b) कोडीन फॉस्फेट
(c) लिवोसेट्रीजन (d) फिनेरेमिन मेलिएट

163. निम्न में से कौन-सा ड्रग एण्टीट्यूसिव (Antitussive) नहीं है?
(a) ऑक्सीलेडिन (b) क्लोफीडियोनोल
(c) डेक्ट्रॉप्रोपोक्सीफेन (d) डेक्सट्रॉमीथोफेन

164. थीयोफाइलिन विषाक्तता (Theophylline poisoning) में ड्रग ऑफ चॉइस है
(a) कोर्टिसोनव (b) प्रोपानोलॉल
(c) थाइरॉक्सिन (d) फिनाइटोइन

165. H_2 एण्टीहिस्टामिन टॉक्सिसिटी के क्या परिणाम हो सकते हैं?
(a) डायरिया
(b) P450 का अवरुद्ध होना
(c) ऑर्थोस्टेटिक हाइपोटेन्शन
(d) नजर का धुँधलापन

166. निम्नलिखित में से कौन-सा ब्रोंकोडाइलेटर (Bronchodilator) है?
(a) कोर्टिकोस्टेरॉइड्स (b) साल्मेटेरॉल
(c) कीटोटिफेन (d) सोडियम क्रोमोग्लाइकेट

167. बैक्लोमैथासोन डाइप्रोपियोनेट का सामान्य दुष्प्रभाव है
(a) न्यूमोनिया
(b) ओरोफेरिन्जियल केन्डिडएसिस
(c) एट्रोपिक राइनाइटिस
(d) उपरोक्त सभी

168. निम्न में से कौन-सा ड्रग तीव्रतम ब्रोंकोडायलेटर के रूप में कार्य करता है?
(a) इप्राटोपियम ब्रोमाइड (b) फॉर्मोटेरॉल
(c) सैल्बुटामोल (d) साल्मेटेरॉल

169. क्लैरीटिन (Claritin) का जैनरिक नाम क्या है
(a) लोरेटाडीन (b) रिफैम्पिसीन
(c) स्ट्रेप्टोमायसिन (d) इनमें से कोई नहीं

170. एक्यूट श्वसन रोग (Acute respiration illness) के प्रबन्ध (Managament) के लिए स्वास्थ्य कार्यकर्त्ता द्वारा कौन-सा ड्रग प्रयोग किया जाता है?
(a) क्लोटिमोक्साजोला (b) क्लोरमफेनिकोल
(c) बेंजाइल पेनिसिलीन (d) जेन्टामाइसिन

171. एण्टीअस्थेमेटिक ड्रग निम्न में से है
(a) कार्बोटापेन्टेन (b) नोस्कापिन
(c) फोल्कोडिन (d) सोडियम क्रोमोग्लाइकेट

172. नेसल डीकन्जेस्टिव (Nasal decongestive) का लम्बे समय तक उपयोग करने पर विपरीत प्रभाव हो सकता है
(a) एट्रोपिक राइनाइटिस
(b) नेसल म्यूकोसा की हाइपरट्रोफी
(c) नेसो-फेरिन्जियल मोनीलाइसिस
(d) स्टेकियन नलिकाओं में रुकावट

173. सोडियम क्रोमोग्लाइकेट को किस स्थिति में नहीं दिया जाता है?
(a) क्रोनिक ब्रोंकियल अस्थमा (b) क्रोनिक यूट्रीकेरिया
(c) क्रोनिक एलर्जिक राइनाइटिस (d) इनमें से कोई नहीं

174. **बुडेसोनाइड का इंट्रानैसल स्प्रै क्या प्रदर्शित करता है?**
(a) सामान्य सर्दी
(b) एक्यूट साइनोसाइटिस
(c) पेरीनियल वैसोमोटर राइनाइटिस
(d) एपीटैक्सिस

175. **एण्टीट्यूसिव ड्रग का दुष्प्रभाव नहीं है।**
(a) अनिद्रा (b) गहरी नींद (c) भ्रम (d) चक्कर आना

176. **कोशिकीय स्तर पर मिथाइलजेन्थीन का क्या कार्य है?**
(a) Ca^{2+} का अन्तःकोशिकीय स्रावण
(b) एडीनोसीन का एन्टागोनिस्ट
(c) फॉस्फोडाइएस्टरेज को अवरुद्ध करना
(d) उपरोक्त सभी

177. **निम्न में से किस प्रकार के रोगियों में, थीयोफाइलीन की तुलनात्मक रूप से अधिक मात्रा की आवश्यकता होती है?**
(a) धूम्रपान (Smoking) करने वाले रोगियों में
(b) हार्ट अर्टक (Heart attack) वाले रोगियों में
(c) रोगी जो पहले से एरीथ्रोमाइसिन ड्रग का सेवन कर रहे हों
(d) रोगी जो पहले से सिमेटिडाइन ड्रग का सेवन कर रहे हों

178. **निम्न में से कौन-सा ड्रग थीयोफाइली मेटाबॉलिज्म को अवरुद्ध करता है एवं प्लाज्मा में थीयोफाइली के स्तर को बढ़ाता है?**
(a) फेनीटॉइन (b) सिप्रोफ्लोक्ससिन
(c) लीवोफ्लोक्ससिन (d) रिफैम्पिसिन

कार्डियोवैस्कुलर ड्रग्स

179. **निम्न में से किस रुधिर वाहिनी की जटिलता में कैफीन लाभदायक है?**
(a) कोरोनरी (b) क्यूटेनियस
(c) क्रेनियल (d) मीसेन्ट्रिक

180. **पुरूषों में हिंस्टामिन** (Histamine) **देने का क्या परिणाम होता है**
(a) ब्रोंकोडायलेशन
(b) वैसोडायलेशन
(c) निगेटिव क्रोनोट्रॉपिक क्रिया
(d) इन्ट्रीन्सिक कारकों के स्रावण में कमी

181. **निमन में से थ्रोम्बोलाइटिक एजेण्ट नहीं हैं।**
(a) फेरस सल्फेट (b) यूरोकाइनेज
(c) स्ट्रेप्टोकाइनेज (d) एल्टेपलेज

182. **निम्न में से किस पर एट्रोपीन का रिलेक्सेन्ट/ स्पास्मोडिक प्रभाव नहीं पड़ता है?**
(a) आँत (b) लैरिन्जिया
(c) ब्रोंकिया (d) ये सभी

183. **एट्रोपीन निम्नलिखित प्रभाव उत्पन्न नहीं करता है**
(a) टैकीकार्डिया (b) मायड्रायसिस
(c) निम्न रुधिरचाप (d) मूत्र की अनियमितता

184. **निम्न में से कौन-सा अंग एट्रोपीन के लिए अत्यधिक संवेदनशील है?**
(a) गैस्ट्रिक ग्रन्थि (b) लार ग्रन्थियाँ
(c) मूत्राशय की पेशियाँ (d) हृदय

185. **एट्रोपीन निम्न में से किसमें मना है?**
(a) पल्मोनरी इम्बोलिज्म में
(b) डिजिटेलिस विषाक्तता में
(c) इरिडोसाइक्लाइटिस (Iridocyclitis) में
(d) बढ़े हुए इन्ट्राऑक्यूलर दबाव में

186. **आर्गेनोफॉस्फोरस टॉक्सिसिटी के लिए एण्टीडोट है**
(a) एट्रोपिन (b) निओस्टिग्मिन
(c) सक्सीनिलकोलिन (d) D-ट्यूबोक्यूरीन

187. **एट्रोपिन टॉक्सिसिटी के लिए एण्टीडोट है**
(a) एड्रीनेलिन (b) बेंटामेथासोन
(c) डोपामिन (d) फिजोस्टिग्मिन

188. **निम्न में से कौन-सा चयनात्मक** (Selective) α_2 **एड्रीनोरिसेप्टर एण्टागोनिस्ट है?**
(a) प्राजोसीन (b) फेन्टेलोमाइन (c) योहिम्बिन (d) कोलीनिडिन

189. **डोब्यूटामीन** (Dobutamine)
(a) कार्डियक आउटपुट को बढ़ाता है
(b) हृदय गति में चिन्हित वृद्धि करता है
(c) कुल पेरिफेरल प्रतिरोध को बढ़ाता है
(d) रुधिरदाब में चिन्हित वृद्धि करता है

190. **एन्जाइना का दर्द कम करने के लिए ड्रग देने का सरल और तेज तरीका है**
(a) इन्ट्रावेनस (b) इन्ट्रामस्कुलर
(c) ओरल (d) सबलिंगुअल

191. **एन्जाइना का दर्द कम करने की ड्रग है**
(a) पेनिसिलीन (b) नाइट्रोग्लिसरीन
(c) लेसिक्स (d) ये सभी

192. **एक 53 वर्षीय पुरुष रोगी जो एक्यूट मायोकार्डियल इनफार्कशन** (Acute myocardial infarction) **से पीड़ित है और आपातकालीन** (Emergency) **कक्ष में लाया जाता है। निम्नलिखित में से कौन-सा ड्रग सबसे पहले उपयोग में लाया जाना चाहिए?**
(a) ACE ब्लॉकर (b) एस्प्रिन
(c) कैल्शियम चैनल ब्लॉकर (d) स्टेटिन

193. **एन्जाइना पेक्टोरिस** (Angina pectoris) **के रोगी को नाइट्रोग्लिसरीन** (Nitroglycerin) **के सम्बन्ध में निम्नलिखित में से कौन-सा उचित निर्देश** (Appropriate instruction) **देना चाहिए?**
(a) इसे भोजन से पूर्व लेना चाहिए
(b) एक गिलास पानी के साथ ले
(c) इसे भूरे रंग की बोतल में रखे तथा इसे सूर्य के प्रकाश से दूर रखें
(d) उपरोक्त में से कोई नहीं

154. (c)	155. (d)	156. (a)	157. (b)	158. (b)	159. (d)	160. (b)	161. (c)	162. (a)	163. (a)
164. (d)	165. (d)	166. (b)	167. (d)	168. (d)	169. (a)	170. (a)	171. (d)	172. (b)	173. (c)
174. (c)	175. (a)	176. (b)	177. (a)	178. (d)	179. (b)	180. (b)	181. (a)	182. (c)	183. (c)
184. (b)	185. (a)	186. (a)	187. (d)	188. (d)	189. (a)	190. (d)	191. (b)	192. (b)	193. (c)

194. **नर्स, एन्जाइना के रोगी** (Angina patient) **को नाइट्रोग्लिसरीन** (NTG) **के सम्भावित सामान्य दुष्प्रभाव बताती है। इसमें सम्मिलित हैं**
(a) उच्च रुधिरचाप (b) पेट में ऐंठन
(c) सिर दर्द (d) सांस की कमी

195. **रुधिर वाहिकाओं को विस्तारित करके तथा रुधिरचाप कम करके हृदय के कार्य को कम करने वाले ड्रग का उदाहरण है**
(a) बस्कोपान (b) कोडिन
(c) ट्राइनाइट्रेट (d) ये सभी

196. **हृदय पेशियों का संकुचन बढ़ाने के लिए कौन-सा ड्रग दिया जाता है?**
(a) डोपामाइन (Dopamine) (b) डाइयूरेटिक्स (Diuretics)
(c) एण्टीएलर्जिक (Antiallergic) (d) ये सभी

197. **रुधिर का आयतन कम करने वाला ड्रग है**
(a) डाइयूरेटिक्स (b) डोपामाइन
(c) डोब्यूटामीन (d) ये सभी

198. **एक्लैम्पसिया** (Eclampsia) **के लिए ड्रग ऑफ चॉइस है**
(a) मैग्नीशियम सल्फेट (b) प्रोस्टोडिन (Prostodin)
(c) टिमोलॉल (Timolol) (d) बीटा एड्रीनेर्जिक ब्लॉकर

199. **गर्भवती महिला जो प्रीएक्लैम्पसिया** (Pre-eclampsia) **से पीड़ित है, को मैग्नीशियम सल्फेट दिया जाता है क्योंकि यह**
(a) रुधिरदाब कम करता है (b) कन्वुल्सन रोकता है
(c) प्रसव जल्दी कराता है (d) PPH कम करता है

200. **निम्न में से कौन-सा ड्रग को उच्च रुधिरचाप से ग्रस्त व्यक्ति में प्रयोग किया जाता है?**
(a) एटेनोलोल (Atenolol) (b) कैल्सिट्रिऑल (Calcitriol)
(c) ग्लूकोस (d) सोडियम नाइट्रोप्रुसाइड

201. **इन्ट्रावेनस फिनोटॉइन** (IV phenytoin) **को तेजी से इन्फ्यूज** (Rapidly infuse) **नहीं करना चाहिए क्योंकि इसका परिणाम हो सकता है**
(a) उच्च रुधिरचाप और बेहोशी
(b) निम्न रुधिरचाप और हृदय सम्बन्धी जटिलाएँ
(c) उच्च रुधिरचाप और एट्रीयल विकार
(d) निम्न रुधिरचाप और हाइपोग्लाइसीमिया

202. **हार्ट फेल्यर** (Heart failure) **के लिए ड्रग ऑफ चॉइस है**
(a) डेकाड्रॉन (b) डिगोक्सिन
(c) मॉर्फीन (d) इफकॉर्लिन

203. **निम्न में से कौन-सा ड्रग हार्ट अटैक के समय कार्डियक आउटपुट में वृद्धि करता है, परन्तु इस ड्रग का हृदय पेशी पर प्रत्यक्ष रूप से कोई प्रभाव नहीं होता है?**
(a) कैप्टोप्रिल (b) डिगोक्सिन
(c) एमरिनोन (d) डोब्यूटामीन

204. **निम्न में से कौन-सा ड्रग इनोडायलेटर** (Inodilator) **है एवं रिफ्रेक्टेरी कन्जेस्टिव हार्ट फेल्यर** (Refractory congestive heart failure) **में लाभदायक है?**
(a) निकोरेनाडिल (b) एमीओड्रेऑन
(c) एम्रिनोन (d) कार्वीडिलोल

205. **निम्न में से कौन-सा एक α_2 एड्रीनेर्जिक एगोनिस्ट है, जिसका उपयोग इन्ट्राऑक्यूलर दबाव को कम करने के लिए किया जाता है?**
(a) बैन्जोलामाइड (b) बाम ब्यूटेरॉल
(c) बीमोनोडाइन (d) लेन्टाप्रोस्ट

206. **हृदय रोगों में निम्न में से कौन-सा त्वरित कार्डियोसेलेक्टिव β- एड्रीनेर्जिक प्रयुक्त किया जाता है?**
(a) बिसोप्रोलोल (b) टिमलोल (c) सोटालोल (d) किमेलोल

207. **निम्न में से किस स्थिति में β-एड्रीनेर्जिक ब्लॉकर्स प्रयुक्त नहीं किया जाता है?**
(a) हाइपरट्रोफिक कार्डियोमायोपैथी
(b) कन्जेस्टिव हार्ट फेल्यर
(c) वैसोस्पास्टिक एन्जाइना पेक्टोरिस
(d) एडिसेक्टिंग एरोटिक एन्यूरिज्म

208. **कन्जेस्टिव हार्ट फेल्यर** (Congestive heart failure) **में β-एड्रीनेर्जिक ब्लॉकर्स** (β-adrenergic blockers)
(a) पूर्णतया मना हैं
(b) जीवन की सम्भावनाओं को बढ़ाते हैं
(c) हीमोडायनेमिक्स को पुनः सुधार सकते हैं
(d) (b) एवं (c) दोनों विकल्प सही हैं

209. **निम्न में से कौन-सा β-एड्रीनेर्जिक ब्लॉकर α_1-ब्लॉकिंग, वैसोडायलेशन एवं एण्टीऑक्सीडेन्ट प्रभाव भी रखता है?**
(a) कार्वीडिलोल (b) सेलिप्रोलोल (c) एसीब्यूटोल (d) मेटाप्रोलोल

210. **कार्डियोटॉनिक्स** (Cardiotonics) **की क्रिया** (Action) **करते हैं**
(a) हृदय की संकुचन क्षमता को कम करके
(b) हृदय की संकुचन क्षमता को बढ़ाकर
(c) रूमेटिक हृदय रोग का उपचार करके
(d) प्राथमिक उच्च रुधिरचाप का उपचार करके

211. **गर्भावस्था मे उच्च रुधिरदाब** (Hypertension in pregnancy) **के लिए ड्रग ऑफ चॉइस है ?**
(a) मिथाइलडोपा (b) थीयाजाइड
(c) निफेडिपिन (d) लेबेटेलोल

212. **कोमेरिन थैरेपी** (Coumarin therapy) **पर रोगी को निर्देशित** (Instruct) **किया जाता है, कि वे निम्नलिखित ओवर-द-काउन्टर मेडिकेशन** (Over-the-counter medication) **का उपयोग न करें**
(a) NSAID (b) खाँसी की दवाइयाँ
(c) हिस्टामिन ब्लॉकर (d) मैग्नीशियम लवण युक्त लेक्सेटिक्स

213. **निम्नलिखित में से कौन-सा ड्रग एण्टीहाइरटेन्सिव** (Anti-hypertensive) **की तरह उपयोगी है?**
(a) एण्टीकोलिनर्जिक (b) मायड्रायटिक्स
(c) वैसोडाइलेटर्स (d) वैसोप्रेसिन

214. **निम्नलिखित में से कौन-सा मौखिक** (Oral) **एण्टीकोएगुलेन्ट** (Anticoagulant) **है?**
(a) वारफेरिन (b) डिकुमेरॉल
(c) फेनिनडिऑन (d) हिपेरिन

215. **एस्प्रिन** (Aspirin) **उस मरीज को मना** (Contraindicated) **होता है, जो .... ले रहा हो**

(a) प्रेडनिसोलोन (b) वारफेरिन
(c) थीओफाइलीन (d) ओरल कॉन्ट्रासेप्टिव्स

216. **एस्प्रिन विषाक्तता** (Aspirin poisoning) **का आरम्भिरक लक्षण है**

(a) बहुत तेज (Throbbing) सिरदर्द
(b) चकत्ते (Rash)
(c) कान में घंटी बजना (Tinnitus)
(d) मेटाबॉलिक एसिडोसिस

217. **निम्नलिखित में से कौन-सा प्रत्यक्ष क्रियाशील एण्टीप्लेटलेट एजेन्ट नहीं है?**

(a) एस्प्रिन (b) क्लोपिडोग्रेल
(c) एटोरवेस्टेटिन (d) टिकलोपिडिन

218. **निम्नलिखित में से कौन-सी एक एण्टीप्लेटलेट** (Antiplatelets) **प्रोड्रग** (Prodrug) **है ?**

(a) एस्प्रिन (b) डाइपिरीडामॉल
(c) टिकलोपिडिन (d) एबसिक्सिमेब

219. **निम्नलिखित ड्रग और इसके एण्टीडोट्स के नाम हैं। निम्नलिखित जोड़ो** (Combination) **में से कौन-सा सही नहीं है?**

(a) बेंजोडाइजेपिन्स-फ्लूमेजेनिल (b) पैरासिटामोल-एसिटिल सिस्टीन
(c) वारफेरिन-प्रोटामिन सल्फेट (d) ओपिऑइड-नेलोक्सोन

220. **हिपेरिन** (heparin) **ड्रग है**

(a) एण्टीएलर्जिक (b) एण्टीकोएगुलेन्ट
(c) एण्टीपाइरेटिक (d) एण्टीकन्वुलसेन्ट

221. **हिपेरिन के ओवरडोज** (Heparin overdose) **के रोगी के लिए एण्टीडोट है**

(a) प्रोटामाइन सल्फेट (b) विटामिन-K
(c) एट्रोपीन सल्फेट (d) साइकोस्टिग्मिन

222. **वैसो-कॉन्स्ट्रिक्टर्स** (Vaso-constrictors) **का उपयोग नहीं किया जाना चाहिए**

(a) न्यूरोजेनिक शॉक में
(b) हीमोरेजिक शॉक में
(c) सेकेण्डरी शॉक में
(d) एनेस्थेसिया के दौरान उत्पन्न हुए हाइपोटेन्शन में

223. **एक रोगी को डीप वेन थ्रोम्बोसिस** (Deep vein thrombosis) **के उपचार के लिए हिपेरिन थैरेपी** (Heparin therapy) **पर रखा गया है। नर्स को निम्नलिखित प्रयोगशाला मूल्यों में किसकी निगरानी** (Monitor) **निकटता से करनी चाहिए ?**

(a) रुधिरस्राव समय (Bleeding time)
(b) प्लेटलेट गणना
(c) क्रियाशील PTT
(d) स्कंदन समय (Clotting time)

224. **प्लाज्मा एक्स्पेन्डर** (Plasma expander) **के बारे में कौन-सा कथन असत्य है?**

(a) ये अत्यधिक द्रव हानि की स्थिति में काम में लिए जाते हैं
(b) ये एन्जाइना पेक्टोरिस तथा MI में प्रयोग में लिए जाते हैं
(c) ये हाइपोवोलेमिक शॉक (Hpovolemic shock) तथा गम्भीर रूप से जलने पर (Severe burns) में प्रयोग किए जाते हैं
(d) डेक्स्ट्रॉन (Dextron) सबसे सामान्य उपयोग किया जाने वाला प्लाज्मा एक्सपेन्डर (Plasma expander) है

225. **लम्बे समय तक ACE इन्हीबिटर्स के सेवन से .... हो सकता है।**

(a) डायबिटीक नेफ्रोपैथी (b) डायबिटीक रेटीनोपैथी
(c) हाइरटेन्सिव न्यूरोपैथी (d) ये सभी

226. **लोसार्टन** (Losartan) **है एक**

(a) चयनात्मक AT_1 रिसेप्टर एण्टागोनिस्ट
(b) चयनात्मक AT_3 रिसेप्टर एण्टागोनिस्ट
(c) अचयनात्मक $AT_1 + AT_2$ रिसेप्टर एण्टागोनिस्ट
(d) उपरोक्त में से कोई नहीं

227. **निम्न में से कौन-सा ड्रग चयनात्मक रूप से AT_1 सब-टाइप एंजियोटेन्सिन को अवरूद्ध करता है?**

(a) रेमीप्रिल (b) लोवास्टेटीन
(c) केन्डेसारटिन (d) सुमाट्रिप्टेन

228. **नॉन-सेलेक्टिव α-एड्रीनेर्जिक ब्लॉकर्स के कारण कौन-सा प्रभाव नहीं हो सकता है?**

(a) पोस्टयूल हाइपोटेंशन (b) बैडीकार्डिया
(c) मीओसिस (d) सीमन इजेकुलेशन में रुकावट

229. **नॉन-स्टेरॉइडल एण्टी इनफ्लेमेटरी ड्रग** (NSAID) **जैसे एस्प्रिन** (Arpirin) **के लम्बे समय तक उपयोग करने से कौन-सा विपरीत प्रभाव हो सकता है?**

(a) मिचली (Nausea) और उल्टी (b) एपिगैस्ट्रिक डिस्ट्रेस
(c) गैस्ट्रिटिस व पेप्टिक अल्सर (d) ये सभी

230. **एसिटिल सैलीसिलिक एसिड** (Acetyl salicylic acid) **या एस्प्रिन के बारे में कौन-सा कथन सही है?**

(a) एस्प्रिन इम्यूनोसप्रेसिव प्रभाव उत्पन्न करता है
(b) एस्प्रिन शिशुओं में रेये सिन्ड्रोम उत्पन्न कर सकता है
(c) एस्प्रिन प्लेटलेट्स के एकत्रीकरण (Aggregation) को कम करता है
(d) उपरोक्त सभी

231. **गायनेकोमेस्टिया .... का एक दुष्प्रभाव है**

(a) स्पाइरोनोलेक्टोन (b) रिफैम्पिसिन
(c) पेनिसिलीन (d) ब्यूमेटानाइड

232. **डिजोक्सिन** (Digoxin) **ड्रग का उपयोग निम्न में से किस रोग में मना है?**

(a) एन्जाइना पेक्टोरिस में (b) वैन्ट्रीकुलर ट्रेकीकार्डिया में
(c) हाइपरटेंशन में (d) हार्ट अटैक में

194. (c)	195. (d)	196. (d)	197. (a)	198. (a)	199. (b)	200. (a)	201. (b)	202. (b)	203. (c)
204. (b)	205. (d)	206. (a)	207. (b)	208. (a)	209. (a)	210. (b)	211. (a)	212. (a)	213. (c)
214. (a)	215. (b)	216. (c)	217. (c)	218. (c)	219. (c)	220. (b)	221. (a)	222. (d)	223. (c)
224. (b)	225. (d)	226. (a)	227. (b)	228. (c)	229. (c)	230. (d)	231. (a)	232. (c)	

233. डिजोक्सिन (Digoxin) **का उपचारात्मक प्लाज्मा स्तर** (Therapeutic plasma level) **है**

(a) 2.1-0.3 ng/mL (b) 0.8-1.5 ng/mL
(c) 1.2-2 ng/mL (d) >2.1 ng/mL

234. डिजोक्सिन (Digoxin) **का उपचारात्मक सीरम** (Therapeutic serum) **स्तर है**

(a) 0.25 से 0.5 ng/mL (b) 0.5 से 2 ng/mL
(c) 1.5-3.0 ng/mL (d) 2.0-3.5 ng/mL

235. CHF **में डिजिटेलिस** (Digitalies) **सर्वाधिक उपयुक्त औषधि है, जब यह .... के कारण होती है।**

(a) कोरप्लोमोनेल (b) आर्टियोवेनस शंट
(c) थायमिन की कमी (d) हाइपरटेंशन

236. निम्न में से कौन-सा ड्रग इमरजेन्सी में हार्ट अटैक में लाभकारी है, परन्तु दीर्घकालिक हार्ट अटैक के उपचार में इसका प्रयोग नहीं किया जा सकता है?

(a) डिजोक्सिन (b) रेमीप्रिल
(c) डोब्यूटामीन (d) स्पाइरोनोलोक्टॉन

237. निम्नलिखित में से क्या डिजिटलिस विषाक्तता (Digitalis poisoning) **में नहीं दिया जाता है ?**

(a) पोटैशियम (b) हीमोडायलेसिस
(c) फिनाइटोइन (d) लिडोकेन

238. एक हार्ट फेल्यर (Heart failure) **के रोगी को डिगोक्सिन** (Digoxin) **देने का आदेश दिया गया है। इस ड्रग की प्रभावशीलता को** (Therapeutic effectiveness) **मूल्यांकन** (Evaluate) **करने पर एक नर्स से क्या आशा की जाती है?**

(a) कम मूत्र त्याग के साथ डाइफोरेसिस (पसीना आना)
(b) श्वसन दर में वृद्धि के साथ हृदय गति में वृद्धि
(c) श्वसन दर में और मूत्र त्याग में वृद्धि
(d) छाती के दर्द में और रुधिरचाप में कमी

239. निम्नलिखित में से कौन-सा डिजिटेलिस विषाक्तता (Digitalis poisoning) **का एक प्रारम्भिक संकेत** (Early indication) **है ?**

(a) दृष्टि विपथन (b) थकान
(c) वमन (d) ये सभी

240. डिगोक्सिन (Digoxin) **कैसे कार्य करता है?**

(a) मायोकार्डियल संकुचन बढ़ाकर
(b) मायोकार्डियल संकुचन घटाकर
(c) हृदय गति बढ़ाकर
(d) प्रिलोड बढ़ाकर

241. निम्न में से कौन-सा ड्रग डिजोक्सीन टॉक्सिसिटी (Toxicity) **में वृद्धि करता है?**

(a) फीनोबार्बिटॉन (b) मैटेक्लोप्रोमाइड
(c) क्यूनिडिन (d) मैग्नीशियम हाइड्रोक्साइड

242. डिजोक्सिन को शरीर से निष्कासित करने का माध्यम है

(a) ग्लोमेरुलर फिल्ट्रेशन (b) किडनी में वाहिकीय स्रावण
(c) हिपेटिक मेटाबॉलिज्म (d) पित में उत्सर्जन

243. लैक्टिक एसिडोसिस (Lactic acidosis) **एक दुष्प्रभाव है**

(a) एकारबोस का (b) मेटफॉर्मिन का
(c) क्लोरप्रोपामाइड का (d) ग्लीबेन्क्लेमाइड का

244. निम्नलिखित में से एस्प्रिन की मनाही नहीं है

(a) पेप्टिक अल्सर में (b) रुधिर बहने की प्रवृत्ति में
(c) चिकनपॉक्स में (d) रुमेटॉइड आर्थराइटिस में

डाइयूरेटिक ड्रग्स

245. हार्ट फेल्यर के उपचार में डाइयूरेटिक्स अति महत्त्वपूर्ण ड्रग है

(a) हृदय की गति दर में धीमापन उत्पन्न करने के कारण
(b) हृदय की गति दर में तीव्रता उत्पन्न करने के कारण
(c) वृक्कों के द्वारा लवण व जल के निष्कासन के कारण
(d) हृदय पेशियों के अत्यधिक संकुचन के कारण

246. जब किसी रोगी को डाइयूरेटिक ड्रग दिया जा रहा हो, तो नर्स को निम्न सावधानी रखनी चाहिए

(a) रोगी को रुधिर शर्करा तथा मूत्र शर्करा जाँचनी चाहिए
(b) रोगी को धूम्रपान नहीं करने की सलाह देनी चाहिए
(c) रोगी को लगातार शारीरिक व्यायाम करने की सलाह देनी चाहिए
(d) रोगी को सन्तुलित आहार लेने की सलाह देनी चाहिए

247. डाइयूरेटिक्स (Diuretics) **ड्रग होते हैं**

(a) मूत्र की मात्रा कम करवाने वाले
(b) मूत्र की मात्रा बढ़वाने वाले
(c) रुधिरदाब को बढ़ाने वाले
(d) मूत्र में यूरिया की सान्द्रता कम करने वाले

248. इनमें से डाइयूरेटिक्स है

(a) फ्रूसेमाइड (b) इन्सुलिन (c) पैरासिटामोल (d) ये सभी

249. जब रोगी फ्रूसेमाइड (Frusemide) **ले रहा हो, तो नर्स को निम्नलिखित सलाह देनी चाहिए।**

(a) रोगी को सिगरेट छोड़ने की सलाह देना
(b) रोगी को नियमित एरोबिक व्यायाम करने की सलाह देना
(c) रोगी को कम कैलोरी का खाना खाने की सलाह देना
(d) रोगी की रक्त शर्करा और मूत्र शर्करा की जाँच करना

250. पोटैशियम को अलग करने वाला डाइयूरेटिक्स (Potassium sparing diuretics) **है**

(a) स्पाइरोनोलेक्टोन (b) ट्रिएम्टेरिन
(c) अमिलोराइड (d) ये सभी

251. पोटैशियम पृथक् करने वाला डाइयूरेटिक्स है

(a) फ्यूरोसेमाइड (b) स्पाइरोनोलेक्टोन
(c) मेनिटॉल (d) एसेटेजोलामाइड

252. मूत्र उत्सर्जन को बढ़ाने में केफीन थीयोफाइलीन की तुलना में एक बेहतर विकल्प है, क्योंकि यह निम्न कार्य करता है

(a) ब्रोंकोडायलेशन
(b) कार्डियक स्टीक्यूलेशन
(c) डाइयूरेसिस
(d) कंकालीय पेशियों को शिथिल करना

253. निम्नलिखित में से कौन-सा ड्रग रोगी के सीरम पोटैशियम स्तर (Serum potassium level) **को कम करने में कम प्रभावी है?**
(a) ग्लूकोस और इन्सुलिन (b) पॉलीस्टीरिन सल्फोनेट
(c) कैल्शियम ग्लूकोनेट (d) एल्युमीनियम हाइड्रॉक्साइड

254. थीयाजिड्स (Thiazides) **के दुष्प्रभावों में सम्मिलित है**
(a) हाइपोकैलेमिया (b) हाइपरयूरेसेमिया
(c) हाइपरग्लाइसेमिया (d) ये सभी

255. मिनरेलोकोर्टिकॉइड (Mineralocorticoid) **करता है**
(a) सोडियम आयन पुनः अवशोषण (b) ग्लाइकोजन संश्लेषण
(c) ग्लूकोनिओजिनेसिस (d) लाइपोलाइसिस

256. मूत्र मार्ग संक्रमण (UTI) **के उपचार हेतु सर्वश्रेष्ठ एण्टीबायोटिक है**
(a) क्लोरोमेफेनिकाल (b) स्ट्रेप्टोमायसिन
(c) टेट्रासाइक्लिन (d) को-ट्रीमोजेजोल

257. निम्नलिखित में से कौन-सा एक मूत्रीय एण्टीसेप्टिक (Urinary antiseptic) **का एक उदाहरण है?**
(a) क्रेसोल (b) फुरोसेमाइड
(c) नाइट्रोफुरेन्टॉन (d) हाइपोक्लोराइट

258. प्रोस्टेट की बिनाइन हाइपरट्रोफी (Benign hypertrophy of prostate) **में सर्वाधिक असरकारी ड्रग का चयन कीजिए**
(a) टेराजोसीन (b) डेस्मोप्रेसीन
(c) फीनॉस्ट्राइड (d) सिल्डेनाफिल

259. निम्न में से कौन-सा ड्रग प्रोस्टेट की बिनाइन हाइपरट्रोफी में वृक्कों में रुधिर प्रवाह को बढ़ाती है, परन्तु प्रोस्टेट के आकार में कोई परिवर्तन नहीं करता है?
(a) एम्फीटेमीन (b) प्रोजासीन
(c) फीनॉस्ट्राइड (d) गैसीरेलीन

260. ब्लैडर ट्राइजोन (Bladder trizone) **एवं पेल्पेटिक मसल्स को निम्न में से किसके द्वारा शिथिल किया जा सकता है?**
(a) एड्रीनेर्जिक α_1 एगोनिस्ट
(b) एड्रीनेर्जिक α_2 एगोनिस्ट
(c) एड्रीनेर्जिक α_1 एन्टागोनिस्ट
(d) एड्रीनेर्जिक α_2 एन्टागोनिस्ट

261. निम्न में से उस यौगिक का चयन कीजिए, जोकि हाई डोज इन्ट्रावेनस कोर्टिकोस्टेरॉइड उपचार के लिए आवश्यक है
(a) कोर्टिसोन (b) हाइड्रोकोर्टिसोन
(c) ट्राइमिसीनोलोन (d) मिथाइल प्रेडनीसोलोन

262. निम्न में से किस स्थिति में कोर्टिकोस्टेरॉइड एक आवश्यक ड्रग है?
(a) सेप्टिक शॉक (b) रीनल ट्रॉन्सप्लान्ट
(c) आर्थराइटिस (d) अल्सरेटिव कोलाइटिस

263. निम्न में से किस रोग स्थिति में कोर्टिकोस्टेरॉइड का उपयोग नहीं किया जाता है?
(a) एक्सफोलेटिव डर्मेटाइटिस
(b) पोस्टीरियर यूवाइटिस
(c) एक्यूट रुमेटिक फीवर
(d) ये सभी

264. निम्न में से कौन-सा कोर्टिकोस्टेरॉइड का दुष्प्रभाव (Side effect) **है, जोकि मिनेरेलोकोर्टिकॉइड के कारण होता है**
(a) कैल्शियम की अधिकता (b) रुधिर दाब में वृद्धि
(c) चाँद जैसा चेहरा (d) संक्रमण में वृद्धि

तन्त्रिका तन्त्र सम्बन्धी ड्रग्स

265. मायस्थेनिया ग्रेविस (Myasthenia gravis) **का निदान** (Diagnosis) **किया जाता है।**
(a) एड्रोफोनियम से (b) निओस्टिग्मिन से
(c) एण्टीपाइरेटिक्स से (d) एण्टीहिस्टामिन्स से

266. मायस्थेनिया ग्रेविस के उपचार के लिए ड्रग ऑफ चॉइस (Drug of choice) **है**
(a) डी-ट्यूबोकुरेरिन (b) हेक्सामेथनियम
(c) पाइरिडोसिटग्मिन (d) गेलामिन

267. मस्कुलर पेरालाइसिस (Muscular paralysis) **के पोस्ट ऑपरेटिव रिवर्सल** (Post-operative reversal) **के लिए कौन-सा ड्रग प्रयोग किया जाता है?**
(a) निओस्टिग्मिन (b) पाइरिडोसिटग्मिन
(c) फाइसोस्टिग्मीन (d) डी-टयूबोकुरेरीन

268. निम्नलिखित में से कौन-सा ड्रग (Drug) **नींद लाता है?**
(a) हिप्नोटिक्स (b) एनाल्जेसिक
(c) एण्टीपाइरेटिक्स (d) एण्टीहिस्टामिन्स

269. एक्यूट केन्द्रीय एण्टीकोलिनेर्जिक सिन्ड्रोम (Acute central anticholinergic syndrome) **की ड्रग ऑफ चॉइस है**
(a) निओस्टिगमिन
(b) फिजोस्टिग्मिन
(c) टेक्रिन
(d) 4-अमीनो पाइरिडिन

270. ऑर्गेनोफॉस्फेट विषाक्तता (Organophosphate poisoning) **में एट्रोपीन उपयोगी है, क्योंकि यह**
(a) एसिटिल कोलिनेस्टेरेज को पुनः सक्रिय करता है
(b) एसिटिलकोलिन के स्रावण से प्रतिस्पर्द्धा करता है
(c) निकोटिनिक और मस्केरिनिक एसिटिलकोलिन रिसेप्टर दोनों से जुड़ता है
(d) एसिटिलकोलिन का प्रतिस्पर्धी एण्टागोनिस्ट है

233. (b)	*234. (b)*	*235. (c)*	*236. (a)*	*237. (b)*	*238. (c)*	*239. (d)*	*240. (a)*	*241. (b)*	*242. (c)*
243. (b)	*244. (d)*	*245. (c)*	*246. (b)*	*247. (b)*	*248. (a)*	*249. (a)*	*250. (d)*	*251. (b)*	*252. (c)*
253. (d)	*254. (d)*	*255. (a)*	*256. (d)*	*257. (c)*	*258. (c)*	*259. (a)*	*260. (b)*	*261. (d)*	*262. (b)*
263. (b)	*264. (b)*	*265. (a)*	*266. (c)*	*267. (a)*	*268. (a)*	*269. (b)*	*270. (d)*		

271. **ऑर्गेनोफॉस्फेट** (Organophosphate) **इन्हीबिट या संदर्भित करता है**
(a) AChES की एनाइओनिक साइट को
(b) AChES की एस्टेरिक साइट को
(c) ACH को
(d) उपरोक्त में से कोई नहीं

272. **पैरासिम्पेथेटिक** (Parasympathetic) **तन्त्रिका क्रियाविधि में मुख्य न्यूरोट्रांसमीटर** (Major neurotransmitter) **है**
(a) एसिटिलकोलिन
(b) एड्रीनेलिन
(c) नॉन-एड्रीनेलिन
(d) डोपामाइन

273. **एसिटिलकोलिन** (Acetylcholine) **का इस्तेमाल वाणिज्यिक** (Commercially) **नहीं किया जाता है, क्योंकि**
(a) इसकी क्रिया में अधिक समय लगता है
(b) यह मंहगी है
(c) यह शरीर में तेजी से नष्ट होती है
(d) यह रुधिर मस्तिष्क अवरोधक को पार कर सकती है

274. **निम्नलिखित में से कौन ड्रग पैरासिम्पेथेटिक और सिम्पेथेटिक तन्त्रिका तन्त्र दोनों पर कार्य करता है?**
(a) एट्रोपिन (b) पिलोकार्पिन
(c) एसिटिलकोलिन (d) एड्रीनेलिन

275. **निम्न में से कौन-सा नॉन-कैटेकोलामाइन सिम्पैथोमिमेटिक** (Non-catecholamine sympathomimetic) **ड्रग है?**
(a) एड्रीनेलीन
(b) एफेड्रिन
(c) डोपामाइन
(d) आइसोप्रोट्रेनोल

276. **कैटेकोलामाइन्स के संश्लेषण में गति निर्धारक एन्जाइम कौन-सा है?**
(a) टायरोसीन हाइड्रॉक्सीलेज
(b) डोपा डीकार्बोक्सीलेज
(c) डोपामाइन β-हाइड्रॉक्सीलेज
(d) नॉर-एड्रीनेलीन-N-मिथाइल-ट्रॉन्सफरेज

277. **कैटेकोलामाइन्स के संश्लेषण में निम्न में से मुख्य अवरोधक ऐजेंट है**
(a) α-मिथाइल-P-टायरोसीन (b) α-मिथाइल डोपा
(c) α-मिथाइल-नॉर-एपिनेफ्रीन (d) ऐन्टेकोपीन

278. **निम्नलिखित में से इपिलेप्टिक रोगी** (Epileptic patient) **में फिनाइटोइन** (Phenytoin) **के प्रभावी नहीं होने पर कौन-से एण्टीइपिलेप्टिक को प्राथमिकता** (Preferred) **दी जाती है ?**
(a) कार्बेमेजेपिन
(b) क्लोनेजेपाम
(c) डायजीपाम
(d) सोडियम वालप्रोएट

279. **बार्बिटयूरेट्स** (Barbiturates) **वृद्ध लोगों** (Older persons) **में मना** (Contraindicated) **होते हैं क्योंकि इसमें होता है**
(a) कन्वुल्जन (b) डेलिरियम
(c) पेनिक अटैक (d) मूत्र अनियंत्रण

280. **नोक्टर्नल इनूरेसिस** (Nocturnal enuresis) **में ड्रग ऑफ चॉइस** (Drug of choice) **है**
(a) इमिप्रेमिन (b) डायजेपामर
(c) ऐमोक्सापिन (d) डायजीपाम

281. **स्टेटस इपिलेप्टिकस** (Status epilepticus) **की ड्रग ऑफ चॉइस है।**
(a) कार्बेमेजेपिन (b) डायजीपाम
(c) फिनाइटोइन सोडियम (d) वालपोरिक एसिड

282. **निम्न में से कौन-सा सेडेटिव बच्चों के लिए सुरक्षित है?**
(a) डायजीपाम (b) लोराजेपाम
(c) फेंटानिल (d) फीनोबार्बिटॉन

283. **टेट्रोडोटॉक्सिन तन्त्रिका आवेग के संचरण को अवरुद्ध करता है**
(a) एण्टीकोलिनेर्जिक क्रिया द्वारा
(b) एसीटिलकोलीन का विखण्डन करके
(c) Na^+ चैनल्स को अवरुद्ध करके
(d) Ca^{++} चैनल्स को अवरुद्ध करके

284. **निम्न में से किसका स्रावण एसीटिलकोलीन के द्वारा उत्तेजित नहीं किया जाता है?**
(a) आँसू (b) बाइल (पित्त)
(c) अग्न्याशयी रस (d) पसीना

285. **पाइरीडोस्टिगमाइन** (Pyridostigmine) **नियोस्टिगमाइन** (Neostigmine) **से भिन्न है, क्योंकि**
(a) यह मुखमार्ग से देने पर अधिक उपयोगी है
(b) यह लम्बे समय तक प्रभावशाली है
(c) इसके म्यूकेरिनिक दुष्प्रभाव (Side effects) कम है
(d) इसका N_M रिसेप्टर्स पर सीधा कोई प्रभाव नहीं हैं

286. **निम्न में से कौन-सा कथन निकोटिन के लिए सत्य है?**
(a) यह पैरासिम्पैथेटिक गैंग्लियॉन के लिए चयनात्मक उत्तेजक है
(b) इसका कोई क्लीनिकल उपयोग नहीं है
(c) यह स्मोकिंग (Smoking) रोकने में सहायक है
(d) इसका प्रयोग अल्जाइमर रोग के उपचार में किया जाता है

287. **वर्तमान में गैंग्लियॉन ब्लॉकिंग ड्रग्स का उपयोग नहीं किया जाता है, क्योंकि**
(a) यह कम प्रभावशाली होता है
(b) इनके विपरीत प्रभाव अधिक होते हैं
(c) मुख मार्ग से देने पर प्रभावकारी नहीं होती है
(d) उपरोक्त सभी

288. **निम्न में से कौन-सा ड्रग आवश्यक कम्पन** (Essential tremor) **को दबा सकता है, किन्तु पार्किन्सन कम्पन** (Parkinsonian tremor) **में अप्रभावी है?**
(a) प्रोसाइक्लिडीन (b) प्रोप्रेनोलोल
(c) प्रोमेथाजीन (d) ये सभी

289. NSAIDs (Non-Steroidal Anti-Inflammatory Diseases) **का उपयोग नहीं होता है**
(a) एनाल्जेसिक की तरह (b) पेप्टिक अल्सर में
(c) रूमेटाइड आर्थराइटिस में (d) ओस्टिओआर्थराइटिस

290. **ट्रेमाडोल** (Tramadol) **है**
(a) एण्टीफ्लेटुलेन्ट (b) एण्टीरिफ्लैक्स ड्रग
(c) बीटा ब्लॉकर (d) ओपिऑइड एनाल्जेसिक

291. **एनाल्जेसिक** (Analgesic) **दिए जाते हैं**
(a) दर्द मुक्त करने के लिए
(b) आराम देने के लिए
(c) नींद बढ़ाने के लिए
(d) पैथोजेनिक सूक्ष्मजीव को नष्ट करने के लिए

292. **निम्नलिखित ड्रग्स में से कौन-सा संश्लेषित ओपिऑइड** (Synthetic opioid) **एनाल्जेसिक** (Analgesic) **है**
(a) एस्प्रिन (b) मॉर्फीन
(c) फेन्टानिल (d) इन्डोमेथसिन

293. **निम्न में उस ड्रग का चयन कीजिए, जो फीनोथियोजीन है एवं चयनात्मक लेब्रिन्थीन** (Labyrinthine) **रोधक है तथा इसका उपयोग उल्टी रोकने एवं चक्कर आने जैसी स्थितियों में किया जाता है, परन्तु सिजोफ्रेनिया में इसका उपयोग मना है**
(a) ट्राइफ्लूप्रोमाजीन (b) प्रोक्लोरोप्रोमाजीन
(c) ट्राइफ्लूपेयजीन (d) थीयोरीडेजीन

294. **हिप्नोटिक्स** (Hypnotics) **वे ड्रग्स हैं, जो**
(a) चिन्ता को दूर करते हैं
(b) नींद को प्रेरित करते हैं
(c) माँसपेशियों की टोन को कम करके उन्हें आराम पहुँचाते हैं
(d) उपरोक्त सभी

295. **टिटेनस** (Tetanus) **की अकड़न या दौरों को रोकने के लिए प्रयुक्त ड्रग है**
(a) इन्सुलिन (b) पैरासिटामोल
(c) डायजीपाम (d) पेनिसिलीन

296. **मसूड़ों में सूजन** (Gum hypertrophy) **किस ड्रग के सेवन से उत्पन्न होती है?**
(a) फेनीटोइन (b) इन्सुलिन
(c) फीनोबार्बिटोन (d) पैरासिटामोल

297. **मिर्गी में प्रयुक्त होने वाला ड्रग है**
(a) फेनीटोन (b) फीनोबार्बिटोन
(c) वेलप्रोइक एसिड (d) ये सभी

298. **ब्रोमोक्रिप्टाइन का कार्य है**
(a) डोपामाइन-D_2 एगोनिज्म
(b) डोपामाइन-D_2 एन्टागोनिज्म
(c) डोपामाइन-D_1 एण्टागोनिज्म
(d) α-एड्रीनेर्जिक एण्टागोनिज्म

299. **निम्न में से ब्रोमोक्रिप्टाइन** (Bromocriptine) **का प्रभाव है**
(a) प्रोलैक्टिन स्रावण (b) उल्टी आना
(c) मूत्राशय का संकुचन (d) नपुंसकता

300. **हाइपरप्रोलैक्टीमिया में उपयोगी ड्रग्स है**
(a) ब्रोमोक्रिप्टाइन (b) सिमेटीन
(c) लोरटिडिन (d) इनमें से कोई नहीं

301. **निम्न में से कौन-सा ड्रग अफीम से उत्पन्न होता है, परन्तु उसमें एनाल्जेसिक एवं एडिक्शन जैसे गुण नहीं पाए जाते हैं?**
(a) नोस्कापाइन (b) कोडीन
(c) फोलोकोडीन (d) इथाइल मॉर्फीन

302. **निम्न में से कौन-सा सामान्य एनेस्थेसिया बच्चों के लिए सुरक्षित है?**
(a) प्रोपोफोल (b) केटामाइन
(c) सेवोफ्लुरन (d) हालोथेन

303. **निम्न में से कौन-सा विघटनशील एनेस्थेसिया का एक उदाहरण है?**
(a) हालोथेन (b) केटामाइन (c) सेवोफ्लुरन (d) फेंटानिल

304. **इन्हेलेशनल एनेस्थेसिया का एक उदाहरण हैं**
(a) केटामाइन (b) प्रोपोफोल
(c) थियोपेंटेंन (d) आइसोफ्लूरेन

305. **एक व्यक्ति रात के खाने के पश्चात् घर लौट रहा था। रास्ते में उसका एक्सीडेन्ट हो जाता है एवं चिकित्सकों को उसकी आपात सर्जरी के लिए सामान्य एनेस्थेसिया देनी पड़ती है। निम्न में से कौन-सा इन्ट्रामस्कुलर ड्रग इसका एक विकल्प है**
(a) मिथाइल पॉलीसिलिक्सॉन (b) प्रोमीथाजीन
(c) मेटाक्लोप्रामाइड (d) एपोमॉर्फीन

306. **पिन पॉइन्ट पुतली** (Pin point pupil) **किसकी विषाक्तता दर्शाती है?**
(a) DDT (b) आपिऑइड्स
(c) बेलाडोना (d) बार्बिटयूरेट्स

307. **ओपिऑइड्स का एण्टीडोट है**
(a) एट्रोपिन सल्फेट (b) फ्लूमेजेनिल
(c) निओस्टिग्मिन (d) नेलोक्सॉन

308. **निम्नलिखित में से कौन-सा ड्रग और इसके एण्टीडोट्स का नाम सुमेलित नहीं हैं?**
(a) बेंजोडाइजेपिन्स-फ्लूमेजेनिल
(b) पैरासिटामोल-एसीटिल सिस्टीन
(c) वारफेरिन-प्रोटामिन निओस्टिग्मिन
(d) ओपिऑइड-निओस्टिग्मिन

309. **बेंजाडायजेपिन्स के लिए एण्टीडोट है**
(a) फ्लूमेजेनिल (b) N-एसीटिल सिस्टीन
(c) नेलाक्सॉन (d) एट्रोपिन

310. **बैलेडोना टॉक्सिसिटी** (Belladona toxicity) **में सर्वाधिक असरकारी एण्टीडोट** (Antidote) **कौन-सा है?**
(a) नीयोस्टिगमाइन (b) फाइटोस्टिगमाइन
(c) पाइलोकार्पिन (d) दोनों (b) और (c)

271. (b)	272. (a)	273. (c)	274. (c)	275. (a)	276. (c)	277. (c)	278. (a)	279. (b)	280. (a)
281. (b)	282. (d)	283. (c)	284. (a)	285. (b)	286. (d)	287. (c)	288. (b)	289. (b)	290. (d)
291. (a)	292. (c)	293. (a)	294. (d)	295. (c)	296. (c)	297. (d)	298. (b)	299. (b)	300. (a)
301. (b)	302. (b)	303. (a)	304. (c)	305. (c)	306. (b)	307. (d)	308. (d)	309. (a)	310. (d)

311. **पहाड़ पर चढ़ाई करने से कितने समय पहले एण्टीमोशन सिकनेस ड्रग लाभदायक है?**
(a) 3 घण्टे पहले
(b) 1 घण्टे पहले
(c) यात्रा प्रारम्भ करने से ठीक पहले
(d) मोशन-सिकनेस की प्रथम अनुभूति पर

312. **निम्न में से कौन-सा अधिक समय के लिए प्रभावी ऑक्यूलर बीटा-ब्लॉकर है?**
(a) टिमोलोल (b) लिवाब्यूनोलोल
(c) कॉर्टीलोल (d) ये सभी

313. **मेनिटॉल** (Mannitol) **इण्ट्राऑक्यूलर दाब** (Intracocular pressure) **को कम करता है**
(a) विट्रस से तरल निकालकर
(b) यूवेस्करेल आउट फ्लो में वृद्धि करके
(c) ट्रेबेकुलर के जाल के द्वारा एक्वस में वृद्धि करके
(d) सिलियरी बॉडी में एनहाइड्रेज को अवरोध करके

314. **ओपन एंगल** (Open angle) **ग्लूकोमा के उपचार मे किस डाइयूरेटिक्स प्रयोग किया जाता है?**
(a) फ्यूरोसेमाइड (b) एसेटेजोलामाइड
(c) स्पाइरोनॉलेक्टोन (d) मेनिटॉल

315. **बीटेक्सलोल** (Betaxlol) **टिमोलोल** (Timolol) **से भिन्न है, क्योंकि**
(a) यह एक β_1 चयनात्मक ब्लॉकर है
(b) यह ग्लूकोमा में अधिक असरकारी है
(c) इसके दुष्प्रभाव (Side effects) कम है
(d) यह अधिक समय तक प्रभावकारी है

316. **ग्लूकोमा के उपचार में टिमोलोल** (Timolol) **को पाइलोकार्पाइन की तुलना में अधिक पसन्द किया जाता है, क्योंकि**
(a) टिमोलोल अधिक प्रभावशाली है
(b) टिमोलोल यूवो-स्क्लेरल (Uveo-scleral) के स्रावण को उत्तेजित करता है
(c) टिमोलोल के दुष्प्रभाव (Side effects) कम है
(d) टिमोलोल का संश्लेषण (Synthesis) करना आसान है

317. **वर्तमान में ग्लूकोमा के उपचार में सबसे अधिक पसन्द की जाने वाली औषधि कौन-सी है?**
(a) माइयोटिक आइ ड्रॉप
(b) ऑक्यूलर α_2 एड्रीनेर्जिक एगोनिस्ट
(c) ऑक्यूलर प्रोस्टाग्लैंडिन एनालोग
(d) ऑक्यूलर β एड्रीनेर्जिक ब्लाकर्स

318. **पाइलोकार्पाइन** (Pilocarpine) **ड्रग का उपयोग होता है**
(a) ग्लूकोमा में (b) लकवा में
(c) मुख की शुष्कता (d) ये सभी

319. **मायोटिक्स** (Myotics) **वे ड्रग्स हैं, जो**
(a) आँख की पुतली (Pupil) को संकुचित कर देती हैं
(b) रुधिर वाहिकाओं को सिकोड़ देती हैं
(c) रुधिर वाहिकाओं को फैला देती हैं
(d) आँख की पुतली को फैला देती हैं

320. **मीड्रियाटिक्स** (Mydriatics) **वे ड्रग्स हैं, जो**
(a) आँख की पुतली को सिकोड़ देती हैं
(b) आँख की पुतली को फैला देती हैं
(c) रुधिर वाहिकाओं को फैला देती हैं
(d) रुधिर वाहिकाओं को सिकोड़ देती हैं

321. **निम्न में से कौन-सा माइड्रायटिक** (Mydriatic) **तेजी से एवं सटीक रूप से असरकारी है**
(a) पाइलोकापाई (b) होमोट्रोपीन
(c) ट्रोपोसेमाइड (d) साइक्लोपेन्टोलेट

322. **निम्न में से कौन-सा मीड्रियाटिक** (Mydriatic) **साइक्लोप्लेजिया** (Cycloplegia) **उत्पन्न नहीं करता है?**
(a) फिनाइलइफ्रीन (b) ट्रोपोसेमाइड
(c) साइक्लोपेन्टोलेट (d) होमोट्रोपाइन

323. **कॉर्नियल अल्सर** (Corneal ulcer) **में सर्वाधिक असरकारी है**
(a) एट्रोपीन सल्फेट (b) होमोट्रोपीन
(c) दोनों (a) और (b) (d) इनमें से कोई नहीं

324. **डोरजोलेमाइड** (Dorzolamide) **है**
(a) कार्बोनिक एनहाइड्रेज इन्हीबिटर्स
(b) द्वितीय पीढ़ी का सल्फोनाइल यूरिया हाइपोग्लाइसेमिक एजेन्ट
(c) सल्फोन एमाइड एण्टीबैक्टीरियल एजेन्ट
(d) ग्लूकोमा में उपयोगी

हॉर्मोन सम्बन्धी ड्रग्स

325. **ड्रग प्रेरित एनाफाइलेटिक शॉक** (Drug induced anaphylactic shock) **की ड्रग ऑफ चॉइस** (Drug of choice) **है**
(a) एड्रीनेलिन (b) बेंटामेथाजोन
(c) डोपामिन (d) नॉर-एड्रीनेलिन

326. **निम्नलिखित में से कौन-सा एक लघु क्रियाशील इन्सुलिन** (Short acting insulin) **है**
(a) नियमित इन्सुलिन (b) ह्यूमालॉग नोवोलोग
(c) लेन्टे इन्सुलिन (d) सेमी लेन्टे इन्सुलिन

327. **एनाफाइलेक्टिक आघात** (Anaphylactic shock) **में उपयोग की जाने वाली प्रथम ड्रग** (First drug) **है**
(a) इन्ट्रामस्कुलर एड्रीनेलिन (b) इन्ट्रावेनस कोर्टिकोस्टेरॉइड
(c) थीयोफाइलिन (d) एण्टीहिस्टामिन

328. **इन्सुलिन के ओवरडोज** (Insulin overdose) **का उपचार किसके द्वारा किया जा सकता है?**
(a) 50% डेक्सट्रोस इन्ट्रावेनस
(b) नॉर्मल सेलाइन में 5% डेक्सट्रोस इन्ट्रावेनस
(c) मुखीय (Oral) हाइपोग्लाइसेमिक एजेन्ट
(d) रिंगर लैक्टेट विलयन

329. **निम्नलिखित में से कौन-सा लैक्टिक एसिडोसिस** (Lactic acidosis) **का कारण हो सकता है?**
(a) बाईगुआनाइड् (b) ग्लिबेनक्लेनटाइड
(c) टॉलबुटेमाइड (d) कोलोरप्रोपेमाइड

330. **निम्नलिखित में से कौन-सा कथन प्लेसबो** (Placebo) **से सम्बन्धित है?**
(a) प्लेसबो एक डमी मेडिसिन है
(b) प्लेसबो एक इन्सर्ट मेटेरियल है, जो ड्रग बनाने में डाला जाता है
(c) प्लेसबो कोई प्रभाव उत्पन्न नहीं करता है
(d) सभी प्लेसबो रोगों में प्रतिक्रिया देता है

331. **निम्नलिखित में से कौन-सी एण्टीडायबेटिक ड्रग विटामिन-B_{12} की कमी उत्पन्न कर सकता है?**
(a) ग्लिपिजिड (b) एकरबोस
(c) मेटफॉर्मिन (d) पिऑग्लिटेजॉन

332. **एक रोगी जिसे इन्सुलिन का इन्फ्यूजन दिया जा रहा है, उसमें आमतौर पर होने वाले इलेक्ट्रोलाइट विकार को क्या कहते हैं?**
(a) हाइपोकैलेमिया (b) हाइपरकैलेमिया
(c) हाइपोनैट्रीमिया (d) हाइपरनैट्रीमिया

333. **निम्न में से कौन-सा ड्रग रोगी में कार्बोहाइड्रेट सहनशीलता को बढ़ाता है, परन्तु इस ड्रग के कारण इन्सुलिन हाइपोग्लाइसेमिया दुष्प्रभाव** (Side effect) **भी रोगी में हो सकता है**
(a) सैल्बुटामोल (b) प्रोप्रेनोलोल
(c) प्रोजोसीन (d) निफिडेपीन

334. **टाइप-2 डायबिटीज के उपचार में थियाजेलिडाइनिडियॉन** (Thiazolidinedione) **का मुख्य दुष्प्रभाव** (Side effect) **है**
(a) हाइपोग्लाइसीमिया
(b) हाइपरइन्सूलिनेमिया
(c) लैक्टिक एसिडोसिस
(d) अत्यधिक गम्भीर रोगी में हाइपोग्लाइसेमिया

335. **इन्सुलिन का दुष्प्रभाव है**
(a) हाइपोग्लाइसेमिया
(b) लिपोडिस्ट्रोफी
(c) यूट्रीकेरिया
(d) उपरोक्त सभी

336. **निम्न में से किस रोग के लिए इन्सुलिन के अतिरिक्त और कोई विकल्प नहीं है?**
(a) टाइप-1 डायबिटीज मेलाइटिस
(b) टाइप-2 डायबिटीज मेलाइटिस
(c) टाइप-2 डायबिटीज मेलाइटिस जिसे सल्फोनॉयल यूरिया से उपचारित नहीं किया जा सकता है
(d) उपरोक्त सभी

337. **एक रोगी जिसे डायबिटीज मेलाइटिस के लिए इन्सुलिन दिया जा रहा हो, निम्न में से कौन-सा ड्रग ग्लाइसेमिया को संतुलित करने में लाभदायक है?**
(a) प्रेडनीसोलोन
(b) प्रेजोसीन
(c) पैरासिटामोल
(d) फेनिटॉन

338. **डायबिटीज टाइप-2 के उपचार के लिए निम्न में से किस प्रकार के रोगियों में इन्सुलिन लाभदायक है?**
(a) रोगी जिनमें कीटोएसिडोसिस हो
(b) रोगी जिनकी सर्जरी की जानी हो
(c) गर्भवती स्त्री
(d) उपरोक्त सभी

339. **टोकोलाइटिक्स, वे है जो गर्भाशयी संकुचनशीलता को कम करते है। निम्न में से टोकोलाइट नहीं है**
(a) ऑक्सीटोसिन (b) मैग्नीशियम सल्फेट
(c) टरब्यूटेलाइन (d) कैल्शियम चैनल अवरोधक

340. **द्वितीय पीढ़ी के सल्फोनॉयल यूरिया, प्रथम पीढ़ी से निम्न में से किस प्रकार भिन्न है?**
(a) अधिक असरकारी है
(b) लम्बे समय तक प्रभावी है
(c) रुधिर शर्करा को कम नहीं करते हैं
(d) हाइपोग्लाइसेमिया उत्पन्न नहीं करते हैं

341. **मेटाफॉर्फीन फीनोफॉर्फीन की तुलना में एक बेहतर विकल्प है, क्योंकि**
(a) अधिक असरकारी है
(b) लैक्टिक एसिडोसिस की सम्भावना कम करती है
(c) विटामिन-B_{12} के अवशोषण में बाधाकारी नहीं है
(d) वृक्क रोगियों के कोई दुष्प्रभाव (Side effect) नहीं है

342. **निम्न में से किस प्रकार के रोगियों में सल्फोनॉयल यूरिया, रुधिर शुगर को कम करने के लिए उत्तरदायी नहीं है?**
(a) टाइप-1 डायबिटीज (b) टाइप-2 डायबिटीज
(c) दोनों (a) एवं (b) (d) इनमें से कोई नहीं

343. **निम्न में से कौन-सा ड्रग हाइपोग्लाइसेमिया को नियन्त्रित कर सकता है, यदि इसे सल्फोनॉयल यूरिया के साथ दिया जाए?**
(a) फीनोबार्बिटॉन (b) क्लोरैम्फीनिकॉल
(c) रिफैम्पिसिन (d) ये सभी

344. **थीयाजोलिडाइनिडियॉन का उपयोग है**
(a) टाइप-1 डायबिटीज मेलाइटिस में
(b) टाइप-2 डायबिटीज मेलाइटिस में
(c) टाइप-2 डायबिटीज मेलाइटिस में सल्फोनॉयल यूरिया की सहयोगी ड्रग के रूप में
(d) टाइप-1 डायबिटीज मेलाइटिस में सहयोगी औषधि के रूप में

345. **निम्न में से कौन-सा ड्रग कोशिकाओं में ग्लूकोस के परिवहन को बढ़ाता है?**
(a) ग्लिब्नेसेलामाइड (b) रोसीजिलेटोजोन
(c) एकारबोस (d) प्रेडनीसोलोन

346. **डैक्सोमेथोसोन, प्रेडनीसोलोन से निम्न प्रकार से भिन्न है**
(a) अधिक समय तक प्रभावकारी (b) अधिक असरकारक
(c) अधिक चयनात्मक (d) ये सभी

311. (d)	312. (d)	313. (a)	314. (b)	315. (b)	316. (b)	317. (c)	318. (d)	319. (a)	320. (b)
321. (b)	322. (a)	323. (c)	324. (d)	325. (a)	326. (b)	327. (a)	328. (a)	329. (a)	330. (a)
331. (c)	332. (a)	333. (c)	334. (d)	335. (c)	336. (a)	337. (b)	338. (a)	339. (a)	340. (d)
341. (a)	342. (b)	343. (c)	344. (c)	345. (d)	346. (a)				

347. डेक्सट्रोमेथोफैन (Dextromethophan) **है**

(a) एनाल्जेसिक (b) एण्टीट्यूसिव
(c) एण्टीहिस्टामिक (d) ये सभी

348. निम्न में से कौन-सी अस्थि में, ग्लूकोकोर्टिकॉइड्स के कारण ओस्टिओपोरोसिस हो सकता है?

(a) लम्बर वर्टीब्रा (b) ह्यूमरस
(c) रेडियस (d) फीमर

349. निम्न में कौन-से रोग की स्थिति में ग्लूकोकोर्टिकॉइड थैरेपी (Glucocorticoid therapy) **दी जाती है?**

(a) क्रोनिक एड्रीनल इन्सिफेशिएन्सी
(b) ब्रोंकियल अस्थमा
(c) अंग प्रत्यारोपण (Transplantation) में ग्राफ्ट अस्वीकृति का रोकना
(d) उपरोक्त सभी

350. ग्लूकोकोर्टिकॉइड थैरेपी अचानक बन्द नहीं करनी चाहिए, क्योंकि

(a) अचानक बन्द कर देने से गम्भीर मानसिक विकार उत्पन्न हो सकता है
(b) अचानक रोक देने से एलर्जी तथा संक्रमण हो सकते हैं
(c) अचानक रोक देने से गम्भीर एड्रीनल इन्सिफेशिएन्सी (Severe adrenal insufficiency) हो सकती है
(d) उपरोक्त में से कोई नहीं

351. लम्बे समय तक ग्लूकोर्टिकॉइड थैरेपी के विपरीत प्रभाव हैं

(a) पेप्टिक अल्सर
(b) संक्रमण के प्रति संवेदनशीलता
(c) मोतियाबिन्द व ग्लूकोमा
(d) उपरोक्त सभी

352. मिनरलोकोर्टिकॉइड घटक (Component) **के कारण निम्नलिखित में से कौन स्टेरॉइड का दुष्प्रभाव है?**

(a) त्वचा स्ट्रीए (b) उच्च रुधिरचाप
(c) ऑस्टिओपोरोसिस (d) चन्द्रमा जैसा चेहरा

353. इन्हेलेशन (Inhalation) **मार्ग द्वारा दिया जोन वाला कोर्टिकोस्टेरॉइड** (Corticosteroides) **है**

(a) प्रेडनिसोलोन (b) बेक्लोमेथासोन
(c) डेक्सामेथासोन (d) हाइड्रोकोर्टिसोन

354. निम्न में से स्टेराईड्स का दुष्प्रभाव नहीं है

(a) डायबिटीज (b) ऑस्टिओपोरोसिस
(c) फ्रैजिल त्वचा (d) निम्न रुधिरचाप

355. एण्टी-इन्फ्लेमेटोरी डोज (Anti-inflammatory dose) **में दिए गए स्टेरॉइड्स** (Steroids) **का दुष्प्रभाव नहीं है**

(a) डायबिटिक मेलाइटिस
(b) हाइपरकैलेमिया
(c) ऑस्टियोपोरोसिस
(d) सोडियम आयन और जल की रुकावट

356. एरोसोल (Aerosol) **स्टेरॉइड्स के उपयोग से होने वाली जटिलताओं** (Complications) **में सम्मिलित है**

(a) ओरल कैन्डीडियासिस (b) कुशिंग सिन्ड्रोम
(c) घटा हुआ ACTH (d) न्यूरल जटिलताएँ

357. एक्यूट एड्रीनल अपर्याप्तता (Acute adrenal insufficiency) **के लिए ड्रग ऑफ चॉइस है**

(a) मुखिय प्रेडनिसोन
(b) इन्ट्रावेनस हाइड्रोकोर्टिसोन
(c) इन्ट्रावेनस बीटामेथासोन
(d) इन्ट्रावेनस डेक्सामेथासोन

358. एड्रीनोकोर्टिकोट्रोपिक हॉर्मोन (Adrenocorticotropic hormone) **का उपयोग किया जाता है**

(a) एडीसन रोग के उपचार में
(b) एड्रीनल हाइपरप्लेसिया के उपचार में
(c) ऑटोइम्यून रोग के उपचार में
(d) पिट्यूटरी-एड्रीनल कॉर्टेक्स डिसऑर्डर की जाँच में

359. एडीसन रोग में निम्न में से कौन-सा कोर्टिकोस्टेरॉइड एक बेहतर विकल्प है?

(a) एल्ड्रोस्टीरॉन (b) फ्लूडोकोर्टिसोन
(c) हाइड्रोकोर्टिसोन (d) बीटामीथासोन

360. प्रोपेनलोल निम्न में से एड्रीनेलीन के किस प्रभाव को अवरुद्ध नहीं करता है?

(a) ब्रोंकोडाइलेशन (b) लिपोलाइसिस
(c) पेशीय कम्पन (d) मायड्रायसिस

361. निम्न में से किस रोग के उपचार के लिए ट्राइआयोडोथायरोनिन एक बेहतर विकल्प है?

(a) एन्डेमिक गॉइटर (b) क्रिटिनिज्म
(c) पैमिलरी कार्सिनोमा (d) मिक्सोडिमा कोमा

362. कार्बिमाजोल (Carbimazole) **निम्न में से किसको अवरूद्ध करता है?**

(a) आयोडीन आबन्धन (Bonding)
(b) आयोडाइड का ऑक्सीकरण
(c) थायरोग्लोब्यूलिन का प्रोटीनीय अपघटन
(d) हाइपरथायरॉडिज्म

363. एण्टीथायरॉइड ड्रग का प्रभाव है

(a) थायरॉक्सिन के संश्लेषण को अवरुद्ध करना
(b) पीयूष ग्रन्थि पर थाइरॉक्सिन के प्रभाव को अवरुद्ध करना
(c) थायरॉइड ग्रन्थि पर TSH के प्रभाव को अवरूद्ध करना
(d) परिधीय ऊतकों पर थाइरॉक्सीन के प्रभाव को अवरुद्ध करना

364. कार्बिमाजोल, प्रोपथायोयूरेसिल से किस प्रकार भिन्न है?

(a) यह कम प्रभावशाली है
(b) इसका प्लाज्मा में अर्द्धआयु काल कम होता है
(c) यह सक्रिय मेटाबॉलिक उत्पाद उत्पन्न नहीं करता है
(d) यह थायरॉक्सिन के ट्राइआयोडोथायरोनिन में परिवर्तन को अवरुद्ध नहीं करता है

365. **निम्न में से कौन-सा थायरॉइड इन्हिबिटर है, जोकि थायरॉक्सिन के ट्राइ आयोडोथायरोनिन में परिवर्तन को अवरूद्ध करता है?**
(a) प्रोपाइल थायोयूरेसिल
(b) मैथिमाजोल
(c) कर्बिमाजोल
(d) रेडियोएक्टिव आयोडीन

366. **निम्न में से किस थायरॉइड इन्हिबिटर के कारण थायरॉइड ग्रन्थि में अतिवृद्धि हो सकती है?**
(a) ल्यूगोल्स आयोडीन
(b) रेडियो एक्टिव आयोडीन
(c) कार्बिमाजोल
(d) उपरोक्त सभी

367. **हाइपरथायरॉडिज्म के उपचार में कार्बिमाजोल, रेडियोएक्टिव आयोडीन की तुलना में एक बेहतर विकल्प है, क्योंकि**
(a) इसकी कीमत कम है
(b) सहयोग न करने वाले रोगियों के लिए उत्तम है
(c) रोगी इसे आसानी से सहन कर सकते हैं
(d) यदि ड्रग के कारण हाइपोथॉयरॉडिज्म उत्पन्न हो, तो यह प्रभाव उत्क्रमणीय (Reversible) है

368. **निम्न में से किस थायरॉइड इन्हीबिटर का प्रभाव शीघ्र होता है?**
(a) ल्यूगोल्स आयोडीन
(b) रेडियोएक्टिव आयोडीन
(c) प्रोपाइल थायोयूरेसिल
(d) लिथियम कार्बोनेट

369. **थाइरॉक्सिन** (Thyroxine) **संश्लेषित** (Synthesised) **होता है**
(a) सिस्टीन से
(b) आर्जीनीन से
(c) टाइरोसिन से
(d) एलेनिन से

370. **थायरॉक्सिन** (Thyroxine) **के अति उपचार के कारण निम्न जटिलता उत्पन्न नहीं हो सकती है**
(a) ऑरीकुलर फाइब्रीलेशन (Auricular fibrillation)
(b) एन्जाइना पेक्टोरिस (Angina pectoris)
(c) कन्जेस्टिव हार्ट-फेल्यर (Congestive heart failure)
(d) एथिरोस्क्लेरोसिस में बढ़ोतरी (Acceleration of atherosclerosis)

371. **गर्भावस्था के दौरान थायरोटोक्सिकोसिस** (Thyrotoxicosis) **के उपचार की ड्रग ऑफ चॉइस है**
(a) कार्बिमेजॉल
(b) आयोडीन थैरेपी
(c) प्रोपाइल्थिओयूरेसिल
(d) मेथिमेजोल

372. **निम्न में से कौन-सा कैल्शियम** (Calcium) **के स्तर को रक्त में सबसे तेजी से कम करने वाला कारक** (Agent) **है?**
(a) कैल्सिटोनिन
(b) प्लिकामाइसिन
(c) इटिड्रोनेट
(d) जोलेन्ड्रोनेट

373. **निम्नलिखित किस स्थिति में एक रोगी डिगोक्सिन विषाक्ता** (Digoxin poisoning) **की ओर प्रवृत्त** (Predisposed) **होता है?**
(a) हाइपरकैलेमिया
(b) हाइपोकैलेमिया
(c) हाइपरनैट्रेमिया
(d) हाइपोनैट्रेमिया

374. **एक्रोमिगेली** (Acromegaly) **में निम्न ड्रग वृद्धि हॉर्मोन** (GH) **के स्रावण को अवरुद्ध नहीं करता है**
(a) ब्रोमोक्रिप्टाइन
(b) सोमेटोस्टेनिन
(c) ऑक्टरियोटाइड
(d) नेफरलिन

375. **ऑक्सिटोसिन** (Oxytocin) **इनमें से कार्य नहीं करता है**
(a) लेक्टोजिनेसिस का
(b) मिल्क इंजेक्शन का
(c) गर्भाशयिक पेशियों के संकुचन का
(d) मायोएपिथिलियल कोशिका संकुचन का

376. **ऑक्सीटोसिन** (Oxytoxin) **ड्रग का एक गम्भीर विपरीत प्रभाव** (Serious adverse effect) **है**
(a) उच्च रुधिरचाप
(b) गर्भाशयी रप्चर
(c) डिहाइड्रेशन
(d) कन्वुल्जन

377. **प्रोलैक्टिन स्राव** (Prolactin secretion) **इन्हीबिटेड** (Inhibited) **होता है**
(a) डोपामिन एण्टागोनिस्ट द्वारा
(b) GABA द्वारा
(c) न्यूरोफिसिन द्वारा
(d) ब्रोमोक्रिप्टिन द्वारा

378. **मिफेप्रिस्टॉन** (Mifepristone) **उदाहरण है**
(a) प्रोस्टेग्लैंडिन का
(b) वैसोडाइलेटर का
(c) एस्ट्रोजन एन्टागोनिस्ट
(d) प्रोजस्टेरॉन एन्टागोनिस्ट का

379. **एस्ट्रोजन** (Oestrogen) **उपचार किस तरह के रोगी में मना है?**
(a) पेल्विक इन्फ्लेमेटोरी रोग
(b) डिस्मेनोरिया
(c) सर्वाइकल कैंसर
(d) लीवर रोग

380. **निम्नलिखित में से कौन-सा ड्रग ओवुलेशन** (Ovulation) **को प्रेरित** (Induces) **करता है?**
(a) क्लोमिफेन साइट्रेट
(b) मिफेप्रिस्टोन
(c) मिसोप्रिस्टल
(d) रिटोरडिन

381. **एक पुरूष का लम्बे समय** (Prolonged) **तक टेस्टोस्टेरॉन उपचार** (Treatment) **करने का परिणाम होता है**
(a) स्पर्मेटोनिलेसिस बढ़ जाता है
(b) शुक्राणु गतिशीलता बढ़ जाती है
(c) एजूस्पर्मिया उत्पन्न होती है
(d) गोनेडोट्रोपिन्स बढ़ जाते हैं

382. **अधिक समय तक टेस्टोस्टेरॉन थैरेपी का दुष्प्रभाव** (Side effect) **है**
(a) सेमीनीफैरस ट्यूब्लस की अतिवृद्धि
(b) वृषण की अन्तराली कोशिकाओं (Interstitial cells) की अतिवृद्धि
(c) अन्तराली कोशिकाओं की विरूपता
(d) दोनों (a) एवं (b)

347. (b)	348. (a)	349. (d)	350. (c)	351. (d)	352. (b)	353. (b)	354. (d)	355. (b)	356. (a)
357. (b)	358. (c)	359. (c)	360. (d)	361. (d)	362. (d)	363. (c)	364. (b)	365. (b)	366. (b)
367. (d)	368. (a)	369. (c)	370. (d)	371. (c)	372. (a)	373. (b)	374. (c)	375. (a)	376. (b)
377. (d)	378. (d)	379. (d)	380. (a)	381. (c)	382. (b)				

383. निम्न में से कौन-सा ड्रग इरेक्टाइल डिस्फंक्शन में पुरुष को मुख मार्ग से दिया जाता है?
(a) योहिम्बिन (b) पैपेवेरीन
(c) एलप्रोस्टाडिल (d) सिल्डेनाफिल

384. निम्न में से कौन-सा एक टोकोलायटिक एजेन्ट का उदाहरण है?
(a) ऑक्सीटोसिन (b) मेथर्जिन
(c) प्रोस्टाग्लैंडिन (d) एट्रोपिन

प्रसव तथा कैंसर सम्बन्धी ड्रग्स एवं अन्य ड्रग

385. आइसोक्सप्यूरीन (Isoxpurine) निम्न में से किस रोग के उपचार में सहायक है?
(a) अस्थमा (b) हाइपरटेन्शन
(c) प्रीमैच्योर लेबर (d) नेसल कन्जेशन

386. निम्न में से किस प्रकार के हिस्टामीन रिसेप्टर के कारण चिकनी पेशियाँ शिथिल (Relax) हो जाती हैं?
(a) H_1 (b) H_2 (c) H_3 (d) ये सभी

387. निम्न में से कौन-सा चयनात्मक H_1 रिसेप्टर एगोनिस्ट है?
(a) 2-मिथाइल हिस्टामीन (b) इमप्रोमीडीन
(c) 2-थायएजोल इथाइल एमीन (d) दोनों (a) व (c)

388. निम्न में से किस रिसेप्टर को उत्तेजित करने के लिए टरब्यूटेलाइन को वरीयता दी जाएगी?
(a) एल्फा (b) गामा
(c) बीटा-1 (d) बीटा-2

389. माइक्रोसोमल P450 को अवरुद्ध करने की क्षमता निम्न में से किस हिस्टामीन H_2 ब्लॉकर में होती है?
(a) सिमेटिडीन (b) रेनिटिडीन
(c) रोक्साटिडिन (d) फेमोटिडिन

390. यदि एक महिला को गर्भावस्था के समय में एस्प्रिन दी जाती है, तो उसका प्रभाव होगा
(a) प्रसव पीड़ा में देरी
(b) डक्टस वाहिनी का पहले बन्द होना
(c) पोस्टपार्टम रुधिरस्राव का बढ़ना
(d) उपरोक्त सभी

391. निम्न स्थिति में अत्यधिक गम्भीर अवस्था होने पर मॉर्फीन का उपयोग नहीं किया जाता है
(a) बाइलरी ट्रेक्ट सर्जरी (b) पल्मोनरी ओडीमा
(c) हाइपोथायरॉडिज्म (d) प्रसव की अन्तिम अवस्था

392. प्री-एक्लैम्पटिक महिला को मैग्नीशियम सल्फेट किस लिए दी जाती है?
(a) निम्न रुधिरदाब को उपचारित करने के लिए
(b) मूत्र में प्रोटीन की मात्रा को उपचारित करने के लिए
(c) दौरे (Seizure) को रोकने के लिए
(d) ADH को नियन्त्रित करने के लिए

393. समय से पूर्व प्रसव को नियन्त्रित करने के लिए ड्रग ऑफ चॉइस है
(a) रीटोड्रिन (b) टरब्यूटेलाइन
(c) सिल्डेनाफिल (d) एस्प्रिन

394. समय से पूर्व प्रसव को रोकने तथा उपचारित करने के लिए कौन-सा ड्रग काम में लिया जाता है?
(a) रीटोड्रिन (b) टरब्यूटेलाइन
(c) मैग्नीशियम सल्फेट ($MgSO_4$) (d) ये सभी

395. प्रसव से होने वाले दर्द को शान्त करने के लिए मान्य एनाल्जेसिक है
(a) एस्प्रिन
(b) डाइक्लोफेनिक सोडियम
(c) मेपेरीडीन हाइड्रोक्लोराइड
(d) फीनाइल ब्यूटाजोन

396. ऑक्सीटॉसिन को प्रसव (Labour) में उपयोग में लेने का उद्देश्य है
(a) प्रसव (Labour) को प्रेरित करने के लिए
(b) PPH नियन्त्रित करने के लिए
(c) दुग्ध स्रावण (Milk ejection) करने के लिए
(d) उपरोक्त सभी

397. प्रसव के दूसरे चरण के गर्भाशयिक संकुचन को बढ़ाने के लिए निम्नलिखित में से कौन-सा इंजेक्शन लगाते हैं?
(a) डायजीपाम (b) मिथारजिन
(c) फिनारगन (d) ऑक्सीटोसिन

398. कौन-सा ड्रग्स प्लेसेंटल बैरियर को क्रॉस नहीं कर पाता है?
(a) डायजीपाम (b) डायलेन्टिन सोडियम
(c) हिपेरिन सोडियम (d) पेथिडीन

399. टेराटोजेनिसिटी का सन्दर्भ है
(a) लीवर पर टॉक्सिक क्रिया से
(b) गर्भ पर टॉक्सिक क्रिया से
(c) रुधिर तन्त्र पर टॉक्सिक क्रिया से
(d) किडनी पर टॉक्सिक क्रिया से

400. ड्रग्स जो माँ द्वारा गर्भस्थ/नवजात शिशु में जाकर शिशु में गम्भीर विकार उत्पन्न करता है, कहलाता है
(a) म्युटाजन (b) टेराटोजन
(c) टीलोजन (d) पायरोजन

401. गर्भावस्था में कौन-से एण्टीमलेरियल (Antimalarial) ड्रग की मनाही (Contraindicated) होती है ?
(a) क्लोरोक्विन (Chloroquine) (b) क्विनीन (Quinine)
(c) आर्टीमिसीनिन (Artimisinine) (d) प्रिमाक्विन (Primaquine)

402. निम्नलिखित में से कौन-से ड्रग का स्तनपान करवाने वाली माता के लिए प्रयोग मना नहीं है?
(a) ब्रोमोक्रिप्टिन (b) साइक्लोस्पोरिन
(c) मेथेट्रेक्जेट (d) प्रेडनिसोलोन

403. निम्नलिखित ड्रग्स में से कौन-सा ड्रग गर्भवती माता के द्वारा लेने से गर्भ को फोकोमेलिया हो सकता है?
(a) टेट्रासाइक्लिन (b) थेलिडोमाइड
(c) वारफेरिन (d) डोक्सिसाइक्लिन

404. निम्नलिखित में से कौन-सा ड्रग गर्भावस्था में मना है?
(a) ACE अवरोधक (b) β-ब्लॉकर्स
(c) हिपेरिन (d) हाइड्रेलेजिन

405. लिथियम थैरेपी गर्भावस्था के दौरान अवसर बढ़ाती है
(a) एन्सिफैली की
(b) न्यूरल ट्यूब विकार की
(c) हाथ-पैरों में विकार की
(d) जन्म जात विकृति विकृति की

406. शिशु (Infant) में इनमें से कौन-से ड्रग के उपयोग की मनाही (Contraindicated) होती है?
(a) सिप्रोफ्लोक्सेसिन
(b) बार्बिटयूरेट
(c) थियोफाइलिन
(d) क्लोरोक्वीन

407. गर्भावस्था में किस ड्रग के सेवन से शिशु में गम्भीर विकृतियाँ हो सकती हैं?
(a) पैरासिटामोल (b) फेनीटोइन
(c) इन्सुलिन (d) दोनों (a) व (b)

408. एक नवजात शिशु रेस्पाइरेटरी डिप्रेशन (Respiratory depression) के लक्षण प्रदर्शित कर रहा है। उसकी माता को प्रसव से तुरन्त पहले मेपेरीडीन हाइड्रोक्लोराइड दी गई थी। इस नवजात को उपचारित करने के लिए ड्रग ऑफ चॉइस है?
(a) बीटामेथासोन (Beta methasone)
(b) नेलेक्जॉन (Naloxone)
(c) विटामिन-K (Vitamin-K)
(d) फेनीटोइन (Phenytoin)

409. नवजात शिशु को जीवन के प्रथम कुछ दिनों में विटामिन–K दिया जाता है
(a) रुधिरस्राव सम्बन्धी रोग की रोकथाम तथा उपचारित करने के लिए
(b) हाइपरबिलिरुबिनेमिया को उपचारित करने के लिए
(c) नियोनेटल इन्फेक्शन को उपचारित करने के लिए
(d) उपरोक्त सभी

410. एण्टीकैंसर ड्रग (Anticancer drug) का वनस्पति स्रोत (Plant source) है
(a) विनक्रिस्टिन
(b) आइसोट्रेटिनोइन
(c) ब्लेओमाइसिन
(d) मेथेट्रेक्जेट

411. एण्टी–कैंसर ड्रग्स (Anti-cancer drugs) का दुष्प्रभाव (Side-effect) हैं
(a) एलोपेसिया (Alopecia)
(b) उल्टी आना (Vomiting)
(c) बोन मैरो डिप्रेशन (Bone marrow depression)
(d) उपरोक्त सभी

412. स्तन के कार्सीनोमा (Breast carcinoma) के लिए उपयुक्त ड्रग है
(a) मेथोट्रीक्सेट (Methotrexate)
(b) क्लोरेम्बुसिल (Chlorambucil)
(c) टेमोक्सिफेन सिट्रेट (Tamoxifen citrate)
(d) को-ट्रिमोक्सेजोल (Co-trimoxazole)

413. कोरियोकार्सीनोमा (Choriocarcinoma) के लिए उपयुक्त ड्रग है
(a) टेमोक्सिफेन सिट्रेट (b) मेथोट्रीक्सेट
(c) असाइक्लोविर (d) बुसल्फेन

414. ग्रेनीसेट्रॉन (Granisetron) है
(a) द्वितीय पीढ़ी का एण्टीहिस्टामीन
(b) पेप्टिक अल्सर में लाभदायक
(c) कैंसर-कीमोथैरेपी में प्रयुक्त एण्टीइमेटिक
(d) उपरोक्त में से कोई नहीं

415. ओरल कोन्ट्रासेप्टिव पिल्स का महिलाओं द्वारा प्रयोग करना किस खतरे से बचाता है?
(a) स्तन कैंसर (b) अण्डाशय का कैंसर
(c) सर्वाइकल कैंसर (d) यूटेराइन कैंसर

416. निम्नलिखित में से कौन-सा ड्रग कॉन्ट्रासेप्टिक फेल्यर का कारण हो सकता है, यदि यह ओरल कॉन्ट्रसेप्टिव के साथ लिया जाता है?
(a) आइसोनियाजिड (b) इथैम्ब्यूटोल
(c) रिफैम्पिसिन (d) पाइरेजिनामाइड

417. निम्नलिखित विषाक्ता के प्रकार (Type of poisoning) और उनके एण्टीडोट्स हैं। निम्नलिखित जोड़ों (Combination) में से कौन-सा सही नहीं है?
(a) ऑर्गेनोफॉस्फोरस विषाक्तता–एट्रोपिन सल्फेट
(b) भारी धातु विषाक्तता–चेलेटिंग एजेन्ट
(c) मैथेनॉल विषाक्तता–ऐथनॉल
(d) मशरूम विषाक्तता–डोपामिन

383. (d)	384. (a)	385. (c)	386. (b)	387. (d)	388. (d)	389. (a)	390. (d)	391. (d)	392. (c)
393. (a)	394. (d)	395. (d)	396. (d)	397. (d)	398. (c)	399. (b)	400. (b)	401. (d)	402. (d)
403. (b)	404. (d)	405. (d)	406. (a)	407. (d)	408. (b)	409. (a)	410. (a)	411. (d)	412. (c)
403. (b)	414. (c)	415. (a)	416. (c)	417. (d)					

नर्सिंग एग्जाम गैलरी

1. औषध अवशोषण की दर सबसे अधिक होती है *(MPNHM CHO 2021)*

(a) बड़ी आँत (b) आमाशय
(c) पित्ताशय (d) छोटी आँत

2. नर्स बैक्टीरियल मेनिन्जाइटिस रोगी के लिए इंजेक्शन सेफ्ट्रायक्सोन (Ceftriaxone) 1.5 **ग्राम का अंतःशिरा** (Intravenously) **प्रशासन** (Adminitser) **कर रही है। एक शीशी** (Vial) **में 1 ग्राम है। उसने इन्जेक्शन सेफ्ट्रायक्सोन की दो शीशियों** (Vials) **में दवा घोल दी है एवं प्रत्येक शीशी में 10 मिलीलीटर सामान्य से लाइन है। उसे प्रशासित** (Adminster) **करने के लिए कितनी मात्रा की आवश्यकता है?** *(NHM Contractual Staff Nurse 2021)*

(a) 20 mL (b) 15 mL
(c) 10 mL (d) 5 mL

3. सूजन (Inflammation) **के परिणामस्वरूप दर्द इन सभी के उत्पादन के कारण होता है, सिवाय** *(NHM Contractual Staff Nurse 2021)*

(a) हिस्टामिन (b) ब्रैडीकाइनिन
(c) प्रोस्टाग्लैंडीन (d) मेलाटोनिन

4. पोटैशियम इन्जेक्शन को निम्न के रूप में प्रशासित किया जाता है *(NHM Contractual Staff Nurse 2021)*

(a) अन्तर्पेशीय (Intramuscular) इन्जेक्शन
(b) अन्तशिरा बोलस (Intravenous bolus)
(c) अन्तर्त्वचीय (Intradermal)
(d) तरल पदार्थों के साथ अन्तशिरा

5. नॉन-ओपिऑइड एनाल्जेसिक्स (Non-opioid analgesics) **का उदाहरण है** *(NHM Contractual Staff Nurse 2021)*

(a) एसिटामिनोफेन (Acetaminophen)
(b) मैथाडोन (Methadone)
(c) डायजीयाम (Diazepam)
(d) इथैम्ब्युटोल (Ethamutol)

6. मैग्नीशियम विषाक्तता का उपचार करने के लिए पूतिकारक (Antidote) **क्या है?** *(NHM Contractual Staff Nurse 2021)*

(a) पोटैशियम क्लोराइड (Potassium chloride)
(b) कैल्शियम ग्लूकोनेट (Calcium gluconate)
(c) प्रोटामाइन सल्फेट (Protamine sulphate)
(d) नालोक्सेन (Naloxen)

7. एनाफिलेक्सिस (Anaphylaxis) **के इलाज के लिए निम्नलिखित में से कौन सी दवा दी जाएगी?** *(NHM Contractual Staff Nurse 2021)*

(a) एट्रोपिन (Atropine)
(b) सोडियम बाईकार्बोनेट (Sodium bicarbonate)
(c) डिगोंक्सिन (Digoxine)
(d) ऐपिनेफ्रीन (Epinephrine)

8. एपिनेफ्रीन (Epinephrine) **की उपलब्ध संख्या है** *(UPNHM Staff Nurse 2021)*

(a) 1:100 (b) 1:500
(c) 1:1000 (d) 1:10,000

9. एक वर्ष से कम उम्र के बच्चों में अंतर्पेशीय (Intramuscular) **इंजेक्शन के प्रशासन की सबसे पसंदीदा जगह है** *(UP NHM Staff Nurse 2021)*

(a) डोरसो ग्लूटिय साइट (Dorso gluteal site)
(b) वेस्टस लेटरलिस (Vastus lateralis)
(c) वेन्ट्रो ग्लूटियल साइट (Ventro gluteal site)
(d) डेल्टॉइड साइट (Deltoid site)

10. रसायन जो पीड़ा के संचरण या अनुभूति (Transmission or perception of pain) **को कम या बाधित करते हैं** *(UPNHM Staff Nurse 2021)*

(a) प्रोस्टाग्लैंडनींस (Prostaglandins)
(b) लुकोट्रिइनेस (Leukotrienes)
(c) एण्डोर्फिन (Endorphins)
(d) सेरोटोनिन्स (Serotonins)

11. गर्भाशय के संकुचन को बढ़ावा देने के लिए प्रशासित दवाएं है *(UPNHM Staff Nurse 2021)*

(a) ऑक्सीटोसिन (Oxytocin)
(b) एर्गोमेट्रिन (Ergometrine)
(c) मिसोप्रोस्टोल (Misoprostol)
(d) दुवडिलान (Duvadilan)

12. एक तीव्र एजिनल अटैक (Acute anginal attack) **के उपचार हेतु उपयुक्त दवा है** *(UPNHM Staff Nurse 2021)*

(a) प्रोपानलोल (Propanatol)
(b) नाडोलोल (Nadolol)
(c) एटेनोलोल (Atenolol)
(d) नाइट्रोग्लिसरीन (Nitroglycerine)

13. हाइपरकेलेमिया (Hyperkalemia) **के उपचार हेतु उपयोग की जाने वाली ड्रग है** *(UPNHM Staff Nurse 2021)*

(a) एटेनोलोल (Atenolol)
(b) प्रेडिनोसोलोन (Predinosolone)
(c) नाइट्रोग्लिसरीन (Nitroglycerine)
(d) कैल्शियम ग्लूकोनेट (Calcium gluconate)

14. मतली और उल्टी (Nausae and vomiting) **का उपचार करने हेतु उपयोग की जाने वाली दवाएँ सभी हैं, सिवाय** *(UPNHM Staff Nurse 2021)*

(a) डोपामाइन एंटागोनिस्ट्स (Dopamine antagonists)
(b) सेरोटोनिन रिसेप्टर एंटागोनिस्ट्स (Serotonin receptor antagonists)
(c) कैनाबिनोइड्स (Cannabinoids)
(d) कैल्शियम चैनल ब्लॉकर्स (Calcium channel blockers)

15. कीमोथैरेपी (Chemotherapy) **से कितना पहले ऑन्डेनस्ट्रॉन** (Ondansetron) **दिया जाता है ?** *(AIIMS Rishikesh Nsg. 2019)*

(a) 1 घण्टा पहले
(b) 6 घण्टे पहले
(c) 30 मिनट पहले
(d) 5 मिनट पहले

16. एक मरीज को 2 ग्राम सिप्रोफ्लोक्सेसिन (Ciprofloxacin) चार खुराकों (Doses) में देने के आदेश हैं। एक खुराक होगी *(AIIMS Rishikesh Nsg. 2019)*

(a) 500 mg (b) 100 mg
(c) 1000 mg (d) 2000 mg

17. एक मरीज को 0.75 g सिफिक्सिमी (Cefixime) देने का आदेश है। यह ड्रग 250 mg की टेबलेट के रूप में उपलब्ध है। नर्स मरीज को कितनी टेबलेट देगी? *(AIIMS Rishikesh Nsg. 2019)*

(a) 1 टेबलेट (b) 2 टेबलेट
(c) 3 टेबलेट (d) $\frac{1}{2}$ टेबलेट

18. चिकित्सक 3 यूनिट/घण्टा IV इन्सुलिन देने का निर्देश देता है। उपलब्ध सोल्यूशन में प्रति 100 mL डेक्सट्रोस में 50 यूनिट इन्सुलिन उपलब्ध है। प्रत्येक घण्टे में कितना mL सोल्यूशन इन्फ्यूज (Infuse) किया जाएगा? *(AIIMS Rishikesh Nsg. 2019)*

(a) 3 mL (b) 6 mL
(c) 12 mL (d) 30 mL

19. एक बच्चे में डिजोक्सिन (Digoxin) रोक देनी चाहिए, यदि हृदय की दर (Heart rate) .... से कम हो। *(AIIMS Rishikesh Nsg. 2019)*

(a) 60 (b) 80
(c) 90 (d) 50

20. कीमोथैरेपी की घातक जटिलता (Complication) है *(AIIMS Rishikesh Nsg. 2019)*

(a) एलोपेसिया (b) वमन (उल्टी)
(c) बोन मैरो, डिप्रेशन (d) ये सभी

21. मेथिल एर्गोमेट्रिन का उपयोग किन रोगियों में मना (Contraindicated) होता है ? *(AIIMS Raipur, Nurse Officer 2019)*

(a) हृदय की बीमारी वाले (h) वृक्क की बीमारी वाले
(c) जिगर की बीमारी वाले (d) उपरोक्त सभी

22. गुदा (Anus) से गैस का निष्कासन करने वाले ड्रग को कहते हैं *(AIIMS Raipur, Nurse Officer 2019)*

(a) कार्मिनेटिव (b) कैथरटिक्स
(c) एमेटिक्स (d) एस्ट्रिंजेण्ड

23. लिम्फेटिक फाइलेरिया को जड़ से मिटाने के लिए भारत सरकार द्वारा बड़े पैमाने पर उपचार के लिए कौन-सी एकल खुराक गोली की शुरूआत की गई? *(AIIMS Raipur, Nurse Officer 2019)*

(a) RMP (b) DEC
(c) एबिल (d) डेकेड्रॉन

24. TB में मल्टीड्रग प्रतिरोधकता (Multidrug resistance) किन ड्रग्स से सम्बन्धित है? *(DSSSB 2019)*

(a) रिफैम्पिसिन एवं स्ट्रेप्टोमाइसिन
(b) आइसोनियाजिड एवं पायरजिनामाइड
(c) आइसोनियाजिड एवं रिफैम्पिसिन
(d) रिफैम्पिसिन एवं पायरजिनामाइड

25. निम्नलिखित में से किस एनाल्जेसिक ड्रग में प्रदाहनाशी (Anti-in flammatory) क्रिया का अभाव है? *(RRB Staff Nurse Officer 2019)*

(a) पाइरॉक्सिकेम (b) आइबुप्रोफेन
(c) डाइक्लोफेनिक सोडियम (d) पैरासिटामोल

26. एट्रोपिन सल्फेट को इलेक्ट्रोकन्वुल्सिव (Electroconvulsive) थैरेपी से पहले दिया जाता है *(RRB Staff Nurse Officer 2019)*

(a) माँसपेशियों को आराम देने के लिए
(b) चिन्ता कम करने के लिए
(c) अल्प कार्यकारी एनेस्थेसिया के रूप में
(d) स्राव को कम करने के लिए

27. ऑर्गेनोफॉस्फेट टॉक्सिसिटी के उपचार में सबसे महत्त्वपूर्ण ड्रग कौन-सा है? *(RRB, Staff Nurse Officer 2019)*

(a) डायजीपाम (b) N-एसीटाइल सिस्टीन
(c) एड्रीनेलीन (d) एट्रोपीन सल्फेट

28. स्केबीज (Scabies) के उपचार में किस एक को छोड़कर सभी का उपयोग होता है? *(BHU Nurse Officer 2018)*

(a) ट्रोपिकल पर्मेथ्रिन
(b) मुँह से आइवर मैक्टिन
(c) मुँह से एण्टीहिस्टामिनिक्स
(d) मुँह से लम्बे समय तक स्टेरॉइड

29. प्री-एनेस्टोटिक ड्रग दिया जाता है *(BHU Nurse Officer 2018)*

(a) तनाव एवं डर को कम करने के लिए
(b) लार का स्राव कम करने के लिए
(c) अवांछित रिफ्लैक्स कम करने के लिए
(d) उपरोक्त सभी

30. रीनल फेल्यर (Renal failure) वाला एक मरीज, जिसमें ओडीमा (Oedema) है, कौन-से ड्रग का उपयोग करेगा? *(AIIMS Jodhpur Staff Nurse 2018)*

(a) एण्टीडाइयूरेटिक्स
(b) बीटा ब्लॉकर्स
(c) डाइयूरेटिक्स
(d) लेक्सेटिव

31. मल्टीड्रग प्रतिरोधी तपेदिक के उपचार में निम्न ड्रग नहीं दिया जाता है *(BHU Nurse Officer 2018)*

(a) केनामाइसिन (b) पायराजिनामाइड
(c) रिफैम्पिसिन (d) इथैम्ब्यूटोल

32. कौन-सा ड्रग नेबुलाइजेशन और इन्ट्रावेनस मार्ग दोनों से दिया जा सकता है ? *(BHU Nurse Officer 2018)*

(a) सैल्बुटामोल (b) ब्यूडेसोनाइड
(c) 3% सोडियम क्लोराइड (d) हाइड्रोकोर्टिसोन

33. डाइयूरेटिक ड्रग किस समय दी जाती है? *(BHU Nurse Officer 2018)*

(a) सुबह में (b) दोपहर में
(c) शाम में (d) रात में

1. (d)	**2.** (b)	**3.** (d)	**4.** (d)	**5.** (a)	**6.** (b)	**7.** (d)	**8.** (c)	**9.** (b)	**10.** (c)
11. (a)	**12.** (d)	**13.** (d)	**14.** (d)	**15.** (c)	**16.** (a)	**17.** (c)	**18.** (b)	**19.** (c)	**20.** (d)
21. (d)	**22.** (a)	**23.** (b)	**24.** (c)	**25.** (c)	**26.** (d)	**27.** (d)	**28.** (b)	**29.** (d)	**30.** (c)
31. (c)	**32.** (a)	**33.** (a)							

34. परीक्षा देने जाते समय आप अचानक दस्त से पीड़ित हो जाते है, दस्त रोधी ओपिऑइड खरीदने के लिए पास के दवाखाने पर आप जाते है, तो आप क्या माँगेंगे? *(RRB Staff Nurse 2018)*
(a) कोडीन (b) डेक्सट्रोमैथार्फन
(c) डाइफेनिल ऑक्सिलेट (d) लोपरामाइड

35. ड्रग देने की कौन-सी एक स्थानीय विधि है? *(BHU Nurse Officer 2018)*
(a) इन्हेल्ड स्टेरॉयड (b) ट्रान्सडर्मल पैच
(c) सबलिंगुअल NGT (d) रेक्टल डायजीपाम

36. किसके अतिरिक्त निम्नलिखित सभी रिफैम्पिसिन (Rifampcin) के दुष्प्रभाव है? *(AIIMS Jodhpur Staff Nurse 2018)*
(a) नारंगी रंग का मूत्र (b) उच्च रुधिरचाप
(c) एनोरेक्सिया (d) चक्कर आना

37. किस एण्टीट्यूबरकुलर ड्रग (Anti-tubercular drug) के कारण मूत्र का रंग लाल हो जाता है? *(AIIMS Jodhpur Staff Nurse 2018)*
(a) रिफैम्पीसिन (b) इथैम्ब्यूटोल
(c) आइसोनियाजिड (d) स्ट्रेप्टोमाइसिन

38. कौन-सा ड्रग पेशीय-कंकाल (Musculoskeletal) ड्रग के रूप में प्रयुक्त होती है? *(AIIMS Jodhpur Staff Nurse 2018)*
(a) केटामिन (b) पेन्टोथल सोडियम
(c) एट्रोपिन (d) फेन्टेनिल

39. एनेस्थेसिया (Anesthesia) में कौन-सी संवेदना सबसे अन्त में विलुप्त होती है? *(AIIMS Jodhpur Staff Nurse 2018)*
(a) पुतलियों की प्रतिक्रिया (b) चेतना
(c) दर्द प्रतिक्रिया (d) श्रवण

40. कौन-सा ड्रग अन्य एनेस्थेटिक ड्रग के साथ प्रयुक्त होता है? *(AIIMS Jodhpur Staff Nurse 2018)*
(a) फेन्टेनिल (b) एट्रोपिन
(c) फिनोबार्बिटॉन (d) फेनिटाइन

41. MAOI लेते समय निम्नलिखित में से कौन-से खाद्य पदार्थ से बचना चाहिए? *(AIIMS Jodhpur Staff Nurse 2018)*
(a) कैल्शियम सम्पन्न खाद्य
(b) थायमिन युक्त खाद्य
(c) एलेनिन युक्त खाद्य
(d) ग्लूटेन सम्पन्न खाद्य

42. निम्नलिखित में से कौन-सा एक एण्टीबायोटिक ड्रग नहीं हैं? *(DME Karnataka Staff Nsg. 2018)*
(a) टेट्रासाइक्लिन (b) रेनिटिडीन
(c) ओफ्लोक्सेसीन (d) पेनिसिलीन

43. निम्नलिखित में से कौन-सा ड्रग प्रोटॉन पंप इन्हिबिटर (Proton pump inhibitor) हैं *(SSB DD DNH Staff Nurse 2018)*
(a) पेन्टोप्राजोल (b) रेनिटिडीन
(c) सुकर्लफेट (d) फैमोटिडीन

44. कौन-सी एक नार्कोटिक ड्रग है? *(AIIMS Nagaur Gr.-II 2018)*
(a) पैरासिटामोल (b) पेन्टोप्राजोल
(c) कोडिन (d) एमसेट

45. पल्मोनेरी ट्यूबरकुलोसिस (Pulmonary tuberculosis) के लिए एक प्रथम पंक्ति का ड्रग है *(AIIMS Manglagiri Gr. II 2018)*
(a) कैपरियोमाइसिन (Capreomycin)
(b) पाइरीडोक्सीन (Pyridoxine)
(c) रिफैम्पिसिन (Rifampicin)
(d) इथियोनामाइड (Ethionamide)

46. निम्नलिखित में से कौन-सा ड्रग नोक्टर्नल एन्यूरेसिस (Nocturnal enuresis) के उपचार में प्रयुक्त होती है? *(AIIMS Jodhpur Staff Nurse 2018)*
(a) सरट्रालिन (b) क्लोरप्रोमाजाइन
(c) इमीप्रामाइन (d) ट्राजोडॉन

47. नर्स कार्डियोजेनिक शॉक (Cardiogenic shock) के मरीज को दिन में दो बार सबक्यूटेनियस मार्ग द्वारा हिपेरिन दे रही है। ड्रग से किस प्रकार की क्रिया की अपेक्षा है? *(AIIMS Jodhpur Staff Nurse 2018)*
(a) वैसोप्रेसर
(b) आयनोट्रोप
(c) एण्टी-डिस्रिदमिक (Antidysrhythmic)
(d) एण्टीकोएगुलेन्ट

48. कैंसर के लिए कीमोथैरेपी ले रहा एक मरीज बार-बार उल्टी कर रहा है। इस मामले में उपयुक्त ड्रग (Drug of choice) है *(AIIMS Jodhpur Staff Nurse 2018)*
(a) ब्रोमोक्रिप्टीन (b) ऑन्डेनस्ट्रॉन
(c) अर्गोटामाइन (d) सिमेटिडिन

49. नर्स मरीजों के एक समूह को मूड-स्थिरकारी ड्रग (Mood-stabilising drug) लिथियम कार्बोनेट के बारे में शिक्षित कर रही है। निम्नलिखित में से वह कौन-सी औषधि से लिथियम ट्रॉक्सिसिटी (Lithium toxicity) के जोखिम से बचने का निर्देश देगी? *(AIIMS Jodhpur Staff Nurse 2018)*
(a) डाइयूरेटिक्स (b) एण्टीबायोटिक
(c) हाइपोग्लाइसिमिक कारक (d) एण्टासिड

50. लम्बी अवधि के लिए एसिटामिनोफेन (Acetaminophen) की उच्च मात्रा (High dose) ले रहे मरीज में आप किसकी निगरानी करेंगे? *(AIIMS Jodhpur Staff Nurse 2018)*
(a) प्रोथ्रोम्बिन समय (Prothrombin time)
(b) GI इरिटेशन (Irritation)
(c) लीवर का कार्य (Liver function)
(d) किडनी का कार्य (Kidney function)

51. क्रोनिक रीनल फेल्यर (Chronic renal failure) वाला एक मरीज इपोटिन एल्फा (Epoetin alfa) ले रहा है। कौन-सा लेबोरेट्री परिणाम ड्रग का उपचारात्मक प्रभाव (Therapeutic effect) इंगित करेगा? *(AIIMS Jodhpur Staff Nurse 2018)*
(a) हीमेटोक्रिट 32%
(b) WBC संख्या 6000 कोशिका /mm^3
(c) प्लेटलेट संख्या 400000 कोशिका/mm^3
(d) BUN 15 mg/dL

52. निम्नलिखित में से कौन-सा ड्रग एसिटामिनोफेन विषाक्तता (Acetaminophen poisoning) का एक एण्टीडोट (Antidote) है? *(AIIMS Jodhpur Staff Nurse 2018)*
(a) फिजियोस्टिगमाइन (b) डिफेरोक्सामिन
(c) डिजिबैण्ड (d) N-एसिटाइल सिस्टिन

53. शय्या मूत्रण (Bed wetting) और पुराने दर्द के लिए कौन-सा ड्रग उपयुक्त है? *(AIIMS Raipur, Staff Nurse 2017)*
(a) इमिप्रामाइन (b) डिजिबैण्ड
(c) सेलेजेलीन (d) ब्यूप्रोपीन

54. सिस्प्लेटिन (Cisplatin) एक .... है। *(DSSSB Staff Nurse 2017)*
(a) एण्टीनियोप्लास्टिक (b) कॉर्टिकोस्टेरॉइड
(c) एण्टीकन्वुलसेन्ट (d) ब्रोंकोडाइलेटर

55. पैरासिटामोल का एण्टीडोट है *(KPSC Staff Nurse 2017)*
(a) साइक्लोस्पोरिन (b) डाइक्लोफिनेक
(c) N-एसिटाइलसिस्टीन (d) साइक्लोफॉस्फेमाइड

56. टिंक्चर आयोडिन है *(KPSC Staff Nurse 2017)*
(a) KI का जलीय विलयन
(b) आयोडीन (I_2) का जलीय विलयन
(c) KI के जलीय घोल में आयोडीन का विलयन
(d) आयोडीन का एल्कोहॉल में विलयन

57. ड्रग जोकि केवल तनु (Dilute) रूप में देना चाहिए *(KPSC Staff Nurse 2017)*
(a) सोडियम बाइकार्बोनेट (b) कैल्शियम ग्लूकोनेट
(c) पोटैशियम क्लोराइड (d) सोडियम क्लोराइड

58. रिसेरपीन है *(RUHS Pb. B.Sc. Nsg. 2017)*
(a) एण्टीबायोटिक (b) विटामिन
(c) एनाल्जेसिक (d) सेडेटिव

59. कौन-सा दीर्घ प्रभावी इन्सुलिन है? *(AIIMS Nsg. Jodhpur & Rishikesh 2017)*
(a) ग्लारजिन (b) NPH
(c) रेगूलर (d) लिसप्रो

60. एक मरीज देखने सम्बन्धी समस्या की शिकायत कर रहा है। यह निम्नलिखित में से कौन-से ड्रग का दुष्प्रभाव है? *(AIIMS Nsg. Jodhpur & Rishikesh 2017)*
(a) इथैम्ब्यूटोल (b) पायराजिनामाइड
(c) रिफैम्पिसिन (d) लिथियम

61. वैसोडाइलेटर का उपयोग किया जाता है *(AIIMS Nsg. Jodhpur & Rishikesh 2017)*
(a) निम्न रुधिरचाप में
(b) उच्च रुधिरचाप में
(c) पॉलीयूरिया में
(d) अधिक पसीने आने में

62. डाइसल्फिराम (Disulfiram) किस रूप में कार्य करती है? *(AIIMS Nsg. Jodhpur & Rishikesh 2017)*
(a) एण्टाबूस (b) एण्टीडोट
(c) एनाल्जेसिक (d) एण्टीपाइरेटिक

63. ड्रग की वह श्रेणी जो रुधिर का थक्का बनने से रोकने का कार्य करती है? *(DSSSB Staff Nurse 2017)*
(a) एनाल्जेसिक (b) एण्टीबायोटिक
(c) एण्टीकोएगुलेन्ट (d) एण्टीडाइयूरेटिक

64. लूप डाइयूरेटिक्स का उदाहरण है *(DSSSB Staff Nurse 2017)*
(a) फ्रूरोसेमाइड (b) मैनीटॉल
(c) स्पाइरोनोलैक्टोन (d) निफिडिपिन

65. एन्थेल्मिक ड्रग्स (Anthelmic drugs) का प्रयोग .... द्वारा जनित रोगों के उपचार में किया जाता है। *(ESIC Staff Nurse 2016)*
(a) प्रोटोजोआ (Protozoa) (b) कृमि (Worms)
(c) जीवाणु (Bacteria) (d) विषाणु (Virus)

66. दर्द प्रबन्धन के लिए इस्तेमाल की जाने वाली सबसे पहली पंक्ति का ड्रग (First line drug) कौन-सा है? *(ESIC Staff Nurse 2016)*
(a) मॉर्फीन (b) क्लोनिडाइन
(c) एसिटामिनोफेन (d) केटामाइन

67. मैग्नीशियम सल्फेट का एण्टीडोट है *(HPSSB Staff Nurse 2016)*
(a) कैल्शियम ग्लूकोनेट
(b) डायाजीपाम
(c) कैल्शियम क्लोराइड
(d) नेलार्फिन हाइड्रोक्लोराइड

68. आयरन के अवशोषण को बढ़ाने के लिए, रोगियों को आयरन की खुराक कब लेने की सलाह देनी चाहिए? *(ESIC Staff Nurse 2016)*
(a) खाने के साथ (b) खाने के बाद
(c) सोते समय (d) खाने से पहले

69. निम्नलिखित में से कौन-सा एक कीमोथैराप्यूटिक एजेन्ट है? *(ESIC Staff Nurse 2016)*
(a) क्लोरप्रोमेजिन (Chlorpromazine)
(b) सिसप्लेटिन (Cisplatin)
(c) माइकोस्टेटिन (Mycostatin)
(d) ट्राइहैक्सीफेनीडिल (Trihexyphenydyl)

70. वह पदार्थ जिससे दुर्गंध को दूर किया जाता है, उसे क्या कहते हैं? *(ESIC Staff Nurse 2016)*
(a) डिटर्जेण्ट (b) डिओडोरेन्ट
(c) जर्मीसाइड (d) एण्टीसेप्टिक

71. अधिमानतया स्टेरॉइड एक बार कब दिए जाते हैं? *(ESIC Staff Nurse 2016)*
(a) सुबह (b) दोपहर
(c) शाम (d) सोने के समय

72. निम्नलिखित में से एक एण्टीवायरल ड्रग कौन-सा है? *(ESIC Staff Nurse 2016)*
(a) एसाइक्लोविर (b) इथैम्ब्यूटोल
(c) टेट्रासाइक्लिन (d) एम्पीसिलीन

34. (d)	35. (b)	36. (b)	37. (a)	38. (b)	39. (d)	40. (a)	41. (b)	42. (b)	43. (a)
44. (c)	45. (c)	46. (c)	47. (d)	48. (b)	49. (a)	50. (c)	51. (a)	52. (d)	53. (a)
54. (a)	55. (c)	56. (d)	57. (c)	58. (d)	59. (a)	60. (a)	61. (b)	62. (a)	63. (c)
64. (a)	65. (b)	66. (c)	67. (a)	68. (d)	69. (b)	70. (b)	71. (a)	72. (a)	

73. **निम्नलिखित में से .... को छोड़कर सभी IV एनेस्थेटिक एजेन्ट हैं।** *(ESIC Staff Nurse 2016)*
(a) थिओपेन्टल सोडियम
(b) मॉर्फीन
(c) मेपेरिडाइन
(d) डाइइथाइल ईथर

74. **सेलेक्टिव एण्टीबायोटिक पेनिसिलीन का प्राथमिक कार्य .... है।** *(ESIC Staff Nurse 2016)*
(a) कोशिका भित्ति का संश्लेषण रोकना
(b) प्रोटीन संश्लेषण को रोकना
(c) मेटाबॉलिज्म का प्रतिरोध करना
(d) न्यूक्लिक अम्ल के संश्लेषण को रोकना

75. **एण्टीहैल्मिन्थिक** (Antihelminthic) **ड्रग्स को .... जीवों की वजह से होने वाली बीमारियों के इलाज के लिए इस्तेमाल किया जाता है।** *(ESIC Staff Nurse 2016)*
(a) जीवाणु (b) विषाणु
(c) प्रोटोजोआ (d) कृमि

76. **निम्नलिखित ड्रग्स में से किसका प्रयोग सल्फा ड्रग एलर्जी के रोगियों में सतर्कतापूर्वक किया जाना चाहिए?** *(ESIC, Pharmacist 2016)*
(a) इन्सुलिन (b) रिफैम्पिसिन
(c) जिडोवुडाइन (d) फ्यूरेसमाइड

77. **अमेन्टाडाइन** (Amantadine) **नैदानिक सेटिंग में किस रूप में प्रयोग किया जाता है?** *(ESIC, Pharmacist 2016)*
(a) एण्टीपार्किसन ड्रग में
(b) एण्टीइन्फ्लुएन्जा ड्रग में
(c) एण्टीपार्किसन ड्रग तथा एण्टीइन्फ्लुएन्जा ड्रग दोनों में
(d) उपरोक्त में से कोई नहीं

78. **निम्नलिखित में से फ्रीज में शुष्क कम खुराक** (Dose) **वाले ड्रग के उत्पादन में आमतौर पर कौन-से बल्किंग एजेन्ट** (Bulking agent) **का इस्तेमाल किया जाता है?** *(ESIC, Pharmacist 2016)*
(a) NaCl (b) मैनीटोल
(c) स्टार्च (d) HPMC

79. **ड्रग्स की श्रेणी में किस ड्रग का सबसे सामान्य प्रतिकूल प्रभाव स्टीवन जॉनसन सिन्ड्रोम** (Steven Johnson Syndrome) **है?** *(ESIC, Pharmacist 2016)*
(a) सल्फोनामाइड्स (b) मैक्रोलाइड्स
(c) पेनिसिलीन्स (d) टेट्रासाइक्लिन्स

80. **अर्टीमिसिनिन** (Artemisinin) **की संरचना में निम्नलिखित ...... समूह शामिल होता है।** *(ESIC, Pharmacist, 2016)*
(a) एण्डोपरोक्साइड
(b) एक्सोपरोक्साइड
(c) एपोक्साइड
(d) एसिड हाइड्राजाइड

81. **निम्न में से कौन-सा प्लाज्मिनोजन उत्प्रेरक है?** *(ESIC, Pharmacist 2016)*
(a) ट्रेनेक्जामिक एसिड (b) स्ट्रेप्टोकाइनेज
(c) अमिनोकैप्रोइक एसिड (d) इनमें से कोई नहीं

82. **निम्नलिखित में से कौन-सा ड्रग G. प्रोटीन युग्मित रिसेप्टर्स के माध्यम से कार्य नहीं करता है?** *(ESIC, Pharmacist 2016)*
(a) एपिनेफ्रीन (b) इन्सुलिन
(c) डोपामाइन (d) TSH

83. **निम्नलिखित ड्रग्स में से कौन-सा ड्रग एक विशिष्ट एण्टीसाइकोटिक एजेण्ट नहीं है?** *(ESIC, Pharmacist 2016)*
(a) क्लोरप्रोमाजाइन
(b) हैलोपेरीडोल
(c) रिसपेरीडोन
(d) फ्लूपेनटिक्सोल

84. **उस ड्रग की पहचान करें, जो *प्लाज्मोडियम फैल्सीपेरम* के कारण हुए मलेरिया के उपचार में इस्तेमाल नहीं किया जाता है** *(ESIC, Pharmacist 2016)*
(a) अर्टीमिसिनिन (b) प्राइमाक्विन
(c) क्लोरोक्विनिन (d) मेफ्लोक्विन

85. **अल्प्राजोलम** (Alprazolam) **के संश्लेषण के लिए आरम्भिक सामग्री ...... है।** *(ESIC, Pharmacist 2016)*
(a) 3-अमीनो-5-ब्रोमोएसिटोफिनोन
(b) 2-अमीनो-5-क्लोरोबेन्जोफिनोन
(c) 2-अमीनो-S-ब्रोमोएसिटोफिनोन
(d) 3-अमीनो-S-क्लोरोबेन्जोफिनोन

86. **रेडमैन सिन्ड्रोम** (Red man syndrome) **निम्नलिखित में से किस ड्रग से सम्बन्धित है?** *(ESIC, Pharmacist 2016)*
(a) वैंकोमाइसिन (b) लाइनजॉलिड
(c) एजिथ्रोमाइसिन (d) रिफैम्पिसिन

87. **सोडियम वैल्टोएट का प्रयोग .... में किया जाता है** *(ESIC, Pharmacist 2016)*
(a) मनोवस्था सम्बन्धी विकार
(b) मिर्गी
(c) मनोवस्था सम्बन्धी विकार तथा मिर्गी दोनों
(d) उपरोक्त में से कोई नहीं

88. **गैन्सीक्लोविर** (Ganciclovir) **का प्रयोग किसलिए किया जाता है?** *(ESIC, Pharmacist, Paper 2016)*
(a) CMV रेटिनाइटिस
(b) एण्टीइन्फ्लुएंजल दवा
(c) कृमिनाशक
(d) कुष्ठरोधक दवा

89. **सिताग्लिप्टिन** (Sitagliptin) .... **है** *(ESIC, Pharmacist 2016)*
(a) रेनिन अवरोध
(b) DPP-4 निरोधी
(c) मधुमेह औषधी
(d) ART का रूप

90. **मेलिग्नेन्ट हाइपरटेंशन के उपचार के लिए पसंदीदा ड्रग है** *(AIIMS Nsg. 2016)*
(a) नाइट्रोप्रुसाइड (Nitroprusside)
(b) नाइट्रोग्लिसरीन (Nitroglycerine)
(c) नॉर-एड्रीनेलिन (Nor-adrenaline)
(d) लेसिक्स (Lasix)

91. एक एण्टीमेटाबॉलाइट एण्टीकैंसर ड्रग है *(KPSC Staff Nurse 2015)*
(a) पैक्लिटेक्सेल (Paclitaxel)
(b) साइक्लोफॉस्फेमाइड (Cyclophosphamide)
(c) बुसल्फेन (Busulfan)
(d) मेथोट्रेक्सेट (Methotrexate)

92. पल्मोनरी इम्बोलिज्म से पीड़ित एक मरीज वारफेरिन (काउमेडिन) ले रहा है। वारफेरिन ले रहे मरीज के लिए किसकी मनाही है? *(AIIMS Patna Nsg. 2015)*
(a) फेरस सल्फेट (Ferrous sulphate)
(b) एसीटाइल-सेलिसिलिक एसिड (Acetyl-salicylic acid)
(c) एटीनोलॉल (Atenolol)
(d) क्लोरप्रोमेजिन (Chlorpromazine)

93. डाइसल्फिराम (Disulfiram) का प्रयोग किसके उपचार में किया जाता है? *(RRB Staff Nurse 2015)*
(a) मलेरिया (b) एड्स
(c) एल्कोहॉलिज्म (d) मेनिया

94. एक मरीज के लिए इन्ट्रावेनस हिपेरिन थैरेपी का आदेश दिया गया है। इस आदेश को क्रियान्वित करते समय एक नर्स को नर्सिंग यूनिट में किस ड्रग की उपस्थिति सुनिश्चित करनी चाहिए? *(PGI Staff Nurse 2015)*
(a) विटामिन-K (b) अमीनोकेप्रोइक एसिड
(c) पोटैशियम क्लोराइड (d) प्रोटामीन सल्फेट

95. इम्यूनोसप्रेसिव ड्रग्स के मुख्य साइड इफेक्ट्स में निम्नलिखित में से किसके अतिरिक्त सभी सम्मिलित हैं? *(PGI Staff Nurse 2015)*
(a) बुखार व पेशीय कम्पन
(b) श्वेत रुधिर कोशिकाओं की संख्या में वृद्धि
(c) जी मिचलाना व उल्टी आना
(d) किडनी व लीवर टॉक्सिसिटी (Toxicity)

96. एक मुख्य ट्रेन्क्यूलाइजर की सबसे गम्भीर जटिलता (Complication) है *(RUHS Pb. B.Sc. Nsg. 2015)*
(a) पार्किन्सन के लक्षण (b) ग्रेन्यूलोसाइट्स का अभाव
(c) प्रकाश संवेदनशीलता (d) निम्न रुधिरचाप

97. निम्नलिखित में से कौन-सा ड्रग रेनॉड घटना (Raynaud's phenomenon) में सामान्यतया प्रयोग किया जाता है? *(KPSC Staff Nurse 2015)*
(a) टेक्रोलिमस (Tacrolimus)
(b) एट्रोपिन (Atropine)
(c) बीटा ब्लॉकर (Beta-blocker)
(d) कैल्शियम चैनल ब्लॉकर (Calcium channel blocker)

98. कौन-सी ड्रग स्ट्रेप्टोकाइनेज का एण्टीडोट है? *(KPSC Staff Nurse 2015)*
(a) प्रोटामिन सल्फेट (b) अमीनोकेप्रोइक एसिड
(c) नेलोक्सोन (d) विटामिन-K

99. निम्नलिखित में से कौन-सा ड्रग हृदय विषाक्तकारी (Cardiotoxic) है? *(KPSC Staff Nurse 2015)*
(a) ब्लिओमाइसिन (b) मिथ्रानाइसिन
(c) एड्रियामाइसिन (d) माइटोमाइसिन

100. एक्यूट एनाफाइलेक्टिक प्रतिक्रिया के दौरान दिया जाने वाला ड्रग है *(RUHS M.Sc. Nsg. 2014)*
(a) एट्रोपिन (b) अमीनोफाइलिन
(c) डेरिफाइलिन (d) एड्रीनेलिन

101. निम्नलिखित में से कौन-से ड्रग के उपयोग में सीरम स्तर की निगरानी आवश्यक है? *(RUHS M.Sc. Nsg. 2014)*
(a) लोरेजीपाम (Lorazepam)
(b) लिथियम (Lithium)
(c) एमिट्रीप्टाइलिन (Amitryptylline)
(d) हेलोपेरिडोल (Haloperidol)

102. उच्च रुधिरचाप के उपचार में प्रयुक्त कैल्शियम चैनल ब्लॉकिंग ड्रग है *(RUHS M.Sc. Nsg 2014)*
(a) प्रेजोसिन (Prazosin)
(b) लिडोफ्लेजिन (Lidoflazin)
(c) केप्ट्रोप्रिल (Captropril)
(d) निफेडिपिन (Nifedipine)

103. हेलोपेरिडोल का मुख्य दुष्प्रभाव है *(RUHS M.Sc. Nsg. 2014)*
(a) उनींदापन (Drowsiness)
(b) शुष्क मुँह (Dry mouth)
(c) एक्स्ट्रापिरामिडल रिएक्शन (Extrapyramidal reaction)
(d) भूख में कमी (Anorexia)

104. सबलिंगुअल नाइट्रोग्लिसरिन देने पर भी दर्द में राहत नहीं मिलने पर नाइट्रोग्लेन टेबलेट कितने अन्तराल पर देते हैं? *(AIIMS Delhi Nsg. 2014)*
(a) 2-3 मिनट
(b) 5-10 मिनट
(c) 25-30 मिनट
(d) 45-60 मिनट

105. निम्नलिखित में से किस मरीज के अतिरिक्त सभी में एट्रोपिन सल्फेट (एट्रोपिन) की मनाही होती है? *(BSF Staff Nurse 2014)*
(a) उच्च रुधिरचाप का मरीज
(b) आन्त्रीय अवरोध का मरीज
(c) ग्लूकोमा का मरीज
(d) मूत्रीय तन्त्र संक्रमण (UTI) का मरीज

106. बीटा-ब्लॉकर नहीं देनी चाहिए *(PGI M.Sc. Nsg. 2014)*
(a) एन्जाइना पेक्टोरिस में
(b) माइग्रेन पेक्टोरिस में
(c) हाइपरटेंशन में
(d) पेरिफेरल वैसकुलर रोग में

107. मॉर्फीन (Morphine) की मनाही है *(RUHS Pb. B.Sc. Nsg. 2014)*
(a) एन्जाइना में
(b) ब्रोंकियल अस्थमा में
(c) पैन्क्रियाटिटिस में
(d) मायोकार्डियल इनफार्कशन में

108. निम्नलिखित में से कौन-सा ड्रग बढ़े हुए इन्ट्राक्रेनियल दाब (ICP) को कम करने में उपयोगी है *(RUHS Pb. B.Sc. Nsg. 2014)*
(a) IV मेनिटॉल (b) IV फीनाइटॉइन
(c) IV डायजीपाम (d) IV नाइट्रोग्लिसरीन

109. लिब्रियम है *(RUHS Pb. B.Sc. Nsg. 2014)*
(a) एण्टीमैन्टिक ड्रग (Antimantic drug)
(b) एण्टीडिप्रेसेन्ट ड्रग (Antidepressant drug)
(c) एण्टीपार्किन्सन ड्रग (Antiparkinson drug)
(d) ट्रेन्क्यूलाइजर ड्रग (Tranquilizer drug)

110. एड्स के वायरस के विरूद्ध सर्वाधिक प्रयोग किया जाने वाला ड्रग है *(RUHS M.Sc. Nsg. 2014)*

(a) जिडोवुडिन (Zidovudine)
(b) मीकोनेजोल (Miconazole)
(c) नोनोक्सीनोल-9 (Nonoxynol-9)
(d) विरेजोल (Virazole)

111. थ्रॉम्बोलाइटिक ड्रग है *(JIPMER Staff Nurse 2013)*

(a) स्ट्रेप्टोकाइनेज
(b) स्ट्रेप्टोमेलिन
(c) इरिथ्रोमाइसिन
(d) सेफोटेक्सिम

112. निम्नलिखित में से कौन-सी एण्टीट्यूबरकुलर आठवीं क्रेनियल तन्त्रिका को क्षति पहुँचा सकती है? *(DSSSB Staff Nurse 2013)*

(a) आइसोनियाजिड (INH)
(b) पैरा अमीनोसेलिसिलिक अम्ल (PAS)
(c) इथैम्ब्यूटोल हाइड्रोक्लोराइड
(d) स्ट्रेप्टोमाइसिन (Streptomycin)

113. निम्नलिखित में से कौन-सा ड्रग फॉस्फोरस टॉक्सिसिटी के लिए एण्टीडोट के रूप में उपयोग किया जाती है? *(DSSSB Staff Nurse 2013)*

(a) एट्रोपिन (b) एड्रीनेलिन
(c) एविल (d) एम्नियोडोरोन

114. जी मिचलाना व उल्टी के लिए प्रयुक्त ड्रग्स कहलाते हैं *(DSSSB Staff Nurse 2013)*

(a) एनाल्जेसिक्स (Analgesics)
(b) एण्टीपाइरेटिक्स (Antipyretics)
(c) एण्टीइमेटिक्स (Antiemetics)
(d) एण्टीबायोटिक्स (Antibiotics)

115. ड्रग की गम्भीर एलर्जिक प्रतिक्रिया कहलाती है *(DSSSB Staff Nurse 2013)*

(a) एनाफाइलेक्सिस (b) अन्तर्क्रिया
(c) विपरीत प्रभाव (d) टॉक्सिसिटी

116. लीवर सम्बन्धी रोग में प्रयोग की जाने वाली पसन्दीदा H_2 ब्लॉकर है *(JIPMER Staff Nurse 2013)*

(a) सिमेटिडिन (b) रेनिटिडिन
(c) फेमोटिडिन (d) निजेटिडिन

73. (d)	**74.** (a)	**75.** (d)	**76.** (d)	**77.** (c)	**78.** (c)	**79.** (a)	**80.** (b)	**81.** (b)	**82.** (b)
83. (d)	**84.** (c)	**85.** (b)	**86.** (d)	**87.** (c)	**88.** (a)	**89.** (d)	**90.** (a)	**91.** (d)	**92.** (b)
93. (c)	**94.** (d)	**95.** (b)	**96.** (b)	**97.** (d)	**98.** (b)	**99.** (c)	**100.** (d)	**101.** (b)	**102.** (d)
103. (c)	**104.** (b)	**105.** (c)	**106.** (d)	**107.** (b)	**108.** (a)	**109.** (d)	**110.** (a)	**111.** (a)	**112.** (d)
113. (a)	**114.** (c)	**115.** (a)	**116.** (d)						

करेक्ट सॉल्यूशन्स

टॉपिकल प्रैक्टिस

1. (*c*) चिकित्सा विज्ञान की वह शाखा, जिसमें ड्रग्स के उत्पत्ति, उनकी प्रकृति, उनके रासायनिक गुण, मानव शरीर पर उनकी क्रियाओं एवं उनके उपयोग का अध्ययन किया जाता है, फार्मेकोलॉजी (Pharmacology) कहलाती है।

2. (*c*) ड्रग्स के प्रभाव, अवशोषण, वितरण, उत्सर्जन और उनकी क्रिया (मेटाबॉलिज्म) से सम्बन्धित फार्मेकोलॉजी की शाखा फार्मेकोडायनामिक्स कहलाती है।

3. (*a*) हिपोक्रेटस प्राचीन यूनान के एक प्रमुख विद्वान थे। ये यूनान के चिकित्साशास्त्र के जन्मदाता थे। इन्होंने मानव रोगों पर प्रथम ग्रन्थ लिखा, इसलिए इन्हें चिकित्साशास्त्र का जनक भी कहते हैं।

5. (*d*) ड्रग्स प्राप्त करने के स्रोत पौधे, जन्तु, सूक्ष्मजीव, संश्लेषित या कृत्रिम रसायन है।

6. (*b*) ड्रग को मालिश द्वारा तेल या मल्हम की तरह सीधे ही रगड़ कर त्वचा पर लगाना इनक्शन कहलाता है।

7. (*b*) तरल रूप से किसी ड्रग को शरीर के अन्दर गुहा (Cavity), में डालना इन्सटीलेशन कहलाता है; जैसे–आँख या कान में में बूँद-बूँद करके द्रव ड्रग डाली जाती है।

13. (*d*) सबसे कम बायोअवेलेबिलिटी मुख मार्ग प्रकार से ड्रग देने में होती है।

14. (*d*) ड्रग देने के सबलिंगुअल तरीके में जीभ के नीचे ड्रग रखते है, जहाँ पर ड्रग का अवशोषण शीघ्र होता है, और यह घुलकर शीघ्र ही सीधे रुधिर में पहुँच जाती है। जिससे औषधि का प्रभाव शीघ्र कुछ ही मिनटों में हो जाता है।

15. (*a*) नाइट्रोग्लिसरीन, सुफेन्टानिल (Sufentanil), आदि ड्रग का प्रयोग आसानी से किया जा सकता है, क्योंकि ये ड्रग्स सबलिंगुअल तरीके से जीभ के नीचे रखकर दी जाती हैं।

18. (*b*) पेनिसिलीन की टेस्ट डोज इन्ट्रावेनस मार्ग से दी जाती है। इसमें दवा का प्रभाव तुरन्त होता है। अतः इमरजेन्सी या संकटकालीन अवस्था में इसी मार्ग का प्रयोग किया जाता है।

19. (*c*) जब एक ड्रग त्वचा की परतों में से होकर एरियोलर ऊतक में दिया जाता है, तब यह सबक्यूटेनियस एडमिनिस्ट्रेशन कहलाता है।

24. (*d*) आयरन प्रीप्रेशन के इंजेक्शन को गहरा इन्ट्रामस्कुलर लगाने का कारण ड्रग से ऊतक बैचेनी का बचाव करना है।

25. (*d*) किसी ड्रग की अवशोषण दर ड्रग के परिवहन के मार्ग, ड्रग की घुलनशीलता एवं ड्रग देने के मार्ग पर निर्भर करती है। ड्रग इंजेक्शन लगाने हेतु स्थान का चयन दी जाने वाली ड्रग के लक्षणों पर निर्भर करता है। जिस अंग पर लक्ष्य करके ड्रग दी जाती है, उसके आधार पर मार्गों को भी वर्गीकृत किया जाता है।

26. (*c*) लार में लिथियम का स्तर सीरम के स्तर से लगभग दो से तीन गुना अधिक होता है। अतः लिथियम आयन सक्रिय रूप से लार से स्रावित (उत्सर्जित) होते हैं।

43. (*a*) एण्टीबायोटिक एक पदार्थ या यौगिक है, जो बैक्टीरिया को मार डालता है या उसके विकास या गुणन को रोकता है। इसका उपयोग बैक्टीरिया के कारण हुए संक्रमण के इलाज के लिए होता है।

44. (*a*) पैरासिटामोल एक एण्टीपाइरेटिक और एनाल्जेसिक ड्रग है। इसका प्रयोग आमतौर पर बुखार, सिरदर्द और अन्य हल्के दर्द से राहत पाने के लिए किया जाता है।

45. (*d*) एण्टीबायोटिक ड्रग्स क्लोरैम्फेनिकॉल, टेट्रासाइक्लिन एवं इरिथ्रोमाइसिन बैक्टीरिया में प्रोटीन संश्लेषण को रोकते हैं। ये सीधे नए प्रोटीन के उत्पादन की ओर ले जाने वाली प्रक्रियाओं को बाधित करके बैक्टीरियल कोशिकाओं के विकास को धीमा करते हैं।

48. (*d*) सिफिलिस के इलाज के लिए पेनिसिलीन ड्रग ऑफ चॉइस है। प्रारम्भिक और देर से ज्ञात सिफिलिस के इलाज के लिए डोक्सिसाइक्लिन सबसे अच्छा विकल्प है।

50. (*a*) स्ट्रेप्टोमाइसिन मुख द्वारा नहीं देनी चाहिए क्योंकि यह गैस्ट्रोइंटेस्टाइनल नाल द्वारा अवशोषित नहीं होती है। अतः गैस्ट्रोइंटेस्टाइनल संक्रमण को छोड़कर, यह नियमित इंट्रामस्कुलर इंजेक्शन द्वारा दिया जाता है।

54. (*d*) टेट्रासाइक्लिन, मैक्रोलाइडस, क्लिन्डामाइसिन, ट्राइपेथोप्रिस, सल्फाडियाजीन और क्लोरैम्फीनिकॉल, आदि बैक्टीरियोसाइडल एण्टीबायोटिक ड्रग नहीं हैं। ये बैक्टीरियोस्टेटिक ड्रग हैं, जो बैक्टीरिया की वृद्धि रोकते हैं।

67. (*b*) रिकेटसियल संक्रमण एण्टीबायोटिक्स डोक्सिसाइक्लिन या क्लोरैम्फीनिकॉल के प्रारम्भिक उपचार के लिए तुरन्त प्रतिक्रिया करता है। ये एण्टीबायोटिक्स मुँह से दिया जाता है।

77. (*d*) कुष्ठ रोग या लेप्रोसी के उपचार में सबसे महत्त्वपूर्ण एण्टीलेप्रोसी ड्रग रिफैम्पिसिन है। लेकिन इनके साथ-साथ डेपसॉन, एवं क्लोफैजिमाइन भी उपयोग में ली जाती है।

80. (*d*) क्लोट्रीमाजोल एण्टीफंगल ड्रग नहीं है। इसका उपयोग त्वचा के वुल्वोवागिनल कैंडिडिआसिस या यीस्ट संक्रमण के लिए किया जाता है। क्लोट्रीमाजोल की गोलियाँ और क्रीम वेजाइना में डाली जाती है। क्लोट्रीमाजोल आमतौर पर सिर या नाखूनों के फंगल संक्रमण के उपचार में प्रभावी नहीं होता है।

83. (*b*) स्वाइन फ्लू के उपचार और रोकथाम के लिए उपयोग किए जाने वाले एण्टीवायरल एजेंट ओसाल्टामाविर (टैमीफ्लू) और जनामाविर (रिलेंजा) है। स्वाइन फ्लू अमाताडाइन और रिमामाडाइन के लिए प्रतिरोधी है।

84. (*d*) एड्स का कोई इलाज मौजूद नहीं है, लेकिन एण्टीरेट्रोवायरस ड्रग का सख्ती के साथ पालन करने से काफी हद तक इस रोग को बढ़ने से रोका जा सकता है। इसके लिए टीनोफोविर ड्रग का उपयोग किया जाता है।

85. (*b*) HIV संक्रमित गर्भवती महिला में, भ्रूण में HIV के संक्रमण को रोकने के लिए 6 सप्ताह तक नेविरेपाइन (NVP) ड्रग का उपयोग किया जाता है। इसमें एजिडोथाइमिडिन (AZT) लैमिवुडिन भी सहायक होती है।

93. (*c*) वयस्कों और बच्चों में अमीबिक पेचिश (Dysentery) के उपचार के लिए मेट्रोनिडाजोल उपयुक्त है।

95. (*d*) डाइएथिल कार्बेम्जीन सिट्रेट, जोकि माइक्रोफाइलेरिसिडल और वयस्क कृमि (Worm) दोनों के खिलाफ सक्रिय है, यह लिम्फैटिक फाइलेरिएसिस के लिए भी अति उपयुक्त ड्रग है।

96. (*c*) आँतों के गोलकृमि के संक्रमण के इलाज के लिए सबसे अधिक इस्तेमाल किए जाने वाले एण्टी-वॉर्म ड्रग एल्बेन्डाजॉल तथा मेबेंडाजॉल हैं।

104. (*d*) कोलाइडल बिस्मिक एण्टीअल्सर ड्रग है, जो गैस्ट्रिक अम्ल के स्रावण को अवरुद्ध करता है; गैस्ट्रिक म्यूकस एवं बाइकार्बोनेट स्राव को उत्तेजित करता है तथा साथ ही गैस्ट्रिक म्यूकस की सुरक्षा भी करता है।

111. (*a*) प्रोस्टाग्लैंडिन्स गैस्ट्रिक स्रावण को रोककर, बाइकार्बोनेट स्राव को प्रोत्साहित कर और गैस्ट्रिक रुधिर की मात्रा बढ़ाकर पेप्टिक अल्सर का उपचार करते हैं।

125. (*d*) मेटोक्लोप्रामाइड, डोमपेरीडॉन एवं सिसाप्राइड तीनों ड्रग्स समान रूप से प्रभावकारी हैं। ये आमाशय एवं ग्रसनी से सम्बन्धित समस्याओं के उपचार में प्रयुक्त किए जाते हैं।

131. (*d*) ओपिऑइड एण्टीडायरियल ड्रग चिकनी पेशियों को शिथिल करता है, आँत की क्रमानुकुंचन गति को अवरूद्ध करता है एवं आँत के बैक्टीरिया को मारकर दस्त रोकता है।

133. (*a*) टोकोलायटिक औषधियाँ गर्भाशयी संकुचनों की गति को कम कर देती हैं।

137. (*b*) ड्रग्स जो नॉसिया और उल्टी से बचाव या राहत के लिए उपयोग की जाती है, एण्टीइमेटिक कहलाती है।

140. (*a*) सबसे अधिक विश्वसनीय इमेटिक ड्रग इन्ट्रामस्कुलर एमीटाइन है, जिसका प्रयोग मुँह से लिए गए जहर को बाहर निकालने में किया जाता है।

142. (*d*) डाइफिनॉक्सीलेट में थोड़ी मात्रा एट्रोपीन की भी मिलाई जाती है, क्योंकि एट्रोपीन उल्टी को रोकती है, डाइफिनॉक्सीलेट के विपरीत प्रभाव को कम करती है तथा डाइएट्रोपीनलेट की अतिरिक्त मात्रा एवं दुष्प्रभाव को भी रोकता है।

147. (*d*) ब्रोमोहेक्साइन का कार्य कफ को रोकना, ब्रोंकियल स्रावण को बढ़ाना एवं म्यूकोपॉलीसैकेराइड का विध्रुवीकरण है।

148. (*d*) ड्रग्स के वर्ग हिस्टामीन H। रिसेप्टर एण्टागोनिस्ट, प्लेटलेट एक्टीवेटिंग फेक्टर (PAF) एण्टागोनिस्ट एवं ल्यूकोट्राइन रिसेप्टर एण्टागोनिस्ट ब्रोंकियल अस्थमा में लाभदायक हैं।

149. (*b*) ब्रोंकियल अस्थमा में इनहेल्ड सैल्बुटामोल लाभदायक है, क्योंकि यह श्वास मार्ग में म्यूकस के स्रावण को कम करता है।

150. (*d*) ब्रोंकियल अस्थमा के रोगियों में मोन्टील्यूकास्ट ब्रोंकोडायलेशन एवं ब्रोंकस की अतिसक्रियता को अवरूद्ध करने के लिए उत्तरदायी है।

156. (*a*) साल्मेटेरॉल एक लम्बे समय तक काम करने वाला β-सेलेक्टिव एड्रीनेर्जिक रिसेप्टर एगोनिस्ट है जिसका उपयोग अस्थमा के लक्षणों और क्रोनिक ऑब्सट्रेक्टिव पल्मोनरी डिसीज के लक्षणों की रोकथाम और रखरखाव में किया जाता है।

158. (*b*) सैल्बुटामोल का प्रमुख दुष्प्रभाव पेशीय कम्पन्न, तेज धीमी असामान्य हृदयगति, कफ, सिरदर्द, घबराहट, बैचेनी, उत्तेजित एवं अस्थिर महसूस करना, आदि हैं।

161. (*c*) ग्यूफेनीसिन में एण्टीट्यूसिव, बहिक्षेपण एवं ब्रोंकोडायलेशन जैसे गुण नहीं पाए जाते है, परन्तु फिर भी यह कफ को रोकने वाले ड्रग्स का एक मुख्य घटक है।

172. (*b*) नेसल डीकन्जेस्टिव (Nasal decongestive) का लम्बे समय तक उपयोग करने पर विपरीत प्रभाव नेसल श्लेष्मा (म्यूकोसा) की हाइपरट्रोफी हो सकता है।

185. (*a*) फेफड़ों की एक या उससे अधिक धमनियों में खून के थक्के के कारण रुकावट आ जाने की स्थिति पल्मोनरी इम्बोलिज्म कहलाती है, जिसमें एट्रोपीन का उपयोग करना मना है।

188. (*d*) कोलीनिडिन एक चयनात्मक α_2 एड्रीनोरिसेप्टर एण्टागोनिस्ट है। α_2 एण्टागोनिस्ट या α_2 एड्रीनोरिसेप्टर्स एण्टागोनिस्ट उच्च रुधिरचाप के इलाज के लिए उपयोग की जाने वाली दवाएँ हैं। α_2 एण्टागोनिस्ट केन्द्रीय तन्त्रिका तन्त्र में एड्रीनो रिसेप्टर्स को उत्तेजित करते हैं।

195. (*d*) रुधिर वाहिकाओं को विस्तारित करके तथा रुधिरचाप कम करके हृदय के कार्य को कम करने वाले ड्रग के उदाहरण बस्कोपान, कोडिन, ट्राइनाइट्रेट, आदि हैं।

196. (*d*) डोपामाइन, डाइयूरेक्टिस, एण्टीएलर्जिक, आदि ड्रग्स हृदय पेशियों का संकुचन बढ़ाने के लिए दी जाती हैं।

200. (*a*) एटेनोलोल एक β-ब्लॉकर ड्रग है जिसका उपयोग मुख्य रूप से उच्च रुधिरचाप और हृदय से जुड़े सीने में दर्द के इलाज के लिए किया जाता है। हालांकि, एटेनोलोल उच्च रुधिरचाप वाले लोगों में मृत्यु दर में सुधार नहीं करता है।

203. (*c*) एमरिनोन एक चयनात्मक फॉस्फोडाइएस्टरेज-III अवरोधक है, जो इसके टूटने को रोककर चक्रीय एडीनोसिन मोनोफॉस्फेट को बढ़ाता है। यह ड्रग हार्ट अटैक के समय कार्डियक आउटपुट में वृद्धि करता है, परन्तु इसका हृदय पेशी पर कोई प्रत्यक्ष प्रभाव नहीं पड़ता है।

206. (*a*) हृदय रोगों में प्रयुक्त कार्डियोसेलेक्टिव β- एड्रीनेर्जिक ब्लॉकर में चयनात्मक β-1 ब्लॉकर्स जैसे–एटेनोलोल, बीटाक्सोलोल, बिसोप्रोलोल, एमोलोल, एसेबुटोलोल, मेटोप्रोलोल और नेबिवोलोल शामिल है।

207. (*b*) बीटा ब्लॉकर्स, जिन्हें बीटा-एड्रीनेर्जिक अवरोधक एजेंट के रूप में भी जाना जाता है। वे ड्रग्स है, जो रुधिरचाप को कम करते हैं। बीटा ब्लॉकर्स हॉर्मोन एपिनेफ्रीन के प्रभाव को अवरूद्ध करके कम करते हैं, जिसे एड्रीनेलिन भी कहा जाता हैं। बीटा ब्लॉकर्स के कारण हृदय अधिक धीमी गति से और कम बल के साथ धड़कने लगता है। जिससे रुधिरचाप कम हो जाता है। अपनी इन्ट्रन्सिक निगेटिव इनोट्रॉपिक क्रियाविधि के कारण ये ड्रग कन्गेस्टिव हार्ट फेल्यर में मना है।

209. (*a*) β-एड्रीनेर्जिक ब्लॉकर कार्वीडिलोल α_1 एड्रीनोरिसेप्टर्स को अवरूद्ध करके परिधीय संवहनी प्रतिरोध को कम करता है जिससे वैसोडायलेशन उत्पन्न होता है। यह कार्डियक बीटा 1- और बीटा 2- एड्रीनोरिसेप्टर्स को अवरूद्ध करके रिफ्लेक्स ट्रैकीकार्डिया को भी रोकते हैं एवं एण्टीऑक्सीडेन्ट प्रभाव दर्शाते हैं।

220. (*b*) हिपेरिन रुधिर का थक्का बनने से रोकने वाला एण्टीकोएगुलेन्ट ड्रग है।

221. (*a*) प्रोटामाइन सल्फेट ड्रग का उपयोग हिपेरीन के एण्टीडोट के रूप में किया जाता है। यह विशेष रूप से हिपेरीन ओवरडोज में एवं डिलीवरी और हृदय सर्जरी के दौरान हिपेरीन के प्रभावों को उलटने के लिए उपयोग किया जाता है।

222. (*d*) वैसो-कॉन्स्ट्रिक्टर्स का उपयोग एनेस्थेसिया के दौरान उत्पन्न हुए हाइपोटेन्शन के उपचार के लिए नहीं करना चाहिए।

225. (*d*) लम्बे समय तक एंजियोटेन्सिन कन्वर्टिंग एन्जाइम (ACE) इन्हीबिटर्स के सेवन से डायबिटीक नेफ्रोपैथी, डायबिटीक रेटीनोपैथी, हाइपरटेन्सिव न्यूरोपैथी, आदि हो सकते हैं।

226. (*a*) लोसार्टन ड्रग उच्च रुधिरचाप के लिए उपयोग किया जाता है। यह एक चयनात्मक एंजियोटेन्सिन 1 (AT1) रिसेप्टर एण्टागोनिस्ट है।

227. (*b*) लोवास्टेटीन ड्रग चयनात्मक रूप से एंजियोटेन्सिन (AT) सब-टाइप एंजियोटेन्सिन को अवरूद्ध करता है।

247. (*b*) डाययूरेटिक्स ड्रग्स मूत्र की मात्रा बढ़ाते हैं, ये जल व सोडियम निष्कासन को भी बढ़ाते हैं।

248. (*a*) फ्रूसेमाइड लूप डाइयूरेटिक्स है। डाइयूरेटिक्स मूत्र की मात्रा बढ़ाते हैं एवं जल तथा सोडियम के निष्कासन को भी बढ़ाते हैं।

256. (*d*) को-ट्रीमोजेजोल एण्टीबायोटिक का उपयोग सामान्यतया बैक्टीरियल संक्रमण में किया जाता है, जिसमें मूत्र मार्ग संक्रमण

(UTI), न्यूमोनिया (फेफड़ों में संक्रमण), कान तथा आँत के संक्रमण शामिल हैं।

258. (*c*) उम्र बढ़ने के साथ प्रोस्टेट ग्रन्थि का बड़ा होना, जो मूत्र त्याग में कठिनाई उत्पन्न कर सकता है, प्रोस्टेट की बिनाइन हाइपरट्रोफी कहलाता है। इसमें सर्वाधिक असरकारी ड्रग फीनॉस्ट्राइड है।

259. (*a*) एम्फीटेमीन ड्रग प्रोस्टेट की बिनाइन हाइपरट्रोफी में वृक्कों में रुधिर प्रवाह को बढ़ाती है, परन्तु प्रोस्टेट के आकार में कोई परिवर्तन नहीं करती है।

260. (*b*) ब्लैडर ट्राइजोन (Bladder trizone) एवं पेल्पेटिक मसल्स को एड्रीनेर्जिक α_2 एगोनिस्ट द्वारा शिथिल किया जा सकता है।

264. (*b*) मिनरेलो कोर्टिकॉइड के कारण सोडियम की अधिकता, उच्च रुधिरचाप, तरल संग्रहण, कैल्शियम का क्षय, पोटैशियम का क्षय, आदि देखने को मिलते हैं।

266. (*c*) एसिटाइलकोलाइन एस्टरेज अवरोधकों को मायस्थेनिया ग्रेविस का मूल उपचार माना जाता है। पाइरिडोसिटग्मिन का उपयोग इसके दीर्घकालिक उपचार के लिए किया जाता है एवं एड्रोफोनियम मुख्य रूप से अपने छोटे समय तक प्रभावी रहने के कारण डायग्नोसिस में प्रयोग किया जाता है।

267. (*a*) मस्कुलर पेरालाइसिस के पोस्ट ऑपरेटिव रिवर्सल के लिए निओस्टिग्मिन ड्रग का प्रयोग किया जाता है।

269. (*b*) एक्यूट केन्द्रीय एण्टीकोलिनेर्जिक सिन्ड्रोम के लिए ड्रग ऑफ चॉइस फिजोस्टिग्मिन है एवं इसके लक्षणों के समाधान के बाद ही इस रोग की पुष्टि की जा सकती है।

275. (*a*) नॉन-कैटेकोलामाइन सिम्पैथोमिमेटिक ड्रग डायरेक्ट एक्टिंग, इन्डायरेक्ट एक्टिंग या ड्यूल एक्टिंग हो सकते हैं। एड्रीनेलीन, एम्फिटेमिन, मिथाइल-एम्फिटेमिन और मिथाइल केनिडेट नॉन-कैटोकोलामाइन ड्रग्स के उदाहरण हैं।

276. (*c*) डोपाइमाइन β-हाइड्रॉक्सिलेज (DBH) कैटेकोलामाइन्स के संश्लेषण में गति निर्धारक एन्जाइम है। यह डोपामाइन को नॉर-'पाइनेफ्रीन में परिवर्तित करता है।

277. (*c*) कैटेकोलामाइन्स के संश्लेषण में मुख्य अवरोधक एजेंट α-मिथाइल-नॉर-एपिनेफ्रीन है, जो प्रीसीनेप्टिक α_2-रिसेप्टर्स से एसिटाइलकोलाइन रिलीज को रोकता है और उच्च सान्द्रता में मौजूद होने पर टायरोसिन हाइड्रोक्सिलेज की गतिविधि को भी रोकता है।

282. (*d*) फीनोबार्बिटॉन एक बार्बिट्यूरेट गैर चयनात्मक केन्द्रीय तन्त्रिका तन्त्र सेडेटिव है, जो मुख्य रूप से बच्चों में एक डिप्रेसेन्ट, कृत्रिम हिप्नोटिक और उपहिप्नोटिक एवं एण्टीकॉन्वेलसेंट ड्रग के रूप में प्रयोग किया जाता है।

286. (*d*) इन्ट्रावेनस निकोटिन का उपयोग अल्जाइमर के इलाज में किया जा सकता है। यह अल्जाइमर में मैमोरी के सुधार में प्रयुक्त किया जाता है।

288. (*b*) प्रोप्रेनोलोल ड्रग आवश्यक कम्पन्न (Essential tremor) को दबा सकता है, किन्तु पार्किन्सन कम्पन्न (Parkinsonian tremor) पर अप्रभावी है।

291. (*a*) एनाल्जेसिक ड्रग्स दर्द या पीड़ा से मुक्ति के लिए प्रयोग किए जाते हैं। इन्हें वेदनाहारी या पीड़ाहारी या दर्द निवारक दर्द कहते हैं।

294. (*d*) हिप्नोटिक्स वे ड्रग्स है, जो चिन्ता को दूर करते हैं, नींद को प्रेरित करते हैं एवं माँसपेशियों की टोन को कम करके उन्हें आराम पहुँचाते हैं।

296. (*c*) मसूड़ों में सूजन हाइपरट्रोफी के प्रत्यक्ष परिणाम के रूप में हो सकता है। यह सूजन अक्सर भोजन, बैक्टीरिया और स्वच्छता में कमी के कारण दाँतों पर पटि्टका के निर्माण के कारण होती है। यह फीनोबार्बिटोन औषधि के सेवन से भी हो सकती है।

297. (*d*) मिर्गी मस्तिष्क में तन्त्रिका कोशिका की गतिविधि बाधित करती है। इसके लिए प्रयुक्त ड्रग फेनीटोन, फीनोबार्बिटोन, वेलप्रोइक एसिड, आदि हैं।

300. (*a*) हाइपरप्रोलैक्टीमिया में उपयोगी ड्रग्स डोपामाइन एगोनिस्ट (DA) प्रकार के होते है; जैसे–ब्रोमोक्रिप्टाइन, लिसुराइड क्विनागोलाइड और कैबजौलिन।

301. (*b*) कोडीन ड्रग अफीम से उत्पन्न होता है, परन्तु उसमें एनाल्जेसिक एवं एडिक्शन जैसे गुण नहीं पाए जाते हैं।

310. (*d*) बैलाडोना टॉक्सिसिटी के लिए एण्टीडोट फाइटोस्टिगमाइन या पाइलोकार्पिन है, जो एट्रोपिन के समान है।

312. (*d*) टिमोलोल, कॉर्टीलोल, लिवाब्यूनोलोल तीनों ही प्रभावी ऑक्यूलर बीटा ब्लॉकर हैं।

316. (*b*) टिमोलोल ड्रग का उपयोग ग्लूकोमा के इलाज के लिए किया जाता है। टिमोलोल बीटा-ब्लॉकर्स नामक दवाओं के एक वर्ग में है। यह आँख में इण्ट्राऑक्यूलर दबाव को कम करता है। यह पाइलोकार्पाइन ड्रग की तुलना में बेहतर ड्रग है, क्योंकि यह यूवो स्क्लेरल स्रावण को प्रेरित करता है जिससे आँख के एक्वस ह्यूमर का बाहर की ओर बहाव होता है।

317. (*c*) प्रोस्टाग्लैंडिन (PG) एनालोग ऑक्यूलर हाइपोटेंशन दवाओं का नया वर्ग है जिसे ओपन एंगल ग्लूकोमा के उपचार के लिए विकसित किया गया है। इनमें से दो ड्रग्स लैटानोप्रोस्ट एवं आनोप्रोटस्टोन व्यावसायिक रूप से उपलब्ध है।

318. (*d*) पाइलोकार्पाइन का उपयोग सिर और गर्दन के कैंसर वाले लोगों में रेडियोथैरेपी के कारण शुष्क मुँह के इलाज के लिए, ग्लूकोमा एवं लकवा में किया जाता है।

319. (*a*) मायोटिक्स (Myotics) वे ड्रग्स हैं, जो आँख की पुतली को सिकोड़ देती है या आँख की पुतली का संकुचित कर देती हैं।

320. (*b*) मीड्रियाटिक्स (Mydriatics) ड्रग्स मायोटिक्स के विपरीत आँखों की पुतली विस्तारित (फैलाने) करने का काम करती है।

323. (*c*) कॉर्नियल अल्सर में दर्द निवारक जैसी सहायक चिकित्सा दी जाती है, जिसमें पुतली को पतला करने के लिए एट्रोपिन या होमोट्रोपिन जैसे सामयिक साइक्लोपलेजिक्स शामिल है। ये सिलिअरी पेशी में ऐंठन को रोकते हैं।

332. (*a*) एक रोगी जिसे इन्सुलिन का इन्फ्यूजन दिया जा रहा है, उसमें आमतौर पर होने वाले इलेक्ट्रोलाइट विकार को हाइपोकैलेमिया कहा जाता है। जिसमें शरीर में सीरम में पोटैशियम की मात्रा कम हो जाती है।

333. (*c*) प्रोजोसीन ड्रग रोगी में कार्बोहाइड्रेट सहनशीलता को बढ़ाती है, परन्तु इस ड्रग के कारण इन्सुलिन हाइपोग्लाइसेमिया दुष्प्रभाव भी रोगी में उत्पन्न हो सकता है।

334. (*d*) टाइप-2 डायबिटीज के उपचार में थियाजेलिडाइनिडियॉन का मुख्य दुष्प्रभाव अत्यधिक गम्भीर रोगी में हाइपोग्लाइसेमिया है।

338. (*a*) डायबिटीज टाइप-2 के उन रोगियों के लिए लाभप्रद है जिनमें कीटोएसिडोसिस हो एवं अनियन्त्रित डायबिटीज में भी उपयोग में लायी जाती है।

343. (*c*) रिफैम्पिसिन ड्रग हाइपोग्लाइसेमिया को नियन्त्रित कर सकता है। यदि इसे सल्फोनॉयल यूरिया के साथ दिया जाए।

349. (*d*) ग्लूकोकोर्टिकॉइड थैरेपी का उपयोग क्रोनिक एड्रीनल इन्सिफेशिएन्सी, ब्रोंकियल अस्थमा, अंग प्रत्यारोपण में ग्राफ्ट अस्वीकृति को रोकना, एलर्जी, ऑस्टिओआर्थराइटिस, आदि में किया जाता है।

362. (*d*) कार्बिमाजोल ड्रग का उपयोग अतिसक्रिय थायरॉइड (हाइपरथायरॉडिज्म) के इलाज के लिए किया जाता है। यह तब होता हैं, जब थायरॉइड ग्रन्थि बहुत अधिक थायरॉइड हॉर्मोन बनाती है।

363. (*c*) एण्टीथायरॉइड ड्रग थायरॉइड ग्रन्थि पर TSH के प्रभाव को अवरूद्ध करता है।

364. (*b*) कार्बिमाजोल, प्रोपथायोयूरेसिल से भिन्न है, क्योंकि इसका प्लाज्मा में अर्द्धजीवन काल कम होता है।

365. (*b*) मैथिमाजोल थायरॉइड इन्हिबिटर है, जोकि थायरॉक्सिन के ट्राइ आयोडोथायरोनिन में परिवर्तन को अवरूद्ध करता है।

366. (*b*) रेडियो एक्टिव आयोडीन थायरॉइड इन्हिबिटर के कारण थायरॉइड ग्रन्थि में अतिवृद्धि हो सकती है। इसके उपचार के लिए कार्बिमाजोल दिया जाता है।

367. (*d*) हाइपरथायरॉडिज्म के उपचार में कार्बिमाजोल, रेडियोएक्टिव आयोडीन की तुलना में बेहतर विकल्प है, क्योंकि यदि ड्रग के कारण हाइपोथायरॉडिज्म उत्पन्न हो, तो यह प्रभाव उत्क्रमणीय प्रभाव है।

370. (*d*) थायरॉक्सिन के अति उपचार के कारण एथ्रिरोस्क्लेरोसिस उत्पन्न नहीं हो सकता है। थायरॉक्सिन हॉर्मोन वैसोडाइलेशन जैसा एण्टी-एथ्रिरोस्कलेरोसिस प्रभाव दर्शाता है।

374. (*c*) एक्रोमिगेली (Acromegaly) में ऑक्टरियोटाइड ड्रग वृद्धि हॉर्मोन के स्रावण को अवरूद्ध नहीं करता है।

382. (*b*) टेस्टोस्टेरॉन थैरेपी का दुष्प्रभाव वृषण की अन्तरराली कोशिकाओं (Interstitial cells) की अतिवृद्धि, स्लीप एपनिया, मुँहासे या त्वचा एलर्जी, आदि हैं।

383. (*d*) पुरुषों में इरेक्टाइल डिस्फंक्शन होने पर सिल्डेनाफिल ड्रग जिसे वायग्रा नाम से भी जाना जाता है, मुख मार्ग से दिया जाता है। पुरुष में पेनिस इरेक्शन एक जटिल प्रक्रिया है जिसमें मस्तिष्क तन्त्रिकाएँ, माँसपेशियाँ और रुधिर वाहिकाएँ प्रमुख भूमिका निभाती है। इसे अलावा हॉर्मोन और भावनाएँ भी महत्त्वपूर्ण भूमिका निभाती है।

385. (*c*) आइसोक्सप्यूरीन का उपयोग समय से पहले होने वाले प्रसव और परिधीय संवहनी रोग में किया जाता हैं यह एक बीटा एड्रीनेर्जिक एगोनिस्ट है। यह गर्भाशय में चिकनी माँसपेशियों के संकुचन को रोकने का काम करता है।

396. (*d*) प्रसव के दौरान प्रसव प्रक्रिया को प्रेरित करने के लिए गर्भाशयी संकुचन शुरु करने या सुधारने के लिए ऑक्सीटोसिन इंजेक्शन का उपयोग किया जाता है। ऑक्सीटोसिन का उपयोग बच्चे के जन्म के बाद रुधिरस्राव को कम करने के लिए एवं यह दुग्ध स्रावण को भी प्रेरित करता है। गर्भावस्था को समाप्त करने के लिए इसका उपयोग अन्य ड्रग्स या प्रक्रियाओं के साथ भी किया जा सकता है।

398. (*c*) हिपेरिन सोडियम जैसी उच्च मोलीक्यूलर भार वाले ड्रग्स प्लेसेंटल बैरियर को क्रॉस नहीं कर पाते हैं।

399. (*b*) टेराटोजेनिसिटी ड्रग की एक विकासशील भ्रूण में दोष या विकार या विकृति उत्पन्न करने की क्षमता है। ये गर्भ पर टॉक्सिक प्रभाव डालते हैं। यह थैलिडोमाइड जैसी कई ड्रग्स का सम्भावित दुष्प्रभाव है।

401. (*d*) गर्भावस्था में एण्टीमलेरियल ड्रग प्रिमाक्विन का उपयोग मना है। यह आमतौर पर मलेरिया के रोगजनक *प्लाज्मोडियम वाइवैक्स* और *प्लाज्मोडियम ओवैल* के लिए उपयोग किया जाता है।

402. (*d*) गर्भावस्था में आमतौर पर प्रेडनिसोलोन की सिफारिश नहीं की जाती है जब तक कि सम्भावित लाभ जोखिम से अधिक न हो। हालांकि, यह स्तनपान करवाने वाली माता के लिए मना नहीं है। इसका हाई डोज या लंबे समय तक उपयोग अजन्मे बच्चे के विकास को प्रभावित कर सकता है।

406. (*a*) सिप्रोफ्लोक्सेसिन ड्रग का बच्चों या शिशु में उपयोग नहीं किया जाना चाहिए। इस ड्रग के कारण प्रारम्भिक अध्ययन में अपरिपक्व शिशुओं में उपास्थि क्षति को प्रदर्शित करता है।

412. (*c*) टेमोक्सिफेन सिट्रेट ड्रग हॉर्मोन रिसेप्टर पॉजिटिव स्तन कैंसर का इलाज करता है। यह स्तन कैंसर को रोकने में भी मदद कर सकता है।

413. (*b*) कोरियोकार्सीनोमा के इलाज के लिए इन्ट्रावेनस ड्रिप द्वारा मेथोट्रीक्सेट ड्रग दी जाती है। इसके एक हफ्ते बाद एक्टिनोमाइसिन और एटोपोसाइड दवाएँ दी जाती हैं।

414. (*c*) ग्रेनीसेट्रॉन एक सेरोटोनिन 5-HT_3 रिसेप्टर विरोधी ड्रग है जिसका उपयोग कीमोथैरेपी और रेडियोथैरेपी के बाद मतली और उल्टी के इलाज के लिए एक एण्टीइमेटिक के रूप में किया जाता है।

416. (*c*) मुखीय (Oral) गर्भनिरोधक की प्रभाविकता को परिवर्तित करने वाले ड्रग में एण्टीकन्वेलेंटस एण्टीबायोटिक्स, रिफैम्पिसिन, ग्रिसोफुलविन, एस्कॉर्बिक एसिड और एसिटामिनोफेन शामिल है।

नर्सिंग एग्जाम गैलरी

15. (*c*) ऑन्डेनस्ट्रॉन की पहली डोज आमतौर पर कीमोथैरेपी की शुरुआत से 30 मिनट पहले दी जाती है। रेडियोथैरेपी में यह 1-2 घण्टे पहले या सर्जरी से 1 घण्टे पहले दी जाती है।

16. (*a*) 1 gm में औषधि की 1000 mg मात्रा होती है। अतः 2 gm (2000 mg) औषधि 4 खुराकों में देने के लिए प्रत्येक खुराक 500 mg की दी जाएगी।

17. (*c*) 1 ग्राम में 1000 mg होती है।
0.75 g में $0.75 \times 1000 = 750$ mg होंगे। अतः 750 mg औषधि देने के लिए 250 mg की 3 टेबलेट दी जाएँगी।

20. (*d*) सबसे आम कीमोथैरेपी प्रेरित दुष्प्रभाव (जटिलताएँ) मतली और उल्टी, थकान, भूख में कमी, स्वाद में बदलाव, बालों का झड़ना, कब्ज, बोन मैरो डिप्रेशन, आदि हैं।

23. (*b*) लिम्फेटिक फाइलेरिया को जड़ से मिटाने के लिए भारत सरकार द्वारा बड़े पैमाने पर उपचार के लिए DEC (डाइएथिलकार्बेम्जीन) एकल डोज गोली की शुरूआत की गई।

24. (*c*) TB में मल्टीड्रग प्रतिरोधकता आइसोनियाजिड एवं रिफैम्पिसिन ड्रग्स से सम्बन्धित है।

25. (*c*) डाइक्लोफेनिक सोडियम एनाल्जेसिक ड्रग में प्रदाहनाशी (Anti-inflammatory) क्रिया का अभाव होता है।

26. (*d*) इलेक्ट्रोकन्वुल्सिव थैरेपी (ECT) एक प्रक्रिया है, जो सामान्य एनेस्थेसिया देने के दौरान की जाती है, जिसमें मस्तिष्क के माध्यम से छोटी विद्युत धाराएँ पारित की जाती है एवं जानबूझकर छोटे पेशीय कम्पनों को प्रेरित किया जाता है। इसमें एट्रोपिन सल्फेट का उपयोग दैहिक स्रावों की कम करने के लिए किया जाता है।

29. (*d*) प्री-एनेस्टोटिक ड्रग तनाव एवं डर को कम करने के लिए, लार का स्राव कम करने के लिए एवं अवांछित रिफ्लैक्स कम करने के लिए दिया जाता है।

30. (*c*) रीनल फेल्यर वाले मरीज में डाइयूरेटिक ड्रग मूत्र की मात्रा में वृद्धि कर ओडीमा की सूजन को कम किया जाता है।

31. (*c*) रिफैम्पिसिन, जिसे रिफैम्पिन के रूप में भी जाना जाता है, एक एण्टीबायोटिक है। इसका उपयोग कई प्रकार के बैक्टीरियल संक्रमणों के इलाज के लिए किया जाता है। जिसमें TB एवं कुष्ठ रोग शामिल है, किन्तु मल्टीड्रग प्रतिरोधी तपेदिक (TB) के उपचार में यह ड्रग उपयोगी नहीं होता है।

33. (*a*) डाइयूरेटिक ड्रग मूत्र की मांत्रा में वृद्धि कर सूजन को कम करते हैं। यह ड्रग सुबह के समय दिए जाते हैं।

39. (*d*) एनेस्थेसिया में सबसे अन्त में श्रवण संवेदना (Hearing sense) विलुप्त होती है।

40. (*a*) फेन्टेनिल जिसे एनस्थेटिक ड्रग भी कहा जाता है शक्तिशाली ओपिऑइड है, जिसका दर्द निवारक (एनाल्जेसिक) ड्रग के रूप में उपयोग किया जाता है। यह अन्य एनेस्थेटिक के साथ उपयोग में लिया जाता है।

41. (*b*) मोनोएमिन ऑक्सीडेज इन्हिबिटर (MAOI) लेते समय थायमिन युक्त खाद्य पदार्थ खाने से बचना चाहिए।

42. (*b*) एण्टीबायोटिक वह पदार्थ या यौगिक है, जो बैक्टीरिया की वृद्धि रोकता है या इन्हें मार डालता है। पेनिसिलीन, टेट्रासाइक्लिन, ओफ्लोक्सेसीन, आदि इसके उदाहरण है। रेनिटिडीन पेप्टिक अल्सर एवं GERD के उपचार में प्रयुक्त ड्रग है।

43. (*a*) एसिड रिफ्लैक्स, गैस्ट्रोओसोफेगल रिफ्लैक्स रोग (GERD) के लक्षणों से राहत प्रोटॉन पम्प इन्हिबिटर द्वारा होती है। पेन्टोप्राजोल, ओमरीप्राजोल, रेबीप्राजोल, आदि इसके उदाहरण हैं।

44. (*c*) मॉर्फीन व कोडिन अफीम के पौधों से प्राप्त नार्कोटिक ड्रग है, जिसका प्रयोग दर्द निवारक (एनाल्जेसिक) ड्रग के रूप में किया जाता है।

45. (*c*) रिफैम्पिसिन पल्मोनरी ट्यूबरकुलोसिस के उपचार में प्रयुक्त प्रथम पंक्ति की एण्टीबायोटिक ड्रग है।

47. (*d*) हिपेरिन एक प्राकृतिक एण्टीकोएगुलेन्ट है, जोकि रुधिर को जमने से रोकता है इसलिए कार्डियोजेनिक शॉक के मरीज को दो बार सबक्यूटेनियस मार्ग द्वारा हिपेरिन दी जाती है।

48. (*b*) ऑन्डेनस्ट्रॉन कैंसर के उपचार में प्रयुक्त कीमोथैरेपी, रेडिएशन थैरेपी या सर्जरी के कारण होने वाली मितली, उल्टी, या नॉजिया से बचाव के लिए दिया जाने वाला ड्रग है।

49. (*a*) नर्स मरीज को मूड स्टेबिलिटी ड्रग्स लिथियम कार्बोनेट के बारे में शिक्षित करते समय लिथियम टॉक्सिसिटी के बचने के लिए डाइयूरेटिक्स का उपयोग नहीं करने के लिए कहती है।

55. (*c*) इन्ट्रावेनस–एसिटाइलसिस्टीन पैरासिटामोल ओवरडोज का इलाज करने के लिए प्रयुक्त एण्टीडोट है और ओवरडोज के 8 घण्टे के भीतर दिए जाने पर लीवर की क्षति को रोकने में लगभग 100% प्रभावी है।

58. (*d*) उच्च रुधिरचाप के इलाज के लिए रिसेरपीन का उपयोग किया जाता है। इसका उपयोग मानसिक विकारों वाले रोगियों में गम्भीर उत्तेजना के इलाज के लिए सेडेटिव की तरह भी किया जाता है।

59. (*a*) ग्लारजिन लम्बे समय तक प्रभावी इन्सुलिन है।

61. (*b*) वैसोडाइलेटर रुधिर वाहिकाओं को चौड़ा करके हाइपरटेंशन (उच्च रुधिरचाप) से राहत उपलब्ध करवाते हैं।

62. (*a*) डाइसल्फिराम एक एण्टाबूस ड्रग है, जो शराब की लत के उपचार में काम आती है।

63. (*c*) ड्रग की वह श्रेणी जो रुधिर का थक्का जमने से रोकती है एण्टीकोएगुलेन्ट कहलाती हैं। इनके प्रयोग से एम्बूलस का निर्माण नहीं होता है।

64. (*a*) फ्रूरोसेमाइड लूप डाइयूरेटिक्स होते हैं। डाइयूरेटिक्स ड्रग्स मूत्र की मात्रा में वृद्धि करते हैं।

65. (*b*) एन्थेल्मिक ड्रग्स का प्रयोग कृमि द्वारा उत्पन्न रोगों के उपचार में किया जाता है।

66. (*c*) एसिटामिनोफेन दर्द प्रबन्धन के लिए इस्तेमाल की जाने वाली सबसे पहली पंक्ति का ड्रग है। एसिटामिनोफेन की अधिक मात्रा लीवर को नष्ट कर मृत्यु का कारण बनती है।

68. (*d*) आयरन के अवशोषण को बढ़ाने के लिए, रोगियों को आयरन की खुराक खाने से पहले लेनी चाहिए।

69. (*b*) सिसप्लेटिन एक एण्टीनियोप्लास्टिक ड्रग्स है, जोकि कैंसर के उपचार में काम आने वाला कीमोथैराप्यूटिक एजेन्ट है।

72. (*a*) एसाइक्लोविर एक एण्टीवायरल ड्रग हैं। यह कमजोर प्रतिरक्षा तन्त्र वाले रोगियों में वायरस के कारण होने वाले रोगों को नियन्त्रित करने का काम करती है।

74. (*a*) सेलेक्टिव एण्टीबायोटिक पेनिसिलीन का प्राथमिक कार्य बैक्टीरिया की कोशिका भित्ति संश्लेषण रोकना है।

75. (*d*) एण्टीहैल्मिन्थिक ड्रग्स को कृमि (Worms) की वजह से होने वाली बीमारियों के इलाज के लिए इस्तेमाल किया जाता है।

78. (*c*) फ्रीज में शुष्क कम खुराक वाले ड्रग के उत्पादन में आमतौर पर स्टार्च का बल्किंग एजेन्ट की तरह इस्तेमाल किया जाता है।

79. (*a*) ड्रग्स की श्रेणी में सल्फोनामाइड ड्रग का सबसे सामान्य प्रतिकूल प्रभाव स्टीवन जॉनसन सिन्ड्रोम है।

80. (*b*) अर्टीमिसिनिन का प्रयोग *प्लाज्मोडियम फैल्सीपेरम* से उत्पन्न होने वाले उस मलेरिया के इलाज में किया जाता है, जो विभिन्न ड्रग्स से प्रतिरोधकता प्राप्त कर चुका हो। इसमें एक्सोपरोक्साइड समूह उपस्थित होता है।

84. (*c*) क्लोरोक्विनिन, *प्लाज्मोडियम फैल्सीपेरम* संक्रमण द्वारा उत्पन्न मलेरिया उपचार में उपयोग नहीं की जाती है।

87. (*c*) सोडियम वैल्टोएट का प्रयोग मनोवस्था सम्बन्धी विकार और मिर्गी दोनों में किया जाता है।

88. (*a*) जिन लोगों की प्रतिरक्षा तन्त्र सामान्य रूप से काम नहीं कर रहा है, उन लोगों में साइटोमेगालोवायरस (CMV) रेटिनाइटिस का इलाज करने के लिए गैन्सीक्लोविर ड्रग का उपयोग किया जाता है।

90. (*a*) मेलिग्नेन्ट हाइपरटेंशन के उपचार के लिए पसंदीदा ड्रग इन्ट्रावेनस नाइट्रोप्रुसाइड है।

92. (*b*) पल्मोनरी इम्बोलिज्म से पीड़ित मरीज जो वारफेरिन ले रहा है, के लिए एसीटाइल सेलिसिलिक एसिड (एस्प्रिन) के उपयोग की मनाही है।

93. (*c*) डाइसल्फिराम का प्रयोग एल्कोहॉलिज्म के उपचार में किया जाता है। इसके उपयोग के साथ शराब की थोड़ी मात्रा का भी सेवन हानिकारक प्रभाव उत्पन्न करता है। इन प्रभावों में चेहरे का लाल होना, सिरदर्द, मतली, उल्टी और चिंता शामिल है।

94. (*d*) हिपेरिन थैरेपी में, प्रोटामीइन सल्फेट एकमात्र एण्टीडोट है, जिससे हिपेरिन का प्रभाव कम किया जाता है।

95. (*b*) इम्यूनोसप्रेसिव ड्रग्स के मुख्य साइड इफेक्ट्स (दुष्प्रभाव) में श्वेत रुधिर कोशिकाओं (WBCs) की संख्या में वृद्धि सम्मिलित नहीं है।

97. (*d*) कैल्शियम चैनल ब्लॉकर ड्रग रेनॉड घटना में सामान्यतया प्रयोग किया जाता है।

104. (*b*) सबलिंगुअल नाइट्रोग्लिसरिन देने पर भी दर्द से राहत नहीं मिलने पर नाइट्रोग्लेन टेबलेट 5-10 मिनट के अन्तराल पर देनी चाहिए।

108. (*a*) IV मेनिटॉल ड्रग बढ़े हुए इन्ट्राक्रेनियल दाब (ICP) को कम करने में उपयोगी है।

110. (*a*) जिडोवुडिन का उपयोग अन्य दवाओं के साथ मानव इम्यूनोडेफिसिएन्सी वायरस (HIV) के संक्रमण के इलाज के लिए किया जाता है। जिडोवुडिन न्यूक्लियोटाइड रिवर्स ट्रांसक्रिप्टेज इन्हिबिटर नामक ड्रग्स के एक वर्ग में शामिल है।

112. (*d*) स्ट्रेप्टोमाइसिन एण्टीट्यूबरकुलर ड्रग है, जो आठवीं क्रेनियल तन्त्रिका को क्षति पहुँचा सकता है।

114. (*c*) जी मिचलाना एवं उल्टी के उपचार के लिए प्रयुक्त ड्रग, एण्टीइमेटिक ड्रग कहलाते हैं।

115. (*a*) किसी ड्रग या पदार्थ से सम्पर्क में आने के कुछ सेकण्ड या मिनट में उत्पन्न एलर्जिक प्रतिक्रिया को एनाफाइलेक्सिस कहते हैं।

116. (*d*) निजेटिडिन एक हिस्टामाइन ड्रग है, जो व्यापक रूप से पेप्टिक अल्सर रोग और लीवर सम्बन्धी रोग में प्रयोग की जाने वाली पसन्दीदा H_2 ब्लॉकर है।

महत्त्वपूर्ण उपकरण

Important Equipments / Instruments

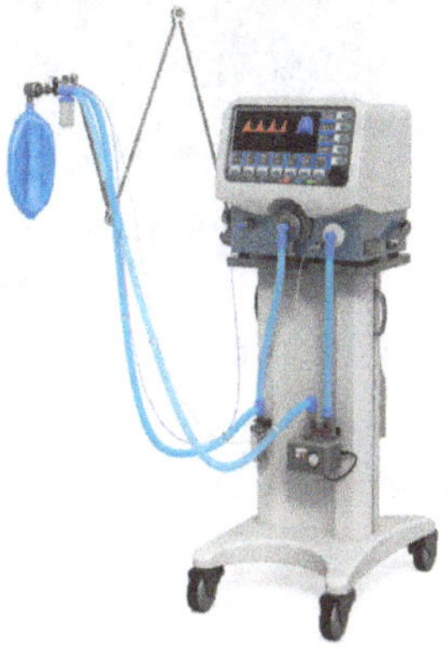

उपयोग
कृत्रिम रूप से श्वास
लेने में सहायक

वेन्टीलेटर/मैकेनिकल वेन्टीलेटर (Ventilator/Mechanical Ventilator)

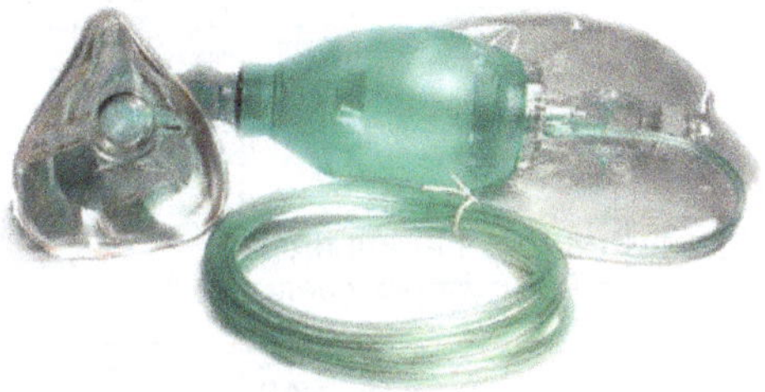

उपयोग
अपर्याप्त श्वास लेने
की स्थिति में पॉजिटिव
प्रेशर वेन्टीलेशन में

बैग वाल्व मास्क या एम्बु बैग (Bag Valve Mask or Ambu Bag)

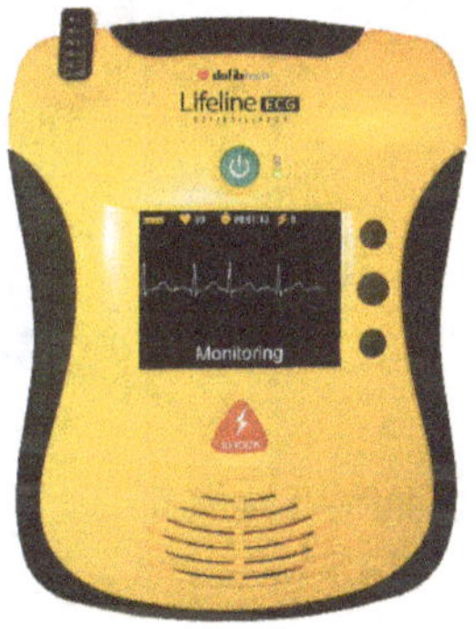

उपयोग
अचानक आए कार्डियक
अरेस्ट से व्यक्ति को
जीवित रखने में

ऑटोमेटिक एक्सटर्नल डीफाइब्रीलेटर
[Automatic External Defibrillator (AED)]

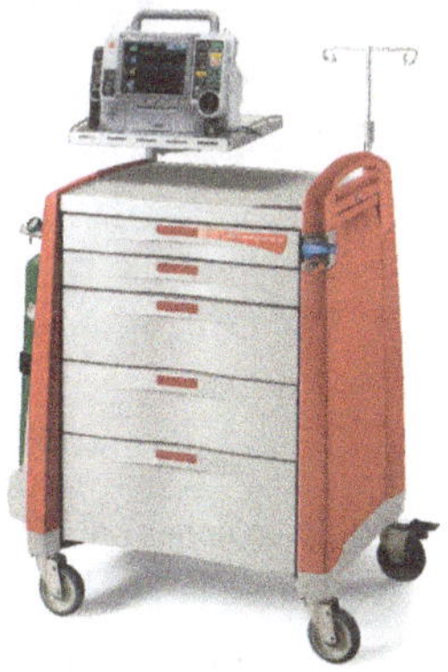

उपयोग
अनेक ट्रे या शैल्फ युक्त
पहिए वाली ट्रॉली जो
अस्पताल में आपातकालीन
दवाओं एवं उपकरणों के
तुरन्त परिवहन या स्थानान्तरण
में सहायक होती है।

एमरजेन्सी रीससीटेशन ट्रॉली
(Emergency Resuscitation Trolley)

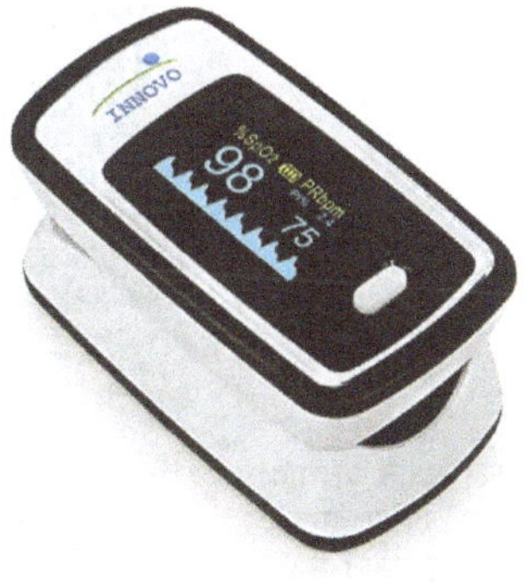

उपयोग
रुधिर में ऑक्सीजन
का स्तर मापने में

पल्स ऑक्सीमीटर (Pulse Oximeter)

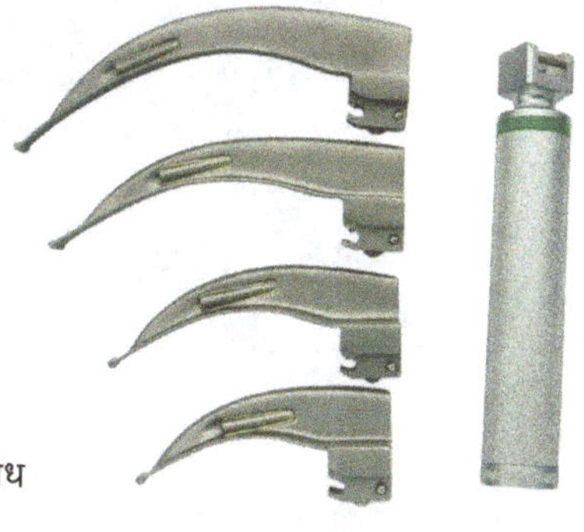

उपयोग
जाँच या श्वास मार्ग
बनाए रखने हेतु
गले में उत्पन्न अवरोध
को हटाने में

लेरिन्गोस्कोप (Laryngoscope)

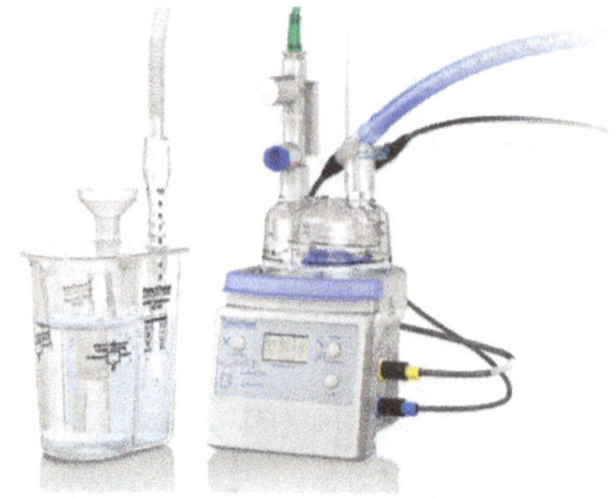

उपयोग

इनफेन्ट रेस्पाइरेटरी डिस्ट्रेस सिण्ड्रोम (IRDS) से ग्रसित नवजात शिशु में वेन्टीलेशन बनाए रखने में

बबल CPAP
(Bubble CPAP - Continuous Positive Airway Pressure)

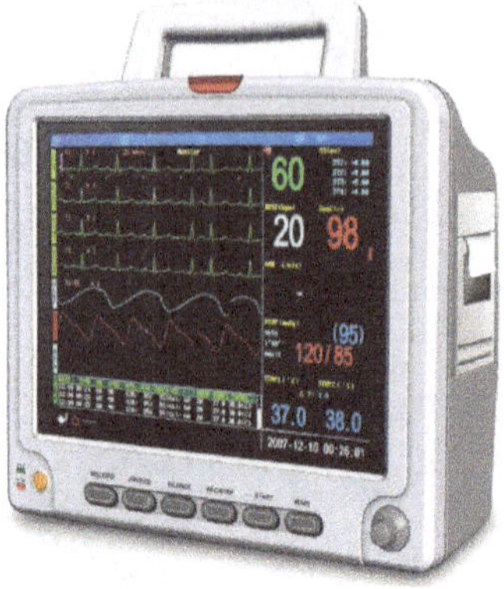

उपयोग

हृदय की गतिविधियों के अवलोकन में

कार्डियक मॉनीटर (Cardiac Monitor)

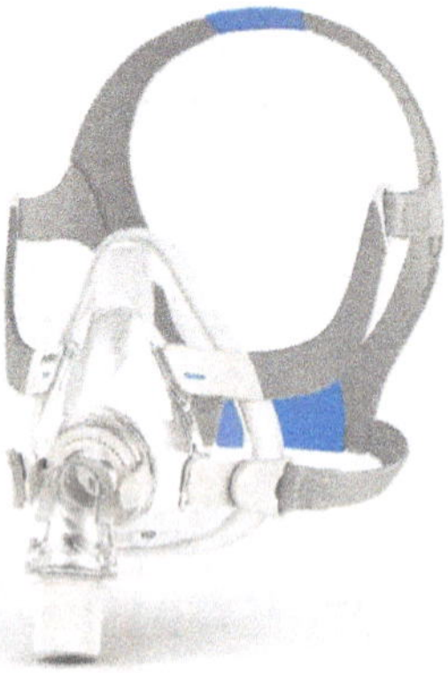

उपयोग

स्लीप एप्निया (Sleep apnea) वेन्टीलेशन में

CPAP मास्क (CPAP Mask)

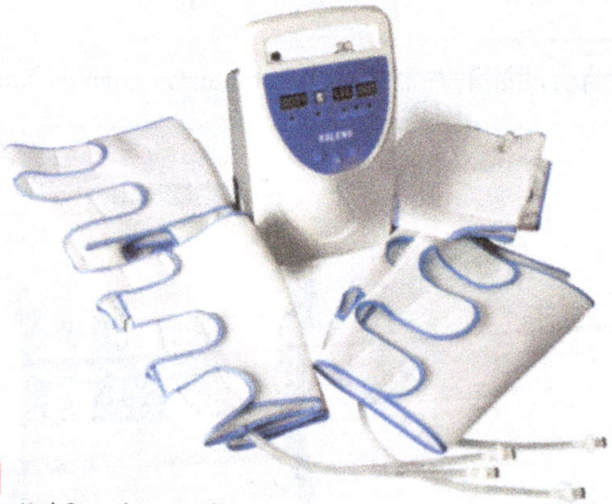

उपयोग

डीप वेन थ्रॉम्बोसिस से बचाव में

DVT पम्प (DVT - Deep Vein Thrombosis Pump)

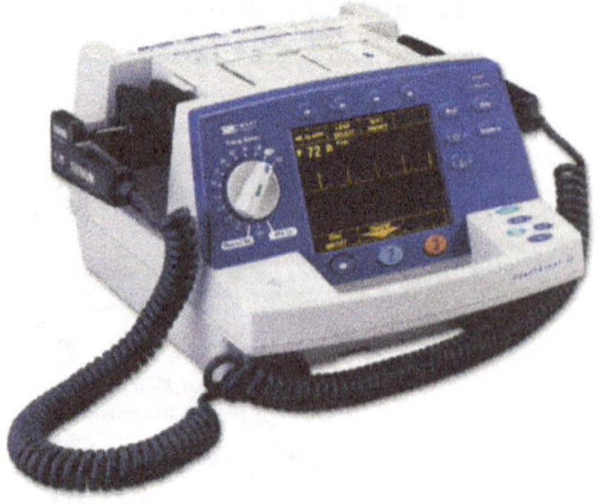

उपयोग

हृदय में वैद्युत आघात (Electric shock) या वैद्युत प्लस (Pulse) भेजकर हृदय की धड़कनों को पुनः वापस लाने में

डीफाइब्रीलेटर (Defibrillator)

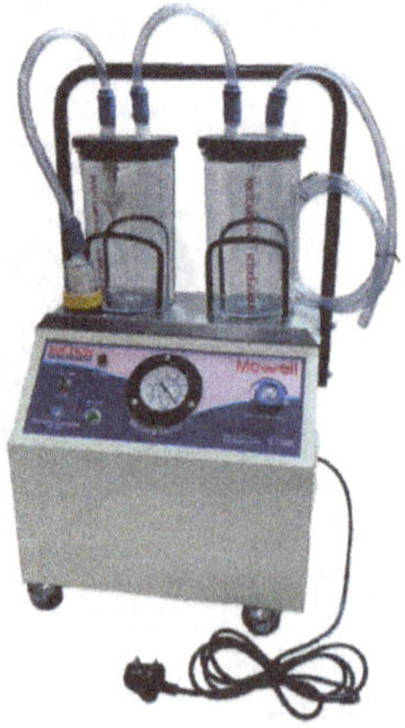

उपयोग

सर्जरी में सर्जिकल स्थान या घाव में से म्यूकस, जल, रुधिर, पस, लार, आदि तरलों को हटाने में)

सक्शन मशीन (Suction Machine)

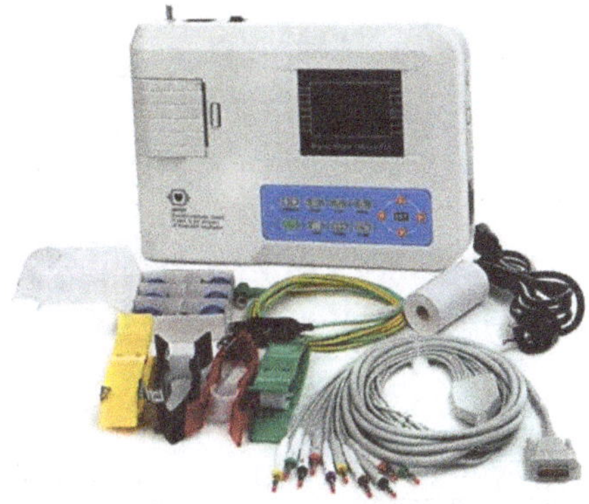

उपयोग

हृदय की गतिविधि या धड़कन की जाँच में

इलेक्ट्रोकार्डियोग्राम या ECG मशीन
(Electrocardiogram or ECG Machine)

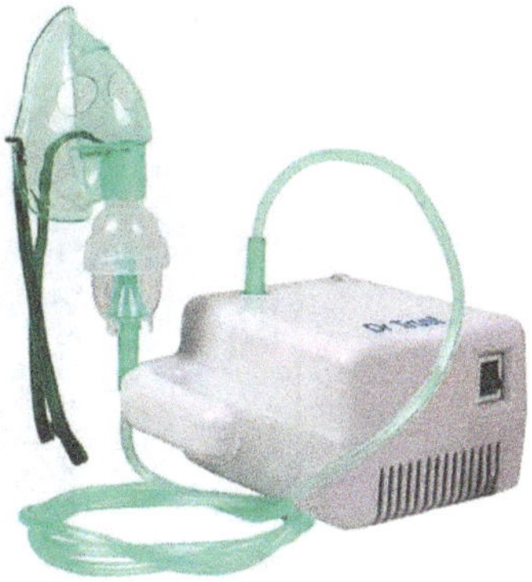

उपयोग

तरल दवा को श्वास के साथ लेने के लिए भाप में परिवर्तित करने में

नेबुलाइजर (Nebulizer)

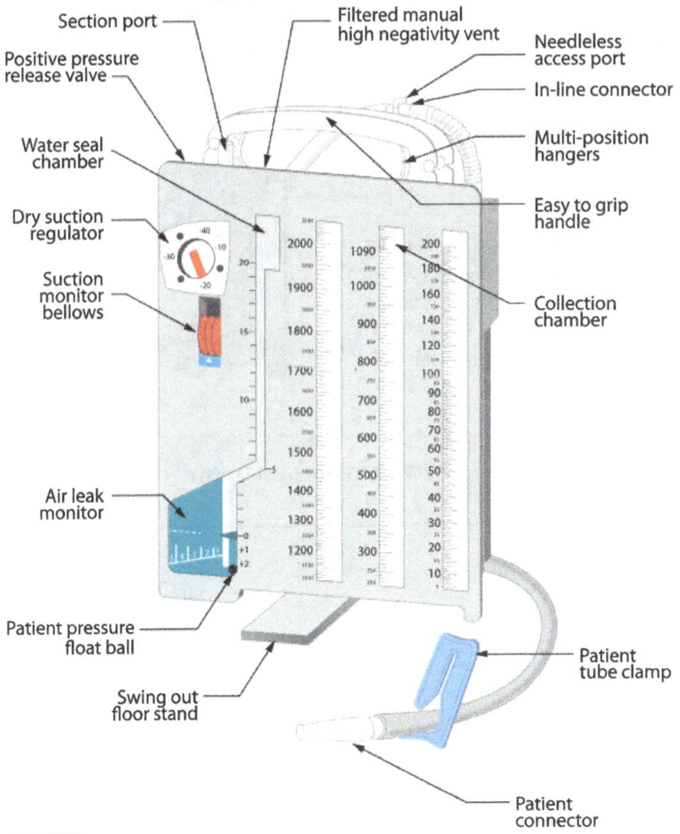

उपयोग

इन्ट्राथोरैसिक (Intrathoracic) स्थान में से न्यूमोथोरैक्स (Pneumothorax) में वायु को निकालना, एम्फाइमा (Empyema) में पस या रुधिर को निकालना एवं प्लूरल इफ्यूजन (Pleural effusion) में तरल निकालना

इंटरकोस्टल ड्रेनेज सिस्टम
(Intercostal Drainage System)

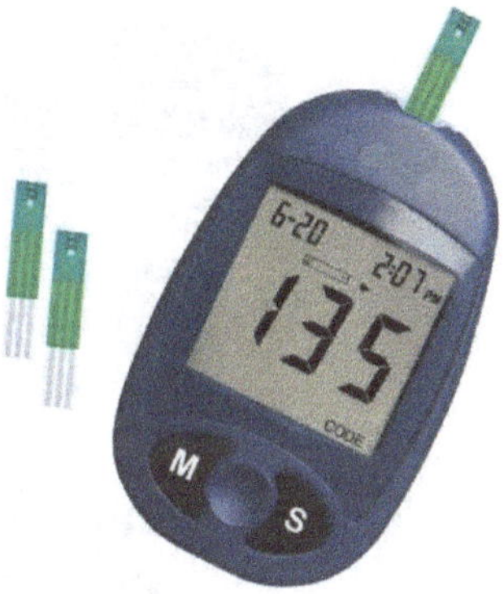

उपयोग

रुधिर में शर्करा (Sugar) के स्तर को जाँचने में

ग्लूकोमीटर (Glucometer)

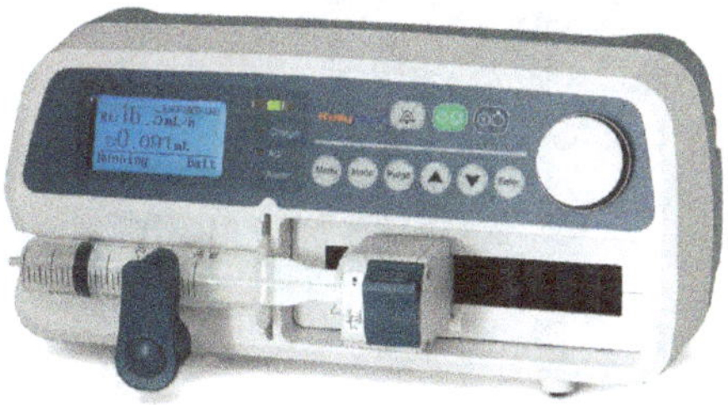

उपयोग

परिसंचरण तन्त्र में IV ट्यूब द्वारा अल्प मात्रा में दवा को भेजने में

सीरिंज पम्प (Syringe Pump)

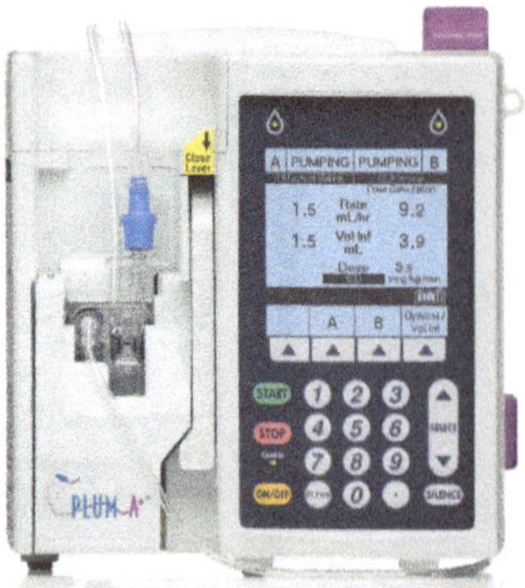

उपयोग

IV मार्ग से ग्लूकोस, दवा, तरल भोजन, आदि को शरीर में भेजने में

इन्फ्यूज़न पम्प (Infusion Pump)

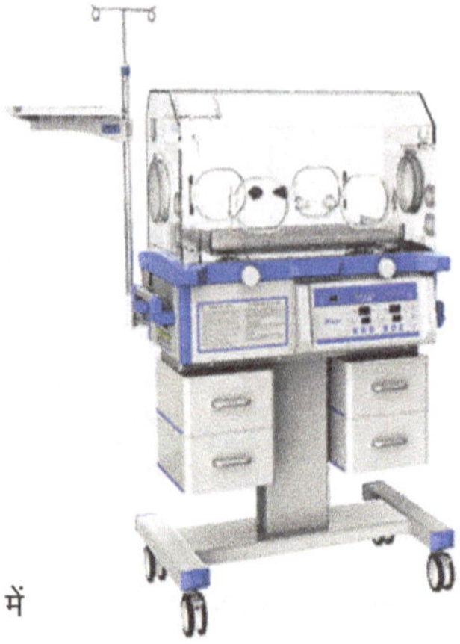

उपयोग

नवजात शिशु के लिए अनुकूल वातावरणीय स्थितियों को बनाए रखने में

इन्क्यूबेटर (Incubator or Isolette or Humidicrib)

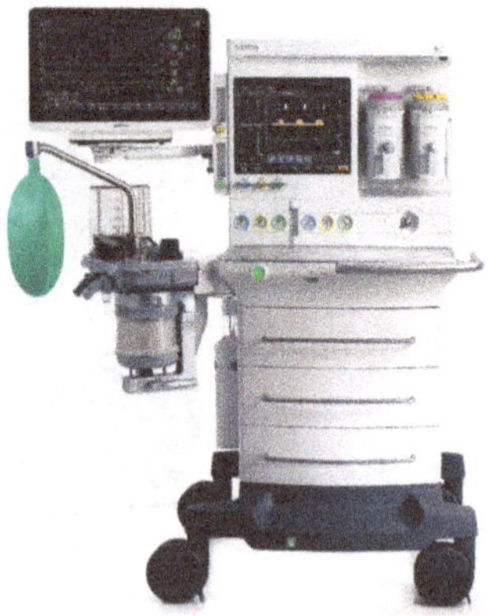

उपयोग

सर्जरी से पहले बेहोश करने में

एनीस्थीसिया मशीन (Anesthesia Machine)

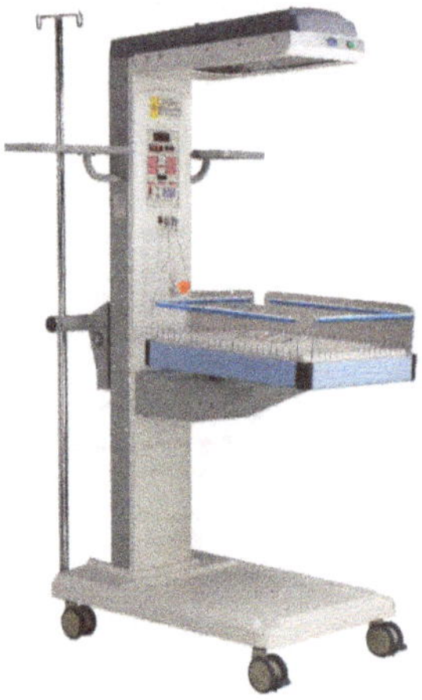

उपयोग

अनावश्यक जल की हानि तथा कॉनवेक्टिव (Convective) एवं अवापोरेटिव (Evaporative) ऊष्मा की हानि को बढ़ाने एवं रेडिएन्ट ऊष्मा हानि को खत्म करने में

रेडिएन्ट वार्मर (Rediant Warmer)

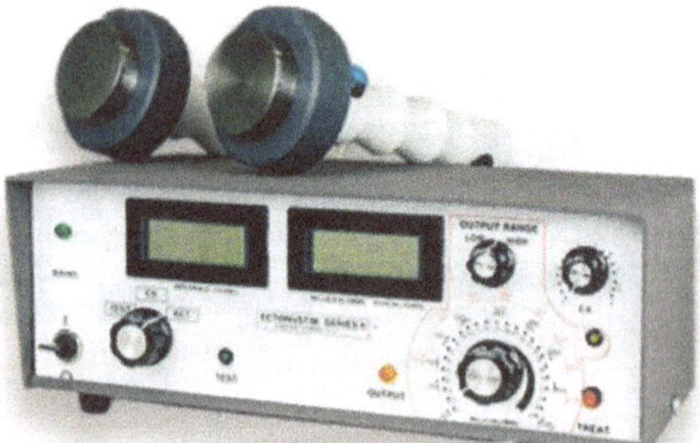

उपयोग

मानसिक रोगों जैसे गम्भीर अवसाद (Severe depression), आत्महत्या करने की प्रवृत्ति, आदि के उपचार में

इलेक्ट्रोकॉन्वुल्सिव थैरेपी मशीन (Electroconvulsive Therapy or ECT Machine)

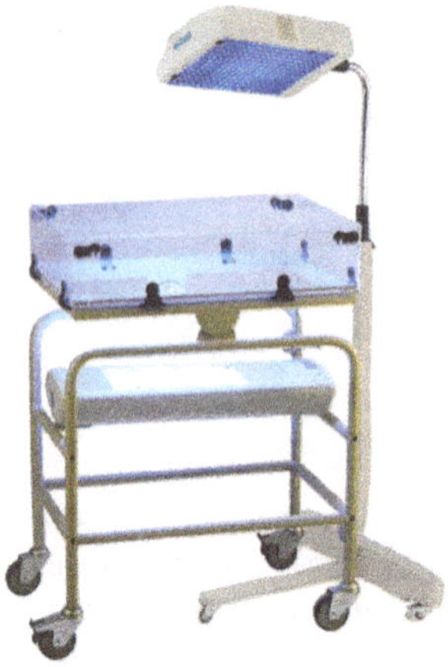

उपयोग

नवजात में पीलिया (Jaundice) के उपचार में विशिष्ट प्रकार के प्रकाश के उपयोग में

फोटोथैरेपी इकाई (Phototherapy Unit)

नर्सिंग उपकरण
Nursing Instruments

उपकरणों के नाम (Name of the Instruments)	उपकरणों के चित्र (Picture of the Instruments)	उपयोग (Uses)
एडसन थम्ब फोर्सेप्स (Adson thumb forceps)	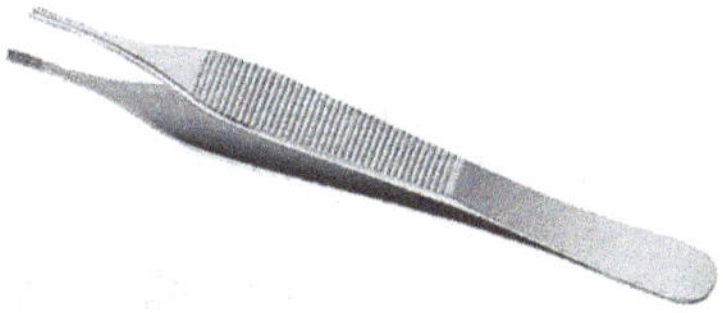	कोमल ऊतकों को पकड़ने के लिए एवं इन्हें जगह से हटाने के लिए
एलीस टिशू फोर्सेप्स (Allis tissue forceps)	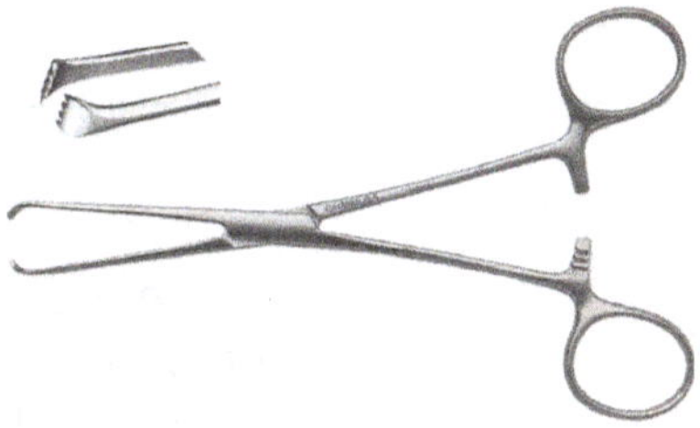	अंगों को पकड़ने के लिए एवं इलेक्ट्रो सर्जरी में घने एवं फिसलने वाले ऊतकों को पकड़ने के लिए
वुल्सेलम (Vulsellum)	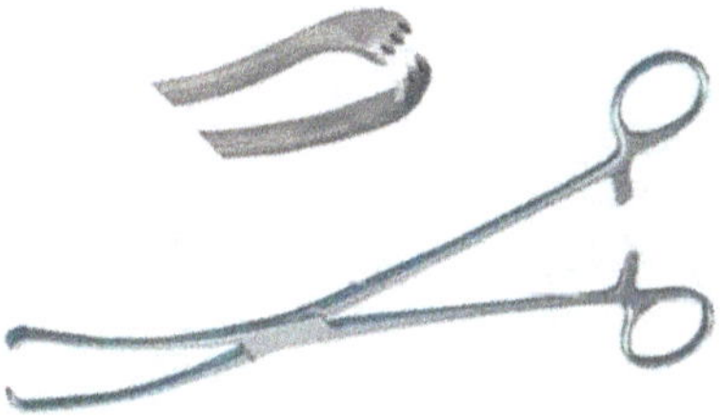	यह एलीस टिशू फोर्सेप्स की तरह ही, किन्तु अधिक लम्बे होते हैं एवं गायनेकोलॉजिकल (Gynecological) ऑपरेशन के दौरान सर्विक्स के सिरे को पकड़ने के लिए
आर्टरी फोर्सेप्स (Artery Forceps)	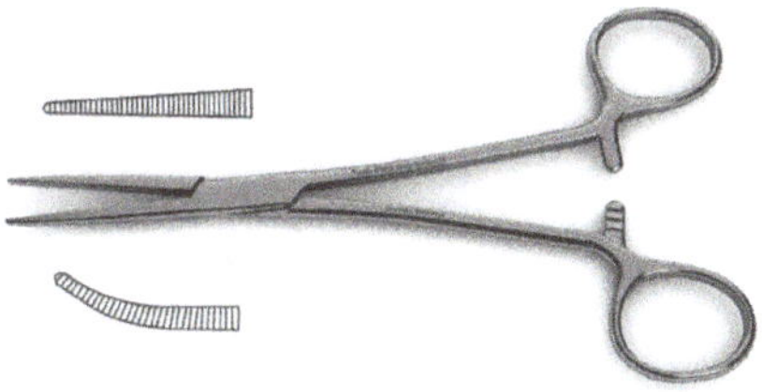	धमनी के दो सिरों को जोड़नें, पकड़ने व दबाने के लिए
राइट एंगल्ड आर्टरी फोर्सेप्स (Right angled artery forceps)	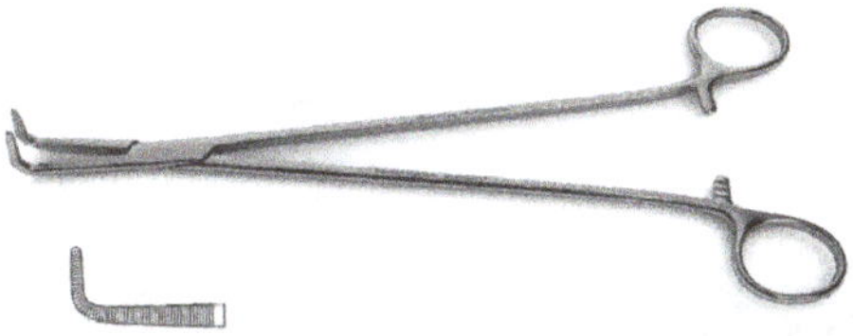	गहराई में स्थित वाहिका या नलिका को अलग करने के लिए

उपकरणों के नाम (Name of the Instruments)	उपकरणों के चित्र (Picture of the Instruments)	उपयोग (Uses)
कोचर फोर्सेप्स (Kocher's forceps)	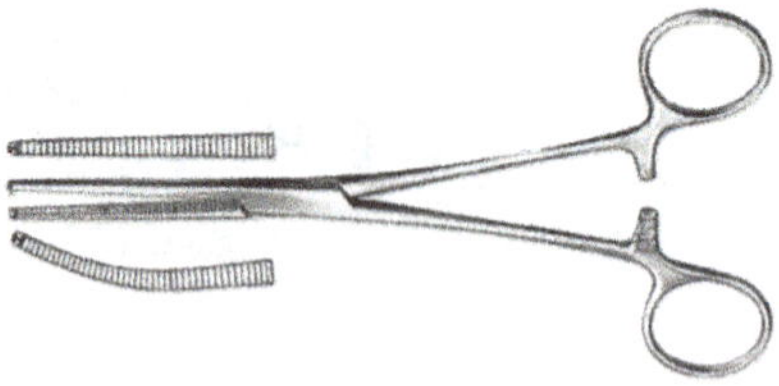	सख्त रेशेदार ऊतकों में से वाहिका के कटे हुए सिरों को पकड़ने के लिए, पसलियों को एक रेखा में लाने के लिए पकड़ने हेतु, भ्रूणीय झिल्ली को कृत्रिम रूप से फाड़ने के लिए
बैबकॉक फोर्सेप्स (Babcock forceps)	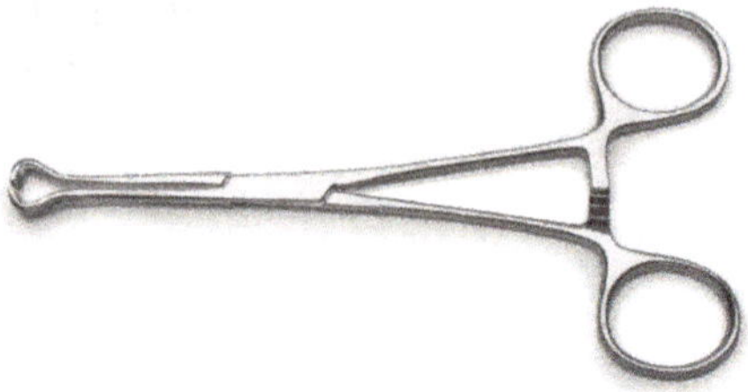	लैप्रोटोमी में आँतों को पकड़ने के लिए, लेजर सर्जरी में कोमल ऊतकों को पकड़ने के लिए
बार्ड पार्कर हैण्डल या स्कैल्पल हैण्डल या ब्लैड होल्डर हैण्डल (Bard parker handle or scalpel handle blade holder/ BP handle)	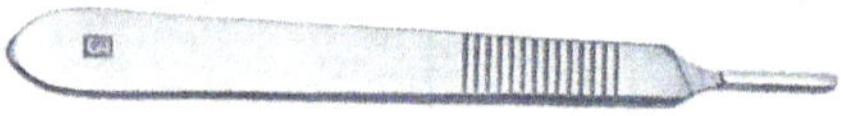	स्कैल्पल ब्लैड या BP सुरक्षा ब्लैड (Safety blade) के साथ ऊतकों को अलग करने के लिए चीरा लगाने में
इलेक्ट्रोकोटरी (Electrocautery)	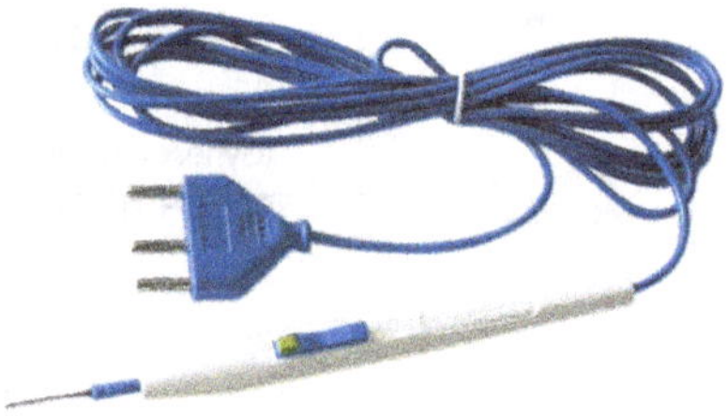	फफोलों या छालों (Warts) को हटाने के लिए एवं ऊतकों के किसी भाग को जलाने या वहाँ रुधिर प्रवाह को जमाने के लिए
चीतल फोर्सेप्स (Cheatle forceps)	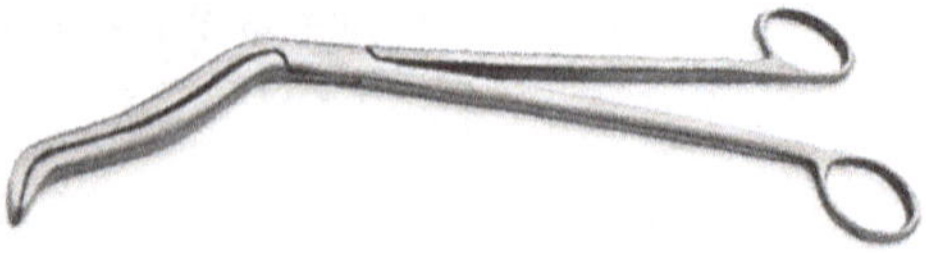	निजर्मीकृत (Sterilised) उपकरणों को ऑटोक्लेव, बॉयलर या फॉर्मेलिन कैबिनेट से निकालने के लिए
डिवर्स रिट्रेक्टर (Deavers retractor)	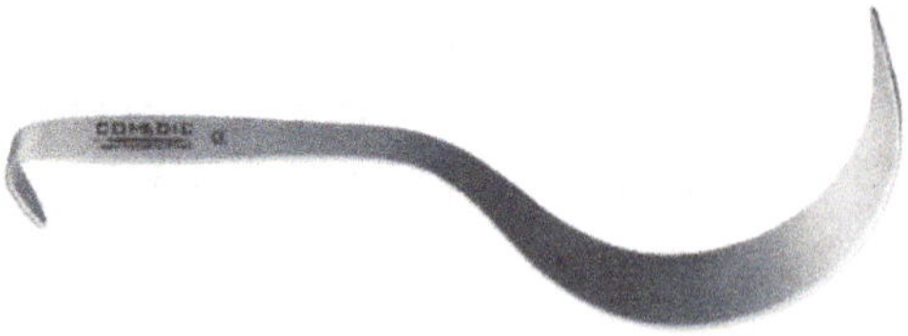	उदरीय या वक्षीय सर्जरी में चीरा लगाने के बाद उदरीय त्वचा एवं अंगों को पीछे खींच कर सर्जरी वाली जगह को चौड़ा करने के लिए

उपकरणों के नाम (Name of the Instruments)	उपकरणों के चित्र (Picture of the Instruments)	उपयोग (Uses)
डोयेन टॉवल क्लिप (Doyen's towel clip)	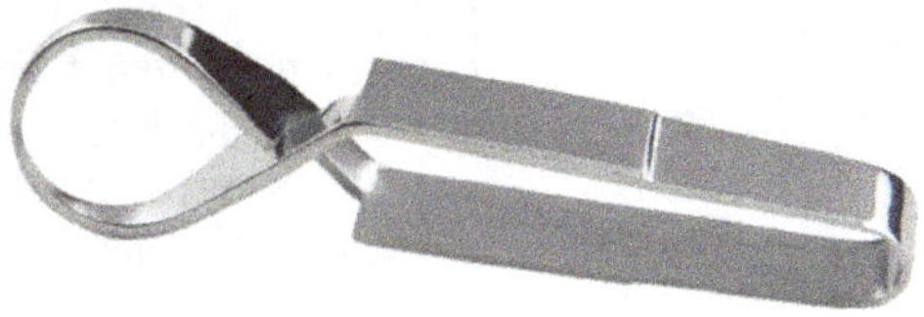	लपेटने वाले तौलियों; डायथर्मी केबल (Diathermy cables) एवं सक्शन ट्यूब को ठीक करने के लिए
डोयेन रिट्रेक्टर (Doyen's retractor)	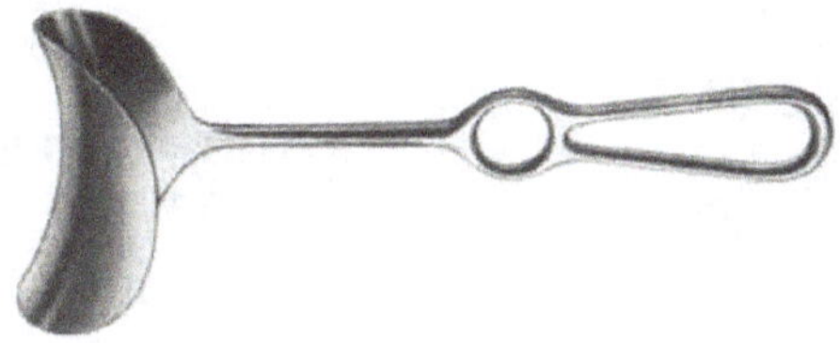	पेल्विक सर्जरी में कोमल ऊतकों को पीछे खींच कर सर्जरी वाली जगह को चौड़ा करने के लिए
कैट पॉव/ वोल्कमैन रिट्रेक्टर (Cat's paw/ Volkman's retractor)	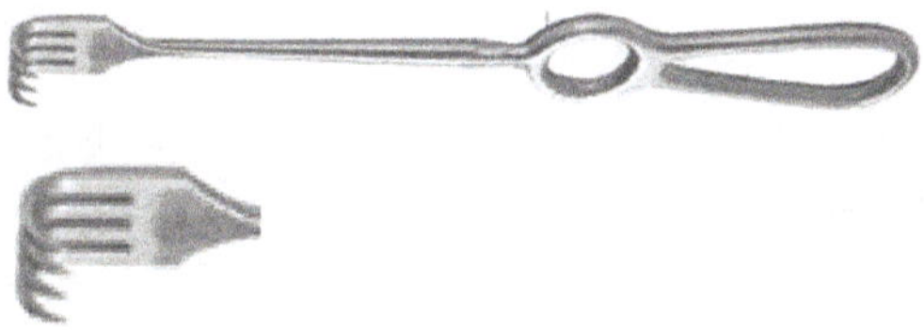	त्वचा एवं सख्त पट्टी को पकड़ कर हटाने के लिए
लैंगेनबैक रिट्रेक्टर (Langenbeck retractor)	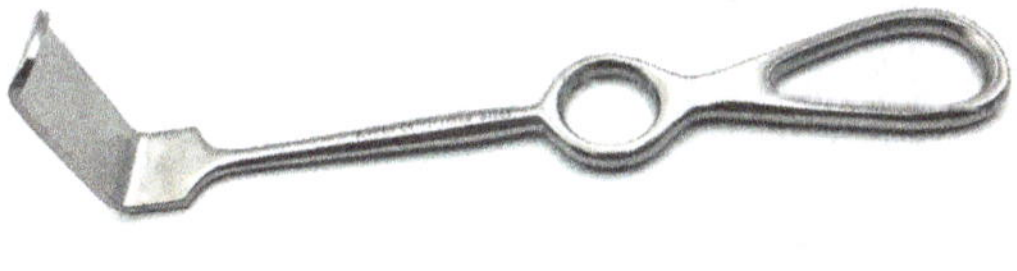	हर्नियोप्लास्टी, थायरॉइडेक्टोमी जैसी सर्जरी जिसमें बहुत-से डिस्सेक्शन (Dissection) की जरुरत होती है, में कोमल ऊतकों को पीछे खींचने एवं चीरे की जगह को चौड़ा करने के लिए
मायो टॉवल क्लिप (Mayo's towel clip)	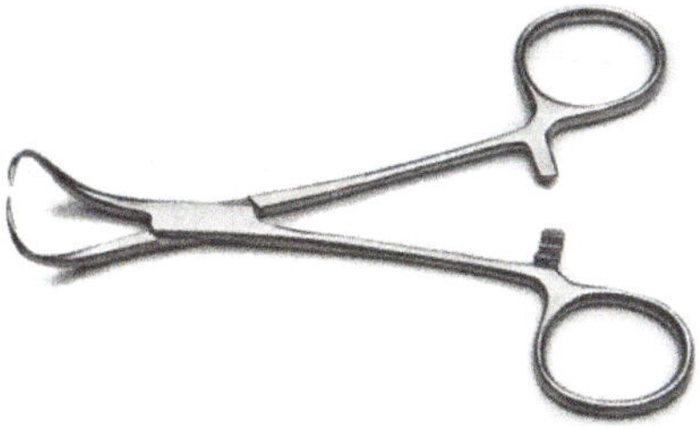	कपड़े को इस तरह से ठीक करने के लिए कि केवल सर्जरी वाली जगह ही दिखायी दे एवं ट्यूबिंग को गिरने से रोकने के लिए ठीक करने में
मोरिस डबल एण्डेड रिट्रेक्टर (Morris double ended retractor)	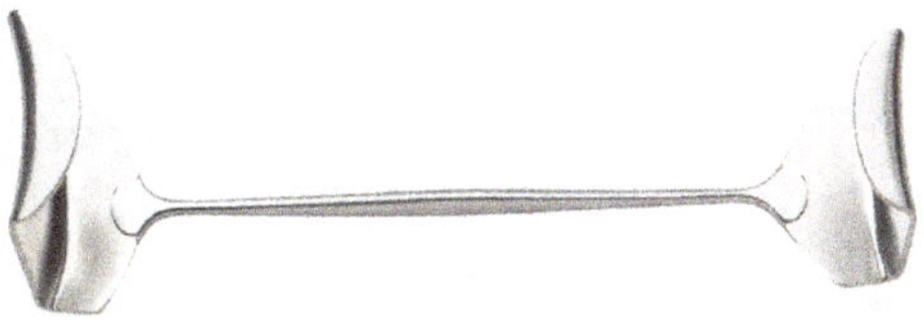	पेट की दीवार को चीरे वाली जगह से दूर खींच कर सर्जरी वाली जगह को चौड़ा करने में

उपकरणों के नाम (Name of the Instruments)	उपकरणों के चित्र (Picture of the Instruments)	उपयोग (Uses)
मच्छर धमनी या छोटी धमनी फोर्सेप्स (Mosquito artery or small artery forceps)	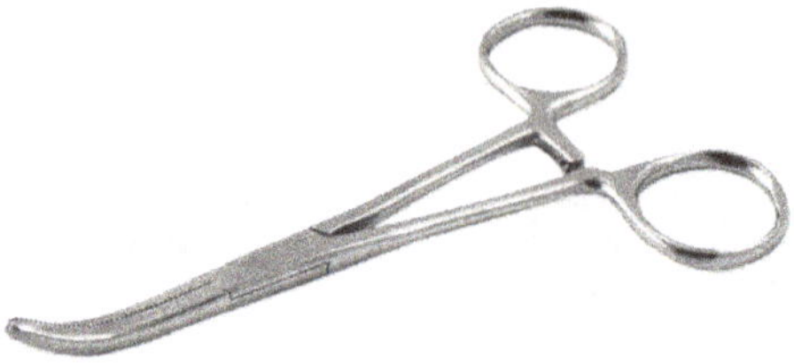	रुधिर प्रवाह रोकने में हीमोस्टेट (Haemostat) की तरह, कटे सिरों को पकड़ने के लिए, टांकों के खुले सिरों को पकड़ने में, फोड़ों (Abscess) को खोलने में
नीडल होल्डर (मायो हैगर नीडल होल्डर) [Needle-holder (Mayo hager needle holder)]	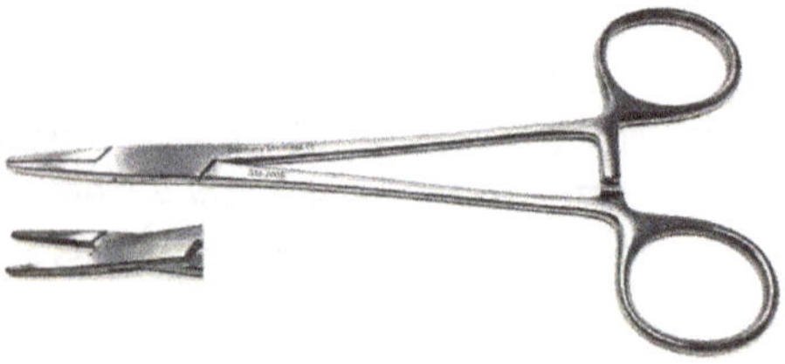	टांके लगाने वाले सुईं को पकड़कर टांके लगाने में
रेम्पली स्पंज होल्डिंग फोर्सेप्स (Ramply sponge holding forceps)	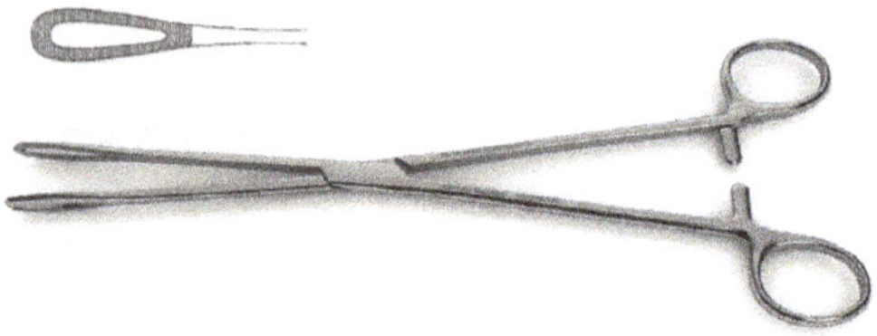	सर्जरी वाली जगह को साफ करने के दौरान स्पाँज या गॉज को पकड़ने के लिए
स्कैल्पल ब्लैड (Scalpel blade)	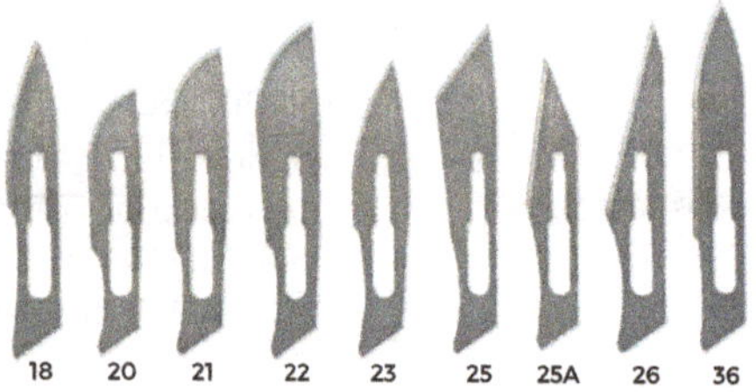	चीरा लगाने के लिए
सीजर (Scissors)	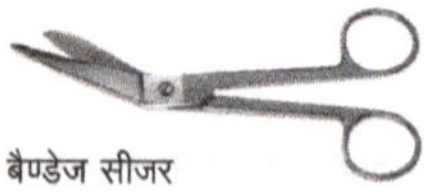 लिस्टर बैण्डेज सीजर (Lister bandage scissor) 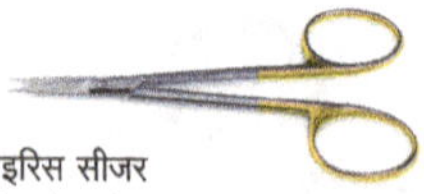 आइरिस सीजर (Iris scissor) 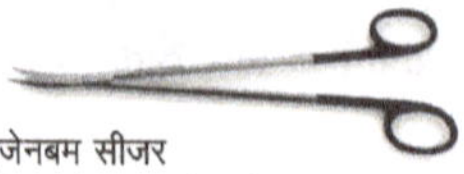 मेटाजेनबम सीजर (Metazenbaum scissor) 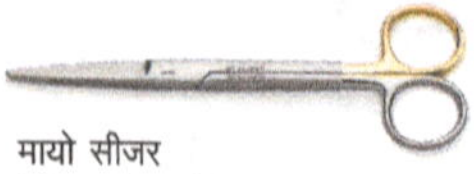 मायो सीजर (Mayo scissor)	विभिन्न ट्यूबिंग एवं सर्जिकल ड्रेंसिग में, टांकों एवं गॉज को काटने में तथा धारदार या कुंदं (Blunt) डिस्सेक्शन में
सेल्फ रिटेनिंग रिट्रेक्टर (Self-retaining retractor)	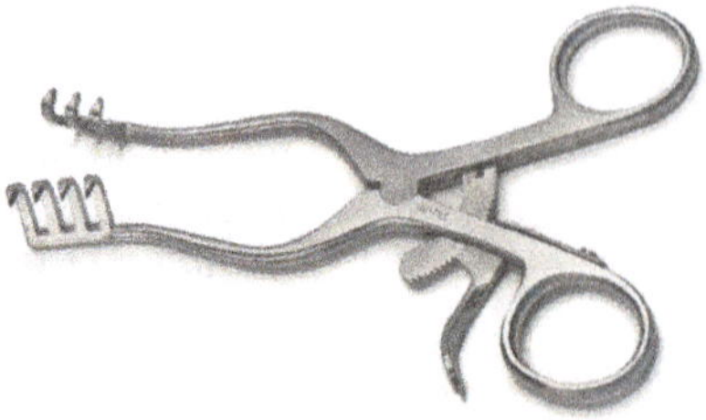	सर्जरी वाली जगह पर चीरे के सिरों को चौड़ा करके स्थाई रूप से पकड़े रखने में

ट्यूब्स और कैथेटर्स

Tubes and Catheters

ट्यूब व कैथेटर का नाम (Name of the Tube and Catheter)	चित्र (Images)	उपयोग (Uses)
रुधिर ट्रांसफ्यूजन सेट (Blood transfusion set)	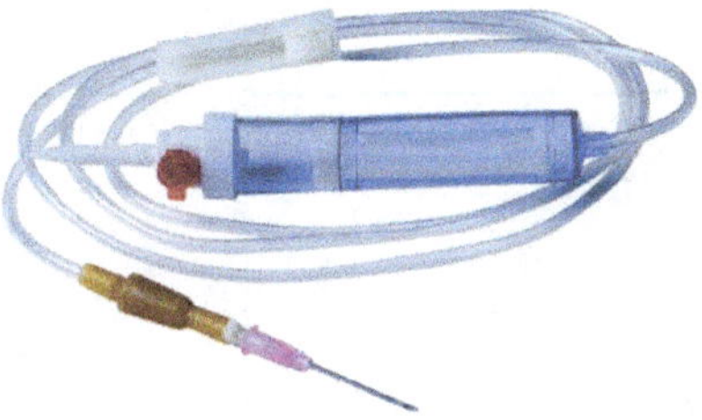	रुधिर के ट्रांसफ्यूजन में
एण्डोट्रैकियल ट्यूब (Endotracheal tube)	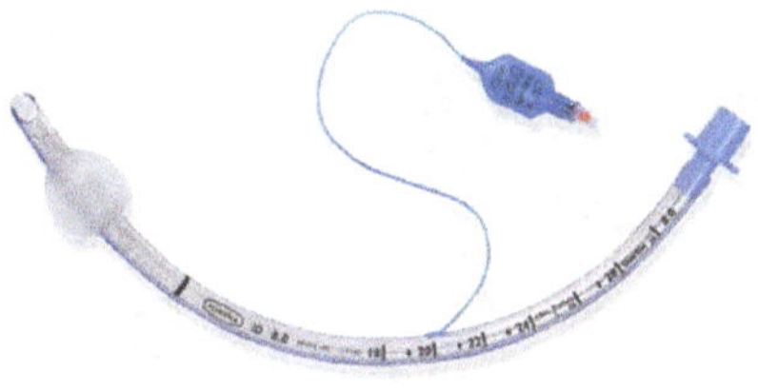	श्वास मार्ग (Airway) को बनाए रखने में
फोली कैथेटर (Foley's catheter)	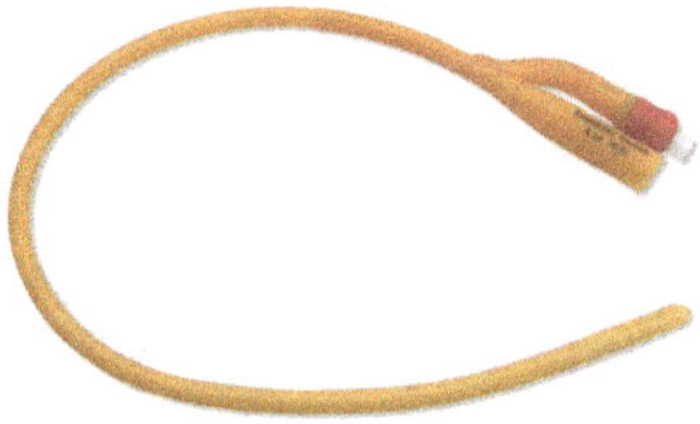	मूत्र को बाहर निकालने में
IV सेट (IV set)	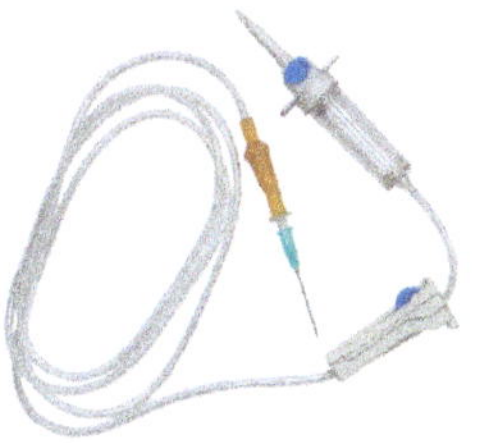	IV तरल एवं IV ड्रग्स देने में
IV कैनुला (IV cannula)	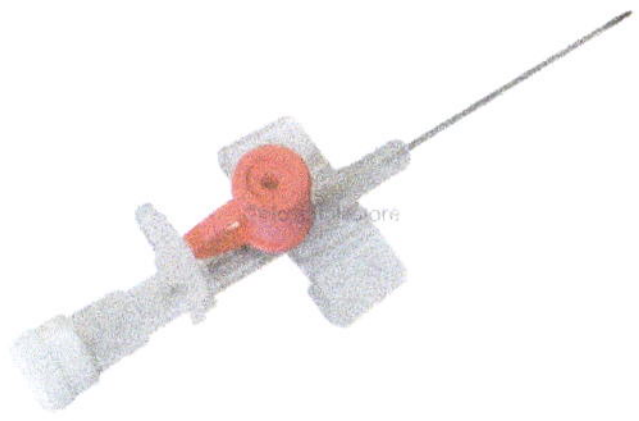	शिरा में प्रवेश करने के लिए

ट्यूब व कैथेटर का नाम (Name of the Tube and Catheter)	चित्र (Images)	उपयोग (Uses)
लैरिंजियल मास्क एयरवे (Laryngeal mask airway)	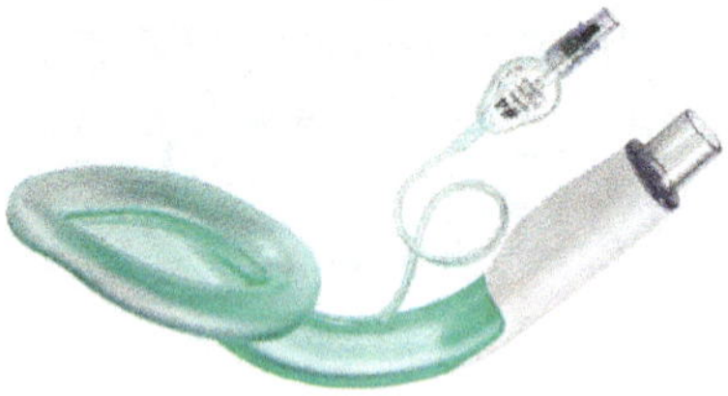	वायुमार्ग को बनाए रखने में
नेसोगैस्ट्रिक ट्यूब (Nasogastric tube)	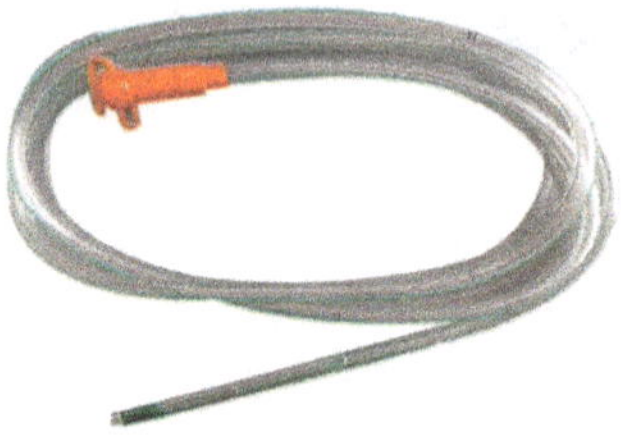	गैस्ट्रिक लावाज (Gastric lavage) में एवं भोजन–पानी तरल रूप में प्रदान करने में
सेंगटैकन–ब्लैकमोर ट्यूब (Sengstaken-blakemore tube)	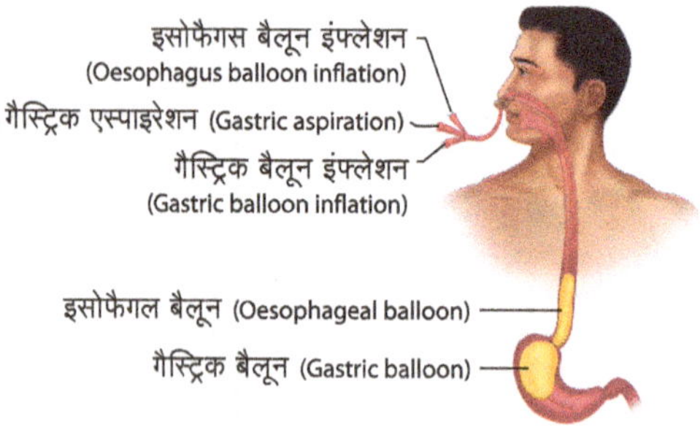	इसोफैगस वेरीसियल (Oesophagus vericeal) रुधिरस्राव को रोकने में
पिग टेल ड्रेनेज कैथेटर (Pig-tail drainage catheter)	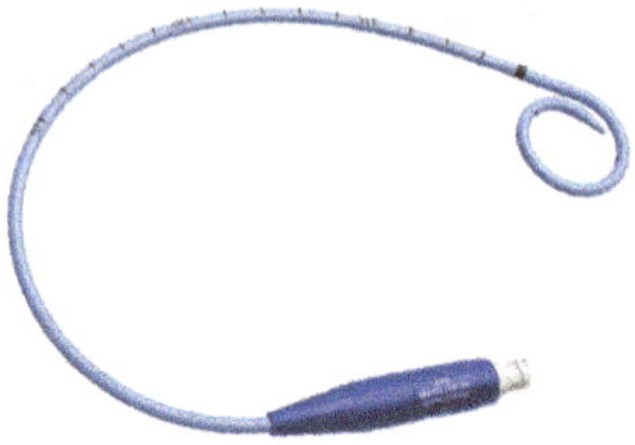	अवांछित (Unwanted) या हानिकारक शरीर के तरलों को अंगों, कैविटी या फोड़ों में से निकालने में
T-ट्यूब (T-tube)	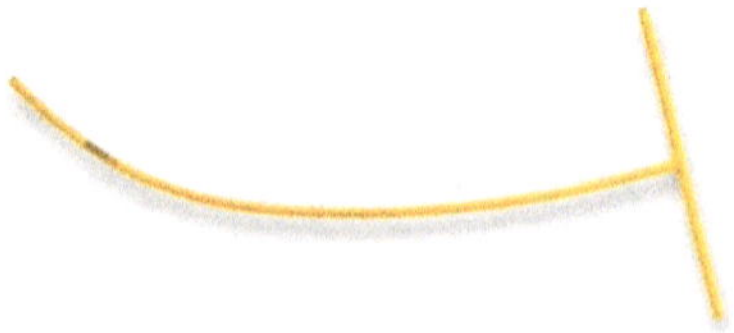	पित्त को निकालने में
ट्रैकियोस्टोमी ट्यूब (Tracheostomy tube)	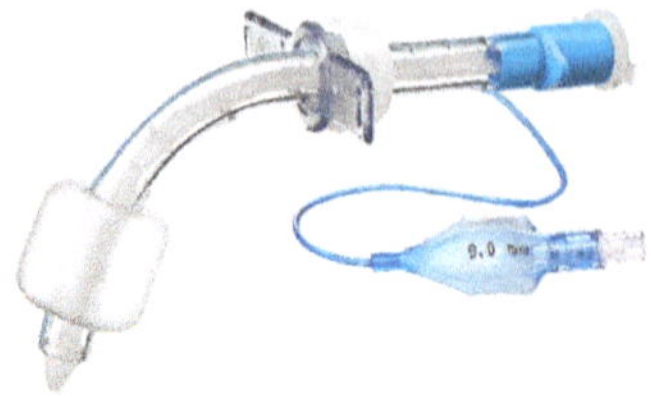	स्वयं श्वास न ले पाने की स्थिति में लम्बे समय तक श्वास मार्ग को बनाए रखने के लिए ट्रैकिया में सर्जिकल सेक्शन द्वारा लगाई गई नली

तीव्र या उल्लिखित दर्द

Rediating Pain/Referred Pain

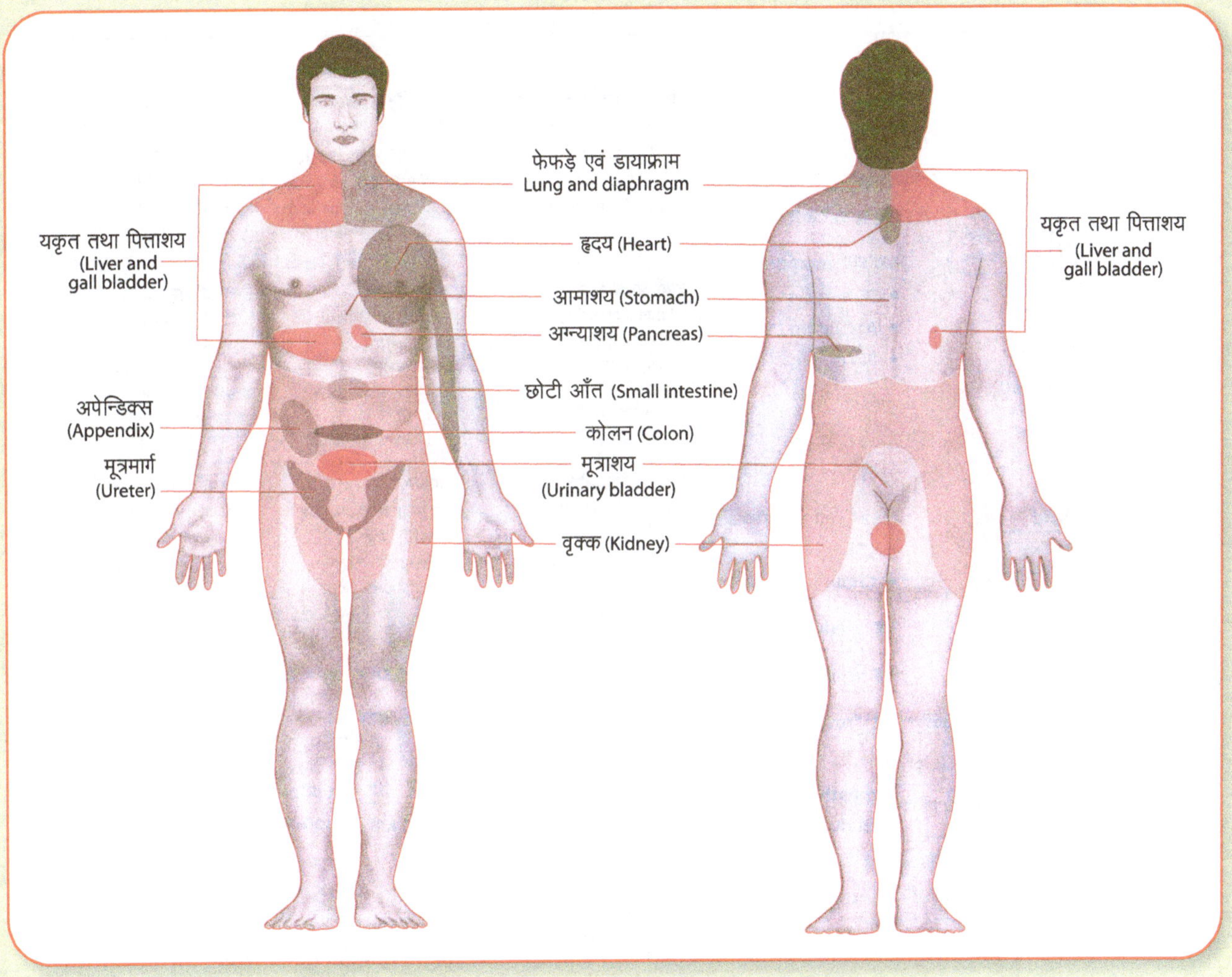

दर्द की स्थिति (Location of Pain)	विवरण (Discreption)
सिर	आइसक्रीम सिरदर्द (Ice-cream headache) एवं ब्रेन फ्रीज (Brain freeze) रेफर्ड दर्द (Referred pain) के उदाहरण हैं। इसमें तालु (Palate) में स्थित वेगस तन्त्रिका (Vagus nerve) या ट्राइजिमिनल तन्त्रिका (Trigeminal nerve) के शीघ्र ठण्डे होने एवं केशिकाओं (Capillaries) के पुनः गर्म होने के कारण दर्द के संकेत संचारित होते हैं।
ऊपरी छाती या बाँयी बाँह	मायोकार्डियल इस्कीमिया (Myocardial ischemia) में ऊपरी छाती (वक्ष), बाँयी बाँह एवं कभी-कभी हाथ में दर्द महसूस होता है।
स्कैपुला का दायाँ सिरा	यकृत (Liver) एवं पित्ताशय (Gall bladder) में दर्द।
बायाँ कंधा	वक्षीय डायाफ्राम (Thoracic diaphragm), फेफड़े, प्लीहा (Spleen) में दर्द/केहर चिन्ह (Kehr's sign)।
पीठ	अग्न्याशय (Pancreas) में दर्द।
हथेली	पाल्मेरिस लौंग्स (Palmaris longus) आगे की भुजा (Forearm) की समस्या है, जिसमें हथेली में दर्द महसूस होता है।
आभासी या फैन्टम लिम्ब पेन	यह हाथ या पैर के कटने पर या हाथ या पैर से भौतिक (Physical) रूप से किसी प्रकार के तन्त्रिकीय संकेत (Neural signals) नहीं मिलने पर भी महसूस होने वाला आभासी दर्द है। यह दर्द हाथ-पैर में लकवा ग्रस्त (Quadriplegic) मरीज या कटे हुए हाथ-पैर (Amputated extremities) वाले मरीज में पाया जाता है।

उदर के क्याडरन्टस

Quadrants of Abdomen

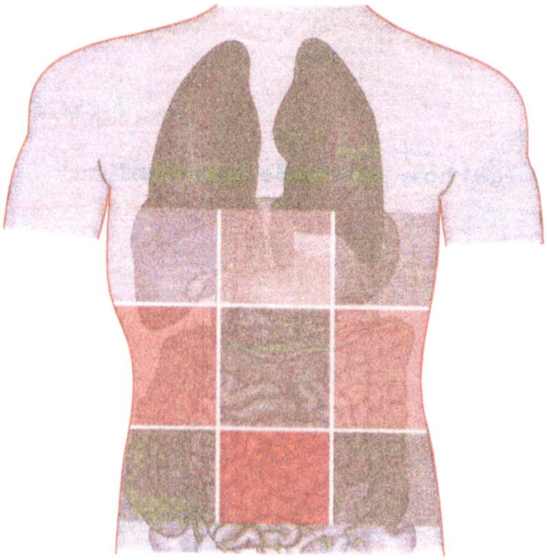

दायाँ हाइपोकॉण्ड्रिक क्षेत्र (Right Hypochondric Region) • यकृत (Liver) • पित्ताशय (Gall bladder) • दायाँ वृक्क (Right kidney)	**एपिगैस्ट्रिक क्षेत्र** (Epigastiric Region) • आमाशय (Stomach) • यकृत • अग्न्याशय (Pancreas) • दायाँ एवं बायाँ वृक्क	**बायाँ हाइपोकॉण्ड्रिक क्षेत्र** (Left Hypochondric Region) • आमाशय • यकृत का सिरा • बायाँ वृक्क • प्लीहा (Spleen)
दायाँ लम्बर क्षेत्र (Right Lumbar Region) • यकृत का सिरा • छोटी आँत (Small intestine) • आरोही कोलन (Ascending colon) • दायाँ वृक्क	**नाभि क्षेत्र** (Umbilical Region) • आमाशय • अग्न्याशय • छोटी आँत • ट्रांसवर्स कोलन (Transverse colon)	**बायाँ लम्बर क्षेत्र** (Left Lumbar Region) • छोटी आँत • अवरोही कोलन (Descending colon) • बायाँ वृक्क
दायाँ इलियक क्षेत्र (Right Illiac Region) • छोटी आँत • अपेन्डिक्स (Appendix) • सीकम (Cecum) • आरोही कोलन	**हाइपोगैस्ट्रिक क्षेत्र** (Hypogastric Region) • छोटी आँत • सिग्मॉइड कोलन (Sigmoid colon) • मूत्राशय (Urinary bladder)	**बायाँ इलियक क्षेत्र** (Left Illiac Region) • छोटी आँत • अवरोही कोलन • सिग्मॉइड कोलन

दायाँ भाग (Right Side)		**बायाँ भाग (Left Side)**
पित्ताशय की पथरी (Gall stone) आमाशयी अल्सर (Stomach ulcer) पैन्क्रियाटाइटिस (Pancreatitis)	आमाशयी अल्सर हार्ट बर्न या अपच (Heart burn or Indigestion) पैन्क्रियाटाइटिस पित्ताशय की पथरी एपिगैस्ट्रिक हर्निया (Epigastric hernia)	आमाशयी अल्सर ड्यूडीनल अल्सर (Duodenal ulcer) बाइलरी कोलिक (Biliary colic) पैन्क्रियाटाइटिस
वृक्क की पथरी (Kidney stone) मूत्रमार्ग संक्रमण (Urinary tract infection) कब्ज (Constipation) लम्बर हर्निया (Lumbar hernia)	पैन्क्रियाटाइटिस प्रारम्भिक अपेन्डिसाइटिस (Early appendicitis) आमाशयी अल्सर इनफ्लेमेटोरी बाउल डिसीज (Inflammatory bowel disease) अम्बिलिकल हर्निया (Umbilical hernia)	वृक्क की पथरी डाइवर्टीकुलर रोग (Diverticular disease) कब्ज इनफ्लेमेटोरी बाउल डिसीज
अपेन्डिसाइटिस कब्ज पेल्विक दर्द (महिला में) [Pelvic pain (In female)] ग्रोइन दर्द (इन्गुइनल हर्निया में) [Groin pain (In inguinal hernia)]	मूत्रमार्ग संक्रमण अपेन्डिसाइटिस डाइवर्टीकुलर रोग इनफ्लेमेटोरी बाउल डिसीज पेल्विक दर्द (महिला में)	डाइवर्टीकुलर रोग पेल्विक दर्द (महिला में) ग्रोइन दर्द (इन्गुइनल हर्निया में)

शरीर के तन्त्रों के अनुसार प्रयोगशाला परीक्षण

Laboratory Tests According to Body System

श्वसन तन्त्र (Respiratory or Pulmonary System)

(i) धमनीय रुधिर गैस (Arterial Blood Gas)

निर्धारक (Determiners)	सामान्य सीमा (Normal Range)
pH	7.35 - 7.45
$pCO2$	35 - 45 mm Hg
$pO2$	75 - 100 mm Hg
HCO_3	22 - 26 mEq/L

(ii) प्लूरल तरल (Pleural Fluid)

निर्धारक (Determiners)	सामान्य सीमा (Normal Range)
सूक्ष्मजीवीय परीक्षण (Microbiological examination)	सूक्ष्मजीव अनुपस्थित
कोशिकीय परीक्षण (Cytological examination)	असामान्य कोशिकाएँ अनुपस्थित
लैक्टिक डीहाइड्रोजिनेज (Lactic Dehydrogenase or LDH)	71-207 IU/L
WBC	0 से $1000/mm^3$ से कम
RBC	0 से $1000/mm^3$ से कम
pH	7.34 - 7.43
प्रोटीन	3.0 g/dL

(iii) विविध (Miscellaneous)

निर्धारक (Determiners)	सामान्य सीमा (Normal Range)
एल्फा-1-एण्टीट्रिप्सिन (Alpha-1-antitrypsin)	80-213 mg/dL

हृदयी वैस्कुलर तन्त्र (Cardiovascular System)

(i) हृदयी एन्जाइम / मार्कर (Cardiac Enzymes/Markers)

निर्धारक (Determiners)	सामान्य सीमा (Normal Range)
एस्पार्टेट अमीनोट्रांसफरेज (Aspartate aminotransferase or AST)	पुरुष 10-40 U/L स्त्री 8-35 U/L
क्रिएटिनिन फॉस्फोकाइनेज (Creatinine Phosphokinase or CPK)	पुरुष 50-325 U/L स्त्री 50-250 U/L
कुल क्रिएटिनिन काइनेज (Total creatinine kinase)	38-120 ng/mL
CK-MB	0-5 ng/mL
CK-NM	कुल CK का 5-70%
लैक्टिक डीहाइड्रोजिनेज (LDH)	90-176 U/L
ट्रोपोनिन (Troponin)-I	0-0.1 ng/mL (प्रारम्भ 4-6 घण्टे, उच्चतम 12-24 घण्टे, पुनः सामान्य 4-7 दिन)
ट्रोपोनिन-T	0-0.2 ng/mL (प्रारम्भ 3-4 घण्टे, उच्चतम 10-24 घण्टे, पुनः सामान्य 10-14 दिन)
मायोग्लोबिन (Myoglobin)	पुरुष 10-95 ng/mL स्त्री 10-65 ng/mL (प्रारम्भ 1-3 घण्टे, उच्चतम 6-10 घण्टे, पुनः सामान्य 12-24 घण्टे)

(ii) लिपिड (Lipids)

निर्धारक (Determiners)	सामान्य सीमा (Normal Range)
कुल लिपोप्रोटीन (Total lipoprotein)	400-800 mg/dL
HDL	20-48 mg/dL
LDL	38-40 mg/dL
VLDL	3-32 mg/dL
कोलेस्ट्रॉल (Cholestrol)	150-200 mg/dL
ट्राइग्लिसराइड (Triglyceride)	100-200 mg/dL
फॉस्फोलिपिड (Phospholipid)	125-300 mg/dL
मुक्त वसीय अम्ल (Free fatty acid)	8-25 mg/dL

(iii) औषधि या ड्रग स्तर (Drug Levels)

निर्धारक (Determiners)	उपचारात्मक स्तर (Therapeutic Levels)	विषाक्त स्तर (Toxic Levels)
डिगोक्सिन (Digoxin)	0.5-2 ng/mL	>2.5 ng/mL
डिजिटोक्सिन (Digitoxin)	10-25 ng/mL	>30 ng/mL
डिल्टियाजेम (Diltiazem)	50-200 ng/mL	>200 ng/mL
निफेडिपाइन (Nifedipine)	5-10 mg	90 mg
वैरापारनिल (Veraparnil)	5-10 mg/kg	>15 mg/kg
प्रोपेनोलोल (Propanolol)	50-100 ng/mL	>100 ng/mL

(iv) **स्कंदन** (Coagulation)

निर्धारक (Determiners)	सामान्य सीमा (Normal Range)
प्रोथ्रॉम्बिन समय (Prothrombin Time or PT)	9.5-12 सेकण्ड
आंशिक थ्रॉम्बोप्लास्टिन समय (Partial Thromboplastin Time or PTT)	21-33 सेकण्ड
सक्रिय (Activated) आंशिक थ्रॉम्बोप्लास्टिन समय (APTT)	**निम्न सीमा** 20-25 सेकण्ड **उच्च सीमा** 32-38 सेकण्ड
रुधिरस्राव (Bleeding) का समय	3-7 मिनट
अन्तर्राष्ट्रीय नॉर्मलाइजेशन अनुपात (International Normalization Ratio or INR)	0.9-1.1
• AP, डीप वेन थ्रॉम्बोसिस (Deep Vein Thrombosis or DVT), पल्मोनेरी इम्बोलिज्म (Pulmonary embolism) में	2.5-3
• थेरेप्यूटिक कोमैडिन (Therapeutic coumadin) में	2.0-3.0
• मैकेनिक हार्ट वाल्व (Mechanic heart valves) में	2.5-3.5
थ्रॉम्बिन स्कंदन समय (Thrombin clotting time)	10-15 सेकण्ड

(v) **पेरीकार्डियल तरल** (Pericardial Fluid)

निर्धारक (Determiners)	सामान्य सीमा (Normal Range)
कोशिकीय परीक्षण	असामान्य कोशिका अनुपस्थित
RBC संख्या (Count)	अनुपस्थित
WBC संख्या	$<1000/mm^3$
ग्लूकोस (Glucose)	80-100 mg/dL
सूक्ष्मजीवीय परीक्षण	सूक्ष्मजीव अनुपस्थित

रुधिर सम्बन्धी या हीमेटोलॉजिकल तन्त्र (Hematological System)

(i) **रुधिर कोशिका गणना** (Blood Cell Count)

निर्धारक (Determiners)	सामान्य सीमा (Normal Range)
सफेद रुधिर कोशिका (WBC)	$4500\text{-}11,000/mm^3$
• न्यूट्रोफिल्स (Neutrophils)	45%-73%
• इयोसिनोफिल्स (Eosinophils)	0%-4%
• बैसोफिल्स (Basophils)	0%-1%
• लिम्फोसाइट्स (Lymphocytes)	20%-40%
• मोनोसाइट्स (Monocytes)	2%-8%
लाल रुधिर कणिका (RBC)	पुरुष-$4.6\text{-}6.2 \times 10^6/mm^3$ स्त्री-$4.2\text{-}5.4 \times 10^6/mm^3$
प्लेटलेट्स (Platelets)	$1,50,000\text{-}4,00,000/mm^3$
हीमोग्लोबिन (Haemoglobin or Hb)	पुरुष-13-18 g/dL, स्त्री-12-16 g/dL
हीमेटोक्रिट (Hemtocrit)	पुरुष-42%-52% स्त्री–35%-47%

इरिथ्रोसाइट सूचकांक (Erythrocytes Indices)	
• औसत कणिकीय आयतन (Mean Corpuscular Volume or MCV)	$84\text{-}96\,\mu m^3$
• औसत कणिकीय हीमोग्लोबिन (Mean Corpuscular Haemoglobin or MCH)	28-33 pg
• औसत कणिकीय हीमोग्लोबिन सान्द्रता (Mean Corpuscular Haemoglobin Concentration or MCHC)	33%-35%
रेटिकुलोसाइट (Reticulocytes)	RBCs का 0.5%-1.5%

(ii) **स्कंदन कारक** (Clotting Factors)

निर्धारक (Determiners)	सामान्य सीमा (Normal Range)
बाह्य पथ (Extrinsic pathway)	
• कारक (Factor)-II	70-130 mg/dL
• कारक - V	70-130 mg/dL
• कारक - VII	70-150 mg/dL
• कारक - X	70-130 mg/dL
आन्तरिक पथ (Intrinsic pathway)	
• कारक -VIII	50-200 mg/dL
• कारक - IX	70-130 mg/dL
• कारक - XII	70-130 mg/dL
समान (Common) **पथ**	
• कारक -XIII	24 घण्टे में बने हुए थक्के का विलेयकरण (Dissolution)
प्लाज्मा फाइब्रिनोजन (Plasma fibrinogen)	150-450 mg/dL
D-डाइमर (Dimer)	**गुणात्मक** (Qualitative) D-डाइमर खण्ड अनुपस्थित **मात्रात्मक** (Quantitative) < 0.25 mg/dL

(iii) **लौह की कमी** (Iron Deficiency)

निर्धारक (Determiners)	सामान्य सीमा (Normal Range)
लौह	$50\text{-}60\,\mu g/dL$
कुल लौह बंधन क्षमता (Total Iron Binding Capacity or TIBC)	$250\text{-}475\,\mu g/dL$

(iv) **हीमोलाइसिस** (Haemolysis)

निर्धारक (Determiners)	सामान्य सीमा (Normal Range)
RBC एन्जाइम (RBC enzymes)	
ग्लूकोस-6-फॉस्फेट डीहाइड्रोजिनेज (Glucose-6-phosphate dehydrogenase)	4.3-11.8 IU/gHgb
अप्रत्यक्ष कॉम्बस परीक्षण (Indirect coombs test)	नकारात्मक (समूहन नहीं)
बिलिरुबिन (Bilirubin)	कुल (0.3-1 mg/dL) **प्रत्यक्ष** (Direct) 0.1-0.4 mg /dL **अप्रत्यक्ष** (Indirect) : 0.1-0.4 mg/dL

(v) विविध (Miscellaneous)

निर्धारक (Determiners)	सामान्य सीमा (Normal Range)
ESR	पुरुष 15-20 mm/घ., स्त्री 25-30 mm/घ.
T-लिम्फोसाइट	कुल लिम्फोसाइट्स का 60%-80%
B-लिम्फोसाइट	कुल लिम्फोसाइट्स का 10%-20%

(vi) इम्यूनोग्लोब्यूलिन्स (Immunoglobulins)

निर्धारक (Determiners)	सामान्य सीमा (Normal Range)
IgG	8-18g/L
IgA	1-4 g/L
IgM	0.55-1.50 g/L
IgD	0.005-0.03 g/L
IgE	0-430 μg/L

तन्त्रिकीय या न्यूरोलॉजिकल तन्त्र (Neurological System)

(i) CSF तरल (CSF Fluid)

निर्धारक (Determiners)	सामान्य सीमा (Normal Range)
रंग (Colour)	पारदर्शी (Clear)
प्रोटीन (Protein)	15-45 mg/dL
कोशिका की संख्या (Cell count)	0-5
ग्लूकोस (Glucose)	50-75 mg/dL
क्लोराइड (Chloride)	100-130 mEq/L
लैक्टिक अम्ल (Lactic acid)	< 24 mg/dL
कोशिकीय परीक्षण (Cytological examination)	असामान्य कोशिका अनुपस्थित
यूरिया (Urea)	10-15 mg/dL

(ii) औषधि स्तर (Drug Levels)

निर्धारक (Determiners)	उपचारात्मक स्तर (Therapeutic Levels)	विषाक्तता स्तर (Toxic Level)
फीनोबार्बिटल (Phenobarbital)	10 μg/mL	>55 μg/mL
फीनिटोइन (Phenytoin)	10-20 μg/mL	>20 μg/mL
सोडियम वैलप्रोएट (Sodium valproate)	50-100 μg/mL	> 100 μg/mL

अन्तःस्रावी तन्त्र (Endocrine System)

निर्धारक (Determiners)	सामान्य सीमा (Normal Range)
थायराइड	
थायरॉइड उद्दीपक हॉर्मोन (Thyroid Stimulating Hormone or TSH)	< 10 μIU/mL
ट्राइआयोडोथायरोनिन (Triiodothyronine or T3)	70-204 ng/mL
थायरॉक्सिन (T4)	5-11 μg/dL
थायरॉक्सिन बंधन ग्लोब्यूलिन (Thyroxin-binding globulin)	10-26 μg/dL
पैराथायरॉइड हॉर्मोन (Parathyroid hormone)	10-65 ng/L
वृद्धि हॉर्मोन (Growth hormone)	पुरुष : 0-4 ng/mL, स्त्री : 0-18 ng/mL
एन्टीडाइयूरेटिक हॉर्मोन (Antidiuretic hormone)	2.3-3.1 ng/L

वृक्कीय एवं मूत्रीय तन्त्र (Renal and Urologic System)

निर्धारक (Determiners)	सामान्य सीमा (Normal Range)
रुधिर यूरिया नाइट्रोजन (Blood urea nitrogen)	10-20 mg/dL
S-क्रिएटिनिन (S-creatinine)	0.7-1.2 mg/dL
कुल प्रोटीन (Total protein)	6-8 g/dL
• एल्ब्यूमिन (Albumin)	4-5.5 g/dL
• ग्लोब्यूलिन (Globulin)	1.7-3.3 g/dL
अमोनिया (Ammonia)	15-45 μg/dL
यूरिक अम्ल (Uric acid)	2.5-8 mg/dL
वैद्युत अपघट्य (Electrolytes)	
• सोडियम (Na^+)	135-145 mEq/L
• पोटैशियम (K^+)	3.5-5.0 mEq/L
• क्लोराइड (Cl^-)	95-105 mEq/L
• बाइकार्बोनेट (Bicarbonate)	22-26 mEq/L
• कैल्शियम (Calcium)	8.6-10.2 mg/dL
• फॉस्फोरस (Phosphorus)	2.5-4.5 mg/dL
• मैग्नीशियम (Magnesium)	1.3-2.3 mg/dL

अग्न्याशय (Pancreas)

निर्धारक (Determiners)	सामान्य सीमा (Normal Range)
ग्लूकोस (Glucose)	
• उपवास में (Fasting)	60-110 mg/dL
• भोजन के बाद (Postprandial)	65-140 mg/dL
• मुखीय ग्लूकोस सहनशीलता परीक्षण (Oral glucose tolerance test)	30 मिनट < 150 mg/dL 1 घण्टे < 160 mg/dL 2 घण्टे < 115 mg/dL 3 घण्टे उपवास बाद का स्तर
मूत्र में कीटोन (Ketones)	नकारात्मक

मूत्र (Urine)

निर्धारक (Determiners)	सामान्य सीमा (Normal Range)
pH	4.8-7.8
विशिष्ट गुरुत्व (Specific gravity)	1.001-1.030
शर्करा (Sugar)	नकारात्मक
प्रोटीन (Protein)	100 mg/24 घण्टे से अधिक
आयतन (Volume)	800-1600 mL/ दिन
ल्यूकोसाइट (Leukocyte)	< 10
इरिथ्रोसाइट (Erythrocyte)	< 5

यकृत क्रियाशीलता परीक्षा (Liver Function Test)

निर्धारक (Determiners)	सामान्य सीमा (Normal Range)
कुल बिलिरूबिन (Total bilirubin)	0.3-1.2 mg/dL
• संयुग्मित (Conjugated)	0.1-0.4 mg/dL
• असंयुग्मित (Unconjugated)	0.2-0.8 mg/dL
AST/SGOT	10-42 U/L
ALT/SGPT	10-40 U/L

इन्ट्रावेनस तरल एवं इसके उपयोग
Intravenous Fluids and Its Uses

प्लाज्मा की सामान्य परासरणीयता (Osmolarity) = 275–295 mOs mol/L

IV तरल के प्रकार (Types of IV Fluids)

समपरासरी IV तरल (Isotonic IV Fluid)	अल्पपरासरी IV तरल (Hypotonic IV Fluid)	अतिपरासरी IV तरल (Hypertonic IV Fluid)
IV तरल की परासरणीयता प्लाज्मा की परासरणीयता के समान	IV तरल की परासरणीयता प्लाज्मा की परासरणीयता से कम	IV तरल की परासरणीयता प्लाज्मा की परासरणीयता से अधिक
उदाहरण–	उदाहरण–	उदाहरण–
• नॉर्मल सेलाइन (Normal saline or NS) • रिंगर लैक्टेट (Ringer Lactacte or RL) • जल में 5% डेक्सट्रोस (Dextros) या D5W • 0.225% NS + 5% डेक्सट्रोस	• 0. 45% NS • 0.225% NS	• D10W/D25W/D50 W • 0.45% NS+ 5% डेक्सट्रोस • NS में 5% डेक्सट्रोस • RL में 5% डेक्सट्रोस • 3% NS

IV तरल (IV Fluids)

IV तरल	संघटन (Composition)	परासरणीयता (Osmolarity mOsmol/L)	उपयोग (Uses)
नॉर्मल सेलाइन (NS) (आइसोटोनिक)	• 0.9% सेलाइन • सोडियम एवं क्लोराइड का 154 m Mol/L • 100mL जल में 0.9 gm NaCl	308	• पोस्टऑपरेटिव तरल रिप्लेसमेन्ट (Postoperative fluid replacement) • रुधिर उत्पादों के साथ दिया जा सकने वाला एकमात्र तरल • बाह्यकोशिकीय तरल (Extracellular Fluid) की हानि को ठीक करने में
रिंगर लैक्टेट (RL) (आइसोटोनिक)	• 0.32 gm/dL सोडियम लैक्टेट • 0.60 gm/dL NaCl • 0.04 gm/dL KCl • 0.027 gm/dL $CaCl_2$	273	• जलने (Burn) में • दस्त (Diarrhoea) में • रुधिरस्राव (Bleeding) होने पर
D5W (आइसोटोनिक)	• 100 mL जल में 5 gm डेक्सट्रोस	252	• जल की हानि एवं हाइपरनैट्रीमिया (Hypernatremia) का उपचार • विलेयों के वृक्कीय उत्सर्जन (Renal excretion) में सहायक • बढ़े (Increase) हुए ICP वाले मरीज में अवोइड (Avoid) करना चाहिए, क्योंकि ये सेरेब्रल ओडीमा का कारण है
0.225% NS + 5% डेक्सट्रोस (आइसोटोनिक)	• 100 mL में 0.225 gm NaCl • 50gm/L डेक्सट्रोस	330	• हाइड्रेशन (Hydration) के लिए प्रारम्भिक तरल • मेन्टेनेन्स तरल (Maintenance fluid) के रूप में उपयोगी
0.45% NS (हाइपोटोनिक)	• 100 mL में 0.45 gm NaCl	154	• मेन्टेनेन्स तरल के रूप में उपयोगी, किन्तु इलेक्टोलाइट्स (Electrolytes) को रिप्लेस नहीं करता है • तेजी से इन्फ्यूज (Infuse) करने पर तरल ओवरलोड (Fluid overload) हो सकता है
D10W (हाइपोटोनिक)	• 10 gm/L डेक्सट्रोस	505	• निम्न रुधिर शर्करा (Low blood sugar) में उपयोगी
NS में 5% डेक्सट्रोस (हाइपोटोनिक)	• 100mL में 0.9 gm NaCl • 50 gm/L डेक्सट्रोस	560	• सोडियम एवं क्लोराइड का सीरम स्तर कम करने में • मेटाबॉलिक एलक्लोसिस (Metabolic alkalosis) में
RL में 5% डेक्सट्रोस (हाइपोटोनिक)	• 0.32 gm/dL सोडियम लैक्टेट • 0.60 gm/dL NaCl • 0.04 gm/dL KCl • 0.027 gm/dL $CaCl_2$ • 5 gm/L डेक्सट्रोस	525	• तरल हानि, जलने, रुधिरस्राव • दस्त एवं पित्त हानि के कारण निर्जलीकरण
3% NS (हाइपोटोनिक)	• 3 gm/dL NaCl • सोडियम एवं क्लोराइड का 513 m Mol/L	1026	• हाक्षणिक हाइपोनैट्रीमिया (Hyponatremia) के उपचार में • सेरेब्रल ओडीमा (Cerebral oedema) के उपचार में